"十三五"国家重点图书出版规划项目

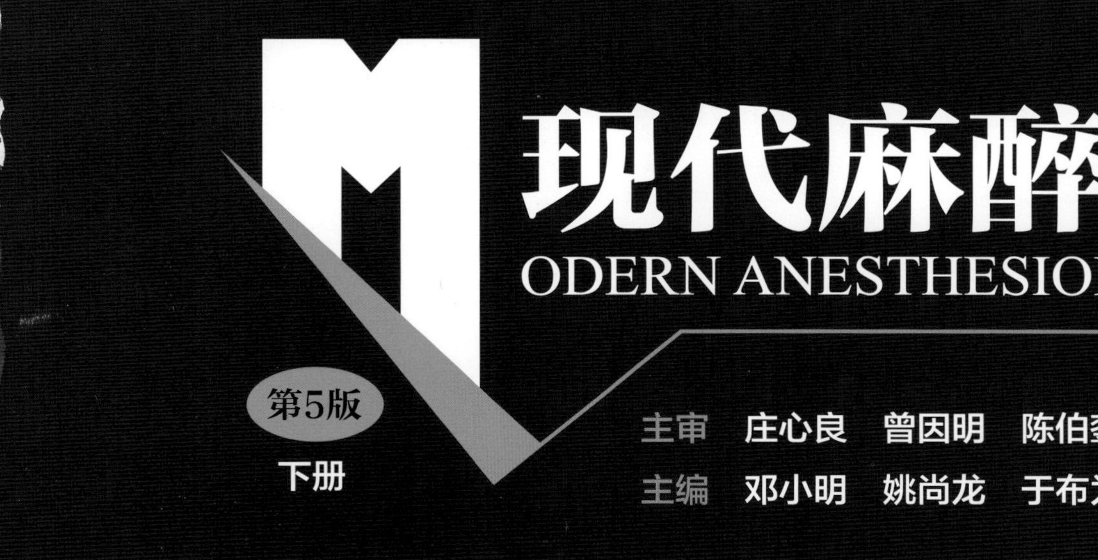

现代麻醉学

MODERN ANESTHESIOLOGY

第5版

下册

主审 庄心良 曾因明 陈伯銮

主编 邓小明 姚尚龙 于布为 黄宇光

编　　委（以姓氏笔画为序）

于布为　马　虹　马正良　王天龙　王英伟
王国林　仓　静　邓小明　刘　进　刘克玄
米卫东　李天佐　李文志　郑　宏　俞卫锋
姚尚龙　郭曲练　郭向阳　黄宇光　鲁开智
熊利泽　缪长虹

主编助理　倪　文　尚　游　薛庆生　申　乐

主编工作秘书　余喜亚　邹文漪

人民卫生出版社

·北　京·

图书在版编目（CIP）数据

现代麻醉学：全2册 / 邓小明等主编．—5版．—北京：人民卫生出版社，2020.12（2022.4重印）
ISBN 978-7-117-30444-3

Ⅰ. ①现… Ⅱ. ①邓… Ⅲ. ①麻醉学 Ⅳ. ①R614

中国版本图书馆CIP数据核字（2020）第166745号

人卫智网	www.ipmph.com	医学教育、学术、考试、健康，购书智慧智能综合服务平台
人卫官网	www.pmph.com	人卫官方资讯发布平台

现代麻醉学
Xiandai Mazuixue
（上、下册）
第5版

主　　编：邓小明　姚尚龙　于布为　黄宇光
出版发行：人民卫生出版社（中继线 010-59780011）
地　　址：北京市朝阳区潘家园南里19号
邮　　编：100021
E - mail：pmph @ pmph.com
购书热线：010-59787592　010-59787584　010-65264830
印　　刷：三河市宏达印刷有限公司（胜利）
经　　销：新华书店
开　　本：889 × 1194　1/16　　总印张：197　　总插页：16
总 字 数：5825千字
版　　次：1987年10月第1版　　2020年12月第5版
印　　次：2022年4月第2次印刷
标准书号：ISBN 978-7-117-30444-3
定价（上、下册）：598.00元
打击盗版举报电话：010-59787491　E-mail：WQ @ pmph.com
质量问题联系电话：010-59787234　E-mail：zhiliang @ pmph.com

作者名单（以姓氏笔画为序）

MODERN ANESTHESIOLOGY

丁正年 南京医科大学第一附属医院
刁玉刚 中国人民解放军北部战区总医院
于布为 上海交通大学医学院附属瑞金医院
于金贵 山东大学齐鲁医院
于泳浩 天津医科大学总医院
万小健 中国人民解放军海军军医大学第一附属医院
马　虹 中国医科大学附属第一医院
马正良 南京大学医学院附属鼓楼医院
王　庚 北京积水潭医院
王　晟 广东省人民医院
王　强 西安交通大学第一附属医院
王　锷 中南大学湘雅医院
王天龙 首都医科大学宣武医院
王月兰 山东第一医科大学第一附属医院（山东省千佛山医院）
王东信 北京大学第一医院
王秀丽 河北医科大学第三医院
王英伟 复旦大学附属华山医院
王国林 天津医科大学总医院
王学军 青海红十字医院
王保国 首都医科大学三博脑科医院
王晓斌 西南医科大学附属医院
王海云 天津市第三中心医院
王祥瑞 同济大学附属东方医院
仓　静 复旦大学附属中山医院
卞金俊 中国人民解放军海军军医大学第一附属医院
方向明 浙江大学医学院附属第一医院
邓小明 中国人民解放军海军军医大学第一附属医院
古妙宁 南方医科大学南方医院
左明章 北京医院
石学银 上海交通大学医学院附属新华医院
龙　村 中国医学科学院阜外医院
申　乐 中国医学科学院北京协和医院
田玉科 华中科技大学同济医学院附属同济医院
田国刚 海南医学院
冯　艺 北京大学人民医院
朱　波 中国医学科学院北京协和医院
朱　涛 四川大学华西医院
朱文忠 中国人民解放军海军军医大学第一附属医院
朱科明 中国人民解放军海军军医大学第一附属医院
刘　进 四川大学华西医院
刘克玄 南方医科大学南方医院
刘金东 徐州医科大学附属医院
刘学胜 安徽医科大学第一附属医院
刘敬臣 广西医科大学第一附属医院
米卫东 中国人民解放军总医院
江　伟 上海交通大学附属第六人民医院
江　来 上海交通大学医学院附属新华医院
安建雄 中国医科大学航空总医院
许　力 中国医学科学院北京协和医院
许平波 复旦大学附属肿瘤医院
严　敏 浙江大学医学院附属第二医院
苏　帆 山东中医药大学附属医院
李　洪 中国人民解放军陆军军医大学第二附属医院
李士通 上海交通大学附属第一人民医院
李天佐 首都医科大学附属北京世纪坛医院
李文志 哈尔滨医科大学附属第二医院
李文献 复旦大学附属眼耳鼻喉科医院
李金宝 上海交通大学附属第一人民医院

杨立强　首都医科大学宣武医院
杨拔贤　北京大学人民医院
杨建军　郑州大学第一附属医院
杨承祥　中山大学附属佛山医院
连庆泉　温州医科大学附属第二医院
吴安石　首都医科大学附属北京朝阳医院
余剑波　天津市南开医院
应诗达　山东大学齐鲁医院
冷玉芳　兰州大学第一医院
闵　苏　重庆医科大学附属第一医院
宋海波　四川大学华西医院
张　卫　郑州大学第一附属医院
张　兵　哈尔滨医科大学附属第二医院
张　宏　中国人民解放军总医院
张　莹　上海交通大学附属第一人民医院
张　野　安徽医科大学第二附属医院
张马忠　上海交通大学医学院附属上海儿童医学中心
张加强　河南省人民医院
张励才　徐州医科大学麻醉学院
张秀华　中国医学科学院北京协和医院
张良成　福建医科大学附属协和医院
陈向东　华中科技大学同济医学院附属协和医院
邵建林　昆明医科大学第一附属医院
拉巴次仁　西藏自治区人民医院
杭燕南　上海交通大学医学院附属仁济医院
欧阳文　中南大学湘雅三医院
尚　游　华中科技大学同济医学院附属协和医院
易　杰　中国医学科学院北京协和医院
罗　艳　上海交通大学医学院附属瑞金医院
罗爱林　华中科技大学同济医学院附属同济医院
郑　宏　新疆医科大学第一附属医院
赵　平　中国医科大学附属盛京医院
赵　璇　同济大学附属第十人民医院
赵国庆　吉林大学中日联谊医院
赵雪莲　河北医科大学第四医院
思永玉　昆明医科大学第二附属医院
侯　炯　中国人民解放军海军军医大学第一附属医院
俞卫锋　上海交通大学医学院附属仁济医院
闻大翔　上海交通大学医学院附属仁济医院
姜　虹　上海交通大学医学院附属第九人民医院
祝胜美　浙江大学医学院附属第一医院
姚尚龙　华中科技大学同济医学院附属协和医院
袁世荧　华中科技大学同济医学院附属协和医院
袁红斌　中国人民解放军海军军医大学第二附属医院
贾　珍　青海大学附属医院
贾慧群　河北医科大学第四医院
夏中元　武汉大学人民医院
顾小萍　南京大学医学院附属鼓楼医院
柴小青　中国科学技术大学附属第一医院
倪　文　中国人民解放军海军军医大学第一附属医院
倪新莉　宁夏医科大学总医院
徐世元　南方医科大学珠江医院
徐仲煌　中国医学科学院北京协和医院
徐军美　中南大学湘雅二医院
徐国海　南昌大学第二附属医院
徐美英　上海交通大学附属胸科医院
徐铭军　首都医科大学附属北京妇产医院
郭　政　山西医科大学第二医院
郭曲练　中南大学湘雅医院
郭向阳　北京大学第三医院
容俊芳　河北省人民医院
黄文起　中山大学附属第一医院
黄宇光　中国医学科学院北京协和医院
梅　伟　华中科技大学同济医学院附属同济医院
曹君利　徐州医科大学麻醉学院
戚思华　哈尔滨医科大学附属第四医院
崔晓光　哈尔滨医科大学附属第二医院
阎文军　甘肃省人民医院
董海龙　中国人民解放军空军军医大学第一附属医院
韩文军　中国人民解放军海军军医大学第一附属医院
韩如泉　首都医科大学附属北京天坛医院
喻　田　遵义医科大学
黑子清　中山大学附属第三医院
嵇富海　苏州大学附属第一医院
傅　强　中国人民解放军总医院
傅志俭　山东省立医院
鲁开智　中国人民解放军陆军军医大学第一附属医院
曾因明　徐州医科大学附属医院
裴丽坚　中国医学科学院北京协和医院
熊利泽　同济大学附属上海市第四人民医院
　　　　中国人民解放军空军军医大学第一附属医院
熊源长　中国人民解放军海军军医大学第一附属医院
缪长虹　复旦大学附属肿瘤医院
薛庆生　上海交通大学医学院附属瑞金医院
薛张纲　复旦大学附属中山医院
薛富善　首都医科大学附属北京友谊医院

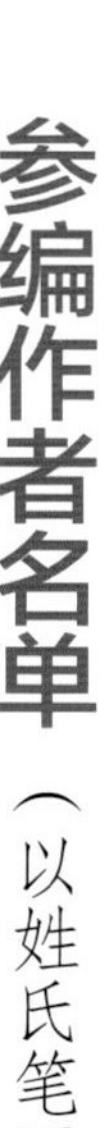

参编作者名单（以姓氏笔画为序）

于春华　万　磊　马　爽　马璐璐　王　洁　王　颖　牛　静　方七五
尹芹芹　邓　萌　叶建荣　包　睿　朱正华　朱茂恩　朱倩云　乔　青
刘　星　刘立伟　闫春伶　安　珂　孙　杰　李　机　李　凯　李　锐
李孔兵　李玮伟　李建立　李勇帅　杨　春　杨　磊　杨陈祎　杨谦梓
吴　洁　佟冬怡　邹丽丽　宋思源　张　砡　张　琦　张丽娜　张青林
张俊峰　陈　辉　陈庆彬　陈雪吟　陈唯韫　范晓华　易　斌　罗天元
金培培　赵　磊　钟海星　姜　妤　类　振　袁　茵　贾辰飞　钱　玥
徐蓉蓉　徐嘉莹　凌晓敏　高　卉　高建翎　郭凤英　席宏杰　唐永忠
黄仰发　黄锦文　梅弘勋　曹　俊　曹江北　龚亚红　彭宇明　董树安
蒋懿斐　谢克亮　雷少青　虞雪融　蔡一榕　漆　红　谭　刚　颜　飞
穆东亮　魏　蔚　魏昌伟

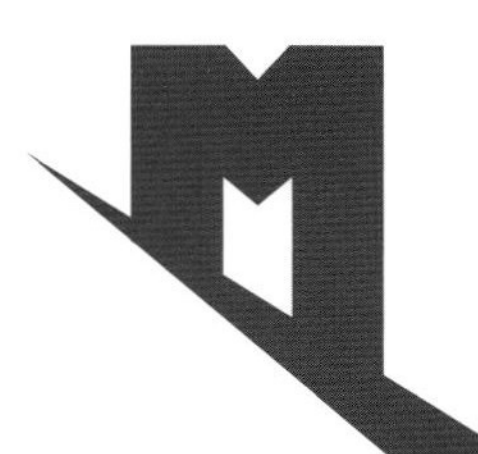

《现代麻醉学》版次记载

版次	出版时间	主编
第 1 版	1987 年	刘俊杰　赵　俊
第 2 版	1997 年	刘俊杰　赵　俊
第 3 版	2003 年	庄心良　曾因明　陈伯銮
第 4 版	2014 年	邓小明　姚尚龙　于布为　黄宇光
第 5 版	2020 年	邓小明　姚尚龙　于布为　黄宇光

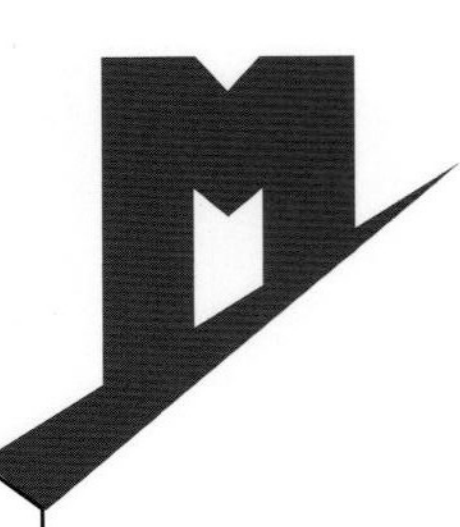

《现代麻醉学》荣誉榜

获奖时间	获奖情况
1990 年	全国优秀科技图书一等奖
2003 年	全国优秀畅销书（科技类）

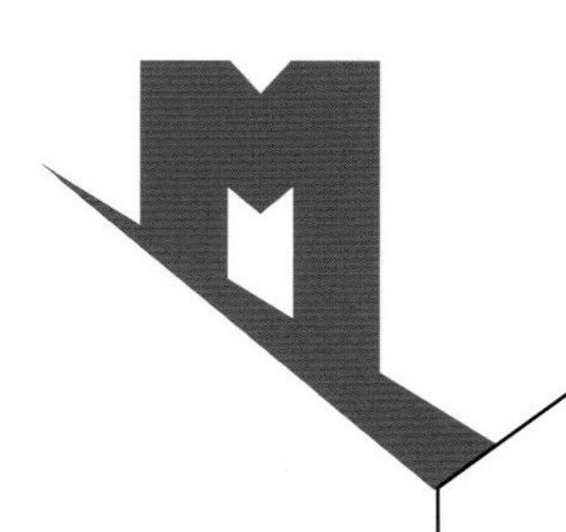

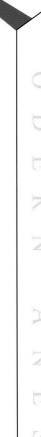

主编简介

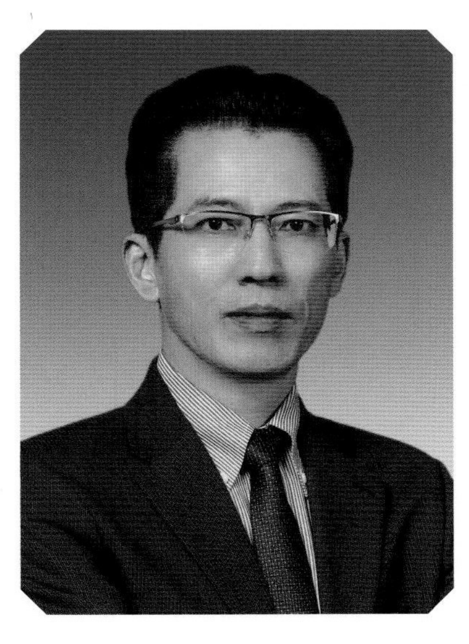

邓小明，1963 年 1 月出生于江西省吉安市。1984 年于第二军医大学军医系本科毕业后留校在第二军医大学第一附属医院麻醉科工作，先后师从王景阳教授、朱诚教授，获得麻醉学硕士与外科学博士学位。1998 年在德国杜塞尔多夫海涅（Heinrich-Heine）大学麻醉学研究所任访问教授。现为海军军医大学第一附属医院麻醉学部、麻醉学教研室主任，教授，主任医师，博士研究生导师；现任中华医学会麻醉学分会第十三届委员会候任主任委员兼麻醉学护理学组组长、中国高等教育学会医学教育专业委员会常务理事、全国高等学校麻醉学专业第四届教材编审委员会主任委员、上海市医学会麻醉科专科分会第十届委员会主任委员、全军麻醉学与复苏专业委员会副主任委员、《国际麻醉学与复苏杂志》总编辑、《中华麻醉学杂志》副总编辑、《临床麻醉学杂志》副总编辑等。

长期从事临床麻醉与危重病医学的医疗、教学和研究工作。擅长高危疑难患者的麻醉与围手术期管理；在脓毒症的基础与临床方面展开了较深入的研究，以第一申请者先后获得国家自然科学基金 5 项，以及多项省部级重点项目，并获得国家科学技术进步奖二等奖一项（第三完成人）、上海医学科技奖二等奖一项，以及军队医疗成果奖二等奖两项。主持我国麻醉学本科教育工作，以及原国家卫生和计划生育委员会“十三五”规划教材、住院医师规范化培训教材、专科医师规范化培训教材、继续医学教育教材等教材的编写组织工作。主编或主译著作和教材 30 余部，包括“十二五”“十三五”国家重点图书出版规划项目《现代麻醉学》（第 4、5 版），《米勒麻醉学》（第 6、7、8、9 版）（中文版），《中国麻醉学指南与专家共识》（2014 版、2017 版），《中国医学发展系列研究报告——麻醉学进展》（2015 版、2016 版、2017 版、2018 版、2019—2020 版），《麻醉学新进展》（2005 版、2007 版、2009 版、2011 版、2013 版、2015 版、2017 版、2019 版），原卫生部规划教材、原卫生部“十二五”规划教材、原国家卫生和计划生育委员会“十三五”规划教材《危重病医学》（第 2、3、4 版）（供麻醉学专业用），以及《麻海新知》(2017 版、2018 版、2019 版)等,并获全国高等学校医药优秀教材二等奖、首届中国大学出版社图书奖优秀学术著作奖一等奖等。获得上海市医学领军人才、上海领军人才、上海市曙光学者、上海市杰出专科医师奖、总后勤部育才奖银奖等。以第一作者或通讯作者发表论文约 400 篇,其中 SCI 收录约 100 篇。培养毕业博士研究生 55 名、硕士研究生 65 名。

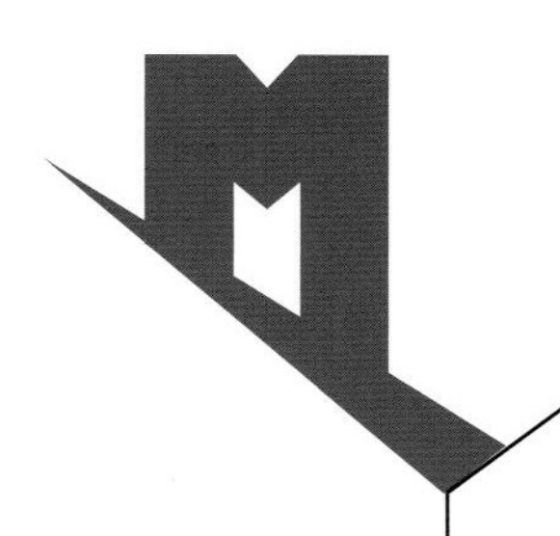

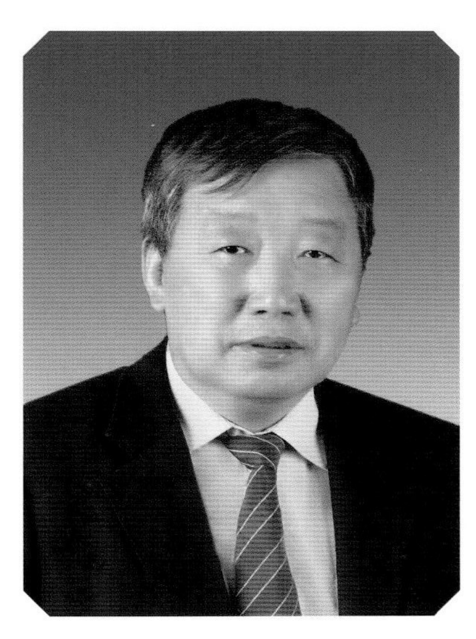

姚尚龙，安徽省芜湖市人。1982 年于皖南医学院本科毕业，同年留校于皖南医学院附属医院麻醉科工作，先后师从刘俊杰和金士翱教授，分别于 1987 年和 1990 年在同济医科大学附属协和医院和同济医科大学附属同济医院获硕士和博士学位。毕业后在同济医科大学附属协和医院工作，1992 年被评为副教授、副主任医师，1998 年被评为教授、主任医师。现任湖北省麻醉临床医学中心主任，华中科技大学同济医学院附属协和医院麻醉与危重病研究所所长，教授，主任医师，博士研究生导师。2010 年获卫生部有突出贡献专家，享受国务院政府特殊津贴。曾任中华医学会麻醉学分会十一、十二届委员会副主任委员、中国医师协会麻醉学医师分会第三任会长，现任中国高等教育学会麻醉学理事会副理事长、吴阶平基金会麻醉与重症医学部主任、国家卫生健康委能力建设和继续教育麻醉学专家委员会主任委员、国家卫生健康委员会麻醉质控中心副主任、湖北省麻醉质控中心主任、湖北省医学会麻醉学分会名誉主任委员、全国卫生专业技术资格考试麻醉学专业专家委员会主任委员、国际麻醉研究协会（IARS）会员和美国麻醉科医师协会（ASA）会员等。

长期从事麻醉与危重病医学的临床医疗、教学和研究工作，主要从事麻醉机制、急性呼吸窘迫综合征（ARDS）重症治疗、疼痛治疗、心肺脑复苏和体外循环损伤机制研究工作。先后承担 10 余项国家自然科学基金（其中一项国家自然科学基金重点项目）和 10 余项省部级课题，总科研经费 2 000 余万元。获各种奖项 10 余项，包括湖北省科技进步奖一等奖，教育部全国普通高等学校优秀教材一等奖，2019 年第三届“国之名医·卓越建树”奖等。主编和参编专著和教材 30 余部，现任《临床麻醉学杂志》副总编辑、《中华麻醉学杂志》副总编辑、《中国麻醉学论坛》副总编辑、《国际麻醉学与复苏杂志》副总编辑、《实用诊断与治疗杂志》副总编辑、《中华生物医学工程杂志》副总编辑和其他 12 本杂志编委。获国家级发明专利 5 项，其中便携式电子视频喉镜专利成功转让并生产使用。培养 80 余名博士研究生，100 余名硕士研究生，获湖北省优秀博士论文奖。发表论文 400 余篇，其中 80 余篇被 SCI 收录。先后获得最美医生、中国好医生、医学科学家、荆楚楷模等荣誉称号。2017 年入选华人麻醉名人堂。2015 年获中国消除贫困奖，并受到习近平总书记亲切接见。

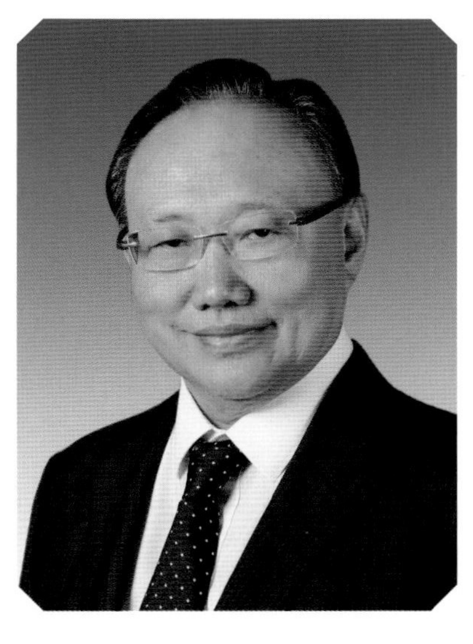

于布为，医学博士，主任医师，博士研究生导师，博士后流动站导师，上海交通大学医学院附属瑞金医院麻醉科教授。

曾任中华医学会麻醉学分会第十届委员会主任委员、上海交通大学医学院附属瑞金医院麻醉科主任、上海交通大学医学院附属瑞金医院北院副院长、上海交通大学医学院附属瑞金医院卢湾分院院长、上海市医学会麻醉科专科分会第九届委员会主任委员。

现任中国医师协会麻醉学医师分会第六届委员会会长，中国医药教育协会麻醉专业委员会首任主任委员，上海市医师协会麻醉科医师分会第一、二届委员会会长，上海市麻醉科住院医师规范化培训及专科医师培训专家组组长，中华医学会理事，中国医师协会第四届理事会理事，首届东亚麻醉联盟主席，世界麻醉学会联合会学术委员会理事，美国老年麻醉进展学会理事，德国麻醉与危重病学会名誉会员。

《医学参考报麻醉学频道》主编、《临床麻醉学杂志》总编辑、《中华麻醉学杂志》与《上海医学》副总编辑，以及《中华医学杂志》《国际麻醉学与复苏杂志》《交通大学学报（医学版）》等杂志的编委。

荣获2016年上海市医师协会第二届"仁心医者·上海市杰出专科医师奖"，2018年第二届"国之名医·卓越建树"奖。2018年第二届"白求恩式好医师提名奖"。

创立了"全身麻醉的哲学思辨""理想麻醉状态""精确麻醉管理""麻醉治疗学"等创新理念和临床实践。建立了"诱导期高容量血液填充""三明治麻醉""伤害性感受监测""气道困难优化处理"等临床新理念和新技术。率先提出"麻醉学科是舒适化医疗主导学科，保障医疗安全的关键学科，提高医院工作效率的枢纽学科，协调各科关系的中心学科，为社会所熟知和认可的重点学科"这5项中国麻醉学科的发展愿景，使"舒适化医疗"成为中国麻醉学科发展的特色与方向。在担任中华医学会麻醉学分会主任委员期间建立了全国基层医院麻醉科主任培训制度，推动了中国麻醉学科整体水平的快速提升，主持编撰《中国麻醉学快捷指南》(2014版)，主编 *Handbook of Clinical Anesthesia*。建立了国内首个“麻醉治疗科”，将麻醉学技术和药物用于难治性疾病的治疗，取得了满意的临床效果。

开展了麻醉药理、麻醉药物的中枢作用机制、麻醉对于认知功能的影响、疼痛产生的中枢机制等领域的基础研究。累计获得国家自然科学基金3项，上海市科学技术委员会和上海市卫生健康委员会等多项科研基金支持。累计发表文章500余篇，其中SCI收录80余篇，主编专业书籍15部，拥有专利9项，获得2013年上海医学科技奖二等奖和2018年上海医学科技奖成果推广奖等多项科技奖励。

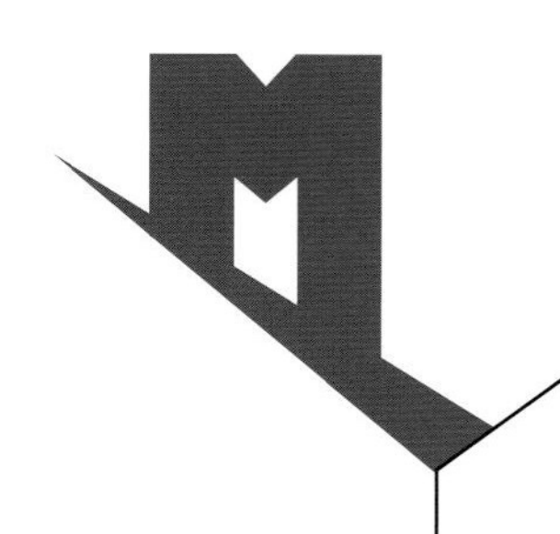

主编简介

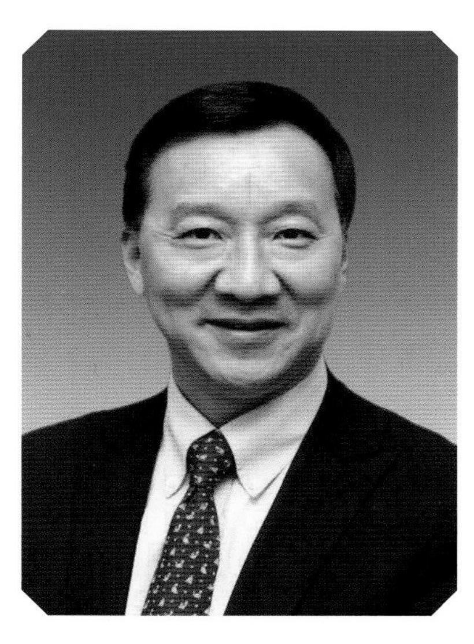

黄宇光，1960 年 7 月生于江苏省南京市。北京协和医院麻醉科主任、北京协和医学院麻醉学系主任、主任医师、教授、博士研究生导师。现任中华医学会麻醉学分会主任委员、国家麻醉专业质控中心主任、中国医师培训学院麻醉专业委员会主任委员、中国医师协会麻醉学医师分会第二任会长、世界麻醉医师协会联盟常务理事兼亚澳区常务理事、国际麻醉药理学会前主席、世界知名生物医学文献评估系统 Faculty of 1000（F1000）评审专家、中华医学会理事、北京医学会常务理事、中国日间手术合作联盟副主席。现任第十三届全国政协委员及教科文卫委员会委员，第十二、十三届北京市政协委员及教文卫体委员会委员，中央统战部党外知识分子建言献策专家组成员，中华海外联谊会常务理事。

担任《临床麻醉学杂志》总编辑、《麻醉安全与质控》杂志主编、《协和医学》杂志副主编兼执行主编、*Anesthesiology*（中文版）总主编、*Anesthesia & Analgesia*（中文版）主编。

研究领域涵盖临床安全、特殊重危患者麻醉和疼痛机制等，先后获得多项原卫生部（国家卫生健康委员会）行业专项基金和国家自然科学基金资助，发表 SCI 论文 50 余篇。关于重症肌无力患者临床诊疗和麻醉获得原卫生部科学技术进步奖二等奖。关于神经病理性疼痛机制研究先后获得 5 项国家自然科学基金资助并发表多篇 SCI 论文。在国内率先践行推广患者自控镇痛（patient controlled analgesia，PCA），并于 1996 年先后获得中华医学科技奖三等奖和教育部科学技术进步奖二等奖；1999 年开展神经刺激器引导下外周神经阻滞；2008 年倡导实施 WHO “手术三方核对” 制度、麻醉不良事件上报和改进（PDCA 循环）；2012 年在原卫生部指导下牵头完成国家统一麻醉记录单，这是第一个全国麻醉专业国家标准；2012 年在北京麻醉界推行 “传承行动” 和 “牵手行动”，启动了 “京津冀麻醉一体化联盟”；2013 年倡导建立临床用血预警系统；2014 年协助国家卫生和计划生育委员会起草制定《临床输血技术规范》，关于临床用血不良反应研究先后获得 WHO 专项基金和中国医学科学院创新专项基金资助，先后两次在 *The Lancet* 杂志发表用血相关论文；2015 年带领国家卫生和计划生育委员会麻醉质量控制中心制定麻醉规范，由国家卫生和计划生育委员会首批发布了《麻醉专业医疗质量控制指标》(2015 年版)，并于 2020 年再次修订；2019 年以通讯作者在 *The Lancet* 杂志发表了关于麻醉和肿瘤患者预后的国际多中心研究成果；先后牵头制定多部全国麻醉专业指南和规范。

作为中华医学会麻醉学会主任委员，提出“四个麻醉”，即“安全麻醉、学术麻醉、品质麻醉、人文麻醉”，倡导“一起强大”的理念，推进全国麻醉学科优质资源的均值化和全覆盖。关注麻醉科医师短缺和职业耗竭问题，积极争取国家政策支持。2020 年抗击新冠肺炎疫情期间，应 *Anesthesiology* 主编和 *Anesthesia & Analgesia* 主编的邀请，分别在专业权威杂志发表相关文章，带领中华医学会麻醉学分会及时组织制定相关专家建议、加强人文呵护等多种途径支持一线抗疫工作。

1996 年获得吴阶平 - 保罗·杨森医学药学奖二等奖，2008 年获得中国医师奖，2014 年当选第六届“全国优秀科技工作者”，2015 年被评为国家卫生和计划生育委员会“突出贡献中青年专家”，享受国务院政府特殊津贴。2018 年获爱尔兰国立麻醉医师学院荣誉院士。

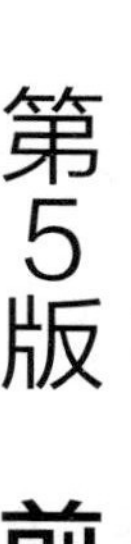

第5版前言

1983年6月，《现代麻醉学》第1版第一次编委会召开，拉开了我国麻醉学领域里一部标志性学术巨著编写的序幕。30多年来，《现代麻醉学》作为国内麻醉学领域标志性的权威著作，经3次再版，累计发行数十万册，伴随着几代中国麻醉科医师的成长，见证了中国麻醉学事业的蓬勃发展与辉煌历程。在几代麻醉学大家们的努力下，《现代麻醉学》在我国麻醉专业人员心目的地位与影响力，已无可争辩地居国内众多麻醉学专业书籍之首，堪称我国最权威、影响力最大的麻醉学鸿篇巨制，已成为麻醉科医师成长的良师益友，为我国麻醉学的人才培养和学科建设与发展作出了重大贡献。

《现代麻醉学》第1~3版凝聚着我国麻醉学专家的心血和自主知识产权，其中主编刘俊杰、赵俊、庄心良、曾因明、陈伯銮等教授为此书的编撰付出了艰辛的努力与毕生的心血。前辈们的重托以及广大麻醉学同道的期望，让本书第4版新一代的主编与编委们深感责任重大。自2011年8月始至2014年7月，历时近3年的编撰与修订，《现代麻醉学》第4版终于正式出版。近年来，随着科学技术的迅猛发展，大数据、人工智能与5G时代来临，精准医学和智慧医疗纷至沓来，麻醉学理论与实践亦日新月异。《现代麻醉学》第4版距今出版虽仅5年，但诸多内容已有进一步修订的必要，许多新内容也亟须增加，广大读者对《现代麻醉学》再版的呼声也越来越高。为了顺应麻醉学科发展的需要，延续经典书籍的辉煌，特此修订。

本次再版编委是从国内麻醉学界知名度较高、学术造诣较深的众多专家中遴选产生，经过专家以及单位推荐，由人民卫生出版社及主编聘任。本届编委成员都是临床一线业务骨干，他们精力充沛、思维敏锐、基础理论扎实、临床实践经验丰富，而且均主持或参与编写过多部大型专业书籍。编委会可谓人才济济，精英荟萃。2018年6月，主审、主编、全体编委及主编助理在深圳市召开了"《现代麻醉学》第5版编写工作会议"，会议详细讨论确定了修订编写原则、各章节内容、编写进度、交叉审稿方式与流程等，以保证成书各部分内容的编写质量。

新版《现代麻醉学》参考前4版的编排目录，除了对各章节的具体内容进行了全面更新和补充以外，结合现代医学，尤其是现代麻醉与危重症医学的最新进展以及临床与科研的需求，对全书的篇目结构和章节作了较大的调整。全书由第4版的7篇共118章增至本版的10篇共128章。本书的篇目内容包括：绪论、麻醉生理学、麻醉药理学、临床监测、麻醉方法与麻醉管理、专科麻醉、合并疾病患者的麻醉、危重症医学、临床疼痛学、麻醉治疗学，共10篇。新增的10章内容为：第四章"麻醉科护理队伍的建设与管理"、第八章"人工智能与麻醉"、第十二章"意识、记忆与麻醉"、第七十五章"胎儿手术的麻醉"以及第十篇"麻醉治疗学"的全部6章，分别为"睡眠医学与麻醉""药物依赖患者的麻醉相关管理与治疗""姑息医学""中医药在围手术期的应用""麻醉技术在疑难杂症中的治疗作用""麻醉治疗学的

MODERN ANESTHESIOLOGY

未来发展”。并对第4版5个章节的名称进行了更改。当然,由于新的基础研究和临床试验证据不断出现,书籍的编写、出版难免有时间的滞后性,因此我们并非一味求新,而是与时俱进,重点介绍学科的新理念、新药物、新方法,充分体现“现代麻醉学”的进展。

2019年1月在重庆市召开了“《现代麻醉学》第5版定稿会”,本书主审、主编、编委代表及主编助理围绕着已提交书稿,从结构和层次上宏观把关,细节上仔细推敲,既突出定稿稿件的完整性与合理性,又强化内容的与时俱进、现代观点及指南更新,杜绝重大错误和遗漏,概念、定义是否准确,对药物名称、剂量进行严格审核。定稿之后,我们还专门组织人员对全书内容,尤其有关数据和单位等再次进行仔细校对,规范书中涉及的医学名词,消除编写过程中的笔误现象。确保编写质量,维持《现代麻醉学》一贯以来的精准性和权威性,不辜负广大麻醉学同道的关心和信任。尽管主观努力,但由于编撰工作量大、全书内容浩瀚繁杂、参编人员学识水平所限等原因,书中难免仍存在诸多不妥甚至错误之处,恳请广大读者批评指正。

作为满足人民群众舒适化医疗需求的关键学科,麻醉学的发展得到了党和国家领导人的高度重视和政府相关部门的大力支持。2018年8月8日国家卫生健康委员会等七部委局联合印发《关于印发加强和完善麻醉医疗服务意见的通知》(国卫医发〔2018〕21号)以及2019年12月9日国家卫生健康委员会办公厅发布的《关于印发麻醉科医疗服务能力建设指南(试行)的通知》(国卫办医函〔2019〕884号)为麻醉学科发展指明了新方向,给予了强有力的政策支持。近两年来,国家卫生健康委员会接连颁布文件,支持麻醉学科的发展。我国麻醉学科已步入新的里程碑式的转折点,处于一个大有可为的历史机遇期。《现代麻醉学》第5版的出版恰逢其时,将对我国麻醉学的发展起到推动作用。我们深信,中国麻醉学科必将传承创新,砥砺前行,迈向一个崭新的平台。

今年是中华人民共和国成立70周年,本书的修订也是麻醉学科为新中国70周年华诞献上的一份厚礼。谨此,在《现代麻醉学》第5版问世之际,我们对麻醉学前辈特别是第3版主编庄心良、曾因明、陈伯銮等教授的鼓励和大力支持致以崇高的敬意,对本书修订编写的指导表示衷心的感谢!感谢编写团队的精诚合作和共同努力,保障了本书的质量。感谢倪文、尚游、薛庆生及申乐4位主编助理花费大量时间与精力用于本书修订的审稿与校对;感谢中国人民解放军海军军医大学第一附属医院包睿教授和王晓琳、盛颖、樊玉花医师等对全书稿件的审订与校对;感谢邹文漪老师负责整理整个稿件,并负责与诸位作者和人民卫生出版社编辑联系交流。感谢人民卫生出版社对本书修订再版的大力支持,正是出版社一丝不苟、严谨细致的编辑工作才使本书更趋圆满。最后感谢所有一直关心本书再版的前辈、专家和广大读者们!

邓小明　姚尚龙　于布为　黄宇光

2019年10月

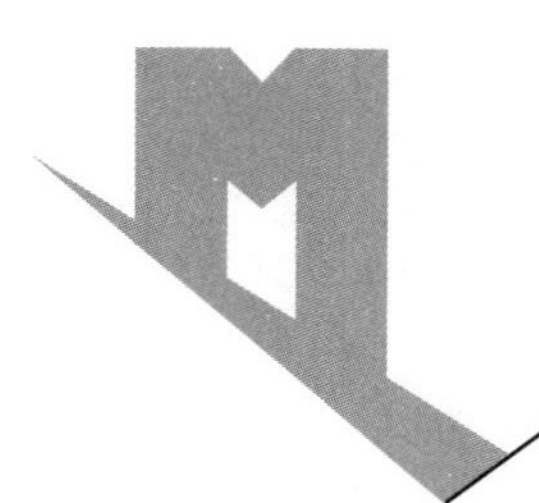

第1版序一

祖国医药里，虽早有“迷蒙药”和“麻药”的报道，前者相当于“全身麻醉”，后者为“局部麻醉”，但由于文字记载佚失或失真，不论药名、炮制、用法和用量都还有待稽考核实。

麻醉药在临床上的常规使用，从乙醚、三氯甲烷（氯仿）、可卡因和普鲁卡因算起，至今不到150年。

麻醉学在这150年间的变革很多，列举其卓著的项目有：

1. 麻醉脱离外科而自成专业。当外科医师兼顾麻醉时，一般把麻醉的维持交给中技人员，不免进步慢、事故多，改由专业医师掌握，设想和改进就多而且快。

2. 麻醉方法曾一度尽可能采用局部麻醉浸润、神经阻滞或/和蛛网膜下腔阻滞，手术受到一定的限制。到了20世纪40年代，吸入和静脉全身麻醉药的品种增多，麻醉辅助药广泛地应用，全身麻醉才逐渐压倒局部麻醉，使胸腔、腹腔和神经外科等手术更加安全而且方便；并从仅用一种吸入全身麻醉药逐渐发展到静脉吸入复合全身麻醉和全凭静脉全身麻醉。肌松药的使用，为全身麻醉提供了更有利的条件。

3. 由于全身麻醉药及其辅助药的作用范围广，体内许多重要器官的功能都可直接或间接地受到影响，因此很自然临床麻醉工作者不仅要懂得内、外、妇、儿等一般临床医学知识，还应重视解剖、生理、生化和药理等基础医学知识。麻醉期间对患者情况的深入了解，还得应用时代先进的边缘学科知识，包括统计、微量分析、自控遥控、参数处理以及电子计算机等。

4. 在现阶段局部麻醉或全身麻醉的程度或深度，不仅要依据体征、呼吸和血压的描记、心电图、脑电图，以及应激反应的情况作出“质”的评定；遇有危急情况，还得要有“量”的指示，如血气参数、血药浓度以及肌松等的量变作为佐证。此外当然还留有些问题，主要是学科在发展和前进中的问题，至今迟疑未决。如：麻醉应否分科分专业，甚至分化成其他专业，如复苏、急症抢救和重危医学等。

显然，麻醉学是一门必不可少的临床学科。麻醉工作者不仅需要学识渊博，而且还必须技术优良，掌握灵活，也就是麻醉工作者既懂科学，又有技艺。本书分基础理论、临床麻醉以及复苏和监测三大部分，既谈理论，更重实践，要求理论与实践能密切结合，是一本较深入而详细的麻醉学参考书。

麻醉专业人员的培养，一般说来，都得经过在校学习、临床见习、专业训练以及从事科研等阶段，这在国外是比较一致的。在校学生的学习，教课者要能提纲挈领，本书对麻醉作全面的介绍，内容较多，不妨删繁就简，选择重点章节作为讲课中参考来源。临床见习，也就是实习医师阶段，本书对麻醉用具和操作，以及抢救中紧急处理，作了重点的介绍，值得参阅。

外科住院医师来到麻醉科轮转，本书中有关麻醉前准备，麻醉的选择、操作的步骤和方法，以及可能发生的意外和并发症及其处理的内容，值得细读。麻醉专业的住院医师训练，则应将本书列为指定必读的参考书，一般可随着日常医疗业务上的需要，不是从头看起，而是分章分节地细看，并应加以记忆，在一年内读完。麻醉上的任何一项操作和措施，包括给氧、用药、穿刺、插管、描记以及意外的预防等，都得知晓和熟悉其原则性的理论指导，违背了原则就难免犯错误，本书对此非常重视，使读者能有深刻的体会和收获。至于主治医师，包括那些主要在做科研工作的，都应该有能力辅导低年资医师阅读本书，解答疑难，并进一步按时代进展作出正确评价。

总之，本书各章都能解释详明，由浅入深，是切合临床实用的一部大型参考书，是我国麻醉学发展史上的里程碑之一。

吴 珏

1985年1月25日

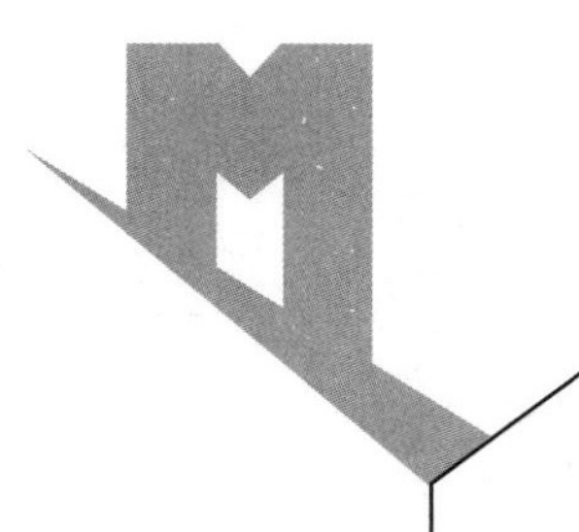

回顾既往　瞻望未来

我国有悠久的麻醉和复苏历史，但作为现代麻醉学科，只是在新中国成立之后才逐步得到发展。不幸的是，正在蓬勃发展的麻醉学科又遭到了“文化大革命”的挫折。可喜的是，在此之后又在新的起点上逐年做出了新的成绩，直到1984年底，不论在麻醉学科的深度和广度上都呈现出新的面貌，有些临床和科研成果也已接近或赶上国际先进水平。但就全国而言，发展还很不平衡，特别是有不少单位干部队伍的数质量与仪器配备同所担负的任务还不相适应。这不仅阻碍了麻醉学科本身的发展，也影响了整个医学科学的进展。众所周知，麻醉学科的工作早已走出了手术室。即使在手术室内，麻醉人员不但要为手术创造良好的条件，并且承担着患者的安危；何况内、外、妇、儿等各科患者的抢救与复苏，常需麻醉科医师参与。正如本书绪论中所说，麻醉学实质上是一种深而广的综合学科，它要求从事麻醉专业的人员了解从数、理、化到基础医学和临床医学，以至其他有关边缘学科的各种知识和技能。我们要面向世界和未来，就应该采取有力的措施，切实解决我国麻醉学科当前存在的一些主要问题，特别是人才问题，麻醉学科的建制与编制问题，仪器与药物问题，以及书刊出版问题。

新中国成立以来，麻醉专业书籍虽续有专著，但为数有限，且有的又已绝版。自1979年成立麻醉学会以来，麻醉刊物虽相继问世，但全面、系统的现代麻醉学论著，至今尚阙如。麻醉专业人员苦无既有基础理论又有临床实际的书可读。本书的问世，给各级麻醉专业人员的培养和提高提供了一本比较全面而又比较现代的专业读物。这对我国的麻醉事业和整个医学的发展必将起到促进作用。此书可能有缺点或 / 和不足之处，但当再版时，相信必能得到充实与改进。

回顾既往，既光荣又坎坷。瞻望未来，任重而路远。切盼齐心协力，上下同心，为祖国的麻醉和医学事业现代化锐意改革，奋起直追，以尽早全面赶超国际先进水平。

中国医学科学院心血管病研究所　尚德延
1985年1月8日于北京

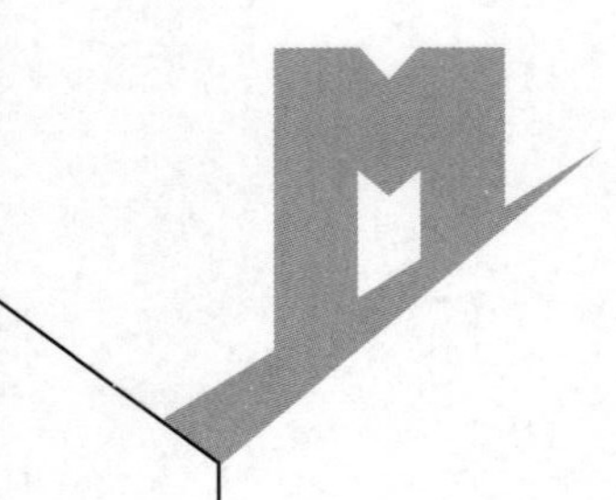

第1版 前言

在现代化的进程中，传播信息和更新知识是至关重要的工作。作为近代新兴学科的麻醉学，举凡临床工作的变革、科学研究的进展以及新技术新方法的开发等项目，发展都极其迅速，变化也很多样。面临如此高速发展和频繁更新的学术局面，麻醉工作者对本专业（及其有关的）书籍的渴求，当不难理解。近些年来有关麻醉学的专著虽也已有相当数量，但由于种种原因，还难满足客观需求。《现代麻醉学》的出版，显然会受到广大读者的欢迎。

《现代麻醉学》的作者，都是经过审慎选聘，对各项专题既有丰富的实践经验，又有深厚理论修养的同志。这样便保证了该书的质量和水平。因此，作者们在内容上的求新、在写作上的求准以及力求理论结合实际的精神，已经充满字里行间。在定稿之前，每稿无不经过反复讨论和修改，确已达到细致入微的程度。作为多作者的论著，宜忌观点上的彼此矛盾和内容方面的前后重复，否则即有增添读者的困惑之虑。《现代麻醉学》的作者们已经重视此一问题，在编写过程中进行过反复核审，力求前后贯穿、浑然一体。迄今麻醉学的多作者专著还不多，经验还有待探索；相信《现代麻醉学》的许多编写经验将会为今后的工作提供借鉴。

在我国麻醉学的文库中，我们高兴地看到又增加了《现代麻醉学》这样一部博硕的专卷。作者们虽只论述了麻醉学的专业知识，并未直接触及作者们对专业的热爱以及精心传播专业知识的热情，但读后却不致对此无所体会的。换言之，《现代麻醉学》不仅为读者提供了可贵的专业知识，而且也将予读者以精神上的激励。

祝贺《现代麻醉学》为我国麻醉学作出的贡献！

谢　荣

1985 年 1 月 24 日于北京

第2版 前言

当完成第 2 版《现代麻醉学》修订任务的时候，如释重负，心情难以平静。作为从事麻醉近半个世纪的麻醉科学工作者，不仅亲身经历和体验着我国麻醉学的进步和发展，而且编写的《现代麻醉学》也基本代表了我国麻醉学的水平和现状。《现代麻醉学》的组织编写，是我国麻醉学界的一件大事，它是与我国麻醉学的发展紧密联系在一起的！

20 世纪 50 年代吴珏教授的《临床麻醉学》及谢荣教授的《麻醉学》先后问世，对促进我国麻醉事业的建设和专业人才的成长起了很大作用。20 世纪 60 年代两书再版，以其精湛的内容而风靡海内。20 世纪 70 年代编写的《实用麻醉学》，出版后仍受到广大读者的欢迎，可惜这些书都未能得到再版。1983 年 1 月 11 日人民卫生出版社编辑部，根据广大读者的需要，向全国发出了征询函，希望组织编写一本具有我国水平的麻醉学著作，具体征询了以下意见：①你认为国内哪个单位或某人作为主编合适；②需要多少人的作者队伍，推荐哪些同志编写；③这次编写工作如何组织比较可行。不久编辑部就收到各地的回信，经过整理归纳大家的意见，确定组织全国的专家学者编写一部麻醉学。参考各地推荐的作者名单，编辑部决定组成一个相对年轻力壮并适当照顾地区分布的编委会，共有 8 名成员即史誉吾、庄心良、刘俊杰、陈伯銮、应诗达、郑斯聚、赵俊、曾因明。其中最高年龄 61 岁(1 人)，50~59 岁(4 人)，最低年龄 49 岁(3 人)。经过充分的准备以后，于 1983 年 6 月 7~11 日在北京人民卫生出版社召开了麻醉学第一次编委会，会议由人民卫生出版社王兵主任主持，贾同彪社长讲了话。会议回顾了近年来麻醉专业的迅速发展与广大专业人员的要求，认为在近期内编写一本能够反映现代麻醉理论与技术进步，具有我国麻醉特点的麻醉学是非常必要的。经过详细的讨论，确定该书的性质为高级参考书，特别是供高年医师参考阅读之用。编委会邀请我国麻醉学界先辈及知名专家吴珏、尚德延、谢荣、谭蕙英、金士翱、李德馨担任该书的评阅工作，编委会推荐刘俊杰、赵俊担任主编，即开始编委会的工作。就编书的指导思想、特点、编写内容、估计字数、预计进度和编委分工与编审程序等进行了充分的讨论，制订了详细的编写计划，推荐编写的作者。会议认为麻醉学的内容基本上包括三个方面，即基本理论、临床麻醉和复苏重症监测治疗等。要求本书既能反映现代麻醉学的新理论、新知识、新技术，又能反映我国麻醉的特点和专业水平。编写过程中应注意理论与实践相结合，具有科学性、系统性和实用性，以达到既有较高学术价值而又能指导临床实际的编写目的。

麻醉学的编写是一个庞大、复杂而又精密的系统工程，从 1983 年 6 月召开第一次编委会开始启动，到 1987 年 10 月《现代麻醉学》的出版，整整经历了四年多的时间，这期间先后在北京、桂林、徐州等地召开过四次编委会，还有两次是利用其他会议，在大连、南昌召开了部分编委参加的编委会。本书参考了国内外麻醉学专著如 Miller R D、Gray T C 、Collin V J、山村秀夫、吴珏、谢荣等学者的权威著作和大批参考文献，根据麻醉学的进展和国内麻醉学的现状，拟定出全书编写的框架结构，同时从全国推荐具有一定学术水平、学有专长和写作能力的作者，发出征求意见函，经过约半年的书信往来反复磋商，于 1983 年 12 月 18~25 日在北京召开了第二次编委会，制定出编写提纲（章节细目），落实编写人员。在编写过程中编委要针对章节内容的重复和重要的遗漏进行调整，例如通过全书两个系统（呼吸系统和循环系统），从基础理论、临床麻醉和复苏监测治疗三个方面的内容进行纵横平衡、协调理顺，使之既互相衔接又各有侧重。对全书的书写格式、医学名词、药物剂量和计量单位进行统一规范，便于读者参考应用。1984 年 5 月 25~29 日在桂林召开第三次编委会，对全书稿件进行了初审，认为大部分稿件基本上符合要求并具有一定水平，对少数稿件进一步作了加工修改或补充。1985 年 2 月 3 日在徐州召开了第四次编委会，会议的中心任务是对全书定稿，要求全部书稿、图表达到出版要求的齐、清、定。最后于 1985 年 3~4 月由主编、部分编委、绘图人员和编辑同志的共同参与下通过定稿。这本最后定名为《现代麻醉学》的专著从最初设计为 74 章扩充为 95 章，参与编写的作者从最初全国推荐的 20 人（分布全国 11 个省市）最后增加至 34 人（分布全国 16 个省市）共计 197 万余字于 1987 年 10 月出版发行。

这是我国第一部全国性集体编写的麻醉学专著，在人民卫生出版社的大力支持与帮助下，通过广泛征求意见受到全国广大麻醉工作者热情支持，经过全体编委、编辑同志们的通力合作，全体参与编写的专家学者辛勤耕耘，而获得的丰硕果实。本书在 1990 年被评为全国优秀科技图书奖一等奖，在人民大会堂举行了颁奖大会，江泽民总书记在致评奖委员会的信中表示衷心祝贺并希望广大科技工作者和科技出版工作者再接再厉努力创新，不断提高科技图书的著作水平和出版质量，为促进科技进步，建设有中国特色的社会主义作出更大贡献。

《现代麻醉学》第 1 版出版以来，承全国同道雅爱，一再印刷发行，仍未能满足读者求索。

近年来，麻醉学在理论和实践上有许多重要进展，亟须在第 1 版的基础上再版修订。

读者不难发现：第 2 版在前版基础上新增了不少章节；对大多数旧有章节进行了大幅度修改；许多章节也增加了新内容。

我们仍沿用第 1 版的编辑方针：《现代麻醉学》是一部高级参考书，主要对象是麻醉界的中、青年医师。故而力求理论上讲深讲透，实践上反映国内外临床上成熟的经验，推荐当前的流行的处理方案。由于照顾到我国麻醉队伍参差不齐，水平殊异，故编写中仍遵从由简入繁，从浅入深原则，循序渐进地介绍，以利于广大基层同道学习。

第 1 版问世以来，我国麻醉事业有很大发展，从业人数倍增。当前我国既有系统的从麻醉专业本科学制到大学毕业后的硕士、博士培养教育；广大在职人员也有“毕业后教育”的迫切愿望，故第 2 版增加了麻醉学教育和科学研究的有关内容。

第 2 版基本上采用“中华人民共和国法定计量单位”。为了适应读者深刻的旧制印象，有些计量单位采用新旧并列的过渡方式，另外，少数章节中引用的旧参考资料，尤其是有些说明图表，骤难更改。

本版增加了少数学有专长的老专家，尤为可贵的是还收纳了一些新生力量，分布虽不够均衡，可能尚有些跨世纪的新秀未能罗致，但本版已开始注意到向此工作方向努力。

感谢全体编著者的支持，编委们的辛苦，编辑秘书的努力，本版历经两年编辑完成，虽未臻完善，但我们已尽了最大的努力，缺点和错误尚希广大读者批评指正。

本书插图少数沿用旧图，一些新图由同济医科大学附属协和医院彭晓兰、刘楚建设计描绘，在此一并致谢。

刘俊杰　赵　俊

1996 年 4 月 7 日

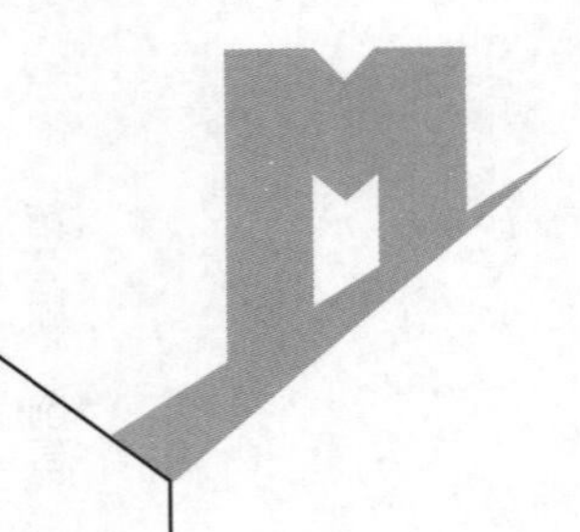

MODERN ANESTHESIOLOGY

第3版 前言

自《现代麻醉学》再版至今又已过了 5 年，麻醉学科与其他学科一样都处在迅速发展之中。近年来，基础医学如分子生物学、免疫学和遗传学，以及与麻醉学密切相关的生理、药理、病理学等学科的进步，为麻醉学理论和临床工作提供了广阔的发展空间。面临新科学、新理论和新技术的挑战，为适应麻醉专业发展的需要，势必要进一步修订和充实《现代麻醉学》一书。由知识渊博、专业造诣精深的刘俊杰教授和赵俊教授继续主持第 3 版修订工作，才是众望所归。但两位教授高瞻远瞩，为了扶掖晚辈、加速麻醉专业队伍的培养，一再辞谢主编的工作，并以极大的热情关切这次修订工作，给予很大的鼓励、支持和指导，我们深受感动并致以最衷心的感谢。

人民卫生出版社考虑到本书编写工作的连续性，应能承上启下、继往开来，所以把第 3 版的修订工作就托付给原编委会中相对较年轻的我们三人。尽管我们从事麻醉专业工作已 40 余年，但因学浅才疏，实感难以承担如此之重任。人民卫生出版社在经过广泛听取各方面的意见后，决定聘请国内负有盛名、学有所长的 11 位专家学者参加本书的编委会工作，大大加强了第 3 版编委会的组织力量，为这次修订工作提供了学术和组织上的保证，使此书的再版工作得以顺利运转。

本书的出版得益于来自全国各高等医学院校和临床医院 70 余位作者的热心参与，他们都是具有 20 年以上丰富的医学教研工作经验，博学多能的主任医师或教授，多数人同时担任着博士研究生、硕士研究生导师的工作。他们是国内麻醉专业队伍中的中流砥柱，各有所长。他们的学术创作、学术体会将在不同的章节内得以呈现，为本书的内容增添了不少的光彩。这也反映出我们的麻醉专业队伍人才辈出，青出于蓝而胜于蓝，一定会创造出更加兴旺发达的明天。

我们努力去实现第 3 版编委会制订的编写要求，以期能较全面系统地介绍具有 21 世纪水平的医学科学和麻醉学理论以及临床知识与技能。尽管全书从原 131 章压缩为 116 章，但无论在篇幅上，还是知识覆盖面上，尤其对基础理论和相关的边缘学科知识都有了较大的拓展。临床麻醉部分不仅注意到新技术的进展，同时着重于以人为本的实用性。鉴于国内在危重患者的监护治疗方面有了迅速的发展，重症监护治疗病房（ICU）的设置不仅在数量上增长，而且管理工作也日臻完善。本书尽可能反映出国内外学术界在这方面所取得的新成就、新理论。此外，对疼痛治疗的基础理论、镇痛和急慢性疼痛治疗诸方面内容，以及对围手术期和分娩疼痛的临床评估和治疗的基本方法进行了详尽的介绍。麻醉科建设、麻醉质量管理、人才培养和科研工作是麻醉学科的重要工作，希望能引起读者对这方面工作的重视和关切。

尽管全书含有400余万的文字叙述和500余幅图表说明，但仍难全面概括麻醉专业有关的理论知识和技能。有的内容偏重于理论上的叙述，但在文字上还不够深入浅出，进一步结合临床工作仍有拓展的余地。

由于受知识水平和文字修养所限，使本书内容的编排以及编辑工作还不能做到十分地严谨，同时在章节间还可能存在一些内容重复或遗漏的问题，这多少会影响到内容的系统性和先进性的表述，为此，我们感到心存遗憾。

本版第一次编委会的组织工作是于2000年9月开始启动的，至今已两年有余了。在即将出版之际，我们由衷地感谢全体编者的辛勤劳动，编委们的关切与支持。老一辈专家们的帮助和具体指导使我们难以忘怀，尤其李德馨教授不辞辛苦、日夜兼程地复审了数以十余万字的稿件。这些老教授的德才风范永远是我们学习的榜样。我们还得感谢李士通、容俊芳和李军三位助理以及张莹博士等同志，他们为本书统稿编辑工作付出了大量的心血和时间。

在此，我们殷切地希望广大读者对本书的缺点和错误不吝赐教和指正。

庄心良　曾因明　陈伯銮

2002年12月

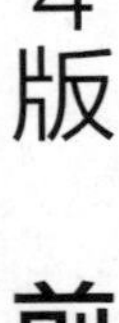

第4版前言

1983年6月，《现代麻醉学》第1版第一次编委会召开，拉开了我国麻醉学领域里的一部标志性著作编写的序幕。近30年来，《现代麻醉学》作为国内麻醉学领域标志性的权威著作，经两次再版，累计发行数十万册，伴随着几代中国麻醉科医师的成长，见证了中国麻醉学事业的蒸蒸日上与蓬勃发展。在老一辈麻醉学大家们的努力下，如今《现代麻醉学》的影响力堪比中国版的《米勒麻醉学》，其在我国麻醉专业人员心目的地位与影响力，无可争辩地居国内众多麻醉学专业书籍之首，已成为麻醉科医师成长的良师益友。近年来，随着科学技术的快速发展，麻醉学理论与实践均日新月异，而第3版的《现代麻醉学》距今已出版了10年，诸多内容已经不适合现代麻醉学理论与临床需求。为了顺应麻醉学科发展的需要，延续经典书籍的辉煌，麻醉学同道们迫切需要《现代麻醉学》再版的呼声也越来越高。

《现代麻醉学》第1~3版是凝聚着我国麻醉学专家心血和自主知识产权的鸿篇巨制，其中主编刘俊杰、赵俊、庄心良、曾因明、陈伯銮为此书的编撰付出了艰辛的努力与毕生的心血。前辈们的重托以及广大麻醉学同道的期望，让我们新一届主编与编委们深感责任重大。在本次再版的编写过程中，我们得到了众多麻醉学前辈特别是前任主编庄心良、曾因明、陈伯銮等教授无私的关怀、大力的支持与鼓励以及许多细致的指导。在此，衷心地向支持关心本书修订编写的麻醉学前辈们致以最崇高的敬意！

本次再版编委成员是从国内麻醉学界知名度较高、学术造诣较深的众多专家中遴选而出，经过专家以及单位推荐，由人民卫生出版社以及主编聘任。本届编委成员都是临床一线业务骨干，他们精力充沛、思维敏锐，基础理论扎实，临床实践经验丰富，而且均主持或参与编写过多部大型专业书籍，可谓是人才济济，精英荟萃。2011年8月全体编委和主审以及主编助理在河北省石家庄市召开了"《现代麻醉学》第4版修订编写工作会议"，会议详细讨论确定了修订编写原则、各章节内容及深度、编写进度、交叉审稿方式与流程等，以保证成书各部分内容的编写质量，避免编写内容重复、前后观点矛盾等可能出现的问题；会议决定邀请目前国内在麻醉学临床和科研方面饶有建树的近百位专家亲自执笔编写，以确保编写质量。正是这次会议，使全体编委与作者能够理清思路，齐心协力，克服时间、空间上的诸多困难，稳步推进编写工作，保证了《现代麻醉学》再版修订编写工作的如期顺利完成。

本版《现代麻醉学》参考前3版的编排目录，将全书分为7篇：绪论、麻醉生理学、麻醉药理学、临床监测、临床麻醉、危重病医学和疼痛医学，共118章。虽然全书编排体例与前一版有相似之处，但是各章节在具体内容上对近年来麻醉学发生的巨大变化进行了全面的阐述与补充，其中涉及章名更改25章、内容有交叉的16章合并为8章、新增11章、删除1章。在此版中，对于已被广泛接受的经典内容，如"麻醉生理学"和"麻醉药理学"等，我们限制了原有篇幅，保留精华，增加了一些新的内容，并仔细核对了相关数据的准确性；对于近年来临床发展迅速的技术，如“麻醉深度监测”“气道管理技术”等，我们在介绍基本概念和原理的基础上，补充了许多新理论、新技术；此外，根据现代医学的发展和当前麻醉临床与科研的需要，增加了一些章节来讨论麻醉学相关的新问题，新增章节包括：第6章“模拟患者教学”，第8章“麻醉中的伦理与法律问题”，第9章“麻醉学科的前沿问题”，第36章“心电图”，第40章“肾功能监测”，第41章“神经功能监测”，第67章“机器人手术麻醉”，第84章“精神病患者的麻醉”，第97章“冠状动脉综合征”，第101章“急性肝功能障碍”以及第111章“危重患者的镇静与镇痛”。当然，由于新的基础研究和临床试验证据层出不穷，书籍的编写、出版具有时间的滞后性，因此我们并非一味求新，而是以介绍目前得到广泛认可的原则性观点为主。随着时间的推移，本书中描写的某些概念、理论、技术方法或药物应用等很有可能发生新的变化，请读者们注意领会文字的核心思想，而不要拘泥于个别细节。

现代计算机和信息技术飞速发展为本次再版的编写提供了极大的便利，尽管如此，文字的工作量仍是非常之大。初稿完成后，在编委交叉审稿的基础上于2012年10月在上海召开了“《现代麻醉学》第4版定稿会”，按统一标准将稿件质量评级并给出详细的修改意见，对于不理想的稿件甚至不惜代价，组织重写。在基本定稿之后，我们还专门组织人员对全书内容，尤其有关数据和单位等进行了仔细的校对，规范书中涉及的医学名词，消除编写过程中的笔误现象。严格控制编写质量的目的，是维持《现代麻醉学》一贯以来的准确性和权威性，不辜负麻醉学广大同道的关心和信任，让其仍成为麻醉工作者的必备参考书。但是尽管做出了大量的工作，由于全书内容繁杂、参编人员学识水平所限以及编写时间不能无限延长等原因，书中难免仍存在诸多不妥甚至错误之处，恳请广大读者提出批评指导意见。本书有些图片来源于网络及其他参考书，但一直未能联系到版权人，希望版权人看到本书后与我们联系，在此表示感谢！

现代医学的发展对麻醉学科提出了新的挑战和要求，如何转变观念，努力把麻醉学科建设成为现代医学领域的关键学科和医院的枢纽与平台学科，已经成为人们的共识。《现代麻醉学》30年来伴随着中国麻醉学的日新月异，为我国麻醉学的发展起到推波助澜的作用。我们有理由相信，中国麻醉学科未来必将不断传承，越发创新，担当使命。谨此，在《现代麻醉学》新版完成之际，我们对参与修订编写本书的所有作者表示诚挚的谢意与崇高的敬意！正是这个团队的精诚合作和共同努力保障了本书的质量。同时感谢主编助理倪文教授以及上海长海医院孟岩医师、项明琼医师等的不懈帮助和无私奉献，他们花费大量时间与精力用于本书修订的审稿与校对；感谢邹文漪医师负责整理整个稿件，并负责与诸位作者和人民卫生出版社编辑联系交流。感谢人民卫生出版社对本书修订再版的大力支持，正是出版社一丝不苟、严谨细致的编辑工作才使本出书更倾向于圆满。最后感谢所有一直关心本书再版的前辈、专家和广大读者们！

邓小明　姚尚龙　于布为　黄宇光

2014年1月

第5版出版说明

《现代麻醉学》是我国麻醉学家自己组织编著、具有自主知识产权的原创学术专著、学科经典、麻醉学代表性巨著。自1987年第1版出版至今30余年，共计修订5版，从第1、2版刘俊杰、赵俊主编，到第3版庄心良、曾因明、陈伯銮主编，再到第4、5版邓小明、姚尚龙、于布为、黄宇光主编；从第1版史誉吾、庄心良、刘俊杰、陈伯銮、应诗达、郑斯聚、赵俊、曾因明等来自全国各地的34人执笔，到第5版全国杰出麻醉学专家200余人参加编写，《现代麻醉学》已成为我国麻醉学"圣经"样经典巨著，版版修订、代代相传、人才辈出。历届编委均来自麻醉学科学术鼻祖、学术领袖、学术旗帜或学术引领者；历届编委也通过参加编写《现代麻醉学》而成为国内外学术翘楚、学术精英和学科领袖。《现代麻醉学》作为医学生和麻醉科医师以及相关学科医师的必学教科书、必备参考书和案头工具书，为新中国培养了一代又一代医务工作者和杰出麻醉学人才，为人民的健康事业作出了卓越贡献。

20世纪50年代吴珏教授编写的《临床麻醉学》及谢荣教授编写的《麻醉学》先后问世，对促进我国麻醉事业的建设与发展和专业人才的成长起了很大作用。20世纪60年代两书再版，以其精湛的内容而风靡海内外。20世纪70年代上海市《实用麻醉学》编写组编写的《实用麻醉学》，出版后仍受到广大读者的欢迎，可惜这些书都未能得到再版。1983年1月11日人民卫生出版社编辑部根据广大读者的需要，向全国发出了征询函，希望组织编写一本代表我国水平的麻醉学著作《现代麻醉学》。

第1版在刘俊杰教授、赵俊教授主编下于1983年6月7~11日在人民卫生出版社召开了《现代麻醉学》第一次编委会，于1987年10月出版发行，共计197万余字。《现代麻醉学》是一部高级参考书，主要读者对象是麻醉界的中青年医师，故而力求理论上讲深讲透，实践上反映国内外临床上成熟的经验，推荐当时流行的处理方案。由于照顾到我国麻醉队伍参差不齐，水平殊异，故编写中仍遵从由简入繁，从浅入深原则，循序渐进地介绍，以利于广大基层医师学习。1990年本书被评为全国优秀科技图书奖一等奖，在人民大会堂举行了颁奖大会，江泽民总书记在致评奖委员会的信中表示衷心祝贺并希望广大科技工作者和科技出版工作者再接再厉努力创新，不断提高科技图书的著作水平和出版质量，为促进科技进步，建设有中国特色的社会主义作出更大贡献。第1版问世以后，我国麻醉事业有很大发展，从业人数倍增。

第2版在刘俊杰教授、赵俊教授主编下于1994年启动编写，仍沿用第1版的编辑方针。当时我国即有系统的从麻醉专业本科学制到大学毕业后的硕士、博士培养教育；广大在职人员也有"毕业后教育"的迫切愿望，故第2版增加了麻醉学教育和科学研究的有关内容。

第3版在庄心良教授、曾因明教授、陈伯銮教授主编下于2000年9月召开了编写启动会。人民卫生出版社考虑到本书编写工作的连续性，应能承上启下、继往开来，所以把第3版的修订工作托付给原编委会中相对年轻的庄心良、曾因明、陈伯銮担任主编。经过广泛听取各方面的意见后，决定聘请国内负有盛名、学有所长的11位专家学者参加本书的编委会工作，大大加强了第3版编委会的组织力量，为这次修订工作提供了学术和组织上的保证，使此书的再版工作得以顺利运转。第3版的出版得益于来自全国各高等医学院校和临床医院70余位作者的热心参与，他们都是具有20年以上丰富的医学教研工作经验，博学多能的主任医师或教授，多数人同时担任着博士研究生、硕士研究生导师的工作。他们是国内麻醉专业队伍的中流砥柱，各有所长。他们的学术创作、学术体会在不同的章节内得以呈现，为第3版内容增添了不少的光彩。反映了我国麻醉专业队伍人才辈出，青出于蓝而胜于蓝。

第4版在邓小明教授、姚尚龙教授、于布为教授、黄宇光教授主编下，于2011年8月召开了修订编写工作会议。编委成员是从国内麻醉学界知名度较高、学术造诣较深的众多专家中遴选而出，经过专家以及单位推荐，由人民卫生出版社以及主编聘任。第4版编委成员都是临床一线业务骨干，他们精力充沛、思维敏锐，基础理论扎实，临床实践经验丰富，而且均主持或参与编写过多部大型专业书籍，可谓人才济济、精英荟萃。在《现代麻醉学》第4版修订编写工作会议上，详细讨论确定了修订编写原则、各章节内容及深度、编写进度、交叉审稿方式与流程等，以保证成书各部分内容的编写质量，避免编写内容重复、前后观点矛盾等可能出现的问题；会议决定邀请目前国内在麻醉学临床和科研方面饶有建树的近百位专家亲自执笔编写，以确保编写质量。正是这次会议，使全体编委与作者理清思路，齐心协力，克服时间、空间上的诸多困难，稳步推进编写工作，保证了《现代麻醉学》再版修订编写工作的如期顺利完成。

第5版在邓小明教授、姚尚龙教授、于布为教授、黄宇光教授主编下，2018年6月，主审、主编、全体编委及主编助理在深圳市召开了编写工作会议，总结了第4版修订出版经验，详细讨论确定了第5版修订编写原则、各章节内容、编写进度、交叉审稿方式与流程等，以保证成书各部分内容的编写质量。2019年1月在重庆市召开了《现代麻醉学》第5版定稿会，本书主审、主编、编委代表及主编助理围绕着已提交书稿，从结构和层次上宏观把关，细节上仔细推敲，既突出定稿稿件的完整性与合理性，又强化内容的与时俱进、现代观点及指南更新，杜绝重大错误和遗漏，对概念、定义是否准确，以及药物名称、剂量进行严格审核。定稿之后，主编专门组织人员对全书内容，尤其是数据和单位等再次进行仔细校对，规范书中涉及的医学名词，消除编写过程中的笔误现象，确保了编写质量，保持《现代麻醉学》一贯以来的精准性和权威性。

为了适应当前麻醉学日新月异发展的客观形势，内容能全面客观地反映国内麻醉学新进展，有助于读者更新知识，在本次修订工作遵循了“八项编写原则”。

一是坚持传承经典。《现代麻醉学》出版30多年来已经成为我国麻醉学学术经典著作，此版修订要传承前几版的精神、内容、文化和模式。

二是坚持创新精品。麻醉学科新进展、新技术、新方法、新理念等都要有所体现，以及要有精湛的内容和精心的制作。

三是坚持权威科学。在编者遴选方面要确保编者权威性，在编写内容方面要保证科学性。

四是坚持自主原创。要保证内容和编写体例的原创，体现中国原创特色。

五是坚持高、新、精、全、实。内容要体现高水平、新成就、精准性、全面性及实用性。

六是坚持深度融合。融入人工智能、5G、AR、VR及MR等先进技术，麻醉科医师借助人工智能和机器人系统来协助做好麻醉学临床工作，从而切实保障临床医疗安全和质量。

七是坚持指导实用。要体现实用性，指导临床实践，解决临床问题。

八是坚持质量品牌。从编写到出版过程各个环节确保高质量，打造思想精深、内容精准、技术精湛、图文精美、新媒精彩、制作精良的"六精"原创学术精品。

将八个坚持融为一体，打造新时代麻醉学科学术高峰品牌。

30多年来，《现代麻醉学》作为国内麻醉学领域标志性的权威著作，累计发行数十万册，伴随着几代中国麻醉科医师的成长，见证了中国麻醉学事业的蓬勃发展与辉煌历程。在几代麻醉学大家们的努力下，《现代麻醉学》在我国麻醉专业人员心目中的地位与影响力，已无可争辩地居国内众多麻醉学专业书籍之首，堪称我国最权威、影响力最大的麻醉学鸿篇巨制，已成为麻醉科医师成长的良师益友，为我国麻醉学的人才培养和学科建设与发展作出了重大贡献。第5版的出版将在继承前人的学术成果基础上，继续为中国麻醉事业的创新发展打造学术经典，开创新的未来，创造新的辉煌！

目录

上册

下 册

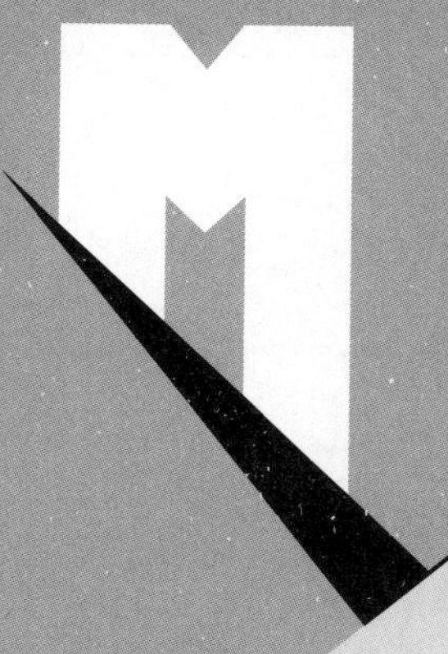

第六篇　专科麻醉

ODERN ANESTHESIOLOGY

第六十四章

神经外科手术麻醉

目　录

第一节 神经外科围手术期的特殊问题

一、颅内压升高

(一) 颅内压

颅内压(intracranial pressure,ICP)是指颅内空间的压力,目前只能通过有创技术直接测得。ICP反映了颅内容物体积的变化及其适应能力之间的动态关系。颅内容积约为1 700ml,在解剖学上可分为3部分:脑实质约为1 400ml(80%,其中约10%为固体物质,约70%为液态水);脑血容量(cerebral blood volume,CBV)约为150ml(10%);脑脊液(cerebrospinal fluid,CSF)约为150ml(10%)。

Monro-Kellie学说指出,在一个不可扩张的颅腔内,CBV、CSF和脑组织三者必须处于平衡状态,当其中之一的体积增加或颅内有占位性病变时,最初可通过增加静脉回流或减少脑血流量(cerebral blood flow,CBF),以及转移或减少颅内CSF来代偿。婴儿的囟门未闭,也可参与容量代偿。但这种代偿作用有限,当占位进一步加大,或脑水肿、颅内血肿逐渐增大时,将导致ICP迅速升高。

在生理情况下,ICP低于10~15mmHg,但并不恒定,可随着心跳、呼吸和脑血管舒缩而变化。腹内压和胸内压突然短暂地升高(如咳嗽、用力)可导致ICP相应地明显升高,但并不影响脑代谢和脑功能。但是在病理情况下,颅内顺应性降低,同样的腹内压和胸内压的升高,会使ICP升高的时间延长,影响到脑代谢和脑功能:例如,升高的ICP压迫脑桥静脉,导致静脉淤滞,减慢微循环血流,引起缺氧和血管活性物质的释放,进一步增加CBV,导致脑水肿(包括细胞毒性脑水肿和血管源性脑水肿),进一步加重了缺氧、缺血。

颅内容积和ICP的动态关系可用“压力-容积”曲线来表示(图64-1)。由图可知,最初容量增高时,ICP变化不大或无变化(曲线平直部),然而当代偿耗竭后(失代偿点),颅内容积小幅增加即可导致ICP显著升高。颅内顺应性可反映脑和脊髓的代偿储备能力,公式:$C=\Delta V/\Delta P$(ΔV:容积的变化;ΔP:压力的变化)。压力-容积曲线的斜度,受多种因素的影响,如年龄、激素和血细胞比容等。

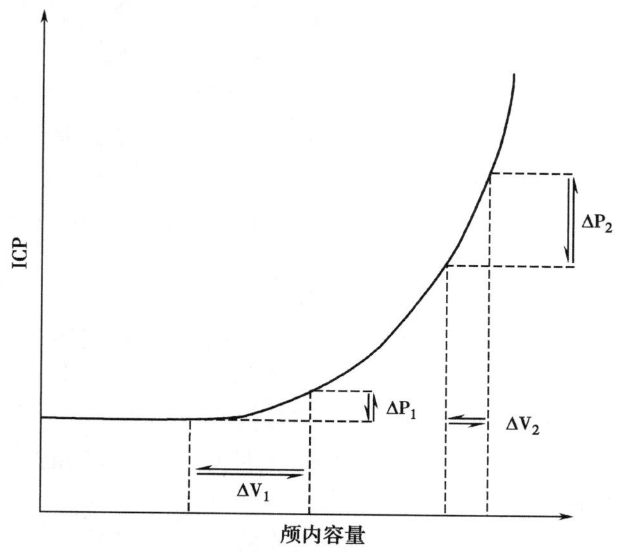

图64-1 颅内压力-容积曲线

(二) ICP监测

ICP监测虽然不能直接提供CBF的相关信息,但可以用于计算脑灌注压(cerebral perfusion pressurs,CPP),充足的CBF必须有适宜的CPP。CPP定义为MAP与ICP之差,是推动血液在脑血管内流动的净压力(假设ICP大于右房压)。CPP和CBF不一定成比例变化,因为决定CBF的还有其他因素。在生理CPP范围之内,CBF会保持相对的稳定。CPP过低时会导致脑缺血,而过高时会导致脑充血。

1. ICP监测的适应证 颅脑外伤和蛛网膜下腔出血是ICP监测的主要适应证。其他适应证包括格拉斯哥昏迷评分≤7;有时也用于非昏迷患者,如脑积水和颅内肿瘤;也可用于开颅手术后,或脑动静脉畸形的栓塞术后,监测脑肿胀或脑灌注突破已达峰值时ICP的水平。

2. ICP监测技术 目前所用的各种ICP监测方法都有缺陷。硬膜外ICP监测方法现已过时,硬膜下ICP监测应用范围有限(主要用于术后)。腰部CSF压力监测因为有发生脑疝的风险,禁用于颅脑顺应性降低时,而且蛛网膜下腔留置导管口径小、长度长,影响监测结果的准确性。脑室内和脑实质内ICP监测技术是目前比较常用的方法。

脑室内 ICP 监测结果准确。在脑室受压并向中线移位时，可在脑室额角进行置管测压。缺点是：管腔可能被脑组织和凝血块阻塞，脑室内感染，CSF 过度引流，脑内和脑室内出血等。防止脑室造口术感染最好的措施是将加强护理、预防性应用抗生素和严格无菌敷料包裹结合起来。为确保读数准确，应每日对系统进行调零，以颈静脉孔（体表标志为外耳屏）作为零点参考水平。

脑实质内 ICP 监测技术应用简便，易于维护。在放置脑内传感器之前，需进行一次调零。该方法的缺点是零点漂移，零点参考基线以每天 1~2mmHg 的速率向上漂移。

（三）ICP 升高的机制

ICP 升高最常见的病因和病理生理机制如下。应该明确，以高颅压为特征的绝大多数病变中，以下情况常同时存在，共同导致 ICP 升高。

1. 脑水肿致脑实质中液体量增多，常见的脑水肿类型如下：

（1）血管源性脑水肿：细胞外水肿，继发于血 - 脑屏障通透性增加，如脑外伤、颅内血肿、颅脑手术后和脑血管意外等。

（2）细胞毒性脑水肿：细胞内肿胀，由于颅脑损伤或脑缺血、缺氧，使细胞能量代谢异常，离子和液体转运障碍。

（3）组织间脑水肿：由于脑组织间渗透压不同，致使脑细胞不同程度的肿胀。

（4）混合性脑水肿：根据原发病因确定主要以哪种类型为主，通常以上三者同时存在。

2. 引起颅内血容量增加的病理生理因素有：

（1）静脉回流减少：颈内外静脉机械阻塞，头低位，通气阻塞，呼气末正压过高，颈托过紧等。

（2）CBF 增加：CPP 过高或过低时丧失脑血管自动调节功能，$PaCO_2$ 过高，缺氧，酸中毒，代谢水平增高，下丘脑或脑干部位手术刺激血管运动中枢等。

3. CSF 吸收障碍和 / 或分泌过多导致脑积水，常见原因有：

（1）交通性脑积水：蛛网膜颗粒吸收不足，如蛛网膜下腔出血，感染。

（2）梗阻性脑积水：CSF 循环阻塞，颅内占位或出血，颅脑创伤，感染。

（3）CSF 生成过多：脑膜炎，脉络丛肿瘤等。

4. 颅内占位性病变，如颅内肿瘤、脓肿等，直接增加颅内容量，同时病变周围脑水肿或阻塞 CSF 循环通路，致使梗阻性脑积水。

（四）ICP 升高的临床表现

1. 头痛　是颅内高压最常见的症状，脑血管和硬膜受到牵拉所致，多为弥漫性钝痛。晨起时较重，躺卧、运动或用力过度（起身、咳嗽和喷嚏）时亦加重。急性 ICP 升高时头痛剧烈，坐立不安，往往伴有喷射性呕吐。

2. 恶心和呕吐　表明激惹了脑干的呕吐中枢和迷走神经核。呕吐常呈喷射性，多伴有剧烈头痛、头昏。

3. 视乳头水肿，视力障碍　视神经鞘与脑蛛网膜下腔相延续，压力经视神经鞘传导至此。表现为一过性黑蒙，逐渐发展为视力减退甚至失明。眼底检查可见视乳头水肿。急性颅内高压可无视乳头水肿表现。

4. Cushing 溃疡　胃、十二指肠、食管溃疡，与 ICP 升高有关。

5. 神经功能缺陷　可以提示 ICP 升高的原因（如占位效应），也可表现为高颅压致使展神经麻痹的症状。

6. Cushing 三联症　即高血压、心动过缓和脉压增大，提示颅内高压相当严重，为脑疝的先兆征象。

7. 脑疝　严重颅内高压的晚期，部分脑组织发生移位，挤入硬脑膜的裂隙或枕骨大孔，压迫附近的神经、血管和脑干，产生一系列症状和体征：

（1）小脑幕切迹疝（颞叶沟回疝）：为单侧或双侧颞叶及间脑经小脑幕切迹向下移位。单侧幕上占位病变时，颞叶沟回下移压迫位于大脑脚的动眼神经核和皮质脊髓束，临床表现为同侧动眼神经麻痹（眼睑下垂，瞳孔散大，对光反射迟钝或消失），对侧肢体偏瘫，不同程度的意识障碍。当双侧瞳孔散大，对光反射消失时，预示脑干受压。

（2）枕骨大孔疝（小脑扁桃体疝）：脑干和小脑受压可经枕骨大孔导致小脑扁桃体疝。临床表现为后颈部及枕部疼痛，颈项强直，强迫头位，意识障碍，双侧瞳孔散大，对光反射消失，呼吸或循环骤停。

（五）ICP 升高的影像学特征

当前的神经重症治疗中，CT 是主要的成像技术之一。尽管 ICP 升高时，CT 上无明确影像学表现，但有助于发现占位病变和脑水肿。在无明显的占位病变时，以下特征提示 ICP 急剧升高：皮质沟消失，无法区分灰质和白质（脑水肿的细微特征）；

脑室或基底池受压或完全闭塞；颅内容物移位（单侧病变致中线移位，脑疝的特征）；脑积水（脑室增大伴脑室周围出现“造影池”，颞角粗大，提示 CSF 梗阻）；ICP 慢性升高在影像学上的特征不明显，难以据此作出诊断。MRI 的空间分辨率高，更有助于明确颅内病变的性质。

（六）ICP 升高的治疗

ICP 升高的治疗取决于病因、颅内高压的程度和持续时间。ICP 升高的程度与颅内病变的部位和范围密切相关。因此，应尽快弄清病因，从根本上解决问题。

降低 ICP 的方法包括：开颅手术切除占位或去除骨瓣减压；脑室切开 CSF 引流术；抬高头位，减少脑血容量；镇静、肌松和低温，降低代谢率，从而减少 CBF 和 CBV；甘露醇等渗透药物减少脑水含量；纠正缺氧；维持合理的 CPP，必要时可以给予血管加压素。紧急情况下，可采用适当的过度通气以减少 CBF 和 CBV，从而迅速降低 ICP。对于有 ICP 升高倾向的患者，应当避免导致血管扩张的措施。术前用药应当避免增加 $PaCO_2$；吸入麻醉药，尤其氧化亚氮应当慎用。

治疗目标是：ICP 维持在 20mmHg 以内，维持适宜的 MAP 使 CPP 达到 60mmHg 以上，保证脑的正常功能活动；避免一切加重颅内高压的不利因素。

二、神经外科手术体位

神经外科手术体位是手术成功的重要因素，好的体位才能有好的显露，由于手术时间较长，显微手术中不能变更体位或较难按摩骨突部，患者在术中易发生皮肤压伤。这就要求医师及巡回护士术前要根据手术部位及患者的特点，如年龄、身高、体重等选择好合适的体位及翻身用具。包括头圈、腿带、束手带、体位垫、拉肩带、托手板、棉垫、头架等。

患者的体位随手术区域的不同而不同，可有仰卧位，侧卧位，侧俯卧位，俯卧位，坐位等。小脑幕上开颅手术一般采用仰卧位、侧卧位或侧俯卧位。小脑幕下开颅手术一般采用侧卧位、侧俯卧位或坐位等。

（一）注意事项

1. 基本原则　使手术视野达到最佳的暴露，方便手术及麻醉操作，发生意外情况时便于抢救。

2. 注意保护　摆体位时动作轻柔，体位垫的放置及约束带松紧合适。注意保护好气管导管、导尿管及静脉通道，以防拔出。术中麻醉科医师及巡回护士要密切观察患者情况，以确保手术顺利进行。

3. 颅内静脉压　因颈部和颅内静脉无静脉瓣，颅内静脉压力水平高低主要依据头部与右心房水平之间的高度，以及基础脑静脉压水平，因此当开颅时，头位过高可造成静脉负压，当静脉破裂时形成空气栓子；头位过低时可造成手术出血增加。一般常采用轻度头高足低位。

4. ICP 升高　腹压增加、颈内静脉受压引起的静脉充血，头位低于右心房水平等均可造成 ICP 升高。静脉充血可造成脑水肿，出血增加，不利于手术操作。静脉充血的原因包括：俯卧位时下腹部的软垫支撑不足，呼气末正压过高，或者颈部的过度扭转或屈曲引起的静脉回流受阻。

5. 气道问题　颈部过度扭转或屈曲可能会压迫气管导管。使用钢丝加强导管常能避免气管导管受压变形。一般原则是在颈部屈曲时，应当保持下颌和胸骨有一到两指宽的距离。

6. 术后压迫损伤　神经外科手术时间长，易使受压部位的皮肤破损或外周神经受损。常见的压迫点有肘部（尺神经），乳腺和男性生殖器官。外周神经损伤常见臂丛损伤。一般来说，合适的手术体位应该是在患者清醒状态下，能长时间保持不动的舒适姿势。

7. 眼部损伤　所有患者均应闭合眼睑避免角膜磨损。手术时间较长者，应加用眼药膏后再闭合眼睑。

8. 搬动和摆体位　注意保护气道，防止气管导管移位或滑出。同时严密监测血流动力学变化。

（二）常见的神经外科手术体位

1. 仰卧位（图 64-2）　适用于单、双侧额部开颅或单侧额颞部开颅。这是对循环影响最小的手术体位。头下放一头圈或以头架固定。偏一侧的手术可取头转向健侧的仰卧位；经额底入路，颈部轻度后仰；经纵裂入路，颈部轻度屈曲，能到达侧脑室或第三脑室，注意颈部勿过度屈曲，以免压迫气管导管和发生气栓，尤其是双额开颅术，有损伤上矢状窦的风险。

四肢均要约束，并用包布将患者肢体与手术台及托盘等金属物品隔开，防止术中使用电刀时灼伤患者皮肤。上肢通常摆放在身体两侧，应避免外展超过 90°，预防臂丛损伤。如手臂在身体上固定为屈曲的体位，应使用棉垫保护肘部和手腕，避免损伤尺神经和正中神经。膝部应适当抬高，减轻对后背的牵拉。足跟部也应加上棉垫,避免压伤。

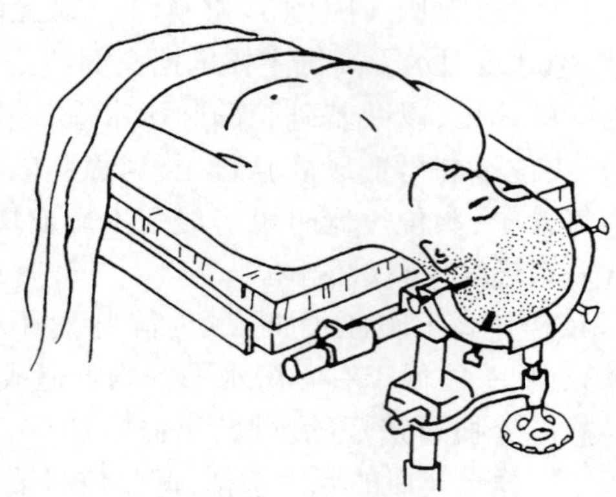

图 64-2　仰卧位

2. 侧卧位(图 64-3)　适用于颞、顶、枕、颅后窝开颅术和脊髓手术。患者取侧卧位,一般患侧在上,头下放头圈或安装头架固定头部。两臂前伸并固定在特殊的支架上,贴床侧上肢绑血压计袖带,放于托手板上。健侧腋下垫一软枕,以免腋动脉及臂丛长时间受压造成肢体功能障碍。健侧的大粗隆及髂嵴部亦要垫以气垫或软枕以免长时间手术造成皮肤压伤。贴床侧下肢伸直,另一侧下肢屈曲呈 90°,并在下肢膝和小腿下垫一长方形海绵垫,避免压迫腓总神经和胫神经。为了保持侧卧姿势,在后背和腹部放置支撑物。肩部用拉肩带固定,并将拉肩带向背部后下方牵拉固定在手术台旁,使之与手术台呈 45°。臀部、膝关节部各用一腿带固定,如为高颈髓手术及颅后窝手术,应尽量使头颈部靠近手术台头架边缘,额部向前低,下颌内收,以使切口暴露更清晰。

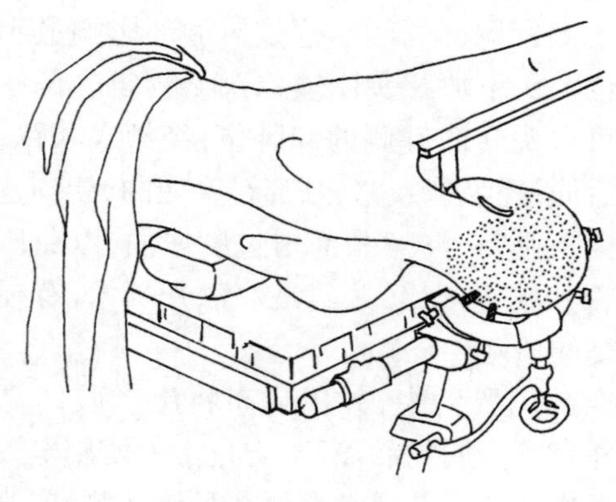

图 64-3　侧卧位

3. 侧俯卧位(图 64-4)　适用于远外侧入路、脑桥小脑角、侧脑室后部病变的手术。患者侧卧,头颈部屈曲、下垂并向对侧旋转,用头架固定。所有受压部位必须垫好软垫。从侧卧位扭转 15° 成侧俯卧位。

颈部屈曲和扭转需要考虑气管导管和颈内静脉受压,防止脑静脉回流受阻,避免下颌骨压迫锁骨。肩部用拉肩带固定时需避免压迫臂丛。

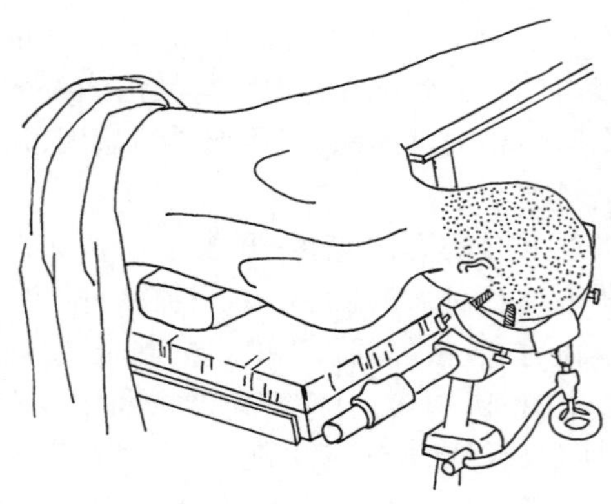

图 64-4　侧俯卧位

4. 俯卧位(图 64-5)　适用于各段脊髓手术、枕部手术及颅后窝切口。患者于全身麻醉后平稳翻转 180° 成俯卧位,胸部略抬高,胸下及耻骨会阴部各垫一大号海绵垫,双侧上肢自然放于身体两侧,用宽布带固定。小腿放在中号海绵垫上,膝关节部用腿带固定。头下置头圈或以头架固定,这样不仅有利于切口暴露,且可保持呼吸道通畅。要注意骨突部位垫海绵或棉垫,如颧骨、眼眶等,以防皮肤压伤。

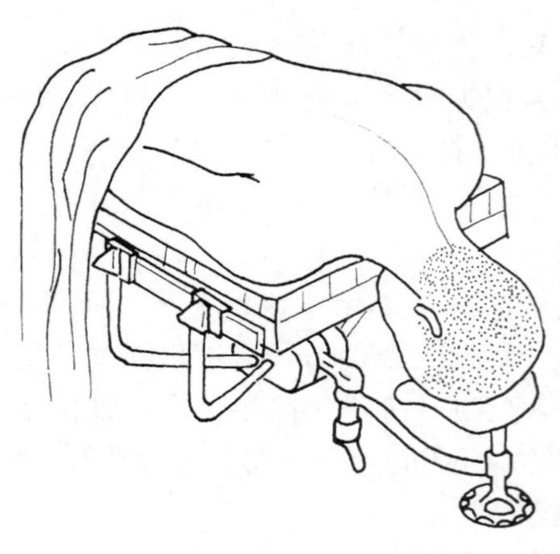

图 64-5　俯卧位

俯卧位的潜在并发症很多,如:从仰卧位转为俯卧位时导致血流动力学的变化,术中通气障碍和脊髓损伤。为了减轻对腹部和股静脉回流的影响,同时保证膈肌移动充分，软垫应有充分的厚度和足够大，减少对腹部的压迫。检查乳腺和男性生殖器不受任何压迫。下颌内收，可引起气管导管受压，应使用钢丝加强管。长时间手术会引起面部和气道水肿，术后有可能需要重新插管。俯卧位手术后失明尽管罕见，但已有报道，多伴发于手术时间长、大量失血和低血压的情况下。

5. 坐位　颅后窝手术，如小脑幕下入路有时使用坐位。此体位需要特制的手术椅，虽然有显露清楚、出血量少的特点，但不利之处在于头部位置明显高于右心房水平，容易发生静脉空气栓塞、低血压和术后张力性气颅，出血严重时容易造成脑缺血。此外，颈部过度屈曲易引起气管导管受压和颈髓缺血。

坐位下行神经外科手术的患者中，气栓的发生率为9%~43%。由于坐位下气栓的高风险，所有拟于坐位下行开颅术的患者，在术前应接受超声心动图检查排除卵圆孔未闭。心前区多普勒超声检查，呼气末CO_2监测，右心导管均有助于发现气体栓子。考虑到气栓的可能，应避免使用N_2O。

三、围手术期气道管理

神经外科患者围手术期的气道管理需要考虑患者的一般状况、既往病史、体格检查、所患疾病特点、手术特点及主要步骤，以及麻醉因素等。

（一）一般特点

1. 气道评估　神经外科患者的气道评估与管理原则与其他外科手术患者所述一致，首先应遵循ASA困难气道管理流程。对于有过手术史并有困难气道史者应给予特别关注。常见困难气道包括：颈托固定、生长激素型垂体瘤、寰枕畸形、颈椎固定术以及立体定向头架固定者。

2. 麻醉前用药　成人患者在麻醉前静脉注射咪达唑仑1~2mg镇静，一般不会影响颅内血流动力学变化，但仍应密切观察。部分患者（如脑干肿瘤或ICP升高的患者）对镇静药比较敏感，应避免使用麻醉前用药，以免出现呼吸暂停。由于阿片类药物可能导致高碳酸血症并可增加其他药物的药效，应慎用。

3. 麻醉诱导　神经外科患者常伴有颅内高压或颅内顺应性降低。如果麻醉前评估时未发现潜在的困难气道，在麻醉诱导时发生面罩给氧困难，很快就会出现高碳酸血症、低氧血症及CBF增加。低氧血症或缺血可引起显著的脑血管扩张及ICP升高。置入喉镜、插管困难或操作不当，均可严重影响颅内血流动力学，并增加意外风险。当已知或预计有困难气道时，常选用纤维支气管镜插管，可在患者清醒合作下实施。

各种操作应避免引起咳嗽反应。静脉注射利多卡因（1.5mg/kg）、β受体阻滞剂或增加丙泊酚用量可以抑制插管时的血流动力学变化及ICP升高。插管前应保证肌松完全，喉头及气管的表面麻醉能够预防插管反应、呛咳及ICP升高。

4. 术中气道管理　为便于神经外科手术操作及手术野显露，普遍使用固定头架，通常会拉伸或扭曲患者的颈部，这样会使气管内导管进入主支气管或者使气管内导管在咽后部打折。因此一定要在体位固定好后再次确认导管位置，以及是否通畅。使用钢丝加强管可以避免气管导管打折。

俯卧位或侧卧位时，口腔分泌物流出，可能使气管导管的固定松动。即使导管与皮肤固定牢靠，面部水肿仍可能会使之脱出，尤其是小儿患者。

5. 术后气道管理　神经外科手术后早期清醒拔管，有利于尽早进行神经功能评估。大部分行择期手术的患者若神经功能完好且手术过程顺利，术后很快就可拔管。苏醒期应避免剧烈咳嗽和血流动力学波动。静脉注射利多卡因（1~1.5mg/kg）能减少气道刺激引起的咳嗽。

应综合评估患者情况以确定拔管时机：术前神经功能评估，手术方式和持续时间，术中有无不良事件，术中出入量，体位，麻醉药物残余，插管困难程度，咳嗽、吞咽反射恢复情况，舌和气道是否水肿，通气量是否足够等。术后是否拔管还应与手术医师协商后决定。

（1）插管困难者应延迟拔管。

（2）有些神经外科手术时间很长，术后会出现呼吸道黏膜水肿。这种情况在小儿更多见。气管导管气囊放气后，如果患者可以通过导管周围空隙进行呼吸，则证明呼吸道水肿已经消失，才能拔除气管导管。如果呼吸道水肿存在，必须保留气管导管，必要时给予镇静。

（3）头颈转向一侧或颈部过度屈曲导致静脉回流受阻，或者长时间俯卧位手术，均会导致面部、舌部、口咽部及气道水肿。这种情况下应推迟气管拔管。

（4）颅后窝、脑干或高颈髓手术，麻醉药物容易蓄积，苏醒延迟，不宜过早拔管。尤其是术前即有通气不足、吞咽困难及构音障碍者，术后可能发生呼吸抑制，气道保护性反射减退或消失，应延迟拔管。即便患者已经苏醒并可做出一些必要的动作时也不宜拔管。应在患者的吞咽、咳嗽反射恢复完全、潮气量足够并可按指令做出反应时才可考虑拔管。如术后需要长期呼吸机支持治疗，可以行气管切开术，以保证呼吸道通畅，便于排痰，以防止肺部感染。

(5)其他推迟气管拔管的因素包括：液体管理不当、呼吸道梗阻、神经源性肺水肿等导致的肺水肿和低氧血症，以及长时间的血流动力学不稳定。

（二）几种特殊神经外科手术的气道管理特点

1. 肢端肥大症　肢端肥大症是生长激素型垂体腺瘤的典型临床表现，具有手足增大、鼻唇增大增厚、皮肤粗厚、皮质骨增厚、下颌骨增长等特有面容。随着病程的延长，此型患者均伴有不同程度的高血压和心律失常，出现左心室肥厚、瓣膜关闭不全等心脏器质性改变，严重者出现扩张型心肌病。

肢端肥大症患者的困难气道发生率为10%~30%。其主要原因是下颌前突、巨舌症及咽喉部软组织增生造成气道梗阻；颈椎骨质增生导致颈椎活动度降低；声带粗厚、喉返神经麻痹、环状软骨变窄、会厌部及室襞肥大影响气道通畅；部分患者表现为睡眠呼吸暂停综合征，亦增加围手术期气道管理的难度。

6

麻醉前访视应充分评估气道，准备困难气道的应对措施：①预测有困难气道时应增加一名麻醉科医师；②准备困难气道所需的插管设备；③有可以熟练进行气管切开的外科医师在场。

面罩通气时即可发生困难，这是由于患者下颌前突可能妨碍放置面罩，使用肌松药后巨舌及增生的软组织可能引起气道梗阻，颈椎骨质增生引起的活动受限也可能妨碍给氧。由于舌体肥厚、会厌宽垂，还有下颚骨过度增长，导致咬合不正、颅骨变形，即使应用最大号喉镜片也不能充分推开舌体，全部置入喉镜片也感提升会厌吃力，声门常常暴露困难。因此，目前多主张清醒状态下，采用纤维支气管镜、视频喉镜或两种方法相结合插管。

伴有睡眠呼吸暂停、声嘶或喘鸣病史的患者，麻醉科医师需要注意其可能的声门及声门下问题。术后早期阶段，尤其是经鼻蝶入路垂体瘤切除术者，双侧鼻孔被阻塞时需要注意气道是否通畅。应在完全清醒后再拔除气管导管。

2. 颅脑创伤　颅脑创伤(tramatic brain injury，TBI)患者的气道管理要点包括：

(1)给予及时有效的通气和供氧：大多数轻、中度TBI患者的呼吸功能仍可维持稳定，不需要紧急气管插管，应尽早实施面罩高流量吸氧，可待麻醉诱导后进行气管插管。格拉斯哥昏迷评分≤8分者应立即行气管插管以保护呼吸道和进行呼吸支持，不必等麻醉诱导后再进行。在气道没有得到有效控制(如气管内插管)的情况下不能给予镇静药。颅底骨折及静脉窦损伤患者经鼻插管和置入鼻咽通气道有可能损伤脑组织，属相对禁忌证，所以仍以经口插管为主。

(2)TBI患者多为饱胃，插管时应预防胃内容物反流误吸，快诱导插管时可采用压迫环状软骨的方法。对于已经有误吸的患者，应进行肺内误吸物吸引与灌洗。

(3)TBI患者对缺氧的耐受性很差，必须事先准备好应对插管困难的措施，如训练有素的助手和各种插管设备等，紧急时应迅速行气管切开或环甲膜切开术。严重的面部创伤和困难气道的患者，紧急行气管切开是最适方案。

(4)警惕颈椎损伤：大约2%的TBI患者合并颈椎骨折，Glasgow昏迷评分GCS≤8分者这一比例可高达8%~10%，因此除非已经有影像学检查明确排除颈椎损伤，在进行气管插管操作时，应尽量减少患者头部运动，防止颈髓损伤。这增加了喉镜暴露和气管插管的难度。可使用可视喉镜、光棒或纤维支气管镜插管。插管时由助手用双手固定患者头部于中立位，保持枕部不离开床面可防止头部过度后仰，颈部下方放置颈托也有助于保护颈椎。

(5)呼吸管理：麻醉诱导与维持过程应保证PaO_2在100mmHg以上，对于合并肺挫伤、误吸或神经源性肺水肿的患者可能需要呼气末正压通气来维持充分的氧合，但应尽量避免过高的胸腔内压力增加ICP。过度通气可收缩脑血管，降低CBF和ICP。但是，在TBI早期CBF通常减少，过度通气会进一步加重脑缺血。而且，过度通气的缩血管效应仅能维持6~18小时，所以对TBI患者是否采用过度通气应综合ICP和脑松弛等方面个体化应用，且尽量缩短使用时间。过度通气后将$PaCO_2$恢复正常范围时也应逐步进行，快速升高$PaCO_2$也同样会干扰脑生理。

3. 颈椎外伤　寰枢关节半脱位、创伤性颈髓损伤合并面部受损、脊柱严重侧弯或畸形、脊椎不稳定时最常出现气道问题。颈椎损伤患者术前应重点检查张口度和颈部活动度。若颈部活动时出现任何异常，则应避免使患者处于该体位。当患者带着 Halo 环形支架或颈部固定器时，应行清醒插管以保证气道通畅。

对于合作的患者在颈椎不动的情况下可以采用纤维支气管镜或可视喉镜清醒气管插管。这种技术需要完善的气道局部麻醉。局部麻醉药选用利多卡因。清醒插管的优点在于可以实时监测患者症状以避免加重脊髓损伤。如果患者不能合作，也可以在快速诱导后，在保持颈椎稳定的情况下，使用纤维支气管镜或可视喉镜气管插管。对合并有头面部损伤的颈椎损伤患者，迫切需要保持气道的通畅。当面部损伤严重、颈椎极不稳定或完全丧失气道时，则必须行环甲膜切开或气管切开术。

4. 立体定向神经外科手术　近年来，随着神经影像技术和神经电生理技术的发展，立体定向毁损术、脑深部电刺激等技术在帕金森病、癫痫等疾病的治疗中日益广泛。在颅内病变的诊断治疗、异物取出以及神经组织、细胞移植中，立体定向技术也发挥着重要的作用。

对肥胖及易发气道梗阻的患者最好采用全身麻醉。由于患者头部被立体定向仪固定，头颈部活动和张口受限，立体定向仪本身部分阻挡了口鼻显露，咽喉结构暴露均为Ⅲ级及Ⅲ级以上，导致医源性插管困难。气管内插管宜在纤维支气管镜引导下经鼻气管插管，此方法成功率高，插管时间短；辅以充分的表面麻醉及镇静，患者耐受良好，痛苦轻，易配合，创伤小。也可以采用喉罩通气，优点是麻醉诱导快、复苏快，不损伤气管黏膜，麻醉并发症少。

如果患者不能合作，例如小儿、反应迟钝及有癫痫发作倾向者，可在上头架前全身麻醉插管，并必须保证患者在进行影像学检查的过程中通气、镇静良好。

四、围手术期液体管理

围手术期液体管理的目标是保证充分的组织灌注，只有保证充足的有效循环血容量和全身氧供，才能维持机体内环境稳定。神经外科患者常因出血、应用强效利尿剂或中枢性尿崩症而发生明显的血容量变化。术中应用麻醉药及血管扩张药，可引起血容量相对不足。在容量管理过程中，麻醉科医师还应考虑尽量减轻脑水肿、降低 ICP。因此，神经外科围手术期液体管理是对麻醉科医师的特殊挑战。

（一）血 - 脑屏障（blood brain barrier，BBB）破坏与液体管理

在外周组织，水在血管内外之间的运动由血浆胶体渗透压决定。而在中枢神经系统中，血浆总渗透压是水分子穿越完整的 BBB 的决定因素。这解释了为什么输入大量等渗晶体液，血浆蛋白浓度稀释后，会引起外周组织水肿，却不增加脑水含量和 ICP。而输入过量的水，可以导致脑水肿及 ICP 增高。反之，输入高渗晶体液（如甘露醇）增加血浆渗透压，会导致脑水含量减少，ICP 下降。

当脑部受损、BBB 遭到破坏时，血浆蛋白渗入到脑组织间隙，使渗透梯度完全消失，血浆渗透压的变化不会导致局部脑水含量的变化。如果损伤较轻，BBB 的功能可能变得与外周组织相似，对离子的通透性增加，而对高分子胶体并不通透，因此胶体渗透压的下降会加重局部脑水肿。

目前对此类患者血容量的补充应采用何种液体还没有定论。动物实验发现，胶体液可以缩小脑梗死体积，改善神经功能，作用优于晶体液；高渗溶液（甘露醇或高渗盐水）可使液体从 BBB 完整的部位移出脑组织，但并不能使损伤部位及邻近部位的脑水含量降低。

在临床工作中，此类患者应酌情限制入量，但不能入量过少。补液不足可能导致血流动力学不稳定和脑灌注压降低，加重脑损伤，特别是对于伴有血管痉挛、已脱水治疗、低血压、低血容量和低氧血症的患者，所以必须竭力避免。

（二）静脉输液的种类

1. 晶体液　晶体液包括葡萄糖溶液和电解质溶液，可以为低渗、高渗或等渗溶液。术中常用乳酸林格液或生理盐水，应避免输入低渗溶液或含糖溶液。在脑肿胀明显的情况下，通常认为限制输液量可以减轻脑水肿。但是实验发现，犬完全限水 72 小时，虽然体重下降 8%，但脑水含量仅下降 1%。因此，严格地限制液体，会使患者处于严重的生理应激状态，而脑水含量仅轻度减少。

术中若需大量输液，应注意输入大量乳酸钠林格液可能导致低渗状态，使脑水含量增加。生理盐水的张力高于乳酸林格液，但应注意大量输入可能导致高氯性酸中毒。

2. 胶体液　胶体液的基础溶液大多为生理盐水。胶体液在毛细血管壁通透性正常时存留在血管内，可提高胶体渗透压，维持有效血容量。常

用的胶体液包括6%羟乙基淀粉、5%及25%的白蛋白、右旋糖酐及血浆。目前普遍认为，胶体液对ICP的影响较小，更适用于神经外科患者，但大量输注仍要警惕对凝血功能的影响。

3. 高渗盐水　应用高渗盐水治疗失血性休克的最大优势在于，输入小量即可快速复苏，改善心输出量，降低外周阻力。高渗盐水减少脑水含量和降低ICP的短期效果好，但其长期（24~48小时）的治疗效果仍不明确。输入大量高渗盐水可能引起高钠血症。血钠浓度快速升高超过170mmol/L时，会发生意识水平下降或惊厥。因此，对于有癫痫倾向及因脑损伤而出现意识障碍的患者，需注意血钠变化。与传统的甘露醇相比，高渗盐溶液是否具有更明显的优势，有待进一步研究。

4. 葡萄糖溶液　临床研究发现，术后严格控制血糖4.4~6.1mmol/L的患者的预后好于高血糖10.0~11.1mmol/L患者，然而另有研究指出，术中使用胰岛素更加严格控制血糖4.4~5.6mmol/L，不能改善预后。而且，过于严格控制血糖会增加低血糖的风险并影响预后。一般认为，除非用于预防或治疗低血糖，神经外科手术中不应输入含糖溶液。血糖管理的合理目标是将血糖控制在<10.0mmol/L。

5. 甘露醇　甘露醇常用于治疗严重的脑肿胀或颅内高压，促进手术野的显露，预防因牵拉引起的脑缺血。只有在排除了其他导致脑肿胀的因素（如高碳酸血症、扩张脑血管药物、静脉回流受阻）时，才可以使用甘露醇。通常以0.25~1g/kg的剂量快速静脉输入。输入大剂量甘露醇（如2g/kg）时可能会导致一过性的高钾血症（血钾升高可达1.5mmol/L），这可能是由于溶剂牵引作用（即水从细胞内移出，同时携带出钾离子），以及输液部位附近高浓度的甘露醇引起红细胞溶解所致。

甘露醇对于ICP的作用是双相的。输入后ICP先短暂地升高，这可能是由于血浆渗透压的突然升高引起了脑血管扩张，继而脑组织间隙及细胞内的水进入血管床，引起ICP下降。

（三）围手术期液体管理

1. 原则　①正常脑组织及血管内水的转移依赖于总的渗透梯度，因此，胶体液对脑水含量及ICP的影响较小，神经外科麻醉常用等张晶体液，慎用低张液；②在维持正常血容量的前提下，保持适当的高渗状态；③避免过分限制液体而导致的低血容量，以免出现低血压和脑灌注减少；④避免血容量过多，以免引起高血压和脑水肿；⑤减少脑水含量以提供脑松弛的同时，维持血流动力学和脑灌注压稳定。

2. 围手术期液体的补充　首先要达到血流动力学和脑灌注压稳定的目的，在此前提下才能考虑为手术提供适当的脑松弛。因此，限制入量应根据具体病情来分析。围手术期液体的补充包括术前额外缺失量、生理需要量、术中额外损失量（失血量、第三间隙丢失量、术野蒸发量）及麻醉后血管扩张造成的补偿性扩容量。麻醉后血管扩张造成的补偿性扩容量目前多主张以胶体液补充，剂量为5~7ml/kg。大多数神经外科手术的第三间隙和术野蒸发丢失量很小，可以忽略不计。而术中生理需要量和失血量必须给予100%补充。

目前争议的焦点在于，因术前禁食水造成的液体缺失量的补充。对于颅外手术和不存在脑水肿及颅内高压的颅内手术患者，应当补充这一部分液体。对于存在脑水肿及颅内高压的患者，可以考虑不予补充这一部分液体。但是对于术前存在严重脑水肿及颅内高压，且已限制入量，或已使用甘露醇数日的患者，术前已存在明显的脱水。麻醉后的血管扩张会引起血流动力学不稳定，导致低血压和CBF减少，脑和其他器官面临缺血损害。因此，对于这些患者，不仅要补充这一部分液体，还要部分补充术前脱水造成的缺失量。

对于血容量的补充，目前推荐的晶胶比为1~2∶1。胶体液在血管内扩容效力强，停留时间长，能够改善组织氧合，减少内皮细胞肿胀。晶体液可以维持良好的灌注、增加间质液容量、促进淋巴回流和间质白蛋白转移入血，从而改善血液循环。对于神经外科患者，重要的不是晶胶比例，而是用于补充血容量的晶体液的总量，因为晶体液用量过大可能会导致脑水含量增加。

（四）特殊神经外科患者的液体管理

1. 颅内动脉瘤　脑血管造影显示，约60%~80%的蛛网膜下腔出血患者存在脑血管痉挛，症状性脑血管痉挛在动脉瘤破裂后4~10天达高峰，通常导致脑缺血甚至脑梗死。

高血容量/高动力学疗法可以预防和治疗脑血管痉挛。研究显示，容量负荷联合正性肌力支持治疗，可以改善脑血管痉挛的预后。这种方法只适用于不存在动脉瘤破裂危险的患者。应在血流动力学参数（如中心静脉压、肺动脉导管或经食管超声）的指导下应用。稀释血液使血细胞比容达到大约30%，可以通过输入等渗晶体液、胶体液或红细

6

胞达到容量负荷。严密监测动脉血气、胸片和肺功能，一旦发生肺水肿伴低氧血症，将抵消增加 CBF 的任何益处。

另一种治疗方法是应用钙通道阻滞剂（如尼莫地平），可以改善脑血管痉挛的预后。与高血容量 / 高动力学疗法相比，其优势是无血流动力学的副作用，不会引起动脉瘤破裂，在动脉瘤夹闭前即可应用。

2. 尿崩症（diabetes insipidus，DI） 鞍区手术（如颅咽管瘤、垂体瘤）术后或脑创伤的患者，由于下丘脑、神经垂体受损后引起抗利尿激素（antidiuretic hormone，ADH）分泌减少或缺乏，引起肾小管重吸收水的功能障碍，从而出现多尿，渐进性脱水及高钠血症。主要临床表现为多尿、烦渴和多饮，24 小时尿量可多达 5~10L，甚至更多。虽然术中发生 DI 已有报道，但 DI 通常是在术后逐渐显露出来。DI 通常是自限性的，几天之后自行缓解。诊断标准为：①尿量 >4L/d；②高钠血症；③尿比重 <1.002；④血浆渗透压 >300mOsm/L；⑤尿渗透压 <150mOsm/L。

DI 的治疗原则是：恢复血钠水平，维持血管内容量及电解质水平正常，注意出入量平衡防止液体超负荷。患者的输液量应为每小时维持量加相当于前 1 小时尿量的 3/4（或前 1 小时尿量减 50ml）的液量。液体的选择取决于患者的电解质状态。因丢失的是低渗的游离水，所以常输入 0.45% 盐水，并应适当补钾。不提倡使用 5% 葡萄糖溶液，因大量输注会导致高血糖。应经常测定血清钠、钾、糖的水平。若尿量连续 2 小时 >300ml/h，应每 6 小时肌内注射或皮下注射一次 5~10IU 的血管加压素；或每 6 小时静脉注射一次人工合成的 ADH 0.5~10μg。

五、围手术期脑功能保护

（一）脑缺血、再灌注损伤和脑保护

脑缺血是指脑组织的血液灌注不足而不能提供足够的氧气和营养物质来维持脑代谢和正常功能活动。

再灌注损伤是指脑组织灌注恢复后发生的损伤。灌注恢复的最初发生高灌注，随后脑血流逐渐下降即发生无再灌注现象。血栓素所致的血管收缩作用、血小板聚集反应、红细胞的变形性受损、组织水肿、钙离子水平异常等均会导致脑灌注不足。同时，酸中毒、兴奋性氨基酸和儿茶酚胺的释放、自由基的形成，都会对神经系统造成再灌注损伤。

脑保护是指对那些有脑缺血风险的患者，采取事先干预的治疗措施以改善其神经功能，主要目的是防止脑缺血对脑组织的损伤作用。当前的脑保护措施已从降低脑代谢转变到针对缺血级联反应的干预。

通常，在脑缺血发生之后才开始采取脑保护措施，很少有机会在脑缺血发生之前就进行干预。然而在手术室例外，因为在手术室发生的缺血损伤很多是医源性的，可以事先预知。例如，临时夹闭大脑中动脉是一个可预测的局部缺血损伤，而应用腺苷短暂停止循环，协助夹闭基底动脉瘤则是一个全身缺血损伤的例子。预知这些事件的意义就是让麻醉科医师可以提前进行干预。在围手术期麻醉科医师可采用的脑保护方法很少，而且很多都是由动物实验得出的结论。

（二）非药物治疗

1. 低温 深低温的脑保护作用已众所周知。核心温度低于 20℃，循环停止 <30 分钟通常可以被很好耐受。深低温停循环在胸主动脉瘤和脑动脉瘤术中已被广泛应用。深低温不仅能降低脑代谢，还能降低维持细胞形态所需的能量。在有脑缺血风险的患者中使用深低温有很多禁忌，如凝血异常等。尽管如此，这项技术仍然是目前需要停循环的外科手术中保护脑和其他器官的一种常用方法。

浅低温（33~35℃）不仅能够降低脑代谢，而且能够调控机体对脑缺血发生的免疫反应和炎性反应，从而减轻再灌注损伤。与深低温相比，其优势是在手术室较易实施，不易引起明显的心肌抑制或心律失常，可快速复温。动物实验和人体试验均证实，对心搏骤停者采用浅低温能够改善预后。但是，在手术中患者很少出现心搏骤停所致的全脑缺血，更常遇到的是脑血管临时阻断时所致的局部脑缺血。尽管动物实验表明低温对大鼠局部脑缺血明显有效，而在人类的证据仍然不足。相反，有些临床研究表明，在脑动脉瘤手术中或脑外伤手术中实施控制性浅低温，并不能改善神经功能预后。因此，低温不常规应用于神经外科手术患者。

相反，脑温升高可加重缺血损伤的程度。即便体温仅增加 1℃，也能显著加剧脑损伤的程度，扩大脑梗死范围。因此，当脑缺血或有缺血性脑损伤的可能时，如缺血性卒中、蛛网膜下腔出血、心搏骤停和脑外伤等，应避免患者体温升高。

2. 避免高血糖 在许多情况下，包括急性冠状动脉综合征、脑卒中、TBI 和危重患者等，高血糖

会导致预后不良。因此,在有脑缺血可能的脑血管手术中可以考虑控制血糖。例如,颈动脉内膜剥脱术,术中临时阻断血管导致一过性脑缺血的神经外科患者,应当进行血糖控制。在手术中是否应使用胰岛素降低血糖至正常范围仍然有争议。大量临床研究都来自ICU而不是手术室。神经外科手术时间是数小时而不是数天,因此不应将ICU患者的研究结论外推到麻醉环境。

3. 避免低血压、低氧血症和高碳酸血症 在临时阻断动脉瘤的载瘤动脉近端以进行动脉瘤夹闭时,麻醉科医师应升高血压改善脑灌注压。在此过程中如果发生低血压,患者有发生脑血管痉挛的风险。

4. 血液稀释 使血细胞比容维持在32%~34%,会改善血液的黏滞性,从而改善脑血流,提高氧的运输能力。

5. 使升高的颅内压恢复正常 可以通过过度通气、头部抬高、用甘露醇或呋塞米利尿、脑脊液引流、限制液体入量等方法来达到降低颅压的目的。用巴比妥类镇静来降颅压的效果很差。

(三) 麻醉药的脑保护作用

过去脑保护的方法主要集中在如何降低脑代谢。吸入和静脉麻醉药均能抑制脑代谢,似乎均可用于脑保护。然而,药物抑制代谢的程度与脑保护的程度并不一致,这使过去关于脑保护机制的观点受到质疑。

目前的观点认为,麻醉药的脑保护作用主要是通过防止兴奋毒性损伤,从而延迟神经元死亡,提供一个较长的治疗时间窗。如果不合用其他方法来阻止最终的细胞死亡,改善预后的可能性不大,除非是尚未启动凋亡通路的轻度缺血。目前几乎所有麻醉药的脑保护作用都是从动物研究中获得的,而鲜有可供参考的临床研究。

1. 巴比妥类药物 巴比妥类药物(如硫喷妥钠)的脑保护作用已被广泛研究,至少对局灶性脑缺血有短暂的保护作用,但是对全脑缺血是否有效仍有争议。这种作用可能是由于降低谷氨酸活性和细胞内钙离子的浓度,提高γ-氨基丁酸(gamma-aminobutyric acid,GABA)和N-甲基-D-天冬氨酸(N-methyl-D-aspartic acid,NMDA)受体拮抗剂的活性。大量的研究表明:巴比妥类药物能减弱脑电活动,直至使EEG降为等电位。全脑缺血时,用巴比妥类治疗至EEG暴发性抑制时,仍无脑保护作用。但在局部脑缺血时,巴比妥类可减轻损伤,但程度有限。在使用巴比妥类药物时,不必使用大剂量至EEG暴发性抑制;合理的治疗剂量是EEG降为等电位时用量的1/3,该剂量即可获得与大剂量相似的保护作用。目前,巴比妥类脑保护作用的远期效果还不明确。

2. 吸入性麻醉药 大量动物实验表明:局部脑缺血时,吸入性麻醉药如氟烷、异氟烷、七氟烷、地氟烷有减轻脑损伤的作用,其脑保护效能与巴比妥类相当,且在不同吸入麻醉药间相差不大。

多数有关吸入性麻醉药在脑保护方面的研究均局限在缺血后的数天内。实际上,脑缺血数天以后依然有神经元的死亡。研究显示,吸入性麻醉药只能延迟神经元死亡而非阻止死亡。中重度脑损伤时,保护时间不超过2周。轻度局部脑缺血时,使用七氟烷可获取长期、持续性的保护。

3. 丙泊酚 丙泊酚可减轻脑缺血损伤。其脑保护作用是通过作用于GABA受体、清除自由基和减少脂质过氧化作用。其脑保护效能与巴比妥类、吸入性麻醉药相当。丙泊酚亦可产生EEG的暴发性抑制,并降低脑氧代谢率。与吸入性麻醉药相似,中重度脑损伤时,丙泊酚不具有持续性的脑保护作用。而轻度脑损伤时,其保护作用是否能持续尚不确定。

4. 氯胺酮 氯胺酮是强效的NMDA受体拮抗剂。在局部脑缺血模型中使用氯胺酮确有神经保护的作用。但是由于在神经精神方面的副作用,限制了其在脑保护中的临床应用。

5. 依托咪酯 依托咪酯可进行性降低脑代谢到EEG产生暴发性抑制,减少脑氧代谢率约50%。对血压影响小,且作用时间短。上述特质使其成为一种理想的神经保护剂。然而与地氟烷相比,在局部脑缺血的患者中应用依托咪酯发生组织性酸中毒、低氧血症的风险增加。一些研究还发现依托咪酯可加重脑损伤,原因在于其降低缺血脑组织的一氧化氮水平,而一氧化氮是脑缺血时维持脑血流的重要因素。

6. 右美托咪定 是一种α_2受体激动剂,通过减少血浆内去甲肾上腺素来降低中枢交感的兴奋活动。由于可降低去甲肾上腺素的血浆含量,而过量的儿茶酚胺水平与缺血时的神经损伤程度呈正相关,所以在局部缺血模型中有脑保护作用。右美托咪定还可以减少吸入麻醉药的用量,可以在不明显降低脑氧代谢率的情况下减少脑血流。

(四) 预防癫痫

脑内疾患时常常引起癫痫发作,如颅内肿瘤,脑外伤或有开颅手术史者。抗癫痫药要持续使用到手术结束后一段时间。癫痫发作时，CBF、CBV、ICP 增加，引起脑组织酸中毒，即便机体能维持正常的脑灌注压，也能引起大量的神经坏死。因此，对于有癫痫发作风险的患者，应预防并快速控制癫痫发作。

（五）前景良好的研究领域

针对脑缺血引发的兴奋毒性和导致细胞凋亡通路的系列研究，必将为临床提供有意义的脑保护方法。亚低温是一种很有前途的方法。其他一些医疗方法也表现出一定的潜力。他汀类药物，能抑制 3- 羟基 -3- 甲基戊二酰 - 辅酶 A（3-hydroxyl-3-methyl-glutaryl-CoA，HMG-CoA）还原酶，除了有降脂的功能，还具有改善血管内皮细胞功能、抗血栓和抗炎的活性，可能有一定的神经保护作用。促红细胞生成素除了造血的功能，对微环境的作用包括减缓脂质过氧化和防止凋亡。所有这些方法是否对神经外科患者有益仍有待进一步证明。

第二节　常见神经外科手术麻醉

一、颅脑创伤手术的麻醉

颅脑创伤（traumatic brain injury，TBI）是指头部遭受撞击或贯穿伤，引起脑功能障碍。在所有创伤中，颅脑创伤往往是最严重和危及生命的，是导致儿童和青壮年残疾和死亡的首要原因。TBI 围手术期正确的麻醉管理对改善患者的转归至关重要。

（一）颅脑创伤的分类和病理生理

按照创伤发生时间，TBI 可分为原发性颅脑创伤（primary brain injury）和继发性颅脑创伤（secondary brain injury）。原发性颅脑创伤在创伤即刻发生，是对颅骨和脑组织的机械撞击和加速挤压引起的颅骨骨折和颅内损伤，主要有脑震荡、弥漫性轴索损伤、脑挫裂伤和原发性脑干损伤等。目前还没有应对原发性颅脑创伤的有效办法。继发性颅脑创伤发生于伤后数分钟、数小时或数天后，表现为源于原发性损伤的一系列复杂病理生理过程，主要有脑水肿和颅内血肿，后者按血肿的来源和部位又分为硬脑膜外血肿（通常是由于颅骨骨折和硬脑膜动脉或静脉窦破裂所致）、硬脑膜下血肿（通常是由于大脑皮质和脑膜之间的静脉撕裂所致）和脑内血肿等。最常见加重损伤的因素包括缺氧、高碳酸血症、低血压、贫血和高血糖，这些因素都是可以预防的。伤后数小时或数天若出现癫痫、感染和败血症会进一步加重脑损伤，必须及时防治。继发的神经损害和全身性并发症是可以预防和治疗的。颅脑创伤管理的目标是采取及时有效的措施预防继发性脑损伤。

TBI 后典型表现为颅内血肿形成、脑血管自主调节功能障碍、ICP 升高和 CBF 降低。创伤局部 CBF 降低导致脑细胞缺血缺氧，引起细胞毒性脑水肿，而 TBI 又常常伴发不同程度的 BBB 破坏，并发血管源性脑水肿。由于颅腔是一个几乎封闭的结构，颅内血肿和脑水肿的形成都会导致 ICP 升高，这时机体会启动代偿机制抑制 ICP 的增加，初期以减少颅内脑脊液容量为主，后期全脑 CBF 进一步降低，形成缺血 - 水肿恶性循环，最终导致脑疝。

TBI 后还会引起全身其他器官系统并发症，在呼吸系统可表现为呼吸节律异常、舌后坠、反流误吸、支气管痉挛和肺不张等，TBI 后剧烈的应激反应可引起急性神经源性肺水肿。由于出血、呕吐和脱水利尿治疗等因素，绝大多数 TBI 患者伴有不同程度的低血容量，但临床上机体为了维持 CBF 的代偿性反应以及应激状态，多表现为高血压，高血压反应又会引起反射性地心动过缓。当创伤累及心血管运动中枢时会出现各种心律失常，当心电图出现高 P 波、P-R 和 Q-T 间期延长，以及深 U 波、S-T 段和 T 波改变、严重的室性期前收缩或传导阻滞时提示预后不良。TBI 患者还常常伴发高热、应激性溃疡和弥散性血管内凝血等。

（二）颅脑创伤的麻醉管理

TBI 患者围手术期管理的重点是内环境，避免引起继发性损伤的全身和颅内损害。继发性脑损伤加重病情，严重影响预后。麻醉管理目标是迅速恢复心肺功能、维持 CPP 和脑供血供氧，降低 ICP，减轻脑水肿，避免继发性脑创伤。

1. TBI 患者的麻醉前评估　对 TBI 患者的诊治要争分夺秒，应在最短的时间内对患者的脑创伤程度、呼吸和循环状态进行快速评估，包括既往病史、受伤过程和时间、最后进食水时间、意识障碍的

程度和持续时间、ICP 情况以及是否并发颈椎、颌面部和肋骨骨折以及内脏器官出血等。通过已有的辅助检查如头颅 CT、MRI、胸片、血常规、出凝血时间、血生化、电解质和血气分析等迅速了解患者的一般状态并制订麻醉方案。

TBI 患者的预后与入院时格拉斯哥评分(Glasgow coma score GCS)(表 64-1)、年龄、循环呼吸状态、继发性颅脑创伤的救治等因素相关。重度 TBI (GCS ≤ 8 分)患者死亡率可达 33%,轻度(GCS 13~15 分)和中度(GCS 9~12 分)TBI 患者约 50% 可能后遗致残和认知功能障碍。

表 64-1 格拉斯哥昏迷评分(Glasgow coma score)

项目	得分
睁眼	
不睁眼	1
刺激睁眼	2
呼唤睁眼	3
自动睁眼	4
言语反应	
无发音	1
只能发音	2
只能说出(不适当)单词	3
言语错乱	4
正常交谈	5
运动反应	
无反应	1
异常伸展(去脑状态)	2
异常屈曲(去皮质状态)	3
对疼痛刺激屈曲反应	4
对疼痛刺激定位反应	5
按指令动作	6

2. TBI 患者的呼吸管理 TBI 患者多为饱胃,且常合并颅底骨折、胸部创伤和通气不足等。大多数轻、中度 TBI 患者的呼吸功能仍可维持稳定,不需要紧急气管插管,但应尽早实施面罩吸氧,密切观察,可待麻醉诱导后进行气管插管。GCS ≤ 8 分的 TBI 患者应尽早行气管插管以保护呼吸道,并进行有效呼吸支持。

大约 2%~3% TBI 患者合并有颈椎骨折,而 GCS ≤ 8 分的重型 TBI 患者可高达 8%~10%。颈椎骨折患者进行气管插管操作有导致进一步脊髓损伤的风险,因此除非已经有影像学指标明确排除颈椎损伤,在插管过程中所有患者都应进行颈椎保护。插管时由助手用双手固定患者头部于中立位,保持枕部不离开床面可以维持头颈部不过度后仰,颈部下方放置颈托也有助于保护颈椎。颈椎固定后增加了喉镜暴露和气管插管的难度,而 TBI 患者对缺氧的耐受性很差,必须事先准备好应对插管困难的措施,如训练有素的助手和各种插管设备等,紧急时应迅速行气管切开。颅底骨折患者经鼻插管和置入鼻咽通气道有可能损伤脑组织,属相对禁忌证。

麻醉中应保证 PaO_2 在 100mmHg 以上。合并肺挫伤、误吸或神经源性肺水肿的患者需要呼气末正压通气(positive end-expiratory pressure,PEEP)来维持充分的氧合,同时应尽量避免过高的 PEEP 导致 ICP 显著升高。

过度通气可引起脑血管收缩、减少脑血容量而达到降低 ICP 的目的,但近年来其应用价值受到了广泛质疑。在 TBI 的早期 CBF 通常是降低的,过度通气会进一步降低 CBF,加重脑缺血。在 TBI 后 5 天内,尤其是 24 小时内要避免预防性的过度通气治疗。过度通气的缩血管效应时效较短,研究发现其降低 CBF 的效应仅能维持 6~18 小时,所以不应长时间应用,尤其不能将 $PaCO_2$ 降至 25mmHg 以下。对 TBI 患者是否采用过度通气应综合考虑 ICP 和脑松弛等方面因素,尽量短时间使用。过度通气后将 $PaCO_2$ 恢复正常范围时也应逐步进行,快速升高 $PaCO_2$ 也同样会干扰脑生理。

3. TBI 患者的循环管理 TBI 患者往往伴有中枢神经反射(Cushing reflex),在循环方面表现为高血压和心动过缓,是机体为了提高脑灌注的重要保护性反射,所以在此时不可盲目地将血压降至正常水平。ICP 升高的患者若伴有低血压会严重影响脑灌注,应进行积极纠正。心率若不低于 45 次 /min,一般不需要处理,若用抗胆碱药宜首用格隆溴铵,阿托品可通过 BBB,可能引起中枢抗胆碱综合征(central anticholinergic syndrome),表现为烦躁、精神错乱和梦幻,甚至可出现惊厥和昏迷,应避免用于 TBI 患者。TBI 患者出现心动过速时常常提示可能有其他部位的出血。

TBI 早期 CBF 大多先明显降低,然后在 24~48 小时内逐步升高,TBI 后脑组织对低血压和缺氧十分敏感,多项研究证实轻度低血压状态就会对转归产生明显不利影响,所以目前认为对 TBI 患者应给予积极的血压支持。

正常人 MAP 在 50~150mmHg 范围内波动时,

通过脑血管自动调节功能可使 CBF 保持恒定，而 TBI 患者这一调节机制受到不同程度破坏，有研究表明约三分之一 TBI 患者的 CBF 被动地随 CPP 同步改变，所以此时维持 CPP 至少在 60mmHg 以上对改善 CBF 十分重要（儿童推荐维持 CPP 在 45mmHg 以上）。

对于无高血压病史的 TBI 患者，为保证 CPP>60mmHg，在骨瓣打开前应将 MAP 至少维持在 80~90mmHg 以上。血压过高也会增加心肌负担和出血风险，应给予降压治疗，但一定小剂量分次进行，谨防低血压的发生。手术减压后（打开骨瓣或剪开硬膜）ICP 降为零，此时 CPP=MAP，同时脑干的压迫缓解，Cushing 反射消失，很多患者会表现为血压突然降低和心率增快，在此期应维持 MAP 高于 60~70mmHg，可通过使用血管收缩药和加快输液提升血压。由于骨瓣打开后血压降低的程度很难预料，所以不提倡预防性给予升压药，但应预先进行血容量的准确估计，在开颅前补充有效循环血量。

4. TBI 患者的液体治疗　TBI 患者多伴有不同程度的低血容量，但往往被反射性的高血压状态所掩盖，此时液体治疗不要仅以血压为指导，还要监测尿量和中心静脉压（central venous pressure，CVP）等的变化，尤其复合伤伴有其他部位出血时。在围手术期应避免血浆渗透压降低以防加重脑水肿，0.9% 盐水属轻度高渗液（308mOsm/L），适用于神经外科手术中，但大量使用时可引起高氯性酸中毒。乳酸钠林格液可避免此情况，但它属于低渗液（273mOsm/L），大量使用时会引起血浆渗透压降低，所以在需要大量输液的情况下，可以混合使用上述两种液体并在术中定期监测血浆渗透压和电解质作为指导。

关于 TBI 手术中晶体液和胶体液的选择方面一直存在争议，目前认为对于出血量不大者不需要输入胶体液，但需要大量输液时应考虑加入胶体液。胶体液可选择白蛋白、明胶和羟乙基淀粉等，前两种有引起变态反应的风险，而后者大量使用时会影响凝血功能，要注意 TBI 本身即可引发凝血异常。

甘露醇和呋塞米都可以用来降低脑组织细胞外液容量，甘露醇起效快且效果强，对于 BBB 破坏严重的患者使用甘露醇有加重脑水肿的顾虑，但目前临床上仍将其作为脱水治疗的首选。甘露醇的常用剂量为 0.25~1.0g/kg，使用后产生有效降低 ICP 或脑松弛效果时可考虑继续应用，而无效或血浆渗透压已经超过 320mOsm/L 时则不推荐继续使用。近年来高渗盐水（3% 或 7.5%）用于 TBI 患者的效果引起了广泛的兴趣，尤其在多发创伤患者的急救方面，但已有研究未能证实高渗盐水较甘露醇具有明显优势，使用不当反而可导致严重的高钠血症，以及中枢系统脱髓鞘改变。

高血糖状态与神经系统不良预后密切相关，所以应尽量避免单纯使用含糖溶液。

围手术期应将血细胞比容维持在 30% 以上，不足时应输入浓缩红细胞，闭合性脑创伤可进行术野自体血回收利用。小儿本身血容量就很小，单纯的帽状腱膜下血肿和头皮撕裂即可引起相对大量的失血，应注意及时补充。

5. 麻醉实施

（1）麻醉诱导：麻醉诱导的原则是快速建立气道，维持循环稳定，避免呛咳。临床上常用快速序贯诱导插管法。给药前先吸入 100% 氧气数分钟，静脉注射丙泊酚、硫喷妥钠、依托咪酯或咪达唑仑后立即给予插管剂量的肌肉松弛药。饱食患者不可加压通气，待自主呼吸停止即进行气管插管。除非明确排除颈椎损伤，插管过程中应保持头部中立位，助手持续环状软骨压迫直到确认导管位置正确、套囊充气。

低血容量患者使用丙泊酚会引起明显的低血压，可选用依托咪酯或咪达唑仑。循环衰竭患者可不使用任何镇静药。在置入喉镜前 90 秒静脉注射利多卡因 1.5mg/kg 可减轻气管插管引起的 ICP 升高反应。

虽然琥珀胆碱可引起 ICP 升高，但程度较轻且持续时间短暂，在需要提供快速肌肉松弛时仍不失为一个较好的选择。传统观点认为琥珀胆碱引起的肌颤可升高胃内压，增加反流的概率，但实际上其增加食管下段括约肌张力的作用更强，并不会增加误吸的发生率。

苄异喹啉类非去极化肌肉松弛药如阿曲库铵等可引起组胺释放，导致脑血管扩张，引起 CBF 和 ICP 升高，而全身血管扩张又会导致 MAP 降低，进一步降低 CPP，所以不主张用于 TBI 患者。甾类非去极化肌肉松弛药对 CBF 和 ICP 无直接影响，适用于 TBI 患者，但泮库溴铵的解迷走作用可使血压和心率升高，用于脑血流自动调节机制已损害的患者则可明显增加 CBF 和 ICP，应慎用。维库溴铵和罗库溴铵几乎不引起组胺释放，对血流动力学、CBF、$CMRO_2$ 和 ICP 均无直接影响，尤其后者是目前临床上起效最快的非去极化肌肉松弛药，静脉注射罗库溴铵 1.0mg/kg 后约 60 秒即可达到满意的插管条件，尤其适用于琥珀胆碱禁忌时的快速气管插管。

(2) 麻醉维持：麻醉维持的原则是不增加 ICP、$CMRO_2$ 和 CBF，维持合理的血压和 CPP，提供脑松弛。静脉麻醉药除氯胺酮外都可减少 CBF，而所有的吸入麻醉药都可引起不同程度脑血管扩张和 ICP 升高，因此当 ICP 明显升高和脑松弛不良时，宜采用全凭静脉麻醉方法，若使用吸入麻醉药应小于 1MAC。气颅和气胸患者应避免使用氧化亚氮。

临床剂量的阿片类药物对 ICP、CBF 和 $CMRO_2$ 影响较小，可提供满意的镇痛并降低吸入麻醉药的用量，对于术后需保留气管插管的患者，阿片类药物的剂量可适当加大。头皮神经阻滞或手术切口使用局部麻醉药有助于减轻手术刺激引起的血压和 ICP 的突然增高，避免不必要的深麻醉。

血糖宜维持在 4.4~8.3mmol/L 之间，高于 11.1mmol/L 时应积极处理。应定期监测血浆渗透压并控制在 320mOsm/L 以内。常规使用抗酸药预防应激性溃疡。TBI 患者术后有可能出现惊厥，如果没有禁忌证，可考虑在术中预防性应用抗惊厥药如丙戊酸钠。糖皮质激素可减轻肿瘤引起的脑水肿，之前也大量应用于 TBI 患者，以期减轻脑水肿，但被证实对 TBI 患者反而产生不利影响，现在的共识是在 TBI 患者不再使用糖皮质激素。

6

(3) 麻醉恢复期：术前意识清楚，手术顺利的患者术后可考虑早期拔管，拔管期应避免剧烈的呛咳和循环波动。重型 TBI 患者宜保留气管导管，待呼吸循环状态良好、意识恢复时再考虑拔管，为了抑制气管导管引起的呛咳反射，在手术结束后可在监测下追加小剂量的镇静药和阿片类药物。创伤程度重，预计需要长时间呼吸支持者应及时行气管切开术。

(三) 颅脑创伤患者的脑保护

药物脑保护主要是通过降低 $CMRO_2$，尽管大量的动物实验支持钙通道阻滞剂、自由基清除剂和甘氨酸抑制剂等具有明确的脑保护作用，但无一能在临床上得到有效验证。巴比妥类药是目前临床上唯一证实具有脑保护作用的药物，但二级证据并不支持使用预防性巴比妥达到脑电图爆发性抑制。推荐使用大剂量巴比妥类药处理难治性 ICP 升高，但必须在患者血流动力学稳定的前提下。

TBI 后创伤核心区发生严重脑缺血，极短时间内即出现脑细胞坏死，治疗时间窗极其有限，而核心区周围的缺血半影区脑缺血程度较轻，如果局部 CBF 得到恢复，脑细胞坏死的程度和速度会明显改善，所以及时恢复缺血半影区的脑血流是临床上进行脑保护的关键，在此过程中，血压、$PaCO_2$、血糖和体温管理等对 TBI 患者的转归起到重要影响。

脑缺血时氧供减少，低温可降低氧耗。体温降低到 33~35℃可能起到脑保护的作用。尽管一些临床试验得出了令人鼓舞的结果，但都没能表现出统计上的显著改善。一项 TBI 后亚低温治疗的多中心研究在收入 392 例患者后被终止，正常体温组和亚低温组的死亡率没有差异，而且亚低温组还出现了更多的并发症。目前还不清楚是否存在创伤后亚低温保护作用的治疗时间窗，当实施低温时，必须注意避免副作用，如低血压、心律失常、凝血障碍和感染等。复温应缓慢进行，复温不当时反而会加重脑损害，所以目前不推荐将低温作为一种常规治疗方案。围手术期体温升高会严重影响预后，必须积极处理。

为维持足够的 CBF，应保证 TBI 患者的 CPP 至少在 60mmHg 以上，也有很多学者认为将 CPP 保持在 70mmHg 以上更为合适。为了达到这一目标，临床上常常使用血管收缩药将血压提升基础值的 20% 左右，但应注意升压过快过高也会增加颅内出血的发生率。TBI 后低血压状态是导致预后不良的重要因素，必须积极纠正，α 受体激动剂去氧肾上腺素提升血压的同时不引起 CBF 降低，是较为合适的选择。

葡萄糖在缺氧状态下会引起乳酸性酸中毒，加速脑细胞坏死，所以必须积极防治 TBI 患者的高血糖状态，可以通过输入含胰岛素的葡萄糖液调控血糖。对于将血糖控制到何种程度尚无定论，目前一般认为应将其维持 5.6~10.0mmol/L 的范围内。治疗期间应加强血糖监测，随时调整胰岛素用量，避免血糖过低。

应积极地采取防治措施预防 TBI 后惊厥。苯二氮䓬类药、巴比妥类药、依托咪酯和丙泊酚等都可快速处理惊厥，需长期抗惊厥治疗时考虑苯妥英钠等。

目前认为 TBI 后药物的脑保护作用是十分有限的，我们更应该将治疗的重点放在维持足够的

CPP、合理使用过度通气、积极控制血糖、避免体温升高和惊厥等生理治疗上。

二、幕上肿瘤手术麻醉

幕上肿瘤主要是指小脑幕以上所包含的所有脑组织中所生长的肿瘤。其包含范围广泛，肿瘤性质繁杂，更因累及多个功能区而具有其独特的病理生理特性。其不同的病种和病变位置，临床症状多样，麻醉的特点与要求也有所不同。

（一）幕上肿瘤的特点概述

1. 幕上肿瘤的定位及其特性　幕上肿瘤以胶质瘤最多、脑膜瘤次之，再次为神经纤维瘤、脑血管畸形、脑转移瘤等。幕上肿瘤包括位于额叶、颞叶、顶叶、枕叶、中央区、丘脑、脑室内和鞍区的广泛部位的肿瘤。其位置不同，临床表现各异。额叶肿瘤发生率居幕上肿瘤的首位，临床表现有精神症状、无先兆的癫痫大发作、运动性失语、强握反射和摸索运动、尿失禁等。颞叶肿瘤临床上表现为视野改变、有先兆（如幻嗅、幻视、恐惧）、精神运动型癫痫发作、命名性失语等。顶叶肿瘤主要表现为对侧半身的感觉障碍，失用症、失读症、局限性癫痫发作。枕叶肿瘤常可累及顶叶和颞叶后部，主要表现为视觉障碍（视野缺损、弱视）、幻视及失认症。中央区肿瘤指中央前回、中央后回区的肿瘤，临床表现运动障碍，病变对侧上、下肢不同程度的瘫痪、温、痛、触觉障碍，局灶性癫痫。丘脑部肿瘤临床表现颅压增高、精神障碍、“三偏”症（偏瘫、偏身感觉减退、同向性偏盲）。脑室内肿瘤可无症状，影响脑脊液循环可产生 ICP 增高。

2. 幕上肿瘤的病理生理　幕上肿瘤能引起颅腔内动力学的改变。在最初病变较小、生长缓慢的时候，颅腔内容积的增加可以通过脑脊液（CSF）的回流和邻近的脑内静脉收缩所代偿，从而阻止 ICP 的增加。当病变继续扩张，代偿机制耗竭，肿瘤大小的增加将导致 ICP 的急剧升高，脑组织中线结构移位。ICP 的增加可进而导致脑缺血和脑疝。

幕上肿瘤临床表现主要包括局灶性症状和 ICP 升高症状两大类。麻醉科医师要掌握麻醉及药物对 ICP、脑灌注压、脑代谢的影响，避免发生继发性脑损伤的因素（表 64-2）。同时，关注可能出现的一些特殊问题，如颅内出血、癫痫、空气栓塞等。麻醉中还要综合考虑同时伴随的其他疾病，如心、肺、肝、肾疾病；副肿瘤综合征伴转移癌；放化疗等对手术和麻醉可能造成的影响。

表 64-2　引起继发性脑损伤的因素

颅内因素	全身因素
ICP 增加	高碳酸血症 / 低氧血症
癫痫	低血压 / 高血压
脑血管痉挛	低血糖 / 高血糖
脑疝：大脑镰疝，小脑幕切迹疝，枕骨大孔疝，手术切口疝	心输出量过低
中线移位：脑血管的撕裂伤	低渗透压
	寒战 / 发热

3. 麻醉对 ICP、脑灌注压、脑代谢的影响　麻醉（药物与非药物因素）易导致颅内外生理状态的改变（如颅内顺应性，颅内疾病，颅内血容量），而麻醉操作、麻醉药物和通气方式等都对 ICP、CPP、脑代谢产生影响，并直接关系到疾病的转归。

（1）麻醉操作：气管内插管、气管内吸引均可致 ICP 急剧升高。

（2）静脉麻醉药：多数静脉麻醉药能降低 $CMRO_2$、CBF 及 ICP，维持脑血管对 CO_2 的反应。巴比妥类药、丙泊酚、依托咪酯呈剂量依赖性降低 $CMRO_2$，可引起 EEG 的暴发性抑制。静脉麻醉药降低 ICP 的程度依次为丙泊酚 > 硫喷妥钠 > 依托咪酯 > 咪达唑仑。颅内高压患者应用丙泊酚或硫喷妥钠后，对体循环的影响较大，但可使脑灌注压下降，致 CBF/$CMRO_2$ 比例下降，影响脑氧供需平衡；应用依托咪酯则无此顾忌；咪达唑仑对脑血流的影响较小。氯胺酮对脑血管具有直接扩张作用，迅速增加 CBF，升高 ICP，禁单独用于幕上肿瘤手术的麻醉。利多卡因抑制咽喉反射，降低 $CMRO_2$，防止 ICP 升高。

（3）吸入麻醉药：吸入麻醉药都可增加 CBF、降低 $CMRO_2$。常用吸入麻醉药均引起脑血管扩张、CBF 增加，从而继发 ICP 升高，其 ICP 升高的程度依次为氟烷 > 恩氟烷 > 氧化亚氮 > 地氟烷 > 异氟烷 > 七氟烷。脑血流 - 代谢耦联功能正常时，当吸入浓度 <1~1.5MAC 时，与清醒时比较脑血流降低，但 CBF 自动调节功能保存完整；当吸入浓度 >1~1.5MAC 时，CBF 呈剂量依赖性降低，CBF 自我调节功能减弱或丧失，但仍保留脑血管对 CO_2 的反应性。吸入麻醉药对 ICP 的影响取决于两个因素：①基础 ICP 水平，在基础 ICP 较低时吸入麻醉药不致引起 ICP 升高或升高较少；② $PaCO_2$ 水平，过度通气造成低碳酸血症时，吸入麻醉药 ICP

升高作用不显著；而在正常 $PaCO_2$ 水平下，等浓度吸入麻醉药可使 ICP 明显升高。

(4) 阿片类药：阿片类药可引起 CBF、$CMRO_2$ 下降。不影响脑血流 - 代谢耦联、CBF 的自动调节功能，不影响脑血管对 $PaCO_2$ 的反应性。

(5) 肌肉松弛药：肌肉松弛药虽不能直接进入血 - 脑屏障，但通过作用于外周肌肉、神经节或组胺释放而间接引起 ICP 改变。筒箭毒碱、阿曲库铵和米库氯铵有较弱的组胺释放作用，均可引起 ICP 升高。罗库溴铵、维库溴铵都不引起明显的 CBF、$CMRO_2$ 和 ICP 增加，故适合于长时间神经外科手术。去极化肌肉松弛药氯琥珀胆碱一过性的肌颤可增加 ICP，但困难气道或脑外伤快速序贯诱导时，选用氯琥珀胆碱是有效的经典方法。罗库溴铵起效快，也可作为快速序贯诱导的选择用药。

4. 控制颅内高压、减轻脑水肿　脱水治疗是降低 ICP，治疗脑水肿的主要方法。脱水治疗可减轻脑水肿，缩小脑体积，改善脑供血和供氧情况，防止和阻断 ICP 恶性循环的形成和发展，尤其是在脑疝前驱期或已发生脑疝时，正确应用脱水药物常是抢救成败的关键。常用脱水药物有渗透性脱水药和利尿药两大类，低温、激素等也用于围手术期脑水肿的防治。

6

(1) 渗透性脱水药物：高渗性药物进入机体后一般不被机体代谢，又不易从毛细血管进入组织，可使血浆渗透压迅速提高。由于血 - 脑屏障作用，药物在血液与脑组织内形成渗透压梯度，使脑组织的水分移向血浆，再经肾脏排出体外而产生脱水作用。另外，因血浆渗透压增高还能增加血容量，同时增加肾血流量，导致肾小球滤过率增加。因药物在肾小管中几乎不被重吸收，因而增加肾小管内渗透压，从而抑制水分及部分电解质的回收产生利尿作用，可减轻脑水肿，降低 ICP。常用药物有 20% 的甘露醇、山梨醇、甘油、高渗葡萄糖等。20% 甘露醇 0.5~1.0g/kg，于 30 分钟内滴完，每 4~6 小时可重复给药。

(2) 利尿脱水药：此类药物通过抑制肾小管对氯和钠离子的再吸收产生利尿作用，导致血液浓缩，渗透压增高，从而间接地使脑组织脱水，ICP 降低。此类药物利尿作用较强，但脱水作用不及甘露醇，降 ICP 作用较弱，且易引起电解质紊乱，一般与渗透性脱水药同时使用，可增加脱水作用并减少渗透性脱水药的用量。常用药物有呋塞米等。

(3) 过度通气：过度通气造成呼吸性碱中毒，使脑血管收缩、脑血容量减少而降低 ICP。ICP 平稳后，应在 6~12 小时内缓慢停止过度换气，突然终止可引起血管扩张和 ICP 反跳性增高。过度通气的靶目标是使 $PaCO_2$ 在 30~35mmHg 间波动。

(4) 糖皮质激素：糖皮质激素亦有降低 ICP 的作用，对血管源性脑水肿疗效较好，但不应作为颅内高压治疗的常规用药。糖皮质激素降低 ICP 主要是通过减少血 - 脑屏障的通透性、减少脑脊液生成、稳定溶酶体膜、抗氧自由基及钙通道阻滞等作用来实现。

（二）幕上肿瘤手术的麻醉

1. 麻醉前评估　幕上肿瘤患者的麻醉前评估与其他患者相类似，需要特别注意进行神经系统的评估。根据患者的全身一般情况、神经系统功能状态、手术方式制订麻醉计划。

(1) 术前神经功能评估：神经功能评估包括 ICP 的升高程度、颅内顺应性和自动调节能力的损害程度、在脑缺血和神经性损害发生之前 ICP 和 CBF 的稳态的自动调节能力，评估已经存在的永久性和可恢复的神经损害。术前详细了解患者病史、体格检查及相关的影像学检查，了解采用的手术体位、手术入路和手术计划，进行术前讨论。

病史：头痛、恶心、呕吐、视觉模糊等颅内压升高表现；癫痫发作及意识障碍、偏瘫、感觉障碍等神经功能缺失表现等；脱水利尿药、类固醇类药、抗癫痫类药用药史。

体格检查：包括意识水平、瞳孔、GCS 昏迷评分、脑水肿、Cushing 反应（高血压、心动过缓）等；脱水状态评估。

影像学检查：包括肿瘤的大小和部位，如肿瘤位于功能区还是非功能区？是否靠近大血管？与重要神经的毗邻关系；颅内占位效应，如中线是否移位，脑室受压，小脑幕切迹疝，脑干周围有脑脊液的浸润，脑水肿等。

(2) 制订麻醉方案：麻醉方案制订应考虑以下要点：①维持血流动力学的稳定，维持 CPP；②避免增加 ICP 的技术和药物；③建立足够的血管通路，用于监测和必要时输入血管活性药物等；④必要的监测，颅外监测（心血管系统的监测）；颅内监测（局部和整体脑内环境的监测）；⑤创造清晰的手术视野，配合术中诱发电位等神经功能监测；⑥决定麻醉方式：根据肿瘤部位特点和手术要求，决定麻醉方法；语言功能区肿瘤必要时采用术中唤醒方法。

2. 麻醉前用药　垂体肾上腺轴或垂体甲状腺轴抑制的患者继续激素治疗，术前服用抗癫痫药、抗高血压药或其他心血管系统用药应持续至术前。麻醉前用药包括镇静药咪达唑仑、抗胆碱能药物，如阿托品或长托宁；H_2 受体阻滞剂或质子泵抑制剂。

3. 开放血管通路　开放两条或两条以上外周血管通路。必要时进行中心静脉穿刺。中心静脉穿刺可选用股静脉或颈内静脉。注意体位对中心静脉回流的影响，保持静脉通路的通畅，避免脑静脉血液回流受阻继而升高 ICP。

4. 麻醉诱导　麻醉诱导方案的选择以不增加 ICP，保持血流动力学的稳定为前提（表 64-3）。

表 64-3　推荐的麻醉诱导方案

- 充分镇静，开放动静脉通路
- 心电图，脉搏氧饱和度，无创血压监测，直接动脉压、呼气末 CO_2 监测
- 预先充氧，随后给予芬太尼 1~2μg/kg（或阿芬太尼，舒芬太尼，瑞芬太尼）；2% 利多卡因 1.0~1.5mg/kg；丙泊酚 1.25~2.5mg/kg，或依托咪酯 0.4~0.6mg/kg；非去极化肌肉松弛药
- 根据患者状态，适度追加 β 受体阻滞剂或降压药
- 控制通气（$PaCO_2$ 维持于 35mmHg 左右）
- 气管内插管
- 上头架前，0.5% 罗哌卡因局部浸润麻醉，或追加镇痛药（单次静脉注射芬太尼 1~3μg/kg 或舒芬太尼 0.1~0.2μg/kg，瑞芬太尼 0.25~0.5μg/kg）
- 适当的头位，避免颈静脉受到压迫

上头架时疼痛刺激最强。充分镇痛、加深麻醉和局部麻醉浸润可有效抑制血流动力学的波动。固定好气管导管，以防意外脱管或因导管活动引起的气道损伤。保护双眼以防角膜损伤。轻度头高位以利于静脉回流；膝部屈曲以减轻对背部的牵拉。避免头颈侧过度的屈曲 / 牵拉（确保下颌与最近的骨性标志间距大于 2 横指）。过度牵拉头部易诱发四肢轻瘫、面部和口咽部严重水肿，导致术后拔管延迟。

5. 麻醉维持　麻醉维持的基本原则在于维持血流动力学稳定，维持 CPP，避免升高 ICP；通过降低 $CMRO_2$、CBF 来降低脑部张力；麻醉方案确保患者安全的同时，可进行神经功能监测（表 64-4）。

表 64-4　推荐的麻醉维持方案

无电生理功能监测	电生理功能监测
• 丙泊酚或七氟烷 1.5%~2.5%，或异氟烷 1%~2%	• 丙泊酚
• 镇痛药：芬太尼，或阿芬太尼，舒芬太尼，瑞芬太尼	• 镇痛药：瑞芬太尼 0.2~0.3μg/(kg·min)
• 间断给予非去极化肌肉松弛药	• 不给予肌肉松弛药
• 体位：头高位，颈静脉回流通畅	
• 维持足够的血容量	

（1）吸入全身麻醉：适用于不伴有脑缺血，颅内顺应性下降或脑水肿患者；早期轻度过度通气；吸入麻醉药浓度 <1.5MAC；避免与 N_2O 合用。在术中进行电生理功能监测时，吸入麻醉药的浓度应 <0.5MAC 时，对皮质体感诱发电位影响小。

（2）全凭静脉麻醉：全凭静脉麻醉可控性强，维护 CBF-$CMRO_2$ 耦联，降低 CBF、ICP，减轻脑水肿，适用于颅内顺应性下降、ICP 升高、脑水肿以及术中进行电生理监测患者。常用药物选择以丙泊酚、瑞芬太尼、舒芬太尼为主。

6. 液体治疗和血液保护　液体治疗目标在于维持正常的血容量、血管张力、血糖，维持血细胞比容约 30%，轻度高渗（术毕 <320mOsm/L）。避免输注含糖的溶液，可选择乳酸林格液（低渗）或 6% 羟乙基淀粉。预计大量出血的患者进行血液回收，对切除的肿瘤为良性的患者可以将回收的血液清洗回输给患者。根据出血量、速度及血红蛋白水平及凝血功能决定异体红细胞和异体血浆的输注，维持凝血功能和血细胞比容。

7. 麻醉苏醒　麻醉苏醒期维持颅内或颅外稳态，避免诱发脑出血和影响 ICP、CBF 的因素，如咳嗽，气管内吸引，呼吸机对抗，高血压等。苏醒期患者应表现安静，合作，能服从指令。根据回顾性研究证实，影响术后并发症的主要因素包括：肿瘤严重程度评分（肿瘤位置、大小、中线移位程度）、术中失血量及输液量、手术时间 >7 小时和术后呼吸机机械通气。因此，呼吸恢复和术中维持情况对麻醉苏醒期尤为重要。

术前意识状态良好，心血管系统稳定，体温正常，氧合良好，手术范围不大，无重要脑组织的损伤，不涉及后组脑神经（Ⅸ~Ⅻ）的颅后窝手术，无大的动静脉畸形未切除（避免术后恶性水肿）的情况下，可以早期苏醒。

在持续使用超短效镇痛药(如瑞芬太尼)或吸入麻醉药时,停药前注意镇痛药的衔接。在术毕前追加长效镇痛药,芬太尼或舒芬太尼,或者曲马多,待患者呼吸及反射恢复后拔出气管导管。

神经外科手术的术后镇痛对于避免患者躁动、减轻痛苦有着重要的意义,可以选择多模式镇痛的方式。在头皮神经阻滞及局部切口浸润麻醉的基础上,以阿片类药物为主,根据患者一般状态和不同手术入路可采用不同的配方。应注意药物用量以避免影响患者的意识水平和神经功能评估。

三、颅内动脉瘤手术麻醉

在脑卒中的病例中,约 15%~20% 是脑出血性疾病。动脉瘤是造成自发性蛛网膜下腔出血(subarachnoid hemorrhage,SAH)的首要原因,约 75%~85% 的 SAH 是由于颅内动脉瘤破裂引起,其中 20% 存在多发性动脉瘤。

颅内动脉瘤好发于颅内大血管的分叉处,表现为血管壁的囊性扩张。据估算动脉瘤患病率为 2 000/10 万人。国际研究的最新报道称,动脉瘤破裂的发生率很低,每年动脉瘤破裂所致的 SAH 发病率为 12/10 万人。SAH 的危险随着年龄的增加而升高,主要发病患者群集中在 30~60 岁,平均初发年龄 55 岁,女性居多,男女比例为 1∶1.6。在首都医科大学附属北京天坛医院近年的麻醉记录中,30 至 60 岁的患者占到了 80%,最小 11 岁,最大 76 岁。

6

(一) 动脉瘤病理特点

与颅内动脉瘤相关的疾病包括常染色体显性遗传的多囊肾病、纤维肌性发育不良、马方综合征、Ⅳ型 Ehlers-Danlos 综合征(遗传性皮肤和关节可过度伸展的综合征)和脑动静脉畸形。估计在常染色体显性遗传的多囊肾病患者中,5%~40% 有颅内动脉瘤,10%~30% 有多发性动脉瘤。

颅内动脉瘤多发生在血管分叉处或 Willis 环周围。大约 90% 的颅内动脉瘤位于前循环,常见部位是大脑前动脉与前交通动脉分叉处,颈内动脉与后交通分叉处,大脑中动脉两分叉处或三分叉处。后循环动脉瘤的常见位置包括椎动脉与基底动脉分叉处,椎动脉与大脑后动脉分叉处及基底动脉顶部。

动脉瘤多数是囊状或浆果型的,少数是感染性动脉瘤、外伤性动脉瘤、夹层动脉瘤、梭形动脉瘤或肿瘤相关性动脉瘤。根据动脉瘤直径的大小可将动脉瘤分为小动脉瘤(<0.5cm)、中等动脉瘤(0.5~1.5cm)、大动脉瘤(1.5~2.5cm)、巨大动脉瘤(>2.5cm)。

(二) 动脉瘤病理生理学特点

动脉瘤破裂时,动脉与蛛网膜下腔相交通,导致局部 ICP 与血压相等,引起突然剧烈的头痛和短暂的意识丧失。血液流入蛛网膜下腔导致脑膜炎、头痛及脑积水。神经受损表现为意识障碍及局灶神经系统定位体征。单纯的脑神经麻痹可能为原发性损伤所致的神经失用症。

动脉瘤首次破裂出血时会有约 1/3 的患者死亡或出现严重的残疾,在幸存者中仅有 1/3 的患者神经功能恢复正常。虽然有经验的外科医师手术死亡率低于 10%,但再出血及脑血管痉挛等非手术相关并发症仍会很严重。

SAH 会引起广泛交感兴奋,导致高血压,心功能异常,心电图 ST 段改变,心律失常及神经源性肺水肿。SAH 后患者常由于卧床休息及处于应激状态而引起血容量不足。常出现电解质紊乱如低钠血症、低钾血症及低钙血症,并需及时纠正。大约有 30% 的患者出现低钠血症,可能由脑盐耗综合征(CSWS)或抗利尿激素分泌异常综合征(SIADH)引起。

对于曾有过 SAH 和正处在 SAH 恢复期的脑动脉瘤患者麻醉处理稍有不同。SAH 患者可能会发生多种并发症,包括心功能不全、神经源性或心源性肺水肿、脑积水,以及动脉瘤再出血,其中动脉瘤再出血是最严重的并发症。动脉瘤破裂后最初两周内未行手术者再出血的发生率为 30%~50%,而死亡率大于 50%。

脑血管痉挛(cerebrovascular spasm,CVS)仍是 SAH 患者致残致死的主要原因。脑血管造影显示 60% 的患者出现血管痉挛,但仅有 50% 的患者有临床症状,表现为逐渐加重的意识障碍(为全脑血流灌注不足的表现),随后出现局灶神经定位体征。这与 SAH 的量、部位以及患者的临床分级有关。目前为止确切的病因仍未知晓,但可能与氧合血红蛋白及其代谢产物有关。经颅多普勒是床旁诊断 CVS 的有效辅助检查方法。CVS 时脑血流速度大于 120cm/s,随 CVS 加重脑血流速降低。尼莫地平是治疗及预防 CVS 的有效药物。血管造影表明尼莫地平并未缓解血管痉挛,可能源于其脑保护作用。目前,治疗措施包括高血容量、高血压、高度血液稀释疗法(3H疗法)。这种方法的目的是提高心输出量、改善血液流变性及增加脑灌注压(CPP)。大约有70%的患者可通过3H疗法逆转CVS所致的缺血性神经功能缺损。

(三)动脉瘤的治疗

动脉瘤破裂后血液流入蛛网膜下腔,导致剧烈头痛、局部神经功能障碍、嗜睡和昏迷。出血后幸存的患者,应进行手术或者血管内介入治疗避免再出血。此外,对于意外发现脑动脉瘤的患者,应采取干预措施以减少SAH的风险,包括开颅动脉瘤夹闭术和血管内栓塞术。

1. 治疗原则　从未破裂的小动脉瘤(<0.5cm)发生破裂出血的概率很低(每年0.05%~1%),可以通过定期影像学检查监测变化。已破裂出血动脉瘤再次出血的概率是上述情况的10倍,应进行治疗。目前主要有两种治疗方法,开颅动脉瘤夹闭术及血管内弹簧圈栓塞术。动脉瘤颈夹闭术是过去50年直至目前治疗动脉瘤的"金标准"。

GCS和Hunt-Hess分级(表64-5)是评估患者的神经功能的常用指标。Hunt-Hess分级与患者预后相关度极高。术前分级为Ⅰ~Ⅱ级的患者经手术治疗,其预后明显好于分级较高的患者。动脉瘤手术的最佳时间取决于患者的临床状态及其他相关因素(表64-6)。临床状态良好的患者应早期手术(即SAH后48~96小时之内)。早期手术时手术致残率增加,而血管痉挛和再出血的发生率要明显降低。而对困难部位的大动脉瘤及临床状态较差的患者应延迟手术(即SAH后10~14天)。目前,血管内介入治疗在动脉瘤治疗中占据了很高比例,一些患者可能在脑血管造影术后立即进行血管内弹簧圈栓塞治疗,对于那些有全身并发症或Hunt-Hess分级较高的患者,这种创伤小的治疗方法更适合。

表64-5　SAH的Hunt-Hess分级

评分	描述
0级	动脉瘤未破裂
1级	无症状,或轻度头痛,轻度颈项强直
2级	中等至重度头痛,颈项强直,除脑神经麻痹无其他神经功能损害
3级	嗜睡或谵妄,轻度定向障碍
4级	昏迷,中等至重度偏瘫
5级	深昏迷,去脑强直,濒死表现

表64-6　世界神经外科医师联盟(WFNS)委员会的SAH分级

WFNS分级	GCS评分	运动障碍
Ⅰ	15	无
Ⅱ	14~13	无
Ⅲ	14~13	有
Ⅳ	12~7	有或无
Ⅴ	6~3	有或无

2. 内科治疗　安静、卧床。降低ICP,调控血压,预防CVS,纠正低钠血症,改善全身状况,适当镇静、止吐,预防再出血。

3. 血管内介入治疗　神经介入医师通过动脉导管到达动脉瘤病变部位,填入弹簧圈栓塞动脉瘤。血管内治疗需要选择适合栓塞的动脉瘤,弹簧圈一旦植入就能稳定下来。随着医疗技术的进步,如在载瘤动脉邻近动脉瘤的部位植入支架,扩大了适合进行血管内治疗的动脉瘤的范围。

介入手术创伤小,但是它与开颅手术具有同样严重的并发症,包括再出血、卒中和血管破裂。尽管介入手术的刺激特别小,但仍需要全身麻醉。应该尽量避免喉镜置入时的高血压反应及术中患者的任何体动,避免影响弹簧圈在血管内的植入。应该避免过度通气,因为过度通气将减少CBF,使弹簧圈更难到达动脉瘤病变区域。手术中常规使用肝素,其目的是减少与动脉导管相关的血栓栓塞并发症的危险。应准备好鱼精蛋白,以备动脉瘤破裂或发生渗漏时使用。当神经介入治疗失败后应该迅速转移到手术室进行开颅手术。

4. 外科治疗　开颅手术治疗包括动脉瘤夹闭术、载瘤动脉夹闭及动脉瘤孤立术、动脉瘤包裹术等。

(四)颅内动脉瘤的麻醉

颅内动脉瘤麻醉管理的目标是控制动脉瘤的跨壁压力差,同时保证足够的脑灌注及氧供并避免ICP的急剧变化。另外还应保证术野暴露充分,使脑松弛,因为在手术早期往往出现脑张力增加及水肿。动脉瘤跨壁压力差(TMP)等于瘤内压(动脉压)减去瘤外周压。在保证足够脑灌注压的情况下而不使动脉瘤破裂。在动脉瘤夹闭前,血压不应超过术前值。SAH分级高的患者ICP往往增高。另外,脑血肿、脑积水及巨大动脉瘤也会使ICP增高。在硬膜剪开之前应缓慢降颅压,因为ICP迅

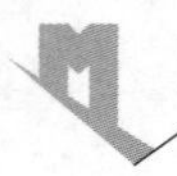

速下降会使动脉瘤 TMP 急剧升高。

1. 术前准备 脑动脉瘤的内科治疗包括控制继续出血、防治 CVS 等。治疗方案要根据患者的临床状态而定。包括降低 ICP，控制高血压，预防治疗癫痫，镇静、止吐，控制精神症状。SAH 患者可出现水及电解质紊乱、心律失常、血容量不足等，术前应予纠正。除完成相关的脑部影像学检查，术前准备需要完善的检查包括，血常规，心电图，胸部 X 线片，凝血功能，血电解质，肝、肾功能，血糖等。完成交叉配血试验，对于手术难度大或巨大动脉瘤，应准备足够的血源，并备自体血回收装置。一些患者 ECG 会显示心肌缺血，高度怀疑心肌损害的患者可以行血清心肌酶和超声心动图检查，必要时请相关科室会诊。

2. 麻醉前用药 对于高度紧张的患者可适当应用镇静剂，但应结合患者具体情况而定，尤其对于有呼吸系统并发症的患者。术前抗胆碱药物的选择要根据患者心率等情况决定，除非患者心动过缓，一般不选择阿托品，因其可使心率过快，增加心脏负担。

3. 麻醉监测 常规监测包括心电图、直接动脉压、脉搏氧饱和度、呼气末二氧化碳分压、经食管核心体温监测、尿量等。对于临床分级差的患者，最好在麻醉诱导前进行直接动脉压监测，明显的心脏疾病需要监测中心静脉压。出血较多者，进行血细胞比容、电解质、血气分析的检查，指导输血、治疗。有些患者需要监测脑电图、体感或运动诱发电位。但至今无前瞻性临床试验表明神经功能监测的有效性。

4. 麻醉诱导 麻醉诱导应力求血流动力学平稳，由于置喉镜、插管、摆体位及上头架等操作的刺激非常强，易引起血压升高而使动脉瘤有破裂的危险。因此在这些操作之前应保证有足够的麻醉深度、良好的肌松，并且血压应控制在合适的范围。对于老年患者或体质较差者可以选择依托咪酯，为防止出现肌阵挛，可预先静脉注射小剂量咪达唑仑或瑞芬太尼。丙泊酚具有诱导迅速平稳、降低 CBF、ICP 和 $CMRO_2$、不干扰脑血管自动调节和 CO_2 反应性等特点，是目前诱导用药的首选。选择起效较快的非去极化肌肉松弛药，如罗库溴铵可以迅速完成气管插管。另外在上头钉的部位行局部浸润麻醉是一种简单有效的减轻血流动力学波动的方法。若 ICP 明显升高或监测体感诱发电位时宜选用全凭静脉麻醉。

5. 麻醉维持 麻醉维持原则是保持正常脑灌注压；防治脑缺氧和水肿；降低跨壁压。保证足够的脑松弛，为术者提供良好的手术条件。同时兼顾电生理监测的需要。

全身麻醉诱导后不同阶段的刺激强度差异可导致患者的血压波动，在摆体位、上头架、切皮、去骨片、缝皮这些操作时，应保持足够的麻醉深度。切皮前用长效局部麻醉药行切口部位的局部浸润麻醉。术中如不需要电生理监测，静吸复合麻醉可以达到满意的麻醉效果。

减小脑容积可以使术野暴露更充分，使脑松弛，为夹闭动脉瘤提供便利。为了保持良好的脑松弛度，术前腰穿置管用于术中脑脊液引流是动脉瘤手术较常用的方法，术中应与术者保持良好沟通，观察引流量，及时打开或停止引流。为避免脑的移位及血流动力学改变，引流应缓慢，并需控制引流量。维持 $PaCO_2$ 在 30~35mmHg 有利于防止脑肿胀。也可以通过静脉注射甘露醇 0.5~1g/kg 或合用呋塞米（10~20mg，静脉注射）使脑容积减小。甘露醇的作用高峰在静脉注射后 20~30 分钟，判断其效果的标准是脑松弛度而非尿量。甘露醇增加脑血流量，降低脑组织含水量。早期 ICP 降低可能说明脑血管代偿性收缩以使脑血流恢复正常。

术中合理使用糖皮质激素及甘露醇，预防脑水肿，使用抗癫痫药物预防术后癫痫发作。

6. 麻醉恢复和苏醒 在无拔管禁忌的患者，术后早期苏醒有利于进行神经系统评估，便于进一步的诊断治疗。苏醒期常出现高血压。轻度高血压可以提高脑灌注，这对预防 CVS 有益。血压比术前基础值增高 20%~30% 时颅内出血的发生率增加，对有高血压病史的患者，苏醒及拔管期间可以应用心血管活性药物控制血压和心率，避免血压过高引起心脑血管并发症。术中使用短效阿片类镇痛药维持麻醉者，应在停药后及时追加镇痛药，可以选择曲马多或小剂量芬太尼、舒芬太尼等，同时应注意药物对呼吸的抑制。预防性应用适宜的止吐药也可避免手术结束后患者出现恶心、呕吐，引起高血压。对术前 Hunt-Hess 分级为 3~4 级或在术中出现并发症的患者，术后不宜立即拔管，应保留气管导管回 ICU 并行机械通气。严重的患者术后需要加强心肺及全身支持治疗。

（五）颅内动脉瘤麻醉的特殊问题

1. 诱发电位监测 大脑皮质体感诱发电位及运动诱发电位可用来监测大脑功能。通过诱发电位监测脑缺血可以指导外科操作及循环管理。进行神经生理监测时，首选全凭静脉麻醉，因为其对诱发电位描记的干扰较吸入麻醉小。运动诱发电位监测要求不使用肌肉松弛药，目前多联合应用丙泊酚和瑞芬太尼静脉麻醉，既能满足监测需要，也能很好抑制呼吸以维持机械通气。

2. 术中造影　为提高手术质量，确保动脉瘤夹闭的彻底，术中造影是最有效的方法。动脉置管术中造影需在手术开始前放置导管，使手术时间延长，对患者创伤较大。术中吲哚菁绿荧光血管造影使显微手术操作和荧光血管造影可以同时进行。该技术一经出现，即在神经外科领域得到迅速推广。能在术中判断动脉瘤是否完全夹闭，载瘤动脉及其分支血管是否通畅等，通常术者在造影后 1 分钟以内即能做出判断。在荧光剂注射后会出现部分患者几秒钟的脉搏血氧饱和度降低。少数患者可能出现对吲哚菁绿的过敏反应，应予以注意。

3. 载瘤动脉临时阻断术　在处理巨大动脉瘤或复杂动脉瘤时，为减少出血，便于分离瘤体，常会使用包括对载瘤动脉近端夹闭在内的临时阻断技术，阻断前应保持血压在 120~130mmHg 左右，以最大限度保证脑供血。

4. 预防脑血管痉挛　动脉瘤破裂 SAH 后，30%~50% 的患者可出现 CVS，手术后发生率更高。预防措施包括维持正常的血压，避免血容量不足，围手术期静脉注射尼莫地平，动脉瘤夹闭后，局部使用罂粟碱或尼莫地平浸泡等。

5. 控制性降压　降低动脉瘤供血动脉的灌注压可以减小动脉瘤壁的压力并使手术时夹闭动脉瘤更易操作。另外，如果动脉瘤破裂会更易止血。但是目前，随着神经外科医师技术的提高，以往常用的控制性降压技术目前不再常规使用。低血压虽然有助于夹闭动脉瘤，但可能破坏脑灌注，尤其是在容量不足情况下，使 CVS 发生率增加导致预后不良。大多数神经外科医师通过暂时夹闭动脉瘤邻近的供血动脉的方法达到“局部降低血压”的效果。有些是 3~5 分钟短期多次夹闭，但另外一些医师发现多次夹闭可能会损伤血管而采用 5~10 分钟的时间段。血压应保持在正常范围或稍高于正常水平以增大其他部位的血流量。但应避免暂时夹闭后尚未处理的动脉瘤直接处于血压过高的状态。

6. 术中动脉瘤破裂　术中一旦发生动脉瘤破裂，必须迅速补充血容量，可采用短暂控制性降压，以减少出血。如短时间内大量出血，会使血压急剧下降，此时可适当减浅麻醉，快速补液，输血首先选择术野回收的红细胞，其次可以适当补充异体红细胞及新鲜血浆。如血压过低可以使用血管收缩药维持血压。出血汹涌时可以采用两个负压吸引器同时回收血液，注意肝素的滴速，避免回收血凝固，回收的红细胞可加压输注。已有的大量病例证实，术野自体血液回收是挽救大出血患者生命的有力措施，术前应做好充分准备。

7. 低温　低温麻醉会使麻醉药代谢降低，苏醒延迟，增加术后心肌缺血、伤口感染及寒战发生率。在研究中采用低温麻醉实施动脉瘤夹闭术并未发现有益。

四、颈动脉内膜剥脱术的麻醉

近年来，脑血管疾病和脑卒中是仅次于心脏病和肿瘤的第三大死亡原因。有报道，30%~60% 的缺血性脑血管病的发生归因于颈动脉狭窄。颈动脉内膜剥脱术（carotid endarterectomy，CEA）作为治疗颈动脉狭窄的金标准一直沿用至今。颈动脉狭窄通常是由于动脉硬化性疾病引起，患者在围手术期存在各种并发症，最重要的是源于心脑血管的并发症。因此，麻醉科医师要了解相关知识，重点考虑对于患者理想的围手术期管理，包括患者的选择，麻醉技术、脑功能监测和脑保护。

（一）CEA 手术适应证和禁忌证

1. 手术适应证

（1）短暂性脑缺血发作（TIA）：①多发 TIA，相关颈动脉狭窄；②单次 TIA，相关颈动脉狭窄 ≥ 70%；③颈动脉软性粥样硬化斑或有溃疡形成；④抗血小板治疗无效；⑤术者以往对此类患者手术的严重并发症（卒中和死亡）率 <6%。

（2）轻、中度卒中：相关颈动脉狭窄。

（3）无症状颈动脉狭窄：①狭窄 ≥ 70%；②软性粥样硬化斑或有溃疡形成；③术者以往对此类患者手术的严重并发症率 <3%。

2. 手术禁忌证

（1）重度卒中，伴意识改变和 / 或严重功能障碍。

（2）脑梗死急性期。

（3）颈动脉闭塞，且闭塞远端颈内动脉不显影。

（4）持久性神经功能缺失。

（5）6 个月内有心肌梗死，或有难以控制的严重高血压、心力衰竭。

（6）全身情况差，不能耐受手术。

3. 手术时机

(1) 择期手术：①短暂性脑缺血发作；②无症状性狭窄；③卒中后稳定期。

(2) 延期手术：①轻、中度急性卒中；②症状波动的卒中。

(3) 急诊(或尽早)手术：①颈动脉重度狭窄伴血流延迟；②颈动脉狭窄伴血栓形成；③ TIA 频繁发作；④颈部杂音突然消失。一旦发现异常 EEG 或任何神经功能改变的征兆，必须立即进行干预，以防发生永久性脑损伤。

(二) 术前评估及准备

1. 病史

(1) 了解患者既往脑梗死面积、时间等，病变部位和程度、对侧颈动脉病变和 Willis 环是否完整。

(2) 患者心肺功能、手术耐受性等。近期脑梗死发作、冠状动脉供血不足、慢性阻塞性肺疾病、双侧颈内动脉严重狭窄、对侧颈内动脉闭塞、颈动脉分叉位置高和 Willis 环不完整被认为是颈动脉手术的高危患者。

2. 术前检查

(1) 心脏超声检查：动脉硬化病变具有全身性、进行性加重的特点。CEA 患者常患有冠状动脉硬化性心脏病，也是患者早期和晚期死亡的首要原因。

(2) 肺功能检查。

(3) 双侧颈动脉多普勒超声。

(4) CTA、DSA 和 Willis 环检查明确诊断和评估手术风险和疗效。

3. 增加手术风险的因素

(1) 内科危险因素：如心绞痛、6 个月内心肌梗死、充血性心力衰竭、严重高血压(> 180/110mmHg)、慢性阻塞性肺疾病、年龄 > 70 岁、严重糖尿病等。

(2) 神经科危险因素：进行性神经功能缺损、术前 24 小时内新出现神经功能缺损、广泛性脑缺血、发生在术前 7 天之内的完全性脑梗死、多发脑梗死病史、不能用抗凝剂控制的频繁 TIA(逐渐增强 TIA)。

(3) 血管造影的危险因素：对侧颈内动脉闭塞、虹吸部狭窄、血栓在颈内动脉远端延伸 > 3cm 或在颈总动脉近端延伸 > 5cm、颈总动脉分叉在 C_2 水平并伴短且厚的颈部、起源于溃疡部位的软血栓、颈部放疗病史。

4. 术前准备

(1) 改善心脏功能：颈动脉狭窄的患者常伴有冠状动脉狭窄，术前检查若有严重心肌缺血，应做心血管造影，排除冠状动脉狭窄，并行介入治疗后再行 CEA，以防止术后出现心功能不全和心搏骤停，降低死亡率。心脏治疗药物服到手术当日，如无禁忌阿司匹林不停药。

(2) 控制血压和血糖：有效的抗高血压治疗可以改善脑血流，恢复脑的自动调节机制，术前宜将血压控制在理想范围，但应避免快速激烈的降压治疗，否则可损伤脑的侧支循环，加重脑局部缺血。

(三) 麻醉方法

CEA 术麻醉管理原则在于保护心、脑等重要器官不遭受缺血性损害，维护全身及颅脑循环稳定，消除手术疼痛和缓解应激反应。保证患者术毕清醒以便进行神经学检查。CEA 术可以在全身麻醉、区域阻滞或局部浸润麻醉下进行。

1. 区域麻醉 颈动脉剥脱术的麻醉需要阻滞 $C_{2\sim4}$ 的神经根。有报道应用颈部硬膜外阻滞及局部浸润麻醉，但最主要的麻醉方法是颈浅丛及颈深丛阻滞，可以单独或联合应用。此种麻醉方法的优点在于：可实时对清醒患者的神经功能进行连续评估，避免昂贵的脑监测，减少对分流术的需要，血压更稳定，减少血管收缩药物的应用；降低住院费用等。

颈深丛及浅丛阻滞是内膜剥脱术最常用的的区域麻醉。沿胸锁乳突肌后缘中点注射局部麻醉药以阻滞颈浅丛。颈深丛阻滞是在椎旁对 $C_{2\sim4}$ 的横突部位注入局部麻醉药进行神经根阻滞。有大约一半的患者出现膈神经阻滞。若阻断星状神经节或喉返神经则可能分别出现 Horner 综合征或声带麻痹。若局部麻醉药误入血管则可能导致癫痫发作。也有误入硬膜外或蛛网膜下腔的报道。

许多前瞻性随机试验已经证实颈浅丛及颈深丛麻醉均可阻滞 $C_{2\sim4}$ 的皮区，但仍需术者在术区行局部麻醉。对 7 558 位行颈深丛阻滞的患者及 2 533 位行颈浅丛阻滞的患者进行 Meta 分析显示这两种方法的并发症均很少。两组严重并发症(如卒中、死亡、颈部血肿、心肺相关并发症等)的发生率(颈深丛与颈浅丛阻滞分别为 4.72% 和 4.18%，P>0.05)基本相同。阻滞相关并发症仅在颈深丛组进行研究，包括误入血管及呼吸抑制，后者可能由膈神经或喉返神经阻滞引起。阻滞失败或患者紧张时可改为全身麻醉。

颈丛阻滞应尽量选择作用时间长且毒性小的局部麻醉药，如左旋布比卡因和罗哌卡因。区域阻滞麻醉的同时小剂量多次静脉给予芬太尼 10~25μg

和/或咪达唑仑 0.5~2mg 予以镇静，使患者感觉舒适并能合作。也可以选择丙泊酚 0.3~0.5mg/kg 静脉间断给予，或 1~5mg/(kg·h) 小剂量持续给药。严格控制镇静药用量以保证术中进行持续的神经功能监测。要监测患者的觉醒程度、言语以及对侧肢体力量。因术中可能出现紧急情况，应做好转为全身麻醉的一切准备。

2. 全身麻醉　全身麻醉是 CEA 术采用最多的麻醉方式，具有保持患者的舒适体位，减轻心理负担，易于控制通气，降低脑代谢，增加脑对缺氧的耐受性等优点。

全身麻醉诱导应该平稳，可应用艾司洛尔以控制喉镜和气管插管过程中的血压心率波动，丙泊酚、依托咪酯、咪达唑仑均可用于诱导，可给予阿片类药物提供镇痛。所有非去极化肌肉松弛药均可达到插管时所需的肌松，无使用琥珀胆碱禁忌。麻醉维持通常使用吸入麻醉药(异氟烷、地氟烷或七氟烷)复合静脉阿片类镇痛药。瑞芬太尼广泛用于 CEA 手术，其短时效便于控制麻醉深度，促进迅速苏醒，特别是在结合使用短效的吸入麻醉药如地氟烷和七氟烷时。全身麻醉需要在手术结束后尽早让患者清醒以进行神经功能评估。

3. 全身麻醉与区域麻醉(或局部麻醉)的比较　CEA 术可以采用全身麻醉或局部麻醉，这两种方法各有优缺点(表 64-7)。

表 64-7 颈动脉内膜剥除术全身麻醉与区域麻醉(或局部麻醉)优缺点分析

	区域麻醉(或局部麻醉)	全身麻醉
优点	患者清醒，可直接行神经功能评估	术中患者舒适
	血流动力学稳定	大多数患者适用
	术后疼痛易控制	气道管理更方便
	术中一般不需采取搭桥术	可给予脑保护药物
缺点	不适合所有的患者	术中多需要采取搭桥术
	可能需要气道管理	血流动力学不稳定
		术后恶心、呕吐

CEA 术中，若出现脑血流灌注不足，需要术中采取搭桥术，此时最好采用全身麻醉。据报道，全身麻醉时采取搭桥术大约有 19%~83%，而局部麻醉下仅为 9%~19%。全身麻醉时采取搭桥术居多，与监测脑血流灌注不足的方法有关。与局部麻醉下清醒进行神经功能评估相较，全身麻醉时的仪器监测特异性低。另外这也与全身麻醉药有关。全身麻醉时搭桥术的增多是否会使危险因素增加，目前尚未明了。局部麻醉也有其优越性，对合并有一些内科疾病的患者列为首选。

直至目前，很多研究致力于比较全身麻醉与局部麻醉对预后的影响，如术后新发卒中、心肌梗死的发生率、死亡率，但尚未发现有何不同。目前有研究进行颈部手术行全身麻醉与局部麻醉的比较，从多家医院随机选取 3 526 位行颈动脉内膜剥脱术的患者进行研究分析。两组术前并发症与危险因素相似。结果显示，与全身麻醉相比，局部麻醉术中分流及血压控制少，但是术后出现卒中、心肌梗死或死亡的发生率两组相比无差异。最终选择应决定于患者的适应能力和愿望、外科和麻醉科医师的经验和技术，以及脑灌注监测的状况。

(四) 术中管理

1. 手术相关的病理生理学改变　颈总动脉邻近组织的分离和牵拉或直接刺激颈动脉窦常引起减压反射，导致剧烈的血流动力学变化，甚至冠状动脉痉挛。颈动脉窦附近常规注射 2% 利多卡因 1~2ml 可有一定的预防作用。

(1) 过度挤压、牵拉颈动脉还可引起粥样斑块脱落，导致脑梗死。

(2) 阻断并纵形剪开颈动脉后，在颈动脉窦内分布的Ⅰ、Ⅱ型压力感受器通过舌咽神经迅速将低压信号上传至孤束核，触发中枢性缩血管效应，导致血压急剧升高。与此同时，颈动脉血氧分压迅速下降，并通过颈动脉体内的化学感受器经上述通路将低氧信号上传，从而加剧中枢性缩血管效应，导致心脏的前、后负荷增加。在此过程中，粥样硬化内膜的粗暴剥离、动脉弹性纤维层的暴露(目前认为也有神经分布)也可能促进上述感受器的兴奋，导致血压升高。

(3) 颈动脉阻断期间必须经常对区域麻醉患者进行神经系统检查，或应用 EEG 对全身麻醉患者进行监测。

2. 脑功能的监测　在术中阻断一侧颈动脉后对脑血流及脑功能的监测是避免术后卒中及死亡率的较理想方法。虽然常规采取搭桥术时可以不监测脑灌注情况，但在搭桥术时很可能会使斑块脱落而造成脑梗死。大部分医院常应用选择性搭桥术，并进行监测以发现脑灌注不足等情况。对于局部麻醉行 CEA 术的患者，监测神经功能的变化是判断脑灌注是否充足的金标准。神经功能测试简单精确，但并不是对每位患者均适用。

全身麻醉患者应用仪器进行监测，包括脑电图、诱发电位、残端压及近红外线光谱分析等。脑电图及诱发电位均依靠检测神经活性的改变而判断脑血流量是否不足。这些监测手段比较可靠并可提供相对连续的信息，但需要专业人员进行判读，由于假阳性率较高使得许多患者接受了不必要的搭桥术。经颅多普勒可检测脑内大血管的血流速度。但是目前由于专业技术人员的限制，很难有明确的标准判定脑灌注不足。残端压测量的是颈总及颈外动脉阻塞后颈内动脉远端的压力，反映了Willis环的压力。虽然残端压的测量比较简单，但连续监测就很困难。另外，近红外线光谱分析可以检测脑内血氧饱和度。这种方法简单，可以进行连续监测，并且不需要专业人员培训，但这是项新技术，且目前尚未发现是否能够检测出脑灌注不足。

（1）颈内动脉残端压（carotid artery stump pressure，CSP）：代表对侧颈动脉和椎基底动脉系统的Willis环侧支循环对患者血压的代偿情况。通常情况下，颈内动脉残端压低于50mmHg则意味着低灌注。

（2）EEG：可对皮质神经元的电活动进行持续监测，其波形的减慢和衰减常反映同侧大脑皮质的缺血。一般认为，当脑血流降至0.15ml/（g·min）以下时，大脑将发生缺血损伤，EEG也将发生改变，此时应适当提升血压；如EEG仍无改善，则应考虑放置转流管。但越来越多的证据表明，EEG监测有许多局限性，如无法监测皮质下损伤、假阳性率较高、对有脑梗死史的患者敏感性差、全身麻醉药物可影响EEG等。

（3）TCD：是目前应用最为广泛的无创脑血流监测方法，通过颞窗探头可以连续观察到大脑中动脉的血流速度变化。阻断颈动脉后应用TCD技术可连续的对Willis环的各个组成动脉进行血流监测，可弥补测颈内动脉残端压的一些不足。

（4）诱发电位：是基于感觉皮质对外周感觉神经受刺激后产生的电冲动反应。感觉皮质基本上由大脑中动脉供血，在颈动脉夹闭时有受损的危险。诱发电位振幅下降超过50%或潜伏期延长>10%，则提示有脑缺血发生，需放置转流管。但麻醉药物、低温以及低血压可以显著影响诱发电位监测结果。

（5）局部脑血流量测定：通过经静脉或同侧颈动脉内注射放射性元素氙，并在大脑中动脉供血的同侧大脑皮质区域放置探测器分析放射性衰变而获得。通常在夹闭前、夹闭时或夹闭后即刻进行测量。与脑电图的联合应用，可以获得脑缺血的脑血流量和脑电图变化并得到不同麻醉药物的临界局部脑血流量。

3. 脑保护措施　良好的脑保护措施、预防脑缺血损伤是手术成功的关键之一。

（1）手术方面在维持理想血压的前提下先试验性阻断颈动脉，测量其阻断远端血压，如血压高于50mmHg，即开始重建血管；如血压低于50mmHg，则考虑在临时旁路下行血管重建。置放临时旁路分流管能够保证术中足够的脑灌注，使患侧脑组织血供不受明显影响。但可增加血栓形成的危险。

手术中应注意充分灌洗剥脱的血管，并采取颈内与颈外动脉开放反冲，以防止残存的碎屑在血流开放后脱落引起脑栓塞。

开放前静脉注射20%甘露醇200~250ml。开放后即刻头部抬高10°~20°，减轻脑组织水肿。

血管吻合完毕后，按顺序依次开放颈总动脉、颈外动脉及其分支，最后开放颈内动脉，可以避免栓子进入颈内动脉引起缺血性脑卒中。

（2）生理方面

低温：头部温度降至34℃，可明显增加缺血期的安全性。但要注意恢复期很多患者出现寒战，从而增加心肌氧耗并促使心肌缺血的发生。并不推荐常规使用。

二氧化碳：颈动脉阻断期间诱导性高碳酸血症可扩张脑血管，改善脑缺血区域的血供，但研究表明它具有脑窃血效应，可引起对侧半球血管扩张，加重同侧脑缺血，因此目前仍主张维持$P_{ET}CO_2$在正常范围。

血糖：术中监测血糖，控制血糖在正常范围。

高血压：在缺血期间，自动调节功能被破坏，脑血流对灌注压的依赖变得更加明显。应保持正常或稍高的血压水平。

血液稀释：脑缺血期间理想的血细胞比容约为30%，对CEA患者应该避免血细胞比容过高。

（3）围手术期处理：手术前2天、术中和术后用尼莫地平0.2mg/（kg·d），以1mg/h速度静脉泵入以扩张脑血管，增加脑血供。

麻醉选择有脑保护作用的静脉麻醉药丙泊酚。丙泊酚控制性降压幅度达30%~40%时，颈静脉血氧饱和度不仅未降低，反而升高，显示了丙泊酚在脑低灌注状态时的明显的脑保护作用。

术中静脉注射地塞米松10mg，稳定细胞膜。

血管分离完毕静脉内注入肝素0.5~1mg/kg，

6

全身肝素化。

（五）术后并发症及处理

1. 脑卒中和死亡的相关危险因素　年龄 >75 岁、对侧颈动脉闭塞、颅内动脉狭窄、高血压（舒张压 >90mmHg）、有心绞痛史、糖尿病、CT 和 MRI 有相应的脑梗死灶、术前抗血小板药物用量不足等。

(1) 手术因素：内膜剥脱术后急性血栓形成造成颈动脉闭塞；内膜剥脱时脱落的栓子造成脑栓塞；术中阻断颈动脉时间过久造成脑梗死。

(2) 防治：术前合理评估高危患者；尽量减少术中脑缺血时间。

(3) 维持围手术期血压平稳。

2. 过度灌注综合征

(1) 过度灌注综合征多发生于术后 1~5 天，这是由于术前颈动脉高度狭窄，狭窄远端的大脑半球存在慢性灌注不全，大脑血管扩张以弥补血流灌注不足的影响。当严重狭窄解除后，正常或过高的血流灌注进入扩张的失去收缩调节能力的大脑半球，脑血管持续扩张，引起血浆或血液外渗，导致脑水肿或脑出血。

(2) 处理：术后严格控制高血压，最好不用脑血管扩张药，慎用抗凝及抗血小板药物，严密监测神经功能的变化。应常规给予甘露醇以减轻脑水肿。

3. 高血压　CEA 术后高血压可能与手术引起颈动脉压力感受器敏感性异常有关。积极将血压控制术前水平，收缩压理想值为 110~150mmHg，慢性严重高血压者可耐受较高血压。短效药物往往安全有效。

4. 低血压　CEA 术后低血压可能机制在于粥样斑块去除后，完整的颈动脉窦对升高的血压产生的反应。此类患者对液体疗法、血管加压药的反应较好，可以通过在颈动脉窦内注入局部麻醉药而抑制。要排除心源性休克，加大补液量，严重者给予升压药。术后需要持续监测血压、心率和氧供。

5. 血管再狭窄　血管再狭窄是常见远期并发症之一。是动脉内膜切除后的一种损伤反应，涉及平滑肌细胞、血小板、凝血因子、炎细胞和血浆蛋白之间复杂的相互作用。术后给予小剂量阿司匹林抗凝，同时治疗全身动脉粥样硬化及高血压、糖尿病等并发症有利于再狭窄的预防。

五、垂体瘤手术的麻醉

垂体腺瘤是常见的颅内肿瘤之一，约占颅内肿瘤的 8%~15%，发病率仅次于胶质瘤和脑膜瘤，占颅内肿瘤的第三位。男女比例约为 1∶2，成年人多发，青春期前发病者罕见。垂体腺瘤按照分泌激素类型可分为高功能腺瘤和无功能腺瘤，高功能腺瘤又包括生长素腺瘤、泌乳素腺瘤、皮质激素腺瘤、生殖腺瘤、甲状腺素腺瘤。有相当部分的垂体腺瘤分泌两种或两种以上的激素，有报道 68% 的生长素腺瘤同时分泌生长激素和泌乳素，仅 32% 只分泌生长激素；而 97% 的泌乳素型垂体腺瘤只单纯分泌泌乳素，不复合分泌其他激素。通常认为垂体腺瘤是良性颅内占位性病变，易复发，但垂体瘤也有恶性，如神经垂体细胞瘤，非常少见。

（一）垂体腺瘤的临床表现

在垂体腺瘤早期，往往因为肿瘤较小，临床上没有任何颅内占位症状，仅出现内分泌改变症状，常被患者忽视。随着瘤体的增大，内分泌改变症状凸显，主要表现：①垂体本身受压症群，造成其他垂体促激素的减少和相应周围靶腺体的萎缩，表现为生殖功能低下，和 / 或继发性甲状腺功能低下、和 / 或继发性肾上腺皮质功能低下等；②垂体周围组织受压症群，主要压迫视交叉，此类患者可能存在颅内高压。表现为视力减退、视野缺损和眼底改变等，还可因肿瘤生长到鞍外，压迫颈内动脉、Willis 动脉环等组织产生血管神经性头痛；③腺垂体功能亢进综合征，以高泌乳素血症、肢端肥大症和皮质醇增多症多见（表 64-8）。

在垂体腺瘤的大小诊断标准中，Hardy（1969）提出直径 10mm 以下者为微腺瘤，10mm 以上者为大腺瘤。Grote（1982）提出肿瘤直径超过 40mm 者为巨大腺瘤。相当比例的垂体腺瘤都表现为一种或几种激素异常分泌增多。

表 64-8　垂体瘤分型及临床表现

垂体腺瘤分型	分泌激素	临床表现
生长素腺瘤	GH 和 PRL	巨人症，肢端肥大症
泌乳素腺瘤	PRL	男：阳痿，性腺功能下降 女：溢乳，闭经，不孕
皮质激素腺瘤	ACTH	Cushing 综合征
	αMSH	Nelson 综合征
生殖腺瘤	FSH/LH	性腺功能减退
甲状腺素腺瘤	TSH	（中枢性）甲状腺功能亢进

（二）常见类型垂体腺瘤的麻醉管理

垂体腺瘤患者的临床症状表现多样，尽管内

分泌紊乱所致的独一无二的表现很容易被发现，如库欣病和肢端肥大症，但理想的麻醉管理需要充分理解每一位患者的内分泌及复杂的病理生理。所有患者都需要慎重的术前评估，有很多种可行的麻醉方案供选择，但麻醉药物的最终选择应该是个体化的。

1. 泌乳素型垂体腺瘤　此型腺瘤是最常见的垂体腺瘤，占所有垂体腺瘤的 50% 以上。高泌乳素血症是最常见的下丘脑 - 垂体紊乱表现。泌乳素型垂体腺瘤的 65% 为小泌乳素瘤，发生于女性，其余 35% 腺瘤男女均可发生。除鞍区神经占位压迫症状外，男性表现为性功能减退，女性表现为“溢乳 - 闭经 - 不孕”三联症。

高泌乳素功能腺瘤，相关激素合成或分泌不足，导致不同程度的代谢失常及有关脏器功能障碍，应激水平相对低下，对手术和麻醉的耐受性差，术前应补充糖皮质激素，以提高机体对药物的反应性。麻醉诱导、麻醉维持可适当减低镇静、镇痛药物剂量，术中亦可追加糖皮质类激素。此型腺瘤的麻醉苏醒期也较其他类型为长。

2. 生长素型垂体腺瘤　此型腺瘤起病隐匿，逐渐出现手足增大、鼻唇增大增厚、皮肤粗厚、皮质骨增厚、下颌骨增长等特有面容，从症状出现到最终确诊，平均 6~7 年，初次就诊原因通常为腕管综合征或出现视野缺损。随着病程的延长，此型患者均伴有不同程度的血压增高、心律失常，出现左心室肥厚、瓣膜关闭不全等心脏器质性改变的患者，手术后激素水平可逐步恢复正常，但心脏器质性改变已不可逆转。

6

麻醉前访视应充分评估气道，准备困难气道的应对措施。由于舌体肥厚、会厌宽垂，还有下颚骨过度增长，导致咬合不正、颅骨变形，即使应用最大号喉镜片也不能充分推开舌体，全部置入喉镜片也感提升会厌吃力，声门常常暴露困难。国外一项回顾研究显示，746 例经蝶入路垂体腺瘤患者有 28 例遇到困难气道问题，占 3.8%，发生率并不比普通外科困难气道发生率高，但在垂体腺瘤患者当中，生长素型患者困难气道的发生率是其他类型垂体腺瘤患者的 3 倍。生长素型垂体腺瘤患者困难气道的发生与性别、肿瘤大小无关。

应激反应主要由交感 - 肾上腺髓质系统和下丘脑 - 垂体 - 肾上腺皮质系统参与，可见垂体是应激反应的重要环节。此型腺瘤患者麻醉诱导、麻醉维持阶段的镇静镇痛要求较高，可能与高生长激素血症、高代谢有关，也可能与骨质增厚导致外科有创操作困难、耗时长久有关。

垂体依赖性血糖升高，系因垂体占位病变造成中枢性内分泌激素分泌异常，可出现糖尿病的临床表现，也有人认为垂体瘤性高血糖是由抗激素因子存在引起的。糖代谢的紊乱是影响神经功能恢复的重要风险因素，高血糖可以加重乳酸酸中毒，造成脑继发损害。术中动态监测血糖水平，必要时给予胰岛素进行干预，有利于术中脑保护及术后脑功能的恢复，对缺血性脑损伤有明显的保护作用。

3. 皮质激素腺瘤　典型的皮质激素腺瘤患者表现为库欣综合征，是由于腺垂体的促皮质激素腺瘤引起的皮质醇增多症的一种表现形式，男女比例约为 1∶5，女性主要集中在孕产期年龄阶段，大于 7 岁的儿童若合并有库欣综合征，则多患有垂体瘤，反之，小于 7 岁的儿童若合并有库欣综合征，则多提示肾上腺肿瘤。1912 年 Haevey Cushing 首次报道并定义之，并且揭示了库欣综合征患者中，接近 80% 的患者是由于垂体 ACTH 分泌增多引起的，其余 20% 是由于异位存在 ACTH 分泌功能的肿瘤，如：燕麦细胞癌、支气管肿瘤、胰岛细胞瘤、嗜铬细胞瘤。

与生长素腺瘤基本一致，此型应激反应更剧烈，增加麻醉深度，并辅以尼莫地平、艾司洛尔等维护循环稳定，将应激反应控制在一定程度内，保证内环境稳定，减少内分泌并发症，避免过强过久的应激反应造成机体损伤，深麻醉恐是不二选择。

术中应动态监测血糖水平，将血糖控制在 12mmol/L 以内，加深麻醉以削弱外科操作引起的强烈应激反应，可降低交感神经 - 下丘脑 - 肾上腺轴的反应性，使糖异生减少，抑制无氧酵解增多导致的乳酸生成；逆转应激状态下机体胰岛素受体敏感性的下降，减弱血糖升高的趋势，稳定糖代谢，有利于术后脑功能恢复。

六、神经外科术中唤醒麻醉

近年来，神经外科手术已经从传统的解剖学模式向现代解剖 - 功能模式转化，从而大大提高了手术质量并显著改善了手术效果。在术中唤醒状态下，应用电刺激技术进行脑功能监测，是目前在尽可能切除脑功能区病灶的同时保护脑功能的有效方法。通过术中直接电刺激判断大脑功能区，对全身麻醉术中唤醒技术的要求很高，这种麻醉方法既需要患者开、关颅过程中镇痛充分、能够耐受手术从而在麻醉与清醒过程中平稳过渡，又需要患者术中大脑皮质电刺激时维持清醒状态，配合神经功能测试；而且在手术中有效控制气道，不发生呼吸抑制，同时保证患者的舒适性而不误吸、无肢体乱动。目前的麻醉方法主要有静脉全身麻醉或清醒镇静术，复合手术切口局部麻醉或区域神经阻滞麻醉。

（一）术中唤醒麻醉适应证和禁忌证

1. 术中唤醒麻醉适应证　包括脑功能区占位；功能区顽固性癫痫；脑深部核团和传导束定位；难治性中枢性疼痛的手术治疗。

2. 术中唤醒麻醉禁忌证　包括术前严重颅内高压，已有脑疝者；术前有意识、认知障碍者；术前沟通交流障碍，有严重失语，包括命名性、运动性以及传导性失语，造成术前医患之间的沟通障碍，也难以完成术中的神经功能监测；合并严重呼吸系统疾病和长期大量吸烟者；枕下颅后窝入路手术需要俯卧位者；病理性肥胖，BMI>35kg/m^2，合并有肥胖性低通气综合征及阻塞性睡眠呼吸暂停综合征；不能耐受长时间固定体位的，如合并脊柱炎、关节炎患者；对手术极度焦虑恐惧，手术期间不合作者；无经验的外科医师和麻醉科医师。

（二）唤醒麻醉方法与实施

1. 麻醉前访视与医患沟通　术前一天麻醉科医师进行麻醉前访视，设法解除患者的紧张焦虑情绪，恰当阐明手术目的、麻醉方式、手术体位，以及麻醉或手术中可能出现的不适等情况，针对患者存在的顾虑和疑问进行说明，以取得患者信任，争取麻醉中的充分合作。对过度紧张而不能自控的患者应视为唤醒麻醉的禁忌证。

2. 麻醉前准备　麻醉前对气道的评估极为重要。对于合并困难气道、上呼吸道感染、未经控制的肺病患者应视为唤醒麻醉的禁忌证。癫痫、颅内肿瘤、运动障碍病及中枢性疼痛患者，术前已接受一系列药物治疗，麻醉前除了全面检查药物治疗的效果外，还应重点考虑某些药物与麻醉药物之间存在的相互作用。

麻醉前用药目的为解除患者的焦虑，充分镇静和产生遗忘；抑制呼吸道腺体分泌；预防术后恶心呕吐；预防术中癫痫发作等。常用药物包括苯二氮䓬类药、抗呕吐药、抗癫痫药、抗胆碱药等䓬。

3. 手术体位摆放　唤醒麻醉手术最适宜体位为侧卧位，便于呼吸管理和术中监测。体位摆放既要充分考虑患者的舒适性和安全性，又要照顾术者手术操作的方便与舒适。头部应高于心脏平面，降低双侧颈静脉压和ICP。避免过度扭转颈部以防止发生静脉回流和通气障碍，同时避免颈部关节及神经损伤。头架固定后，防止颈部肌肉过度牵拉损伤臂丛神经，同时缓解头架的压力。手术体位摆好后铺放手术单，应保证患者眼前视野开阔，减轻患者焦虑心情。

4. 头部神经阻滞与切口局部浸润麻醉

(1) 头部神经支配与分布：头部伤害性知觉传入纤维主要源于三叉神经，也有发自面神经、舌咽神经和迷走神经，颈神经也参与其中。与唤醒麻醉技术有关的头部的感觉神经包括枕大神经、枕小神经、耳颞神经、眶上神经、滑车上神经和额支，见图64-6。

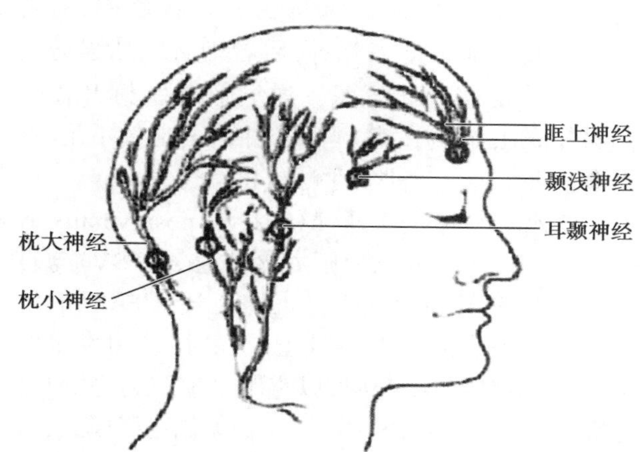

图64-6　头部神经支配

(2) 头皮神经阻滞和局部浸润麻醉的药物选择：常用的局部麻醉药有利多卡因、布比卡因、左旋布比卡因以及罗哌卡因。唤醒麻醉中常用局部麻醉药浓度、剂量与用法见表64-9。

5. 术中人工气道建立与呼吸管理

(1) 人工气道建立：唤醒麻醉过程中依据手术步骤和麻醉深度可采用口咽和鼻咽通气道、带套囊的口咽通气道（cuffed oropharyngeal airway，COPA）和鼻咽通气道、喉罩通气道和气管内插管作为人工气道。

喉罩通气道适用于唤醒麻醉中建立人工通气道。食管引流型喉罩通气道通过引流管插入胃管吸引胃内的气体和胃液，可有效预防反流误吸。唤醒麻醉插入喉罩前，应进行口腔和会厌部位充分的表面麻醉（2%~4% 利多卡因），丙泊酚（1~2mg/kg）诱导，抑制咽喉反射。一般不用肌肉松弛药以避免潜在危险。

表 64-9 常用局部麻醉药浓度、剂量与用法

局部麻醉药	用法	浓度(%)	起效时间(分钟)	作用时效(分钟)	一次最大剂量(mg)	产生中枢神经系统症状的阈剂量(mg/kg)
利多卡因	头皮局部浸润	0.25~0.5	1.0	90~120	400	7.0
	头皮神经阻滞	1.0~1.5	10~20	120~240	400	7.0
	硬膜表面贴敷麻醉	2.0~4.0	5~10	60	400	7.0
布比卡因	头皮局部浸润	0.25~0.5		120~240	150	2.0
	头皮神经阻滞	0.25~0.5	15~30	360~720	200	2.0
罗哌卡因	头皮局部浸润	0.25~0.5	1~3	240~400	300	3.5
	头皮神经阻滞	0.5~1.0	2~4	240~400	300	3.5

(2)唤醒麻醉期间呼吸管理:唤醒期间出现通气不足必然导致缺氧与二氧化碳蓄积,前者可增加吸入氧浓度来弥补,后者则必须加强通气管理维持足够的通气量。通气量应维持 $P_{ET}CO_2$ 35~45mmHg较为适宜。当麻醉中患者通气不足时,需通过人工通气道进行手法或机械通气。

双水平气道正压通气(bi-level positive airway pressure,BiPAP)本质为压力支持通气(PSV)与自主呼气状态下持续气道内正压通气(CPAP)的结合形式。PSV 的特点是自主吸气时,采用设定的吸气正压辅助自主呼吸,以克服气道阻力,并协助呼吸肌在减轻负荷下做功。这种无创通气模式,可用于无气管内插管、无喉罩通气道的术中唤醒麻醉呼吸管理。

6. 清醒镇静麻醉　清醒镇静麻醉方法是早期神经外科唤醒麻醉时常用的麻醉技术之一,在切口局部浸润麻醉和/或头部神经阻滞的基础上应用镇静/镇痛药物不仅可以减轻患者的恐惧、焦虑及术中疼痛,还能消除对伤害性刺激的记忆,从而提高患者的舒适和接受程度。常用药物有咪达唑仑、丙泊酚、芬太尼、舒芬太尼。α_2 受体激动药右美托咪定(dexmedetomidine,DEX)具有剂量依赖性镇静、抗焦虑和止痛作用,且呼吸抑制弱,还有止涎作用,可单独应用于唤醒麻醉,也可与阿片类或苯二氮䓬类药物合用。应用右美托咪定可增加拔管期间患者的适应性,且容易唤醒。对血流动力学不稳定的患者,在快速注射右美托咪定时应警惕引起心动过缓和低血压等。

采用清醒镇静麻醉方法在开颅和关颅阶段应充分镇痛,且达到足够的镇静深度,Ramsay 分级应在 4 级以上。术中麻醉唤醒期间 Ramsay 分级应在 2~3 级。在术中唤醒阶段使用镇静药的同时,经常与患者交流使之适应周围环境、给予充分的镇痛以及改善周围环境都可以起到减轻焦虑的作用。

7. 全凭静脉唤醒麻醉　以丙泊酚和瑞芬太尼 TCI 输注的全凭静脉麻醉是目前唤醒麻醉的主要应用方法之一。在应用 TCI 静脉麻醉时,要获得满意的麻醉效果,必须熟悉所选择药物的血药浓度 - 效应的关系,以便在临床上设置靶浓度(表 64-10)。

表 64-10 常用药物血浆浓度与临床效应之间的关系

药物	诱导麻醉	切皮	自主呼吸	清醒	镇痛或镇静
丙泊酚(μg/ml)	4~6	2~6	–	0.8~1.8	1~3
瑞芬太尼(ng/ml)	4~8	4~6	<1~3	–	1~2
舒芬太尼(ng/ml)	1~3	1~3	<0.2	–	0.02~0.2

丙泊酚血药浓度为 1.0~1.5μg/ml 时,患者有良好的镇静效果。全凭静脉麻醉维持期丙泊酚血药浓度达到 3.5~5μg/ml 时,BIS 可降到 50 左右。

瑞芬太尼输注速度与药效直接相关,由于其独特的药代动力学特点,适用于静脉持续输注。由于代谢过于迅速,停药后镇痛作用很快消失,可能造成麻醉唤醒期的患者躁动。应用瑞芬太尼也应采用头部神经阻滞和/或切口局部麻醉,在瑞芬太尼停药前 10 分钟给予小剂量的芬太尼(1~2μg/kg)或曲马多(50~100mg)。

(三) 术中唤醒麻醉并发症及其防治

1. 麻醉唤醒期躁动　术前良好的交流和解释工作对于消除患者焦虑和恐惧至关重要。消除不

6

良刺激，包括唤醒期镇痛完善，避免尿潴留等。由于疼痛引起的躁动给予芬太尼 0.05mg 或曲马多 100mg 效果较好。术中维持平稳，避免术中知晓，避免呼吸抑制、缺氧和二氧化碳潴留等。避免使用拮抗剂。不恰当的制动也是术后躁动的原因，适当安抚患者，放松强制制动有效。

2. 呼吸抑制　术前对呼吸功能障碍或合并睡眠呼吸暂停综合征患者呼吸代偿能力进行重点评估。麻醉药物抑制了缺氧和高二氧化碳的呼吸驱动。在低氧血症和二氧化碳蓄积发生时实施辅助和控制呼吸。

3. 高血压与心动过速　唤醒过程保持适宜的镇静水平，避免患者焦虑紧张；保持适宜的镇痛水平，避免麻醉唤醒期疼痛刺激；保持呼吸道通畅，避免镇痛药和全身麻醉药抑制呼吸，必要时采用有效的辅助呼吸。对于麻醉唤醒过程中发生的高血压与心动过速，在加强监测和针对原因处理的同时，给予药物有效地控制血流动力学改变。

4. 癫痫的控制　术中应保持患者安静、避免刺激、保证呼吸道畅通、维持生命功能等。在术中皮质功能区定位脑皮质暴露情况下发生癫痫，可立即局部冲洗冰盐水终止癫痫发作。使用丙泊酚静脉注射亦可，但药物作用时间较短。

5. 颅内压增高　对于颅内占位及病灶周围明显水肿，颅内顺应性降低患者，应积极治疗脑水肿。麻醉中保持呼吸道通畅、通气充分、避免二氧化碳蓄积。麻醉前行腰部蛛网膜下腔穿刺，术中打开颅骨骨瓣后引流脑脊液。针对脑水肿主要采用高渗性利尿药和肾上腺皮质激素等。头高位（15°~30°）利于颅内静脉回流，降低 ICP。

6. 低温与寒战　对低温的预防比对并发症的处理更为重要，应根据体温监测及时采取保温和其他相应措施。维持正常体温可使用热温毯、维持适宜的室温、静脉输入液体和术野冲洗液体适当加温。曲马多（50mg）在终止寒战和降低氧耗中非常有效。

总之，唤醒麻醉技术是保证神经外科手术过程中进行功能监测、准确定位病灶和功能区的必要方法。如何选择适宜的麻醉方法对提高麻醉效果、减少或预防并发症具有极其重要的作用。唤醒麻醉方法与术中管理尚需不断改进，最终保证手术最大限度切除病灶的同时尽可能保护患者脑功能的完整。

七、术中神经电生理监测麻醉

近年来，神经监测技术已成为神经外科术中监测神经功能状态、最大限度减少神经损伤、提高手术治疗效果的重要手段。应用各种电生理技术监测处于危险状态的神经系统功能，了解神经传递过程中电生理信号的变化，有助于手术医师及时、全面地判断麻醉状态下患者神经功能的完整性。术中神经电生理监测能够监测到神经生理的改变从而防止术后神经损伤。神经外科麻醉科医师应熟知术中神经电生理监测技术，并了解术中使用的每一种麻醉药物和方法对神经生理参数的影响。

（一）脑电图

脑电图（electroencephalogram，EEG）是监测脑功能最基本方法，是将脑自发性生物电放大记录而获得的波形图，它反映了大脑皮质锥体细胞产生的突触后电位和树突电位的整合，包括原始脑电图、计算机处理后脑电图和双频谱分析。

1. 脑电图的基本组成　在人类，脑电波根据频率及波幅的不同，可分为 α 波、β 波、θ 波和 δ 波（表 64-11），一般来讲兴奋时脑电波快而波幅小，睡眠时脑电波较慢而波幅大。

表 64-11　脑电图波形及临床意义

波形	频率	常见位置	意义
α 波	9~12Hz 中频	枕部最明显，其次为顶部，额部最少	清醒、闭眼时可见，可被睁眼、心算或呼其姓名等所抑制
β 波	13~30Hz 高频	额部和中央前回多见	当 α 活动因外界刺激（如睁眼）被抑制时出现，清醒状态时占优势，思考、情绪紧张、激动时变多
θ 波	4~8Hz 低频	顶叶及颞叶多见，常见于正常小儿	见于成年人多属病理性，为皮质趋于抑制状态的表现
δ 波	0~4Hz 频率最低	可见于成人及儿童睡眠时	一般出现 δ 波均属异常。过度通气、睁眼及呼叫等对 δ 波无影响。波幅升高提示脑功能抑制，和深度昏迷一致（由麻醉、代谢和缺氧引起）

脑电图电极的安放方法按照国际会议建议的 10/20 系统放置 16 通道记录。术中脑电图的记录点会根据手术部位而改变，导联设置明显少于临床脑电图。术中导联的设置主要是围绕大脑前动脉、

大脑中动脉的供血区域，导联多设为8导或4导，其中以4导脑电图记录最为简单、实用，监测范围包括了大脑半球的大部分区域。

2. 术中脑电图监测的适应证 主要适应证包括：颅内动脉瘤暂时夹闭载瘤动脉；脑血管畸形手术；CEA术；癫痫手术中判断癫痫灶部位；心肺转流术；颅内外血管旁路手术操作。

3. 手术和麻醉对脑电图的影响

（1）脑血流和缺血缺氧对EEG的影响：缺血缺氧早期先为β波短暂活性升高，随后出现高幅低频的θ波和δ波，β波逐渐消失，最后出现低幅的δ波。缺血进展期引起脑电活动抑制，偶发暴发性抑制。术中阻断血管时突然出现的δ波提示有脑损害的危险。缺血性脑电图发生越快，不可逆损伤可能性越大。

（2）血压对EEG的影响：低血压所导致的脑电图的改变通常为全脑性的，即两侧半球的脑电图均呈减慢节律，低电压变化。阻断一侧颈总或颈内动脉导致一侧供血障碍时，若对侧-侧支循环血供不充分，即使血压正常，也可造成阻断一侧局部或半脑缺血。

（3）麻醉对EEG的影响：麻醉诱导时，β波常变为以额部为主的广泛的阵发性高幅慢波。除氯胺酮外，多数静脉麻醉药对脑电图都呈剂量依赖性抑制，并可引起暴发性抑制。吸入麻醉药也可使脑电图呈全脑慢波状态，在吸入麻醉药物中，N_2O对波形影响最大，应避免使用。

麻醉较浅导致患者活动或肌肉收缩会影响脑电图，需加深麻醉或使用适量肌肉松弛药。避免心电图导线和脑电图导线交叉，防止计算机把心电波形作为慢波成分计算。此外，电极导线摆动、医师挪动患者头部或将手放在患者头部、患者出汗、手术室中的电子仪器设备等都会造成脑电图出现一些伪差。

（二）诱发电位

诱发电位（evoked potentials，EP）指于神经系统（包括感受器）某一特定部位给予适宜刺激，在中枢神经系统（包括周围神经系统）相应部位检出的与刺激有关的电位变化，即中枢神经系统在感受外在或内在刺激过程中产生的生物电活动。需要对多次采集的信息经过信号平均的方法，将诱发电位波从众多干扰信号中过滤、突出并记录清晰的诱发电位波形（图64-7），主要包括以下几种（表64-12）：

表64-12 诱发电位的分类

诱发电位的分类
感觉诱发电位（sensory evoked potentials，SEPs）
躯体感觉诱发电位（somatosensory evoked potentials，SSEPs）
脑干听觉诱发电位（brainstem auditory evoked potentials，BAEPs）
视觉诱发电位（visual evoked potentials，VEPs）
运动诱发电位（motor evoked potentials，MEPs）
经颅磁刺激运动诱发电位（transcranial magnetic motor evoked potentials）
经颅电刺激运动诱发电位（transcranial electrical motor evoked potentials）
脊髓诱发电位（spinal cord evoked potentials）
下行神经元性诱发电位（descending neurogenic evoked potentials）

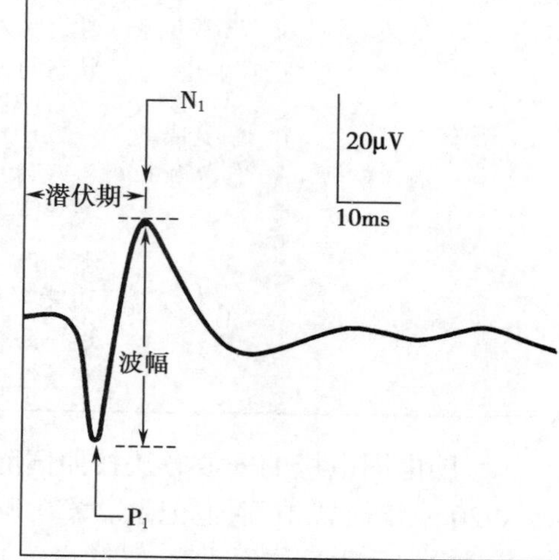

诱发电位的波形可以是单相、双相或三相波，大多为双相和三相波。双相波开始为正相（波形向下折），随后为较大的负相（波形向上折）；而三相波则开始为正相，随之为负相，继而是终末的正相。
诱发电位的标记规则是：
负相波（Negative）以“N、N1…”表示；
正向波（Positive）以“P、P1…”表示。

图64-7 诱发电位波形、波幅、潜伏期示意图

1. 躯体感觉诱发电位　刺激外周神经，感觉冲动经脊髓上传至大脑，在整个传导通路上的不同部位放置记录电极，再经信号放大得到波形，即躯体感觉诱发电位。用来监测感觉通路的完整性，用于评价手术可能造成的中枢神经系统缺血或损伤的危险。术中常用的刺激部位和记录部位见表 64-13。

表 64-13　术中体感诱发电位的周围神经刺激部位及记录部位

	常用刺激部位	记录部位	记录反应的区域
上肢	正中神经，尺神经	锁骨上窝 Erb's 点	刺激点 - 锁骨上窝的外周神经电位反应
		颈 2~5 椎体水平的颈部电极	颈电位
		头皮电极	中央区感觉皮质的皮质电位
下肢	胫后神经（术中常用），腓总神经	腘窝电极	胫后神经刺激的腘窝电位
		颈 2~5 椎体水平的颈部电极	皮质下电位
		头皮电极 Cz	中央区旁中央小叶感觉皮质的皮质电位

(1) 躯体感觉诱发电位的适应证：脊柱、脊髓手术（包括脊柱畸形、脊髓肿瘤、脊髓血管畸形等）；颅后窝手术；顶叶皮质区附近的手术；丘脑附近的手术；CEA 术；颅内动脉瘤手术。

(2) 躯体感觉诱发电位的解释及预警：按照经典的 50/10 法则，麻醉稳定并确立诱发电位反应基线后，如果反应波幅降低 >50% 和 / 或潜伏期延长 >10% 则为警报标准。

除了监测感觉神经是否受损外，躯体感觉诱发电位用在颅内外血管手术中，可反映大脑前、中动脉供血区内感觉皮质神经通路上电生理功能的改变。

引起躯体感觉诱发电位改变的影响因素很多（详见下文），应综合考虑。术中监测到的变化没有绝对的界限说明神经是否已经受到损伤。此外，躯体感觉诱发电位只监测感觉通路的完整性，不能监测术中运动系统的功能。

(3) 躯体感觉诱发电位的影响因素：吸入麻醉药对 SEPs 有抑制作用，呈剂量依赖性，在麻醉维持阶段吸入麻醉药的浓度应维持在 1.0MAC 以下。七氟烷对 SEPs 的影响与其他吸入麻醉药相似。N_2O 对 SEPs 的抑制作用强于其他吸入麻醉药。当 N_2O 与其他吸入麻醉药或阿片类药物合用时这种抑制作用更明显。

静脉麻醉药对 SEPs 的抑制作用较吸入麻醉药弱。术中以 6mg/(kg·h) 的速度持续静脉输注丙泊酚对 SEPs 的抑制作用很小，此浓度是用于 SEPs 监测手术麻醉的最佳浓度。依托咪酯分别以 0.15mg/kg、0.3mg/kg 和 0.4mg/kg 用于麻醉诱导时，显著增加 SEPs（N_2O）的波幅，给药 10 分钟后仍可以观察到增高的波幅，在 SEPs 监测的麻醉诱导时推荐使用依托咪酯。氯胺酮对躯体感觉诱发电位没有抑制。

阿片类药物对 SEPs 的影响微弱，持续静脉输注的影响更小。以 0.2~0.6μg/(kg·h) 的速度输注瑞芬太尼可安全用于 SEPs 监测手术的麻醉维持。

右美托咪定可以用于神经外科麻醉而不影响术中神经电生理监测。血浆浓度为 0.6ng/ml 时对躯体感觉诱发电位没有明显抑制作用。

低温会延长躯体感觉诱发电位潜伏期，并且随着体温的下降，诱发电位的潜伏期也随之延长。体温每下降 1℃，外周神经传导和中枢神经传导会相应地减少 5%（0.5ms）和 15%（1.5ms）。

2. 脑干听觉诱发电位　通过声音刺激监测听觉通路的完整性，听觉通路起始于耳，还包括神经结构如毛细胞、螺旋神经节、第Ⅷ对脑神经、耳蜗核、上橄榄核、外侧丘系、下丘、内侧膝状体，最后到达听觉皮质。监测中一系列的“滴答”声通过放置在外耳道的传感器传导刺激听觉，从而产生脑干听觉诱发电位，由放置在头皮的电极来监测反应。

(1) 脑干听觉诱发电位的适应证：听神经瘤；第Ⅴ对脑神经受压：三叉神经痛；第Ⅶ对脑神经受压：面痉挛；颅后窝手术；颞叶或顶叶皮质损伤；椎 - 基底动脉瘤。

(2) 脑干听觉诱发电位的解释及预警：患者需有足够的听觉才能引发有意义的脑干听觉诱发电位，若有中耳或耳蜗病变，将不会出现波形，第Ⅷ对脑神经损伤将影响波形Ⅰ后所有的波形。小脑萎缩常会导致波形Ⅰ和波形Ⅴ间的峰间潜伏期延长。短暂的改变不能预测听力丧失，但是当后面的波形都全部消失时，很有可能预示听觉通路永久性破坏。

(3) 脑干听觉诱发电位的影响因素：脑干听觉诱发电位几乎不受麻醉药物的影响，肌肉松弛药对其也无影响。体温降低可造成脑干听觉诱发电位反应潜伏期和反应间期明显延长。

3. 运动诱发电位 运动诱发电位是指用电或磁刺激中枢运动神经(脑功能区或脊髓),在刺激点下方外周神经(神经源性运动诱发电位)或肌肉(肌源性运动诱发电位)记录反应电位。由于感觉诱发电位只监测感觉通路的完整性,运动诱发电位可以与感觉诱发电位互补,来监测运动传导通路的损伤。经颅刺激运动神经诱发的复合肌肉动作电位(compound muscular activity potentials,CMAPs)能够监测整个运动系统的功能,并且对脊髓缺血的敏感性也很高,因此得到了广泛的临床应用。但是由于突触传递参与到CMAPs的产生过程中,使得CMAPs对麻醉药物的抑制作用异常敏感。

(1)运动诱发电位的适应证:脊柱手术;髓内肿瘤;运动皮质附近的颅脑肿瘤;运动皮质附近的脑血管手术。

(2)运动诱发电位的解释及预警:波幅降低、潜伏期延长或运动诱发电位的刺激阈值急剧增加都暗示有神经损伤。对于经颅刺激脑皮质引发的肌源性运动诱发电位尚没有明确的警报标准线。

(3)运动诱发电位的影响因素:术前就存在肌肉病变(由于神经病变或肌病)的患者术中很难监测到运动诱发电位。小儿需很强的刺激才能引发运动诱发电位,可能由于未成熟的运动通路缺乏完全髓鞘化。

6

吸入麻醉药呈剂量依赖性抑制CMAPs的波幅,临床使用剂量可导致监测的失败。吸入麻醉药抑制运动神经元活动,即使是低浓度的吸入麻醉药(0.25~0.5MAC)也足以抑制单个经颅刺激产生的诱发电位。

丙泊酚抑制脊髓灰质α运动神经元的活动,对CMAPs有一定的抑制作用,但是很难确定丙泊酚抑制CMAPs的剂量曲线。进行运动诱发电位监测时,应当使用成串刺激技术并限制丙泊酚的血浆浓度。成串刺激技术提高了丙泊酚麻醉下运动诱发电位监测的成功率。

与巴比妥类药物和丙泊酚相比,依托咪酯对经颅刺激诱发的CMAPs的抑制作用很小。持续输注依托咪酯维持麻醉可以为运动诱发电位监测提供一个良好的条件,以10~30μg/(kg·min)持续输注依托咪酯维持麻醉而不影响运动诱发电位监测。

氯胺酮对MEPs的波幅和潜伏期的影响较小,但由于可导致严重精神症状和升高颅压的缺点限制其临床应用。

阿片类药物作为运动诱发电位监测过程中的辅助麻醉药,以低剂量或持续输注时对运动诱发电位的影响很小。临床上以0.35μg/(kg·min)的速度静脉输注瑞芬太尼时,CMAPs波幅降至其基线的50%,以0.6μg/(kg·min)的速度持续输注,单个刺激后的CMAPs也不会消失。

肌肉松弛药会导致CMAPs波幅大幅降低,在进行运动诱发电位监测时应尽量避免使用肌肉松弛药。在不完全肌松的条件下可进行有效的MEPs监测,但需要权衡外科手术肌松要求和进行有效地CMAPs监测对肌松的要求。需要注意的是,进行肌松监测的肌肉群应与CMAPs的记录点是同一肌肉群。

综上所述,麻醉药可能对诱发电位的振幅和潜伏期产生复杂的影响。吸入麻醉时,若要获得有效的信号,需将吸入浓度维持在0.5MAC剂量下,以免影响信号质量(潜伏期延长和振幅降低)。吸入低浓度麻醉药时,常联合应用阿片类药物,以确保麻醉的安全性和监测的有效性。使用丙泊酚进行全凭静脉麻醉时,也可以获取非常好的信号质量。

(三) 肌电图

肌电图不同于其他诱发电位监测,EMG信号不是通过故意刺激神经传导通路某一特定点而产生的,而是记录手术区域内的神经根所支配的肌肉群的自发EMG活动。其目的是探查手术区域内的神经根是否有损伤。当手术器械触碰到神经根时,很容易观察到其所支配肌肉的自发EMG活动,可提醒医师及时调整操作以免造成进一步的神经损伤。小的神经激惹会导致暂时性肌电活动,但很快会消失,强烈的神经激惹会产生持续性肌电活动。肌电图常应用于颅底手术、颈椎和腰椎的手术中。在脊柱手术中脊髓和脊神经根的有损伤风险时,可把电极安放于存在神经损伤风险的肌肉上,从上、下肢记录肌电活动。

麻醉药物不干扰肌电活动的反应。但要特别注意,肌肉松弛药会阻断神经肌肉接头,使肌肉完全松弛,影响或无法记录到肌肉反应活动,因此在肌电图描记时应避免使用肌肉松弛药。此外,电凝和盐水冲洗也是其主要的影响因素。

(四) 脑神经监测

颅后窝的手术毗邻脑干周围,如听神经瘤切除术,神经外科医师需在脑神经周围进行操作,有极大的可能会碰触到脑神经。如前所述，BAEP可用于监测第Ⅷ对脑神经的功能，其他几对脑神经同样需要监测。一般来说，只能监测运动神经，通过支配肌肉的反应来推测其功能的完整性，即通过产生EMG或通过局部电刺激诱发产生EMG来推测神经功能的完整性。常用的脑神经监测包括Ⅴ，Ⅶ，Ⅸ，Ⅺ，Ⅻ对脑神经监测。

八、神经介入治疗麻醉

神经介入治疗就是利用血管内导管操作技术，在计算机控制的数字减影血管造影（digital subtraction angiography，DSA）的支持下，对累及神经系统血管的异常进行纠正，对所造成的神经功能和器质性损害进行诊断与治疗，从而达到治疗疾病、恢复正常功能的效果。神经介入治疗具有微创、精准度好、成功率高等优点，给很多高龄、多并发症、不能承受开颅手术打击和病变范围过广、手术切除风险过大的重症患者提供了治疗的机会，但同时对麻醉科医师提出了更高的要求。

（一）神经介入治疗的特殊问题

1. 神经介入治疗疾病特点　神经系统血管病大致可分为出血性血管病和闭塞性血管病两大类。前者主要包括：动脉瘤、动静脉畸形（AVM）、硬脑膜动静脉瘘、海绵状血管瘤等；后者主要包括：椎动脉、基底动脉狭窄，大脑中动脉、颈动脉狭窄，急性脑梗死等。此分类决定了神经介入治疗的目的，即对出血性病灶进行封堵、栓塞，而对闭塞性病变做溶栓、疏通或血管成形。

2. 神经介入治疗的并发症　神经介入手术并发症的发生快而重，其中最严重的为脑梗死和SAH，其他的包括造影剂反应、微粒栓塞、动脉瘤穿孔、颅内出血、局部并发症、心血管并发症等。在紧急情况下首先要辨别并发症是阻塞性还是出血性，它决定不同的治疗措施。麻醉科医师此刻首先要保证气道安全，其次对症处理、提供脑保护。

（1）出血性并发症：出血多见于导管、金属导丝、弹簧圈或注射造影剂所致的动脉瘤破裂或普通血管穿孔。患者可表现为平均动脉压突然增高和心率减慢，提示ICP升高和造影剂外溢。如果患者清醒，可能会出现意识丧失。

处理措施包括：①解除病因：微小的穿孔可予以保守治疗，有时导管本身就可以用于阻塞破孔，或尽快置入更多的电解式可脱微弹簧圈以封闭裂口。②若ICP持续增加，需要进一步行CT检查，可能需要紧急行脑室穿刺术甚至开颅血肿清除术（动脉瘤夹闭术）。③立即逆转肝素的抗凝作用。④降低收缩压，减少出血。⑤通过过度通气（将$PaCO_2$维持在30~35mmHg）、给予甘露醇0.25~0.5g/kg等措施减轻脑水肿、降低ICP。

（2）阻塞性并发症：血栓栓塞、栓塞材料、血管痉挛、低灌注、动脉剥离或静脉梗阻等均可导致颅内血管阻塞、缺血，其中痉挛性缺血多见，因脑血管具有壁薄、易痉挛的特点。

颅内血管痉挛（CVS）的原因包括术中导管、导丝等介入治疗器械对血管壁的直接物理刺激；造影剂用量过大或浓度过高或存在动脉粥样硬化、高血压、吸烟等促CVS的危险因素。CVS重在预防，术前可常规使用钙通道阻断剂（如尼莫地平），术中应维持正常范围的血压和血容量以及适当的血液稀释。CVS的处理措施包括：①应用高血压、高容量、血液稀释的3H方法治疗，但应警惕肺水肿、心肌缺血、电解质失衡和脑水肿等相关并发症的出现。②动脉内灌注罂粟碱具有较好的解痉效果，但其作用为短暂效应，并可能引起低血压、惊厥、瞬间ICP增高、瞳孔散大、呼吸暂停等不良反应，应注意。③也有报道动脉内灌注尼莫地平、尼卡地平或酚妥拉明治疗血管痉挛有效。

一旦出现阻塞，应采取以下处理措施：①提升动脉压以增加相关的血流并采取措施脑保护。②造影下可视的血栓可通过金属导丝或局部注射盐水机械碎栓。③通过微导管注射溶栓剂可治疗血栓。④血管成形术是最有效的治疗手段，2h内应用效果最佳。⑤肝素抗凝预防和治疗血管栓塞。⑥地塞米松治疗栓塞引起的脑水肿。

（3）造影剂性肾病：造影剂性肾病占医源性肾衰竭的第三位，其危险因素包括糖尿病、高剂量造影剂、液体缺乏、同时服用肾损害药物及既往肾脏病史等。已有肾功能不全的患者，应注意：①应用非离子造影剂可减少医源性肾病的发生；②液体治疗（容量的保证）是防止肾脏并发症的关键；③高风险患者建议应用N-乙酰半胱氨酸、输注等张的重碳酸盐碱化肾小管的液体以减轻对肾小管的损害，血管扩张剂（小剂量多巴胺，酚妥拉明）、茶碱、钙通道阻滞剂、抗氧化剂（维生素C）等都曾尝试应用，但无确凿证据。

（4）造影剂反应：多数医院目前应用的是非离子等渗造影剂，过敏的发生率大大降低。对于有过敏史的患者，术前应给予激素、抗组胺药预防。

(5)心血管并发症:神经介入治疗过程中,特别是颈内动脉分支处的操作,可直接刺激颈动脉窦,产生减压反射,患者可出现心率、血压显著降低、烦躁、微汗、胸闷等症状。因此,术前应建立可靠的静脉通路,积极扩容,正确使用血管活性药物,改善心脑供血,纠正心律失常;术中应操作熟练,尽量减少牵拉刺激,重要操作时密切观察循环的变化;对于频繁使用球囊扩张的,可给予阿托品;术后监护循环,防止迟发性心血管事件。

（二）麻醉前评估与准备

1. 麻醉前评估　麻醉科医师术前应详细询问病情、仔细观察患者,综合分析患者、疾病及手术三方面因素,适时地与手术医师沟通,最终制订出最适宜的麻醉方案。

缺血性脑血管病患者及大部分动脉瘤患者既往可能有高血压、冠心病,血管弹性差,术中循环极易波动、难控制,术前应掌握基础血压情况、仔细评估心血管贮备、尽量优化循环状况。患者日常服用降压药、硝酸酯类药物、抗心律失常药等应持续用至术前。术前应用钙通道阻滞剂以预防脑缺血。

施行这类手术的患者,术前需要进行气道检查,为术中可能会出现的紧急情况做准备。对术前存在肾功能不全的,应谨慎用药,避免进一步肾功能损害。认真评估凝血功能有助于围手术期凝血及抗凝的管理。应详细询问患者既往过敏史,尤其是否有造影剂反应及鱼精蛋白、碘及贝壳类动物过敏史。术前应明确记录已存在的神经功能不全,以利于术中、术后的神经系统功能评估。

择期手术患者的状况通常较好,而急诊患者状况往往复杂且不稳定,可能存在高血压、心肌缺血、心律失常、电解质紊乱、肺水肿、神经功能损害及相应的气道保护性反射削弱等。更应充分做好术前评估及相应处理,并在适当的监测、管理下转运至手术室以确保生命安全。此外,应特别注意饱胃患者的处理。

2. 麻醉前用药　麻醉前用药无明确的规定。可给予适量抗焦虑药;对于意识改变的患者应尽量避免镇静类药物;既往有过敏史的,可预防性应用激素和抗组胺药;对于 SAH、肥胖和胃食管反流者,应使用 H_2 受体拮抗剂以降低误吸导致的风险。

（三）麻醉管理

1. 术中监测　神经介入治疗中的基本监护与手术室相同。术中应根据患者基础血压、手术步骤及病情需要来控制血压。对于颈动脉狭窄或 SAH 的患者,缺血区脑血管已丧失自身调节功能,术中控制和维持血压、预防和正确治疗低血压极为重要。应将血压控制于术前可耐受水平,发生低血压时,应停止刺激、减浅麻醉、补充液体,仍无效时宜用 α 肾上腺素受体激动药提升血压。在血管阻塞或痉挛患者,应采取控制性高血压。在 AVM 注射栓塞材料前或动脉瘤未被完全阻塞时,应降低血压以减缓供血动脉血流。治疗原发性或反应性高血压以防止再出血或脑水肿。

术中维持轻度呼吸性碱中毒($PaCO_2$ 30~34mmHg)利于降低 ICP,还可通过收缩血管,使造影剂流入动脉边缘而提高血管造影质量。高 $PaCO_2$ 在局部脑缺血时可引起脑内窃血,还可增加交感神经活性及心律失常的发生率,并破坏冠心病患者的心肌氧供需平衡,应避免。可在鼻导管的采样口进行 $P_{ET}CO_2$ 监测。脉搏氧饱和度探头夹在患者的趾端以观察是否有股动脉栓塞或远端梗死。

对于预计术中有较大循环波动或术中需要实施控制性降压、控制性高血压的患者应监测直接动脉压。穿刺困难时可从股动脉导管鞘的侧腔进行监测。对于心肺功能很差、术中循环极不平稳、需要药物控制血压等的特殊患者,可监测 CVP。

术中的造影剂、冲洗液及利尿剂(如:甘露醇、呋塞米)都起到利尿的作用,应监测尿量并严格管理液体。

除术中密切观察患者意识状态、语言功能、运动功能及瞳孔变化外,可依需要监测脑电图、体感诱发电位、运动诱发电位等协助了解神经功能。对 SAH 已行脑室穿刺引流的患者,可监测 ICP。

2. 麻醉管理　监护下麻醉和全身麻醉是神经介入治疗中应用较多的麻醉方法,具体选择有赖于患者状况、手术需要及麻醉科医师习惯等因素。

(1)麻醉监控镇静(monitored anesthesia care, MAC):由于介入手术微创、刺激较小,MAC 曾被广泛使用,这种麻醉方法所要达到的目标是:镇静、镇痛、解除不适;保持不动;苏醒迅速。注入造影剂时可能会有脑血管烧灼感及头痛,并且长时间固定的体位也会使患者感到不适。其优点在于:①术中可以全面、有效地监测神经功能状态;②对生命体征影响小,尤其适用于伴有严重系统性疾病不能承受全身麻醉打击的患者;③避免了气管插管、拔管带来的循环波动;④使患者处于轻度镇静,减少紧张、焦虑,减轻应激反应。MAC 的缺点在于缺乏气道保护,不恰当运用可有误吸、缺氧、高碳酸血症的潜在危险;长时间的手术令患者紧张不适;无法避免突然的体动;一般不适用于小儿及丧失合作能力的患者;会延迟术中紧急情况的处理。在应用MAC时应注意:①对术中可能发生脑血管破裂、血栓形成、血管阻塞及心律失常等紧急情况的,应随时做好建立人工气道、循环支持的准备;②术中合理运用口咽或鼻咽通气道,密切观察、防止呼吸抑制或气道梗阻;③术中监测应视同全身麻醉;④股动脉穿刺置管及可解离式弹簧圈解离时都会有一定的头痛、疼痛、发热等不适感。⑤应常规导尿以防止膀胱充盈,影响镇静效果。

采用何种镇静方法,可以根据术者的经验及麻醉管理目标而定。几乎所有的镇静方式均会导致上呼吸道梗阻。由于给予抗凝治疗,在放置鼻咽通气道时可能导致出血不止,应避免使用。

应用MAC时选择短效麻醉药物(如瑞芬太尼、咪达唑仑、丙泊酚)使麻醉深度易于掌控,利于术中神经状况评估。药物可单独或组合应用,单次给予或持续输注均可。咪达唑仑复合阿片类药物、丙泊酚复合阿片类药物等为临床上常用的复合给药方式。应用阿片类药物出现恶心呕吐时可给予抗呕吐药物。

右美托咪定是选择性 α_2 受体激动剂,具有抗焦虑、镇静及镇痛的作用,最主要的优点是镇静而不抑制呼吸。但是该药对脑灌注的影响尚不明确、患者易发生苏醒期低血压。大部分介入治疗的患者存在脑侧支循环,并需保证足够的侧支灌注压。因此,任何致血压降低的方法均需慎重应用。

(2)全身麻醉:麻醉诱导应力求平稳、气管插管操作轻柔、避免循环波动,术中保证患者制动并控制ICP、脑灌注压,维持生命体征及液体容量于最适合的状态,术后拔管和复苏尽可能快速、平稳。

全身麻醉具有以下优势:①能保证气道安全并改善氧合,控制通气可加强对 $PaCO_2$ 及ICP的控制。②全身麻醉状态有利于对患者进行循环控制(包括控制性降压、控制性高血压)和脑保护。③发生严重并发症时,已建立的安全气道能为抢救和及时处理并发症赢得更多主动。④使用肌肉松弛药可确保患者制动,提高了重要步骤的操作安全性。⑤对于手术时间长、术中操作困难、儿童、不能合作及需要控制运动甚至暂时性呼吸停止以提高摄片质量的患者特别适用。全身麻醉因优点众多,越来越受到麻醉科医师和神经介入医师的推崇,逐渐占据主导地位。

应注意全身麻醉期间气管插管、拔管引起的循环波动会导致心肌耗氧量增加,打破氧供需平衡;高血压、呛咳、屏气等最终会升高ICP;循环的波动和随之而来的跨壁压增加会直接导致动脉瘤破裂;外科医师术中不能随时评估神经功能。

全身麻醉下气管内插管虽然利于呼吸管理,但插管、拔管操作可造成强烈的应激反应。用双腔喉罩避免了喉镜对会厌声门感受器、舌根和颈部肌肉深部感受器及气管导管对气管黏膜的机械性刺激,同时明显减少呛咳、应激及心血管反应、减少动脉瘤的破裂的风险,加之神经介入手术刺激小,术中可减少麻醉药用量,从而缩短患者苏醒时间,有利于术后早期神经功能评估。应用喉罩时应注意破裂的动脉瘤术中再次破裂的风险较大,喉罩不能防止误吸,应禁用于饱食患者;应谨慎用于慢性阻塞性肺疾病的患者。

用药原则应选择起效快、半衰期短、无残余作用、无神经毒性、无兴奋及术后神经症状,不增加ICP和脑代谢,不影响血-脑屏障功能、CBF及其对 CO_2 反应性的药物。目前的多数麻醉药,如丙泊酚、地氟烷、七氟烷,均为短效,诱导和恢复迅速,对循环影响较小,术中可快速、平稳地调整麻醉深度。介入手术有创伤小、并发症少、术后恢复快、疼痛轻、疼痛时间短且不需要术后镇痛等特点,采用全凭静脉麻醉丙泊酚复合瑞芬太尼为目前首选方案。丙泊酚和瑞芬太尼起效快、半衰期短,术中复合应用可随时调整麻醉深度,可控性强,术后苏醒迅速彻底,无迟发性呼吸抑制。靶控输注(TCI)的方法可将血浆或效应室的药物浓度维持在恒定水平,具有起效快、药物浓度维持稳定、可控性好的特点,有利于麻醉深度的稳定。

3. 术中管理的特殊要求

(1)控制性高血压:大脑具有高代谢、低储备的特点。慢性缺血患者依靠逐步建立侧支循环改善血流,而急性动脉阻塞或血管痉挛时,增加循环血量的唯一有效方法便是通过提高血压,从而提高灌注压。但升压前应权衡提高缺血区灌注之利与缺血区发生出血之弊。血压升高的幅度取决于患者全身状况及疾病情况,一般可将血压升至基础血压基线以上20%~30%,或尝试升至神经系统缺血症状得到解决,应在升压同时严密监测生命体征。全身麻醉时可通过适当减浅麻醉同时使用升压药的方法提升血压。通常首选去氧肾上腺素,首剂量1μg/kg,而后缓慢静脉滴注,并依据血压调节用药量。对于心率较慢或其他条件限制使用去氧肾上腺素的，可选择多巴胺持续输注。提高灌注压与缺血部位出血需要慎重权衡，但是在大多数情况下升压对急性脑缺血是有保护作用的。

(2)控制性降压：术中及时、准确地根据需要调控血压，使颅内血流动力学达到最优化，将大大有利于手术操作、降低并发症发生率。较大AVM、动脉瘤栓塞术中或大动脉闭塞性试验时采用控制性降压以增加栓塞的准确性、降低破裂发生率或检测脑血管贮备，为永久性球囊栓塞做准备。控制性降压可用于对颈动脉闭塞的患者行脑血管容量测试以及闭合动静脉畸形的滋养动脉前减慢血流速度。选择合适的降压药可以安全快速的达到理想血压水平并能够维持患者的生理状态。可根据医师的经验、患者的情况进行选择用药。

在采用控制性降压时应注意：①降压的幅度不宜过大，速度不宜过快。MAP低于50mmHg，脑血管对$PaCO_2$的反应性消失，而MAP降低大于40%时，脑血管的自身调节作用消失。对于术前合并动脉硬化、心脑血管疾病的患者，降压幅度应比对基础血压并考虑到患者的承受能力。②降压效果应恰出现在栓塞材料脱离时。③清醒患者的降压过程会比较困难，血压的突然下降会让患者感觉不适、恶心、呕吐、难以忍受，以至被迫中断手术。因此，降压过程应更缓慢，并在实施降压前确保充分氧合，预防性给予抗恶心呕吐药。清醒患者高度的紧张和焦虑会增高体内儿茶酚胺含量，加之无全身麻醉药额外的降压作用，需要加大降压药的剂量。

用于控制性降压的药物应能快速、安全地将血压降至适合的预定目标且药效能快速消失。药物的选择取决于麻醉方式、患者全身状况及血压所需要降低的程度。常用药物包括硝酸甘油、艾司洛尔、拉贝洛尔。

(3)术中并发症：麻醉科医师在术前应综合考虑各方面因素并做好术中急救准备。发生紧急情况时，麻醉科医师的首要任务是维持气体交换，即保持气道通畅，同时应判断是否出现出血或栓塞等并发症，其次应与外科医师及时沟通、商讨措施、并协作处理，必要时及时寻求上级医师帮助。

如并发症出现于手术刚结束时，可能需要进一步做CT、MRI等检查。基于对检查的需要和患者并发症的考虑，无论是全身麻醉还是监护下麻醉，应继续维持麻醉，同时应全面考虑手术室外麻醉所强调的各项内容。

出现血管栓塞时，不论是否直接溶栓均需要通过升压来增加末梢灌注。出血时，应立即停用肝素，并用鱼精蛋白进行拮抗。每1mg鱼精蛋白用来拮抗100U的肝素。通过测定ACT来调整用量。在应用鱼精蛋白时的主要并发症有低血压、过敏反应和肺动脉高压。若应用新型的长效直接凝血酶抑制剂如比伐卢定时，需要新的拮抗方法。

清醒患者在致命性大出血前会诉头痛、恶心呕吐及动脉穿破部位的血管疼痛。颅内出血常不会导致意识的迅速消失。造影剂、短暂性局部缺血及癫痫发作后状态均可导致癫痫发作。麻醉状态下或昏迷的患者，若突然出现心动过缓、血压升高(Cushing反应)或术者发现造影剂外渗则说明有出血。血管造影术可以发现大部分的血管破裂。手术医师可以填塞破裂的动脉并停止手术，并应紧急行脑室引流。

(4)术后管理：手术结束后应尽快复苏、尽早拔管。应避免复苏过程中的任何应激、躁动、呛咳和恶心。术后患者应送入监护室以监测血压及神经功能。术中及术后均应控制血压。出现并发症后首先应进行CT等影像学检查，在运送及进行影像学检查时均应进行监护。

血压的监控仍很重要，对于颅内高血流病变实施栓塞治疗的，术后24小时应将MAP维持在低于术前基础值15%~20%的水平，以防止脑水肿、出血或过度灌注综合征；而对有阻塞或血管痉挛性并发症的则建议将MAP维持在高于正常值20%~30%的水平以维持脑灌注压。对长期低血压或缺血的血管再灌注时，往往会引起颅内出血或脑水肿。血管成形术及CEA术颅内出血或脑水肿的发生率约为5%，AVM或DAVF栓塞术的发生率较低。虽然机制未明，但与脑内高灌注及术后血压不易控制有关。

由于术中应用的高渗性造影剂有大量利尿的作用，术后维持液体容量很重要。需要仔细观察穿刺点，及时发现血肿。术后的恶心呕吐发生率高可能与术中应用造影剂和麻醉剂有关，可以给予氟哌利多、恩丹西酮等处理。

九、术中磁共振检查手术的麻醉

术中开放式磁共振影像学是神经外科近十几年来重要的发展领域，应用这种技术可最大限度地精确定位病变、明确病变边界及选择最佳或最安全的手术入路，为神经外科医师治疗肿瘤、血管畸形和其他一些脑内病变提供了最佳的实时信息。总体来说，磁共振检查可以在清醒、镇静和麻醉三种状态下进行。MRI检查对环境要求苛刻，限制患者体位减少运动伪迹，存在强磁场和噪声，而且要避免低温和低湿度，另外MRI在检查过程中往往需要患者变换体位或者变换设备线圈位置。MRI检查的麻醉从其临床特点、患者安全以及围麻醉期管理要求更高，本节重点讨论MRI检查的麻醉，其麻醉管理一般原则适用于所有影像学检查麻醉管理。

MRI复合手术间是由介入放射、MRI设备及手术室组合而成的复合体，属多学科相互交融的边缘学科。MRI检查需要各科室的医师及技术人员的共同配合完成。术前评估患者的基本情况，选择合适的患者，体内存在磁性植入物的患者不适宜接受MRI检查。麻醉前评估中重点注意一些危险因素，例如困难气道、困难插管、建立静脉通路困难，以及循环呼吸衰竭或者恶性高热等严重麻醉并发症的病史。

麻醉管理要考虑磁共振扫描对患者和外科手术造成影响的特殊性。由于MRI扫描仪对温度有要求，在MRI手术间可能会导致体温的下降，应该注意患者的保暖。另外由于和普通检查不同，术中MRI扫描时间可能会延长，同时患者处于无意识状态，可能会出现体温过高的显现，因此必须监测体温，防止热损伤。

麻醉诱导可以在MRI手术间旁边的麻醉准备间进行，这样可以减少患者焦虑，同时可以使用一些非强磁场耐受的设备例如纤支镜，降低麻醉诱导的难度。如果在MRI手术间进行麻醉诱导时，所有麻醉设备均必须是非磁性的。

麻醉科医师在手术和扫描的过程中不能靠近患者，只能在操作室观察，需要加强观察并需要辅助一些特殊设备。由于噪声的存在，无法听清楚脉搏的声音及报警声，应该在操作间使用专业的声音收集装置帮助麻醉科医师实时的了解患者的情况，同时还应该设置可视报警装置。

根据手术、患者、医师偏好、手术医师的水平等具体情况选择麻醉方法。一般分为清醒镇静麻醉和全身麻醉。清醒镇静麻醉的特点与清醒开颅手术的特点相同，但是观察患者的视野和靠近患者的途径受到限制，与患者沟通比较困难。另外，因为空间狭窄和噪声太大，可能会导致镇静效果不佳，患者紧张焦虑的程度较在普通手术间为重。全身麻醉的原则和注意事项与普通的神经外科手术全身麻醉相同。在MRI设备旁边工作限制了许多监测设备和方法的使用，增加了麻醉难度，同时如果出现意外情况限制了抢救设备的使用。在药物和麻醉技术选择上应该根据手术和患者的具体情况进行选择。

十、功能神经外科手术的麻醉

功能神经外科手术主要是指采用立体定向技术，对功能障碍性疾病进行诊断治疗微创手术。麻醉科医师在功能神经外科手术管理中扮演着重要角色。功能神经外科手术的麻醉选择主要取决于患者的具体情况以及不同医疗机构的传统和具体条件。功能神经外科手术主要包括脑深部电极刺激术（deep brain stimulation，DBS）、脑组织活检、放射治疗等。

（一）功能神经外科治疗的特殊问题

脑深部电刺激术（DBS）可治疗多种神经功能障碍性疾病，手术目的是改善患者的生活质量。DBS手术分为两个步骤，分别为确定靶核团位置后置入电极以及将DBS通过连接线与植入的脉冲发生器相连。DBS患者在手术前须通过MR或CT对靶点核团进行检查和定位。手术第一阶段患者在入室后常采用坐位或半坐位，头架固定在手术床上后将电极放置在靶点核团附近位置，并通过电信号变化反馈对电极位置进行精确调整。全身麻醉药物对苍白球内侧微电极记录影响很大，其中帕金森病患者受影响较小，而肌张力障碍患者则会因使用丙泊酚导致微电极记录显著下降。对肌张力障碍患者，采用低剂量丙泊酚联合低浓度七氟烷/地氟醚平衡麻醉可成功进行靶点定位。在DBS手术第一步，很多医院对患者进行试验性刺激临床症状测试是靶点定位的有效方法，但此方法需要患者清醒、合作，通过观察患者震颤及僵硬的改善情况等临床症状，评估DBS的临床效果。在该过程中应使用短效药物镇静，且测试前停用所有镇静药。虽然全身麻醉可能妨碍DBS治疗震颤及僵硬等症状的临床效果评估，患者无法指出刺激邻近结构时导致的感觉异常或运动异常，然而目前一些医院在第一步常规采用全身麻醉，且术中不进行任何形式的刺激测试。手术第二步则利用头皮及手术同侧颈部皮下隧道埋藏电极及连接导线，并与胸部锁骨下区植入的脉冲发生器及电池组相连。

（二）麻醉前评估与准备

DBS 的疗效依赖于包括神经内科、神经外科、神经生理学及精神科医师在内的多学科团队对患者的合理选择及全面评估。患者术前均需接受麻醉访视和评估，内容包括所有神经外科手术患者的常规术前评估及准备。DBS 的患者往往存在与疾病进程相关的并发症，因此不同疾病相关关注点不同。其中：

1. 帕金森患者麻醉应注意：①咽喉部功能障碍导致吸入性肺炎和喉痉挛的发生风险增加；②困难气道评估，可因肌肉僵值导致气管插管困难；③自主神经功能障碍、体位性低血压和低血容量可导致血流动力学不稳定；④术中监测和特殊体位；⑤与抗帕金森药物的相互作用及潜在不良反应；⑥“药效消失”状态患者症状加重。

2. 肌张力障碍患者麻醉应注意：①患者因持续运动和畸形难以维持常规麻醉体位；②患者颈部肌张力障碍（痉挛性斜颈）导致困难气道；③喉部肌张力障碍增加喉痉挛及痉挛性发声障碍的风险，导致术前访视沟通困难。

3. 特发性震颤患者麻醉应注意：①因肢体震颤导致体位摆放和监测困难；②使用 β 受体阻滞剂治疗导致心动过缓和心律失常。

4. 癫痫患者麻醉应注意：①患者在围手术期可能癫痫频繁发作；②癫痫持续发作患者可能智力发育迟缓，配合能力差；③抗癫痫药可影响药代动力学和药效动力学，引起药物相互反应；④抗癫痫药物可能导致纤维蛋白原降低，术前应注意患者凝血功能。

5. 阿尔茨海默症患者麻醉应注意：患者手术配合和沟通困难，术后谵妄、躁动风险高。慢性疼痛患者因长期应用镇痛药，导致阿片类药物的耐药性高，围手术期疼痛管理的难度大。精神病患者存在行为障碍，如严重焦虑、强迫症等，同时抗精神病药与麻醉药的相互作用，须调整精神病患者麻醉管理。厌食症患者因营养不良，可能存在电解质紊乱及心律失常，同时术中白蛋白降低引起药代动力学改变。Tourette 综合征术中应注意严重抽动影响体位摆放和监测。

（三）麻醉管理

DBS 手术的第一步是安装头架，大部分成年人患者可在手术室或者影像中心使用局部麻醉浸润上头钉部位或头皮神经阻滞。

为了避免镇静药物对微电极记录和实验性刺激临床症状测试的影响，有一些医疗机构常采用局部麻醉完成 DBS 第一阶段。患者进入手术室后首先进行标准监测，包括心电图、无创血压、血氧饱和度和 $P_{ET}CO_2$ 等。为保证患者舒适，清醒患者不导尿，故术中需控制液体入量，避免膀胱膨胀，但同时也应避免低血容量。手术期间，应采取合适的体位，以保证清醒患者舒适并能与术者沟通合作。患者保持颈椎一定程度屈曲，寰枕关节伸展的体位有助于维持气道通畅，紧急情况下可保证气道安全。局部麻醉过程中采用利多卡因、罗哌卡因、布比卡因局部麻醉药对头架头钉位置及手术切口进行局部浸润麻醉或头皮神经阻滞。若手术时间过长，术毕缝合时应追加局部麻醉药。

清醒镇静是进行第一阶段 DBS 植入最常用的麻醉方法，可保证患者在手术开始及结束阶段的舒适性。使用短效药物并在测试前停药，最大限度降低残存镇静作用对微电极记录和实验性刺激临床症状测试的影响。苯二氮䓬类药物可干扰微电极记录，应避免使用。目前清醒镇静的常用药物为丙泊酚、阿片类药物（芬太尼或瑞芬太尼）和右美托咪定。单独使用丙泊酚［50μg/(kg·min)］或联合阿片类药物输注，尤其适用于丘脑底核的 DBS 植入术。短效阿片类药物对微电极记录影响很小，但是大剂量使用可引起肌肉僵直。右美托咪定小剂量［0.3~0.6μg/(kg·h)］输注时不影响微电极记录，且不掩盖帕金森病患者的临床症状，因此是一个非常好的选择。同时，右美托咪定可减轻患者的焦虑以及手术刺激引起的血流动力学波动，故很多医疗机构已经将其作为镇静药物。所有麻醉药物对行 DBS 的患者具有较强的镇静作用。肌张力障碍患者使用丙泊酚可发生苏醒延迟。

全身麻醉可最大限度提高患者舒适度，并利于生理参数的控制，但全身麻醉下很多术中神经生理测试很难进行，甚至无法进行。患者进入手术室后，头架固定于手术床、头部无法活动。因此术中如选择全身麻醉，应在头架固定前完成麻醉诱导和气管插管。全身麻醉可提高一些患者对 DBS 手术的接受程度。恐惧清醒手术、慢性疼痛综合征、存在严重“药效消失”后异常运动的患者，或小儿患者必须实施全身麻醉。

DBS 手术第二阶段，即电极及脉冲发生器的植入过程常需全身麻醉。DBS 的导线需要穿行于从颅骨钻孔处到颈部的皮下隧道，该过程疼痛刺激强。第二阶段手术对麻醉药的使用无特殊要求。

由于手术多在头部操作，且喉罩通气不能完全保证气道密闭，因此该过程常行气管插管。同时，植入的脉冲脉冲发生器的电池寿命约2~5年。此时，患者需定期手术更换电池。术前应关闭DBS发生器，术后重新开启。患者仰卧位，手术部位使用局部浸润麻醉缓解术中及术后疼痛。手术可在清醒镇静或全身麻醉喉罩下进行。

（四）并发症

DBS手术围手术期并发症发生率为12%~16%。急性并发症包括颅内出血、癫痫样发作、静脉空气栓塞等。麻醉相关并发症主要为呼吸与气道相关并发症，发生率为1.6%~2.2%。过度镇静或癫痫、颅内出血等导致意识水平降低的颅内情况改变均可引起清醒患者发生呼吸抑制或气道反射消失。由于头架限制了颈部活动且部分或全部阻挡患者口鼻，常规的喉镜暴露可能非常困难。紧急情况下迅速置入喉罩可能是最佳选择。躁动患者身体扭动但头部固定，易发生急性气道梗阻。应随时备好将头架从手术床上和患者头部取下所需的装置。如果可能，应尽量在保留头架情况下保护气道，以便适时恢复手术。其他围手术期呼吸并发症可能与并发症相关。帕金森病患者停用抗帕金森药物，术后可能发生呼吸功能不全。

颅内出血是DBS手术最严重并发症之一，发生率为0.6%~3.3%。清醒患者突然发生精神状态改变、神经功能缺损，或急剧血压增高时应高度怀疑。突发意识丧失时需迅速治疗，保证气道安全，控制血压，条件允许应行CT检查。术中抽搐的发生率为0.8%~4.5%，多发生于实验性刺激临床症状测试期间，症状局限，常自然缓解。术中发生强直阵挛发作，采用小剂量丙泊酚（20mg）进行治疗可有效控制抽搐，患者情况恢复稳定后可继续进行手术。术后认知和行为障碍比较常见，需评估分析药物或出血等潜在原因，采用多种手段进行处理。发生躁动或暴力行为时需紧急治疗。选择性多巴胺阻滞剂可以安全的治疗术后的行为异常，但是应避免使用非选择性阻滞药。静脉空气栓塞（VAE）发生率为4.5%，是一种潜在的并发症，主要由于坐位和低血容量引起。常发生在钻孔过程中。清醒患者突然出现剧烈咳嗽、胸部不适、低氧血症、低血压，提示可能发生VAE。DBS植入术中心血管并发症的发生率较低（0.4~0.6%）。术中高血压，尤其是电极植入过程中的高血压，是增加颅内出血风险的危险因素。临床上较为接受的目标是保持收缩压低于140mmHg或血压升高小于基础血压的20%。自主神经功能障碍、药物治疗或术前低血容量都可导致帕金森病患者发生体位性低血压，可使用麻黄碱或去氧肾上腺素等血管收缩药治疗。

颅内病灶立体定向活检手术管理与DBS植入术类似。立体定向活检可使用监测麻醉、清醒镇静或全身麻醉。术中应保持警惕，迅速诊断和治疗并发症，尤其是清醒患者和镇静患者。颅内出血和神经损伤可引起神经状态改变。立体定向放射治疗是将大剂量辐射束投射到颅内肿瘤、动静脉畸形等病灶毁损结构或三叉神经节治疗神经痛。大部分立体定向放射治疗不需要麻醉，但幼儿和不配合的成年患者需要行全身麻醉。由于整个手术分很多步骤，且在不同地点进行，所以应准备好所有需要的麻醉器材、监护仪和药物，并确保在每个地点及转运中能够使用。时间长的手术需进行全身麻醉。治疗完成后，患者转运至等候区或麻醉后恢复室，进行术后恢复和监护。

（五）术后管理

术后患者可返回麻醉后恢复室、神经外科观察室或加强医疗病房进行监测疗。反复评估患者神经状态、呼吸情况、血压控制情况，并迅速处理疼痛或呕吐。神经状态发生任何变化，应立即通知神经外科团队。如应尽早恢复服用治疗帕金森病的药物，避免神经功能和呼吸功能恶化。相关人员将进行进一步治疗和DBS激活。

（彭宇明　梅弘勋　韩如泉）

参考文献

[1] EBINGER M. Core topics in neuroanaesthesia and neurointensive care [J]. Arch Neurol, 2012, 69 (9): 788-789.

[2] RANDELL T. Principles of neuroanesthesia in stroke surgery [J]. Acta Neurochir Suppl, 2010, 107: 111-113.

[3] MCEWEN J, HUTTUNEN KH. Transfusion practice in neuroanesthesia [J]. Curr Opin Anaesthesiol, 2009, 22 (5): 566-571.

[4] 韩如泉，王保国，王国林．神经外科麻醉学．3版．北京：人民卫生出版社，2018.

[5] GELB A W, CRAEN R A, RAO G S, et al. Does hyperventilation improve operating condition during supratentorial craniotomy ? A multicenter randomized crossover trial [J]. Anesth Analg, 2008, 106 (2): 585-594.
[6] GAZONI F M, POURATIAN N, NEMERGUT E C. Effect of ropivacaine skull block on perioperative outcomes in patients with supratentorial brain tumors and comparison with remifentanil: a pilot study [J]. J Neurosurg, 2008, 109 (1): 44-49.
[7] MAGNI G, ROSA I L, MELILLO G. A comparison between sevoflurane and desflurane anesthesia in patients undergoing craniotomy for supratentorial intracranial surgery [J]. Anesth Analg, 2009, 109 (2): 567-571.
[8] BRISMAN J L, SONG J K, NEWELL D W. Cerebral aneurysms [J]. N Engl J Med, 2006, 355 (9): 928-939.
[9] SEN J, BELLIA, ALBON H, et al. Triple-H therapy in the management of aneurysmal subarachnoid haemorrhage [J]. Lancet Neurol, 2003, 2 (10): 614-621.
[10] REINACHER P C, PRIEBE H J, BLUMRICH W, et al. The effects of stimulation pattern and sevoflurane concentration on intraoperative motor-evoked potentials [J]. Anesth Analg, 2006, 102 (3): 888-895.
[11] SCHEUFLER K M, REINACHER P C, BLUMRICH W, et al. The modifying effects of stimulation pattern and propofol plasma concentration on motor-evoked potentials [J]. Anesth Analg, 2005, 100 (2): 440-447.
[12] PRIEBE H J. Aneurysmal subarachnoid haemorrhage and the anaes-thetist [J]. Br J Anaesth, 2007, 99 (1): 102-118.
[13] RAO G S, RADHAKRISHNAN M. Significant but suboptimal ? [J]. J Clin Neurosci, 2008, 15 (3): 333.
[14] CHOI S S, LIM Y J, BAHK J H, et al. Coronary artery spasm induced by carotid sinus stimulation during neck surgery [J]. Br J Anaesth, 2003, 90 (3): 391-394.
[15] ARCHER D, MANNINEN P, MCTAGGART-COWAN RA. Anesthetic considerations for neurosurgery using intraoperative magnetic resonance imaging [J]. Tech Neurosurg, 2002, 7: 308-312.
[16] VARMA M L, PRICE K, JAYAKRISHNAN V, et al. Anaesthetic considerations for interventional neuroradiology. Br J Anaesth, 2007, 99 (1): 75-85.
[17] JONES M, LESLIE K, MITCHELL P. Anaesthesia for endovascular treatment of cerebral Aneurysms [J]. J Clin Neurosci, 2004, 11 (5): 468-470.

6

第六十五章

眼科手术麻醉

目　录

传统眼科手术主要由眼科医师实施，随着现代科技手段的应用，眼科手术更加精准，且治疗范围不断拓展。技术的进步伴随着观念的更新，患者不仅需要眼科手术中镇痛，还不断追求安全、舒适、加速术后恢复。麻醉学科的发展顺应了这一趋势，以其特有的技术优势广泛运用到眼科手术和检查治疗中。

眼科手术麻醉并非过去所认为的手术小、部位局限、出血少、麻醉简单、对全身影响小、风险低。眼科手术患者年龄跨度大，手术种类繁多，不同类型的手术对麻醉的要求也不同。

第一节 相关眼解剖

眼球为一椭圆形球体，眼球壁外层前 1/6 为角膜，其余 5/6 为致密胶原纤维和弹性纤维构成的巩膜。眼球壁中层为葡萄膜，包括虹膜、睫状体和脉络膜。虹膜位于最前部，其中间形成瞳孔。睫状体前接虹膜根部，后续脉络膜，由睫状冠和睫状环组成，前者分泌房水，后者为玻璃体和视网膜手术外科入路。眼球壁内层为视网膜，其视轴正对终点为黄斑区，为视觉敏感特殊区域。

眼肌：支配眼球的四条主要肌肉为上直肌、下直肌、内直肌、外直肌，分别连接到眼球表面赤道相应部位。一条肌肉内筋膜将它们在边缘连接起来，谓之圆锥体。球后阻滞即是将药物注射到圆锥体内。

眼的血供：供给眼球的血液来自颈内动脉分支 - 眼动脉。眼静脉血经上、下眼静脉回流到海绵窦。脉络膜富含血管，主要供应视网膜。

眼部神经：眼神经是三叉神经最小分支，分为鼻睫神经、泪腺神经和额神经。支配眼睛的主要神经，分为睫状长神经和睫状短神经，含有感觉、交感和副交感纤维。睫状长神经和睫状短神经形成神经丛，支配虹膜、睫状体、巩膜和角膜的知觉，以及瞳孔开大肌、瞳孔括约肌和睫状肌的运动。动眼神经支配上直肌、下直肌、内直肌和下斜肌。展神经支配外直肌。滑车神经支配上斜肌。面神经支配眼轮匝肌，该肌肉形成眨眼动作。

6

第二节 眼科手术麻醉相关问题

一、眼内压与麻醉

眼内压（intraocular pressure，IOP）是眼内容物对眼球壁施加的均衡压力，简称眼压。正常值为 1.33~2.8kPa（10~21mmHg），高于 22mmHg 视为异常。眼球内容物包括房水、晶状体、玻璃体、血液。晶状体和玻璃体相对稳定，IOP 的波动变化主要受房水和血液的影响。其中房水的形成和排出对 IOP 的影响起着重要作用。

房水总容量 0.3ml 左右，由后房内睫状体中睫状突产生，进入后房后经瞳孔流入前房，再经虹膜角间隙进入 Schlemm 管，然后流入巩膜外静脉，排入到海绵窦或静脉系统，最终回流到上腔静脉和右心房。房水产生量增加，或排出通道受阻均导致房水的蓄积而使 IOP 升高。

正常情况下，40 岁以上者 IOP 略高于 40 岁以下者，但无性别差异。两眼 IOP 差最高限在 0.4kPa（3mmHg）以内，IOP 随脉搏和呼吸的波动亦在 0.4kPa 以内。IOP 随着昼夜而变化，清醒时略高。IOP 昼夜差 <5mmHg 为正常，>8mmHg 者为病理性眼压。IOP 对于维持眼球形态、眼内液体循环和晶状体代谢起着重要作用。术中 IOP 急剧升高将影响眼内血供，且有发生眼内容物脱出、压迫视神经的危险，严重者导致永久性的视力丧失。IOP 已经升高的患者，尤其是老年人患青光眼的风险增高，术中进一步的增高可导致急性青光眼。

麻醉和手术中对 IOP 的影响多为一过性，主要因素为：①眼球外部受压，如眼轮匝肌收缩、眼外肌张力增加、眼静脉充血、眶内肿瘤等；②巩膜张力增加；③眼内容物改变（晶状体、玻璃体、血液、房水）。其中，房水循环、眼脉络膜血容量变化、中心静脉压、眼外肌张力与麻醉和手术的相关性最大。

（一）麻醉药对 IOP 的影响

麻醉药和肌松药可以通过三种方式使 IOP 升高：①改变房水生成或改变眼内血容量；②影响眼外肌或眼内血管平滑肌张力；③影响中枢神经系统（尤其是间脑）对眼外肌张力的调节。

1. 氯胺酮 尽管多数人认为氯胺酮会增加IOP,但争议始终存在。氯胺酮升高IOP的可能机制涉及:①通过兴奋交感神经中枢影响房水的生成和流出;②通过升高血压(特别是静脉压)影响房水流出;③增加骨骼肌张力,提高眼肌紧张度,导致巩膜静脉压升高而致房水外流阻力增加;④通过升高颅内压阻断静脉回流,对房水形成与排出产生影响。因此,有人认为氯胺酮升高IOP与其升高血压、增加脑血流量和眼外肌张力或与高碳酸血症有关,而并非氯胺酮对IOP的直接作用。

对于氯胺酮对IOP的影响,不同观察结果差异较大。这与剂量、给药途径、术前用药和不同的眼压测量方法有关。小儿肌内注射6mg/kg的氯胺酮可引起IOP的小幅度上升,3mg/kg则对IOP影响很小。静脉注射氯胺酮升高IOP的作用持续时间与镇痛时间一致,15分钟达峰值,30分钟后恢复到注药前水平。也有报道2mg/kg氯胺酮静脉给予成年人并未明显升高IOP。

2. 静脉麻醉药 丙泊酚除本身具有直接降低IOP作用外,其间接作用主要通过对血流动力学的作用而影响眼内血流的变化。丙泊酚引起静脉压下降使眼内血液外流阻力降低,同时,抑制插管所致的呛咳和躁动等引起IOP升高的刺激因素。丙泊酚诱导后IOP降低,尽管随后的气管插管刺激可能导致IOP高于麻醉前,但丙泊酚抑制IOP升高的程度,且很快使IOP恢复至正常或低于正常水平。丙泊酚对IOP已经升高的患者,降低IOP的效果更明显。依托咪酯同样可通过对静脉压的作用而产生降低IOP的效果,但程度明显低于丙泊酚。依托咪酯如出现全身性肌阵挛,则有可能引起IOP增高。苯二氮䓬类药物引起瞳孔扩大,使闭角型青光眼房水流出道受阻而升高IOP,但小剂量并不增加IOP甚至可降低IOP。咪达唑仑降低IOP的作用与丙泊酚相似,但弱于丙泊酚。

3. 吸入麻醉药 吸入麻醉药可引起剂量依赖性的IOP降低,可能的机制涉及间脑中枢神经系统的抑制,房水生成的减少,流出的增加,改善房水循环及松弛眼外肌等。

4. 神经肌肉阻滞剂 非去极化肌松药被认为具有降低IOP的作用,其主要机制是通过松弛眼外肌而实现的。但如果呼吸肌麻痹伴随肺泡低通气,则可继发眼压升高。

尽管临床观察并不一致,但多数人认可去极化肌松药氯琥珀胆碱具有升高IOP的作用。氯琥珀胆碱作用开始时可致眼外肌收缩,使眼内压急剧升高。静脉使用后1分钟IOP上升的平均值为8mmHg,通常情况下7分钟恢复到基础值。氯琥珀胆碱升高IOP是多因素的综合效果,包括睫状肌的麻痹使前房角加深和流出阻力增加、眼外肌强直收缩、脉络膜血管扩张、眼眶平滑肌松弛。也有报道认为眼外肌的收缩并不是造成眼内压升高的原因。氯琥珀胆碱引起的IOP升高,加上随后气管插管操作对IOP的影响,使眼科手术(特别是眼球开放的手术)风险增高。为此,人们尝试了许多方法预防或减轻氯琥珀胆碱升高IOP的作用。预先给予小剂量非去极化肌松药预防氯琥珀胆碱升高IOP效果,但结果不一。Miller报道,预先给予小剂量加拉明或右旋筒箭毒碱可以预防氯琥珀胆碱的升高IOP作用。然而,当使用更敏感的眼压张力计时,并没有得到相似的结果。静脉预防性给予1~2mg/kg利多卡因可减轻置入喉镜的血流动力学反应,但不能可靠地预防氯琥珀胆碱和插管引起的高眼压反应。有报道,0.4μg/kg右美托咪定可以预防氯琥珀胆碱和气管插管导致的IOP升高。

5. α_2肾上腺素能激动剂 α_2肾上腺素能激动剂因其降低眼压的特性而有利于在眼科手术中应用。右美托咪定对平均眼压有较好的控制作用。在快速序贯插管的患者中,0.5μg/kg的右美托咪定预给药,可减轻全身麻醉患者琥珀胆碱引起的眼压升高。右美托咪定对眼压的影响可能是由于血管收缩对睫状体传入血管的直接影响,从而导致房水生成减少。此外,右美托咪定还可增加房水的引流,这与其介导的交感性血管运动张力降低有关。

6. 其他用药 麻醉性镇痛药通过促进房水外流降低IOP。局部麻醉剂行眼表面麻醉时,对IOP的影响因药物不同可能有所差异。动物实验表明,布比卡因和利多卡因对IOP影响较小,丁卡因和丙美卡因可降低IOP。

(二)麻醉操作与管理对IOP的影响

麻醉操作和管理与IOP的关系密切,主要的相关因素包括:眼内血容量、血管内压力、通气、体温、气道相关操作等。

高碳酸血症引起脉络膜小动脉收缩,低碳酸血症则扩张脉络膜小动脉,由此影响眼内容积和压力变化。但血中二氧化碳分压在正常范围内变化对IOP影响不大。过度通气降低IOP,窒息、高碳酸血症和低通气可引起IOP升高。

动脉压改变对IOP的影响较小,但收缩压过低可降低IOP,动脉压过高可增加脉络膜血流量而增高IOP。与动脉压相比,静脉压力的变化对IOP的影响更加显著。静脉压力增加阻碍了房水经Schlemm管流入静脉系统,由此明显增加IOP。手术麻醉中由于血容量或静脉压力的增加引起的IOP上升通常是一过性的。这一现象常由咳嗽、屏气、呕吐等因素诱发。

对呼吸道操作(喉镜暴露、气管插管、拔管、气道内吸引等)会引起血压升高,并通过眼血管灌注压升高而致IOP升高,青光眼患者尤其明显。喉部神经阻滞虽然可以减少插管时的血压反应但不能抑制IOP的增加。头低脚高位、颈部过紧的包扎都可以增加眼内血流量,减少房水回流,IOP增高。面罩压迫、手术操作等压迫眼球时可引起IOP升高。既往认为低体温增加了房水的黏度继而使IOP升高。但低体温还可以减少房水的生成导致IOP下降。围手术期体液正平衡可能影响IOP。急性液体超负荷可引起IOP升高,血浆渗透压降低也引起IOP升高。

二、眼心反射与麻醉

1908年Bernard Aschner和Guiseppe Dagnini首先描述了眼心反射(oculo cardiac reflex,OCR)。OCR最常见的表现为窦性心动过缓,也可能出现其他多种的心律失常,如期前收缩、二联律、房室传导阻滞和心室纤维颤动,甚至可引起心肌收缩无力、心搏骤停。一般认为心率下降20%以上为典型的OCR。

OCR的诱发因素有:牵拉眼外肌、压迫眼球、眶内加压操作。牵拉眼肌较压迫眼球更易诱发OCR,以内直肌最明显。OCR的感受器为眼球和球后组织,反射的传入支为三叉神经的睫状长、短神经,传出支为迷走神经的心支和心内神经节。OCR还可能涉及体液性因子的参与。儿童OCR的发生率较高,特别是小儿斜视手术,发生率40%~93%。视网膜手术、眶内手术及眼球摘除术也时有发生。

部分患者有所谓"眼心反射倾向性",对所有迷走神经刺激会发生强烈心血管反应。OCR随年龄增长有减缓的趋势,麻醉方法对OCR影响较年龄更重要。与局部麻醉比较,全身麻醉更易发生OCR。首次刺激引起的OCR最显著,且刺激强度越大,越易发生。患者焦虑不安、麻醉过浅、缺氧、高碳酸血症以及应用拟胆碱药增加迷走神经张力时,容易持续发生或反复出现OCR。

有报道许多方法可用于预防和缓解OCR,但均非持续有效。手术30分钟内静脉给予阿托品可降低OCR的发生率,但阿托品的剂量不同、给药的时间不同均可能影响其发挥降低OCR的效果。另外,预先静脉给予阿托品可能产生比OCR更严重和难处理的心律失常。肌内注射阿托品和格隆溴铵对预防OCR效果不确定。尽管球后阻滞可通过阻断反射的传入支而抑制OCR引起的心律失常,但这种方法本身也可能直接导致OCR,甚至引起视神经损伤、球后出血等并发症。术中维持有效通气量、保持正常血CO_2浓度、轻轻按摩眼外肌、轻柔地牵拉眼外肌有助于降低OCR的发生率和严重程度。滑车下神经阻滞对于预防OCR效果较为确实。

当出现OCR时应首先暂停手术操作,通常心率和节律会在20秒内恢复正常,同时判断并调整麻醉深度和通气状态。重复手术操作后心动过缓的发生越来越少,可能是由于反射弧出现了疲劳。如OCR引起严重的心律失常或持续存在,应静脉给予阿托品,伴低血压者应加用血管收缩药。

三、眼与全身性疾病

某些全身性疾病会首先表现在眼部,常以眼科疾病而就医。如脑瘤的阵发性视物不清,眼肌型重症肌无力的眼睑下垂,血液病的结膜出血。5年以上的糖尿病患者可出现糖尿病眼底病变或白内障。

与晶状体疾病有关的综合征:马方综合征为遗传性多器官结缔组织异常综合征,眼部表现常见为晶体半脱位或脱位;心脏可能伴有瓣膜缺损和胸主动脉瘤;骨骼肌的异常可能导致脊柱后侧凸。高半胱氨酸尿为氨基酸代谢异常,表现为晶状体、骨骼肌异常和心血管疾病三联症。术前应评估血小板功能,全身麻醉时警惕血栓综合征、高胰岛素血症和低血糖。Alport综合征为眼-耳-肾综合征,伴家族性遗传肾炎。男性患者预后差,常死于进行性肾衰竭。

与先天性白内障有关的以糖代谢障碍和氨基酸代谢障碍多见,如半乳糖血症、酪氨酸血症、同型胱氨酸尿症。

斜视常伴其他畸形,特别警惕家族性肌肉系统异常,评估有无恶性高热倾向。类重症肌无力与重症肌无力症状相似,其对非去极化肌松药敏感,

6

用抗胆碱酯酶药无效。

有些疾病虽然发病率低，但病情复杂，麻醉和手术风险大。麻醉风险主要为潜在的困难气道、严重的心血管疾病和其他脏器功能障碍。

四、眼科用药的全身作用

围手术期眼科用药全身作用主要为：①局部用药吸收后引起全身不良反应；②吸收后导致的药物毒性反应；③药物本身的不良反应。对年老体弱者和小儿，眼科局部用药吸收后易致药物过量中毒。控制眼科局部用药浓度与总量，以及眼内给药后压迫内眦1~2分钟，防止药液经鼻泪管流入鼻腔而吸收，可减轻吸收所引起的不良反应。

阿托品：眼局部应用1%阿托品用于扩大瞳孔和睫状肌麻痹。全身反应为心动过速、面色潮红、口渴、皮肤干燥和烦躁不安。

乙酰胆碱：乙酰胆碱注入前房使瞳孔缩小，有时用于晶体摘除后的缩瞳。局部使用可导致心动过缓、低血压、唾液分泌增加和支气管分泌物增多及支气管痉挛。

胆碱酯酶抑制剂：二乙氧膦酰硫胆碱，也称碘依可酯，属于长效抗胆碱类缩瞳药，停药4~6周后胆碱酯酶活性才能恢复。碘依可酯用于其他药物难治的青光眼以及一些儿童的调节性内斜视。滴眼后如吸收入体内可以延长氯琥珀胆碱的作用时间，导致使用常规剂量的氯琥珀胆碱后呼吸抑制时间延长。过量吸收还可出现恶心、呕吐、急性痉挛性腹痛，甚至支气管痉挛以及延长酯类局部麻醉药的代谢，易发生毒性反应。

环戊醇胺酯(mydriacyl)：是广泛使用的短效散瞳药，可引起中枢神经系统不良反应，表现为一过性的头晕、幻觉、发声困难、定向力障碍、运动失调等精神神经症状。使用2%的溶液时中枢神经系统功能异常更易出现，儿童建议使用0.5%~1.0%的溶液。

肾上腺素：2%肾上腺素局部应用可减少房水分泌，增加房水排出，降低开角型青光眼患者的眼内压。肾上腺素可以有效地散瞳和减轻毛细血管的充血。眼局部应用肾上腺素作用大约维持15分钟左右。局部使用全身反应并非常见，但也曾出现严重高血压，头痛，心动过速和震颤的报道。对伴有冠心病高血压患者，应慎用。儿童对肾上腺素过量滴眼更为敏感且容易出现严重的不良反应。

去氧肾上腺素：眼局部应用使瞳孔扩大，减轻毛细血管充血，减少出血。但药物迅速吸收后对高血压和冠心病患者不利，表现为心悸、紧张、头痛、恶心呕吐、严重高血压；也可出现反射性心动过缓，甚至蛛网膜下腔出血。浓度控制在2.5%以下较为安全。

噻吗洛尔：又称噻吗心安(Timolo)，属于非选择性的β肾上腺素能受体阻滞药，是治疗青光眼的常用药。近年又推出以凝胶为基质的长效噻吗洛尔滴眼剂。其局部不良反应并不明显，但对全身影响必须重视。噻吗洛尔经全身吸收后可引起阿托品难以对抗的心动过缓、支气管痉挛和充血性心衰。伴有阻塞性肺部疾患者、充血性心衰或Ⅰ度以上的房室传导阻滞的患者应慎用。此外，噻吗洛尔还可加重重症肌无力，导致新生儿和婴儿术后呼吸抑制。噻吗洛尔对糖、脂肪代谢也有一定影响，因此伴有糖尿病酸中毒的患者使用时也要慎重。

美托洛尔属于选择性β_1受体阻滞药，是一种新型的抗青光眼药物，对眼部作用更具特异性和选择性，对全身影响更轻微。虽然倍他洛尔对于伴有阻塞性肺部疾病患者的影响较小，但对于有限制性通气障碍的患者也应谨慎使用，也禁用于窦性心动过缓，充血性心衰，Ⅰ度以上房室传导阻滞，心源性休克的患者。对于同时口服β受体阻滞剂者，应注意累加效应导致不良反应加剧。

环丙甲氧心安：是β_1受体阻滞药，其全身作用小，但禁用于窦性心动过缓、充血性心衰、Ⅱ度房室传导阻滞、心源性休克和阻塞性肺疾患。

毛果芸香碱：毛果芸香碱滴眼剂是一种具有直接作用的拟胆碱药物，是治疗青光眼的常用药物。由于刺激副交感神经，可能引起恶心、呕吐、腹泻、发汗、心动过缓、记忆力障碍等全身反应。

甘露醇：通过高渗性利尿作用可降低眼压，作用持续5~6小时。快速大量的输入甘露醇可引起严重的全身反应，包括电解质紊乱，高血压或低血压，充血性心力衰竭，肺水肿，肾衰，心肌缺血和少见的过敏反应。因此，在输入甘露醇前应谨慎评估患者的肾脏和心血管功能状态。

乙酰唑胺：长期服用乙酰唑胺以降低青光眼患者的眼压。该药作用于肾小管的碳酸酐酶抑制剂，可引起低钾、低钠和代谢性酸中毒。对于有明显肝、肾功能异常或钠、钾异常的患者应视为禁忌。严重的电解质紊乱在全身麻醉下可能触发严重的心律失常，围手术期应注意纠正。偶尔可触发过敏反应、渗出性多形红斑和骨髓抑制。

五、气道问题

眼科手术时患者头面部被无菌单覆盖，且麻醉科医师远离患者头部，给气道管理带来不便。许多先天性畸形和综合征均伴有明显的困难气道征象，如 Pirre-Robin 综合征，Down 综合征、黏多糖综合征等。还应特别关注小儿是否具有如下问题：鼾症、睡眠呼吸暂停、嗜睡症、声音嘶哑和既往面颈部手术或放射治疗史等。

六、眼科手术麻醉要求

不同的眼科手术对麻醉要求的侧重点不同。外眼手术麻醉的重点在于完善的镇痛、预防眼心反射；内眼手术则应精确控制眼内压和严格制动。

1. 眼科手术须完善的镇痛，术中保证一定的麻醉深度。

2. 眼科手术精细，常在显微镜下实施，术中须保证患者头部绝对制动，眼球应固定中央位置。

3. 有效控制呼吸道，特别是术中保留自主呼吸时，须确保通气和氧供。

4. 有效预防和控制 OCR，维持 IOP 的稳定。

5. 平稳诱导，保持围手术期血流动力学的稳定。

6. 有效预防或降低术后呼吸抑制、剧烈疼痛、恶心呕吐等并发症。

第三节 眼科麻醉术前评估及准备

小儿可能伴有一些先天性或代谢性疾病。老年患者眼调节功能、晶状体、玻璃体、视网膜等均呈现退化趋势，加上高血压、糖尿病、动脉硬化的全身疾病，老年患者需要手术治疗眼病的比例越来越高。麻醉前应谨慎评估重要脏器功能受损程度，并与眼科医师共同权衡手术和全身生命安全之间的利弊与轻重缓急。

6

一、了解病史

小儿应了解是否有遗传性的各种综合征，应对这些伴随疾病的病理生理有所了解。Pierre-Robin 综合征、唐氏综合征、黏多糖综合征等需对气道进行评估；Pierre-Robin 综合征还应了解心脏和甲状腺功能。婴幼儿需评估其营养发育状况，以及是否存在感染、贫血、容量不足等病史。

老年人应关注其是否并存心脑血管疾病、慢性肺部疾患和肝肾功能。一些老年人常有精神障碍，需评估其合作程度。

二、了解全身用药情况

患者近期使用的眼科局部或全身用药都可能对麻醉产生影响，充分估计这些药的药理特性和可能发生的药物相互作用，并在住院期间进行适当调整，以确定术前是否要继续使用或停用。老年患者由于冠心病或其他心血管疾病正在接受抗血小板或抗凝治疗。这些患者有很大的围手术期出血的风险，包括球后出血，眶周出血，玻璃体积血和前房积血。传统上，在术前一段时间需要停止使用抗血小板或抗凝药，但这将增加心肌缺血或栓塞等不良事件的风险，术前应权衡利弊，并签署知情同意书。常用的利尿药、β 受体阻滞药、胰岛素、皮质激素类药、降压药、降糖药及强心药等，与术中使用药物都可能产生相互作用，应了解清楚。

三、心理干预

眼科手术的患者术前多存在一定程度的视力障碍加之对手术效果的担心，常使该手术患者的焦虑程度高于其他手术。不良心理反应，会导致机体产生一系列负面的生理应激反应，甚至会影响麻醉与手术效果。

心理干预就是通过安慰、教育和支持帮助，减轻患者及其家属的心理负担，使患者更好的适应手术，更平稳度过整个围手术期。在术前访视时，麻醉科医师应与患者及家属充分交流、沟通，建立良好的相互信任的关系，使他们对手术室环境，手术、麻醉科医师，麻醉及手术方式，术中配合，术后疼痛及可能出现的并发症等有一定的认识，以便做好心理上的准备，降低患者的紧张、焦虑和恐惧。

四、术前用药

眼科手术麻醉前用药目的：①使患者镇静、合作，减少恐惧，缓解焦虑；②抑制呼吸道黏膜腺体和唾液分泌；③调整自主神经功能，消除或减弱不利的神经反射；④预防或减轻恶心、呕吐；⑤维持稳定的眼压；⑥预防眼心反射。常用的药物有抗胆碱药、麻醉性镇痛、镇静药和止吐药。

抗胆碱药的麻醉前用药剂量不会对眼压产生明显影响，除闭角型青光眼外，不应禁忌阿托品。阿托品不仅可有效地抑制呼吸道分泌物，还可在一定程度上预防术中眼心反射。小儿麻醉前阿托品的剂量要足，一般剂量为0.02mg/kg肌内注射。东莨菪碱升高眼压的作用较弱，可替代阿托品。地西泮有抗焦虑、遗忘作用，并能对抗氯胺酮的兴奋作用，如控制其用量在0.1mg/kg以内，一般不会使眼压升高。咪达唑仑起效快，半衰期短，肌内注射剂量0.07~0.1mg/kg，效果满意。哌替啶、吗啡有镇静镇痛作用，但易致恶心呕吐，仅用于剧痛者，如与氟哌啶醇合用则有加强镇痛、减少呕吐的作用。饱胃和伴有反流风险的患者，术前可使用H_2-受体拮抗剂，以减少误吸的风险和严重程度。一般情况差、年老体弱、甲状腺功能低下者应酌情减少镇静药和中枢性镇痛药的剂量，1岁以内婴儿可只用阿托品。口服咪达唑仑0.5~0.75mg/kg对于较大儿童镇静效果好。

第四节　眼科局部麻醉

成年人外眼手术和简单的内眼手术均可在局部麻醉下进行。局部麻醉包括表面麻醉、筋膜下阻滞、球后阻滞、球周阻滞。即使局部麻醉，也应对患者的生命体征进行监测。阻滞前或手术开始前可以适当给予镇静镇痛药物，减轻患者的痛苦和恐惧（图65-1）。

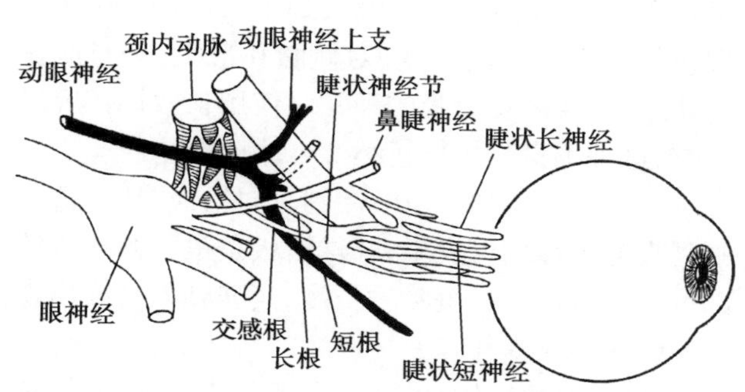

图65-1　眼神经、动眼神经、睫状神经

一、局部麻醉药的选择

1. 表面麻醉药　大多数表面麻醉药，即使是长效作用药物，其维持时间均很短（10~15分钟），这可能与泪液和冲洗液的作用有关。

（1）利多卡因：起效快、穿透性强，对血管扩张作用不明显。4%利多卡因为等张液，对角膜上皮细胞毒性最小。小儿可用2%利多卡因。起效时间5分钟，维持15~30分钟。

（2）丙美卡因：0.5%丙美卡因为脂溶性药物，中度角膜毒性。起效迅速（20秒），维持15分钟。常作为表面麻醉药用于眼科检查及手术缝合、取异物。

（3）丁卡因：0.5%丁卡因起效慢，表面麻醉常用1%等渗液。高浓度可引起角膜点状上皮着色，影响其再生，严重者可出现角膜上皮脱落。当角膜破损后，丁卡因吸收迅速且毒性增加。

2. 注射用局部麻醉药

（1）利多卡因：0.5%~1%利多卡因用于局部浸润麻醉，作用维持2~5小时；1%~2%利多卡因用于神经阻滞，时效1~2小时。

（2）布比卡因：0.5%布比卡因可阻滞感觉和运动神经，持续时间较长。高浓度则有中枢神经毒性，现多用罗哌卡因替代。

快速起效，短效局部麻醉药对于白内障，翼状胬肉切除等手术比较理想。长效局部麻醉药适于玻璃体视网膜修复等较长时间的手术。眼科手术中使用混合局部麻醉药可以达到起效快，作用时间长的目的。

血管收缩药可以加强神经阻滞作用并延长作用时间，但应考虑到肾上腺素对视网膜灌注的影响。眼科麻醉中并不提倡常规使用肾上腺素，特别是青光眼伴有视神经损伤的患者更应避免使用。目前临床上常用利多卡因与布比卡因（或罗哌卡因）的混合液，利多卡因浓度为1%，布比浓度为0.375%。此混合液的麻醉起效由利多卡因开始，布比卡因可延长其作用时间，还具有一定的术后镇痛作用。透明质酸酶可促进局部麻醉药在眼周的扩散。当以7.5~15u/ml的浓度加入局部麻醉药时，它可加快局部麻醉药的起效并加强局部麻醉药的感觉运动阻滞。

二、眼科手术常用局部麻醉方法

（一）球后麻醉（retrobulbar anesthesia）

球后麻醉是一种将麻醉剂直接注入肌椎内，以阻滞睫状神经节和睫状神经的麻醉方法。睫状神经节（ganglion ciliare）位于眶尖，在眼动脉外侧，外直肌和视神经之间，距视神经孔约10mm处。睫状神经节后有三个根：长根为感觉根；短根为运动根，含有至虹膜括约肌、括约肌、睫状肌的纤维；交感根来自颈内动脉的交感神经丛，并与长根合并，含有至瞳孔开大肌与收缩眼血管的纤维（图65-3）。睫状神经节向前发出睫状短神经，约6~10支，在视神经周围穿过巩膜，在巩膜与脉络膜之间向前分支至虹膜、睫状体和角膜。球后阻滞通过阻滞第Ⅲ、Ⅳ、Ⅵ脑神经麻痹眼外肌，也可通过阻滞睫神经麻醉结膜、角膜和葡萄膜。球后阻滞是将局部麻醉药注入眼眶近端神经和肌肉起点处，因此所需局部麻醉药容量小，且起效快、可以产生足够深度的麻醉。此方法还可松弛眼外肌，而且降低IOP（图65-2）。

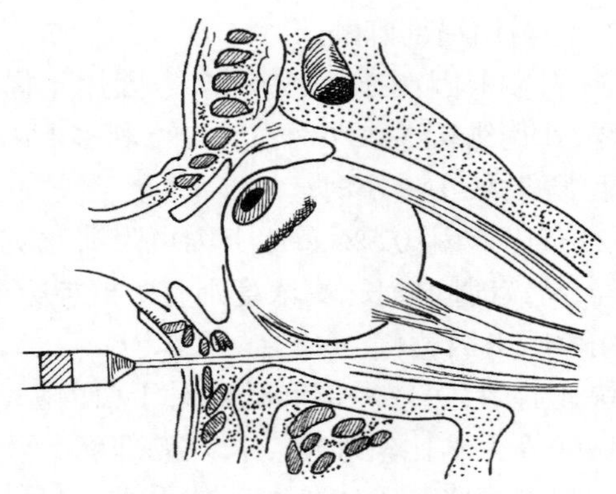
图65-2　球后阻滞

1. 适应证　前睫和后睫手术、斜视矫正术。

2. 球后麻醉方法　患者保持自然凝视位（向前直视），使视神经在进针时保持松弛状态。进针点在眶下缘中外1/3交界处（图65-3），先平行眶底垂直向后进针至赤道部，然后转向球后，从外直肌与下直肌之间缓缓推进，在肌椎内直达球后。进针深度不得超过35mm，使针尖恰好位于睫状神经节和眼球后壁之间（图65-3），回抽无血时，即可注入局部麻醉药2.5~3ml。退针后嘱患者闭合眼睑，并轻轻下压眼球片刻，可预防出血，并有利于局部麻醉药扩散及降低IOP。

3. 球后麻醉成功的体征　上睑下垂，眼球固定，轻度外斜，角膜知觉消失，瞳孔扩大，虹膜、睫状体及眼球深部组织均无痛觉。

4. 球后阻滞并发症

（1）球后出血：球后出血因球后注射损伤血管所致，发生率为1%~3%，但严重到能影响视功能的出血则很少见。静脉出血比较缓慢，应立即用手掌压迫眼球，1分钟后放松10秒钟，直到出血停止。

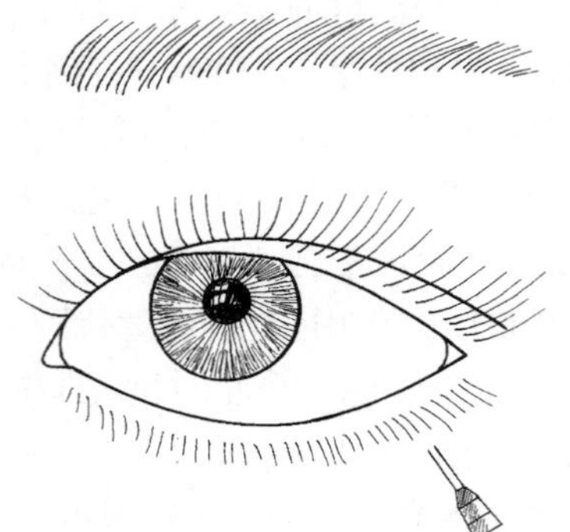
图65-3　球后阻滞进针部位

继续压迫5分钟左右，待眼睑松弛后，仍可继续手术。动脉损伤出血发生较快，同时出现眼球突出、上睑闭合不能以及严重的眶内压升高。如果眶内压力持续增高，应暂停手术，待2~3天后根据情况再行手术。为避免球后出血，进针速度要缓慢，不能过深，同时不宜选用过细、过锐的穿刺针头。

（2）脑干麻醉：是局部麻醉药通过包裹视神经的脑脊膜直接扩散到脑干引起的后果。症状可迅速出现，也可延迟发生（延长到15分钟）。临床表现包括意识水平的改变、对侧瞳孔散大，全身肌张力减退，以及循环呼吸的异常。使用长效局部麻醉药时，这种不良作用可持续2~4小时或更长。

（3）眼球贯通伤：如果针刺方向错误，从穿透巩膜到贯通眼球均可发生，眼球后极是最常被穿透的部位。穿刺前应了解眼轴长度，当遇到阻力或出现疼痛时应停止操作。

（4）视神经损伤：巩膜的厚度并非一致的，特别是眼轴长度大于25mm者，近视眼患者的巩膜更薄。阻滞时针尖不能越过瞳孔中心，且眶内针尖的长度不能超过31mm，是避免此并发症的关键。明显的视神经损伤往往和眼球供给血管的严重损伤同时存在。

（5）暂时性黑蒙：可发生于球后注射局部麻醉药后即刻或数分钟内。先出现眼前发黑，然后黑蒙。局部可见上睑下垂、瞳孔散大、眼底正常或出现视网膜中央动脉痉挛、视神经、视网膜缺血等表现。发生的原因可能是局部麻醉药直接造成视网膜中央动脉或视神经动脉分支痉挛。对于青光眼晚期视野已呈管状者，更易出现以上症状。一旦发生黑蒙应立即按视网膜中央动脉阻塞处理，吸入亚硝酸异戊酯0.2ml，3~5分钟后便可出现光感。若不加处理，约30~60分钟左右也可出现光感，约数小时后随麻醉作用消失，视力逐渐恢复。

(6)眼心反射：球后阻滞可以降低 OCR，但穿刺本身也可能引发 OCR。适当的镇静止痛药，可以阻止这一并发症的发生。

(7)局部麻醉药误入血管：误将麻醉剂注入到眶内血管，局部麻醉药在大脑内的快速扩散可立刻引起抽搐，并伴随着呼吸循环功能的不稳定。

(8)眼外肌并发症：应用大剂量长效麻醉剂时，可于术后 24~48 小时出现复视或上睑下垂。如复视或上睑下垂长久不能恢复，则说明药物毒性反应直接作用于眼肌，或神经支配受到严重损伤。产生肌损伤的主要原因是将麻醉剂直接注入到肌肉中以及局部麻醉剂对肌肉的毒性作用，局部麻醉药浓度越高，其毒性越大。

(二) 球周麻醉(peribulbar anesthesia)

为减少球后阻滞引起的并发症，Davis 和 Mandel 在 1986 年首先将球周阻滞应用于临床。该方法将局部麻醉药注射到肌肉圆锥外，再向肌肉圆锥内渗透，以阻滞神经 - 肌肉传导。球周麻醉对内眼手术安全、有效，并发症少。为创造完善的内眼手术条件，有人主张增加面神经的颞支和颧支阻滞，以消除眼轮匝肌和其他面部肌肉运动。

1. 适应证　白内障手术、小梁切除术、玻璃体手术、视网膜手术、巩膜扣带手术等。

2. 球周麻醉方法　进针点分别位于眶上缘内 1/3 与中外 2/3 交界处及眶下缘外 1/3 与中内 2/3 交界处为注射点(图 65-4)。先作皮下注射 0.5ml 局部麻醉药浅表浸润，以防进一步操作引起疼痛，然后将针尖斜面朝向眼球，从注射点垂直进针，沿眶缘刺入 25mm，接近眶底，回吸无血，上下分别缓慢注入局部麻醉药 2~4ml，注药后 10~15 分钟。可阻滞Ⅲ~Ⅵ脑神经末梢及睫状神经节，使眼外肌麻痹，产生与球后麻醉相同甚至更完善的镇痛。由于注药位置远离视神经和其他眼神经，因此局部麻醉药的容量大，而作用起效时间延长(10 分钟左右)。

3. 球周麻醉的优点

(1)不易损伤眼外肌及附近组织，增加安全性。

(2)减少刺破血管出血的机会。

(3)注射时疼痛不适较轻。

(4)不易引起后部眶压增高。

(5)一般不会发生黑蒙现象。

4. 球周麻醉的并发症：并发症发生率低，且罕有严重的并发症。由于注入的局部麻醉药量较大，可增高 IOP，也可引起球结膜水肿、皮肤淤血、早期上睑下垂、眼外肌麻痹等。

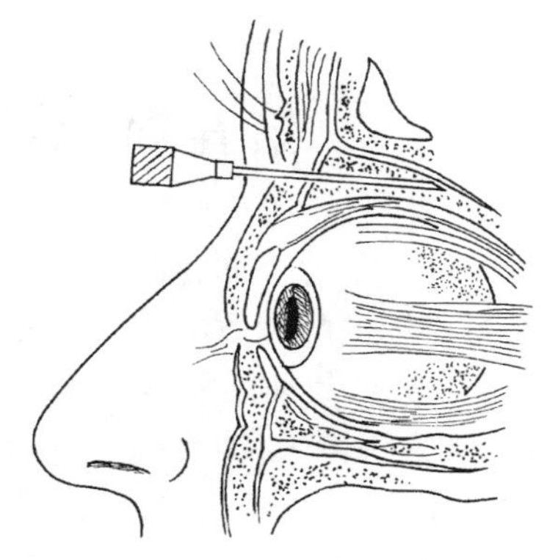

图 65-4　球周阻滞

(三) 眼筋膜下阻滞(sub-tenon's anesthesia)

眼球筋膜(fascial of eyeball)又称 Tenon 囊，为眼球与眶脂体之间的致密纤维结缔组织，包裹眼球大部，前达角膜缘，后连视神经鞘。

1. 筋膜下阻滞方法　嘱患者注视鼻下方，于 10~11 点方向角膜缘，放射状剪开球结膜和筋膜囊，用钝头弯针进入切口在巩膜表面沿眼球弧度向球后间隙进针至眼球赤道部稍后(约角膜缘后 15~18mm)，将局部麻醉药注入。运动阻滞的程度直接与所注入的局部麻醉药的量成正例，注入 4~5ml 局部麻醉药可达到较好的麻醉效果。针尖不刺入眼眶后部而降低了后极穿通的风险，对高度近视伴有眼球前后径加大的患者具有一定的优势。对于正在进行抗凝治疗的患者，选择该技术可避免球后出血风险。

2. 筋膜下阻滞的并发症　常见结膜出血，结膜水肿和结膜胀大，但对阻滞效果没有影响。偶见眼球穿通、直肌损伤、术后斜视、眼眶蜂窝织炎和脑干麻醉。足够药量的浸润可以对结膜和眼轮匝肌起到麻醉作用，但比锥体内注射的失败率要高。

(四) 表面麻醉

向结膜囊内滴入局部麻醉药可阻断所有神经末梢，达到麻醉的效果，是眼科手术常用的麻醉方法。表麻常用药物有 0.25%~1% 盐酸丁卡因，1~3 分钟内生效，显效时间为 10~20 分钟，可持续 1~2 小时。0.5% 的爱尔卡因(proxymetacaine)滴眼后 20 秒起效，麻醉作用可持续 15 分钟。不良反应有短暂的刺痛、灼痛、流泪，但较轻微，长期或反复应用，可有结膜充血肿胀和急性角膜炎。手术中为保持角膜湿润，不宜用表面麻醉剂，以免损伤角膜上皮。表面麻醉的潜在不足处包括术中眼球运动，以及少见的过敏反应。

第五节 浅镇静术在眼科手术中的应用

眼科手术需要完善镇痛，局部麻醉仍有镇痛不足的顾虑，且难以消除患者的紧张、焦虑，一些患者无法耐受术中头部制动的需求。全身麻醉虽可达到完善镇痛和意识消失，但难以满足部分眼底手术需要术后即刻俯卧位的特殊需求。越来越多的眼科手术可以在局部麻醉复合清醒镇静术下完成。浅镇静术（monitored anesthesia care，MAC）不仅可以降低患者的焦虑水平，增加合作程度，还可以减少对手术的不良记忆，增加患者和术者的满意度。在保持局部麻醉手术优势的同时，使其能够耐受更长、更复杂的手术，对于术后需即刻俯卧位需求的患者尤为有益。

（一）MAC 用药及实施

目前常用的镇静止痛药物，只要剂量合适都可用于眼科手术的镇静。

氟哌利多 10μg/kg 加芬太尼 1μg/kg 静脉注射为首次量，此后不再应用氟哌利多，仅以芬太尼 0.008~0.01μg（kg·min）静脉注射维持。该法镇静、镇痛作用较好，但顺行性遗忘欠佳。

咪达唑仑首次量 25~60μg/kg 静脉注射，或丙泊酚首剂量 0.25~1mg/kg 静脉注射，10~50μg/（kg·min）静脉注射维持，可复合芬太尼或舒芬太尼，警觉 / 镇静评分（observer's assessment of alertness/Sedation，OAA/S）维持于 3~4 级。术中与患者保持语言联系，随时了解镇静程度，调整注药速度，可取得完善的镇静遗忘和心理保护作用。

右美托咪定具有剂量依赖性的镇静、催眠、镇痛、抗焦虑作用，同时抑制交感神经活性，稳定血流动力学，且临床使用剂量范围无呼吸抑制作用，具有可唤醒特性，非常适用于眼科手术的镇静。右美托咪定首次量 0.6~0.8μg/kg，缓慢静脉注射（超过 10 分钟）以避免造成一过性高血压和心动过缓。维持量 0.3~0.4μg/（kg·h）。右美托咪定用于眼科镇静的另一优势在于可以降低 IOP，并可减缓氯琥珀胆碱的升眼压作用。右美托咪定可以产生与丙泊酚相似的镇静效果，具有易唤醒、无呼吸抑制的镇静特性。在相同镇静深度时，右美托咪定较丙泊酚更容易引起 BIS 值的下降。

学龄前儿童眼肌手术因牵拉眼肌刺激较强，以往多于全身麻醉下完成手术，但全身麻醉下眼球固定，术者不能准确观察眼位。可用小剂量氯胺酮镇静止痛术配合局部麻醉，首次量 400~500μg/kg 静脉注射，以 25~35μg/（kg·min）的速度维持镇静于 OAA/S3~4 级。术中多数患儿可按指令转动眼球，提高了斜视矫正术的质量。

（二）注意事项

1. 维持适宜的镇静深度最为关键。个体对镇静镇痛药的需求差异较大，小剂量渐进性给药的方法是个明智的选择，在患者舒适和安全之间获得一个满意的平衡点，防止镇静过深。

2. 清醒镇静一定是与局部麻醉复合应用，其中镇痛主要依赖局部麻醉。术中出现镇痛不足时应首先补充局部麻醉。清醒镇静的药物需在局部麻醉操作前给予，以在伤害性刺激发生前使患者达到相应的镇静水平，并减轻局部麻醉操作过程的不适。

3. 避免体动：围手术期患者的无意识体动是导致眼损伤的首要原因，通常是由于镇静过深，患者失去意识所致。术中应使患者保持足够的反应力，可配合医师指令，避免因打鼾或突然清醒造成的头部运动。

第六节 眼科全身麻醉

多数儿童以及不能交流、合作的成年人及创伤大、疼痛明显的眼科手术需要全身麻醉。

一、麻醉前评估

将眼部疾患纳入到全身整体系统内考虑，建立这一概念对于麻醉实施的安全性非常重要。在遵循一般全身麻醉术前评估的原则上，眼科手术全身麻醉术前应关注患者是否存在相关并发症，并了解眼科用药是否对麻醉产生影响。

二、麻醉诱导 / 维持

诱导用药选择应综合考虑如下因素：①患者

年龄和合作程度；②气道评估结果；③手术方式及手术时间的长短；④术中气道维持的方式。小儿可选择静脉诱导或吸入诱导，成年人通常均选择静脉诱导。除非存在或怀疑困难气道，否则均采用快速诱导气管插管。一般首选喉罩通气方式，也可采用气管内插管维持气道。小儿简单、短小眼科手术常保留自主呼吸。肌松药是否使用根据术中气道维持方式进行选择。

稳定 IOP 并预防和控制 OCR 是贯穿整个围手术期的重要考虑。麻醉诱导和苏醒期均避免患者呛咳、屏气，维持血流动力学稳定，面罩通气时避免对患眼施压。另外，确保有效通气和氧合。

三、喉罩通气在眼科麻醉中的应用

大多数眼科手术不需要术中使用肌松药控制呼吸，但要求麻醉平稳、术中头部制动、术毕清醒快而完全，术后避免恶心、呕吐和呛咳反应。气管内插管操作刺激较大，术中需较深的麻醉维持，术毕麻醉转浅、拔管呛咳使 IOP 升高，均不利于内眼手术。喉罩与气管插管相比不会引起血流动力学的明显改变，也较少引起 IOP 的升高。浅麻醉下患者对喉罩的耐受性好，自主呼吸、辅助或控制呼吸均能经喉罩施行。轻度变换体位时不会诱发咳嗽反射。

眼科手术应首选可弯曲喉罩，其独特的带有钢丝的通气管设计可以保证在头部位置移动时通气罩位置不变，且通气管可以固定在口周任一位置，避免对眼科操作的影响。手术结束后，患者可在自主呼吸恢复且清醒状态下耐受喉罩，并能按指令张口以便拔除喉罩。

四、氯胺酮静脉全身麻醉

氯胺酮由于其在良好止痛作用的同时，咽部的保护性反射依然大部分存在，自主呼吸仍保留，特别适用于手术时间较短，要求止痛作用好，但又不需控制呼吸的病例。较常用于时间小于 1 小时、不插管的儿童手术，如眼睑手术、角膜裂伤修补术、眼肌手术、青光眼手术、白内障手术、眼球摘除术。

没有禁忌证情况下应麻醉前常规给予阿托品。氯胺酮首次剂量 1~2mg/kg，5 分钟左右追加首剂量的半量，重复 2~3 次后逐渐减量。追加时应根据患儿体征、前次给药剂量、手术进展情况给药。术中要注意临床体征的多样化和清醒期的并发症。氯胺酮可能出现升高眼压、颅内压和血压、噩梦及精神症状，目前已较少单独应用。将咪达唑仑或丙泊酚与氯胺酮合用，可以减少后者的剂量，以降低其不良反应。

五、静脉吸入复合麻醉

静吸复合全身麻醉是眼科常用的麻醉方式。麻醉诱导药物为起效迅速的静脉麻醉药、强效止痛药和肌肉松弛剂。巴比妥类镇静催眠药、麻醉性镇痛药均可使眼内压下降 10%~15%。肌肉松弛剂首选非去极化类，氯琥珀胆碱升高眼内压，注射该药前先用小量非去极化肌松药可防止或减轻肌颤，但不能确切预防眼内压的升高。

术中维持使用吸入麻醉药，目前常用异氟烷及七氟烷均有降低眼内压作用。静 - 吸复合麻醉的优点是可控性强，诱导及苏醒迅速。麻醉诱导及维持要力求平稳，无呛咳及躁动，使用面罩位置得当，不压迫眼球。麻醉管理中应注意全身麻醉深度不宜太浅。对于气管内插管者应将气管内导管妥善固定，防止手术操作中将其推入气管内过深，诱发呛咳，也不宜于术毕麻醉过浅时刺激气管引发剧烈呛咳。

六、全凭静脉麻醉

丙泊酚的优点是诱导迅速，清醒快，且苏醒质量较高。另外该药降低眼内压的作用明显，尤其对于已有眼内压增高的患者。其不良反应表现在快速大剂量静脉注射时（大于 2.5mg/kg）可引起血压下降和呼吸抑制，对心率影响则不明显。

阿片类药物镇痛作用强，特别是可以有效地抑制手术引起的应激反应，维持心血管功能的稳定，剂量过大时往往会引起术后呼吸抑制。超短效作用的瑞芬太尼很好的解决了上述问题。丙泊酚与瑞芬太尼及中短效非去极化肌松药联合应用，是比较理想的全凭静脉麻醉药组合，配合气管插管或喉罩通气，适用于手术时间较短的内眼手术。与吸入麻醉相比，全凭静脉麻醉诱导迅速、舒适，苏醒平稳、完全，术后恶心呕吐少见。

七、吸入麻醉

婴幼儿外周静脉穿刺较困难，若选用基础麻醉，常有术中麻醉偏浅，术后睡眠时间较长的不足。由于喉罩和七氟烷的使用，使婴幼儿眼科麻醉的安全性和有效性均得到提高。

七氟烷吸入诱导可采用浓度递增法或高浓度

法。术中继续吸入麻醉维持，减小新鲜气体流量（不低于 2L/min）和七氟烷吸入浓度，术中根据手术刺激大小及患儿反应随时调节麻醉深度。术毕停止吸入麻醉剂，适当清理口内分泌物，如自主呼吸良好，生命体征平稳，即可拔除喉罩，拔出时保持喉罩内充气，可带出口腔内深部的分泌物。如拔出时麻醉深度掌握不当或患儿分泌物较多刺激喉部，有可能诱发喉痉挛，一旦发生，面罩加压给氧，若不能缓解，可静脉注射小剂量氯琥珀胆碱。拔喉罩后如患儿呼吸道通畅，呼吸幅度满意，即可侧卧位送至 PACU，并在其完全清醒之前始终保持侧卧位观察。

第七节 常见眼科手术麻醉

一、斜视手术麻醉

斜视矫正术麻醉特点：

1. 多为小儿患者，可能合并其他疾病如心脏畸形、神经肌肉异常。
2. 手术时间一般较短（1 小时内）。
3. OCR 发生率高。
4. 易发生眼胃反射。
5. 警惕恶性高热。

斜视患儿接受手术的年龄越早越好。术前评估时应关注可能合并的身体其他脏器的畸形。施行眼肌手术的患者发生恶性高热的比例大，而易患恶性高热的患者中也常伴有局限性的骨骼肌力量薄弱或其他肌肉骨骼的异常。因此，术前需询问家族史，以评估是否为恶性高热易感患者。

6

较大儿童施行简单的斜视手术应首选局部麻醉，以方便术中观察眼位确定矫正效果。也可在局部麻醉基础上给予小剂量氯胺酮（0.5mg/kg）保证术中患儿能按指令进行配合。

复杂斜视手术或较小儿童则需全身麻醉。静吸复合全身麻醉或全凭静脉麻醉复合气管插管或喉罩通气均可用于斜视矫正术麻醉。斜视矫正术易引起眼心反射，术前应用足量阿托品有预防作用。术中应保持足够的麻醉深度，并连续监测心电图，一旦发生严重的心动过缓或心律失常，应暂停手术并作相应处理。术中应监测体温，并注意观察有无异常反应，如出现心动过速，呼吸频率加快，呼气末 CO_2 分压增高，咬肌痉挛的症候，应高度重视。对于体温上升迅速，于 15 分钟内增高 0.5℃以上者，必须警惕恶性高热可能。

小儿眼肌手术后恶心呕吐的发生率较其他眼部手术高，是由于眼胃反射所致。预防性应用 5 羟色胺受体阻滞剂如昂丹司琼，托拉司琼或格拉司琼也是有效的。如采用丙泊酚全静脉麻醉，也可以降低术后恶心呕吐发生率。

二、白内障摘除术麻醉

白内障摘除术麻醉特点：

1. 老龄患者多。
2. 小儿多为先天性白内障，其合并其他异常的发生率比先天性青光眼要多。
3. 术中要求眼球制动。
4. 防止术中 IOP 突然升高。
5. 手术时间短（10 分钟内），刺激相对小。

白内障患者多为老年人，要注意并存的并发症对全身重要脏器功能的影响。双侧先天性白内障越早手术越好，因为它严重阻碍了对视网膜的刺激，妨碍视力的正常发展。单侧完全性先天白内障也应在出生后头几个月内摘除，以防止剥夺性弱视。

对于合作的成年人均可选择局部麻醉或 MAC 技术，表面麻醉是白内障手术的常用麻醉方法。表面麻醉简单易行，但不能保证眼球制动，且需要患者非常好的配合。成人局部麻醉也可选择球周阻滞、结膜下、巩膜上腔注射。

儿童及难以合作的成人则应选择全身麻醉。可采用短效丙泊酚和瑞芬太尼，或复合吸入麻醉剂，选择喉罩通气，保留自主呼吸。

三、青光眼手术麻醉

青光眼手术麻醉特点：

1. 控制 IOP 稳定，避免使用升高 IOP 的药物和操作。
2. 注意抗青光眼药物对麻醉的影响。
3. 青光眼手术术式较多，手术复杂程度不同，时间长短不一。

青光眼是以眼内压升高为特征的一类疾病。先天性青光眼从出生到 3 岁前任何时候发病者为婴儿型。从37个月到30岁之间发病者为青少年型。青光眼分为开角型(慢性单纯性)青光眼和闭角型(急性)青光眼。急性闭角型青光眼是眼科急诊之一,需要在最短时间内降低眼压,开放房角,挽救患病眼的视功能。必要时需做前房穿刺术,有条件者行周边虹膜成形术,开放房角,缓解急性发作过程。或行小梁切除术等滤过手术,以降低眼压。手术前、后均需积极用药控制高眼压。对于眼压顽固不降的难治性青光眼急诊手术,术前 1.5 小时可静脉给予 20% 甘露醇 250~500ml。

通常认为临床剂量的阿托品肌内注射无论对开角型还是闭角型青光眼的眼内压都没有影响。东莨菪碱比阿托品的散瞳作用强,对于闭角型青光眼或怀疑闭角型青光眼的患者慎用。

成人青光眼手术通常在局部麻醉下实施,一般多采用球后阻滞及上直肌浸润。难以配合的成年人及小儿均应在全身麻醉下手术。静脉和吸入麻醉均可选择,首选喉罩通气方式,可保留自主呼吸,也可给予肌松药后控制呼吸。

麻醉要点是控制眼内压,防止任何引起急性眼内压升高的因素。未经手术的闭角型青光眼禁用肾上腺素、胆碱能阻滞药、安定类镇静药。氯胺酮可升高眼压和颅内压,氯琥珀胆碱致眼外肌成束收缩,使眼内压急剧升高,以上药物对急性青光眼患者单独使用时属禁忌。麻醉诱导时避免应激反应发生,特别应预防发生屏气、呛咳和呕吐动作。急剧的动脉压升高以及中心静脉压升高都可对眼内压造成不良影响。同时应避免血压过低,以免使已经受损的视网膜进一步减少血供。

四、眼外伤手术麻醉

眼外伤手术麻醉特点:

1. 开放性眼球外伤为急诊手术,潜在玻璃体丢失、永久性失明。
2. 常合并颅脑损伤、颌面外伤或身体其他部位外伤。
3. 注意潜在气道损伤。
4. 维持稳定的 IOP。
5. 急诊手术需按饱胃患者处理。

眼外伤是指眼球或附属器受到外来的物理性或化学性伤害,及时手术是挽救视功能的关键。不但是眼睛直接受到损伤,其他部位的外伤也可以直接或间接地波及眼,例如颅脑外伤、颌面部外伤。治疗眼外伤方法已不仅限于单纯保存眼球,而是争取进一步恢复视力。眼外伤病情常复杂多变,患者年龄差异也较大。依据手术大小、手术是否进入眼内,其麻醉处理有一定差异。局部麻醉以表面麻醉、结膜下浸润、球后麻醉、球周麻醉较常用。复杂的眼外伤手术刺激强,在局部麻醉完善的基础上 MAC 技术可获得较满意效果。上述方法难以完成的手术及伴有多发复合伤的患者均选择全身麻醉。

(一) 开放性眼外伤麻醉处理

开放性眼外伤尽可能在伤后 12 小时内手术。麻醉前重点评估内容:①眼局部伤情、拟采取的手术方式及预估的手术时间;②是否合并其他部位的外伤,如颅脑损伤、胸肺损伤、其他脏器外伤;③是否合并颌面部骨折;④是否有气道困难及潜在的气道损伤;⑤询问禁食水情况,判断是否为饱胃患者。

对于伤情明确、简单表浅的手术,局部麻醉应是安全、有效的选择。对于眼球贯通伤患者,局部麻醉引起的眼内压增高可导致眼内容物脱出;且球后阻滞可能增加眼内压或加重损伤。许多情况下,术前常不能清楚判断眼球破裂范围和手术的具体操作过程。因此,对于复合伤、复杂眼外伤,选择全身麻醉更为稳妥。

对急诊开放性眼外伤患者可用丙泊酚、阿片类药物和非去极化肌松药进行麻醉诱导。考虑到饱胃误吸风险,应采取气管内插管控制呼吸。术中静脉、吸入或静吸复合麻醉均可。麻醉的实施和管理需关注如下问题:

1. 饱胃　创伤、疼痛、焦虑导致胃排空时间延长,且受伤时间距离进食时间越近,胃排空延迟越显著。饱胃患者增加呕吐误吸风险,另外,呕吐还可使眼压增高,对眼球贯通伤合并眼球内容物脱出患者极其危险。可于术前 1 小时肌内注射或静脉注射甲氧氯普胺 10mg 增加胃蠕动促进胃排空,但阿托品可拮抗甲氧氯普胺作用,不可同时使用。竞争性 H_2 组胺受体拮抗剂雷尼替丁可减少胃液量和提高胃液 pH。诱导前静脉推注阿托品减少分泌,减轻迷走神经张力。快速诱导气管内插管需由富有经验的麻醉科医师实施。充分去氮给氧,静脉注射维库溴铵 0.2mg/kg 或罗库溴铵 1.0~1.2mg/kg。助手持续压迫环状软骨,同时静脉注入丙泊酚 1.5~2.5mg/kg,起效后插入带套囊气管导管。术毕拔管时仍要防止呕吐和误吸。依托咪酯因顾及其全身性肌阵挛升高眼压,不适合开放性眼外伤手术麻醉。

2. 维持 IOP 稳定　对于开放性眼外伤患者,IOP 的剧烈波动非常危险。选择对 IOP 影响小或降低IOP的药物，如丙泊酚、吸入麻醉剂等。氯琥珀胆碱在未经非去极化肌松药预处理时，氯琥珀胆碱的使用对眼球贯通伤以及开放性眼外伤者是禁忌的。预先给予小剂量的非去极化肌松药后，氯琥珀胆碱只引起极小的眼内压升高，但这一技术是否确切有效，目前还存在争论。非去极化肌松药可降低眼内压，罗库溴铵是较好的选择，静脉注射1.0mg/kg，可以在60秒到达良好的插管条件。其次，应在肌松足够条件下进行气管插管，避免出现屏气、呛咳和高应激反应。术中维持足够的麻醉深度，避免麻醉过浅导致的眼张力增加、头动、呛咳和血压波动。另外，眼球处于开放状态，眼内压很低，碳酸酐酶抑制剂或渗透性利尿剂失去降眼压作用，还可能引起短暂的脉络膜充血而导致眼内容物脱出。

（二）小儿眼外伤麻醉处理

小儿眼外伤是常见的小儿眼病之一。通常眼外伤的病情很不稳定且发展迅速，小儿易哭闹会进一步加重病情。为使创伤得到及时处理，减少继发感染，应尽早手术。儿童眼外伤手术往往不能合作，故常选用全身麻醉。

1. 小儿眼外伤合并上呼吸道感染的麻醉处理 小儿眼外伤合并上呼吸道感染发生率非常高，其中5岁以下的儿童及转诊待手术时间一天以上者，合并上呼吸道感染者可高达80%。国外报道，合并上呼吸道感染的小儿若行气管内麻醉，呼吸道并发症比不行插管者高11倍；麻醉期间出现与呼吸道有关的异常情况者要比呼吸道无感染者多2~7倍。婴幼儿由于气管内径增生速度快于支气管和细支气管，当上呼吸道感染使黏膜充血肿胀容易发生气道梗阻。

为了早期控制感染，手术不宜拖延，综合眼局部和全身的情况决定麻醉时机。此类患儿麻醉前应使用足量阿托品（0.02mg/kg）。麻醉诱导力求平顺，避免患儿哭闹。在排除饱胃的前提下，小儿眼外伤麻醉可选择喉罩通气，吸入或静脉诱导，术中吸入维持，保留自主呼吸，术后苏醒迅速。喉罩减少了气道的不良刺激，对于伴有呼吸道感染的患儿，较使用气管插管更具优势。术中注意气道管理，及时清除分泌物，避免频繁吞咽，防止IOP突然升高，造成眼内容物脱出。

2. 小儿全身麻醉时体温监测 小儿体表面积较大，其体温易受环境温度的影响，所以麻醉期间体温变化大。尤其小儿眼科急诊合并上呼吸道感染时，由于感染发展、手术创伤，可引发高热，所以必须重视体温监测。术中如出现心动过速，呼吸频率加快，但不能用浅麻醉解释者，应立即测量鼻咽温或肛温。确诊高热后要积极采用降温治疗，以物理降温为主，使体温降至38.5℃以下。

五、眼底手术麻醉

眼底手术麻醉特点：

1. 手术时间较长，通常需1~3小时。单纯原发性视网膜脱落可在1小时完成。

2. 手术精度高，需在显微镜下操作，要求绝对制动。

3. 部分手术需要在暗室环境实施。

4. 玻璃体内注射惰性气体操作影响氧化亚氮的使用。

5. 部分手术需术毕即刻清醒以满足俯卧位的需求。

常见眼底手术包括视网膜脱离修补术、玻璃体切除术、视网膜激光手术等。除非危及黄斑，通常不需急诊手术。

对于合作的成年人一般局部麻醉联合MAC技术即可，复杂的视网膜脱落及玻璃体切除手术则需气管插管全身麻醉。很多麻醉技术对于择期内眼手术是安全的，各种静脉麻醉药以及任何一种吸入性麻醉剂都可选择。因为对于精细的内眼手术完全的制动是必需的，应使用非去极化肌松药。

视网膜脱落术中牵拉眼外肌转动眼球的操作，可引起眼心或眼胃反射，应进行持续心电监测。网膜复位手术中常采用玻璃体内注入六氟化硫（SF6）或其他惰性气体的方法作为辅助的治疗手段，以利用气泡的稳定容积持续地使视网膜固定在正确位置上。因N_2O较惰性气体在血中溶解性高，因而可更快地占据有空腔的地方，在30分钟内可使气泡增加150%，增大的气泡可导致眼压急剧、显著增高，影响视网膜的血液循环，增强惰性气体的压塞作用。当停止吸入N_2O时，气泡会因N_2O快速消失而迅速缩小，出现显著的IOP和眼内容积的下降，干扰手术的效果，不利于视网膜的复位。因此，在注气前15~20分钟应停吸N_2O以避免眼内气泡体积的改变。如果患者在眼内注气后需要再次麻醉，注空气5天内以及注六氟化硫10天内不能使用N_2O。手术中也可以选择另一种玻璃体替代剂硅油代替惰性气体注入，可避免使用N_2O的顾虑，但要求术后即刻改成俯卧位，以提高复位

6

的成功率。全身麻醉难以做到，而清醒镇静技术加局部麻醉常可达到此要求。

适当控制眼内压是眼内手术麻醉的关键，在切开巩膜前应使眼内压降低，保持接近或低于大气压水平，否则，可引起虹膜和晶状体脱出、玻璃体损失或脉络膜出血。

六、角膜移植手术麻醉

角膜移植手术（corneal transplantation）是采用正常眼角膜组织替换病变的角膜组织，以达到复明或控制角膜病变的治疗方法。

主要术式分为两种，①全层（穿透性）角膜移植术：以全层透明角膜替代全层混浊角膜。选择适当口径的角膜环钻切除术眼角膜，做成移植床，然后将准备好的移植片对位于移植床上进行缝合固定；②板层角膜移植术：切除浅层角膜病变组织并留有一定厚度的角膜作为移植床，将同样大小和厚度的板层移植片平整对位于移植床上，然后进行缝合固定。板层角膜移植术因不穿通眼球，故较安全，但光学效果不如全层角膜移植术。

大部分成人均可在局部麻醉下接受角膜移植手术，儿童则均需实施全身麻醉。全层角膜移植术对供体角膜组织要求较高，通常取材后数小时内实施手术，属于限期手术。由于供体角膜组织来源有限，术前准备不充分而暂缓手术对患者影响很大。因此，麻醉前合理有效的评估和准备很重要。角膜移植手术要求保持眼球的良好制动和眼内压的稳定，尤其是全层角膜移植手术，环钻取下患者的角膜后，眼球呈开放状态，如果此时眼内压较高，会导致眼内容物的脱出，造成失明，因此在手术过程中维持眼内压稳定十分重要。术中应避免屏气、呛咳。球后阻滞镇痛效果确切，眼球制动作用好，但对于已有眼内压升高的患者，球后阻滞可能会加剧眼内压升高，不利于手术的进行。全身麻醉可保证术中制动，使眼内压稳定。术中常采用喉罩通气，麻醉维持选择吸入或全屏静脉麻醉，可加用或不用肌松药。

七、眼肿瘤手术麻醉

眼肿瘤包括眼睑、结膜、眼球各层组织（角膜、巩膜、葡萄膜和视网膜）以及眼附附属器（泪器、眼眶和眶周结构）的肿瘤。儿童多发生视网膜母细胞瘤、横纹肌肉瘤、毛细血管瘤、神经母细胞瘤等；成人多发生眼眶海绵状血管瘤、泪腺多形性腺瘤、炎性假瘤及脉络膜黑色素瘤等。

成人简单良性的眼肿瘤手术可在局部麻醉或复合清醒镇静术下完成，复杂眼肿瘤手术及小儿患者均应选择全身麻醉。

脉络膜黑色素瘤是成年人常见的眼内恶性肿瘤，多见于40~60岁。不仅损害患者视力，还对生命造成严重威胁。目前，局部切除术是取代眼球摘除的治疗脉络膜恶性黑色素瘤的较为理想的方法之一。采用全身麻醉可保证术中患者严格制动，术中行控制性降压技术，以利于术野显露并减少出血，缩短手术时间。选择全身麻醉需术前对全身情况认真评估，特别是判断栓塞风险。术中严密监测，确保血流动力学的稳定。术后需监测至少48小时，控制循环稳定，并做好突发急救的准备。

第八节　眼科手术术后镇痛

一般眼科手术后疼痛的程度并不剧烈，斜视、视网膜脱落复位和巩膜冷冻手术，睫状体光凝术后疼痛较重。根据手术部位、创伤大小及患者对疼痛的敏感程度进行干预。术中或术后加用局部麻醉如球后阻滞，是治疗眼科手术后疼痛的最直接而有效的方法，且对患者生理干扰小，安全性好。

常用的眼科镇痛药物有非甾体抗炎药（NSAIDs），如酮洛酸、氟比洛芬酯、选择性COX-2抑制剂帕瑞昔布钠，可用于轻、中度疼痛治疗；阿片类药物因容易引起呼吸抑制、恶心呕吐、瘙痒和便秘等，目前临床应用较少。

小儿术后疼痛治疗与成人不同。小儿的发育阶段、发育水平心理特征，家长的焦虑水平都影响儿童疼痛水平的评估。小儿术后常用疼痛治疗药物是对乙酰氨基酚和非甾体抗炎药，对于严重的疼痛，也可使用阿片类药物如吗啡0.05~0.1mg/kg，静脉输注，在适当的监测、剂量及给药方法下阿片类药物制剂可以安全的用于小儿。较小的儿童，术后疼痛较轻微，可给予小量镇痛药和催眠药，较大儿童术后的疼痛治疗可采用口服、静脉或直肠给药。

第九节 非住院眼科手术麻醉

许多眼科手术时间短、刺激小、术中出血很少、术后不需要特殊镇痛和护理、不影响下地活动和进食，非常适合非住院手术模式。成人眼科非住院手术多采用局部麻醉，小儿则以全身麻醉为主。本节重点介绍小儿眼科非住院手术麻醉。

（一）小儿非住院眼科手术的特点：

1. 患儿年龄集中在2~10岁之间。

2. 手术时间较短，一般在1小时左右完成。

3. 有些疾病如青光眼、眼底肿瘤、外伤等需进行多次手术。

4. 避免眼压的剧烈波动，否则将影响手术效果。

5. 斜视手术常发生OCR。

（二）对麻醉的要求

1. 术前严格筛选患儿，评估是否适合非住院手术。

2. 不同的手术刺激大小不同，应掌握适当的麻醉深度，如青光眼激光治疗与白内障摘除刺激程度有很大差别。

3. 诱导快速，苏醒平稳快速，早期离院。

4. 小儿生命体征变化快，术中应进行严格监测，保证麻醉的安全平顺。

5. 眼科手术操作精细，术中严格保证患儿制动，同时眼球应保持正中位置。

6. 控制IOP，预防OCR。

7. 最大限度减少术后并发症，特别在恢复室恢复期间和离院后出现的并发症，常见包括恶心呕吐，伤口疼痛、出血等。

（三）术前准备

1. 化验检查　一般情况下仅需血、尿常规和/或胸片即可。

2. 做好术前宣教，包括生理及心理准备。

3. 术前禁食　<3岁患儿术前4小时禁食，术前2小时禁水；>3岁患儿术前6小时禁食，术前3小时禁水；急诊患儿由于外伤后胃排空缓慢，应适当延长禁食水时间。

4. 术前用药　小儿咪达唑仑糖浆0.5mg/kg术前20~30分钟口服，可获得良好地镇静和麻醉诱导地配合，但不会导致睡眠。

（四）麻醉实施

1. 诱导方式　患儿术前多存在焦虑状态，尽量避免患儿长时间哭闹，使患儿安全平稳的渡过诱导期。对于难以配合的患儿，术前口服咪达唑仑后在家长陪同下能获得满意的配合。

2. 麻醉方式　大部分对眼压无严格要求的短小眼科手术，如睑板腺囊肿切除，斜视，白内障摘除以及大部分急诊手术。首选氯胺酮，可复合利多卡因、咪达唑仑或丙泊酚。所有小儿非住院眼科手术均可选择七氟烷-喉罩吸入麻醉。对于手术时间很短者如眼底检查，测眼压等在15分钟左右可以完成的手术，可采取面罩吸入七氟烷-氧气的方法，由于此类手术刺激不大，只要维持睡眠保证患儿不动即可。缺点是有麻醉气体的泄漏。气管内插管全身麻醉不作为首选方法。

3. 麻醉管理　预防斜视手术OCR。当牵拉内直肌或下斜肌时如发生强烈的OCR，需暂停对眼肌的牵拉，如心率升高不明显，可静脉给予阿托品。根据手术进程，调整适当的麻醉深度。保证术中有效的通气和氧合，避免二氧化碳的蓄积也是防止眼心反射的有效措施。

4. 术后恢复期管理　非住院眼科手术大部分不需要使用止痛药。但对于青光眼激光手术者，术后疼痛较明显，可选用解热镇痛药如泰诺糖浆口服，较大患儿可口服散利痛。止吐药不作为常规用药。所有患儿术毕送恢复室观察，直至达到离院标准。

（李天佐）

参考文献

[1] JONES L, SUNG V, LASCARATOS G, et al. Intraocular pressures after ketamine and sevoflurane in children with glaucoma undergoing examination under anaesthesia [J]. Br J Ophthalmol, 2010, 94 (1): 33-35.

[2] OBERACHER-VELTEN I, PRASSER C, ROCHON J, et al. The effects of midazolam on intraocular pressure in children during examination under sedation [J]. Br J Ophthalmol, 2011, 95 (8): 1102-1105.

[3] MURGATROYD H, BEMBRIDGE J, JAMES I. Intraocular pressure [J]. Contin Educ Anaesth Crit Care Pain, 2008, 8: 100-103.
[4] MOWAFI H A, ALDOSSARY N, ISMAIL S A, et al. Effect of dexmedetomidine premedication on the intraocular pressure changes after succinylcholine and intubation [J]. Br J Anaesth, 2008, 100 (4): 485-489.
[5] MEYER A C, LIDSKY M E, SAMPSON DE, et al. Airway interventions in children with Pierre Robin Sequence [J]. Otolaryngology-Head and Neck Surgery, 2008, 138 (6): 782-787.
[6] PATEL A, DAVIDSON M, TRAN M C, et al. Dexmedetomidine infusion for analgesia and prevention of emergence agitation in children with obstructive sleep apnea syndrome undergoing tonsillectomy and adenoidectomy [J]. Anesth. Analg, 2010, 111 (4): 1004-1010.
[7] STRUYS M,. SAHINOVIC M, LICHTENBELT B J, et al. Optimizing intravenous drug administration by applying pharmacokinetic/pharmacodynamic concepts [J]. Br J Anaesth, 2011, 107 (1): 38-47.
[8] ERRANDO C L, SIG J C, ROBLES M, et al. Awareness with recall during general anaesthesia: a prospective observational evaluation of 4001 patients [J]. Br J Anaesth, 2008, 101 (2): 178-185.
[9] HERNANDEZ M, ALLAN P, OVASSAPIAN A. Eveolution of the extraglottic airway: a review of its history, applications, and practical tips for success [J]. Anesth Analg, 2012, 114 (2): 349-368.
[10] JAMES I. Anaesthesia for paediatric eye surgery [J]. Contin Educ Anaesth Crit Care Pain, 2008, 8: 5-10.
[11] YI C, JEE D. Influence of the anaesthetic depth on the inhibition of the oculocardiac reflex during sevoflurane anaesthesia for paediatric strabismus surgery [J]. Br J Anaesth, 2008, 101 (2): 234-238.
[12] OH A Y, KIM J H, HWANG J W, et al. Incidence of postoperative nausea and vomiting after paediatric strabismus surgery with sevoflurane or remifentanil-sevoflurane [J]. Br J Anaesth, 2010, 104 (6): 756-760.
[13] El-ORBANY M, CONNOLLY L A. Rapid sequence induction and intubation: current controversy [J]. Anesth Analg, 2010, 110 (5): 1318-1325.
[14] SLUGA M, UMMENHOFER W, STUDER W, et al. Rocuronium versus succinylcholine for rapid sequence induction of anesthesia and endotracheal intubation: a prospective, randomized trial in emergent cases [J]. Anesth Analg, 2005, 101 (5): 1356-1361.
[15] PERRY L J, ANDREOLI M T, WEE R, et al. Comparison of general anesthesia versus monitored anesthesia care in the repair of open globes [J]. Invest Ophthalmol Vis Sci, 2008, 49: 622.
[16] SOREIDE E, LJUNGQVIST O. Modern preoperative fasting guidelines: a summary of the present recommendations and remaining questions. Best Practice & Research Clinical Anaesthesiology [J]. 2006, 20 (3): 483-491.
[17] DALENS B, PINARD A M, LÉTOURNEAU D R, et al. Prevention of emergence agitation after sevoflurane anesthesia for pediatric cerebral magnetic resonance imaging by small doses of ketamine or nalbuphine administered just before discontinuing anesthesia [J]. Anesth. Analg, 2006, 102 (4): 1056-1061.
[18] GHAI B, RAM J, MAKKAR J K, et al. Subtenon block compared to intravenous fentanyl for perioperative analgesia in pediatric cataract surgery [J]. Anesth. Analg, 2009, 108 (4): 1132-1138.
[19] CHHABRA A, SINHA R, SUBRAMANIAM R, et al. Comparison of sub-Tenon's block with i. v. fentanyl for paediatric vitreoretinal surgery [J]. Br J Anaesth, 2009, 103 (5): 739-743.
[20] MILLER R D. Anesthesia [M]. 5th ed. New York: Churchill Livingstone Inc, 2000, 2173-2182.
[21] 李天佐，范雪梅，岳建英. 右美托咪定镇静在成人局部麻醉眼底手术中的应用 [J]. 北京医学，2011, 33 (8): 643-646.
[22] 邓小明，姚尚龙，于布为，等. 现代麻醉学. 4 版. 北京：人民卫生出版社，2014.
[23] 刘家琦. 实用眼科学. 3 版. 北京：人民卫生出版社，2010.
[24] SEUNG-HYUN KIM, HYUN JIN SHIN. Effects of an infratrochlear nerve block on reducing the oculocardiac reflex during strabismus surgery: a randomized controlled trial [J]. Graefe's Archive for Clinical and Experimental Ophthalmology, 2018, 256 (9): 1777-1782.

第六十六章

耳鼻咽喉头颈外科手术麻醉

目　录

耳鼻咽喉科学逐步发展为现代的耳鼻咽喉头颈外科学，其所包含的三级学科有耳科学、鼻科学、咽科学、喉科学、气管食管科学、颈科学以及颅底外科学。与外科的发展相适应，耳鼻咽喉头颈外科手术的麻醉也成为临床麻醉中一个越来越受重视的亚专业，其中最常涉及的困难气道管理技术也随着外科和麻醉的发展不断进步，并成为临床麻醉的关注热点。本章将按照现代耳鼻咽喉头颈外科学的三级学科分类介绍这一学科常见疾病手术治疗的麻醉要点。

第一节　耳鼻咽喉头颈外科手术麻醉的特点

1. 复杂的气道管理问题　①耳鼻咽喉头颈外科的患者常常因疾病本身累及气道或术前的头颈部放射治疗而成为困难气道(包括困难通气和困难插管)患者。术前要根据病史、症状、体征和影像学检查进行气道评估和耳鼻喉科医师共同讨论建立气道的方式方法。对一般患者，通常采用快诱导方式建立气道；而对困难气道患者，可采用清醒插管或清醒气管切开的方式来建立气道；②可弯曲喉罩适用于大多数耳科和鼻科手术，其安全性和有效性都已得到证实。在一些咽喉部手术如扁桃体腺样体手术中可弯曲喉罩也是适用的，但是需要麻醉科医师和外科医师都有相应经验及密切配合。在某些特殊的喉部手术如：喉支架手术和喉 KTP 激光手术中，还可以通过喉罩置入纤维喉镜进行喉部观察或手术操作；③在一些咽喉部手术中，因气管导管可能影响外科操作常常需要插入较细的气管导管或者采用“无插管”技术。“无插管”技术可以通过间断通气方式(即间断拔出气管导管然后再插入)、声门上或声门下喷射通气以及保留自主呼吸等方法来实现；④耳鼻咽喉头颈外科手术常常因手术操作导致气道水肿、出血等改变，加重原来的气道困难或使原来没有困难的气道成为困难气道，也可能因填塞止血材料或包扎敷料而加重气道梗阻或导致术后难以再建立气道。某些病变或手术因累及脑神经也可能导致术后呼吸困难，因此拔管前需要仔细评估拔管风险，谨慎实施拔管操作。对一般患者，推荐在患者完全清醒、肌张力完全恢复、咽喉部反射恢复的条件下拔管；对困难拔管的患者可以视情况采用交换导管拔管、延迟拔管或行气管切开术。

2. 大量精细的手术需要“无血”的手术野　在耳显微手术、鼻内镜手术、颈淋巴结清扫术、咽旁肿块切除术等手术中，需要减少渗血以提供清晰的术野。抬高头部以降低静脉压和实施适度的控制性低血压都是有效的措施。通常采用较深的静 - 吸复合平衡麻醉、持续泵注瑞芬太尼等措施就可以达到使术野清晰的目标，少数情况下可能需要复合使用小剂量血管活性药物来控制血压。有时外科医师会在局部使用肾上腺素等缩血管药物来减少渗血，麻醉科医师应注意这些药物吸收入血可能对循环造成的影响。

3. 迷走反射　在支撑喉镜手术、鼻内镜手术中，因手术部位的迷走神经非常丰富容易发生迷走反射。在颈淋巴结清扫术中，颈动脉窦压力感受器受到手术牵拉的机械刺激也容易发生压力 - 迷走反射。在颅底手术中，手术操作直接刺激迷走神经可引起心动过缓、低血压、心律不齐甚至短暂心搏骤停，因此术中应密切监测心率变化，必要时立即暂停手术操作并作对症处理。

4. 需要警惕气道燃烧的风险　在气道激光手术、气管切开术以及其他咽喉部手术中，只要存在火源(电刀、电凝等)、易燃物(气管导管、敷料等)和助燃剂(氧气、氧化亚氮)，都有发生气道燃烧的风险。外科医师、麻醉科医师和手术室护士都需要接受预防和处理气道燃烧的相关培训，提高警惕并共同采取防范措施。

5. 需要重视麻醉苏醒期管理　除了需要警惕上述“困难拔管”问题以外，苏醒期的呛咳、躁动和血流动力学波动会影响某些特殊手术的效果，如呛咳可能造成内耳压力的剧烈变化从而导致植入物移位或其他耳内重建结构的改变；呛咳、躁动和血压波动可能导致颅底手术后出血或张力性气颅，完善的术后镇痛有利于平稳苏醒，静脉注射利多卡因和咽喉部表面麻醉都有助于减少苏醒期呛咳。耳科手术、扁桃体手术等耳鼻喉科手术都是术后恶心呕吐发生率较高的手术，采取各种措施积极预防术后恶心呕吐也有助于平稳苏醒。此外，合适的体位、保温等措施都可以提高患者的舒适度，减少苏醒期躁动的发生。

6. 术中神经电生理监测问题　耳科手术和腮

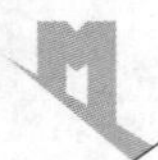

腺手术容易损伤面神经，甲状腺手术容易损伤喉返神经，术中常常需要进行神经肌电图监测来识别和定位神经的走行；颅底手术中也需要保护神经系统功能，常在术中使用各种神经电生理监测，如神经肌电图、运动诱发电位、体感诱发电位、脑干听觉诱发电位等。使用神经肌电图监测时要限制神经肌肉阻滞剂的使用。运动诱发电位和体感诱发电位监测受到吸入麻醉药物和神经肌肉阻滞剂的影响，需要控制吸入麻醉药的浓度在一定范围或者使用全凭静脉麻醉并限制神经肌肉阻滞剂的使用。脑干听觉诱发电位一般不受全身麻醉药物和神经肌肉阻滞剂的影响。

第二节 常见耳鼻咽喉头颈外科手术的麻醉

一、耳科手术的麻醉

(一) 耳科手术的特点

耳的结构极其复杂精细，不仅涉及听觉传导、平衡维持等重要的生理功能，还包括诸如颈内动脉、面神经、乙状窦、颅底等重要的解剖毗邻。耳科手术包括外耳、中耳、乳突及内耳手术。复杂的外耳手术包括一些先天性畸形的修复，如小耳畸形、外耳道闭锁等，主要以小儿患者为主。中耳、乳突和内耳手术可涉及各个年龄段，常见手术类型包括鼓膜修补术、鼓室成形术、镫骨手术、听骨链重建术、乳突根治术以及人工电子耳蜗植入术等。除了一些简单的耳科手术如鼓室腔内注药等可以在局部麻醉下实施以外，大多数需要在显微镜下实施的精密复杂手术都要求全身麻醉，术中需要提供“无血”清晰的手术视野，确保患者无体动，并且要求面神经监测不受麻醉药物的影响，还要求苏醒过程平稳、避免正压通气可能对内耳压力的过度干扰。

6

(二) 麻醉前评估和准备

耳科手术患者一般全身情况较好，小儿需要注意是否合并上呼吸道感染以及牙齿是否有松动或缺如，小耳畸形可能是 Goldenhar 综合征等全身性疾病的局部表现，常伴有困难气道，需进行气道评估。成人患者需询问是否合并有心、脑、肾等疾病。由于患者听力下降，术前沟通可能需要书面交流。

(三) 麻醉管理

1. 体位 耳显微手术一般将头部抬高 10°~15° 以增加静脉回流、减少出血。诱导后安放手术体位时需将患者头部转向健侧，应注意避免头部过度扭转，特别是老年和颈椎病患者，这时可配合侧倾手术台以减少头部旋转的角度。使用加强型气管导管（reinforced tracheal tube）有助于防止气管导管扭曲造成的气道不畅。专门为耳鼻喉科手术设计的可弯曲喉罩（flexible LMA）以及新型带有胃引流管的双管喉罩可替代绝大部分气管插管。当头位摆放完毕后，应确认气管导管或喉罩位置良好，然后用宽胶带固定头位。术中麻醉科医师应避免触碰手术台，无创血压袖带应放置于外科医师的对侧，一切操作应考虑避免干扰外科医师在显微镜下的精细操作。

2. 氧化亚氮（N_2O）与中耳压力 中耳是一个封闭的充气空腔，依靠咽鼓管的间歇性开放来平衡内外压力。吸入高浓度 N_2O 可导致中耳腔压力增高，停用 N_2O 后又可产生中耳腔负压。在一个密闭的中耳鼓室，腔内压力在 N_2O 吸入后 30 分钟左右达到最高，停用 45 分钟后恢复到麻醉前水平；但在放入鼓膜移植片前，鼓室是开放的，此时鼓室内压等于大气压，使用 N_2O 麻醉并无大碍，但是必须在放置鼓膜移植片前 15~30 分钟停止吸入。中耳腔的压力波动除增加术后恶心呕吐外，还可引起鼓膜移植片的移位、鼓膜破裂、镫骨断裂等从而影响手术效果。鉴于 N_2O 对于中耳压力的改变可能影响手术效果，耳科手术可使用空 - 氧混合气而避免使用 N_2O，即使使用浓度亦不应超过 50%。目前已有多种可供选择的麻醉药物，多数医师认为在耳科手术中应该弃用 N_2O。

3. 控制性低血压（deliberate hypotension，DH） 大多数耳科手术在显微镜下进行，即使小量出血亦可造成术野模糊，增加手术困难。抬高头部以降低静脉压、采用较深的静吸复合平衡麻醉、持续泵注瑞芬太尼等措施通常可以达到使术野清晰的目标，但有时仍需要使用降压药物。对于 ASA Ⅰ～Ⅱ级的患者，维持平均动脉压在 60~70mmHg 或者收缩压不高于术前的舒张压水平以及维持心率在 60 次 /min 左右，通常可以提供满意的术野清晰度。对合并心、脑、肾等重要脏器疾病以及合并妊娠的患者应避免实施控制性降压。有时术者会使用混合肾上腺素的局部麻醉药进行创面止血，麻醉科医师应注意肾上腺素对血流动力学的影响。

4. 面神经监测 为避免医源性面神经损伤，耳科手术常需实施术中面神经监测，其原理是给予面神经一定强度的电刺激，经过神经肌肉接头的兴奋传递引起面部肌肉的复合动作电位和机械收缩，以此来判断面神经的走行和完整性，因此面神经监测依赖于神经肌肉接头功能的完好。一般情况下，诱导时使用插管剂量的短效或中效神经肌肉阻滞剂不会影响暴露面神经以后的监测，但监测期间不应再追加神经肌肉阻滞剂，可使用较深的吸入麻醉和瑞芬太尼来维持麻醉深度以避免体动。近年来有研究认为部分神经肌肉阻滞是较好的选择，也就是把神经 - 肌肉阻滞程度控制在一定的水平（保持在完全肌松程度的 50%），既可满足面神经监测的需要，又能保证充分制动。

（四）苏醒期管理

为避免术中植入物移位或其他耳内重建结构的改变，耳科患者在苏醒期应避免呛咳，同时尽可能避免拔管后面罩正压通气。术毕头部包扎时需有足够的麻醉深度以避免呛咳，也可待拔管以后再行包扎。使用喉罩有利于平稳地苏醒。

耳科手术后恶心呕吐的发生率较高。由于恶心呕吐可能破坏中耳精细的重建结构，因此需要从麻醉实施的各个环节加以预防。实施全凭静脉麻醉，避免使用 N_2O，使用 NSAIDs 以减少阿片类药物用量，以及预防性使用止吐药等，以上措施均被认为可以减少术后恶心呕吐的发生率以及降低其严重程度。药物预防包括地塞米松、5-HT_3 受体阻滞剂和氟哌利多，可以根据患者是否存在恶心呕吐的高危因素来选择其中一种或多种联合使用。

良好的术后镇痛有利于平稳苏醒，常规使用 NSAIDs 药物可以减少阿片类药物的需求。一般耳科手术后疼痛并不剧烈，但是小耳畸形患者取肋骨行耳廓成形术时疼痛较剧烈，术中行肋间神经阻滞有利于镇痛管理，术后也需采取有效的镇痛措施，建议使用 PCA 镇痛。

二、鼻科手术的麻醉

（一）鼻科手术的特点

鼻科手术可按解剖区域划分为外鼻手术、鼻腔手术、鼻窦手术以及涉及相邻骨质的鼻眶和鼻颅底手术。随着光学和立体定向技术的进步，鼻内镜手术已成为当代治疗多种鼻腔、鼻窦疾病的最佳手术方式，慢性鼻窦炎、鼻息肉、鼻中隔偏曲、肥厚性鼻炎、鼻出血、后鼻孔闭锁以及各种肿瘤均已成为鼻内镜手术的适应证。这一技术还逐渐延伸到眶尖、眶内和颅底某些疾病的手术治疗。除了少数简单短小的手术可以在局部麻醉下完成，大多数鼻内镜手术都需要全身麻醉。麻醉目标包括：术野清晰、患者绝对制动、呼吸循环稳定以及苏醒平稳。

（二）麻醉前评估和准备

鼻科患者的治疗用药中可能包含有收缩鼻黏膜血管的药物如去甲肾上腺素、肾上腺素等，术前评估时需注意其对患者潜在心血管疾病的影响。

鼻息肉、支气管哮喘和对阿司匹林过敏被称之为“Samter 三联症”（Samter’s triad），又称“阿司匹林哮喘”，可见于以鼻息肉就诊的患者。可疑患者应避免在围手术期使用 NSAIDs 类药物。

鼻科患者可能因鼻息肉、鼻中隔偏曲或鼻黏膜水肿而存在一定程度的鼻腔阻塞，可能造成面罩通气困难，诱导时需准备口咽通气道。有些以通气受阻就诊的患者可能是未确诊的睡眠呼吸暂停综合征患者，需考虑通气困难和插管困难的可能性。鼻出血患者如果已行鼻腔填塞，可能也存在面罩通气困难，此外要考虑血液吞入胃内可能发生反流误吸，要作为饱胃患者处理。鼻咽癌出血的患者还要考虑放疗导致的张口受限、颈部活动受限等因素，需作为困难气道患者处理。

再次手术的患者需要评估前次手术的范围以及颈椎和颅底的损伤，若保护性骨性屏障已被切除，需防止经鼻或经口置入的通气装置进入颅内，造成严重并发症。

鼻科手术结束后常常需要填塞鼻腔，术前应对患者（尤其是小儿）进行宣教，告知术后需要用口呼吸，必要时进行呼吸训练。

（三）麻醉管理

大多数鼻科手术可以应用可弯曲喉罩来管理气道，相对于气管插管来说，喉罩的优势在于对气道刺激小、能更好地保护气道免受血液污染、更容易控制血压保证术野清晰以及苏醒期更加平稳，但应用的前提是麻醉科医师具有丰富的喉罩使用经验，确保喉罩位置良好。如果麻醉科医师缺乏相关经验或者是预计出血较多、手术时间较长的肿瘤手术，气管插管依然是保护气道安全的最佳选择。经评估可能存在面罩通气困难的患者诱导时使用口咽通气道可能改善通气，如果同时还有张口受限等插管困难的危险因素，则需要详尽的气道管理方案，管芯类和软镜是应对张口受限的插管工具，但需要熟练的操作经验，同时应有备选方案，并应做好紧急环甲膜穿刺或气管切开的准备。有人认为在声门上方、气管导管周围用湿纱条衬垫有助于防止血液流入气管和食管，如果采用则必须标记和核对，确保在拔管前完全取出衬垫的纱条。

由于鼻部血供丰富，如何减少术中出血和保持清晰的内镜视野是麻醉实施过程中应关注的问题。采用较深的吸入或静脉麻醉、瑞芬太尼持续输注以及必要时使用β受体阻断药可以有效控制血压和心率，提供清晰的术野；使用可弯曲喉罩替代气管插管也有助于控制血压。将头部抬高15°以降低静脉压以及局部使用肾上腺素也是减少出血的措施，应注意缩血管药物对循环的影响。鼻科手术有时出血较多，需注意评估和补充血容量；鼻出血的患者术前失血量有时难以评估，必要时需借助于实验室检查。鼻部迷走神经丰富，应注意外科操作刺激迷走神经引起的心率和血压变化。

鼻科手术过程中应注意眼部的保护，避免受压或血液污染。由于突然的体动可能导致手术误伤视神经、大血管、颅底等重要结构，宜使用非去极化肌松药以确保制动。

（四）苏醒期管理

因鼻科手术后常常需要鼻腔填塞止血，加之可能存在较多血性分泌物，因此不推荐深麻醉拔管，而是建议在患者完全清醒、肌张力恢复、咽喉部反射恢复后拔除，要保证患者气道通畅以避免拔管后面罩加压通气影响鼻部手术效果，同时保证患者咽喉部反射恢复能排出血液和分泌物。

麻醉苏醒要力求平稳，避免呛咳、体动、恶心等以减少创面出血、脑脊液漏等并发症。包括鼻腔局部麻醉和NSAIDs类药物在内的多模式镇痛有助于减轻术后疼痛、减少恶心呕吐，实现苏醒平稳的目标。气管内表面麻醉和静脉注射利多卡因也有利于预防拔管时的呛咳。使用喉罩麻醉时，手术结束后将成人患者放置于半卧位，待患者完全清醒、能主动张口时拔除喉罩，患者可自行吐出口腔内的血液和分泌物；小儿患者可放置头低侧卧位，待拔出喉罩时将口腔分泌物一并带出。

三、咽科手术的麻醉

咽部位于颈椎前方，是呼吸道和消化道上端的共同通道，上界是颅骨基底，下界是第6颈椎下缘平面。以软腭游离缘和会厌上缘为界，咽部自上而下依次分为鼻咽、口咽和喉咽三部分。常见的咽部手术有扁桃体切除术、腺样体切除术、腭垂腭咽成形术（uvulopalatopharygoplasty，UPPP）、咽部脓肿切开引流术、鼻咽纤维血管瘤切除术以及鼻咽癌手术等。从解剖上而言，喉咽部的乳头状瘤、血管瘤和喉咽癌等肿瘤属于咽部病变，与喉血管瘤、喉癌等喉部病变有所不同，但是从麻醉处理而言两者基本相同。

（一）扁桃体/腺样体切除术的麻醉

1. 病情特点 扁桃体/腺样体切除术主要在小儿患者施行，成人患者较少。扁桃体切除术的适应证包括：慢性扁桃体炎反复急性发作，扁桃体极度肥大影响呼吸、吞咽和发声功能，扁桃体炎合并肾炎、风湿病、关节炎等并发症，扁桃体周围脓肿。腺样体切除术的适应证包括：腺样体过度肥大造成明显的阻塞性通气功能障碍，腺样体堵塞咽鼓管继发中耳炎。部分扁桃体或腺样体肥大的患者伴有阻塞性睡眠呼吸暂停（obstructive sleep apnea，OSA）。

2. 麻醉前评估和准备 术前应关注患儿是否合并上呼吸道感染、有无哮喘或其他过敏史、是否有松动牙以及是否有术前焦虑等；合并OSA的患者应评估其严重程度。患者诱导期可能发生面罩通气困难；成人伴OSA的患者可能同时有插管困难，但多数儿童患者插管困难不大。伴有OSA的成人和儿童术后呼吸系统并发症的发生率均增加。术前检查应包括凝血功能指标。术前可口服咪达唑仑（0.2~0.5mg/kg）等镇静药，但要避免在无监测条件的OSA患者使用。

3. 麻醉管理 人工气道可以选择可弯曲气管导管、异形气管导管或可弯曲喉罩（flexible laryngeal mask airway，FLMA）。使用可弯曲喉罩时，麻醉科医师需要和外科医师密切合作，并需要有一定的喉罩管理经验，还需要有合适的开口器（图66-1，图66-2）。合并OSA的患者要有应对困难气道（困难通气、困难插管）的准备。对单纯行扁桃体切除术的患者可行经口或经鼻插管。经鼻插管前双鼻先滴入血管收缩剂（呋麻滴鼻液），导管前端涂抹水溶性润滑剂，操作要轻柔以避免鼻黏膜损伤。插入气管导管前行咽喉部和声门下表面麻醉（2%利多卡因，4mg/kg）有助于预防拔管后的喉痉挛和呛咳。插管成功后要仔细判断导管深度并妥善固定，术中要注意是否有气管导管脱出、过深、被折弯、被分泌物阻塞等；使用可弯曲喉罩时要避免人为因素导致的喉罩移位，特别是在放置和取出开口器的过程中。

6

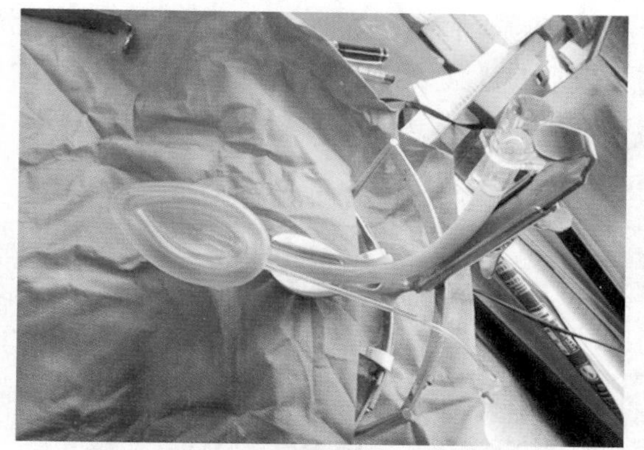

图 66-1　可弯曲喉罩置于开口器内

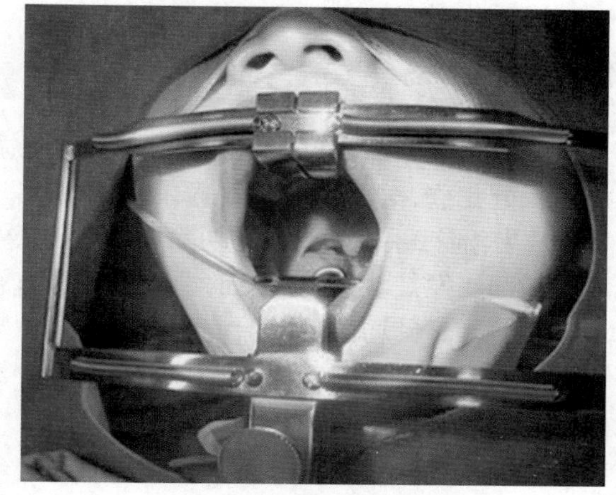

图 66-2　术中可弯曲喉罩不影响术野

术中需要有足够的麻醉深度和完善的镇痛，严重 OSA 的患者对阿片类药物的需求量降低。使用一些辅助药物如对乙酰氨基酚、非甾类抗炎药、右美托咪定、氯胺酮等均可以减少阿片类药物的用量以减少术后恶心呕吐等不良反应。对乙酰氨基酚可在术前单次口服，也可在手术结束前经直肠或静脉给予，40mg/kg 对乙酰氨基酚栓剂可提供持久的镇痛效果。非甾类抗炎药的使用有争议，目前并没有证据表明会增加术后出血的风险。由术者在扁桃体窝注射局部麻醉药也可以有效减轻术后疼痛。

扁桃体 / 腺样体切除术后恶心呕吐的发生率较高。已证实有效的预防措施包括：避免使用氧化亚氮，减少禁食时间，使用多模式镇痛（multimodal analgesia）等。联合使用 5- 羟色胺受体拮抗药昂丹司琼 0.1~0.2mg/kg 和地塞米松 0.05~0.15mg/kg 可降低术后恶心呕吐的发生率。

术中外科医师可能使用麻黄碱滴鼻液来帮助止血，药物吸收入血可能使心率加快、血压升高。

4. 苏醒期管理　等待患者完全清醒后拔管是稳妥的拔管策略，深麻醉拔管可能增加呼吸道梗阻和喉痉挛的发生率。使用可弯曲喉罩的优势主要体现在苏醒期，如气道刺激小，患者更容易耐受，喉痉挛和支气管痉挛的发生率较低；在患者完全清醒之前更好地保护下气道，避免血液和分泌物污染气道。拔管后喉痉挛的预防措施包括：将患儿置于侧卧位，防止分泌物流入气道；在深麻醉下吸尽口腔内的分泌物和血液；避免在浅麻醉状态下进行吸痰、放置口咽通气道等操作，并避免其他如声音、振动等不良刺激；拔管前静脉注射利多卡因（1~2mg/kg）。OSA 患者对镇静及阿片类药物敏感性增强，尤其是高 CO_2 对呼吸中枢的刺激阈值上调，需警惕拔管后再次呼吸抑制。

术后出血的发生率随年龄增加，主要发生在术后 6 小时以内。因出血需要紧急行止血术时要重新对患者做术前评估，重点是血容量问题和气道问题，患者应被视为“饱胃”患者，实施“快速顺序麻醉诱导”，前一次手术未发现困难气道的患者此时可能成为“困难气道”患者，要做好应对准备及相关措施。

（二）腭垂腭咽成形术的麻醉

1. 病情特点　阻塞性睡眠呼吸暂停综合征（obstructive sleep apnea syndrome，OSAS）是一种睡眠呼吸障碍疾病。多导睡眠图（polysomnograph，PSG）是临床上 OSAS 诊断的“金标准”，睡眠呼吸紊乱指数（respiratory disturbance index，RDI）≥ 5 次并有相应临床表现即可诊断 OSAS。主要发病机制为睡眠时上气道软组织塌陷并堵塞气道导致反复呼吸暂停、低通气和与呼吸努力相关的微觉醒。行为疗法、呼吸道正压治疗以及口腔矫治器等非手术疗法无效或不能耐受时可考虑手术疗法，腭垂腭咽成形术是主要的手术治疗方式。

2. 麻醉前评估和准备　OSAS 患者常常伴有高血压、冠心病、心律失常、心衰、肺动脉高压、哮喘、糖尿病、代谢综合征、卒中等全身疾病，应对这些伴发疾病进行评估并尽可能改善病情。OSAS 患者往往因肥胖、腹内压高而存在反流误吸的风险，需严格禁食，必要时使用抗酸药和胃动力药。OSAS 患者常常有扁桃体和腭垂肿大、颈粗、小下颌、甲颏距离短等与困难气道相同的上气道解剖异常，术前需全面检查气道，评估困难插管和 / 或困难通气的风险，必要时告知患者有清醒插管的可能。在无人监护的情况下应避免使用术前镇静药物。

3. 麻醉管理　困难气道风险大的患者应选择清醒纤支镜插管；拟行快诱导插管时要确保足够的

预氧合，准备可视喉镜、喉罩等应对困难气道的工具，并有通气失败和插管失败的备选方案。拟行经鼻插管时需做好鼻黏膜收敛和导管润滑，操作应轻柔，避免损伤。OSAS患者对镇静药、阿片类药和吸入麻醉剂都非常敏感，术中宜选择短效的药物，丙泊酚、瑞芬太尼、地氟醚都是较好的选择。术后镇痛方案需仔细考量，既要减轻疼痛，又要避免阿片类药物的呼吸抑制作用，要把阿片类药物的剂量减至最低，实施局部麻醉并合用对乙酰氨基酚、非甾类镇痛药有助于达成这一目标。有学者建议为减轻手术引起的气道水肿可以每6~12小时使用地塞米松10~15mg，局部冰敷可以减轻术后气道水肿，感染导致的气道水肿则应给予抗生素治疗。

4. 苏醒期管理　OSAS患者的拔管需十分谨慎，应进行个体化的评估，综合考虑包括患者的气道狭窄程度、术前并存疾病、手术创伤情况以及气道水肿的严重程度等来决定拔管的时机。清醒拔管是谨慎的选择，不推荐深麻醉拔管。有些患者需要保留气管导管1~2天，在ICU内机械通气辅助呼吸维持一段时间后再考虑拔管。拔管后应持续吸氧和监测，直到吸空气时也能维持基础的氧饱和度，OSAS患者术后监测的时间要长于其他患者。

（三）鼻咽部肿瘤切除术的麻醉

1. 病情特点　鼻咽部肿瘤从学科专业上分属咽科，但却是目前开展日益普及的鼻内镜下手术的重要诊疗疾病之一，所以也是鼻科手术麻醉的重要内容。鼻咽部肿瘤切除术的麻醉中比较有挑战性的有：术中出血量迅猛的良性肿瘤如青少年鼻咽纤维血管瘤（juvenile nasopharyngeal angiofibroma，JNA）切除术，还有成人患者中可能涉及多次手术并接受过放射治疗的鼻咽癌切除术。

青少年鼻咽纤维血管瘤是鼻咽部最常见的良性肿瘤，多见于10~25岁的男性青少年，该肿瘤虽属良性肿瘤，但肿瘤扩展力强，血供非常丰富，常直接侵入周围组织（如鼻腔、鼻窦、翼腭窝、眼眶和颅内），甚至压迫及破坏颅底骨质侵入颅内，引起危及生命的大出血。临床表现：①一般均有鼻塞和通气困难；②压迫咽鼓管咽口可致耳闷塞、耳鸣、听力障碍甚至中耳炎；③侵入眼眶、鼻窦可使眼球移位、复视、失明及颜面部畸形；④破坏颅底骨质进入颅腔可压迫脑神经，导致头痛以及其他脑神经受损症状。根据影像学资料可对肿瘤进行分级（详见表66-1）。手术分为经硬腭途径和经鼻腔途径（鼻侧切开术或鼻内镜下手术），术前先行颈动脉栓塞治疗有助于减少肿瘤切除时的出血。随着功能性鼻内镜技术的普及，经鼻内镜下的鼻咽纤维血管瘤切除术已相当成熟。

表66-1　鼻咽纤维血管瘤的Fisch分级

分级	定义
Ⅰ	肿瘤局限于鼻咽部、后鼻孔及蝶窦，没有侵犯到骨质
Ⅱ	肿瘤向前突入鼻腔、筛窦上颌窦颊及眶内侧或向外扩展入翼上颌窝，有骨浸润
Ⅲ	肿瘤侵犯至颞下窝，眶壁及蝶鞍旁等靠近海绵窦的位置
Ⅳ	肿瘤侵犯至海绵窦，视交叉和垂体窝

鼻咽癌是鼻咽部常见的恶性肿瘤。大多数鼻咽癌为低分化癌，对放射治疗敏感，因此首选治疗方案为放射治疗，手术治疗只是切除放疗后残余的病灶或局部复发灶。其他少见的鼻咽部肿瘤有脊索瘤、颅咽管瘤等，均以手术治疗为主。上述鼻咽部肿瘤手术大多可以在鼻内镜下完成，但当病变累及颅底或颅内时需要与神经外科医师合作实施联合手术。

2. 麻醉前评估和准备　鼻咽纤维血管瘤手术出血较多，有时甚至需要多次手术，术前需了解患者既往手术史以及目前的血红蛋白水平，评估患者可耐受的最大出血量。鼻咽癌手术的患者通常已接受过放射治疗，面颈部肌肉和颞下颌关节可因放射性炎症而致颞下颌关节僵硬固定、张口受限，应视之为困难气道。对已接受过化疗的患者还需要评估化疗药物对全身的影响。鼻咽癌患者术前有脑神经受累的症状时，需考虑误吸风险和拔管后发生气道梗阻的风险，并做好应对相关并发症的准备。

3. 麻醉管理　鼻咽部肿瘤手术常常出血较多，应至少维持两路静脉通路，持续监测有创动脉压、体温、中心静脉压和尿量。无创血红蛋白测量技术（如美国Masimo公司的脉搏碳氧血氧测量仪）可连续、实时监测总血红蛋白含量，非常适合这类出血量难以预测的手术。术中实施血液稀释、控制性低血压以及自体血回输等技术可以大大降低输入异体血的机会。多次放疗的鼻咽癌手术患者，可因放射性炎症而致颞下颌关节僵硬固定、张口受限，常常需选择纤支镜或管芯类插管工具来完成插管。此类患者鼻腔或鼻咽部常常有肿瘤侵犯，需要避免经鼻插管。清醒经口气管插管常常是鼻咽部肿瘤困难气道患者的最佳气道建立途径。

4. 苏醒期管理　拔管前需要在深麻醉下吸引咽部和胃内血液，以免拔管时反流误吸。如果术中在气管导管周围放置了纱条，则务必在拔管前全部取出。鼻咽部手术结束后常常需要用止血材料进行填塞，加之手术可引起组织水肿，一定程度上可造成通气困难，因此拔管需要非常谨慎，建议在完全清醒、肌张力和咽喉部反射恢复的情况下才考虑拔管，有顾虑时可使用气管交换导管过渡。鼻咽癌患者术前有脑神经受累症状时拔管更需要仔细评估，可与外科医师共同探讨，必要时可考虑延迟拔管或气管切开。

（四）咽部占位性病变手术的麻醉

1. 病情和手术特点　咽部筋膜间隙为咽筋膜与邻近筋膜之间的疏松组织间隙，比较重要的有咽后隙和咽旁隙。咽部异物或外伤引起的感染、邻近器官或组织的化脓性炎症等累及咽后隙或咽旁隙均可导致咽后脓肿或咽旁脓肿。咽旁隙实质性肿块大多为良性肿瘤，起源于神经或腮腺；也有小部分为恶性肿瘤，来源于鼻、咽、喉、甲状腺及颅脑，多数系经淋巴结转移。咽旁隙肿块切除术按照手术入路可分为以下三种：口内径路（transoral approach）、颈侧切开径路（cervical approach）和颈-腮腺径路（cervical-parotid approach）。因咽旁隙位置较深，内有重要的血管和神经，有时需行下颌骨劈开术才能完全剥离肿瘤。

2. 麻醉前评估和准备　咽后脓肿或咽旁脓肿的患者常常有牙关紧闭、吞咽困难及呼吸困难等症状，术前影像学检查可提示气道受累的程度。咽旁隙肿块可以没有症状，但肿块较大时也可压迫气道出现呼吸困难等症状。术前内镜下气道评估（preoperative endoscopic airway examination，PEAE）可帮助判断肿块是否累及气道，颈部CT和MRI有助于评估肿块与气道的关系。

3. 麻醉管理　咽部占位性病变累及气道时，应视为困难气道。咽后脓肿和咽旁脓肿的患者除了气道受压以外咽部组织的水肿往往非常明显，反复尝试插管常常加重患部组织水肿从而加重气道梗阻，使插管越来越困难。患者静息时如有喘鸣则不宜行快诱导而应选择清醒纤支镜插管，如果不可行可考虑清醒气管切开以保证患者生命安全。因脓肿破裂会污染气道，因此插管操作时应尽可能避免插管工具或导管接触到咽后壁或咽侧壁。咽旁隙肿块切除时实施控制性降压可减少出血以使外科视野更加清晰，避免损伤重要的血管和神经；肿块切除后应使血压回升，以利于彻底止血。

4. 苏醒期管理　苏醒力求平稳，既要保证拔管时患者清醒，又要避免呛咳和剧烈体动。拔管后应注意观察患者的呼吸情况以及切口引流情况（引流液颜色及引流量），警惕再次出血压迫气道的可能，做好紧急气管切开的准备。术前气道受累严重或手术加重了气道水肿或气道受压（如行下颌骨劈开术）时，可考虑延迟拔管，也可考虑行气管切开术。

四、喉科手术的麻醉

喉部位居颈前正中，在舌骨下方，上通喉咽，下接气管，后邻食管入口，有呼吸、发声、保护、吞咽等功能。成人常见的喉部病变有：声带息肉、小结和囊肿、声带白斑、喉乳头状瘤、喉癌、喉淀粉样变性、声带麻痹、喉狭窄等；小儿常见的喉部疾病有先天性喉蹼、喉软化症、喉囊肿等。部分功能性嗓音外科手术因术中需要患者发声，常常选择局部麻醉；其他大多数喉科手术都需要在全身麻醉下实施。由于病变的位置处于麻醉气道管理的关键区域，共用气道的问题比其他耳鼻咽喉头颈外科手术更为突出。为了尽可能减少插管对外科手术的干扰，气道管理需采用灵活的应对方法，例如常规选择较细的气管导管；操作关键部位时拔除气管导管实施短暂的呼吸暂停；实施声门上或声门下喷射通气以及实施保留自主呼吸的无插管麻醉等。

（一）声带手术的麻醉

1. 病情特点　声带手术（vocal fold surgery，VFS）按照病理学及治疗方法可分为两类：①因声门区病变影响声带振动而需要外科治疗，如声带息肉、声带小结、任克水肿（Reinke's edema）、声带沟（sulcus-vergeture）和声带蹼等；②各种原因所致的声带运动失调，如声带麻痹、痉挛性发声困难和喉室带性发声困难等。上述手术多在显微镜下用支撑喉镜完成，需提供足够的麻醉深度以减轻心血管反应，同时需要足够的肌松程度以利于放置支撑喉镜，还需要采用各种气道管理技术为外科医师提供足够的操作空间。

2. 麻醉前评估和准备　声门区的病变轻则可能对呼吸影响不大，重则明显影响呼吸和插管，因此术前要详细询问患者是否存在呼吸困难等症状，尤其是清醒时是否有喘鸣以及入睡以后是否有憋醒的症状，两者都提示气道明显受累。需要注意的

是，较大喉部占位性病变(包括血管瘤、会厌囊肿等)所导致的困难气道往往并不具备一般困难气道的体征，即普通体检未提示困难气道高危因素者也有可能存在通气困难和/或插管困难。CT、MRI等影像学检查和术前纤维喉镜检查可以为麻醉科医师的气道评估提供有价值的线索。因插管操作和放置支撑喉镜都可能损伤牙齿，因此术前和术后都要仔细检查牙齿是否有松动和缺牙等情况。严重上呼吸道梗阻的患者术前禁用镇静药物。

3. 麻醉管理　术前需与外科医师讨论气道管理方案。大多数患者可以插较细的气管导管以便为手术操作提供足够的空间，重点要关注患者是否存在通气困难和插管困难。如果为困难气道，可以选择清醒插管、吸入七氟烷保留呼吸慢诱导插管或清醒气管切开术等。术中需注意是否有气管导管脱出、过深、被折弯、被分泌物阻塞等。如果细导管仍然妨碍手术视野，则可以采用间断通气方式，即在充分供氧后拔出气管导管，外科医师在无遮挡的视野下快速完成外科操作，期间严密监测 SpO_2，当低于95%时由外科医师在直视下重新插入气管导管恢复通气。间断通气方法必须在严密监测下进行，并确保再次插管没有困难，此外还需注意出现误吸的可能。其他通气方法还包括采用细导管置入声门下或经支撑喉镜的侧孔进行喷射通气，均可以提供满意的术野。使用喷射通气时应注意：①确保良好的肌肉松弛和气体流出道通畅，避免气压伤；②长时间喷射通气时应警惕 CO_2 蓄积导致的高碳酸血症。有部分喉部手术需要保留自主呼吸并避免插管，如喉软化症患者需要在术中观察喉部的活动来做出诊断并决定手术方式，声带麻痹行自体脂肪注射术的患者需要观察注射后声带的形态来评估手术效果，这类手术的麻醉通常使用全凭静脉麻醉，可以选择丙泊酚复合右美托咪定或丙泊酚复合瑞芬太尼，辅以完善的表面麻醉，可以达到既保证麻醉深度又保留自主呼吸的目标。

放置支撑喉镜暴露声门的刺激较大，需要有足够的麻醉深度和完善的镇痛才能避免剧烈的心血管反应。插管前在声门部位实施完善的表面麻醉可以减少阿片类药物的用量并减少苏醒期呛咳。在放置支撑喉镜过程中，特别是在用力打开口腔暴露病变部位时可能诱发迷走反射导致的心率明显下降甚至心搏骤停，此时应立即通知外科医师松开喉镜停止操作，多数即可缓解，其原因常常与诱导初期麻醉深度不足有关。如果心动过缓持续，可以静脉注射阿托品0.5~1.0mg，同时加深麻醉。手术过程中需要保持声门张开和声带完全静止，因此需要完善的肌松，根据手术时间长短可以选择琥珀胆碱、米库氯铵、罗库溴铵等中短效的神经肌肉阻滞剂。

4. 苏醒期管理　应在患者完全清醒、肌张力恢复、咽喉部反射恢复的情况下拔管。声带手术后常见的不适是咽喉部疼痛和呛咳，声门区良好的表面麻醉和非甾类药物的使用可以减少阿片类药物的用量及相关不良反应，提高患者的舒适度。静脉注射利多卡因也可减轻术后呛咳。因声带手术通常时间很短，若使用了非去极化肌松剂，需要使用拮抗剂来逆转肌松作用，同时也需警惕残余肌松给患者带来的不适。

(二) 喉部 CO_2 激光手术的麻醉

1. 病情和手术特点　常用于喉部手术的激光有 CO_2 激光、KTP激光、Nd:YAG激光，使用最广泛的是 CO_2 激光。CO_2 激光可用于表面组织的切割、止血和汽化，常用于声带白斑、声带癌变(早期)、会厌囊肿、喉血管瘤、喉乳头状瘤、喉肉芽肿、喉狭窄等病变的治疗。激光手术最大的隐患在于可能引发气道烧伤并且可能危害手术室工作人员，因此实施激光手术的单位必须有系统的激光安全防护流程，所有可能接触激光的人员(外科、麻醉、护理)均应接受相关培训。

2. 麻醉前评估和准备　喉部激光手术的麻醉前评估和准备要点同上述“声带手术的麻醉”部分，重点是评估患者有无通气困难和/或插管困难，此外患者常常有多次手术史，需了解既往麻醉手术史。

3. 麻醉管理　喉部激光手术的麻醉除了类似于支撑喉镜下声带手术的麻醉管理要点以外，最重要的是必须重视对激光的防护，外科医师和麻醉科医师应高度警惕激光引发的气道燃烧，并做好应对突发事件的准备。发生激光气道燃烧需具备以下三要素：①能量源，即激光源；②易燃物，即气管导管或敷料；③助燃剂，包括 O_2、N_2O 等。在麻醉诱导和维持过程中，各种预防气道燃烧的措施都可以归结为围绕消除或控制以上三个要素展开。

采用抗激光导管可以降低导管燃烧的风险，但只有全金属材质的抗激光导管是完全防燃烧的，一般的抗激光导管内层和套囊部分仍有易燃材料(图66-3)，不能完全避免燃烧。气管导管不能用油性润滑剂润滑，要尽可能深地置入气管内，目的是使套囊远离声门以减少套囊被击穿的风险。气管

6

导管套囊可以注入染色(混合亚甲蓝染料)的生理盐水,使用双套囊抗激光导管时,两个套囊内可以分别容纳大约 8ml 染色的生理盐水。注入染色液体的原因在于一旦套囊被激光击破,染色液体流出可以立即警示操作者从而第一时间终止手术。使用双套囊目的在于当其中一个套囊被击破以后,另一个套囊还可以起到阻止气体泄漏的作用。激光操作开始前必须确认气管导管套囊不漏气,绝对避免由于漏气造成的导管外高氧环境。采用声门上喷射通气技术或保留自主呼吸技术可以去除气管导管作为易燃物的燃烧风险,但仍然存在含氧气环境、手术纱条等其他助燃因素。

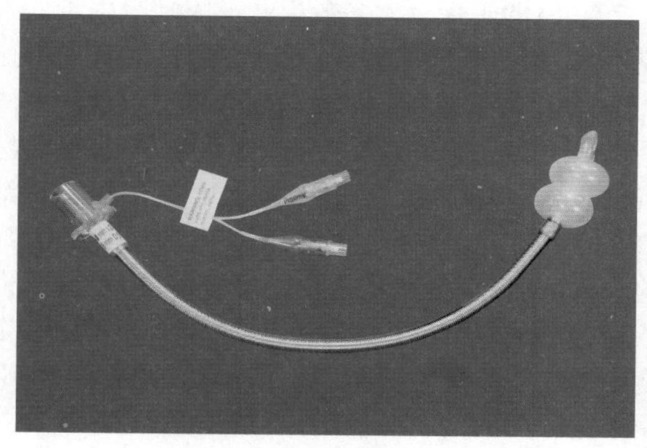

图 66-3　抗激光导管

在手术过程中,外科医师和麻醉科医师要共同关注气道燃烧的风险并保持良好的沟通。外科医师要在非连续模式下间断使用中等功率(10~15W)的激光,把握激光束发射的角度,用湿脑棉片覆盖暴露于视野下的导管、病变周围及激光照射的远端,避免散射光束对周围组织的影响;其次,操作时要密切注视显微镜下的激光照射野,及时发现局部点燃征象并做后续处理,杜绝继续激光发射导致燃爆引发严重的气道烧伤事件等。麻醉科医师要尽可能降低吸入氧浓度至可接受的最低值(至少在 30% 以下),避免使用包括 N_2O 在内的助燃气体,严密观察气道压力变化及随时出现套囊被击穿的可能。

一旦发生气道燃烧,应立即采取以下措施("4 个 E"):① Extract(拔除),拔除所有可燃物,包括气管导管、湿脑棉片等(如果患者有困难气道,拔除气管导管会有气道失控的风险,需评估具体情况决定);② Eliminate(清除),清除所有助燃剂,立即断开供氧导管;③ Extinguish(灭火),立即在气道内注入生理盐水熄灭余火;④ Evaluation(评估),立即在直接喉镜和硬支气管镜下评估上、下呼吸道的损伤情况,如果有明显损伤应重新气管插管,严重病例需行气管切开,并立即请相关专家会诊协助治疗等。

激光还有一些其他危险,需注意防范:偏离的激光可能点燃手术敷料,造成手术室火情;偏离的激光束还可能直接或间接通过金属表面反射损伤医护人员;激光会对患者和手术室工作人员造成眼部损伤,患者的眼睛要用湿纱布覆盖,工作人员要佩戴与所用激光波长相配的特殊眼镜;激光烟雾可以刺激医护人员的呼吸道,带有病原的烟雾还可能造成医护人员感染等。

4. 苏醒期管理　在深麻醉下吸尽咽喉部分泌物,然后缓慢抽尽套囊内的液体,重新注入空气。喉部激光手术后可能出现急性或迟发的呼吸窘迫,应该考虑喉水肿、喉痉挛、吸入性肺炎、肺不张、气胸、纵隔气肿以及肌松药残余及麻醉药的蓄积等可能。

(三)喉切除术的麻醉

1. 病情和手术特点　喉切除术是喉癌的主要治疗方法,分为全喉切除术和部分喉切除术。全喉切除术切除舌骨和全部喉结构,患者将永久经气管造口呼吸,完全丧失发声功能。近年来主张在完全切除癌肿的前提下尽可能保留或重建喉的功能以提高患者的生存质量,因此各种部分喉切除术被广泛应用于喉癌的治疗。根据切除的部位和范围可分为垂直部分喉切除术、额侧喉部分切除术、扩大垂直部分喉切除术、声门上水平喉部分切除术、水平垂直部分喉切除术、环状软骨上喉部分切除术、喉近全切除术。有时喉切除术会和单侧或双侧颈淋巴结清扫术同时进行,手术创伤较大。喉切除术都需要在全身麻醉下实施。

2. 麻醉前评估和准备　多数患者在喉切除术前经历过支撑喉镜下活检术,需了解有无喉镜暴露和插管困难史,还要了解患者有无放疗史。需认真评估有无喉梗阻及其分级,特别注意有无喘鸣和睡眠憋醒等症状,查看术前纤维喉镜影像可以直观地评估声门狭窄的程度。喉癌患者多数为老年人,常常合并有心肺疾病,如高血压、冠心病、慢性阻塞性肺病等,且有长期的吸烟史及饮酒史,需作相应的评估和术前准备,尽可能将全身情况调整至最佳状态。由于患者在术后不能发声,需要在术前与患者进行充分的病情沟通,并决定术后交流的方式(可以用写字板、手势等交流),还需要指导患者使用自控镇痛装置。

3. 麻醉管理　根据气道阻塞的症状、肿瘤位置以及影像学资料，由麻醉科医师和耳鼻喉科医师共同决定如何建立气道，是快诱导插管、吸入七氟烷慢诱导插管、清醒插管还是清醒气管切开。梗阻不严重的患者也可以在喉罩麻醉下实施气管切开术。实施快诱导插管时应做好应对困难气道的准备，外科医师应在场并准备好实施紧急气管切开。视频喉镜、可视管芯、探条类工具都有助于插管成功。术中外科医师进行气管切开（部分喉切除术）或断喉（全喉切除术）操作时应使用手术刀片而不是电刀以免引发气道燃烧。麻醉科医师要尽可能降低氧浓度并使套囊远离切口，这是预防气道燃烧以及一旦发生气道燃烧时减轻患者伤害的有效措施。气管切开或断喉以后可以将经口气管导管或喉罩拔除，经气管造口处插入可弯曲导管，需确认导管置入深度以避免单肺通气。术中需密切监测潮气量、气道压力、呼末二氧化碳等指标，警惕导管滑出、过深、折弯、堵塞等。部分喉切除术后通常将气管导管再更换为带套囊的气管切开套管，此时直接连接麻醉回路即可；全喉切除术后需置入无套囊的金属气管筒，此时可将细气管导管置入筒内行控制呼吸直至自主呼吸恢复后拔除气管导管。

喉癌患者以老年人居多，术前又可能存在进食困难，一般情况较差，术中应加强监测，维护好呼吸、循环、体温及内环境。一般情况下手术出血量不多，是否行有创动脉压监测取决于患者的并发症，但需确保静脉通路通畅，随时应对颈部血管损伤导致的出血等意外。同时行颈淋巴结清扫术时的麻醉管理要点见“颈淋巴结清扫术及头颈部皮瓣整复术的麻醉”部分。

6

4. 苏醒期管理　喉切除术对患者身心的创伤都较大，某些术式还需要在术后保持低头含胸体位，因此需要良好的镇痛、镇静、镇吐等措施来帮助患者平稳恢复。采取阿片类药物为主、复合非甾类镇痛药物的多模式镇痛方法可以实现此目标，其中以患者自控镇痛（PCA）的方式最为常见。手术结束更换气管切开套管或气管筒时在气管内实施完善的表面麻醉可以减轻术后呛咳。

（四）小儿喉乳头状瘤手术的麻醉

1. 病情特点　喉乳头状瘤是喉部最常见的良性肿瘤，由人类乳头状瘤病毒引起，好发于10岁以下儿童，常为多发性，生长较快，易复发，青春期后有自行消退的倾向。肿瘤多位于声带上方，呈菜花样生长，向喉前庭或声门下腔蔓延，重者可侵犯整个喉部、气管和支气管。手术治疗是喉乳头状瘤主要的治疗方法，CO_2激光切除肿瘤曾经是手术治疗的首选方法，但目前耳鼻喉科医师更倾向于使用吸切器（microdebrider）切除肿瘤。由于该肿瘤具有生长快、易复发的特点，许多小儿患者在初次手术后通常间隔1~2月即因复发致严重呼吸困难而再次入院手术。

2. 麻醉前评估和准备　术前评估的重点在于了解气道梗阻的程度。喘鸣症状、三凹征都提示有严重的气道梗阻，颈正侧位片、CT等影像学检查及纤维喉镜均可提示梗阻的程度，但小儿大多不配合检查，这类患儿术前应避免使用镇静剂以免加重呼吸困难。

3. 麻醉管理　大多数患儿都因呼吸困难而入院手术，其中声门部肿瘤占绝大多数，既有面罩通气困难，也有插管困难。比较安全的气道建立方法是采用浓度递增法实施七氟烷吸入慢诱导，始终保留患儿的自主呼吸。一般先将小儿置于坐位，预给氧5分钟后吸入1%七氟烷，每3次呼吸增加0.5%的吸入浓度，直至达到需要的麻醉深度（上肢肌力下降、下颌松弛、托下颌时患儿无体动、心率由兴奋期的加快逐渐减慢），然后将小儿置于平卧位，用喉镜暴露声门，在自主呼吸存在的情况下，可以看到气流进出的缝隙随着呼吸一张一合，可帮助判断声门所在位置，采用管芯类探条辅助可以提高插管成功率。当声门下也有肿瘤时，术中需要采用间断通气的方式，方法是短时间拔出气管导管，由外科医师进行声门下的操作，期间严密监测SpO_2，当低于95%时由外科医师在直视下重新插入气管导管恢复通气。此类患儿对阿片类药物比较敏感，宜适当减少用量。如采用激光手术切除喉乳头状瘤，则应遵循激光手术的麻醉处理原则。

4. 苏醒期管理　在深麻醉下吸尽口腔内的分泌物和血液，将患儿置于侧卧位，安静地等待患儿自主呼吸恢复、完全清醒、咽喉部反射恢复后拔管。由于长期气道梗阻，高CO_2对呼吸中枢的刺激阈值上调，通常苏醒时间比较长，还需警惕拔管后再次出现呼吸抑制等。

（五）硬质支气管镜下气管支气管异物（tracheobronchial foreign bodies，TFBs）检查和取出术的麻醉

1. 病情和手术特点　气管支气管异物多见于3岁以内的婴幼儿，是导致4岁以内儿童意外死亡的主要原因。80%以上的气道异物位于一侧支气管内，可引起肺炎、肺不张等病理改变；少数异物位

于声门下和气管内，可引起急性上呼吸道梗阻，甚至窒息。吸入的异物以有机类异物多见，最常见的为各种植物种子如花生、瓜子等，其所释放的花生四烯酸等物质会导致气道炎症反应，并随着存留时间延长而加重；其次为无机类异物如大头针、笔帽、玩具配件等由于其形状各异，取出的难度常常难以预料。因外科医师和麻醉科医师需共用一个狭小的气道，手术和麻醉的难度和风险都极大，需要外科、麻醉、护理三方充分沟通和密切合作。

2. 麻醉前评估和准备 除了少数患者有窒息、发绀、意识不清等需要紧急处置以外，大多数患者一般情况比较平稳，应进行详细的麻醉前评估。重点是异物的情况（位置、种类、大小、形状、存留时间）以及术前是否有并发症（上呼吸道感染、哮喘）和异物相关的并发症（肺炎、肺不张、肺气肿）。还应关注气道异物的诊断是否明确，如重症肺炎、哮喘、喉炎的患儿被误诊为气道异物行支气管镜手术将给麻醉带来极大的困难和挑战。此外，还需评估外科、麻醉、护理团队的技术经验以及所在医疗机构的设备情况。

3. 麻醉管理 气道异物的麻醉管理中最重要的是术中通气方式的选择，常用的通气方式有控制通气和保留自主呼吸两种，其中控制通气又可分为经支气管镜侧孔通气和手控喷射通气两种。通常术前无明显呼吸窘迫、考虑异物在一侧支气管内时，可以使用神经肌肉阻滞剂来控制呼吸；术前有明显呼吸困难或高度怀疑异物嵌顿在声门下或声门周围时，尽可能保留自主呼吸。此外，对术前有严重的并发症或并发症的患儿，推荐采用保留自主呼吸的通气方式。

采用控制通气方式时，对不能合作的低龄儿童，一般选择七氟烷吸入诱导；对于能够合作的儿童，则可以在建立静脉通路后行丙泊酚常规静脉诱导，术中可以使用芬太尼、瑞芬太尼、丙泊酚、琥珀胆碱、米库氯铵、罗库溴铵等药物来维持镇静、镇痛和肌松。必须强调要维持足够的麻醉深度，浅麻醉会导致体动、喉痉挛、支气管痉挛等并发症。钳取较大异物通过声门时应暂停通气，以免呼出气体受阻而产生过高气道压，造成气压伤、气胸等医源性并发症。术中通气方式包括：①经硬质支气管镜侧孔通气：硬支气管镜有一个侧孔可连接麻醉呼吸回路，术中可实施控制呼吸（图 66-4，图 66-5）。该方法的优点是手术视野好、外科操作方便；缺点是置入支气管镜时呼吸暂停，置镜时间过长容易导致低氧血症，此外当支气管镜长时间位于患侧支气管内时，因健侧肺通气不足也会导致低氧血症，低氧时需退出支气管镜待通气和氧合改善以后继续手术。②喷射通气（jet ventilation，JV）：经鼻或口插入一根细的喷射导管进入气管内，接手动喷射通气设备进行手动喷射通气（图 66-6，图 66-7）。该方法的优点是通气不依赖于支气管镜，为耳鼻喉科医师提供了从容的置镜时间，也避免了支气管镜进入患侧时健侧肺通气不足导致的低氧血症；缺点是需要在总气道内置入喷射通气导管，在小儿可能影响支气管镜的置入和操作视野，此外还有气压伤的风险，需控制好驱动压，保证良好的肌松，并调整好喷射导管的深度不能过深而进入一侧支气管。

保留自主呼吸的麻醉方法既要有足够的麻醉深度以避免喉痉挛、支气管痉挛等并发症，又要保留自主呼吸以避免气道丢失，实施的难度要高于控制呼吸。可以采用右美托咪定复合丙泊酚方案或瑞芬太尼复合丙泊酚方案。①右美托咪定复合丙泊酚方案：右美托咪定负荷量 1μg/kg，维持量 2~5μg/（kg·h），及丙泊酚 100~150μg/（kg·min）维持。②瑞芬太尼复合丙泊酚方案：瑞芬太尼 0.05~0.14μg/（kg·min），根据呼吸频率调整输注速

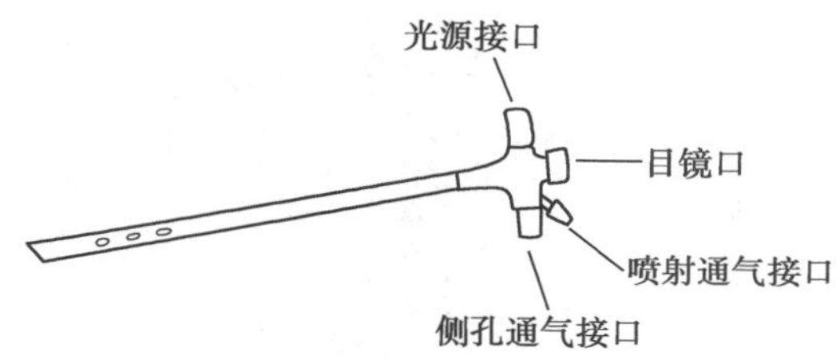

图 66-4 硬质支气管镜

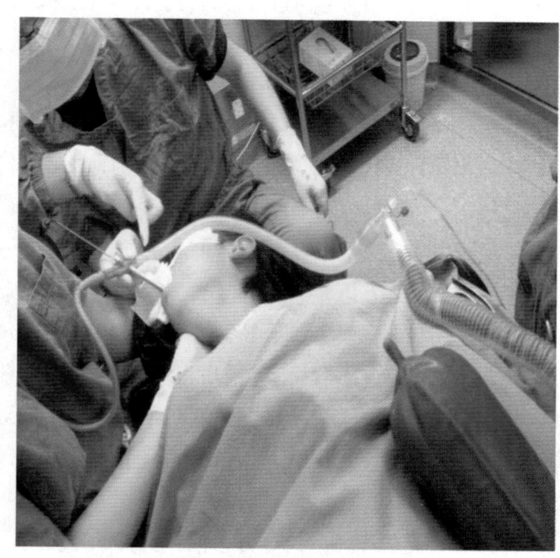
图 66-5 经质硬支气管镜侧孔通气

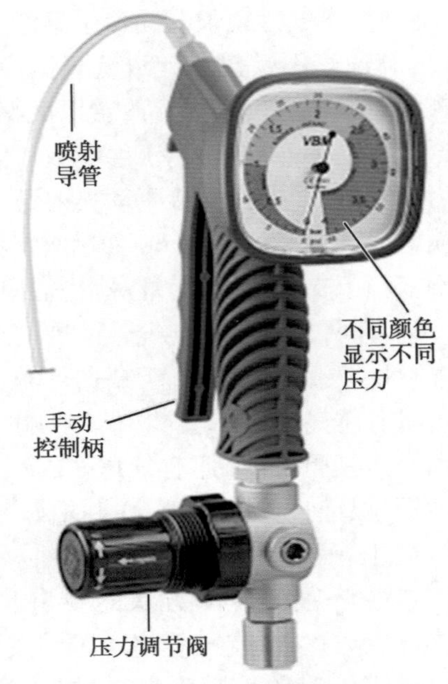

图 66-6　手动喷射通气装置

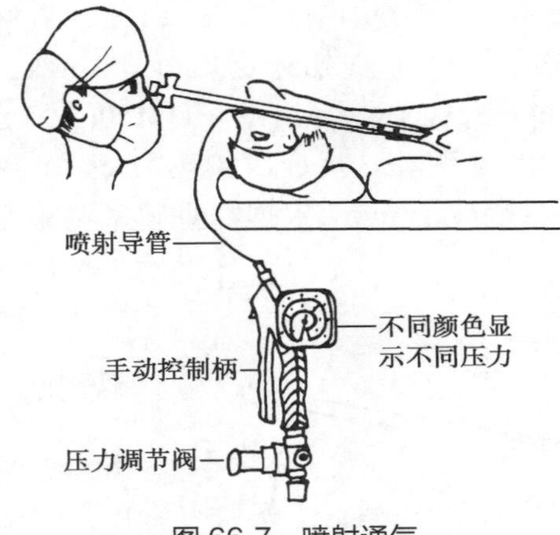

图 66-7　喷射通气

率，及丙泊酚 200μg/(kg·min) 维持。无论采用哪种方案，都必须在患者耐受麻醉喉镜显露操作后予以 1%~2% 的利多卡因(3~4mg/kg) 喷雾完善气管内表面麻醉。需要注意的是实施表面麻醉必须在足够的麻醉深度下完成，否则表面麻醉操作本身很容易引起屏气、喉痉挛等不良事件。

4. 苏醒期管理　采用控制通气方式时，手术结束退出支气管镜以后插入喉罩，将小儿置于侧卧位，停止给药，待自主呼吸恢复，当潮气量、呼吸频率、呼末二氧化碳等指标达到理想值时拔出喉罩，继续观察至苏醒。采用保留自主呼吸方式时，苏醒相对简单，退出支气管镜以后保持气道通畅(必要时可置入鼻咽通气道) 等待患儿苏醒即可。术中发生喉痉挛、支气管痉挛等并发症导致低氧血症和高二氧化碳血症时，有时用喉罩难以改善通气，此时应果断插管，静脉注射右美托咪定 1~2μg/kg 有利于患儿耐受气管导管，待通气改善以后再决定是否拔管。支气管镜多次进出声门会导致声门下水肿，表现为拔管后喘鸣、呼吸困难，除氧疗外，可给予激素(如地塞米松 0.5~1.5mg/kg)，严重者可给予 2.25% 消旋肾上腺素(取 0.05~0.25ml 以生理盐水稀释至 3ml) 雾化吸入，症状缓解后还需加强监测，持续观察 4 小时，以免再次发生水肿。

五、头颈外科手术的麻醉

头颈外科是现代耳鼻咽喉头颈外科中一个以头颈部肿瘤为主要研究和诊治范围的三级学科。头颈部肿瘤包括自颅底到锁骨上、颈椎之前这一解剖范围的肿瘤，以恶性肿瘤为主。因为病变常涉及气道且毗邻结构复杂，肿瘤切除后又常常需要进行皮瓣修复，因此头颈外科手术往往创伤较大，持续时间也比较长。

就麻醉而言，如果颈部病变对气道的影响不大，如普通的甲状腺瘤或小的颈部肿块切除术等，其全身麻醉常常并无特殊；如果病变对气道的影响较大，如巨大甲状腺癌压迫气管、有呼吸困难的喉癌伴颈部淋巴结转移等，则需要完善的气道评估，在麻醉诱导期和苏醒期都应有周密的气道处理预案。范围较小的颈部手术，如某些良性包块切除、甲状腺腺瘤切除术等既往常在颈丛阻滞(包括颈深丛和颈浅丛阻滞) 下完成，这时需注意不宜同时行双侧颈深丛阻滞。但随着患者对手术舒适化的要求越来越高，加之现代全身麻醉技术越来越成熟，绝大部分头颈外科手术都选择在全身麻醉下完成。

(一) 甲状腺和甲状旁腺手术的麻醉

1. 病情特点　甲状腺大多位于喉及气管上段两侧，偶有向下深入胸腔，称为胸骨后甲状腺。甲状腺分泌甲状腺激素和降钙素，甲状腺激素参与了机体代谢、生长发育、神经系统、心血管系统和消化系统等诸多功能的维持；降钙素参与血钙调节。甲状腺手术主要包括甲状腺良性肿瘤(甲状腺腺瘤、良性畸胎瘤等) 切除、甲状腺癌根治以及甲状腺功能亢进症的外科治疗。甲状旁腺位于甲状腺侧叶的背面，分泌甲状旁腺素，与降钙素一起共同调节机体钙、磷代谢。甲状旁腺手术常见于甲状旁腺功能亢进的治疗。

2. 麻醉前评估和准备　甲状腺手术需要注意甲状腺激素分泌异常引起的病理生理改变以及甲状腺病变对周围组织(尤其是气道) 的压迫。甲状腺功能亢进时有心悸、食欲亢进、消瘦、情绪激动、多汗等症状以及心动过速、血压升高、脉压增大、震颤、突眼等体征，甲状腺功能检查异常，心电图可有心动过速、房颤等心律失常表现。甲状腺病变压迫气道时可有不同程度的呼吸困难，安静时有喘鸣或不能平卧均提示气道梗阻比较严重，需要做好应对困难气道的准备，结合CT等影像学检查可以了解甲状腺病变对气道的压迫情况。巨大甲状腺肿块或甲状腺癌可侵犯喉返神经，患者有声嘶、饮水呛咳的症状，间接喉镜检查可见声带活动差或声带固定。如果颈部大静脉受压，可有头颈部水肿、发绀、浅静脉扩张等表现。

对于病程中甲状腺功能异常的患者，择期手术应在临床症状得到控制，及甲状腺功能基本正常的情况下实施。静息状态下心率应控制在85次/min以下。正在服用的抗甲状腺药物(丙硫氧嘧啶，甲巯咪唑)和β受体阻滞剂应服用至手术当日早晨。甲状腺功能亢进患者术前可给予咪达唑仑口服，特别焦虑的患者还可加用阿片类药物，但对巨大甲状腺肿患者需谨慎使用镇静药物，并注意其对气道的影响。对于甲状腺功能未受到疾病影响的患者，术前评估的重点是甲状腺病变是否对气道、血管和神经造成压迫，以此来确定是否需要保留自主呼吸或者清醒插管。

甲状旁腺功能亢进可引起高钙血症、低磷血症等水电解质紊乱和酸碱失衡，术前应予纠正。高钙血症会导致泌尿、心血管以及神经等多系统损害，其中累及泌尿系统引起的尿道结石可导致肾功能不全甚至肾衰竭；累及心血管系统可表现为心律失常甚至心力衰竭；累及中枢神经系统则可造成意识障碍甚至昏迷。甲状旁腺功能亢进也可使骨质脱钙引起广泛的骨质疏松。以上病理生理改变均需要麻醉过程中予以针对性管理。

3. 麻醉管理　早年简单的甲状腺手术常在颈丛神经阻滞下完成，优点是术中患者可以发声以检查声带情况，避免喉返神经损伤，但是镇痛常常不够完善。目前也有使用喉罩实施保留自主呼吸的全身麻醉，通过纤支镜来观察声带运动以评估喉返神经功能，但是术中颈部牵拉操作有引起喉痉挛和喉罩移位的风险。故最常见的麻醉方法仍是气管插管、使用神经肌肉阻滞剂的全身麻醉。有研究认为使用术中神经监测可降低喉返神经损伤的风险，方法是使用带有表面或嵌入式电极的加强气管导管，将电极放置在声带上，当喉返神经受到刺激时可记录到喉内表面的肌电图，使用神经监测时要限制神经肌肉阻滞剂的使用。

如果患者的症状、体征和影像学检查显示气道明显受累，应采用表面麻醉下清醒纤支镜插管。选择加强型气管导管有助于术中气道管理，注意应确保导管前端通过气管狭窄平面。气管导管套囊压力不宜过高，一般气囊压力宜低于25cmH_2O，术中也要适时监测和调整气囊压力，以免手术牵拉压迫气管造成气囊压力增高导致术后气道水肿。毒性甲状腺肿患者可能有明显凸眼，诱导后需注意保护角膜。甲状旁腺功能亢进伴有骨质疏松的患者，气管插管时应避免头颈过度后仰以免颈椎骨折。

甲状腺功能亢进的患者应避免使用有拟交感作用的药物如氯胺酮、哌替啶、氟烷等，术中应保持合适的麻醉深度并充分镇痛，避免浅麻醉。如果术中挤压甲状腺时出现心率增快，可静脉持续泵注短效β受体阻滞剂如艾司洛尔。甲状腺功能减退的患者可能对麻醉及镇痛药物比较敏感，应注意维持合适的麻醉深度，使血压和心率处于正常水平。

4. 苏醒期管理　手术结束后须等待患者清醒能够听从指令、咽喉保护性反射恢复后方可拔除气管导管。气管软化、双侧喉返神经损伤导致的声带麻痹、气道水肿、颈部血肿压迫都可能导致拔管后上呼吸道梗阻，应积极预防和处理。高危患者可在气管导管拔除前放入可通气的气管交换导管，一旦拔管后出现呼吸困难可立即沿交换导管重新置入气管导管。

其他术后并发症：①由于切除甲状旁腺导致的低钙血症(通常发生在术后24~48小时后)，轻者表现为口唇、指尖麻木，重者可发生喉喘鸣和全身抽搐，给予葡萄糖酸钙对症处理有效；②甲状腺危象：可发生在甲状腺毒症患者，表现为高热、心动过速、高血压、心律不齐、呕吐、腹泻、脱水、电解质紊乱以及神志改变。处理措施包括：减少甲状腺激素的分泌、释放和转化(丙硫氧嘧啶、碘剂、激素)；阻断交感神经反应(β受体阻滞剂)；支持措施(降温、吸氧、补液、镇静、纠正电解质紊乱)。

(二) 腮腺手术的麻醉

1. 病情特点　腮腺是人体最大的一对唾液腺，位于两颊，外耳前下方，基底自颧弓延伸，顶部覆盖并包围下颌角。面神经穿过腮腺，行走于腮腺浅叶和深叶之间，在此分为两大部分，浅表为颞面支，深部为颈面支，由于面神经非常重要，在腮腺手术中需要对其进行保护。大多数腮腺肿瘤为良性

（如多形性腺瘤、Warthin 肿瘤），需行腮腺浅叶切除术。腮腺恶性肿瘤有黏液表皮样癌、多形性腺瘤恶变等，腮腺切除术是常见的治疗方式。

2. 麻醉前评估和准备 应询问头颈部手术史及放疗史，后者可能存在面罩通气困难等。肿瘤较大时可能影响气道的通畅性，累及咬肌和颞下颌关节时张口受限，需检查张口度、甲颏间距、颈围、颈部活动度等，CT 或 MRI 等影像学评估均有助于判断气道是否受累。

3. 麻醉管理 虽然有喉罩应用于腮腺切除术的报道，但由于外科术野邻近气道，手术操作可能影响喉罩的稳定性，故大多数麻醉科医师依然会选择气管插管全身麻醉。术中进行面神经监测尽可能保证神经肌肉接头功能的完整性，因此神经肌肉阻滞剂的使用有所限制。通常从切皮到暴露面神经需要半小时左右的时间，而且眼轮匝肌的恢复早于拇内收肌，所以麻醉诱导使用米库氯铵、罗库溴铵等中短效的非去极化神经肌肉阻滞剂一般都不会影响面神经监测，在后续面神经监测期间，通常不再追加神经肌肉阻滞剂，但患者又需足够的麻醉深度和绝对制动，故通常使用较大剂量的阿片类药物和吸入麻醉药以满足手术的需要。需要值得注意的是在一些血流动力学不稳定的患者，深麻醉可能导致心血管抑制。有学者在耳科手术中应用部分神经肌肉阻滞技术（即使用小剂量神经肌肉阻滞剂使肌松程度保持在完全肌松程度的 50%）可以保证有效的面神经监测，但是这一结果是否适用于腮腺手术尚不确定。

4. 苏醒期管理 患者伤口的敷料可能影响面罩通气和再插管，所以应在患者完全清醒、肌松完全恢复、通气功能和咽喉部反射完全恢复以后再拔除气管导管。苏醒期应力求拔管平稳，避免呛咳和血流动力学剧烈波动，避免术腔再出血造成血肿压迫气道。

（三）颈淋巴结清扫术及头颈部皮瓣整复术的麻醉

1. 病情特点 颈淋巴结清扫术（颈清）包括颈选择性清扫术、颈治疗性清扫术和颈改良性清扫术。选择性颈清只切除部分淋巴结；治疗性颈清则切除全部的颈部淋巴结和一些附属结构（胸锁乳突肌、颈内静脉和副神经）；改良性颈清是指切除全部颈部淋巴结、但保留胸锁乳突肌、颈内静脉和副神经。颈淋巴结清扫术通常与舌、咽或喉的恶性肿瘤切除术一并实施。颈部肿瘤切除术后的组织缺损常常用带蒂皮瓣或游离皮瓣来重建，通过皮瓣旋转将皮瓣及其血管完好移植称为“带蒂皮瓣”；如果皮瓣移植自远处，其血管与受区血管重新吻合，则称为“游离皮瓣”。

2. 麻醉前评估和准备 需要询问是否有喉镜暴露和插管困难的病史，是否有放疗史。术前放疗的患者有困难气道和术中大出血的风险，需要结合病史和纤维喉镜检查以及 CT 等影像学资料进行气道评估。由于患者常常为老年患者，有长期吸烟史，需进行心脏功能和肺功能的评估。晚期恶性肿瘤患者需关注全身营养和电解质状况。

3. 麻醉管理 对于经评估存在困难气道的患者，麻醉科医师应和耳鼻喉科医师共同讨论决定建立气道的方式，可以选择清醒插管、吸入麻醉下慢诱导插管或清醒气管切开。由于手术历时较长、创伤较大，术中需注意体温和内环境的维护。在外科医师分离、牵拉、压迫颈动脉窦时可能出现严重的心动过缓，甚至心搏骤停（颈动脉窦反射），应提醒外科医师立即停止刺激，必要时建议用局部麻醉药阻滞颈动脉窦附近的组织。实施轻度的控制性低血压（平均动脉压 60~65mmHg）可减少出血，使术野更清晰。如果术中采用神经监测仪，需要限制神经肌肉阻滞剂的使用，同时保持足够的镇痛和麻醉深度。

进行皮瓣整复术时，开放静脉和动脉穿刺置管时要确保血管通路不会干扰手术区域（如前臂皮瓣）。补液要充分但又不宜过多，低血容量和低血压可能导致皮瓣缺血坏死，但液体过多也会导致皮瓣内水肿。游离皮瓣移植过程中不主张使用血管活性药（如去氧肾上腺素和去甲肾上腺素），因这些药物可能使血管收缩而导致移植物缺血。因手术时间长，创面暴露面积大，术中要维持好体温，低体温导致的血管收缩对游离皮瓣的灌注极为不利。

4. 苏醒期管理 术后需注意完善镇痛。如果患者已行气管切开或气管造口，则拔管非常简单；如果没有，则需要考虑拔管困难的情况，要在患者完全清醒、肌力恢复、咽喉部反射恢复的情况下拔管，伤口包扎不宜过紧以免影响呼吸。

（四）气管切开术的麻醉

1. 病情和手术特点 气管切开术通常适用于以下三种情况：①已实施气管插管、需要长期行呼吸支持的慢性呼衰或严重创伤患者（带气管插管的 ICU 患者）；②一些特殊的头颈部手术（如喉切除术）；③急性或慢性的上气道梗阻。

2. 麻醉前评估和准备 对于带气管插管的 ICU

6

患者，需要评估通气模式、需要的 FiO_2 和 PEEP，因 ICU 患者全身情况较差，要对心血管、胃肠道、神经系统等各系统以及内环境进行全面的评估。对于头颈部手术患者和已有上气道梗阻的患者，要根据病变的大小、性质、位置，呼吸困难的程度以及影像学资料来评估气道，和耳鼻喉科医师共同决定建立气道的方式。

3. 麻醉管理　对于带气管插管的 ICU 患者，可直接进行全身麻醉诱导，但应注意用药剂量和速度，可选用对循环抑制较轻的依托咪酯或吸入诱导。如果患者无气管插管，亦无预计的插管困难，可采用普通快诱导插管。如果预计为困难气道，则可考虑清醒气管切开、清醒插管或吸入七氟烷保留呼吸慢诱导插管。清醒气管切开或清醒插管时，可以使用对呼吸影响较小的右美托咪定来提供镇静。

已有气管插管的患者进行气管切开时，外科医师应使用手术刀而不是电刀来操作，麻醉科医师要尽可能把 FiO_2 降至 30% 以下，把气管导管向气管内推进一些，确保切口在气囊上方以避免气道燃烧。气管切开完成后必须通过呼末二氧化碳波形来确认气管筒的位置。

4. 苏醒期管理　术前有二氧化碳潴留的患者可能会在气道梗阻解除后出现低血压，需严密监测和对症处理。给予阿片类药物可提供良好的镇痛并减少苏醒期呛咳反应，气管内采用利多卡因气雾剂喷洒也有一定效果。吸入湿化氧、及时吸除分泌物可以预防气管切开套管因痰痂堵塞。术后应加强护理，避免气管筒移位，尤其是在转运患者的过程中。气管切开后通常需 5~7 天造口处才能形成窦道，如在一周内需要更换气管切开套管，应在手术室内进行，并准备好气管切开的设备（如环形拉钩），使用换管器（交换导管）换管比较稳妥。

六、颅底外科手术的麻醉

（一）病情特点

人类头颅的骨性支架分为脑颅和面颅两大部分，脑颅又依眉弓、颞线和枕外粗隆为标志连线划分为脑颅顶部和脑颅底部。脑颅底部有前、中、后三个颅窝，底部的骨性支架即为颅底。颅底骨架有众多裂孔、骨道，为出入高级中枢的 12 对脑神经和动静脉的必经要道。需要手术的颅底肿瘤可能源于颅内如脑膜瘤、垂体瘤、听神经瘤等，可能源于骨性支架如骨巨细胞瘤、脊索瘤等，也可能来自耳部如中耳癌，还可能来自鼻部如鼻咽癌、鼻咽纤维血管瘤、鼻窦肿瘤等。由于颅底解剖复杂、功能重要，因此颅底手术极为精细，对麻醉有一些特殊要求。

（二）麻醉前评估和准备

一些血供丰富的肿瘤手术要做好大出血的准备，需要在术前备好血制品，建立通畅的静脉通路和有创动脉压监测，有时会在术前通过神经外科造影进行栓塞。较大的颅内肿瘤可能造成颅内压升高，要遵循颅内占位性病变的麻醉原则。少数颈静脉球体瘤等副神经节瘤能够分泌儿茶酚胺和 5- 羟色胺等激素，要注意这些激素对全身的影响。一些较大的颅底肿瘤可能导致第Ⅸ、Ⅹ、Ⅺ、Ⅻ脑神经受累，此类患者误吸风险增加，术后气道梗阻等呼吸并发症发生率较高。

咪达唑仑可作为术前用药，但是如果已有颅内压升高的症状，则应慎用或避免使用。

（三）麻醉管理

颅底手术时间长，术前必须妥善放置并固定体位，避免臂丛神经和颈椎损伤。如果肿瘤巨大，麻醉后可行腰穿以降低脑脊液压力，在切开头皮后立即开始静脉注射甘露醇，并行适度过度通气以降低颅内压。术中应保持低容量状态，监测电解质，并常规保持患者体温。为了提供清晰的术野并减少出血，常常会采用控制性降压技术。手术操作如果刺激到三叉神经或迷走神经，可引起心动过缓、低血压、高血压、心律不齐甚至短暂停搏，应密切监测，必要时立即暂停手术操作并处理心血管系统紊乱。

颅底手术中最重要的是识别和保护脑神经，因此常在术中使用神经电生理监测，如神经肌电图、运动诱发电位、体感诱发电位、脑干听觉诱发电位等。使用神经肌电图监测时要限制神经肌肉阻滞剂的使用。运动诱发电位和体感诱发电位监测受到吸入麻醉药物和神经肌肉阻滞剂的影响，需要限制吸入麻醉药的浓度，静脉输注瑞芬太尼可以安全地将吸入麻醉药浓度降低，也可以采用全凭静脉麻醉来保证监测；脑干听觉诱发电位一般不受全身麻醉药物和神经肌肉阻滞剂的影响。

（四）苏醒期管理

应力求平稳拔管，避免呛咳造成术后出血、脑水肿加重及张力性气颅。应常规预防术后恶心呕吐，特别是听神经瘤术后，推荐多模式预防恶心呕吐的措施。术前即存在脑神经功能失调的患者拔管需非常谨慎，由麻醉科医师和外科医师共同评估：症状较轻的患者可以拔管，但需要密切观察其气道和呼吸情况；较重的患者需要延迟拔管，甚至气管切开。新出现的后组脑神经麻痹伴吞咽困难是严重的并发症，需要延迟拔管，必要时行气管切开。如果已经拔管，患者应保持清醒或最低程度的镇静状态以配合完成早期神经系统评估。

（李文献 蔡一榕）

参考文献

[1] 孔维佳，周梁．耳鼻咽喉头颈外科学 [M]. 3 版．北京：人民卫生出版社，2015.

[2] D. JOHN DOYLE. Anesthesia for ear, nose, and throat surgery [M]//Miller's anesthesia, 8th ed. Phillадelphia: Churchill Livingstone, Elsevier, 2014.

[3] BASEM ABDELMALAK, D. JOHN DOYLE. Anesthesia for otolaryngologic surgery [M]. New York: Cambridge University Press, 2013.

[4] CARIN A. HAGBERG. Benumof and Hagberg's airway management [M]. 3rd ed. Philadelphia: Saunders, Elsevier, 2013.

[5] SHETA S A, ABDELHALIM A A, NADA E. Evaluation of "no touch" extubation technique on airway-related complications during emergence from general anesthesia [J]. Saudi J Anaesth, 2011, 5 (2): 125-131.

[6] PENG A, DODSON K M, THACKER L R, et al. Use of laryngeal mask airway in pediatric adenotonsillectomy [J]. Arch Otolaryngol Head Neck Surg, 2011, 137 (1): 42-46.

[7] BAIJAL R G, BIDANI S A, MINARD C G, et al. Perioperative respiratory complications following awake and deep extubation in children undergoing adenotonsillectomy [J]. Paediatr Anaesth, 2015, 25 (4): 392-399.

[8] LEWIS S R, NICHOLSON A, CARDWELL M E, et al. Nonsteroidal anti-inflammatory drugs and perioperative bleeding in paediatric tonsillectomy [J]. Cochrane Database Syst Rev, 2013, 18 (7): CD003591.

[9] CAPICI F, INGELMO P M, DAVIDSON A, et al. Randomized controlled trial of duration of analgesia following intrave-nous or rectal acetaminophen after adenotonsillectomy in children [J]. Br J Anaesth, 2008, 100 (2): 251-255.

[10] 蔡一榕，李文献．吸入麻醉在困难气道管理中的应用 [M]// 刘进，邓小明．吸入麻醉临床实践．北京：人民卫生出版社，2015: 139-149.

[11] 左云霞，冯春，刘金柱，等．气道异物取出术麻醉专家共识 [M]// 中华医学会麻醉学分会．2017 版中国麻醉学指南与专家共识．北京：人民卫生出版社，2017: 57-67.

[12] CAI Y, LI W, CHEN K. Efficacy and safety of spontaneous ventilation technique using dexmedetomidine for rigid bronchoscopic airway foreign body removal in children [J]. Paediatr Anaesth, 2013, 23 (11): 1048-1053.

[13] CHEN K Z, YE M, HU C B, et al. Dexmedetomidine vs remifentanil intravenous anaesthesia and spontaneous ventilation for airway foreign body removal in children [J]. Br J Anaesth, 2014, 112 (5): 892-897.

[14] ZHANG X, WU J, WANG L, et al. Dexmedetomidine facilitates extubation in children who require intubation and respiratory support after airway foreign body retrieval: a case-cohort analysis of 57 cases [J]. J Anesth, 2018, 32 (4): 592-598.

[15] ROSENBLATT W, IANUS A I, SUKHUPRAGARN W, et al. Preoperative endoscopic airway examination (PEAE) provides superior airway information and may reduce the use of unnecessary awake intubation [J]. Anesth Analg, 2011, 112: 602-607.

[16] AHMED F, KINSHUCK A J, HARRISON M, et al. Laser safety in head and neck cancer surgery [J]. Eur Arch Otorhinolaryngol, 2010, 267 (11): 1779-1784.

6

第六十七章

口腔颌面部手术麻醉

目　录

第一节 口腔颌面部手术麻醉特点

一、病情特点

(一) 儿童

1. 先天性畸形居多 小儿多因先天性颅颌面畸形而需施行口腔颌面外科手术。全世界每年大约有 500 万先天畸形婴儿出生,85% 以上发生于发展中国家。唇腭裂是口腔颌面部常见的先天畸形,发生率约为 1∶1 000。口腔颌面部手术的小儿患者中唇腭裂、面裂畸形占首要因素。

2. 年龄小及多期手术 许多先天性颅颌面畸形如唇腭裂、颅狭症等都主张在 1~2 岁以内实施早期手术,以改善外形和功能,减少并发症和获得正常发育的条件。年龄越小、手术麻醉的风险越大。不少畸形整复手术复杂而困难,仅靠一次手术还无法达到完全整复的要求,需要在儿童阶段施行多期手术才能获得满意效果,因此必须熟悉各不同时期小儿的生理解剖特点,选用适宜的麻醉方法和监测手段,以使其安全渡过麻醉手术关。

6

3. 多处畸形并存 有些先天性畸形除明显的颌面部和四肢畸形外,可能同时存在内部重要脏器的异常。以口腔颌面部最常见的先天性畸形唇腭裂为例,其先天性心脏病的发生率高达 3%~7%,以单纯的房间隔和室间隔缺损最为常见。而与之相关的腭 - 心 - 面综合征中 80% 的患者存在多种心脏异常,主要畸形为室间隔缺损(65%)、右位主动脉弓(35%)、法洛四联症(20%)和左锁骨下动脉异常(20%)。伴先天性畸形综合征的小儿在全身多处均可伴有畸形,例如 Apert 综合征有突眼眶距增宽、腭裂以及心、脑、肾等畸形;Patau 综合征有脑水肿、唇腭裂、小颌、多指等畸形。而体内重要脏器代偿功能的减退均可使患儿对手术麻醉的耐受力大大降低。

4. 上呼吸道梗阻 颅面畸形或比例不协调常与上呼吸道梗阻密切相关。对有颅颌面综合征的小儿需警惕其有发生围手术期气道管理困难的潜在危险。例如,Pierre-Robin 综合征小颌和舌塌陷、Crouzon 综合征上颌骨后缩和鼻后孔闭锁;Down 综合征中大舌畸形、Treacher-Collins 综合征小颌和软骨发育不全鼻后孔狭窄等,均是引起上呼吸道梗阻的主要病因。有些小儿在术前已有明显的梗阻症状,甚至出现阻塞性睡眠呼吸暂停综合征。长时间的梗阻还可引起慢性缺氧和二氧化碳蓄积,最终导致心肺功能受损和全身发育不良等。在这些小儿中,处理气道困难将成为围手术期管理的一项重要内容,不管先天性畸形的患儿是否表现出插管困难,都需警惕其有发生围手术期气道管理困难的潜在危险,应预先给予足够的重视。

(二) 老年患者

1. 恶性肿瘤居多 人口的老龄化导致老年手术患者增多甚至出现不少超高龄患者。在口腔颌面外科中,老年人多因恶性肿瘤而需施行根治和修复手术。有资料显示,口腔颌面部恶性肿瘤的发病年龄都有明显老龄化的趋势。

2. 大型手术增多 随社会进步和医学发展,现代老年患者对术后延长生存时间与提高生存质量的要求较以前有明显增加。大多数老年患者在实施肿瘤根治性手术时,需即时修复大面积组织缺损和改善功能障碍。目前的趋势是患者年龄越来越大,手术也同样越做越大。据上海交通大学医学院附属第九人民医院口腔颌面外科临床统计资料显示,在口腔颌面外科老年患者中,施行大型或特大型手术病例约占总病例数的 47%。手术创伤大、时间长无疑会使老年患者围手术期并发症的发生率大大增加。

3. 对手术麻醉耐受力显著降低 随年龄增长,老年人全身各器官的生理功能发生退行性变化。加上长期吸烟、饮酒、感染和精神压力等外界不良因素的影响,老年人常会伴有诸如高血压、慢性阻塞性肺病、心肌缺血或梗死、心律失常、心力衰竭以及水电解质紊乱和酸碱平衡失调等内科并发症。另外由于肝、肾血流量下降和脏器功能衰退,麻醉期老年人体内药物的生物转化和排泄功能也将发生改变。所有这些因素均可使得老年患者对手术麻醉耐受力显著降低,围手术期易有心、肺、脑、肾等意外发生。因此积极控制内科并发症、使生理功能调节至较佳状态,对提高老年患者的手术麻醉耐受力至关重要。

4. 气道困难 口腔颌面肿瘤患者中发生气道困难较为多见。舌体、舌根、口底、软腭、会厌和颌面部等处肿瘤的占位、组织浸润和粘连固定,可造成通气面罩漏气、喉镜放置困难、声门暴露不佳、视线被阻挡、气道部分阻塞等。当肿瘤侵犯颞下颌关节、翼腭窝、咬肌、颞肌时，可引起张口困难。当肿瘤破坏骨组织时，可造成牙齿松动或病理性颌骨骨折。部分已接受过手术治疗的肿瘤复发患者，前次手术后可遗留下口腔、咽喉、颌面部组织缺损、移位以及瘢痕粘连挛缩等畸形改变。多次接受放射治疗的患者，还会出现咽喉组织广泛粘连固定等。在老年口腔颌面肿瘤患者中，对于气道困难所带来的围手术期风险，麻醉科医师尤需予以高度重视。

（三）青、中年

青、中年多因损伤炎症及其所致的获得性畸形而实施手术。但随着人民生活水平的提高，常有不少患者为解除打鼾或需要美容而施行手术。此外颅颌面创伤的发生率也逐年上升，且伤情多严重复杂。

1. 口腔颌面部创伤　随着交通的发展，交通事故导致口腔颌面部损伤的病例正日益增多。口腔颌面部处于消化道和呼吸道的入口，邻近颅脑和颈部，解剖位置的特殊性使这一部位损伤的麻醉处理有别于其他部位。颌骨骨折后组织移位致软腭下垂或舌后坠、口咽腔及颈部软组织肿胀或血肿形成、咽喉处血液或分泌物阻塞、破碎组织阻挡等均可造成急性上呼吸道梗阻，若不迅速清理气道有发生窒息的危险。颌骨骨折或软组织损伤后还可影响患者的张口及提颏功能，使麻醉诱导后面罩通气及气管插管操作带来困难。颌面损伤较易并发颈椎和颅脑损伤。据统计，在颌面损伤患者中，10%伴有颈椎损伤；而在颈椎损伤的患者中，18%伴有颌面损伤。颌骨和上面部损伤与颈椎过伸伤之间有一定的关联。X线摄片易漏诊的部位多发生在$C_{1\sim2}$和$C_{7\sim8}$的位置上。颌面损伤尤其是上颌骨或面中1/3部损伤时还易并发颅脑损伤包括颅底骨折、颅内血肿、脑组织挫伤等。有明显颅脑损伤的患者会出现昏迷，使救治工作和麻醉处理更为复杂和困难。此外，尚需引起注意的是口腔颌面部血运丰富，损伤后易有较多失血，若伴大面积严重损伤或有复合外伤时，可因急性大量失血导致低血容量性休克，甚至危及生命。

2. 鼾症　严重打鼾会影响睡眠，增加呼吸肌做功，并诱发呼吸暂停，造成慢性缺氧，二氧化碳蓄积，最终导致心肺疾患的发生。阻塞性睡眠呼吸暂停综合征（obstructive sleep apnea syndrome，OSAS）是以睡眠时出现上呼吸道塌陷、阻塞而引起严重打鼾甚至呼吸暂停（终止10秒以上）为特征的一组综合征。引起OSAS的病因较为复杂，上呼吸道结构狭窄是最重要的病因。有些患者可因口底或舌根肿瘤侵犯、下颌骨退缩、颞下颌关节强直等而引发OSAS。还有些患者可因肥胖造成咽周脂肪沉积增加而引发OSAS，据统计，OSAS患者中约有70%是肥胖患者。但临床发现，更多的OSAS患者并未见明显的病理损害，仅表现为正常人群中的颅面比例不协调。口腔颌面外科中，常有OSAS患者为解除上呼吸道阻塞而施行手术。对于这类患者的气道高危性和可能伴有的复杂病症，麻醉科医师应有充分的认识。

3. 正颌手术　正颌手术是通过对颌骨各种形式的截骨、移动、固定达到矫正牙𬌗面畸形的目的，是颌面外科很有特色的手术之一。正颌外科的患者就医目的一般为矫正畸形和改善容貌。这类患者多为中青年，具有良好的体格状况，能较好地耐受手术与麻醉，但其气道管理的问题仍有特殊性。作为麻醉科医师必须了解正颌手术的特点，才能设计恰当的麻醉方案，保证平稳的术中麻醉和积极有效的术后监护管理，使现代正颌外科手术更加安全易实施。

二、手术影响和要求

（一）手术部位

口腔颌面外科手术需在头面部施行操作，手术涉及口底、口咽部、舌、颌骨、颈部以及颅脑部等区域，应注意这些部位手术所带来的麻醉处理上的变化。

1. 术中由于手术野在气道入口处，异物、分泌物和血液有误入气道的危险加上患者头部位置多变动和麻醉科医师远距离操作，可给气道管理带来不利。术后因口咽部组织肿胀、血液或分泌物堵塞、动脉结扎线头脱落、失去颌骨支撑、颌间结扎固定以及多层敷料包扎等因素影响，易在拔管后发生气道梗阻，应注意加强管理。

2. 涉及颅脑的手术操作邻近脑组织，分离和暴露过程中易使脑组织受到牵拉，围手术期中控制颅内压增高和防治脑水肿十分重要。

3. 口腔颌面、颈部神经分布密集，这一部位的手术操作易诱发不良神经反射。例如，颅颌面外科中Le Fort Ⅲ型手术，在将中面部整块牵拉前移过程中，会刺激眼球发生眼心反射；颈动脉结扎、颈淋巴结清扫等手术可因局部压迫、操作刺激引起颈动脉窦反射。一旦发生不良神经反射，会立即出现心率、血压下降甚至呼吸暂停、心搏骤停，后果严重，应注意防治。

（二）手术失血

口腔颌面部血运丰富、止血困难，加上麻醉药物的扩血管作用，常可造成这些部位的失血量增多。肿瘤根治同期游离组织皮瓣移植修复手术创面大、术时长，可出现较多的失血、渗液；涉及上颌骨切除或颞骨切除等手术，须待完全取走标本后方能进行止血操作，手术失血量也较多；口腔颌面部动静脉畸形如蔓状血管瘤、颌骨中心性血管瘤等手术时，会发生难以控制的大出血；巨大的血管纤维瘤手术时，因瘤体内止血困难有出现严重出血的可能；因肿瘤累及颈内动脉需作动脉切除时，也有引发大出血的潜在危险；上颌 LeFort Ⅰ型或Ⅱ型骨切开、下颌升支矢状劈开和下颌支斜行垂直骨切开等手术，可因骨创面渗血、止血困难造成严重失血；颅颌面严重畸形整复手术也可因广泛的颅骨、面骨截断、移位等操作而导致大量失血。对于这些手术，更要注意加强循环监测和液体管理。

（三）手术范围和时间

在口腔颌面外科手术中，一些诸如恶性肿瘤根治、大面积瘢痕切除及植皮、颅颌面严重畸形整复、游离组织瓣修复巨大缺损等，手术范围十分广泛，且常需在多部位同时实施手术。一些精细的操作步骤如神经和小血管的吻合和移植还需借助显微外科技术才能完成。因此，手术的范围、部位、复杂性和精细度是造成这类手术时间延长的主要原因。围手术期麻醉科医师需注重长时间、大范围手术给患者带来的生理变化。

（四）手术对麻醉的要求

口腔颌面部手术要求麻醉平稳、镇静镇痛完全，对于肌肉松弛要求一般。在预计有严重失血可能的手术中，常需采用控制性降压技术；而对失血量大或需进颅的手术，还需实施低温，以增加组织和器官对缺血、缺氧的耐受性。

三、有关综合与序列治疗的问题

目前，口腔颌面部肿瘤治疗趋向于采用综合治疗的方法，即多学科或多种方式的治疗。依照综合治疗的原则，许多肿瘤患者会术前接受化疗和/或放疗，为手术根治创造条件。但无论化疗还是放疗，都有抑制机体造血功能、降低免疫功能和影响胃肠、肝脏功能等不良反应，并可削弱机体调节生理功能和药物代谢的能力。另外，术前放疗还可引起口咽部组织僵硬、固定，给麻醉诱导后面罩通气和气管插管带来很大困难。对于这些综合治疗中的不利影响，麻醉科医师应作详细了解和掌握。

先天性颅颌面畸形的整复手术较为复杂，仅靠一次手术不可能达到完全整复的要求。现大多主张采用序列治疗的方法，即分年龄段实施多期手术，以获得满意的效果。这项复杂的工程需要有一个由多学科医师组成的治疗小组来完成。其中，麻醉科医师的任务是负责小儿各阶段整复手术的顺利进行。建立起整体或全局的观念，熟悉小儿各阶段的手术麻醉病史，对完成整个序列治疗将有很大帮助。

第二节　麻醉前评估与准备

一、病情评估

麻醉前需根据各类患者的不同病情特点和手术麻醉要求，做好充分的评估与准备。

对于小儿患者，麻醉前应仔细复习病史资料、体格检查和实验室检查，了解是否合并其他的先天性畸形，评估有无气道困难存在，有无呼吸和循环代偿功能减退、有无营养不良和发育不全，是否存在呼吸道感染和严重贫血等。麻醉前准确预测小儿有否气管插管困难十分重要，有助于选择合适的诱导方法和插管技术。通常，舌体的移动度和声门的可视度在一定程度上取决于下颌、舌体的大小以及颈椎和颞下颌关节的伸展度等。使小儿颈部后仰、张口，用手指测量其舌骨至下颌骨支内侧缘间的距离，可估计出插管时所暴露的空间大小。稍大年龄小儿此距离约为 3cm，年龄小的距离也成比例缩短。X 线检查也将有助于气道解剖学上的准确评估。对于疑有呼吸道感染的小儿，应暂停选择性手术。一般而言，体温达到 38℃以上提示有感染，由于感染对呼吸道的残余影响可能会持续数周，故常需在感染症状消失 1 个月后再考虑实施手术。血红蛋白水平有助于了解其血液的携氧能力并可为术中输血治疗提供参考。患严重贫血时选择性手术应延期进行。临床上还常采用 3 个“10”的原则

6

来决定唇裂手术时机，主要为体重 >10 磅(4.53kg)，血红蛋白 >10g/dl，白细胞计数≤ 10 000/mm^3。

对于中、老年患者，麻醉前需详细了解其既往史、现病史和全身生理功能状况，评估其对手术麻醉的耐受能力，并根据病情及手术需要制订合理的麻醉用药和管理方案及防治围手术期并发症的各种措施。对原已有内科并发症的患者，需着重了解其脏器功能损害的严重程度，与内科医师共同制订术前治疗方案，包括控制高血压、改善呼吸功能、治疗心律失常、安置临时起搏器及纠正水电酸碱平衡紊乱和营养不良等，以提高这类患者的手术麻醉耐受力。恶性肿瘤患者全身情况差，加上摄食障碍，常出现消瘦，并伴有贫血、营养不良和低蛋白血症，麻醉前也应尽可能予以改善和纠正。

对 OSAS 患者，麻醉前应注意从病史、症状体征上给予判断，明确引起上呼吸道阻塞的病因，评估其上呼吸道阻塞程度和肺通气功能状况，检查有无低氧血症和高碳酸血症以及心肺并发症等。遇肥胖患者，麻醉前还应了解其肥胖的严重程度以及在心血管、呼吸和代谢等方面可能出现的异常变化，以能采取合理的麻醉处理手段，尽可能提高整个围手术期的安全性。

对于外伤患者，麻醉前应尽可能了解其损伤的范围及程度，估计其损伤后失血量，检查有无引起气道梗阻，有无意识状态改变，是否合并其他外伤如颈椎骨折、胸部外伤等，并注意询问患者原来的健康状况和最后进食时间。

口腔颌面外科患者中气道困难较为常见且严重。麻醉前准确的预测有助于降低气道困难的风险。临床上有多种预测方法，较为常用的有测量张口度、甲颏间距、颈部活动度、Mallampati 分级、下颌前伸出度等，需进行综合评估。

二、心理问题

麻醉前除了全身情况的准备外，心理问题也不容忽视。研究证实，精神和内分泌因素可成为口腔颌面癌瘤的病因。对于已患口腔颌面部肿瘤的患者，实施手术前常会因大面积组织切除后可能造成的头面部外观畸形和诸如咀嚼、吞咽、语言、呼吸等生理功能改变，而存在恐惧绝望或自暴自弃的心理。对已接受了多次手术治疗的患者而言，手术麻醉的痛苦体验与不良回忆则会使其在再次手术前存在极度恐惧甚至拒绝的心理。不少研究还证实，颞下颌关节紊乱综合征患者有较突出的个性特点如神经质、疑虑、情绪不稳定等，该病的发生与个性和精神因素有密切关系。6 个月以上的小儿已会因离开父母、陌生环境等而感到害怕，1 岁以上的小儿则开始有一些初级简单的心理活动。而老年人多会伴有衰弱感、孤独感和忧郁感，常可因对病情发展和健康状况的过分关注而引起其焦虑、抑郁等情绪改变。对于手术患者可能出现的这些心理问题，麻醉科医师均应予以高度重视，麻醉前做好耐心细致的解释工作，尽可能取得患者和家属的合作。不良心理活动的抑制与阻断，无疑对减少麻醉用药量、维持生理状态稳定和减少术后并发症都有着重要意义。

三、麻醉前用药

麻醉前用药主要包括麻醉性镇痛药、镇静安定药、抗胆碱能药等，多在麻醉诱导前 1~2 小时经肌内注射给予。局部麻醉、区域麻醉和全身麻醉前常用麻醉性镇痛药、镇静安定药和抗胆碱能药。在全身麻醉患者中，为减少胃内容物反流、误吸造成的危害，有时也使用抗酸药。用药时，麻醉科医师需结合患者年龄、身体和心理状况、药物反应以及手术麻醉史等作综合考虑。通常，1 岁以内的小儿在麻醉前不需要使用镇静药物；对 1 岁以上的小儿，可视具体情况在麻醉前给予镇静药物。在怀疑气道困难或已有明显气道梗阻的患者中，应慎用镇痛或镇静药物。对于高龄、气道受损、伴严重肺病、休克或颅内压增高的患者，为安全起见，可不使用麻醉前用药。

第三节　麻 醉 选 择

一、神经阻滞麻醉

神经阻滞麻醉是将局部麻醉药液注射到口腔颌面部神经干或主要分支周围，以阻断神经末梢传入的刺激，使被阻滞的神经分布区域产生麻醉效果。分布于颌骨和牙齿的神经分支多位于颌骨深部，浸润麻醉效果差；瘢痕组织浸润麻醉注射困难，药液不易扩散，麻醉效果不好；局部有炎症或其他病灶，亦不宜用浸润麻醉，这些均以神经阻滞麻醉为佳。神经阻滞麻醉对患者的生理干扰小、易于术中管理、麻醉恢复快，尤其适用于部位浅表且范围小的手术如第三磨牙拔除术，也可以在全身麻醉时复合应用以减少术中的全身麻醉药用量，缩短麻醉恢复时间，是口腔颌面部手术常用的麻醉方法。神经阻滞麻醉还可以提供超前及延迟的镇痛，一般在麻醉诱导后、手术开始前是实施神经阻滞的最佳时机。而神经阻滞麻醉的主要不足在于可能发生手术区疼痛感受器的阻滞不够充分，以及引起患者的紧张和焦虑。

常用于口腔颌面部神经阻滞麻醉的药物有酯类的普鲁卡因、丁卡因和酰胺类的利多卡因、盐酸布比卡因和阿替卡因等，国外亦常使用甲哌卡因。在口腔外科临床上使用较为广泛的浸润麻醉药物碧兰麻其药物成分为利多卡因。通过加入少量血管收缩药物到局部麻醉药中，可以延缓局部麻醉药的吸收，降低局部麻醉药的毒性反应，并且延长局部麻醉药作用时间。一般是以 1∶50 000~200 000 的浓度加入局部麻醉药物中，即含 5~20μg/ml 肾上腺素用于局部浸润麻醉或神经阻滞麻醉，在注射部位有较好的止血和延长阻滞作用的效果。肾上腺素最大剂量不得超过 200μg。如果用量过大或注射时误入血管，可引起烦躁、心动过速、血压升高等症状，严重者可导致肺水肿及心脑血管意外。局部麻醉药中是否加入肾上腺素等血管收缩剂，需要考虑手术时间、术中止血、患者全身情况等因素。

口腔颌面部神经阻滞要求操作者熟练掌握支配术区的神经丛和神经干的分布、走向，以及阻滞方法。神经阻滞的成功有赖于穿刺入路和注药点的准确。需要利用体表标志，并且通过扪摸、测量和针感，正确掌握进针方向和进针深度。操作时，应严守无菌原则，以防感染。每次注射麻醉药之前必须回抽注射器，如有回血，应稍退出注射针，改变方向后再进针，直至回抽无血时方可注药。常见的神经阻滞麻醉方法包括：①上颌牙槽后神经阻滞麻醉（又称上颌结节注射法，阻滞成功后可麻醉除第一磨牙近中颊根外的同侧磨牙、牙槽骨、相应颊侧牙龈、黏骨膜）；②下牙槽神经阻滞麻醉（翼下颌注射法，阻滞成功后可麻醉同侧下颌牙、舌前 2/3，舌黏膜、口腔底）；③颊神经阻滞麻醉（阻滞成功后可麻醉同侧下颌第二前磨牙以后的颊侧牙龈、黏骨膜）；④眶下神经阻滞麻醉（又称眶下孔或眶下管注射法，阻滞成功后可麻醉同侧下眼睑、鼻眶下区、上唇、上颌前牙、前磨牙，以及这些牙的唇颊侧黏膜组织）；⑤腭前神经阻滞麻醉（腭大孔注射法，阻滞成功后可麻醉同侧上颌前磨牙、磨牙腭侧牙龈、黏骨膜）；⑥鼻腭神经阻滞麻醉（腭前孔注射法，阻滞成功后可麻醉两侧尖牙侧连线前方的牙龈、腭侧黏骨膜）；⑦舌神经阻滞麻醉（阻滞成功后可麻醉同侧下颌舌侧牙龈、黏骨膜、口底黏膜、舌前 2/3 部分）。

口腔颌面部神经阻滞麻醉常见的并发症有晕厥、过敏反应、局部麻醉药中毒、注射区疼痛、血肿、感染、暂时性面瘫、神经损伤，因此术前必须做好严格的评估工作，同时做好相应的防治措施。

二、椎管内阻滞麻醉

椎管内阻滞麻醉指将麻醉药物注入椎管的蛛网膜下腔或硬膜外腔，脊神经根受到阻滞使该神经根支配的相应区域产生麻醉作用。根据注入位置不同，可分为蛛网膜下腔麻醉（又称脊麻或腰麻）、硬膜外阻滞、腰硬联合麻醉、骶管阻滞麻醉。

椎管内阻滞麻醉有痛觉阻滞完善、阻滞时间和范围可控的优点，但由于阻滞平面受限，一般不单独应用于口腔颌面部手术。在口腔颌面外科手术中，由肿瘤或外伤引起的大型缺损往往采用前臂皮瓣、胸大肌皮瓣、髂骨肌皮瓣、股前外侧皮瓣、腓骨肌皮瓣等修复，此类手术由于手术区域牵涉胸腹壁及四肢，因此也可以考虑椎管内阻滞与全身麻醉联合使用的复合麻醉，但临床应用较少。

三、术中辅助镇静与镇痛

术中辅助镇静与镇痛是指在手术中通过镇静和镇痛药物的作用使患者的紧张情绪、恐惧感得到消除，达到精神放松、生命体征平稳，有利于配合手术全过程进行的方法。对于精神紧张、焦虑者，可在局部麻醉的基础上，经静脉辅助应用镇静、镇痛药物以完善麻醉效果。良好的辅助镇静、镇痛可以增强局部麻醉、神经阻滞麻醉麻醉作用，使患者安静、情绪放松，更好的耐受手术操作，提高口腔治疗的舒适度和满意度。

随着日间手术需求的不断扩大，快速康复成为术者和患者追求的目标。术中辅助镇静镇痛因为苏醒快、更安全而逐渐得到认同。麻醉科医师需要的是既能清醒合作，又能唤醒沟通，即无痛又安静地依从手术。首先，对于口腔颌面手术患者实施术中镇静镇痛，麻醉科医师术前必须仔细评估患者术中的气道是否保持通畅，呼吸及循环能否稳定，只有两者均有保障的前提下才能进行镇静及镇痛的安全实施；其次，完善的局部麻醉是镇静和镇痛的基础，镇静及镇痛一定要有局部麻醉和神经阻滞作为支撑，因为它可以减少镇痛药的用量，延长术后镇痛的时间。最后，在完善局部麻醉和神经阻滞的基础上，需要优化镇静和镇痛方案，不推荐使用单一的镇静与镇痛药物。

（一）常用镇静及镇痛药物

1. 镇静抗焦虑药物　有地西泮、咪达唑仑、丙泊酚、依托咪酯、硫喷妥钠等。①地西泮：可以作为术前用药，剂量为 5~10mg（0.1~0.2mg/kg）静脉推注。②咪达唑仑：是镇静、抗焦虑和遗忘的优先药物，可作为术前用药 1.5~2.5mg（0.03~0.05mg/kg）静脉推注。③丙泊酚：是一种快速、短效静脉麻醉药物，是目前接近理想的镇静药物。丙泊酚 TCI 镇静时，效应室浓度达到 0.4~0.8μg/ml 时可以产生镇静作用，单次静脉注射镇静剂量为 0.2~1.5mg/kg，维持剂量为 2.5~4mg/（kg·h）。

2. 镇痛药物　①芬太尼：是目前术中辅助镇痛中最常用的麻醉性镇痛药物。常用剂量为 1~2μg/kg。②瑞芬太尼：因其极短的时量相关半衰期只有 3~5 分钟，是目前所有阿片类镇痛药中独一无二的，因此常用于术中辅助镇痛。静脉注射负荷剂量为 0.5~1μg/kg，维持剂量为 0.01~0.25μg/（kg·min）。③ α_2 受体激动剂：右美托咪定是高效、高选择性的肾上腺素 α_2 受体激动剂，具有镇静、镇痛的双重作用，但不能当主要药物使用，可以配合其他镇静镇痛药物一起使用。静脉注射负荷剂量为 0.5~1μg/kg（10 分钟），维持剂量为 0.2~0.7μg/（kg·h）。④氯胺酮：低剂量氯胺酮可以提供较弱的镇静和极好的镇痛作用，对呼吸影响轻微，具有支气管平滑肌松弛作用，一般可用于依从性差的儿童。对于已建立静脉通路的患儿，可以给予氯胺酮 0.25~0.5mg/kg 静脉注射。如术前无法开放静脉通路的患儿，可以使用肌内注射氯胺酮 3~6mg/kg，右美托咪定滴鼻或术前口服 0.5~1mg/kg 咪达唑仑的方法，待患儿进入轻度镇静状态后开放静脉通路，进一步实施镇静镇痛。

应当强调，所有术中辅助镇静与镇痛均需常规心电图、无创血压、脉搏氧饱和度以及呼吸监测。镇静与镇痛的常见并发症包括呼吸抑制、血压下降、心律失常、心肌缺血等。在排除局部麻醉所可能导致的相关并发症后，麻醉科医师需要对以上问题进行积极处理。术后也建议常规监测，以便及早发现问题。

四、全身麻醉

由于口腔颌面部手术的解剖部位特殊，有些复杂的手术还涉及重要组织和器官，因此，气管内插管全身麻醉应是最为理想的麻醉选择。全身麻醉优点在于能完全消除手术的疼痛与不适，解除患者的焦虑感，较好地控制机体反应，并适合于术中使用低温、控制性降压和机械通气等技术，为外科手术提供最理想的手术条件。现在我国大中城市综合性医院大约有 50% 手术患者采用全身麻醉，而在口腔专科医院比例更高，全身麻醉占 90% 以上。

（一）全身麻醉分类

1. 氯胺酮基础麻醉　氯胺酮基础麻醉实施相对简单，对药物输注设备要求不高。氯胺酮麻醉对骨骼肌张力的影响小，上呼吸道反射也可维持，术中基本能保持自主呼吸，不产生明显的呼吸功能抑制，不影响呼吸中枢对二氧化碳的反应性。给药 2~3 分钟后可引起呼吸频率减慢，当快速大剂量给药或与阿片类药合用时才产生明显的呼吸抑制。以往被广泛用于小儿麻醉，尤其是短小手术。但氯胺酮可引起呼吸道分泌物增加，还有兴奋心血管中枢的作用，造成血压和心率同时上升。由于缺乏呼吸道保护和有效呼吸支持，这种方法已逐渐淘汰。

2. 吸入全身麻醉　麻醉气体或挥发性麻醉药经呼吸系统吸收入血，抑制中枢神经系统而产生全身麻醉的方法称为吸入麻醉。在麻醉史上吸入麻醉是应用最早的麻醉方法，现代麻醉就起源于乙醚吸入全身麻醉，100 多年前就使用的麻醉气体氧化亚氮至今仍在临床上广泛应用。而挥发性麻醉药如氟烷、安氟烷、异氟烷、七氟烷及地氟烷等药则不断被引入临床使用。吸入麻醉药同时具有意识丧失、镇痛、肌松作用，单一药物即可完成麻醉，麻醉深度易于控制，多数以原型经呼吸道排出，体内分解很少，肝肾功能影响小，对缺血器官有保护作用，因此吸入麻醉具有较高的可控性、安全性及有效性。然而单一吸入全身麻醉镇痛和肌松效果有限，临床一般不单一使用。

3. 全凭静脉麻醉　多种静脉麻醉药、麻醉性镇痛药复合非去极化肌松药是比较理想的全凭静脉麻醉药组合。全凭静脉麻醉不刺激呼吸道，无手术时污染和燃烧爆炸的危险，起效快、麻醉效果确切。气管内插管有助于维持气道通畅，便于清理气道、实施人工通气。静脉麻醉药首选丙泊酚，起效迅速可控性好。麻醉性镇痛药常选芬太尼、舒芬太尼和瑞芬太尼，镇痛作用强。肌松药首选中、短效非去极化类，如维库溴铵、罗库溴铵和阿曲库铵等，不仅可有助于呼吸管理，而且能松弛口咽部肌肉以利于手术操作。

4. 静吸复合全身麻醉 方法多样，如静脉麻醉诱导，吸入麻醉维持；或吸入麻醉诱导，静脉麻醉维持；抑或静吸复合麻醉诱导，静吸复合麻醉维持等。由于静脉麻醉起效快，患者易于接受，而吸入麻醉便于管理，麻醉深度易于控制，故临床普遍采用静脉麻醉诱导，而吸入或静吸复合维持麻醉。常用的吸入麻醉药包括挥发性麻醉药安氟烷、异氟烷和七氟烷以及非挥发性吸入麻醉药氧化亚氮。

第四节 麻醉管理

一、呼吸和循环管理

（一）呼吸管理

口腔颌面部手术操作多在头面部进行，气道管理显得十分重要。插管径路常根据手术需要选定。颅底、眼眶、鼻部、上颌骨、上颌窦手术宜采用经口插管，下颌骨、腮腺区、口腔内手术宜采用经鼻插管。由于经鼻插管较经口插管固定性好，故在口腔颌面外科和颅颌面整形外科手术中应用广泛。在口腔颌面外科手术患者中气道困难较为常见。发生气道困难的因素大致包括气道解剖生理变异、局部或全身性疾患影响、创伤后致解剖结构畸形等几个方面。预计有气道困难须考虑采用清醒插管。对于不合作或同时患有颅内高压、冠心病、哮喘的患者，则应权衡插管困难与清醒插管的风险，给予全面考虑。清醒插管法可被用于任何插管技术中如直接喉镜、可视喉镜、盲探气管插管、纤维支气管镜引导插管等。清醒插管可在操作前给予适量的镇静、镇痛药物如咪达唑仑、芬太尼，使患者处于嗜睡状态，保留呼吸并呼之能应。完善表面麻醉常是清醒插管取得成功的关键。通常表面局部麻醉药采用 1% 的丁卡因或 2%~4% 的利多卡因。未有气道困难者可以采取全身麻醉诱导下气管插管。在全身麻醉下插管发生困难时，应给予恢复自主呼吸、苏醒患者并根据情况是否紧急选择下一步措施，主要包括：①非紧急状态下（面罩通气充足），可考虑采用各种插管技术包括使用不同的喉镜镜片、可视喉镜、借助探条插管、盲探插管、纤维支气管镜引导插管、逆行引导插管等；②紧急状态下（面罩通气不足），可再尝试 1 次插管或施行非手术紧急通气包括喉罩通气、气管内喷射通气和食管 - 气管联合导管通气等，若失败则应作紧急气管切开术。

顺利完成麻醉诱导、气管插管后，可给予施行机械通气，以保证充分的气体交换。作机械通气时，应根据患者的具体情况调整呼吸机参数，监测吸入氧浓度、脉搏血氧饱和度和呼气末二氧化碳分压等。长时间、重大手术者还应定时作血气分析，以避免缺氧、二氧化碳蓄积和酸碱平衡失调。术中应严密观察有无导管扭曲、折叠、滑脱及接口脱落等异常情况，及时发现，及时处理。术后应严格掌握拔管指征，密切注意拔管后有无呼吸道梗阻、呕吐误吸、通气不足等情况。对估计拔管后难以维持气道通畅者，则需预先作气管造口术或术后保留气管导管入重症监护室进一步治疗。

（二）循环管理

对于历时较长的复杂手术，加强循环系统的监测尤为重要。无创监测有简便易行、并发症少的优点，常被应用于临床，主要包括心电图、脉搏、无创动脉压、动脉血氧饱和度、周围灌注、尿量、失血量以及无创心输出量的测定等。创伤性监测具有一定的并发症，但这种监测更加直观、可靠。遇有重大手术和危重患者时，则应在非创伤性监测的基础上使用创伤性监测手段，常用项目有直接动脉压、中心静脉压、肺动脉压和心输出量的测定等。监测这些创伤性指标，有助于及时了解血流动力学变化、肺循环和心功能状况，以维持围手术期患者循环功能的稳定。

等渗平衡晶体液是口腔颌面门诊手术的首选液体，在长时间复杂颌面部外科手术中可考虑适当使用胶体。根据 4∶2∶1 的原则给患者进行液体管理可以提高患者术后恢复的质量。颌面肿瘤手术的复杂性及长时间特性，患者的液体需求变得复杂。循环管理的目标是在外科手术中失血增加和炎症变化导致第三间隙出现时维持足够的血管内容积以实现组织灌注，同时避免肺水肿和周围水肿。有创性监测可更准确地评估血管内容积指导循环管理。对于术中急性大量失血的患者，应注意及时补足血容量。由于输注库血有增加传染疾病和发生各种不良反应的风险，目前，传统的输血观念发生改变，外科手术中减少输血或不输血将成为发展趋势。采用控制性降压技术减少手术失血，并通过输注晶体液、血浆代用品、自体血回输及血液稀释等方法，可有效地减少手术对库血的需求量。

二、颅内压监测与控制

颅内压（ICP）正常范围是 5~15mmHg。ICP 水平 25~40mmHg 被认为是可容忍的，严重升高，超过 40mmHg 以上长时间是不能容忍的。脑创伤协会指南中建议当 ICP 开始超过 20mmHg 时就需开始治疗。任何导致颅内容量增高的因素都会导致颅内压增高。持续的 ICP 超过 20~25mmHg 是病理状态的，ICP 增高与死亡率高度关联，所以 ICP 监测非常重要，对于拯救生命是有价值的。通过 ICP 的数值和 ICP 波幅能评估颅内容量 - 压力关系，估计脑血流压力反应，能预测进一步可能的颅内高压状况。颅颌面肿瘤根治、严重畸形整复等手术常涉及颅脑，持续监测颅内压应是重要的监测项目。根据动态的监测结果，可作及时调整，将颅内压控制在一个安全范围内。对于可能有颅内压增高倾向的患者，应注意尽力保持麻醉平稳、避免术后躁动不安。好的 ICP 监测方法应当是准确，可信，性价比高且导致患者最小死亡率。ICP 监测技术分有创和无创方法。有创监测技术包括：脑室内插管法、硬膜外传感法、光纤维探头法、蛛网膜下腔螺栓法。无创监测技术包括：经颅多普勒、闪光视觉诱发电位、鼓膜移位、视网膜静脉压、生物电阻抗法、前囟测压法等。临床上，对于颅内压增高的患者常采用的降颅内压措施有：①施行过度通气；②输注利尿药如甘露醇等；③应用肾上腺皮质激素；④实施低温；⑤脑脊液外引流。但这些措施所取得的效果常是暂时的，数小时后颅内压可自动回升甚至高于原来水平，故术中和术后应持续监测并有效控制颅内压，以预防脑疝和脑水肿的发生。

三、控制性降压与低温技术

（一）控制性降压

口腔颌面部血运丰富，颌面部、颅底肿瘤切除、上颌骨肿瘤切除、颌面部及颈部血管瘤切除及上、下颌骨正颌手术时，术中出血严重，有时还难以控制，因此应用控制性降压技术较为普遍，这样做的目的是尽一切可能减少血液丢失，不仅是为了珍惜血液资源，更重要的是保障患者的安全。大量失血干扰正常生理，引起严重并发症，引起电解质紊乱和酸碱平衡失调，甚至引起输血相关的肝炎和艾滋病。同时，出血还会干扰视野，增加手术的难度。

在控制性降压麻醉中，患者的目标血压是比基线平均动脉压（MAP）降低 30%。收缩压值约为 80~90mmHg，MAP 降至 50~65mmHg。异氟烷、七氟烷和地氟烷等挥发性麻醉剂具有强大的血管舒张作用，可以通过增加药物浓度来降低血压。单独使用吸入麻醉药时，需要高浓度才能达到明显的减少术中出血效果，而高浓度可能会导致肝或肾损伤。阿芬太尼、舒芬太尼、瑞芬太尼、芬太尼等镇痛药被广泛应用于控制性降压麻醉中。用于控制性降压的药物应该易于给药，起效时间短，其剂量可以精心控制，当其停止使用时，其效果迅速消失。另外，重要的是它应该还与患者的一般情况，疾病和日常治疗有关。用于控制性降压的药物有硝普钠、硝酸甘油、钙通道拮抗剂（如尼卡地平），β 肾上腺素能受体拮抗剂（如普萘洛尔和艾司洛尔），血管紧张素转换酶抑制剂和 α_2 肾上腺素能激动剂（如可乐定和右美托咪定）。

在控制性降压时不能忽略其对正常生理功能的不良影响。在老年口腔颌面肿瘤患者中，更应注重考虑其全身情况和重要脏器的功能状况等因素，对于超高龄、全身情况不佳或伴有脑、心、肺、肝、肾等重要脏器功能严重损害的患者，应禁忌使用。另外，还需引起注意的是对伴有颅内压增高的患者实施降压须慎重，由于颅内压增高本身可引起脑血流量的下降，故一般宜在降低颅内压后或切开脑膜后再实施降压。如果高血压患者使用控制性降压可能会导致血压急剧下降，因此患者应该非常谨慎地进行监测和管理。控制性降压时基本监测包括心电图、脉搏氧饱和度、呼气末二氧化碳和尿量等。最好实施有创动脉测压，口腔颌面手术一般采用足背动脉穿刺或者桡动脉穿刺测压，压力传感器放置的位置应与患者右心房在同一水平面。手术时间长者应监测中心静脉压，定期动脉血气分析，另外要注意心电图变化，P 波降低、ST 段升高或降低、T 波低平、双向或倒置改变与血压下降速度过快及低血压程度有关。降压期间须保持患者皮肤四肢干燥红润、外周循环无淤滞现象，毛细血管充盈较好。长时间使用硝普钠的患者，应不断监测动脉血气及酸碱值等。定期测定血红蛋白和血细胞比容。

此外，在开始控制性降压前，应给予患者适当

的容量替换补充。口腔颌面部大手术整个手术时间较长，故只需在截骨、肿瘤切除等出血多的步骤时，实行严格的控制性降压，而在血管吻合等显微操作时，可控制血压略低于基础水平，待血管吻合结束后立即复压，一方面有助于移植物的血液供应，另一方面也有助于外科医师判断和止血。尽量缩短降压时间。当平均动脉压降至 50mmHg 时，每次降压时间不宜越过 30 分钟。手术时间长者，若以降低基础收缩压的 30% 为标准时，每次降压时间不宜超过 1.5 小时。手术主要步骤结束后，即应逐渐终止降压，待血压逐步回升至原来水平时，经彻底止血后方可缝合创面，避免术后继发性出血或血肿形成。停止降压后若血压不回升，应首先考虑低血容量，迅速予以补足，同时抬高下肢；目前临床上常采用的短效降压药，一般在停药后经调整体位、减浅麻醉深度和补充血容量，血压可迅速恢复至原先水平。

手术结束并不意味着控制性降压作用已经完全消失，尤其是作用时间比较长的降压药物，即使血压已经回升，发生体位性降压仍然很显著。对于术后护理，搬动患者时应避免明显的体位改变，严密观察病情，持续给氧，及时补充血容量。患者清醒，应答正确，反应活跃，通气状况良好，皮肤黏膜色泽正常方可送回普通病房。

6

（二）低温麻醉

在全身麻醉下人工降低体温称为低温麻醉，也称为低温治疗。低温治疗使心搏骤停患者的死亡率下降 35%，神经预后良好率提高 39%。有证据表明低温治疗增加了其他原因如卒中或脑创伤等造成的缺血性结果的存活机会和存活质量。

低温麻醉已广泛地应用于各种临床情况下的神经保护。如心血管手术、严重的心脏急症（心搏骤停、心肌梗死）、神经外科手术、颅脑创伤、蛛网膜下腔出血、脊柱创伤、卒中、胸主动脉瘤修复术、肝移植术等。在口腔颌面外科手术中，如果手术涉及颅脑，如巨大的颌面神经纤维瘤、双侧颈内静脉结扎、颈动脉体瘤和颅面扩大根治、颅颌面复杂畸形整复等手术，为降低代谢、减少氧耗、防止脑缺血性损害，可采取轻度低温。如果颅面手术需要阻断颈动脉，可考虑选择性颅脑降温，或体外循环下降温，以减少脑组织缺血缺氧引起的损害。33℃是缺血损伤保护效果最佳的温度。国际复苏联络委员会（International Liaison Committee on Resuscitation，ILCOR）推荐临床低温治疗，核心体温维持在 32~34℃。低温增加感染和出血的危险，亦会抑制免疫功能，需要权衡利弊。

口腔颌面外科手术常用的降温手段主要为体表物理降温，具体方法主要有冰帽、冰袋、水毯降温法。需要注意，低温本身有麻醉作用，同时低温后麻醉药的代谢延缓，因此麻醉药剂量需求在降温后明显减少。为了避免寒战反应，需要给予肌肉松弛药和机械通气。

第五节 常见手术麻醉

一、唇腭裂手术

唇腭裂是口腔颌面部常见的先天性畸形，发生率约为 1.5∶1 000。唇裂常与腭裂和牙槽突裂等并发，不是单一缺陷，只有对各个部位的畸形采取综合性的手术治疗才能获得满意的效果。近年来多主张唇裂修复术在 3~6 个月的年龄施行、腭裂修复术在 12~18 个月的年龄进行，以尽早开始语音功能训练和改善喂养困难，牙槽突裂手术在 8~9 岁期间进行。唇腭裂患者中早产儿比例高，早产儿全身麻醉后出现呼吸暂停和心动过缓等并发症的发生率明显高于足月儿。妊娠后周龄为出生时孕龄加上出生后周龄，目前一般认为婴儿选择性手术安全年龄为出生时孕龄 + 出生后周龄 >44 周。

（一）术前准备

完善的术前准备可提高患儿对麻醉手术的耐受力。应仔细了解患儿是否合并其他的先天性畸形，评估有无气道困难存在、有无呼吸和循环代偿功能减退、有无营养不良和发育不全、是否存在呼吸道感染和严重贫血等。对可疑呼吸道感染的患儿，择期手术应延期至明确诊断。呼吸道感染可导致咳嗽、喉痉挛、支气管痉挛、呼吸暂停；分泌物增加可阻塞气道。急性上呼吸道感染后对呼吸道的残余影响可能会持续数周，故至少应该在感染症状消失 1 个月后再考虑重新安排手术。

唇腭裂患儿因外观丑陋和语言功能异常会造成自卑、敏感等心理障碍，之前手术麻醉的痛苦体验与不良回忆常使其对再次手术存在极度恐惧、焦虑甚至拒绝心理。术前麻醉科医师与患儿之间的接触甚至游戏有助于减轻患儿的紧张感，抑制与阻断其不良心理活动。对围手术期进程进行必要的解释也可消除家长的顾虑并使其能在安抚患儿与做好麻醉前准备工作上发挥积极作用。

麻醉前用药主要包括麻醉性镇痛药、镇静安定药、抗胆碱能药等，多在麻醉诱导前1~2小时经肌内注射给予。合理的用药方案应尽力做到个体化，麻醉科医师需结合患儿年龄、身体和心理状况、药物反应以及手术麻醉史等作综合考虑。通常，1岁以内的婴儿在麻醉前不需要使用镇静药物；对1岁以上的小儿，可视具体情况在麻醉前给予镇痛镇静药物。麻醉前使用少量阿托品，可防止反射性心动过缓和明显减少分泌物。

（二）麻醉选择与实施

唇腭裂手术邻近气道操作，为提高安全性，目前这类手术均采用气管内插管全身麻醉。小儿每分钟肺泡通气量高达100~150ml/(kg·min)，吸入诱导更快，临床常以吸入麻醉为主要诱导方法，七氟烷是在确认维持面罩通气无困难后方可给予肌肉松弛药。肌松药不仅有助于呼吸管理，而且能松弛口咽部肌肉以利腭裂手术操作。由于新生儿和婴幼儿的全身肌肉发育仍较差，应掌握好肌松药的用量。氯胺酮静脉复合麻醉至今在国内仍被广泛用于小儿唇腭裂手术，但氯胺酮可引起呼吸道分泌物增加，还可抑制喉反射、抑制呼吸、增高颅内压，故麻醉中要密切观察。另外，对于同时伴有心血管畸形并已有明显心功能损害的小儿，使用小剂量氯胺酮有发生严重循环抑制的可能，应慎用。

对于麻醉前预测无气道困难的小儿，可在麻醉诱导后保留自主呼吸或使用肌松药进行气管插管，而肌松药通常应在确认面罩通气无异常后再使用。腭裂小儿插管时，喉镜凸缘叶常会嵌入裂缝中，使喉镜在喉部移动困难，并可能对咽喉组织造成损伤、出血。采用低凸缘的弯镜片如Robert-Shaw或Oxford镜片有助于解决这一问题。但多数情况下，在口咽腔有足够空间的小儿中，使用标准的Miller镜片已能满足需要。

唇腭裂伴先天性颅颌面畸形的小儿在麻醉后维持气道常有困难。例如，在Pierre-Robin综合征的小儿中，小下颌和高喉头使得喉镜下无法窥见会厌和声带而造成插管困难，较大的舌体嵌于腭部裂隙中还有导致气道完全阻塞的可能。采用让小儿俯卧使其舌、下颌前移的方法可使其获得暂时的通气。对于可能存在气道困难的小儿麻醉诱导时忌用肌松药插管，以防意外。可采用直接喉镜或可视喉镜在清醒辅助气道表麻下插管。小儿纤维支气管镜是解决婴幼儿气道困难十分有用的辅助器械。大于1岁的小儿可用纤维支气管镜引导插管；对于小于1岁的婴儿可利用其可视性以窥视气管导管通过另一鼻孔插入至喉部的操作情况作间接引导插管。采用RAE（Ring-Adair-Elwyn）气管导管有助于最大限度地暴露手术区域。由于手术常需采用过度后仰的头位，可使导管产生2cm左右的移动，使用RAE导管对预防导管的突然滑脱也有一定作用。

麻醉一般选择静吸复合麻醉。唇腭裂小儿体格状况欠佳，麻醉维持用药应视其具体情况而定，避免药物过量。局部麻醉药混合1∶200 000的肾上腺素作局部浸润可减少术中创面出血，肾上腺素用量须限制在3~5μg/kg的剂量范围，以策安全。一般情况下，单侧唇裂修复手术失血量多在20~30ml以内；双侧唇裂、腭裂修复手术失血量为50~80ml不等；而牙槽突裂修复手术需植骨移植、创面较大，手术失血量约为100~150ml，一般不需要输血。

（三）麻醉后恢复

应严格掌握好拔管指征。只有在患儿意识清醒、保护性气道反射完善后方可拔管。腭裂手术后，应尽可能减少经鼻或口做口咽部吸引，也不主张放置口咽通气道，以免损伤缝合修补的部位。对术前已有中、重度气道阻塞的患儿，采用牵拉舌缝线的方法可防治舌后坠。通常，待患儿苏醒拔管后，并确定气道保护性反射和通气功能恢复良好，才可给予适量的麻醉性镇痛药以实施术后镇痛。但咽成形术后，因腭咽腔明显缩小、局部组织肿胀可出现鼻腔通气不畅、睡眠时严重打鼾甚至呼吸道梗阻症状，这类小儿应慎用阿片类镇痛药。

二、口腔颌面肿瘤手术

我国口腔颌面部肿瘤良性比恶性多，良性多见于牙龈、黏膜、颌骨等处，而恶性以舌、颊、牙龈、腭、上颌窦等处为常见。有资料显示，在西方国家和我国，口腔恶性肿瘤的发病年龄都有明显老龄化的趋势，如西方国家65岁以上患者约占总病例数的50%，而据一项国内口腔颌面外科统计，1 751例口腔恶性肿瘤病例中，60岁以上患者接近30%。因年龄增长，老年人全身各器官的生理功能发生退行性变化，常会伴有诸如高血压、慢性阻塞性肺病、

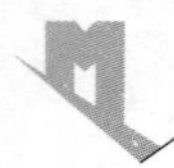

心肌缺血或梗死、心律失常、心力衰竭以及水电解质紊乱和酸碱平衡失调等内科并发症。肝、肾功能衰退使得老龄患者体内药物的生物转化和排泄能力下降。老龄患者对手术麻醉耐受力显著降低，围手术期心、肺、脑、肾等系统并发症发生率增加。

肿瘤生长在口腔颌面部的患者，麻醉时除一般常规注意事项之外，应注意肿瘤的生长是否已经影响到患者的张口度及肿瘤所在部位对气管插管径路是否有影响。生长在患者身体其他部位的实质性肿瘤，一般不至于影响到张口度，但肿瘤生长在口腔颌面部则不同，必须注意张口受限的程度有多少，患者的张口程度影响到插管的困难程度及插管方法的选择。如果肿瘤生长正好在导管必经之路，则必须放弃经口或经鼻气管插管而改用气管造口。如强行置管，轻者将瘤体碰伤，重者可致大出血。麻醉科医师应当与手术医师共同商讨，求得合理的处理方案。

（一）术前准备

麻醉科医师在术前必须进行全面的病史采集和体格检查。常规的术前实验室检查包括：血常规、尿常规、血生化、肝肾功能、胸片和心电图等，老龄患者还应行心超、心功能和肺功能检查。麻醉前访视时，应仔细复习病史资料，了解患者是否合并其他的系统疾病史，有无气道附近手术外伤史，有无头颈部放射治疗史，有无麻醉后发生气道通气困难史等。检查张口度、甲颏间距、颈部活动度、气管是否移位、Mallampati 分级，肿瘤的部位及范围，对气管插管的潜在影响，评估有无气道困难存在。

对原已有内科并发症的患者，需着重了解其脏器功能损害的严重程度，与内科医师共同制订术前治疗方案，包括控制高血压、改善呼吸功能、治疗心律失常、安置临时起搏器、纠正水、电解质以及酸碱平衡紊乱和营养不良等，以提高患者对麻醉及手术耐受力。恶性肿瘤患者全身状况差，加上摄食障碍，常出现消瘦，并伴有贫血、营养不良和低蛋白血症，术前也应尽可能予以改善和纠正。

术前用药主要包括镇静药和抗胆碱药，一般于麻醉前 30 分钟到 1 小时给药。抗胆碱药对于清醒插管尤为重要，干燥的气道能明显提高局部麻醉药的效果。麻醉前用药应尽力做到个体化，需结合患者的年龄、身体状况、焦虑程度、药物反应及手术麻醉史等作综合考虑。高龄、有严重肺病、气道受损的患者，可不使用麻醉前用药。对于困难气道患者术前镇静药宜小心、谨慎。

（二）麻醉选择与实施

口腔颌面肿瘤手术多选用气管内插管静吸复合全身麻醉。除上颌肿瘤手术需选经口插管外，其余手术以经鼻插管更为常用。原则上应选择病灶对侧鼻孔插入。受肿瘤和手术操作因素的影响，气道困难在这类手术麻醉中较为常见，可发生于麻醉诱导期、术中和麻醉恢复期。麻醉前要准确预测患者插管困难程度，做好充分准备。术中，应使导管套囊适量充气预防反流，并及时吸引咽喉部沉积物，患者头位变动后，还应常规作两肺听诊。对于有可能干扰患者术后维持气道能力的手术，如大范围联合切除术、双侧颈部手术、经口、咽、喉部手术及下颌骨切除术等，可在术前或术毕时施行预防性的气管切开术。

老年患者、恶性肿瘤患者常会伴有营养不良、贫血、水电解质紊乱或重要脏器功能减退等，对手术麻醉的耐受力明显减弱，应注意避免药量过大，并加强监测。历时长、出血多的肿瘤手术和危重患者中常需作中心静脉压、有创动脉压的测定。颅颌面联合根治手术尚需进行颅内压的监测。预计有严重出血的手术，术中可采用控制性降压。有些肿瘤手术如进行上颌骨和颞骨切除时，止血十分困难，术中要准确估计失血量，及时输液输血。颅底深层和颞岩部肿瘤切除手术以及切除肿瘤后需用游离组织皮瓣修复缺损创面的手术，均需在显微镜下进行精细操作。麻醉科医师应注意显微手术的麻醉特点。颞下窝、后颅底部位的肿瘤常可累及颈内动脉，有导致大出血的危险，术中多采用暂时阻断或结扎动脉的方法以减少出血。在麻醉处理上，需使患者的动脉血压维持于较高水平，避免因低血压状态下侧支循环灌注不足而造成脑局部缺血。

颈淋巴清扫须切除包括颈内静脉在内的颈部组织。一侧颈内静脉被切除，对侧尚可以代偿。有些病例须进行双侧同期根治性颈清术要结扎双侧颈内静脉，头面部静脉回流受阻而椎静脉侧支循环短时间内又无法迅速建立，使得患者在围手术期有颅内压增高的危险。术中取 15°~30° 头高位以减少头部血液滞留，连续监测颅内压并适当采取降颅内压措施包括分次抽吸脑脊液、过度通气等。双侧颈内静脉切除后，会引起咽喉部组织肿胀影响气道通畅，常需同时做气管切开术。颈部手术操作还可引发颈动脉窦压力感受性反射，血压下降、心率减慢，应注意防治。

口腔颌面肿瘤手术涉及颅前窝或颅中窝，即

6

是颅颌面联合根治手术,兼有口腔颌面外科和神经外科的特点。对于开颅的肿瘤手术,颅内压增高是颅内操作的重要障碍,即使没有明显的颅内压增高,手术也要求在颅内压较低的情况下进行,以利手术野的充分暴露,减少脑牵拉带来的不利影响。对于这类患者,手术中和手术后防治颅内压增高十分重要。

（三）麻醉后恢复

口腔颌面部肿瘤手术常导致局部组织水肿、解剖结构改变以及术后的包扎使得面罩通气变得困难甚至无法通气,通气道或喉罩的使用也存在很大的限制。为了确保拔管安全,麻醉科医师应充分评估患者的意识、肌肉张力等恢复情况,同时应考虑如果患者在拔管过程中出现气道梗阻,紧急通气包括外科建立气道是否可行?如果以上答案是肯定的则可尝试拔管。拔管前应准备好困难气道急救车。充分供氧并吸尽患者口咽腔、气道分泌物和胃内容物。拔管前可静脉注射地塞米松并将患者头稍抬高,有可能缓解气道水肿。可以应用少量气管扩张剂和短效β1受体阻滞剂如艾司洛尔有助于改善患者呼吸和循环情况。

确认患者已完全清醒并且没有残留肌松作用,潮气量和每分通气量基本正常,SpO_2维持95%以上,可以拔管。只要没有外科特殊禁忌,拔管时可让患者半卧,以增加功能残气量和减少气道梗阻。如果拔管后有舌后坠的可能应先将舌牵出并用缝线固定。拔管前将气管引导导管或其他类似导管如高频喷射通气管、气道交换导管或纤维支气管镜等留置于气管导管中。这样,拔管后保留的气管引导导管还可引导再次插管。用鼻胃管或光索等作为引导导管也可起到相应效果。拔管动作要轻柔,先试将气管导管退至声门上,观察有无气管狭窄或塌陷,然后再将气管导管缓慢拔除。少数患者可能出现短暂的喉水肿或喉痉挛,通过加压供氧,肾上腺素雾化吸入等处理,症状一般都能缓解。如症状持续加重甚至出现呼吸困难应考虑再次插管或气管切开。

麻醉药物的影响、缺氧、低血压,以及术中大量的血液、分泌物刺激咽部或吞入胃内等很多因素均会造成术后恶心呕吐。对于高危患者,可采取一些预防措施,如术后清除咽部的分泌物和血液,术后常规胃肠减压,避免术后低氧和低血压,预防和治疗可给予三联抗呕吐药如昂丹司琼、氟哌利多和地塞米松。

口腔颌面部肿瘤患者,特别是恶性肿瘤患者,手术范围大,术后常需要保留气管导管或预防性气管切开。显微外科皮瓣修复后也需要保持一定的体位,因此术后一定的镇静、镇痛是必要的,可减少患者的躁动,避免血管蒂扭曲,游离皮瓣坏死,还有助于患者对留置气管导管或气管切开的耐受。用于术后镇静和镇痛的药物包括咪达唑仑、丙泊酚、芬太尼、非甾体抗炎药。选择患者自控静脉镇痛的方式给药,既可有效镇痛又避免用药过量。右美托咪定具有镇静、镇痛、抗焦虑、抑制交感神经活性,呼吸抑制轻的特点,研究认为在镇静的同时可减少术后谵妄及躁动的发生,但须警惕低血压及心动过缓的发生。

三、口腔颌面外伤后手术

现今交通事故是口腔颌面外伤的第一位原因。全部口腔颌面外伤中大约有1/4合并骨伤,以下颌骨颏部骨折最为多见,上颌骨骨折以LeFort Ⅱ型最多。上颌骨骨折合并颅脑损伤发生率较高,大约每10例颌面外伤就会有1例牵涉颅脑外伤,有的统计报告合并颅脑外伤多达30%。对于有明显颅脑损伤的患者,出现昏迷并非手术麻醉的禁忌证。资料表明,昏迷持续1周以上的患者中大约有1/2能重新回到工作岗位,1/4残疾,1/4死亡。但昏迷患者手术麻醉的风险无疑将大大增加。在颅脑损伤患者中,Glasgow昏迷评分低于10分、颅内压高于25mmHg、年龄大于40岁或收缩压低于90mmHg者均被视为高危人群。

口腔颌面部外伤后,常会出现急性上呼吸道梗阻,迅速清理气道、维持气道通畅是其紧急救治的首要步骤。有些患者需在术前施行气管切开术,其指征有:①口、鼻、咽部有活动性出血;②咽喉部软组织肿胀或破碎软组织、骨片阻挡而妨碍显露声门;③出现上呼吸道梗阻无法维持通气;④合并严重颈椎损伤出现截瘫者需长时间呼吸支持;⑤合并严重颅脑损伤(出现昏迷或强直痉挛)和伴有肺部损伤者作颌间结扎固定术后须较长时间留置气管导管;⑥全面部骨折(上、下颌骨和鼻骨复合骨折)者在手术复位过程中需多次改变气管导管径路。严重损伤和伴复合外伤的患者,可因急性大量失血而导致低血容量性休克,快速有效地扩容、纠正休克是其抢救成功的关键措施。在这类患者中,气道与循环的紧急救治常需同时进行。

颈部创伤虽然不是很多,但病情危重,据一组

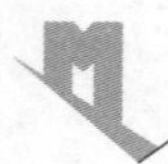

5 147 例口腔颌面损伤的统计，颈部合并伤有 56 例，其中颈部大血管破裂伤有 9 例。颈部大血管破裂短时间失血量即可达血容量 30%，严重威胁患者生命安全，需要分秒必争地紧急止血。所有的颌面损伤，除非摄片确认无颈椎损伤存在，均应被认为同时伴有颈椎损伤。对于颌面损伤患者，应警惕同时伴有颈椎损伤的可能，在搬运患者和麻醉手术过程中均需采取制动措施，避免作颈椎的屈伸或旋转运动而使病情恶化。

（一）术前准备

术前应尽可能了解其创伤的范围及程度，估计其创伤后失血量，检查有无引起气道梗阻的因素存在包括血块、异物堵塞气道或下颌骨骨折等，有无意识状态的改变，有无其他外伤如颈椎骨折、胸部外伤等存在，并询问患者原来的健康状况和最后进食时间。

需在术前施行气管切开术的指征有：①口、鼻、咽部有活动性出血；②咽喉部软组织肿胀或破碎软组织、骨片阻挡而妨碍显露声门；③出现上呼吸道梗阻无法维持通气；④合并严重颈椎损伤出现截瘫者需长时间呼吸支持；⑤合并严重颅脑损伤（出现昏迷或强直痉挛）和伴有肺部损伤者作颌间结扎固定术后须较长时间留置气管导管；⑥全面部骨折（上、下颌骨和鼻骨复合骨折）者在手术复位过程中需多次改变气管导管径路。

6

（二）麻醉选择与实施

口腔、颌面部损伤后修复手术常采用全身麻醉，气管插管多在慢速诱导麻醉或清醒状态保留自主呼吸下进行。根据损伤部位和严重程度，选择插管径路。在上颌骨骨折中，Le Fort Ⅰ型骨折为低位骨折，多数尚能张口，可经口插管，单侧骨折时还可选对侧经鼻插管，但当骨折累及鼻中隔时，需谨慎。Le Fort Ⅱ型骨折和 LeFort Ⅲ型骨折均受相当大的外力作用后引起，常伴有颅底骨折存在，这类患者中经鼻气管插管被列为禁忌。上颌骨骨折常合并口、鼻黏膜损伤、出血，骨折段向下后方移位，可将软腭压至舌根部，使口咽腔缩小，引起呼吸困难，这些插管时应予以注意。下颌骨骨折时，可选经鼻插管，对张口不受限的患者也可选经口插管。下颌骨骨折如颏部双发骨折或粉碎性骨折、双侧颏孔区骨折后发生移位，可使舌根后退，有引起呼吸困难甚至窒息的可能，尤应引起关注。下颌骨体部骨折不至引起舌根向后移位，但可发生舌根向左或向右的显著移位，使得咽喉部正常的解剖关系发生改变，有时可影响到对插管操作正确性的判断，应注意鉴别。另外，有些颌面骨骨折可造成张口受限或完全不能张口如下颌骨角部骨折、髁突骨折以及颧骨、颧弓骨折碎片压迫颞肌或阻碍喙突运动等，给插管带来困难，这类患者常应选择经鼻插管。

对口腔颌面损伤患者，术中麻醉用药的使用应注意因人而异。存在低血容量的患者，需选用对心血管抑制小的麻醉药物。一般开放股静脉，足背动脉穿刺置管，围手术期应加强对循环、呼吸、颅内压和肾功能的监测。对急性大量失血的患者，应及时输血补充血容量。有些颌骨骨折患者需做颌间结扎固定，术后应注意对气道的监护。

伴有颅脑损伤的患者避免使用明显增高颅内压的药物如氯胺酮等。可适当采取以下降低颅内压措施：①过度通气，使 $PaCO_2$ 降至 25~30mmHg，可获得足够的颅内压下降；②输注甘露醇；③应用肾上腺皮质激素；④在蛛网膜下腔内置管放出部分脑脊液；⑤保持麻醉平稳、避免恢复期躁动不安。

（三）麻醉后恢复

术后继续监测生命体征，维持生命体征平稳。根据术后治疗需要及外伤手术患者头颈部正常解剖结构的影响决定是否保留气管导管。确认患者已完全清醒并且没有残留肌松作用，潮气量和每分通气量基本正常，SpO_2 维持 95% 以上，生命体征平稳，可以拔管。对拔管前将气管引导导管或其他类似导管如高频喷射通气管、气道交换导管或纤维支气管镜等留置于气管导管中。这样，拔管后保留的气管引导导管还可引导再次插管。

术后在确保气道安全的情况下给予适当的镇静镇痛可有效减轻患者的疼痛，增加其对留置气管导管或气切套管的耐受性，常用的药物包括芬太尼、非甾体抗炎药、右美托咪定、丙泊酚等，但须积极防治恶心呕吐的发生，以免误吸导致窒息或吸入性肺炎。

四、正颌手术

正颌手术是按牙殆面的畸形情况和治疗要求，切开并移动牙 - 骨复合体，重建牙殆面结构的三维空间关系和功能，以获得满意的颜面美容效果，是颌面外科很有特色的手术之一。正颌外科的患者就医目的一般为矫正畸形和改善容貌。这类患者大多年轻健康，但有其鲜明的特点：

一般从口内施行手术，位置深、术区解剖结构复杂且许多操作不能在直视下进行，手术牵拉致术后组织水肿明显。术中截骨、移动、固定等都可能造成气管导管脱管、导管弯折、导管破裂等;术区毗邻呼吸道出口,麻醉科医师远离患者给术中观察带来困难。

颌面部血管无静脉瓣,术中易渗血及不易止血。手术伤及颌面部动脉可短时间内急性大出血。颌面畸形的患者其畸形对心理的影响较大,所以有相当一部分患者可能存在心理疾患,应重视正颌外科患者术前的心理评估。正颌手术患者常伴发多种头面部畸形及心脏畸形,如 Pierre Robin 综合征和 Treacher Collion 综合征等,应严格评估手术、麻醉风险及气道困难程度。

颌畸形伴颞下颌关节强直手术、颅颌面畸形整形等手术时间长、创伤大。该类患者常合并颅内高压和心脏畸形而使麻醉处理复杂化。术后并发症如出血、反流、误吸、呼吸道梗阻等后果严重,如不能及时处理可危及生命。

（一）术前准备

所有患者均需进行严格术前检查和详细的术前访视,其目的在于了解患者的全身情况,评估对手术和麻醉的耐受性。警惕先天性综合征并发先天性心脏病的患者,必要时行心脏彩超检查,术前结合心血管内科医师会诊意见,权衡其术后并发症风险和正颌外科术后功能形态改善二者的利弊关系,决定是否手术。重点检查颌面畸形情况,评估对气管插管的影响。应考虑先天性综合征(如 Pierre Robin 综合征、Treacher Collion 综合征)患者对呼吸道的影响,可能造成气管插管及面罩通气困难。所以术前气道评估对避免突发困难气道有非常重要的意义。评估正颌外科患者术前的心理状况,如存在抑郁、焦虑等,术前均应给予适当的心理或药物治疗。术前谈话态度应客观、诚恳,使患者及家属既了解可能面临的风险又不过分紧张,争取与患者建立良好的勾通。

所有的术前患者,应常规进行系列术前实验室及辅助检查,包括:血常规检查,肝、肾功能及电解质检查,凝血功能检查,血糖检查,乙肝、HIV、梅毒、丙肝病毒和大小便常规检查等。根据检查结果排除手术禁忌证,同时有针对性地采取措施,提高患者的手术耐受力,减少术后并发症。

麻醉前用药的目的在于镇静、抑制腺体分泌、阻滞迷走反射。过度紧张焦虑的患者术前一晚可使用镇静剂以保证良好的睡眠。目前国内外使用最多的是咪达唑仑,可产生良好的镇静、抗焦虑和部分顺行性遗忘作用。抗胆碱能神经药可减少口腔分泌物,便于手术操作。阿托品、东莨菪碱、长托宁可根据不同患者选择。

（二）麻醉选择与实施

通常,这类手术选用气管内插管全身麻醉。由于正颌手术操作复杂,涉及上下颌骨的切开、移植、复位和固定,因而具有一定的危险性,常选用经鼻气管插管。插管前可用麻黄碱滴鼻液收缩鼻腔血管,预防出血。如有可能插管困难则选择盲探插管、纤维支气管镜插管等其他插管方法,插管前鼻腔、口咽部应作好充分局部麻醉,2% 利多卡因环甲膜穿刺作气管内表面麻醉。插管前适当静脉注射芬太尼、咪达唑仑等镇痛镇静。

术中可采用静吸复合麻醉维持或全凭静脉麻醉维持。除常规监测心电图、血压、氧饱和度及呼末二氧化碳外,还须足背动脉或桡动脉穿刺置管,连续有创动脉压监测,股静脉穿刺监测 CVP。尿量可反映器官、组织灌注情况,估计手术时间长、出血多的患者均需安置导尿管。体温应作为常规监测指标之一,尤其是手术时间长更显重要。一般选择腋温、肛温或食管温度。

正颌手术出血量大,止血困难,常行控制性降压以减少出血。控制性降压是指通过降压药物将收缩压降至 80~90mmHg 或平均动脉压 50~65mmHg,不致有重要器官的缺血缺氧性损害,终止降压后血压可迅速回复正常,不产生永久性损害。控制性降压的适应证:①大量输血有困难或有输血禁忌证;②常压麻醉下出血较多、止血困难,增加手术难度甚致使手术操作无法顺利完成;③某些原因拒绝输血。降压过程中如发现心电图有异常变化,应立即停止降压。确诊的冠心病是控制降压麻醉的绝对禁忌证,而其他一些控制降压麻醉的相对禁忌证包括心脑血管供血不足、心肌缺血、肾脏病、贫血和低血容量,以及麻醉实施者的经验不足。

（三）麻醉后恢复

正颌手术由于部分患者术毕颌间结扎,同时多种原因可导致呼吸道梗阻,故要求完全清醒后拔管,且拔管后应放置鼻咽通气道。拔管指征:应根据呼吸模式、呼吸肌力、气道功能、气体交换状况及血流动力学稳定性等综合判断。一般而言,拔管要求:正常生理反射(如呛咳、吞咽反射)恢复,TOF>0.7,呼吸规则、平稳,脱氧呼吸 5 分钟氧饱和度在 95% 以上,能完成指令动作。

气道梗阻是正颌手术最严重的并发症。上颌

骨切开及骨块移位术多波及上颌窦和鼻腔的软组织，术后因水肿、渗血和上颌骨段上移等原因可使鼻腔气道变小，造成通气不畅。下颌骨支部手术可引起咽侧肿胀，使口咽部气道变窄。由于手术位置较深止血困难，若骨切开处有持续渗血，因引流不畅可形成咽旁、口底血肿，导致气道梗阻，有时直至出现明显症状方引起注意。正颌手术常需作颌间结扎固定以保持移植骨块于功能咬合位，由此引起的张口困难可使得患者在麻醉恢复期内发生气道梗阻的风险大大增加。为预防意外发生，术后需吸净口内残留的血液、分泌物，待患者意识完全恢复后再给予拔管，并密切注意拔管后有无气道梗阻、呕吐误吸、通气不足等情况，及时发现、及时处理。如果已预料到拔管后会发生严重气道阻塞，并且可能再插管有困难，在拔管前应慎重选择拔管时机、做好重建通气道的各种准备，包括每一种可能的应对措施和设备。

出血是正颌手术另一严重的并发症。正颌术后早期骨创面渗血较为常见，若持续出血不止，不及时进行处理，则后果严重。严重出血多发生于上颌Le Fort Ⅰ型或Ⅱ型骨切开术。对于严重出血者，应立即解除颌间结扎，吸除口咽部血液和分泌物以保持气道通畅，并尽快查明出血点、进行手术止血。

6

五、阻塞性睡眠呼吸暂停综合征手术

阻塞性睡眠呼吸暂停综合征（obstructive sleep apnea syndrome，OSAS）是以睡眠时反复呼吸暂停、间歇性低氧、睡眠结构紊乱及反复觉醒为特征，临床表现有夜间睡眠打鼾伴呼吸暂停和白天嗜睡。由于呼吸暂停引起反复发作的夜间低氧和高碳酸血症，可导致高血压、冠心病，糖尿病和脑血管疾病等并发症，甚至出现夜间猝死，因此是一种潜在性致死性疾病。

OSAS的发病机制复杂，目前认为是一种多因素疾病。直接发病机制是上气道塌陷、狭窄和阻塞，并伴有呼吸中枢神经调节因素障碍。引起的原因很多，包括由鼻甲肥大、鼻息肉、鼻中隔偏曲、腺样体和扁桃体肥大、软腭组织松弛肥厚、腭垂增大肥厚、舌体肥大、舌根后坠、下颌弓狭窄、下颌后缩畸形、双侧颞下颌关节强直继发的小颌畸形，巨舌症，舌骨后移等。肥胖为OSAS的独立危险因素之一。脂肪组织在咽部沉积使咽腔狭小，熟睡后咽部肌肉张力下降，组织松软，舌根后坠，引起软腭和会厌之间的口咽壁塌陷，使呼吸道更加狭窄，受气流作用产生振动，发出鼾声。此外，上气道组织黏液性水肿，以及口咽或下咽部肿瘤等也均可引起OSAS。OSAS本身还是一种呼吸调节功能障碍性疾病，呼吸暂停的发生与呼吸调节功能异常有关。清醒状态下，即使存在明显的解剖狭窄，气道也能维持开放，这与呼吸中枢有效代偿、维持足够的神经冲动刺激咽扩张有关。入睡后，若上气道肌肉对低氧、高二氧化碳血症的中枢反应能力减弱，则气道易塌陷发生呼吸暂停。

OSAS的临床表现为：①睡眠中打鼾。由于空气通过口咽部时使软腭振动引起。打鼾意味着气道有部分狭窄和阻塞，打鼾是OSAHS的特征性表现。这种打鼾和单纯打鼾不同，音量大，十分响亮；鼾声不规则，时而间断。②白天嗜睡。OSAS患者的反复觉醒造成睡眠片段化，睡眠质量的下降可导致白天嗜睡、疲乏、特殊职业者如驾驶员等可能出现意外伤害。③睡眠中发生呼吸暂停。患者常常夜间出现憋气，甚至突然坐起，大汗淋漓，有濒死感。④晨起头痛、头晕。⑤性格变化。包括脾气暴躁，智力和记忆力减退，认知功能异常及精神障碍，以及性功能障碍等。⑥其他系统并发症。间断的低氧及高碳酸血症可引起体循环、肺循环高压，进而引起心脏损害、动脉硬化及血液黏滞度增高，促发冠心病、脑卒中等。低氧血症和高碳酸血症如果不能在觉醒后纠正，即可表现为急性呼吸衰竭，甚至可在睡眠时窒息死亡。

OSAS的诊断主要依据患者的病史、体征及多导睡眠图监测和放射影像学结果。典型的症状为白天嗜睡、睡眠时严重打鼾和反复呼吸暂停现象。常有肥胖和高血压，口腔检查可有异常，如扁桃体增大，腭垂增长或增厚，软腭肥大、咽腔狭窄等。多导睡眠图监测仪（PSG）是目前诊断OSAS的"金标准"，不仅可判断疾病严重程度，还可全面评估患者的睡眠结构，睡眠中呼吸暂停，低氧情况，以及心电图、血压的变化。OSAS的PSG特点是：典型的呼吸暂停低通气在5~10秒之间，多在仰卧位时发生，造成血氧饱和度下降和睡眠中断；睡眠监测显示Ⅰ期睡眠增加，Ⅲ期、Ⅳ期睡眠减少和反复发生觉醒。

（一）术前准备

OSAS患者施行恰当合理的麻醉前准备和麻醉管理，对OSAS患者的手术实施无疑提供了极大的安全保证。麻醉前详细询问病史和全面的体格检查是诊断OSAS的关键。评估OSAS病情的严重程度可根据睡眠监测结果中睡眠呼吸暂停低通气指数(AHI)。一般认为轻度:AHI 5~20,最低氧饱和度 $SpO_2 \geqslant 86\%$;中度:AHI 21~40,最低 SpO_2 80%~85%;重度:AHI >41,最低 $SpO_2 \leqslant 79\%$。除此之外,如发现患者存在鼻腔阻塞、小颌畸形、颅面部异常、颞下颌关节强直、大舌畸形、肥胖、颈部粗短等因素均提示有困难气道存在。

在术前准备中,持续气道正压通气(continuous positive airway pressure,CPAP)可降低高血压和右心衰的程度,减少日间瞌睡时间,改善认知功能。OSAS 患者尤其是中度 OSAS 患者,术前如有条件应予以正压通气设备治疗两周。除此之外还应治疗一些相关疾病,如高血压、心律失常、糖尿病、高血液黏滞度等。尽量在麻醉手术前将全身情况调节至最佳状态,以降低围手术期风险。

通常避免在病房使用术前镇静药,适当给予抗胆碱能药。如果考虑需要预防胃酸误吸,可给予 H_2 受体拮抗剂、甲氧氯普胺等。

(二)麻醉选择与实施

OSAS 患者的气道高风险性决定了其麻醉方式多采用气管内麻醉。Mallampati 分级Ⅲ或Ⅳ级、粗颈围(男性 >43cm,女性 >40cm)、AHI ≥ 40、围手术期风险评分≥ 5 均能有效预测直接喉镜暴露喉部结构困难。下颌不能前移提示面罩通气困难或气管插管困难。一旦困难气道诊断成立,则应保留自主呼吸行清醒气管插管,实施插管操作前,在保证气道安全的前提下应谨慎使用镇静镇痛药。清醒镇静的目的是让患者在安静的情形下仍然知晓,能够配合操作,听见术者指令并保证充分的氧合和通气。咪达唑仑 1~2mg 是较常用的,芬太尼 50~100μg 可以减轻疼痛、降低气道反应,使插管操作更顺利。同时,上呼吸道完善的表面麻醉和神经阻滞是麻醉前准备的必要措施。处理困难插管的方法各异,可视喉镜和纤维支气管镜是解决气管插管困难最有效的方法。另外也有使用逆行插管、喉罩通气和经喉罩内插入气管导管等方法。一般均选择钢丝管或定制型导管行鼻腔插管(鼻腔手术者除外)。妥善固定导管。

理想的全身麻醉技术应能提供患者气道保护性反射的早期恢复,全身麻醉药物应选用短效的丙泊酚、瑞芬太尼等,吸入药物地氟醚和七氟烷均能促进气道保护性反射早期恢复,OSAS 患者肌松药用量应慎重,即便轻微的神经肌肉阻滞残余,亦可增加术后并发症的发生率,包括通气不足、缺氧等。因此拔管前可使用适当剂量的新斯的明拮抗残余的肌松药。采用外周神经刺激仪进行监测,有效判断神经肌肉组织的逆转程度,对术后拔管有一定的指导意义。

(三)麻醉后恢复

手术结束后正压支持通气可降低术后肺不张和低氧血症的发生率,促进早期苏醒。OSAS 患者气管拔管后需注意的主要问题是气道梗阻,发生的原因可以是手术因素如正颌手术术后,局部组织肿胀,或者是麻醉药的残余作用导致气道狭窄,因此,拔管前需保证患者完全清醒,能按指令动作,并完全从肌松中恢复。吸入 40% 氧气时,SaO_2>96%,PaO_2>80mmHg,$PaCO_2$<50mmHg,潮气量 >5ml/kg,并且循环稳定。ASA 实践指南建议,OSAS 患者出 PACU 前,其监护时间应比非 OSAS 患者平均至少多 3 小时。对于是否保留气管导管,须根据气管插管的难易度、OSAS 严重程度、是否伴有心肺并发症、术中情况、手术创伤、肿胀情况等综合考虑。高危患者考虑留置气管导管,术后应送入监护病房密切监护,以防术后低氧血症。

OSAS 患者在采用阿片类药物进行术后镇痛时发生上呼吸道梗阻的危险性增加,需进行常规监测呼吸频率、打鼾程度和血氧饱和度等。非阿片类药物的多模式镇痛技术具有较高的安全性,如对乙酰氨基酚、环氧化酶 2 特异性抑制剂等。右美托咪定作为 α_2 肾上腺素能受体激动剂,具有镇静、催眠、抗交感和镇痛的特点,不引起呼吸抑制,而且易被唤醒,提高 OSAS 患者的围手术期安全性。4~8mg 地塞米松可减轻术后疼痛、恶心呕吐和气道水肿。

六、颞下颌关节强直手术

颞下颌关节和关节周围及颌间部位由于纤维瘢痕或骨性粘连,致使下颌骨运动障碍或下颌骨不能运动,导致长期张口困难或完全不能张口者,称为颞下颌关节强直。颞下颌关节强直最常见的原因是外伤,关节结构、肌肉及邻近组织的创伤可引起出血和炎症,继而发生的纤维和骨形成可造成永久性的运动受限。临床分类及相应治疗如下:①颞下颌关节内强直。病变可发生在一侧或两侧关节内,最后造成关节内的纤维性成骨性粘连,称为关节内强直,也称真性关节强直。临床表现为进行性张口困难,或完全不能张口;面下部发育障碍和畸形;咬合关系错乱,髁突活动减弱或消失。②颞下颌关节外强直。病变是在关节外上下颌骨间的皮肤、黏膜或深层组织，也称为颌间挛缩、假性关节强直。临床表现为张口困难，程度由关节外瘢痕粘连的程度决定。口腔或颌面部瘢痕挛缩或缺损畸形，髁突活动减弱或消失。③混合性强直。为关节内强直和关节外强直同时存在，兼有两者的症状表现。④除了关节外强直中的个别瘢痕范围小且病变处于早期者，采用保守方法外，一般都需在全身麻醉下进行外科手术治疗。⑤小儿和老人。伴颞下颌关节内强直的小儿，由于下颌骨发育障碍和下颌后移形成下颌不对称或小颌畸形(图 67-1)，造成咽腔过小，导致入睡后舌后坠发出明显鼾声。患儿常被憋醒，不能安睡和平卧，病程长者可发展成慢性缺氧，影响全身正常发育，故主张早期进行手术，以便早期恢复咀嚼和通气功能，改善下颌及面部的发育。由于小儿呼吸系统解剖和疾病的特殊性，致使这类患儿的气管插管难度极大。因小儿咽喉组织娇嫩，一般不宜采用单纯的经鼻盲探气管插管法。气管插管须由经验丰富、手法熟练的麻醉科医师操作，并且选择管径合适的气管导管，以防发生喉水肿。老年患者大多为恶性肿瘤放疗术后或根治术后复发，导致张口受限、进食困难，常同时伴有营养不良、电解质、酸碱平衡紊乱，术前需给予积极改善。合并有其他老年疾病，如高血压、心脏病、老慢支、糖尿病等，术前还需妥善控制，并加强术中监测，及时对症处理。

6

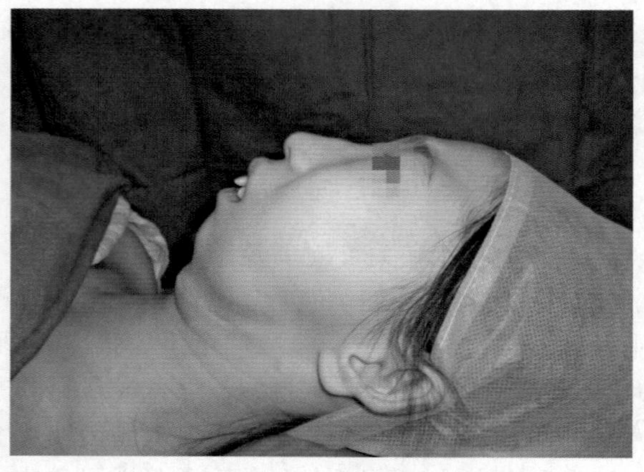

图 67-1 颞下颌关节强直伴小下颌

颞下颌关节强直可造成张口困难。发病在儿童期者可形成小颌畸形面容(下颌内缩、后移，俗称鸟嘴)，睡眠时甚至已有鼾声或憋醒现象。全身麻醉诱导达一定深度时可因舌后坠造成气道梗阻，此时，应使头部后仰，上提下颏，但置入口咽通气道和施行气管插管均会存在一定困难，甚至发生面罩通气无法维持，麻醉后辅助通气无法使患者双侧胸廓有效上抬。对于这类患者，麻醉前应有充分估计。插管前慎用镇静、镇痛药物。

颞下颌关节强直手术常采用经鼻插管全身麻醉。有些患者需做颌间结扎，对气管导管的固定也有特殊要求。经鼻气管插管，能尽可能少地干扰手术区域，并使导管固定稳定，不易滑脱。但若遇外伤致鼻骨、上颌骨及颅前窝颅底骨折并存时不宜采用经鼻插管，可在麻醉前实施气管切开术。

颞下颌关节手术医师与麻醉科医师共用操作空间，使麻醉科医师不得不远离患者头部进行操作，这种“远距离操作”无疑使麻醉管理的难度大大增加。麻醉科医师应熟练使用通气功能监测仪、脉搏血氧饱和度仪、呼气末二氧化碳监测仪和血气分析仪，协助观察和诊断病情，以便及时发现和处理术中可能发生的误吸、气管导管滑脱、扭曲、折叠等情况。

(一) 术前准备

麻醉访视时，对小儿患者须着重关注喂养情况，以了解张口受限对营养状况和生长发育的影响；了解患儿的睡眠情况包括能否安睡或平卧，是否存在打鼾或憋醒现象，以便制定麻醉方案。外伤患者中以青壮年患者居多。麻醉前，应详细询问受伤的时间，检查创伤的范围和程度，尤需注意了解有否颅脑外伤、颈椎骨折等其他部位的合并伤以及已接受过的麻醉手术情况，并结合手术径路等选择最适宜的气管插管途径和插管方式。老年患者中以肿瘤患者居多，可因恶性肿瘤根治手术、放疗引起口腔颌面部组织粘连固定、无菌性骨髓炎或骨坏死等而造成关节缺损或功能障碍，甚至导致颞下颌关节强直。对于老年患者，麻醉前应详细询问病史，着重了解其全身状况和并发症的发生情况。

麻醉科医师应对患者简单介绍麻醉操作的过程，尤其对张口困难的患者，应重点说明实施清醒插管时须配合的事项，解除其焦虑不安的情绪，更好地与麻醉科医师配合，以顺利完成气管插管。术前禁用或慎用镇静、催眠、镇痛药物，可常规应用抗胆碱药物，如阿托品 0.01~0.03mg/kg 或东莨菪碱 0.005~0.01mg/kg，术前 0.5 小时肌内注射。

(二) 麻醉选择与实施

除非门诊关节镜手术，颞下颌关节强直手术常采用经鼻插管全身麻醉。由于颞下颌关节强直使患者张口受限而无法放置喉镜，通常选择在清醒状态下施行，包括：①经鼻清醒纤维支气管镜引导插管。在完善的气道表面麻醉下，经鼻插入气管导管至咽腔，然后插入纤维支气管镜的镜杆，运用方向控制器转动镜柄改变镜杆前端的方向，找到会厌、声门后，按内镜操作原则，将镜杆送入声门，再沿镜杆将气管导管送入气管，最后退出镜杆，完成插管。此方法的成功很大程度上取决于操作者的经验及熟练程度等因素。若小儿患者不能配合，可在浅全身麻醉下给予气管插管。无论清醒或浅全身麻醉状态，辅助应用咽喉气管内黏膜喷雾表面麻醉应是插管过程的重要步骤。②盲探气管插管装置引导插管法。针对盲探插管术中气管导管易滑入食管的特点，上海第九人民医院研制出新型的盲探气管插管装置(整套装置包括食管气管引导导管、光索及电源盒)，它改变了以往的插管方法，通过由食管光导引导进入气管的方法来完成插管。由于该套装置操作简便，容易掌握，而且固定性好，定位准确，尤适宜在国内广大基层医院推广使用。

完成气管插管后，应根据患者具体情况选择维持麻醉药物种类。通常颞下颌骨关节强直手术时间不长，麻醉维持要求包括完善的肌松，又要镇痛完全，麻醉总用药量小，以便患者术后苏醒迅速和早期拔管。通常采用静吸复合的方法维持麻醉，如七(异)氟烷 - 氧气 - 氧化亚氮吸入，非去极化肌松药和芬太尼适时酌量追加，以确保麻醉平稳，而采用机械通气将有利于术中的呼吸管理。由于手术时患者头部为术者及无菌巾占据，并且术中常需变动头位，而麻醉科医师只能远距离操作，尤须注意严密观察，及时发现气管导管过深、扭曲、折叠和接口脱落等异常情况，以能及时处理。施行控制呼吸前，应准确设定气体流量、潮气量、呼吸频率、呼吸比值，调整气道压力报警的上下限。除了借助仪器监测患者脉搏血氧饱和度、呼气末二氧化碳分压及各类吸入气体浓度，还需严密直接观察其皮肤黏膜颜色、伤口的渗血和胸腹呼吸运动等情况，以弥补各种因素对仪器干扰所造成的误差。长时间、重大手术应定时行血气分析，以避免缺氧、二氧化碳蓄积、酸碱平衡失调造成内环境紊乱。颞下颌关节手术中经常使用骨凿等工具，若使用不当(如骨凿方向与颅底垂直，或使用暴力)可造成颅内组织损伤或出血。颞下颌关节手术中发生颅脑损伤虽十分罕见，但也曾发生过，手术医师和麻醉科医师都应引起重视。

(三) 麻醉后恢复

颞下颌关节成形术后，患者头面部多被敷料包扎固定，若拔管时机选择不当，拔管后一旦出现呼吸困难，处理较棘手，故手术结束后应送入麻醉恢复室，由恢复室医师负责使患者安全度过苏醒期。在恢复室内，应维持必要的监测和记录，如常规吸氧、监测心电图、脉搏、脉搏氧饱和度、血压、体温、潮气量和呼吸频率等，密切观察患者的意识、咽喉咳嗽反射、肌力恢复程度。麻醉后应待患者完全清醒，呼之能应，吞咽咳嗽反射已完全恢复，呼吸循环功能稳定并估计无引起呼吸道梗阻的因素存在时方可给予拔管。对于评估拔管后难以维持气道通畅的患者，应在拔管前作预防性气管切开术，或给予适量镇静药留置气管导管，度过术后气道困难危险期后再考虑拔管。出恢复室时，应达到以下要求：患者恢复知觉，无定向障碍，气道通畅，肌张力恢复正常，能自动或在指令下活动四肢和举头，循环和呼吸功能稳定，手术创面无异常。

七、眶距增宽症手术

眶距增宽症是指眼眶间骨性距离过大的颅面畸形，上海第九人民医院的资料显示，先天性眶距增宽症占总数 79.69%。以往认为眶距增宽症是一种独立的颅面部畸形，现已证明两眼眶间骨性距离的增宽只是一种症状，可以出现于多种类型的颅面畸形中，比如 Tessier 0~14 号颅面裂畸形以及 Crouzon 综合征、Apert 综合征等。

1967 年，Tessie 报道了第一例颅内外联合径路眶距增宽症矫正手术。他在颅外进行眼眶外、下缘和眶壁截骨，同时在颅内直视下进行眼眶上、内缘和眶壁截骨，获得良好的术后效果，患者眶距增宽畸形明显改善，成为颅面外科发展历史中的里程碑。1977 年，上海交通大学医学院附属第九人民医院的张涤生等在麻醉监护设备薄弱、缺乏电锯、电钻的情况下，完成了国内第一例眶距增宽矫正手术。并由此开始了中国颅面外科的发展。

目前认为，针对先天性眶距增宽症患者，在 4~6 岁时进行手术为最佳时机。因为过早手术可能会影响牙胚和颅面部骨骼的正常发育。并且 4 岁时通过手术矫正畸形可有助于学龄前儿童的心理改善。

一度增宽患者不需要进行眼眶截骨矫正手术，可通过矫正内眦畸形或垫高鼻梁即可矫正或改善；二度增宽患者需施行颅外径路的“U”型截骨术矫正畸形，但如存在筛板脱垂则亦需采用颅内外联合径路截骨矫正术；三度增宽患者需施行颅内外联合径路“O”型截骨矫正术以彻底游离眶缘骨架，截除眶间多余骨块，眶架在新的位置重新固定（图 67-2）。

（一）术前准备

眶距增宽手术患儿与一般外科手术患者术前情况有所不同。患儿一般全身情况较好，无明显的脏器疾患和异常，其特殊性表现在颅面部的解剖畸形。这种畸形对麻醉的影响主要表现在气道困难和术前颅内高压。Apert 综合征和 Crouzon 综合征由于骨缝早期闭合，解剖上表现出尖头畸形和眶距增宽等征象。随着患儿生长，由于颅腔扩展受限，可出现颅内压增高、视乳头水肿、视神经萎缩和智力发育障碍等症状。这类患者往往手术年龄较小，颅内压增高是一个慢性渐进过程，就诊时一般并不伴有急性脑水肿症状。

颅面畸形患者术前张口度一般均正常，对插管困难的预测度评估可采用视诊，观察甲颏间距，下颌骨水平支长度，mallampati 分级和直接喉镜显露喉头情况等做出综合的判断。小儿即使具有上述异常情况，但由于发育尚未完成，其气道的困难程度往往比成人小。

（二）麻醉选择与实施

6

选择气管插管全身麻醉。对于估计不存在插管困难的患者，丙泊酚、芬太尼等结合中时效的非去极化肌松药诱导插管，静吸复合麻醉是目前最常用的方法。对高度怀疑有气道困难存在的患者，最好采用清醒插管，即应用适量的镇静镇痛药物，使患者处于嗜睡状态，保留呼吸，呼之能应，应用特殊插管技术如直接喉镜、可视喉镜、纤维支气管镜引导插管。估计存在困难气道的婴幼儿，采用氯胺酮麻醉，在保留自主呼吸情况下插管。方法为先肌内注射氯胺酮，待患儿意识消失后开放静脉，加深麻醉，保留自主呼吸，利舒卡咽喉部表麻后行气管内插管。

气管插管根据手术要求可选经鼻或经口插管。经口插管建议选用 RAE（Ring-Adair-Elwyn）导管。插管后导管向下唇弯曲，可以最大限度地减少气管导管对手术野的干扰并有利于导管的固定。经鼻气管插管常选用低压高容的钢丝螺纹加强型气管导管或是特制的异型管，并应用适量的鼻黏膜血管收缩药，如麻黄碱滴鼻液等，可以减少气管导管术中折叠引起的气道问题以及鼻黏膜损伤引起的出血。

术中要求麻醉平稳、多器官保护、颅内压的控制等，麻醉要点主要有以下几个方面：①麻醉维持以丙泊酚和芬太尼为主，并辅用 1MAC 以下异氟烷吸人麻醉。丙泊酚能明显降低 ICP 以及脑血流量和脑氧代谢，具有一定的脑保护作用。芬太尼能够中度地抑制脑血流和脑氧代谢，亦能降低 ICP。异氟烷与丙泊酚合用，并辅以过度通气，不仅麻醉更平稳，麻醉药用量更少，而且一定程度上减少了丙泊酚和过度通气引起的脑氧失衡的可能。②重视 ICP 的管理，避免 ICP 过高或过低，用 20% 甘露醇快速滴注，降低 ICP；过度通气，使脑血流量减少以降低 ICP；通过留置于蛛网膜下腔的导管，当硬脑膜暴露后或牵拉脑组织时，让脑脊液自行滴出以作外引流。经蛛网膜穿刺置管观察颅内压变化有其直观的一面，但也有其不利的一面。如婴幼儿行

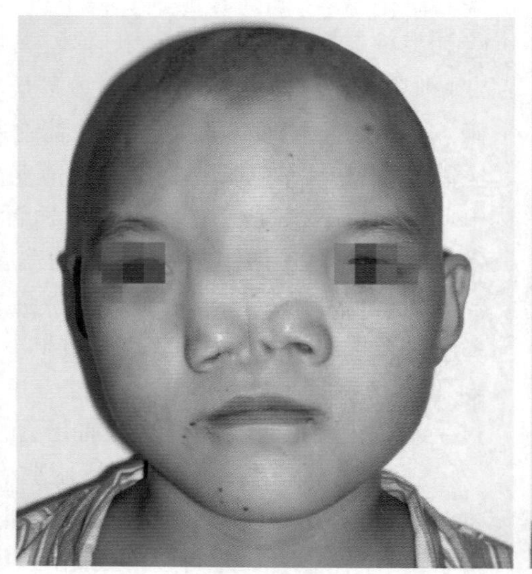

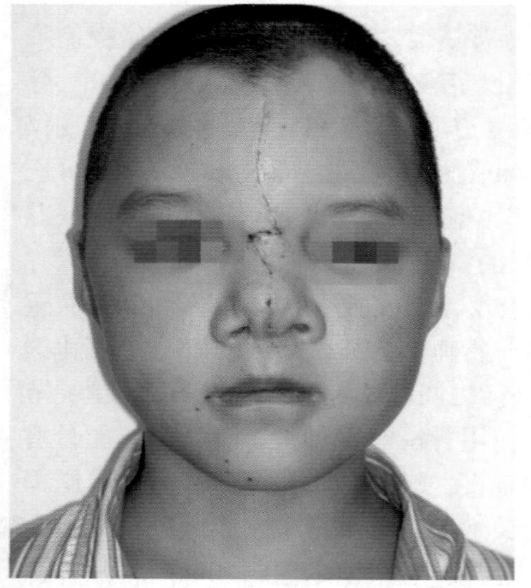

图 67-2　眶距增宽症（术前和术后）

蛛网膜下腔穿刺置管操作十分困难，腰穿所致脑脊液渗漏可使压力测量数值失真。如果蛛网膜下腔留置管无菌管理不当，可能出现严重后果如颅内逆行感染。近年来采用术前不行蛛网膜下腔穿刺，当术者感到硬脑膜张力增高影响手术操作时给予甘露醇、呋塞米等药物，适当降低颅内压以利手术操作。术毕行侧脑室置管，监测术后颅内压变化，若颅压过高可引流部分脑脊液。结果显示，采用该方法术后并未发生颅内压增高或因颅内压增高而导致的严重并发症。③注意水、电解质和酸碱平衡。手术时间长、创伤大，术中利尿药的使用，手术期间易出现水、电解质和酸碱平衡紊乱。术中加强血糖、电解质和尿量的监测，结合酸碱测定，以指导输液时糖及电解质的补充。④术中要加强呼吸道管理，预防肺炎，术中可以适当使用一些抗生素。

（三）麻醉后恢复

术后进入监护病房。全身麻醉清醒稳定后将头抬高 20°~30°，以利于颅内静脉回流，减轻脑水肿，必要时可以使用少量甘露醇和地塞米松静滴，待生命体征平稳，肌松作用消退后拔除气管导管。

八、显微手术

显微手术是在手术显微镜和手术放大镜下完成的普通肉眼无法实施的手术和操作。其中以小血管吻合术为基础的皮瓣游离移植修复创面技术在口腔颌面部的手术中应用最为广泛。

显微手术需要在全身麻醉下完成。由于手术本身不涉及重要脏器，因此麻醉科医师往往重视程度不够。然而，显微手术的麻醉通常需要 8~12 小时，个别手术甚至需要更长时间。长时间、大范围的暴露以及冲洗和消毒，患者术中容易出现体温下降、大量血液和体液丢失，导致外周血管收缩，可能影响游离移植组织的存活。因此，理想的麻醉管理是安全实施手术的前提，也是手术成功的关键。

（一）术前准备

患者往往有较大范围的组织缺损，特别是肿瘤手术后可能留下头面部的外观畸形以及咀嚼、吞咽、语言等功能改变。游离皮瓣的手术存在失败的风险，一旦皮瓣坏死，不仅手术效果受到影响，还需要承担再次手术的痛苦。此外，多次手术的痛苦和不良记忆也会加重患者对手术和麻醉的恐惧和焦虑。术前与患者充分交流，耐心细致的解释，详细介绍麻醉过程和麻醉后恢复的要点，尽可能获取患者和家属的理解与合作，消除患者对手术和麻醉的顾虑。

麻醉前用药的主要目的是解除患者对手术的焦虑、紧张情绪，减少呼吸道分泌物，便于气道管理。可用咪达唑仑 7.5mg 术前 2 小时口服或 0.05~0.075mg/kg 术前 30 分钟肌内注射。对于困难气道患者，可用阿托品 0.5mg 或东莨菪碱 0.3mg 连同咪达唑仑在麻醉前 30 分钟肌内注射。

（二）麻醉选择和实施

显微手术的特点是操作精细，要求镇痛、镇静完全。麻醉方法常因手术部位的不同而不同。肢体手术多采用部位阻滞麻醉，口腔颌面部的显微手术则多采用全身麻醉。

显微手术时间长，应考虑到患者受压部位的保护，选择柔软的床垫，需要时可用棉垫等特殊物品增加床垫的柔软度和舒适性。常规监测可采用无创测压、脉搏、脉搏氧饱和度、呼气末二氧化碳以及连续心电图监测心率和心律。对于手术范围较大，时间较长，需要早期实施控制性降压减少出血量的患者，除上述监测外应经动脉置管直接连续监测动脉血压。此外，还需定时测定血气、血电解质等参数，注意保持水电酸碱平衡。

显微手术时可利用麻醉药物本身的作用和一些特殊的麻醉技术，改变全身的血流动力学和皮瓣局部的血流来提升游离皮瓣的生存能力（表 67-1）。区域神经阻滞与全身麻醉联合应用能提供良好的镇痛作用，扩张血管，减少局部血管的痉挛，但口腔颌面部显微外科手术的部位特殊，区域神经阻滞的使用范围有限。除引起组胺释放的药物外，临床常用的麻醉药物多可用于显微手术。局部或区域神经阻滞使用肾上腺素可能对皮瓣产生不良影响，但临床上这种影响并不十分明显。

表 67-1 显微游离皮瓣手术的麻醉管理
维持呼吸道通畅，避免缺氧、二氧化碳蓄积或过度通气
维持高容量血液循环
血液稀释（高容性血液稀释或等容性血液稀释）
降低外周血管阻力（轻度高血容量，血管扩张药）
维持正常体温
避免使用组胺释放药物
用晶体液补充非显性液体丢失
用合成胶体液替代血浆
有条件时持续监测游离皮瓣的血流状态

等容性血液稀释和高容性血液稀释可以降低血液的黏滞性，增加正常组织的血流，还可能增加游离皮瓣的血流，改善组织的灌注，是提高显微外科麻醉管理技术的重要组成部分。显微手术时血细胞比容最好控制在30%~35%之间。在心脏功能不全时，应避免使用血液稀释。

在一些切除范围较大的恶性肿瘤、淋巴清扫手术，可在手术早期使用控制性低血压技术来控制和减少出血量，但在主要手术步骤完成后应迅速将血压恢复到正常水平。微血管吻合完成后，应适当升高血压以保持游离皮瓣有足够的灌注压。显微手术时使用控制性低血压可以在减少出血量的同时，为外科手术提供良好清晰的视野，提高手术精确性，减少对神经血管的损伤，降低血管内的张力，有利于手术操作。控制性低血压也具有一定的危险性，应避免为追求手术野的完全无血，而过度降低血压的情况发生。控制性低血压并非生理状态，因此降低血压也是有限度的，但血压的安全界限因人而异，很难确定。一般认为，平均动脉压或收缩压容许降至平时血压的2/3。临床资料证实，当收缩压维持在60mmHg以上时，对于健全器官不会造成缺血性损害。为安全起见，一般平均动脉压不能低于50mmHg，必须降至50mmHg以下时，持续时间不得超过15~30分钟。

6

长时间的显微手术容易出现体温下降。而低体温可导致外周血管的收缩和痉挛，影响显微外科手术的效果。避免核心体温的下降幅度超过0.5~1.0℃。麻醉过程中可通过以下方式来减少和避免体温的下降：①调节和控制手术间的温度在24~25℃之间，可明显减少显微外科手术时的体温丢失；②输入加温的液体和血液；③使用不同类型的保温设备；④使用湿热交换器和使用小流量麻醉，减少呼吸道的热量丢失；⑤及时覆盖创面。

维持循环功能的稳定和有效的液体治疗也是显微手术麻醉管理的重要组成部分。要求有效循环血量维持于较高水平，以利于吻合后的微血管通畅，保证移植组织有足够的血流灌注。因此，术中应及时补充容量，维持有效循环血量的稳定，避免发生低血容量。采用输注晶体液、血浆代用品、自体输血及血液稀释的方法可减少术中对库血的需求量。应注意输入的液体不能引起组胺释放，胶体液不能随意通过损伤的上皮细胞，还要在血管内有足够的半衰期，防止出现手术后的血容量不足。在血红蛋白低于10g/dl，血细胞比容低于30%时，需考虑输入红细胞和新鲜冰冻血浆。为防止移植组织的吻合血管栓塞，可输注平衡液和低分子右旋糖酐以降低血液黏滞度。此外，有效循环血量不足、体温下降、疼痛、应用血管收缩药和输血输液反应等均可引起外周血管收缩痉挛，积极防治各种导致血管痉挛因素对提高移植组织的成活率十分重要。

显微外科手术中分离血管和吻合血管是非常精密的手术操作，需要麻醉绝对平稳，术中合理应用肌肉松弛药物，尤其在变换患者体位之前，确保合适的麻醉深度。有条件的话，最好配备监测麻醉深度的仪器。

（三）麻醉后恢复

显微手术结束后要求麻醉恢复迅速平稳，避免和减少呛咳的发生，在患者完全清醒，呼吸道能够保证通畅的情况下拔除气管导管。拔除气管导管过程中，需避免压迫游离皮瓣的蒂部。部分手术创伤较大，或呼吸道不能维持通畅的患者术后可保留气管导管。

密切监测患者的生命体征，保证良好外周循环情况（包括皮温，毛细循环）、脉搏氧饱和度超过90%、尿量大于每小时1ml/kg，无创收缩压超过100mmHg或平均动脉压超过75mmHg。维持较高的心输出量和较低的循环血管阻力以及正常的体温。保持恢复室温度在26℃左右，需要时可用60W的普通电灯照射游离皮瓣，用以增加皮瓣温度，改善血运。如果患者出现低体温，除使用加温设备外，还可使用镇静药物并保留机械通气直到患者体温恢复正常。

手术后良好的镇静镇痛不仅可以减少患者恢复期的焦虑、躁动，还能减少儿茶酚胺的释放，改善游离皮瓣的血流状态，对显微手术的效果产生明显的影响。其中以阿片类药物的静脉患者自控镇痛使用较为广泛，可主张在麻醉恢复期内即可开始实施镇痛。

术后的恶心、呕吐可能污染手术区域，牵拉血管吻合部位，严重时导致水电解质紊乱。5-羟色胺拮抗剂如恩丹西酮，托烷司琼能有效预防和治疗术后恶心、呕吐，预防性用量为0.05~0.2mg/kg。丁酰苯类如氟哌利多可通过中枢多巴胺受体的拮抗而发挥镇吐效应。小剂量氟哌利多（1.5~2mg）的镇吐效果好，剂量过大可出现运动障碍、好动和烦躁不安。

术后的寒战能成倍增加患者的氧消耗，加重心肺负担，还可以增加儿茶酚胺的释放并导致外周血管的收缩。手术后注意患者的保温，出现寒战时静脉输入可乐定 150μg，和 / 或哌替啶 12.5~25mg 有较好的临床效果。

（姜 虹）

参考文献

[1] 王恩真 . 神经外科麻醉学 [M]. 北京 : 人民卫生出版社 , 2000.

[2] 朱也森 . 现代口腔颌面外科麻醉 [M]. 济南 : 山东科学技术出版社 , 2001.

[3] 邱蔚六 . 口腔颌面外科学 [M]. 北京 : 人民卫生出版社 , 2008.

[4] 朱也森 , 姜虹 . 口腔麻醉学 [M]. 北京 : 科学出版社 , 2012.

[5] 邓小明 , 姚尚龙 , 于布为 , 等 . 现代麻醉学 . 4 版 . 北京 : 人民卫生出版社 , 2014.

[6] ROHIT J, ORLA L. Anaethesia for head and neck cancer surgery [J]. Curr Anaesth Crit Care, 2009, 20: 28-32.

[7] ROBERT G, KROHNER D O. Anesthetic consideration and techniques for oral and maxillofacial surgery [J]. Int Anesthesiol Clin, 2003, 41 (3): 67-89.

[8] 徐辉 , 王旭 , 陈志峰 , 等 . 口腔颅颌面部常见综合征手术的麻醉处理 [J]. 临床麻醉学杂志 , 2011, 27 (2): 194-195.

[9] 顾清 , 穆雄铮 . 眶距增宽症的诊断和分类标准及手术治疗 . 组织工程与重建外科杂志 , 2009, 5 (4): 117-120.

[10] MISHRA S, BHATNAGAR S, JHA R R. Airway management of patients undergoing oral cancer surgery: a retrospective study [J]. Eur J Anaesthesiol, 2005, 22 (12): 510-514.

第六十八章

胸内手术麻醉

目　录

胸内手术麻醉是现代麻醉学的重要组成部分。胸内手术的进步要求与之相适应的麻醉技术的提高，胸内手术麻醉的发展又为胸内手术的进步创造了条件。

由于胸内手术使胸腔的完整性受损且在心、肺、大血管等重要脏器周围的手术操作可造成呼吸、循环功能紊乱，故胸内手术麻醉的主要方法仍是气管内插管全身麻醉。因此，除了遵循全身麻醉的一般原则，胸内手术的麻醉还需要根据胸内手术的特点，应用肺隔离、单肺通气等技术为顺利开展胸内手术创造条件。本章从肺隔离技术着手，阐述常见胸内手术的麻醉管理要点，主要介绍肺部手术、气管手术、支气管镜手术、纵隔镜手术、食管手术、胸腔镜手术、支气管肺灌洗术和肺移植术的麻醉处理要点。

第一节 肺隔离技术

肺隔离（lung isolation）技术传统的定义是指插入特殊的气管导管如单腔支气管导管、双腔支气管导管或支气管阻塞导管以能够将左、右主支气管完全分隔的方法。随着导管材质和插管技术的改进，现在已经可以应用支气管阻塞导管做到分隔左上、左下肺叶支气管及右下肺叶和右上、右中肺叶支气管。

20 世纪肺隔离技术的发明在胸内手术和麻醉中具有里程碑意义，使得胸内手术取得长足进步，不仅保障了大量湿肺患者的手术安全，也拓展了胸内手术适应证。肺隔离后双肺分别通气或一侧通气，不仅可以防止病肺分泌物或脓血对健肺的污染，还可使手术侧肺萎陷、减少对手术野的干扰；不仅方便手术操作，而且减轻了手术操作对肺的机械损伤。因此，肺隔离、单肺通气技术是胸内手术麻醉管理的核心。

一、肺隔离技术的适应证

肺隔离技术的应用范围广泛，从为胸内手术操作创造理想的手术野到严重肺内出血时的急症抢救、保护健侧肺免遭出血堵塞、避免患者窒息死亡等都需要应用肺隔离技术。通常把肺隔离的适应证分为相对适应证与绝对适应证。肺隔离的相对适应证是指为方便手术操作而采用肺隔离的情况，包括全肺切除、肺叶切除、肺楔形切除、支气管手术、食管手术和降主动脉重建术等。肺隔离的绝对适应证是指需要保证通气，防止健肺受污染等情况，包括湿肺、大咯血、支气管胸膜瘘、单侧支气管肺灌洗和中央型肺癌等。临床实际应用中很多相对适应证会演变为绝对适应证。如手术中意外发生一侧肺大出血，潜在导致另一侧肺被淹的风险时，必须采用肺隔离技术，此时相对适应证就变为绝对适应证。随着疾病谱的改变，现在大咯血病例减少，肺隔离技术保护健肺为主要目的的应用也相应减少；相反，因微创技术在胸内手术中的应用日趋增多，肺隔离技术已经成为胸腔镜（包括达芬奇机器人辅助）手术的必要条件。因此，现在肺隔离技术不仅常规用于肺部、食管、降主动脉等胸内手术，还用于胸腔镜下非体外循环下冠脉搭桥和胸椎手术，有时巨大右半肝脏手术甚至后腹膜巨大肿瘤和后腹膜腔镜手术也采用肺隔离、单肺通气技术，为手术操作提供更为便利的条件。

二、肺隔离的禁忌证

肺隔离无绝对禁忌证。临床实践中行双腔支气管导管插管时，应注意防止各种损伤。任何情况下，气管导管在插管过程中遇有阻力时，禁忌盲目用力插管。如存在主动脉瘤时，应避免插管引起动脉瘤破裂的风险（当然也包括对血压的控制）；存在前纵隔肿瘤时插入双腔支气管导管可能造成肺动脉受压，但有时前纵隔肿瘤压迫支气管时又必须选用适宜的双腔支气管导管插入一侧支气管以确保一侧肺通气。因此，插管前应依据颈部、胸部 X 线片和 CT 片的检查结果谨慎选择适宜的导管，插管时动作轻柔、忌暴力，插管后仔细观察肺隔离和单肺通气的效果，拔管前应再次评估有无气道损伤可能和有无再次插管困难，并做好再次插管的准备。理论上，双腔支气管导管对插管条件的要求高于单腔气管导管，既往将饱胃、困难气道患者作为双腔支气管导管插管禁忌，现今随着可视化插管工具的普及和插管技术的提高，在做好充分准备的基础上可以谨慎实施双腔支气管导管插管或应用单腔气管导管加支气管阻塞器来实施肺隔离。注意先插入单腔管再应用交换导管更换双腔支气管导管的插管方式是困难气道患者实施双腔支气管导管插管的方法之一，但切记并非100%成功，应有交换失败的备用预案；对于饱胃患者，交换导管的方法延长了气道失控时间，并不适用。

三、肺隔离的方法

双腔支气管导管、支气管阻塞导管、单腔支气管导管为肺隔离的三种基本方法，各有优缺点，可根据不同对象和需求灵活选用。双腔支气管导管是目前选用最多、最主要的肺隔离方法；支气管阻塞导管主要用于双腔支气管导管插管困难、小儿、下呼吸道解剖异常但需要单肺通气的患者；单腔支气管导管主要用于隆突部位的手术或既往已行全肺切除的患者和小儿。

（一）单腔支气管导管

支气管内插管是最早应用的肺隔离技术，有左、右支气管导管可选，通过一定的手法直接送入通气侧的目标（左或右）支气管内而达到肺隔离目的。因解剖关系，右侧支气管内插管较容易，而左侧支气管插管时如果未能进入左支气管，可将导管退到总气管后将患者头右转90°，然后轻压气管，利用杠杆原理使得气管导管的尖端指向左支气管而容易获得成功，必要时可用支气管镜辅助插管。该方法的优点是费用低廉，左支气管内插管可以采用普通气管导管替代，而右侧支气管由于长度较短，普通气管导管套囊过长可能并不适宜，宜选用短套囊的气管导管以避免堵塞右肺上叶开口。该方法的缺点明显：其一是容易堵塞右肺上叶支气管开口，造成右肺上叶不张；其二是导管插入目标（左或右）支气管后只能行该侧支气管通气，被堵塞的手术侧肺内分泌物或血液无法及时吸引，手术结束后如果病肺内有分泌物或血液容易造成健肺污染或堵塞，对健肺存在一定的风险。目前，该方法在成人已经基本被废弃，偶用于无适宜双腔支气管导管或支气管阻塞导管可用的小儿患者。

（二）双腔支气管导管（double lumen tube，DLT）

1949年Carlens发明的双腔支气管导管使肺隔离技术有了质的飞跃。Carlens双腔支气管导管是左支气管导管型（图68-1），可插入左主支气管，而White是右支气管导管型（图68-2），可插入右主支气管，两种均为橡胶制品。管腔截面呈“D”字型，带有隆凸小舌可骑跨于隆凸部。由于管腔小，带有小舌钩，插管操作时可引起声门损伤、小钩断裂和脱落等意外，现在已经很少使用。

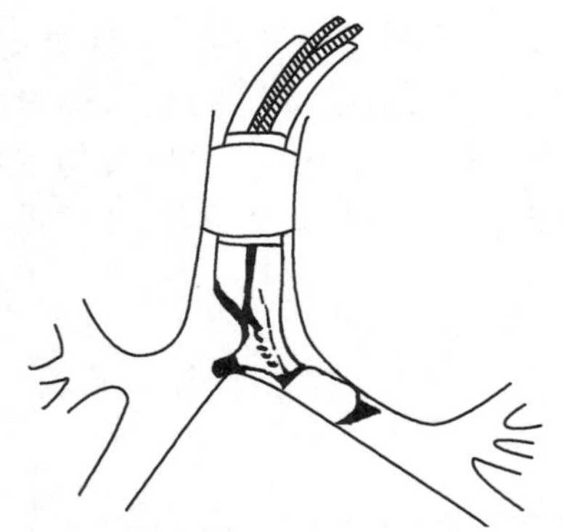

图68-1 Carlens导管即左支气管导管

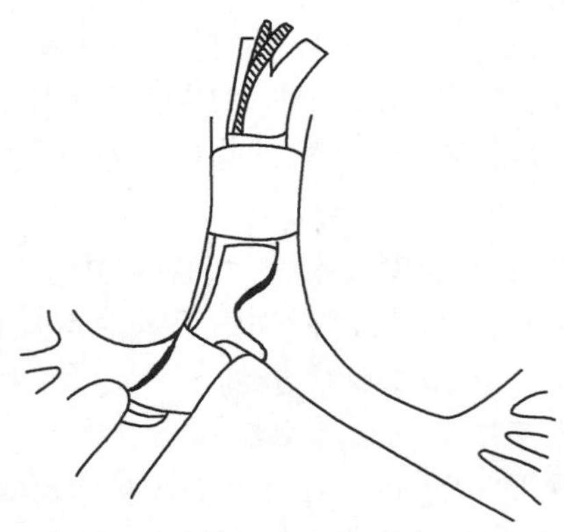

图68-2 White导管即右支气管导管

20世纪80年代，聚氯乙烯导管替代了橡胶导管，Robertshaw双腔支气管导管也称为一次性使用双腔支气管导管，由透明塑料（PVC）制成，“D”型管腔大而光滑，无小舌钩，有左、右型（图68-3）。由于双腔支气管导管横截面呈卵圆形，不宜以直径反映其规格，故以French size（F）表示[F号＝导管外径（OD）×3.14]。这种导管的优点为：①无小舌钩，插管容易；②气管套囊为低压套囊，减轻对气管壁黏膜的压迫；③支气管套囊为蓝色（图68-3），纤维支气管镜定位识别方便；④X线可显示导管标记线位置；⑤透过透明塑料管可观察呼吸的湿化气体在管腔内来回移动，易清除气管分泌物；⑥右支气管导管型设计更为贴妥合理，可保证大部分患者右上肺叶的通气。

虽然双腔支气管导管至今仍存在一些缺陷，如右侧双腔支气管导管容易移位，需支气管镜辅助定位等，但双腔支气管导管制造材料和技术的改进，使得插管方式更加接近于单腔气管导管，插管损伤的发生

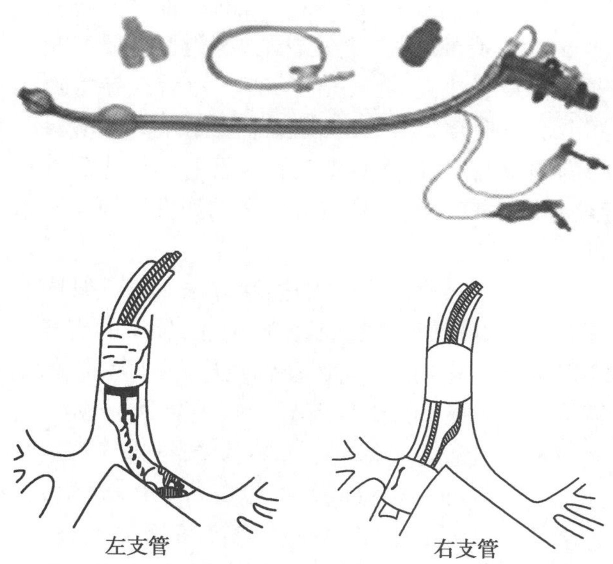

图 68-3 Robertshaw 双腔支气管导管

率明显降低，加之应用支气管镜对双腔支气管导管的准确定位，临床双腔支气管导管的应用日趋广泛。

1. 双腔支气管导管尺寸的选择 一方面，选择偏细的双腔支气管导管通气阻力增加，肺部分泌物引流不畅，而且为了避免漏气，往往需要增加套囊的注气量，过量注气可使套囊内压过高引起气道黏膜损伤；另一方面，选择偏粗的双腔支气管导管，气管插管时易引起声带和气道黏膜损伤，甚至造成支气管破裂。因此，选择合适的双腔支气管导管的型号就显得格外重要。理想的双腔支气管导管以能顺利插入目标支气管内最大型号的双腔支气管导管为原则，所谓合适需要同时满足以下三个条件：①双腔支气管导管能够顺利插入，支气管端能正确到达目标支气管；②气管套囊内注气 2~6ml 后套囊内压力 <25cmH$_2$O，正压通气时气道峰压达 30cmH$_2$O 时无漏气现象；③支气管套囊内注气 1~3ml 后套囊内压 <20cmH$_2$O，正压通气气道峰压达 30cmH$_2$O 时两肺隔离良好。双腔支气管导管的选择不仅与患者的性别、身高有关，也与麻醉科医师的习惯有关。中国北方地区医师较南方地区医师可能选择更大 1 个型号。一般推荐男性选用 DLT 35F~41F，女性选用 DLT 35~37F（表 68-1）。上海交通大学附属胸科医院 5 万余例双腔支气管导管的应用经验是，男性选用 37F、女性选用 35F 多可满足肺隔离的需求，且便于双腔支气管导管的插入、减少插管并发症。上海交通大学附属瑞金医院采用胸部 X 线片与 CT 测量法来选用双腔支气管导管的尺寸，更为准确，可避免导管选择不当造成的不必要浪费。其方法是从医院的影像系统中获取胸部 CT 图像，测量声门下气管最狭窄处（A）、气管中段（B）和左、右主支气管（C）等处的内径（图 68-4）。如图中所示，测量该患者的数据得到声门下最狭窄处（A）直径为 12.0~12.2mm，主气管直径为 16.5~17mm，左主支气管直径为 9.7~10.6mm，右主支气管直径为 8.1~8.9mm，按照表 68-2 某品牌 DLT 数据，选择 37F 双腔支气管导管较为适合。此外，插管前还可参考单腔气管导管、双腔支气管导管和支气管阻塞导管的直径（表 68-3）。

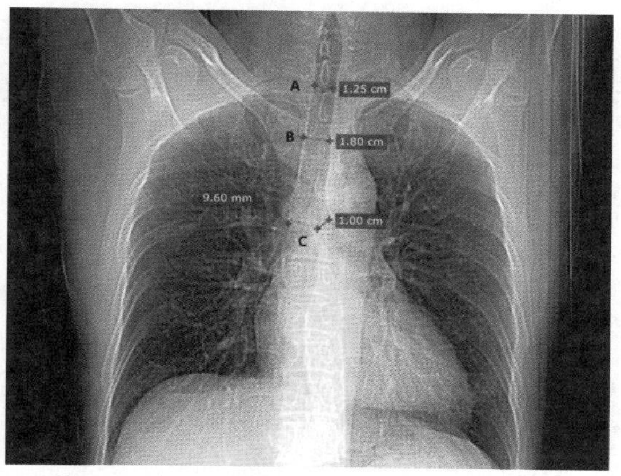

图 68-4（1） 依据胸部 CT 测量气管、支气管直径
A：气管最狭窄处；B：气管中段；C：左、右支气管处。

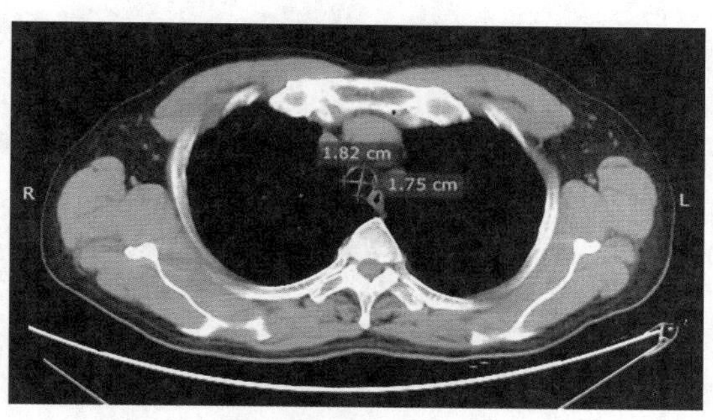

图 68-4（2） 依据胸部 CT 测量气管、支气管直径
图 68-4（2）对应图 68-4（1）中"A"的位置（即气管最狭窄处）。

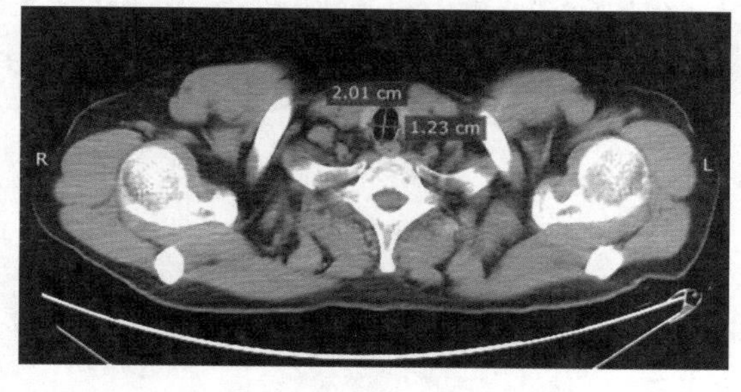

图 68-4（3） 依据胸部 CT 测量气管、支气管直径
图 68-4（3）对应图 68-4（1）中"B"的位置（即气管中段）。

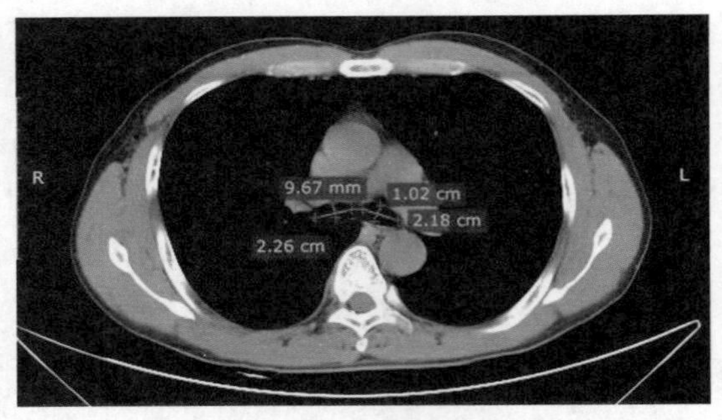

图 68-4(4) 依据胸部 CT 测量气管、支气管直径

图 68-4(4)对应图 68-4(1)中"C"的位置(即左、右支气管处)。

表 68-1 依据性别、身高所推荐的 DLT 的尺寸

性别	身高(m)	推荐 DLT 尺寸
女性	≥ 1.6	37F
女性	<1.6	35F
女性	<1.5	32F
男性	≥ 1.7	41F
男性	<1.7	39F
男性	<1.6	37F

表 68-2 某品牌双腔气管导管的外径

型号(F)	主气管导管外径(mm)	左/右支气管导管外径(mm)
28	9.4	7.4
32	10~11	8.3
35	12~13	9.5
37	13~14	10
39	13~14	10.1
41	14~15	10.6

表 68-3 单腔气管导管、双腔支气管导管及支气管阻塞导管直径

单腔气管导管 ID(mm)	单腔气管导管 OD(mm)	双腔支气管导管(F)	双腔支气管导管主气管导管外径(mm)	支气管阻塞导管内径(mm)
6.5	8.9	26	8.7	3.0
7.0	9.5	28	9.3	3.2
8.0	10.8	32	10.7	3.4
8.5	11.4	35	11.7	4.3
9.0	12.1	37	12.3	4.5
9.5	12.8	39	13.0	4.9
10.0	13.5	41	13.7	

2. 插管前双腔支气管导管的检查　使用前应检查套囊是否漏气，主气管的套囊注气 15~20ml、支气管套囊注气 3ml 进行检查。然后在导管外涂润滑剂或喷雾润滑剂，根据患者的解剖和麻醉科医师的插管习惯，将双腔支气管导管弯曲至所需的角度，建议不宜更改导管前端自身的塑形以便于进入目标支气管。

3. 双腔支气管导管的插管方法　与气管内插管方法基本相似。喉镜暴露声门后，导管的支气管端向上插入声门，支气管套囊经过声门后，拔除插管导芯，左侧双腔支气管导管逆时针旋转 90°，右侧双腔支气管导管顺时针旋转 90°，推进导管至预计深度插管即初步完成。一般身高 170cm 的成人患者导管尖端距门齿 29cm，身高每增减 10cm 插管深度增减 1cm。Robertshaw 双腔支气管导管与具有小舌钩的橡胶双腔支气管导管的设计不同，推进导管时不宜以遇到阻力为插管初步成功的标志，推进中遇到阻力时可能造成肺叶、肺段支气管或支气管损伤。插管初步完成后应准确定位导管的位置。

4. 导管定位　确定双腔支气管导管位置的方法包括听诊与支气管镜检查。听诊分三阶段进行。第一步确定气管导管的位置(图 68-5)，即气管内套囊充气，双肺通气时，听诊可闻及双肺呼吸音清晰、对称(肺部疾患呼吸音改变与病变吻合)，同时可见双侧胸廓均匀起伏。若双肺呼吸音不一致，气道阻力大，表明双腔支气管导管插入过深，可后退 2~3cm 后重新听诊。第二步确定支气管导管的位置(图 68-6)，将支气管套囊充气，夹闭气管腔接口后通气，听诊确认插入支气管侧单肺通气呼吸音清晰，开放气管腔接口行双肺通气，听诊双肺呼吸音清晰、对称。第三步确定隔离效果(图 68-7)，分别钳夹气管腔与支气管腔接口，听诊通气侧单肺呼吸音同时见通气侧胸廓起伏以确定隔离效果。

听诊法可快速诊断双腔支气管导管是否到达目标支气管，如通气效果好、单肺通气时气道峰压低于 20cmH_2O，呼出气 CO_2 波形无气道梗阻表现，基本可以确定导管位置良好。反之如果气道峰压高，呼出气 CO_2 波形呈气道梗阻表现，则提示双腔支气管导管位置不当，可能存在一侧支气管或肺叶支气管堵塞的情况。定位最可靠的方法是应用纤维或电子支气管镜明视下定位。其方法是在双腔支气管导管初步定位后，支气管镜经双腔支气管导管的近端开口(侧孔)直接进入气管内，明视下可见支气管的蓝色套囊恰封堵在目标支气管口上(标准位为：蓝色套囊充气后在隆突下可见其上缘)。患者体位改变或手术操作可导致导管移位，此时需要重新核查双腔支气管导管的位置。由于双腔支气管导管的内径较细，宜选用适宜型号的支气管镜(表 68-4)，以避免支气管镜的损坏。

表 68-4 不同型号双腔支气管导管定位时支气管镜相适宜的型号

双腔支气管导管型号	最粗支气管镜型号
28F	3.2mm
32F	3.8mm
35F	4.1mm
37F	4.4mm
39F	4.7mm
41F	5.0mm

备注：ID 7.5mm 单腔气管导管联合支气管阻塞导管时，可用 4.1mm 纤维支气管镜。

第一步：确认在气管内(图 68-5)。

气管套囊充气，支气管套囊未充气，听诊双侧呼吸音。

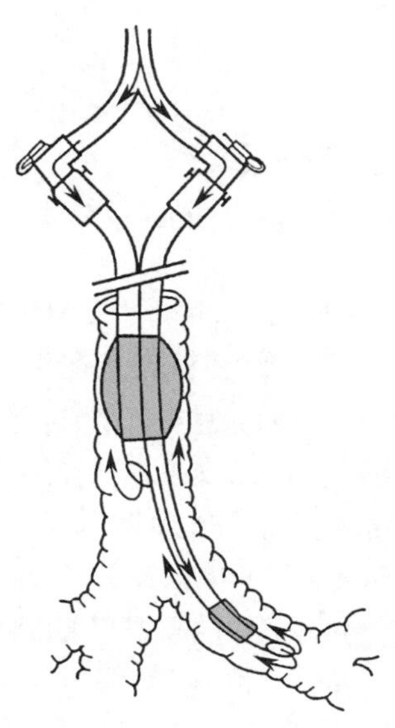

图 68-5 双腔支气管导管定位步骤 1

第二步：确认目标支气管内插管(图 68-6)。

气管套囊充气，支气管套囊充气，夹闭气管通气管，听诊确认支气管导管位置。

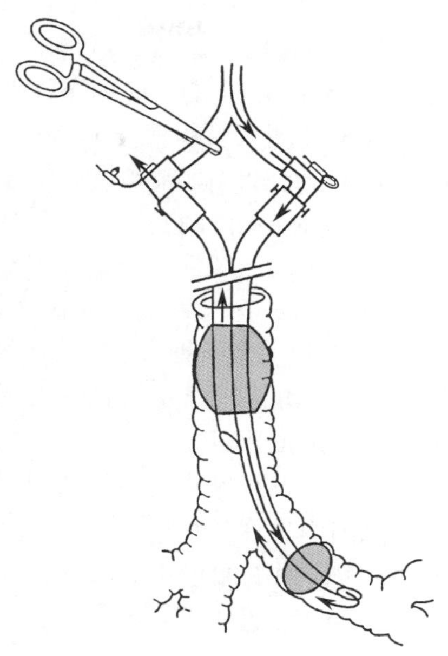

图 68-6 双腔支气管导管定位步骤 2

第三步：确认肺隔离效果(图 68-7)。

分别钳夹气管腔与支气管腔接口，听诊通气侧单肺呼吸音同时观察通气侧胸廓起伏以确定隔离效果。

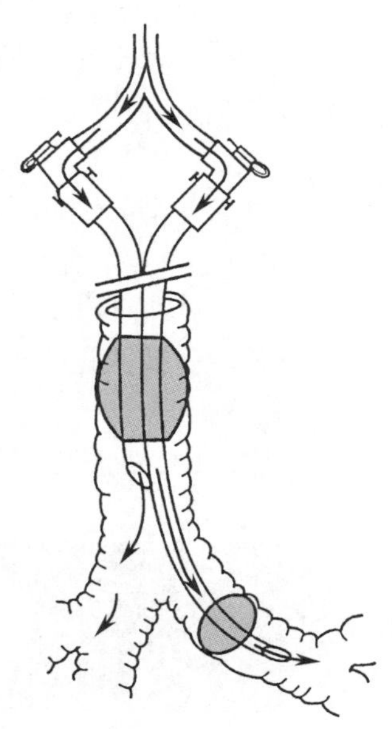

图 68-7 双腔支气管导管定位步骤 3

5. 导管进入目标支气管失败情况的处理 由于解剖关系，右侧双腔支气管导管的插管较易成功，而左侧双腔支气管导管在插管中较易误入右支气管。遇到这种情况时，先将套囊放气，导管后退至距门齿 20cm 处，将患者头右转 90° 同时将双腔支气管导管逆时针旋转 90° 再向下推进导管入左侧支气管。在头转向右侧送管过程中可以向右轻推气管，有助于将导管送入目标左支气管。另一种处理方法是夹闭气管行支气管通气，控制呼吸并后退导管，见到双侧胸廓起伏后将患者头向右侧旋转，导管同时逆时针旋转推进，易使左侧双腔支气管导管进入左支气管。在上述方法不能奏效的情况下再考虑用支气管镜引导插管，因为用于定位的支气管镜较为纤细，用作引导容易造成支气管镜损伤，尤其是纤维支气管镜的光纤维断裂，使得支气管镜出现黑斑点而影响视野，因此，最好避免用纤维支气管镜作为双腔支气管插管的引导。近年来国内发展较快的便携式电子支气管镜，较纤维支气管镜更加耐用。较细的支气管镜如 2.8mm、3.2mm，无吸引管，较适用于双腔管或阻塞导管的定位。

(1) 左侧双腔支气管导管：左侧双腔支气管导管行肺隔离时的套囊内压较低，在 15~20cmH_2O 之间。支气管套囊内容量 2~3ml 即可完成隔离，套囊内容量超过 3ml 才能完成隔离时应调整双腔支气管导管位置。左侧双腔支气管导管可能进入左肺上叶或下叶的叶支气管，通过支气管镜检查可鉴别。近年来可视双腔支气管导管在气管支开口处装有视频探头，可以持续监测支气管端位置和气道内状况，从而降低支气管镜的使用率和损耗，降低医疗成本。

(2) 右侧双腔支气管导管：右侧双腔支气管导管的特点是支气管套囊远端导管侧壁有一侧孔，用于右肺上叶通气(图 68-8)。右侧双腔支气管导管行肺隔离时套囊内压较高，插入过深可堵塞右肺上叶开口而致右肺上叶不张。

在三种肺隔离技术中，双腔支气管导管法有其他方法无法比拟的优势，即在良好肺隔离的情况下，可以随时、按需对气管和支气管进行吸引、通气，且支气管镜检查方便；其缺点是需要较单腔气管导管更好的气管插管条件，对于存在解剖变异时固定的导管设计不能发挥肺隔离作用甚至造成下呼吸道损伤。

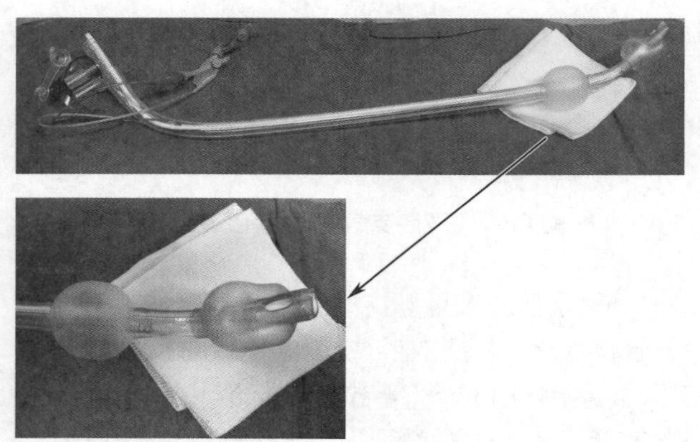

图 68-8　Robertshaw 双腔支气管导管右支

(三) 支气管堵塞器(包括 Univent 导管)

是将带套囊的支气管阻塞导管经气管导管置入一侧支气管(左或右)，然后套囊充气封闭支气管，达到肺隔离的目的。目前可以采用的导管有 Univent 导管(图 68-9)和支气管阻塞导管(图 68-10)。支气管堵塞时，非通气侧肺的萎陷有赖于肺内残余气体的吸收(隔离前纯氧通气有助于加快肺内气体的吸收)或在堵塞器套囊充气前暂停呼吸，让手术医师轻轻挤压肺脏来完成，通过堵塞器导管中间的细孔吸引也有助于非通气侧肺萎陷。这些促进非通气侧肺萎陷的方法均不利于非通气侧的肺保护，因此，对于术前肺功能减退的患者应加倍注意。

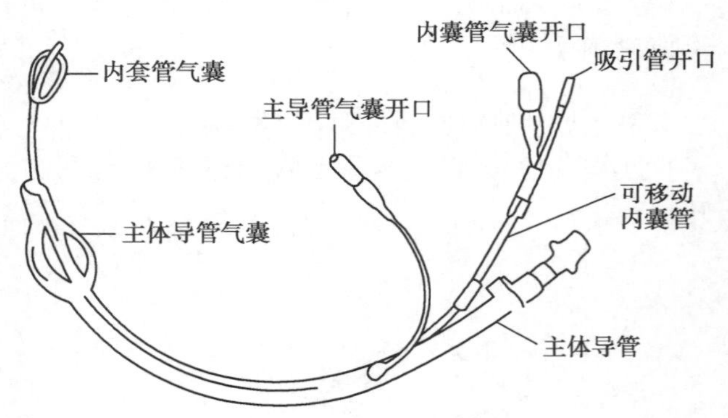

图 68-9　Univent 导管

1. Univent 导管　面世于 1982 年，系一硅胶材质的单腔气管导管，其特点是在主导管前壁上有凹槽，凹槽内有一空腔为支气管阻塞导管通过，支气管阻塞导管空腔直径为 2.0mm，其远端有一个套囊，可充气 5ml 左右。充气后发挥支气管阻塞作用。其伸出主导管末端约 8cm，有两个开口，一个为充气套囊接口，另一个可供氧和高频通气，并能进行吸引。外伸出导管有固定帽，当可移动支气管导管进入支气管后，套囊充气固定于正确部位。其主要优点为：①插管方法简便；②年龄适应范围大，也可用于小儿；③支气管阻塞导管可供氧及进行高频通气和分泌物吸引；④手术结束，如患者需要进行机械通气，不需要换管仅将阻塞器退到凹槽空腔内即

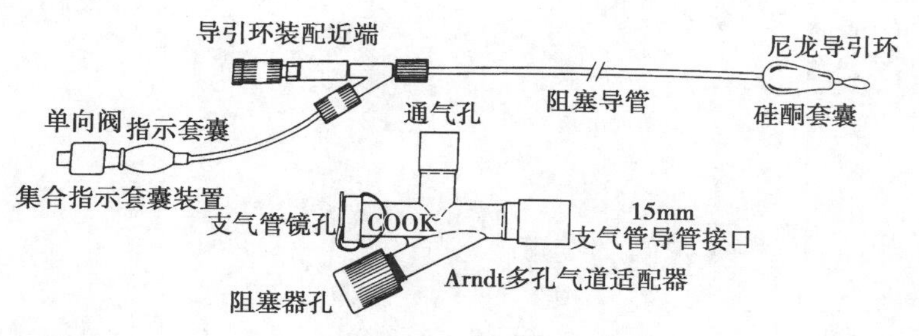

图 68-10　Arndt 支气管阻塞器示意图

可；⑤支气管阻塞导管的套囊为蓝色，使支气管镜容易辨认；⑥双肺通气转换到单肺通气，只需套囊充气即可。以上优点使得 Univent 导管的临床适用范围较广，但在应用中仍存在一些问题，如与双腔支气管导管相比其肺隔离效果不稳定、吸引分泌物能力有限，故不宜用于湿肺、肺脓肿及支气管扩张、大咯血的患者，且 Univent 导管留作术后应用不如普通单腔气管导管更为便利。

Univent 导管的插管方法与普通单腔气管导管相同，暴露声门后，将支气管堵塞器侧孔朝上将 Univent 导管送入声门下，导管插入的深度与普通气管导管相同，听诊确认双侧呼吸音并见双侧胸廓起伏后正常通气，然后再操作 Univent 导管的支气管堵塞器。如果是拟封堵左侧支气管，将导管逆时针旋转 90°，拟封堵右侧支气管则将堵塞器顺时针旋转 90°，因导管有一定的硬度，可轻轻向下插入，遇到阻力后即停止，然后套囊充气后听诊确认肺隔离效果，必要时可在支气管镜辅助下将支气管堵塞器送入相应的支气管内。支气管堵塞器套囊不充气时即施行双肺通气。为防止堵塞器移位，在改变患者体位前可将堵塞器插入支气管较深的部位。

Univent 导管的支气管堵塞器套囊属高容量高压套囊，长时间单肺通气应间断开放，避免气道黏膜长时间受压。因堵塞器导管硬，有穿破支气管的可能，应谨慎操作。

2. 支气管阻塞导管　系一根将支气管堵塞套囊通过单腔气管导管送入支气管实现肺隔离的一种技术。由于手术操作的影响，尤其在右侧支气管堵塞时易发生堵塞套囊的移位。堵塞套囊移位不仅可造成肺隔离失败，严重时甚至可以堵塞气管与通气侧肺支气管造成患者窒息，因此，应持续监测气道压力、呼气末二氧化碳波形，以便及时发现导管移位。其主要的适应证为不需要非通气侧吸引的肺隔离，如食管手术、纵隔肿瘤切除术、胸椎手术，困难气道需行肺隔离，张口度受限(需行鼻插管)的肺隔离患者，已插管行机械通气治疗患者需肺隔离者，气管切开患者行肺隔离术，需行选择性肺叶隔离的患者以及预期术后需机械通气治疗无法立即拔管的患者。支气管堵塞法肺隔离的主要缺陷在于不能对非通气肺进行正压通气、吸引等操作，因此，对降主动脉瘤血管重建术患者仍宜采用双腔支气管导管。

目前可用的支气管阻塞导管进口的有两种，Arndt 支气管阻塞器(图 68-10)和 Coopdech 支气管阻塞导管(图 68-12)，国产多类似于后者。目前有可视阻塞导管，将摄像头安装在气管导管上，通过外接显示器，可以持续监测阻塞导管的位置，避免反复使用支气管镜调整导管位置，对于需要持续监测气道内情况的患者多了一种选择。

(1) Arndt 支气管阻塞器：图 68-10 显示包含有引导尼龙丝的支气管阻塞器和多孔的气道连接器。在放入气管导管后，通过连接器的阻塞孔放入支气管阻塞器，通过引导尼龙丝形成的环将纤维支气管镜放入气管或支气管内，将阻塞器末端的尼龙环套在纤维支气管镜前端，在纤维支气管镜的牵引下将阻塞器送入目标支气管。纤维支气管镜应有足够长度使支气管阻塞器能够顺势放入主支气管内，一旦支气管阻塞器的套囊位于支气管内，则拔出纤维支气管镜，再将套囊充足气(采用恰好封闭支气管的方法)；改变患者体位后重新应用纤维支气管镜检查套囊位置并使其准确定位(图 68-11)。

(2) Coopdech 支气管阻塞导管：现常用的 Coopdech 支气管阻塞导管为日本大研医器株式会社生产(图 68-12)，外径 3mm，可用于 ID 6.0mm 以上的单腔气管导管。

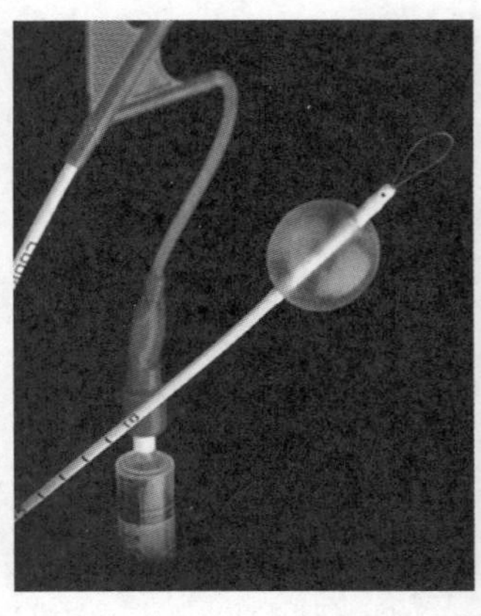
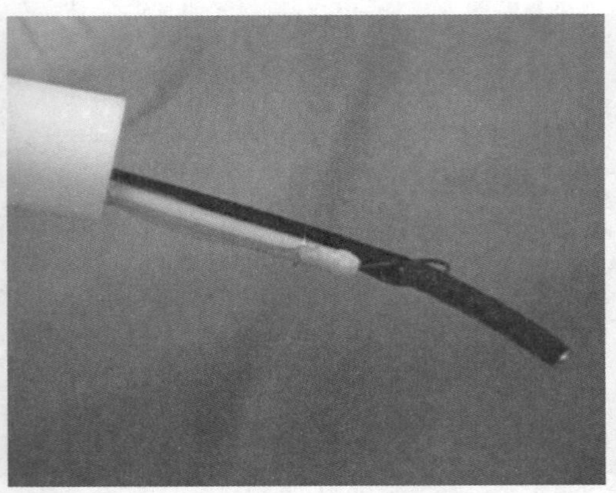
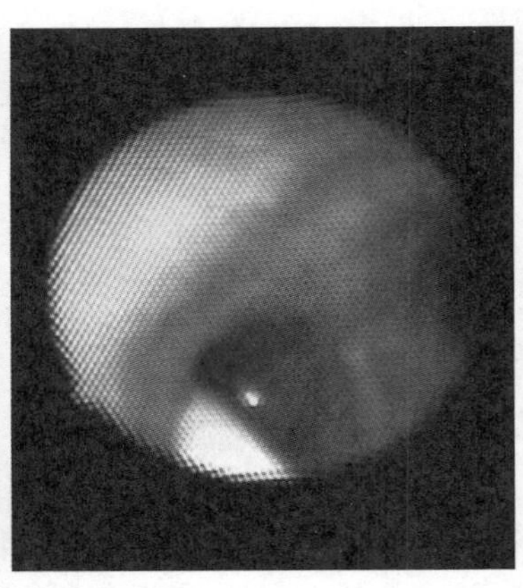

图 68-11 检查套囊、尼龙导引环套住气管镜前端、阻塞一侧支气管

自动充气按钮
用于把预充在气囊专用充气膜里的气体由一键式按钮自动充入远端套囊中
自动充气球囊
国际专利设计，储存经注射器预充在专用充气膜里的气体
支气管镜接口
纤维支气管镜由此插入，提供纤维镜和导管间最优化的角度便于独立操作。并配备了覆盖密封圈，无论纤支镜是否插入都会确保封闭操作。纤支镜拔出后，可插入吸痰管对气管和健侧肺进行吸引
指示球囊及放气
检测远端套囊的充气程度，并可充盈或抽取套囊内气体
封闭支气管导管入口
封闭支气管导管垂直插入接口连接器使导管尖端和球囊容易转动变换方向，导管包裹物也随之垂直插入，以确保导管上下活动时保持封闭
通气回路标准接口
可以连接任意规格麻醉呼吸回路(OD15mm/ISO5356-标准)
导管固定夹
将封闭支气管导管固定在连接口上以减少操作中的移位
吸引口
用于给萎陷肺供氧排气和吸引分泌物
球囊
低压柱状球囊加大接触支气管内壁的面积，减少其损伤
气管插管标准接口
可以连接各种类型的插管，包括加强插管、气切插管和喉罩

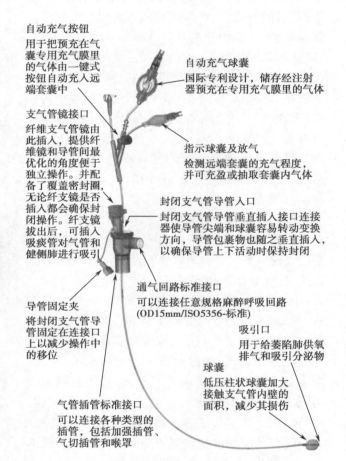

图 68-12 Coopdech 支气管阻塞导管

与 Arndt 支气管阻塞器相比，该导管的置入比较方便，不需要通过纤维支气管镜放入支气管内，故该导管也无引导尼龙丝装置。导管尖端角度的设计符合解剖结构，操作者可通过旋转导管外部即可将套囊精确放置于目标支气管内。套囊有两种外形：圆柱形和小纺锤形，注气量分别为 5.25ml 和 7.33ml。圆柱形套囊旨在使支气管黏膜的损伤最小，小纺锤形套囊在未充盈时可减少气道阻力。两种气囊注气后囊内压力分别为 37.95mmHg 和 102.3mmHg，对气管壁黏膜的压力分别为 22.89mmHg 和 13.88mmHg，均可达到低压套囊的要求，从而降低支气管黏膜损伤的风险。

四、单肺通气在临床应用中的问题

单肺通气（one lung ventilation，OLV）使手术区域肺萎陷，不仅有利于明确病变范围，创造安静的手术野，还有利于减轻非切除部分肺的机械性损伤。但肺萎陷毕竟是非生理状态，除了涉及潜在的低氧血症，还要注意防治肺萎陷 - 复张所致的肺损伤。因此，单肺通气的呼吸管理主要注意两个问题：一是未经通气的去氧饱和血液分流（即肺内分流）引起动脉血氧分压下降，二是非通气侧肺萎陷及通气侧肺正压通气所致的肺损伤。因此，在麻醉处理上要尽可能减少非通气侧肺血流以减少肺内分流、降低低氧血症的发生率；其次，在单肺通气时要采用保护性肺通气策略，减轻对通气侧和非通气侧肺的损伤。

（一）单肺通气时低氧血症的原因

单肺通气时低氧血症最主要的原因是肺隔离的机械因素即双腔支气管导管或支气管阻塞导管的位置不当，其次为单肺通气所致的通气 / 血流比（$\dot{V}/\dot{Q}$）失调（即非通气侧 $\dot{V}/\dot{Q}$ 骤降）以及通气肺的病变不能耐受单肺通气。

针对上述原因，在单肺通气时出现低氧血症首先应排除双腔支气管导管或支气管阻塞导管位置不当，可在支气管镜明视下调整到位，当呼吸道被血液、分泌物或组织碎屑堵塞时，则应及时吸引、清理呼吸道，以保持呼吸道通畅。其次，对于单肺通气时不可避免的 $\dot{V}/\dot{Q}$ 失调，首先应增强对其病理生理过程的理解，结合患者术前肺功能、术中用药、

患者麻醉深度、机体呼吸和循环的整体情况，采用个体化的机械通气模式(包括通气侧 PEEP、非通气侧 CPAP)，尽可能减轻 $\dot{V}/\dot{Q}$ 失衡，通过提高吸入氧浓度往往 90% 的单肺通气患者可以避免低氧血症的发生。最后对于慢性阻塞性肺疾病患者，由于其肺结构本身破坏所致的 $\dot{V}/\dot{Q}$ 失衡，在单肺通气时因气道内气体分布不均衡增加，小气道提前闭合等均可加剧 $\dot{V}/\dot{Q}$ 的失衡，依据病情调整机械通气参数格外重要，为了避免机械通气对患者肺的再次损伤，对此类患者在单肺通气中除了提高吸入氧浓度、适宜的通气侧 PEEP、非通气侧 CPAP，在单肺通气时还可接受允许性高碳酸血症。安全起见，可以接受对循环无明显影响程度的高碳酸血症，但是不能接受严重缺氧。因此，在单肺通气中如出现低氧血症则必须尽快查明原因迅速纠正。如果不能纠正则应放弃单肺通气(即双肺通气)。单肺通气时影响 $\dot{V}/\dot{Q}$ 的因素包括体位、全身麻醉、开胸以及低氧性肺血管收缩(HPV)等。

1. 体位、全身麻醉与开胸对 $\dot{V}/\dot{Q}$ 的影响　清醒状态下侧卧位时，膈肌较低部位向胸腔弯曲明显，能更有效收缩。同时，胸膜腔压力梯度的改变也使下肺通气比上肺通气好。肺血受重力影响向下肺分布较多。由于上肺通气与血流均下降，下肺通气与血流均增加，因此，双肺的 $\dot{V}/\dot{Q}$ 变化不大。

全身麻醉后侧卧位时，肺血分布的模式依然是下肺占优势。但肺机械通气的模式则与清醒时相反，上肺通气比下肺通气好。所以，麻醉后侧卧位时上肺通气好但血流不足，$\dot{V}/\dot{Q}$ 上升；下肺通气不良但血流灌注良好，$\dot{V}/\dot{Q}$ 下降，通气效能下降，即无效通气增加。

开胸后肺萎陷，肺泡通气面积骤减，但开胸侧肺血流并未相应减少，造成开胸侧肺通气不足而血流灌注良好的情况，$\dot{V}/\dot{Q}$ 降低造成肺内分流。麻醉后非开胸侧肺受腹腔内容物、纵隔、重力的影响通气不良，血流灌注较多，同样造成 $\dot{V}/\dot{Q}$ 的降低而造成肺内分流。肺内分流使动脉血氧分压下降出现低氧血症。非通气侧肺内分流量可达 40%~50%，在单肺通气 20~30 分钟内下降最严重，随着 HPV 的启动，静脉血掺杂逐渐缓解，肺内分流减至 20%~25%。

2. 低氧性肺血管收缩(hypoxic pulmonary vasoconstriction，HPV)　HPV 是指肺泡氧分压下降后，机体自身肺血管收缩、肺血管阻力增加的一种保护性代偿反应。HPV 表现为肺泡低氧区域肺血管收缩致使肺动脉阻力升高、血流减少，这样使得血液流向通气良好的区域。HPV 可使 $\dot{V}/\dot{Q}$ 失调减轻，肺内分流减少。因此，单肺通气时 HPV 在减少萎陷肺血流中起到重要作用。HPV 有两个阶段，最初(几分钟)快速发生，然后(几个小时)缓慢增加，HPV 受生理因素、疾病状态与药物的影响。影响肺血管的因素同样也影响 HPV，如充血性心力衰竭、二尖瓣疾病、急慢性肺功能不全等均可影响 HPV。钙通道阻滞剂、硝酸盐类、硝普钠、β_2 受体激动剂如支气管扩张药、一氧化氮(NO)与吸入麻醉药均可抑制 HPV。HPV 受到抑制后低氧血症的表现更为明显。虽然所有的吸入麻醉药均能抑制 HPV，增加肺内分流，但与恩氟烷和氟烷相比，异氟烷、地氟烷、七氟烷对 HPV 的抑制作用弱，临床在 ≤ 1MAC 时，其作用与静脉麻醉药相似。静脉麻醉药与阿片类麻醉镇痛药对 HPV 几无影响。

3. 心输出量减少　开胸后胸腔负压消失，回心血量减少，手术操作压迫，低血容量、心律失常等因素均使心输出量减少，从而影响 $\dot{V}/\dot{Q}$，因此，有时术中低氧血症的原因可能是循环因素。

(二) 单肺通气时的麻醉管理

针对单肺通气时导致低氧血症的原因，采用以下措施可减少低氧血症的发生。

1. 准确的双腔支气管导管或支气管阻塞导管定位，保持呼吸道通畅，有分泌物、血液、组织碎屑时应及时清除。

2. 单肺通气时机械通气模式的设定　过去多以单肺通气中提高吸入氧浓度至 100%，加大潮气量的方法来提高 PaO_2。这些措施虽可提升 PaO_2、避免全身缺氧，但纯氧可致吸收性肺泡萎陷加剧、活性氧损伤。此外，加大潮气量所致的肺容量伤、气压伤越来越得到医师们的重视。为了降低开胸术后急性呼吸窘迫综合征(acute respiratory distress syndrome，ARDS)的发生，且避免单肺通气中低氧血症的发生，目前主张采用保护性肺通气策略。

保护性肺通气策略是在实施机械通气时，既考虑患者氧合功能的改善和二氧化碳的排出，同时又注意防止机械通气负面作用的通气策略。采用小潮气量、低气道压通气，加用 PEEP 防止肺萎陷，肺泡复张策略等保护肺免遭机械通气的损伤(容量伤、气压伤)。

有鉴于此，在单肺通气时机械通气的通气模式设定应个体化，其参数设定要兼顾：①维持足够的通气量，使 PaO_2 和 $PaCO_2$ 接近于生理状态；②避免大潮气量、高气道压对肺造成损伤；③尽可能缩

短非生理的单肺通气时间，避免长时间非通气侧肺萎陷，必要时，间隔1小时膨肺1次。肺保护应贯穿于整个围手术期，其具体措施包括：

(1)术前呼吸锻炼 良好积极的心态、正确的呼吸方法、体能训练、术前戒烟、减轻肺部疾病，有利于 $\dot{V}/\dot{Q}$ 趋于正常的措施(祛痰、平喘、抗感染等治疗)。

(2)选用对HPV干扰较少的麻醉方法和用药 全身麻醉可采用全凭静脉麻醉或静吸复合麻醉，吸入麻醉尽可能采用对HPV干扰较小的七氟烷或地氟烷，避免高浓度吸入，可以采用全身麻醉联合硬膜外阻滞或椎旁阻滞的方法。

(3)麻醉开始即实施肺保护，包括：

1)肺隔离与通气过程中注意：插管的无菌技术、支气管镜的准确定位与肺隔离，良好的肌肉松弛使得通气肺和胸壁的顺应性增大，防止通气肺的肺内压增高或气道压增高使肺血管收缩而减少肺血流。如果术中出现 SpO_2 下降，在增加吸入氧浓度的同时，首先检查导管位置，支气管导管或阻塞导管的移位往往是低氧血症的首要原因。

2)避免吸入纯氧：双肺通气时选用 FiO_2<60%、单肺通气 FiO_2<80%，从肺保护的角度考虑，建议使用 $5cmH_2O$ 的CPAP于非通气侧肺，$5cmH_2O$ 的PEEP于通气侧肺；理论上 $5cmH_2O$ 的CPAP对手术操作影响不大，但在实际应用中有时仍会因肺部膨胀而干扰手术，故术中需要观察手术野肺部膨胀情况调整CPAP大小，尤其是在胸腔镜手术中。在胸腔镜手术中为了加快肺萎陷，在麻醉诱导后可采用纯氧通气，维持期间可根据 SpO_2 监测逐渐减低吸入氧浓度将 SpO_2 维持在90%~95%以上；胸内手术结束宜用空氧混合行肺泡复张手法，然后维持空氧混合通气，避免纯氧通气。

3)适宜的机械通气模式：容量控制呼吸模式双肺通气时，设定潮气量6~8ml/kg，呼吸频率12~14次/min，气道峰压宜 $<20cmH_2O$；单肺通气时潮气量和呼吸频率可不变，但气道峰压宜 $<25cmH_2O$，通气功能障碍者气道峰压 $<30cmH_2O$；如果容量控制呼吸模式不能达到理想的通气效果，可改压力控制呼吸模式，以求在相同的气道峰压下获得更大的潮气量，同样一般在双肺通气时气道压力设定不超过 $25cmH_2O$，单肺通气时气道压力设定不超过 $30cmH_2O$；如果经过上述措施仍不能达到理想的通气效果，可以采用允许性高碳酸血症。需要注意的是只要无严重的酸中毒，患者均可较好的耐受高碳酸血症，但患者对缺氧的耐受性较差，如果出现严重的低氧血症则应停止单肺通气改为双肺通气，或在非通气侧肺应用高频喷射通气[HFJV(0.5~0.8kPa、100次/min)]改善氧合，纠正低氧血症。待情况改善后，再施行单肺通气。如施行全肺切除，宜尽早结扎肺动脉，使肺内分流减少，从而终止低氧血症。

4)肺泡复张策略：即在每通气30~60分钟，复张萎陷的肺，膨肺时维持气道峰压大于 $35cmH_2O$ 持续7~10秒，现在也有建议在肺萎陷前、后采用肺泡复张策略以更有利于肺保护，但在腔镜手术中外科医师较难接受 $3cmH_2O$ 以上CPAP，更加倾向于无气体、完全萎陷的肺脏以便于手术操作。在胸内手术结束后，用空氧混合来实施肺泡复张手法，避免肺泡内的纯氧状态以预防术后肺不张。

5)吸入气体加温、加湿：也是肺保护的策略之一，其机制是：①有利于气管和支气管纤毛运动；②使分泌物变得稀薄，容易排出；③预防微小肺不张；④预防支气管痉挛。

6)有效的液体控制：维持满足机体有效灌注的最低血容量，避免肺组织液体负荷过度而致肺损伤。

7)良好的术后镇痛：采用有效的静脉或硬膜外镇痛或椎旁神经阻滞或前锯肌平面阻滞或竖脊肌平面阻滞，有利于术后维持良好的胸廓扩张运动，使得肺扩张与咳嗽、排痰有力，保持呼吸道通畅，促进肺功能的恢复，从而降低术后肺部并发症。

五、肺隔离的并发症

肺隔离的主要并发症是气道创伤。有报道医源性创伤在用双腔支气管导管的患者中发生率为0.5‰~2‰，在这些报告的病例中体形小、女性、食管手术、既往有放疗史为主要的创伤危险因素，任何上述危险因素的叠加则增加应用双腔支气管导管时气管、支气管损伤的风险，应予以警惕，加强防范。为此，需要注意下列问题：①胸部X线检查或CT上解剖异常的证据常可提示双腔支气管导管支气管内放置困难，这些患者应避免使用双腔支气管导管，因此，在气管插管前麻醉科医师必须查看胸部X线片或CT片；②吸入70%的氧化亚氮(N_2O)在术中可使支气管套囊内的气体从5ml增加到16ml，因此，肺隔离患者术中应避免吸入 N_2O，必须使用时，气囊内可注入生理盐水或局部麻醉药；③选用适宜尺寸的导管，尺寸太小的导管可使肺隔

6

离困难,套囊充气过多,可对支气管黏膜产生压迫性损伤;而尺寸太大的导管则可引起机械性创伤;④支气管套囊或阻塞导管的套囊尽可能用最低的充气容量,并尽可能缩短肺隔离的时间,这样可缩短支气管或阻塞导管套囊的充气时间,缩短对支气管黏膜的压迫时间;⑤如果气道阻力增加必须用纤维支气管镜检查诊断原因。

由于双腔支气管导管是针对正常气管、支气管解剖而设计的,故支气管阻塞导管更适用于上、下呼吸道解剖有异常的患者。防止气道创伤的主要措施为插管前详细的气道评估、选择适宜规格的导管、减小肺隔离时套囊内注气容量、仅在需要隔离时才对套囊充气、避免使用 N_2O 以及插管时轻柔操作,插管遇有阻力时切忌暴力,宜在分析后,需要时在支气管镜引导下再尝试。因为此类创伤的临床报道较少,治疗经验缺乏,多主张在严重创伤时术中修复,术后发现的轻微创伤可采用非手术疗法。上海市胸科医院连续 12 年 50 000 余例双腔支气管插管病例,仅发现 1 例气道创伤。该患者气管插管略有困难,插管 3 次最终成功插入左支双腔支气管导管,在全身麻醉下实施了食管癌根治手术。术中未见异常,术后在拔除气管导管后患者立即出现呼吸困难、纵隔、皮下气肿而诊断为气道损伤,立刻重新气管插管,将单腔气管导管置于隆突上,控制呼吸有效,而当气管导管退至声门下,则气肿加剧,提示声门下至隆突上气管有损伤。将气管导管重新放置在隆突上,支气管镜检查未能发现异常,带管回 ICU 监护,2 天后皮下及纵隔气肿吸收,保留气管导管下自主呼吸至术后第 4 天拔除气管导管,顺利康复,再次支气管镜检查未发现气管损伤痕迹。

第二节　常见胸内手术的术前准备

良好的术前准备既可保证患者接受手术的最佳时机,又利于术中麻醉管理与减少术后并发症。术前准备包括两个方面的内容,即麻醉前评估与准备。

一、麻醉前评估

麻醉前评估的目的在于了解患者对于手术、麻醉的耐受能力,为制定麻醉方案提供依据。术前评估以患者病史、体格检查、实验室检查与特殊检查为依据,对患者三个方面作出评估,即主要器官功能、体能状况和手术风险。评估结果决定患者是按计划手术,还是需暂缓手术进一步准备及不适宜手术。因胸内手术患者的术后并发症主要为心血管和呼吸系统并发症,故本章主要介绍呼吸系统与心血管系统的术前评估,其他系统评估请参考本书相关章节。

(一) 呼吸系统

主要通过呼吸系统疾病的症状、体格检查与肺功能检查等全面了解呼吸系统的功能,以评估手术效果、手术风险与术后需呼吸支持的时间。

接受开胸手术的患者常伴有呼吸系统疾病的症状,主要包括咳嗽、咳痰、咯血与呼吸困难。咳嗽、咳痰是呼吸道激惹的表现,多因感染、肿瘤刺激或压迫引起。咳嗽伴咳痰表明呼吸道炎症反应的存在,而肿瘤压迫与异物刺激多引起干性咳嗽。术前评估应了解咳嗽与咳痰的性质。术前咳痰量大时应使用双腔支气管导管以防止手术中患肺痰液流向健肺。大咯血容易造成窒息,虽不常见,但应予以重视,咯血患者的麻醉也应使用双腔支气管导管。此外,对于术前长期存在肺不张的患者,术中及术后要做好预防复张性肺水肿的准备,有时也需要双腔支气管导管实施肺隔离。炎症、水肿、支气管痉挛等均可造成呼吸困难,呼吸困难的程度可反映呼吸系统病变的严重程度。

体格检查中应注意患者的一般情况(有无发绀、营养不良、杵状指等)、判断气管插管的难度、观察呼吸频率与呼吸幅度。胸部 X 线检查对判断气管移位、受压的情况有帮助,还能明确肺大疱、肺脓肿、肺气肿、肺不张、肺实变等情况。

呼吸系统的特殊检查包括气管镜、支气管镜检查、支气管造影与肺功能测定等。气管、支气管镜检查与造影有利于明确病变的性质与范围,而肺功能检查用于判断呼吸功能受损的程度。

曾有许多学者致力于寻找出一种具有足够灵敏度、特异性的评估方法来预测所有行肺切除术后患者的呼吸功能,遗憾的是至今尚未有一种单一的方法可以达到这一目的。因此,对于呼吸功能只能进行包括呼吸动力学、气体交换、心肺功能储备三方面的综合评估。

呼吸动力学评估中常规肺功能检查是开胸手

术前必不可少的检查项目，是预测术后呼吸衰竭等并发症的初步筛选。一般认为，当肺活量（VC）占预计值百分比（VC%）<50%、最大通气量（MVV）占预计值百分比（MVV%）<50%、第一秒用力肺活量（FEV_1）<1.0L 或第一秒用力肺活量占预计值百分比（FEV_1%）<50% 时开胸手术的风险较大。有人以 MVV 作为通气障碍的指标来判断手术的危险性，认为 MVV%>70% 时无手术禁忌，69%~50% 者应慎重考虑，49%~30% 者应尽量保守或避免手术，30% 以下者为手术禁忌。Miller 等连续分析 500 例肺癌患者肺切除手术的资料，提出了不同手术切除范围的肺功能指标要求，即全肺切除需 MVV%>50%、FEV_1>2L；肺叶切除 MVV%>40%、FEV_1>1.0L；楔形或肺段切除 MVV%>40%、FEV_1>0.6L。Keagy 等认为术前 FEV_1 降低是引起术后并发症的重要因素。

有许多方法和计算公式来预测术后肺功能，最简单的是以肺切除范围大小来计算术后肺功能，常用的指标是预计术后 FEV_1（FEV_1-ppo）。1975 年 Olsen 等报道术前 FEV_1<2.0L 或 MVV%<50% 者术后危险性增高，但如 FEV_1-ppo>0.8L，仍可行肺切除手术。从此，FEV_1-ppo<0.8L 或 1.0L 被认为是肺切除手术的禁忌证。Kearney 对一组 331 例肺癌手术资料的分析也证实仅仅术前 FEV_1<1.0L 并不一定提示术后风险高，FEV_1-ppo 是唯一与术后并发症发病率相关的因素。

用简单公式预计术后肺功能是以假设每一支气管的通气功能相等为条件来设计的，如患者有严重的肺不张、肺门病变或支气管内病变，则误差较大，应用放射性核素定量扫描（RQLS）来预计则更准确。Markos 等对 55 例肺癌患者采用 RQLS 来预计术后肺功能，证实术前 FEV_1– 预计术后 FEV_1（FEV_1–FEV_1-ppo）是预计术后死亡的最佳参数，而且 FEV_1-ppo 正常值预计百分比（FEV_1-ppo%）较绝对值更准确，全组中 FEV_1-ppo%>40% 者无 1 例死亡。因此，他提出 FEV_1-ppo%>40% 者能接受手术，30%~40% 属临界值，<30% 则属手术禁忌。

肺一氧化碳弥散量（D_LCO）对开胸手术后肺部并发症的预测。1988 年 Ferguson 等认为 D_LCO 能预计术后死亡率和肺部并发症，如 D_LCO 占预计值 <60%，不论其他肺功能指标正常与否，应避免较大范围的切肺手术。Markos 等则认为 D_LCO 是预计术后呼吸衰竭的最佳指标。Berry 等的研究认为肺功能检查指标 FEV_1 和 D_LCO 占预计值 <60% 可以预测肺癌患者开胸肺切除术后并发症，但不能预测胸腔镜下肺切除术后的并发症。

术前动脉血气分析对预计术后风险无特异性。传统观点认为有高碳酸血症者提示有慢性呼吸衰竭，不宜行肺切除术，也有人提出 PaO_2<50mmHg 或 60mmHg 时禁止开胸手术。但 Dunn 等认为这些标准并不是绝对的，因为部分肺癌患者可因肺不张导致右向左分流而引起缺氧，切除癌肿后低氧血症反可改善。但总的来说高碳酸血症患者（$PaCO_2$>45mmHg）术后呼吸系统并发症和死亡的危险性增加，手术需谨慎。由于仅中度肺功能损害而出现严重动脉血气异常者少见，故 FEV_1%<60% 时术前应行动脉血气分析。此外，对于配合欠佳的患者，肺功能检查误差较大，此时术前动脉血气分析的意义就较大。术前动脉血气分析对于肺功能不全患者术中、术后的处理都有明显的指导意义，应列为常规检查。

肺癌对肺功能的影响取决于肿瘤生长部位、肿瘤的大小和侵犯范围。术前除了考虑肿瘤因素外，还应考虑患者的全身状况、年龄、并发症、麻醉、手术技巧和围手术期的处理等因素。术前肺功能检查对预计术后的情况是必要的，可为肺切除高危患者的筛选和术前积极准备提供依据，对肺功能低于肺切除标准者则还需行进一步的肺功能评估。

1. 放射性核素定量肺扫描（radionuclide quantitative lung scanning，RQLS） 可估计肺组织各区域的肺血管数量和分布情况，了解两肺乃至局部血管形态及功能改变，并能估计被切除肺占全肺灌注分布的比例，对决定能否进行手术切除和切除范围，以及预计术后保留肺功能情况有重要的指导意义。若再行肺通气显像，可进一步了解肺内通气功能情况，并可计算出各区域的通气与血流灌注的比值。RQLS 创伤小、安全方便，能从多项指标上比较准确地判断不同范围肺切除后丧失和保留的肺功能情况，是临床非常规性肺功能检查的首选项目。

2. 暂时性闭塞一侧肺动脉试验（temporary unilateral pulmonary artery occlusion，TUPAO） 是通过右心导管顶端气囊暂时性地闭塞术侧肺动脉，然后测定肺循环压力和血管阻力的改变。TUPAO 后，若肺动脉压（PAP）只轻微增高，而这种增高又是暂时的，说明肺毛细血管网的顺应性好，若 PAP 明显和持续上升（一般认为 PAP>22mmHg、

6

PaO_2<60mmHg),预计术后患者发生心力衰竭的可能性极大,不宜行全肺切除。

3. 心肺运动试验　可比较精确地反映心、肺、肌肉、骨骼等的功能情况,从而较全面地判断患者对开胸手术的耐受性。术前运动能力是术后并发症和病死率较为敏感的预测参数。运动试验时可测定许多参数,对评估开胸手术后风险较为精确的参数是最大摄氧量(VO_2max)。一般认为运动试验中如 VO_2max>20ml/(kg·min)者术后发生心肺并发症的危险性较小,10~20ml/(kg·min)者为中度危险性,<10ml/(kg·min)者即使肺功能其他指标未提示手术禁忌,其手术危险性仍较大。最近Bolliger等认为 VO_2max 为10~20ml/(kg·min)判定为“手术危险区”的范围太大,而且此绝对值并没有用性别、年龄作校正,故建议用占预计值百分比(VO_2max%)来代替 VO_2max。他们从连续80例肺切除手术的资料分析中发现,VO_2max%>75%时,不论其他肺功能检查结果如何,90%无手术并发症;VO_2max%<60%时肺叶切除危险大,应尽量避免行切除一个肺叶以上的手术;当 VO_2max%<40%时则不宜作任何开胸手术。

由于肺癌多见于老年人或伴有COPD等心肺疾病的患者,并不是所有患者都能胜任极量运动试验以测定 VO_2max,对那些不能行运动试验的患者可以作6分钟步行或登楼试验作初步判断。肺切除术后并发症和预后受多种因素影响,因此多因素综合评估较单因素分析更为合理。

(二)心血管系统

胸内手术以肿瘤切除术为多,近年来胸部CT在肺癌的早期诊治中发挥了积极作用,一方面肺部手术的患者趋于年轻化,另一方面随着老龄化社会的到来,老年患者对医疗的需求也增加,年龄已非手术禁忌,但对老年患者行肺切除术仍要考虑手术治疗风险/效益的关系。强调术前健康状况、肿瘤分期较年龄和生存率更为重要。老年肺癌患者选择手术治疗的理由:①研究显示早期肺癌是致死性疾病,即便年龄超过80岁,其主要死因仍与肺癌的进展有关而非其他原因;②肺癌在老年患者往往较年轻患者在分期上更早,鳞癌的发病率更高,其特点为生长慢、有潜在转移,切除病灶对患者有利;③随着围手术期处理的进步,老年患者肺切除后心、肺并发症的发生率已控制在可接受的范围内。因此,心血管系统功能的评估要结合老年患者心血管系统功能的变化特点。随着年龄的增长,主动脉、心肌和心脏传导系统的结构发生改变,与年龄相关的心脏储备功能下降(如压力感受器的敏感性下降、心脏对儿茶酚胺的反应下降、心脏脂肪浸润、纤维化、淀粉质样变致使心脏传导异常、外周血管阻抗增加),即便术前心脏功能正常,在围手术期应激状态下其代偿能力有限。开胸手术(大动脉手术排除)在手术危险分层中被列为中度风险手术,即发生围手术期心血管病风险在1%~5%。对伴有心血管疾病患者拟实施胸内手术时,可依据其临床危险因素、心脏疾病情况和活动时的能量需求(METs)等来综合评估。

1. 临床危险因素　分为心脏疾病活动期、中等风险和次要风险。心脏疾病活动期(表68-5)应先处理心脏问题,然后再行择期非心脏手术。中等风险包括既往有缺血性心脏病、代偿性心力衰竭或心力衰竭病史、脑血管疾病、糖尿病、肾功能不全、心肌梗死或ECG示病理性Q波。次要风险因素(目前未被证实增加围手术期风险)包括高龄(≥70岁)、ECG异常(左室肥厚、左束支传导阻滞、ST-T异常等)、非窦性心律失常以及未控制的高血压。

表68-5　心脏疾病活动期(Class Ⅰ,证据水平B*)

心脏疾病	心脏疾病的解释
不稳定性冠状动脉综合征	急性(7天)或近期(1月)心肌梗死,不稳定性型或严重心绞痛
失代偿心力衰竭	心功能Ⅳ级,心功能恶化,心力衰竭初发
严重心律失常	重度房室传导阻滞(莫式Ⅱ度或Ⅲ度AVB)及心脏病伴症状明显的室性心律失常,心室率不能控制的室上性心律失常(房颤、心室率超过100次/min)
严重瓣膜疾病	严重主动脉瓣狭窄(平均跨瓣压差大于40mmHg,主动脉瓣口面积小于1.0cm^2,有明显的症状)

*:Class Ⅰ类:已证实和/或一致公认某诊疗措施有益和有效。证据水平B:资料来源于单项随机临床试验或多项非随机试验。

虽无充分的临床证据,但在心肌梗死4~6周后再考虑实施非心脏择期手术仍是目前适宜的选择。

Goldman心血管危险指数(CRI)评分(表68-6)是心脏病患者行非心脏手术应用较多的评估方法之一。

表 68-6 心血管危险指数(CRI)评分

评分项目	分值
充血性心力衰竭	11 分
近 6 个月内心肌梗死	10 分
每分钟大于 5 次的室性期前收缩	7 分
非窦性心律	7 分
年龄大于 70 岁	5 分
严重的主动脉瓣狭窄	3 分
全身情况差	3 分
急诊手术	4 分
胸腔、腹腔、主动脉手术	3 分

备注:0~5 分为 CRI 分级Ⅰ级,6~12 分为Ⅱ级,13~25 分为Ⅲ级,大于 25 分为Ⅳ级。CRI 评分Ⅲ级和Ⅳ级的手术危险明显增加。

2. 体能储备 与机体的心肺功能密切相关,反映活动能力的储备。常用活动时的能量需求(METs)(表 68-7)来评估。一个 40 岁,70kg 的成年人,静息状态的基本能耗 3.5ml/(kg·min),相当于 1MET。METs>10 为功能储备优;METs 7~10 为功能储备良好;METs 4~6 时功能储备中等;METs<4 则为功能储备差,非心脏手术时心脏意外的风险明显增大。如果患者无症状,每天可以跑步 30 分钟,不需要做进一步检查。对于因疾病不能运动时功能储备为“不确定”,可采用无创心脏应激试验来评估。

表 68-7 不同体力活动时的能量需求(METs)

1MET	生活自理
↓	能在室内活动
	能以 3~5km/h 的速度走 1~2 条街
4MET	能在家中干活(清洁工作或洗衣服)
↓	能上一楼或走上小山坡
	以 6.4km/h 的速度平地行走
	能短距离跑步
	干重活(拖地板或搬家具等)
	能参加中等度体育活动(高尔夫球、保龄球、跳舞、双打网球、投垒球或足球等)
10MET	参加较强运动(如游泳、单打网球、打篮球、踢足球或滑雪等)

二、麻醉前准备

(一) 呼吸系统准备

1. 急性呼吸系统感染是择期手术的禁忌证 为了避免气道高反应,择期手术宜安排在急性呼吸系统感染治愈至少 2 周以后。

2. 关于戒烟 对于吸烟患者,术前理想的禁烟时间为 8 周。证据显示只有在戒烟 8 周之后才能显现降低术后呼吸系统并发症的作用,但临床上患者对于肿瘤的恐惧常常难以有耐心等待 8 周后手术。因此,对于只能短时间戒烟者也应鼓励戒烟,以减少吸烟对心血管系统的不良影响并促进呼吸道纤毛运动的恢复。

3. 腹式呼吸与体能锻炼 对于开胸手术患者训练其正确的腹式呼吸,登楼训练增强体能。

4. 治疗原有呼吸系统疾病 缓解支气管痉挛、控制呼吸道与肺部炎症、排痰、胸部体位引流、物理治疗及纠正营养不良等。

(二) 伴有心血管系统疾病患者的术前准备

1. 冠心病 除了发生急性冠脉综合征的患者,非心脏手术前行冠状动脉重建在预防围手术期心脏意外事件上并无明显有益的作用。因此:①对于无明显症状的患者,即便有患冠心病的高危风险或可疑冠心病,也不需要在开胸术前重建冠脉,故没有必要在限期胸内手术前明确诊断。但在围手术期处理中应将其视为冠心病患者而加强监护治疗;②对于冠状动脉搭桥术后或冠状动脉介入术后的患者应该了解其现有症状、既往外科或内科的术式、所用支架性质(裸支架或药物洗脱支架)、所用治疗药物的名称、类型、持续时间,并根据患者的手术及血液检查结果在开胸手术前做好治疗药物的调整及血液制品和药物的准备。放置了冠脉支架的患者术前往往常规在接受氯吡格雷和阿司匹林的双重抗血小板治疗。非心脏手术前继续用药会增加围手术期出血的风险,突然停药则增加冠脉支架内血栓形成的风险,尤其是非心脏手术激活凝血使得机体处于高凝状态时。一般开胸手术氯吡格雷停用 5~7 天,阿司匹林可持续使用。对于急症手术大量出血时除了输注血小板,可以尝试输注重组活化凝血因子Ⅶ,但在术后应注意严密监测心肌缺血。如果在放置冠脉药物支架 1 年内需行非心脏手术,而又必须停止双重抗血小板药物治疗时,如高危患者,包括近期放置药物洗脱支架、有支架内血栓史、无保护的左主干或分叉支架则可以短期使用Ⅱb/Ⅲa受体阻断药来过渡，在术前尽可能短期内停用抗血小板药物，在术后尽快恢复抗血小板药物治疗；另一种可供选择的方案为双重抗血小板治疗改变为阿司匹林和低分子肝素治疗。此外，应准备床头警示牌，告知医护人员及患者处于冠状动脉支架内血栓形成的风险中，以便及时发现问题、及时处理；③患者发生急性冠状动脉综合征需在非心脏手术前行冠状动脉重建术，不同冠状动脉介入术式与非心脏手术的适宜时机，见图68-13。

2. 高血压　虽说术前高血压预示着术后并发症可能增加，但尚无资料确定术前高血压治疗到何种程度可以降低术后并发症。有心血管风险的择期手术患者应优化其术前状况，包括血压的控制、电解质调整、血糖控制、戒烟、营养、可能的降脂治疗等。对于高血压靶器官损伤的急性期（如心力衰竭、心肌缺血、急性肾衰竭、视乳头水肿/脑病）的患者应暂停择期手术，待治疗稳定后再行手术。对于收缩压超过180mmHg和/或舒张压超过110mmHg的高危患者（既往有脑卒中、心脏疾病活动期）也应谨慎地取消手术直至血压和心血管情况优化。对于收缩压超过180mmHg和/或舒张压超过110mmHg的低危患者，可以在手术前应用苯二氮䓬类药物（抗焦虑）、并用β受体阻滞剂或二氢吡啶类钙通道阻断剂（尼卡地平或地尔硫䓬）适当降低血压（一般降压幅度不超过20%）。建议术日晨停用血管紧张素转换酶抑制剂或血管紧张素转换酶Ⅱ受体拮抗剂(即停12小时或24小时)以避免发生严重难以纠正的低血压。

3. 瓣膜性心脏病　术前通过病史、体格检查及超声心动图能够明确瓣膜病变的严重程度及对心功能的影响。对于轻、中度二尖瓣狭窄，围手术期仅需控制心率，延长舒张期充盈时间，避免肺水肿。对于严重二尖瓣狭窄患者可考虑先行二尖瓣球囊扩张或手术治疗。对于二尖瓣关闭不全或主动脉瓣关闭不全，应量化反流程度，适当降低后负荷、保持心率，避免后负荷增加、心动过缓使反流量增加。主动脉瓣狭窄对开胸非心脏手术风险较大，如果主动脉瓣狭窄已有症状，择期手术应延期或取消。即便无症状，如在一年内未作瓣膜及心功能评估的应先检查评估。对于非心脏手术前无法行主动脉瓣手术的患者，围手术期急性心肌梗死的风险增加，一旦心搏骤停，较难复苏，应慎重，必要时可考虑主动脉瓣球囊扩张。

4. 先天性心脏病和肺血管疾病　对于此类患者实施开胸术前风险评估的研究并不多。围手术期处理的重点应避免使肺血管阻力增高。

5. 围手术期心律失常　主要发生在老年人。虽然近年来有证据表明无症状的室性心律失常并非心脏手术后心脏并发症增加的直接原因，但是术前心律失常常提示需要查清其潜在的心肺疾病，包括心肌缺血或心肌梗死的初始阶段、药物中毒或代谢紊乱等。对于Ⅲ度房室传导阻滞、Ⅱ度Ⅱ型（莫氏Ⅱ型）有安装起搏器指征的患者在非心脏手术前宜安置起搏器。对于房室传导阻滞、左和/或右束支传导阻滞，左束支传导阻滞合并或不合并Ⅰ度房室传导阻滞的患者，如果没有晕厥或进一步的房室传导阻滞，可在有创动脉压监测下实施麻醉，麻醉中避免加重房室传导阻滞的情况，如心肌氧供不足、电解质紊乱等，对于此类患者可备用经皮心脏起搏装置以防不测。对于已经安置永久性起搏器的患者，术前应请心内科医师检测起搏器功能，必要时根据手术大小调节起搏器的心率、起搏模式，将起搏器调整为非同步模式（VOO或DOO）。术中一方面保护起搏器免遭其他电器的损害，另一方面要防止其他电器尤其是电灼器对起搏器的干扰。

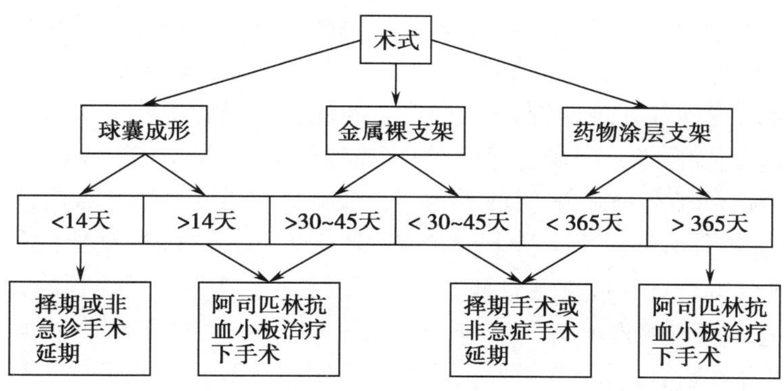

图68-13　不同冠状动脉介入术式与非心脏手术的适宜时机

对已经安装植入型心律转复除颤器(ICD)的患者,术前应关闭心动过速治疗程序。

6. 心肌病 术前评估应对心肌病的病理生理过程有充分的理解,明确围手术期血流动力学处理的目标导向。肥厚型梗阻性心肌病在血容量降低、体循环血管阻力降低时可导致左心室容量降低,增加流出道梗阻。充盈压降低可能导致肥厚的心室顺应性降低,心输出量明显减少。β受体激动剂增加动力性流出道梗阻的程度,降低舒张期充盈,应避免使用。对于此类患者围手术期独立的危险因素是外科风险度分级和外科手术的持续时间,故应尽可能简化手术、缩短手术时间。

第三节 常见胸内手术的麻醉

一、常见胸内手术的麻醉特点

常见胸内手术包括全肺切除、肺叶切除、肺段切除、食管手术、纵隔手术等,传统手术多采用开胸入路,开胸对呼吸、循环功能可产生明显影响。手术操作对纵隔内结构的牵拉与压迫可引起不良神经反射。术前疾病本身影响呼吸、循环功能,手术可加重这种不良影响。为方便手术操作与保护健肺,胸内手术多采用全身麻醉、肺隔离技术。现今胸内微创手术日趋增多,肺隔离技术已成为胸腔镜下乃至达芬奇机器人辅助下手术的必要条件。

二、麻醉选择

胸内手术的麻醉方法以气管内插管全身麻醉为主。麻醉诱导可根据患者病情选择静脉诱导、吸入诱导及静吸复合诱导的方法。麻醉维持也可采用静脉、吸入及静吸复合的方法,常使用肌松药以保证充分的肌肉松弛。全身麻醉联合胸段硬膜外阻滞或椎旁神经阻滞不仅有利于减少术中麻醉药的用量,还有利于术后镇痛,促进患者的恢复。

三、麻醉期间的呼吸管理

(一) 保持呼吸道的通畅

由于胸内手术多采用肺隔离技术,故首先应有足够的麻醉深度使双腔支气管导管或支气管阻塞导管准确到位。术中依据气道压力、呼气末二氧化碳波形的持续监测及时发现并处理导管移位、气道分泌物增加等呼吸道受阻的情况。在手术的重要步骤有时需要麻醉科医师暂停呼吸来保证手术的顺利进行,有时则需要外科医师在手术台上调整气管导管的位置或直接台上行气管或支气管插管,而在气道吻合结束时需要麻醉科医师轻柔膨肺来协助外科医师检查是否存在吻合口漏,在关胸前则应再次吸净呼吸道分泌物后充分膨肺,因此,台上、台下医师间的配合甚为重要。

(二) 保证有效通气的同时预防 ARDS

主要采用保护性肺通气策略(详见前述单肺通气的管理)。

(三) 促进术后尽早恢复有效的自主呼吸

正常、有效的自主呼吸有赖于中枢神经系统调节下的呼吸运动。全身麻醉药及阿片类药物对于中枢神经系统的抑制、肌松药对于呼吸运动肌肉的阻滞及开胸手术对于呼吸功能的损害都可影响患者有效自主呼吸的恢复。因此,在制定麻醉方案时就应考虑这些因素,通过合理的麻醉管理方法,达到术中保持患者无知晓、无疼痛、肌肉松弛无体动、无咳嗽、自主神经抑制适度,手术结束后又能够使患者的意识、自主呼吸迅速恢复,且无明显的疼痛、躁动、恶心呕吐及不良记忆。

四、麻醉期间的循环管理

(一) 胸内手术对循环系统的影响

开胸前,胸腔两侧压力相等,纵隔位于胸腔中间。开胸后,开胸侧胸腔变为大气压,而非开胸侧胸腔仍为负压,结果使纵隔移向非开胸侧胸腔。此时,如为自主呼吸,吸气时非开胸侧胸腔负压增加,纵隔向非开胸侧胸腔移位更明显;呼气时非开胸侧胸腔压力增加超过开胸侧胸腔压力,使纵隔向开胸侧胸腔移位,纵隔随呼吸的变化在两侧胸腔之间交替移动,称为纵隔摆动。纵隔摆动容易造成大血管扭曲。腔静脉扭曲可引起回心血量减少,使心输出量降低;大动脉扭曲则直接造成血压下降。因此,开胸手术需要采用气管内插管全身麻醉、正压机械通气以减轻纵隔摆动所致的血流动力学紊乱。何建行等报道非气管插管静脉麻醉微创胸腔镜下肺叶切除术,此时麻醉科医师经静脉镇静、镇痛药的应用抑制呼吸运动,减少纵隔摆动,术中外科医师行迷走神经阻滞抑制咳嗽反射,但该麻醉方式存在

6

呼吸、循环抑制的风险，患者在吸氧下多可保持氧分压正常，但常处于高碳酸血症中，麻醉科医师应予警惕。

即便采用了全身麻醉、机械通气，胸内操作对于纵隔内结构的牵拉、压迫、电灼刺激及单肺通气的影响等仍可对循环系统产生明显的干扰，容易造成低血压、心肌缺血、心律失常等。因此，胸内手术中应持续监测心电图、脉搏血氧饱和度、呼气末二氧化碳、有创动脉血压、中心静脉压等。术后搬动患者时也应动作轻柔，尤其是对全肺切除后的患者。

（二）胸内手术循环管理的方法

1. 严密监测　由于心电图电极位置必须让位于手术野，因此，需要更加注意心电图波形的动态变化。心电图可以发现心率、节律和ST-T的改变。有创动脉压监测应作为开胸手术所必备的监测。依据上海市胸科医院连续12 832例普胸手术发现，围麻醉期心搏骤停的发生率为0.1%，多发生在肺门周围操作期间，而此时恰逢使用电凝使心电图受到干扰，有创动脉压监测可不受电凝的干扰，从动脉压力波形改变的瞬间观察到血压的骤降。此时让术者暂停手术，分析心电图波形即可得到心搏骤停类型的诊断，在心脏按压的同时，针对心搏停止、无脉电活动及心室纤颤采取相应的心脏复苏措施，一般均可获得良好的治疗效果。心肺复苏期间有创动脉压还可以更准确地监测到心脏按压的效果，从而提高心脏按压的质量，对于后续治疗也有明显的指导意义。此外，有创动脉压监测还便于单肺通气期间血气分析血样的获取。中心静脉压监测常作为临床液体管理的主要监测方法，胸内手术中要考虑胸内手术操作对中心静脉压的影响，因此，开胸手术中更加强调中心静脉压的动态观察，结合患者的心功能状况、手术操作、有创动脉压及呼气末二氧化碳等来判断中心静脉压数值的意义更有价值。此外，在紧急状况下中心静脉通路能够为药物迅速起效提供便捷的给药途径。脉搏血氧饱和度和呼气末二氧化碳监测不仅是呼吸功能监测的主要指标，同时两者提供的信息也有利于循环管理。通过观察脉搏血氧饱和度的波形可以获悉心脏收缩强弱、外周血管舒缩和是否存在血容量不足的初步信息；呼气末二氧化碳则是肺血流量减少甚为敏感的指标，术中应同步监测有创动脉压与呼气末二氧化碳，如果术中呼气末二氧化碳突然下降，随之血压下降，要考虑肺栓塞的可能；如果血压下降在前，呼气末二氧化碳随后下降，则肺血流的下降则是全身血流下降的一部分。血气分析检查则是单肺通气管理的一部分，在抽取动脉血时应同步记录呼气末二氧化碳的数值，这样可以动态观察动脉血二氧化碳与呼气末二氧化碳的差值，借此了解肺通气的有效性。术中容易被忽略的，但却是最简单有效的监测，即呼吸音的听诊，在麻醉前、中、后均应重视。

2. 循环功能的调节　以满足机体有效灌注作为循环管理的目标，维持心脏的心泵功能、血容量、血管的完整性及正常的舒缩功能。就心脏而言，周而复始、有序、协调的收缩与舒张是实现正常心泵功能的前提，为此保证心脏自身正常的血供、前后负荷、营养成分、水电解质都是必要的。因此，防治心肌缺血、心律失常及代谢、水电解质紊乱等都是维持正常循环功能重要的组成。相对而言，由于监测技术的发展，心脏异常情况较容易发现。血管的完整性及正常的舒缩功能，需要根据病理生理、手术流程及动脉压力波形或脉搏血氧饱和度波形、末梢毛细血管充盈度等的观察来综合判断，如感染晚期低血压患者可能已经存在毛细血管通透性增加（相当于血管的完整性破坏）。血容量的补充首先考虑“量”、然后再考虑“质”，“量”必须与心功能和血管的容积相适宜，本着节约用血的原则，容量补充可用人工代血浆，“质”则为血液的有形成分及凝血因子、纤维蛋白等，按需补充，维持水、电解质、酸碱平衡。

3. 备好抢救用药、仪器　常规将麻黄碱、阿托品、利多卡因分别抽好在注射器内备用，此外，在手术室内应能够随时取到肾上腺素等其他抢救药品。在手术室固定场所备好随时可用、性能良好的除颤仪等。

五、术后管理

（一）术后管理模式

手术结束后麻醉管理的目标是让患者安全、无痛、舒适地从麻醉状态中快速恢复到正常的生理状态，而无严重不良反应。胸内手术因其手术创伤大，对患者循环和呼吸系统功能的干扰明显，潜在的问题有术后剧烈疼痛、恶心呕吐、低氧血症、体温异常、意识障碍和血流动力学不稳定等，需要专业人员迅速诊断与治疗。麻醉后恢复室（postanesthesia care unit，PACU）的管理模式，不仅提高麻醉后患者的安全性，而且还可以提高手术室的使用效率，合理利用医疗资源。

（二）呼吸问题的处理

PACU 呼吸问题的处理目标是避免缺氧与减少手术后呼吸系统并发症，如果患者自身能够保持气道通畅（保护性反射恢复，注意食管手术潜在吞咽、咳嗽反射恢复延迟）、神经肌肉接头功能恢复（确认无肌松残余作用）、麻醉药对呼吸的抑制作用消退，在充分膨肺之后可以考虑拔除气管导管。但在此处理过程当中，应避免缺氧，在吸痰、拔管过程中始终供氧。对于胸内手术患者可用潮气量、胸廓起伏、呼吸频率及手握力等来判断潮气量恢复是否足够，没有必要在患者手术恢复早期最需要充分氧供的时候用脱氧自主呼吸观察氧饱和度是否能够维持的方法来判断。

PACU 要求拔除气管导管前谨慎评估：①确保拔管后能够保持呼吸道通畅；准备加压面罩和口鼻咽通气道，必要时备好喉罩；拔管前应在一定麻醉深度下清除呼吸道分泌物，包括气管、支气管和口腔，必要时进行气管镜检查；双腔支气管导管在不需要肺隔离后，应将支气管套囊放气（此步骤多在手术室内完成），再次清理呼吸道；②确保拔管后能够保证足够的通气与氧合，带管自主呼吸如下：自主呼吸恢复平稳，呼吸频率 <25 次 /min，潮气量 >8ml/kg（可借助呼吸机采用 CPAP 通气模式，将压力参数设置为 0，通过监测数值来判断）；尚未拮抗肌松药如 TOF 在 0.75~0.9，可拮抗一次，使 TOF>0.9；气体交换达标：FiO_2 40% 血气分析 $PaCO_2$<45mmHg（既往有 COPD 者 <50mmHg），PaO_2>100~200mmHg，SpO_2 为 99%~100%；③拔管前吸氧，适当膨肺，拔管后面罩吸氧，如患者已清醒，可鼓励深吸气、咳嗽交替进行后面罩吸氧；④循环系统拔管前要求血流动力学稳定，无明显活动性出血，胸腔引流量应 <100ml/h。在 PACU 采用清醒后拔管还是麻醉状态中拔管要因人而异，开放气道的难易程度是重要的考虑因素，其次考虑的是患者的心脏能否承受气管导管刺激所致的应激反应。麻醉早期应用右美托咪定可为清醒拔管创造良好的镇静条件。

拔管后要注意观察是否有潜在的气道并发症。对气管塌陷或出现严重的皮下气肿、纵隔气肿，再次气管插管的风险较高，故在拔管前应常规准备气管插管器具，对于存在困难气道的患者，拔管应慎重，必要时在导管内留置交换导管并准备相应的可视喉镜等设备。对于气管或支气管重建术因特殊体位造成再次插管困难的患者，应保留气管导管直至患者自主呼吸恢复并能够良好配合后再行拔管。

对术前肺功能减退、术中出血、输血量大、手术创伤大等潜在急性肺损伤患者，可考虑带气管导管回 ICU 行呼吸支持治疗。

（三）循环问题的处理

PACU 中可以通过监测心电图、血压、中心静脉压及观察患者的末梢循环等来判断患者的循环功能。胸腔引流液的量、色均是观察的重点。拔管前后的吸痰要注意既要吸净分泌物，又要防止患者剧烈咳嗽造成血管结扎线脱落。如果突然血压下降，首先要排除出血。如果大出血，及时开胸止血能够挽救患者的生命，一旦拖延则有可能延误抢救时机。血压是反映循环功能的综合指标，血压降低一定要查明原因，切忌仅用升压药对症处理。在 PACU 中最常见的循环系统并发症是高血压，尤其是术前有高血压且控制不佳的患者，排除疼痛因素外，可以用硝酸盐类或钙通道阻断剂或乌拉地尔等控制血压，以免引起心脑血管意外。其次，胸内手术中较常见的是心律失常，尤其是房颤，对于无严重器质性疾病的房颤患者，在 PACU 中首先维持血流动力学稳定并控制心室率，调整其内环境，包括水电解质、酸碱、血气、温度等，若为围手术期新发房颤，可以在镇静下行同步电复律，以恢复窦性心律，消除房颤的危害。对于全肺切除术后的患者，在搬动和改变体位时，注意操作轻柔，避免纵隔摆动对生命体征的干扰。

（四）疼痛的处理

术后镇痛是胸内手术麻醉管理中不可或缺的重要组成部分。术后镇痛不仅可改善患者的呼吸功能，增加通气量，还有利于咳嗽、排痰，减少术后肺部并发症。目前采用多模式全程镇痛的模式，静脉自控镇痛（PICA）、硬膜外自控镇痛（PECA）、椎旁神经或肋间神经阻滞以及超声引导下前锯肌平面、竖脊肌平面阻滞等镇痛方法及中枢、外周镇痛药的联合应用可发挥良好的镇痛作用，使得胸内手术后疼痛已非 PACU 中的主要问题，偶有患者主诉疼痛，加用少量镇痛药物多能缓解。

（五）苏醒延迟与躁动的处理

苏醒延迟多见于内环境紊乱和麻醉药绝对或相对过量的患者，偶见于老年肝功能不良患者。躁动重在预防，术前良好准备，完善的麻醉计划，恰当的麻醉用药，以及术中良好的循环、呼吸功能维护，对于预防躁动乃至术后谵妄均有意义。小剂量右美托咪定 1μg/kg(年龄 >70 岁,建议用 0.5μg/kg)在麻醉早期应用,不但可以减少术中麻醉用药,而且其加强镇静、镇痛的效果对于预防术后躁动、谵妄及寒战不适均有良好的作用。

(六) 低体温的处理

如果术中未采取有效的保温措施,则术后低体温多见,尤其是夏天。建议采用周身覆盖充气式加温毯和输液加温等方法以避免低体温带来的危害。预防围手术期低体温最重要的措施是手术开始前采用充气式加温毯主动加温和术中常规体温监测。

(七) 恶心、呕吐的处理

在 PACU 中少见。但在手术后当晚及次日女性患者容易发生。预防性应用地塞米松及中枢性抗呕吐药有一定的作用。对于食管患者在拔除气管导管前一定要注意胃肠引流管的通畅,以防误吸。

(八) 尿失禁与尿潴留的处理

注意观察,如果尿失禁应注意更换尿垫,尿潴留多见于老年男性患者,导尿处理即可,但要注意预防并发症。

(九) PACU 转出标准与患者的转送

每例患者在转出 PACU 之前必须要进行充分评估,汇总分析。呼吸道的保护反射一定要恢复良好,通气和氧合能力良好,以保证在无监测条件下能克服轻微的病情变化;血压、心率和外周血管末梢灌注良好;体温正常不是必需的指标,但是应无寒战,镇痛充分,呕吐得到控制;PACU 中镇静、镇痛药物应用已超过最后一次用药 15 分钟以上。根据患者情况决定返回病房或 ICU。出 PACU 标准归纳见表 68-8。由于个体差异,根据患者临床情况作出判断更加重要,如果对诊断和安全性存在疑问,应该推迟转出 PACU 或入 ICU 继续监护治疗。

表 68-8 PACU 出室标准

一般情况	意识、定向力恢复,清醒合作,对言语和简单指令有反应外科情况稳定(无可疑出血)
循环	血压和心率稳定 无新出现的心律失常 血容量正常 至少保持 30 分钟内的稳定
呼吸	呼吸平稳 足够的咳嗽和排出分泌物的能力 动脉血气 $PaCO_2$ 低于 50mmHg
气道	气道保护性反射(吞咽,呛咳和呕吐)完全恢复 无喘鸣、痉挛和梗阻
疼痛	能够确定疼痛的位置和强度 有足够的镇痛处理措施并已经调整观察 > 30 分钟
肾功能	尿量大于 30ml/h
其他	血糖水平得到控制 水、电解质、酸碱平衡良好 恶心和呕吐得到控制

第四节 肺部手术的麻醉

肺切除术是治疗肺内或支气管疾病的重要外科手段,常应用于肺部肿瘤、非手术难以治愈的感染性疾病(肺结核,肺脓肿)、支气管扩张、肺大疱等疾病的治疗。根据不同病情可分为:全肺切除术和部分肺切除(包括肺叶切除、肺段切除或楔形切除)。此外,因病变累及范围增大,可能采取支气管或肺动脉袖形切除术,胸膜肺切除等特殊手术方式。

对肺隔离技术要求较高,熟练掌握各种肺隔离技术和正确应对各种通气和换气功能异常,减少肺损伤,强调肺保护是肺切除术麻醉管理的关键。

一、麻醉前用药

一般无特殊要求。哮喘及喘息性支气管炎患者避免使用吗啡;抗胆碱能药物可能引起患者的不适,不宜在麻醉前给药,术中需要时应用即可。

二、麻醉方式的选择

肺切除术目前基本在全身麻醉肺隔离技术下完成,全身麻醉方式可选择全凭静脉麻醉、静吸复合麻醉、静脉或静吸全身麻醉联合硬膜外阻滞或椎旁阻滞等。

三、选择适当的肺隔离技术

双腔支气管导管仍是最常用的肺隔离技术。可以选用手术对侧支气管插管,即右胸手术选左侧支气管插管,左胸手术选右侧支气管插管,通常可取得良好的肺隔离效果。对于确定不涉及左总支气管的手术,可常规使用左侧双腔支气管导管,因为右总支气管的解剖特点，决定了右侧双腔支气管导管定位准确率低、术中移位率高。Univent管和支气管阻塞导管也可用于肺叶手术，但因其吸引管细，不适用于湿肺患者。现在支气管阻塞导管基本取代了Univent管。在特殊情况下，单腔管也可以延长成为支气管导管，实施单肺通气。

四、麻醉中处理的要点

（一）呼吸功能的维护

1. 保持对气道的控制　改变体位、手术牵拉等可使双腔支气管导管位置改变而影响通气，因此需随时进行支气管镜检查确定并调整导管的位置。此外也可请手术医师探查气管隆嵴处导管位置，辅助调整定位。

2. 采用个体化的通气模式（详见单肺通气的管理）依据患者情况，选择容量控制通气，潮气量6~8ml/kg，呼吸频率12~14次/min，术中必要时通气侧肺采用呼气末正压通气（PEEP 5cmH$_2$O），非通气侧肺采用持续气道正压（CPAP 2~5cmH$_2$O），可减少单肺通气时的肺内分流，从而减少低氧血症的发生。单肺通气中并非应用高流量纯氧维持氧合。高流量麻醉或手术时间长时，应当加用人工鼻保持气道的湿化。

3. 适时气道内吸引　在改变体位、处理气管后及患肺复张前，应进行气道内吸引。注意无菌要求，吸引健侧肺与患侧肺时应常规更换吸引管。

4. 纠正低氧血症　基于缺氧的危害及患者对缺氧的耐受能力较差，一旦出现低氧血症应积极采取应对措施。术中低氧血症最常见的原因是双腔支气管导管位置不当，一般调整位置、适当提高吸入氧浓度均可避免低氧血症，但要注意避免过高气道压或过大潮气量等引起的肺损伤。对于原有肺疾病患者可采用允许性高碳酸血症之策略，但长时间高碳酸血症终究为非生理状态，条件允许的情况下可作适当调整，采用个体化通气模式，既满足机体代谢需求，又避免造成肺损伤。

（二）维护循环功能稳定

1. 保证机体有效循环血量　术前禁饮禁食、开胸手术的体液蒸发及创面的失血等均可导致患者有效循环血量不足，因此，在诱导前应适当补液，避免麻醉中因低容量导致低血压而匆忙以缩血管药来维持血压。

2. 避免输液过多引起肺水过多甚至肺水肿　在心、肾功能健全的患者单纯输液引起肺水肿罕见，但在全肺切除时，相当于瞬间缺失了一个低阻高容的容量器官，余肺要承担全身循环血量，故输液量应加以控制。输液量以满足机体最低有效灌注的容量为目标实施体液平衡管理，避免肺水过多，严密监测中心静脉压，尤其是要注意中心静脉压与动脉压和末梢组织灌注的关系，对指导输液有益。

3. 心律失常的处理　肺切除手术术中及术后房颤的发生率较高，多见于高龄、男性患者，尤其是在淋巴结清扫时。对术中心率增快、血压增高，或房性期前收缩增多的患者，提示心脏在手术操作过程中易受激惹，推荐在维持适宜麻醉深度的基础上，应用瑞芬太尼降低心脏的应激性。一旦术中发生房颤，在不伴有过快心室率和不影响血流动力学稳定性的情况下，暂不做处理，但必须检查血钾等电解质水平；对伴有快心室率、循环受干扰明显者，则可用β受体阻滞剂或胺碘酮来控制心室率，同时检查通气效果、氧合状况和调整麻醉深度。如体位允许也可考虑术中电复律。如进入PACU仍处于房颤状态，待患者内环境及体温调整正常后，在麻醉下行同步电复律，以减少持续房颤的不良后果；但对于有严重心脏疾病患者，则需慎重选择，可与心内科医师共同协商后处理。在手术处理肺门，尤其是左侧开胸或心包内肺切除患者，还需注意手术操作可能诱发的心搏骤停。严密观察有创动脉压波形，可以及时发现心电图受干扰时的心搏骤停，一旦出现，即嘱外科医师暂停操作，鉴别心搏骤停的类型，对于心脏停搏或无脉电活动，外科医师行心脏按压的同时，立刻经中心静脉给予肾上腺素；对于室颤的患者，在外科医师行心脏按压的同时准备除颤器，依据心电图室颤波形，必要时加用肾上腺素后电击除颤。有创动脉压波形是心脏按压是否有效的良好提示。只要处理得当，均可在短时间（3分钟）内复苏，对麻醉恢复无明显影响。

（三）术中维持适宜的麻醉深度，术后早期避免呛咳

术中适当的麻醉深度十分重要。肺门周围神经丰富，探查操作时心血管反应较大，麻醉过浅时，刺激气管易引起强烈的膈肌抽动，应当避免在处理肺血管时吸痰，必须吸引前亦应加深麻醉并告知外科医师。目前BIS脑电监测和肌松监测是较为有效的监测方法，深度肌松可以有效减少手术刺激引起的体动、呛咳等不良事件，有益于胸腔镜下的肺切除手术，尤其是机器人辅助下的肺切除术。此外，在麻醉恢复期也要注意避免躁动与呛咳，以防血管结扎处脱落造成大出血，有效的镇静、镇痛尤为重要。

第五节 气管手术的麻醉

气管、支气管与隆突部位手术(不含气管切开术)的麻醉处理中,控制呼吸道、维持良好的气体交换和术野暴露是气管手术麻醉的重点。

一、术前评估

应对患者的全身情况、呼吸困难程度及与体位的关系作详细评估。一般而言,气管腔直径狭窄至1cm时,可出现特殊的喘鸣音,<1cm时则呈明显的呼吸困难,<0.5cm时活动受限,并出现典型的“三凹征”。应询问并观察患者排痰的困难度、运动耐力、仰卧位呼吸能力以及用力吸气和呼气时是否存在呼吸困难加重(因气管塌陷或可活动的肿瘤在用力呼吸时可加重气道梗阻),确认患者的心肺功能情况,以及是否合并其他系统疾病。术前肺功能检查虽有参考价值,但部分患者因呼吸困难无法实施,可以通过血气分析来获得相关的信息。

明确气管狭窄的部位、性质、范围、程度和可能突发的气道梗阻是术前评估的重点。随着医学影像学技术的提高,判断气管狭窄情况不再仅仅依靠X线片,CT扫描、磁共振和螺旋CT,结合计算机三维重建技术能更形象地了解气管的具体状况,甚至是气管镜也达不到的狭窄远端。支气管镜检查通过肉眼直视可明确气管狭窄部位的长度和直径,以及肿物与气管壁的特点,是诊断气道病变的“金标准”,但对于气道严重梗阻,气管镜无法通过狭窄部位的患者,就无法了解病变远端的气道情况,而且严重气道阻塞患者行气管镜检查后因局部水肿或气道受刺激可加剧气喘及呼吸困难。因此,对存在严重气道梗阻的患者,气管镜检查宜安排在一切准备就绪的手术前,在手术室内且在麻醉及外科医师到位后进行,一旦呼吸困难加剧可以紧急手术。

二、术前准备

麻醉科医师应当参与手术计划的讨论,了解手术径路和过程。高位气管手术多采用颈横切口,主动脉弓上气管手术以胸骨正中切口为主,下段气管涉及隆突及支气管多采用右后外侧切口进胸。常见的手术方式有:气管壁的切除与修补、气管环形切除端-端吻合、隆突切除和成形等。

根据患者和手术情况制定完善的麻醉方案,重点在于手术各阶段的通气方案和应急准备。完善术前器械的准备,重点是各种型号的气管导管、可供手术台上使用的无菌导管、通气延长管和接口,此外备有两套呼吸环路、各型支气管镜。对于急性严重气道梗阻患者,拟在体外循环下实施手术者,还应准备紧急体外循环所需设备。麻醉科医师和护士人员齐备,麻醉诱导前手术医师在场,做好紧急建立外科气道的准备。

术前对患者进行心理疏导和安慰,介绍术后体位和咳痰事项,以争取得到患者最大限度的配合。

严重气道狭窄患者术前不建议使用镇静药,以免削弱患者维护其自主呼吸的能力;抗胆碱能药虽可减少呼吸道分泌物,但可使分泌物黏稠,或形成痰栓加重阻塞,故术前不用,术中按需给予。

三、麻醉管理

采取各种手段尽早地控制气道和维持有效通气是气管手术麻醉的关键。

(一) 诱导期麻醉管理

麻醉诱导是气管手术麻醉最危险也最具挑战性的阶段之一,诱导用药和插管方式必须结合患者具体病情和麻醉科医师的实际经验,遵循“安全、无痛、舒适”三阶梯麻醉管理规范,依照麻醉计划和准备进行选择。

1. 局部麻醉　在局部麻醉下行气管切开后再从气管造口处插入气管导管。但由于惧怕呼吸道梗阻而过度保守地应用镇静、镇痛药物,可能使患者经历一定程度的痛苦。α_2受体激动剂—右美托咪定为保留自主呼吸清醒镇静提供了便利,总量用1μg/kg,10分钟静脉微泵注射,可起到镇静作用而无呼吸抑制之虑,从而减轻患者的痛苦。

2. 吸入诱导　采用七氟烷吸入诱导,达到足够的麻醉深度后,结合呼吸道表面麻醉再实施支气管镜检查,进行气管插管或置入喉罩。

3. 静脉诱导　如果患者在仰卧位可保持呼吸通畅(例如日常睡眠不受限),而且气道病变固定,

估计气管插管无困难时，则可采用含肌松药的静脉诱导。

4. 人工心肺支持下麻醉诱导　对于严重呼吸困难，需要上半身抬高及麻醉后气道情况无法判断的患者，可借助体外循环，在局部麻醉下行股动、静脉插管，经股静脉至右房引流体外膜氧合（extracorporeal membrane oxygenator，ECOM）的方法来保证患者的正常氧供。体外循环开始后行麻醉诱导，将气管导管放置在气管狭窄部位以上，然后行支气管检查，注意避免气道内出血。

（二）麻醉插管方法的选择

1. 根据病变部位及病变特点

(1) 肿瘤或狭窄位于气管上部靠近声门，气管导管无法通过，在局部麻醉下和静脉镇静下由外科医师行颈部气管切开，在狭窄部位下建立通气；如果瘤体较小，气管最狭窄处直径 >1cm，可以在支气管镜引导下插入细直径气管导管通过狭窄的气管。也可以先插入喉罩，保留自主呼吸麻醉下，行颈部气管切开，在狭窄部位下建立通气后拔除喉罩更换气管导管（暂不通气），待气管后壁吻合后，拔除狭窄部位以下的通气管，同时将经口气管导管推进越过吻合口并接呼吸机通气，然后吻合气管前壁。

(2) 肿瘤或狭窄位于气管中部需视病情而定。对于气管肿瘤蒂细、肿瘤质地脆、易出血等患者，可放弃导管通过狭窄部位的尝试，将导管留置狭窄部位以上，手法正压通气无阻力的情况下实施全身麻醉手术。对于蒂粗、不易脱落的肿瘤，在支气管镜引导下气管导管尝试可以通过则通过，通不过的将导管留置狭窄部位以上。

(3) 肿瘤或狭窄位于气管下部接近隆突，可将单腔气管导管置于肿瘤上方，如果插过无困难，可考虑支气管镜引导下将单腔气管导管插入一侧支气管。此类患者有建议用较细导管通过肿瘤部位行高频喷射通气，但狭窄严重、排气不畅仍有可能造成气体滞留和气压伤。

2. 根据呼吸困难的程度

(1) 对于气促明显，伴有紧张焦虑甚至窒息濒死感的患者，给予保持端坐位，轻扣面罩予高浓度氧吸入，而后静脉缓慢给予小剂量阿片类药物，可达到清醒镇静的目的，氟芬合剂 1/3 剂量启用也是较好的选择。也可用右美托咪定 1μg/kg，10 分钟静脉微泵注射的方法，镇静效果较为理想。此类患者在使用丙泊酚、咪达唑仑时切忌给药剂量过大过快。采用七氟烷吸入也可以使患者保持自主呼吸下入睡，但紧闭面罩可能加重患者的紧张和窒息感，此外由于患者的通气量不足，麻醉入睡时间可能延长。病变部位较高的患者，可以在局部麻醉下行气管切开，在狭窄部位下建立通气；不能进行气管切开的患者，为了提高安全性，可在局部麻醉下暴露并游离好股动静脉，然后麻醉诱导，一旦呼吸困难加剧，立即股动静脉插管进行体外循环。

(2) 术前无明显气促，可以平卧的患者，估计稍细气管导管（ID6.5）可通过狭窄部位的患者，可给予丙泊酚和阿片类药物，逐步过渡到面罩正压通气，如无供氧困难，可考虑给予肌松剂后插管。

3. 根据肿瘤的生长情况

(1) 气管内生肿瘤患者的插管，建议均在支气管镜明视引导下进行，可避免无谓的插管通过尝试，或减轻导管通过时对瘤体的冲击，同时随时可交替使用气管内吸引和供氧。切忌盲目插管，特别是蒂细、质地脆、易出血的肿瘤触之易引起脱落和出血，加重气道梗阻。

(2) 肿瘤侵犯气管所造成的外压性气管狭窄，在确认插管通过狭窄部位前忌用肌松药。

四、术中麻醉维持和气道管理

（一）麻醉维持

采用全凭静脉麻醉，其优点是在气道开放时不会有麻醉气体污染。可应用丙泊酚 TCI 靶控输注复合瑞芬太尼，一旦停止输注，麻醉苏醒迅速而完全。宜采用中效非去极化肌松药维持肌肉松弛状态，以减少操作中刺激气管造成患者的无意识体动。

（二）手术中气道管理

其重点是在气道开放时确保气道通畅和患者的正常氧合。目前最常用的方法主要还是交替使用经口气管内导管和外科医师行台上插管。成功的术中气道管理是麻醉科医师和外科医师默契配合的结果。

1. 台上插管　可以根据不同的手术部位而定，颈部和胸部气管手术的重建方法较单一（图 68-14，图 68-15），而隆突重建术的方法较多，但是基本原理相仿：台上气管切开前，经口气管插管放置于病变上方通气，在下方切开气管，使用台上导管插入远端气道通气，切除病变后先吻合气管后壁，而后放弃台上插管，将口内气管导管送过吻合口远端，气囊充气后施行通气，缝合气管前壁完成吻合。（图 68-16，图 68-17）。

6

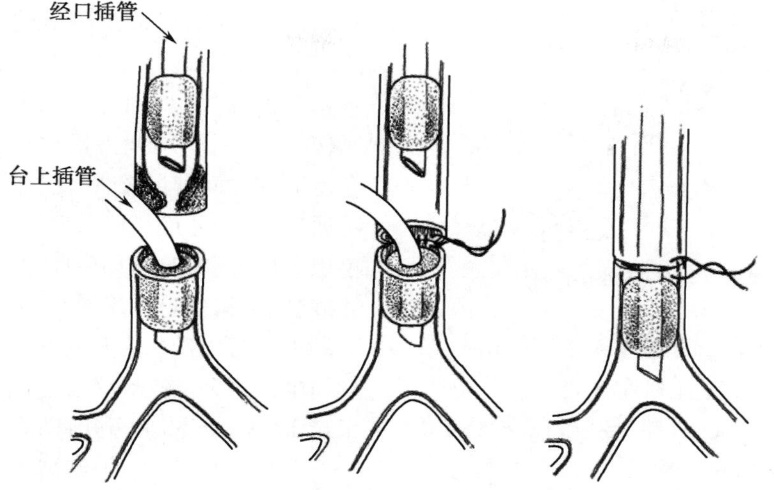

图 68-14　颈部气管手术中气管插管的方法

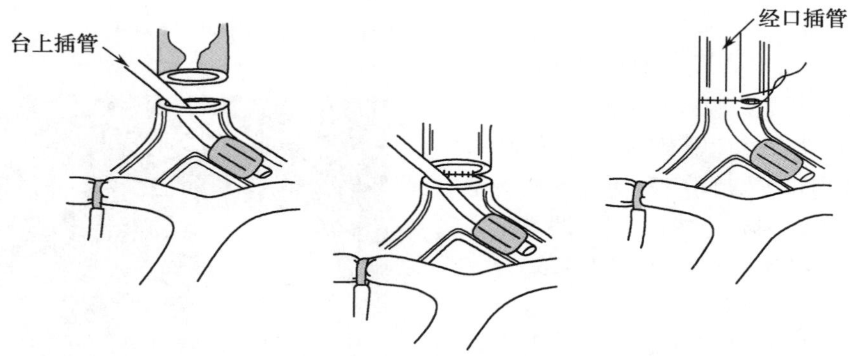

图 68-15　胸部气管手术中气管插管的方法

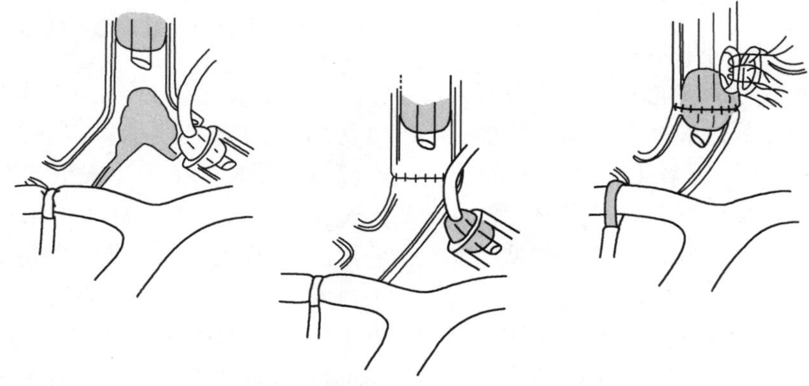

图 68-16　隆突重建手术中气管插管的方法(1)

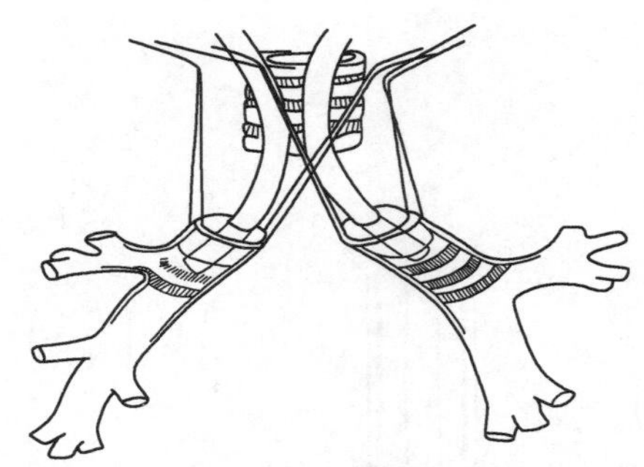
图 68-17　隆突重建手术中气管插管的方法(2)

2. 台上插管导管型号的选择　术中麻醉科医师应准备多个型号气管导管和连接管供选用。台上插管可用灭菌气管导管或自制导管，在满足通气前提下宜选用套囊稍细的导管，导管过粗气囊过大可能影响气管缝合操作，需要注意的是，由于目前使用的导管的套囊距导管前端位置较远，因此在使用过程中比较容易插深，特别是易阻塞右肺上叶开口。

3. 低氧血症的预防与处理　①术中吻合口缝合过程中可能需要间断的呼吸停止，故操作前可吸入 100% 氧，过度通气后，可获得 3~5 分钟的呼吸暂停时间。需要注意的是期间应密切观察血氧饱和度，一旦血氧饱和度下降至 90%，应立即重新通气，此时可能需要外科医师用手封堵尚未缝合完毕的吻合口，待血氧饱和度上升后再次暂停呼吸继续手术；②血液和分泌液阻塞远端气道时需术者配合吸引远端气道；③插管导管位置不良，位置太浅漏气或者太深造成部分肺段通气不足，需术者调整插管位置；④麻醉科医师提高新鲜气流量，采用间断通气的方法可以改善氧合；⑤单肺通气中肺内分流，如出现低氧血症，则可采用台上左右支气管插管实行两肺分别通气，也可考虑请术者临时套扎非通气侧肺动脉或能改善血液氧合。高频喷射通气(HFJV)作为一种气道开放条件下的通气手段，在气管手术中应用有其优越性，喷射导管较细，使用灵活，提供充分的氧合避免单肺通气所致低氧血症，可以通过狭窄部位和气管切端，且对手术缝合干扰小。但需注意的是，高氧流量导致手术野血液喷溅、血液吸入、导管不稳定、低通气和 CO_2 重复吸入也有可能发生。尤其要重视的是在气管壁未打开前使用 HFJV，有引起严重气道狭窄患者气压伤的风险。

(三) 麻醉恢复期气道管理

气管重建术后麻醉恢复期也有潜在风险。由于手术后机械通气可影响气管吻合口的愈合，因此提倡在手术后尽早拔除气管导管，但重建的气道是脆弱的，随时有可能出现危险，而且重新建立安全的气道也很困难。应注意以下几点：①尽量保持患者颈部前屈，减少吻合口张力；②完全逆转肌松药的作用，即便应用非去极化肌松药拮抗剂，也必须有足够的时间使肌松作用完全逆转，保证患者有足够通气量后，才能拔除气管导管；③苏醒应平稳，避免患者因躁动，呛咳而致吻合口裂开。如果采用全凭静脉麻醉，邻近手术结束时可逐渐减小瑞芬太尼的输注速度，给予芬太尼 0.05~0.1mg，或者曲马多 50~100mg 以减轻麻醉恢复期患者疼痛，同时启用术后 PCA 镇痛。麻醉前期右美托咪定的应用，也能有效防止躁动、增加麻醉恢复期的舒适感；④气管重建术患者因术中气道开放以及气道排痰功能受到影响，术后早期存在气道分泌物多，排痰不畅的风险，应及时清理呼吸道，防止气道阻塞和术后肺部并发症(图 68-18)。

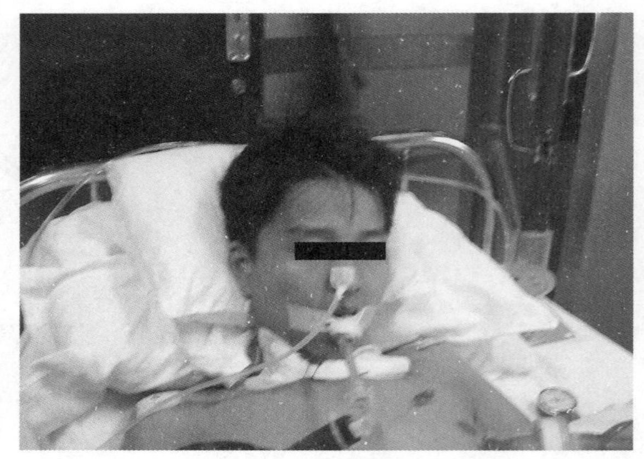
图 68-18　气管重建术后患者颈部前屈位

气管手术后患者应在 ICU 监护治疗。入 ICU 后应常规行胸部 X 线检查以排除气胸。患者应始终保持头俯屈的体位以降低吻合口张力。面罩吸入湿化的氧气。隆突部位手术可阻碍气道分泌物的排出，必要时可使用支气管镜辅助排痰。术后吻合口水肿可引起呼吸道梗阻，严重时需要再插管。由于体位的影响，ICU 插管应在支气管镜引导下进行，避免误伤吻合口。术后保留气管导管的患者应注意气管导管的套囊不应放置于吻合口水平。

靠近喉部位的气管手术后易出现喉水肿，表现为呼吸困难、喘鸣与声嘶。治疗可采用改变体位(坐位)、限制液体、雾化吸入肾上腺素等措施，喉水肿严重时甚至需要再插管。

第六节 支气管镜与纵隔镜手术的麻醉

一、气管镜手术的麻醉

支气管镜在肺疾病的诊治中有重要意义。从硬质支气管镜到软镜(纤维支气管镜、电子支气管镜),支气管镜的应用范围不断扩大。支气管镜目前主要用于气管支气管异物取出、肺内引流、大咯血的治疗、气道与肺肿物的诊断与治疗。

从适应证看,硬质支气管镜与软镜并无区别,但临床上对支气管镜的选择受很多因素影响。如设备条件、医师的经验、使用安全性与患者的舒适度等。软镜具有检查范围广、创伤小等优点,但在一些治疗性操作中应用受限。因此,既往硬质支气管镜主要用于治疗性操作,而软镜主要用于诊断性检查,现在随着软镜器械及技术的发展,经气管、支气管内介入治疗作为新的诊治方法应用日趋增多。如荧光支气管镜检查(黏膜下的早期肿瘤组织会发出异样的荧光,对此部位进行组织活检可以提高肿瘤早期检出率)、经支气管镜超声检查(endobronchail ultrasound,EBUS),即6.0mm左右EBUS定位引导下行支气管镜针吸活检术,可以探明血管的位置,防止活检时误伤血管,提高肿瘤的早期检出率并降低穿刺活检的并发症。经支气管镜下磁导航定位可以抵达支气管远端肺部病变,微波、电凝、激光、射频等治疗方法都已经被用于气管镜介入治疗中,虽属于软镜的范畴,但其诊断与治疗较为费时,对“无痛气管镜”的需求增多。“无痛气管镜”滞后于“无痛胃肠镜”,主要原因在于麻醉科医师与内镜操作医师“共抢气道”,任何麻醉最需要保持的呼吸道通畅,在该操作过程中却始终由内镜占据呼吸道造成气道的部分梗阻。经近20余年的临床实践,“无痛气管镜”已安全在国内开展。

术前用药应考虑患者的一般情况、手术类型、使用的支气管镜类型以及麻醉方式。术前用药的主要目的在于缓解焦虑、提高痛阈、减少分泌与抑制反射。常用的术前用药包括阿片类药、镇静药及抗胆碱能药。对于支气管镜检查或治疗患者应慎用,避免加重呼吸抑制,避免分泌物黏稠不易排出或吸引。

麻醉方式的选择应根据选用的支气管镜类型、拟行手术、患者的一般情况与患者的要求综合考虑。可选择的麻醉方式包括局部麻醉与全身麻醉。

局部麻醉主要用于一般情况较好、可配合的患者,手术操作较简单,手术时间一般较短。通过局部麻醉药雾化吸入与喷雾,对整个呼吸道施行表面麻醉。环甲膜穿刺注射局部麻醉药可以达到声门下呼吸道迅速表麻的作用,但通常更倾向于采用自主呼吸雾化吸入局部麻醉药达到表麻的作用,使患者更为舒适。舌咽神经阻滞与喉上神经阻滞对缓解声门上刺激有效,是较好的辅助措施。辅助神经阻滞时应防止误吸。使用局部麻醉还应注意局部麻醉药过敏,防止局部麻醉药过量中毒。

全身麻醉是支气管镜手术主要的麻醉方式。硬质支气管镜手术对镇静、镇痛与肌松要求高,一般均选择全身麻醉。麻醉药的选择应考虑患者一般情况与手术类型。目前主张使用短效药物,保证术后迅速恢复。麻醉诱导可采用吸入诱导,也可采用静脉诱导。麻醉维持的方式多根据支气管镜通气方式确定。

硬质支气管镜可使用的通气方式包括自主呼吸、正压通气与无呼吸氧合。自主呼吸主要用于异物取出;无呼吸氧合维持时间短;正压通气是硬支气管镜主要的通气方式,包括间断正压通气、喷射通气和高频喷射通气等形式。

既往支气管镜手术在无气管插管的情况下均采用自主呼吸,现在内镜专用面罩(图68-19)、喉罩(图68-20)在支气管镜检查与治疗中的应用日趋广泛,为控制患者的气道创造了条件,这样可以按需、随时进行辅助或控制呼吸,依据患者的全身情况及支气管镜下检查或治疗的需求可以采用三种麻醉方式:①监测下的麻醉镇静管理(MAC),即在麻醉科医师的监测下,静脉镇静用药至保留自主呼吸程度的镇静深度,一般选用内镜专用面罩;②不使用肌松药的全身麻醉,可能潜在一过性呼吸抑制,多需要气管插管或喉罩控制气道,必要时可行辅助呼吸;③使用肌松药的全身麻醉,需要控制呼吸,多应用喉罩,也可用气管插管控制气道。三种方法各有利弊,其共同点是局部麻醉不能省略,采用超声雾化吸入局部麻醉患者更容易接受,效果更好。右美托咪定镇静、不抑制呼吸的特点,为MAC下支气管镜的检查提供了便利，但该药的起效需10分钟，因此需要提前用药，而且可能导致苏醒时间延长。由于吸入麻醉药在支气管镜操作过程中容易环境污染，因此，更多地采用静脉麻醉药，丙泊酚与瑞芬太尼为较好的选择，中短效肌松药为安静的术野创造了条件，但同时患者咳嗽能力消失，需要操作者及时吸引气道内分泌物。

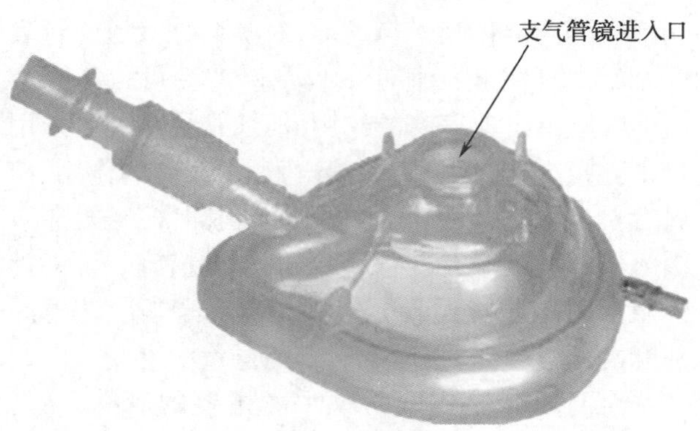

图68-19 支气管镜专用面罩

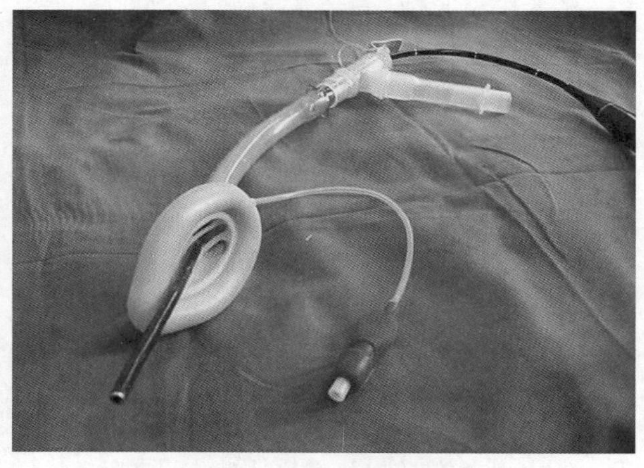
图68-20 喉罩用于支气管镜检查

对于需要在硬质或软镜下行气道内电灼或激光治疗的患者，控制呼吸或辅助呼吸时应避免高浓度氧，宜将吸入氧浓度降低至30%以下，避免气道烧伤。采用喉罩可以避免损伤气管导管后继发性损伤气道，必须行气管插管时则需要专用的抗激光、抗燃气管导管。

支气管镜手术的并发症包括手术并发症与麻醉并发症。硬质支气管镜可造成口腔至支气管径路的组织损伤，包括牙齿、口咽黏膜、喉以及支气管，组织活检后可引起组织出血等。麻醉相关的并发症包括呼吸抑制、麻醉过浅或过深带来的并发症。呼吸抑制表现为低氧血症与高碳酸血症，可通过辅助呼吸、调整通气来纠正。麻醉过浅时气道内操作刺激可诱发心律失常与血压波动，麻醉过深又不利于麻醉后恢复，因此，需要适宜的麻醉深度及呼吸道黏膜的局部麻醉。术中心电图、无创血压、脉搏血氧饱和度及呼气末二氧化碳监测应作为常规，并应按照手术室内麻醉要求装备麻醉机、空氧混合装置及抢救药品等。麻醉后恢复应按照全身麻醉后处理。

二、纵隔镜手术的麻醉

纵隔镜（mediastinoscope）最早用于肺癌分级中纵隔淋巴结活检，以确定手术切除的可能性。后来逐渐用于纵隔上部淋巴结活检、纵隔肿块活检、后纵隔肿瘤的手术，现在食管手术又有经纵隔镜下径路。CT与MRI能发现纵隔内异常的肿瘤或淋巴结，但不能获取组织明确其病理性质，因此纵隔镜常与支气管镜检查结合用于治疗方案的确定。

胸骨上切迹切口入路的纵隔镜手术又称颈部纵隔镜手术，主要用于上纵隔病变的诊断治疗。胸骨左缘第二肋间切口与胸骨旁纵切口入路的纵隔镜手术又称前纵隔镜手术，主要用于前纵隔、肺门、上腔静脉区域病变的诊断治疗。

虽然纵隔镜手术可以在局部麻醉下完成，但由于纵隔镜技术的发展，由目视纵隔镜到电视纵隔镜，手术适应证也在扩大。巨大纵隔肿瘤、上腔静脉综合征已不再是纵隔镜手术的绝对禁忌证，因此，麻醉管理的难度也在增加。特殊的手术部位潜在大出血、气栓、气胸、脑供血不足等严重并发症的风险，且手术要求术中术野静止、无咳嗽，故更多倾向于选用全身麻醉，并在手术中严密观察，做好应对大出血、气胸、脑供血不足的准备工作。

术前访视除了常规内容，重点是呼吸、循环功能的评估。对于潜在的气道压迫问题，作出正确的分级评估后，术前做好应对措施的准备。此外，由于纵隔镜手术多为诊断性手术，对于巨大纵隔肿块活检手术有时手术后肿瘤不仅不能缩小，而且由于手术创伤、局部水肿、炎性反应等造成气道周围进一步水肿，可使气道受压进一步加剧甚至威胁患者的生命，因此，在拔除气管导管前这一问题也要有所考虑并做好应对准备。

术前存在气道受压迫的患者，麻醉诱导前应充分评估控制气道与气管插管的难度，为防止手术损伤胸膜导致气胸宜插入双腔支气管导管，应急时可迅速实施肺隔离而避免张力性气胸或不能通气。

纵隔肿瘤对大血管的压迫可能导致麻醉诱导与正压通气时循环功能的恶化，可考虑改变患者体位防止低血压、改善头部静脉血液回流也是需要经常观察的项目。

此类患者的麻醉可以不使用术前药。入手术室后开放一条静脉通道(16~18G)。常规监测心电图、左手接脉搏血氧饱和度、右手桡动脉穿刺建立有创血压监测。由于外科医师需要占用患者头端位置，因此，麻醉科医师需要预先留好延长的给药通路并合理规划好监测导线的排布。麻醉诱导与维持的方法很多，以静脉快速诱导、静脉维持的麻醉方法较常用。由于手术操作接近大血管、气管等重要解剖部位，麻醉中应创造安静的手术野，完善的肌肉松弛效果是必需的，由于手术时间短，应选用中短效的肌松药。手术可能带来上纵隔与气管等部位的刺激，因此要有足够的麻醉深度防止呛咳造成损伤，这也是不选用局部麻醉的主要原因之一。

纵隔镜手术中，无名动脉、无名静脉、奇静脉与镜身毗邻(图 68-21)，均可能受损而造成出血。无名动脉受压时，右侧的颈总动脉血供不足可引起脑供血不足，但在全身麻醉中较难发现，由于右锁骨下血供同时受阻，因此可通过右桡动脉波形的不规则或消失同步发现，及时提醒手术医师移动纵隔镜位置，以避免长时间脑供血不足，这是纵隔镜术中强调右桡动脉置管监测血压的主要目的之一。此外，由于纵隔镜手术的特殊体位要注意上腔静脉引流是否通畅，避免头颈过伸导致颈部血管受压。

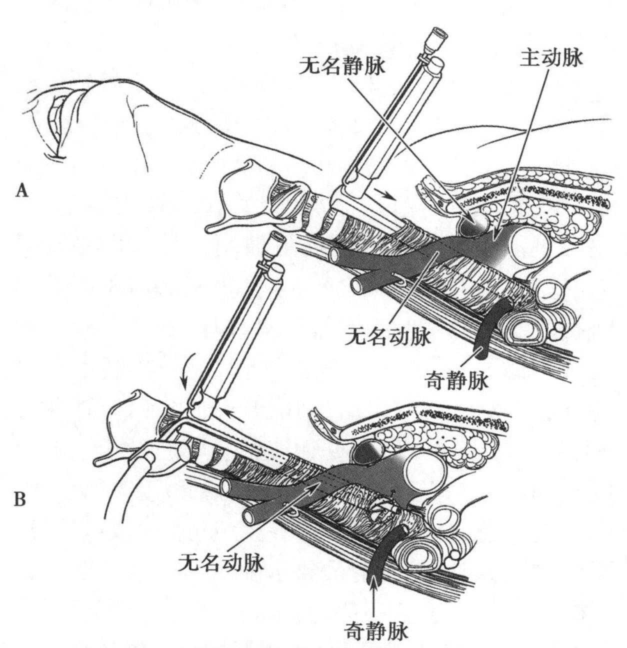

图 68-21　纵隔镜术中与毗邻动、静脉

麻醉恢复期需要注意的问题是对于术前呼吸道梗阻的患者拔管前要充分评估，警惕拔管后呼吸道梗阻加剧，对于术中潜在喉返神经与膈神经损伤的患者要注意避免误吸与呼吸困难。

第七节　纵隔手术的麻醉

纵隔(mediastinum)是两侧纵隔胸膜之间所有器官的总称。纵隔内的器官主要包括心包、心脏及出入心脏的大血管、气管、食管、胸导管、神经、胸腺和淋巴结等。现常用纵隔的四分法分区即以胸骨角平面为界，将纵隔分为上、下纵隔。下纵隔又以心包的前、后面为界分为三部：心包前面与胸骨之间为前纵隔；心包及大血管所占据的区域为中纵隔；心包后面与脊柱之间为后纵隔(图 68-22)。

一、常见纵隔疾病及麻醉处理中的注意事项

纵隔病变除了创伤以外，主要为肿瘤。常见的纵隔肿瘤有神经源性肿瘤、畸胎瘤、皮样囊肿、胸腺瘤、纵隔囊肿、胸骨后甲状腺肿、淋巴源性肿瘤及其他如食管癌及支气管肿瘤等。大多数纵隔肿瘤

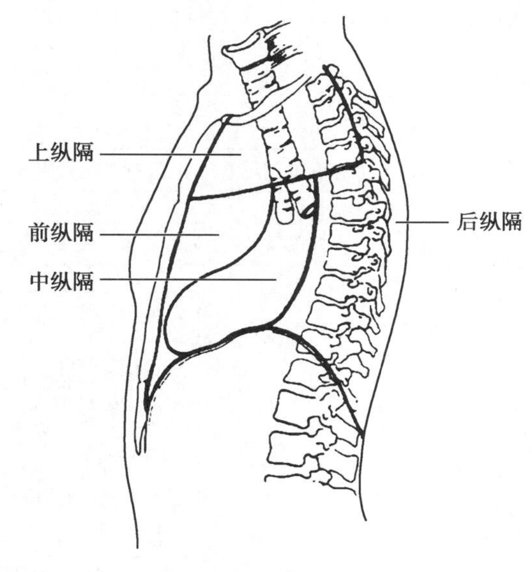

图 68-22　四分法纵隔分区

为良性肿瘤，由于纵隔肿瘤逐渐增大，可产生周围脏器的压迫症状和恶变（如胸腺瘤和畸胎瘤等），因此，一经诊断，都应早期手术切除肿瘤。纵隔肿瘤手术麻醉处理的要点见图 68-23。无临床症状的小肿瘤，麻醉处理无特殊；肿瘤增大致气管、支气管、心、肺、血管受压时可危及生命，尤其是气道受压的患者麻醉处理中存在致死性气道梗阻的风险。因为气道压迫阻塞可发生在气管分叉处，此时如果用单腔气管导管，受压部位处于气管导管的远端，自主呼吸消失可导致气道梗阻加剧，因此，远端气道未能受控之前禁用肌松药，如果手术必需肌肉松弛时则建议选择双腔支气管导管，以确保非受压一侧支气管的通畅，如果双侧支气管都受压，则不宜全身麻醉。对于有气管压迫和扭曲的患者，气管插管时，若导管口贴在气管壁上或者导管通过狭窄部分时，管腔可被完全堵塞或形成一锐角，这种情况也可引起气道的完全梗阻，可在支气管镜引导下明视插管，导管需通过气道最狭窄处。尽可能采取患者平时喜好的体位及姿势，此常为呼吸道受压程度最轻的体位。诱导插管后，由于肌松药、重力及体位等的影响，部分患者可出现巨大肿瘤压迫肺叶致肺不张、低氧血症、气道压增高等，需要调节体位达到最佳状态，必要时须手术医师密切配合，麻醉成功后，即进胸托起肿瘤，以解除对肺叶及气道的压迫。对于肿瘤压迫心脏、大血管的患者，应采取最佳体位，使心脏受压最轻，并尽快手术解除压迫。麻醉恢复期提倡在手术后尽早拔除气管导管，首先要完全逆转肌松药的作用，其次，避免苏醒期患者咳嗽，防止肿瘤切除吻合处或缝扎处缝线脱落出血。严密监测患者呼吸功能和状态的变化，对原有肺及大血管受压者，拔管前后应做好紧急再插管及气管切开的准备。

除了上述共性问题外，针对不同的纵隔肿瘤麻醉处理中有些特殊的问题需要注意。

1. 神经源性肿瘤　多发生在后纵隔的交感神经链或肋间神经上，手术范围大，术中出血多，因此，必须建立足够的静脉通路。此外，儿童较易合并有其他畸形（脊柱侧弯、先天性心脏病、气道异常等），术前检查和麻醉中应注意。

2. 胸腺瘤　多发生在前上纵隔，个别可在中、后纵隔。约有 30%~40% 患者合并重症肌无力（myasthenia gravis，MG）。因此，对于胸腺肿瘤患者术前应明确诊断是否存在 MG。MG 以临床表现按改良 Osserman 分为 5 型。Ⅰ型：单纯眼肌型（脑神经最早受累，表现为上睑下垂、复视）；Ⅱa 型：轻度全身型——呼吸肌不受累，延髓肌未受累；Ⅱb 型中度全身型——呼吸肌不受累，延髓肌受累，出现吞咽障碍，饮水呛咳和口腔清除反应障碍；Ⅲ型：急性暴发型，起病急，数月后延髓肌受累，半年内出现呼吸肌麻痹；Ⅳ型：迟发性全身肌无力型；Ⅴ型：肌无力伴肌萎缩型。如有 MG 症状，术前应药物控制，常用抗胆碱酯酶药——溴吡斯的明口服治疗，该药治疗有效剂量的个体差异较大，目前主张术前用最小有效剂量以维持足够的通气功能和吞咽、咳嗽能力，并在术前减量至 1/2~1/3；有些患者术前可能还应用了肾上腺皮质激素治疗。因此，对于 MG 患者需要注意其体内胆碱酯酶及激素的水平，滴定监测下应用肌松药，避免用氨基糖苷类抗生素，如果病情严重在麻醉期间可以补充血浆，降低体循环乙酰胆碱受体抗体。拔管前要充分评

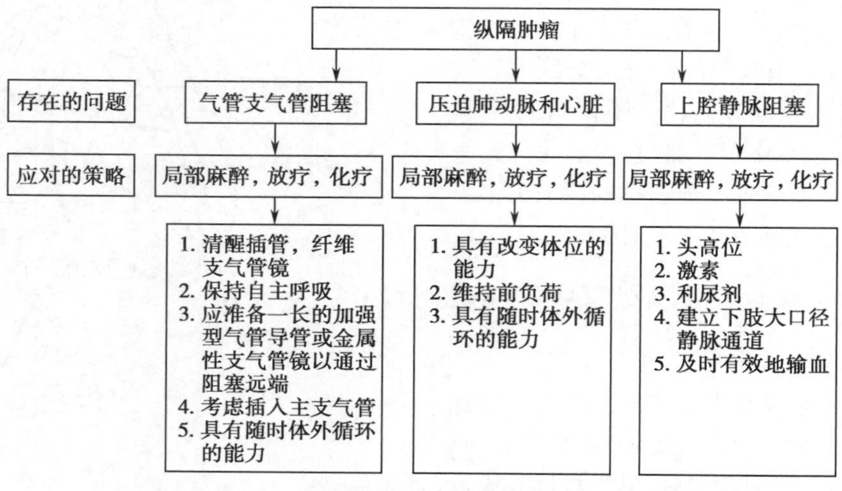

图 68-23　纵隔肿瘤手术麻醉处理要点示意图

估，待呼吸功能及保护性气道反应恢复后拔管。拔管后严密监护，对于术前口服溴吡斯的明治疗的患者，术后2小时应恢复术前用药（不能口服可经胃管给药）。病情严重者（术前延髓麻痹史、乙酰胆碱受体抗体浓度 >100nmol/L，术中失血 >1 000ml）容易发生肌无力危象，并注意与胆碱能危象鉴别（表68-9）。

表68-9 肌无力危象和胆碱能危象的鉴别

	肌无力危象	胆碱能危象
抗胆碱酯酶药	有效	症状加剧
分泌物	不多	多
出汗	正常	大汗
肌肉跳动	无	明显
肠蠕动	正常	增强（肠鸣音亢进）

3. 畸胎类瘤和囊肿　常见于儿童和年轻患者，可为实质性或皮样囊肿。由于其组成结构复杂，其中任何一种组织都可能发生恶变，故诊断后常选择手术治疗。畸胎瘤还可穿破入肺组织或支气管，从而招致感染，甚至痰液中可排出肿瘤的内容物如毛发等。麻醉处理取决于肿瘤对周围脏器是否有压迫及是否存在肺部感染、湿肺等，重点是对呼吸道的控制。

4. 淋巴瘤　常发生在前纵隔和中纵隔。由于淋巴瘤的治疗有赖于病理诊断，故对于不能取得外周浅表淋巴结（如锁骨上、腋下淋巴结）活检的患者，获取纵隔内病理组织成为手术的适应证。但此类患者的麻醉必须权衡利弊，在风险可控的情况下实施麻醉，如果风险达到威胁患者生命的程度则应考虑CT引导下穿刺或先行放疗，使得肿瘤缩小后再实施麻醉。如手术仅为活检，因手术后局部水肿，气道受压情况可能会加重，应注意防范。

5. 胸骨后甲状腺　胸骨后甲状腺较常见者为甲状腺叶下极腺瘤移入胸内，其特点为肿瘤与气管关系甚为密切。由于主动脉弓及其大分支的走向关系，不论是甲状腺左叶或右叶下极的腺瘤，移入胸内时，常顺主动脉的斜坡偏向纵隔右侧。巨大胸骨后甲状腺可压迫气管，导致呼吸道阻塞，麻醉管理的重点是气道处理，包括手术结束后拔管前必须确认无气管软化才能拔管。

二、前纵隔巨大肿瘤患者麻醉处理的特殊性

由于前纵隔巨大肿瘤在麻醉诱导时可发生致死性呼吸道梗阻或循环虚脱，故对其麻醉处理的某些问题再作强调。

术前注意症状和体征，如仰卧位即呼吸困难或咳嗽提示呼吸道并发症的发生率增加；晕厥或心外流出道梗阻症状则反映心血管并发症的危险性增加。颈、胸部CT片可显示肿块的位置、范围、气道受累情况；心脏超声检查则用于评估心脏、体血管和肺血管的受压情况。

麻醉风险评估中重要的是考虑患者的诊治方案是为了诊断还是治疗。如果为了诊断性操作，行呼吸系统CT扫描、肺功能流速-容量环以及超声心动图检查评估肿瘤的解剖位置，如果三种检查结果之一阳性，即使无呼吸困难的症状，采用全身麻醉在儿童或成人均属于高危，建议尽可能采用局部麻醉、清醒、CT引导下的穿刺活检术，其诊断的精确性可 >90%。

一旦明确诊断，如果需要手术治疗则需进一步确定安全的麻醉方案。全身麻醉诱导必须在心电图、脉搏血氧饱和度、呼气末二氧化碳和有创动脉血压监测下进行，保留自主呼吸直至呼吸道得到控制，值得注意的是即便保留了自主呼吸也有可能是不安全的。如果在诱导前CT显示无终末气管受压可以顺利插入气管导管，清醒气管插管是可行的。如果需要肌肉松弛，第一步必须确认手控正压通气有效，然后应用短效肌松药。如果发生气道或血管进一步受压，则必须立刻手术显露，故麻醉诱导前外科医师应洗手准备随时手术。术中威胁生命的气道受压可用下列方法应对：重新翻动患者体位（回到诱导前或患者较少出现症状的体位）或应用硬质气管镜到达阻塞部位远端通气。麻醉诱导插管后，由于肌松药、重力及体位等的影响，部分患者可出现巨大肿瘤压迫肺叶致肺不张、低氧血症、气道压增高等，需要调节体位达到最佳状态，必要时须让手术医师配合，立刻进胸托起肿瘤，以解除对肺叶及气道的压迫。对于麻醉诱导后威胁生命的心脏、血管受压情况减浅麻醉是无效的，只有立刻正中胸骨劈开，术者提升肿瘤，使肿瘤离开大血管方可缓解。对术前评估后认为不能保证诱导后呼吸、循环功能者，可在体外循环下进行手术。麻醉恢复期则排除气管软化后才能拔管，注意术中对受压部位的直视观察，并在拔管前先放气囊后观察，拔管时可在气管导管内先置入较细的交换导管，一旦拔除气管导管后有问题，可以顺着交换导管再次插管；另外也可在拔管时经气管导管置入支气管镜明视观察，如无气管软化则拔出气管导管。

巨大纵隔肿瘤如果术中循环波动明显，则可能术后仍需要循环支持。

三、上腔静脉综合征患者麻醉的注意事项

上腔静脉综合征是由上腔静脉的机械阻塞所引起，其病因包括：支气管肺癌（87%）、恶性淋巴瘤（10%）、良性病变（3%）如中心静脉高营养、起搏器导线产生的上腔静脉血栓、特发性纵隔纤维化、纵隔肉芽肿以及多结节性甲状腺肿。上腔静脉综合征的典型特征包括：上半身表浅静脉怒张，面颈部、上肢水肿，胸壁有侧支循环静脉和发绀。静脉怒张在平卧时最明显，但大多数病例在直立时静脉也不会像正常人一样塌陷。颜面部水肿明显，眼眶周围组织肿胀以至于患者不能睁开眼睛，严重的水肿可掩盖静脉扩张症状。大部分患者呼吸道静脉淤血和黏膜水肿可引起呼吸道梗阻症状（呼吸急促、咳嗽、端坐呼吸）；此外，还可因脑静脉回流障碍引起脑水肿致意识、精神、行为改变。由于上腔静脉综合征患者有时病因不明，有时需要行纵隔镜或小切口下取组织活检明确诊断；有时则可能拟行上腔静脉解压术而需要实施麻醉。

麻醉处理的关键仍是呼吸和循环的管理。呼吸系统主要是气道问题，面颈部的水肿同样可以出现在口腔、口咽部和喉咽部，此外，呼吸道还可能存在外部的压迫和纤维化，正常运动受限，或存在喉返神经损害。如果疑有气道受压，按照巨大前纵隔肿瘤的麻醉处理。为减轻气道水肿，患者常以头高位被护送到手术室。在麻醉诱导前，所有患者均行桡动脉穿刺置管。根据患者情况术前可从股静脉置入中心静脉导管作为补液通道，颈内静脉置管则用于监测及必要时可作为引流以减轻脑水肿。如果诱导前患者必须保持坐位才能维持呼吸，那么应选择使用支气管镜或喉镜清醒插管。

由于中心静脉压过高，加之术野组织的解剖变形，术中出血是主要的问题之一，应充分备血。

术后特别是纵隔镜、支气管镜检查后发现上腔静脉的压迫并没有解除，则可能发生急性呼吸衰竭而需气管插管和机械通气。这种急性呼吸衰竭的机制尚不清楚，但最有可能的是上腔静脉综合征引起的急性喉痉挛和支气管痉挛，呼吸功能受损、肿瘤增大可加重气道的阻塞。因此，这些患者应常规监护。

第八节 食管手术的麻醉

6

食管起自颈部环状软骨水平，终止于第 11 或 12 胸椎，直径约 2cm，长 25cm。在颈部位于气管后，进胸后微向左侧移位，在主动脉弓水平又回到正中，在弓下再次向左移位并通过膈肌。行程中有三个狭窄，分别位于颈部环状软骨水平、邻近左侧支气管水平与穿过膈肌水平。食管外科将食管人为地分为三段。即环状软骨水平至进胸腔积液平（C_6~T_1）为颈段食管，胸廓内部分（$T_{1\sim10}$）为胸段食管，膈肌水平以下为腹段食管。

食管手术（esophageal surgery）的麻醉管理应考虑患者的病理生理、并存疾患和手术性质，以降低影响食管手术患者预后的两大主要并发症——呼吸系统并发症和吻合口瘘的发生率。食管疾病本身影响进食可造成患者营养不良，大部分食管手术操作复杂，对机体的创伤大。食管疾病常伴吞咽困难与胃食管反流，手术操作过程中有可能引起肺部的机械性损伤，因此容易造成术后肺部并发症，故气道保护和肺保护是食管手术麻醉考虑的重点。预防误吸的措施包括：避免气管插管时的咽喉部损伤、半卧位插管。现在食管手术的死亡率已降低至5%以下，但高龄、肿瘤分期高、糖尿病及心肺功能不全、全身情况差及肝功能减退与术后并发症及死亡率增加相关。微创食管手术与传统开胸食管手术相比，患者早期获益明显，康复快。食管手术吻合口瘘的原因多与手术相关，少数为胃肠缺血，因此，对麻醉科医师而言，重要的是维持术中良好的循环功能，保证有效的胃肠血液灌注。

胃肠道接受迷走神经和胸交感神经的调节，胸部硬膜外阻滞一方面可阻滞交感神经使血管扩张、胃肠血流增加，另一方面如果血管扩张引起低血压则可使胃肠血流降低。因此，如果采用硬膜外阻滞必须在血管扩张的同时补充容量、维持血流动力学的稳定，以保证胃肠血供，促进吻合口生长。

一、麻醉前评估

食管手术术前访视中应注意的问题主要有以下三方面：营养状况、食管反流误吸和肺功能。

食管疾病患者常伴有吞咽困难、摄入减少，加

上恶性疾病的消耗，可造成长期的营养不良。营养不良对术后恢复不利，因此术前应改善患者的营养状况。长期摄入减少的患者可能有低血容量。食管癌和食管远端损伤甚至与酗酒有关，患者可有肝功能异常、门脉高压、贫血、心肌病和出血倾向。术前已行化疗的患者一般情况可能更差。食管功能障碍易引起反流，长期的反流易导致慢性误吸。由于大多数食管手术患者都有误吸的危险，对这类患者的麻醉前评估中要注意是否存在反流的症状。反流的主要症状有胃灼热、胸骨后疼痛或不适。对有误吸可能的患者还应进行肺功能评估并进行合理治疗。食管疾病引起反流误吸的患者多存在肺功能障碍。恶性食管疾患的患者可能还有长期吸烟史。对这些患者应行胸部X线检查、肺功能检查与血气分析了解肺功能状况。术前可予胸部理疗、抗生素治疗、支气管扩张药治疗，必要时可使用激素改善肺功能。

二、术前用药

食管手术患者反流误吸的发生率增加，这类患者术前镇静药的用量应酌情减量。气管插管（特别是双腔支气管插管）和手术刺激可造成分泌物的增加，可考虑使用抗胆碱能药。对误吸高危患者还可使用抗酸药（西咪替丁或雷尼替丁）与胃动力药。

三、食管手术的麻醉方法

食管手术的麻醉方法选择与手术因素、患者因素、麻醉科医师对各种麻醉方法的熟练程度以及所处医院的医疗环境等有关。食管手术采用的手术路径较多，腹段食管手术仅通过腹部正中切口，麻醉原则与腹部手术麻醉相同。大部分食管手术为胸段食管手术，需要开胸，部分手术还需要颈、胸、腹部联合切口（如Ivor Lewis手术）。常用的麻醉方法为全身麻醉或全身麻醉联合硬膜外阻滞。麻醉诱导应充分考虑误吸的可能，做好预防措施。对反流的患者麻醉时应进行气道保护，快速诱导时应采用环状软骨压迫的手法，或采用清醒插管。对合并严重心血管疾病的患者可在有创动脉压监测下行麻醉诱导。由于该类患者术前可存在长期的摄入减少引起血容量不足，加上手术前的禁食禁饮可导致血容量的严重不足，麻醉诱导过程中应重视容量的补充和监测。为创造理想的手术野，减轻手术操作对肺的钝性损伤，宜采用肺隔离和单肺通气技术。常用的肺隔离技术可用双腔支气管导管、阻塞导管行单肺通气，后者在食管手术中应用更多，尤其是现在食管手术从传统的开胸向微创（胸腔镜联合腹腔镜或机器人辅助）术式的转变，随着手术技术的熟练，部分单位还采用了胸腔镜术中单腔气管导管结合CO_2人工气胸的方法来达到术侧的术野暴露，需要注意的是应控制CO_2气胸的注气压力不宜超过8mmHg，且要避免长时间手术操作所致的低血压、高中心静脉压及高碳酸血症给患者带来的不利影响。对于纵隔的牵拉与压迫可以引起食管术中剧烈的血流动力学变化，麻醉中应注意防范。由于食管手术创伤大，术中需要足够的镇痛，以抑制手术创伤所致的应激反应。

四、食管手术的监测

监测项目的选择主要根据患者病情、手术范围、手术方式以及手术中发生意外事件可能性的大小来确定。常规监测应包括心电图、血压（含有创动脉压）、脉搏血氧饱和度、呼气末二氧化碳、体温和中心静脉压。

有创动脉压监测是基于以下考虑：①开胸术式游离食管时对后纵隔的刺激与压迫可引起循环功能的剧烈波动；②牵拉或刺激胸内自主神经潜在心搏骤停的风险，通过有创动脉压波形的变化可在心电图受电刀干扰时迅速发现心搏骤停以便及时抢救；③便于术中、术后血气分析采样。

中心静脉置管宜采用双腔导管，一腔持续监测中心静脉压，维持液体平衡，另一腔作为输注药物通道，紧急情况时药物能迅速进入心脏。

食管手术创伤大，手术时间长，术中常常发生低体温，常规监测体温并积极进行保温处理有利于患者恢复，应常规采用输液加温器和加温毯保温，尤其是在麻醉的第一个小时。

麻醉科医师手术中应了解外科医师的操作步骤和可能带来的影响，并随时与外科医师保持密切交流，术中遇到手术操作严重干扰呼吸、循环时，及时提醒外科医师，双方协作尽快解决问题。

手术近结束时应将胃管准确留置到位，胃管通过食管吻合口时应轻柔，位置确定后应妥善固定，避免移动造成吻合口创伤。留置胃管的目的不仅在于胃肠减压，保护吻合口，促进吻合口愈合，同时对预防术后反流误吸致呼吸系统并发症也甚为重要。

五、麻醉恢复期的处理

由于存在误吸的可能，术后应保留气管导管

直至吞咽、咳嗽反射恢复，完全清醒、可配合时。

拔管时机的选择应考虑患者病情与手术范围。多数患者可在术毕 1 小时内拔管。为促进呼吸功能恢复，拔管前应有良好的术后镇痛。对于不能短时间内拔管的患者应考虑将双腔支气管导管换为单腔气管导管。如长时间手术、术中液体出入量大，咽喉部组织容易发生水肿，使得气道变窄，再次插管可能存在困难，故换管前要进行气道评估并要求一定的麻醉深度和肌松。采用交换导管的方法较简便，但也潜在交换失败的风险，可借助可视喉镜作换管前评估与换管。另需注意术中游离食管还可能造成气管撕裂，拔管后如出现呼吸困难、皮下气肿应立刻重新插管，并检查确诊，按照气道损伤处理。

六、术后并发症

食管手术后并发症主要来自三方面，术前疾病影响导致的并发症、麻醉相关并发症与手术相关并发症。

术前因反流误吸造成肺部感染、继发性哮喘使肺功能降低的患者术后常拔管困难。营养不良的患者肌力恢复慢易造成术后脱机困难。

6

麻醉相关的并发症主要为麻醉诱导与拔管后的误吸，重在预防。可通过严格的拔管指征、拔管时患者的充分清醒并能排除分泌物，拔管时采用半坐位利于引流等举措，以减少误吸的发生。

术后疼痛可使呼吸道分泌物的排出受限而造成局部肺不张、肺炎，可能需要再次插管进行呼吸支持。术后应保持患者充分的镇痛。术后硬膜外镇痛的优势是镇痛效果确切可靠，弊端是增加硬膜外操作的并发症及术中、术后液体管理的难度；静脉镇痛对患者的静息疼痛具有良好的镇痛效果，但对咳嗽和活动时的疼痛仍存在抑制不够完全的弊端。随着多模式、持续镇痛技术的开展，静脉镇痛联合椎旁神经阻滞、多种不同作用机制和作用时段的镇痛药联合用药等逐渐采用，取得了较好的镇痛效果。由于目前采用单肺通气技术和肺的肺保护性通气策略，术后肺功能不全发生率已明显降低。

手术相关的并发症与手术方式有关。包括术后吻合口瘘、吻合口瘢痕形成引起的食管狭窄等。吻合口瘘常合并肺部并发症，与手术吻合技术密切相关，重在预防。麻醉中保持血流动力学的平稳，避免胃肠血供灌注不足对术后吻合口愈合也有一定的作用。术后吻合口瘢痕形成可导致食管狭窄，可采用扩张治疗。胃镜检查可能导致食管穿孔，食管穿孔引起纵隔炎可危及患者生命，应禁食禁水并静脉注射抗生素治疗，必要时行食管部分切除。

七、内镜下食管手术的麻醉

大部分食管手术术前需要接受胃镜检查明确病变的位置与范围。在食管狭窄的病例，胃镜检查还能起到扩张性治疗的作用。随着早期病变检出率增高，食管内镜黏膜下剥离术的开展也逐渐增多。

电子胃镜诊断性检查的麻醉并不复杂，大多数病例仅在表面麻醉下即可接受胃镜检查，对于需要“无痛胃镜”检查的患者，可采用监测下的麻醉管理技术（MAC），应用丙泊酚静脉麻醉（详见手术室外麻醉章节）。由于患者存在一定程度的吞咽困难，胃镜检查中镇静药的使用应谨慎。使用镇静药一定要保留患者的气道保护性反射。

对胃镜或食管镜下复杂操作的患者，如多次食管异物取出失败再次尝试、严重食管狭窄拟行食管支架植入术以及食管内镜黏膜下剥离术建议全身麻醉。选择单腔气管导管固定于一侧口角一般不妨碍胃镜检查。根据气管插管的难易程度可选择清醒插管或静脉快速诱导插管。麻醉维持可采用吸入麻醉、静脉麻醉或静吸复合麻醉。为保证患者制动，可使用中短效肌松药。手术结束后拮抗肌松药，待患者完全清醒后拔管。

第九节　特殊疾病的麻醉要点

一、湿肺

湿肺是指伴有大量脓痰或分泌物的肺部疾患。常见的疾患有支气管扩张、肺脓肿、肺囊肿、肺结核大出血。湿肺患者麻醉中可能出现呼吸道梗阻、肺不张、感染向健肺扩散，为防止发生上述情况，全身麻醉必须用双腔支气管导管行肺隔离。支气管阻塞导管仅用于双腔支气管导管插管困难的患者，此类患者在肺内手术结束后，手术医师应在台上从气道切口处吸净残余分泌物。即便如此，在抽瘪阻塞导管套囊的瞬间,仍潜在分泌物进入健侧的风险,应注意好防范。

控制感染、结合体位引流与雾化吸入促进排痰在术前准备中甚为重要。麻醉诱导一般采用静脉复合诱导的方法,诱导力求平稳。麻醉维持可采用静吸复合维持或全凭静脉麻醉。术中注意及时清除分泌物。分泌物黏稠不易吸引时可向气道内注入少量生理盐水,痰液稀释后较易吸引。由于双腔支气管导管管腔细,应选用较细有侧孔的吸痰管,吸痰管置入气管导管前应予润滑。在手术结束后可更换单腔气管导管,用较粗管径支气管镜检查并吸净气道内分泌物,以利于患者的康复。

二、大咯血

大咯血(massive hemoptysis)是指24小时出血量达600ml以上的呼吸道出血。大咯血多见于支气管扩张、肺结核、肺脓肿、外伤或肿瘤。大咯血的主要死因是窒息,多数大咯血的发生并无征兆,一旦发生应立即控制呼吸道。麻醉诱导一般采用快速诱导,气管插管应使用双腔支气管导管。插管后应及时吸引出血并保证充分供氧。由于手术中要反复吸引,麻醉维持以静脉麻醉较理想,同时应建立可靠的静脉通路维持循环血容量。手术切除出血灶后,如果术前出血多,术毕也宜更换单腔气管导管,用较粗管径支气管镜检查并吸净气道残余凝血块,以促进患者康复。

三、肺大疱

肺大疱(bullae)是指肺泡组织受破坏形成的肺内充满气体的囊泡。因肺组织发育不良形成的肺大疱适宜外科治疗,慢性阻塞性肺疾患所致的肺大疱应严格掌握手术指征(详见肺减容术)。

肺大疱破裂已发生气胸者,术前应行胸腔闭式引流。肺大疱与支气管相通时正压通气可造成肺大疱急剧扩大甚至破裂,导致张力性气胸的发生,所以肺大疱患者麻醉诱导时应避免过高正压通气,慎防肺大疱破裂,一旦发现脉搏血氧饱和度下降或严重血压下降要考虑到肺大疱破裂的可能,应立刻行胸腔闭式引流,紧急情况下脱开气管导管减压,然后再重新通气。由于氧化亚氮有扩大闭合体腔容量的作用,肺大疱患者麻醉中不宜使用氧化亚氮。

四、支气管胸膜瘘

支气管胸膜瘘(bronchopleural fistula)是指支气管与胸膜腔之间发生异常交通的情况,可由肺脓肿、肺大疱破裂引起,更多见于肺切除术后吻合口漏。由于吸入气体可经瘘口排出,因此有形成张力性气胸的可能,术前应行胸腔闭式引流。麻醉管理上在建立与支气管胸膜瘘瘘口隔绝的通气道前应保留自主呼吸,否则无法正常通气;因此类患者术前常合并呼吸道感染,故宜选用健肺侧双腔支气管导管,麻醉前应用右美托咪定,丙泊酚、瑞芬太尼静脉麻醉诱导或七氟烷吸入诱导,可以提供足够的麻醉深度,为双腔支气管导管的插管提供便利,保证健肺通气后再应用肌松药。手术结束拔管前清理呼吸道。

五、膈疝

先天性膈疝多见于新生儿,成人膈疝则多因外伤所致,因此,膈疝患者常常病情复杂,新生儿常合并有其他畸形及肺发育不良,成人外伤则常合并多发伤,加上膈疝时腹腔内容物疝入胸腔,不仅造成消化道梗阻使呕吐、误吸的危险增加,同时因胸腔受压使肺压缩而影响肺功能及循环功能。膈疝患者麻醉前应综合评估,插管过程中防止误吸,有创动脉压监测作为常规监测的一部分,有适宜的导管应实施肺隔离管理,精细调整呼吸、循环功能,并要做好防治复张性肺水肿及术后呼吸、循环支持治疗。

六、食管贲门成形

食管下段贲门长期痉挛可造成食管扩张,潴留大量未消化的食物。因为患者存在慢性反流,多合并肺部慢性炎症。麻醉应注意防止误吸。

七、胸腔镜及达芬奇手术系统(Da Vinci S)手术

(一)胸腔镜手术

1. 胸腔镜手术的优势　胸腔镜最早是在1921年由瑞典医师Jacobeus报告,他当时是用于肺结核和胸腔积液的诊断与治疗。早期胸腔镜经侧胸小切口造成人工气胸,经该小切口插入胸腔镜对胸腔内进行观察,因操作时间较短,故多在局部麻醉、保留患者自主呼吸下完成。

随着胸内手术、麻醉和医疗器械的进步,使得胸内大多数疾病在胸腔镜下治疗成为可能。最主要的进步表现在多个方面。麻醉方面:①肺隔离技术、控制呼吸、神经肌肉阻滞剂、双腔支气管

导管、阻塞导管、支气管镜及术后镇痛技术等的进步对胸腔镜手术的发展起了重要的作用；②外科方面：在20世纪90年代早期，视频胸腔镜（video-assisted thoracoscopic surgery，VATS）亮相作为最重要的微创技术的发展，使肺和纵隔等复杂手术得以在胸腔镜下完成；③医疗器械方面：广角、高清纤维光学视频设备、内镜吻合器、腔镜钉等设备、激光、超声刀等均有助于胸腔镜下诊断和治疗技术的提高。与传统开胸手术比较，VATS手术创伤明显减小，可以改善术后肺功能，降低术后早期并发症和死亡率，缩短ICU和总住院时间；对于夹杂严重内科疾病如心脏病、严重肺疾患、肾脏病、外周血管病和糖尿病的高危患者，可能不能耐受创伤大、术后并发症较高的开胸手术，而可以承受在VATS下实施手术，这样也使得更多的危重患者得到了手术治疗。胸腔镜手术是胸外科手术步入微创手术的重要标志。胸腔镜微创手术以自己独特的优势目前已被广泛应用于胸外科疾病的临床治疗，也为各种胸内疾病患者提供了不同手术的新选择。

2. 胸腔镜适应证扩大　现今VATS已作为胸外科诊治前、后纵隔肿块，早期脓肿、凝血块清除，肺癌根治性切除和肺减容术以及不能确定的肺结节等诊治的常规技术。近年来VATS手术的适应证进一步扩大，涉及了食管、贲门微创手术及在小儿患者中的应用（表68-10）。

表68-10 VATS的适应证

诊断
- 肺和胸膜活检
- 食管疾病活检和分期
- 纵隔肿块
- 心包活检、心包渗出液检查

治疗
- 胸膜剥离、胸膜固定术
- 胸腔积液引流术
- 肺切除
  - 肺叶切除术
  - 全肺切除术
  - 肺减容术
- 食管疾病
  - 食管切除术
  - 食管弛缓症
  - 食管憩室
- 纵隔肿块
  - 胸腺切除术
  - 乳糜胸
- 心血管手术
  - 心包开窗、心包剥脱术
  - 内乳动脉分离术
  - 动脉导管结扎术
  - 心肌激光打孔术
- 交感神经切断术
- 胸椎前手术

3. 内科胸腔镜与外科胸腔镜　近几年，一种新型软硬结合的胸腔镜出现，它由可弯曲的前端与硬质的操作杆部组成（flexirigid thoracoscopy，或称为semi-rigid thoracoscopy），比传统的硬质胸腔镜更易于操作，多由内科医师操作，故也俗称“内科胸腔镜”。内科胸腔镜与外科胸腔镜的主要区别是前者仅有一个观察切口，因此视野小，主要用于经无创方法不能确诊的胸腔积液患者的诊治，能够直接观察胸腔的变化并可进行胸膜各层活检、粘连松解和胸膜固定。内科胸腔镜由于手术创伤小，手术时间短，对生理干扰较小，故多采用鼻导管吸氧下局部麻醉或区域阻滞（肋间神经阻滞或椎旁神经阻滞）；但对于术前一般情况较差，或估计手术时间较长、对生理功能干扰较大，或不能耐受在局部麻醉下手术的患者，仍需要采用全身麻醉，气管插管或在喉罩控制或辅助呼吸下进行，以维持患者内环境稳定，避免缺氧和二氧化碳蓄积。

外科胸腔镜的手术过程是侧卧位、术侧肺萎陷后，经侧胸皮肤切口插入塑料或金属Trocar，经Trocar放入胸腔镜镜头。罕见的情况下，外科医师选择胸腔内充入CO_2气体去增加非通气侧肺萎陷以改善VATS的术野条件。一般充气压<10mmHg，流量控制在1~2L/min。

4. VATS的并发症　取决于患者的病情、手术团队的技术水平。VATS的并发症可分为术中和术后。术中包括双腔支气管导管（插管损伤、位置不当）、单肺通气不能纠正的严重低氧血症、复张性肺水肿、血流动力学不稳定等。术后有漏气、“肺下垂综合征”、感染、失血、肿瘤种植、慢性疼痛、心律失常等。VATS转为后外侧开胸手术的比例为1%~5%。常见中转手术的原因有胸膜粘连、不能找到病变、病变的大小不合适、肺隔离不良视野暴露困难、出血、大血管或心包穿孔等。

5. 麻醉处理

（1）术前评估：同开胸手术患者。

(2)术中管理：开胸手术的麻醉管理原则同样适用。采用全身麻醉、控制呼吸和肺隔离技术。标准的监测包括心电图、脉搏血氧饱和度、无创血压、呼气末二氧化碳。一些研究显示在VATS中仅用无创血压，然而这些研究中的患者多为一些相对健康的患者和简单的手术，因此，监测项目的选择取决于患者先前存在的并发症及手术的复杂程度。可选用有创监测如有创动脉压、中心静脉压甚至肺动脉压监测。但对于肺动脉导管测量所获取数据的正确解读是非常重要的。胸腔镜术中缺氧性肺血管收缩、单肺通气、手术操作及导管位置均可影响测量值，一般不作常规监测。经食管超声心动图监测有助于评估心脏充盈和心脏功能，可用于未涉及食管手术的患者。VATS可在局部麻醉、区域阻滞、全身麻醉下进行，正如前文所述，麻醉方法的选择更多取决于患者心肺功能及手术的复杂性。不同的区域麻醉技术单独或联合可以成功用于胸腔镜手术的麻醉，如椎旁神经阻滞、肋间神经阻滞加同侧星状神经节阻滞、胸部硬膜外阻滞和局部浸润等。局部麻醉技术仅用于经谨慎选择的短暂的VATS。不合作或潜在困难气道的患者不应该考虑单独使用局部麻醉。潜在的并发症包括局部麻醉失败、呼吸抑制(缺氧、高碳酸血症)、继发于气胸和纵隔移位所致的血流动力学恶化。

绝大多数麻醉科医师选择全身麻醉、控制呼吸、肺隔离技术来实施VATS麻醉。由于手术医师必须在闭合的胸腔内操作，因此，有效肺隔离和手术侧肺萎陷是VATS的基础。

与吸入空氧混合气比较，在单肺通气前吸入纯氧更有助于手术侧的肺萎陷，尤其是患者肺的弹性回缩力较差或有慢性阻塞性肺疾患时。实施VATS时，潮气量的选择调节在5~7ml/kg，以将纵隔移位限制在最低程度。麻醉药的选择取决于患者的全身状况、手术时间的长短及对术毕拔管等综合因素的考虑。术后早期拔管，尽可能早地恢复患者的自主呼吸对预防术后肺部并发症有意义。

(3)术后处理：虽然胸腔镜手术创伤减轻，但有报道并不减轻术后疼痛，可能与Trocar及胸管放置的位置有关，因此，仍应重视术后镇痛，以防疼痛致呼吸运动减弱而造成呼吸系统并发症的发生。疼痛范围涉及胸膜，如胸膜剥脱或胸膜硬化残留、限制，自发性气胸复张可造成剧痛，对这些患者应强化镇痛措施。完善的围手术期管理应从麻醉前评估开始，麻醉科医师应预期VATS潜在的并发症并做好应对准备、限制不良预后。对麻醉科医师而言，最终目标是提供满足手术条件的麻醉环境又能够在单肺通气中改善氧合及血流动力学状态、更早地拔管和实施理想的术后镇痛。

(二)达芬奇手术系统(Da Vinci S)手术

达芬奇手术系统(Da Vinci S)是于2000年通过美国FDA批准用于临床的机器人系统，由医师控制台、床旁机械臂塔和视频系统三部分组成。手术过程中经Trocar插入床旁机械臂及内镜成像系统后，手术者在医师控制台通过三维成像系统控制机械手臂进行手术操作。近年来该系统也应用于胸内手术中，已经开展的手术包括肺癌、食管癌根治术及纵隔肿瘤切除等。其高清3D显示更清晰，10倍放大视野，是普通2D胸腔镜所不能比拟的。麻醉处理的原则同开胸及胸腔镜手术，但存在气道解剖异常或严重肺功能受损、无法实施肺隔离、单肺通气者应列为禁忌。该手术属于精细操作，所需手术时间较长，因此，需要面对长时间肺隔离和单肺通气问题，应谨慎应对，必要时间断膨肺，单肺通气结束后宜用肺复张策略以降低术后肺部并发症。此外，该系统体积庞大，麻醉机、监护仪的摆放位置常让位于床旁机械臂塔和视频系统，给麻醉科医师的工作带来不便，故麻醉科医师要选择好适宜的麻醉与监护的位置，能够及时发现患者病情的变化并处理，有效的手术团队的沟通更是不可或缺。

八、支气管肺灌洗术

支气管肺灌洗术(bronchopulmonary lavage)常用于肺泡蛋白质沉着症、肺尘埃沉着症等的治疗。由于支气管肺灌洗术需要在双腔支气管导管实施肺隔离的前提下进行，因此需要进行全身麻醉。

此类患者术前多存在缺氧，一般不用术前药。可采用静脉复合诱导下插入双腔支气管导管，可视化双腔支气管导管是较好的选择，可以监测在灌洗过程中双腔管的位置，避免导管移位造成的危害。麻醉维持可采用全凭静脉麻醉，也可采用吸入麻醉，使用肌松药保持肌肉松弛，避免灌洗过程中的呛咳等。

两肺病变程度不一时先灌洗病变较重侧肺，两肺病变程度相同时先灌洗左。灌洗中应保持患者体温，必要时使用加温设备。灌洗液为温热的等渗生理盐水。为防止手术中灌洗液渗漏入对侧肺，双腔支气管导管必须准确定位，套囊密封良好。灌洗中引流液中出现气泡、灌洗液量与引流液量出现差异、通气肺出现水泡音伴脉搏血氧饱和度下降常提示发生渗漏，应立即改变患者体位将灌洗液尽快吸出，彻底吸引双肺并通气。渗漏不多的情况下经上述处理后脉搏血氧饱和度可迅速回升，重新调整双腔支气管导管位置、保证肺隔离良好后可继续灌洗。但如渗漏严重经引流、吸引、通气处理后氧合仍不能改善的患者应终止灌洗，改单腔气管导管通气，并给予 PEEP 通气支持。

灌洗结束后应彻底吸引灌洗肺，进行正常潮气量肺通气以促进灌洗肺肺泡的重新膨胀。待灌洗肺顺应性恢复至灌洗前水平后再考虑拔管。

第十节　肺减容术的麻醉管理要点

肺减容术是 20 世纪 90 年代出现的治疗重症肺气肿、呼吸衰竭的方法，通过切除极度膨胀的已经气肿化的肺组织，减轻肺病变组织对正常组织的压迫，减少肺容积，重建小气道弹力，降低呼吸道阻力，恢复横膈运动功能，从而调整肺通气 / 血流比、增加静脉回流而改善呼吸和右心功能，提高患者的生活质量。此类患者常有多年的哮喘、慢性支气管炎、肺气肿、呼吸困难等，且多合并有感染、肺大疱等，麻醉和手术都应慎密设计。

术前准备的重点在于控制呼吸道感染，平喘、化痰、止咳，加强呼吸功能锻炼。① 6 分钟步行试验，最好能超过 200m；②上臂肌肉力量锻炼；③骑自行车和踏板训练，锻炼期间可吸氧 6~8L；④营养支持；⑤锻炼期间监测脉搏氧饱和度 SpO_2>90%。对于巨型肺大疱破裂引发的张力性气胸，术前应行胸腔闭式引流以改善呼吸和循环状况。术前除常规检查外，必须行肺灌注扫描，了解通气 / 血流不匹配的靶区以确定肺减容的范围。

麻醉方法可采用单纯全身麻醉或全身麻醉联合硬膜外阻滞或椎旁神经阻滞。硬膜外阻滞不仅可减少术中麻醉药物的用量，还可留作术后镇痛，更利于患者的早期恢复。

麻醉诱导后需插双腔支气管导管，实施肺隔离技术，由于患者肺功能差，麻醉诱导、单肺通气、气管导管拔除时都具有挑战。有些患者病情重，原需要肺移植，但因缺乏供体或年龄超适应证范围或存在合并疾病不能行肺移植者就更加难于处理。

麻醉管理的要点：①避免应用任何诱发支气管痉挛的麻醉药和肌松药。麻醉诱导力求平稳，充分肌松，插管前给氧时应避免气道压力过高；②麻醉维持的重点是呼吸管理及相应的监测。较小的潮气量，吸气峰压一般不应超过 $25cmH_2O$。要适当延长呼气时间，吸呼比率应以 1∶2.5~3 为宜；③麻醉中要维持足够的麻醉深度与肌松，手术结束后要严格掌握拔管时机，呼吸道吸引应在麻醉较深时进行，防止支气管痉挛和呛咳导致肺大疱破裂；拔管后早期可吸入高流量氧，以后随着患者呼吸功能的改善而降低吸氧流量；④完善的术后镇痛。

第十一节　肺移植手术的麻醉管理要点

肺移植是治疗终末期肺疾患（包括晚期肺实质和肺血管疾病）唯一有效的方法，故拟接受肺移植手术的患者术前都是终末期肺疾病患者，必定存在严重，甚至威胁生命的呼吸功能衰竭。

肺移植手术在国内起步较晚，目前国内仅少数几家医院开展，但近年来手术、麻醉技术已取得一定进步，肺移植手术的近期、远期生存率有了明显提升。另外，供体、受体选择标准、围手术期处理和随访制度也日趋规范。

一、麻醉前准备

（一）患者的准备

1. 改善患者生理状况的准备　与其他手术相同，术前视病情尽可能将患者的全身生理状况调整至最佳，以增加对麻醉与手术的耐受性。如吸氧治疗改善全身氧供、扩张支气管（尤其是在吸入支气管扩张药治疗的情况下，应持续用药至手术时）、防治呼吸道感染、体位引流增加排痰等。

6

2. 改善患者心理状况的准备　终末期肺疾病患者长期饱受疾病折磨，虽对肺移植手术充满期待，但对手术风险、手术后疼痛及长期医疗费用等产生众多疑虑。对肺移植患者术前精神、心理准备包括两个方面，第一，判断其是否有潜在的精神疾病及药物治疗的依从性，以确定接受移植手术后的患者能够服从药物治疗并自觉戒烟；第二，对术前紧张、焦虑的心理状态进行疏缓。通过与患者交谈、沟通，耐心讲解手术、麻醉相关问题，解除患者的疑虑，并获取患者的信任，鼓励患者及家属增强手术成功的信心，使其能积极配合医护人员做好术后恢复时呼吸等训练工作。

对预先作为受体登记后有了供体被呼入院的肺移植患者，通常术前的准备时间较短，因此对患者及家属均会产生巨大的情绪波动，通常伴有高度的焦虑和兴奋，患者情绪上的变化可影响循环状态并加重呼吸困难、心动过速和高血压。在一般情况下，应在几个小时内完成术前准备。

3. 常规术前用药　包括免疫抑制剂（根据各医院免疫抑制方案用药：如咪唑硫嘌呤或环孢素）、抗焦虑（如咪达唑仑）和支气管扩张药（如硫酸沙丁胺醇）。镇静药如苯巴比妥或阿片类药物应慎用于这些患者，在转运至手术室的过程中应辅助氧疗，但也要警惕因 CO_2 蓄积和 / 或低氧血症加重肺动脉高压或引起激动甚至昏迷。

（二）医师的准备

1. 医师的思想与理论准备　就目前国情而言，肺移植手术尚缺乏规模，因此，在实施肺移植手术麻醉前，实施麻醉的医师结合患者病情进行适当的理论复习是必要的。各医院可制订适合医院情况的肺移植麻醉常规（依据文献及经验积累可不断更新），根据常规进行准备、并在麻醉过程中适时检查、术后及时总结，不断提高成功率。

2. 麻醉器械及药品的准备（分为供体和受体两个部分）

（1）供体准备：供体肺保护是成功肺移植的前提，因此，供体肺的获取过程应与受体同等对待。麻醉配合对脑死亡供体应保持其生命体征的平稳。在获取供肺时麻醉科医师的工作包括：建立良好的肺通气、清理气道分泌物、采用保护性肺通气、避免机械性肺损伤；维持供体循环功能稳定；在肺动脉顺行灌注时继续行人工呼吸，维持 FiO_2 在 50%、V_T 10ml/kg，PEEP 5cmH_2O 下，灌注直至双肺完全发白，术者在距离隆突上 5cm 处上气管钳，麻醉科医师配合术者使获取的肺处于中度膨胀状态下。

（2）受体的物品准备：与常规心血管麻醉相同的准备，另外准备双腔支气管插管（一般选用左支）、支气管镜（粗、细等各种型号）及降低肺动脉压力的特殊药品包括米力农、伊洛前列素（或一氧化氮气体及释放与监测系统）和免疫抑制剂等。

3. 麻醉前用药：取决于受体的基础疾病。因终末期呼吸衰竭患者呼吸与循环功能的脆弱性，一般入手术室前免用镇静、镇痛药；也免用抗胆碱能药物以防患者口干、舌燥等不适。对于长期使用支气管扩张药的患者可持续应用，甚至带入手术室。根据抗排异协议使用免疫抑制剂，常规应用预防性抗生素。对严重呼吸功能衰竭不能平卧患者，可在医护人员护送、半卧位、吸氧下入室。如患者有严重肺动脉高压，焦虑可进一步增加肺动脉压使右心功能恶化，心理疏导无效时可在监护下应用小剂量镇静药，如咪达唑仑 2mg 肌内注射。支气管扩张药应持续应用至手术时。

二、麻醉监测

目前肺移植术中的常用监测项目包括：心电图、脉搏血氧饱和度、无创血压、有创动脉压、呼气末二氧化碳分压、呼吸力学[吸入、呼出潮气量、气道压力（含呼吸道峰压、平台压、呼气末压力）、流速、顺应性和阻力]、肺动脉压力、中心静脉压、心输出量、混合静脉血氧饱和度（SvO_2）、体温、尿量、脑电双频谱（BIS）、脑氧饱和度（$rScO_2$）监测，间断检查动、静脉血气分析和电解质等及支气管镜对气道及吻合口的检查等。经食管超声心动图（TEE）监测可观察肺动脉阻断时心功能的变化，以判断心脏是否能够耐受；也可在移植后观察肺静脉与左心房的吻合是否恰当；另外还可发现气栓等，在肺移植术中具有重要意义。

三、麻醉方法及选择

麻醉方法的选择宜权衡利弊，肺移植手术的麻醉可采用单纯全身麻醉术后患者静脉自控镇痛或全身麻醉联合硬膜外阻滞并延续至术后患者硬膜外自控镇痛。无论选用何种麻醉都各有利弊，应根据患者病情及医院条件综合权衡考虑。采用全身麻醉联合硬膜外阻滞的优点在于可有效减轻术中及术后的应激反应、减少全身麻醉药的用量、并延续至术后镇痛可减少麻醉性镇痛药的用量，避免呼吸抑制，促进呼吸功能恢复；其弊端在于硬膜外穿刺为有创操作，增加硬膜外穿刺相关的并发症，并因血管扩张增加术中液体管理的难度。

全身麻醉中应考虑在伴有心血管系统功能不良的肺移植患者，虽然吸入麻醉药可抑制缺氧性肺血管收缩，而单肺通气时必然存在分流问题，在临床实践中低浓度七氟烷仍被推荐用于单肺移植术中。麻醉用药包括丙泊酚或依托咪酯、咪达唑仑、芬太尼或舒芬太尼、肌松药等，或复合少量七氟烷吸入的静吸复合全身麻醉。

1. 全身麻醉诱导

(1) 加强无菌观念：因患者术后需用免疫抑制剂，因此所有的操作包括气管插管、吸痰、动静脉穿刺、用药（给药三通接头）都必须格外注意无菌操作规范。

(2) 小心谨慎、滴定诱导用药：长期处于缺氧和/或二氧化碳蓄积的终末期呼吸疾病患者，对镇静药特别敏感，麻醉药物必须个体化、精确滴定。因患者的肺组织基本上无储备能力，所以容易发生缺氧。应用药物时应考虑不同患者呼吸、循环功能对麻醉药的耐受性。麻醉诱导用药可用咪达唑仑1~2mg、芬太尼5~10μg/kg、小剂量麻醉药如丙泊酚(20~30mg)，或用依托咪酯(3mg)和非去极化肌松药如罗库溴铵1mg/kg。

(3) 正压通气开始时可能面临低血压：麻醉诱导后，自主呼吸向机械通气转换后可能引起明显的低血压。这是由于麻醉药作用于代偿功能极差的终末期肺疾病患者，其自身已经无力再对麻醉药所致的血管扩张和心肌抑制作用进行代偿；同时胸腔从负压变为正压、肺血管阻力增加对循环产生更为不利的影响，有些气道阻塞的患者还可因内源性PEEP的产生而影响循环。因此麻醉诱导时首先应充分驱氮给氧，增加氧储备。麻醉诱导药物的使用等同严重心功能不全患者的麻醉，小剂量滴定渐进、切忌操之过急，避免血压过大波动。本着避免过多输液的原则，根据麻醉药物血管扩张的程度适当补充液体，以避免低血容量的发生。此外麻醉诱导对某些患者还存在张力性气胸、分泌物倒灌等风险。虽然肺移植术常规插入双腔支气管导管，但对术前气道内分泌物较多、不可能在术前排净痰液的患者可在坐位下麻醉诱导，先插入单腔气管导管充分吸引后、逐渐改变体位，边体位引流边吸引边供氧通气，然后再更换双腔支气管导管。

2. 气管插管　肺移植术中气管内插管的类型取决于气道固定及手术过程和各单位的习惯。例如行右肺移植，插入左侧双腔支气管导管是最经典的做法；当行左肺移植时，也可用右侧或左侧双腔支气管导管或单腔气管插管（合用支气管阻塞器）。许多麻醉科医师宁愿选用左侧双腔支气管导管，以便于更快捷、确切地定位、分隔、切除肺，如果需要可以在移植后行分侧肺通气。随着肺移植病例数的增多，某些医院在肺移植患者中应用支气管阻塞导管及Univent双腔双囊导管也获得了良好的肺隔离和肺通气效果。麻醉用药的种类及剂量取决于手术方式和是否需要在手术室内恢复和拔除气管内导管。

3. 麻醉维持　一般可用七氟烷(0.7~1MAC)或咪哒唑仑(0.05~0.1)mg/(kg·h)、丙泊酚TCI 3μg/ml维持、芬太尼(5~10)μg/(kg·h)镇痛等，维持BIS在50左右，血压、心率不因手术刺激而波动；如需要体外膜氧合支持，宜避免同时应用丙泊酚，以防膜肺吸附脂乳造成氧合能力下降。手术后早期恢复可用七氟烷及瑞芬太尼（但需注意停用瑞芬太尼前及时采取其他镇痛方法）。BIS监测下可见危重患者的麻醉药用量明显减少。

4. 术中呼吸功能的维护

(1) 机械通气和单肺通气：通气模式的选择有赖于肺移植患者基础病理生理的变化，限制性肺疾病通常需要更高的吸/呼比，更低的潮气量和更快的呼吸频率。阻塞性肺疾患要求更低的吸/呼比，同时更高的潮气量和更慢的呼吸频率。术前的血气分析可作为通气管理的一个目标参考，允许性高碳酸血症可降低肺气压伤、容量伤的发生，并降低过度充气的风险。

(2) 严重的气道阻塞（哮喘、囊性纤维化、肺气肿）：增加肺过度充气的风险或直接机械通气时产生“气体活阀作用”（只进不出），引起肺过度充气，降低静脉回流，直接压迫心脏引起严重低血压。因此对机械通气后如果低血压持续存在或病因不明，可脱开呼吸机连接管，如果血压回升、循环改善，则既明确了动态过度肺充气的诊断，又实施了治疗。对终末期肺疾患患者，术前双肺通气下已存在明显的呼吸功能衰竭。因此，这些患者本身可能不能耐受单肺通气，这段时期的处理对麻醉科医师最具有挑战性，能否耐受单肺通气不仅取决于患者的疾病状况，还与外科医师的手术技巧及麻醉科医师对通气参数和循环功能的调整有关，此时需要台上台下的通力协作。单肺通气后由于无通气有灌注部位静脉血掺杂造成分流量增加即可出现低氧血症，尽管分钟通气量不变，但由于这些患者肺储备功能有限，有效通气量下降与缺氧同步呈现。针对上述变化，麻醉措施应包括增加吸入氧浓度，改变正压通气模式，必要时增加分钟通气量；从理论上说应用5~10cmH_2O 的 PEEP 于通气侧肺，可增加氧分压、改善氧合，但是在实际应用时，应逐渐增加 PEEP，根据患者 PaO_2 的变化及动脉血压和肺动脉压力来调整通气参数。因为在增加 PEEP 的同时也增加了肺循环的负荷，对存在肺动脉高压的患者可能使氧合状况进一步恶化，因此，要根据监测结果随时调整。

(3) 在单肺通气时最好用压力控制模式：以在相同的气道压下获得更大的通气量。改善氧合的措施等同非移植的胸内手术，包括间断膨肺、对非通气侧肺提供 CPAP、对通气侧肺给予 PEEP。肺气肿患者单肺通气中较少发生缺氧，可能的解释是由于其动态过度肺膨胀(DHI)诱发内源性 PEEP。充氧进入萎陷的肺或萎陷的术中无血流分布区域肺可用高频振荡通气，可起补偿作用而改善动脉血氧合；缺氧性肺血管收缩反射机制或结扎肺动脉，可减少分流。在机械通气和单肺通气时，如采用表 68-10 措施仍不能改善患者的血气状况和心血管功能时则提示需要心肺转流(CPB)支持。

肺移植受体的主要病因为肺间质纤维化、肺淋巴管囊性纤维病变，术前均存在严重的低氧血症，需依赖氧生存，完全丧失自主生活能力，但仅 1/3 有轻度高碳酸血症。这些患者在麻醉诱导、机械通气后氧分压均明显上升，但是二氧化碳分压也显著持续上升，延长通气时间的策略有时并不能有效排出 CO_2。这与正压通气能将更多含氧较高的气体输送至肺泡，并通过弥散作用很快使动脉血内氧分压升高有关；但是病变肺组织的弹性回缩力下降，致使对气道壁的牵引力减弱使气道内径变窄或不规则增加气流阻力，加上肺泡壁的损坏降低对细支气管的牵张力使小气道阻力增加，小气道阻塞不能将正压通气输入至肺泡内的气体全部呼出，这样随着时间的延长，一方面肺泡内气体越来越多，甚至造成局部肺大疱致使回心血量明显减少，这在开胸后更为明显，常常需要开放气道排出肺内气体来缓解；另一方面，内源性 PEEP 产生，有效通气量进一步减少，导致严重高碳酸血症。从理论上讲二氧化碳蓄积可增加交感神经系统的敏感性，使循环系统的危险性增加，但在肺移植的麻醉中体会到这些患者对高碳酸血症的耐受性较好，如果循环稳定，无明显的心律失常，严重高碳酸血症在严密监测下是可以接受的，值得注意的是这些患者对缺氧的耐受性极差，一旦氧分压下降，循环即难以维持，可出现严重低血压、心律失常甚至心搏骤停，因此，如果术中氧分压持续下降则应立刻建立体外循环(CPB)(表 68-11)。

表 68-11 改善气体交换和心血管功能的措施

如果存在限制性肺疾患，用 PEEP 并降低潮气量到 6ml/kg
增加吸气气流速率(I：E>1：3)
降低呼吸频率(6~10 次 /min)
允许性高碳酸血症，可允许 $PaCO_2$ 高到临床可接受范围内
用压力控制模式通气
用全凭静脉麻醉
雾化吸入前列环素，无效时再吸入 NO

5. 术中循环功能的维护和肺动脉高压、右心功能衰竭的处理　由于患者本身疾病的原因(术前肺动脉高压、右心负荷增加)及术中需要单侧肺动脉阻断，肺移植术中肺动脉压力等有创血流动力学和右心功能的监测就格外重要。因此，漂浮导管和经食管超声心动图监测当属必需，应将漂浮导管置于肺动脉主干以避免肺切除术干扰而造成伪像。

虽然众多肺移植术并不需要 CPB，但应备用 CPB。当肺动脉压显著升高或有右心功能障碍的证据时(包括心肌收缩力降低、右心室扩张)可能需要 CPB 的辅助支持。CPB 也可用于患者有心脏内缺损需要同期矫正的患者。虽然 CPB 是挽救患者生命的措施，但由于与 CPB 相关的全身炎性反应综合征、出血增多、术后肺水肿、移植器官失功能等，CPB 已经不再是肺移植术中所必需的常规辅助手段。

由于手术操作对心肺功能干扰较大，麻醉科医师努力的目标是尽力维持血流动力学稳定；维持适宜的动脉血氧分压以避免应用 CPB。因此，麻醉科医师应熟悉外科手术过程，处理中的每一步应与手术步骤相适应。持续测定 CCO、SvO_2、IBP、CVP、PAP 及 TEE 监测心室容量和心肌收缩力，如果右心室严重扩张致心肌收缩力下降、EF 明显下降，CO 及 SvO_2 降低，则应立刻建立 CPB 或体外膜氧合，在其支持下完成手术。

在肺动脉阻断时，可有三种情况。第一，肺动脉阻断后，肺动脉压力仅轻度增高，循环功能稳定，无明显低氧血症，说明患者可耐受肺动脉阻断，外科手术可继续，但一般这种情况较少见。第二，肺动脉阻断后，肺动脉压明显升高，但在下列药物治疗下尚能维持血流动力学稳定，即动脉压超过肺动脉压、PaO_2 可维持在 90mmHg 以上，可以避免应用 CPB。用于治疗肺动脉高压、增强右心功能的药物包括扩血管药物药如静脉滴注前列腺素 E_1（PGE_1）或吸入 NO 或伊洛前列素和/或正性肌力药（如米力农、或多巴酚丁胺、肾上腺素、去甲肾上腺素等）。伊洛前列素或 NO 的吸入可改善氧合而降低对 CPB 的需求，其优点在于直接扩张肺血管而不影响体循环压力，吸入伊洛前列素或 NO 的通气区域血管扩张可降低肺内分流而增加氧分压。需要注意的是静脉应用扩血管药物在扩张肺血管的同时也可引起体循环血管的扩张而造成不可接受的体循环低血压，甚至增加肺内分流量，引起 PaO_2 下降和体循环低灌注。因此，在用药中要谨慎平衡，尽可能发挥其扩张肺血管、降低肺动脉压、增强右心功能从而增加左心前负荷、提高左心室射血分数、增加体循环血压、改善心肌冠脉供血的有益作用；而避免引起动脉血压下降、肺内分流增加、心肌供血不足的弊端。这一时期麻醉管理的目标包括限制液体（以防止肺水肿）、维持适宜的组织氧合（包括吸入 100% 氧、输注红细胞维持适宜的血细胞比容）、用正性肌力药如多巴胺、多巴酚丁胺或米力农维持右心室功能。第三种情况是肺动脉阻断后肺动脉压力过度增高、右心室扩张且运动功能减退，或在第二种情况下治疗效果不佳，呈现动脉血压下降、肺动脉压严重升高（接近甚至超过体循环动脉压）、CO 下降、SvO_2 下降、rSO_2 下降则应在 CPB 支持下完成手术。应用肝素涂层管道与 ECMO 可明显减少肝素的用量，减轻对机体凝血功能的干扰，应用 ACT 及凝血与血小板功能监测，有针对性补充血小板和凝血因子，可达到有效保障。

6\. 新肺再灌注、通气后缺血再灌注损伤的防治　当供体肺被植入后，在开放肺动脉前静脉注射甲泼尼龙 500mg，然后移去阻断钳，逐渐轻轻地扩张肺。如果患者未在 CPB 下手术，由于供体肺内缺血再灌注损伤物质及 PGE_1 进入体循环可引起血压一过性明显下降。这种低血压可用补充容量和升压药（去氧肾上腺素和去甲肾上腺素等）来处理。受体肺通气模式从低浓度氧开始，用正常的呼吸频率和低潮气量，并增加 5~10cmH_2O 的 PEEP 降低肺内分流，使移植肺开始工作。在移植肺刚开始工作的短时间内一般血气分析中 PaO_2 和 $PaCO_2$ 均可明显改善，但在开放后 1~1.5 小时后可出现 PaO_2 下降、$PaCO_2$ 升高。这主要与缺血再灌注损伤有关，单肺移植时与剩余肺的肺功能有一定的关系。因此，此时主要处理好缺氧与高浓度氧损伤的问题，在避免缺氧的前提下尽可能降低吸入氧浓度，警惕移植肺失功能（多种因素所致）和超排斥反应。但是如果遇到移植肺失功能（表现为移植肺顺应性明显降低，肉眼观察肺僵硬、肺组织吸呼起伏小，氧分压显著下降，伴有或不伴有高碳酸血症），如为双肺移植后应立刻 ECMO 辅助循环支持，使肺处于休息状态（低浓度氧气吸入、小潮气量、低频率、5cmH_2O 的 PEEP），并加强循环功能的调控，等待移植肺功能的恢复。如为肺气肿患者施行了单肺移植，因为术后双肺的顺应性不同，可能需要双肺分肺通气，对移植肺需要正常的通气频率和潮气量，而对自身的肺则需要低潮气量以防止自身 PEEP 的产生。此时需要两个能同步的呼吸机，分肺通气，以防病肺过度膨胀后压迫新移植的肺。

（徐美英）

参考文献

[1] 邓小明，姚尚龙，于布为，等．现代麻醉学 [M]. 4 版．北京：人民卫生出版社，2014.

[2] 顾凯时．胸心外科学 [M]. 上海：上海科学技术出版社，2003.

[3] 林强．临床胸部外科学 [M]. 北京：人民卫生出版社，2013.

[4] KAPLAN J A, SLINGER P D. Thoracic anesthesia [M]. 3rd ed. Philadelphia PA: Elsevie Science, 2003.

[5] SLINGER P D. Progress in thoracic anesthesia [M]. Baltimore: Lippincott. Williams & Wilkins, 2004.

[6] 陈秉学．胸科肿瘤麻醉学 [M]. 郑州：郑州大学出版社，2001.

[7] 徐美英．胸外科手术患者术中意外事件的麻醉处理 [M]. 中华麻醉学杂志，2006, 27 (2): 114.

[8] 申屠阳．纵隔镜技术 [M]. 上海：上海科学技术出版社，2009.

[9] 丁嘉安．肺移植 [M]. 上海：上海科学技术出版社，2008.

[10] 徐美英 . 12 832 例胸外科手术围麻醉期 16 例心搏骤停的回顾性分析 [J]. 上海医学 , 2010, 33 (4): 342-345.
[11] 徐美英 . 胸外科手术后麻醉恢复期患者的管理 [J]. 临床麻醉学杂志 , 2009, 25 (6): 524-525.
[12] 徐美英 . 气管重建手术的麻醉管理 [J]. 临床麻醉学杂志 , 2007, 23 (8): 676-677.
[13] 吴德华 . 右侧双腔支气管导管用于肺切除手术气道管理 2504 例回顾性研究 [J]. 上海医学 , 2010, 33 (6): 590-592.
[14] 蒋琦亮 . Airtraq 可视喉镜与 Macintosh 喉镜用于双腔支气管插管的临床研究临床 [M]. 麻醉学杂志 , 2011, 27 (9): 870-877.
[15] 朱宏伟 . 支气管检查术患者不同麻醉方法的效果 [J]. 中华麻醉学杂志 , 2007, 27 (2): 126-128.

第六十九章

心脏手术麻醉

目　　录

对心脏病患者治疗的不断进步扩大了心脏麻醉科医师在术前评估、高级心脏影像与其他监测设备、术后重症监护和疼痛治疗中的作用。手术成功率得到了很大的提高，尤其是疑难危重心脏病的手术死亡率已普遍降低至 5% 以下。当前，心脏麻醉科医师还被要求监护或帮助“拯救”接受非心脏手术的危重心脏病患者，并作为心脏医疗团队的成员参与远离心脏手术室的手术实施。

第一节　缩窄性心包炎

缩窄性心包炎是由于心包慢性炎症性病变所致的心包纤维化、增厚并逐渐挛缩、钙化，压迫心脏和大血管根部，使心脏舒张和充盈受限，血液回流受阻，心功能逐渐减退，心输出量降低而引起的心脏和全身一系列病理生理改变，从而导致全身血液循环障碍的疾病。其自然预后不良，最终因循环衰竭而死亡。治疗的唯一有效方法是确诊后尽早手术。

一、病情特点与评估

心包包裹心脏和出入心脏的大血管根部，分为外层的纤维心包和内层的浆膜心包。纤维心包为底大口小的锥形囊，囊口在心脏右上方与出入心脏的血管外膜相移行，囊底对向膈中心腱并与之相连。纤维心包坚韧、缺乏伸展性，心包积液时腔内压力增高，可压迫心脏。浆膜心包分为脏、壁二层，壁层与纤维心包紧贴，脏层紧贴心肌，即心外膜。脏、壁层心包在出入心脏的大血管根部稍上方相互移行。慢性炎症时，脏、壁层粘连，限制心脏舒张与收缩。心包腔为纤维心包和壁层心包与脏层心包围成的狭窄、密闭腔隙，内含少量浆液，起润滑作用。

正常心包可因单次急性心包炎导致瘢痕形成，或因长期暴露于反复发作的慢性炎症所致。历史上结核病曾是发展中国家缩窄性心包炎的主要病因，目前已知特发性缩窄性心包炎约占 33%，其他主要可识别的病因包括先前的急性心包炎病史、心脏手术史和纵隔放疗。大多数需手术的缩窄性心包炎为特发性、肿瘤、放疗后和尿毒症患者，其中高达 18% 的心包切除术患者之前有心脏手术史，这也解释了为何过去十多年中缩窄性心包炎患者人数的增加。心包脏层和壁层由于炎性病变导致炎性渗出和增厚，彼此粘连闭塞心包腔。心包增厚一般在 0.3~1.0cm，严重者可达 2cm。在心脏表面形成一层厚薄不均的硬壳，紧紧包裹心脏，限制心脏舒缩。在腔静脉入口和房室沟处易形成狭窄环，造成严重梗阻。由于心脏活动受限，心肌逐渐萎缩变性，甚至纤维化。心脏和腔静脉入口受增厚甚至钙化心包压迫是生理紊乱的主要原因。心脏舒张受限，充盈不足，心输出量下降，心率代偿性增快。右心室充盈受限，静脉压升高，导致体循环静脉扩张、颈静脉怒张、肝淤血肿大、腹腔和胸腔积液、下肢水肿。左心室舒张受限使肺循环压力增高和肺淤血，影响呼吸功能。

约 50% 患者发病缓慢，无明确的急性心包炎病史。主要表现为重度右心功能不全，呼吸困难、腹胀和下肢水肿，呈慢性进行性加重，患者易疲劳，心前区不适，活动后心悸，咳嗽、食欲缺乏、黄疸、消瘦等，肺部淤血严重者可出现口唇、末梢发绀，端坐呼吸。重症患者可有腹水、消瘦、血浆蛋白降低、贫血等，甚至出现恶病质。听诊心音遥远、无杂音，触诊心前区无搏动，脉搏细速，出现奇脉（吸气相脉搏减弱或消失），血压偏低，脉压减小，中心静脉压升高。叩诊胸部浊音，可有胸腔积液，呼吸音粗，可闻及湿啰音。

血常规改变不明显，可有贫血。红细胞沉降率正常或稍快。肝功能轻度损害，白蛋白降低。部分患者可出现结核抗体试验阳性。心电图改变包括 QRS 波低电压、T 波平坦或倒置，提示心肌缺血；可有房性心律失常，P 波异常。X 线检查心影大小无异常，心脏边缘不规则、各弧段消失、左右侧心缘变直，主动脉弓缩小，心脏搏动减弱，主动脉搏动减弱，上腔静脉扩张致右上纵隔增宽，左心房增大，心包钙化，肺淤血。胸部平片可见一侧或两侧胸膜增厚、粘连、钙化或胸腔积液。CT 和磁共振检查可了解心包增厚、钙化的程度和部位，有助于鉴别诊断。超声心动图可显示心包增厚、粘连或积液，室壁运动受限，下腔静脉和肝静脉增宽等。其他检查包括冠状动脉 CT、心导管检查、心肌组织成像等有助于排除血管疾病导致的心肌缺血和明确心肌受损程度等。

二、术前准备

缩窄性心包炎起病缓慢，全身情况差。心脏

收缩和舒张功能严重受累，临床表现为射血分数正常，但心脏指数降低，循环时间延长，动静脉血氧分压差增大。代偿性表现为血浆容量、血细胞比容和总循环容量增加。多数伴有胸膜炎、胸腔积液，肺功能受影响，亦可累及肝脏功能。术前应根据患者的病情积极维护各脏器功能，调整内环境稳定，提高患者对麻醉和手术的耐受性，减少术中和术后并发症的发生。

针对原发感染应积极采取抗感染措施。对大量胸腔积液、腹腔积液患者，为维护其呼吸功能，术前可适当抽排胸腔积液、腹腔积液，抽排量以患者能耐受且不剧烈影响血流动力学为原则，但绝不能因为药物治疗和反复胸腹腔穿刺能缓解症状而延误和丧失手术时机。麻醉前用药以不引起呼吸、循环抑制为前提。可在患者进入手术室后在严密监测下适度使用，常用药物有吗啡、东莨菪碱、咪达唑仑和右美托咪定等。术前常规禁食禁饮。腹内压高的腹腔积液患者，为防止误吸，可预防性给予氢离子拮抗剂，如奥美拉唑、雷尼替丁等。低流量氧疗有助于改善患者的组织代谢状况。提供高蛋白饮食、补充血浆蛋白和补充维生素 B、维生素 C。肝功能明显下降患者还应补充维生素 K 以改善患者的凝血功能，防止手术过程中因凝血功能低下导致异常出血。常规利尿、补钾，调整水、电解质平衡。术前一般不用洋地黄制剂，心功能差、心率大于 100 次 /min 者仅在手术当日清晨给予小剂量洋地黄类药物，如毛花苷丙 0.2~0.4mg，可适当控制心率，改善心功能。准备呼吸、循环辅助治疗设施，对病程长、心肌萎缩、估计术后容易发生心脏急性扩大、心力衰竭者，除药物准备外，应备好机械通气装置和心室辅助装置如主动脉球囊反搏（intraaortic balloon pump，IABP）等。应备妥体外循环以防术中大出血，手术前，患者的一侧腹股沟区应做消毒准备，必要时可实施股动脉、股静脉体外循环转流，以保证氧合与补充血容量。准备体外贴敷式除颤电极并连接除颤仪，防止心包剥脱完成前发生心室纤颤时无法进行胸内除颤的窘迫状态。

三、麻醉方法

无论采用何种麻醉方法，麻醉管理的目的在于避免心动过缓和心肌抑制。选择气管内插管静吸复合麻醉时，应行全面监测，包括心电图、脉搏血氧饱和度、无创动脉压、有创动脉压、呼气末二氧化碳分压、中心静脉压和体温等，估计术后可能发生低心输出量综合征的患者，建议放置肺动脉导管进行监测。缩窄性心包炎患者由于循环代偿功能已十分脆弱，必须在严密监测心电图、脉搏氧饱和度和有创动脉压下缓慢施行麻醉诱导。由于患者的循环时间延长，药物起效慢，应酌情减慢麻醉诱导注药速度，不能误以为患者耐受性好而造成药物相对过量，以致血压下降甚至循环衰竭。备好多巴胺、去氧肾上腺素和肾上腺素等急救药物，根据监测情况随时修正麻醉用药方案，避免血压下降和心动过缓。

常用麻醉诱导药物有咪达唑仑、依托咪酯、氯胺酮、舒芬太尼等。尽管氯胺酮可能增加心肌氧耗，但可以防止诱导时出现血压下降和心动过缓，而心率增快是缩窄性心包炎患者增加心输出量的唯一有效代偿因素。肌松药应选用循环影响轻微且不减慢心率的药物，如泮库溴铵、罗库溴铵等，并适当减小剂量、缓慢滴定给药。麻醉维持以采用对循环影响轻微的芬太尼、舒芬太尼和瑞芬太尼为主的静吸复合或静脉复合麻醉。对心功能较好的患者可在手术强刺激环节（如切皮、劈开胸骨或撑开肋骨）时，吸入七氟烷或地氟烷加深麻醉。采用对肝肾功能影响小的阿曲库铵和顺阿曲库铵等维持肌松。

麻醉管理要点在于：①维持血流动力学稳定，严格管理输血输液速度和液体入量，以防缩窄解除后心室过度充盈膨胀，引发急性右心衰竭或全心衰竭。遵循在心包完全剥离前等量输液或输血，心包剥离后限量输液的原则。②随着心包的剥离，开始小量使用多巴胺等强心药物，并随时调整剂量，直至心包完全剥离。避免心包剥脱、心肌受压解除、腔静脉回心血量骤增引起的急性心力衰竭。③密切监测心电图，出现严重心律失常时，应及时与手术医师沟通，必要时暂停手术并积极处理。由于开胸后无法直视心脏表现，经食管超声心动图（transesophageal echocardiography，TEE）在评估缩窄性心包炎患者血流动力学方面有非常重要的价值。④避免机械通气潮气量过大，以防回心血量进一步减少导致心输出量降低。⑤全面监测内环境，包括血气分析、血常规、电解质和尿量等。根据血气分析等监测结果及时调整内环境稳定，维持水、电解质和酸碱平衡。⑥手术结束后应保留气管插管送 ICU 机械通气，全面监测，维持正常血气水平，控制输液、输血量，持续强心、利尿，维护心功能，防治术后低心输出量综合征的发生，防止水、电解质和酸碱紊乱，并根据患者的情况合理制定镇静、镇痛方案，避免血流动力学波动。

6

第二节 先天性心脏病

一、病情特点

国内先天性心脏病(以下简称先心病)的发病率约为6.3‰~14‰,但真实的发病率可能高于这一水平,许多出生后即死亡的患儿可能与致死性的先天性心脏病有关,而有些先天性心脏病,如主动脉双叶瓣畸形和动脉导管未闭早期无症状,因此真实的发病率尚不明确。早产儿先天性心脏病的发病率高于足月产儿(尤其是室间隔缺损与动脉导管未闭),患糖尿病的母亲,其新生儿先天性心脏病的发病率高于无糖尿病母亲的产儿。23%~56%染色体异常的患儿伴有先天性心脏病。发病原因可能与胚胎期发育异常、环境或遗传因素等有关。随着疾病的诊断、体外循环技术、监测和围手术期管理技术的不断进步,越来越多的幼小、危重的先天性心脏病患儿得到成功的手术治疗。医学和外科手术技术的发展为85%~95%的先天性心脏病患儿活至成年提供了机会,成年先天性心脏病患者的数量已与儿童的数量相当。

先天性心脏病种类繁多,临床常见的有10余种。一般根据先天性心脏病血流动力学特点进行分类,如是否存在分流、肺血流是增加还是减少、瓣膜周围是否有异常导致血流梗阻或减少等。因此,先天性心脏病分类方法也有多种,麻醉科医师应采用有利于麻醉管理的分类方法。发绀型和非发绀型先天性心脏病是最常用的分类方法,发绀型先天性心脏病通常存在右向左分流或以右向左分流为主的双向分流或动静脉血混合;非发绀型先天性心脏病通常又分为无分流型和左向右分流型(表69-1)。

根据心脏血流动力学特点和缺氧原因,先天性心脏病可分为:①左或右心室压力超负荷;②心室或心房容量超负荷;③肺血流梗阻性低氧血症;④共同心腔性低氧血症;⑤体、肺循环隔离性低氧血症。

根据分流血流对肺循环的改变可分为:①肺血流增多型:肺血流增多导致肺循环容量或压力超负荷;②肺血流减少型:异常分流或肺血流梗阻使肺血流减少导致全身血液氧合不足;③正常肺血流型:无分流的梗阻性病变常导致心肌做功增加、心室肥厚、顺应性降低和氧耗增加。根据解剖病变和临床症状分类:单纯交通型(心房、心室、动脉和静脉间直接交通)、心脏瓣膜畸形型、血管异常型、心脏位置异常型、心律失常型等。

表69-1 根据发绀情况的先天性心脏病分类

发绀型先天性心脏病	非发绀型先天性心脏病
肺动脉瓣狭窄或闭锁伴房缺或室缺	无分流型
法洛四联症	主动脉缩窄
右室双出口	主动脉瓣狭窄
大动脉转位	异常血管环
单心室	有分流型
完全型肺静脉异位引流	房间隔缺损
三尖瓣闭锁	室间隔缺损
艾伯斯坦畸形	心内膜垫缺损
	动脉导管未闭
	大动脉共干
	主动脉肺动脉间隔缺损

心脏麻醉科医师不但要掌握手术前患者的病理生理特点,还要掌握手术后患者的病理生理改变。

(一) 室间隔缺损

胚胎从第8周开始形成室间隔组织,出生后约20%~60%新生儿的室间隔缺损可自行闭合,其余40%在婴儿期闭合,多数在5岁以内闭合。超过5岁自行闭合者很少,即遗留室间隔缺损畸形。室间隔缺损是最常见的先天性心脏畸形。左心室压力(80~130/5~10mmHg)远超右心室(15~30/2~5mmHg),产生左向右分流。左向右分流量取决于缺损大小和肺循环阻力。缺损部位不同对血流动力学影响的差异很小。只有很小的缺损心脏收缩后期可暂时关闭,而大、中型缺损的分流无影响。

左向右分流的血流动力学改变包括:①肺血多致左心室容量超负荷;②肺血流量大大增加;③体循环流量不足。左心室扩大、肥厚,心肌拉长,在生理代偿期内收缩增强,但心腔内超容量和室壁顺应性降低使左心室舒张压升高,充盈受限,肺静脉、肺微血管等后续血流受堵,导致肺淤血和肺间质水肿、肺泡水肿,肺顺应性降低,通气和换气功能障碍,左心衰竭和呼吸衰竭同时出现。左心室泵向主动脉的血流因分流减少，导致代偿机制的出现，血中儿茶酚胺浓度升高，交感神经兴奋，体循环血管收缩，外周阻力增高以维持血压。肾血流量减少使肾素血管紧张素系统兴奋导致水钠潴留、血容量增加，肺循环和体循环静脉床淤血，引起肺水肿、肝大和皮下水肿等。肺动脉阻力增加最终导致肺动脉高压。年龄、海拔高度、血细胞比容、体力活动和肺血管结构均可影响肺动脉压力。长期左向右大量分流使肺血管被破坏，Heath 和 Edwards 将其病理变化分为六级，肺血管结构的改变最终使肺动脉高压从可逆的动力性高压向不可逆的阻力性高压演变，肺动脉压可达到或超过主动脉压，使缺损处发生右向左分流，称为艾森门格综合征（Eisenmanger complex）；其后发现除室间隔缺损外，其他左向右分流的先天性心脏病亦可继发此病理生理，因此 Wood 将这类患者统称为艾森门格综合征。

（二）房间隔缺损

房间隔缺损为心房水平的左向右分流，可使肺循环流量 3、4 倍于体循环，右心房、右心室和肺动脉扩张。左右心房的压力差不能解释临床所见的巨大分流量，引力与分流方向也无关，房间隔缺损大量左向右分流的机制为：左室壁厚，心腔狭长，二尖瓣口面积小（成人约 4~6cm^2）；右室壁薄，顺应性高，易扩张，心腔短阔，三尖瓣口面积较大（11~13cm^2），方便容纳血液，心室舒张时右心房较易充盈右心室。房间隔缺损时左右房压力趋于相等，约 4~5mmHg，右心室远较左心室容易充盈，由此造成大量左向右分流。心室收缩时存在左向右分流是由于右心房连接的腔静脉系统容纳血量远远大于左心房连接的肺静脉系统，在心室收缩晚期缺损部位已有左向右分流，但在心房收缩早期由于右心房收缩较左心房稍早，可有少量右向左分流，但随着大量左向右分流，少许分流入左心房的血流又被赶回右心房。由于右肺静脉开口接近缺损部位，因此分流部分大多由右肺静脉而来。

房间隔缺损时左心室的射血分数仍能保持正常，但左心室充盈不足，年长后左心室功能减退，因房间隔存在缺损，左心室功能减退导致的左房压升高可由缺损的分流得到缓解，所以临床表现为右心衰竭，手术修补后可能表现出左心室功能不全的症状。房间隔缺损患者 20 岁以前多无明显的肺动脉高压，除非居于海拔很高地区的患者。

（三）动脉导管未闭

动脉导管是胎儿肺动脉和主动脉间的正常通道，出生后即自行关闭。如关闭机制有先天缺陷，即构成临床上的动脉导管未闭。在某些先天性心脏病中，未闭的动脉导管是患儿生存的必需血源，自然关闭或手术堵闭可致死亡。出生后血氧升高和前列腺素降低是导管关闭的最主要因素，其螺形和环形平滑肌开始收缩，使导管管壁增厚、缩短，不规则的内膜增厚和垫墩发挥堵闭管腔的作用。出生后 15 小时内大多已功能关闭，管壁细胞无菌性坏死，代之以纤维组织增生而成动脉韧带。

出生后 3 个月仍未关闭一般才被认为是临床上的动脉导管未闭。因主动脉的收缩压和舒张压均高于肺动脉，所以始终是左向右分流。主动脉分流的动脉血和来自右心室的静脉血在肺动脉混合，入肺循环再回到左心房、左心室，大大增加了左心室每搏量；除非有肺动脉高压，否则右心的前后负荷不变，而左心容量增加致心肌肥厚。主动脉收缩压不变甚至升高，而舒张压因主动脉瓣关闭后继续向肺动脉分流而降低，脉压增宽，产生周围血管体征。左心容量增加致左心室扩大，舒张压上升，使左心房及后续血管床瘀滞引起肺水肿。导管的长度、粗细与分流量有关，流程长者阻力增大，还可有扭曲使分流减少，还可因体位不同而与纵隔脏器位置关系变更压迫导管，称为“间歇性”导管，杂音时有时无。肺循环阻力是影响分流大小的至关重要因素，阻力主要产生于肺动脉至小分支段，如二尖瓣狭窄或左心衰竭时肺静脉回流受阻，亦可使肺动脉压上升，分流减少。如肺循环阻力超过体循环，将产生右向左分流，肺动脉血流向降主动脉，产生下身青紫而上身不紫的差异性青紫。

动脉导管未闭引起肺动脉高压的原因包括：①分流量大使肺动脉压力增高（动力性）；②主动脉压力传导至肺动脉；③年长后产生梗阻性肺动脉高压；④肺静脉压增高（微血管后肺动脉高压）。

（四）肺动脉狭窄

根据狭窄部位可分为瓣膜部、漏斗部、肺动脉干和肺动脉分支狭窄，有单纯性狭窄或合并其他心血管畸形，约占先天性心脏病总数的 25%~30%。肺动脉狭窄使右心室射血受阻，其收缩压增高程度与狭窄的严重程度成正比。严重肺动脉狭窄随着年龄增长，右心室进行性向心性肥厚，顺应性下降，舒张压增高，同时伴有三尖瓣反流，右心房、右心室扩大，最终导致右心衰竭。未经治疗的患者可出现肝静脉淤血所致的肝硬化。中、重度肺动脉狭窄在胎儿期右心室心输出量可维持正常。重度狭窄患

6

者的回心血经卵圆孔或房间隔缺损进入左心房、左心室，致使右心室、三尖瓣发育不良。出生后由于心房水平大量右向左分流，呈现严重低氧血症，不及时处理将危及生命。周围肺动脉狭窄约占先天性心脏病总数的2%~3%。狭窄可单发，仅累及肺动脉总干或其分支，或多发性狭窄同时累及肺动脉总干及若干较小的肺动脉分支。周围性肺动脉狭窄常合并其他先天性心脏病，如肺动脉瓣狭窄、法洛四联症、主动脉瓣上狭窄和室间隔缺损等。单纯周围性肺动脉狭窄病因未明，目前认为可能与胎内风疹病毒感染有关。根据狭窄范围和程度，可致不同程度的右心室肥厚，随着年龄增长，肺动脉狭窄可加重。周围肺动脉狭窄的治疗首选经皮球囊血管成形术。严重的分支狭窄，尤其是多发性外周分支狭窄，手术治疗难度很大，疗效也不满意。

（五）法洛四联症

法洛四联症是最常见的发绀型先天性心脏病，其发生率为0.2‰左右，占先天性心脏病12%~14%。1888年Fallot描述了该病的四个病理特点，即：肺动脉狭窄、主动脉骑跨、室间隔缺损和右心室肥厚，故称为法洛四联症。其中肺动脉狭窄和室间隔缺损是最主要的病变。肺动脉狭窄致肺血量严重不足，由体循环向肺循环丛生侧支血管，侧支血管可分为三类。第一为支气管动脉与肺动脉在肺内深部连接；其次为主动脉分支在肺门与肺动脉相连；第三为锁骨下动脉在肺动脉进肺门前与之相连。法洛四联症的非限制性室间隔缺损使左右心室收缩压相等，通过室间隔缺损的血流方向和流量由肺动脉狭窄程度所决定。可呈现双向分流和右向左分流，右向左分流者肺血量明显减少，主动脉血流主要来自右心室，故有明显发绀。尽管有明显的肺动脉狭窄，但肺动脉压力正常或偏低，心输出量可正常或增高。非限制性室间隔缺损的存在使右心室压力不会超过体循环压力。法洛四联症中室间隔缺损的位置、肺动脉狭窄部位和主动脉骑跨程度对血流动力学改变不起决定性作用，右心室肥厚是右心室收缩压增高的代偿性改变。发绀程度还与血红蛋白增高程度和是否伴有动脉导管未闭以及体肺侧支血管多少等因素有关。法洛四联症右心血流的分流和左心回心血量减少都不增加容量负荷，因此心力衰竭很少见。心脏不大甚至偏小，慢性低氧血症可代偿性地产生肺部侧支循环和红细胞增多症，致使血液黏滞度增高容易发生血栓。侧支循环丰富的患者，肺血减少不明显，术前患者发绀较轻，但根治术后侧支循环的病理生理相当于未结扎的动脉导管，引起术后肺血增加，应引起注意。

（六）右心室双出口

典型的右心室双出口基本病变为：①主、肺动脉全部出自形态右心室（无动脉出自形态左心室）；②室间隔缺损为形态左心室唯一出口；③主动脉瓣和肺动脉瓣下均有肌性圆锥，均与房室瓣无纤维连接；④主动脉瓣和肺动脉瓣位于同一高度。右心室双出口常见三种类型：①艾森门格型（Eisenmenger），右心室双出口合并主动脉下室间隔缺损，无肺动脉狭窄；②四联症型，右心室双出口合并肺动脉狭窄；③陶氏型（Taussig-Bing），右心室双出口合并肺动脉下室间隔缺损。室间隔缺损是右心室双出口的病理要素之一，其位置可分别位于主动脉下、肺动脉下、两动脉下或远离动脉。由于室间隔缺损的位置与两大动脉种种不同的关系，主动脉瓣和肺动脉瓣下有无梗阻性病变，右心室双出口的病理生理、血流动力学和临床表现有极大差异。右心室内血流为层流者，临床上可完全无发绀。一般患者有轻重度不等的发绀，肺血或稀少或增多，甚至出现肺动脉高压，因此临床表现类似于单纯室间隔缺损、重度法洛四联症或完全型大动脉转位。

（七）三尖瓣畸形

1. 三尖瓣闭锁　三尖瓣闭锁必然存在心房间交通，体静脉、冠状静脉回心血经卵圆孔或房间隔缺损进入左心房，与肺静脉血混合进入左心室。太小的房间隔缺损使右心房和外周静脉压力增高，临床有体循环淤血和右心衰竭的表现。左心室接受的动静脉混合血使外周动脉血氧饱和度降低，临床出现发绀。发绀的严重程度与肺循环血流量有关，而肺血流量又取决于室间隔缺损大小和肺动脉狭窄程度。合并大的室间隔缺损又无肺动脉狭窄时肺血流量增多，发绀可不明显。若合并肺动脉狭窄、闭锁或限制性室间隔缺损时肺血流量减少，发绀症状严重。三尖瓣闭锁合并肺动脉闭锁和室间隔完整的情况十分罕见，此时到达肺部的唯一通道为未闭的动脉导管或体、肺侧支循环。

2. 三尖瓣下移（Ebstein畸形）　三尖瓣下移是指三尖瓣隔瓣或后瓣偶尔连同前瓣下移附着于近心尖的右心室壁上，约占先天性心脏病的0.5%~1.0%。1866年德国学者Ebstein在尸检中首先发

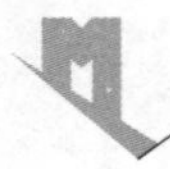

现本病并详细描述了其病理解剖，故又被称为“Ebstein”畸形。本病无性别差异，偶有家族史报道，母亲妊娠早期服用锂制剂者其后代易患本病。三尖瓣下移的病理生理改变轻重不一，轻者瓣膜功能基本正常；重者三尖瓣口狭小，右心室腔狭小，射入肺动脉血流量少，瓣叶变形、腱索缩短或乳头肌发育不良致使三尖瓣关闭不全，导致三尖瓣反流。右心房压力逐渐增高、扩大，血流分流至左心房，引起临床发绀症状。房化右心室与功能右心室同时收缩，而与右心房活动不一致，当心房收缩时，血流由右心房流向房化右心室，心室收缩时，这部分血流又返回右心房，因此右房压持续增高，而右心室容量较小，三尖瓣严重反流，致其收缩期无前向血流射入肺动脉，这种现象称为“功能性肺动脉闭锁”，此时肺循环血流完全依赖动脉导管分流或侧支循环。三尖瓣下移患儿发绀症状可在婴儿期缓解，但年长后不可避免的再次出现，可能因三尖瓣和右心室心肌功能逐渐减退，三尖瓣反流使瓣口逐步扩大，反流加重，并形成恶性循环，导致右房压增高，右向左分流加重。

（八）主动脉缩窄

主动脉缩窄是指主动脉上的局限性狭窄，其内有隔膜阻挡血流。缩窄可发生于主动脉任何部位，多数在主动脉峡部和左锁骨下动脉分叉处，约占主动脉缩窄的98%，男性多于女性。因下半身缺血致侧支循环丰富，包括锁骨下动脉所属的上肋间动脉、肩胛动脉、乳内动脉支，以及降主动脉所属的肋间动脉、腹壁下动脉、椎前动脉等。因肋间动脉显著扩张可导致肋骨下缘受侵蚀。主动脉缩窄以上的血量增多，血压上升，缩窄以下血量减少，血压降低。逐渐导致左心劳损、肥厚，负荷加重，终致心力衰竭。脑血管长期承受高压，可发展为动脉硬化，严重者可发生脑出血。下半身缺血缺氧，可引发肾性高血压及肾功能障碍等。

（九）主动脉狭窄

主动脉狭窄可分为主动脉瓣狭窄、主动脉瓣下狭窄和主动脉瓣上狭窄三型。其引起的基本血流动力学改变为左心室流出道梗阻，导致左心室与主动脉收缩压存在较大的压力阶差。主动脉瓣狭窄较多见，瓣口狭小，有单瓣叶、双瓣叶、三瓣叶或四瓣叶畸形，瓣叶相互融合、增厚和钙化。主动脉瓣下狭窄的瓣叶基本正常，而瓣环下方呈纤维膜性或肌性狭窄。主动脉瓣上狭窄的位置在主动脉瓣叶和冠状动脉开口的上方，较少见。三类狭窄都引起主动脉排血阻力增加，左心室负荷增大，左心室肥厚、劳损、舒张末压升高、充盈减少，同时冠状动脉供血不足出现心肌缺血症状。随着左心室的变化可致左心房、右心室压增高，心肌肥厚、劳损，终致左、右心室衰竭。

（十）大动脉转位

大动脉转位是胚胎发育过程中出现的主动脉与肺动脉异位，居发绀型先天性心脏病第二位，可分矫治型和完全型两种。矫治型大动脉转位，主、肺动脉位置颠倒，同时两个心室的位置也错位，肺动脉连接于解剖左心室，但仍接受静脉回血；主动脉连接于解剖右心室，却接受肺静脉氧合血。因此，虽有解剖变异，但血流动力学和氧合得到矫正，仍维持正常。完全型大动脉转位是两个大动脉完全转位，主动脉与解剖右心室连接，将静脉回心血排至全身；肺动脉与解剖左心室连接，将氧合血排入肺动脉，再经肺静脉回到左心。如果在肺循环与体循环之间没有通道，则患儿不能存活；只有存在通道（如卵圆孔、房间隔缺损、室间隔缺损、动脉导管未闭等）的情况下，患儿才得以生存，但自然寿命取决于通道的大小与位置，其中45%死于出生后1个月内。

（十一）完全型肺静脉异位引流

肺静脉血不回到左心房，而流入右心房或体静脉，一般都存在房间隔通道。解剖类型较多，1957年Darling将其分为四型：①心上型，临床较多见，约占50%，肺静脉汇合成肺静脉干，在心脏上方进入体静脉系统，再回入右心房；②心内型，约占30%，肺静脉汇合后，血流进入冠状静脉窦后再进入右心房；也有直接进入右心房者，但较少见；③心下型，约占12%，肺静脉汇合后，向下穿过膈肌连接于下腔静脉、门静脉和肝静脉；④混合型，较少见，约占8%。其病理生理变化取决于房间隔缺损的大小和异位连接有无梗阻；⑤因动脉血氧饱和度低，大量血流从左向右分流使右心和肺循环负荷增加，容易导致右心衰竭和肺动脉高压，使病情急剧恶化。

二、术前评估与准备

对先天性心脏病病理生理和临床症状的充分了解对制定麻醉方案至关重要，应详细询问病史，体检是术前评估的重要组成部分，因为患儿无法表述其症状，而其父母常常不能理解某些发现的重要性。

6

（一）术前评估

1. 病史与体检　患儿的发病年龄往往与疾病的严重程度有关。肺血流减少或混合不充分的患儿可能持续存在发绀，或因情绪激动、哭闹和活动量增加而间断出现发绀。年长的小儿应了解其有无喜“蹲踞”的习惯，并观察其与发绀之间的关系。应充分了解发绀的频率，以判断疾病的严重程度，因为发绀性缺氧发作也可能在麻醉和手术过程中发生，以便及时采取措施降低右向左分流。临床发绀的出现依赖于血中还原血红蛋白的绝对浓度而非氧饱和度，但新生儿由于含有大量高度饱和的胎儿血红蛋白，在临床出现发绀前其氧分压已严重降低。发绀型先天性心脏病往往潮气量增高，尽管早期并未出现杵状指，但其呼吸耐量降低，对缺氧的呼吸反应也减弱。婴儿喂养困难、成长缓慢往往提示有充血性心力衰竭，呼吸道易感染，出现肺炎。先天性心脏病患儿常常合并其他先天性疾病，因而容易在围手术期出现温度调节困难、营养不良、脱水与低血糖、气道困难、凝血异常和中枢神经系统疾病。

实验室检查应特别关注血细胞比容、白细胞计数、凝血指标、电解质和血糖等。缺氧使血红蛋白持续升高，定期检查血红蛋白有助于简单地判断患儿低氧血症的水平。高血红蛋白使血液黏滞度升高，容易导致血栓形成，如果患儿进食困难处于相对脱水状态将加速血栓形成。已有大量资料证明发绀型先天性心脏病患者存在凝血功能障碍，原因可能为血小板功能不全和低纤维蛋白血症。白细胞计数和分类的变化有助于判断患者的全身感染情况，发热、上呼吸道感染和白细胞增高患者不应施行择期手术麻醉，不仅因为体外循环将进一步降低免疫功能，而且术中所有的人工材料被细菌种植后将出现感染性心内膜炎等灾难性的情况。应排除家族性凝血异常，实施体外循环前应保证凝血功能正常。了解患儿血钾、镁、钙和血糖状态，及时纠正。左心室发育不全综合征患儿容易出现低血糖，新生儿心肌对血糖的依赖大于成人心肌，因而低血糖更易加重心力衰竭。其他检查包括心电图、超声心动图、心导管检查和胸部X线检查等。

2. 麻醉前告知　先天性心脏病的诊治风险因是否为完全矫治或姑息性手术以及医疗单位的水平而异。随着先天性心脏病手术死亡率的降低，术后严重的并发症的问题却显得尤为突出。麻醉科医师应充分向家长告知麻醉手术的风险。神经系统后遗症仍然是先天性心脏病和其修复术最常见的并发症，25%患者术后早期存在脑功能障碍，体外循环后癫痫的发生率为20%。尽管文献报道癫痫一般为自限性，没有长期不良后果，但研究显示癫痫是神经系统发育的重要预后指标，术后癫痫与认知功能降低、语言和运动功能存在密切关系。许多先天性心脏病患儿术前并发脑发育不全，心血管功能不全也与脑发育不良、脑卒中、脑血管栓塞和脑脓肿形成有关，先天性心脏病的早期修复有助于限制这一脑损伤机制。术中脑损伤发生的主要机制为低氧性缺血再灌注损伤或栓塞损伤，血流动力学不稳定和脑能量需求增加致脑氧供需失调是术后脑损伤的主要原因。

（二）麻醉前准备

在充分了解患儿病情的情况下，麻醉科医师应与儿科医师和心外科医师仔细讨论患者的麻醉前准备。如果在不纠正解剖病变患儿生理功能即无法改善的情况下，应决定实施限期手术。

1. 术前用药　目前有关术前用药的意见尚不统一。术前用药的作用主要包括：减少分泌物、阻断迷走神经反射、减少烦躁焦虑和降低麻醉诱导期的心血管不良反应。随着对呼吸道刺激小的吸入麻醉药的问世，以及众多关于抗胆碱能药物引起术后认知功能不全的报道，目前成人术前已很少使用抗胆碱能药物，尽管小儿麻醉中的使用还比较普遍，但研究显示不用抗胆碱能药物并没有增加不良后果。研究发现，呼吸道副作用与小儿的年龄、体重有关，小于3个月的小儿，尤其是新生儿，其迷走神经张力高，诱导药物、喉镜刺激、手术刺激等均可通过迷走反射引发心动过缓。许多麻醉科医师采用术前肌内注射或在麻醉诱导时静脉注射阿托品等药物，阿托品常用剂量40μg/kg和20μg/kg没有显著疗效差异，口服、静脉注射、肌内注射不影响血药浓度。

长托宁为M受体拮抗剂，选择性地作用于M_1、M_3受体，对M_2受体无明显作用，既能减少呼吸道分泌物和防止刺激迷走神经引起的并发症，又能有效避免心动过速、尿潴留、肠麻痹等不良反应。小儿长托宁的推荐剂量为0.01~0.02mg/kg。

小于8个月的婴儿很少需要镇静药，大于1岁的小儿麻醉前是否使用镇静药尚存分歧。必须充分权衡术前用药可能给患者带来的益处和不良反应，着重关注心血管反应和呼吸道通畅情况。目前最常用的镇静药为咪达唑仑，口服咪达唑仑已成为小儿麻醉前最常用药物。1998年后面市的咪达唑仑口服溶液（Versed糖浆）为小儿麻醉提供了术前镇静的有效方法。Versed 糖浆 pH 为 2.8~3.6，以水溶性和亲脂性闭合环为主，口感好，小儿容易接受，口服后接触口腔黏膜的亲脂成分吸收好、更稳定。常用口服剂量为 0.25mg/kg，起效时间 10~15 分钟，20~30 分钟达峰值，OAA/S 评分满意，不影响术后苏醒。咪达唑仑（0.25~0.5mg/kg）联合氯胺酮（4~6mg/kg）口服效果更好，无明显的循环、呼吸副作用。此方法也适用于接受诊断性检查的患儿。应用氯胺酮的小儿必须同时加用阿托品或长托宁，以避免分泌物引起呼吸道并发症的风险。选择术前用药总体原则应着眼于患者的需求和对镇静药物的反应。小儿用药后，应常规监测脉搏血氧饱和度，以提高安全性。

2. 术前禁食 术前禁食的原则在近年发生了较大变化。长时间禁食的婴幼儿可能发生低血糖和容量不足，也容易因饥饿和口渴导致情绪烦躁。关于是否需要长时间禁食的研究发现小儿清流质的胃排空时间为 2 小时左右，固体食物排空较慢，尤其是动物脂肪含量较高的膳食。据此，2017 年美国麻醉科医师协会修订了最新的禁食时间指南（表 69-2）。此法大大减轻了择期手术小儿的口渴和饥饿感，降低了低血容量和血液浓缩的风险，同时不增加误吸的危险。急诊手术的禁食时间难以硬性规定，无法制定有效的指南来权衡推迟手术和误吸的风险。麻醉科医师应针对不同的患者制订个体化的应对方案。

表 69-2 美国麻醉科医师协会手术麻醉前建议禁食时间（2017 版）

食物种类	最短禁食时间（小时）
清饮料	2
母乳	4
婴儿配方奶粉	6
牛奶等液体乳制品	6
淀粉类固体食物	6
油炸、脂肪和肉类食物	≥ 8

注：本指南适用于在麻醉或镇静下接受择期手术的所有年龄段的健康患者。但胃内容物排空功能受损患者，不能简单按照该指南禁食，如孕妇、肥胖、糖尿病、食管裂孔疝、胃食管反流病、肠梗阻、急诊手术或胃肠外营养的患者。另外，该指南也不适用于困难气道患者。

应特别关注禁食与长期用药的问题。一般来说，手术日清晨吞服药物时所饮的少量水并无误吸的危险。长期用药的目的不是为了维持术中血药浓度稳定，而是着重于其术后作用，因为术后需相当长时间才能恢复正常口服用药。

3. 患儿的准备 开放静脉和补液。长时间禁食、禁水有引起脱水的危险，发绀患儿红细胞增多（特别是血细胞比容大于 60% 者），液体不足将增加脑、肾等重要脏器栓塞的风险。而充血性心力衰竭患儿应适当限制液体，以防心室功能进一步恶化。对所有先天性心脏病患儿应特别注意排除静脉通道中的气泡，以防止右向左分流时气泡进入体循环动脉系统引起重要器官的栓塞。应采用精密输液器或输液泵以精确控制液体输注。术中是否输注含糖溶液目前尚有争论，如患者存在缺氧，高血糖可能加剧神经系统损伤。年龄不足 1 岁或体重小于 10kg 的患儿可输注一定量含糖溶液（5% 葡萄糖液 5ml/kg），其他以平衡液为主，并随时监测血糖浓度。可以在父母的陪同下在病房或麻醉接待准备室中为患儿开放静脉通道，口服咪达唑仑后，也可在手术中吸入七氟烷后开放静脉通道。

4. 相关麻醉用品的准备

（1）器械和辅助设备：小儿专用麻醉机、儿童简易呼吸囊和儿童加压面罩；小儿间接喉镜或新生儿直接喉镜；小儿牙垫；听诊器；尽可能选用内径大的适合当前小儿的气管导管，上下号各一备用；小号插管钳；22G 和 24G 动静脉穿刺针用于动脉置管，深静脉置管常用 20~16G 管道；多功能监护仪，包括无创血压、有创压力（2 或 3 个通道）、温度（至少 2 个模块）、氧饱和度、心电图、呼气末二氧化碳和麻醉气体监测等，计量尿容器；小儿食管超声探头；多功能血气生化分析仪（血气、电解质、血糖、血细胞比容、乳酸等）、ACT 监测仪、除颤仪；气体和液体加温装置及相应耗材；精密输液装置和注射泵等。

（2）药物：使用合适大小的注射器将常规和抢救用药按较低的浓度抽好备用，以便紧急情况下快速精确给药。持续用药的浓度应满足既能精确给药，同时避免液体过量。表 69-3 为心脏病患儿术中常用非麻醉类药物和剂量。

三、麻醉方法

（一）术中监测

1. 无创监测 无创监测主要包括心电图、无创血压、经皮脉搏氧饱和度、呼气末二氧化碳分压、麻醉气体浓度和温度等，TEE 为半有创监测，有专用小儿食管探头时可以采用。心电图主要用于监

表 69-3 小儿术中常用非麻醉类药物和剂量

药物	剂量
正性肌力药物	
肾上腺素	(0.01~0.1) μg/(kg·min)
异丙肾上腺素	(0.01~0.1) μg/(kg·min)
去甲肾上腺素	(0.01~0.1) μg/(kg·min)
多巴酚丁胺	(2~10) μg/(kg·min)
多巴胺	(2~10) μg/(kg·min)
米力农	50μg/kg(负荷量),随后(0.25~0.75) μg/(kg·min)
扩血管药物	
硝酸甘油	(1~2) μg/(kg·min)
硝普钠	(1~5) μg/(kg·min)
氨茶碱	0.5mg/kg 慢推,随后(0.5~1)mg/(kg·h)
前列腺素 E_1	(0.05~0.1) μg/(kg·min)
拉贝洛尔	(10~100) mg/h
抗心律失常药物	
利多卡因	1mg/kg 静脉注射,随后 0.03mg/(kg·min)
腺苷	0.15mg/kg 单次
胺碘酮	负荷量:5mg/kg 10 分钟慢推,可重复2~4 次,维持量:1mg/min(持续 6 小时),然后 0.5mg/min,一天总量小于 500mg
β 受体阻滞剂	
艾司洛尔	负荷量:0.25 ~0.5mg/kg,维持量:(50~200) μg/(kg·min)
美托洛尔	2.5~5mg 单次,随后 2.5mg 递增
其他	
氯化钙	10~20mg/kg
碳酸氢钠	1mmol/L(1mmol/kg)(或根据血气分析 BE 确定)
去氧肾上腺素	1~10μg/kg
肝素	3~4mg/kg
鱼精蛋白	3~4mg/kg

测心律失常和心肌缺血,婴幼儿应准备专用电极妥善固定并防止皮肤受损。心脏手术中的无创血压只在有创动脉压建立之前使用。经皮脉搏氧饱和度在小儿心血管手术中极为重要,可大大提高麻醉的安全性,特别对于发绀患儿。手术中影响脉搏氧饱和度的因素众多,如高频电刀、手术灯光、袖带血压计、血管收缩痉挛、注射染色剂、局部低温和低灌注等。目前最新的脉搏氧饱和度监测技术已可安全地用于低温和低灌注状态,考虑到小儿的肢端容易受低温和低灌注影响,建议采用一次性氧饱和度探头,有用于指、趾、手掌、脚掌、耳垂的探头,并有额贴探头,可监测脉搏脑氧饱和度。小儿的氧储备较差,一旦出现氧饱和下降,说明已经出现明显缺氧,应特别注意。呼气末二氧化碳监测已成为临床麻醉中的常规监测项目,除了解二氧化碳分压水平、确认气管内导管和麻醉回路完整性外,也可获得病理生理方面的信息。如法洛四联症流出道痉挛肺血减少导致缺氧发作的患儿,呼气末二氧化碳可明显降低。

2. 有创动脉压监测　术中由于血压波动、体外循环期间非搏动血流和反复采样血液分析等的需要,直接动脉压监测极为重要。适用于所有体外循环心脏手术和小儿非心脏手术,特别是新生儿。小儿测压管道的抗凝为每毫升生理盐水含肝素 1~2U。虽然股动脉、尺动脉、肱动脉、颞动脉和足背动脉均可采用,但临床上最常使用桡动脉。术前应常规检查手部两侧的血液循环,通过触诊对桡动脉搏动情况作出评价,行改良 Allen 试验对手部并行循环作出评价。

3. 中心静脉压监测　可用于中心静脉压测定、快速给药、输血输液、放置肺动脉导管或起搏导管及术后静脉营养等。常用穿刺置管途径有颈内静脉、锁骨下静脉、股静脉、颈外静脉和肘前静脉等。

4. 肺动脉压监测　中心静脉压仅反映右心充盈和血容量状况,不能反映左心状态。肺动脉导管可用于术中和术后测定右室肺动脉压及混合静脉血氧饱和度,为诊断和治疗提供指标。尤其适用于充血性心力衰竭、左心功能低下、肺动脉高压、主动脉瓣和二尖瓣病变患者。目前临床已有用于小儿的特种肺动脉导管。

5. 左房压监测　放置肺动脉导管困难的小儿可在术中由外科医师在左心房置管测定左房压。左房测压时要慎防气体进入测压系统。

6. 中枢神经系统监测　体外循环心脏手术后的中枢神经系统并发症多发、复杂,仍是目前研究领域的热点。常用监测手段包括脑电图、双频谱分析、经颅多普勒脑血流图、颅内压监测及脑氧饱和度监测等。但目前在敏感性、可靠性、定位和定量等方面仍存在不足。

7. TEE　目前已有专用经食管超声探头可安全地用于低体重的患儿,适用于术中明确诊断、评价手术疗效和心室功能,也可指导外科医师排出心内气泡。

(二) 麻醉诱导与维持

1. 麻醉药的选择　全面理解先天性心脏病病理生理和血流动力学特点,是麻醉管理和麻醉用药的基础。药物选择须综合考虑疾病严重程度、心血管功能状况、年龄、有无静脉通道、入室状况和有无气道梗阻等。

(1)吸入麻醉药：除经呼吸道吸入外，也可在体外循环机上安装挥发罐维持体外循环期间的全身麻醉，可选用七氟烷和地氟烷等。吸入药诱导较迅速，可避免患儿因穿刺等操作而引起哭闹和缺氧；麻醉苏醒较快，利于早期拔除气管导管；但对循环功能抑制较明显。

(2)静脉麻醉药：常用药物有氯胺酮、咪达唑仑、依托咪酯和丙泊酚。氯胺酮的交感兴奋作用使心率增快，心肌收缩力增强，故对心功能差的患儿较容易维持心率和血压，氯胺酮是唯一有确切镇痛作用的静脉麻醉药，对呼吸系统抑制小，除麻醉诱导外，也可用于心导管检查等，但有分泌物增多的副作用，应常规使用阿托品、东莨菪碱或长托宁等。丙泊酚作用迅速可靠，但抑制心肌和扩张外周血管，用于重症心脏患儿易引起血压下降。依托咪酯的心血管抑制作用小，麻醉诱导安全可靠，且乳剂对血管的刺激明显减小，与吸入药或镇痛药合用，可安全地用于重危先天性心脏病患儿的麻醉诱导。

(3)麻醉性镇痛药：吗啡和氧化亚氮合用对充血性心力衰竭和发绀型先天性心脏病患儿可产生满意的镇痛作用，且不抑制心肌收缩和交感神经系统。小剂量吗啡(0.1mg/kg)可使患儿从手术室平稳地转移到监护室，避免手术结束时麻醉突然减浅，且对术后通气无明显影响。芬太尼等药物麻醉能提供稳定的血流动力学状态，有效抑制神经体液应激反应，且无心肌抑制作用。目前已基本放弃早年大剂量芬太尼麻醉方法，改用中、小剂量芬太尼麻醉(3~5μg/kg)，能有效减轻术后呼吸抑制，缩短呼吸支持时间、监护室滞留时间和住院时间。舒芬太尼镇痛作用约为芬太尼的7~10倍，且镇静作用强，引起胸、腹壁肌肉僵硬的副作用较小，诱导期使用更安全。随着快通道心脏麻醉的普遍提出和应用，瑞芬太尼在心脏手术中的应用越来越多，尽管其呼吸抑制作用较强，但停药后3~5分钟自主呼吸即可恢复，便于精确控制患儿的麻醉状态。由于芬太尼等存在引起胸腹壁僵硬的副作用，建议患儿诱导时在充分镇静后先用肌松药，以避免无法有效通气的状况发生。麻醉性镇痛药不能避免术中知晓的发生，应同时做好充分镇静。

(4)肌肉松弛剂：肌松药的选择通常以血流动力学效应、起效时间、作用持续时间、不良反应及患儿疾病和治疗用药等为依据。诱导常采用起效较快的罗库溴铵和米库氯铵，由于去极化肌松药氯琥珀胆碱的副作用较多，目前临床上使用较少，但在估计插管困难的患者可以作为备用药物。根据手术时间长短选择维持肌松用药。应注意苄异喹啉类肌松药阿曲库铵等的组胺释放作用对心血管系统的影响，顺阿曲库铵的组胺释放作用大大减小，安全度有所提高。对疾病已经影响肝肾功能的患者，可选用不经肝肾代谢的阿曲库铵和顺阿曲库铵，避免药物蓄积。麻醉维持期间的肌松药可以间隔一定时间根据肌松监测结果单次推注，或使用微量注射泵持续输注。

2. 麻醉诱导　诱导方式需根据患儿的年龄、病情和合作程度作出选择，有吸入、静脉和肌肉等给药方式，①肌内注射诱导，适用于婴幼儿或不合作患儿及病情重、发绀显著或心功能不全而尚未开放静脉通路的患儿。常用氯胺酮4~6mg/kg肌内注射，可使患儿安静入睡，同时升高血压，增加心输出量，利于维持循环稳定；还有提高周围血管阻力以维持肺血流量和氧饱和度的作用，可安全用于右向左分流的患儿。②静脉诱导，适用于能合作的儿童，对左向右或右向左分流患儿均适用。根据病情可选用下列诱导药物组合：丙泊酚1~1.5mg/kg，氯胺酮1~2mg/kg，依托咪酯0.3mg/kg，咪达唑仑0.05~0.1mg/kg。患儿入睡后先用肌松药，再结合芬太尼3~6μg/kg或舒芬太尼0.5~1μg/kg静脉注射，然后可施行气管内插管。③吸入麻醉诱导，适用于心功能较好、左向右分流的患儿，但不适用于右向左分流的发绀患儿，因肺血少可致麻药从肺泡弥散入血的速度减慢，且容易引起动脉血压降低。目前常用药物为七氟烷，其特点为诱导迅速、气味好、循环抑制小、无组织毒性。

诱导过程中应注意保持患儿气道通畅并关注心率的变化。先天性心脏病患儿对气道梗阻的耐受性很差，特别是婴幼儿和发绀型心脏病患儿。气道梗阻将导致低氧血症和高碳酸血症，肺循环阻力增加，逆转心内左向右分流或增加右向左分流。心动过缓或结性心律可导致心输出量降低，灌注不足、酸中毒进一步抑制心肌收缩力，升高肺血管阻力，降低体血管阻力。

3. 气管内插管　小儿呼吸道解剖与成人有所不同，施行气管内插管有其特点，应予区别对待，详见第五篇第五十章及第六篇第七十四章。

4. 麻醉维持　先天性心脏病患儿麻醉维持主

要依据术前状态、对全身麻醉诱导后的反应、手术时间长短、术中操作和术后对呼吸管理方式的需求等因素综合考虑制定。一般麻醉维持方法为麻醉性镇痛药加吸入麻醉药、肌松药或其他静脉麻醉药。结合体外循环下手术流程，分体外循环前、体外循环中和体外循环后三个阶段处理。

(1)体外循环前：麻醉要求保证血流动力学平稳，使其顺利过渡到并行体外循环阶段。应加深麻醉抑制手术刺激，如切皮、锯胸骨等，追加芬太尼、舒芬太尼和肌松药，调整吸入麻醉药浓度。及时调整心内操作引起的血流动力学变化，尤其是游离升主动脉和上、下腔静脉时，容易发生血压波动和心律失常。对手术区的直接观察有助于了解心肌收缩和两肺的膨胀。根据对血压、中心静脉压等的监测确定输液量，一般不需输血，若有明显失血应及时补充胶体或输血，或主动脉插管后通过体外循环机补充容量，维持血流动力学稳定。

(2)体外循环中：转流开始前应加深麻醉，包括镇静镇痛药和肌松药，防止体外循环装置使分布容积增大导致血药浓度降低引起术中知晓和自主呼吸恢复。全身肝素化后即停止外周液体输入。上、下腔静脉阻断后，基本无肺血流即可停止机械通气，或在主动脉阻断后停止通气。体外循环期间膨肺主要用于帮助外科医师检查室间隔修补后有无残余分流、二尖瓣修补后检查瓣膜关闭是否完全及开放主动脉前协助排除左心气体。上、下腔静脉开放后，吸尽气道内分泌物可恢复机械通气，根据血压、肺血流量(呼气末二氧化碳水平)随时调整呼吸参数，循环灌注指标主要包括平均动脉压、中心静脉压、尿量、体温、pH和氧饱和度。主动脉开放后，根据心脏复跳情况选用血管活性药物，常用药物多巴胺、多巴酚丁胺、肾上腺素微量泵持续泵注，其他药物如钙剂、阿托品、异丙肾上腺素、碳酸氢钠、硝酸甘油、肾上腺皮质激素、利多卡因、米力农、前列腺素 E_1 等，应根据不同情况选用，以维持心脏复跳后、并行循环期间血流动力学稳定。及时处理顽固性心律失常，如室颤时及时除颤等，如有Ⅲ°房室传导阻滞，在改善灌注和异丙肾上腺素等药物处理无效时，应建议外科医师尽早安装临时起搏器。在循环、呼吸、体温、内环境、麻醉深度、术野出血情况都达到满意状态后脱离体外循环，对手术效果不明显者，要做好继续体外循环的准备。

(3)体外循环后：除了维持适当的麻醉深度，应注意以下几点：①维持良好的心肌收缩力和灌注压；②补充血容量；③维持电解质酸碱平衡，特别是避免低钙血症和低钾血症；④维持满意的尿量；⑤保持体温。根据患儿病情维持麻醉深度，病情轻者，麻醉不宜过深，以便术后早期拔管。由于监护室无吸入麻醉装置，应逐渐将吸入麻醉过渡到静脉麻醉，以防送至监护室后麻醉过浅，导致血流动力学波动。根据ACT监测合理使用鱼精蛋白，并注意鱼精蛋白可能引起的过敏反应，一旦发生可用钙剂和正性肌力药物纠正；一旦出现严重的肺血管收缩、痉挛，必要时可重新体外循环转流辅助。重症先天性心脏病患者病情多变，转送ICU前应备好小儿简易呼吸机和监护仪，途中继续观察各项指标变化，并备好急救药物。

(三)围体外循环期常见并发症及处理

1. 低心输出量　先天性心脏病术后低心输出量的原因有：①心率或节律变化；②出血、利尿、补液不足或心脏压塞等导致前负荷降低；③肺动脉高压或外周血管收缩等引起后负荷增加；④酸中毒、电解质失衡、继发于缺血缺氧的心肌受损、心室切开或心肌保护不力等导致心肌收缩力下降；⑤心内修补不满意，残余心内分流或瓣膜损伤等。

(1)心率：新生儿心室舒张顺应性降低与其非收缩性心肌和收缩性心肌比值有关，每搏量一般固定在1.5ml/kg，因此其心输出量依赖心率。起搏或静滴变时性药物可改善心率，如多巴胺、多巴酚丁胺和异丙肾上腺素等。术后存在房室完全性或间歇性传导阻滞的病例，心室或房室顺序起搏可调整心率、增加心输出量。

(2)前负荷：容量补充的种类、数量取决于血红蛋白水平、血细胞比容、白蛋白水平和容量丢失的多少。正常循环容量的范围为：婴儿95ml/kg，年长儿75ml/kg。静脉推注方式的补液量为5~10ml/kg，补液速度不宜过快。左房压达14~16mmHg时，补液将不再增加心输出量。左房压大于20mmHg将导致肺水肿。由于婴儿静脉容量很大，右房压不能正确反映容量需求，不能作为容量治疗的唯一指标。

(3)后负荷：体循环阻力或肺血管阻力增高将显著降低每搏量和室壁收缩程度与速度，最终导致心输出量和心室功能降低。体外循环后患者血管阻力增高很常见。病理因素如低氧、酸中毒、低温、疼痛等均增加体、肺血管阻力，消除这些血管收缩因素对降低后负荷很重要。相反，增加的后负荷可能是心肌收缩力下降时为了维持血压的代偿性反应。残余的右心室或左心室流出道梗阻也会增加后负荷。临床常用降低后负荷的血管扩张药有米力农、硝酸甘油和硝普钠。磷酸二酯酶抑制剂米力农是一种体、肺血管床直接血管扩张剂，同时有强心作用，尤其适用于低排高阻的患者，常用剂量 0.3~0.7μg/(kg·min)。硝普钠作为直接平滑肌松弛剂能有效降低血管阻力，但须避光使用，并监测氰化物水平，以防氰化物中毒，剂量为 0.5~3.0μg/(kg·min)。硝酸甘油是一种直接平滑肌松弛剂和潜在的冠脉血管扩张剂，使用剂量 1.0~5.0μg/(kg·min)，需用非聚氯乙烯注射器和泵管，否则该药会黏附于注射器内壁而失活。使用血管扩张剂时需随时补充容量，维持足够的前负荷，并密切监测血压。

(4) 心肌收缩力：术前因存在心脏缺损造成压力或容量超负荷可致心肌收缩力长期受损。术中药物、麻醉、心肌缺血、大范围心室切开或心肌切除也可抑制心肌收缩力。术后低氧、酸中毒和药物也影响收缩力。体外循环后常规应用改良超滤可改善术后早期左心收缩功能、舒张顺应性、提高血压和减少正性肌力药物的使用。大剂量正性肌力药物的应用可使乳酸持续增高，不利于末梢循环和氧供的改善。

2. 呼吸功能障碍　体外循环后的呼吸功能障碍很常见，并受多种因素的影响，可致术后病程延长。术前存在的心脏畸形已造成肺功能长期改变，肺血流过多引起呼吸道阻力增加、肺顺应性降低。呼吸衰竭的原因有：内皮功能障碍、左心衰竭、液体超负荷致肺水肿，大量残余心内左向右分流，术中左心减压不足等。造成肺功能明显损害的原因可能是体外循环相关的全身炎性反应。血液和体外循环回路接触及其他因素（出血、末梢血管缺血、体温变化等）可触发细胞因子和补体激活，肺有着丰富的血管床，极易受炎性反应的影响，围手术期超滤可减轻这些副作用。大剂量皮质激素如甲泼尼龙可改善术后肺泡 - 动脉血氧差。气管支气管分泌物积聚和肺不张也是肺功能受累的常见因素。利尿剂和正性肌力药物有助于改善肺水肿所致的心肺功能。术后持续呼吸支持有助于降低氧耗，并逐渐恢复心肺功能。

3. 肺动脉高压　肺血管阻力升高的患儿心脏术后常立即出现肺动脉高压，尽管纠正了心脏缺损，但肺血管阻力有时可进行性升高，特别在缺氧、二氧化碳蓄积、酸中毒、疼痛刺激、使用肾上腺素等收缩肺血管药物、清理气管内分泌物等情况下出现肺动脉高压危象。尽管有很多方法可控制肺血管阻力，但目前临床上仍缺乏一种可控性强、肺血管选择性好、给药方便、毒性反应小且停药后不反弹的治疗方法。当同时存在肺动脉高压和左心功能紊乱时，应慎用降低肺血管阻力的措施，因为肺血管阻力降低后，肺血流量增加，将大大增加功能紊乱的左心室前负荷，可能导致急性肺水肿。常用控制肺血管阻力的方法有：

(1) 适度麻醉：维持麻醉深度，降低氧耗，增加肺血管反应性。

(2) 机械通气：尽管增加吸入氧浓度可降低肺血管阻力，但氧浓度超过 60% 时可能引起肺损伤，应避免长时间吸入高浓度氧。由于功能残气量正常时肺血管阻力最小，因此肺适度膨胀非常重要。气管内吸引刺激可能通过神经反射导致肺血管阻力急剧升高，对合并肺动脉高压的患儿，应设计不同的气管内吸引间隔时间，并设法减少吸引的危险。确定合适的 PEEP，达到既改善氧供又不增加肺血管阻力的目的。

(3) pH 值：血液 pH 值对肺血管阻力有很强的影响，碱化血液（pH 7.50~7.60）常用于肺血管阻力升高患儿的治疗。尽管过度通气和输注碱性液体碱化血液均可降低肺血管阻力，但过度通气可升高平均气道压、增加全肺阻力、减少静脉回流和心室充盈，并可引起气压伤，低碳酸血症还可降低脑血流。因此，碱化血液不能仅靠过度通气，在血钠允许时应输注部分碱性液体。

(4) 静脉用药：临床上许多扩血管药物均曾用于肺动脉高压的治疗。如 α 受体阻滞剂、钙离子拮抗剂、硝基扩血管药物、血管紧张素转换酶抑制剂和磷酸二酯酶抑制剂等。但所有药物均缺乏选择性肺血管扩张作用，同时引起体循环血管扩张，出现全身低血压。

1) 前列腺素：是一种强力肺血管扩张药物。另外，前列腺素的抗炎特性可能促进中性粒细胞相关的炎性介质形成，由前炎性介质转变成更具抗炎特性的介质。抗炎作用在治疗肺动脉高压中可能很重要，因为前炎性介质升高和巨噬细胞激活表明炎性过程在发病机制中起重要作用，静脉持续使用依前列醇可改善持续性肺动脉高压患儿的存活率、活动量和血流动力学。近年来，静脉依前列醇广泛用于免疫性疾病、新生儿持续性肺动脉高压、先天性心脏病和其他合并肺动脉高压的疾病。吸入前列腺素类药物如伊洛前列环素开始用于选择性扩

6

张通气良好区域的肺血管。与静脉用药相比，雾化吸入前列腺素或其衍生物可显著降低肺动脉压和肺血管阻力，同时增加心输出量，避免全身不良反应和通气/血流比失调，吸入前列腺素主要表现出肺血管扩张作用，对体循环血管的影响较小。研究显示静脉小剂量磷酸二酯酶抑制剂结合吸入前列环素可强化并延长前列腺素雾化吸入作用，且不影响全身血压和肺通气/血流比。

2）吸入一氧化氮：一氧化氮是一种气态内皮依赖性血管舒张因子。吸入低浓度一氧化氮可松弛处于收缩状态的肺血管平滑肌。透过肺泡上皮和血管壁到达毛细血管的一氧化氮与血红蛋白结合后迅速灭活，从而表现出选择性肺血管扩张作用。许多研究证实了吸入低浓度一氧化氮可用于小儿先天性心脏病围手术期、治疗新生儿持续性肺动脉高压和成人肺动脉高压或呼吸窘迫综合征。与静脉扩血管药相比，吸入一氧化氮的优点在于无全身低血压并能改善肺内通气/血流比。吸入低浓度一氧化氮术前可用于肺动脉高压性质的鉴别（动力性或阻力性），有助于合并肺动脉高压患儿手术适应证的选择，术中和术后可用于肺动脉高压危象的预防和治疗。

临床治疗的最佳一氧化氮吸入浓度目前仍不清楚。合并肺动脉高压的严重肺实变患儿，吸入较高浓度一氧化氮（80ppm），通过调节通气/血流比可产生最大的肺血管扩张效应。吸入外源性一氧化氮有潜在的细胞损伤作用，应注意二氧化氮和高铁血红蛋白的产生。在设计合理的一氧化氮输送装置和严格监测下，吸入低于40ppm一氧化氮尚未有急性毒性反应的报道，与其他扩血管药物一样，停用一氧化氮后肺动脉压可能反弹。

3）西地那非：美国药品食品管理局已批准西地那非可用于肺动脉高压的治疗。Ghofrani等前瞻性研究了伊洛前列环素吸入治疗失败的重症肺动脉高压患者口服西地那非的作用，结果显示，西地那非与伊洛前列环素的联合治疗可逆转患者的病情恶化。

（5）理想的血细胞比容：升高血细胞比容可增加携氧能力和氧输送，但增高的血液黏度使肺血流阻力也升高。肺动脉高压患儿合理的血细胞比容目前尚不清楚。Lister等根据经验和理论计算得出，血细胞比容由33%升至55%时，肺血管阻力升高36%。血细胞比容与肺血管阻力间的关系是否适用于所有临床情况尚不清楚。

四、体外循环对患儿的影响与麻醉后管理

（一）体外循环对患儿的影响

体外循环是治疗先天性心脏病不可缺少的手段，但也可能带来不同程度的危害。①小儿体液占全身体重的比例较成人大，细胞外液较多，即使将体外循环机预充液总量减小至1 000ml，也相当于婴儿血容量的4倍，且预充液内含有各种电解质、药物、晶体液和胶体液，都可对患儿体液和血液成分产生干扰。因此，体外循环后很容易发生体液过多、血浆渗透压下降、脏器含水量增加、血红蛋白下降、血液酸碱度改变等后果，也可引起体外循环炎症反应及血细胞和血浆成分改变。这一系列变化都足以导致重要脏器功能的影响；②体外循环时间在30分钟以内，脑循环障碍发生率为7.4%；2小时以上者为51.9%。提示体外循环时间愈短，脑损害愈小；③体外循环灌注流量不足，容易发生脑损伤；新生儿和婴幼儿在深低温下，脑压力/流量自主调节功能消失；脑血流与平均动脉压呈正相关；动脉血二氧化碳分压和pH可直接影响脑血管紧张度和脑组织氧供；④体外循环后容易出现肺损伤，其原因众多，如转流期间肺被长时间隔离于循环系统之外而不能正常代谢；血液与体外循环管道表面接触产生炎症反应；缺血再灌注损伤及微栓形成等。其中炎性反应涉及补体、凝血、激肽、纤溶等多个系统，使肺血管通透性发生改变、通气/血流比失调、肺顺应性下降、呼吸频率增加，以及肺不张、肺水肿和浸润，即所谓体外循环后灌注肺。为减轻或避免肺损伤，应从预防着手，提高心肺机的材料结构质量，注意维持体液及胶体渗压平衡，尽量缩短体外循环时间，掌握合理的体外循环灌注技术，手术矫正畸形尽量满意等；⑤体外循环后肾损伤目前已明显减少，但如果患儿术前并存肾功能不全，或在接受长时间体外循环灌注、灌注流量不足及术后并发低心排等情况时，肾脏严重损害就很难避免。应从预防入手，术前积极治疗心源性以外的肾病，体外循环采用优质人工肺，适量血液稀释保持尿量1~2ml/（kg·h）以上，防治酸中毒、碱化尿液和减少溶血；及时利尿，不用肾毒性药物等。此外，手术纠正畸形尽量满意以避免术后低心排，是肾保护非常重要的原则；⑥心脏损伤的影响因素较多，包括麻醉药对心肌的抑制、心肌经受体外循环炎症反应、非生理性体外循环灌注、血液成分改变，以及心脏血流阻断和开放引起的再灌注损伤等。必须

重视心肌保护措施。

（二）麻醉后管理

体外循环手术后管理是重要的环节，麻醉科医师应参与处理，包括：①体温管理，术后低温可导致机体酸中毒，增加感染机会，并直接影响心功能和凝血功能，增加再次手术的风险；体温过高可致脏器代谢增高、氧耗增加，心脏负担加重，故必须重视维持体温稳定；②呼吸道管理，患儿送 ICU 后应核对气管插管深度，检查是否移位；需机械通气者需有保湿装置，以保护呼吸道黏膜；吸痰要严格按操作常规定时吸痰，每次吸痰前、中、后都要充分吸氧，每次吸痰时间不超过 10~15 秒。吸痰必须严格无菌消毒，选用柔软、直径不超过气管导管直径 1/2 的吸痰管，吸痰前先钳闭吸管，并尽快深插入气管，然后松钳并旋转吸痰管由里向外轻轻抽出，切忌进退反复移动，以防损伤气管黏膜。如果痰黏稠，吸痰前先在气管内滴入少量生理盐水；如果发生支气管痉挛，可在盐水中加入适量支气管扩张药。小儿术后保留气管插管容易并发症喉头水肿，拔管后可能发生窒息。故应尽量缩短留管时间，并适当应用镇静药避免患儿头部过度活动，避免呛咳和吞咽动作，定时使用地塞米松，定时松开气囊减压；③体外膜氧合（ECMO），适用于术后心、肺功能衰竭的抢救，1975 年首例新生儿术后应用 ECMO 抢救成功。ECMO 连接方法有三种：静脉 - 动脉；静脉 - 静脉；体外 CO_2 交换。自 1990 年以来新生儿、婴儿术后应用 ECMO 抢救的成活率由 21% 提高至 83%。

第三节　心脏瓣膜病

任何原因所致的心脏瓣膜疾病均不能自愈，其病变可从轻微的、无任何症状的瓣膜畸形到严重的循环功能衰竭直至死亡。药物治疗在于预防感染、改善症状，控制相关的心律失常，并预防血栓形成和栓塞类疾病；适时的手术治疗才能阻止病变的进一步恶化并恢复正常的心脏和循环功能。随着外科手术技术的改进、人工瓣膜材料和体外循环相关设备及技术的不断进步，大大提高了手术的成功率，尤其是疑难危重心脏瓣膜疾病的手术死亡率已普遍降低至 5% 以下。心脏瓣膜病发病原因较多，包括风湿性、非风湿性、先天性、老年退行性和缺血性瓣膜病等。由于心脏瓣膜病病程长，心功能普遍受累，受损瓣膜类别、性质和严重程度显著不同，故对血流动力学影响很不一致。

一、病情、病理特点与评估

（一）二尖瓣狭窄

多数为风湿性心脏病引起，部分为先天性二尖瓣狭窄。正常二尖瓣瓣口面积 4~6cm^2，轻度狭窄为 1.5~2.5cm^2，中度狭窄为 1.1~1.5cm^2，重度狭窄为 1.0 以下。一般瓣口面积小于 1.5cm^2 才有症状，小于 1.0cm^2 则静息状态也出现症状。二尖瓣狭窄导致左心室舒张期充盈受阻，左心室慢性容量负荷不足，左心室相对变小。严重狭窄时，每搏量和左心室舒张末容积均减少。瓣口狭窄左心房排血受阻，左房压增高，左心房扩张，随之肺静脉压也上升，肺水渗漏增加，早期可由淋巴回流增加代偿，后期两肺基底部组织间肺水增加，肺顺应性降低，呼吸功增加，出现呼吸困难。病情进展逐渐发生肺动脉高压，肺小血管内膜增生、中层增厚、血管硬化和狭窄、肺血管阻力增加、肺血流量减少，右心室后负荷增加引起右心功能不全并出现功能性三尖瓣反流。二尖瓣狭窄患者左心房扩张，常伴有心房纤颤，部分有血栓形成。心动过速时，由于舒张期充盈时间缩短较收缩期更为显著，心输出量降低，此时心脏电复律常不能恢复窦性节律，且有可能导致左心房血栓脱落，发生致命的栓塞。

（二）二尖瓣关闭不全

风湿性二尖瓣关闭不全最常见，其他病因有细菌性心内膜炎、乳头肌梗死和二尖瓣脱垂。症状性质与程度主要与左心室功能和反流程度有关。反流量取决于心室、心房间的压差和二尖瓣反流孔大小。反流分数≤ 0.3 为轻度，0.3~0.6 为中度，>0.6 为重度。二尖瓣关闭不全时左心室收缩期血液除向主动脉射出外，部分血液反流回左心房，重者可达 100ml，因此左心房容量和压力增高。最初左心泵功能增强，容量增大。左心房扩大后，75% 发生心房纤颤。一旦左心室功能下降，可致每搏量减少、反流增加、肺淤血、肺动脉高压、右心室超负荷和心力衰竭。二尖瓣关闭不全分急性和慢性两类，急性二尖瓣关闭不全常见病因有心内膜炎所致腱索断裂、心肌缺血所致乳头肌功能不全和急性

6

心肌梗死乳头肌断裂等。由于左心房大小与顺应性正常，一旦发生急性二尖瓣关闭不全形成反流，即使反流量不大也将使左房压和肺毛细血管压骤升，加之急性反流多发生在急性心肌梗死后，心功能不全、充血性心力衰竭和肺水肿难以避免。慢性二尖瓣关闭不全时左心室扩张或代偿性心肌肥厚，心输出量有一定程度的代偿。一旦出现症状，提示心肌收缩力已有一定损害。由于扩大的左心房有很大的顺应性缓冲，但患者存在肺充血症状时，常反映反流容量极大(大于 60%)，心肌收缩力显著受损。中、重度二尖瓣反流患者因为反流分数的显著增加不能耐受外周血管阻力显著增加。当反流分数超过 60% 时，出现心力衰竭症状，左房压、肺动脉压升高，肺充血。二尖瓣反流合并狭窄患者，左心房功能受损加快，右心衰竭出现较早，而合并心房纤颤者，对心输出量的影响小于单纯二尖瓣狭窄患者。

(三) 主动脉瓣狭窄

风湿热是年轻人主动脉瓣狭窄的常见病因，瓣叶的炎性改变、纤维化和钙化最终限制瓣叶的活动与开放，常见狭窄与反流同时存在，并合并二尖瓣或三尖瓣病变。老年钙化性主动脉瓣狭窄多发生在 65 岁以上正常主动脉瓣的老年人。退行性变化最终如何导致主动脉瓣狭窄的机制仍不清楚。糖尿病和高脂血症可促进该病的发生。严重钙化时，不仅瓣叶和交界处粘连，瓣环、主动脉壁和二尖瓣前瓣也发生钙化，狭窄程度较严重。绝大多数先天性二叶主动脉瓣畸形发展成为钙化性主动脉瓣狭窄，只有少数发展成为主动脉瓣关闭不全。

虽然主动脉瓣狭窄的病因不同，但其病理改变都是主动脉瓣瓣口面积降低，导致左心室后负荷增加和跨瓣压差增加，并随之出现一系列病理生理改变，其过程可分为代偿期和失代偿期。正常成人主动脉瓣口面积 3~4cm^2，当瓣口面积降至正常的 25%~30% 时，才出现明显的血流动力学改变并有临床症状。目前认为主动脉瓣口面积 >1.5cm^2 为轻度狭窄，瓣口面积 0.75~1.5cm^2 为中度狭窄，瓣口面积≤ 0.75cm^2 时为重度狭窄。但瓣口面积并非与症状的严重程度相关。另一种评价主动脉狭窄程度的方法是根据心导管检查测量的跨瓣压差来判断，当跨瓣压差峰值≥ 50mmHg 时为重度狭窄，25~50mmHg 为中度狭窄，<25mmHg 为轻度狭窄。主动脉瓣狭窄致左心室流出道梗阻，后负荷增加，心脏代偿性反应为左心室向心性肥厚。随着狭窄程度的加重，最终导致心脏功能失代偿。具体表现为收缩期室壁张力显著升高，左心室收缩功能降低，临床出现左心衰竭表现；过度肥厚心肌和左心室收缩压增加导致心肌氧耗大大增加，室内压升高超过冠状动脉灌注压，左心室心肌出现慢性心内膜下灌注不足或缺血，影响心肌收缩功能；心室肥厚使舒张期顺应性减退，导致舒张期充盈压升高和肺静脉压升高，导致肺水肿和左心衰竭。

(四) 主动脉瓣关闭不全

主动脉瓣关闭不全约占心脏瓣膜病的 25%，病因包括先天性和获得性两种。风湿病仍是我国主动脉瓣关闭不全最常见病因。约占单纯主动脉瓣关闭不全的 50%。其他病因包括原发性主动脉瓣心内膜炎、主动脉环扩张症、马方综合征、特发性主动脉扩张或升主动脉瘤、升主动脉夹层、高血压性主动脉扩张、退行性主动脉扩张和梅毒等。先天性二叶主动脉瓣畸形部分病例可以发生主动脉瓣关闭不全、主动脉瓣狭窄或两者并存。慢性主动脉瓣关闭不全时，舒张期血液由主动脉反流至左心室，致左心室容量负荷增加、舒张末室壁张力增加、左心室代偿性肥厚、扩大。临床表现为主动脉收缩压升高，舒张压降低，脉压增宽。不同于慢性二尖瓣关闭不全的单纯前负荷增加，慢性主动脉瓣关闭不全的心肌肥厚既有前负荷增加，又有后负荷增加，因此心肌肥厚较重。长期左心室肥厚和扩大逐渐导致心肌间质纤维化，心肌相对性缺血等损害，最终导致左心室功能减退，左心室功能失代偿。表现为左心室舒张末压升高，收缩末容量指数增加，射血分数和短轴缩短率降低，心输出量降低。患者逐渐出现左心衰竭表现。重度主动脉瓣关闭不全由于舒张压显著降低，冠脉灌注压下降，而室壁张力增加，心肌肥厚使毛细血管相对供血不足，出现心绞痛症状。左心室功能失代偿后，左心房和肺静脉压升高，最终导致肺动脉高压，右心衰竭。主动脉瓣关闭不全引起的反流量大小与反流面积、心脏舒张时间和体循环血管阻力有关。有效反流口面积≥ 0.3cm^2 或反流量 >60ml 时为重度反流。舒张期越长，反流量越大，心率增快，反流量减少。体循环阻力高，反流量增加，反之，反流量减少。急性主动脉关闭不全时，左心室舒张期压力迅速升高，接近或超过主动脉舒张压，导致左房压和肺静脉压迅速升高，可导致急性肺水肿。尽管此时反流量相应降低，但每搏量降低，动脉压降低，可出现休克。

（五）三尖瓣狭窄

三尖瓣狭窄多为风湿热后遗症，且多数与二尖瓣或主动脉瓣病变并存，由瓣叶边沿融合，腱索融合或缩短而造成。其他尚有先天性三尖瓣闭锁或下移（Ebstein 畸形）。因瓣口狭窄致右心房淤血、扩大和右房压增高。由于体静脉系的容量大、阻力低、缓冲大，因此右房压在一段时间内无明显上升，直至病情加重后，静脉压明显上升，颈静脉怒张，肝大，可出现肝硬化、腹腔积液和水肿等体循环淤血症状。由于右心室舒张期充盈量减少，肺血流量、左心房、左心室充盈量均下降，可致心输出量下降，体循环血量不足。由于右心室搏出量减少，即使并存严重二尖瓣狭窄，也不致发生肺水肿。

（六）三尖瓣关闭不全

三尖瓣关闭不全多数属于功能性，继发于左心病变和肺动脉高压引起的右心室肥大和三尖瓣环扩大，由于乳头肌、腱索与瓣叶之间的距离拉大而造成关闭不全，因风湿热引起者较少见。其瓣膜增厚缩短，交界处粘连，常合并狭窄。因收缩期血液反流至右心房，使右房压增高和扩大。右心室在舒张期还需接收来自右心房反流的血液，因此舒张期容量超负荷、心室扩大。当右心室失代偿时可发生体循环淤血和右心衰竭。

（七）肺动脉瓣病变

肺动脉瓣狭窄绝大多数属先天性或继发于其他疾病，常与其他瓣膜病变并存，且多属功能性改变，而肺动脉瓣本身的器质性病变很少。因风湿热引起者很少见。在风湿性二尖瓣病变、肺源性心脏病、先天性心脏病室间隔缺损和动脉导管未闭、马方综合征、特发性主/肺动脉扩张和肺动脉高压或结缔组织病时，由于肺动脉瓣环扩大和肺动脉主干扩张，可引起功能性或相对性肺动脉瓣关闭不全。因瓣环扩大，右心容量负荷增加，最初出现代偿性扩张，当失代偿时可发生全身静脉淤血和右心衰竭。

（八）联合心脏瓣膜病变

侵犯两个或多个瓣膜的疾病，称为联合瓣膜病或多瓣膜病。常见病因为风湿热或感染性心内膜炎。如风湿性二尖瓣狭窄时，肺动脉高压致肺动脉明显扩张时，可出现相对肺动脉瓣关闭不全。也可因右心室扩张而出现相对三尖瓣关闭不全。此时肺动脉瓣或三尖瓣本身并无器质性病变，只是功能和血流动力学发生变化。又如主动脉瓣关闭不全时，由于射血增多可出现主动脉瓣相对性狭窄。大量血液反流可影响二尖瓣的自然开放而出现相对二尖瓣狭窄。也可因大量反流导致左心室舒张期容量超负荷，左心室扩张，二尖瓣环扩大，而出现二尖瓣相对关闭不全。联合瓣膜病发生心功能不全的症状多属综合性，往往存在前一个瓣膜病变症状部分掩盖或减轻后一个瓣膜病变临床症状的特点。如二尖瓣狭窄合并主动脉瓣关闭不全较常见，约占 10%。二尖瓣狭窄时左心室充盈不足和心输出量降低，当合并严重主动脉瓣关闭不全时，因每搏量低而反流减少。二尖瓣狭窄时也可因主动脉瓣反流而使左心室肥厚有所减轻，说明二尖瓣狭窄掩盖了主动脉瓣关闭不全的症状，但容易因此低估主动脉瓣病变的程度。二尖瓣狭窄合并主动脉瓣狭窄时，由于左心室充盈压下降，左心室与主动脉间压差缩小，延缓了左心室肥厚的发展速度，减少了心绞痛发生率，说明二尖瓣狭窄掩盖了主动脉瓣狭窄的临床症状，如手术仅纠正二尖瓣狭窄而不处理主动脉瓣狭窄，血流动力学障碍可加重，术后可因左心负担骤增而出现急性肺水肿和心力衰竭。

（九）心脏瓣膜病变合并冠心病

风湿性心脏瓣膜病、老年性主动脉瓣和二尖瓣退行性病变，有相当一部分人同时合并有冠心病。冠心病并发心肌梗死发生乳头肌功能不全或腱索、乳头肌断裂也可引起二尖瓣关闭不全，以上这些患者需同期行瓣膜成形或置换与冠状动脉搭桥术。心脏瓣膜病与冠心病合并存在时，其病理生理存在复杂的相互影响关系。瓣膜病可影响心室功能，明显的冠心病引起区域性或全心室壁异常运动，不仅心肌收缩力降低，而且区域性心肌梗死可引起心室几何结构改变，造成心肌功能或瓣膜功能不全。临床可见主动脉瓣病变合并冠心病、二尖瓣病变合并冠心病和主动脉瓣与二尖瓣双瓣病变合并冠心病。这类患者由于心脏功能差、手术和体外循环时间长，血流动力学管理难度较大。

（十）心脏瓣膜病合并心房纤颤

心房纤颤 70% 发生于器质性心脏病，二尖瓣病变中的发生率可达 50%~79%。心房纤颤对血流动力学影响巨大，正常人心房主要为血流通道，心房收缩仅占心输出量的 5%~10%，而慢性风湿性心脏病患者由于心室功能降低，心房收缩所占心输出量的比例逐渐上升至 40%~50%。此时维持窦性节律对保证心输出量极为重要。术中应注意维持满意的血压，以保证窦房结供血；手术操作尽量避免牵拉和压迫窦房结组织，特别在处理上腔静脉插管

6

或阻断时尤需谨慎；缩短阻断心脏循环的时间；充分做好心肌保护，以使心肌均匀降温，可保护窦房结组织。为维护血流动力学稳定，术中可临床采取电复律措施，如同期施行心房纤颤治疗手术，将对术中和术后血流动力学控制及维护心脏功能带来益处。

二、手术前准备

（一）患者的准备

了解患者的病史、诊断和治疗及效果。重点了解有无心衰、胸痛发作、发作频度、严重程度及治疗措施；有无意识障碍及神经系统症状，活动受限状况。反复心衰常提示心肌功能受损，可能影响到多器官功能，神经系统症状常提示脑供血不足、脑缺血或脑卒中。晚期心源性恶病质患者应考虑到其对麻醉药的耐受性降低。掌握当前的治疗情况，特别应注意当前用药与麻醉药的相互关系。全面了解患者的用药情况，包括洋地黄制剂、利尿剂、强心药、扩血管药、抗心律失常药和抗生素等。需用至手术当天的药物应做好交接准备或改为术中使用的药物。了解其他合并疾病和重要的过去史、过敏史、手术麻醉史及家族史，特别是伴有糖尿病、高血压、哮喘和特定药物过敏者。结合病史、心电图、超声心动图、胸部 X 线、心导管、心脏造影等检查结果综合判断心功能。对于心胸比例 >0.8，EF<0.4，FS<0.3 及有冠状动脉供血不足的患者，术中注意维护心肌的氧供需平衡，防止心肌抑制和心律失常。瓣膜手术患者常伴有肺动脉高压、肺静脉压升高，肺血管外肺水增加，小支气管和肺间质水肿，肺弥散能力和顺应性降低，术前须行肺功能检查和血气分析，便于术中、术后机械通气参数的选择和调节。肝肾功能不全的患者，术中用药应减少对肝肾功能的影响。肝功能不全导致凝血功能减退者，术中出血较多，应充分备血和凝血物质如血小板；肾功能不全的患者除了药物和血流动力学处理外，可考虑备用超滤。术前访视患者以获取病历记录以外的病情资料，并作与麻醉相关的各项检查，包括气管插管有无困难、各穿刺部位有无异常、心肺听诊、Allen 试验、屏气试验等。对麻醉和手术中的问题给予必要的解释，获得患者的信任与合作，消除或减轻患者的紧张程度。

（二）术前用药

1. 心血管治疗药物　术前正在使用的钙通道阻滞剂可持续用至手术当天早晨。β 受体阻滞剂突然停药可导致反跳现象，表现为紧张、心动过速、心悸、高血压、心肌梗死、室性心律失常和猝死，因此 β 受体阻滞剂必须用至术晨，但可用短效药替代长效药。术前使用洋地黄制剂作为强心药的患者，鉴于地高辛等药物在围手术期使用中因液体治疗、低钾血症和过度通气等致毒性作用增强，因此手术当天可停用洋地黄制剂，改用其他的强心药。而术前使用洋地黄制剂用于控制房颤和房扑心室率的患者，洋地黄制剂可用至术晨，麻醉后根据心率可用小剂量维持以控制心率小于 100 次 /min。用于治疗心肌缺血的血管扩张药如硝酸甘油可改用贴膜或小剂量静脉使用，但在手术前必须撕掉贴膜，必要时改静脉用药。围手术期用于治疗室性心律失常的抗心律失常药物可持续应用。有报道在非心脏手术患者中，由于胺碘酮可导致顽固性的低血压和心动过缓，而且对儿茶酚胺无反应，从而使心脏手术患者无法脱离体外循环，因此，建议择期手术前两周停用胺碘酮，考虑到顽固性心律失常治疗的需要，也有安全用至术前的报道。

2. 麻醉前用药　患者术前用药的目的在于缓解焦虑、产生术中遗忘作用、镇痛以及减少分泌物和不良反射。就成人患者来讲，对术前疼痛性操作的镇痛、镇静和遗忘作用非常重要。心脏手术患者常用术前用药为吗啡 0.1mg/kg，东莨菪碱 0.06mg/kg，根据情况加用地西泮或咪达唑仑。东莨菪碱主要用于预防术中知晓，但在年龄大于 70 岁的老年患者中易致焦虑，剂量应减至 0.03mg/kg。极度危重的患者，如严重主动脉瓣或二尖瓣狭窄，一般不给术前用药，而在患者进入手术室后给予小剂量的咪达唑仑或芬太尼。瓣膜疾病和心室功能不全的患者可能伴有肺部病变，术前用药后应常规吸氧。

（三）入室前准备

心脏瓣膜手术患者可能需要紧急复苏或急诊体外循环，因此患者进入手术室之前必须准备好相应的麻醉药品和复苏设备。

1. 择期瓣膜手术

(1) 麻醉机及气管插管设备：检查麻醉机是否处于正常工作状态，有确实可用的吸引器，气管插管物品包括咽喉镜、合适的气管内导管、插管用管芯、口咽通气道或鼻咽通气道、牙垫、胶布、听诊器、局部表麻药物、注射器等。

(2) 监护仪：包括常规监护项目心电图、脉搏氧饱和度、无创血压、呼气末二氧化碳设备的准备，以及重症监测项目直接动脉压、中心静脉压、肺动脉

导管、心输出量测定、体温测定等仪器的准备。其他设备包括除颤仪、ACT测定仪、血气分析仪和HCT测定仪以及血小板及凝血功能测定仪的准备。

(3) 药物：包括麻醉药、心血管活性药、肝素和其他药品。心血管药品的准备必须有静脉推注和持续滴注的不同浓度，以便对患者进行快速处理并能短时间内维持适当的血药浓度。

(4) 静脉输液：体外循环心脏手术中除非患者有糖尿病或低血糖，一般选择无糖液体，无糖液体将使体外循环期间的高血糖状态降至最低程度，以利于缺血期间的脑保护。至少需准备两路液体。体外循环前输注的液体不必加温，而且这一阶段应使患者的体温逐渐降低，体外循环后输注的液体应加温。

2. 急诊瓣膜手术

(1) 气管插管设备：应快速完成常规气管插管所需设备，尤其是吸引器、咽喉镜和气管内导管。

(2) 药物：除常规药品外，可能需要准备作用更强的强心药等药物，做到能及时延续患者已经开始的各项治疗，并作出适当的调整。

(3) 静脉通道：必须准备两路静脉通道，患者入手术室之前必须已经开放一路静脉以便快速诱导。必须保证开放足够大口径的静脉通道，以利快速输血输液。

(4) 术前监测：对重症患者来说可能没有时间放置重症监测导管，如直接动脉压和肺动脉导管。如果患者血流动力学尚稳定，必须安全快速地建立无创监测项目如心电图、无创血压、呼气末二氧化碳和脉搏氧饱和度。最优先的项目是建立好的静脉通道，其他重症监测项目可在体外循环开始后建立。如患者之前已经建立了动脉和中心静脉通道，应迅速和手术中的传感器相连。

三、麻醉管理

鉴于各种瓣膜疾病的不同病理特点和对血流动力的不同影响，采取不同的诱导方法以维持患者最佳的血流动力学状态。麻醉诱导和维持期间的处理包括了血流动力学状态的维护和麻醉技术的实施。

(一) 主要麻醉技术

1. 阿片类药物为主的方法　使用麻醉类药物如芬太尼、舒芬太尼诱导的优点在于诱导过程平稳，心肌抑制最小、心率降低，呼吸抑制降低了气道反应，为术后提供了镇痛，使心肌对儿茶酚胺不敏感，无肝肾毒性，不污染环境。但缺点是不降低心肌氧耗，容易触发高动力状态，导致心动过速和高血压，胸壁僵硬使通气困难，气道压增高，术后机械通气的时间延长，与吸入麻醉药相比术中知晓的发生率较高。此方法主要用于心功能较差的瓣膜手术患者(EF<40%)。

2. 吸入麻醉药为主的方法　吸入麻醉药为主的诱导产生剂量依赖性心肌和脑氧耗抑制，能完善抑制外科手术刺激，无术中知晓，能加强神经肌肉阻滞剂的作用，术后可快速拔管，个别药物的副作用如血管扩张有助于二尖瓣关闭不全等患者的处理。但吸入麻醉药的心肌抑制作用容易导致低血压，不如预期的那样能降低手术刺激的血流动力学反应，有肝肾毒性，术后需额外提供镇痛并污染环境。此方法主要用于心功能较好，尤其是出现高动力状态的瓣膜手术患者。

3. 静吸复合麻醉　静吸复合麻醉有助于发挥彼此的优点，减轻各自的副作用。

(二) 二尖瓣狭窄

围手术期处理二尖瓣狭窄患者必须适当增加左心室的前负荷，但又不至于因过量输液引起肺水肿。降低心率，延长舒张期时间，增加左心室充盈。二尖瓣狭窄患者心房收缩约占左心室每搏量的30%，房颤患者心房的收缩功能将丧失。维护心脏的收缩功能常需使用强心药。维持正常的体循环阻力，因为后负荷降低对增加二尖瓣狭窄前向血流的帮助不大。二尖瓣狭窄患者肺循环阻力常升高，低氧容易导致严重的肺血管收缩，避免任何麻醉处理导致肺动脉压升高，特别是不适当地使用氧化亚氮、没有及时发现酸中毒、高碳酸血症和低氧血症。避免术前用药过量导致前负荷降低、低氧血症和高碳酸血症，使用东莨菪碱而不是阿托品以避免心动过速。用于控制心率的地高辛必须用至术晨，并积极治疗心动过速，无论是窦性心动过速或房颤。对术前无房颤患者，维持窦性心律极为重要，一旦出现房颤，应尽快电复律。二尖瓣狭窄常采用芬太尼为主的麻醉技术。二尖瓣狭窄患者需常规放置肺动脉导管以指导术中的处理，但应特别注意对于肺动脉高压患者，导管可能导致肺动脉撕裂。而且此时肺动脉舒张压不能准确估计左房压，肺动脉楔压也因狭窄的二尖瓣而过高估计左室充盈压。因此不必将导管反复置于楔压的位置。

(三) 二尖瓣关闭不全

增加和维持二尖瓣关闭不全患者左心室的前

负荷有助于保持每搏量，但并不是普遍提倡增加前负荷，因为左心房和左心室的扩张扩大了二尖瓣瓣环，增加了反流量。因此，对某个特定患者来说最佳的前负荷水平应以患者对液体治疗的临床反应为基础。应保持二尖瓣关闭不全患者有正常或较快的心率以减少反流量，伴有房颤的患者较多见，心房收缩对前负荷的影响不如狭窄患者那么重要。使用强心药维持偏心性肥厚的心肌收缩力有助于二尖瓣瓣环的收缩，降低反流量。体循环阻力的降低有利于二尖瓣关闭不全患者保持正常的心输出量，应避免使用α受体兴奋剂，硝普钠降低左心室的充盈压能显著改善心脏的射血分数，但对于因缺血性乳头肌功能不全所致的急性二尖瓣关闭不全，使用硝酸甘油是更合理的选择。应避免各种因素导致肺动脉高压，加重右心衰竭。麻醉处理中应避免术前用药过量导致肺循环阻力升高，肺动脉导管对指导液体治疗和评估反流量有很大的帮助。常采用芬太尼为主的麻醉技术，减小麻醉药对心肌的抑制。诱导过程中保持一定的过度通气可选择性的扩张肺血管而不影响体循环的压力。

（四）主动脉瓣狭窄

主动脉瓣狭窄患者围手术期处理的要点在于增加左心室的前负荷，降低心率，维持窦性节律，保持心肌收缩力不变，增加后负荷，维持肺循环阻力不变。主动脉瓣狭窄患者以小量术前用药为主，既镇静不致引起心动过速又避免过度降低前后负荷。常用吗啡0.05~0.1mg/kg，东莨菪碱0.2~0.3mg，肌内注射；或咪达唑仑1~3mg肌内注射，可根据患者的个体情况如年龄和生理状况作相应调整。主动脉瓣狭窄患者采用芬太尼、舒芬太尼为主的麻醉诱导方法，剂量分别为5~10μg/kg和0.5~1.0μg/kg。诱导和维持麻醉时应备好α受体兴奋剂如去氧肾上腺素，积极治疗诱导过程中的收缩压和舒张压的降低。如果患者出现心肌缺血的表现，使用硝酸甘油应非常小心，因为它对前负荷和动脉压的影响可能加重心肌缺血。积极治疗室上性和室性心律失常，在放置肺动脉导管时如果出现频发室性期前收缩，应将导管顶端退至中心静脉处，待瓣膜手术完成后再置入。芬太尼和舒芬太尼的维持用量为5~10μg/(kg·h)和0.5~1μg/(kg·h)。

特发性肥厚性主动脉瓣下狭窄与主动脉瓣固定性的狭窄不一样，表现为动力性狭窄。心肌对病变的反应与瓣膜狭窄一样，但主动脉瓣下区域肥厚的心肌最终导致左心室流出道的完全梗阻。对这些患者有益的处理包括使用β受体阻滞剂或吸入麻醉药，增加前后负荷与降低心率也有助于改善左心室的充盈和维持肥厚心肌的冠状动脉灌注压。

（五）主动脉瓣关闭不全

主动脉瓣关闭不全围手术期处理主要在于增加左心室前负荷，维持前向血流，增加心率，降低舒张期反流，舒张压提高和左室舒张末压的降低有助于改善心内膜下的血流，维持心率在90次/min，以便提高心输出量又不至于引起缺血，维持窦性节律不如主动脉瓣狭窄患者那么重要，患者常伴有房颤。维持患者的心肌收缩力，可用纯β受体兴奋剂如异丙肾上腺素，既可扩张外周血管又能增加心肌的收缩力和心率。降低体血管阻力有利于提高前向血流，增加心输出量。维持肺循环阻力。少量术前用药既能维持心肌收缩力和心率，又不至于因为焦虑而增加外周血管阻力。麻醉诱导常采用异氟烷、泮库溴铵与补充容量相结合，左心室功能严重下降的晚期患者，可用少量芬太尼和泮库溴铵诱导。由于主动脉瓣关闭不全患者的脉压有时高达80~100mmHg，关注平均动脉压和舒张压的变化可能比关注收缩压更重要。

（六）三尖瓣狭窄和关闭不全

三尖瓣狭窄血流动力学处理的要点在于适当增加右心室的前负荷，维持窦性节律至关重要，积极处理室上性快速心律失常，避免心动过缓。维持右心的心肌收缩力，体循环阻力的变化对三尖瓣狭窄患者的血流动力学影响较小，除非患者有二尖瓣病变，尤其是二尖瓣关闭不全。但血管扩张血压过低可能限制跨三尖瓣的血流。由于前向血流的主要阻力在三尖瓣，因此降低肺动脉压的帮助不大，维持在正常范围即可。三尖瓣狭窄患者术前的液体限制、强心利尿能改善肝功能，降低手术的风险。如果合并有二尖瓣病变，麻醉处理的原则应以处理二尖瓣损害为主，而单纯三尖瓣狭窄患者常采用高前负荷、高后负荷及维持术前心肌收缩力的芬太尼为主的麻醉技术。三尖瓣狭窄患者由于置入肺动脉导管较困难，常采用中心静脉压导管，可在外科医师的配合下放置左心房导管以强化监测。

三尖瓣关闭不全血流动力学处置的要点在于增加前负荷，维护右心室的每搏量，保持正常至较快的心率防止外周组织淤血，大多数三尖瓣关闭不全患者伴有房颤，保持窦性节律几乎不可能。由于右心室的结构更适应于容量而非压力负荷，可能需使用强心药保持右心室的收缩力，常采用芬太尼为

主的麻醉技术，以减少对心肌的抑制。必须采取措施降低肺动脉压，改善右心室的功能，过度通气，避免气道压过高，如需使用强心药，可选择多巴酚丁胺、异丙肾上腺素、氨力农或米力农。

（七）肺动脉瓣狭窄

肺动脉瓣狭窄血流动力学处置的要点为增加右心室的前负荷，维持中心静脉压，患者依赖心房收缩提供右室充盈压，严重病变患者常伴有三尖瓣关闭不全，保持较快的心率有助于稳定血流动力学。严重肺动脉瓣狭窄患者右心室肥厚常需强心药维持心肌的收缩力，避免使用心肌抑制的药物，可采用芬太尼为主的麻醉方法。维持后负荷保证肥厚右心室的灌注压，尽管右心室主要的射血阻力来自狭窄的肺动脉瓣，但肺动脉压升高将导致右心室功能不全，因此应保持肺循环阻力处于较低的水平。

（八）联合瓣膜病变

对所有混合型瓣膜病变来说，麻醉处理的重点应放在最严重和对血流动力学影响最大的病变瓣膜上。

1. 主动脉瓣狭窄合并二尖瓣狭窄　合并有主动脉瓣和二尖瓣狭窄的患者最佳的血流动力学处置包括增加前负荷，维持正常至较低的心率，维护心肌的收缩力。由于冠状动脉灌注压有降低的危险，必须增加体血管的阻力以防舒张压下降。避免使用增加肺循环阻力的药物和状况出现，纯氧通气并使动脉血二氧化碳维持于正常低限。

2. 主动脉瓣狭窄合并二尖瓣关闭不全　主动脉瓣狭窄和二尖瓣关闭不全的血流动力学处置有矛盾之处，而主动脉瓣狭窄更容易在术中出现危及生命的状况，因此应优先处理主动脉瓣狭窄所致的血流动力学变化。适当增加前负荷，维持正常的后负荷，保证冠状动脉灌注压，必要时可使用α受体兴奋剂。心率控制在正常范围内，避免心动过速，避免使用心肌抑制的药物，降低肺动脉压。

3. 主动脉瓣狭窄合并主动脉瓣关闭不全　由于这些患者的左心室承受了压力和容量双重负荷，对围手术期的各种影响承受力更低。心肌的氧耗急剧增加，常有心绞痛的症状。适当增加前负荷对瓣膜狭窄和关闭不全病变都有利，但心率和后负荷的要求相互矛盾，一般来说，应以处理主动脉瓣狭窄的血流动力学变化为主。尽管升高体循环阻力使心输出量有所降低，但有助于维持正常的冠状动脉灌注压。术中保持正常的心率、心肌收缩力和肺血管阻力将有助于稳定患者。

4. 主动脉瓣关闭不全合并二尖瓣关闭不全　临床上比较多见的混合型病变。主动脉瓣关闭不全和二尖瓣关闭不全在血流动力学上的要求是一致的，最主要的原则是提供足够的前向血流和外周循环。酸中毒使周围血管收缩，增加了左心室射血的阻力，将使临床状况迅速恶化。因此，在维持适当的灌注压的情况下，保持较低的体循环阻力，达到临床状态的平衡，使患者平稳过渡到体外循环。

5. 二尖瓣狭窄合并二尖瓣关闭不全　在处理这类患者时，血流动力学的处理应明确患者以哪种病变为主。总的原则是保持正常的后负荷、心率和心肌收缩力，避免使用引起反应性肺血管收缩的药物，适当增加前负荷，有利于稳定血流动力学状况。

四、术后急性循环衰竭并发症

（一）心搏骤停

瓣膜手术中心搏骤停包括麻醉诱导期、开胸至建立体外循环前和术毕至关胸前三个阶段。发生的原因除与麻醉、手术处理不当等因素有关外，常常是在患者心功能或全身情况较差的基础上，在一定诱因的作用下发生的。容易发生心搏骤停的患者包括：巨大左室、巨大心脏、严重肺动脉高压、急性人造瓣膜功能障碍或血栓形成、频发室性期前收缩或左束支传导阻滞、有明显的心肌缺血等。

麻醉诱导期心搏骤停的常见诱因包括：麻醉诱导前患者入手术室后过度紧张、气管插管不顺利造成患者缺氧和心律失常，插管引起迷走神经反射，诱导期低血压，麻醉药量过大造成心肌抑制等。最常见的诱因为低血压，导致冠状动脉供血不足，加重主动脉瓣关闭不全或狭窄患者原有的心肌缺血，很容易发生心搏骤停。一旦出现心搏骤停，应立即插管建立气道，行纯氧通气，估计插管困难的应立刻行气管切开。同时进行胸外心脏按压，如果此时尚未建立静脉通道，应尽快建立，必要时行深静脉穿刺或静脉切开，给予一定量的肾上腺素(1mg)和利多卡因(100mg)，观察按压后心电图的反应决定是否追加用药，间隔时间为3~5分钟，肾上腺素的最大剂量可达0.07~0.2mg/kg。给予一定量的缩血管药提升血压，保证重要器官的血供，待室颤波变粗后进行胸外除颤。心搏恢复后，继续维持通气，持续使用一定剂量的强心药，如多巴胺和肾上腺素，使用碳酸氢钠纠正酸中毒，同时进行血气和生化分析，纠正代谢和电解质紊乱，特别注意低钾血症和低镁血症的纠正。维持一定剂量的利多卡因和胺碘酮，但应注意剂量不易过大，避免造成心肌抑制，适当补充容量。如果胸外复苏 20~30 分钟后仍无心脏复搏或复苏征象，但有胸外按压的有效征象：按压时股动脉可扪及搏动，瞳孔保持缩小状态，甲床、耳垂、鼻尖或眼结膜无发绀或缺血加重的表现，特别是患者存在严重的瓣膜关闭不全或狭窄，明显的冠状动脉供血不足、急性人造瓣膜障碍或血栓形成，继续胸外复苏也很难恢复心搏，而且只有通过手术治疗才能恢复心搏和循环稳定，此期如发生心搏骤停不能即刻复苏者应立即胸外按压并行股动、静脉插管建立体外循环。

开胸至建立体外循环前发生心搏骤停通常是因血压偏低、手术操作不当、麻醉过深、严重容量不足和通气不良等引起。一旦出现应在胸内复苏的同时紧急建立体外循环，做好肝素化的准备，尽可能保持体外循环开始前的灌注压。尽快过渡到体外循环，保证重要器官的血供。一旦体外循环开始，可稳步调节内环境。

体外循环停止至关胸前的心搏骤停通常由于手术操作不当、心动过缓、心室膨胀未及时处理、容量不足、出血、鱼精蛋白过敏等导致低血压、严重代谢性酸中毒、低钾血症或高钾血症等代谢紊乱等所致。此外，急性人造瓣膜功能障碍、急性冠状动脉阻塞也可致心搏骤停。处理包括紧急复苏的同时准备重新体外循环辅助，查找心搏骤停的原因。药物使用方面可在原有的基础上适当调整，切忌大剂量使用肾上腺素和利多卡因。

（二）心脏大血管损伤

瓣膜手术中的心脏大血管损伤包括升主动脉损伤、心房与腔静脉损伤及左室后壁破裂等。除了引起大出血，升主动脉损伤可产生急性夹层动脉瘤，直接威胁患者的生命。出现这些损伤时麻醉科医师的主要工作在于抗休克，维持血流动力学的稳定；维护心功能，保证重要脏器的血供；纠正酸碱、电解质紊乱。如果损伤出现在体外循环前和体外循环后，应做好紧急体外循环和重新体外循环的准备。为了避免出现这类损伤，麻醉科医师可协助术者适当控制术中的血压，特别是术前伴有高血压和某些特殊操作阶段，如主动脉插管和拔管等。

（三）急性冠状动脉阻塞

是指术前无冠状动脉病变或阻塞的患者，由于手术因素引起术毕冠状动脉急性阻塞，冠状动脉供血不足，甚至心肌梗死。阻塞的原因可以是气栓、组织颗粒栓塞、手术操作损伤等。如不及时处理，心功能将明显受损，无法脱离体外循环。冠状动脉气栓是急性冠状动脉阻塞最常见的原因，一般发生在右冠状动脉及其分支。常见因素包括心肌停搏液中混有气体、重复顺行灌注时主动脉根部排气不佳、主动脉开放后残余心腔或主动脉根部气体进入冠状动脉。主动脉开放后，一旦心搏恢复，应密切观察左、右心室心肌收缩状态及色泽、冠状动脉充盈程度、冠状动脉内有无气泡游动现象，分析主动脉开放后持续心室颤动的原因。密切监测心电图，及时诊断心肌缺血，通过 5 导联心电图分析判断左右冠状动脉哪侧可能发生栓塞。麻醉处理包括纠正酸碱和电解质紊乱、保持冠状动脉灌注压，推注少量的强心药，如肾上腺素 50μg，并维持使用以保证心肌的收缩力，配合术者的排气措施，起到挤压气体出冠状动脉的作用。辅用扩血管药，如硝酸甘油（0.5~1.0）μg/（kg·min），预防和治疗冠状动脉痉挛。如需手术解决冠状动脉阻塞，应做好继续体外循环的准备。

（四）无法脱离体外循环

是指心脏直视手术结束，主动脉开放后，经过一段时间的辅助循环，降低体外循环流量或试停体外循环后无法维持循环稳定，必须继续或重新开始体外循环。不能脱离体外循环有两种含义，一是由于心肌功能严重受损，停止体外循环后无法维持足够的心输出量，必须依靠其他辅助循环的方法才能脱离体外循环。二是非心肌功能因素，如严重酸中毒、人造瓣膜功能障碍、冠状动脉栓塞等因素使患者暂时不能脱离体外循环，一旦纠正这些状况，患者能顺利脱离体外循环。

1. 原因

（1）心肌损伤：是导致不能脱离体外循环最为常见的原因，可以因术前心肌损害、术中心肌保护不良或两者共同作用的结果。临床多见的是术前心肌严重受损、手术操作失误导致主动脉阻断时间过长及心肌保护不良。与麻醉有关的主要因素包括体外循环前低血压、低氧血症和严重心律失常。麻醉药的心肌抑制作用也是不可忽视的因素，应合理选择所用的麻醉药，心功能差的患者应避免使用吸入麻醉药。但麻醉药对心肌的抑制作用并非主要影响因素，合理应用可对心肌产生有益作用。主动脉开放后灌注压过高或迅速使用大剂量正性肌力药物或钙剂，可加重再灌注损伤。此外，主动脉开放后持续心室颤动也是加重心肌损害的常见因素。

(2)非心肌因素：包括人造瓣膜急性功能障碍、急性冠状动脉阻塞、严重心律失常、严重酸中毒、伴发病变未同时纠正或未完全纠正、高钾血症、严重容量不足和严重肺动脉高压等。

2. 处理 对术中不能脱离体外循环的患者，必须迅速、合理、全面地作出处理，以免体外转流时间过长或心肌损害愈加严重。处理原则是：继续或重新辅助循环，迅速查明原因，及时纠正非心肌因素，判断心功能，合理应用机械辅助循环。紧急处理包括：迅速继续或重新转流，维持灌注压≥60mmHg。通过血气、生化分析，监测左房压、肺动脉压和心输出量；查明原因，及时、合理、彻底纠正非心肌因素。心动过缓者，启用右心室心外膜起搏或房室顺序起搏，调整频率至90~110次/min，快速性心律失常使用利多卡因、硫酸镁、胺碘酮等治疗。纠正水电和酸碱紊乱，补充血容量，备好食管超声和主动脉内囊反搏。持续监测动脉压、左房压、肺动脉压、心输出量、在逐步降低流量的情况下观察上述指标，明确左心或右心功能不全，结合直视观察左、右室心肌收缩状态，对心肌功能有一初步评估。调整前、后负荷，后负荷的降低不仅能提高心输出量，也有助于组织的灌注。但体循环阻力过低不利于灌注压的维持，同时动静脉短路也将加重组织的低灌注状态，应作出合理的监测与调整。增强心肌收缩力，合理选择强心药，一般选择强心药的顺序为多巴胺、多巴酚丁胺、肾上腺素、磷酸二酯酶抑制剂。

经上述处理后，特别是三重强心药使用之后，经过辅助循环50~60分钟，绝大多数患者可脱离体外循环，但仍有部分患者心肌严重受损，必须借助机械辅助装置才能脱离体外循环。试停体外循环后，收缩压维持在80~90mmHg，左房压≥20mmHg，或有明显的心肌缺血，尤其是当辅助循环超过60分钟时，必须立即置入主动脉内囊反搏，可使80%的患者顺利脱离体外循环。对肺动脉高压、右心功能不全的患者，则可用肺动脉内囊反搏治疗。左心室或右心室无射血波或射血波不明显，心肺转流流量维持在3.0L/min以上，主动脉内囊反搏治疗无效的患者，说明心肌已严重受损，必须行心室转流。首选离心泵，其次选用人造心室或左心室血泵。如需双室辅助可选用体外膜式肺氧合。

第四节 冠 心 病

生活习惯和饮食结构的改变使国人冠心病的发生率逐年增高，冠状动脉旁路移植术（coronary artery bypass grafting，CABG）是目前治疗冠心病的主要外科手段。冠心病患者以中老年人居多，常合并高血压、高脂血症、糖尿病和脑血管意外等，心功能较差，心脏储备功能低下，不易耐受缺血缺氧和血流动力学波动。非体外循环下冠状动脉旁路移植术是在搏动的心脏上进行桥血管吻合术，对麻醉管理提出了更高的要求。

一、病理生理简述

冠状动脉粥样硬化为脂质在冠状动脉内膜局部沉着、纤维化、钙化，加上平滑肌细胞增生，累及血管中层，使血管壁增厚，形成粥样斑块，引起局部性或弥漫性狭窄，导致心肌供血不足和心绞痛的发生。冠状动脉血流约占心输出量的5%，血液中20%的氧被摄取。由于心肌氧耗大，氧储备少，心肌灌注主要来源于主动脉舒张时相，冠状动脉在舒张期血流灌注中占70%~80%，当灌注压低于60mmHg时，心肌内血管已达到最大扩张程度，进一步降低将加重心肌缺血。神经体液因素、血管活性物质如缓激肽、血栓素、组胺等均可直接或间接地影响冠状动脉血流。冠状动脉硬化常累及多支血管，其中3支病变占40%，2支病变占30%。病变发生部位主要位于冠状动脉近端，多见于分叉部位。可发生于左冠状动脉主干、前降支、对角支、右冠状动脉和回旋支，甚至发生弥漫性病变累及众多远端血管。走行于心肌内的冠状动脉不易发生病变。

冠状动脉粥样硬化斑块分为偏心性和向心性，可引起管腔部分狭窄或完全闭塞。如斑块表面形成溃疡，内膜破损，血小板聚集，并释放血管收缩物质血栓素A_2，使血管收缩，血栓形成。在其他血管活性物质作用和神经体液因素影响下，硬化斑块下方可撕裂、出血，形成血肿使狭窄加重。以上原因可导致患者出现不稳定型心绞痛，甚至急性心肌梗死。心肌坏死可发生于心内膜下，从而影响心室壁，这多见于1~2支的血管病变。3支血管病变一般不引起广泛的心内膜下心肌梗死。如缺血区心肌耗氧骤增或冠状动脉痉挛加重可引起透壁性心肌梗死。急性心肌梗死可致心室间隔穿孔、游离壁心肌破裂、心脏压塞或乳头肌断裂引起急性二尖瓣关闭不全，患者可死于心源性休克或心力衰竭。早期心肌梗死的死亡率与心肌梗死面积大小和由此引起的心功能不全程度有关。狭窄部位、数量和病变程度的不同，以及相应侧支循环是否建立对疾病的预后影响很大。慢性心肌缺血主要表现为冠状动脉供血不足，可引起各种类型的心绞痛或乳头肌功能不全导致二尖瓣关闭不全，也可表现为左心或全心功能不全。如狭窄位置重要，病变范围广，狭窄程度重，侧支循环建立少则症状重、预后差。严重得多支血管病变可致猝死，原因多与突发心室纤颤和急性血栓形成或冠状动脉痉挛，以及各种原因导致的心肌缺血、缺氧加重有关。

梗死心肌常为纤维组织与存活心肌组织交织存在，术中可见局部外观呈花斑状，病变处心肌收缩无力或不收缩，心功能下降。如梗死范围和纤维化范围较大，心室壁局部变薄，在心动周期中，由于腔内压的增加使这部分病变心肌向心腔外方向膨出，出现反向运动，终至室壁瘤形成。心脏收缩时，室壁瘤不参与收缩，心输出量和射血分数降低，心脏舒张时，左心室舒张末压升高，心腔逐渐扩大，最终发生充血性心力衰竭。根据 Laplace 定律，心室腔扩大可使室壁张力增高和收缩期氧耗增加，而在舒张期氧供减少，进一步加重病情。心肌梗死后正常光滑的心内膜表面因炎性反应变得粗糙，促进了血小板黏附与聚集，心肌收缩力减弱和局部几何形态的变化导致血流停滞和附壁血栓形成。室壁瘤周围由于瘢痕形成并含有存活心肌，使正常传导因瘢痕受阻产生折返，可引起致命性的心律失常。少数患者破口小，心外膜与壁层心包粘连，可发展为假性室壁瘤。室壁瘤多位于左心室前壁或心尖部，可累及室间隔，造成室间隔穿孔。如发生在二尖瓣乳头肌附着部位，可引起乳头肌断裂，导致二尖瓣关闭不全。

二、术前评估与准备

(一) 术前评估

冠心病患者术前通过了解病史、生理生化检查、物理检查特别是超声心动图、冠状动脉造影和左心室造影对冠心病、心功能不全和伴发疾病的严重程度进行综合评估。

1. 心功能　了解患者入院时的表现，有无肢体水肿或是否需服用洋地黄制剂，如有则表示心功能不全。病史中有心肌梗死的患者，常有慢性心力衰竭。心脏扩大的冠心病患者，其左心室射血分数多小于 50%。这些患者病情严重，手术麻醉的风险增加，麻醉中须使用正性肌力药物支持。

2. 心电图　文献报道冠心病患者中约 25%~50% 的心电图是正常的。Q 波的出现表明有陈旧性心肌梗死，应注意有无心律失常、传导异常和心肌缺血（ST-T 改变）。原来 ST 段压低的患者，近期 ST 段恢复正常或轻度抬高不一定是病情改善的征象，应注意动态观察以区分。

3. 心导管检查　左心室造影可了解左心室射血分数。正常左心室每次收缩射出容量应大于其舒张末容量的 55%。发生过心肌梗死而无心衰的患者射血分数一般为 40%~50%。当射血分数为 25%~40% 时，多数患者有活动后心慌、气急（心功能Ⅲ级），当射血分数 <25% 时，静息状态也出现症状（心功能Ⅳ级）。

4. 冠状动脉造影　可显示冠状动脉具体解剖关系，确定病变具体部位及其严重程度，以及病变远端的血管情况。病变引起血管腔狭窄的程度以血管截面积作为指标，血管直径减小 50% 相当于截面积减小 75%，而直径减小 75% 相当于截面积减小 94%。血管截面积与血流量的关系更为密切。约 55% 人群窦房结血供来源于右冠状动脉，其余 45% 由回旋支供血。窦房结动脉还供给大部分心房和房间隔。该动脉堵塞可引起窦房结梗死和房性心律失常。90% 人群的房室结血供源自右冠状动脉，另外 10% 由左回旋支供血。因此后壁心肌梗死常并发Ⅲ°房室传导阻滞。左心室前乳头肌主要由左冠状动脉供血，而后乳头肌由左右冠状动脉共同供血。其间侧支循环丰富，只有两支动脉同时发生严重堵塞，才引起乳头肌功能不全，造成二尖瓣关闭不全。临床上多支病变风险最大，如右冠状动脉近端完全堵塞合并左冠状动脉主干严重狭窄，左冠状动脉两个主要分支（前降支和回旋支）近端严重堵塞。这类患者的麻醉风险极大。

5. 周围血管病变　动脉粥样硬化为全身血管性疾病，冠心病患者常伴有周围血管病变，如颈动脉狭窄（粥样斑块所致），术前应明确颈动脉狭窄程度，对明显狭窄患者，应行颈动脉内膜剥脱术，可与

CABG术同期施行，先解决颈动脉狭窄，再行心脏手术。以防体外循环转流等导致斑块脱落，造成中枢神经系统损害。近年来，非体外循环下冠状动脉旁路移植术的开展显著降低了这一并发症。如患者合并腹主动脉或髂动脉病变，围手术期放置主动脉内囊反搏时不宜经上述血管。

6. 合并疾病　冠心病患者多伴有糖尿病，国外数据统计显示22%的CABG患者伴有糖尿病，其中40%需用胰岛素控制。此类患者冠状动脉病变常呈弥漫性，由于自主神经张力发生改变，手术应激、低温和儿茶酚胺药物的应用均使胰岛素药效降低，血糖难以控制，术后切口感染率上升。高血压患者术前因对手术恐惧血压往往显著升高，并伴有心室肥厚和充血性心力衰竭。长期使用利尿剂，可能存在隐性低钾血症，增加心脏意外事件风险。冠心病患者常合并脑血管栓塞史或腔隙性脑梗死史，应尽量避免主动脉壁操作，如主动脉阻断、主动脉插管、非体外循环下上主动脉侧壁钳等。可以使用主动脉近端吻合器或实施全动脉桥的非体外循环下CABG。

（二）术前治疗药物

积极的术前治疗是降低冠心病患者术前死亡率的重要措施之一，治疗的目的在于降低心肌氧耗，改善心肌氧供。

1. 硝酸甘油类药物　硝酸甘油使静脉扩张，心室充盈压下降，前负荷降低，室壁张力降低。同时可扩张冠状动脉，增加侧支血运而改善心内膜与心外膜血流比。硝酸甘油作用短暂，反复使用可出现快速耐受和反射性心动过速。长效药物有硝酸异山梨醇、硝酸戊四醇酯和四硝酸赤藓醇酯等。近年来，临床广泛应用单硝酸异山梨醇来治疗心绞痛和充血性心力衰竭。其特点为扩张外周血管，增加静脉容量，减少回心血量，降低前负荷，从而减少心肌氧耗，促进心肌血流再分布，改善缺血区血流供应。

2. β肾上腺素能受体阻滞剂　β受体阻滞剂对围手术期患者以及心肌梗死患者均具有心肌保护作用。其保护机制与降低心率、减少心肌收缩力有关。心率降低延长了心室舒张时间，增加了舒张期冠脉灌注时间，增加了心内膜下血流，在增加心肌氧供的同时降低了心肌氧耗。由于降低了正常心肌组织的作功，从而增加了正常心肌组织的冠脉血管张力，逆转冠脉窃血现象。冠心病患者术前预防性使用β受体阻滞剂可以降低病死率，超短效β受体阻滞剂艾司洛尔可以明显降低术后心肌缺血的发生率。冠心病患者应在手术之前1~2周就开始服用β受体阻滞剂，并在围手术期持续使用，目标为在手术之前使心率控制在70次/min以内，术后心率控制在80次/min以内，可降低围手术期心血管事件的发生率。术前使用β受体阻滞剂应用至手术当日早晨，有利于围手术期血流动力学稳定，且不增加术中低血压的发生率。

3. 钙通道阻滞剂　用于治疗心绞痛和预防心肌梗死。这类药物能抑制窦房结起搏点和房室交界处细胞的动作电位，减慢心率和房室传导，还可使血管平滑肌松弛血管扩张，并抑制心肌收缩力。其治疗心绞痛的机制为一方面降低氧耗，另一方面扩张冠状动脉增加氧供。常用药物有维拉帕米、硝苯地平和地尔硫䓬。其中硝苯地平的血管扩张作用最强，维拉帕米抑制房室传导的作用最强，常用于治疗室上性心动过速。钙通道阻滞剂应在手术当日继续服用。

4. 洋地黄制剂　对于术前心功能差，使用洋地黄制剂的患者，最好于术前36小时停用。同时麻醉期间密切注意钾、钙、镁等离子的平衡，注意组织氧供、酸碱平衡、尿量等因素，防止洋地黄中毒。必要时术前可改用小剂量肾上腺素或多巴胺替代，但应注意控制心率。

5. 利尿剂　伴有高血压和充血性心力衰竭的冠心病患者术前常使用利尿剂。由于血浆容量的减少，麻醉诱导前应先补充容量，并注意纠正电解质紊乱。

6. 抗凝药和溶栓药　冠心病患者术前常使用抗血小板药物和抗凝药物预防血栓形成，其对冠心病患者的长期预后有益。常用抗血小板药物和抗凝药物有阿司匹林、华法林、肝素、低分子肝素、血小板ADP受体阻滞剂噻氯匹定、氯吡格雷以及血小板糖蛋白Ⅱb/Ⅲa受体阻滞剂替罗非班等。这些抗血小板药物和抗凝药物均应在术前停用，以免增加术中及术后出血。长期口服阿司匹林的患者术前是否停药的问题，应在综合围手术期出血风险和术前梗死风险的基础上做出决定，一般可不停药；一些术前准备时间充足的患者，若需考虑术前停药，则应在术前停用5~7天。不稳定型心绞痛患者可皮下注射肝素防止心肌缺血发生，并用激活全血凝固时间（activated clotting time，ACT）监测，避免体外循环后失血过多。长期使用肝素的患者有可能引起抗凝血酶Ⅲ减少，降低肝素的作用，必要

6

时应输注新鲜冰冻血浆补充。华法林抗凝患者应在术前数天停用，代之以低分子肝素或普通肝素抗凝。低分子肝素应在术前18~24小时停用。血小板ADP受体阻滞剂应在术前5~7天停用，而血小板糖蛋白Ⅱb/Ⅲa受体阻滞剂对短效者在术前4~6小时停用，长效者如阿昔单抗应在术前12~24小时停用。

溶栓疗法常用来治疗急性心肌梗死促使阻塞的冠脉血管再通，常用药物有链激酶和组织纤溶酶原激活剂（tissue type plasminogen activator，t-PA）。其作用在于激活血浆中的纤溶酶原转化为纤溶酶，后者消溶纤维蛋白，使栓塞的血管再通。作用时间约为4~90分钟。由于纤维蛋白原明显下降，故这类患者必须在手术时补充纤维蛋白原，避免凝血机制发生障碍。

（三）麻醉前准备

1. 思想准备　包括麻醉科医师和患者两方面。麻醉科医师术前应全面了解患者病情，并作出病情判断。向外科医师了解搭桥的血管数目和具体血管。做好患者思想工作，向患者介绍麻醉方法、手术过程，取得患者信任，消除患者对手术的恐惧和对麻醉及术后疼痛的顾虑。此举是避免患者体内儿茶酚胺大量分泌，减少心肌氧耗，维持心肌氧供的关键。

2. 器械与用具准备　多功能麻醉机和监护仪，各类监测模块，包括心电图（5导联）、有创血压、中心静脉压和肺动脉导管监测装置及耗材、TEE、体温、麻醉深度监测、除颤仪等。充分考虑到建立气道的难度，准备好困难气道的各种仪器设备，如口咽通气道、喉罩、纤维支气管镜、光棒、可视喉镜等，防止出现困难气道时不能及时采取措施的窘迫状况，防止缺血缺氧的发生。无论是在体外循环下还是非体外循环下进行搭桥手术，都应在患者入室前使体外循环机处于备用状态，以便在紧急情况下实施抢救。

3. 药物准备　准备好麻醉诱导药和各种急救药品如多巴胺、阿托品、利多卡因等。去氧肾上腺素和硝酸甘油应常规稀释备用。

（四）麻醉前用药

1. 镇静药　术前晚口服地西泮10mg，保证睡眠，术日晨肌内注射吗啡0.1~0.2mg/kg，使患者入室时安静欲睡，避免儿茶酚胺分泌。对于心肺功能较好的高动力状态患者，可适当增加镇静镇痛药剂量，盐酸右美托咪定可安全地用于冠心病患者的术前镇静镇痛，且不抑制呼吸循环，患者可保持清醒状态，并可实施部分有创操作，如动脉置管测压等。由于负荷量容易导致血压一过性升高，建议可缓慢泵注直至起效，常用剂量0.3~0.7μg/（kg·h）。

2. 抗胆碱药　主要用于减少呼吸道分泌物和预防喉痉挛，阿托品可显著增加心率，此类患者若需用药可考虑选用东莨菪碱或长托宁。为避免术前用药使患者的病情复杂化，目前多数推荐术前不再常规使用此类药物，待患者入室后可根据患者的具体情况考虑酌情用药。

3. 抗心肌缺血药　可胸部心前区贴敷硝酸甘油贴片，对心绞痛频繁发作的患者，应备用硝酸甘油口含片。对左冠状动脉主干严重狭窄或冠脉多支严重病变患者，术前一天就应持续滴注硝酸甘油或钙通道阻滞剂，以减轻左心室充盈并使冠状血管扩张以改善血运，避免发生大面积心肌缺血。

三、麻醉管理

（一）麻醉原则

在麻醉过程中保持并改善心肌的氧供需平衡，维持循环功能稳定，从而减少心肌缺血的发生是麻醉管理的基本原则。决定心肌氧耗的因素包括室壁张力、心肌收缩力和心率，而心肌氧供依赖于冠脉血流量和血液的携氧能力，而冠脉血流量取决于冠脉灌注压和冠脉阻力。麻醉药和血管活性药均会改变心肌氧耗。麻醉药对冠脉循环的作用至今仍存在争议，麻醉性镇痛药、苯二氮䓬类药物和其他辅助用药可扩张冠脉。吸入麻醉药对冠脉具有直接扩张作用，其全身血管扩张作用可通过降低室壁张力减少氧耗，其中以异氟烷的扩血管作用最强。但吸入麻醉药存在剂量依赖性的心肌抑制作用，恩氟烷和异氟烷的心肌抑制作用大于地氟烷和七氟烷，在降低心肌收缩力的同时减少心肌氧耗，对于心功能严重受损的患者，可致心室扩张增加心肌氧耗，使心功能恶化。因此，理想的麻醉效果来源于合理辨证地运用麻醉和血管活性药物。

对于心肌缺血的密切监测和及时处理是冠心病手术麻醉管理的关键。由于术前精神紧张和对麻醉手术的应激反应，围手术期心肌缺血往往加重，所不同的是，在麻醉状态下，患者对心绞痛等不适没有主诉，只能靠麻醉科医师通过心电图、TEE和血流动力学的变化进行判断。如对于心电图的变化可帮助麻醉科医师明确是否发生心肌缺血（如远端血管栓塞、吻合口狭窄等)、这种心电图的改变是局部性的还是全心性的,前者可能与桥血管吻合有关,后者可能意味着心肌保护不当。还要注意心电图的变化是否伴有心功能恶化和心律失常。

（二）体外循环下冠状动脉旁路移植术

患者入室后,面罩吸氧,开放静脉,行心电图、脉搏氧饱和度、桡动脉测压、体温、中心静脉压等监测。估计心功能较差患者可放置肺动脉导管监测。麻醉诱导药可选用咪达唑仑、依托咪酯、丙泊酚、芬太尼、舒芬太尼等。单纯芬太尼、舒芬太尼等静脉麻醉药往往不能减轻高动力患者的血流动力学反应,应加用吸入麻醉药以加深麻醉,必要时给予血管活性药,避免深麻醉带来的不良反应。常用肌松药有罗库溴铵、维库溴铵、顺阿曲库铵等。麻醉维持以静吸复合为主,避免使用大剂量芬太尼类药物,以减少术后呼吸支持和ICU滞留时间。诱导后可放入TEE监测,对诊断心肌缺血,尤其是节段性室壁异常运动有重大意义,也便于监测心脏功能和指导液体治疗等。体外循环转流前和复温开始后应加深麻醉,避免体外循环管道分布容积增大和体温上升、代谢加快麻醉药血药浓度下降导致的术中知晓和自主呼吸恢复。随着手术的完成逐渐调整好循环、呼吸、体温、内环境、麻醉深度等各项指标,为脱离体外循环做好准备,经肉眼观察、肺动脉导管测定和TEE评估后,估计脱机后心功能维持可能有困难的患者,除积极调整血管活性药用药外,必要时应在体外循环停机前放置好左室辅助装置,如IABP,对患者顺利脱机和心功能良好转归非常有帮助。停体外循环后及时恢复血红蛋白浓度和血细胞比容,保持血容量稳定,维持中心静脉压平稳,可小剂量应用硝酸甘油,既维护心脏功能,也可防止动脉桥血管的痉挛。在充分镇静镇痛的情况下送ICU监护,术后可以丙泊酚镇静为主,辅以血管活性药维持血流动力学稳定,待循环状态稳定后,逐渐使患者清醒,直至拔除气管导管。

（三）非体外循环下冠状动脉旁路移植术

非体外循环下冠状动脉旁路移植术(Off-pump CABG,OPCABG)技术的应用可避免体外循环带来的许多并发症,如凝血机制紊乱、全身炎性反应、肺损伤、肾功能损害和中枢神经系统并发症等,由于该方法对机体损伤小,术后恢复快,住院时间短,节省了医疗费用。随着外科吻合器械和技术的不断提高,其适应证有逐步放宽的趋势,如术前心功能严重低下、合并肾功能不全、呼吸功能障碍和脑血管意外的患者外科医师倾向于选择OPCABG。但该技术的应用对麻醉科医师提出了更高的要求。麻醉科医师面临的挑战是如何维持术中心肌氧供需平衡,维持血流动力学稳定,保护心脑肺肾等重要脏器功能,预防、早期诊断和治疗在跳动心脏上手术操作带来的心律失常、低血压和心肌缺血。

按体外循环下手术的标准实施监测、诱导和维持麻醉。但如患者须术后早期拔管,芬太尼与舒芬太尼的用量要控制(总用量芬太尼 <15μg/kg,舒芬太尼 <2.5μg/kg)。近年来超短效瑞芬太尼为施行快通道麻醉提供了便利条件,且无术后呼吸抑制的顾虑。手术开始前应充分补充血容量,血红蛋白浓度较低患者可适当输血,调整内环境稳定,使血钾水平保持在正常高限以降低心肌的应激性。移植远端血管搬动心脏时,血压可发生剧烈波动,可临时采取头低脚高体位,并在固定器安放好后观察半分钟,待血压、心率和节律稳定后施行血管吻合术。如果经正性肌力药物调整后仍不能维持正常血压,应松开固定器将心脏恢复原位。如此反复搬动心脏几次,可起到缺血预处理的心脏保护作用,心脏将会对搬动到异常体位产生适应,可减少对血流动力学的影响。吻合远端吻合口时须提升血压,而吻合近端吻合口时须控制性降压,以防止主动脉侧壁钳夹后导致严重高血压,增加心肌氧耗。在吻合远端吻合口临时阻断血管时,要密切观察心肌缺血和心律失常的发生,一旦出现严重心律失常和ST段急剧抬高,应通知外科医师尽快放置血管内分流器或松开阻断的血管,无法改善的只能重新全身肝素化在体外循环下实施手术。由于不用体外循环,多数患者失血不多,可以不输异体血。对出血多的患者,可采用血液回收机将失血回收处理后回输给患者。

（四）辅助循环

冠心病患者心脏功能严重受损时,需依靠辅助循环措施,以减少心脏作功,提高全身和心肌供血,改善心脏功能。辅助循环的成功主要取决于其应用时机,越早应用效果越好。其适应证为:术前心功能不全,严重心肌肥厚或扩张;术中心肌缺血时间 >120 分钟;术毕心脏指数 <2.0L/(m^2·min),左房压 >20mmHg,右房压 >25mmHg;恶性室性心律失常;不能脱离体外循环。

常用辅助循环措施有:① IABP 为搭桥手术前

6

最常用的辅助循环措施，适用于术前并存严重心功能不全、心力衰竭、心源性休克的冠心病患者，可为患者争取手术治疗创造条件。将带气囊心导管经外周动脉置入降主动脉左锁骨下动脉开口的远端，导管与反搏机连接后调控气囊充气与排气，其原理是：心脏舒张期气囊迅速充气以阻断主动脉血流，促使主动脉舒张压升高，藉以增加冠脉血流，改善心肌供氧；心脏收缩前气囊迅速排气，促使主动脉压力、心脏后负荷及心排血阻力均下降，由此减少心肌耗氧。②人工泵辅助有滚压泵、离心泵两种。滚压泵结构简单，易于操作，比较经济，缺点是血细胞破坏较严重，不适宜长时间使用。离心泵结构较复杂，但血细胞破坏少，在后负荷增大时可自动降低排出量，更符合生理，适合较长时间使用，但也只能维持数天。③心室辅助泵有气驱动泵和电动泵两型。气驱动型泵流量大，适于左、右心室或双心室辅助，但泵的体积大，限制患者活动。近年逐渐采用埋藏式电动型心室辅助泵，连接心尖部以辅助左心功能。④常温非体外循环搭桥手术中，有时出现心率过慢和血压过低而经药物治疗无效者，可继发循环衰竭，此时可采用“微型轴流泵”，采用离心泵驱动血液以辅助循环。在轴流泵支持下施行常温冠脉搭桥手术，比体外循环下手术出血少，心肌损伤轻。轴流泵的优点是：用患者自体肺进行血液氧合；不需要阻断主动脉；不存在缺血再灌注损伤；降低心脏负荷，减少心肌耗氧，增加心肌血流，增强心肌保护；减少肝素用量，减少手术出血。

四、术后管理

（一）保持氧供

1. 维持血压和心脏收缩功能，必要时辅用小剂量儿茶酚胺类药。同时保证足够的血容量，使中心静脉压维持满意水平。应用小剂量硝酸甘油，防止冠脉痉挛和扩张外周血管。

2. 维持血红蛋白浓度，尤其是心功能不全、高龄、术后出现并发症而增加机体氧耗和需机械通气辅助的重症患者，血红蛋白浓度应维持 10g/dl 和 Hct 30% 左右，不宜太高。

3. 维持血气及酸碱平衡，充分供氧，调整呼吸机参数使血气达到正常水平。积极治疗酸中毒、糖尿病及呼吸功能不全。

（二）降低氧耗

1. 保持麻醉苏醒期平稳，避免手术后期过早减浅麻醉，应用镇静镇痛药以平稳渡过苏醒期。

2. 预防高血压和心动过速，针对性使用 α 受体阻滞剂（乌拉地尔）、β 受体阻滞剂（美托洛尔）和钙通道阻滞剂。心率控制在小于 80 次 /min，其心肌缺血发生率约为 28%，而心率高于 110 次 /min 者则可增至 62%。

（三）预防桥血管痉挛和栓塞

术后桥血管痉挛和栓塞是再发心肌梗死的主要病因。小剂量硝酸甘油可有效防止静脉桥和内乳动脉桥血管痉挛的发生。对于采用桡动脉为桥血管的患者，应尽早使用钙通道阻滞剂地尔硫䓬等防止血管痉挛的发生，并持续口服至术后 6 个月。在严密监测凝血功能的情况下，如无明显出血倾向，应在 48 小时内恢复使用抗血小板药物阿司匹林，监测使用后的凝血状况和出血倾向，如胃肠道和泌尿系统出血等。

（四）早期发现心肌梗死

冠脉搭桥患者围手术期心肌缺血发生率为 36.9%~55%，其中 6.3%~6.9% 发生心肌梗死。临床上不易发现小范围局灶性心肌梗死。大范围者则引起低心排综合征或严重心律失常，其中并发心源性休克者约占 15%~20%，死亡率高达 80%~90%。并发心力衰竭者为 20%~40%。早期发现心肌梗死具有重要性，其诊断依据有：①主诉心绞痛；无原因的心率增快和血压下降；②心电图出现 ST 段及 T 波改变，或心肌梗死图像；③心肌肌钙蛋白（cTn）、CK-MB、肌红蛋白（Myo）、核素扫描 99m 锝 - 焦磷酸盐心肌“热区”心肌显像可支持早期心肌梗死的诊断，有重要价值。

（五）术后镇静镇痛

术后疼痛可导致机体一系列病理生理改变，如肺活量降低，肺顺应性下降，通气不足，缺氧和二氧化碳蓄积；患者不能有效咳嗽排痰，易诱发肺不张和肺炎；患者焦虑不安、精神烦躁、睡眠不佳，可使体内儿茶酚胺、醛固酮、皮质醇、肾素 - 血管紧张素系统分泌增多，引起血管收缩、血压升高，心率加快、心肌氧耗增加；还可引起内分泌变化，使血糖上升，水钠潴留、排钾增多；引起交感神经兴奋，使胃肠功能抑制，胃肠绞痛、腹胀、恶心、尿潴留等。

考虑到肝素化后硬膜外镇痛有引起硬膜外血肿的可能性，建议采用静脉镇痛。常用药物有吗啡、芬太尼、舒芬太尼、盐酸氟吡洛芬、曲马多和盐酸右美托咪定等。

第五节 体外循环心血管手术的特殊问题

一、心肌保护

体外循环手术可能引起心脏泵功能、血流动力学、心电图、心肌能量代谢、血浆生化以及心肌超微结构等多方面的明显变化,其程度取决于术中心肌保护,也关乎到术后恢复是否顺利、有无并发症及其严重程度等。因此,必须十分重视围手术期的心肌保护措施,并密切监测:①心泵功能及血流动力学指标,包括心输出量、射血分数、舒张期压力和容积及顺应性、动脉血压、中心静脉压、左房压、肺动脉压等;TEE 监测室壁异常运动、心室壁厚度、左心整体功能等;②心电图监测心率、节律、各波段形状与压力;再灌注损伤导致的心律失常包括快速性心律失常和缓慢性心律失常,前者有室性心动过速、心室纤颤、房性心动过速、心房纤颤等;后者有房室传导阻滞、窦性心动过缓、心脏停搏等;③心肌能量代谢及血浆生化改变,可反映心肌缺血缺氧期和缺血再灌注损伤期的变化,包括能量代谢、血清酶及心肌结构蛋白异常;④心肌超微结构改变,与心肌阻断血流时间长短无相关性;超微结构损伤包括基底膜缺失、质膜破坏、肌原纤维结构(收缩带、肌丝断裂、溶解、线粒体肿胀、嵴断裂、溶解、空泡形成、基质内致密物增多等)的破坏等。关于心肌保护措施的研究目前仍是热点。

6

(一) 心脏保护液的组成成分

20 世纪 50 年代到 80 年代间主要采用晶体心肌保护液灌注心肌施行心肌保护,其间为使保护液的成分更有益于心肌代谢、细胞活动和超微结构,在其中添加了某些能量物质、清除代谢产物、清除氧自由基、钙拮抗剂等药物(如氧、天门冬氨酸盐、硫氮䓬酮、镁、磷酸肌酸、辅酶 Q_{10}、硫蛋白,以及中药丹参、葛根等),都取得较好的效果。1978 年有学者报道临床采用含血心肌保护液,其优点是增加心肌氧供,补充心肌能量物质,胶渗压接近生理水平,利于维护微循环功能。大量临床实践证明,含血心肌保护液优于晶体停搏液,并观察到白细胞是体外循环激活机体炎性反应的主要原因,据此在含血心肌保护液灌注时加用白细胞滤过器,证实血浆 CK、CK-MB 明显降低,电镜心肌线粒体损伤较轻,说明加用白细胞滤器可进一步保护心肌。表 69-4 为目前临床常用心肌保护液的特点和适应证。

表 69-4 心肌保护液特点和适应证

温度	优点	缺点	适应证
冷晶体(0~4℃)	心脏停搏确实	不提供氧和心肌营养	先天性心脏病、短时间阻断患者
浅低温含血(32~34℃)	无缺血和再灌注损伤	容易气栓,不易控制	阻断时间短的简单手术
中低温含血(26~29℃)	避免了深低温和常温的缺点	晶体用量多	先天性心脏病、瓣膜病、搭桥手术、危重患者心脏手术
深低温含血(4~6℃)	心肌降温确实	冠状动脉冷挛缩,摄氧降低	阻断时间较长的手术
常温含血(35~37℃)	无降温和复温损伤	影响手术野	

(二) 心肌保护液的灌注方法

常用方法有顺行或逆行灌注,顺行、逆行灌注选择一种或同时使用;持续或间断灌注。无论采取何种灌注方式,只有保证心脏停搏液均匀分布到心肌各个区域,达到充分灌注时,才能有效发挥其心肌保护作用。顺行灌注包括主动脉根部顺行灌注和冠状动脉开口直接插管灌注,其中前者为最常用的心肌保护灌注方法。对于不切开升主动脉的所有心脏手术均可采用此方法灌注。直接冠状动脉开口处插管灌注适用于主动脉瓣关闭不全或需切开主动脉的手术时所采用的灌注方法。逆行灌注是经冠状静脉窦插管灌注的心肌保护方法,适用于需切开主动脉根部的心脏手术,对于冠状动脉阻塞或严重狭窄、主动脉瓣功能不全致冠状动脉灌流减少,二次冠脉搭桥术期间发生冠脉栓塞以及瓣膜手术患者,逆行灌注具有较好的保护作用。但其缺点主要为对右心室的保护效果较差。对于阻断时间短的手术可采用单纯冷晶体灌注,而含血持续灌注常用于阻断时间较长手术的心肌保护。顺逆结合灌注通过顺行灌注快速诱导心脏停搏,加强右心室和室间隔灌注,再利用逆行灌注冠状动脉阻塞远端的心肌,预防冠状动脉栓塞,减少主动脉阻断时间。

（三）心肌保护液的温度

冷心肌保护液灌注可降低心肌温度和减少氧耗，已知冷灌时并非温度越低越好，理由是：①深低温心肌保护液可抑制钠 / 钾 ATP 转运而产生心肌水肿；改变血小板和白细胞膜的稳定；微血管阻力上升；15℃保护液增加心肌 ATP、CP 消耗，术后心律失常及肺并发症较多；②采用常温心脏停搏，氧需可减少 90%；采用 22℃者氧需也仅减少 97%。Buckberg 提出，对围梗死期心源性休克患者采用标准冷停搏液的死亡率为 30%~70%，如果采用温血灌注则死亡率可降至 10% 以下。③有学者提出温血间断灌注，可使心肌在常温下获得充分的氧供及能量基质补充，关键在于两次灌注的间隔时间。为尽量缩短心肌缺血时间，两次间隔时间以 10 分钟左右效果较满意。④目前按心肌保护液温度不同，可分以下几类灌注方法：常温灌注；中低温灌注；深低温灌注；冷诱导停搏→冷灌注；冷诱导停搏→冷灌注→开放升主动脉前温灌注；温诱导停搏→冷灌注→开放升主动脉前温灌注。

（四）阻断及开放升主动脉时的体外循环灌注量和压力

升主动脉阻断前如果心脏仍处于搏动状态，则阻断后体外循环的高灌注量和压力可使心脏排出阻力增加，因而严重损伤心肌；如果心脏处于室颤状态，则体外循环高灌注量和压力可使已无排血能力的心脏膨胀、心肌拉长而受到损伤。因此，须注意：①在阻断升主动脉同时，应降低体外循环灌注量和压力；在阻断后应立即开始心肌保护性灌注；②心脏手术完毕、开放升主动脉恢复灌注时，也应相应采用体外循环低流量和低压力，使缺氧的心肌不至于立即膨胀，使氧供不至于骤然增加而引起大量氧自由基释放和心肌损伤加重；③心搏复苏后需在室壁张力低、心脏空虚的条件下保持心脏搏动一段时间，以后再根据心肌收缩力量逐渐增加心室容量。

（五）灌注心脏停搏液的最佳流率

有学者在冠脉搭桥手术中用温停搏液进行逆灌和静脉矫正灌注，认为灌注流率至少要达到 200ml/min，才能较好地冲洗出代谢产物，并增强心室功能。

（六）非体外循环心脏搏动下手术的心肌保护

在不阻断升主动脉、心脏保持搏动的条件下手术，可从根本上防止心肌缺血缺氧及缺血再灌注损伤。从保护心肌角度看这是较理想的方法，但冠脉搭桥手术在心脏搏动的情况下操作将十分困难，同样也给麻醉和心肌保护带来挑战。此时，麻醉操作可利用药物诱导产生心动过缓，以方便冠状动脉吻合操作，同时维持心脏前后负荷，维持心脏氧供耗平衡和全身组织器官正常灌注。

（七）先天性心脏病小儿心肌保护

小儿心脏结构和功能与成人有不同处；发绀与非发绀先天性心脏病患儿的心脏也有区别。已证实成人所用的心肌保护液配方不适合小儿心肌保护，但目前尚无一致公认适用于小儿的理想配方，有待继续深入研究。

（八）超极化停搏液

高钾停搏液在体外循环心脏手术已有 30 余年的应用历史，其效果肯定，但存在某些问题。如果使心肌细胞膜电位去极化，从静息膜电位 –80mv 提高到 –50mv，快 Na^+ 通道失活，容易出现心脏舒张性停搏；同时在这种膜电位下可使细胞内 Ca^{2+} 超载。应用极化或超极化停搏液，静息膜电位可达 –70mV，从而可避免或减轻去极化后离子不平衡带来的损害。增加高能磷酸盐，可减少心肌再灌注损伤，故能更好地保护心肌。

（九）心肌缺血预处理

1983 年 Barber 等观察到短暂而多次阻断犬冠状动脉前降支，其心电图的变化轻于一次性阻断后。1986 年 Murry 等报道心肌缺血预处理，可使心肌对抗随后的持续缺血侵袭，可重复施行，同样有效，其保护作用表现在心肌梗死范围缩小，心脏舒缩功能改善和抗心律失常作用增强。其机制尚不清楚，但与下列因素的支持有关：①腺苷在缺血预处理中起重要作用，可激活细胞内 G 蛋白，进一步激活蛋白激酶 C（PKC），从而起到保护效果；②在应激状态下，心肌可迅速激活并合成大量热休克蛋白（HSP），以抵抗各种应激原的作用，产生抗氧化等保护作用；③ 1992 年 Yamashita 等报道心肌缺血预处理可产生延迟性的心肌保护作用，可持续数 10h 至数日，其机制与 HSP 和 SOD 合成增多有关。此项结果启示，如果在临床上采用某种能产生与腺苷或热休克蛋白等同样作用的药物，将可能对缺血再灌注损伤产生早期性和延迟性的心肌保护功效，有待深入研究阐明。

二、缺血再灌注损伤

机体组织器官缺血后，可通过心脏手术、冠脉搭桥、断肢再植、器官移植或溶栓再通等治疗，使缺血组织器官重新获得血液灌注，称为缺血再灌注，其所产生的实际效果常表现为双重性，即多数由组织器官的功能得到改善或恢复，但有的其功能不仅不恢复，相反使功能障碍和结构损伤更为加重，这种现象称为缺血再灌注损伤，是一种广泛而复杂的病理生理过程，可发生于机体的心、脑、肺、肝、肾、胃肠、肌肉、皮肤等各种器官。引起缺血再灌注损伤加重的因素有：①缺血时间愈长，损伤愈重；②缺血组织对氧需求愈高，损伤愈重，与氧自由基形成愈多有关；③已有侧支循环形成者，损伤减轻；④高钾和高镁对再灌注损伤有保护作用；高钠和高钙可加重再灌注损伤。目前对缺血再灌注损伤的机制尚不完全清楚，随着研究的深入，有以下几方面认识。

（一）自由基

机体的自由基分两大类，由氧诱发的氧自由基，包括超氧阴离子自由基、羟自由基和单线态氧；由氧自由基与多聚不饱和脂肪酸作用后生成的中间代谢产物，称脂性自由基，包括烷自由基、烷氧自由基、烷过氧自由基等。自由基的化学性质活泼，氧化作用很强，一旦形成后即会迅速攻击构成生物膜的脂类、糖、蛋白质及细胞内核酸，使生物膜遭受损伤。H_2O_2 虽不是自由基，但氧化作用也很强。现将 H_2O_2 和氧自由基系统统称为活性氧。

正常细胞代谢过程中仅产生少量自由基，同时也产生内源性抗氧化物，包括超氧化物歧化酶、过氧化氢酶、谷胱甘肽过氧化物酶、维生素 C、维生素 E、类胡萝卜素、辅酶 Q 等，其功能在于及时清除自由基及过氧化物，保护细胞免受损伤。组织缺血时，由于氧自由基生成增多，上述平衡状态即被打破，即形成自由基损伤。而在缺血组织再灌注时，氧自由基生成将进一步增加，从而加剧损伤。氧自由基的主要生成途径为缺血引起细胞内 ATP 分解产物次黄嘌呤大量积聚。当再灌注恢复供氧后，次黄嘌呤氧化生成黄嘌呤，继而黄嘌呤氧化又生成尿酸。在上述两个过程中都有电子转移，使 O_2 得到电子即生成超氧阴离子自由基。线粒体是细胞内产生 O_2 和 H_2O_2 的主要来源。缺血时，线粒体电子传递发生障碍；再灌注时，提供电子接受分子氧而产生大量自由基。再灌注促进前列腺素合成，通过花生四烯酸级联反应也产生自由基。再灌注也激活缺血组织区的中性粒细胞，产生 NADPH 氧化酶作用。在缺血组织恢复供氧的情况下产生超氧阴离子自由基，后者进一步生成 H_2O_2 和羟自由基。H_2O_2 在氯离子存在时，通过氯化氧生成单线态氧。

活性氧不论在细胞内生成，还是在白细胞产生，一旦超过机体抗氧化和清除能力时，细胞即会出现损伤，主要是膜磷脂结构的不饱和脂肪酸过氧化，使膜系统直接受损害；而生成的脂质过氧化物和其他脂质水解产物又可进一步加重膜损伤。活性氧还使蛋白质变性和线粒体功能障碍，严重者膜的完整性破坏而促进细胞内钙超载，最终导致细胞死亡。

（二）钙超载和钙振荡

缺血可引起细胞内 Ca^{2+} 浓度增高，缺血 10~15 分钟时明显升高。再灌注后细胞内 Ca^{2+} 将进一步增加，其增加量与缺血严重程度呈平行关系，且过程非常迅速，约在再灌注 10 分钟内即可接近最高值；此时电镜检可见细胞内钙盐沉着的致密小体。心脏缺血再灌注时，血管内皮细胞和心肌细胞内均有 Ca^{2+} 沉积，由此可引起一系列障碍，如激活膜磷脂酶而促进膜磷脂分解，导致细胞质膜及细胞器膜损伤。膜磷脂分解过程中产生溶血磷脂而进入线粒体，即抑制 ATP 合成；而钙离子又激活 ATP 酶促进 ATP 分解，由此造成 ATP 能量急剧减少而加速并加重细胞损伤。

近年的实验观察到，缺血再灌的细胞内发生“钙振荡”现象。再灌可迅速激活细胞内的两个阳离子泵，即肌浆网钙泵（Ca^{2+}-ATP 酶）和肌纤维膜钠泵（Na^+-ATP 酶）。Ca^{2+} 泵激活后将促使细胞浆 Ca^{2+} 被泵入储存 Ca^{2+} 的肌浆网池。若泵入的 Ca^{2+} 数量超过肌浆网池的容量，Ca^{2+} 又从肌浆网池释入细胞浆，由此造成胞浆 Ca^{2+} 浓度时低时高，如此反复进行即形成自发的“振荡”，一直持续到多余的 Ca^{2+} 被排出细胞外为止。Ca^{2+} 排出有赖于 Na^+/Ca^{2+} 交换体的充分激活。将 Ca^{2+} 从细胞浆排出到细胞外的能力取决于细胞内外的 Na^+ 浓度梯度。维持足够大的跨膜 Na^+ 浓度梯度又需依靠膜 Na^+ 泵不断把胞浆内的 Na^+ 排到细胞外。

钙超载和钙振荡的结果都是引起心肌细胞过度收缩。胞浆内过高的 Ca^{2+} 激活肌纤维而产生不可控制的过度收缩，同时细胞结构单元变性，使心肌细胞的缩短程度超过可逆性范围。这种不可逆的细胞缩短叫“过度收缩”，同时相邻的心肌细胞过度收缩可致细胞相互分离和坏死。

（三）细胞内 pH 和渗透压

缺血时 ATP 生成被破坏，同时无氧代谢导致胞浆内 H^+ 浓度增加，由此可形成细胞内和细胞间酸中毒。缺血再灌注后，细胞间 pH 迅速恢复正常，

但细胞内仍维持高 H^+ 浓度，从而形成细胞内外的 H^+ 浓度梯度，并激活 Na^+/H^+ 交换体，由此可出现两种后果：①细胞内酸中毒迅速减轻，因其所致的肌纤维收缩也减轻，这是再灌注早期对细胞内酸中毒的保护作用，但细胞内 H^+ 的快速排出，削弱了此种保护作用；② Na^+/H^+ 交换体激活后，在 H^+ 排出的同时出现 Na^+ 流入细胞内，此时又需要 Na^+ 泵将过量的 Na^+ 排出到细胞外。在 Na^+ 过负荷超过 Na^+ 泵能力时，可继发激活 Na^+/Ca^{2+} 交换机制，在 Na^+ 外流的同时出现 Ca^{2+} 内流，从而又引起细胞内钙超载。这两种后果都引起心肌"过度收缩"，使心肌细胞产生不可逆性损伤。Na^+/H^+ 交换体在细胞容量调节上起着重要作用。当心肌缺血而无氧代谢终末产物堆积时，细胞内渗透压负荷增高。当缺血再灌注时，细胞外代谢产物迅速被冲洗掉，从而可形成细胞内、外渗透压梯度，导致水分进入细胞，使细胞膜经受膨胀的机械拉伸，细胞损伤即加重。

（四）内皮细胞激活

20 世纪 80 年代早期有人提出"内皮细胞激活"概念，认为在缺血缺氧和炎性因子刺激下，血管内皮细胞表面的受体和配体发生数量改变，从而导致内皮细胞执行新的功能。这种内皮细胞表面的改变称之为"内皮细胞激活"。心肌梗死 3~6 小时内即可出现激活的内皮有中性粒细胞聚集，峰值发生在血管闭塞后第二天。在心肌梗死前再灌注 3 分钟起，即可见中性粒细胞迅速聚集，峰值出现在 2~3 小时内。缺血越严重，中性粒细胞聚集也越加剧。中性粒细胞一旦黏附于内皮细胞，即可激活并释放氧自由基，而氧自由基又进一步激活内皮细胞，促成机体炎性反应的正反馈，从而构成细胞损伤。随后中性粒细胞将穿过内皮细胞间隙而游离到血管外，并参与对心肌及血管缺血再灌注损伤的过程。

中性粒细胞激活内皮细胞后，胞浆内的 Weibel-Palade 小体立即释放 P 选择素到内皮细胞表面。P 选择素与白细胞表面的 L 选择素相结合，使白细胞松松地黏附在内皮细胞表面，并以比正常慢 100 倍以上的速度缓慢地向前滚动，这是白细胞渗出的第一步，缓慢滚动延长了白细胞与内皮细胞的接触时间，并对内皮细胞释放血小板活化因子与白介素 -8，依次发挥激活白细胞的有利作用。此时白细胞由圆变扁，L 选择素随即从白细胞表面脱落。此时内皮细胞表面新表达的细胞间黏附分子 -1 与白细胞表面的 β_2- 整合素结合，构成白细胞与内皮细胞的牢固黏附。黏附后，在细胞因子与化学趋化物质的作用下，白细胞穿过内皮细胞间隙而向内皮下移行，此时在内皮细胞连接处产生上调表达的血小板内皮细胞黏附分子 -1。血小板内皮细胞黏附分子 -1 和白细胞表面的 β_2- 整合素相结合，介导了白细胞的游出运动。

（五）中性粒细胞介导的损伤

虽然激活内皮细胞的分子信号在缺血期间即已产生，但并不引起白细胞介导的损伤，直到再灌注开始后才出现白细胞介导的损伤，即中性粒细胞经过牢固黏附，并穿过内皮细胞移行时才被激活，从而造成心肌细胞严重非特异性损伤，组织学出现收缩带形成。

由于游出到血管外的白细胞膜突然破裂，释放大量自由基和其他毒性物质，作用于内皮细胞与心肌细胞的膜脂质和核酸，由此导致细胞功能障碍、水肿，直至细胞死亡。氧自由基还与不饱和脂肪酸发生反应，形成脂质过氧化物和过氧化氢，进而又抑制许多连接在膜上的酶系，破坏肌浆膜的完整性，导致细胞水平的细胞内钙超载和心肌兴奋 - 收缩脱偶联。临床上表现为心脏顿抑。

自由基刺激内皮细胞释放血小板活化因子，血小板活化因子反过来又进一步激活白细胞促进白细胞渗出，构成一个逐步放大的正反馈。被激活的白细胞还释放许多蛋白分解酶，破坏心肌细胞和细胞外基质，此时在缺血心肌中可查出白细胞释放的酶类增加，包括弹性蛋白酶、髓过氧化物酶等，这些酶都可破坏内皮功能而导致心肌水肿和心肌细胞功能障碍。

血小板与白细胞一样，在缺血再灌注损伤组织中聚集，并导致内皮细胞和实质细胞损伤。其机制也是通过与内皮细胞表面的 P 选择素相黏附、滚动并聚集成膜。血小板膜上的 P 选择素还促进血小板与白细胞相互作用，激活的血小板释放有力的促炎因子，并调整白细胞功能。血小板与内皮细胞的相互作用，与白细胞与内皮细胞的相互作用有所不同，前者不仅在小静脉内，也明显在小动脉内，此与小动脉靠近血管壁的血小板数量比小静脉者多有关。由于血小板直径比白细胞小，在靠近血管壁处所受的切应力也小，所以内皮细胞 P 选择素与血小板 P 选择素相互黏附的作用较弱。

（六）无再流现象和微血管损伤

在缺血再灌注研究中，Kloner 等用染料标记物经血管注射到缺血再灌注心肌，发现有些再灌注区域并无染料渗入，作者称之为“缺血心肌恢复动脉血供而仍不能得到灌注”现象，即“无再流”现象。其机制为：①大量白细胞黏附在被激活的内皮细胞，导致毛细血管栓塞；②渗出的白细胞释放蛋白水解酶，消化内皮下基底膜，导致内皮细胞水肿、分离和血管通透性增加。组织水肿又造成血管受压，使毛细血管腔变窄，再加分离的细胞和细胞碎片脱落，共同造成毛细血管阻塞；③受缺氧和氧自由基激活的内皮细胞释放组织因子及血小板活化因子，促进血小板聚集和凝血反应，造成毛细血管内微栓；④微血管本身收缩。正常的血管张力调节依靠内皮细胞释放前列腺素 I_2、腺苷和 NO 等舒血管物质。当缺血再灌注损伤后，这些舒血管物质通过下调或灭活，同时氧自由基抑制 NO，从而导致血管收缩。另外，缺氧后再氧合可使内皮细胞释放内皮素 -1 增加 1 倍，再加花生四烯酸代谢产物白三烯 B_4 和内皮细胞释放的血栓素 A_2 等因素的作用，都可引起血管收缩。总之，微血管再灌注损伤包括：内皮细胞依赖的血管舒张功能减弱，即内皮功能障碍；无或低再流；微血管通透性增加。

（七）细胞因子和转录因子 NF-κB

在缺血心肌再灌注前即出现补体激活，可检出 C5a 的存在，在梗死邻接带也可检出。经 C5a 刺激的肥大细胞释出肿瘤坏死因子和组胺。待再灌注开始后，肿瘤坏死因子和组胺都刺激内皮细胞产生两种反应：①即时反应，从 Weibel-Palade 小体释出 P 选择素到细胞表面，介导白细胞黏附及白细胞滚动，一般在数分钟内消失；②延迟反应，在细胞内经历蛋白质重新合成，然后表达相关黏附分子和细胞因子到细胞表面或释放到细胞外，此过程需历时数小时，表达高峰出现在刺激后 4~6 小时。其机制是：细胞外缺氧、肿瘤坏死因子、白介素 -1 等的刺激作用于细胞膜，通过蛋白激酶途径激活细胞质中的转录因子 NF-κB。NF-κB 是细胞内重要的基因转录调节因子，涉及许多炎性细胞因子、趋化因子、干扰素、MHC 蛋白、生长因子、细胞黏附分子和病毒基因的转录。在正常情况下，NF-κB 与一种抑制蛋白（I-κB）相结合，呈无活性状态；当蛋白激酶脱磷酸化使 I-κB 磷酸化后，可使 NF-κB 解离而致 NF-κB 活化，并自由进入细胞核，启动相应的基因开始转录，同时 I-κB 进一步降解。此过程约需 4 小时，峰值在 8~24 小时。被激活的内皮细胞经过信号转导，NF-κB 激活，经过重新合成，在细胞表面表达 E 选择素、细胞间黏附分子 -1、组织因子、白介素 -1、白介素 -8。E 选择素和细胞间黏附分子 -1 介导白细胞与内皮细胞黏附。白介素 -1 又刺激相邻的内皮细胞，激活 NF-κB，形成正反馈，放大内皮细胞激活反应。白介素 -8 为重要的白细胞趋化因子，吸引中性粒细胞并将其激活，诱导其脱颗粒，从而造成组织损伤。在再灌注的第 5 小时或第 6 小时开始有白介素 -10 的表达，峰值在 96~120 小时。白介素 -10 是一种抗炎性因子，可以下调促炎细胞因子的表达，对细胞产生保护作用，有利于损伤组织的修复。

综上所述，缺血再灌注损伤是一个由许多因素密切联系、相互影响及综合作用所产生的复杂病理生理过程。细胞和组织经受缺血侵袭后，先产生适应性改变，但在缺血的程度和持续时间超过一定限度时，细胞和组织即可受损伤甚至死亡。再灌注既是对缺血的一种恢复过程，但又会带来新的再灌注损伤。再灌注损伤可以看作①从分子水平观察，主要是自由基生成过多和细胞内钙超载所造成的细胞损伤；②从细胞水平观察，白细胞被激活，造成白细胞黏附、渗出和释放活性氧和蛋白酶等一系列毒性物质；内皮细胞被激活，有黏附分子表达和细胞因子释放，从而可进一步促进炎性反应和凝血反应；③从组织水平观察，出现微循环障碍、微血管通透性增加以及无再流现象；④从器官水平观察，表现为再灌后的心律失常、心肌顿抑等功能障碍。

三、炎症反应

（一）炎症反应概念

各种外源性和内源性有害刺激引起机体组织损伤时，可出现吞噬和清除等反应，并表现为以血管反应为主要特征的局部和全身反应，即为炎症反应。这是机体的防御性反应，但也存在引起自身伤害的潜在危险。炎症反应可分为急性炎症和慢性炎症。在体外循环手术中所涉及的主要是急性炎症反应，可持续数天至一个月，具体有以下几方面表现。

1. 血流动力学改变　组织受损伤后立即出现细小动脉短暂收缩，但随后又迅速广泛扩张，致血流量增加和血流加速，随之血管通透性增加，液体渗出血管，最后出现血流停滞、血管内的白细胞与内皮细胞黏附，并游出血管进入组织间隙。

2. 血管通透性增高　微循环血管通透性的维持主要依靠内皮细胞的完整性。在炎症损伤时，血管内皮细胞坏死或脱落，内皮细胞完整性遭到破坏，即出现血管通透性增加；另外在炎性介质的作用下内皮细胞收缩，可致内皮细胞之间形成0.5~1.0μm的缝隙，从而促进血管通透性增加。

3. 白细胞变化　炎症时白细胞十分活跃。首先是白细胞渗出，并通过释放酶、化学介质和自由基等来引起组织损伤。白细胞受刺激后，首先在血管内离开轴流，沿内皮细胞滚动，导致内皮细胞表面衬覆一层滚动的白细胞；随后在内皮细胞黏附分子及肿瘤坏死因子促进下，白细胞与内皮细胞牢固黏附，并在内皮细胞连接处伸出伪足，穿过内皮细胞间隙游出血管到组织，向着刺激物按每分钟约5~20μm的速度作定向移动，并参与各种反应。单核细胞、淋巴细胞等也同样游出血管；因血管内皮损伤或坏死，红细胞也被推出到血管外。

4. 参与炎症反应的主要成分　炎症反应是以血管系统为主引起的局部和全身性防御反应，涉及许多组织和器官，其主要的参与成分如下。

(1) 血管内皮系统：内皮细胞表面带负电荷，是血管内壁表面的机械屏障，是维持血液流动状态的重要条件，还是重要的代谢和内分泌器官，其代谢旺盛，在抗血栓形成、止血、物质转运、血管张力调节、参与血管壁细胞生长调节和血管通透性调节等方面起着重要作用。其在生化方面有许多特异作用，包括：①生成前列环素、血管内皮细胞松弛因子、血小板激活因子、血管紧张素转换酶、内皮细胞素等物质，用以调节血管平滑肌张力；②藉其生成的前列环素、纤溶酶原活化物、抗凝血酶Ⅲ及肝素样物质蛋白聚糖，灭活促血栓形成的活性胺；③内皮细胞结合血浆中肝素，产生抗血栓形成作用；④内皮细胞合成vWF和抗纤溶活化物，达到止血功能；⑤内皮细胞通过对流、弥散，经内皮细胞间隙扩散、吞饮小泡转运等方式调节血管通透性，使血浆蛋白只有1%~10%能通过血管进入组织；⑥内皮细胞遭损伤时，上述各种功能都将受到影响，尤其是抗血栓功能减弱和促血栓功能增强，由此可带来危害。

(2) 血小板：骨髓的造血干细胞分化发展成巨核细胞，成熟的巨核细胞胞浆裂解，其脱落的小块胞质即为血小板，直径2~3μm，平均寿命7~14天，生理功能只有2天。血小板在静止时呈圆盘状，无细胞核；激活后呈棘球状，膜表面带电荷，可融合入血管内皮细胞，在维持内皮细胞完整和修复内皮细胞中起着重要作用。血小板的主要功能为止血、凝血。

(3) 白细胞：白细胞与红细胞和血小板不同，属有核细胞，可分粒细胞、单核细胞及淋巴细胞。①粒细胞占白细胞总数60%，又分为中性、嗜碱性和嗜酸性粒细胞。中性粒细胞占绝大部分，穿过血管壁进入组织后发挥作用，包括释放花生四烯酸，进一步生成血栓素、前列腺素等。嗜碱性粒细胞占白细胞0.5%~1%，其细胞内颗粒含肝素和组胺。嗜酸性粒细胞占白细胞2%~4%，具有吞噬功能、抑制嗜碱性粒细胞的过敏反应。②单核细胞占白细胞4%~8%，细胞内无颗粒，表面带电荷，有更强的吞噬作用，当其进入组织后，其直径可由原来的15~30μm增大至50~80μm，故称组织巨噬细胞。单核细胞和组织巨噬细胞被激活后，释放多种细胞毒、干扰素、白介素等。③淋巴细胞在免疫应答过程中起核心作用，分T细胞（主要参与细胞免疫）及B细胞（主要参与体液免疫）。T细胞占淋巴细胞的70%~80%；B细胞占15%。固定在B细胞膜表面的免疫球蛋白是抗原的特异性受体，当初次接触抗原而致敏时，一部分B细胞成熟变为浆细胞，停留在组织中生存约2~3天。

(4) 血浆：炎症反应除有血管内皮及血液血细胞参与外，血浆成分中的内源性生化物质也可导致炎症，这些物质称之为炎症介质，可分两大类，但相互密切连系，作用交织一起，在正常情况下彼此处于调控和平衡状态。

1) 细胞释放的炎症介质：包括血管活性胺如组胺和5-羟色胺；花生四烯酸代谢物包括前列腺素、白三烯；白细胞激活后产物包括氧自由基、溶酶体酶；细胞因子白介素-1、白介素-8、肿瘤坏死因子等；血小板激活因子；其他如P物质等。

2) 血浆中激肽、补体和凝血系统：包括激肽系统产生的缓激肽，使内皮细胞收缩，血管通透性增加，主要在炎症早期发生作用；补体系统由蛋白质组成，包括20种血浆蛋白和激活的C3、C5，在炎症中起重要作用；凝血系统主要被Ⅻ因子激活，启动凝血系统、纤溶系统、及激肽系统。

(二) 炎症反应的过程

1. 炎症反应的启动　体外循环心脏手术中，有许多扰乱机体生理平衡的环节，首先启动炎症反应，包括：①术中吸引器吸引血液，可激活血小板和白细胞释放血管活性物质和细胞毒性物质，如抗凝血酶Ⅲ、组织纤溶酶原激活剂、纤维蛋白降解产物、游离血红蛋白等。②体外循环血流的剪切应力作用很突出，包括血流动力学改变，心肺机管道装置引起的湍流、气穴和剪切应力，都可引起血液损伤。剪切力 50dyn/cm² 就可使血小板形成伪足及颗粒释放反应；100dyn/cm² 即可激活血小板和白细胞；体外循环期间放大的剪切力可引起血管内皮细胞损伤。③肝素 - 鱼精蛋白复合物的产生，可激活过敏毒素 C3a、C5a，继而激活单核细胞和白细胞脱颗粒，释放血管活性物质。④体外循环中的血氧分压如果达到或超过 400mmHg，即可引起红细胞破坏和产生氧损伤。⑤体外循环装置所用的材料目前尚不能做到不激活血液成分，血液与人工材料接触的第 1 秒即出现作用，表现为无选择地吸附血浆蛋白，接触 5 秒后管道内壁吸附的蛋白层厚度可达 50A（IA=0.1mμm=1/10 000μm），1 分钟时达 125A。被吸附的纤维蛋白原可出现结构及性质改变，成为血栓形成的刺激物，并产生连锁反应。此外，心肺机装置的消毒方法、消毒剂在装置表面的残留数量、材料表面的光滑度、有无碎片或异物脱落、材料表面有无化学物质等都是血液刺激因素。⑥革兰氏阴性杆菌或球菌细胞壁释出的内毒素是另一类启动因素，内毒素是强力激活剂。体外循环期间和体外循环后血内毒素水平均上升，这与内脏血管收缩、肠黏膜缺血、肠道通透性增加，肠内大量内毒素进入血液循环有关。内毒素激活补体，并刺激单核-吞噬细胞产生肿瘤坏死因子、白介素 -1、白介素 -8 等促炎细胞因子，从而可出现全身炎症反应和器官功能障碍，严重者可发展为多器官功能衰竭。

2. 炎症反应的发展　体外循环炎症反应一旦启动，激活血管内皮细胞及血液血细胞成分，包括血小板、白细胞、单核细胞、淋巴细胞等；激活血浆蛋白系统，即补体系统、纤溶系统及凝血系统；凝血系统包括内源性凝血系统、外源性凝血系统。体外循环引起全身炎症反应所产生的炎症介质和血管活性物质及其作用影响，详见表 69-5，表 69-6。

体外循环中常用肝素，虽可达到临床要求，但肝素并非理想的抗凝剂，它仅作用于凝血级联反应的结尾而不是开始。在肝素激活抗凝血酶 - Ⅲ抑制 Xa 和凝血酶之前，已经产生大量强力丝氨酸蛋白酶，因此肝素并不能预防凝血酶的形成，即在体外循环期间即使应用肝素，凝血酶仍照样产生；肝素只是作用于溶解的（游离的）凝血酶，而不能抑制与纤维蛋白结合的凝血酶，不能在凝块中保护纤维蛋白原的逆转，也不能保护血小板和内皮细胞免受凝血酶的激活。另外，肝素增加血小板对不同激动剂的敏感性，也参与白细胞的激活。综上所述，应用肝素抗凝仍照样会引起不利的炎症反应。

表 69-5 全身炎症反应时的主要炎症介质和作用

作用	炎症介质种类
血管扩张	组胺，缓激肽，PGI_2，PGE_2
血管通透性升高	组胺，缓激肽，C3a，C5a，白三烯，PAF，活性氧代谢产物
趋化作用	白三烯，C5a，中性粒细胞阳离子蛋白，细胞因子（IL-8，TNF）
发热	细胞因子（IL-1，TNF）
疼痛	PGE_2，缓激肽
组织损伤	氧自由基，溶酶体酶

3. 炎症反应的终止　体外循环心脏手术启动机体炎症反应，同时也启动机体抗炎反应。例如在凝血反应过程中，内源性可溶性肿瘤坏死因子受体增多，白介素 -1 受体拮抗剂白介素 -Ira 增加，但抗炎性细胞因子白介素 -10 也增加。白介素 -10 可抑制促炎性细胞因子肿瘤坏死因子、白介素 -1、白介素 -6、白介素 -8 等的合成和抑制白细胞激活。这种促炎和抗炎细胞因子的平衡与相互作用，是确定炎症反应大小和预后的重要环节。炎症反应在多数体外循环手术患者是有限的，在尽量解除启动原因下，炎症反应能逐渐减弱直至消失。这种减弱和消失过程的快慢取决于损伤的轻重程度、时间的长短与机体抗炎能力的强弱。

表 69-6 全身炎症反应产生的血管活性物质

激素类	内泌素类	其他
肾上腺素，去甲肾上腺素，肾素	血小板激活因子，PGI_2，血栓素 A_2	补体
C3a，C4a，C5a		
血管紧张素Ⅱ，血管加压素		电解质
Ca^{2+}，Mg^{2+}，K^+	内皮素 -1，NO，5-HT	PGE_2
醛甾酮，心钠素，缓激肽		
高血压素，甲状腺素	组胺，白三烯，蛋白酶，氧自由基 白介素，溶酶体酶	

4. 炎症反应的危害　①体外循环后非手术性出血较常见，通常与肝素、血小板、纤溶、可溶性凝血蛋白缺乏等因素有关；约 5% 体外循环患者在使用肝素后可出现血小板总数下降 30%~50%，且血

小板功能减弱。②体外循环引起的炎症反应可导致机体各个器官功能不全，主要表现在心血管和肺，并发症发生率为1%~2%，严重的急性肺损伤死亡率可高达50%~70%，其原因与炎症反应中血液成分激活和血管活性物质生成有关。③心肌受到缺血缺氧打击，再加白细胞激活和各种活性物质释放，可出现冠状血管收缩、心肌水肿和收缩力下降。④血管活性物质和游离白细胞可导致肺毛细血管通透性增加和肺间质水肿，肺顺应性下降，肺泡表面活性物质改变，容易并发肺不张和肺炎。

（三）减轻炎症反应的措施

1. 药物处理　①皮质类固醇用于心脏直视手术已许多年历史，可扩张血管、增加静脉容量；因血管收缩减轻可改善组织灌注；因稳定溶酶体膜可保护细胞；因抑制磷脂酶激活可提高膜流动性，减少体外循环后心肺组织损伤；可抑制促炎性细胞因子肿瘤坏死因子、白介素-Iβ、白介素-6、白介素-8等生成；可增加抗炎因子白介素-10产生；可预防中性粒细胞黏附于内皮细胞。②抑肽酶从牛肺提取，为丝氨酸蛋白酶抑制剂，用于心血管手术的最初目的是减少术后出血，效果显著。曾经的使用历史也证明了抑肽酶在减轻炎症反应方面也有显著功效，且存在量效关系。但由于大量文献报道抑肽酶影响终末期器官功能，目前全球已经停止使用并停产。③抗氧化剂可抑制氧自由基引起的体外循环损伤。含血停搏液灌注因其红细胞含内源性氧自由基清除剂，因此心肌损伤可减轻。手术前给予维生素C，维生素E和黄嘌呤氧化酶抑制剂，可减少围手术期发病率；辅酶Q_{10}也具有抗氧化作用。

2. 白细胞滤除　白细胞是引起炎症反应的主因。实验证明去除白细胞可减少体外循环中氧自由基介导的肺损伤，减少白细胞在冠脉血管床滞留，减少心肌CK酶释放，降低冠脉阻力，从而可产生保护心脏的功效。对术前氧合能力差或需长时间体外循环的患者，用细胞分离器去除白细胞和血小板，可减少体外循环后肺功能不全发生率。体外循环结束将机器余血经去除白细胞处理后再予回输，可改善术后气体交换功能。用超滤可减少体内水分，减少术后失血，缩短机械通气时间，还可去除体外循环中的某些炎性介质，降低补体激活，明显减少促炎细胞因子肿瘤坏死因子和白介素-6。

3. 改进体外循环装置　心肺机的制作复杂，但至今尚未找到对机体和血液相兼容的理想人工材料，因此尚未能从根本上消除心肺机材料引起的炎症反应，急需不断改进。肝素涂覆于心肺机材料表面，早在30多年前已有人提出，但未能满意完成。近年来肝素涂覆管道的技术已得到改进。临床应用证明可减少补体激活、抑制粒细胞激活、减少血小板黏附、改善血小板功能、抑制促炎因子释放。临床可见拔管时间提前，肺功能改善。如果与抑肽酶合用，可减少术后心肌梗死、出血、心律失常等并发症。但有人认为肝素涂覆管道对血栓形成、血小板激活、出血、ICU时间及并发症发病率并无改善功效。因此尚需进一步实践和研究。此外，对心肺机结构也应从避免血流动力学和血流剪切应力影响去进一步改进，以求血液破坏与激活程度，以及血与气的接触方式等方面能获得最大限度地减轻。

第六节　微创心脏手术麻醉（包括经胸和经血管微创手术）

一、微创冠状动脉手术麻醉

（一）关于微创冠状动脉手术

1976年报道了首例微创直视冠状动脉旁路术，通过左侧胸廓小切口，在搏动的心脏上将左侧内乳动脉移植至左前降支。在随后的50年中，经正中开胸行冠状动脉手术成为最常用的方法。在心脏手术早期，这包含了大的正中切口和相关的并发症，例如切口感染和臂丛神经损伤。寻求和开发微创技术的目的在于避免这些并发症，使患者能够快速康复、快速出院和改善满意度（如美观的切口）。

最初的微创直视冠状动脉旁路术是指经胸前小切口取下左内乳动脉并吻合至左前降支，可以在非体外循环或股动静脉插管的体外循环下进行。胸腔镜和机器人技术的发展避免了胸壁牵拉和相关的并发症。由于单纯使用这种方法操作冠状动脉系统的机会有限，最常见的手术是与采用冠状动脉支架的经皮血管重建技术相结合，即杂交冠状动脉血管重建术。该杂交技术特别适合复杂的近端左前降支开口狭窄的患者，且方便在内乳动脉之外的其他血管植入支架。

完全内镜下冠状动脉血管重建术是指使用胸腔镜和机器人设备通过胸壁小切口进行完整的外科血管重建术，以完成不靠近胸壁切口的冠状动脉病变的血管重建。该技术可以在体外循环和非体外循环下实施，内镜辅助下的冠状动脉旁路移植术可以减少使用机器人的高额费用。使用胸腔镜和非一次性器械代替昂贵的机器人设备来获取内乳动脉，该冠状动脉吻合术可以在搏动的心脏上进行。

微创技术的优点和可能遇到的问题本书不作讨论，选择合适的患者和手术医生的经验对获得良好的手术效果至关重要。

（二）麻醉管理

大多数微创冠状动脉手术技术要求很高，需要多学科团队的密切配合，确定具体的方法，包括手术切口的类型和部位、是否采用体外循环、术中快速处理患者（特别是机器人手术）和达到快通道麻醉的目标，包括早期拔管和充分缓解疼痛。

微创冠状动脉手术通常首选快通道麻醉技术，包括最佳的术后疼痛管理。术中监测应包括有创动脉压、中心静脉压、TEE，对于多支血管病变患者，使用肺动脉导管监测的益处可能大于风险。必须根据手术切口的位置准确放置体外除颤电极，以备不时之需。非体外循环下的手术可能需要采用肺隔离技术。胸腔内注入二氧化碳可能导致血流动力学变化，应密切监测。如手术时间较长，应定期检查器官组织灌注情况和氧供需平衡状况。应做好紧急开胸和转位体外循环手术的各项准备工作，如全身肝素化等。

与常规冠状动脉手术麻醉的重要区别之一在于小切口或胸腔镜下在搏动心脏上的手术需要肺萎陷。通常采用双腔管或支气管封堵器实施肺隔离技术，也有采用高频通气方便术者暴露术野的报道。与单肺通气下的胸科手术不同的是胸腔内需注入二氧化碳，这是胸腔内手术器械操作和在心脏上吻合所必需的，可能造成血流动力学影响。充气压力通常保持在10~15mmHg以下，常有中心静脉压和肺动脉压的明显变化，应密切关注并随时处理。充气压过高时导致心输出量降低，超声心动图可见节段性室壁运动异常，常需补液、缩血管药和强心药用于维持血流动力学稳定。长时间手术时应定时监测尿量、血浆乳酸水平和混合静脉血氧饱和度。

一旦无法维持血流动力学稳定或急剧恶化（包括术野出血），应紧急实施股动静脉插管启动体外循环。任何无法解释的呼气末二氧化碳升高应警觉胸腔内注入的正压二氧化碳吸收增加，而呼气末二氧化碳突然降低应警觉可能有大量二氧化碳气栓形成。由于存在与胸腔内充气相关的血流动力学变化，长时间手术患者建议采用单肺通气，并谨慎地充分监测血流动力学和氧合参数。尽管TEE和肺动脉导管的应用缺乏对预后支持的数据，但对多支血管病变的患者仍有较大帮助。

由于早期下床活动和出院的优势，快通道麻醉成为围手术期管理策略的重要组成部分。与正中切口相比，胸腔镜下小切口的胸壁牵拉疼痛程度更甚，因此充分的疼痛管理对这些快通道麻醉患者的恢复尤为重要，切皮前长效局部麻醉药的肋间神经或其他神经阻滞，并在手术结束时追加剂量有助于整个麻醉的管理和术后疼痛管理。

二、经导管主动脉瓣置换术麻醉

（一）患者的选择与适应证

根据欧洲和美国的指南，经导管主动脉瓣置换术（transcatheter aortic valve replacement，TAVR）推荐用于无法手术或常规主动脉瓣置换术风险极大，预期经TAVR术后可存活超过12个月的重症主动脉瓣狭窄患者。高风险患者通常是指STS评分10%或EuroSCORE评分20%的患者。根据美国心脏病学会指南高风险是指STS预期死亡风险8%或更高，或两个或多个衰弱指数（中度至重度），或最多两个重要器官系统受损，且术后无法改善。选择患者时必须考虑以下问题：①有主动脉瓣置换适应证，常规手术还是TAVR；②TAVR的风险和适应证评估；③选定患者手术的可行性和最合适的通路选择（例如，有严重外周动脉疾病的患者）；④为每例患者选择特定的瓣膜类型和尺寸。

无论是否采用微创技术，主动脉瓣狭窄患者须首先满足主动脉瓣置换的适应证，超声心动图定义的重度主动脉瓣狭窄包括钙化性或先天性主动脉瓣口面积≤1.0cm^2，主动脉流速≥4.0m/s，平均跨瓣压差≥40mmHg等。之后是TAVR的风险和适应证评估，尽管有许多针对主动脉瓣置换术患者的风险评估方法，但这类评分大多数并非针对TAVR专门开发，并且不包括可能影响TAVR决策的特定因素，例如严重钙化的主动脉、衰弱和TAVR具体实施方法。这些风险评分必须与临床判断和心脏团队在患者选择过程中的经验综合考虑。有五项风险指标特别重要，分别为慢性肾脏病史、冠状动脉病变、慢性肺疾患、二尖瓣病变和收缩功能障碍。也有一些适合常规主动脉瓣置换的患者因为局部病因可选择 TAVR，如升主动脉严重钙化、主动脉粥样斑块易脱落和之前有纵隔放射治疗史等。表 69-7 所列为 TAVR 的适应证和禁忌证。

表 69-7 TAVR 的适应证和禁忌证

适应证	禁忌证
钙化型主动脉瓣狭窄	预期寿命不足 1 年
超声心动图：平均跨瓣压差 >40mmHg，或流速 >4.0m/s，或主动脉瓣口面积 <0.8cm^2	因并发症，不可能通过 TAVR 改善生活质量 其他瓣膜病变引起症状只能经常规手术治疗
经评估常规主动脉瓣置换术风险极大	瓣环直径不匹配（<18mm，>29mm）
症状明显	左心室血栓 急性心内膜炎 冠脉开口阻塞风险高 升主动脉或主动脉弓活动斑块 经股动脉或锁骨下动脉途径异常 二叶瓣或非钙化瓣膜 冠状动脉病变 LVEF<20% 经心尖入路：严重肺部疾病，无法暴露心尖 主动脉瓣关闭不全为主的混合病变 肥厚性心肌病 肾功能不全（肌酐 > 3.0mg/dl）或需透析的终末期肾病 严重肺动脉高压和右心功能不全

（二）麻醉管理

实施 TAVR 的患者选择全身麻醉还是入路处局部麻醉加镇静或监护性麻醉的决策取决于入路、机构的实践经验和患者的并发症情况。TAVR 的入路包括经股动脉、经心尖、经主动脉（通过左前小切口或微创切开术）、胸骨上（主动脉或无名动脉）、经颈动脉、腋动脉或锁骨下动脉。最近也有经室间隔入路的报道。除了经心尖和经室间隔入路为顺行，其他所有入路均为逆行。最常见的入路为经股动脉和经心尖入路。从多数文献的调查发现全身麻醉仍是 TAVR 术主流的麻醉方法。经股动脉 TAVR 时也有行髂腹下和髂腹股沟神经阻滞的报道。经心尖入路多数采用全身麻醉，也有采用胸部硬膜外麻醉的报道。

监护性麻醉技术的优势包括避免了全身麻醉的循环抑制作用，降低了血管活性药物的使用，对栓塞性脑卒中患者便于术中监测中枢神经系统，可缩短手术时间和快速恢复患者，同时所需术后监护的要求较低和住院时间较短。但即使采用局部麻醉和监护性麻醉，麻醉科医师必须做好在紧急情况下转位全身麻醉的准备。

但另一方面，全身麻醉也有其自身的优点。气道安全避免了在血流动力学不稳定的情况下紧急气道干预。全身麻醉下使用 TEE 对术中诊断和管理尤其重要。

没有一种麻醉药特别优于其他麻醉药，通常，优先选择血流动力学干扰较轻短效麻醉药以确保手术后早期拔管。依托咪酯、丙泊酚、瑞芬太尼、七氟烷和地氟烷是最常用的麻醉药。

除了标准监测（心电图、脉搏氧饱和度、呼气末二氧化碳、麻醉气体浓度和无创血压），由于手术的复杂性、患者的并发症、术中的心血管损害（尤其是快速起搏）和可能威胁生命的并发症，必须进行有创监测。可以在局部麻醉和全身麻醉下放置有创压监测和中心静脉导管。尽管有文献推荐放置肺动脉导管，但是否每位患者都需要仍存在争议。但对中重度肺动脉高压患者可能有用，因为肺动脉高压本身是 TAVR 患者死亡率的独立风险因素。这类患者也可考虑采用股股转流，至少应该插入大口径的静脉导管便于容量复苏。监测尿量和体温有助于患者的管理。备好其他治疗并发症的相关设备，包括自体血回输、输注泵、复温装置、体外除颤装置、体外起搏装置和主动脉内球囊泵等。

快速心室起搏是 TAVR 术中一个特殊和重要的问题。在球囊主动脉瓣成形期间和诸如 SAPIEN 瓣膜的球囊扩张瓣膜展开期间，使心脏停搏无射血是必要的。而长轮廓的 CoreValve 从主动脉瓣环延伸至冠状动脉上的主动脉，可以逐步释放而不需要快速起搏。快速起搏阶段通常是短暂的，并且在停止起搏后心脏在几秒钟内恢复。期间最重要的是沟通，必须做到有启动命令即刻开始，听到停止命令即刻停止。

TEE 是 TAVR 期间使用的两种最重要的术中成像模式之一。由于辐射暴露对患者和医护人员都是问题，因此更多地可以在无辐射时用 TEE 评估导丝和导管的位置以及瓣膜支架的位置。微型 TEE 探头也可用于麻醉性监护患者。TEE 应在 TAVR 术前、术中和术后评估各种因素。术前评估包括：①主动脉瓣狭窄严重程度和是否存在主动脉瓣反流；②主动脉瓣形态和异常；③主动脉瓣瓣环大小；④左心室大小和功能；⑤主动脉瓣环至冠状动脉开口的距离，必须大于 11mm，避免植入过程中意外的冠状动脉堵塞；⑥管状主动脉直径（直径 > 45mm 是 CoreValve 植入的禁忌证）；⑦胸主动脉是否存在粥样斑块；⑧其他瓣膜的功能异常，尤其是二尖瓣；⑨左室流出道和室间隔肥厚情况。术中评估包括：①定位经心尖入路的心尖穿刺部位；②在植入期间和之后，定位导丝、球囊和瓣膜输送系统的准确位置；③主动脉瓣反流和瓣周漏的严重程度和位置；④植入后瓣膜的跨瓣压差、瓣口面积和流速指数；⑤全心和局部左右心室功能，尤其是快速心室起搏后；⑥可能产生的并发症（新的节段性室壁运动异常、二尖瓣反流、心包积液或压塞、主动脉夹层或创伤和冠状动脉回旋支堵塞）。术后评估包括：①人工主动脉瓣的功能和位置；②左心室功能和二尖瓣反流；③任何可能的并发症（如心脏压塞）；④随访存在的瓣周漏。

（三）并发症及处理

有些患者因为扩张前多次调整球囊或瓣膜位置需较长时间的快速起搏，发生心脏顿抑，在没有药物或机械支持的情况下无法恢复，此时推注小剂量间羟胺、去氧肾上腺素或去甲肾上腺素足以恢复。有时需经中心静脉导管或位于主动脉根部的造影剂入口导管推注小剂量肾上腺素。同时应启动心外按摩，以恢复心输出量和冠状动脉灌注。这些措施无效时应紧急启动体外循环机械辅助。同时，必须快速评估以发现导致该状况的可能并发症，有时开胸是唯一的抢救措施，但开胸手术前必须征得患者家属的同意。

6

局部麻醉患者快速起搏期间会有不适感和恶心，甚至低血压，并随着该过程的延长而恶化。应快速转位全身麻醉，并紧急建立气道。此外，在患者病情稳定后，麻醉科医师应使用 TEE 帮助寻找循环衰竭的原因。术中使用 TEE 可能发现的紧急严重的血流动力学危象的可能病因包括瓣膜栓塞、重度主动脉瓣反流、重度二尖瓣反流、主动脉撕裂或夹层、左心室或右心室穿孔以及低血容量。心室颤动是快速心室起搏后可能出现的另一种罕见并发症，需快速除颤，术前每位患者均应放置体外除颤电极，应及时检测和纠正电解质异常，尤其钾的水平。

最常见的导致转为开放手术的两个并发症为瓣膜栓入左心室和手术导致的主动脉损伤，包括瓣环撕裂、主动脉夹层和穿孔。尽管包括采用体外循环积极处理这些并发症，但死亡率仍高达 46%~67%。而主动脉夹层和穿孔的患者更是高达 80%，严重主动脉瓣反流约占 33%。冠状动脉堵塞的发生率约为 0.7%，主要影响左冠状动脉主干，需紧急冠状动脉处理，成功率约为 82%，30 天死亡率为 41%。另一个相对常见的并发症为血管损伤，发生率为 1.9%~17.3%，但患者的死亡率增加 2.4 至 8.5 倍。其他常见的并发症还包括大出血、心源性休克、急性肾损伤、瓣周漏、脑卒中和术后心肌梗死等。

三、经导管二尖瓣成形术麻醉

过去几年中，针对瓣叶、二尖瓣环或左心室开发了不同的经导管二尖瓣成形技术。MitraClip 是最常用的以导管为基础的二尖瓣成形技术，它模拟 Alfieri 等首次描述的手术边缘到边缘技术并创建了一个双孔二尖瓣。尽管与常规二尖瓣成形术相比残余二尖瓣反流很常见，但即使在使用 MitraClip 四年后，功能分级的降低也与手术二尖瓣成形没有区别。

（一）患者的选择与适应证

慢性重度结构性二尖瓣反流或慢性重度继发性或功能性二尖瓣反流症状严重（纽约心功能分级Ⅲ~Ⅳ）手术风险过高，或经判断不可行解剖结构利于修复手术且预期合理寿命超过 1 年，应考虑行 MitraClip 手术。常规采用的风险评分如逻辑 EuroSCORE、EuroSCORE II 或 STS-PROM 常高估这些患者的死亡率。目前发现该手术的并发症和住院死亡率发生较低。

（二）麻醉管理

MitraClip 手术经股静脉入路实施。首先经房间隔穿刺将可操纵的导引器置入左心房，然后经导引器放入弹夹输送系统与 MitraClip 装置，捕获两个瓣叶后，MitraClip 装置被固定以形成典型的双孔二尖瓣。新一代采用 NeoChord DS1000 系统经心尖在非体外循环下实施人工腱索植入术。

该手术通常在全身麻醉下实施以便为介入医师和超声医师提供最佳的条件。由于患者的高风险状况，必须放置有创动脉压和中心静脉导管，不建议放置肺动脉导管。快通道麻醉技术使大多数患者术后可以早期拔管。心房穿孔致心包积液或压塞的并发症很罕见，但一旦发生，处理一般不需要体外循环。

与 TAVR 相反，该手术主要在超声引导下实施，血管造影可用于房间隔穿刺和显示腹股沟血管，MitraClip 系统的导引在 TEE 监测下实施。

四、微创三尖瓣置换术麻醉

（一）患者的选择与适应证

三尖瓣病变是最常见的心脏瓣膜病之一，主要为三尖瓣关闭不全，其中 90% 以上为继发性三尖瓣关闭不全。其主要病因为心功能不全、房颤、肺动脉高压、永久性起搏器植入后和左心瓣膜（主动脉瓣和二尖瓣）术后。由于三尖瓣关闭不全不断加重右心室负荷，最终导致右心衰竭，且静脉回流受阻导致肝淤血、腹腔积液等，全身情况差，五年存活率不足 50%。在强心、利尿等药物治疗疗效有限，体外循环下三尖瓣成形或置换术风险极高（左心瓣膜术后三尖瓣手术死亡率 15%~30%）的情况下，微创介入三尖瓣治疗逐渐开始在临床开展。介入三尖瓣治疗包括三尖瓣成形和三尖瓣置换，尽管成形手术创伤小，但疗效不确切。在最新的经导管介入三尖瓣装置 LUX-Valve 诞生后，确切的原位经导管三尖瓣置换成为可能。

被选择患者的年龄大于 60 岁，临床诊断为药物难治性重度三尖瓣反流，瞬时反流量 >20ml，肺动脉收缩压 <60mmHg，左心室射血分数 >45%，预期平均寿命 >6 个月，STS 评分 >8 分，无抗凝等禁忌证。

（二）麻醉管理

手术采用全身麻醉部分抗凝下右胸小切口经右心房入路。由于患者病情多危重，常规放置有创动脉压和中心静脉导管。放置 TEE 监测和体外除颤电极备用。经颈静脉放置心室起搏导线。TEE 和 X 线共同用于引导输送器头部跨过三尖瓣口并定位三尖瓣后瓣环，并在三尖瓣释放后，再次定位夹持件钩住前瓣并锚定件平行室间隔，最后垂直室间隔推送锚定针固定三尖瓣。术毕 TEE 用于评估三尖瓣瓣周漏和左心瓣膜的功能情况。

经导管介入三尖瓣置换术可能的并发症包括右冠状动脉损伤、装置脱落、心脏破裂、操作困难和转为常规开胸手术。通常备用体外循环，一旦发生意外需紧急经股股转流辅助。一旦定位成功，手术可即刻完成。通常采用快通道手术麻醉，早期拔除气管导管。由于侧胸小切口较正中切口疼痛更甚，术后须加强疼痛管理，利于快速康复。

（朱文忠）

参考文献

[1] HENSLEY F A, MARTIN D E, GRAVLEE G P. A practical approach to cardiac anesthesia [M]. 4th ed. Philadelphia: Lippincott Williams & Wilkins, 2008.

[2] JONATHAN F F, MARK M S, GREGORY A N, et al. Uncommon cardiac diseases [M]//KAPLAN JA, AUGOUSTIDES J G T, MANECKE, J R G R, et al. Kaplan's cardiac anesthesia: for cardiac and noncardiac surgery. 7th ed. Philadelphia, PA: Elsevier, 2017: 883-973.

[3] 胡小琴 . 心血管麻醉及体外循环 [M]. 北京 : 人民卫生出版社 , 1997.

[4] 张宝仁 , 徐志云 . 心脏瓣膜外科学 [M]. 北京 : 人民卫生出版社 , 2007.

[5] 李立环 . 心脏外科手术麻醉 [M]. 北京 : 人民卫生出版社 , 2011.

[6] 肖文静 , 卿恩明 . 心包剥脱手术的麻醉 [M]// 卿恩明 . 心血管手术麻醉学 . 北京 : 人民军医出版社 , 2006: 258.

[7] LING LH, O H J K, SCHAFF H V, et al. Constrictive pericarditis in the modern era: evolving clinical spectrum and impact on outcome after pericardiectomy [J]. Circulation, 1999, 100 (13): 1380-1386.

[8] DAL-BIANCO J P, SENGUPTA P P, MOOKADAM F, et al. Role of echocardiography in the diagnosis of constrictive pericarditis [J]. J Am Soc Echocardiogr, 2009, 22 (1): 24-33; quiz 103-104.

[9] WELCH T D, OH J K. Constrictive pericarditis: old disease, new approaches [J]. Curr Cardiol Rep, 2015, 17 (4): 20.

[10] KOLESSOV V L. Mammary artery-coronary anastomoses as a method of treatment for angina pectoris [J]. J Thorac Cardiovasc Surg, 1967, 54 (4): 535.

[11] BONATTI J, SCHACHNER T, BONAROS N, et al. Simultaneous hybrid coronary revascularization using totally endoscopic left internal mammary artery bypass grafting and placement of rapamycin eluting stents in the same interventional session: the COMBINATION pilot study [J]. Cardiology, 2008, 110 (2): 92-95.

[12] BONATTI J, SCHACHNER T, BONAROS N, et al. Robotic totally endoscopic double-vessel bypass grafting: a further step toward closed-chest surgical treatment of multivessel coronary artery disease [J]. Heart Surg Forum, 2007, 10: e239.

[13] SLINGER P. Con: the new bronchial blockers are not preferable to double-lumen tubes for lung isolation. J Cardiothorac Vasc Anesth, 2008, 22: 925.

[14] ENDER J, BRODOWSKY M, FALK V, et al. High-

frequency jet ventilation as an alternative method compared to conventional one-lung ventilation using double-lumen tubes: a study of 40 patients undergoing minimally invasive coronary artery bypass graft surgery [J]. J Cardiothorac Vasc Anesth, 2010, 24 (4): 602-607.

[15] HOLMES D R J R, MACK M J, KAUL S, et al. 2012 ACCF/AATS/SCAI/STS expert consensus document on transcatheter aortic valve replacement: developed in collaboration with the American Heart Association, American Society of Echocardiography, European Association for Cardio-Thoracic Surgery, Heart Failure Society of America, Mended Hearts, Society of Cardiovascular Anesthesiologists, Society of Cardiovascular Computed Tomography, and Society for Cardiovascular Magnetic Resonance [J]. J Thorac Cardiovasc Surg, 2012, 144: e29-e84.

[16] NISHIMURA R A, OTTO C M, BONOW R O, et al. 2014 AHA/ACC guideline for the management of patients with valvular heart disease: executive summary: A report of the American College of Cardiology/American Heart Association Task Force on Practice Guidelines [J]. Circulation, 2014, 129: 2440-2424.

[17] PANAYIOTIDES I M, NIKOLAIDES E. Transcatheter Aortic Valve Implantation (TAVI): Is it Time for This Intervention to be Applied in a Lower Risk Population ? [J]. Clin Med Insights Cardiol, 2014, 8: 93-102.

[18] TANG G H, LANSMAN S L, COHEN M, et al. Transcatheter aortic valve replacement: current developments, ongoing issues, future outlook [J]. Cardiol Rev, 2013, 21 (2): 55-76.

[19] MOTLOCH L J, ROTTLAENDER D, REDA S, et al. Local versus general anesthesia for transfemoral aortic valve implantation [J]. Clin Res Cardiol, 2012, 101 (1): 45-53.

[20] PETRIDIS F D, SAVINI C, CASTELLI A, et al. Awake transapical aortic valve implantation [J]. Interact Cardiovasc Thorac Surg, 2012, 14 (5): 673-674.

[21] BERGMANN L, GROSSWENDT T, KAHLERT P, et al. Arrhythmogenic risk of pulmonary artery catheterisation in patients with severe aortic stenosis undergoing transcatheter aortic valve implantation [J]. Anaesthesia, 2013, 68 (1): 46-51.

[22] SEIFFERT M, SINNING J M, MEYER A, et al. Development of a risk score for outcome after transcatheter aortic valve implantation [J]. Clin Res Cardiol, 2014, 103 (8): 631-640.

[23] SMITH L A, MONAGHAN M J. Monitoring of procedures: peri-interventional echo assessment for transcatheter aortic valve implantation [J]. Eur Heart J Cardiovasc Imaging, 2013, 14 (9): 840-850.

[24] SAMALAVICIUS R S, NORKIENE I, DRASUTIENE A, et al. Anesthetic Management and Procedural Outcomes of Patients Undergoing Off-Pump Transapical Implantation of Artificial Chordae to Correct Mitral Regurgitation: Case Series of 76 Patients [J]. Anesth Analg, 2018, 126 (3): 776-784.

[25] TARAMASSO M, VANERMEN H, MAISANO F, et al. The growing clinical importance of secondary tricuspid regurgitation [J]. J Am Coll Cardiol, 2012, 59 (8): 703-710.

[26] MALEK A M, ALPER S L, IZUMO S. Hemodynamic shear stress and its role in atherosclerosis [J]. Jame, 1999, 282 (21): 2035-2042.

[27] TSAI H, SUSSMAN I, NAGEL R. Shear stress enhances the proteolysis of von Willebrand factor in normal plasma [J]. Blood, 1994, 83 (8): 271.

第七十章

血管手术麻醉

目　录

血管手术由于其涉及创面广，累及重要器官多，血流动力学变化大，使得围手术期并发症的发生率和死亡率都远高于其他手术。近年来，随着医疗技术的改进，尤其是跨学科血管内外科技术的发展，许多高危患者都得到了有效的救治。然而，即使是最成熟的血管中心，在主动脉夹层或高危动脉瘤方面，其发病率和病死率仍居高不下。而手术医生在血管手术围手术期，需要调控血流动力学、维护重要器官功能、防治心肌缺血以及保护血液等，这就要求麻醉科医师必须掌握多方面的知识，深入了解相关疾病的病理生理学，熟悉外科手术操作流程，准确判读血流动力学监测结果，并能娴熟地控制和干预血流动力学的变化。

第一节 血管病的分类及病理生理

一、血管病的分类

血管病临床一般分为外周血管疾病和大血管疾病，外周血管病是指主动脉分支以远的血管疾病，包括头臂血管、腹腔血管和下肢血管疾病；大血管疾病是指主动脉主干的病变。本章重点介绍主动脉手术及颈动脉手术的麻醉处理及原则。

二、大血管病的病因、分类和病理生理

（一）病因

1. 动脉粥样硬化　在腹主动脉瘤的病因中动脉粥样硬化占95%，在胸主动脉瘤的病因中只有50%的患者有动脉粥样硬化。

2. 主动脉中层坏死　是一类以主动脉中层弹力纤维坏死和退行性变为特点的疾病，包括马方(Marfan)综合征、囊性动脉中层退化和原发性动脉中层坏死等。

3. 大动脉炎　是一自身免疫性疾病，表现为多发性大动脉瘤形成。

4. 感染性大动脉炎　常见有梅毒性大动脉炎和细菌性大动脉炎。

5. 先天性疾病　主动脉发育不良，如主动脉瓣二瓣化畸形、主动脉缩窄等。

6. 外伤性损伤　如胸外部创伤和心脏手术后。

（二）分类及病理生理

1. 主动脉夹层　主动脉夹层是指血流穿透受损或者薄弱的动脉内膜，在血管壁内形成不断扩大的血肿，导致动脉内膜和外膜分离，形成所谓的假腔或夹层血肿，而真腔则受到假腔的压迫。主动脉内膜撕裂口常位于主动脉经受最强机械应力的部位，如升主动脉，降主动脉和峡部。有些夹层是由于滋养血管（供给主动脉壁血液的血管）破裂导致的，此时没有明确的内膜撕裂口。

（1）病理生理：随着血肿的不断扩大，动脉壁的剥离范围也在不断延伸，可侵犯主动脉全程；血肿压迫真腔使得受压迫近端的血压增高，血压增高的程度视受压迫的程度、部位和压迫形成的速度而定。血压的急剧升高可导致急性左心衰竭。对于胸主动脉远端或慢性形成的血肿，由于受累的血管床较少或侧支循环的建立，使得血压的升高幅度有所缓解。瘤体在延伸的过程中，当血肿远端的动脉内膜发生破裂时，血肿内的血液通过远端破口再度回到真腔，使血肿内的压力增高得以解除，血肿对真腔的压迫也有所减轻，形成真、假腔双腔供血。这类患者如内脏、脊髓、肾脏等重要脏器无缺血，非手术治疗可长期存活。夹层剥离的过程中可侵犯冠状动脉、头臂血管、肋间动脉、腹腔血管、肾动脉等（表70-1）而引起心肌、脑、脊髓、腹腔内脏和肾脏缺血，导致相应的病理生理变化。

表70-1 主动脉夹层可累及的动脉

动脉	发生率%
髂动脉	25.2
颈总动脉	14.5
无名动脉	12.9
肾动脉（单侧）	12.0
左锁骨下动脉	10.9
肠系膜动脉	8.2
冠状动脉	7.5
肋间动脉	4.0
头臂干	3.2
腰动脉	1.6

（2）主动脉夹层的分型：① DeBakey分型：根据内膜撕裂口的位置和主动脉受累的节段，夹层主动脉瘤可分为三型：Ⅰ型，动脉内膜撕裂口位于升主

动脉，夹层可能累及主动脉的全程（升部、弓部和降部）。Ⅱ型，动脉内膜撕裂口位于升主动脉，夹层仅累及升主动脉，止于无名动脉分支发出的部位。Ⅲ型，动脉内膜撕裂口位于降主动脉部分，夹层仅限于降主动脉，主要累及左锁骨下动脉远端；Ⅲ型主动脉夹层可以向近端发辗转变为Ⅰ型夹层。Ⅲ型又可分为以下两种类型：Ⅲa，病变位于膈肌以上的胸降主动脉；Ⅲb，病变累及膈肌以下，胸、腹降主动脉均受累。②Stanford分型：较DeBakey分型简单，但更有临床意义。A型：指所有累及升主动脉的主动脉夹层，不论内膜撕裂口的位置，不考虑夹层累及的范围，临床上A型病程凶险。B型：指那些累及左锁骨下动脉发出部位远端的降主动脉主动脉夹层。A型以外科治疗为主，B型以内科治疗为主（图70-1）。

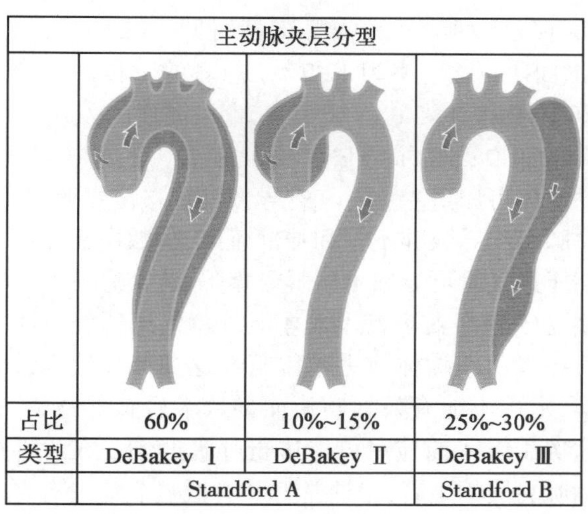

主动脉夹层分型			
占比	60%	10%~15%	25%~30%
类型	DeBakey Ⅰ	DeBakey Ⅱ	DeBakey Ⅲ
	Standford A		Standford B

图70-1 主动脉夹层的分型

2. 主动脉真性动脉瘤 是指动脉壁全层扩张，主动脉内径较正常增加至少50%，导致主动脉瘤样增大。

（1）病理生理：真性动脉瘤动脉壁全层扩张，在没有发生内膜撕裂前不会引起动脉阻塞和脏器缺血。动脉瘤扩张、破裂或骨性侵蚀常可引起胸部和背部疼痛。主动脉根部瘤的患者，常由于瘤体的扩大导致主动脉瓣环扩大，引起主动脉瓣反流；瘤体还可压迫肺和支气管，导致支气管塌陷和肺不张。急性主动脉夹层是主动脉瘤病情恶化最常见的原因。

（2）主动脉真性动脉瘤的分型：根据形态分为梭形和囊形。梭形动脉瘤更为常见，扩张累及主动脉壁的管周全程。囊状动脉瘤仅累及主动脉壁管周的一部分，主动脉弓部瘤通常属此种类型。

3. 主动脉破裂 绝大多数主动脉破裂继发于创伤，可能由于运动物体的突然急性减速对相对固定的主动脉壁产生巨大的机械力，多数病例因主动脉破裂即刻大量出血而死亡。约10%~15%的病例能够被送达医院进行紧急手术。多数主动脉破裂的部位在主动脉峡部，此处因有动脉韧带而位置相对固定，容易在固定和松动的交界处因剪切力而被撕裂；升主动脉相对固定，是发生破裂的第二个常见部位。

4. 主动脉缩窄 主动脉缩窄绝大多数（95%）发生在动脉韧带附近，主动脉管壁呈局限而均匀狭窄，动脉壁中层变形，内膜增厚并向腔内凸出。

（1）病理生理：主动脉缩窄造成缩窄部位近心端高血压和远心端低血压。近端长期高血压导致心肌肥厚、顺应性下降，剧烈的循环兴奋可导致急性肺水肿。晚期心肌失代偿可导致心脏扩大和心力衰竭。长期严重高血压还可导致高血压脑病和眼底损伤。由于主动脉缩窄导致缩窄近端与远端的压差增大，侧支循环逐步建立。丰富的侧支循环可部分代偿缩窄远端的供血不足，但下肢的缺血、缺氧难以避免，严重者可导致肝、肾功能障碍。

（2）分型：临床根据缩窄部位分为幼年型及成人型。幼年型约占10%，为动脉导管近心端的主动脉峡部狭窄，程度比较严重，常合并动脉导管未闭，肺动脉血流部分供应降主动脉；出生后如动脉导管闭锁，则婴儿不能存活。成人型约占90%，多见于成人，为动脉导管远心端的主动脉峡部狭窄，程度一般较幼年型轻，动脉导管已闭锁，狭窄前后的主动脉间有巨大压力差，近心端部分血液可通过侧支循环供应降主动脉分支。

第二节 术前评估与准备

大血管手术往往是限期甚至急诊手术，血管病变广泛，常合并众多其他系统疾病，因此入手术室前应对患者进行全面评估。首先，明确手术的紧迫性（急诊、限期、择期），如果是急诊手术，应增加人力，并进行全面和迅速的术前准备。其次，明确疾病的诊断和病变范围，若病变累及左锁骨下动

脉近端，一般选择正中开胸，若累及左锁骨下动脉远端，则一般选择左侧开胸或胸腹联合切口，根据手术方式调整麻醉方法。最后，大血管病变常伴有多种脏器功能紊乱，以糖尿病、慢性肺部疾病、高血压、肾功能障碍和缺血性心脏病等最为常见，应全面评估患者各系统功能以及对麻醉和手术的影响，拟定围手术期器官保护策略。由于不同学科的风险评估标准和调整目标可能不同，麻醉科医师与心外科或心内科医师之间应进行必要的协商。

一、病情评估及影响因素

（一）循环系统

目前心脏并发症仍是导致大血管手术术后死亡最主要的原因，因此评估引起术后心脏并发症的高危因素是术前评估的重要内容。对于非体外循环的血管手术，可按非心脏手术围手术期心脏评估及管理的阶梯法进行评估。研究表明，充血性心力衰竭、既往的心肌梗死病史、高龄、高度受限的运动耐量、慢性肾功能障碍和糖尿病等都是导致围手术期心脏并发症发生率升高的危险因素。主动脉近端病变常合并有主动脉瓣反流，从而出现相关临床症状和病理改变，如左心室肥厚、扩张、心肌缺血或心功能障碍等。充血性心力衰竭是预测术后并发症的一个强有力因素。测定左室的收缩功能可以提供预后信息。Meta 分析表明，核素显像结果显示左室射血分数 <35% 的患者发生术后心脏事件的可能性增加了 3.7 倍。在血管外科手术患者中，冠状动脉异常者超过 90%，其中有一半以上患有严重的冠心病。研究表明，术前合并冠心病的患者发生术后心脏事件的危险性增加了 2.7~6.2 倍。运动耐量是一个很好的预后指标。体力活动受限的患者其围手术期的危险性大大增加。如果患者可以轻松地走完 500m~1 000m 或上 2~3 层楼而没有心绞痛或呼吸困难，并且没有其他冠心病的症状，一般认为这类患者很少会有左主干、三支血管病变或者严重的左室功能障碍。这类患者可以不需要特殊的无创性检查而直接行手术治疗。对于有症状的冠心病患者，应进一步评估病变范围和冠状动脉病变的严重程度。如果急性冠脉综合征诊断明确，则在胸主动脉手术前或同时行冠状动脉重建术。如果患者是稳定型冠心病，但症状明显，在计划做升主动脉或主动脉弓手术时同时行冠状动脉搭桥术也是适当的；在计划做降主动脉手术时，冠脉搭桥术效果则不明显。对于有心肌缺血的患者，预防性术前服用抗心绞痛和降压药物也是非常重要的。绝大部分血管手术患者患有高血压，并且导致心脏和肾脏等终末器官的损害。左室肥厚即使没有梗阻性的冠脉病变，仍具有发生心内膜下心肌缺血的危险。肥厚的心脏更容易发生舒张功能的障碍，可以造成术后一过性的肺水肿。因此，抗高血压治疗应该持续到手术当日。

（二）呼吸系统

术前的呼吸功能障碍、慢性支气管炎和肺气肿、肺不张和感染是导致术后肺部并发症的主要危险因素。术前肺功能评估包括胸部 X 线检查、动脉血气和肺功能测试。胸部 X 线检查出现异常时需用 CT 进一步明确评估。术前进行动脉血气分析可作为术后比较的基准值。基础高碳酸血症（$PaCO_2$>45mmHg）提示术后肺部并发症发生率会升高。一项研究表明血管外科手术患者，术后肺部并发症（肺炎、呼吸机支持时间 >48 小时、或者 ARDS）的发生率为 12.9%。患者的一秒用力呼气容积（FEV_1）<2.0L/s 者其肺部并发症的发生率大大增加（22.5%，而 FEV_1 >2.0L/s 者为 5.8%）。巨大的瘤体可压迫左主支气管导致气管移位变形，挤压左肺组织导致肺不张和肺部感染，少数由于瘤体长期压迫气管可导致术后气管塌陷，这类患者术后应接受气管内支架置入术才能维持气道通畅。还有些患者由于瘤体或手术侵犯喉返神经导致声带麻痹，术后不能有效地咳痰而导致术后肺部感染，在这类患者术前应尽可能进行呼吸锻炼。在急性主动脉夹层的患者，术前常合并有低氧血症。有严重低氧血症者，除非需要紧急手术，一般应在肺部损伤缓解后，再行手术或尽可能选择主动脉腔内支架术，否则外科手术不可避免地加重肺损伤，导致术后呼吸功能衰竭甚至死亡。有些急性或慢性主动脉夹层的患者由于瘤体周围的炎性渗出可出现大量胸腔积液，可加重低氧血症，应在术中积极抽取。

（三）中枢神经系统

大量临床调查表明，高龄（>70 岁）、高血压、糖尿病、脑卒中和一过性脑缺血病史、动脉粥样硬化是导致术后中枢神经系统并发症的危险因素。有短暂性脑缺血发作史的患者需要充分评估颈动脉疾病，包括使用颈动脉多普勒超声、计算机断层扫描（CT）和磁共振成像（MRI）等。一般认为当一侧颈动脉狭窄大于 60% 且有脑缺血的临床表现时，应考虑先择期行颈内动脉内膜剥脱术，再行主动脉手术比同期进行两个手术安全性要高。近期卒

6

中的患者应该推迟择期手术至少2周，最好在6~8周。在手术前应进行脑部的CT或MRI检查，以排除缺血性卒中的出血性转化。

血管手术患者如同时存在椎动脉或基底动脉环狭窄时，极易发生术中脑缺血，患者耐受术中低血压的程度和时间明显缩短，这些患者术中脑保护极为重要。当主动脉病变累及头臂血管时也可导致脑供血不足。在主动脉夹层的患者，当剥离侵犯肋间血管时，可导致脊髓供血减少，大范围的急性主动脉夹层（剥离到脊髓胸8~腰2以下时）可能导致术前患者截瘫。如果患者脊髓的侧支循环能很快代偿，可表现为一过性截瘫；如不能及时代偿，可能导致永久性的截瘫。术前必须密切观察神经系统的体征变化，任何神经系统功能恶化的征象都是急诊外科干预的指征。

（四）内脏器官

许多进行动脉重建的患者术前常常伴有肾功能障碍或急性肾衰竭。术前血肌酐水平 >2mg/dl 是非心脏重大手术后心脏并发症的独立危险因素。术前肌酐清除率 <60ml/min 是择期血管外科手术后短期及远期死亡率升高的独立危险因素。对肾功能损伤的血管外科患者，围手术期使用β受体阻滞剂和他汀类药物可降低患者的死亡风险。术前肾功能障碍的患者，术后发生肾衰竭和心脏并发症及死亡的危险性大大增加。对于需要长期透析治疗的患者，应在手术前一天或手术当天进行一次透析治疗。除了基础肾功能异常之外，术前和术中使用造影剂具有直接的肾毒性，可能损伤肾功能。

胃肠道有广泛的侧支循环，即使内脏血管发生阻塞性病变，通常仍可以充分维持肠道的血供。但有腹部手术史的患者，侧支循环可能被破坏，此时单支的血管病变可能导致严重并发症。据一项报道主动脉术后的结肠梗死发生率为1%~2%，小肠梗死的发生率为0.15%，如果存在上述并发症，其死亡率将高达90%。对于有突发性急性中心性腹痛但腹部体征不明显的患者，要高度怀疑有无肠系膜动脉栓塞。如果在肠道发生坏疽前4~6小时内进行紧急手术治疗重建血运，可以在很大程度上降低死亡率。

（五）血液内分泌系统

当患者出现大范围的夹层并形成夹层血栓时，夹层内的血栓形成可消耗大量的血小板、凝血因子，同时如伴有肝功能不全使凝血因子的生成减少，患者可出现出血倾向和/或贫血。如病情许可，术前应积极调整，给予升红细胞和血小板的药物，维护肝功能，促进凝血因子的生成。如需急诊手术应积极准备红细胞、血小板和新鲜血浆。

糖尿病患者术后出现器官损伤问题的风险显著增加，这些问题包括心脏、肾脏、伤口愈合和感染等并发症。所有患者术前都应检测血糖水平，糖尿病患者需密切监控血糖水平，避免血糖过高或过低，避免使用长效药物，在手术当天早晨需复查血糖。

二、术前准备

（一）麻醉前用药

1. 镇静 主动脉病变的患者术前紧张可能引起血压升高或心绞痛发作，甚至引起瘤体破裂。对于择期手术患者，根据患者总体状况，术前晚口服司可巴比妥钠0.1g或其他镇静催眠药，术前1小时口服地西泮10mg或司可巴比妥钠0.1g，术前30分钟肌内注射吗啡10mg。对于急诊手术的患者，如伴有高血压也需充分镇静。入室开放静脉后给予咪达唑仑3~5mg或丙泊酚50mg静脉注射。如患者出现低血压或怀疑瘤体破裂，应避免术前使用镇静镇痛药，尽快进入手术室，快速建立体外循环。

2. 镇痛 瘤体或夹层血肿可牵拉位于主动脉外膜的感受器产生疼痛，疼痛刺激可进一步导致患者血压升高和心率增快。术前有效的镇痛可降低瘤体破裂的发生率。常用的术前镇痛药为吗啡，一般给予10mg肌内注射即可以达到有效的镇痛目的，同时有一定的镇静效果。患者自控镇痛（PCA）也可用于这类患者。

3. 控制血压和心率 在镇静镇痛基础上，必要时可联合应用降压药控制收缩压在100~120mmHg，心率60~80次/min，慎防血压升高导致夹层破裂。在急性主动脉夹层的患者，目前主张应用硝普钠和艾司洛尔联合降压降心率。有使用β受体阻滞剂禁忌者，可应用非二氢吡啶类钙通道拮抗剂控制心率，如地尔硫䓬。

（二）麻醉前准备

1. 急救用药 在诱导前应准备好艾司洛尔10mg/ml或美托洛尔1mg/ml、硝普钠（5μg/ml）或硝酸甘油（50μg/ml）、去氧肾上腺素（50μg/ml）以备急用。

2. 静脉通路 建立一个快速的静脉通路十分重要。一般应建立一个大口径（12G）的外周静脉通路，同时用8.5F的鞘管置于颈内静脉内，侧口用于快速输液（最好与输液加热器连接）。

3. 气管插管　在行胸降主动脉手术的患者，术中应使用双腔气管插管以便于手术野的暴露。由于瘤体往往压迫左主支气管使其向胸骨侧移位，插管时难以准确到位，所以这类手术建议选择右侧双腔气管导管。

三、术中监测

（一）常规监测

1. 循环监测　由于大血管手术操作可导致血流动力学巨大变化，因此密切的循环监测是确保手术安全的重要手段。

（1）血流动力学监测：术中应常规监测中心静脉压和有创动脉压，涉及主动脉弓部远端手术应建立上、下动脉通路，具体原则是：①在有两侧上肢动脉压较大时，选择压力高的一侧监测有创动脉压。②在胸降主动脉瘤手术时，有时需在左锁骨下动脉近端阻断主动脉，所以上身动脉压监测应用右桡动脉（如需右锁骨下动脉插管例外，此时可用颞动脉行动脉压监测）。③下半身动脉压测定应选择股动脉插管对侧的股动脉或足背动脉。肺动脉导管一般不常规使用，术前存在射血分数低下（<30%）、充血性心力衰竭史、严重肾功能不全（术前血肌酐 >2.0mg/dl）或肺心病者可考虑选用。它对于血容量、心肌功能和脏器的灌注可提供很好的信息。

（2）心肌缺血的监测：围手术期心肌缺血的监测中，心电图仍然是重要的监测手段。但由于患者体位和心脏相对位置的改变，侧卧位时Ⅱ导联心电图对心肌缺血的监测变得不敏感。血管外科手术的患者，心电图表现为 ST 段压低比 ST 段升高更为常见。行血管外科手术治疗的患者中有 20%~50% 表现为 ST 段压低。对于有明显的冠状动脉疾病危险因素的患者，术中监测心肌缺血最敏感的导联是 V_5（灵敏度为 75%）或 V_4（灵敏度为 61%）。同时监测 V_4 和 V_5 导联其灵敏度为 90%，而监测Ⅱ和 V_5 导联的灵敏度为 80%。自动的 ST 段监测可以提高心电图变化的发现率。ST 段监测可发现 40% 经食管超声心动图监测诊断的心肌缺血和 75% 经心电图诊断率的心肌缺血。

（3）TEE：由于 TEE 监测方法既直观又全面，使其成为大血管手术围手术期非常重要的监测工具。TEE 可用于术中监测心肌功能和容量状态。TEE 通过观察心室壁运动异常来检测心肌缺血，通常比肺动脉导管或心电图更敏感。此外，可以诊断主动脉根部疾病、急性主动脉夹层和新发主动脉瓣膜功能异常。TEE 还可以帮助指导左心引流插管的放置。

2. 呼吸监测　常规监测 SPO_2、$P_{ET}CO_2$ 和气道压。SPO_2 可及时发现术中低氧血症，尤其在单肺通气期间。$ETCO_2$ 可及时指导主动脉单纯阻断和开放期间通气量的调整。气道压的升高往往提示肺顺应性的改变或导管位置变化。

3. 温度监测　术中应同时监测外周和中心温度，指导降温和复温。升主动脉插管灌注时，鼻咽和食管温度在降温和复温时变化快于肛温和膀胱温度，其温差随降、复温速度的不同最高可达 5~10℃；股动脉插管灌注时其温差明显减小。另外，鼻咽温度不能准确地反映脑部温度，应综合判断脑部温度。过快复温可使脑组织暴露在高温下，加重脑损伤。

（二）特殊监测

1. 脊髓监测

（1）脑脊液压力监测：术前患者已出现下肢肌张力下降、截瘫或涉及胸降主动脉的手术应监测脑脊液压力和行脑脊液引流。一般在 $L_{3\sim4}$ 或 $L_{4\sim5}$ 间隙穿刺并将导管置入蛛网膜下腔，有单向压力控制活瓣的导管可以在压力超过设定压力值时自然引流出脑脊液。一般是在术后第一或第二天患者凝血机制恢复正常后才决定撤除脑脊液引流。

（2）体感诱发电位（SSEP）和运动诱发电位（MEP）：这些监测技术有利于在术中观察对脊髓供血有重要作用的肋间动脉，从而将其吻合到人工血管。如果通过监测发现存在脊髓缺血，术者应移动阻断钳的位置或通过提高动脉压来增加脊髓血管的侧支循环，增加脊髓血供。也可以通过脑脊液引流、局部低温或鞘内给予罂粟碱等措施来保护脊髓。这些方法将在后面介绍。SSEP 监测只对脊髓后柱缺血敏感，对前柱缺血不敏感；吸入麻醉药和低温可干扰 SSEP 信号；外周神经缺血可延长信号的传导时间。为了避免这一干扰有研究采用硬膜外脊髓刺激来代替外周神经刺激。MEP 可成功地用于监测脊髓前柱缺血，采用大脑皮质运动区或颈段脊髓刺激，在胭神经处记录信号是目前常用的监测技术。虽然此方法可较精确地监测脊髓缺血，但在技术方面要求较高，同时肌松药、低温和吸入麻醉药也可影响监测结果。

（3）脊髓温度监测：在行胸降主动脉瘤手术时

选择性进行脊髓温度监测。一般是在 $L_{1\sim2}$ 间隙穿刺并置入带有温度探头的硬膜外腔导管，在监测硬膜外腔温度的同时还可用于进行硬膜外腔局部冷盐水降温。一般维持硬膜外腔温度在 34℃可起到良好的脊髓保护作用。

2. 脑监测

(1) 经皮脑氧饱和度（$rScO_2$）：$rScO_2$ 可实时监测脑的氧代谢，其值的动态变化反映其监测局部氧供状态。在选择性双侧脑灌注时，如两侧 $rScO_2$ 有明显差别，往往反映灌注导管位置不当，应立即调整。在选择性单侧脑灌注时，如对侧 $rScO_2$ 明显下降则提示患者基底动脉环发育不全，应及时行双侧脑灌注。$rScO_2$ 相对水平下降至术前基础值的 80% 以下，或小于绝对值的 50%，则提示术后不良事件的发生率增加。患者吸氧后基础 $rScO_2$ 仍低于绝对值的 50% 是术后 30 天和 1 年病死率的危险因素。但 $rScO_2$ 监测不能反映微栓情况，它仅反映监测部位局部情况，且局部微循环状态也影响其结果。

(2) 脑电图（EEG）：EEG 反映的是大脑皮质神经元的自发电活动。低温和麻醉加深可以引起与缺血相似的 EEG 变化，但一般来说继发于麻醉或低温引起的 EEG 变化是双侧的，而大脑半球缺血所引起的 EEG 变化只影响单侧大脑的电活动。EEG 检测不到局灶性的栓塞。在 DHCA 时，许多中心常规行脑电图监测以指导停循环的时机和脑代谢抑制药的应用。

(3) 体感诱发电位（SSEP）：与只监测皮质功能的 EEG 相比较，SSEP 还可评价深部脑组织结构的功能。这些神经结构的任何损伤都在 SSEP 上有特征性的改变，通常是幅度降低和（或）潜伏期延长。如果发生严重的神经损伤，皮质诱发电位将会完全消失。常用的麻醉药物都可导致与脑缺氧极为相似的 SSEP 变化。因此术中需要维持较浅的麻醉才能发现脑灌注不足。

(4) 经颅多普勒（TCD）：TCD 是一项监测大脑中动脉血流速率的技术。术中血流速度相应降低 40% 时，就有 EEG 的明显变化。TCD 可以监测术中急性血栓和气栓性阻塞和微栓塞。TCD 流速测定与 $rScO_2$ 有较好的相关性。

第三节 麻 醉 方 法

一、硬膜外阻滞

连续硬膜外阻滞适用于腹部及腹部以下大血管手术。手术部位在肾动脉以上，阻断腹主动脉时间应限制在 30~45 分钟以内较安全，如果超过此时限应考虑采用其他麻醉方法。硬膜外阻滞可降低外周血管阻力，减轻阻断主动脉对后负荷的影响，因阻断肾交感神经，减弱反射性血管收缩，增加下肢和移植血管血流量，术后还可进行镇痛治疗，预防由于疼痛导致的高血压。如果手术范围较大，出血较多，硬膜外麻醉方法存在明显不足。

对于需要开胸手术的患者，通过胸部硬膜外注入麻醉性镇痛药和 / 或局部麻醉药获得良好的麻醉作用，对于提高肺活量可能会特别有效。硬膜外应用麻醉性镇痛药而不加局部麻醉药可以保存感觉和运动功能，并可以早期评估神经功能的完整性。全身麻醉联合硬膜外麻醉的缺点是增加主动脉开放后严重低血压的发生率。

椎管内血肿是抗凝作用下硬膜外麻醉的一种罕见并发症，重者可发生截瘫。使用噻吩并吡啶抗血小板治疗、低分子肝素、临床有明显凝血功能障碍的患者不建议用椎管内麻醉，以免引起椎管内血肿。

二、全身麻醉

（一）麻醉诱导

大部分主动脉手术选择气管内插管全身麻醉。麻醉诱导总的原则是维持稳定的血流动力学状态。麻醉诱导过程应该缓慢可控，避免高血压和低血压，高血压可导致瘤体破裂，而低血压可导致心肌缺血；心率维持术前的基础水平，过快的心率会导致心肌缺血；维持稳定的血流动力学比选择麻醉药和麻醉方法更为重要。

对于伴有高血压的患者，硫喷妥钠和丙泊酚都可安全地用于诱导，而对于有心功能障碍者，依托咪酯是很好的选择。小剂量咪达唑仑（3~5mg）与大剂量芬太尼（10~20μg/kg）联合应用可用于高血压和心功能良好的患者。在气管插管前给予低浓度的吸入麻醉药或给予气管内表面麻醉可缓解气管插管反应。诱导前应酌情减少降压药的使用。

手术开始前30分钟应预防性应用抗生素。

（二）麻醉维持

通常选择静吸复合维持麻醉。间断追加肌肉松弛药及阿片类麻醉性镇痛药。中低温时麻醉药物可以减少用量，深度低温时麻醉药物可以停用。切皮、锯胸骨等强手术刺激前宜加深麻醉。麻醉维持以阿片类镇痛药、小剂量强效吸入麻醉药辅助静脉麻醉药为主。如需要采用经颅MEP监测，则选择全凭静脉麻醉，避免使用肌松药。在有截瘫的患者禁用去极化肌松药。

（三）主动脉阻断和开放的病理生理改变和处理

随着外科手术技术的提高，一些主动脉手术可以在常温非体外循环下完成。如常温非体外循环下完成全主动脉弓置换、全胸主动脉置换、腹主动脉置换和全胸腹主动脉置换等。这就要求术中在不同的水平阻断主动脉。主动脉阻断所引起的病理生理改变是复杂的，它与许多因素有关，包括：阻断水平、心功能状态、阻断近端和远端的侧支循环、血容量、交感神经系统的激活程度及麻醉药物和技术。

1. 主动脉阻断　多数腹主动脉置换手术是在肾动脉以下水平阻断的，但对累及肾动脉或内脏动脉的血管置换术，则必须在肾动脉或腹腔干以上水平阻断主动脉。而累及范围更高的胸腹主动脉疾病，高位阻断主动脉会严重影响循环系统，并导致其他重要器官的缺血缺氧。阻断水平是最重要的影响因素，位置越高，引起的血流动力学波动越大，涉及的脏器缺血范围越大。

(1) 循环和代谢改变：①阻断近端血压显著升高：阻断主动脉可导致急剧的血压升高，这是由于主动脉血流阻力突然增大，心脏后负荷急剧增加所致，同时心肌收缩力、前负荷和交感神经激活也起了重要作用。②静脉压显著升高：膈肌以上阻断主动脉会引起静脉压的显著升高。这是由于高位阻断时，肝、脾等内脏器官血供急剧减少，同时交感神经激活导致体内儿茶酚胺急剧释放，使肝、脾等内脏储血池收缩，血容量重新分布，在几秒钟内就可由阻断远端转移到阻断近端。静脉回流急剧增加导致动脉压、中心静脉压、肺毛细血管嵌压、左房压和左室舒张末压都急剧升高。③心肌氧耗增加，可引发心肌缺血和心力衰竭：在有左室功能不全或冠脉储备低下的患者，后负荷的突然增加使左室射血分数急剧下降，同时左室舒张末容积和室壁张力增加，心肌耗氧量明显增加；高室壁张力导致心内膜下心肌缺血加重，使心功能进一步恶化。如此时患者右心功能正常，增加的右心输出量和减少的左心输出量最终可导致急性肺水肿和急性左心衰竭。另外动脉压的急剧增高通过压力感受器反射性地抑制心脏，也可促进心力衰竭的发展。TEE检查发现腹腔动脉以上的主动脉阻断，MAP升高了54%、PCWP升高了38%、射血分数（EF）下降了38%。另外，92%的患者有节段性室壁运动异常。而腹腔动脉下的阻断，MAP、PCWP升高10%、EF下降10%，但仍有33%的患者出现室壁运动异常。肾动脉下的阻断引起的变化更轻微，一般不引起室壁运动改变。④全身氧耗降低：在胸主动脉水平阻断可降低全身氧耗约50%，这可能是由于阻断远端血流急剧减少；阻断近端血容量显著增加，动-静脉分流增加所致，表现为SvO_2的上升，组织氧摄取率的减少。⑤远端血压降低：阻断远端的动脉压和血流分别减少70%~90%和80%~90%，此时远端脏器的灌注血流直接依赖于阻断近端和远端间的侧支循环的丰富程度及近端压力。如术中应用硝普钠维持阻断近端的血压在阻断前水平，将进一步降低阻断远端的动脉压（50%），这对阻断远端的脏器保护非常不利。一般来说在动脉慢性阻塞性病变（如慢性主动脉夹层）的患者，由于侧支的形成使得阻断远端血流对阻断近端动脉压力的依赖性减少。而在动脉非阻塞性病变（如真性动脉瘤）或急性主动脉夹层的患者，阻断远端血流将明显依赖阻断近端动脉压力。

(2) 处理：在心功能受损和冠脉储备低下的患者，胸主动脉阻断对循环系统有着极大的挑战，及时合理的处理包括减轻前、后负荷、冠脉扩张药、正性和负性肌力药对维护患者的心功能、保持血流动力学的稳定起决定作用。硝普钠是临床最常用的降低后负荷的药物。研究显示，胸主动脉阻断的患者应用硝普钠可以维持稳定的左室功能。有研究在术中用异氟烷或氨力农（在有心功能障碍时）来代替硝普钠降低后负荷。这些策略应该在阻断前开始使用，使主动脉收缩压在阻断钳夹之前降至90mmHg。由于阻断远端脏器血流是压力依赖性的，降低心脏后负荷将进一步减少阻断远端脏器血流。因此在心功能和冠脉储备良好的患者，即使近端平均动脉压达120mmHg也是允许的，但需要与外科医生保持沟通。在有心功能障碍和患者不能耐受较高的动脉压或脊髓存在缺血易感因素时应考虑应用一些辅助措施（将在本章另行讨论）来改

6

善阻断远端氧的供需平衡。

随着阻断部位的升高(如在左颈总动脉与左锁骨下动脉间阻断主动脉时),阻断部位近端的血管床急剧减少,动脉扩张药的降压作用明显下降。此时降低心输出量才是最有效的控制血压的手段。一般通过降低前负荷和控制心率来调控心输出量。阻断后严格控制前负荷可有效地降低心输出量,减少心脏作功,改善心肌氧的供需平衡。虽然硝酸甘油和硝普钠可有效地扩张血管,减轻心脏前、后负荷,但采用头高位更能快速有效地减少静脉回流,迅速、可逆性调节静脉压,是临床常用的调节前负荷的处理方法。在一些患者有时还需应用正性肌力或负性肌力药来调节心功能。主动脉阻断时导致的心肌缺血和局部室壁运动异常即便应用了硝酸甘油,室壁运动异常仍然持续存在,但一般在开放主动脉后即可迅速消除。

在阻断时由于氧耗和 CO_2 产量的减少,如维持正常通气量则可导致过度通气,应减少通气量,维持动脉血 CO_2 分压在正常范围。

2. 主动脉开放

(1)循环和代谢改变:主动脉开放引起的血流动力学改变取决于:阻断水平、阻断时间、辅助循环的应用和血管内血容量。低血压是开放后最主要的循环改变,在胸主动脉开放时可导致严重的低血压。阻断远端反应性充血和手术野血液的大量丢失导致的相对或绝对低血容量,以及外周阻力的突然下降是引起低血压的主要原因。从缺血组织中冲洗出来的乳酸、肾素 - 血管紧张素、氧自由基、前列腺素、中性粒细胞、激活的补体、细胞因子和心肌抑制因子等也是引起低血压和器官功能障碍的重要原因。主动脉开放后由于机体需要偿还阻断期间的氧债,表现为全身氧耗增加、SvO_2 下降、组织氧摄取率升高和 CO_2 产量增高。

(2)处理:为了避免开放后的严重低血压,麻醉科医师应与外科医师、灌注师保持密切联系,了解手术的每一过程,在主动脉开放前作好充分的准备;包括容量的补充、减少或停止扩血管药的应用、减少强效吸入麻醉药。对肾动脉下阻断,在开放前快速补充 500ml 以上的液体可缓解开放后的低血压。而对腹腔动脉上阻断者,在开放前则可以更为积极地补充容量。开放后发生严重低血压时可给予适当剂量的缩血管药或用手指压迫主动脉以缓解血压的下降,必要时可重新阻断,待一切调整和准备妥当后再缓慢开放主动脉。由于大量的炎症介质和乳酸的升高有时会导致心功能和循环的抑制,此时单纯通过容量调整往往难以维持循环,需要应用或联合应用多种血管活性药来维持心功能和血管张力。此外,应及时补充 $NaHCO_3$ 纠正酸中毒;阻断和开放前可考虑使用甘露醇,可能对组织损伤有保护作用。

第四节 手术中重要脏器的保护

一、脊髓缺血和截瘫

缺血和截瘫是主动脉手术的严重并发症,其发生率在不同的中心有很大的差别。在急性 B 型夹层,脊髓缺血的发生率为 19%~38%。在胸腹主动脉瘤手术,截瘫的发生率可高达 10%。在涉及范围较广的主动脉夹层手术可达 20%。

1. 脊髓动脉的解剖 脊髓依赖两条脊髓后动脉和一条脊髓前动脉供血,脊髓前动脉供应 75% 的脊髓,是由左右椎动脉的颅外支汇合而成,沿脊髓前下行,沿途接受根动脉的血液供应。脊髓前柱的运动神经元和神经、上颈段脊髓主要依靠椎动脉供血,脊髓胸段中部由脊髓前动脉供应,通常只接受一根从左侧或右侧肋间动脉发出的传入血管。传入血管在脊髓后部的 T_2 到 T_8 之间也很少有侧支循环。供应胸腰部脊髓(从 T_8 到圆锥终末丝)的动脉起源于根动脉,叫做 Adamkiewicz 动脉(图 70-2)。有 60% 的人该动脉起源于左侧。75% 的人在 T_8 和 T_{12} 之间与脊髓前动脉汇合,而有 10% 的人在 L_1 和 L_2 之间汇合。其起源的变异可导致一些肾下的主动脉手术也会发生截瘫(发生率为 0.25%)。尽管还有其他的根动脉供应这第三部分的脊髓,脊髓前动脉的血流主要依赖于 Adamkiewicz 动脉。由于脊髓的血供很大程度上依赖于侧支循环,而且血流方向通常是双向的,因此在血压较低的时候,脊髓的血供可能发生"窃血"和"供应"到身体其他部位。如果主动脉阻断部位比较高,这种情况就可能发生。脊髓后动脉供应 25% 的脊髓,其接受大脑下动脉和后动脉、椎动脉、根动脉的血液,供应脊髓后柱感觉纤维和神经元。

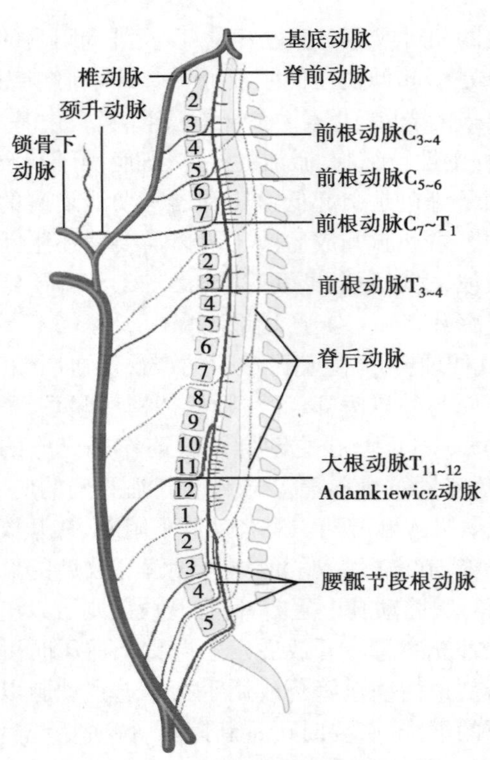

图 70-2 脊髓动脉的解剖

2. 脊髓保护 脊髓缺血是一种灾难性的并发症，研究者花了很大的精力设法来预防脊髓缺血。有许多方法被用于胸主动脉手术中的脊髓保护，包括在阻断期间维持阻断近端的高血压、局部或全身低温、脑脊液引流以及其他各种保护脑和脊髓的药物。

(1) 维持阻断近端血压：如患者情况允许，在阻断时应尽可能维持近端较高的压力(平均动脉压在100~120mmHg以上)，这可通过增加椎动脉血流，继而增加脊髓前动脉血流来改善阻断部位以下的脊髓血供。

(2) 低温：低温是最为普遍应用，也是最可靠的缺血性损伤的保护方法。温度每下降1℃，组织耗氧量下降5%。将脊髓温度降至34℃可使阻断时间增加一倍，由于组织代谢率的降低与温度的降低呈线性相关，所以中度低温和深低温可提供更好的脊髓保护。脊髓的中度或深度低温可通过全身体外循环和部分体外循环来达成。30~32℃的低温，结合左心转流和CSF引流可将阻断安全时间延长至70分钟。另外脊髓低温也可通过局部降温来实现，这可通过选择性肋间动脉灌注或硬膜外输入4℃盐水来完成。

(3) 脑脊液引流：接受胸腹主动脉手术的患者，推荐给予脑脊液引流。脊髓的血供依赖于脊髓灌注压，在高位阻断时它等于远端平均动脉压减脑脊液压(或中心静脉压中的高值)。与脑的自身调节相似，在生理条件下，当脊髓灌注压在50~125mmHg范围变动时，脊髓通过自身调节维持血流不变。在低温或高碳酸血症时其自身调节消失，脊髓血流变为压力依赖性。由于脊髓处于一骨性椎管内，在椎管内除脊髓外还有脑脊液和血管系统，三者任何一方容积的变化都将影响其他方，如脑脊液压力增加必将压迫脊髓和血管系统，当脑脊液压力大于脊髓血管内压力时，脊髓血管受压使其管径变窄，血管阻力将大大增加，此时即使脊髓的灌注压不变，脊髓血流也将急剧减少。在行主动脉阻断时CSF压可增加10~20mmHg，达25~35mmHg，此时行CSF引流降低CSF压，不仅增加了脊髓灌注压，更重要的是其缓解了脑脊液对血管的压迫，从而可明显改善脊髓血供。另外在术中结扎的一些上胸段根动脉，可能会加重CSF压升高导致的脊髓缺血。因此持续至术后的CSF引流可预防术后低血压和脑脊髓水肿导致的脊髓缺血。一般在术中控制脑脊液压力在8~10mmHg，在术后早期将脑脊液压力控制在10~12mmHg。当确定患者四肢可以活动后，将脑脊液压力控制在12~15mmHg。脑脊液引流技术虽然在胸腹主动脉手术广泛使用，但也存在一些风险。其并发症包括头痛、脑膜炎、慢性脑脊液渗漏、脊髓和硬膜外血肿以及硬膜下血肿。

(4) 远端灌注：利用体外循环支持远端主动脉的灌注可以减少偏瘫的发生。当预期阻断时间超过30分钟时，任何远端旁路技术均可能使患者收益，但如果阻断时间短于20分钟，则可能不能带来益处。部分旁路又称左心旁路或左心房-股动脉旁路，是最常用的远端主动脉灌注技术。该技术将左心血流引出，再使其流回股动脉。旁路需使用离心泵，由于使用了肝素化的Gott分流管，因此不需要使用全量肝素，肝素常规用量100U/kg。Gott分流管的近端可以放在升主动脉(最常用的部位)、主动脉弓、降主动脉或者左室，而远端置于降主动脉(最常见)、股动脉或者腹主动脉。该技术由于近端接受的是氧合后的血流，因此不需要体外氧合器，而且可以在环路中增加热交换器，从而可以调节血液温度。左心引流期间，近端(桡动脉)平均动脉压需维持在80~90mmHg之间，分流流速控制在1.5~2.5L/min，维持远端(股动脉)平均动脉压在60~70mmHg之间。

该技术可以降低左室前负荷或后负荷，从而改善阻断近端的高血压，减少心室做功。但是即便使用了Gott分流管或者部分体外循环，如果内脏的血供来自阻断动脉段时，也会存在内脏缺血的时间限制。当联合应用低温（30℃）和心房插管转流时，近15%的患者会出现新发房颤，多数患者在复温后可恢复窦性心律，但仍有部分可能需要药物或电复律。主动脉远端灌注复合脑脊液引流，可在主动脉阻断导致的远端动脉压下降和中心静脉压上升时保证脊髓的血供，使得神经损伤的发生率明显降低。几乎所有的成功病例表明，阻断时间越短（<30分钟）则神经损伤的发生率就越低。

（5）保护药物：有许多药物在实验研究和临床实践中被用于脊髓保护，巴比妥盐在动物实验和临床研究中都被证明有明显的脊髓保护作用。糖皮质激素在犬的研究中被证明有保护作用，而在人体仅与CSF引流结合应用时才有保护作用。此外，钙通道阻断剂、Dextrorphan（非竞争性N-甲基门冬氨酸拮抗剂）、镁离子（N-甲基门冬氨酸受体阻滞剂）和纳洛酮对脊髓缺血也有保护作用。避免术中高血糖可能会缓解再灌注损伤。鞘内应用罂粟碱扩张脊髓血管，同时结合CSF引流在人体也证明对脊髓有保护作用。

虽然目前提出了多种外科手段和药物来减少胸主动脉阻断后的脊髓缺血和神经损伤，但普遍认为缩短阻断时间和维持循环动力学的稳定是成功治疗的基本要素。在解剖条件许可的情况下，血管内技术提供了一个新的治疗选择，已有报道截瘫的发生率较传统的开放外科手术要低。

二、脑部并发症和脑保护

主动脉手术的脑部并发症要明显高于其他心脏手术。在行主动脉弓置换和主动脉弓降部手术时，在术中常需中断脑部血流导致脑缺血，如何预防和减轻术中的脑缺血一直是人们关注的问题。当瘤体侵犯主动脉弓部时，术后一过性脑损害的发生率为10%~30%，永久性脑损伤的发生率最高可达15%，目前临床常用的措施有：选择合理的麻醉用药；维持稳定的血流动力学；合理的呼吸管理；深低温停循环；选择性脑逆行灌注；选择性脑顺行灌注以及在此基础上的药物保护，但都不尽理想。

1. 麻醉药的选择　事实上，所有常用的麻醉药都可以降低脑代谢率，从而降低脑的氧需要量。脑组织在麻醉状态下对于暂时性的缺血耐受能力得以增强。大量的研究证明，吸入麻醉药七氟烷和异氟烷对于脑缺血有较好的保护作用。硫喷妥钠可以将脑氧代谢的需求量降到基础值的50%以下。这种脑氧需求降低达到最大的同时还伴有静息的脑电图（等电位）。因此，一些临床医师不但用硫喷妥钠进行麻醉诱导，而且还用于持续给药和/或在停循环前给予4~6mg/kg的单次剂量。但是再大剂量的巴比妥类药物并不能起更大的脑保护作用，也不能改善神经系统的预后。由于巴比妥类药物有心肌抑制作用，有时可能需要应用正性肌力药物。对有短暂缺血的颅内动脉瘤夹闭术的患者进行小范围应用显示，应用依托咪酯、丙泊酚或巴比妥类药物可以延长缺血耐受时间和减少脑梗死。

2. 维持稳定的血流动力学　围手术期血流动力学的波动可导致脑缺血和脑出血。在正常人体，当平均动脉压在70~150mmHg范围变化时，脑血管通过自身的扩张与收缩，使脑血流量（CBF）维持在稳定值，以保证脑氧代谢（$CMRO_2$）的需要。在非生理条件下，如低温、高碳酸血症、体外循环、脑血管病变、脑栓塞等脑血流的自身调节范围将受影响。围手术期低血压可导致脑缺血，患者在围手术期的不同阶段对低血压的耐受程度，与患者是否存在脑缺血的高危因素，和患者当时的脑代谢率及低血压持续时间有关。麻醉后体外循环开始前，应尽量维持患者血压在术前的正常范围。在体外循环中成人应保持MAP在50mmHg以上，建议在CPB中如必须降低流量时，应确保维持脑的灌注压；即使在高流量灌注时，如有低血压也不能保证脑的灌注。在已有脑缺血的患者（如脑栓塞和弥漫性脑缺血）维持正常偏高的动脉压（80~100mmHg）将有助于脑缺血的恢复。在老年合并长期高血压和脑动脉硬化的患者应避免血压的急剧升高，急剧波动的血压可诱发脑出血。

3. 呼吸和血气管理　正常人体动脉血氧分压（PaO_2）在70~100mmHg，但在CPB中PaO_2可有较大的波动（100~700mmHg）。大部分的研究认为，术中高氧会导致脑损伤，增加术后神经系统并发症的发生率。但Dexter等认为在深低温时由于氧离解曲线的严重左移，脑组织主要利用溶解氧，因此高的PaO_2有利于脑的氧供。动脉血CO_2分压（$PaCO_2$）的变化直接影响脑血流，过度通气可使脑血管痉挛导致脑缺血。$PaCO_2$在正常范围内每增加1mmHg脑血流增加1~2ml/(100g·min)。CPB中不同的血气管理方法对脑功能的影响一直是人们

争论的课题。体外循环中血气管理方法概括有三种：pH 稳态法、α 稳态法、pH→α 稳态法。pH 稳态是指在低温状态下维持动脉血气实际温度下的 pH 值在正常范围，为了避免在降温过程中血液 pH 变为碱性，需要在 CPB 环路中加入 CO_2 来维持低体温时的 pH 正常。CO_2 是强效脑血管扩张剂，可增加脑血流，使脑组织均匀降温，减少区域脑组织代谢与血流的不匹配。但复温时脑血流增加，可使栓子进入脑内的概率加大。而 α 稳态是指在低温状态下维持动脉血气在 37℃下的 pH 值在正常范围。它通过维持稳定的 OH^-/H^+ 比值来维持电化学中性，目的是在温度变化时维持细胞内电中性，从而保护酶的功能和脑的自我调节能力。虽然理论上采用 pH 稳态导致的脑细胞酸中毒对脑细胞有害，而采用 α 稳态能更好的维护细胞功能，但采用不同稳态所带来的附加影响可能导致在临床的不同结果。目前推荐在成人中度低温（大于 28℃）CPB，采用 α 稳态能更好的保护中枢神经系统功能，认为与 α 稳态可通过维持脑血流的自身调节，减少脑的过度灌注从而减少脑微栓塞所致。在成人深低温时采用何种血气控制方法目前还无定论。小儿心肺转流多倾向于仅选用 pH 稳态管理，或者在深低温时联合使用 α 稳态管理，即降温时使用 pH 稳态，而在复温时使用 α 稳态。

6

4. 深低温停循环（deep hypothermic circulatory arrest，DHCA） 进行累及主动脉弓的复杂动脉瘤手术时，由于脑血流会有短暂的中断，必须采用 DHCA 进行脑保护。脑组织温度的变化不仅影响神经细胞的电活动，也影响脑的基础代谢。脑组织温度每下降 1℃，脑的氧代谢率可降低 6%~7%。中心温度为 32.8℃时，人脑意识消失；当中心温度达 25℃时，脑干反射消失。脑组织温度在 20℃时，可完全抑制神经元的电活动，使脑电图达等电位线。大量的临床实践表明，低温是预防脑缺血性损伤的最有效方法之一。一般认为，在中心温度为 25℃时，停循环 14 分钟是安全的。一项调查表明，在中心温度为 15℃时，停循环 30 分钟、40 分钟、50 分钟和 60 分钟术后一过性认知功能障碍的发生率分别为 10%、15%、30% 和 60%。深低温也会给机体带来很多不良影响，如凝血机制的损害、降温和复温时间的延长导致的 CPB 时间延长、降温和复温的不均匀导致的组织血流和代谢不匹配，以及在深低温时由于氧离解曲线的严重左移导致的组织利用氧障碍等。因此，在手术过程中应尽可能缩短深低温停循环的时间。

5. 选择性脑灌注 在 DHCA 期间，选择性地向脑部灌注冷的氧合血液，可延长停循环的最大安全时限。未采用选择性脑灌注时 DHCA 的安全时限为 45~60 分钟，采用此技术时安全时限则可延长至 90 分钟。

选择性脑逆行灌注是在全身停循环时以 200~300ml/min 通过上腔静脉逆行灌注脑组织（维持灌注压在 15~25mmHg）向脑部供氧。大量动物和临床研究并未显示其独特的脑保护效果。研究发现如果逆行灌注时间超过 60 分钟，永久性神经功能损害的发生率可达 15%，一过性脑功能障碍的发生率可达 25%，认为这可能与逆行血流不能均匀分布至脑组织和逆灌引起的脑水肿、细胞损伤有关。这一方法目前已很少在临床应用。

目前的观点认为选择性脑顺行灌注优于逆行灌注。选择性顺行脑灌注可以选择在腋动脉、左颈总动脉、无名动脉进行插管灌注，右腋动脉是首选的位置。停循环切开瘤体前阻断无名动脉，通过灌注管以 10ml/（min·kg）的流量向脑部供血，同时维持灌注压在 40~60mmHg。临床实践表明采用这一技术仍有高达 10% 的永久性脑损伤和最高可达 28% 的一过性脑神经障碍，这可能与低温时脑血管自身调节障碍导致动静脉分流和外科手术操作本身有关。另外，尸检结果发现人群中有 14% 的个体基底动脉环局部血管直径小于 0.5mm，且随年龄的增加其发生率上升。这提示在应用脑顺行灌注时，有部分患者对侧大脑可能得不到足够的灌注。目前的解决方法是：①术前筛选：术前通过脑血管造影、磁共振成像等技术评价基底动脉环的状态，基底动脉环明显异常者禁用此方法。②低温：在选择性脑灌注前将中心温度降至 18~20℃，且在选择性灌注过程中维持这一温度。③加强术中监测：在术中同步监测左、右颈动脉的压力可判断基底动脉环的异常。如在灌注过程中出现右侧压力在正常范围(30~60mmHg）而左侧压力明显下降(小于 20mmHg）应考虑基底动脉环结构异常，此时根据中心温度和恢复脑循环所需时间来决定是否需要采用双侧脑灌注。脑氧饱和度监测对基底动脉环功能异常的判断也能提供一定的参考。在灌注过程中如左侧脑氧饱和度明显低于右侧，则考虑基底动脉环异常，但其最低允许值目前还没有定论。

虽然有研究认为，主动脉弓术后卒中大部分是栓塞性的，因此有人选择单独使用 DHCA。但近期的Mate分析认为，中度低温（20~28℃）联合选择性顺行脑灌注较DHCA（14~20℃）可显著降低术后卒中的风险。

6. 其他药物　与脊髓的药物保护相似，糖皮质激素、钙通道阻断剂、氧自由基清除剂、Dextrorphan、镁离子等在临床对脑缺血都有一定的保护作用。

三、呼吸功能障碍和肺保护

（一）病因和诱因

主动脉手术围手术期呼吸功能障碍是较为常见的并发症之一。如患者术前存在有呼吸功能障碍、慢性支气管炎、肺气肿、肺不张和感染等可增加围手术期呼吸功能障碍的发生率。术中导致肺损伤的原因有：①长时间体外循环导致的全身性炎症反应，如患者术前肺部已经处于炎性反应状态（如急性主动脉夹层的患者），体外循环的炎性反应可进一步加重肺的损伤。②深低温停循环除直接导致肺缺血性损害外，身体其他部位因缺血（尤其是内脏器官的缺血）而释放的炎性介质和毒性产物可对肺部产生进一步损伤。③术中左心功能障碍或左心引流不畅导致肺静脉於血和渗出、肺的炎性细胞浸润可加重肺间质水肿和炎性反应。④术中对肺的挤压和牵拉可导致肺的机械性损伤。⑤大量输入血制品导致的肺部炎症和微栓。

（二）处理措施

1. 减少体外循环的炎性反应　研究表明，与平流或搏动体外循环相比，不停跳能显著降低患者肺部并发症的发生，减少术后机械通气时间和ICU停留时间，因此应尽可能避免使用体外循环技术。改进人工管道系统可减少补体激活和全身炎性反应，使用白细胞滤器、超滤法可能可以降低炎症因子水平。乌司他丁是一种丝氨酸蛋白酶抑制剂，动物和临床研究均表明它可抑制体外循环的炎性反应，对肺损伤有保护作用。大剂量的糖皮质激素也被证明可抑制体外循环的炎性介质释放，且提前（体外循环前8小时）给药效果优于术中给药，但由于其可升高血糖和乳酸，并可能增加术后感染率，已不常规使用。

2. 减少肺和其他脏器的缺血性损伤　低温是减少缺血性损伤的有效手段。有研究发现与35℃时相比，在中心温度降至32℃以下时阻断肺动脉血流可改善术后肺功能。在停循环过程中经肺动脉灌注低温肺保护液也取得好的效果。减少其他脏器的缺血时间，尤其是热缺血时间是减少肺部并发症的有效手段。

3. 术中积极的维护左心功能和左心引流　在常温高位主动脉阻断期间，由于后负荷的突然增加可导致左心功能障碍，进而增加左房压和肺毛细血管内压使肺间质水肿。有效的降低左室前、后负荷和正性肌力药的辅助可缓解这一变化。在左侧开胸需深低温停循环的主动脉手术中，降温后期和复温早期由于心脏处于颤动状态不能有效的排血，左心回血不能排出可导致肺静脉压的升高和肺水肿，此时必须要进行左心引流。

4. 避免和减少肺机械性损伤　在左侧开胸的主动脉手术，必须应用双腔气管导管并且要有良好的双肺隔离，这一方面可提供一个良好的手术视野，减少外科医师术中对肺不必要的压迫和牵拉，另一方面可阻止左侧肺部渗出的液体流入右肺导致右肺功能障碍。

5. 减少血制品的应用　积极的血液保护措施可有效的减少血制品的用量。血液去白细胞技术的应用可有效的减少输血性肺损伤。

6. 体外循环期间持续通气　体外循环期间停止通气有促进肺循环溶酶体酶释放和激活的作用，导致ARDS。体外循环开始后只要不影响外科操作，仍然可维持通气，但在主动脉阻断后通常停止机械通气，建议间断膨肺或5~10cmH_2O静态膨肺。

四、肾脏缺血及肾脏保护

（一）病因和诱因

肾动脉以下的主动脉重建手术的肾衰竭发生率约为3%，而在腹腔动脉以上阻断主动脉的肾衰竭发生率则要高出5倍以上。研究表明，肾动脉以下的主动脉阻断使肾血流量下降38%，使肾血管阻力增加75%，并且使肾皮质的血流发生再分布。在开放主动脉后，这种变化仍然持续至少1h。肾动脉以上阻断主动脉时，使肾血流下降>80%。这种术后肾衰竭几乎都表现为肾小管坏死。在主动脉手术中，不能凭尿量判断肾灌注是否充分，即使尿量是足够的，也不能预测术后肾功能。手术后的肾衰竭主要与术前的肾功能障碍、阻断期间的缺血、术中的血栓和气栓、低血容量和低血压有关，但首要的危险因素是术前肾功能障碍。

（二）肾脏保护

常温下肾脏对缺血的敏感性略次于脊髓，常温下阻断肾血流45~60分钟在正常的肾脏是安全的，低温可明显延长肾脏缺血耐受时间。在术前即有肾功能障碍或预计阻断时间较长的患者，可选择性深低温和直接将甘露醇经动脉输入肾脏，可能也利于预防肾衰竭。非诺多泮是选择性多巴胺1型受体激动剂，可选择性扩张肾和内脏血管，目前被越来越多的用于改善肾缺血。主动脉阻断期间和阻断后，最重要的肾功能保护措施是使体循环血流动力学达到最佳状态，包括血容量的维持，其目标是使前负荷达到某种状态，足以让左心室能够与主动脉阻断引起的心肌收缩力及后负荷改变相适应，从而维持心输出量；同时避免血容量过多导致肺水肿。容量复苏时，应避免使用含淀粉、明胶或葡聚糖类胶体，建议使用平衡盐晶体或人血白蛋白。

第五节　大血管外科和体外循环技术

一、升主动脉瘤人工血管置换术

升主动脉置换术常见于马方综合征和主动脉瓣二瓣化畸形的患者，也可见于远端主动脉夹层逆行剥离者，是目前我国最常见的主动脉手术。

（一）外科技术

通常采用胸骨正中切口，根据主动脉瘤病变的不同、是否累及瓣膜及瓣环，行单纯升主动脉置换、升主动脉置换加主动脉瓣置换和冠状动脉移植（Bentall's 手术）、升主动脉置换加主动脉瓣成形等不同术式。升主动脉夹层的患者，切开主动脉根部，明确内膜撕裂的部位，切除包含内膜撕裂的主动脉，缝合真腔与假腔的边缘部分，用一段人工血管替代切除的主动脉。有些急性夹层，冠状动脉常常受累，通常是由于扩大的假腔压迫冠状动脉管腔引起的，需行冠状动脉搭桥术。

6

（二）体外循环

升主动脉瘤手术一般均在常规体外循环下完成，术中鼻咽温降至28~32℃。

1. 动脉插管　如果主动脉瘤止于升主动脉近、中段，动脉插管可以在升主动脉上部或近弓部；如果升主动脉全程受累，必须行股动脉插管。有时右侧腋动脉插管也是很好的选择，它可以在术中意外需要停循环时行选择性右侧脑灌注。

2. 静脉插管　引流管常规置于右房，但如果动脉瘤巨大，常需要通过股静脉放入一通向右房的腔静脉插管。

二、主动脉弓部血管置换术

临床单纯的主动脉弓部病变比较少，往往是由于升主动脉或胸降主动脉病变侵犯到主动脉弓部，因此弓部血管置换往往与升主动脉或胸降主动脉置换同时进行，与单纯升主动脉或胸降主动脉置换有所不同的是，弓部手术需要阻断头臂血管，因此预防脑缺血和脑保护在这类手术中至关重要。

（一）外科技术

在单纯主动脉弓部替换或同时行升主动脉替换的患者，通常采用胸骨正中切口，根据病变情况的不同，行全弓或半弓移植术。在有些Ⅰ型主动脉夹层的患者往往需要2期手术行胸腹主动脉置换，这类患者在行弓部置换时采用“象鼻”术式（即在行全弓置换的同时通过主动脉弓的远端吻合口向主动脉远端放入一长10cm且远端游离的人工血管）将有助于2期手术的操作。由于手术术式的不同，术中头臂血管需要完全阻断的时间也有不同。半弓置换往往仅需要吻合无名动脉，如主动脉弓的顶部结构完整往往仅需要斜行切除弓的底部，将切开后的断面与人工血管吻合。全弓移植时，为缩短头臂血管的阻断时间，条件允许时往往将头臂血管开口周围的主动脉壁修剪成一整块血管片吻合到人工血管。如病变侵犯到头臂血管就需要同时行头臂血管置换，一般用带有四个分叉的人工血管，将头臂血管分别与三个分叉进行吻合。

（二）体外循环

主动脉弓部血管置换术常需要采用深低温停循环（DHCA），合并使用选择性脑灌注等技术。行DHCA时，通常应用体外循环将鼻咽温降至18~20℃，同时头部用冰帽，然后全身停循环进行头臂血管的吻合，其安全极限时间为30~45分钟。一般应用选择性脑逆行灌注可使DHCA时间延长至60分钟，而应用选择性脑顺行灌注可使DHCA时间延长至90分钟，如此时再结合脊髓和内脏器官选择性灌注可使停循环时间延长至200分钟。

三、胸降主动脉血管置换术

（一）外科技术

通常采用左侧第4、5肋间胸部切口，必要时切除两根肋骨。患者置于右侧卧位，髋部略向左翻，便于探及股动脉，摆体位时注意保护受压部位。术中采用右侧单肺通气，使左肺充分塌陷有利于术野的暴露和肺的保护。术中切除病变的血管用人工血管替换或在有些患者行血管成形手术，如病变累及主动脉弓部时还需行远端弓部分置换，如病变累及胸8以下的肋间动脉时还需行肋间动脉吻合，术中结扎其余瘤体内的肋间动脉。

（二）体外循环

许多胸降主动脉血管置换是在单纯阻断缝合技术下完成的；即在非体外循环下采用单纯阻断缝合，但需采用左心旁路或心肺旁路技术。此技术适用于：①心功能良好、不合并主动脉关闭不全和冠心病；②瘤体近端不超过左颈总动脉开口，且易于分离和阻断；③肝、肾功能良好。由于术中主动脉开放后出血较多，应行股静脉插管，或颈内静脉置入8.5F导管，连接快速加温输液系统，把术中出血在主动脉开放时快速输入，缓解开放时的低血压。此方法的优点是简单方便，不需要体外循环，缺点是阻断时间有限制，且在主动脉阻断和开放时可导致血流动力学的急剧波动，对术前有心脏病变的患者可诱发心功能衰竭。如患者合并心功能障碍或伴有主动脉关闭不全、冠心病和肝、肾功能不良，则应在常温部分体外循环辅助下完成手术，一般采用股动、静脉插管（通过股静脉插入右心房），通过调节动脉流量和静脉引流维持主动脉阻断近端和远端的血压。如瘤体近端难于分离和阻断则应行深低温停循环技术。

第六节 减少手术出血措施和血液再利用

一、血液保护

出血是主动脉手术的常见并发症之一，其引起大量输血并出现凝血异常，导致患者术后并发症、病死率和住院费用增加。因此术中的血液保护措施相当重要。这些措施包括术前血液分离、给予抗纤溶药、血液回收和注重外科止血。在肝素化前采集全血分离成红细胞、贫血小板血浆、富血小板血浆，同时补充容量进行血液稀释，术中根据血红蛋白浓度回输红细胞，体外循环后回输自体血浆和血小板，这一技术可避免体外循环对凝血因子及血小板的激活，显著提高了血液保护的效果。在整个手术过程中还可通过血液回收机来回收手术野和体外循环管道的红细胞并重新回输。药理学方法包括使用抗纤溶药ε-氨基己酸、氨甲环酸、抑肽酶等。使用抑肽酶的风险大于受益，不适用于常规血液保护。使用ε-氨基己酸和氨甲环酸可以减少总失血量，降低心脏手术中需要输血的患者例数。这些药物需在手术全过程使用才能获得最佳效果。

二、凝血异常的处理

当大量输血超过一个血容量时，由于血小板的减少可发生稀释性凝血障碍，当输血量在1~2个血容量时，由于凝血因子的稀释也可导致出血。其他导致凝血异常的因素有：残余肝素、肝脏缺血、低温。停止体外循环后早期补充新鲜冰冻血浆和血小板，常可避免出现严重的凝血功能障碍。术中应经常测定凝血酶原时间、促凝血酶原时间、纤维蛋白原和血小板计数，血栓弹力图可很好的监测血小板功能、凝血因子和纤溶系统，指导临床进行针对性治疗。补充纤维蛋白原有利于改善凝血。当经一般处理凝血功能仍不能恢复时，可考虑给予去氨加压素以增加血小板的功能，并提高循环中的Ⅷ因子和 von Willebrand 因子。对顽固性非外科出血可给予Ⅶ因子。停机后充分的保温维持正常体温有利于凝血功能的恢复。

第七节 术后并发症早期发现和治疗

一、术后出血

低温麻醉后约有10%~20%病例出血较多，需输入液体及血液，其中3%~5%出血严重者需再次手术。大血管手术术后出血除外科原因外，还包括凝血功能障碍、高血压导致吻合口出血，以及血管本身病变及组织结构异常。人工血管吻合处易发生渗漏，如果人工血管本身质量不好更易发生出血，最为严重的是吻合口脱开大出血，往往致命。术后对出血的观察和早期发现最为重要，以下几点可供决定再手术时参考：①引流液量：术后 1 小时超过 10ml/kg 或任何 1 小时超过 500ml；② X 线纵隔影增宽；③有心脏压塞或循环休克症状。

二、呼吸系统并发症和处理

主动脉置换术后呼吸功能障碍是术后较为常见的并发症之一。在术前无明显呼吸功能异常的患者，术后呼吸系统的恢复一般是顺利的。术后尽早拔除气管导管，可避免呼吸机相关性肺损伤。非体外循环下的单纯胸主动脉替换术与普通胸科手术一样，可在术后即刻或 1 小时内拔除气管插管。单纯的主动脉根部或升主动脉替换也可在术后 1~4 小时内拔除气管插管。

除了前述的肺保护措施，术后根据不同的肺部病理改变采用合理的呼吸机治疗模式，将有利于改善患者的通气血流比异常。如患者需要 1 周以上的呼吸机支持时，需考虑行气管切开术，这样能更好地进行呼吸道护理。术后积极的体疗和利用体位排痰有利于防止术后肺不张和肺部感染，尤其是在有些患者由于瘤体或手术侵犯喉返神经导致声带麻痹而不能有效地咳痰时。充分的术后镇痛有助于患者咳嗽和排痰，可加快术后呼吸功能的恢复。

三、循环系统并发症和处理

在国外一些国家，循环系统并发症是导致胸主动脉置换手术术后死亡的首要因素。心肌缺血和循环衰竭是其主要表现。

术后患者开始清醒、吸痰和拔除气管导管时，应激反应增加，可导致心动过速、冠脉收缩和血小板聚集。术后高血压、低血压、贫血、低氧血症、低温、寒战、吸痰以及镇痛不足都可增加术后心肌缺血的发生。术后氧供依赖性心肌缺血比氧耗依赖性心肌缺血更为常见，在防止高血压和心动过速的同时更应积极预防低血压、贫血和低氧血症，在有心肌缺血高危因素的患者，术后患者血红蛋白浓度应维持在 100g/dl 以上。术后寒战可使总体氧耗量增加近 40%，应用充气式温毯保持正常体温可使心脏并发症发生的相对危险下降 55%。因此术后保温尤其重要。如患者有寒战可用肌松药来去除寒战。在有心肌缺血高危因素的患者，吸痰时最好在充分镇静和镇痛的状态下进行，可选择丙泊酚和小剂量芬太尼的应用。术后早期尤其是患者开始苏醒和吸痰时应严密观察，一旦发现有心肌缺血，应立即消除诱因和积极行抗心肌缺血治疗。术后应该继续进行 β 受体阻滞剂及他汀类药物的治疗。

由于心肌本身的病变（如已有的心肌梗死、心脏扩大和心肌劳损等）、术中心肌保护不良和内环境紊乱导致的循环抑制等，可导致术后患者的循环衰竭。在行深低温停循环手术时，由于停循环和降温、复温不均匀导致的组织缺氧，使得循环恢复正常后有大量的酸性代谢产物和炎症介质回到体循环内，导致心肌和血管的抑制，这一作用依心肌和血管的抑制程度及临床处理的不同可持续数小时至数日，表现为心肌收缩力的减弱、外周血管扩张、动静脉短路开放、外周阻力降低。此时患者常有持续的乳酸酸中毒（有时血乳酸浓度可高达 15~20mmol/L）和低血压。积极的强心，补充相对不足的血容量和维持正常的血管张力，有助于患者的快速恢复。在使用的正性肌力药中，除常用的儿茶酚胺类药以外，积极的纠正由于大量输血和血浆导致的血浆钙离子下降，不仅可增加心肌收缩力，还可调节外周血管张力。在有外周循环衰竭的患者常有血容量的相对不足，这是由于容量血管的扩张，和体液向组织间及第三间隙转移所致，此时仅仅依靠量出为入进行补液往往难以满足要求。在有些持续性低外周阻力的患者还需使用缩血管药以维持血管张力。在有严重循环衰竭的患者，经一般药物处理无改善时，也有应用主动脉内球囊反搏和心脏辅助的报道，但其在胸降主动脉手术术后应用的适应证及临床价值还有待于进一步评价。

四、中枢神经系统并发症和处理

胸主动脉瘤术后的中枢神经系统并发症一直是人们关注的焦点。一般在单纯主动脉根部和升主动脉置换的患者，术后神经系统并发症的发生率与其他体外循环心脏手术相似，而涉及主动脉弓部和胸降主动脉置换的手术，其术后神经系统并发症的发生率要高的多。降低术后神经系统并发症的关键在于预防，前面已讨论了许多术中预防脑和脊髓缺血的方法。术后处理的关键在于消除一切可能引起或加重神经系统缺血和损伤的因素，早期发现和诊断中枢神经系统损伤并给予积极的治疗。

在有神经系统并发症危险因素的患者应避免使用大剂量的阿片类药物、长效肌松药和长效静脉麻醉药，使患者在术后能早期排除药物干扰而进行神经系统功能评估。一般在应用小剂量芬太尼(小于10~15μg/kg)、短效肌松药、短效静脉麻醉药或吸入麻醉维持麻醉时,如果术后4~6小时患者无清醒或患者有无意识的躁动提示有脑损伤的存在。有时即使患者有一定的意识活动,如能按指令完成简单的点头或摇头动作,但有躁动且不能与医务人员配合,也应警惕脑损伤的存在,此时应积极观察神志改变。在术后6小时内如无严重的脑缺血,在吸痰等刺激下患者应有肢体的活动,如有节段性肢体无活动应考虑有脊髓缺血的存在。

在怀疑有脑和脊髓损伤的患者应请神经科医生会诊,在必要时如条件许可应进行影像学检查以明确损伤部位和损伤性质。

维持术后血流动力学的稳定是预防和治疗术后神经系统并发症的基础。在有脑水肿颅内高压的患者,过高的血压有时会诱发脑疝,即使无脑水肿有时也可诱发脑出血。低血压的危害更大,由于脑或脊髓水肿使其血管阻力增加需要较高的灌注压才能维持正常组织灌注,另外在胸降主动脉置换时由于部分肋间动脉的结扎和阻塞使脊髓血供的储备减少,需要较高的灌注压才能维持脊髓灌注。因此一般推荐在无外科出血因素影响下,应将动脉压维持在术前正常高限。积极的甘露醇脱水治疗和脑脊液引流不仅可缓解脑和脊髓水肿,还可以增加患者对低血压的耐受。另外术后的过度通气、低氧血症和高热都将打破中枢神经系统氧的供需平衡,导致或加重中枢神经系统损伤。术后应及时处理高热、高血糖或低血糖。在有明确中枢神经系统损伤的患者,损伤康复的系统治疗是必需的。

五、内脏器官并发症和处理

胸降主动脉手术术后急性肾衰竭也是常见的并发症之一。术后如出现急性肾衰竭时,其相关的疾病发病率很高,并且有超过30%的病死率。积极地处理心功能障碍、补充血容量和预防低血压在预防和治疗术后急性肾衰竭时比药物治疗更为有效。目前处理急性肾功能障碍的常用药物已在前面叙述。如通过上述处理仍不能缓解症状应考虑行透析治疗。胸降主动脉手术后急性肝功能衰竭和急性肠坏死也时有发生。一旦发生死亡率极高。对于急性肝功能衰竭,目前还没有特异性治疗,只能采用一般的保护肝脏措施,这里不再叙述。对于急性的肠管缺血,如早期发现,有可能通过外科的方法来解决,一般预后较好。

第八节 颈动脉内膜剥脱术的麻醉

颈动脉粥样硬化是脑卒中的一个常见病因,动脉内膜剥脱术(CEA)作为缺血性脑卒中二级预防措施已有50余年的历史。针对颈动脉粥样硬化的治疗对于有症状或无症状的患者预防同侧脑卒中可能都是有益的,其适用范围需考虑围手术期风险、并发症和预期长期生存率。

一、术前访视和评估

(一)全面了解患者情况

动脉粥样硬化多为全身性进行性病变,全面的术前访视和评估全身重要脏器功能是必要的。此类患者的年龄不是绝对禁忌证,超过80岁的患者行CEA能否受益尚无定论,但其围手术期风险并未明显升高。

(二)术前服用药物

围手术期合理的用药管理有助于降低心血管风险。应重视术前控制不良的高血压的血压管理,对于术前有服用心血管药物的患者,药物服用至手术当天。对于长期服用阿司匹林的患者,术前不要停药。长期服用ACEI的患者,有发生术中顽固性低血压的可能。接受CEA的有症状的患者使用他汀类药物有可能改善预后,术前已经使用他汀类药物的患者应继续使用。此外术前优化的血糖管理对于合并糖尿病的患者预后的改善是有帮助的。

(三)神经功能障碍风险评估

患者能否从接受CEA治疗中受益取决于多方面的考量,同侧或对侧的再次脑缺血性或出血性病变风险是术前风险评估的最重要方面。有研究显示,无症状性颈动脉狭窄、TIA、轻度脑卒中、重度脑卒中和渐进性脑卒中患者CEA围手术期再次脑卒中和死亡的风险分别为5.3%、6.4%、7.7%、9.8%和21%。在术前血压控制不佳和术后血流动力学不平稳的患者中,术后神经功能障碍发生率更高。左侧CEA、存在解剖学高风险因素、手术对侧颈动脉存在狭窄或狭窄侧脑组织有缺血性改变的患者,围手术期脑卒中的风险增加。

（四）心脏事件风险评估

接受CEA的患者往往合并冠心病。冠心病是CEA患者围手术期死亡的首要原因。即使在不被认为存在冠心病的患者中行冠脉造影，冠心病的发生率都高达40%，在可疑患者中发生率则更高。所有患者术前应常规进行ECG检查和超声心动图检查。但考虑到CEA患者心肌梗死的总体发生率不高（5%以下），特殊的心血管检查乃至预防性的冠脉血运重建通常来说并不影响手术决策和改善围手术期管理方案。

二、麻醉方法

从考虑CEA患者预后的角度，目前认为尚无理由证明哪种麻醉方法更优。选择局部、区域阻滞麻醉或全身麻醉更多取决于医生的经验和习惯以及患者本人。

全身麻醉：全身麻醉尤其适用于术前严重心血管疾病和再次CEA手术患者。选择全身麻醉最大的优点是可以利用某些全身麻醉药物的脑保护作用降低神经功能损伤，也有利于气道管理。在维持术中血流动力学平稳和术毕快速清醒的前提下，任何常规的麻醉药物都可安全的应用于CEA患者。

颈丛神经阻滞和局部麻醉：区域麻醉和局部麻醉应用于CEA手术有悠久的历史，应用常规颈丛麻醉方法达到手术区域完善的无痛，通过对颈丛深支和浅支的阻滞，达到C_{2-4}范围无痛，完全可以满足CEA手术的需要。另外还可通过颈动脉周围组织浸润完善麻醉效果。采用颈丛神经阻滞和局部麻醉需要患者在手术过程中充分配合，推荐医师和患者不断进行交流。其优点包括：保持清醒状态可持续进行神经功能评估，及时发现术中发生的神经功能障碍以便及时处理；术后恢复快，可以减少医疗费用；减少了由于全身麻醉过程带来的血流动力学波动。同时，局部麻醉下术中应用分流管的机会减少。其缺点主要为：不能通过使用全身麻醉药物实施药物性脑保护；患者可能出现惊恐乃至不能配合；颈动脉阻断时可能出现惊厥甚至意识消失，以至于需转为全身麻醉以保证气道管理；由于CEA手术需要的局部麻醉药物用量较大，需警惕局部麻醉药中毒的风险；不适用于要求全身麻醉、语言交流障碍和血管解剖存在变异导致操作困难的患者。对于在颈丛神经阻滞和局部麻醉下的患者，辅助使用镇静催眠药物有利于消除术中应激水平和血压波动。

复合麻醉：利用全身麻醉同时复合颈丛阻滞或局部浸润，可完善术中无痛，同时，减少全身麻醉用药量，利于术后苏醒和循环平稳。

三、围手术期管理和监测

（一）常规监测

CEA麻醉管理的重点是消除手术疼痛和其他导致应激反应增加的因素，及时发现神经功能异常，控制血压和心率，保护心脑功能。同时要求术后较快清醒以判断是否发生神经功能异常。

ECG Ⅱ导联和V5导联监测心律和ST段对及时发现术中心肌缺血具有重要意义，有条件时实施动态ST段监测。应常规行动脉直接测压，不需要行中心静脉压监测。对于心功能明显异常或近期发生心肌梗死的患者可进行经食管超声心动图（TEE）或肺动脉导管（PAC）监测。

术前访视时应对患者日常的心率和血压进行评估，以制定围手术期心率和血压管理的控制范围。对于全身麻醉的患者，麻醉诱导期和复苏期要注意维持血流动力学平稳，特别是拔管前后更要严格控制血压和心率。为了预防脑缺血，在手术期间可尽量将血压控制在正常高值范围，特别是颈动脉阻断期间。对于无神经生理学监测或对侧颈动脉病变的患者，可选择诱导性的高血压（高于基础水平的10%~20%）。术前控制不良的高血压、麻醉过浅和CEA过程造成颈动脉窦压力感受器的去神经化是导致围手术期高血压的常见原因。低血压的常见原因包括颈动脉窦压力感受器过度敏感或重新激活、容量不足、术前长期服用ACE Ⅰ类药物等。值得注意的是，区域麻醉下高血压的发生率较低，而低血压较为常见。

目前对于全身麻醉期间$PaCO_2$的调控尚有争议，一般推荐调控$PaCO_2$在正常偏低水平。高血糖可加重神经组织的缺血性损伤，目前推荐控制术中血糖在11.1mmol/L以下，同时要防止低血糖的发生。

（二）特殊监测

神经学监测和脑灌注监测对于预防术中脑卒中的发生对改善CEA患者的预后可能有所帮助。

1. 颈内动脉阻断后残端压力监测　该压力实际上是颈动脉阻断后来自Willis环的反流压力，一定程度地反映了对侧颈动脉和椎基底动脉构成的侧支循环情况。一般认为当残端压<50mmHg，围手术期低灌注和脑缺血发生的危险增加。也有研究显示，放置分流管后也不能完全预防脑缺血的发生。

6

2. 其他 常用的监测手段包括脑电图、脑氧饱和度、经颅多普勒、体表感觉诱发电位等，前面已作过介绍，在此不再详细阐述。

四、围手术期常见并发症

(一) 神经功能障碍

表现为短暂或永久性神经功能障碍，产生原因包括术中微小栓塞形成、颈动脉阻断时的低灌注、剥脱后的过度灌注以及由此产生的颅内出血。约25%的围手术期卒中发生于术中，50%的神经功能障碍发生于CEA后4小时内。CEA围手术期脑神经损伤的发生率为10%左右，多数为短暂性的，大多持续数周至数月，常见的脑神经损伤以迷走神经、舌下神经、喉返神经和副神经最常见。单侧喉返神经损伤可导致同侧声带在旁正中位的麻痹，大部分患者可耐受，双侧喉返神经损伤则会导致双侧声带麻痹，进而造成致命性的上呼吸道梗阻。

(二) 高灌注综合征

高灌注综合征（hyperperfusion syndrome，HS）是由于原先低灌注区脑血流量显著增加超过脑组织代谢需要而引起的一种严重并发症，其发病机制与长期低血流灌注导致的脑血管自动调节功能紊乱有关。主要表现为严重的单侧头痛、面部和眼部疼痛、癫痫发作以及因脑水肿和（或）颅内出血引起的局灶性神经症状，发生率为0.3%~1%，目前对于高灌注综合征的原因和治疗尚不明了。

(三) 伤口血肿

多为静脉渗血，需警惕严重血肿压迫气管。

第九节 血管腔内手术的麻醉

随着血管造影技术和支架设备的进步，血管腔内手术成为了主动脉和外周血管疾病的标准治疗方法。超过一半的本应行开放手术的胸主动脉瘤或腹主动脉瘤的患者目前可以采用血管腔内修复治疗。

一、术前访视和评估

大部分血管疾病患者都存在高龄及合并心脏疾病或其他系统性疾病的情况，虽然血管腔内手术围手术期并发症发病率和死亡率都低于开放手术，但必须考虑到存在需要中转开放手术的可能性，因此行血管腔内手术治疗的患者也应与行开放手术的患者一样进行全面的术前访视和评估。

心血管功能评估：胸或腹主动脉瘤患者行EVAR有中等程度的围手术期心血管事件风险（至少1%），有关心脏风险的评估和处理与开放手术类似。

肾脏功能评估：血管疾病诊断、移植物置入过程及后续监测反复使用造影剂都可能造成肾功能受损。相对于静脉给予造影剂，动脉给予造影剂的风险更高。根据术前监测肌酐水平评估之前的血管造影是否导致了肾功能下降，如果明确患者存在血管造影相关肾病，最近一次造影剂使用与手术之间的间隔时间通常推荐为2周，并建议寻求专科医生的协助。

二、麻醉方法和监测

局部麻醉、区域麻醉和全身麻醉都可作为血管腔内手术的麻醉选择。早期由于手术时间过长的原因，全身麻醉更多的为第一选择。随着技术的进步和经验的积累，手术时长的缩短使得大部分血管腔内手术能够在局部麻醉或区域麻醉下完成（通常在静脉镇静药物的辅助下）。但对于特别紧张、不能配合或不能平卧的患者，以及需要腹股沟或腹膜后操作提供血管通道的患者，全身麻醉是更为可行的选择。在接受血管手术的患者中，抗凝治疗和抗血小板治疗应用非常广泛，该类患者应避免采用椎管内麻醉。目前并无可靠数据支持某种特定的麻醉方式对患者更为有利。相对于麻醉方式的选择，维持围手术期血流动力学稳定从而保障重要器官的灌注和功能更为重要。

1. 常规监测 持续心电图监测可及时发现术中心肌缺血及心律失常。所有的主动脉腔内手术都推荐常规建立有创动脉压力监测。对有明显肾功能不全、心室功能受损或充血性心力衰竭的患者，可以考虑监测中心静脉压。外周血管手术出血较少，但由于主动脉手术患者存在突发主动脉破裂的可能性，必须做好快速输液的准备。

2. 特殊监测 经食管超声心动图检查：TEE对全身麻醉下涉及胸内主动脉血管、急诊或复杂的EVAR非常重要。尽管新一代的移植物和支架位置移动的发生率明显下降，控制性降压后应用TEE监测可确定移植物和支架的位置正确及检查是否有内漏。

脊髓缺血监测：主动脉血管腔内治疗中脊髓缺血主要取决于移植物的覆盖范围，覆盖长度大于20cm会增加脊髓缺血的风险。体感诱发电位（SSEP）或运动诱发电位（MEP）是常用的脊髓缺血监测手段。

三、并发症

1. 内漏　内漏是血管腔内手术特有的并发症，指与腔内移植物相关的、在移植物腔外且在被此移植物所治疗的动脉瘤腔及邻近血管腔内出现持续性血流。内漏可通过动脉造影、CT/MRI和超声等影像学检查来诊断。腹主动脉瘤内漏可分为4型：Ⅰ型内漏为移植物相关内漏，指移植物与血管内壁存在近端或远端的密封不全。Ⅱ型内漏为非移植物相关内漏，指来自肋间动脉、腰动脉、肠系膜下动脉或睾丸动脉的血液逆流至瘤腔内，与移植物本身无关。Ⅲ型内漏指由于植入物本身的结构缺陷如移植物纤维破裂或移植物模块间分离导致血液直接进入瘤腔。Ⅳ型内漏为与移植物材料孔隙度相关的内漏。另有Ⅴ型内漏指置入植入物后瘤腔持续受压但影像学未发现明确泄漏。此外还可以根据起病时间将内漏分为：急性内漏：移植物置入后、出院前出现的内漏。延迟性内漏：出院后随访时出现的内漏。复发性内漏：在经手术栓塞成功封闭或内漏自行封闭后再次出现的内漏。

6

内漏的发病率、分型及预后取决于移植物类型、展开方式、主动脉瘤钙化程度、血管解剖情况等因素。Ⅱ型内漏一般不需紧急处理，但有血栓形成风险。Ⅳ型内漏一般为自限性的，可定期观察。Ⅰ和Ⅲ型内漏导致瘤体破裂风险增大，一般需积极治疗。Ⅴ型内漏如有动脉瘤扩大，应积极处理。开放手术是确保内漏治疗效果的方法，但会导致之前血管腔内治疗的优势不复存在。弹簧圈栓塞和再次植入物置入是简单有效的治疗手段。

2. 造影剂相关并发症　造影剂相关肾病：血管腔内手术术后出现严重肾功能不全的风险较高：0.7%~2%。相关危险因素为造影剂的使用，肾动脉附近血栓脱落或移动及病变累及肾动脉开口。肾损害可能在造影剂暴露的即刻就已发生，但其临床表现如肌酐升高和少尿通常见于其后24~48小时内，可能有高钾血症、酸中毒和高磷血症等急性肾衰的表现，但大部分患者仅表现为肌酐升高，肌酐通常在一周内开始下降。造影剂相关肾病极少需要透析，大多数患者可恢复至或接近基线肾功能，但即使肌酐恢复至基线水平附近后残余的肾功能损害仍可能持续存在，特别是有基础慢性肾脏病的患者。减少或避免造影剂暴露的监测方案可能有助于降低远期肾功能受损的风险。

3. 造影剂过敏　造影剂过敏发生率并不高，但对于有碘造影剂过敏史的患者应警惕。在出现可疑造影剂过敏后是否继续手术应根据临床表现具体决定。

4. 脊髓缺血　截瘫是主动脉手术极为严重的并发症之一，高发于胸主动脉瘤患者（可达12%），肾下型腹主动脉瘤患者罕见。如果覆盖的主动脉超过20cm或有腹主动脉瘤修复史可考虑进行脑脊液引流。一般认为腔内移植物阻断了来自降主动脉的Adamkiewicz动脉（根最大动脉）造成脊髓的缺血性损伤的风险最大，该动脉通常是下胸段和腰骶段脊髓腹侧的唯一供给动脉。脑脊液引流对脊髓的保护作用临床上尚有争议，较为合理的方法是术后一旦出现肢体无力或瘫痪就补救性采用脑脊液引流。

（王　晟）

参考文献

[1] FLEISHER L A, FLEISCHMANN K E, AUERBACH A D, et al. 2014 ACC/AHA Guideline on Perioperative Cardiovascular Evaluation and Management of Patients Undergoing Noncardiac Surgery: Executive Summary: A Report of the American College of Cardiology/American Heart Association Task Force on Practice Guidelines [J]. Circulation, 2014, 130 (24): 2215-2245.

[2] LOREN F H, GEORGE L B, JOSHUA A B, et al. 2010 ACCF/AHA/AATS/ACR/ASA/SCA/SCAI/SIR/STS/SVM Guidelines for the Diagnosis and Management of Patients With Thoracic Aortic Disease [J]. Circulation, 2010, 121 (13): 266-369.

[3] FAYAD A, SHILLCUTT S K. Perioperative transesophageal echocardiography for non-cardiac surgery [J]. Can J Anaesth, 2018, 65 (4): 381-398.

[4] HAFEZ H M, BERWANGER C S, MCCOLL A, et al.

Myocardial injury in major aortic surgery [J]. J Vasc Surg. 2000, 31 (4): 742-750.
[5] RAIMUND E, VICTOR A, CATHERINE B, et al. 2014 ESC Guidelines on the diagnosis and treatment of aortic diseases [J]. European Heart Journal, 2014, 35 (41): 2873-2926.
[6] LOPEZ M G, PANDHARIPANDE P, MORSE J, et al. Intraoperative cerebral oxygenation, oxidative injury, and delirium following cardiac surgery [J]. Free Radical Biology and Medicine, 2017, 103: 192-198.
[7] TIAN D H, WAN B, BANNON P G, et al. A meta-analysis of deep hypothermic circulatory arrest versus moderate hypothermic circulatory arrest with selective antegrade cerebral perfusion [J]. Ann Cardiothorac Surg, 2013, 2 (2): 148-158.
[8] BAYRAM H, ERER D, IRIZ E, et al. Comparison of the effects of pulsatile cardiopulmonary bypass, non-pulsatile cardiopulmonary bypass and off-pump coronary artery bypass grafting on the respiratory system and serum carbonyl [J]. Perfusion, 2012, 27 (5): 378-385.
[9] SALAMEH A, GREIMANN W, VOLLROTH M, et al. Lung protection in cardio-pulmonary bypass [J]. J Physiol Pharmacol, 2017, 68 (1): 99-116.
[10] ZHOU S F, ESTRERA, A L, LOUBSER P, et al. Autologous platelet-rich plasma reduces transfusions during ascending aortic arch repair: a prospective, randomized, controlled trial [J]. Ann Thorac Surg, 2015, 99 (4): 1282-1290.
[11] FERRARIS V A, BROWN J R, DESPOTIS G J, et al. 2011 Update to The Society of Thoracic Surgeons and the Society of Cardiovascular Anesthesiologists Blood Conservation Clinical Practice Guidelines [J]. The Annals of Thoracic Surgery, 2011, 91 (3): 944-982.

第七十一章

腹部与泌尿生殖系统手术麻醉

目　录

腹部手术可以按手术部位分为上腹部手术、下腹部手术及经会阴部手术；也可根据科室分为普外科手术、泌尿科手术和妇产科手术。腹部手术在临床上最为常见，手术和麻醉的数量也居首位，近年来，随着加速康复外科学（enhanced recovery after surgery，ERAS）概念引入，腹部手术经典的麻醉理念也得到了发展。本章首先总体讨论腹部重要脏器的神经支配及常用的麻醉方法，然后分别论述各科常见手术的麻醉注意事项。

第一节 总 论

一、腹部重要脏器的神经支配

（一）腹腔内脏器官受交感神经和副交感神经的双重支配

1. 交感神经的低级中枢位于脊髓 C_8~L_3 节段的灰质侧角，节前神经纤维起自侧角细胞。其周围部分包括椎旁节、椎前节及由神经节发出的分支和神经丛。交感神经干位于脊椎两侧，由神经节和节间支相互连接而成。交感神经节总数为22~25个。神经节内为多极细胞，节后纤维起自该细胞。

2. 内脏大神经起自脊髓 $T_{4\sim10}$ 节段，终止于腹腔动脉根部的腹腔节，有一小部分纤维终止于主动脉肾节和肾上腺髓质。内脏小神经起自脊髓 $T_{10\sim12}$ 节段，有节前纤维穿过膈角终止于主动脉肾节。内脏最小神经起自 T_{12} 节段，与交感神经干一并进入腹腔，终止于主动脉肾节。由腹腔神经节、主动脉肾节等发出的节后纤维分布至肝、胆、胰、脾、肾等实质器官和结肠左曲以上的肠管。腰交感干由4~5对腰节组成，左右交感干之间以横的交通支相连。节上的分支有腰内脏神经，起自腰段侧角的节前纤维，穿过腰节后终止于腹主动脉丛及肠系膜丛等处，其节后纤维分布于结肠左曲以下的肠管和盆腔脏器，部分纤维随血管分布至下肢。盆腔神经丛来自 $S_{2\sim3}$ 节段和尾节所发出的节后纤维。

3. 副交感神经的低级中枢位于脑干的副交感神经核及 $S_{2\sim4}$ 节段灰质副交感核。节前纤维起自延髓迷走神经背核和骶部副交感神经核。迷走神经后干的腹腔支参与肝丛、胃丛、脾丛、胰丛、肾丛及肠系膜上下丛的组成，各丛分别沿同名血管分支达相应脏器。结肠左曲以下肠管和盆腔脏器受 $S_{2\sim4}$ 副交感节前纤维分支组成的直肠丛、膀胱丛、前列腺丛、子宫阴道丛等支配。

4. 重要腹腔内脏的神经支配详见表71-1。在结肠左曲以上肠管和肝、胆、胰、脾等脏器手术时，椎管内麻醉要阻滞内脏神经交感神经支时，阻滞平面应达 T_4~L_1，但迷走神经支不可能被阻滞。而结肠左曲以下肠管和盆腔脏器的手术，阻滞平面达 T_8~S_4 时，交感神经和副交感神经可同时被阻滞。内脏牵拉反应与此类神经有密切关系，为消除牵拉结肠左曲以上肠胃等内脏的反应，可辅用局部麻醉药阻滞内脏神经或应用镇痛镇静药。

表71-1 腹腔内重要脏器的自主神经支配

器官	神经	沿内脏神经的传入径路	节前纤维
胃、小肠、结肠左曲以上	交感	腹腔丛→内脏大、小神经→ T_6~L_1 脊髓后角	T_6~L_1 脊髓侧角
降结肠、直肠	副交感	迷走神经→延髓束核	迷走神经背核
	交感	腰内脏神经和交感干骶部分支，到达 $L_{1\sim2}$ 脊髓后角	T_{12}~L_3 脊髓侧角
肝、胆、胰	副交感	肠系膜下丛，盆丛→盆内脏神经→ $S_{2\sim4}$ 脊髓后角	$S_{2\sim4}$ 副交感核
	交感	腹腔丛→内脏大小神经→ $T_{4\sim10}$ 脊髓后角	$T_{4\sim10}$ 脊髓侧角
	副交感	迷走神经→延髓束核	迷走神经背核

（二）泌尿生殖系统的神经支配与麻醉阻滞所需的范围

泌尿生殖系统器官位于腹腔、盆腔、腹膜后及会阴部，由交感神经和副交感神经支配。

1. 肾和肾上腺　肾交感神经来自 T_8~L_1 节段的节前纤维脊神经，肾上腺的交感神经来自 T_5~L_1 脊神经。两者的副交感神经来自迷走神经分支。牵引肾区脏器可刺激膈神经丛，反射性引起肩部酸痛不适。

2. 输尿管　其交感神经起源于 T_{10}~L_2 节段。迷走神经分布于输尿管的上中段，下段由骶神经的副交感神经支配。输尿管中下段的神经支与精索、附睾神经有联系。

3. 膀胱　其交感神经来自 T_{11}~L_2 节段，通过腹下神经丛支配膀胱；副交感神经来自 $S_{2\sim4}$ 脊神经。

4. 睾丸、附睾、精索　交感神经来自 T_{10}~L_2 脊神经。睾丸的副交感神经来自迷走神经，附睾来自 $S_{2\sim4}$ 脊神经。

5. 阴茎、阴囊　其感觉神经由骶神经支配。

6. 子宫、卵巢　卵巢的交感神经来自 T_{10} 脊神经，子宫体的交感神经来自胸 $_{10}$~ 腰 $_2$ 脊神经，子宫颈的感觉神经由 $S_{2\sim4}$ 神经支配。

泌尿生殖系统的神经支配见表 71-2。

表 71-2　泌尿生殖系统与邻近器官的内脏神经支配

肝：$T_{1\sim3}$	膀胱体部：T_{11}~L_2
脾：$T_{2\sim4}$	膀胱颈部：$S_{2\sim4}$
膈肌腹侧面：$T_{10\sim12}$	前列腺：T_{11}~L_2，$S_{2\sim4}$
肋骨膜（11、12 肋）：$T_{10\sim12}$	睾丸：T_{10}~L_2
肾：T_8~L_1	精索：T_{10}
输尿管：T_{10}~L_2	直肠：$S_{2\sim4}$
腹膜：T_{11}~L_2	子宫体：T_{10}~L_2
卵巢、输尿管：T_{10}	子宫颈：$S_{2\sim4}$

泌尿生殖系统手术所需要的麻醉阻滞范围见表 71-3。

表 71-3　泌尿生殖系手术所需要的神经阻滞范围

手术部位	阻滞范围	手术部位	阻滞范围
肾	T_5~L_2	膀胱	T_{10}~S_4
输尿管	上部：T_5~L_2	前列腺	T_{10}~S_4
	下部：T_{10}~S_4	睾丸	T_{10}~S_4
妇科经腹手术	T_8~S_4	妇科肿瘤手术（含盆腹腔淋巴结切除）	T_6~S_4
妇科经阴道手术	T_{12}~S_4		

二、腹部手术常用的麻醉方法

腹部手术患者具有年龄范围广，病情轻重不一及并存疾病不同等特点，故对麻醉方法与麻醉药物的选择需根据患者全身状况、重要脏器损害程度、手术部位和时间长短、麻醉设备条件以及麻醉科医师技术的熟练程度做综合考虑。

（一）局部麻醉

可用的局部麻醉方法有局部浸润麻醉和区域神经阻滞。局部浸润麻醉多用于腹部浅表短小手术及腹腔内手术中的辅助肠系膜根部和腹腔神经丛阻滞，由于其阻滞不易完善，肌松不满意，术野显露差，已较少单独应用于腹腔内手术。随着超声可视化技术的发展，超声引导下神经阻滞，如椎旁神经阻滞、腹横筋膜阻滞、腰方肌阻滞等已越来越多地应用于腹部手术的麻醉中，区域神经阻滞可单独应用于腹部浅表手术或合并其他麻醉方式辅助围手术期镇痛。

（二）椎管内麻醉

腰麻适用于下腹部及肛门会阴部短小手术，起效迅速，腰麻后尿潴留发生率较高，应常规放置导尿管。连续硬膜外阻滞痛觉阻滞完善，腹肌松弛满意，对呼吸、循环、肝、肾功能影响小，因交感神经被部分阻滞，肠管收缩，手术野显露较好，麻醉作用不受手术时间限制，并可用于术后镇痛，故是较理想的麻醉方法。不足之处是无法完全消除内脏牵拉反应。腰硬联合麻醉兼具两者的优势，为腹部手术常用的麻醉方法之一。

（三）全身麻醉

静脉麻醉适合于妇科人流术、取环术、胃肠镜检查和泌尿科经尿道膀胱电切等短小操作。由于全身麻醉能够提供完善的镇痛效果及肌肉松弛条件，几乎所有腹部手术均适用全身麻醉。气管插管提供了完善的气道管理，避免了上腹部手术可能造成的反流呼吸，因此全胃切除、腹腔镜手术、右半肝切除术、胸腹联合切口手术以及休克患者手术，均适于选用全身麻醉。加之一次性双管喉罩通气道的在临床中的广泛应用，许多下腹部手术，如妇科、泌尿科手术，甚至腹腔镜胆囊切除术等均可采用刺激小、耐受好的喉罩实施气道管理，使患者舒适安全地完成手术。由于患者个体情况不同，重要器官损害程度及代偿能力存在差异，麻醉药物选择应因人而异。

（四）复合麻醉

随着 ERAS 的理念不断发展，复合麻醉如全身麻醉复合硬膜外麻醉、全身麻醉复合神经阻滞在腹部手术的麻醉中的地位不断凸显。这种复合麻醉的方式中，全身麻醉保证了患者的舒适性、术中肌肉松弛的需求以及气道的控制，硬膜外麻醉或神经阻滞的应用能够减少术中麻醉药物的用量同时完善术后镇痛，以保证患者的早期复苏、早期拔管、早期下床活动。

三、加速康复外科学在腹部手术麻醉中的应用

随着现代麻醉技术的不断发展，麻醉管理已不仅仅局限于使患者无痛、安全地完成手术，应更多的致力于关注患者良好的预后。丹麦 Henrik Kelhet 教授于 1999 年提出加速康复外科（ERAS）的理念，其核心是减少创伤和应激，以促进患者快速康复。近年来，ERAS 的理念在国内得到广泛认可与推广，并已广泛应用于普外科、泌尿外科、骨科等手术。ERAS 理念的实行，需要外科医师、麻醉科医师及护理人员的广泛参与协作，并贯穿围手术期全程，麻醉科医师在其中的作用至关重要。其要点包括术前适当的营养支持，避免长时间禁食禁饮，选用合适的麻醉方法，加强麻醉管理，采用微创的手术技术，围手术期采用多模式镇痛以完善疼痛管理，术后早期进食、早期下床活动等，目前这一理念的实施已在腹部手术中收到了良好的效果。其中，术后急性疼痛管理模式正在发生重大变革，即从以阿片类药物联合 NSAIDs 为主转变为外周区域神经阻滞联合 NSAIDs 为主，这主要是由于超声技术在麻醉领域的日益普及以及超长效局部麻醉药的临床应用。

随着腔镜微创手术技术的不断发展，部分普外科胃肠道手术、肝胆科手术、妇产科手术及泌尿系统手术可在腹腔镜下完成。

第二节　普外科常见手术的麻醉

一、普外科手术麻醉的特点

1. 胃肠道疾病常伴有呕吐、腹泻、消化液潴留等症状，可导致大量体液丢失、细胞内外液的水、电解质及酸碱平衡紊乱甚至肾功能损害。纠正上述内环境紊乱是消化道手术麻醉前准备的重要内容之一。

2. 消化道肿瘤、溃疡或食管胃底静脉曲张可继发大出血，除表现为呕血、便血外，胃肠道可贮留大量血液，失血量难以估计。麻醉前应根据血红蛋白、血细胞比容、尿量、尿比重、血压、心率、脉压、中心静脉压等指标补充血容量和细胞外液量，并作好大量输血的准备。

3. 胆道疾病多伴有感染、阻塞性黄疸和肝损害，麻醉时应注意肝肾功能的维护、出凝血异常及自主神经功能紊乱的防治。

4. 胃液、血液、胆汁、肠内容物都有被误吸的可能。一旦发生，可导致急性呼吸道梗阻、吸入性肺炎或肺不张等严重后果，麻醉时应采取有效的预防措施。

二、胃肠道手术的麻醉

（一）麻醉前准备

1. 术前应完善相关检查，及时发现并处理营养不良、贫血、低蛋白血症、电解质异常及肾功能损害。以提高患者对手术、麻醉的耐受性，减少术后并发症。

2. 麻醉前应评估消化系统情况，对于消化系统结构异常（如胃大切术后）、消化道梗阻（如幽门梗阻、肠梗阻）等患者，应视为饱胃处理，术前可选择进行胃肠减压。

（二）麻醉处理

1. 胃十二指肠手术　硬膜外阻滞可经 $T_{8\sim9}$ 或 $T_{9\sim10}$ 间隙穿刺，向头侧置管，阻滞平面以 $T_4\sim L_1$ 为宜。为抑制内脏牵拉反应，进腹前可适量给予镇痛镇静药。上腹部手术的阻滞平面不宜超过胸$_3$，否则胸式呼吸被抑制，膈肌代偿性活动增强，可影响手术操作。此时，如再使用较大量镇痛镇静药，可显著影响呼吸功能而发生缺氧和二氧化碳蓄积，甚至发生意外。因此，麻醉中除应严格控制阻滞平面外，应加强呼吸监测和管理。当前腹部手术最为常用的麻醉方法为全身麻醉，宜选择麻醉诱导快、肌松良好、清醒快的麻醉药物。肌松药的选择及用药时间应合理掌握，需保证进腹探查、深部操作、冲洗腹腔及缝合腹膜时有足够的肌肉松弛，注意药物间的相互协同作用，加强呼吸、循环、尿量、体液等变化和维护水、电解质、酸碱平衡的管理。

2. 结肠手术　右半结肠切除术选用连续硬膜外阻滞时，可选 $T_{11\sim12}$ 间隙穿刺，向头侧置管，阻滞平面控制在 T_6~L_2。左半结肠切除术可选 T_{12}~L_1 间隙穿刺，向头侧置管，阻滞平面需达 T_6~S_4。进腹探查前宜先给予适量辅助药，以抑制内脏牵拉反应。选择全身麻醉使用肌松药时，在保证重要操作时足够的肌松的同时也应该注意避免因肌松药物过量引起的呼吸延迟恢复等。结肠手术前常需进行肠道准备，故应注意血容量和血钾的变化。严重低钾血症可导致心律失常，术前应确保血钾在正常范围，术中密切监测心电图的变化，必要时行床旁血气分析监测血钾水平。

3. 直肠癌根治术的麻醉　手术需取截石位，经腹会阴联合切口，选用连续硬膜外阻滞时宜用双管法。一点取胸 $_{12}$~腰 $_1$ 间隙穿刺，向头置管；另一点经腰 $_{3\sim4}$ 间隙穿刺，向尾置管。先经低位管给药以阻滞骶神经，再经高位管给药，使阻滞平面达 T_6~S_4，麻醉中适量应用辅助药即可满足手术要求。麻醉中应注意体位改变对呼吸、循环的影响，游离乙状结肠时多需采用头低位，以利于显露盆腔，此时应注意呼吸通气情况，并常规吸氧。术中出血可能较多，要随时计算出血量，并给予及时补充。随着腹腔镜手术的快速发展以及患者对诊疗要求的提高，大多胃肠道手术已采用全身麻醉，并在手术过程中采取动、静脉穿刺，实时监测血压、中心静脉压及血气、血红蛋白，指导麻醉药物应用、呼吸参数调节及补液输血量。

6

（三）麻醉后注意事项

1. 腹部手术结束，需待患者各项生命体征稳定后方可送回病房。麻醉科医师须亲自检查呼吸、血压、脉搏、四肢末梢温度及颜色、苏醒程度，向手术医师和值班护士交代清楚后，方可离开患者。

2. 患者尚未完全清醒或循环、呼吸功能尚未稳定时，应加强对呼吸、血压、中心静脉压、脉搏、尿量、体温、意识、皮肤颜色、温度等监测，必要时行血气分析，并给予相应处理。术后应常规给予氧疗及心电、血压、氧饱和度监测。

3. 麻醉手术后应立即进行血常规、血细胞比容、电解质、血气分析等检查，并依检查结果给予相应处理。

4. 持续静脉补液，手术当天的输液量成人约为 3 500~4 000ml，同时应根据术中液体出入量及术后引流、渗出等情况进行补充调整。

5. 应该给予完善的术后镇痛，促进患者早期下床活动，利于消化道功能恢复。

6. 术后可能发生出血、呕吐、呃逆、尿潴留和肺部并发症，须予以重视和防治。

三、肝胆手术的麻醉

（一）麻醉前准备

1. 重点应检查各系统功能，特别是肝功能。对于肝功能异常及血清胆红素升高者，术前应加强保肝治疗，术中术后应加强肝肾功能维护，预防肝肾综合征的发生。

2. 胆囊、胆道疾病多伴有感染，麻醉前应给予抗感染治疗。阻塞性黄疸可导致胆盐、胆固醇代谢异常，维生素 K 吸收障碍，致使维生素 K 参与合成的凝血因子减少，发生出凝血异常，凝血酶原时间延长。对于这类患者，麻醉前可给予维生素K治疗，使凝血酶原时间恢复正常。胆道疾患术前慎用吗啡类镇痛药。

3. 阻塞性黄疸的患者，自主神经功能失调，表现为迷走神经张力增高，心动过缓。麻醉手术时更易发生心律失常和低血压。

4. 胆囊、胆道疾病患者常有水、电解质、酸碱平衡紊乱、营养不良、贫血、低蛋白血症等继发性病理生理改变，麻醉前均应作全面纠正。

（二）麻醉选择及处理

胆囊、胆道手术，可选择全身麻醉、硬膜外阻滞或全身麻醉加硬膜外阻滞下进行。硬膜外阻滞可经 $T_{8\sim9}$ 或 $T_{9\sim10}$ 间隙穿刺，向头侧置管，阻滞平面控制在 $T_{4\sim12}$。胆囊、胆道部位迷走神经分布密集，且有膈神经分支参与，在游离胆囊床、胆囊颈和探查胆总管时，可发生胆 - 心反射。患者不仅出现牵拉痛，而且可引起反射性冠状动脉痉挛、心肌缺血导致心律失常，血压下降。应采取预防措施，如局部神经阻滞、应用哌替啶及阿托品或氟芬合剂等。吗啡、芬太尼可引起胆总管括约肌和十二指肠乳头部痉挛，而促使胆道内压上升达 300mmH_2O 或更高，持续 15~30 分钟，且不能被阿托品解除，故麻醉前应禁用。阿托品可使胆囊、胆总管括约肌松弛，麻醉前可使用。胆道手术可促使纤维蛋白溶酶活性增强，纤维蛋白溶解而发生异常出血。术中应观察出凝血变化，遇有异常渗血，应及时检查纤维蛋白原、血小板，并给予抗纤溶药物或纤维蛋白原处理。

阻塞性黄疸常伴肝损害，应禁用对肝肾有损害的药物，如氟烷、甲氧氟烷、大剂量吗啡等，三个月内曾用过氟烷麻醉者，也应禁用氟烷。恩氟烷、异氟烷和七氟烷亦有一过性肝损害的报道。麻醉手术中因凝血因子合成障碍，毛细血管脆性增加，也促使术中渗血增多。但临床观察并未发现不同麻醉方法对肝功能及凝血因子有不同的影响。

胆道外科患者，病情与体质差异极大，肥胖体型者逐年增多，麻醉选择与处理的难度也各异。肝脏手术可能出血较多，应做好动静脉穿刺，实时监测动脉压，指导药物应用和补液、输血。

（三）麻醉后注意事项

1. 术后应密切监测血压、脉搏、呼吸、尿量、尿比重，持续鼻导管吸氧，直至病情稳定。及时检查血红蛋白、血细胞比容及电解质，必要时行动脉血气分析，根据检查结果给予调整治疗。

2. 术后继续护肝、护肾治疗，避免使用影响肝肾功能的药物，预防肝肾综合征。

3. 胆总管引流的患者，应计算每日胆汁引流量，注意水、电解质补充及酸碱平衡。

4. 危重患者和感染性休克生命体征尚未平稳者，麻醉后应送术后恢复室或ICU进行严密监护治疗，直至生命体征稳定。

四、脾脏手术的麻醉

（一）麻醉前准备

1. 脾脏是人体血液储存和调节器官，有清除和调节血细胞及产生自身免疫抗体的功能。原发性或继发性脾功能亢进患者，多合并有脾肿大，红细胞、白细胞、血小板减少和骨髓造血细胞增生。麻醉科医师应在麻醉前全面了解病史及各种检查结果。评估围手术期风险，做好相应准备。

2. 严重贫血，尤其是溶血性贫血者，术前应适当输血。有肝损害、低蛋白血症者，应给予保肝及多种氨基酸治疗。有血小板减少、出凝血时间及凝血酶原时间延长者，应给予浓缩血小板、新鲜冰冻血浆，可辅以维生素K治疗。择期手术患者应待贫血基本纠正、肝功能改善、出血时间及凝血酶原时间恢复正常后再行手术。

3. 原发性脾功能亢进者除有严重出血倾向外，大都已长期服用肾上腺皮质激素和ACTH。麻醉前除应继续服用外，尚需检查肾上腺皮质功能代偿情况，必要时术中予以补充，预防肾上腺皮质危象。

4. 有粒细胞缺乏症者常有反复感染史，术前应积极预防治疗感染。

5. 外伤性脾破裂除应积极治疗失血性休克外，应注意有无肋骨骨折、胸部挫伤、左肾破裂及颅脑损伤等并存损伤，以防因漏诊而发生意外。

（二）麻醉选择与处理

1. 无明显出血倾向及出凝血时间、凝血酶原时间已恢复正常者，可选用连续硬膜外阻滞。麻醉操作应轻柔，避免硬膜外间隙出血。凡有明显出血者，应弃用硬膜外阻滞。选择全身麻醉时需考虑有无肝损害，可用静脉复合或吸入麻醉。气管插管操作要轻巧，防止因咽喉及气管黏膜损伤而导致血肿或出血。

2. 麻醉手术处理的难度主要取决于脾周围粘连的严重程度。游离脾脏、搬脾、结扎脾蒂等操作，手术刺激较大，有发生意外大出血的可能，麻醉科医师应提前防治内脏牵拉反射并做好大量输血准备。巨大脾脏内储血较多，有时可达全身血容量的20%，故手术中禁忌脾内注射肾上腺素，以免发生回心血量骤增而导致心力衰竭。

3. 麻醉处理中要密切注意出血、渗血情况，维持有效循环血量。渗血较多时，应依情使用止血药和成分输血。

4. 麻醉前曾服用激素的患者，围手术期应继续给予维持量，预防肾上腺皮质功能急性代偿不全。

（三）麻醉后注意事项

1. 麻醉后当天应严密监测血压、脉搏、呼吸和血红蛋白、血细胞比容的变化，严防内出血和大量渗血，注意观察膈下引流管出血量、继续补充血容量。

2. 加强抗感染治疗。已服用激素者，应继续给予维持量。

五、门脉高压症手术的麻醉

（一）门脉高压症主要病理生理特点

门静脉系统是腹腔脏器与肝脏毛细血管网之间的静脉系统。当门静脉的压力因各种病因而高于25cmH_2O时，可表现一系列临床症状，统称门脉高压症。其主要病理生理改变为：①肝硬化及肝损害；②高动力型血流动力学改变：容量负荷及心脏负荷增加，动静脉血氧分压差降低，肺内动静脉短路和门、肺静脉间分流；③出凝血功能改变：有出血倾向和凝血障碍，原因为纤维蛋白原缺乏、血小板减少、凝血酶原时间延长、第Ⅴ因子缺乏、血浆纤溶蛋白活性增强；④低蛋白血症，腹水，电解质紊乱，钠和水潴留，低钾血症；⑤脾功能亢进；⑥氮质血症，少尿，稀释性低钠血症，代谢性酸中毒和肝肾综合征。

（二）手术适应证的选择

门脉高压症手术麻醉的适应证，主要取决于肝损害程度、腹水程度、食管静脉曲张程度及有无出血或出血倾向。为做好手术前评估准备和降低死亡率，我国特有的武汉分级将门脉高压症的肝功能情况归纳为三级，因我国肝硬化多由肝炎所致，故增加了转氨酶一项。见表71-4。Ⅲ级肝功能患者不适于手术麻醉，应力求纠正到Ⅰ或Ⅱ级。Ⅰ、Ⅱ级术后死亡率约为5%，Ⅲ级者死亡率甚高。

表71-4 门脉高压症患者的肝功能分级

	Ⅰ级	Ⅱ级	Ⅲ级
胆红素（μmol/L）*	<20.5	20.5~34.2	>34.2
血清白蛋白（g/L）	≥35	26~34	≤25
凝血酶原时间延长（S）	1~3	4~6	>6
转氨酶			
金氏法（u）	<100	100~200	>200
赖氏法（u）	<40	40~80	>80
腹水	（-）	少量，易控制	大量，不易控制
肝性脑病	（-）	（-）	（+）

*μmol/L ÷ 17.1=mg/dl。

门脉高压症麻醉危险性增加的界限为：黄疸指数大于40U；血清胆红素大于20.5μmol/L；血浆总蛋白量小于50g/L；白蛋白小于25g/L；A/G小于0.8；GPT、GOT大于100U；溴磺酞钠（BSP）潴留试验大于15%；吲哚菁绿（ICG）消失率小于0.08。为探讨肝细胞功能的储备能力，糖耐量曲线试验有一定价值，90~120分钟值如高于60分钟值者，提示肝细胞储备力明显低下，麻醉手术死亡率极高。

6

使用综合性检查结果来判断门脉高压症的预后，为麻醉临床提供更为客观的科学依据。详见表71-5。

表71-5 门脉高压症的预后判断分类

	Ⅰ	Ⅱ	Ⅲ	Ⅳ
有效肝血流量（ml/min）	>600	600~400	400~300	<300
肝内短路率（%）	<15	30~40	30~40	>40
肝静脉血氨法（μg/dl）	<65	65~80	80~100	>100
BSP潴留率（%）	<10	10~30	30~35	>35
ICG消失率	>0.01	0.1~0.08	0.08~0.04	<0.04
术后生存率（%）	91.5	79.4	51	14.3

（三）麻醉前准备

门脉高压症多有程度不同的肝损害。肝脏为主要代谢、解毒的器官，麻醉前应重点针对其主要病理生理改变，做好改善肝功能、出血倾向及全身状态的准备。

1. 增加肝糖原，修复肝功能，减少蛋白分解代谢：给高糖、高热量、适量蛋白质及低脂肪饮食，总热量应为125.5~146.4kJ（30~35kcal/kg）。必要时可静脉滴注葡萄糖胰岛素溶液。对无肝性脑病者可静脉滴注相当于0.18g/（kg·d）蛋白的合成氨基酸。脂肪应限量在50g/d以内。为改善肝细胞功能，还需用多种维生素，如复合维生素B、维生素B_6、维生素B_{12}、维生素C等。

2. 有出血倾向者可给予维生素K和其他止血药，以纠正维生素K相关因子缺乏引起的凝血功能障碍和出凝血时间及凝血酶原时间。纤维蛋白原、凝血酶原或X因子在体外半衰期较稳定，麻醉前可用新鲜全血或新鲜冰冻血浆来补充。

3. 腹水直接反映肝损害的严重程度，大量腹水还直接影响呼吸、循环和肾功能，应在纠正低蛋白血症的基础上，采用利尿、补钾措施，并限制液体入量。根据2009年美国肝病研究学会腹水治疗指南（AASLD），张力性腹水患者在单次放腹水5L是安全的。在腹腔穿刺术后可不必输注胶体。但静脉白蛋白的（8g/L腹水）补充是不可忽视的。而在最新2010版欧洲肝脏研究学会（EASL）发表的《肝硬化腹水指南》中，将腹水分为3度。对使用利尿剂和穿刺引流治疗作出更详细的指标。但这两个学会都建议，在大量放腹水时应进行补充白蛋白治疗。

4. 凡伴有水、电解质、酸碱平衡紊乱者，麻醉前应逐步纠正。

（四）麻醉选择与处理

肝脏是多种麻醉药代谢的主要场所，而多数麻醉药都可使肝血流量减少。麻醉选择与处理的主要原则是选用其最小有效剂量。应使收缩压维持在80mmHg以上，否则肝脏将丧失自动调节能力，并可加重肝细胞损害。

1. 麻醉前用药　大量应用阿托品或东莨菪碱可使肝血流量减少，一般剂量时则无影响。镇静镇痛药均在肝内代谢，门脉高压症时分解代谢延迟，可导致药效增强、作用时间延长，故应减量或避用。

2. 麻醉药　氧化亚氮在无缺氧的情况下，对肝脏无直接影响。氟烷使肝血流量下降约30%，部分患者术后可有谷-丙转氨酶（glutamate pyruvate transaminase，GPT/ALT）一过性升高，因此原有肝损害或疑有肝炎者宜禁用。恩氟烷是否存在肝损害，尚未定论，但用药后一周内GPT可上升至100U以上，故最好避用。异氟烷、七氟烷和地氟烷在体内降解少，对肝功能影响轻微，可考虑选用。肝损害时血浆蛋白量减少，应用巴比妥类药时，因分解代谢减缓，使血内游离成分增加，药效增强，但睡眠量巴比妥类对肝脏尚无影响。氟哌利多，芬太尼虽在肝内代谢，但麻醉常用量尚不致发生肝损害，可用于门脉高压症手术的麻醉，但对严重肝损害者应酌情减量。

3. 肝硬化患者的胆碱酯酶活性减弱，使用氯琥珀胆碱时，其作用可增强，易发生呼吸延迟恢复，应用维库溴铵时无影响。

4. 酯类局部麻醉药由血浆胆碱酯酶分解，酰胺类局部麻醉药都在肝内代谢。由于血浆内胆碱酯酶均来自肝脏，肝硬化患者应用局部麻醉药可因其分解延缓，易于蓄积，故禁忌大量使用。

5. 麻醉处理要点　包括：①维持有效循环血量：通过ECG、有创血压、脉搏、SpO_2、中心静脉压、尿量等监测，维持出入量平衡，避免血容量不足或过多，预防低血压和右心功能不全，维护肾功能。此外，麻醉中可通过血气分析、电解质检查、测定血浆及尿渗透浓度，及时纠正水、电解质和酸碱失衡；②保持血浆蛋白量：低蛋白血症患者麻醉时应将白蛋白提高到25g/L以上，不足时应补充白蛋白，以维持血浆胶体渗透压和预防间质水肿；③维护血液氧输送能力：须保持血容量、每搏量、血细胞比容、血红蛋白及氧解离曲线的正常。心功能正常者，为保持有效循环血量，宜使血细胞比容保持在30%左右，以降低血液黏滞度，保证最佳组织灌流。为确保氧的输送能力，对贫血者可输浓缩红细胞；④补充凝血因子：麻醉前有出血倾向者，应输用新鲜血或血小板，缺乏由维生素K相关凝血因子者，可补充维生素K和输新鲜冰冻血浆。麻醉中一旦发生异常出血，应及时查各项凝血功能，作针对性处理；⑤处理大量出血：门脉高压分流术中，出血量在2 000ml以上者并非少见，可采用血液回收与成分输血，适量给予血浆代用品，输血、输液时应注意补充细胞外液、纠正代谢性酸中毒、充分供氧及适量补钙；⑥保证镇痛完善，避免应激反应。

六、类癌综合征患者的麻醉

（一）类癌综合征的主要病理生理特点

1. 见于胃肠道、胆、胰、甲状腺、肺、支气管、前纵隔、卵巢、睾丸等部位。发生率占类癌患者的18%。

2. 其病理生理改变主要由于色胺酸代谢紊乱，分泌5-羟色胺、缓激肽、组胺等血管活性物质所造成。类癌综合征患者在麻醉中易促使神经节阻滞药的作用增强，致血压下降、支气管痉挛、高血糖、肠蠕动亢进。5-羟色胺可通过血-脑屏障对中枢神经系统产生抑制作用，使麻醉苏醒延迟。缓激肽可引起严重血管扩张、毛细血管通透性增加和血压下降。

3. 临床表现主要有皮肤潮红、毛细血管扩张，以面部、颈和胸部明显，多次发作后肤色呈发绀状，眼结膜有毛细血管扩张和水肿，血压下降，极度乏力，腹泻呈水样及脂肪样大便，每日多达20~30次，可导致营养不良、水、电解质失衡、心内膜、心包膜、胸膜、腹膜纤维组织增生，出现三尖瓣、肺动脉瓣狭

窄或关闭不全，最终发生心力衰竭，严重支气管痉挛可导致窒息。

（二）麻醉前准备

1. 对疑有类癌综合征的患者要全面检查。对原发病灶部位、肝损害及其程度和心功能代偿情况等做重点检查和全面估价。

2. 手术前应对类癌综合征发作的患者试用5-羟色胺拮抗剂、缓激肽拮抗剂以及皮质类固醇等进行试探性治疗，找出有效治疗药物和剂量，以供麻醉处理时参考使用。

3. 改善全身状况和营养不良，纠正水、电解质失衡。手术前禁用含有大量色胺酸的饮料和食物（如茶、酒、脂肪及某些蔬菜），禁忌挤压肿瘤以防诱发综合征发作。

4. 保持患者镇静，避免交感-肾上腺系统兴奋，麻醉前用药宜适当增量。

（三）麻醉选择和处理

1. 吗啡、硫喷妥钠、右旋糖酐、多黏菌素B等，可增加肠色素颗粒细胞膜的通透性，或使泵作用发生改变而促使5-羟色胺分泌增加，故应禁用。

2. 氯琥珀胆碱的去极化作用可增高腹内压，筒箭毒碱的神经节阻滞和组胺释放作用可诱发血压严重波动和支气管痉挛，故应慎用。

3. 因类癌分泌的活性物质直接作用于神经末梢与靶细胞的交接处，由此引起类癌综合征发作，各种麻醉包括局部麻醉、神经阻滞、脊麻或硬膜外阻滞中都可能发作。因此在麻醉管理中应提高警惕，尽量避免能导致血压下降和呼吸抑制的各种影响因素。

4. 神经安定药、抗组胺药可降低肠色素颗粒细胞膜的通透性，并阻滞5-羟色胺、组胺的作用，故类癌综合征手术可选用神经安定镇痛麻醉或静脉复合麻醉，肌松药中可选用泮库溴铵或维库溴铵等无组胺释放作用的药物。

5. 麻醉力求平稳，诱导期避免各种应激反应和儿茶酚胺释放因素，控制适当的麻醉深度。手术挤压肿瘤、变动体位、缺氧、二氧化碳蓄积、低血压等因素都会促使类癌的活性物质（5-羟色胺及缓激肽）分泌增加，应严密监护。选用气管内插管有利于供氧和维持呼吸道通畅，一旦出现支气管痉挛，可立即施行正压辅助呼吸，故适用于类癌手术患者的麻醉。

6. 麻醉中一旦发生缓激肽危象而导致严重低血压时，应禁用儿茶酚胺类药，后者可增加缓激肽合成，低血压可更加严重，必要时应选用甲氧明、间羟胺或血管加压素（VIP），最好选用5-羟色胺、缓激肽和组胺的拮抗药及激素，补足有效循环血量，纠正水、电解质及酸碱失衡。对并存心肌、心瓣膜损害的类癌患者，应注意防止增加右心负荷，正确掌握输血、输液速度与总量，注意尿量，预防心力衰竭。

第三节 泌尿科常见手术的麻醉

一、泌尿外科手术麻醉特点

1. 泌尿系统疾病可伴有肾功能损害、水电解质和酸碱紊乱、心血管系统、代谢以及造血系统的病理改变，麻醉科医师应熟悉各种麻醉药物和麻醉方法对肾功能的影响，并在围手术期注意肾功能的保护。

2. 泌尿外科手术中，小儿与老年人均占相当比例，麻醉科医师应掌握和熟悉小儿及老年人麻醉特点，给予适当的处理。

3. 泌尿外科手术常需取特殊体位，如截石位、折刀位等，这些体位对呼吸、循环均有一定影响，另外，长时间的特殊体位或体位安置不当都可能造成周围神经、肌肉及相关器官如眼、耳的损伤，应注意预防和避免。

4. 泌尿外科手术中常出现低体温，大量冲洗液体灌注、手术时间长和覆盖患者的无菌敷料潮湿都是风险因素。对此类手术应加强保温措施，避免低体温造成的不良影响。

二、肾脏手术的麻醉

肾脏手术包括肾脏非癌症手术（如全肾/部分肾切除术、肾结石切除术、肾盂成形术等）和肾癌根治术。

（一）麻醉前准备

1. 术前应密切关注肾功能障碍程度及慢性肾

功能障碍者可能继发的高血压、尿毒症、贫血、低蛋白血症、水电解质及酸碱失衡以及其他等器官的病理改变，对于并存疾病应积极处理，严重的肾功能障碍可考虑采用肾替代治疗，如血液透析等。

2. 肾癌患者常伴无痛性血尿，如术前贫血严重，应予输血纠正。如肾脏肿瘤很大，可能有大出血可能，术前应做好大量输血准备。

3. 5%~10% 的肾脏肿瘤侵入肾静脉、下腔静脉甚至右心房，术前应通过影像学检查如增强 CT、超声等影像学手段明确是否存在癌栓侵入血管及病变累及范围，必要时术中需体外循环支持。

（二）麻醉选择及处理

肾脏手术可以在硬膜外麻醉下完成，选择 $T_{10\sim11}$ 间隙穿刺，向头侧方向置管注药，硬膜外阻滞范围至少达 $T_6\sim L_2$，上界最好达 T_4。为减轻牵拉肾脏及肾蒂的反应，需提前使用镇痛镇静药。

近年来，全身麻醉在肾脏手术中更为常用，全身麻醉提供了可控的呼吸支持，避免了大量失血时硬膜外给药对循环的进一步影响，同时也满足了肾脏手术特殊体位的舒适性需求，但在药物选择上，应避免对肾功能有明显损害的药物。全身麻醉复合硬膜外麻醉有利于术后快速康复，但应注意避免术中低血压的发生。

麻醉前应留置大孔径的静脉通道，便于术中快速补液。对于肿瘤体积较大且血运丰富的患者，应穿刺外周动脉行直接动脉压监测，可行中心静脉置管监测中心静脉压，并可用于大量快速补液。肾脏手术中可能损伤胸膜造成气胸，应密切监测手术情况及患者呼吸情况，如出现胸膜损伤，应及时修补或行胸腔闭式引流。术中还应关注健侧肾脏灌注，适当补液以保持尿量在 0.5ml/(kg·h)。

肾脏手术多采用“折刀位”，这一体位对呼吸和循环有一定影响。全身麻醉机械通气的患者，上肺的血流量少于下肺，通气量多于下肺，造成了通气 / 血流比失调，患者易出现下肺不张及低氧血症，动脉 - 呼气末二氧化碳梯度增加提示上肺的无效通气量增加。长时间保持“折刀位”可能会由于下腔静脉受压而影响回心血量，而下肢低位可能加重这一影响。体位变化后应再次确定气管插管位置。

合并下腔静脉癌栓的肾癌患者术中可能出现多种问题，如由于下腔静脉阻塞造成的循环衰竭，分离肿瘤时碎片脱落造成的急性肺栓塞以及由于下腔静脉严重阻塞造成的腹膜后、硬膜外血管扩张导致的术中大出血。对于此类患者，术前必须明确癌栓侵犯范围，才能进行完善的术前准备。有创血压监测、多条大孔径静脉通路是必要的，由于下腔静脉的阻塞，中心静脉压监测价值有限，但 TEE 可以提供较多的信息，建议合并下腔静脉癌栓的患者常规进行 TEE 监测。TEE 有助于观察癌栓的位置是否进入右心房、分离肿瘤时是否有癌栓脱落进入心脏造成急性肺栓塞以及心脏内肿瘤是否被完全切除。当癌栓占右心房大于 40% 时应采取心肺转流，可采用深低温停循环取栓，由于肝素化和低温，这一术式的失血量将大大增加。

（三）麻醉后注意事项

1. 麻醉后当天应严密监测血压、脉搏、呼吸和血红蛋白、血细胞比容的变化，注意引流管出血量，及时发现活动性出血和严重的创面渗血，并给予积极处理。继续补充血容量，必要时补充凝血物质。

2. 对于手术范围较大（如取栓患者）及术后生命体征尚不平稳的患者，应送重症监护治疗病房密切监测治疗。

三、膀胱手术的麻醉

膀胱手术一般包括膀胱镜手术、经尿道膀胱肿物切除手术和膀胱癌根治术。

膀胱镜手术是最常见的泌尿外科手术，椎管内麻醉可满足膀胱镜手术的需要，相较硬膜外麻醉，蛛网膜下腔麻醉起效迅速，因此更多麻醉医生选择蛛网膜下腔麻醉。阻滞平面达 T_{10} 即可满足手术需求。考虑患者的舒适性需求，静脉全身麻醉也是不错的选择，可视患者及手术情况选择不插管或喉罩辅助通气。膀胱镜手术一般采用截石位，这种体位对呼吸和循环均有明显影响。由于肺功能残气量减小，患者易出现肺不张与低氧血症，因此术中应常规吸氧。下肢抬高可促进血压向中心静脉回流，心输出量可能增加，但对于心脏功能不全的患者可能加重充血性心力衰竭。与之相反，当手术结束放平下肢时会减少下肢静脉回流从而造成低血压，而椎管内麻醉或全身麻醉的血管扩张作用会加重这一影响，因此，在下肢放平后应立即测量血压，对于高龄或循环不稳定的患者，应缓慢谨慎放平下肢，以防出现严重的低血压。

经尿道膀胱肿物电切手术可采用全身麻醉或椎管内麻醉。但由于膀胱侧壁邻近闭孔神经，如采用椎管内麻醉或不使用肌松药物的静脉全身麻醉，在电灼膀胱侧壁时可能会造成大腿内收，严重者可能造成膀胱穿孔。超声引导下闭孔神经阻滞可能可以解决这一问题。

膀胱癌根治手术切除的范围大，可能出血较多，建议在全身麻醉下施行，全身麻醉联合硬膜外麻醉可减少术中麻醉药物用量，提供较好的术后镇痛效果，是较理想的麻醉选择。术前应完善评估，积极处理并发症，对于严重贫血的患者应予以输血纠正。术中应监测有创动脉压，做好大量输血的准备，积极纠正酸中毒，补充钙剂，防治大量输血并发症。由于手术范围大，时间长，应注意术中保温，警惕低体温。术后应密切监测生命体征及术区出血情况，必要时送重症监护治疗病房密切监测治疗。

四、碎石手术的麻醉

目前常见的碎石手术包括经膀胱镜/输尿管镜的体内碎石术（气压弹道碎石或激光碎石）及经皮肾镜碎石术。

经膀胱镜/输尿管镜的体内碎石术与膀胱镜手术类似，可选用椎管内麻醉，输尿管上段碎石术麻醉平面需达 T_5~L_2，而输尿管下段及膀胱碎石术麻醉平面需覆盖 T_{10}~S_4。也可采用全身麻醉，但在行输尿管结石碎石术时，为避免输尿管痉挛及穿孔，应使用肌松剂。

6

经皮肾镜碎石术可采用硬腰联合麻醉或双管法硬膜外麻醉，麻醉平面应覆盖 T_5~L_2。但长时间的特殊体位会造成患者的不适感，且体位变动可能造成的循环波动。气管插管全身麻醉可在俯卧位期间保证患者呼吸，且舒适性更好。经皮肾镜碎石术需先在截石位放置输尿管导管，然后在侧卧位、俯卧位或侧卧前倾位下完成手术。术中应注意不同体位对呼吸、循环系统的影响。

经皮肾镜术中常见的并发症有：①出血：术中穿刺损伤肾实质、肾门血管以及肋间动脉都有可能造成大出血，术中应密切监测手术进程和生命体征，可监测直接动脉压，必要时输血。②冲洗液吸收：术中大量的冲洗液可通过肾实质吸收进入循环，造成循环容量急剧增加、内环境紊乱。术中应控制冲洗速度、压力及冲洗时间，行血气分析，连续观察血细胞比容、血红蛋白、电解质等指标变化，必要时给予利尿、高渗氯化钠等对症治疗。③冲洗液渗漏：术中由于冲洗液流量高以及腹膜损伤，大量的冲洗液可能渗漏到腹膜后、腹腔甚至胸腔，造成腹内压升高。大量的液体通过腹膜及肠管吸收会造成细胞水肿及代谢障碍，从而引发酸中毒。术中应密切观察患者的呼吸情况，椎管内麻醉患者可能出现呼吸困难、低氧血症，而全身麻醉患者以气道压升高为主要表现。此时应查血气分析，给予利尿纠正酸中毒等对症处理，必要时进行腹腔穿刺引流，床旁超声可协助诊断及引导穿刺。④胸膜损伤：穿刺肾脏时应嘱患者呼气屏息，或暂停机械通气断开呼吸管路，待肺塌陷后进行穿刺。应及时发现患者低氧血症、气道压升高等症状，及早进行胸膜修补或胸腔闭式引流。⑤空气栓塞：手术部位高于心脏、冲洗液加压进入体内均是空气栓塞的危险因素，术中应严格避免冲洗液混入空气。⑥感染：脓毒性休克是经皮肾镜重要的致死原因之一，术前肾结石伴尿路感染，术中高压及大量的冲洗液使脓性尿液逆行入血而引发。术中一旦出现脓毒性休克应积极抗休克治疗。对于术前感染严重肾脏积脓的患者应先行肾脏穿刺造瘘置管引流并积极控制感染，待感染控制后再行手术治疗。⑦低体温：术中大量低温液体冲洗、手术时间长、手术铺巾潮湿都会引起低体温，对于此类患者应采用多种保温措施，并应保证冲洗液加温至 37℃。

经皮肾镜碎石手术可能出现以上多种并发症，并发症的发生率与手术时间、冲洗液的使用密切相关。因此，术中应该严密监测患者生命体征，关注手术进程，早期发现并处理并发症，避免出现严重后果。

五、前列腺手术的麻醉

常见的前列腺手术包括经尿道前列腺电切术和前列腺癌根治手术。

经尿道前列腺切除术（TURP）可采用椎管内麻醉阻滞或全身麻醉。椎管内麻醉阻滞平面达到 T_{10} 即可满足手术需求，与全身麻醉相比，能减少深静脉血栓的发生率，并有利于更早地发现 TURP 综合征和膀胱穿孔等并发症。TURP 综合征是指术中前列腺组织的静脉窦开放，大量灌洗液吸收入血后，导致的液体超负荷、低钠血症、血浆渗透压降低、溶血、电解质紊乱等一系列症状体征，治疗不及时可进一步发生脑水肿和肺水肿，危及生命。液体吸收量主要取决于灌注压力、静脉压力以及手术持续时间和手术创面大小，麻醉过程中应密切观察患者生命体征、神志情况、监测血气和电解质，早期发现问题早做处理。治疗原则是通过襻利尿剂排出过多的水，限制液体入量，防止电解质紊乱、低氧血症和组织灌注不良。当前应用的钬激光技术可以缩短手术时间、组织损伤小、减少灌注液的吸收，从而减少此类并发症的发生。

传统的前列腺癌根治术是在开腹下完成，椎管内麻醉、全身麻醉及全身麻醉复合硬膜外麻醉均可完成手术。术中切除前列腺后短时间内可能出现大量快速失血，少数患者可出现纤维蛋白溶解致创面异常渗血，其原因可能与挤压前列腺释放纤溶酶原激活物，促使纤维蛋白溶解酶原转变为纤维蛋白溶解酶所致。一旦明确诊断后，应立即给予氨基己酸 4~5g 和纤维蛋白原治疗，若失血量严重，可补充浓缩红细胞和新鲜血浆。

六、外阴手术的麻醉

尿道、阴茎、阴囊、睾丸、会阴部手术通常时间较短，可选用腰麻，其操作简便、阻滞完善，也可根据具体情况放置硬膜外导管或采用较为舒适的喉罩全身麻醉。

第四节　妇科常见手术的麻醉

一、妇科手术麻醉的特点

1. 妇科手术患者可继发贫血、低蛋白血症和电解质紊乱，各器官因慢性贫血可能有不同程度损害，麻醉前应予治疗和纠正。妇科麻醉除异位妊娠、会阴部外伤、子宫穿孔、卵巢囊肿扭转外，大多属择期手术，麻醉前应做好充分准备。

2. 为便于盆腔深部和经阴道操作，要求麻醉有充分的镇痛和肌肉松弛，注意特殊体位如头低位、截石位对呼吸、循环及血流动力学的影响，预防周围神经和肌肉长时间受压迫而损伤。

二、经腹手术的麻醉

（一）子宫及附件切除术

该类手术患者因长期失血而常有贫血，各器官因慢性贫血可能有不同程度损害，应重视麻醉前纠正。一般可选择椎管内麻醉，如预计手术困难或需做淋巴结清扫时，为提高患者舒适度宜选择全身麻醉。老年患者合并心、肺疾病者应常规进行心电图及呼吸功能监测，维持血压、心率稳定，注意血容量动态平衡，防止心脏负荷增加，维持正常通气量，注意保护肾功能。该类手术除术前贫血或术中渗血较多者外，多数不需输血。

（二）巨大卵巢肿瘤切除术

麻醉的难易程度与肿瘤大小有直接关系。巨大肿瘤可引起：①膈肌上抬，活动受限，胸廓内容积明显缩小，通气受限，患者可能长期处于低氧和二氧化碳蓄积状态，又因肺舒缩受限，易并发呼吸道感染和慢性支气管炎，因此麻醉前应常规检查肺功能及动脉血气分析，必要时行抗感染治疗；②巨大肿瘤可能压迫腔静脉、腹主动脉，使回心血量减少，下肢淤血水肿，心脏后负荷增加；又因腔静脉长期受压，逐步形成侧支循环，可使硬膜外间隙血管丛扩张淤血，麻醉前应常规检查心电图、超声心动图，了解心功能代偿程度，硬膜外穿刺、置管应谨防血管损伤，用药量应减少 1/3~1/2；③巨大肿瘤压迫胃肠道，可致患者营养不良，消瘦虚弱，继发贫血、低蛋白血症和水、电解质代谢紊乱，麻醉前应尽可能予以纠正。

麻醉方法和药物的选择应根据心肺功能代偿能力全面权衡。凡有呼吸、循环代偿不全而手术切口在脐以下的中等大小肿瘤，可选用连续椎管内麻醉或全身麻醉。巨大肿瘤促使患者难以平卧者，如属良性囊肿，麻醉前可试行囊肿穿刺缓慢放液，同时经静脉补血浆或代血浆，然后选用全身麻醉。

术中探查、放囊内液及搬动肿瘤等操作过程中，要严密监测生命体征，尤其是血压，放液速度宜慢，移出肿瘤后应立即作腹部加压。以防止因腹内压骤然消失，右心回血量突然增加，导致前负荷增高而诱发急性肺水肿，另一方面又可能因为腹主动脉的压迫突然解除，后负荷突然降低而导致血压骤降、心率增快。因此，手术中要准确判断心脏前后负荷的增减，及时调节血容量平衡。麻醉后需待呼吸循环稳定、意识清醒后，再送回术后恢复室。

（三）子宫肌瘤剔除术及异位妊娠切除术

此类手术患者年龄较轻，并发症较少，椎管内麻醉基本能完成开腹手术。随着腹腔镜手术的飞速发展，当前该类手术多经腹腔镜完成，因此应用喉罩全身麻醉更为常用。

三、经阴道手术的麻醉

（一）阴式子宫切除术、肌瘤剔除术及阴道壁修补术

此类手术需用截石位，椎管内麻醉操作后要重视体位摆放及其对呼吸、循环的影响。另外，此类手术常需局部注射肾上腺素等收缩血管并反复多次牵拉宫颈，应注意处理药物引起的血压高、心率快和迷走神经反射引起的心率减慢。阴式子宫肌瘤剔除手术时间较长，渗血、出血较多，术前应认真改善全身情况，术中根据失血量及时输血补液。手术可以选用较为简便的椎管内麻醉，也可采用全身麻醉，应用刺激较小的喉罩通气道。

（二）宫腔镜检查与手术

宫腔镜能直接检查宫腔形态及宫内病变，优点为直视、准确、减少漏诊，并可取材活检，提高诊断准确性。许多妇科疾病可进行宫腔镜手术治疗。

1. 宫腔镜检查特点　膨宫介质基本要求为膨胀宫腔，减少子宫出血和便于直接操作。常用的有：①二氧化碳：其折光系数为1.00，显示图像最佳，气和出血可影响观察效果。有气栓的危险，已很少使用；②低黏度液体：有生理盐水，乳酸林格液和5%葡萄糖等。因其黏度低，易于通过输卵管，检查操作时间过长，可致体液超负荷，故用连续灌流更安全；③高黏度液体：有32%右旋糖酐-70和羟甲基纤维素钠液等。因黏度高，与血不融视野清晰。罕见情况有过敏，用量过大会导致肺水肿和出血性子癜，甚至引起肺栓塞。

2. 麻醉选择　宫腔镜下手术，根据不同情况可选用全身麻醉或椎管内麻醉，由于大多数宫腔镜手术时间较短且术后疼痛少见，多采用喉罩通气道实行全身麻醉，不需要肌松药，患者舒适度高、减少了迷走神经紧张综合征的发生率且恢复较快。

迷走神经紧张综合征源于敏感的宫颈管，受到扩宫刺激传导至Frankenshauser神经节、腹下神经丛、腹腔神经丛和右侧迷走神经，而出现恶心、出汗、低血压、心动过缓，严重者可致心搏骤停。宫颈明显狭窄和心动过缓者尤应注意预防。阿托品有一定预防和治疗作用。

3. 麻醉管理　除常规监测与输液外，主要应注意膨宫介质的不良反应与可能发生的并发症。麻醉手术后，应送到麻醉恢复室，常规监测心电图、血压、脉搏血氧饱和度。以CO_2为膨宫介质者，术后可取头低臀高位10~15分钟可预防术后肩痛。以晶体液为介质者应注意有无体液超负荷或水中毒问题。待一切生命体征平稳后，方可离开麻醉恢复室。

（三）宫颈椎切、无痛人流及取环术

此类短小手术可于静脉麻醉下进行，给予适量镇静镇痛药，呼吸管理很重要，根据时间长短可保留自主呼吸，也可轻巧置入喉罩进行机械通气。

第五节　急腹症患者的麻醉

急诊手术中以急腹症最常见，急诊麻醉中急腹症约占82.6%。其特点是发病急、病情重、饱胃患者比例大，继发感染或出血性休克者多，麻醉前准备时间紧，难以做到全面检查和充分准备。麻醉危险性、意外发生率及麻醉手术后并发症均较择期手术高。

（一）麻醉前准备

1. 麻醉科医师必须进行全面术前访视，重点掌握患者一般情况、循环、呼吸神志、体温、肝及肾功能、凝血功能等，追问既往病史、麻醉手术史、药物过敏史、禁食或禁饮时间，了解本次急诊入院的诊断治疗情况，明确有无其他严重的合并疾病或外伤，如脑外伤、气胸、骨盆骨折等。根据患者情况，选择合适的麻醉方法和药物，做好意外防治措施。

2. 对并存血容量不足、脱水、血液浓缩、电解质及酸碱失衡或伴严重合并疾病以及继发病理生理改变者，根据血常规、血细胞比容、出凝血时间、血型、心电图、X线片、血气分析、血清电解质、尿常规、尿糖、尿酮体等检查结果，在麻醉前进行重点处理或纠正。

3. 对休克患者必须施行综合治疗，待休克改善后再行麻醉，但有时由于病情发展迅速，应考虑在治疗休克的同时进行紧急麻醉和手术。应针对休克的不同类型，给予对症治疗，必要时使用血管活性药物，纠正电解质与酸碱失衡以改善内

6

环境，收缩压维持在70~90mmHg或平均动脉压50~60mmHg，重要脏器的血流灌注和肾功能尚可维持。术前要备足浓缩红细胞和新鲜冰冻血浆，以便于麻醉中进一步补足血容量。

4. 饱胃、肠梗阻、消化道穿孔、出血或弥漫性腹膜炎患者，麻醉前必须进行有效的胃肠减压。麻醉诱导方式需根据患者有无饱胃及气管插管难易程度而定。急症饱胃者（如进食，上消化道出血，肠梗阻等），为防止发生反流误吸，可酌情选用清醒表麻插管或快速顺序诱导。

5. 剧烈疼痛、恐惧和躁动不安必然促使儿茶酚胺释放，加重微循环障碍，促进休克发展，故麻醉前在不影响呼吸、循环和保持意识存在的前提下，可酌情给予镇痛、镇静药物，但应少量分次给予。

（二）麻醉选择及处理

1. 胃、十二指肠溃疡穿孔　除应激性溃疡穿孔外，多有长期溃疡病史及营养不良等变化。腹膜炎患者常伴剧烈腹痛和脱水，部分患者可继发中毒性休克。在综合治疗休克取得初步纠正的基础上，可慎用硬膜外阻滞，但需小量分次用药，严格控制阻滞平面。麻醉中继续纠正脱水、血液浓缩和代谢性酸中毒，防治内脏牵拉反应。对严重营养不良、低蛋白血症或贫血者，术前宜适量补血或血浆。麻醉后重点预防肺部并发症。

2. 上消化道大出血　食管静脉曲张破裂、胃肠肿瘤或溃疡及出血性胃炎，经内科治疗48小时仍难以控制出血者，常需紧急手术。麻醉前多有程度不同的出血性休克、严重贫血、低蛋白血症、肝功能不全及代谢性酸中毒等。术前均需抗休克综合治疗，待休克初步纠正后可选用全身麻醉或连续硬膜外阻滞。麻醉中应根据血压、脉搏、脉压、尿量、中心静脉压、血气分析、心电图等监测情况，维护有效循环血容量，保持收缩压在90mmHg以上，维持呼吸功能，避免缺氧和二氧化碳蓄积，纠正酸碱失衡，使尿量在30ml/h以上。

对出血性休克或持续严重出血的患者，宜选用气管内插管全身麻醉。必要时可使用血管活性药物维持循环，有肝、肾损害者注意维护肝、肾功能。

3. 急性肠梗阻或肠坏死　无继发中毒性休克的患者，可选用连续硬膜外阻滞。有严重脱水、电解质、酸碱失衡、腹胀、呼吸急促、血压下降、心率增快的休克患者，选择气管内插管全身麻醉更为安全。麻醉诱导及维持过程中应强调预防反流误吸，继续进行抗休克综合治疗，维护心、肺、肾功能，预防急性呼吸窘迫综合征（ARDS）、心力衰竭和急性肾衰竭。输血输液时，应掌握剂量与速度、胶体与晶体比例，以维持生理需要的血红蛋白量与血细胞比容。麻醉后需待患者完全清醒，呼吸交换正常、循环稳定、血气分析正常后，方可停止呼吸治疗。

4. 急性坏死性胰腺炎　循环呼吸功能稳定者，可选用连续硬膜外阻滞。已发生休克经综合治疗无效者，应选用对心血管系统和肝肾功能影响小的药物进行全身麻醉。麻醉中应针对病理生理特点进行处理：①因呕吐、肠麻痹、出血、体液外渗往往并存严重血容量不足，水、电解质紊乱，应加以纠正；②胰腺酶可将脂肪分解成脂肪酸，与血中钙离子起皂化作用，因此患者可发生低钙血症，需加以治疗；③胰腺在缺血、缺氧情况下可分泌心肌抑制因子（如低分子肽类物质），因此抑制心肌收缩力，甚至发生循环衰竭，应注意防治；④胰腺炎继发腹膜炎，致使大量蛋白液渗入腹腔，不仅影响膈肌活动，且使血浆渗透压降低，容易诱发肺水肿，呼吸功能减退，甚至发生ARDS，麻醉中应在血流动力学指标监测下，输入血浆代用品、血浆和全血以恢复有效循环血量，纠正电解质紊乱及低钙血症，同时给予抗生素治疗。此外，应注意呼吸管理、维护肝功能、防治ARDS和肾功能障碍。

5. 异位妊娠破裂　麻醉处理主要取决于失血程度，麻醉前要对患者的失血量和全身状态做出迅速判断，并做好大量输血准备，应对失血性休克。休克前期时，估计失血量约为400~600ml；如已达轻度休克，失血量约为800~1 200ml；中度休克时失血量约为1 200~1 600ml；重度休克时失血量约为2 000ml左右。休克前期或轻度休克时可在输血输液基础上，谨慎选用小剂量椎管内麻醉；中度或重度休克，经综合治疗无好转者，应酌情选用对心血管抑制药物实施插管全身麻醉。诱导时要严防呕吐误吸，麻醉中要根据失血量及时进行自体血回输，补充浓缩红细胞和新鲜冰冻血浆、代血浆和平衡液，并纠正代谢性酸中毒，维护肾功能。麻醉后应继续严密观察，预防感染及心、肺、肾的继发性损害。

（刘克玄　姜　妤）

参考文献

[1] 邓小明，曾因名，黄宇光．米勒麻醉学 [M]. 8 版．北京：北京大学医学出版社，2016.

[2] 刘克玄．围手术期液体管理核心问题解析 [M]. 北京：人民卫生出版社，2018.

[3] MEIERHENRICH R. The effects of intra-abdominally insufflated carbon dioxide on hepatic blood flow during laparoscopic surgery assessed by transesophageal echocardiography [J]. Anesth Analg, 2015, 100: 340-347.

[4] EKER H H, VAN RAMSHORST G H, DE GOEDE B, et al. A prospective study on elective umbilical hernia repair in patients with liver cirrhosis and ascites. Surgery, 2011, 150 (3): 542-546.

[5] AKCA O. LENHARDT R. FLEISCHMANN E, et al. Anesthetic management of abdominal surgery. Acta Anaesthesiol Scand, 2004, 48 (7): 894-898.

[6] HUR Y H, KIM J C, KIM D Y, et al. Inguinal hernia repair in patients with liver cirrhosis accompanied by ascites [J]. J Korean Surg Soc, 2011, 80 (6): 420-425.

[7] ZHANG H W, CHEN Y J, CAO M H, et al. Anesthetic management of abdominal surgery [J]. Am Surg, 2012, 78 (1): 107-110.

第七十二章

器官移植麻醉

目　录

第一节 总 论

我国的器官移植临床应用始于20世纪60年代，首例肾移植施行于1972年，首例肝移植于1977年，首例心脏移植于1978年。经过40多年艰难曲折的发展，现已与世界先进水平接轨，我国已成为继美国之后全球器官移植的第二大国。随着免疫学研究日益深入，高效免疫抑制剂的广泛应用以及手术、麻醉技术不断改进，移植后的死亡率显著降低，移植器官1年和5年的存活率都有了极大提高，现在器官移植已成为各种生命器官功能衰竭终末期的有效治疗方法。

一、移植免疫学

除了自体移植外，所有早期的器官移植手术全部以失败告终，使人们认识到在手术之外还有一个重要的因素决定移植器官的存活。20世纪40年代，英国动物学家Medawar实验研究证实了器官移植排斥的本质是受体免疫系统对供体组织器官的免疫应答，发现并指明了器官移植中排斥反应的免疫学本质，开创了移植免疫学这一免疫学分支。

引起移植排斥反应的抗原称为移植抗原或组织相容性抗原。移植抗原包括主要组织相容性抗原（major histocompatibility antigen，MHC抗原）、次要组织相容性抗原（minor histocompatibility antigen，mHA抗原）、血型抗原及其他内皮细胞抗原，其中MHC抗原是移植排斥反应最主要的抗原。

MHC抗原在人类也被称为人类白细胞抗原（human leucocyte antigen，HLA），HLA作为人体组织细胞的遗传学标志在移植免疫应答过程中发挥重要作用，是导致移植物排斥的主要抗原。HLA的生物学功能主要是参与抗原的识别、加工和递呈，其他作用均由其抗原递呈功能衍生而来。

（一）移植排斥反应的免疫学机制

1. 超急性排斥反应的免疫学机制　超急性排斥反应一般发生在移植物血液循环恢复后几分钟至数小时，是排斥反应中最剧烈的一种类型，导致不可逆的损伤，任何免疫抑制药物都无效，其机制为典型的体液免疫反应，但亦有细胞免疫的参与。超急性排斥反应一般认为是由于受者体内有预存抗体，包括抗移植物抗体、ABO血型抗体、抗血管内皮细胞抗体和HLA抗体等。有过反复输血、妊娠或再次接受移植患者，体内常具有IgG或IgM类抗体，一旦这些抗体与移植物的移植抗原结合，激活补体，导致炎性细胞浸润，血小板黏附聚集，凝血酶原激活形成血栓，将导致移植物缺血、坏死。

2. 急性排斥反应的免疫学机制　急性排斥反应是移植物排斥反应中最常见的一种类型，一般发生于移植术后几周或半年内。大约90%的急性排斥反应是细胞免疫反应介导的，以T细胞活化而产生迟发性变态反应，移植物内有大量淋巴细胞、巨噬细胞浸润，细胞毒性T淋巴细胞（cytotoxic lymphocyte，CTL），自然杀伤细胞（natural killer cell，NK）都可直接杀伤靶细胞，引起组织损伤。近年来研究发现，急性排斥反应中5%~10%的病例是由体液免疫介导的，可出现特征性的急性血管性排斥，其机制为受者体内产生针对血管内皮细胞同种抗原的IgG类抗体，通过补体依赖的细胞毒作用，导致移植物内血管坏死。若能及时诊断治疗，大多数可缓解。急性排斥反应临床上发生率很高，其临床表现取决于供受体之间组织相容性程度以及移植术后的免疫抑制治疗方案和诱发因素，如诊断及时、治疗得当，绝大多数可逆转。

3. 慢性排斥反应的免疫学机制　多发生在移植术后数月或数年之后，主要临床表现为移植物功能渐进性减退。目前的免疫抑制剂都不能预防和治疗慢性排斥反应的发生和归转，是目前国内外公认的影响移植物长期存活的主要因素。其主要机制由免疫学和非免疫学因素所致，而且与非特异性的组织损伤关系更为密切，因而又称之为慢性移植物失功能。慢性排斥反应是急性排斥反应反复发作的结果，体液免疫和细胞免疫都参与排斥反应的全过程。

慢性排斥反应与非免疫学因素尤其是组织退行性病变有关，其诱发因素为供者年龄过大、高脂血症、糖尿病晚期、巨细胞病毒感染、移植物缺血再灌注损伤、免疫抑制剂的毒副作用等。随着对慢性排斥反应的进一步认识，多数学者认为应改称“慢

6

性移植物失功能”。

4. 移植物抗宿主反应(graft versus host reaction, GVHR)的免疫学机制 通常所指的排斥反应是宿主抗移植物反应(host versus graft reaction, HVGR),移植物抗宿主反应(GVHR)是由移植物中的特异性淋巴细胞识别宿主抗原而发生的一种反应,这种反应一旦发生,非常凶险并且难以逆转,不仅导致移植失败,还可以给受者造成严重后果。GVHR所引起的疾病称为移植物抗宿主病(graft versus host disease, GVHD),往往导致受者多器官功能障碍。移植物抗宿主反应多发生于同种骨髓移植者,也可见于脾、胸腺和小肠移植中,偶尔在新生儿大量输血时发生。GVHR 发生的主要原因是供受者间的 MHC 和 mHA 不符,而移植物中丰富的免疫活性细胞则将受者细胞视为非己抗原,对其发生免疫应答,而此时患者的免疫功能极度低下。移植物的 T 细胞可分泌细胞因子,除了本身具有细胞毒性外,还可激活 NK 细胞和 CTL 细胞直接发挥细胞毒作用,在受者淋巴组织中增殖并产生一系列损伤性效应。GVHR 分为急性与慢性两型。急性型多见,多发生于移植后 3 个月以内,患者出现肝脾肿大、高热、皮疹和腹泻等症状,虽是可逆性变化,但死亡率较高;慢性型由急性型转变而来,患者呈现严重的免疫失调,表现为全身消瘦,多个器官损害,以皮肤和黏膜变化最突出,患者往往因严重感染或恶病质而死亡。

(二)免疫耐受及获得性免疫耐受

一直以来,移植物的长期存活率并没有显著提高,现有的免疫抑制方案对临床急性排斥反应和慢性排斥反应的作用也有限,且缺乏靶向性。因此在不使用广谱免疫抑制药物的情况下,获得稳定持久且特异的免疫无应答状态一直是移植免疫研究的目标。

免疫耐受是指对供体移植物耐受,而对来自第三方的移植物仍然保持排斥能力。现在已知移植耐受是一个多因素的过程,多种细胞参与其中,如 B 细胞、T 细胞等,这些细胞参与耐受状态的诱导和维持,特别是 T 细胞耐受对移植物来说最为重要。

多数学者认为,排斥和耐受是一个动态平衡的概念,建立经典的同种异基因免疫耐受是一个主动的、逐步的和高度调控的过程,主要通过其他来源的抗原如造血干细胞,或者通过促进克隆清除、克隆无能等治疗方案来诱导耐受,如共刺激分子阻断。免疫耐受的过程一般分为三个时期:耐受的诱导阶段、移植抗原的忽视阶段和免疫耐受的维持阶段,在不同的阶段有不同的机制参与其中。

(三)常用免疫抑制剂

免疫抑制剂是指可以降低机体对抗原物质反应性的化学或生物制剂,其在器官移植的发展中占有极其重要的地位,对器官移植患者的长期存活以及移植物保持良好功能都起着极其重要的作用。免疫抑制剂应用的最终目的是使受体耐受移植物,并对感染和肿瘤有免疫应答。理想的免疫抑制剂应具有很好的选择性和特异性,即诱导受体对移植物的特异性免疫耐受,而不是全面的免疫抑制。免疫抑制剂的分类目前尚无定论,根据药物作用机制不同大致可分为以下五大类:

1. 糖皮质激素 糖皮质激素对免疫反应的许多环节都有抑制作用,包括影响巨噬细胞吞噬及处理抗原、破坏参与免疫活动的淋巴细胞、干扰补体参与免疫反应,抑制免疫反应引起的炎症反应等。器官移植中最常用的是泼尼松(prednisone, Pred)、泼尼松龙(prednisolone)、氢化可的松(hydrocortisone)和甲泼尼龙(methylprednisolone, MP)。糖皮质激素可静脉或口服应用,是抗排斥反应治疗的第一线药物。抗排斥反应冲击治疗时,每日静脉滴注 MP 500~1 000mg,连续使用 3 天。常与硫唑嘌呤、环孢素联合应用,形成免疫抑制“三联疗法”。糖皮质激素的主要不良反应可见于机体的各个系统,急性不良反应包括:中枢神经系统症状,如躁狂或抑郁、失眠等;水钠潴留;诱发或加重糖尿病、感染、消化道溃疡及高血压;影响伤口愈合。长期用药的副作用有库欣综合征、痤疮、多毛、儿童发育迟缓、白内障、骨骼肌肉疾病、感染增加等。

2. 抗代谢药物 主要包括吗替麦考酚酯(MMF)、硫唑嘌呤(Aza)、环磷酰胺(CTX)。

MMF 口服吸收迅速,生物利用度高,在体内经水解代谢活化,非竞争性抑制单磷酸次黄嘌呤脱氢酶,阻断鸟嘌呤核苷酸合成,从而发挥其对淋巴细胞的免疫抑制效应,T 淋巴细胞和 B 淋巴细胞均显著受其影响。其最显著的效应是可逆转大剂量糖皮质激素治疗无效的顽固性排斥反应。MMF 应于术后 72 小时内应用,每次 1g,每日 2 次,空腹口服,该药不宜与硫唑嘌呤合用。主要不良反应为胃肠道症状、出血性胃炎、白细胞减少及病毒感染。

硫唑嘌呤是 6- 巯基嘌呤(6-MP)的衍生物,Aza 进入体内在肝内酶作用下首先在细胞内转化

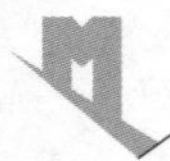

为6-MP，进一步通过数种途径转化为活性代谢物6-硫代次黄嘌呤核苷酸，整合入细胞内DNA分子中，从而干扰了细胞内嘌呤核苷合成和代谢以及RNA合成和功能，使细胞染色体破裂。Aza主要作用于T淋巴细胞或B淋巴细胞克隆的增殖期，也作用于细胞分化过程。Aza对初次免疫反应呈强有力的抑制作用，但对再次反应几乎无任何作用，故其适用于预防移植术后排斥反应的发生，对于已经发生的排斥反应则无治疗价值。临床上一般在手术当日按每日3~5mg/kg给药，口服或静脉注射，术后1周内减至每日1~3mg/kg维持。药物剂量调节主要依据外周白细胞计数，当计数 $<5\times10^9$/L时则应停药，肝、肾功能异常者应尽早减量。若为活体亲属供肾移植，则应提前2~3天开始给药。主要的毒副作用包括骨髓抑制、脱发、感染、肝功能损害及致癌作用等。与肌肉松弛剂同时应用时，可以拮抗箭毒、d-筒箭毒碱和泮库溴铵等非去极化肌肉松弛剂的作用。

环磷酰胺在肝内细胞色素P450作用下裂解转化为活性物质，干扰正常的有丝分裂过程，阻断淋巴细胞的生长发育，从而阻止T细胞和B细胞的分化，并抑制抗体产生。临床常用剂量为2~3mg/(kg·d)。其不良反应主要是骨髓抑制、白细胞减少、出血性膀胱炎、间质性肺纤维化。由于其不良反应大，效果并不具有优势，故很少用于实质性器官移植术后。

6

3. 钙调神经蛋白抑制剂(calcineurin inhibitor，CNI) 主要包括环孢素(cyclosporin A，CsA)和他克莫司(tacrolimus，FK506)。

CsA是从真菌属tolypocladium inflatum gams中提取的抗真菌代谢物，是一个含11个氨基酸的环多肽。它的临床应用大大提高了各种器官移植的成功率，从而开创了器官移植新纪元——CsA时代。CsA对排斥反应过程中起重要作用的某些T淋巴细胞亚群具有高度特异的抑制作用，从而防止排斥反应的发生。CsA进入细胞内，在 Ca^{2+} 协同作用下与胞浆蛋白异构酶结合，阻止白介素2(interleukin-2，IL-2)基因增强因子区调节蛋白的合成，从而抑制T淋巴细胞合成和释放IL-2，同时也抑制了IL-3、IL-6、IL-7、巨噬细胞移动抑制因子等细胞因子的合成。CsA对T和B细胞的活性都有抑制作用，但它突出的作用是抑制辅助性T细胞(helper T cells，Th)合成，并通过抑制Th细胞的功能间接影响B淋巴细胞产生抗体的功能。CsA可口服或静脉给药，移植术前4~12小时及术后第1~2天静脉滴注4~5mg/(kg·d)，每天一次单剂量持续使用至术后可口服CsA为止。口服首次剂量为8~14mg/(kg·d)，持续使用1~2周后根据患者的血肌酐和血液CsA浓度减量，每周减少5%直至维持量为2~6mg(/kg·d)。主要的毒副作用包括肾毒性、肝毒性、感染、高血压、恶性病变、神经系统并发症和内分泌并发症等。

他克莫司是从土壤真菌(streptomyces tsukubaensis)的肉汤培养基中分离出的一种大环内酯类抗生素，有极强的免疫抑制作用，其免疫抑制特性与CsA类似。它能抑制Th释放IL-2和CTL增殖，抑制细胞和体液免疫反应及移植物抗原刺激引起的T淋巴细胞增殖。口服用药时，肝移植受者初始剂量为0.10~0.20mg/(kg·d)，肾移植受者为0.15~0.30mg/(kg·d)；静脉用药时，肝移植受者初始剂量为0.01~0.05mg/(kg·d)，肾移植受者为0.05~0.10mg/(kg·d)。主要毒副作用为肾毒性、神经毒性、肿瘤、感染、高血压和高血糖等。

4. 西罗莫司作用靶抑制剂 主要包括西罗莫司(sirolimus，SRL)和依维莫司(everolimus)。

西罗莫司又称雷帕霉素(rapamycin)，主要通过作用于雷帕霉素作用靶(mTOR)，阻断T淋巴细胞及其他细胞由 G_1 期至S期的进程，阻断T淋巴细胞和B淋巴细胞钙依赖性和钙非依赖性信号转导通路。SRL阻断共刺激途径的信号转导，抑制多种细胞因子的基因转录，但不能抑制早期T细胞活化，也不减少IL-2的合成和释放。SRL临床单一用药方案：首次服用15mg的负荷剂量，以后10mg每日一次口服，根据血药浓度调整剂量。由于SRL半衰期较长，不需要每天监测其血药浓度。主要不良反应较少，无肾毒性和神经毒性，可能出现高脂血症、血小板减少、白细胞减少、皮炎等。

依维莫司是SRL的衍生物，其作用机制与SRL相似，半衰期较短，但生物效能更高。依维莫司口服后吸收快速，需要每日服药2次，其剂量为1.5~3mg/(kg·d)。目前其仍处于Ⅲ期临床试验阶段。

5. 生物制剂 包括多克隆抗体(抗淋巴细胞血清、抗淋巴细胞球蛋白、抗胸腺细胞球蛋白)、单克隆抗体(OKT3、达利珠单抗、巴利昔单抗)等。

多克隆抗体与淋巴细胞表面的抗原结合后，通过补体介导的或诱导抗体依赖的细胞毒性，引起淋巴细胞溶解破坏或者被网状内皮细胞吞噬，使免疫反应活性细胞，尤其是T淋巴细胞减少而发挥其免疫抑制效应。停药后，循环中的T细胞数目逐渐回升，而T细胞增殖反应仍处于抑制状态。

抗淋巴细胞球蛋白（anti-Human lymphocyte immunoglobulin，ALG）用药方案：皮试阴性后，将ALG 200mg稀释于生理盐水中（1~2mg/ml），经中心静脉导管缓慢给药，每日1次，持续静脉滴注4~6小时，给药期限为5~14天。严禁经外周静脉给药以防止发生血栓性静脉炎及血栓形成。主要不良反应包括超敏反应、血清病、出血倾向、严重感染等。

抗胸腺淋巴细胞球蛋白（anti-Human thymocyte immunoglobulin，ATG）皮试阴性后，将ATG 50mg稀释于生理盐水中（100ml），经中心静脉导管缓慢给药，每日1次，持续静脉滴注6~8小时，给药期限为10~14天。主要不良反应包括超敏反应、血清病、血小板减少、严重感染等。

OKT3具有显著的免疫抑制治疗效果，可迅速有效地抑制初次排斥反应及逆转经大剂量糖皮质激素或ALG治疗反应不佳的难治性排斥反应，显著提高移植物的存活率。目前OKT3确切的作用机制尚未完全明了，一般认为其与循环中的T淋巴细胞结合后通过调理化作用使之被单核-吞噬细胞系统吞噬清除，同时与T细胞结合使之表面抗原成分改变，变为免疫无反应性淋巴细胞，还有的是通过抗T细胞受体TCR/CD3复合物提供活化信号，导致T细胞程序化裂解、死亡。临床用药方案：一旦确诊为急性排斥反应，立即给予5mg OKT3静脉注射，连续应用7~14天；预防治疗成人剂量为5mg/d。主要不良反应包括：细胞因子释放综合征又称为全身流感样综合征、呼吸循环障碍、过度免疫抑制、增加感染和肿瘤发生等。

（四）HLA配型与器官移植

器官移植的成功有赖于对移植免疫学的充分认识，器官移植前对供受者间HLA配型以其在器官移植中所处的重要地位而成为许多移植中心常规考量的要素。

临床上一般采用供受者ABO血型配对原则，在一般情况下仍以血型相同移植为好，尽量避免血型不相容的器官移植；还要进行受者群体反应性抗体监测、供受者交叉配型等。最为关键的是供受者间HLA配型，HLA作为人体组织细胞的遗传学标志，在抗原识别、呈递、免疫应答与免疫调控、破坏外来抗原靶细胞等方面发挥着重要的作用，是导致移植排斥反应的主要组织相容性抗原。确定器官移植供受者HLA配型的标准是器官、组织移植组织配型的前提和基础。1987年美国器官分配联合网（United Network for Organ Sharing，UNOS）制定了强制性的HLA-A、B、DR六抗原配型标准，此后HLA六抗原配型标准正式在美国各移植中心实行；至1990年，UNOS对HLA六抗原配型标准进行修改，即把HLA表现型为纯合子的供受者包括在内，如供受者的表现型均为HLA-A2、B46、DR17(3)，被视为六抗原相配；1995年UNOS又将原来的HLA-A、B、DR六抗原相配标准修改为HLA-A、B、DR六抗原无错配标准（0AgMM），这也是目前国际上普遍采用的配型标准。

虽然有学者对HLA配型的临床价值表示怀疑，以及新型免疫抑制剂如他克莫司和西罗莫司等开发应用使移植物的短期存活率有所提高，但近年来随着研究者对各种器官移植与HLA配型之间的关系进行了大样本的回顾性和前瞻性研究，结果显示在某些器官移植中，HLA相容性程度越高，其移植物的存活率越高，说明HLA配型对器官移植的重要性是不容置疑的。目前较为肯定的结果是肾移植与HLA配型之间的关系，HLA相容的程度越高，肾移植后移植肾的存活率也越高，尤其是HLA-DR抗原相配对肾移植者最为重要；在活体肾移植中，应尽量选择ABO血型相同以及HLA相配程度高的供受体；骨髓移植对HLA配型的要求更高，除要求HLA-A、B、DR抗原相配外，HLA-C、HLA-DP抗原的影响也不容忽视；心脏移植、肝脏移植、胰腺移植等实质性器官移植除考虑ABO血型相容性外，也应考虑和重视HLA配型的临床意义。在心脏移植中，HLA抗原分布的差异对组织相容性及心脏移植存活率的影响目前还不十分清楚，但是最新研究结果表明，HLA配型是影响心脏移植存活率的独立因素，尤其是HLA-DR相容性与心脏移植长期存活率具有强相关性，其次是HLA-B抗原，而HLA-A抗原的作用则较小；受移植数量较少、供体器官保存时间等非免疫因素的影响，HLA配型对肺移植的影响尚无大样本的临床研究，一般认为与心脏移植相似。有研究表明，HLA-DR抗原相容可减少肺移植的急性排斥反应发生率；在肝移植中有关HLA相容性程度对肝移植排斥反应和移植物存活的影响长期以来都存在争论，多数学者认为HLA配型对肝移植的预后没有明显影响，虽然肝移植在移植免疫方面有别于其他器官与组织，但仍然是一种不可忽视的重要因素，在条件允许的情况下，临床上还是应该按 HLA 配型选择供受体；有关 HLA 配型对胰腺和胰岛移植排斥反应和移植物存活率影响的相关研究报道不多，有人认为胰腺是人体内抗原性最小的器官，但不能因此认为 HLA 配型对胰腺移植意义不大。

二、器官移植术面临的主要问题

（一）全身情况低下

由于疾病的长期损害，患者常存在一个或多个器官功能障碍，继发病变多，ASA 分级多为Ⅳ~Ⅴ级，对各种麻醉方法和药物耐受性较差。同时全球范围内器官移植重者优先的原则被不断推广，移植手术时受体病情有不断加重的趋势，这增加了受体的围手术期风险，对麻醉管理也提出了更高的要求。还有，近年来老年和小儿接受器官移植的比例不断上升，移植受体年龄的极端化也使麻醉需要更精细的个体化管理。

（二）手术影响

器官移植手术创伤大，手术时间长，容易导致患者呼吸、循环剧烈变化，可诱发或加重其他器官功能衰竭以及水、电解质和酸碱平衡紊乱。同时器官移植种类、术式不断翻新和多器官联合移植的广泛应用，使麻醉管理更加复杂。

（三）感染和排斥反应

为防止超急性排斥反应，术前、术中及术后均需采用免疫抑制治疗，可使患者抵抗力下降，极易并发感染。因此，麻醉过程的一切操作都应严格遵循无菌操作原则。

（四）移植器官功能

移植器官的功能是否能及时恢复是手术成败的关键，除与供体器官缺血时间，尤其是热缺血时间和器官的保存方式有关外，与手术和麻醉处理也有一定关系。同时，器官移植供体短缺问题日渐突出，许多过去认为不适合的供体现在也被采用，这种扩大标准的供体应用在一定程度上增加了手术和麻醉的风险。

（五）器官短缺和活体移植手术供体安全问题

目前器官移植面临的最大问题就是供体器官短缺。统计数据显示，目前我国每年等待器官移植的患者数量超过 30 万人，但每年器官移植手术量仅为 1 万余例。因供体器官短缺问题持续存在，目前亲属活体器官移植的比例迅速上升。活体器官移植最受争议的地方在于供者的安全性问题。供体作为健康人群，需充分尊重其生命价值，以供体失去劳动能力甚至失去生命为代价来实施活体器官移植术是不符合伦理原则的。保障供者的生命安全是亲属活体器官移植手术和麻醉的基本前提，应尊重和保护供者的生命自主权，决不能以牺牲一个健康的生命来换取另一个生命的健康。

三、麻醉实施原则

（一）麻醉前准备

由于器官移植大多属于急诊手术，患者的术前准备和检查可能不尽完善，也存在术前临时更换受体的可能；同时，终末期患者的病情变化急剧，这都增加了移植手术和麻醉的风险。麻醉科医师术前应全面详细了解患者的病史、身体状况，仔细阅读分析相关会诊意见和各项重要检查报告，全面评估患者全身各器官功能状态，客观评定 ASA 分级，预测麻醉和手术危险程度，估计手术耐受性并参与手术前讨论。麻醉科医师还应注意患者所接受的特殊治疗，如肾透析者应在移植手术前 12~24 小时透析以纠正内环境紊乱、合并心力衰竭者如何使用心脏正性肌力药物等。麻醉科医师要做好麻醉选择和麻醉准备，麻醉选择以既能保证患者安全，又有利于手术操作为原则。术前各种麻醉物品均应灭菌处理。麻醉科医师必须掌握移植术中各种特殊药物的用药方法和注意事项。

（二）麻醉实施及术中管理

1. 麻醉诱导和维持　麻醉诱导以平稳为原则，麻醉维持则以适当的麻醉深度、足够的镇痛和肌肉松弛、过程平稳为原则。诱导或维持用药应避免使用对移植器官有毒副作用的药物。

2. 免疫抑制剂的应用　根据各类器官移植的具体要求以及手术医师的意见，麻醉科医师应按时、定量给予免疫抑制剂治疗。

3. 术中管理　应保持患者呼吸道通畅，维持呼吸、循环稳定以及水、电解质与酸碱平衡，同时密切观察各监测指标的变化，仔细分析，及时发现各种异常情况和突发事件并作相应处理；详细、准确地记录手术重要步骤与时间。在熟悉手术主要步骤及特点的基础上，预计可能发生的变化，做好大失血和快速输血的准备，并采取相应的预防和治疗措施。

4. 术中监测　包括 ECG、有创动脉血压、中心静脉压、SpO_2、体温、动脉血气分析、血电解质、尿量、呼气末 CO_2 浓度、麻醉深度及其他各种特殊监测项目（如肺动脉压、肺毛细血管楔压、经食管心脏超声、心输出量等)，详细记录各项监测结果。

(三) 术后管理

1. 保持周围环境消毒及空气灭菌。

2. 早期、持续应用抗感染和免疫抑制治疗。

3. 加强各项监测，保持呼吸、循环稳定，纠正酸碱失衡及电解质紊乱，及时诊断和治疗排斥反应。

4. 术后保留气管内插管者，早期应用呼吸机辅助呼吸，患者清醒后，尽早拔除气管导管，减少呼吸机治疗相关的并发症。

5. 完善的术后镇痛可以减少术后并发症的发生。

6. 尽快恢复移植器官的功能，缩短初期无功能的时间。

四、供体的麻醉

(一) 活体供体的麻醉

术前应详细询问病史，仔细体检以及完善各项术前检查，客观评价各器官功能，评估患者对手术及麻醉的耐受性，尤其要评价失去整个或部分器官后对机体的影响。麻醉选择以保证供体安全、不损害供体器官功能以及有利于手术操作为原则，可采用全身麻醉和/或连续硬膜外麻醉，麻醉用药应避免使用对移植器官有毒副作用的药物。

(二) 尸体供体的麻醉

目前选用的供体一般是脑死亡患者。在宣布脑死亡至取器官这段时间，应尽量维持和改善呼吸和循环功能，施行气管内插管通气，维持正常的 PaO_2 和 $PaCO_2$。器官摘除术本身不需要麻醉药，但有时供体因脊髓反射性兴奋，可出现肌肉收缩、心率加快和血压增高等反应，影响供体器官的摘除，可酌情给予少量肌松药、芬太尼或硝普钠，以利供体器官的摘除，同时要避免使用大剂量血管收缩药物。

第二节　肾移植术麻醉

对于终末期肾脏疾病的患者，以手术植入一个健康的肾脏来治疗肾衰竭的方法，称为肾脏移植。自 1954 年 Murry 首次运用肾移植的方法治疗终末期肾脏疾病患者以来，临床发展迅速，目前已成为最常见的和存活率最高的一种器官移植，2011 年全球登记肾移植病例数达 1.7 万人，目前肾移植患者 3 年生存率已达到 90%~96%。而且其手术方式及麻醉方法均已比较成熟，已经成为许多医学中心的常规手术并且日益安全。与透析相比，肾移植明显提高终末期肾衰竭患者的存活率、减少并发症、改善患者生活质量。但是随着等待肾移植手术患者的增加、等待时间的延长、患者的病情有加重趋势以及扩大标准的供体使手术及麻醉的管理更加复杂。

一、适应证和禁忌证

(一) 肾移植的适应证

原则上任何肾脏疾患引起的不可逆转性肾衰竭，经一般治疗无明显效果(如血尿素氮持续 >35.7mmol/L，血肌酐 >707~884μmol/L，肌酐清除率 <5~10ml/min)，而需透析治疗来维持生命，均是肾移植的适应证。但是受者年龄与移植效果有明显的相关性，一般 12~50 岁效果较好，近年来年龄范围有所扩大，但对老年人应严格控制，术前应排除冠心病、脑血管疾病等并发症。

(二) 肾移植的禁忌证

1. 明确的转移性肿瘤。
2. 顽固性心力衰竭。
3. 慢性呼吸衰竭。
4. 严重血管病变。
5. 严重的泌尿系先天畸形。
6. 进行性肝脏疾病。
7. 全身严重感染、活动性结核病灶。
8. 凝血功能紊乱。
9. 精神病。

此外，患有溃疡病者，移植前要治愈；陈旧性结核病灶，移植后易激活，要慎重；乙型肝炎表面抗原(HbsAg)阳性，虽不列为禁忌，但选择时要慎重。

二、供肾的保存

安全有效地保存器官是器官移植手术成功的先决条件，其目的是最大限度地减少缺血对离体器官造成的各种损伤，使离体的组织和器官保存最大的活力。目前国内临床供肾一般多采用单纯低温灌洗保存法。将切取后的肾脏需迅速保存在冷保存液内，温度保持在1~4℃，放入盛有冷灌注液的灭菌塑料袋中，置入冰桶或冰箱中运输。

器官保存液的组成应满足以下五个要求：①减少由于低温保存导致的细胞水肿；②防止细胞的酸中毒；③防止灌洗液保存过程中细胞间隙的肿胀；④防止再灌注过程中氧自由基的损伤；⑤提供再生高能磷酸化合物的底物。目前常用的器官保存液根据其成分不同可分为：仿细胞内液型（EC液、HTK液、UW液、WMO-Ⅱ液等）、仿细胞外液型（IGL保存液、Celsior液、HC-A液、ST液等）、血浆类溶液、载氧保存液和非体液型保存液。

肾脏离体保存效果不仅与保存液种类和冷缺血时间有关，也与保存操作的其他因素关系密切。除了灌注压力、温度外，提倡适量灌注，通常灌注液用量平均每个肾脏200~500ml为宜，灌注压为100mmHg左右。对于亲属活体供肾，则灌注液用量更少，通常每个肾脏为100~150ml。另外，供肾经摘取、灌注、修整及保存，至恢复肾血流之前，必须始终保存在1~4℃肾保存液中。近来国外多采用持续低温机器灌注保存法，据报道可显著延长供肾的保存时间，但存在价格昂贵、操作复杂等缺点。目前还有深低温冷冻保存、生理温度器官保存等方法，但都尚处于试验摸索阶段。

6

三、麻醉前评估和准备

（一）麻醉前评估

肾移植术受者绝大多数为慢性肾衰竭患者，特别是晚期尿毒症患者，病情复杂，内环境紊乱，常合并严重贫血、高血压、心血管疾病、低蛋白血症及水、电解质和酸碱平衡紊乱、脂类代谢异常、凝血功能障碍（血小板功能异常，von Willebrand因子和Ⅷ因子降低）或增高、严重水肿和甲状旁腺功能亢进等许多复杂情况，并可累及全身各个系统（表72-1），终末期肾病患者常伴有心律失常、左心室肥厚、舒张功能障碍或扩张性心肌病，称为心肾综合征，术前要重视全面的心血管系统评估。特别要注意鉴别隐匿性冠脉疾病患者，ACC/AHA指南中将肾移植归为中度心脏风险手术。中枢神经系统、自主神经和周围神经功能紊乱也较常见。终末期肾病患者隐匿性肺动脉高压也比较常见，其机制与尿毒症引起肺血管收缩和动静脉瘘导致心输出量增加有关。这些并发症增加了终末期肾衰竭患者的麻醉风险、围手术期死亡率和术后并发症。为了麻醉及手术的安全，麻醉科医师术前应充分了解患者的疾病状态及程度、并发症和重要脏器的功能，术前充分准确地评估和准备，对手术和麻醉中可能出现的问题要有充分的估计，围手术期科学调整患者长期服用的多种药物（特别是抗高血压药物和糖尿病治疗药物），选择科学合理的麻醉方式和适当的麻醉药物，降低麻醉风险、减少围手术期可能出现的并发症和意外，努力改善患者的预后和术后生活质量，尽可能使患者处于最佳状态。亲属供体肾移植为择期手术，术前必须充分评估。对于DCD供体肾移植，由于供肾缺血时间的限制，往往为急诊手术，给术前评估带来挑战。

表72-1 终末期肾脏疾病的病理生理变化

全身各系统	影响
神经系统	周围神经病变
	昏睡→昏迷
血液系统	贫血
	红细胞寿命缩短
	血小板功能障碍
	氧合血红蛋白解离曲线的 P_{50} 值改变
心血管系统	充血性心力衰竭（CHF）
	心包炎
	高血压
	心律失常（电解质异常）
	毛细血管脆性增加
呼吸系统	胸腔积液
	肺水肿
运动系统	全身肌肉无力
	肾性骨病
	转移性钙化
消化系统	痛风，软骨钙质沉着病
	恶心、呕吐
	肠梗阻
	胃、十二指肠或结肠溃疡
内分泌系统	胰腺炎
	糖耐量异常
皮肤系统	瘙痒
	大量色素沉着
免疫系统	细胞免疫功能下降

（二）麻醉前准备

1. 充分透析　拟行肾移植的患者应作规律透析，以改善氮质血症，纠正水、电解质紊乱，保持酸碱平衡，治疗各种并发症，以改善全身情况，增加对手术和麻醉的耐受力，以利于麻醉的实施和术中管理。肾移植术前 1 天一般需加透析一次，使血钾降至 5mmol/L 以下，血清肌酐降到 353~618μmol/L 之间。特别是血管内容量负荷过高、高钾和酸中毒患者，应立即透析后再行手术。麻醉前必须了解最后一次透析的超滤量、患者的净容量状态、血细胞比容、电解质水平，以及透析后的“干重”等，以便于术中的麻醉管理和液体治疗。透析后由于低血容量，常表现为心动过速和血压降低，诱导前可用不含钾体液适当补充血容量，以预防诱导和术中出现低血压。

2. 禁食　肾衰竭患者，特别是晚期尿毒症患者，胃排空时间延长，并且整个消化系统都存在异常，如食管炎、胃炎、十二指肠炎以及肝炎、消化道出血等，如同时合并糖尿病和肥胖则胃排空时间进一步延长，因此慢性肾衰竭患者肾移植前禁食时间应适度延长或使用促进胃排空药物。

3. 纠正严重贫血　肾衰竭患者，尤其是晚期尿毒症患者血红蛋白较低，术前可应用叶酸、多种维生素、铁剂及促红细胞生成素改善贫血，必要时间断输新鲜血液，一般可将血红蛋白升至 70g/L 左右。

4. 控制高血压和改善心功能　慢性肾衰竭并高血压患者术前应维持抗高血压基础治疗，严重高血压患者治疗应持续到术前。心功能不全失代偿患者手术危险大，术前应积极治疗，减轻心脏前后负荷（如限制水盐摄入、利尿、血管扩张药、床边透析），合理使用心血管活性药物，术前建议鉴别有无肥厚性梗阻性心肌病或扩张性心肌病。

5. 麻醉前用药　麻醉前用药可酌情考虑，适当的镇静剂可消除患者的焦虑情绪，避免患者因紧张、恐惧引起的交感兴奋出现的高血压、心动过速等情况，但应注意避免出现呼吸和循环的抑制。

四、麻醉选择

（一）麻醉药物的选择

麻醉药物的选择原则：不经肾排泄或少量经肾排泄；对肾没有直接毒性；体内代谢产物对肾无毒性作用；不减少肾血流量和滤过率。

1. 吸入麻醉药　体内无机氟可引起肾小管损害导致多尿性肾衰竭，尿浓缩能力下降及进展性氮质血症。血浆无机氟浓度在 50μmol/L 以内，对肾功能影响很小。可选用异氟烷、恩氟烷、氟烷或氧化亚氮，禁用肾毒性强的甲氧氟烷。异氟烷几乎无代谢产物，可防止血管痉挛，对缺血的肾脏还有保护作用，因此可作为无肾患者理想的吸入麻醉剂。七氟烷的代谢产物可能有肾毒性，但无对照研究证实七氟烷对移植肾有害，亦没有绝对证据表明七氟烷有肾脏毒性。

2. 静脉麻醉药　首选丙泊酚和芬太尼，也可用硫喷妥钠、咪达唑仑、依托咪酯、舒芬太尼、瑞芬太尼等。丙泊酚大部分经过肝脏代谢，终末期肾衰竭的患者丙泊酚的药代动力学没有明显变化，对肾功能无不良影响，既可用于麻醉诱导，也可用于麻醉维持。芬太尼排出主要依靠肝脏代谢，只有约 10% 的原形经肾脏排出，尿毒症患者对芬太尼的药代动力学没有明显的改变。瑞芬太尼作用时间非常短暂，其代谢产物虽经肾脏清除但活性较低，亦可安全地应用于此类患者。

3. 肌肉松弛药　肌肉松弛药的血清蛋白结合率不高，因而蛋白结合率在肾衰竭患者中的改变不会明显影响肌松药作用，但影响肌松药的药代动力学，因此肌松药作用时间可能延长。首选阿曲库铵、顺阿曲库铵、罗库溴铵或维库溴铵，慎用氯琥珀胆碱。阿曲库铵、顺阿曲库铵由 Hoffman 方式降解和血浆胆碱酯酶消除，因而它们的作用时间不受肝肾功能影响，是肾衰竭患者可选择的非去极化肌松药。泮库溴铵经肾脏代谢，应避免使用。虽然氯琥珀胆碱可使血清钾水平增高约 0.6mmol/L，但这种程度的升高一般患者都可耐受，因此氯琥珀胆碱并非终末期肾衰竭患者的绝对禁忌，如血钾 <5.5mmol/L，对于高误吸风险患者可考虑选用氯琥珀胆碱作快速顺序诱导。

4. 局部麻醉药　可用利多卡因、罗哌卡因或布比卡因，均不宜加肾上腺素，以防导致恶性高血压意外。另外还要避免局部麻醉药过量所致的毒性反应。

（二）麻醉方法的选择

肾移植手术的麻醉可选择全身麻醉，椎管内麻醉包括连续硬膜外麻醉、腰硬联合麻醉，全身麻醉复合硬膜外麻醉等方式。无论何种方式的麻醉，都要以保证患者无痛、肌肉松弛、经过舒适平稳和无并发症为原则。

1. 全身麻醉　国外大多数医院一般都选择全身麻醉，目前国内很多医院也采用全身麻醉。因为全身麻醉能确保患者呼吸道通畅，充分供氧，并能够提供良好的肌松和选择适当的麻醉深度来满足各种手术条件要求，且麻醉安全效果确切，患者感觉舒适。但全身麻醉对麻醉机、监测设施、麻醉科医师的水平要求较高，同时对全身生理干扰较大，术后肺部感染等并发症较多。

2. 椎管内麻醉　是早期国内肾移植术的常用麻醉方法，连续硬膜外麻醉肌肉松弛，麻醉用药品种较少，对机体应激反应较小。特别适合慢性肾衰竭合并心衰以及肺部疾患的肾移植患者。硬膜外麻醉术后肺部并发症及血栓形成、栓塞的并发症较全身麻醉少，麻醉费用低廉。能提供较满意的术后镇痛，同时对改善或维持移植肾功能起到重要作用。但不能确保麻醉效果，遇病情突变或麻醉效果欠佳，麻醉管理较为被动，宜立即改为气管插管静吸复合麻醉。有凝血功能障碍或伴有严重贫血、低血容量或肾衰竭未经透析治疗的急症肾移植术患者均不宜选用椎管内麻醉。腰硬联合麻醉起效迅速、肌松完善、麻醉药用量少，显著提高了麻醉的可靠性，但是对循环影响较大，可能会发生长时间的低血压。

五、麻醉实施

（一）全身麻醉

1. 全身麻醉诱导　建议采用快速顺序诱导气管插管，诱导时一般要求：平均动脉压不低于100mmHg，不高于基础血压20%；无呛咳、无躁动；脉搏血氧饱和度不低于95%；呼气末二氧化碳分压在正常范围内。为了减轻气管时的应激反应，除常规麻醉诱导用药外，可通过喉麻管注入1%丁卡因1~2ml行气管表面麻醉。避免血压下降的方法有：纠正术前低血容量（诱导前输液等），使中心静脉压维持在正常范围内；诱导药如丙泊酚、依托咪酯、咪达唑仑、芬太尼等，给药速度不宜太快，可在麻醉深度监测下序贯用药。肌肉松弛药可选用起效较快的罗库溴铵，对于血钾正常的患者也可谨慎使用氯琥珀胆碱行气管插管。肾移植手术多数是急诊手术，可能禁食时间不够，尤其是伴有糖尿病的患者，有胃排空延迟的问题，所以应做好针对反流误吸的应急准备工作，建议采用快速顺序诱导。术前可给予清亮的非颗粒性抗酸药以增加胃内pH值，静脉给与雷尼替丁，麻醉诱导时采用按压环状软骨的方法防止反流和误吸的发生。

2. 全身麻醉维持　维持阶段的麻醉管理包括麻醉深度控制、肌肉松弛度监测、呼吸和循环功能的调控、与手术步骤的配合等，必须综合考虑，并进行针对性的处理。目前，全身麻醉维持一般多采用静脉和吸入复合麻醉。肌松药采用阿曲库铵、顺阿曲库铵或维库溴铵，良好的肌松效果要保持至腹壁肌肉层缝合完毕，避免术中患者呛咳撕裂吻合血管。瑞芬太尼代谢迅速，在体内无蓄积，适合持续静脉注射，能够维持术中循环状态的稳定。氧化亚氮有增加肠胀气的可能，特别是在小儿应避免使用。

术中血压的维持与手术操作环节如术中髂内外动脉的分离、髂总血管的阻断、移植肾与受体血管的吻合和开放有关。一般阻断髂总动脉血管后外周循环阻力增加，心脏后负荷加重，心肌耗氧增加；另外，如阻断髂总静脉可减少静脉回流，反射性引起交感神经兴奋而引起心率加快、血压升高。因此，肾血管的阻断前宜适当加深麻醉以抵消因髂总血管的阻断引起的病理生理改变；另一方面，植入肾血管开放后外周循环阻力骤然减小，血压下降。还应密切注意移植肾血管开放后血液渗漏情况。因此，移植肾血管开放前宜加快输液并辅以适当的血管活性药物，以防因移植肾血管开放后引起的血流动力学改变。有学者推荐：在移植肾血流复通前，使收缩压达130mmHg，必要时用多巴胺2~5μg/(kg·min)升压，中心静脉压保持在11.5~13.05mmHg。但有时移植肾血流恢复后，供肾肾素释放，可引起血压升高。对术中出现严重高血压者，可使用硝普钠控制性降压。

（二）连续硬膜外麻醉

1. 穿刺点　多采用两点穿刺，头侧管穿刺点选择$T_{11\sim12}$或T_{12}和L_1间隙，向头侧置管；尾侧管穿刺点选择$L_{2\sim3}$或$L_{3\sim4}$间隙，向尾侧置管。也有选择一点法，T_{12}和L_1间隙穿刺，向头侧置管。

2. 麻醉平面　手术部位包括皮肤切口、髂窝部血管分离和吻合、盆腔部操作、供肾输尿管与受体膀胱吻合。因此，麻醉范围应覆盖下腹部和盆腔。上限T_{10}以上，不超过T_6，否则血压会产生剧烈波动，下限至S_5。

3. 局部麻醉药浓度　头侧管麻醉平面需满足肌松，局部麻醉药需用较高浓度：如利多卡因为1.5%~2%、丁卡因为0.2%~0.3%、布比卡因为0.75%、罗哌卡因0.75%，但均不应加肾上腺素，因局部麻醉药内加肾上腺素可使肾血流量减少25%，还可使血压增高。尾侧管麻醉平面不需满足肌松，只需满足镇痛,宜用较低浓度。两管结合应用可降低局部麻醉药用量,减少局部麻醉药中毒发生率。术中可适量使用咪达唑仑或右美托咪定进行镇静,以消除患者术中的紧张焦虑,但此时要注意面罩吸氧,以防缺氧对肾的损害。

（三）腰麻硬膜外联合麻醉

1. 穿刺点　一般采用两点法,先在 T_{12} 和 L_1 间隙穿刺,向头侧置入硬膜外导管;然后在 $L_{3\text{-}4}$ 间隙行蛛网膜下腔穿刺注射局部麻醉药。

2. 麻醉平面　一般使用 0.5% 重比重的布比卡因行蛛网膜下腔麻醉,使麻醉平面控制在 $T_{6\sim8}$ 以下,术中根据麻醉平面下降情况通过硬膜外导管适时适量追加局部麻醉药,进行硬膜外阻滞。

3. 麻醉管理同连续硬膜外麻醉,需要严格的无菌操作以防止蛛网膜下隙感染,同时对循环、呼吸、麻醉平面的调控应更加精准。

六、术中管理

术中管理应注意下述几点:

1. 机械通气宜轻度过度通气,使二氧化碳分压($PaCO_2$)维持在 32~35mmHg 之间,通气量不足出现的呼吸性酸中毒可加重高钾血症,而过度通气导致的呼吸性碱中毒使氧合血红蛋白解离曲线左移减少了组织供氧,对贫血患者更为不利。

2. 围手术期保证肾的组织灌注和氧供需平衡是保证术后肾功能正常的一个关键。在移植过程中既要避免心脏抑制和 / 或血管扩张出现的低血压,又要防止交感神经活动亢进而导致的肾血管过度收缩。术中最好将血压维持在术前水平,特别是在血管吻合完毕开放血流前,不宜低于术前血压的 85%。如发生低血压,一般通过扩充容量来治疗,而较少使用收缩性血管活性药物,以防止肾血管的过度收缩进而降低肾灌注和肾小球滤过率。必要时可静脉滴注多巴胺,以使移植肾有足够的灌注压。

3. 肾移植手术主张在肾移植血管吻合时开始扩容治疗,维持足够的血管容量可增加肾血流,改善移植肾灌注,减少肾小管坏死,提高早期移植肾功能。扩容治疗应适时适度,只有移植肾动脉开放、供体肾功能恢复后潴留在体内的液体才能排出体外,因此应根据具体情况如术前情况、术中出血量、血流动力学监测指标等综合考虑。补液时应注意晶体液与胶体液的比例。术中扩容首选晶体液,一般情况下单纯晶体液即能满足肾移植手术的要求,基础血钾水平高者建议给予不含钾的溶液或白蛋白补液。失血过多时需输注新鲜血液,如果患者合并冠心病血红蛋白水平建议维持在 7g/L 以上。避免过多补液,注意通过密切监测中心静脉压来加强术中输液的控制。

4. 移植肾循环建立后,应重新记录尿量,如尿量偏少或无尿,可静脉注射呋塞米、甘露醇或钙通道阻滞药维拉帕米。甘露醇联合适当的容量治疗能降低移植后的肾小管坏死,还可防止肾皮质缺血、减轻肾小管梗阻。在开放血管后立即给予 250ml 甘露醇可以降低术后急性肾衰竭和透析的发生率,但禁用于无尿型患者,以免发生容量超负荷而发生心力衰竭。

5. 终末期肾衰竭患者常患有高钾血症,术中应注意尽量减少含钾溶液的使用。围手术期应进行血气分析以指导纠正酸中毒和电解质紊乱。即使血清钾正常仍有可能发生心律失常,低钠可加重酸中毒和钾的毒性。严重的代谢性酸中毒会降低外周血管对血管活性药物的敏感性,使血压难以提升,同时也会导致肌松药作用时间延长。如遇高钾血症时应立即处理,高钾引起的心律失常可用葡萄糖酸钙处理,同时合并代谢性酸中毒者选用碱性药物如 5% 碳酸氢钠,后者还有助于移植肾的功能改善,静脉输注含胰岛素葡萄糖液使钾向细胞内转移能暂时降低血钾。

6. 移植肾血管吻合开放前,依次给予甲泼尼龙 6~8mg/kg 静脉注射、呋塞米 100mg 缓慢静脉滴注,以及环磷酰胺 200mg 静脉滴注。若血压偏低时,给少量多巴胺静脉滴注,必要时可追加,通过增加心输出量使血压维持在较术前血压略高的水平。需要注意的是,肾剂量的多巴胺并没有对移植肾有明显的保护作用,临床上应减少使用。强效的缩血管药物要慎用。

7. 麻醉中常规监测血压、心电图、脉氧饱和度、中心静脉压、体温、呼气末二氧化碳分压、血气分析和电解质测定等。术中维持较高的 CVP(12~14mmHg)可降低术后发生器官衰竭的可能。对于有严重的心血管及肺部疾病、术前控制不佳的高血压患者应行有创动脉压监测,特殊患者如严重冠心病、左心功能不全、肺动脉高压的患者,最好监测肺动脉压、肺毛细血管楔压,必要时监测经食管心脏超声。忌将血压袖带缚在动静脉造瘘的上肢,以免造成血管梗死。

七、术后处理

肾移植术后的各项常规处理工作繁琐而又系统、细致，包括：血管开放后内稳态的调节；全身重要脏器功能的维持；适当的呼吸支持治疗；加强各项监测；完善的术后镇痛；抗感染、免疫抑制等相关的外科处理；移植肾功能的评价和管理；及时诊断和治疗排斥反应等。

1. 术后应将患者置于专科监护室的空气层流病房，并由专人护理，加强消毒隔离以预防感染，必要时可使用强效广谱抗生素。密切监测患者的生命体征，包括血压、脉搏、呼吸、体温、氧饱和度、尿量等，注意可能出现的活动性出血、肺部感染、移植肾破裂、尿瘘等并发症。定期检查血常规、肾功能和血生化等。

2. 免疫抑制剂治疗　术后应当立即给予免疫抑制治疗。目前大多数移植中心选用一种 CNI（环孢素或他克莫司），联合一种抗代谢类药物（吗替麦考酚酯、硫唑嘌呤）以及激素来预防排斥反应，称为标准的“三联”免疫抑制方案。一旦急性排斥反应诊断明确，应即刻给予积极的抗排斥治疗，延迟治疗必将危及移植肾的功能甚至患者的生命。目前抗排斥治疗主要是糖皮质激素冲击治疗，ALG、ATG 或 OKT3 生物治疗，FK506 等方案。

3. 观察移植肾功能的恢复　90% 以上的移植肾在恢复血液循环后 1~60 分钟受者开始排尿。术后早期部分患者会出现多尿现象，可能会导致低钾、低钠、严重脱水等并发症，应严密注意水、电解质平衡，严格记录出入量，维持血浆胶体渗透压在正常范围，必要时给予白蛋白。有一些移植中心推荐在肾移植术后 24 小时通过输液将 CVP 维持在 12~14mmHg，有利于术后移植肾功能的恢复。若出现少尿现象，首先应考虑全身血容量不足，可短时间内增加输入液量，适时使用利尿剂，密切观察尿量的变化。如果经过上述处理尿量仍不增加而血压有上升趋势，则应减慢或停止输液，进一步查找原因。如果移植肾早期仍无功能，应及时施行血液透析治疗。要注意防止酸碱失衡及电解质紊乱，尽量维持血压高于正常水平以利于肾灌流，必要时可静脉滴注多巴胺以增加肾血流。

4. 术后镇痛　积极完善的术后镇痛可显著降低手术麻醉后因疼痛导致的应激反应，避免出现的高血压、心动过速等情况，可显著提高患者术后的舒适度，有利于移植肾功能的恢复，对于合并有糖尿病、缺血性心脏病、脑血管疾病的患者尤为有利。可根据具体情况选用硬膜外或者静脉患者自控镇痛（PCA）。硬膜外镇痛容易导致低血压，且尿毒症患者常合并凝血功能异常，因而较少使用。

八、肾移植后患者的麻醉

移植肾的肾小球滤过率以每年 1.4~2.4ml/min 的速度降低。心血管疾病是肾移植后患者死亡的主要因素，肾移植后肥胖和代谢综合征也很常见。肾移植术后的患者需要长期使用免疫抑制剂进行治疗，其间若须进行其他手术（如眼科或者外周血管手术等），围手术期要特别注意防治感染及药物之间的相互影响（特别是免疫抑制剂和麻醉用药）。由于大多数肾移植患者术后使用环孢素维持治疗，而其具有较强的肾毒性，因此麻醉应尽量避免使用具有肾毒性或潜在肾毒性（如恩氟烷等）的药物。麻醉药物的选择应该尽量考虑不依赖肾脏排泄的药物如阿曲库铵、顺阿曲库铵等。还应努力避免降低移植肾血流灌注和肾小球滤过率下降的状况出现，如长时间的低血压、缺氧等。另外环孢素使移植肾易损，因此麻醉中应密切观察尿量。术后应尽早拔除气管导管及导尿管，积极防治感染（尤其是伤口、尿路、呼吸道的感染）。

第三节　肝移植麻醉

各种病因引起的终末期肝病经内科治疗无效者，通过手术方式植入一个健康的肝脏，使肝功能得到良好的恢复，称为肝移植术，这也是目前治疗终末期肝脏疾病唯一有效的方法。

1963 年 3 月 1 日在美国丹佛市，肝脏移植先驱者 Starzl 率先为一例先天性胆道闭锁患儿进行了原位肝移植，这是世界上首例人体肝移植，揭开了人类肝移植的序幕。但因当时手术技术还欠成熟，患儿死于大出血和凝血功能紊乱。四年后 Starzl 成功地为一例 18 月肝癌患儿实施了肝移植术。随着外科技术的不断完善，特别是 1979 年环孢素的出现彻底改变了临床移植的面貌，使肝移植的存活率从30%提高到70%以上。因此，1983年美国国立卫生研究院正式确认了肝脏移植是终末期肝病的最佳治疗方法。

国内肝移植的开展历经曲折，尤其是2000年以后我国的肝移植得以迅猛发展。目前在国内很多移植中心，肝移植已经成为一种常规手术，手术成功率已达95%，肝移植后的1年存活率为85%~90%，5年存活率超过70%。我国人口众多，又是病毒性肝炎的高发区，现有肝病患者或各类肝炎病毒携带者数以千万计。每年死于终末期肝病在各种疾病中排在第五位。每年有大量的患者需要接受肝移植，但是因供体短缺、医疗费用高昂等原因，越来越多的患者在等待期间因肝衰竭或其他并发症而死亡。在此背景下，活体供肝移植（living donor liver transplantation，LDLT）以及劈裂式肝移植的开展为解决这一难题提供了新的选择，成为肝移植发展史的又一里程碑。

随着整个生命科学和临床医学的发展，肝移植必将进入一个新时代，作为在肝脏移植中伴有重要角色的麻醉科医师有必要提前做好准备，尽快适应肝脏移植麻醉的要求，提高肝脏移植的围手术期管理质量。

一、终末期肝病的病理生理和处理

（一）急性肝功能衰竭

急性肝功能衰竭（fulminant hepatic failure，FHF）又称暴发性肝衰竭，传统的定义是指无既往肝病史的患者在发病8周内出现的以肝性脑病为主的急性肝功能失代偿表现。FHF的病因很多，包括病毒感染、药物中毒、Wilson病；在中国则主要是乙型肝炎。FHF的主要死因是脑水肿和脓毒症。对FHF的保守治疗包括重症监护和呼吸机辅助通气、降低颅内压（intracranial pressure，ICP）等，对于病情危重者非移植手术治疗效果极差，肝移植几乎是唯一能够挽救患者生命的有效治疗手段。

急性肝功能衰竭最主要的问题在于神经方面的损害。80%的急性肝功能衰竭患者伴有脑水肿和颅内高压，进而可形成脑疝，死亡率约90%，是急性肝功能衰竭致死的首要因素。超过40%的患者在术前会出现颅内压显著性的升高，约25%的患者会表现为去大脑强直、惊厥等。急性肝功能衰竭伴颅内压升高的患者脑血流增加明显，其机制主要为谷氨酸在脑组织内的积聚，以及NO合酶活性增强。目前的研究认为，在急性肝功能衰竭患者，氨是导致颅内压升高的主要因素。氨在星型细胞中被分解为谷氨酰胺，而谷氨酰胺作为一种高渗性化合物在急性肝功能衰竭患者体内的聚集可能会损伤星形胶质细胞，从而导致脑水肿。急性肝功能衰竭患者脑血流自身调节能力丧失，在急性肝功能衰竭时，维持满意的血压可减少或避免脑水肿的发生，减轻脑损害。如果ICP升高后，经过反复甘露醇治疗和超滤仍然得不到控制，90%以上的患者将在12小时内死亡。故急性肝功能衰竭伴颅内高压的患者，在术前、术中必须采取有效的措施控制ICP。治疗颅内高压除了标准方法以外，早期研究显示分子吸附再循环系统（molecular adsorbents recirculating system，MARS）可能有助于降低颅内压和提高脑灌注压。MARS是为急性肝功能衰竭或慢性肝功能衰竭急性失代偿而设计的肝脏支持系统，也被称为人工肝，能够清除体内毒性、改善全身血管阻力和平均动脉压，从而改善重要脏器功能降低死亡率。

凝血功能障碍常为急性肝功能衰竭最后的也是最严重的表现，主要原因有：肝脏凝血因子的合成减少、维生素K吸收障碍、血小板减少和功能障碍、纤维蛋白溶解、弥散性血管内凝血等。常表现为出血，往往危及生命，可根据凝血功能检查结果适当纠正。

急性肝功能衰竭时，心血管功能常不稳定，表现为低血压和心律失常。低血压可继发于出血、低血容量、感染、颅内高压等。呼吸系统可表现为低氧血症、过度通气和肺水肿等。据统计，约有33%的患者发生肺水肿，甚至在无左心衰的情况下也可发生，而呼吸性酸中毒常出现在疾病晚期。

急性肾衰竭是急性肝功能衰竭患者最常见的脏器并发症。约30%~75%的急性肝功能衰竭患者发生肾衰竭，预示预后差。肾衰竭的原因50%为功能性衰竭，低尿钠、低渗尿而肾细胞学正常。急性肾小管坏死亦占50%，表现为高尿钠、等渗尿及肾小管坏死，可能与严重肝细胞坏死，库普弗细胞不能清除内毒素有关。此外，利尿剂使用不当或胃肠道出血导致有效循环血容量降低也可引起肾衰竭。尿量和血清肌酐浓度是监测肾功能的良好指标。如出现肾衰竭，可考虑透析治疗。

急性急性肝功能衰竭常出现代谢紊乱，如低钠血症、水潴留、低钾血症、低钙血症和低镁血症。低钾血症时，肾氨基酸产物增加。约40%的成人患者和40%以上的小儿患者在急性肝功能衰竭时出现低血糖。低血糖昏迷可加重肝性脑病，并可引起不可逆的脑损害。酸碱平衡失常与肝脏损害的严重程度有关，包括呼吸性碱中毒和代谢性酸中毒。后者是乳酸、丙酮酸盐、乙酰乙酸盐、枸橼酸盐、琥珀酸盐、延胡索酸和游离脂肪酸等堆积所致。术前应尽力维持内环境稳定。

急性肝功能衰竭如伴门脉高压，患者可出现腹水、脾功能亢进、血小板减少、静脉曲张出血及伴发的再生障碍性贫血、胰腺炎和抗感染能力减弱等。

目前关于肝移植治疗 FHF 的疗效报道，多中心有一定的差别，1 年存活率波动在 40%~92%，这可能与所选患者的个体差异和致病因素不同有关；同时，移植前患者肝性脑病和脑水肿的严重程度也可影响术后的存活率。近期大量研究表明，与保守治疗相比，肝移植治疗 FHF 效果切实可行，而且效果明显更佳。

（二）慢性肝功能不全

慢性肝功能不全可导致门脉高压和显著的肾、心、肺、红细胞生成、凝血和内分泌功能等障碍。

慢性肝病引起的脑病常提示脑组织潜在的病理生理学改变，慢性肝病晚期常可见脑电图的变化。慢性肝功能衰竭时，脑血流基本维持正常，脑血流的自身调节机制仍然存在，部分患者由于调节下限升高，脑血流的自身调节机制亦被削弱。在肝移植术中，突然的血流动力学变化容易出现脑灌注不足甚至是脑缺血。慢性肝功能不全所致肝性脑病是一种可逆性疾病，这时体内代谢紊乱是多方面的，脑病的发生可能是多种因素综合作用的结果。但含氮物质如蛋白质、氨基酸、氨、硫醇的代谢障碍，和抑制性神经递质的积聚可能起主要作用。脂肪代谢异常，特别是短链脂肪酸增多也起重要作用；糖和水、电解质代谢紊乱及缺氧可干扰脑的能量代谢而加重脑病。电解质紊乱、缺氧、脓毒症和消化道出血是肝性脑病的常见诱因。谷氨酰胺作为一种高渗性化合物，它在急性肝功能衰竭患者体内的聚集可能会损伤星形胶质细胞，从而导致脑水肿，而慢性肝病患者体内也会发生类似的聚集，但由于机体的代偿作用，很少发生脑水肿。

终末期肝病患者会出现肾功能不全，包括肾外性氮质血症、肝肾综合征（hepatorenal syndrome，HRS）、急性肾小管坏死和急性肾衰竭。肝肾综合征是肝衰竭患者发生功能性肾衰竭最常见的病因，2017 年中华医学会肝病学分会提出肝硬化患者 HRS 的 6 条诊断标准：①肝硬化合并腹水；②无休克；③肌酐升高 > 基线 50%，或 >1.5mg/dl（133μmol/L）；④停用利尿剂并扩容后，肾功能无改善；⑤近期无肾毒性药物使用史；⑥无肾实质性疾病。HRS 必须在排除原发性肾病、蛋白尿、血容量不足以及诱发肾灌注不足的血流动力学因素后方可确诊。目前 HRS 的发病机制尚不明确，可能的机制是有效循环血量减少，同时内皮素释放增加导致肾小球入球小动脉收缩、一氧化氮和交感神经系统和肾素 - 血管紧张素系统兴奋性增加等，使肾血管收缩，肾血流减少。HRS 机制虽然与肾血管收缩有关，血管扩张的药物（如前列腺素、多巴胺激动剂、内皮素受体拮抗剂）效果却不明显，内脏血管扩张的药物（如精氨酸后叶加压素、生长激素抑制素、α 受体激动剂如去甲肾上腺素和甲氧安福林）联合容量治疗更有效。肾外性氮质血症和肝肾综合征时的尿液检查结果相似，两者必须通过测定心脏充盈压和尿量对输液治疗的反应加以区分。如是急性肾衰竭，可通过测定排钠系数证实，同时尿液检查可发现管型和细胞碎片。对某些慢性肝功能障碍合并急性肾衰竭者，可考虑施行肝肾联合移植。肾前性氮质血症对适宜的补液处理反应良好，肾功能可能得到改善，尿量增加；而肝肾综合征只有进行肝移植才能逆转肾功能及电解质异常。如有可能应尽量避免使用对肾脏有损伤作用的抗生素和用于疾病诊断的造影剂。

慢性肝病可导致特征性的心肺功能改变。70% 的终末期肝病患者心血管系统往往会发生高排低阻性血流动力学改变，包括高动力循环状态并体循环血管阻力降低，表现为心输出量明显增加、外周阻力降低以及较低动脉压力。肝脏清除血管舒张物质能力的减低、血管活性物质未经肝脏代谢而直接通过旁路回到血液中是这种病理生理改变最可能的机制。而一氧化氮和环鸟苷酸则被认为是引起外周血管阻力降低的主要介质。由于此时常存在低血容量，所以心输出量和心脏充盈压是评价血管内容积更好的指标。腹水不利于心脏充盈，可降低心输出量，通过放腹水可改善静脉回流，使心输出量增加。肝硬化患者常合并有心肌病，肝硬化性心肌病在一般情况下因循环阻力下降而无明显表现，但当心输出量增加或循环阻力增高（如应用升压药）时，会出现心力衰竭。值得注意的是，目前肝脏移植的年龄限制有所放宽，这使得围手术期缺血性心脏病的评估变得越来越重要。

6

多数冠脉严重狭窄的患者可预先接受经皮冠状动脉血管成形术(percutaneous transluminal coronary angioplasty,PTCA)。也有少数患者病情较重不宜行PTCA,而应与心血管专家协商,确定是否应在行肝移植前先行冠状动脉旁路移植术。对危重患者禁忌肝移植。

慢性肝病相关性肺部并发症包括:50%~70%慢性肝病患者有气短症状。常见原因有气道阻塞,液体潴留,胸腔积液,大量腹水导致限制性通气障碍等。两种与血管病变有关的特殊肺部并发症是肝-肺综合征(hepatopulmonary syndrome,HPS)和门脉性肺动脉高压(portopulmonary hypertension,PPHTN)。肝移植患者中20%存在肝-肺综合征,机制主要是肺内动静脉短路肺内分流导致通气/血流比例失调,在肺底部更明显,临床表现为特征性的直立性低氧血症。诊断标准为:门脉高压,呼吸空气时动脉血氧PaO_2<80mmHg,肺泡动脉氧分压梯度>15mmHg。大部分患者的肝肺综合征在肝移植后会得到缓解。肝移植患者中PPHTN发生率约4%~6%。门脉性肺动脉高压诊断需要以下三个标准:①门脉高压表现;②平均肺动脉压安静时>25mmHg或运动时>30mmHg;③肺动脉血管阻力>240(dyne·s)/cm^5或3个Wood单位;④平均肺毛细血管楔压<15mmHg或跨肺压差(平均肺动脉压减去肺毛细血管楔压)>12mmHg。轻度、中度和重度PPHTN的标准分别是肺动脉压<35mmHg,35~50mmHg和>50mmHg。中度和重度PPHTN患者肝移植死亡率显著增加。肺动脉高压并不是肝移植的绝对禁忌证,尤其是那些对血管扩张药有反应的患者。肺动脉高压患者在进行扩血管治疗后,肺动脉压<35mmHg或肺血管阻力<400(dyne·s)/cm^5者可接受肝脏移植手术。常用于降低肺动脉压的扩血管药物包括前列腺素类(依前列醇)、磷酸二酯酶抑制剂(西地那非)和内皮素拮抗剂(波生坦),钙离子通道阻断剂由于扩张肠系膜血管恶化门脉高压禁用于肝硬化患者。PPHTN患者肝移植后肺动脉压力改变具有不确定性。

慢性肝病常伴有红细胞生成障碍,其原因很多,包括急(慢)性出血、脾功能亢进、慢性炎症和红细胞形态异常。有研究报道,慢性肝病患者血浆容量可扩增10%~20%。

凝血障碍是慢性肝功能不全时常见问题。其病因众多,主要有:凝血因子合成减少、凝血蛋白合成异常、维生素K缺乏、纤维蛋白溶解活性增强及弥散性血管内凝血等。除Ⅲ因子、Ⅳ因子(钙)和Ⅷ因子外,其他所有凝血因子的减少与肝脏疾病的严重程度相关。尽管慢性肝病时血浆纤维蛋白原水平常常是正常的,但其结构多异常,因此凝血酶原时间多延长。凝血酶原时间是反映肝脏疾病凝血功能障碍最好的指标,能反映肝脏合成凝血因子的能力、维生素K缺乏的程度和循环中凝血抑制因子的活性。在慢性肝病患者,血浆纤维蛋白溶酶原激活物水平的升高也常提示纤溶活性增强。越来越多的证据认为,终末期肝病对患者的凝血纤溶系统影响远不能用单纯凝血功能障碍来解释,常有患者是凝血功能障碍和高凝血状态并存。近期一些研究认为,终末期肝病患者同时存在凝血功能障碍和抗凝血功能障碍。两者在大多情况下维持一种低水平的脆弱平衡。单方面增强或减弱凝血或纤溶都可能破坏这种脆弱平衡。单纯凝血功能障碍可以补充凝血因子纠正,而凝血和抗凝功能障碍并存则提示在保持凝血因子的同时,应注意监控和防止血栓的形成。脾功能亢进可使血小板破坏增多致血小板数量减少,乙醇对骨髓的抑制或叶酸盐缺乏将加重血小板减少血症;同时血小板的质量也下降,可能是由于血小板体积减小、血栓素A_2产生障碍、胆固醇含量改变、不良性纤维蛋白原血症及纤维蛋白与纤维蛋白降解产物比率增高等原因所致。手术开始前适当补充维生素K和新鲜冰冻血浆可减少术中失血。

门脉高压被认为是慢性肝病"最严重的后遗症"。一般认为门静脉压>10mmHg即为门脉高压、多由肝硬化造成。如压力超过16mmHg,则出血和死亡率明显增加。主要表现为侧支静脉形成、食管静脉曲张出血和腹水等。出血常因曲张的静脉糜烂或破裂所致,临床多用加压素和奥曲肽治疗。此外,硝酸甘油合用加压素治疗对门脉高压所引起的并发症有改善作用。当其他措施无效时,也可用三腔二囊管填塞压迫止血。普萘洛尔可降低肝静脉楔压,因此有些学者建议用它预防曲张的静脉出血。临床上还可用硬化治疗和手术控制静脉曲张出血。现在也有用经颈静脉肝内门脉系统分流术(transjugular intrahepatic portosystemic shunt,TIPS)治疗门脉高压和食管出血。这种手术方式于1969年由Rosch等提出,其优点在于能应用于病情很危重的患者。1982年Clapinto等首次将之施行于人,用以控制出血和降低门脉压力。

腹水的出现常提示慢性肝病的预后不良。腹

水患者通常都要限制水、钠的摄入并行利尿治疗，特别是使用螺内酯和呋塞米，使患者易出现水、电解质的失衡。因此，慢性肝病患者常发生低血容量、低钠、低镁、氮质血症、低钾或高钾、代谢性碱中毒或酸中毒。

慢性肝病的患者常有胃排空延迟、药物代谢减慢。尽管终末期肝病患者血液中的球蛋白对药物的结合力增加，使患者对某些药物如肌松药敏感性下降，但对大多数药物而言其敏感性往往是增加的。由于患者体内药物分布容积增加、药代动力学减慢，许多药物如阿片类药物、利多卡因和普萘洛尔，其作用时间延长。

二、适应证及禁忌证

(一) 适应证

近年来随着肝移植术的不断发展和成熟，肝移植的适应证也在不断变化，恶性病变所占比重逐渐减少，良性病变所占比重不断增加。原则上，所有终末期肝病用其他内外科方法不能治愈、预计在短期内无法避免死亡者，都是肝移植的适应证。严重的黄疸、胆汁淤积、肝脏合成功能明显受损、难治性静脉曲张出血和难以控制的肝性脑病等经内科治疗和手术治疗无效时即可考虑肝移植术。小儿接受肝移植者以胆道闭锁最多见。对年龄超过4个月患胆道闭锁并肝脏硬变的大婴儿，推荐肝移植作为主要治疗措施。肝脏的原发性恶性肿瘤目前仍是我国主要的适应证之一，但随着肝移植在我国的迅速发展和临床经验的不断积累，越来越多的终末期良性肝病将成为肝移植的主要适应证。表72-2列举了适于肝移植的疾病。

表 72-2 肝移植的适应证

成人/儿童	婴儿/儿童
肝硬化	肝硬化
原发性胆汁性肝硬化	Alagille 综合征
慢性活动性肝炎	胆道闭锁
隐源性肝硬化	慢性活动性肝炎
继发性胆汁性肝硬化	隐源性肝硬化
原发性硬化性胆管炎	Caroli 病
酒精性肝硬化	新生儿肝炎
暴发性肝病	先天性肝纤维化
病毒性肝炎	代谢紊乱
药源性肝病	α_1-抗胰蛋白酶缺乏
毒蕈中毒	Wilson 病
代谢性肝病	酪氨酸血症
Wilson 病	糖原贮积症
糖原贮积症	Byler 病
血红蛋白沉着症	海蓝组织细胞综合征
卟啉症	新生儿非溶血性黄疸
遗传性草酸盐沉积症	Gancher 病
α_1-抗胰蛋白酶缺乏	半乳糖血症
肝静脉梗阻	卟啉症
静脉闭塞性疾病	神经髓鞘磷脂蓄积症
无转移的肝细胞癌及胆管癌	家族性高胆固醇血症
血管肉瘤	Wolman 病
	肝胆管恶性肿瘤

(二) 禁忌证

对于肝移植的禁忌证，世界上一些大的移植中心并不完全相同，大体分为绝对禁忌证和相对禁忌证两类。一般认为，肝移植的绝对禁忌证是指患者在一定的临床情况下，肝移植的疗效或预后极差而不应该成为治疗方式予以选择。肝移植的相对禁忌证是指患者在一定的临床情况下，肝移植可能会产生高的并发症和死亡率，但在某些情况下亦可取得满意的长期存活率。

肝移植的绝对禁忌证包括：肝胆以外的难以控制的全身性感染或难以根治的恶性肿瘤、存在难以控制的感染（包括真菌、细菌、病毒感染）、难以戒除的酗酒或吸毒者、除肝以外的重要器官如心、肺、肾功能不全或衰竭（不排除此类患者可以行多脏器联合移植的可能性）、艾滋病病毒感染者或活动性肺结核患者、有难以控制的心理变态或精神病、持续性低氧血症，HBsAg 和 HbeAg 均为阳性的肝硬化患者及对肝移植无充分理解者（小儿除外）。

相对禁忌证主要包括：受者年龄超过65岁的患者、曾经复杂肝胆道手术或上腹部复杂手术者（特别是右上腹部）、既往有精神病病史、慢性酒精中毒者（戒酒不够半年者）、腹主动脉瘤、无并发症的糖尿病、HbeAg 阳性或 DNA 阳性或有活动性病毒复制的慢性乙型肝炎患者、肝门静脉血栓或栓塞者。

三、术前评估

由于肝脏具有各种复杂的功能，终末期肝病可累及到全身众多的系统、器官，这些患者往往表现为恶病质，且合并肝功能衰竭、多器官功能不全、肝性脑病以及严重代谢紊乱综合征等。肝脏疾病的病情发展和移植手术本身都会使患者发生显著的病理生理改变，而这些都给麻醉实施造成困难，因此麻醉科医师术前对患者全身各个器官系统进行全面准确的评估是非常必要的。手术和麻醉术前评估要重点关注循环和呼吸系统的功能，这与肝移植围手术期的死亡率密切相关。同时术前肾功能不全会增加肝移植术后并发症的发生率和死亡率，术前对患者的肾功能再次评估非常重要。

国外一些大的肝移植中心用于评估受者和手术预后的标准主要包括 Child-Turcotte-Pugh（CTP）肝功能分级、UNOS（United Network for Organ Sharing）分级及终末期肝病模型（the model for end-stage liver disease，MELD）评分等。术前肝功能不全的严重程度将直接影响术后患者的恢复。Child 根据肝脏疾病时可能异常的临床和生化参数评分，把手术危险性分为三级，后来 Pugh 等在此基础上进行了修改。其分类方法见表 72-3。

表 72-3　肝脏疾病患者接受手术的危险性 Pugh 和 Child 分级

临床或生化改变	根据异常程度评分		
	1	2	3
肝性脑病	无	1~2 期	3~4 期
腹水	无	轻度	中度
胆红素（mg/100ml）			
非原发性胆汁性肝硬化	1~2	2~3	>3
原发性胆汁性肝硬化	1~4	4~10	>10
白蛋白（g/100ml）	3. 5	2. 8~3.5	<2.8
凝血酶原时间（延长秒数）	1~4	4~6	>6
营养不良状况	轻度	中度	严重

分级：A. 5~6 分，手术危险性小；B. 7~9 分，手术危险性；C. >9 分，手术危险性大。

虽然这种分级不够全面，但对肝病患者接受手术时的预后判断具有指导意义。一般需肝移植治疗的患者多属 B 或 C 级。

MELD 评分与血清肌酐、血清胆红素和国际标准化比率（INR）相关，计算公式为：

MELD 评分 = 9.6 × ln（血清肌酐 mg/dl）+3.8 × ln（血清胆红素 mg/dl）+11.2 × ln（INR）+6.4 × 病因

（病因：胆汁淤积性和酒精性肝硬化为 0，病毒等其他原因肝硬化为 1。）

MELD 评分的计算结果取整数，分值范围为 6~40 分（>40 分者计为 40 分）。目前认为，对于病因和严重程度不同的终末期肝病患者，MELD 评分是预测短期生存率的可靠方法，并能有效评价移植患者等待供肝期间的死亡率及预测患者移植术后的死亡率。有研究表明，MELD 评分在评估患者短期存活时间较 CTP 评分准确，但 MELD 评分不能反映终末期肝病的常见和重要并发症之一的肝肺综合征的病情。因此 2005 年底美国肝病学会编写的肝移植患者评估指南仍将 CTP>7 分和 MELD>10 分同列为可以考虑肝移植的条件。

因为供体短缺的问题，绝大多数终末期肝病患者从最后的评估和诊断性检查到肝移植手术可能会有很长的等待时间。所有病例都应视为急诊手术（活体肝移植除外），应重点对最近的一次检查所发现的病理生理学改变进行详细的体格检查，所有的检查包括心脏超声、肺功能、肾功能等都应在肝移植术前准备期完成。

四、监测和麻醉处理

（一）药物的代谢

肝脏疾病患者对药物的反应和健康人不

同，故必须对药物的作用进行监测。低蛋白血症导致与蛋白结合的药物减少，血浆游离的药物增多而使药物作用增强。血浆药物代谢和清除率的变化随肝脏血流的变化和肝细胞色素 P_{450} 系统的活性改变而变化。但肝内靠结合方式进行生物转化的代谢途径受影响较小，有些药物，如吗啡、丙泊酚等，正常剂量也可以被患者很好地耐受。如果患者合并肾衰竭，肾脏清除和排泄药物的能力将受到影响，更加会延长药物的作用时间。有时，因为水钠潴留，药物的分布容积增加，为了达到药效，往往首次剂量较大。药物选择还要考虑肝病的类型，因为不同的肝病导致不同类型的肝脏功能障碍。总之，对这类患者的用药须仔细观察和监测，为达到满意的临床效果，应对剂量进行滴定。

（二）术前用药

术前应充分考虑麻醉相关的因素和麻醉的选择。术前用药应注意以下方面：对饱胃患者应用雷尼替丁、甲氧氯普胺或质子泵拮抗剂；术前有脑病并发症者应禁用苯二氮䓬类药物；凝血障碍的患者应禁止肌内注射等。

（三）术中监测

除常规监测如心电图（Ⅱ导联和 V_5 导联）、血压、脉搏血氧饱和度、体温、呼吸功能、尿量、麻醉深度、肌松监测以外，还应监测有创动脉压、中心静脉压和肺动脉压。有条件者也可进行连续心输出量监测和经食管超声心动图。必须注意到终末期肝病患者常有食管静脉曲张，应防止放置探头导致的食管静脉破裂出血的危险。手术麻醉过程中对患者进行快速的实验室检查非常重要，能够及时准确地指导麻醉科医师进行精确调控患者的生理功能。重点检查患者的凝血功能、血红蛋白、血电解质（血钙、血钾）、血糖、酸碱平衡、血浆渗透压、动脉血气分析和肾功能等。Sonoclot 和血栓弹性描记图（TEG）也可用来评价凝血过程，能对肝移植术中凝血和纤溶状况及时监测，对帮助或指导肝移植期间的成分输血和止血疗法起着重要的作用（图 72-1）。颅内压监测对有脑水肿的患者是有益的，但也增加了颅内出血的风险。可通过经颅骨超声多普勒测定脑血流，或脑室置管测ICP；通过颈静脉球部和脑动脉血氧饱和度了解术中脑代谢以及术后脑代谢，监测颅内氧分压了解脑功能情况。

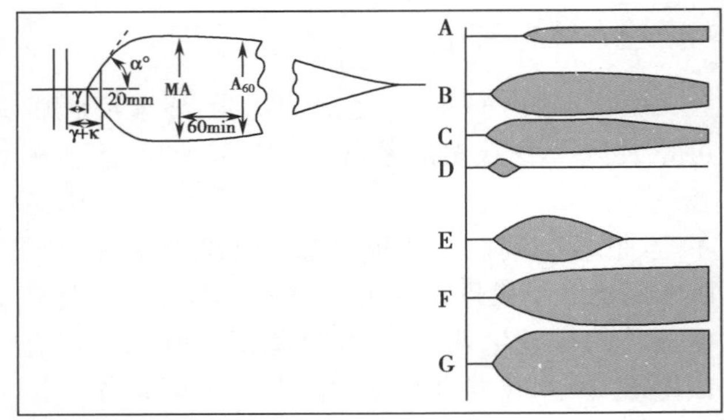

图 72-1 血栓弹力图各参数的意义及分析

1. r（反应时间）：开始凝血的时间，正常约为 6~8 分钟。表示促凝血酶原激酶形成率。如延长，常表示凝血因子缺乏，需输新鲜冰冻血浆（FFP）；
2. r+k（凝血时间）：从 TEG 记录开始到振幅达 20mm 时的时间，表示血凝块形成的速度。α 角常用来表示凝血形成速率，正常时大于 50°。如 α 角异常，则表示血小板功能、纤维蛋白原以及内源性凝血途径异常，输冷沉淀（凝血因子Ⅷ）可纠正；
3. MA（最大振幅）：是评价血小板功能最好的指标，正常为 50~70mm。

A：术前凝血功能异常。r 延长、MA 和 α 角变小。
B：在无肝前期，输入 FFP 和血小板后，凝血功能改善。
C：在无肝期，MA 进行性减小，可能是纤溶作用增加。
D：在无肝前期和无肝期，典型的纤维蛋白溶解征象。
E：移植肝再灌注时的纤维蛋白溶解作用。
F：用 Amicar 处理后，纤溶状况明显改善。MA、α 角和 r 得到恢复。
G：凝血功能恢复正常，表示新肝功能良好。

（四）麻醉方法

1. 静吸复合全身麻醉

（1）麻醉诱导用药：由于患者术前禁食时间较短，并常伴有胃排空减慢，反流误吸危险较高，因此要当做饱胃处理。麻醉诱导一般使用舒芬太尼或芬太尼，复合丙泊酚或依托咪酯复合氯琥珀胆碱行快速顺序诱导气管插管。患者的外周血管阻力低且容量相对不足，麻醉诱导时可能出现严重的低血压，因此麻醉诱导时应缓慢注药，积极适当补液，使用小剂量的血管收缩药物（如去氧肾上腺素）来维持血压。

（2）麻醉维持用药：吸入挥发性麻醉药和空氧混合气体同时联合使用阿片类药物的平衡麻醉方法，可以保持术中血流动力学的稳定。联合使用阿片类药和苯二氮䓬类药，以及使用丙泊酚全凭静脉麻醉的方法，都可作为肝移植麻醉维持的方式。除氟烷以外，其他吸入性麻醉药都可安全使用，要注

6

意在急性肝功能衰竭伴有脑水肿患者，要避免吸入性麻醉药或在有监测的条件下使用低浓度。异氟烷最为常用，其对内脏血流影响较小。地氟烷虽可用但价格稍高，高浓度时可能减少肝脏血流。七氟烷因在肝脏代谢，且有肾毒性产物，需慎重使用。应避免使用 N_2O，因其易于产生肠腔胀气，无肝期前可能增加肠腔淤血和循环不良。一些研究表明，舒芬太尼存在某种程度的肝外代谢，芬太尼、舒芬太尼、阿芬太尼和瑞芬太尼都可以用于肝移植手术的麻醉。

(3) 肌肉松弛药：一般来说肝移植麻醉时肌松药选用阿曲库铵和顺阿曲库铵比选择维库溴铵更合适，因为阿曲库铵和顺阿曲库铵主要经过 Hoffman 裂解，不需要经过肝脏代谢和肾脏清除，而肝移植患者维库溴铵的 PK/PD 发生了很大变化。而术中使用维库溴铵则可通过肌松恢复情况来判断移植肝的功能状况。如果手术过程中有肌松监测，所有的非去极化肌松药如罗库溴铵、哌库溴铵等都安全可用。

2. 静吸复合麻醉辅以硬膜外阻滞　国内有主张使用静吸复合麻醉加硬膜外麻醉。如术前无明显凝血功能障碍的患者，于 $T_{7\sim8}$ 间隙行硬膜外穿刺置管，行硬膜外阻滞再复合静吸复合麻醉。该方法的优点在于减少全身麻醉药用量，使麻醉更趋稳定安全，还可提供术后镇痛。但肝移植患者围手术期可能发生严重凝血功能障碍而发生硬膜外血肿风险，应慎用。

(五) 术中管理

肝移植手术一般分为三个阶段：无肝前期、无肝期和新肝期。无肝前期指手术开始至下腔静脉阻断。无肝期始于下腔静脉阻断止于肝门静脉血流开放。新肝期也称再灌注期，从肝脏的血液循环重新建立到手术结束。每一阶段的病理生理特点不同，麻醉科医师都应根据具体情况调整各器官功能，预防并发症。

1. 无肝前期　此期内手术医师主要是游离肝脏，麻醉科医师主要处理因失血引起的心输出量减少、血压下降以及快速输血引起的高钾、低钙等并发症。造成该期失血增加的原因有上腹部手术史、严重门脉高压、曲张静脉破裂、再次移植等。手术搬动肝脏时，由于暂时阻断静脉回流，可致低血压，同样开腹后大量腹水被过快吸出也会导致低血压，需要预防性处理。因此在此期，充分补液至关重要，一般选用胶体液。对于可能伴有腔静脉或肝静脉血栓的患者，在无肝前期游离肝脏时可能会导致栓子脱落，出现肺动脉栓塞、严重的肺动脉高压和右心衰竭，应密切观察，及时发现并妥善处理。对患者的管理重点应放在凝血功能状况的评价上，运用血栓弹性描记仪监测凝血功能，并采集血液标本送实验室进行检测。对于凝血功能障碍严重者，切皮前即可开始纠治，不应过度纠正凝血障碍。与新鲜冰冻血浆相比，输注凝血酶原复合物可避免输血相关肺损伤和容量负荷过重。输注凝血酶原复合物的主要并发症是血栓性栓塞。重组Ⅶ因子也可用于纠正凝血功能障碍，Ⅶ因子主要是增加动脉血栓栓塞风险，不增加静脉血栓栓塞风险。一些抑制纤溶的药物如氨甲环酸、氨基乙酸等可减少出血量。DDAVP 是一种结构类似于加压素的合成药物，可以促使Ⅷ和 von Willebrand 因子的释放，起到加强凝血的功能。手术早期开始利尿治疗既有利于术中液体管理，对无肝期相对缺血的肾脏也有一定的保护作用。可选用多巴胺、甘露醇和呋塞米，目前尚难确定哪一种药物对肝移植中对肾功能保护最好。注意低钠、高钾和低镁血症的纠治，注意使用氯化钙预防枸橼酸盐中毒(肝功能障碍时输注富含枸橼酸的血制品，引起低钙血症)。避免血糖 >10mmol/L。

2. 无肝期　手术可以采取标准术式或背驼式肝移植。采用标准术式时，要完全阻断肝动脉、门静脉、肝下下腔静脉和肝上下腔静脉。而背驼式肝移植保留受体的肝后下腔静脉。由于下腔静脉被阻断，血流动力学发生剧烈变化引起回心血量减少，心输出量减少，内脏和下腔静脉压力增加，肾灌注压降低，严重的酸中毒，体循环动脉压降低伴心率增快。背驼式肝移植因仅部分阻断下腔静脉，可减少血流动力学的剧烈波动。为减轻无肝期血流动力学的剧烈波动，在进入无肝期前应该给予一定量的液体负荷，但要防止输血输液过多导致开放大血管后回心血量剧增而出现的心力衰竭和肺水肿。充血水肿的肝脏和肠道在再灌注期对外科手术操作来说非常棘手。必要时应用小剂量的血管收缩药如去氧肾上腺素来维持血压稳定。如果无肝期需要大量输血，应预防枸橼酸和血中钙离子结合而导致的严重的低钙血症。无肝期时因无肝脏的产热、冰冷供肝的置入、大量输血输液以及长时间大面积的腹腔暴露都可使中心温度下降 2~3℃。低温可导致患者心律失常、凝血功能障碍、肾功能不全以及心肌收缩力降低。应采取积极的保温措施如电热毯、空气加温系统、输血输液加温系统等来维持患者的体温。无肝期应该经常进行实验室检测，特别是在准备移植肝血管开放前应对血电解质、酸碱平衡、容量状况及凝血功能重新进行检测、评估和及时处理。

很多肝脏移植中心在无肝期可能会采用静脉-静脉转流技术（venous-venous bypass，VVBP），把股静脉和门静脉的血引流到腋静脉、锁骨下静脉或颈静脉，然后回流到上腔静脉。VVBP应用的优点在于，它能够增加血流动力学稳定、改善无肝期各器官特别是肾脏的灌注压、改善腹腔脏器的静脉回流、减少输血输液降低代谢障碍和减少肺水肿的发生；它的缺点是可使体温进一步降低并增加空气栓塞及血栓形成的危险。但目前循证医学证据并未显示VVBP技术优势。虽然绝大多数医学中心并没有常规采用VVBP，但对于某些合并有严重的心脏疾病、血流动力学明显不平稳的患者建议使用VVBP。

3. 新肝期　新肝期最危险的时刻是移植肝血管开放后即刻，在瞬间或几分钟内常发生剧烈的血流动力波动，可能会出现严重的低血压、高钾血症、严重的酸中毒、体温过低和凝血功能障碍，有时甚至出现心搏骤停。再灌注综合征是指肝门静脉再灌注5分钟内体循环血压下降30%，肺动脉压力升高并持续1分钟以上，其特征为平均动脉压、全身血管阻力及心肌收缩力降低，而肺血管阻力和肺毛细血管充盈压却升高。严重的低血压通常在5~10分钟内就可缓解，但有时持续时间较长，需要使用正性肌力药物和加快输液。再灌注综合征的原因很多，主要的因素包括移植肝和体内释放的各种因子如内源性血管活性肽等、高钾血症、低温（主要是心室内壁低温）、酸血症、高渗状态、低钙血症、血管内和左室容量的急剧增加、气体栓塞等。

预防再灌注综合征预处理方法有：①在进入新肝期前纠正低钙血症，提高碱剩余值（BE）；②适当增加血容量和提高平均动脉血压；③纠正和预防低体温；④通过肝下腔静脉放出一定量供肝和门静脉内的血液；⑤调整通气参数，维持$PaCO_2$在正常水平；⑥尽量减少无肝期时间。

在移植肝血管开放前，外科医师为减轻再灌注综合征经常会用稀释白蛋白液冲洗供肝，有时还会经肝下下腔静脉放血冲洗以期减轻淤滞在体内的毒性物质。放血冲洗可能导致低血压，因此应积极补充丢失的血液。再灌注综合征的治疗可用血管收缩药（如去氧肾上腺素）和肾上腺素能受体激动剂（如肾上腺素），逐渐增加剂量可以维持平均动脉压在一定的水平及增强心肌收缩力。随着移植肝的再灌注和血流动力学的稳定，肝脏呈现粉红色表示灌注良好。

再灌注期可能出现凝血功能紊乱而导致出血或广泛渗血，主要原因是供肝内残余的肝素释放、凝血因子的稀释和消耗、血小板聚集、内源性肝素样物质生成等。可借助血栓弹性描记仪或Sonoclot来评估凝血功能状态并指导治疗。对于活体肝移植、劈裂式肝移植或辅助性半肝移植，因供肝创面较大可能导致创面出血比较严重，应仔细止血。可以输注新鲜冰冻血浆、血小板、冷沉淀、凝血酶原复合物、纤维蛋白原等来纠正凝血障碍，以使手术能够得到良好的止血。如果检测出纤维溶解亢进，可以用氨甲环酸、氨基己酸等抗纤溶药物拮抗；如怀疑残余肝素作用可用鱼精蛋白拮抗。

新肝期因供肝内糖原分解释放葡萄糖以及手术的应激反应、术中应用糖皮质激素、大量输血等原因，可能出现一过性的血糖升高。轻度的一过性的血糖升高通常不需要处理，但是如果血糖水平超过18mmol/L就应积极处理，可皮下或静脉应用胰岛素，尤其是有中枢神经系统并发症的患者，避免血糖过高或过低有利于改善预后。

（六）输血、输液

液体管理也许是肝移植麻醉中最具有挑战性的部分，终末期肝病的患者在术前可能已经存在严重的内环境紊乱和容量异常，部分患者可能合并有肾功能不全、肝肾综合征、脑水肿等问题，这些都是麻醉科医师面临的棘手问题。术中液体管理的目的在于尽量维持基本正常的血容量和凝血功能、水电解质及酸碱平衡、内环境稳定、红细胞正常的携氧能力。

围手术期液体管理应根据患者的具体情况、临床需要、监测指标和实验室检查结果来指导输血、输液。随着手术技术的提高，术中失血量明显减少，对快速输血系统的依赖程度也显著降低。但应开放至少两条大口径的静脉通路，采用简单的输液加压装置和输液管道的加温设备以构成快速输血通道。患者如需要大量快速输血，可用快速输血装置。

晚期肝病患者内脏和体循环血管扩张，有效

动脉血容量下降，术中补液以胶体为主，如5%的白蛋白或人造血浆代用品，胶体液应按照血容量的需要补充，严格以CVP和PAWP的变化指导输液。输入的液体最好不含乳酸，因为患者肝功能严重不良，对乳酸的降解能力降低有可能形成乳酸性酸中毒。使用渗透性利尿剂和袢利尿剂可使患者有足够的尿量，应用多巴胺也有利于尿的形成。对无尿的患者，可持续运用静脉血液透析去除多余的容量，但对输血输液应更加严格地控制。

肝功能衰竭的患者对枸橼酸的代谢能力受损，因此应严密监测血浆钙离子的水平。肝移植术中输入大量含有枸橼酸的血液制品会导致枸橼酸中毒，出现严重的低钙血症，引起心肌抑制、低血压以及凝血功能障碍。如发现有低钙血症，可静脉注射氯化钙10mg/kg或葡萄糖酸钙予以纠正。

应根据实验室检测的指标如血红蛋白、血细胞比容、PT/INR、血小板计数、纤维蛋白原等结果，结合TEG或Sonoclot对凝血功能的监测结果来选择成分输血。术中血红蛋白应维持在90~100g/L以上，无肝期尽可能不输库血，必要时可先将库血中的红细胞经红细胞回收机洗涤浓缩后再输入，以减缓酸中毒、高钾血症和低钙血症的发生。大量输血，包括输血浆能导致输血相关性急性肺损伤(transfusion-related acute lung injury，TRALI)。术中自体血回收可明显减少肝移植患者对库血的需要量，也提高了处理急性大出血的效率，但对恶性肿瘤患者此技术禁用。

(七)控制性低中心静脉压

在肝移植中为达到减少手术出血和输血的目的，控制性低中心静脉压(controlled low central venous pressure，CLCVP)正在被很多医师所采用。CLCVP技术是指手术中通过麻醉及其他手段将中心静脉压控制在正常水平以下，通常是在3~5cmH_2O水平，同时维持动脉收缩压大于或等于90mmHg及心率稳定，从而使手术中出血量明显减少的技术。目前CLCVP技术多辅助用于肝叶切除术，以减少术中出血和输血，改善术后结局。终末期肝病的患者常合并有不同程度的门脉高压和CVP升高，部分患者术前CVP可能高达20cmH_2O以上。通过控制性地降低CVP可以增加肝静脉回流、减轻肝脏淤血，在无肝前期可减少游离肝脏时的出血量，在新肝期可以避免移植肝因肝淤血导致的肝肿胀。

为达到CLCVP的目的，一方面要限制液体的输入和使用利尿剂，另一方面可应用如硝酸甘油等扩张血管的药物，还可通过加深麻醉如增大异氟烷的吸入浓度来达到扩张血管的目的。降低CVP时难免会出现低血压，为维持正常血压，可以应用血管活性药物增加CO或SVR。应用CLCVP时应注意可能出现的并发症，包括肾功能损害、静脉空气栓塞等。

五、肝移植患者的术后监测及管理

肝移植手术结束后，应将患者送入重症监测治疗病房(ICU)。在ICU对患者的生命体征进行严密观察，包括心电图、直接动脉压、中心静脉压、血气及水电解质平衡状况、尿量、体温、腹腔引流量及颜色等的改变。

1. 呼吸系统的支持　严密消毒隔离，如果没有明显的呼吸功能障碍和气道阻塞现象，移植的新肝功能良好，血流动力学稳定，血气监测提示呼吸功能良好，一般24h内可拔除气管导管。如果术前患者有明显的全身衰竭，气管插管时间可以适当延长。应加强雾化吸入及胸部理疗，以防发生肺不张及肺炎。国外的一些移植中心报道选择合适的患者，可在手术室术后即刻拔除气管导管。

2. 镇痛　与其他腹部大手术相比，肝移植患者术后对镇痛药的需求明显减少。可经静脉应用阿片制剂行PCA。如已放置硬膜外导管，可经硬膜外导管注入局部麻醉药行PCEA，但应注意可能出现的硬膜外血肿及感染的风险。

3. 肾功能的维护　肝移植术前可能有包括肝肾综合征在内的肾功能不全，术后肾功能不全发病率也较高。对肾功能的影响因素包括：与终末期肝病有关的肾功能不全、复杂的肝移植手术、术后肝功能状态差、抗排斥和抗感染使用药物的肾毒性以及感染等并发症。其中术中主要因素是血流动力学的巨大改变导致的肾脏低灌注损伤或肾脏淤血。要注意尿量的观察，尿量保持在1~2ml/(kg·h)以上。如尿量低于此水平，应注意血容量是否正常，血容量不足时应予以纠正。在血容量正常时发生少尿，可应用小剂量多巴胺，3~10μg/(kg·min)，以提高肾血流的灌注，也可以给予呋塞米。新肝功能不全可持续滴注前列腺素E_1以改善肝脏血流，同时也可使肾血管扩张。血管加压素类似药物特利加压素(terlipressin)或鸟氨酸加压素(omipressin)可激活动脉壁平滑肌细胞V_1受体，使内源性血管收缩系统活性接近正常，同时增加肾血流量、GFR、尿量以及尿钠，使肾功能得到改善。

4. 抗感染治疗　肝移植手术创伤大，患者术前一般情况均较差，手术后感染是影响肝移植患者存活的主要因素。特别是患者接受大剂量强效的免疫抑制剂控制排斥反应的条件下，更是易发感染的特有因素。早期及时预防感染，发生感染及时有效治疗，严格做到消毒隔离及各种无菌操作，定时将痰液及引流液进行培养并做药敏试验，针对性使用抗生素。

5. 加强代谢支持　终末期肝病患者常伴有营养不良和肌肉消耗。肝移植手术患者机体处于高代谢状态，每天消耗机体蛋白约 100g，手术结束 72 小时后可开始静脉内营养（TPN），可根据情况给予流质饮食，并逐渐恢复正常饮食。

6. 免疫抑制治疗　与其他移植相同，肝移植术前及术后近期使用抗 CD25 单克隆抗体，术中及术后近期大剂量糖皮质激素冲击，常规使用 CsA（FK506）+ MMF（或 Sirolimus，Aza）+ 糖皮质激素三联联合用药。

第四节　心脏移植术的麻醉

对于多种病因导致的终末期心脏病和各种内、外科治疗方法均无效的心力衰竭，心脏移植是唯一有效的治疗方法。人类原位心脏移植是从异种移植开始的。1964 年美国 Hardy 首次将猩猩的心脏移植入人的胸腔但只搏动了 1 小时。1967 年是临床心脏移植的的开端，南非的 Barnard 成功地进行了首例人类心脏移植而永载史册。我国的心脏移植始于 1978 年，也是亚洲最早开展心脏移植的国家。虽然目前心脏移植的规模远落后于肝移植和肾移植，但在过去的 10 年已经取得巨大突破。近 20 年来，因外科手术和麻醉技术的改进，以及免疫抑制剂的更新，心脏移植患者的存活率和生活质量不断提高。现在国际上心脏移植手术成功率达到 90% 以上，1 年存活率达到 85% 以上，5 年存活率为 70% 以上，10 年存活率约为 45%，而 15 年存活率约为 23%。心脏移植后患者的生活质量是衡量心脏移植的有效性和有益性的重要指标。研究表明，80% 的患者具有全身体力活动能力，50%~75% 的存活者再就业。心脏移植已成为挽救终末期心脏患者生命的唯一有效方法。心脏移植分为原位心脏移植和异位心脏移植，目前多采用原位心脏移植。

一、适应证和禁忌证

虽然心脏移植是治疗多种病因导致的终末期心脏病和各种内、外科治疗方法均无效的心力衰竭的唯一有效的治疗方法，但是并非所有这些患者都能有机会接受心脏移植手术，心脏移植有相对和绝对的禁忌证。

（一）适应证

文献报道心脏移植患者中，49.2% 诊断为非缺血性心肌病、34.6% 为缺血性心肌病、3.3% 为限制性心肌病、3.2% 为遗传性心脏病、3.0% 为再次心脏移植 3.0% 为肥厚性心肌病、2.7% 为瓣膜疾病、1% 为其他疾病。

心脏移植的主要适应证：

1. 需要持续静脉内输注正性肌力药物或机械循环辅助装置加主动脉内球囊反搏支持心源性休克患者；

2. 对最大剂量药物治疗无效，即左心室射血分数 <20%，最大氧摄取量 <12mL/（kg·min），NYHA 心功能分级Ⅳ级的充血性心衰患者；

3. 有顽固或严重的心绞痛症状，介入治疗或手术再血管化治疗无效的冠心病患者；

4. 药物治疗、导管射频消融术和 / 或心内植入除颤起搏器治疗无效，危急生命的顽固性心律失常。

（二）禁忌证

心脏移植是特殊的手术，其禁忌证不仅和受者本身病情有关，还和供心匹配及国情、法律有关。

绝对禁忌证：因系统性疾病，即使行心脏移植预期寿命 <2 年，包括：近期或 5 年内患实质性器官或血液系统恶性肿瘤；人类免疫缺陷病毒（HIV）阳性；系统性红斑狼疮、结节病、淀粉样变性病累及多系统器官且仍在活跃期；不可逆的肝肾功能异常，仅实施心脏移植；明显的阻塞性肺部疾病（FEV_1<1L/min）。肺动脉高压保守治疗无效，肺动

脉收缩压 >60mmHg,平均跨肺压差 >15mmHg,肺血管阻力 >6wood 单位。

相对禁忌证:年龄 >72 岁;活动期感染(除外心室辅助设备相关感染);活动性消化道溃疡;糖尿病伴靶器官损害;严重周围血管和脑血管疾病;病态肥胖(BMI >35kg/m^2);血肌酐 >2.5mg/dl 或肌酐清除率 <25ml/min;胆红素 >2.5mg/dl,血清转氨酶 >3 倍正常值,或停用华法林后 INR>1.5;严重的肺功能异常,FEV_1<40% 预期值;精神疾病或心理社会不稳定;6 个月内毒品、烟草或酒精成瘾;6 到 8 周内肺部感染;不可逆的神经系统或神经肌肉异常。

二、供体选择及供体心脏的摘取和处理

(一) 供体选择的标准

心脏移植的配型主要根据 ABO 血型匹配。目前移植心均来源于脑死亡供者,同时对供受者胸腔体积匹配有一定要求。因为心肌对缺血缺氧十分敏感,供心缺血缺氧安全时限仅为肝、肾的一半,所以如果供心因运输问题超过安全时限(一般约为 4~5 小时)必须考虑放弃心脏移植手术以避免术后出现低心排量等致命性并发症。离体心脏灌注系统的使用有望使供心安全运输时限延长。心脏移植供者的年龄是重要因素,一般不超过 40 岁,我国目前仍以青年供心为原则,而国外因供心紧缺,有些移植中心将供心年龄放宽到 50 岁。供、受者体重相差应不超过 20%,对于扩张型心肌病的患者供体体重可以比受体体重大 50%,婴幼儿甚至可以超过 200%。对肺血管阻力高的受体可选择大的供心,以防止术后发生急性右心衰竭。对心脏移植供者应行常规全身检查和心肺检查,以保证供心质量,同时要求供心无心脏病病史、心功能正常、无心搏骤停、未作过心内注射。

(二) 供体心脏的摘取和处理

心脏是最不耐受缺血的器官,因此供心的摘取要求迅速,供心保护的关键是以最快速度使供心停止搏动和降低温度。摘取供心时,应避免损伤窦房结及其传导系统,并防止供心污染。供心的保护措施应针对心肌结构的保护、能量状态的保护和能量供给的保护。供心取出后应立即放入含 4℃生理盐水或停搏液的双层无菌塑料袋内,然后放在装有冰块的箱内冷藏运送,供心保存的方法有单纯低温浸泡法和持续灌注法,约可安全保存 4~6 小时。

三、受体麻醉及术中管理

心脏移植的成功率在很大程度上有赖于现代麻醉技术及心肺转流方法的进步,围手术期的麻醉管理将直接影响移植成败。近年来受体年龄限制不断放宽,老年患者常合并其他疾患,很多患者既往接受过心脏手术,特别是重者优先的供体分配原则也使患者的病情越来越重,这些都增加了术中风险,使麻醉管理更加复杂。

(一) 患者的术前准备

1. 心脏移植受者术前检查包括常规血液学检查和生化检查、胸片、超声心动图、心电图、左右心导管检查、血型鉴定、组织分型、常规口腔、肛周检查等。如果患者在接受心脏移植时已是心力衰竭晚期,则应加强监护,常规使用强心、利尿、扩血管治疗,酌情使用升压药。极其危重者术前应考虑主动脉球囊反搏(IABP),甚至左心辅助装置。

2. 因为免疫抑制剂环孢素一般在移植前口服,应对受者做饱胃处理,预防可能出现的误吸,合并肾功能不全者可酌情减量。心脏移植手术属于急诊手术,因此应在最短时间内对受体进行充分的评估,麻醉小组应与外科小组保持密切联系,供体心脏一旦确定可供移植,即可开始受体的麻醉诱导。

3. 一般在麻醉前可不用镇静药,以避免对极差的心功能产生抑制作用。但对于精神紧张、焦虑者麻醉前可适当使用小剂量的咪达唑仑、肌内注射吗啡或东莨菪碱。

(二) 术中监测

常规监测包括心电图、脉搏血氧饱和度、呼吸功能、有创动脉血压、中心静脉压、温度、尿量监测等。有条件的也可进行连续心输出量(CCO)、混合静脉血氧饱和度和经食管超声心动图监测(TEE)。肺动脉导管可在麻醉诱导前或诱导后置入,在静脉插管前将肺动脉导管退至上腔静脉,置入无菌的塑料套内,在 CPB 结束心脏复跳脱机后再放入肺动脉。应注意严格遵守无菌操作原则,避免感染。还应注意在置入肺动脉导管时可能出现心律失常,引起血流动力学的剧烈波动。对于心输出量极差或心腔显著增大的患者,肺动脉导管可能置入比较困难,此时可将导管退到上腔静脉,在 CPB 停止后再次置入,有时也可在手术医师手法协助下顺利置入肺动脉。经食管超声心动图无创、操作简便,可提供一些其他监测手段不能提供的信息,可以发现供

心有无结构上的异常，还可对体外循环前后的心脏功能进行评估。

（三）麻醉诱导

供体心脏一旦确定可供移植后，即可开始受体的麻醉诱导。诱导前应建立大口径的静脉通路以便输血输液。为避免误吸可采用静脉快诱导插管，气管插管时应严格遵循无菌操作。麻醉诱导应选用对心血管影响小的药物如舒芬太尼、依托咪酯、维库溴铵等，尽量维持血流动力学的稳定。需要注意，心脏移植的受体大多病情危重、耐受性很差，并且血液循环缓慢，药物起效时间往往延迟，因此应注意根据监护参数缓慢注射诱导药物。麻醉诱导时应准备好血管活性药物如去氧肾上腺素、阿托品、异丙肾上腺素、β受体阻滞剂等，避免出现后负荷增加、回心血量减少、心肌收缩力下降、心率过高或过低，还应避免缺氧、高碳酸血症和酸中毒。要注意终末期心脏病患者心脏β受体下调，所需β受体激动剂大于常用剂量。如果患者对麻黄碱或去氧肾上腺素无反应，要立即更换其他药物如肾上腺素、去甲肾上腺素或多巴胺。加压素可提高体循环阻力，但不增加肺血管阻力。

（四）麻醉维持

醉维持可选择静吸复合麻醉或全凭静脉麻醉，以麻醉性镇痛药如舒芬太尼、芬太尼加肌松药为主。吸入麻醉药异氟烷、七氟烷、地氟烷可降低外周血管阻力，有助于维持心输出量，还有一定程度的心脏保护作用。而氧化亚氮对终末期的心脏有明显的抑制作用，还可能升高肺动脉压加重右心衰竭，一般不用于心脏移植手术的麻醉。

（五）手术要点和术中管理

1. 心脏移植的体外循环基本方法与心脏直视手术类似，区别是主动脉插管应尽量靠近无名动脉起始处，上下腔静脉插管尽量靠近静脉开口处的右房外侧壁或直接腔静脉插管，注意不要损伤窦房结。近期使用过肝素者发生肝素诱发血小板减少风险较大，血小板抗体滴度3个月可降至阴性。

2. 为尽可能缩短供心的缺血时间，供心送至手术间时，受体应已开始并行循环并降温至32℃左右，最后确定供心可采用后，即刻降温至28℃左右，行完全体外循环。对于既往有心脏手术病史的患者，术中游离心脏时间会明显延长，还有发生大出血的可能。采用低压低流量转流技术，流量维持在40ml/(kg·min)，保持平均动脉压（MAP）30~60mmHg。术中可使用一些抑制纤溶的药物如氨基己酸、氨甲环酸等来减少出血量。开放升主动脉阻滞钳之前，静脉注射甲泼尼龙500mg以预防超急性排斥反应。

3. 移植后的心脏是去神经支配的，直接作用于α和β受体的药物如肾上腺素、去甲肾上腺素、异丙肾上腺素、多巴酚丁胺有效；间接作用的药物如麻黄碱、多巴胺等则依赖分泌肾上腺素及去甲肾上腺素起效；磷酸二酯酶抑制剂及洋地黄类药物对心肌的正性肌力作用有效；依赖副交感神经的药物如阿托品的正性频率、阿片类药物及洋地黄的负性频率作用无效；硝苯地平及肼屈嗪等扩血管药物不引起反射性心率增快。

心脏的固有反射保留，如Starling机制、Anrep效应、Bowditch效应和低二氧化碳血症导致的冠脉收缩反应均保留不变。对于CPB后心率减慢的治疗包括安装心脏起搏导线临时心脏起搏、静脉持续输注直接作用于心脏的药物如异丙肾上腺素或肾上腺素。调整并维持心率在90~110次/min。当供心恢复理想的心搏、直肠温度恢复到36℃以上以及心电图正常后可停止体外循环。

4. 心脏移植早期可能发生心脏功能障碍，表现为体外循环不能停机、心输出量减低或需要使用大剂量的血管活性药物支持，这与供心缺血时间过长以及再灌注损伤有关。停机及其后几小时内，可能发生急性右心功能不全、肺动脉高压，治疗原则应维持动脉血压保证右心的血流灌注，提高右心收缩力和降低肺动脉阻力。如果心脏移植后出现严重的右心室衰竭，且保守治疗无效，可以考虑使用心室辅助装置。左心功能不全并不多见，一旦出现可导致顽固性的低血压，治疗一般选用正性肌力药物如多巴酚丁胺、多巴胺和肾上腺素。

5. 有些患者术前就有一定程度的肺动脉高压，移植后心输出量骤然增加、肺血管痉挛、肺血管栓塞以及缺氧和高碳酸血症都可进一步增高肺动脉压力。由于通气对肺动脉压有一定影响，治疗包括保持充分的氧合和良好的通气，使用高浓度氧、中等潮气量、适度的PEEP，维持轻度的过度换气。使用血管扩张药（如硝酸甘油、前列腺素E_1和前列环素等）以及磷酸二酯酶抑制剂（氨力农、米力农），应注意对体循环血压的影响。选择性的肺血管扩张剂治疗心脏移植后肺动脉高压有特殊疗效，吸入一氧化氮和伊洛前列素可在肺血管床被迅速代谢，对体循环影响较小。

6. 心脏移植术后心律失常比较常见，包括室上性和室性心律失常，一般常规抗心律失常药物有效。

7. CPB后可能出现肾功能损害，患者可出现少尿、肌酐升高，特别是那些术前已经有肾功能不全的患者，或者术前有慢性低心排、使用环孢素以及术前应用造影剂的患者。治疗主要是维持足够的前负荷和心输出量，使用利尿剂。

8. 心脏移植手术麻醉期间应尽量保持血电解质如钾、镁、钙等在正常范围，可通过反复的实验室生化检查来指导治疗。低钾血症比较常见，特别是那些术前长期服用利尿剂的患者；另外，CPB后尿量过多也可引起低钾血症。低钾血症者易发生心律失常，如心室期前收缩、室性心动过速等。心脏移植后对高钾敏感，可通过静脉补钾使血清钾维持在3.5~4.0mmol/L。低镁血症也可出现心律失常，特别是在血钾正常时出现的心律失常应考虑低镁血症（血清镁<0.08mmmol/L），可通过输注硫酸镁来纠正。在大量输入含枸橼酸的库血可出现低钙血症，应积极补充氯化钙或葡萄糖酸钙。

四、术后处理

1. 术后受者应送入无菌、隔离的监护室，有条件的可准备层流病房。转送过程中必须继续监测心电图和血压，并持续静滴正性肌力药。

2. 早期应用呼吸机辅助呼吸，患者清醒后，尽早拔除气管插管。机械通气一般在12~24小时之间，常规加用PEEP（$5cmH_2O$），避免长时间高浓度的氧气吸入，一般吸入氧浓度在50%~60%之间。注意加强气道的管理和护理，避免肺部感染等并发症。

3. 常规监测心电图、动脉血压、中心静脉压，有条件的持续监测PCWP及CCO，病情稳定后尽早拔除有创监测导管。

4. 因供心经过一段时间缺血后功能受损严重，术后可能出现低心排综合征，心脏移植患者术后应常规持续应用血管活性药物特别是正性肌力药物如多巴酚丁胺、多巴胺和肾上腺素，以增加心输出量，改善循环。对于药物治疗效果不佳的低心排，可考虑应用主动脉球囊反搏。所有输注的药物都应标签清晰，用微量泵注入并保持管道通畅，严禁在输药管道上注射其他药物，避免循环的剧烈波动。

5. 术后常见的并发症有 ①感染：是心脏移植术后最常见的并发症，在引起感染的病原体中，细菌占40%，病毒占44%（其中巨细胞病毒占18%），真菌和原虫各占9%和7%。②出血：心脏移植术后出血比较多见，与吻合口漏血、长时间CPB、鱼精蛋白中和不够或肝素反跳等有关，应注意胸腔、纵隔引流量，改善凝血功能，必要时紧急开胸止血。③排斥反应：包括超急性、急性和慢性排斥反应，最可靠的诊断方法是心内膜活检术。④移植心脏冠状动脉粥样硬化性心脏病（GCAD）：发病率较高，病因尚不完全清楚，一般认为与排斥反应和免疫抑制有关，由于去神经支配没有心绞痛症状。⑤恶性肿瘤及其他免疫抑制相关性疾病，如痛风、骨质疏松病等。其中，感染和排斥反应是主要的早期致死因素，应积极防治，常用措施如下：

A. 常规早期、持续应用抗生素、抗病毒及抗真菌药物治疗，并定期进行咽拭子、痰、血、尿和大便细菌培养和药敏试验，根据结果调整用药。

B. 常规给予CsA、Aza、MP组成的免疫抑制"三联疗法"，也可应用FK506、OKT_3、ALG等药物。

C. 术后常规经右颈内静脉穿刺行心内膜活检，术后2个月内每5~7天1次，2个月后改为2周1次，半年后改为1个月1次。一旦急性排斥反应确诊，应给予甲泼尼龙500mg/d冲击治疗3天。

D. 术后应禁吃高脂食物，坚持降脂和抗血栓药物治疗。

五、异位心脏移植

异位心脏移植术是保留患者自身有病变的心脏，而将供心与之并列缝接，供心成为患者的子心脏。1975年Barnard首次进行了异位心脏移植，将供心并列移植于受体心脏一侧，术后2个心脏相互支持，共同维持患者的全身循环，属于辅助性移植，可分为左心并列和全心并列移植。由于异位心脏移植术手术较复杂，术后并发症较多，且不易术后活检，只有在个别特殊情况下才考虑施行此种手术。目前仅在少数移植中心开展，只占心脏移植的1%左右。长期临床实践研究表明并列异位心脏移植比原位心脏移植并无明显优势。

与原位心脏移植相比，异位心脏移植有以下优点：①受体心脏能在术后早期供心发生心功能不全或排斥反应时辅助供心维持循环；②适用于肺动脉高压患者；③可不用体外循环。其缺点在于以下几点：手术操作复杂；供心占据了右侧胸腔和纵隔的部分空间；受体本身的心腔内易形成血栓，需长期抗凝治疗；自身心脏的萎缩成为一个潜在的累赘；不能用心内膜活检方法观察供心的排斥反应。异位心脏移植的供心切取和受体术后处理与原位心脏移植相似。

六、心脏移植患者再手术的麻醉

随着心脏移植手术的广泛开展和远期存活率的显著提高，越来越多的心脏移植患者可能会接受一些与心脏移植无关的手术，也有因心脏移植的并发症而需要手术治疗。由于移植心脏具有无神经支配等特点，此类患者的麻醉处理应格外小心。

（一）移植心脏的特点

1. 移植心脏无神经支配，但 Frank-Starling 机制、Anrep 效应、Bowditch 效应和低二氧化碳血症导致的冠脉收缩反应不受影响。

2. 静息状态下的心率为 90~120 次 /min，心输出量基本正常；而在运动或者应激状态下，去神经支配的心脏不能通过神经反射起作用，而是随着血液循环中儿茶酚胺的增加，慢慢地增强心肌收缩力，并刺激心率增加来满足心输出量增加的需要。运动后心肌收缩力的下降和心率的恢复也是缓慢的。

3. 因为移植心脏失神经支配，所以直接作用于受体的肾上腺素能药物如肾上腺素、异丙肾上腺素等一般可产生正常效应，而通过间接作用产生效应的药物如阿托品、多巴胺、间羟胺等其效应下降或无效，抗迷走神经的药物对窦房结的兴奋性和房室传导不产生作用。

4. 由于失去压力感受器反射，移植心脏对低血容量缺乏应激反应能力，在早期就容易出现明显的低血压。随着内源性儿茶酚胺的释放，再出现反应性高血压。

5. 移植心脏容易发生各种类型的心律失常，尤其是室性心律失常，在应激或运动的情况下发生率增加。心律失常的发生与移植心脏失迷走神经支配、对血液中儿茶酚胺高敏性、继发心肌缺血以及移植心脏排斥反应等相关。常规的抗心律失常药物一般都可缓解。异位心脏移植后可出现两种不同的 QRS 波群，并出现收缩压和舒张压的变化。

6. 移植的心脏容易发生缺血性心脏病，特别是移植术后 3 年发生率显著升高。移植心脏冠脉狭窄呈多发性、弥漫性，并且病情进展迅速，常与排斥反应、病毒感染等因素有关。由于移植的心脏失神经支配，所以常起病隐匿，患者一般不出现心绞痛的症状，可能出现如乏力、恶心等非特异性症状，有的可能出现充血性心力衰竭。可通过心电图、心脏超声、冠脉造影、冠脉 CTA 等进行诊断。

（二）麻醉处理

心脏移植患者再手术的麻醉与一般心脏病患者手术相似，但应注意以下几点：

1. 细致全面的术前评估和准备，了解是否存在移植心脏的排斥反应、免疫抑制剂的使用情况以及对肝肾功能的影响、全身状况特别是肺部感染情况、凝血功能状态等。

2. 患者应充分补液，避免因对血容量缺乏应激反应能力而出现低血压，对容量的监测和维持非常重要。在选择椎管内麻醉时应严格控制适应证和麻醉平面，防止出现严重的低血压和心动过缓。

3. 在使用对心血管系统有影响的药物前，应对其作用方式、具体用法及已知的移植心脏反应特点有详细了解。

4. 加强监测，除常规血压、心率、脉搏氧饱和度等项目以外，必要时应监测直接动脉测压、中心静脉压，特殊患者还可放置肺动脉导管或行 TEE 监测。

5. 在选择麻醉药物时应尽量避免可能出现血管扩张、减慢心率的药物。因移植的心脏失神经支配而应激反应能力不足，即使在浅麻醉、刺激强烈的时候也不会及时出现心血管反应，传统习惯上根据血压、心率来间接反映麻醉深度的做法存在很大的偏差，应行科学、客观的麻醉深度监测如 BIS、Nacotrend、AEP 等。

第五节　肺移植和心肺联合移植术的麻醉

1963 年美国 James Hardy 为一位左侧肺门部鳞癌、右侧肺气肿的 A 型患者进行了首例人同种异体肺移植手术，供肺为 B 型尸体供肺，术后 18 天受者死于肾衰竭及营养不良，随后的尸检并未发现排斥反应。此后直至 1983 年的约 20 年间，全球大约进行了 40 例肺移植，但没有 1 例长期存活，受体主要死因包括移植肺无功能、肺部感染、排斥及气道并发症，肺移植一直处于一个低潮阶段。1983 年后，随着肺保护、手术技术、免疫抑制、感染的诊断与处理及排斥反应等方面的进步，肺移植进入了一个崭新的阶段。目前全球每年完成的肺移植例数超过 2 000 例，1 年、3 年和 5 年生存率分别为 84.6% 和 67.8% 和 55.5%，肺移植已成为终末期肺疾病有效的治疗方法。狭义的肺移植包括单肺移植和双肺移植，而广义肺移植包括心肺联合移植。双肺移植又分为双肺整块移植和序贯式双肺移植(序贯行双侧单肺移植)，而序贯式双肺移植不需要体外循环、术后并发症少、成功率高，目前已经取代了整体双肺移植。双肺移植成为近年来的主流，占全部肺移植的 70%，而单肺移植的比例下降至约 30%。我国肺移植起步较早，但进展缓慢。与国际水平相比，无论是移植数量还是长期存活率都存在巨大的差距。

一、适应证和禁忌证

(一) 适应证

经药物或其他内外科治疗方法均无效，病情进行性恶化的终末期肺疾病患者，可以考虑进行肺移植手术。肺移植受体主要有四类疾病：阻塞性疾病(COPD)，化脓性疾病(囊性纤维化、纤毛运动障碍和支气管扩张症)，间质疾病(特发性肺纤维化，过敏性肺炎)，血管性疾病(原发性肺动脉高压)。目前肺移植的适应证为：①难治性终末期肺实质或血管疾病；②无其他严重疾病；③日常活动明显受限；④如不治疗预期寿命比移植后 2~3 年生存率短 50%；⑤ NYHA 心功能分级Ⅲ- Ⅳ级；⑥有康复潜力；⑦令人满意的心理社会概况和情绪支持系统；⑧营养状况可；⑨ 1~2 年内疾病相关死亡率超过移植相关死亡率。目前观点认为，与单肺移植相比，双肺移植手术更安全，受体远期肺功能的改善以及长期存活率更高。目前在国际上很多移植中心，双肺移植有取代单肺移植的趋势。

肺移植受体入选标准在四种主要疾病类型有所不同：

阻塞性疾病受体入选标准：BODE 指数≥ 7，FEV_1 <15%~20% 预期值，过去 1 年内病情严重恶化 3 次及以上，中重度肺动脉高压，1 次严重恶化伴急性二氧化碳蓄积的Ⅱ型呼衰。

化脓性疾病受体入选标准：慢性呼吸功能衰竭($PaCO_2$>50mmHg，PaO_2<60mmHg，或两者兼有)，需要无创辅助呼吸支持，肺动脉高压，经常需要住院治疗，肺功能快速减低，WHO 功能状态Ⅳ级。

间质性疾病受体入选标准：随访 6 月 FVC 降低≥ 10%，随访 6 月 DLCO 降低≥ 15%，氧饱和度 <88%，6 分钟步行距离 <250m 或随访 6 月 6 分钟步行距离降低 >50m，肺动脉高压，因肺功能恶化、气胸或急性病情加重需要住院治疗。

血管性疾病受体入选标准：心功能 NYHA Ⅲ或Ⅳ级保守治疗无改善，心脏指数 <2L/min/m^2，平均右房压 >15mmHg，6 分钟步行距离 <350m，咯血，心包渗出，右心衰竭征象。

(二) 禁忌证

肺移植的绝对禁忌证包括：近期恶性肿瘤；肺外大器官功能严重失代偿(心、肝和肾脏)，而无匹配移植计划；不能介入或搭桥手术治疗或左室功能受损的冠心病；急性不稳定状态(脓毒症、心肌梗死和肝脏功能衰竭)；未纠正的出血倾向；移植前难以控制的慢性耐药性感染；结核感染；严重的胸壁和 / 或脊柱畸形；BMI ≥ 35；依从性不佳；难治性精神病或心理状况难以配合治疗者；缺乏家庭社会支持者；生理功能严重受限且康复可能性低。

肺移植的相对禁忌证包括：高龄(65 岁以上生理储备不足者，或 >75 岁者)；BMI 在 30~35 者；进行性或严重营养不良；严重的或有症状的骨质疏松；有胸部大手术史者；机械通气或人工循环辅助者；高耐药细菌感染；HIV 感染且控制不佳；其他疾病需要在移植手术前进行治疗(如糖尿病、癫痫、胃食管反流等)。

二、供体选择及供肺的摘取和处理

(一) 供体选择的标准

供、受体 ABO 血型匹配；年龄 <55 岁；胸部 X 线片清晰；既往无肺部疾病、胸部外伤及手术史；无全身性疾病、肿瘤和传染病等；无误吸或脓毒症的证据；供肺气体交换正常，在 FiO_2=1.0，PEEP=5cmH_2O 时，PaO_2 ≥ 300mmHg；支气管镜检正常，未见感染性分泌物；痰培养未见病原菌；与受者体型匹配；吸烟史 <20 包 / 年。

(二) 供肺的切取和处理

尸体供肺采用心肺联合切取法，在切取和保存过程中要保持膨肺，避免误吸和肺不张。对脑死亡的供体应尽量维持和改善其血流动力学及呼吸功能，采用利尿和 PEEP 通气防止肺水肿。与顺行肺动脉灌洗方法相比，单支肺动脉灌洗加支气管动脉灌洗可能更有助于供肺灌注和保存。

因合适的供肺短缺，目前也有一些移植中心开展活体肺移植手术。对于胸腔较小的受体可接受大体积供者的部分肺叶也可获得满意的疗效，也有同一受者分别接受两个供体肺叶而获得成功的报道。

理想的心肺保存液要求能够防止灌洗期间肺间质水肿，抑制细胞内水肿、酸中毒和防止氧自由基对细胞和组织的损伤。肺动脉灌注前先静脉注射前列腺素能有效扩张肺血管，清除肺血管对冷灌注液的收缩反应，提高灌注的效果。膨肺使供肺维持了一定的有氧代谢，保护了肺泡表面活性物质，有利于肺血管灌注，但过度充气会增加再灌注损伤，导致急性肺功能障碍。供肺取出后应立即放入装有4℃ Euro-Collins液（或UW液、LPD液）的无菌塑料袋中，外面再套双层无菌塑料袋密封后放入装有冰块的冷藏箱内运送，可安全保存约4~6小时。

三、麻醉及术中管理

（一）患者的术前评估和术前准备

拟施行肺移植的患者呼吸功能处于衰竭状态，难以维持机体内环境稳定，麻醉影响、手术刺激会使机体内环境更趋紊乱。因此，麻醉科医师术前对患者终末期肺部疾病程度以及其他器官的功能不全或衰竭应有全面详细的了解，重点了解受者目前肺功能情况、运动耐量以及对氧气的依赖程度。术前应计划好术中通气策略，明确哪侧肺能更好耐受单肺通气，先做哪侧肺移植，血管活性药物选择，是否需要ECMO辅助。

1. 术前检查包括常规检查如血常规、血生化、肝肾功能、凝血功能、心电图、心脏超声心动图等以外，还应重点检查肺功能、肺通气灌注扫描、纤维支气管镜、心导管检查、病原学检查和免疫学检查等。

2. 术前制定严格的呼吸功能锻炼计划，改善肺功能，提高运动耐量，增进机体抵抗力和恢复能力，促进术后咳嗽、排痰。

3. 患者术前常用的氧疗、吸入性支气管扩张剂、糖皮质激素和血管活性药物应继续维持至术前。

4. 不用或少用麻醉前用药，以避免对呼吸产生抑制作用，必要时给予地西泮或咪达唑仑以及东莨菪碱肌内注射。

肺移植患者术前主要从四个方面来评估：①肺功能评估：肺功能试验，呼吸空气时动脉血气，胸部平片，6分钟步行试验，CT平扫，通气和灌注定量扫查，透视检查膈肌运动；②心脏评估：心电图，右心导管，超声气泡造影，年龄>40岁者行左心导管或CT冠脉成像检查，心脏MRI检查；③胃肠功能评估：钡餐检查，24小时胃液pH测试，胃排空固体食物时间（如胃瘫风险高），肝脏超声（年龄<55岁），肝脏CT扫查（年龄>55岁）；④实验室检查：血常规，血生化和凝血功能，病毒血清学检查包括巨细胞病毒、单纯疱疹病毒、EB病毒、水痘带状疱疹病毒、乙型和丙型肝炎病毒和HIV病毒，流失细胞术检测HLA抗体。

（二）术中监测

除常规监测如心动图、血压、脉搏氧饱和度、呼吸功能、凝血功能、体温、尿量、麻醉深度监测等以外，有创动脉血压、中心静脉压和肺动脉压也用于肺移植手术。纤维支气管镜在肺移植麻醉中必不可少，除了双腔气管导管对位以外，还可用于检查气管吻合口有无狭窄或出血以及吸痰、吸血。有条件的可应用CCO和混合静脉血氧饱和度监测及TEE监测。

（三）麻醉诱导和维持

大约在供体到达手术间前1小时，患者开始麻醉。诱导前慎用镇静剂，在局部麻醉下建立动脉和外周静脉通道。必须注意的是此类患者普遍比较衰竭、麻醉耐受性差、氧储备少、血液循环缓慢，麻醉诱导时容易出现低血压和缺氧状态。麻醉诱导和维持与心脏移植手术相似，诱导可选用芬太尼、舒芬太尼、依托咪酯以及泮库溴铵或维库溴铵等药物，在可靠的监测指导下，采用小剂量、缓慢注射的方法。肺移植患者肺泡气体交换功能障碍、氧储备低，在麻醉诱导时应提高吸入氧浓度，并延长去氮给氧时间。重症患者诱导过程中要保证体外循环或ECMO随时可及。

肺移植需要单肺通气，一般可选择插入左侧双腔管，便于对位、通气和吸痰，术后需改为单腔管以便于管理。也可插入支气管堵塞导管，上述操作均应在纤维支气管镜辅助下进行，插管时应严格遵循无菌操作。如果患者术前有大量浓痰，可先插入单腔管，吸引干净后再更换为双腔管。在气管插管后建立中心静脉通道，置入肺动脉导管。

麻醉维持的关键在于保持心肌正常的收缩力，避免外周循环阻力及肺动脉压力的增加。可选择静吸复合或者全凭静脉麻醉，吸入性麻醉药有一定的扩张肺血管的作用，禁用氧化亚氮。严重肺功能受损者，吸入性麻醉药的摄取会受到影响，相比之下静脉麻醉药受影响更小。

虽然全身麻醉复合硬膜外麻醉可减少术中麻

醉药用量，缓解术后疼痛，有利于肺功能的恢复，但因麻醉平面过高可能导致长时间严重的低血压；同时，肺移植手术过程中有时需要使用体外循环，体外循环中使用的肝素可能导致硬膜外血肿的发生，所以应慎重考虑使用。

（四）术中麻醉管理

肺移植手术的麻醉管理除了涉及普通胸科手术的麻醉管理如单肺通气、液体管理、循环管理以外，还有其一些独特的地方需要注意。

1. 肺移植患者术前肺功能严重受损，如何在术中依靠单肺维持全身氧合，避免二氧化碳蓄积是麻醉管理的重点。一般采用小潮气量（4~6ml/kg）、PEEP 控制在 3~10cmH_2O 以能维持肺最佳顺应性为原则，调整吸入氧浓度维持氧饱和度在 92%~96% 之间，快频率（15~20 次 /min）的通气模式，避免气道压力过高（峰值压 <30cmH_2O，平台压 <20cmH_2O）导致气压伤如张力性气胸。虽然长时间的纯氧可能加重肺的再灌注损伤，但在严重缺氧时还是应该使用。高浓度吸入性麻醉药可抑制缺氧性肺血管收缩反应而加重低氧血症，应在低于 1MAC 浓度范围内使用。如果单肺通气时出现顽固性低氧血症经积极处理无缓解，可与外科医师协商暂时实行双肺通气，必要时应考虑使用 ECMO。肺移植患者对二氧化碳积蓄耐受性较强，一般不需要控制在正常范围。

2. 在肺移植过程中一般不需要体外循环，但术前体外循环的装置必须准备妥当，体外循环的管理与其他手术基本类似。虽然体外循环可以降低肺再灌注损伤，但却增加了出血和输血量，对预后也将产生不利影响。某些肺移植，如活体供肺肺移植手术以及严重的肺动脉高压患者，常需要体外循环支持。在体外循环结束前，移植肺应缓慢逐渐膨肺，避免压力过高导致压力性损伤。

3. 肺移植手术中，移植肺容易发生肺水肿，应避免过量输液。液体管理原则是量出而入，以胶体液为主，保障循环稳定，术中一般维持正常或偏少的血容量，保持肺部“干燥”。术中发生低血压时应正确判断是心功能不全还是低血容量所致，两者治疗迥然不同，术中可根据 CVP、PCWP 以及 TEE 监测来指导输液或强心治疗。研究表明，肺移植术中输液量越少，术后移植肺功能恢复越好，但也要注意避免因限制性输液造成的术中、术后肾功能不全。

4. 肺移植患者术前常存在肺动脉高压及右心室肥厚，当术中阻断一侧肺动脉时另一侧肺动脉压力更高而右心室负荷更重，手术医师在完全阻断肺动脉前应试行阻断以判断患者的反应。麻醉科医师应密切监测 CVP、肺动脉压力及心输出量。有条件者应放置 TEE 指导治疗。肺动脉高压的治疗包括避免低氧和高碳酸血症、维持正常体温、使用血管扩张剂（如硝酸甘油、硝普钠）或选择性肺动脉扩张剂（如吸入一氧化氮、伊洛前列素）等。严重的肺动脉高压治疗无效时需要 ECMO 辅助。

5. 移植肺再灌注时可释放大量血管活性物质引起低血压，因可能同时出现肺动脉高压和右心衰竭而进一步加重低血压，所以是肺移植麻醉管理的一个关键时刻。再灌注肺损伤可能表现为肺水肿、移植肺缺血性损伤、输血性损伤、去神经化和淋巴引流障碍以及排斥反应等，出现持续性低氧血症、肺动脉高压和心输出量下降、气道分泌物显著增加及肺出血等。肺移植再灌注时可实施控制性降压（收缩压 80~90mmHg）、应用正性肌力药物、小潮气量、低吸入氧浓度、吸入一氧化氮、输血和利尿剂等。ARDS 早期经积极处理后大多在数小时内好转，但严重者可考虑应用体外膜肺氧合治疗。

6. 移植肺再灌注前麻醉科医师应将无菌吸痰管插入气管或支气管，将分泌物和血性液体吸引干净。移植肺再灌注后，应手法缓慢膨肺，检查气管吻合口有无漏气，但应注意压力不应超过 25cmH_2O。随后改为机械通气，采用压力控制模式，潮气量 6ml/kg，宜用 6~8cmH_2O 的呼气末正压通气（PEEP），防止肺萎陷和再灌注肺水肿，气道峰压控制在 30cmH_2O，使用最低吸入氧浓度能维持动脉氧分压 ≥ 70mmHg 即可，维持动脉血二氧化碳分压正常或略微升高。应避免长时间的纯氧吸入以防止移植肺损伤。再灌注后，移植肺顺应性低，容易受到正压通气的压力损伤。如果患者残余的肺顺应性较高合并气道梗阻容易引起残余肺的肺泡过度膨胀、内源性的 PEEP，从而导致右心室血液回流障碍出现低血压，此种情况下应慎用 PEEP。如果供肺与受体残余肺顺应性差别过大，则应考虑用两台呼吸机进行双肺同步分别通气的方法以改善气体交换。在恢复机械通气后，可出现气管痉挛及肺过度膨胀，这与组胺、缓激肽或前列腺素等物质在移植肺内的清除率降低有关。可雾化吸入异丙肾上腺素或 β_2 肾上腺能兴奋药，也可用氨茶碱。

7. 感染是肺移植手术主要的并发症之一，也是移植手术失败的主要因素，围手术期除了严格注意无菌原则外，还应早期使用广谱抗生素。

四、术后管理及并发症处理

1. 肺移植手术结束后应将双腔气管导管更换为单腔气管导管，术后将患者送入层流病房或者无菌、独立的隔离监护室，在转送过程中加强监护，避免低氧血症和循环功能障碍。

2. 肺移植术后应常规机械通气，一般采用容量控制模式（VCV），潮气量 12~15ml/kg、PEEP 3~5cmH_2O，气道峰压控制在 40cmH_2O 以下以避免吻合口破裂，调整 FiO_2 使 PaO_2 维持在 70mmHg 以上。术后早期拔管有利于肺功能的恢复，减少并发症。早期拔管的适应证为：移植肺功能良好；$PaO_2/FiO_2 \geqslant 300$mmHg、$PaCO_2 \leqslant 60$mmHg；无明显再灌注损伤；血流动力学平稳；体温正常；未使用大剂量的正性肌力药物。一般术后 24~72 小时拔除气管插管，拔管后立即给予 40%~70% 的面罩给氧。应加强肺部的护理，并采取经常翻身拍背、雾化吸入、促进排痰等措施防止肺部并发症。

3. 常规监测心电图、动脉血压、中心静脉压、PCWP 和 SpO_2、尿量等，拔管后应定时作血气分析直至患者呼吸状态平稳。每日早晚常规行床边 X 线胸片检查，了解肺部及胸腔情况。术后第 3 天应行纤支镜检查，了解吻合口情况，并可协助吸痰，还可以进行肺泡灌洗或活检，但应严格注意纤支镜的消毒以防增加感染概率。

4. 肺移植术后早期易发生肺水肿，以术后 8~12 小时内最为明显，以后逐渐减轻。术后要严格限制液体输入，可根据 PCWP 来决定液体入量，特别是术后 48 小时内要尽量负平衡以减轻容量负荷。联合输血、补充胶体液以及使用利尿剂和血管活性药物来维持正常的血压和适当的尿量。如果患者出现肺动脉高压，可采取扩血管的药物，如硝酸甘油、硝普钠、PGE_1 等，选择性的肺血管控制剂如吸入一氧化氮等对体循环血压影响较小。

5. 术后应早期、大剂量、持续使用广谱抗生素，并根据痰、血、尿和大便培养和药敏试验结果调整用药。巨细胞病毒感染也是肺移植术后常见的感染类型，可针对性地采取抢先治疗的方式，早期应用特效的抗病毒药物。

6. 肺移植手术后急性排斥反应的发生率远高于肝、肾、心等其他脏器，因此应采取更强的免疫抑制治疗，目前普遍采用包括环孢素 + 硫唑嘌呤 + 糖皮质激素的常规免疫抑制“三联疗法”，也可应用 FK506、OKT_3、ALG 等药物。由于激素影响支气管吻合口的愈合，一般在术后早期几天应用糖皮质激素对吻合口的愈合影响不大，但应尽早改为口服用药并逐渐减量。发生急性排斥反应时应给予 MP 500~1 000mg/d 冲击治疗 3 天。

7. 常见并发症 ①胸腔内出血；②血管吻合口并发症：主要是血管吻合口狭窄或扭曲，患者可出现肺动脉高压、肺水肿、呼吸困难等症状，治疗主要包括内科保守治疗、介入治疗和再次手术；③支气管吻合口并发症：包括气道吻合口坏死和裂开、狭窄、肉芽组织增生、支气管软化、支气管瘘和感染等，预防措施主要为针对高危因素对症处理，包括加强代谢支持，预防低蛋白血症，积极抗感染，加强气道雾化、排痰，保持呼吸道通畅，尽可能缩短呼吸机的使用时间，正确合理地预防排斥反应等；④感染：移植肺的感染率明显高于其他移植器官，是肺移植患者长期存活的主要威胁，诊断方法包括痰培养、支气管镜检查、支气管肺泡灌洗和剖胸活检等；⑤闭塞性细支气管炎综合征（bronchiolitis obliterans syndrome，BOS）：是肺和心肺联合移植术后一个主要的并发症，影响大约 1/3 受者的 3 年存活率以及大多数受者的 5 年存活率，是导致肺移植晚期死亡的主要原因，其中免疫因素和非免疫因素在其发展过程中都起作用，特别是非免疫因素中的革兰阴性菌定植是一个重要的危险因素；⑥自体肺并发症包括支气管源性恶性肿瘤和肺部感染在单肺移植受者中发生率至少占 25%，是导致肺移植受者死亡的另一个重要原因，对于单肺移植受者应引起高度重视，并注意术后长期随访；⑦排斥反应：急性排斥反应本身不会导致死亡，却是决定长期存活的主要因素，也是慢性排斥反应发生发展的最显著高危因素；而慢性排斥反应是影响肺移植术后长期存活的主要障碍。闭塞性细支气管炎是慢性排斥反应的组织学特征。经支气管镜肺活检仍然是诊断肺移植急性排斥反应的金标准。

五、心肺联合移植术

心肺联合移植是将供体健康的心脏和双侧或单侧肺同时植入受体胸腔，取代受体终末期病变的心脏和肺。1968 年 Cooley 为 1 例完全房室间隔缺损并肺动脉高压、肺炎的患儿施行了首例心肺联合移植术。近年来，肺移植和心内直视手术趋向技术成熟、疗效提高以及适应证放宽，但因供体心肺来源短缺等因素，心肺联合移植手术的年例数逐渐

6

减少。与单纯的肺移植和心脏移植相比，心肺联合移植仍有其独特的优点，如切除心肺的全部病变，避免残留肺引起的感染、肺通气/血流灌注不平衡，保留冠状动脉和支气管动脉的侧支循环，有利于气管吻合口愈合等。

心肺联合移植手术主要针对那些内科无法治疗，并且不能依靠常规心脏、肺手术或单纯心脏、肺移植矫治的心肺疾病，如单纯肺动脉高压、Eisenmeiger综合征、难以矫治的复杂性先天性心血管畸形、后天性心脏病伴不能治愈的肺实质或血管病变、肺实质性疾病合并心力衰竭等。心肺联合移植的供体选择和处理与心脏移植基本相同，但供体选择更严格也更加困难。

心肺联合移植的麻醉诱导和维持与心脏移植和肺移植基本相同，但受者同时存在不同程度的心血管及呼吸衰竭，全身受影响的脏器可能更多，病情更加危重，因此麻醉风险和处理的难度可能更大。心肺联合移植需要体外循环辅助。术后最好有心室辅助装置或ECMO的准备。心肺联合移植的术中及术后处理可参考心脏移植术和肺移植术。

植入的心肺呈去神经支配状态。去神经肺脏表现为咳嗽反射消失和黏液纤毛系统受损，肺部分泌物蓄积易致感染。移植心脏失去交感和副交感神经调节，表现为受者的心率、心肌收缩力及冠脉管径均不受正常的自主神经的调控，并且右心室舒张期顺应性下降，必须提高灌注压以保证心输出量。心肺联合移植术后早期容易出现不同程度的窦房结功能紊乱，多表现为窦性心动过缓，多数可短期内恢复，但少部分患者需要安装永久性起搏器。心肺联合移植术后几乎不可避免地出现不同程度的肺水肿，主要与肺的缺血再灌注损伤、淋巴系统被破坏及手术创伤等因素有关，应限制性输液，合理应用利尿剂。术后常见并发症包括出血、感染、排斥反应、气道吻合口并发症和BOS等。

第六节 脾脏移植术的麻醉

脾脏是人体最大的实质性免疫器官，能产生多种免疫成分，如抗血友病球蛋白(AHG)、某些抗恶性肿瘤因子及各种免疫球蛋白、补体、调理素等，同时脾脏还参与抗肿瘤免疫以及免疫耐受，还参与凝血因子的合成。以往认为脾脏并非人体生命必需器官，因此脾脏外科多集中在脾脏切除术。脾切除后由于上述免疫成分缺乏，脾切除后的凶险性感染(over whelming post-splenectomy infection, OPSI)和脓毒症的发病率明显高于正常人，由此引起了人们对脾脏或脾组织移植的兴趣。将同种脾细胞、组织或带血管全脾移植于自体或另一人体内，以获得脾的功能来治疗相应的疾病，称为脾移植。自1910年Carrel首次报道带血管蒂全脾移植以来，临床发展较快。目前脾移植包括自体脾组织片移植、自体带血管脾移植，同种异体带血管脾移植、脾细胞输注移植和脾片移植。我国的脾移植研究及临床应用在国际上处于领先水平，特别是脾移植例数和存活时间都保持着世界最佳纪录。本节扼要介绍同种异体带血管脾移植的麻醉处理。

一、概述

(一) 供体的选择

年轻、健康、无脾脏病变，血型及免疫学与受者相配。供脾取自脑死亡者，应尽量使热缺血时间不超过5分钟。供脾取自亲属者，取脾应在全身麻醉下进行，保证组织血流充分，氧合良好。

(二) 适应证

目前脾移植术的最主要适应证为重型甲型血友病患者；此外，晚期肝癌患者、各种原发性和转移性肿瘤、免疫缺陷性疾病和先天性免疫缺陷、丙种球蛋白缺乏症及戈谢病(Gaucher's disease)等亦可试行脾移植治疗。

(三) 禁忌证

脾移植的禁忌证包括：已伴全身转移、出现生命器官功能不全的晚期癌症；严重肝、肾功能损害；全身严重感染或活动性结核病；溃疡病活动期；严重心、肺功能不全及糖尿病伴有并发症；精神病等。

(四) 手术特点

脾移植术与肾移植术相似，一般移植于左侧腹膜外或腹股沟区的腹膜内，将患者的髂内动脉或其分支与供脾的脾动脉行端-端吻合；髂总静脉与供脾的脾静脉行端-侧吻合。

二、麻醉前准备

脾移植患者术前病情不同，麻醉前准备工作

也不尽相同。同种异体脾移植供、受者血型需相同，HLA 配型尽量相符。术前 3 天开始进行免疫抑制治疗，口服环孢素 A 5~8mg/(kg·d)，加硫唑嘌呤 1~2mg/(kg·d)。如系活体亲属供脾，供者可做预处理，以环孢素、泼尼松和抗淋巴细胞球蛋白等处理，可以杀灭脾内免疫活性细胞，以减轻排斥反应和移植物抗宿主反应。

甲型血友病患者术前一天输注外源性抗血友病球蛋白(AHG)400~800 单位或冷沉淀 300~400 单位。凝血因子用量的确定常以 1ml 血浆内含 1U 凝血因子为凝血因子活性计算 100%，剂量按体重(kg)×0.4× 所需Ⅷ因子浓度计算，间隔 12 小时再输 1 次，将Ⅷ因子凝血活度(F Ⅷ:C)提高到 60%，以使手术正常进行，减少手术创面渗血。少量输入新鲜血，可使患者的血浆 AHG 水平维持在保证手术安全的范围内。肿瘤患者可输冻干血浆，复方氨基酸和高渗葡萄糖液等，以增强患者对手术的耐受力。术前应进行常规实验室检查，包括血电解质、肝肾功能、生化检查等。重点进行凝血功能的检查，包括 PT、APTT、血浆Ⅷ因子浓度、血栓弹力图及血小板计数等全套凝血机制检查。对于终末期肝病的受者应针对疾病的病理生理学特点进行相应的术前检查及准备。

6

三、麻醉管理

1. 应以防止麻醉操作导致损伤出血和严格无菌操作为原则。麻醉前用药宜采取口服方式，尽量避免肌内注射。常选用气管内插管静吸复合麻醉，气管导管要柔软、稍细，操作应尽量轻柔，避免口腔、咽喉部损伤出血。应避免经鼻气管内插管，以防出现难以控制的鼻腔出血。同时应注意防止因体位摆放不当导致的损伤、出血。对肝癌患者应选用对肝功能影响小的药物。麻醉诱导和维持与肝移植术相同。尽量避免选用连续硬膜外麻醉。

2. 术中应严密监测心率、心电图、有创动脉血压、中心静脉压、尿量、体温，并重点监测凝血功能。保持呼吸道通畅，及时补充血容量，维持循环稳定。手术过程中可监测血浆Ⅷ:C 浓度，通过输注新鲜血浆或浓缩Ⅷ因子，使其维持在 30%~50% 之间。开放吻合血管前静脉滴注甲泼尼龙 500mg 及环磷酰胺 200mg。

3. 术毕拔管时应防止患者呛咳，吸引呼吸道分泌物时，负压不宜过高。

四、术后管理

(一) 一般处理

1. 抗生素　常规选用强效的抗生素，临床上一般使用第三代头孢菌素 3~5 天，另外要求严格消毒隔离，加强呼吸道管理。

2. 止血药物　使用一般止血药物如酚磺乙胺、氨甲苯酸、维生素 K；若术中渗血较多则可用注射用血凝酶、纤维蛋白原和弥凝等。

3. 肛门排气进食前，要注意水、电解质的补充，视病情进行静脉营养支持治疗。

4. 严密监测Ⅷ因子凝血活性，甲型血友病患者脾移植术后 3~5 天，移植脾产生Ⅷ:C 可能不高，须补充外源性Ⅷ因子或冷沉淀，以防止创面出血。

(二) 免疫抑制治疗

恢复进食前应用甲泼尼龙 500mg/d，加环磷酰胺 100mg/d，静脉注射。开始饮食后口服“免疫三联”：泼尼松(Pred)50~100mg/d，硫唑嘌呤(Aza) 50~75mg/d，环孢素 A(CsA)8~10mg/(kg·d)。

(三) 术后并发症的处理

主要有：①血管吻合口血栓形成；②腹腔内出血与感染；③移植脾功能亢进；④移植脾蒂扭转；⑤排斥反应：主要表现为发热，移植脾区疼痛、压痛，AHG 水平降低。一旦出现排斥反应，应立即采取免疫冲击治疗：甲泼尼龙(MP)500mg/d，连用 3~5 天；抗 T_3 单克隆抗体 OKT_3 5~10mg/d，连用 8~10 天。术后排斥反应不能阻抑时，应及时切除移植脾。

第七节 胰腺移植术的麻醉

胰腺移植是指将带有血管并有活力的胰腺全部或节段体尾部移植给另一个体，使受者获得其所缺乏的胰腺内分泌功能。在胰腺移植之前或胰腺移植的同期植入肾脏称为胰肾联合移植。目前胰腺移植类型主要包括单纯胰腺移植(pancreas transplantation alone，PTA)、肾移植后胰腺移植(pancreas after kidney transplantation，PAK)和胰肾联合移植(simultaneous pancreas-kidney transplatation，SPK)。成功的胰腺移植能够为受者维持正常的糖代谢功能并可以阻止和逆转糖尿病的并发症，胰肾联合移植则能够同时治疗糖尿病及糖尿病性肾衰竭。自 1966 年美国明尼苏达州立大学的 Kelly 和 Lillehei 首次进行胰腺移植以来，这项技术发展迅速，已经成为治疗 1 型糖尿病和部分 2 型糖尿病有效的方法。国际胰腺移植登记处和美国器官资源共享网（UNOS）资料显示，SPK 占 80%，PAK 占 13%，PTA 仅 7%。20 世纪 90 年代中期以来，胰腺与胰肾联合移植的受者及移植胰存活率稳步提高，SPK、PAK 和 PTA 三类移植受者 1 年的存活率都超过 95%，受者 3 年存活率超过 90%；移植胰 1 年存活率 SPK 明显高于 PAK 和 PTA，分别为 84.9%、78.6% 和 78.9%。SPK、PTA 和 PAK 术移植胰 5 年存活率分别为 73%、52% 和 55%。我国胰腺移植虽然起步较晚，但发展迅速，目前受者 1 年存活率及移植胰 1 年存活率均超过 90%。

一、适应证和禁忌证

（一）适应证

国际公认 1 型糖尿病伴终末期肾衰竭是胰肾联合移植的标准适应证。对于糖尿病肾病，美国移植中心建议，当肌酐清除率（CCr）<40ml/min 时实施胰肾联合移植（SPK）；而在欧洲，基于对器官短缺等因素的考虑，大多数移植中心较严格地将 CCr<20ml/min 的患者列入胰腺移植的轮候名单。胰肾联合移植一般选择尿毒症已在透析的糖尿病患者，对于血清肌酐达 200~500μmol/L 的透析患者，尤其是出现下列情况时也是胰肾联合移植的适合对象：①严重视网膜增殖病变，或激光治疗无效；②胰岛素治疗难以控制的血糖；③需要超常规剂量胰岛素才能控制血糖；④严重神经性疼痛。2 型糖尿病伴终末期肾衰竭也是胰肾联合移植的适应证。

（二）禁忌证

在术前检查完成后，必须对检查结果进行全面、细致的综合评估，并根据胰肾联合移植的禁忌证严格筛选受者（表 72-4）。

表 72-4 胰肾联合移植的禁忌证

绝对禁忌证	相对禁忌证
全身活动性感染（包括结核）	年龄 <18 岁或 >60 岁
溃疡病未治愈	近期视网膜出血
活动性肝炎	有症状的脑血管或外周血管病变
恶性肿瘤未治疗或治愈未满 1 年	过度肥胖或超过标准体重 150%
艾滋病病毒阳性	HBsAg（+）、HcBAb（+）而肝功能正常
难治性心力衰竭或左室 EF<40%	严重血管病变
近期心肌梗死	癌前病变
呼吸系统功能不全	
近期进行性周围肢端坏死、卧床不起	
严重胃肠免疫病、不能服用免疫抑制剂	
伴有精神或心理异常，或依从性差	
嗜烟者、酗酒或吸毒者	

二、供体选择和供胰的保存处理

对于脑死亡的尸体胰腺供者，宜选择 40 岁以下、无器质性功能障碍和各种感染性疾病、无吸毒酗酒史、无长时间低血压及大剂量血管收缩药的使用，无胰腺损伤、畸形和病变等。在等待器官摘取和器官摘取的过程中需要进行一系列的呼吸和循环的支持，尽量减轻供移植器官的功能损害。心脏死亡的供体，供肾和供胰热缺血时间不得超过 30 分钟。

目前也有少量的活体亲属胰腺供者，须有严格的筛查标准，术前应对供者进行严格的身体、心理及社会适应性的评估，确定合适、安全和健康的候选供者，在完全知情同意的前提下再进行医学评估。活体部分胰腺切除术按照胰腺切除的常规进行，可进行开放手术，也可采取腹腔镜活体供胰切除术。

切取和灌注完成的供胰置入无菌密封容器内，采用简单保存法放入 1~4℃的 UW 或 HTK 保存液。

三、麻醉实施

（一）术前评估和准备

糖尿病患者由于胰岛素的绝对或相对分泌不足而出现糖、脂肪和蛋白质代谢障碍，其特征是慢性的高血糖伴有碳水化合物、脂肪和蛋白质代谢的异常，可发生酮症酸中毒或高渗性昏迷而危及生命。糖尿患者均会出现全身微血管和大血管病变，终末期糖尿病患者常伴有各种并发症，如冠心病、高血压、脑卒中、糖尿病肾病、视网膜病变等。周围神经和自主神经病变，导致胃瘫，下肢麻木，溃疡，体位性低血压，心率和血压不稳。糖尿病常伴有凝血因子含量增高及活性增强，血栓弹力图多呈高凝状态，血小板黏附聚集性增强，血黏度增高，这都增加了围手术期血栓形成的风险，特别是移植胰血栓形成。

由于终末期糖尿病往往已经伴有多器官系统的慢性损害，可出现多种并发症，如尿毒症等，这对糖尿病原有的一些并发症又起到了进一步促进、发展的作用，形成恶性循环，使患者的病情更加复杂。晚期糖尿病患者具有易感性以及全身血管病变和组织修复能力减弱等特点，这些都增加了移植手术的风险性和并发症的发生率。因此术前应根据患者糖尿病的严重程度和重要器官损害程度及伴随疾病进行全面检查、仔细评估。术前检查应包括常规的实验室检查、血生化、凝血功能、心电图、心脏超声心动图、外周神经传导速度、眼底检查等。对于有心绞痛症状的患者应行冠脉造影检查或CTA，根据冠脉病变程度进行相应的治疗。针对胰腺功能的检查包括近期血糖检查记录、糖化血红蛋白测定、胰岛素及C肽释放试验等。

在等待移植手术期间，应该对患者加强营养支持治疗，改善全身状况，纠正低蛋白血症、贫血和负氮平衡；对于合并尿毒症的患者进行透析治疗，严格控制水、盐摄入，控制高血压，改善心血管和呼吸系统功能；术前应严格控制血糖，治疗并发症，胰岛素的治疗应个体化，血糖控制的目标是空腹血糖7.1mmol/L（140mg/dl），餐后2小时血糖11.1mmol/L（200mg/dl）以下，但要防止低血糖的发生。如果术前血糖能控制在正常水平，则术中经过较平稳，生化及代谢不会发生紊乱，手术效果也比较好，否则术中循环代偿功能较差，血压不稳定，血糖持续升高，即使加大胰岛素剂量亦难以控制，最后导致酮症酸中毒死亡，因此，术前准备十分重要。在全身情况没有改善、血糖没有控制好，尤其酮症未完全纠正以前，最好不要急于施行胰腺移植手术。

（二）术前用药

胰岛素依赖型糖尿病患者中，胃轻度麻痹是一个经常被忽略的并发症，这些患者麻醉诱导时容易发生反流误吸。Reissell-E等在麻醉诱导时测量胃液量和胃液pH值时发现，糖尿病患者胃液分泌量明显多于非糖尿病患者。与对照组相比，胃肠动力药西沙必利对胃液分泌量和术后胃肠运动并无明显作用，而术前使用H_2受体拮抗剂（如法莫替丁）、质子泵抑制剂（如奥美拉唑）、制酸药（如胃舒平）等可防止误吸。

术前使用镇静药应持谨慎态度，咪达唑仑、阿片类制剂在尿毒症患者血浆中游离浓度增加，可能导致严重的中枢抑制；同时，阿片类制剂可引起胃排空延迟，使误吸的发生率增加。但阿托品或东莨菪碱宜常规应用，它可降低迷走神经张力，减少呼吸道分泌物，有利于保持气道通畅。同时术前用药应尽量不使用肌内注射，因为糖尿病终末期肾衰竭患者凝血机制存在障碍，使注射部位易发生血肿，可由静脉途径给药。

（三）术中监测

可根据糖尿病患者的情况和并发症特点，有针对性地加强监测。除常规监测如心电图、血压、脉搏氧饱和度、呼吸功能、凝血功能、体温、尿量、麻醉深度监测等以外，有创动脉血压、中心静脉压和肺动脉压也用于胰肾联合移植手术。有条件的可应用连续心输出量CCO和混合静脉血氧饱和度监测和经食管超声心动图监测。在手术期间监测血糖非常重要，在手术前应监测血糖基础值，胰移植前每小时测1次血糖，胰血管开放后第1小时内每隔15~30分钟测1次，1小时以后每小时测1次。根据血糖水平调节胰岛素的用量。术中还可以检测血清中的胰岛素含量和C肽浓度，了解移植胰的功能状态。

（四）麻醉选择和管理

胰腺移植或胰肾联合移植的麻醉可选择全身麻醉和/或连续硬膜外麻醉，术中麻醉管理原则在于：尽可能减少各种伤害性刺激所引起的应激反应和代谢紊乱，维持血流动力学稳定和重要脏器的血流灌注，正确使用胰岛素，严格控制血糖，保持水、电解质、酸碱平衡，防止酮症酸中毒。

国内部分医院倾向于选择连续硬膜外阻滞或全身麻醉复合连续硬膜外麻醉来进行胰肾联合移植手术或胰腺移植手术，可以减少术中麻醉用药，术后早期拔管，还可以进行术后硬膜外镇痛。椎管内麻醉能够阻断伤害性刺激向中枢的传导，减少手术过程中的生理功能紊乱，减轻应激反应，对控制高血糖有利，还能减少术后肺部感染、血栓形成、栓塞等并发症。椎管内麻醉能够阻滞交感神经和运动神经，如果麻醉平面过高容易出现低血压、心动过缓和呼吸抑制，不能够根据手术要求灵活地调控血压，对心脏和移植的胰腺、肾脏血流灌注不利。此类患者常伴有高血压、冠心病、外周神经和自主神经病变，有的患者还可能有凝血功能障碍、围手术期进行抗凝治疗，因此对硬膜外麻醉的选择应根据适应证慎重考虑。糖尿病患者免疫功能下降，易发感染，如果选择椎管内麻醉应严格遵循无菌的原则。如果进行椎管内麻醉，应减少局部麻醉药的用量，严格控制麻醉平面，避免低血压。局部麻醉药中禁止加入肾上腺素，以避免对胰岛素释放的抑制作用和加重局部神经的缺血性损害。

全身麻醉是多数医院胰肾联合移植或胰腺移植首选的麻醉方法，全身麻醉能够提供完善的肌松、充分的镇痛，并且便于灵活调控。目前临床上常用的麻醉药对血糖无明显影响，可根据患者的情况包括心肺功能、肾功能等科学、合理地选择麻醉用药。麻醉诱导一般选择用芬太尼或舒芬太尼、丙泊酚、阿曲库铵或顺阿曲库铵等，诱导时应力求平稳，避免缺氧和二氧化碳蓄积，同时还应注意可能出现的误吸和反流。

目前临床上常用的吸入性麻醉药如异氟烷、七氟烷、地氟烷等对糖代谢影响较小，特别是异氟烷和地氟烷，在体内代谢率较低，对肾功能影响较小，都可用于麻醉的维持。全凭静脉麻醉也可用于麻醉维持，但应注意丙泊酚等对心血管的抑制作用出现的低血压。肌松药的选择应考虑到肾脏的功能，阿曲库铵、顺阿曲库铵由 Hoffman 方式降解和血浆胆碱酯酶消除，因而它们的作用时间不受肝肾功能影响，是胰肾联合移植患者可选择的非去极化肌松药。如果有 TOF 等肌松监测，其他非去极化肌松药也可作为麻醉选择用药。

四、麻醉中管理要点

1. 术中影响血糖的因素很多，若不能控制术中血糖水平则可能会影响胰岛细胞功能恢复和增加术后感染，影响术后伤口愈合，还可导致酮血症、电解质紊乱、加重神经损害及渗透性利尿引起的血容量减少等，因此，术中对血糖的监测十分重要。麻醉诱导前应常规测定血糖，胰腺移植前每小时测1次血糖，胰腺血管开放后第1小时内每15~30分钟测1次血糖，1小时以后改为每小时测1次血糖，根据血糖水平调整胰岛素剂量，努力将血糖水平控制在4~6mmol/L（表72-5）。

表 72-5 血糖水平和胰岛素的用量

血糖（mmol/L）	胰岛素用量（u/h）
>13.9	3
11.1~13.8	2.5
8.3~11.0	2.0
6.7~8.2	1.5
5.6~6.6	1.0
3.9~5.5	0.5
<3.9	0.2

2. 术中血糖的调控除了控制高血糖，还应避免低血糖。血管开放前要求血糖维持在至少11.1mmol/L 以上，以减轻开放后一过性低血糖。术中除非血糖低于3.3mmol/L，一般输不含糖的平衡液。有些学者提出每小时输注10g葡萄糖，但临床上大多主张每小时输5g葡萄糖2.4mg/(kg·min)。

3. 术中钾的补充必须根据血钾的测定值来决定。糖尿病大多合并低钾血症，术中输注胰岛素后血清钾转移至细胞内可使之加重。但手术创伤和术中输血等又可使血钾浓度增高，尤其是移植物血管开放时可能出现瞬间的高钾血症，导致室性心律失常甚至心搏骤停。因此术中应加强对血钾的监测，特别是肾功能不良者补钾要谨慎，同时做好治疗高钾血症的准备。

4. 接受胰肾联合移植或胰腺移植的患者常伴有高血压、心脑血管疾病、自主神经病变、肾衰竭等情况，术中血流动力学可能会发生剧烈波动，应密切监测，及时调控，合理应用血管活性药物，保持血流动力学及呼吸功能稳定。液体治疗的原则可参照肾移植部分内容。

5. 胰肾联合移植或胰腺移植手术一般时间较长，腹腔大面积的暴露，加上术中输液较多，可能出现体温的显著下降，术中应加强体温监测，并采取积极的保温措施如电热毯、空气加温系统、输血输液加温系统等来维持患者的体温。

6. 胰腺是血供低压力区，同时糖尿病患者血小板活性增强，血液处于高凝状态，术后容易发生移植胰腺血栓形成，术中应加强对患者凝血功能的调控，避免不必要的或过量输入凝血物质。在移植手术前就可以开始预防性肝素抗凝治疗，术中可静脉滴注40%的低分子右旋糖酐250ml，术后可改为阿司匹林或双嘧达莫等抗凝剂。

7. 免疫抑制剂在术前就开始使用，一般术前24小时可应用巴利昔单抗（巴利昔单抗）20mg，术中用甲泼尼龙500mg，环磷酰胺200mg。

五、术后处理

1. 胰肾联合移植的患者通常有多个器官的功能损害或衰竭，术后应转入ICU病房治疗。密切监测患者的生命体征，包括血压、心电图、脉搏氧饱和度、体温、呼吸、CVP、尿量等；术后早期每2~4小时测1次血糖，恢复饮食后，测3餐前后手指血糖；3餐前及餐后2小时可监测尿糖和尿酮体；术后1周内每日测4次血、尿淀粉酶，以后每日1次；每日测空肠造瘘管引流液淀粉酶1~2次；术后早期每日2次检查血常规和血生化，1周后每日1次；凝血功能监测、动脉血气等。

2. 术后进行呼吸机辅助治疗，争取早期拔管。拔管前注意吸引呼吸道分泌物，鼓励患者咳嗽排痰，防止误吸。

3. 维持水、电解质、酸碱平衡，在移植胰腺功能未恢复前，继续胰岛素替代治疗，控制血糖。

4. 预防性应用广谱抗生素，重点防治下尿路感染。血肌酐水平恢复正常或接近正常后可静脉注射更昔洛韦，预防CMV感染。

5. 因糖尿病本身病变的特殊性及伴存的并发症，胰腺及胰肾联合移植免疫抑制剂的选择比单纯肾移植更加复杂。环孢素不能提高移植胰腺的存活率，因此不再是胰腺移植的首选用药，而FK506和MMF已经成为SPK的常规免疫抑制用药。

6. 胰肾联合移植术后并发症：胰肾联合移植的患者因术前病情复杂，手术创伤大、术后免疫抑制剂的使用较强等原因，术后发生并发症的概率明显高于其他器官移植。常见的并发症有术后腹腔出血、排斥反应、移植胰胰腺炎、胰瘘与胰漏、移植胰血栓形成、腹腔感染和代谢并发症等。

7. 预防和治疗高凝、血栓形成等术后并发症。警惕免疫抑制药所致的严重损害反应。

8. 术后给予硬膜外或静脉内患者自控镇痛（PCA）。

第八节 小肠移植的麻醉

6

小肠移植是指将一定长度或全部的异体小肠通过血管吻合、肠道重建的方式移植给因解剖和/或功能性原因导致小肠解剖结构缺如和/或消化、吸收功能丧失，需要依靠营养支持维持生命的患者，并通过免疫抑制剂等一系列治疗措施使移植肠在患者体内有功能地存活，进而依靠移植小肠维持患者生命，甚至恢复劳动能力的医疗技术，是治疗短肠综合征或肠衰竭的理想方法。1959年，来自美国Minnesota大学的Lillehei施行了首例犬自体全小肠移植，开创了小肠移植的先河。然而，在20世纪70年代开始应用于临床的全胃肠外营养(total parenteral nutrition，TPN)，在客观上也延缓了人们对小肠移植临床应用探索的紧迫性，使小肠移植研究停顿了近15年。

小肠是富含淋巴组织的高度免疫源性器官，肠腔内含有大量微生物，因此，小肠曾一度被视为器官移植的禁忌器官。临床小肠移植的成功开展成为了器官移植发展历史上最重要的里程碑之一。随着免疫抑制剂环孢素（CsA）的临床应用，终于有了成功的小肠移植的临床病例。从1988年首例成功的临床小肠移植算起，经过20多年的发展，小肠移植已成为临床标准的治疗方式，尤其是2003年以来，外科技术、免疫抑制方案、排斥反应的监测与治疗、感染防治等主要技术的进步，使得小肠移植术后生存率大大提高。目前，小肠移植的三种分类已有了明确定义：①单独小肠移植：移植物中必须包含小肠，但不含肝脏和胃；②肝小肠联合移植：移植物中包含小肠和肝脏，但不含胃；③腹腔多器官簇移植：移植物中包含小肠和胃，可以包含肝脏，称为全腹腔多器官簇移植；也可以不包含肝脏，称为改良腹腔多器官簇移植。我国临床小肠移植较国际上起步略晚，南京军区总医院于1994年成功完成了国内首例成人单独小肠移植，开创了我国小肠移植的新纪元。目前小肠移植后1年生存率约80%，5年生存率约50%。

一、适应证和禁忌证

小肠移植被认为是治疗不可逆转肠衰竭的合理方法，目前国际上儿童约占小肠移植患者总数的2/3以上，其适应证主要是先天性畸形为主，主要包括：①短肠综合征：病因常为坏死性小肠结肠炎、腹壁裂、肠扭转、小肠闭锁和外伤等；

②肠运动功能障碍：病因常为假性肠梗阻和先天性巨结肠等；③肠细胞功能障碍：病因常为家族性微绒毛萎缩、肠上皮发育不良和自身免疫性肠病等；④肠道肿瘤：病因常为家族性息肉病和炎性假瘤等。

对于成人来说，小肠移植的适应证主要包括：①短肠综合征：肠闭锁、肠扭转、坏死性小肠结肠炎、外伤、血栓症缺血导致的小肠梗死及克罗恩病等，肠大部分切除后导致的短肠综合征；②肠吸收功能不全：微绒毛包涵体病、分泌性腹泻、自身免疫性肠炎、放射性肠炎等；③肠运动功能不全：全小肠粘连致长期慢性肠梗阻、假性肠梗阻、小肠肌细胞及神经细胞病变；④系膜根部肠肿瘤或癌及家族性息肉病。

小肠移植的禁忌证与其他器官移植的禁忌证一样，如恶性肿瘤、活动性感染、精神病、对内科治疗的依从性差、艾滋病等。

对于依靠静脉营养维持生命的患者，当临床上出现以下情况时应考虑实施小肠移植：中心静脉通路的丧失、感染引起的致命性的多系统器官衰竭、持续且进行性加重的黄疸等肝损害。

在2001年5月召开的第7届国际小肠移植会议上，对于TPN和小肠移植的关系形成的共识是：肠衰竭患者能耐受营养支持者，首选营养支持；不能耐受营养支持、病情继续恶化者，选择肠移植或肝小肠联合移植。至2005年7月第9届国际小肠移植会议时，对于TPN和小肠移植的关系有了重新认识，对不可逆的肠衰竭患者应尽早行小肠移植。随着小肠移植疗效的提高，对于肠功能衰竭患者的治疗，正如同慢性肾衰竭患者治疗措施——血液透析和肾移植关系一样，小肠移植正从过去不可逆肠衰竭、TPN支持失败患者的救命治疗措施，转变为与TPN相比，能显著提高生活质量的治疗手段。

二、供体的选择及处理

小肠移植供体的选择与其他脏器移植相似，目前供体小肠多来源于血流动力学稳定、ABO血型相符的脑死亡供者，排除条件包括严重的腹腔脏器缺血、肝功能明显异常（ALT、AST>500U/L）、血清乳酸盐及乳酸明显升高（>5mmol/L）或需要使用大剂量血管活性药支持。活体小肠移植的供者一般选择患者的直系亲属，ABO血型相符，淋巴毒实验阴性，群体反应性实验阴性，身体健康，无明显脏器病变及慢性系统性疾病，并排除传染性疾病等。

活体小肠移植具有组织相容性好、排斥反应轻、供肠术前准备充分、术后感染率低、热缺血时间短、手术时间主动等优点，但也受供肠肠道长度限制、外科技术要求更高、供者安全保障等条件限制。

小肠血管的终末支直动脉间没有吻合支，如果抗凝和灌注不充分，在终末支形成的血栓会导致术后部分移植肠的缺血坏死以及穿孔，所以在移植肠血管离断前就要对供体进行抗凝治疗，以保证移植肠内的血液处于抗凝状态，保证灌注的效果和预防血栓的形成。

小肠黏膜对缺血的耐受性差，有效保存时间远短于肝、肾等其他器官，黏膜缺血30分钟即可出现结构损害。目前保存小肠的方法主要有持续或间歇性血管灌注、搏动式或重力式血管灌注、常温或低温灌注等。目前使用的保存液主要是UW液、EC液等，一般以4℃的UW液应用最广。现在也有在保存液中加入氨基酸缓冲液、全氟碳、谷氨酰胺、ATP及IL-6等，为小肠黏膜上皮细胞提供能量，减轻小肠组织的损伤，促进小肠黏膜上皮细胞的增生，减轻再灌注损伤。

三、麻醉实施

（一）术前评估和准备

对拟进行小肠移植的患者，术前要详细地询问病史，重点了解导致小肠广泛切除的原发疾病的诊断、既往手术史、营养支持方式及时间、感染病史、重要脏器功能等。术前检查包括常规的检查如心电图、胸片、腹部超声、消化道内镜检查等，实验室检查包括血常规、血生化、凝血功能、血电解质、血气分析、血脂、乳酸、血氨等项目。术前准备工作还包括对残存的消化道功能进行评估、主要血管影像学检查、免疫状态、微生物学检查以及患者营养状况指标的检查等。术前还应做肠道清洁准备，口服肠道不吸收的抗生素如阿米卡星及抗真菌药物来清除肠道病原菌。

小肠移植患者术前通常已经接受了长期的TPN，大多伴有TPN并发症，如频繁的感染、进行性肝损害和肝衰竭、中心静脉闭塞、骨代谢障碍和脱水等。长期TPN导致的肝脏损害被普遍认为是最致命的TPN并发症，50%接受连续TPN治疗的成人和儿童将最终发生肝脏损害。尤其值得关注的是，肝脏损害持续存在的大多数患者在发生肝脏损害的1年内死亡。中心静脉导管的插管部位有血栓形成、反复发生导管相关性的脓毒症、脱水、肾结石和电解质紊乱，都是TPN的常见并发症。术前评估和准备工作应针对TPN的主要并发症进行。此类患者术前开放外周和中心静脉通道可能比较困难，必要时可在超声及血管造影的帮助下进行。

（二）术前用药

因接受小肠移植的患者以青少年居多，合适的术前用药可有效地缓解紧张、焦虑情绪。一般可根据患者情况给予咪达唑仑和抗胆碱能药物，为预防误吸，有时也可应用抗酸剂。

（三）术中监测

小肠移植的患者通常一般情况较差，手术时间较长，术中出血输液较多，容易发生水、电解质、酸碱平衡的紊乱，可根据患者的情况和并发症特点，有针对性地加强监测。除常规监测如心电图、血压、脉搏氧饱和度、呼吸功能、有创动脉血压、中心静脉压、凝血功能、体温、尿量、麻醉深度等以外，肺动脉压监测有时也用于小肠移植手术。有条件的可应用连续心输出量和混合静脉血氧饱和度监测和经食管超声心动图监测。血生化检查除血电解质、酸碱、肾功能以外，还可检测血浆胶体渗透压、乳酸水平等。

6

（四）麻醉选择和管理

小肠移植因手术创伤较大、时间较长、术中出血较多等原因，麻醉一般都选择气管插管全身麻醉，有助于维持血流动力学平稳和保证充分的氧合。也有报道全身麻醉复合连续硬膜外麻醉，可以减少术中全身麻醉用药，术后早期拔管，有助于减少术后肺部感染、血栓形成、栓塞等并发症，还可以进行术后硬膜外镇痛，由于小肠移植对抗凝要求高，建议慎用硬膜外麻醉。

麻醉诱导与其他器官移植麻醉相仿，尽量选择对肝、肾功能影响较小的药物，根据患者的一般情况缓慢注射，注意保持血流动力学稳定和防止反流、误吸。

麻醉维持与普通全身麻醉无明显区别，因腹腔粘连可能比较严重，腹腔内分离操作需要完善的肌肉松弛和充分的镇痛，可在肌松监测（如TOF）以及麻醉深度监测如Nacrotrend、BIS等指引下调整麻醉用药。静吸复合麻醉或全凭静脉麻醉都可用于麻醉的维持，但要注意维持血流动力学的稳定，满足重要脏器的血流灌注。

对于一般情况较好的单纯小肠移植患者，待呼吸循环稳定，意识恢复后可考虑拔除气管导管，面罩吸氧回监护病房。对于情况较差的，或者接受肝肠联合移植的患者应带气管导管回监护病房，继续进行呼吸机辅助呼吸。

活体亲属小肠移植的供者麻醉与普通全身麻醉相似，保证供者的生命安全是手术和麻醉的前提条件和关键。

四、麻醉中管理要点

1. 小肠移植手术患者如果既往有腹部手术史或腹腔感染史，腹腔粘连可能比较严重，手术分离时可能出现大出血，出现血流动力学的剧烈波动。在血管重建时需要部分阻断腹主动脉出现血压突然升高，开放血管时又会出现严重的低血压，麻醉科医师应密切观察手术步骤，采取相应的预防处理措施，维持循环的稳定。

2. 手术开放移植肠血管，是术中血流动力学最不稳定的时期。因移植小肠血管迅速充盈和渗血而有大量血液流失，另一方面，移植肠血管床内的酸性代谢产物、残留的保存液和防治再灌注损伤的异搏停等可能进入血管，加上肠血管开放前使用前列腺素 E_1 等血管扩张药，血压迅速下降，并有明显代谢性酸中毒。

3. 长期TPN的患者可出现肝脏受损，如果行肝肠联合移植或腹腔多器官簇移植，术中麻醉管理更加复杂、艰巨，可参考本章有关肝移植部分的内容。

4. 液体治疗在小肠移植麻醉中非常重要。此类患者术前长期营养不良，存在不同程度的脱水、低蛋白血症和电解质紊乱。术中液体管理应根据患者具体情况、临床需要、监测指标和实验室检查结果来指导输血、输液，术中补液应注意晶体和胶体的比例，以胶体液为主，防止输液过多导致肠道水肿、术后肠道吻合口漏等并发症；此类患者一般有肝功能受损，对乳酸的代谢清除能力降低，如果输注含乳酸的液体有可能加重乳酸性酸中毒；小肠移植术中如果输入大量含有枸橼酸的血液制品会导致枸橼酸中毒，出现严重的低钙血症，导致心肌抑制、低血压以及凝血功能障碍，如发现有低钙血症，可静脉注射氯化钙或葡萄糖酸钙予以纠正；小肠移植患者，由于术前肠道准备致大量的消化液流失，可能出现低钾血症，但移植肠血管开放后又将出现大量的钾进入循环，因此应经常监测血钾浓度，根据结果正确处理。

5. 移植小肠再灌注后可能出现持续性的外渗液体增加，导致血容量不足、移植小肠水肿、电解质紊乱和代谢性酸中毒，可充分补充血容量、白蛋白等胶体、碳酸氢钠，并维持电解质在正常范围。

6. 小肠移植或肝肠联合移植手术时间较长，腹腔大面积的暴露，加上术中输液较多，可能出现体温的显著下降，术中应加强体温监测，并采取积极的保温措施如电热毯、空气加温系统、输血输液加温系统等来维持患者的体温。

7. 应根据实验室检测的指标如血红蛋白、血细胞比容、PT/INR、血小板计数、纤维蛋白原等结果，结合 TEG 或 Sonoclot 对凝血功能的监测结果来选择成分输血，术中血红蛋白应维持在 90~100g/L 以上。有时为防止移植小肠出现血栓形成，常需要适当的抗凝治疗，如应用小剂量的肝素或低分子右旋糖酐，但应注意手术创面的渗血。

8. 为防止移植小肠的血管痉挛、增加小肠的血流量，在移植肠血管开放时可静脉滴注前列腺素 E_1 0.05~0.5μg/(kg·h)。前列腺素 E_1 还可以减轻小肠再灌注损伤，减少血小板的黏附聚集，改善移植小肠功能等优点，但应注意对体循环的影响而出现的低血压。

9. 肠道手术可发生菌群易位出现菌血症或败血症，尤其是移植肠的缺血再灌注损伤、肠道通透性增加和使用免疫抑制剂，术后发生严重全身感染的可能性很大，因此术中应严格无菌操作，并且预防性地应用广谱、强效的抗生素；小肠及肠系膜富含淋巴细胞，移植术后发生排斥反应的概率极高。在开放供移植肠血管前应给予 FK506、甲泼尼龙和环磷酰胺。

五、术后处理

1. 小肠移植或肝肠联合移植的患者一般全身情况较差，手术时间很长，术后应加强监护和对症支持治疗，维持水、电解质、酸碱平衡。密切监测患者的生命体征，包括血压、心电图、脉搏氧饱和度、呼吸、CVP、尿量等，采取积极的保温措施，防止低体温。

2. 一般患者术后仅需面罩或鼻前庭吸氧，对于带气管导管回病房进行呼吸机辅助治疗的患者，应争取早期拔管。拔管前注意吸引呼吸道、口腔分泌物，防止误吸。

3. 术后早期加强营养监测，观察移植肠造口肠液性状和流出量。手术后生命体征稳定便可开始经胃肠外营养（parenteral nutrition，PN），并早期开始经胃肠道营养（enteral nutrition，EN），开始给予短肽类制剂，密切观察 EN 期间有无呕吐、腹胀和腹泻。逐渐增加 EN 液量，相应减少 PN 液的量，并由短肽类预消化的制剂转换成含有膳食纤维的完整的蛋白 EN 制剂。最终患者可经口进食，相应减少 EN 与 PN 液的量，并最终摆脱 PN。

4. 预防性应用广谱、强效的抗生素，重点防治肺部和腹腔感染。血肌酐水平恢复正常或接近正常后可静脉注射更昔洛韦，预防 CMV 感染。

5. 小肠移植急性排斥反应的发生率高达 87.8%，慢性排斥反应的发生率也有 30%~50%，并且缺乏特异性症状，可通过移植小肠内镜检查和组织活检来协助诊断。目前采用 Campath 1H 诱导后、单用低剂量 FK506、无肾上腺皮质（激素）维持方案已被全球最主要小肠移植中心所采用。

6. 小肠移植后感染的发生率高达 90%~100%，并且小肠移植术后死亡患者中 50% 是因为感染，小肠移植术后抗生素的应用应按照“重拳出击、全面覆盖”的原则；小肠移植较其他实体器官移植更易发生 CMV 感染，而且具有较高的病死率；EB 病毒感染和 EB 病毒感染相关的移植后淋巴增殖性疾病是导致小肠移植失败的另一个重要原因。常见的并发症还有术后腹腔出血、排斥反应、肠瘘、腹腔感染等。

7. 移植肠系膜血管容易发生血栓形成，导致肠缺血坏死。术后常用肝素、低分子肝素、低分子右旋糖酐来进行抗凝治疗，并持续 10 天以上。以后可改为口服抗凝剂，包括阿司匹林、双嘧达莫等。必须注意经常监测凝血功能，防止抗凝过度导致出血。

8. 术后可给予硬膜外或静脉内患者自控镇痛（PCA）。

（梅伟　田玉科）

参考文献

[1] 夏穗生. 中华器官移植医学 [M]. 南京：江苏科学技术出版社，2011.

[2] 庄心良，曾因明，陈伯銮. 现代麻醉学 [M]. 3 版. 北京：人民卫生出版社，2003.

[3] 龚非力. 医学免疫学 [M]. 3 版. 北京：科学出版社，2009.

[4] 卿恩明. 器官移植术与组织移植术麻醉学 [M]. 北京：人民卫生出版社，2004.

[5] 陈实，石炳毅. 临床技术操作规范·器官移植分册 [M]. 北京：人民军医出版社，2008.

[6] ZORICA JANKOVIC, CHUNDA SRI-CHANDANA. Anaesthesia for renal transplantation. Recent developments and recommendations [J]. Current Anaesthesia & Critical Care, 2008, 19: 247-253.

[7] LIU L L, NIEMANN C U. Intraoperative management of liver transplant patients. Transplant Rev (Orlando) [J]. 2011, 25 (3): 124-129.

[8] NISSEN P, FREDERIKSEN H J, SECHER N H. Intraoperative hemodynamic monitoring during liver transplantation: goals and devices [J]. Minerva Gastroenterol Dietol, 2010, 56 (3): 261-277.

[9] BAXI V, JAIN A, DASGUPTA D. Anaesthesia for renal transplantation: an update [M]. Indian J Anaesth, 2009, 53 (2): 139-147.

[10] BLASCO L M, PARAMESHWAR J, VUYLSTEKE A. Anaesthesia for noncardiac surgery in the heart transplant recipient [J]. Curr Opin Anaesthesiol, 2009, 22 (1): 109-113.

[11] BAEZ B, CASTILLO M. Anesthetic considerations for lung transplantation [J]. Semin Cardiothorac Vasc Anesth, 2008, 12 (2): 122-127.

[12] FELTRACCO P, SERRA E, BARBIERI S, et al. Anesthetic concerns in lung transplantation for severe pulmonary hypertension [J]. Transplant Proc, 2007, 39 (6): 1976-1980.

[13] PLANINSIC R M. Anesthetic management for small bowel transplantation [J]. Anesthesiol Clin North America, 2004, 22 (4): 675-685.

6

第七十三章

矫形外科手术麻醉

目　录

矫形外科手术方式多样、病情复杂，围手术期管理挑战大。针对矫形外科手术患者的特殊性，麻醉科医师需全面了解患者的病理生理变化，除掌握常规的麻醉方法外，还需要熟练掌握困难气道处理、脊髓功能监测及保护、血液保护、外周神经阻滞、疼痛治疗等相关技术。

第一节 术前访视与准备

由于矫形外科手术涉及不同部位，手术患者年龄跨度大，并存疾病多样，术前需要进行全面而详细的评估（见第四十七章、第四十八章）以充分了解患者的病理生理状态，与外科医师沟通以了解手术方式、手术范围、术中体位，出血量等。矫形外科术前评估与准备应重点关注以下几个方面：

一、心血管系统

围手术期心血管并发症是矫形外科的常见并发症之一，如存在先天性畸形的儿童患者可能合并有先天性心血管畸形，老年患者常合并冠心病、高血压、心脏瓣膜病等心血管疾病，严重创伤的患者可能存在创伤后诱发的心肌损伤，以及制动及手术影响所致的围手术期血栓性疾病等。详细的术前评估有助于预防此类并发症的发生。

1. 相关病史 了解患者心血管系统疾病如冠心病、高血压、瓣膜病、心律失常等的病史、发作及治疗情况，是否存在心功能不全、高血压、黑蒙、晕厥、心悸胸闷等症状及其严重程度，有无手术史，目前治疗药物种类及效果。

2. 体格检查 观察患者的面色、口唇颜色，听诊心率、节律，是否有心脏杂音，有无颈静脉怒张、下肢水肿等表现。

3. 相关辅助检查 包括心电图、心脏彩超、24小时动态心电图、平板运动实验、6分钟步行实验、下肢深静脉超声，肌钙蛋白、心肌酶、B型尿钠肽等。

4. 相关评估 NYHA心力衰竭分级及患者日常或体力活动情况（MET评分）可以辅助评估患者心功能状态，但下肢活动受限的患者其运动情况常不能反映心功能状态。心脏风险指数（RCRI）可以帮助预测严重心脏并发症。

二、呼吸系统

行矫形外科手术的老年患者易合并肺气肿、慢性支气管炎等肺部疾病；高位截瘫、长期卧床的患者易合并肺部感染；脊柱侧弯畸形的患者胸廓畸形、肺部发育异常，患者围手术期肺部并发症发生率高。此外，一些患者可能由于肥胖、哮喘等疾病影响肺功能。术前访视应注意：

1. 相关病史 慢性支气管炎、哮喘等疾病的发生发展经过、发作及治疗情况，是否存在咳嗽、咳痰、喘息等症状及其严重程度，有无手术史，目前治疗药物种类及效果，最近有无上呼吸道感染等。

2. 体格检查 包括皮肤黏膜的色泽、气管位置、胸廓运动、呼吸深度、呼吸运动方式、呼吸节律和幅度、胸廓扩张度，有无三凹征、反常呼吸；听诊双肺呼吸音，有无啰音、哮鸣音、胸膜摩擦音等。可在床旁行屏气测试、吹气实验、吹火柴实验以评估患者肺功能情况。此外，体格检查还包括插管条件的评估，特别注意患者的头颈活动度、张口度。一些特殊疾病的患者提示存在困难气道的可能，如先天性多发性关节挛缩症（AMC）、短颈综合征（KFS）、神经肌肉疾病等（图73-1）。

3. 辅助检查 X线片、CT等影像学检查有助于了解肺部及胸廓结构、气管的位置，血气及肺功能检查有助于评价呼吸功能。

三、肝、肾功能和电解质

矫形外科手术本身对肝、肾功能的影响不大，但对于术前存在肝、肾功能不全的患者应注意围手术期用药对肝、肾功能的影响，保证器官血供及氧供，避免肝、肾功能的损害进一步加重。

1. 相关病史 有无肝炎、肝硬化、肾炎、药物性肝功能损伤（如抗结核药）以及高血压、糖尿病、红斑狼疮等继发性的肾功能不全，有无肝、肾手术史，目前的治疗措施、治疗药物的种类等。电解质方面需注意骨髓瘤、骨肿瘤、甲状旁腺功能亢进等可能引起血钙升高的疾病，而脊柱结核、截瘫、长期卧床患者可出现低钙血症。

2. 辅助检查 转氨酶、胆红素、白蛋白、肌酐、肌酐清除率、尿素氮、尿量，以及电解质情况。

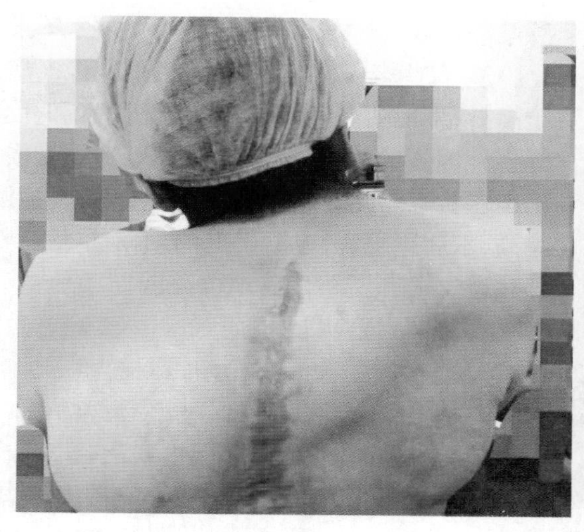

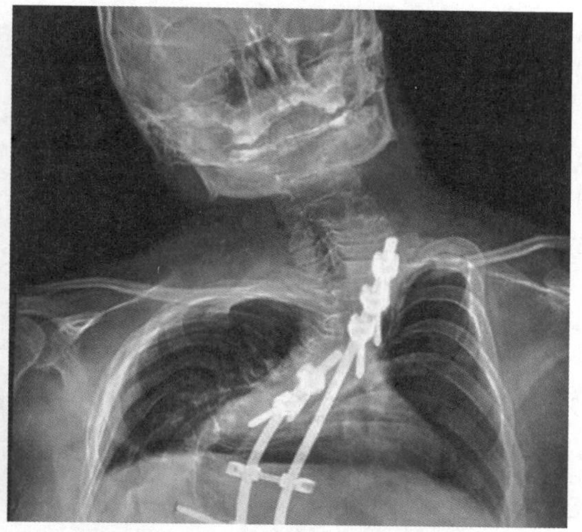

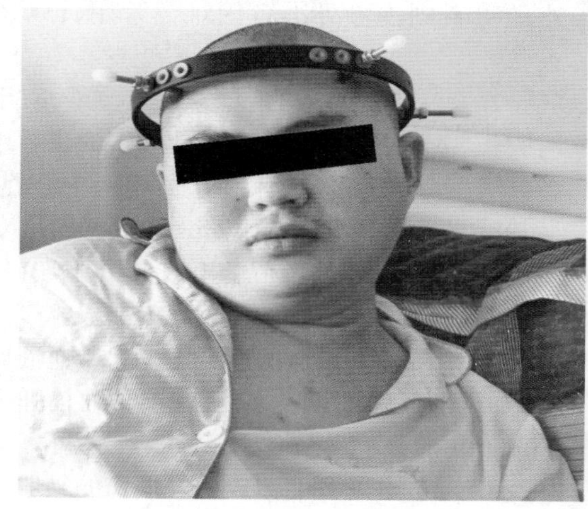

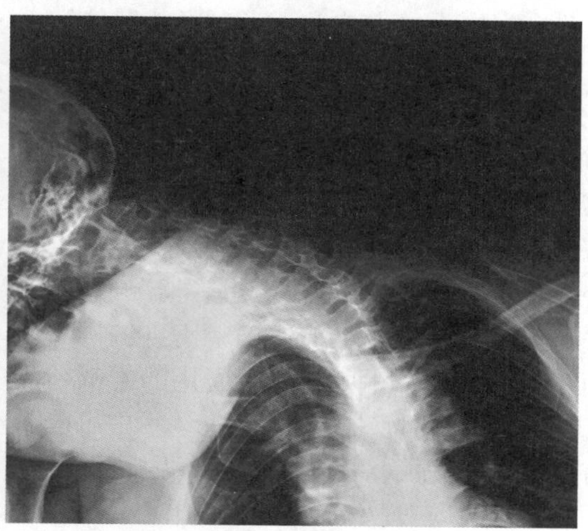

图 73-1 提示困难气道的疾病（上图：短颈综合征，下图：强直性脊柱炎）

四、内分泌系统

常见的内分泌疾病主要有糖尿病、甲状腺疾病、肾上腺皮质疾病等。

1. 相关病史 了解相关疾病的类型、病程、并发症，有无手术治疗史，目前激素水平、治疗方式及效果等。

2. 体格检查 有无甲状腺肿大，肿大的程度；有无糖尿病周围血管神经病变等。

3. 辅助检查 相关内分泌系统的激素水平、血糖水平、靶器官功能等。

五、神经系统

神经系统疾病多样，老年患者需注意有无脑卒中、帕金森、认知功能障碍等基础疾病；先天性疾病包括肌营养不良和神经源性脊柱侧弯可表现出神经系统症状，而椎间盘突出、外伤后脊髓损伤、结核或肿瘤侵犯均可表现出神经系统症状。

1. 相关病史 了解相关疾病的病程、并发症及恢复情况，有无手术治疗史，目前治疗药物种类及效果。

2. 体格检查 包括感觉运动障碍、肌力以及反射活动的评估，有助于术中判断及保护神经功能。术前还需了解椎体和其他骨骼病变的应力改变和成角情况，以及体位改变是否带来神经血管损伤等情况。注意肌营养不良患者如果涉及延髓肌肉，会增加术后误吸的风险。

3. 辅助检查 包括头部 CT、磁共振、肌电图、脑电图等检查。

六、其他

1. 了解患者的发育和营养状况 先天性脊柱侧弯患者往往生长发育受限，老年患者、长期卧床患者营养状况差，肿瘤或结核患者多呈慢性消耗体质，严重者呈恶病质状态。营养不良患者术前应尽可能补充营养，低血容量或贫血患者术前应尽可能纠正。部分患者由于活动量减少或服用激素类药物引起肥胖状态，注意此类患者的呼吸及循环功能。

2. 对于高血红蛋白患者，适当的血液稀释有利于组织的氧供和血流的通畅。长期服用抗凝药物和抗血小板药物的患者应评估相关风险，调整用药。服用激素及免疫抑制剂的患者应注意预防感染。

3. 有些老年患者即使不存在内科疾病，但由于高龄、生理功能、疾病状态、心理因素和社会保障等多种因素的共同作用，导致健康严重受损，表现出虚弱状态。此类患者脏器储备差、并发症及死亡率高，术后康复慢，应给予重视，术前尽量调整至最佳状态。

第二节 麻醉前准备

(一) 血制品的准备

术前应根据手术方式及患者自身状况估计手术出血情况，做好交叉配血。对于创伤较大的手术应准备一定数量血制品，如浓缩红细胞、血浆、血小板、凝血因子等，术前再次确认血制品已准备充足。

(二) 药物的准备

麻醉前用药的目的为缓解患者焦虑、减少呼吸道分泌物、减轻疼痛。可根据患者情况、拟施麻醉方式和拟用麻醉药物来确定术前用药的种类、用药时间和给药途径。术中除准备常用的麻醉药品外，还应根据患者的特殊情况准备一些术中可能需要的治疗药物，如血管活性药、抗心律失常药、抗纤溶药(氨甲环酸)等。

(三) 设备的准备

1. 不管采用何种麻醉方式，麻醉机监护仪和气管插管设备应常规准备，对于估计气管插管困难的患者则需额外准备困难插管用具以及抽吸设备。

2. 除常规的生命体征、体温监测外，对于手术时间长、ASA 分级高、出血量比较多的患者还应准备高级生命监测，包括有创动脉测压、中心静脉压、脉搏变异度(PPV)、心输出量(CO)、每搏量变异度(SVV)等，有条件的可行脑电双频指数(BIS)及肌松监测。

3. 对预计大出血的患者需要准备血液回收设备、加温加压输液设备，必要时准备血栓弹力图监测凝血功能。

4. 围手术期可能造成神经损伤的须监测神经功能。

第三节 特殊矫形外科患者

一、类风湿关节炎

类风湿关节炎患者可能出现以下问题：①腕关节的屈曲畸形以及桡动脉壁的钙化，影响桡动脉穿刺；②颈椎关节炎的融合屈曲给中心静脉穿刺带来困难；③颞下颌关节滑膜炎的患者下颌活动度和张口度受限，关节损害累及环杓关节可能引起声带活动度下降，导致声门狭窄，出现声嘶或吸气喘鸣，给气管插管带来困难；④寰枢椎的不稳定，需激素或甲氨蝶呤治疗的严重类风湿关节炎患者术前均应拍摄屈、伸位颈椎侧位片，如果寰枢椎不稳定超过 5mm，则应在颈部固定的情况下行纤支镜清醒气管插管，急性寰枢椎半脱位会导致脊髓压迫，甚至压迫椎动脉引起四肢瘫痪或猝死。

还需注意是否合并关节外表现，包括：①心脏表现：急性心包炎，限制性心包炎；②肺部表现：弥漫性间质性纤维化并伴有肺炎；③其他自身免疫系统疾病。

此外，应了解患者目前治疗药物种类及效果，尤其注意免疫抑制剂、非甾体抗炎药(NASIDs)及糖皮质激素的副作用。

二、强直性脊柱炎

强直性脊柱炎患者需要了解受累关节的部位及其活动度，颈部不能活动的患者，椎骨往往已经融合，给各种麻醉操作带来困难。颈椎和颞下颌关节活动受限的患者，大多数需要清醒状态纤维支气管镜进行气管插管；胸椎受累常致僵硬度增加，胸廓顺应性下降，肺功能受到限制，多数患者需要呼吸机辅助通气；髋关节受累患者日常行动受限。注意有无骨骼外表现包括主动脉瓣关闭不全，心脏传导异常、虹膜炎、肺上叶纤维性肺大疱病变及胸腔积液等。了解患者是否服用药物治疗，药物治疗的种类及其副作用。

由于强直性脊柱炎患者关节活动受限，体位摆放具有一定困难，应在术前先确定好最合适的手术体位，避免造成骨折及神经血管损伤。

三、脊柱侧弯

1. 脊柱侧弯分型　脊柱侧弯主要包括先天性、特发性、神经源性及退变性。

先天性脊柱侧弯是由于椎节的先天发育异常而产生的脊柱三维畸形，类型多样，畸形复杂。患者往往年龄较小且常合并其他系统畸形，包括脊髓、泌尿系统和心血管系统畸形。脊柱畸形所在部位对侧凸畸形的发展也有影响，胸腰段引起的畸形最为严重。

特发性脊柱侧弯是指脊柱的侧凸和旋转畸形，而无任何其他脊柱本身发育异常或神经肌肉等异常，可发生于任何年龄，少儿型（4~10 岁）、具有双胸弯或双腰弯以及侧凸角度大的患者进展风险高，而青少年型（10 岁以上）占手术病例的绝大多数。

神经源性脊柱侧弯病因为神经或肌肉的缺陷，患者往往年幼时即出现严重的弯曲并且迅速进展，弯曲范围大，常合并神经肌肉缺陷，如脑瘫、脊髓空洞症、脊髓脊膜膨出、肌营养不良、椎旁肌萎缩，有些患者合并矢状面畸形（前凸或后凸畸形）。其中神经纤维瘤病通常表现为神经纤维瘤、神经鞘瘤和牛奶咖啡斑，以骨骼、软组织和皮肤表现为著，常见的骨骼表现为胸段侧凸畸形，由于畸形进展或肿瘤侵犯脊髓常合并神经功能损害，术前注意评估。

退变性脊柱侧弯源于脊柱（特别是腰椎）的退变，以椎间盘及关节突的退变为主，引起脊柱的侧方及三维的畸形，多见于老年人。

2. 术前评估　术前需关注患者的发育情况、了解畸形的部位、数量、严重程度以及其他器官的畸形情况，对于 60° 以上的侧凸需要特别注意心肺功能评估。

（1）呼吸系统：脊柱侧弯对呼吸功能的影响主要有：①肺脏发育：早发型侧凸患者肺泡数量减少，肺血管发育异常，而晚发型则会限制肺容积；②胸廓：表现为胸廓容积减小、胸廓运动受限、胸廓畸形；③通气功能：以限制性通气功能障碍为主，部分患者出现气道阻力升高和阻塞性通气功能障碍，严重侧凸由于气管扭曲可出现大气道梗阻的肺功能特点；④气体交换：表现为凹侧通气降低、双肺血流灌注降低、通气血流比异常。

术前肺功能检查有助于确定手术范围和预测术后呼吸支持的条件。轻度脊柱侧弯畸形患者（60° 以下）肺功能多代偿良好，能够耐受前或后路脊柱矫形术。中度畸形患者（60°~90°）的肺活量（VC）、最大通气值（MVV）和 1 秒用力呼气量（FEV_1）都明显下降，少部分患者会发展为严重呼吸功能障碍，此类患者经过术前呼吸功能训练基本可以耐受单次后路矫形内固定术。严重畸形患者（90° 以上）的 VC、MW 及 FEV1 均降至正常预计值的 50% 以下，最低仅 30% 左右。这类患者麻醉与手术的风险明显增加，手术后呼吸功能不全乃至呼吸衰竭的可能性极大。因此，对 COBB 角大于 60° 且有重度限制性通气功能障碍者，术前应加强呼吸功能锻炼，包括吹气球训练、缩唇呼气、无创呼吸机治疗等，必要时还可行颅环牵引以改善肺功能（图 73-2）。

重度颈椎及胸椎侧凸患者常合并有困难气道，术前需详细评估插管条件。

（2）心血管系统：脊柱畸形患者可能合并心血管畸形或并发心脏疾病。术前应了解病史详细评估心功能。

（3）神经系统评估：神经源性脊柱侧弯患者最易出现神经系统体征，可表现为受累区域感觉异常、两侧躯干肌肉不平衡、萎缩或功能缺失，术前应详细进行神经系统检查。

四、高位截瘫

颈椎间盘突出症、颈椎外伤、颈椎结核及肿瘤等各种颈椎病变均可因脊髓受压造成高位截瘫。

由于截瘫平面高，患者全身多器官系统可发生改变，包括肺部感染、泌尿系感染、肾衰竭、脓毒症、压疮、水电解质紊乱、体温异常、自主神经反射异常及深静脉血栓等。对于高位截瘫的患者，术前应了解截瘫平面，尤其注意截瘫对呼吸、循环系统的影响。

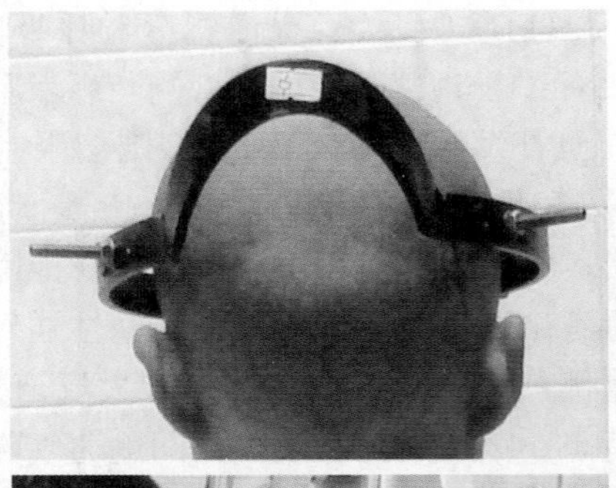
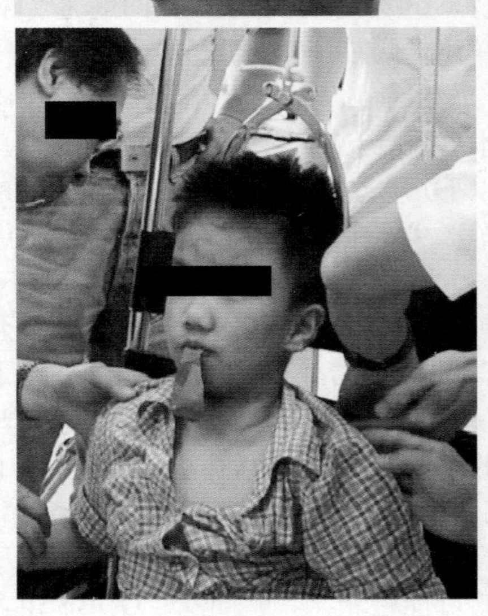
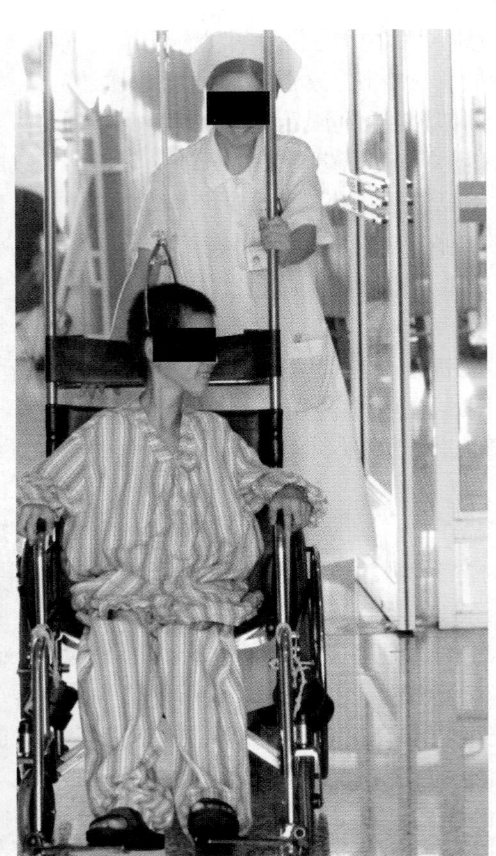

图 73-2 术前呼吸功能锻炼

1. 呼吸系统 应注意患者可因颈髓受压致通气功能不全及肺部感染、腹壁肌麻痹、咳嗽能力降低，必要时应行气管切开术；患者颈椎活动受限，术前应注意检查颈椎活动度，便于进行气管插管；术后需注意防治肺部感染，加强呼吸功能监测。

2. 循环系统 注意患者交感神经系统受到严重损害，但迷走神经并未受累，表现为心动过缓，低血容量时也不会表现出心率增快，同时肾素 - 血管紧张素 - 醛固酮系统功能代偿性增加以维持血压，对血管紧张素转换酶抑制剂较为敏感。自主反射亢进是由机体交感神经系统过度激活乃至失控所引起，多见于在第 6 胸椎或其上节段受损的患者中。常见症状为双侧抨击样头痛、面部潮红、损伤平面以上大量出汗、损伤平面以下皮肤冰冷苍白、鼻腔阻塞、恶心呕吐等，术中最主要的体征变化是血压升高。全身麻醉诱导不应使用氯琥珀胆碱，避免血钾突然升高而发生心律失常乃至心搏骤停。

五、围手术期抗凝药物的使用

接受矫形外科手术的一部分老年患者由于心脑血管疾病，需行抗凝或抗血小板治疗，另一部分患者则由于存在深静脉血栓的危险因素（包括创伤、制动、长期卧床等），亦须行抗凝治疗。对于这些患者，围手术期管理需要权衡手术出血和血栓栓塞的风险，一般要求：①除非手术出血有致命风险，否则推荐阿司匹林及 P2Y12 抑制剂在金属裸支架（BNS）植入后应用 4 周、药物洗脱支架（DES）植入后应用 3~12 月个，如果手术出血风险很高可在术前 3 天停用阿司匹林，手术前 5 天停用氯吡格雷 / 替卡格雷，术前 7 天停用普拉格雷；②心脏事件风险低的患者，手术前 7~10 天停用双重抗血小板治疗，术后 24 小时恢复抗血小板治疗。③术前使用华法林抗凝的患者应至少在术前 5 天停药，对于中度至高度血栓栓塞风险的患者，建议采用桥接治疗，而房颤低风险或者 3 月内没有缺血性发作的患者、双叶主动脉机械瓣而没有其他风险的患者不需桥接治疗。术后则需评估出血风险和止血的充分性决定恢复抗凝治疗时机，一般应在术后 48 小时内恢复桥接。

第四节 矫形外科手术的体位并发症

矫形外科手术体位多样，不合适的体位可能导致眼部受压、神经损伤、气管导管脱落等多种问题。不同体位的安置及其并发症见第六十章。

颈椎手术、坐位肩部手术、侧卧位全髋置换术和俯卧位腰椎手术由于手术区在心脏平面以上，可能出现空气栓塞，当手术中发生不易纠正的循环抑制时，应考虑到空气栓塞的可能。

俯卧位是脊柱手术的常见体位，安置体位时需注意气道的保护，防止气管导管扭曲、脱落，防止对眼眶周围软组织的直接压迫造成视力损伤，患者的固定架必须仔细安置，注意四肢和颈部的位置，避免过度伸展和屈曲压迫血管神经。避免胸腹部直接压迫大血管及心脏影响血流动力学。

类风湿关节炎、强直性脊柱炎及脊柱侧弯患者的手术体位是非常重要的，这些患者术前常有关节活动受限，安置体位时除了考虑手术需要还要考虑患者自身情况，在患者清醒时最好事先尝试配合体位安置，以确定手术时的最佳体位。

第五节 矫形外科手术的麻醉选择

矫形外科手术可采用区域神经阻滞、椎管内麻醉、全身麻醉或复合麻醉，主要取决于患者的全身状况、手术时间及方式以及患者和手术医师的要求等。多数四肢手术可以采用区域阻滞，而脊柱矫形手术则需要全身麻醉。

区域神经阻滞和椎管内麻醉的优点有：对循环抑制轻，减少呼吸系统并发症，有利于患肢血供，减少静脉血栓形成的可能，便于安放体位，采用长效局部麻醉药或者留置导管行外周神经阻滞可达到完善的术后镇痛等。近年来超声引导下的神经阻滞已广泛应用于矫形外科手术，降低了相关并发症的发生。为了消除或减轻区域阻滞患者的焦虑和不适，特别是长时间手术和需特殊体位的患者，可采用区域阻滞复合静脉或者吸入麻醉。

对于术前采用抗凝治疗的患者，椎管内麻醉有发生硬膜外血肿的风险，不同的抗凝药物和抗血小板药物的使用情况下区域麻醉的注意事项请见《2017版中国麻醉学指南与专家共识》中的《抗凝或抗血小板药物治疗患者接收区域麻醉与镇痛管理的专家共识》。

需要注意的是，对于可能存在困难气道的患者，实施区域麻醉虽然可以最大限度地避免处理困难气道，但困难气道依然存在，实施麻醉前仍需要为区域麻醉失败或者需要紧急抢救时开放气道制订出可行的方案。

第六节 几种主要矫形外科手术的麻醉

一、脊柱矫形手术的麻醉

常见的脊柱矫形手术包括脊柱侧弯和强直性脊柱炎矫形手术、脊柱损伤手术、椎间盘摘除手术、肿瘤手术、结核手术以及椎管狭窄等手术。

1. 麻醉选择　大多数手术需在全身麻醉下完成，气管内插管全身麻醉便于气道管理，多选用加强型气管导管，术前评估为困难气道的患者应备好困难插管用具，必要时可使用纤支镜引导下清醒插管，气管导管需妥善固定。颈椎疾病患者插管时应特别注意颈部制动，且因手术区域邻近气管，术中应防止气管导管受压、打折、变形。由于多数脊柱手术需要监测脊髓功能，麻醉用药宜选用短效和速效药，同时应考虑吸入麻醉药物和肌松药对诱发电位监测的影响，推荐采用全凭静脉麻醉，其中右美托咪定具有镇静、镇痛、减轻应激反应等作用，还可提高唤醒质量，可用于脊柱矫形手术。吸入麻醉药、氯琥珀胆碱及氯胺酮有诱发恶性高热的风险，尽量避免使用。

2. 体位安放 除部分颈部手术和脊柱侧弯前路矫形术为仰卧位，大部分脊柱手术需采取俯卧位，注意轴线翻身，避免前述俯卧位相关并发症；涉及颈部的手术可能需要头部固定支架，改变体位及搬动头颈部时需外科医师在场指导，以防出现或加重脊髓功能损伤。术中体位变动时应防止气管导管打折或脱落。

3. 术中监测 除常规监测包括血压、心率、心电图及尿量，应行动脉置管直接测压，行中心静脉穿刺置管以备术中大量输血输液，对于所有患者均应注意体温监测和保护，有条件的还可行肌松、麻醉深度监测，有脊髓损伤可能的患者还应行脊髓功能监测。

4. 呼吸系统管理 术前评估要特别注意是否存在脊髓功能损伤及损伤平面，是否影响呼吸功能，脊柱侧弯及强直性脊柱炎的患者需注意肺功能情况。术中可采用肺保护性通气策略，注意手术操作造成的气栓、胸膜损伤对呼吸、循环的影响。术后拔管时机的选择需参考患者因素、手术因素及麻醉因素，高危患者应该在术后水肿消除后再拔除气管导管。尤其注意颈部手术可产生颈椎不稳、颈椎成角畸形以及血管、神经损伤，术后呼吸道并发症发生率更高，主要包括吞咽困难(12%)、构音障碍(4%)和气道受损(高达14%)。当患者达到完全清醒、循环稳定、体温正常，呼吸功能恢复满意、主动咳嗽排痰能力恢复、估计喉水肿已基本消退，可考虑拔除气管导管。此外，对于可能合并有气道周围组织水肿，有困难气道指征的患者拔管需使用交换管芯，拔管前需备好气管切开包。拔管后注意加强监测呼吸功能及生命体征。对合并有神经肌肉疾病、先天性心脏病及严重肺功能不全的患者，术后需要长时间的机械通气支持，应在ICU病房进行监测和镇痛。

5. 循环系统 脊柱矫形手术中尤其需要注意患者的血压，控制性降压可以减少血液丢失，但过度低血压会影响脊髓功能，因此需注意降压的幅度和时间，已有脊髓损伤的患者或截骨操作有可能损伤脊髓期间，推荐维持MAP>85~90mmHg。

6. 容量管理及血液保护 脊柱矫形手术手术时间长，手术范围大且止血困难，术中出血量大。术前需评估患者出血的风险，术中注意监测出血量，氨甲环酸的使用可减少术中异体血的输注，同时注意监测凝血功能。容量管理方面首先应完善术中容量指标的监测，推荐目标导向的液体治疗方案，防止术中大量输血输液引起的呼吸、循环系统并发症及其对凝血功能的影响。

7. 脊髓保护 术前需了解患者是否已经存在脊髓损伤、损伤的平面及临床表现，为防止术中脊髓损伤，需行脊髓功能监测，脊髓保护的相关方法详见本章第7节。

8. 体温保护 由于手术时间长、范围大，术中易出现低体温，影响凝血功能、脊髓功能及术后恢复。术中注意监测体温，采用保温措施。脊柱侧弯患者是恶性高热的易发人群，出现体温快速升高时应警惕。

9. 术后失明 是脊柱手术的罕见并发症，虽然偶尔有报道体位不当导致眼球受压引起术后失明的病例，但这很少被认为是一个独立的危险因素。术后失明研究小组提出的与术后缺血性视神经病变相关的因素包括男性、肥胖、使用Wilson架、麻醉持续时间、预计失血量以及晶体液的输注量。目前仍不能明确预防该并发症的方法，ASA提出的建议包括：持续监测血压及中心静脉压；大量失血的患者应同时给予胶体液和晶体液以维持血容量；摆放体位时，应尽可能使其头部与心脏水平保持一致或更高，患者头部应尽可能保持在中立前倾体位。

二、骨盆或骶骨切除术及骨折内固定术的麻醉

骶骨和骨盆手术包括骨盆骨折以及骶骨和骨盆肿瘤手术。手术存在出血多、手术难度大、并发症多、围手术期死亡率较高等特点。

1. 术前访视 对于肿瘤患者，术前需了解肿瘤的大小，骨质破坏的程度以及是否压迫周围脏器，患者有无营养不良、贫血，是否进行过放、化疗以及放、化疗对全身情况的影响。患者术前是否行血管栓塞术，如行血管栓塞术则可能出现发热；服用镇痛药物的患者应了解是否有药物依赖和成瘾等。

骨盆骨折后紧急探查手术的适应证包括持续性低血压和腹围增加。术前需注意有无邻近脏器如尿道、膀胱及直肠损伤，有无合并头颅或胸腹部损伤，是否有长期卧床史，有无合并肺部感染及发生深静脉血栓的风险，对于已经存在下肢深静脉血栓的患者，可考虑临时放置下腔静脉滤器。

2. 围手术期管理 根据手术大小估计术中出血量，术前适量备血。为减少术中出血，一般可在术前24~48小时内行髂内动脉栓塞术。预计出血量多的患者，必须做有创动脉血压和中心静脉压的监测，术前应备好血管活性药物和抢救药品，术中可使用控制性降压技术，适当使用止血药物，同时注意监测凝血功能。

若手术累及骨盆大血管或神经，可在足趾上监测 SpO_2 以观察下肢循环情况。由于此类患者为发生脂肪栓塞及深静脉血栓的高危人群，如术中观察到 SpO_2 和呼气末二氧化碳分压（$ETCO_2$）突然下降、心率增快等情况，应考虑到发生肺栓塞的可能。

三、四肢手术的麻醉

（一）髋部骨折

髋部骨折是老年患者的常见外伤，由于高龄及并存疾病的存在，死亡风险较同龄人高3倍，且术后活动能力恢复困难。手术治疗能显著改善患者的预后，尤其早期手术（入院48小时内）除可减轻患者疼痛外，还可降低肺部感染、深静脉血栓等并发症的发生率和死亡率、改善术后自理能力。

1. 术前准备

(1) 完善相关检查、评估重要脏器系统功能、深静脉血栓风险及患者的营养状态。对于新发房颤患者，需排查左心房血栓、低钾血症、低镁血症、容量不足、感染、疼痛和低温等，并及时针对病因治疗；如复律失败或存在复律禁忌，可应用药物将心室率控制在100次 /min以下后尽早手术。如果患者合并肺部感染，由于髋部疼痛、患者卧床不能活动等情况下肺部感染很难治疗，因此不建议为了治疗肺部感染而推迟手术。

(2) 积极开展止痛、容量治疗、预防压疮等对症治疗，低体温患者应积极复温。

(3) 可使用骨牵引、髂筋膜阻滞、NASIDs以及阿片类药物等止痛治疗。

(4) 出现如下情况可酌情推迟手术时间：①血红蛋白（Hb）< 80g/L；②血钠浓度 <120mmol/L，或 >150mmol/L；③血钾浓度 <2.8mmol/L，或 >6.0mmol/L；④可纠治的出凝血异常；⑤可纠治的心律失常，心室率 >120次 /min。

2. 麻醉方式 应根据患者情况、麻醉科医师的经验和术者要求选择个体化的麻醉方案，无禁忌时建议首选0.2%小剂量轻比重布比卡因单侧腰麻（≤ 5.0~7.5mg），其次可选择连续硬膜外麻醉。存在椎管内麻醉禁忌或困难时，可选择外周神经阻滞技术，常用腰丛阻滞、骶丛阻滞和髂筋膜阻滞技术等，外周神经阻滞要达到手术麻醉效果需熟练掌握多种神经阻滞联合技术，操作难度大，注意控制麻醉药总量。实施椎管内麻醉或者外周神经阻滞时可给予适当镇静。对于椎管内麻醉或外周神经阻滞有禁忌的患者建议采用全身麻醉。

3. 围手术期并发症 手术过程中的主要危险包括骨水泥反应、出血、肺栓塞等。在手术关键步骤要注意监测患者生命体征的变化，控制性降压以及氨甲环酸的应用有助于减少术中出血。

4. 术后镇痛 可采用髂筋膜阻滞进行术后镇痛。

（二）髋、膝关节置换术

1. 术前准备 患者多由于骨性关节炎、类风湿关节炎、强直性脊柱炎、髋部骨折等疾病行关节置换，多为高龄，常常伴有各种全身疾病，应进行详细的术前评估。另外需特别关注的是，由于活动减少或服用激素，部分患者存在肥胖问题，活动受限妨碍对其运动耐量的评估，有可能掩盖冠心病和肺功能不全的病情。对于类风湿关节炎及强直性脊柱炎的患者，术前访视还要注意患者的并存疾病状态，注意评估气道。

应该同时行双侧膝关节置换抑或分两次手术尚有争议。一次性手术只需要经历一次麻醉和术后疼痛，减少术后康复及住院时间；但一次手术围手术期并发症的发生率增加，包括出血、心肌梗死，脂肪栓塞和血栓栓塞事件，围手术期的管理更为复杂。Urban等建议：对于年龄≥ 75岁、ASA评分Ⅲ级以上、有活动性缺血性心脏病、EF<40%以及存在氧依赖性肺疾病、肾功能不全、肺动脉高压、病态肥胖、慢性肝病、脑血管疾病等情况的患者，不应同时行双侧膝关节置换。

2. 麻醉方式 对于年龄不大、一般状况较好、术前无严重并发症的髋、膝关节置换手术患者，可选择椎管内阻滞。存在椎管内麻醉禁忌或困难时，可选择外周神经阻滞技术复合镇静，对于椎管内麻醉或外周神经阻滞有禁忌的患者建议采用全身麻醉。

3. 体位安置 髋关节置换术可以通过前路或侧路进行，大多数取侧卧位。需要注意的是，侧卧位可能导致肺通气 / 血流比例失调，另外，注意防止腋动脉和臂丛神经损伤。膝关节置换手术体位为仰卧位。

4. 围手术期并发症 手术过程中的主要危险包括骨水泥反应、止血带反应、出血、肺栓塞等。在手术关键步骤要注意监测患者生命体征的变化，控制性降压以及氨甲环酸的应用有助于减少术中出血。

5. 术后镇痛 髋关节置换后可采用髂筋膜阻滞实施术后镇痛，膝关节置换可采用硬膜外镇痛、股神经或腰丛置管、内收肌管阻滞以及关节腔注射镇痛。可复合 NASIDs 类药物及切口周围浸润镇痛。

（三）关节镜手术

关节镜手术适用于膝关节、髋关节和肩关节。其中探查手术一般时间短，而韧带重建手术则往往较复杂。

1. 术前准备 一部分关节镜手术如膝关节镜下清理可以在日间手术室进行，对于这类患者，术前需在麻醉门诊进行筛查，确定患者是否适合进行日间手术，对于不适合日间手术的患者则应住院手术。

2. 麻醉方式 根据手术部位的不同，麻醉方式可以选择椎管内麻醉、区域神经阻滞及全身麻醉。日间手术术中麻醉用药以短效药物为主，同时注意术后镇痛、减轻恶心呕吐，促进患者术后恢复。

3. 围手术期并发症 膝关节镜需要止血带以减少出血，麻醉科医师需注意止血带反应；而髋关节及肩关节镜需要控制性降压以减少出血，需注意降压幅度，保证重要脏器灌注。肩关节镜手术常需采用“沙滩椅位”，注意防治气体栓塞的发生；神经阻滞麻醉下进行手术时，需特别注意此类手术麻醉中所谓的“沙滩椅位综合征”（特征性地表现为严重的低血压和心动过缓）的发生，并积极对症处理。

4. 术后镇痛 可以采用静脉给予 NASIDs，也可以采用区域神经阻滞或者关节腔内注射镇痛药物。

（四）其他四肢手术

1. 上肢手术 大多数上肢手术根据是否上止血带和手术部位，可在不同径路的臂丛神经阻滞、外周神经阻滞或静脉局部麻醉下完成。单独经肌间沟臂丛阻滞也可满足肩关节手术；若切口延到腋窝，可补充皮下局部麻醉药浸润；应注意肩关节手术多采用“沙滩椅”体位，手术区在心脏平面以上，可能会发生空气栓塞。肱骨近端手术可行高位臂丛或颈、臂神经丛联合阻滞，若手术操作复杂或创面大，要求肌松良好，选用气管内麻醉更安全适合。肱骨中段或远端手术，臂神经丛阻滞通常可满足手术麻醉要求。肘部手术可采用肌间沟和 / 或腋路臂丛神经阻滞，若增加肌皮神经阻滞可使肘关节桡侧部位镇痛更完全。尺桡骨手术一般选用经肌间沟和 / 或腋路臂神经丛阻滞，必要时可添加肘部尺神经、桡神经阻滞，使神经阻滞效果更完善。腕部手术多采用经腋路臂神经丛阻滞。手掌、手指手术的麻醉原则上神经阻滞位置应由远心端开始，分步实施。双上肢同时手术的患者可选用全身麻醉。

2. 下肢手术 各种麻醉方法如椎管内麻醉、全身麻醉、外周神经阻滞等均可用于下肢手术。一般来说，椎管内麻醉可适用于所有的下肢矫形手术。如果使用止血带，麻醉阻滞范围需包括到 T_{10}~L_5。术后留置硬膜外导管可提供有效的术后镇痛，但一定要与手术医师协调好术后是否使用抗凝药及使用时间，以免发生硬膜外血肿。常用的外周神经阻滞主要有腰神经丛阻滞、坐骨神经阻滞和股神经阻滞。坐骨神经和股骨神经阻滞联合应用可以满足几乎所有膝关节以下不需要大腿止血带的下肢手术要求；需要在大腿上止血带的手术，必须同时作股神经和股外侧皮神经阻滞；也可采用神经阻滞与全身麻醉联合应用的方法。

3. 骨筋膜室综合征 四肢外伤患者需注意组织水肿或血肿引起的骨筋膜室综合征的可能。其好发于前臂及小腿。体征包括疼痛（尤其是受累肌群被动伸展时疼痛）、肢体苍白、远端无脉、肢体冰凉、感觉错乱、麻痹以及骨筋膜室肿胀和张力增加。神志不清或镇静的患者，需要持续监测骨筋膜室压。任何疼痛程度与损伤不成比例的患者，以及长骨骨折患者对常规剂量的止痛药物没有反应时，均应考虑骨筋膜室综合征。对于可能出现骨筋膜室综合征的患者，麻醉选择时应避免可能延误诊断的术后镇痛技术，如硬膜外或外周神经阻滞。疑似骨筋膜室综合征的患者，应维持较高的平均动脉压；已经出现骨筋膜室综合征行切开减压的患者，应注意监测内环境，警惕缺血再灌注后引起的酸中毒及电解质紊乱。

4. 截肢手术 适用于严重创伤、糖尿病周围血管病变、肿瘤等导致肢体缺血坏死或无法进行重建的患者。术前访视应了解患者的并发症，如高龄患者是否合并糖尿病、高血压、冠心病，肿瘤患者肿瘤的大小、位置、是否转移，创伤患者创伤的部位及严重程度、是否合并胸腹部、头部损伤等，还应了解患者的卧床时间、下肢血栓情况、血红蛋白、白蛋白水平，急诊手术还需了解患者禁食时间。根据手术部位，麻醉方式可以选全身麻醉、椎管内麻醉及外周神经阻滞。术中离断肌肉及骨膜时常止血困难，渗血明显，需注意关注患者血压及血红蛋白情况，补充血容量，必要时输注异体血。术后注意患肢镇痛，注意心理护理。

四、显微骨科手术的麻醉

显微手术的特点为手术时间长，要求手术野清晰和稳定，保持良好的末梢血供。术前对于失血过多的患者应积极纠正低血容量，尽可能明确手术部位关节、软组织和神经受损情况，便于选择正确的麻醉方法。

1. 麻醉方式　一般来说，区域阻滞麻醉可满足大部分手术要求；同时，阻滞后手术区域血管扩张，对局部组织血供和血管吻合及再通十分有利；有些简单的掌（指）血管和 / 或神经、肌腱吻合术，甚至可在局部麻醉下完成。注意局部麻醉药中不应加肾上腺素。如合并其他部位严重创伤，且全身情况差时，选用气管内全身麻醉。

2. 术中管理　①麻醉作用完善，避免疼痛引起血管的痉挛，精神过于紧张的患者可静脉辅助镇痛、镇静剂，确保吻合神经、血管时患者安静无体动；②有良好的血管扩张有利于精确缝合以提高成功率；③麻醉时间能根据手术需要而延长；④术前术中失血多的患者，应及时充分补充晶、胶体液，改善末梢循环，慎用收缩血管的药物来提升血压；⑤为确保所吻合的血管血流通畅，术中局部血管定时用含肝素的生理盐水冲洗，尽量不要全身使用抗凝剂；⑥因手术时间长，应防止局部压迫引起的组织损伤、神经麻痹、关节强直和疼痛。

五、脑瘫手术的麻醉

小儿脑性瘫痪又称小儿大脑性瘫痪，俗称脑瘫。是指从出生后一个月内脑发育尚未成熟阶段，由于非进行性脑损伤所致的以姿势各运动功能障碍为主的综合征。是小儿时期常见的中枢神经障碍综合征，病变部位在脑，累及四肢，常伴有智力缺陷、癫痫、行为异常、精神障碍及视、听觉、语言障碍等症状。脑瘫分为痉挛型，动脉粥样硬化 / 运动障碍型，共济失调型和混合型四类，其中痉挛性脑瘫是一种最常见的类型，由皮质脊髓束，运动皮质或皮质中段损伤引起。脑瘫导致的肌肉张力改变会导致各种关节畸形和骨畸形。常见的纠正脑瘫引起的继发性软组织挛缩和骨畸形手术包括四肢肌腱松解术、截骨手术、关节融合术、周围神经手术及脊神经后根切断术等。

1. 术前访视　需注意了解患者特殊的姿势和运动情况，了解患者的智力水平、精神状态和配合程度，服用精神药物或抗癫痫药物的患者还应注意其与麻醉药品的相互作用。

2. 围手术期管理　①满足手术需要的同时防止术中缺氧及麻醉过深对患儿造成二次伤害；②注意脑瘫患者有明显的胃食管反流和喉部不良反应，诱导及拔管时注意预防反流误吸；③术中安置体位时注意患者的特殊姿势，注意保护突出的关节；④由于误吸风险大、呼吸困难和胸廓顺应性降低，术后肺部并发症发生率高；⑤脑瘫患者术后疼痛敏感性升高，术后应注意充分镇痛。

第七节　手术中的特殊管理

一、控制性降压

具体请见第五十七章。在矫形外科中的应用，需注意以下内容：

（一）适应证及禁忌证

控制性降压可以减少手术创面的渗血，减少出血，适用于：①复杂大手术、术中出血可能较多、止血困难的手术，如髋、膝关节置换术、脊柱矫形手术、巨大肿瘤的手术、骨盆手术等；②显微外科手术以及要求术野清晰的手术。

不宜实行控制性降压的患者包括：①重要脏器实质性病变者，如心脑血管疾病、肝、肾功能不全、高龄的患者；②低血容量或严重贫血患者。

（二）降压幅度

既往认为收缩压降低至 90mmHg 或者将平均动脉血压（MAP）减低至 65mmHg 左右是安全的，但一些回顾性研究发现，MAP 低于 65mmHg 或降压幅度大于 20% 的患者，心肌和肾损伤的风险增加，且长时间的暴露使风险进一步升高增加。此外，低血压还可诱发或加重脊髓和神经损伤或功能障碍。因此，围手术期血压管理的目标是，在尽量满足手术要求的前提下维持有效的组织灌注，对于有高血压、心脏病病史的患者，MAP应维持在基础水平以上，有脊髓损伤的患者应维持MAP在85~90mmHg以上或术前水平。

（三）注意事项

在实施控制性降压期间，要注意监测患者血压、心电图，注意保持血容量，监测尿量及血气分析的结果，保证重要脏器的灌注，脊柱矫形患者还应关注神经电生理结果。

二、液体管理及血液保护

矫形外科手术中止血困难，失血量较多。对于一些中小手术，可以采用相对宽松的补液策略，只需补充晶体液和少量胶体液即可维持血流动力学稳定。但在对于脊柱矫形、关节置换、骨盆骨折、截肢等失血量多且速度快的手术，在手术过程中推荐采用目标导向的液体管理策略，同时结合恰当的血液保护措施。

（一）容量监测

容量监测的常规指标包括心率、中心静脉压、平均动脉压，有条件的还可以考虑监测PPV、SVV或经食管超声评估容量状态，同时结合尿量、血乳酸水平等指标评估脏器灌注及微循环灌注水平，术中推荐结合监测指标实施目标导向的液体管理。

（二）血液保护

血液保护的方法包括减少血液丢失和血液回收。减少血液丢失的方法主要包括控制性降压、使用抗纤溶药（氨甲环酸），此外，妥善的体位安置以避免腹部受压也有助于减少出血。血液回收方法主要包括术前自体血储存、血液稀释以及术中自体血回收。以上这些方法都可以在矫形外科手术中使用，以减少术中异体血的输注。

矫形外科手术中血液保护的实施：①识别大量失血可能的高危患者，术前访视需了解患者的手术方式，预计出血量；②对于所有的患者优化术前准备（即治疗贫血），术中选择适当的体位；③根据手术及患者情况选择一种或几种可行的血液保护方法；④注意监测血红蛋白及凝血功能，必要时输注异体血。

三、术中脊髓功能的保护

（一）围手术期脊髓损伤

围手术期脊髓损伤（perioperative spinal cord injury，POSCI）是指脊柱手术术前、术中和术后立即发生的直接或间接的脊髓损伤，导致神经元和/或轴突功能障碍或破坏，进而引起运动、感觉和自主功能完全或不完全的、暂时性或永久性的损伤。

POSCI的原发性因素包括压迫、断裂、嵌入、撑开、撕裂以及缺血，继发性因素包括血流减少、电解质紊乱、神经递质（谷氨酸和儿茶酚胺积累）、自由基产生、水肿、炎症反应以及细胞凋亡。脊椎手术中脊柱撑开牵引、椎弓根钉的安放和骨减压操作、骨蜡或吸收性明胶海绵的压迫等均可能造成脊髓的损伤。

除手术操作外，术中脊髓灌注压也是影响脊髓功能的重要因素之一。术中低血压以及节段动脉的结扎可导致脊髓血流量下降，引起明显的神经监测变化。围手术期MAP的调节是保证脊髓灌注的关键因素，术中应维持MAP高于基础值或大于85~90mmHg。

（二）脊髓功能监测方法

常用的方法包括术中唤醒（wake-up test）、躯体感觉诱发电位（somatosensory evoked potentials，SSEP）、运动诱发电位（motor evoked potentials，MEP）、自由描记肌电（free run electmmyograph）和激发肌电描记（triggered electromyography）等，目前已在临床上广泛应用，两种及以上监测方法联合应用则称为多模式术中监测（multimodal intraoperative monitoring，MIOM）（见第四十四章）。

诱发电位监测受麻醉药物、低血压、低体温等诸多因素的影响。挥发性麻醉药和苯二氮䓬类药物可影响SSEP的可靠性，丙泊酚会使SSEP波幅逐步降低及潜伏期延长、巴比妥类药物会使SSEP波幅降低及潜伏期延长，阿片类药物会使SSEP潜伏期轻度延长。氯胺酮及依托咪酯会增强SSEP波幅，右美托咪定对SSEP的影响小，并因其良好的术中镇静作用，可降低麻醉药的用量，从而减少药物的蓄积，缩短苏醒时间；肌松药可增强SSEP信号。阿片类药物、氯胺酮及咪达唑仑对MEP的影响最小，但丙泊酚可抑制MEP，吸入麻醉剂可显著干扰MEP信号，术中肌松药的使用也会影响MEP的监测。

由于诱发电位受到诸多因素的影响，而唤醒实验具有便于操作和直接得出准确结果的特点，一向被视为评估术中脊髓损伤的“金标准”。要实施唤醒实验，必须提前做好充分准备。术前应指导患者如何实施唤醒，一般要求患者听到唤其名字立即

6

遵嘱活动，尽可能全身不动。不推荐拮抗肌松药或镇痛药以加速唤醒，否则患者躁动可造成脱管或其他意外。密切关注手术进度及诱发电位监测结果，根据手术进展及患者基础情况适时停用麻醉药物，待双侧固定棒固定完成后可实施唤醒实验。一旦观察到满意的活动，再加深麻醉，并重新固定患者体位。进行唤醒实验时应确保气管导管的固定和安全。

MIOM 能以个体化方案的优势弥补单模式监测局限性带来的不足。常见以 SSEP 与 MEP 为基础的多模式术中监测，既能监测上行感觉传导通路，也能监测下行运动传导通路，有利于降低假阳性率 / 假阴性率以及避免术后神经功能障碍的发生，并可互相排除因手术室环境、麻醉药物、电极脱落等因素造成的单模式监测假阳性结果。随着这些监测模式的进展，术中神经监测的敏感性及特异性正不断提高。

（三）术中脊髓保护措施

术中脊髓功能保护应注意做到以下几方面：①保证充足的灯光，应用放大设备、辅助设备，精细操作，谨慎牵拉脊柱，小心减压，避免损伤神经结构；②保证脊髓灌注，避免缺血缺氧损伤。保证组织充足的灌注，诱导期及术中 MAP 不应低于 70mmHg 或术前水平的 10%，手术暴露期间如采用控制性降压技术，平均动脉压不应低于 65mmHg，在截骨期间则维持平均动脉压在 85~90mmHg 以上或术前水平，必要时使用血管活性药物；③尽可能缩短血红蛋白低于 7g 的时间，并维持正常的血细胞比容，维持内环境稳定；④严密监测，可应用神经电生理及肌电记录脊髓功能。除了术前认知功能障碍、智力低下、术前既有瘫痪以及心脑血管潜在风险的脊柱侧弯矫形患者之外，应常规行术中唤醒。对于需要双截骨的患者或怀疑神经损伤的患者，需要行多次唤醒以判断神经功能。

当术中神经电生理结果确定为阳性时，应首先排除非手术因素：第一时间检查患者的血压、体温、氧分压、血红蛋白及麻醉深度，立刻维持平均动脉压在 85mmHg 以上并及时输血确保脊髓的血供。再次，确定结果异常是否由手术操作直接引起，必要时行唤醒实验。一旦明确出现脊髓损伤，应立即停止手术操作，排查可能导致神经损伤的因素并予以纠正。可采用甲泼尼松琥珀酸钠（MPSS）冲击治疗以减轻水肿，注意按照国家脊柱损伤研究（NASCIS-Ⅱ）指南调整剂量和使用时间，同时注意保持平均动脉压 90mmHg 以上 5~7 天。

四、体温保护

术中低体温影响伤口愈合、增加心血管事件、机械通气、出血和应激性溃疡的发生，同时，术中低体温影响脊髓功能监测和术中唤醒的实施。术中核心体温应维持在 36°C 以上。预防围手术期低体温首先是防止环境温度过低。输注的液体及血制品应注意加温，非手术区域注意保暖覆盖，有条件的可使用充气式加温装置、保温毯及输液加温器等设备维持患者的体温。

脊柱矫形术中，尤其是先天性脊柱侧弯、神经源性脊柱侧弯患者，出现恶性高热的风险高，需特别注意体温监测，出现不明原因高热、$ETCO_2$ 浓度升高、肌肉强直、心动过速、酸中毒、高钾血症等表现时应考虑恶性高热可能。主要的治疗措施包括以下几点：①立即停止相关麻醉药及氯琥珀胆碱，纯氧过度通气，可能的话更换麻醉回路和二氧化碳吸收罐，避免残余吸入麻醉药污染，否则可以 10L/min 以上的氧流量冲洗；②快速注射特效药丹曲林 2.5mg/kg，重复单次注射，最大量可用至 10mg/kg；③纠正代谢性酸中毒，维持电解质稳定，避免心律失常，保证组织灌注，尿量 >2ml/（kg·h）；④积极降低患者体温；⑤ ICU 监测 24 小时，以免复发。即使不能获得丹曲林，积极的降温、维持灌注以及改善内环境也可以最大限度的挽救患者生命（见第六十一章第八节）。

第八节　围手术期镇痛

疼痛是矫形外科手术围手术期的常见临床问题，术后镇痛应遵循以下基本原则：①重视健康宣教，选择合理的疼痛评估方法，应用镇痛药前，应观察和检查手术局部情况，明确疼痛发生的原因；②尽早治疗疼痛，提倡超前镇痛；③提倡多模式镇痛，包括用药多途径、药物选择多模式，目前，常用模式为弱阿片类药物与对乙酰氨基酚或 NSAIDs 等的联合使用，以及 NSAIDs 和阿片类药物或局部麻醉药联合用于神经阻滞。但应注意避免重复使用同类药物；④个体化用药，针对不同患者采用不同的镇痛方式及药物，最终目标是应用最小的剂量达到最佳的镇痛效果。

一、围手术期镇痛的常用药物及方式

可用于术后镇痛药物包括阿片类、NASIDs、糖皮质激素、局部麻醉药、NMDA 受体拮抗剂以及 α_2 肾上腺受体激动药（见第一百一十九章）。

二、各种矫形手术后镇痛方法

1. 脊柱手术术后镇痛　可采用 NASIDs 超前镇痛，术后应用阿片类药物鞘内一次性注药或 PCIA 镇痛，可以复合切口周围浸润镇痛及 NASIDs 药物镇痛。

2. 四肢手术后镇痛　术后镇痛方法可采用多模式镇痛，如外周神经阻滞 +PCIA、关节腔注射 + PCIA 或 PCEA，外周神经阻滞一般上肢可行臂丛神经阻滞，下肢则可行坐骨神经或股神经阻滞（或内收肌管阻滞）。

3. 关节置换术后镇痛　一般可采用切口周围浸润镇痛、外周神经阻滞 +PCEA、外周神经阻滞 + PCIA、连续腰麻镇痛、口服给药等镇痛方法。

4. 关节镜手术后镇痛　可选用关节腔内注射药物，也可采用静脉或口服止痛药物。

经上述镇痛处理仍感疼痛难忍者，应排除其他并发症导致的疼痛，如脊柱手术后的血肿压迫、四肢手术后石膏固定是否过紧，有无缺血等，切忌盲目追加镇痛药，造成误诊或漏诊，导致严重不良后果。

第九节　围手术期并发症

一、止血带相关并发症

止血带普遍应用于四肢矫形外科中，有助于保持手术野清晰、减少出血，便于手术的操作。止血带的压力一般高于收缩压 100mmHg。止血带加压持续时间一般不宜超过 1.5 小时。时间大于 2 小时可导致短暂的肌肉功能障碍，甚至外周神经的永久性损伤，严重的会导致横纹肌溶解症。

6

止血带反应主要表现如下：

1. 循环系统　肢体驱血及止血带充气后，患者血容量及体循环阻力增加，心脏前后负荷增加。一般情况下患者可以耐受这种变化，但对于心功能较差的患者，可能无法耐受双侧肢体肢同时驱血带来的中心静脉压和动脉血压的增加。

2. 止血带痛　上止血带几分钟后就有可能产生，这种疼痛的产生可能和无髓鞘的 c 神经纤维有关。随着时间的延长止血带痛逐渐加重。非全身麻醉患者主诉一种烧灼样胀痛，全身麻醉患者则表现为心率加快，血压升高和出汗。不同的麻醉方式对止血带痛的反应不同。抑制止血带痛效果最好的是全身麻醉，然后依次为腰麻、硬膜外麻醉、局部静脉麻醉。

3. 局部组织细胞缺血、缺氧　长时间使用止血带可引起局部血供阻断，缺血缺氧产生细胞内酸中毒，导致细胞膜结构破坏，且随着止血带充气时间的延长（> 60 分钟），血管内皮完整性受损，导致组织水肿。而长时间的神经轴索缺氧和神经过度受压会导致不可逆性的神经损害。

4. 松止血带时患者多有心率增快、血压下降的表现　其原因一方面是由于缺血肢体发生再灌注，MAP 及 CVP 下降，同时缺血肢体累积产生的代谢产物进入循环系统后可抑制心肌收缩。清醒患者会出现分钟通气量的增加，甚至出现不规则呼吸。

另外，止血带可能诱发下肢深静脉血栓的形成。即使在微创手术如膝关节镜手术中，通过食管超声也发现了松止血带时出现亚临床肺栓塞（微小栓子）。因此，在松止血带时要密切观察患者生命体征的变化。

鉴于止血带在外科手术中的普遍应用以及止血带反应的普遍存在性，止血带使用应遵循以下原则：

1. 术中要有上止血带的标志，注明止血带开始使用的时间和部位。使用止血带时，先将毛巾、棉絮等置于肢体表面，避免止血带和皮肤直接接触。紧急情况下，可将裤管和袖口卷起，止血带缚在其上。

2. 止血带的长度及宽度应适宜，避免神经、血管挤压伤。

3. 根据患者的年龄、身体状况和四肢末端供

血情况的不同,使用止血带的时间不宜相同。每隔1小时放松10~15分钟,结扎部位超过2小时者,应更换较原来位置高的位置结扎。

4. 止血带压力与收缩压的压力梯度一般为150mmHg。临床上止血带充气时间一般为上肢不超过60分钟,下肢不超过90分钟。

5. 放松止血带前注意补充液体,适当升高血压,放气要缓慢,不可过急过快。

除了严格控制止血带的使用时间和压力外,还可以通过术中使用甘露醇和氧自由基清除剂来减少并发症的发生。有文献报道静脉麻醉药丙泊酚、咪达唑仑、氯胺酮、右美托咪定等均有减轻肢体缺血再灌注损伤的作用。

二、脂肪栓塞

脂肪栓塞(fat embolism,FE)是指脂肪进入血液循环,可不伴有临床症状,是一种病理诊断。脂肪栓塞综合征(fat embolism syndrome,FES)是机体对体循环中脂肪的生理性反应,几乎所有骨盆或股骨骨折的患者都能检测到脂肪栓塞,但FES的发生率低于1%。关于脂肪栓塞的机制尚有争议,一种学说认为是骨折后脂肪细胞被破坏释放出的脂肪颗粒经髓腔血管破口进入循环系统;另一种学说则认为是骨折后脂肪代谢异常,使循环中的游离脂肪酸生成乳糜微粒。

(一)临床表现及诊断

脂肪栓塞的临床表现轻重不一。研究表明,循环中脂肪的数量与FES症状的严重程度无关。轻者症状轻微,常被忽视,重者可突发意识障碍、呼吸困难和循环衰竭。常见症状包括:①瘀点皮疹,是FES的特征,多分布在颈部、肩部、腋下、前胸和腹部等皮下疏松部位,眼睑和结膜也可出现;②呼吸系统症状,大约75%的患者表现为轻度低氧血症和双侧肺泡浸润性的影像学表现,但只有约10%的患者进展为急性呼吸窘迫综合征;③神经系统表现为头痛、烦躁、精神错乱及昏迷等,MRI检查发现沿着脑组织血管边缘有多发性点状损害;④心血管系统,心率增快,心电图显示心肌缺血和急性肺心病改变;⑤发热:38℃以上即有诊断意义,多发生于伤后48小时以内;⑥泌尿系统,肾脏栓塞可在尿内查出脂肪滴,严重者可引起急性肾衰竭;⑦其他:包括黄疸、视网膜改变等。目前诊断主要采用Gurd等于1974年提出的标准(表73-1)。

表73-1 脂肪栓塞诊断的Gurd标准

主要诊断标准(至少一项)	次要标准(至少四项)	实验室检查特点
神经系统症状	发热(38℃以上)	脂肪巨球蛋白血症(必需标准)
呼吸功能不全	心动过速	贫血
皮下瘀点	黄疸	低血小板
	视网膜改变	血沉加快
	肾功能不全	

确诊需1项主要标准加4项以上次要标准,同时有脂肪巨球蛋白血症的证据

(二)预防及治疗

对于脂肪栓塞的预防,要注意手术操作轻柔,应用止血带时注意缓慢放松止血带,搬动和转运患者要确实做到轻稳。及时适当的输血补液,防止低容量休克的发生。对于高危患者,应密切观察,做到早发现、早治疗。

迄今为止,脂肪栓塞尚无有效的特异性治疗,支持治疗主要是维持水电解质和酸碱平衡,加强营养物质和热量的补充、广谱抗生素的应用以及对症治疗。针对低氧血症应给予氧疗,重者需应用人工呼吸机辅助呼吸;积极补充有效血容量,纠正低血容量性休克;脱水利尿剂以及镇静剂的的应用以减轻脑水肿,早期应用大剂量激素可有效抑制炎症渗出,减轻水肿。

三、骨水泥相关并发症

骨水泥是一种用于骨科手术的医用材料,现阶段临床使用的骨水泥有两大类:①不可降解的骨水泥:丙烯酸骨水泥,聚甲基丙烯酸甲酯(PMMA)等;②可被降解的骨水泥:羟基磷酸钙骨水泥(hydroxyapatie,HA)等。PMMA是目前最常用的骨水泥,主要由液体和粉末两部分组成,使用时将两者混合,粉末中的引发剂与液体中的催化剂结合后发生凝固反应。

目前各种品牌的骨水泥基本成分均是PMMA,其添加成分则有极大的差别,包括各种促进剂、阻抑剂、显影剂、抗生素、抗癌药、色素、骨粒等。而骨水泥调制和填充的技术则经过了三代的发展(表73-2)。

表 73-2 骨水泥技术的演进

	第一代	第二代	第三代
骨床准备	有限的骨床准备	注射器冲洗髓腔 / 干燥	脉压冲洗髓腔
植入方式	手工植入面团期骨水泥	骨水泥枪	骨水泥枪
加压方式	手指加压	骨水泥加压器	骨水泥加压器
混合方式	手工混合	手工混合	真空混合

骨水泥植入后出现的包括低血压、低氧血症、心律失常(包括心脏传导阻滞和窦性停搏)、肺栓塞、肺动脉高压、心血管功能衰竭和猝死等临床表现统称骨水泥植入综合征,死亡率为 0.6%~1%。

目前对发生骨水泥综合征有两种解释:① PMMA 引起的直接血管扩张和 / 或心肌抑制;②髓腔内高压使空气、脂肪、骨髓进入静脉导致肺栓塞。产生骨水泥植入综合征的高危因素为高龄、骨质疏松、既往有肺动脉高压、右心室功能失常和冠状动脉疾病的患者、患转移性疾病、采用长柄股骨部件的患者。

为减少这一并发症的发生,从手术技巧上,可采取以下措施:①彻底清洗并擦干股骨管;②应用骨水泥塞,逆行注入骨水泥;③在所填充区的邻近骨上钻孔排气排液,避免封闭式填入;④填充骨髓腔时,应使接触面干燥无血,并将多余的黏合剂彻底清除;⑤局部冰水降温。当预计到患者承受不了骨水泥的打击时,可应用新型无毒型骨水泥。

麻醉方面,在使用骨水泥前可:①早期使用皮质激素,对骨水泥毒性反应可能有一定的预防作用;②适当提高血压,目标是收缩压在诱导前值的 20% 以内,为预防血压急剧下降,可静脉缓慢滴注多巴胺,维持血压平稳;③短时吸入纯氧;④适当加快输液,避免低血容量。术中应密切观察患者的 ECG 和血压,尤其在使用骨水泥前后。麻醉深度适中,避免使用抑制心肌收缩力的药物,心率下降及时使用阿托品。一旦发生低血压,静脉注射肾上腺素(4~50μg)是一个非常有效的方法。对于高危患者,填充骨水泥后只要发现动脉压下降,就应输注肾上腺素 10~20μg。一旦出现心搏骤停,则需增大肾上腺素剂量进行标准的心肺脑复苏。

植入骨黏合剂和假体后当时至术后 5 天内都可能发生持续的低氧血症。在排除导致术后低氧的其他原因后考虑可能与骨黏合剂栓子或脂肪栓塞有关。

四、深静脉血栓形成与肺栓塞

静脉血栓栓塞症(venoous thromboembolism,VTE)是指血液在静脉内不正常地凝结,使血管完全或不完全阻塞,属静脉回流障碍性疾病,包括:深静脉血栓形成(deep venous thrombosis,DVT)肺栓塞(pulmonary embolism,PE)。DVT 是指血液在深静脉腔内不正常的凝结,可发生于全身各部位的静脉,以下肢多见,是矫形外科患者围手术期常见的并发症。PE 指内源性或外源性栓子堵塞肺动脉主干或其分支引起肺循环障碍和呼吸障碍的临床综合征,是围手术期患者死亡的主要原因之一(详见第六十一章)。

(一) VTE 的危险因素

任何引起静脉损伤、静脉血流停滞及血液高凝状态的原因均是 VTE 的危险因素。危险因素主要分为患者个体相关因素和手术操作因素。患者个体相关因素包括高龄、VTE 病史、恶性肿瘤及恶性肿瘤的治疗史(激素、放化疗)、妊娠或产后、肥胖、脓毒血症、炎性肠病、肾病综合征、遗传性或获得性易栓症、瘫痪、制动、中心静脉置管、促红细胞生成药物、口服避孕药等。手术操作相关因素包括手术时间、手术类型、麻醉方式等。

本病一般无自觉症状,有症状者主要表现为肢体疼痛、肿胀及浅静脉曲张,全身反应不明显。单凭临床表现诊断困难,需结合实验室检查和影像学检查,包括凝血功能,D- 二聚体以及多普勒超声检查。其中多普勒超声可反复检查,其诊断率可达 90%,故为临床首选。

(二) 风险评估

术前应评估导致血栓形成的各种诱发因素,临床上使用最广泛的是 Wells 评分法(表 73-3)。创伤患者可以采用 Greenfield 等于 1997 年提出的静脉血栓形成危险度评分(the risk assessment profile for thromboembolism,RAPT)(表 73-4)。对于有 VTE 风险的患者(Wells 评分≥ 2 分或 RAPT 评分≥ 5 分),术前应行下肢 B 超检查,明确有无血栓形成。无血栓者可采取基础预防措施,最大限度地降低 VTE 的风险;已有血栓者,则应评估是否需要抗凝溶栓或放置下腔静脉滤器。

表 73-3 预测下肢深静脉血栓形成的临床模型(Wells评分)

病史及临床表现	评分
肿瘤	1
瘫痪或近期下肢石膏固定	1
近期卧床 >3 天或近 12 周内大手术	1
沿深静脉走行的局部压痛	1
全下肢水肿	1
与健侧相比,小腿肿胀周径长 >3cm	1
既往有下肢深静脉血栓形成病史	1
凹陷性水肿(症状侧下肢)	1
有浅静脉的侧支循环(非静脉曲张)	1
类似或与下肢深静脉血栓形成相近的诊断	-2

表 73-4 创伤患者血栓形成危险度评分

项目	得分	项目	得分
病史		创伤程度	
肥胖	2	胸部 AIS>2	2
恶性肿瘤	2	腹部 AIS>2	2
凝血异常	2	头部 AIS>2	2
VTE 病史	3	脊柱骨折	3
医源性损伤		GCS<8 分持续 4h 以上	4
中心静脉导管 >24h	2	下肢复杂骨折	4
24h 内输血 >4u	2	脊髓损伤(截瘫、四肢瘫等)	4
手术时间 >2h	2		
修复或结扎大血管	3	年龄	
		40~60 岁	2
		60~75 岁	3
		>75 岁	4

注:AIS:简明损伤定级,GCS:格拉斯哥昏迷评分。

手术时机的确定应根据深静脉血栓发生的时间或部位。术前确诊为 DVT(新鲜近段血栓)、深静脉血栓规范化抗凝治疗 <3 个月或血栓纤维化不完全、无再通表现或有血栓远端肢体肿胀者,暂不考虑择期手术。如需急诊或限期手术,建议放置下腔静脉滤器后手术,无抗凝禁忌者给予抗凝治疗。如不需要急诊或限期手术,无抗凝禁忌者给予抗凝治疗 3 个月,血栓稳定(机化)或部分再通时再考虑手术;对于有抗凝禁忌者建议放置下腔静脉滤器,1 周后再评估:如抗凝禁忌已不存在,则给予抗凝治疗,3 个月后血栓稳定(机化)或部分再通时,考虑手术治疗;如仍存在抗凝禁忌,则结合此时是否需急诊或限期手术的情况,判断是否在放置下腔静脉滤器后手术治疗。

(三) 围手术期管理

术中注意维持血流动力学稳定,严格控制止血带压力及使用时间,合理控制容量。如术中发生 VTE,及时给予溶栓治疗。术后预防深静脉血栓形成的措施有间歇气体压迫下肢、活动足部、早期下床活动以及手术后当天就开始给予阿司匹林或华法林等。术后 6 小时就开始使用低分子肝素对预防深静脉血栓有效,也不增加出血风险;术后 24 小时再延迟性使用则效果下降。

第十节 小儿矫形外科手术的麻醉

小儿矫形外科涉及的疾病包括先天性畸形、创伤、感染、肿瘤等。手术麻醉的风险往往不单来自疾病的本身,还主要与小儿本身的病理生理状况有关。要求从事小儿麻醉的医师熟悉小儿的病理生理、心理学、生理学和药理学等,还要有极高的责任心,有较高的临床技能。

术前要仔细评估患儿的心理生理状态,和患儿努力建立彼此信赖的关系。详细了解骨科疾病的情况,对于先天性畸形的患者,要注意是否合并有其他畸形。还要了解手术的体位、创伤大小、出血情况等。询问患儿出生及喂养情况,目前有无发热、上呼吸道感染、哮喘发作,控制或处理如何。对于体温 38℃以上,有上呼吸道感染,严重心肺功能不全的患儿,择期手术需要延期。术前需向家长强调术前禁食禁水的重要性。

由于小儿患者配合度差,局部麻醉在小儿麻醉中应用较少。周围神经阻滞复合全身麻醉或镇静联合应用于内固定取出、四肢骨折等手术。骶管阻滞是小儿最常用的区域阻滞技术，与全身麻醉复合可以减少全身麻醉药的用量，术后还有镇痛作用，苏醒期平稳。全身麻醉是小儿麻醉最常用的方法，短小手术也可选择静脉麻醉＋喉罩通气，药物选择方面七氟烷是安全可靠的吸入麻醉诱导药，异丙酚、氯胺酮和咪达唑仑、芬太尼、瑞芬太尼都可选择，鉴于氯琥珀胆碱可引起高钾血症、窦性心动过缓伴结性和/或室性逸搏等，该药在小儿患者中已属于相对禁忌。

小儿患者术中监测尤为重要，常规监测包括心电图、无创血压、脉氧饱和度及呼气末二氧化碳，术中注意：①小儿患者体重低，容量管理应较成人精准，避免大量失血造成的低血容量以及大量输液造成的心功能不全；②呼吸系统方面，小儿患者氧储备低，不能耐受缺氧，术中注意保证气道通畅，注意避免气道高反应性引起的气道痉挛；③小儿患者相对体表面积大，对于手术时间长、出血量大的矫形外科手术需要特别重视体温的保护。

（马正良）

参考文献

[1] MILLER R D. Miller's Anesthesia [M]. 8th ed. Philadephia: Churchill Living Stone, 2015.

[2] JOHN F. BUTTERWORTH, G. EDWARD MORGAN, JOHN D. WASNICK, et al. Morgan and Mikhail's Clinical Anesthesiology [M]. 5th ed. New York: McGraw-Hill Medical, 2013.

[3] 邱勇 . 重视对脊柱侧凸伴呼吸功能障碍患者的肺功能评估和围手术期处理 [J]. 中国脊柱脊髓杂志 , 2011, 21 (4): 265-267.

[4] KEELING D, TAIT R C, WATSON H, et al. Perioperative management of anticoagulation and antiplatelet therapy [J]. Br J Haematol, 2016, 175 (4): 602-613.

[5] HORLOCKER T T, VANDERMEUELEN E, KOPP SL, et al. Regional Anesthesia in the Patient ReceivingAntithrombotic or Thrombolytic Therapy: American Society of Regional Anesthesia and Pain Medicine Evidence-Based Guidelines (Fourth Edition)[J]. Reg Anesth Pain Med, 2018, 43 (3): 263-309.

[6] HORLOCKER T T. Regional anaesthesia in the patient receiving antithrombotic and antiplatelet therapy [J]. Br J Anaesth, 2011, 107 (Suppl. 1): 96-106.

[7] OHRT-NISSEN S, BUKHARI N, DRAGSTED C, et al. Blood transfusion in the surgical treatment of adolescent idiopathic scoliosis-a single-center experience of patient blood management in 210 cases [J]. Transfusion, 2017, 57 (7): 1808-1817.

[8] BULLMANN V, SCHULTE T L, SCHMIDT C, et al. Pulmonary function after anterior double thoracotomy approach versus posterior surgery with costectomies in idiopathic thoracic scoliosis [J]. Eur Spine J, 2013, 22 (Suppl. 2): S164-171.

[9] 中国老年医学学会骨与关节分会创伤骨科学术工作委员会 . 老年髋部骨折诊疗专家共识 (2017)[J]. 中华创伤骨科杂志 , 2017, 19 (11): 921-927.

[10] 中华医学会麻醉学分会老年人麻醉学组 , 中华医学会麻醉学分会骨科麻醉学组 . 中国老年髋部骨折患者麻醉及围手术期管理指导意见 [J]. 中华医学杂志 , 2017, 97 (12): 897-905.

[11] KAO F C, TSAI T T, CHEN L H, et al. Symptomatic epidural hematoma after lumbar decompression surgery [J]. Eur Spine J, 2015, 24 (2): 348-357.

[12] LONJARET L, LAIREZ O, MINVILLE V, et al. Optimal perioperative management of arterial blood pressure [J]. Integr Blood Press Control, 2014, 12 (7): 49-59.

[13] ZUCKERMAN S L, FORBES J A, MISTRY AM, et al. Electrophysiologic deterioration in surgery for thoracic disc herniation: impact of mean arterial pressures on surgical outcome [J]. Eur Spine J, 2014, 23 (11): 2279-2290.

[14] RYKEN T C, HURLBERT R J, HADLEY M N, et al. The acute cardiopulmonary management of patients with cervical spinal cord injuries [J]. Neurosurgery, 2013, 72 (Suppl. 2): 84-92.

[15] PALMER G M, PIRAKALATHANAN P, SKINNER A V. A multi-centre multi-national survey of anaesthetists regarding the range of anaesthetic and surgical practices for paediatric scoliosis surgery [J]. Anaesth Intensive Care, 2010, 38 (6): 1077-1084.

[16] 中华医学会骨科学分会创伤骨科学组 . 创伤骨科患者深静脉血栓形成筛查与治疗的专家共识 [J]. 中华创伤骨科杂志 , 2013, 15 (12): 1013-1017.

[17] 中华医学会麻醉学分会 . 2017 版中国麻醉学指南与专家共识 [J]. 北京 : 人民卫生出版社 , 2017.

第七十四章

产科麻醉

目　　录

第一节 孕妇妊娠期生理改变

妊娠期孕妇的生理发生显著改变，随着妊娠时间推移，这些改变更加显著，特别是高危产妇，会对麻醉产生影响。增大的子宫会对母体产生机械牵拉作用。卵巢和胎盘分泌大量激素会进一步改变母体的生理功能。孕产妇麻醉管理成功的关键是首先要熟悉妊娠期的解剖和生理变化，并能够针对这些变化采取恰当的麻醉方法。妊娠期全过程从末次月经第一日开始计算，平均280天，即40周。临床上分为三个时期：13周末之前称为早期妊娠，第14~27周末称为中期妊娠，第28~40周末称为晚期妊娠。

产程是指由足够频率和强度的宫缩导致宫颈变薄消失、宫口扩张、胎儿离开子宫进入产道的整个过程。第一产程又称宫颈扩张期，是指从开始出现间歇性5~6分钟的规律宫缩，到宫口开全的时间。足月时宫口开全大约10cm，早产儿生产时宫口不需要开足到10cm。根据最新产程标准，第一产程延长没有明确的时间定义，根据宫缩和给药不同，第一产程可延长至16~24小时不等，通常初产妇需8~12小时，经产妇需6~8小时。第二产程又称胎儿娩出期，是指从宫口开全到胎儿娩出的这段时间；初产妇需1~2小时，经产妇通常数分钟即可完成。第三产程又称胎盘娩出期，是指从胎儿娩出到胎盘娩出的时间，通常需5~15分钟，不超过30分钟。

一、循环系统

妊娠期间，由于新陈代谢负担增加、循环血量增加及内分泌的改变，使得母体在血容量、血流动力学及心脏方面都发生较大变化，以适应胎儿生长发育及分娩的需要。

（一）心脏改变

妊娠期间心电图发生典型改变。从妊娠第8~10周开始，心率逐渐加快，34~36周时达高峰，以后逐渐下降。单胎妊娠心率一般可增加10~15次/min，心脏容量可增加10%左右。妊娠后期心电图检查有电轴左偏，这与心脏沿长轴旋转有关。有些孕妇在Ⅲ导联出现Q波和T波倒置，Q波在深吸气后可减小，T波在深吸气后倒置减轻或转为直立。AVF导联一般无Q波。上述心电图改变均可于产后消失。另外，妊娠期还可能出现房性或室性期前收缩等心律失常表现。

妊娠期高动力性循环使心音加强，第一心音亢进，肺动脉瓣区和心尖区可能出现2~3级收缩期吹风样杂音。有时因肺动脉生理性扩张，在肺动脉瓣区可出现吹风样舒张期杂音，酷似肺动脉瓣关闭不全的杂音，但产后即消失。妊娠后期，因子宫增大，横膈上升，可使心脏向左前方移位，大血管轻度扭曲，心尖部可产生收缩期杂音及肺动脉瓣第二心音亢进，但心电图正常。16%的孕妇可以听到第四心音。

（二）妊娠期血流动力学改变

妊娠期间心输出量增加开始于妊娠第5周，并于孕早期末增加35%~40%。在妊娠中期，心输出量继续增加直至接近比非孕妇心输出量大50%的水平。妊娠晚期，心输出量维持此水平不变。

心输出量决定于心率和每搏量。心输出量最初的变化可归因于妊娠第4~5周心率的加快。至孕早期末心率加快可高于基线15%~25%，并且在妊娠后期基本维持此水平。每搏量于妊娠的第5~8周可增加约20%，而到了妊娠中期末可增加25%~30%，并且保持此水平直至分娩。每搏量的增加与雌激素升高有关。因为妊娠期间黄体酮和雌二醇可引起血管平滑肌松弛以致血管扩张，外周血管阻力下降约20%。外周血管阻力的下降可使收缩压和舒张压下降，心率和心脏每搏量反射性增加，从而导致心输出量的增加。

妊娠期间，左室舒张末容量增加，而收缩末容量保持不变，从而导致射血分数增大。妊娠期间的中心静脉压、肺动脉舒张压和肺毛细血管楔压都在非孕时的正常值范围内。

妊娠期间心输出量的增加可导致子宫、肾脏以及四肢的灌注增加。流向脑部和肝脏的血流无变化。足月妊娠时孕妇皮肤血流量接近非妊娠水平的3~4倍，导致皮肤温度升高。肾脏血浆流量于妊娠16~26周增加80%，但在足月妊娠时降至高于非妊娠水平的50%。

（三）分娩期和产褥期血流动力学改变

与分娩前的心输出量相比，第一产程初期的心输出量增加约 10%，第一产程末约增加 25%，第二产程增加约 40%。子宫收缩期间，约 300~500ml 血液可从绒毛间隙流入中心循环（即相当于自体输血）；子宫内压力增加迫使血液从绒毛间隙流向相对畅通的卵巢静脉流出系统。产后由于腔静脉受压解除、下肢静脉压减小和孕妇血管容量下降的共同作用使心输出量增加。心输出量在产后 24 小时下降至分娩前水平，在产后 12~24 周恢复到孕前水平。分娩结束后心率迅速下降，并在产后两周时恢复到孕前心率水平，而在之后的几个月内心率较孕前水平稍低。

（四）血压改变

体位、孕龄以及产次均可影响孕妇的血压测量值。坐位时血压高于卧位。侧卧位时，70% 的孕妇血压测量值可下降 10%，8% 的孕妇血压可下降 30%~50%。仰卧位时可出现仰卧位低血压综合征，但改变体位后好转。舒张压比收缩压下降程度更大，舒张压早在妊娠中期时即可下降近 20%。

血压的改变与全身血管阻力的改变是一致的。全身血管阻力在妊娠早期时下降，于妊娠 20 周时降至最低点（下降 35%），而在妊娠后期升高。全身血管阻力的下降，是由低阻力血管床（绒毛间隙）的发育以及前列腺素、雌二醇和黄体酮作用所致的血管扩张引起的。

妊娠期间上肢静脉压无改变，下肢静脉压于妊娠后期升高，在卧位和坐位时更加明显，可由 0.98kPa（10cmH_2O）增加到 2~3kPa（20~30cmH_2O）。下肢静脉压升高的主要原因是由于机械性压迫所致，这里包括增大的子宫在骨盆入口上方压迫下降静脉，以及胎头在骨盆侧壁处压迫髂静脉。故在进行中心静脉压测量时应从上腔静脉测量，以避免因增大的子宫压迫而导致的下腔静脉测量值偏高。

二、血液系统

（一）血容量变化

自妊娠第 6 周起，母体血容量开始增多，孕 32~34 周时达高峰，约增加 45%~50%，妊娠 34 周后，血浆容量基本稳定或稍有减少。妊娠末期，孕妇循环血容量大部分用于妊娠子宫的血液灌注。胎儿和母体产生的激素可使孕期血浆容量升高。另外，在血管紧张度下降情况下，血浆容量的增加是维持适当血压的一种生理反应。雌激素可升高肾素活性，从而通过肾素 - 血管紧张素 - 醛固酮系统增加钠的吸收和水的潴留。其机制可能是由于胎儿肾上腺产生了雌激素的前体脱氢表雄酮。黄体酮也能增加醛固酮的分泌。这些改变导致血浆中肾素活性和醛固酮水平明显升高，同时也使钠潴留和身体水分总量显著升高。分娩前应适当控制液体的输入量，否则可能会增加水、钠潴留，增加心脏负担，不利于产后恢复。

自孕 6~8 周母体血容量开始增加，孕 32~34 周时达高峰，约增加 40%~45%，平均增加 1 450ml。其中血浆增加约 1 000ml，因血浆增加多于红细胞增加，血液相对稀释。

（二）红细胞

妊娠的前 8 周血细胞比容下降至 31%~34%，血小板减少 10%~20%，到妊娠 16 周时回到孕前水平，到足月时比妊娠前可增加 30%。这是因为血浆的增长速度要明显高于红细胞及血小板，导致妊娠期生理性贫血。孕妇储备铁约 500mg，为适应红细胞增生及胎儿成长和孕妇各器官生理变化的需要，容易缺铁。

（三）白细胞

从孕 7 周起开始增加，至妊娠 30 周时达高峰，主要为中性粒细胞增多，淋巴细胞增多不明显，而单核细胞和嗜酸性细胞几乎无改变。

（四）血浆蛋白

妊娠初期血浆白蛋白浓度从 4.5g/dl 下降至 3.9g/dl，而到足月时下降为 3.3g/dl。妊娠初期球蛋白下降 10%，之后的整个妊娠期均呈上升趋势，直至足月时，球蛋白较孕前水平升高 10%。妊娠期间白蛋白 / 球蛋白比值（白 / 球比）从 1.4 下降至 0.9，血浆总蛋白浓度约从 7.8g/dl 下降至 7.0g/dl。妊娠期间母体胶体渗透压减小近 5mmHg。妊娠初期血浆胆碱酯酶浓度下降约 25% 并保持此水平直至妊娠末期。

（五）凝血功能

妊娠期血小板的更新、聚集以及纤维蛋白溶解增强。因此，妊娠时血管内凝血加快，但属于代偿状态。

妊娠期间凝血因子亦发生改变（表 74-1）。大多数凝血因子浓度的升高、凝血酶原时间和部分凝血活酶时间的缩短、纤维蛋白肽 A 浓度的增加以及抗凝血酶Ⅲ浓度的降低，均提示凝血系统的激活。血栓弹力图的改变也提示妊娠处于高凝状态。早在孕 10~12 周就可以观察到血栓弹力图的一些变化，如 R 和 K 值减少，α 角度和最大幅度增加，纤溶减少，这些变化在分娩时体现更为明显。

妊娠期血浆纤维蛋白原比非孕期增加约50%~75%，孕末期可达400~500mg/dl。红细胞表面负电荷改变，红细胞沉降率加快。妊娠期纤维蛋白溶酶增加，优球蛋白溶解时间延长，表明纤溶活性降低，分娩后纤溶活性迅速增高。

从分娩开始到产后第一天内，血小板计数、纤维蛋白原、Ⅷ因子和纤溶酶原迅速下降，同时抗纤维蛋白溶解活性增加。产后第一天凝血时间仍然缩短，血栓弹力图仍然为高凝状态。产后3~5天，纤维蛋白原浓度和血小板计数升高，这些改变可以解释为何产褥期血栓并发症高发。产后两周后，凝血功能恢复到妊娠前状态。

表 74-1　足月妊娠时凝血和纤溶参数

浓度升高的因子：
Ⅰ因子（纤维蛋白原）、Ⅶ因子（转变加速因子）、Ⅷ因子（抗血友病因子）、Ⅸ因子（抗血友病因子B）、Ⅹ因子（Stuart~Prower因子）、Ⅻ因子（Hageman因子）
浓度不变的因子：
Ⅱ因子（凝血酶原因子）、Ⅴ因子（促凝血球蛋白原）
浓度下降的因子：
Ⅺ因子（凝血酶原激酶前身物）、ⅩⅢ因子（纤维蛋白稳定因子）
其他参数：
凝血酶原时间：缩短20%
部分凝血活酶时间：缩短20%
血栓弹力图：高凝状态
纤维蛋白肽A浓度：升高
抗凝血酶Ⅲ浓度：降低
血小板计数：不变或减少
出血时间：不变
纤维蛋白降解物浓度：升高
纤溶酶原浓度：升高

三、呼吸系统

妊娠早期已出现肋膈角增宽，肋骨向外扩展，使胸腔前后径及横径各增加2cm，胸周径增加5~7cm。妊娠后期子宫增大，腹压增高，使横膈抬高约4cm，腹式呼吸减弱，主要以胸式呼吸为主，胸腔总体积无缩小。

从妊娠早期开始，喉黏膜、鼻黏膜和口咽黏膜毛细血管就开始充血，并且在整个妊娠期间充血加剧。孕妇出现呼吸浅快可能是因为鼻充血。

妊娠12~38周的孕妇Mallampati分级为Ⅳ级的比例升高34%。呼吸道的血管充血可导致口腔、鼻咽、喉部及气管黏膜的水肿。呼吸道水肿可致困难通气，甚至困难插管，且黏膜较易破损。有上呼吸道感染、先兆子痫、输液过多、妊娠期高血压疾病以及在第二产程时用力分娩的孕妇，其呼吸道水肿更为明显。

妊娠期间，孕妇肺功能最明显的变化是功能残气量（functional residual capacity，FRC）的变化。在妊娠期间，FRC减少了20%左右。这主要是由于子宫增大导致膈肌上抬所致。FRC的减少使孕妇氧的储存能力明显减少。潮气量（V_T）增加40%，分钟通气量增加50%。通气量增多使孕妇动脉$PaCO_2$减低15%左右，HCO_3^-减少15%左右，动脉血氧分压（PaO_2）轻度增高，氧合血红蛋白离解曲线右移，这有利于氧在组织中的释放。

孕妇氧耗增加约20%~50%。储氧能力的减少和氧耗的增加使孕妇更容易发生缺氧。在分娩期间，特别是第一和第二产程，由于疼痛难忍，孕妇的分钟通气量和氧耗量骤增，比非孕妇增高约300%，导致孕妇出现低二氧化碳血症（$PaCO_2$降至20mmHg或更低），pH值升高（pH 7.55）。呼吸性碱中毒可使血管收缩，影响胎儿血供。另外，在宫缩的间歇期，由于疼痛缓解，血中低$PaCO_2$可使孕妇呼吸减弱，可导致低氧，对孕妇和胎儿不利。提供有效的椎管内分娩镇痛可以抑制这些改变。

四、消化系统

（一）解剖学改变

随着妊娠进展，胃肠道受增大子宫的推挤，使盲肠、阑尾移向腹腔的外上方；妊娠后期子宫压迫直肠，可加重便秘，并可因静脉血流淤滞而出现痔疮；至妊娠晚期，胃向左上方膈肌顶部推移，并且胃的轴线较其正常的水平位向右旋转近45°，形成程度不等的水平位。由于胃肠道解剖位置的改变，使急腹症的体征发生变异，易导致临床诊断上的困惑。胃的位置改变使得大多数孕妇的腹段食管移位至胸腔。这就导致可防止胃内容物反流的食管下段高压区压力降低，同时黄体酮也可使之松弛。约30%~50%的女性在妊娠期间有胃食管反流病，该病的患病率在妊娠早期约为10%，在妊娠中期约为40%，而在妊娠晚期约为55%。胃食管反流病的高危因素包括孕周时期、妊娠前有胃灼热表现和经产妇。妊娠次数、妊娠前BMI、妊娠期体重增加与反流发生没有关系。

（二）胃肠动力改变

整个妊娠期间液体和固体的胃排空并无改变。妊娠期间食管蠕动和小肠运输减慢。这些胃肠动力的改变与胎盘分泌大量黄体酮引起全身平滑肌普遍松弛有关。这种抑制效应也可能是妊娠期间黄体酮使血浆胃动素浓度下降而产生的间接作用。此外，分娩时的疼痛、焦虑也会明显影响胃的排空能力。分娩孕妇进食后 8~24 小时行超声检查，发现 41% 的孕妇胃内还存留固体食物，而非孕妇进食后 4 小时胃内就找不到固体食物。另外，孕妇的胃内压增加，而食管下段高压区压力降低。所有这些都增加了发生反流、误吸的危险性。

（三）胃酸分泌

在妊娠期间，由于胎盘分泌的促胃酸激素的水平升高，孕妇胃酸的分泌增加。

五、内分泌和代谢

（一）垂体

妊娠期垂体的体积和重量均增加，体积约比妊娠前增加 20%~40%，重量几乎增加一倍。腺垂体增大 1~2 倍，分泌垂体泌乳素的嗜酸细胞增多、增大，形成所谓的“妊娠细胞”。这种生理性增大可能导致头痛，也可压迫视神经交叉而致双颞侧偏盲，产后 10 天左右随着垂体的缩小而恢复。

垂体的这种改变增加了腺垂体对出血的敏感性。因此，产后出血性休克常使腺垂体供血不足或形成血栓，造成增生、肥大的腺垂体发生坏死，而出现希恩综合征（Sheehan’s syndrome）。神经垂体的血液供应直接来自动脉，它不受低血压的影响。临床麻醉时应避免较长时间的低血压，必要时应及时使用升压药，以避免给产妇带来不可逆转的后遗症。

（二）甲状腺

妊娠期间由于甲状腺滤泡和血管增生使得甲状腺增大 50%~70%，造成甲状腺 1、2 度肿大者占 30%~40%。受大量雌激素影响，肝脏产生的甲状腺素结合球蛋白增加，可导致妊娠初期三碘甲状腺原氨酸（T_3）和甲状腺素（T_4）浓度升高 50%，并且持续整个妊娠期。妊娠期血浆总 T_3 和 T_4 的浓度虽然升高，但游离 T_3（FT_3）和游离 T_4（FT_4）的血浆浓度却基本保持在正常范围之内，甚至有轻度下降。故孕妇通常无甲状腺功能亢进表现。

妊娠初期促甲状腺激素浓度下降但此后立即恢复到非妊娠水平，并在此后的妊娠期内不发生进一步改变。妊娠期甲状腺对血浆中碘的摄取量增加。因此，妊娠期应增加饮食中碘含量。

（三）甲状旁腺

甲状旁腺呈生理性增生，激素分泌增加，钙离子浓度下降，临床上多见低钙血症。

（四）胰腺

妊娠期间胰岛增大，β 细胞数目增多。妊娠中期血浆胰岛素水平开始增高，妊娠末期达高峰，葡萄糖耐量试验显示，胰岛素水平较非孕期明显增高。但由于妊娠期产生的胎盘生乳素、雌激素和孕激素等有拮抗胰岛素的功能，因此血糖水平下降缓慢，恢复延迟。因胰腺对葡萄糖的清除能力降低，故孕妇靠增加胰岛素的分泌来维持体内糖代谢。孕妇的空腹血糖与非孕妇相似或稍低，如果胰岛的代偿功能不足，不能适应这些改变，则将于妊娠期首次出现糖尿病，称为妊娠期糖尿病。

（五）肾上腺

孕期肾上腺皮质的形态无明显改变，但由于妊娠期雌激素增加，血清皮质醇浓度亦增加，说明孕期肾上腺皮质激素处于功能亢进状态。

肾上腺分泌的皮质醇及醛固酮等激素从孕 12 周开始增加，到妊娠末期达非孕期的 3~5 倍，半衰期延长，清除率降低。妊娠期间由于雌激素水平升高，引起肝合成皮质类固醇结合球蛋白（corticosteroid binding globulin，CBG）浓度增加一倍。升高的 CBG 可使血浆皮质醇浓度在妊娠初期末升高 1 倍，而到足月时可升高 2 倍，在妊娠末期的最后几天，未结合的、具有代谢活性的皮质醇浓度为非妊娠水平的 2.5 倍。游离皮质醇增加是由其产生增加和清除率下降所致。与蛋白结合的皮质类固醇受 CBG 增加和血清白蛋白下降的影响。通常在糖皮质激素浓度较低时就可使 CBG 结合能力饱和。妊娠期间倍他米松清除率升高，这很可能是由于它可通过胎盘酶代谢。

肾上腺髓质所产生的肾上腺素和去甲肾上腺素都无改变，但到临产后这两种激素可因对子宫收缩的应激反应而增多。

（六）代谢

妊娠初期基础代谢率稍下降，妊娠中期逐渐增高，妊娠晚期可增高 15%~25%。氧耗量增加 20%~30%，主要供子宫血管营养区域所用。

妊娠期糖代谢变化显著，在皮质激素及胎盘生乳素抑制胰岛功能的影响下，外周葡萄糖利用率降低，肌肉糖原储备量减少，血糖升高，餐后高血糖持续时间长。由于肾小球滤出的糖量超过肾小管回吸收量，约 20%~30% 的孕产妇可有间断性尿糖现象。近年，对孕期饥饿低血糖的发生有了进一步的认识。非孕妇饥饿后血糖浓度平均为 3.6mmol/L(66mg/dl)，而孕妇为 3.3mmol/L(60mg/dl)。禁食 48 小时后，孕妇的血糖浓度下降更剧，可低于 2.2mmol/L(40mg/dl)，最后可出现酮尿，麻醉管理上应予以重视。高位椎管内麻醉和全身麻醉可能掩盖低血糖症状，应特别引起注意。

妊娠期蛋白质代谢增强，但仍保持正氮平衡。由于生理性血液稀释，血浆总蛋白可降低 13%，平均为 62.5g/L，导致胶体渗透压下降，易发生水肿。

妊娠期分泌的大量甾体类激素对水和电解质的潴留起重要作用。妊娠期水的交换面积扩大，在母体与胎儿之间发生大量水及电解质代谢，其特点是总体液量增加伴随等渗的盐潴留。妊娠期水潴留主要发生在组织间隙。

六、中枢神经系统

妊娠期间的脑血流量有所增加，从孕早期的 44.4ml/(min·100g) 增加到孕晚期的 51.8ml/(min·100g)。脑血流量的增加源于脑血管阻力的减小和颈内动脉直径的增加。妊娠期氟烷和异氟烷的最小肺泡有效浓度分别降低 25% 和 40%。有人认为这是妊娠时孕妇体内各种激素水平发生了改变所致。还有人认为，孕妇吸入麻醉药的 MAC 值的降低是由于孕妇内啡肽系统发生了改变，导致孕妇对疼痛的耐受力升高。此外，孕激素和内啡肽的变化与孕妇的痛阈增加相关，因此孕产妇对疼痛耐受性增强。

妊娠期硬膜外腔的脂肪和静脉丛体积增大，导致脊髓脑脊液容量下降，因此无论蛛网膜下腔麻醉或硬膜外麻醉，局部麻醉药减少 30%~50% 的用量，就可达到理想的平面。产程中硬膜外腔压力增加，压力增加来源于下腔静脉受压或者疼痛和胎儿娩出时腹内压增加导致血液更多分流至脊柱血管丛。产后 6~12 小时硬膜外腔压力恢复到非妊娠水平。

第二节　产科麻醉药理学

围生期药理学涉及三个重要部分：母亲、胎盘、胎儿。三者相互作用，影响妊娠期间的药物应用。

一、母体因素

药物到达胎盘交换部位依赖于渗入到绒毛间隙的子宫血流率。到达绒毛间隙药物的子宫动脉内浓度依赖以下因素：总剂量、给药途径、麻醉药物中存在肾上腺素、母体代谢与排泄、母体蛋白结合、母体的 pH 与药物的 pKa。

(一) 剂量

无论何种给药途径，增加用药剂量会增加母体动脉血药浓度，结果也会增加胎儿的血药浓度。

(二) 注射部位

静脉给药时血药浓度峰值最高。骶椎硬膜外注射局部麻醉药比腰椎硬膜外注射在母体内的血药浓度峰值高，而腰椎硬膜外、外阴、颈部侧面注射局部麻醉药后母体的血药浓度相似。

(三) 佐剂

肾上腺素能降低母体利多卡因、甲哌卡因血药浓度峰值的 30%~50%，而对布比卡因、依替卡因的影响很小。

(四) 个体药动学

妊娠相关疾病，如先兆子痫，可能会因肝脏代谢障碍和肝血流的减少而导致母体麻醉药的血药浓度较高，对于一些肝清除率较高的药物，如利多卡因，尤其如此，因其代谢对肝血流因素更敏感。

蛋白结合对胎盘转运麻醉药物的潜在影响目前知之甚少。严重先兆子痫引起的母体血浆蛋白水平的降低，可能会使进入胎儿体内的麻醉药增多。但胎盘对具有不同蛋白结合力的药物的转运能力尚不确定。局部麻醉药的血浆蛋白结合力因不同药物及其浓度不同而不同，利多卡因和甲哌卡因的结合率分别为 50% 和 70%，布比卡因和依替卡因的结合率为 95%。妊娠可能降低某些药物的蛋白结合。例如，妊娠期间，布比卡因血浆蛋白结合力下降。在评价局部麻醉药蛋白结合意义时，药物—蛋白解离率也很重要。

药物的 pKa 是其处于 50% 离子化时的 pH 值。由于大多数局部麻醉药的 pKa 在 7.6~8.9 之间，这与机体生理状态下的 pH 值很接近。母体和胎儿血液 pH 值改变可使药物离子化程度及其胎盘转运发生变化。胎儿酸中毒时可发生一种称为“离子障”的现象，因为胎儿血 pH 值降低使碱性局部麻醉药（如利多卡因）离子化程度高，这种现象可能是病态胎儿药物蓄积的原因。

二、胎盘因素

对孕妇进行的药物治疗中，许多药物都可以通过胎盘，从而对胎儿产生远期效应。在对孕妇用药后，一定量的药物将通过胎盘进入胎儿血液循环。药物通过以下三条途径透过胎盘屏障：简单扩散、主动转运和胞饮作用。药物通透性取决于多种因素，包括分子量大小、蛋白结合率、脂溶性、母体血药浓度和母体及胎儿血 pH 值。药物到达绒毛间隙后，单位时间内转运量可用散公式来表示，其表达式为：

$$Q/t=K\times A\times(C_m-C_f)/D \tag{74-1}$$

Q/t 为跨膜通透率，K 为扩散系数，A 为可进行物质交换的半透膜表面面积，C_m-C_f 为母体和胎儿血液循环中药物浓度梯度，D 为膜的厚度。

大分子物质较难通过胎盘屏障，小于 500D 的分子易通过。大多数用于孕妇的药物都是小分子量物质，因此很容易通过胎盘到达胎儿血液循环。脂溶性高的药物也同样易于穿过胎盘屏障。离子化程度高、脂溶性低的药物（如非去极化肌松药）很难透过胎盘屏障。

三、胎儿因素

一旦药物透过胎盘，胎儿对药物的摄取、分布、代谢、排泄决定药物的清除和生理作用。

（一）摄取

胎儿对药物的摄取取决于胎儿血液中药物（包括溶解于血浆中的药物和与红细胞及血浆蛋白结合的药物）的可溶性、胎儿向绒毛间隙的血流量及分布以及流回胎儿血液中的药物浓度。另外，母体和胎儿的血液间的 pH 梯度也影响药物的平衡浓度。

1. 药物的蛋白结合　胎儿的总蛋白量较少，对多种药物（例如某些局部麻醉药、苯巴比妥、哌替啶等）的蛋白结合力均低于母亲，因此血浆中的游离药物相对更多。当游离药物血浆水平一样时（即达到平衡），胎儿的总血药浓度低于母亲。

2. 药物的脂溶性和解离度　高度脂溶性药物（例如布比卡因和依替卡因）被胎儿组织大量吸收，降低了胎儿血浆药物浓度。胎儿的 pH 对决定药物的离子化程度很重要。当胎儿发生酸中毒时，弱碱类药物（例如局部麻醉药、阿片类药物）的离子化程度升高，不易通过胎盘返回母体，结果造成胎儿血浆中药物蓄积。这种现象称为“离子障”（ion trapping）。

3. 脐血流量　足月时的脐血流量约为 600ml/分钟，占胎儿心输出量的 50%。脐血流量减少时，胎儿～母亲血药浓度的比值增加，但药物经胎盘转运的速度减慢。

（二）分布

胎儿循环独特（图 74-1），能够极大地改变药物的分布，药物在脐静脉和脐动脉中的浓度有显著差异。脐动脉血药浓度是胎儿脑内浓度的真实反映。胎儿组织对药物的摄取受血液循环分布的影响，灌注丰富的器官组织（例如脑、心脏和肝脏）中药物浓度较高。窒息和酸中毒可使胎儿的循环分布发生变化，更多的心输出量灌注脑、心脏和胎盘会进一步增加脑、心脏和肝脏对药物的摄取。

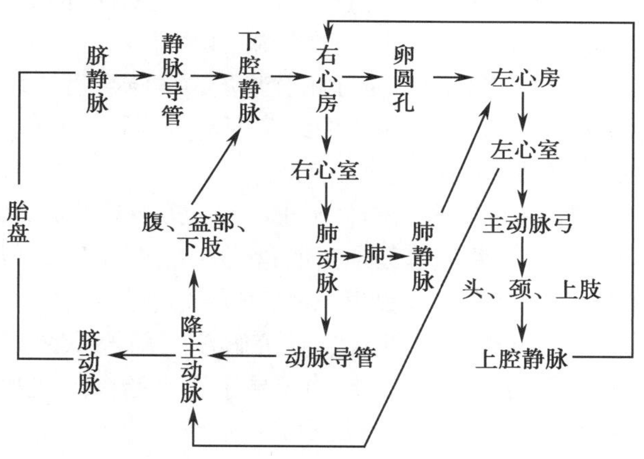

图 74-1　胎儿血液循环

（三）代谢和清除

从胎盘经脐静脉进入胎体的药物，约有 50% 进入肝脏被逐渐代谢，其余部分则从静脉导管经下腔静脉进入体循环，待到达脑循环时药物已经稀释，因此，脑组织中麻醉药浓度已相当低。但胎儿与新生儿血 - 脑屏障的通透性高，药物较易通过，尤其在呼吸抑制出现 CO_2 蓄积和低氧血症时，膜通透性更增大。

胎儿肝的重量为体重的 4%（成人为 2%）。近年来发现胎儿肝内的细胞色素 P450，与 NADPH-细胞色素 C 还原酶、葡萄糖醛酸转移酶的活性等与成人无显著差异，因此肝脏对药物的解毒功能无明显差别。

胎儿与新生儿的肾滤过率差，对药物排泄能力比成人低，并相对缓慢。肾小球滤过率为成人的30%~40%，肾小管排泄量比成人低20%~30%，尤其对巴比妥类药排泄缓慢。

四、母体用药对胎儿和新生儿的影响

母亲用药对胎儿和新生儿的作用包括：药物的直接影响，因子宫胎盘血流量、子宫张力和收缩力以及产程和分娩方式的变化而造成的间接影响。麻醉药和麻醉性镇痛药都有不同程度的中枢抑制作用，且均有一定数量通过胎盘进入胎儿血液循环。因此，在用药时必须慎重考虑用药方式、剂量、用药时间以及胎儿和母体的全身情况。如果胎儿在药物抑制高峰时刻娩出，则有可能发生新生儿窒息，对早产儿更应慎重。

（一）局部麻醉药

局部麻醉药注入硬膜外间隙，母体静脉血局部麻醉药浓度可在20~30分钟时达最高值，脐静脉血中浓度在30分钟时达最高值。不同的局部麻醉药进入胎盘的速度也不同，影响因素有：

1. 局部麻醉药与母体血浆蛋白的结合度　局部麻醉药与母体血浆蛋白结合度高者，通过胎盘量少，进入胎儿血的量也小。

6

2. 局部麻醉药的分子量　在350~450（Da）以下的小分子物质容易通过胎盘，常用的局部麻醉药的分子量都在400以下，故均较易通过胎盘。

3. 局部麻醉药的脂质溶解度　局部麻醉药中，脂质溶解度较高者，均较易于进入胎盘。如利多卡因溶解度为30.2，较易通过胎盘。

4. 局部麻醉药在胎盘中的分解代谢　酰胺类局部麻醉药如利多卡因、布比卡因，大部分在肝脏经酶的作用而失活，不被胎盘分解；其代谢过程也远较酯类局部麻醉药缓慢。因此大量用酰胺类局部麻醉药的不良反应较酯类者多，但由于前者作用可靠，渗透性强，作用时间较长，不良反应尚不多，故仍被普遍用于产科。

酯类局部麻醉药如普鲁卡因、氯普鲁卡因、丁卡因等，大多经血浆或肝内假性胆碱酯酶水解，也在胎盘内水解，因此移行至胎体的量少，故较安全。

局部浸润普鲁卡因时，3~5分钟即可通过胎盘，但对胎儿呼吸及子宫收缩均无影响。利多卡因注入硬膜外间隙3分钟后，胎儿血内的浓度约为母血浓度的1/2，加用肾上腺素可降低母胎血内浓度，但不能延缓透过胎盘的速率。

布比卡因：化学结构和药理作用与丙胺卡因类似，作用维持时间长，胎儿娩出时脐血内浓度约相当于母血的30%~40%。

罗哌卡因：该药作用强度大于布比卡因，对运动神经阻滞弱于布比卡因，蛋白结合率95%，毒性作用特别是心脏毒性作用小，0.125%以下的浓度可产生感觉阻滞而不产生运动神经阻滞，是产科镇痛较理想的局部麻醉药。

（二）麻醉性镇痛药

麻醉性镇痛药如吗啡、哌替啶、芬太尼等，都极易透过胎盘，且对胎儿产生一定的抑制。

1. 哌替啶　全身用药是产科医师实施分娩镇痛时的常用药物。常用剂量为25~50mg静脉注射或50~100mg肌内注射，作用维持3~4小时。

哌替啶易于通过胎盘，静脉注射后1分钟即出现在胎儿血液中、6分钟即在母亲和胎儿间达到平衡；改用肌内注射，脐静脉的哌替啶出现较延迟，浓度也较低。哌替啶的活性代谢物去甲哌替啶可在胎儿体内发生蓄积。哌替啶和去甲哌替啶在新生儿体内的半衰期明显延长(分别为20小时和60小时)。

哌替啶有促进宫缩作用，但子宫肌张力不降，宫缩频率及强度增加，故可使第一产程缩短。可能与其镇痛以及加强皮质对自主神经调整功能等作用有关。新生儿一旦出现呼吸抑制，可用烯丙吗啡0.1~0.25mg经脐静脉注入以对抗。

哌替啶及其代谢物作用于胎儿可导致心率变异性降低和呼吸运动减弱；作用于新生儿可导致新生儿抑制，表现为Apgar评分降低、出现持续呼吸的时间延迟和神经行为功能异常等。作用有明显的剂量依赖性，并与注药～分娩时间间隔有关。产妇肌内注射50~100mg哌替啶1小时之内或4小时之后分娩的新生儿较少受到抑制，而在给药后2~3小时期间分娩的新生儿易发生抑制。

2. 吗啡　能够快速通过胎盘。新生儿的呼吸中枢对吗啡的敏感性很高，等效剂量的吗啡引起的新生儿呼吸抑制多于哌替啶。由于吗啡用于分娩镇痛时起效慢、作用时间长而新生儿抑制的发生率高，已被哌替啶或芬太尼替代。

3. 芬太尼　具有较高的亲脂性和白蛋白结合率(74%)，能够快速通过胎盘，给药后在胎盘和胎儿脑内都可能检测到，达到平衡后母亲血药浓度是胎儿的2.5倍。

分娩期使用芬太尼静脉镇痛可导致胎儿抑

制，表现为短暂的胎动减少、呼吸动作消失和胎儿心率变异性降低。一般不推荐用于分娩镇痛，可用于全身麻醉或椎管内麻醉剖宫产胎儿娩出后补救用药。

4. 瑞芬太尼 可快速通过胎盘。可用于全身麻醉中静脉单次给药或分娩镇痛时患者自控镇痛（PCA）给药。分娩时应用瑞芬太尼可能使产妇过度镇静，但并没有对新生儿造成不良影响相关的报道，可能与非特异性酯酶的快速代谢使胎儿暴露最小化有关。分娩过程中PCA给药可能发生一过性胎儿心率改变。

5. 阿片类拮抗剂 纳洛酮可通过胎盘，改善新生儿对二氧化碳的通气反应，但对新生儿的神经行为评分没有改善。纳洛酮能改变新生儿循环中的脑啡肽和内啡肽的含量，后两者在新生儿对感觉刺激和应激的适应以及循环稳定的维持方面都有重要作用。因此，除非有与母亲应用麻醉性镇痛药有关的呼吸抑制，一般不推荐新生儿用纳洛酮治疗。

（三）全身麻醉药

1. 氯胺酮 除了在分娩中应用外，静脉氯胺酮（1~2mg/kg）可用于椎管内麻醉阻滞不全时辅助剖宫产。1968年用于产科，具有催产、消除阵痛、增强子宫收缩力的作用。对新生儿无抑制，偶可引起新生儿肌张力增高和激动不安（有的报道占2%）。氯胺酮静脉注射2mg/kg可作为全身麻醉诱导，或在胎头娩出时静脉注射0.25mg/kg，或在会阴侧切时静脉注射0.6~0.7mg/kg。氯胺酮禁用于有精神病病史、妊娠中毒症或先兆子宫破裂的孕妇。

2. 丙泊酚 具有诱导迅速、维持时间短、苏醒迅速的优点。该药可透过胎盘，大剂量使用（用量超过2.5mg/kg）可能对新生儿有镇静作用。丙泊酚在母体静脉使用后1~2分钟出现在胎儿血中，15分钟之内达到平衡。新生儿的血浆药物浓度取决于母体接受药物的剂量以及给药至胎儿娩出的时间间隔。在一项研究中，给予母体丙泊酚2mg/kg进行麻醉诱导，给药至胎儿娩出间期为10分钟，胎儿脐静脉丙泊酚血药浓度平均为0.32μg/ml。该药说明书强调：妊娠期丙泊酚除用作终止妊娠外，不宜用于产科麻醉。此由于临床研究数据有限所致。现阶段临床实践中较多中心使用丙泊酚进行全身麻醉剖宫产诱导，未引起新生儿长时间抑制。哺乳期母亲用后对新生儿安全尚有顾虑。

3. 依托咪酯 依托咪酯是咪唑羧化物，常用的麻醉诱导剂量（0.3mg/kg）对心肺功能影响小。依托咪酯水解迅速、所用时间短，注射时疼痛发生率高，易发生不自主肌肉收缩，还可以抑制新生儿皮质醇的合成，因此较少用于剖宫产。

4. 硫喷妥钠 1936年始用于产科，现临床应用较少，不影响子宫收缩，可迅速通过胎盘，但胎儿的摄取量与母体所用剂量不成正比关系。本药用于妊娠期的半衰期比非妊娠期者长2~3倍。健康新生儿的Apgar评分与所用剂量及脐静脉血中的药物浓度无直接相关。大剂量硫喷妥钠可能抑制新生儿呼吸，故应限制剂量不超过7mg/kg。因胎儿窒息而需作急症剖宫产时由于巴比妥类药对脑似有保护作用，故仍可考虑用本药做麻醉诱导。

（四）吸入麻醉药

1. 氧化亚氮（N_2O） 产科麻醉常用的吸入麻醉药。可迅速透过胎盘，母胎间的血浓度差约为55%~91%，且随吸入时间延长而成比例增加。N_2O对母体的呼吸、循环、子宫收缩力有增强作用，使宫缩力与频率增加。用于产科多取半紧闭法作间歇吸入，可在分娩第一期末宫缩前20~30秒吸入。使用高浓度N_2O时，应警惕缺氧的发生，吸入浓度最高不超过70%。

2. 卤化剂 优点是减少产妇术后不良记忆，允许高浓度氧气吸入，增加子宫血流量，对新生儿抑制作用不明显。孕8~12周孕妇与非孕妇相比异氟烷MAC下降28%。氟烷对宫缩抑制较强，恩氟烷和异氟烷次之。剖宫产麻醉的维持采用高浓度上述吸入麻醉药，会明显抑制宫缩，导致胎儿取出后宫缩不良，增加手术出血量。因此，最好使用较高浓度的N_2O复合较低浓度的恩氟烷和异氟烷。临床研究表明，50%N_2O复合小于1%恩氟烷或异氟烷，麻醉效果较好，对宫缩影响轻，对新生儿无明显影响。

（五）肌肉松弛药

1. 氯琥珀胆碱 由于完全离子化及季铵盐的特征，肌肉松弛药不容易通过胎盘。氯琥珀胆碱脂溶性低，且可被胆碱酯酶迅速分解，故在常用剂量时，极少向胎儿转运，新生儿体内亦无此药。但用量在300mg以上或一次大量使用，仍会转运至胎儿，3.5分钟后即可与母血浓度相平衡。新生儿神经肌肉阻滞发生在大剂量多次给药或产妇和新生儿都是非典型拟胆碱酯酶缺乏症的纯合子。

2. 筒箭毒碱 过去认为其胎盘通透率很小。近年在剖宫产麻醉中的研究表明，静脉注入后2分钟脐血中即可出现，6~10分钟后，脐血浓度为母血浓度的10%。临床反复大量使用筒箭毒碱可引起母子均无呼吸，但可用抗胆碱酯酶药拮抗。

3. 泮库溴铵　分子量较大，临床研究表明也可透过胎盘，但临床上未见有异常情况。

4. 新型非去极化肌松药　近年来新的非去极化肌松药逐年增加，如阿曲库铵、维库溴铵、哌库溴铵、杜什氯铵、美维松和罗库溴铵等，使临床用药有更多选择。上述药物都是高度水溶性药，故不易（并非完全不能）通过脂质膜屏障，如胎盘屏障。产科使用的理想肌肉松弛药应具有：起效快，持续时间短，很少通过胎盘屏障，新生儿排除该药迅速等。阿曲库铵的理化特点接近上述条件，它是大分子量的季铵离子，脂溶性低，50%与蛋白结合，所以通透胎盘屏障受限。有的作者观察，给剖宫产的产妇使用阿曲库铵0.3mg/kg，肌松满意，作用持续时间短，仅微量通过胎盘，娩出新生儿Apgar评分正常，但出生后15分钟神经学和适应能力评分55%正常，45%较差，说明使用阿曲库铵后的新生儿自主肌肉张力较差，表现为颈部屈肌和伸肌主动收缩力较差，对不足月的早产儿应予注意。

第三节　剖宫产的麻醉

起初剖宫产是作为一种抢救孕妇和胎儿的紧急分娩方式，只有在非正常情况下才使用。但是随着医疗技术水平的提高，世界各地的剖宫产率都有升高的趋势。目前国内剖宫产率越来越高，其原因可包括胎儿原因、产妇原因、头盆原因及社会原因，其中以胎儿原因最为多见。常见的剖宫产指征为滞产、头盆不称、多胎妊娠、臀位、先露异常、胎儿窘迫以及剖宫产史等。

一、术前评估

大多数产科手术属急症性质，麻醉科医师首先应详细了解产程经过，对母胎情况做出全面估计；了解既往病史，药物过敏史及术前进食、进饮情况。除了一般的病史采集外，还应关注孕妇保健以及相关的产科病史、麻醉史、气道情况、妊娠后心、肺功能、基础血压等，椎管内麻醉前还应检查背部穿刺部位的情况。在解释操作步骤和可能发生的并发症后，获得患者的知情同意。

化验检查血、尿常规，肝、肾功能，出凝血时间。对患有妊娠相关高血压、HELLP综合征和其他凝血障碍相关疾病拟行椎管内麻醉的患者，尤其要关注血小板计数和凝血功能检查。

术前麻醉科医师应与产科医师就胎儿的宫内状况进行沟通。

胃动力和胃食管括约肌功能的减退以及胃酸分泌过多使产妇具有较高的反流误吸风险，所以无论是否禁食，所有产妇均应视为饱胃患者。

二、术前准备

1. 要充分认识产科麻醉具有较高的风险，妊娠期间呼吸、循环都发生了一系列改变，特别是心血管系统改变最大。产妇入院后，对有手术可能者尽早开始禁食禁饮，并以葡萄糖液静脉滴注维持能量。临产前给予药物中和胃酸。对先兆子痫、子痫及大出血可能的产妇，应做好新生儿急救及异常出血处理的准备。

2. 麻醉前应准备好麻醉机、吸氧装置和相应的麻醉器械和药品，以应对潜在的并发症，如插管失败、呼吸抑制、低血压、镇痛效果不佳及呕吐等。

3. 不论选择哪种麻醉方法，麻醉后手术开始前都应尽量保持子宫左侧移位。

三、麻醉选择

剖宫产麻醉方式的选择取决于手术指征、手术紧急程度、孕妇要求及麻醉科医师的判断，包括全身麻醉和区域麻醉。

（一）连续硬膜外阻滞

硬膜外穿刺点多选择$L_{2\sim3}$或$L_{3\sim4}$间隙，向头或尾侧置管3cm。局部麻醉药常选用1.5%~2%利多卡因、0.5%布比卡因或罗哌卡因，维持阻滞平面于T_6。用药剂量可比非孕妇减少1/3。该方法起效较慢，对循环影响较小。

在剖宫产术中，经硬膜外途径给予大量局部麻醉药具有潜在的毒性，且孕妇硬膜外血管常处于充盈状态，穿刺置管应小心，以免误入血管。硬膜外导管有移动的可能，因此即使采用负压回抽试验也不能完全排除导管进入蛛网膜下腔或血管的可能。注药前回吸、给与试验剂量、分次给药、选择更安全的药物（如利多卡因）或较新的酰胺类局部麻醉药（如罗哌卡因和左旋布比卡因）等措施可减少

6

局部麻醉药中毒的危险。

局部麻醉药中添加少量芬太尼(2μg/ml)或舒芬太尼(0.5μg/ml)有助于改善麻醉效果。可乐定也用来添加至硬膜外局部麻醉药中,但常产生镇静、心动过缓以及低血压。硬膜外已经置管行分娩镇痛的患者,拟行急诊剖宫产时,可直接利用原导管有效地实施硬膜外麻醉。

为预防仰卧位低血压综合征,产妇最好采用左侧倾斜30°体位,或垫高产妇右髋部,使之左侧倾斜20°~30°,这样可减轻巨大子宫对腹膜后大血管的压迫。

(二)蛛网膜下腔阻滞(脊麻)

优点是起效快、阻滞效果良好,并且由于局部麻醉药使用剂量小,发生局部麻醉药中毒的概率小。另外,蛛网膜下腔阻滞失败率较低,不会造成局部麻醉药意外血管内注射或大量注入蛛网膜下腔造成全脊麻。脊麻的缺点包括麻醉时间有限和容易出现低血压。

脊麻最常使用的药物是重比重布比卡因(布比卡因用10%葡萄糖溶液稀释),常用剂量为8~12mg,作用时间为1.5~2小时。尽管增加脊麻用药量可以升高阻滞平面,但超过15mg,低血压的发生率明显升高。低血压可通过预先给予一定量的液体(500ml林格液)、子宫移位(通常是左移)以及准备好麻黄碱等升压药来预防。对于肥胖产妇,坐位是蛛网膜下腔穿刺的最佳体位。重比重药物比等比重药物更容易预测阻滞平面的高度,而且麻醉科医师也可以通过改变手术床位置来调整平面高度。

(三)腰硬联合麻醉

腰硬联合麻醉(combined spinal-epidural anesthesia, CSEA)综合了蛛网膜下腔阻滞和硬膜外阻滞各自的优点,发挥了脊麻用药量小、起效快、效果确切的优点,又可发挥连续硬膜外阻滞的灵活、可用于术后镇痛的优点。由于腰麻穿刺针细(26G),前端为笔尖式,对硬脊膜损伤少,故脊麻后头痛的发生率大大减少。近年来,CSEA已广泛用于剖宫产手术的麻醉中。

穿刺点常选择$L_{2\sim3}$,使用“针过针”技术,由硬膜外穿刺针进入硬膜外腔后,经该穿刺针置入长带侧孔的微创性腰穿针直至刺破蛛网膜,见脑脊液自动流出,证明穿刺成功。注入局部麻醉药后,退出穿刺针,头侧方向置入硬膜外导管3cm,必要时可从硬膜外腔给药,以实施连续硬膜外麻醉或PCEA术后镇痛。

(四)全身麻醉

全身麻醉适用于有椎管内麻醉或区域阻滞麻醉禁忌证、术中须抢救和确保气道安全的产妇手术。其优点是诱导迅速,可立即开始手术,保证气道和通气的最佳控制,减少了血容量不足时低血压的发生;缺点和风险是可能导致反流误吸、新生儿抑制、术中知晓、气管内插管拔管困难等。目前较通用的全身麻醉剖宫产方法如下:

1. 术前评估和准备　评估检查气道,询问麻醉史、用药史、过敏史以及禁食水情况等。检查上肢静脉通道是否通畅。术中监测措施包括心电图、血压、脉搏血氧饱和度、呼气末二氧化碳监测。做好困难气道插管的准备。准备好吸引器、短柄喉镜,6.0~7.0号气管导管,以及处理困难气道的相关器械。

2. 麻醉诱导　诱导前吸纯氧3~5分钟,或深吸气5~8次(5~6L/min)。手术的各项措施(如消毒、铺巾等)准备好之后开始麻醉诱导。采用快速顺序诱导:静脉注射丙泊酚1.5~2.5mg/kg加氯琥珀胆碱1.0~1.5mg/kg或罗库溴铵0.6~1.0mg/kg。如果血流动力学不平稳,也可静脉注射依托咪酯0.2~0.3mg/kg或者氯胺酮1~1.5mg/kg。接受硫酸镁治疗的孕妇肌松剂适当减量。丙泊酚可透过胎盘,临床不推荐大剂量(>2.5mg/kg)使用。氯胺酮如果剂量过高则可能产生精神症状以及子宫张力增加,也会对新生儿产生呼吸抑制。常用的全身麻醉镇静镇痛药物如咪达唑仑、芬太尼及其类似物、吗啡、哌替啶等不宜用于胎儿娩出前,因会导致胎儿呼吸抑制。

3. 麻醉维持　麻醉维持可采用吸入麻醉药或者静吸复合麻醉维持,如50%~70%氧化亚氮加七氟烷维持适当的麻醉。避免过度通气,防止胎儿酸中毒。胎儿娩出后,可适当追加芬太尼或舒芬太尼等阿片类镇痛药。降低吸入麻醉药浓度,以免影响宫缩。七氟烷的MAC要控制在小于1.0。

4. 苏醒拔管　可于手术结束前5~10分钟停用吸入麻醉药,并用高流量氧气洗出,以加速苏醒;或采用全凭静脉麻醉苏醒。产妇完全清醒、喉反射恢复后,拔除气管插管。

目前普遍认为,剖宫产全身麻醉并发症是产科麻醉相关死亡发生的主要原因。产妇因肥胖,舌体肿大,咽喉、气管黏膜水肿,口腔黏膜脆易出血等可能导致困难气道发生率显著升高。反流误吸、插管失败或插管困难引起的低氧血症是产科全身麻醉导致产妇死亡的主要因素。大多数产科气管内插管在紧急状态下进行，对气道的准备不充分、困难气道设备没有及时到位、麻醉科医师缺乏经验，这些因素都会导致产科全身麻醉气道不良事件发生率增加。随着各种困难气道设备使用的增多，对于普通喉镜插管失败病例，可选用可视喉镜、喉罩甚至纤维支气管镜辅助插管。必要时可以使用喉罩解决通气问题。

近年来，各种喉罩用于产科全身麻醉逐渐增多，特别是可置入胃管的喉罩使用逐渐增多，为预防产科全身麻醉反流误吸提供了更多的选择。Halaseh 等报道 ProSeal 喉罩用于 3 000 例剖宫产全身麻醉，第 1 次置入成功率为 99.7%，其余 8 例第 2 次均置入成功，没有发生通气失败的病例。Han 等在 4 067 例 Supreme 喉罩剖宫产全身麻醉的研究中，没有误吸病例，仅发生了 1 例反流。多项针对喉罩用于产科全身麻醉的研究指出，全身麻醉剖宫产使用喉罩并未出现通气困难，在气管插管存在困难的产妇中存在一定的优势。

胃内容物误吸也是导致产妇死亡的重要因素之一，针对这个问题，已引入多种改进措施来降低反流误吸发生率，包括按压环状软骨的快速顺序诱导技术、使用抑酸药枸橼酸铋钾和 H_2 受体阻滞剂及气管插管前避免行面罩加压通气等。

6

四、术后镇痛

剖宫产术后疼痛的发生机制来源于组织的直接创伤、后续炎症反应和宫缩导致的内脏痛。剖宫产的术后疼痛程度要显著高于阴道分娩。在一个多中心研究中，阴道分娩后第一个 24 小时患者的疼痛评分平均为 3.3 分，而剖宫产后则为 4.7 分，两者有显著差异。剖宫产术后 8 周仍存在持续性疼痛的发生率约为 9.2%。而术后的严重急性疼痛可能与持续性慢性疼痛的发生有关。因此，完善的剖宫产术后镇痛管理非常必要，并有助于产后泌乳和快速康复。

（一）椎管内镇痛

椎管内镇痛是经椎管内麻醉剖宫产患者的首选镇痛方式，根据具体麻醉方式（单次腰麻、腰硬联合麻醉）可决定不同给药途径。椎管内给予吗啡是获得长时间术后镇痛（包括内脏痛和躯体痛）最有效的方法。硬膜外或蛛网膜下腔给予各类长效阿片类药物（吗啡、氢吗啡酮、二乙酰吗啡）已成为国内外公认的标准术后镇痛模式。鞘内注射的吗啡主要作用于脊髓的 μ 受体，而硬膜外给予的吗啡则通过脊髓和脊髓上行纤维的阿片类受体起作用。鞘内注射芬太尼（10~20μg）虽可以改善术中镇痛，但由于药物作用时间较短，因此无法持续至术后。一些医疗机构在腰麻时联合应用芬太尼和吗啡（0.1~0.2mg）用于术后镇痛，可以进一步延长术后镇痛时间至 24 小时，但该方法可能导致术后恶心呕吐、瘙痒和呼吸抑制等副作用发生率增高。硬膜外吗啡（2~3mg）虽然起效较慢，但是作用时间长，可持续至术后 18~24 小时，其副作用呈量效相关性，应警惕迟发性呼吸抑制。有研究表明，硬膜外吗啡超过 2.5mg 时其恶心、呕吐、瘙痒等副作用发生率显著升高，提示 1.5~2mg 可能较为恰当。

以局部麻醉药为主的患者自控硬膜外镇痛（PCEA）亦是有效的椎管内术后镇痛方式，一般以罗哌卡因（0.15%~0.2%）联合芬太尼（2μg/ml）或舒芬太尼为主，建议给予背景剂量以完善镇痛效果。然而，该方法可能导致患者下肢麻木而限制其术后下地活动，增加静脉血栓等风险，不利于术后快速康复。

（二）患者自控静脉镇痛

患者自控静脉镇痛（PCA）是另一种剖宫产术后常用的镇痛模式。由于镇痛泵的设置允许产妇根据自身的疼痛情况自行给药，因此与传统的静脉持续泵注、皮下或肌内注射给药途径相比，镇痛效果更好，患者满意度更高。PCA 中常用药物为阿片类药。影响阿片类药物选择的因素包括起效速度、持续时间、总体有效率以及副作用的类型和发生率。剖宫产术后 PCA 常用药物为吗啡、芬太尼、舒芬太尼、氢吗啡酮等。

阿片类药物用于静脉类 PCA 与用于硬膜外患者自控镇痛（PCEA）相比，镇痛效果类似，但镇静、恶心、呕吐等副作用发生率较高。一些研究比较了剖宫产术后静脉吗啡 PCA 和硬膜外单次给予吗啡镇痛的差异。尽管硬膜外组瘙痒的发生率明显偏高，但是镇痛效果和患者满意度也明显高于静脉组，且静脉组的嗜睡和恶心发生率更高。

（三）非甾体抗炎药

所有非甾体抗炎药都可以减少阿片类药的用量。剖宫产术后 NSAIDS 药物选择除了考虑有效性外，还需考虑对哺乳的影响。布洛芬是使用最广泛的非处方NSAIDS。剖宫产术后每12小时口服布洛芬不仅可以使切口疼痛明显减轻，且阿片类药消耗量也减少。该药在乳汁中分泌极少，因此尤其适用于哺乳期的产妇。双氯芬酸也是经过深入研究并被发现可以有效用于剖宫产术后镇痛。研究发现，与安慰剂组相比，双氯芬酸直肠栓剂可以减少剖宫产术后吗啡消耗量。单次剂量的双氯芬酸栓100mg直肠给药后对首次镇痛药的需求时间延后了5个小时。对乙酰氨基酚虽然在其他类型手术的术后镇痛中应用广泛，但针对剖宫产术后镇痛的研究较少。以上药物在乳汁中的浓度均极低，尚无研究显示其对新生儿适应能力评分有任何影响。

（四）区域阻滞技术

腹横肌平面阻滞（TAP）是将局部麻醉药注入腹内斜肌和腹横肌之间阻滞支配前腹壁区域的神经。使用罗哌卡因进行TAP阻滞可以提供有效镇痛，显著降低疼痛评分，减少吗啡消耗量，延长首次镇痛需求间隔。然而，由于TAP阻滞仅能缓解由于皮肤切口导致的伤害性躯体痛，因此只能部分缓解剖宫产术后的疼痛。研究表明，接受吗啡0.1~0.2mg鞘内注射的患者与TAP阻滞患者相比，吗啡组阿片类药消耗量和疼痛评分更低，但是恶心、呕吐和瘙痒的发生率更高。同时，剖宫产术后鞘内注射吗啡和TAP阻滞联合使用并不能比单独使用吗啡提供更好的镇痛。因此，TAP阻滞仅可以作为不能行椎管内麻醉时的一种镇痛方法，但不能替代椎管内阿片类药作为剖宫产镇痛的金标准。

TAP阻滞可以在超声引导下完成，通常给予0.5%罗哌卡因15~20ml，总剂量低于2.5mg/kg，阻滞后至少观察30分钟。阻滞的并发症包括肌内注射引起局部麻醉药中毒和肠穿孔。

五、麻醉并发症

（一）低血压

足月产妇处于仰卧位时会出现血压下降、心动过速及股静脉压升高，这是由于妊娠子宫压迫下腔静脉导致静脉回流降低及心输出量降低所致，也被称作“仰卧位低血压综合征”。许多麻醉药及椎管内麻醉产生的交感神经抑制作用可导致血管扩张，进一步降低静脉回流，加重低血压。低血压的发生率和严重程度取决于阻滞平面的高低、产妇的体位以及是否采取了预防性措施。

孕妇出现低血压后，麻醉科医师应及时扩容、改变体位，必要时给予血管加压药。

1. 扩容　对剖宫产产妇在区域麻醉前可输入达10ml/kg的晶体液，以增加血管内容量。含糖液不应用于扩容，可能导致产妇和胎儿高血糖症，随之产后发生新生儿低血糖。在新生儿酸碱状态方面使用乳酸林格液和0.9%的氯化钠似乎并无差别。一些人更喜欢用胶体液预扩容，因为其血管内半衰期更长。

2. 变化体位　向左侧倾斜手术台15°~30°，或者右臀下放置楔形物会缓解大多数孕妇的主动脉和下腔静脉压迫。但是这些做法不一定绝对有效，麻醉科医师必须高度关注孕妇及胎儿的体征。

3. 使用血管加压药　当上述方式不足以改善低血压时，辅用升压药可以取得较好效果，常用药物为麻黄碱或去氧肾上腺素。

（二）困难插管

产科麻醉中呼吸道管理是一个非常重要的问题。大多数麻醉相关性死亡是由于困难气道导致的低氧血症。最常见的呼吸不良事件是插管失败。妊娠导致的体重增加、胸廓增大以及咽喉水肿等体格因素会增加气管内插管的难度。妊娠产妇插管失败的处理措施如图74-2。

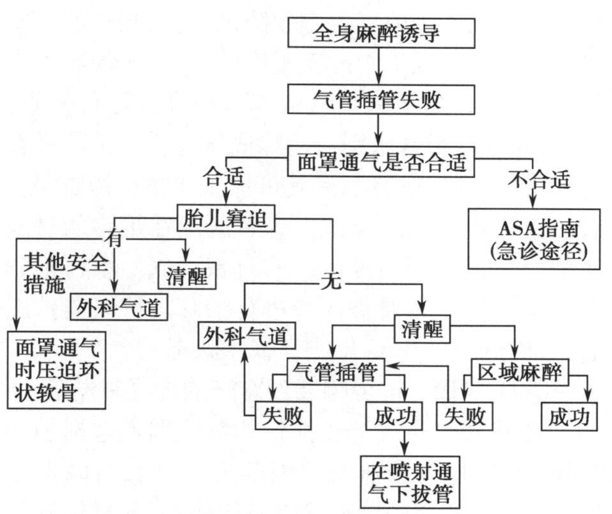

图74-2　孕妇插管失败的处理措施

（三）反流误吸

妊娠期间胃功能受到机械性刺激与激素的双重影响，导致胃排空延长、酸性产物增加、胃食管反流发生率高，胃内容物反流进入咽喉部而可能发生误吸，甚至导致化学性肺炎、细菌性肺炎或肺不张。

1. 禁食要求　美国麻醉科医师学会产科麻醉分会指南推荐产妇可在分娩期间直至麻醉诱导前 2 小时内饮用适量的清液体。择期剖宫产的妇女进行麻醉或分娩镇痛操作之前 6~8 小时不应摄入固体。

2. 预防用药　没有一种药物或食物被认为在预防误吸时更有效。预防误吸的理想药物应当是快速起效、增加胃排空速度、增加胃 pH 值,而同时减少胃容量。推荐应用非特异性抗酸剂、H_2 受体拮抗剂或多巴胺受体拮抗剂。静脉内给予甲氧氯普安可明显加快行择期剖宫产孕妇的胃排空。昂丹司琼是另一种常用于辅助预防误吸的极好的止吐药。

3. 诊断　诊断肺误吸时常比较困难。对于有风险的患者应当保持高度警惕。最明显的体征是口咽部存在胃内容物,尤其在应用喉镜检查时可见。患者可能发生心动过速、哮鸣、低氧血症、低血压及呼吸困难。胸部 X 线检查的典型表现为弥漫性片状浸润,患者表现出肺泡—动脉氧张力梯度增加及吸氧后亦无改善的低 PaO_2。

4. 治疗　如果采用全身麻醉,应当进行环状软骨压迫下快速顺序诱导直至确认插管。可使用快速起效的氯琥珀胆碱进行诱导,尽量避免面罩加压通气。尽管采取了以上预防措施,误吸仍然会发生。如果患者发生中度至重度的误吸,或误吸了固体,应当立即应用带套囊的气管内导管进行插管。插管后,建议重复吸引以清除固体物质。不再推荐进行支气管肺泡灌洗,因其可加压使颗粒物质深入肺内进一步损伤肺组织。患者应当在足够的吸入氧浓度下进行至少 8 小时的机械通气。不再推荐常规给予抗生素及类固醇进行治疗。持续监护患者的动脉血气、胸部 X 线及临床状态。

(四) 椎管内神经阻滞剖宫产的神经并发症

区域麻醉导致神经损伤的危险因素包括神经缺血(推测与应用血管收缩药或患者长时间低血压有关),放置穿刺针或导管时损伤神经、感染和局部麻醉药选择不当等。另外,患者术中体位摆放不当、手术敷料包扎过紧及手术创伤也会导致神经损伤,但却常常被归咎于区域麻醉。

椎管内麻醉剖宫产的神经并发症临床表现包括以下几点：

1. 神经根或神经干损伤　神经受到局部麻醉药直接毒性、穿刺针损伤、压迫、牵拉、缺血及完全横断的伤害。穿刺针的直接创伤可导致严重的神经损伤,尤其是当穿刺针刺穿神经束膜进入神经束。穿刺针针尖或硬膜外导管刺激神经时患者多描述为一过性麻木感,而如果刺入脊髓、神经根或神经干内则患者表现为剧烈的神经疼痛。麻醉后患者可出现脊神经功能异常,严重者可出现脊髓横断性损害。腰椎管狭窄或胎头压迫所导致的神经根或神经干损伤,多表现为一支或多支脊神经、或某神经干的功能障碍,表现为一侧下肢麻木、感觉迟钝或无力、股神经痛、耻骨联合痛、会阴部痛等。机械性损伤可表现为一支或数支脊神经支配区域感觉缺失,单侧或双侧下肢肌肉运动异常,严重时可表现为双侧横断性截瘫等。

2. 短暂神经综合征　局部麻醉药及其他化学性毒性损害的表现主要有短暂神经综合征(transient neurological symptoms,TNS),应用各种局部麻醉药时均可见,骶尾部可能是对局部麻醉药比较敏感的部位,脊髓背根神经元兴奋引起肌肉痉挛,在接受腰麻后 4~5 小时腰背部可出现中度或剧烈的疼痛,放射向臀部和小腿,也可伴随有感觉异常,但无明显运动和反射异常,一般 7 天内均可恢复,不遗留感觉运动障碍。

3. 马尾综合征　马尾综合征(cauda equina syndrome,CES)表现为低位脊神经根损伤的症状,可出现直肠、膀胱功能障碍,会阴部感觉异常及下肢运动麻痹等。

(五) 椎管内神经阻滞的其他并发症

1. 硬脊膜穿刺后头痛(postdural puncture headache,PDPH)　PDPH 病因是复杂的,最常见的原因是脑脊液从刺破的硬脊膜不断流出造成脑脊液的压力降低所致;另一个原因可能为颅内血管扩张。其典型症状为由平卧位转为坐位或直立位时出现剧烈头疼,尤其在咳嗽或突然活动时疼痛加剧,在平卧位时疼痛缓解。PDPH 可在穿刺后立即发生,也可发生在数日后,据统计,最常见是在穿刺 48 小时内发生,大多数头疼在 7 天内即可自行缓解(详见第五十四章)。

2. 全脊麻　全脊麻是罕见但非常严重的并发症,多由硬膜外麻醉的大剂量局部麻醉药误入蛛网膜下腔所致,或由于硬膜外导管移位误入蛛网膜下腔所致。临床表现为注药后迅速出现广泛的感觉和运动神经阻滞,意识不清、双侧瞳孔扩大、呼吸停止、肌无力、低血压、心动过缓甚至室性心律失常或心搏骤停等。

第四节　高危产科的麻醉

妊娠期有某些病理因素，可能危害孕产妇、胎儿、新生儿或导致难产者，称为高危妊娠。高危妊娠几乎包括了所有的病理产科。而与麻醉关系密切的高危妊娠，主要为各种妊娠并发症和并存疾病。

一、妊娠高血压疾病

妊娠高血压疾病包括妊娠合并慢性高血压、妊娠期高血压、子痫前期、慢性高血压并发子痫前期和子痫。妊娠期高血压发生率约为 5%，轻度妊娠期高血压并不影响妊娠结局，但病情常在妊娠 37 周后加重，约 1/4 可发展为子痫前期。

（一）子痫前期的麻醉

子痫前期的诊断标准为妊娠 20 周之后开始出现高血压和蛋白尿，是导致早产的主要原因之一，胎儿及胎盘娩出是唯一有效的治疗方法。约 75% 的子痫前期都是轻度的，但妊娠 34 周前发病常意味着疾病更严重，母亲及胎儿预后更差。子痫前期导致孕妇死亡的原因包括脑卒中、肺水肿和肝脏坏死或破裂。

子痫前期的发病机制尚不明确，但目前认为是胎盘没有充分植入，胎盘灌注不足引起缺氧反应，释放多种物质进入母体循环损伤母体内皮功能，引起多系统表现的母体综合征。子痫前期的临床表现见表 74-2。HELLP 综合征，即溶血、肝酶升高和血小板减少综合征，是重度子痫前期的一种特殊情况，表现为病情短时间内急剧恶化，产妇可出现 DIC、胎盘早剥、急性肾衰竭、肺水肿、脑水肿、肝被膜下血肿，甚至导致产妇死亡。

表 74-2　子痫前期的临床表现

中枢神经系统	肾脏
头痛	蛋白尿
视力障碍	钠潴留
过度兴奋	肾小球滤过率降低
惊厥	肾脏功能不全
颅内出血	血液系统
脑水肿	凝血障碍
心血管系统	血小板减少
血管内容量减少	血小板功能不全
小动脉阻力增加	部分凝血活酶时间延长
高血压	微血管病性溶血
心功能不全	
肝脏	
肝功能受损	
肝酶升高	
包膜下血肿	
肝实质破裂	

子痫前期的治疗包括卧床、镇静、使用药物控制血压（拉贝洛尔、肼屈嗪等）及使用硫酸镁预防惊厥。静脉应用硫酸镁，常给予 4~6g 负荷量，然后 1~2g/h 维持。硫酸镁的治疗浓度为 5~9mg/dl，临床上常通过观察孕妇的腱反射避免硫酸镁过量。当血清镁离子 >12mg/dl 时腱反射消失，15~20mg/dl 时呼吸抑制，>25mg/dl 时心跳停止。产科医师常在术前 2 小时停用硫酸镁，防止术中宫缩乏力。产科医师会通过不断评估母亲和胎儿的情况决定期待治疗或终止妊娠。

轻度子痫前期的患者麻醉与健康产妇无明显区别，但要求麻醉科医师仔细观察患者，警惕其迅速发展为重度子痫前期。麻醉评估时应集中在气道检查、母亲血流动力学和凝血功能及液体平衡方面。①气道：孕妇全身性水肿会累及气道，在行全身麻醉剖宫产时可能困难插管；②血流动力学监测：重度子痫前期的孕妇疾病进展及使用降压药物调节血压，都会导致全身动脉压发生急剧变化。持续动脉血压监测可方便监测血压变化、血气分析和评估容量状态。连续的中心静脉压力监测可指导液体管理。③凝血状态：轻度子痫前期的孕妇通常是高凝状态，不应禁止椎管内镇痛或麻醉。重度子痫前期孕妇，尤其是有 DIC 风险存在时（如胎盘早剥、HELLP 综合征等），会存在血小板减少，在实施椎管内操作前必须做血小板计数检查及凝血功能检查。④静脉补液：重度子痫前期患者发生肺水肿的风险增加，需要密切注意补液速度。

子痫前期产妇行剖宫产，常选择椎管内麻醉，且与正常产妇行剖宫产大致相同。全身麻醉剖宫产的指征包括孕妇严重出血、持续胎心减速、严重的血小板减少症、其他凝血疾病及HELLP综合征。一旦决定实施全身麻醉，麻醉科医师需要面临三个挑战：①保证气道安全；②直接喉镜检查和气管插管造成的高血压反应；③硫酸镁对神经肌肉传递和子宫张力的影响。重度子痫前期患者实施全身麻醉时推荐放置桡动脉导管进行连续动脉压监测，留置大口径静脉导管，按照困难气道准备插管用具，麻醉诱导前可应用H_2受体拮抗剂，充分去氮给氧，静脉使用拉贝洛尔或其他降压药物调整血压，监测胎心率，麻醉采用快速顺序诱导，麻醉维持药物避免影响子宫收缩，术毕拮抗神经肌肉残余阻滞。硫酸镁作为抗分娩药物，会抑制神经肌肉接头处乙酰胆碱的释放，延长多种非去极化肌松剂的作用时间并增加其效能，因此应减少非去极化肌松剂剂量，最好在肌松监测下用药。重度子痫前期的风险并不会在分娩后立即终止，分娩后的产妇仍有发生肺水肿、脑卒中、惊厥等风险，应转入重症监护治疗病房，持续监护与严密管理。

（二）子痫的麻醉及救治

子痫是在妊娠期或产后新发的惊厥抽搐或不能解释的昏迷，伴有子痫前期的症状或体征。子痫的发生率约为万分之0.1~5.9，大多发生在产时或产后48小时内。多数子痫的产妇都有重度子痫前期的证据，10%~15%无典型症状。典型的惊厥往往是突然发作，从面部抽动开始，接着是15~20秒的强直相，伴有持续约1分钟的呼吸停止的全身阵挛，之后进入伴有不同程度昏迷的发作后状态。

一旦发生子痫，即刻目标是终止惊厥，建立有效气道，并预防低氧、误吸等严重并发症。在惊厥抽搐的过程中，可通过简易呼吸器和面罩供氧，软的鼻咽通气道可改善供氧。监测孕妇脉搏氧饱和度。使用硫酸镁防止子痫患者再次惊厥。严格控制液体摄入量，每小时不超过100ml，降低发生脑水肿的风险。必要时使用药物控制血压。麻醉前必须进行凝血功能检查。

二、异常先露和多胎妊娠

（一）异常先露

胎先露是指最先进入骨盆入口的胎儿部位。异常先露的产妇产程会发生改变，影响产科医师和麻醉科医师的决策。臀先露是一种常见的异常先露，约3%~4%的胎儿到足月时仍保持臀先露。臀先露时产科并发症风险增加，包括死产、产时窒息、脐带脱垂、产伤等，即便选择剖宫产也可能造成胎儿损伤。产科医师可能会为产妇实施外倒转术，即把臀先露变为头先露，这个过程可能需要提供足够的镇痛。多数产科医师会推荐臀先露的产妇接受常规剖宫产，仍有少数产科医师会施行阴道试产。臀先露产妇在分娩期间施行椎管内镇痛具有缓解疼痛、避免产妇过早用力、松弛盆底和会阴及紧急剖宫产时直接硬膜外加深麻醉等优点。

（二）多胎妊娠

近年来随着辅助生殖技术的发展和妇女推迟妊娠，多胎妊娠的比例明显上升，双胎多见，3胎以上少见。多胎妊娠的孕妇在孕晚期，明显增大的子宫将导致总肺活量和功能残气量下降，胃受压向头侧移位会增加误吸风险，且孕30周后孕妇体重增长迅速，将增加困难通气和插管的风险。双胎妊娠时，产妇的血容量较单胎产妇增加750ml左右，更容易发生相对或绝对贫血。且由于胎儿体重增加和羊水量增加，多胎妊娠的孕妇更易发生仰卧位低血压综合征。

多胎妊娠可增加产妇的并发症和死亡率，常见的母体并发症包括早产、产程延长、更为严重的妊娠期高血压疾病、DIC、宫缩乏力及产前产后出血增加。双胎妊娠本身不是经阴道分娩的禁忌证，硬膜外镇痛可提供理想的镇痛效果，且具有极大的灵活性，可为产科医师行胎儿处理或改为剖宫产提供条件。但多数产科医师会直接选择剖宫产，麻醉前需要开通粗大的静脉通路。全身麻醉时，由于多胎妊娠进一步增加氧耗，且母体氧储备减少，充分去氮给氧至关重要。分娩两个或多个胎儿需要的时间增加，从切皮到最后一个胎儿娩出的时间延长，会降低脐带血的pH值，新生儿抑制的风险增加。椎管内麻醉的新生儿抑制发生率较全身麻醉低。无论采取何种麻醉方式，均需做好新生儿复苏的准备。

三、产科出血

产科出血是全世界孕产妇死亡最常见的原因之一，占所有孕产妇死亡率的25%。大多数产前及产后出血所导致的严重后果是可以预防的，依赖于医护人员对产科出血状况的及时察觉、准确评估和积极救治。

（一）产前出血

约有25%的产妇会发生产前阴道出血，大多数发生在孕早期且程度轻微,仍有极少数产妇可能发生孕中晚期的严重阴道出血,将危及胎儿生存。常见引起严重产前出血的原因包括胎盘早剥、前置胎盘、子宫破裂和前置血管等。

1. 胎盘早剥　胎盘早剥是指在胎儿娩出前胎盘全部或部分从蜕膜基底剥离,约有 0.4%~1.0% 的孕妇合并胎盘早剥。其典型的临床表现为阴道流血、子宫压痛和子宫收缩增加,血液可能积聚在胎盘之后导致低估出血的程度。严重的胎盘早剥会继发产妇失血性休克、凝血功能障碍、胎儿抑制或死亡。

2. 前置胎盘　前置胎盘是指胎盘附着的位置低于胎儿先露,可分为完全性、部分性及边缘性前置胎盘。孕妇前置胎盘的发病率约为 4.0/1 000,常见的原因是既往子宫损伤,胎盘植入在瘢痕处。经阴道超声检查是诊断前置胎盘的金标准,磁共振成像 MRI 可用于评估胎盘植入的情况。典型症状是孕中晚期的无痛性阴道出血。产科医师会根据阴道出血的严重程度、胎儿成熟度和胎儿状况综合评估,决定继续观察或迅速终止妊娠。

3. 子宫破裂　妊娠期子宫破裂对孕妇和胎儿来说都是灾难性事件,但通常发生概率很低。瘢痕子宫、引产、先天子宫异常是常见原因,但也有无任何危险因素发生子宫破裂的病例。子宫破裂常见的体征是腹痛和异常胎心率模式,但可能表现非常多样化。治疗选择包括修复子宫、结扎子宫动脉和子宫切除术。

4. 产前出血的麻醉处理

(1)麻醉前准备:由于产前出血的孕产妇易发生失血性休克、DIC 等并发症,此类患者麻醉前应注意评估循环功能状态和贫血程度。除血常规、尿常规、生化学检查外,应重视血小板计数、纤维蛋白原定量、凝血酶原时间和凝血酶原激活时间,尽早完成交叉配血。警惕 DIC 和急性肾衰竭的发生,并予以防治。

(2)麻醉选择和管理:多需急诊手术和麻醉,准备时间有限,病情轻重不一,禁食禁饮时间不定。因此应该在较短时间内作好充分准备,迅速做出选择。麻醉选择应依病情轻重、胎心情况等综合考虑。凡母体有活动性出血,低血容量休克,有明确的凝血功能异常或 DIC,全身麻醉是较安全的选择。如果胎儿情况较差要求尽快手术,也可选择全身麻醉。如果母体、胎儿情况尚好,无明确禁忌证也可选用椎管内麻醉。

麻醉管理的注意事项包括:①大出血产妇应开放两条以上静脉或行深静脉穿刺置入单腔或双腔导管,监测中心静脉压。迅速而积极的容量复苏至关重要。②快速顺序诱导全身麻醉是大出血患者的首选麻醉方案,麻醉诱导尽可能选取循环抑制轻微的麻醉药物,麻醉维持需一方面避免产妇术中知晓,一方面避免高浓度卤化吸入麻醉药抑制宫缩。③对于手术复杂、胎盘不易剥离或需要切除子宫的产妇,有创动脉监测和动脉血气分析将利于患者救治。④重视血栓弹力图对治疗的指导意义,尽早补充纤维蛋白原以减少凝血障碍的发生。

(二) 产后出血

产后出血的定义存在争议,常用的是指经阴道分娩后出血超过 500ml 或剖宫产后失血超过 1 000ml。产后出血是全世界孕产妇死亡的最常见原因。临床上引起产后出血的常见病因为子宫收缩乏力、胚胎组织残留、产道撕裂伤、胎盘植入和凝血功能障碍。治疗措施包括促进子宫收缩、子宫压迫缝合或球囊置入、清宫或缝合撕裂伤、子宫动脉或髂内动脉栓塞或结扎、子宫切除;凝血功能障碍的产妇需要成分输血治疗。产后出血的预后取决于及时发现、诊断和治疗,90% 以上由于产后出血导致的死亡是可以避免的。及时准确评估出血量,建立早期产科报警系统,医院层面建立诊疗流程,主导团队协作,可系统性降低产妇死亡率。

四、羊水栓塞

羊水栓塞(amniotic fluid embolism,AFE)是产科罕见并发症,常起病急骤、病情凶险,可导致母婴残疾甚至死亡。目前 AFE 的发生机制仍不明确,通常认为是由于母胎屏障破坏,羊水成分进入母体循环,一方面引起机械性阻塞,一方面引发母体对胎儿抗原和羊水成分的免疫级联反应,进而发生类似全身炎症反应综合征、肺水肿、DIC、多器官功能衰竭等临床表现。全球范围内,AFE 的发生率约为(1.9~7.7)/10 万,死亡率为 19%~86%,不同区域存在很大差异。

AFE 的典型临床表现为产时、产后出现突发的低氧血症、低血压和凝血功能障碍。30%~40% 的 AFE 产妇会出现非特异性的前驱症状,表现为憋气、呛咳、呼吸急促、心慌、针刺样感觉、精神状态改变及濒死感等。呼吸和循环功能衰竭常进展迅速,产妇突发呼吸困难、血氧饱和度下降、呼气末二氧化碳分压降低或测不出,同时有心动过速、难以纠正的低血压状态，严重者可出现室颤甚至心搏骤停，产妇猝死。83% 发生 AFE 的产妇会出现 DIC，胎儿娩出后大量产后出血且凝血功能异常。发生 AFE 的产妇还常出现肾脏功能和中枢神经系统功能受损的表现。

目前尚无统一的 AFE 诊断标准和依据，且 AFE 的诊断是临床诊断。根据我国《羊水栓塞临床诊断与处理专家共识》(2018 版)，建议的诊断标准需以下 5 条全部符合：①急性发生的低血压或心搏骤停；②急性低氧血症：呼吸困难、发绀或呼吸停止；③凝血功能障碍：有血管内凝血因子消耗或纤溶亢进的实验室证据，或临床上表现为严重的出血，但无其他可以解释的原因；④上述症状发生在分娩、剖宫产术、刮宫术或产后短时间内(多数发生在胎盘娩出 30 分钟内)；⑤对于上述出现的症状和体征不能用其他疾病来解释。当考虑为 AFE 时，血常规、凝血功能、血气分析、心电图、心肌酶、胸片、超声心动图、血栓弹力图及血流动力学监测将有助于 AFE 的诊断、病情监测及治疗。AFE 的诊断强调全面细致的排他性诊断，需鉴别和排除的疾病包括肺栓塞、心肌梗死、心律失常、围生期心肌病、主动脉夹层、脑血管意外、药物过敏反应、输血并发症、麻醉并发症、子宫破裂、胎盘早剥、子痫、脓毒血症和严重的产后出血等。

一旦怀疑 AFE，应立即按 AFE 急救。多学科密切协作的抢救与支持将改善孕产妇的预后。AFE 的治疗主要涉及生命支持、对症治疗和保护器官功能，及时 CPR 和纠正 DIC 尤为重要。保持气道通畅，充分给氧，必要时辅助呼吸。循环支持方面，建议在血流动力学监测下使用血管活性药物和正性肌力药物，维持心输出量和血压稳定，避免过度输液。多巴酚丁胺和磷酸二酯酶抑制剂具有强心和扩张肺动脉的作用，是治疗的首选药物。当出现肺动脉高压时，可使用前列环素、西地那非、一氧化氮及内皮素受体拮抗剂等特异性舒张肺血管平滑肌的药物。若产妇出现心搏骤停时，应即刻进行高质量的心肺脑复苏。尚未分娩的孕妇，应左倾 30° 平卧位防止下腔静脉受压。糖皮质激素用于 AFE 治疗存在争议，基于临床经验可尽早使用大剂量糖皮质激素冲击进行尝试。若产妇发生 AFE 后出现难以纠正的顽固性休克时，有创血流动力学监测将有益于随后的病情观察和指导治疗。体外膜氧合(ECMO)和主动脉内球囊反搏均有成功用于 AFE 产妇支持治疗的报道。对于 AFE 产妇的凝血功能障碍，早期即按照大量输血方案进行输血治疗有助于提高抢救成功率，血栓弹力图可指导成分输血，补充红细胞和凝血因子的同时，也需要关注纤维蛋白原水平，且同时还要进行抗纤溶治疗。AFE 急救成功后，患者往往需要在重症监护治疗病房继续监护治疗，警惕后续多器官功能障碍和脓毒血症等并发症。

五、心血管疾病

患有心血管疾病的妇女，其最佳治疗时机应该是在妊娠之前。妊娠期的生理改变可能导致原有心血管疾病恶化。相当一部分患有严重心血管疾病的患者，产科医师会建议她们避免妊娠，或早期终止妊娠。随产程的进展，这些产妇的处理会变得非常棘手，需要个体化的麻醉管理和多学科协作的围生期管理。

临床上常用纽约心脏协会(NYHA)心力衰竭功能分级(表 74-3)对患者的心脏疾病风险进行评估。心功能 3~4 级的产妇分娩死亡率高达 5%~15%。世界卫生组织对孕产妇也有改良的心脏风险评估表(表 74-4)。通过这些量表，可有效预估妊娠患者的心脏疾病风险，进行合理的心脏影像学检查，指导临床管理，从而使合并心脏疾病的孕妇获益。

表 74-3 纽约心脏病学会(NYHA)心力衰竭功能分级

1 级	可从事一般体力活动	无症状(症状指：疲劳、心悸、呼吸困难和心绞痛)
2 级	体力活动轻度受限	静息时无症状，一般体力活动可诱发症状
3 级	体力活动明显受限	静息时无症状，轻度体力活动即可诱发症状
4 级	不能从事任何体力活动	静息时即出现症状，并且任何活动可能导致不适或症状加重

(一) 主动脉疾病和主动脉夹层

妊娠期间的心血管变化可能导致动脉壁张力及内膜剪切力增加。妊娠期间易发生主动脉夹层的情况包括马方综合征、主动脉瓣二叶畸形、Turner 综合征等，也与伴发妊娠期高血压疾病有关。由于主动脉夹层本身非常高危，患有主动脉疾病的产妇应在能开展心胸外科介入手术的医院分娩。建议患有主动脉疾病的产妇在孕期严格控制血压，定期行心脏超声检查测量主动脉直径，对于

表 74-4 世界卫生组织改良心脏风险评估表

Ⅰ级（产妇的死亡率和一般人相当，并发症的概率不增加或轻微增加）
轻度单纯先天性心脏病且不合并其他疾病
肺动脉瓣狭窄
开放性动脉导管
二尖瓣脱垂
单纯先天性心脏病经手术修复（房间隔缺损、室间隔缺损、动脉导管未闭、肺静脉回流异常）
轻度心律不齐，如单发的心房或心室期前收缩
Ⅱ级（产妇死亡率轻微增加，并发症概率中度增加）
未经修复的房间隔或室间隔缺损
经修复的法洛四联症
大多数的心律失常
Ⅱ～Ⅲ级（依据产妇具体情况而定）
轻度左心室功能异常
肥厚型心肌病
心脏瓣膜疾病（未经治疗或接受生物瓣置换，且不适于 WHO Ⅰ或 WHO Ⅳ）
无主动脉扩张的马方综合征
主动脉瓣二叶畸形伴主动脉直径 <45mm
Ⅲ级（产妇死亡率及并发症发生率均显著增加，需要咨询相关专家，孕期及围生期需心脏专家及产科专家密切监护）
机械瓣膜植入后
右心室担任体循环心室（systemic right ventricle）
经全静脉肺动脉吻合手术（fontan circulation）
未接受手术的发绀型心脏病
其他复杂先天性心脏病
马方综合征，主动脉扩张至 40~45mm
主动脉瓣二叶畸形伴主动脉扩张至 45~50mm
Ⅳ级（产妇死亡率或严重并发症发生率极高，应避免妊娠，如有妊娠应终止妊娠）
任何原因导致的肺动脉高压
严重的体循环心室功能异常（LVEF<30%，NYHA Ⅲ～Ⅳ级）
严重的二尖瓣狭窄及有症状的主动脉瓣狭窄
马方综合征，主动脉扩张超过 45mm
主动脉瓣二叶畸形伴主动脉扩张超过 50mm
未接受手术的严重主动脉狭窄

文献来源：ESC Guidelines on the management of cardiovascular diseases during pregnancy.European Heart Journal，2011，32：3147-3197.

有明显主动脉扩张、夹层或严重主动脉瓣反流的孕妇实施剖宫产，进展性主动脉直径扩张的患者预防性实施手术治疗。在接受剖宫产手术时，需要有创动脉密切监测和调控血压在合适范围。患有马方综合征的产妇可能伴有硬膜扩张和脊柱侧弯，实施椎管内麻醉可能穿刺困难，以及局部麻醉药液扩散异常。

（二）先天性心脏病

患有房间隔缺损、室间隔缺损、动脉导管未闭、主动脉狭窄等的产妇围生期死亡率和并发症风险评估见表 74-3。先天性心脏病进展至艾森曼格综合征者，妊娠对母体及胎儿均有致命风险，应避免妊娠或及时终止妊娠。

左向右分流（非发绀）型先天性心脏病产妇的处理原则如下：①应尽早由内科医师提供心血管系统诊断和治疗建议；②应于临产前收住院，密切监护，以免自然临产的应激导致心血管功能恶化；③自然分娩时，应尽早进行硬膜外或其他镇痛方法，以免疼痛应激引起儿茶酚胺水平升高和外周血管阻力增加，左向右分流加重，导致肺动脉高压和右心室衰竭；④在无痛分娩或剖宫产时，硬膜外麻醉优于腰麻，应逐渐追加用药，以延缓硬膜外麻醉的起效过程，因为交感神经阻滞，外周血管阻力骤然降低的体循环低血压，可能使无症状的左向右分流逆转为右向左分流，危及母胎安全；⑤围生期密切监测产妇心血管功能，必要时采取有创动脉压和中心静脉压监测；胎儿娩出即刻是对产妇心血管功能的最大考验，之前慎用胶体扩容，有心功能不全迹象时可采取限液、强心和利尿处理；⑥产妇应接受持续吸氧治疗，密切监测血氧饱和度，因为轻度低氧血症即可使肺血管阻力增加，导致分流方向逆转的可能；同时，也要避免高碳酸血症和酸中毒等导致肺血管阻力增加的因素；⑦静脉输液或用药时，应避免将空气注入静脉，因为，即使少量空气经畸形缺损进入体循环，也可能导致栓塞发生；⑧亦应重视胎儿的监测。

右向左分流（发绀）型先天性心脏病，又称艾森曼格综合征。这些患者肺血管阻力增高，肺动脉高压形成，在孕期体循环阻力下降将加重右向左分流。孕妇长期低氧导致胎儿发育迟缓和死亡率增加。麻醉管理的目标包括：①维持足够的体循环血管阻力；②维持血管内容量以及静脉回流；③避免主动脉和腔静脉压迫；④预防疼痛、低氧、高碳酸血症以及酸中毒等导致肺血管阻力增加的因素；⑤避免全身麻醉过程中的心肌抑制。

（三）心脏瓣膜疾病

妊娠期的生理改变，将加重患者原有瓣膜疾病的严重程度。在整个孕期及围生期，临床处理的原则是维持特定的血流动力学目标及合理化抗凝治疗。

6

1. 二尖瓣狭窄　孕期母体血容量增加，孕晚期呈高凝状态，患有二尖瓣狭窄的产妇更容易发生肺水肿、房性心律失常（房扑、房颤）以及血栓栓塞性疾病。患者在整个孕期和产后都应接受抗凝治疗。患者实施分娩镇痛或产科手术麻醉时，麻醉处理原则为：①维持较慢心率；②维持窦性节律，有效地治疗急性房颤；③避免主动脉－腔静脉受压，维持静脉回流和肺动脉楔压（PCWP），在预防肺水肿的基础上最大限度提高左室舒张末容积（LVEDV）；④维持一定的外周血管阻力；⑤避免肺血管阻力增加的诱因，如：疼痛、低氧血症、高碳酸血症和酸中毒。

2. 二尖瓣关闭不全　常发生二尖瓣反流，因此要严格液体管理，避免容量过负荷。麻醉处理的原则为：①预防周围血管阻力增加；②维持正常或稍快的心率；③维持窦性心律；④积极治疗房颤；⑤避免主动脉－腔静脉受压；⑥维持静脉回流；⑦预防中心静脉容量增加；⑧避免全身麻醉过程中心肌抑制；⑨避免疼痛、低氧血症、高碳酸血症和酸中毒等增加肺血管阻力的因素。

3. 主动脉瓣狭窄　妊娠患者主动脉瓣狭窄最常见的原因是主动脉瓣二叶畸形，其次是风湿性心脏病。主动脉瓣狭窄程度影响产妇风险。主动脉瓣瓣口面积 $<1.0\sim1.5cm^2$ 伴跨瓣压差 25~50mmHg 的患者属于心血管并发症高危人群。麻醉处理原则是：①维持正常心率和窦性节律；②维持足够的外周血管阻力；③维持血管内容量和静脉回流量；④避免主动脉－腔静脉受压；⑤避免全身麻醉期间心肌抑制。中到重度主动脉瓣狭窄是单次腰麻的相对禁忌。连续硬膜外麻醉可采用缓慢诱导的方式，适当晶体液扩容，使患者有充足的代偿或适应时间。腰硬联合麻醉（CSE）可采用小剂量腰麻，硬膜外补充的方法，使麻醉效果更完善，也保证了血流动力学的稳定。全身麻醉时，可选用依托咪酯和阿片类药物进行诱导；而硫喷妥钠可抑制心肌，氯胺酮可致心动过速，不宜作为诱导用药。

4. 主动脉瓣关闭不全　慢性主动脉瓣关闭不全在孕期往往耐受较好，妊娠期妇女心率增快，外周血管阻力降低和血容量增加都有助于减轻主动脉瓣关闭不全的症状。麻醉管理的目标是：①维持心率正常或稍微增加；②避免外周血管阻力增加；③避免主动脉－腔静脉受压；④避免全身麻醉期间的心肌抑制。硬膜外麻醉可用于阴道或剖宫产分娩。临产早期采用硬膜外麻醉，可避免疼痛应激导致的外周血管阻力增加，从而避免出现急性左室容量超负荷。在上述原则基础上进行全身麻醉，可选用短效瑞芬太尼用于剖宫产的全身麻醉维持。

（四）围生期心肌病

是一类病因不明的特异性心肌病，发生在孕期或产后阶段。诊断标准为在妊娠最后 1 个月或产后 5 个月出现心力衰竭，应排除其他原因引起的心力衰竭和妊娠前无心脏基础疾病。心脏超声诊断标准包括 LVEF<45%（或 M 模式缩短分数 <30%），左室舒张末期容量 $\geq 27mm/m^2$。患者具有典型收缩性心力衰竭的症状和体征，主要治疗是围绕充血性心力衰竭和扩张型心肌病。麻醉管理要注意分娩过程以及产后早期血管内液体重分布，推荐进行有创动脉监测和中心静脉压监测。无论采用何种麻醉方式，要注意避免容量过负荷加重心力衰竭。

六、自身免疫性疾病

自身免疫性疾病的发病因素较为复杂，总体女性罹患率高于男性，尤其是育龄期妇女。妊娠期激素水平的改变和为避免胎儿被母体排斥，都影响母体的自身免疫过程，导致自身免疫性疾病的病情变化。

系统性红斑狼疮（SLE）是妊娠期妇女常见伴发的自身免疫病之一，妊娠不会加重 SLE 的长期病程，但会增加该病的活动性。妊娠前 6 个月有活动性 SLE 预示在妊娠期 SLE 活动度会明显增加，且病情可能恶化。对产妇而言，肾功能损伤的发生风险增加，需格外注意狼疮性肾炎和子痫前期的鉴别。血小板减少，需与 HELLP 综合征、DIC 鉴别。SLE 孕妇的胎儿存活率下降，早产风险增加。理想状况是患有 SLE 的妇女在病情稳定 6 个月以上再受孕，且在孕期需要合理使用药物控制 SLE 的活动度，包括缓解病症的抗风湿药、免疫抑制剂和某些抗疟疾药。孕期需要更密集的胎儿检查。分娩前或剖宫产前，需要产科、风湿免疫科和麻醉科医师联合，对产妇的受累器官功能和疾病状态进行系统评估。伴有肺动脉高压产妇的麻醉管理参照右向左分流型先天性心脏病患者麻醉。对有血液系统异常的产妇，应评估血红蛋白、血小板水平及凝血功能。抗凝血因子自身抗体会引起显著出血，禁行椎管内麻醉。

抗磷脂抗体综合征的患者在孕期要警惕血栓和栓塞性疾病的风险，包括深静脉血栓形成、肺栓塞、心肌梗死、脑梗死及胎儿死亡。采用椎管内麻醉时需调整围手术期抗凝治疗策略。系统性硬化病患者在妊娠期应评估肾脏、肺脏和心脏功能，若出现病情恶化，应提早引产或终止妊娠。麻醉评估时应着重评估插管条件，可能需要按照困难气道处理。采用椎管内或区域阻滞麻醉时，有局部麻醉药物作用时间延长的表现。如伴有雷诺现象，禁止在缺血上肢行桡动脉穿刺置管。

七、内分泌疾病

（一）糖尿病

妊娠前已有糖尿病的患者被称为糖尿病合并妊娠；妊娠前糖代谢正常或有潜在糖耐量降低，妊娠期才出现或发现糖尿病的称为妊娠期糖尿病。妊娠糖尿病的相关因素有：高龄孕妇、肥胖、家族糖尿病病史等。

妊娠后参与胰岛素反馈调节的激素（胎盘促黄体激素、胎盘生长激素、皮质醇、黄体酮）水平增加，外周靶组织对胰岛素逐渐产生耐受，以利于孕妇向胎儿提供葡萄糖、氨基酸等营养物质。如果孕妇不能自身代偿胰岛素的缺失量，就可能导致妊娠糖尿病。糖尿病合并妊娠或妊娠糖尿病都易发生妊娠高血压和羊水过多，并增加剖宫产率。糖尿病合并妊娠患者的剖宫产率可增加 3~10 倍，而妊娠糖尿病产妇的剖宫产率增加 1.5 倍。糖尿病合并妊娠孕妇的早产发生率增加 2~3 倍。

术前评估时应确定糖尿病的类型、围生期药物治疗情况，有无伴发靶器官功能受损等，应进行仔细的体格检查，包括气道评估和神经系统检查。当患者发生糖尿病性关节强直综合征时，寰枕关节活动受限可导致插管困难，必要时可纤支镜引导下插管。此外，这类患者结缔组织病变会导致硬膜外间隙顺应性差，影响硬膜外麻醉药物容积。伴自主神经功能不全的患者表现为血压容易波动、区域麻醉后严重的低血压或循环不稳定，全身麻醉诱导时亦可出现类似情况。因此需预防性补液、应用血管活性药物及放置合适的体位以防止仰卧位综合征，减少低血压的发生或持续时间。糖尿病合并妊娠的患者通常易发感染。由于糖尿病是非妊娠患者发生硬膜外脓肿的高危因素，因此在所有产妇的椎管内麻醉期间都应严格采用无菌操作技术。围生期加强血糖监测，避免发生 DKA 或低血糖。

（二）甲状腺功能亢进症

受胎盘激素的影响，妊娠期甲状腺处于相对活跃状态，甲状腺体积增大，给甲亢的诊断带来一定困难。妊娠期甲亢的患者治疗策略无明显区别，但放射性碘剂因可迅速通过胎盘影响胎儿而禁用。约有 2%~4% 的妊娠期甲亢患者会发生甲状腺危象，常发生于未经诊治的孕妇，常见诱因包括感染、甲状腺癌、分娩、出血、剖宫产和子痫。

麻醉管理时需注意以下特点：①高动力性心血管活动和心肌病的可能；②甲状腺增大使气道受阻；③呼吸肌无力；④电解质异常。甲亢产妇临产时，精神通常处于紧张状态，对产痛可能更敏感，因此分娩镇痛十分重要。硬膜外麻醉应是首选镇痛方法，在镇痛同时对交感神经系统和甲状腺功能亦能起到控制作用。控制欠佳的甲亢产妇行剖宫产时，椎管内麻醉应作为首选，如有禁忌时可采用全身麻醉。术前用药慎用阿托品。硬膜外麻醉时，局部麻醉药液中不要加用肾上腺素，低血压时避免应用 α 肾上腺受体激动剂（去氧肾上腺素）纠正。甲亢患者糖皮质激素储备相对不足，应采取补充治疗。应避免应用导致心动过速的药物，如：氯胺酮、阿托品、泮库溴铵。Graves 患者多患有突眼征，全身麻醉时应对角膜重点保护。在甲亢产妇可采用术前深度镇静的方法，但是，此方法有母体过度镇静、误吸和新生儿抑制的风险。

八、病态肥胖

肥胖是一种神经、激素、神经内分泌、基因、遗传等因素参与的多系统多功能紊乱。目前普遍认为，孕妇体重指数（BMI）超过 30kg/m²，就可诊断妊娠期肥胖；如果 BMI ≥ 40kg/m²，就是病态肥胖。肥胖会导致孕产妇死亡率增高，孕期高血压、冠心病、脑血管疾病、糖尿病、胆囊疾病等发病率增高。

妊娠和病态肥胖两者叠加在一起，对孕妇的生理功能造成了以下改变：①呼吸系统：呼吸运动做功增加，氧耗量增大，呼吸储备功能明显下降；膈肌运动受限，对平卧位和头低位耐受差；容易发生通气 / 血流比失衡和低氧血症；②循环系统：血容量和心输出量增加，高血压发生率增加，病态肥胖的孕妇常发生左心室偏心性肥厚，收缩功能正常而舒张功能降低；③消化系统：容易发生胃内容物反流，误吸风险增高；④内分泌系统：更容易罹患糖尿病，发生胰岛素相对不足和胰岛素抵抗；⑤凝血功能改变：常处于高凝状态，血栓和栓塞性疾病风险增加。

肥胖产妇更容易伴发异常先露、巨大儿和产程延长，剖宫产率升高。鉴于肥胖产妇有较多伴发疾病，建议产前进行麻醉会诊，对产妇的氧合状况、血小板计数和血压状况进行评估。病态肥胖的产妇产程异常的概率较高，因此无论自然分娩还是剖宫产均需先建立静脉通路。如果穿刺困难，可考虑建立中心静脉通路。硬膜外穿刺置管失败率高于普通产妇，坐位屈曲体位有助于判断脊柱中线和硬膜外腔位置，穿刺成功率较高。但产妇由坐位改为侧卧位时，背部软组织发生位移，容易导致硬膜外导管脱出。

病态肥胖的产妇实施剖宫产，尤其是急诊手术，胎儿损伤率和麻醉相关死亡率高于一般人群。对麻醉的挑战在于椎管内麻醉穿刺的困难和气道控制的难度，以及胃内容物反流和肺误吸的风险。肥胖可能导致脊麻后难以预测的广泛局部麻醉药扩散，故肥胖产妇对局部麻醉药的需求量降低。肥胖可影响硬膜外局部麻醉药的扩散，阻滞平面与 BMI 和体重成正比，而与身高无关。病态肥胖产妇完全能耐受高平面感觉神经阻滞，在感觉阻滞平面过高产妇，并不一定出现明显的呼吸窘迫感，但应予以关注。病态肥胖产妇进行剖宫产全身麻醉时，困难插管的发生率高达 33%。而且，曾经成功气管插管的患者，并不能保证此次插管就顺利。麻醉科医师应事先按照困难通气和插管进行准备，也可利用可视或纤维喉镜在产妇清醒下进行气管插管。清醒下置喉镜和插管刺激时，儿茶酚胺释放和血压升高，可导致原有高血压恶化，并对子宫血流产生不利影响，因此，插管前有效的表面麻醉极其重要。麻醉前气道评估基本正常的产妇，如果无禁忌证可行全身麻醉快速诱导。

九、骨骼肌肉疾病

孕产妇合并的骨骼肌肉疾病常常是良性和自限性的，但个别情况会对妊娠过程和产妇状况产生严重影响。

（一）脊柱畸形

严重的脊柱侧弯在孕妇中较为少见，发生率约为 0.03%。当孕妇存在 Cobb 角 >30° 的胸腰段脊柱侧弯，或既往曾行器械植入和植骨融合术，应在产前进行麻醉科医师会诊。麻醉科医师应注意患者脊柱侧弯的严重程度及稳定性、心肺系统状况及既往手术麻醉经历。当存在可疑或明显的肺功能不全时，应进行肺功能试验和血气分析；超声心动图可用于评估心脏功能及是否存在肺动脉高压；回顾患者孕前的影像学资料可以了解椎体间隙的畸形程度。

当给存在胸腰段脊柱侧弯的产妇行硬膜外麻醉时，椎管内操作并发症的概率将增高。患者由于存在椎体扭转，硬膜外腔的中线常相对于体表触及棘突的侧弯凸面偏斜。当选定进针间隙后，进针方向应朝向侧弯凹面。建议选择受侧弯影响最小的间隙进针。超声定位可能在间隙定位困难的患者中有指导作用。应注意严重脊柱侧弯的患者行腰麻时，重比重局部麻醉药可能会流入某个孤立节段，产生阻滞不全。

若患者既往曾行脊柱手术矫正侧弯，则患者可能因存在术后持续性背痛而拒绝椎管内麻醉。脊柱融合区域以下会发生退行性变，腰椎滑脱的发生率更高。部分患者进行了低位腰椎节段的融合，在融合区域由于存在植入器械、瘢痕组织和移植骨材料，几乎不可能实施硬膜外穿刺。且脊柱手术损伤了黄韧带，会导致硬膜外腔粘连或消失，影响局部麻醉药物的扩散。可以考虑在这样的患者使用小口径穿刺针进行腰麻，或实施全身麻醉剖宫产。

（二）类风湿关节炎

患类风湿关节炎的产妇由于韧带疏松、慢性水肿以及韧带软骨的破坏而出现关节不稳定，需要格外注意患者体位。麻醉前需要谨慎评估患者气道，注意是否存在小下颌、颞下颌关节功能不全、环杓关节炎和喉部结构偏斜。

（三）脊柱裂

脊柱裂是由于脊柱发育失败而导致神经结构未能完全被包裹于骨性管道中，有多种表现方式。对麻醉影响较大的包括：①隐形神经管闭合不全：脊柱骨质缺陷合并脊髓异常，包括椎管内脂肪瘤、皮肤窦道、皮样囊肿、纤维板和脊柱纵裂。患者常合并皮肤瘢痕和脊髓栓系；②脊髓拴系综合征：继发于脊髓圆锥牵拉而产生的神经退行性变，除了先天性脊髓畸形，常见低位终止脊髓（$L_{2\sim3}$），这增加了腰麻或硬膜外麻醉直接穿刺损伤的概率。在这类患者，硬膜外腔通常存在异常，增加了阻滞不全的可能性。术前要告知患者椎管内麻醉神经损伤的风险，让患者参与决策过程。影像学检查可以提供神经解剖的有效信息，优化麻醉方案。

十、肝脏疾病

有些肝病仅发生于妊娠期，如妊娠剧吐、妊娠肝内胆汁淤积症、子痫前期 / 子痫、HELLP 综合征及妊娠急性脂肪肝。

妊娠肝内胆汁淤积症是孕期黄疸的常见原因，常发生于孕中期以后，表现为皮肤瘙痒黄染、血清胆汁酸水平显著增高，可在分娩后 2~3 周自发缓解。胎儿异常和死胎风险增加。孕期常使用熊去氧胆酸治疗。需要注意的是如果没有纠正维生素 K 吸收不良，患者可能出现临床凝血功能障碍。

妊娠急性脂肪肝，即可逆性围生期肝功能衰竭，是妊娠晚期少见的疾病。表现为肝脏代谢活动受损，可发展为肝功能衰竭、DIC、抗凝血酶Ⅲ水平极度降低、低血糖和肾功能不全。这是一个需要快速评估和紧急治疗的情况，否则将严重威胁母胎安全。一旦确诊需要马上制订计划终止妊娠，对产妇进行支持治疗。麻醉科医师需警惕产后出血、凝血功能异常和肝性脑病，需要建立大口径静脉通路，以及确保可及时开展成分输血治疗。

十一、药物滥用

孕妇滥用违禁或非违禁药物会给母体和胎儿健康带来很大风险，重要脏器系统并发症和产科并发症（胎儿发育迟缓、早产、胎盘早剥、死胎）增加。药物滥用患者痛觉敏感度可能发生改变，需要个体化的镇痛方案。

酒精中毒的产妇可能发生行为障碍、电解质紊乱、胃酸分泌增加等情况，保护气道至关重要。患者可能存在血管内容量不足和严重的低血糖。行急诊剖宫产时，注意避免反流误吸，可使用非颗粒型抗酸剂，并实施快速顺序诱导。

吸烟的产妇容易发生呼吸系统并发症和创伤愈合延迟。全身麻醉插管可能引起气道高反应患者支气管痉挛，椎管内麻醉更适合这类产妇麻醉。

可卡因滥用产妇常有急慢性多器官系统功能障碍，可能情况下脊麻可降低循环内儿茶酚胺水平，缓解可卡因的全身作用。发生低血压时，由于患者体内儿茶酚胺水平难以预计，对麻黄碱反应不确定，建议使用去氧肾上腺素处理。患者脊麻效果满意时，仍可能痛觉过敏，鞘内注射芬太尼镇痛时间缩短。

第五节　胎头外倒转术的麻醉

足月妊娠的臀位发生率约 3%~4%。即使采用剖宫产，臀位也会增加新生儿的发病率和死亡率。因此，美国妇产科医师学会推荐在接近足月的臀位妊娠产妇应实施胎头外倒转术（external cephalic version，ECV）。孕 37~38 周是进行 ECV 的最佳时机，因为可以减少胎儿重新恢复到臀位或需要提早分娩的风险。ECV 的成功率约为 60%，使用宫缩抑制剂（如特步他林）和椎管内阻滞等因素可以增加其成功率。

尽管无麻醉即可实施 ECV，而静脉全身麻醉可以为 ECV 提供充分的镇静催眠和镇痛，但多项研究显示，椎管内阻滞可以显著提高其成功率，其机制可能是椎管内麻醉松弛了产妇的腹壁肌肉，改善了产妇对操作的耐受性。随机与非随机的调查研究均提示，与无麻醉相比，椎管内阻滞可以将整体的 ECV 成功率从 13% 提高到 50% 左右。此外，椎管内阻滞并不会降低母体和胎儿的安全度，尤其不会增加胎儿心动过缓、胎盘早剥或胎儿死亡的发生率。

采用低剂量局部麻醉药的腰硬联合麻醉是完成ECV的较佳方法。与镇痛剂量的局部麻醉药(蛛网膜下腔2.5mg布比卡因或硬膜外2%利多卡因45mg)相比,麻醉剂量的局部麻醉药(蛛网膜下腔7.5mg布比卡因或硬膜外2%利多卡因至T6感觉阻滞平面)可以显著提高操作的成功率。在一项研究中,鞘内注射布比卡因2.5mg及芬太尼15mg作为部分配方的腰硬联合麻醉,与单纯静脉注射芬太尼50mg而无任何椎管内阻滞相比,两组的外倒转成功率和阴道分娩成功率均无差异。一项纳入7组研究的荟萃分析显示,应用充足的麻醉剂量的椎管内麻醉可使外倒转术的成功率翻倍(RR=1.95),而镇痛剂量则没有任何作用(RR=1.18)。Weiniger等发现,在15例因疼痛导致外倒转失败的产妇中,有11例在接受椎管内阻滞麻醉后再次外倒转术并获得成功(73%);Cherayil等报道,15例失败中有13例接受腰麻后再次进行外倒转成功(87%)。虽然在很多医院中,进行ECV并不常规提供麻醉与镇痛,但以上研究表明,采用低剂量局部麻醉药的椎管内阻滞麻醉安全而有效。

成功进行外倒转术的产妇大多数都能顺利分娩,然而由于难产或可疑胎心监护而需要中转剖宫产的风险增加。有研究表明,在成功进行ECV的患者中,发生产程中需中转剖宫产的概率为27.6%,而自然头位患者其概率为12.5%。因此,同期置入硬膜外导管的腰硬联合麻醉技术,不仅可以在ECV成功后继续提供分娩镇痛,还有助于快速提供紧急剖宫产的麻醉。

第六节 孕妇非产科手术的麻醉

一、妊娠合并的外科急症

大约有0.5~2%的孕妇会在孕期内接受非产科手术与操作,并且在孕期内的任何阶段都可能发生。随着手术技术和设备的进步,当母体和胎儿都能获益时,更多的孕妇会接受这类手术。在这些孕期非产科手术中,有约40%在孕早期,35%在孕中期,25%在孕晚期进行。

原则上,择期手术应避免在孕早期进行,特别是胎儿器官形成期。孕中期是实施手术的最佳时机,由手术引发早产的概率最低。对于大多数急诊手术,包括急腹症、恶性肿瘤、神经外科等,延误手术会影响母体的生命安全,造成母体和胎儿预后不良。这些急诊手术的时机选择和处理原则与非孕期患者无明显差别。只是在制订治疗方案时,应有产科医师参与,根据孕期和胎儿成熟度,决定是否先进行剖宫产,或是否需要在术中进行胎儿心率或子宫张力监测。

二、母体安全

在设计麻醉方案时,一方面要关注孕妇在不同孕期内生理状态的变化,另一方面要关注麻醉方法及药物对胎儿的影响。

孕妇在妊娠期间,由于各种激素水平的改变,以及子宫不断增大,包括呼吸、循环、消化和中枢神经系统的生理功能都会发生相应改变,对麻醉影响较大,本章已于前述。

麻醉手术期间,对胎儿最大的风险是胎儿宫内窘迫。胎儿的氧供依赖于母体的氧供,麻醉过程中需要维持母体正常的动脉血氧分压、携氧能力和子宫胎盘的灌注。引起母体严重低氧血症的临床情况都会潜在导致胎儿缺氧,包括插管困难、误吸、全脊麻、局部麻醉药物中毒等。任何原因引起的孕妇低血压都可能导致子宫胎盘灌注降低,导致胎儿宫内窘迫。临床上常见的导致孕妇低血压的原因包括:麻醉深度过深、椎管内麻醉平面过高、主动脉和下腔静脉压迫、低血容量。孕妇术前焦虑或麻醉过浅,导致母体儿茶酚胺释放增多,亦会影响子宫血流。

产科患者椎管内麻醉后的低血压,可使用麻黄碱或去氧肾上腺素纠正。两者在纠正产妇低血压的效果和引起胎儿酸血症的概率上并无显著差异,但需注意产妇使用去氧肾上腺素纠正低血压时,更容易并发心动过缓,需从小剂量开始应用,而使用麻黄碱时会有一过性心率增快。

在术中是否进行持续的胎儿心率监测,需要遵从产科医师的意见。腹部手术或体位不合适时,常影响术中持续胎儿心率监测。胎儿心率变异性一般会在孕25周后出现,是胎儿状态良好的表现。但麻醉药物常会引起胎儿心率变异性降低,这表明胎儿也处于被麻醉的状态,需要和真正的胎儿窘迫进行鉴别。当监测到胎儿心率变异性降低时，需要及时检查孕妇状态，是否需要提高母体氧合，或手术操作步骤本身是否影响了子宫灌注。

术后镇痛可使用全身或椎管内阿片类药物。孕20周后使用非甾体抗炎药时需警惕静脉血栓的风险。

三、胎儿安全

大多数麻醉药会通过胎盘进入胎儿循环。但肌松药是例外，它由于离子化程度高而难于通过胎盘。卤代烃类的吸入麻醉药可快速通过胎盘，但在一段时间内胎儿体内的药物水平低于母体。过高浓度的吸入麻醉药会降低胎儿心输出量，加重胎儿酸中毒。动物研究和人类用药经验表明，暴露于1MAC或更低浓度的吸入麻醉药是安全的。

致畸是指胎儿由于产前治疗导致出生后功能或形态上的任何显著变化。孕妇在孕期接受非产科手术，所使用的麻醉和镇痛药物是否会导致流产或致畸也受到了人们关注。但实际上，一种药物是否会产生致畸作用，取决于给予的药物剂量、暴露的时间和是否在发育的关键时期。目前多数药物致畸实验都是在小动物（鸡胚、小鼠、大鼠等）中进行，这些实验结果并不适用于人类。在现有的人类致畸性药物或影响因素清单中并不包括麻醉药物，以及在麻醉过程中使用的其他常规药物。

美国食品药品监督管理局（FDA）根据动物实验和临床用药经验对胎儿致畸相关的影响，将药物分为A、B、C、D、X五级。A级指在妊娠首3个月内的妇女应用未见到药物对胎儿产生危害迹象，该类药物对胎儿影响甚微。B级指在动物繁殖研究中，未见到药物对胎儿的不良影响，或在动物研究中发现药物有副作用，但副作用未在妊娠首3个月妇女中证实。C级指动物研究证明药物对胎儿有危害性（致畸或胚胎死亡等），但尚未对孕妇进行研究。该类药物只有在权衡对孕妇的益处大于胎儿的危害后，方可使用。D级指有明确证据显示药物对人类胎儿有危害性，但尽管如此，孕妇使用后绝对有益（如使用该药挽救孕妇生命，或治疗其他较安全药物无效的疾病）。X级指动物和人类药物研究表明药物对胎儿有害，且孕妇应用这类药物无益，禁用于妊娠或可能妊娠的患者。麻醉镇痛药物及麻醉过程中使用的其他常规药物多为B级或C级，部分大剂量使用时为D级。

目前关注较多的是麻醉药物的行为致畸作用，就是否在没有导致肉眼可见的形态学变化时，产生持久的行为异常，即麻醉药物对胎儿或新生儿脑发育的影响。宫内发育的最后3个月及出生后几年是大脑发育的突进期或突触发生期，是中枢神经系统基本网络和数亿突触连接形成的关键时期，是认知功能发展的基础。多种全身麻醉药物，如卤代烃类吸入麻醉药、氯胺酮等，都与这个过程中的重要通路有相互作用。动物研究表明全身麻醉药物会使幼年动物的神经功能退化，导致学习和行为上的长期缺陷。这种影响与麻醉药物暴露时间点、药物种类、重复暴露次数和剂量均有关。FDA专门发布了药品安全通告，指出3岁以内小儿或妊娠晚期妇女进行全身麻醉3小时以上或重复使用全身麻醉镇静药物，可能对小儿的脑发育产生影响，包括所有的挥发性麻醉气体及静脉药物，如丙泊酚、氯胺酮、巴比妥类、苯二氮䓬类等。但同时要考虑到对于需要手术或缓解其他疼痛的孕妇，使用全身麻醉和镇静镇痛药物是必需的，尤其是孕妇需要进行挽救生命的急诊手术时。近年来，大量的回顾性研究探讨妊娠晚期或婴幼儿时期暴露于麻醉药物对神经系统的影响，但由于人群的特殊性，获得的证据都有其局限性。

四、腹腔镜手术

腹腔镜手术在孕期的使用越来越普遍，使医师能用更加微创的方式处理问题。目前开展较多的包括腹腔镜胆囊切除术、阑尾切除术等。但对于孕晚期的急腹症等，开腹手术仍是重要的手术方式。手术方式并不影响胎儿预后，孕妇进行腹腔镜手术的预后与非孕妇相似。除了常规的腹腔镜手术的并发症以外，还应特别注意不同孕周增大的子宫对腹腔脏器位置的影响，避免气腹针穿刺时意外损伤子宫和胎儿。腹腔镜手术的可能益处包括：缩短住院日、减轻术后疼痛、降低血栓栓塞和切口并发症风险、术后快速恢复，这些都有助于减轻对子宫的刺激，降低胎儿抑制。

临床研究和临床经验提示，CO_2气腹和腹内压增高对胎儿的影响是有限的。动物研究显示，CO_2气腹并不会导致胎儿低氧血症或血流动力学剧烈波动，但确实会引起呼吸性酸中毒。过度通气可以纠正母体的呼气末CO_2水平，但仅能部分纠正胎儿酸血症，且有延迟性。而且过度通气会降低子宫胎盘灌注，影响胎儿氧合。腹腔镜手术期间，增高的腹内压会加重孕妇仰卧位低血压综合征。因此，孕妇行腹腔镜手术时，建议尽量采取较低的气腹压力(10~15mmHg)，尽可能缩短手术时间。

（朱 波 徐嘉莹 张 砡）

参考文献

[1] 丰有吉，沈铿．妇产科学[M]. 2版．北京：人民卫生出版社，2010.

[2] 邓小明，姚尚龙，于布为，等．现代麻醉学[M]. 4版．北京：人民卫生出版社，2014.

[3] 曲元，黄宇光．临床麻醉系列丛书—妇产科麻醉分册[M]. 北京：北京大学医学出版社，2011.

[4] MILLER R D, COHEN N H, ERIKSSON L I, et al. Miller's Anesthesia [M]. 8th ed. Philadaphia: Elsevier Inc, 2014.

[5] DAVID H. CHESTNUT, CYNTHIA A. WONG, LAWRENCE C. TSEN, et al. Chestnut's Obstetric Anesthesia: Principles and Practice [J]. 5th ed. Philadelphia: Saunders, 2014.

[6] Committee on Obstetric Practice and the American Society of Anesthesiologists. Committee Opinion No. 696: non-obstetric surgery during pregnancy [J]. Obstet Gynecol, 2017, 129 (4): 777-778.

[7] PEARL J P, PRICE R R, TONKIN A E, et al. SAGES guidelines for the use of laparoscopy during pregnancy [J]. Surg Endosc, 2017, 31 (10): 3767-3782.

[8] HARIRAH H M, DONIA S E, NASRALLAH F K, et al. Effect of gestational age and position on peak expiratory flow rate: a longitudinal study [J]. Obstet Gynecol, 2005, 105 (2): 372-376.

[9] WONG C A, LOFFREDI M, GANCHIFF J N, et al. Gastric emptying of water in term pregnancy [J]. Anesthesiology, 2002, 96 (6): 1395-1400.

[10] FOK W Y, CHAN L Y, WONG J T, et al. Left ventricular diastolic function during normal pregnancy: assessment by spectral tissue Doppler imaging [J]. Ultrasound Obstet Gynecol, 2006, 28 (6): 789-793.

[11] DAYAL P, MURATA Y, TAKAMURA H. Antepartum and postpartum acid-base changes in maternal blood in normal and complicated pregnancies [J]. J Obstet Gynaecol Br Commonw, 1972, 79 (7): 612-624.

[12] CLARK S L, COTTON D B, LEE W, et al. Central hemodynamic assessment of normal term pregnancy [J]. Am J Obstet Gynecol, 1989, 161 (6 Pt 1): 1439-1442.

[13] ROBSON S C, HUNTER S, MOORE M, et al. Haemodynamic changes during the puerperium: a Doppler and M-mode echocardiographic study [J]. Br J Obstet Gynaecol, 1987, 94 (11): 1028-1039.

[14] IWASAKI R, OHKUCHI A, FURUTA I, et al. Relationship between blood pressure level in early pregnancy and subsequent changes in blood pressure during pregnancy [J]. Acta Obstet Gynecol Scand, 2002, 81 (10): 918-925.

[15] TOLEDO P, MCCARTHY R J, HEWLETT B J, et al. The accuracy of blood loss estimation after simulated vaginal delivery [J]. Anesth Analg, 2007, 105 (6): 1736-1740.

[16] ABBOUD T K, SARKIS F, HUNG T T, et al. Effects of epidural anesthesia during labor on maternal plasma beta-endorphin levels [J]. Anesthesiology, 1983, 59 (1): 1-5.

[17] RANTA P. How can we inform pregnant patients about obesteria anesthesia [J]. ESA Refresher Course Lectures, 1999.

[18] WARNER D O, ZACCARIELLO M J, KATUSIC S K, et al. Neuropsychological and Behavioral Outcomes after Exposure of Young Children to Procedures Requiring General Anesthesia. The Mayo Anesthesia Safety in Kids (MASK) Study [J]. Anesthesiology, 2018, 129 (1): 89-105.

第七十五章

胎儿手术的麻醉

目　录

胎儿外科学是一门新兴的、迅速发展的学科。1963 年 Liley 首次成功为一例溶血症胎儿进行宫内输血治疗，由此产生了“把胎儿视为有自身权利的患者”的观念。在对一些胎儿畸形及其发育期病理病生机制进行了大量动物实验的基础上，Harrison 和 Adzick 自 20 世纪 80 年代开始成功开展了治疗胎儿先天性膈疝、肺囊腺瘤和骶尾部肿瘤等手术，由此开启了胎儿手术的新篇章。

随着产前检查和影像技术的不断发展，很多胎儿解剖异常在妊娠期即可被诊断。加之手术设备的改进和临床经验的不断积累，一部分胎儿畸形有机会在妊娠期发现异常时得到早期治疗和干预。

但就目前来说，大多数胎儿的异常不适合宫内治疗，只有在胎儿遭受进行性的不可逆损害而通过早期治疗能予缓解时，方可考虑胎儿治疗，而治疗的时机多选择在能进行宫外新生儿干预的胎龄前。开展胎儿手术及治疗需要产科、新生儿科、小儿外科、麻醉科、医学影像科等多个科室紧密合作。因此，多学科全面开放的沟通合作是成功完成胎儿手术及干预的必要条件。将胎儿视为一名独立的患者，这给麻醉科医师带来了新的挑战。

目前公认胎儿手术的麻醉目标是：①安全有效的母体及胎儿麻醉、镇痛；②保证子宫胎盘血供；③保持适度的子宫松弛；④预防早产或流产。胎儿手术麻醉要兼顾母体和胎儿两个人，麻醉前须充分考虑妊娠期母体的生理变化以及胎儿对麻醉和镇痛的需要。只有如此，才能安全地、个体化地完成胎儿手术。

目前，胎儿手术及操作在国内只是在高度专业化的机构进行着少量的尝试，国外现有的临床资料也并不完善。随着医疗水平的不断进步，这些治疗手段势必会广泛推行。本章总结了现有的临床资料，对胎儿手术的麻醉现况及进展做一个简单的介绍。

第一节　胎儿手术的分类及适应证

目前胎儿手术主要分为 3 类：

1. 胎儿微创手术　此类手术一般选择在早期或中期妊娠时，主要包括胎儿内镜手术和超声引导下的经皮干预。胎儿内镜手术在直接相机视图与实时超声影像的双重指导下，使用纤细的内镜进行手术操作，是目前最常用的胎儿治疗手段，常见适应证是宫内胎儿输血、双胎输血综合征、尿道畸形和羊膜带综合征等疾病的治疗；也可以被用于非致死性畸形的治疗，如唇裂修补、心脏缺损修补等。超声引导下的经皮干预又称胎儿影像引导下的手术干预或治疗（FIGS-IT），常用于羊水减量、灌注和给药以及胎儿宫内输血和胸 / 腹腔 - 羊膜腔内引流等。

2. 孕期开放式手术　多在妊娠中期实施，用于治疗极有可能持续恶化、需要及时治疗而微创手术难以实施的疾病，如脊髓脊膜膨出、骶尾部畸胎瘤、先天性横膈膜疝、胸腔肿瘤及先天性腺瘤样增生等。

3. 分娩期开放手术　即产时手术（intrapartum fetal operation，IFO），此类手术是指在胎儿娩出过程中及娩出后立即进行的缺陷矫正手术，包括胎盘支持的 IFO（operation on placental support，OOPS）、子宫外产时处理（ex-utero intrapartum treatment，EXIT）和断脐后产房外科手术 3 种类型。以 EXIT 手术最为常见，它在剖宫产分娩过程中胎儿未完全娩出、仍与脐带相连时对胎儿实施手术。该术式最早是为先天性横膈膜疝接受过气管闭塞术治疗的胎儿分娩设计的。现在，它的适应证已从最早的解除气道闭塞，扩大到治疗各种先天性上气道梗阻，如颈部巨大肿块、肺囊腺瘤、先天性高危气道梗阻综合征以及先天性心脏病需由 EXIT 过渡到体外生命支持等。表 75-1 总结了胎儿干预的条件以及相应的原理和治疗方式。

表 75-1　目前已开展的胎儿手术类型

胎儿状况	治疗理由	类型	干预措施
胎儿贫血或血小板减少	预防胎儿心衰或积液	FIGS-IT	子宫内输血
主动脉狭窄、房间隔完整、肺动脉闭锁	预防胎儿积液、心功能障碍、左右心发育不良	FIGS-IT	经皮胎儿瓣膜成形术或间隔成形术

续表

胎儿状况	治疗理由	类型	干预措施
下尿路梗阻	在肾功能不全、肺发育不良、羊水过少和肢体畸形的情况下行膀胱减压	FIGS-IT 或胎儿镜	经皮膀胱羊膜分流术或胎儿镜下后侧瓣膜激光消融术
双胎反向动脉灌注综合征	通过对双胎中无心畸形胎儿断流来预防正常胎儿出现高心输出量性心衰	FIGS-IT 或胎儿镜	经脐射频消融或经胎儿镜电凝
双胎输血综合征	降低双胎胎儿间血量并预防心衰	胎儿镜	胎儿镜下激光胎盘血管凝固治疗
羊膜带综合征	预防肢体缺损	胎儿镜	胎儿镜引导下羊膜带消融
先天性膈疝	预防肺发育不良	胎儿镜	胎儿镜引导下胎儿气道闭塞
脊髓脊膜膨出	减轻脑积水和后脑疝，以改善神经功能	开放手术	子宫切开修复胎儿缺损
骶尾部畸胎瘤	预防高心输出量性心衰、积液和羊水过多	FIGS-IT 或开放手术	肿瘤血管消融或开放式胎儿减瘤术
先天性肺囊性腺瘤样畸形	逆转肺发育不良和心力衰竭	FIGS-IT 或开放手术	胸羊膜分流或开放手术切除
胎儿气道受压	保证开放气道和 / 或循环灌注，防止出生时呼吸窘迫	产时手术	分娩期子宫外治疗，依靠胎盘循环确保胎儿情况稳定

第二节　胎儿手术的生理

胎儿手术中的生理知识涉及孕期母体的生理、胎儿生理和胎盘血供方面的知识。孕期母体生理在妊娠期非产科手术及产科手术麻醉章节有详细叙述，本章将对胎儿生理及胎盘血流与麻醉之间的关系进行介绍。

一、胎儿生理

大多数妊娠期间进行的手术并不涉及胎儿本身，而胎儿手术则涉及母胎双方。胎儿手术中，手术操作及操作过程中的用药一方面可以直接影响胎儿的生理，另一方面可以通过改变子宫胎盘或胎儿胎盘的循环及气体交换间接影响胎儿。因此，在麻醉过程中，除了需要了解妊娠期间孕妇的相关生理知识，也需要了解胎儿生理学。

胎儿有着独特的血液循环系统，因此在考虑其循环相关的问题时，不应该套用常规的分析方法。正常胎儿心输出量在整个妊娠期波动在425~550ml/(min·kg)范围内。胎儿心输出量(左右心室排出量的总和)主要取决于心率。胎儿的心肌非收缩成分比例较高，因此顺应性不如成人。胎盘充当胎儿的呼吸器官，而肺内则充满了肺液。充满肺液的胎肺限制了心室的充盈，因此前负荷的变化对心输出量的影响有限。胎儿β受体密度较低，交感神经未发育成熟，心率增加也有限。因此，如果胎儿血容量因失血而减少，胎儿心脏储备代偿能力极其有限。

妊娠期间胎儿血容量逐渐增加，约2/3的胎儿-胎盘血容量都存留在胎盘中。妊娠中期，可以根据胎儿体重估算其血容量，大约为120~160ml/kg。妊娠后期，可以根据胎龄估算胎儿血容量，估算公式为：

$$胎儿血容量(ml)=11.2\times 孕周-209.4 \quad (75\text{-}1)$$

正常妊娠中，胎儿血红蛋白平均值从妊娠17周的11g/dl线性增加到妊娠40周的15g/dl，标准差为±1g/dl。

胎儿肺上皮细胞每天产生超过100ml/kg的液体，这些液体充满肺部，一部分肺液从气管内排出，被胎儿吞咽或流入羊水中。尽管胎儿的肝功能不成熟，但其凝血因子却是不依赖于母体而独立合成的，且母胎各自合成的凝血因子不能通过胎盘互

换。胎儿凝血因子的血清浓度随着孕周的增加而升高。与成人相反的是，在整个孕期胎儿组织由于损伤引起凝血的能力是下降的。

胎儿皮肤屏障不成熟，且缺乏产热作用，其温度取决于母体的体温，无法自我调节体温。全身麻醉诱导、手术暴露和子宫切开术可明显降低胎儿体温。有研究表明，低温与胎儿心动过缓相关。胎儿不成熟的凝血系统及有限的心脏储备能力容易导致低灌注。因此，手术需要温暖潮湿的环境，并监测母体中心体温，尽量减少胎儿皮肤暴露的面积及时间，以避免低体温、低灌注给胎儿带来不良预后。

胎儿在妊娠早期即能感受伤害性刺激，但针对胎儿是否存在意识仍有很大争议。脊髓反射形成始于妊娠第 8 周，妊娠 18 周的胎儿对伤害性刺激会表现出垂体 - 肾上腺、交感和循环的应激反应。此时这种反应是在脊髓、脑干和 / 或基底核水平介导的，并不像清醒状态下疼痛的感知那样需要皮质的参与。疼痛的感知不仅需要外周至初级感觉皮质神经通路保持完整，而且需要更高的皮质结构的参与。组织学研究表明，孕 24~26 周时，丘脑痛觉纤维可能已经到达躯体感觉皮质，而这时中枢神经系统内各个功能神经区之间的网络通路尚未建立完善。也就是说，胎儿在孕 24 周前可能不会体验到疼痛。就目前而言，尚无法确切知道胎儿何时开始感知痛觉，但没有应激反应就可能没有疼痛感觉，所以只能将应激反应作为了解胎儿疼痛的间接指标。将胎儿作为需要治疗的患者，我们就应该为其提供足够的麻醉和镇痛，这不仅仅是基于人道主义因素，而且是考虑疼痛可能影响胎儿早期发育，导致永久性的生理改变。这也就是 Barker 定义的“宫内程序化效应”，即指重要发育过程中的刺激和伤害可导致组织结构、生理和代谢等方面的永久性改变。

二、麻醉对胎盘血流的影响

子宫血供直接关系到胎儿脐静脉氧分压，因此，维持子宫的血流量，为胎儿提供充足的氧合，对胎儿手术的预后至关重要。子宫的血流量取决于子宫的灌注压和子宫血管的阻力。在手术过程中，孕妇低血压、主动脉和腔静脉受压以及子宫收缩都会减少子宫的血流量。血管活性药物及麻醉药对子宫血流的影响是动态变化的，因为这些药物可能同时影响子宫动脉压力和血管阻力。在 Palahaiuk 和 Shnider 对妊娠羊的试验中，使用高浓度吸入麻醉剂时，子宫血管的舒张不足以补偿血压和心输出量的下降而导致的胎羊缺血缺氧性酸中毒，因此有必要在术中应用血管活性药物来保证胎儿的安全。麻黄碱和去氧肾上腺素常用于胎儿手术，去氧肾上腺素维持血压较可靠，而麻黄碱容易通过胎盘导致胎儿 pH 下降，故现在临床一线用药常选用去氧肾上腺素来处理孕产妇术中低血压。羊水量急剧减少、胎儿或手术操作压迫脐带等也会使子宫胎盘灌注减少。

在胎儿手术过程中子宫收缩会减少子宫血流，进而降低子宫胎盘血流灌注，还会引起胎盘早剥、早产使手术失败，因此维持适度的子宫松弛对充分暴露手术野和手术成功必不可少。子宫松弛的首选方法是吸入高浓度的氟醚类麻醉剂。吸入麻醉药对子宫收缩的抑制是剂量依赖性的，通常吸入浓度需要达到 2~3MAC 才能取得较理想的子宫松弛作用。但高浓度吸入麻醉剂会同时带来母体心肌抑制、低血压、子宫胎盘灌注降低等问题。辅助使用短时程的子宫松弛药，如特布他林、硝酸甘油及硫酸镁等可以减少吸入麻醉药的剂量。胎儿手术要求的子宫松弛会带来低血压、母体出血、肺水肿及胎儿酸中毒等并发症。麻醉科医师术中应密切观察孕妇生命体征，及时采取措施，如适当补液、采取左侧卧位或使子宫左倾、应用血管活性药物处理低血压及采用子宫缝合器止血等。硬膜外阻滞麻醉虽然能防止术后早产，但不会产生子宫平滑肌的松弛。所以，使用硬膜外麻醉及镇痛时，仍然需联合使用其他药物，以达到维持术后子宫的静息状态。

第三节　术前评估与筛查

大多数的胎儿异常都不适合进行产前干预，而更适合于在分娩后进行治疗。然而，一些解剖异常会导致不可逆的终末器官损伤，因而产前实施干预会对其有利。这也就意味着胎儿手术的时机很重要，过早干预使得妊娠和胎儿的存活受影响，而在出现终末器官损伤后再干预可能使得治疗效果不明显。因此，所有的干预措施应在一个多学科团队对每一个实际的临床病例进行全面评估后才能进行。每一个有异常的胎儿及孕产妇都应该接受详细的术前咨询、评估与筛查，医患双方进行充分有效的沟通，并制定完善的围手术期计划。

最早的关于实行胎儿手术的指南由来自5个国家的13个医疗机构的专业人士在30多年前一次多学科的会议中颁布。随着临床经验的不断积累，指南也不断修正与更新，逐渐形成了以下几个要素：①胎儿的损伤已被明确诊断；②胎儿异常的发育过程及其严重性是可预期的，并已被充分了解；③已排除胎儿合并其他不适合进行胎儿手术操作的严重异常及禁忌证；④胎儿异常在出生前不进行治疗将会导致其死亡、不可逆的器官损伤、或严重的产后并发症，而出生前干预将改善患儿预后；⑤孕妇的风险降低至可接受的水平。符合这5个要素的胎儿畸形方可考虑在出生前予以矫正。

对经历孕妇-胎儿手术的孕妇进行全面而详细的术前评估是整个治疗过程必不可少的环节。对母体术前评估的内容类似于妊娠期非产科手术，包括气道、妊娠期疾病及妊娠期并发症的评估等，这部分内容详见本书产科麻醉的相关章节。在制定改善胎儿预后的治疗方案时，孕妇的安全是需要最优先考虑的问题，孕妇自身的潜在风险应作为知情同意内容的一部分。胎儿手术需要多学科紧密合作，应该组成一个多学科综合小组。为使胎儿治疗计划达到最优化，小组成员应包括妇产科医师、麻醉科医师、超声科医师、小儿外科医师、新生儿科医师、护士、遗传咨询师和护工等。所有小组成员都应积极参与孕妇咨询、患者评估及手术计划的制订。应该特别提出的是，麻醉科医师的参与对孕妇术前评估至关重要，它将有助于判断在考虑胎儿可能受益的情况下，孕妇的风险是否在可接受的范围内。在制定围手术期计划时，除需要掌握有关妊娠生理变化、妊娠及麻醉的相互影响、胎儿的正常生理等相关知识外，还要详细了解每一个接受治疗的产妇的妊娠过程，并详细阅读浏览影像学检查及实验室检查的相关信息，以指导制订手术计划和帮助决定胎儿的用药剂量。

为孕妇提供相关手术的风险和受益咨询时，应确保内容完整无偏差，并向孕妇转达相关治疗的最新结果及并发症的发生情况。充分告知孕妇其胎儿特殊病情的自然病程、诊断的局限性及是否发现有其他反常情况，并无保留地告知孕妇及其家属所推荐的治疗方法对孕妇本人、本次妊娠、胎儿、出生后治疗和今后的妊娠方面的影响，以及相关治疗的中远期预后方面的所有资料和备选方案等。在告知推荐治疗方案时，也应该包括替代治疗方面的意见，如保守治疗及在适当情况下终止妊娠的可能性等。一部分创新性的或实验性的治疗和干预措施也应提前告知。

在干预和操作后需要继续妊娠至胎儿成熟的产妇，应被告知此次妊娠分娩的计划时机和方法、对再次妊娠的影响；以及接受干预后，本次妊娠和再次妊娠时可能出现胎膜早破、早产、子宫破裂和需要采用剖宫产的风险等。目前的证据表明，胎儿手术并不影响生育能力，但产前子宫破裂或裂开的风险是明显的，其发生率相当于，甚至高于既往采用传统切口行剖宫产的再次妊娠孕妇。对于胎儿胎龄已经达到可存活的孕妇，还需提供有关一旦出现与所实施治疗无关的意外胎儿宫内窘迫事件时，进行紧急分娩和新生儿复苏方面的咨询。

最后，只有在孕妇及其家属已充分了解所有事实，并仔细考虑所有相关信息和签署知情同意书之后，才能开始对胎儿进行治疗操作。

第四节　胎儿手术的围手术期管理

一、微创手术的围手术期管理

1. 麻醉与术中管理　妊娠期非产科手术中需要考虑的问题在胎儿手术中同样需要遵循。对于大多数超声引导下的经皮干预（FIGS-IT）操作，在麻醉监护下采用局部浸润麻醉进入腹腔方可满足孕妇的镇痛需求，可以使用小剂量阿片类药物、苯二氮䓬类药物或其他麻醉药物起到镇痛和抗焦虑作用。静脉辅助用药时需谨慎，避免出现深镇静引起胃内容物反流误吸和呼吸抑制的风险。另外，药物可能通过胎盘转移，减少胎儿胎动。常用的胎儿镜穿刺器直径仅仅1~5mm，局部浸润麻醉也可考虑用于胎儿镜手术。在特定的情况下，比如需要采用多点穿刺、孕妇需要制动、必须使用小切口切腹操作或在操作中需要患者足够舒适或适当配合时，椎管内麻醉可能是比较有利的麻醉方式。除非胎盘位置和胎位特殊导致操作难度增加，或需要术中外置子宫，经皮的微创手术及操作通常很少使用全身麻醉。

术中应按照实际情况进行合适的母体静脉补液，胎儿镜手术中术者应避免在羊膜腔内大量使用加压的晶体子宫灌流液，以免出现母体水中毒和肺水肿。

在诸如宫内输血、脐带血取样或放置胸腔分流管的操作中，胎动可以引起穿刺针或导管的移位，导致损伤、出血或脐带血流障碍。一部分研究已经证实，对孕妇静脉使用阿片类（瑞芬太尼）及苯二氮䓬类（地西泮）药物，药物通过胎盘屏障后可以减少胎儿胎动。但无论输注何种药物，都无法保证胎儿在关键操作时完全不动。对胎儿制动要求比较高的操作，如放置分流导管及心脏间隔成形术，则可以对胎儿直接肌肉或经脐静脉给予肌松剂及阿片类药物，以起到胎儿制动和镇痛的效果。胎儿麻醉的部分在后文“产时麻醉的围手术期管理”中会有详细介绍。

需要注意的是，术前应根据估算的胎儿体重，用单独做好标记的注射器抽取 20μg/kg 阿托品和 10μg/kg 肾上腺素，以备在胎儿出现紧急情况时能立即用药。给药方式可以根据实际情况的紧迫性选择肌内注射、静脉甚至心内注射。如果胎儿已发育至可存活期，麻醉科医师及产科医师应做好全身麻醉下行紧急剖宫产的准备。

2. 术后管理　对于腹中胎儿胎龄尚未达到可存活期、操作后需要继续妊娠的孕妇，术后除了需要关注与剖宫产手术相同的问题，如疼痛管理、预防深静脉血栓形成、监测出凝血功能和预防感染以外，还应考虑安胎和胎儿监护方面的问题。对于诸如脐带穿刺和宫内输血等微创手术，通常不需要进行安胎治疗。对于放置分流导管、内镜手术等创伤稍大的手术，根据各围手术期管理团队的习惯，一般术前给予安胎药（如吲哚美辛），术后则很少需要额外补充药物。对于微创手术，口服以阿片类药物为主的镇痛药常可达到完善的术后镇痛效果。

二、开放式胎儿手术的围手术期管理

不存在椎管内麻醉禁忌证的妇女在接受剖宫产时，首选的麻醉方式都是椎管内麻醉。但对于腹中胎儿需要接受开放式胎儿手术的孕妇，首选的麻醉方式是全身麻醉。因为此类手术对胎儿和产妇的创伤更大，围手术期胎儿出现剧烈的应激反应、血流动力学波动和损伤的风险更大。为了维持更加良好的子宫松弛条件和更快更有序地处理术中可能出现的突发状况，全身麻醉是首选方案。

1. 术前准备　和前文中微创手术围手术期管理一节中所介绍的一样，术前应该准备好随时能取用的按胎儿公斤体重计算的单次剂量的镇痛药、肌松药和复苏用药（阿托品 20μg/kg，肾上腺素 10μg/kg）。术前同时备好给孕妇输血所用的经交叉配型的血液及胎儿紧急输注血液，胎儿备血为 O 型 RH 阴性、巨细胞病毒（CMV）阴性、经放射辐照、去除白细胞并与母体做过交叉配型的血液。

术前应给予孕妇抑酸剂、止吐药，必要时留置胃管，以减少胃内容物误吸的风险。考虑到孕妇属于高凝状态，可放置下肢连续压迫装置以预防深静脉血栓形成。术前可予以子宫安胎药吲哚美辛 50mg 纳肛。建立两条大口径的输液通路，以备术中意外大量出血；为减少有创操作的刺激，其中一条静脉通路可于全身麻醉诱导后建立。为了围手术期良好的疼痛管理，术前可考虑放置硬膜外导管用于术后镇痛。

术前应评估胎儿的基础胎心率（FHR）和超声心动图，在全身麻醉诱导前及诱导时，间断使用超声评估脐带血流，以便大致了解母体体位变化、母体血流动力学变化和麻醉药物使用对胎盘血流灌注及胎儿循环的影响。与妊娠期非产科手术一样，将孕妇子宫置于左倾位，快速诱导行全身麻醉。

2. 术中管理　在全身麻醉诱导后、切皮前，使用传统浓度的麻醉药（约 1MAC），控制性通气、吸入氧浓度大于 50% 并保持呼气末二氧化碳水平在正常范围（30~32mmHg）。超声重新评估胎儿的胎位、朝向和胎盘的位置。计划使用硝酸甘油行保胎治疗和预计手术时间长、出血多的孕妇，需要常规动脉置管监测有创动脉血压。术中应尽量减少孕妇的输液量，以降低在胎儿手术中使用硫酸镁或大剂量硝酸甘油时孕妇发生肺水肿的风险，但目前还没有研究指出应该以何种标准对接受胎儿手术的孕妇进行补液。

经典的孕妇血流动力学的管理目标是平均动脉压（MAP）大于 65mmHg，维持动脉收缩压（SBP）波动在基础值的 10% 以内。麻黄碱、去氧肾上腺素都可以用于治疗母体低血压，这两种药物几乎不影响胎儿及母体的预后。吸入性麻醉药有一定的肌松作用，使用浓度适当时，可不必对母体使用非去极化肌松药。如果术中使用了非去极化肌松药，应该监测神经肌肉功能，拔管前应使用肌松拮抗剂。应特别注意的是，此类手术术中和术后都会常规使用硫酸镁抑制宫缩，硫酸镁会显著增强神经肌肉阻滞作用，增加肌松残留的风险。

切皮前逐渐增加吸入麻醉药的浓度，自子宫切开前使呼气末吸入性麻醉药浓度≥2MAC，方可达到良好的子宫松弛效果。如果通过观察或触诊发现子宫松弛不满意，可进一步增加吸入性麻醉药的剂量（至3MAC）或静脉泵注或单次静脉注射小剂量硝酸甘油（50~200μg）可有助于降低子宫张力。

子宫切开前可采用超声定期评估FHR和胎儿超声心动图，切开后可根据胎儿暴露情况采用胎儿脉搏血氧饱和度仪监测胎儿氧合，必要时还可以采集脐带血行胎儿血气检查确定胎儿实时状况。对胎儿制动要求较高的操作，可以选择在子宫切开前超声引导下或子宫切开后直视下给药的方式，给胎儿肌内注射肌松药和阿片类药物。给胎儿注射阿片类药物时，可同时注射阿托品，以降低阿片类药物引起的胎儿心动过缓的风险。

术中应考虑放置加温装置以维持母体体温正常，使用加温的晶体液代替丢失的羊水来浸泡暴露的胎儿，并监测宫内温度。另外，应仔细观察手术野并密切监护孕妇，避免漏诊隐蔽的子宫出血，因为子宫出血可以很迅速且难以估计出血量。孕妇大量失血失液需要液体复苏时，应控制晶体液用量，可适当输注胶体液，以减少母体肺水肿的风险。术中必须保证子宫胎盘的血液供给和脐带通畅，应有专人维护脐带血供，避免发生隐匿性胎盘早剥。对于肿块切除术或出血风险很高的其他开放性手术，应在胎儿的肢体上放置静脉内导管用以输血输液，胎儿输注的任何血制品或液体都必须经过加温。紧急情况下，如无法建立胎儿静脉通路，可由手术医生在直视下建立脐静脉输液通路直接为胎儿输液。

无论何种胎儿手术，第一位的都是保证母体安全。在出现孕妇血流动力学障碍的罕见情况下，如果超过4分钟仍无法使孕妇的血流动力学恢复正常，应启动胎儿紧急分娩预案，以解除子宫对主动脉-下腔静脉的压迫，提高孕妇复苏质量和增加胎儿存活概率。紧急分娩时，新生儿复苏团队应及时就位，按目前指南推荐要求进行新生儿复苏。

胎儿手术操作完成后，在缝合子宫的过程中，常规静脉缓慢注射（20分钟以上）硫酸镁4~6g，以减少宫缩。负荷量用完后，应立刻停用吸入麻醉药和静脉硝酸甘油，以硫酸镁1~2g/h的速度持续泵注，便可维持子宫无收缩状态至术后。此时，可以开始输注硬膜外镇痛药物。在孕妇清醒后，在确认神经功能恢复，血流动力学稳定后，方可拔除气管导管。

对于罕见的禁忌使用吸入性麻醉药或全身麻醉诱导的患者，可考虑硬膜外麻醉结合静脉大剂量硝酸甘油注射的方法代替全身麻醉，术中可以辅助静脉注射阿片类药物、丙泊酚。需要注意的是，大剂量的硝酸甘油可能增加孕妇肺水肿的风险，这种方法只能作为一部分特殊患者的备选方案。

3. 术后管理　开放式胎儿手术后与微创手术一样，也需要常规关注疼痛管理、深静脉血栓预防、监测出凝血和预防感染。与微创手术不一样的是，开放式胎儿手术以后产妇发生胎膜早破、早产、感染和子宫破裂的风险更高，因此开放式手术后对胎儿及孕妇的监测要求更高。

开放式胎儿手术后，患者早期常出现宫缩，术后2~3天内需常规监测宫缩。术中输注的硫酸镁应维持至术后约24小时甚至更长的时间，根据实际情况往往还需要使用其他的安胎药物（如吲哚美辛、特布他林、硝苯地平等）。需要注意的是，使用吲哚美辛的孕妇一定要定期进行胎儿超声心动图的检查，因为此药物可能增加胎儿动脉导管提前关闭的风险。

术后可采用超声进行胎儿评估，应持续监测胎心率（FHR），监测的时间及频率由胎儿的孕龄、胎儿的状况及术前所制定的胎儿宫内窘迫的应急预案而定。胎儿可能出现的并发症包括感染、心力衰竭、胎儿颅内出血及死亡等。若怀疑孕妇出现肺水肿，应行胸片检查；明确诊断后加强利尿，视情况决定是否需要转入加强医疗病房、气管插管和有创血流动力学监测等。

开放性手术以后，采用稀释的局部麻醉药和阿片类药物行硬膜外镇痛可持续数天。静脉用阿片类药物行患者自控镇痛可以代替硬膜外镇痛，或在硬膜外镇痛结束后持续给药。目前缺乏确切的针对此类手术的术后阿片类药物的推荐使用剂量。阿片类药物过多可降低胎儿心率变异性，给FHR的解读带来困扰；而镇痛不全可导致血浆缩宫素水平增高，增加早产风险。

开放式胎儿手术后，患者出现胎膜早破、早产、感染和子宫破裂等严重并发症的风险增加。为了规避风险及适时评估胎儿健康状态、生长情况及妊娠完整性的需要，术后的头几周内，孕妇应居住在胎儿治疗机构附近。为减少早产并发症，可能需要对孕妇进行一个疗程的类固醇治疗，以促胎肺成熟。接受开放性胎儿手术的孕妇，一般计划于妊娠37周时行剖宫产分娩，实际可能因胎儿出现早产征象而提前。近期做过子宫切开术会增加子宫破裂的风险，需要做好随时急诊剖宫产的准备。

三、产时手术的围手术期管理

产时胎儿手术（intrapartum fetal operation，IFO）是在胎儿娩出过程中及娩出后立即进行的手术。按照前文介绍，IFO 手术分为胎盘支持的 IFO（OOPS）、子宫外产时处理（EXIT）和断脐后产房外科手术，但按目前习惯，大家在提到产时手术时，一般指的是 EXIT 手术。EXIT 最初被应用于在分娩时取出前期因治疗先天性膈疝而放置在胎儿气道中的封堵装置，目前该方法已被应用于治疗多种其他胎儿疾病，包括：危及胎儿气道的状况（如巨大颈部肿块）、先天性上呼吸道梗阻或严重的小下颌畸形。这种手术的特点在于能在进行手术修复和复苏治疗的同时，在可控的状态下继续通过胎盘维持胎儿血供，满足其适当的氧合及灌注需要。

（一）术前准备

产时手术的术前准备及麻醉前访视与剖宫产大致相同，包括详细的病史询问、辅助检查的浏览、体格检查等。术前可给予产妇吲哚美辛 50mg 纳肛，以保持术中子宫松弛，维持子宫 - 胎盘的灌注。

产时手术通常在具有 2 个手术台的手术间进行，其中 1 个手术台为母亲进行剖宫产使用，另 1 个则为新生儿进行手术以及复苏使用。手术室除常规配备无菌新生儿复苏台，还需配备一些专门针对 IFO 的设备和器械，包括温羊水循环系统、辐射保暖的早产婴儿保温箱、胎儿监护设备、B 超和无菌气管插管等。确保在进入手术室之前所需的胎儿监测设备、孕妇、胎儿和新生儿的复苏设备，以及产后监护等都准备到位。

为了防止可能需要进行的紧急胎儿复苏，应准备好按体重计算的阿托品、肾上腺素和钙剂。除了要备好用于胎儿气管插管的不同型号的气管导管、喉镜和新生儿用喉镜片外，还需另外准备一套带有空气 / 氧气源和压力表的胎儿通气回路。如有需要，还应准备好静脉导管、晶体液、胶体液和胎儿手术备血（O 型 RH 阴性、CMV 阴性、去白细胞、与母体做过交叉配型）。

产妇麻醉前的准备包括硬膜外穿刺包用于硬膜外穿刺置管以提供术中及术后镇痛、全身麻醉气管插管用具、大口径的静脉输液通路、有创动脉监测或放置动脉测压导管、胎盘娩出后可能需要使用的缩宫药物以及已经交叉配型好的产妇术前备血。

（二）母体麻醉及监护

EXIT 治疗的主要目标是保持长时间的子宫松弛状态，延缓胎盘分离、并维持胎盘 - 胎儿灌注。类似于开放式胎儿手术，EXIT 通常在全身麻醉下进行，常采用高浓度（≥ 2MAC）的挥发性麻醉药使子宫松弛。EXIT 手术术前和术中的麻醉管理方法总体上类似于前文介绍的开放式胎儿手术。最主要的差异在胎儿娩出后，此时不再需要维持子宫松弛。因此，新生儿分娩后的麻醉管理变得与全身麻醉下剖宫产的管理相似。

产妇的麻醉诱导和气管插管类似于全身麻醉下行剖宫产，维持产妇血流动力学的稳定对于保证足够的胎儿灌注是至关重要的。为保证产妇血流动力学稳定，术中可适当给予血管活性药物和液体扩容，常用的药物包括麻黄碱、去氧肾上腺素和多巴胺等。术中为了维持长时间的子宫松弛，可能需要采用高浓度（≥ 2MAC）的挥发性麻醉药加用静脉宫缩抑制剂，如吲哚美辛、利托君、硝酸甘油等。术中输液量应根据中心静脉压调整，并注意晶体胶体结合输注。需要注意的是，手术中需要输注大量液体至宫腔内维持宫腔压力，尤其要避免发生产妇水中毒、羊水栓塞等情况。夹闭脐带、终止产前操作之前是麻醉的第二个关键时间，此时需要手术医师和麻醉团队的默契合作。这个阶段需要减少吸入性麻醉药的剂量，恢复子宫张力，防止宫缩乏力和产后出血。可预防性使用宫缩抑制剂如米索前列醇、麦角新碱等加强子宫收缩。难以控制的产后出血，可行子宫动脉结扎、子宫压迫缝合等方法解决。

近年来，除了全身麻醉，也有部分选择椎管内麻醉联合瑞芬太尼、硝酸甘油行胎儿手术的报道。椎管内麻醉能为母体提供麻醉，静脉使用瑞芬太尼能迅速通过胎盘对胎儿起到制动效果。但此种方法需要静脉使用大剂量硝酸甘油保证子宫松弛，有可能会对孕妇血流动力学造成影响。目前为止，仍然缺乏高质量的前瞻性临床研究来确定 EXIT 手术中最佳的麻醉方法。

（三）胎儿麻醉及监护

过去认为胎儿无痛觉，近年来研究表明，胎儿

6

痛觉感知所涉及的神经结构贯穿于整个胎儿期。胎儿麻醉的目的在于抑制术中胎儿活动，抑制应激反应，避免疼痛刺激产生的远期不良影响。

估计胎儿体重是极其重要的，应以合适剂量行胎儿镇痛，保证肌肉松弛，以利于小儿外科医生进行手术。接受产时手术的胎儿存在各种类型的非致命性畸形，可能导致相邻器官功能发育欠佳，如膈疝影响胎儿肺部发育、颈部淋巴管瘤压迫气管等，这些因素都会增加产时手术过程中胎儿麻醉的风险。

目前没有理想的胎儿麻醉方案。胎儿麻醉可以通过母体胎盘、胎儿静脉给药或肌内注射、羊膜腔给药麻醉3种途径实现。母体胎盘给药途径时，药物需经"产妇-胎盘-胎儿"转运，大部分麻醉药物可通过胎盘屏障(如吸入麻醉剂、瑞芬太尼)等。胎儿静脉或肌内注射给药方法可以辅助胎儿麻醉，也可进行胎儿心肺复苏时的抢救给药。临床常用肌内注射阿片类药物和肌松剂辅助胎儿麻醉，处理胎儿心动过缓时也可肌内注射阿托品。羊膜腔给药麻醉是药物经胎儿皮肤、食管等途径吸收。产时手术因过程中胎膜已破，需靠液体灌流维持宫腔压力，难以保证有效的药物浓度，故而很少应用此种给药方式。

目前没有理想且统一的标准评估术中胎儿的麻醉状况，但较微创手术或胎儿镜手术，产时手术胎儿监护相对容易。在胎儿头部娩出后，应行气管插管备用，以备胎盘剥离或脐血流消失后能迅速对胎儿进行抢救，方便进行胎儿或新生儿复苏治疗。保证胎儿的关键在于充足的氧供、有效的氧合和适当的胎盘血流灌注，产时手术过程中需要监测胎儿的氧饱和度、胎心率等。子宫切开前，采用超声心动图监测胎儿，并用超声评估脐带的血流情况。子宫切开后，胎儿手术部位暴露出子宫后，麻醉科医师应迅速将脉搏血氧饱和度探头放置在胎儿手背或腕关节处，完成心电监测以了解胎心率、血氧饱和度监测，建立可靠的静脉通道。正常胎儿血氧饱和度为60%~70%，但一般动脉血氧饱和度在40%以上就能满足胎儿的氧合需求，一旦开始进行胎儿肺通气，则氧饱和度应明显上升至90%以上。

手术台上同时存在产妇及胎儿多条输液通道，术前需标志产妇及胎儿各自的输液通道，双人核对用药情况。术中必须保证子宫胎盘的血液供给、脐带通畅，应专人维护脐带血供，避免发生隐匿性胎盘早剥。如发生胎儿心率下降，可直接给予胎儿药物或输血。胎儿手术结束后断脐，新生儿交由新生儿科医生转运至新生儿加强医疗病房(NICU)进行治疗。转运过程中需要特别小心，保证至关重要的气管导管不要脱出。

第五节　总结与展望

胎儿外科是围生期医学中一个相对年轻且发展迅速的领域，所有的胎儿干预措施都离不开细致的计划和多学科成员的合作。胎儿手术对于矫正一些特定的可以预测具有致命风险或严重发育后果的胎儿畸形，是一种合理的治疗措施。虽然存在一些母儿并发症的风险，但随着产前诊断技术的飞速发展和围手术期管理经验的积累，手术的成功率和安全性正在不断提高，胎儿手术必然有着更广阔的发展前景。

虽然前途是光明的，但任何新兴技术的发展都伴随着曲折的过程。目前蓬勃发展的"胎儿外科学"还有诸多问题等待着我们去解决。

一是伦理问题，子宫内治疗会带来远超过大多数成人或儿科手术所涉及的复杂而困难的伦理、社会和法律问题，这些问题包括孕妇的权力，有权接受治疗及终止妊娠的选择等。

二是技术问题，目前只有动物研究结果和描述性的临床病例经验报道可以用来指导胎儿手术的临床麻醉管理。需要进行更高质量的研究才能确定能保障孕妇和胎儿血流动力学稳定的麻醉方法、评估进行胎儿麻醉的最佳孕龄、评价麻醉管理策略对子宫肌层张力和子宫胎盘灌注的影响、并优化术中使胎儿制动和阻断胎儿应激反应的用药方案。

三是预后问题，目前尚无证据表明，有任何一种麻醉方法较其他方法能够改善胎儿或母体的结局。麻醉药会影响新生儿的大脑发育，并引起组织学变化以及学习和记忆障碍。但麻醉药是否会对新生儿或胎儿大脑功能造成长期的影响，目前尚无定论。无论是在子宫内或产后暴露于麻醉药，麻醉药是否会对神经功能造成影响仍属未知。我们期待质量更高的临床研究结果，来优化现有的麻醉方法，以提高母胎双方的预后、减少远期不良影响。

(陈向东　陈雪吟)

参考文献

[1] MILLER R D, COHEN N H, ERIKSSON L I, et al. Miller's Aneshtesia [M]. 8th ed. Philadaphia: Elsevier Inc, 2015: 2359-2383.

[2] RYCHIK J. Fetal cardiovascular physiology [J]. Pediatr Cardiol, 2004, 25 (3): 201-209.

[3] SMITH G C, CAMERON A D. Estimating human fetal blood volume on the basis of gestational age and fetal abdominal circumference [J]. BJOG, 2002, 109 (6): 721-722.

[4] LEE S J, RALSTON H J, DREY E A, et al. Fetal pain: a systematic multidisciplinary review of the evidence [J]. JAMA, 2005, 294 (8): 947-954.

[5] NGAN K E E W D, KHAW K S, TAN P E, et al. Placental transfer and fetal metabolic effects of phenylephrine and ephedrine during spinal anesthesia for cesarean delivery [J]. Anesthesiology, 2009, 111 (3): 506-512.

[6] PARTRIDGE E A, FLAKE A W. Maternal-fetal surgery for structural malformations [J]. Best Pract Res Clin Obstet Gynaecol, 2012, 26 (5): 669-682.

[7] GOLOMBECK K, BALL R H, LEE H, et al. Maternal morbidity after maternal-fetal surgery [J]. Am J Obstet Gynecol, 2006, 194 (3): 834-839.

[8] DIEKEM D S, FALLAT M E, ANTOMMARIA A H, et al. Maternal-fetal intervention and fetal care centers [J]. Pediatrics, 2011, 128 (2): e473-e478.

[9] LAKHOO K. Fetal counselling for surgical conditions [J]. Early Hum Dev, 2012, 88 (1): 9-13.

[10] VAN DE VELDE M, VAN SCHOUBROECK D, LEWI LE, et al. Remifentanil for fetal immobilization and maternal sedation during fetoscopic surgery: a randomized, double-blind comparison with diazepam [J]. Anesth Analg, 2005, 101 (1): 251-258.

[11] FARRELL J, HOWELL L J. An overview of surgical techniques research trials, and future directions of fetal therapy [J]. J Obstet Gynecol Neonatal Nurs, 2012, 41 (3): 419-425.

[12] NGAMPRASERTWONG P, MICHELFELDER EC, ARBABI S, et al. Anesthetic techniques for fetal surgery: effects of maternal anesthesia on intraoperative fetal outcomes in a sheep model [J]. Anesthesiology, 2013, 118 (4): 796-808.

[13] HERING R, HOEFT A, PUTENSEN C, et al. Maternal haemodynamics and lung water content during percutaneous fetoscopic interventions under general anaesthesia [J]. Br J Anaesth, 2009, 102 (4): 523-527.

[14] DURON V D, WATSON-SMITH D, BENZULY S E, et al. Maternal and fetal safety of fluid-restrictive general anesthesia for endoscopic fetal surgery in monochorionic twin gestations [J]. J Clin Anesth, 2014, 26 (3): 184-190.

[15] ROSEN M A, ANDREAE M H, CAMERON A G. Nitroglycerin for fetal surgery: fetoscopy and ex utero intrapartum treatment procedure with malignant hyperthermia precautions [J]. Anesth Analg, 2003, 96 (3): 698-700.

[16] OLIVEIRA E, PEREIRA P, RETROZ C, et al. Anesthesia for EXIT procedure (ex utero intrapartum treatment) in congenital cervical malformation-a challenge to the anesthesiologist [J]. Braz J Anesthesiol, 2015, 65 (6): 529-533.

[17] AARONSON J, GOODMAN S. Obstetric anesthesia: not just for cesareans and labor [J]. Semin Perinatol, 2016, 38 (6): 378-385.

[18] SVIGGUM H P, KODALI B S. Maternal anesthesia for fetal surgery [J]. Clin Perinatol, 2013, 40 (3): 413-427.

[19] NGAMPRASERTWONG P, VINKS A A, BOAT A. Update in fetal anesthesia for the ex utero intrapartum treatment (EXIT) procedure [J]. Int Anesthesiol Clin, 2012, 50 (4): 26-40.

[20] STRATMANN G. Neurotoxicity of anesthetic drugs in the developing brain [J]. Anesth Analg, 2011, 113 (5): 1170-1179.

6

第七十六章

小儿麻醉

目　录

第一节 与麻醉有关的小儿特点

一、解剖生理特点

(一) 呼吸系统

婴儿头部及舌较大,颈短。鼻孔大小约与环状软骨处相等,气管导管如能通过鼻孔,一般均能进入气管。婴儿鼻腔较狭窄,易被分泌物或黏膜水肿所阻塞。由于婴儿主要经鼻腔呼吸,因此鼻腔阻塞可产生呼吸困难。婴儿鼻咽部淋巴组织丰富,腺样体增大,但不影响经鼻腔气管插管。5 个月后,几乎所有婴儿均转为经口腔呼吸。婴儿喉头位置较高,位于第 3~4 颈椎平面(成人第 5~6 颈椎平面),且较向头侧及向前,其长轴向下向前,而会厌软骨较大,与声门成 45° 角,因此会厌常下垂,妨碍声门显露。婴儿有时需用直型喉镜片作气管插管。近半个世纪的传统观念认为,婴儿喉头呈漏斗型,最狭窄部位是环状软骨处,该处呈圆形,气管导管通过环状软骨后行控制呼吸或肺脏扩张时,可无明显漏气,故婴幼儿一般不需用带套囊的气管导管;但 6 岁以后的儿童,喉头的形状更接近于成人,呈圆柱状,最狭窄部位在声门,而声门并不呈圆形,为防止控制呼吸或肺脏扩张时漏气,应该用带套囊的气管导管。但近 10 年的研究显示,全身麻醉状态下的小儿,喉部的形状如同成人一样更类似于圆柱状,最狭窄的部位在环状软骨开口处,此处并非呈圆形,而是呈横径更窄的微椭圆形。这就意味着稍紧的,甚至是尺寸正合适的不带套囊的气管导管,即使泄漏压合适,也会对环状软骨环处的横向黏膜产生更大的压迫。因此,目前在小儿麻醉中有使用带套囊的气管导管取代不带套囊的气管导管的趋势。婴儿气管短,仅长 4.0~4.3cm,直径小,新生儿气管直径为 3.5~4.0mm(成人 10~14mm),环状软骨处的黏膜如水肿 1mm,气管直径即减少 50%。根据 Poiseuille 定律,呼吸阻力与呼吸道半径的 4 次方成反比,故直径减少 50%,阻力增加 16 倍。婴儿气管支气管分叉高,在第 2 胸椎平面(成人在第 5 胸椎平面)。气管支气管分叉处所成角度在婴儿两侧基本相同,如气管导管插入较深,导管进入左侧支气管的机会与右侧相等。婴儿支气管的平滑肌较儿童少,婴儿哮喘时,用支气管扩张药治疗常无效。

婴儿肋骨呈水平位,胸壁顺应性高,而肋骨对肺的支持少,难以维持胸内负压,因此,每次呼吸均有功能性呼吸道闭合。新生儿及婴儿肋间肌及膈肌中Ⅰ型肌纤维少,直到 2 岁才接近成人水平。Ⅰ型肌纤维可提供重复作功的能力,当Ⅰ型肌纤维缺少时,任何因素所致的呼吸作功增加,均可引起呼吸肌早期疲劳,导致呼吸暂停、二氧化碳蓄积和呼吸衰竭。婴儿胸式呼吸不发达,胸廓的扩张主要靠膈肌。如腹腔内容物增加,可影响膈肌活动,也即影响呼吸。

新生儿出生时支气管树虽完整,但肺泡数目少,出生后肺泡树继续增长直至 8 岁,此后肺体积的增加主要是肺泡的扩大。新生儿每一终末肺单位含 340 个肺泡,总数约 24×10^6 个;成人每一终末肺单位含 3 200 个肺泡,总数约 300×10^6 个。新生儿肺泡面积约为成人的 1/3,但氧代谢率约为成人的两倍,故新生儿呼吸储备有限。

新生儿潮气量(V_T)小,仅 20ml,约 5~8.5ml/kg,无效腔量(V_D)按体重计,新生儿与成人相同,均为 2.2ml/kg,无效腔量与潮气量之比(V_D/V_T)亦相同(0.3),但新生儿呼吸道容量小,故麻醉时机械无效腔较小。机械通气时潮气量也要小,以免肺泡过度扩张。新生儿肺泡通气量(V_A)按比例约为成人的两倍,新生儿主要通过增加呼吸频率(而不是容量)来满足高代谢的需要,故婴儿呼吸频率较快。

新生儿时期即存在功能性残气,约为肺总量的 40%,足以保持对吸入气的缓冲。18 个月内婴儿的功能残气量均值约为 20~25ml/kg。

新生儿总呼吸顺应性的绝对值很小,仅 1.5~2ml/(cmH_2O·kg)(成人 100ml/cmH_2O),但顺应性(specific compliance)即总呼吸顺应性与肺总容量或功能性余气量之比在新生儿和成人相同。同样,虽然新生儿呼吸道直径小,对气流的阻力大,达 20~40cmH_2O/(L·s)[成人为 1~2cmH_2O/(L·s)],但如结合肺容量测定气流阻力,新生儿与成人相仿。故机械通气时新生儿所用的压力与成人差别不大。与成人不同,婴幼儿外周(远端)呼吸道阻力占总阻力的百分比较多,且阻力分布不均匀。呼

6

吸道阻力增加时，呼吸做功也增加，小气道易患疾病，导致呼吸困难。

新生儿血气分析显示有轻度呼吸性碱中毒及代谢性酸中毒，血浆 HCO_3^- 低。出生时卵圆孔及动脉导管未闭，心输出量中有 20%~30% 的分流，PaO_2 较低，仅 8~10.7kPa（60~80mmHg）。

总之，婴儿呼吸系统的特征是呼吸节律不规则，各种形式的呼吸均可出现。胸廓不稳定，肋骨呈水平位，膈肌位置高，腹部较膨隆，呼吸肌力量薄弱，纵隔在胸腔所占位置大，容易引起呼吸抑制。而头大、颈短、舌大、鼻腔、喉及上呼吸道较狭窄，唾液及呼吸道分泌物较多，均有引起呼吸道阻塞的倾向。婴儿有效肺泡面积 /kg 是成人的 1/3，耗氧量 /kg 是成人的 2 倍，说明换气效率不佳，故小儿麻醉时应特别重视呼吸的管理。不同年龄的小儿与成人呼吸的比较见表 76-1。

表 76-1 不同年龄的小儿与成人呼吸的比较

	1周	1岁	3岁	5岁	8岁	12岁	15岁（男性）	21岁（男性）	21岁（女性）
功能余气量（ml）	75	263	532	660	1 174	1 855	2 800	3 030	2 350
功能余气量 / 体重（ml/kg）	25	26	37	36	46	48	49	42	41
肺活量（ml）	100	475	910	1 100	1 855	2 830	4 300	4620	3 380
分钟通气量（ml/min）	550	1 775	2 460	2 600	3 240	4 150	5 030	6 000	5 030
潮气量（ml）	17	78	112	130	180	260	360	500	420
呼吸频率（次 /min）	30	24	22	20	18	16	14	12	12
肺泡通气量（ml/min）	385	1 245	1 760	1 800	2 195	2 790	3 070	4 140	3 530
无效腔量（ml）	75	21	37	49	75	105	141	150	126
肺顺应性（ml/cmH_2O）	5	16	32	44	71	91	130	163	130
峰流速（L/min）	10			136	231	325	437	457	365
阻力［$cmH_2O/(L·s)$］	29	13	10	8	6	5	3	2	2
肺重量（g）	49	120	166	211	290	470	640	730	

（二）循环系统

新生儿的卵圆孔和动脉导管未完全闭合，在正常情况下，从胎儿型循环转变为成人型循环需要几周的时间。在此期间，正常的血氧分压、肺扩张、正常血 pH 值、NO 以及前列环素均能促使胎儿型循环向成人型循环转变；缺氧、酸中毒、肺萎陷以及感染等均可导致新生儿循环返回胎儿型循环。新生儿的心肌，特别是与收缩有关的心肌细胞量明显低于成人，心肌收缩能力和舒张能力均较成人差，心室顺应性较低，每搏量较小，心功能曲线左移，心脏储备较低。心脏对容量负荷敏感，对后负荷增高的耐受性差，在心室正常充盈的情况下，维持心输出量较少依赖 Frank-Starling 机制，而更多依赖心率。虽然小儿的基础心率比成人高，但在副交感兴奋、麻醉药过量或组织缺氧时均会导致心动过缓，心输出量严重减少。同时，新生儿交感神经系统和压力感受器反射发育不完善，副交感系统相对占优势，且心肌对外源性儿茶酚胺的正性变力反应较差。血管床对低血容量不能进行有效的血管收缩反应。小儿由于心肌肌浆网发育不成熟，心肌内钙储备较低，婴儿特别是新生儿更依赖于外源性（离子）钙，对于有钙通道阻滞作用的强效吸入性麻醉药物所造成的心肌抑制更为敏感。

小儿血容量按公斤体重计，比成人大，但因体重低，血容量绝对值很小，手术时稍有出血，血容量即明显降低。新生儿血红蛋白约为 170g/L，大部分是胎儿血红蛋白（fetal Hb）。胎儿血红蛋白氧离曲线左移，P_{50} 为 2.4kPa（18mmHg），成人 P_{50} 为 3.5kPa（26mmHg）。6 月时胎儿血红蛋白由成人血红蛋白替代，血红蛋白也降至 110g/L，故 6 月以内婴儿，血红蛋白携氧能力较低。

正常新生儿动脉收缩压是 8~10.7kPa（60~80mmHg）。心率 120~140 次 /min；随着年龄增长，血压逐渐升高，心率逐渐下降。小儿心血管资料见

表 76-2。小儿麻醉时应测量血压，但袖带的选用应合适，袖带过宽，血压读数偏低；袖带过窄，血压读数偏高。正确的袖带宽度应是上臂长度的 2/3。不同年龄测血压所需的血压计袖带规格见表 76-3。

表 76-2　小儿心血管资料

	收缩压（mmHg）	脉搏 Bpm	心脏指数（L/min·m^2）	血红蛋白（g/L）	氧耗量（ml/kg·min）	血容量（ml/kg）
新生儿	65	130	2.5	170	6	85
6 月	90	120	2.0	110	5	80
1 岁	95	120	2.0	120	5	80
5 岁	95	90	3.7	125	6	75
12 岁	120	80	4.3	130	3	70

表 76-3　压脉带规格

编号	长（cm）	宽（cm）	适用者
9	25	14	成人
8	19	10	成人（小）
7	16	8	儿童
6	13	6	婴儿
5~1	13~6.7	5.4~2.5	新生儿

（三）神经系统

小儿脑血管生理与颅骨的成熟状态与成人有着显著的差异。正常的颅内压在早产儿略低，足月产儿为 2~6mmHg，儿童及成人（0~15mmHg）略高。一旦囟门和颅骨缝线闭合，儿童较成年人颅腔容积更小，颅内顺应性更低。与成人相比，小儿脑内容物含液体比例更高、脑脊液容量更小、脑内容物较颅内容量比例更大，因此更易发生脑疝。新生儿脑血液流量仅为成人的 1/3，约 20ml/（100g·min），随着年龄的增长及神经发育，脑血流量、脑血流速度和脑代谢率在儿童期达到峰值，约为成人水平的 2 倍（表 76-4），然后逐渐下降至成人水平。低龄儿童特别是新生儿，由于脑血管的自我调节范围窄，对低血压的耐受较差，发生脑缺血的风险更高。因此新生儿发生低血压时，应采取更积极的措施提高血压以减少脑缺血的发生，控制性降压技术在低龄儿童及新生儿应避免。

表 76-4　小儿神经系统代谢与成人的比较

	小儿*	成人
脑血流量[ml/（100g·min）]	100（7~8）	50
脑血流速度（cm/s）	97（6~9）	50
糖脑代谢速度[μmol/（100g·min）]	49~65（3~4）	19~33
氧气脑代谢速度[ml/（100g·min）]	5~8	3.5

*峰值（峰值年龄）。

新生儿已有传导痛觉的神经末梢，皮肤中感受痛觉的神经末梢的密度与成人相仿。发育中胎儿脊髓后角的神经细胞能够通过 P 物质、降钙素基因相关肽、生长抑制素等神经递质传递痛觉，传递伤害性刺激的中枢通路的髓鞘化在孕期即已完成，且新生儿对伤害性刺激有生理及生化反应。目前各项研究依据均显示，新生儿感知疼痛的神经通路在孕期已发育完善，新生儿能够感知疼痛，对各种伤害性刺激有应激反应，如血压升高、心率增快、出汗等，因此新生儿应和成人一样，在手术时采取完善的麻醉镇痛措施。

（四）肝肾功能和胃肠系统

新生儿肝功能未完全发育成熟，与药物代谢有关的酶系统虽已存在，但药物的酶诱导活性不足。随着年龄的增长，肝血流增加，酶系统发育完全，肝脏代谢药物的能力迅速增加。新生儿肝脏对药物的结合代谢能力差，导致新生儿黄疸，对药物的降解反应减少，以致药物清除半衰期延长。

早产儿肝脏糖原储备少，且代谢大量蛋白质的能力差，故当喂养食物中给予大量蛋白质时，早产儿有低血糖和酸中毒的倾向，导致体重并不增加。新生儿比婴儿血浆中蛋白和其他与药物结合的蛋白含量低，白蛋白浓度低时蛋白结合力低，血浆中游离药物的浓度高。

新生儿肾灌注压低且肾小球滤过和肾小管功能发育不全，按体表面积计，肾小球滤过率是成人的 30%。婴儿肾功能发育很快，出生 20 周时，肾小球滤过率和肾小管功能已几乎发育完全，至 2 岁时肾功能已达成人水平。新生儿吸收钠的能力低，易丧失钠离子，输液中如不含钠盐，可产生低钠血症。肾对葡萄糖、无机磷、氨基酸及碳酸氢盐的吸收也少，且不能保留钾离子。此外，新生儿对液体过量或脱水的耐受性低，输液及补充电解质应精细调节。

刚出生时，新生儿胃液pH呈碱性，出生后第二天胃液pH与年长儿处于相同的生理范围。吞咽与呼吸的协调能力在出生后4~5月才发育完全，故新生儿出现胃食管反流的发生率高。当有胃肠道畸形时，常在出生后24~36小时出现症状，上消化道畸形时有呕吐和反流，下消化道畸形有腹胀和便秘。

（五）体液平衡和代谢

小儿细胞外液在体重中所占比例较成人大，成人细胞外液占体重的20%，小儿占30%，新生儿占40%~45%。小儿水转换率比成人大，婴儿转换率达100ml/(kg·d)，故婴儿容易脱水。婴儿脱水5天，细胞外液间隙即空虚，成人脱水10天才达同样水平。细胞外液与细胞内液比率出生后逐渐下降，2岁时与成人相近。不同年龄体液的总量和分布见表76-5。

表76-5 不同年龄人体的体液组成

	足月儿(%)	6月婴儿(%)	2~14岁(%)	成人
总体液量(TBW)	80	80	70	60
细胞内液(ICF)	35	40	40	40
细胞外液(ECF)	45	40	30	20
组织间液(IFV)		34.5	25	16
血浆(PV)		5.5	5	4
全血容量	85ml/kg	80ml/kg	80ml/kg	(60~65)ml/kg

小儿新陈代谢率高，氧耗量也高。成人氧耗量为3ml/(kg·min)，小儿为6ml/(kg·min)，故小儿麻醉期间应常规吸氧。新生儿及婴儿对禁食及液体限制耐受性差，机体糖及脂肪储备少，较长时间禁食易引起低血糖及代谢性酸中毒倾向，故婴儿手术前禁食时间应适当缩短，术中应适当输注葡萄糖。

小儿基础代谢率高，细胞外液比例大，效应器官的反应迟钝，常需应用较大剂量的药物，易于出现用药过量及毒性反应。麻醉时应考虑麻醉药的吸收和排泄，从而控制用药剂量。

（六）体温控制

新生儿体温调节机制发育不全，皮下脂肪少，而体表面积较大，容易散热，故体温易下降。人体体温调节可承受的外部环境低温值在成人是0℃，在新生儿则是22℃。新生儿无寒战反应，只能通过褐色脂肪以化学方式产生热量。褐色脂肪由交感神经支配，交感神经兴奋，释放去甲肾上腺素，刺激脂肪代谢，使甘油三酯水解而产热。体温下降时全身麻醉易加深，引起呼吸循环抑制，同时麻醉苏醒延迟，术后肺部并发症增加，且易并发硬肿症，故新生儿麻醉时应采取保温措施（保温毯、棉垫包绕四肢），维持手术室内温度超过27℃。

6个月以上小儿麻醉期间体温有升高倾向，其诱因有术前发热、脱水、环境温度升高、应用胆碱能抑制药、术中手术单覆盖过多以及呼吸道阻塞等。麻醉期间体温升高，新陈代谢及氧耗量相应增高，易缺氧，体温过高术中可发生惊厥。

术前如有发热，应先行输液，应用抗生素、冰袋降温等措施，待体温下降后再手术。如系急诊手术，可先施行麻醉，然后积极降温，使体温适当下降后再进行手术，可减少手术麻醉风险。

二、药理特点

小儿对药物的反应与许多因素有关，包括身体组成（脂肪、肌肉、水含量）、蛋白结合、体温、心输出量的分布、心脏功能、血-脑屏障、肝肾功能的成熟度以及是否伴有先天性畸形。生长发育中的变化都会显著影响药物的临床反应，确立年龄相关的药物治疗学尤为重要。

小儿身体的组成成分（脂肪、肌肉和水的含量）随着年龄增长显著变化。总水含量在早产儿明显高于足月儿，而足月儿也显著高于成人；脂肪和肌肉含量随着年龄增长而增加（表76-6）。这些人体构成的改变使小儿临床药理呈现以下主要变化：①应用水溶性药物时，由于小儿分布容积较大，按体重给药需以较大剂量达到需要的血液药物浓度（如大多数抗生素和氯琥珀胆碱）；②应用依赖再分布至脂肪而终止其作用的药物时（如硫喷妥钠），小儿由于脂肪含量较少，临床作用时效较长；③同样，小儿肌肉含量少，应用再分布至肌肉的药物（如芬太尼），其作用时间也延长。

表 76-6　成人与小儿机体组成的比较（占体重的百分比）

	早产儿（1.5kg）	足月儿（3.5kg）	成人（70kg）
总水含量	83	73	60
细胞外液体	62	44	20
细胞内液体	25	33	40
肌肉	15	20	50
脂肪	3	12	18

年长儿童往往肝肾功能发育成熟，蛋白、脂肪和肌肉的含量接近成人。年长儿童较新生儿，进入肝肾的血流占心输出量的比重更大。因此，大于 2 岁的小儿多数药物的半衰期较成人短或相当。总体而言，早产儿或足月新生儿药物消除延迟，超过 2 岁至 10 余岁的小儿药物半衰期缩短；小儿随着年龄接近成人，药物半衰期也逐渐延长至成人水平。

肝脏是药物代谢的主要器官，大多数麻醉药物经肝脏代谢。肝脏药物的代谢速率取决于肝脏的大小和肝微粒体酶系统的代谢能力。肝脏的大小（体积）与体重的比例从出生到成年逐渐缩小。药物代谢大部分经两个主要途径：即第Ⅰ相或降解反应（氧化、还原及水解），大部分第Ⅰ相反应依靠肝微粒体酶进行；第Ⅱ相或合成反应（结合），第Ⅱ相反应主要在肝脏内进行，也可在肠壁、肾脏或肺中进行。新生儿体内与药物代谢有关的酶系统发育不全，氧化药物的能力最差，而水解药物的能力与成人相仿。新生儿血液及血浆酶的活力和血浆蛋白含量低，血浆酶活力随着年龄的增长而增加，并与血浆蛋白的增加一致，1 岁时达成人值。总体而言，肝脏对药物生物转化的活性从胎儿期至成人呈双曲线式的变化：肝脏的代谢和清除在胎儿期至出生后 1 个月为低值，至 1 岁达到成人水平，在青春期呈高峰，随后再缓慢下降至成人水平。

大多数药物及其代谢产物经肾脏排泄。新生儿肾小球滤过率低，约为成人的 30%，影响药物的排泄。随着年龄增长，肾小球滤过率增高，出生 20 周时，肾小球滤过率和肾小管功能已几乎发育完全，至 2 岁时肾功能已达成人水平。因此，主要经肾脏代谢的药物在新生儿期排泄延迟，作用时间延长，至 2~3 岁肾脏药物排泄功能可达成人水平。

除上述基本因素外，以下因素也影响新生儿对药物的反应：①分布容积增大致药物排泌延迟；②肝肾功能发育不成熟；③与血浆蛋白结合降低致药物排泌变化。其他影响新生儿药代动力学和药效学的因素还包括：过早产、脓毒症、充血性心力衰竭、腹内压增加、控制通气和营养不良。这些因素都导致新生儿的药代动力学和药效学个体化。

近十多年来学者们致力于研究生长发育伴随的药代动力学和药效学的改变，制定了合适的儿科用药指南，特别是通过成人剂量推算小儿用药尺度。临床上为了便于应用，可根据小儿的体型和年龄，依据成人用药剂量推算小儿的使用方法（表 76-7）。更有学者提出可简便的将 1 个月、1 岁、7 岁、12 岁的小儿用药量分别设定为成人的 1/8、1/4、1/2 和 3/4。但值得注意的是，这些方法只是根据药物在体内的分布做出了相应的调整，而未把年龄相关的药效学变化考虑在内。

表 76-7　年龄相关的小儿用药剂量

年龄	体重（kg）	为成人剂量的百分数（%）
新生儿	3.2	5
2 个月	4.5	13
4 个月	6.5	17
12 个月	10	23
18 个月	11	25
5 岁	18	36
7 岁	23	43.5
10 岁	30	53
11 岁	36	61
12 岁	40	66
14 岁	45	72
16 岁	54	82
成人	70	100

有关年龄相关的药效学特点，目前研究的较为详尽的是吸入麻醉药。小儿吸入麻醉药最低肺泡气浓度（MAC）随年龄而改变，早产儿麻醉药需要量比足月新生儿低，新生儿比 3 个月婴儿低，而婴儿则比年长儿和成人麻醉药需要量大。小儿呼吸频率快，心脏指数高，大部分心输出量分布至血管丰富的器官，加上血气分配系数随年龄而有改变，故小儿对吸入麻醉药的吸收快，麻醉诱导迅速，但安全范围狭窄，易于过量。

6

第二节 麻醉前准备与麻醉前用药

一、麻醉前准备

小儿由于住院，离开家庭及父母，麻醉科医师术前必须对患儿进行访视，与患儿建立感情，并取得小儿的信任。对小儿手术而言，术前访视与准备比术前用药更为重要。国外20世纪90年代的调查显示，约65%的患儿可能发生术前焦虑，高达25%的患儿需要肢体束缚才能完成麻醉诱导。对患儿不当的麻醉前处理会增加患儿的分离恐惧，使术后不合作状态概率增高，导致术后治疗更加困难。同时，还可能导致患儿的术后行为障碍等不良后果。术前应对麻醉操作过程、手术的必要性和可能出现的问题对家长进行解释和交流，因为家长感觉焦虑可能会影响患儿。术前放映录象或利用含图片的小册子介绍手术室设备、麻醉机、面罩等使小儿熟悉手术室环境，可消除其恐惧不安心理，减少精神创伤，从而避免术后产生抑郁、焦虑、夜梦及其他行为改变。术前访视时家长和患儿从麻醉科医师处获得的相关信息越多，越利于他们应对手术和住院的压力。

麻醉前访视除了解患儿心理状况外，还应从家长处了解现病史及既往史，有无变态反应史、出血倾向、肾上腺皮质激素应用史以及麻醉手术史。家族中有无遗传性缺陷病或麻醉后长期呼吸抑制（血浆假性胆碱酯酶不足或有神经肌肉疾病可能）。应注意患儿体重，并与预计体重[年龄（岁）×2+8kg]比较，可了解患儿营养发育情况，有无体重过低或超重。体格检查时注意牙齿有无松动，扁桃体有无肿大，心肺功能情况以及有无发热、贫血、脱水等情况。脱水程度可从皮肤张力、囟门、眼球、神志、血压等体征来估计（表76-8）。如有脱水，应在麻醉前纠正，每脱水1%需输液10ml/kg。

表76-8 脱水程度估计

体征	脱水程度（占体重%）
皮肤张力低、舌唇黏膜干燥	5
前囟凹陷、心动过速、少尿	10
眼球凹陷、低血压	15
昏迷	20

应注意实验室检查资料，了解有无低血糖、低钙血症以及钾钠情况，以及有无凝血障碍。凡肛温38℃以上、血红蛋白80g/L以下、严重心肺功能不全、严重水电解质紊乱等，除急诊外，择期手术均应延期，待病情改善后再行手术。此外，还应了解拟施手术的范围和体位、手术创伤程度以及可能的出血量。

美国麻醉科医师学会将患儿风险分为6级（表76-9）。多项研究认为这一评分可以预测手术和麻醉的风险。

表76-9 美国麻醉科医师学会ASA风险分级

ASA	定义
1级	无生理或功能限制的患儿
2级	不严重损害功能的轻度全身性疾病，如良好控制的哮喘，2型糖尿病，小型限制性室间隔缺损
3级	合并其他严重影响功能的疾病，如显著降低峰流量的哮喘，难以控制的癫痫，合并充血症状并降低运动能力的大型室间隔缺损
4级	合并威胁生命的疾病，如休克，心源性或低血压性休克，呼吸衰竭，合并意识改变的颅脑损伤
5级	无论手术与否，均难以挽救生命的患儿
6级	器官将用于移植的脑死亡患儿

二、术前禁食

术前禁食是择期手术的常规，以避免胃内容物引发的呼吸道并发症。然而，有许多研究证实，健康小儿和青少年禁食达8小时与麻醉诱导前2~3小时仍口服液体的小儿相比较，其残存的胃容量及胃液均无明显不同。此外，缩短禁食时间可提高患儿的舒适度，减少水分的丢失，这对婴幼儿十分重要。因此，现代小儿麻醉的趋势，是允许口服清流质直到麻醉前2~3小时，这些液体可以为橙汁、软饮料或水；而对于母乳喂养的婴儿，禁食时间为麻醉前4小时；非母乳喂养（如牛乳或配方奶粉）者，术前禁食时间与固体食物相似，应在6小时以上。

生理学研究表明，正常情况下胃对液体的负荷排空很快。在第1小时内，胃排空80%以上的液体负荷。胃的生理学研究支持缩短禁食时间，但这种情况只适合于非急诊手术，且不伴有食管或胃肠功能紊乱等危险因素的患儿。对于存在吞咽困难、胃食管反流、中枢神经系统受损或尿毒症的患儿，还应针对具体情况进行个体化考虑。

目前对择期手术的术前禁食时间的指导，见表 76-10。

表 76-10 小儿术前禁食时间（h）

	固体食物、牛奶	糖水、果汁
6 个月以下	4	2
6~36 个月	6	3
>36 个月	8	3

三、麻醉前用药

麻醉前用药的目的在于镇静与消除不安，使麻醉诱导顺利、减轻情绪障碍、抑制口腔和呼吸道分泌物、抑制异常反射、减轻疼痛、预防吸入性肺炎等。以下是小儿麻醉前用药的常用途径及其各自的优缺点（表 76-11）。

表 76-11 小儿麻醉前用药的常用途径及其各自的优缺点

途径	优点	缺点
鼻腔	效果确切	不适感、易致小儿激惹
口腔	无痛、简单	显效慢
舌下	效果确切	吐出或咽下、显效慢
肌内注射	效果确切、显效快	疼痛
直肠	效果确切	不适感、诱发排便、起效时间不确定
静脉	效果确切、显效快	疼痛

麻醉前用药应根据小儿的生理状况、预计的手术时间、麻醉诱导方式等个体化制订方案。6 个月以下的婴儿麻醉前用药并不是必需的，而 10~12 个月的小儿离开父母会有明显的恐惧感，术前用药则必不可少。在美国，口服咪达唑仑（0.25~0.33mg/kg，最大剂量 20mg）是最常用的麻醉前用药方案，5~10 分钟产生镇静效果，能成功将患儿与父母分离的最短时间是 10 分钟，药效高峰在 20~30 分钟，45 分钟内镇静作用消失。对于不能配合口服用药的小儿，可采用中等剂量的氯胺酮（2~4mg/kg）加用阿托品（0.02mg/kg）和咪达唑仑（0.05mg/kg）肌内注射；既往有小剂量咪达唑仑口服给药效果不佳病史的小儿，可使用氯胺酮（4~6mg/kg）伍用阿托品（0.02mg/kg）和咪达唑仑（0.5mg/kg，最大剂量 20mg）口服给药，15 分钟后起效，可达到较深程度的镇静。对于预计可能静脉置管困难或诱导前必须有静脉通路的小儿（如先天性心脏病的婴儿），可采用大剂量氯胺酮（约 10mg/kg）和阿托品、咪达唑仑混合肌内注射以提供良好的静脉置管镇静条件。

糖果形状的口服透黏膜芬太尼具有舒适的口感，易透过口腔黏膜迅速吸收，吮吸糖棒后 15~30 分钟血药浓度达到峰值，10~20μg/kg 就可以产生足够的镇静作用。但是咀嚼或是吞服会降低药效及其生物利用度。镇静、抗焦虑作用不如咪达唑仑强，并可发生皮肤瘙痒、增加恶心呕吐发生率及呼吸抑制的风险等。

肌内注射抗胆碱能药物会引起注射部位疼痛，对于麻醉诱导时的咽反射抑制效果也并不明显，在小儿并不应作为常规使用。但对于小于 6 个月的婴儿，强效的吸入麻醉剂诱导前 45 分钟肌内注射或口服阿托品（0.02mg/kg）可显著降低低血压的发生率。

可乐定是一种 α_2 肾上腺素能受体激动剂，通过激活中枢神经系统内的突触后 α_2 肾上腺素受体产生镇静和降低交感神经张力作用，导致外周血管扩张和血压下降、心率减慢。作为小儿麻醉前口服镇静药，镇静作用与口服咪达唑仑相当，镇痛作用机制尚不明确。术前 30~40 分钟口服 2~4μg/kg 的可乐定可产生足够的镇静和抗焦虑作用，作用时间可大于 90 分钟，常常需要辅助给氧。

右美托咪定比可乐定有更强的 α_2 受体亲和力。口服后吸收较好，镇静作用与可乐定相似。患儿在术前 30~50 分钟口服 1μg/kg（推荐 3~4μg/kg）的右美托咪定后，具有良好的镇静作用，神经性行为障碍的患儿也能顺利地接受静脉置管，无不良并发症发生，患儿父母满意度高。单次静脉注射 0.5~1.0μg/kg 的右美托咪定（缓慢注射 5~10 分钟），持续静脉输注 0.5~1.0μg/（kg·h）可产生有效的镇静作用，并维持自主呼吸，降低突发躁动的发生率。右美托咪定作为严重不合作儿童的术前用药，已取得令人满意的效果。

盐酸戊乙奎醚（penehyclidine hydrochloride，长托宁）能通过血 - 脑屏障，兼有中枢和外周双重抗胆碱作用，有较强的抑制腺体分泌作用，可降低术后恶心呕吐的发生。选择性阻滞 M_1、M_3 胆碱受体，对心脏和突触前膜 M_2 胆碱受体无明显作用，因而不增快心率。半衰期长约 10 小时。常用剂量为 0.01~0.02mg/kg 术前 30 分钟肌内注射或 0.01mg/kg 术前 15 分钟静脉注射。不良反应少见，多与用药剂量过大有关。

四、上呼吸道感染小儿

一般小儿每年会发生 6~8 次上呼吸道感染，呼吸道感染引起呼吸道敏感性和分泌物增加，可能增加喉痉挛、支气管痉挛和手术期间低氧的发生率。择期手术的小儿如果有上呼吸道感染症状则需要进行仔细的术前评估，包括详细的病史和体格检查。需行肺部听诊以排除下呼吸道受累可能，如果诊断有疑问可考虑行胸片检查。此外，还要评估是否有发热、呼吸困难、咳嗽、咳痰、鼻塞、嗜睡、喘鸣。

虽然不加区分地推迟上呼吸道感染小儿的手术可以避免并发症的发生，但会增加患儿父母感情和经济上的负担。研究显示，小儿气道的高反应状态在上呼吸道感染发生后仍可持续 6 周以上，气道相关并发症在上呼吸感染恢复期的小儿与处于急性期的小儿并无显著差别，因此如果小儿每年要发生 6~8 次上呼吸道感染，那就很难确定一个无症状期来行择期性手术。而且，这种操作模式也不适合当前手术病例不断增加、要求加快床位周转率的医疗环境。另外，对于择期进行鼓膜置管术、扁桃体切除术、腺样体切除术和腭裂修补术的小儿，手术本身可改善其慢性上呼吸道的相关症状，除非患儿的呼吸道症状出现明显恶化或蔓延至下气道，手术就不应推迟。

目前认为，如果小儿出现并不复杂的上呼吸道感染症状（如无发热、有清亮分泌物且身体其他方面均健康）或是非感染引起的症状，则可以施行手术。如果患儿症状较严重，如有脓性分泌物、有痰的咳嗽、体温 >38℃、嗜睡或有肺部累及的征象，其择期性手术至少要推迟 4~6 周。同样的，如果发生可疑的细菌感染，则要行抗生素治疗，手术至少需要推迟 4~6 周。决定上呼吸道感染小儿是否需推迟手术的流程图见图 76-1。

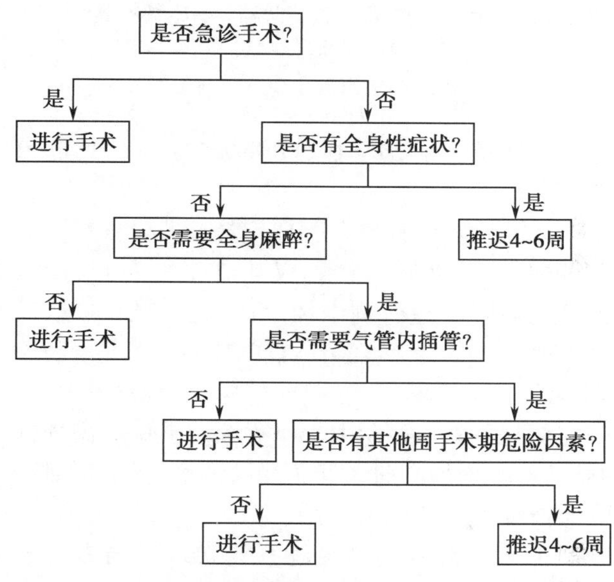

图 76-1 小儿上呼吸道感染是否需推迟手术的流程图

第三节 麻醉方法和装置

全身麻醉是小儿麻醉最常用的方法，除小手术可采用面罩紧闭法吸入麻醉或静脉麻醉下完成外，较大手术均应在气管内插管全身麻醉下进行。此外，区域麻醉（蛛网膜下腔阻滞、硬膜外阻滞、臂丛神经阻滞及其他神经阻滞）近年来应用有增多趋势。

一、全身麻醉

（一）常用药物

1. 吸入麻醉药 吸入麻醉药的最低肺泡有效浓度（MAC）在小儿随年龄而改变。对照研究显示，早产儿吸入麻醉药需要量比足月新生儿低，新生儿比 3 月婴儿低，而婴儿的 MAC 则比年长儿和成人要大（图 76-2）。小儿由于呼吸频率快、心脏指数大，心输出量向血管丰富的器官分布的比例更大，吸入性麻醉药的摄取更为迅速。血液中吸入药物浓度上升迅速而心血管功能发育不完善，易致小儿特别是婴儿和幼儿用药过量。

（1）氟烷：具有无刺激性，不易燃烧爆炸，抑制咽喉反射，可使呼吸道分泌物减少，便于呼吸管理，价格低廉等优点。麻醉期间易出现心血管抑制作用，与其他吸入性麻醉药相比更易发生过量。氟烷抑制呼吸，使肺泡通气量减少，为避免二氧化碳蓄积，麻醉期间应进行辅助或控制呼吸。氟烷的肝脏毒性作用并不比其他全身麻醉药高。小儿“氟烷肝炎”全世界报道不足 20 例，与小儿已应用数百万例氟烷相比，其发生率很低。氟烷的缺点是血 / 气

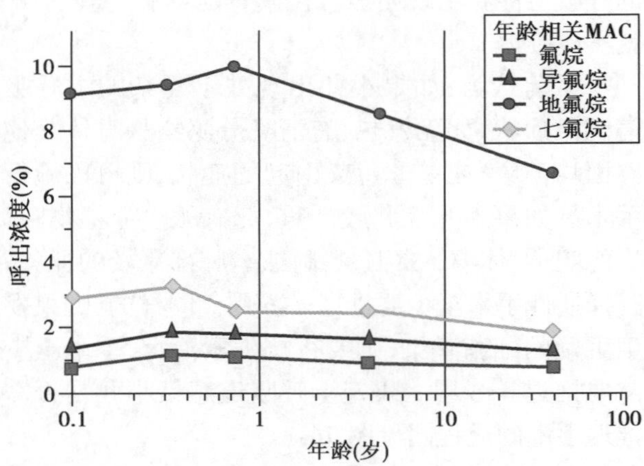

图 76-2　四种常用的吸入性麻醉药年龄相关的最低肺泡有效浓度（MAC）

MAC 的最高值出现于 3~6 个月的婴儿。

分配系数较高，脂肪 / 血分配系数也高，因此起效慢、维持时间长。

(2) 异氟烷：血 / 气分配系数为 1.4，麻醉诱导及苏醒快，代谢降解产物仅 0.17%，肝肾毒性小。异氟烷对呼吸道有刺激性，可引起咳嗽、屏气，甚至出现喉或支气管痉挛，不宜单独用于小儿麻醉诱导。可先用静脉麻醉，待小儿入睡后再应用异氟烷，常与氧化亚氮 - 氧合用。异氟烷较氟烷对循环抑制较轻，不增加心肌对儿茶酚胺的敏感性，可显著降低脑对氧的代谢率。

(3) 七氟烷：血 / 气分配系数 0.66，诱导及苏醒迅速，其 MAC 比氟烷及异氟烷高，新生儿 MAC 为 3.3，随后 MAC 值逐渐下降(1~6 个月为 3.2，6~12 个月为 2.5，1~3 岁为 2.6，3~12 岁为 2.3~2.5)。与其他吸入性麻醉药合用氧化亚氮时不同，七氟烷的 MAC 值不随着混合吸入的氧化亚氮浓度成比例的降低。在 1~3 岁的小儿，混合吸入 60% 的氧化亚氮，七氟烷的 MAC 仅降低 25%。

七氟烷对呼吸道无刺激性。吸入诱导时浓度即使最高达 8%，也较少发生屏气、咳嗽、喉痉挛及氧饱和度降低，目前已成为小儿麻醉吸入诱导的首选药物。常用的七氟烷吸入诱导方法包括潮气量吸入法和单次肺活量吸入法。

七氟烷能较好地维持心血管系统的稳态性，不影响心率、心脏指数及心肌收缩性，发生心律失常更少见。小儿吸入 1MAC 七氟烷，即使术前不使用阿托品，心率也能维持平稳。对发绀型先天性心脏病的小儿，吸入七氟烷较氟烷出现低血压和氧饱和度降低的概率更低。在吸入浓度超过 1.5MAC 时，七氟烷比氟烷更能造成对呼吸的抑制，婴儿吸入 1MAC，分钟通气量及呼吸频率均降低，但只轻度升高呼气末二氧化碳水平；吸入浓度 8% 七氟烷的小儿可引起呼吸暂停，使用咪达唑仑等术前用药能加重这种抑制作用。七氟烷在小儿进行吸入诱导时，偶有报道出现癫痫样发作或脑电图出现相关表现。

七氟烷体内代谢率为 2.9%，比异氟烷高，但用药后肝肾功能仍正常。七氟烷与钠石灰相互作用可产生在动物实验中证实有肾毒性的代谢产物 A，在小儿低流量紧闭麻醉应予注意，且该产物的浓度在闭合回路中随着小儿年龄的增长而增加。

虽然七氟烷苏醒迅速，但苏醒期常需要早期使用其他镇痛药物。近期的研究发现，七氟烷比氟烷发生苏醒期躁动的可能性更高，治疗和预处理的方法包括使用 α2 肾上腺素能受体激动剂右美托咪定、芬太尼、丙泊酚(1mg/kg)、5- 羟色胺受体阻滞剂托烷司琼(0.1mg/kg)、氯胺酮(0.25mg/kg)或纳布啡(0.1mg/kg)。

(4) 地氟烷：血 / 气分配系数仅 0.42，诱导及苏醒迅速，但地氟烷对呼吸道有刺激性，单独诱导时可发生呛咳、屏气、分泌物增加及喉痉挛，小儿喉痉挛的概率甚至可高达 50%。临床上常先用氟烷或七氟烷吸入诱导后再改用地氟烷吸入，手术完毕患儿可迅速苏醒。地氟烷脂溶性低，故麻醉效能低，MAC 高，新生儿为 9.2，1~6 个月为 9.4，7~12 个月为 9.9，1~3 岁为 8.7，5~12 岁为 8。地氟烷对心血管和呼吸抑制作用比异氟烷小，其代谢率低，仅 0.02%，是现有吸入麻醉药中体内生物转化最少的吸入麻醉药。当快速吸入高浓度地氟烷时，因交感神经系激活，偶尔可出现高血压及心动过速。由于其苏醒迅速，在停用该药前，要重视早期使用镇痛药物防止苏醒期疼痛及躁动。

2. 静脉诱导和维持药物

(1) 氯胺酮：自 20 世纪应用于临床以来，曾经是全身麻醉的必选药物，尽管有苯环利定的精神副作用，但对呼吸循环影响较小，故仍有使用的价值。在小儿麻醉，特别是手术室外麻醉中应用广泛。单独注射氯胺酮时不呈类自然睡眠状，而呈木僵状。麻醉时眼睛可睁开，各种反射如角膜反射、咳嗽反射与吞咽反射可依然存在，对麻醉与手术失去记忆，神志完全消失，但肌张力增强、眼球呈凝视状或震颤，外观似浅麻醉，但镇痛效果好，尤其体表镇痛明显。近年来发现氯胺酮除了麻醉性镇痛作用外还具有抗炎、脑保护、促进细胞凋亡、解除支气管痉挛和对抗由阿片类药物引起的痛觉过敏等作用。

氯胺酮静脉注射 2mg/kg，注射后 60~90 秒后入睡，维持 10~15 分钟，肌内注射 5~6mg/kg，2~8 分钟入睡，维持 20 分钟。氯胺酮使唾液及呼吸道分泌物增加，麻醉前必须应用抗胆碱类药物。氯胺酮适用于浅表小手术、烧伤换药、诊断性操作的麻醉以及全身麻醉诱导。氯胺酮诱导时有暂时性心血管兴奋作用，使血压、心输出量、脉搏均升高，中心静脉压及外周血管阻力也增加。

早期曾认为氯胺酮安全而无并发症，甚至提出饱胃患儿可选用氯胺酮麻醉。近年来研究发现，氯胺酮麻醉时喉反射有抑制，故饱胃患儿禁用氯胺酮。新生儿或 6 月以下婴儿用氯胺酮后可发生呼吸抑制，应严密观察、及时处理。休克及低心输出量小儿用氯胺酮后，由于其负性心肌肌力作用，可引起血压下降，甚至心搏骤停，故休克患儿不宜用氯胺酮麻醉。

氯胺酮无肌松作用，也不抑制内脏反射，腹部手术不宜单独应用。氯胺酮增加脑血流及脑氧耗，增高颅内压，神经外科麻醉时应慎用。氯胺酮麻醉后恶心呕吐发生率高（33%~44%），术后苏醒延迟，有时呈烦躁不安，术后幻觉及噩梦在小儿少见，如与咪达唑仑或地西泮同用，发生率下降。

（2）丙泊酚：是具有高度亲脂性的静脉麻醉药，麻醉起效快而平顺，呛咳、呃逆发生率低。由于小儿中央室分布容积大，且清除率快，故小儿丙泊酚剂量按公斤体重计比成人大，需 2.5~3mg/kg 方能达到诱导效果。丙泊酚有呼吸抑制作用，同时可使血压、心输出量和体循环阻力有不同程度下降，但不引起心率增快，故可减轻气管插管的血流动力学反应。丙泊酚可降低颅内压、脑氧耗量、脑血流及脑代谢率及眼内压。丙泊酚麻醉恢复时间早，患儿清醒迅速，脑功能如精神活动、认知能力恢复完善，麻醉后恶心呕吐发生率低。丙泊酚的缺点是注射部位疼痛，应选择肘前大静脉注射，药液中加入利多卡因 0.2mg/kg 可减轻注射痛。小儿用丙泊酚诱导时可发生不自主运动，其原因不明，因此在需绝对镇静的情况如 CT、MRI 检查时不宜用丙泊酚。丙泊酚无镇痛作用，手术时必须辅用其他麻醉药及镇痛药。由于诱导平顺，起效迅速，麻醉深度易控，苏醒快且脑功能恢复完善，术后恶心呕吐发生率低，故丙泊酚适于小儿门诊手术及某些诊断性检查的麻醉。由于市售丙泊酚制剂中含有鸡蛋和大豆成分，用于对这两种物质过敏的小儿要慎重。

（3）瑞芬太尼：瑞芬太尼是一种新型合成的阿片类镇痛剂，选择性作用于 μ 受体，具有阿片类药物的典型作用和副作用，包括镇痛、镇静、呼吸抑制、肌张力增高和心动过缓，镇痛作用与芬太尼相当。它由非特异性血液及组织酯酶代谢，迅速水解为无生物活性的代谢物瑞芬太尼酸，具有起效快、代谢快与药量及时间无关的特点。在小儿麻醉中，瑞芬太尼已用于：①麻醉诱导及维持；② TIVA；③ TCI；④小儿心脏手术麻醉；⑤小儿 ICU 镇静和术后镇痛。研究证实，瑞芬太尼应用于小儿麻醉具有以下特点：①起效迅速，易于调节；②术后镇痛作用弱；③停药后恢复快；④预先或应用抗胆碱能药能预防或治疗瑞芬太尼引起的心动过缓或低血压；⑤与年长儿比较，<2 个月的小儿清除更快；⑥所测定的输注即时半衰期与模型的结果高度一致。在年长小儿，瑞芬太尼非常适合在需要术后早期评定神经系统状况的手术中使用。在心脏手术的小儿，也利于术后维持心血管系统的稳定，提供早期拔管和术后镇痛。

瑞芬太尼被非特异性酯酶水解代谢，其代谢受年龄、性别和体重的影响不大，不受肝、肾功能状况影响，在肝肾衰竭的小儿使用有很大的优势。即使长时间持续输注，停药后血浆药物浓度下降一半的时间仍为 3~6 分钟。分布容积随年龄增长而降低，婴儿（<2 个月）的分布容积最大。清除率新生儿较低，2 个月 ~2 岁婴幼儿清除率较高，其后随年龄增长逐渐降低。各个年龄段的半衰期（$t_{1/2\beta}$）无明显区别（3.4~5.7 分钟）。

瑞芬太尼经静脉途径给药，推荐的负荷剂量 0.5~1μg/kg，接着以 0.2~0.5μg/（kg·min）的速率输注。在静脉注射或输注的速度大于 0.5μg/（kg·min）时可能发生低血压和心动过缓。当同时应用吸入麻醉药时，推荐输注瑞芬太尼的开始速率为 0.25μg/（kg·min）。瑞芬太尼可以减轻小儿对气管插管的反应，瑞芬太尼 1.25~3μg/kg 合用丙泊酚 4mg/kg 可使未使用肌松剂的情况下气管内插管更容易。

近年来研究显示，瑞芬太尼呈现剂量依赖性的阿片耐受及痛觉超敏现象，可能与瑞芬太尼作用时间短及 NMDA 系统激活有关。因此推测小剂量 NMDA 受体拮抗剂氯胺酮可以抑制这种快速耐药性，并降低这类小儿术后镇痛所需要的吗啡用量，但该结论仍存在争议。临床应用可以在即将或者接近手术结束时，给予长效的阿片类药物（如吗啡

0.05~0.2mg/kg),或者结合局部区域麻醉。

3. 肌肉松弛药　随着其他新型麻醉药物的出现,肌松药在儿科麻醉中的使用正在减少;然而均衡的麻醉措施在小儿气管插管时可以提供最佳的插管条件。

(1)氯琥珀胆碱:是目前临床上唯一应用的去极化肌松药,小儿比成人对氯琥珀胆碱略有耐药,插管剂量需 1~2mg/kg。新生儿则需 2~3mg/kg,45 秒即产生满意的肌松作用。当小儿静脉给药困难时,可用 4mg/kg 进行肌内注射,4 分钟后可提供足够的插管条件。

小儿应用氯琥珀胆碱后胃内压增加很少,成人用氯琥珀胆碱胃内压平均增高 0.93kPa ($95cmH_2O$),最高达 4.02kPa($41cmH_2O$),小儿仅增高 0.40kPa($4cmH_2O$),对小儿饱胃者插管很有利。

静脉注射氯琥珀胆碱可引起血钾升高,对严重烧伤、创伤或截瘫患儿施行手术,禁用氯琥珀胆碱。小儿使用氯琥珀胆碱后也可出现咬肌痉挛,这可以是正常变异反应,也可能是使用氯琥珀胆碱诱发恶性高热的并发表现。氯琥珀胆碱可引起窦性心动过缓伴结性或室性逸搏,尤其小儿更易发生。随着起效快、作用时间短的非去极化肌松药的临床应用,氯琥珀胆碱在临床上可能将逐渐被淘汰。

(2)泮库溴铵:泮库溴铵是一种强效的非去极化甾类肌松药,无神经节阻滞作用,组胺释放少,不产生支气管痉挛,但可引起心率增快,收缩压有上升倾向,特别适宜与芬太尼麻醉配合应用,可解除芬太尼所致的心率减慢作用,剂量为 0.08mg/kg 静脉注射,作用维持 30~45 分钟。然而,对于大多数儿科手术而言,泮库溴铵的作用时间显得过长。因此随着 20 世纪 80 年代中等时效肌松药阿曲库铵和维库溴铵的引入,泮库溴铵的应用呈下降趋势。

(3)阿曲库铵:阿曲库铵是一种中等时效的双季胺苄异喹啉类化合物。在体内通过两条代谢途径降解。一条途径是 Hofmann 消除,速率随温度和 / 或 pH 增加而增加的非酶性降解。另一条是非特异性酯酶水解途径。静脉注射 0.3~0.6mg/kg,1~2 分钟即可进行气管插管,作用维持 15~30 分钟。阿曲库铵优点是不引起心血管不良反应,大剂量及快速注射可致组胺释放。肝肾功能不全及心脏患儿适合应用阿曲库铵。但在美国,由于其组胺释放的副作用(成人较小儿更常见),已被其代谢产物 - 顺阿曲库铵所取代。

(4)顺式阿曲库铵:和阿曲库铵相似,顺式阿曲库铵是一种中等时效的肌松药,体内依赖 pH 和温度进行自主降解。然而,顺式阿曲库铵的效能比阿曲库铵强约三倍,这也使该药具有更显著的特点以及更少的组胺释放。效能增强所伴随的主要缺点是起效时间的延长,需要相对高的剂量 0.15mg/kg (约 3 倍 ED_{95}),才能在 2 分钟取得满意的插管条件。进一步增加药物剂量(4 倍 ED_{95})并不会显著缩短起效时间。该药物的效能(ED_{95})在婴儿、儿童和成人相似,在氧化亚氮 - 硫喷妥钠麻醉中,婴儿的 ED_{50} 和 ED_{95} 与儿童相似,但药物的作用时间在婴儿与儿童比较延长 5~10 分钟。在使用瑞芬太尼并吸入七氟烷的麻醉中,该药物婴儿较儿童起效快(74 秒比 198 秒)、恢复至 T_{25} 的作用时间长(55 分钟比 41 分钟)、恢复至 TOF90% 时间慢(73 分钟比 59 分钟),这可能与吸入麻醉药加速其起效,延长其恢复有关。在选择顺式阿曲库铵时,必须对这些药物在婴儿中的作用特点加以权衡。

(5)维库溴铵:是泮库溴铵衍生物,肌松强度是泮库溴铵的 1.5 倍,时效仅泮库溴铵的 1/3~1/2,无明显心血管作用。本药自肝脏摄取经胆汁排出,肾脏消除维库溴铵的作用较小,肾功能不全患儿仍可应用。插管剂量 0.1mg/kg,维持 25~30 分钟。对于新生儿和婴儿,由于器官功能的不成熟,0.1mg/kg 维库溴铵(约 2 倍 ED_{95})可以产生超过 90% 的神经肌肉阻滞并且维持时间达 1 小时。因此其活性在新生儿和婴儿中会明显延长。

(6)罗库溴铵及其拮抗剂:罗库溴铵的结构与维库溴铵相似,但起效更快。罗库溴铵体内代谢很少,主要经肾脏清除。七氟烷显著增加罗库溴铵的效能。小儿使用硫喷妥钠 5mg/kg 和阿芬太尼 10μg/kg 诱导麻醉后,注射 0.6mg/kg(2 倍 ED_{95})罗库溴铵 60 秒后能产生满意的插管条件;而使用七氟烷吸入麻醉诱导的小儿,注射 0.3mg/kg 罗库溴铵,在 2 分钟内 95% 的 2~7 岁儿童可产生满意的插管条件,1~3 岁幼儿 60 秒可达到满意的插管条件。因此,在仔细评估气道排除困难插管后,罗库溴铵可以作为快诱导时替代氯琥珀胆碱的肌松药。

罗库溴铵在婴儿和儿童的药物作用时间有较大差异。氧化亚氮麻醉时,标准插管剂量的罗库溴铵 0.6mg/kg 在婴儿的作用时间要长于儿童,新生儿 0.6mg/kg 剂量的作用时间较婴儿(5~12 个月)长。即使是 0.3mg/kg 罗库溴铵,无论是 T_{25}、T_{75}、RI 还是恢复至 TOF70% 的时间,0 月 ~6 个月的婴儿较 2~6 岁的小儿都延长。这种年龄相关的差异与维库溴铵相似。

1~2 倍 ED_{95} 的罗库溴铵仅会轻微增加心率，对动脉血压没有影响。预注利多卡因或瑞芬太尼可以减轻罗库溴铵的注射痛。在可能存在未确诊肌营养不良的患儿，尤其是男孩中，当氯琥珀胆碱相对禁忌时可以使用罗库溴铵进行快诱导。

罗库溴铵的拮抗剂舒更葡糖（sugammadex）能通过选择性与罗库溴铵结合恢复正常的神经肌肉功能，而不影响乙酰胆碱、烟碱样受体或乙酰胆碱酯酶功能，该药与维库溴铵和泮库溴铵的结合能力稍弱。舒更葡糖只与含有甾核的肌松药结合。苄异喹啉类药物，如阿曲库铵、顺阿曲库铵、米库氯铵以及氯琥珀胆碱不受舒更葡糖的影响。舒更葡糖可以在 2 分钟内拮抗罗库溴铵的深度阻滞而没有心血管反应。舒更葡糖的投入使用将会增加罗库溴铵的临床应用，并在快诱导时增加罗库溴铵的安全性。当出现 2 个 TOF 颤搐反应高度时，舒更葡糖的有效拮抗剂量是 2mg/kg。

(7) 米库氯铵：米库氯铵是临床唯一使用的短效非去极化肌松药，其作用时间较短，与被正丁酸基血浆胆碱酯酶代谢有关。其 ED_{95} 是 0.08~0.1mg/kg，应用 2 倍 ED_{95} 量静脉注射，起效时间是 1.6~1.9 分钟。作用时间 14 分钟，是阿曲库铵的 1/3，维库溴铵的 1/2。与七氟烷或丙泊酚伍用时，药物在前者的起效时间较快，作用时间也较长。由于米库氯铵被正丁酸基血浆胆碱酯酶水解，该酶的缺乏会使药物的作用延长。大剂量快速注射米库氯铵（0.4mg/kg）会引发组胺释放，最常见的表现是短暂的皮肤潮红和血压降低。

（二）气管内插管麻醉和麻醉装置

1. 气管导管　气管插管可保证呼吸道通畅，减少呼吸道无效腔，便于呼吸管理及应用肌松药。因此，小儿麻醉中以气管内麻醉最为常用，尤以重危患儿、婴儿、头颈、胸部手术以及腹部大手术、俯卧位、侧卧位手术全身麻醉时均应选用气管内插管麻醉，以策安全。气管插管的并发症包括插管损伤、喉水肿、导管扭曲、导管阻塞、呼吸阻力增加、拔管喉痉挛等。施行气管内麻醉期间需严密观察病情，注意预防上述并发症，但总的说来，气管插管优点远远超过其缺点，应尽量选用。

气管导管现多以对组织无刺激性的聚氯乙烯制成，导管以内径（mm）编号，管壁应薄，导管大小以 1.53~2.04kPa（15~20cmH_2O）加压时有轻度漏气为合适，如以 1.0kPa（10cmH_2O）加压时漏气明显，应更换气管导管。导管上有长度（cm）标志，经口腔插管时其长度为 12+ 年龄 /2。固定导管时应了解插入长度，可避免插管过深。气管导管连接管的口径应与导管内径相等（可用塑料外套管将二者连接），并应紧密连接，不留间隙，以免连接处屈曲。插管后应作两侧肺部听诊，两肺呼吸音相等才可固定导管。侧卧位或俯卧位翻身后再进行两肺听诊，以及时发现导管滑出气管或误入一侧支气管。小儿气管导管的选择见表 76-12。

表 76-12　小儿气管导管号码（内径）及插入长度估计

	导管号码内径（mm）	插入长度（cm）	
		经口	经鼻
新生儿	3.5	10	12
1~11 个月	4.0	12	14
1 岁	4.0	12	14
2 岁	4.5	13	15
3 岁	5.0	14	16
4 岁	5.0	15	17
5 岁	5.5	16	18
6 岁	5.5	16	18
7 岁	6.0	17	19
8 岁	6.0	17	19
9 岁	6.5	18	20
10 岁	6.5	18	20
11~12 岁	7.0	20	22

在小儿麻醉中，究竟是选用带套囊的或是不带套囊的气管导管，近年来仍存在广泛争议。在低龄儿童中使用不带套囊的气管导管被广泛认为是安全的，而传统观念认为带套囊的气管导管应在 6 岁以上的小儿使用。多项研究也证实，在小儿使用肌松药的麻醉中，带套囊的比不带套囊的导管术后并发症的发生率并没有差别，需重复插管的概率更低，因此可能更适合。同时，随着气管导管设计制作技术不断进步，使用带套囊的气管导管更为常见。但所有的气管导管都与气管黏膜的局部损伤程度有关，在婴儿和低龄儿童风险最高，损伤后最严重的后果是声门下狭窄。虽然在临床操作中，很多情况下有套囊的导管要比无套囊的导管更有益处，但两种导管无疑都会造成气管损伤，并给小儿带来更加严重的后果。关于这一问题争论可能还将继续。使用带套囊的导管应比不带套囊的导管小半号，且

气囊内的压力应小于 25cmH$_2$O(18.4mmHg)。

在小儿,还有一系列特殊设计的气管导管用于不同的手术用途。异形管(图 76-3)方便应用于头颈外科手术,可避免导管发生折叠、闭塞,减少意外拔管的危险。柯尔导管(图 76-4)是一种上粗下细的、不带套囊,适用于新生儿的经口插管,导管的气管部分比其他部分细,推荐用于新生儿复苏和短时间通气,但也有一些机构成功用于新生儿 ICU。加长管(图 76-5)适用于一些需要增加导管额外长度的状况,在一些气道严重缩窄的患儿(如哮鸣、气道软化)应用常规的导管不合适时,可能需要使用加长管。加强型气管导管特别适用于小儿头颈部手术,如纵隔肿瘤、胃镜、经食管超声检查等,不易受到外力的影响使导管折曲或压扁。激光导管(图 76-6)专门为激光手术中保护气管导管和患儿避免受激光伤害而设计。

2. 喉罩(LMA) 自 1983 年喉罩问世以来,已广泛的应用于小儿麻醉。这种通气道将导管尖端接一卵圆形扁平罩,罩的周围镶嵌充气囊,经明视或盲探法插至咽喉部,覆盖声门部位,充气后在喉周围形成密闭圈,既可让小儿自主呼吸,也可施行正压通气。1.0、1.5、2.0、2.5、3.0 号喉罩,套囊的最大充其量分别为 4、7、10、14、20ml。与气管插管比较,喉罩刺激小,不引起呛咳,特别适用于自主呼吸下进行眼、耳鼻喉科短小手术。喉罩插入和拔出时心血管系统反应小,可避免血压和眼压的波动。对有先天性小颌、舌下坠、腭裂的 Pierre-Robin 综合征患儿,气管插管困难时,可用喉罩通气道维持麻醉。对需频繁施行麻醉的患儿(如烧伤换药、放射治疗),用喉罩通气道保持呼吸道通畅,可避免反复气管插管。小儿喉罩充气囊的压力推荐是 60cmH$_2$O 以下,有学者建议小儿喉罩内压应低于 40cmH$_2$O,以减少小儿喉痛及喉罩周围漏气的概率,并建议在使用喉罩时常规使用校订后的测压计测喉罩内的压力。

LMA 用于小儿,气道梗阻的发生率高于成人近两倍。因为小儿舌体大,声门位置偏高偏前,会

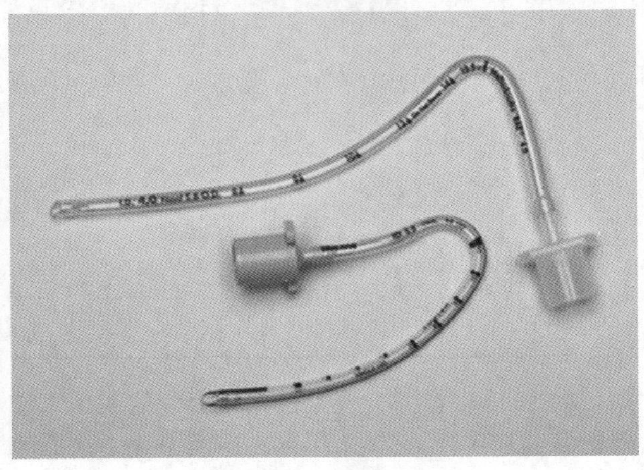

图 76-3 异形管

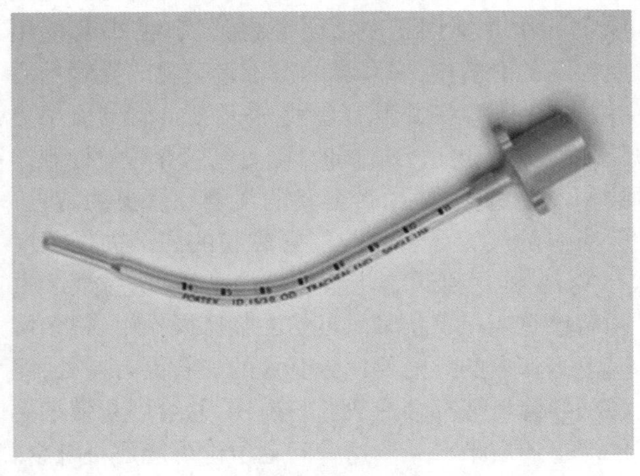

图 76-4 柯尔导管

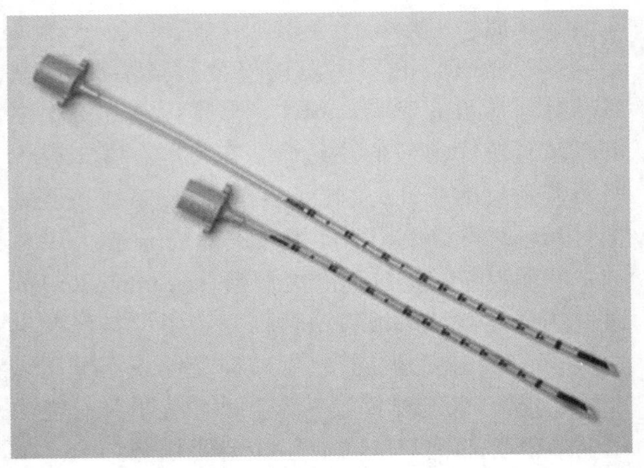

图 76-5 加长管

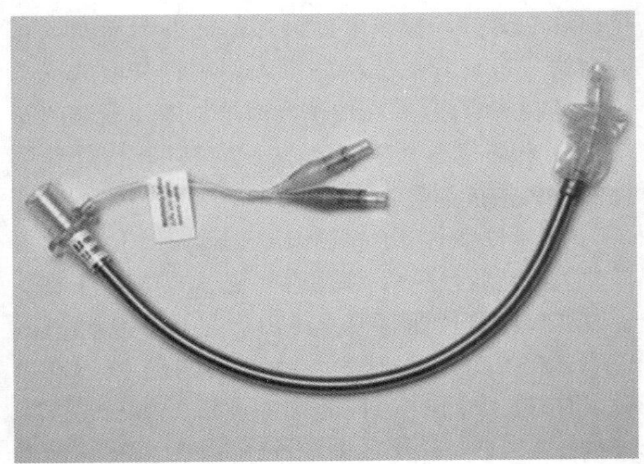

图 76-6 激光导管

6

厌大且松软，常会遮盖咽部，造成气道阻力大，特别在小于1岁的婴儿中。小儿置入LMA，除标准的Brain置入法外，可采用逆转法提高小儿置入的成功率。LMA用于更小的患儿会发生更多的气道梗阻、通气压力高、呼气末CO_2分压升高、喉罩漏气及气道并发症，因此在婴儿和新生儿使用LMA需要麻醉科医师有更娴熟的技术并更为谨慎。术前用药及术中麻醉肌松药的应用、手术操作和并发症的影响等，可明显减低食管上、下端括约肌张力和正常生理保护反射(咳嗽、屏气等反射)，存在潜在的反流误吸风险。凡遇胃内容量加大，喉功能不全等反流误吸高危因素的患儿，全身麻醉和急救复苏时不宜选用LMA。LMA是一个声门上的通气装置，所以对于张口困难、声门和声门上梗阻(咽喉部肿瘤、脓肿、血肿等)的患儿应用是有局限性的。

除Brain的传统喉罩外，近年来不同的生产商还设计了各种新型喉罩可应用于小儿，如Ambu AuraOnce喉罩、air-Q喉罩以及Portex喉罩等。目前在小儿应用较为广泛，在任何年龄段均有适用尺寸的是引流型喉罩(Proseal LMA，见图76-7)。引流型喉罩在导气管的侧面有单独的引流管末端开口于气囊罩，放置到位后，引流管与食管相通，可置入胃管进行引流或吸引。该设计可完全隔离气道和消化道，避免了传统喉罩易引起胃扩张和反流的弊端，在小儿口咽部允许的泄漏压也更高(11~18cmH_2O)，一次放置成功的概率更高达90%。传统喉罩与引流型喉罩在小儿的尺寸见表76-13。

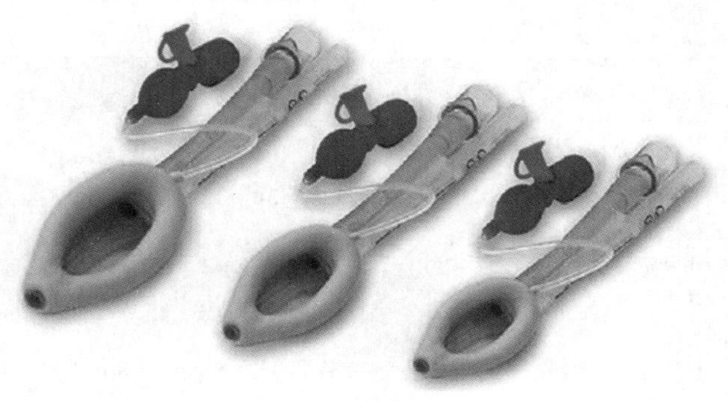

图76-7 小儿引流型喉罩

二、区域麻醉

在过去的30余年中，区域麻醉已逐步增多，并成为小儿患者手术或非手术治疗疼痛的主要处理方法。随着特别针对小儿的穿刺针和导管的发展以及神经刺激仪和超声引导技术的广泛应用，区域麻醉应用于小儿也更为安全和便捷。

表76-13 小儿传统喉罩与引流型喉罩型号的选择

	体重(kg)	对应的气管导管
传统喉罩		
1号	<5	3.5不带套囊
1.5号	5~10	4.0不带套囊
2号	10~20	4.5不带套囊
2.5号	20~30	5.0不带套囊
3号	30~50	6.0带套囊
4号	50~70	6.0带套囊
5号	70~100	7.0带套囊
6号	>100	7.0带套囊
引流型喉罩		
1号	<5	
1.5号	5~10	4.5不带套囊
2号	10~20	4.5不带套囊
2.5号	20~30	4.5不带套囊
3号	30~50	5.0带套囊
4号	50~70	5.0带套囊
5号	70~100	6.0带套囊

(一)骶管麻醉

骶管麻醉通过骶管裂孔实施，是小儿尤其是婴幼儿最常用的硬膜外麻醉方式。小儿骶管裂孔较大，体表标志明显，且骶骨背面平、骶角突出易扪及，穿刺成功率较高，而且小儿骶管容积小，蛛网膜囊位置较低，局部麻醉药物浸润完全，能够满足下腹部、会阴部以及下肢大部分手术的要求，并且连续骶管麻醉的应用，也可满足长时间手术的要求。小儿骶管内蛛网膜囊位置较低，如穿刺过深，亦有误入蛛网膜下腔造成全脊髓麻醉的可能。骶管麻醉应使用短斜面穿刺针以免刺破硬脊膜。随着年龄增长，小儿骶骨轴线偏离腰椎中轴，骶管裂孔更难定位，甚至可能闭锁。

婴幼儿骶管腔充满脂肪和疏松的网状结缔组织，这使得局部麻醉药很容易扩散。6~7岁儿童硬膜外间隙脂肪变得更紧密，局部麻醉药不易扩散。脂肪内含许多无瓣膜的血管，意外的血管内注药可立即导致局部麻醉药全身扩散，引起中毒症状。骶管腔与腰骶部神经丛周围间隙相通(特别是腰骶干)，所以有必要注入足够剂量的局部麻醉药以补充流失量才能获得满意的感觉阻滞平面。

骶管麻醉能满足多数低位手术要求(主要是脐以下),包括疝囊结扎术、泌尿道、肛门、直肠手术、骨盆以及下肢手术等。骶管麻醉主要用于ASA Ⅰ~Ⅱ级的婴儿和幼儿,并通常复合浅全身麻醉。也可用于孕后50~60周以内婴儿以及早产儿(妊娠37周以前出生的婴儿)麻醉。因其硬膜外间隙脂肪呈液态,导管置入很容易,能提供持续时间较长的无痛感。骶管麻醉的禁忌证主要有骶骨畸形、脊膜突出和脑脊髓膜炎。

骶管麻醉的同时可将镇痛药加入局部麻醉药中进行术后镇痛,所以容易被患儿及其家长接受。可单次给药或连续给药,选用低浓度的长效局部麻醉药如0.1%或0.125%布比卡因或0.2%罗哌卡因,二者都具有长效的优势。骶管麻醉局部麻醉药用量可参考许多数学模式和方程式计算,其中最可靠的是Busoni和Andreucetti的计算公式,Armitage的计算公式更实用。分别注射0.5ml/kg、1ml/kg、1.25ml/kg局部麻醉药可达骶、腰部上段和胸部中段感觉阻滞平面。大剂量局部麻醉药(1.25ml/kg)偶尔可导致过高平面(超过T4椎体)。如果所需局部麻醉药超过1ml/kg,则不宜采用骶管麻醉,最好选择更高位硬膜外麻醉。可联合的镇痛药有:氯胺酮、曲马多、可乐定、阿片类药等,但应注意术后的监护。

(二)蛛网膜下腔阻滞

蛛网膜下腔阻滞适用于大部分手术时间较短的婴幼儿下腹部和下肢手术。与在成人中的应用效果一样,它起效迅速、镇痛效果确切、肌松良好。蛛网膜下腔阻滞尤其适用于容易引起术后呼吸系统并发症的高危婴幼儿,包括早产儿、低体重儿、支气管发育不良、患有慢性呼吸道疾病等的患儿。这些患儿全身麻醉术后发生呼吸系统并发症的概率明显增加,而应用蛛网膜下腔阻滞对呼吸功能几乎无影响,又能大大减轻全身麻醉的不良反应,术后镇痛良好,对生理功能影响少,操作简单,患儿术后恢复迅速。蛛网膜下腔阻滞也适用于孕后60周以下早产儿,尤其是那些发生过新生儿呼吸窘迫和贫血症(血细胞比容低于30%)的早产儿,这些患儿全身麻醉(包括七氟烷吸入麻醉)后更易发生延迟性呼吸暂停。饱胃也是蛛网膜下腔阻滞的适应证。蛛网膜下腔阻滞不影响保护性气道反射,发生误吸的风险很低,对那些有较高术后恶心呕吐风险的患儿是一个不错的选择。蛛网膜下腔阻滞还可用于那些有明显肺部疾病和神经肌肉疾病的患儿,以避免全身麻醉而使原有的呼吸功能不全恶化。区域麻醉不会诱发恶性高热,因此蛛网膜下腔阻滞还可用于那些恶性高热的易感患儿。

对于大于5岁的小儿应用蛛网膜下腔麻醉表现与成人相似,但更年幼的小儿常会出现血流动力学不稳,可出现一过性的低血压或心动过缓。小儿蛛网膜下腔常用局部麻醉药有丁卡因、布比卡因、左旋布比卡因及罗哌卡因,剂量可按体重、年龄或脊柱长度(第7颈椎棘突至骶管裂孔距离,简称椎长)计算。新生儿及小儿蛛网膜下腔阻滞根据体重计算常用药物用量见表76-14和表76-15。有些医疗中心根据脊柱长度用药,下腹部手术用布比卡因0.15mg/cm,下肢及会阴部手术用0.12mg/cm,注药后2分钟起效,麻醉可维持1.5~2小时。

表76-14 新生儿和孕后60周内的早产儿(≤5kg)蛛网膜下腔阻滞常用的局部麻醉药用量

局部麻醉药	剂量(mg/kg)	体积(ml/kg)	持续时间(分钟)
1%丁卡因	0.4~1.0	0.04~0.1	60~75
1%丁卡因加用肾上腺素	0.4~1.0	0.04~0.1	90~120
等比重或高比重0.5%布比卡因	0.5~1.0	0.1~0.2	65~75
0.5%左旋布比卡因	1	0.2	75~88
0.5%罗哌卡因	1.08	0.22	51~68

表76-15 儿童和青少年蛛网膜下腔阻滞常用的局部麻醉药用量

局部麻醉药	常用剂量
0.5%等比重或重比重布比卡因	5~15kg:0.4mg/kg(0.08ml/kg) >15kg:0.3mg/kg(0.06ml/kg)
0.5%等比重或重比重丁卡因	5~15kg:0.4mg/kg(0.08ml/kg) >15kg:0.3mg/kg(0.06ml/kg)
0.5%等比重左旋布比卡因	5~15kg:0.4mg/kg(0.08ml/kg) 15~40kg:0.3mg/kg(0.06ml/kg) >40kg:0.25mg/kg(0.05ml/kg)
0.5%等比重罗哌卡因	0.5mg/kg(最大剂量20mg)

小儿蛛网膜下腔阻滞麻醉期间应吸氧,并常规监测血压、呼吸及氧饱和度,并备好麻醉机及急救物品。当下肢麻木或有内脏牵拉反应时,常难以忍受而出现哭闹,应及时应用辅助药物。小儿循环

代谢快，腰椎穿刺后损失的脑脊液易于恢复，故小儿脊麻后头痛发生率低。

（三）硬膜外阻滞

小儿硬膜外阻滞的应用指征，尚无一致意见。有些单位小儿腹部手术常规应用硬膜外阻滞，有些单位则仅在下腹部及会阴手术中应用。单次硬膜外阻滞可满足大多数儿科手术麻醉，大手术可放置硬膜外导管用于术后镇痛。小儿施行硬膜外阻滞时，辅助药的用量必须控制，如大量应用多种辅助药物，反而使麻醉管理复杂化，易引起呼吸循环并发症。为解决小儿硬膜外阻滞内脏牵拉不适和阻滞平面高影响呼吸的问题，目前应用硬膜外阻滞常常复合气管内全身麻醉。

小儿硬膜外腔含脂肪组织、淋巴管及血管丛较丰富，腔内间隙较少，而脂肪组织较为疏松，有利于药液扩散，但椎间孔通畅，药液由此漏至椎旁间隙的量也相对增多，故小儿硬膜外脊神经阻滞节段的数量并不完全按药液量的增加而成比例地增加。小儿硬膜外腔脊神经细，鞘膜薄，故麻醉作用较成人出现早，药物浓度也可相应降低。随着年龄增长，小儿脊神经由细变粗，神经鞘膜由薄到厚，局部麻醉药的有效浓度也和成人相似。小儿硬膜外麻醉的常用药物及使用方案见表 76-16。

表 76-16　小儿硬膜外麻醉的常用药物及使用方案

药物	初始剂量	持续注射（最大剂量）
布比卡因，左旋布比卡因	浓度：0.25% 加用 5μg/ml 肾上腺素（1/200 000） 剂量：<20kg：0.75ml/kg 20~40kg：8~10ml（或 0.1ml/ 岁 / 脊髓节段） >40kg：同成人	<4 个月：0.2mg/（kg·h）［0.125% 的溶液 0.15ml/（kg·h）或 0.062 5% 的溶液 0.3ml/（kg·h）］ 4~8 个月：0.25mg/（kg·h）［0.125% 的溶液 0.2ml/（kg·h）或 0.062 5% 的溶液 0.4ml/（kg·h）］ >18 个月：0.3~0.375mg/（kg·h）［0.125% 的溶液 0.3ml/（kg·h）或 0.062 5% 的溶液 0.6ml/（kg·h）］
罗哌卡因	浓度：0.2% 剂量：ml/kg 的用法同布比卡因（见上）	年龄相关的输注速度同布比卡因（罗哌卡因的常用浓度：0.1%，0.15% 或 0.2%） <3 个月的新生儿输注勿超过 36 小时

（四）外周神经阻滞

小儿不易合作，常需在浅全身麻醉下施行神经阻滞，由于周围神经刺激器的临床应用，使小儿神经阻滞的效果提高，应用范围也有所扩大。

臂丛神经阻滞在小儿上肢手术应用较多，以腋路法为常用，在腋动脉上缘或下缘进针，当穿刺针出现与腋动脉一致的摆动时，确认针已进入腋鞘，注入 1% 利多卡因 0.8~1.0ml/kg，药液中加肾上腺素 5μg/ml。注药时要防止注入血管内而导致局部麻醉药毒性反应。除腋路法外，也可选用经肌间沟阻滞，进针后通过周围神经刺激器测定相应的肌颤搐部位，即使小儿在基础麻醉情况下，也可正确定位，提高臂丛神经阻滞成功率。

除臂丛神经阻滞外，下肢手术可用坐骨神经阻滞，对腹股沟手术可应用髂腹股沟下神经阻滞。

（五）超声引导在小儿区域阻滞中的应用

超声能够准确定位局部麻醉药的给药部位，超越了传统的体表定位技术和神经刺激技术。由于小儿个体较小，操作范围内的解剖结构更为精细；且区域阻滞常常在复合全身麻醉下实施，这样使神经损伤很难被观测到，大大增加了区域阻滞的危险性。超声引导穿刺技术可用于大多数类型的小儿神经阻滞，有助于避免传统方法引起的严重不良反应。超声引导神经定位对那些目前的神经定位技术不能起效的患儿更有益的，例如肌肉组织对刺激反应缺失的患儿。

连续硬膜外阻滞仍是小儿局部阻滞的基础。然而，胸段和高位腰段穿刺时硬膜穿刺针直接引起或过量麻醉药引起的脊髓意外损伤令人担忧，传统的硬膜外麻醉，包括负压定位技术，很难确定导管的最佳置入位置。超声引导确定有关的神经解剖，实时监测穿刺以及导管的置入过程，可减少骨接触，更快地定位，同时可直接观察到神经轴索结构，距皮肤的深度以及局部麻醉药在硬膜外腔的扩散。此外，超声能定位导管末端本身或通过注入一些生理盐水后观察导管在硬脊膜的位移来推断它的位置。超声评估也被应用于脊髓成像和寻找骶管位置。在骶尾部阻滞中，超声成像下的盐水试验是定位正确导管位置的可靠指标，在两岁以下儿童中成功率为 100%。

小儿神经十分贴近皮肤,因此常常使用高频线性超声探头。通过超声的应用,脐旁阻滞和髂腹股沟阻滞已得到改进。在实时超声引导下,将0.25% 左旋布比卡因 0.1ml/kg 双侧注入腹直肌鞘和腹直肌后方,能够为脐疝修补术提供足够的镇痛。儿童的后腹直肌鞘深度不易预测,这使得超声引导更适用于这一区域阻滞技术。超声引导应用于儿童髂腹股沟 / 髂腹下神经阻滞,0.25% 左旋布比卡因的剂量可减少到 0.075ml/kg。下肢手术的儿童,可联合使用超声引导和神经刺激技术行臀肌下坐骨神经置管术,以完成术中麻醉和术后镇痛。

第四节 麻醉期间的监测及管理

小儿各系统生理功能的监测是麻醉科医师围手术期的主要任务之一。麻醉期间小儿情况变化快,应严密监测生命体征,具体监测项目应依据病情及手术类型制定。现代化的监测仪器给临床提供了诸多便利,但任何仪器都不能替代麻醉科医师的临床观察。现临床常用于小儿全身麻醉监测项目包括:心电图、血压、心率、脉搏氧饱和度(SpO_2)、呼气末 CO_2($ETCO_2$)、呼吸环路内氧浓度及吸入呼出麻醉药浓度监测、体温及尿量;其他监测包括潮气量、分钟通气量、气道内压、胸肺顺应性、呼吸道阻力、血气分析、肌肉松弛程度、区域氧饱和度、麻醉深度等脑功能监测。

1. 心电及血压监测 心电图是围手术期必要的监测项目之一,通过持续动态地监测心电活动、心率及心律,能够识别与诊断心律失常、电解质紊乱、评估药物治疗效果、及时发现特殊手术操作所引起的不良事件等。对于小婴儿,缺氧所致的心动过缓早于 SpO_2 下降,而当心电监测提示患儿由心动过缓转为正常节律时,能较早地反映缺氧症状的改善。心前区放置听诊器监测小儿心率、心音和呼吸音变化,能够第一时间提示小儿麻醉中的生理改变(气管导管误入单侧主支气管等),因此推荐麻醉科医师常规进行心前或经食管听诊。

血压同样是小儿术中必须常规监测的重要项目,其由心肌收缩力、血容量及外周血管状态等因素所决定。间接法测定时,血压袖带大小和位置对测定数值的正确性有重要影响,袖带窄可导致测定的血压数值偏高,而袖套宽可导致测定的数值偏低;袖带位置高时测定的血压数值低,而袖带位置低时测定的血压数值偏高。术中必要时应行有创动脉监测,适应证包括:循环不稳定的小儿;可能引起大量失血(即失血总量超过估测血容量(EBV)50%)、急性血液丢失 >10%EBV、大量体液转移(即第三间隙损失量 >10%EBV)的重大手术;控制性降压;心肺转流;气体交换显著异常的小儿或可引起气体交换异常的手术(如开胸术),偶尔也可用于无创测量法无法监测血压的小儿。

在小儿,桡动脉由于表浅及易于置管是首选,其他常用的位置包括尺动脉、足背动脉、胫后动脉及股动脉。肱动脉穿刺由于可能损伤正中神经并影响肘部侧支血流应尽量避免;相较于肱动脉,腋动脉由于侧支循环丰富可能更有优势。在新生儿,也可通过脐动脉行主动脉和下腔静脉置管。如动脉扪及困难,可予多普勒超声协助定位;经皮穿刺困难或失败的情况下可考虑外科手术切开。

2. 脉搏氧饱和度监测 SpO_2 监测主要优点包括无创伤、可连续测定、应用方便,能够早于发绀前发现缺氧,为早期发现低氧血症提供可靠手段,使得麻醉科医师对小儿缺氧时刻保持警惕,是提高小儿麻醉安全必需的重要监测技术。在临床中需注意的是,当血氧发生快速变化时,其测量值将滞后于实际值的变化,可能造成对缺氧发现的延迟。对于体重轻于 3kg 的婴儿监测 SpO_2 时,推荐将探头包绕其手部或足部来替代手指(足趾),能在允许光通过的前提下使得测量值更为安全可靠。

SpO_2 的测量依赖于肢体远端的足够灌注,低温、低血容量、心源性休克等原因可导致小儿在麻醉过程中出现外周低灌注状态,伴随血管收缩可导致动脉搏动难于探测和脉搏氧饱和度测量的功能失常。对于四肢因外伤、外科术式或先天畸形的原因导致氧饱和度探头难于放置的小儿,可考虑使用耳垂、鼻梁、颊黏膜、舌头等部位替代。随着脉搏氧饱和度测量技术的进展,测量 SpO_2 时能够获取更多参数,通过量化脉搏血氧饱和度波形的信号可评估总的血红蛋白及灌注状态,通过新技术与更敏感的电子滤波相结合可测量运动状态或外周低灌注状态下真实的动脉搏动。但同时需要谨记的是,SpO_2 的测量值应与小儿的临床状态和其他呼吸循

6

环参数相结合，尤其是在特殊或危急的情况下。

3. 呼气末 CO_2 监测 $ETCO_2$ 为全身麻醉必要的监测项目，对小儿麻醉期间呼吸管理具有重要意义。通过 $ETCO_2$ 可明确气管导管或其他气道装置置入的位置，当气管导管误入食管或通气道管道脱落时，$ETCO_2$ 迅速降低可提供早期报警。$ETCO_2$ 可了解术中有无通气不足或过度通气，避免低碳酸血症或高碳酸血症的发生，能够反映肺血流并及时发现麻醉期间的严重并发症如恶性高热等。

$ETCO_2$ 与动脉 CO_2 分压差值在心肺功能正常、没有解剖无效腔及生理无效腔增加时，不超过3~5mmHg。但在小儿麻醉中差值通常更大，其中原因包括呼吸环路的无效腔通气或小儿患有发绀性先天性心脏病，尤其是对小婴儿，气管导管、导管连接装置、增湿器、Y 型管、主流型 CO_2 监测所形成的无效腔均会使 CO_2 测量值显著降低。对于发绀明显的小儿，$ETCO_2$ 与动脉 CO_2 分压差值可达15~20mmHg 甚至更高。另外，现代麻醉机都已具备常规进行吸入及呼出麻醉气体浓度监测的功能，有利于吸入麻醉的控制，从而使得麻醉安全性得到进一步提高。对施行大手术或病情不稳定的小儿，必要时应及时行血气分析，能够提供即时的 PaO_2、$PaCO_2$，并可对全身酸碱水电解质情况进行分析以给予相应处理。

4. 体温及尿量监测 体温已被认为是小儿全身麻醉中标准的监测项目之一。小儿体表面积较大，在较冷的环境中易发生体温过低；过热的环境中易发生高热；且皮下脂肪少，其保持正常体温的环境温度范围与成人相比需要更严格的控制，因此麻醉期间对体温进行监测非常必要，应根据体温及时进行相应物理保温和降温处理。一般来讲，室温22~25℃下小儿体温较为稳定。当新生儿大量失血使体温迅速降低时，应积极采取保温措施。食管、直肠或鼻咽通常被认为是测量中心温度的最佳位置，分别为食管中段、进入直肠至少 2~5cm，测量鼻咽温时置入深度应等同于由鼻至耳垂的距离。而腋温的测量通常简单易行，尤为适用于短小手术的小儿，但对于腹部、胸腔内或颅内手术的小儿则推荐测量中心温度。需要注意的是，对于可能累及大脑受损例的患儿，如颅内或心肺转流手术，脑的实际温度可能高出直肠温度约 2℃。

尿量的监测同样具有重要临床意义，施行大手术的小儿应常规放置导尿管监测术中尿量。正常尿量为 1~2ml/(kg·h)，每小时尿量小儿 >20ml 和婴儿 >10ml 提示肾功能正常。手术应激引起的抗利尿激素（antidiuretic hormone，ADH）升高一般不会使小儿少尿。如果小儿出现尿量低于 1ml/(kg·h)，提示严重血容量不足或微循环不良，需及时处理。尿的颜色同样可能提示重要信息，血尿可见于心肺转流或输血相关反应，而恶性高热或严重的肌肉组织损伤可出现茶色的肌红蛋白尿。

5. 肌松监测 目前小儿麻醉期间肌肉松弛药的应用已日益广泛，对使用非去极化肌松药的小儿进行神经肌肉阻滞程度的监测十分重要。通过刺激尺神经获得拇内收肌收缩反应有助于正确掌握肌肉松弛药的剂量及追加用药。手术结束后根据四个成串刺激（train of four stimulation，TOF）的比例决定是否满足拔除气管导管指征。对手术结束后自主呼吸迟迟未能恢复的小儿，肌松监测可帮助鉴别产生呼吸抑制的原因而便于治疗。

6. 容量监测 小儿血容量储备小，对于可能大量出血的手术应及时补充出血和脱水所致的血容量丢失，以维持循环功能稳定。必要时需监测中心静脉压，每搏量变异度（stroke volume variation，SVV）监测同样可作为指导围手术期补液的监测手段。小儿中心静脉置管的适应证包括：外周静脉置管困难、中心静脉压监测、需输注高渗或致血管硬化的液体、及可引起显著静脉气栓致循环不稳的手术。中心静脉压结合动脉血压可提供很多循环系统的信息，如能配合肺毛细血管楔压及心输出量测定，对保证大手术患儿的安全很有帮助。小儿中心静脉穿刺置管可通过颈内静脉、颈外静脉、锁骨下静脉、脐静脉和股静脉。小儿颈内静脉穿刺并发症较多，而颈外静脉穿刺便捷，虽穿刺针较难进入上腔静脉，但颈外静脉压与颈内静脉压相差不大，也可用颈外静脉作中心静脉压测定。新生儿可通过脐静脉置管行液体复苏，但要注意因导管可进入门静脉分支，输注致硬化的或高渗液体发生永久性肝损伤的概率较高。在小儿，也可使用二维超声辅助颈内静脉穿刺定位，提高中心静脉穿刺的成功率。

7. 脑功能监测 近红外光谱（near infrared spectroscopy，NIRS）可用于监测大脑及组织氧合血红蛋白百分比，其无创、便携，目前已渐广泛用于手术及危重患儿脑或其他器官组织氧合的测量，NIRS 主要通过测量氧合和脱氧血红蛋白的比值以达到监测脑组织氧合功能的目的，得到区域脑氧饱和度（regional cerebral oxygen saturation，rSO_2）参数。目前市场流通的探头电极多放于发际线下的前额部，可通过使用不同的传感探头、多波长光谱将颅内或颅外血红蛋白吸收区分开来。NIRS 同样可被用于骨骼肌如四头肌、前臂或上肢组织氧合的测量。

经颅多普勒超声（transcranial Doppler ultrasound，TCD）可用于实时监测先天性心脏病小儿术中的脑血流速度及血栓发生情况，最常用于评估大脑中动脉（middle cerebral artery，MCA）的血流，也可用于监测低流量心肺转流过程中脑灌注的阈值、迅速探测小儿心脏开放手术中潜在的脑血栓威胁。

目前小儿麻醉大部分采用多种药物复合麻醉，给判断麻醉深度带来一定困难。现麻醉深度监测的方法有脑电双频谱指数（bispectral index，BIS）、听觉诱发电位指数（auditory evoked potential index，AAI）、Narcotrend、频谱熵等。BIS 是目前研究最多、运用最广的监测技术，可为个体患者麻醉深度提供有用的趋势性信息，BIS 值 85~100 表示正常清醒状态，65~85 表示镇静状态，40~65 表示手术麻醉状态，低于 40 表示可能呈现爆发抑制。虽然对于小儿目前尚无统一标准，但 BIS 与麻醉药物浓度和镇静程度具有良好的相关性，已被应用于小儿镇静程度的监测。由于小儿在生长发育过程中，随着年龄的增长，自身的 EEG 形式存在显著的差异，这种较大的个体差异将可能影响 BIS 监测在小儿麻醉中的应用。

第五节　麻醉期间输血输液

输血输液是保证手术安全的重要措施。相对于成人，小儿体液的绝对值小而含量较大，这增加了小儿麻醉期间液体管理的难度。新生儿体液占体重的 78%±5%，出生后 6 个月降至 60% 左右，在幼年时期约为 57%；早产儿血液与体重的比重约为 100ml/kg，足月新生儿约为 85~90ml/kg，之后随着年龄的增长，到青春期降至 75~80ml/kg。目前关于小儿围手术期最佳液体治疗方案尚无定论，但麻醉手术期间液体需要量应包括以下五方面：①每日正常生理需要量；②术前禁食所致的液体缺失量或手术前累计缺失量；③麻醉手术期间的液体再分布；④麻醉导致的血管扩张；⑤术中失血量。

一、正常生理需要量

液体的正常生理需要量与热卡消耗有关。目前一般采用的液体维持需要量根据 1957 年 Holliday 和 Segar 提出的小儿代谢需求来计算，体重 3~10kg 的小儿热卡消耗量为 100kcal/(kg·d)，体重 10~20kg 的小儿每日热卡消耗量为 1 000kcal±50kcal/kg，体重 >20kg 的小儿每日热卡消耗量 1 500kcal±20kcal/kg。正常情况下，每消耗 100kcal 热量，因氧化而产生 17ml 液体，同时需要 67ml 液体以排出代谢产物，另有 50ml 的不显性失水（30% 经呼吸道，70% 经皮肤），故每消耗 100kcal 热量需补液 100ml。而 1988 年 Lindahl 发现术中麻醉小儿的能耗要低于 Holliday 和 Segar 计算的 50%，但他认为在麻醉状态下每代谢 100kcal 热量需要 166ml 的水，两个研究在液体需求量方面的观点是一致的。因此，小儿的补液原则可以参考每小时维持量（4/2/1 原则）和/或日维持量（表 76-17）。

表 76-17　根据小儿体重计算的每小时维持量（4/2/1 原则）和日维持量

体重	每小时液体需要量	每日液体需要量
<10kg	4ml/kg	100ml/kg
10~20kg	40ml+2ml/kg×（TBW-10）	1 000ml+50ml/kg×（TBW-10）
>20kg	60ml+1ml/kg×（TBW-20）	1 500ml+25ml/kg×（TBW-20）

TBW：实际体重，单位 kg。
例如：15kg 小儿每小时需要量：40+（2×5）=50ml/h。
15kg 小儿每日需要量：1 000+（50×5）=1 250ml/d。

同时，Holliday 和 Segar 根据人乳中分离出的电解质量计算电解质的维持量。小儿每日钠和钾的需求量分别是 3mmol/kg 和 2mmol/kg。需要注意的是，这仅仅是估算值，静脉输液应被视为一种“侵入性治疗”或一种“药物”，而不是一个确切的母乳、奶粉或其他口服液的替代品。许多需要静脉输液治疗的患儿往往伴有各种系统疾病，因此没有一以贯之的输液方案。但目前认为，围手术期液体治疗的一个关键点是维持适当的血管内液体容积而不引发低钠血症。围手术期多种原因可导致低钠血症，包括输注低渗液体、呕吐、胃肠减压以及各种引起抗利尿激素释放的因素（疼痛、麻醉药、术中正压通气），但最主要的还是使用低张液体引起。急性低钠血症导致神经元水含量过多（脑水肿），可引起头痛、恶心、呕吐、肌无力等亚临床症状。小儿由于脑组织体积对脑腔容量的比值更大，更易罹患严重的低钠性脑病。另外，中枢神经系统损伤以及脊柱侧弯的患儿在术后更易发生低钠血症。因此围手术期液体输注应以等张液体为主。

术中生理需要量的计算应从患儿进入手术室开始，直至手术结束送返病房，即每小时维持量 × 在手术室停留的小时数。

二、术前禁食所致的液体缺失量或手术前累计缺失量

术前液体缺失量和脱水状况的评估各有不同，普通择期手术患儿因术前禁食多有轻度液体不足。根据最新禁食指南，术前 2 小时饮用清饮料，可以明显提高患儿的舒适度和机体容量。而严重外伤、肠梗阻、伴发胸、腹水的患儿可能存在进行性血容量丢失以及第三间隙液体转移。术前伴有发热、呕吐、腹泻等症状者可能存在不同程度的脱水。因此，术前不能单纯根据禁食时间补充液体，而是需要结合患儿黏膜、眼球张力、前囟饱满度以及尿量等进行综合判断。

择期手术的术前液体缺失通常由术前禁食所致。禁食缺失量的计算方法是：每小时维持量 × 禁饮小时数。根据 1975 年 Furman 等提出的方案，主张禁食缺失量的 50% 在第 1 小时补充，剩余 50% 在第 2 小时、3 小时内补充。而 1986 年 Berry 提出根据小儿的年龄和创伤严重程度修订了液体治疗指南，考虑到年龄越小细胞外液丢失较多。因此，较小婴幼儿在麻醉后第 1 小时的补液量较多。≤ 3 岁小儿，术中第 1 小时补液量为 25ml/kg；而 ≥ 4 岁小儿第 1 小时补液量为 15ml/kg。需注意的是，以上两种补充术前缺失量的方案都是基于过去的“午夜后禁食”，即禁食达 6~8 小时的患儿。根据新的禁食禁饮指南，如果患儿在术前禁食时间较短，或术前已接受静脉输液，则第 1 小时的补液量可以减少，临床上应视具体情况而作适当调整。

三、麻醉手术期间的液体再分布

术中体液的分布与转移涉及“第三间隙”的概念。手术创伤可使细胞外液（extracellular fluid，ECF）转移分布到损伤区域，引起局部水肿；或因疾病致体液淤滞于腔体内（如肠麻痹、肠梗阻时大量体液积聚于胃肠道内），这部分液体虽均衍生于 ECF，但功能上却不再与第一间隙（组织间液）和第二间隙（血浆）有直接的联系，故称这部分被隔绝的体液所在的区域为第三间隙。

术中第三间隙缺失量取决于手术操作范围。小手术约为 1ml/（kg·h）（如腹股沟斜疝），中等手术 4ml/（kg·h），大手术 6ml/（kg·h），腹部大手术以及大面积创伤 15~20ml/（kg·h），早产儿的坏死性小肠结肠炎可达 50ml/（kg·h）。一般建议，对手术创伤失液小手术可按 2ml/（kg·h）补液，中等手术按 4ml/（kg·h），大手术按 6ml/（kg·h）补液。这些数字只是指导原则，还要依据患儿的反应做适当调整。相对于儿童和成人，婴幼儿的细胞外液比重大，因此，年龄越小，丢失细胞外液的相对比例越大。第三间隙损失量应当用晶体液（生理盐水或乳酸林格液）补充。在神经外科手术中，第三间隙缺失量应当忽略不计。

四、麻醉导致的血管扩张

麻醉药物和麻醉方法均会引起血管扩张，使循环血容量相对减少。通常在麻醉开始即应遵循个体化的原则及时输注晶体液或胶体液，以维持有效循环血容量。全身麻醉时血管扩张所致的缺失量一般为 5~7ml/kg。

五、术中失血量

手术失血主要包括红细胞和凝血因子丢失及血容量减少，须进行针对性的处理。目前公认的输注红细胞悬液的指征是：增加携氧能力或避免出现携氧能力受损；用于地中海贫血或镰形细胞病患者抑制或稀释其内源性血红蛋白。临床实践中，近 20 年里已有若干个小儿输注红细胞及其他血制品的指南发布。根据我国 2017 年发布的《小儿围手术期液体和输血管理指南》要求，择期手术患儿血红蛋白需大于 100g/L（新生儿 140g/L），低于此标准麻醉危险性增加。某些贫血患儿需行急诊手术时，术前可输注浓缩红细胞。每输注 4ml/kg 的浓缩红细胞可增加血红蛋白 10g/L。预计术中出血

量可能达到血容量10%或以上者，应配备足量血制品并预先置入中心静脉导管。

过去一般认为患儿的输血指征应比成人高10~20g/L，才能保证小儿氧的运输和氧弥散量，但在一项小儿ICU的调查中发现，RBC实际输血阈值的差别很大，从Hb 70g/L到130g/L不等。根据2016年英国英国血液学标准委员会发布的指南，对于没有严重并发症或出血、病情稳定的患儿，围手术期输血阈值为Hb 70g/L。在2018年发表的一项大型回顾性研究中，与开放性输血（Hb<100g/L）相比，限制性输血（Hb<70g/L）并未增加小儿死亡率和相关发病率。因此可以认为，在儿科患者中限制性输血与开放性输血的安全性相同，在病情稳定的重症患儿中的输血阈值为Hb 70g/L也是可行的。

无论遵循何种输血标准，临床医师应该认识到输注红细胞的目的是为了确保组织充足的氧供，小儿的临床征象与血红蛋白水平对判断是否需输血同样重要。例如，需要积极观察患儿是否存在心动过速、呼吸急促、尿量减少、四肢冰凉等表现。有条件可以进行酸碱平衡及乳酸水平的监测，甚至可监测混合静脉血氧饱和度。而新生儿（<4个月）由于促红细胞生成素对机体低氧供的反应不同于大龄儿，且体液系统排除异源性红细胞抗体的反应不足，输血时更应慎重权衡其效益-风险比。

一旦决定输注红细胞，估计患儿的血容量（estimated blood volume，EBV）十分重要，这与血制品和其他液体的输入量密切相关。此外，麻醉科医师还要在开始输入RBC悬液之前计算允许失血量。患儿的EBV一般与年龄和体型部分相关，新生儿血容量85ml/kg，小儿70ml/kg，肥胖小儿65ml/kg。估计完患儿的循环血容量后，可以进一步简单地计算最大允许失血量（maximal allowable blood loss，MABL）。简单的计算公式是：

$$MABL=(初始Hct-目标Hct)/初始Hct\times EBV \quad (76\text{-}1)$$

例如，体重为25kg的患儿，血容量为70ml/kg×25kg≈1 750ml。如果初始Hct为36%，目标Hct为21%，那么，MABL=(36%-21%)/36%×1 750≈730ml

此出血量可以按3∶1的平衡盐溶液（如乳酸钠林格液）补充，即约2 200ml，或1∶1的5%白蛋白或1∶1的胶体补充，即730ml。当估计失血量达到这个目标容量时，应当开始输入RBC悬液。由于RBC悬液的Hct大约是60%，每输入100ml RBC悬液提供的RBC约为60ml。在上述的例子中，如果失血量超出MABL 150ml，并且预计目标Hct为30%，那么应当从下列公式计算补充量：

补充的血容量（150ml）× 目标Hct（30%）=45ml 100%RBC，而RBC悬液的Hct约为60%，那么，45ml/0.60≈75ml RBC悬液，即75ml RBC悬液（Hct60%）相当于30%Hct全血150ml。

通常可以简化计算，超出MABL的每ml失血可以输入0.5ml RBC悬液，这会导致比目标Hct 30%稍高的Hct，但是由于所有这些计算都是估计的，最终的结果通常很接近目标水平。

在大量出血输血时（通常定义为失血量超过EBV）往往需要使用FFP补充凝血因子。对于已知有凝血因子损害的小儿，如大面积烫伤或凝血病，在失血量超过1倍EBV之前就应输注FFP。而术前无凝血因子损害的健康小儿在失血量超过1~1.5倍EBV前则不需要使用FFP。该原则适用于失血后输注浓缩红细胞的小儿，输注全血的小儿即使失血量超过血容量数倍也不需要FFP。值得注意的是，即使失血量超过血容量1倍，PT（凝血酶原时间）和PTT（部分凝血活酶时间）也只会轻度延长。

当失血量超过血容量的1~1.5倍，并以浓缩红细胞、晶体、白蛋白或其他非血制品替代容量后，往往需要输注FFP。当然，是否需输注FFP还需结合凝血情况及PT和APTT的实验室结果。目前并没有小儿的相关研究清楚地界定PT和APTT的阈值来代表病理性出血需要输注FFP以补充凝血因子。一般而言，PT>15秒或APTT>60秒（超过基础值的1.5倍）并伴有异常渗血可作为输注FFP纠正凝血功能障碍的指征。而实验室检查异常，但无异常渗血，且手术区域对血肿形成的后果又较安全（如整形外科手术而不是神经外科手术），则可继续观察，延迟输注FFP。

需要输注的FFP容量取决于凝血因子缺乏的严重程度和是否存在消耗性凝血病。一般而言，至少需输注小儿血容量30%的FFP才能纠正PT和APTT的延长。在小儿，若输注FFP的速度超过1.0ml/（kg·min），常会伴有严重的低钙血症及心脏抑制并低血压，特别是在使用强效吸入麻醉剂的小儿。因此，在快速输注FFP时，需补充外源性氯化钙（2.5~5mg/kg）或葡萄糖酸钙（7.5~15mg/kg）。婴儿输注FFP时更易发生低钙血症，可能是由于其游离钙和代谢枸橼酸盐的能力较低；而肝移植小儿、肝功能或肝血流灌注受损小儿也因为代谢枸橼

6

酸盐的能力受损而使低钙血症的风险增大。

疾病因素(如特发性血小板减少性紫癜、化疗、感染或弥散性血管内凝血)或大量失血导致的血液稀释均可导致血小板减少。疾病因素导致血小板减少的小儿即使对血小板计数≤ 15×10^9/L 也有较好的耐受性,而不需要输注血小板;而大量失血所致血小板减少的小儿,当血小板计数≤ 50×10^9/L 时就必须补充外源性血小板。有学者认为,可经验性地根据术前血小板计数估计术中失血所致的血小板需求。术前血小板计数升高的小儿,在失血量超过 4 倍血容量前不需要输注血小板;而术前血小板计数较低的小儿(约为≤ 100×10^9/L),在失血量达 1~2 倍血容量时就需要补充血小板;术前血小板计数正常的小儿(150~350)$\times10^9$/L 则在失血量≥ 2 倍血容量时需要输注血小板。另外,除了那些出血倾向至关重要的重大手术(如神经外科手术、心脏手术或器官移植手术),临床渗血情况应作为是否需要输注血小板的标准指征。初始的输注剂量约为 0.1~0.3U/kg。输注该剂量后血小板计数能上升多少取决于是否存在血小板抗体和血小板损耗的速率。

六、小儿术中是否需输注葡萄糖液

在过去的 20 年中,对于是否使用含糖液作为小儿术中维持液体一直是争论的焦点。众所周知,特别是在新生儿,低血糖可引起脑损伤。为避免小儿在围手术期出现低血糖,过去提倡在术中常规应用激素,但是当时的人们却低估了高血糖的风险。大量研究已证实,尽管术前禁食,由于对麻醉和手术的应激反应使血糖增加,多数患儿的血糖水平仍属正常。即使延长禁食时间,在术前发生低血糖的风险也很低(1%~2%)。因此,大多数患儿没必要在围手术期使用含糖液,但手术超过 1 小时的手术应该注意监测血糖。围手术期高血糖也是临床上广泛关注的问题。高血糖可引起渗透性利尿、继发性脱水和电解质紊乱,高血糖还可增加缺氧 / 缺血性脑病或脊髓损伤的风险。通常使用的 5% 葡萄糖液,其含糖浓度约为正常人血糖的 50 倍,其能量供应对能量需求较高的早产儿或新生儿可能较为合适,但对婴幼儿造成高血糖的概率为 0.5%~2%。这种高血糖的发病率在区域阻滞的小儿由于应激反应小,概率则较低。也有研究发现,行日间手术的患儿存在无症状性低血糖风险;还发现有少数患儿在术中输入无糖液体,其血糖的实际表现为降低。

新生儿和早产儿对葡萄糖有特殊需要,可能是由于葡萄糖储备不足和胰岛素经胎盘从母体转移至胎儿所致。对这些患儿至少应输入 5% 葡萄糖液,而母亲患糖尿病的新生儿应接受 10% 葡萄糖液。对这些患儿应测定术前血糖水平,并通过经常测定血糖水平以指导葡萄糖的输入。除糖以外,液体中还应含有足量的电解质,可应用 1/4~1/2 浓度的生理盐水。新生儿可通过增加尿量排出多余的水,因此,对稍超负荷容量的调节能力胜过对低钠溶液的耐受。由于新生儿的远曲肾小管对醛固酮缺乏足够的反应力,尿中极易丢失钠,所以新生儿手术中应予补充。如使用不含电解质的 5% 葡萄糖溶液,容易引起低钠血症,尤其当血钠低至 120mmol/L,可引起水中毒并导致脑水肿和抽搐。

一般来说,大于 4~5 岁的患儿在术中常规使用无糖等张液。对于低体重儿、新生儿或长时间手术的患儿,可以输入含有 1%~2% 葡萄糖的乳酸林格液,葡萄糖以 120~300mg/(kg·h)的速度输注,维持可接受的血糖水平,又可以抑制脂肪代谢。术前已输注含糖液的早产儿和新生儿,术中应继续按照术前速度输注含糖液。围手术期应注意血糖监测,目前研究证据显示血糖水平控制在 200mg/dL 以下是合适的。

七、胶体液在小儿的使用

目前可用的胶体液分为天然的蛋白质胶体(白蛋白)和合成胶体(羟乙基淀粉,右旋糖酐类和明胶)。

白蛋白是天然血液制品,5% 白蛋白的渗透压为 2.67kPa(20mmHg),接近于生理性胶体渗透压,能够维持血压和血浆胶体渗透压,因此是小婴儿比较理想的胶体液。已证实,未足月儿在低血压时使用 4.5% 的白蛋白比 20% 的白蛋白更加有效,这说明白蛋白的容量治疗在维持或重建心血管稳定性方面比浓度更重要。虽然其仍然是新生儿和小婴儿的扩容治疗时使用的金标准胶体液,但由于其价格昂贵,促使不少国家转向其他胶体液,如英国和爱尔兰更愿意使用明胶,而法国及不少欧盟国家更偏好羟乙基淀粉。

明胶是由牛胶原制成的一种多肽,小儿使用明胶已有多年的历史,婴幼儿也可使用明胶。国际上的指南对于明胶的生产过程有特殊的要求,以尽量减少其传播疯牛病的风险。明胶的扩容效力明显低于白蛋白或羟乙基淀粉:仅相当于输入量的 70%~90%。肾脏的快速排除作用使其扩容效果持续时间较短,仅与晶体液相当。输入明胶后可能发生对动物蛋白及其交联物质的过敏和类过敏反应。明胶对凝血功能基本无不良影响,且无剂量限制。明胶液为轻度低张液。

羟乙基淀粉(hydroxyethyl starch,HES):HES溶液是由玉米淀粉加入等张盐溶液中制备而成的。有多种HES溶液,其物理及化学特性与溶液浓度、平均分子量、取代级及C2/C6的比值有关。高分子量(如450kD)、高取代级(如0.7)的HES溶液可以有明显的蓄积作用及副作用,包括容量超负荷、干扰凝血功能及瘙痒。在脓毒症或脓毒症休克患儿中应用HES(200/0.6)作为血浆扩容剂,是导致急性肾衰竭的一项独立危险因素。HES(200/0.5)用于脑死亡的肾移植供者的容量恢复时,可导致肾移植受者的肾功能损害。目前最新的第三代HES(6%,130/0.4,万汶)有更低的分子量及取代级,因此其在体内的蓄积更少、副作用也更少。可快速代谢的HES溶液即使在围手术期大量应用也不会增加肾损害的风险,用于脑外伤患儿也是安全的。由于HES以生理盐水作为溶液,HES也可能导致高氯性酸中毒。类过敏反应虽罕见,但仍可能发生。许多国家的医疗官方限定了HES的日允许输入量和持续输注的时间。大多数小儿麻醉科医师和儿科医师已认识到HES的不良反应,因此,在未足月儿和新生儿都不使用HES,新生儿胶体液的选择只有明胶或白蛋白。

目前,尚没有证据表明在围手术期选择胶体液还是晶体液会影响到病死率或发病率,也没有发现病死率与某种液体的使用有关。在这种情况下,如何选择液体并没有一个通用的原则。综合考虑术中体液丢失的性质(水或血浆),替代的胶体对于血管内容积、凝血的连锁效应、微循环和可能导致的过敏反应及费用,小儿术中的液体治疗应先用选晶体液(生理盐水或乳酸林格液)。其优点包括经济、对凝血影响小、无过敏、无输血引起的传染性疾病的风险。通常,乳酸林格液15~20ml/kg在15~20分钟以上时间输注可重建心血管稳定。输注总量30~50ml/kg的晶体液后,为维持血管内渗透压稳定,应该使用胶体液(白蛋白或合成胶体)。而综合分析这些胶体液的过敏反应、价格、需使用血制品的概率及患儿使用的长期愈后,并没有哪一种胶体更有优势。

第六节 麻醉并发症及其处理

小儿对麻醉的耐受能力有限,根据多年来临床资料分析,小儿麻醉并发症的发生与下列因素有关:①麻醉前准备不足:术前未认真地询问病史,未作必要的体格检查和生化检查,对术前高热、上呼吸道感染、严重水电解质紊乱(脱水、低钾血症、低钙血症)和低血糖等未作适当处理,情况未改善即进行手术,因而麻醉期间并发症明显增多。目前认为即使急诊手术也应作适当术前准备后再进行手术。②麻醉器械准备不足:小儿不论施行何种麻醉方法,均应准备氧、吸引器、小儿适用的面罩加压吸氧装置、麻醉机、螺纹管、咽喉镜、小儿气管导管,以便随时应用。不要待麻醉过程中病情发生巨变时才临时寻找麻醉抢救器械,以免延误病情。③麻醉方法选择不当或药物逾量:应根据小儿不同病情及手术部位而选择合适的麻醉方法,不应过分信赖一种麻醉方法来配合各种小儿手术。如对时间冗长的小儿手术,过度依赖氯胺酮麻醉,氯胺酮常明显超量,可引起麻醉苏醒延迟,严重的可导致呼吸循环抑制;小儿硬膜外阻滞时局部麻醉药或辅助药用量过多,常引起局部麻醉药毒性反应或辅助用药过量导致呼吸循环抑制;对饱食、肠梗阻患儿,为预防麻醉期间呕吐误吸,应及时施行气管插管,以免术中呕吐物误入呼吸道,造成严重后果。④麻醉期间观察及监测不够:小儿麻醉期间机体生理状况改变很快,如麻醉科医师对麻醉期间出现的危象如呼吸困难、呼吸抑制、皮肤苍白或发绀、脉搏细弱、血压下降、心率变慢、体温过高或过低等未能及时发现和处理,可造成严重后果。⑤输液输血不当:小儿细胞外液在体液中所占比重比成人显著增加,细胞外液的转换率也大,手术中对细胞外液和血液的丧失如未及时补充,可造成血容量不足、休克、少尿等并发症,临床上曾有门诊小手术因麻醉苏醒延迟有未及时输液,造成严重脱水休克的教训。小儿血容量绝对值小,如输液过多,可引起心力衰竭、肺水肿,也应避免。临床上因输血输液逾量引起的并发症比输液不足更多见。

从以上因素可以看出:只要术前作好充分准备,配备必要的小儿麻醉器械,麻醉期间使用监测仪器（特别是脉搏氧饱和度仪和呼气末 CO_2 监测）并严密观察患儿，及时发现和处理各种异常情况，麻醉并发症是可以减少至最低限度的。

一、呼吸系统并发症

随着麻醉技术和监测设备的进展、新的全身麻醉药和控制呼吸技术的应用，严重呼吸系统并发症已较以往减少，但呼吸系统并发症仍是小儿麻醉最常见的并发症，主要由于呼吸抑制、呼吸道阻塞及氧供应不足所致，可发生于术中及术后。

（一）低氧血症

与成人相比，小儿（尤其新生儿）代谢率高（肺泡通气量与 FRC 比值大和需氧量多），使之在呼吸暂停或上呼吸道失去控制时发生快速的缺氧导致低氧血症。引起小儿低氧血症的原因很多，若无导管脱出或支气管痉挛等问题，健康小儿最常见的导致氧饱和度逐渐降低的原因是由肺不张引起的右向左分流。小儿气道失去控制也是常见的原因。患儿苏醒期经常出现屏气，会导致腹内压和胸内压升高及声门关闭，也可能引起血氧快速大幅度的下降。

如果是由肺不张引起的低氧血症，此时关注的重点是肺复张，单纯提高吸入氧浓度和增加新鲜气体流量，不能明显改善低氧饱和度。单次手动肺膨胀至 30cmH_2O 保持 30 秒，或者能够接受的相近设置可使脉搏氧饱和度数值很快恢复至正常。如果该方法不能纠正低氧饱和度，则应寻找低氧饱和度的其他原因。

气道失去控制最容易发生在麻醉诱导中和诱导后即刻。麻醉诱导时，解剖上较窄的上气道直径会进一步减小。肿大的扁桃体和增殖体会增加小儿气道梗阻的概率。如果气道出现阻塞（观察到三凹征和膈肌过度运动），可以闻及由于声门部分关闭引起的吸气音异常（喘鸣音）。随着气道关闭的加重逐渐出现无声。为了纠正这种恶化的情况，应当紧扣面罩。呼吸回路预充纯氧（和七氟烷），关闭泄气阀给呼吸回路加压，维持 5~10cmH_2O 的压力。必要时，可使用口咽通气道、鼻咽通气道、提下颌和持续正压通气。屏气的最佳治疗方法是吸入纯氧和持续正压通气。

（二）喉痉挛

喉痉挛是由于各种原因致甲状舌骨肌缩短，声带合拢，假声带及声门上皱襞的软组织阻塞声门口造成的，吸气及呼气因而受阻。发生喉痉挛主要触发因素是喉部、胸腔、腹腔或盆腔的内脏神经受刺激而引起的正常反射。除了小儿易发生这一因素外，上呼吸道感染、浅麻醉也是常见的易发因素；喉头的异物刺激，如分泌物、血液、口咽通气道、拔管过程是主要的诱发因素。发生在拔管后即刻的喉痉挛常是由于浅麻醉下拔除气管导管或异物（血液、胃液或黏液）刺激喉部所致。

不管何种类型的喉痉挛，处理的第一步都是用双手托下颌，同时用纯氧面罩加压通气。通气时不要与闭合的声门对抗，否则只会把气体压入胃内。如果小儿存在微弱的自主呼吸，应当与小儿自主呼吸同步以增强呼吸作用。

如果喉痉挛持续不缓解，有胸部呼吸运动而依旧没有声带发声，则给予阿托品 20μg/kg 和丙泊酚 1~2mg/kg。使用阿托品应当宁早勿晚。阿托品将维持心搏且延缓或防止心动过缓。预防性静脉注射丙泊酚可以防止喉痉挛，而治疗性给药则可以起到缓解作用。

如果上述操作仍无法有效通气，则可能发生完全性喉痉挛，或者是喉远端的气道发生梗阻。对于完全性喉痉挛，应迅速给予氯琥珀胆碱，静脉注射 1.0~2.0mg/kg 或者肌内注射 4.0mg/kg。不要等到心动过缓发生后才给予这些药物。如果某些对应用氯琥珀胆碱禁忌的患儿（如大面积烧伤患儿等），可以给予维库溴铵或罗库溴铵。由于舒更葡糖可在 3 分钟内逆转罗库溴铵的作用，不久后罗库溴铵有望取代氯琥珀胆碱成为喉痉挛的治疗选择之一。

（三）术后呼吸暂停

所有婴儿特别是早产儿，容易出现术后呼吸暂停。呼吸暂停是指不能解释的呼吸停止时间超过 15~20 秒，或者呼吸停止时间未超过 15 秒，但伴有心动过缓（心率 <80 次 /min）、发绀、苍白或者明显的肌张力下降。婴儿特别是早产儿中枢神经系统发育不全，对 CO_2 反应能力下降、对缺氧反应异常，不引起高通气反应而导致呼吸暂停。其他影响因素包括：肋间肌和膈肌发育不全、气道易于塌陷等。呼吸暂停的类型分为三种类型：中枢性、梗阻性和混合性。中枢性呼吸暂停的特点是缺乏呼吸驱动；梗阻性呼吸暂停是有呼吸驱动，但没有气流；混合性是两种机制同时存在。

小儿术后呼吸暂停的危险因素与孕龄和孕后龄（孕后龄 = 孕龄 + 出生后年龄）呈较强的反比关系，术前即存在的持续性的呼吸暂停和贫血（血细胞比容小于 30%）也是危险因素。早产儿全身麻

醉后的呼吸暂停尤应注意。在术后恢复室的非贫血婴儿呼吸暂停的发生率，孕龄 32 周的早产儿直到孕后龄 56 周才小于 1%，而孕龄 35 周的患儿在孕后龄 54 周就可小于 1%。全身麻醉药和镇静催眠药均可降低呼吸驱动力，导致婴儿在孕后龄 56 周之内发生中枢性呼吸窘迫。吸入麻醉药还可以松弛咽部肌肉，增加了新生儿梗阻性呼吸暂停的发生率。最近的荟萃分析认为，如果排除术前给予镇静药物的患儿，腰麻术后呼吸暂停的发生率较低。

对于术后呼吸暂停的高危患儿，必须在麻醉后住院观察 24 小时，期间监测心肺功能。目前一些麻醉学者更倾向于孕后龄 48 周或 52 周作为安全界限。何时、如何实施半择期手术（如腹股沟疝修补术，尽管被认为是择期手术，但仍有嵌顿危险，不能将其作为真正的择期手术对待），对早产儿仍是有争议的问题。对此类早产儿实施腰麻可有效降低患儿术后呼吸暂停的发生率与减少机械通气的时间。对于真正的择期手术，最好延期至孕后龄 52 周以后，但这仍存有争议。有研究认为，咖啡因（10~20mg/kg）能降低早产儿全身麻醉后呼吸暂停的危险，但由于样本数少，其作用还需大样本研究加以明确。

二、循环系统并发症

小儿麻醉期间，心率、心律及血流动力学改变较呼吸系统少见。正常婴儿应用阿托品后心率可增快达 180 次 /min，一般情况下并无不良后果。麻醉期间心率减慢可因低氧血症、迷走神经刺激或心肌抑制所致。心动过缓在小儿麻醉时提示有危险性因素存在。婴儿依靠心率维持心输出量，当心率减慢时，心输出量随之降低。术前阿托品剂量不足，氟烷麻醉时可引起明显心动过缓，静脉注射氯琥珀胆碱也可引起心动过缓。心脏手术中心率变慢可能因房室传导阻滞引起，可用异丙肾上腺素静脉泵注或安置心脏起搏器治疗。小儿对缺氧、失血等代偿能力差，如未及时治疗，可导致心搏骤停。

心搏骤停是麻醉期间最严重的并发症，围手术期心搏骤停的危险因素，20 世纪 50 年代报道主要是箭毒，20 世纪 60 年代早期报道主要是气道阻塞、随后报道主要是通气不足和药物相关事件（尤其是麻醉药过量）引起。随着麻醉技术的进步，有数据表明，除了婴儿，儿童和年轻人的死亡率是相似的。各国不同医疗机构报道的概率和危险因素也不尽相同。根据 2007 年报道的美国明尼苏达州 Mayo 医学院 1988—2005 年的 92 881 例小儿病例，围手术期心搏骤停在非心脏手术中的发生率是 2.9∶10 000，在心脏手术中的发生率是 127∶10 000。而 2007 年根据美国小儿围手术期心搏骤停登记程序（pediatric perioperative cardiac arrest registry，POCA）的资料报道，1998—2004 年发生的 397 例心搏骤停的病例中 193 例（48.6%）是由麻醉因素引起，这 193 例病例中 3/4 是 ASA Ⅲ~Ⅴ级的小儿。其最常见的危险因素是心血管因素（41%）和呼吸因素（27%）、药物因素（18%）、操作与设备因素（5%）。心血管因素中最常见的可识别的唯一原因是失血相关的低血容量，大多数发生于脊柱融合术或开颅手术。喉痉挛导致的气道阻塞是最常见的呼吸道原因，更常见于术后而非麻醉诱导时。药物相关的心搏骤停 ASA Ⅰ~Ⅱ级患儿比 ASA Ⅲ~Ⅴ级患儿更常见，多数与氟烷或七氟烷的心血管抑制相关，少数与使用氯琥珀胆碱后高钾血症相关。操作和设备相关的心搏骤停多是中心静脉穿刺的并发症，与损伤（即气胸、血胸或血气胸）或心动过缓和低血压有关。麻醉引起心搏骤停的死亡率约为 28%，其先兆因素为 ASA 分级和急症手术。

因此，在麻醉期间需加强心电图监测，可早期发现各种心律异常，及时诊断心搏骤停。发现心搏骤停时应立即停止麻醉，进行胸外按压，静脉注射肾上腺素，非气管内插管麻醉者应立即作气管插管，并用纯氧作过度通气。小儿胸壁弹性较好，胸外挤压效果满意，与成人有所不同。

三、反流、呕吐和误吸

麻醉期间的反流、误吸是小儿麻醉期间死亡的重要原因之一。呕吐主要发生在诱导期及苏醒期，小儿由于贲门括约肌发育不全，胃排空时间较长，故麻醉时呕吐可能性较大。出生 6 个月内的婴儿由于食管腹腔段发育不全，食管下端括约肌收缩力不足，进食后发生反流是正常的。30% 的婴幼儿直至 4 岁仍存在这种反流现象。麻醉时，面罩加压供氧常使胃充气，致胃内压增高造成反流。多数麻醉药具有降低食管下端括约肌收缩力的作用，从而增加胃 - 食管反流的可能性。

麻醉期间引起呕吐的原因较多。饱胃、术前禁食时间不足、麻醉药物的影响、麻醉及手术操作刺激、术后疼痛及缺氧和低血压，均可触发呕吐。围麻醉期发生呕吐、反流的严重后果在于胃内容物的误吸。误吸可发生在麻醉诱导时、术中以及术后的任何阶段，清醒患儿由于存在咳嗽反射，呕吐时很少发生误吸。婴幼儿误吸的发生率高，可能与婴儿神经系统发育不完善、保护性反射能力较弱、腹部膨隆、胃液相对量较多以及呼吸管理难度大有关。

对于误吸应以预防为主。氯胺酮麻醉后喉反射受到抑制，饱胃患儿易致呕吐、误吸。急诊饱胃患儿，腹胀明显者应行有效的胃肠减压，麻醉前先用吸引器抽吸胃内容物后，再开始麻醉。诱导过程应尽量减少咽喉刺激的发生。一旦发生呕吐或反流，应立即将患儿头偏向一侧，并置于头低位，充分吸引口腔、咽喉部位的反流物，防止误吸。对发生严重误吸者，应迅速行气管内插管控制呼吸道，并立即行气管内冲洗。必要时应用呼气末正压通气（PEEP）纠正低氧血症，避免和/或减轻肺部损害所致的并发症。适当应用抗生素预防和治疗误吸后的肺部感染。

四、体温异常

小儿年龄越小，基础代谢率越高，体表面积相对越大，产热的代偿能力越低，极易受外界环境的影响而发生体温异常。虽然清醒的婴儿能够维持体温正常，但他们只能在很窄的环境温度范围、有限的时间内保持常温。与成人相比，小儿体表面积较大，热量丢失快。人体的中心体温是指富含血管的器官(大脑、心脏、肺、肝脏和肾脏的温度)。另外，婴幼儿代谢产热功能尚不健全，主要是通过棕色脂肪产热，而非寒战方式产热。麻醉和交感神经阻滞可抑制这种产热方式。输入冷的库血，也会引起低体温。如果不采取保温措施，所有患儿围手术期都会出现体温过低。低温可导致多种并发症，包括：苏醒延迟、肌松恢复延迟、凝血功能障碍、苏醒期氧耗增加和感染率增高等。

围手术期监测体温变化需要适当的监测和监测点。大多数国家麻醉协会现在都有相关的指导方针，要求使用一种测量麻醉期间体温的方法。围手术期使用的最常见的温度计是热电偶和热敏电阻。对于正在接受不需要气管插管的短小外科手术的儿科患者，直肠或腋窝温度监测可以安全使用。使用气管插管的患儿，可选择使用远端食管温度探头。红外线体温计可在麻醉复苏室中使用。

围手术期往往需要使用多种方法来维持患儿的体温：①增加手术室室温：可以减少手术开始时的热量流失，室温每升高1℃，患儿热量损失约减少7%；②尽量减少患儿暴露的时间：患儿一旦脱掉衣服体温即开始下降，因此不到必须时刻不要脱掉患儿的衣服；③在身体暴露部位覆盖毯子：可以使热量损失减少约30%。婴儿的头部是热量丢失的主要部位，应注意加以包裹；④静脉液体加温：可以预防需要输入大量液体的患儿发生低体温；⑤加热灯、红外加热器以及预热输注液体都可能有一定作用；⑥循环加温水毯：作用有限，因为它只能减少背部热量丢失，而背部热量丢失本来就很少；⑦空气加温毯：是一种常用的预防术中低温的方法。使用时应注意避免弄湿空气加温毯。因为潮湿的加温毯不仅不能加温，反而会在短时间内使患儿体温下降；⑧加湿加热气体：为了最大限度地减少来自呼吸道的对流和蒸发热损失，以及最大限度地减少对气管上皮的不利影响，吸入气体应当是加热和加湿的。

很多麻醉科医师为了防止患儿体温降低过度使用保温设备，结果导致体温过高。在进行头面部手术时，体腔未打开，整个身体被覆盖，即使有热量的丢失也非常有限。术前使用阿托品会减少出汗，使散热减少。夏季室温过高，患儿禁食时间过长、脱水都可能引起体温升高。

五、神经系统并发症

中枢神经缺氧可因麻醉期间缺氧造成，由于麻醉技术的进展，目前已很少发生。一旦发生脑缺氧，患儿术后昏迷，甚或有抽搐，必须及时低温、脱水治疗，并加强氧疗。有抽搐者可应用地西泮或硫喷妥钠治疗，如治疗不及时，即使患儿清醒，也可能造成智能低下、痴呆等后遗症。麻醉期间惊厥常因局部麻醉药中毒或高热所致。恩氟烷及氯胺酮麻醉时可发生肌震颤，减浅麻醉后很快消失，通常无后遗症。周围神经损伤常因体位不当所致，上肢外展过度可造成臂丛神经损害，腓总神经也可因体位压迫而损伤，均应注意避免。

六、其他

肝肾功能改变与麻醉期间缺氧及低血压有关。小儿"氟烷肝炎"虽极少见，但已有肝病的小儿以不用为宜。婴儿尤以新生儿吸氧时间长、浓度高，可引起氧中毒，表现为眼晶状体后纤维增生，应引起注意。其他并发症如药物中毒、变态反应、输血反应等详见本书有关章节。

第七节 术后管理和术后镇痛

一、术后管理

当手术接近结束时，应当减浅全身麻醉患儿吸入麻醉药浓度或静脉麻醉药输注速度。拔管前需仔细清除气道及口咽部分泌物，准备好维持气道的装置，如大小合适的面罩、纯氧以及吸引装置，保证肌松药完全被逆转后再拔除气管导管。待呼吸道通畅、通气良好、病情稳定后转运至麻醉苏醒室或ICU。

在转运至苏醒室途中应将患儿头转向一侧或者侧卧位，途中应吸氧，并做脉搏氧饱和度监测，持续观察患儿口唇颜色及呼吸。手术后需要特别注意呼吸系统的护理，苏醒期脉搏氧饱和度下降常常因为上呼吸道梗阻造成，可在患儿肩下垫一薄枕使颈部后仰并吸氧，避免低氧血症的发生。

如患儿转运至ICU，需要提前将患儿的情况告知ICU医师，如患儿术中麻醉药物使用情况、是否需要机械通气、目前心肺功能状态等，以便ICU医师做好准备。转运途中应根据需要做好必要的监护、应急药物以及维持呼吸循环稳定的装置。

术后要注意体温变化，特别是新生儿，应将新生儿置于暖箱内观察及护理。小儿全身麻醉苏醒期常可发生寒战，可能与血管扩张、散热增加有关。寒战使氧耗量增高。对寒战患儿应面罩给氧。虽然新的强效全身麻醉药已用于临床，但全身麻醉后恶心呕吐仍时有发生，苏醒期应严密观察。

对区域麻醉患儿，术后要注意麻醉平面的恢复情况、有无神经系统并发症、尿潴留、头痛、恶心呕吐等，此外，也应注意呼吸循环情况。

对小儿可参考按清醒程度、呼吸道通畅程度以及肢体活动度进行的简化麻醉后苏醒评分。随着全身麻醉药物和技术的进展，小儿全身麻醉后苏醒更快，而门诊日间手术需求也日益增多，严格的离开麻醉苏醒室的标准已不再那么重要。但考虑到小儿病理生理情况变化较成人快，病房的监护措施相对薄弱，小儿离开苏醒室前应确保符合以下条件：

1. 小儿完全清醒或很容易就能唤醒。
2. 气道通畅，保护性反射存在。
3. 吸室内空气时脉搏氧饱和度≥95%，或吸氧/不吸氧时脉搏氧饱和度能维持于术前水平。
4. 没有低体温，如有体温升高已控制。
5. 疼痛、恶心和呕吐已控制。
6. 没有活动性出血
7. 生命体征平稳。

二、术后镇痛

过去的传统观念认为小儿不会感受像成人一样的疼痛，这一观点已被证实是彻底错误的。事实上，术后疼痛不仅会在生理学上产生短暂的影响，长期还会产生行为学的影响。完善而安全的术后小儿镇痛不仅有赖于应用先进的技术方法，更需要准确的疼痛评估、严密的观察和及时有效的处理。

（一）小儿疼痛评估

在大龄儿童和成人，最常用的自我评估方法是视觉模拟评分（VAS）和数字量表评分（0不痛；10最痛）。对于年幼至3岁的小儿可采用图片或语言描述的方法评价疼痛，最简单和常用的是“六张脸评分量表”（图76-8），但自我评价的方法在认知功能障碍及麻醉状态下的小儿应用有一定的局限性。对于这类小儿可采用综合评估面部表情、肢体活动和对伤害性刺激反应的哭声强度和性质的行为学方法，其中准确度较高的是用于新生儿的CRIES量表（表76-18）和用于表述疼痛困难的小儿的FLACC修订版量表（表76-19）。

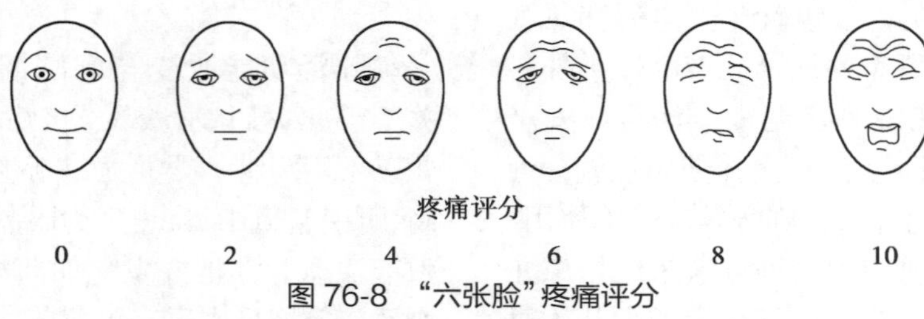

图76-8 “六张脸”疼痛评分

表 76-18 新生儿的 CRIES 疼痛评分量表

指标	评分		
	0	1	2
哭闹	否	哭闹但可安慰	哭闹无法安慰
是否需要氧气以维持 SPO_2>95%	否	是，FiO_2<30%	是，FiO_2>30%
生命体征	否	心率或血压增加 <20%	心率或血压增加 >20%
表现	否	面部歪扭	面部歪扭和哼哼
无法入睡	否	可入睡但常醒来	很少睡着

表 76-19 小儿 FLACC 疼痛评分量表（修订版）

指标	评分		
	0	1	2
面部	无特殊表情或微笑	偶有面部歪扭 / 皱眉；孤僻或缺乏兴趣（悲伤或忧虑）	经常面部歪扭 / 皱眉；经常下颌震颤、咬颌（表情痛苦、惊恐）
腿部	正常或放松	紧张、不安（偶有战栗）	踢腿或腿部拉升（常出现痉挛、颤抖）
活动	安静平躺，体位正常，活动轻松	不安扭曲，来回挪动，紧张（轻度激惹，呼吸浅弱，间断叹息）	拱起，僵直或痉挛（重度激惹，战栗，屏气，猛力呼吸）
哭闹	无哭闹（苏醒或入睡）	呻吟或呜咽，偶有抱怨（言语爆发或咕哝）	放声哭泣、尖叫或啜泣，经常抱怨（反复爆发，经常咕哝）
可抚慰性	放松、平静	稍予接触、拥抱或言语即可抚慰；易分心的	很难抚慰（推开抚慰者，对抚慰有抵抗）

0= 舒适 / 放松；1~3= 轻度不适；4~6= 中度疼痛；7~10= 严重疼痛。

（二）小儿术后疼痛治疗的原则

小儿术后镇痛基本原则为：

1. 简单　方式尽量简单化，运用小儿易接受的形式。

2. 安全　剂量由小到大，定时限量给药，用药时要得到医护人员或父母的指导和照看。

3. 有效　保证镇痛效果，小剂量复合给药。

4. 适当监测　疼痛治疗期间密切监测呼吸、循环指标和不良反应。

5. 个体化　术后儿童疼痛的程度因手术部位和手术大小而有所不同。

6. 多途径　应根据手术的部位及大小选择作用部位及机制各不相同的不同药物和不同的方法相联合的平衡镇痛方式。

（三）小儿镇痛方法

1. 表面局部麻醉　丙胺卡因可与利多卡因组成复方皮肤表面麻醉药膏（EMLA），可用于包皮环切等手术后的疼痛治疗。也可在局部行浸润麻醉，缝皮前在切口皮下注射长效局部麻醉药。适用于各种小型和中型手术。还可以在局部切口皮下埋管后持续泵注局部麻醉药。

2. 持续静脉注射阿片类镇痛药　是小儿术后镇痛的主要方法，可以对多种原因引起的疼痛进行治疗，并提供较为恒定的镇痛水平。吗啡是最常用的阿片类镇痛药，对大于 1 个月的婴儿，10~30μg/(kg·h) 吗啡可以提供充分的镇痛，而且副作用小。而新生儿吗啡的消除半衰期明显延长（6.8 小时，早产儿可达到 10 小时），因而输注的速度也应有所降低，一般降至 5μg/(kg·h)。如果出现呼吸抑制，应先停止用药直到副作用消除再重新设置一个较低的剂量，通常改为原剂量的一半。芬太尼镇痛效果确切，血流动力学稳定，是控制小儿短时疼痛的良好镇痛药，已发现其呼吸抑制并发症发生率较成人少。新生儿、早产儿芬太尼清除半衰期延长，持续输注半衰期更长。舒芬太尼是镇痛作用最强的阿片类药物，可用于先天性心脏病患儿的术后镇痛，单次负荷剂量 0.2μg/kg，继而以 0.5μg/(kg·h) 持续输注，所致的血压心率变化可被很好耐受。当出现阿片类药物导致的呼吸抑制时，可采用纳洛酮0.5~2μg/kg静脉注射。

3. 患儿自控镇痛（PCA）和护士或家长控制镇痛（NCA）　近年来临床上对大于7岁儿童的术后镇痛已普遍采用PCA技术。PCA在一定程度上解决了患儿镇痛药需求的个体化，在保证了镇痛效果的同时，又降低了疼痛治疗用药过量引起的呼吸抑制及其他副作用。如果使用PCA，术前必须对患儿进行充分的宣教和鼓励，教会患儿使用镇痛泵按钮。同时设定锁定时间，保证每小时有最大剂量限制，以策安全。同时，适当联合应用一些非阿片类镇痛药如非甾体抗炎药，以增强镇痛效果，减少阿片类药物用量，常用推荐剂量见表76-20。术后在进行可能引起疼痛的操作前，如更换敷料，追加一次自控量的阿片类药物。

表76-20　PCIA的推荐方案

药物	负荷剂量（μg/kg）	单次冲击剂量（μg/kg）	锁定时间（min）	持续背景输注[μg/(kg·h)]
吗啡	50	10~20	5~15	0.4
芬太尼	0.5	0.1~0.2	5~10	0.3~0.8
舒芬太尼	0.05	0.01~0.02	5~10	0.02~0.05
曲马多	0.5	100~200	5~10	100~400

对于年龄小于7岁及不能合作的小儿，因无法自己控制PCA泵，可以采取护士或家长控制镇痛的方法，即NCA。这一技术在临床的应用仍存在争议，主要是担心药物使用过量和呼吸抑制。

4. 区域阻滞镇痛　包括外周神经阻滞、骶管阻滞和硬膜外镇痛。通过置管连续神经阻滞如臂丛、坐骨神经，用于四肢手术后镇痛，多可获得满意效果。儿童骶管裂孔体表标志明显，便于穿刺，因此骶管给药镇痛比成人常用，适用于儿童下肢和下腹部手术的镇痛。对于儿童下肢和下腹部小手术，常使用单次注射法，也可以采用置管法连续给药。持续硬膜外镇痛尤其适于儿童腹部大手术，只要硬膜外导管的尖端位于合适的体表节段，少量低浓度的局部麻醉药就可以产生良好的镇痛效果，而且降低了局部麻醉药中毒的危险及运动阻滞的程度。儿童硬膜外阻滞具有良好的血流动力学稳定性，尤其是7岁以下的小儿，即使是高位胸段硬膜外阻滞也很少发生低血压。但是考虑到儿童硬膜外穿刺的安全性，通常选用的穿刺点为L_{3-4}。

婴儿和成人对局部麻醉药的代谢也不相同，容易发生局部麻醉药毒性反应。小儿最常用的连续硬膜外阻滞镇痛的局部麻醉药是较低浓度的布比卡因或罗哌卡因，浓度范围为0.062 5%~0.125%，浓度超过0.125%时因其毒性反应及副作用较大，已很少用于硬膜外自控镇痛（PCEA）。最简单常用的浓度是0.1%，由于其浓度较低，镇痛效果往往不确切，常需要辅以小剂量的阿片类药物，但这样同时也带来了一系列的不良反应，如呼吸抑制、恶心呕吐、皮肤瘙痒及尿潴留。目前认为，新生儿硬膜外持续应用布比卡因的时间应限制在24~36小时。小于4个月的婴儿使用布比卡因推荐剂量不超过0.2~0.25mg/(kg·h)，较大的婴儿和儿童不超过0.4~0.5mg/(kg·h)。常用PCEA的推荐剂量见表76-21。局部麻醉药也可辅用可乐定1~2μg/kg或氯胺酮0.5mg/kg，镇痛时间也明显延长。

表76-21　患儿硬膜外自控镇痛（PCEA）的局部麻醉药和阿片药物配方

局部麻醉药/阿片药	罗哌卡因0.062 5%~0.125% 布比卡因0.062 5%~0.125% 左旋布比卡因0.062 5%~0.2% 氯普鲁卡因0.8%~1.4%	舒芬太尼0.5μg/ml 芬太尼2μg/ml 吗啡10μg/ml
PCEA	首次剂量0.1~0.3ml/kg 维持剂量0.1~0.3ml/kg 冲击剂量0.1~0.3ml/kg 锁定时间20~30分钟	

6

5. 非甾体抗炎药(NSAIDs) NSAIDs现已广泛用于儿童各种手术的术后镇痛,是平衡镇痛中最常用的药物。NSAIDs用于小儿时,胃肠道症状较成人少见,且安全剂量范围大,故在儿童镇痛时应首先考虑。目前常用对乙酰氨基酚、酮洛酸,布洛芬。NSAIDs与阿片类药物具有协同作用,合用时可以减少阿片类药物的用量,加快撤药过程,从而降低副作用的发生。

6. 非药物疗法 小儿术后镇痛除了前述药物治疗外,情感支持、精神抚慰及心理干预等非药物疗法也有很好的治疗作用。这些方法可以通过调节思想、行为和感受达到减轻疼痛及相关应激程度的作用,其中分散注意力和催眠最有效。对新生儿或小婴儿,还可通过哺乳或吸吮蔗糖溶液而产生一定的镇痛作用,这可能与激活人体自然保护机制和内源性阿片系统、促进5-HT的释放有关。

第八节 小儿麻醉与神经系统毒性

随着全身麻醉在小儿手术中的普及,麻醉的安全性也成为人们关注的焦点。一方面,在许多检查和手术过程中,麻醉明显缓解机体对伤害刺激的应激反应,减少相关不良事件的发生;但另一方面,全身麻醉药的作用机制尚未明确,许多动物研究发现,全身麻醉药可以导致幼年动物明显的大脑神经元凋亡以及成年后认知功能障碍,这引起了业界人士的担忧。

一、伤害刺激和应激对小儿的影响

既往动物研究表明,应激状态以及反复暴露于疼痛刺激可导致新生动物大量神经元凋亡以及神经系统不良后果的发生。不管是内脏还是躯体疼痛均可影响成年后痛觉的传入途径。因此,在幼年时期不同类型以及程度的伤害性刺激与成年后的痛觉过敏或者痛觉减退的产生密切相关。除了痛觉通路的改变以外,幼年时期反复和持续的疼痛刺激还可能会引起大脑发育、行为、认知功能的改变以及增加罹患应激障碍、焦虑、慢性疼痛等疾病的风险。预先注射镇痛药和镇静药,比如吗啡、氯胺酮,可以减轻伤害性刺激对幼年动物机体产生的不良反应。吗啡也可以消除疼痛刺激导致的成年行为障碍。

临床研究也证实,新生儿和婴幼儿会在围手术期对压力和疼痛等刺激产生明显的代谢及内分泌方面的应激反应,包括儿茶酚胺、皮质醇、β-内啡肽、胰岛素、胰高血糖素、生长激素水平的升高。在多重疼痛刺激的应激作用下,皮质醇水平的升高可以持续数年。即便是一些微创手术,如小儿包皮环切术,在镇痛缺失的情况下也可能会导致术后痛觉过敏的发生。一项针对新生儿的研究发现,疼痛刺激与之后认知和运动功能降低存在关联。"破皮"操作的次数越高,预示着之后的认知和运动评分越低,而疾病严重程度、静脉应用吗啡或地塞米松的天数以及早产天数对该评分未见明显影响。这说明不是早产而是反复疼痛相关的压力性体验导致了神经系统发育不良事件的发生。一项小样本回顾性研究证实,在小肠疝气回纳术中,不接受麻醉的婴幼儿出现肠缺血、二次手术的发生率明显高于接受麻醉的。

综上所述,动物和临床研究均提示,疼痛相关的应激反应对发育早期的神经系统是有害的,而镇静药和镇痛药可能会减弱这些损害作用。

二、麻醉药对小儿神经系统毒性作用的动物研究进展

在全身麻醉首次应用的一个世纪以后,人们才开始意识到全身麻醉药可能存在潜在的神经系统毒性。但起初人们的关注点并不在小儿麻醉本身,而是妊娠期间全身麻醉药的职业暴露对胎儿的影响。研究发现,孕鼠长期暴露于亚临床剂量的氟烷会导致后代突触形成延迟以及行为学异常。又过了20年,人们也开始在新生大鼠身上做实验,结果发现,长时间暴露于氯胺酮的新生幼鼠也会产生大量神经元凋亡。之后人们发现,幼年大鼠暴露于咪达唑仑、异氟烷、N_2O 6小时均可引起大脑神经元密度的降低以及认知功能障碍。

临床上常用的NMDA受体拮抗剂包括氯胺酮和N_2O。在20世纪90年代,人们首先证实,反复注射氯胺酮可导致幼年大鼠大量神经元凋亡。这一结果随后被许多实验室证实,研究结果显示,反复注射75mg/kg氯胺酮可导致大脑神经系统损害。相反,75mg/kg单剂量注射氯胺酮并未产生明显的神经元毒性作用。Slikker等就猕猴神经发育关键

的 3 个阶段，即妊娠第 122 天、新生第 5 天和第 35 天进行氯胺酮 24 小时和 3 小时静脉麻醉。结果发现，妊娠第 122 天和新生第 5 天猕猴氯胺酮 24 小时输注组产生的 caspase-3 数目显著增加，而新生第 35 天猕猴氯胺酮 24 小时输注组及所有氯胺酮 3 小时输注组 caspase-3 表达增加不明显。离体实验则发现，新生大鼠和恒河猴大脑神经元氯胺酮孵育 6 小时及以上可导致明显的神经元凋亡，短时间氯胺酮孵育则凋亡不明显。Vutskits 的研究则发现，20μmol/L 及以上浓度的氯胺酮可引起不同类型的神经元凋亡的发生，10μmol/L 的氯胺酮尽管不能引起神经元凋亡，但可以引起树突分枝和突触密度减少。

而另一类被认为激动 GABA 受体的全身麻醉药异氟烷和七氟烷的神经毒性作用也被广泛报道。Kong 等通过给予孕鼠高浓度（3%）的异氟烷麻醉，观察到其幼鼠出生后海马区神经元凋亡明显增加，以及青少年时期空间学习记忆能力的受损。Chung 等则观察到七氟烷（2.5%~3.5%）麻醉 6 小时引起新生小鼠神经元退行性变以及成年后的学习记忆受损。除此之外，丙泊酚也被证实可以引起出生后 5 天的小鼠大脑神经元凋亡。

然而，也有研究发现，全身麻醉药物即使引起新生鼠广泛的神经元退行性改变，但也没有引起成年后神经元密度降低、空间学习记忆功能的减退。此外，发育期大脑暴露于多种全身麻醉药物下会加重神经毒性。Fredrik 在 2007 年发现，单独使用小剂量戊巴比妥、氯胺酮或丙泊酚均未引起或引起很小的神经元凋亡，但联合用药即引起神经元凋亡及成年后神经功能障碍。目前，关于临床常用全身麻醉药引起幼年动物大脑结构异常和 / 或神经功能障碍的研究文章已达数百篇，研究动物涵盖鸡、小鼠、大鼠、豚鼠、猪、羊以及恒河猴。多数动物研究证实，所有常规使用的麻醉剂和镇静剂均可导致神经系统损害，增加神经细胞死亡，树突分枝和突触密度减少等，并且与麻醉药接触的剂量及时间有关。但是否会导致长期神经功能损害尚存争议。

三、麻醉药对小儿神经系统毒性作用的临床研究进展

早在 19 世纪 50~60 年代，就有关于乙烷、环丙烷、氯乙烷麻醉引起儿童长期神经系统后遗症的报道，但后续的临床研究进展缓慢。基于伦理学等原因，全身麻醉与患儿神经系统发育的相关临床研究很少，且绝大部分是队列研究或回顾性分析。现就近几年几项大型临床研究进行整理归纳：

（一）GAS 研究

2016 年发表在 Lancet 的 GAS 研究是一项国际性多中心、随机对照研究，旨在探讨婴儿时期接受清醒下局部麻醉或全身麻醉对儿童时期神经发育的影响。GAS 研究共纳入 532 例来自于澳大利亚、意大利、美国等 28 个国家，出生孕周在 26 周以上，在婴儿时期接受过腹股沟疝修补手术的儿童。研究者将所有儿童按 1∶1 随机分配至全身麻醉组（n=294）和清醒下局部麻醉组（n=238）。训练有素的心理医师在儿童 2 岁 ±2 月时进行第一次评估，评估项目为婴幼儿发展评估量表（Bayley-Ⅲ）；在患儿学龄前（5 岁时）进行第二次评估，评估项目为韦克斯勒学龄前儿童智力量表测试（WPPS Ⅰ~Ⅲ）。研究结果表明，两组儿童的测评表现基本一致；全身麻醉组和清醒下局部麻醉组儿童各项测评的平均分之间差值很小。研究证实，与清醒下局部麻醉相比，小于 1 小时的七氟烷全身麻醉并没有增加儿童 2 岁时神经发育不良的风险。

（二）PANDA 研究

2016 年发表在《美国医学会杂志》的 PANDA 研究，其是一项同胞配对的队列研究，旨在探讨 36 月龄前的单次麻醉暴露与后期神经认知功能之间的关联。研究纳入来自美国 4 所医院、在 36 月龄以下年龄段、单次全身麻醉暴露下接受过腹股沟疝修补手术的患儿，并与其没有麻醉暴露的兄弟姐妹组成同胞配对。研究证实，与没有麻醉暴露的同代亲族相比，36 月龄前有过单次麻醉暴露的健康儿童在后期的神经发育中没有体现出显著的智商评估差异；后续仍需开展基于重复麻醉暴露和多次麻醉暴露的相关研究。

（三）MASK 研究

梅奥医学中心的 David O.Warner 等开展了一项前瞻性配对设计的队列研究，他们收集了 1994—2007 年出生于明尼苏达州奥姆斯特德县儿童的就诊信息，根据接受全身麻醉的次数（0、1、≥ 2）将研究对象分为三组，即对照组（未暴露组），单次手术组（单次暴露组），多次手术组（多次暴露组），最终纳入了 997 名（32%）儿童，并在研究对象 8~12 岁或 15~20 岁期间进行神经心理学评估。研究结果显示，用韦氏简化智力量表评分进行组间比较，不同手术次数的患者其评分结果间并无显著差异。

四、麻醉药神经系统毒性作用的机制研究

目前关于全身麻醉药产生神经系统毒性的机制尚未明确。大多数观点认为全身麻醉药是通过激动GABA受体和/或抑制NMDA受体发挥镇静作用的，因此处于发育早期的神经元可能由于自身兴奋性受到过度抑制而凋亡，进而引起发育后期学习能力的下降。但一些研究人员对这一假设产生了质疑，他们认为，尽管GABA激动剂可以抑制成年动物大脑神经元兴奋性，但对于发育期神经元，GABA激动剂可以加强神经元兴奋性。Edwards等就发现七氟烷可以引起新生大鼠癫痫样发作。Zhao等也发现七氟烷可以激活InsP3受体使内质网内钙离子大量外流，引起发育期大鼠大脑神经元“钙超载”而产生兴奋性毒性。另外，氙气和低体温可以抑制神经元兴奋性，但它们并未加重而是减轻了异氟烷所致的神经元凋亡。

全身麻醉药产生神经毒性的机制是否与NMDA、GABA等受体有关尚存争议。R-氯胺酮与S-氯胺酮均被认为通过NMDA受体发挥镇静作用，但同等剂量的R-氯胺酮引起神经元凋亡的数量是后者的5倍。另外，$GABA_A$受体抑制剂并未减轻异氟烷所致神经元凋亡。兴奋-抑制平衡可能比单纯兴奋或抑制对神经元发育更为重要，用TTX同时阻断神经元的兴奋性和抑制性并未引起突触形成异常，而用$GABA_A$受体激动剂或NMDA受体激动剂均会影响突触形成。

在神经系统发育过程中，大约有50%~70%的中枢神经元在发育过程中发生凋亡，这种生理性凋亡不仅出现在啮齿类动物、灵长类动物以及人类身上。神经元的生理性凋亡在建立神经网络结构和功能过程中发挥重要作用，干扰正常的生理性凋亡过程可以导致大脑发育异常。全身麻醉药是仅仅加速神经元生理性凋亡，还是会引起其他神经元死亡，即病理性凋亡目前尚不清楚。通过对小鼠神经元数量进行统计，研究发现七氟烷仅仅加速幼年小鼠神经元生理性凋亡，而七氟烷、氧化亚氮、咪达唑仑同时使用可以引起幼年小鼠神经元病理性凋亡的发生。

脑源性神经营养因子（BDNF）具有促进神经元发育和存活及突触形成、成熟和稳定等作用。研究证明，内源性和外源性凋亡信号通路均参与全身麻醉药所致的神经元凋亡，且这一过程与BDNF的减少有关。突触囊泡可以合成前体BDNF（pro-BDNF），pro-BDNF在纤溶酶的作用下水解成成熟的BDNF。Head等人发现，异氟烷可以抑制组织型纤溶酶原激活物的释放，导致纤溶酶减少，pro-BDNF向BDNF转化减少，引起pro-BDNF在突触间隙聚集。而pro-BDNF作用于75ku神经营养素受体（75ku neurotrophin receptor，p75NTR），进而激活Ras基因家族同源物A（ras homolog gene family，member A，RhoA），导致细胞骨架去多聚化，引起神经元凋亡。p75NTR抑制剂可以明显减轻异氟烷所致神经元凋亡。

通过阻断NMDA受体发挥全身麻醉作用的药物可能因NMDA受体亚单位代偿性上调而产生兴奋性神经毒性作用。Slikker等发现，用出生后5天的恒河猴连续氯胺酮麻醉24小时，其大脑NMDA受体亚单位NR1代偿性表达增加，上调的NR1受体使细胞钙内流增加，导致神经元兴奋性毒性。但这一理论仍不能解释全身麻醉药引起的神经元凋亡为何主要发生在突出形成的高峰期。

五、动物研究和临床研究的局限性

尽管大量动物研究证实全身麻醉药的神经系统毒性，但这些结论能否推广到临床为时尚早。首先，动物研究使用的全身麻醉药剂量或浓度普遍偏高，即使一些吸入麻醉药的剂量与临床相当，但麻醉时间明显过长，结论说服力不强。其次，神经元凋亡与后期认知功能障碍是否存在直接关系尚存争议。最后，动物研究往往仅考虑麻醉单一因素，而临床上很多因素，包括患者情况、疾病本身、疼痛刺激以及麻醉深度等都有可能影响神经发育。

临床研究的局限性不言而喻，基于伦理学等原因，绝大部分临床研究属于观察性研究，存在很多混杂因素、偏倚、人群的异质性，以及结果分析的异质性。因此，这些临床研究的结果存在一定争议。

六、总结和展望

到目前为止，全身麻醉药与小儿神经系统毒性的关系尚未盖棺定论，因此，在回答全身麻醉药对婴幼儿神经系统究竟有无损害的问题上就要充分考虑麻醉对象的基本情况（年龄、病史等）、手术情况（手术类型、手术时间、手术次数等）、麻醉方式（药物种类、药物浓度），以及其他药物的使用情况。

（王英伟　邓　萌）

参考文献

[1] 邓小明，于布为，姚尚龙，等．现代麻醉学 [J]. 北京：人民卫生出版社，2014.

[2] 王英伟，连庆泉．小儿麻醉学进展 [J]. 上海：世界图书出版公司，2011.

[3] PETER J D, FRANKLYN P C, ETSURO K M. Smith's Anesthesia for Infants and Children [M]. 8th ed. Philadelphia: Elsevier Inc, 2011.

[4] GEORGE A G, DEAN B A. Gregory's Pediatric Anesthesia [M]. 5th ed. Oxford: Blackwell Publishing Ltd, 2012.

[5] FLICK R P, SPRUNG J, HARRISON T E, et al. Perioperative cardiac arrests in children between 1988 and 2005 at a tertiary referral center: a study of 92 881 patients [J]. Anesthesiology, 2007, 106 (2): 226-237.

[6] ROMANOVSKY A A. Thermoregulation: some concepts have changed. Functional architecture of the thermoregulatory system [J]. Am J Physiol Regul Integr Comp Physiol, 2007, 292 (1): R37-R46.

[7] RONALD D M, NEAL H C, LARS I E, et al. Miller's anesthesia [J]. 8th ed. Philadelphia: Elsevier Inc, 2015.

[8] WEISS M, DULLENKOPF A, FISCHER J E, et al. Prospective randomized controlled multi-centre trial of cuffed or uncuffed endotracheal tubes in small children [J]. Br J Anaesth, 2009, 103 (6): 867-873.

[9] NEW H V, BERRYMAN J, BOLTON-MAGGS P H, et al. Guidelines on transfusion for fetuses, neonates and older children [J]. Br J Haematol, 2016, 175 (5): 784-828.

[10] HEEGER L E, COUNSILMAN C E, BEKKER V, et al. Restrictive guideline for red blood cell transfusions in preterm neonates: effect of a protocol change [J]. Vox Sang, 2019, 114 (1): 57-62.

[11] DELEO J A. Basic science of pain [J]. J Bone Joint Surg Am, 2006, 88 (2): 58-62.

[12] DALAL P G, MURRAY D, MESSNER A H, et al. Pediatric laryngeal dimensions: an age-based analysis [J]. Anesth Analg, 2009, 108 (5): 1475-1479.

[13] MOTOYAMA E K. The shape of the pediatric larynx: cylindrical or funnel shaped?[J] Anesth Analg, 2009, 108 (5): 1379-1381.

[14] DAVIDSON A J, DISMA N, DE GRAAFF J C, et al. Neurodevelopmental outcome at 2 years of age after general anaesthesia and awake-regional anaesthesia in infancy (GAS): an international multicentre, randomised controlled trial [J]. Lancet, 2016, 387 (10015): 239-250.

[15] SUN L S, LI G, MILLER T L, et al. Association Between a Single General Anesthesia Exposure Before Age 36 Months and Neurocognitive Outcomes in Later Childhood [J]. JAMA, 2016, 315 (21): 2312-2320.

[16] WARNER D O, ZACCARIELLO M J, KATUSIC S K, et al. Neuropsychological and Behavioral Outcomes after Exposure of Young Children to Procedures Requiring General Anesthesia: The Mayo Anesthesia Safety in Kids (MASK) Study [J]. Anesthesiology, 2018, 129 (1): 89-105.

第七十七章

老年患者的麻醉

目　　录

中国正面临着严峻的人口老龄化问题，根据民政部发布的“2017 年社会服务发展统计公报”，截至 2017 年底，全国 60 周岁及以上老年人口 24 090 万人，占总人口的 17.3%，其中 65 周岁及以上老年人口 15 831 万人，占总人口的 11.4%。由于生活水平的提高和医学水平的进步，老年人的平均寿命有了很大的提高，老年人口比例不断提升。为这部分人口提供良好的医疗服务是国家社会和人民的急切需求。

从医学概念看，老年是指因年龄增长而致全身器官功能减退和组织细胞退行性改变的阶段。但对老年的定义及其年龄界限迄今并无公认的标准。结合我国情况，常采用下列划分法：60 岁以上为老年患者，其中小于 80 岁为老年期；80 岁及以上，小于 90 岁为高龄期；90 岁或 90 岁以上为长寿期。衰老是伴随着年龄增长发生的生理过程，表现为器官功能储备进行性下降，这种改变的程度因人而异，在运动、疾病、手术等情况下，这种功能储备的不足将表现出来。麻醉科医师在对老年患者进行评估时，除参照其实际年龄外，应根据其病史、化验和特殊检查、体格检查等对其全身情况、脏器功能作出评估。应注意对老年患者造成威胁的是其并发症而非年龄本身。

第一节 老年患者的生理病理特点

一、心血管系统

(一) 老年患者心血管系统生理改变

主要表现在心脏储备能力下降，自律性、兴奋性和传导性降低。

1. 心功能的改变　一般认为：健康老年人静息时心功能下降，尚能满足机体需求，但是心脏功能储备明显降低。一些数据表明，心输出量较青年人减少 30%~50%。55 岁以后每增加 1 岁，心输出量约减少 1%，心指数约减少 0.8%。但这些数据可能由与年龄有关的疾病引起而不是年龄增加对健康心血管的影响。有人对完全健康的老年患者研究发现，在 60 至 80 岁间，静息时其心输出量、心指数与年轻人无明显差异，舒张早期充盈较慢，但左室舒张末期容积不减少；射血阻力增加，但轻度左室肥厚可予代偿，射血分数无改变。说明在静息时，年龄增加对左室收缩功能的影响轻微。而在应激（如运动负荷）时，心脏作功能力随年龄的增长而降低，心率、每搏量、心输出量不能相应增加，动、静脉氧分压差降低。在 59 岁以上患者中，约 45% 运动后射血分数 <0.6，而年轻患者约有 2% 在运动后射血分数 <0.6。说明老年患者心脏功能受限，难以承受强度较大的应激。对无冠心病健康老年患者的研究发现，直位踏车运动时未见与年龄有关的心输出量降低，但在各负荷水平均有心率反应的降低，心率慢由每搏量增加（左室舒张末容积增加）来代偿，即通过 Frank-starling 机制使心输出量得以维持。这可以由衰老引起的自主神经功能改变解释，老年机体对 β 受体激动反应降低和交感神经系统活性增强。静息时，交感神经系统活动增加可能与体循环血管阻力增加和外周血管硬化有关，这解释了许多老年患者对降低交感张力措施反应敏感。在对心脏的血流量需求增加时，如运动和应激时，β 受体反应的降低导致心率、静脉回流量、动脉收缩压不能随之相应增加。因此，在运动时儿茶酚胺的分泌虽显著增加，但由于老年患者靶器官对儿茶酚胺的反应性降低，仍可出现最大心率和峰值射血分数下降。

由于衰老使心室肥厚，心室腔的弹性降低，舒张期充盈较慢，心室充盈压增加，心室充盈的晚期较年轻人更加依赖心房收缩。如果丧失窦性节律和心房收缩将严重影响老年患者的心输出量。舒张功能障碍是老年患者血流动力学功能不全的常见原因。在需要进行心脏超声术前评估的老年手术患者中，检出心脏舒张功能障碍的发生率很高，严重者表现为舒张期心力衰竭，也称为射血分数正常性心力衰竭（heart failure with preserved ejection fraction，HFpEF），多见于以下几种疾病：左心室肥厚、缺血性心肌病、肥厚性心肌病、心脏瓣膜病特别是主动脉狭窄。HFpEF 的病理生理为：左心室舒张压增加，传导至肺循环，使肺静脉淤血和肺水肿，这并不意味着容量过负荷。它的临床表现与左心室收缩期心力衰竭往往相同，常带来混淆。常用的抗心衰措施如利尿、正性肌力药都是针对收缩期心衰的，可能适得其反。超声心动图是 HFpEF 最好的诊断措施，典型征象为正常或高动力的左心室收缩功能伴特征性的二尖瓣血流速度改变。

2. 心律　衰老使心脏传导纤维密度和窦房结

细胞数量减少，使心律失常的发生率随年龄增长而增加，特别是心房颤动和心房扑动。其他也可见室上性和室性期前收缩。

3. 血压 动脉中层纤维化是衰老的生理进程，这导致动脉弹性的降低。随着年龄增长，胸主动脉及近端大动脉的弹性蛋白裂解，导致主动脉扩张，动脉壁增厚及血管弹性下降。在功能上表现为平均动脉压升高与脉压加大。

4. 血液流变学 包括：①血液黏滞度增加；②红细胞变形能力下降；③血小板质量和功能改变；④血浆纤维蛋白原和凝血因子增高、抗凝血酶降低、纤溶活性降低。

(二) 老年患者心血管系统生理改变的解剖学和组织学基础

1. 血管 随着年龄的增长，主动脉和周围动脉管壁增厚，硬化程度增加，对血流的阻抗增加，使收缩压、脉压增加。40~80 岁之岁间男性收缩压约增加 25mmHg，女性约增加 35mmHg。舒张压则在 59 岁以后轻微下降。一般来说，与年龄有关的大动脉僵硬度增加会增加心脏收缩射血的阻抗并提高主动脉舒张压。动脉弹性的丧失则使脉压增宽和舒张压下降。老年患者血压的上升也还可能与血浆中去甲肾上腺素水平随年龄增长而升高有关。在 40~80 之岁间，主动脉根部直径约增加 6%，亦可出现非心脏病特征的主动脉扭曲和主动脉球钙化。冠状动脉的硬化过程开始较早，在达到某一临界阶段以前无相应临床症状。冠状动脉梗死的发病率随年龄增长而增加。研究表明，在 55~64 岁的研究对象中，有一半患者其三支冠状动脉主支中至少有一支存在部分梗阻，梗阻程度≥ 50%。静脉血管壁则弹性减弱，使血液淤积。

2. 心脏 在无明显疾病的情况下，心脏亦随年龄的增长呈退行性改变。在解剖学上的主要改变是心室壁肥厚、心肌纤维化加重以及瓣膜的纤维钙化。左室心肌逐渐肥厚，从 30~90 岁平均每年增加 1~1.5g，这主要与心脏后负荷进行性增加有关；左室顺应性下降，左房容积继而增加；二尖瓣在舒张早期的开放速率随年龄增长而降低。在心室顺应性降低时，血管内容量或静脉容量对于循环的稳定更为重要。因为年龄增大使患者对容量更为依赖，也难于耐受容量负荷，即心腔僵硬度增加使患者的血流动力学功能仅能适应于较窄范围内的舒张末期压力和容积。老年患者心脏传导系统中弹性纤维及胶原纤维增加，心外膜脂肪存积，可包围窦房结，甚至参与病态窦房结的发生、发展过程。窦房结起搏细胞在近 59 岁时开始减少，希氏束随年龄增大而细胞减少，纤维和脂肪组织增加，出现淀粉样浸润。年龄增大使左心支架(包括二尖瓣和主动脉瓣环、中央纤维体、近端室间隔)不同程度的纤维化，房室结、希氏束、左右束支的近端均可能受到影响，这也是老年患者出现房室传导阻滞的常见原因。

二、呼吸系统

(一) 老年患者呼吸系统生理改变

1. 肺通气功能 老年患者的通气功能指标中，潮气量与肺总容量无显著变化，肺活量、用力肺活量等指标随年龄增大而明显下降，而残气量和功能残气量随年龄增大而明显增加。

2. 肺换气功能 老年患者肺换气功能的主要改变为：①呼吸膜厚度增加；②呼吸膜交换面积减少；③肺泡通气 / 血流比值失调。

3. 呼吸中枢的调控能力下降 老年患者脑干、颈动脉化学感受器敏感性降低，以及衰老继发中枢神经系统活动性下降，导致老年患者对高碳酸血症和低氧血症以及运动负荷的通气反应均降低。表现为潮气量增加不足，而通气频率仍维持原水平，分钟通气量无明显增加，这可能是呼吸中枢本身功能改变所致。此外，麻醉药物如阿片类、苯二氮䓬类、丙泊酚等对老年患者产生的呼吸抑制较年轻人更强。这些变化会损害老年患者在麻醉手术后对低氧血症的保护性反应，容易造成低氧血症，引起心律失常、心绞痛发作或心力衰竭。

4. 肺功能储备显著下降 肺储备能力与心脏功能和血液系统密切相关，因而最大摄氧量为肺通气弥散功能、心脏功能、血液携带氧功能及组织摄取能力的综合反应，是反映肺储备功能的较好指标。

5. 肺部防御功能的减退 T 细胞再生有年龄相关性，年龄增大可导致 T 细胞功能进行性下降，累积的 T 细胞再生缺陷可以导致 T 细胞自我稳定失效。同时，局部防御包括咳嗽和黏液清除能力也随年龄增大进行性下降。

(二) 老年患者呼吸系统生理改变的解剖学基础

1. 气道及肺实质 大、小气道均随年龄增大而顺应性增加，变得较为松软，在用力呼气时气道容易受压，致最大呼气流速下降并使余气量增加。

随年龄增长，肺的弹性回缩力进行性下降，静态顺应性增加，使肺泡扩张和小气道的负压下降，影响吸入气的恰当分布，肺低垂部小气道的闭合倾向增大，这种倾向又因气道松软而加强。残气量逐渐增加而肺活量逐渐降低。闭合气量呈进行性增加，当气道闭合发生在功能残气量以上时(可能在45岁以上发生)，则在潮气量呼吸时，肺底部即可发生气道闭合。因而老年患者出现进行性的通气/血流比值失调，损害氧合功能，甚至降低二氧化碳的排出效率。

2. 胸廓　随年龄增加，胸壁的僵硬程度亦逐渐增加，这主要是由于肋骨及其关节的纤维化、钙化所致。此种僵硬降低了呼吸“风箱”的有效性，并在一定程度上限制肺的机械活动，肺的动态顺应性和总顺应性降低或变化不大。老年患者的呼吸作功因此需要增加。老年患者呼吸肌萎缩，呼吸肌的收缩强度和收缩速率均逐渐下降，最大通气时胸内正负压的变化幅度均减少。总之，胸壁僵硬、呼吸肌力变弱、肺弹性回缩力下降和闭合气量增加是造成老年患者呼吸功能降低的主要原因。老年患者在应激时易于发生低氧血症、高碳酸血症和酸中毒。在围手术期应注意监测、维护和支持呼吸功能，防止呼吸并发症和呼吸衰竭的发生。

三、神经系统

(一) 老年患者神经系统生理改变

1. 中枢神经抑制机制转为主导，兴奋性减弱　研究表明，随年龄增大神经传导速度呈线性下降，神经应答能力逐渐下降。临床表现为渐进性皮质功能抑制，大脑传入功能障碍，视觉和听觉灵敏度下降。记忆、算术能力、语言表达能力和快速理解能力均明显衰退。

2. 感觉功能退化　无论温度觉、触觉与痛觉均减退　老年患者温度觉、触觉和振动觉的敏感性下降，而味觉阈值升高。老年患者感觉迟钝，皮肤痛觉降低，阿片受体大量减少是痛觉降低的原因之一。视力减退，视野缩小，暗适应能力降低。听觉也有进行性减退，主要为高频音丧失。内脏感觉减退，疼痛阈值升高。

3. 运动功能减退　周围神经衰老时，神经的传导速度变慢，老年患者运动功能减退主要表现为精细动作变慢、步态不稳、肌力对称性减退。

4. 反射功能减退　主要表现为压力反射活动明显减弱，当迅速改变体位或血容量略有不足时，即可出现收缩压明显下降。此外，腹壁反射迟钝、膝反射和踝反射减退。

5. 自主神经系统功能的减退　老年患者自主神经反射的反应速度减慢，反应强度减弱。压力反射、冷刺激的血管收缩反应和体位改变后的心率反应均启动较慢，反应幅度较小，不能有效地稳定血压。故老年患者不易维持血流动力学的稳定，其适应外界因素改变的能力和反应速度下降。老年患者自主神经系统的自我调控能力差，如使用能降低血浆儿茶酚胺水平或能破坏终末靶器官功能的麻醉药，或采用迅速阻滞交感神经的麻醉技术如蛛网膜下腔阻滞或硬脊膜外腔阻滞，都很可能导致低血压。如患者在手术前因失代偿严重的器官疾患(如充血性心力衰竭)造成内源性自主神经活性很高时，则此种脆弱的平衡更易被打破。

(二) 老年患者神经系统生理改变的解剖学基础

老年患者神经系统呈退行性改变，储备功能降低。在从青年至老年的过程中，脑的重量减轻，体积缩小，有一定程度的脑萎缩。80岁时比30岁时脑的重量约减轻15%~18%，脑组织在颅腔内占位的比例也从92%降至87%(或82%)，脑组织的减少在59岁以后明显加快。另一方面，脑脊液则代偿性增加。此外，老年患者的脑沟也因脑体积缩小而增宽，约比年轻人大35%。这些加大的脑沟也为脑脊液所充填，故老年患者有低压性脑脊液蓄积。神经元的死亡和丧失具有某种程度的选择性，那些具有高度特殊功能的神经元亚群，特别是与合成神经递质有关的神经元，随着年龄的增长而遭受最大限度的耗损。例如到90岁时，在大脑皮质、小脑皮质、丘脑、蓝斑核、基底核等部位约有30%~50%的神经元消失。脑灰质在全脑实质中所占比例也下降，例如80岁时与20岁时相比，比例下降10%。

随年龄增加，脑细胞对葡萄糖的利用能力下降，脑细胞胞浆蛋白合成能力下降，脑内不同部位蛋白质含量减少约5%~25%。在神经组织中，与合成神经递质有关的酶如酪氨酸羟化酶、多巴脱羧酸酶、胆碱乙酰化酶等，在浓度和功能上均降低；另一方面，抑制递质合成的酶也同样减少。在脑的一些特殊区域，由于功能性神经元的减少，多巴胺、去甲肾上腺素、酪氨酸、5-羟色胺等普遍减少。下丘脑和尾核中多巴胺含量降低，在脑的某些区域内儿茶酚胺能、胆碱能和γ-氨基丁酸(GABA)能神经元的活力降低。神经递质受体,特别是多巴胺受体对神经递质分子的亲和力降低。同时,神经递质的分解酶如单胺氧化酶、儿茶酚 -O- 甲基转移酶的活性增高,使神经递质进一步减少。这些变化会对神经功能有一定的不利影响。老年患者中枢神经系统的可塑性(plasticity)仍然存在,但此种重建和代偿能力较儿童和青年人缓慢且不完全。

在健康的老年患者中,维系脑电活动、代谢和脑血流的内在机制仍几乎保持完好。老年患者脑血流量减少,脑血管阻力增加。80 岁老人比 20 岁青年的脑血流量约降低 20%。但这种减少与年龄所致的神经元密度改变成比例下降,即对单位脑组织的血流供应无明显改变。一般而言,从 20 岁以后灰质区域脑血流量随年龄增长而缓慢下降,至 70 岁以后下降速度较快。老年患者的脑血管自主调节功能通常仍能保持正常。实验和临床数据都表明,年龄增大并不一定伴有脑动脉僵硬和脑灌注不足。脑血流量降低是脑组织萎缩的结果而非原因。但如果老年患者具有卒中和动脉粥样硬化的危险因素,则脑血管的舒缩反应性降低,特别是对低氧的反应性降低,即低氧不能使脑血流量明显增加。

脑的退行性改变表现在电生理方面,主要是电位振幅减小、冲动传递速度减慢。例如在 40 岁以后视觉诱发电位振幅减少,潜伏期约延长 20%。脊髓也同样经历着退行性改变的过程,神经元减少、神经胶质增生。

(三)脊髓及周围神经系统和神经肌肉接头功能

老年人对椎管内麻醉和周围神经阻滞相对敏感,可能与神经系统的改变有关,如硬膜外腔容积及脂肪含量减少、硬膜渗透性增加和脑脊液容积减少;老年人脊髓前根和后根的有髓鞘神经纤维直径和数量减少,周围神经中施万细胞间距和传导速度减少。

由于皮质脊髓传导功能的减退,因此各种躯体自主活动从指令意识产生到开始出现动作的时间延长。尽管老年患者能较好地维持等长肌力强度,但其动态肌力强度以及控制和维持肢体稳定的能力降低,到 80 岁时约降低 20%~50%。

老年患者的骨骼肌无明显改变,其酶系统也保持相对完整。由于老年患者运动神经元不断丧失从胞体沿轴突向远端运送胞浆的能力,降低了对骨骼肌的营养性支持,神经肌接头发生明显改变。其表现为接头前膜增厚并扩展至超出终板范围,还可伴有接头外非典型胆碱能受体的生成增加。对于此种运动终板的增殖和非典型胆碱能受体在接头外的扩展,一般认为是弥散性神经源性肌萎缩的表现。在终板和周围区域,胆碱能受体数量的增加可能代偿由于年龄增长所致的运动终板数量和密度的下降,因而老年患者对非去极化型肌松药的敏感性可能无明显下降。在某些老年患者中见到的对琥珀胆碱的敏感性增加,则是由于血浆胆碱酯酶浓度降低而非由于神经肌肉接头的改变。

四、消化系统和肝脏

年龄增大可引起消化系统的解剖和生理的轻微改变。食管的改变仅为收缩的波幅降低,异常收缩波轻度增加。胃肠道血流量降低,胃黏膜有某种程度的萎缩,唾液及胃液分泌减少,胃酸低,胃排空时间延长,肠蠕动减弱。老年患者可有食欲减退,术后肠胀气的概率增加。结肠平滑肌收缩力降低可能是老年患者常发生便秘的原因之一。

老年患者肝脏重量随着年龄增加而减轻,肝细胞数量减少,肝血流也相应降低。肝脏合成蛋白质的能力降低,血浆蛋白减少,白蛋白与球蛋白的比值降低。虽然男性老年患者常有血浆胆碱酯酶活性的降低,但对肝细胞内酶系统的研究表明,其微粒体和非微粒体酶的活性与青年人相同,说明在健康状况下,年龄增加对肝细胞酶的功能没有引起质的改变。但在老年患者,阿片类药物、巴比妥类药物、苯二氮䓬类药物、丙泊酚、依托咪酯、大多数非去极化肌松药以及其他一些需经肝脏进行生物转化的药物,其血浆清除率降低。功能性肝组织的减少并伴有肝血流灌注量的降低是最重要的因素。另外,值得注意的是,老年女性比老年男性更能维持肝细胞对几种苯二氮䓬类药物的正常清除速率。

五、肾脏和水、电解质、酸碱平衡

老年患者肾脏体积及功能均逐渐下降,到 80 岁时较青年人肾脏总体积约减少 30%。肾脏萎缩主要发生在肾皮质,由肾小球数目减少所致。至 80 岁时肾血流量可降低 50%,约一半肾功能单位已丧失或无功能。肾小球硬化进一步损害肾的滤过功能。肾小球滤过率(GFR)约每 10 年下降 0.133ml/(s·1.73m^2),即 8ml/(min·1.73m^2)。老年患者 GFR 一般降低 30%~40%,近 80 岁时可降低

50%。肌酐清除率约从30岁以后开始下降，65岁以后降低的速度加快，平均约每10年减少0.277ml/(s·1.73m²)，即16.6ml/(min·1.73m²)。从成年至老年约降低40%。由于老年患者骨骼肌萎缩，体内肌酐生成减少，尿中肌酐排出减少，故血清肌酐浓度仍维持在正常范围内。

老年患者肾脏保钠的能力下降，肾素-血管紧张素-醛固酮系统反应迟钝、肾单位减少、肾单位溶质负荷加重可能均是造成其保钠能力下降的原因，故老年患者易于出现低钠血症。但老年患者GFR降低，也不能适应急性的钠负荷过重，可造成高钠血症。老年患者肾素-醛固酮系统反应迟钝(功能性低醛固酮症)，GFR又明显下降，存在发生高钾血症的潜在危险；但另一方面，由于非脂肪组织的减少降低了全身可交换钾的储备，又易于出现医源性低钾血症。

老年患者肾浓缩功能降低，储水的能力下降。当水摄入受限或因口渴感缺乏而水摄入减少时，对ADH的反应及口渴敏感性降低而出现高钠血症；另一方面，应激反应所致ADH过度分泌或某些药物影响水的排出，也使老年患者有发生水中毒的危险。此外，老年患者常有潜在性酸中毒。从老年患者的肾功能改变不难发现：①对维持老年患者的水、电解质和酸碱平衡要进行适当监测，精确计算和调节；②对经肾排泄的药物要注意调整剂量；③尽可能避免增加肾脏负担，避免使用有肾毒性的药物。

6

六、内分泌系统及代谢

神经系统与内分泌系统相互作用的主要部位在下丘脑。年龄增大使下丘脑体温调控区神经元减少，下丘脑中多巴胺和去甲肾上腺素含量减少。随年龄增长，下丘脑对葡萄糖和肾上腺皮质激素变得不敏感，对甲状腺激素却较为敏感。受体数量减少可能是其对一些激素和代谢产物反应降低的原因。

老年时神经垂体的重量增加，对渗透性刺激的反应性较青年人高，释放较多ADH。老年患者血管对ADH的敏感性也比青年人高。腺垂体靶腺轴，除促性腺功能方面外，年龄增大过程引起的改变有：①腺体萎缩和纤维化；②血浆激素水平可维持正常；③激素的分泌速率及其代谢降解率均降低；④组织对激素的敏感性发生改变；⑤下丘脑和垂体对负反馈调节的敏感性降低。

年龄增加对血浆内生长激素的基础水平影响很少。曾认为甲状腺素的生成率降低达50%，但对健康老年患者血清T_3、T_4的测定未发现与年龄有关的明显变化，血清促甲状腺激素(TSH)水平也未见变化，但促甲状腺释放激素(TRH)不能迅速增加TSH的释放与合成。所以认为老年患者的甲状腺功能降低不仅是甲状腺由于年龄增大引起的变化，还与垂体、外周组织的老年性改变和甲状腺以外疾病有关。

健康的老年患者在中等程度的应激状态下仍能正常地增加ACTH和皮质醇的分泌，可以耐受中等程度的应激。80岁时肾上腺重量约减少15%。所有老年患者糖耐量均降低，其原因可能为胰岛素拮抗或胰岛素功能不全，也可能与年龄增大所致肌肉等非脂肪组织减少造成可储存碳水化合物的场所减少有关。在围手术期对老年患者不应静脉输注大量含糖液体。

老年患者基础代谢率降低，产热减少，对寒冷的血管收缩反应降低。老年患者体温调节能力降低，在周围环境温度下降时，血管收缩反应减弱，寒战反应也较微弱，热量容易丧失过多出现体温下降或意外的低温。手术期间应注意保温。另一方面，在温热的环境下其外周血管扩张反应也减弱。

七、血液系统

在健康状况下，年龄增大对于循环中的红细胞总量、白细胞计数、血小板的数量或功能和凝血机制均影响极小。骨髓总量和脾脏体积随年龄增长而逐渐缩小，使老年患者对贫血时的红细胞生成反应减弱，红细胞脆性增加。但老年患者的贫血常是由于疾病本身而不是由于年龄增长这一生理过程引起。年龄增大使免疫反应的选择性和有效性受到抑制，使老年患者容易感染。免疫反应的低下与胸腺的退化和T细胞的功能改变有关。有关肾上腺和内分泌功能的研究表明，老年患者在应激时的神经内分泌反应一般无损害或只受到轻度的损害。

八、心理方面问题

老年外科患者在心理方面的问题与青年人并无基本的差别，但关注的内容可能各异。老年患者考虑较多的是：①了解并感到自己在许多方面储备降低或不足，担心能否耐受手术；②担心可能因此丧失独立进行日常生活的能力；③担心可能需长期住院(或其他医疗机构)；④经济问题、家庭问题、社会交往、孤寂等；⑤下意识地或感情上感到自己很可能接近死亡。但另一方面，老年患者在面对癌症时较青年人或中年人要平静得多。

医师不应该存在对老年患者的各种偏见。事实上，老年患者探索、思考及与医师合作同意治疗的能力是没有受到损害的。在手术前，老年患者可能更加全神贯注于往事，耐心而尊重地聆听患者的叙述可能有助于麻醉科医师从心理方面做术前准备。如果老年患者表现得过分倾注于琐事或过去的经验，可能提示有内源性或反应性抑制，其术后并发症发生率和死亡率较高。老年患者从内源性抑制恢复常需较长时间。总之，与青年人相比，老年患者在情感障碍和心理异常方面的发病率较高。

九、其他

老年患者机体构成成分的变化将对麻醉药和辅助药等药代动力学发生影响。与青年人相比，59岁时男性体重约增加25%，女性则约增加18%。59岁以后，体重急速减轻，降至接近年轻时或更低水平。从中年到老年机体构成成分逐渐变化，年龄增大使脂肪对体内水分的相对比例稳定增加。由于机体脂肪的增加，就等于体内增加了一个麻醉药和其他脂溶性药物的贮存库。

老年妇女的全身脂肪常明显地增长，另一方面骨质疏松使骨质丢失、细胞内水分显著减少，故其全身体重变化轻微。男性老人则多处组织丢失、脂肪组织及骨质均中度减少、细胞内和间质内水分减少(与骨骼肌萎缩有关)。

此外，解剖上的一些老年性改变，如牙齿的脱落、脊柱韧带的钙化等都对麻醉的实施有影响。

第二节　老年患者的药理学特点

一、临床药理学

老年患者药理学包括药代动力学(药物剂量和血浆浓度之间的关系)和药效学(血浆浓度和临床效果之间的关系)的改变。虽然理论上推测老年患者胃肠蠕动及血流动力学会影响口服药物的吸收，但实际上的影响确实很轻微。老年患者在药代动力学方面的改变主要是药物在体内的分布和消除速率，而这两者又主要决定于机体的构成成分和肝、肾功能情况。根据药代动力学，药物的消除半衰期($t_{1/2}\beta$)取决于药物的表观分布容积(V_d)和血浆清除率(CL)。药物的稳态V_d增大和(或)CL降低都会使药物的消除时间延长。

药物的V_d主要取决于药物本身的脂溶性(或水溶性)大小，但机体的组成成分如体液、肌肉、脂肪及血浆蛋白含量的改变对药物的分布也会产生影响。老年患者的机体构成成分的变化是：脂肪组织增加、非脂肪组织减少(肌肉量减少)、体液总量减少，这必将改变药物在体内的表观分布容积。一般来说，脂肪量增加则脂溶性高的药物其V_d增大；肌肉量减少，则水溶性药物的V_d减少；体液总量减少，V_d相应减少。而麻醉药和辅助用药大多是脂溶性的，因此V_d增大成为老年患者药物消除延长的主要原因之一。血浆蛋白尤其是白蛋白含量的变化主要影响血液中游离型和与血浆蛋白结合型药物浓度的比值。血浆蛋白含量降低时，游离型药物增加，故起始的V_d减少，抵达作用部位的药物浓度相应的增加易引起用药过量，增强药效或出现不良反应。

总之，老年患者的药代动力学特点可归纳为：①体内总水量和肌肉量减少、脂肪量增加的比例改变可明显影响药物的分布和半衰期；②血浆结合型药物减少、游离型药物增加；③肾功能减退及肝血流量减少和酶活性降低导致药物消除速率减慢。

关于老年患者的药效学，现在认为，建立在稳态药物浓度上对药效的研究难以可靠地预测年龄对药物效应的影响，如作用时限、中枢神经系统内或其他效应部位的药物作用强度。对于老年患者，受体数目和敏感性的改变，使其对麻醉药物更加敏感，只要较少的剂量即可达到所需临床效果，而且作用时间往往延长。

临床上，老年患者对各种麻醉药物的耐受性和需要量均降低。随年龄增长，相对的MAC或ED_{50}需要量进行性降低，此种降低对已知的所有麻醉药都一样，降幅可高达30%。虽然对其机制尚不明了，但认为它基本上是生理过程而非药理过程。事实上，麻醉药需要量改变的速率是与大脑皮质神经元的丢失速率和皮质神经元密度降低速率相平行的，也与脑代谢率绝对值下降、脑血流绝对值下降和与年龄有关的神经递质活性降低、有关受体的减少相平行。

根据以上特点，对老年患者用药应该酌减剂

量，慎重从事，加强监测。必要时应采用“滴定”的方法。

二、常用麻醉药物的影响

（一）吸入麻醉药

多数吸入麻醉药的最低肺泡有效气浓度（MAC）和最低肺泡清醒浓度（MAC-awake）随年龄而降低。有研究表明，40 岁以后每增加 10 岁，MAC 降低约 6%。这种药效学的改变可以用离子通道、突触活动、受体敏感性的年龄改变来解释。

（二）静脉麻醉药

一般来说，老年人使用较少剂量的苯二氮䓬类、丙泊酚、依托咪酯、硫喷妥钠、阿片类药物、巴比妥类药物即可达到所需麻醉效果。比如高龄患者丙泊酚的给药量可能仅需年轻人的 50% 不到。

对于老年人，硫喷妥钠和依托咪酯的的初始分布容积降低，同时依托咪酯的清除率下降，这使两者在老年患者的麻醉中用量降低。虽然丙泊酚作用短暂，恢复快，接近老年患者的理想麻醉药，但是它对老年患者的呼吸和循环抑制较年轻人更加强烈。大脑对丙泊酚作用的敏感性随年龄增加而升高，清除率则降低，这使得老年患者所需药量降低接近 50%。同理，老年患者使用咪达唑仑镇静所需的剂量也比年轻人降低 50% 以上。

（三）阿片类药

一般而言大脑对阿片类药物的敏感性随年龄增加而上升。

吗啡及其代谢产物吗啡 -6- 葡糖苷酸都具有镇痛效应，老年人对它们的清除能力降低，因此给予吗啡镇痛后作用增强。

舒芬太尼、阿芬太尼、芬太尼作用于老年患者时，药效约为年轻人的 2 倍，这主要因为敏感性的增高而非机体清除速度的改变。

瑞芬太尼作用于老年人时，受到药代动力学和药效学双方面影响。敏感性随年龄增加而升高，单次剂量麻醉时只需年轻人一半剂量，中央室容积和清除率均降低，使麻醉维持输注速度大约仅需年轻人的 1/3。

（四）肌松药

总体来说年龄对肌松药的药代动力学影响不大，但是依赖肝肾代谢的药物作用时间可能延长，比如维库溴铵和罗库溴铵。而阿曲库铵、顺阿曲库铵主要通过霍夫曼效应降解，因此不受年龄的影响（表 77-1）。

表 77-1　年龄增大对常用麻醉药的影响

药物	药效学（大脑敏感度）	药动学	所需剂量
硫喷妥钠	无影响	初始分布容积降低	下降
依托咪酯	无影响	初始分布容积降低 清除率降低	下降
丙泊酚	增加	清除率降低	下降
吗啡	增加	清除率降低	下降
芬太尼	增加	无影响	下降
阿芬太尼	增加	无影响	下降
舒芬太尼	增加	无影响	下降
瑞芬太尼	增加	清除率降低 中央室容积降低	下降
咪达唑仑	增加	清除率降低	下降
阿曲库铵		无影响	无影响
顺阿曲库铵		无影响	无影响
维库溴铵		清除率降低	下降
吸入麻醉药	增加	—	下降

第三节　老年患者手术麻醉特点

一、术前评估及麻醉前准备

老年患者由于全身性生理功能降低，对麻醉和手术的耐受能力较差，合并其他疾病的发生率高，因而麻醉和手术的风险普遍高于青壮年患者。

术前评估包括患者的全身状况及心、肺、肝、肾等重要器官的功能，以及中枢神经系统和内分泌系统的改变。应详细了解患者的现在和既往病史，通过体格检查、实验室和影像检查，必要时增加一些特殊检查，对所获得的资料加以综合分析，在术前对相关的器官系统功能储备和患者的整体水平进行评估，有助于预测患者对手术和麻醉应激的耐受能力。虽然有多种量表可以评估患者的活动能力，但是了解患者的日常生活活动能力，是最为简

6

便的方法。

（一）心血管功能评估

老年患者心血管并发症较多，围手术期与心血管并发症相关的病死率明显高于青壮年患者。因此，所有老年患者均应该进行细致的心血管评估，最好根据美国心脏病协会和美国心脏学会（ACC/AHA）的非心脏手术围手术期心血管并发症的主要危险因子，包括6个月以内的心肌梗死、严重的心绞痛、充血性心力衰竭、严重的瓣膜疾病和室性心律失常；中度危险因子包括糖尿病、轻度心绞痛、心肌梗死病史和肾功能不全；年龄、非窦性心律、生理功能降低和脑血管意外则属于轻度危险因子。评估应该围绕心血管危险因子为主进行。

（二）肺功能的评估

呼吸系统并发症是老年患者非心脏手术后最常见的并发症。肺功能的评估应该从病史和体检开始，同时注意可能影响呼吸功能的病史，如严重的肺部疾患、肺叶切除术后、病态肥胖和严重吸烟等，这些患者一般需要做进一步的肺部检查。

（三）肝功能评估

由于机体衰老，肝脏萎缩，肝脏功能降低，可能影响机体的代谢、解毒和凝血功能。既往有肝炎、营养代谢障碍病史和长期饮酒史的老年患者应该特别注意其肝功能的变化。

（四）肾功能评估

可以根据老年患者的病史、体检和实验室检查结果对肾功能进行初步了解，对高度怀疑存在肾功能损害的老年患者应该进行多项肾功能检查，了解肾功能状态。肾衰竭患者应该尽可能在手术前行透析以纠正电解质紊乱，纠正体液失衡。急性肾炎患者一般禁忌手术麻醉，需治疗稳定4~6周后，再考虑择期手术。

（五）血液系统功能评估

贫血可以减弱患者身体状况，增加住院时间和降低生存率。一般认为在手术前对贫血原因进行评估和治疗是必需的。一旦手术前血红蛋白低于80g/L，应该进行输血治疗。当然是否需要输血应该根据老年患者个体情况决定，也有血红蛋白高于80g/L的老年患者术前也需要输血。

总之，老年患者进行术前访视、麻醉评估时应该注意以下问题：①注意有无冠心病史及其治疗经过，特别注意可能存在而没有发现的冠心病；②注意患者功能储备情况，如能否上下楼；③有无肺疾病，有无呼吸困难，能否平卧；④注意有无高血压病史及药物治疗经过，记录基础血压；⑤注意患者是否厌食、有无脱水和特别虚弱；⑥注意患者有无手术史，能否耐受麻醉，有无术后认知功能改变。

二、麻醉前用药

术前用药的目的在于缓解焦虑、提高手术中血流动力学的稳定性、降低误吸的危险性、改善术中和术后镇痛、控制术后恶心和呕吐以及治疗合并疾病等。但是考虑到老年患者的特殊情况，应该特别注意术前用药可能对麻醉及麻醉后事件的影响。

由于老年患者的药代、药效动力学改变及对药物的反应性增高，麻醉前用药的药物种类及剂量均应认真斟酌。老年患者对麻醉性镇痛药（如哌替啶、吗啡）的敏感性增高。因此，麻醉前用药剂量约比青年人减少1/3~1/2。麻醉性镇痛药容易产生呼吸、循环抑制，导致呼吸频率减少、潮气量不足和低血压，除非麻醉前患者存在剧烈疼痛，一般情况下应尽量避免使用。老年患者对镇静、催眠药的反应性也明显增高，易因意识丧失出现呼吸抑制，应减量慎重使用，少用巴比妥类药，也有主张麻醉前只需进行心理安慰，不必用镇静催眠药。老年患者迷走神经张力明显增强，麻醉前给予阿托品有利于麻醉的实施和调整心率。但是老年患者腺体分泌减少，口咽部干燥，对抗胆碱药需求很小。如患者心率增快、高血压和心肌缺血时应避免使用，可考虑东莨菪碱代替。然而东莨菪碱常出现的兴奋、谵妄、术后认知功能障碍，对老年患者一般属于禁忌。故抗胆碱药应综合评定慎重使用或者不用。

三、麻醉方法选择原则

老年患者对药物的耐受性和需要量均降低，尤其对中枢性抑制药如全身麻醉药、镇静催眠药及阿片类镇痛药均很敏感。首先，老年患者一般反应较迟钝，应激能力较差，对于手术创伤带来的强烈刺激不能承受，其自主神经系统的自控能力不强，不能有效地稳定血压，甚至造成意外或诱发并发症突然恶化。因此，麻醉方法的选择首先应选用对生理干扰较少，麻醉停止后能迅速恢复生理功能的药物和方法。其次，在麻醉、手术实施过程能有效地维持和调控机体处于生理或接近生理状态（包括呼吸、循环和内环境的稳定），并能满足手术操作的需要。再者，还应实事求是地根据麻醉科医师的工作条件、本身的技术水平和经验，加以综合考虑。事实上，任何一种麻醉方法都没有绝对的安全性，因

而对老年患者而言，也没有某种固定的麻醉方法是最好的。选择的关键在于对每种麻醉方法和所用药物的透彻了解，结合体格状况和病情加以比较，扬长避短，才有可能制订最佳的麻醉方案。实施时严密监测，细心观察，精心调控，即使十分复杂、危重的患者，往往也能取得较满意的结果。

四、麻醉方法的选择

（一）局部浸润麻醉

局部浸润麻醉对老年患者最大的好处是意识保持清醒，对全身生理功能干扰极少，麻醉后机体功能恢复迅速。但老年患者对局部麻醉药的耐量降低，使用时应减少剂量，采用最低有效浓度，避免局部麻醉药中毒。常用于体表短小手术和门诊小手术。

（二）区域麻醉

一般认为与全身麻醉比较，区域麻醉具备以下优点：可以提供良好的术中、术后镇痛、恢复迅速、患者满意度高；可以避免气管插管和机械通气，呼吸系统并发症降低；可以降低应激反应和对免疫系统的抑制；可以减少由此阿片类药物引起的并发症如恶心、呕吐；对认知功能损害较轻。多数研究证实，老年患者的骨科矫形手术中，区域麻醉能减少术后深静脉血栓和肺栓塞的发生，其机制可能为：交感神经阻滞导致下肢静脉血流增加，局部麻醉药具有全身抗炎作用，区域麻醉能削弱血小板反应，减少术后凝血功能亢进。也有研究发现，静脉注射利多卡因能预防血栓形成，增强纤溶反应，抑制血小板聚集，稳定血管内皮细胞。

6

但是老年患者行椎管麻醉可能存在穿刺困难、阻滞不全和内脏反射存在等缺点，同时由于老年患者交感神经调节功能受损和动脉弹性降低，接受椎管内麻醉时更容易发生低血压。接受抗血小板或抗凝治疗的患者施行椎管内麻醉，特别是行硬膜外留置和拔出导管时要特别小心，参考药物作用和代谢的时间谨慎行事。

随着神经刺激器和超声引导神经阻滞的进展，神经阻滞的效果明显提高、并发症显著降低，能够施行阻滞的部位不断增多，从头皮神经阻滞、椎旁神经阻滞、上下肢神经阻滞到各种肌肉平面阻滞均已能安全有效地施行。神经阻滞可以作为单独的麻醉方法既可以作为基本麻醉方法完成无痛手术，也可以复合浅的全身麻醉或镇静，还可以使用长效局部麻醉药实施阻滞或留置导管用于手术后镇痛。这些应用使全身麻醉药物包括阿片类药物的使用量大大减小，避免了相应副作用，对血流动力学影响小，术后恶心呕吐发生率低，而且患者舒适，有助于早期下地活动，特别适于快速康复和舒适化医疗。

（三）全身麻醉

随着对老年患者生理变化的进一步了解和新型短效麻醉药物和监测技术的应用，麻醉科医师对维持老年患者全身麻醉时血流动力学的稳定越来越有信心，老年患者接受全身麻醉更加普遍。

1. 麻醉诱导　老年患者麻醉诱导时对心血管系统稳定和血液氧供的要求比青壮年要严格得多。由于老年患者呼吸系统的退行性变和可能合并的疾病使老年患者的氧储备明显低于青壮年，呼吸停止后氧饱和度下降很快；同时老年患者更易于因缺氧而诱发心血管事件，所以麻醉诱导时的去氮给氧非常重要。老年患者由于神经元密度减少和神经递质浓度的改变导致老年患者对作用于中枢神经系统的药物敏感性明显增加，诱导所需药量明显减少。常用的诱导全身麻醉药、镇静药，如芬太尼、阿芬太尼、咪达唑仑等，老年患者对此类药物的敏感性增高，对依托咪酯、异丙酚等需要量较青壮年减少 20%~40%，又由于个体差异大、静脉用量很难准确掌握，故一般先从小剂量开始，缓慢给药，逐渐加大用量。也可采用静脉麻醉药与吸入麻醉药复合，相互协同减少各自的用量。肌松药剂量适当加大有利于气管插管。防止插管时心血管反应的方法很多，可在插管前注射利多卡因、艾司洛尔，另外，完善的咽喉、气管内表面麻醉对减轻插管时心血管反应作用值得肯定。

2. 麻醉维持　麻醉维持要求各生命体征处于生理或接近生理状态，注意维护重要器官功能，麻醉深浅要适应手术操作，及时控制由于手术创伤引起的过度刺激。一般而言，老年患者麻醉维持不宜太深，但过浅的麻醉会出现镇痛不全和术中知晓，应予避免。由于吸入麻醉药基本不在体内代谢、麻醉深度易于调节，因此吸入麻醉药可以用于老年患者麻醉的维持。老年患者吸入麻醉药的 MAC 几乎随年龄增长呈直线下降，青壮年吸入麻醉药浓度的 2/3 可以在 80 岁的老年患者产生相同的麻醉效果。老年患者的麻醉维持目前倾向于微泵持续控制使用短效麻醉药物如丙泊酚、瑞芬太尼，较单次或多次推注给药易于控制、安全，吸入麻醉与静脉麻醉复合则更为灵活。呼吸管理在全身麻醉维持中特别重要，老年患者对缺氧耐受能力差，保持呼吸道通畅，保证足够的通气量和氧供，避免缺氧和二氧化碳蓄积，这是时刻需要关注的。但过度通气对老年患者也是不利的，可以导致冠脉痉挛、心肌缺血，如不及时纠正可能造成严重后果。全身麻醉维持平稳，除与上述因素有关外，维护水、电解质平衡与内环境的稳定也很重要。

3. 体温管理　老年患者由于体温调节功能减退和基础代谢率降低，在围手术期易于发生热量丧失。低体温可能引发一系列的生理反应：①低体温导致寒战，显著增加氧耗；②降低机体对二氧化碳的反应；③激活交感神经系统，去甲肾上腺素分泌增加，血压升高，可能发生心律失常和心肌缺氧；④降低凝血、免疫功能；⑤导致麻醉药作用延长。所以需维持手术室保温系统正常工作，尽量给患者覆盖保温、输注温热液体，使用加温系统，保持老年患者围手术期体温，尽量避免发生体温降低。

4. 液体管理　老年患者的围手术期液体输注应该缓慢。老年患者对出血和休克的耐受力不如年轻人，容量不足需要及时补充；但是由于心、脑、肾血管硬化以及呼吸系统疾病的并存，快速大量输血输液又会导致严重的并发症，需要密切注意。必要时行有创动脉压、中心静脉压、心脏超声等监测，有条件可以使用漂浮导管监测肺动脉楔压。根据每小时尿量、尿比重、血压、中心静脉压、酸碱和电解质情况综合评估容量状态，调整所需液体量和速度。

5. β受体阻滞药　有高血压病史，特别是术前高血压未得到较好控制的老年患者，全身麻醉诱导可致血压剧升，心率加速。除避免浅麻醉外，术前一段时间给予降压药预防和治疗，β受体阻滞药可改善心肌缺血也是常用的措施，诱导过程中可以使用短效β受体阻滞药艾司洛尔降低气管插管的心血管反应。要注意的是，老年患者多存在血容量不足、自主神经调控能力降低，在使用降压药时，全身麻醉后体位的改变容易引起剧烈的血压波动，应高度警惕。

6. 术毕苏醒期　老年患者由于对麻醉药物的敏感性增高、代谢降低，术毕苏醒延迟或呼吸恢复不满意者较多见，最好进入苏醒室继续观察和呼吸支持。尤其合并高血压、冠心病等心血管疾病者和肺功能不全者，待其自然地完全苏醒比较安全。在患者完全清醒后拔除气管时要切实减轻或消除拔管时的心血管反应，以免出现心血管意外。对老年患者必须慎重使用肌松药和麻醉性镇痛药的拮抗剂。

五、老年患者麻醉后监护治疗室、重症监护治疗病房管理

随着年龄的增长，麻醉后监护治疗室（PACU）、重症监护治疗病房（ICU）对老年患者的预后起着至关重要的作用。对老年患者的麻醉后监护治疗室、重症监护治疗病房管理应该从如下几个方面考虑：

（一）吸氧和加强生命体征监护

通常接受全身麻醉或椎管内麻醉的老年患者术后根据恢复情况辅助吸氧。术后麻醉后监护治疗室老年患者神经系统并发症包括困倦、谵妄、激惹和脑血管意外，因此在麻醉后监护治疗室应该密切注意患者意识状态，随时处理患者的神经系统并发症。麻醉后监护治疗室中老年患者心血管并发症明显多于青壮年患者，这些心血管并发症包括高血压、心律失常、心肌缺血和心力衰竭等。所以建议对怀疑冠状动脉供血不足的患者，持续动态心电监护，同时加强血压监护。

（二）镇痛

良好控制术后疼痛可以减少老年患者心血管、呼吸和胃肠道系统的并发症，完善的镇痛还可以促进患者早期活动，从而早期出院。老年患者术后最常见的并发症之一是术后谵妄，可引起死亡率增高和住院时间延长。尽管术后谵妄的原因不完全清楚，是多因素作用的结果，但是未得到控制的术后疼痛是其发生的重要触发因素。目前的证据支持痛觉随着年龄增加而下降的观点，随着年龄的增长，机体对临床疼痛感受或症状强度显著降低。一些研究发现，老年人的伤害感受性神经纤维功能减低、中枢敏化延迟、疼痛阈值增加以及对低强度伤害性刺激的敏感性降低。然而老年患者对高强度伤害性刺激的反应增强、下行调节系统功能减退，促使老年患者慢性疼痛发生率较高。由于担心镇痛药物的副作用，通常老年患者的术后疼痛没有得到完善控制，同时，老年人表达能力、认知功能、社会观念的障碍也影响了医生的判断，使术后镇痛不能得到有效管理。

硬膜外镇痛效果优于静脉镇痛，同时可以减少血栓栓塞、心肌梗死、出血、肺炎、呼吸抑制和肾衰竭等并发症。神经阻滞可提高镇痛满意度，降低阿片药物用量，减少麻醉后监护治疗室滞留时间和住院时间，减少术后恶心、呕吐。老年患者术后镇痛模式应该为多模式镇痛，在无禁忌证的情况下，使用非甾体抗炎药可以减少阿片类药物用量，尽可能区域阻滞联合严密监测下静脉应用阿片类药物，

这样既可提高镇痛效果，又可减少与术后镇痛相关的并发症。

(三) 输液的管理

老年患者手术后易于发生液体输注不当，建议详细记录出入量并能解释其变化原因，这样可以大大降低手术后并发症的发生率。

(四) 处理恶心、呕吐

年龄的增长是否会增加术后恶心、呕吐的发生率目前尚无定论。但还是应该关注麻醉后监护治疗室中老年患者术后恶心、呕吐的预防和治疗。

(五) 早期活动

早期活动可以促进术后的恢复和缩短住院日；早期活动可以减少组织受压和深静脉血栓；早期活动并辅以适当的物理治疗可以减少肺部并发症。

第四节 老年患者围手术期并发症

一、循环系统

(一) 高血压

围手术期麻醉、手术及术后疼痛等可使高血压患者产生极大的应激反应，可能引起血压剧烈波动，甚至危及患者的生命。在麻醉手术期间出现的高血压，通常与麻醉过浅、麻醉阻滞平面不够、手术刺激过强、自主神经阻滞不完善密切相关，适当加深麻醉，或给予血管扩张药一般均可控制。必要时静滴硝酸甘油或中、短效的降压药。伴有心率增快者，可选用β受体阻滞药如艾司洛尔、美托洛尔等。术毕苏醒期及术后早期出现的高血压，可能由伤口疼痛、气管内抽吸痰液等因素引起，可用小剂量降压药控制，术后有效的镇痛技术也十分重要。

6

(二) 循环抑制

循环抑制常表现为心率减慢、心输出量下降和血压降低。老年患者心血管功能及交感-肾上腺系统功能降低是产生循环抑制的重要原因。其次还包括全身麻醉药的抑制作用、椎管内麻醉所致的交感阻滞、低血容量、神经反射和体位的变动。处理上应该及时分析循环抑制的原因，尽早去除诱发因素。如对于血容量不足所引起的低血压，应迅速补充血容量，同时密切监测中心静脉压。对心功能较差者，控制输液速度，给予强心药物。对于心源性低血压，根据病因予以相应处理，如纠正心律失常、降低外周血管阻力的同时增强心肌收缩力，改善心肌供血。出现严重的血压下降等危急情况，可先静脉给予多巴胺或间羟胺等药物提升血压，然后再查找原因，予以处理。

(三) 心律失常

心律失常是一种老年患者常见的疾病。围手术期常见的心律失常包括期前收缩、房颤、阵发性室上性心动过速、阵发性室性心动过速和房室传导阻滞等。其诱发因素包括缺氧和二氧化碳蓄积、血压波动、手术刺激或创伤、低温、药物作用和酸碱、电解质紊乱等。临床上处理心律失常应首先纠正病因，在纠正病因后心律失常仍不消失，如性质不严重，可密切观察；如性质严重影响循环稳定，则应给予相应的药物或其他治疗。大多数心律失常在充分供氧、维持循环稳定、纠正酸碱、电解质紊乱后能自行消失。

(四) 急性心力衰竭

老年患者心脏储备功能降低，且常伴有一种以上的心脏病如冠心病、高血压等，因此，围手术期比青壮年更易发生急性心力衰竭，最常见的是急性左心衰竭引起的急性肺水肿。急性心力衰竭必须及时诊断，迅速治疗。包括纠正低氧血症、快速利尿、降低前后负荷等。

二、呼吸系统

(一) 呕吐、反流与误吸

老年患者在围手术期因生理、病理性因素，容易导致呕吐、反流与误吸的发生，从而增加老年患者术后肺部并发症。围手术期发生呕吐、反流与误吸的严重后果，在于胃内容物的误吸，造成急性呼吸道梗阻和肺部其他的严重并发症。一旦发生呕吐、反流，立即头低位，头偏向一侧，清除积存于咽部和口腔内的胃内容物。如果发生误吸，立即清理气道，保持气道通畅，如果有大量酸性胃内容物误吸，可行支气管内吸引和冲洗。纠正低氧血症，维持循环稳定，可酌情应用抗生素治疗继发性肺炎。

（二）呼吸道梗阻

舌后坠或口腔分泌物过多引起的呼吸道梗阻，如能及时发现不难处理，用手法托起下颌、放置口咽通气道并清除口腔分泌物，梗阻即可解除。下呼吸道梗阻可因误吸或气管、支气管分泌物过多、过稠造成。肺泡破裂或手术时大量脓液、血液涌入气管所致的呼吸道梗阻，病情往往紧急危重。气道反应性增高的患者容易诱发支气管痉挛致呼吸道梗阻。上述并发症的处理，在加压给氧解痉的同时应尽快清除呼吸道的分泌物或异物。

（三）呼吸抑制

呼吸抑制是由于中枢原因或周围原因所致的通气不足，其后果是缺氧和二氧化碳蓄积，如不及时纠正可导致呼吸、心搏骤停。非全身麻醉呼吸抑制在术中可见于椎管内麻醉，也偶见于颈神经丛阻滞，其原因与阻滞范围过高、过宽及麻醉辅助药物使用过多有关。全身麻醉期间全身麻醉药剂量过大引起术后出现的呼吸抑制，多为镇痛药与肌松药残留体内所致，均可通过面罩给氧或作加压辅助呼吸得以改善。对于药物引起的呼吸抑制，只要维持有效的通气，呼吸可自然恢复，必要时可使用相应药物拮抗。

三、神经系统

老年患者手术麻醉后脑功能障碍并发症常包括两种综合征：术后谵妄和术后认知功能障碍（postoperative cognitive dysfunction，POCD）。

（一）谵妄

参阅第一百〇四章相关内容。

（二）术后认知功能障碍

参阅第一百〇四章相关内容。

（朱茂恩　郭曲练）

参考文献

[1] MILLER R D, COHEN N H, ERIKSSON L I, et al. Miller's Anesthesia. 8th ed. Philadelphia: Elsevier Inc, 2015.

[2] DAVID C. MACKEY, JOHN F. BUTTERWORTH, JOHN D. WASNICK. Morgan & Mikhail's Clinical Anesthesiology. 6th ed. New York: McGraw-Hill Education, 2018.

[3] 郭曲练. 姚尚龙. 临床麻醉学. 4 版. 北京：人民卫生出版社, 2016.

[4] Admir Hadzic. 外周神经阻滞与超声介入解剖. 2 版. 李泉，译. 北京：北京大学医学出版社, 2014.

[5] ANDERSEN M J, BORLAUG B A. Heart failure with preserved ejection fraction: current understandings and challenges [J]. Curr Cardiol Rep, 2014, 16 (7): 501.

[6] BORLAUG B A. The pathophysiology of heart failure with preserved ejection fraction [J]. Nat Rev Cardiol, 2014, 11 (9): 507-515.

[7] GORDON R J, LOMBARD F W. Perioperative venous thromboembolism: a review [J]. Anesth Analg, 2017, 125 (2): 403-412.

[8] HERROEDER S, PECHER S, SCHONHERR ME, et al. Systemic lidocaine shortens length of hospital stay after colorectal surgery: a double-blinded, randomized, placebo-controlled trial [J]. Ann Surg, 2007, 246 (2): 192-200.

[9] SCHOFIELD P A. The assessment and management of peri-operative pain in older adults [J]. Anaesthesia, 2014, 69 (Suppl. 1): 54-60.

[10] STROM C, RASMUSSEN L S, SIEBER F E. Should general anaesthesia be avoided in the elderly [J]. Anaesthesia, 2014, 69 (Suppl. 1): 35-44.

[11] GARCIA P S, DUGGAN E W, MCCULLOUGH I L, et al. Postanesthesia Care for the Elderly Patient [J]. Clin Ther, 2015, 37 (12): 2651-2665.

[12] GRIFFITHS R, BEECH F, BROWN A, et al. Peri-operative care of the elderly 2014: Association of Anaesthetists of Great Britain and Ireland [J]. Anaesthesia, 2014, 69 (Suppl 1): 81-98.

[13] LIN H S, MCBRIDE R L, HUBBARD R E. Frailty and anesthesia-risks during and post-surgery [J]. Local Reg Anesth, 2018, 11: 61-73.

第七十八章

内镜手术麻醉

目　录

内镜的出现和发展推动了临床医学的巨大进步，通过内镜能顺利地检查食管、胃、小肠等整个上消化道，以及直肠、乙状结肠、降结肠、横结肠、升结肠、回盲部甚至末端回肠等下消化道，也能对泌尿道、呼吸道、阴道、子宫、耳鼻咽喉科疾病等做详尽而准确的检查。加之内镜检查安全、准确，绝大多数患者都能接受，而且在肉眼观察的同时可进行活体病理学和细胞学检查，故适应证相当广泛。

经内镜手术或在内镜辅助下手术较传统的直视手术而言，具有创伤小、对机体内环境干扰轻、手术并发症和死亡率低、住院时间短和节省医疗费用等优点，随着设备仪器的进步和对患者解剖、病理生理认识的不断更新，内镜手术的临床应用日趋增多，应用范围也越来越广泛，包括呼吸道、消化道、泌尿道内手术，胸腔、腹腔、关节腔内、子宫腔等自然体腔内手术，还有人工制造的腔隙如纵隔、甲状腺、经腹膜外疝修补和前列腺切除、肾和肾上腺手术等。

内镜或微创手术并不等于危险性小，除了在内镜下施行的手术种类和范围不断增加，而且手术涉及的人群也不断扩大，认为不宜施行内镜手术的人群越来越少，因而内镜手术所涉及的患者病情和全身情况差别也不断增大；内镜手术同时存在潜在性的组织器官或神经血管损伤，以及有特殊体位和特殊处理如人工气腹等要求，对机体的生理干扰可能更大，所以有关内镜手术的麻醉研究也越来深入细致。

第一节 腹腔镜检查和手术的麻醉

一、概述

20 世纪 70 年代早期，腹腔镜开始进入临床，主要用于妇科疾病的诊断和治疗。20 世纪 80 年代末开始用于胆囊切除。此后，由于腹腔镜手术对机体内环境影响小，临床应用日益广泛。目前，其已经广泛用于胃肠（胃、肠、阑尾、脾脏、肝脏、胰腺和疝手术）、妇产科、泌尿（肾切除和前列腺切除）和血管外科（主动脉）等领域。

腹腔镜手术时麻醉所遇到的主要问题是人工气腹和特殊体位对患者病理生理造成的干扰，常使麻醉处理复杂化，一般情况好的患者能够较好地耐受人工气腹和特殊体位变动，而危重患者对于由此而引起的呼吸和循环干扰的适应力较差。某些腹腔镜手术持续时间难以预计，有时内脏损伤未能及时发现，失血量较难估计等也增加麻醉处理的难度。

腹腔镜手术的禁忌证包括急性弥漫性腹膜炎或合并肠梗阻者、膈肌疝、腹部巨大肿物、中晚期妊娠者、结核性腹膜炎或腹腔及肠粘连、凝血功能障碍和血液病、休克状态或身体过于衰弱者等，过度肥胖者腹腔穿刺和人工气腹的建立较难成功，腹腔容积的减小也影响手术的成功率。但上述多属于相对禁忌证，随着技术的进步，腹腔镜手术的适应证正不断扩大。

二、人工气腹对生理功能的影响

（一）人工气腹对呼吸的影响

二氧化碳（CO_2）气腹是目前腹腔镜手术人工气腹的常规方法，其对呼吸的影响较大，包括呼吸动力学改变、肺循环功能影响、二氧化碳吸收导致的呼吸性酸中毒等。

1. 通气功能改变　人工气腹造成的腹内高压引起膈肌上移，胸肺顺应性可减小 30%~50%，为保证足够的肺泡通气量，必须相应提高通气压，但是，人工气腹建立并稳定后，胸肺顺应性一般不会再受体位和潮气量调节的影响，所以术中持续监测胸肺顺应性和呼吸压力 - 容量环的形态，仍可及时发现导致呼吸道压力增高的并发症，如支气管痉挛、气管导管误入支气管、肌松程度改变和气胸等。人工气腹时膈肌抬高引起的功能残气量减少和气道压力上升引起的通气 / 血流分布异常也同时发生，但腹内压为 14mmHg 以下伴头高或头低位 10°~20°不会明显影响生理无效腔，对无心血管疾患的患者也不明显增加肺内血右向左的分流。

2. $PaCO_2$ 上升　人工气腹可引起 $PaCO_2$ 升高 15%~30%，主要有两方面的原因，一是胸肺顺应性下降导致的肺泡通气量下降，但更重要的是 CO_2 通过腹膜的快速吸收。所吸收的 CO_2 约占机体 CO_2 总排出量的 20%~30%。CO_2 排出量和 $PaCO_2$

的增加是逐步的，这与体内组织中可以储存大量的 CO_2 有关。CO_2 吸收与其分压差、弥散性能、腹膜面积和腹膜血流灌注情况有关，腹内压力的增高仅仅引起 CO_2 分压的轻微上升，而腹腔压力升高对腹腔血流灌注的影响更多（包括心输出量下降和血管受压）。所以腹压增高对 CO_2 的吸收起延缓作用，手术结束腹腔压力下降后，残留的 CO_2 吸收加快，能引起一过性 CO_2 增加，加之组织内潴留的 CO_2 逐渐释放进入血液，所以术后短期内 $PaCO_2$ 仍会偏高，此时麻醉、肌松药的残留作用对呼吸仍有抑制，故应注意呼吸监测和支持。

疏松的结缔组织相对于平滑而致密的腹膜有更高的 CO_2 吸收能力，因此在盆腔淋巴清扫这类有大面积疏松组织暴露或者肾脏、前列腺和腹股沟疝等需要造成人工腔隙的手术中，$PaCO_2$ 增高更会明显。经侧腹膜外制造人工腔隙行肾脏手术时，呼气末二氧化碳分压（$P_{ET}CO_2$）平均上升约 13mmHg（2~35mmHg），中心静脉压平均上升 8.6mmHg（2~16mmHg）；而前列腺手术时，由于头低位更甚，中心静脉压上升可达 11~23mmHg。这样，长时间可能引起颅内压增加，必要时需采用利尿等脑保护措施。

$PaCO_2$ 增高的其他原因包括腹压增高、体位影响、机械通气、心输出量减少等可导致肺泡通气/血流比例失调和生理无效腔量增加，尤其在肥胖和危重患者。麻醉深度不足引起的高代谢、保留自主呼吸时的呼吸抑制也是其原因。皮下气肿、气胸或气栓等并发症则可导致 $PaCO_2$ 显著升高。

6

$PaCO_2$ 升高引起酸中毒，对器官功能有一定影响，但随着对允许性高碳酸血症的研究和临床应用，目前对 $PaCO_2$ 升高的容许范围已明显大于以往的认识水平，维持 $PaCO_2$ 在 60~80mmHg 通常不会对机体造成明显损害，而为了维持 $PaCO_2$ 正常所采用的大潮气量和高气道压的危害可能更大。人工气腹引起的 $PaCO_2$ 升高一般通过增加肺泡通气量 10%~25% 即可消除。

$P_{ET}CO_2$ 监测可间接反映 $PaCO_2$，正常情况下两者之间相差 3~6mmHg，即 $P_{ET}CO_2$ 小于 $PaCO_2$ 约 3~6mmHg，这主要是由于呼出气中除有肺泡气外，还有部分无效腔气，在呼气末虽然主要是肺泡气，但仍混有小量的无效腔气，尤其是肺泡无效腔增大的患者。无效腔气中不含 CO_2，所以对呼出气的 CO_2 起到稀释作用，导致 $P_{ET}CO_2$ 小于 $PaCO_2$。肺泡弥散功能的障碍一般对肺泡气和 $PaCO_2$ 差影响较小。CO_2 气腹后，虽然 $P_{ET}CO_2$ 和 $PaCO_2$ 之间的平均差值无显著变化，但不同患者个体差异很大，危重患者尤其是术前呼吸功能不全的患者，两者差值增大，例如 ASA Ⅱ~Ⅲ级患者，两者差值明显高于 ASA Ⅰ级的患者，可达 10~15mmHg 或更高，所以在以 $P_{ET}CO_2$ 间接监测 $PaCO_2$ 时应谨慎，必要时需行动脉血气分析对照。

（二）腹腔镜手术对循环功能的影响

腹腔镜手术对循环功能造成影响的原因有气腹、患者体位、高 CO_2 血症、麻醉等影响，其中最主要的是 CO_2 气腹和体位。气腹压力超过 10mmHg 者可影响循环功能，表现为心输出量下降、高血压、体循环和肺循环血管张力升高，以及迷走神经张力增高和心律失常，其影响程度与气腹压力高低有关。

1. 心输出量的变化　虽有心输出量不变或增加的报道，但多数情况下心输出量下降，下降程度大约 10%~30%，正常人均可耐受。心输出量是否充足，比较简单的监测方法是混合静脉血氧饱和度和血乳酸，若正常说明机体无缺氧现象发生，表明心输出量能够满足机体氧供需平衡的需要。心输出量下降多发生在人工气腹建立时的充气期，其下降程度与充气速度和压力有关，也与机体的循环容量状态相关。当机体处于正常循环容量时，心输出量的下降幅度较小；而当循环容量欠缺时，则可引起明显下降。在胃、胆囊等头高位手术时，体位的改变会加重心输出量的下降。心输出量减少的原因很多，下腔静脉受压导致静脉回流减缓甚至间歇停顿，下肢淤血，回心血量减少，心室舒张末期容积减小是主要原因之一。但由于胸腔内压增高，心室舒张末期压力并不低，右房压和肺动脉压也不低，所以这些平时能够反映心脏容量负荷的指标在人工气腹状态下意义有限，其数值有时不能正确反映当时真正的循环功能变化。手术中由于应激等因素的影响，引起心血管系统兴奋，心输出量一般能恢复到正常水平。扩容和头低位能帮助预防和改善回心血量的降低。

2. 外周血管阻力的变化　气腹时外周血管阻力增高，一方面是心输出量下降引起交感功能兴奋的结果，但可能还有其他原因的参与，如患者体位。头低位时外周阻力低于头高位。外周阻力升高可用具有扩血管作用的麻醉药如异氟烷或直接血管扩张药，α_2 受体兴奋药右美托咪定可减轻血流动力学改变和麻醉药用量。外周阻力升高除机械性因素外，神经内分泌因素也参与其中，儿茶酚胺、肾素—血管紧张素、加压素等系统在人工气腹时均兴奋性升高，但仅加压素升高与外周阻力升高在时间上是一致的。

3. 对局部血流的影响 下肢静脉血流淤滞并不能随气腹持续时间延长而改善，理论上增加了血栓形成的可能性，但研究报道血栓发生率未见明显升高。腹腔镜胆囊手术时，肾血流、肾小球滤过率和尿量在 CO_2 气腹后均降低约 50%，也低于开腹胆囊手术。气腹放气后，尿量明显增加。腹腔内脏血流由于二氧化碳的扩血管作用对抗了压力引起的血流下降，所以总的结果是影响不大。脑血流因 CO_2 的作用而增加，维持 CO_2 正常，气腹和头低位对脑血流的不良影响较小，但颅内压升高。眼内压变化不大。

4. 高危心脏患者的循环变化 轻度心脏病患者在腹腔镜手术中的循环功能变化与健康人差别不大，但术前心输出量低、中心静脉压低、平均动脉压高和外周阻力高的患者血流动力学变化较大，所以主张术前适当扩容，硝酸甘油、尼卡地平和多巴酚丁胺有一定帮助。因外周阻力的不良影响占主要因素，尼卡地平的选择性扩张动脉的作用可降低外周阻力而较少影响回心血量。腹腔镜手术后的心血管功能恢复至少需要 1 小时，所以术后早期仍有可能发生充血性心力衰竭。在高危患者用较低的腹腔压力并减慢充气速度是最重要的。

5. 心律失常 虽然高 CO_2 可引起心律失常，但腹腔镜手术中心律失常的发生与 CO_2 的关系尚难肯定。快速腹膜膨胀、胆道牵拉等刺激引起迷走神经亢进是心律失常原因之一，可导致心动过缓甚至停搏，服用 β 阻滞剂的患者或麻醉过浅者更易发生。处理包括腹腔放气减压、应用阿托品、加深麻醉等。心律失常还可继发于血流动力学紊乱，少见的原因还包括气栓等。

（三）腹腔镜手术对术后胃肠功能恢复的影响

正常人体腹腔内无游离气体，腹腔镜手术使一定时间内腹腔内存在不同程度的气腹压力。这种气腹压力及手术体位因素的改变在一定程度上导致胃肠道内压增高，对胃肠道形成直接压迫性损伤及淤血性损伤。加上大量 CO_2 气体被腹膜吸收入血，导致机体高碳酸血症和酸中毒，严重影响胃肠道氧供。有研究表明，CO_2 是引起胃肠道功能异常的主要因素之一。术中人工气腹形成与撤除过程中，腹内脏器受到人为挤压，形成缺血—再灌注损伤机制，对于直接毗邻的腹内空腔脏器影响较大，从而损伤肠壁黏膜的通透性，破坏肠壁黏膜屏障功能，不利于肠壁功能恢复。手术中气腹压力越大，对肠道及术后患者的胃肠功能恢复的影响越大，术后出现恶心、呕吐及腹胀腹痛的概率亦随之增大。同时，患者术中 CO_2 气腹压力维持在较高水平，形成腹膜血管内外的 CO_2 分压差，导致吸收进入血液的 CO_2 增多、$PaCO_2$ 增高、高碳酸血症程度加重，对催吐中枢及催吐化学感受器作用增强，从而兴奋催吐中枢化学感受器，使得恶心呕吐的发生明显增多。

（四）特殊体位的影响

腹腔镜手术通常遵循手术部位处于高位的原则来调节体位，如胆囊切除取头高位，子宫切除取头低位。对呼吸的影响主要是头低位加重对膈肌的挤压，使肺容量减少，功能残气量进一步下降，气道压力上升，严重时可干扰到肺内气体交换。对循环功能的影响主要是头高位时回心血量减少，心排量降低，腹内压增高更加重其效应，易引起体位性低血压，需要及时补充体液容量，同时下肢静脉回流减缓，增加深静脉血栓形成风险；头低位增加颅内压和眼内压，如果为改善呼吸合并应用 PEEP，则影响更大，长时间会引起球结膜水肿，脑血液回流障碍等；截石位要防止下肢血流不畅和血栓形成。

（五）特殊腹腔镜手术技术

用惰性气体充气建立人工气腹可避免 CO_2 吸收引起的副作用如呼吸性酸中毒和心血管刺激作用等，但不能排除腹腔内压力高的影响，而且发生意外性气栓则后果严重。

非注气性腹腔镜手术是通过悬吊牵拉腹壁而暴露腹腔内手术部位，无腹内高压的副作用，但显露程度有限，结合腹壁悬吊和低压注气能明显改善显露程度。

三、腹腔镜手术的常见并发症

了解术后并发症的发生和发展过程，可帮助及时发现和处理并发症。妇科腹腔镜手术的历史较长，积累的病例和经验也较多，手术后死亡率约为万分之一到十万分之一，严重并发症为 0.2%~1%，其中 30%~50% 为腹腔脏器损伤，出血等血管方面的并发症占 30%~50%，烧伤占 10%~20%。腹腔镜胆囊切除术的死亡率是妇科腹腔镜手术的 10 倍左右，约 1% 的腹腔镜胆囊手术患者需改行开腹手术。脏器穿孔发生率 0.2%，胆

总管损伤 0.2%~0.6%，出血 0.2%~0.9%。腹腔镜胆囊手术较轻的手术并发症多于开腹手术，但全身并发症如术后肺部感染等低于后者。

1. CO_2 皮下气肿　人工气腹时，CO_2 皮下气肿是最常见的并发症。多数是由于建立人工气腹时穿刺针没有穿通腹膜进入腹腔，针尖仍停留在腹壁组织中，注入的气体进入腹壁各层之间的空隙，即形成 CO_2 皮下气肿。检查可见腹部局限性隆起，腹部叩诊鼓音不明显，肝浊音界不消失。这类气肿一般不会引起严重的不良后果，亦不需要特殊处理，这也是人工气腹常用二氧化碳的原因之一。但皮下气肿严重时，可导致建立人工气腹失败，影响手术的进行。CO_2 皮下气肿多为建立人工气腹过程中注气失误造成；也有些情况是难以避免的，如疝修补或盆腔淋巴结清扫，必须人为造成软组织间的人工空腔，则 CO_2 皮下气肿必然发生；膈肌裂孔修补术中气体可经过纵隔形成头颈部皮下气肿。发生 CO_2 皮下气肿后，二氧化碳的吸收很快，$PaCO_2$ 显著升高，导致二氧化碳呼出增多，这种情况下依靠调节潮气量往往不能有效的降低 $PaCO_2$，所以术中若出现 $P_{ET}CO_2$ 在平台期后再次出现显著升高而增大潮气量仍不能很快使其恢复者，应怀疑 CO_2 皮下气肿的可能。此时手术体位往往决定了 CO_2 的主要聚集部位，头高位时应及时检查胸颈部，头低位时为腹股沟和阴囊处。二氧化碳吸收的速度也与压力有关，必要时可适当减低气腹压力，以减少二氧化碳吸收，若发生严重 $PaCO_2$ 升高，一般措施不能纠正时，应暂停手术，停止气腹后 $PaCO_2$ 升高可在短时间内消除。发生 CO_2 皮下气肿者，术终应等待 $PaCO_2$ 恢复正常后再拔除气管导管，但少量的皮下气肿并不是拔管的禁忌证。

2. 纵隔气肿、气胸、心包积气　脐带残存结构可能导致腹腔与胸腔、心包腔相通或其间结构薄弱，膈肌裂孔存在或手术撕裂等均可能导致腹腔二氧化碳进入胸腔、纵隔和心包；或腹膜外气肿延至纵隔。纵隔气肿范围大时后果严重，表现为呼吸气促，心传导障碍及自发气胸，甚至休克或心搏骤停。此时，应立即停止手术，穿刺排气。

气胸的原因除了腹腔气体经过胸腹腔之间的上述薄弱结构漏入胸腔外，手术中为保证通气量而增大通气压力造成的肺大疱破裂也是气胸原因之一。两种类型的气胸表现和处理有一定差别。CO_2 漏入胸腔造成的气胸，CO_2 吸收面积增大，吸收显著加快，$P_{ET}CO_2$ 升高明显；而肺大疱破裂的气胸，$P_{ET}CO_2$ 不增加，还有可能减低。这是因为从肺泡进入胸腔的气体是肺泡气，其 CO_2 含量较低，血液不会从胸腔气中吸收 CO_2，但却可能出现明显的通气 / 血流失调，造成分流量增加。

因胸膜吸收 CO_2 的速度很快，在停止充气后，漏人胸腔内的 CO_2 在 30~60 分钟内会全部自行吸收，不需行胸腔引流；而肺大疱破裂的气胸，胸腔内气体为呼吸的气体，不易被吸收，而且因为肺泡破裂口的存在，会有气体持续进入胸腔，所以应行胸腔闭式引流，单次胸腔抽气可能作用不大。

气胸量较小和压力较低时，对循环影响可能不大，低氧血症也不多见，张力性气胸时对循环干扰明显。术中气胸诊断以听诊为主，术者经腹腔镜观察两侧膈肌位置和运动情况的差异也有助于诊断，气胸的确诊一般依靠 X 线检查。发现气胸后，应立即停止氧化亚氮麻醉，调整呼吸参数防止缺氧，并经常与术者保持联系，尽可能减低人工气腹压力。非肺大疱破裂引起的气胸可加呼气末正压（PEEP），肺大疱引起气胸者禁用 PEEP。

3. 气管导管进入支气管　人工气腹导致膈肌上升，气管隆嵴同时上升，气管导管可进入支气管，在盆腔手术采用头低位时可发生，胆囊手术采用头高位时也有报道。主要表现为 SpO_2 下降和气道压升高，短时间内可能不会发生缺氧表现，仅仅平台压高需与气腹造成的平台压升高相鉴别。导管进入支气管因同时也存在人工气腹，所以平台压升高更明显。

4. 气栓　气体进入血管内则形成气栓。清醒患者可出现呛咳、胸痛、严重时引起呼吸循环功能障碍，大量气栓可致猝死。

以往认为腹腔镜手术中气栓发生率低但后果严重，腹腔镜和宫腔镜同时进行时发生率增加。早期的研究报道 CO_2 气栓的发生率差别很大，一组近 50 万例腹腔镜手术，气栓发生率约为 0.001%，但也有报道 0.015%，总体死亡率 28%。一项腹腔镜全子宫切除术的研究结果显示，采用 TEE 监测右房和右室时气泡的阳性率达到 100%，不过多数并未引起明显血流动力学改变，仅 2 例出现 $P_{ET}CO_2$ 下降超过 2mmHg。因此可以认为在腹腔镜手术中，在组织分离和离断时，少量的高压气体进入静脉系统的现象是普遍存在的，但是由于气体量不大，多无明显临床症状。在一组 403 例侧腹膜外腔镜肾手术中，用 TEE 监测发现气栓 69 例（17.1%），其中小气栓 13.1%，中等气栓 3.5%，大量

6

气栓 0.5%。

严重气栓一般发生在人工气腹建立时，多为气腹针误入腹壁血管所致，也有误穿内脏的可能，尤其在有既往腹腔手术史的患者，建立气腹时，注入 CO_2 过快和麻醉管理不当亦可能是 CO_2 气栓发生的重要原因。也有报道气栓发生在手术后期。而且，二氧化碳溶解和弥散性能好，且能被血红蛋白、血液碳酸氢盐结合，小的气栓能很快消失，这也是气腹常用二氧化碳的原因之一。CO_2 注入血管的致死量约为空气的 5 倍（空气栓塞致死量 5ml/kg、CO_2 栓塞致死量 25ml/kg）。有研究者使用体重 10 余千克的犬，静脉注射致死剂量的 CO_2，用量相当于成人使用 1 750ml。因多系气体大量注入血管，所以症状凶险，表现为气体存留于腔静脉和右房导致回心血量减少，循环衰竭。气体可能撑开卵圆孔进入左心，尤其体循环栓塞。空气栓塞常见的支气管痉挛和肺顺应性变化在 CO_2 栓塞时少见。

气栓的诊断对及时处理是非常关键的，少量气栓（0.5ml/kg 空气）可引起心脏多普勒声音改变和肺动脉压力升高，大量气栓（2ml/kg）可发生心动过速、心律失常、低血压、中心静脉压升高、心脏听诊有“磨坊”样音、发绀、右心扩大的心电图改变等，虽然经食管超声或胸前多普勒、肺动脉漂浮导管对诊断有主要价值，但在腹腔镜患者很少作为常规使用。SpO_2 可发现缺氧，$P_{ET}CO_2$ 可因肺动脉栓塞、心输出量减少和肺泡无效腔增加而下降，但又可因为 CO_2 的吸收而表现为早期升高。经中心静脉导管抽出气体可诊断气栓，但其比例不高。

气栓的治疗包括：发现气栓后应立即停止充气、气腹放气；采取头低左侧卧位，使气体和泡沫远离右心室出口，减少气体进入肺动脉；停吸氧化亚氮改用纯氧，以提高氧合并防止气泡扩大；增加通气量以对抗肺泡无效腔增加的影响；循环功能支持；必要时插右心导管或肺动脉导管抽气，已有体外循环用于治疗大量气栓成功的报道，可疑脑栓塞者建议高压氧治疗。

5. 其他并发症　包括血管损伤、呕吐、反流误吸等。气腹并不增加胃 - 食管压力差，所以反流危险并不增加，且有减少的报道。血管损伤主要见于腹壁血管损伤、腹膜后大血管损伤和脏器血管损伤。如有较大血管损伤常来不及抢救而危及生命。一旦发生大量出血及血肿增大者，应立即行剖腹手术；少量出血及小血肿应严密观察。

四、腹腔镜手术的麻醉处理

（一）术前评估

腹腔镜手术患者的术前评估主要应判断患者对人工气腹的耐受性。人工气腹的相对禁忌证包括颅内高压、低血容量、脑室腹腔分流术后等，但也有钳夹分流导管后行腹腔镜手术的成功报道。心脏病患者应考虑腹内压增高和体位要求对血流动力学的影响，一般对缺血性心脏病的影响程度比对充血性或瓣膜性心脏病轻。虽然手术中腹腔镜手术的影响大于开腹手术，但术后影响以腹腔镜手术为轻，所以应综合考虑。腹内压增高对肾血流不利，肾功能不全的患者应加强血流动力学管理，并避免应用有肾毒性的麻醉药物。由于术后影响轻，呼吸功能不全的患者应用腹腔镜手术更具优势，但术中管理难度加大。术前用药应选择快速起效和代谢快的药物以适应于腹腔镜手术术后恢复快的特点，术前应用非甾类抗炎药有利于术后镇痛，可乐定等能减轻术中应激反应。

（二）麻醉选择

腹腔镜用于诊断时，可采用局部麻醉；行腹腔镜下手术时，多选用全身麻醉或硬膜外麻醉。

1. 全身麻醉　腹腔镜手术选用气管内插管控制呼吸的全身麻醉最为常用和安全。麻醉的诱导和维持原则与一般手术的全身麻醉相同。丙泊酚的快速清醒特点和较少的术后副作用使其应用较多。各种阿片类镇痛药在腹腔镜手术中都有广泛应用，但是考虑到腹腔镜手术切口缝合时间很短，短效的瑞芬太尼更容易满足快速清醒和快速转运的要求。良好的肌松有助于提供更大的手术空间，但尚无证据表明必须加大肌肉松弛药用量以提供比一般开腹手术更深度的肌松。腹膜牵张能增加迷走神经张力，术前酌情予阿托品，术中也要做好随时应对严重迷走反射的准备。

全身麻醉保留自主呼吸的方法安全性较难保证，包括呼吸功能不全和呕吐、误吸，约 1/3 的死亡患者与这种麻醉方法有关。COPD、有自发性气胸病史等的患者应以增加呼吸频率为主来加大通气量。

目前越来越多的研究表明腹腔镜手术时应用喉罩控制呼吸，在麻醉诱导及苏醒期血流动力学平稳，术后苏醒时间短以及术后苏醒期躁动、拔管时呛咳、术后咳嗽、咽喉痛和声嘶等不良反应发生率明显减少，术中通气状况良好，安全性较高，且患者舒适度、满意度高，具有较好的应用价值，操作者可在权衡利弊和个人经验的基础上酌情使用。

2. 部位麻醉 单纯硬膜外麻醉用于腹腔镜手术要求患者一般情况好、能合作、人工气腹的腹腔内压力要尽量低、手术技术要求也高，所以仍不能作为主要的麻醉方法。胆囊手术则因为牵拉膈肌，麻醉平面要达到 T_4~T_5，而且腹腔脏器受操作影响，往往患者有明显不适，要求镇静。高平面的硬膜外麻醉、人工气腹、镇静和特殊体位的综合影响，往往使上腹部腹腔镜手术的硬膜外麻醉应用受限。但全身麻醉复合硬膜外麻醉效果确切，可有效减少全身麻醉药物用量，缩短手术和术后苏醒时间，且能为患者提供良好的术后镇痛。

（三）术中监测

由于人工气腹等因素对呼吸和循环有较大影响，术中和术后必须有相应的有效监测，以及时发现生理功能的紊乱。术中监测主要包括血压、心率、心电图、SpO_2、$P_{ET}CO_2$。$P_{ET}CO_2$ 监测在腹腔镜手术中尤其重要，一方面可以避免术中高二氧化碳血症的发生，另一方面在有大量气栓发生时，$P_{ET}CO_2$ 相比其他常规监测手段更易及早发现。心血管功能不稳定的患者，需中心静脉压和肺动脉压监测，必要时监测血气，因有心脏或肺疾病的患者 $P_{ET}CO_2$ 和 $PaCO_2$ 可能存在较大差异。体温监测在腹腔镜手术中有特别意义，二氧化碳在腹内的湿化是个吸热过程，在气腹过程中会通过腹膜吸收大量热量，尤其在长时间的腹腔镜手术中对体温的影响更加明显。

（四）术后处理

腹腔镜手术对循环的干扰可持续至术后，包括外周阻力升高和循环高动力状态，这些变化对心脏病患者有较大影响。呼吸的干扰也可持续到术后，包括高 CO_2 和低氧状态，所以要常规吸氧。术后另一常见问题是恶心呕吐发生率较高，应加强预防和处理。

1. 术后疼痛 开腹手术患者主诉的疼痛主要为腹壁伤口疼痛，而腹腔镜手术后患者疼痛主要为内脏性疼痛，如胆囊切除术后有胆道痉挛性疼痛，输卵管手术后有盆腔痉挛性疼痛，肩部疼痛不适多与膈肌受牵拉有关，术后 24 小时内 80% 患者有颈肩部疼痛。CO_2 气腹所引起的术后疼痛比氧化亚氮气腹重，术中 CO_2 用量、气腹峰压、CO_2 气化导致的低温等都与术后疼痛相关，其可能的机制包括腹壁牵拉、CO_2 气腹导致腹腔环境酸化、低温等刺激腹腔内神经末梢。腹腔残余 CO_2 加重术后疼痛，所以应尽量排出。临床试验也证实，在手术结束时主动吸引膈下残余气体相比自然排气可以显著减轻术后肩部疼痛和腹部疼痛，减少术后镇痛药的用量。疼痛治疗方法一般均有效，包括镇痛药、非甾体抗炎药和硬膜外阻滞等。于右侧膈下腹腔内注射局部麻醉药（0.5% 利多卡因或 0.125% 布比卡因 80ml，含肾上腺素）可防止腹腔镜下盆腔小手术术后的肩痛，但对腹腔镜胆囊切除术术后的肩部疼痛效果不理想。

胆囊切除术患者，腹腔镜手术的术后应激反应低于开腹手术，表现为 C 反应蛋白和白介素 -6（IL-6）低，高血糖等代谢反应和免疫抑制也较轻。但是内分泌激素的反应方面两者无明显差别，如皮质醇和儿茶酚胺等。复合硬膜外麻醉方法并不能减轻全身麻醉下腹腔镜手术的应激反应，其原因可能为腹腔镜手术的应激反应有腹膜牵张、循环紊乱、呼吸改变等多种因素引起。术前应用 α_2 受体兴奋剂可减轻腹腔镜手术时的应激反应。

2. 术后呼吸功能 腹腔镜手术术后对呼吸功能的影响比开腹手术轻，包括术前 COPD、吸烟、肥胖、老年等患者，但这些患者呼吸功能影响仍较正常人严重。腹腔镜妇产科手术的术后肺功能影响比胆囊切除术轻。术后硬膜外镇痛并不能改善腹腔镜胆囊切除患者的术后肺功能。

3. 恶心呕吐 腹腔镜手术术后恶心呕吐的发生率较高，达 40%~70%，术中应用阿片类药物增加其发生率，而丙泊酚、5- 羟色胺 3（5-HT3）受体拮抗剂和地塞米松能减小其发生率。

腹腔镜手术的目的就是减少患者创伤、加快术后康复，与 ERAS 理念相一致。然而在将 ERAS 理念用于腹腔镜手术时，必须全面考虑手术的复杂性和腹腔镜手术的特点，制定出适合于腹腔镜手术的 ERAS 方案。需要注意的是，在临床中实践 ERAS 的共识和方案时，需结合各医疗中心的特点和实际情况，优化各项措施，针对不同患者制订个体化的 ERAS 方案。在腹腔镜手术患者围手术期中采用 MDT 合作 ERAS 理念可以减轻患者不适，加速康复，缩短住院时间，提高患者满意度及舒适度。

五、肺保护性通气策略

肺保护性通气策略（lung protective ventilation strategy，LPVS）包括小潮气量通气、呼气末正压

(positive end-expiratory pressure，PEEP)、肺复张策略、压力控制通气(pressure controlled ventilation，PCV)、反比通气等，起初被应用于加强医疗病房中急性呼吸窘迫综合征(acute respiratory distress syndrome，ARDS)和其他原因造成的呼吸衰竭患者，以此来保护肺组织减少呼吸机诱发的肺损伤。

1. 压力控制通气(PCV) 术中常用的通气模式主要有两种，压力控制通气和容量控制通气(volume controlled ventilation，VCV)。采用何种通气模式一直存在争议。容量控制通气模式作为一种常规通气模式被应用于不同的手术中，其虽然能保证分钟通气量，但在吸气时采用恒速气流，克服气道阻力吸气初期产生较高的吸气峰压和平台压，增加气压伤率。PCV 在吸气开始就提供一个高速气流，使气道压力在吸气初便达到预设峰值，后续减速气流。在整个吸气过程中流量根据目标压力不断递减，可使肺内气体分布更均匀，避免不必要的高气道压力，有利于时间常数大的肺泡单位充气，提高通气 / 血流比例。研究表明 PCV 较 VCV 在腹腔镜手术中能减少气道压，增加氧合，减少气压伤的发生。因而对于老年患者，肺的易损性大于年轻人，PCV 可能更适用于此类人群。

2. 反比呼吸 延长吸呼时间比不仅用于加强医疗病房的 ARDS 患者，而且越来越多地被用于全身麻醉手术。由于吸气时间延长，在较低吸气峰压时能保持较高的平均气道压，提高功能残气量，防止肺泡萎陷，减少肺内分流，增加肺顺应性。但也有文献报道由于胸膜腔内压增加，静脉回流减少，从而导致心输出量减少。因此在反比通气的实际应用应因人而异。延长吸气时间主要通过增加平均气道压和产生一个内源性 PEEP 使塌陷的肺泡膨胀，但也会因此产生气压伤和降低心输出量，因此实际的临床应用中，应视患者的具体情况，逐渐增加吸呼比，采取一些方法测量内源性 PEEP 值(如呼气末闭塞方法)，以减少不良事件的发生。

3. PEEP 腹腔镜手术中由于气腹的影响加重了患者的肺泡塌陷，适当的 PEEP 可以使肺泡复张。PEEP 即在呼气末时通过呼吸机使气道内保持正压而大于外界大气压可扩张原来萎陷的肺泡，减少剪切力，维持正常的通气血流比。在治疗 ARDS 和非心源性肺水肿方面起重要作用。因此，适当加用 PEEP 可以减少气腹对心肺功能的不良影响。合适水平的 PEEP 可以使肺泡复张，减少通气血流比失调，但过高或过低水平的 PEEP 不但不利于肺通气，还会造成肺损伤。过去常将 PEEP 设置在 5~20cmH$_2$O，没有个体化。现在有研究者根据静态压力 - 容积曲线设置最佳 PEEP。一般选取压力容量环吸气支上的低位转折点压力值加 2~4cmH$_2$O 作为最佳 PEEP。

4. 小潮气量 传统的通气模式中，麻醉科医师在术中往往采用 10~15mll/kg 的大潮气量来预防患者低氧血症和肺不张的发生。然而越来越多的研究和证据显示，大潮气量通气易导致肺泡过度膨胀，引起呼吸机相关的肺损伤。小潮气量(6~8ml/kg)联合 PEEP 等 LPVS 逐渐被接受。对于小潮气量应注意防止低氧血症和肺不张发生，小潮气量联合 PEEP 可降低肺不张发生率。

5. 肺复张 麻醉诱导、CO_2 气腹和头低脚高位均能导致肺不张，老年患者腹腔镜手术中肺不张的程度更大。术中合理使用肺复张策略可降低肺不张的程度，开放已经塌陷的肺泡，避免肺组织反复开放 / 闭合产生剪切力伤，允许更多的肺泡参与气体交换。肺复张的实施方法有 PEEP 递增法、控制性肺膨胀、高吸气峰压、双水平正压气道、俯卧位通气、高频振荡通气等。术中主要根据患者的具体情况和呼吸机的类型个体化实施。手术麻醉中最常使用的方法是“挤压气囊法”，也就是在关闭溢气阀后，人为地进行气囊充气使气道压力达到 30~40cmH$_2$O 并维持一段时间(10 秒左右)。这种方法有其局限性，由于气道的压力取决于施加在气囊上的压力，因此很难维持在恒定水平，而且控制不好会造成气压伤。

6. 开放肺策略(open lung approach，OLA) OLA 是指在肺复张后加用一定水平的 PEEP，前者使塌陷肺泡开放，后者维持其开放的状态。肺复张后加用多大水平的 PEEP 因人而异，PEEP 过低不能使肺泡开发，PEEP 过高则可能造成气压伤。

7. 吸入气氧气浓度(fraction of inspiration O_2，FiO_2) 近年来，术中吸入氧浓度的选择及不同吸入氧浓度对患者的影响一直是麻醉学科研究的重要领域，并且存在很大争议。高浓度的氧气可以增加患者的氧分压，提高氧合。但氧气可以产生很多种活性氧类，如超氧离子、过氧化氢等，这些活性氧类可以破坏内皮细胞，导致内皮功能障碍。长时间暴露在高浓度氧中不仅会增加肺毛细血管通透性、释放炎性介质，还会产生吸收性肺不张，加重气腹对肺功能的影响。因此手术过程中应通过脉搏血氧饱和度和动脉血气等检测指标，在满足患者氧供的情况下，使用较低浓度氧气（FiO_2 30%~60%）。

肺保护性策略最先被用于加强医疗病房急性呼吸窘迫患者，现在越来越多地被麻醉科医师用于全身麻醉手术。高龄和腹腔镜作为术中肺损伤和术后肺并发症发生的危险因素，LPVS 可能减少这些情况的发生。然后 LPVS 并不是单一方法的应用，而是结合患者的具体情况采取多种通气方法，很多麻醉科医师常采用小潮气量联合 PEEP，间断进行肺复张的方法。

六、特殊患者的腹腔镜手术麻醉

（一）孕妇

孕妇腹腔镜手术常为阑尾切除和胆囊切除。妊娠曾被认为是腹腔镜手术的绝对禁忌证，近年来，随着腹腔镜手术的开展，腹腔镜手术相对传统开腹手术的优势逐渐显现，包括术后疼痛减轻，呼吸和胃肠功能恢复快，早期即可起床活动，缩短住院时间等。但是孕妇行腹腔镜手术也有其特殊的风险，如子宫，胎儿的损伤；CO_2 吸收导致的胎儿酸中毒；母体术中心排量降低和子宫胎盘血流量降低等。

妊娠早期是胎儿器官生成的关键阶段，考虑麻醉药物和手术操作的潜在伤害和致畸作用，除非紧急手术，手术时间应尽量推迟，避免此阶段。术前镇静药一般可以选择不用，如需使用，可考虑苯二氮䓬类，并酌减剂量，避免对胎儿的过度抑制。抗胆碱能药可以选择不通过胎盘的格隆溴铵。在手术中，麻醉药物的选择和使用应遵循维持母体稳定的血流动力学状态，避免子宫胎盘血流减少，防止母体和胎儿缺氧，以及胎儿早产和流产的原则。文献报道均显示在孕 4~32 周，腹腔镜手术不危及正常妊娠过程，但一般认为在孕 12~23 周流产和早产可能性最小，同时腹腔空间也较大，便于手术操作，大于 24 周的手术必要时可应用抑制子宫收缩的药物；通过调整气腹穿刺针、镜鞘等位置可以防止对增大的妊娠子宫损伤的危险；腹腔内压增加和二氧化碳对胎儿有一定影响，包括胎儿酸中毒、心率和血压增高，但程度较轻，且术后很快恢复，主要是 CO_2 的影响，而不是腹压高的作用。用氧化亚氮气腹胎儿的这些变化则消失。术中胎儿监测可用经阴道超声。孕妇术中机械通气可调节到动脉 CO_2 在正常值的低限。妊娠期腹腔镜手术指征，主要是妊娠期合并的各种急腹症，如卵巢囊肿蒂扭转，胆囊、胆管的结石，阑尾炎等。对于无症状的卵巢肿瘤，尤其是畸胎瘤等，从预防蒂扭转的观点出发，也可进行腹腔镜手术。

（二）小儿

小儿腹膜面积相对于成人较大，CO_2 吸收更快，但一般也是 15 分钟左右达高峰，其后吸收缓慢。人工气腹对循环和呼吸功能的影响小儿与成人相近。研究报道小儿阑尾切除术用腹腔镜或开腹手术，术后恢复和疼痛等无差别。今天，在小儿外科中，腹腔镜下疝囊高位结扎术、阑尾切除术、胆囊切除术等手术防治均具有广泛的应用。相信随着技术的发展，更多小儿腹腔镜手术必将具有广阔的应用前景。

6

第二节　胸腔镜手术的麻醉

内镜技术在胸腔镜手术已经得到广泛应用。胸腔作为一个由肋骨支撑所形成的空间，不需要注入气体及物体支撑则可以进行腔镜手术操作。胸腔镜检查可用于胸膜、肺及食管疾病的诊断及估计病变范围、活检获取病理学诊断，治疗上用于肺切除、激光肺大疱切除、食管手术、心包剥除、交感神经切除、纵隔内肿块切除以及一些脊髓手术，组织损伤比常规手术小。早期的胸腔镜操作时间较短，随着胸腔镜手术的不断发展，手术种类变的愈加复杂。用于治疗心包疾病或心脏压塞的手术，还可以通过食管超声心动图帮助指导下完成。胸腔镜手术其创伤虽小，但术中操作毗邻大血管、手术风险高，术中随时有可能转为开胸直视手术。胸腔镜手术的麻醉和监测与开胸直视手术相似。胸腔镜检查者，常为高危患者，心血管并发症发生率较高。

一、麻醉前准备注意事项

麻醉前应明确患者的全身状况，尤其对开胸直视手术可能较大的手术情况复杂患者，术前应充分准备、防止术中紧急开胸直视手术，慌乱错过最佳抢救时机。尤其应注意患者有无冠心病及其严重程度，是否存在心律失常、左室功能障碍、低氧血症、糖尿病及肾功能不全等有关内科情况。强调肺功能及血气分析检查，评估患者是否存在通气功能障碍、小气道功能障碍及弥散功能障碍，以此大概评估患者拔管时间及预后情况。

胸腔镜手术术前评估由于内镜视野局限的特点，应依靠影像学资料，对患者病变所处位置、病变大小，尤其是病变与大血管之间的关系认真评估。

其他必要术前检查同胸科麻醉。

由于ERAS的需要、在以上准备基础上，还应进行风险评估、制定周密的麻醉和术后镇痛计划，选择适当的术前用药。

二、麻醉方法选择

根据手术种类和范围、患者病情和精神状态的不同，胸腔镜手术可以选择局部麻醉、区域神经阻滞或单肺通气全身麻醉。

（一）部位麻醉

局部浸润麻醉自胸壁到壁层胸膜进行逐层浸润，是提供镇痛最简单的方法，但不少患者因阻滞不全而不适。肋间神经阻滞、超声引导下椎旁阻滞或胸部硬膜外阻滞可提供更为完善的手术操作条件。辅以同侧星状交感神经节阻滞，可抑制肺门操作刺激引起的咳嗽反射。局部麻醉的患者处于清醒状态，自主呼吸，术后能及时咳嗽。即使有些患者术前心肺功能受损，多数仍能够耐受局部麻醉和自主呼吸条件下的胸腔镜检查，较少发生心律失常、缺氧和CO_2蓄积，但仍应吸入高浓度氧气以防止气胸的影响。自主呼吸患者侧卧位开胸，由于反常呼吸和纵隔移位可影响气体交换，因此仍限用于短时间和较简单的手术。

（二）全身麻醉

大多数胸腔镜检查及手术以全身麻醉更为合适，间歇正压通气可减轻纵隔移位与防止反常呼吸，应选用双腔支气管插管以便术侧肺排气，也可在直视下扩张肺，以及便于观察有无漏气及胸膜粘连。可以丙泊酚或依托咪酯与阿片类药物芬太尼或舒芬太尼诱导，肌松药可根据手术时间长短给予。可以吸入麻醉、静脉丙泊酚或静吸复合维持麻醉。阿片类药物用以提供镇痛或辅以麻醉，区域阻滞合用全身麻醉则可允许较浅麻醉和提供术后镇痛。术中要采用单肺通气以减少对术野的干扰，因而要了解单肺麻醉及有关并发症。

胸腔镜检查和手术中，其肺隔离所需效果要比直视下开胸操作有更高的要求。现有各类肺隔离技术可供麻醉科医师选择，有各类型双腔气管插管、封堵管及可视双腔气管插管，使肺隔离成功率得到提升以满足各类手术的要求。

在单肺通气过程中，流经非通气侧肺的血流实际是分流部分，通气侧肺能排出足够的二氧化碳以代偿非通气肺，因正常血氧已近饱和而不能摄入更多的氧，因而低氧血症常见，高CO_2血症较轻。在单肺通气过程中，到上侧非通气肺的血流降低，其原因包括重力、手术干扰、存在于上侧肺的疾病以及缺氧性肺血管收缩，此外，萎陷性肺血管阻力增大，也使血流转向下侧通气肺。

单肺通气具有低氧血症的危险，因此呼吸管理很重要，一般认为要维持动脉血氧饱和度大于90%，吸入氧浓度应增加至50%以上，单肺通气的潮气量并不一定要减少，既往主张的低潮气量高频率通气，因通气效率差而较少应用，但应用正常潮气量通气时要严密监测气道压。如果通气有问题，应以纤支镜检查双腔管位置是否正确。当低氧血症持续，应予分侧肺通气。重建双侧肺通气仍是改善氧合的最快速的方法。

缺氧是胸腔镜手术麻醉单肺通气过程中最常见并发症，原因除分流因素外，气管导管位置不当也是常见原因之一；其次在长时间手术过程中，下肺易发生肺间质水肿，从而进一步减少气体交换。手术损伤和出血并发症并不多见，但一旦发生出血，出血量较大，因此术前宜有快速输血的准备。双腔支气管套囊过度充气致支气管破裂也可偶见。很多并发症需要剖胸处理，增加剖胸术危险性的因素有吸烟、高龄、冠心病、术前体重降低、肥胖、肺功能不良及麻醉的持续时间。

无论何种胸腔内镜检查，不论是在镇静及局部麻醉或全身麻醉下进行，必须保证基本监测，包括心电图、动脉血压和脉搏氧饱和度。在全身麻醉过程中还应有CO_2和体温监测。

三、术后处理

胸腔镜检查和手术术后疼痛程度较轻，呼吸功能障碍发生率低。然而仍需防止可能发生的并发症。术后鼓励患者深呼吸，头高位及早期活动。胸背叩击及体位引流以促进分泌物排出。

第三节 甲状腺内镜手术的麻醉

1996年Gagner报道了世界首例经颈充气内镜进行的甲状旁腺次全切术，这是首次将内镜（或称腔镜）技术用于颈部手术。1997年Huscher等首先报道内镜甲状腺腺叶切除术。国内也于2001年开始施行内镜甲状腺切除术。内镜甲状腺手术的主要优势在于采用颈前小切口，可移至隐蔽处，以取得较佳的美容效果，从而减少颈部瘢痕所致的心理负担，符合社会—心理—生物医学治疗模式。随着内镜技术不断提高、器械不断改良，近年来内镜甲状腺手术的应用日益广泛，适应证不断扩大。目前，内镜技术已被应用于甲状腺良性肿瘤切除、一侧腺叶切除、甲状腺全切除和部分早期乳头状癌的颈淋巴结清扫术等。但是，晚期甲状腺癌需根治或扩大根治以及淋巴结清扫、有颈部放疗史的患者是内镜甲状腺手术的禁忌证。并且，内镜甲状腺切除术的手术时间和并发症发生率逐渐减少，美容效果也有所提升。根据手术径路的不同，内镜甲状腺手术分为完全内镜甲状腺手术和内镜辅助甲状腺手术二类术式。

6

一、麻醉前准备注意事项

由于甲状腺所分泌的甲状腺激素参与了包括机体代谢、生长发育、神经系统、心血管系统和消化系统等诸多功能的调节和维持，因此对于疾病所造成的全身代谢紊乱需仔细评估。内镜甲状腺手术的术前评估和准备除了常规的评估和准备外还需要重点关注以下情况：①甲状腺疾病的性质和手术范围；②甲状腺功能的具体情况；③有无声带麻痹；④有无气管、大血管和神经受压；⑤ 甲状腺肿物是否侵及气道，以及对通气功能的影响情况等。

如果患者的甲状腺功能未受到疾病的影响，则术前最主要的关注点应该是甲状腺肿物对气道及通气功能的影响，确定气管插管方案，做好困难气道的准备。如果患者的甲状腺功能已经受到疾病的影响，则术前不仅要关注气道的情况，还应该关注患者甲状腺功能的情况以及患者正在服用的抗甲状腺药物（丙硫氧嘧啶、甲巯咪唑）、碘化钾、糖皮质激素以及β受体阻滞剂。长期或者严重的甲状腺疾病都有可能合并心脏病变，需要进一步的评估患者的心功能。

二、麻醉管理

内镜甲状腺手术术中为了更好的进行气道管理，均采用气管插管的全身麻醉。术中应维持适当的麻醉深度，将血压和心率控制在正常水平。由于颈部的解剖结构复杂，因此应该维持良好的肌松以避免患者体动而造成外科操作失误误伤血管和神经。

三、术后并发症

（一）急性呼吸道梗阻

巨大甲状腺肿物或者甲状腺癌可能侵犯气管后发生气管软化，以至于肿物切除后气管塌陷；手术伤及双侧喉返神经可能导致声带处于外展位，拔出气管导管后立刻出现上气道通气受阻；巨大颈部血肿压迫可能导致喉水肿；以上等情况均可导致拔管后急性呼吸道梗阻。所以手术结束后须等待患者能够听从指令、咽喉保护性反射恢复后方可考虑拔除气管导管。

（二）甲状腺危象

表现为高热、心动过速、高血压、心律不齐、呕吐、腹泻以及神志改变。主要原因是术前甲状腺激素释放未得到控制而术后未及时恢复术前药物治疗直至T3下降。

（三）CO_2吸收相关并发症

若术中CO_2灌注压过高，可能导致颈静脉的回流受阻促使颅内压增高，或者导致皮下气肿。根据动物实验和临床实践的结果，术中应将CO_2灌注压控制在6mmHg以下较为安全，既可以建立良好的术野，也不明显增加高碳酸血症的发生率。

（四）声嘶、呛咳等神经损伤

从理论上讲，内镜甲状腺手术由于腔镜具有放大作用，更易辨别喉返神经等解剖结构，因而内镜甲状腺手术的神经损伤可能低于传统手术。但是内镜甲状腺手术全程依赖能量器械，如超声刀、电凝刀等，因此喉返神经的热损伤风险可能增加。

（五）出血

内镜甲状腺手术出血原因多为腔隙建立层次

不对，导致肌肉血管损伤或颈前静脉损伤。以及内镜手术时持续充入 CO_2，气体压力导致静脉壁破口暂时性被压闭，术后停止充气，血管充盈，出现出血。需及时发现及时处理，一般可避免再次手术。为了避免类似情况，在腔镜手术结束前，可停止充气 5 分钟左右，再观察有无出血情况。

（六）甲状旁腺功能减退

甲状旁腺损伤或误切甲状旁腺，血压障碍引起甲状旁腺素分泌不足，导致术后出现低钙血症后容易出现手足麻木及抽搐症状。术后可静脉给予钙剂或长期口服钙剂改善症状。

总之，内镜下甲状腺手术是一项对手术技巧要求比较高的一种内镜手术，这需要术者要有丰富的内镜手术经验，对颈部解剖结构熟练掌握，麻醉科医师有丰富的管理内镜手术的经验，还需要一些特定的器材，方可开展这项手术。相信随着人们对美容需求的提高，该项手术方式将会被广泛的接受和开展。

第四节 纵隔镜检查

（一）术前准备

纵隔镜检查的目的主要是诊断纵隔内病变的范围和淋巴结活检，胸腺瘤切除也可应用纵隔镜。纵隔镜多是通过颈部插入胸骨柄后，沿气管前壁和侧壁钝性分离，进入主动脉弓后方，到达气管隆嵴。既往有纵隔镜检查病史者为绝对禁忌，其他相对禁忌证包括上腔静脉综合征、气管严重移位、脑血管病变、胸主动脉瘤等。由于 CT 和 MRI 诊断技术的发展，纵隔镜在诊断方面的使用已逐步减少。

纵隔病变的患者可有不同的临床表现，术前访视应全面了解。可能无症状，仅于常规胸部 X 线检查时发现纵隔内肿块；可能存在呼吸困难，近来有所加重，也可出现呼吸及平卧困难；上腔静脉阻塞，面部肿胀发绀；干咳及喘鸣提示病变可能累及气管；肌无力提示可能合并胸腺瘤及肌无力综合征。

（二）麻醉注意事项

纵隔镜检查常压迫大血管，特别是以右颈部入路多见，可导致静脉回流障碍和动脉受压，颈总动脉及锁骨下动脉血流降低，其中以右侧头臂干受压最多见，采用右上肢测量血压和血氧饱和度可及时了解动脉受压情况，但此时右上肢的血压变化或脉搏波改变不能完全反映全身情况，所以主张左侧肢体同时测量血压，以监测全身情况。因有大量出血需紧急剖胸解除压迫及快速输血的可能，术前宜开通两条大静脉通路。由于上腔静脉有受压可能，开放的静脉应有一条在下肢。

纵隔镜检查有引起气管压迫的可能，术中宜持续监测气道压力，及时了解气道是否受压，同时要以较低的压力达到氧合及正常二氧化碳排出，降低胸内压力有利于静脉回流。

纵隔镜检查可在镇静及局部麻醉下进行，但一般都选用全身麻醉控制呼吸。全身麻醉既能抑制喉与气管的反射，防止体动和呛咳，减少静脉损伤后气栓的可能性，并有利于及时处理严重并发症如大出血等。

对于无症状的患者，首先应当充分预给氧，继而静脉注射丙泊酚诱导，气管内应用利多卡因作表面麻醉或静脉注射利多卡因减轻应激反应，给予短效肌松药，气管内插入加强型气管导管，控制呼吸，也可应用短效阿片类药物。

静脉压已显著升高的患者，机械通气时应尽量控制气道压，以免过高的气道压气进一步减少静脉回心血量。头高位有利于降低静脉充盈，但气栓危险性增大。如存在呼吸道阻塞或肌无力综合征，首选局部麻醉下清醒插管，必要时可在声门表面麻醉后，进行吸入麻醉诱导，在深麻醉下插入加强型气管导管。

麻醉维持一般用非去极化肌松药及氧化亚氮、挥发性麻醉药，进行间歇正压通气。对肌无力患者，非去极化肌松药剂量应减少，并监测肌松。七氟烷起效快，恢复快，可考虑选用。术后应拮抗肌松药残余作用，继续给予纯氧吸入，适时拔除气管导管，继续常规监测。

纵隔镜术后出血的危险仍然存在，应持续监测生命体征，纵隔内血肿可压迫动静脉、气管乃至心脏，出现相应的临床表现，需及时处理。

（三）并发症

纵隔镜检查可能引起的并发症包括出血、气胸、喉返神经损伤、空气栓塞、压迫血管、主动脉受压反射性心动过速、压迫右颈总动脉引起偏瘫、右锁骨下动脉受压后桡动脉搏动消失、感染、肿瘤扩

散等。术中一旦发现气道或血管受压，必须立即通知手术者，退出或改变纵隔镜的位置。

最严重的并发症为穿破血管发生大出血，一般先在纵隔腔内以浸有肾上腺素的纱布填塞止血，若不能止血则需行剖胸手术止血，输血输液最好经下肢的大静脉输给，主动脉受压后易发生心动过缓，应静脉给予阿托品治疗。应重点了解可能发生的气栓，一旦发生，患者应置头低左侧卧位，并根据情况加以处理。

（王学军　李士通）

参考文献

[1] SHIN S, NA S, KIM O S, et al. Effect of Pneumoperitoneum on Oxidative Stress and Inflammation via the Arginase Pathway in Rats [J]. Yonsei Med J, 2016, 57 (1): 238-246.

[2] GOEBEL K, GOLDBERG J M. Women's preference of cosmetic results after gynecologic surgery [J]. J Minim Invasive Gynecol, 2014, 21 (1): 64-67.

[3] SPELTEN O, WETSCH W A, HINKELBEIN J. Comparison of different methods ($PaCO_2$, $PetCO_2$, $PtcCO_2$) to determine carbon dioxide partial pressure (PCO_2) in mechanically ventilated patients from an intensive care unit: a prospective, observational study [J]. European Journal of Anaesthesiology, 2014, 31 (52): 32.

[4] MANDI C A, GOLUBOVI C A, MAJDEVAC I. Laparoscopy in gynecologic oncology: a review of literature [J]. Vojnosanit Pregl, 2013, 70 (9): 861-865.

[5] FURUKAWA H, OHKADO A, NAGASHIMA M, et al. Clinical evaluation of intraoperative cardiac output measurement by a new arterial pressure waveform analysis method (FloTrac/Vigileo) in open heart surgery [J]. Kyobu Geka, 2013, 66 (9): 775-783.

[6] 郑豪 . 腹腔镜结直肠手术中腹内压升高对术后胃肠功能的影响 [M]. 牡丹江医学院学报 , 2018, 39 (4): 68-70.

[7] WIRTH S, BIESEMANN A, SPAETH J, et al. Pneumoperitoneum deteriorates intratidal respiratory system mechanics: An observational study in lung-healthy patients [J]. Surg Endosc, 2017, 31 (2): 753-760.

[8] 马红梅 . FloTrac/Vigileo 系统监测调控 CO_2 气腹压改善腹腔镜手术患者血流动力学的效果观察 [J]. 中国医学装备 , 2018, 15 (8): 67-71.

[9] 连明 , 陈莲华 . 腹腔镜手术呼吸动力学变化的影响因素和术中通气策略的研究进展 [J]. 上海医学 2018, 41 (4): 248-252.

[10] LUO H, M C U I, Y L I. Influence of different pneumoperitoneum pressures on pulmonary shunt and pulmonary compliance in patients undergoing retroperitoneal laparoscopic surgery [J]. World Chinese Journal of Digestology, 2018, 26 (4): 276.

[11] EUN YOUNG PARK, JA-YOUNG KWON, KI JUN KIM. Carbon Dioxide Embolism during Laparoscopic Surgery [J]. Yonsei Med J, 2012, 53 (3): 459-466.

[12] 刘激薇 . 腔镜甲状腺手术与传统甲状腺手术后的并发症比较 [J]. 中国普外基础与临床杂志 , 2018, 25 (3): 323-327.

[13] HONG J Y, KIM W O, KIL H K. Detection of subclinical CO_2 embolism by transesophageal echocardiography during laparoscopic radical prostatectomy [J]. Urology, 2010, 75 (3): 581-584.

[14] MOHAMMADZADE A R, ESMAILI F. Comparing hemodynamic symptoms and the level of abdominal pain in high-versus low-pressure carbon dioxide in patients undergoing laparoscopic cholecystectomy [J]. Indian J Surg, 2018, 80 (1): 30-35.

[15] PARK J H, LEE J S, LEE J H, et al. Effect of the prolonged inspiratory to expiratory ratio on oxygenation and respiratory mechanics during surgical procedures [J]. Medicine (Baltimore), 2016, 95 (13): e3269.

[16] XU L, SHEN J, YAN M. The effect of pressure-controlled inverse ratio ventilation on lung protection in obese patients undergoing gynecological laparoscopic surgery [J]. J Anesth, 2017, 31 (5): 651-656.

[17] JARAHZADEH M H, HALVAEI I, RAHIMI-BASHAR F, et al. The role of ventilation mode using a laryngeal mask airway during gynecological laparoscopy on lung mechanics, hemodynamic response and blood gas analysis [J]. Int J Reprod Biomed (Yazd), 2016, 14 (12): 755-760.

[18] LIAO C C, KAU Y C, TING P C, et al. The effects of volume-controlled and pressure-controlled ventilation on lung mechanics, oxidative stress, and recovery in gynecologic laparoscopic surgery [J]. J Minim Invasive Gynecol, 2016, 23 (3): 410-417.

6

第七十九章

机器人手术麻醉

目　录

第一节 机器人手术系统的历史和发展

一、手术机器人系统的历史

进入21世纪,以“达芬奇(da Vinci)”为代表的手术机器人系统用于临床,其全新的理念和技术优势被认为是外科学发展史上的又一次革命,也预示着第三代外科手术时代的来临,随着手术机器人的普及使用,麻醉机器人和其他医学机器人正在进入临床,人类社会也将步入机器人医学的全新时代。

“机器人”一词来源于剧作家Capek于1921年创作的戏剧“Rossum's Universal Robots”。这个单词源自捷克语“robota”,表示奴隶的劳动。1940年,伴随着工业操作手的发明,使得制作真正意义的机器人成为可能。20世纪80年代,美国宇航中心发明了遥控操作,确保地球上的人类能够操作空间飞行器,这为研发能够手术的机器人提供了技术保证。美国斯坦福研究院的科学家们在1990年发展了在内镜手术中能够远程控制和立体观察的设备。世界上第一个医用机器人(Puma 560)在1985年用于临床,精确实施了神经外科的活检手术。

1994年,美国加州Computer Motion公司首先推出了“伊索(automated endoscopic system for optimal positioning,AESOP)”外科机器人装置,这也是世界第一台帮助手术医师和护士进行手术的腹腔镜操作外科机器人装置。随后该公司又推出了第一台具有7个自由度的外科机器人,即“宙斯(ZEUS)”机器人外科手术系统(图79-1)。2001年9月7日,雅克马斯库克斯教授及其手术团队在美国纽约为法国斯特拉斯堡的一位患者实施胆囊切除术,手术持续45分钟,这是世界上第一次通过大西洋海底光纤的远程通讯技术和机器人外科手术系统结合进行的远程手术。

1995年,受美国国防部门资助的Intuitive Surgical公司研发成功了“达芬奇(da Vinci)机器人手术系统”。之所以命名为达芬奇,是因为历史学家发现这位文艺复兴时期伟大的发明家、画家和哲人在对人体解剖学的研究成果基础上,于1495年左右制作了世界首个机器人模型。

目前,“达芬奇”成为世界上最主要的手术机器人品牌,其使用范围已经涵盖泌尿、普外、心胸、妇科、口腔头颈、骨科、神经外科等多领域的许多手术种类。

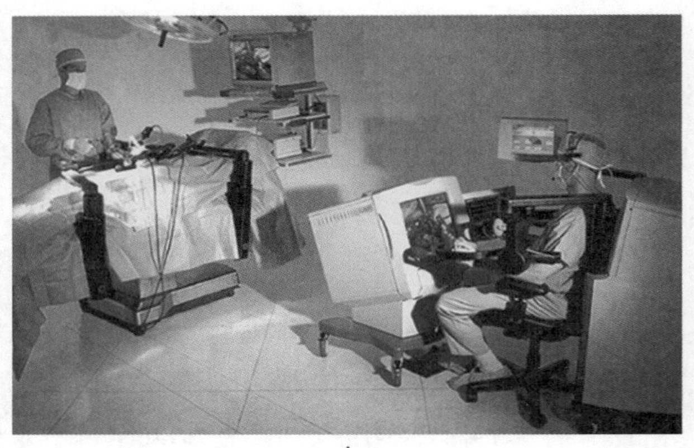

A

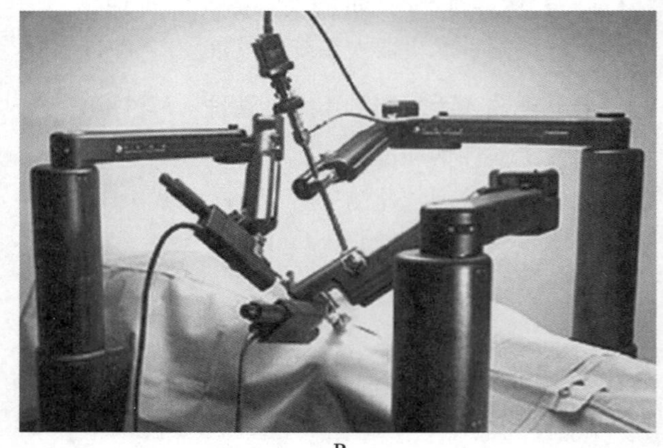

B

图79-1 “宙斯”机器人手术系统
A. 手术医师通过机器人实施远程控制操作;
B. “AESOP”手术机械臂。

二、“达芬奇”手术机器人的特点

达芬奇手术机器人系统主要有3个部分组成:①主控台(surgeon console);②摄像臂,机械臂和手术器械构成的移动平台(robotic cart);③三维成像视频影像平台(3D Vision system)。

“达芬奇”手术机器人系统提供了传统腹腔镜外科手术所不具备的优势:①远程控制(telemanipulative);②三维影像(3D vision);③动作校正(motion scaling);④智能动作(intuitive movements);⑤视线浸入(visul immersion);⑥抖动过滤(tremor filtration)。其图像更清晰,可以放大 10~15 倍。"EndoWrist" 仿真手腕器械可以提供 7 个自由度的活动，模拟人手指的灵活性。它扩展了外科医师的手术手段，有效缩短腔镜手术的学习曲线。并且，由于手术医师在坐姿下操作，有利于长时间复杂的手术。双主控台（a dual console system）系统，如同飞行驾驶中的主飞行员和副飞行员，更有利于外科医师的手术配合、辅助和教学工作（图 79-2~ 图 79-5）。

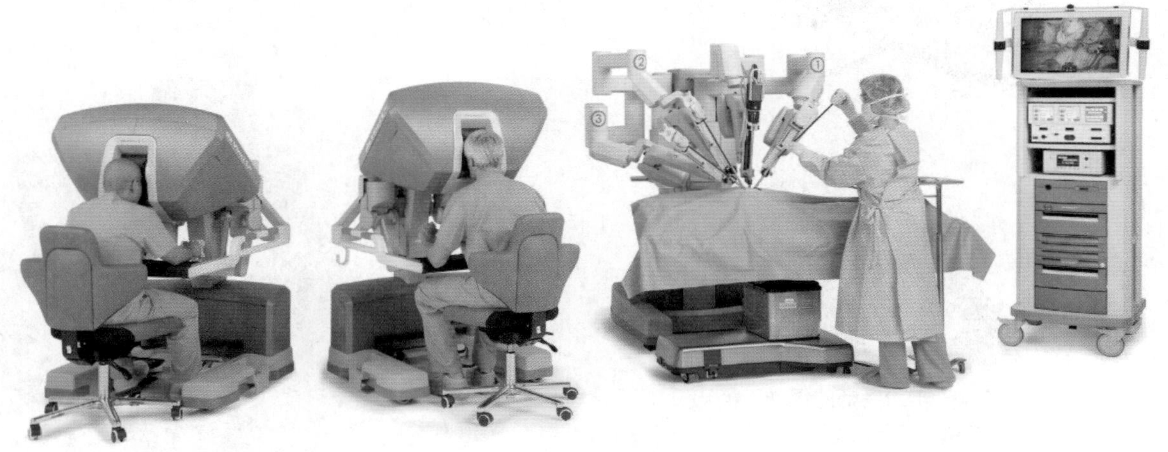

图 79-2 "达芬奇"新型双人手术操作系统

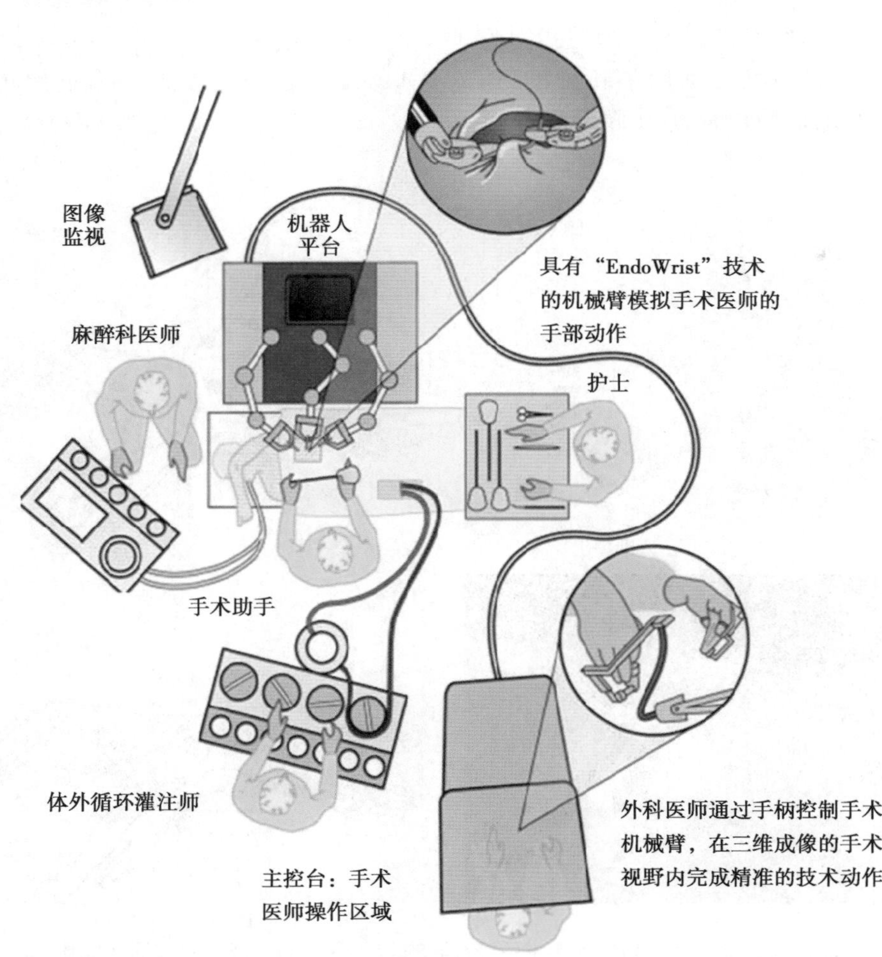

图 79-3 使用"达芬奇"机器人手术的手术室布局

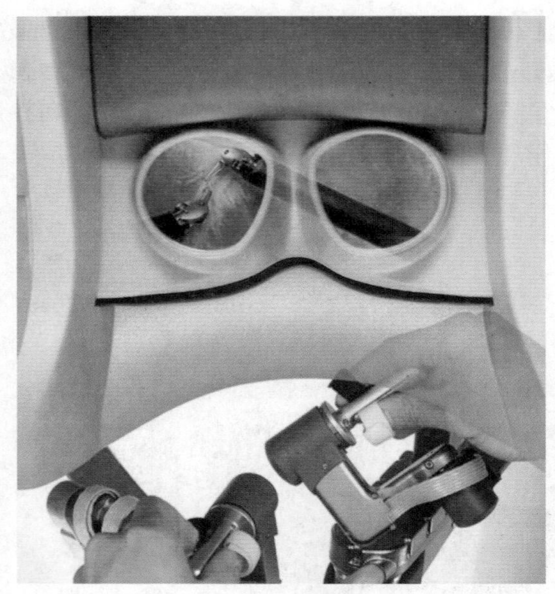

图 79-4 “达芬奇”手术医师的操作手柄和立体三位成像手术视野

虽然手术机器人只有短短的十几年发展历史，但是其对外科手术治疗学产生了变革性的巨大影响，已经有一些类型的机器人手术被指南收录而成为常规的手术方式。利用最新型的“达芬奇”机器人手术系统将经脐单孔腹腔镜技术(laparoendoscopic single-site surgery，LESS)与经自然腔道内镜手术(natural orifice transluminal surgery，NOTES)技术整合，形成了微创外科领域最新颖的杂交手术，通过机器人手术系统开展的NOTES手术成为未来机器人手术发展的新方向(图 79-6)。

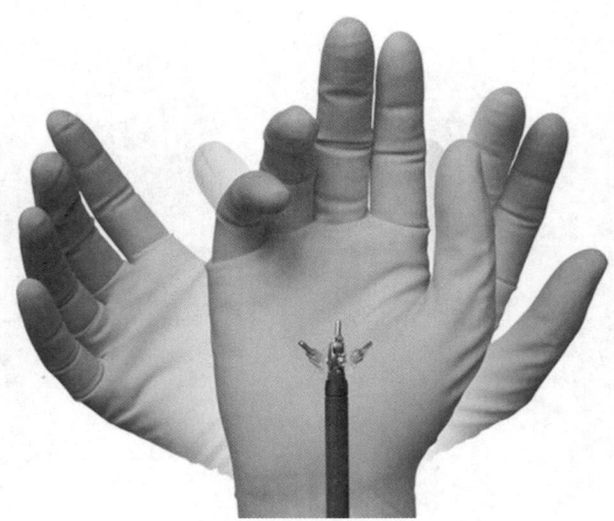

图 79-5 “EndoWrist”仿真手腕机械钳

能够实时模拟手术医师的手腕和手指的旋转动作，活动具有 7 个自由度。

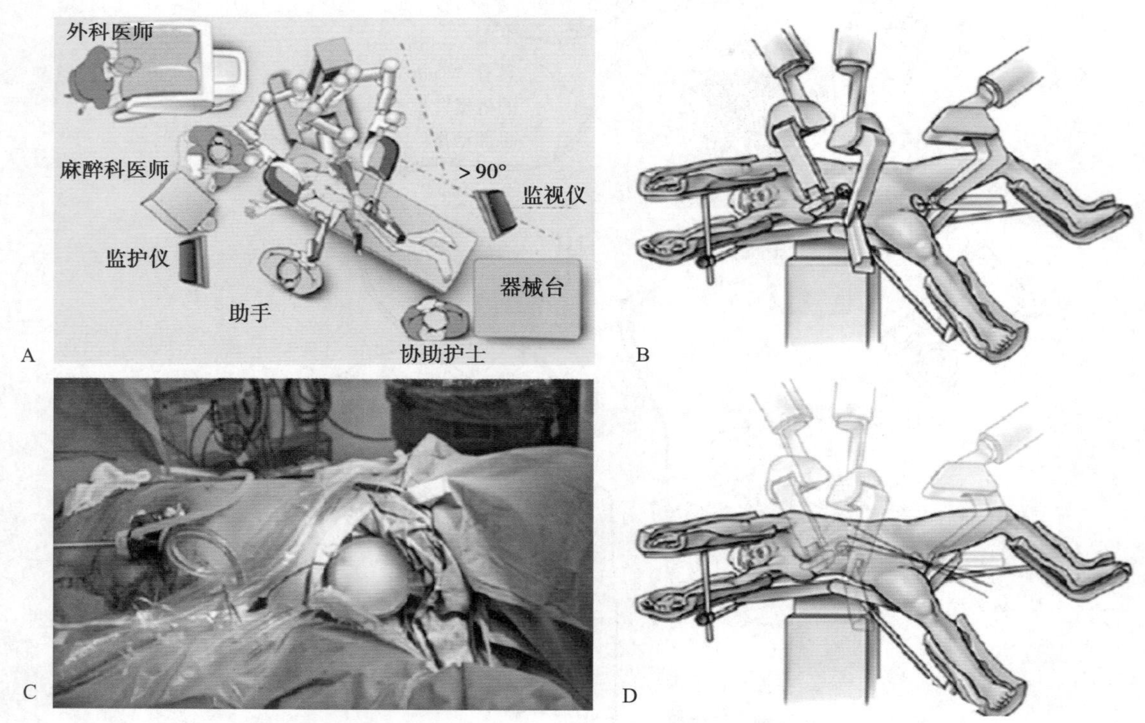

图 79-6 “达芬奇”机器人手术系统开展的 LESS 和 NOTES 杂交手术图例

A 图为手术布局，B 和 D 图为患者的体位示意图，C 图为通过脐周和阴道置入机器人的操作臂。

6

“达芬奇”手术机器人虽然具有传统手术方式无法比拟的优势，但是它也存在不足和缺陷，主要是以下几个方面：①机器人手术系统的设备体积过于庞大，自重超过半吨。安装，调试比较复杂，在使用过程中可能会发生各种机械故障，如果死机等，会影响到术者的操作。②医生和系统的配合需要长时间的磨合，手术前的准备和手术中更换器械等操作耗时较长，患者在手术室内等待和停留的时间也相应延长。③价格昂贵，机器购置费用高，维修费用高。④目前的“达芬奇”机器人手术系统还缺乏能够模拟手术医师触摸手感的功能，因此也发生了“达芬奇”机器人误伤非手术组织的医疗差错，甚至给患者带来严重的危害。⑤目前医院使用的手术机器人大多是“达芬奇”系统，该产品对软件的技术垄断不利于使用单位对其功能的再开发，也限制了机器人手术系统的竞争性发展。

此外，目前的机器人手术也有适应证，并非适合所有的患者。对于合并严重心、肺、神经等系统疾病、多发或晚期肿瘤、过度肥胖等患者是不适合的。还没有临床资料证明使用机器人辅助的大型复杂手术患者术后能够达到更优良的长期转归。2018 年美国《新英格兰医学》杂志发表了美国 MD 安德森肿瘤医学中心的研究结果，即对于早期子宫颈癌患者，和传统的开腹手术比较，接受以“达芬奇”机器人辅助的微创手术的患者术后复发率更高，生存率更差。因此，对于此种早期的子宫颈癌根治性手术，“达芬奇”机器人等微创手术的价值和地位也受到了反思和质疑。

就麻醉科医师而言，机器人手术的开展也给临床麻醉带来了许多新的课题和挑战。由于机器人手术系统多会占据麻醉科医师的工作空间，甚至严重遮盖患者的头面部，因此麻醉科医师在术中很难接触到患者。麻醉科医师需要和手术医生和护士一同经过严格的训练，在发生危急情况时，能够快速从患者体内撤离机器人系统，使得麻醉科医师能够在一分钟内开展紧急抢救。机器人手术期间患者需要保持特殊的体位、长时间麻醉手术、CO_2 气腹（气胸）、CO_2 蓄积、循环波动、神经病变、组织损伤等特殊问题也给麻醉管理带来了新的挑战，对于麻醉管理和监测提出了更高的标准。随着新型机器人手术的开展，麻醉手术期间相关的并发症也会相应增加。因此，麻醉科医师需要不断总结，及时更新掌握机器人手术麻醉和围手术期管理原则与规范，确保患者安全舒适，为发挥机器人手术的优势，提高患者手术治疗效果、促进疾病预后，保障舒适医疗而提供支撑作用。

三、我国手术机器人系统的发展

国内机器人手术系统的研发和临床使用始于本世纪初。2000 年中国人民解放军海军总医院与北京航空航天大学合作，通过局域网进行了远程外科手术的初步探索。2003 年 9 月由中国人民解放军海军总医院神经外科专家通过计算机网络遥控远在 600km 外的机器人“黎元”为沈阳一名脑出血患者成功手术，标志着我国研发的首例异地遥控机器人手术的顺利完成。2003 年深圳罗湖区人民医院利用机器人（AESOP）辅助完成腹腔镜胆囊切除术、卵巢囊肿切除术等手术。2004 年深圳人民医院完成中国内地地区首例机器人（Zeus）操作的胆囊切除术。2007 年，中国人民解放军总医院首次将“达芬奇”机器人手术系统引入中国内地地区，并完成了首例全机器人心脏手术，该医院开展了大量多种类型的心脏手术，栖身亚洲乃至世界机器人心脏手术领域的领先地位。上海交通大学医学院附属瑞金医院于 2010 年开展“达芬奇”机器人胰腺切除手术，至 2017 年 12 月已完成超过 1 000 例，在国际上居领先地位。由天津大学、南开大学和天津大学总医院等联合研制的“妙手 S”微创手术机器人是具有自主知识产权的第三代微创手术机器人，可实现模块化组装，目前已进入临床人体试验阶段。最新的第三代国产骨科手术机器人“天玑”也于 2018 年用于临床。此外，国家食药监局（CFDA）也于 2018 年 4 月批准神经外科手术机器人“睿米”用于临床。

第二节　机器人手术的围手术期管理

对于临床麻醉而言，机器人手术虽然是全新的手术方式，但是因为其基础源自传统的内镜微创手术，因此其麻醉和围手术期管理策略与以往的腔镜手术多有相似，但也有其独特的地方。机器人手术的麻醉和围手术期管理更需要严格的术前评估和准备、术中精确的监测和麻醉管理、术后快速优质的恢复与转归。

一、术前评估和准备

目前的“达芬奇”手术机器人主要在表 79-1 所列的领域开展手术治疗。

表 79-1 目前临床已经开展的“达芬奇”机器人手术种类

学科	手术种类
泌尿外科	根治性前列腺切除术、肾盂成形术、膀胱切除术、肾切除术、输尿管重建术
妇科	子宫切除术、肌瘤挖除术、阴道骶骨固定术
普外科	胆囊切除术、Nissen 胃底折叠术、Heller 贲门失迟缓手术、胃改道术、供体肾切除术、肾上腺切除术、脾切除术、胰腺切除术、肠道切除术
胸心外科	乳内动脉分离术、房颤消融术、二尖瓣成形术、冠状动脉旁路手术、心脏肿瘤切除、先天性心脏病手术(动脉导管结扎、房间隔缺损、室间隔缺损修补术)
耳鼻喉科	口腔、喉咽肿块切除、喉成形术，甲状腺切除术等

一般而言，在术前麻醉评估时，对于下列患者使用机器人手术需要慎重。

1. 术前合并心、肺疾病或功能障碍的患者　由于机器人手术期间患者需要维持特殊体位(如头低脚高的过度屈氏体位，steep trendelenburg's position)长达数小时，加之长时间的气腹(气胸)，会严重影响患者的生理功能，对于术前存在心血管系统疾患的患者可能无法耐受。因此对于存在这类疾患的患者需要慎重选择，对于术前就有严重的心肺功能损伤患者，建议选择传统的开腹手术。

2. 病变范围大，侵犯其他周围组织的患者　机器人手术起初适用于良性病变的切除。由于其操作精细、解剖结构分辨清晰，因此也开始逐渐扩展到肿瘤患者的手术治疗。但是，由于目前的机器人缺乏外科医生的触摸感，对于侵犯相邻组织的肿瘤，因为边界不清，可能会导致周围正常组织的损伤，或是切缘病变残留。这给机器人的手术操作带来不便。因此，病变范围过大，或者是肿瘤侵犯周围组织者可以考虑传统手术或者是非手术的治疗方式。此外，对于多个区域存在多发病灶的患者，由于术中需要重新调整机器人的位置等客观因素，因此也不建议采用机器人手术。

3. 青光眼和颅脑病变的患者　CO_2 气腹和/或头低体位会加剧眼内压及颅内压的增加，恶化青光眼及颅内病变，甚至造成围手术期的脑卒中。此类患者不适合机器人手术。此外，由于机器人手术所需要的长期间气腹和头低位会导致视神经压迫、缺血、头面部充血、眼周组织肿胀，严重者会发生术后失明，因此对于术前存在眼科疾病、眼压高的患者选择也需慎重，加强评估。

4. 合并血栓性疾病的患者　如果术前存在的下肢静脉或大血管的血栓可能会因为手术操作或者是气腹、体位的影响而脱落，严重者发生肺栓塞，危及生命。因此，此类患者的手术方式需要慎重。对于术前服用抗血小板药物的心脏介入治疗术后患者，需要评估术前停抗血小板药物的风险，并在术前一周停用这类药物，使用低分子量肝素实施桥接替代治疗。

5. 解剖异常的患者　病变组织的先天解剖变异不利于术者操作，影响手术效果。对于过去接受过腹腔或者是胸腔手术的患者，可能存在组织的粘连，这也影响手术操作，因此需要通过影像学检查评价手术的难易程度。

随着手术机器人的发展和外科医生操作技术的提高，上述慎用的范围也会随之调整，手术机器人与传统的手术方式，或其他技术的联合、杂交会使得更多的患者能够受益于这类先进的手术方式。

年龄不是机器人手术的禁忌证，已经有很多高龄患者成功接受机器人手术的病例报道。机器人在小儿外科手术中也有很大的发展，已经开展了心脏手术、喉咽口腔等多种手术。

对于肥胖患者的机器人手术也需要慎重，过度肥胖的患者由于本身心脏和呼吸系统等并发症，术中的特殊体位和 CO_2 气腹(胸)对于生理功能的干扰使其不适合机器人手术。肥胖患者的手术空间也受到限制，影响外科医生的操作。

机器人手术的患者术前准备除了一般的常规内容外，还需要注意以下内容：①术前使用低分子量肝素预防围手术期的血栓形成。皮下注射低分子量肝素能够减少术中术后的血栓形成及危害，这些内容主要针对存在血栓高危因素的患者。②术前预防性服用制酸剂，降低胃酸浓度，减少术中胃液反流以及其造成的不良影响。③术前服用轻泻剂，排空肠道的粪便和积气，从而使得术中的操作空间能够更好的显露，并且也可以降低手术误伤肠道的风险和危害。④麻醉后术前建立鼻胃管和导尿管，减轻胃肠张力和增加盆腔手术的空间。⑤对于长时间的机器人手术，由于体位和 CO_2 气腹(胸)

所致的颅内压增加，高碳酸血症等因素，患者术后可能会出现脑功能的损伤，这在老年患者中尤其明显，表现为术后的谵妄和术后认知功能障碍，甚至是术后脑卒中，因此术前需要明确告知患者，并积极采取预防措施。

二、麻醉管理与监测

1. 麻醉方法　主要是采用全身麻醉。可以联合使用外周神经阻滞技术，减轻术后疼痛，如机器人胸科手术时使用手术侧的椎旁神经阻滞技术，或是超声引导的胸大肌阻滞，前锯肌阻滞等新型技术。腹部机器人手术可以联合使用超声引导的腹横肌平面阻滞，腹直肌鞘阻滞，肋神经平面阻滞，或者是腰方肌阻滞等外周神经阻滞技术。不论使用何种麻醉方法，都要求做到充分有效的保障患者的生命安全、维持精确舒适的麻醉管理，完善全面的麻醉镇痛效果、促进患者术后康复和转归。

2. 麻醉维持　全身麻醉的维持一般主张使用吸入麻醉技术，如代谢较快的地氟烷、七氟烷。这是由于吸入麻醉的特点非常适合长时间机器人手术的要求。也有持续使用背景剂量的瑞芬太尼维持术中抗伤害性感受。静脉持续输注静脉麻醉药物也可用于麻醉维持，适合于手术时间短的患者，但是需要注意长时间手术，老年人，以及肥胖患者的药物蓄积作用。

3. 体动反应　机器人辅助手术要求术中患者绝对无体动反应。此外，肌肉松弛也有助于建立安静稳定的手术空间，保障精确手术操作的开展。因此，可以采用连续输注的方式使用中、短效肌肉松弛药物，保证手术期间无体动反应。大型手术、老年患者、合并疾病影响神经肌肉阻滞效果的患者，需要建立肌肉松弛深度的监测（如 TOF 监测），避免肌松药物的不合理使用和术后肌松残余效应。随着研究的深入，在机器人腹部手术中，提倡低气腹压力 + 深度肌肉松弛的新型方案，将气腹压力降至小于 12cmH$_2$O，配合肌松监测强制刺激（PTC）模式下颤搐 <5 次，或 TOF 为零的深度肌肉松弛，不仅有利于手术区域的暴露和术者操作，也能够显著降低患者的手术后疼痛。为了保证深度肌肉松弛的合理使用，实时肌松监测和新型特效拮抗药物（如舒更葡糖钠注射液）也是非常重要的条件。

4. 术中容量治疗　机器人手术患者的术中容量治疗目的是维持有效循环血容量和血流动力学稳定，维护脏器的灌注，维护微循环的生理功能。增加组织的氧供，降低心肌氧耗。手术前的液体填充可以避免因麻醉和手术气腹、体位等因素导致的相对血容量降低对于患者循环功能的不利影响。气腹本身会导致外周血管阻力增加，下腔静脉回心血流量减少，心输出量降低，而气腹撤除后，内脏的机械压力去除后血液再分布，这些都会影响血流动力学的稳定。对于机器人心脏和胸科手术而言，由于单侧气胸、心功能受限，以及手术创伤，因此需要注意容量过负荷造成的局部组织肿胀。

此外，术中输液应该选择外周粗大的静脉，静脉通路妥善固定，避免术中脱落。对于机器人输尿管、膀胱、前列腺手术，术中尿量不能成为判断补液量的依据。需要结合患者血流动力学指标综合判断。

5. 手术体位　机器人手术的体位多有特殊要求，屈氏体位、侧卧位本身会给循环、呼吸、内分泌等多个组织脏器功能产生不利影响（表 79-2）。

表 79-2　CO_2 气腹和屈氏体位对于患者生理功能的影响

组织系统	生理功能
心血管系统	↑体循环阻力
	↑平均动脉压
	↑心肌氧耗
	↓肾脏、门静脉、脾脏血流
呼吸系统	↑通气 - 血流比例失平衡
	↑功能残气量
	↓肺活量
	↓顺应性
	↑气道峰压
	肺充血和水肿
	高碳酸血症，呼吸性酸中毒
中枢神经系统	↑颅内压
	↑脑血流量
	↑眼内压
内分泌	儿茶酚胺释放
	肾素 - 血管紧张素系统激活
其他	静脉空气栓塞
	神经损伤，尤其是臂丛神经损伤
	气管导管移位
	面部和气道水肿

泌尿外科、妇科等机器人手术需要过度的屈

氏体位(头低 30~45°,甚至更低)。这会抑制并降低心输出量,同时造成中心静脉压力增加,不利于血液回流,颅内压力增加,脑和颜面部肿胀,增加肺的血液分流,通气血流比例失调。相反,头部升高的反屈氏体位可能会影响脑组织的正常灌注,此时血压不能过低,否则会影响术后苏醒速度。截石体位也不利于下肢血液回流和灌注,下肢缺血,甚至诱发静脉血栓的形成,严重者会发生筋膜室综合征。对于特殊体位的患者,需要做好防护,避免发生患者术中体位移动和压迫损伤。

6. 有创监测　由于手术时间长,术中循环波动大等因素,机器人手术麻醉管理推荐做桡动脉穿刺监测直接动脉压和深静脉穿刺监测中心静脉压力,以及其他微创心功能监测,这对于合并心肺和其他系统疾病、术中可能会出现循环指标剧烈波动、长时间手术等,是非常重要的。由于机器人装置的位置,导致麻醉科医师近距离观察,接触患者的空间被压缩。因此,所有的有创性监测部位要妥善固定,避免出现导管脱落的不良事件。此外,由于术中患者体位的变动,有创监测的传感器零点位置也需要相应调整,一般放置在剑突水平面的心脏位置,对于侧卧位患者,可以消除上肢位置不同导致的测量误差。

7. 低血压和低氧血症　机器人手术过程中,长时间的气腹会使膈肌上移,可能会压迫肺脏,降低其顺应性,抑制心脏的舒张功能,减少下肢静脉的回心血流量,导致有效血容量降低和低血压,这在术前容量不足的患者中尤为突出。对于老年患者,严重的低血压会诱发心率减慢,心输出量减低,影响心肌的灌注,监测心电图 ST 段波形变化能够及时发现心肌缺血。如果不及时处理会产生严重的心血管事件。可以通过使用血管活性药物,液体的容量复苏等方式维持循环功能的稳定。

气腹、气胸以及单肺通气会增加气道阻力,增加功能残气量,加剧肺通气血流比例失调,严重者会出现低氧血症。此时可以通过提高吸入氧气浓度、降低气道阻力、呼气末持续正压通气、非通气侧肺的持续增压通气,降低 CO_2 气腹压力和流量等策略应对。严重者可以暂停手术,等待严重受损的循环呼吸功能纠正后再继续手术操作。如果始终不能改善者,可以改变手术方式,使用对循环呼吸功能影响较小的传统开腹(胸)手术。

长时间气腹和过度的头低位,会造成头面部静脉血增加,会影响用于耳垂和头面部测量外周脉搏氧饱数值的准确性。

人工气腹产生的组织积气(如皮下气肿),严重者可能会导致纵隔积气,抑制心脏收缩和心输出量,导致低血压。大量 CO_2 进入血液导致的气栓,或者是高碳酸血症,也会产生严重的低血压和低氧血症,这些需要积极处理纠正。

8. 麻醉镇静深度　机器人手术期间严重的通气血流比例失调和单肺通气可能会影响吸入麻醉药物的吸收和排除,导致麻醉深度的波动。此外,高碳酸血症导致脑内的 CO_2 浓度增加、体位变动、静脉麻醉药物的长时间持续推注所产生的药物蓄积等,这些效应都会影响麻醉镇静深度的监测。血液中的 CO_2 也是一种药物,血中过高的 CO_2 浓度,即高碳酸血症会降低脑电双频指数的数值。因此,对于机器人手术,建议使用麻醉镇静深度监测,维持术中合理的麻醉镇静深度,避免药物的过量和蓄积,或者是剂量不足导致的意外知晓,从而实现精确麻醉,降低术后并发症,保证术后的快速恢复。

9. 体温监测和维护　所有的手术麻醉都存在患者中心体温降低的威胁,机器人手术发生术中低体温的概率更高。这是由于温度较低的 CO_2 持续吹入机体,以及手术时间过长所致。因此术中需要严密监测和积极维持正常的体温,使用保温毯和暖风机,将肢体覆盖完全,使用输液加温装置,避免体温丧失。对于冲洗创面组织的液体也需要保证达到生理体温,不能用室温的液体冲洗组织和创面。

10. 电解质和酸碱平衡　机器人手术长时间的人工 CO_2 气腹(胸)会产生高碳酸血症,降低血液 pH 值,影响电解质水平,以及血糖和乳酸浓度等,对于循环和组织脏器功能不利,需要定期的监测血液电解质和酸碱水平,及时调整,维持合理的生理水平。

11. 气管导管移位　机器人手术期间在体位改变和 / 或建立 CO_2 气腹后,气管导管的位置可能会出现移动,如膈肌上移导致气管导管滑入一侧主支气管或压迫气管隆嵴,严重者甚至会出现气管损伤。其预防措施是妥善固定好气管导管,准确记录刻度,术中通过监测气道阻力、呼气末 CO_2 压力波形、双肺的呼吸音听诊等手段密切观察是否发生了导管的移位,避免患者体位移动导致的气管导管位置改变。术中需要测定气管导管套囊的压力,避免压力多大对气道造成的损伤,或者是压力不足导致的漏气。

12. 外周组织和神经损伤　机器人手术会产

生或者是加重外周组织的压迫及神经损伤，这对于糖尿病等外周循环功能损伤的患者而言更为重要。长时间的特殊体位会造成或加重肩、肘、臀、膝、腘、下肢等处的软组织压迫、神经病变，甚至导致永久的运动和/或感觉功能的神经损伤。肢体抬高、长时间的压迫、肥胖会导致下肢的筋膜室综合征，致其缺血损伤。因此在手术期间需要严格保护，避免过度压迫、缺血损伤和神经病变。

13. 中枢神经系统损伤　机器人手术由于长时间的 CO_2 人工气腹（胸），加之特殊体位，过度头低位等因素，可能会导致术中脑血管扩张，脑血流量增加和过度灌注，颅内压增加。中心静脉压力的快速增加也不利于大脑血液的回流，甚至会发生局部脑氧饱和度降低的现象，这些都会增加术后谵妄、认知功能损伤，甚至是脑卒中等术后中枢神经系统并发症，术后失明的发生率。对于长时间和特殊体位的机器人手术，建议在脑电麻醉深度监测的同时，监测局部脑组织氧饱和度。也可以通过超声监测视神经鞘的直径来观察颅内压的变化。对于发生局部脑氧饱和度降低，或者是视神经鞘直径超过 6mm 提示颅内压增加的患者，需要积极采取预防措施，如降低气腹（胸）压力，降低中心静脉压，恢复体位，暂停手术等措施，降低术后中枢神经系统并发症的风险。

14. 血栓形成　由于机器人手术时间长，体位特殊，加之循环的剧烈波动，下肢血流不畅，可能会导致深静脉血栓的形成和/或脱落。对于存在先天性卵圆孔未闭的患者，血栓会播散全身，不但影响到脑功能，严重者发生肺栓塞危及生命安全。在围手术期，乃至术后 20 天内均可以发生血栓形成。预防措施包括下肢使用弹力袜或者是连续间断的机械压迫装置，促进下肢血液回流，加强监测，对于血栓形成的高危患者预防性使用低分子量肝素，术后早期的被动肢体活动，经食管的连续超声心动图、呼气末二氧化碳压力波形监测等都能够及时发现严重的血栓危害。

机器人手术期间的空气栓塞也有报道，主要是手术失误造成的血管破裂、血窦开放，气体大量进入循环系统，或者是特殊体位造成的静脉压力过低，空气进入静脉系统等。这些都需要在手术期间严密观察和积极预防。一般而言，CO_2 在组织中的溶解度高，能够被快速吸收，虽然不易形成危害严重的气栓，但是大量 CO_2 直接进入血管，也不利于循环和呼吸等生理功能的维护。

15. 气腹损伤　机器人辅助手术期间所使用的气腹压力多较传统腹腔镜手术的气腹压力高，虽然它可以更好的暴露手术区域，便于机械手的操作，但是，随之带来的气腹损伤是不容忽视的威胁和挑战。气腹损伤除了高碳酸血症对循环、呼吸、内分泌等功能的影响外，还表现在气腹的机械压迫对于内脏组织灌注的干扰，气腹所并发的皮下气肿、纵隔气肿、心包积气的危害，气腹建立初期气腹针对肠腔血管的穿刺损伤。

对于长时间手术和术前存在肝、肾等重要腹腔脏器功能损伤高危因素的患者，需要关注气腹对于这些重要脏器血供的影响，尤其是肾脏的缺血性损伤。近年来，术后急性肾功能损伤越来越受到临床的重视，其主要病因是手术期间的缺血和/或再灌注损伤。因此，对于长时间较高压力的气腹（20mmHg），需要及时监测并早期预防可能发生的术后急性肾功能损伤。气腹并发皮下气肿的发生率非常高，尤其是长时间手术，呼气末 CO_2 在半小时内超过 50mmHg 者，多数有皮下气肿发生。虽然皮下气肿时限短暂，可以吸收消除，但是皮下气肿能够并发纵隔气肿，气胸，甚至是心包积气，这些对于患者的循环和呼吸功能产生严重的不利影响，需要仔细观察及时处理。气腹针的穿刺损伤偶有发生，和操作者的经验以及患者的低体重有关，如果损伤部位是下腔静脉或腹主动脉，则会危及患者的生命安全。

16. 口腔黏膜、眼结膜以及角膜的损伤　长时间机器人手术可能会出现胃液的反流，加之头低体位，胃内的酸性液体会灼伤口腔黏膜、眼结膜和角膜，并且由于机器人手术的特点，患者头部可能会被手术铺巾遮蔽不能接近，因此不能够及时观察。此外，机器人的机械臂也可能会损伤患者的头面部组织。避免这类损伤的主要方法有：持续的胃肠吸引减压、口腔填塞纱条、眼睛的封闭保护等，并且要尽可能暴露头面部，及时发现可能出现的损伤。为了保障患者的手术安全，需要及时移除机器人手术设备，保证麻醉科医师可以更快的接触患者的头面部，实施抢救方案。

三、术后恢复与转归

机器人手术结束后，患者多在麻醉后苏醒室苏醒，对于长时间及大型手术患者需要进入 ICU 观察。由于机器人手术的微创特点，患者期望术后能够尽快的恢复，回归家庭和工作。麻醉管理上需

要采取多模式预防,避免术后并发症的出现。其在麻醉后苏醒室的管理方面需要重视以下几个方面

1. 术后呼吸困难　机器人手术气腹或气胸压力高,长时间的过度头低体位,加重头面部组织的水肿,气管、声门、舌也不例外。临床发现患者拔管后再次出现呼吸困难的原因可能是气管和声门或舌体的水肿,严重者需要再次气管插管。因此,对于术后出现明显的眼周组织肿胀者,可能会合并气道水肿,声门和舌体的肿胀,此时拔管需要小心,可以保留气管导管,在组织水肿消除后,患者呼吸功能恢复正常后,方可拔除气管导管。在拔除气管导管前,需要释放导管套囊内的气体,避免加重损伤。

2. 术后躁动和谵妄　长时间的机器人手术患者术后躁动和谵妄发生率较高,这是由于手术期间 CO_2 大量溶解在组织内,其排出速度相对缓慢。此外,通过过度通气法将 CO_2 快速排出体外,会相对收缩脑血管,降低脑血流量,不利于吸入麻醉药物排除体外,这些都是术后躁动和谵妄的原因。因此,术后仍然需要通过控制通气或辅助通气,将体内过多的 CO_2 排除体外,避免快速过度通气导致的矫枉过正。

术后疼痛,患者对胃管、导尿管或引流管的不适,以及长时间被动体位,组织受压迫缺血也是躁动的重要因素,可以通过使用镇痛镇静的药物预防和纠正。术后早期导尿管、引流管的拔除也是降低术后躁动谵妄的有效手段。在手术结束前或是在术后苏醒室给予小剂量的右美托咪定(0.3~0.5μg/kg)能够发挥预防术后躁动的作用。

对于严重躁动着,需要排除喉头、气道肿胀导致的呼吸困难,以及纵隔气肿、术中气胸导致的肺不张,甚至是心包积气等严重并发症。

3. 术后出血　机器人手术本身不会导致大量出血,但是由于对血管走行解剖判断的失误,以及目前的机器人缺乏外科医师手指的触摸感,因此,有机械臂误伤血管造成大出血的报告。在一定的气腹压力下,小的血管可以暂时受压关闭,当气腹压力解除,缝合欠佳、未完全封闭的血管会再次出血,此时如果还是采用腹腔镜技术做术后探查,则可能会影响出血点的寻找。有报道指出术后出血的部位来自于放置摄像头、手术机械臂等器械进入腹膜的部位(如损伤腹壁下动脉),因此需要手术医师做到全程的严密止血。在术后苏醒室也需要严密监测患者的血压,对于严重低血压的患者,需要排除手术部位的出血等并发症,如果发现引流袋内有新鲜血液或者是手术切口渗出过多的患者,可以通过床旁超声,血常规测定等即刻诊断确认,严重者需要再次手术。

4. 术后疼痛　机器人手术因为切口小,术后疼痛较传统开腹手术轻,尤其是新型的经自然腔道手术。但是患者对微创手术的期待,以及对术后快速恢复的要求。使得其术后镇痛的要求更高。可以采用多模式镇痛的方式,联合外周区域神经阻滞技术(如椎旁阻滞,胸大肌阻滞,前锯肌阻滞,腹横肌平面阻滞,腰方肌阻滞等)、手术切口的局部麻醉药物浸润等技术治疗术后疼痛。如机器人胸科和心脏手术可以采用椎旁神经阻滞,有研究认为其效果优于硬膜外术后镇痛,或者是胸膜腔注射局部麻醉药物等。对于气腹手术,术后 CO_2 没有排除完全的情况下,也会存在患者术后的肩背部疼痛,此时可以使用非甾体类抗炎镇痛药物。

第三节　各专科机器人手术及其麻醉管理

一、机器人辅助心脏手术

近年来,机器人辅助心脏手术发展迅速,从瓣膜修补成形、置换,到冠状动脉旁路移植术,几乎涵盖了大部分的心脏手术操作,表 79-3 列出了近年开展的机器人辅助心脏手术种类,这些手术在我国也陆续开展,其中比较多的是冠状动脉旁路移植术、瓣膜修补术,以及先天性心脏病手术等。

表 79-3　目前已经开展的机器人心脏手术种类

房间隔缺损修补术
二尖瓣修补成形术
动脉瓣修补或置换术
左侧或右侧乳内动脉分离
——端口冠状动脉旁路移植术
——全内镜下冠状动脉旁路移植术(TECAB)

续表

——小切口冠状动脉旁路移植术（MIDCAB）
——杂交手术（冠状动脉旁路移植术＋血管支架成形术）
房颤消融术
心脏内肿瘤切除术
胸膜心包开窗术
动脉导管未闭结扎术
无名动脉的阻断术（避免压迫气管）
经心房的法洛四联症修补术
心脏起搏电极植入
再次心脏手术的组织松解

（一）冠状动脉旁路移植术

1. 手术方式和特点　1998年，Loulmet DF医师首先报道了在心脏停跳条件下成功开展的完全腔镜冠状动脉旁路移植术（totally endoscopic coronary artery bypass，TECAB），通过十多年的发展，机器人辅助冠状动脉移植术也从起初复杂的心脏停跳操作和单支冠状动脉血管移植，发展到如今能够在跳动的心脏上完成多支冠脉旁路移植、并且建立了双人远程操作、同期结合经皮冠状动脉介入支架成形治疗（PCI）的杂交技术。此种手术的发展历程大致可以总结为三个阶段（图79-7）。

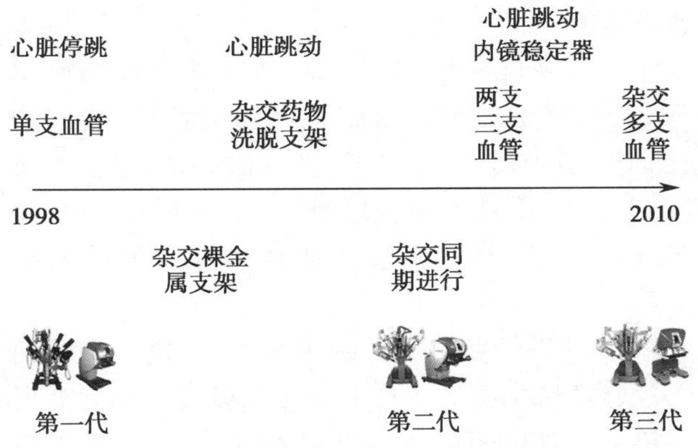

图79-7　机器人辅助全腔镜冠状动脉旁路手术的发展过程

机器人辅助的冠状动脉旁路移植术包括：先通过机器人辅助取乳内动脉，再通过胸壁的微创小切口行冠脉移植术（minimally invasive direct coronary artery bypass，MIDCAB），以及由机器人操作的完全内镜冠状动脉旁路移植术（TECAB）。这两类技术都没有过去劈开胸骨的损伤性操作，因此能够降低术后胸骨不连、感染、疼痛等严重并发症。

MIDCAB和TECAB手术期间有心脏停跳和心脏不停跳两种方法。心脏停跳法需要建立体外循环，在主动脉根部放置主动脉内阻断球囊，或者是直接经胸阻断升主动脉。心脏停跳法的优点是血管吻合能够做到更加精密准确，由于心脏停跳和肺萎陷因此操作空间扩大，在吻合多支冠脉，尤其是心脏后壁的冠脉血管时，翻动心脏不会带来血流动力学紊乱之忧。其不足之处在于体外循环对凝血功能的干扰作用强，术后凝血功能障碍的发生概率较高，但是其与心脏跳动冠脉旁路移植术比较，它们在术后神经系统和肾功能损伤，以及远期转归方面均没有显著差异。

随着内镜稳定器的使用，机器人辅助TECAB手术能够在跳动心脏上实施。该技术降低了因为体外循环导致的凝血功能损伤。因为创伤更小，患者术后恢复时间缩短，但是由于心脏搬动带来的循环功能剧烈变化，给麻醉管理带来了巨大的挑战。为了扩大内镜的操作空间，以及降低血流动力学的剧烈波动，也有术者采用了心脏跳动和部分体外循环相结合的方法。

并非所有的患者都适合接受机器人辅助的冠状动脉旁路移植术，其临床禁忌证见表79-4。因此在术前评估患者的时候，需要严格判断其是否有禁用或者是慎用的合并疾病，避免将不合适的患者纳入这类手术治疗中。

表79-4　机器人辅助冠状动脉旁路手术的禁忌证

绝对禁忌证
心源性休克
血流动力学不稳定，近期心肌梗死和不稳定性冠心病
肺功能严重受损、COPD、结核、哮喘
相对禁忌证
既往手术、创伤、放疗、炎症、结核导致的胸膜粘连
手术范围受限（严重肥胖、心脏明显扩大）
胸腔畸形
心肌内冠状动脉，吻合口的血管重度钙化和心脏跳动操作时目标血管过细（直径<1mm）
心脏停跳操作中的升主动脉直径>35mm，以及明显的腹主动与髂动脉处的动脉粥样硬化
急诊手术

（二）麻醉管理要点

1. 麻醉方式　机器人辅助冠状动脉旁路移植术采用全身麻醉，双腔支气管插管，右侧单肺通气，左肺塌陷。患者体位为左侧抬高30°。胸外除颤电极板和心电图电极片与机器人机械臂置入区域间隔一段距离。左侧持续吹入CO_2造成气胸，萎陷肺部，从而暴露更多的操作空间，一般持续吹入CO_2的压力为5~10mmHg。在腔镜下取骨骼化的左侧乳内动脉（left internal mammary artery，LIMA），如果需要取双侧IMA，可以在腔镜下打开纵隔胸膜先取右侧IMA，再取LIMA。

2. 食管超声心动图（TEE）　TEE作为机器人辅助心脏手术的常规监测项目，其应用领域较多，一般用来监测导管放置的位置是否准确，以及评价手术治疗效果，心肌功能状态等，其具体作用见表79-5。

表79-5　机器人心脏手术中TEE的作用价值

明确诊断和手术治疗效果
确定动脉和静脉体外循环导管的放置位置
发现主动脉置管和钳夹导致的主动脉夹层
冠状静脉窦逆灌注入心肌停跳液
发现主动脉隔绝导管的移位
评价心室功能
指导脱离体外循环
评价手术治疗效果

3. 肺动脉漂浮导管　机器人冠脉旁路移植术，尤其是非停跳手术，需要放置肺动脉漂浮导管，实施评价心肌功能状态和机体的氧供耗水平，并且可以指导血管活性药物的正确使用，以及术后心功能的实时监测。

4. 单肺通气　单肺通气可以使用左侧支气管插管，也可以使用左支气管封堵管，使用后者可以开放封堵管，使左侧肺内气体尽可能的排出，创造手术操作空间。

二氧化碳的气胸和单肺通气期间的低氧性肺血管收缩等会加重低氧血症以及高碳酸血症，从而造成肺血管收缩，压力增加，通气血流比例失调。

当单肺通气期间出现严重的低氧血症（外周末梢血氧饱和度低于90%），除了提高吸入氧浓度到100%外，还可以在通气侧肺使用呼气末正压通气模式同时，再对非通气侧肺施以5~15cmH_2O的持续正压通气（CPAP），或者以根据能够增加氧分压并且不影响手术操作为原则选择最佳的CPAP压力数值。对于无法纠正的单肺通气或者是患者不能耐受者，可以改变手术方式，或者是使用体外循环。

5. 体外循环　通过超声在右侧颈根部近锁骨处探寻到颈内静脉，置入16G导管，另外在右侧腹股沟处开放股静脉和股动脉，分别插管。通过股静脉和颈内静脉的下腔引流管和上腔引流管将血液引入体外循环，并经股动脉进入体内。在放置静脉引流管的时候需要注意使用TEE监测，确认导管位于心脏的腔静脉开口处，从而保证较高的引流量。对于存在外周动脉粥样硬化的患者，可以采用经腋动脉或经胸的主动脉灌注方式。经股动脉灌注的体外循环方式可能会产生动脉损伤、动脉阻塞和主动脉夹层的并发症，主动脉夹层的发生率虽然低，但是危险度非常高。

6. 维持血流动力学稳定　机器人心脏手术的麻醉管理的关键是维持稳定有效的血流动力学和组织氧供，尤其是在单肺通气期间。体位、CO_2蓄积、心脏移动等都因素会影响血流动力学的稳定，可以通过补充胶体溶液填充血容量、适当使用去氧肾上腺素、去甲肾上腺素等血管活性药物，维持循环稳定，通过TEE监测和肺动脉漂浮导管将血压调控在维持心肌氧供耗最佳状态，避免心肌缺氧和耗氧增加。

手术期间需要通过桡动脉穿刺直接测定动脉血压，对于使用主动脉阻断球囊者，需要双侧桡动脉穿刺，通过左右侧桡动脉压力的差别比较，判断球囊是否移位阻断了无名动脉，如有无名动脉阻断，则会出现右侧桡动脉压力的明显下降。

7. 术后转归　和传统手术比较，机器人辅助的冠脉搭桥术有利于患者的术后恢复。Kon等报道机器人辅助冠脉搭桥患者术后1.8个月就能够回归正常生活，而开胸心脏停跳的CABG术患者术后4.4个月才能回归正常生活。

关于机器人辅助冠脉搭桥手术患者的术后中期和长期转归的数据还缺乏。一项包括106例患者的回顾性调查发现，在采用机器人辅助的全内镜冠脉搭桥术时，多支病变的冠状动脉血管搭桥手术的风险较高，其术后死亡率和严重并发症发生率均较单支血管的内镜搭桥术明显增加，当然这也与其疾病自身的严重程度有关。

（三）二尖瓣成形术

机器人手术首先应用于二尖瓣手术，并且在二尖瓣成形术中已经取得了良好的中短期效果，虽然还没有长期转归的病例调查，但是机器人视野深、灵活、高效、清晰、微创的手术方式，使得这类手术变的更加简便、更具可重复性。

二尖瓣成形术的体位要求和冠状动脉旁路手术有所不同，患者取右侧胸腔抬高 20°~30° 的仰卧位。左侧单肺通气，右侧吹入 CO_2 气胸，右侧乳后肋间隙置入机械臂。

其体外循环也是在 TEE 指导下，从经右颈内静脉的上腔和经股静脉的下腔引流，通过体外循环从股动脉回到体内，也可以通过胸部主动脉或腋动脉灌注体内。手术结束后，通过 TEE 评价瓣膜修复效果和心腔排气情况。

（四）先天性心脏病纠正、房颤消融及心脏肿瘤等手术

机器人被用于大量先天性心脏病的手术。其中小儿的动脉导管未闭结扎术、房间隔缺损、室间隔缺损等都取得了良好的效果。机器人房颤消融术和心脏肿瘤手术也处于起步阶段，其治疗效果和患者术后转归还需要考察。

这类手术的麻醉管理与冠状动脉旁路移植术相近，所不同的是患者体位为右侧胸腔抬高的仰卧位，左侧单肺通气。体外循环和 TEE 监测等同二尖瓣成形术。

二、机器人辅助胸科手术

机器人辅助胸科手术的种类主要是胸腺切除术、纵隔肿瘤摘除术、食管切除术、肺叶切除术等。

1. 机器人辅助胸腺切除术　接受胸腺或者是纵隔手术的患者可能有重症肌无力的症状，因此需要重视患者的肌张力和肌松阻滞程度。

手术采用全身麻醉的方式。多采用左侧的支气管插管。患者体位是左侧或者是右侧的一侧胸廓抬高 30° 的半侧卧位，位于上方的上肢要求尽可能背离躯体，从而暴露手术区域。但是要预防上肢过度外展导致的臂丛神经损伤。机器人装置位于患者的头侧，其手术机械臂通过一侧平腋中线的肋间隙，以及平锁骨中线肋间隙进入胸腔。为了暴露手术野，需要向手术侧持续吹入 CO_2，并保持 10~15mmHg 的压力。这些处理可能会给患者带来严重的低血压，并抑制静脉血回流，加之单肺通气的影响，这些会增加患者的气道阻力，可能会发生通气肺叶的气压伤，因此有采用压力限制的通气模式，发挥一定的肺保护作用。

2. 机器人辅助肺叶切除术　机器人辅助肺叶切除术已经开展十多年了，虽然临床证实其安全有效，但是目前有关它和传统胸腔镜手术比较的研究结果，还不支持其具备独特的临床优势。

这类手术通常需要患者保持类似侧卧位的姿势（图 79-8），胸腔处于最高处，头部和下肢降低，这样能够满足手术的要求，但是显然不利于静脉血的回流，容易发生血流缓慢和血栓形成。机器人辅助肺叶切除术时机械臂放置的位置依据手术部位而确定（图 79-9）。

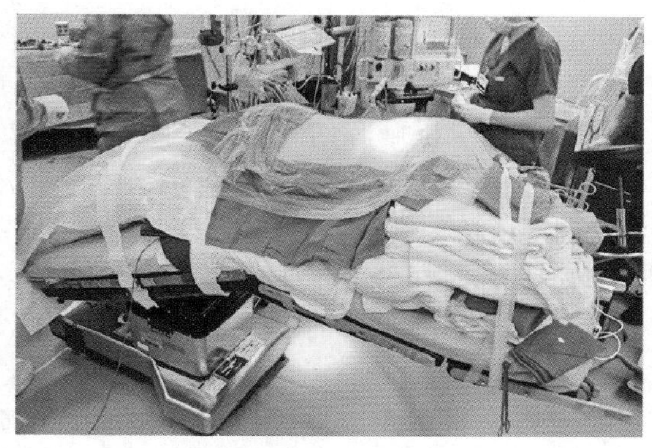

图 79-8　接受机器人辅助的肺叶切除术患者体位
要求尽可能让手术部位位于最高处，下肢降低，这样体位会影响下肢的静脉回流。

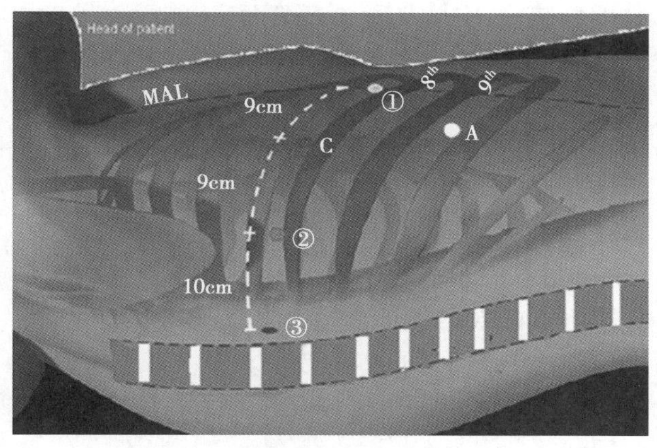

图 79-9　机器人辅助肺叶切除术时机械臂置入位置图示
A. 牵引臂；C. 摄像臂。

麻醉方式依然多选择左侧单肺通气的全身麻醉方式。手术侧的肺要求绝对萎陷，对于气道解剖异常者，也可以在纤支镜引导下使用支气管阻塞管。麻醉科医师对于这类手术需要随时准备其手术方式转为传统的开胸术式。在术后镇痛方面，有将 0.5% 布比卡因通过导管注射在胸膜下，从而能

够浸润第 2~8 段的肋间隙，或者使用超声引导的椎旁阻滞，或前锯肌阻滞等技术。

3. 机器人辅助食管切除手术　对于早期没有扩散的食管肿瘤是可以采用机器人手术方式。患者的体位也多是左侧卧位，并且患者向俯卧姿势倾斜 45°。

麻醉方式为全身麻醉，监测桡动脉压。由于手术和体位的因素，术中可能会遇到低氧血症的情况，气道压力过高导致通气侧肺组织损伤，采用压力限制通气模式能够显著抑制通气侧气压伤的发生，使得气道阻力降低，维持气道压在 20~30mmHg 之间，保证患者安全。

三、机器人辅助普外科手术

机器人辅助的普外科手术主要是胃肠道手术、胰腺切除手术以及肝脏切除手术等。

1. 机器人辅助胰腺切除手术　胰腺由于解剖结构复杂、血管变异多、血供丰富，手术难度高，因此在微创手术治疗领域发展缓慢，其腹腔镜手术也多用于胰体尾部切除。机器人手术系统也仅在近 10 年内应用于该领域，而国内学者在此方面做了很多突出性的工作。

6

位于胰腺颈部或者是接近胰腺体部的肿瘤，由于其解剖位置的关系，恶性肿瘤一般行胰十二指肠切除术或远端胰腺切除术，从而达到保证切缘和根治性目的，但是对于一些良性或交界性肿瘤，如黏液囊腺瘤，实体义乳头瘤等而言，如行胰十二指肠切除术或胰体尾切除术，则会牺牲非常多的正常胰腺组织，影响胰腺的内、外分泌功能，这样会使围手术期以及远期胰腺并发症发生率上升，如术后糖尿病发生率上升。借助“达芬奇”机器人手术系统辅助完成的胰腺中段切除术（robotic-assisted central pancreatectomy，RACP），其内镜下吻合、消化道重建的效果优于常规的腹腔镜技术。甚至可能达到比传统手术更好的效果。

这类手术麻醉管理需要注意手术体位和手术时间。

患者通常采取分腿头高脚低体位（轻度反屈氏体位），右侧抬高 30°。在脐孔周围穿刺建立气腹，脐孔置入机器人镜头，在腹部相应位置置入操作臂和辅助臂（图 79-10）。

这类手术时间长。美国匹兹堡医学中心报道的 64 例 RACP 平均手术时间是 425 分钟。在全身麻醉药物选择方面，需要避免使用容易蓄积的麻醉药物。新型吸入麻醉药物如七氟烷或地氟烷适合于长时间手术的麻醉维持。对于肥胖患者，由于七氟烷的脂溶性较高，长时间吸入也会导致药物在脂肪内蓄积，导致术后苏醒延迟。

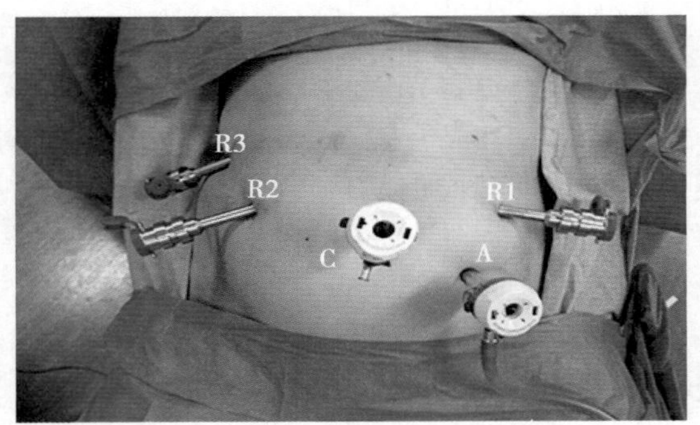

图 79-10　机器人辅助胰腺中段切除术时镜头和机械操作臂的位置图示

手术期间需要维持循环稳定，避免长时间的低血压。由于患者处于头高位，低血压不利于颅脑的灌注。

围手术期还需要预防血栓的形成，长时间气腹会影响下肢血液的回流，同时特殊的下肢体位需要严密预防血栓的形成和脱落，避免肢体的剧烈移动和血压波动，严密观察呼气末二氧化碳数值和波形的变化，及时发现可能出现严重后果的肺栓塞。

2. 机器人辅助胃肠和胆囊手术　机器人辅助的胃肠手术，以及胆囊手术麻醉管理也基本同一般的腹腔镜手术。所不同的是，这几类手术时，机器人庞大的体积会占据患者的头部空间，影响麻醉科医师对患者的观察（图 79-11 为“达芬奇”机器人辅助的普外科和胸科手术时手术室布置图），也会随着手术种类的不同而调整机器人的位置和患者的体位。对于这类手术，需要预防可能发生的胃液反流误吸。术中 CO_2 气腹压力不要超过 15mmHg。术中需要维持良好的肌松条件，保证患者不发生体动反应。深度肌肉松弛 + 低人工气腹压力技术是目前机器人腹部手术推荐的操作方式，它不仅有利于术者操作，也可以降低气腹对于机体生理功能的干扰和减轻术后疼痛。

四、机器人辅助妇科手术

2005 年美国 FDA 批准“达芬奇”手术机器人系统用于妇科手术。适合腹腔镜的妇科手术都适合机器人手术系统，如：子宫切除术、子宫肌瘤挖除术、卵巢囊肿剥除术、盆腔淋巴结清扫术以及盆腔脏器脱垂等盆底组织重建手术等。其中盆底由于位置较深，空间狭窄，因此更适合机器人操作。机器人的另外一个优势体现在一些要求放大和精细

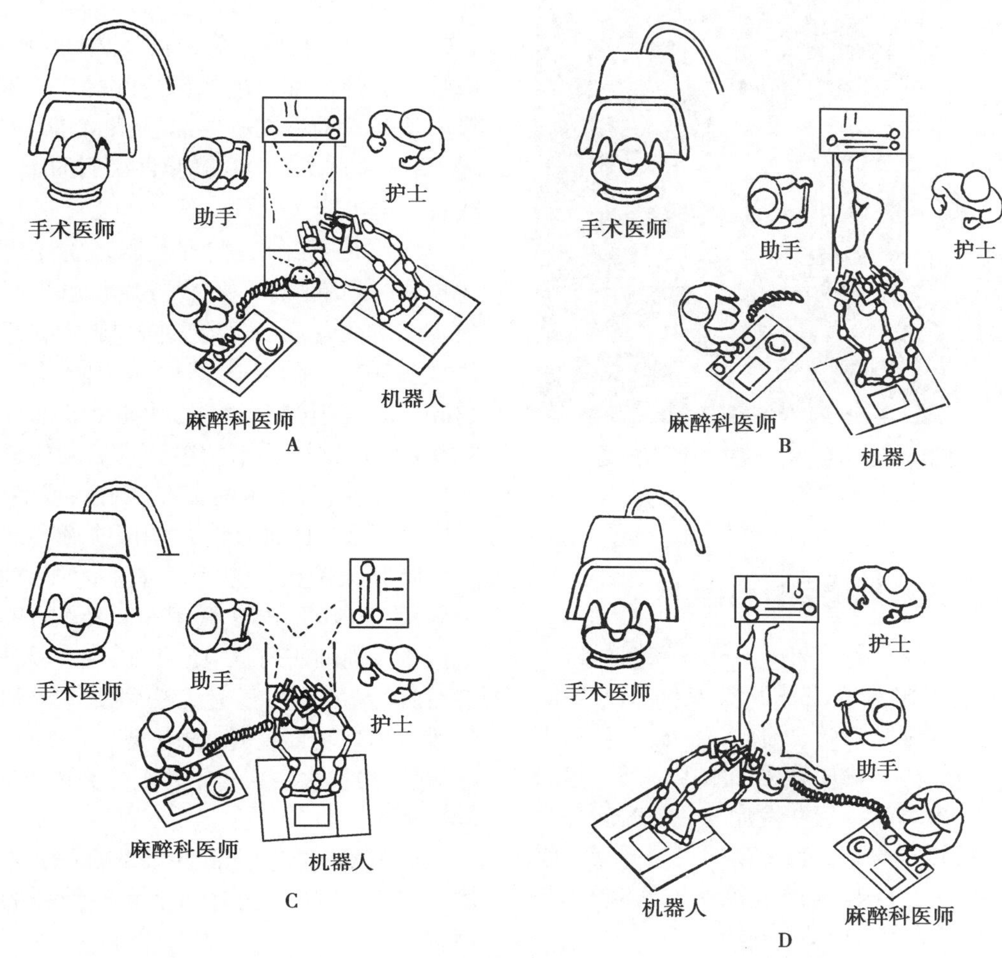

图 79-11　“达芬奇”机器人辅助的普外科和胸科手术时手术室布置图

A. 胆囊切除术；B. 左肺叶切除术；C. 胃切除术或 Nissen 胃折叠术；D. 胰腺切除术。

缝合的手术，如：输卵管吻合术、阴道穹隆脱垂手术等。机器人辅助的阴道 - 骶骨固定术克服了其解剖上比较困难、需要广泛缝合的难关，被认为是阴道穹隆脱垂的金标准手术。

此外，妇科手术患者也存在肥胖和合并糖尿病等不利于传统开腹手术的疾病，此时使用机器人辅助手术，可以降低术后并发症，促进患者的术后恢复。

妇科的机器人手术对于患者体位也有特殊要求，一般采用过度屈氏体位。全身麻醉后，两腿分开截石位，并且尽可能的把手术床放到最低，头低 30°，最大限度地移除腹腔内的肠道，暴露盆腔。手术前需要给患者肩垫，妥善固定，防治手术期间患者体位下滑移动。机器人系统放置在患者的两腿之间，也有放置在一侧者（图 79-12，图 79-13）。

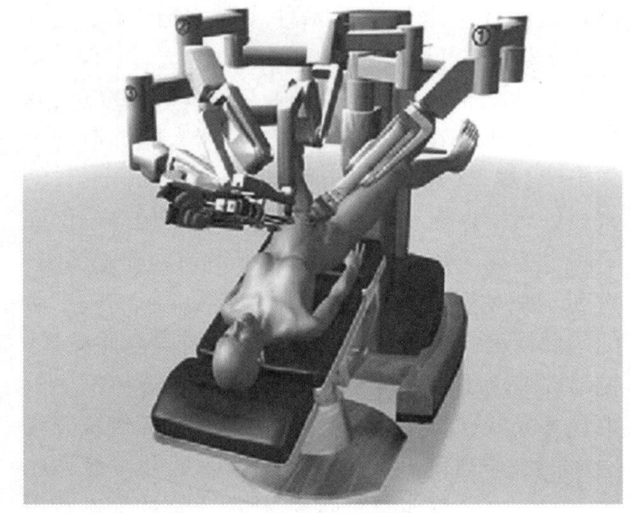

图 79-12　“达芬奇”机器人手术系统用于妇科手术时患者的体位

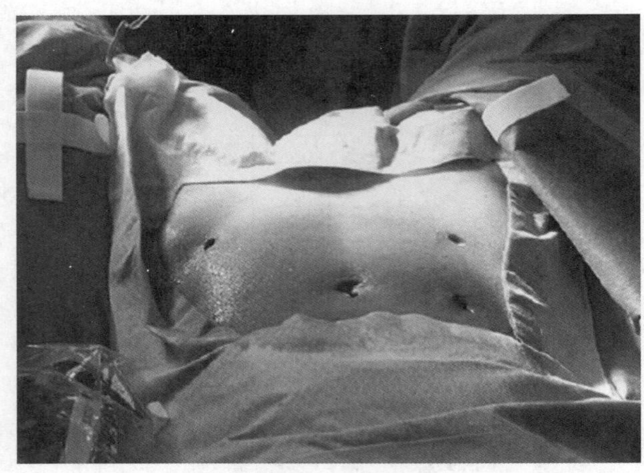

图 79-13　妇科机器人手术系统的机械臂放置进入体内的位置

五、机器人辅助泌尿外科手术

“达芬奇”机器人手术在泌尿外科领域取得了极大的成功，它克服了传统手术创伤大、出血多的弊端，利用机器人视野清晰、操作灵活的特点，对于前列腺根治性切除术、输尿管成形术等多类手术的效果优良，并且患者的术后并发症与住院时间都明显的缩短，术后转归质量显著提高。美国开展的前列腺癌根治术有近 80% 是通过机器人完成的，并成为了前列腺癌手术治疗的首选方案。

6

1. 机器人辅助前列腺切除术（robotic-assisted laparoscopic prostatectomy，RALP）　前列腺癌是世界卫生组织 2008 年报告的全球男性所患肿瘤的第二位，因肿瘤死亡的第六位。前列腺根治术是最能体现机器人手术优势的术种。据美国生产“达芬奇”机器人的 Intuitive Surgical 公司统计：2010 年全球完成机器人辅助前列腺切除术 98 000 例，并且数量每年都在不断的增加。机器人能够清楚呈现组织、器官的解剖构造和神经血管束的走行，精密地分离特点有利于淋巴结清扫，准确的缝合保证了吻合的高质量。手术中精确保留前列腺侧筋膜，有利于减少手术对患者术后性生活的影响。术后的病理检查和随访都显示了良好的肿瘤切除效果，机器人辅助手术较传统手术出血更少，异体输血量也显著降低，同时术后并发症的发生率较传统开腹手术而言显著降低。但是就综合术后并发症和住院时间计算的总体费用而言，机器人辅助手术费用仍然较高。

对接受机器人前列腺根治术的患者术前评估，除了常规内容外，还需要重点关注患者是否存在严重的心肺系统疾患。由于机器人手术要求的长时间气腹及特殊体位，对于术中心肺生理功能的影响可能使得部分患者不能耐受。美国心脏学会指南认为术前存在心绞痛、近期心肌梗死、心力衰竭、明显的心律失常和瓣膜性疾病的患者需要取消或者延迟机器人手术。

术前是否存在青光眼、眼球肿胀、疼痛、听神经损伤、颅内占位等疾病或症状也是必须评估的内容。研究发现当机器人前列腺根治术的屈氏体位放置 60 分钟后，眼球内压力较基础值增加了 13mmHg。美国麻醉科医师协会在 2011 年报道了 3 例接受过这类手术的患者术后发生永久失明的病例。因此，对于术前存在眼科疾或症状的患者，需要邀请眼科医师会诊，做出更加客观的评估。

肥胖会给机器人手术带来无法克服的困难。一般而言，对于 BMI 低于 30kg/m^2 的患者可以接受机器人辅助前列腺根治手术，对于严重肥胖的患者，在手术期间由于其无法耐受体位和 CO_2 气腹导致的生理功能变化，或者是术者暴露困难，手术操作受限时，这些都会使其更改为传统的开腹手术治疗方式。

该手术麻醉期期间主要的挑战是对过度屈氏体位，CO_2 气腹和长时间手术所带来的并发症的预防。

随着手术器械的发展，近年来，也有部分单位开展了无 CO_2 气腹的无气体（Gasless）机器人前列腺手术，从而能够避免 CO_2 气腹带来的并发症。但是在手术开始阶段建立机器人操作空间，以及在手术关键区域和 / 或术野出血常规止血困难的时候，还是需要间断的建立 CO_2 气腹，便于手术操作和减少出血。关于免 CO_2 气腹对于肿瘤种植与转移风险的防范作用目前还并不明确。

屈氏体位造成膈肌上移，患者的肺顺应性和功能残气量降低、无效腔量增加、气道阻力提高。资料显示过度头低（45°）的屈氏体位和 CO_2 气腹使气道峰压和平台压增加 50%，肺顺应性降低 68%。因此，欧洲内镜手术协会推荐屈氏体位的患者 CO_2 气腹压力不能超过 12mmHg，以减轻其对肺顺应性的影响。

由于泌尿外科的机器人手术区域是在后腹膜。后腹膜对 CO_2 的吸收较腹腔更为迅速。气腹导致的高碳酸血症和对呼吸循环功能的影响也更明显。术中需要通过血气分析调整呼吸参数，从而控制血中 CO_2 过度升高，也有学者认为血中的

CO_2 本身就是一种药物，影响呼吸循环功能，以及其他药物的作用效果。随着手术时间的延长，加之屈氏体位影响，呼气末 CO_2 浓度与动脉血的 CO_2 分压差值也显著增加，但两者之间还保持了显著的相关性。

机器人辅助前列腺根治术的体位可能会造成肢体的神经损伤。其中截石体位对腓总神经的压迫损伤最常见，有报道 0.3% 的患者会出现感觉功能降低，4 500 例患者中会有 1 例出现下肢运动功能减弱。股神经支配的运动功能、闭孔神经、坐骨神经的感觉和运动支均会受损。其中运动功能受损的发生率较低。过度的屈氏体位会带来臂丛神经损伤。Deras 等报道过 1 例长时间"达芬奇"机器人手术后出现了双侧前臂的横纹肌溶解症。Manny 等报道 179 例这类手术的患者术后有 6 例出现了下肢神经损伤的症状，其受损的神经可能是腓总神经、股神经外侧皮支和闭孔神经。Galyon 等报道了 1 例经历 6 小时过度屈氏体位的机器人手术患者术后出现肢体的筋膜室综合征的病例，其手术总时间为 12 小时，其双下肢筋膜室的压力分别是 60mmHg 和 51mmHg，左侧上肢的压力在 25~30mmHg，患者术后 4 个月才恢复。这些病例提示，长时间的机器人辅助前列腺根治术需要格外关注下肢血供以及感觉运动功能的变化。在患者肩背部放置靠垫，以及采用"X"型的绑带将患者的肩与对侧的髋部固定，可以降低头低位压迫导致的臂丛神经损伤(图 79-14)

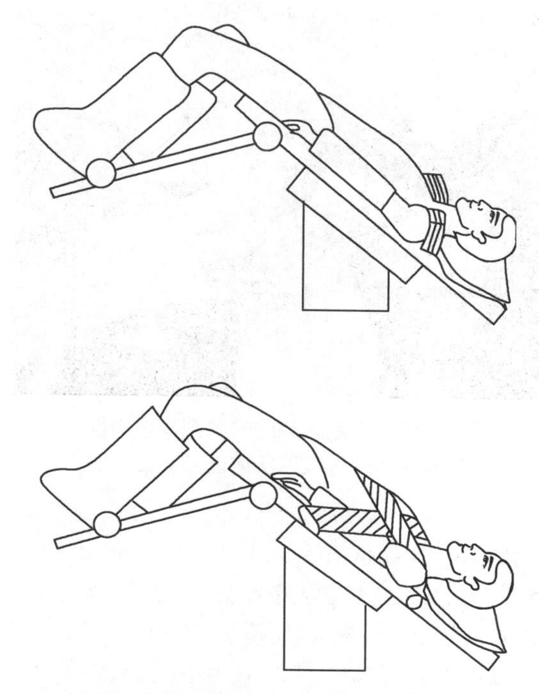

图 79-14　过度屈氏体位时肩背部垫靠枕和"X"型绑带固定患者肩和对侧髋部能够降低臂丛神经损伤

手术期间气腹针损伤也需要注意，有回顾性研究调查了 696 502 例腹腔镜手术，发现气腹针损伤的病例是 1 575 例，发生率为 8%，有损伤血管者，也有损伤空腔脏器者，有报道气腹针直接损伤下腔静脉和腹主动脉者。因此，在气腹操作期间，麻醉科医师需要严格关注循环和呼吸功能的变化，及时发现可能出现的意外。

机器人辅助前列腺根治术期间还需注意静脉空气栓塞的发生。通过经食管超声心动图实时监测证实机器人辅助前列腺根治术时，血液中的空气栓塞发生概率远远低于传统的经耻骨前列腺癌根治术(前者是 38%，而开腹手术的发生率为 80%)。这可能与机器人手术时，患者的静脉压力增加，以及 CO_2 更容易被组织吸收，并且经肺排出体外有关。但是由于机器人过度屈氏体位，气栓可能会影响远端肢体的血液供应。手术期间出现血管意外损伤后，依然会出现大量气体入血产生气体栓塞的可能，此时可以通过血压和呼气末 CO_2 波形的观察，评价气栓的影响。严重者可以采用降低气腹压力，左侧卧位和经右颈内静脉抽取栓塞的气体等应对措施。虽然机器人辅助前列腺手术的空气栓塞比较少见，对机体循环系统影响有限，但是对于那些术前合并多种疾病的前列腺癌患者而言，还是需要高度重视。

麻醉科医师还需时刻面对 RALP 期间可能发生手术失败。其原因可能是机器人的器械故障，也可能是患者对于特殊体位(图 79-15)，CO_2 气腹和长时间手术不能耐受，也有"达芬奇"机械手误判损伤血管和周围正常组织等。对于发生影响患者生命安全的并发症，要求手术器械能够在 1 分钟内移出体内，保证麻醉科医师的及时抢救。随着手术例数的增多、细致的术前评估和更新升级的手术仪器及软件等，RALP 手术失败的概率也在降低。

RALP 术后还需要注意可能出现的气道和声门的水肿。有报道这类手术术后气道水肿和术后呼吸功能窘迫的发生率在 0.7%。手术期间，麻醉科医师需要经常检查气管套囊的压力，是否漏气。对于长时间的屈氏体位手术，需要监测气管导管套囊的压力，使其数值低于 30cmH$_2$O。

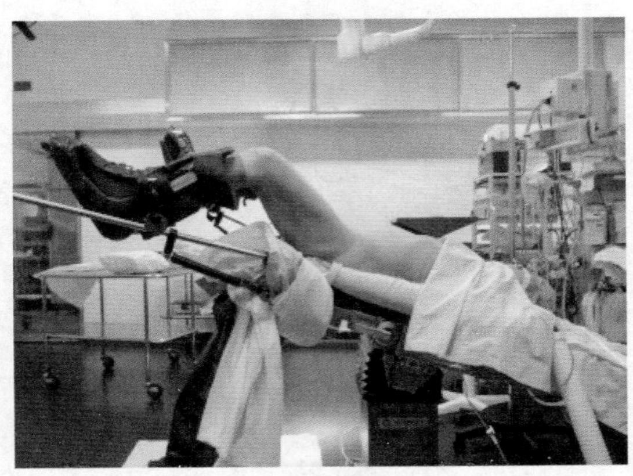

图 79-15 机器人辅助的前列腺根治性切除术患者的过度屈氏体位和截石体位

RALP 术后患者会发生皮下气肿、纵隔气肿甚至气胸、心包积气等并发症。肥胖、老年、长时间手术，以及呼气末 CO_2 超过 50mmHg 者容易发生。通过 CT 扫描在传统腹腔镜手术中调查，发现患者皮下气肿的发生概率为 56%，而有 70% 的患者在手术结束后仍然残留气腹。腹腔压力增加，有可能从先天性的腹膜筋膜缺损处进入胸腔，发生气胸。皮下气肿也可发展成为纵隔气肿。对于张力性气胸，可以通过呼吸音减轻，氧饱和度降低和血流动力学改变，气道压力增加，呼气末 CO_2 波形异常等指标来综合判断。床旁超声技术对于气胸的诊断准确性也比较高。对于严重者需要闭式引流。

6

RALP 患者术后疼痛，尤其是术后第一天的疼痛较传统手术显著降低。术后疼痛主要包括切口痛、内脏痛和肩背痛，由于机器人微创手术，使得前两者显著降低，但是很多患者术后仍然主诉肩背部疼痛，这可能与气腹导致腹腔内的 CO_2 没有完全排出体外有关。有学者发现手术期间使用低气腹压力（10mmHg，而不是通常使用的 14mmHg）能够显著降低患者术后肩部疼痛。麻醉科医师在手术结束时仍然保持患者头低 30° 的屈氏体位，并且控制呼吸、扩张肺，也有助于 CO_2 排出体外，降低术后肩痛。局部使用的局部麻醉药、非甾体类抗炎镇痛药也有助于缓解术后的肩痛。

RALP 术后深静脉栓塞并发肺栓塞是此类手术患者术后死亡的主要原因。其深静脉血栓的发生率低于 0.5%，而传统开腹前列腺癌根治术的发生率为 2.5%。吸烟、前列腺体积大、手术时间长等因素均会增加发生术后深静脉血栓的风险。对于无深静脉血栓危险因素的患者，可以鼓励其早期活动而非使用预防性药物治疗；而对于存在深静脉血栓危险因素的患者，术后可以联合使用预防性药物、间断加压设备和穿弹力袜等措施来预防静脉血栓的形成于危害。

2. 机器人辅助膀胱癌根治术 机器人辅助膀胱癌根治术最大的优点是出血少，患者术后疼痛轻，恢复快，住院时间短。其麻醉方式以气管插管的全身麻醉为主，术中吸入药物维持麻醉。患者体位是头低 45° 的过度屈氏体位，同时双下肢截石位。术中需要维持体温在正常范围，避免长时间特殊体位导致的外周神经及肌肉损伤。

六、机器人辅助口腔、喉颈部手术

机器人辅助的口腔、喉颈部手术近十年来在耳鼻喉科取得了快速的发展。“达芬奇”机器人手术系统首先被 FDA 批准用于口腔、咽喉的良性病变手术治疗，其优势在于清晰的手术视野对分辨舌咽神经、舌下神经和舌神经舌动脉等非常有利，手术更加精确。已经开展了扁桃体切除术、舌部分切除术、喉头切除术以及治疗睡眠呼吸暂停综合征（OSAHS）的声门上成形术和腭垂腭咽成形术，并且取得了良好的手术效果。“达芬奇”机器人甲状腺手术也在近两年逐步开展起来。通过腋窝入路的手术能够满足美容的要求，同时机器人在狭小空间里精巧的操作和对血管淋巴结的处理更具有独特的优势。此外，机器人辅助口腔、喉颈部手术也开始用于儿童手术治疗中。

这类手术在麻醉管理上，需要注意患者的体位和手术室仪器放置、患者的术后拔管时机以及甲状腺手术 CO_2 充气的并发症等。

由于“达芬奇”机器人体积大，在开展口腔、喉颈手术的时候，麻醉科医师和麻醉机是位于患者脚的方向。麻醉科医师需要确保监护仪器和静脉液体的连接正确且不易脱落（图 79-16）。麻醉方法主要是全身麻醉为主。气管插管和一般麻醉没有差别，为了便利手术区域的暴露，也多采用经鼻的气管插管。对于使用激光的手术，需要用抗激光的专用气管导管。气管插管应当使用视频喉镜和 / 或纤维支气管镜，以保证不损伤口腔和咽喉的病变组织。插管成功后，气管导管要妥善固定。麻醉维持可以使用全凭静脉麻醉方法。机器人手术期间，手术室光线减弱，这可能会干扰麻醉科医师对患者的观察。手术结束后，部分口腔和咽喉手术的患者需要保留气管导管 1~2 天，此时仍需要维持镇静，对于舌和/或会厌切除的患者，以及再插管的患者可以考虑术后气管切开。

对于机器人辅助的甲状腺手术，如果使用 CO_2 暴露手术野，需要注意可能发生的皮下和纵隔气肿，以及 CO_2 导致的高碳酸血症，循环波动，脑灌注增加，呼吸通气指标异常，CO_2 气栓等不良反应。随着手术器械的演变，也有手术医生采用无气体（Gasless）机器人甲状腺手术，术者通过腋下切口入路，实施机器人辅助的甲状腺手术，从而避免 CO_2 带来的不良反应。

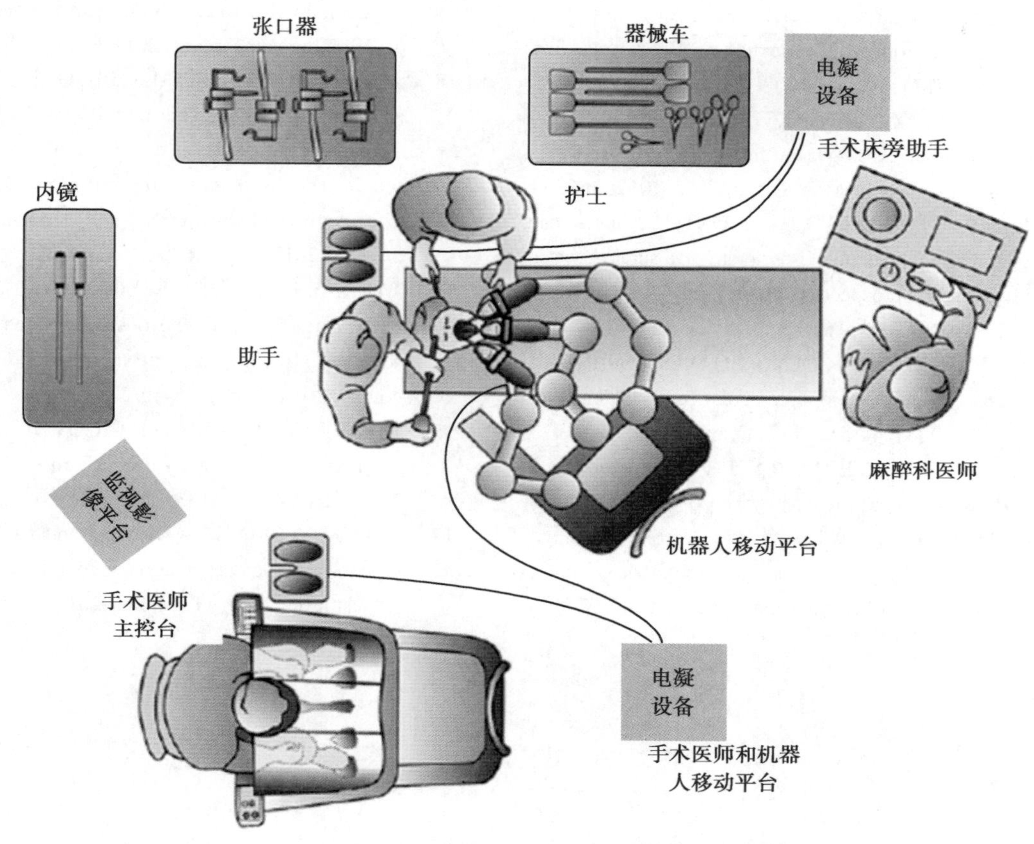

图 79-16 “达芬奇”机器人口腔、喉颈部手术的手术室布局

七、机器人辅助骨科及神经外科手术

机器人辅助的神经外科手术主要用于颅脑的立体定位导航手术，以及脊髓病变的定位与放射介入治疗。其定位精准，并且不会损伤周围正常组织。麻醉管理采用全身麻醉，维持患者术中无体动反应。

机器人用于骨科手术的临床起始于兽医保罗给狗施行的髋关节置换手术。现在的机器人手术系统对髋关节置换时股骨髓腔的测量精度是人类的 10 倍，因此能够更可靠的辅助手术实施，降低术后并发症。在膝关节置换时，机器人辅助手术增加了人工关节对合的精度，提高了手术质量。

（薛庆生 于布为）

参考文献

[1] MELAMED A, MARGUL D J, CHEN L, et al. Survival after minimally invasive radical hysterectomy for early-stage cervical cancer [J]. New England Journal of Medicine, 2018, 379 (20): 1905-1914.

[2] KAOUK J H, KHALIFEH A, LAYDNER H, et al. Transvaginal hybrid natural orifice transluminal surgery robotic donor nephrectomy: first clinical application. Urology, 2012, 80 (6): 1171-1175.

[3] DARLONG V, KUNHABDULLA N, PANDEY R, et al. Hemodynamic changes during robotic radical prostatectomy [J]. Saudi J Anaesth, 2012, 6 (3): 213-218.

[4] BONATTI J, SCHACHNER T, BONAROS N, et al. Robotically assisted totally endoscopic coronary bypass surgery [J]. Circulation, 2011, 124 (2): 236-244.

[5] DHAWAN R, ROBERTS J D, WROBLEWSKI K, et al. Multivessel beating heart robotic myocardial revascularization increase morbidity and mortality [J]. Journal of Thoracic Cardiovascular Surgery, 2012, 143 (5): 1056-1061.

[6] ABOOD G J, CAN M F, DAOUADI M, et al. Robotic-Assisted Minimally Invasive Central Pancreatectomy: Technique and Outcomes [J]. Journal of Gastrointestinal Surgery, 2013, 17 (5): 1002-1008.

[7] OLIVEIIA C M, NGUYEN H T, FERRAZ A R, et al. Robotic surgery in otolaryngology and head and neck surgery: a review [J]. Minimally Invasive Surgery, 2012, 2012: 286563.

[8] MARENGO F, LARRAIN D, BABILONTI L, et al. Learning experience using the double-console da Vinci surgical system in gynecology: a prospective cohort study in a University hospital [J]. Arch Gynecol Obstet, 2012, 285 (2): 441-445.

[9] QIAN ZHAN, XIA-XING DENG, BO HAN, et al. Robotic-assisted pancreatic resection: a report of 47 cases [J]. Int J Med Robot, 2013, 9 (1): 44-51.

[10] STEENWYK B, LYERLY RALPH. Advancements in robotic assisted thoracic surgery [J]. Anesthesiology Clin, 2012, 30 (4): 699-708.

[11] WASTLER K E. Robotic surgical and anesthesia communication tool. Journal of Robotic Surgery, 2015, 9 (1): 97-98.

[12] HUTCHINS J, DELANEY D, VOGEL R I, et al. Ultrasound guided subcostal transversus abdominis plane (TAP) infiltration with liposomal bupivacaine for patients undergoing robotic assisted hysterectomy: A prospective randomized controlled study [J]. Gynecologic Oncology, 2015, 138 (3): 609-613.

[13] REHFELDT K H, ANDRE J V, RITTER M J. Anesthetic considerations in robotic mitral valve surgery [J]. Annals of Cardiothoracic Surgery, 2017, 6 (1): 47-53.

[14] ACKERMAN R S, COHEN J B, GARCIA GETTING R E, et al. Are you seeing this: the impact of steep trendelenburg position during robot-assisted laparoscopic radical prostatectomy on intraocular pressure: a brief review of the literature [J]. Journal of Robotic Surgery, 2018.

[15] TAE K Y U N E, JI Y B, SONG C M, et al. Robotic and endoscopic thyroid surgery: evolution and advances [J]. Clinical and Experimental Otorhinolaryngology, 2019, 13 (1): 35-40.

[16] JEYARAJAH J, AHMAD I, JACOVOU E. Anaesthesia and perioperative care for transoral robotic surgery, ORL, 2018, 80 (3/4): 125-133.

[17] MORO F D, MANGANO A. Why should a "gasless" oncologic robotic procedure be performed?[J]. Saudi Journal of Anaesthesia, 2017, 11 (2): 260-261.

6

第八十章

日间手术麻醉

目　录

英国小儿外科医师 James Nicholl 于 1909 年最早提出日间手术的概念。20 世纪初，麻醉科医师 Ralph Waters 在美国爱荷华州 Sioux 市开设了一家门诊麻醉诊所，为牙科及小型外科手术提供麻醉。1984 年，美国麻醉科医师学会日间麻醉协会(Society for Ambulatory Anesthesia，SAMBA)成立，开启了日间手术麻醉的新纪元。随后，麻醉科医师毕业后的门诊麻醉专科训练制度也开始建立。近 40 年来，随着外科微创手术技术的发展以及速效、短效麻醉药物和麻醉技术的发展，发达国家日间手术发展迅速，欧美发达国家日间手术占所有择期手术量的比例从 10% 上升到 50%~70%。日间手术给患者、医疗服务提供者、第三方付费者和医院都带来诸多益处，不仅促进了患者康复，且大大节约了医疗资源和降低了医疗费用。

国际日间手术协会(International Association for Ambulatory Surgery，IAAS)成立于 1995 年，并于 2003 年将日间手术定义为"患者入院、手术和出院在 1 个工作日中完成的手术，除外在医师诊所或医院开展的门诊手术"。中国 2013 年加入 IAAS，成为第 22 个成员。2015 年由国家卫生计生委卫生发展研究中心支持和指导成立了中国日间手术合作联盟(China Ambulatory Surgery Alliance，CASA)，并同年推出中国日间手术定义："日间手术指患者在 1 天(24 小时)内入、出院完成的手术或操作"；该定义有两点补充说明：一是日间手术是对患者有计划进行的手术或操作，二是关于日间手术住院延期患者，指特殊病例由于病情需要延期住院的患者，住院最长时间不超过 48 小时。2016 年 CASA 首批推荐 56 种适宜日间手术，并且目前正在研究第二批日间手术病程。日间手术的优点包括：患者乐于接受，尤其是老年人和儿童；术前检查和术后用药更少，使择期手术的安排更具有弹性；手术患者的感染的发生率低，呼吸系统并发症的发生率低；减少等待手术的患者数量，能及时治疗更多的患者；总的手术花费减少。有研究表明，97% 接受过日间手术的患者愿意再次接受日间手术，而手术后需要住院的患者仅占 1%，需要再次就诊者不足 3%。当然，一些特殊的术后处理也需患者短暂住院。输血或静脉输注抗生素一般在手术当天完成，而现代护理学的发展使在家中接受输血或静脉使用抗生素成为可能，对日间手术将更有促进作用。

第一节 日间手术患者的选择

微创手术的发展、外科技术的进步、疼痛管理和短效麻醉药物的问世显著增加了日间手术的种类。目前认为，手术持续时间不是决定能否行日间手术的绝对因素，而手术创伤程度则是关键因素。

一、日间手术的种类

适合日间手术的外科手术种类应当为手术风险及对术后生理的影响较小、预计手术时间较短(一般不超过 3 小时)，出血、并发症、疼痛、术后恶心呕吐等发生率较少的手术。日间手术后留院时间的延长及急诊再入院的主要主诉多与手术操作(如失血、疼痛、术后恶心呕吐等)相关。随着外科手术技术的进步及腔镜微创及手术的发展，越来越多种类的手术可以在日间手术室实施。2015 年中国日间手术合作联盟首批推荐 56 个适宜日间手术的术种，包括心内科、消化、骨科、眼科、耳鼻喉、普外科、泌尿与生殖系统、内分泌、妇科及口腔等，如表 80-1。

二、日间手术患者的选择标准

大多数日间手术患者应该为 ASA Ⅰ~Ⅱ级，然而随着麻醉和手术技术的进步，越来越多的"医学上稳定"的 ASA Ⅲ级(甚至一些Ⅳ级)患者，只要在术前病情得到良好控制达 3 个月及以上，麻醉手术并发症发生率也可以降到很低。Warner 等进行的一项大型前瞻性研究中，24% 的日间手术患者是 ASA Ⅲ级，而这些患者的并发症发生率并不比 ASA Ⅰ或Ⅱ级者更高。国内部分医院日间手术Ⅲ、Ⅳ类手术可达 56.5%。因此，不要孤立地看患者的 ASA 分级，应综合手术的类型、麻醉技术等因素，判断患者是否适合行日间手术。

适合日间手术与麻醉的患者一般应符合以下条件：

(1) ASA Ⅰ~Ⅱ级患者；ASA Ⅲ级患者并存疾病稳定在 3 个月以上，经过严格评估及准备，亦可接受日间手术；

表 80-1 适合日间手术的手术操作类型

心内科	普通室上性心动过速射频消融术	经皮冠状动脉支架植入术										
消化	经电子内镜结肠息肉微波切除术	经电子内镜结肠息肉激光切除术	经内镜直肠良性肿物切除术									
骨科	经椎间盘镜髓核摘除术	多指/趾切除矫形术	肱骨干骨折切开服务接骨板螺丝钉内固定术	尺骨鹰嘴骨折切开复位内固定术	尺骨干骨折闭合复位接骨板螺丝钉内固定术	肌肉松解术	腱鞘囊肿切除术	髌骨骨折闭合复位内固定术	腘窝囊肿切除术	关节镜下膝关节清理术		
眼科	外路经巩膜激光睫状体光凝术	睫状体冷冻术	白内障超声乳化吸除+人工晶状体植入术	小瞳孔白内障超声乳化吸除+人工晶状体植入术	白内障超声乳化摘除术	翼状胬肉切除组织移植术						
耳鼻喉	耳前瘘管切除术	Ⅰ型鼓室成形术	经耳内镜Ⅰ型鼓室成形术	经支撑喉镜会厌良性肿瘤切除术	经支撑喉镜激光辅助声带肿物切除术							
泌尿与生殖系统	经尿道膀胱经前列腺电切术	经尿道前列腺激光气化切除术	经尿道膀胱肿瘤电切治疗	经尿道输尿管镜超声碎石取石术	经皮肾镜超声碎石取石术	经尿道输尿管镜激光碎石取石术	经尿道输尿管镜气压弹道碎石取石术	睾丸鞘膜翻转术	隐睾下降固定术	经腹腔镜隐睾下降固定术	精索静脉曲张高位结扎术	经腹腔镜精索静脉曲张高位结扎术
内分泌	甲状腺腺瘤摘除术	甲状腺部分切除术	甲状腺次全切除术	甲状腺全切除术								
妇科	乳腺肿物切除术	经腹腔镜单侧卵巢囊肿剥除术										
口腔	颌面皮肤瘘管病灶切除术	鳃裂瘘管切除术										
普外	大隐静脉腔内激光闭合术	大隐静脉高位结扎+剥脱术	经腹腔镜阑尾切除术	脐茸烧灼术	脐茸手术切除术	脐窦切除术	腹股沟疝修补术	无张力腹股沟疝修补术	高危复杂肛瘘挂线治疗	肛裂切除术		

(2) 年龄：一般建议选择1岁以上至65岁以下的患者。但是，年龄本身不单纯作为日间手术的限定因素，65岁以上的高龄患者能否进行日间手术，应结合患者自身情况、手术大小与部位、麻醉方式、并发症严重程度和控制情况等综合判断；

(3) 预计患者术中及麻醉状态下生理功能变化小；

(4) 预计患者术后呼吸道梗阻、剧烈疼痛及严重恶心呕吐等并发症发生率低。

三、日间手术的禁忌证

因术后并发症增加而不适日间手术的患者主要有：

(1) 全身状况不稳定的ASA Ⅲ~Ⅳ级患者；

(2) 高危婴儿或早产儿；

(3) 估计术中失血多和手术较大的患者；

(4) 因潜在或已并存的疾病可能会导致术中出现严重并发症的患者(如恶性高热家族史，过敏体质者等)；

(5) 近期出现急性上呼吸道感染未愈者、哮喘发作及持续状态；

(6) 困难气道；

(7) 估计术后呼吸功能恢复时间长的病态肥胖或阻塞性睡眠呼吸暂停综合征患者；

(8) 吸食毒品、药物滥用者；

(9) 心理障碍、精神疾病及不配合的患者；

(10) 患者离院后24小时无成人陪护。

第二节 术前评估

一、术前评估

充分的术前评估是保障患者安全不可缺少的措施。由于日间手术患者手术当日来医院，麻醉科医师与患者接触时间短，故应提前在麻醉科门诊或术前评估中心进行术前麻醉评估，既有利于保证患者的安全，也可避免因评估及准备不足导致手术延期或取消，同时还能减轻患者对手术麻醉的焦虑。麻醉科医师通过询问病史、体格检查以及实验室检查，重点评估患者呼吸、循环及气道的情况，以明确患者手术的风险，警惕困难气道、恶性高热易感者、过敏体质、肥胖症、血液系统疾病、心脏病、呼吸系统疾病以及胃食管反流性疾病等特殊问题。研究表明，单纯从病史中取得的资料就可以做出86%的诊断，经体格检查后可以得出另外6%的诊断，仅有8%的诊断需要进行实验室检查或是放射学检查。长期药物治疗的患者(如服用降血压药物、抗精神病类药物、抗血小板药或抗凝药等)能显著影响麻醉管理，应引起重视。

全身麻醉下施行浅表手术的“健康”患者，男性患者一般不需要行实验室检查，女性患者只需要进行血红蛋白或是血细胞比容检查。对患有高血压、糖尿病等慢性疾病的患者，需要检查血糖和电解质。难以解释的血红蛋白低于100g/L者，应作进一步检查，减少围手术期并发症发生率和死亡率。椎管内麻醉或神经阻滞，术前应检查止血功能包括血小板与凝血功能。所有患者均应完善心电图检查，对有心电图异常的患者完善超声心动评估心功能。部分患者完善胸片检查，特殊患者需肺功能检查以评估肺功能情况。

二、术前禁食

为减少术中误吸的危险，日间手术麻醉患者禁食要求与住院手术患者一样。

在禁食一夜后，50%的患者有中到重度的饥饿感，44%的患者有中到重度的口渴感，14%的年轻女性患者血糖浓度显著降低。而研究表明，清流质在胃内存留的半衰期是10~20分钟，如果在择期手术前2小时口服清流质，麻醉诱导时胃内容物的容量比禁食的患者更少。禁食的日间手术患者，手术前2小时口服150ml水不会增加胃内容量。甚至在手术前2~3小时口服150ml咖啡或橙汁也不会对成人的胃内容量和p小时值产生明显影响。同样，与常规禁食相比，儿童随意饮用清流质直至手术前2小时，最后一次饮水限制在240ml以内，可以既减少患儿的饥饿感和口渴感而又不会对胃内容物产生任何不良影响。术前口服3ml/kg苹果汁能减少胃内容量和酸度，爱好饮用咖啡的患者在术日晨饮用咖啡还可减少术后头痛的发生率。美国一项全国性调查表明，69%的麻醉科医师已经改变了他们的禁食禁饮方案，允许儿童术前饮用清流质，41%的麻醉科医师改变了他们对成人的禁饮方案。除非患者有胃排空延迟或术前应用阿片类药物，否则不宜禁食10~16小时。加拿大麻醉科医师协会也推荐在择期手术3小时之前不限制患者饮用清液体，对术前禁食、禁水的要求变得不再非常严格。重要的是，麻醉诱导前充足的体液（术前2~3小时饮清流质或静脉输注液体）可显著降低术后疼痛、眩晕、口渴、恶心等副作用的发生率。延长禁食时间只会增加患者的不适而没有益处。

有研究表明，缩短术前禁食时间，有利于减少手术前患者的饥饿、口渴、烦躁、紧张等不良反应，有助于减少术后胰岛素抵抗，缓解分解代谢甚至可以缩短术后住院时间。根据《加速康复外科中国专家共识及路径管理指南（2018版）》以及《成人与小儿手术麻醉前禁食和减少肺误吸风险药物应用指南（2017版）》，除合并胃排空延迟、胃肠蠕动异常和急诊手术等患者外，目前提倡禁清饮料时间延后至术前2小时，之前可口服清饮料，包括清水、糖水、无渣果汁、碳酸类饮料、清茶及黑咖啡（不含奶），不包括含酒精类饮品；禁食时间延至术前6小时，之前可进食淀粉类固体食物（牛奶等乳制品的胃排空时间与固体食物相当），但油炸、脂肪及肉类食物则需要更长的禁食时间。术前推荐口服含碳水化合物的饮品，通常是在术前10小时给予患者饮用12.5%的碳水化合物饮品800ml，术前2小时饮用≤400ml。

三、术前准备

良好的术前准备使日间手术更安全、更容易被患者和医务人员接受。术前准备的目的是减少日间手术的风险、改善手术的预后和减少患者及其家属对整个手术经过的恐惧感。术前准备包括使用药物或非药物的方法减少患者焦虑、使用药物减少术后并发症的风险。

（一）非药物准备

由于将要接受麻醉的患者可出现心理紧张、焦虑，患者焦虑水平在手术前1周就开始升高，直至确信已经顺利恢复时才会恢复到正常水平。焦虑的原因最常见的是由于患者担心会在手术中发生疼痛、手术后不能醒来以及手术后的疼痛、恶心和呕吐。过于焦虑会导致术后恢复减慢、镇痛药和镇吐药用量增加。良好的术前访视与准备则可以减少或避免患者焦虑状态。研究表明，术前与麻醉科医师充分沟通过的患者术后恢复较快而且镇痛药用量较少。

术前的非药物准备具有经济、无不良反应、患者乐于接受等许多优点，如患者能主动配合，通过术前指导，术后疼痛也能相应下降。术前访视的时间也很关键，研究显示，只有术前在手术室外进行的访视才能明显减轻焦虑，术前通过录像资料对围手术期事件进行解说也可有效减轻焦虑。通过游戏性的书籍、小册子、电视节目进行术前教育对小儿患者尤其有益，可以减轻患儿的焦虑和手术后的行为改变，特别是对于1~4岁的儿童更为有效。术前准备还应该包括：用书面和口头的方式告知患者到达时间和地点、合适的穿戴、禁食的要求、手术后发生的变化、术后对驾驶车辆的限制，以及需要一位成人在围手术期护送和陪伴患者。

（二）药物准备

原则上日间手术患者不需要麻醉前用药，对于明显焦虑、迷走张力偏高等患者可酌情用药，包括解除焦虑、镇静、镇痛、遗忘、降低迷走神经张力、预防术后恶心呕吐和吸入性肺炎等药物。日间手术麻醉需要考虑的一个重要方面就是迅速恢复，因此许多麻醉科医师避免术前应用中枢神经兴奋性药物，从而不影响术后的快速恢复及出院。但是许多前瞻性研究并未发现在日间手术合理应用术前镇静药物会使恢复延迟。咪达唑仑术前用药不仅减轻术前焦虑，还可减轻术后疼痛。故术前用药一般不影响术后的恢复及出院，合理地选择术前药能减少术后副作用，从而加快出院。

第三节　麻醉方法

在选择日间手术麻醉方法时要考虑麻醉的质量、安全性、效率、设备和药物的费用等。理想的日间手术麻醉方法应该是起效迅速平稳、能在手术中提供遗忘和镇痛、恢复期短、不良反应少。另外，不同麻醉科医师和患者的偏好也决定麻醉方法的选择。各种麻醉方法均可用于日间手术，各有优缺点，目前尚无统一而理想的日间手术麻醉方法。全身麻醉仍是患者和手术医师最偏好的技术。尽管椎管内阻滞是下肢和下腹部手术的常用麻醉技术，但因其术后残留运动和交感神经阻滞，用于日间手术可能延迟出院。周围神经阻滞可使术后阿片类镇痛药的用量减至最低，因此越来越多的日间手术病例接受局部神经阻滞联合静脉镇静，即所谓的监测下麻醉（monitored anesthesia care，MAC）。日间手术麻醉所需的麻醉、监护和复苏设备与住院患者一样。标准的日间手术术中监测包括胸前听诊器、心电图、无创血压、脉搏氧饱和度，全身麻醉需进行呼气末二氧化碳监测。

一、全身麻醉

全身麻醉在国外是最常用的日间手术麻醉方法，国内也渐趋增多。在制定麻醉方案时，除了要考虑术中的管理外，还要考虑患者在恢复室的特点、术后恶心呕吐及疼痛治疗。全身麻醉药物的选择对于患者术后在 PACU 的留治时间影响很大，甚至还决定患者能否在手术后当天离院。

原则上，所有接受全身麻醉的患者均应建立静脉通路，以防不测，尤其是手术时间较长、禁食时间较长的患儿，以便于维持体液容量和血糖的稳定及围手术期用药。小儿日间手术麻醉诱导时是否允许患儿家长在场虽然有争议，但越来越多的麻醉科医师持赞同观点。

此外，术后的一些并发症如嗜睡和头晕常常与脱水有关。使用加温湿化器以及被动保温保湿装置能进一步减少在手术中的体液和热量的丢失。

（一）麻醉药物

随着中短效静脉麻醉药、吸入麻醉药、肌松药和镇痛药越来越多，短小手术变得更加安全、也更易于为日间手术患者所接受。全身麻醉诱导一般使用起效快的静脉麻醉药，丙泊酚由于恢复质量高，已经基本取代了巴比妥类和苯二氮䓬类药物用于麻醉诱导。氧化亚氮和溶解度低的吸入麻醉药如七氟烷或地氟烷合用使全身麻醉的起效和恢复更加迅速。虽然既往有研究表明氧化亚氮的使用与术后恶心呕吐有关，但近来的研究又否定了氧化亚氮的这种不良反应。

1. 丙泊酚　丙泊酚的消除半衰期是 1~3 小时，其苏醒质量比其他绝大多数的静脉麻醉药好，术后发生 PONV 的概率较小，并有镇吐作用，因此该药已成为日间手术麻醉诱导的较好选择。丙泊酚诱导后使用吸入麻醉药维持，术后恢复时间比用硫喷妥钠或依托咪酯短。在儿童中的恢复时间差别也很明显：丙泊酚诱导的患儿的恢复时间、离院时间均明显短于氟醚和硫喷妥钠诱导的患儿，且术后恶心的发生率也低。丙泊酚引起的静脉注射痛和不适感的发生率较高，注射前即刻给予利多卡因（成人 40mg，iv）或混合给予可减轻疼痛。选择较粗大的静脉或事先给予阿片类药物也可减轻丙泊酚注射痛。

2. 吸入麻醉药　日间手术麻醉维持中应用也非常广泛。这些药物的摄取和消除迅速，因此麻醉深度容易调节，使得患者恢复快、出院早。地氟烷和七氟烷是较新型的卤代烃类吸入麻醉药，血气分布系数低，恢复更加迅速，因此更适合日间手术麻醉使用。与地氟烷不同，七氟烷没有气道刺激性，可以进行平稳的吸入诱导。当儿童需要迅速诱导时，吸入诱导是首选的方法。在老年患者中，七氟烷诱导比丙泊酚诱导血流动力学更加稳定。吸入麻醉药麻醉恢复早期的呕吐发生率比丙泊酚高，而延迟出现的 PONV 多与术后应用阿片类药物有关。

日间手术麻醉中氧化亚氮使用的问题一直存在争论，原因是一般认为使用氧化亚氮后呕吐发生率较高。但很多研究表明氧化亚氮能成功用于日间手术麻醉，麻醉维持加用氧化亚氮能减少吸入麻醉药的用量，恢复更迅速，成本更低。尽管氧化亚氮因增加中耳内压力和胃肠道内压力，有增加术后呕吐发生率的风险，但大量腹腔镜手术患者的研究表明，丙泊酚 - 氧化亚氮麻醉比单纯丙泊酚麻醉患者恢复略快，术后呕吐没有差异，从而认为氧化亚氮不是术后恶心呕吐的根本原因，仍可作为日间手术吸入麻醉的选择药物之一。

3. 氯胺酮　氯胺酮是一种独特的具有镇静镇痛作用的静脉麻醉药，既可以用于麻醉诱导又可以用于麻醉维持。但氯胺酮有明显的“拟精神病”作用，术后早期 PONV 发生率高。小剂量（10~20mg，静脉注射）氯胺酮可在丙泊酚诱导麻醉中用以替代强效阿片类药物。日间手术中辅助静脉注射氯胺酮 75~150μg/kg 可减少骨科手术后的阿片类药物的用量。

4. 咪达唑仑　日间手术较少单纯采用咪达唑仑进行麻醉诱导，且其起效与恢复均慢于丙泊酚。一般可考虑小剂量（0.05~0.1mg/kg）与其他静脉麻醉药联合用于麻醉诱导。若采用咪达唑仑行麻醉诱导，手术结束后必要时可考虑给予氟马西尼拮抗，以利于患者术后及时苏醒。

5. 依托咪酯　依托咪酯（0.2~0.3mg/kg）也被用于较短日间手术的全身麻醉诱导和维持。由于其副作用如 PONV 发生率较高、肌阵挛以及短暂性肾上腺皮质功能抑制，一般多用于需要血流动力学稳定的患者。

6. 阿片类镇痛药　麻醉诱导期间使用阿片类镇痛药可降低气管内插管引起的自主神经反应，麻醉维持中给予镇痛药则可以减少或消除术中疼痛刺激引起的自主神经反应。芬太尼是最常用的阿片类药物。阿片类药物能减少术中镇静药物的用量，使恢复更加迅速，还能减少丙泊酚注射时的疼痛和不自主运动反应。小剂量强效镇痛药（芬太尼 1~2μg/kg，阿芬太尼 15~30μg/kg 或舒芬太尼 0.15~0.3μg/kg）能减轻喉镜置入及气管内插管时的心血管反应。与吸入麻醉相比，麻醉中使用短效镇痛药物时，患者恢复较快。阿芬太尼起效迅速，作用时效较短，尤其适合于日间手术麻醉。

瑞芬太尼是一种超短效的阿片类镇痛药。全凭静脉麻醉时，瑞芬太尼比芬太尼能更好抑制手术刺激产生的反应，麻醉诱导时给予 1μg/kg 瑞芬太尼较芬太尼能更有效地抑制喉镜和气管内插管所致的血流动力学反应。值得注意的是，使用瑞芬太尼时，术后较早就需要使用镇痛药。

半合成的阿片激动拮抗剂（如布托啡诺、纳布啡）因对呼吸的抑制作用更小，在日间手术中可能比强效的阿片受体激动剂更好，但需注意这些药物的镇痛效果有封顶效应。

7. 肌松药　短时间的浅表手术，一般不需要使用肌肉松弛剂，部分患者需要使用超短效的肌松药帮助完成气管内插管或在手术中提供肌松。去极化肌松药氯琥珀胆碱在日间手术麻醉中一般用于完成气管内插管和提供短时间的深度肌松。麻醉后肌痛是常见的并发症，而且肌痛可能比手术本身的疼痛更加强烈，持续时间一般 2~3 天，也可达 4 天以上。非去极化肌松药米库氯铵，可以取代氯琥珀胆碱用于气管内插管，而且不引起术后肌痛。米库氯铵的恢复时间比氯琥珀胆碱长 15 分钟，但一般情况下并不需要进行拮抗。单次注射米库氯铵 0.15mg/kg，起效时间约为 3.5 分钟，使用更大的剂量，起效会更快。罗库溴铵起效时间与氯琥珀胆碱接近，也可用于气管内插管。

即使是短小手术，使用短效的非去极化肌松药（如顺阿曲库铵、米库氯铵）后神经肌肉阻滞也能很快逆转。所以，性价比较高的方案为使用氯琥珀胆碱进行气管内插管，随即在维持期少量（4~8mg）追加米库氯铵。该肌松药方案可使短小腹腔镜手术后肌松拮抗药的使用减至最小。

8. 拮抗药　尽管阿片类药物有严重的不良反应，但由于拮抗剂纳洛酮可引起恶心呕吐、肺水肿甚至心律失常，故并不常规用于拮抗。氟马西尼能迅速逆转苯二氮䓬类药物的中枢作用，是高度特异性的药物，疑及苯二氮䓬类药物残余作用时可考虑应用，但应注意氟马西尼拮抗后可能发生再镇静现象。中效非去极化肌松药常需要拮抗，最常使用的是新斯的明，其可增加 PONV 发生率。

（二）气道管理

气管内插管会导致术后咽喉痛、声音嘶哑。喉罩的并发症要远少于气管内插管，故全身麻醉中喉罩的应用越来越多。喉罩可以在没有使用肌松剂的情况下顺利放置，免除插管时所需要的肌松药。与气管内插管相比，它对心血管的刺激小，咳嗽发生率较低，麻醉药的需要量减少，声音嘶哑和咽喉痛也减少。使用喉罩能使患者迅速恢复到基础状态，但喉罩不能保护气道防止异物进入，不能用于有反流、误吸危险及有上呼吸道出血的患者。

二、区域麻醉

区域麻醉与局部麻醉在日间手术中已经使用很久，区域麻醉可以避免全身麻醉的很多并发症，减少术后护理的工作量，缩短术后恢复时间，在手术后早期能提供完善的镇痛。

硬膜外麻醉、脊髓麻醉、骶管阻滞、臂丛及其他周围神经阻滞、局部浸润麻醉均可用于日间手术。完成神经阻滞的时间比全身麻醉诱导时间长，并有一定比例的阻滞不完善，所以建议在麻醉准备室完成区域阻滞以避免不必要的手术等待时间。当采用区域麻醉时，患者术后的疼痛较少，在符合其他离院的标准时，手术肢体可能仍有麻木。此时，该肢体必须用吊带充分保护，避免引起伤害。

（一）脊髓麻醉（蛛网膜下腔麻醉；spinal anesthesia）

脊髓麻醉简便、效果确切，但并发症较多。最常见的并发症是脊髓麻醉后头痛（PDPH）和背痛。注意进针时穿刺针斜口与身体纵轴平行以及使用更细（≤ 25G）的笔尖式穿刺针可明显降低 PDPH 的发生率。

在日间手术麻醉中通常使用短效局部麻醉药（如利多卡因）以保证麻醉时效的可控性和可预测性。一般推荐使用等比重的利多卡因（2%）或联合使用轻比重的利多卡因和小量的阿片类药物。芬太尼能加强感觉阻滞而不会对运动阻滞造成影响，有利于加快患者的完全恢复，但可能存在皮肤瘙痒并发症。日间手术麻醉中也可以使用布比卡因或罗哌卡因进行脊髓麻醉，但仅限于手术时间在2~3小时之上的手术。在患者离院前，必须保证运动功能已经完全恢复。要重视脊髓麻醉后低血压，一旦发生应及时处理。

脊髓麻醉穿刺针的大小和外形对减少脊髓麻醉后头痛很重要。Sprotte 和 Whitacre 穿刺针比 Quincke 针对腰部硬膜的损伤小，可进一步减少硬膜穿刺后头痛的发生率。小于27G的穿刺针增加穿刺的难度，使阻滞失败率增加，且在脊髓麻醉穿刺时常需用导引针。小于45岁的患者脊髓麻醉后头痛的发生率高于45岁以上的患者。

脊髓麻醉后应进行及时随访，明确有无严重的头痛发生。如果卧床休息、镇痛药、口服补液不能有效解除患者的头痛，应该将患者收入院进行静脉补液治疗或硬膜外腔注射自体血或生理盐水治疗。由于日间手术患者在手术后的活动量多于住院患者，有时会成为选用脊髓麻醉的顾虑，但卧床休息并不能减少脊髓麻醉后头痛的发生率，有报道早期走动还可减少脊髓麻醉后头痛的发生。

（二）硬膜外麻醉

硬膜外麻醉起效较慢，有局部麻醉药注入血管和蛛网膜下腔的危险，感觉阻滞不全的发生率高于脊髓麻醉。硬膜外麻醉的主要优点是可以随着手术时间的延长而延长麻醉时间。硬膜外麻醉所需要的操作时间比脊髓麻醉长，但硬膜外麻醉的操作可以在麻醉准备室进行。

在日间手术麻醉中使用脊髓麻醉联合硬膜外麻醉时，先在蛛网膜下腔注入小剂量的局部麻醉药产生低位的感觉阻滞，术中根据需要由硬膜外导管加入局部麻醉药。优点是既效果确切、起效时间快，又能够延长麻醉时间。

（三）骶管阻滞

骶管阻滞常用于儿童脐以下的手术或与全身麻醉联合应用，对控制手术后的疼痛也有良好效果。局部麻醉药可采用0.175~0.25%的布比卡因0.5~1.0ml/kg。儿童常在全身麻醉后再进行骶管阻滞，注射局部麻醉药后，可适当减浅全身麻醉的深度。由于骶管阻滞对全身情况干扰轻，控制术后疼痛的效果较好，患儿可以提前活动，能更早离开医院。

脊髓麻醉、硬膜外麻醉、骶管阻滞均可能引起尿潴留，患者需下肢感觉运动功能完全恢复后方能回家，椎管内感染及出血等并发症可能在术后数日内才发生，在日间手术使用仍存在争议，故日间手术一般不优先选用这三种麻醉方式。

（四）周围神经阻滞

上肢可以采用臂丛神经阻滞；下肢手术如膝关节镜手术和前交叉韧带修补术，可以用股神经、闭孔神经、股外侧皮神经和坐骨神经阻滞；足部手术采用踝部阻滞、腘部坐骨神经阻滞（表80-2）。随着超声技术的普及，周围神经阻滞在日间手术麻醉中将发挥越来越重要的作用，不仅能更好地用于四肢手术，而且能提供更有效的术后镇痛，患者也乐于接受。

（五）局部浸润技术

在所有适于日间手术患者的麻醉技术中，用稀释局部麻醉药液做手术部位局部浸润是减轻术后早期疼痛最简便最安全的方法，也可降低整体医疗费用。

表80-2 成人日间手术常用上下肢神经阻滞

阻滞类型	手术类型	局部麻醉药剂量（单次）	持续输注	患者自控区域镇痛（PCRA）
肌间沟阻滞	肩部手术	布比卡因/左布比卡因0.25%~0.5%，20~40ml或罗哌卡因0.5%，20~40ml	罗哌卡因0.2%，5ml/h	罗哌卡因0.2%，5ml/h
锁骨上或锁骨下阻滞	肘部、腕部、手部手术	布比卡因/左布比卡因0.25%~0.5%，20~40ml或罗哌卡因0.5%，20~40ml	罗哌卡因0.2%，5ml/h	罗哌卡因0.2%，5ml/h
坐骨神经阻滞	后十字韧带修复、足部或踝部手术	布比卡因/左布比卡因0.25%~0.5%，20~40ml或罗哌卡因0.5%，20~40ml	罗哌卡因0.2%，5ml/h	罗哌卡因0.2%，5ml/h
骨神经阻滞	膝关节成形术、前十字韧带修复术	布比卡因/左布比卡因0.25%~0.5%，20~40ml或罗哌卡因0.5%，20~40ml	罗哌卡因0.1%，5ml/h	罗哌卡因0.1%，5ml/h
椎旁阻滞（胸椎）	乳房手术	布比卡因/左布比卡因0.25%~0.5%，20~40ml或罗哌卡因0.5%，20~40ml	罗哌卡因0.2%，5ml/h	罗哌卡因0.2%，5ml/h

三、清醒镇静

许多患者在局部麻醉或区域阻滞麻醉下手术时都要求镇静,并且要求对手术没有记忆。清醒镇静是指通过药物或非药物,或联合使用两种方法,对意识水平的浅抑制,保留患者维持呼吸道通畅和对躯体刺激及语言指令做出反应的能力。而深度镇静的定义是:通过药物或非药物或者联合使用两种方法,产生的一种可控制的意识抑制状态,保护性反射部分丧失,不能对语言指令做出有意识的反应。对不适合作日间手术全身麻醉的患者,可以在局部麻醉或区域阻滞辅以镇静的状态下进行,但镇静后有发生更多并发症的危险。

MAC 指麻醉科医师对接受局部麻醉的患者或接受诊断或治疗操作的患者进行监护,在监护的过程中可能使用镇痛药、镇静 - 抗焦虑药或其他药物。常用于成人镇静的药物有:苯二氮䓬类(减少焦虑和产生遗忘),阿片类及小剂量的静脉或吸入全身麻醉药(用于镇静)。苯二氮䓬类药物如咪达唑仑或静脉全身麻醉药丙泊酚可以单独用于镇静,神经阻滞效果不完善或疼痛明显的手术,常加用阿片类药物。

儿童通常联合使用多种药物以达到镇静,包括口服咪达唑仑、苯巴比妥,以及合用经黏膜枸橼酸芬太尼。氯胺酮能提供镇静镇痛和遗忘,可以通过静脉、口服、直肠、肌内注射给药。一般肌内注射 2mg/kg 或口服氯胺酮 5mg/kg,与口服咪达唑仑的起效时间相似,但是口服咪达唑仑的患儿离院时间早于氯胺酮。

成人最常用静脉输注法,最常用的药物为丙泊酚,尽管单次剂量给药可能起效更快,但小剂量输注能精确调节镇静深度,输注速度在 25~100μg/(kg·min)时能产生剂量依赖性的镇静作用。眼震和对语言的反应是重要的监护指标,在咪达唑仑镇静时,确定药物剂量达到要求的有效体征是患者上睑下垂超过瞳孔的一半;或是对对话失去兴趣,回答语调变得单调。

镇静时必须进行适当的监测和做好复苏的准备。监测标准与全身麻醉相同,特别注意脉搏氧饱和度和呼气末二氧化碳监测。镇静时所用的药物都可能导致缺氧,患者应常规吸氧。经常同患者对话以监测患者的镇静水平和意识状态,可以更好地确定患者的镇静状态,当患者发生疼痛或不适时,可以补充其他药物。应提前告知患者将要发生的刺激(注射局部麻醉药、置入内镜、止血带充气),患者对意料之中的刺激的反应程度要小于意外的刺激。

四、加速康复外科与日间手术麻醉管理

日间手术麻醉的目标是快速、安全地为实施治疗或诊断性操作创造满意的条件,同时确保快速、可预期的恢复,并将术后并发症降至最低。精确地使用短效药物能使患者直接从手术室安全转送至工作强度较小的恢复区,其中的许多患者在术后 1 小时内就可出院,节约了医疗成本。

更短效、速效的麻醉药(如丙泊酚、七氟烷、地氟烷、瑞芬太尼)可促进全身麻醉后的早期恢复,预先给予非阿片类镇痛药(如局部麻醉药、氯胺酮、NSAIDs 等)和抗呕吐药(如氟哌利多、甲氧氯普胺、5- 小时 T 拮抗剂和地塞米松)将减少日间手术术后并发症,加快术后恢复。基于 EEG 原理的麻醉深度监测(如 BIS、AEP、NACOTREND、熵指数)可改善麻醉质量,避免麻醉过深对机体造成的不良影响,也能减少麻醉过浅造成的全身麻醉知晓,从而加速全身麻醉后苏醒,缩短实际住院时间。在 MAC 技术下完成手术(如浅表手术和内镜操作),可以显著降低医疗成本、提高患者满意度,但 MAC 技术的成功不仅依赖于麻醉科医师,也与术者术中有效的浸润麻醉和轻柔操作有关。脊髓麻醉后延迟离院的主要原因是运动和交感阻滞残留,导致行走受限和无法排便。可通过小剂量利多卡因联合芬太尼腰麻技术来减少上述反应,加速术后恢复、缩短在院时间。使用短效、速效全身麻醉药和阿片类镇痛药以及 MAC 技术和小剂量脊髓麻醉技术,可使几乎所有日间手术患者从快速康复中受益。

第四节　麻醉后管理

一、术后多模式镇痛途径

术后疼痛是导致患者延迟出院的主要因素,有效的疼痛管理是促进患者尽早康复的重要措施。术前评估时应告知患者术后疼痛的可能程度和持续时间。术后应及时评估疼痛(附 1),如果疼痛 NRS 评分 >3 分,应及时治疗。术后建议采用多模式镇痛方法,原则上以口服、局部镇痛为

主，包括切口局部浸润和区域阻滞，并联合使用NSAIDs药物（表80-3），必要时辅助小剂量的阿片类药物。

表80-3　常用NSAIDs药物

药物	剂量	给药途径
对乙酰氨基酚	40~50mg/(kg·d)	口服、静脉
双氯芬酸	50mg，3次/天	口服
布洛芬	0.4~0.6g，3~4次/天	口服、静脉
酮咯酸	30mg，2~3次/天	静脉
氟比洛芬酯	50mg，4次/天	静脉
氯诺昔康	8mg，2次/天	口服、静脉
帕瑞昔布	40mg，2次/天	静脉
塞来昔布	100~200mg，2次/天	口服

日间手术后，必须在患者出院前口服镇痛药控制疼痛。尽管强效速效阿片类镇痛药常用于治疗恢复早期的中、重度疼痛，但它们增加PONV的发生率，导致日间手术后出院延迟。强效NSAIDs（如双氯芬酸）的使用可有效减少日间手术后对口服阿片类镇痛药的需求，促进早日出院。由于COX-2抑制剂（如塞来考昔、罗非昔布或伐地考昔）对血小板功能无潜在的负面影响，其使用也日益普遍。临床中，口服罗非昔布（50mg）、塞来考昔（400mg）或伐地考昔（40mg）作为术前用药，是改善术后镇痛、缩短日间术后出院时间的简单而有效的方法。

多模式镇痛方式中常规使用局部麻醉药也是加快术后恢复的关键措施。采用局部麻醉药伤口周围浸润、超声引导下周围神经阻滞包括椎旁阻滞或腹横肌平面（TAP）等作为围手术期镇痛或全身麻醉和区域阻滞的辅助，能为患者提供良好的镇痛。单纯的伤口浸润也可显著改善下腹部、肢体，甚至腹腔镜操作后的术后疼痛。腹腔镜手术后肩痛发生率较高，据报道这种疼痛可通过膈下给予局部麻醉药来减轻。关节镜下膝关节手术后，关节腔内注入30ml 0.5%的布比卡因可减少术后阿片类药物的需求，使行走和离院更早。随着未来日间手术操作更加复杂，要求麻醉科医师必须不断提高术后镇痛技术和方法的有效性。

附1：疼痛评估方法

（1）视觉模拟评分法（visual analogue scales，VAS）：一条长100mm的标尺，一端标示"无痛"，另一端标示"最剧烈的疼痛"，根据疼痛的强度标定相应的位置。

（2）数字等级评定量表（numerical rating scale，NRS）：用0~10数字的刻度标示出不同程度的疼痛强度等级，0为无痛，10为最剧烈疼痛，4和4以下为轻度疼痛（疼痛不影响睡眠），5~6为中度疼痛（疼痛影响睡眠，但仍可入睡），7和7以上为重度疼痛（疼痛导致不能睡眠或从睡眠中痛醒）。

（3）语言等级评定量表（verbal rating scale，VRS）：将描绘疼痛强度的词汇通过口述表达为无痛、轻度疼痛、中度疼痛、重度疼痛。

（4）Wong-Baker面部表情量表（Wong-Baker faces pain rating scale）（见下图）：由六张从微笑或幸福直至流泪的不同表情的面部象形图组成，适用于交流困难、意识不清或不能用言语准确表达的老年患者。

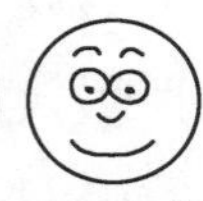
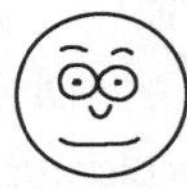
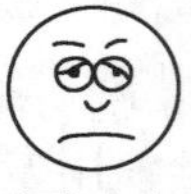
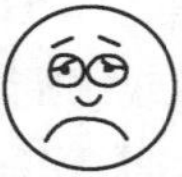
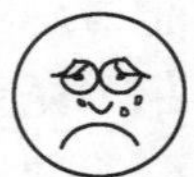
无痛
少量疼痛
轻度疼痛
中度疼痛
重度疼痛
极度疼痛

（5）行为疼痛评分（Behavioral Pain Scale，BPS）：适用于气管插管患者，评分越高，疼痛越剧烈。

二、术后恶心呕吐的防治

术后恶心呕吐（postoperative nausea and vomiting，PONV）是延长日间手术患者住院时间的第二大因素，仅次于疼痛。严重的术后恶心呕吐将影响患者进食、伤口愈合，并延迟术后出院。PONV是全身麻醉后常见的并发症，也是患者对日间手术经历不满意的原因之一。

（一）影响术后恶心呕吐发生率的因素

影响术后恶心呕吐发生率的因素很多，包括患者的体型、健康状态、性别、是否妊娠、月经周期、手术类型、麻醉时间、术前容量情况、麻醉药和镇痛药、术后的低血压和年龄等（表80-4）。Apfel等把女性、不吸烟、晕动症或PONV病史以及术后阿片类镇痛药的使用定为最主要的风险因素，具备0、1、2、3、4个预测因素的患者出现PONV的概率分别为10%、20%、40%、60%和80%。PONV风险评估及防治指南见图80-1。Eber小时art等把手术

时间 >30 分钟、年龄 >3 岁、斜视手术、PONV 史或直系亲属 PONV 史定为儿童 PONV 的主要风险因素，具备 0、1、2、3、4 个预测因素的患者出现 PONV 的概率分别为 9%、10%、30%、55% 和 70%。

表 80-4 围手术期恶心呕吐相关的常见因素

患者相关因素
年龄、性别、已有疾病（如糖尿病）、晕动症或 PONV 病史、吸烟史、焦虑水平以及并发疾病（如病毒感染、胰腺疾病）
麻醉相关因素
术前用药、阿片类镇痛药、诱导和维持麻醉药、拮抗药、胃胀、体液容量不足、残留交感神经阻断
手术相关因素
手术操作、手术时间、胃肠道积血、强迫经口进食、阿片类镇痛药、过早活动（体位性低血压）和疼痛

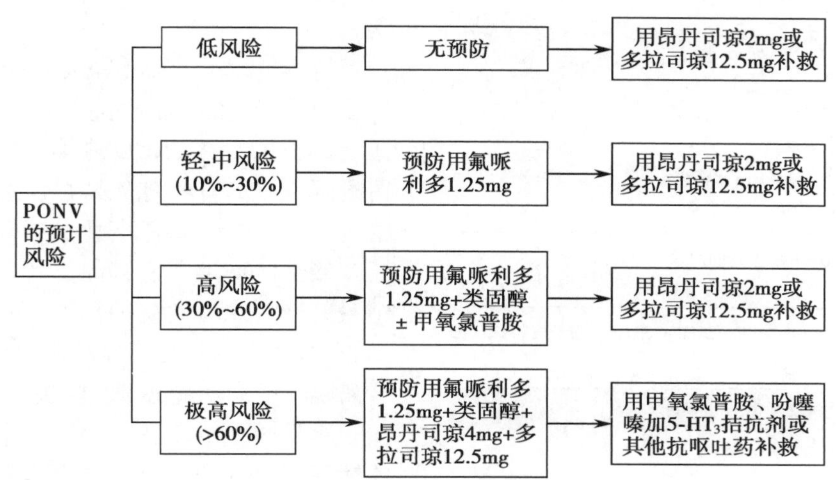

图 80-1 PONV 风险评估及防治

（二）防治 PONV 的主要药物

用于预防和治疗 PONV 的主要药物见第六十一章第十一节。

三、患者的恢复

日间手术麻醉的恢复分为三个阶段，即早期、中期和晚期。早期和中期恢复在医院内完成，而晚期恢复可在患者家中进行。早期恢复指的是从停止麻醉到患者恢复保护性反射和运动能力的阶段。此阶段，患者应被送入麻醉后恢复室，严密监测生命体征和脉搏氧饱和度，吸氧，有可能需要使用镇静、镇痛、和镇吐药。中期恢复阶段，患者在躺椅上接受照顾，逐渐开始活动、饮水、上厕所，准备离开。晚期恢复是从患者回家开始，到完全恢复正常生活、重新开始工作为止。

除了 PACU 外，常设“第二阶段恢复室”。术后患者在此区域内停留直至能够耐受饮水、行走和独自活动。所有镇静患者和部分全身麻醉后的患者，在手术室内能够坐立、呼吸恢复良好，便可进入“第二阶段恢复室”。

患者离院前应以口头或书面形式告知患者术后注意事项。患者术后至少 24 小时不能驾驶车辆，不能操作电动工具或是做出重要的决定。至少 24 小时内还可能会感到头痛、头昏、恶心、呕吐、肌肉痛和伤口疼痛，让患者对可能发生的问题有充分的认识，如果回家后发生上述症状，其紧张的程度会较轻。术后症状一般在术后 24 小时内消失，但是如果症状持续，要与随访医师取得联系。医院必须建立随访制度，很多医院在术后的第一天通过电话对患者进行随访以了解患者恢复情况。

对独居、监护人不能满足其需要、交通不便、经济受限而又需要观察的患者，应为其保留病床。

离院标准　决定患者能否安全离开医院的标准包括生命体征稳定，定向力恢复，可以活动而不感到头晕、疼痛，PONV 轻微和手术部位出血很少。可以用下列评分系统来评价患者是否可以离开 PACU 或离院（表 80-5，表 80-6）。一般情况下，如果 PADS 评分超过 9 分，并有人护送，患者就离院。

表 80-5 改良 Aldrete 恢复评分

		评分
活动	自主或遵嘱活动四肢	2
	自主或遵嘱活动上肢	1
	不能自主或遵嘱活动肢体	0
呼吸	深呼吸或咳嗽不受限	2
	呼吸困难或受限	1
	窒息	0
循环	血压较麻醉前波动 ±20% 以内	2
	血压较麻醉前波动 ±20%~49%	1
	血压较麻醉前波动 ±50%	0
意识	完全清醒	2
	可以唤醒	1
	无反应	0
氧合	呼吸空气 SpO_2>92%	2
	需要吸氧才能维持 SpO_2>90%	1
	即使吸氧 SpO_2<90%	0

总分为 10 分，患者获得≥ 9 分即可离开 PACU。

表 80-6 麻醉后离院标准（postanesthesia discharge score，PADS）

离院标准	评分
生命体征（血压、脉搏）	
波动于术前值的 20% 以内	2
波动于术前值的 20%~40%	1
波动值大于术前值的 40%	0
活动状态	
步态平稳而不感到头晕，或达到术前水平	2
需要搀扶才可行走	1
完全不能行走	0
恶心呕吐	
轻度，不需治疗	2
中度，药物治疗有效	1
重度，药物治疗无效	0
疼痛	
VAS 0~3 分，离院前疼痛轻微或无疼痛	2
VAS 4~6 分，中度疼痛	1
VAS7~10 分，重度疼痛	0
手术部位出血	
轻度：不需要换药	2
中度：最多换 2 次药，无继续出血	1
重度：需换药 3 次以上，持续出血	0

总分为 10 分，患者获得≥ 9 分即可离院。

持续的术后疼痛和恶心呕吐是推迟离院的常见原因。严重的术后疼痛与长时间手术有关，后者还会延长患者在 PACU 或第二阶段恢复室内的停留时间。在术前需判断发生术后严重疼痛的可能，酌情进行预防性镇痛处理。

接受区域阻滞麻醉的患者在离院时必须符合全身麻醉后患者离院的标准，还必须恢复感觉、运动、本体感觉以及交感神经功能。椎管内阻滞的患者离院时运动功能必须已经完全恢复。

对日间手术患者是否需要恢复进饮和排便后才能离院仍存在争议。如果患者不断呕吐且不能进饮，则不能出院。有研究发现，儿童在出院前饮水可使呕吐的发生率增加 50% 以上，而在医院内接受 8 小时静脉输液替代进饮的患儿出院回家后，无人因为脱水而重新入院。因此，充分补液的日间手术患儿可安全回家，而不需要证实此时能否耐受口服液体。能否自行排尿对出院也具有重要影响，不能排便和尿潴留可能由疼痛、阿片类镇痛药、腰麻或硬膜外麻醉、抗胆碱作用的药物以及尿道自主神经延迟阻滞引起。日间手术麻醉应尽量使用短效局部麻醉药。

（王国林　谢克亮）

参考文献

[1] COLLINS C E, EVERETT L L. Challenges in pediatric ambulatory anesthesia: kids are different [J]. Anesthesiol Clin, 2010, 28 (2): 315-328.

[2] BETTELLI G. Anaesthesia for the elderly outpatient: preoperative assessment and evaluation, anaesthetic technique and postoperative pain management [J]. Curr Opin Anaesthesiol, 2010, 23 (6): 726-731.

[3] JACOB A K, WALSH M T, DILGER J A. Role of regional anesthesia in the ambulatory environment [J]. Anesthesiol Clin, 2010, 28 (2): 251-266.

[4] WILLIAMS B A, KENTOR M L. The WAKE© score: patient-centered ambulatory anesthesia and fast-tracking outcomes criteria [J]. Int Anesthesiol Clin. 2011, 49 (3): 33-43.

[5] RAWAL N. Postoperative pain treatment for ambu-

6

latory surgery [J]. Best Pract Res Clin Anaesthesiol, 2007, 21 (1): 129-148.

[6] SLIM K, THEISSEN A, RAUCOULES-AIME M. Risk management in ambulatory and short-stay gastrointestinal surgery [J]. Journal of visceral surgery, 2016, 153 (1): 55.

[7] FRIEDBERG B L. Postoperative Nausea and Vomiting with Plastic Surgery: A Practical Advisory to Etiology, Impact, and Treatment [J]. Plastic and reconstructive surgery, 2018, 142 (4): 608-609.

[8] NISHIDA T, MIHARA T, KA K. Predictors for incidence of increased time spent in hospital after ambulatory surgery in children: a retrospective cohort study [J]. Journal of anesthesia, 2018, 32 (1): 98-103.

[9] GREGORI M, MICCINI M, BIACCHI D, et al. Day case laparoscopic cholecystectomy: Safety and feasibility in obese patients [J]. International Journal of Surgery, 2018, 49: 22-26.

[10] SUBIRANA H M, CARO A T, OLONA C C, et al. Evaluation of the impact of preoperative education in ambulatory laparoscopic cholecystectomy. A prospective, double-blind randomized trial [J]. Cirugia espanola, 2018, 96 (2): 88-95.

[11] MITCHELL-JONES N, FARREN J A, TOBIAS A, et al. Ambulatory versus inpatient management of severe nausea and vomiting of pregnancy: a randomised control trial with patient preference arm [J]. BMJ open, 2017, 7 (12): e017566.

第八十一章

手术室外患者的麻醉

目　录

随着麻醉学科迈向围手术期医学,手术室外的患者麻醉需求越来越多,各种诊断和治疗性操作的种类和复杂程度也正在不断增加,为此麻醉科医师必须为患者提供更舒适化的诊疗服务。手术室外的患者麻醉需要特殊的设备和专门的操作环境,其中有些检查操作可能给患者带来一定的痛苦和危险,从而要求操作期间严密监护患者的生命体征并处理各种意外问题。随着医学技术的进步,麻醉科医师越来越多地被要求走出手术室来为不同的患者实施镇静和麻醉,这些地方在组建时往往未能预料到需要麻醉服务,因此,实施麻醉的工作空间和条件有限。在这些平时不熟悉的场所,不同的环境条件下能为麻醉科医师提供的保障支持经常发生变化。而环境所带来的限制、医护人员缺乏长期合作以及完善的监护手段及仪器的缺失等常使麻醉管理工作变得较为困难。虽然 ASA 已经公布了较为详细的手术室外麻醉指南,但麻醉科医师从事手术室外麻醉的风险仍然要高于手术室内。

美国麻醉科医师协会制定了有关手术室外麻醉指南,推荐的主要内容包括:①供氧源;②吸引器;③废气排除系统;④必要的装备、药物和监护仪器;⑤电源接头;⑥照明;⑦空间要求;⑧急救设备;⑨通讯设备;⑩专用安全代码。另外,美国保健组织评价联合会也对手术室外麻醉做了以下几点要求:①由具有全身麻醉后复苏能力的麻醉科医师实施麻醉;②连续的生命体征监测;③完好的急救设备;④合理使用液体、药物和血制品;⑤麻醉前详细了解病史,与患者讨论麻醉的风险,确定最合理的麻醉方案;⑥规范的术后管理,包括术后监测和出院评估。

需要明确的是,随着我国医疗机构手术室外患者麻醉数量的逐年增多,对手术室外患者麻醉方法的选择、手术室外特殊药品(如造影剂)及设备(如 MRI)的使用、不同设备对麻醉监护仪的影响等方面并未有统一的要求及共识,因此制定我国的手术室外患者的麻醉管理标准迫在眉睫。

第一节 手术室外患者麻醉的一般问题

一、环境特点及设备要求

造成手术室外麻醉困难的因素很多,最常见的是操作场所设计时没有充分考虑到麻醉的需要,空间有限,使麻醉科医师难以靠近患者,造成重大的安全隐患。操作间的大小和设计,以及放射源、摄影机、血管造影仪器、C 臂透视仪、扫描仪及激光设备等均可能妨碍麻醉科医师接近患者。

一般而言,麻醉期间麻醉科医师应尽可能近地观察患者,这就需要麻醉科医师在麻醉前做好相应的准备。其次,这些场所通常远离手术室,麻醉科医师与不熟悉麻醉的人员在一起工作,相互之间往往缺少必要的配合,一旦发生紧急情况或麻醉仪器出现故障时不能得到及时有效的帮助。再者,这些检查室常常缺乏中心供氧、氧化亚氮、吸引器及废气排放系统等必要的硬件配置。另外,放射学操作时放射线照射增加,血管造影、CT、MRI 检查和放疗操作期间,麻醉科医师甚至不能与患者同处一室,需要通过观察窗或闭路电视观察患者和麻醉监护设备;而对于需要在暗室内进行的操作,昏暗的光照又往往影响对患者皮肤颜色、呼吸运动、麻醉机和监护仪以及钢瓶内的气体情况的观察等。其他还需要注意的是,评价监护仪的用电安全、对麻醉监护仪可能造成的干扰、导线隔离情况、电源输出和接地情况等。

因此,我国手术室外的麻醉设备要求与国外大致相同,麻醉监测和设备的设置应至少不低于手术室内麻醉所配备的水平。主要包括:①麻醉机及监护仪:MRI 或放疗室的设备需与磁场兼容;②供氧源;③吸引器;④足够的空间要求;⑤完备的急救设备及抢救药品;⑥电源接头;⑦照明;⑧通讯设备;⑨废气排除系统等。

二、人员设置

由于手术室外患者的麻醉具有一定的特殊性,应根据患者情况及人数配备不同数量的麻醉科医师,应至少包括一名主治医师或以上的麻醉专业人员负责全面指导,为患者实施麻醉;麻醉护士协助其完成麻醉工作。麻醉科医师应具备一定的临床经验并在紧急情况下熟练使用急救设备进行心肺复苏;可利用专业知识结合患者病史进行准确的麻醉前评估,确定最合理的麻醉方案;熟悉手术室外检查所用药品的特点,以及与麻醉药品的相互影响,掌握生命体征监测指标及其意义;合理使用液体、药物和血制品，并规范的进行术后管理。

无论在手术室内或手术室外，麻醉的基本原则都是一样的，麻醉科医师的主要职责仍是要确保患者生命安全、舒适以及便于各种操作的顺利进行。一般而言，为保证麻醉安全，ASA Ⅰ级和ASA Ⅱ级的患者才能在手术室外实施全身麻醉或者区域阻滞麻醉。随着我国老龄化程度的不断加剧，老年患者逐渐增多，ASA Ⅲ级合并糖尿病、高血压或稳定型冠状动脉疾病等时，如上述合并疾病得到很好的控制，并不妨碍手术室外麻醉的实施。

三、造影剂及不良反应

(一) 造影剂的分类

血管造影及其他放射学检查常使用造影剂作增强扫描。造影剂是由含碘的阴离子结合各种不同的阳离子而形成的盐，其作用是提高组织的相对显影密度。碘因具有高密度低毒性的特性，是大多数造影剂的基本成分。99% 的碘能迅速与组织中的阳离子结合，经肾小球滤过而无重吸收。随着现代技术和影像学的发展，造影剂越来越多地运用到临床疾病的诊断之中，造影剂肾病(contrast induced nephropathy，CIN）是造影剂的严重不良反应，总发病率约为 2%~3%，在高危人群(如慢性肾衰竭、糖尿病、老年患者等) 中发病率可高达 20%~30%，受到了临床医师的高度重视。

目前含碘造影剂根据其渗透压分为三种：①高渗造影剂(high osmolar contrast medium，HOCM)：为离子型单体，如：碘酞酸盐；②低渗造影剂(low osmolar contrast medium，LOCM)：包括非离子型单体，如：碘海醇、碘帕醇、碘佛醇等；离子型二聚体：如：碘克酸；③等渗造影剂(isotonic osmolar contrast medium，IOCM)：为非离子型二聚体：如：碘克沙醇。造影剂的碘含量一般在 300~370mg/ml，含碘量及黏度越高，其不良反应及 CIN 发生率越大，因此临床上高渗造影剂已不再使用。而对肾功能不全的患者，可使用等渗或低渗造影剂，而 IOCM 比 LOCM 对肾功能的影响可能更小。

MRI 对比剂含顺磁性物质钆，曾经发生过 MRI 对比剂不良反应的受检者，再次接受钆对比剂静脉注射时出现不良反应的风险增高。哮喘、过敏体质的患者也是发生钆对比剂过敏的高危人群，与无过敏反应的受检者相比，风险增加 2.0~3.7 倍。有严重肾功能不全的患者使用含钆对比剂有发生肾源性系统性纤维化的风险。此外，近来钆对比剂体内沉积的问题受到重视，我国放射学界也高度关注，目前认为应合理、谨慎使用钆对比剂，并重视追踪观察。

(二) 造影剂的不良反应

除造影剂种类外，注射速度、剂量及造影部位等因素均可影响不良反应的发生。冠状动脉造影和脑血管造影时全身性不良反应的发生率较高，患者有特异质反应史或对贝类和海产品有变态反应者，可能更容易发生造影剂反应。

造影剂反应分为轻、中、重度。轻度反应常表现为恶心、呕吐，清醒患者还可以伴有焦虑等。但需要警惕的是，超过 1/5 的轻度反应是危重反应的前驱症状。常见的中、重度反应包括低血压、荨麻疹、支气管痉挛等。HOCM 可影响血管内容量和渗透压，引起血流动力学变化。注入 HOCM 后，可出现一过性高血压，伴有血管内容量、中心静脉压(CVP)、肺动脉压(PAP)和心输出量(CO)增加，外周血管阻力(SVR)降低、血浆渗透压增加以及血红蛋白(Hb)和血细胞比容(Hct)降低。使用乙酰半胱氨酸或维生素 C 可以降低造影剂相关性肾损伤的发生率。造影检查常引起渗透性利尿，低血容量和氮质血症的患者应适当补液。肾功能障碍患者应予以特别关注，留置气囊导尿管并观察 1 小时以上。当注入的造影剂经肾脏排出后，血浆渗透压和血管内容量恢复正常，达到血管内和细胞外液体成分平衡，此过程至少需要 10 分钟。因此，建议在注射造影剂后至少密切观察患者 20 分钟。肾衰竭是造影剂的一种并发症，因此术前患有肾脏疾病的患者或合并糖尿病、黄疸、伴有肾脏血流减少的心血管疾病和多发性骨髓瘤的患者应避免使用造影剂。二甲双胍会导致乳酸酸中毒，造影剂会加重乳酸堆积，建议服用二甲双胍的患者停药 48 小时后再行造影检查。

造影剂也可通过其他机制影响心血管系统，包括健康患者也可能会出现心律失常和心肌缺血，钙离子水平降低产生负性肌力作用并影响传导功能，原有心脏病的患者发生率较高。造影剂的副作用还包括红细胞收缩和凝聚、与其他药物竞争蛋白结合位点、干扰补体和凝血系统、透过血 - 脑屏障引起抽搐、肺水肿和心搏骤停以及作用于下丘脑引起寒战和发热等。

最严重的特异质反应包括低血压、心动过速或心律失常，也可是急性毒性反应的最早体征。过敏性休克和呼吸道水肿是病情严重的表现，可在应用造影剂后即刻发生，也可在操作完成后的几小时后出现，迅速发展为气道梗阻和支气管痉挛，影响氧合和通气者，甚至死亡。文献报道有发生成人呼吸窘迫综合征（ARDS）的病例。造影剂反应引起的低血压可使患者意识丧失、有癫痫病史的患者发生惊厥，亦可发生腹泻和其他多种胃肠道反应。

（三）不良反应的防治

既往有过敏史和心血管疾病史的患者对造影剂反应较大，虽然过敏试验和预防性用药可降低不良反应，但不能杜绝副作用的发生。因此，所有应用造影剂的患者都有发生致命性不良反应的风险。以前使用造影剂未发生不良反应的患者，再次应用时也可能发生。因此，操作场所必须配备良好的急救和复苏设备。

使用造影剂的患者中大约有 5%~8% 会出现全身反应，但全身麻醉中发生造影剂反应的报道极少。对于轻度反应的有效治疗方法是观察、补液及消除患者焦虑。发生低血压、支气管痉挛和过敏性休克时，需要更进一步的监测和治疗，包括监测血压、脉搏、ECG 等，同时开放静脉、供氧，根据病情选用肾上腺素能激动剂、阿托品、氨茶碱、抗组胺药和皮质醇等。

有造影剂过敏史的患者如使用相同造影剂，则再次发生严重反应的可能性更高。在手术前夜和术日晨应分别应用泼尼松龙 50mg，术前即刻静脉注射苯海拉明 50mg，不良反应的发生率和严重程度都可能下降。LOCM 或 IOCM 造影剂适用于血红蛋白病、休克或心力衰竭所致的缺血性心脏病、肺动脉高压。麻醉尽量选用对肾功能影响较小的药物。

四、麻醉指征

虽然大多数检查操作是无痛的，但亦可导致患者紧张焦虑等不舒服的经历体验。多数成人不使用镇静药均可耐受影像学检查，而治疗性操作则往往需要适当的镇静、镇痛，特别是在操作中需要患者能够被唤醒并对指令有反应的神经学操作。在血管内置入导管时可用短效的镇静药物。幼儿常难以进行有效镇静，且镇静药的作用时间较难预料，副作用发生率增高。全身麻醉不仅可以使患者舒适地耐受操作，而且可以保证足够的检查时间。全身麻醉多用于儿童、成人幽闭恐惧症、智力低下、难以交流和合作者；还可用于有不自主运动的患者以防止干扰扫描，或因疼痛不适不能耐受长时间静卧的患者；病情危重或严重损伤难以维持气道通畅的患者操作时需要严密监护；对造影剂有严重过敏反应的患者也需要麻醉科医师参与处理。由于缺乏训练有素的助手和专业设备，在手术室外处理困难气道可能会异常困难，应根据条件制定好周密的麻醉方案，先在手术室内确切地控制气道后，再将患者转运至影像学检查场所也是一个可选的方案。

五、麻醉前准备

麻醉前评估与一般手术患者相同。这类患者的评估和术前准备需与主管医师讨论，以合理安排麻醉前评估、签署麻醉知情同意书以及制订麻醉计划和麻醉后恢复计划，防止造成不必要的拖延而影响患者检查的安排。此外，麻醉科医师还须了解相应的检查操作过程和可能出现的问题，包括：患者的体位、是否使用造影剂、麻醉机和监护仪的位置如何摆放、操作期间麻醉科医师可否留在操作间、诊断或治疗仪器对麻醉监护仪的可能影响等，对可能发生的意外要有充分的准备。同时，必须有适当的照明以便于观察患者、麻醉机和监护仪，采用间断开灯的照明方式往往是不够安全的，一旦发生气道梗阻、环路脱开、钢瓶内气体用完等情况常难以及时发现。

监护仪已成为麻醉管理的必要部分，麻醉操作前要制定一个可行的麻醉监测方案。在手术室外的麻醉过程中，由于各种放射性的检查操作，经常要把患者和麻醉科医师分开，此时监护仪就起到相当重要的作用。手术室外麻醉的监测标准应至少不低于手术室内麻醉的要求。良好的仪器设备有助于提高麻醉安全性，因此需要经常维护保养，确保能正常使用；仪器可以长期放置于检查场所，也可在需要时再准备，一般根据使用频率和医疗条件安排决定。由于使用频率不高，很多医院常在这些地方放置一些陈旧的麻醉机和监护仪器，所以在麻醉开始前，必须熟悉这些麻醉设备，确认麻醉机工作状态正常，其中吸入氧浓度监测尤为重要，因为这些场所通常无中心供氧设施，氧气往往是临时接通的，发生误接或出现故障的机会较多，没有中心供气系统则应备有足够的氧气瓶。远离中心手术室，在紧急情况下最能提供有效帮助的可能是仪器设备，所以应常规准备吸引器、简易复苏器、除颤器和急救药品等。操作完毕后，患者在麻醉恢复期应与在手术室一样密切监护，必要时送 PACU。转运前必须确保有充分有效的监护、氧气和电量供应以及相关的药物和复苏设备。

六、麻醉处理原则

(一) 清醒镇静

在手术室外局部麻醉操作时常用到镇静和镇痛药，以缓解患者紧张焦虑和减轻疼痛等不适感，使检查能在患者不动的状态下完成。镇静可分为清醒镇静和深度镇静。“清醒镇静”是指患者处于轻度的意识抑制，对外界刺激能产生反应，气道通畅和保留保护性反射。“深度镇静”是较深程度地抑制患者神志，患者可能失去气道保护性反射，有时难以维持气道通畅，同时可能难以唤醒，并可能发生呼吸抑制或呼吸暂停等生理变化，此种状态更类似于全身麻醉。目前临床应用的多种镇静评分系统中，Richmond 躁动 - 镇静评分（Richmond agitation-sedation scale，RASS）（表 81-1）和镇静 - 躁动评分（sedation-agitation scale，SAS）（表 81-2）因其简单、易操作、对镇静目标具有良好的指示性而被广泛应用于临床，并能指导镇静药物剂量的调整。浅镇静时，镇静深度的目标值为 RASS−2~+1 分，SAS 3~4 分；较深镇静时，镇静深度的目标值为 RASS−3~−4 分，SAS 2 分。对于大多数成年患者，静脉联合应用苯二氮䓬类和阿片类药物足以满足影像学操作的需要。专科医师可能在检查操作前给患者应用一定量的镇静药，这时需注意安全使用镇静药并监测镇静水平，需要进行深度镇静时则应由麻醉科医师完成。手术室内麻醉的基本监测标准适用于所有在手术室外使用镇静药或镇痛药的患者。

表 81-1 Richmond 躁动 - 镇静评分（RASS 评分）

分数	分级	描述
+4	有攻击性	非常有攻击性，暴力倾向，对医务人员造成危险
+3	非常躁动	非常躁动，拔出各钟导管
+2	躁动焦虑	身体激烈移动，无法配合呼吸机
+1	不安焦虑	焦虑紧张，但身体活动不剧烈
0	清醒平静	清醒自然状态
−1	昏昏欲睡	没有完全清醒，声音刺激后有眼神接触，可保持清醒超过 10 秒
−2	轻度镇静	声音刺激后能清醒，有眼神接触，<10 秒
−3	中度镇静	声音刺激后能睁眼，但无眼神接触
−4	深度镇静	声音刺激后无反应，但疼痛刺激后能睁眼或活动
−5	不可唤醒	对声音及疼痛刺激均无反应

表 81-2 镇静 - 躁动评分（SAS 评分）

分数	分级	描述
7	危险躁动	拉拽气管内插管，试图拔出各种导管，翻越窗栏，攻击医护人员，在床上辗转挣扎
6	非常躁动	需要保护性束缚并反复语言提示劝阻，咬气管插管
5	躁动	焦虑或身体躁动，经言语提示劝阻可安静
4	安静合作	容易唤醒，服从指令
3	镇静	嗜睡，语言刺激或轻轻摇动可唤醒并能服从简单指令，但又迅速入睡
2	非常镇静	对躯体刺激有反应，不能交流及服从指令有自主运动
1	不能唤醒	对恶性刺激无或仅有轻微反应，不能交流及服从指令

麻醉前应了解病史和体格检查，镇静或镇痛方法的选择应根据患者的需要、医疗条件、特殊操作及麻醉科医师的经验综合考虑。没有任何一种药物或剂量适用于所有患者。单纯镇静可能只适用于一部分患者，而其他患者则需加用阿片类镇痛药。成人一线镇静药物包括苯二氮䓬类药物，或辅以芬太尼。右美托咪定是近年来较常用的镇静药物，其优点是较少引起呼吸抑制，因此，越来越多地用于手术室外麻醉。成人用于有创检查时的常用方式为静脉给药，负荷剂量为 0.7~1μg/kg，维持剂量为 0.2~0.7μg/(kg·h)。儿童深度镇静最常用的方式为鼻内给药，单纯鼻内给予原液 0.1% 右美托咪定 1.5~3.0μg/kg 能达到 85% 以上的镇静成功率。有些药物，特别是苯二氮䓬类药物（如咪达唑仑），使用后患者的反应差异极大。丙泊酚用于镇静时偶尔会发生呼吸道梗阻和呼吸抑制，导致动脉血氧饱和度下降，熟悉相关操作步骤有助于选择最佳药物以及用药时间和剂量。

（二）全身麻醉

全身麻醉并发症低于多数镇静方法，对检查操作的人为干扰也少。对于时间较长的检查或操作，应用全身麻醉优于多数镇静方法。临床常将麻醉性镇痛药、巴比妥类药物、非巴比妥类镇静药物及抗胆碱能药联合应用。除肌内注射、直肠应用镇静药外，还可用静脉或吸入麻醉药进行全身麻醉。静脉给药或吸入麻醉较直肠或肌内注射的可控性好，诱导时间缩短、成功率高、副作用少且恢复迅速。近年来多采用短效静脉麻醉药如丙泊酚进行麻醉维持，能较好地控制清醒时间，若操作疼痛刺激较强，则需加用瑞芬太尼等麻醉性镇痛药，麻醉维持也可使用吸入麻醉药。肌松药一般较少使用，若检查或操作要求患者绝对安静不动，或保证气管插管导管留置期间无咳嗽反射，则需应用肌松药，建议根据操作要求选择短效肌松药。全身麻醉期间要保证患者的通气和氧合，气道管理可根据需要选用面罩、喉罩或气管内插管。

七、监护仪器与监测项目

手术室外麻醉的监测应以能保证患者安全为标准，一般应满足以下条件：①在麻醉的全过程中，始终有一位经过正规培训的麻醉科医师在场；②在所有形式的麻醉过程中，对患者的氧合、通气、循环进行持续地监测和评估。无论是全身麻醉、镇静以及是否用镇痛药，监测标准应与手术室相同。

麻醉仪器应与手术室一样方便使用。在某些情况下，如 MRI 和体外照射放疗期间，一些基本的监测可能不能应用，需采用特殊的与磁场兼容的监测仪。如果没有此类监测仪，也应努力保证患者在操作期间能得到适当的监护，包括对氧供、呼吸和循环的监测。患者氧合情况的监测需要适当的照明和接近患者，便于根据患者皮肤颜色进行判断，暗室对识别发绀有困难，可以在不影响检查图像效果的情况下使用便携式无线经皮 SpO_2 监测仪，监测仪可同时监测患者的心率及 SpO_2，便于麻醉科医师监控；通气是否适当可以根据胸廓运动、观察储气囊及听呼吸音进行判断，也可采用延长的旁流式采样管行 $P_{ET}CO_2$ 监测；气管内插管控制呼吸时应确认导管的位置，呼吸环路内应连接压力、流量等报警装置。

必要的监护包括连续心电监护和 SpO_2 监测，每隔 5 分钟测血压，全身麻醉时应连续监测 $P_{ET}CO_2$，必要时行连续有创动脉压监测。CT 和 MRI 操作室为了保护其设备，室内温度通常较低，患者常出现体温改变，小儿和危重患者应监测体温。

外照射放疗期间，所有工作人员都要离开放疗室，应该通过玻璃窗或闭路电视在放疗室外连续观察患者和监测仪，也可用麦克风或电子听诊器监测镇静或麻醉患者的呼吸音。

八、手术室外镇静 / 麻醉后管理

（一）麻醉镇静后复苏

麻醉或镇静后患者的管理与其他手术患者一样，患者应在 PACU 复苏，不能在走廊中进行简单的观察。患者病情稳定时才能转运离室。有些情况下，患者处于镇静或麻醉状态下进行转运更为合适，然后再让这些患者在 PACU 或其他恢复室内恢复。距离 PACU 路程较长时，转运中应有适当的连续监护，转运车等应配备监测仪、供氧设备以及气道管理、静脉输液、复苏等设备和药物。麻醉或镇静后常见低氧血症，且难以识别，无论成人或小儿运转中必须吸氧。一般状态良好的患者应监测无创血压、ECG 和 SpO_2，危重患者则应有连续有创动脉压监测。ECG 监护可发现心率变化和心律失常，但难以发现缺血和 ST-T 改变。在手术后将患者转送到 PACU 的过程中，应继续进行与麻醉或用药有关的监测。转出 PACU 的标准与一般手术相同。

（二）离院标准

有些患者在麻醉或镇静后直接离院回家，失去了医护人员的观察护理和及时救治的条件，因此，充分的麻醉/镇静后复苏、严格掌握离院指征以及对患者家属的详尽指导至关重要。离院标准通常要求患者：①生命体征平稳；②反应灵敏，对时间和地点有定向力；③通过口服镇痛药物或外周神经阻滞，疼痛已得到控制；④恶心或呕吐已得到控制；⑤能行走，不伴头晕；⑥手术切口无意外出血；⑦可进食液体及排尿；⑧有麻醉科医师或外科医师的出院指导意见和医嘱；⑨患者接受并准备出院；⑩身边有监护人陪同。

第二节 影像介入麻醉学

在过去的几十年中，随着科技的进步及患者对医疗需求的增加，放射学从过去的主要以诊断为主的辅助学科，发展为现在的包含介入放射学在内的重要学科，在介入手术室开展的手术已经几乎应用于所有已知诊断的疾病。与外科手术相比，介入手术有着自己的特征：无外科切口；应用某种类型的影像学技术如X线、超声、CT、MRI、正电子发射断层扫描（PET）等；导丝或导管通过一个小孔进入到器官、肿瘤或血管。介入手术虽然无创，也可引起患者疼痛、焦虑以及存在威胁生命的潜在并发症。麻醉科医师的参与使患者更加舒适安全，有助于取得最佳治疗效果。

一、血管造影与心导管检查

一般血管造影术患者不需要麻醉。介入放射操作患者多有不适，可选用镇静或全身麻醉。介入手术室与普通手术室布局设置明显不同，要额外考虑可能出现的设备布局不佳、放射暴露、隐匿性出血及造影剂过敏等情况。此外，舒适的体位同样重要，使患者体位舒适，头部摆放适当位置可减少患者移动；膝关节下垫一薄枕使膝稍屈有助于肌肉放松并能缓解患者背部不适；上肢垫好放于身体的侧面或搁手架上，监测仪和输液管道延长离开患者一定距离，可减少麻醉科医师的受照射量并便于影像仪移动。由于患者禁食和造影剂的渗透性利尿作用，麻醉中应根据患者情况，充分补充液体，静脉输液应选用粗大的留置针，必要时留置导尿；吸氧可用鼻导管或面罩，另一侧鼻导管可接 $P_{ET}CO_2$ 监测。

（一）脑血管造影术

脑血管造影是注射造影剂到颈内动脉以观察脑部血管解剖异常情况。动脉置管注射造影剂后，当造影剂通过血管网时可获得系列图像，脑血管病、肿瘤、动-静脉畸形、伴或不伴蛛网膜下腔出血的动脉瘤等是脑血管造影的指征，也用于颈动脉粥样硬化患者，判断颅内外动脉情况。脑血管造影的患者可能有癫痫病史，造影过程中须注意防止癫痫大发作。既往有脑血管病、卒中、糖尿病、短暂脑缺血发作（TIA）者，脑血管造影并发症的危险性增加。

脑血管造影术的麻醉注意事项包括：

1. 脑血管造影　注射造影剂期间需要麻醉科医师离开造影室，不能接近患者。因此全身麻醉是血管介入操作首选麻醉方案，可以保证患者无体动，使数字减影成像更加清晰。喉罩全身麻醉对血流动力学干扰小，可用于需早期拔管行神经功能评估的患者，但其可能存在漏气和误吸风险，因此不推荐用于急诊饱胃和需正压过度通气降低颅内压（ICP）的患者。对于急诊饱胃患者推荐实施快速顺序全身麻醉诱导气管插管。

2. 麻醉选择　应当考虑患者的病理情况，对于颅内压升高、蛛网膜下腔出血、脑动脉瘤或动-静脉畸形等患者，血压升高可增加颅内出血的危险，围手术期应有效控制平均动脉压及颅内压的波动，气管插管时也应避免血压升高。可给予利多卡因、艾司洛尔或拉贝洛尔减少气管插管反应，穿刺部位局部麻醉可减少疼痛刺激，拔管期间给予适当的镇痛、止吐、抗高血压等药物，可减轻拔管刺激导致的血压波动。此外，麻醉苏醒期持续泵注小剂量的右美托咪定也有助于提高苏醒期质量。

3. 气管内插管　机械通气能提供可靠的气道管理并控制 $PaCO_2$。许多颅内病变的患者脑血管造影可使颅内压升高，过度通气能使脑血管收缩，帮助降低脑血流和颅内压。对没有颅内压升高的患者，过度通气和脑血管收缩可减慢造影剂通过脑的时间，增加脑血管内造影剂的浓度，使异常血管显示更加清晰。有研究发现，当 $PaCO_2$ 维持于30~35mmHg时能获取高质量的图像，

$PaCO_2$<20mmHg 可致严重血管收缩和脑缺血，应予避免。由此可见，脑血管造影期间 CO_2 监测尤为重要。

4. 吸入麻醉药　可引起脑血管扩张，增加脑血流和 ICP，而复合应用 N_2O、麻醉性镇痛药、肌松药和适当过度通气的方法优于单纯吸入麻醉，丙泊酚因其可以引起脑血流、脑代谢率和颅内压显著降低，也常用于脑血管造影的麻醉，但丙泊酚诱导后的血流动力学变化可能会降低脑灌注压。

5. 与脑血管造影相关的循环改变较常见　一项研究发现，22% 的脑血管造影患者可发生心动过速或心动过缓。颅内出血能引起 ECG 显著改变，包括 T 波倒置、T 波宽大出现 U 波，同时伴心动过缓；注射造影剂能引起与渗透压有关的循环改变，大的脑动静脉畸形的婴儿常伴有心力衰竭或缺血性心肌损害，耐受造影剂所致的循环改变能力差，所以部分患者除标准监测外还需要连续监测动脉压。

6. 重视颅内压的管理　可用甘露醇降低颅内压，推荐剂量 0.25~0.50g/kg，注意输注时间大于 20 分钟，峰效应持续时间 30~45 分钟，根据临床表现可在 4~8 小时重复，对于肾功能不全患者应谨慎使用。可同时应用呋塞米，但应密切监测血容量、电解质、酸碱度及血浆渗透压变化。

7. 脑血管造影后的神经并发症　时有发生，可暂时存在也可永久存在。神经并发症常见于老年、卒中、脑缺血病史及高血压、糖尿病、肾功能不全等的患者。此外，操作时间过长、造影剂用量大及应用较粗的动脉内导管也会增加神经并发症的发生率，麻醉药物的选择应注意使用短效药，便于术后快速唤醒，能迅速进行神经学检查。其他并发症还有粥样斑块脱落栓塞、出血、血栓形成或穿刺部位血肿等，总发生率约 8%~14%。

（二）血管栓塞治疗

血管栓塞治疗是将异物注入到血管内，刺激血管内血栓形成。常用的栓塞物有聚合塑料、硬化剂等，如 N- 氰基丙烯酸盐或酒精。术中除基本监测外，还需密切观察其他血管床的血流情况。血管栓塞适用于无法夹闭的颅内动脉瘤、动脉瘤蛛网膜下腔出血后继发脑血管痉挛、对急性卒中进行超选择性栓塞治疗及中枢神经系统肿瘤的手术前减少血供等。成功的动脉栓塞可能比开颅手术安全，出血少，麻醉管理与标准栓塞操作相同。由于栓塞可能引起疼痛，常需麻醉或使用镇痛剂。密切监测下使用清醒镇静方法有助于在颅内血管栓塞期间及时发现和避免神经系统并发症。镇静可以单独用药也可以联合应用药物，如苯二氮䓬类、阿片类、右美托咪定或者丙泊酚。全身麻醉可使用吸入麻醉，也可用全凭静脉麻醉，但是无论使用何种麻醉，总的原则是要保证血流动力学稳定和苏醒迅速平稳，有利于神经功能的评估和避免并发症的发生。预防性给予止呕药是必要的，并且应注意避免咳嗽和躁动，以防止栓塞物脱落和颅内出血的发生。

血管栓塞麻醉：

1. 进行脑动脉瘤介入消融手术一般不需要术中唤醒进行神经功能评估，麻醉方法同神经外科手术全身麻醉。

2. 在动静脉畸形、动静脉瘘和血管瘤的栓堵治疗时，经常需要在术中进行神经功能评估。拟行术中清醒神经功能评估的患者，术前应对其进行有目的地宣教和训练，并确保患者能在长时间内保持平卧。为了减少患者的焦虑、疼痛和不适感，需要进行镇静。有时为了进行及时的神经功能评估，还要对镇静药进行拮抗，如应用氟马西尼拮抗咪达唑仑或应用纳洛酮拮抗芬太尼等。

3. 小儿和不能耐受镇静的成年患者需要进行全身麻醉。术中可以通过脑电图、诱发电位、经颅超声多普勒监测或脑血流监测对神经功能进行监测。

4. 推荐血压监测方式采用有创动脉压力监测，麻醉诱导期间避免血压下降幅度超过基础值的 20%，对于低血压应根据原因如血容量不足、外周血管阻力下降、心律失常等因素进行及时治疗。二氧化碳采样管连接于鼻氧管可监测呼吸频率。

5. 由于栓塞操作过程中要不断造影观察栓塞结果，故造影剂用量大，应适当补液、留置导尿管，并严密观察和处理造影剂的不良反应。

6. 镇静患者常见恶心呕吐，预防和处理原则同术后恶心呕吐的一般原则；丙泊酚有止吐作用，可用于操作期间镇静。

7. 为了防止栓塞并发症，给予肝素 60U/kg，每半小时检查 ACT，追加肝素使 ACT 保持在基础值的 2~2.5 倍。

8. 脑动静脉畸形较少发生血管痉挛，注射栓塞剂前可实施控制性降压，以减少动静脉畸形病变处的血供，便于栓塞物在局部存留，防止畸形远端形成栓塞。建议收缩压不低于 100mmHg，或平均动脉压不低于术前基线血压的 20%。在颈动脉球囊堵塞前应确定脑血管的储备。

9. 当患者发生血管堵塞导致脑缺血时，需要进行控制性升压，通过侧支血管短时间内增加缺血区的血供，去氧肾上腺素 1μg/kg 静脉注射，然后持续静脉滴注可使平均动脉压比基础值升高 30%~40%。治疗时应监测心电图，及时发现心肌缺血的征象。栓塞导致的颅内出血，应即刻使用硝普钠控制性降压，鱼精蛋白拮抗肝素；血管的破裂和穿孔有时可通过球囊、螺圈或组织胶来进行介入治疗。

介入神经放射学操作过程中，有时需要控制性降压、允许性高碳酸血症、脑局部缺血，或需要将患者从深度镇静及全身麻醉中唤醒，使患者能够应答，这些都可能导致严重并发症。此外，数字减影血管造影术比 X 线透视产生的放射性危害更大，麻醉科医师应注意防护。全身麻醉能够消除患者运动产生的伪影，更好地控制气道且易于控制血压。介入神经放射学本身会导致明显的并发症，包括栓塞物进入其他部位、脑水肿和颅内出血。并发症一旦发生，进展迅速。为防止发生永久性的脑损害，需要在术前进行充分的准备，少数需要紧急进行脑外科手术。

（三）心导管检查与治疗

经动脉或静脉放置导管到心脏或大血管可以检查心脏的解剖、心室的功能、瓣膜和肺血管的解剖及心室内的压力和血管的结构，注射造影剂还可观察更多的结构。右心导管检查主要用于诊断先天性心脏病，左心导管检查主要用于诊断后天性心脏病和大血管病变，多需要同时进行造影术。此外，在不同部位取血样分析氧饱和度可判断分流的位置。尽管心脏超声检查可了解很多情况，但对于诊断复杂的心脏解剖异常，心导管检查仍然是“金标准”。由于在检查中要进行多种测量和反复抽取血样，又不可能在同一时间内完成，为了保证对血流动力学和分流量计算的准确性，在检查的过程中必须保持呼吸和心血管状态的相对稳定，维持动脉血氧分压和二氧化碳分压正常，保持麻醉平稳。心导管造影检查、血管成形术、动脉粥样硬化斑切除、瓣膜成形术及危重患者多需要全身麻醉。

1. 小儿心导管检查　为了保证诊断的准确性，必须维持呼吸循环相对稳定。氧饱和度不低于基础值，必须注意维持通气和保持二氧化碳分压（$PaCO_2$）在正常生理范围内，避免肺血管阻力的改变。避免氧分压过高引起动脉痉挛，必要时可用前列腺素 E_1 预防。儿童在能够耐受创伤性操作时的镇静深度下常发生呼吸抑制，控制呼吸可以避免 $PaCO_2$ 升高，减少对诊断准确性的影响。控制呼吸本身对心导管检查诊断的准确性无影响，分钟通气量和呼吸频率可以根据动脉血气分析结果设定，然后根据 $P_{ET}CO_2$ 进行调节。

心导管检查对患儿刺激较大，术中镇痛、镇静或全身麻醉的深浅必须适当，既要预防心动过速、高血压和心功能改变，又要避免分流增大、高低碳酸血症和患儿术中苏醒或体动反应。婴儿和幼儿一般建议采用喉罩通气或气管内插管全身麻醉。如果无法建立静脉通路，可以用氧化亚氮和七氟烷吸入诱导，随后建立静脉通路。已经建立静脉通路的患者可选择氯胺酮、依托咪酯或丙泊酚进行诱导，再给予非去极化肌松药行气管内插管。心肌过度抑制、前后负荷改变、液体失衡或过度刺激均可致分流增大影响诊断的准确性。氯胺酮会增加全身氧耗，但不会影响诊断的准确性，婴儿较常使用。

除常规监测外，还应进行有创动脉血压监测，同时间断进行血气分析，监测代谢性酸中毒情况。由于代谢性酸中毒可能是低心输出量最初的表现，对病情严重的患儿，即使是轻度的代谢性酸中毒也要进行处理，可能还需要使用正性肌力药物。

小儿尤其在全身麻醉时常见低体温，操作间内需要加温，吸入的气体也应加温湿化，可使用保温毯或加温装置，同时监测中心温度。新生儿可能会发生低钙血症和低血糖，应及时纠正。

小儿对失血的耐受性低于成人，心导管检查时失血、抽血做血氧测定，有时可致低龄患儿难以耐受而发生低血容量、低血压等。因此，应严密监测血细胞比容，纠正贫血。严重发绀的患者红细胞增多，应充分补充液体，以减少造影剂造成的血液高渗和微栓塞发生。

躁动是小儿麻醉后苏醒期常见的并发症，发生率约为 8.6%，尤其常见于单纯行吸入麻醉的患儿。建议术中适当使用右美托咪定，以降低术后躁动的发生率。术后躁动一旦出现，无论有无疼痛，小剂量的芬太尼（1~2.5μg/kg 静脉注射）均可减轻躁动的程度和持续时间。

2. 成人的心导管检查　成人心导管检查经常同时进行冠状动脉造影。右心导管经过静脉系统到达右心和肺循环；冠状动脉造影经过动脉系统到达冠状动脉时也到达了左心，即体循环。检查通常在局部麻醉下进行，但适当镇静和镇痛对患者有益。

常用药物有芬太尼和咪达唑仑，有时加用丙泊酚。

心导管检查中可以给氧，但检查肺循环血流动力学时，必须保持血气在正常范围内。由于导管要放置到心腔内，在检查中经常发生室性或室上性心律失常，要严密监护并及时处理心肌缺血和心律失常。一般心律失常持续时间短、无血流动力学显著改变，但心肌缺血或应用造影剂后可能继发室性心律失常甚至室颤。需备用除颤仪和复苏药物、供氧、硝酸甘油、升压药和强心药。

3. 心导管检查的常见并发症　心导管检查的常见并发症包括心律失常、血管穿刺部位出血、导管造成心腔或大血管穿孔、血管断裂或血肿形成以及栓塞。心律失常是最常见的并发症，其中室上性心律失常最多见，常与导管尖端的位置有关，撤回导管心律失常即可消失，偶尔需要静脉用药或电复律终止心律失常。也可见到Ⅱ或Ⅲ度房室传导阻滞。窦性心动过缓需用阿托品治疗，严重而持续的心动过缓影响血流动力学者需安装临时起搏器。

心脏压塞具有特征性的血流动力学改变，透视下纵隔增宽、心脏运动减弱，心脏超声检查可以确诊，而且能指导心包穿刺。心包穿刺引流导管对心脏的机械刺激可能引发室上性或室性心律失常，危重患者难以耐受，部分患者需要紧急进行外科手术。

4. 冠状动脉造影术　注射造影剂使冠状动脉在放射条件下显影，从而确定冠状动脉解剖结构和通畅程度，判断是否存在冠状动脉狭窄、狭窄的位置以及是否存在冠状动脉痉挛。此类患者一般不需全身麻醉，通常采用镇静镇痛法。术中可经静脉给予心血管药物和镇静镇痛药物，穿刺部位的局部麻醉可减少患者痛苦。多采用鼻导管供氧，发生心肌缺血时，可舌下含服或静脉给予硝酸甘油。需进行标准监护，压力换能器可直接连接到动脉导管监测动脉压；严密观察患者，及时发现心绞痛或心力衰竭。另外，越来越多的门诊患者接受此类检查，麻醉计划必须考虑到门诊患者的一些特殊性，并采取相应措施。

5. 冠状动脉介入手术　冠状动脉狭窄部位定位后，可使用不同方法直接改善冠状动脉的血供。经皮腔内冠状动脉成形术（PTCA）时，使用头部带有球囊的导管穿过冠状动脉的狭窄处，然后用球囊使狭窄部位扩张、冠状动脉开放。在球囊扩张时会发生短暂的冠状动脉阻塞，需要严密监测患者的血流动力学状态；此时可能发生心绞痛，故需完善镇痛。这种短暂的心肌缺血限制了PTCA治疗冠状动脉狭窄的数目，一般一次只能治疗一到二支冠状动脉病变。还可以通过冠状动脉导管对粥样斑块进行切削或使用激光切除粥样斑块。

室性心律失常可发生于缺血期或冠脉扩张后再灌注期间。室性期前收缩和阵发性室性心动过速可能影响血流动力学，应首选利多卡因或胺碘酮治疗，更严重的心律失常需在全身麻醉下行电复律；冠状动脉破裂可导致心包内出血和心脏压塞。心脏压塞需紧急行心包穿刺或手术止血。

冠状动脉闭塞是罕见的PTCA并发症，是由于冠状动脉撕裂、动脉内栓塞或内皮功能障碍引起冠状动脉痉挛所致。经冠状动脉注射硝酸甘油200μg后常可减轻冠状动脉痉挛。多次操作可能造成冠状动脉血栓形成，可预先使用肝素防止血栓形成；一旦血栓形成，在冠状动脉内注射溶栓药尿激酶可使血栓溶解，但溶栓治疗后可导致出血，可能需行急诊心脏手术，必要时需输注血小板。

急诊手术患者可能存在心绞痛和心律失常，需使用正性肌力药和气管内插管，主动脉内球囊反搏对患者有利，硝酸甘油增加冠状动脉侧支的血流并减少前负荷，导管若能通过狭窄部分，就可能在该部位放置灌注导管，使部分血流通过病变部位，在外科手术重建血供之前应积极采用必要措施限制缺血区域的范围。

PTCA和冠状动脉粥样斑块切除术的早期效果非常好，但扩张后冠状动脉的再狭窄率高达30%~40%，部分原因是冠状动脉内皮功能紊乱。目前越来越多患者采用冠脉内支架保持血管通畅，但新问题的出现更多集中在如何降低血管再狭窄的发生率，主要包括使用新的介入治疗措施、新药物抑制内膜的增生和将药物涂抹在支架上。在PTCA或冠状动脉粥样斑块切除时将支架放在狭窄部位，术后保留体内。麻醉的处理与PTCA时相同。

心肌梗死的患者溶栓治疗有效，也可通过PTCA或放置支架恢复心肌的血供。而治疗必须在心肌梗死发生后的6~12小时内进行，此时患者通常伴有循环不稳定、焦虑、疼痛或呼吸困难而不能耐受局部麻醉手术，可选用全身麻醉，但应注意患者有饱胃的可能，应预防反流误吸的发生。

对于可能导致严重心肌缺血的冠状动脉主干狭窄进行PTCA或支架治疗时，体外辅助循环能保证血流动力学稳定。体外辅助循环是在全身麻

醉和肝素化后，经股动脉和股静脉置管进行，监护与一般体外循环相同。一旦病情允许，要尽早拔除气管导管。麻醉方法的选择要能尽量保证血流动力学稳定和术后早期拔管。

6. 球囊瓣膜成形术 用球囊导管扩张狭窄的心瓣膜或大血管的瓣膜，可用于先天性肺动脉瓣狭窄、肺动脉狭窄和主动脉缩窄；也可用于改善三尖瓣、肺动脉瓣、主动脉瓣和二尖瓣狭窄。常用于外科手术危险性高的患者。球囊扩张时，循环被阻断，会导致严重的低血压，由于患者比较衰弱，循环功能往往在球囊放气后不能立即恢复，可能需要使用正性肌力药和抗心律失常药，静脉输液可以改善前负荷。并发症与心导管检查相同，还可能发生瓣膜功能不全。在扩张主动脉瓣时，如果患者的血流动力学不稳定，球囊需立即放气。球囊充气时可能导致迷走神经亢进，需用阿托品等治疗。

7. 心脏电生理检查和异常传导通路导管消融术 心脏电生理检查是将专用的多电极导管置入心腔内，诊断异常心律的起源、通路等，以确定最合适的治疗方案。通常选用股动脉或股静脉进行血管穿刺置入导管，在颈内静脉置入另一根导管。使用标准的血管内导管，在右室或左室的顶部His束附近进行程序刺激，通过特殊的定时脉冲刺激诱发心律失常，并使用导管电极和体表电极进行心电监测；再经过准确定位的导管对异位心律起搏点或附属旁路进行消融，也可将植入式除颤仪的电极准确放置到适当的位置。

麻醉中应注意，使用抗心律失常药物可能影响对异位心律起搏点以及附属旁路的监测，所以检查前及术中不宜使用抗心律失常药。手术常要使用多种导管，持续时间长，为保证患者舒适，常使用咪达唑仑镇静、芬太尼镇痛。

消融时室上性心动过速若不能通过导管超速抑制终止，则需电复律，这时可用硫喷妥钠或丙泊酚作短时间的静脉麻醉。若使用面罩行控制呼吸，则应注意避免颈内静脉导管滑脱。静脉麻醉和吸入麻醉都可用于电生理检查。

8. 置入起搏器或转复-除颤仪的手术 目前越来越多的患者在心导管检查室内放置永久性心脏起搏器或转复-除颤仪。这两种手术都需要通过静脉将电极置入右心房和/或右心室，然后将起搏器埋置在皮下。虽然局部麻醉可以减少放置起搏器的不适，但在全身麻醉气管内插管或喉罩控制通气下更易于完成操作，且患者更易接受。对永久性转复-除颤仪进行测试时，一般应对患者进行全身麻醉，对曾有血流动力学不稳定和左室射血分数严重下降的患者以及有其他严重心室功能障碍的患者，应该行有创动脉血压监测。

二、计算机断层扫描检查

（一）计算机断层扫描检查的原理和要求

计算机断层扫描（computed tomography，CT）是应用X线探测发现组织的密度变化而产生图像，其基本原理是用X线对人体检查部位一定厚度的层面进行扫描，由探测器接收透过该层面的X线，经过信号转导和计算机处理后产生二维的断层图像。CT检查虽然无痛，但每一个断层扫描需要数秒钟。为了取得高质量的图像，在扫描时要求患者保持不动。CT扫描过程中会产生噪声，也会产生热量，患者有可能会发生幽闭恐惧或惊吓，儿童和部分成人需要镇静才能耐受检查。

CT最早用于头部扫描，现在已应用于全身，如诊断胸腔和纵隔占位病变。也用于评估腹内病理状况，包括胃肠道肿瘤及胰腺、肝、胆道的影像以及肾脏、腹膜后、脊髓、骨盆骨折和椎间盘突出的诊断；CT扫描还可用于立体定位指导手术，颅内占位常用立体定向进行活检。由于检查部位不同对麻醉要求的差异也非常大。

在CT检查时经常使用造影剂以提高图像质量。如果要将造影剂注入麻醉或镇静状态下患者的胃肠道，通常需要放置鼻胃管，这时一旦气道保护不当，就有可能发生反流误吸。CT检查时与造影剂有关的不良后果发生率较高，主要由于在CT检查时麻醉科医师往往难以接近患者。

对于CT检查时需要麻醉的患者，麻醉科医师面临的问题主要包括两方面：①检查过程中不易接近患者；②需要控制患者的体动。

（二）麻醉处理

1. 使用氯胺酮后可使口腔分泌物增多，并可能出现不可预见的不自主运动，从而影响扫描质量；依托咪酯也可能发生类似的情况，所以这两种药物一般不单独用于CT检查的麻醉。

2. 脑立体定向时，为减少操作时损伤邻近结构，需要在头部外周放置透射线的固定架。在插入固定架钢针时，常需局部麻醉复合深度镇静或全身麻醉。疑有颅内高压的患者慎用深度镇静，因 $PaCO_2$ 增高可进一步加重颅内高压。一旦固定完毕，患者可以放置在基架上，确保位置精确不动。

但基架使麻醉科医师难以接近患者及控制气道，可选用最小剂量的镇静药复合局部麻醉，患者常能耐受并配合手术。

3. 小儿常需要镇静或全身麻醉　操作期间由于对位和扫描仪机架移动可引起麻醉环路的扭曲或脱开，全身麻醉或镇静时，要注意气道管理和患者氧合情况的监测，急诊患者口服或鼻胃管给予造影剂时要考虑患者饱胃情况的存在，防止呕吐、反流和误吸。

4. 由于扫描室温度一般低于25℃，全身麻醉时要注意监测体温并适当保温。

三、磁共振成像检查

（一）原理和临床应用

磁共振成像（magnetic resonance imaging，MRI）检查是组织在强大的外部静磁场和动态磁场作用下成像。MRI除了可观察静态组织成像外，还可以检查血流、脑脊液流动、组织的收缩和舒展。MRI检查时一般需要患者维持在固定的体位。由于一些患者的年龄、精神状态等因素，常不能很好地配合这种长时间的检查。在检查的过程中，患者的任何活动都会影响MRI图像的质量，因此MRI检查中麻醉的应用越来越广泛。MRI检查时采集的射频信号强度极弱，易受到高频漂移、电子辐射（如FM收音机）以及其他电子设备和监护仪器的干扰。

MRI检查对颅内、脊柱和软组织的检查优于CT扫描，可用于中枢神经系统特别是颅后窝肿瘤的诊断，也可用于头部损伤、痴呆和颅内感染等的诊断，并已用于麻醉对脑功能影响的研究。MRI用于椎管内检查优于脊髓造影，可以提供直观无创的影像。MRI利用血液流动产生的特殊信号，用于心脏和大血管的造影而不需要使用造影剂。用于胸内、腹内疾患的诊断，由于其软组织分辨力强，可用于软组织损伤特别是肌肉和韧带损伤的诊断。患者几乎不需要特殊准备，MRI本身不产生离子辐射、无创伤、无生物学有害效应。但开关射频发生器时会发出巨大的噪声（>90dB），必须对患者和长时间停留在扫描室内的医护人员实施听觉保护。

目前国内外有较多文献报道MRI检查时的相关安全问题，如将非磁性兼容的医用器材带入磁场范围，导致人员及MRI机器严重受损；患者在MRI检查时皮肤烧伤；强磁场对患者体内金属植入物的影响；人为的过失、缺乏交流、不熟悉的工作环境等因素均可导致严重安全事故的发生。患者麻醉下MRI检查或治疗的顺利实施，有赖于多科室的团队合作，麻醉科医师的首要责任是确保患者在手术室外的特殊环境中安全顺利地完成检查或治疗。

（二）MRI检查的适应证和禁忌证

由于磁场环境的特殊性，MRI检查时应严格掌握其适应证及禁忌证。

适应证包括：人体大部分解剖部位和器官疾病的检查，应根据临床需要以及MRI在各解剖部位的应用特点选择。

禁忌证一般为：体内装有心脏起搏器，但除外起搏器为新型MRI兼容性产品的情况；体内植入电子耳蜗、磁性金属药物灌注泵、神经刺激器等电子装置；眼眶内有磁性金属异物；妊娠3个月内。

有下列情况者，需在做好检查前风险评估、成像效果预估的前提下，权衡利弊后慎重考虑是否行MRI检查：

1. 体内有弱磁性置入物（如心脏金属瓣膜、血管金属支架、血管夹、螺旋圈、滤器、封堵物等）时，一般建议在相关术后6~8周再进行检查，且最好采用1.5T以下场强设备。

2. 体内有金属弹片、固定接骨板、金属人工关节、假肢、假体等时，视金属置入物距扫描区域（磁场中心）的距离，在确保人身安全的前提下慎重选择，且建议采用1.5T以下场强设备。

3. 体内有骨关节固定钢钉、骨螺丝、避孕环、固定义齿等时，考虑产生的金属伪影是否影响检查目标。

4. 可短时去除生命监护设备（磁性金属类、电子类）的危重患者；癫痫发作、神经刺激症、幽闭恐惧症患者；高热患者；妊娠3个月及以上患者。

（三）麻醉处理

MRI麻醉处理的独特问题主要包括四个方面：①禁忌铁磁性物品进入检查室；②对监护仪的干扰；③患者压抑感；④麻醉科医师难以接近患者。

麻醉重点注意：

1. 镇静或全身麻醉均可用于MRI，如选用镇静则与CT相同。由于MRI扫描时间较CT长，通常需开放静脉便于间断或持续加用镇静药或麻醉药。氯胺酮、咪达唑仑和丙泊酚均可酌情选用。

2. 由于患者扫描时几乎处于无法接近的状态，气道管理较困难，多选择全身麻醉气管内插管或放置全硅胶喉罩，从而减少由于深度镇静、气道管理困难所致的气道梗阻和通气量降低。

3. 无论选择镇静或全身麻醉，最好在MRI室外进行诱导，以远离磁场的影响，因大多数麻醉设备带有铁磁性物质，可受磁性的影响。在室内进行喉镜检查时必须使用锂电池和非铁磁性喉镜。

4. 开放静脉后，待患者麻醉诱导平稳、气道通畅，即可转运入扫描室。患者的监护应同一般手术室内监护，但目前的技术水平较难做到。许多电子监护仪均受磁场干扰，使用前必须确认监护仪适用于MRI。

一般的MRI都配备了监测呼吸频率和幅度的感应设备。麻醉者可依此初步判断镇静或麻醉的平稳度。在磁场附近监测仪可能是不可靠的，每一个监测仪在MRI应用前均应了解其监测能力。在一个扫描室能正常工作的仪器并不代表其在其他扫描室也能正常工作。

在MRI检查时患者监测注意事项包括：

1. ECG　由于导连线穿过动态磁场和产生电容耦合电流造成信号失真，因而ECG在MRI扫描时对心肌缺血的诊断没有价值，用射频滤过或遥控也不可能降低干扰。但现在一些新型的ECG由于使用了石墨电极，减少了射频的干扰，可以与MRI兼容。

2. 血压监测　可用自动血压计，放置时如能避免磁场干扰则可使用，但管道延长可使读数低于实际值。

3. 与MRI相容的SpO_2　可用于大多数MRI扫描，但需要进行适当防护，否则其内部的微处理器可遭到强磁场的损害。另外，血氧监测仪探头和导线散射出的射频波也可损坏图像的质量。

4. 全身麻醉或镇静的患者呼吸监测也有困难，而采用延长的采样管行$P_{ET}CO_2$监测是判断通气是否恰当的最有效方法。但是由于取样管过长，信号的传导有明显的时间延迟。

5. 为保护计算机的功能，MRI室内空调温度较低，婴幼儿在该环境中体温容易下降；另一方面，扫描过程中产生的热量可增加患者的体温。因此接受MRI检查的患者均应监测体温，温度探头使用射频滤波器，但同时温度探头产热有可能造成患者局部烧伤。

设计用于MRI的不含铁磁物质的蒸发器和麻醉机可发挥其功能。现在已经有适用于MRI的麻醉机和监护仪。包括氧动呼吸器、监测仪、麻醉机均可用于MRI，氧气可以用软管与中心供氧连接，麻醉机须离MRI扫描仪有3米以上的距离。全身麻醉苏醒后，患者应被转移到PACU进行监测，达到了离室标准时方可离开。

第三节　内镜手术的麻醉

内镜的出现和发展推动了临床医学的巨大进步，作为医师眼和手的延伸，通过内镜能顺利地检查食管、胃、小肠等整个上消化道，以及直肠、乙状结肠、降结肠、横结肠、升结肠、回盲部甚至末端回肠等下消化道，也能对泌尿道、呼吸道、阴道子宫、耳鼻咽喉等疾病做出详尽而准确的检查，而且在肉眼观察的同时可进行活体病理学和细胞学检查，故适应证广泛。

虽然经内镜手术或在内镜辅助下手术较传统的直视手术而言，有创伤小、对机体内环境干扰轻、手术并发症少、死亡率低、住院时间短和节省医疗费用等优点，但内镜手术并不等于危险性小。随着医疗技术的不断进步，内镜下施行的手术种类和范围不断增加，手术涉及的人群也不断扩大，因而内镜手术所涉及的患者病情和全身情况差别也不断增大，这对内镜手术的麻醉管理提出了巨大的挑战。随着患者对舒适化医疗服务需求的不断提高，我国开展麻醉下内镜操作的单位越来越多，普及和推广舒适化内镜诊疗是必然的趋势。

一、消化内镜的麻醉

消化内镜诊疗的麻醉是指通过应用镇静药和/或麻醉性镇痛药等以及相关技术，消除或减轻患者在接受消化内镜检查或治疗过程中的疼痛、腹胀、恶心呕吐等主观痛苦和不适感，尤其可以消除患者对再次检查的恐惧感，提高患者对消化内镜的接受度，同时为内镜医师创造更良好的诊疗条件。

大部分患者对消化内镜操作怀有紧张、焦虑和恐惧的心理，检查过程中易发生咳嗽、恶心呕吐、心率增快、血压升高、心律失常等，甚至诱发心绞痛、心肌梗死、脑卒中或心搏骤停等严重并发症。少部分患者不能耐受和配合完成消化内镜操作，从而使内镜医师无法明确地诊治相关疾病。

消化内镜下诊疗的麻醉的目的是消除或减轻

患者的焦虑和不适，从而增强患者对于内镜操作的耐受性和满意度，最大限度地降低其在消化内镜操作过程中发生损伤和意外的风险，为消化内镜医师创造最佳的诊疗条件。

（一）麻醉前评估与准备

1. 麻醉前评估　主要包括3个方面：病史、体格检查和实验室检查。重点判断患者是否存在困难气道；是否存在未控制的高血压、心律失常和心力衰竭等可能导致围手术期严重心血管事件的情况；是否有阻塞性睡眠性呼吸暂停、急性上呼吸道感染、肥胖、哮喘、长期吸烟和未禁食等可能导致围手术期严重呼吸系统事件；是否有胃肠道潴留、活动性出血、反流或梗阻等可能导致反流误吸；是否服用阿司匹林、氯吡格雷、华法林等抗凝药物。

2. 麻醉前准备　一般患者应在术前禁食至少6小时，禁饮至少2小时；可按需服用适量的黏膜清洁液。如患者存在胃排空功能障碍或胃潴留，应适当延长禁食和禁水时间，必要时行气管内插管以保护气道。各种麻醉诊疗操作必要时可使用口咽部表面麻醉。当日实施麻醉的主管医师应当对麻醉前评估与准备记录进行确认，并且再次核实患者身份和将要进行的操作。

（二）麻醉的实施

根据检查类别协助患者摆放好体位，连接监护设备，充分给氧，开放静脉通道，并记录患者生命体征。根据诊疗目的和麻醉深度的需求，麻醉科医师按具体情况选择用药。

1. 咪达唑仑用于消化内镜诊疗镇静时，成人初始负荷剂量为1~2mg（或小于0.03mg/kg），输注时间1~2分钟，每隔2分钟可重复给药1mg（或0.02~0.03mg/kg），以达到理想的轻、中度镇静水平；总量一般不超过5mg。

2. 诊断性胃肠镜检查或胃肠镜下简单治疗时，可缓慢静脉注射初始负荷剂量的丙泊酚1.5~2.5mg/kg，麻醉达到一定深度时即可开始内镜操作。操作过程中严密监测患者呼吸和循环情况，确定是否需要气道支持（如托下颌、鼻咽通气管甚至辅助或控制呼吸）和循环药物支持（如麻黄碱、阿托品等）。

3. 复合用药时，成人可预先静脉注射咪达唑仑1mg和/或芬太尼30~50μg或舒芬太尼3~5μg，然后根据患者情况缓慢静脉注射初始负荷剂量的丙泊酚1~2mg/kg或依托咪酯0.2~0.3mg/kg。对于消化内镜诊疗过程时间长、内镜操作或体位不影响呼吸循环的患者，可考虑使用右美托咪定。

4. 1~5岁的小儿消化内镜诊疗可选用氯胺酮，肌内注射3~4mg/kg后开放静脉，待患儿入睡后进行检查；必要时可持续泵入2~3mg/(kg·h)维持。如果患儿配合且有条件情况下，可采用七氟烷行吸入诱导，再以丙泊酚维持。

5. 对于消化内镜操作要求的体位和诊疗过程可能明显影响呼吸时，宜选用常规气管内插管全身麻醉。

（三）常见并发症及处理

麻醉科医师在消化内镜操作期间既要解除患者疼痛与不适、保障其生命安全、为内镜操作提供方便条件，还应积极防治麻醉期间可能的意外和并发症。

1. 心脏意外　消化内镜检查中发生的心脏意外主要指心绞痛、心肌梗死、心律失常和心搏骤停。受检者心电监测，有33%~35%的患者出现房性期前收缩、室性期前收缩、心房颤动等心律失常。原有心肌缺血、慢性肺疾病及检查时患者紧张、焦虑、憋气、挣扎都有可能诱发心脏不良事件。术前病史的详细了解和优化处理、密切的监护、适当的麻醉深度和通气功能的维护等是降低围手术期心血管意外风险的基本措施。由于绝大多数内镜检查是安全的，故临床一般未将心电监护作为常规。但对于高风险的特殊患者，有必要作心电监护，一旦发生严重并发症，应立即停止检查并给予及时处理。

2. 呼吸抑制　麻醉及麻醉恢复期间应密切观察患者的呼吸频率与呼吸幅度。如怀疑舌后坠引起的气道梗阻，应行托下颌手法，必要时放置口咽或鼻咽通气道；同时增加吸氧流量或经麻醉面罩给予高浓度氧，必要时嘱内镜医师退出内镜。如果患者脉搏氧饱和度低于90%，可通过大声询问和压眶刺激患者加深呼吸。如采取上述措施后仍无效，则应给予辅助或控制呼吸，必要时行气管内插管或放置喉罩。若患者采用苯二氮䓬类药物镇静，可静脉给予拮抗剂氟马西尼。

3. 反流与误吸　一旦发生误吸，应立即退出内镜并沿途吸引，尤其口咽部；必要时应及时行气管内插管，在纤维支气管镜明视下吸尽气管内误吸液体及异物，行机械通气，纠正低氧血症。

4. 血压下降　患者血压下降可给予输液或加快输液速度，必要时可给予血管活性药物，如麻黄碱、去氧肾上腺素或去甲肾上腺素，可反复使用。

5. 心律失常　窦性心动过缓较常见，如

心率小于50次/min，可酌情静脉注射阿托品0.2~0.5mg，可重复给药；必要时可静脉给予异丙肾上腺素0.02~0.1mg。

6. 其他并发症 内镜诊疗过程中，术者操作粗暴或麻醉效果不完全而致患者躁动挣扎，均有较大的危险，轻者引起消化道黏膜擦伤或撕裂，重者可引起消化道穿孔，甚至死亡。故在内镜操作过程中，需要内镜医师与麻醉科医师积极有效地配合，共同完成诊疗操作。

（四）胃镜诊疗的麻醉

目前临床一般胃镜检查及简单活检与治疗采用单纯静脉注射丙泊酚即可满足要求，丙泊酚与芬太尼联合应用也可产生深度镇静。胃镜在视野清楚的情况下，可轻贴咽后壁滑行进镜，顺利进入食管，能避免因胃镜刺激咽后壁所致的恶心呕吐和呛咳；消化道平滑肌松弛，可避免剧烈呕吐引起的贲门黏膜损伤，也避免消化道平滑肌强烈收缩后与镜头碰触而导致的损伤。

（五）食管镜诊疗的麻醉

食管镜检查可用于诊断，尤其是癌肿的诊断；也可用于治疗，如去除异物或食管曲张静脉内注射硬化剂等。通常用纤维食管镜进行检查与治疗，但纤维食管镜不能用于异物去除，也不能用于小儿。接受食管镜检查的患者多数为老年患者，常合并其他疾病，可因吞咽困难而失水，需要补给液体。因为药物可能停留在食管病灶近端而引起干呕，因此应避免术前口服用药，口服抗酸药也很少应用，必要时可考虑静脉注射减少胃液分泌和加快胃排空的药物。

成人食管镜检查绝大多数可在表面麻醉加适当镇静下完成，静脉注射咪达唑仑，气管及食管上端进行表面麻醉。全身麻醉可用快速诱导，压迫环状软骨防止反流，但需注意压迫环状软骨并不能有效控制内容物反流，且在浅麻醉时这一操作本身有可能引起内容物的反流。偶尔需要全侧卧位，以减少插入气管导管前食管内液体或固体物质反流及误吸。金属食管镜可压迫气管导管，气管内插管应选用弹簧钢丝加固的导管，并移向口腔左侧固定，以便食管镜的插入，术中给予短效非去极化肌松药，以防止咳嗽等动作引起并发症如食管穿孔。术后12小时内禁饮食，有的需延迟至24小时后，以静脉输液补给营养和维持水电平衡。

食管镜检查中的主要问题为梗阻病灶近端可能有液体、血液和固体食物的贮积，有可能产生反流误吸，麻醉处理时应足够重视。

（六）结肠镜检查

结肠镜广泛应用于结肠疾病的诊疗中，由于不影响呼吸道，其安全性高于胃镜检查。但操作时间较长，刺激较强，尤其肠管注气及被牵拉可引起恶心、疼痛，甚至肠袢或肠痉挛等，给患者带来不同程度的痛苦。一些患者因此恐惧结肠镜检查而延误病情。临床上常用深度镇静或全身麻醉方法。通常静脉注射丙泊酚首次剂量1~2mg/kg，诊疗中静脉间断注射或持续输注丙泊酚维持，直至开始退出内镜时停药。操作中可酌情复合小剂量阿片类镇痛药物。

麻醉状态下患者肠管松弛、疼痛反应消失使肠穿孔和出血的可能增加，因此须由经验丰富、操作熟练的高年资内镜医师操作完成。

（七）小肠镜

小肠镜的检查时间较长，通常在0.5~2小时左右。除非患者有麻醉禁忌，无论采用经口或经肛途径的小肠镜检查都应在深度镇静/麻醉下实施，以避免患者痛苦，并获得患者配合。采用经口途径操作时，宜采用气管内插管全身麻醉，以有效保护呼吸道，避免检查过程中发生反流误吸。在经肛途径操作时，如果患者有肠梗阻或胃内有大量液体潴留，也应采用气管内插管全身麻醉，以免出现意外。

（八）其他消化内镜下介入治疗

主要包括息肉与平滑肌瘤的摘除、上消化道内异物的取出、食管白斑和Barrett食管的内镜治疗、内镜逆行胰胆管造影（CRCP）、内镜黏膜下剥离术（ESD）、内镜下黏膜切除术（EMR）、经口内镜下食管括约肌切开术（POEM）等。这些治疗性内镜操作技术要求高、操作难度大且操作时间长，要求患者高度配合。患者感觉恶心、反复呕吐等不适使得胃肠道蠕动增加，操作者定位困难，从而延长操作时间，且有贲门撕裂的风险。因此这些治疗性内镜操作常需要在深度镇静/麻醉下进行，必要时实施气管内插管全身麻醉，以提高治疗成功率与患者满意度。

二、支气管镜检查和手术的麻醉

支气管镜包括可弯曲支气管镜和硬质（金属）支气管镜两种，是呼吸系统疾病诊疗的重要手段，已在临床广泛应用。支气管镜操作分为两大类：以诊断为目的称为诊断性支气管镜；以治疗为目的称为治疗性支气管镜，有时可同时兼有。诊断主要用于气管、支气管疾病的病因诊断，获取病理活检，或需作肺泡灌洗检查，或收集下呼吸道分泌物做细菌学检查。治疗主要用于对大量脓性分泌物而无力咳嗽或引起肺不张者，可作协助吸痰；支气管或肺内化脓性病变（如肺脓肿）需行局部冲洗及注药者；肺癌患者需行局部瘤体注药、激光照射、冷冻、加温等治疗者；清除支气管内异物；或对咯血患者行局部止血治疗；（支）气管内支架植入术治疗气道梗阻等。

（一）麻醉前的评估

在进行支气管镜诊疗麻醉前，麻醉科医师需充分做好麻醉前评估，重点判断患者是否存在困难气道、恶性高热易感性；是否存在未控制的高血压、心律失常和心力衰竭等可能导致围手术期严重心血管事件的情况；是否有严重气道狭窄、急性呼吸系统感染、肥胖、哮喘、吸烟等可能导致围手术期严重呼吸系统事件的情况；是否有未禁食、胃肠道潴留、反流或梗阻等可能导致反流误吸的情况。每例患者应常规拍摄胸部正侧位片以及胸部CT检查，以确定病变部位、范围、性质和严重程度等，帮助麻醉科医师评估气道和肺部情况。患者应常规行血常规、血生化检查（肝肾功能及电解质）；若无出、凝血风险倾向，不推荐常规实施凝血功能检查。

（二）麻醉前准备

1. 支气管镜诊疗麻醉前一般准备与普通支气管镜术前准备基本相同。

2. 一般患者应在术前禁食至少6小时，术前禁水至少2小时。如患者存在胃排空功能障碍或胃潴留，应适当延长禁食和禁饮时间。

3. 患者如有活动义齿，应于检查前取下。

4. 当日实施镇静/麻醉的麻醉科医师应当对镇静/麻醉前评估与准备记录进行确认，并再次核对患者和将要进行的操作，并与支气管镜医师充分沟通。

5. 术前不推荐常规应用阿托品等术前用药。

6. 特殊患者的术前准备

(1) 对怀疑慢性阻塞性肺疾病的患者应检测肺功能。若肺功能重度下降，如 FEV_1<40% 预计值或 SpO_2<93%，应测定动脉血气。

(2) 哮喘患者应在支气管镜检查前预防性使用支气管舒张剂，慢性阻塞性肺疾病患者应视情况决定是否预防性使用支气管舒张剂。

(3) 有出血风险的患者，即使只进行普通支气管镜检查，也应在术前常规检测血小板计数和/或凝血酶原时间。对拟行支气管镜活检的患者，若术前正在口服抗凝剂，应严格按相关指南或共识推荐意见进行术前停药。若患者必须使用抗凝剂，可更换为普通肝素桥接治疗，并按指南建议确定术前停药时间。一般要求患者的国际标准化比值（INR）≤ 1.5。

（三）麻醉的实施

1. 表面麻醉　良好的表面麻醉可明显减轻患者的痛苦，能较好地维持稳定的血流动力学和呼吸功能，为术者提供良好的操作条件，减少术中并发症的发生。单纯表面麻醉仅适用于患者耐受力强且操作简单的支气管镜诊疗。

目前，利多卡因是最常用的表面麻醉药。利多卡因的使用主要有以下方法：喷雾法或雾化吸入法、气管内滴注法、含漱法、环甲膜穿刺法。利多卡因气雾剂具有表面麻醉方便、效果好、定量准确、副作用小等特点，近年来已成为支气管镜表面麻醉的主要方法，但仍有少数患者因感胸闷或诱发哮喘等而不能耐受。利多卡因相关并发症主要为局部麻醉药的毒性反应。应用利多卡因表面麻醉时，总量应小于8.2mg/kg。

2. 轻、中度镇静　表面麻醉虽可降低支气管镜检查的应激反应，但仍有部分患者因紧张、恐惧而出现窒息、呼吸困难等不良反应，因此宜给予镇静及适量镇痛药物，使患者处于轻、中度镇静水平，并保留自主呼吸。目前，临床最常选择咪达唑仑或伍用芬太尼，适用于患者耐受能力较好且操作简单的支气管镜诊疗。

咪达唑仑可采用静脉滴定法给予，60岁以下成年患者的初始剂量为0.03~0.05mg/kg，于操作开始前5~10分钟给药，在操作30~40分钟内一般不需要再次追加。咪达唑仑静脉给药应缓慢，约为1mg/30s；若操作时间延长，必要时可追加1mg，但使用总量不宜超过5mg。年龄超过60岁的患者，咪达唑仑用量应酌减。成人患者伍用芬太尼时，宜分次给予芬太尼1~2μg/kg，可明显提高患者耐受程度。

3. 深度镇静或静脉麻醉　在表面麻醉基础上的深度镇静或静脉麻醉，适用于常规的支气管镜诊疗操作，尤其是耐受较差的患者。

右美托咪定联合麻醉性镇痛药物适用于支气管镜诊疗。在充分表面麻醉基础上，可在10~15分钟内静脉泵注右美托咪定0.2~1μg/kg，随后以0.2~0.8μg/（kg·h）维持，直至诊疗结束。宜合用适量芬太尼、舒芬太尼或瑞芬太尼，可明显抑制气道操作的刺激。

咪达唑仑或丙泊酚也可用于支气管镜诊疗的深度镇静或静脉麻醉。建议联合应用阿片类药物（如芬太尼、舒芬太尼或瑞芬太尼），以改善患者耐受程度。成人患者咪达唑仑的用量多在 1~3mg，或在 1~5 分钟内静脉注射丙泊酚 1~1.5mg/kg，维持剂量为 1.5~4.5mg/（kg·h）；芬太尼静脉注射常用剂量为 1~2μg/kg，其起效速度迅速，可维持（30~60）分钟。舒芬太尼静脉注射常用剂量为 0.1μg/kg，其起效较快，作用时间较长。瑞芬太尼可成人每次静脉注射 0.5~1μg/kg，5 分钟后可追加，也可单次注射后持续输注 0.05~0.1μg/（kg·h），随后逐渐调整剂量至 0.025μg/（kg·h）。也可单次注射芬太尼 1~2μg/kg 或舒芬太尼 0.1μg/kg，复合丙泊酚靶控输注（效应室浓度：3~5μg/ml）；或选择丙泊酚（效应室浓度：3~5μg/ml）与瑞芬太尼（效应室浓度：1.5~3ng/ml）双靶控输注，一般要求靶控输注起始浓度较高，随后逐渐降低。患者入睡、睫毛反射消失、呼吸平稳后可开始支气管镜检查，并根据患者反应适当调整镇静或麻醉深度。若患者出现体动或呛咳，可追加丙泊酚 0.3~0.5mg/kg。

右美托咪定联合麻醉性镇痛药可能引起严重心动过缓甚至心搏骤停，尤其是在置入支气管镜时，应密切监测并及时处理。咪达唑仑或丙泊酚联合麻醉性镇痛药可能引起明显的呼吸抑制，因此药物剂量与用药速度应根据患者年龄、病情以及内镜操作性质作适当调整，并密切监护呼吸等生命体征。

4. 硬质（金属）气管镜、喉罩或气管内插管下可弯曲支气管镜诊疗的全身麻醉　全身麻醉下硬质（金属）气管镜、喉罩或气管内插管下可弯曲支气管镜诊疗，适用于支气管镜诊疗操作复杂或操作时间长的患者，如支气管内异物取出，支架植入或取出以及肿瘤摘除等。

全身麻醉的实施与通气的维持应根据支气管镜诊疗操作性质与要求、气管镜室内麻醉设备配置以及麻醉科医师的经验与水平，选择合适的麻醉方法、气道管理工具如喉罩、抗激光气管导管等以及恰当的通气方式。因麻醉科医师与内镜操作医师共用气道，支气管镜进入气道造成部分管腔阻塞，致气道阻力增加，引起肺泡通气量减少，双方应密切配合，采取合适的通气策略，如经喉罩或气管内导管末端 Y 型接口通气或硬质（金属）气管镜下高频喷射通气，在保证患者氧合前提下顺利完成操作。

实施全身麻醉时，可考虑使用少量肌松药，以协助硬质（金属）气管镜、声门上气道管理工具（喉罩）或气管导管置入，尤其是进行损伤风险较大的操作（如激光治疗、经支气管镜超声定位针吸活检术等）时，要求保持患者无体动，以避免气道穿孔等并发症的发生。麻醉方式可根据患者病情、支气管镜操作性质以及麻醉科医师经验与水平选择全凭静脉麻醉、吸入麻醉或静吸复合麻醉。气道管理工具的选择应依据诊疗类型、操作者经验等，气管插管麻醉适用于气管远端及支气管内的长时间诊疗操作，喉罩麻醉适用于声门下包括气管与主支气管诊疗操作，硬质（金属）气管镜主要适用于声门下包括气管与主支气管诊疗的操作。

（四）常见并发症及处理

1. 呼吸抑制　呼吸抑制是镇静/麻醉以及内镜检查时最常见并发症，当呼吸暂停或呼吸频率及动度减少或患者屏气时，可出现氧饱和度明显下降（<90%），此时应暂停操作，提高吸入氧浓度并采用面罩辅助呼吸或控制呼吸，待患者呼吸恢复正常，氧饱和度回升至 90% 再继续操作。必要时，可气管内插管或置入喉罩辅助呼吸，直至患者呼吸完全恢复正常。若患者采用苯二氮䓬类药物镇静，可静脉给予拮抗剂氟马西尼。

2. 喉、支气管痉挛　口腔内分泌物直接刺激咽喉部，支气管镜反复进出声门也直接刺激咽喉，诱发喉部肌群反射性收缩，发生喉痉挛。麻醉不充分、患者高度紧张或操作技术不规范和强行刺激声带和气管壁，可造成气管或支气管痉挛。因此必须保证良好的表面麻醉效果与适当的镇静/麻醉深度，并严密观察患者的生命体征。发生严重喉、支气管痉挛，应立即停止所有诊疗，并充分清除气道分泌物。轻度支气管痉挛时，可面罩加压给氧，给予支气管舒张剂和/或静脉注射糖皮质激素；严重支气管痉挛时，如患者氧饱和度难以维持，可给予肌肉松弛药、加深麻醉并行面罩正压通气，必要时气管内插管并控制通气，同时给予支气管舒张剂和/或静脉注射糖皮质激素。

3. 反流误吸　镇静状态下，患者咽喉反射被抑制，口腔内分泌物可能误吸入气管。胃液及胃内容物可能反流到呼吸道，造成吸入性肺炎。因此，必须严格禁食禁饮，防止反流误吸。一旦发生呕吐，立即使患者保持侧卧位，叩拍背部，及时清理口咽

6

部的呕吐物，观察生命体征，特别是氧合状态，必要时插入气管内导管并在纤支镜下行气管内冲洗及吸引。

4. 心血管并发症　镇静/麻醉药物与操作以及支气管镜诊疗操作可能造成患者心率与血压剧烈波动，甚至出现心律失常。因此应加强监测，并及时发现和处理相关并发症。

5. 出血　出血多由诊疗操作造成气道损伤所致。轻者可不处理，出血较多者可局部止血，严重时应进行支气管插管隔离双肺，必要时介入治疗或手术治疗。

6. 气道灼伤　气道灼伤多由气道内着火所致，多在高浓度氧气下应用手术电刀或激光引燃气管内导管所致。发生气道内着火时，应立即停止所有气体，移走支气管镜设备，注入生理盐水。确认火焰熄灭后可使用面罩重新建立通气。此时应检查气管导管，评估是否有碎片残留于气道内，可考虑用支气管镜检查气道，清除异物，评估伤情，以确定后续处理。

（五）纤支镜检查的麻醉

纤支镜可经鼻腔或经口腔插入气道，大部分患者可在镇静和表面麻醉下进行，全身麻醉主要用于小儿以及在清醒状态下不能忍受操作的成人。镇静常合用苯二氮䓬类和阿片类药，持续静滴丙泊酚也可安全用于镇静。经鼻做支气管镜检查时，鼻黏膜表面局部麻醉药加血管收缩药，可减少黏膜损伤出血的危险，表面麻醉完成后，在插入纤支镜前，可于鼻腔内滴入3~5ml液体石蜡，对减少黏膜出血和损伤有很大帮助，但应在表面麻醉后应用液体石蜡，一方面保证麻醉效果，同时能减少滴入液体石蜡引起的不适或恶心；气管黏膜表面麻醉也可有效地通过气道、环甲膜穿刺来完成。黏膜对局部麻醉药的吸收较为迅速，要注意局部麻醉药过量导致的全身毒性反应。

全身麻醉的患者，纤支镜可通过气管导管专用转角接头的密封圈插入气管内，机械通气仍可照常进行，只是气管导管内存在支气管镜，使通气腔隙减小，增加了流经气管导管气流的阻力。因此，气管插管时应选用尽可能粗的气管导管，麻醉的维持也仍可用吸入麻醉。纤支镜检查也常用肌松药和控制呼吸，以减少气管黏膜刺激引起的呛咳反射。

对于清醒镇静和麻醉的患者，喉罩气道也可用作纤支镜插入的通路，虽然喉罩气道内腔比气管导管大，但当插入支气管镜后需控制呼吸时，仍需注意可能增加的气流阻力。

（六）硬质（金属）气管镜检查

与纤支镜不同，硬质（金属）气管镜可产生剧烈的黏膜刺激，压迫周围软组织，并需要颈椎尽量向后伸展，因此常需在全身麻醉下进行，在小儿尤其如此。患者能通过纤支镜周围呼吸或可以通过其周围通道进行机械通气；而硬质（金属）气管镜，患者必须经气管镜内腔呼吸或通过此腔进行机械通气。如果气管镜检查在全身麻醉下进行，则需要麻醉科医师与内镜操作医师共同负责保持患者气道的通畅。在检查过程中，必须维持足够的氧供及排出CO_2。

硬质（金属）气管镜检查一般在全身麻醉与保留自主呼吸的条件下进行，吸入纯氧、间断静脉注射丙泊酚或依托咪酯，并配合小剂量芬太尼均可达到目的。除短时间手术外，较为常用的方法是在单次注入丙泊酚和芬太尼后，继而持续静滴丙泊酚，可提供气管镜检查满意的麻醉，患者术中不会觉醒，循环维持较平稳，术后恢复也很快。自主呼吸患者进行硬质（金属）气管镜检查，因麻醉不充分引起的喉头痉挛或支气管痉挛较多，麻醉过深可引起的通气不足等并发症，因此可采用静脉麻醉药、肌松药及间歇肺通气的麻醉方法，逐渐加深吸入麻醉药如七氟烷或逐渐加大静脉麻醉药如丙泊酚维持麻醉。应用文氏效应通气的支气管镜最好在全凭静脉麻醉下进行，因为吸入麻醉药的利用率较低，麻醉维持较难稳定，且呼出气直接排入手术室，对手术室环境的污染严重。

硬质（金属）气管镜检查引起的血流动力学变化类似于直接喉镜及气管插管所引起的反应，只是程度上较强且持续时间较久。硫喷妥钠麻醉后，气管镜检查会显著增加心率、收缩压和舒张压。加入小剂量阿片类药可部分控制其血流动力学反应。

用于硬质（金属）气管镜检查的肌松药有多种，其选择决定于预期操作时间的长短，短效非去极化肌松药米库氯铵可以代替去极化肌松药氯琥珀胆碱在短时间操作选用。如预期支气管镜操作时间较长或决定继续进行剖胸手术时，可选用中、长效非去极化肌松药。

麻醉与肌松的患者可用不同的方法维持气体交换：①持续吹氧，暂停呼吸时通过插入气道深部的导管持续快速吹入氧气，可维持患者短时间的氧合，但可逐渐发展成高碳酸血症及呼吸性酸中毒。

②通过气管镜通气,即通过支气管镜近端-侧面的开口,与麻醉机或通气系统相连接,氧气和麻醉气体得以持续流入,也可以间断控制呼吸。支气管镜通气的主要缺点是操作过程中去除目镜,可致通气中断,时间过长难免逐渐导致呼吸性酸中毒。③通过支气管镜的文氏效应通气,即利用压缩氧连接在支气管镜近端,通过一根置于腔内并与其长轴平行的细管将氧气吹入,周围空气同时被卷吸,进入支气管镜内产生足以吹张肺的空氧混合气,这一装置不需要关闭气管镜的开口端,不会干扰肉眼观察或经支气管镜插入所需器械,且可维持给氧,但也可能产生二氧化碳蓄积。其近端必须保持开放,以便卷入外周空气和排出呼出气体,否则,将导致严重肺气压伤;④应用高频通气,连接于支气管镜的侧孔,可进行持续通气,不但可保证足够的氧供,也较少发生二氧化碳蓄积。

三、宫腔镜检查和手术的麻醉

宫腔镜放入宫腔内,可直接观察宫腔内部结构和病变,不仅能及时、准确地诊断,同时还可行手术治疗,如宫内异常节育器取出、宫腔粘连分离、子宫纵隔切开术、黏膜下子宫肌瘤切除等。

禁忌做宫腔镜检查的情况有中等量以上的子宫出血;生殖道急性和亚急性炎症;近期有子宫穿孔或子宫修补史;妊娠;已确诊的宫颈癌或宫体癌等。

术前准备包括详细询问病史,注意有无心脏病及过敏史。宫腔镜检查一般不需麻醉,宫腔镜手术时根据手术难易选择椎管内麻醉或全身麻醉。椎管内麻醉包括脊麻、硬膜外麻醉或骶管阻滞。一般较短的手术,全身麻醉可采用静脉麻醉,小剂量咪达唑仑、丙泊酚和芬太尼联合应用效果确切,术后苏醒迅速。较长时间的手术可行插管全身麻醉,术中静脉或吸入麻醉维持,应用肌松药有助于防止患者体动造成子宫穿孔等并发症。

宫腔镜检查的常见并发症包括:

1. 机械性损伤　宫颈撕裂或子宫穿孔。一旦发生损伤,应立即停止操作。如出血少,可给宫缩剂和抗生素观察,对出血多者,疑有邻近脏器穿孔,应立即行腹腔镜检查或剖腹探查。

2. 出血　术后少量出血属正常情况,术后大出血常因颈管裂伤、子宫收缩不良、止血不彻底等引起,可通过宫缩剂、止血药、吸收性明胶海绵塞入宫腔或重新电凝、激光止血。

3. 水中毒　宫腔镜应用大量灌流液时,液体被吸收入血液循环,可导致血容量过多及低钠血症,严重者表现为急性左心衰竭和肺水肿。为预防其发生,术中应采取有效低压灌流,控制手术时间。一旦发生水中毒,应立即停止手术,给予吸氧、利尿剂、纠正低钠等电解质失调。

四、人工流产术的麻醉

人工流产术是指妊娠14周内以人工的方法终止妊娠的手术。常用的人流术有吸宫术和钳刮术两种,前者适用于10周内的孕妇,后者适用于10~14周的孕妇。妊娠超过14周不能进行人工流产术,需要住院行引产手术。

人工流产术手术虽小,由于在手术时扩张宫颈管,负压吸引或刮宫壁过程中所引起的疼痛不适会导致患者产生紧张、恐惧、焦虑等心理应激反应而影响手术顺利进行。过去人流手术不使用麻醉,患者的痛苦比较大,并发症较多,除了伤害性刺激造成的疼痛、心理恐惧外,还可能引起人工流产综合征,主要表现为心率减慢、血压下降、恶心,呕吐、出汗、面色苍白,严重的可危及生命安全。随着医疗水平的不断进步和舒适化医疗理念的提出,使得无痛人流术得以迅速发展和普及。

无痛人流术是指在静脉全身麻醉下进行人工流产手术,相对于传统的人流手术,无痛人流术可解除患者生理上和心理上的痛苦,减少手术并发症,降低人工流产综合征的发生率,有利于保障患者的生命安全。

为保证患者安全和减少术后并发症,对接受无痛人流术的患者术前进行充分评估非常必要。值得注意的是患者精神状态的评估,很多要接受人工流产术的患者心理上都有很大的负担,特别是年轻未婚女性,或者保胎失败不得不行清宫术的患者,失去胎儿的不舍和对于未来生育能力影响的忧虑,使这些患者非常敏感而紧张。麻醉科医师应在术前对患者的心理状态作好评估,对患者的疑虑给予耐心细致的解答,从而减少焦虑,增加依从性。言语安慰无效、精神异常紧张的患者,也可在外阴清洗前就实施麻醉,不必坚持至进窥器前才进行麻醉,以免增加患者的焦虑紧张。

静脉麻醉药丙泊酚已广泛用于门诊人工流产手术的麻醉,具有起效快,代谢快,分布半衰期短等优点,但此药物本身并无镇痛作用,无法解决手术后子宫收缩给患者带来的疼痛，患者清醒时仍感觉痛苦。且随着剂量的增加，对循环呼吸的抑制也增加，术中还经常出现注射区疼痛和体动反应等并发症。为提高手术的安全性，减少丙泊酚的用量，临床上常复合其他镇痛药或局部麻醉药，以完善镇痛效果。研究发现丙泊酚伍用镇痛药可有效减轻包括钳夹宫颈、扩张宫颈和宫内吸引共同导致的腹痛等症状，且不良反应较少。

第四节　手术室外其他麻醉

一、放疗患者的麻醉

除术中放疗外，儿童外照射放疗也常需要麻醉或镇静。晚期肿瘤患者常伴恶病质、营养不良、脱水、电解质紊乱和凝血障碍，麻醉处理有一定难度。

（一）术中放疗

术中放疗是手术中肿瘤或肿瘤床暴露后进行放射照射治疗。广义的术中放疗还包括在术中放置临时或永久放射源进行近距离放射治疗。在很多恶性肿瘤的治疗中，放疗具有重要的地位。常用的放疗方法是使用外源性的高能粒子流进行照射。达到控制肿瘤所需剂量的放射线常会对身体的正常组织和其他结构造成损伤。术中照射时可以推开邻近的组织或者使用铅敷料将其遮挡。术中放疗单次治疗剂量 5 000~6 000cGy，胰腺癌、结肠癌、直肠癌、对放疗敏感的肉瘤及多种妇科肿瘤均可采用。放疗的并发症并不少见，主要包括疼痛、恶心呕吐、胃肠功能障碍、输尿管梗阻、神经病变、脓肿和伤口愈合延迟等。

理论上，与传统的体外放疗相比，术中放疗具有定位准确、能提高对肿瘤照射的剂量而又几乎不会增加对周围组织的损伤。术中可直接观察肿瘤组织以及周围可能受到肿瘤侵犯的组织，通过将正常的或未受侵犯的组织推到放射线照射路径之外，直接照射病变组织，使射线的治疗效率达到最高。

有些医院配备有联合放疗手术的条件，麻醉、手术切开、放射、伤口缝合都在同一个房间内完成。有些医院则在手术准备后，麻醉状态的患者伤口用手术敷料覆盖，转送到直线加速器治疗室作放射治疗，然后再回到手术室缝合伤口。根据需要转运的距离，应配备便携式监护仪、供氧设备和静脉麻醉药。在术中放疗时，患者需维持机械通气，应给予常规全身麻醉监测，包括：ECG、BP、SpO_2、体温以及肌松监测。为了避免受到大量放射线的照射，治疗中所有的人员都必须离开治疗室，麻醉科医师只能通过观察窗或闭路电视对患者、麻醉机和监护仪进行连续的观察，治疗后，患者应该转入 PACU。

术中放疗患者的麻醉有一定的风险，麻醉前评估要注意此类患者是否伴有贫血、恶病质、抑郁和放化疗的一些并发症。由于恶性肿瘤的进展或化疗，患者一般情况可能较差，可能发生心血管意外、出血、误吸等，使围手术期死亡风险增加。

（二）体外放射治疗的麻醉处理

1. 术前评估　放疗患者近期内多接受手术、放疗和化疗等综合治疗，需全身麻醉放疗的患者可能也已行化疗。化疗药不仅影响肿瘤细胞，也影响正常组织，导致与麻醉有关的生理改变。目前仍有许多毒性化疗药在使用，患者常联合应用 4~8 种不同的药物，副作用大，并发症可出现于多个器官。熟悉这些药物的副作用和相互作用，详细的术前评估是为放疗患者选择适当麻醉方法的关键。几乎所有化疗患者都可发生骨髓抑制，影响红细胞、白细胞和血小板质量，停止化疗几周后才可逆转，麻醉前应行全血细胞和血小板计数以了解骨髓功能。另外，接受氮芥、1- 门冬酰胺酶和普卡霉素治疗的患者可能会有血小板减少及其他凝血障碍。大多数化疗药还有免疫抑制作用，因此麻醉管理中，尤其是深静脉置管时，要特别注意无菌操作。此外，胃肠道副作用，特别是恶心呕吐常见，小剂量丙泊酚可用于缓解化疗所致的恶心呕吐。

使用多柔比星和其他抗肿瘤药也可见到心脏毒性，常表现为充血性心力衰竭伴心肌肥大、胸腔积液和心律失常，死亡率高。已接受放疗的患者对这些药物的心脏毒性特别敏感，常表现为 QRS 波幅减小，广泛的心肌受损；约 10% 多柔比星化疗的患者 ECG 有非特异性变化，包括 ST-T 异常和各种传导阻滞。

烷基化药物 - 甲氨蝶呤、争光霉素、阿糖胞苷均已被证明可致肺炎，并可发展为肺纤维化。对有呼吸困难的患者，胸部 X 线检查和血气分析可能有诊断价值。各种化疗药可致肝肾毒性，肿瘤患者常可见肝肾功能受损；用氮芥、长春新碱和顺铂化疗期间可见中枢神经系统、自主神经系统毒性及周围神经病变和神经功能失调。烷基化药物具有抗胆碱酯酶作用。

患者接受放射治疗后可能会导致多种并发症，术前及时评估并发症的风险有利于制定更加合理的麻醉方案。放疗的并发症包括急性和延迟性并发症。全身照射后急性并发症包括：恶心、呕吐、发热、低血压等，一般仅需对症处理，几小时内即可缓解。其他急性并发症包括喉头和声门下水肿导致气道梗阻，骨髓抑制影响红细胞、白细胞和血小板。延迟性并发症可在治疗后数月或数年出现，并可影响任何重要器官。胸部放疗治疗淋巴瘤和心肺肿瘤可引起心包炎、心包积液和心肌纤维化；肺部并发症包括放射性肺炎、肺纤维化或胸腔积液，胸部X线检查可诊断，而许多患者仍无症状，但肺弥散能力受损、PaO_2降低；放射线损伤微血管致肝炎和肾炎；其他并发症包括内分泌功能紊乱、脑白质病和继发性肿瘤。头颈部肿瘤放疗后的患者需进行严格的气道评估，颈部、口咽部和舌组织纤维化可使放置喉镜和气管插管困难，麻醉诱导前应予识别，做好困难气道和困难插管的准备。

6

2. 麻醉处理　放疗可用于不同类型肿瘤的治疗，包括急性淋巴细胞性白血病、脑肿瘤、肉瘤、淋巴瘤和神经母细胞瘤等。放射线照射破坏肿瘤细胞，应当精确地释放到治疗区域，以便破坏肿瘤细胞而尽量不损伤周围组织。整个治疗期间患者需保持不动，持续30~60秒，一次治疗需照射四个不同的部位，部分情况需患者转为俯卧位，每天治疗1~2次，反复几周。虽然这种治疗常无明显疼痛，大部分患者可合作，但部分患者处于陌生环境并对放疗室的环境感到恐惧，不能保证操作过程中完全不动，故常需给予镇静。另外，幼儿基本不能配合完成治疗，6岁以下小儿常需全身麻醉。麻醉的原则是能在短时间内达到确保患儿不动的麻醉深度，并能在最短时间内恢复。因为多是门诊患者，有些患者需每天接受两次治疗。为避免射线损伤，照射时医护人员均要离开治疗室，这使气道管理和监护更加困难，只能通过观察窗或闭路电视观察患者和监护仪。气道管理可根据患者的临床情况，可选择口咽通气管、喉罩或气管插管。由于一些患者常需连续数周持续治疗，因此，如能避免每次操作都行气管插管则更好，但患者在俯卧位时可能遇到气道管理困难，而应用喉罩有其优点。由于没有手术刺激，患者可以维持较浅的麻醉状态，便于迅速复苏。丙泊酚起效快，消除半衰期短，可提供安全有效的麻醉。

骨髓移植前患者进行全身照射会遇到更多问题。在使用直线加速器时，监测设备的使用可能受限制，设备常不能适应全身麻醉管理的需求。另外，整个照射时间为30~60分钟，中途停止15分钟，将患者由仰卧位转为俯卧位，由于不能直接监测患者，需特别注意气道和生命体征。

任何常用的镇静药单独或联合应用的镇静方法均可达到适当的镇静，但应注意镇静深度差异很大。镇静浅时不能确保不动，如镇静过深则恢复时间会延长，很多患儿则需要全身麻醉。

氯胺酮由于其起效快、作用时间短、心血管稳定、可肌肉或静脉用药，过去一直应用较多，但患儿麻醉期间常有不自主的活动，唾液分泌过多影响气道管理。颅后窝或脑干肿瘤的小儿，氯胺酮麻醉期间有呼吸停止的风险，限制了其在放疗中的应用。麻醉后常见恶心、呕吐和谵妄。虽然地西泮类能减轻氯胺酮引起的谵妄、幻觉，但其可延长镇静时间，影响患者进食和营养。过去也用硫喷妥钠水合氯醛直肠给药，但用药量大，镇静时间延长，约15%的患儿单次剂量不能入睡。有报道一些患儿反复用药后发生直肠炎，而且免疫耐受的患儿直肠用药可增加全身感染的风险。近年来，丙泊酚由于起效快、作用时间短、苏醒快、术后躁动发生率低等优点，越来越多的用于小儿全身麻醉。可单独应用于对镇痛要求不高的操作，与阿片类合用可适用对镇痛要求较高的操作。患儿中、重度镇静的丙泊酚使用剂量为1mg/kg，追加剂量为0.5mg/kg；静脉麻醉剂量为2~3mg/kg，维持剂量为2~3mg/(kg·h)。在使用过程中可能出现短暂的呼吸暂停。有研究发现，丙泊酚与右美托咪定联合应用可降低单独使用丙泊酚引起的呼吸抑制的发生率。

恶性肿瘤患儿可留置中心静脉导管，使麻醉处理简单化，麻醉诱导平稳无痛，以咪达唑仑较常用。其他短效麻醉药如丙泊酚、硫喷妥钠亦可应用。虽然可能发生血栓形成、空气栓塞、导管损坏和感染等并发症，但只要注意无菌操作，发生率极低。

麻醉监测包括ECG、BP、SpO_2、$P_{ET}CO_2$及听诊心音和呼吸音，应备好复苏设备，发生紧急情况立即停止照射并进行处理。

二、电休克(ECT)治疗

1937 年开始应用电休克(ECT)替代药物诱发癫痫发作治疗一些严重的情感障碍和抑郁症。与传统药物治疗相比,ECT 具有起效迅速、成本低,且无明显药物不良反应的优点。但其不足之处在于短暂的强电流刺激可引起全身强直性抽搐发作,导致关节脱臼、骨折、心脑血管意外、全身肌痛等并发症。无抽搐电休克治疗(MECT)是在传统 ECT 的基础上加用现代麻醉学技术,镇静剂与肌松剂的应用可减轻患者内心恐惧,也降低了全身强直性肌肉抽搐导致的并发症,目前已广泛应用于临床。

适应证包括严重的抑郁症,尤其是有妄想或精神运动迟钝的患者、急性精神分裂症、急性躁狂症和木僵症,复发的抑郁症或精神分裂症且抗抑郁治疗无效者。ECT 禁用于嗜铬细胞瘤患者。相对禁忌证包括颅内高压、近期脑血管意外、心血管传导缺陷、高危妊娠、主动脉瘤及脑动脉瘤。

(一) 电休克的生理效应

ECT 是对中枢神经系统进行程序化的电刺激引发癫痫发作。电刺激常能使抽搐时间达几分钟,一般是 10~15 秒的强直期后持续 30~60 秒的阵挛期,累计一次治疗抽搐时间 210~1 000 秒。一般认为总的痉挛时间是决定疗效的首要因素,持续时间短于 30 秒常无治疗作用,而治疗 10~20 次需用几周时间。痉挛时间取决于很多因素,包括患者的年龄、刺激时使用的能量、痉挛的阈值和使用的药物及麻醉药。不同患者痉挛的阈值并不相同。因此,第一次对患者进行 ECT 治疗时,常常需要逐渐提高能量以达到痉挛的阈值。

抽搐可引起多方面的影响,初期是短暂的迷走兴奋,出现心动过缓和一定程度的低血压和流涎,持续 1 分钟;继之交感占优势,与阵挛期开始相一致,可见心动过速、血压升高、室性期前收缩甚至室性心动过速。心动过速的高峰发生在刺激后的 2 分钟,一般是自限性的。ECG 改变包括 ST 段压低和 T 波倒置,类似心肌缺血或急性心肌梗死,继发于交感兴奋,无心肌缺血的心肌酶学改变。ECT 后常见高血压,治疗可用 β 受体阻滞剂或短效血管扩张药,常规使用 β 受体阻滞剂时要注意严重心动过缓或心脏停搏。

ECT 的神经并发症包括头痛、意识错乱、谵妄和一过性认知损害。脑血管的改变包括脑血管阻力、脑血流和脑代谢增加,对颅内压升高或颅内病变的患者可能有影响。脑电图可证实癫痫活动,其持续时间长于肌阵挛时间。经治疗后,会有明显的脑电图抑制。神经内分泌并发症包括 ACTH、皮质醇、血管加压素、催乳素和生长激素等应激激素水平的升高。去甲肾上腺素和肾上腺素水平在 ECT 治疗后即刻升高,此后肾上腺素水平迅速下降。ECT 对血糖的影响不确定,在非胰岛素依赖性的糖尿病患者,血糖的控制一般会改善,但胰岛素依赖性的糖尿病患者可能会发生高血糖。

(二) 术前评估

绝大多数接受 ECT 治疗的患者都在服用三环类抗抑郁药、单胺氧化酶抑制剂或碳酸锂及苯二氮䓬类等药物,也可能正在服用治疗并发症的药物。

三环类抗抑郁药在神经末梢突触前阻断儿茶酚胺的吸收,而导致循环中儿茶酚胺升高,应用拟交感神经药如麻黄碱可致患者出现剧烈的血压升高。三环类药物有抗组胺、抗胆碱能和镇静作用,能使心脏的传导减慢,与中枢性抗胆碱能药物阿托品合用,会增加术后谵妄的发生率。

单胺氧化酶抑制药阻断单胺氧化酶的作用,阻断去甲肾上腺素、5-HT 和多巴胺的代谢,导致神经递质在神经末梢蓄积。术中应用间接作用的拟交感药可导致严重的高血压危象,直接作用的拟交感药也能通过释放蓄积的神经递质加速高血压危象的发生。这些患者如发生低血压,须小量谨慎地使用拟交感药物。单胺氧化酶抑制剂会抑制肝微粒体酶的活性,还会与阿片类药物发生相互作用产生过度抑制。与巴比妥类药物有协同作用,应减少诱导剂量。与哌替啶合用时可能会导致严重的甚至是致命的兴奋现象,所以禁用哌替啶。应用三环类抗抑郁药和单胺氧化酶抑制药患者进行 ECT 治疗易导致高血压危象,但治疗前是否应停药仍有争论。

锂用于治疗躁狂抑郁症及抑郁症复发患者,其作用是阻断细胞膜 Na^+-K^+ 泵,破坏跨膜电位,干扰 cAMP 的产生,可使 ECG 发生改变、肌松药作用时间延长;当锂浓度超过治疗浓度时,会延长苯二氮䓬类和巴比妥类药物的时效。服用锂剂的患者在 ECT 治疗后认知障碍的发生率较高。

术前评估还应注意伴发的神经和心血管疾病、骨质疏松症和其他导致骨质脆弱的疾病以及患者可能服用的药物。患者由于精神疾病可能无法提供可靠的病史,此时需要有医护人员来提供必要的病史、保证麻醉前禁食。存在近期心肌梗死、充血性心力衰竭、瓣膜性心脏病或胸主动脉瘤等心脏或心血管疾病的患者，可能在ECT治疗前需要治疗或请心脏科医师会诊，以免病情恶化。

嗜铬细胞瘤患者ECT治疗时高血压危象的危险增加，不应进行电休克治疗；起搏器和植入性电复律除颤器一般不受ECT的影响，但在治疗前应请心脏科医师会诊；颅内肿瘤患者有引起颅内压升高和脑疝的可能，需待手术后进行；急性心血管意外患者应在急性发作3个月后进行ECT治疗；视网膜脱离患者行ECT治疗可致眼内压升高。其他的禁忌证还包括：妊娠、长骨骨折、血栓性静脉炎、急性或严重肺部疾病，治疗妊娠患者需严密观察胎儿情况。在ECT治疗的患者中常发现有食管反流和裂孔疝，治疗前可应用枸橼酸钠、抗组胺药或甲氧氯普胺。

（三）无抽搐电休克治疗（MECT）的麻醉处理

MECT的麻醉要求包括：遗忘、气道管理、预防抽搐所致的身体损伤、减少血流动力学改变及平稳迅速的复苏，由于MECT的治疗作用受多种治疗的影响，必须准确记录治疗方法和疗效，为以后施行麻醉的医师提供更适当的治疗方案，减少患者危险。

标准的监护包括ECG、Bp和SpO_2。麻醉前使用格隆溴铵可减少MECT导致的心动过缓以及唾液分泌过多。在充分给氧去氮后，经外周静脉注射麻醉药和肌松药。当达到充分肌松、保证通气后，开始电刺激诱导惊厥。如果患者患有裂孔疝，应快速诱导使用加强性气管插管。由于缺氧和高CO_2血症会缩短痉挛发作的时间，必须保证足够的通气量。肌电图可监测外周的痉挛，而脑电图可监护中枢的惊厥，中枢惊厥的持续时间可能比外周痉挛长。首次MECT可能会行多次刺激，需要持续麻醉和肌肉松弛，治疗后使用氧气面罩通气直至患者清醒并能维持足够的自主通气；如果发生持续的心动过速或严重高血压，需要药物治疗；患者在复苏室内仍然需要监护，直至达到离开复苏室的标准。部分患者在MECT后可发生氧饱和度下降，需常规鼻导管给氧直至完全清醒。

许多静脉麻醉药都可安全地用于MECT的麻醉。丙泊酚起效迅速，作用时间短，苏醒迅速且完全，是当今最常用的全身静脉麻醉药物，目前广泛用于MECT的麻醉诱导。丙泊酚具有较强的心血管系统抑制，但由于MECT电抽搐高峰期患者血压与心率的骤然升高可诱发心脑血管意外，尤其对于老年和心血管病患者风险较大，因此，使用丙泊酚诱导导致血压、心率的下降一定程度上抑制了电抽搐高峰期的血流动力学巨变。MECT患者术前长期服用的抗精神病药物多具有中枢神经系统抑制性，因此麻醉诱导所需镇静药物剂量常较一般手术患者减少，国内MECT丙泊酚的常用诱导剂量为1~2.5mg/kg。依托咪酯也可用于诱导，一般不会产生低血压，但可能延长抽搐时间；苯二氮䓬类药物具有抗惊厥作用，ECT前应禁用。MECT患者除了必要的镇静，还需要避免术中肌肉强直性痉挛而导致骨折、肌痛等并发症，因此需要使用肌肉松弛剂。MECT治疗时间大约为5分钟，癫痫发作时间1~2分钟，因此所选肌松药应满足起效迅速、代谢快的特点。氯琥珀胆碱作为超短效去极化肌松药，被广泛应用于MECT。其用于MECT的安全有效用量尚无确切标准值，临床一般使用剂量为0.5~1.4mg/kg。氯琥珀胆碱经血浆胆碱酯酶代谢，当患者血浆胆酯酶缺乏时，应选用非去极化肌松药如维库溴铵、罗库溴铵及顺阿曲库铵等。对于不合作或者外周静脉难以穿刺的患者，可选择吸入麻醉。七氟烷的麻醉诱导和苏醒速度虽比硫喷妥钠慢，但两者的麻醉效果相似。另外，七氟烷可以使MECT患者血流动力学更稳定。短效阿片类镇痛药瑞芬太尼可联合用于MECT患者。

预防性用药可减少MECT的并发症。MECT中发生短暂的心搏骤停的概率很低，预防性给予抗胆碱能药物可避免。格隆溴铵（0.2~0.4mg）比阿托品更适合此类患者，因其较少引起心动过速。另外，格隆溴铵也能有效地抑制唾液分泌。

艾司洛尔和拉贝洛尔都能有效地治疗MECT后的高血压和心动过速。有证据表明，艾司洛尔可缩短惊厥的时间。由于高血压、心动过速和室性期前收缩常是自限性的，不应常规使用艾司洛尔或拉贝洛尔。拉贝洛尔并不增加患者苏醒阶段发生体位性低血压的风险。对于缺血性心肌病的患者可使用硝酸甘油或硝普钠降压。

麻醉科医师必须对使用的麻醉药和肌松药进行精确记录，患者可能在几周甚至几个月内重复治疗。为了使患者在刺激后产生预计的效果，每次麻醉方式及剂量应尽量保持一致。此外，患者对治疗的反应，如在心律失常和激惹的状态下对β受体阻滞剂和咪达唑仑的反应及其他在治疗中需要注意的事项，都可以为后续治疗提供帮助。

三、电复律

电复律系以电击将室上性或室性心律失常转为窦性心律。对血流动力学稳定的心律失常或对药物治疗无效的慢性心律失常，电复律前患者的心血管情况经药物治疗已经得到改善，则可在门诊对患者行择期电复律手术。相反，紧急的电复律常是在心律失常影响到患者的血流动力学、时间紧迫无法进行全面的麻醉前准备的情况下进行的。电复律需要短时间的麻醉和气道管理，多数择期治疗可以进行适当的准备，而急诊则只能应用镇静药使患者血流动力学稳定。心房颤动或心房扑动是最常用电复律治疗的心律失常，也可治疗顽固性室上性心动过速。

电复律前应详尽了解患者的病史和体检、近期健康状况及用药情况以及胃内容物反流病史和禁食情况。电复律前应适当抗凝，操作前还应进行简要的神经系统评估，如中枢神经系统功能障碍及血栓栓塞病史。对慢性房颤的患者，在手术前要行心脏超声检查以排除左心房内血栓，血栓脱落可能导致卒中。应准备气管插管器械、药物、氧源、吸引器及复苏设备等，必须监测生命体征，常规标准监测 ECG、BP 和 SpO_2，一般不需要采用有创动脉呀监测。

择期心脏电复律需用全身麻醉，手术前患者应禁食。当电复律的所有工作都准备就绪，患者给氧去氮，然后小剂量逐渐增加麻醉诱导药物剂量。由于循环时间延长及心律失常致心输出量降低，麻醉诱导药起效慢，应防止用药过量。当眼睑反射消失时即可进行电击。电击前即刻移去面罩，确认没有任何人与患者接触。有时需要多次电击才能恢复窦性心律，所以要保持患者处于麻醉状态直至复律成功。电复律后，密切观察患者心律、呼吸和气道的通畅情况，直至患者完全清醒。急诊电复律患者多为饱胃状态，为了防止麻醉时发生误吸，需要快速诱导气管插管全身麻醉。

苯二氮䓬类、硫喷妥钠、依托咪酯和丙泊酚等静脉麻醉药均可安全应用。咪达唑仑恢复时间长，可以用氟马西尼拮抗；依托咪酯使血流动力学稳定，但有 45% 的患者发生肌阵挛，可干扰 ECG，从而影响其在电复律中的应用；丙泊酚快速给药可发生低血压，而小剂量丙泊酚诱导可缓解血压下降的程度。

（王秀丽 / 杨承祥）

参考文献

[1] 邓小明，姚尚龙，于布为，等．现代麻醉学 [M]. 4 版．北京：人民卫生出版社，2014: 1510-1523.

[2] 磁共振成像安全管理中国专家共识．中华医学会放射学分会质量管理与安全管理学组，中华医学会放射学分会磁共振成像学组 [J]. 中华放射学杂志，2017, 51 (10): 725-731.

[3] 脑血管造影术操作规范中国专家共识．中华医学会神经病学分会，中华医学会神经病学分会神经血管介入协作组 [J]. 中华神经科杂志，2018, 51 (1): 7-13.

[4] 中国消化内镜诊疗镇静 / 麻醉的专家共识意见．中华医学会消化内镜学分会，中华医学会麻醉学分会 [J]. 中华消化内科杂志．2014, 31 (8): 421-428.

[5] JOHR M, BERGER T M. Anaesthesia for the paediatric outpatient [M]. Current Opinion in Anesthesiology, 2015, 28 (6): 623-630.

[6] ZHANG W, FAN Y, ZHAO T, et al. Median Effective Dose of Intranasal Dexmedetomidine for Rescue Sedation in Pediatric Patients Undergoing Magnetic Resonance Imaging [J]. Anesthesiology, 2016, 125 (6): 1130.

[7] ABD-ELSAYED A A, WEHBY A S, FARAG E. Anesthetic management of patients with intracranial aneurysms [J]. Ochsner Journal, 2014, 14 (3): 418-425.

[8] SASSI M, ZEKAJ E, GROTTA A, et al. Safety in the use of dexmedetomidine (precedex) for deep brain stimulation surgery: our experience in 23 randomized patients [J]. Neuromodulation, 2013, 16 (5): 401-406.

[9] BORIOSI J P, EICKHOFF J C, KLEIN K B, et al. A retrospective comparison of propofol alone to propofol in combination with dexmedetomidine for pediatric 3T MRI sedation [J]. Pediatric Anesthesia, 2016, 27 (1): 52-59.

[10] BEACH M L, COHEN D M, GALLAGHER S M, et al. Major Adverse Events and Relationship to Nil per Os Status in Pediatric Sedation/Anesthesia Outside the Operating Room: A Report of the Pediatric Sedation Research Consortium [J]. Anesthesiology, 2015, 124 (1): 80-88.

[11] ARNAL V D, ROMERO G E, MARTÍNEZ P G, et al. Patient safety recommendations for out of operating room procedure sedation [J]. Revista Espanola De Anestesiologia Y Reanimacion, 2016. 32 (3): 155-165.

[12] YOOSEFI A, SEPEHRI AS, KARGAR M, et al. Comparing effects of ketamine and thiopental administration during electroconvulsive therapy in patients

with major depressive disorder: a randomized, double-blind study [J]. J ECT, 2014, 30 (1): 15-21.

[13] MACPHERSON R, MARROQUIN-HARRIS M, GÁLVEZ V, et al. The effect of adjuvant remifentanil with propofol or thiopentone on seizure quality during electroconvulsive therapy [J]. Anaesth Intensive Care, 2016, 44 (2): 278-280.

[14] SHARAN R, BALA N, ATTRI J P, et al. A comparison of dexmedetomidine with propofol versus esmolol with propofol to attenuate the hemodynamic stress responses after electroconvulsive therapy [J]. Indian J Psychiatry, 2017, 59 (3): 366-369.

第八十二章

特殊环境下的麻醉

目　　录

第一节 高原地区手术的麻醉

按地理学的定义，“高原”(plateau)一般是指海拔高度在500m以上，地势相对平坦或有一定起伏的广阔地区。但从医学角度讲，“高原”的定义与“高海拔”(high altitude)往往存在明显的混淆。医学上的“高原”(或称高海拔)一般系指海拔高度在3 000m以上的地区；海拔高度介于2 000~3 000m的地区，称为“中高原”；超过5 800m称之为“特高海拔”。

医学上之所以把海拔3 000m作为“高原”的界限，是因为高于该海拔高度时环境气压和氧分压低，大多数人可发生不同程度的高原低氧反应，并易发生各类高原病。近年来越来越多的主流观点认为应该将“高原”的界限降低为2 500m。

鉴于高原地区有其特有的气候环境，加上某些物理因素，都足以导致机体出现病理生理改变，故要求麻醉科医师对这类特殊性应有充分的理解，便于作好术前评估和准备工作，以安全地实施麻醉。

一、高原环境对人体生理的影响

(一) 我国的高原分布

我国是一个多山国家，整体上呈现西高东低的地势，山地面积约占陆地总面积的33%，高原约占26%，其中最著名的是四大高原(表82-1)。海拔高度超过3 000m的高峰数以百计，分布在包括中国台湾在内的十余个省市自治区中。我国山地居住的人口约占全国总人口的一半，是世界高原高山地区人口最多的国家。

表82-1 中国四大高原的地理特点

名称	面积(万 km^2)	海拔(米)	范围
1. 青藏高原*	230	4 000~5 000	位于中国西南部，西藏全部和青海、新疆、甘肃、四川、云南的部分地区
2. 云贵高原	20	1 000~2 000	西起横断山、哀牢山，东至武陵山、雪峰山，东南至位于中国西南部的越城岭，北至长江南岸的大娄山，南到桂、滇边境的山岭
3. 黄土高原	20	800 ~2 000	位于中国中部，秦岭以北，长城以南，太行山以西，乌鞘岭以东
4. 内蒙古高原	40	1 000~2 000	位于中国北部，东起大兴安岭，西至马鬃山，南沿长城，北接蒙古

* 又称“世界屋脊”，其中喜马拉雅山的珠穆朗玛峰高达8 848.86m，为世界第一高峰。

(二) 高原的气候特点

1. 气压低和氧分压低　在地球引力作用下，地球表面被一层绵延数千公里的大气层所包绕。其中与人类活动最密切且大气活动最活跃的一层是对流层，风雨雷电等天气现象均出现在这一层。对流层平均厚度约12km，赤道地区最厚，约17~19km；两极地区最薄，约8~10km。

由于大气受地球引力的影响，其对地面形成的压力称为大气压。在海平面及其附近，当温度为0℃时，大气压力为101.3kPa(760mmHg)，即为一个大气压。大气压是空气中各种气体压力的总和，而各种气体所具有的压力称为分压。各种气体的分压按其在大气中的组成比例而分配。大气中的氧含量为20.94%，故氧分压占大气压力的20.94%，相当于海平面地区的氧分压为21.2kPa(159mmHg)。

在对流层中，大气压与海拔高度成反比。海拔愈高，气压愈低；海拔愈低，气压愈高。一般来说，海拔每升高1 000m，大气压降低约10kPa(75mmHg)，空气中氧分压降低约15mmHg(表82-2)。

高原地区因大气压低而致水的沸点也低。在海平面地区，水的沸点为100℃，在海拔4 000m处，水的沸点下降到87℃(表82-2)。因此，在高原地区做饭易“夹生”，蒸馒头易发粘，进食后不易消化并产生腹胀和胃不适等消化道症状。

表 82-2　不同海拔高度的大气压、氧分压和水沸点

海拔高度（k 米）	大气压		空气中氧分压		肺泡气氧分压		动脉血氧饱和度 %	水沸点 ℃
	mmHg	kPa	mmHg	kPa	mmHg	kPa		
0	760	101.3	159	21.2	105	14.0	95	100
1	674	89.9	141	18.8	90	12.0	94	97
2	596	79.5	125	16.6	70	9.3	92	94
3	526	70.1	110	14.6	62	8.3	90	90
4	462	61.1	97	12.9	50	6.7	85	87
5	405	54.0	85	11.3	45	6.0	75	84
6	354	47.2	74	9.8	40	5.3	70	80
7	308	41.0	64	8.6	35	4.7	60	77
8	270	36.0	56	7.5	30	4.0	50	–
9	230	30.7	48	6.4	<25	<3.33	<20~40	–

2. 紫外线强　高原上的大气稀薄，水蒸气和空气微粒含量少，因而日光辐射的透射率高，日光中紫外线的比例也大。在海拔 4 000m，紫外线强度比海平面强 1.5~2.5 倍。若缺少防护，紫外线照射过久会引起光化性皮炎、脱皮和水疱。另外，由于高原积雪面反射率较高，易引起角膜损伤和雪盲等眼病。

3. 辐射强　由于日照时间长，加之太阳辐射的透过率随海拔高度增加而增大，来自外层空间穿透力较强的宇宙射线增强。在海拔 3 000m，宇宙射线年总量比平原大 3 倍，人体吸收的辐射能增加。

4. 寒冷干燥　高原大部分地区不受海洋季风的影响，故气温偏低。加之大气稀薄，大气温度易散失。一般来说，海拔每升高 1 000m，气温下降约 6.5℃。即使在夏季，海拔 5 000m 以上的高原积雪也终年不化。另外，高原呈典型的大陆性气候，中午温度较高，早、晚温度较低，一天之内的温差可达 15℃ ~30℃。因气温低且多变，如不注意防寒保暖，极易诱发上呼吸道感染，甚至发生冻伤。

另外，气流速度随海拔高度增加而加快。海拔高于 5 000m 地区，多在午后刮大风。高原上的风向昼夜不同。白天，风沿山坡吹向山顶；夜晚，寒风由积雪的山顶吹向山谷，以致夜晚更冷。强风又有对抗日光辐射、降低大气温度和加速机体表面水分蒸发的作用，从而进一步加重寒冷的程度。

海拔愈高，气温愈低；距离海岸线愈远，大气中所含水蒸气愈少，空气愈干燥。如以海平面大气中水蒸气的绝对含量作为 100%，则在海拔 3 000m 处水蒸气的绝对含量仅为 26%。同时，受高原缺氧及寒冷等因素的影响，使机体表面水分蒸发较快，水分含量减少，致使呼吸道黏膜和全身皮肤异常干燥，机体防御能力降低，容易发生咽炎、干咳、鼻出血、口渴和声音嘶哑。

（三）高原气候对人体的影响

1. 呼吸系统

（1）通气功能：到达高原低氧环境时，位于颈动脉体的化学感受器会刺激脑干的呼吸中枢增加通气。早期明显的反应是通气功能增加，以维持较大的通气量，从而提高肺泡通气量，增加摄氧量。通气量的增加与海拔高度相关。在海拔 4 000m 以下，主要是潮气量增大；在海拔 4 000m 以上，不仅潮气量增加，呼吸频率也增加，在 4~5 天内达到高峰。经过一定时间的适应后，呼吸频率可有所减少，但仍然高于平原的水平。如果在高原进行体力负荷，则通气量的增加比在平原进行相同负荷时更大。高原上通气增加是机体适应低氧环境的重要代偿机制。

（2）肺弥散功能：人到高原一定时间后，肺弥散能力提高，肺泡气和动脉血之间的氧分压差可由 0.67~1.33kPa 降到 0.27kPa。采用一氧化碳弥散法测量肺泡弥散能力时，平原正常人为 2.05ml/（kPa·s），高原习服 3 个月后为 3.12ml/（kPa·s），完全习服者为 3.16ml/（kPa·s）。肺泡弥散功能的提高可增加肺泡与肺毛细血管之间的气体交换，有利于提高动脉血氧饱和度。

(3) 氧解离曲线：右移，红细胞 2,3- 磷酸甘油酸增高。

(4) 动脉血气：过度通气可致血 pH 上升，$PaCO_2$ 下降，出现呼吸性碱中毒，肾脏排出过多的 $NaHCO_3$。由于新入高原的居民往往出现食欲缺乏、进食少、体重下降等征象，尿酮体常阳性，即伴有代谢性酸中毒，故很少出现碱性尿。

一般海拔每升高 1 000m，PaO_2 降低约 15mmHg，$PaCO_2$ 降低约 2mmHg（表 82-3）。海拔高度达 3 000m 时，正常人 PaO_2 已接近"低氧血症"水平，$PaCO_2$ 也已达正常值的低限。海拔达 5 350~5 500m 以上时，除高原世居者及经过特殊训练的运动员外，普通人在无额外给氧的情况下已难以生存。

表 82-3 不同海拔高度下的 PaO_2 及 $PaCO_2$ 变化 *

海拔高度 米	PaO_2		$PaCO_2$	
	mmHg	kPa	mmHg	kPa
0	100	13.3	40	5.33
2 000	70	9.33	36	4.80
3 000	67	8.93	34	4.63
4 000	55	7.30	32	4.26
5 000	45	6.00	30	4.00
5 500	38	5.07	—	—

* 不同报道的数值略有出入，须参考当地常用的正常数据为准。

2. 循环系统

(1) 心率：心率增快是机体对缺氧最为敏感的反应指标。在通气量尚未明显增加前，心率已开始增加，增加程度与海拔高度和进入高原的速度相关。在 3 600m 以下的高原地区，经过习服后，增快的心率可逐渐恢复到或接近平原的水平；而在海拔 3 600m 以上的地区，则难以恢复到初始水平。例如，正常人在平原时的平均心率为 68.4 次 /min，在 3 658 米时为 71.8 次 /min，4 800m 时为 77.9 次 /min。部队调查发现，在 5 100m 海拔高度，心率在 100 次 /min 以上者占 32.4%。

(2) 血压：部分初入高原者可见血压轻度增高，系低氧兴奋交感神经系统所致，同时伴有血、尿儿茶酚胺水平增高。海拔愈高，血压上升愈多；在一定范围内（海拔 5 000m 以下），经过数月习服后可逐渐恢复。但长期居住在海拔 5 000m 以上地区者，舒张压升高较多，可能由缺氧环境下肾上腺素分泌量增多、全身血管紧张度增加、外周血管阻力增大、红细胞增多以及血液黏度增大所致。血压的变化一般可在脱离高原低氧环境数日至 1 个月后基本恢复正常。

(3) 心输出量：初入高原者心输出量增加可达 40%~50%；海拔越高，其增加越多，且与心率增快有关，可维持数日至数月方见下降趋向。高原世居者心输出量无明显变化。

(4) 心脏结构：久居或世居高原者常伴不同程度的肺动脉高压，并继发右心室肥厚，以流出道部位较明显。肺动脉高压与低氧和血液黏度增高有关。在海拔 4 000~5 000m 久居者，X 线片显示肺动脉段突出和心脏增大，大约 95% 的人其心脏增大不超过 20%。

(5) 心电图：在高海拔地区很少出现心电图的改变，或仅仅出现肺动脉高压的表现，如电轴右偏、R+S 值随海拔升高而减少、V_{3R} 及 V_1~V_4 出现 T 波倒置。

3. 中枢神经系统　初入海拔 2 500~3 000m 高原者，因低氧可出现高级神经活动障碍，首先表现为记忆力减退、逆行性遗忘和注意力涣散、嗜睡、工作效率下降。在 5 000m 或以上高度时，对复杂问题的反应和逻辑思维时间显著延长；痛觉、触觉迟钝；视力、听力、辨色力等均下降，进而信心、决心和责任感等都显著减退，严重者会出现晕厥、昏迷；未经训练者突然暴露于海拔 6 000m 以上 10 分钟内就有可能出现意识丧失。

随着海拔高度的增加和缺氧的加重，脑电图也发生一系列变化，慢波逐渐增多，α 波逐渐减少；当出现大量的弥漫性高振幅波时，可能出现明显的意识功能障碍。大量慢波的出现是脑功能严重障碍的客观表现。

4. 血液系统

(1) 红细胞、血红蛋白：随海拔增高，红细胞和血红蛋白均增加，移居者高于世居者，但均为可逆性。初入高原者，血促红细胞生成素（erythropoietin，EPO）增加，铁转换率和小肠铁吸收率都增加。世居高原者移入平原后，可出现 EPO 抑制因子，这类代偿机制的完整与否决定其是否会出现贫血。高原反应中红细胞增高极为迅速，一般于进入高原 2 小时后即出现，一周后 EPO 可较平原高 3 倍，持续 1~6 个月。但海拔若高于 6 000m，这种代偿能力可因氧供不足而消失，红细胞生成率反见下降，致血红蛋白下降。红细胞及血红蛋白增加固然可为组织提供更多的氧，但过度增加会造成

6

血液黏度增高，导致右心负荷过重，血栓形成的危险性倍增。但经过良好的训练，则能改变人体的血氧含量水平。在海拔 5 500m 以上，通过训练人体内血氧含量能够达到与海平面相当的水平。

(2) 血液总量及组成成分：生活在高原地区的人血液总量增加，在平原地区每千克体重为 80ml 血液，高原时可增加至 100ml 左右。这主要是由红细胞容积增加而血浆容量实际降低所致，白细胞和血小板计数多无显著变化。但也有报道，随海拔高度的增加，血小板计数存在下降的趋势。

5. 消化系统　高原地区的低氧可使胃肠道黏膜产生类似缺血的改变，细胞线粒体变性，严重者细胞坏死，黏膜功能障碍，易发生应激性溃疡。常伴恶心、呕吐、腹胀、腹泻、便秘和食欲缺乏等，这些症状一般可在进驻高原 2~4 周内经习服后减轻或消失。久居高原者多见胃酸减少，胃排空时间延长，消化道溃疡的发病年龄提前，并发出血和穿孔者较平原者增多。

6. 代谢和内分泌功能　移居高原的初期，下丘脑、垂体、甲状腺、肾上腺皮质和髓质等内分泌器官的功能均轻度增强，激素分泌量相应增多。随着居住时间的延长，可出现下降趋势，但仍高于世居者。高原缺氧时，糖、蛋白质、脂肪等物质的有氧代谢过程受到不同程度的抑制，糖的需氧分解不完全，无氧酵解增强，导致血中乳酸含量增加。另外，缺氧时机体各脏器和肌肉中的糖原含量也降低，肝糖原含量首先降低，之后肌糖原也呈降低趋势。

7. 泌尿系统　高原低氧促使儿茶酚胺及肾素分泌增多，加之血液黏稠、隐形失水较多和血液重分布等因素，肾血流量可较平原者减少（西藏海拔 3 700m 的移居者，肾血流减少 20%~28%），肾小球滤过率降低 11%~26%，滤过分数增加 15%~20%，尿量减少（3 200m 处平均为 1 359.8ml/d，较平原者 1 500ml/d 减少 9%），但内环境仍能保持稳定。少尿的发生机制可能与缺氧引起神经垂体抗利尿激素分泌增加，肾小管对水的重吸收增强，以及缺氧引起肾小动脉收缩、肾血流量锐减、滤过尿液减少等有关。尿 pH 较高，尿酸及尿氨含量减少，HCO_3^- 增多。急性高原病时出现的外周水肿表现往往与抗利尿激素水平升高及液体潴留有关。

8. 眼、耳、鼻、喉

(1) 眼：高原低氧可致眼轻度损害，急性者出现视力减退，视疲劳、闪光幻觉、夜盲、一过性黑蒙及视野改变，但均属可逆性。脑低氧者，可伴眼底改变，如出血、水肿、渗出等，多见于高原性红细胞增多症患者。室外工作者或儿童，多见眼结膜血管扩张和雪盲。

(2) 耳：初入高原短期，即可出现听力下降、耳鸣和幻听，但均可逆。少数患者可因内耳前庭功能障碍而出现眩晕。

(3) 鼻、咽、喉：初入高原者，由于气候干燥，前两个月内易出现鼻、咽、喉干性炎症，部分可能演变成慢性而久治不愈。此外，鼻尖、耳轮冻伤也常见，鼻出血也较平原者多见。

9. 母体低氧对胎儿的影响　28 名孕妇吸入 10% 氧（相当于 5 300m 海拔高度）20 分钟，其中 8 例胎儿心率无明显变化。Polvi 等选择妊娠 35~41 周孕妇吸 10% 氧 10 分钟，发现胎儿心率、心率变异性、脐带血流及胎儿大脑中动脉血流速等与基础值相比无明显变化。因此，进入 2 500~3 000m 海拔高原不会对胎儿有明显不良影响。即使在海拔 4 329m 出生的婴儿，其头皮静脉血氧饱和度也与海平面水平出生的婴儿一致。

10. 出生于高原地区的婴儿　与成年人相同，婴儿的 SpO_2 随海拔的上升而下降，但也因活动量（睡眠中更低）、出生后年龄以及种族而异。围生期低氧似乎可钝化成年后的低氧通气驱动反应。在海平面水平，肺动脉压力在出生后 24 小时内降至正常水平；而在高原地区，肺动脉压力通常在出生后数周或整个婴儿期均维持在较高水平，有些婴儿因此需要吸氧和 / 或机械通气支持。出生于高原地区的婴儿向成人型循环过渡的过程更漫长，并且卵圆孔未闭和动脉导管未闭的发生率增加。早产儿出生后发生急性低氧（吸入 15% O_2）会产生反常的低通气、周期性呼吸和呼吸暂停。患有 21- 三体综合征的婴儿发生高原肺水肿的风险增加。围生期肺动脉高压使婴儿在成年后更易发生低氧性肺血管过度收缩。

11. 劳动与执行能力　高原低氧环境可影响人体多种功能，对劳动能力的影响尤为突出，可导致劳动能力下降，主要是因为机体摄取氧和运送氧的能力降低，不能满足机体的需要。此外，急性暴露于低氧环境会导致中枢神经系统功能受到影响。在攀登海拔 7 000m 或更高高度时，分别对登山前后的探险者进行详细的神经心理学测试，结果表明存在持续的执行能力轻度受损。这种长时间置身于极高海拔后的神经心理学损害与低氧通气反应活跃有关，可能由脑血管收缩增强和脑氧供减少

所致。

综上所述，人体在快速进入高原后对低氧环境的快速适应性反应可在数分钟内出现，并可持续至数周后。机体出现的最主要适应性改变可简化为表 82-4。

表 82-4 人体初入高原后的主要适应性改变

初始改变	后期改变
◆ 过度通气 ◆ 交感系统张力升高，致心率、血压和心输出量升高 ◆ 肺血管阻力升高，极端情况下可引起高原肺水肿 ◆ 低氧引起脑血管扩张，可导致脑水肿	◆ 促红细胞生成素分泌增加，可在 3 天内出现血红蛋白生成增加和利尿作用，导致血细胞比容（Hct）升高 ◆ 肌肉质量下降 ◆ 组织血管分布增加

二、常见的高原病

高原病（high altitude illness）系指人体暴露在高原（通常指海拔 2 500m 以上）低氧环境下产生的各种生理和 / 或病理性反应，引起呼吸、循环、神经和血液系统等功能的变化或障碍，造成人体细胞和器官的损伤。它是高原（高海拔）地区独有的特发病。按发病机制和病程长短等不同，通常可以分为急性高原病和慢性高原病两类。

6

无论初进高原、长期移居或高原世居者，人类在高原环境下生活均需要一个适应过程，即机体各系统、器官和细胞都要经过一段时间的调节和适应（习服和适应）。总体而言，不论急性或慢性高原病，均是人体对高原环境丧失习服或适应的表现。

（一）高原习服和适应

1. 习服（acclimatization） 是指环境改变后机体的组织器官相应出现的一系列长期的、可逆性的结构和功能上的改变，并可随环境条件的恢复而恢复。换言之，习服所引起的机体各种适应性改变不具有遗传性。高原习服通常是指机体从平原进入高原环境后，经过一段时间的适应，能维持正常的生活和劳动能力的过程。丧失习服是急性高原病最主要的致病因素。

人体对高原环境习服能力的大小除了与绝对海拔高度最相关外，还与进入高原的速度和个体的易感性等多种因素有关。通常人体在 3 000~4 000m 海拔高度多能较好地习服；超过此高度仅有少部分人经较长时间的习服方能健康生存；超过 5 330m 时，只有极少数经过特殊训练和具有一定设备的登山运动员方能生存。

2. 适应（adaptation） 是指机体为提高在环境中的生存能力而出现的组织器官结构和功能上具有遗传倾向的改变。高原适应通常是指高原世居者或动植物经世代自然选择后所保留的解剖、生理和生化改变，这些改变是不可逆的，并具有遗传倾向。适应不良（或称脱适应）是慢性高原病最相关的发病因素。

现代研究证明，在相同的海拔高度下，不同种族的世居者慢性高原病的发病率存在显著差异。我国藏族居民在青藏高原的生活时间已超过 25 000 年，明显长于其他种族的世居者，并已获得较好的高原适应性。他们普遍具有良好的耐受低氧的能力，胸部和肺部发育优良，心脏储备能力较高，血红蛋白可维持在平原人的正常范围内，而无明显的红细胞增多症和肺动脉高压。据统计，青海省藏族居民慢性高原病的发病率仅为 1.21%，而同地区汉族世居者的发病率则高达 5.6%。藏族和埃塞俄比亚人可能是世界上高原适应性最良好的种族。此种适应性还可见于其他高原土生动物，如牦牛、藏羚羊、藏獒和高原鼠兔等物种。

（二）常见的急性高原病

急性高原病（acute high-altitude illness，AHAI）是指人体进入高海拔地区（>2 500m）后因丧失习服而短时间内出现的一系列临床综合征，包括急性高山病（acute mountain sickness，AMS）、高原脑水肿（high altitude cerebral edema，HACE）和高原肺水肿（high altitude pulmonary edema，HAPE）。

AHAI 最重要的危险因素包括：绝对海拔高度（尤其是睡眠时的海拔高度）、海拔升高的速度以及个体易感性的差异等。尽管通常认为平原人快速进入 2 500m 以上地区时可发生急性高原病，但越来越多的证据表明，海拔 1 500~2 500m 即可出现 AMS；海拔高于 2 000m 即存在 HAPE 风险；报道中发生 HACE 的最低海拔仅为 2 100m。因此，不能单纯以海拔高度高于 2 500m 作为判断是否会发生 AHAI 的唯一标准。

AHAI 的其他危险因素还包括：既往有高原病病史、长时间生活地区的海拔低于 900m 以及体力劳动等；儿童与成人的 AHAI 发病率并无显著差异，但 50 岁以上人群 AMS 发病率反而较年轻人有所下降；目前并无循证证据表明 AMS 发病率存在性别差异，但有文献提示女性的发病率可能高于男性；颈部手术、脱水和呼吸道感染等是否是AHAI的独立风险因素仍需进一步研究。有趣的是，缺乏锻炼并非AHAI的独立风险因素。

近年来，随着对急性高原病病理生理认识的不断深入，临床上已逐步将高原脑水肿（HACE）看作是急性高山病（AMS）的终末期表现，因而在预防、诊断和治疗等方面常合并进行讨论。

1. 急性高山病(AMS)和高原脑水肿(HACE) 在平原人进入高原地区时，AMS的发病率与绝对海拔和进入高原的速度明显相关。在1 900~3 000m，AMS的发病率约为25%；在5日以上缓慢进入4 000m以上高原的旅行者中，发病率约为50%；而直接飞至3 860m的高原时，发病率高达84%。到达5 000m以上，发病率高达90%以上。HACE的发病率总体上远低于AMS，约为0.1%~4.0%。AMS的风险评估分级可见表82-5。

表82-5 急性高山病（AMS）的风险分级

风险分级	描述
低危	◆ 无高原病病史，目标海拔≤ 2 800m ◆ 进入2 500~3 000m地区用时≥ 2天，后续登山速度 <500m/d（睡眠海拔），且每升高1 000m均能多停留1天
中危	◆ 有AMS病史，且1天内上升至2 500~2 800m高度 ◆ 无AMS病史，但1天内上升至2 800m以上海拔 ◆ 海拔3 000m以上时的上升速度 >500m/d（睡眠海拔），但每升高1 000m可多停留1天
高危	◆ 有AMS病史，且1天内上升至 >2 800m海拔地区 ◆ 任何有HACE病史者 ◆ 任何在1天内上升至3 500m以上海拔者 ◆ 任何人在3 000m以上海拔地区的上升速度 >500m/d（睡眠海拔），且未能按要求每上升1 000m多停留1天 ◆ 极快速升高海拔者，如登顶乞力马扎罗山（5 895m）的时间 <7天

(1)发病机制：AMS和HACE的发病机制仍不完全清楚，主要与中枢神经系统的一系列改变有关，其中涉及复杂的神经、体液，甚至是遗传学因素。据推测，AMS的发病主要与以下几个因素有关（图82-1）。①相对低通气和气体交换障碍：此类患者在高原低氧环境下习服障碍，肺通气量并未相应地明显增加，导致出现低氧血症；②交感神经系统活性显著增加，出现体液潴留和重新分配，致脑血流量增加；③中、重度AMS患者(和HACE患者)的脑血管明显扩张，血管通透性增加，出现脑间质性水肿和脑细胞肿胀，致颅内压升高。照此理论，AMS易发生于脑脊髓容量不能适当缓冲颅脑水肿的患者；脑脊液容量占颅内总容量比值较高者（颅内缓冲容量较高)AMS的发病率可能要低于此比值较低者，但此假说仍需进一步研究。

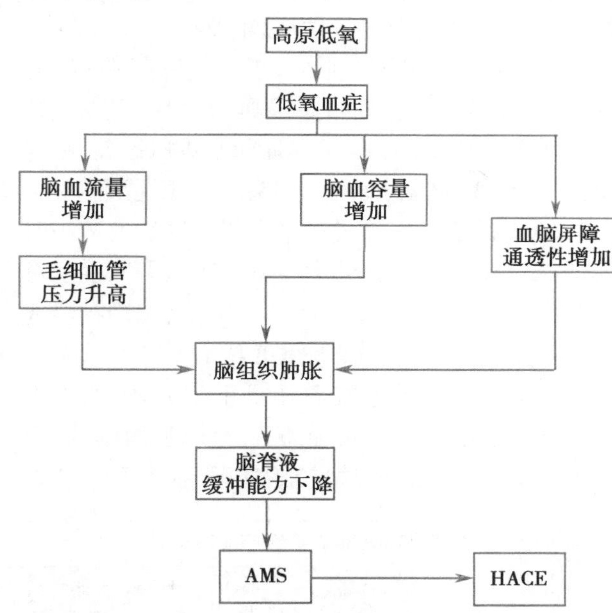

图82-1 急性高山病（AMS）和高原脑水肿（HACE）可能的病理生理机制

脑内液体积聚可能由血管源性水肿和/或细胞毒性水肿所致。血管源性水肿是高海拔下一系列综合因素所致，可能包括颅内毛细血管压升高导致机械性血管渗漏；缺氧性脑血管扩张导致脑血管自主调节机制受损；低氧诱发化学介质（如缓激肽、组胺、一氧化氮、花生四烯酸、血管内皮生长因子等）释放增加，导致血-脑屏障渗透性改变。目前对血管源性细胞因子和血管内皮生长因子等的关注较多。血管内皮生长因子是毛细血管渗漏的强效启动子，由于缺氧导致其基因表达和合成上调，或为AMS和HACE发生的重要因素之一。有小鼠实验证明，血管内皮生长因子可导致缺氧诱发的脑血管渗漏进一步加剧。此外,间接证据也表明,地塞米松用于预防和治疗 AMS 时,对缺氧所致血管内皮生长因子上调具有抑制作用。

在低氧作用下,脑微循环压力增加,血 - 脑屏障受到破坏,毛细血管通透性增大,使毛细血管内液体渗出到血管外间隙。此时,由于一些蛋白物质随水分经血管壁渗透到细胞外液中,使细胞外液渗透压升高,水分由血管壁渗出增多,致使脑水肿继续发展。细胞毒性水肿是由于严重脑组织缺氧,影响神经细胞代谢,细胞膜系统功能障碍,线粒体三磷腺苷生成减少,神经细胞膜的钠 - 钾泵、钙 - 镁泵等活性降低,使神经细胞内外的钠、钾、钙等离子交换障碍。细胞内钠离子累积增多,导致细胞间隙的水分进入细胞内。

血管源性水肿可能较早就出现。已有研究采用 MRI 比较发现,高原脑水肿和非高原因素的血管源性脑水肿患者具有一致性的改变。AMS 和 HACE 早期低氧血症程度尚不足以损害细胞离子平衡,即细胞性脑水肿往往出现在后期,脑脊液压力增加、灌注压降低以及局灶性缺血是其主要诱因。

(2) 临床表现:AMS 的症状多不典型,且个体差异显著,很少有明显的体征。主要症状包括头痛、头昏、食欲减退、恶心、呕吐、乏力、头晕、胸闷、心悸、睡眠障碍等。头痛常是最典型症状,但往往缺乏鉴别诊断意义。仅凭上述症状常难以诊断,易与疲劳、脱水、低体温、宿醉和偏头痛等相混淆。

6

AMS 的症状多在进入高海拔地区后的数小时内(6~12 小时多见)出现,经 3~10 天习服后,症状可逐渐消失,少数患者需要治疗。当患者出现神经或呼吸系统症状时,应警惕 HACE 或 HAPE 的风险。

目前 HACE 普遍被看作是重度 AMS 的终末期表现,症状多为 AMS 症状的延续和加剧,如意识淡漠、欣快多语、激动易怒、嗜睡、抽搐和二便失禁等。其特征性的表现是共济失调和意识状态的改变,最终可发展为昏迷和脑疝而导致死亡。伴发 HAPE 的患者可迅速由 AMS 进展为 HACE,病情凶险。体检可发现视乳头水肿、视网膜出血、共济失调或局灶性神经功能障碍的体征等。

(3) 预防

1) 阶梯上山,缓进高原:是目前预防 AMS 最有效的措施,可以使机体有充足的时间进行高原习服。按照多项回顾性研究和相关指南的建议,当进入海拔 3 000m 以上地区时,登高速度不应大于 300 ~500m/d,并每隔 3~4 天休息 1 天。同时强调,睡眠时的海拔高度比清醒时间到达的高度更重要;换言之,只要夜间宿营点符合要求即可(爬的高,睡的低)。进入高海拔地区前在中等海拔地区(约 2 200~3 000m)停留不大于 6~7 天可降低 AMS 风险,并能改善通气和氧合,降低后续海拔升高时肺动脉压的反应性。到达高海拔地区后休息 48 小时也有助于预防 AMS。患上呼气道感染者应争取在进入高原前治愈。初进高原者应熟悉急性高原病的相关症状,一旦出现症状即应停止上升高度并争取尽早习服。

2) 药物预防:既往有急性高原病病史或不能按上述推荐意见缓进高原者,可以采用药物预防的方式。首选药物是碳酸酐酶抑制剂——乙酰唑胺(acetazolamide,也称乙酰唑胺)。地塞米松的预防和治疗作用亦明确,常作为对乙酰唑胺不耐受或过敏者的替代用药,或极高危者与乙酰唑胺联合用药预防。常用的预防和治疗用药及剂量见表 82-6。有文献报道,其他药物,如银杏叶、舒马曲坦、加巴喷丁、可待因、阿司匹林、螺内酯和抗利尿激素等也可能降低 AMS 风险,但现有证据尚不足以支持作为推荐用药,且其预防作用远小于乙酰唑胺和地塞米松等一线用药。

表 82-6 急性高原病的预防和治疗推荐用药

药物	用药指征	给药途径	剂量	备注
乙酰唑胺	AMS 和 HACE 的预防	口服	125mg,b.i.d. 儿童:2.5mg/kg,每 12 小时	剂量增加至 750mg 时,预防作用相似,但副作用明显增加
	AMS 的治疗[#]	口服	250mg,b.i.d. 儿童:2.5mg/kg,每 12 小时	
地塞米松	AMS 和 HACE 的预防	口服	每 6 小时 2mg 或每 12 小时 4mg 儿童:禁用于预防用药	极高风险者(如飞行进入 3 500m 以上并需立即从事体力劳动者),剂量可增至每 6 小时 4mg,<10 天
	AMS 和 HACE 的治疗	口服、静脉注射、肌内注射	AMS:每 6 小时 4mg HACE:首剂 8mg,以后每 6 小时 4mg 儿童:每 6 小时 0.15mg/kg	

续表

药物	用药指征	给药途径	剂量	备注
硝苯地平	HAPE 的预防	口服	缓释片每 12 小时 30mg	
	HAPE 的治疗	口服	缓释片每 12 小时 30mg	
他达拉非	HAPE 的预防	口服	10mg，b.i.d.	
西地拉非	HAPE 的预防	口服	每 8 小时 50mg	
沙美特罗	HAPE 的预防	吸入	125μg，b.i.d.*	

可联合地塞米松用于 HACE 的治疗，但地塞米松仍是 HACE 的首选治疗用药。* 不可用于单药治疗，需与其他口服药联合使用。

(4) 治疗

1) 迅速降低海拔：是治疗 AMS 和 HACE 最有效的单独方法，一旦条件允许，即应迅速执行。治疗的首要原则是，一旦出现症状即应避免继续升高海拔，直至症状完全缓解。症状不能改善或进一步恶化者，尤其是出现任何脑水肿或肺水肿征象时，应立即迅速降低海拔高度。通常海拔高度下降 300~1 000m 多已缓解症状，但个体差异明显。应快速下降至患者症状完全缓解的高度。重度 AMS 患者转运途中应密切监护，以免出现 HACE。

2) 氧疗：鼻导管吸氧至 SpO_2>90% 的作用与降低海拔相似，常用于中、重度 AMS 且难以迅速降低海拔高度的患者。高压氧治疗，如便携式高压氧舱，是治疗重症 AMS 和 HACE 的有效方法，可用于转运困难的患者或转运途中的氧疗，但不能延误患者向低海拔地区的转运时机。

3) 药物治疗：对于轻度 AMS 患者，单纯休息通常即可缓解。饮食以易消化、高糖、含多种维生素为主，少吃脂肪，不宜过饱。非阿片类镇痛药和止吐药物可减轻部分症状。乙酰唑胺可用于 AMS 和 HACE 的治疗，但疗效不如预防性用药和地塞米松。地塞米松是首选治疗药物，常单独用药或与乙酰唑胺联合用药。常用药物及剂量见表 82-6。中药制剂，如复方党参片、复方刺五加片等，据信具有提高低氧耐受力的作用，兼具预防和治疗的双重作用。

2. 高原肺水肿（HAPE）　HAPE 是初到高原或重返高原者，由于快速暴露于高原低氧环境，加之某些诱因，使肺动脉压升高、肺血容量增加、肺循环障碍和微循环内液体渗漏至肺间质和肺泡而引起的一种高原特发病。它是一种少见但危及生命的急症，多发生在海拔 3 000m 以上，在快速升至 4 500m 以上人群中，其发病率为 1%~2%。与 HACE 不同的是，HAPE 不一定在 AMS 发生之后才出现，其病理生理机制也存在显著差别。HAPE 的风险因素与 AMS 和 HACE 相似。此外，HAPE 在青年人和男性相对高发，寒冷是风险因素之一。存在心肺循环异常者，如原发性肺动脉高压等，即使在中等海拔也是 HAPE 高危易感者。

(1) 发病机制：HAEP 是一种以肺动脉压升高和肺毛细血管通透性增加为特征的非心源性肺水肿，造成过多的肺水进入肺泡，而肺水清除能力下降。其确切的病理生理机制仍未完全明了，据推测主要与高原低氧引起的以下几个因素有关：①外周血管收缩，血液重新分布，肺血容量及肺水增多；②肺毛细血管及肺泡通透性增高；③肺动脉和肺小动脉收缩，致肺动脉压增高，肺循环阻力增加，漏出液增加；④左、右心功能不全。上述因素可单一或复合存在，结果均可导致肺水肿（图 82-2）。

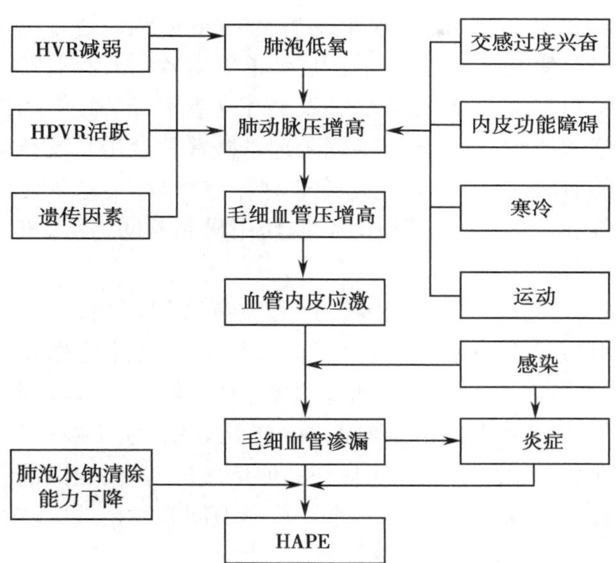

图 82-2　高原肺水肿（HAPE）可能的病理生理机制

HVR，低氧通气反射；HPVR，低氧肺血管反射。

(2) 临床表现：多在进入 2 500m 以上高原后的 2~4 天内发病，按照病情轻重不同，主要表现为：①轻至中度 AMS 症状；②呼吸困难、发绀、不能平卧、持续干咳，继之咳大量粉红、稀薄、泡沫样痰液；

③烦躁、休克，直至昏迷死亡。其中，以劳力性呼吸困难和运动耐量低于相同海拔的预期值为常见首发症状，症状多不典型。咳嗽早期表现为剧烈干咳，继而出现血性泡沫样痰。

早期体检不易发现明显异常体征，随着疾病进展，静息状态也可出现呼吸急促和心动过速，体检可能发现：①发热，少数患者可表现为轻度发热，但很少超过 38.3℃；伴发 HACE 时可出现 39℃以上的中枢性高热；②心脏扩大，闻及奔马律，心前区Ⅱ~Ⅲ级收缩期杂音；③两肺可闻及湿啰音；④肝脾肿大、水肿；⑤眼底出血、水肿。HAPE 常常合并高原脑水肿的部分体征。

影像学检查没有特异性表现，主要为典型的肺水肿影像：肺纹理增粗、肺门阴影扩大，双肺透光度低、有散在斑片状或云雾状块影，边缘不清；心脏呈肺动脉高压影像。胸部 X 线表现一般可先于临床症状出现。心电图可呈右心劳损改变。

(3) 预防：由于病理生理机制的不同，HAPE 的预防和治疗方法与 AMS 和 HACE 尽管在某些方面相似，但也存在明显区别：

1) 阶梯上山，缓进高原：观察性研究表明，采用与 AMS 相同的阶梯上山策略可显著降低 HAPE 的发病率，但缺乏前瞻性的研究证据。

2) 药物预防：与 AMS 存在明显差别(表 82-6)。对于易感者，硝苯地平缓释片(30mg，bid)是首选预防用药。长效 β 肾上腺素能受体激动剂沙美特罗可使易感者的 HAPE 发病率下降约 50%，依据临床经验，一般推荐与硝苯地平缓释片合用。现有的有限经验提示，他达拉非、西地拉非和地塞米松等亦可能具有预防作用，但作用机制不明，仍需进一步研究。

乙酰唑胺由于能促进和改善高原习服，理论上应具有 HAPE 的预防作用，但尚无临床证据支持。有趣的是，临床观察发现，乙酰唑胺可有效降低再入高原型 HAPE(reentry HAPE)的发病率。此病一般见于长期居住在高原地区的儿童，当其前往低海拔地区旅行后，重新快速返回高海拔地区时可能发生。

(4) 治疗

1) 迅速撤离高海拔地区：尽早诊断、迅速撤离高原和氧疗是治疗 HAPE 的最有效措施。

2) 绝对卧床休息：除伴有休克或昏迷外，宜取半坐位。昏迷或痰不易排出时应辅助排痰。

3) 氧疗和呼吸支持治疗：采用适当的氧流量行鼻导管或面罩吸氧，直至 SpO_2>90%。当野外无法进行适当氧疗且难以迅速撤离高原时，便携式高压氧舱可作为有效的抢救性治疗措施。常规氧疗无效时，意识清醒且能耐受面罩通气的患者，可采用无创持续气道正压(CPAP)治疗。呼吸衰竭患者，应力争尽快行气管内插管或气管切开机械通气支持治疗。

4) 药物治疗：硝苯地平缓释片(30mg，b.i.d.)常作为氧疗或高压氧治疗的首选联合用药，以降低肺血管阻力。选择性磷酸二酯酶抑制剂(如他达拉非或西地拉非)可考虑作为硝苯地平的替代药物，但不建议两者同时服用。适当镇静有助于降低患者的氧耗量，改善循环血液的重新分布，并提高患者对治疗的依从性。

与普通肺水肿治疗不同的是，利尿治疗对 HAPE 无效，甚至有害，因为许多 HAPE 患者本身已处于脱水状态。地塞米松对 HAPE 的治疗可能有效，但缺乏足够的推荐证据。现有的文献证据表明，其他治疗药物，包括乙酰唑胺和 β 肾上腺素能受体激动剂等，对 HAPE 无明确的治疗作用。

5) HAPE 合并 HACE 的治疗：HAPE 患者合并 HACE 时除病情更加凶险外，更重要的是，HAPE 本身所引起的低氧血症即可导致患者出现意识状态的改变(缺氧性脑病)，因而常常与 HACE 难以鉴别。因此，出现意识功能障碍的 HAPE 患者，推荐加用与 HACE 相同剂量的地塞米松治疗(表 82-6)。此类患者可以加用硝苯地平或其他肺血管扩张剂治疗，但用药须谨慎，以免引起血压和脑灌注压的下降，加剧脑缺血。

(三) 慢性高原病(CHAD)

1925 年，秘鲁学者卡洛斯·蒙赫·梅德拉诺(Carlos Monge Medrano)首次报道了一例“高原地区红细胞过度增生”的病例，并于 1942 年将其命名为“慢性高山病(chronic mountain sickness，CMS)”。此命名逐渐得到了国际高原医学界的广泛认可，并为纪念蒙赫的突出贡献而将 CMS 又称为蒙赫病(Monge’s disease)。但世界范围内对慢性高原病(chronic high-altitude disease，CHAD)的命名、分类和诊断等长期缺乏统一标准，认识水平也存在显著差异。其中尤以中国学者吴天一等提出的应将“高原肺动脉高压”作为 CHAD 单独的一个分类所引起的争议最为激烈。直至 2004 年国际高原医学会(international society of mountain medicine，ISMM)在我国青海召开的第六届高原医

6

学和高原生理学术会议上才就 CHAD 的分类和诊断标准等作出了初步统一，并于 2005 年由 ISMM 正式发布了 CHAD 的定量诊断评分标准（又称"青海标准"）并在世界范围内执行。

1. CHAD 的定义及分类

（1）定义：CHAD 是指长期居住在 2 500m 以上的高海拔地区人群（世居者或移居者）中，部分因丧失高原适应而出现的一种以红细胞过度增生和严重低氧血症为特征的临床综合征。患者常伴有中至重度肺动脉高压，最终可导致肺源性心脏病和充血性心力衰竭。患者移居至低海拔地区后症状可逐渐消失，重返高原生活后可再次实现。

如前文所述，CHAD 的发病率不仅与海拔高度密切相关，还存在明显的种族差异。据统计，全球有超过 1.4 亿人生活在 2 500m 以上海拔地区，其总体发病率约为 1.21%~13.3%，甚至有报道达 33%。因此，CHAD 一直是长期威胁高原地区人类健康的常见疾病之一。

（2）分类：有关 CHAD 的分类和诊断标准，国内外至今仍长期存在明显的争议和概念混淆。2005 年颁布的"青海标准"虽已成为国际高原医学届的共识，但在不同的国家和地区，其推广和接受程度仍存在差异。

从历史角度看，我国最早颁布的有关 CHAD 的统一标准是 1995 年中华医学会第三次高原医学学术会议通过的《我国高原病命名、分型和诊断标准》（简称"国标"）。此标准中将 CHAD 分为四个亚型：高原衰退症（high altitude deterioration，HADT）、高原红细胞增多症（high altitude polycythemia，HAPC）、高原心脏病（high altitude heart disease，HAHD）和慢性高山病（CMS）或蒙赫病（即混合型慢性高原病）。

而在 2005 年的"青海标准"中，CHAD 仅分为两类：慢性高山病（CMS）或蒙赫病（也即高原红细胞增多症，HAPC）和高原肺动脉高压（HAPH）（或高原心脏病，HAHD）。

比较两种分类标准可以看出，按照"青海标准"，慢性高原病（CMS）或蒙赫病与我国 1995 年"国标"中的高原红细胞增多症（HAPC）应为同一概念，无论患者是否伴有肺动脉高压，均是同一病理生理过程的不同阶段的不同表现而已，均应诊断为 CMS，而不必再分为"混合型慢性高原病"这一单独的亚型。

两个分类标准中争议最大的在于高原衰退症（HADT）是否应作为一个单独亚型。HADT 主要是指世居平原的人移居高原长时间后所出现的对高原低氧环境适应不良的表现，通常不出现在高原世居者身上。"高原衰退"最早是指珠穆朗玛峰的登山队员长期在高原地区停留后，出现的脑力和体力衰退现象，且不伴有红细胞增多和肺动脉高压。国际上也多有相似病例的报道，国内外曾对其有多种不同的命名，如"持续性高原反应"或"慢性高原反应"、适应病（adaptive disease）、丧失习服（failure to acclimatize）等。我国的地理特点决定了有大量的平原世居者长期移居高原地区，HADT 病例因而较多；而国际上其他地区则较少有这样的高原长期移居者，HADT 病例多为散发而罕见。因此，2005 年的"青海标准"中并未将 HADT 作为慢性高原病的一个单独的亚型进行分类。

简要了解上述的命名历史和存在的争议，有助于厘清和理解不同文献中较为混淆的概念。本章将着重以 2005 年"青海标准"介绍有关的慢性高原病（CHAD）。

2. CHAD 的发病机制：尽管慢性低氧是公认的导致 CHAD 的主要致病因素，但其具体的病理生理机制仍未能完全阐明。对低氧通气反射丧失习服或适应不良可能是导致患者出现低氧血症渐进性恶化、红细胞增多和/或肺动脉压升高的首要机制，并与遗传学差异等密切相关。

（1）CMS（或称高原红细胞增多症）：在慢性高原低氧环境下，低氧诱导因子（hypoxia induced factor，HIF）的各亚型表达均上调，一方面通过对多个下游基因表达的调控，增强细胞对低氧的耐受能力；另一方面诱导肝肾等脏器分泌 EPO，诱导红细胞大量增殖。此种红细胞的代偿性增殖有利于改善机体的氧运输和组织缺氧；但当代偿过度时，则造成血液黏度增加，微循环瘀滞和灌注障碍，氧解离曲线右移，进一步加剧组织缺氧。同时，低氧所致的氧自由基含量增加和多种炎性因子的释放增加也导致机体抗氧化能力下降和炎症反应失调，多种细胞出现增殖/凋亡失衡，造成组织器官结构和功能上的损伤。越来越多的证据表明，多位点的基因突变和遗传学差异与 CMS 的发病密切相关，其中关注较多的是与高原适应性种族差异相关的 EPAS1/EGLN1 和 ANGPTL4 等基因、氧平衡调节转录因子 *HIF-1* 基因、具有调节红细胞生成的 *SENP1* 基因以及介导红细胞增殖/凋亡的多种基因等。

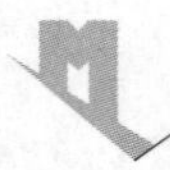

值得注意的是，近年来有研究发现CMS患者血清EPO浓度与血红蛋白（Hb）含量及动脉血氧饱和度（SaO_2）并非密切相关，部分CMS患者血清EPO浓度并未见明显升高。上述相关性的缺乏可能与两方面因素有关：①血清可溶性EPO受体（sEpoR）可拮抗EPO作用，因而与Hb和SaO_2相关的应该是游离EPO浓度，而非EPO总浓度，即EPO/sEpoR可能更有意义；②骨髓局部产生的EPO增加可能显著影响Hb水平，而此时患者血清EPO总浓度并未见增加。

（2）高原肺动脉高压（HAPH）：低氧所致的肺血管收缩是肺动脉高压的主要致病因素，其机制主要包括：①长时间高原低氧过程中，肺阻力血管Ca^{2+}表达上调，启动多种核转录因子，使肺动脉平滑肌细胞增生、管壁增厚、管腔狭小，致肺动脉阻力增加、压力升高，右心室代偿性肥厚；②低氧损伤心肌细胞，致心肌收缩力减弱；③低氧诱导血管紧张素Ⅱ的转化和生成增加，内源性NO释放减少，加上氧自由基和炎性介质的释放增加，加剧肺血管的收缩和损伤；④CMS患者红细胞增多，血液黏度增加，微循环瘀滞，进一步加剧肺循环阻力的增加。

3. 易感因素　CHAD的发病率除与海拔高度密切相关外，对高原适应性的种族差异是最显著的影响因素。其他易感因素还包括：①病史：有CHAD病史或家族史者；②性别：男性明显高于女性，可能与雄激素能刺激EPO的分泌有关；绝经后女性高于绝经前女性；妊娠期女性发病率可能更低；③年龄和体质：老年多发，60岁以上发病率约为年轻人的4~5倍；体质虚弱者高于健康人群；④劳动强度：高强度体力劳动者的发病率显著增高，应与劳动导致心血管负荷长期显著增加有关；⑤其他：夜间反复低氧（如睡眠呼吸暂停）和肥胖可能增加CHAD发病率；吸烟者的发病率约为不吸烟者的3倍。

4. 临床表现　临床表现多不典型，常呈进行性慢性加重，主要与慢性低氧和低通气、红细胞过度增生和/或肺动脉高压、心功能障碍有关。

（1）CMS（或蒙赫病）

1）神经系统：头昏、头痛、记忆力减退，表情淡漠、睡眠障碍等。这些症状可能与脑血流减少和脑低氧有关。

2）循环和呼吸系统：心慌、气促、胸闷、胸痛，活动后加重。部分患者有轻度咳嗽、咳痰、痰中稍带血丝。

3）消化系统：由于红细胞增多，血液黏度增加，血流减慢，腹腔脏器淤血，导致消化道分泌与运动功能障碍，出现腹胀、消化不良、食欲不佳等症状，部分患者出现呕吐、便血等。

4）多血面容：颜面、口唇、舌、口腔黏膜以及耳廓边缘和甲床等部位明显发绀，呈青紫色，面部毛细血管扩张出现紫色条纹，形成了该疾病的特有面容“高原多血面容”。眼结膜和咽部明显充血，舌苔厚、干裂，舌质呈紫色。约有17.7%的患者会出现杵状指，12.8%出现甲床凹陷。血压升高或降低，脉压较小。心尖及肺动脉瓣区可有Ⅰ~Ⅱ级收缩期杂音，肺动脉瓣区第二音亢进或分裂。红细胞增多症持续时间长或严重者，可发生以右心肥大为主的全心肥大的临床表现。

5）实验室检查：血液中红细胞、Hb、Hct均超过诊断指标（详见下文），白细胞总数及分类改变不大。骨髓检查显示红细胞系统增生旺盛，以中、晚幼红细胞增生为明显，部分患者的原、早幼细胞亦高。毛细血管脆性增加，脆性试验阳性率为82.5%。全血比黏度、血浆比黏度、纤维蛋白原等均明显增高。

（2）高原肺动脉高压（或慢性心脏病）：初发症状有头昏、头痛、心慌、气促、失眠、乏力和水肿等，心界扩大，在心前区、肺动脉瓣区、胸骨左缘或三尖瓣区可闻及Ⅱ级吹风样收缩期杂音，肺动脉瓣区第二音亢进或分裂。病情重者可发生劳力性呼吸困难和心力衰竭，出现以右心衰竭为主的症状和体征，也有少数患者出现以左心衰竭为主的表现。幼儿患者往往起病急，病情重，进展快，应警惕发生急性心力衰竭，影响预后。

X线检查以右心室大或以右心室为主的双心室大多见。多数患者的肺动脉段和圆锥突出，肺动脉扩张，肺纹理增粗且紊乱。

心电图检查可见电轴右偏，极度顺时钟向转位；肺型P波（占3.2%~29.3%），成尖峰P波（占27.3%~29.2%），右心室肥厚或伴有心肌劳损（占38.5%~100.0%），右束支传导阻滞（4.9%~26.8%）；还可见持续性心动过速或过缓以及多发性期前收缩。

5. 诊断标准　2005年的“青海标准”尽管存在争议，但仍是目前CHAD较公认的诊断标准。

【CMS或蒙赫病】　也称高原红细胞增多症（HAPC）、病理性高原红细胞增多症等。

1）症状：头痛、头晕、气喘和/或心悸、失眠、乏力、局部发绀、手脚心发热、静脉曲张、肌肉关节疼痛、厌食、注意力不集中、健忘等。

2）体征：①红细胞增多（女性 Hb ≥ 190g/L，男性 Hb ≥ 210g/L）；②严重的低氧血症；③伴有或不伴有肺动脉高压；④无论是否存在心功能减退。

3）排除有下列慢性肺疾病者：①慢性阻塞性肺疾病（COPD）、肺泡纤维变性、肺癌等；②慢性呼吸功能紊乱或其他慢性病所致的低氧血症，继发性引起红细胞增多者；③居住地海拔低于 2 500m。

此标准同时建议以“青海计分法”对 CMS 的严重程度进行定量分级（表 82-7）。

表 82-7 慢性高原病（CMS）青海计分及分级方法

临床表现	评分	
气喘和 / 或心悸	0 分	无气喘或心悸
	1 分	轻度气喘或心悸
	2 分	中度气喘或心悸
	3 分	重度气喘或心悸
睡眠障碍	0 分	睡眠正常
	1 分	不能正常入睡
	2 分	时睡时醒，睡眠质量差
	3 分	完全不能入睡
发绀	0 分	无发绀
	1 分	轻度发绀
	2 分	中度发绀
	3 分	重度发绀
静脉扩张	0 分	无静脉扩张
	1 分	轻度静脉扩张
	2 分	中度静脉扩张
	3 分	重度静脉扩张
感觉异常	0 分	无感觉异常
	1 分	轻度感觉异常
	2 分	中度感觉异常
	3 分	重度感觉异常
头痛	0 分	无头痛
	1 分	轻度头痛症状
	2 分	中度头痛
	3 分	重度头痛，失能
耳鸣	0 分	无耳鸣
	1 分	轻度耳鸣
	2 分	中度耳鸣
	3 分	重度耳鸣
血红蛋白浓度	男性：	
	<210g/L；0 分	
	≥ 210g/L；3 分	
	女性：	
	<190g/L；0 分	
	≥ 190g/L；3 分	
CMS 严重程度分级	总分	
无 CMS	0~5	
轻度 CMS	6~10	
中度 CMS	11~14	
重度 CMS	>15	

上述诊断标准中争议较大的是男性 Hb 的诊断临界值。我国学者近年来的研究提示，我国汉族男性将 Hb ≥ 200g/L、Hct ≥ 65% 作为 CMS 的诊断标准应更为合理。

【高原肺动脉高压】 曾称高原心脏病（HAHD）、血管型慢性高原病、低氧性肺心病、婴儿亚急性高原病、儿童高原心脏病和成人亚急性高原病等。

1）肺动脉压：成人肺动脉平均压 >30mmHg 或肺动脉收缩压>50mmHg。可采用超声心动图测定。1~5 岁婴幼儿肺动脉收缩压、舒张压和平均压的诊断界限分别为 58、32 和 45mmHg；6~14 岁青少年分别为 41、18 和 28mmHg。

2）症状和体征：呼吸困难、咳嗽、发绀、失眠、易怒、右心衰竭。胸部 X 线可见心脏增大、右心室及右心房增大、肺动脉段膨出。心电图示 QRS 波电轴右偏，心室肥大。超声心动图示右心室肥大和 / 或功能障碍。

3）在排除红细胞过度增生的前提下，还需排除下列疾病：①其他原因引起的肺动脉高压，包括新生儿持续性高原肺动脉高压；② COPD；③肺间质病变，如肺尘埃沉着症；④其他心血管疾病，如冠心病、心脏瓣膜疾病、扩张性心肌病、高血压性心肌病、先天性心脏病等。

上述诊断标准中争议最大的在于肺动脉压的临界值。其所推荐的诊断值明显高于其他国际学会所推荐的肺动脉高压诊断标准（通常为 ≥ 25mmHg），因而限制了其临床广泛应用。

6. 治疗

（1）降低海拔：CHAD 的病理生理特点决定了降低海拔后患者症状改善，重返高原后病情可能复

发，因此降低居住海拔是CHAD最有效的治疗措施。有研究表明，即使患者不能永久移居低海拔地区，间断返回低海拔地区也有助于防止红细胞的过度增生。重症患者应永久移居低海拔地区居住。

(2)放血治疗：长期的临床经验表明，患者间断放血降低Hb和Hct是治疗CMS的有效措施，通常用于因各种原因不能长期移居平原地区的严重CMS患者治疗。尽管缺乏随机对照研究证据，但有研究显示，无论是否采用等容血液稀释，间断放血有助于缓解CMS症状，改善患者氧合。采用等容血液稀释的方法行放血治疗可能有助于提高安全性，并延长治疗作用时间。但目前放血的目标Hb和Hct仍有争议。

此疗法目前仍面临两个难以克服的问题：一是反复放血引起的Hct下降可能导致患者缺铁，继而引起肺动脉压升高，加剧肺动脉高压；二是在患者无法长期移居平原地区的情况下，可能造成Hb和Hct的“反跳性”升高，甚至超过治疗前水平，进而加剧CMS的病情。

(3)有氧锻炼：临床实践表明，轻度至中度有规律的有氧锻炼有助于改善病情，降低Hb和Hct，甚至可达到平原健康人群的水平。但过度锻炼有可能加剧肺动脉高压，因而宜循序渐进地谨慎进行。

6

(4)药物治疗：历史上已有多种药物用于红细胞过度增生和CMS的治疗，可能具有一定的疗效，包括肾素-血管紧张素转化酶抑制剂(ACEI)、多巴胺能受体拮抗剂和呼吸兴奋剂，如依那普利、甲羟孕酮和阿米替林等，但总体缺乏明确的循证医学证据。

目前使用最广泛而长久的药物仍是乙酰唑胺，常规剂量250mg/d，连续服用6个月已被证实是安全有效的方法，可改善患者通气和肺循环，降低Hb，无明显副作用。

我国的传统医学(包括藏医)对CHAD的治疗有独特的经验和方法，多种中草药单方或复发制剂有可能具有独特疗效，如红景天、藏红花、沙棘、黄芪等，值得进一步研究和发掘。

其他针对低氧、血液瘀滞、肺动脉高压和其他心血管症状等的治疗，不再赘述。

(四)高原血压异常

平原人长期移居高原(高于2 500m)后，少数人可出现血压异常，可表现为血压升高或降低(或脉压降低)，称为高原高血压或高原低血压。其在高原移居者中的发病率可达23.7%和5.3%~17%。由于目前尚缺乏大规模流行病学调查结果，且此种血压异常与通常的原发性或继发性高血压或低血压的鉴别也难以界定，因而并未将其作为一个单独的亚型纳入CHAD的诊断。鉴于血压异常与麻醉和围手术期处理密切相关，因此有必要对其作一简要介绍。

1. 高原高血压(high altitude hypertension) 通常指在平原时血压正常者，长期移居高原后出现血压升高，尤以舒张压升高较多见，返回平原后不经降压治疗血压能逐渐恢复正常，且可排除其他原因所致的高血压状态。其高血压的诊断阈值既往多以超过140/90mmHg(18.7/12.0kPa)为限，但目前宜遵从相关国际指南中已更新的高血压诊断标准。

(1)发病机制：发病可能与下列因素有关：①高原低氧致机体对低氧应激反应增强，交感-肾上腺素系统激活，内源性儿茶酚胺合成和释放增加，导致外周血管收缩、阻力增加和心输出量增加；②缺氧时肾脏缺血，肾素释放增多，进而使血浆中血管紧张素原转变成血管紧张素，使外周血管收缩。③缺氧使血液中红细胞增多(但尚未达到HAPC的标准)，血液黏度增高和全血容量增多。

(2)临床表现：一般多在进入高原后1~2年发病，病情进展迅速者可在数周至数月内发病，临床表现与原发性高血压无明显差别，但通常具有以下特点：①发病年龄较轻，以青壮年较多见，通常不超过40岁；②除头痛、头昏和睡眠障碍多见以外，恶心、呕吐、气促、心悸、水肿等高原病症状也较原发性高血压患者多见；③体征出现较早，可有轻度发绀；心率增快、心界扩大、心前区轻度收缩期杂音、肺动脉瓣区第二音亢进或分裂，心电图出现心肌劳损的表现等；眼底早期可见视网膜动脉痉挛，继而出现动脉硬化，有动静脉交叉压迫现象。视网膜可有出血、渗出等改变；④以舒张压升高为显著，收缩压轻度升高，较少出现严重的心、脑、肾等脏器损伤；⑤药物治疗效果明显，返回平原后1~60天内血压多可恢复正常。

(3)治疗：①非药物治疗，返回平原居住是最有效的治疗措施。其他包括合理膳食、消除紧张和焦虑情绪、适当镇静、充分休息、适当锻炼、注意保暖等。②适当氧疗：纠正低氧，重症患者有条件可选用高压氧舱治疗。③药物治疗，一般仅血压持续严重升高的患者才需要药物治疗。治疗药物与原发性高血压并无本质区别。需要注意的是，此类患者多存在不同程度的脱水和血液黏度增加，因而采用利尿治疗宜谨慎。

对病程较长和症状明显者应给予降压药物治疗。可选用钙离子拮抗剂、β受体阻滞剂及ACEI等；对伴有轻度红细胞增多症及血容量增多者，应加用氢氯噻嗪。如伴有心、肾、脑损害者，采取与原发性高血压相同的治疗方法。有研究表明，舒马普坦可以预防急性高山病导致的头痛的发生率。病情持续加重，经积极治疗效果不明显者，建议转运至低海拔地区治疗。

2. 高原低血压(high altitude hypotension)　是指久居或世居高原(>2 500m)者，收缩压≤ 90mmHg(12kPa)，舒张压≤ 60mmHg(8kPa)，伴或不伴有脉压降低，且可排出其他心血管疾病因素导致的血压降低者。通常以收缩压为准。

与我们经验性的认知不同的是，久居或世居高原者的平均血压是偏低的，这可能是一种较普遍存在的现象。我国对29 494名久居高原者的调查发现，低血压的发生率达14.85%。

(1) 发病机制：尚未完全清楚，可能与以下因素有关：①低氧引起自主神经功能紊乱，迷走神经张力增加，导致心动过缓，血管舒张中枢功能失调，外周血管阻力降低；②肾上腺皮质功能下降，前列腺素分泌增多，末梢血管扩张；③慢性低氧，组织中血管新生，侧支循环增加和开放，进一步降低血管阻力；④高原紫外线强，皮肤内组胺增多以及缺氧时蛋白质代谢障碍，在体内形成组胺，大量组胺进入血液，导致小血管扩张；⑤小动脉壁平滑肌细胞内含钠量下降，血管收缩反应性降低，尤其是休息时应激反应性降低可能是一种适应性的保护机制，只有在严重紊乱时才需要治疗。

(2) 临床表现：高原低血压多见于进入高原时间长或世居者中缺乏体育锻炼的人群中，女性居多。主要症状有头昏、头痛、疲乏、烦躁、胸闷、心悸、气促、眼花、无力、下肢水肿等，偶有晕厥。症状轻重因人而异，一般1周左右症状逐渐消失，也有症状持续很久或转为慢性高原病者。

(3) 治疗①收缩压在90mmHg(12kPa)左右，且无明显症状者，可能是高原习服和适应过程中的适应性改变，不需治疗；注意休息，保证足够的睡眠；②血压过低和症状明显者，除休息、吸氧、保证足够睡眠外，应给予升压和其他对症治疗。

三、高原地区手术的麻醉

(一) 麻醉前准备

高原的气候特点及患者人群的生理和病理生理特征，决定了高原地区手术患者的麻醉挑战总体要显著高于平原地区，围手术期并发症的发生率和严重程度亦明显增加。尽管数十年来国内外的经验已证明在高海拔地区，甚至是极高海拔地区可以安全实施多种大量手术的麻醉，但其前提是麻醉科医师必须具备专门的知识和经验，并能获得必要的特殊设备。

1. 麻醉前病情评估和访视　除应按照一般手术麻醉的要求进行评估外，重点在于密切结合高原环境对人体的影响而做出正确的估计。重点关注患者对高原的习服和适应情况、并发症和并发症的病情及目前的治疗效果，准确判断患者围手术期对麻醉的耐受能力，特别是对低氧的耐受性和并发症的风险。

(1) 患者对高原的习服和耐受情况：初入高原者往往尚未能完成高原习服，麻醉药物总体上对呼吸和循环等习服性反射(如心率增快、通气增强等)均有抑制作用，增加了围手术期丧失习服和低氧血症的风险；高原世居者或久居者虽然对低氧的耐受力显著增强，但Hb、Hct和肺动脉压升高，甚至慢性高原病等适应不良的风险也显著增加，同样可增加围手术期麻醉风险。凡存在高原习服或适应不良的患者，均提示围手术期对麻醉和低氧的耐受力下降，风险明显增加。

(2) 病情评估：患者原发病的病程、治疗措施及治疗反应、各组织器官的累及程度及是否并发有急、慢性高原病(包括血压异常、红细胞增多、脑功能减退等)和其他并发症(如COPD、冠心病、脑血管病变等)，都会对围手术期麻醉处理造成影响，需全面了解和评估。此外，对高原地区的交通、文化、宗教、经济等制约因素也应加以权衡。

(3) 手术麻醉的时机：原发病的危急程度通常决定了手术类型(择期、限期或急诊手术)，但高原条件下，患者高原习服和适应情况以及医疗机构的条件(设备、人员和血源等)也是制约手术麻醉时机和手术方式的重要因素。切记，术前最优化治疗永远是提升患者围手术期安全的首要措施。

(4) 手术麻醉条件的判断：对高原地区患者的麻醉，除要求麻醉科医师具备专门的知识和经验外，还需考虑当地医疗机构的设备、药品和后勤等条件的限制。除非万不得已，手术麻醉均应在具备必要条件的医疗机构内进行。业已证明，高原地区野外环境下的麻醉并不安全，应竭力避免。

2. 麻醉前特殊注意事项

(1) 术前禁食禁饮：高原地区居民习用高脂肪饮食，加上高原低氧对消化系统的影响，胃排空时间明显延长。因此，择期手术前应严格执行禁食禁饮时间，并可酌情适当延长。

(2) 取暖和保温：高原地区气候常寒冷干燥，昼夜温差较大，围手术期低体温的发生率增加。患者入手术室前即应调节好手术室的温度，并准备好输液加温和主动保温和复温等措施。但因条件限制，高原地区医疗机构常常设备不足，手术室内仍可能采用炭火或电炉取暖，要切实加强防燃、防爆措施。

(3) 血源：高原地区人口稀少，血源常有困难；加之患者因静脉压升高、外周侧支循环增多和毛细血管增生等因素，切口部位的出血量存在增多趋势。因此，术前应充分预估围手术期出血量和用血量，保证充足的血源。急性血液稀释自身输血法，可满足 1 000ml 左右的供血量，值得采用；适当的血液稀释还有减少血栓形成的效果，不失为一种良好的输血方法。术中自体血液回收机的应用可节约及缓解血源困难。

(4) 加强监护和适当氧疗：高原环境中的患者普遍存在低氧和对麻醉药耐受性降低等情况，并发症发生率显著增加。理论上要求围手术期应加强患者监护，危重患者术后早期宜转入麻醉恢复室或ICU治疗，监测标准宜高于平原地区。但高原地区客观上往往存在医疗资源受限、监测手段不足等矛盾。

近年来有研究认为，"富氧(rich oxygen)环境"的建立有助于降低围手术期低氧事件的风险和相关并发症的发生率，利于高原患者的康复。通常于术前 1~3 天、区域麻醉术中及术后 1~3 天予以低流量吸氧，全身麻醉术中高浓度吸氧。但氧疗的"理想目标"仍存争议，一般建议应以 PaO_2 或 SpO_2 达到相同海拔高度下相对健康人群的正常值为目标，以免过度抑制低氧通气反射，加剧患者的习服或适应不良风险。

(5) 适时考虑易地治疗：高原环境无论对患者还是麻醉手术均带来诸多难以克服的制约因素，适时将患者转运至低海拔地区手术本身即是提高围手术期安全性的重要措施。手术地点的选择应在综合考虑手术紧急程度、围手术期风险因素、所具备的医疗条件、经济和后勤的制约等情况下加以决策。在海拔高于 3 500m 地区中，对病情复杂或高危的择期手术，在技术和设备条件等明显不足的情况下，应尽可能将患者转移到海拔较低的地区实施手术，避免"冲动和冒进"地进行手术麻醉而危及患者安全。

3. 术前用药　原则与平原地区相同，但剂量宜酌减，尤其是阿片类镇痛药，无明显术前疼痛患者，术前宜避免使用。高原手术患者低氧既是常见并发症，同时也是维持通气反射、促进高原习服和适应的重要刺激因素。有研究证明，低剂量阿片类药物即可显著抑制高原患者的通气反射，甚至可导致长时间呼吸暂停。一旦使用，应密切观察和监护。

(二) 高原环境对麻醉的特殊影响

1. 对挥发性麻醉药的影响　吸入麻醉药(包括各种挥发性麻醉药)的作用强度与其分压成正比，而非其浓度(百分比浓度)。随着海拔高度的上升，大气压逐步降低，因而在麻醉药物百分比浓度不变的情况下，其分压下降，麻醉作用强度也逐渐下降。

但须知道，目前绝大多数麻醉机(麻醉工作站)使用环路外"可变旁路式蒸发器"(variable-bypass vaporizer)。按照 Clapeyron 方程和 Antonie 公式计算，在此种环路外密闭的蒸发器中，挥发性麻醉药的饱和蒸汽压仅与蒸发器内的温度正相关，而与环境压力无关。即使在开放的大气中蒸发的情况下，利用 Gibbs 函数(又称 Gibbs 自由能，Gibbs free energy)推导可知，挥发性麻醉药的蒸气压会随大气压的升高或降低而略有升高或下降，但总体受大气压(外压)的影响很小，几乎可以忽略不计。因此，大多数挥发性麻醉药在保持蒸发器设置浓度和环境温度不变的情况下，随着海拔高度的升高，麻醉系统输出气中挥发性麻醉药的百分比浓度要高于蒸发器上的设定值，但其分压基本维持不变。亦即：在环境温度和蒸发器设定值不变的条件下，麻醉机系统输送的挥发性麻醉药的作用强度维持不变，不会受海拔高度和大气压变化的影响。

但地氟烷由于具有特殊的理化性质，决定了其可能是所有常用挥发性麻醉药中的唯一例外。地氟烷的沸点仅为 22.8℃，远低于其他挥发性麻醉药(如异氟烷的 48.5℃)。在室温(22℃)下其饱和蒸气压高达 663.75mmHg。其高挥发性决定了地氟烷的蒸发器设计有别于其他挥发性麻醉药，通常需要主动加温(多为电加温至约 29℃)进行温度补偿(防止药物的快速蒸发吸热而引起蒸发器内温度下降)，以维持蒸发器输出端地氟烷压力的恒定。而在 29℃情况下，蒸发器内地氟烷的饱和蒸气压

6

高达 1 500mmHg,远高于海平面的大气压。随海拔高度的上升和大气压的下降,蒸发器输出的高压蒸气所致的地氟烷百分比浓度和分压的变化变得难以预测,致使其麻醉强度出现波动。因此,高海拔地区采用地氟烷麻醉时,应根据海拔高度相应调节地氟烷的设定百分比浓度;或在麻醉气体监测的前提下,计算其分压并相应调节实际所需的浓度。

2. 对氧化亚氮(氧化亚氮,N_2O)的影响　作为一种麻醉效能较低的吸入麻醉药,氧化亚氮在海平面的 MAC 高达 105%,通常只作为其他挥发性麻醉药的联合用药,且推荐采用的浓度较高(如 65%)。在高原低压低氧的条件下,一方面氧化亚氮的效能显著下降(百分比浓度不变,但分压明显下降),另一方面在较高浓度(如 65%)时,即使氧浓度仍能维持不变(约 35%),但氧分压的显著降低增加了患者麻醉中出现低氧血症的风险。因此,高原地区麻醉时,建议避免使用氧化亚氮。

3. 对氧疗效果的影响和低氧血症的风险　如前所述(表 82-2 和表 82-3),正常生理情况下,海拔高度的上升即可造成难以避免的低氧和低氧血症,病理条件下(急慢性高原病、COPD 等)低氧血症的发病率及严重程度将更为严重。生理情况下通常可按以下公式计算肺泡气氧分压(P_AO_2,近似于 PaO_2):

$$P_AO_2 = [FiO_2 \times (PB - P_{H_2O})] - (PaCO_2/R)$$

其中,FiO_2 为吸入氧浓度;PB 为大气压;P_{H2O} 为肺泡内水蒸气压;R 为呼吸常数,通常为 0.8。

围手术期适当氧疗是高原地区麻醉中常用而重要的治疗手段,但由此带来的另一个需要考虑的问题是氧疗时吸入氧浓度的选择。如图 82-3 所示,随海拔高度的增加,健康成人不同吸入氧浓度(FiO_2)所能达到的 PaO_2 预期值也存在极显著的差异,病理状态下,此种差异将更为明显。因此,必须根据所处的海拔高度选择适当的 FiO_2,并加强监测,以免导致意外低氧血症的出现。

4. 对流量计准确性的影响　随海拔高度的上升,大气压下降,大气密度也相应下降,气体的浮力降低。因此,玻管式转子或浮球流量计均存在实际输出流量高于流量计设定流量的情况。海拔 3 048m 处设定流量为 4L/min 时,测量的氧气和氧化亚氮实际流量可较设定流量高约 20%;且随设定流量的不同,此误差百分比并非恒定,也并非与流量高低呈线性相关。此种情况在采用"氧比例阀"控制吸入氧浓度的麻醉机系统中,无论是使用高浓度氧化亚氮和 / 或低浓度氧(空气 - 氧气混合)的全身麻醉中,均可能导致吸入氧浓度低于设定值,增加患者意外低氧的风险。此时最安全可靠的方法只能是采用经相应海拔高度下校正过的氧浓度监测,并合理调节所期望的氧浓度值(图 82-3)。

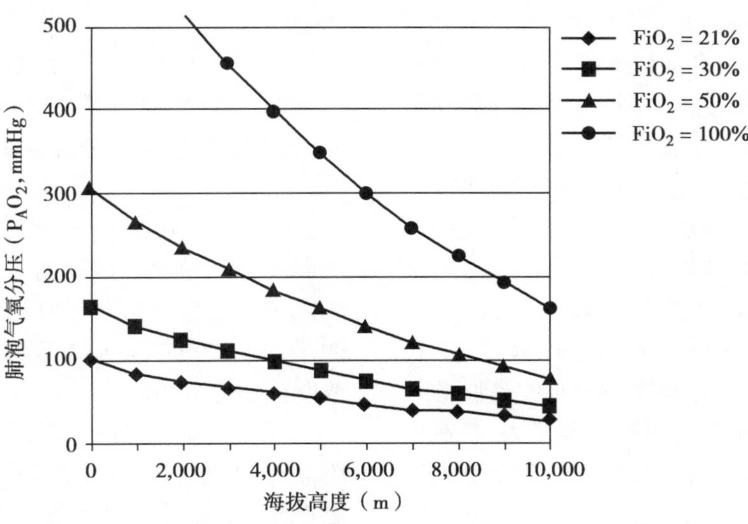

图 82-3　不同海拔高度下不同吸入氧浓度对肺泡气氧分压(P_AO_2)的影响

与此相反,在高海拔地区采用文丘里(Venturi)面罩吸氧时,实际氧浓度要高于设定值。如在海平面地区文丘里面罩吸入氧浓度为 35% 时,在 3 048 米海拔时实际吸入氧浓度为 41%。如需确保吸入氧浓度的精度,须对文丘里面罩按实际海拔高度进行校正。

5. 对麻醉气体监测的影响　现代麻醉工作站或麻醉气体监测仪通常监测的是吸入麻醉药的百分比浓度和 MAC 值,而非麻醉药物的分压。在高海拔地区,麻醉药物浓度的实测值通常高于蒸发器的设定值(见前文)。此时应以换算的麻醉药物的分压而非根据低海拔地区数据测定的MAC值来指导调节麻醉深度,更不可因为实测浓度和MAC值高于蒸发器设定值而盲目认为麻醉系统出现了故障。

6. 对氧浓度监测的影响 目前临床常用的氧浓度监测仪多以电化学(氧电极)氧分析法或顺磁氧分析法为主。尽管临床均俗称"氧浓度"监测,但上述两种方法实际上监测的都是"氧分压"。随海拔高度的升高和大气压的下降,氧浓度监测仪会出现氧百分比浓度"虚低"的情况(实测氧分压/海平面正常大气压),但此时按海平面正常大气压计算出的氧分压是准确的。因此,为保证氧浓度监测的准确性,应根据海拔高度对仪器进行专业校正。

7. 对呼气末二氧化碳($P_{ET}CO_2$)监测的影响 临床常用的$P_{ET}CO_2$定量监测,无论主流式或旁流式,多以红外线分光光度法为主,少部分采用的是质谱仪法。两者均直接测定患者呼出气中CO_2的分压,而非浓度,因而监测值基本不受海拔高度和大气压变化的影响。但有报道,在高海拔地区,$P_{ET}CO_2$监测仪的故障率明显增加,其原因未明。因而仍推荐在高海拔地区使用,但应及时按相应海拔高度进行专业校正。

6

8. 对气管内插管或喉罩等套囊压力的影响 对于带管向低海拔地区转运的患者,迅速降低海拔高度时大气压的升高导致气管内导管或喉罩套囊的压力升高,套囊容积下降,出现漏气和误吸风险,应及时检查和调节套囊内压力。

带管转运患者另一更常见的问题出现在需航空转运的患者中。通常商业运营的航班中机舱内的压力并非总是维持在海平面大气压的水平。空中机舱内的压力通常较低,一般相当于1 500~2 600m海拔的大气压水平。因此,航空转运的患者相当于快速升高海拔高度至中高原的水平,可使导管套囊内的气体膨胀、容积增大,有造成黏膜或气道受压损伤的风险,故更应注意及时调整套囊内压力。

(三)麻醉的选择与实施

高原环境下,多种因素均可能直接或间接影响麻醉方法的选择和实施。海拔高度的不同、患者对环境的习服和适应情况、并发症的影响、手术种类和复杂程度、医疗资源的限制、经济条件的制约,甚至宗教文化的差异等,都可能成为影响具体个体麻醉方案选择的重要因素。因此,本章仅就高原环境下不同麻醉方法的选择和实施中存在的一些共性问题作简单介绍,以供临床麻醉科医师在根据个人经验和现有条件实施麻醉时作参考。

1. 区域麻醉 包括局部麻醉和神经阻滞麻醉等。

(1)海拔高度对局部麻醉药的起效时间、作用时间及阻滞作用等无明显影响。

(2)阻滞作用不全时,挣扎、躁动等可致氧耗量明显升高,增加高原低氧环境下低氧血症的风险。应力求避免阻滞作用不全或及时更改麻醉方式。

(3)高原患者对镇静、镇痛药物的耐受性下降,平原地区常规剂量的镇静、镇痛药可引起明显的通气抑制,甚至呼吸暂停,抑制作用时间也可能明显延长。使用此类药物时,尤其是阿片类镇痛药,剂量应酌减或避免使用,或采用剂量滴定的方式达到所需的镇静、镇痛目标,并积极进行适当的氧疗和监测。

(4)患者出现挣扎和躁动时,应排除低氧血症、局部麻醉药物中毒和低血压等情况,避免盲目加用镇静、镇痛药物,反而加剧低氧风险。

(5)神经阻滞麻醉时,出现膈神经阻滞、气胸和局部麻醉药中毒等并发症时,可表现为严重的呼吸和循环功能障碍,应力求避免。

2. 椎管内麻醉 包括蛛网膜下腔麻醉(脊麻)和硬膜外麻醉。

(1)基本原则与其他区域麻醉技术相似。

(2)应较平原地区更严格地控制阻滞平面,平面过高导致呼吸和循环抑制的危险性高于平原地区。

(3)所有患者常规进行适当的氧疗并监测SpO_2。不具备氧疗措施的医疗场所禁止施行椎管内麻醉。氧疗目标通常以相同海拔高度下健康者的平均SpO_2或PaO_2为目标,避免过高的吸入氧浓度影响患者的高原习服和适应。

(4)有报道,高原患者硬膜外麻醉下发生硬脊膜意外穿破后头痛和脊麻后头痛的概率极高且更严重,持续时间也可能更长,应力求避免出现。一旦出现,应按适当的流程积极加以处理(见第五十四章)。

(5)手术结束后,应在麻醉阻滞平面消退至T_{10}以下,且生命体征平稳后,方可考虑送返病房,并酌情考虑是否需要继续吸氧和监测。

3. 全身麻醉 以气管内插管、静吸复合麻醉多用。为降低患者术中低氧风险，条件具备时应列为首选麻醉方式，尤其是对高龄、体弱、病情复杂及合并各种急慢性高原病的患者较为安全。

(1) 诱导期饱胃和反流误吸风险增加：主要由高原患者饮食特点和胃排空延迟所致，按平原地区原则术前准备的患者，仍可能存在饱胃，使诱导期发生反流误吸的风险增加。

(2) 诱导期低氧血症风险增加：患者对麻醉药的耐受性总体下降，常规剂量的诱导药物即可迅速出现呼吸暂停和循环抑制；同时，由于肺内氧储备显著下降，气管内插管过程中低氧血症出现迅速而严重，耐受无通气的时限明显缩短。宜适当减少诱导药物的剂量，并采用滴定法逐步达到所需的麻醉深度。

(3) 不可依据皮肤和黏膜颜色判断是否低氧和发绀：一方面高原紫外线强，患者多皮肤黝黑，影响通过观察皮肤黏膜颜色判断是否低氧；另一方面，尤其是红细胞增多的患者，当动脉血中去氧血红蛋白浓度大于55g/L时，即可表现为发绀，但患者并不一定存在严重的低氧。

(4) 建议避免采用 N_2O 吸入麻醉：高原低压环境中，相同百分比浓度的 N_2O 的麻醉强度下降，MAC明显升高；过高的 N_2O 浓度又加剧患者低氧血症的风险(见前文)。

(5) 氯胺酮静脉麻醉：有小样本研究(11例，海拔3 840m)显示，小剂量氯胺酮静脉麻醉(约2mg/kg)对低氧通气反射和咽喉保护性反射无明显抑制，可用于唇裂等短小手术的麻醉。但亦有研究发现，低剂量氯胺酮可引起明显的呼吸暂停，导致持续的呼吸暂停和低氧，且鼻导管吸氧和托举下颌也难以解除，可能与延髓化学感受器的抑制有关。而且，氯胺酮可能导致肺血管阻力增加，有加剧肺动脉高压的风险。因此，即使小剂量单独使用时，也应充分氧疗，并密切观察并及时处理。

(6) 术中氧合和通气目标：如前所述(图82-3)，全身麻醉术中 FiO_2 过低可增加患者术中低氧的风险，但术中 PaO_2 过高对高原患者术后，尤其是术后早期通气反射和高原适应的影响尚未完全明确。建议术中采用较高的 FiO_2，术后密切监测患者通气和氧合功能，并持续低流量氧疗。设置通气参数时，不能以 $PaCO_2$ 达到平原地区患者的“正常值”为目标，而应以相应海拔高度患者的正常值为参考。适当“过度通气”，以免影响患者术后的高原习服和适应，增加术后通气障碍的风险。

(7) 麻醉深度的判断与麻醉过深：业已证明，依据血流动力学指标判断麻醉深度，尤其是麻醉过深，并不可靠。Giraldo 等最新研究显示，高原环境吸入麻醉下以MAC值为导向判断麻醉深度时，麻醉意外过深(双频谱指数BIS<40)的发生率急剧升高，50%以上的患者及所有年龄大于60岁的患者都出现了麻醉过深。原因可能为：①高海拔地区患者对麻醉药的耐受性总体出现下降；②麻醉科医师对“海拔高度对吸入麻醉的影响”缺乏了解，倾向于“经验性地”增加蒸发器挥发性麻醉药的浓度设定，以“补偿大气压下降对吸入麻醉强度的影响”(见前文)；③高原世居者和久居者的心率普遍较慢，术中心率反射的变异性也明显减弱，难以用心血管反射判断应激刺激的强度和麻醉深度。

(8) 液体管理：高原低压低氧环境一方面可能因空气干燥、饮水量下降、红细胞增多和血液黏稠、心房钠尿肽(ANF)释放增加和醛固酮分泌减少等因素，使患者出现血液高渗和有效循环血容量减少的风险增加；另一方面，各种急慢性高原病患者，尤其是HAPE患者，又存在水钠潴留和容量过多的风险。因此，围手术期的液体管理宜在目标导向治疗(GDFT)的指导下进行，液体过多及过少均可能增加围手术期并发症的风险。

(9) 围手术期低体温的防治：低体温、酸中毒和凝血病是导致危重病和严重创伤患者围手术期死亡的重要因素，三者互为因果，并可形成恶性循环，导致出现“致死性三联症”(lethal triad)。在高原低氧环境下，低体温的后果将更加严重。因此，在高原寒冷条件下，更应强调手术室和病房环境温度的重要性，并做好输液加温、主动加温和适当保温。严重低体温患者在复温时，应注意复温速度不可过快、过急，并严密监测，以免因复温导致外周血管扩张而引起“复温性”低血容量和低血压，或因外周寒冷的血液回流入温暖的心脏而增加严重心律失常的风险。

(四) 术后处理

1. 全身麻醉后拔管时机　高原地区患者麻醉后出现通气功能障碍和低氧血症等术后呼吸系统并发症的风险显著增加，全身麻醉拔管指征应更严格，应等待患者完全清醒后、并排除肌松剂和镇痛药物残余后再拔除气管内导管。拔管后继续严密观察患者的通气和氧合功能，及时发现和处理患者的高原习服或适应障碍，并鼓励患者积极进行呼吸锻炼，尽量咳嗽排痰，并早期适当活动，防止肺部并发症的发生。

高龄、危重、复杂手术及呼吸循环功能不稳定的患者不宜术后早期拔管，建议转运至 ICU 进一步监测和诊治。不应以条件受限为理由而降低患者术后监护与治疗的等级。不具备手术麻醉条件的患者，宜术前争取将患者移送至平原地区手术为宜。

2. 常规氧疗　所有患者手术麻醉后均应观察呼吸功能的变化，并建议在相应海拔高度的 PaO_2 和 $PaCO_2$ 正常值的指导下常规进行氧疗，建立术后 1~3 天内的“富氧”环境。以后视患者的具体情况，逐渐撤除氧疗。

3. 术后镇痛　应积极采用多模式镇痛策略积极控制患者的术后疼痛，并尽量减少或避免阿片类药物的应用。使用阿片类药物镇痛的患者，应常规监测氧合和通气功能，并持续进行低流量氧疗，以策安全。鼓励采用单独或复合局部麻醉或区域阻滞技术进行镇痛，进一步降低并发症的风险。

4. 加强监测　在高原地区，机体对低氧的代偿反应是过度通气，使肺内氧分压增高，术中麻醉药可抑制机体的代偿反应。由于麻醉药的残留作用，在麻醉后可导致严重低氧血症。低氧血症所致易怒、躁动和意识模糊等往往易被误认为是疼痛引起，从而追加镇痛药，使问题更加严重，故应引起注意。因此，一定要加强对患者的监测，作出正确的判断，及时发现问题并处理。

第二节　太空环境下的麻醉

随着人类探索太空的步伐不断前行，载人航天和深空探索的时代业已来临。相对于人类赖以生存的地球家园，太空仍然是一个充满未知和挑战的遥远的极端环境。随着航天任务的日益频繁和太空滞留时间的延长，也导致解决宇航员疾病和意外伤害等医学问题成为需要面临的迫切需求。尽管太空医学的发展已近 50 年，总体上仍所知甚少，多数知识仅来源于有限的实践经验和地面模拟研究，高质量的 RCT 研究凤毛麟角。

一、太空环境的特点

按照国际航空联合会的定义，通常把地球海平面 100 千米以外的空间称为太空。太空环境为超低温和真空环境。深空中的平均温度为 −270.3℃。在太空中，还存在宇宙大爆炸留下的背景辐射，各种天体也向外辐射电磁波、高能粒子，且缺乏地球大气的阻挡和吸收，太空环境是一个强辐射环境。另外，宇宙空间中还有高速运动的微流星体、流动星体以及宇宙尘埃。它们都具有极大的动能，1mg 微流星体可穿透 3mm 厚的铝板，成为空间飞行中的巨大威胁。

从载人航天的医学角度出发，最值得关注的还是失重或微重力对人体造成的影响。例如，近地轨道的空间站通常距离地表约 350~450km，速度约为 7.8km/s（约 28 000km/h），其绕地飞行所形成的向心力可以部分代偿地球引力，因而空间站中的重力加速度（g）仍可达海平面时的 88%；月球和火星表面的重力仅分别为地球的约 1/6 和 1/3；而深空中的重力则更低（地球的百分之一至十万分之一）。

在空间站和航天器中的宇航员完全依赖各种航天器或宇航服提供的内部生命支持系统生存。这一系统虽可提供生存所需的恒温、恒压和恒定氧浓度的生存条件，但目前的条件仍无法提供正常的重力加速度。另外，太空舱内的二氧化碳浓度较高，达 0.3%~0.5%，约为地面浓度的 10 倍。

二、太空环境对人体的影响

（一）太空医学所面对的主要问题

太空环境的特点决定了宇航员，尤其是需要长时间空间飞行的宇航员，所面对的主要医学问题不仅包括所有地球表面人类所面临的的所有问题，还包括太空环境所带来的的特殊问题（表 82-8）。其中最重要而紧急的应该是由航天意外和灾害引起的创伤和失血性休克。据专家估计，每次太空飞行过程中单个宇航员发生严重医学问题的概率约为 0.06/ 人·年，相当于平均每次 6 人组历时 900 天的火星探索任务中发生一次严重事件，而需要进行全身麻醉的概率为 2.56%。因此，如何在太空有限的医疗环境中为患者进行安全的手术麻醉将成为深空探索航天任务中所要面对的现实问题。

表 82-8 太空中的主要医学问题	
与地球上类似的问题	太空中的特殊问题
创伤	心血管系统失调
感染	放射线暴露
心血管疾病:如心律失常、缺血性心脏病、卒中等	视觉损害
	颅内压改变
肾 - 输尿管结石	减压病
心理疾病	有毒气体的吸入
眼部疾病(如白内障)	低体温 / 中暑
恶性肿瘤	宇宙尘埃的暴露

(二)太空环境对人体的影响

失重或微重力对人体的影响涉及几乎所有的器官系统。经过一段时间的适应后,微重力的影响会有所缓解,但有些系统(如骨骼)的影响则持续存在,直至返回正常重力环境后的数月。图 82-4 概括了失重引起的人体各系统脱适应(deadaptaion)的程度及其时程变化。

1. 心血管系统的改变　人体内液体的分布很大程度上受重力影响(表 82-9)。微重力环境将直接导致体液,尤其是静脉容量血管内液体的重新分布。早期液体向上半身转移,左心室舒张末期容量增加,同时伴有矛盾的中心静脉压降低,血液重新分布,表现为面部水肿和下肢消瘦("鸡腿征");尿量显著增多,有效循环容量下降;早期心率和血压下降,可逐渐恢复正常或出现下降;心输出量和每搏量早期表现为升高,数日后出现下降;心脏出现重量下降,可能由萎缩或脱水所致;心律失常的发生率增加,尤其是穿戴宇航服时;心血管压力反射减弱,可达正常值的 50%;外周血管阻力降低;红细胞计数在 1 周内即可显著下降。

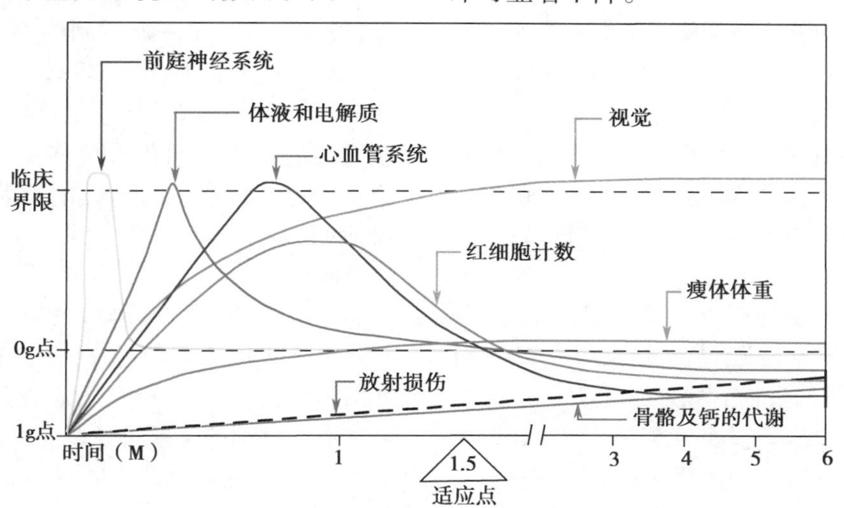

图 82-4　失重引起的人体各系统脱适应的程度及其时程变化

表 82-9 微重力环境下心血管系统的主要变化	
参数	微重力环境的影响
心率	开始时下降,以后维持不变
血压	开始时下降,以后出现下降或不变
中心静脉压	矛盾性地出现下降或维持不变
血容量	下降 9%~17%
细胞内液	增加
心脏收缩功能	维持不变
心脏舒张功能	可能下降
外周血管阻力	下降 14% ± 9%;或下降 39%
心输出量	开始时升高,以后下降 17%~20%
心血管压力反射	下降达 50%
有氧代谢能力:最大氧耗量	下降达 22%
红细胞计数	下降约 10%
内皮功能	血管收缩功能障碍

体位性低血压的发生与血容量下降、内皮型NO合酶表达增加及肾上腺素受体改变有关。Waters等将暴露于微重力环境后所引起的自主神经受体以及血浆去甲肾上腺素浓度改变等一系列症状，统称为微重力诱导的交感反应不良综合征（syndrome of inadequate sympathetic responses after microgravity expose）。多数研究表明，此时患者的β肾上腺素能受体敏感性增加，而α肾上腺素能受体敏感性下降。这可能影响到围手术期血管活性药物的选择。

2. 呼吸系统的改变 理论上，失重对呼吸系统的影响多是有利的。与海平面相比，微重力环境下人体的呼吸频率略有上升，潮气量则相应下降，总体对肺泡通气量无明显影响。重力的下降使限制性通气阻力降低，肺内血液分布不均的程度显著减轻，因而功能残气量增加，肺内分流量和肺不张的程度减少，甚至肺的弥散功能也可能有所改善。

但失重导致的血液重新分布可使患者头面部，包括口咽部和喉部软组织充血水肿，增加了困难气道的风险，应做好紧急困难气道的准备。但基于利用抛物线飞行模拟失重环境的研究发现，声门上气道（SGA），如喉罩的置入成功率仍较高，可考虑选用。

3. 对电解质平衡的影响 失重状态下，胃肠蠕动显著降低，胃排空减慢，尤其是在开始72小时内。有报道宇航员的胃内容物酸度上升。航天员通常表现为体重减轻，其幅度与太空飞行时间成正比。在一些太空任务后，血清钾和镁降低已被报道，低钾血症是阿波罗15号驻留太空期间1名宇航员发生严重短阵室性心动过速的原因，可能由饮食摄入减少导致。失重导致的骨骼脱钙可能引起明显的高钙血症和泌尿系统结石。

4. 其他器官系统的改变 失重导致的骨密度下降和钙丢失（约1%/月）以及失用性肌肉萎缩呈持续状态，尽管重力训练有助于减轻甚至恢复，但骨折发生率可能升高。

失重还导致躯体感觉障碍和失调，使空间定向功能、平衡觉、凝视功能及前庭神经功能障碍的发生率大于60%。视觉障碍的发生可能与颅内压升高有关，目前一般称为“视觉障碍与颅内压综合征（vision impairment and intracranial pressure syndrome）”。

其他与空间环境密不可分的问题还包括辐射损害、免疫功能下降、心理应激增加、昼夜节律障碍、睡眠障碍等。

5. 减压病风险 空间任务中减压病的风险除与空间站或飞船中的意外失压有关外，最主要的因素是宇航员穿着宇航服进行舱外活动（extravehicular activity，EVA）。目前各国宇航服中的压力仍为低压环境（30~40kPa），吸入氧浓度100%。当宇航员从恒压的太空舱进入宇航服后，即可能出现减压病。理论上，其发病率应当极高，但实际报道的病例并不多，原因除与失重和宇航服提供的保护作用有关外，也可能与宇航员的漏报有关。当在舱外行走过程中出现宇航服泄漏时，减压病的病情将是迅疾而致命的。

三、太空环境下的麻醉特点

（一）太空环境对麻醉设备和人员的制约

人类载人航天的发展总体上仍处于初级阶段，现有的科技水平严重制约着太空医学的发展，在太空环境下实施麻醉和手术仍是巨大的挑战：

1. 空间和设备的严重制约 目前的空间站或航天器的内部空间仍十分狭小，难以满足麻醉实施所需的设备要求，如专用的手术室、麻醉机、监护仪、吸引器等，相关太空专用设备的开发和研究也严重滞后。

2. 缺少专业的麻醉科医师 目前航天任务中对乘员人数的限制使得在太空中难以配备专业的麻醉科医师。多数手术麻醉的任务只能由经过有限的医学培训的宇航员兼职完成。

3. 相关知识的严重匮乏 有关太空环境对麻醉的影响，多数仍来自于既往有限的经验总结和合理推断，太空麻醉的基础理论和临床研究严重不足。

（二）太空环境下的麻醉特点

1. 麻醉方式的选择 一方面，太空中的麻醉任务通常由非专业的宇航员兼任；另一方面，随着深空探测距离的不断增加，与地球之间的通讯也会出现明显延迟，因而也难以获得地面航天中心的实时技术支持。此种情况下，除局部麻醉外，其他麻醉方式的选择都会面临前所未有的难题。

有关区域阻滞麻醉与全身麻醉孰优孰劣的问题一直存在争议。区域麻醉的技术要求较高，学习曲线较长，非专业麻醉科医师难以经过短时间的培训即可胜任；但一旦能完成，则并发症可能少，麻醉风险较低；全身麻醉则正好相反，培训时间较短，利于非专业人员的学习和实施，但麻醉风险较高，麻醉维持和管理较复杂。目前多数研究认为，太空环境下的麻醉应优先考虑全身麻醉。

2. 区域麻醉　掌握臂丛神经、骨神经和坐骨神经阻滞这三种阻滞技术通常即可满足大部分肢体手术的麻醉需要。引进超声技术可明显降低操作难度，缩短培训时间。复合一定的轻度镇静（清醒镇静）有助于提高麻醉的满意度。

3. 椎管内麻醉　脊麻不适合太空环境下实施：①重比重或轻比重局部麻醉药的扩散都依赖重力的作用，失重条件下其扩散范围和速度难以预测和控制；②等比重的局部麻醉药的扩展在太空环境下可能主要依赖注射的速度和容量，阻滞平面通常也难以达到 T12 以上，与其他区域麻醉相比并无优势。

硬膜外麻醉虽然理论上可行，但对操作者的技术要求较高，非专业人员难以胜任。另外，在太空环境已造成人体脱适应的情况下，硬膜外麻醉对循环和神经反射等的影响是否会加剧，目前还不清楚，因而也不推荐用于太空麻醉。

4. 全身麻醉

(1) 吸入麻醉药不适用于太空麻醉：①失重情况下，挥发性麻醉药不能保证维持在传统蒸发器的底部，除非能设计出太空专用的蒸发器或新型麻醉系统，否则难以保证麻醉药输出浓度的稳定和患者的安全；②吸入麻醉药理化性质较稳定，患者呼出气中的麻醉药需直接排放至大气中，造成密闭太空舱内的污染。

(2) 严格控制氧气的排放：任何增加太空舱内氧浓度的操作均可能增加爆炸和燃烧的风险。应采用密闭系统进行麻醉通气管理，或能依靠太空舱的生命维持系统及时监测和清除多余的氧气。

(3) 麻醉诱导主要注意事项：①除创伤和失血造成的容量不足外，患者可能已合并严重的太空脱适应和低血容量状态，心律失常的发生率增加，诱导前应详细评估和处理，诱导前适当补充容量（pre-loading），避免诱导期出现循环剧烈波动，甚至心搏骤停；②失重环境造成的胃排空障碍和胃内容物重力作用的消失，使诱导期反流误吸的风险增加；③失重引起的体液重新分布使困难气道的风险增加，应做好充分准备；可视化插管设备有助于提高插管成功率；喉罩等 SGA 的置管成功率仍较高，可作为备用或急救设备使用；④去极化肌松剂禁忌使用；⑤推荐采用静脉麻醉药复合适当的肌松药行快诱导程序插管。

(4) 禁忌使用去极化肌松剂：失重对骨骼和神经肌肉系统的影响（包括对神经肌肉接头的影响）持续存在，并可能延迟至宇航员返回地面后的数月时间内。使用去极化肌松剂可能导致致死性的高钾血症。

(5) 推荐采用氯胺酮静脉麻醉：氯胺酮的特殊药理学特点决定了其在太空麻醉中的作用可能优于其他大部分静脉麻醉药，其主要优势在于：①镇静、镇痛作用确切，呼吸抑制较轻，起效迅速，量效关系较明确，利于非专业麻醉科医师的使用；②可多种途径给药，包括静脉、肌肉，甚至经口或鼻黏膜给药，设备要求低，适合于太空环境下静脉通路难以建立的患者；③有效期长达 20 年，利于长时间太空任务中的储备；④有一定的拟交感作用和静脉血管收缩作用，适用于太空心血管脱适应的患者；⑤对低氧性肺血管收缩反射抑制轻，有利于降低全身麻醉中的肺内分流量；⑥无明确的诱发恶心高热风险等。因而多数研究推荐其用于几乎所有太空全身麻醉患者的单独或复合用药。其禁忌证与地球环境相比无明显差异。

(6) 血管活性药的选择：如前所述，失重可导致人体 β 肾上腺素能受体敏感性增加，而 α 肾上腺素能受体敏感性降低；加上失重对人体体液和循环功能的影响，围手术期低血容量和循环波动的风险显著升高。因此，术中应做好适当使用血管活性药的准备，尤其是持续泵注的准备。α 受体激动剂的使用频率较高，剂量可能要超过地球环境中的常规用量。β 受体激动剂和抑制剂的使用均应谨慎。

(7) 输液的准备与制备：失重使所有预先包装好的输液用液体中的液 - 气分离变得十分困难，因而在地球表面准备输液用液体时，均应排空包装袋（瓶）中的气体；输液管道应常规加装空气过滤器，以策安全。由于太空任务对载重的严格限制或任务时间较长，有时太空舱中不能准备好充足的输液用液体，需要在使用时临时配置。这时最常使用的是太空舱中的饮用水。需严格掌握配置的流程和无菌技术等。

(8) 输液通路的选择与建立：所有静脉麻醉药的使用原则上必须经静脉给药。但对于太空舱中的非专业医师而言，建立外周静脉通路可能遇到困难。超声引导下的深静脉穿刺置管有利于降低操作难度，提高置管成功率。经骨髓内途径输液是可选的备用补液途径。

附1：高原地区正常人的部分生理参数

（一）血细胞及凝血功能

项目	高原地区	平原地区
红细胞（10^{12}/L）	男 5.5~7.5	4~5.5
	女 5.5~6.5	3.5~5.0
血红蛋白（g/L）	男 160~250	120~160
	女 160~200	110~150
血细胞比容	男 0.55~0.75	0.4~0.5
	女 0.5~0.65	0.37~0.48
血小板（10^9/L）	100~300	100~300
白细胞计数及分类		
白细胞（10^9/L）	3.5~9.5	4.2~11.0
嗜中性粒细胞	0.6~0.73	0.56~0.67
嗜酸性粒细胞	0.05~0.50	0.005~0.05
嗜碱性粒细胞	0.00~0.10	0.005~0.05
淋巴细胞	0.80~4.00	0.2~0.4
单核细胞	20.12~0.80	0.03~0.08
红细胞沉降率（mm/h）	男 4.3~8.0	0~15
	女 5	0~20
出血时间（分钟）	–	1~6
凝血时间（试管法，分钟）	4~6	6~17
凝血酶原时间（秒）	11.5~14	11~16

（二）血液生化值

项目	高原地区	平原地区
纤维蛋白原（g/L）	2~4	2~4
尿酸（μmol/L）	208~428	120~240
肌酐（μmol/L）	–59~104	88~170
胆固醇		
总量（mmol/L）	5.68	2.8~6
胆固醇酯	占总量的 0.7~0.75	占总量的 0.7~0.75
β- 脂蛋白（g/L）	>4	<7
甘油三酯（mmol/L）	–0.55~1.70	1.36~107
血浆蛋白（g/L）		
总蛋白量	60~85	60~75
白蛋白	35~55	40~55
球蛋白	5.0~55	20~30
CO_2 结合力（mmol/L）	18~22.5	22~31

（三）肝功能

项目	高原地区	平原地区
麝香草酚浊度试验（U）	7	0~6
麝香草酚絮状试验	++	–~++
脑磷脂胆固醇絮状试验	–~++	–~++
谷丙转氨酶（Reitman 法，U）	>100	2~40

附 2：减压病

潜水员在水中因胸廓受静水压力的作用，呼吸肌难以正常工作，只有呼吸压力与所潜深度（海水每深 10m 增加 1 个大气压）静水压力相等的压缩气体，使胸廓内外压力相等时，呼吸肌方能进行正常呼吸动作，因而潜水员在水下暴露于高气压环境。在水下作业期间，呼吸的大量高压压缩气体逐步溶解在全身体液中，深度愈深、作业时间愈长，溶解气量愈多。当潜水作业任务结束，在从水下上升出水面到常压过程中，必须经过“减压”（decompression），即按照规定的科学程序缓慢降低环境压力，以使溶解在体液中的过多气体，特别是惰性气体，得以从容地排出体外，以确保潜水员的安全。

因此，减压病（decompression sickness，或称 dysbarism）是指由于高压环境作业后减压不当，体内原已溶解的气体超过了过饱和界限，在血管内外及组织中形成气泡所致的全身性疾病。机体在某一相对高压气体环境下暴露一定时间后，由于减压不当，外界压力下降太快、幅度太大，足以使机体组织内原来溶解的惰性气体游离为气相，形成气泡，从而导致一系列病理变化的疾病。

减压病主要发生在：①潜水作业（包括在干、湿式加压舱中的模拟潜水）；②高气压作业（包括沉箱、隧道等施工）；③失事潜艇艇员从海底离艇脱险上浮；④飞行人员乘坐无密封式增压座舱的飞机，或在低压舱中模拟飞行上升高空，或增压座舱的密闭性在高空突然破损；⑤高压氧治疗舱工作等情况下。

报道中，减压病在潜水作业中发生率的差异较大，潜水部队的调查为 0.022%~0.41%，近年来在近海（offshore）石油工业的商业潜水中，发生率可达 2%~10%；在高气压作业中发生率为 0.04%~3.51%。

发病机制：减压病的发病机制曾有各种学说，但总体来说，气泡学说已得到普遍承认。即在高气压环境中，大量高压压缩气体逐步溶解在全身体液中，由于减压过快，机体组织内原来溶解的惰性气体（主要为氮气）游离为气相，形成气泡，导致机体内一系列病理生理变化。

临床表现：减压病是一种全身性疾病。临床表现包括皮肤瘙痒、关节疼痛、肌无力、膀胱及肠道括约肌功能不全、耳鸣、眩晕及听力丧失，甚至瘫痪、休克和猝死等。

诊断主要根据：①有呼吸压缩气体（空气或混合气）进行潜水（或高气压）作业的历史；②症状及体征；③病史。

治疗：本病的治疗主要靠加压处理，辅助治疗措施主要为了促进加压治疗的效果。加压治疗通常叫再加压治疗（recompression treatment），应由专业潜水医师参照减压病治疗表的规定，按潜水医学原理，根据患者实际病情对症实施。辅助治疗措施主要是吸入高浓度氧和液体复苏。呼吸高浓度氧可降低肺泡中惰性气体分压，促进体内惰性气体的脱饱和，以利于气泡的消除，加速解除组织缺氧状态。减压病患者都有一定程度的血液浓缩，加压前早期补液可使症状减轻。补液不仅有助于向组织供给营养，而且还有助于维持足够的血流量，使组织中的惰性气体得以脱饱和经肺排出。

（包 睿　倪 文　拉巴次仁　熊利泽）

参考文献

[1] PARISE I. Travelling safely to places at high altitude-Understanding and preventing altitude illness [J]. Aust Fam Physician, 2017, 46 (6): 380-384.

[2] VILLAFUERTE F C. New genetic and physiological factors for excessive erythrocytosis and chronic mountain sickness [J]. J Appl Physiol, 2015, 119 (12): 1481-1486.

[3] LUKS A M, MCINTOSH S E, GRISSOM C K, et al. Wilderness medical society practice guidelines for the prevention and treatment of acute altitude illness: 2014 update [J]. Wilderness Environ Med, 2014, 25 (4 Suppl.): s4-s14.

[4] LI Y H, ZHANG Y J, ZHANG Y. Research advances in pathogenesis and prophylactic measures of acute high

altitude illness [J]. Resp Med, 2018, 145: 145-152.

[5] KAI SCHOMMER, PETER BÄRTSCH. Basic Medical Advice for Travelers to High Altitudes [J]. Deutsches Ärzteblatt International, 2011, 108 (49): 839-848.

[6] DAVIS P R, PATTINSON K T, MASON N P, et al. High Altitude Illness [J]. J R Army Med Corps, 2011, 157 (1): 12-17.

[7] VILLAFUERTE FC, CORANTE N. Chronic mountain sickness: Clinical aspects, etiology, management and treatment [J]. High Alt Met Biol, 2016, 17 (2): 61-69.

[8] KOMOROWSKI M, WATKINS S D, LEBUFFE G, et al. Potential anesthesia protocols for space exploration missions [J]. Aviat Space Environ Med, 2013, 84 (3): 226-233.

[9] BUSSOTTI M, MARCHESE G. High altitude pulmonary hypertension [J]. Cardiovasc Hemabol Disord Drug Targets, 2018, 18 (3): 187-198.

[10] ZHOU Q Q, YANG S Y, LUO Y J, et al. A Randomly-Controlled Study on the Cardiac Function at the Early Stage of Return to the Plains after Short-Term Exposure to High Altitude [J]. PLoS ONE, 2012, 7 (2): 1-8.

[11] GIRALDO J C, ACOSTA C, GIRALDO-GRUESO M. Frequency of anesthetic overdose with mean alveolar concentration-guided anesthesia at high altitude [J]. Med Gas Res, 2019, 8 (4): 150-153.

[12] HODKINSON P D, ANDERTON R A, POSSELT B N, et al. An overview of space medicine [J]. Br J Anaesth, 2017, 119 (Suppl. 1): i143-153.

[13] WARNECKE T, TOCHTERMANN F, KERKHOFF S, et al. Airway management in microgravity: A systematic review [J]. Acta Anaesthesiol Scand, 2019, 63 (1): 2-7.

[14] KOMOROWSKI M, FLEMING S, KIRKPATRICK A W. Fundamentals of anesthesiology for spaceflight [J]. J Cardiothorac Vasc Anesth, 2016, 30 (3): 781-790.

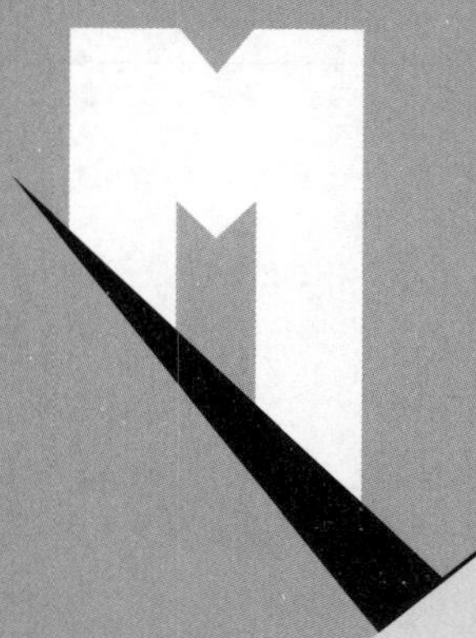

第七篇　合并疾病患者的麻醉

ODERN ANESTHESIOLOGY

第八十三章

高血压患者的麻醉

目　录

高血压是最常见的慢性病，也是心脑血管病最主要的危险因素，我国 71% 的脑卒中和 54% 的心肌梗死与高血压有关。从 1991 年至 2015 年的高血压调查结果显示，我国高血压的患病率正逐年增高，与此同时，人们对高血压的知晓率、治疗率和控制率也得到了提升。高血压常与其他心血管病危险因素并存，损伤心、脑、肾等重要脏器的结构和功能，导致其功能障碍。很多外科手术患者合并有不同程度的高血压，给临床麻醉工作带来了巨大挑战。

第一节 高血压的定义和分类

人群中血压呈连续正态分布，正常血压与高血压间没有绝对的分界线，高血压的标准是根据临床及流行病学资料界定的。1977 年美国发布高血压防控指南(Joint National Committee on Detection, Evaluation and Treatment of High Blood Pressure 1, JNC1)，将舒张压(DBP)大于 90mmHg 作为高血压的诊断标准。1988 年 JNC4 高血压防控指南，将高血压标准定为收缩压(SBP)≥ 140mmHg 或舒张压≥ 90mmHg。研究发现，如果血压超过 115/75mmHg、血压每增加 20/10mmHg，发生心血管疾病的风险逐渐递增。2003 年 JNC7 提出高血压前期标准 SBP 介于 120~139mmHg 或 DBP 介于 80~89mmHg。随后的研究发现，严格控制 60 岁以上高血压患者的血压在 140/90mmHg 以下并不比控制在 150/90mmHg 以下具有更多优势，2014 年新一版的 JNC8 定义 60 岁及以上成年人高血压标准为 SBP ≥ 150mmHg 或 DBP ≥ 90mmHg，60 岁以下成年人高血压标准为 SBP ≥ 140mmHg 或 DBP ≥ 90mmHg。无论年龄大小，如果合并有糖尿病则高血压标准为 SBP ≥ 140mmHg 或 DBP ≥ 90mmHg；如果合并有慢性肾病则高血压标准为 SBP ≥ 140mmHg 或 DBP ≥ 90mmHg。JNC8 更注重将一些高质量临床研究和回顾性分析作为指南更新的循证医学证据(表 83-1)。

2017 年 ACC(美国心脏病学会)/AHA(美国心脏协会)在 JNC7 和 JNC8 的基础上发布了 2017ACC/AHA 高血压防治指南，高血压被重新定义为血压≥ 130/80mmHg；血压被分为正常、血压升高，1 级或 2 级高血压(表 83-2)。新指南取消高血压前期分类，血压管理干预点前移以及推荐采取更积极的降压目标来降低高血压发生风险和心脑血管事件风险。新指南还指出了白大褂高血压和隐性高血压的区别，提倡动态监测血压和家庭血压监测等方法。新指南将高血压的标准下调后，人群中患有高血压的比例明显增加。根据此前标准，美国 32% 的成人患有高血压，根据新标准，美国 46% 的成人患有高血压。已有机构如 American Academy of Family Medicine 拒绝根据新的高血压标准对相关人群的高血压防治作出相应的调整，认为这一标准涉嫌过度诊治。

表 83-1 JNC8 成人高血压分类(2014)

类型	收缩压(mmHg)	和/或	舒张压(mmHg)
正常	<120	和	<80
高血压前期	120~139	或	80~89
1 期高血压	140~159	或	90~99
2 期高血压	≥ 160	或	≥ 100
≥ 60 岁高血压标准	≥ 150	或	≥ 90
高血压(合并糖尿病或者肾脏病)	≥ 140	或	≥ 90

表 83-2 2017 年美国 ACC/AHA 成人高血压分类

类型	收缩压(mmHg)	和/或	舒张压(mmHg)
正常	<120	和	<80
血压升高	120~129	和	<80
1 级高血压	130~139	或	80~89
2 级高血压	≥ 140	或	≥ 90

《中国高血压防治指南(2017 年修订版)》定义在未服用抗高血压药的情况下，非同日 3 次测量，收缩压≥ 140mmHg 和/或舒张压≥ 90mmHg，可诊断为高血压。患者既往有高血压病史，现正在服抗高血压药，虽血压 <140/90mmHg，仍诊断为高血压(表 83-3)。

表 83-3　2017 中国基层高血压防治指南成人高血压分类

类别	收缩压（mmHg）	和 / 或	舒张压（mmHg）
正常血压	<120	和	<80
正常高值	120~139	和	80~89
高血压	≥ 140	和 / 或	≥ 90
1 级高血压（轻度）	140~159	和 / 或	90~99
2 级高血压（中度）	160~179	和 / 或	100~109
3 级高血压（重度）	≥ 180	和 / 或	≥ 110
单纯收缩期高血压	≥ 140	和	<90

第二节　高血压患者的心血管危险分层

高血压患者的预后不仅与血压的高低有关，而且与是否合并其他心血管危险因素以及靶器官的损害程度等有关。从指导治疗和判断预后的角度，应对高血压患者作心血管危险分层，即根据血压水平、心血管危险因素、靶器官损害和临床并发症，将高血压患者分为低危、中危、高危和极高危四个层次，分别表示 10 年内将发生心、脑血管事件的概率为 <15%、15%~20%、20%~30% 和 >30%。

影响高血压患者心血管危险分层的因素包括：高血压分级(1~3 级)；男性 >55 岁，女性 >65 岁；吸烟；糖耐量受损（餐后 2 小时血糖 7.8~11.0mmol/L）和 / 或空腹血糖异常（6.1~6.9mmol/L）；血脂异常；早发的心血管疾病家族史（一级亲属发病年龄男性 <55 岁，女性 <65 岁）；腹型肥胖（腰围男性≥ 90cm，女性≥ 85cm）或肥胖（BMI ≥ 28kg/m^2）；血同型半胱氨酸升高（≥ 15μmol/L）。靶器官损害：左心室肥厚（心电图或超声心动图）；微量白蛋白尿（30~300mg/24h）和 / 或血肌酐轻度升高（男性：115~133μmol/L；女性：107~124μmol/L）；超声或 X 线证实有动脉粥样斑块（颈、髂、股或主动脉）。发生并发症：心脏疾病如心绞痛、心肌梗死、冠状动脉血运重建、慢性心力衰竭及房颤；脑血管疾病如脑出血、缺血性脑卒中、短暂脑缺血发作；肾脏疾病如糖尿病肾病，估算的肾小球滤过率降低［eGFR<60ml/（min·1.73m^2）］，血肌酐男性 >133μmol/L、女性 >124μmol/L，蛋白尿 >300mg/24h；糖尿病［空腹血糖≥ 7.0mmol/L，餐后血糖≥ 11.1mmol/L，糖化血红蛋白（HbA1c）≥ 6.5%］；血管疾病如主动脉夹层，外周血管病；视网膜出血或渗出、视乳头水肿。具体分层标准见表 83-4。

表 83-4　高血压患者心血管危险分层标准

其他危险因素和病史	高血压分级		
	1 级	2 级	3 级
无其他危险因素	低危	中危	高危
1~2 个危险因素	中危	中危	极高危
≥ 3 个危险因素或靶器官损害	高危	高危	极高危
临床并发症或合并糖尿病	极高危	极高危	极高危

第三节　病理生理学

当无法明确引起血压升高的原因时，高血压则称为原发性高血压；当存在明确的病因时，则称为继发性高血压。

一、原发性高血压

原发性高血压占所有高血压病例的 95% 以上，其特征为呈家族性发病和有一定遗传性。高血压的发病机制尚无统一认识，目前认为与之相关的因素包括：应激导致的交感神经系统活性增强、钠摄取过多或水钠潴留、缩血管活性物质分泌过多、钾钙摄取不足、肾素分泌增加、内源性扩血管成分如前列腺素和一氧化氮（NO）不足，糖尿病、肥胖亦与之有关,原发性高血压的最终病理生理共同通路为水钠潴留。

高血压通常伴有胰岛素抵抗、脂质代谢异常和肥胖,约 40% 的高血压患者同时患有高胆固醇血症。吸烟和饮酒与高血压的发生率增加有关。目前在成年人中占相当比例的阻塞性睡眠呼吸暂停综合征(OSAS),可导致血压升高伴低氧血症、交感活性增强。有证据表明,OSAS 可不受肥胖的影响,导致患者出现持续性高血压。事实上,约 30% 的高血压患者有 OSAS 的症状。

心脏和血管是高血压病理生理作用的主要靶器官,早期可无明显改变。长期高血压引起左心室肥厚、扩大,小动脉壁 / 腔比值增加、管腔内径缩小,导致重要靶器官如心、脑、肾等组织缺血。长期高血压及伴随的危险因素可促进动脉粥样硬化的发生和发展,对大、中动脉产生影响。目前认为血管内皮功能障碍是高血压最早、最重要的血管损害。长期高血压患者若出现心肌缺血、心绞痛、左心室肥厚、充血性心脏病、脑卒中、周围血管病变或肾功能不全,则提示严重靶器官损害,应注意血尿素氮和血清肌酐水平以评估肾功能,注意心电图、心脏超声、冠脉造影以评估心脏、大血管状态。

高血压的并发症包括脑血管病、心力衰竭、冠心病、慢性肾衰竭、主动脉夹层和视网膜血管病变等,主要并发症是脑卒中和心肌梗死,70% 的脑卒中和 50% 的心肌梗死与高血压有关。

二、继发性高血压

继发性高血压是指由某些确定的疾病或病因引起的血压升高,约占所有高血压的 5%。某些继发性高血压,如原发性醛固酮增多症、嗜铬细胞瘤、肾血管性高血压、肾素分泌瘤等,可以通过手术得到根治或改善。肾动脉狭窄引起的肾血管性高血压是继发性高血压最常见的病因。继发性高血压常见病因的典型症状和体征在表 83-5 和表 83-6 中列出。

表 83-5 继发性高血压的常见病因

病因	临床表现	实验室检查
肾血管疾病	上腹部或腹部杂音 年轻患者严重高血压	主动脉造影 多普勒超声
醛固酮增多症	疲乏 无力 头痛 感觉异常 夜间多尿和多饮	尿钾 血清钾 血浆肾素 血浆醛固酮
主动脉缩窄	上肢血压较下肢高 股动脉脉搏弱 收缩期杂音	主动脉造影 心脏超声 MRI 或 CT
嗜铬细胞瘤	发作性头痛、心悸和发汗 阵发性高血压	血浆甲氧基肾上腺素 尿儿茶酚胺 测定尿甲氧基肾上腺素 肾上腺 CT/MRI 扫描
库欣综合征	肢端肥大 近端肌无力 紫纹 满月脸 多毛症	地塞米松抑制试验 尿皮质醇测定 肾上腺 CT 扫描 葡萄糖耐受试验
肾实质病变	夜间水肿	尿葡萄糖、蛋白和管型检测 血清肌酐 肾脏超声 肾脏活检
妊娠诱导高血压	外周水肿和肺水肿 头痛 癫痫发作 右上腹疼痛	尿蛋白测定 尿酸测定 心输出量 血小板计数

表 83-6　继发性高血压的其他病因

收缩性和舒张性高血压	单纯收缩性高血压
肾性疾病	年龄相关的主动脉硬化
肾移植	心输出量增加
肾素分泌型肿瘤	甲状腺毒症
内分泌疾病	贫血
肢端肥大症	主动脉瓣反流
甲状旁腺功能亢进症	外周血管阻力下降
阻塞性睡眠呼吸暂停	动静脉分流
神经性疾病	Paget 病
颅内压增高	
脊髓损伤	
吉兰 - 巴雷综合征	
自主神经功能紊乱	
药物因素	
糖皮质激素	
盐皮质激素	
环孢素	
拟交感神经药物	
酪胺和单胺氧化酶抑制剂	
鼻黏膜充血消除剂	
抗抑郁治疗的突然停药（中枢作用和 β 肾上腺素能拮抗剂）	

7

第四节　高血压的治疗

一、原发性高血压的治疗

原发性高血压的治疗在于控制血压、减少高血压引起的心、脑血管疾病及靶器官损害，减少并发症发生率和死亡率。临床研究证据表明，收缩压下降 10~20mmHg 或舒张压下降 5~6mmHg，3~5 年内脑卒中、冠心病与心脑血管病死亡率事件分别减少 38%、16% 与 20%，心力衰竭减少 50% 以上，高危患者获益更为明显。

目前一般主张血压控制目标值应 <140/90mmHg，2017ACC/AHA 新指南则推荐更积极的降压目标值 <130/80mmHg（图 83-1 和表 83-7）。对于合并糖尿病、慢性肾脏病、心力衰竭或病情稳定的冠心病合并高血压患者，血压控制目标值 <130/80mmHg。对于收缩压 130mmHg 以上，且能自己活动的 65 岁以上的高血压患者，推荐降压目标值是收缩压 <130mmHg；但如果是有多种疾病并存和预期寿命有限的 65 岁以上的高血压患者，可根据临床情况、患者偏好，以及基于多学科的风险评估，决定降压治疗和目标值。努力将血压降到上述目标水平，但并非越快越好。大多数高血压患者，应根据病情在数周至数月内将血压逐渐降至上述目标水平。大部分高血压患者合并其他心血管危险因素，各种心血管危险因素之间存在一定联系，因此降压治疗方案除了要有效控制血压，还应兼顾对糖代谢、脂代谢、尿酸代谢等多重危险因素的控制。

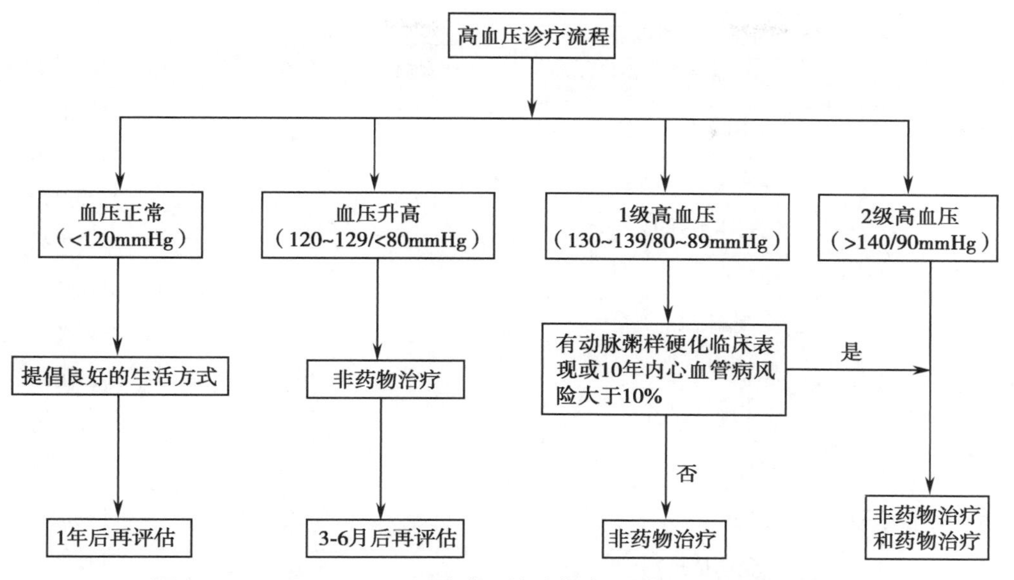

图 83-1 2017ACC/AHA 高血压治疗指南:高血压治疗流程示意图

表 83-7 2017ACC/AHA 高血压治疗指南 高血压阈值及降压目标

临床表现	血压阈值(mmHg)	降压目标(mmHg)
有心血管病或 10 年内动脉粥样硬化风险大于 10%	≥ 130/80	<130/80
无心血管病或 10 年内动脉粥样硬化风险小于 10%	≥ 140/90	<130/80
大于 65 岁	≥ 130(SBP)	<130(SBP)
合并糖尿病	≥ 130/80	<130/80
合并慢性肾病(肾移植有或无)	≥ 130/80	<130/80
合并心衰	≥ 130/80	<130/80
合并稳定心绞痛	≥ 130/80	<130/80
合并卒中(非急性期)	≥ 140/90	<130/80
合并外周动脉病	≥ 130/80	<130/80

(一) 生活方式的调整

生活方式的调整适用于所有高血压患者,包括减轻体重或至少体重不再增长、控制酒精摄入量、增加体能锻炼、增加饮食中钙钾的摄入以及限制饮食中钠的含量。由于吸烟是心血管疾病的独立危险因素,因此戒烟至关重要。

体重控制可能是高血压非药物治疗中最有效的方法,体重每减轻 10kg 可使收缩压和舒张压分别降低 6.0mmHg 和 4.6mmHg,体重控制同时能增强抗高血压药物的有效性。酒精摄入与血压增高相关,滥用酒精可导致抗高血压药物的抵抗,少量的酒精摄入使卒中风险增加。每天至少 30 分钟的中等强度的体育运动如快跑或骑自行车,可降低正常人血压和高血压患者的血压。

在一般人群中,饮食中钾和钙的摄入与血压呈负相关。限钠饮食与血压持续小幅下降有关。在肾素低活性的老年患者亚群中,限钠饮食的降压效果可能最佳。限钠可减少利尿诱导的低钾血症,并利于控制利尿治疗时的血压。限钠的其他益处还包括通过减少尿钙排出来预防骨质疏松和骨折,对左心室重塑具有良好的效果。无肾功能障碍的高血压患者可使用钾盐来替代钠盐。

(二) 药物治疗

药物治疗应与生活方式的调整同时进行。药物治疗开始后,患者每 1~4 周需调整抗高血压药物的剂量,一旦达到目标控制血压,时间间隔可改为每 3~4 个月按需调整。由于每日 1 次剂量的药物具有较好的依从性和持续性,因而高血压患者应尽量使用长效药物。噻嗪类利尿剂是单纯性高血压的首选推荐药物,也可以增加联合药物方案的有效性。不少高血压患者合并有其他内科疾病,使得患者不得不使用特殊类别的抗高血压药物,即强制性适应证(表 83-8)。例如,伴心力衰竭的高血压患者通常使用 ACEI 类或 ARB 类药物。若单一药物治疗效果不佳,应加用不同种类的第二种药物。目前临床有多种抗高血压药物,每种类型的药物均可能具有其独特的优势和副作用(表 83-9)。

表 83-8　特殊类型抗高血压药物的强制性适应证

合并疾病状况	抗高血压药物的类型
既往心肌梗死病史	ACEI
	醛固酮拮抗剂
	β 受体拮抗剂
心力衰竭	ACEI
	醛固酮拮抗剂
	ARB
	β 受体拮抗剂
	利尿剂
存在冠状动脉疾病的高危因素	ACEI
	β 受体拮抗剂
	钙通道阻滞剂
	利尿剂
糖尿病	ACEI
	ARB
	β 受体拮抗剂
	钙通道阻滞剂
	利尿剂
慢性肾病	ACEI
	ARB
预防卒中复发	ACEI
	利尿剂

表 83-9　常用抗高血压药物分类

类型	亚类	名称
利尿剂	噻嗪类	氯噻嗪
		氢氯噻嗪
		吲达帕胺
	襻	布美他尼（丁苯氧酸）
		呋塞米
		托塞米
	保钾类	阿米洛利
		螺内酯
		氨苯蝶啶（三氨蝶呤）
肾上腺素能拮抗剂	β 受体拮抗剂	阿替洛尔
		比索洛尔
		美托洛尔
		纳多洛尔
		普萘洛尔
		噻吗洛尔
	α_1 受体拮抗剂	多沙唑嗪（喹唑嗪）
		哌唑嗪
		特拉唑嗪
	α 和 β 受体拮抗剂	卡维地洛
		拉贝洛尔（柳胺苄心定）
	中枢作用	可乐定
		甲基多巴
血管扩张药		肼屈嗪
血管紧张素转换酶抑制剂		贝那普利
		卡托普利
		依那普利
		福森普利
		赖诺普利
		莫昔普利
		喹那普利
		雷米普利
		群多普利
血管紧张素受体阻滞剂		坎地沙坦
		依普沙坦
		依贝沙坦
		氯沙坦
		奥美沙坦
		替米沙坦
		缬沙坦
钙通道阻断剂	二氢吡啶类	氨氯地平
		非洛地平
		依拉地平
		尼卡地平
		硝苯地平
		尼索地平
		氯维地平
	非二氢吡啶类	地尔硫䓬
		维拉帕米

二、继发性高血压的治疗

手术治疗通常是继发性高血压的治疗方法，药物治疗仅在不能通过手术治疗时方可使用。某些特殊疾病如嗜铬细胞瘤可能需要药物和手术联合治疗来达到最佳治疗效果。

（一）手术治疗

外科手术用于治疗具有明确病因的继发性高血压如肾血管性高血压、醛固酮增多症、库欣综合征和嗜铬细胞瘤等。手术方法包括：血管成形或直接修补治疗肾动脉狭窄造成的肾血管性高血压，肾上腺切除术治疗肾上腺腺瘤或嗜铬细胞瘤。

（二）药物治疗

对于不可能行肾动脉矫正手术的患者，可单独使用ACEI或与利尿剂联合使用来控制血压。在此类患者中开始使用ACEI药物时，应密切监测肾功能和血清钾离子浓度。女性原发性醛固酮增多症患者可使用醛固酮拮抗剂如螺内酯来治疗。阿米洛利可用来治疗男性原发性醛固酮增多症患者，因为螺内酯可能会引起男性乳房发育。有原发性醛固酮增多症术前检查存在高血压、低钾的患者，使用ACEI类药物和保钾利尿剂降血压、同时补钾纠正低钾血症致术中高钾血症的报道。

第五节　高血压危象

一、定义

高血压危象（hypertension crisis）包括高血压急症（hypertensive emergency）及亚急症（hypertensive urgency）。高血压急症是指原发性或继发性高血压患者，在某些诱因的作用下血压突然升高（>180/120mmHg），病情恶化，出现心、脑、肾、视网膜、大血管等重要的靶器官功能损害或损害加重。如果只有收缩压和/或舒张压急剧升高，但没有靶器官急性损害者为高血压亚急症。血压高低本身不是区别高血压急症与高血压亚急症的关键，是否伴有靶器官损害才是关键点。患者血压的高低并不完全代表患者的危重程度，是否出现了靶器官损害、哪个靶器官损害以及靶器官损害的严重程度，直接决定治疗方案的选择及患者的预后。慢性高血压患者常常较正常人更能耐受相对更高的血压，要注重血压升高的幅度和变化速度，这比血压的绝对值更为重要。

二、高血压急症

高血压急症是患者因血压突然升高后出现靶器官损害或使得原有靶器官损害加重，包括高血压脑病、颅内出血、急性左心衰竭伴肺水肿、不稳定型心绞痛、主动脉夹层、急性心肌梗死、子痫、肾功能不全等。研究发现，这类患者血压上升的程度与疾病的预后明显相关，如不积极治疗，患者1年内的死亡率大于79%，平均生存期仅10.4个月。高血压急症患者应迅速入住ICU，严密监测血压水平及靶器官功能状态，迅速降低血压以减少靶器官损害。血压不一定要降至正常，血压陡降至正常水平可诱发冠状动脉或脑血管缺血。在第1小时内主动脉夹层需要迅速强制性将收缩压降低至120mmHg以下，嗜铬细胞瘤危象和严重（先兆）子痫需要强制性将收缩压降低至140mmHg以下。其他高血压急症，在第1小时内血压下降不宜超过25%，然后在后续的2~6小时内将血压降至160/100~110mmHg左右，再在24~48小时左右，小心地将血压降至目标水平（图83-2）。小心翼翼地降压的原因，是因为担心血压降幅过大，超过了重要脏器自身调节范围的下限，可能引起重要脏器缺血、缺氧、酸中毒。主动脉夹层短时间内强制性将收缩压控制在120mmHg以下同样存在引起组织缺血缺氧的风险，只是两害相权取其轻，需要综合考量。高血压急症多不主张口服药物治疗，起效太慢，宜注射降压药，以便在预定的时间内迅速降低血压，减少靶器官损害。

脑卒中后的高血压需要特殊对待，一般认为自发性脑出血后6小时内，如果SBP大于220mmHg，需要合理降压并密切监护，但是如果SBP介于150~220mmHg之间，血压快速降至140mmHg以下对患者预后更有害。对于急性缺血性脑卒中患者，80%的患者常伴有血压升高，特别是原有高血压的患者。在脑缺血症状出现后90分钟左右，患者血压常自行下降。或许急性期血压升高有助于增加缺血区域脑组织的灌注。研究发现：SBP介于121~200mmHg和DBP介于

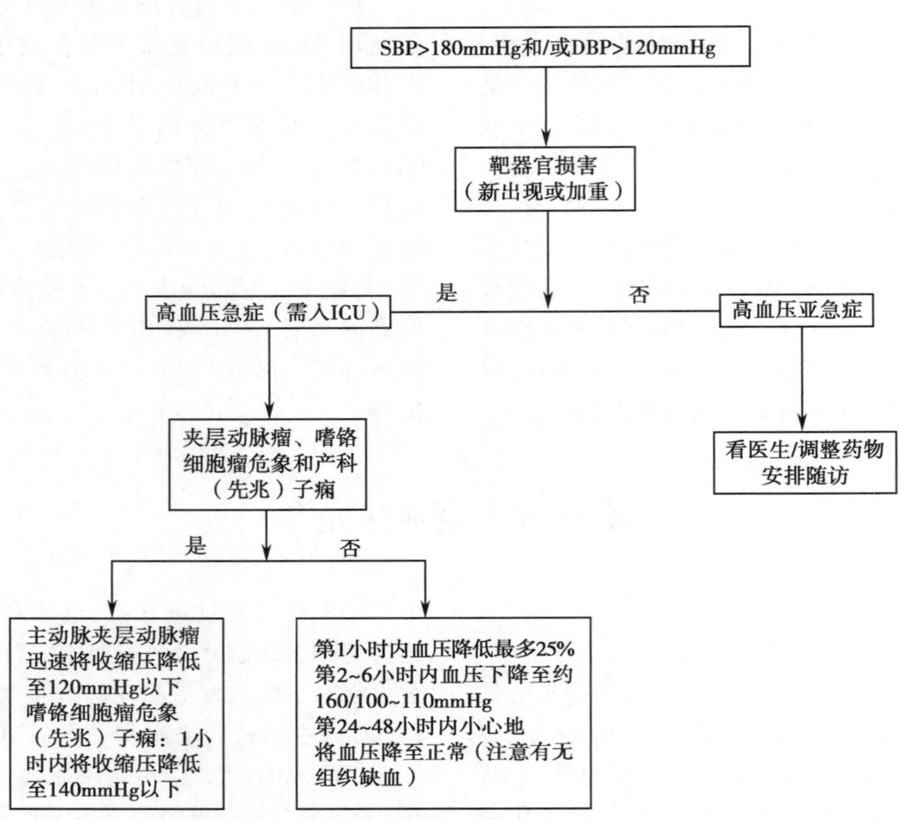

图 83-2　2017ACC/AHA 高血压治疗指南：高血压危象治疗流程示意图

81~110mmHg 的患者生存率更高，因此降压治疗仅限于 SBP>220mmHg、舒张压 >120mmHg 和需要溶栓治疗的患者（图 83-3 和图 83-4）。

7

三、高血压亚急症

高血压亚急症是指出现血压严重升高，但患者未表现出靶器官损害的迹象。这些患者可能会表现为头痛、鼻出血或焦虑。高血压亚急症背后的原因通常是因为不遵循内科用药方案或身边暂无降压药，因而一些患者口服抗高血压药物治疗有效。高血压亚急症患者血压升高对短期预后无明显影响，如果出现靶器官损害征象，则意味着已经转化成了高血压急症，需要按照高血压急症进行治疗。高血压亚急症患者血压的突然下降可能会引起组织供血不足，产生不良预后，且初始的快速降压并不改擅长期的血压控制，故建议在休息并观察的前提下，给予口服降压药物治疗，以期在数天内将血压逐渐控制。

四、高血压急症的药物治疗

高血压急症的最初用药选择应基于对患者所有病情以及症状和体征的分析（表 83-10）。在使用强效血管活性药物治疗的同时，建议高血压急症患者行动脉穿刺置管持续监测血压。治疗目标是初期使血压下降不超过 20%~25%，这样可避免靶器官低灌注的发生。对于大多数类型的高血压急症，硝普钠 0.5~10.0μg/（kg·min）静脉注射为首选治疗方案，其起效迅速，作用时间短，方便对血压进行调控，但要注意硝普钠可能引起氰化物中毒、反射性心率增快等。尼卡地平输注为另一选择，可缓解心肌和脑缺血，同样引起心率增快。艾司洛尔单独或与其他药物输注亦可有效。拉贝洛尔是一种 α 和 β 受体阻滞剂，对于治疗高血压急症非常有效。氯维地平为钙通道阻滞剂，作用时间超短，选择性扩张小动脉。

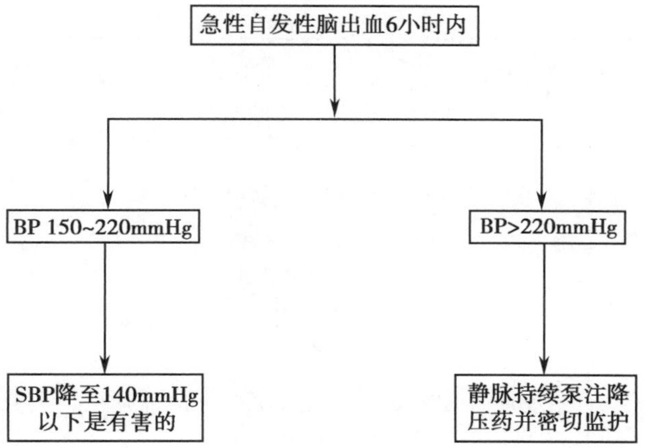

急性自发性脑出血6小时内
BP 150~220mmHg
BP>220mmHg
SBP降至140mmHg以下是有害的
静脉持续泵注降压药并密切监护

图 83-3　2017ACC/AHA 高血压治疗指南：自发性脑出血血压控制示意图

脑梗塞72小时内
溶栓治疗
是
否
溶栓前应降压
SBP 185mmHg以下
DBP 110mmHg以下
BP≤220/110mmHg
BP>220/110mmHg
血压在180/105mmHg以下维持24小时
48~72小时内降压治疗无益
24小时内，BP降低15%
有高血压史，神经系统稳定后降压

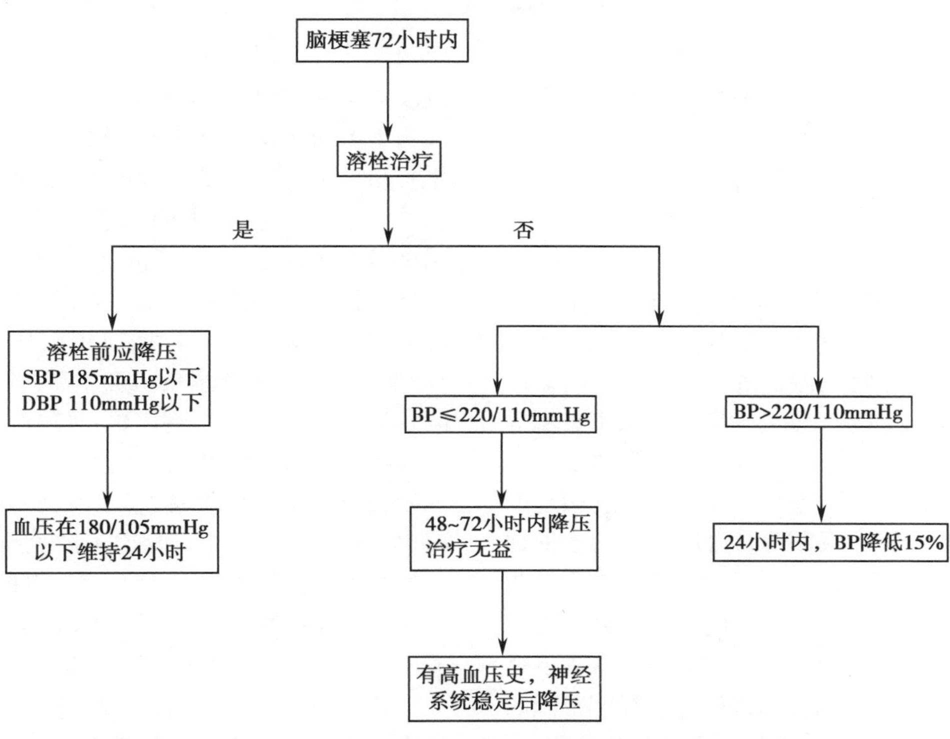

图 83-4　2017ACC/AHA 高血压治疗指南：脑卒中后血压处理示意图

表 83-10　高血压急症的治疗用药

病因 / 临床表现	首选药物	注意事项	评价
脑病和颅内高压	硝普钠，拉贝洛尔，非诺多泮，尼卡地平	由于自动调节功能发生改变，血压较低时可能会导致脑血管缺血 硝普钠存在氰化物中毒的危险 硝普钠可增加颅内压	血压较低时可减少颅内出血 血压升高通常会自行缓解
急性冠脉综合征	硝酸甘油、艾司洛尔、拉贝洛尔、尼卡地平	充血性心力衰竭避免使用 β 受体阻滞剂	还应包括使用吗啡和氧疗
急性肺水肿	硝酸甘油，硝普钠，氯维地平	充血性心力衰竭避免使用 β 受体阻滞剂	还应包括使用吗啡、髓袢利尿剂和氧疗

续表

病因/临床表现	首选药物	注意事项	评价
主动脉夹层	拉贝洛尔、艾司洛尔、血管扩张药	血管扩张药可能会导致反射性心动过速，并增加左心室收缩的脉冲强度	目标是减轻左心室收缩的脉冲强度
急性肾功能不全	非诺多泮、尼卡地平、氯维地平	非诺多泮会发生快速耐受	可能会需要紧急血液透析
先兆子痫和子痫	肼屈嗪、硫酸镁、拉贝洛尔、尼卡地平	肼屈嗪可有狼疮样综合征 一过性肺水肿的风险 钙通道阻滞剂可能会减少子宫血流和抵制分娩	分娩是确定性治疗 妊娠期间由于ACEI和ARB存在致畸性因而应禁忌使用
嗜铬细胞瘤	酚妥拉明、酚苄明、β受体阻滞剂	单纯使用β受体阻滞剂可能会使高血压加重	

第六节 原发性高血压患者的麻醉管理

高血压患者的麻醉管理，关键在于避免发生靶器官损害或避免原有靶器官损害的加重。

一、术前管理

（一）术前评估

术前访视，要确定患者是否有高血压，了解高血压的患病时间、严重程度、控制情况以及是否合并心、脑、肾等靶器官功能损害。根据患者高血压分级、危险因素及围手术期心血管风险水平分层等综合情况进行评估。同时还应了解患者活动耐受情况，有无胸闷、胸痛及气促，或是体位变化引起的头晕、黑蒙、晕厥等。原发性高血压患者的术前评估应判断患者血压控制的效果，对于治疗效果满意的药物应在整个围手术期持续使用。少数患者血压下降至某一水平后出现头晕症状，要注意确认是否为脑供血不足所致，可作为术中血压控制范围的参考。

手术前存在恐惧和焦虑，可加重高血压的程度，术前用药可减缓紧张，抗焦虑药可缓解患者入室后的高血压，要注意咪达唑仑本身在少部分患者可能会引起血压明显下降。如无麻醉相关禁忌，抗高血压药物应尽可能用到手术当日晨。

（二）术前血压控制水平和术前抗高血压药物的应用

目前普遍接受的观点是：除利血平、单胺氧化酶抑制剂、ACEI/ARB之外，其他所有抗高血压药物均常规用至术前，并且对患者进行个体化治疗。

1. 术前血压的合适范围　平时将血压降至正常最好，高血压患者麻醉诱导、维持及恢复期间血压波动幅度增加，这种血压波动的幅度及持续时间和围手术期并发症的发生率相关，麻醉前高血压的水平与术后心肌损伤/心肌梗死、住院期间死亡率相关。在既往有心肌梗死病史的患者中，术中高血压可增加术后心肌再梗死的发生率；术中高血压亦可增加颈动脉内膜剥脱术患者术后神经并发症的发生率；术中高血压可能增加开颅手术后血肿发生率，增加手术伤口出血的机会。高血压患者麻醉期间发生低血压，可能会引起心肌缺血、缺血性脑卒中、组织灌注不足、酸中毒等。与之不同，术前血压控制良好的高血压患者，术中波动幅度、频次明显减少，安全系数增加。遗憾的是，我国目前高血压人口有1.5亿多，血压得到良好控制的比例仅为很少一部分，加之不少手术是肿瘤限期手术，期望高血压都能得到良好控制后再手术是不现实的。

2. 血压控制不佳与推迟手术　血压控制不佳的高血压患者是否或如何推迟择期手术尚无普遍接受的指南，关键在于权衡推迟手术对患者带来的风险及影响，与立即手术可能带来的围手术期血压管理困难导致的靶器官损害（加重）、可能的手术并发症增加，两者间的利弊。由于影响高血压患者围手术期靶器官损害的因素众多，如患者的种族、年龄、性别、血压的高低、发生高血压时的年龄、高血压病史的长短、是否服药治疗、服药的种类、血压控制状态、是否合并其他危险因素、是否原有靶器官损害，高血压患者入室血压的水平与术后靶器官损害间存在巨大的个体差异，有关高血压患者麻醉的指南没有明确说明多高的血压需要推迟手术。目前最新的2014欧洲麻醉科医师协会关于高血压麻醉的指南指出对于传统定义的 1 到 2 级高血压患者（即 BP 小于 180/110mmHg），没有必要推迟择期手术。对于 BP 大于等于 180/110mmHg，特别是存在明显靶器官损害或存在可疑继发性高血压因素的择期手术患者，建议推迟手术，国内不少医疗机构也持有相同的观点。对于需要限期手术的肿瘤患者，要权衡延期手术与患者预后间的利弊关系。延期手术的患者，术前需要将患者血压降至什么范围、维持多长时间同样没有共识。可以肯定的是，不宜在临手术时悄悄加服降压药物，这样做会加大血压波动，掩盖高血压患者的真实状态，增加心、脑、肾和其他重要器官缺血的风险。

3. 抗高血压药物对麻醉和手术的影响　术前应对所有抗高血压药物的药理学和潜在的副作用进行回顾。许多药物可能会影响自主神经系统，表现为体位性低血压。由于自主神经受到抑制，导致血管代偿功能受损，因而在麻醉诱导、术中失血、正压通气或体位改变时血压可发生剧烈的变化。在此类患者中，使用血管升压药物如去氧肾上腺素、去甲肾上腺素和麻黄碱可产生可预测的适当的血压变化。

围手术期持续使用抗高血压药物的另一原因是避免因停药出现血压反弹，突然中断使用可乐定、β 受体阻滞剂、甲基多巴，会引起血压反弹、心率加快。

应用噻嗪类利尿剂，常常伴有低钾血症，通常不会因此增加心律失常的风险。如果心律失常与低钾血症有关，则术前应予以纠正。一般认为术前血钾不宜低于 3.0mmol/L，如果服用洋地黄类药物则不宜低于 3.5mmol/L。服用 ACEI 或 ARB 的患者中，同时接受补钾治疗或伴肾功能不全时，易发生高钾血症。

服用利血平的患者，麻醉过程中使用部分通过促进交感神经末梢释放去甲肾上腺素升压的药物如麻黄碱、多巴胺、间羟胺，其升压效果会变差，因为利血平会耗竭交感神经末梢释放囊泡内的去甲肾上腺素，宜使用去甲肾上腺素或去氧肾上腺素直接升压。

服用单胺氧化酶抑制剂（MAOI））的患者，由于儿茶酚胺的降解的重要途径之一是通过单胺氧化酶进行降解，无论是使用儿茶酚胺，还是使用促进神经末梢释放去甲肾上腺素的药物，由于其降解过程受到抑制，故其药物效果将大大增强，持续时间也将明显延长，术中血压调控难度将明显加大，需要保持充足的血容量维持血压，使用升压药时要特别小心谨慎、试探性地使用。使用单胺氧化酶抑制剂的患者，使用哌替啶可能会诱发高热、惊厥。

目前使用 ACEI/ARB 药物控制血压的患者较多，术中可能会导致全身麻醉诱导后顽固性低血压，手术当日继续使用 ACEI/ARB 类降压，围手术期并发症会略有增加，因而有人建议术前停药 24 小时，或至少当日晨停药。停药与否，还要参考患者是否存在心力衰竭、术前血压、预期围手术期是否有大的体液变动等。手术当日停药，术后高血压的机会增加，如果不能在术后 2 天内重新恢复用药，30 天死亡率增加。

二、麻醉方式选择

高血压患者的麻醉管理关键在于保护靶器官，使其避免受到损害，和麻醉方式本身无关。麻醉科医师熟悉什么麻醉方式、擅长什么麻醉方式，就可以优先考虑应用什么麻醉方式。椎管内麻醉和超声引导下的神经阻滞，如无相关操作禁忌，利于阻断疼痛刺激，适合如下肢手术、下腹部手术、上肢手术，亦有利于术后镇痛，减少术后因疼痛引起的血压剧烈波动。颅脑外科手术、胸科手术、上腹部手术和其他较大手术通常需要全身麻醉，神经阻滞、椎管内阻滞可以作为全身麻醉方式的补充，利于术中血压的稳定和术后镇痛。对于耗时较短的表浅手术、内镜手术可选择不插管或喉罩全身麻醉方式。

三、麻醉监测与诱导

（一）术中监测

高血压患者的麻醉监测需特别注意因患者血压波动引起的变化。患者除了可能因为血压过高引起心衰、主动脉夹层破裂、高血压脑病、脑出血外，还可能因为血压过低引起组织灌注不足。

1. 心电图　尽可能选用 5 导联监测，有条件时同时显示 V_5 和Ⅱ导联，无论是否合并冠心病，高血压患者发生心脏缺血的风险较高，特别是术前血压较高的患者，血压下降后更易引起心脏缺血。窦房结缺血，表现为窦性心律不齐、窦缓；传导束缺血引起传导阻滞；心肌缺血表现为室性期前收缩、ST 段改变。由于血压下降致心脏灌注不足产生的上述表现，在血压上升后很快消失。

2. 血压　高血压患者术中血压波动大，血压波动的幅度和频次与患者围手术期并发症有关，持续的血压监测很重要。有创动脉测压系统能够实时监测患者血压，对于血压高、手术范围大、持续时间长、循环干扰重、心血管调节能力差的老年患者，意义重大，且有创血压监测可以观察呼吸对收缩压的影响，帮助判定患者是否存在血容量不足。使用连续有创血压监测，有助于减少血压偏离目标的机会。如果使用无创血压测量，在预期血压波动较大时，如麻醉诱导、手术强刺激、拔管等，其间最好每1~2分钟测量一次血压。

3. 脉搏血氧饱和度　所有麻醉患者须常规监测脉搏氧饱和度，高血压患者监测脉搏血氧饱和度的特别意义在于患者因为高血压或心肌缺血致左心衰、肺水肿时，可能会有所表现，高血压本身对于气道和肺的影响很小。

4. 呼气末 CO_2 浓度监测　全身麻醉、中等程度镇静的椎管内麻醉、神经阻滞，应该常规监测呼气末 CO_2 浓度。高血压患者监测呼气末 CO_2 的特别意义和脉搏血氧饱和度监测相似，患者肺水肿发生后，呼气末 CO_2 和动脉血气 CO_2 分压差增大。

5. 尿量　高血压患者术前可能存在肾功能损害，术中患者尿量的多少，间接反映肾脏的灌注情况。正常人肾血流自动调节的范围在MAP 80~180mmHg左右，术中血压低于上述范围，会引起肾小球滤过率下降，尿量减少。高血压患者肾血流的自动调节的范围上移，严重高血压患者看似血压"正常"，但可能肾脏灌注不足，引起少尿，甚至无尿、加重术后肾功能损害。

6. 血气分析　在需要实施有创连续测压的患者，应在麻醉期间监测患者动脉血气，注意降压药物可能引起的电解质紊乱，血压过低可能引发的组织灌注不足、酸中毒等。

7. 意识　正常人脑血流的自动调节在MAP 60~150mmHg左右，低于上述血压的范围，可能引起中枢神经系统灌注不足，引起患者意识改变。高血压患者脑血流的自动调节范围上移，尽管患者看似血压"正常"，亦可能存在中枢神经系统灌注不足，引起意识障碍、肢体运动障碍。高血压患者麻醉，应注意围手术期患者的意识变化，以及能否服从指令。

8. 体温　应依常规监测，和普通患者相比，高血压患者的体温监测本身并无特殊之处，但患者发生低体温，术后寒战等会增加术后高血压的风险。

若手术范围比较大以及出现左心室功能不全或其他明显的终末器官受损迹象时，应监测中心静脉压（CVP）和肺动脉楔压（PAWP），测定心输出量。经胸心脏超声（TTE）和经食管心脏超声（TEE）是监测左心室功能和左室血容量的重要手段。

（二）麻醉诱导

高血压患者的麻醉管理目标是使患者对麻醉和手术刺激反应所致的血压波动最小化，以预防出现心、脑、肾等各器官系统并发症。

高血压患者对血管张力的调节能力下降，麻醉诱导后的血压下降和气管插管后的血压升高常常更加明显，特别是麻醉开始前存在脱水、血容量不足或插管时麻醉偏浅/阿片类药物使用不足的患者，血压波动更大。使用喉镜插管，普通患者血压会上升20~25mmHg，高血压患者远高于此。喉镜置入前加用短效阿片类药物、利多卡因、β受体阻滞剂、局部麻醉药咽喉部喷雾等技术能减轻气管插管反应。置入喉罩产生的血压波动亦小于气管插管。有创血压监测实时监测血压变化，方便及时调整用药，有助于减少麻醉插管期间的血压波动。在手术前仍在继续服用ACEI或ARB药物的患者中，麻醉诱导期间低血压更为显著。诱导前液体负荷、适时给予血管收缩剂如麻黄碱、去氧肾上腺素有助于减少麻醉诱导引起的血压下降。

四、麻醉维持

高血压患者的麻醉通常不需要特别的麻醉技术或特定的药物组合。确保合适的镇静与镇痛及容量管理的优化是防止术中血压显著波动的重要前提。

（一）术中高血压

高血压患者麻醉尽量避免使用增加交感活性的麻醉药物如氯胺酮，避免快速注射 α_2 受体兴奋剂右美托咪定等。事实上，即使血压在术前得到有效控制，围手术期高血压的发生率亦会增加。术中血压急剧上升>20%、收缩压≥190mmHg或舒张压≥100mmHg持续数分钟以上，应立即处理。如果没有明确的原因，应该使用降压药，优先使用短效降压，如尼卡地平、硝酸甘油、氯维地平等，使用β受体阻滞剂如艾司洛尔、拉倍洛尔、美托洛尔降压的同时，还有助于减慢心率、减少心肌缺血。如果认为血压升高是由手术刺激所致，应补充吸入麻醉药，添加镇静镇痛用药。

（二）术中低血压

麻醉维持期间发生的低血压首先应该尽快明确发生原因，在低血压原因确定和纠正之前，可通过适当短期减浅麻醉、补充血容量和使用升压药来治疗。术中低血压的主要原因包括有效循环血量减少、外周血管阻力下降和心功能低下等，要小心有无手术出血、过敏、肾上腺皮质功能不全、椎管内麻醉平面过高、长时间使用了右美托咪定、心肌梗死或心衰等。术前服用 ACEI 或 ARB 的患者术中易发生低血压。对于术中持续低血压应该非常谨慎，特别是对于术前血压控制不佳的严重高血压患者和老年患者。有创或微创的心血管功能监测技术有助于判断低血压的病因并指导液体治疗和血管活性药的使用；心脏超声技术有助于明确低血压的原因。处理包括对因处理、补充容量、缩血管药等。

（三）高血压患者术中血压控制的范围

并无指南明确指出高血压患者术中血压的控制范围，也无明确证据说明收缩压、舒张压或平均动脉压哪项指标更佳。高血压患者因年龄、性别、病史长短、高血压用药时间长短及种类、血压控制是否良好、是否合并靶器官损害等，围手术期合适的血压范围个体差异巨大。高血压患者脑血流、肾血流自动调节的范围右移（上调），服药将血压控制后这些自动调节的范围会渐渐移向正常范围，具体患者术中血压的安全范围不易确定。有人比较了高血压患者将血压控制在基础值的 10% 范围内（甚至使用去甲肾上腺素帮助维持血压），与维持收缩压≥ 80mmHg、血压下降幅度控制在基础血压 40% 以内比较，结果前者全身炎症反应以及肾、呼吸、心血管、神经系统并发症明显减少。如果允许 MAP <65mmHg 或 MAP 下降幅度超过 20%，慢性高血压患者的心肌、肾功能损害均明显增多。如果慢性高血压患者 MAP>100mmHg，以 MAP 65mmHg 为下限与以 MAP 80~95mmHg 为下限，同样肾损害发生率不同。一般认为，平时血压控制良好的患者可在基础血压上下波动 20%，如果平时血压控制不良则血压上限不应超过基础值上限，而血压的下限应以基础血压下调 20% 为度。无论如何，MAP 不应低于 65mmHg，即便是术中 5 分钟的短暂低血压（MAP<55mmHg）亦可能损伤重要器官的功能，MAP 低于 65mmHg 与慢性高血压患者术后肾功能损害、心肌酶谱升高有一定联系。

要注意血压变化后患者重要器官灌注 / 功能情况，出现意识改变、机体运动障碍，提示脑供血不足；出现心律失常、ST 段、T 波改变，常提示心脏供血不良；出现少尿无尿常提示肾脏灌注不足；出现酸中毒、乳酸蓄积提示机体缺血缺氧。在补足容量、提高灌注压后，上述表现常得到缓解。由于各脏器耐受血压的下限不一，脏器缺血时，可能仅有某一方面的表现。严重高血压急诊手术患者在麻醉手术前，有时甚至需要在清醒状态下静脉使用短效扩血管药降压，需要密切观察患者的症状及意识变化，帮助判定患者容许的血压调控范围。总的原则是，既要避免高血压可能产生的不良影响，又要防止血压下降引起组织供血不足。

（四）液体治疗

如果高血压患者服用的降压药中含有利尿剂，则可能导致血容量减少。术前禁食禁饮、胃肠道准备亦会引起容量不足。麻醉诱导前适当补充液体可以减少高血压患者诱导后的血压降低幅度。由于高血压患者麻醉期间管理重点之一是防止组织灌注不足、缺血缺氧，适当的容量十分重要，是保障足够心输出量、维持适当组织灌注的基础。过多补液，则可能会引起组织水肿，加重术后高血压。采用目标导向液体治疗（GDFT）、使用 TEE 技术观测心脏舒张末期容积、监测尿量、中心静脉压、注意末梢循环等有助于指导和优化输液。

五、麻醉复苏期间管理

麻醉复苏期间的管理是高血压患者围手术期管理的重要环节，慢性高血压患者术后更易发生高血压。严重高血压患者全身麻醉中尽管没有明显的临床表现，但可能存在急性冠脉综合征、心衰、肺水肿。此类患者苏醒后可能出现躁动、意识障碍、视力损害、卒中、抽搐、急性肾损害，可能引起颅内压上升、颅内出血。严重高血压患者应将有创血压监测带至麻醉复苏室，使用无创测压方法时要注意袖带大小、位置。患者可能因为疼痛、气管导管刺激、紧张、咳嗽、恶心呕吐、缺氧、残余肌松药、高碳酸血症、谵妄、躁动、低温寒战、膀胱充盈、容量过多、导尿管和引流管刺激等引起血压升高，或因酒精、可卡因、毒品戒断所致，还要注意截瘫患者自主神经反射、颅高压、甲状腺危象、恶性高热、类癌综合征、嗜铬细胞瘤等原因。如果血压 >180/110mmHg 需要立即处理，尽可能对因处理，无法对因处理时，应静脉使用短效降压药。全身麻醉苏醒后，亦可以因为缺少手术刺激、外科出血、血容量不足、过敏、溶血等引起血压下降。在拔除气管导管之前，应充分镇静镇痛，清除呼吸道分泌物。在确认患者神志清楚、肌力恢复、呼吸循环指标稳定、没有外科情况的基础上拔除气管导管。

麻醉复苏期间血压波动的处理，切忌过度依赖血管活性药物而掩盖其他引起血压波动的病情，要尽早找到原因。

六、术后管理

高血压患者术后发生血压升高比较常见，最常见原因是切口疼痛，在切口周围局部注射长效麻醉药物、进行区域神经阻滞效果良好。非甾体类消炎镇痛药对轻、中度疼痛效果良好，但要注意可能引起水钠潴留，在术前已有肾功能损害的患者更要谨慎。术后高血压如果对因处理效果不满意，应适当使用降压药物协同处理，同时早日恢复原先的抗高血压药治疗。

（孙　杰　丁正年）

参考文献

[1] 国家基本公共卫生服务项目基层高血压管理办公室，基层高血压管理专家委员会. 国家基层高血压防治管理指南 [J]. 中国循环杂志，2017, 3 (11): 1041-1048.

[2] 陈伟伟，高润霖，刘力生，等. 中国心血管病报告 2017 [J]. 中国循环杂志，2018, 33 (1): 1-8.

[3] ARONOW W S, FLEG J L, PEPINE C J, et al. ACCF/AHA 2011 expert consensus document on hypertension in the elderly: a report of the American College of Cardiology Foundation Task Force on Clinical Expert Consensus documents developed in collaboration with the American Academy of Neurology, American Geriatrics Society, American Society for Preventive Cardiology, American Society of Hypertension, American Society of Nephrology, Association of Black Cardiologists, and European Society of Hypertension [J]. J Am Coll-Cardiol, 2011, 57 (20): 2037-2114.

[4] KRISTENSEN S D, KNUUTI J, SARASTEA, et al. 2014 ESC/ESA Guidelines on non-cardiac surgery: cardiovascular assessment and management: The Joint Task Force on non-cardiac surgery: cardiovascular assessment and management of the European Society of Cardiology (ESC) and the European Society of Anaesthesiology (ESA)[J]. Eur J Anaesthesiol, 2014, 31 (10): 517-573.

[5] JAMES P A, OPARIL S, CARTER B L, et al. 2014 evidence-based guideline for the management of high blood pressure in adults: report from the panel members appointed to the Eighth Joint National Committee. JAMA, 2014, 311 (5): 507-520.

[6] WHELTON P K, CAREY R M, ARONOW W S, et al. 2017 ACC/AHA guideline for the prevention, detection, evaluation, and management of high blood pressure in adults. A report of the American College of Cardiology/American Heart Association Task Force on clinical practice guidelines [J]. hypertension, 2018, 71 (6): 1269-1324.

[7] BRADIC N, POVSIC-CEVRA Z. Surgery and discontinuation of angiotension converting enzyme inhibitors: current perspectives [J]. Curr Opin Anaesthesiol, 2018, 31 (1): 50-54.

[8] HOWELL S J. Preoperative hypertension [J]. Curr Anesthesiol Rep, 2018, 8 (1): 25-31.

[9] WALSH M, DEVEREAUX P J, GARG A X, et al. Relationship between intraoperative mean arterial pressure and clinical outcomes after noncardiac surgery: Toward an empirical definition of hypotension [J]. Anesthesiology, 2013, 119 (3): 507-515.

[10] FUTIER E, LEFRANT J Y, GUINOT P G, et al. Effect of endividualized vs standard blood pressure management strategies on postoperative organ dysfunction among high-risk patients undergoing major surgery: a randomized clinical trial [J]. JAMA, 2017, 318 (14): 1346-1357.

7

第八十四章

心血管疾病患者非心脏手术的麻醉

目　录

心血管疾病患者施行非心脏手术，麻醉和手术的并发症及死亡率可显著高于无心脏病患者。患者的术后结局不仅取决于心脏病变本身的性质、程度和心功能状态，而且还取决于非心脏病变对呼吸、循环和肝肾功能的影响、手术创伤的大小、麻醉和手术者的技术水平、围手术期监测条件，以及对出现各种异常情况及时判断和处理。随年龄增加，各种心脏病变的发生率也增加。据国外统计资料，41~50 岁手术患者中有不同程度心脏病变的占约 6%，51~60 岁为 23%，61~70 岁为 45%，71~80 岁为 100%。接受各种手术，尤其是中、高危手术，包括骨科、胸外科、血管外科等手术的人群多为高龄。由此可见，随着社会人口老龄化程度增加，心血管疾病患者进行非心脏手术的比率升高。麻醉和手术可进一步影响心脏功能和诱发血流动力学改变，从而加重心血管负担；所有麻醉药与麻醉辅助用药在一定程度上均会改变心血管功能，且往往在术后不能立即恢复。因此，麻醉科医师必须掌握心脏病变基本的病理生理，有关心脏和循环的代偿情况，才能够准确的完成术前评估并及时发现各项征兆，有效处理各项危象，维持围手术期血流动力学平稳。

第一节　手术前评估

一、手术前评估简史

对心血管疾病患者的术前评估应侧重了解心脏疾病的类型、严重程度、对相关器官的影响，预估围手术期发生心脏事件的风险，术前制订降低围手术期心血管事件的方案和麻醉管理策略。准确的术前评估和有效的处理有助于降低围手术期心脏事件的发生率。早在 1950 年就发现围手术期心肌梗死是造成围手术期不良结局的重要因素，随着冠心病发病率不断增长，此问题显得更为突出。研究的重点在于心脏病严重程度与手术结局的相关性，术前哪些临床特征和实验检查结果与患者预后有关，以及在围手术期如何设法降低患者的并发症发生率与死亡率。表 84-1 总结了多年来的主要研究成果，对临床实践有非常重要的指导意义。2014 年美国心脏病学会 / 美国心脏协会（ACC/AHA）对心脏病患者进行非心脏手术的指南进行了更新，指南提出只有在可以改变治疗方案时才进行心脏特异性检查，术前评估和治疗应根据患者的状态和手术风险综合考虑，不稳定性冠状动脉综合征、失代偿性心力衰竭、各种心肌病、严重的心律失常、严重的瓣膜病变、肺血管疾病和成人先天性心脏病在高危情况下必须完善术前心脏检查，并及时对症治疗。2009 年 ACC/AHA 专门针对围手术期 β 受体阻滞药的应用对该指南进行了进一步完善，可作为当今临床麻醉工作的参考和依据。近年来，对心脏病患者进行非心脏手术的指南不断在更新。

表 84-1　术前评估与降低围手术期并发症发生主要研究成果

年代	主要研究成果
1952	ASA 确定围手术期心肌梗死是一个重要问题
1961—1976	近期心肌梗死是围手术期死亡的主要危险因素
1977—1982	多因素分析评估术前危险因素
1982—1984	特殊手术前检查，如 EST、RN、DT 用于评判手术危险性
1985—1986	围手术期动态 ECG、TEE 监测确定危险因素
1987	术后危险因素动态观察研究
1990	术后心肌缺血对不良结局有预示作用
1991	常规应用双嘧达莫 - 铊闪烁照相术
1992	术后心肌缺血对患者长期存活有预示作用

续表

年代	主要研究成果
1995	β受体阻滞药和肾上腺能 α_2 受体激动剂缓解术后心肌缺血
1996	围手术期用β受体阻滞药可改善患者长期存活
1997	美国医师协会新临床指南建议围手术期用β受体阻滞药
2002/2007	ACC/AHA 心血管疾病患者非心脏手术指南修订
2009	ACCF/AHA 指南修订，详细阐述β受体阻滞药在围手术期的应用
2010	澳大利亚和新西兰心脏学会非心脏手术冠状动脉支架患者抗血小板治疗管理指南
2011	HRS/ASA 专家共识声明：植入型心律转复除颤器、起搏器和心律失常检测器患者的围手术期管理
2012	加拿大心血管学会/加拿大麻醉科医师学会/加拿大心律学会关于植入起搏器、除颤器和神经刺激装置患者围手术期管理的联合立场声明
2014	AATS 胸外科手术围手术期心房颤动和扑动预防和管理指南
2014	ESC/ESA 非心脏手术指南：心血管评估和管理
2014	ACC/AHA 非心脏手术患者围手术期心血管的评估和管理指南
2018	欧洲麻醉学会的指南更新：成人非心脏择期手术的术前评估

EST：心电图应激试验；RN：核素扫描；DT：双嘧达莫-铊闪烁照相术；TEE：经食管超声心动图；ACCF：美国心脏病学会基金会；HRS：美国心律学会；AATS：美国胸外科学会；ESC：欧洲心脏病学会；ESA：欧洲麻醉协会。

二、心功能分级

依据患者活动能力和耐受性评估心脏病的严重程度，从而预计对麻醉和手术的耐受程度在临床实际工作中具有重要价值。心功能减退的患者围手术期并发症发生率增高，而对于心功能良好且无症状的心血管疾病患者，术前常常不需要进一步心血管检查和准备。目前多采用纽约心脏病协会（NYHA）四级分类法，对心血管疾病患者心功能进行分级：

Ⅰ级为体力活动不受限，无症状，日常活动不引起疲乏、心悸和晕厥等；

Ⅱ级为日常活动轻度受限，且可出现疲劳、心悸、呼吸困难或心绞痛，但休息后缓解；

Ⅲ级为体力活动显著受限，轻微活动即出现症状，但休息后尚感舒适；

Ⅳ级为休息时也出现心功能不全症状或心绞痛症状，任何体力活动均会增加不适感。

若心功能为Ⅰ～Ⅱ级患者进行一般麻醉与手术，安全性应有保障。Ⅳ级患者则属高危患者，麻醉和手术的危险性很大。Ⅲ级患者经术前准备与积极治疗，可使心功能获得改善，增加安全性。由于 NYHA 心功能分级较为笼统，量化程度不够，许多有关因素无法概括。

三、心脏危险指数

Goldman 等在临床实际工作中把患者术前各项相关危险因素与手术期间发生心脏并发症及不良结局相互联系起来，依据各项因素对结局影响程度的大小分别用数量值表示，从而对心血管疾病患者尤其是冠心病患者行非心脏手术提供了术前评估指标，并可用于预示围手术期患者的危险性、心脏并发症和死亡率。部分医师对此作了更新和补充，如 Detsky 补充了心绞痛相关内容，但原则上仍大同小异。表 84-2 为 Goldman 等提出的多因素心脏危险指数（cardiac risk index，CRI）共计 9 项，累计 53 分，>25 分为高危。此外，传统认为心脏危险因素如吸烟、高脂血症、高血压、糖尿病、周围血管病变、心绞痛、心肌梗死时间超过 6 个月等均未包括在内，可能认为这些均是非直接相关因素，以及由于病例数不足，相当一部分的心肌缺血、心绞痛为隐匿性，因此未达到统计学意义的程度。由于此分类法简单方便，目前仍有临床参考价值。其后，Zeldin 等通过前瞻性研究，证实多因素心脏危险指数的实用价值，且阐明了心功能分级与心脏危险因素评分对围手术期心脏并发症与死亡之间的相关性，两者联合评估可有更大的预示价值。从表 84-3 中可看出累计分数 13~25 分，相当于临床心功能Ⅲ

级，术前若进行充分准备，病情获得改善，心脏代偿功能有所好转，心功能改善成Ⅱ级或早Ⅲ级，麻醉和手术安全性就可提高。若累计值超过26分，心功能Ⅳ级，麻醉和手术必然存在较大危险，围手术期死亡的患者中半数以上发生于此组。值得注意的是，在总计数值53分中有28分如第3、5、6、7项（表84-2）通过适当的术前准备或暂缓手术，等待病情获得改善后就可减少麻醉和手术危险性。

表84-2　Goldman多因素心脏危险指数

项目	内容	记分
病史	心肌梗死<6个月	10
	年龄>70岁	5
体检	第三心音、颈静脉怒张等心力衰竭症状	11
	主动脉瓣狭窄	3
心电图	非窦性节律，术前有房性期前收缩	7
	持续室性期前收缩>5次/min	7
一般内科情况	P_aO_2<8kPa，P_aCO_2>6.7kPa，k^+<3mmol/L，BUN>18mmol/L，Cr>260μmol/L，SGOT升高，慢性肝病征及非心脏原因卧床	3
腹内、胸外或主动脉外科		3
急诊手术		4
总计		53分

表84-3　心功能分级、心脏危险因素积分和围手术期心脏并发症及心脏原因死亡的关系

心功能分级	总分数	心因死亡（%）	危及生命的并发症*（%）
Ⅰ	0~5	0.2	0.7
Ⅱ	6~12	2.0	5.0
Ⅲ	13~25	2.0	11.0
Ⅳ	≥26	56.0	22.0

*非致命心肌梗死、充血性心力衰竭和室速。

Lee TH等提出了改良的心脏危险指数（表84-4），将外科手术的风险整合入术前评估体系，指出外科高风险手术、缺血性心脏病、心功能不全病史、脑血管病、需胰岛素治疗的糖尿病、慢性肾功能不全（血肌酐≥2.0mg/dL或176.8μmol/L）为6项独立的危险因素，合并0、1、2或≥3项危险因素者严重心脏并发症的发病率分别为0.5%、1.3%、4%和9%。

表84-4　改良的心脏危险指数

外科高风险手术	如腹腔内、胸腔内和大血管手术等
缺血性心脏病	心肌梗死病史，心绞痛发作或既往心绞痛病史，运动试验阳性，舌下含服硝酸甘油，ECG上有Q波，既往有PTCA或CABG史，且缺血性心绞痛再发生
心功能不全病史	
脑血管病	TIA或脑卒中病史
需胰岛素治疗的糖尿病	
慢性肾功能不全	血肌酐≥2.0mg/dl（176.8μmol/L）

CABG，冠状动脉旁路移植术；PTCA，冠状动脉成形支架植入术。

四、常规与特殊检查

心血管病患者选择术前心脏检查时，应综合考虑检查结果是否对进一步治疗有所帮助。

（一）心电图

1. 常规心电图　术前常规心电图检查可发现心脏节律改变、传导异常和心肌缺血等，可作为术前进一步检查与治疗的依据，有助于术中、术后处理和鉴别因代谢、电解质紊乱以及其他系统病变引起心电图改变的参考。但应注意心血管疾病患者术前常规心电图检查可以是正常的，如冠心病患者休息时常规心电图至少有15%在正常范围。常规心电图检查对低危外科手术患者不能提示围手术期心脏风险，且缺乏特异性。

2. 运动负荷试验　运动负荷试验可用作辅助判断冠状动脉病变，部分冠心病患者常规心电图可能是正常的，但通过运动试验心电图就会显示异常。运动增加心率、每搏输出量、心肌收缩力和血压，引起心肌氧耗增加。因此，可作为围手术期患者对应激反应承受能力的评估方法。在低运动负荷下出现心肌缺血，预示术后心脏事件的高风险。Gutler等在血管外科手术患者中发现，术前运动试验心电图阳性者，术后心肌梗死发生率高。在平板运动试验中，若患者不能达到最大预计心率的85%即出现明显ST段压低，围手术期心脏并发症发生率高达24.3%。而患者运动可达预计心率，且无ST段改变者，心脏并发症发生率仅6.6%。心电图运动试验时出现ST段压低，反映心内膜下心肌缺血，而ST段升高则提示跨壁心肌缺血或原心肌

梗死区室壁运动异常。血压下降常表示存在严重心脏病，心功能减退。运动负荷试验阴性并不能完全排除冠心病的可能，尤其是存在典型冠心病病史者。若患者存在左心室肥厚、二尖瓣脱垂、预激综合征以及服用洋地黄类药等常会出现假阳性。若患者无法达到预计心率，运动耐受差，血压下降，以及服用β受体阻滞药会引起判断困难和假阴性。平板运动试验在危重患者、血管外科患者或下肢运动障碍患者应用受限，可结合手摇车测试完成运动负荷试验。但是，ACC/AHA 2014 心血管疾病患者非心脏手术指南中指出，运动负荷试验对大手术后的心血管事件的预测作用较低。

3. 动态心电图　动态心电图检查可用于判断是否存在潜在的心肌缺血、心率变化和有无心律失常。Raby 等对 176 例外周血管手术患者术前行 24 小时动态心电图检查，发现有静止缺血表现的 32 例中 12 例（37.5%）发生术后心脏并发症。相反，术前动态心电图未见静止缺血表现的 144 例，仅 1 例发生心脏并发症，提示 24 小时动态心电图检查无心肌缺血和心律失常表现者，围手术期心脏并发症发生率低。但是，ACC/AHA 2007 心血管疾病患者非心脏手术指南中指出，动态心电图对大血管手术后心肌梗死和心源性死亡的预测价值较低，阳性预测价值为 4%~15%，阴性预测价值为 1%~16%，不适用于术前心脏风险的分层评估。

（二）超声心动图

1. 常规超声心动图　常规超声心动图有助于了解心腔解剖结构，可了解心腔大小、室壁厚度、左右心收缩舒张功能，有无室壁瘤和节段性室壁运动障碍、瓣膜功能是否良好，有无异常分流和压差、有无血栓形成以及心包、大血管异常等。若左心室射血分数小于 35% 常提示心功能差，围手术期心肌梗死发生率增高，充血性心力衰竭机会也增多。围手术期采用经食管超声心动图，可动态连续监测上述指标，及早发现心肌缺血、心功能不全。

2. 负荷超声心动图　在进行超声心动图检查时，采用药物或运动使患者心脏产生应激，心率增快，观察心室壁是否出现运动异常或原有室壁活动异常是否加重，有助于诊断冠状动脉狭窄及其严重程度。常用药物有多巴酚丁胺，可辅助使用阿托品，也可使用双嘧达莫。可逐渐增加剂量，使心率增快到预计目标。此项检查患者的耐受性好，适用于不能进行运动耐量试验，休息时 ECG 正常的患者。对术后非致死性 MI 或心源性死亡的阳性预测价值为 0~33%，阴性预测价值为 93%~100%。将负荷超声心动图的缺血阈值与临床危险因素例如稳定型心绞痛、既往 MI、充血性心力衰竭和糖尿病等结合分析，可提高该试验对术后不良心脏事件的预测价值。低于预计心率的 60% 即出现心肌缺血表现同时合并 2 个以上危险因素者，预示术后不良心脏事件的高风险。

（三）放射性核素心肌显像

放射性核素心血管检查可应用不同的心肌显像剂，评价心肌血流灌注和心肌代谢。20 世纪 90 年代，^{99m}锝标记化合物成为心肌灌注显像的主要药物应用至今，其中 ^{99m}锝 - 甲氧基异丁基异腈（简称 ^{99m}Tc-MIBI）较为常用，静脉注射后随血流到达心肌，其心肌分布与局部心肌血流成正比关系。在常规显像时间内，该显像剂的结合是相对牢固的，没有明显地再分布现象。为评价患者在静息时和运动负荷时的心肌血流灌注，则需进行两次注射药物后分别显像。对于可疑的冠心病或心肌缺血患者，需常规进行负荷心肌显像，以提高诊断的敏感性和特异性。心脏负荷试验通常分为运动负荷试验和药物负荷试验，两类方法的效果基本相同。负荷试验目的是为了增加心脏的代谢需求，测试冠状动脉的适应能力和是否诱发心肌缺血，提高正常供血区与病灶区血流分布的差别，并通过心肌显像显示出来。负荷心肌灌注显像可评价接受非心脏手术患者的心肌血流状态，以预测围手术期心脏事件的发生。围手术期心肌梗死的风险程度与可逆性心肌灌注缺损的数目和范围有关。如负荷心肌显像为正常或仅为固定缺损则提示患者为心脏事件低危；而对于有明显的负荷诱发的可逆性缺血患者，应该做冠状动脉造影进一步评价，以降低手术和麻醉风险。在这方面，只是简单地以阳性或阴性对缺血进行定性评价是不够的，还需应用双嘧达莫负荷心肌灌注显像定量分析，区别高度可能的缺血和特别高危的患者，而且对于预测超过围手术期的远期预后也是很有意义的。

（四）冠状动脉影像学诊断

对于胸痛的患者有两种基本的诊断途径，即解剖学诊断和功能性诊断。解剖学诊断可以提供冠状动脉管腔内结构特征的直接放射性成像，如有创冠脉血管造影（CAG）和无创的冠状动脉计算机断层血管造影（简称冠脉 CTA）。

冠状动脉造影是判断冠状动脉病变的金标准，可观察到冠状动脉精确的解剖结构，冠状动脉粥样硬化的部位与程度。同时可进行左心室造影，了解左心室收缩功能、射血分数和左心室舒张末充盈压。通过冠状动脉造影可判断患者是否需接受冠状动脉旁路手术。对拟行非心脏手术的冠心病患者，仅在考虑术前行血管再通术时才建议冠状动脉造影。

冠脉CTA是使用CT成像技术对心脏和冠脉进行2D和3D重建，三维成像的无创影像学检查方法。无创优势推动了冠脉CTA的迅猛发展。冠脉CTA提供的冠脉管腔情况几乎接近有创CAG得到的信息。另外，它能够发现血管壁上存在的非梗阻性粥样硬化斑块。

CTA作为一种无创的血管成像技术，可用于行非冠状动脉心脏手术患者的术前评估。一些小型的研究提示在这些患者中CTA具有很高的准确性。研究发现，CTA对CAD诊断的敏感性为100%，特异性为92%，与之相对应的阴性似然比（negative likehood ratio，NLR）为0.01。

五、术前评估指南

2014年美国心脏病学会/美国心脏协会（ACC/AHA）再次对心脏病患者进行非心脏手术的指南进行了更新，指出心血管疾病患者非心脏手术的术前评估的目的是：①围手术期风险评估，决定是否进行手术或手术术式的选择，包括患者方面的准备；②确定是否有必要改变围手术期管理，如是否改变已有的治疗方案，是否需进行进一步的心血管检查和干预，或者提出有关术后监测的建议；③识别需要长期治疗的心血管疾病或风险因素。推荐多学科共同商议，选择最优的手术地点（例如日间手术还是住院手术）和手术时机。对心血管疾病患者术前评估包括了解心脏疾病的类型、严重程度、对体能的影响等，预估围手术期发生心脏事件的风险，通过评估指导术前制订降低围手术期心血管事件的方案和麻醉管理策略。应重点了解患者病史、症状、体征以及心血管的特殊检查结果，结合患者心脏疾病的严重程度、外科手术的紧急程度、风险大小及患者的体能状况综合评估，同时还需要考虑患者是否伴有其他内科疾病。需要注意的是急诊手术情况下，不需要进行全面的心脏评估，评估的主要目的是为围手术期监测和术后管理提出建议。

（一）心血管危险因素

根据病史、体格检查、各项常规和特殊试验结果预测患者围手术期发生心脏相关并发症的风险高低，而分为高危、中危和低危。

1. 高危　存在至少1项下列危险因素的患者为心脏高危患者，对这类患者，择期非心脏手术应延期进行或取消，直至心脏疾病得到明确诊断和正确处理：①不稳定冠状动脉综合征，包括急性（心肌梗死后7天内）或近期心肌梗死病史（心肌梗死后7~30天）和严重或不稳定心绞痛；②失代偿充血性心力衰竭；③严重心律失常（高度房室传导阻滞、病理性有症状的心律失常、室上性心动过速心室率未得到控制）；④严重瓣膜病变，包括严重的主动脉瓣狭窄（平均跨瓣压>40mmHg，主动脉瓣口面积<1.0cm^2，或者有临床症状）；有临床症状的二尖瓣狭窄（劳力性呼吸困难、晕厥逐渐加重或心功能衰竭）。对冠脉综合征患者，如冠脉造影结果提示需介入或手术治疗，应权衡延迟手术和治疗的风险以决定进一步治疗的方法。见冠心病患者的麻醉章节。

2. 中危　①缺血性心脏病病史；②曾有充血性心力衰竭史或目前存在代偿性心力衰竭；③脑血管病史；④糖尿病；⑤肾功能障碍。

3. 低危　①老年；②心电图异常（左心室肥厚、束支传导阻滞、ST-T段异常）；③非窦性节律（房颤）；④高血压未得到控制。

（二）体能状态

患者的运动能力能反映左心室的储备功能。因此，患者的体能状态也是围手术期和术后远期心脏事件的重要预测指标。代谢当量（metablic equivalent，MET）是一种表示相对能量代谢水平和运动强度的重要指标，以安静且坐位时的能量消耗为基础，是各种活动时相对能量代谢水平的常用指标，可以用来评估患者心肺功能的储备状态。

1MET是指休息时40岁、体重70kg的男性的氧消耗量。以此为基础单位，对不同程度的体力活动可计算出不同的METs。心肺功能储备状态也被分为优秀、良好、中等和差：①优秀的功能状态，体能活动>10METs；②良好的功能状态，体能活动一般可大于7~10MET$_S$；③中等体能状态为4~7MET$_S$；④若体能状态<4MET$_S$，则提示患者体能状态差。储备功能差的患者，围手术期和术后远期心脏风险显著增高，需进一步检查和治疗性评估。由于MET$_S$与患者体力活动时氧消耗密切相关，目前已有不同的体力活动测试出的MET$_S$值（表84-5）。

表 84-5 不同体力活动时的能量需要(METs)

体力活动	METs
休息	1.00
户内行走	1.75
吃、穿、洗漱	2.75
平地行走 100~200m	2.75
轻体力活动、如用吸尘器清洁房间等	3.50
整理园林如耙草、锄草等	4.50
性生活	5.25
上楼或登山	5.50
参加娱乐活动如跳舞、高尔夫、保龄球、双打网球、投掷垒球、足球	6.0
参加剧烈体育活动,如游泳、单打网球、足球、篮球	7.5
重体力活动如搬运重家具、擦洗地板	8.0
短跑	8.0

(三)外科手术危险性

对存在2项以上临床危险因素的患者,必须同时考虑外科手术的心脏风险。血管外科手术对患者血流动力学影响大,且大多数患者常合并冠状动脉疾病。一些非血管的大手术,由于血压、心率、血管内容量的剧烈改变,疼痛、出血、血栓形成、机体氧合状态改变等因素也可导致心脏事件的发生率增加。根据不同类型的非心脏外科手术围手术期心脏风险(心脏原因死亡或非致死性心肌梗死的发生率)分为高、中、低危。

1. 高危手术 心脏风险 >5%。如:①急诊大手术,特别是老年患者;②主动脉或其他大血管手术;③周围血管手术。

2. 中危手术 心脏风险 1%~5%。如:①颈动脉内膜剥脱术;②头、颈部手术;③胸、腹腔内手术;④矫形外科手术;⑤前列腺手术。

3. 低危手术 心脏危险发生率 <1%。如:①内镜操作;②体表手术;③白内障手术;④乳腺手术;⑤日间手术。

根据患者的危险因素、体能状态和外科手术的危险性,2014 年 ACC/AHA 非心脏手术患者围手术期心血管评价指南(图 84-1)可作为判断和处理患者的流程。

六、心血管用药对麻醉的影响

麻醉科医师术前访视中应了解心血管病患者术前长期口服的药物种类、用量,并熟知其可能的副作用和在麻醉当中导致的异常状况,以便术前及时调整并制订正确的麻醉方案。心血管病患者长期口服的药物中可能对麻醉产生影响的主要如下。

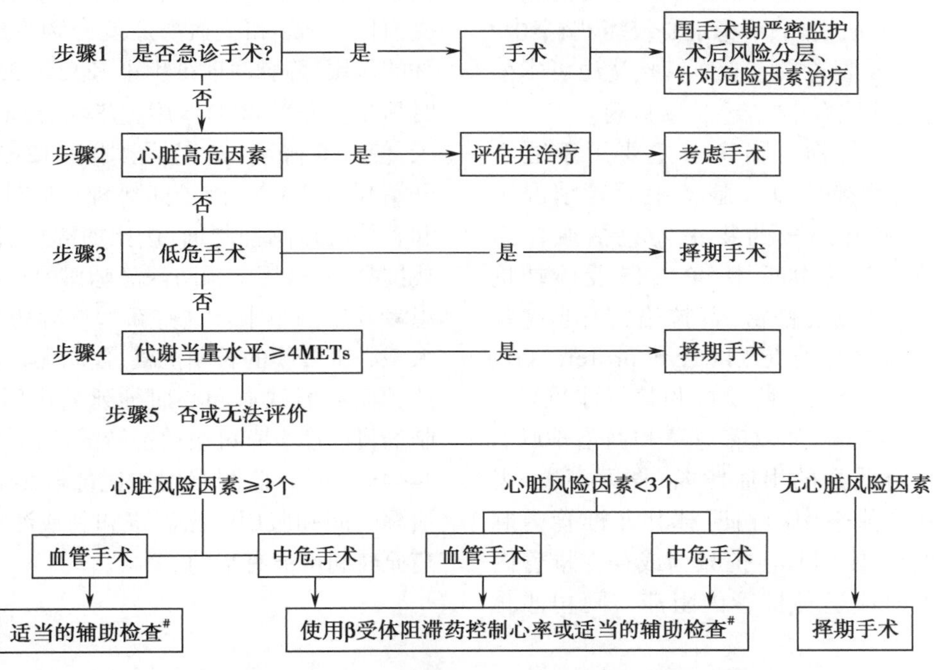

图 84-1 心血管疾病患者进行非心脏手术围手术期心血管评估指南(ACC/AHA 2014)
#:对改变治疗策略有所帮助的心脏特异性检查。

（一）抗高血压药

1. 利血平　利血平可耗竭交感神经末梢的肾上腺素、去甲肾上腺素和多巴胺，从而使麻黄碱、间羟胺这类通过使神经末梢释放儿茶酚胺而间接起作用的升压药无效，还可导致患者对去氧肾上腺素、异丙肾上腺素、去甲肾上腺素、肾上腺素和多巴胺这类直接起作用的儿茶酚胺类药敏感性增强，出现严重的高血压和心动过速。因此，服用利血平的患者术中出现低血压、高血压或心动过缓时，应分别小剂量滴定使用直接作用的血管加压药、血管扩张药或正性变时性药物。

2. ACEI 和 ARB　服用血管紧张素转化酶抑制剂（angiotension converting enzyme inhibitors，ACEI）和血管紧张素受体阻滞剂（angiotension receptor blockers，ARB）的患者易在麻醉诱导时和手术后出现严重的低血压。

3. β 受体阻滞药　β 受体阻滞药对高危心脏患者可降低围手术期心血管不良事件的发生率，然而，对于中、低危心脏病患者使用固定剂量的 β 受体阻滞药可增加低血压、脑卒中的发生率。

4. 钙通道阻滞药　钙通道阻滞药中的硝苯地平可与吸入麻醉药和麻醉镇痛药协同，降低外周血管阻力，导致低血压。维拉帕米则可抑制房室传导和心肌收缩力，导致低血压。

（二）抗凝药

临床上须预防性使用抗凝药的常见情况包括：深静脉血栓、心肌梗死、不稳定心绞痛、脑卒中、房颤和心脏机械瓣膜置换。心血管疾病患者术前常用的抗凝药包括抗血小板药、抗凝血药。

1. 抗血小板药物　临床上主要用于冠心病、冠脉内介入治疗后以及脑卒中后等情况下的维持治疗。抗血小板药物主要包括血栓素 A2（TXA2）抑制剂阿司匹林、P2Y12 受体拮抗剂包括噻吩吡啶（氯吡格雷、普拉格雷）、非噻吩吡啶类（替格瑞洛）、糖蛋白（glycoprotein，GP）Ⅱb/Ⅲa 受体抑制剂（阿西单抗和替罗非班），以及磷酸二酯酶抑制剂（如双嘧达莫和西洛他唑）。①如果患者没有明显的出血倾向（皮下瘀斑、齿龈出血），术前单独服用阿司匹林并非椎管内麻醉的禁忌，如合并使用其他抗凝药或存在椎管内血肿高危因素时应避免椎管内阻滞。阿司匹林需停药 7 天血小板功能尚可恢复正常。眼科、神经外科手术必须停药 7~10 天；②氯吡格雷引发硬膜外血肿的概率尚不明确，如欲行硬膜外阻滞，建议术前 5~7 天停药；在冠脉支架（BMS 或 DES）植入后的前 4~6 周内接受紧急非心脏手术的患者，双重抗血小板治疗（DAPT）应继续使用，除非出血的相对风险大于预防支架血栓形成的益处。对于接受了冠状动脉支架治疗且必须进行手术的患者，如果需要终止 P2Y12 血小板受体抑制剂治疗，建议尽可能继续服用阿司匹林，术后应尽快重启 P2Y12 血小板受体抑制剂。围手术期抗血小板治疗的管理应由外科医师、麻醉科医师、心脏病医师和患者协商，共同权衡出血与支架血栓形成的相对风险。没有进行过冠状动脉支架置入术的患者，当潜在的心脏事件发生风险大于出血风险时，继续服用阿司匹林是合理的。

2. 抗凝血药　①低分子肝素（low molecular weight heparin，LMWH）常用于预防和治疗下肢深静脉血栓。椎管内穿刺应在预防剂量的 LMWH 后 10~12 小时或治疗剂量的 LMWH 后 24 小时。术中 LMWH 的应用最好在麻醉穿刺置管操作后至少 2 小时，穿刺过程发现硬膜外穿刺针有血染，手术后 LMWH 应推迟应用。拔硬膜外导管应在暂停 LMWH 后 12 小时；②华法林常用于心脏机械瓣膜置换术后的长期抗凝。新鲜冰冻血浆、重组凝血因子Ⅶa 和凝血酶原复合物可迅速拮抗华法林的作用，静脉注射维生素 K_1 2.5~25mg 可在 6 小时后拮抗华法林的作用。华法林通常术前停药 4 天，使 INR 降至 1.5 以下。术后 12~24 小时后重新开始服用。③Xa 因子抑制剂（阿哌沙班、利伐沙班）和直接凝血酶抑制剂（达比加群）是目前口服的替代抗凝剂，被用于预防深静脉血栓形成和预防房颤患者发生脑卒中。这些新型抗凝药不能可靠用于人工心脏瓣膜的长期抗凝，也尚无证据证实可以有效预防心肌缺血和心肌梗死的作用。Xa 因子抑制剂目前还没有可快速逆转的药物，建议术前停药 24~48 小时。监测服用达比加群患者的部分凝血活酶时间和服用阿哌沙班和利伐沙班患者的凝血酶原时间可能有帮助。

7

第二节 麻醉前准备与用药

一、调整心血管用药

心血管疾病患者术前常用的心血管用药包括抗高血压药、抗心律失常药、洋地黄类药、利尿剂等。抗心律失常药、抗高血压药应继续应用至手术日。突然停用β受体阻滞药、中枢作用的抗高血压药(甲基多巴、可乐定)、硝酸甘油或钙通道阻滞药会引起心肌缺血、高血压和心律失常。因此,原则上均不能随便停药。ACEI和ARB类抗高血压药建议手术当天停用,否则麻醉后有可能发生严重的低血压。利血平或利血平复方制剂术前需停药一周以上,避免术中出现难治性低血压,或儿茶酚胺类药物引起的血压剧烈波动。

(一) 洋地黄类药

用于治疗充血性心力衰竭、房颤或房扑等,以改善心功能不全和控制心室率,目前多用地高辛。洋地黄类药由于治疗窗小,逾量会引起心律失常如室性期前收缩、不同程度的房室传导阻滞、房性心动过速甚至室颤。术前应测定地高辛血药浓度以便结合临床实际情况调整药量。低钾血症会加重洋地黄类药致心律失常作用,因此要注意血钾水平,尤其是急性低钾血症影响更大。目前一般主张在术前1天或手术当天停止服用地高辛,然后术中、术后按具体情况经静脉用药。如服用地高辛的目的是控制快速房颤的心室率,则手术当天仍旧服用。

(二) 利尿药

常用噻嗪类利尿药治疗心功能不全、充血性心力衰竭,纠正体液过度负荷。因为利尿药缓解心力衰竭症状最为迅速而确切,所有有症状的心力衰竭患者,均需应用。但较长时间应用会引起低钾血症。通常用药2周以上,即使血钾在正常范围,体内总钾量常会下降30%~50%,应重视术前补钾并维持血钾在3.5mmol/L以上。此外,血容量不足也不能忽视,显著利尿会使血容量减少,心输出量降低,组织灌注不足,造成麻醉期间低血压,因此应适当纠正容量。目前,已有大量证据表明,神经内分泌的激活在慢性心力衰竭的发生发展中起关键作用。

国际心力衰竭治疗指南的综合意见是:①所有心力衰竭患者,均需应用ACEI,并建议与利尿剂合用。ACEI可抑制利尿剂引起的神经内分泌激活,而利尿剂可加强ACEI缓解心力衰竭症状的作用;②轻度心力衰竭选择噻嗪类利尿药;③中度以上一般均需应用袢利尿剂,必要时可合用,二者有协同作用。此外,保钾利尿剂纠正低钾血症,优于补充钾盐。

螺内酯是醛固酮受体拮抗剂,对抑制心肌间质纤维化可能有作用,因此,优于其他的保钾利尿剂。小剂量螺内酯(25mg/d)与ACEI以及袢利尿剂合用,可作为严重充血性心力衰竭患者的术前准备。利尿剂可持续服用至手术当日,原因是长期使用利尿剂后其主要作用是扩张小动脉,突然停用利尿剂会影响术中尿量的监测和评估。

(三) β受体阻滞药

β受体包括分布于心肌的β_1受体和分布于支气管及血管平滑肌的β_2受体。心肌上的β受体中约有20%~25%为β_2受体。β受体阻滞药具有抑制窦房结、房室结及心肌收缩力的功能,即所谓负性频率、负性传导和负性肌力作用。其中负性频率和负性肌力效应可明显降低心肌耗氧量而对心绞痛患者有益。对房室结的抑制作用主要用于室上性心动过速的治疗,或在心房纤颤时控制心室率。β受体阻滞药对于除变异性心绞痛以外的缺血性心脏病所有阶段都是一项有效的治疗措施,并可降低心肌梗死急性期及梗死后的死亡率。

不同的β受体阻滞药的显著差异在于药代动力学。药物半衰期从10分钟左右到30小时以上不等,脂溶性或水溶性也不同,不同制剂的副作用也有差异。应根据药物的特性和患者具体情况选择合适的β受体阻滞药,以求将副作用减至最小。例如,对于有慢性阻塞性肺疾病的患者应使用具有心脏选择性的制剂;伴凌晨发作心绞痛的患者则需要超长效的β受体阻滞药;而对于一个四肢厥冷或休息时心动过缓的患者,具有扩血管特性的β受体阻滞药可能更有益。

β受体阻滞药的副作用主要有3种:①平滑肌痉挛(导致支气管痉挛和肢体厥冷);②过度的心脏抑制作用(导致心动过缓、心脏传导阻滞、过度负性肌力作用);③通过血-脑屏障(导致失眠、抑郁)。

因此β受体阻滞药的使用有其禁忌证。其绝对禁忌证有：①严重心动过缓、高度心脏传导阻滞、明显左心室衰竭；②严重哮喘或支气管痉挛。对于任何患者在给予β受体阻滞药治疗前应询问过去或现在有无哮喘。若忽视这条规则，可能产生致命后果；③严重抑郁；④坏疽、皮肤坏死、严重或恶化的间歇跛行、休息痛等外周血管疾病、雷诺现象。

通常认为β受体阻滞药对变异性心绞痛无效甚至有害。变异型心绞痛的性质与卧位型心绞痛相似，也常在夜间发作，但发作时心电图表现不同，显示有关导联的ST段抬高，而与之相对应的导联中则ST段压低（其他类型心绞痛则除aVR及V_1外各导联ST段普遍压低）。目前已有充分资料证明，变异型心绞痛是由于在冠状动脉狭窄的基础上，该支血管发生痉挛，引起心肌缺血所致。但冠状动脉造影正常的患者，也可由于该动脉痉挛而引起变异型心绞痛。冠状动脉的痉挛可能与α肾上腺素能受体受到刺激有关，患者迟早会发生心肌梗死。β受体阻滞后，α受体活性增强，可能导致冠脉痉挛。钙拮抗剂是变异性心绞痛的标准治疗，具有非常好的临床效果。

β受体阻滞药的主要作用有：①抗高血压作用：与此类药物降低心输出量、抑制肾素释放和血管紧张素Ⅱ产生、阻断能增加交感神经末梢释放去甲肾上腺素的突触前α受体，以及降低中枢缩血管活性等作用有关；②抗心肌缺血作用：减慢心率、降低心肌收缩力和收缩压从而使心脏耗氧减少；心率减慢导致舒张期延长，可增加心脏的血液灌注；③阻断肾小球旁细胞β_1受体，抑制肾素释放和血管紧张素Ⅱ、醛固酮的产生，亦即对肾素-血管紧张素-醛固酮系统（RAAS）也有一定的阻断作用；④改善心脏功能和增加左心室射血分数（LVEF）：β受体阻滞药改善心脏功能是由于减慢心率从而延长心室舒张期充盈时间和冠状动脉舒张期灌注时间，减少心肌氧需求，抑制儿茶酚胺诱导的脂肪组织游离脂肪酸释放，改善心肌能量代谢，上调β肾上腺素能受体，以及降低心肌过氧化应激；⑤抗心律失常作用：此类药物具有心脏直接电生理作用，可减慢心率，抑制异位起搏点自律性，减慢传导和增加房室结不应期。还通过下调交感活性和抗心肌缺血作用，提高室颤阈值，改善压力反射，以及防止儿茶酚胺诱导的低钾血症等发挥作用。可用于治疗有症状的窦性心动过速（焦虑、MI后、HF、甲状腺功能亢进）、室上性快速心律失常、房扑、心房颤动及室性心律失常（急性心肌梗死、围手术期、心力衰竭、心肌病及心肌缺血相关）；⑥此外，近期研究发现β受体阻滞剂还能抑制β肾上腺素能通路介导的心肌细胞凋亡，抑制血小板聚集，减少对粥样硬化斑块的机械应激，防止斑块破裂，促进β肾上腺素能通路重新恢复功能，改变心肌的基因表达，如肌浆网Ca^{2+}-ATP酶的mRNA和α-肌球蛋白重链mRNA的表达增加，β肌球蛋白重链mRNA的表达下降。最后，某些β受体阻滞药，如卡维地洛，还有显著的抗氧化和抗平滑肌细胞增殖作用。

早先临床研究提示，围手术期β受体阻滞药可降低心血管疾病患者非心脏手术围手术期心脏事件的发生率，尤其是高危心血管疾病患者，如每治疗2.5~6.7例患者可以防止1例围手术期缺血事件的发生，每治疗3.2~8.3例患者就可以防止1例MI、心血管死亡或者其他全因死亡的发生。但后续的研究，包括规模最大的POISE研究，其结论并不一致。不过，最近有研究提示，只有将心率控制在100次/min以下，β受体阻滞药才能显示出明显的心脏保护作用，心率<65次/min的患者较之心率>65次/min者心血管事件发生率明显降低；术后短期（72小时内）控制心率不能降低心脏事件的发生率；为达到短期内控制心率的目的，加大β受体阻滞药的用量只会适得其反，心动过缓和HF的发生率增加。对术前规律服用β受体阻滞药的患者围手术期应继续服用。对于行血管手术的患者或术前检查提示存在心肌缺血的患者，建议至少在术前7天开始根据心率和血压滴定使用β受体阻滞药，控制目标是心率在60~80次/min，并且无低血压发生。对于存在1项以上中危因素的血管手术以及中危手术的患者，可根据情况考虑术前7天开始β受体阻滞药滴定治疗，但对于已有失代偿心衰和围手术期脑卒中风险的患者除外。强调β受体阻滞药的滴定使用，常规术前大剂量的β受体阻滞药对平时未服用β受体阻滞药的患者会增加围手术期脑血管意外的发生率。目前，尚缺乏关于围手术期使用不同种类β受体阻滞药疗效差异的比较性研究。回顾性分析1992年到2002年围手术期使用β受体阻滞药的3.7万例、年龄超过65岁的患者，结果发现使用阿替洛尔较之美托洛尔，MI或死亡的比率明显降低。

（四）钙通道阻滞药

关于围手术期钙通道阻滞药作用的Meta分析

显示，地尔硫䓬具有降低围手术期心肌缺血、心肌梗死和室上性心动过速发生率的作用，二氢吡啶类无此作用。维拉帕米可减少室上性心动过速的发生，但是对心肌缺血的发生无保护作用。由于硝苯地平对心脏传导、节律和心肌收缩的抑制作用不及维拉帕米显著，因此在心功能正常或左心室功能轻度抑制患者，硝苯地平与β受体阻滞药联合应用仍属安全。但要注意硝苯地平的降压作用会被β受体阻滞药加强而造成不良结果。在所有的钙通道阻滞药中，维拉帕米一般不主张与β受体阻滞药联合应用。尤其是存在传导异常或左心室功能受损者。

（五）他汀类药物

他汀类药物（statins）是羟甲基戊二酰辅酶A还原酶抑制剂，此类药物通过竞争性抑制内源性胆固醇合成限速酶还原酶，阻断细胞内羟甲戊酸代谢途径，使细胞内胆固醇合成减少，从而反馈性刺激细胞膜表面（主要为肝细胞）低密度脂蛋白（low density lipoprotein，LDL）受体数量和活性增加、使血清胆固醇清除增加、水平降低。他汀类药物具有改善血管内皮功能、减轻血管炎症、稳定动脉粥样硬化斑块的作用。对于高危心血管疾病患者围手术期使用他汀类药物具有减少心血管事件发生，降低死亡率的作用。对于常规服用他汀类药物的心血管疾病患者行非心脏手术时他汀类药物应继续应用，对于行血管手术的患者无论是否合并心脏疾病均可考虑使用他汀类药物，对于具有1项以上心脏危险因素的患者行中危手术时也可考虑服用。

二、麻醉前用药

心脏病患者非心脏手术麻醉前用药的主要目的是解除患者对手术的焦虑、紧张情绪，应根据患者的心脏病类型、病理生理改变、心功能状态等因素综合考虑选择合适的药物。由于苯二氮䓬类药对呼吸循环影响较小，可用咪达唑仑7.5mg术前2小时口服或0.05~0.075mg/kg术前30分钟肌内注射。高血压、冠心病患者应酌量增加手术前用药量，哌替啶1mg/kg（或吗啡0.1mg/kg）加氟哌利多2.5~5mg肌内注射，以缓和气管插管时的应激反应。中枢作用的α_2肾上腺素能受体激动剂如可乐定具有抗焦虑、镇静、镇痛、止吐、减少唾液腺分泌和稳定血流动力学作用，常用5μg/kg术前1.5小时口服。但心力衰竭、低血容量、房室传导阻滞或窦房结功能不全患者则不宜使用。心功能差的患者术前用药应减量，可考虑入手术室开放静脉，监护吸氧情况下静脉滴定使用小剂量咪达唑仑和/或吗啡。

三、术前准备和监测

心血管疾病患者进行非心脏手术，术中和术后监测应该依据患者心脏病变状况、手术类型、创伤大小及时间、急诊或择期手术、监测装备、技术水平、有否SICU供术后监测治疗以及成本效益分析而采取不同的监测项目。

一般心脏病患者心功能良好，进行中、低危择期手术，可选择常规标准监测，包括无创血压、脉搏、血氧饱和度、连续心电图以及呼吸功能监测。

冠心病患者应常规开启Ⅱ导联和V_5导联的心电图和ST段监测。

病情较重患者或一般心脏病患者施行高危手术，术中预计血流动力学波动较大时，除上述监测外应作有创动脉压和中心静脉压监测，并插入导尿管监测尿量和进行体温监测。

严重心功能不全或心脏病变严重，特别是左、右侧心脏功能损害程度不明确，除上述监测外，可考虑置入肺动脉导管进行肺动脉压、肺毛细血管楔压和心输出量的监测，从而对血流动力学的评判具有较全面的依据，有利于调整麻醉和指导临床治疗用药。

所有患者均应随时按需作动脉血气分析、pH、血液生化和电解质测定。备好各种抢救药物及装备，建立良好的静脉通路。近年来出现了一些根据呼吸变异导致的动脉压和脉搏波形的变化来预测患者对液体治疗的反应性以及估计心功能状态的动态血流动力学参数，包括动脉压变异（pulse-pressure variations，PPVs）、脉搏氧体表描记图波形幅度变异（respiratory variation in the plethysmographic waveform amplitude，ΔPOP），每搏输出量变异（stroke volume variation，SVV）以及脉搏灌注变异指数（pleth variation index，PVI）等，以及基于胸腔电生物阻抗法（thoracic electrical bioimpedance，TEB）的无创心功能监测和基于动脉压的连续心输出量（FloTrac/VigileoTM），对心功能较差的心血管疾病患者的麻醉实施具有指导作用。经食管超声心动图（TEE）可监测心室舒张末期内径大小改变、收缩舒张功能、心肌节段性运动障碍和急性、慢性瓣膜病变，目前认为，TEE对于非心脏手术的应用价值主要在于术中急性血流动力学改变的快速判断。

第三节　麻醉原则与选择

心血管疾病患者非心脏手术的麻醉选择主要依据手术类型、手术区域、患者的合并疾病、心脏病类型、心功能状态以及抗血小板，抗凝治疗的方案等因素综合考虑。无论何种心脏疾病，麻醉时首先应保持心肌氧供/需之间的平衡。影响心肌氧供需的主要因素见表84-6。

表84-6　影响心肌氧供需的因素

心肌氧供降低	心肌氧需增加
1. 冠脉血流量降低	1. 心动过速
心动过速	2. 心肌壁张力增加
舒张压过低	前负荷增加
前负荷增加	后负荷增加
低碳酸血症	3. 心肌收缩力增加
冠状动脉痉挛	
2. 血液氧含量降低	
贫血	
低氧血症	
2,3-DPG降低	

在明确上述关系的基础上，麻醉实施时应特别注意以下问题：①心动过速不仅增加心肌氧耗，且会使心肌氧供减少，对有病变心脏甚为不利，应力求预防和积极针对病因处理；②避免心律失常，心律失常可使心输出量降低，并使心肌氧耗增加；③保持适当的前负荷是维持血流动力学和血压稳定的基础。血压显著的升高或下降均应避免。因此，升压药与降压药的应用要及时，并注意适应证和用法用量；④避免缺氧和二氧化碳蓄积，或$PaCO_2$长时间低于4kPa；⑤及时纠正电解质和酸碱紊乱；⑥避免输血、输液过多引起心脏前负荷增加造成氧供/耗失平衡和肺间质体液潴留过多影响气体交换，同时也要防止输血、输液不足造成低循环动力；⑦加强监测，及早处理循环功能障碍的先兆和各种并发症；⑧尽可能缩短手术时间并减少手术创伤；⑨良好的术后镇痛。

心血管疾病患者手术麻醉选择应依据手术部位、类型、手术大小以及对血流动力学影响等全面考虑，选择适合的麻醉方式，力求达到：①镇痛完善；②不明显影响心血管系统的代偿能力；③对心肌收缩力无明显的抑制；④保持循环稳定，各重要脏器如心、肺、脑、肝、肾的血流量不低于正常生理限度；⑤不增加心肌氧耗量和心律失常发生率。

一、监护麻醉管理

监护麻醉管理（monitored anesthetic care，MAC）是指在局部麻醉的基础上由麻醉科医师在监护的条件下适当辅助镇静、镇痛药物。对局部麻醉的心血管疾病患者，实施监护麻醉管理可提高患者的安全性。前提是局部麻醉必须可以提供良好的镇痛，由于局部麻醉效果不满意而盲目追加静脉镇痛、镇静药物会陡增心脏负担和风险性。局部麻醉仅能完成体表、肢体小手术。注意局部麻醉药的用量和用法，局部麻醉药中可不加入肾上腺素，避免引起心动过速。为增强局部麻醉效果，按需静脉注射吗啡、芬太尼、舒芬太尼和右美托咪定辅助局部麻醉。

二、区域阻滞

椎管内阻滞可以降低心脏前、后负荷，降低术后血栓栓塞的发生率，胸段硬膜外麻醉还可以扩张冠状动脉，理论上可降低围手术期心肌缺血的发生率。大样本的临床研究发现，与全身麻醉相比，区域阻滞（包括椎管内麻醉、周围神经阻滞）不能降低心血管疾病患者非心脏手术围手术期心肌梗死、心律失常和充血性心力衰竭的发生率。但是，良好的硬膜外镇痛对减少术后疼痛导致的心动过速效果确切。有研究证实，曾发生过心肌梗死的患者，在蛛网膜下腔阻滞下行经尿道前列腺根治术，再次心肌梗死发生率小于1%，而全身麻醉下手术时心肌梗死发生率为2%~8%，并在全髋置换患者得到同样证明。究其原因，可能此项麻醉使术中出血减少，降低了血栓形成和栓塞机会，对肺功能影响较小以及术后良好镇痛，提示区域阻滞可能对陈旧性心肌梗死的患者有益。

骶麻对血流动力学无显著影响，阻滞完全，可用于肛门、会阴区手术和膀胱镜检查等。

蛛网膜下腔阻滞，若阻滞平面控制欠妥，对血流动力学影响大，会引起血压急剧下降，用于心血管疾病患者有一定危险，因此仅适用于会阴、肛门和下肢手术，且应避免高平面阻滞。但蛛网膜下腔阻滞用药量小，阻滞完全是其优点。

连续硬膜外阻滞可分次小剂量经导管注入局部麻醉药液，阻滞范围可以适当控制，对血压影响也较缓和。术中加强管理，适当补充液体联合应用血管加压药，维持血流动力学相对稳定并不困难。术后可保留导管进行镇痛，效果确切，尤其对危重患者有利，可减少心、肺并发症。2014 年 ACC/AHA 对非心脏手术患者围手术期心血管的评估和管理指南关于麻醉选择的推荐意见指出，椎管内麻醉用于术后镇痛，可有效减少腹主动脉瘤患者发生心肌梗死，术前硬膜外镇痛可降低髋部骨折患者术前心脏事件发生率。

三、全身麻醉

心脏病患者进行非心脏手术，全身麻醉是经常采用的麻醉方法。对病情严重、心功能储备差、手术复杂、术中会引起显著的血流动力学不稳定以及预计手术时间冗长的患者均主张采用气管内全身麻醉，可维持呼吸道畅通，有效地给氧和通气，术中遇有意外事件发生，抢救复苏均较方便。

1. 全身麻醉诱导　应充分给氧，理想的全身麻醉诱导应该是迅速，平稳而无兴奋，使患者从清醒状态进入适当的麻醉深度，对交感和副交感神经系统不发生过分的兴奋或抑制，尽量减小对血流动力学影响，要注意由于气管插管所造成强烈应激反应的不良后果。常用药物：①静脉诱导药如咪达唑仑、硫喷妥钠、依托咪酯，丙泊酚和氯胺酮均各有利弊，优劣也是相对而言，重点在于药物的使用方法，麻醉实施者应该根据患者不同情况灵活掌握达到扬长避短；②为了缓和气管插管时的应激反应，应该加用适量的阿片类药。瑞芬太尼起效时间短，适合于麻醉诱导期，常用剂量 0.5~1μg/kg。也可使用芬太尼 2.5~5μg/kg 或舒芬太尼 0.25~0.5μg/kg，并按需加小剂量 β 受体阻滞药艾司洛尔 0.25~0.5mg/kg 或拉贝洛尔 2.5~5mg 以及利多卡因 1mg/kg；③肌松药可用氯琥珀胆碱或快速起效的非去极化肌松药如罗库溴铵。

2. 麻醉维持　用强效吸入全身麻醉药如异氟烷、地氟烷和七氟烷等，通过调节吸入麻醉药浓度可迅速、方便地调整麻醉深浅。所有强效吸入全身麻醉药当吸入浓度超过 1.0MAC 均会抑制心肌，扩张动静脉血管和抑制交感活动，使心肌氧耗减少，对患者有益。问题是这些药同样会抑制心血管功能，特别是心血管功能储备有限的患者，往往在未达到适当的麻醉深度之前就可引起心血管系统的抑制。

联合使用阿片类镇痛药可降低吸入麻醉药的 MAC：①一般采用低或中等剂量芬太尼全身麻醉；②吗啡起效缓慢，作用时间长，比较适合于麻醉维持，可提供良好的术后镇痛。缺点是组胺释放，对肾功能不全的患者，吗啡的代谢产物 6- 葡萄糖酸吗啡可在体内蓄积，引起呼吸抑制等并发症；③阿芬太尼和舒芬太尼都可安全用于心脏病患者。

任何一种吸入麻醉药或全凭静脉麻醉均可应用于心血管疾病患者的非心脏手术。以往有对异氟烷会引起冠状动脉窃血问题的争论，但至今临床尚无可信赖的证据。事实上异氟烷用于血管外科或心脏外科患者麻醉，围手术期心脏并发症或心肌缺血意外发生率并无增加。

四、联合麻醉

在硬膜外阻滞基础上加用全身麻醉而形成的联合麻醉于 20 世纪 80 年代中期在国内有开展，近年来已广泛应用于临床。硬膜外阻滞加全身麻醉气管插管和机械通气用于上腹部手术、大血管手术和胸科手术在欧洲同样获得了普遍采用。由于此种联合麻醉技术会增加手术期间处理的复杂性，因此要求麻醉工作者有一定的技术与经验。

心脏病患者进行胸腹部手术，采用联合麻醉只要配合恰当，用药合理，并注意容量调整，确有优点可取。对缓和术中应激反应，稳定心率和血流动力学有益，麻醉操作并不困难，术后可保留硬膜外导管供术后镇痛，可降低危重患者术后呼吸和循环系统并发症。

已知，支配心脏的交感神经激活引起冠状动脉收缩是引起心肌缺血的主要因素。硬膜外阻滞，尤其是高位硬膜外阻滞不仅可消除外科手术带来的伤害性刺激引起的交感肾上腺素能反应，且可不同程度的阻滞支配心脏的交感活动，消除冠状动脉反射性的收缩。在高血压和冠心病患者采用联合麻醉，虽然麻醉和手术期间低血压机会增多，但血压波动尤其是高血压机会少见，只要及时补充、调整容量，采用血管活性药预防和处理，麻醉管理一般并不困难。

文献报道，有严重冠状动脉病变患者行冠状动脉造影，硬膜外阻滞可增加狭窄段冠状动脉内径，而对非狭窄区冠状动脉则无影响，同时不改变冠状动脉灌注压、心肌血流、氧消耗和乳酸摄取。同样在血管外科手术患者，硬膜外阻滞联合全身麻醉与单纯全身麻醉（芬太尼 / 咪达唑仑 /N_2O）相比，前者的室壁活动异常并无增加。Yeager 等在高危患者术中、术后采用硬膜外阻滞比单纯全身麻醉术后用阿片类药静脉镇痛时围手术期并发症显著降低。联合麻醉，术后采用硬膜外镇痛，患者苏醒质量高，可早期拔管，心肌缺血、心律失常和高血压机会也少。Liem 等在冠状动脉旁路手术患者进行了随机对照研究，胸部硬膜外阻滞用布比卡因（0.375% 8ml）加静脉舒芬太尼联合麻醉与舒芬太尼 / 咪达唑仑 /N_2O 全身麻醉比较，联合麻醉时术中术后血流动力学不稳定和心肌缺血机会明显减少。但是，临床研究的结果表明联合麻醉和单纯全身麻醉对患者的术后死亡率和严重并发症发生率无明显差别。无论采用何种麻醉方式，合理的麻醉方案，细致的麻醉管理是提高围手术期安全性的关键。

第四节　各种心脏病非心脏手术麻醉的特点

心脏病患者由于病变种类和性质不同，引起病理生理和血流动力学改变也各异，因此麻醉科医师应对病史、体检和有关各项检查结果有充分认识，对心肺功能作出正确的判断和评估。

一、先天性心脏病

（一）病理生理改变

先天性心脏病的临床表现，取决于心内分流和阻塞性病变引起的解剖和生理变化。根据肺血流特点将先天性心脏病简单的分为：

1. 肺血流增多型疾病　房间隔缺损、室间隔缺损和动脉导管未闭等。肺血流增多通常由于存在左向右分流引起，为了维持正常的体循环血流，需增加心输出量，导致心室容量负荷增加和心脏储备下降。肺血流增加引起肺血管增粗以及扩大的左心房可压迫大小气道和左总支气管。肺血流增加后期可因肺血管的渐进性病变导致肺动脉高压。

2. 肺血流减少型疾病　导致氧合不足，如法洛四联症、肺动脉瓣闭锁、三尖瓣闭锁、艾伯斯坦畸形等。这些患者由于心内右向左分流或完全性动静脉血混合（大动脉转位）都存在发绀。

3. 流出道阻塞性疾病　如主动脉瓣狭窄、肺动脉瓣狭窄、主动脉缩窄、向心性间隔肥厚等。心脏做功增加、心室肥厚和缺血、心肌氧供需失衡，麻醉和手术期间容易发生心律失常。

（二）术前评估

术前评估应了解先天性心脏病的类型，心内分流和阻塞性病变的程度，心肺功能受损的程度，还应注意是否同时存在其他重要器官先天畸形。提示心肺受损有较大危险性的指标包括：

1. 慢性缺氧（SaO_2<75%）。
2. 肺循环 / 体循环血流比 >2.0。
3. 左或右室流出道压力差 >50mmHg。
4. 重度肺动脉高压。
5. 红细胞增多，Hct>60%。

通常先天性心脏病临床症状较轻和心功能良好的患者，对麻醉和手术有良好耐受性。行非心脏手术高风险的患者包括：①肺动脉高压；②严重的主动脉瓣或瓣下狭窄及未根治的法洛四联症；③充血性心力衰竭、心律失常、晕厥和运动量减少等。先天性心脏病患者若已进行过手术纠治，术后心功能良好，则与常人无异；若未作矫治而需行非心脏手术，一般而言，发绀型患者比非发绀型麻醉和手术危险性大。

大约有 30% 的先天性心脏病患儿合并有心外畸形，心外畸形可显著增加患儿死亡率。因此，术前需仔细检查是否合并有其他畸形。另一重要的术前评估是患儿有无困难气道。先天喉软骨发育不良可能是困难气道，且术后可能拔管困难。外科手术后长时间气管插管也可导致获得性喉气管狭窄，导致拔管后呼吸困难。婴幼儿气道狭窄常被误判为哮喘和其他呼吸道疾病。

（三）麻醉处理要点

全身麻醉药物均有负性肌力作用，需进行合适的血流动力学监测。任何药物都非绝对禁忌。心室功能受限的患者以舒芬太尼（0.25~0.30μg/kg）麻醉诱导，血流动力学较稳定。心室功能正常的患者可滴定给予镇静药咪达唑仑（0.1mg/kg）和丙泊酚（1~3mg/kg）。术中较大剂量舒芬太尼维持也有利于术后机械通气。了解先天性心脏病的循环生理特征，有助于管理好先天性心脏病患者的非心脏手术麻醉。

1. 肺血流增多型病变 麻醉期间外周血管阻力适当降低(如硬膜外阻滞或较深全身麻醉),血压适度下降反可缓和左向右分流,改善肺淤血。

2. 肺血流减少型病变 增加肺血管阻力会增加右向左分流,加重发绀,因此气管内全身麻醉时,气道压力不宜持续过高,亦应避免缺氧和二氧化碳蓄积。外周阻力降低,血压下降同样增加右向左分流,因此在选用椎管内麻醉时要特别注意预防血压下降。全身麻醉诱导可选用氯胺酮。遇有血压过度下降可选用去氧肾上腺素 0.1~0.2mg 或甲氧明 2~3mg 静脉注射。增加吸入氧浓度一般并不能改善发绀。由于右向左分流,肺血流量减少,理论上吸入麻醉药作用缓慢,而静脉麻醉药效应可变得强而迅速。

3. 阻塞型先天性心脏病 应注意左室流出道梗阻患者,麻醉期间应保持冠脉灌注压和心脏的正性肌力状态,在主、肺动脉狭窄,心脏射血能力(每搏量)主要依靠心室充盈和变力状态,过分的心脏抑制、低血容量和缺乏合适的心房收缩时间都应避免。应维持窦性心律、正常血容量,适当的外周血管阻力以保持足够的冠脉灌注压。慎用正性肌力药以及硝酸酯类药和外周血管扩张药,避免加重流出道梗阻。

4. 已行 Fontan 手术或改良 Fontan 手术的患者,具有特殊的循环生理特征,上腔静脉和下腔静脉的血液没有经过右心室,而是直接经肺动脉进入体循环,腔静脉与肺动脉的压力差决定了肺血流量,也是心输出量的前负荷。一旦 Fontan 循环失去平衡,患者血氧饱和度下降,继而心输出量下降。任何增加肺血管阻力和增加胸内压,影响静脉回流的因素都应避免。术后尽快恢复自主呼吸对患者有利。

美国心脏协会(AHA)和美国心脏病学会(ACC)共同发布了 2008 年先天性心脏病患者的管理指南。这些指南指出,Fontan 术后、重度肺动脉高压、发绀、心功能不全、心瓣膜病、慢性抗凝治疗、心律失常等临床相关症状均属于“高危”患者,应转入可进行心脏病治疗的医疗中心进行非心脏手术。

二、瓣膜性心脏病

(一) 瓣膜性心脏病概要

主要是由于炎症、先天性病变、退行性病变、缺血性坏死以及创伤等原因导致瓣膜结构或功能的异常,导致瓣口的狭窄和 / 或关闭不全。目前我国的心脏瓣膜疾病主要由风湿性心脏病所致,以累及左侧心脏瓣膜为多见,单独二尖瓣病变约占 70%,二尖瓣合并主动脉瓣病变约占 25%,单独主动脉瓣疾病约占 2%。心脏瓣膜病变的共同起点都是通过瓣膜的血流发生异常,导致心腔内容量或压力负荷增加,心脏通过结构和功能的代偿机制来维持有效的心输出量。代偿机制受限时出现失代偿的临床表现,包括心律失常、心肌缺血和心力衰竭。可出现继发性的并发症,如感染性心内膜炎和心内血栓。瓣膜性心脏病非心脏手术围手术期风险取决于病灶、严重程度、症状或功能级别。一般来说,狭窄性病变比反流性病变更严重,主动脉瓣狭窄的风险最高,其次是二尖瓣狭窄。无症状的瓣膜病患者,即使病情严重,通常也可以通过适当的监测和处理完成非心脏手术。

1. 术前评估

(1) 病史、症状和体征是瓣膜病变术前评估的基础。疲乏、劳累后胸闷、心悸、气急、夜间阵发性呼吸困难、端坐呼吸等是瓣膜病变患者心功能减退后常见的临床症状,咯血和粉红色泡沫样痰是急性左心衰竭的临床表现。气急、喘鸣、肺部啰音、下肢水肿、肝大、颈静脉怒张和肝颈静脉回流征阳性是临床常见的体征。

(2) X 线胸部摄片以及心脏特异性检查有助于判断瓣膜病变的严重程度。常用的心脏特异性检查有 ECG、超声心动图和心导管检查。

(3) 术前评估应包括瓣膜病变的病因、类型和心功能状况。

2. 麻醉处理 基本原则是根据各种心脏瓣膜病变的病理生理特点,围手术期避免加重已有的容量和 / 或压力负荷;保护和利用机体的各种代偿机制,尽量维持有效的心输出量;尽可能减少并发症的发生。麻醉处理应紧密围绕患者的容量(前负荷)、压力(后负荷)、心率、心肌收缩力的变化仔细分析和处理。常见的后天性心脏病,麻醉和手术危险性取决于充血性心力衰竭、肺动脉高压、瓣膜病变性质和程度以及有无心律失常和风湿活动存在。术前应使用抗生素预防感染性心内膜炎。

(二) 二尖瓣狭窄

临床上根据瓣口面积缩小的程度,将二尖瓣狭窄分为轻度($2.5\sim1.5cm^2$)、中度($1.5\sim1.0cm^2$)和重度($<1.0cm^2$)。二尖瓣狭窄主要的病理生理改变主要为狭窄的二尖瓣使左房压力和容量超负荷

而左室充盈不足，并常导致心房颤动。左房压升高使肺静脉及肺毛细血管淤血，肺静脉压升高，肺血管阻力增加，右心室的后负荷增加，产生右心室肥厚。心动过速可减少舒张期充盈时间，降低心输出量，增加左房压力。此类患者左心室功能大部分保持正常，但在瓣膜严重狭窄患者，由于前负荷长期减少使左室心肌发生萎缩和收缩力降低。严重二尖瓣狭窄患者心功能差大多伴房颤，在情绪紧张、手术刺激强烈及麻醉深度不恰当时可引起心动过速、外周血管收缩和静脉回流增加，极易发生肺水肿。

1. 二尖瓣狭窄的术前评估

(1) 心血管系统：劳累后胸闷、心悸和胸痛。了解患者是否有房颤和左房血栓。

(2) 呼吸系统：是否有肺水肿，是否有气急、咯血、肺部啰音和喘鸣音。

(3) 消化系统：心源性肝大，严重患者可出现吞咽困难。

(4) 泌尿系统：液体潴留，可出现骶尾部水肿。如果接受过利尿剂治疗，应检查电解质。

2. 二尖瓣狭窄的术前准备　①伴有心功能不全的患者术前优化心功能状态；②房颤的患者应控制心室率 <100 次 /min；③使用洋地黄类药的患者监测血钾，如有低钾应该补充；④术前抗生素预防心内膜炎；⑤充分的术前镇静。麻醉前若患者出现肺水肿先兆，常与患者过度焦虑紧张有关，伴心室率增快，外周血管收缩，除加用适量的洋地黄类药外，立即静脉注射吗啡 5~10mg、面罩加压供氧、必要时使用硝酸甘油降低肺血管阻力。待情况稳定后开始麻醉诱导。

3. 二尖瓣狭窄的麻醉管理要点

(1) 维持窦性心律：房颤患者则应保持 HR<100 次 /min；房颤患者，术前洋地黄类药物用量不足，麻醉前心室率过快可加用地高辛 0.125~0.25mg 或去乙酰毛花苷 0.2mg 静脉注射。血压正常可试用美托洛尔 6.25~12.5mg 或维拉帕米 2.5mg 控制心室率在 70~80 次 /min。若用维拉帕米后心室率获得控制并转为窦性节律，可按需输注维拉帕米 0.6~1.2μg/(kg·min)，维持疗效。

(2) 保持合适的前负荷，避免容量不足和液体过量。

(3) 适当降低心脏后负荷。使用缩血管药会增加肺动脉压力。

(4) 避免使用严重抑制心肌收缩力的药物。心功能明显减退的患者酌情使用正性肌力药。

(5) 避免二氧化碳潴留、低氧血症、酸中毒和疼痛等增加肺血管阻力的因素。

（三）二尖瓣关闭不全

二尖瓣关闭不全的常见病因包括二尖瓣脱垂、缺血性心脏病、心内膜炎、和心肌梗死后乳头肌断裂。急性二尖瓣关闭不全患者左房压明显升高，易致肺水肿和急性右心衰。慢性二尖瓣关闭不全左房左室代偿性偏心性增大，左房压基本正常，多有房颤。

1. 二尖瓣关闭不全的术前评估

(1) 心血管系统：伴有右心室功能减退的患者可出现外周水肿和右上腹部疼痛，体检可发现踝部水肿、肝大、颈静脉怒张和肝颈静脉回流征阳性。患者可发生房颤。缺血性心脏病患者乳头肌或腱索断裂引起的急性二尖瓣关闭不全，可伴随严重的左室功能障碍。

(2) 呼吸系统：是否有气急、端坐呼吸，是否有肺部啰音。

(3) 消化系统：患者表现为充血性肝大和恶病质，注意检查 PT 和 APTT。

(4) 泌尿系统：肾灌注减少和利尿剂的使用而出现的电解质紊乱，尤其是低钾血症和低镁血症比较常见。

2. 二尖瓣关闭不全的术前准备　①继续纠正慢性心功能不全的治疗，控制房颤患者的心室率，降低患者的后负荷；②控制肺动脉压，避免低氧血症和高碳酸血症；③预防性抗生素治疗。

3. 二尖瓣关闭不全的麻醉管理要点

(1) 避免窦性心动过缓（保持在 80~100 次 /min）；房颤患者则应避免心室率 >100 次 /min。

(2) 保持前负荷，避免血容量不足。

(3) 降低后负荷。

(4) 避免心肌抑制。

(5) 避免缺氧和二氧化碳潴留，避免使用 PEEP。

（四）主动脉瓣狭窄

单纯的主动脉瓣狭窄往往由主动脉瓣发育不全造成，而由风湿病造成的主动脉瓣狭窄多合并主动脉关闭不全和二尖瓣病变。正常成人的主动脉瓣口面积为 2.6~3.5cm^2。当主动脉瓣口面积 <0.8cm^2，左心室 - 主动脉压力差往往 >50mmHg，则可出现临床症状，应尽早做瓣膜替换术。在行非心脏手术的瓣膜病患者中，严重的主动脉瓣狭窄的麻醉风险最大。冠状动脉正常的主动脉瓣狭

7

窄的患者存在心肌缺血的危险，原因是心肌肥厚和室壁张力增高、射血时间延长使舒张期冠状动脉灌注时间缩短、心肌细胞肥大耗氧增加、收缩期舒张期心内膜下供血不足，以及心率快时舒张期缩短。

1. 主动脉瓣狭窄的术前评估

(1)心血管系统：必须了解瓣口面积、是否有心肌缺血、左心室功能减退、心律失常和晕厥。

(2)中枢神经系统：了解是否有脑卒中和晕厥病史，进行详细的神经系统功能检查。

2. 主动脉瓣狭窄的术前准备

(1)继续服用抗心律失常药物。重度主动脉瓣狭窄的患者，在行择期非心脏手术前先行开胸或经皮主动脉瓣置换术(AVR 或 TAVR)。

(2)术前充分镇静。

3. 主动脉瓣狭窄的麻醉管理要点

(1)维持窦性心律，避免窦性心动过速；也应该避免窦性心动过缓。心室率保持在 65~80 次 /min 为佳。发生室上性心动过速考虑直流电复律。

(2)保持后负荷，避免低血压，用 α 受体激动剂保证心肌灌注压。慎重使用硝酸酯类和外周血管扩张药。

(3)保持充沛的前负荷，避免低血容量。

(4)避免血流动力学波动，临床处理要及时和恰当。

(5)左室舒张功能减退时，可采用短效 β 受体阻滞剂和非二氢吡啶类钙通道阻滞剂适当提高心肌顺应性。维持心肌收缩力，避免过度抑制。

(五) 主动脉瓣关闭不全

风湿性心脏病和梅毒性主动脉炎曾是主动脉瓣关闭不全的主要原因，随着这些疾病的早期诊断和治疗，引起主动脉瓣关闭不全的已不多见。目前主要病因是细菌性心内膜炎、创伤、主动脉夹层动脉瘤以及可引起异常胶原蛋白沉积的各种先天性疾病。急性主动脉瓣反流可引起左室容积突然增加，伴左室舒张末压和肺小动脉压力增高，临床表现为心输出量下降、充血性心力衰竭、心动过速和血管收缩。慢性主动脉瓣反流由于舒张期左心室同时接受左心房和主动脉反流的血液，使左室舒张末期容积增加，容量超负荷，引起左心室代偿性扩张，进而引起左心室肥厚；舒张期反流使主动脉舒张压减低，可导致冠状动脉灌注不足，多表现为充血性心力衰竭和胸痛。

1. 主动脉瓣关闭不全的术前评估

(1)心血管系统：评估主动脉瓣功能和左心室功能。

(2)呼吸系统：可出现呼吸困难。体检应注意是否有肺部啰音和奔马律。

(3)消化系统：评估是否有内脏缺血，了解患者是否有腹痛。

2. 主动脉瓣关闭不全的术前准备

(1)优化左心室功能，考虑强心、利尿和扩血管。

(2)避免主动脉舒张压进一步降低。

3. 主动脉瓣关闭不全的麻醉管理要点

(1)避免窦性心动过缓，心室率保持在 90 次 / min 最佳。

(2)避免低血压和高血压。

(3)保持充沛的前负荷，避免低血容量。

(4)保持心肌收缩力。

瓣膜性心脏病患者进行非心脏手术麻醉要点见表 84-7，可作为麻醉期间拟达到的血流动力学管理的目标，联合瓣膜病变患者则根据病变性质、主次、程度综合考虑。例如同时存在主动脉瓣狭窄和二尖瓣反流，二者具有相反的血流动力学要求时，以主动脉瓣狭窄为主。

表 84-7 瓣膜性心脏患者行非心脏手术麻醉要点

病变	心率(bpm)	节律	前负荷	外周血管阻力	心肌收缩力	避免
主动脉瓣狭窄	70~85	窦性	增加	不变或增加	不变或降低	心动过速 低血压
主动脉瓣关闭不全	85~100	窦性	不变或增加	不变或降低	不变	心动过缓
二尖瓣狭窄	65~80	稳定	不变	不变或增加	不变	心动过速 肺血管收缩
二尖瓣关闭不全	85~95	稳定	不变	降低	不变	心肌抑制

（六）人工瓣膜置换术后麻醉要点

1. 了解原发病变和人工瓣膜的类型。

2. 了解人工瓣膜的启闭状态、心功能状况和是否有心律失常、瓣周漏和血栓形成。

3. 了解抗凝治疗的情况，确定是否需要停止使用华法林，停用的时间及临床替代治疗措施。对于二尖瓣机械瓣、Bjork-Shiley 瓣膜、1 年内发生血栓事件、3 项或以上高危因素（房颤、既往血栓事件、高凝状态、机械瓣和 LVEF<30%）的患者围手术期使用肝素替代抗凝治疗。

三、慢性缩窄性心包炎

心脏活动受限，舒张期充盈不全，心肌收缩力减弱，心输出量常降低，血压偏低，脉压窄，心率代偿性增快。常有呼吸困难，静脉压升高、肝大、胸腹水等。病情严重者应先解决缩窄之心包才能进行常规择期手术。

麻醉要点

1. 由于循环时间延长，静脉麻醉药起效缓慢，麻醉诱导需在严密监测下缓慢滴定。谨记心率增快是缩窄性心包炎患者唯一的代偿性增加心输出量的方式。可考虑使用氯胺酮，以适当增加心率。注意出入量平衡，必要时予正性肌力药支持。

2. 避免气道压力过高导致回心血量减少，避免使用 PEEP。

四、冠状动脉粥样硬化性心脏病

因冠状动脉粥样硬化导致冠状动脉管腔狭窄，甚至完全堵塞，使冠状动脉血流不同程度减少，引起心肌氧供和氧耗的失衡而导致的心脏病，称为冠状动脉性心脏病，简称冠心病。冠心病是目前心脏病患者进行非心脏手术最多见的病例。心脏事件是冠心病患者围手术期死亡的主要原因，包括心肌梗死、不稳定型心绞痛、充血性心力衰竭和严重的心律失常。

（一）术前评估

对于已经明确诊断的冠心病患者，术前评估应围绕下列问题：①有多少数量的心肌处于危险状态下，处于缺血状态下的有活力的心肌为危险状态下的心肌，围手术期容易发生梗死；②患者所能耐受的应激程度；③心室功能；④术前的药物治疗是否合理、充分。应围绕冠心病的严重程度、患者的体能储备以及手术的危险性三方面进行评估。通过术前评估，确立高危患者，对这类患者外科手术应延期甚至取消。判断是否术前适当的内科治疗可以改善患者的心脏情况，部分心脏病理情况可以治愈（如心律失常的患者安装起搏器等）。术前评估的主要目标包括：①明确缺血性心脏病的严重程度和既往治疗（药物、PCI 或 CABG）；②明确并发症的严重程度和是否处于稳定阶段；③注意抗血小板药物增加手术出血风险或导致某些麻醉技术禁忌。对高危冠心病患者，应判断术前冠状血管再通手术是否对患者有益。ACC/AHA 实践指南将急性心肌梗死 6 周内的时间视为围手术期心脏事件的高风险期，因为它是梗死心肌的平均愈合时间。如有心律失常、心室功能障碍等并发症，此期间延长超过 3 个月。在 5 年内接受冠状动脉再血管化手术且无症状的患者围手术期风险较低，不需要进一步评估即可进行手术。对不能明确诊断冠心病的患者，需了解是否存在冠心病的高危因素，包括：①男性；②老年患者；③吸烟史；④高血压病；⑤糖尿病和高脂血症；⑥血管病变；⑦肥胖。

（二）术前冠状血管再通手术

1. 是否选择先行血管再通术　建议术前冠状动脉造影仅适用于以下患者：①非侵入性检查结果提示存在高风险不良事件的证据；②对药物治疗无反应的心绞痛；③不稳定心绞痛，尤其是在进行中等或高危非心脏手术前；④需进行高风险手术的临床高危患者，有模棱两可的非侵入性检查结果。冠心病患者在非心脏手术之前行冠状血管再通术（CABG 或 PCI）应满足 3 个条件：①冠脉造影和冠脉血管再通术相加的风险不超过直接进行非心脏手术的风险；②冠脉重建能够显著降低此后非心脏手术的风险；③冠脉重建后恢复时间不致延误此后的手术。目前认为，对多数冠心病患者术前冠状血管再通术的意义有限。能从术前冠脉血管再通术中受益的冠心病患者包括：①严重左主干病变的稳定心绞痛患者；②三支病变的稳定心绞痛患者，尤其是 LVEF<50% 的患者；③左前降支近端严重狭窄或 LVEF<50% 的 2 支病变患者。对其他类型的稳定心绞痛患者不建议术前进行血管再通术。

2. 介入治疗后择期非心脏手术的时机选择

（1）非心脏手术如必须在 12 个月内进行，患者又有 PCI 明确指征，可考虑行球囊扩张术或裸金属支架置入术。球囊扩张术后 30 天，裸金属支架置入后 4~6 周再行非心脏手术；

（2）如置入药物洗脱支架（DES），原则上 6 个月内（最好 12 个月内）不行择期非心脏手术，为支

7

架内皮化提供时间。如果在此期间停止血小板双抗治疗，支架内血栓形成和心肌梗死的风险增加，而在围手术期继续用药则增加手术出血的风险。在非心脏手术患者术前是否继续使用阿司匹林或双抗治疗，应基于围手术期出血风险与冠脉梗死风险进行权衡。

(3) 如果非心脏手术不能推迟到30天以后，则冠脉血管再通术不能改善短期生存率，可以考虑围手术期使用β受体阻滞药，术后再考虑冠状血管再通术。

(4) 对于需要行非心脏手术的患者，多科临床医师共同决定停止或继续抗血小板治疗以及评估手术相对风险是有益的。对于需要双联抗血小板治疗（DAPT）的冠脉支架植入术后的患者，术前需根据临床评估结果决定是否中断或继续抗血小板治疗。DAPT的应用时程除考虑手术出血风险，还需密切结合每个患者的具体临床情况（例如糖尿病和/或慢性肾病、脑卒中史等）及冠脉病变严重性（例如左主干或主要分叉病变等）综合考虑。如需中断P2Y12抑制剂治疗，推荐继续阿司匹林治疗，且术后尽早启用P2Y12抑制剂治疗。如果术前5至7天停用DAPT的患者，目前可用于桥接治疗的药物有替罗非班、依替巴肽和坎格瑞洛，直到术前4~6小时。这些药物在术后重新启动，直到DAPT可以重新使用。

（三）冠心病患者的麻醉处理要点

对于冠心病患者的麻醉处理基本原则包括：保持心肌氧供需平衡，通过增加心肌供氧和减少心肌耗氧来预防心肌缺血；监测缺血的发生，并及时处理，避免心率和血压的剧烈和持续波动。围手术期心肌梗死可能由于心肌氧供/耗不匹配，或由于交感神经活动增加，如心率和血压升高，导致急性斑块破裂。

1. 预防交感神经系统活动增加　手术前解除焦虑，适当使用阿片类药物。术中吸入麻醉药和β受体阻滞药能够预防应激反应和儿茶酚胺释放。若患者手术前应用β受体阻滞药，则围手术期应持续服用。

2. 避免心动过速。

3. 避免贫血，保持Hb>10g/dl。

4. 避免低血容量和低血压，维持冠脉灌注压。可采用输液、去氧肾上腺素或适当降低麻醉深度等方法。

5. 适当抑制心肌收缩力。可降低心肌需氧量，可用β受体阻滞药和/或吸入麻醉药达到目的。

6. 注意保温，避免低体温。

7. 避免过度通气。

8. 严密监测心电图ST段变化，监测至少两个导联（Ⅱ和V_5），监测3个导联可增加监测缺血的能力，推荐进行Ⅱ、V_4和V_5或V_3、V_4和V_5 3个导联监测。ST段压低或抬高的程度与心肌缺血的严重程度相关联，T波倒置和R波变化同样提示心肌缺血。对术中发生的急性ST段改变首先评估并改善容量状态，纠正贫血，同时使用血管活性药物提升冠脉灌注压，β受体阻滞药降低心率。经食管超声心动图可以较早发现节段性室壁运动异常，肺动脉导管可以发现心肌缺血引起的血流动力学改变并有效指导心功能不全的治疗。

9. 术后加强镇痛治疗，恢复术前β受体阻滞药的治疗。对于术前停用抗血小板治疗的患者术，后尽早恢复抗血小板药物治疗。

五、梗阻性肥厚型心肌病

重症患者由于左心室明显肥厚、坚硬，一旦麻醉期间丧失窦性节律会发生灾难性的意外。心脏病理变化的部位及程度决定患者的临床症状，晚期患者可出现心绞痛、晕厥和心力衰竭。左心室流出道梗阻常为动力性，若左心室舒张末容量降低、动脉血压下降，内源性（伤害性刺激）或外源性（洋地黄或儿茶酚胺）刺激作用引起左心室收缩性增加均可加重左心室流出道的阻塞。左室流出道梗阻所致的低血压是低心排的特例，超声心动图可明确诊断。

（一）术前评估

1. 心血管系统　心电图提示不明原因的左室肥厚。关注患者是否有心肌缺血、心绞痛、心律失常和心功能衰竭。

2. 呼吸系统　常见肺充血，可出现呼吸困难、啰音和喘鸣。

3. 中枢神经系统　是否有晕厥病史。

（二）术前准备

1. 纠正任何原因引起的低血容量。

2. 术前给予β受体阻滞药或钙通道阻滞药；钙通道阻滞药中以维拉帕米为佳，因其可改善心肌舒张功能，对外周血管阻力影响小。应避免使用以外周血管阻力为主要作用的二氢吡啶类钙拮抗药。

3. 术前给予足够的镇静，避免焦虑和交感兴奋。

（三）麻醉管理要点

1. 保持窦性心律，避免心率增快和心律失常。

2. 保持充沛的前负荷。失血应迅速补充。

3. 保持后负荷，防止低血压。治疗低血压推荐使用去氧肾上腺素或去甲肾上腺素。

4. 抑制心肌收缩力，解除左心室流出道梗阻。可使用β受体阻滞药或钙通道阻滞药，避免使用正性肌力药。

5. 麻黄碱、多巴胺、肾上腺素和多巴酚丁胺对于治疗肥厚型心肌病患者的低血压是禁忌，因为会增加心肌收缩力，增快心率，进而加重左室流出道的梗阻。直到疾病晚期，左室收缩功能下降时，方可使用正性肌力药支持。

六、扩张型心肌病

扩张型心肌病以左室或者双室扩张，收缩功能障碍，左室壁厚度正常为特征，病因尚不清楚。扩张型心肌病常伴有心律失常、心力衰竭、二尖瓣或三尖瓣反流和猝死。该类型患者的麻醉管理与慢性心衰患者的管理类似，但由于左心收缩功能不佳、心室增大、恶性心律失常、心源性猝死等原因，麻醉管理是一大挑战。此类患者的主要血流动力学特征是心室充盈压力升高，心肌收缩功能障碍，每搏量与后负荷呈显著负相关。

（一）术前评估

心电图可用于监测心律失常和评估心脏猝死风险。左束支阻滞和QRS间期延长（>120ms）是心力衰竭患者死亡率和心脏猝死增加的独立预测因子。减慢心率（< 80次/min）可降低危及生命的心律失常风险，减缓心肌重塑，改善心功能。术前24小时动态ECG是较好的心律失常检查。术前超声心动图检查是确定心室功能和评估瓣膜功能障碍程度的必要手段。血清B型利钠肽（BNP）水平与左室舒张末期压、左室壁压、纤维化和收缩期功能障碍有关。N基-末端前BNP（NT-proBNP）水平超过2 247pmol/L被报道与死亡率增高有关。血清高敏感性CRP（hsCRP）水平也是扩张型心肌病患者生存率的独立预测因子。此外，低EF、低血清钠、淋巴细胞减少和高血清肌酐被报道为患者心脏移植或死亡的独立预测因子。然而，EF较低的扩心病患者，因左室扩大和心率增快，可能有正常的心输出量。然而，如果患者左心室体积小，EF低，那么患者的心输出量就会减少，结果也会很差。心脏磁共振已被用于检测扩心病患者心肌纤维化和预测生存率。

（二）术前准备

回顾患者的用药史是很重要的。许多患者已经服用ACEI、β受体阻滞药和强心药物。即使存在术中低血压的可能性，仍建议此类患者ACEI持续用到手术当天。β受体阻滞药应使用至手术当日，防止撤药反弹的现象。如使用了螺内酯等保钾利尿剂，应评估血清钾水平。心脏再同步化治疗（CRT）可以降低心衰患者的发病率和死亡率，对于EF<35%有左束支传导阻滞或QRS间期>150ms的心衰患者，术前CRT治疗可使患者受益。双室起搏可改善左室收缩功能，降低左室内径和二尖瓣反流。国际准则认为患者LVEF ≤ 35%，NYHA Ⅰ级，即推荐ICD植入。

（三）麻醉管理要点

麻醉管理目标包括：维持心肌收缩力，避免使用降低心肌收缩力的药物，维持正常舒张压以确保冠状动脉灌注，维持前负荷，同时防止容量超负荷，避免后负荷增加，避免心律失常，预防血栓栓塞事件。容量状态可以从CVP、PCWP、血流动力学、尿量和血乳酸水平综合判断，超声心动图是评价左室充盈更准确的工具。在选择麻醉方式时，关键是要避免心肌抑制，维持血流动力学稳定，满足手术要求。小剂量硬膜外麻醉可维持较好的血流动力学，同时提供良好的术后镇痛，但需注意抗凝治疗可能使椎管内麻醉使用受限。全身麻醉药物同样需小心滴定给药。可根据患者状态在手术中使用有创动脉压监测、中心静脉压监测、肺动脉压监测、TEE、起搏器、除颤器、双频谱指数等监测。可使用正性肌力药增加心输出量，保持心率，降低心室充盈压。手术刺激引起心率过快时，可考虑使用β受体阻滞药，但应该小心其心肌抑制效应。术中出现低血压时，具有一定β受体兴奋效应的肾上腺素、麻黄碱比去氧肾上腺素更有利。

七、心脏传导阻滞

有症状（晕厥、黑蒙等）的严重窦性心动过缓（<40次/min或经常出现窦性停搏），有症状的病态窦房结综合征，完全性房室传导阻滞伴有心动过缓症状，有症状的Ⅱ度Ⅱ型房室传导阻滞，伴有增宽的QRS波或者同时存在双束支传导阻滞的Ⅱ度房室传导阻滞是安装永久心脏起搏器指征。麻醉手术前安装永久心脏起搏器的指征同非围手术期。一般认为单纯双束支传导阻滞，患者无任何症状，

麻醉期间很少会发展到完全性传导阻滞。曾有作者综合了 8 篇报道共计 339 例慢性双束支传导阻滞患者，仅 1 例在围手术期发展成完全性房室传导阻滞，出现于气管插管时，且亦为暂时性。因此，术前对这类患者一般不必装临时起搏器，麻醉选择与处理并无困难。由窦房结功能障碍和房室传导阻滞引起的持续性症状性慢速心律失常，会对临时经静脉起搏产生反应。

已安装植入式心血管电子装置的患者，围手术期处理的一个核心问题是这些植入式装置和术中电磁干扰之间可能的相互作用，电磁干扰通常由单极电凝器产生。如果术中只涉及双极电灼器或谐波手术刀或不涉及电灼器，那么一般不会干扰植入式心血管电子装置的作用。单极电凝的问题是电磁干扰可能会导致起搏器依赖患者（通常是完全房室传导阻滞患者）短暂的起搏抑制和 / 或植入式复律除颤型装置(ICDs)患者不恰当的电击触发。

外科手术团队术前应与心脏科医师沟通，应该熟悉植入式装置的类型和制造商，装置对磁铁的反应，患者本身的心律，手术的部位，以及术中所用电凝器潜在的电磁干扰，考虑调整起搏器或 ICD 为非同步模式（VOO 或 DOO），关闭 ICDs 的快速型心律失常诊断程序。但术中必须备好体外除颤装置和经皮起搏的准备。

术前关闭了 ICDs 快速型心律失常诊断程序的患者，容易发生围手术期室性心律失常，故应在 ICD 自动除颤功能失活的整个期间持续进行心脏监测，如有需要，应立即进行体外除颤。另外，必须确保在停止心脏监测和出院之前，需重新调整 ICDs 回到正常的复律除颤模式。

八、预激和预激综合征

预激是一种房室传导异常现象，冲动经附加通道下传，提早兴奋心室的一部分或全部，引起部分心室肌提前激动。有预激现象者称为预激综合征。根据房室间异常传导通路的不同分为不同类型。经典的预激综合征称为 WPW（wolf-Parkinson-White）综合征，异常传导通路称为 kent 束（心房 - 心室），心电图表现为 PR 间期缩短，QRS 时限延长，存在预激波（δ 波），易发生房室折返性阵发性心动过速；LGL 综合征（Lown-Ganong-Levine），异常传导通路为 JAMES 束(心房 -His 束)，心电图表现为 PR 间期缩短，QRS 时限正常，不存在预激波（δ 波）；Mahaim 型预激综合征，心电图表现为 PR 间期正常，QRS 时限延长，存在预激波（δ 波）。预激综合征的诊断主要依赖心电图。

（一）麻醉处理要点

1. 避免可以引起交感神经系统兴奋的因素，避免可以增加房室异常通路传导的药物。

2. 术前充分镇静。

3. 目前常用的静脉麻醉药除氯胺酮外均可安全应用。

4. 维持期避免快速增加地氟烷的浓度，肌松药中泮库溴铵具有交感兴奋作用，避免使用。

5. 急性房室折返性心动过速，根据心电图的表现采用相应的治疗，见表 84-8。

表 84-8 WPW 预激综合征合并急性心律失常的治疗

顺向房室折返性心动过速（QRS 波群狭窄）
兴奋迷走神经(颈动脉窦按摩；Valsalva 动作；刺激咽后壁)
腺苷（6~12mg）静脉注射
维拉帕米
逆向房室折返性心动过速（QRS 波群宽大）
普鲁卡因胺（收缩压 >90mmHg）
电（复）律（收缩压 <90mmHg）
心房纤颤
普鲁卡因胺
电（复）律（血流动力学不稳定情况下）

第五节 麻醉和手术期间常见并发症处理

一、低血压

（一）低血压的常见原因

麻醉与手术期间多见低血压，低血压的发生可能与心肌收缩力下降、外周血管阻力降低、静脉回流减少和心律失常等有关。

1. 心肌收缩力下降 麻醉和手术期间会引起心肌抑制的常用药物包括：吸入麻醉药、巴比妥类药物、瑞芬太尼、β 受体阻滞药和钙通道阻滞药等。其他会导致心功能障碍的因素包括心肌缺血和心肌梗死、严重的酸碱平衡紊乱、低体温、局部麻醉药中毒等。

2. 外周血管阻力下降　麻醉手术期间可引起外周血管阻力明显降低的药物包括：丙泊酚、苯二氮䓬类药物与阿片类药物联合应用、血管扩张药等。其他导致外周血管阻力下降的因素包括：椎管内麻醉、脓毒症、血管活性代谢产物的释放（如肠道探查、主动脉开钳）、变态反应等因素。

3. 静脉回流减少　主要原因为失血、失液等导致的血容量绝对或相对不足；其他还包括手术操作因素导致的腔静脉受压、胸内压增加、体位改变、使用扩张静脉为主的血管扩张药、椎管内麻醉等。少见的包括心脏压塞、大面积肺梗死、张力性气胸等。

4. 心律失常　快速性心律失常可因心室充盈不足导致低血压；房颤、房扑以及交界性心律可因失去心房收缩对心室的充盈而导致低血压；严重的缓慢性心律失常每搏输出量不能代偿性增加时也会导致低血压。

（二）低血压的处理

低血压以预防为主，一旦发生，应寻找低血压的直接原因及时处理。一旦怀疑心肌收缩力严重抑制，应尽早解除抑制心肌收缩力的因素，适当使用正性肌力药进行支持治疗，心血管病患者非心脏手术围手术期常选用的的正性肌力药包括多巴酚丁胺，起始速度为 2μg/（kg·min），根据血压情况进行调节；肾上腺素（0.5~5μg/min）。多巴胺可同时兴奋相互拮抗的 D_1 和 D_2 受体，增大剂量可能并不能有效增加正性肌力作用，对心血管病患者不利。对心脏病患者使用麻醉药应注意小剂量滴定使用，尽量避免严重的心肌抑制和外周血管阻力下降导致血流动力学剧烈波动。对血管扩张导致的低血压，可适当使用血管加压药，如去甲肾上腺素（1~30μg/min），对于难治性的低血压，可考虑使用血管加压素（0.01~0.1U/min）。应尽早发现和解除机械性因素导致的静脉回流减少，对失血失液应结合监测指标（如 CVP、SVV、PCWP、尿量以及超声心动图观察到的左室舒张末期容积等）的动态变化及时补充。

二、高血压

（一）高血压常见原因

1. 儿茶酚胺释放增加由患者焦虑、麻醉深度不足以抑制操作所引起的交感反应，镇痛不全等所致，高血压患者术前降压治疗不满意时更容易发生。

2. 早期缺氧、二氧化碳蓄积。

3. 主动脉阻断。

4. 反跳性高血压　可乐定或 β 受体阻滞药突然停药导致的反跳性高血压。

5. 药物的相互作用　三环类抗抑郁药或单胺氧化酶抑制剂与麻黄碱合用可导致高血压。

（二）高血压的处理

1. 针对原因预防为主。但注意颅高压患者勿降压治疗导致颅内灌注压不足。高血压急症的患者需避免快速降压，引起组织器官灌注不足。

2. 保证合适的麻醉深度，完善的术后镇痛。对心血管患者的非心脏手术，在无禁忌证的条件下，提倡使用硬膜外或周围神经阻滞复合全身麻醉以提供完善的术后镇痛。

3. 保持良好的通气和氧合。

4. 经上述处理血压仍高可根据情况选择适当的降压药：血压增高且伴心率增快时可静脉注射拉贝洛尔 5mg，效果不明显时可追加 10mg；尼卡地平 0.4mg 静脉注射，根据血压情况追加，如出现反跳性心率增快时可加用普萘洛尔 0.25~0.5mg，需要时可重复，总量一般不宜超过 2mg；或静脉注射亦可用短效 β 受体阻滞药艾司洛尔 0.25~0.5mg/kg 并可按需重复使用，尤适用于交感肾上腺素能应激引起的血压增高。如果舒张压升高为主则可采用肼屈嗪或双氢肼屈嗪静脉注射，初量 5mg，必要时可追加 10mg，此药起效较缓，持续时间较长，由于具有直接血管扩张作用可降低外周血管阻力。乌拉地尔具有外周和中枢双重的作用机制，在外周阻断突触后 α 受体扩张血管，同时作用于中枢 5-HT1A 受体，降低延髓心血管中枢的反馈调节而起降压作用。此药降压作用缓和，降低血压的同时对心率影响甚小，自限性降压，极少将血压降至较低水平，无血压反跳，使用比较安全，静脉注射初量 25mg，需要时 5 分钟重复，或以 9~30mg/h 静滴维持。

5. 治疗高血压的同时，注意保持足够的血管内容量。

三、心功能不全

合并高血压、糖尿病和冠状动脉疾病等慢性疾病的老年患者接受非心脏手术的情况越来越多，围手术期心功能不全心衰的发生率也不断升高。据估计，在美国接受普通外科手术的老年人中，近 20% 存在心衰。心衰是心脏不良事件的主要危险因素，包括非心脏手术后死亡。

心衰患者的术中液体管理是一个挑战，体液转移和麻醉药物可能引起暂时的低血压，如输入过量液体，可导致心衰恶化。术中维持输液以(2~3) ml/(kg·h)的速度输入晶体液。不建议术中常规使用肺动脉导管监测，只有急性心衰、严重瓣膜病、休克等原因血流动力学无法纠正时，考虑肺动脉导管监测以优化血流动力学管理。患有限制性心肌病或缩窄性心包炎的患者的心输出量既与前负荷有关，又与心率有关，这些患者不能耐受血容量明显降低、心动过缓以及房颤。梗阻性肥厚型心肌病治疗方法也有所不同，当外周血管阻力降低时，血容量丢失使前负荷减少时，可能增加流出道梗阻的程度，进一步降低心输出量和血压。即使如此，由于流出道阻塞，这些患者通常不使用正性肌力药物。

术中左心衰竭时，心输出量减少伴急性肺水肿，常见于严重高血压、冠心病和已有慢性心衰的患者。右心衰竭相对少见，以右心压力和容量负荷升高为主要表现，常见于大面积肺梗死和急性右室梗死。治疗原则以改善心肌收缩力、降低心室射血阻力、减轻肺充血。改善氧合和预防严重的心律失常。一般采用强心、利尿和改善心脏负荷等措施。具体处理步骤：①建立良好的通气，充分供氧，使用气道持续正压或呼气末正压，一般为0.5~1.0kPa；②静脉注射吗啡10mg；③心率快呈室上性心动过速或快速房颤等可应用洋地黄类药物，如近期未服用过此类药时采用地高辛0.25~0.5mg缓慢静脉注射(静注)，以后每4~6小时酌情追加0.125~0.25mg，但每日总量不宜超过1mg；或用去乙酰毛花苷C 0.4~0.6mg，以后隔1~2小时追加0.2mg；④肺水肿伴可疑容量过负荷时静脉注射呋塞米10~20mg；⑤应用增强心肌收缩力的药物。异丙肾上腺素适用于心动过缓、心输出量低下的患者，开始以1~2.5μg/min静脉滴注，依据效应调节用量。肾上腺素同样可增加心肌收缩力和心率，小量时扩张外周血管(β作用)，较大量时收缩血管(α作用)，适用于心功能损害、动脉压降低和心输出量不足患者，常用1~5μg/min试探，依据效应调节用量。多巴胺除增加心肌收缩力和心率外，小剂量2~4μg/(kg·min)使肾血管阻力降低，肾小球滤过率增加，外周血管阻力降低或不变；用量超过10μg/(kg·min)时，引起外周和肺血管阻力均增高，心率增快，对冠心病患者不利；多巴酚丁胺可激动β_1、β_2和α_1肾上腺素能受体，可增加心输出量、降低外周血管和肺血管阻力，常用剂量2~20μg/(kg·min)；米力农是磷酸二酯酶抑制剂，有增强心肌收缩力和扩张血管平滑肌作用，可用于慢性充血性心衰和右心衰的治疗，有研究表明对舒张性心衰有益，常用剂量是负荷量25~75μg/kg，10分钟缓慢静脉注射，以后0.25~1μg/(kg·min)维持。⑥应用血管扩张药减轻心脏前、后负荷和心肌耗氧量。硝普钠可使动静脉血管均扩张，作用迅速，效果确切，开始20~50μg/min，依据效应逐渐调节直至达到理想的血流动力学状态，逾量会发生血压显著下降，尤其血容量不足的患者。硝酸甘油以扩张静脉、降低心脏前负荷为主，目前认为由于硝酸甘油舌下含服吸收量不可控制，如有需要宜静脉滴注，每分钟0.2~1.0μg/kg，应注意其可引起反射性心率增快，对冠心病患者不利。酚妥拉明以扩张动脉为主，能兴奋心脏β受体，出现正性肌力作用和心率加速。常以每分钟1.5~2.0μg/kg静滴，超量会引起心动过速及低血压。临床上心功能不全常属多种因素的综合表现，应按具体情况选用或联合选用上述各种方法与药物。低血容量常常也是循环功能不全的重要原因，治疗时必须注意血管内容量是否足够，特别是外科手术患者，不得忽视。

四、心律失常

心律失常是麻醉期间常见并发症。手术前有心律失常者，麻醉和手术期间处理不当容易再发。反之，经过适当的麻醉处理也常可使之消失。

(一) 窦性心动过速

心率达120~160次/min，主要不是由心脏本身异常所致，常反映其他病因。首先应纠治病因如低血容量、发热、焦虑、低氧血症、充血性心力衰竭、麻醉深度过浅、区域麻醉镇痛不全或范围不够等。因此，药物治疗直接减慢心率常非恰当之举，应该纠正基本原因。当窦性心动过速发生心肌缺血，损害心脏功能时则在心电图和动脉压监测下缓慢静脉注射普萘洛尔0.25~0.5mg，可渐增至总量达5mg；或拉贝洛尔5mg；短效艾司洛尔0.25~0.5mg/kg静脉注射，必要时行持续静脉注射，效果确切。

(二) 窦性心动过缓

首先应解除原因，循环良好，心率在50次/min以上可不必处理；若心率慢伴血压下降，可用阿托品0.2~0.3mg静脉注射，并加用麻黄碱5~6mg静脉注射。窦房结功能低下伴有晕厥、黑蒙等症状，术前应考虑安装起搏器。

(三) 室上性心动过速

可使用各种方法刺激迷走神经，常可终止室

上性心动过速，或用去氧肾上腺素 0.1~0.2mg 静脉注射使血压升高，亦可酌用洋地黄类药物，尤其是联合应用地高辛和 β 受体阻滞药可显著降低术中和术后室上性心律失常。钙通道阻滞药如维拉帕米、地尔硫䓬亦有效，若同时用 β 受体阻滞药会增加心肌抑制作用。若患者血压低而升压药作用不显著，上述药物作用效果不良时可采用电复律或超速心脏起搏。

（四）室性期前收缩

偶然发生可不必治疗，若每分钟期前收缩超过 4~5 次、多源性、连续 3 次以上、或期前收缩发生在前一个 QRS 综合波接近 T 波峰值时则应处理，室性期前收缩由于洋地黄类药物逾量引起可用苯妥英钠 100mg 静脉注射，必要时可每 5 分钟一次重复使用，直至期前收缩消失。通常室性期前收缩首选利多卡因 50~75mg 静脉注射，隔 20 分钟可重复一次，维持用 1~4mg/min。普鲁卡因胺的作用类似于利多卡因，首次静脉注射 100mg，每 4~5 分钟重复，直至控制室性期前收缩或总量 15mg/kg，维持用 2~6mg/min。β 受体阻滞药艾司洛尔单独应用并不一定有效，但在围手术期由于交感肾上腺能活动增加而引起室性期前收缩则特别有效。溴苄胺（Bratylium）静脉注射负荷量 5mg/kg，然后用 1~10mg/min 静脉滴注维持，特别当室性期前收缩对利多卡因或普鲁卡因酰胺无效时可能有效，但伴低血压时应慎用或禁用。室性期前收缩患者除注意血钾外，血镁也要注意，低镁使钠钾泵活动受限而增加钠钙交换，细胞内钙升高，降低细胞内钾。慢性缺镁常见于用利尿药、嗜酒、胃肠道吸收差等情况，此时血镁并不反映细胞内镁。因此，临床上对洋地黄中毒心律失常、顽固性室性心律失常，用利多卡因和普鲁卡因胺无效时，即使血镁正常，仍可试用镁治疗。可用硫酸镁每 2~3 分钟静脉注射 2g，然后 10g/10h 静脉滴注；控制良好则再 10g/5 小时维持，以恢复细胞内镁。常见不良反应为低血压，用小量钙剂即可逆转。

（五）房颤

房颤是术后最常见的持续性心律失常。非心脏手术术后房颤的发生率在文献中存在较大差异，从非心胸外科大样本人群研究的 0.37% 到食管、肺切除术等非心脏外科手术后的 30% 不等。房颤多见于术后 1~3 天，与患者年龄、术前心率、男性性别呈正相关。术后房颤的治疗与其他新发房颤相似，只是需要将抗凝的潜在益处与术后出血的风险相平衡。

急性期房颤的心室率控制通常采用 β 受体阻滞剂或非二氢吡啶钙通道阻滞剂（维拉帕米），而地高辛仅用于收缩性心衰患者、有禁忌证或对其他药物反应不足的患者。值得注意的是，β 受体阻滞剂和钙通道阻滞剂具有明显的负性肌力作用，可使心衰加重。纠正潜在问题（心肌缺血、电解质紊乱等）后仍然存在，或造成血流动力学不稳定的新发房颤可能需电复律恢复窦性心律。静脉注射胺碘酮可以帮助恢复或维持窦性心律，需考量其收益是否大于低血压和其他副作用的风险。

第六节　手术后处理

心脏病患者进行非心脏手术，虽手术完成但麻醉药的作用并未消失，机体的各项代偿功能并未恢复，因此麻醉工作者应对具体情况作全面评估。重点应注意：

（1）依据病情与手术情况，选择适当的拔管时间。若患者情况良好，手术创伤不大，术后可早期拔管，拮抗残余肌松药作用可用新斯的明 40μg/kg，静脉注射后 15 秒再注阿托品 15μg/kg 以减少拮抗药对心率的影响。对冠心病患者不宜拮抗，因新斯的明有可能导致冠状动脉痉挛。若病情较重，手术范围广，创伤大，术中血流动力学不稳定以及出血，体液丧失较多，患者则应带气管导管入 PACU 或 SICU 进行机械通气，待患者完全清醒，血流动力学稳定，氧合良好才拔除气管导管。拔管前若需进行气道吸引，则应在血压、心率稳定的条件下进行，避免强烈的应激反应。静脉注射或气管内滴入利多卡因 1.5mg/kg，约 2 分钟后进行气道吸引可明显降低应激反应。

（2）对疑有术中阿片类药用量过多、术后通气功能恢复不全的患者，均不主张用纳洛酮拮抗阿片类药物的作用，以防引起患者剧痛、循环亢进、心率血压骤然上升甚至心力衰竭等不良后果。

（3）椎管内阻滞术后原则上应待阻滞平面开始消退，血流动力学稳定，才能搬动。否则体位性低血压的危险依然存在，应注意预防和对策。

（4）术后注意血容量及体液容量调整，保持血流动力学稳定，并按需及时应用血管活性药和正性肌力药，保持足够的尿量并维持电解质平衡。

（5）提供良好的镇痛，实施多模式镇痛，尤其是硬膜外阿片类药与低浓度的局部麻醉药联合镇痛对重症患者有帮助。

（6）维持体温于正常范围。手术后低体温常引起患者寒战，机体氧耗可增加 2~3 倍，造成氧供需失衡，尤其对冠心病患者不利，常由此而引起心肌缺血。若体温 < 35℃，ECG 显示心肌缺血的机会增加 3 倍。并有证明中度低温（34℃）会引起心脏收缩与舒张功能异常。

（7）加强监测及早发现病情变化，以便及时处理。连续监测 ECG 不仅可了解心率与节律的变化，对发现心肌缺血仍是目前临床上最方便且有用的手段。冠心病患者术后心肌缺血常是心肌梗死的先兆，因此在术后 12 小时及 1~3 天每日作 12 导联心电图检查并记录，随访心肌肌钙蛋白的动态变化，对及早发现心肌梗死有帮助。

（8）加强呼吸管理，注意肺水肿发生先兆。术后和拔除气管导管后 2~3 小时常是肺充血和肺水肿好发时间。由于麻醉与手术期间输血、输液过量，尤其是伴有肾功能不全、患者气道不畅，术后镇痛不全，外周血管收缩，血压升高，心率增快，心肌缺血，引起左房压、肺动脉压和肺血管滤过压增加，以及术中出血而过多地输注晶体液造成胶体渗透压下降。早期临床表现为呼吸频率增加，呼吸困难和肺底部啰音，并常伴有动脉低氧血症。处理原则首先应及时发现，解除病因。对症处理使患者镇静，并静脉注射呋塞米 10~20mg，但必须注意血清钾浓度。按需应用血管扩张药如硝酸甘油、硝普钠、转换酶抑制剂和 / 或正性肌力药物如小剂量多巴胺、多巴酚丁胺，同时面罩吸氧、正压气道通气。经采用上述措施 1~2 小时时后，病情未得到控制与改善，则应进一步作有创血流动力学监测，并考虑行正压机械通气。

（王 锷 薛张纲）

参考文献

［1］FLEISHER L A, FLEISCHMANN K E, AUERBACH AD, et al. 2014 ACC/AHA Guideline on Perioperative Cardiovascular Evaluation and Management of Patients Undergoing Noncardiac Surgery: a report of the American College of Cardiology/American Heart Association Task Force on Practice Guidelines [J]. Circulation, 2014, 130 (24): 278-333.

［2］YAMAMOTO T, SCHINDLER E. Anaesthesia management for non-cardiac surgery in children with congenital heart disease [J]. Anaesthesiol Intensive Ther, 2016, 48 (5): 305-313.

第八十五章

休克患者的麻醉

目　录

休克是一种常见的临床急症，它是机体遭受强烈的致病因素（如创伤、大出血、感染等）侵袭后，由于有效循环血量锐减，组织的血流灌注广泛、持续而显著减少，从而导致全身微循环功能障碍以及组织细胞氧合和功能损害，最终引起机体重要器官功能障碍的一种综合征。其病情紧急、临床表现多样，不同类型休克的病理生理特点也各异，对麻醉监测和管理要求较高，是临床麻醉中具有挑战性的问题。理解休克的发生机制和病理生理并掌握休克的诊断和处理，有助于围手术期采取正确的处置方案有效救治休克患者。本章侧重与麻醉有关的概念和特点，详细的病理生理和发生机制等可参阅第一百〇三章休克。

第一节 休克的分类与病理生理

一、休克的分类

休克是以循环系统紊乱为主要表现的综合征，是多种病理生理改变的综合表现。有效循环血容量减少是多数休克发生的共同基础，由此导致氧输送减少和/或氧消耗增加或氧利用不充分，从而引起细胞和组织缺氧。有效循环血容量、心输出量（CO）和外周血管阻力是调节机体有效循环血容量的重要因素，三者中的任何一个因素受到影响，均可导致休克的发生。

根据休克的病因不同，可分为低血容量性休克（失血性、非失血性）、心源性休克（心肌病变性、心律失常性、机械性）、分布性休克（脓毒性、过敏性、神经源性、全身炎症反应综合征等）和梗阻性休克（肺血管性、机械性等）四类。不同类型的休克其血流动力学表现各异，治疗方式也有差别，并且不同类型的休克可并存，给临床诊治带来挑战。

根据发生休克的起始环节不同，可分为低血容量性休克、血管源性休克和心源性休克。低血容量性休克常见于失血、失液、烧伤或创伤等情况。血容量减少导致静脉回流不足，CO下降，血压下降。由于减压反射受抑制，交感神经兴奋，外周血管收缩，组织灌流量进一步减少。血管源性休克种类较多，如过敏性休克时由于组胺、激肽、补体等作用，使后微动脉扩张，微静脉收缩，微循环淤滞，通透性增加；而高动力型脓毒性休克，由于扩血管因子的作用大于缩血管因子的作用，表现为高排低阻的血流动力学特点。心源性休克是由于急性心泵功能衰竭或严重的心律失常而导致的休克，常见于大面积急性心肌梗死、心外科手术、心肌缺血再灌注损伤等。

二、休克的病理生理

各类休克共同的病理生理基础是有效循环血量锐减，组织因灌注不良而发生以氧供（DO_2）不足及氧摄取利用受限为特征的氧代谢障碍。所涉及的基本病理生理变化包括微循环、氧代谢及细胞代谢的变化，进而导致器官功能损害。在休克的病理生理过程中，组织细胞缺氧是休克的本质。休克时，严重的组织低灌注和细胞缺氧导致糖的有氧代谢受阻，无氧酵解增强，三磷酸腺苷（ATP）生成显著减少，乳酸生成显著增多并蓄积，引起乳酸性酸中毒，进而造成组织细胞和重要生命器官发生不可逆性的损伤，直至发生多器官功能障碍综合征（MODS）。

（一）微循环功能变化

各种休克虽然病因不同，在各自发生发展过程中也各有特点，但微循环障碍（缺血、淤血、播散性血管内凝血）致微循环动脉血灌流不足，重要的生命器官因缺氧而发生功能和代谢障碍，是它们的共同规律。休克时微循环的变化，大致可分为三期，即微循环缺血期、微循环淤血期和微循环凝血期。

1. 微循环缺血期（代偿期） 失血性和创伤性休克的血容量减少和血压降低、脓毒性休克的致病微生物和毒素、心源性休克的CO减少等，均可通过不同的作用机制，引起交感-肾上腺髓质系统强烈兴奋，血中儿茶酚胺含量显著升高，皮肤和内脏的血管收缩，以重点保证脑、心等重要脏器的血供。此外，引起血管收缩的因素尚有肾素-血管紧张素-醛固酮系统以及TXA2-PGI2系统。皮肤和内脏的阻力血管发生强烈收缩，外周阻力增加，调节全身血压；肌性微静脉和小静脉收缩，使血管容积缩小，迅速而短暂地增加回心血量，起到“快速自身输液”的作用，为休克时增加回心血量的“第一道防线”；由于毛细血管内压降低，有利于组织间液的重吸收，组织液进入血液循环，起到“缓慢的自身输液”作用，为休克时增加回心血量的“第二道防线”。这三点在血容量减少初期对维持有效循环血量、回心血量及血压等有一定的代偿意义，故称为代偿期。又由于此时微血管收缩，局部组织苍白、缺血，因而也称为缺血期。

此期微循环变化的特点是：①微动脉、后微动脉和毛细血管前括约肌收缩，微循环灌流量急剧减少，压力降低；②微静脉和小静脉对儿茶酚胺敏感性较低，收缩较轻；③动静脉吻合支可能有不同程度的开放，血液从微动脉经动静脉吻合支直接流入小静脉。主要临床表现是：皮肤苍白，四肢厥冷，出冷汗，尿量减少；因为外周阻力增加，收缩压可以没有明显降低，而舒张压有所升高，脉压减小，脉搏细速；神志清楚，烦躁不安等。

2. 微循环淤血期（失代偿期）　在休克的微循环缺血期，如未能及早进行救治以改善微循环，则因组织持续严重缺氧，使局部舒血管物质（如组胺、激肽、乳酸、腺苷等）增多，后微动脉和毛细血管前括约肌舒张，微循环容量扩大，淤血，发展为休克微循环淤血期。产生这种变化的原因主要是微动脉对代谢产物的敏感性比微静脉强。在持久的缺血缺氧条件下，微动脉比微静脉先舒张，当微动脉丧失对儿茶酚胺的反应时，微静脉仍保有收缩反应。若休克不能及时控制，出现微动脉舒张而微静脉收缩，造成毛细血管网内淤血，即使补充大量体液也不能恢复有效循环血量。缺氧刺激肥大细胞产生组胺，使肺外阻力血管舒张；局部的代谢产物如CO_2、乳酸等也有舒张血管作用。毛细血管网淤血引起回心血量减少，血浆外渗导致血液浓缩，血流缓慢导致红细胞聚集，使休克恶化，形成恶性循环。

7

此期微循环变化的特点是：①后微动脉和毛细血管前括约肌舒张（因局部酸中毒，对儿茶酚胺反应性降低），毛细血管大量开放，有的呈不规则囊形扩张（微血池形成），而使微循环容积扩大；②微静脉和小静脉对局部酸中毒耐受性较大，儿茶酚胺仍能使其收缩（组胺还能使肝、肺等微静脉和小静脉收缩），毛细血管后阻力增加，而使微循环血流缓慢；③微血管壁通透性升高，血浆渗出，血流淤滞；④由于血液浓缩，血细胞比容（Hct）增大，红细胞聚集，白细胞嵌塞，血小板黏附和聚集等血液流变学的改变，可使微循环血流变慢甚至停止；⑤由于微循环淤血，压力升高，进入微循环的动脉血更少（此时小动脉和微动脉因交感神经作用仍处于收缩状态）。由于大量血液淤积在微循环内，使回心血量减少，CO 进一步降低，加重休克的发展。

3. 微循环凝血期（弥散性血管内凝血期）　各种休克的病因和休克本身均可激活凝血因子和血小板的功能，使血液呈高凝状态。休克晚期血液逐渐浓缩，纤维蛋白原浓度增加，促进红细胞凝集，血液黏滞性增加，血流缓慢淤滞，代谢障碍加剧，代谢性酸中毒越来越重。肝素在酸性环境下失活，内皮细胞受到损害，这些条件均促进弥散性血管内凝血（DIC）的发生。DIC 一旦发生，将使微循环障碍更加严重，休克病情进一步恶化，这是因为：①广泛的微血管阻塞进一步加重微循环障碍，使回心血量进一步减少；②凝血物质消耗、继发纤溶的激活等因素引起出血，从而使血容量减少；③可溶性纤维蛋白多聚体和其裂解产物等都能封闭单核 - 吞噬细胞系统，从而使来自肠道的内毒素不能被充分清除。在不同类型的休克，DIC 形成的早晚可各不相同。例如，在烧伤性和创伤性休克时，由于有大量的组织破坏，脓毒性休克时，由于内毒素对血管内皮的直接损伤，因而都可较早地发生播散性血管内凝血；而在失血性休克时，尽管 DIC 发生较晚，但早期即可出现明显的创伤性凝血病。

由于 DIC 的发生和微循环淤血的不断加重，以及血压降低所致的全身微循环灌流量的严重不足，全身性的缺氧和酸中毒也将愈益严重；严重的酸中毒又可使细胞内的溶酶体膜破裂，释出的溶酶体酶（如蛋白水解酶等）和某些休克动因（如内毒素等）都可使细胞发生严重的乃至不可逆的损害，从而使包括心、脑在内的各重要器官的功能代谢障碍更加严重，给治疗造成极大的困难，故本期又称休克难治期。

（二）血液流变学的变化

血液是由水、无机盐、蛋白质、脂类、糖等大小分子所组成的混合液，其中还悬浮着大量具有可塑性的红细胞，所以血液是一种高浓度的悬浊液。因此，能够影响血液流变性的因素主要有：Hct（血液黏度随 Hct 增加而升高）、血细胞的分散程度（血细胞处于分散状态，血液黏度较低；红细胞或血小板发生聚集，血液黏度升高）、红细胞的可塑性（红细胞可塑性降低，不易变形，血液黏度增加）、血浆内高分子化合物的浓度（血浆黏度大小与其所含蛋白质、脂类、糖等浓度成正比）、血管内壁平滑度（血管内皮受损、变形，流经的血液黏度升高）。此外，还与血管的长度、口径、血管壁的弹性和张力等也有关。

休克时血液流变学的主要变化是：

1. Hct Hct的改变与休克的病因和发展阶段有关。在低血容量性休克的早期，由于组织间液向血管内转移，导致血液稀释，Hct降低；当休克进入微循环淤血期，由于微血管内流体静压升高和毛细血管通透性增高，液体从毛细血管内外渗至组织间隙，因而血液浓缩，Hct升高。Hct越高，血液黏度越大，血流阻力越大，而血流量则越少，血流更加缓慢。

2. 红细胞变形能力降低，聚集能力加强 正常情况下，红细胞在流经小于其直径的毛细血管时，可折叠、弯曲而发生多种变形以减少其宽度，从而得以顺利通过。现已证明，休克时红细胞的变形能力明显降低，其主要原因是：①休克Ⅱ期时因血液浓缩和组织缺氧所引起的血液渗透压升高和pH降低，可使红细胞膜的流动性和可塑性降低，并使红细胞内部的黏度增加；② ATP缺乏（可由缺氧或某些休克动因直接引起）可使红细胞不能维持正常的功能和结构。结果是由于红细胞的变形能力降低而难以通过毛细血管，从而导致血流阻力增高。

红细胞聚集增强是休克时细胞流变学的重要改变之一。轻者4、5个红细胞聚集在一起，重者20~30个红细胞聚集成长链或团块。引起红细胞聚集的原因是：①血流速度变慢，切变率降低：正常时由于血流速度快和切变率高，可防止红细胞的聚集，并可促使聚集的红细胞解聚。休克时随着血压下降，血液流速减慢和切变率降低，红细胞就易于聚集；②红细胞表面电荷减少：正常红细胞表面因含有唾液酸的羧基，故都带有负电荷。红细胞之间的这种同电荷的排斥力可阻止红细胞互相靠拢和聚集。休克时，尤其是内毒素性休克时，红细胞表面负电荷减少，可能是由于血浆中带正电荷的蛋白质增多，被红细胞吸附所致，从而使红细胞彼此靠拢发生聚集；③ Hct增加：已如前述，休克时由于血浆外渗，血液浓缩，故Hct增加，这就可以促进红细胞聚集；④纤维蛋白原浓度增高：纤维蛋白原覆盖于红细胞表面，在红细胞之间可形成有相互聚集作用的“桥力”。休克时由于纤维蛋白原浓度增高，致使“桥力”增大乃至超过负电荷的排斥力。因而就可导致红细胞的聚集。红细胞聚集轻则增加血液黏度和血流阻力，重则可引起红细胞淤滞并阻塞微循环，甚至形成微血栓。

3. 粒细胞黏着和嵌塞 正常微循环的血流是红细胞位于中央的轴流，血浆构成边流，虽然也可见到少量粒细胞附壁滚动，但不发生附壁黏着现象。休克时可见粒细胞附着于小静脉壁，致使血流阻力增高和静脉回流障碍。发生粒细胞附壁的原因可能与粒细胞和管壁之间吸引力增大、休克时血流变慢和切应力下降等因素有关。休克时，还可见到粒细胞嵌塞于血管内皮细胞核的隆起处或毛细血管分支处，这可增加血流阻力和加重微循环障碍，而且嵌塞的粒细胞还可释放自由基和溶酶体酶类物质，从而破坏生物膜和引起坏死。休克时粒细胞发生嵌塞的原因是：①粒细胞的变形能力降低，故不易通过毛细血管而发生嵌塞；②休克时血压下降，脉压减小，动脉血流量减少，驱动粒细胞通过毛细血管的力量减弱，因而易于发生粒细胞嵌塞。

4. 血小板黏附和聚集 血小板黏附是指血小板和血小板以外的物质相互黏附的现象，血小板聚集则是血小板之间相互发生反应并形成血小板团（或称血小板聚集物）的过程。黏附一旦开始，聚集过程也随之发生。在血小板聚集开始时，其表面首先失去光滑性，变得粗糙，形成有突刺的球状体（或称聚集型血小板）。在脓毒性、创伤性和烧伤性休克时，血液中这种聚集型血小板的数目增多，而且在微血管中有血小板黏附、聚集和血小板微血栓的形成。这种聚集的血小板不但阻塞微血管，还可释放多种生物活性物质如儿茶酚胺、TXA2、5-羟色胺等，使局部微血管收缩、通透性增高、血管内皮水肿和血流减少。

休克时引起血小板黏附和聚集的主要原因是：①血流减慢，血管内皮完整性破坏，内膜下胶原暴露，为血小板黏附提供了基础；②损伤的内皮组织释放ADP，发生聚集的血小板可释放ADP、TXA_2以及血小板活化因子（PAF），均可触发并加重血小板的聚集。

5. 血浆黏度增大 休克时，尤其是严重创伤或烧伤休克时，一方面由于机体发生应激，使体内合成纤维蛋白原增多；另一方面，在休克的微循环淤血期，毛细血管内的流体静压增高，微血管周围的肥大细胞又因缺氧释放组胺从而使毛细血管通透性增高，液体从毛细血管大量外渗至组织间隙，导致血液浓缩，血浆纤维蛋白原浓度增高，有时纤维蛋白原可高达10g/L（1 000mg/dl），引起血浆黏度增大。这不但影响组织血液流量，并可促进红细胞的聚集。如当纤维蛋白原的浓度增到5~8g/L（500~800mg/dl）时，由于血浆黏度增高，红细胞发生聚集。

总之，由于发生上述血液流变学的改变，不但会加重微循环障碍和组织的缺血缺氧，还可促进DIC的形成和休克的发展。近年来应用血液稀释治疗休克，其目的就在于改善血液流变学，降低血流黏度。这种疗法已取得了良好的效果。

（三）细胞代谢的变化以及功能、结构的损害

休克时细胞的代谢障碍及其功能、结构的损害，既是组织低灌流、微循环流变学改变和/或各种毒性物质作用的结果，又是引起各重要器官功能衰竭和导致不可逆性休克的原因。

1. 休克时细胞的代谢变化　休克时细胞代谢改变比较复杂。由于休克的类型、发展阶段以及组织器官的不同，其代谢改变的特点和程度也都有所不同，但共同的重要改变是：

(1) 糖酵解加强：休克时由于组织的低灌流和细胞供氧减少，使有氧代谢受阻，无氧酵解过程加强，乳酸产生增多，从而导致酸中毒。但严重酸中毒又可抑制糖酵解限速酶，如磷酸果糖激酶等的活性，使糖酵解从加强转为抑制。

(2) 脂肪代谢障碍：正常情况下，脂肪分解代谢中产生的脂肪酸随血液进入细胞后，在脂肪酰辅酶A（脂肪酰CoA）合酶的作用和ATP的参与下，被活化为水溶性较高的脂肪酰CoA，后者再经线粒体膜上肉毒碱脂肪酰转移酶的作用进入线粒体中，通过β-氧化生成乙酰辅酶A，最后进入三羧酸循环被彻底氧化。休克时，由于组织细胞的缺血缺氧和酸中毒，使脂肪酰CoA合酶和肉毒碱脂肪酰转移酶的活性降低，因而脂肪酸的活化和转移发生障碍；另一方面因线粒体供氧不足和/或某些休克动因（如内毒素）、酸中毒等的直接作用使线粒体呼吸功能被抑制，使转入线粒体内的脂肪酰CoA不能被氧化分解，结果造成脂肪酸和/或脂肪酰CoA在细胞内蓄积，从而加重细胞的损害。

2. 休克时细胞的损害　休克时细胞的损害首先是生物膜（包括细胞膜、线粒体膜和溶酶体膜等）发生损害。

(1) 细胞膜的损害：最早的改变是细胞膜通透性增高，从而使细胞内的Na^+、水含量增加，而K^+则向细胞外释出。细胞膜内外Na^+、K^+分布的变化，使细胞膜Na^+-K^+-ATP酶活性增高。因而ATP消耗增加，再加上ATP的供应不足和膜上受体腺苷酸环化酶系统受损，结果使控制细胞代谢过程的第二信使cAMP含量减少，导致细胞的许多代谢过程发生紊乱，例如休克时肌肉细胞对胰岛素的反应减弱，使胰岛素促进细胞摄取葡萄糖的作用减弱甚至丧失。

休克时引起细胞膜损害的原因是多方面的：①能量代谢障碍：休克时因组织细胞的缺血缺氧，一方面ATP生成不足，使细胞膜不能维持正常功能和结构；另一方面脂肪酸氧化受阻，蓄积于细胞内的脂肪酸和脂肪酰CoA与细胞内Na^+、K^+、Ca^{2+}等阳性离子结合形成“皂类”化合物，可直接对膜上脂类起到“净化去垢”的破坏作用；②细胞内酸中毒：休克时细胞内发生酸中毒，除与乳酸等酸性代谢产物蓄积有关外，还可能与下述因素有关：细胞低灌流，使产生的CO_2不易排出；ATP分解过程中产生H^+；胞浆Ca^{2+}增多，可促使Ca^{2+}进入线粒体并与其中的磷酸结合，在结合过程中也产生H^+。酸中毒可直接或间接破坏膜系统的功能和结构；③氧自由基的产生：休克时氧自由基产生增多主要是由于：氧代谢途径改变，即休克时由于细胞的缺氧和/或内毒素对线粒体呼吸功能的直接抑制，细胞色素氧化酶系统功能失调，以致进入细胞内的氧分子经过单电子还原而形成的氧自由基增多；休克时产生大量乳酸、NADH及由ATP分解产生的次黄嘌呤等物质都可提供电子，使氧发生不全性还原而变成氧自由基。另外，休克时因蛋白水解酶活性增高，可催化黄嘌呤脱氢酶变为黄嘌呤氧化酶，从而使次黄嘌呤变成黄嘌呤和氧自由基。感染性炎症、活化补体等可激活中性粒细胞和巨噬细胞，使之释放出氧自由基。

由于细胞膜的完整性在维持细胞的生命活动中起着重要作用，故当膜完整性破坏时，即意味着细胞不可逆性损伤的开始。

(2) 线粒体损害：休克时线粒体最早出现的损害是其呼吸功能和ATP合成受抑制，线粒体ATP酶活性降低。此后发生超微结构的改变，如基质颗粒减少或消失；继之，基质电子密度增加、嵴内腔扩张；随后，嵴明显肿胀，终至破坏。

关于休克时线粒体损害的原因尚不完全清楚。缺氧可减少线粒体合成ATP，但除非存在严重的缺氧并伴有缺血，否则并不会引起线粒体膜的明显损害。目前认为，线粒体损害可能与下列因素有关：①内毒素等毒性物质及酸中毒对线粒体各种呼吸酶的直接抑制；②缺血导致线粒体合成ATP的辅助因子（如NAD、CoA和腺苷等）不足和细胞内环境（pH、离子）的改变；③前述的氧自由基对线粒体膜磷脂的过氧化作用等。

线粒体是维持细胞生命活动的“能源供应

站”。线粒体损害时，由于氧化磷酸化障碍，产能减少乃至终止，故必然导致细胞损害和死亡。

(3)溶酶体破裂：溶酶体含有多种水解酶，如组织蛋白酶、多肽酶、磷酸酶等，但在未释放之前都处于无活性状态。一旦释放出来后，它们即转为活性状态而可溶解和消化细胞内外的各种大分子物质，尤其是蛋白类物质。已证明，休克早期，肝、脾、肠等细胞即出现溶酶体肿大、颗粒丧失和酶释放增加；脓毒性休克动物血液和淋巴中水解酶浓度增高，且与休克严重程度呈正相关。给动物注射溶酶体或溶酶体酶，可产生类似休克的各种病理生理改变。

休克时导致溶酶体破裂的主要原因是：①组织的缺血、缺氧、酸中毒以及内毒素对溶酶体膜的直接破坏；②氧自由基对溶酶体膜磷脂的过氧化作用；③血浆补体被激活可刺激中性粒细胞释放溶酶体酶。释放的溶酶体酶又可通过多种途径参与休克的发生、发展和细胞的损害。

总之，休克时生物的损害被认为是细胞发生损害的开始，而细胞的损害又是各脏器功能衰竭的共同机制。

（四）器官功能的改变

休克所致的全身低灌注和缺血再灌注损伤等是诱发机体出现失控性全身炎症反应并最终出现多器官功能障碍综合征（MODS）的重要诱因。尽管不同类型休克的发病机制各不相同，致病假说也众多，但各种类型休克所引起的器官功能障碍几乎都涉及了机体所有的组织器官，其中临床上最主要的是中枢神经系统、心、肾、肺、胃肠及肝脏等重要器官的功能障碍（见第一百〇七章多器官功能障碍综合征）。

1. 中枢神经系统功能的改变 休克早期，如果能通过代偿性调节维持脑的血供，除因应激反应而有兴奋性升高外，一般没有明显的脑功能障碍。休克进一步发展，CO 减少和血压降低，不能维持脑的血供，则发生缺氧。严重的缺氧和酸中毒还能使脑的微循环血管内皮细胞和小血管周围的神经胶质细胞肿胀，致脑微循环狭窄或阻塞，动脉血灌流进一步减少。在微循环凝血期，脑循环内可以有血栓形成和出血。大脑皮质对缺氧极为敏感，当缺氧逐渐加重时，将由兴奋转为抑制（表情淡漠），甚至发生惊厥和昏迷。皮质下中枢因严重缺氧也可发生抑制，呼吸中枢和心血管运动中枢兴奋性降低。

2. 心脏功能的改变 除心源性休克伴有原发性心功能障碍外，其他各类型休克都可引起心功能的改变。一般而言，休克的早期可出现心功能的代偿性加强，此后心脏的活动逐渐被抑制，甚至可出现心力衰竭，其主要机制是：

(1)冠脉血流量减少和心肌耗氧量增加：由于休克时血压降低以及心率加快引起心室舒张期缩短，可使冠脉灌流量减少和心肌供血不足；同时因交感 - 儿茶酚胺系统兴奋使心率加快、心肌收缩加强，导致心肌耗氧量增加，从而加重了心脏缺氧。结果心肌因能量不足和酸中毒而使舒缩功能发生障碍，导致心力衰竭，对于原来就有冠状动脉供血不良者，尤其容易出现心力衰竭。

(2)酸中毒和高钾血症；酸中毒可通过多种机制影响心脏舒缩功能：①抑制肌膜的 Ca^{2+} 内流；② H^+ 和 Ca^{2+} 竞争结合肌钙蛋白；③抑制肌浆网对 Ca^{2+} 的摄取和释放；④抑制肌球蛋白 ATP 酶的活性。此外，酸中毒还可通过抑制心肌细胞能量代谢酶的活性、促使生物膜的破坏以及诱发心律失常等多种途径来抑制心肌的舒缩功能，从而促使心力衰竭的发生。

休克时，组织细胞的破坏可释出大量 K^+，肾功能的障碍又使 K^+ 排出减少，导致高钾血症。高钾血症可抑制动作电位复极化 2 期中 Ca^{2+} 的内流，从而使心肌兴奋 - 收缩偶联减弱。

此外，心肌内 DIC 形成、内毒素对心肌的直接作用等都可以促使心力衰竭的发生。一旦发生了心力衰竭，将迅速使休克进一步恶化，并给输液扩容造成一定困扰。

(3)心肌抑制因子的作用：休克时的缺血、缺氧等可使胰腺产生心肌抑制因子（MDF）。MDF 能使心肌收缩力减弱，从而促进心力衰竭的发生。

3. 肾功能的改变 肾功能的改变在休克早期就可发生，这时发生的是功能性的急性肾功能障碍，因为它还不伴有肾小管的坏死。其主要临床表现为少尿（<400ml/d）或无尿（<100ml/d），其发生的主要机制如下：

(1)肾小球滤过率减少：在休克早期，有效循环血量的减少不仅能直接引起肾血流量不足，而且还可通过肾素 - 血管紧张素系统和交感 - 儿茶酚胺系统的激活使肾血管收缩，导致肾血流量更加减少，肾小球滤过压降低，肾小球滤过率减少。

(2)肾小管对钠、水重吸收加强：在休克早期，肾小管上皮细胞虽然已经发生缺血，但是因为持续时间不久，故这些细胞仍能保持其正常的重吸收功能，加之此时醛固酮和抗利尿激素分泌增多，所以肾小管对钠水的重吸收加强。肾小球滤过率的减少和肾小管重吸收的增强就可导致少尿或无尿。但此时肾功能的变化是可逆的。一旦休克逆转，血压恢复，肾血流量和肾功能即可恢复正常，尿量也将随之恢复正常。因此尿量变化是临床判断休克预后和疗效的重要指标。

当休克持续时间较长时，可引起急性肾小管坏死，发生器质性的肾衰竭。此时即使肾血流量随着休克的好转而恢复，患者的尿量也难以在短期内恢复正常。肾功能的这些改变，将导致严重的内环境紊乱，包括高钾血症、氮质血症和酸中毒等，从而使休克进一步恶化，因此许多休克患者，尤其是老年患者常死于急性肾衰竭。

4. 肺功能的改变　随着休克的发展，肺功能也发生不同程度的改变。在休克早期，由于呼吸中枢兴奋，故呼吸加快加深，通气过度，导致低碳酸血症和呼吸性碱中毒；继之，由于交感 - 儿茶酚胺系统兴奋和其他血管活性物质的作用，可使肺血管阻力升高；如果肺低灌流状态持续存在，则可引起肺淤血、水肿、出血、局限性肺不张、微循环血栓形成和栓塞以及肺泡内透明膜形成等病理改变。

“休克肺”的病理变化会影响肺的通气功能，改变肺泡通气 / 血流比，造成无效腔样通气和 / 或功能性分流增加，导致呼吸衰竭甚至死亡。“休克肺”是休克死亡的重要原因之一，约有 1/3 的休克患者死于“休克肺”。

5. 肝和胃肠功能的改变

(1) 肝功能的改变：休克时常出现肝功障碍，其主要原因有：①低血压和有效循环血容量减少使肝动脉血液灌流量减少，从而引起肝细胞缺血缺氧，严重者可导致肝小叶中央部分肝细胞坏死；②由于腹腔内脏的血管收缩，致使门脉血流量急剧减少。肝约有一半以上血液来自门脉系统，故门脉系统血流量减少，也将加重肝细胞的缺血性损害；③肝内微循环障碍和 DIC 形成，引起肝细胞缺血缺氧；④肠道产生的毒性物质经门脉系统进入肝脏，加之肝脏本身毒性代谢产物的蓄积，对肝细胞都有直接损害作用。

肝功能障碍又可通过下列机制加重休克：①肝代谢障碍，肝对糖和乳酸的利用障碍，一方面可促使乳酸蓄积并引起酸中毒；另一方面又不能为重要脏器提供充足的葡萄糖。蛋白质和凝血因子合成障碍，可引起低蛋白血症和出血；②肝的生物转化作用（解毒功能）减弱，可增加休克时感染与中毒的危险。

(2) 胃肠功能的改变：休克早期就会出现胃肠功能的改变。开始时因微小血管痉挛而发生缺血，继而可转变为淤血，肠壁因而发生水肿甚至坏死。此外，胃肠的缺血缺氧还可使消化液分泌抑制，胃肠运动减弱。有时可由于胃肠肽和黏蛋白对胃肠黏膜的保护作用减弱，而使胃肠黏膜糜烂或形成应激性溃疡。

由于胃肠上述改变，可通过下列机制促使休克恶化：①肠道黏膜屏障功能减弱或破坏，致使肠道细菌毒素被吸收入血，加之肝的生物转化作用减弱，故易引起机体中毒和感染；②胃微循环淤血，血管内液体外渗，加之胃肠黏膜糜烂坏死和 DIC 的形成，都可导致胃肠道出血，从而使血容量进一步减少；③胃肠道缺血、缺氧可刺激肥大细胞释放组胺等血管活性物质，因而微循环障碍进一步加剧。

第二节　休克患者的处理原则和麻醉前准备

一、处理原则

尽管休克患者的手术多为急诊手术，但仍需在有限的时间内迅速了解患者病史、全身状况、气道情况、实验室检查和影像学检查等，特别是休克的类型、病程和严重程度等。尽可能在短时间内完善麻醉前准备，制定合适的麻醉方案。如为抢救性手术，则不应过分强调纠正术前情况而贻误手术时机。应力争迅速了解患者病情，评估和复苏同时进行，并及时动态评估和修正处理方案。

必须谨记，休克是一个不断变化与发展的临床动态过程，病情变化迅疾，经常受机体及外界多种因素的影响。休克的治疗强调早期诊断和干预，必须在尽快去除病因的前提下采取紧急的综合性治疗措施，支持生命器官的微循环灌注，防治细胞损害。麻醉科医师需要仔细辨别和处理代偿阶段的休克，手术前应在充分准备好抗休克措施后，再适时开始麻醉。其基本处理原则包括：

7

1. 麻醉科医师在接诊患者时如果患者已经出现明显临床症状，如心率增快、血压下降、皮肤湿冷、尿量减少等，应立即处理危及生命的紧急情况。

2. 建立静脉通路，用于快速输血输液以及给予抢救药物。置患者于平卧位，下肢应略抬高，以利于静脉回流。尽量避免采用头低脚高位，以防腹腔内脏器压迫膈肌影响呼吸。

3. 意识障碍患者应保持气道通畅，维持正常通气，通气功能障碍患者应紧急建立确切的人工气道（气管内插管或喉罩等），需注意预防反流误吸。

4. 因头面部或颈部损伤导致气管开放困难者，应行气管切开。

5. 酌情给予氧疗和/或呼吸支持，改善患者的通气和氧合功能。

6. 注意保温，避免体温下降，以防加重微循环紊乱。

在治疗休克的同时，应注意对脏器功能的保护，补液量和速度、液体的性质、血管收缩药与舒张药的选择、支持药物等，都要依据休克的病理生理机制和监测结果决定。

二、休克患者的术前评估

快速评估患者的病史和临床表现非常有价值。休克的临床特征包括心动过速、呼吸急促和低血压等。低血压可能是血压绝对值下降（收缩压 <90mmHg，平均动脉压 <65mmHg）或相对下降（降低超过基线水平 40mmHg）。由于循环系统自身的稳态调节机制，在休克早期阶段低血压可能不明显。外周血压的维持依赖于 CO 和体循环阻力（SVR）的共同作用，因此，CO 降低的患者可以通过收缩血管暂时维持血压，SVR 降低的患者也可通过增加 CO 来维持血压。

脉压（pulse pressure，PP）是收缩压和舒张压之间的差值，通过有创或无创方法均可获得。PP 反映了 CO 和 SVR 之间的动态关系。PP 的评估可能有助于将休克分为高 CO 或低 CO 状态，但应在舒张压的背景下考虑（而不是作为绝对值）。脉压减小（例如，血压为 90/60mmHg 的血管收缩性休克患者的 PP 仅为 30mmHg，小于舒张压）可能是由于血管收缩导致的 CO 降低，即大多数属"低排高阻型"休克。脉压增大（例如，血压为 90/35mmHg 的血管扩张的休克患者的 PP 为 55mmHg，大于舒张压）可见于血管扩张、CO 增加的分布型休克中，即"高排低阻型"休克。

术前各种检查可帮助判断休克的类型和分期。常用的有心电图、实验室检查结果（如动脉血气，血乳酸，肾和肝功能测试，心脏生物标志物和全血细胞计数），以及影像学检查结果（如胸部 X 线片，头部，脊柱，胸部，腹部和骨盆的计算机断层扫描等）。

如果休克原因不明，在设备和人员条件具备且时间允许的情况下，即时床旁超声检查可帮助判断休克的原因和类型。对休克患者进行快速超声诊断应包括心脏泵功能、血容量以及外周大血管状况等。通常首先检查左心室、右心室和心包，可快速提示休克的原因。例如，心源性休克常出现左心室或右心室或同时出现收缩力减弱；低血容量性休克时常表现为左右心室均缩小；分布性休克表现为左心室容积缩小和心脏收缩力增强；梗阻性休克可出现心包积液、肺栓塞和气胸等表现。然后检查下腔静脉、颈内静脉、胸腹腔，可提示患者的容量状态。例如，下腔静脉直径减小或颈内静脉在呼吸末塌陷均提示容量不足；胸腹腔积液提示血管内容量外渗；肺水肿征象提示容量过负荷。最后检查外周大血管，如检查胸主动脉和腹主动脉可明确动脉瘤的存在；检查股静脉和腘静脉是否存在深静脉血栓等。

三、液体复苏

如前所述，影响血压的最主要三个因素是有效循环血容量、CO 和 SVR。因此，除严重的心源性休克和梗阻性休克外，对于大多数休克患者，及时进行适当的液体复苏以尽快恢复组织的有效灌注仍是救治休克患者的首要措施和目标之一。

但液体复苏并不等同于持续开放性输入液体。近年来的研究成果主要集中反映在针对不同类型休克患者行液体复苏时的液体种类、输注速率和输注量等的选择上。业已证明，单纯以血压、心率、CVP 等血流动力学指标指导输液并非保证液体复苏充分而适当的可靠方法。液体过多或过少均可能增加患者围手术期并发症的发生率和死亡率。因此，以各种微创或无创的血流动力学监测为客观基础的目标导向液体治疗（GDFT）进行休克患者的液体复苏和血管活性药物的选择和优化已成为共识。除非明确患者存在严重的低血容量性或分布性休克而需要短时间快速输注大量液体外，一般建议间断采用较审慎的"补液实验"（一般于 10 分钟内快速输注 200~300ml 液体并判断治疗反应),以免造成输液过量。

目前尚无一种适用于所有休克液体复苏的"理想液体",有关"晶胶体"之争仍广泛存在。总体上,人工胶体液(如羟乙基淀粉、琥珀酰明胶)的使用已日益慎重或相对禁忌,而以林格液为代表的复方电解质溶液已成为包括失血性休克和脓毒性休克在内的多种类型休克患者的推荐首选液体。醋酸林格液作为一种等渗的平衡晶体液,其突出的优点是不含有乳酸,避免了乳酸林格液对休克患者乳酸代谢的可能影响,有研究提示可改善休克的复苏效果甚至预后,但仍缺乏明确的循证证据。

20 世纪 80 年代以来,高渗盐溶液曾广泛推荐用于重度休克患者的容量复苏,但近年来其作用也日益受到质疑。有研究提示,高渗盐溶液有增加术后肾功能不全的风险。2011 年开始的一项大样本多中心的研究提示,与生理盐水(NS)相比,院前采用高渗盐水或高渗右旋糖酐复苏失血性休克患者对死亡率无明显影响,但增加了患者入院时创伤性凝血病的风险,因而实验被提前终止。因此,目前趋于共识性的建议认为,与单纯平衡晶体液相比,早期采用高渗液,尤其是高渗右旋糖酐进行休克复苏无益,甚至有害。

失血和补液会降低患者 Hct,影响血液携氧能力,及时输血以尽快恢复血容量和 Hct 是最根本的治疗措施。对大多数患者而言,输血指征是血红蛋白浓度 70~80g/L(Hct 21%~24%)。老年患者或者有严重心、肺疾病患者,血红蛋白浓度应该尽量维持在 100g/L 以上。Hct 低于 20% 的患者必须输血或浓缩红细胞。一个单位(美国单位,指约 450ml 全血。以下输血相关单位同此)的红细胞可以使血红蛋白浓度增加 10g/L,使 Hct 增加 2%~3%。理想的复苏效果应使患者 Hct 不低于 30%。新鲜冰冻血浆含有血浆中所有的蛋白质,包括所有的凝血因子,可用于接受大量输血的患者和输入血小板后依然存在出血倾向的患者。对于成人而言,一个单位的新鲜冰冻血浆大约可以将每种凝血因子的水平提高 2%~3%。

严重创伤失血加上液体复苏会显著干扰机体的凝血功能。因此,在液体复苏过程中,应定时检测血常规和出凝血功能,以明确机体的出凝血状态。

第三节 麻醉药和麻醉方法的选择

维持循环呼吸功能稳定并且满足手术需求是选择麻醉方式的重要依据,包括选择对循环影响较轻的麻醉方法和麻醉药物,并维持合适的麻醉深度等。

一、局部麻醉和神经阻滞

局部浸润和神经阻滞麻醉操作简便,对全身影响小,适用于高危休克患者,但仅限于表浅外伤清创缝合或肢体手术。上肢手术最常用臂丛神经阻滞,常用方法有肌间沟阻滞法、腋路阻滞法、锁骨上阻滞法和锁骨下血管旁阻滞法。下肢手术可在腰丛和坐骨神经阻滞下完成手术。在超声和神经刺激仪引导下可以进行更精准的神经阻滞,利于提高麻醉质量,减少麻醉药用量和并发症的发生。

对于循环不稳定或手术范围大需时长的手术,可联合应用全身麻醉和部位麻醉(神经阻滞)。两种麻醉方法的复合可以使患者在较浅的麻醉状态下完成手术,显著减少术中麻醉药用量,减轻麻醉药对机体的影响,有利于麻醉期间循环呼吸管理,加快患者术后恢复。

二、椎管内麻醉

休克未纠正前应慎用椎管内麻醉。因为椎管内麻醉可阻滞交感神经节前纤维,扩张动、静脉血管,引起外周阻力下降,血液淤滞于外周静脉系统,回心血量减少,右心房压及 CO 随之减少,导致有效循环血容量相对不足,血压下降。T_4 以上高位阻滞时,心脏交感神经也被阻滞,使患者在外周血管扩张时不能产生代偿性的心率增快,甚至可致心率减慢,射血分数下降,血压下降更明显。此外,交感神经节前纤维阻滞出现的快慢也是决定动脉血压下降严重与否的重要因素。交感神经阻滞迅速,循环功能的代偿和调节能力不如阻滞缓慢时那样充分和完全。脊麻时血压下降的程度比硬膜外麻醉时严重,因为脊麻的潜伏期一般仅为 3~5 分钟,而硬膜外阻滞的潜伏期都在 5~10 分钟以上。椎管内麻醉使阻滞区域血管扩张,可导致严重低血压,无复苏准备时可使患者出现灾难性的后果。

饱胃患者下腹部以下手术,如循环功能代偿

尚好，可以考虑应用椎管内麻醉，以减少全身麻醉胃内容物反流误吸危险。麻醉应在血容量得到一定补充、病情初步稳定后进行。局部麻醉药的每次用量不超过常规用量的1/2，注药后密切观察循环反应，出现血压下降或改变体位时血压下降常提示血容量不足，应继续输血补液，情况紧急时给予血管活性药物支持血压。严格控制麻醉平面在可满足手术需要的最低水平。麻醉平面过高时，腹肌张力下降，患者不能形成有效的咳嗽反射以保护气道，仍然可能发生误吸。少数诊断明确的失血性休克患者，如异位妊娠破裂出血，病变部位明确，手术时间短，若循环尚稳定，可先放置硬膜外导管，先在全身麻醉下开始手术，待出血控制、低血容量状态基本纠正后分次硬膜外注药，建立硬膜外麻醉逐渐取代全身麻醉。术中密切观察血压心率变化，术后可保留导管供硬膜外镇痛。

休克合并凝血功能障碍或脓毒症患者不宜选用椎管内麻醉。

三、全身麻醉

全身麻醉可更好地控制呼吸和循环，并且能满足大部分手术需求，是最常采用的麻醉方式。全身麻醉诱导和维持可选择不抑制循环或对循环抑制作用较轻的药物，以及分次给药等方式减轻对循环的影响，维持诱导和术中循环的稳定。

（一）吸入麻醉

目前使用的吸入麻醉药都有循环抑制作用且呈剂量依赖性，主要是由于其能抑制心肌收缩力、改变外周血管张力和影响自主神经活动。吸入麻醉期间易出现房性心律等室上性心律失常，处于代偿期休克患者可因丧失心房有效收缩而导致CO下降，血压降低。异氟烷、地氟烷和七氟烷降低血压主要是由于外周血管扩张的结果，在较高浓度时(通常大于2MAC)可直接抑制心肌收缩力。吸入麻醉药造成的低血压可通过降低吸入麻醉药的浓度、加快液体输注速度、谨慎地使用增强心肌收缩力药物或血管收缩药而迅速缓解。

休克患者由于低心排和过度换气，吸入麻醉药肺泡浓度升高速度加快，麻醉诱导时间显著缩短。同时，休克患者对麻醉药的耐受力降低，尤其在低血容量状态下，皮肤和胃肠道血管收缩，心脑等重要器官血流占CO的比例相对增加，低于“正常浓度”的麻醉药可维持足够的麻醉深度，并表现出心功能抑制等毒副作用。

（二）静脉麻醉

休克患者由于有效循环血容量不足和低蛋白血症的存在，麻醉药的血药浓度易于上升，游离药物浓度增加，因此静脉麻醉药耐量减少。静脉麻醉药物的选择必须慎重，宜采用小量分次用药的方法滴定给药，依据患者的反应适时调整药物用量。

氯胺酮是NMDA(N-甲基-D天冬氨酸)受体的非竞争性阻断药，阻断NMDA受体是其产生全身麻醉作用的主要机制。氯胺酮可通过中枢性交感神经兴奋使内源性儿茶酚胺的释放增加，抑制神经末梢摄取去甲肾上腺素，对心脏具有间接兴奋作用，使心率、每搏量及CO均有不同程度的升高，这一特点使氯胺酮在休克患者麻醉中占有重要地位。离体实验表明，氯胺酮对心脏有直接抑制作用，在病情危重、出血性或脓毒性休克或处于强烈应激反应状态下等交感神经系统代偿能力下降、心血管功能维持在临界水平或儿茶酚胺已明显耗竭时，氯胺酮对心功能的抑制就可能显示出来，用药后偶可表现为血压下降和CO减少。对低血容量患者应用时需补充血容量，否则，在交感神经活性减弱情况下，由于氯胺酮对心肌的抑制，会使血压严重降低。静脉诱导用量约为1~2mg/kg。临床常与肌肉松弛药和小剂量苯二氮䓬类药物配伍应用，后者可减少氯胺酮的副作用。

依托咪酯对循环影响轻微，适用于并存低血容量和循环状态不稳定的休克患者。由于其降低脑代谢和脑血流，尤其适用于合并颅脑损伤的休克患者。依托咪酯对呼吸功能的影响较轻，但较大剂量或注射速度过快也可能引起呼吸抑制，甚至呼吸暂停。依托咪酯无镇痛作用。用药后偶发一过性肾上腺皮质功能抑制，可通过补充外源性糖皮质激素治疗。依托咪酯可出现诱导期兴奋，发生肌震颤、肌强直等肌不协调动作，预先注射芬太尼可减少其发生，严重者需用其他全身麻醉药控制。静脉诱导用量约为0.2~0.4mg/kg。

苯二氮䓬类药物具有减轻焦虑和遗忘作用，常与镇痛药联合应用于休克患者麻醉诱导和维持。地西泮单次用量在0.3mg/kg以下对循环功能影响轻微。用量0.5~1mg/kg时动脉血压、CO和外周血管阻力下降10%~20%，与正常睡眠时相仿。但对压力感受器介导的心率加快反应有一定抑制作用，可能会影响休克患者对低血容量的正常代偿机制。咪达唑仑具有抗焦虑、镇静、肌肉松弛、抗惊厥和顺行性遗忘作用。起效快，代谢灭活快，持续时间短，是目前麻醉中最常应用的苯二氮䓬类药物。不良反应少见，极少数患者可出现短时间的呼吸功能影响，多半由于剂量过高或静脉注射过快所致，因此静脉注射时速度勿过快。咪达唑仑蛋白结合率高，在休克合并低蛋白血症时（如大量液体复苏后）其作用强度和时间也明显增加。由于遗忘作用突出，维持较浅麻醉时小量应用咪达唑仑可避免患者术后对术中过程的不良回忆。静脉诱导剂量约为0.03~0.2mg/kg，诱导前应基本纠正低血容量状态，危重患者宜减小用量。

丙泊酚是一种快速强效的静脉全身麻醉药。主要通过肝脏代谢，能够迅速从机体清除（总体清除率1.5~2.0L/min）。其临床特点是起效快、持续时间短、苏醒迅速而平稳、不良反应少，广泛应用于临床各科麻醉及重症患者镇静。该药的作用机制尚不完全明了，可能对脂膜具有非特异性作用；丙泊酚对中枢神经系统多种受体及离子通道有不同程度的影响，如钠离子通道、GABA受体等。丙泊酚呈剂量依赖性地使脑血流量、颅内压、脑组织氧代谢率和脑组织葡萄糖代谢率下降，对颅内压增高患者的降颅压效果更为显著；丙泊酚可引起收缩压、舒张压和平均动脉压下降，其程度取决于剂量和输注速度，尚与年龄、ASA分级、过度肥胖和其他药物联合作用有关；对心率的影响不明显，倾向于使心率减慢。丙泊酚导致血压下降主要由于外周血管阻力降低所致；丙泊酚能明显抑制呼吸，亦与剂量和输注速度有关，多呈一过性呼吸抑制。临床推荐诱导剂量1.5~2.5mg/kg，对循环呼吸影响较大。循环尚稳定的患者诱导剂量要酌减，注射速度宜减慢。循环不稳定的患者不推荐应用。丙泊酚用于麻醉维持时，麻醉深度的可控性和稳定性较强，维持剂量应据具体患者状况及所需麻醉深度随时加以调整。

麻醉性镇痛药目前常用的有芬太尼、瑞芬太尼和舒芬太尼，均属于特异性的μ受体激动剂，在提供良好镇痛的同时，对呼吸和循环都有一定的抑制作用，与给药剂量和速度密切相关，应用于休克患者时务必慎重。芬太尼为人工合成的强效麻醉性镇痛药。作用迅速，维持时间短；不释放组胺，对心血管功能影响小，能抑制气管插管时的应激反应。瑞芬太尼为非特异性血液及组织胆碱酯酶代谢的强效、超短效阿片样受体激动剂，起效迅速、消失极快，清除半衰期与用药量及时间无关，相对效价为芬太尼的50~100倍。舒芬太尼的镇痛效果比芬太尼强数倍，而且有良好的血流动力学稳定性，可同时保证足够的心肌氧供应。必须明确一点，阿片类镇痛药并非静脉全身麻醉药，虽然大量快速静脉注射能使神志消失，但患者的应激反应依然存在，常伴有术中知晓。临床实践中，大多是镇痛药与低浓度吸入性麻醉药或小剂量苯二氮䓬类药物联合用于循环欠稳定患者的手术麻醉。

（三）肌肉松弛药

肌肉松弛药可辅助麻醉科医师在较浅麻醉下完成气管插管及维持手术麻醉。去极化肌松药氯琥珀胆碱虽然是起效最快的肌松药，但由于其诸多不良反应（Ⅱ相阻滞、窦性心动过缓、高钾血症、颅内压升高、胃内压升高、恶性高热等），目前已逐渐被非去极化肌松药取代。非去极化肌松药种类很多，可根据患者的病理生理状况、手术的部位和时间选择应用。

罗库溴铵在所有非去极化肌松药中起效最快，对心血管系统影响小，无组胺释放作用。中长效肌松药维库溴铵和泮库溴铵亦无组胺释放作用，对循环影响小。中效肌松药阿曲库铵经Hoffman消除自行降解，可用于肝肾功能障碍的患者，但有轻度组胺释放作用，少数患者会出现低血压和支气管痉挛。顺阿曲库铵在保留阿曲库铵代谢优点的同时避免了组胺释放作用。长效肌松药哌库溴铵对心血管影响小，无组胺释放作用，主要经肾脏排泄，肾功能障碍时时效延长，肾衰竭时禁用。

休克患者由于全身低灌注状态和肝肾功能减退等影响，药物代谢速度及肌松药作用时间延长，耐药量减小，应用肌松药应适当减量。循环处于代偿边缘患者应用肌松药有可能导致血压下降，用药前后要注意观察。休克患者全身麻醉期间在积极补充血容量、改善循环状态的同时应维持足够的麻醉深度，避免过分依赖肌松药。许多麻醉药与肌松药均有相互协同作用，合理配合可以使各自的剂量均有所减少。吸入麻醉药七氟烷、异氟烷和地氟烷等都有一定的肌松作用，可能与其改变了乙酰胆碱受体周围的脂质环境等有关。

第四节 休克患者的麻醉管理

一、麻醉期间的血流动力学和氧供需平衡监测

血流动力学监测和氧供需平衡监测对休克的诊断、预后的判断以及治疗过程中效果的观察至关重要，早期合理地选择监测指标并正确解读有助于指导休克患者的治疗。除了全身麻醉的基本监测以外，有创监测如直接动脉压、中心静脉压、肺动脉压监测等有助于更好地评估和管理血流动力学状态和实施目标导向治疗（GDT）。监测的核心内容是组织灌注与氧代谢状况，包括全身和局部灌注指标的监测。

（1）直接动脉压监测：在不明显延缓手术的情况下，应力争在麻醉诱导前或诱导的同时放置有创动脉导管连续监测血压。动脉导管可以从三个方面提供休克患者循环状态信息。首先，动脉导管可连续实时监测血压变化，及时判断休克状态。同时提供更准确的脉压值帮助判断休克类型，如"高排低阻型"或"低排高阻型"。第二，通过观察机械通气时血压波形随呼吸相的改变，获得收缩压、脉压和CO的变化，收缩压变异度（SPV）、脉搏压变异度（PPV）和每搏量变异度（SVV）等微创或无创的血流动力学监测指标有助于判断休克患者容量状态和评估容量治疗的效果，临床应用也日益广泛。第三，休克患者术中常需间断进行血气分析、乳酸和凝血功能试验等，放置动脉导管便于血样的采集。

（2）中心静脉导管：多数休克患者需要液体治疗和血管活性药的使用，中心静脉导管不仅提供快速可靠的输液和给药通路，还可提供中心静脉压（CVP）和中心静脉混合静脉血氧饱和度（$ScvO_2$）监测。中心静脉可连续提供休克患者的容量信息，尽管其单一测值与容量状态之间的相关性较差，但其变化趋势仍可协助评估液体治疗的效果。$ScvO_2$与混合静脉血氧饱和度（SvO_2）有一定的相关性。$ScvO_2$和SvO_2的变化趋势一致，但是数值要比SvO_2值高5%~15%。目前放置肺动脉导管的患者已较少，放置中心静脉导管监测$ScvO_2$在临床上更具可操作性，且安全性也较高。$ScvO_2$大于70%通常可作为休克患者复苏的目标之一。

（3）肺动脉导管：肺动脉导管可提供较多的血流动力学数据，如CVP、CO、SVR、肺动脉压（PAP）、肺动脉楔压（PAWP）和肺循环阻力（PVR）等，以及氧代谢参数如SvO_2。SvO_2主要反映氧供（DO_2）和氧耗（VO_2）的平衡，当DO_2不能满足组织氧需要时，SvO_2下降。休克时可因为血流分布不均或组织氧利用障碍而使SvO_2升高，因此SvO_2的数值需要与其他血流动力学指标一起综合进行解读。CVP与PAWP都是通过以压力代容积的方法来间接反映心脏的前负荷的。休克治疗时，CVP、PAWP和SvO_2常作为休克患者的评估依据和治疗的目标。但是目前尚无临床证据表明肺动脉导管可改善休克患者预后，其实际价值仍有争议；并且放置肺动脉导管对技术、设备和时间均有一定要求，放置的安全时限较短，严重并发症的发生率较高，因而当前在休克患者围手术期放置的已较少。

（4）经食管超声监测（TEE）：TEE是近年出现的无创或微创血流动力学监测方法。部分休克病因复杂，出现难治性低血压或复苏困难。TEE可进行心脏结构和功能实时监测，通过动态评估心脏泵功能和左右心室容量等，为明确休克原因、评估休克类型、观察治疗效果等提供帮助。例如，TEE可快速区分心源性休克和非心源性休克。如果观察到心脏的结构（瓣膜活动异常等）或心室收缩或舒张异常可为心源性休克的诊断提供证据。另外，评估左心室舒张末期容积（LVEDV）可确定血管内容量状态。通过监测左心室腔尺寸的变化来评估血容量不足的治疗。左心室腔尺寸减小提示血容量不足，液体治疗的反应性较好；如果左心室腔尺寸大小正常或增加，则血管舒张导致SVR降低的可能性要大于血容量不足的可能性。

（5）组织氧合与氧供需平衡的监测：尽管尽快恢复组织细胞的有效灌注和氧代谢平衡是各种类型休克患者监测与复苏的中心环节，但令人遗憾的是，目前仍无有效的方法来直接监测各器官组织的局部灌注与代谢平衡，也无证据表明究竟何种液体或血管活性药物能更有利于改善局部的微循环功能。监测和评估全身灌注指标（DO_2、VO_2、血乳酸、SvO_2或$ScvO_2$等）以及某些组织局部的灌注指标［组织氧饱和度（StO_2）、胃黏膜pH测定或消化道黏

膜 PCO_2 测定等]等间接方法仍是用于患者氧供需平衡判断的主要手段。

综合评价 DO_2、VO_2 及两者的相关性可以实现组织氧动力学的优化治疗，氧摄取率（O_2ER）作为评价氧供需平衡的指标，其效果比单纯应用 DO_2 和 VO_2 更敏感。正常情况下，DO_2 改变时，因为氧摄取率的变化，VO_2 保持不变，也就是说 VO_2 不受 DO_2 的影响。但当 DO_2 下降到一临界值时，VO_2 依赖于 DO_2 的变化，O_2ER 的增加也无法满足组织氧合，于是就发生无氧代谢。另外，O_2ER 可以作为判断患者预后的指标。混合静脉血氧饱和度（SvO_2）反映 DO_2 和 VO_2 的平衡，当 DO_2 不能满足组织氧需要时，SvO_2 出现下降。休克时可因为血流分布不均或组织氧利用障碍使 SvO_2 升高，所以 SvO_2 值需要与其他血流动力学指标一起综合进行解读。

近期研究认为，监测 $ScvO_2$ 对于指导早期复苏有重要价值。SvO_2 反映组织器官摄取氧的状态。当全身氧输送降低或全身氧需求超过氧输送时，SvO_2 降低，提示机体无氧代谢增加。当组织器官氧利用障碍或微血管分流增加时，可导致 SvO_2 升高，尽管此时组织的氧需求量仍可能增加。休克早期，全身组织的灌注已经发生改变，即使血压、心率、尿量和中心静脉压仍处于正常范围，此时仍可能已出现 SvO_2 降低，提示 SvO_2 能较早地发现病情变化。$ScvO_2$ 与 SvO_2 有一定的相关性，在临床上更具可操作性，虽然测量的 $ScvO_2$ 值要比 SvO_2 值高 5%~15%，但它们所代表的趋势是相同的，可以反映组织灌注状态。一般情况下，SvO_2 的范围约 60%~80%。在严重休克患者，SvO_2<70% 提示病死率明显增加。临床上，SvO_2 降低的常见原因包括 CO 的减少、血红蛋白氧结合力降低、贫血和组织氧耗的增加。

7

血乳酸作为全身灌注与氧代谢的重要指标，它的升高反映了低灌注情况下无氧代谢的增加。但仅以血乳酸浓度尚不能充分反映组织的氧合状态，如合并肝功能不全的患者，血乳酸浓度明显升高。故提出高乳酸时间的概念，即乳酸 >2mmol/L 所持续时间。更多的学者认为连续监测血乳酸水平，尤其是乳酸清除率对于疾病预后的评价更有价值。因此，动态监测乳酸浓度变化或计算乳酸清除率可能是更好的监测指标。休克时组织缺氧使乳酸的生成增加，在常规血流动力学监测指标改变之前，组织低灌注与缺氧已经存在，乳酸水平已经升高。

临床上局部灌注的评估经常靠评价器官功能来间接判断。休克患者组织灌注减少，CO_2 蓄积与清除障碍，消化道 CO_2 张力测定与胃黏膜 pH 值监测是临床评估消化道灌注的方法之一。舌下二氧化碳图法测定组织 PCO_2（$PtCO_2$），因其无创，应用简单且与胃张力计获得数据具有密切相关性而引起人们关注。休克时局部组织灌注及氧代谢改变往往发生较早，监测局部组织灌注状态与传统的容量、压力、血氧等指标相比，对于早期诊断、判断治疗效果与预后更为重要。

二、休克患者的麻醉管理

（一）呼吸管理

非全身麻醉手术术中建议应用面罩吸氧，可以提供较鼻导管吸氧更高的吸氧浓度，带储气囊的吸氧面罩吸氧浓度还可进一步提高。

全身麻醉手术采用气管内插管或喉罩控制呼吸，但喉罩不适用于有反流误吸风险者。机械通气除能保证患者有充分供氧外，还可降低患者呼吸作功，减少机体耗氧量。通气时吸氧浓度不要低于 40%，以保证组织氧合。术中宜根据动脉血气结果调节吸氧浓度和各项呼吸指标。严重低氧血症间歇正压通气方式难以纠正时可应用呼气末正压通气。休克患者在低血容量状态没有纠正之前，通气方式对动脉血压有一定影响，如气道压力过高、潮气量过大、吸呼比吸气相延长、呼气末正压过高均可能影响血压。麻醉期间遇有不明原因的血压波动时应排除机械通气的影响。

饱胃和昏迷患者胃内容物反流误吸是造成急性肺损伤的原因之一。术前放置胃管不可能完全排空胃内容，而且使食管下段开放，更容易发生反流。休克患者因为紧张吞咽大量气体增加胃内压也是反流误吸的易发因素。饱胃患者全身麻醉诱导时，可根据麻醉者习惯和紧急气道处理能力选择清醒气管内插管或快诱导配合环甲膜加压防止反流误吸。麻醉苏醒期反流误吸危险依然存在，需待患者循环稳定，咳嗽吞咽反射恢复后方可考虑拔除气管内导管。

大量输血也会造成肺损伤，应注意输入血液的过滤，加压输血时应适时更换输血器，减少进入肺部的微栓数量。

（二）循环管理

麻醉前力争建立有创监测，麻醉诱导期间随时观察患者对药物的循环反应，对循环状态不能耐受常规麻醉深度的急重患者，可在浅麻醉下辅用肌肉松弛剂完成麻醉诱导。术中依据循环耐受情况调节麻醉深度。低血容量患者有时很难耐受足够的麻醉深度，麻醉科医师应在迅速纠正血容量同时逐渐加深麻醉，而不要被动地通过减浅麻醉来维持循环，后者往往术中循环波动更大。

休克是一种以血流分布异常导致组织灌注不足为特征的综合征。但多领域的研究证明，在休克复苏和围手术期的液体管理中，液体过多或液体不足均同样有害。既要有充足的容量补充满足组织灌注的需要，但过度补液又会导致水肿，降低休克患者的存活率。但传统的通过观察血压、心率和CVP等常规监测指标判断（甚至是猜测）患者血流动力学状态的方法既不科学，也不客观，与患者真实的血流动力学状态之间往往存在显著的差异。为此，近十余年来采用“功能性血流动力学监测（functional hemodynamic monitoring）”进行GDFT的方法已日益受到重视和普遍认可。

功能性血流动力学监测一般是指通过动态评估血流动力学参数对某种干预措施（通常为输入单位容量的液体）的反应，并结合其他的血流动力学监测指标和患者的病理生理状态，来判断患者当前的血流动力学状态。其基本原理在于心肺的交互作用对心脏前负荷的影响。在机械通气条件下，一定容量的正压通气（潮气量通常≥ 8ml/kg）可造成吸气相和呼气相患者胸腔内压的周期性明显波动，从而间接导致静脉回心血量（前负荷）的波动，引起每搏量（SV）和CO等出现随呼吸节律变化的周期性波动（吸气相下降，呼气相升高）。此种周期性波动幅度的大小与患者有效循环血容量和心血管系统功能状态密切相关。

功能性血流动力学监测的实施是建立在多种新型的无创或微创的血流动力学监测技术的基础之上的，包括各种动脉脉搏波形法连续心输出量监测（APCO）技术，如Vigileo-FloTrac、PiCCO、LiDCO，以及TEE等。目前常用的监测指标包括SPV、SVV、PPV、上/下腔静脉直径呼吸变异度（ΔDSVC/ΔDIVC）以及主动脉峰值血液流速变异度（ΔVpeak）等。上述监测指标能明确患者当前的心血管功能状态处于心脏Frank-Starling曲线的何种位置，结合 S_VO_2 或 $S_{CV}O_2$ 等代谢指标监测，可以更客观地指导输血输液和血管活性药物的使用。

休克患者麻醉期间容易出现心律失常。血儿茶酚胺升高、低氧血症、低血容量、酸碱和电解质紊乱、心肌缺血和麻醉药物作用都可能成为心律失常的诱发原因。一旦发现心律失常，不要急于应用特异性抗心律失常药，应首先找到诱发因素并予纠正，如窦性心动过速检查有无血容量不足和麻醉过浅，室性期前收缩检查有无心肌缺氧缺血和电解质异常等。

第五节 各类休克患者的麻醉要点

一、失血性休克患者的麻醉

失血性休克是临床最常见的低血容量性休克。多种创伤、病理以及手术均可使血管内容量大量丢失而导致休克。临床上引起失血性休克的原因包括：创伤引起的失血，如开放性或内脏穿透伤等；病理原因引起的出血包括动脉瘤破裂、溃疡或静脉曲张引起的消化道出血、异位妊娠破裂等；手术引起的出血不仅包括术中操作引起的出血，还包括术后出血等。这类患者病情较危急，常需行急诊手术止血以挽救患者生命。近年来随着对失血性休克病理生理机制了解的不断深入和转变，其复苏和救治理念已发生了深刻的变化，“损伤控制性手术（damage control surgery，DCS）”和“损伤控制性复苏（damage control resuscitation，DCR）”的理念已成为贯穿失血性休克患者救治全程的普遍共识和基本原则。根据失血性休克的病理生理特点制定合适的麻醉预案对于保证休克患者手术安全及预后具有重要意义。

（一）病理生理学特点

目前已知，失血性休克并非由于大量失血导致神经功能障碍或局部毒素的释放而引起的。其本质上是一个机体“正常的”动态调节和适应过程：大量失血导致组织器官的灌注不良，从而激活了一系列的自身调节机制，以最大限度地维持重要器官的血液灌注，由此带来细胞、组织和器官水平等一系列全身性的继发性生理和病理性变化。

从细胞和分子水平看，组织低灌注导致细胞无氧代谢增加，一方面引起乳酸、氧自由基和磷酸等代谢产物的蓄积，ATP供能障碍，细胞膜破裂、细胞凋亡和坏死增加；更重要的是，细胞损伤或激活后可释放多种具有免疫调节活性的细胞内分子，即损伤相关分子模式（damage associated molecular patterns，DAMPs），又称报警因子（alarmins），包括高迁移率组蛋白 B1（HMGB-1）、热休克蛋白（HSP）、线粒体 DNA、ADP、腺苷、尿酸、硫氧还原蛋白、S100 蛋白、IL-1α 等。DAMPs 不仅可直接促进炎性介质的释放，诱导免疫细胞向损伤和炎症部位迁移，导致出现全身炎症反应综合征（SIRS），同时还可调节固有免疫和获得性免疫的发展方向，影响炎症反应的发展和转归。

而从组织和器官水平分析，失血性休克所带来的影响可能更为广泛，且彼此间存在复杂的因果联系，至少包括：①大量血液丢失，不仅包括红细胞、凝血因子和血小板等血液成分的丢失，还可引起热量的丢失和酸中毒的加剧；同时，低血容量和血管收缩致胃肠道、肝肾、骨骼肌等的低灌注和损伤，诱发 MODS；②局部止血机制的激活，包括纤维蛋白原的激活和消耗、相关凝血因子和血小板的激活以及内皮细胞的激活等；③交感肾上腺系统的激活，调节机体血液灌注重新分配的同时，引起中性粒细胞和内皮细胞的激活，以及内皮多糖包被层（endothelial glycocalyx layer，EGL）的损伤和血管通透性的增加；④组织低灌注和损伤，引起 DAMPs 的释放增加、内源性抗凝途径［如活化蛋白 C（APC）途径］的激活、组织纤溶酶原激活物（tPA）的释放以及可溶性血栓调节素的释放增加等；⑤医源性因素的损伤，如输液引起的进一步血液稀释和热量丢失、酸碱和电解质平衡紊乱、输血输液损伤以及机体暴露引起的体温丢失等；⑥免疫遗传反应，如固有免疫基因表达的上调和获得性（适应性）免疫基因的下调等。

因此，除非在出血的早期即能及时止血并补充血容量、终止出血性继发损伤，否则，失血性休克的病理生理过程一旦激活，则远非单纯依靠补充已丢失的血容量所能逆转的。在积极进行止血和有效的容量复苏的同时，有效预防和阻断“低体温 - 酸中毒 - 止血功能障碍”这一“致死性三联症（lethal triad）”，避免出现由此引起的“出血性恶性循环（bloody vicious cycle）”已成为失血性休克患者救治的核心环节。近二十多年来 DCS 和 DCR 理念的日益更新和普及也均源于此。

除上述复杂的病理生理机制外，有关失血性休克另一日益受到重视的问题是急性创伤性凝血病（acute traumatic coagulopathy，ATC），又称创伤诱发凝血病（trauma induced coagulopathy，TIC）。现已明确，创伤失血患者早期出现的止血功能障碍并非单纯由于凝血因子的丢失、消耗或输液稀释所引起。有研究发现，创伤性出血患者中可于伤后 25 分钟内出现 ATC；50% 以上患者在到达急诊室前即已存在 ATC，早于任何液体复苏开始之前。ATC 的出现不仅显著增加输血输液量，且导致 MODS 的发病率和住院死亡率明显升高。

有关失血导致 ATC 的具体发病机制尚未完全明了，已知包括内源性原发诱因和外源性继发诱因两个主要方面。其中外源性诱发因素除了前述的低体温和酸中毒的相互作用外，常见的还包括使用外源性抗凝药物以及出血和复苏中常见的贫血和血液稀释作用的影响。

内源性原发诱因研究较明确的是：①内源性抗凝：即活性凝血酶与内皮细胞表面受体血栓调节素（TM）结合后，激活细胞表面结合的蛋白 C 生成 APC，APC 与蛋白 S 结合后，在内皮细胞表面灭活 FⅤa 和 FⅧa，发挥抗凝作用；②纤维蛋白原耗竭、纤溶亢进 / 纤溶关闭：创伤时的多种刺激因素，包括儿茶酚胺、缓激肽、凝血酶和红细胞溶解产物等，均可刺激内皮细胞等释放 tPA，导致纤溶活性激活和亢进，纤维蛋白原早期出现明显的耗竭；部分创伤患者在高凝状态下出现纤溶关闭，机制未明；③血小板功能障碍：即耗竭性血小板综合征，主要是由于受损的内皮细胞释放的 ADP 造成创伤早期血小板的过度激活，使其对以后出现的相应刺激缺乏正常的反应性（功能性耗竭作用），导致在血小板计数未出现明显下降，甚至计数正常的情况下，即已存显著的功能障碍；④内皮细胞障碍：正常的内皮细胞表面能表达多种抗凝分子，如 TM、内皮蛋白 C 受体（EPCR）和 EGL 等。创伤后的多种机制，如儿茶酚胺和炎性介质的释放、活性凝血酶的形成和低氧等，可导致早期出现内皮细胞激活和 EGL 脱落。脱落的 EGL 中的重要成分之一硫酸乙酰肝素除了可发挥“自主肝素化（autoheparinization）”的作用外，还可增强 TM 作用（及 APC 途径）和抗凝酶Ⅲ（ATⅢ）的活性，进一步促进抗凝作用，导致 ATC。

（二）麻醉前评估与准备

严重的创伤出血是危险患者生命的急症。据统计，出血死亡患者中约 50% 的患者于伤后即可或 1 小时内死亡（即可死亡），30% 于伤后 4~6 小时内死亡（早期死亡），其余 20% 于住院期间死亡；出血患者的死亡中位数时间仅为约 2 小时。因此，迅速控制出血和恢复有效循环血容量及携氧能力是失血性休克患者救治的根本原则和目标。

近年来随着损伤控制性手术（DCS）和损伤控制性复苏（DCR）理念的不断演化和进步，失血性休克患者救治的基本原则已出现了显著的，甚至颠覆性的转变。患者的救治是否成功并非依赖于是否能早期进行确切的解剖重建手术，而主要取决于是否能快速纠正和恢复内环境的紊乱。亦即，救治的目标并非尽早进行解剖重建手术，而是要提高患者的总体生存率和改善预后。因此，这就要求院前急救人员、外科医师、麻醉科医师及 ICU 医师在患者救治的整个过程中保持密切的交流和理念的更新与同步。

目前 DCS 的基本原则是：①建立和实施迅速而高效的院前急救体制，实现伤员的快速转运和有效的现场急救。可采取直接压迫、加压包扎或近端止血带的方式进行肢体出血部位的临时止血；躯干穿透伤和预计院前转运时间较短的患者，考虑延迟进行液体复苏，直至进行确切的手术止血后；②建立“绿色通道”，做好“黄金 1 小时”的把控；③尽量简化手术流程，快速控制出血和清除污染；④鼓励采用微创的替代手术方式（如腔内血管栓塞）等，暂时关闭胸腹腔和封闭创面，为后续的 ICU 复苏争取时间；⑤力争控制手术时间 <1~1.5 小时，尽量不大于 3h。

为始终贯彻损伤控制性复苏（DCR）的理念，就要求麻醉科医师从术前准备开始即应了解和施行 DCR 的基本原则：①限制性液体复苏，尽量减少晶体液的输注，出血初始 3 小时内不大于 1.5L，6 小时内不大于 3L；院前即开始尽早输注血制品有利于降低患者死亡率；与平衡液相比，采用代血浆、白蛋白、高张盐水及生理盐水进行液体复苏均无明显优势，甚至有害，宜慎重使用；②尽快启动大量输液预案，保证患者能及时输注足够的血制品；③避免延误进行确切的止血手术（血管内栓塞术、内镜手术或开放止血手术等）；④避免或尽快纠正低体温和酸中毒；⑤及时进行血栓弹力图（TEG）或旋转式血栓弹力（ROTEM）等凝血功能检查，以指导经验性输液向目标导向性输液过渡；⑥选择性应用药物逆转抗凝药的作用，并积极处理顽固性的凝血病（ATC）。

患者术前评估的重点在于失血量的估计、目前的复苏状态和出血的危急程度等。通常可参考表 85-1 进行失血性休克及其严重程度的诊断和分级。结合出血病史、服用抗凝药物、实验室检查、影像学检查和临床表现等，典型的失血性休克的诊断并不困难，但是不能忽略休克代偿期的患者。大多数患者，强大的代偿机制使血压、心率等指标不再是诊断休克的敏感指标，有些患者直到丢失超过 30% 血容量才出现显著的血压降低。另外，由于多数患者病情危急，术前检查往往不充分；在进行充分的液体复苏之前，血红蛋白检查并不能相应地反映实际出血量的大小。患者出现的其他临床征象包括烦躁、呼吸急促、脉搏微弱、肢体冰冷苍白或皮肤斑驳可帮助早期判断休克。代偿储备指数和能实时评估微血管床的便携式暗视野显微镜有助于更快识别处于代偿期的休克患者。因此，即使是休克代偿期的患者术前也应做好充足的准备，积极采取复苏措施，建立有创血压等监测和快速输液通道，准备好血管活性药物，以免因麻醉而加重休克甚至造成更严重后果。

（三）围手术期管理的要点

1. 麻醉选择与诱导　除血管栓塞术及简单的肢体止血与清创术可在局部麻醉或区域麻醉下完成外，多数失血性休克患者的手术宜选用全身麻醉。诱导的时机应根据患者出血的危急程度加以判断。除非活动性出血已控制或出血速度较缓慢的患者可在适当快速进行输血输液复苏后进行麻醉诱导以提高安全性之外，对于大多数大量快速出血的患者，应在积极复苏的同时，尽快完成麻醉诱导和有创监测的建立，以免延误手术时机。诱导药物应参考前文所述的方法，小剂量滴定至目标麻醉深度，以免引起循环的剧烈波动。

表 85-1　成人失血性休克分级

休克分级	失血量	心率	血压	脉压	呼吸	精神状态
1	<750（15%）	100	正常	正常	14~20	轻度紧张
2	750~1 500（15%~30%）	100~120	正常	变小	20~30	中度紧张
3	1 500~2 000（30%~40%）	120~140	下降	变小	30-40	意识模糊
4	2 000（40%）	>140	下降	变小	>35	意识模糊、昏迷

2. 控制性低血压（deliberate hypotension）　多项动物实验已证实，在活动性出血控制之前，将平均动脉压（MAP）控制在正常值的约 70%~80% 可减少出血量，提高动物的存活率；超过此范围则发生致命性再出血的风险增加。临床前瞻性研究也提示，适当的控制性低血压可减少出血量和液体复苏用量，但对整体生存率的影响尚需进一步明确。目前国际上大多数的创伤中心推荐，在活动性出血确切控制前，应将患者的目标收缩压（SBP）控制在 100mmHg 以下。由于伦理等因素的限制，有关脑外伤、高龄及严重并发症患者的目标血压问题，尚难以进行多中心的 RCT 研究。此类患者的目标血压可能需要按个体化的原则适当加以提高。

3. 限制晶体液的输注　除按休克液体复苏的一般原则，需要谨慎选择，甚至避免使用代血浆和高渗盐溶液外，失血性休克患者开放输注晶体液亦有害。而且，任何剂量的晶体液均有害，至少是无益的，除非在无法及时获得血制品之前为维持基本生命体征的需要而限量输注。2011 年 Ley 等回顾了 3 000 余例创伤患者发现，晶体液输注大于 1.5L 患者的死亡率显著增加。“超容量”输注晶体液可使室隔综合征（compartment syndrome）和 MODS 发病率及死亡率均明显升高。这主要与过量使用晶体液造成的“复苏损伤（resuscitation injury）”有关，从而干扰凝血块的形成、稀释性凝血病的发生、内皮细胞 EGL 的崩解和免疫干扰等因素有关，引起机械通气时间延长、组织水肿、呼吸机相关肺损伤（VILI）、ARDS、感染和死亡风险升高。

目前围手术期推荐的方法是：在积极尽早输注血制品和适当使用血管活性药物的同时，限制晶体液的用量（6 小时内 <3L）；即使使用晶体液，也应避免使用生理盐水和高渗液，推荐首选平衡盐溶液。

4. 尽早按比例成分输血　2007 年 Borgman 等的一项前瞻性 RCT 研究提示，战伤出血患者尽早使用血浆，并提高血浆：红细胞比例（>1：2 vs <1：4）可极显著降低患者死亡率（65% vs 20%）。由此引出了失血性休克患者复苏中输血理念的根本性转变。迄今为止，有关成分输血时机和“最佳比例”的最有力证据来自于两项前瞻性多中心的大样本研究（2013 年 JAMA Surg 的 PROMMT 研究和 2015 年 JAMA 的 PROPPR 研究）。早期按比例成分输血（血小板：血浆：红细胞 = 1：1：1）具有较好的止血效果，提高创伤早期（6 小时）生存率，并减少因直接出血而死亡的患者数量。近年来欧美国家的相关指南也已明确提出，创伤失血患者应尽早启动大量输血的预案，并尽早实施按比例成分输血（ratio-based transfusion）的“平衡复苏（balanced resuscitation）”策略，直至有明确的实验室检查证据指导成分输血。但须注意，有关平衡复苏时血液成分的“最佳比例”（1：1：1）尚缺乏足够的循证医学证据。

在使用单采血小板时，适当的比例约为每输注 6 个单位红细胞（或血浆）（约为 2 500~3 000ml 全血）输注 1 个单位的单采血小板。创伤出血患者血小板的输注目标为 $>50\times10^9$/L，创伤性脑损伤患者的目标应该更高，建议应大于 100×10^9/L。

为达到尽快足量使用血浆的目的，近年来各医疗机构在使用血浆的种类和后勤保障的机制等方面业已作出了诸多努力。除了常规的新鲜冻血浆（FFP）仍占主流外，其他包括预解冻 FFP、液体血浆（LQP）和 AB 型“万能血浆”等多种血浆制品均可考虑使用。另外，大量的临床观察性研究已经证明了男性 A 型血浆作为一种“新型的通用型血浆”用于失血性休克患者的安全性，为患者能尽早足量使用血浆提供了更充分的保障，相关的前瞻性大样本研究结论也即将呈现。

大量快速输血的患者，为避免因短时间内枸橼酸输注过多而加重低钙血症和凝血病，推荐在早期输注 4 个单位任何血制品后，经验性地补充 1g 氯化钙，以后可根据动态的电解质监测结果决定钙剂的用量和时机。

5. 纠正纤溶亢进、低纤维蛋白原血症及其他凝血病　纤维蛋白原作为人体含量最多的凝血因子（约 92%），在维持凝血块强度和血小板聚集中发挥关键性的作用。但创伤后早期即易耗竭，可能是创伤后最先达到“危机值”水平的凝血因子。既往的研究和相关指南提示创伤患者应维持纤维蛋白原浓度在 1g/L 以上。但后续的研究发现，在此水平（1g/L）时患者已存在出血倾向；尽早输注（2.8 小时内 VS 24 小时内）可减轻 ATC 并降低死亡率。因此，2016 年美国外科医师协会相关指南及欧洲创伤大出血及凝血病处理指南中，已分别推荐尽早将患者的纤维蛋白原水平维持在 >1.8g/L 和 >1.5~2.0g/L 以上。多采用输注冷沉淀（约 8~16g/L）的方式进行额外补充，每 10 个单位冷沉淀约可升高血浆纤维蛋白原浓度约 1g/L。选用纤维蛋白原浓缩物（fibrinogen concentrate，FC）时宜谨慎，以免增加血栓形成(但缺乏明确的证据)和过敏反应等风险。初始剂量推荐为3~4g,以后根据患者的出血情况和实验室检查结果适当调整剂量,通常总量为4~8g。

2011年的大样本CRASH-2研究(严重出血抗纤溶治疗的临床随机化研究)证实,失血性休克患者早期(出血后3小时以后)使用氨甲环酸治疗可减少出血量和失血量,且无明显的血栓形成风险。推荐尽早用于所有大量出血的高危患者,与冷沉淀联合使用可能进一步降低死亡率。常用量为负荷量1g静脉注射,继以1g/8小时持续泵注维持。其他可以考虑使用的止血剂包括抑肽酶、6-氨基己酸、去氨加压素(desmopressin)等。

按照"以细胞为基础的止血机制"模型,大量出血合并止血功能障碍的患者,使用重组活化凝血因子Ⅶ(rF Ⅶa)和凝血酶原复合物有助于及时纠正止血功能障碍,但由此带来的血栓形成风险及对死亡率的影响等尚不清楚,使用时机及剂量也未能明确。除非是口服华法林或血友病患者有绝对的适应证外,对于其他出血患者,目前仍应在止血功能监测及权衡利弊的基础上慎重使用。

在早期经验性预防和治疗止血功能紊乱的基础上,应力求尽早动态监测患者的止血功能,并按照结果进行止血功能的导向性治疗,尤其是对于既往行抗凝或抗血小板药物治疗的患者。传统的凝血功能监测方法不能准确反映患者的血小板功能和止血状态,推荐采用TEG或ROTEM监测。

6. 预防和纠正低体温/酸中毒,防止出现"出血性恶性循环" 术前液体复苏、术中过度暴露、创面冲洗和大量输液等都是休克患者围手术期低体温的危险因素。推荐常规采用各种被动式保温和复温技术(详见第四十六章)积极预防和纠正低体温。除慎重选用药物纠正严重的代谢性酸中毒外,以有创或微创血流动力学监测为基础的积极的GDFT和通气参数调节是尽早恢复组织灌注、纠正酸中毒的最根本主要措施。失血性休克"高排低阻"的特点使多种功能性血流动力学监测技术适用于大部分此类患者,围手术期推荐选用。

二、脓毒性休克患者的麻醉

脓毒症(sepsis)作为一种因机体对感染的反应失调而引起的致死性器官功能障碍,是感染、烧伤、创伤及术后患者常见的严重并发症。全球范围内的年发病率超过了数千万,死亡率仍高达20%以上。并发脓毒性休克(septic shock)患者的病死率更达40%~50%以上。随着2016年脓毒症3.0(sepsis 3.0)概念的推出及相关复苏指南的更新,标志着对脓毒症及脓毒性休克认知的日益进步和深化。

(一)定义的演化及病理生理学特点

1. 脓毒症1.0 1991年美国胸科医师协会(ACCP)和美国重症医学会(SCCM)在芝加哥召开的联席会议上,除了推出划时代意义的全身炎症反应综合征(SIRS)的定义外,还推出了脓毒症1.0的诊断标准。该标准认为,脓毒症即感染引起的SIRS(感染+≥2项SIRS标准);当脓毒症患者出现器官功能障碍时,则为严重脓毒症(severe sepsis);而感染性休克作为严重脓毒症的特殊类型,则是严重感染导致的循环功能障碍,表现为虽经充分液体复苏后仍不能纠正组织的低灌注和低血压。

该定义推出的最大意义在于,首次为各种类型的感染和创伤引起的相似的各个组织器官的损伤过程找到了共同的作用途径(SIRS),并将医学哲学中的全局观和动态观引入了危重病患者的诊治中,极大地促进了脓毒症的"早诊断和早治疗"。但同时也引起了业内的广泛争议:①SIRS的诊断标准过于宽泛,因而导致脓毒症诊断的敏感性高,但特异性较低,过度诊断的概率较大;②部分表现为以免疫抑制为主的严重感染或脓毒症患者可能会漏诊(可达12.5%),致使其敏感性也严重降低;③该标准缺乏定量判断预后的指导意义,也难以解释为何相似致病因素的患者的预后存在极显著的差异(大部分可以逆转,而少部分则导致死亡)。

2. 脓毒症2.0 2001年ACCP、SCCM和欧洲重症医学会(ESICM)等五个学术组织在华盛顿召开的联席会议上,对相关的定义和诊断标准进行了更新。在脓毒症2.0的相关术语中,脓毒症、严重脓毒症和脓毒性休克的定义并未出现改变,但相关诊断标准由SIRS的四项扩展为了包括一般指标、炎症指标、血流动力学指标、器官功能障碍指标和组织灌注指标在内的21项。

该诊断标准由于相关指标本身缺乏充分的循证医学证据,加上内容过于复杂,因而临床的认可度和依从度均较低,多数仍继续沿用sepsis 1.0的定义和标准。

3. 脓毒症3.0 2016年2月的JAMA上发表了由SCCM和ESICM的19位专家制定的全新的sepsis 3.0标准。

脓毒症 3.0 的定义为：因宿主对感染的反应失调而产生危及生命的器官功能障碍。器官功能障碍则是指序贯性器官衰竭评分（sequential organ failure assessment，SOFA）≥ 2 分（表 85-2）。亦即，sepsis 3.0 = 感染 +SOFA ≥ 2。

该定义从本质上强调了：①脓毒症并非由于感染性病原体或其毒素直接造成的损伤，而是由于宿主（机体）的反应失调（或失控）而导致器官功能障碍。这一过程中，过度的 SIRS、代偿性抗炎反应综合征（CARS）和混合型抗炎反应综合征（MARS）等均可导致脓毒症的发生和加重；②“危及生命的器官功能障碍”是脓毒症诊断的核心内容之一，克服了既往诊断过于宽泛的局限性；③“感染”与“器官功能障碍”之间并非简单的因果联系，两者并存即可诊断脓毒症，不需要强调两者孰先孰后；同时，机体的反应性决定了患者不同的病理生理过程；④取消了既往“严重脓毒症”的概念。

表 85-2 序贯性器官衰竭评分（SOFA）

项目	评分				
	0	1	2	3	4
PaO_2/FiO_2［mmHg（kPa）］	≥ 400（53.3）	<400（53.3）	<300（40.0）	<200（26.7）且需呼吸支持	<100（13.3）且需呼吸支持
血小板计数（$\times 10^9/L$）	≥ 150	<150	<100	<50	<20
血清胆红素［mg/dl（μmol/L）］	<1.2（20）	1.2~1.9（20~32）	2.0~5.9（33~101）	6.0~11.9（102~204）	>12.0（204）
心血管系统［μg/（kg·min）］	MAP ≥ 70mmHg	MAP<70mmHg	多巴胺 <5.0 或多巴酚丁胺（任意剂量）	多巴胺 5.0~15.0 或肾上腺素 ≤ 0.1 或去甲肾上腺素 ≤ 0.1	多巴胺 >15.0 或肾上腺素 >0.1 或去甲肾上腺素 >0.1
Glasgow 昏迷评分	15	13~14	10~12	6~9	<6
血肌酐［mg/dl（μmol/L）］	<1.2（110）	1.2~1.9（110~170）	2.0~3.4（171~299）	3.5~4.9（300~440）	>5.0（>440）
尿量（ml/d）				<500	<200

为进一步加速脓毒症的筛查和诊断，避免因实验室检查而延误时间，在 ICU 以外的地方，如急诊室、病房和院外等，推荐采用快速 SOFA（qSOFA）进行初步临床诊断：①呼吸频率 >22 次 /min；②出现精神状态的改变；③收缩压（SBP）<100mmHg。当 qSOFA ≥ 2 时，即应进行器官功能障碍的评估（SOFA 相应评估），以尽早明确脓毒症的诊断。病程中应持续监测患者的临床表现，一旦怀疑，即应再次进行评估。

脓毒性休克是指脓毒症合并出现严重的循环功能障碍和细胞代谢障碍，其死亡风险较单纯脓毒症显著升高。其临床表现为持续性的低血压，虽经充分液体复苏后仍需血管活性药以维持 MAP ≥ 65mmHg，且血清乳酸浓度 >2mmol/L。

4. 脓毒性休克的病理生理特点 从脓毒症 3.0 的相关定义可以看出，脓毒症和脓毒性休克的核心病理生理改变是对机体对感染的反应失调和出现严重的器官功能障碍，这一复杂的病理生理过程已经超越了感染本身的风险。既往曾认为，脓毒性休克患者无明显的血液丢失，患者的 CO 是正常甚至升高的；由于动静脉的扩张和微循环的分流量显著增加，引起分布异常而导致重要脏器的灌注明显下降，因而是一种分布性休克。但应注意到，内皮细胞损伤和血管通透性增加是脓毒性休克患者全身炎症反应失调早期即可出现的病理改变，因而患者也存在血容量的相对不足，因而也是一种低血容量性休克；另外，过度的 SIRS 和 CARS 产生的众多炎性代谢产物和炎性损伤，如心肌抑制因子、肿瘤坏死因子 α、IL-1、缺血 / 再灌注损伤和线粒体功能障碍（细胞代谢障碍）等，均可直接抑制心脏功能，早期表现为心脏舒张功能障碍多见，因而也存在心源性休克的因素；再则，脓毒性休克时，肺循

7

环阻力往往显著升高，出现梗阻性休克的表现。因此，脓毒性休克患者的循环功能障碍并非是一种单纯的分布性休克，而是各种休克病因学因素综合作用结果，单纯的液体复苏往往难以逆转休克的进程。

另外，脓毒性休克的早期除了较多地表现为高动力型(高排低阻型)外，部分可出现低动力型(低排高阻型)的表现，出现 CO 下降和外周血管收缩、组织灌注不足和细胞代谢障碍。两种类型的休克晚期均可能发展为“低排低阻型”休克，即所谓的“难治性休克”。

从发病机制上看，脓毒性休克患者炎症反应的调节和演化除了与 DAMPs 相关外，还与病原相关分子模式(pathogen-associated molecular patterns，PAMPs)的出现密不可分。两者与模式识别受体(PRRs)结合后，激活单核-吞噬细胞、中性粒细胞和树突状细胞等炎性细胞，引起一系列急性相蛋白、促炎细胞因子、内源性一氧化碳合酶(iNOS)、凝血因子基因等激活和细胞内蛋白酶的活化，启动炎症反应，造成广泛的组织细胞损伤。内皮细胞作为上述炎症反应的主要作用部位，损伤后引起微血管损伤和血管通透性增加及血栓形成等，加剧组织的灌注障碍和缺氧。同时，炎症反应可激活机体的凝血系统，并导致纤溶活性下降和凝血抑制因子的消耗，使机体出现高凝状态。在脓毒性休克的整个病程中，过度的 SIRS 和 CARS 可同时存在并相互影响，两者均可导致器官功能障碍。当以过度的 CARS 占优势时，患者往往进入免疫抑制状态，即“免疫麻痹(immune paralysis)”，通常与中性粒细胞麻痹、调节性 T 细胞、Th1/Th2 细胞漂移和淋巴细胞过度凋亡等有关。

(二)麻醉前评估与准备

脓毒性休克患者的手术绝大多数属于急诊或限期手术，病情危重，普遍存在不同程度的感染和 MODS，给麻醉和围手术期管理带来了较大的挑战。麻醉科医师力争在最短的时间内充分评估病情的同时，尽量纠正各种病理生理异常，并针对呼吸、循环功能障碍等做好相应的术前准备。

术前评估的重点在于了解患者的病史和实验室检查结果、目前的脏器功能状态和支持治疗情况(是否需要机械通气和血管活性药的使用情况等)、液体复苏和休克治疗状态、感染的部位及手术预案等。

与其他类型休克不同的是，脓毒性休克患者的病程往往较长，MODS 的病情也更严重，术前适当的优化治疗，包括电解质和酸碱平衡紊乱的纠正、止血功能障碍的评估和治疗、呼吸功能的支持(如有创或无创机械通气)和循环功能支持(适当的液体复苏和血管活性药物的使用)等有助于降低患者围手术期的风险。

部分呼吸功能严重障碍(如 ARDS)的患者，术前可能已存在低氧血症或已行机械通气支持治疗，术中常规的麻醉机机械通气模式可能难以满足患者个体化的通气需求，建议术中采用 ICU 专用呼吸机通气。

除非存在活动性出血的患者，术前短时间内适当的液体复苏和循环容量优化治疗有助于提高麻醉的安全性；可在复苏的同时建立有创或功能性血流动力学监测。在器官功能衰竭之前早期进行血流动力学优化与器官功能衰竭后再行优化相比，可降低患者死亡率约 1/4。另外，脓毒性休克患者单纯的液体复苏往往难以逆转低血压，麻醉诱导前即开始或增量使用血管活性药物(如去甲肾上腺素)有助于提高脏器的灌注压力和围手术期血流动力学的稳定。

(三)围手术期管理的要点

随着 sepsis3.0 及其相关概念的推出，近年来有关脓毒性休克的治疗和复苏理念业已发生了较大的转变和更新。因篇幅所限，以下内容将主要根据 2016 年“拯救脓毒症行动(Surviving Sepsis Campaign，SSC)”关于脓毒症及脓毒性休克处理的国际指南的相关建议，结合麻醉围手术期处理的特点加以简要叙述。

1. 麻醉选择与诱导　与休克患者麻醉的一般原则相同，应选择对循环和脏器功能影响较小、又能满足手术需求的麻醉方式。局部麻醉和区域麻醉虽对呼吸循环功能影响较小，本身的安全性较高，但患者的循环功能障碍、感染的存在及扩散的风险以及止血功能的异常等往往限制了其临床应用。为安全计，脓毒性休克患者多建议使用全身麻醉。

脓毒性休克患者由于 MODS 的存在、水电解质紊乱和体液分布的异常(细胞外液增加，分布容积增大，但有效循环血容量不足)以及白蛋白和 α1 酸性糖蛋白水平的变化，使患者对麻醉药物的耐受性显著下降，呼吸和循环储备能力明显降低。因此，麻醉诱导时建议采用审慎的步进式程序(deliberate stem-wise process)给药，从小剂量开始，分次滴定至所需的麻醉深度，以防出现难以逆转的循环功能衰竭。适当的麻醉深度监测可能有助于维持适当的麻醉深度，并减少术中知晓的发生。适当输液和使用(或增量使用)血管活性药物有助于维持围诱导期血流动力学的稳定。

麻醉诱导和维持药物的选择原则与一般休克患者相似。瑞芬太尼作用时间短、可控性强、代谢不依赖肝肾功能及无蓄积的特点，可能使其较其他阿片类药物更适用于脓毒性休克患者。目前有限的证据提示，右美托咪定可能减少脓毒性休克患者血管活性药物的需求量，并具有抑制炎症反应和脑保护作用，可能改善患者的预后。单次使用依托咪酯对肾上腺皮质功能的影响虽然仍存争议，但近年有 Meta 分析提示其可能增加脓毒症患者肾上腺皮质功能不全的发生率，并增加患者死亡率，因而不建议作为脓毒性休克患者诱导与麻醉的一线药物使用。

2. 初始复苏　尽管近年来日益强调脓毒性休克的诊断一经确立，需立即开始复苏，但由于此类患者多为急诊手术，因而入手术室时存在仍未经复苏、复苏不充分，甚至误诊或漏诊等情况。麻醉科医师作为脓毒性休克患者术前进行充分初始复苏的最后一道防线，有责任和义务力争在最短的时间内进一步明确诊断，并优化初始复苏的环节。

除非并存严重贫血的患者(如 Hb<70g/L)考虑需要适当补充血制品外，初始复苏推荐首选晶体液；成人初始经验性补液的目标量通常应在 3 小时内 ≥ 30ml/kg，以后根据患者的生命体征、输液反应和血流动力学监测结果综合判断所需的输液量及输液速度。2004 年的 SSC 指南曾提出脓毒性休克患者的早期目标导向治疗(EGDT，6 小时)为：① MAP ≥ 65mmHg；② CVP = 8~12cmH_2O；③$S_{CV}O_2$ ≥ 70% 或 S_VO_2 ≥ 65%；④尿量>0.5mg/(kg·h)。此种“集束化治疗”方案因本身缺乏足够的循证医学证据支持，一经推出后即遭到了广泛质疑，全球范围内的依从性也并不高。但近年来的数项多中心 RCTs 结果提示，以此 EGDT 指导脓毒性休克患者的初始复苏虽未能显示降低患者的死亡率，但也相对无害，因而仍可考虑用于临床实践。

多数脓毒性休克患者的液体需求量要大于 ≥ 30ml/kg，进一步输液时推荐采用在功能性血流动力学监测的指导下行 GDFT，一方面可以进一步明确休克的类型和心血管功能状态，另一方面也可通过动态监测和补液提高输液的安全性。CVP 等静态血流动力学指标在 GDFT 中的作用已基本被否定。

推荐以补液试验(见前文)或被动抬腿实验(PLR)判断是否需要继续输液。越来越多的证据表明，后续采用“开放性”的输液策略，甚至输液过多，对患者有害，尤其是伴有 ARDS 的脓毒性休克患者，可能显著加剧心脏负荷、肺水肿和组织水肿，致并发症的发病率和死亡率升高。因而，后续采用相对保守的输液策略可能对患者有利。

在血流动力学监测的基础上，适当采用血管活性药物(首选去甲肾上腺素)有助迅速提高 CO 并恢复组织灌注。目前推荐的目标血压为 MAP 65mmHg。过高的血压(如 75~85mmHg)虽可进一步升高 CO，但对氧耗量、动脉血乳酸含量及肾功能等并无明显影响，但心律失常的发生率显著升高。仅有有限的证据表明，高血压患者和老年患者，较高的目标血压(85mmHg 和 75~80mmHg)可能有利。提示特殊人群的目标血压应采用个体化的原则。较高的血压对麻醉诱导期安全性的影响尚无明确结论。

血乳酸水平作为间接反映组织灌注或细胞代谢平衡的指标，其价值由于传统的体格检查和尿量的观察。乳酸水平的变化与患者的预后密切相关，应动态观察，并用以指导复苏。

3. 围手术期液体治疗　以功能性血流动力学监测为指导的 GDFT 应贯穿于休克复苏和围手术期管理的始终。围手术期补液亦首选晶体液。尽管尚缺乏比较性研究结果推荐采用何种晶体液，但高氯性液体(如生理盐水和高渗盐水)可能导致术后肾功能恶化和死亡率升高，因而宜选用以林格液为代表的平衡盐溶液。

当初始复苏或维持输液所需容量较大时，可考虑适当使用白蛋白，尤其是低蛋白血症的患者，有助于降低晶体液的需要量。但白蛋白在脓毒性休克患者复苏中的作用是否优于晶体液，以及使用时机和目标浓度等，均尚无定论。

有明确的证据表明，脓毒症及脓毒性休克患者使用羟乙基淀粉(HES)可增加肾功能障碍和死亡风险，围手术期应避免使用。明胶类代血浆与晶体液或白带白的比较研究结论尚不明确，至少目前无明确证据表明其有害，因而可采用审慎的态度适当选用。

4. 抗生素治疗　对于脓毒性休克患者，抗生素治疗是与初始复苏同等重要的两项措施之一，应在诊断后立即启动。治疗的原则上早期、联合、足量使用。在缺乏细菌学和药敏证据的情况下，可采用经验性给药的方式。应确保患者手术前30分钟内已使用抗生素，并于术中及时（如每3小时一次）追加维持量。

5. 血管活性药物的选择　需谨记，在目前的监测条件下，尚无法直接监测何种液体和血管活性药对改善微循环关注和组织细胞的氧供需平衡有利，仅能通过血流动力学参数（如CO、血管阻力、血压等）间接反映。过度使用血管活性药物虽可能使监测指标"更好看"，但对组织灌注和细胞代谢可能并不有利，过度的血管收缩甚至可能导致细胞功能的恶化和死亡率增加。

脓毒性休克患者推荐首选去甲肾上腺素治疗，依据动态的功能性血流动力学指标（如心脏Starling定律）合理选择适当的剂量和输液量。复合肾上腺素或血管加压素（最大剂量0.03U/min）有助于到达目标MAP，并减少去甲肾上腺素的用量，后者在出现"难治性休克"时可能更加有利。

尽管动物和人体试验均提示肾上腺素可能进一步降低内脏器官的血液灌注，并导致高乳酸血症，但临床并未发现其能导致患者的预后恶化。另外，肾上腺素引起的高乳酸血症可能与其刺激骨骼肌的β_2肾上腺素能受体，导致需氧性乳酸产生增加有关，此时的高乳酸血症可能不宜再用于指导休克的复苏。

去氧肾上腺素作为一种纯α肾上腺素能受体激动剂，有导致内脏血管收缩的风险，用于脓毒性休克的复苏尚需进一步研究，目前不推荐使用。

已明确，多巴胺持续低剂量泵注并无"肾功能保护作用"，并增加心肌应激性和发生快速性心律失常的风险。一般仅谨慎用于有明确适应证的患者，如快速性心律失常风险较低，或已出现绝对或相对心动过缓的脓毒性休克患者。

多巴酚丁胺有明确的强心作用，发生快速性心律失常的风险较低。对于已充分液体复苏及使用血管活性药物后，仍存在持续低灌注的患者，可考虑使用。

对于持续低灌注和极端"难治性休克"状态的患者，加用血管紧张素Ⅱ可能有效。但血管紧张素Ⅱ有增加动静脉血栓形成的风险，尤其是脓毒性休克患者存在高凝状态的情况下。因而，选用时宜谨慎，并考虑预防性使用抗凝治疗。

6. 血制品的使用　脓毒性休克患者围手术期血制品的使用原则既与非手术的脓毒症患者"相对保守"的原则不同，也有单纯的创伤失血性休克患者"相对积极"的平衡复苏原则存在区别。对于多数存在"高凝状态"趋势的脓毒性休克患者而言，手术创伤和失血又增加了患者围手术期凝血功能障碍（ATC）的风险。总体而言，脓毒性休克患者围手术期血制品的使用原则仍属于经验性或共识性的建议。

多数患者围手术期的目标Hb仍以70g/L为宜，特殊患者（如创伤性脑损伤、高龄、并发症多等）的目标Hb也应采用个体化的原则考量，尚缺乏前瞻性的循证医学证据。

单纯的脓毒性休克患者在无明显出血倾向或出血风险（如巨创手术）的情况下，不推荐常规输注新鲜冻血浆（FFP）纠正凝血异常；也不推荐在血小板$>(10\sim20)\times10^9$/L的情况下，预防性输注血小板。但对于出血风险较高的手术或活动性出血的患者，血制品的输注原则应更倾向于失血性休克患者的尽早按比例成分输血的"平衡复苏"原则，目标血小板也应达$(50\sim100)\times10^9$/L（见前文）。此时更应强调及时止血功能监测（TEG或ROTEM等），并指导调整止血功能障碍的治疗。

7. 机械通气策略　尽管"肺保护性通气策略"常规用于不同类型手术患者的作用仍存在争议，但对于脓毒性休克患者，尤其是合并不同程度ARDS（2012"柏林标准"）的患者，仍应采用"肺保护性通气策略"（详见第一百一十二章第六节）。其原则可简单概括为：①"小潮气量"通气，目标潮气量$\leqslant$ 6ml/kg PBW或LBW（预计体重或瘦体体重）；②加用较高的呼气末正压（PEEP），或个体化"滴定""最佳PEEP"；③控制机械通气的平台压$\leqslant$ 30cmH_2O；④通气过程中间断采用"肺复张手法（recruitment maneuvers，RM）"。由于不同患者的体型、代谢率、循环稳定性、肺损伤的严重程度及氧合状态等均存在极大的差异，因而为实现"肺保护性通气策略"所需设置的通气参数也各不相同，宜采用"逐步滴定，动态调节"的方法以达到保护性通气的目标。

对于合并中重度ARDS的脓毒性休克患者，采用ICU专用呼吸机取代麻醉机进行术中通气支持可能更具优势，如：①持续气道加温和湿化，防止干燥气体进一步加剧肺损伤；②通气模式更复杂多样，选用不同的压力或容量通气模式更有利于患者的个体化治疗需要；③选用不同的通气流速模式可能进一步降低平均气道压和气到峰压，减少机械通气对循环功能的影响和呼吸损伤；④最高工作压力和频率一般高于常规的麻醉机，适用于特殊患者（如严重肺顺应性降低和呼吸频率过高的患者）的通气需求；

⑤可用于需保留自主呼吸患者的通气辅助需求。

8. 其他　糖皮质激素用于脓毒症和脓毒性休克患者的作用仍存争议，目前认为，最严重的患者尽早使用可能有利。2016 年 SSC 指南推荐小剂量(氢化可的松 200mg/d)用于对液体复苏和血管活性药物治疗无反应的“难治性休克”患者。

围手术期血糖的调控目标为 8~10mmol/L，过分严格的血糖控制目标可能增加严重并发症的风险。接受胰岛素治疗的患者，推荐围手术期每 1~2 小时监测一次动脉血糖，直至血糖值稳定后改为每 4 小时一次。

维生素 C 和维生素 B_1 脓毒症和脓毒性休克治疗中引起关注的治疗热点之一。有研究显示，维生素 C 在维持内皮细胞的完整性中发挥重要作用，其缺乏可能导致毛细血管渗漏增加，适当补充对脓毒症和烧创伤等患者有利；而维生素 B_1 缺乏可能与脓毒症患者线粒体功能障碍和乳酸升高有关，适当补充可能提高乳酸清除率，甚至降低患者死亡率。由于两种药物的费效比较高，且作用安全，因而围手术期可考虑适当补充。

三、过敏性休克患者的麻醉

过敏性休克作为一类较常见的围手术期的严重过敏反应，具有发病隐匿、进展迅速、病情危重以及患者预后与诊断和治疗是否及时密切相关等特点，常发生于麻醉诱导期和手术中，是麻醉科医师职业生涯中几乎难以避免需要直接面对和处理的急性危重症之一。

(一) 定义及病理生理学特点

1. 定义　围手术期出现的严重过敏反应(anaphylax)通常是指Ⅰ型(速发型)变态反应，主要由 IgE 介导的、因肥大细胞及嗜碱性粒细胞脱颗粒释放生物活性物质所导致的突发性的、累及全身的严重反应，约占围手术期严重过敏反应的约 60%，其中也有少部分是通过 IgG 或补体系统介导；而通过非免疫机制(无明确的免疫受体介导)直接导致肥大细胞和嗜碱性粒细胞释放介质、或直接引起补体激活的全身性反应则称为严重类过敏反应(anaphylactoid)，约占 40%，此型过敏反应也不需要提前接触抗原而敏化。

但上述两类过敏反应均发病急骤，临床表现也极为相似，围手术期发生时也难以迅速鉴别。因此，2001 年欧洲变态反应及临床免疫学会(Europe Allergy and Clinical Immunology，EAACI)将严重过敏反应重新定义为严重的、危及生命的、全身性的过敏反应，其中在根据是否有免疫系统的参与，将其分为免疫性严重过敏反应和非免疫性严重过敏反应两类，从概念上取消了既往的“严重类过敏反应”一词。

过敏性休克一般是指累及循环系统并出现了明显低血压的严重过敏反应。

2. 病理生理学特点　无论免疫性或非免疫性严重过敏反应，两者在激发阶段均主要通过激活肥大细胞和嗜碱性粒细胞而释放高活性的炎性介质，如组胺、类花生酸(eicosanoids)(如白三烯和前列腺素)缓激肽和血小板激活因子(PAF)等，从而作用于效应组织和器官，导致血管扩张和通透性显著增加及平滑肌收缩，产生全身性的严重反应，包括低血容量性和心源性休克、组织水肿、气道梗阻(喉水肿)和严重的支气管痉挛等(图 85-1)。其中，因

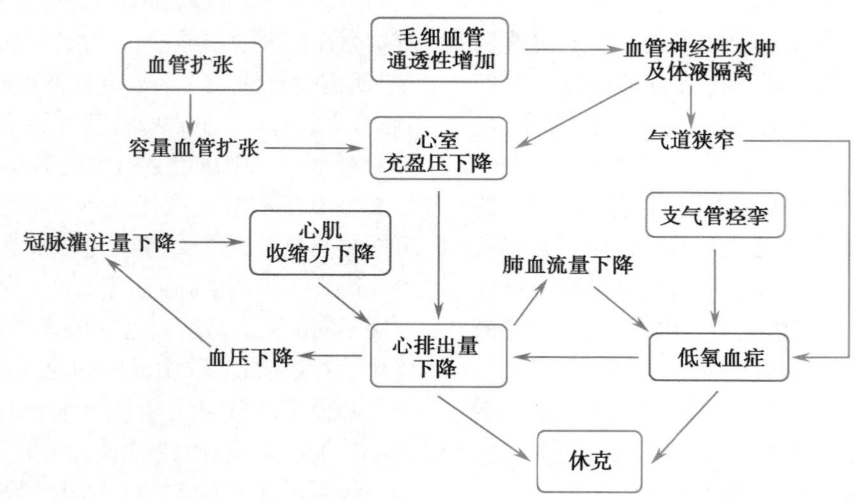

图 85-1　过敏性休克的病理生理机制

组胺释放而致的损伤可在数秒钟至数分钟内出现，并持续数小时；而因而类花生酸及 PAF 等引起的损伤通常出现较晚，一般在过敏原或刺激源作用数小时后表现出来，并可持续术日。

3. 围手术期过敏反应的流行病学特征

(1) 发病率：文献报道中围手术期过敏反应的发生率存在显著差异，存在明显的种族和地区等差异，总体约在 1∶1 250~20 000 之间，其中严重过敏反应（过敏性休克）的发生率约为 1∶7 000~13 000。病死率约为 3%~6%，另有约 2% 的患者遗留严重的脑损伤。男女的发病率差异显著，女性高于男性，约为 2∶1~8∶1。

(2) 致敏原：过去 20~30 年中报道的引起围手术期严重过敏反应的最常见的致敏原是肌松剂，约占患者总数的 60% 以上，其中最常见的氯琥珀胆碱和罗库溴铵。其后依次为乳胶、镇静催眠药、抗生素、人工代血浆、阿片类药物等。其他较少见（共约 2.9%）的还包括氯己定、肝素、亚甲蓝、血制品、鱼精蛋白、造影剂和非甾类抗炎药等。局部麻醉药极少引起严重过敏反应，挥发性麻醉药未见能引起过敏反应的报道。

但近 10 年来，围手术期的“致敏原谱”已发生了显著变化，英美等大样本的调查发现，抗生素已超过了肌松剂成为了最常见的致敏原。同时，氯己定等消毒剂和专利蓝染料（Patent Blue dye）引起的过敏反应也显著增加，而乳胶过敏呈现了下降的趋势。

需要注意的是，除了抗生素外，肌松剂也存在交叉过敏的可能。约 60%~70% 的患者存在肌松剂的交叉过敏，其中约 7% 的患者对所有肌松剂均过敏。相互的肌松剂的交叉过敏较常存在于维库溴铵与泮库溴铵、氯琥珀胆碱与加拉碘铵、顺阿曲库铵与阿曲库铵之间。当确诊或可疑患者对某种肌松剂过敏时，除非已进行过致敏性检测，否则不能直接更换为另一种肌松剂。肌松剂引起的过敏反应多数可在首次使用时即可出现，不需要反复暴露而致敏。其病因尚未完全清楚，可能与患者既往环境接触中使用的含类似结构化合物（如牙膏、洗涤剂和化妆品等含有的叔铵或季铵盐成分）而致敏；另外，有研究显示，肌松剂过敏反应的发生率与该地区非处方止咳药福尔可定的使用明确相关，需引起警惕。

乳胶可能是产妇分娩过程中最常见的致敏原，过敏发病率可高达 1∶310，这可能与产妇既往分娩或手术过程中接触过乳胶制品有关。

人工代血浆引起的过敏反应虽并不多见，但症状往往较重，这可能与临床低血压原因众多而延误诊断和及时停止使用有关。明胶类代血浆的过敏发生率高于羟乙基淀粉（0.35% *vs.* 0.06%）。

随着近年来舒更葡糖临床应用的日益增多，其过敏反应也日益受到关注。有限的文献资料显示，其过敏反应的发生率并不高，约为 1∶3 500~1∶2 500，且地区差异显著。可能与不同地区的饮食结构差异有关（与环式糊精相似的结构致敏）。但近年有研究发现，极少数对单独应用罗库溴铵或舒更葡糖均无过敏反应的患者，却可能对舒更葡糖 - 罗库溴铵复合物过敏，给临床预防和过敏物检测带来了新的问题。

4. 临床表现和诊断

(1) 临床表现特点：与通常的过敏反应中荨麻疹为最常见和最早出现的症状不同的是，围手术期严重过敏反应（过敏性休克）最常见的首发症状是低血压。仅有约 50% 的患者会早期出现皮肤表现，甚至无皮疹等表现。其原因未明，可能与严重低血压导致的皮肤灌注量下降抑制了皮疹的形成，或围手术期迅速使用肾上腺素等药物使皮疹迅速消退有关。另外，术中手术铺单的覆盖也影响了对患者皮肤表现的观察。

免疫性或非免疫性严重过敏反应的临床表现相同，依据致敏原和给药途径的不同以及病情的轻重（表 85-3），其他常见的临床表现还包括支气管痉挛、心动过速、低氧血症 / 发绀、心动过缓以及呼气末二氧化碳分压显著下降等，直至呼吸心搏骤停。支气管痉挛虽非最常见的表现，但在氯琥珀胆碱过敏、病态肥胖及有哮喘病史患者中出现的概率明显增加，且病情更严重。另外，少数患者（约 18%）以支气管痉挛为首发表现，可能同时并不出现明显的循环功能障碍，这时与气道高反应性难以鉴别，需保持警惕。

表 85-3　过敏反应严重程度的改良 Ring & Messmer 分级量表

分级	临床表现
Ⅰ级	仅有皮肤黏膜表现：红斑、荨麻疹，伴有 / 不伴有血管神经性水肿
Ⅱ级	可观察到，但不危及生命的症状：皮肤黏膜表现，出现低血压、心动过速、呼吸窘迫（咳嗽、通气困难等）
Ⅲ级	出现危及生命的表现：心力衰竭、心动过速 / 过缓、心律失常、支气管痉挛、胃肠功能紊乱
Ⅳ级	呼吸和 / 或心搏骤停

正在使用β受体阻滞剂、血管紧张素转化酶抑制剂（ACEIs）等以及有哮喘（或气道高反应性）病史的患者，不仅病情往往更严重，而且复苏也相对更困难。

患者可于围手术期的任何时间发病，但以围麻醉诱导期发病最常见（约90%），这主要与诱导期麻醉药物和抗生素等的集中给药有关。症状多于接触致敏原后的10分钟内（>80%）出现，一般不超过30分钟（>95%）。起病时间及病情的严重程度与致敏原的种类、剂量、给药途径及患者的基础状态等都有关。通常肌松剂和抗生素等静脉途径给药起病迅速；而乳胶和消毒剂等需经皮肤或黏膜吸收后才出现过敏反应，因而症状出现较晚。

近年来，两种特殊类型的围手术期严重过敏反应开始受到重视：①双相过敏反应（biphasic anaphylaxis）：约1%~20%的患者在未重新接触过敏原的情况下，于初发过敏反应后约4~72小时后再次发作。其病理机制不明，儿童或老年患者以及初发过敏反应时出现喉水肿或低血压的患者可能是高危人群；使用β受体阻滞剂或延迟使用肾上腺素（>30分钟）等可能是诱因；②迁延性过敏反应（protracted anaphylaxis）：患者的过敏反应症状持续存在，超过了绝大数患者症状的持续时间。是另一种不典型的过敏反应，约占3.5%。但相关诊断的时限标准及诱发因素等仍不明了。

（2）诊断与鉴别诊断

1）临床诊断：围手术期过敏性休克多具有起病隐匿、进展迅速和病情危重的特点，且由于麻醉和相关用药的掩盖作用，使其临床表现多不典型，因而临床诊断和紧急处理多依靠排除性的临床推理方法。当麻醉手术中患者出现上述相关的循环系统、呼吸系统和/或皮肤的相关表现，尤其是在低血压和/或支气管痉挛对常规治疗无反应、或意外出现心血管衰竭时，即应高度怀疑过敏性休克的发生，并在迅速进行鉴别诊断的同时，立即开始诊断性治疗，以免因明确诊断而延误治疗的时机。再次强调，荨麻疹等皮肤表现并非围手术期过敏性休克或严重过敏反应诊断的必要条件，半数以上的患者不出现或延迟出现相关皮肤表现。依据临床症状出现的时间与可疑致敏原使用之间的时间间隔，有助于明确诊断和过敏原的识别（多数<30分钟）。

围手术期导致低血压的病因众多，包括麻醉绝对或相对过深、血容量不足、体位改变、心肌缺血、严重心律失常、肺栓塞、显性或隐形失血、气胸和脓毒症等。麻醉状态下，由于麻醉药物的作用和患者反应性的改变，因而心动过速也并非过敏性休克临床诊断的必要条件。

与过敏性休克患者呼吸系统表现相似的病因也较多，如气管内插管损伤、ACEIs相关的血管神经性水肿以及各种遗传性和获得性血管神经性水肿均可导致气道水肿；气道高反应性（包括哮喘）和COPD等患者可表现为支气管痉挛；气道内分泌物、气道急性梗阻、肺栓塞及气胸等亦可引起相似的肺部表现。

2）生物学诊断：围手术期的生物学诊断有助于明确是否过敏反应的诊断，条件具备时可以考虑采用。但不可因等待相关检测结果而延误临床治疗。

A. 血清类胰蛋白酶：α-肥大细胞溶解和β-肥大细胞激活后迅速释放入血，于15~1.5小时内达到高峰，半衰期约2小时，12~14小时后恢复至基线水平。于过敏反应发生后即刻、1~2小时及24小时分别检测其血清水平。其血中浓度超过24μg/L或基础值3倍以上即为阳性，可明确诊断；其阳性诊断准确率为92%。但其浓度不升高也不能排除过敏反应的诊断

B. 血清组胺：与类胰蛋白酶相似，血清组胺浓度与过敏反应的严重程度相关，其诊断敏感性约40%~100%，特异性高达98%~100%。但其血浆半衰期仅约20分钟，临床上常难以检测。

C. 特异性IgE：若能检测到某种过敏原的特性性IgE，则可明确诊断。但目前临床检测困难，难以普遍开展。

D. 其他：其他一些反应肥大细胞激活的生物学指标监测可能有助于诊断的确立，如即刻或24小时时尿液检测n-甲基组胺、前列腺素F2α、前列腺素D_2以及白三烯E_4等。但其围手术期应用的价值尚不明确。

3）病原学诊断：有研究发现，围手术期过敏反应致敏原的临床推断准确率极低，通常小于7%~10%。因此，所有可疑或确诊过敏反应的患者，均应在4~6周后采用皮肤点刺或皮内注射的方法，确定过敏原，以提高患者后续手术麻醉等的安全性。过早进行进行皮肤可能因严重过敏反应后不应期的存在，而使假阴性率显著升高。如病情需要而需提前进行试验时，若结果阳性，则有诊断意义；结果阴性，则应在6周后重复进行检测。试验皮

7

肤试验仍是目前诊断过敏反应和过敏原的“金标准”，但假阳性率较高。围手术期常用药物皮肤试验的推荐浓度和操作步骤见表 85-4。过敏性休克（严重过敏反应）的患者，为避免皮肤试验诱发严重过敏反应，可从更低的浓度开始试验。

5. 治疗

1）立即停止使用所有可疑药物：及时撤除（可疑）致敏原是减轻过敏反应强度、缩短病程的重要措施。经静脉滴注给药的致敏药物，如抗生素、人工代血浆、血制品等，还需同时更换整套的输液导管。

2）血管活性药物的使用：肾上腺素仍是目前治疗过敏性休克（严重过敏反应）的唯一的一线治疗药物，必须尽早使用。其可作用于多种肾上腺素能受体（表 85-5），并呈明显的剂量依赖性。低剂量时，主要表现为 β_1 和 β_2 受体作用；中等剂量时，出现 α 和 β 受体的平衡作用；更大剂量时，则主要表现为 α 受体作用为主的强烈缩血管作用。

表 85-4 围手术期常用药物皮肤试验的推荐浓度和操作步骤

药物名称	原液浓度（g/L）	皮肤点刺试验	皮内试验			
			第一步	第二步	第三步	第四步
肌松剂						
氯琥珀胆碱	50	1∶5	1∶50 000	1∶5 000	1∶500	/
罗库溴铵	10	1∶2	1∶20 000	1∶2 000	1∶200	/
维库溴铵	4	1∶10	1∶10 000	1∶1 000	1∶100	/
米库氯铵	2	1∶2	1∶10 000	1∶1 000	/	/
阿曲库铵	10	1∶10	1∶10 000	1∶1 000	/	/
顺阿曲库铵	2	1∶1	1∶10 000	1∶1 000	1∶100	/
泮库溴铵	2	1∶1	1∶10 000	1∶1 000	1∶100	1∶10
镇静催眠药						
硫喷妥钠	25	1∶10	/	1∶1 000	1∶100	1∶10
依托咪酯	2	1∶1	/	1∶1 000	1∶100	1∶10
咪达唑仑	5	1∶1	/	/	/	1∶10
氯胺酮	10	1∶10	/	1∶1 000	1∶100	1∶10
丙泊酚	10	1∶10	/	1∶1 000	1∶100	1∶10
阿片类						
吗啡	10	1∶10	1∶10 000	1∶1 000	/	/
芬太尼	0.05	1∶1	/	1∶1 000	1∶100	1∶10
阿芬太尼	0.5	1∶1	1∶10 000	1∶1 000	1∶100	1∶10
瑞芬太尼	0.05	1∶1	/	1∶1 000	1∶100	1∶10
舒芬太尼	0.005	1∶1	/	1∶1 0 00	1∶100	1∶10
局部麻醉药						
布比卡因	2.5	1∶1	/	/	/	1∶10
利多卡因	10	1∶1	/	/	/	1∶10
罗哌卡因	2	1∶1	/	/	/	1∶10
消毒剂						
氯己定	0.05%	1∶1	1∶10 000	1∶1 000	/	/
聚维酮碘	100	1∶1	1∶10 000	1∶1 000	/	/

表 85-5　肾上腺素治疗严重过敏反应的药理学基础

作用的肾上腺素能受体	作用
α_1 受体	• 收缩血管 • 增加外周血管阻力 • 升高血压 • 减轻组织水肿（如喉水肿） • 收缩鼻腔血管
α_2 受体	➢ 降低眼内压
β_1 受体	• 升高心率 • 增强心肌收缩力（正变力性） • 收缩皮肤和黏膜血管
β_2 受体	➢ 扩张支气管 ➢ 扩张血管 ➢ 抑制介质释放 ➢ 降低外周血压
β_3 受体	• 促进脂质分解代谢

肾上腺素推荐静脉或肌肉给药。除非患者已出现呼吸心搏骤停，需要按正规的心肺脑复苏原则给药外，肾上腺素静脉注射给药时，宜从较小的剂量开始。不同国家和地区相关指南中推荐的单次剂量在 10~100μg 之间，每 1~2 分钟可重复给药，并酌情采用持续静脉泵注维持[约 0.05~0.1μg/(kg·min)]。目前的研究未能发现较大剂量给药可增加疗效，但 50μg 重复给药未发现有严重的并发症。肌内注射单次给药的推荐剂量为成人 0.3~0.5mg（成人或儿童约为 5~10μg/kg），不超过 0.5mg/次，每 5~15 分钟重复给药。

高龄及严重心脑血管疾病的过敏性休克患者使用肾上腺素时，剂量可能需酌减，但并非禁忌证。新近的研究发现患者死亡除了与过敏反应的严重程度和难治性相关外，主要与治疗不当有关。过量使用肾上腺素，尤其是静脉注射，可能诱发左心衰竭、心肌缺血、致死性心律失常、肺水肿和肾衰竭等。

难治性休克患者加用 2~15 单位的血管加压素（抗利尿激素）可能有效。

有研究提示，服用 β 受体阻滞剂的难治性过敏性休克患者，在使用肾上腺素基础上加用胰高血糖素有助于迅速纠正低血压。胰高血糖素可直接作用于腺苷酸环化酶，产生升高血压和舒张支气管平滑肌的作用。其最常见副作用是诱发呕吐，意识状态改变的未气管插管患者使用时，应注意气道保护，以免出现反流误吸。

3）迅速进行容量复苏：血管扩张和渗出增加导致有效循环血容量血浆和 CO 降低是过敏性休克的重要病理基础之一。应快速补充循环内容量。

推荐静脉快速滴注晶体液 20~30ml/kg，并酌情重复补液；下肢抬高有助于增加回心血量。后续的输液速度及容量宜在功能性血流动力学监测的基础上补充，以免出现输液过量。如确需输注人工代血浆迅速纠正低血容量时，可考虑选用羟基淀粉类代血浆，引起过敏反应发生率显著低于明胶类代血浆。

4）保证适当的通气和氧合：低血压和严重的支气管痉挛均可导致通气功能障碍和肺内分流量增加，应在液体复苏和使用血管活性药物的同时，确切控制气道、增加吸入氧浓度、设置适当的通气参数及维持适当的麻醉深度。未行气管内插管的患者，应面罩纯氧加压通气，并酌情行紧急气管内插管以控制气道。

5）解除支气管痉挛：对使用肾上腺素仍难以解除的支气管痉挛患者，沙丁胺醇或异丙托溴铵气雾剂吸入治疗可能显效。但两者的使用均不能延误肾上腺素的及时使用，因为它们对黏膜水肿等均无明显作用。

吸入麻醉药对支气管平滑肌有直接的舒张作用，适当吸入加深麻醉可有效缓解支气管痉挛。

6）组胺 H_1 受体阻滞剂：H_1 受体阻滞剂无明确的舒张支气管和治疗低血压的作用，但临床上在过敏性休克患者中仍普遍使用。其主要作用在于拮抗血管神经性水肿和消除荨麻疹，且起效时间较长，约 30~40 分钟。仅作为辅助用药推荐用于过敏性休克的患者。其静脉制剂极为有限，最常用的为第一代药物氯苯那敏。

有文献提示异丙嗪复合雷尼替丁（H_2 受体阻滞剂）亦有助于消除荨麻疹，但缺乏足够的证据支持。

7）糖皮质激素：既往曾推荐普遍用于过敏反应的治疗，尤其是双相过敏或迁延性过敏的预防和过敏性哮喘的长时间治疗。但近期的研究和荟萃分析均并未证实糖皮质激素上述作用的存在，且其起效时间长达数小时。因此，目前趋于共识性的观念认为，糖皮质激素对过敏反应的早期症状治疗无效或作用极为有限，如需使用，可考虑低剂量的氢化可的松。

8）舒更葡糖：对于明确罗库溴铵过敏性休克的患者，使用舒更葡糖包被肌松剂的作用仍存争议。目前无明确的证据表明使用舒更葡糖可改变罗库溴铵过敏反应的进程，临床也不推荐使用。

9）是否继续手术的决策：除非是危及生命的急诊手术，围手术期发生了过敏性休克（严重过敏反应）的患者，一般应暂缓手术或尽快结束当前的手术，将患者转运至ICU进一步治疗。约50%的患者在转入ICU后仍需延续肾上腺等药物治疗，且很多患者可能出现脏器功能损伤。

明确致敏原并做好相应的准备，是保障患者后续手术时围手术期安全的前提。

（李玮伟　范晓华　倪　文　石学银）

参考文献

[1] ANGUS D C, VAN DER POLL T. Severe sepsis and septic shock [J]. N Engl J Med, 2013, 369 (9): 840-851.

[2] CANNON J W. Hemorrhagic Shock [J]. N Engl J Med, 2018, 378 (19): 1852-1853.

[3] VINCENT J L, DE BACKER D. Circulatory shock [J]. N Engl J Med, 2013, 369 (18): 1726-1734.

[4] 邓晓明，姚尚龙，于布为，等. 现代麻醉学. 4版. 北京：人民卫生出版社，2014.

[5] CHANG R, HOLCOMB J B. Optimal fluid therapy for traumatic hemorrhagic shock [J]. Crit Card Clin, 2017, 33 (1): 15-36.

[6] CHANG R, CARDENAS J C, WADE C E, et al. Advances in the understanding of trauma-induced coagulopathy [J]. Blood, 2016, 128 (8): 1043-1049.

[7] HARPER N J N, COOK T M, GARCEZ T, et al. Anaesthesia, surgery, and life-threatening allergic reactions: management and outcomes in the 6th National Audit Project (NAP6)[J]. Brit J Anaesth, 2018, 121 (1): 172-188.

[8] GARVEY L H, HUNTER J M. Changing culprits in perioperative anaphylaxis [J]. Brit J Anaesth, 2018, 121 (1): 114-117.

第八十六章

呼吸系统疾病患者的麻醉

目　录

术前存在的呼吸系统疾病包括急、慢性肺部疾病或呼吸功能减退，会影响麻醉及手术后的肺功能。术前肺功能障碍与术中肺功能改变和术后肺部并发症关系密切，麻醉与手术创伤可进一步引起肺功能受损，故在围手术期呼吸系统并发症发生率较高。这些并发症包括肺不张、肺炎、支气管炎、支气管痉挛及呼吸衰竭等。如果术前没有认识到呼吸系统疾病的风险，术前和术中未能给予恰当的处理，将进一步增加术后并发症的发生率。因此，对于合并呼吸系统疾病的患者，应充分考虑其可能增加的风险，进行全面的呼吸功能评估及麻醉前准备，将其肺功能调整至最佳状态，并根据病情慎重选择合适的麻醉药物及方法，加强术中术后管理，减少围手术期肺部并发症，改善预后。

第一节　病理生理概述

根据肺功能检查结果，肺部疾病主要分为两大类：以阻塞性通气功能障碍为主的阻塞性肺疾病和以限制性通气功能障碍为主的限制性肺疾病。

一、阻塞性肺疾病

阻塞性肺疾病是较常见的肺部疾病，由于各种原因导致中心气道或周围气道管腔狭窄，气流阻力上升，使通气和气体交换出现困难，包括：慢性支气管炎、肺气肿、支气管哮喘、支气管扩张症、肺囊性纤维化、毛细支气管炎等。主要特点是气道阻力增加，早期表现为用力呼气中期流量（$FEF_{25\%\sim75\%}$）<70% 正常值（男性 >2L/s，女性 >1.6L/s），随着病情的进展，一秒量（FEV_1）及一秒率（FEV_1/FVC）都逐渐下降至预计值的 70% 以下。气道阻力增加引起气体潴留，肺容量改变，功能残气量（functional residual capacity，FRC）、残气量（residual volume，RV）和肺总量（total lung capacity，TLC）均增加，肺活量（vital capacity，VC）下降，呼吸做功增加。由于气体涡流而出现喘鸣音，可首先出现呼气相喘鸣音，进一步阻塞则呼气、吸气相均有喘鸣音；严重气道阻塞时，气流几乎停止，喘鸣音消失。

（一）慢性阻塞性肺疾病（chronic obstructive pulmonary disease，COPD）

COPD 是具有持续气流受限特征的慢性支气管炎和 / 或肺气肿，可伴有气道高反应性。在吸入支气管扩张剂后，第一秒用力呼气容积（FEV_1）占用力肺活量（forced vital capacity，FVC）之比值（FEV_1/FVC）<70% 表明存在持续气流受限。持续性气道阻塞和气流受限是 COPD 最重要的病理生理改变，引起阻塞性通气功能障碍。根据 FEV_1 下降幅度可以对气流受限的严重度分级，见表 86-1。

表 86-1　COPD 患者气流受限严重程度的肺功能分级

肺功能分级	患者肺功能 FEV_1 占预计值的百分比（%pred）
GOLD1 级：轻度	≥ 80
GOLD2 级：中度	50~79
GOLD3 级：重度	30~49
GOLD4 级：极重度	<30

注：基于使用支气管扩张剂后的 FEV_1 值，FEV_1/FVC<70% 的患者；GOLD：慢性阻塞性肺疾病全球倡议。

病理及病理生理的特点为：①中心气道及周围气道（内径 <2mm）慢性炎症，黏液腺、杯状细胞增生，黏液分泌旺盛，纤毛运动功能受损；②在周围气道损伤修复过程中，胶原增生，瘢痕形成，引起管腔狭窄，周围气道阻力增加，形成阻塞性通气功能障碍，FEV_1 和 FEV_1/FVC 减少，最大呼气峰流速（PEF）降低；TLC、FRC、RV 增加，VC 下降等；③周围气道阻塞的部位和程度不同，肺泡内气体进入和排出的时间不一致，气流分布不均匀，而有些肺泡毛细血管因炎性纤维化致血流减少，但通气正常，这些都将造成通气 / 血流（$\dot{V}/\dot{Q}$）比例失调，造成换气功能障碍，影响麻醉药的摄取和排出，麻醉诱导和恢复减慢；全身麻醉药物可减弱缺氧性肺血管收缩（hypoxic pulmonary vasoconstriction，HPV），进一步加重 $\dot{V}/\dot{Q}$失调；④早期缺氧导致广泛的肺血管痉挛，阻力增高；晚期糖蛋白和胶原沉着使血管壁增厚、狭窄甚至闭塞，其结果是导致肺动脉高压，重者可发生肺源性心脏病。患者的心肺代偿功能差，不能耐受缺氧、失血、输液过量和麻醉过深；⑤肺部炎症时，机体氧摄取增高，肺内分流和肺后分流（指肺炎致支气管血液循环增多）也增加，肺泡—终末

毛细血管氧弥散受限，这些都足以引起不同程度的低氧血症，因此麻醉中及手术后必须加强氧疗。

1. 慢性支气管炎（chronic bronchitis） 慢性支气管炎是指气管、支气管黏膜及其周围组织的慢性非特异性炎症。临床上以咳嗽、咳痰或伴有喘息及反复发作的慢性过程为特征。病因包括吸烟、空气污染、职业接触粉尘和化学物质、反复肺部感染及免疫功能紊乱、气道高反应、家族史等。

早期主要表现为小气道功能异常，而大气道功能多正常。支气管黏膜的分泌物及黏膜水肿可引起气道阻塞，缓解期可恢复正常；随着病情加重，管壁增厚，气道狭窄，气道阻力增加、气流受限成为不可逆，形成阻塞性通气功能障碍。小气道阻塞时，最大呼气流速 - 容量曲线在 75% 和 50% 肺容量时流量明显降低，当使用支气管扩张剂后 $FEV_1/FVC<70\%$ 提示已发展为 COPD；又因支气管的黏液腺及杯状细胞增生肥大，黏液分泌增加，纤毛功能减弱，炎性细胞浸润，黏液及炎性渗出物在支气管腔内潴留，易继发感染。反复发作的肺部感染可诱发支气管痉挛，病变加重时可出现呼吸困难及高碳酸血症；肺内分流明显常合并低氧血症，严重者可导致呼吸衰竭。

2. 肺气肿 肺气肿（pulmonary emphysema）是指呼吸细支气管以远的末梢肺组织因残气量增多而呈持久性扩张，并伴有肺泡间隔破坏，以致肺组织弹性减弱、容积增大的一种病理状态。胸部 CT 检查通常可以明确肺气肿诊断。老年人轻度的肺气肿十分常见，但没有明显的临床症状。严重肺气肿多与吸烟有关，少数年轻时发病，与先天性 α_1 抗胰蛋白酶缺乏有关。阻塞性肺气肿是由慢性支气管炎或其他原因逐渐引起的细支气管狭窄，终末细支气管远端气腔过度充气，并伴有气腔壁膨胀、破裂，临床上多为慢支的常见并发症。慢支并发肺气肿时，视其严重程度可引起一系列病理生理改变。

早期病变局限于细小气道，仅闭合容积增大，动态肺顺应性降低，静态肺顺应性增加。病变侵入大气道时，肺通气功能明显障碍，最大通气量降低。随着病情的发展，肺组织弹性日益减退，肺泡持续扩大，回缩障碍，残气容积增加。患者表现为 RV、FRC、TLC、RV/TLC 增加。肺气肿日益加重，大量肺泡周围的毛细血管受肺泡膨胀的挤压而退化，致使肺毛细血管大量减少，肺泡的血流减少，此时肺区虽有通气，但无血液灌流，导致生理无效腔增大；也有部分肺区虽有血液灌流，但肺泡通气不良，不能参与气体交换，导致功能性分流增加，$\dot{V}/\dot{Q}$ 失调。毛细血管破坏可导致轻到中度的肺动脉高压（较少超过 35~40mmHg），有些患者可出现肺大疱。通气和换气功能障碍可引起缺氧和二氧化碳潴留，发生不同程度的低氧血症和高碳酸血症，由于二氧化碳弥散能力较强，在 $\dot{V}/\dot{Q}$ 出现严重失调时，二氧化碳的清除几乎不受影响，一旦出现急性二氧化碳潴留，则往往预示呼吸衰竭。肺气肿的严重后果有：①肺源性心脏病及衰竭；②肺大疱破裂后引起自发性气胸，并可导致大面积肺萎陷；③呼吸衰竭及肺性脑病。

（二）支气管哮喘（bronchial asthma）

支气管哮喘是一种以慢性气道炎症和气道高反应性为特征的异质性疾病。主要特征包括气道慢性炎症，气道对多种刺激因素呈现的高反应性，多变的可逆性气流受限，以及随病程延长而导致的一系列气道重建。临床表现为反复发作的喘息、气急、胸闷或咳嗽等症状，常在夜间及凌晨发作或加重，多数患者可自行缓解或经治疗后缓解。但非常严重的哮喘发作，哮鸣音反而减弱，甚至完全消失，表现为“沉默肺”，是病情危重的表现。患者出现的可逆性的气道梗阻，主要原因是支气管平滑肌收缩、水肿和分泌物增加。哮喘发病具有家族集聚现象，亲缘关系越近，患病率越高。

哮喘的病理生理包括气道内各种化学介质的局部释放及副交感神经系统的过度兴奋。副交感神经系统在维持支气管正常张力方面有重要作用，支气管壁内的迷走神经对组胺和冷空气、吸入性刺激物及气管插管等多种伤害性刺激敏感。典型的过敏性哮喘，其机制为抗原与肥大细胞表面的免疫球蛋白 IgE 结合引起肥大细胞脱颗粒，释放组胺、缓激肽等炎症介质，属于Ⅰ型变态反应。支气管哮喘发作时，广泛的细支气管平滑肌痉挛，管腔变窄，再加上黏膜水肿、分泌物增加、小支气管黏稠痰栓堵塞，使下呼吸道阻力增加，引起气道阻塞而致严重通气不足，表现呼气性呼吸困难，呼吸功增加，气流分布异常，肺泡有效换气面积减少。若长期反复发作可使气道重建，导致气道增厚与狭窄，成为阻塞性肺气肿。早期有缺氧，但 $PaCO_2$ 正常；随着病情加剧，$PaCO_2$ 升高，出现呼吸性酸中毒。哮喘发作时可并发气胸、纵隔气肿、肺不张；长期反复发作和感染可并发慢性支气管炎、肺气肿、支气管扩张、间质性肺炎、肺纤维化和肺心病。

7

（三）支气管扩张症（bronchiectasis）

支气管扩张症是慢性支气管化脓性疾病，由于支气管及其周围组织慢性炎症，破坏管壁，以至支气管管腔扩张和变形，临床表现为慢性咳嗽、咳脓痰和/或反复咯血、出现肺部感染及慢性感染中毒症状。

支气管扩张症的病理生理主要表现为以下三方面：①气道动力学改变：由于扩张的支气管壁较薄弱，咳嗽时可引起该支气管闭陷和下游支气管阻塞，使咳嗽的效能降低，分泌物潴留在支气管的管腔内不易排出，炎症因而进一步加重；②支气管黏膜的黏液纤毛运载系统功能降低：这一方面是由于纤毛上皮的破坏，另一方面是由于分泌物内二硫键和DNA增加，使其内聚力增加而使清除变慢；③阻塞性通气功能障碍，表现为小气道功能异常。早期病变轻且局限，由于肺的储备能力大，呼吸功能测定可在正常范围；病变范围较大时，可出现轻度阻塞性通气改变；当病变严重而广泛，使支气管周围肺纤维化，且累及胸膜或心包时，肺功能测定可表现为限制性通气功能障碍。吸入气体分布不匀，支气管扩张区肺组织肺泡通气减少，而血流很少受到限制，使 $\dot{V}/\dot{Q}$小于正常，形成肺内的动静脉样分流，以及弥散功能障碍导致低氧血症。病变严重时，肺泡毛细血管广泛破坏，肺循环阻力增加，低氧血症引起肺小动脉血管痉挛，肺动脉高压，增加右心负担，并发肺源性心脏病，乃至右心衰竭。

（四）阻塞性睡眠呼吸暂停综合征（obstructive sleep apnea syndrome，OSAS）

阻塞性睡眠呼吸暂停综合征（OSAS）是指在睡眠过程中，间断的上呼吸道部分或完全阻塞，周期性发生的睡眠觉醒和低氧血症、高碳酸血症，心血管功能紊乱，白天嗜睡。具体是指，成人于7小时的夜间睡眠过程中，在努力通气的情况下，如呼吸气流停止（较基线水平下降≥90%），持续时间≥10秒/次；或呼吸气流较基线水平下降≥30%，并伴有脉搏血氧饱和度（SpO_2）下降≥4%且持续时间≥10秒；或者呼吸气流较基线水平下降≥50%并伴有SpO_2下降≥3%或微觉醒，且持续时间≥10秒。当睡眠期间以上各呼吸暂停和低通气每小时发作≥5次，即可诊断为OSAS。OSAS发病有遗传倾向，70%~90%的患者肥胖或超重，存在上呼吸道的解剖结构狭窄，以上呼吸道反复塌陷和呼吸暂停为特征。上呼吸道肌肉张力的消失使本已狭小而松弛的上呼吸道变得更加狭窄，这在睡眠的快速动眼相（REM）表现更为明显。气道梗阻使患者苏醒、睡眠中断，因而上呼吸道的肌张力得以恢复，呼吸道又回到正常状态。气道的部分塌陷（30%~99%）使氧饱和度至少下降4%。几乎所有的OSAS患者都有打鼾史。术前睡眠时打鼾或呼吸暂停强烈提示OSAS的存在。OSAS在男性、肥胖及老年人中的发病率日益增高，并同高血压、心律失常、充血性心力衰竭、冠心病及脑卒中等密切相关，也是术后发生窒息和低氧血症的危险因素之一。

OSAS的病理生理表现为：①低氧血症：可伴有高碳酸血症；②心律失常：可表现为进行性心动过缓，以及呼吸暂停结束时的短暂心动过速；③血流动力学改变：起初仅在睡眠时发生，随着病情的进展，在清醒状态下也可出现肺动脉高压，甚至引起肺心病；④神经反射功能改变：呼吸中枢对CO_2和低氧刺激的敏感性降低。尤其在应用对呼吸中枢具有抑制作用的药物时，可导致严重意外发生。

二、限制性通气功能障碍

限制性肺疾病根据病因分为内源性及外源性限制性肺疾病。内源性限制性肺疾病主要引起了功能性肺泡及呼吸膜的增厚，而使肺泡的充盈、萎陷及气体交换发生困难，如肺水肿、肺间质纤维化、炎性实变、硅肺和肺泡蛋白沉积症等。外源性限制性肺疾病主要是由于胸廓的顺应性下降、外力压迫或膈肌功能减退等限制肺的正常膨胀，导致有效肺泡容积下降，干扰正常的气体交换，如胸腔积液、漏斗胸、肋骨骨折、脊柱胸廓畸形、神经肌肉疾病、腹水引起的腹压增高、妊娠及过度肥胖等。病理生理改变的主要特点是胸廓或肺组织扩张受限，肺顺应性降低、呼吸流速不变，所以FEV_1与FVC均下降但FEV_1/FVC值正常。肺顺应性下降使呼吸做功增加，导致浅快呼吸。

（一）内源性限制性肺疾病

1. 急性内源性肺疾病　急性内源性肺疾病包括感染性肺炎、吸入性肺炎、肺水肿、急性呼吸窘迫综合征（acult respiratory distress syndrome，ARDS）等。在急性内源性肺疾病中，由于肺毛细血管压力升高或者肺毛细血管通透性增加，致使肺血管外液体增加，导致肺顺应性下降。

急性呼吸窘迫综合征（ARDS）是指由各种肺内和肺外致病因素所导致的急性弥漫性肺损伤和进而发展的急性呼吸衰竭。主要病理特征是炎症反应导致的微血管内皮及肺泡上皮受损，肺微血管通透性增高，肺泡腔渗出富含蛋白质的液体，进而导致肺水肿及透明膜形成。主要病理生理改变是肺容积减少、肺顺应性下降和严重 $\dot{V}/\dot{Q}$失调。临床表现为呼吸窘迫及难治性低氧血症，肺部影像学表现为双肺弥漫性渗出性改变。ARDS 往往是严重创伤、大面积烧伤、大手术后、中毒、脓毒症或休克等患者严重的并发症，病死率为 26%~44%，其预后与原发病和疾病的严重程度明显相关。

2. 慢性内源性肺疾病　主要是指间质性肺疾病，亦称作弥漫性实质性肺疾病，主要累及肺间质和肺泡腔，导致肺泡 - 毛细血管功能单位丧失的弥漫性肺疾病。通常起病隐匿，临床上主要表现为进行性加重的呼吸困难、限制性通气功能障碍伴弥散功能降低、低氧血症以及影像学上的双肺弥漫性病变，最终可发展为弥漫性肺纤维化、蜂窝肺，导致呼吸衰竭而死亡。包括已知原因的间质性肺疾病如硅肺、过敏性肺炎，特发性间质性肺炎，肉芽肿性间质性肺炎和罕见的间质性肺炎如肺泡蛋白沉积症、肺淀粉样变等。此外，慢性误吸、氧中毒和严重的 ARDS 也可导致慢性肺纤维化。

硅肺是常见的职业性间质性肺疾病，是由于长期吸入大量含有二氧化硅的粉尘引起的，以肺部广泛的结节性纤维化为主的疾病。硅尘吸入刺激呼吸道引起反射性咳嗽，胸闷和气急的程度与病变范围及性质有关。因肺组织代偿能力强，早期患者肺功能损害不明显。随着肺纤维化增多，肺弹性减退，可出现限制性通气功能障碍，如 VC、TLC 和 RV 均降低，而 FVC 和最大分钟通气量（MMV）尚属正常。若伴阻塞性通气障碍时，VC、FVC 和 MVV 均减少，同时合并弥散功能障碍，严重时可有低氧血症和二氧化碳潴留。可并发阻塞性肺气肿、肺大疱、自发性气胸、肺心病，甚至呼吸衰竭。

（二）外源性限制性肺疾病

1. 胸腔积液　正常情况下，胸膜腔内含有 3~15ml 液体，在呼吸运动中起润滑作用，其产生和吸收经常处于动态平衡。由于全身或者局部病变破坏了此种动态平衡，致使胸膜腔内液体形成过快或者吸收过缓，产生了胸腔积液。主要病因包括：①胸膜毛细血管静水压增高；②胸膜毛细血管壁通透性增加；③胸膜毛细血管内胶体渗透压降低；④壁层胸膜淋巴回流障碍；⑤主动脉破裂、食管破裂、胸导管破裂等所致血胸、脓胸、乳糜胸；⑥医源性损伤。积液少于 0.3~0.5L 时，症状不明显；大量积液时心悸及呼吸困难明显，甚至可导致呼吸衰竭。视积液多少和部位，胸部有相应体征和影像学表现。

2. 肥胖　过多异常的脂肪蓄积而对健康产生影响的状态称为肥胖。超重和肥胖使用体重指数［BMI= 体重（kg）/ 身高^2（m^2）］来区分，超重定义为 BMI ≥ 25kg/m^2，肥胖为 BMI ≥ 30kg/m^2，病态肥胖为 BMI ≥ 35kg/m^2。肥胖与糖尿病、高血压、冠心病等许多疾病相关联，即使没有伴随疾病，肥胖也会导致很多不良后果。虽然肺顺应性可能正常，但过多的脂肪尤其是腹腔内脂肪增多，可使膈肌上抬并限制胸廓呼吸运动，胸廓顺应性降低，功能性残气量及呼吸储备明显减少。肥胖可致舌肌张力降低和舌根脂肪堆积，易致舌后坠而引起上呼吸道不全阻塞。当肥胖患者取平卧或头低位时，膈肌可因腹腔内容物及腹壁、腹腔内脂肪的重量而显著上移，由此可致肺容量显著减少，通气功能障碍，呼吸做功增加。特别是 FRC 可下降到低于闭合容量，如果这种情况发生，正常潮气量通气时部分肺泡可能闭合导致 $\dot{V}/\dot{Q}$失调。当肥胖患者直立时，胸腔内垂直压力梯度增加，可使下位区的肺组织严重受压，小气道闭合，导致 PaO_2 降低和 $PaCO_2$ 增高。肥胖患者通常有低氧血症、$PaCO_2$ 常超过 48mmHg，长期缺氧可发生继发性红细胞增多症、肺动脉高压，进而形成肺心病而心力衰竭。

第二节　麻醉前评估和准备

一、麻醉前评估

（一）一般评估

1. 病史　术前应全面细致地复习病史，特别注意以下几点：①咳嗽：是否长期咳嗽，咳嗽的性质及咳嗽的昼夜变化；②咳痰：了解痰量的多少、颜色、黏稠程度、是否易于咳出、改变体位对于排痰有无帮助、痰中是否带血，若有咯血应了解咯血量多少，COPD 患者要注意痰量及颜色变化，急性期可有痰量增多、脓性痰的表现；③呼吸困难：呼吸困难的性质（吸气性、呼气性、混合性），静息时是否有呼吸困难发生。静息时有呼吸困难发生提示心肺代

7

偿差，对麻醉、手术耐受均不佳。应对患者已有的呼吸困难程度进行分级（表 86-2）；④吸烟史：对于吸烟者应了解每日的吸烟量、吸烟年限、术前停止吸烟的时间。每日吸烟量 >10 支者，术后肺部并发症的发生率将增加 3~6 倍；⑤疾病诱发、缓解因素：如哮喘患者是否有特异的致敏原；⑥治疗史：抗生素、支气管扩张剂以及糖皮质激素的应用，包括具体用药及患者对药物的反应及因呼吸系统疾病入院治疗的次数。

表 86-2　呼吸困难程度分级

0 级	平地正常行走无呼吸困难症状
1 级	能按需行走，但易疲劳
2 级	行走距离有限，行走一定距离后需休息
3 级	短距离行走即出现呼吸困难
4 级	静息时出现呼吸困难

2. 体征　体检时应该注意以下征象：①体型及外貌：肥胖、脊柱侧弯可引起肺容积（FRC，TLC）减少和肺顺应性下降，易出现肺不张和低氧血症；气管偏移可能提示气胸或纵隔疾病伴气管受压；COPD 患者出现桶状胸和缩唇呼吸意味着病程严重；如果胸壁不对称可能有气胸、胸腔积液或肺实变；观察哮喘患者辅助呼吸肌的运动程度可以预测支气管收缩的严重程度。营养不良，恶病质的患者呼吸肌力量弱，免疫力下降，易合并感染；观察口唇、甲床有无发绀；②呼吸情况：呼吸频率大于 25 次 /min 是呼吸衰竭早期的表现；呼吸模式：呼气费力提示存在气道梗阻；随着膈肌和肋间肌负荷加重，辅助呼吸肌的作用增强，出现反常呼吸时提示膈肌麻痹或严重功能障碍；③胸部听诊具有重要意义，阻塞性肺病患者呼气相延长、呼吸音低，痰液潴留时可闻及粗糙的湿啰音，位置不固定，可在咳痰后消失，若啰音固定则可能为支气管扩张症或肺脓肿。小气道痉挛的患者可闻及音调较高的哮鸣音，见于哮喘或慢性喘息性支气管炎患者；④肺气肿的患者肺部叩诊呈过清音，叩诊呈浊音者提示有肺实变；⑤合并肺动脉高压、肺心病、右心功能不全可有颈静脉怒张，肝颈静脉回流征（+），心脏听诊可闻及第 2 心音分裂；⑥ OSAS 患者气道进行全面细致地评估，了解有无困难气道；有无颜面部畸形，如小下颌畸形、下颌后缩畸形、舌骨位置异常等；有无上呼吸道解剖异常，如口咽腔狭小、扁桃体腺样体肥大、舌体肥大等，并注意结合 Mallampati 分级、直接或间接喉镜检查、影像学检查等结果综合判断。

3. 实验室检查　慢性呼吸系统疾病的患者血红蛋白大于 160g/L，血细胞比容大于 60% 往往提示有慢性缺氧，白细胞计数及分类可反映出有无感染。口服激素治疗哮喘的患者需要监测血糖。患者术前均应常规行胸部正侧位 X 线检查，肺膨胀过度和血管显影减弱是 COPD 和哮喘的特征。存在气管狭窄或移位应进一步做 CT 及 MRI 以确定气管和支气管损伤及梗阻的具体位置及程度；合并有肺源性心脏病和肺动脉高压的患者心电图可发生改变，如心电轴右偏、肺性 P 波、右心室肥厚及右束支传导阻滞，应行超声心动图进一步了解心脏功能。

动脉血气分析是评价肺功能有价值的指标，对于严重肺部疾病患者术前进行动脉血气分析是十分必要的。许多 3 级或 4 级 COPD 患者在静息状态下存在 $PaCO_2$ 升高。所有 3 级或 4 级 COPD 患者术前均应行动脉血气分析。如果病情较重、持续时间长会存在慢性高碳酸血症（$PaCO_2$>45mmHg）和低氧血症（PaO_2<60mmHg），但是 pH 仍在正常范围内。高碳酸血症患者存在慢性二氧化碳潴留，其呼吸储备很小或者没有；低氧血症患者在静息状态下即有明显的肺功能障碍，二者术后呼吸系统并发症发生率明显增加。

（二）肺功能评估

肺功能检查有助于了解肺部疾患的性质，严重程度以及病变是否可逆。当年龄 >60 岁、有肺部疾病，吸烟史以及拟行肺叶切除的患者需要常规行肺功能检查。

1. 简易肺功能试验　①屏气试验：正常人的屏气试验可持续 30 秒以上。持续 20 秒以上者一般麻醉危险性小；如时间低于 10 秒，则提示患者的心肺储备能力很差，常不能耐受手术与麻醉；②测量胸腔周径法：测量深吸气与深呼气时胸腔周径的差别，超过 4cm 以上者提示没有严重的肺部疾患或肺功能不全；③吹火柴试验：患者安静后深吸气，然后张口快速呼气，能将置于 15cm 远的火柴吹熄者，提示肺功能储备良好，否则提示储备下降；④吹气试验：嘱患者尽力吸气后，能在 3 秒钟内全部呼出者，表示用力肺活量基本正常，若需 5 秒钟以上才能完成全部呼气，提示有阻塞性通气障碍。

2. 肺功能测定　肺功能测定需通过肺量计来进行，先让患者吸足空气，然后将吸入的空气用力快速呼入肺量计直至残气位。从时间 - 容量曲线可以得出 FVC-RV、最大呼气中期流速(MMFR)及 MMV 等重要指标。肺一氧化碳弥散量(DLco)是反映肺气体交换能力的最有效指标。这些指标有助于预测术后发生肺部并发症的危险性(表 86-3)。

表 86-3 术后肺部并发症危险性和术前肺功能的关系

	中度危险	高度危险
FVC	< 预计值的 50%	<15ml/kg
FEV_1	<2L	<1L
FEV_1/FVC	< 预计值的 70%	< 预计值的 35%
$FEF_{25\%\sim75\%}$	<1.4L/s	
RV/TLC	> 预计值的 50%	—
D_LCO	< 预计值的 50%	—
MVV	< 预计值的 50%	—

3. 放射性核素定量肺显像 $^{99m}T_C$ 肺灌注显像可预测肺切除后肺功能，即 FEV_1 的术后预计值(predicted postoperative forced expiratory volume in one second，PPO-FEV_1)。

PPO–FEV_1= 术前 FEV_1 × 健肺灌注扫描值 %。PPO–FEV_1 公式是根据全肺共 19 个肺段，每个肺段相当于全肺的 5.26%，即 PPO–FEV_1= 术前 FEV_1 × ［1–(S × 5.26)/100］(S= 切除的支气管肺段数)。PPO–FEV_1 小于 1L 提示术后肺并发症发生率明显升高。

(三) 术后肺部并发症(postoperative pulmonary complications，PPCs)的危险因素

术后患者肺功能的变化通常包括膈肌功能障碍、$\dot{V}/\dot{Q}$失调以及 FRC 下降。虽然这些改变均可精确测定，但它们同患者临床表现之间的关系尚不明确。临床上，PPCs 包括肺不张、肺炎、支气管炎、支气管痉挛、低氧血症以及呼吸衰竭。

确定的肺部并发症危险因素如下：①吸烟史：仍在吸烟或 >40 包 / 年；② ASA 分级 ≥ 2 级；③年龄 ≥ 70 岁；④ COPD；⑤颈部、胸部、上腹部、主动脉或神经外科手术；⑥预期 >2 小时的长时间手术；⑦全身麻醉，尤其是需要气管内插管；⑧白蛋白 <35g/L；⑨运动耐量小，不能上一层楼；⑩ BMI ≥ 30kg/m^2。非胸部手术的大手术患者 PPCs 的发病率约为 5%~10%，但高危患者的发生率为 22%。

术后肺部并发症的危险因素如表 86-4，可以对其中一些因素加以干扰而降低风险发。

表 86-4 术后肺部并发症的危险因素

患者相关	手术相关	实验室检查相关
年龄 ≥ 60 岁	胸科手术	白蛋白 <35g/L
ASA 分级 ≥ 2 级	腹部手术	胸部 X 线检查异常
心力衰竭	神经外科手术	BUN>7.5mmol/L
部分或全部活动受限	头颈部手术	
COPD	急诊手术	
体重减轻	血管手术	
谵妄	全身麻醉	
吸烟	输注血制品	
饮酒		
胸部 X 线检查异常		

二、麻醉前准备

合并呼吸系统疾病患者麻醉前准备的目的在于改善呼吸功能、提高心肺代偿能力、增加患者对手术和麻醉的耐受及预防和减少术后肺部并发症。进行麻醉前准备时应区分病变是否可逆，对于可逆病变要尽可能纠正。可逆病变包括：支气管痉挛、呼吸道感染、痰液潴留、心源性肺水肿、胸腔积液、肥胖和胸壁损伤等。对于不可逆的病变，包括：肺气肿、肿瘤所致的局限性肺不张、脊柱侧弯、脊椎损伤和肺间质纤维化，经过充分的术前准备可减少术中、术后并发症，减少 ICU 的住院天数。

(一) 常规准备

1. 戒烟 吸烟是一项重要的术前风险因素。吸烟是慢性支气管炎、肺气肿和慢性气道阻塞的主要危险因素。长期吸烟可产生如下改变：①支气管黏膜的纤毛受损、变短，纤毛清除功能减弱，此外，黏膜下腺体增生、肥大，黏液分泌增多，成分也有改变，容易阻塞细支气管；②吸烟者下呼吸道巨噬细胞、中性粒细胞和弹性蛋白酶较非吸烟者明显增多，释放出各种细胞因子导致肺泡壁的破坏和间质纤维化；③烟雾中的一氧化碳和尼古丁对心血管系统有显著影响：尼古丁兴奋交感神经系统，引起末梢血管收缩，心率增快和心肌耗氧量增加；一氧化碳与血红蛋白的结合力较氧大 200 倍，当碳氧血红蛋白浓度增加时，氧合血红蛋白量相对减少，导致组织氧供减少，并可导致红细胞增多症及血黏度增高；④吸烟的致癌作用已被公认。另外，还可引起

7

胃酸分泌增加，诱发溃疡，降低食管下段括约肌的张力和造成反流性食管炎。

超过400年支的吸烟史使发生PPCs的风险增加。术前戒烟超过8周的患者可使术后肺部并发症的风险减少66%。对于长期吸烟者，术前应尽可能的戒烟，越早越好。戒烟的益处见表86-5。

表86-5 戒烟时间和戒烟益处的关系

戒烟时间	益处
12~24小时	血中一氧化碳和尼古丁水平降低
48~72小时	碳氧血红蛋白可降至正常水平，纤毛功能改善
1~2周	痰量减少
4~6周	肺功能改善
6~8周	机体免疫功能和代谢功能改善
8~12周	术后并发症减少

2. 呼吸功能锻炼　呼吸功能锻炼可减少PPCs发生率，缩短患者住院时间。在胸式呼吸已不能有效增加肺通气量时，应指导患者练习深而慢的腹式呼吸。进行呼吸锻炼、自主深呼吸、咳嗽等手段有助于分泌物的排出及增加肺容量，降低术后肺部并发症的发生率。

（二）肺疾病的处理

1. COPD　慢性肺疾病患者有发生PPCs的风险。COPD的治疗应以支持治疗为主，患者必须戒烟，并应用抗生素治疗呼吸道感染。有可逆性气道梗阻的患者应使用支气管扩张剂，β_2激动剂雾化吸入、抗胆碱药物及一个疗程的激素治疗有一定作用。尽管使用支气管扩张剂后，肺功能没有改善，但临床转归改善。COPD患者可能存在慢性呼吸肌疲劳，其病因常为营养不良、电解质紊乱和内分泌失调等，术前应加以纠正。患者呼吸肌力量的测定可确定PPCs高危患者。经过呼吸锻炼，呼吸肌力量增强的患者同未锻炼的相比，PPCs发生率明显下降。如存在支气管炎发作，痰液性质改变等疾病加重的情况应及时给予抗感染和祛痰治疗。如果患者还存在其他肺部疾病，术前也应予以治疗。同时，患者代偿能力的测定也有助于鉴别PPCs的高危患者。静息状态下PaO_2<55mmHg以及活动时PaO_2<44mmHg的COPD患者需要低流量吸氧治疗（1~2L/min），吸氧时间>15小时/天。目的是使患者在海平面、静息状态下，达到$PaO_2 \geqslant$ 60mmHg和/或使SaO_2升至90%以上。低流量吸氧治疗，可减轻肺动脉高压，减少心衰的症状和体征并改善患者的精神状况。术前存在低氧血症的患者应进一步检查。即使低氧血症是慢性的，但因患者在家中未能得到氧疗，也应先给患者适当供氧，待患者肺动脉高压和心功能改善后再行择期手术。

2. 哮喘　支气管痉挛是麻醉中可能发生的最严重的呼吸系统并发症之一。完整的术前评估与准备及哮喘的良好控制是保证围手术期安全的关键，哮喘症状未控制及近期有哮喘急性发作的患者，其围手术期发生支气管痉挛的风险增高。对于择期手术，哮喘评估应至少在术前1周进行，经治疗后症状改善的患者可接受手术，未改善的择期手术患者应延期手术；对于急诊手术，则应充分权衡患者可能存在的气道风险与手术的必要性（见第六十一章第三节）。

哮喘患者发生PPCs的危险因素包括近期有哮喘症状、近期使用过抗哮喘药物或住院治疗、曾因哮喘而行气管插管等。不同麻醉方式并不是哮喘患者发生PPCs的危险因素。非发作期的哮喘患者围手术期发生支气管痉挛的危险较低，即使发生通常也不会导致严重后果。有发生PPCs危险的哮喘患者应在手术24~48小时前进行激素治疗。成人每天泼尼松的剂量通常为40~60mg。不能口服的患者及手术当日的患者通常静脉注射氢化可的松（100mg，每8小时1次）。围手术期类固醇激素的短期使用对伤口的感染和愈合无明显影响。地塞米松因在体内半衰期较长、不良反应较多，宜慎用。无激素依赖倾向者，可在短期（3~5天）内停药；有激素依赖倾向者应适当延长给药时间，症状缓解后逐渐减量，然后改口服和吸入剂维持。茶碱类药物因治疗窗很窄，药物过量易诱发恶性心律失常、发热和惊厥等，需要定期监测药物浓度，不作为治疗哮喘的一线用药。哮喘发作后气道高反应性仍可持续数周，因而哮喘症状改善后仍有可能因各种刺激而诱发支气管痉挛。

3. 其他肺疾病　择期手术患者如有急性肺部疾病，应延期手术；急诊手术应术前吸氧与机械通气，使达到最佳状态。急性上呼吸道感染患者择期手术应在治疗好转后施行。对于症状严重，尤其是有合并疾病（如严重哮喘、心脏疾病、免疫抑制）可能威胁麻醉安全时，应将择期手术推迟至少4周；伴有大量痰液者，应于痰液减少后2周再行手术；慢性呼吸道疾病患者，为防止肺部感染，术前3天常规应用抗生素。肺部感染病原微生物包括细菌和病毒，合理应用抗生素治疗是关键，痰或气道分泌物的致病菌培养+药敏试验有助于抗生素的选择。在致病菌未能确定时，常根据经验用药，对于病情较重的宜选用广谱抗生素，静脉给药。抗感染同时还要清除气道分泌物，否则痰液潴留使感染不能控制，而且常使细菌成为耐药菌株，造成治疗困难。

合并有胸腔积液者，积液量较大，并影响到FRC时可行胸穿放液或放置引流装置。张力性气胸者应放置胸腔闭式引流，行全身麻醉前24小时不能拔出引流管。

OSAS患者，麻醉、手术后恢复可能较差，并且发生术后呼吸暂停次数增加以及严重低氧血症的可能性增加。术后患者应改为侧卧位或半坐位，尽可能避免仰卧位，以利于改善患者潮气量，减轻拔管后舌后坠的程度。对重度OSAS患者，应考虑于术前即开始睡眠时经鼻/面罩持续气道正压（CPAP）辅助呼吸，也可以考虑在患者可耐受下术前使用下颌前移矫治器、口腔矫治器或减轻体重。对CPAP反应不佳的患者，可考虑睡眠时使用经鼻/面罩无创正压通气（NIPPV）或双水平正压通气(BIPAP)。通常经三个月的CPAP或NIPPV治疗，就能够缓解OSAS导致的心血管功能紊乱和代谢异常。

（三）麻醉前用药

阿片类药物具有镇痛镇静作用，苯二氮䓬类药物是有效的抗焦虑药物，但是两者都能显著抑制呼吸中枢，作为麻醉前用药应该谨慎。对于情绪紧张的患者，如果肺功能损害不严重可以应用，但应适当减量，严重呼吸功能不全以及OSAS患者应避免用药；应用抗胆碱能药物可解除迷走神经反射，减少气道分泌物，减轻插管反应，但是会增加痰液黏稠度，不利于痰液排出，而且有研究认为常规剂量尚不足以抵消插管时的反应，可根据患者具体情况应用，常用药物阿托品，东莨菪碱；H_2受体拮抗剂、吗啡等不宜应用，可能诱发支气管痉挛。术前应用支气管扩张剂者应持续用药至麻醉诱导前。

三、麻醉选择

麻醉选择应结合患者的具体情况而定，理想的麻醉方法和药物选择原则应是：①呼吸循环干扰少；②镇静、止痛和肌松作用好；③手术不良反射阻断满意；④术后苏醒恢复快；⑤并发症少。

（一）麻醉方法

大量的研究结果未能证明哪种麻醉方法可减少PPCs的发生。局部麻醉的优点在于不需要气管插管或控制通气、不需要使用肌松剂、对动脉血气的影响小。但局部神经阻滞可能会导致呼吸肌无力及咳嗽反射抑制。全身麻醉的优点在于可确保患者配合手术、完全控制气道以及可通过气管导管吸引分泌物等。其缺点在于常需使用肌松剂，而且全身麻醉还会对患者的通气和气道调控等机制产生影响，并可能导致气道分泌物增多和支气管痉挛。

神经阻滞对呼吸功能影响很小，保留自主呼吸，能主动咳出气道分泌物，用于合并呼吸系统疾患的患者较为安全，但只适用于颈部及四肢手术。由于膈神经阻滞可降低50%的肺功能，COPD患者慎用或禁用可能阻滞膈神经的颈丛阻滞和肌间沟臂丛阻滞。

椎管内麻醉镇痛和肌松的效果好，适用于下腹部、下肢手术。脊麻对血流动力学干扰较大，麻醉平面较难控制，严重COPD的患者依靠辅助肌参与呼吸时，如果出现运动阻滞可降低FRC，使患者咳嗽及清除分泌物的能力下降，导致呼吸功能不全甚至呼吸衰竭，因此较少选用。硬膜外麻醉阻滞范围与麻醉药种类、浓度、剂量都有关系，麻醉平面不宜高于T_6水平，否则一方面影响呼吸肌功能，另一方面阻滞肺交感神经丛，易诱发哮喘。

已有呼吸功能储备下降的患者，如高龄、体弱、盆腹腔巨大肿瘤、上腹部、开胸手术及时间较长且复杂的手术宜选用全身麻醉。全身麻醉气管内插管便于术中管理，可保证术中充分的氧供；吸入麻醉药可通过呼吸道排出，不会产生后遗的镇静效应；吸入麻醉药还有扩张支气管的作用，治疗术中支气管痉挛。但是全身麻醉也对机体造成一定伤害：吸入干燥气体，不利于分泌物排出；吸入麻醉药抑制纤毛运动而影响排痰；气管导管对气道产生刺激；气管内插管使FRC减少，肺泡无效腔增大，影响肺内气体的分布和交换。全身麻醉时，要防止麻醉装置加大气道阻力和无效腔，选用粗细合适的气管导管，最好选用低压充气套囊，防止黏膜受压，影响纤毛功能。

（二）麻醉药物

氟烷麻醉效能强、诱导及苏醒迅速，对呼吸道无刺激，可直接松弛支气管平滑肌，但是使心肌对儿茶酚胺的敏感性增加，有诱发心律失常的顾虑；安氟烷对气道无刺激，不增加气道分泌物，有扩张

7

支气管平滑肌的作用,可降低肺顺应性和 FRC;七氟烷(1.1MAC)支气管扩张作用最强;氧化亚氮对呼吸道没有刺激性,不引起呼吸抑制,但麻醉效能较低,需和其他吸入药物联合应用;异氟烷、地氟烷吸入诱导时有呼吸道刺激,有反应性气道的患者不宜选择。

硫喷妥钠麻醉时对交感神经的抑制明显,副交感神经占优势,可诱发喉痉挛和支气管痉挛,支气管哮喘患者不宜采用;氯胺酮增加内源性儿茶酚胺,可使支气管扩张,适用于支气管哮喘患者。但氯胺酮增加肺血管阻力,使肺动脉压升高,禁用于有肺动脉高压患者;丙泊酚对呼吸轻度抑制,对喉反射有一定的抑制,喉痉挛很少见,可用于哮喘患者。有研究证实诱导时应用 2.5mg/kg 丙泊酚可明显降低气管插管后哮鸣发生概率。

对于有慢性喘息性支气管炎或哮喘的患者,肌松药选择应避免组胺释放较强的药物。氯琥珀胆碱、筒箭毒碱、阿曲库铵、米库氯铵都有组胺释放作用,避免使用。维库溴铵、泮库溴铵、哌库溴铵、顺式阿曲库铵和罗库溴铵等均可应用。使用泮库溴铵后发生肌松药残余的概率大于维库溴铵和阿曲库铵,且泮库溴铵的肌松残余作用是引起 PPCs 的危险因素之一。PPCs 高危患者可考虑使用短效肌松药。

麻醉性镇痛药中吗啡、哌替啶由于释放组胺和对平滑肌的直接作用而引起支气管收缩,可诱发哮喘发作,而且吗啡有抑制小支气管的纤毛运动,应避免用于支气管痉挛的患者。芬太尼有抗组胺的作用,可以缓解支气管痉挛,可在术中应用。

第三节 麻醉管理

仅有合理的麻醉选择,若术中管理欠妥,仍会出现呼吸、循环系统严重并发症。麻醉实施的原则为:①加强对呼吸循环的监测;②维持呼吸道通畅和足够的通气量,防止缺氧和二氧化碳蓄积,但要避免 $PaCO_2$ 长时间低于 4.6kPa(35mmHg),否则可引起脑血管痉挛和供血不足;③维持循环稳定,避免血压过高或过低,预防心律失常,遇有休克应及时纠正;④纠正酸碱平衡失调及电解质紊乱,掌握输血输液的量和速度,防止过量或不足;⑤在满足手术要求的前提下,尽可能减少麻醉药用量,全身麻醉不宜过深,椎管内麻醉阻滞范围不宜过广。

一、全身麻醉的管理

对于不同病理生理的呼吸系统疾病,全身麻醉管理有不同的要求。麻醉过程中需要根据疾病的病理生理、术中病情变化、患者的治疗反应及时作出判断,并选择个体化的处理方案。全身麻醉对呼吸系统可产生多种影响,包括减少肺泡巨噬细胞的数量、增加肺泡毛细血管的通透性、抑制肺泡表面活性物质的释放、增加 NO 合酶的活性以及增强肺血管对 α 肾上腺素能受体激动剂的敏感性等。这些作用均可能促进 PPCs 的产生。另外,全身麻醉还可引起肺部的机械性、结构性和功能性的改变,同样可能导致 PPCs。全身麻醉诱导后,患者的 FRC 下降并且肺下垂部位产生局灶性肺泡不张,在分流区或无效腔样通气部位可产生 $\dot{V}/\dot{Q}$失调。全身麻醉还对膈肌运动有显著影响,使膈肌的腹侧和背侧产生近乎抑制的位移,这就可能会使上部肺区通气过度而下垂部位的肺区通气不足。膈肌局部解剖和神经支配上的差异也会使其在全身麻醉期间产生位置和移动上的异常。FRC 的病理变化、膈肌移位的改变以及 $\dot{V}/\dot{Q}$的变化等可导致肺泡动脉氧分压差增加。如果没有手术的影响,患者清醒后,呼吸系统能逐渐恢复到基础水平。患者本身的健康状况与手术、麻醉对呼吸系统影响之间可能存在有协同作用。

严重 COPD 的患者心肺功能极其脆弱,麻醉诱导和维持既要有效地消除患者的应激反应,又要保持患者血流动力学的稳定。麻醉中应注意:①麻醉诱导前应充分吸氧,诱导的药物应小量缓慢给予,麻醉维持采用低浓度吸入麻醉复合硬膜外阻滞较佳;②通气模式选用压力控制通气,可通过限制气道压力和气体流速获得更低的气道峰压和更好的 $\dot{V}/\dot{Q}$比。小潮气量(6~8ml/kg)避免肺过度膨胀;延长呼气时间,吸:呼比(I:E)宜为 1:3~1:4 保障气体充分呼出;必要时加用适当 PEEP(如 5cmH_2O)以防止呼气初细支气管萎陷闭合,并根据监测 $P_{ET}CO_2$ 和血气分析调节呼吸频率,使 $PaCO_2$ 保持在允许的高碳酸血症范围(pH 7.20~7.25);③ COPD 患者机械通气时吸入氧浓度不应超过 50%,一般为 40% 左右,目标动脉血氧分压维持在

120mmHg 水平以下；④术中要彻底清除呼吸道分泌物，但吸引忌过频，吸痰前应加深麻醉、吸高浓度氧，每次吸痰持续时间不超过 10 秒；⑤对呼吸道分泌物多而潮气量小的危重患者，手术完毕时可作气管切开，以减少解剖无效腔，便于清理呼吸道及施行呼吸支持治疗；⑥拔管前需要降低吸入氧浓度，目标是维持脉搏氧饱和度在 88%~92% 或术前基线水平，以恢复低氧对自主呼吸的刺激作用。必要时监测动脉血气分析，以准确评估动脉血氧合状态和 $PaCO_2$ 水平。

哮喘患者术中处理的目标是防止气道痉挛。除了哮喘，慢性支气管炎、肺气肿、过敏性鼻炎和上/下呼吸道感染的患者也可能出现气道高反应状态。一般认为应尽量选择局部麻醉，以避免气管插管，并且局部麻醉不会引起副交感神经占优势以及气道收缩。全身麻醉应避免使用具有组胺释放作用的药物。吸入性麻醉药具有气道扩张作用，各种药物之间治疗气道痉挛的效果无明显差异。丙泊酚是治疗支气管痉挛的有效药物，在诱导过程中可减轻哮鸣音。β_2 激动剂是麻醉诱导中降低支气管痉挛风险最有效地措施，可通过气管导管雾化吸入。联合应用利多卡因和 β_2 激动剂雾化剂可产生协同作用，抑制支气管收缩反应。喉罩对气道的刺激作用比气管导管轻，可用于气道高反应的患者。气道高反应患者施行全身麻醉时应注意：①麻醉诱导：力求平稳，避免兴奋和呛咳，达到充分麻醉深度前不宜进行气管插管。如果需要快速诱导气管插管，则诱导药物宜合理地选用氯胺酮（1~2mg/kg）或丙泊酚（2~3mg/kg），依托咪酯和硫喷妥钠对降低气道反应无效；②围手术期预防支气管痉挛：静脉注射利多卡因（1~2mg/kg）有预防及治疗支气管痉挛的功效，其作用机制主要是阻滞了气道对刺激物的反射，局部麻醉药雾化吸入并不比静脉用药更有效，反而可能因为直接刺激气道而诱发支气管痉挛。全身麻醉前 1~2 小时应用 β_2 受体激动剂如沙丁胺醇对预防亦有利。机械通气应保持气体的温度和湿度；③麻醉性镇痛药的使用：吗啡使血浆组胺浓度增加引起气道反应，而芬太尼及其衍生物几乎没有组胺释放作用，但应避免将芬太尼引起的躯干肌肉僵硬与支气管痉挛混淆；④肌松剂的应用：术中应选用短效肌松剂，部分肌松剂可促使组胺释放，阻断 M_2 受体，产生支气管平滑肌收缩效应，维库溴铵这方面的作用最弱。肌松剂拮抗应尽量避免使用新斯的明，因为其可增加气道分泌物，诱发支气管痉挛，如果必须拮抗时可用依酚氯铵；⑤气管拔管：自主呼吸存在，并且潮气量足够时允许在深麻醉下拔管。

支气管痉挛的诊断标准是伴有呼气相哮鸣音、气道压增高，呼吸相潮气量减少以及呼末二氧化碳波形呈上斜形。术中如出现哮鸣音，不能仅认为是支气管痉挛发作，首先要对肺水肿、肺栓塞、气胸、药物反应、误吸、气管导管梗阻或气管导管进入支气管等作出鉴别诊断。要判断有哮鸣音患者病情的严重程度就必须检查潮气量、气道压、动脉血氧饱和度和生命体征等。如确系支气管痉挛，其处理为：①消除刺激因素，如系药物或生物制品，应立即停用；②加深麻醉，但对严重支气管痉挛，不是完全有效；③术中治疗的关键是吸入 β_2 受体激动剂（如沙丁胺醇 200~400μg）；通过计量型吸入器，以弯头将气雾剂送至患者呼吸回路；④茶碱类药物（氨茶碱 5mg/kg）或糖皮质激素（氢化可的松 1~2mg/kg）亦有一定应用价值。⑤纠正缺氧和二氧化碳蓄积，减少潮气量（≤ 10ml/kg）并延长呼气时间，可使肺内气体分布更加一致，并减少气体的潴留。在不影响循环及神经系统的情况下，适当的 $PaCO_2$ 升高是可以接受的。提高吸入氧浓度以保证适当的氧合，同时避免气道压过高，以防引起气压伤。气道压增高的患者，采用 ICU 用呼吸机对改善患者的气体交换功能可能有帮助。

长期口服糖皮质激素的 COPD 和哮喘患者，围手术期可能发生应激诱发的肾上腺皮质功能不全，需要额外的激素补充治疗。每日泼尼松应用剂量 5~20mg（或等效剂量），超过 3 周的患者，其下丘脑-垂体-肾上腺轴（HPA 轴）可能会受到抑制；每日泼尼松剂量大于 20mg 或等效剂量，其 HPA 轴一定会受到抑制。大剂量糖皮质激素停药后的肾上腺皮质功能不全可持续长达一年。围手术期补充糖皮质激素的确切剂量尚未确定，建议静脉给予机体应对最强烈应激时产生糖皮质激素的剂量，即磷酸氢化可的松约 200mg/(70kg·d)；对于小手术，则静脉给予磷酸氢化可的松 100mg/(70kg·d)即可。除非发生感染或者其他围手术期并发症，通常每天将剂量减少 25%，直至恢复口服用药。此后，可以给予常规口服糖皮质激素的维持用量。围手术期短期应用糖皮质激素替代治疗是否增加感染风险并不明确，对伤口的愈合的确有轻微的不良反应，而局部应用维生素 A 可能会部分缓解该不良反应。

OSAS 患者全身麻醉应注意：①麻醉诱导中因

7

上呼吸道张力消失和舌后坠，上呼吸道障碍远较正常人多见且严重，此类患者目前多主张清醒插管，尤其是保护性反射已严重消退的重症患者，应用带套囊的气管导管保证气道开放十分重要；插管成功后可以考虑肺复张和呼气末正压维持肺容量；②起效迅速、作用时间短的强效吸入麻醉药（如七氟烷、地氟烷），静脉麻醉药丙泊酚和麻醉性镇痛药（瑞芬太尼），辅助非去极化肌肉松弛药维持麻醉；③拔管时以采用头高位为宜，患者应该定向力完全恢复、对指令有反应（不可将患者不自主的活动如反射性地抓气管内导管、突然要坐起等误认为患者已完全意识恢复），呛咳和吞咽反射恢复和神经肌肉传导功能完全恢复（T4/T1>0.9、抬头试验>5 秒、VT>8ml/kg、最大吸气峰压 <–25cmH_2O 和 $P_{ET}CO_2$<45mmHg）。对于 OSAS 矫正术患者，在拔管前还必须清除咽喉部的分泌物和残留血，且确保手术野无活动性出血；④全身麻醉对 OSAS 患者的主要危险在拔管以后，拔管前麻醉应完全恢复，必须清醒拔管，但尽管患者意识基本清醒，但麻醉药的残余作用并未完全清除，诱发呼吸暂停的潜在危险因素依然存在。拔管时应准备好合适的口咽或鼻咽通气道，并做好面罩通气的准备。如果不能确定患者在拔管后是否能良好地通气且对重新插管没有把握时，应预先放置气管插管引导导管再行拔管。如拔管早期患者自主呼吸欠佳，可考虑采用 CPAP 通气以确保上呼吸道开放，逐步降低吸入氧气浓度直至过渡到吸入空气维持。对此类患者，均应常规做好再次气管插管的准备。

限制性通气障碍患者影响全身麻醉诱导和维持的药物选择。尽量少用抑制呼吸的药物以避免术后对呼吸的影响；为避免通气不足，采用小潮气量（4~8ml/kg）、增加呼吸频率的策略，可允许一定程度的 CO_2 潴留和呼吸性酸中毒；术中正压通气的气道压力可能较高，增加了肺部气压伤、气胸的危险；肺功能受损的患者术后早期需要呼吸支持。

二、椎管内麻醉的管理

椎管内麻醉尤其是上胸段硬膜外阻滞，可明显降低呼吸储备功能而致通气不足，麻醉期要注意：①肥胖患者由于硬膜外腔脂肪过多，相应硬膜外腔隙缩小，因此必须相应减少硬膜外阻滞的用药量；②为减轻对呼吸功能的影响，硬膜外阻滞的局部麻醉药宜采用低浓度（1%~1.5% 利多卡因、0.15% 丁卡因、0.25%~0.5% 布比卡因）、小剂量，并尽量控制阻滞平面在 T_6 以下；③高平面硬膜外阻滞（T_6 以上）时，注药后 20~30 分钟时的呼吸影响最大，此时腹肌松弛无力，呼吸动作显著削弱，必须及时吸氧，备好麻醉机，必要时施行面罩吸氧辅助呼吸；④必须做到麻醉完善，谨慎应用镇痛镇静药物，阿片类药物、巴比妥类和安定类药物抑制缺氧对呼吸功能的驱动，对依靠低氧血症刺激通气反应而维持呼吸功能的患者，如肺心病、阻塞性肺气肿患者，盲目滥加镇痛镇静药，可抑制呼吸中枢，并因镇静、嗜睡引起舌后坠，形成呼吸道不全梗阻；⑤如遇血压下降，应及时处理，因循环障碍将进一步加重呼吸功能不全的程度；⑥术毕可留置硬膜外导管，以备术后切口镇痛治疗。

三、麻醉期间监测

（一）一般监测

麻醉期间除常规监测血压、脉搏、呼吸及 ECG 外，根据手术和麻醉情况还需要监测直接动脉压、CVP 及 PAWP，以随时了解手术、麻醉及体位对循环功能的影响。

（二）呼吸功能监测

1. 术中呼吸功能的常规监测　呼吸功能的常规监测包括呼吸运动的观察；呼吸频率、幅度和节律；呼吸音的强度、音质及时相的变化；指甲、口唇黏膜、眼睑有无发绀。

2. 肺通气功能监测　包括潮气量（VT）、分钟通气量（MV）、呼吸频率（RR）以及无效腔的监测。MV=VT×RR。机械通气时，正常成人的 VT 应为 8~10ml/kg，小儿应为 10~12ml/kg。术中 VT 降低的可能原因有连接脱漏、气道阻力增高或工作压力降低；VT 过高的原因有吸气流速高、吸气时间长或潮气量设置大。

正常成人解剖无效腔约 150ml，占潮气量的 1/3。面罩、气管导管、麻醉机、呼吸机的接头和回路等均可使机械无效腔增加。支气管扩张时，肺弹性组织减少和肺容量增加使解剖无效腔增加。临床上常以生理无效腔与其占潮气量之比（VD/VT）作为判断指标。用 Bohr 公式计算：

$$VD/VT=(PaCO_2-P_{ET}CO_2)/PaCO_2 \quad (86\text{-}1)$$

VD/VT 正常值约为 0.25~0.3。生理无效腔是反应肺内通气与血流灌注比例是否正常的一项指标，有助于对一些肺部疾病严重程度的判断，生理无效腔增大见于各种原因引起的肺血管床减少、肺血流量减少或肺血管栓塞，如呼吸衰竭、二氧化碳潴留、肺栓塞等情况下，VD/VT 可高达 0.6~0.7。VD/VT 还和机体的代谢状态有关，临床上通常以血中二氧化碳含量来确定通气适当与否，当 $PaCO_2$ 高于正常值是低通气，反之 $PaCO_2$ 低于正常值是通气过度的表现。

3. 肺换气功能监测　主要包括弥散功能和通气血流比监测。气体弥散量的大小与弥散面积、距离、时间、气体分子量及其在弥散介质中的溶解度有关。二氧化碳弥散能力约为氧气的 21 倍。因此，肺弥散功能发生障碍时，主要表现为缺氧。$\dot{V}/\dot{Q}$正常值为 0.8。手术中患者体位、吸入氧浓度和许多病理因素可影响 $\dot{V}/\dot{Q}$。改变气道阻力与血管阻力的病理因素，如慢性支气管炎、肺气肿、肺水肿与肺间质纤维化等，均可影响 $\dot{V}/\dot{Q}$的比值。$\dot{V}/\dot{Q}$不均主要引起 PaO_2 下降，而对 $PaCO_2$ 影响可能不大。

反映弥散功能和 $\dot{V}/\dot{Q}$的一个重要指标是肺泡氧分压 - 动脉血氧分压差（$A\text{-}aDO_2$）。吸空气时 $A\text{-}aDO_2$ 正常值为 8~24mmHg，吸纯氧时为 25~75mmHg，$A\text{-}aDO_2$ 增大反映弥散或分流异常。$A\text{-}aDO_2$ 可以用于监测肺水肿、肺栓塞等疾病的病情变化以及治疗效果。在排除存在心脏右向左分流的情况下，肺分流量增加是诊断呼吸衰竭的重要指标。

氧合指数，即动脉氧分压（PaO_2）与吸入氧浓度（FiO_2）的比值，也是常用的评价肺氧合与换气功能的指标。正常 PaO_2/FiO_2>300mmHg，降低提示肺换气功能障碍。PaO_2/FiO_2<200mmHg 是 ARDS 的诊断标准。

4. 脉搏氧饱和度监测　成人脉搏氧饱和度（SpO_2）正常值为≥ 95%，新生儿第一天 SpO_2 最低 91%，2~7 天 SpO_2 为 92%~94%；成人 SpO_2 90%~94% 为氧失饱和状态；<90% 为低氧血症（FiO_2=0.21）。连续性无创监测 SpO_2，与血氧分压有很好的相关性，可及时有效地评价血氧饱和 / 或氧失饱和状态，了解机体的氧合功能，反映机体的血氧变化，以评价全身麻醉期的氧合程度，指导呼吸管理，为早期发现低氧血症提供了有价值的信息，提高了麻醉和呼吸治疗的安全性。由于 SpO_2 是动脉血血红蛋白（Hb）氧饱和度（SaO_2）的估计值，无法提供组织氧合的信息，它仅能测量功能性 SaO_2，体内以其他形式存在的 Hb 可以明显影响其准确性。同时由于 Hb 氧解离曲线具有非线性的特征，SaO_2 与 SpO_2 并非线性相关，尤其当 SaO_2>100mmHg 时，PaO_2 将不再能反映 SaO_2 的变化。

5. 氧供 / 氧耗监测　氧供（DO_2）是单位时间内运送到组织的氧量，定义为心输出量（Qt）与动脉血氧含量（CaO_2）的乘积。正常静息状况下，大约每分钟有 1 000ml 的氧运送到组织中（Qt5L/min，CaO_2 为 20ml/dl），其中约 250ml 为机体所消耗，剩余的 75% 可见于混合静脉血。随氧气交换率而变的 DO_2 可在一个很大的范围内波动，氧耗（VO_2）是维持正常的，在 DO_2 严重降低时，VO_2 呈现与 DO_2 线性相关性降低，这时就会发生低氧血症和无氧代谢（如乳酸中毒）。麻醉期间 DO_2 的临界值约为每分钟 330ml/m^2 或每分钟 7~8ml/kg；更低者可降到每分钟 5ml/kg 仍可维持足够的 VO_2。维持 DO_2 于正常高限值之上（如每分钟 600ml/m^2）可提高生存率，降低血乳酸含量也与改善生存率相关。

6. 呼气末二氧化碳监测　呼气末二氧化碳指呼气终末期呼出的混合肺泡气含有的二氧化碳分压（$P_{ET}CO_2$）或二氧化碳浓度（$C_{ET}CO_2$）。$P_{ET}CO_2$ 正常值为 35~45mmHg（4.67~6.0kPa），$C_{ET}CO_2$ 正常值为 5%（4.6%~6.0%）。$P_{ET}CO_2$ 监测可用来评价肺泡通气、整个气道及呼吸回路的通畅情况，也可用于监测通气功能、循环功能、肺血流及细微的重复吸入情况。影响 $P_{ET}CO_2$ 的因素包括 CO_2 产量、肺换气量、肺血流灌注及机械故障；CO_2 波形监测可用来评价整个气道及呼吸回路的通畅情况、通气功能、循环功能、肺血流状态，还可指导麻醉机呼吸通气量的调节，为许多肺部严重病理改变提供早期依据。

7. 呼吸力学及连续气道监测　呼吸力学监测是临床呼吸道管理的重要措施之一，连续气道监测（CAM）能在最接近患者的气管导管口或面罩外口处连续无创监测通气压力、容量、流速、顺应性和阻力等 14 项通气指标，是以顺应性环（pressure volume，PV 环）和 / 或阻力环（flow-volume，FV 环）为主的一种综合性分析方法。CAM 监测技术可采用旁气流式和主气流式来测定。该监测可指导术中管理，有助于早期发现呼吸异常并分析其原因作出及时处理。

8. 血流 - 气体监测　主要指动脉血气监测，通过血气分析可反映呼吸、循环功能的变化和酸碱平衡，对呼吸循环的管理有很大的指导意义。通气、换气、血流及呼吸动力功能等方面的障碍，最终都导致血气发生变化，因此，血气分析仍是测定肺呼吸功能的重要指标。从动脉血直接测得 PaO_2、$PaCO_2$ 和 PH，由这些数值又可推算出 HCO_3^-、SaO_2、BE 等。根据以上参数变化我们可以对气体交换、酸碱平衡及心肺的整体状况作出评估。

第四节 麻醉后处理

在并存呼吸系统疾病的术后死亡病例中，约有13%~25%死于肺部并发症。妥善的术后处理对预防并发症、减少围手术期死亡率有重要意义。手术后通气不足的常见影响因素有：①麻醉期麻醉药物的残余作用以及术后重复应用镇痛药，均可使通气量减少、咳嗽反射减弱，甚至呼吸明显抑制；②椎管内麻醉阻滞平面达胸段时，在麻醉作用消退前将影响通气；③术后因切口疼痛致膈肌活动减弱，以及术后腹胀，胸腹部敷料包扎过紧等因素均可限制通气而出现低氧血症；④功能性残气量减少及咳嗽无力可致肺不张，肺内分流增加，$\dot{V}/\dot{Q}$失调，加重低氧血症。术后需针对上述因素做出相应处理，尤其是应注意以下几方面的问题。

一、保持呼吸道通畅

术后因上呼吸道肌肉松弛，舌根后坠或咽后壁阻塞可导致上呼吸道阻塞，处理方法是头尽量后仰，将下颌向前上提起，如果长时间舌后坠可用口咽通气道或鼻咽通气道。对于气道高反应的患者，要及时清除呼吸道分泌物，尽早应用支气管扩张剂。

手术创伤和吸入麻醉均可抑制肺泡表面活性物质，致肺顺应性降低及肺泡萎陷；痰液潴留于气道可引起支气管阻塞及肺不张，易继发肺内感染。因此术后要鼓励患者主动咳嗽、深呼吸、拍击胸壁，结合体位引流，协助患者排痰。祛痰药可使痰液变稀，黏稠度降低，易于咳出，或能加速呼吸道黏膜纤毛功能，改善痰液转运功能，氨溴索可以有效预防术后肺部并发症。尽早开始雾化吸入，将雾状微小颗粒的水溶性药物吸入呼吸道，可湿化呼吸道，使分泌物容易排出，解除水肿和支气管痉挛。肺量计主动呼吸锻炼法（Incentive Spirometry）是预防黏液栓、防止术后肺不张的主要手段。对于痰液黏稠无力咳出者，可通过纤维支气管镜清除痰液。当咳痰无力、呼吸功能严重不全，并有神志恍惚或昏迷者，应及时气管插管或气管切开，彻底吸痰，供氧并应用呼吸支持。

二、氧疗

上腹部手术患者术后约有30%出现低氧血症，心肺疾患、肥胖、高血压、年龄大于60岁及吸烟者，术后低氧血症的发生率可高达60%。氧治疗可提高氧分压及氧饱和度、纠正或缓解缺氧状态、防止重要器官的缺氧性损伤及代谢障碍。氧治疗对换气障碍所致的缺氧有良好效果，通气障碍、贫血和心源性低氧血症患者，应在治疗原发病的基础上给予氧治疗，对于严重的右向左分流的低氧血症则效果不显著。术后氧疗可降低患者的心率、增加动脉氧饱和度。研究表明，围手术期氧疗也可使术后恶心、呕吐及切口感染的发生率降低约50%。术后即使数小时的氧疗也对患者大有裨益，对腹部重大手术患者尤其如此，因此术后氧疗不应仅仅局限在PACU内。

临床上常用的氧治疗方法包括：①鼻导管、鼻塞法：此法方便安全，但氧浓度不稳定，常用氧浓度计算公式为FiO_2=21%+4×氧流量（L/min）%，适用于轻度及恢复期呼吸衰竭的患者；②面罩法：常用普通面罩及储氧面罩，普通面罩氧流量5~10L/min，FiO_2可达35%~50%；储氧面罩氧流量5~15L/min，FiO_2可达50%~90%。对于清醒合作的患者，应用面罩持续气道正压（CPAP）可有效改善氧合，可持续应用也可每小时应用15分钟，常用于顽固性肺不张患者；③管内给氧法：保留气管导管，适用于病情较重、神志不清，必要时需作人工呼吸的患者。估计病情非短期（3~5天）可以好转者应及早考虑气管切开，此法易于护理，但要注意继发肺部感染。应注意长时间吸入FiO_2>50%，对慢性缺氧及低氧血症患者反而不利：①可抑制低氧对呼吸中枢的刺激作用，导致通气量减少，甚至高碳酸血症及呼吸暂停；②易造成吸收性肺不张和小气道关闭；③抑制气管黏膜纤毛运动，削弱呼吸道防御能力。当患者原发病好转，全身情况良好，并达到以下指征可停止氧治疗：①发绀消失，SaO_2>90%；②神志清醒，精神状态良好；③血气分析满意，PaO_2上升到60~70mmHg，并保持稳定；④无呼吸困难症状，循环稳定。在停止氧疗前，应该间断吸氧数日，使用呼吸机者应有脱机训练，方可完全停止氧疗。

三、创口疼痛处理

疼痛及疼痛治疗与术后呼吸系统并发症的关系日益受到重视。一方面，疼痛抑制了患者术后深呼吸的恢复及咳嗽排痰能力，易引起肺不张、肺部感染等并发症；妨碍患者进行早期活动，不利于患者的术后康复；另一方面，如果使用不适当的镇痛同样会抑制患者的呼吸及排痰能力。进行有效镇痛并防止其副作用是减少术后呼吸系统并发症的关键。研究表明，完善的镇痛可降低 PPCs 的发生率。对呼吸功能不全者，术后全身应用麻醉性镇痛药应谨慎，局部止痛法较为安全。局部麻醉药伤口浸润可有效缓解伤口疼痛，采用伤口导管持续输注局部麻醉药可延长局部浸润的作用时间。局部浸润实施简便且副作用少，可作为区域阻滞的有效替代方法。如长效局部麻醉药肋间神经阻滞，但单侧阻滞效果不够满意，双侧阻滞则有削弱咳嗽力量的顾虑。椎旁阻滞常用于胸科和乳腺手术镇痛，镇痛效果与硬膜外阻滞相当，但尿潴留和低血压发生率比硬膜外阻滞低。也用于腹部手术镇痛，与静脉镇痛相比可改善镇痛效果，减少阿片类药物使用。硬膜外给予阿片类药物的镇痛效果较好，较易出现尿潴留、瘙痒等副作用，个别还可能发生呼吸抑制，用药后要加强呼吸监测。应用低浓度布比卡因(0.125%~0.25%)或罗哌卡因(0.15%~0.3%)进行硬膜外患者自控镇痛，其镇痛效果满意。目前多联合应用低浓度局部麻醉药及麻醉性镇痛药(如 0.2% 罗哌卡因加 2μg/ml 芬太尼)，联合用药的优越性在于减少局部麻醉药物及麻醉性镇痛药的用量，提高镇痛效果，减少不良反应的发生。有报道表明，行上腹部手术患者经 $T_{7\sim8}$ 间隙穿刺，使用局部麻醉药镇痛，当平面达到 T_4 时，可以明显改善潮气量及膈肌功能，但要防止体位性低血压和下肢肌张力减弱致摔跌意外，并且要严格无菌操作，以使硬膜外导管可留置 2~3 天。OSAS 是发生呼吸骤停的高危人群，对阿片类药物的呼吸抑制作用特别敏感，而病态肥胖患者术后即使在吸氧的情况下也常发生缺氧现象。应避免阿片类药物在静脉和椎管内的使用，使用局部止痛法或者以局部麻醉药为主的硬膜外镇痛，可以降低呼吸抑制和呼吸骤停的风险。

(张　卫　杨建军)

参考文献

[1] 葛均波，徐永健，王辰. 内科学 [M]. 9 版. 北京：人民卫生出版社，2018.

[2] 邓小明，姚尚龙，于布为，等. 现代麻醉学 [M]. 4 版. 北京：人民卫生出版社，2014.

[3] SLINGER P D, JOHNSTON M R. Preoperative assessment for pulmonary resection [J]. Journal of Cardiothoracic & Vascular Anesthesia, 2000, 14 (2): 202-211.

[4] WONG D H, WEBER E C, SCHELL M J, et al. Factors Associated with Postoperative Pulmonary Complications in Patients with Severe Chronic Obstructive Pulmonary Disease [J]. Anesthesia & Analgesia, 1995, 80 (2): 276-284.

7

第八十七章

神经肌肉疾病患者的麻醉

目　　录

神经肌肉疾病包括多种神经外科、神经内科和骨科相关性疾病。神经外科手术的麻醉在本书中另有章节叙述，本章重点介绍常见的神经肌肉疾病（包括癫痫、脑血管疾病、肌无力、退行性和脱髓鞘疾病、脊髓损伤等）患者需要外科手术时的麻醉和处理特点。

第一节 癫痫患者的麻醉

癫痫（epilepsy）是神经系统常见疾病之一，是一种由多种病因引起的慢性脑部疾病，以脑神经元过度放电导致反复性、发作性和短暂性的中枢神经系统功能失常为特征。我国的活动性癫痫的患病率约为0.46%，发病率约为每年37/10万。据此估算，我国约有600万左右的活动性癫痫患者，同时每年有40万左右新发癫痫患者。癫痫患者死亡风险是一般人群的2~3倍。

一、癫痫的发病机制

任何个体受到过强的刺激均可诱发惊厥发作，如电休克时。但癫痫患者的惊厥阈值低于正常人，以致对健康人无害的刺激也可诱发癫痫患者发作。癫痫的发病机制尚未完全清楚，可能与以下因素有关。

（一）胶质细胞功能障碍

胶质细胞具有调节神经元离子环境的作用。当胶质细胞功能障碍时，神经元的钙离子内流增加，发生持续去极化和暴发性发放。

（二）中枢神经递质异常

在中枢神经系统，兴奋性递质和抑制性递质的平衡和协调保证了神经元功能的正常运行。

主要的抑制性递质为γ-氨基丁酸（GABA），它与其受体结合可使氯离子向神经元的内流增加，提高静息电位水平，因而减弱突触对兴奋性传入的反应。癫痫患者脑内和脑脊液内的GABA含量均低于正常。

兴奋性神经递质与癫痫的发生也有一定的关系。兴奋性递质与其受体结合，可激活相关钙通道使钙离子过度内流，使神经元产生暴发性发放。研究证明，谷氨酸、甘氨酸导致癫痫发作可能是由于其早期胞内合成增加、后期胞外大量释放的结果。

（三）免疫学机制

癫痫灶中存在突触后膜的破坏，释放自身脑抗原，产生脑抗体。脑抗体可封闭突触的抑制性受体，使神经冲动容易扩散。癫痫患者脑自身抗体的检出率为26.4%~42.3%。

（四）电生理异常

以上的机制最终表现为电生理异常。采用神经元内微电极技术观察到癫痫灶内的神经元有暴发性去极化偏移（paroxysmal depolarization shift，PDS）现象，即神经元反复去极化，引起高频（500Hz）、高波幅（70~85μV）、持续时间长达0.5~1ms的发放，可在皮质表面或头皮记录到。广泛同步性PDS合并成棘波发放。神经元的同步化发放是癫痫电生理异常的一个重要形式。

二、围手术期患者癫痫发作的常见原因

对于无已知基础的癫痫发作性疾病的患者，手术过程中发生癫痫可能与麻醉有关，而术后发生癫痫通常与麻醉效应无关，并需要进一步检查寻找原因。围手术期癫痫发作可能有以下原因。

（一）麻醉

麻醉Ⅰ期和Ⅱ期是癫痫发作活动最危险的阶段。与恩氟烷使用有关的癫痫发作可发生在吸入诱导、麻醉苏醒或术后阶段。其他可能导致癫痫发作的麻醉包括高浓度七氟烷、局部麻醉药物过量、哌替啶大剂量使用或用于接受单胺氧化酶（monoamine oxidase，MAO）抑制剂的患者，以及眼科手术中的球后阻滞麻醉。相比之下，异氟烷和氟烷为强效抗癫痫药。

（二）代谢紊乱

大多数无基础疾病的、但在围手术期出现癫痫发作的患者均存在代谢紊乱。例如，经尿道手术后的低钠血症，甲状腺或甲状旁腺手术后的高钙血症。另外，任何原因的急性器官衰竭和迅速发生的恶性高热（malignant hyperthermia，MH）可能诱发癫痫发作。脓毒症也可引起癫痫发作，因而在任何有明显感染源的创伤患者中应考虑脓毒症的可能。应根据手术操作和术前实验室检查结果对术后癫痫发作的患者筛查有无电解质紊乱。这种情况下的癫痫发作不需要抗癫痫药物（AEDs）治疗，但需纠正致病性代谢异常。

（三）药物和酒精戒断

癫痫发作可以发生在停用任何镇静催眠药物

后；停用酒精和巴比妥类药物是常见的诱发因素。因此，无既往癫痫发作病史的患者，术后出现癫痫发作需要进行毒理学筛查。酒精戒断性癫痫发作主要见于有长期慢性酒精中毒病史的患者，这类癫痫发作的特征是最近一次饮酒后 48 小时内出现全身性强直 - 阵挛性抽搐；它们可在戒酒仅 2 小时后发生，一般为 2~5 次抽搐，之后不会复发。如果明确为全身性戒断性癫痫发作，则一般不需要抗癫痫药物；癫痫发作可以被地西泮或劳拉西泮终止，不需要长期使用抗癫痫药物预防。然而，酗酒患者可能存在继发于频繁头部创伤的慢性癫痫发作性疾病。局灶性癫痫发作提示患者可能存在潜在的脑结构病变作为癫痫的基础。情况不明时，脑电图（electroencephalogram，EEG）和神经影像学检查会有所帮助。潜在癫痫性病灶的存在表明需要长期使用抗癫痫药物。

（四）颅内手术

颅内手术后癫痫发作的发生率取决于基础的病理情况、病变部位和实施手术需要的脑回缩程度。在需要较大程度脑回缩的手术操作中，术后癫痫发作的发生率约为 25%。对于蛛网膜下腔出血的患者，癫痫发作发生于首次出血或再次出血时。脑肿瘤患者的癫痫发作风险与肿瘤的类型有关，如在少突神经胶质瘤、星型胶质细胞瘤等肿瘤常见；肿瘤的位置也很重要，癫痫发作更常见于运动皮质周围的肿瘤，而累及枕叶皮质的肿瘤较少见癫痫发作。约 50% 的硬膜下积脓患者和 36%~79% 的脑内脓肿患者出现癫痫发作。

三、疾病特点

（一）癫痫的分类

根据病因的不同，癫痫可分为原发性和继发性两大类。原发性癫痫又称特发性癫痫，是指以目前的诊断技术尚不能找到明确病因的癫痫。随着医学诊断技术的提高，原发性癫痫会越来越少。继发性癫痫指有明确病因的癫痫，又称症状性癫痫或获得性癫痫。

（二）癫痫的发作分类

2017 年国际抗癫痫联盟（ILAE）对癫痫发作类型进行了修订，癫痫发作新的分类有基本版和扩展版（详见表 87-1 和表 87-2），取决于个人使用分类的需要和专业知识。

癫痫的发作分类适用于所有年龄段。在可能的情况下，癫痫应寻求 3 个层次的诊断。第一层次是在明确诊断癫痫的情况下确定癫痫类型。第二层次是确定癫痫发作类型。第三层次是癫痫综合征的诊断，癫痫综合征是指合并癫痫发作类型、脑电图和影像学特征，以及癫痫病因的一系列特征。

表 87-1 癫痫发作分类基础版*

局灶性起源	全面性起源	未知起源
意识清楚、意识受损		
运动性	运动性（强直—阵挛发作、其他运动性发作）	运动性（全面强直—阵挛发作、其他运动性发作）
非运动性	非运动性（失神）	非运动性（失神）
局灶性进展为双侧强直—阵挛性		不能归类

*：参考《2017 版国际联盟癫痫发作和癫痫新分类的意见书》。

表 87-2 癫痫发作分类扩展版*

局灶性起源	全面性起源	未知起源
意识清楚、意识受损		
运动性（自动症、失张力发作、阵挛发作、癫痫样痉挛发作、过度运动发作、肌阵挛发作、强直发作）	运动性（强直—阵挛发作、阵挛发作、强直发作、肌阵挛发作、失张力发作、肌阵挛—强直—阵挛发作、肌阵挛—失张力发作、癫痫样痉挛发作）	运动性（强直—阵挛发作、癫痫样痉挛发作）
非运动性（自主神经性发作、行为终止、认知性发作、情绪性发作、感情性发作）	非运动性（失神）（典型发作、不典型发作、肌阵挛失神发作、眼睑肌阵挛发作）	非运动性（失神）（行为终止）
局灶性进展为双侧强直—阵挛性		不能归类

*：参考《2017 版国际联盟癫痫发作和癫痫新分类的意见书》。

（三）癫痫的治疗

癫痫的治疗可分为药物控制发作、外科治疗、生酮饮食三个方面。

1. 药物控制发作 癫痫患者需要较长时间地使用抗癫痫药物来控制发作,并且需要间断检测血药浓度,以保证有效的治疗效果。

2. 外科治疗 颅内占位性病变的继发性癫痫和部分用药物难以控制的原发性癫痫需要外科手术治疗。手术前的重要步骤是准确定位,脑电图(头皮 EEG、硬脑膜外 EEG、皮质 EEG 和 24 小时持续 EEG 等)、神经影像(CT、MRI、SPECT、PET 及功能 MRI 等)、诱发电位、脑磁图等方法均有助于癫痫定位。

(1)手术治疗的机制

1)切除癫痫灶。

2)破坏癫痫发作的扩散通路。

3)强化脑内抑制系统。

(2)外科治疗的方法

1)切除性手术:病灶切除术、致痫灶切除术、(多)脑叶切除性、大脑半球切除术、选侧性海马-杏仁核切除术。

2)离断性手术:单脑叶或多脑叶离断术、大脑半球离断术。

3)姑息性手术:胼胝体切开术、多处软膜下横切术、脑皮质电凝热灼术。

4)立体定向放射治疗术:致痫灶放射治疗、传导通路放射治疗。

5)立体定向射频毁损术:致痫灶放射治疗、传导通路放射治疗。

6)神经调控手术:利用植入性和非植入性技术手段,依靠调节电活动或化学递质的手段,来达到控制或减少癫痫发作的目的,神经调控相对于切除性手术的优点是可逆、治疗参数可体外调整及创伤小。目前癫痫常用的神经调控手术有:迷走神经刺激术、脑深部电刺激术、反应式神经电刺激术、微量泵的植入技术及经颅磁刺激等。

3. 生酮饮食 可用于难治性儿童癫痫、葡萄糖转运体 I 缺陷症、丙酮酸脱氢酶缺乏症的治疗。

四、癫痫患者非癫痫手术的麻醉

癫痫并非手术禁忌证,当患有其他疾患需手术治疗时,应给予适当的麻醉。

(一) 术前评估

长时间使用抗癫痫药的患者,其器官功能具有一定的特殊性,术前应该有所了解。

1. 抗癫痫药物多数是肝代谢酶促进剂(酶促),长时间使用后肝药酶的活性增加,药物在肝内的代谢增多,使以原形发挥作用的药物有效作用减弱、持续时间缩短,而使以代谢产物发挥作用的药物有效作用增强、持续时间可能延长,副作用增加。在选用麻醉药时需要注意。

2. 抗癫痫药物多为中枢抑制药,与麻醉性镇痛药和镇静药有协同作用。

3. 可能存在肝功能不全,应了解其程度。严重功能不全时,要慎用某些吸入麻醉药(如甲氧氟烷、氟烷),以免发生肝小叶中心性坏死。

4. 抗癫痫药物对造血功能有一定的抑制,术前应查全血象及凝血功能。

5. 癫痫患者可能合并其他疾患,特别是由于获得性因素而发生的症状性或继发性癫痫,常伴有原发病的各种症状。

(二) 麻醉前准备

癫痫患者常伴有精神和性格上的异常。术前恐慌、焦虑、激动、失眠或劳累均为癫痫发作的诱因,麻醉前必须稳定患者情绪,做好解释工作,术前数日应使患者有充分的休息和睡眠,避用烟酒等刺激物。抗癫痫药物应服药至术前 1 天,必要时加用镇静药。麻醉前应全面了解治疗癫痫所用的药物及其用药效果,特别注意在意外打击时是否能有效控制大发作。若手术当日麻醉前有癫痫发作应推迟择期手术,除非为抢救性急诊手术。

为了防止围麻醉期癫痫大发作,麻醉前用药的镇静药剂量宜适当加大,但要避免过量中毒。地西泮或吩噻嗪类药物有预防癫痫发作的功效,可以选用。对于心率较慢或呼吸道分泌物较多者,可加用阿托品或东莨菪碱,以利于术中、术后保持气道通畅,并可预防反射性低血压或心律失常,减少恶心、呕吐、呼吸道分泌等不良反应。

(三) 麻醉方法选择

由于患者无法自主控制癫痫发作,以全身麻醉为首选,尤其是癫痫发作较频繁者。某些下腹部、四肢等中小手术也可选用蛛网膜下腔阻滞、硬膜外阻滞、神经丛(干)阻滞或局部浸润麻醉。

(四) 麻醉注意事项

1. 全身麻醉 麻醉诱导宜采用静脉诱导,可选用硫喷妥钠或咪达唑仑。丙泊酚和乙托咪酯小剂量时可引起脑电棘波,若用于诱导,宜加大用量。麻醉维持可采用异氟烷、七氟烷或地氟烷吸入麻醉,也可采用静吸复合麻醉。易致惊厥的羟丁酸钠、普鲁卡因和恩氟烷等应禁忌单独使用,若如与地西泮、巴比妥或冬眠药复合使用，其使用指征可适当放宽。去极化肌松药不存在与抗癫痫药之间的协同作用，而对于非去极化肌松药，由于癫痫患者自身病理生理改变以及长期使用抗癫痫药物会导致非去极化肌松药的阻滞效应降低，表现为临床作用时间缩短，药物消除半衰期缩短，恢复指数减小，ED_{95} 增大等，如果使用非去极化肌松药，需要适当增加剂量和使用频次，最好持续监测神经肌肉的阻滞效果，指导合理临床用药。麻醉期间特别要重视避免缺氧、二氧化碳蓄积和体温升高等易诱发癫痫发作的病理因素。在麻醉苏醒期，要密切注意癫痫发作的可能。必要时在手术结束时预防性给予抗癫痫药。术后患者恢复进食后要尽早恢复平时的抗癫痫治疗。

2. 区域性麻醉　选择局部麻醉、椎管内麻醉或其他神经阻滞麻醉时，要强调麻醉前禁饮禁食适当时间，以免术中呕吐误吸。为防止术中癫痫突然发作，术前镇静药的剂量要加大。术中备抗癫痫药物以及吸氧、气管插管、人工呼吸等急救器具。局部麻醉药过量或误入血管均可能诱发癫痫大发作，应严格按局部麻醉常规操作，或在巴比妥类药物充分的作用下施行局部麻醉。

3. 产时癫痫发作风险及处理　妊娠期癫痫患者产时癫痫发作的风险较低。产程中可适当使用无痛分娩以降低易触发癫痫发作的风险因素，如失眠、压力及脱水等。分娩时应继续服用抗癫痫药物，如不能口服，可采用静脉注射。

对于妊娠期癫痫患者来说，无痛分娩十分重要，可选择经皮电刺激神经疗法（transcutaneous electrical nerve stimulation，TENS）、吸入 / 静脉麻醉药镇痛及椎管内用药镇痛等方式。妊娠期癫痫患者使用哌替啶用于分娩镇痛需慎重，二醋吗啡优于哌替啶，哌替啶代谢产物为去甲哌替啶，当正常肾功能患者体内含有高剂量去甲哌替啶时，可诱发癫痫发作。

五、癫痫手术的麻醉

随着神经外科手术、影像学及麻醉学科的发展，癫痫外科治疗成为治疗难治性癫痫的重要手段。

（一）术前评估

癫痫外科手术术前评估的主要目的是为了确定致痫灶和定位脑重要功能区。MRI（1.5T 以上）具有较高的空间分辨率，能够发现细微的颅内病变，通过增强扫描能够发现绝大多数的颅内结构性异常。MR 血管成像可以判断颅内的血管性异常；海马容积测量与磁共振成像液体衰减反转恢复序列（fluid attenuated inversion recovery，FLAIR）扫描是判断海马萎缩的有效方法；磁共振波谱分析（MRS）通过检测中枢神经系统中神经递质与代谢产物，能够发现局灶性神经元损害与功能障碍，有助于定位致痫灶，也常用于海马硬化和萎缩的判断。影像学检查发现的损害区并不等于癫痫灶，是否为癫痫的责任病灶应结合临床表现和电生理检查来确定。

脑电图检查是癫痫灶定位的金标准，对于癫痫术前评估而言，3 导以上长程视频脑电图更具有诊断价值。癫痫灶术前定位应该高度重视发作期的脑电图改变，发作期异常放电的起始区是定位癫痫灶的重要依据，颅内电极脑电图是一种有创的检查手段，包括硬膜外电极、硬膜下电极、深部电极脑电图和立体定向脑电图。颅内电极脑电图可以不受头皮与颅骨的干扰，具有更高的敏感性与准确性。

脑磁图是近年来发展起来的一种无创性脑功能检测手段，它是利用低温超导来检测脑内微弱的生物磁信号。由于脑磁图探测的是神经元突触后电位产生的磁场变化，不受头皮、软组织与脑脊液的影响，具有极高的时间分辨率（达到 1ms）与空间分辨率。利用偶极子原理根据记录到的磁场分布可以计算出磁场信号源的空间位置，通过计算机软件融合功能，在磁共振解剖像上可以标记出磁场信号源的位置，得到功能区的二维与三维图像。主要应用于癫痫灶定位与功能区定位，可以检测直径小于 3mm 的癫痫灶。对于大脑皮质起源的癫痫灶检出率高，对于深部起源的癫痫灶定位不够敏感。

Wada 试验是一种有创的优势半球定位技术，目前多经股动脉插管，在颈动脉注射 60~200mg 的异戊巴比妥钠（目前多用丙泊酚 5~10mg 替代）通过选择性的麻醉一侧大脑半球，来判断该侧半球在语言、记忆、运动及感觉等方面的功能。一侧检查后 30 分钟，再检查对侧半球，通过比较两侧的检查结果来确定优势半球。原则上术前必须停用抗癫痫药物，因为 EEG 会受药物的影响，尤其是抗癫痫药可抑制癫痫波的发放，影响术中对病灶部位的判断。对癫痫发作频繁者也应逐渐停药，避免突然停药导致癫痫持续状态，如果手术当天有癫痫发作，应延期手术。

（二）麻醉方法

癫痫手术治疗首选全身麻醉。苯二氮䓬类、巴比妥类药物对癫痫波有明显的抑制作用，可用于癫痫患者。丙泊酚在小剂量时可诱发广泛的棘波，在大剂量时抑制棘波，但由于其作用时间较短，常用于麻醉诱导，阿片类药（例如芬太尼）可以常规选择，非去极化肌松药（维库溴铵和罗库溴铵）也可以应用。

癫痫患者行手术治疗时，术中常需行脑电图监测，通过对棘波出现频率和波幅变化的观察来确定癫痫源灶、指导切除范围及判断手术效果。麻醉的重要原则为要求所使用麻醉药及方法既不抑制病理性棘波，又不诱发非病理性的棘波样异常波。为了避免颅骨和头皮对脑电信号的衰减，术中常放置硬脑膜外或大脑皮质电极，监测脑电图的变化。

癫痫患者采用异氟烷维持麻醉时，将异氟烷麻醉浓度维持于0.7~1.0MAC或七氟烷麻醉深度维持1.0~1.3MAC较为合适，最好于手术切除病灶前后保持麻醉于同一深度，以排除吸入麻醉药物对棘波的影响，保证癫痫源灶定位及手术切除范围的正确。癫痫手术结束时常规使用抗癫痫药，以防发生惊厥。

（三）唤醒麻醉

术中唤醒麻醉是指在手术过程的某个阶段要求患者在清醒状态下配合完成某些神经测试及指令动作的麻醉技术，主要包括局部麻醉联合镇静与唤醒全身麻醉技术。唤醒麻醉可以保证合适的镇静与镇痛深度、稳定的血流动力学与安全的气道管理，使患者可以在清醒状态配合完成运动、感觉与语言功能的测试，这项技术在脑功能区手术中应用广泛。技术要点如下。

1. 术前不用长效镇静药，如苯二氮䓬类药物是GABA受体激动剂，术中会干扰电生理监测，因此癫痫手术应避免使用。术中注意保暖，以减少患者清醒后发生寒战。

2. 为了方便患者在开颅后能快速苏醒，多采用短效麻醉药丙泊酚1.5~2mg/kg、瑞芬太尼0.5~1μg/(kg·min)做全身麻醉的诱导，插入喉罩或气管导管，维持血浆靶控药物浓度：丙泊酚2~3μg/ml、瑞芬太尼2~4ng/ml。

3. 运动与感觉功能定位时患者采取平卧位或侧卧位。语言功能定位时，一般采用右侧卧位，头略后仰，头架固定。

4. 在切皮、分离骨膜和硬膜时，应予以充分头皮局部浸润麻醉，包括：头皮神经阻滞麻醉和切口部位浸润麻醉，以保证术中镇痛效果。常需阻滞的头皮神经主要包括：①耳颞神经（三叉神经下颌支）；②颧神经颧颞支（起源于三叉神经上颌支的颧神经末端）；③眶上神经（起源于三叉神经眼支）；④滑车上神经；枕大神经；枕小神经。通常将3.6mg/kg罗哌卡因或2.5mg/kg左旋布比卡因稀释至40~60ml，加用肾上腺素（1∶200 000），在阻滞15分钟之后再开始手术操作。对于不放置头架的患者，也可以采用沿手术切口的头皮浸润麻醉。

5. 皮质暴露后，调整麻醉血浆靶控浓度：丙泊酚0.5μg/ml、瑞芬太尼0.8ng/ml，直至患者清醒。根据需要决定是否拔除气管插管（语言功能测试需要拔除气管插管，运动功能定位可不拔除）。

6. 患者清醒程度满意后，进行皮质电刺激功能区定位。唤醒时间10~50分钟。待皮质电刺激完成后，可加深麻醉，再次插入气管插管或喉罩。

7. 右美托咪定是一种高选择性α_2肾上腺能受体激动剂，具有镇静、抗焦虑及镇痛的作用。相比丙泊酚及苯二氮䓬类药物而言，右美托咪定呼吸抑制和心血管不良反应的发生率更低。对α_2肾上腺能受体的亲和力是可乐定的8倍，但半衰期明显缩短。右美托咪定应用于唤醒麻醉可以减少阿片类药物的用量。常用方法为先给予0.5~1μg/kg的负荷剂量，持续20分钟，再按0.1~0.2μg/kg的速度持续输注，在电生理监测前20分钟将右美托咪定的输注速度降为0.1~0.2μg/kg。

8. 麻醉唤醒阶段进行定位时可诱发癫痫大发作或局限性发作，个别患者甚至可出现癫痫持续状态或连续性癫痫发作。对术前即有癫痫发作症状的患者，应加强术前评估：①大多数抗癫痫药物为肝代谢酶促进剂，长时间应用后可使肝酶活性增加，因此应注意避免使用增强此类作用的麻醉药物；②麻醉前应全面了解治疗癫痫所用的药物及治疗效果，特别注意是否能有效控制癫痫大发作；③抗癫痫药应服用至术前一天；④对皮质功能区定位时诱发的癫痫大发作或局限性发作采用冰盐水皮质局部冲洗有效，小剂量丙泊酚也可迅速终止术中癫痫。

第二节 脑血管意外患者的麻醉

脑血管意外主要指缺血性脑血管疾病及高血压脑出血。急性期患者往往伴有不同程度的颅内压升高、昏迷或偏瘫等并发症。在此期间，除脑血管本身的紧急手术外，不宜施行其他手术。然而当急性疾病威胁患者生命时，即使并存高血压、动脉硬化性心脏病、肝肾功能减退等复杂病情，亦应克服麻醉的种种困难及手术的危险性，采取果断的手术治疗。

一、缺血性脑血管病患者麻醉

缺血性脑血管病包括短暂性脑缺血发作、脑卒中（急性缺血性脑卒中）、脑动脉盗血综合征和慢性脑缺血病。据世界卫生组织调查的结果，缺血性脑血管病是全球人口的第二大死因，仅次于心血管病，每年全世界死于该病的人数高达 570 万，死亡人数大约占发病人数的 10%。有 5%~15% 的缺血性脑血管病在患者住院期间出现有临床意义的发作，其中有近一半发生于围手术期。缺血性脑血管病的防治包括药物、血管内介入治疗和外科治疗等方法，其中，外科治疗如动脉内膜切除术；血管内介入治疗，如动脉血管成形术、支架置入术和动脉内溶栓术等。

（一）缺血性脑血管病患者非脑血管手术的麻醉

1. 术前访视

(1) 神经系统：首先明确缺血性脑血管病的类型，神经系统病变的表现和残余损害的程度等。急性期应尽量推迟择期手术，因为立即手术可能会增加不良结局。丹麦一项全国性队列研究显示：与无卒中病史的患者相比，有近期卒中病史的患者术后 30 日主要心血管不良事件（缺血性脑卒中、急性心肌梗死和心血管死亡）风险及全因死亡率明显更高。同时急性期卒中脑血管的自主调节和化学调节受到损害，此时的脑血流量只能被动依靠全身的系统血压以及灌注压维持，在全身麻醉及手术中容易因出血、低血压出现脑灌注不足。这种调节功能的损害在 1 个月内最严重，6 个月后才能基本完全恢复。然而一些观察性研究结果认为从脑卒中发病到实施手术的时间间隔长短与围手术期脑卒中和术后死亡率没有联系。由于目前的研究结果尚不能得到明确的结论，因此专家共识建议急诊手术和限期手术应权衡推迟手术的风险和围手术期卒中的风险，并加强术中检测，择期手术则应尽量推迟到急性脑卒中发生至少 1 个月以后。

(2) 心血管系统：有脑卒中病史的患者推荐评估颈动脉的病变情况，颈动脉狭窄与围手术期脑卒中的风险增加有关。一项研究纳入了 224 例普外科手术前经颈动脉超声证实颈动脉狭窄的患者，围手术期脑卒中风险为 3.6%。更常见的情况下患者并无颈动脉狭窄病史，但在术前体格检查时发现无症状性颈动脉杂音；40 岁以上人群中无症状性颈动脉杂音的发生率约为 4%；某一研究组发现 55 岁以上的所有手术患者中 14% 存在颈动脉杂音，但尚未证实无症状性颈动脉杂音患者进行非心脏手术时，围手术期脑卒中发生率增加。虽然无症状颈动脉杂音不会增加手术后脑卒中的风险，但其合并冠状动脉出现病变的可能性增加。颈动脉疾病与冠状动脉疾病之间密切相关；颈动脉疾病患者更可能死于缺血性心脏病而不是脑血管疾病。房颤患者行非心脏手术，围手术期脑卒中发生率是无房颤病史者的 2 倍。围手术期的电解质紊乱和脱水，会增加心房活动和诱发心律失常，因此有房颤病史的患者围手术期应注意容量和心电监测并维持良好的水电解质平衡。抗心律失常或控制心室率的治疗应持续应用于整个围手术期。长期服用华法林的患者如中断抗凝治疗会增加围手术期脑卒中的风险。研究发现大多数患者行口腔手术、关节穿刺术、白内障手术、胃肠镜检查等创伤较小的操作如术前国际标准化比值（INR）在 1.8~2.1 不需要停用口服抗凝药，并不增加出血风险。其他创伤性较大的手术则应在停用华法林后使用肝素替代治疗，并在术后早期应用肝素，减少中断抗凝治疗的时间，术后出现房颤者应持续抗凝至正常窦性心律恢复 30 天后。

2. 麻醉管理要点

(1) 对于术前已预测到的脑卒中高风险的患者或手术，术中或术后早期可应用一些特殊的监测技术来预防和早期发现围手术期脑卒中，包括：行近红外光谱无创局部脑氧饱和度（regionalcerebraloxygen saturation，$rScO_2$）监测、经颅多普勒超声(transcranial Doppler，TCD)监测、脑电图(Electroencephalogram，EEG)及躯体感觉诱发电位等电生理学监测以评价及指导围手术期脑血氧供需平衡的管理。

(2)血压控制：患者多数为老年患者，术中维持平稳的血压，保证脑灌注压的稳定非常重要。术中低血压与术后脑卒中发生密切相关，特别是术中血压持续低于基础血压的30%。2014年AHA/ASA指南建议，对围手术期高风险脑卒中的患者，应避免术中低血压，术中低血压的定义应为患者血压基线降低的百分比而非绝对的数值。脑氧分压可以用来确定适宜脑组织氧合状态下的脑灌注压(CPP)目标值，对于缺乏多种监测手段的患者，维持CPP >80mmHg可以减少脑组织低氧的风险。

(3)体位和通气策略：麻醉时应保持头位略高，适当应用脱水利尿剂减轻脑水肿。对动脉硬化的患者，轻微的高碳酸血症[动脉血二氧化碳分压($PaCO_2$) >40~45mmHg]有利于舒张血管和提高脑灌注。严重的高碳酸血症可能诱发窃血现象(局部缺血)或细胞内酸中毒。低碳酸血症会使脑局部血流减少。蛛网膜下腔出血的患者，$PaCO_2$<35mmHg时易出现脑组织缺氧，因此不宜采用过度通气策略。

(4)麻醉药物的影响：除氯胺酮以外，所有的静脉麻醉药物、镇痛药物、镇静药物均不影响脑血流量和降低脑代谢率，均可保护大脑自身调节机制和二氧化碳反应性。氟烷、地氟烷、七氟烷、异氟烷呈剂量依赖性降低脑代谢率。当二氧化碳水平正常时，吸入麻醉药可扩张脑血管并且剂量依赖性损伤脑自身调节机制，其中七氟烷的影响最小。

大部分全身性血管扩张药(硝普钠、硝酸甘油、腺苷和钙通道阻滞剂)在引起低血压的同时，会扩张脑血管，脑血流量(CBF)可维持正常。急性卒中后有效的降压治疗药物是尼卡地平或拉贝洛尔。术中使用β受体阻滞剂可能会增加围手术期脑卒中发生的风险性，一项回顾性研究表明，在术中使用美托洛尔，手术后脑卒中发生的风险增加了3倍，但是并没有发现艾司洛尔或拉贝洛尔与术后脑卒中有相关性。另有研究表明，静脉注射5mg普萘洛尔或0.75mg/kg拉贝洛尔对脑血流量和脑血流速度无影响，术中可以考虑使用短效的β受体阻滞剂。另外，术前长期使用β受体阻滞剂的患者围手术期应当继续使用。

脑自身调节功能和血-脑屏障(BBB)完整时，血管收缩药不会对CBF有影响。但当脑自身调节机制或血-脑屏障受到破坏时，CBF会随血管收缩药引起的体循环血压改变而改变(表87-3)。

表87-3　儿茶酚胺受体激动剂和特殊升压物质对脑血流量和脑代谢率影响的最佳评估

激动剂	脑血流量(CBF)	脑代谢率(CMR)
单纯性儿茶酚胺受体激动剂		
α_1	0/–	0/+
α_2	–	–
β	+	+
β(BBB开放)	+++	+++
多巴胺(大剂量)	=	？ 0
混合性儿茶酚胺受体激动剂		
去甲肾上腺素	0/–	0/+
去甲肾上腺素(BBB开放)	+	+
肾上腺素	+	+
肾上腺素(BBB开放)	+++	+++

注：BBB，血-脑屏障；+，增加；–，减少；0，无影响；？ 0，尚不明确；"+"的个数代表作用的幅度。

(5)其他：美国糖尿病协会和美国临床内分泌学家协会专家指南共识建议危重症患者术中血糖目标值在7.8~10.0mmol/L范围内。他汀类药物作为预防二次卒中发生的治疗方案应该在高危患者的整个围手术期中继续进行。建议血细胞比容维持在30%~35%左右。

3. 围手术期脑卒中的早期识别　围手术期全身麻醉患者出现苏醒延迟及术中麻醉深度监测中显示不明原因的深麻醉状态应警惕围手术期脑卒中。对于清醒患者，美国国立卫生院卒中量表(NIHSS)集成了一些常见的神经缺失临床表现，见表87-4，可以量化评估卒中的严重程度和预后，也能量化评估卒中药物或治疗的效果。该表操作简便快捷，每次检查平均耗时6分钟，可在一天内多次检查，便于非神经科的人员早期发现卒中症状。

7

表 87-4 美国国立卫生院卒中量表(NIHSS)

项目	评分标准
1a. 意识水平 即使不能全面评价(如气管插管、语言障碍、气管创伤及绷带包扎等),检查者也必须选择 1 个反应。只在患者对有害刺激无反应时(不是反射)才能记录 3 分	0= 清醒,反应灵敏 1= 嗜睡,轻微刺激能唤醒,可回答问题,执行指令 2= 昏睡或反应迟钝,需反复刺激、强烈或疼痛刺激才有非刻板的反应 3= 昏迷,仅有反射性活动或自发性反应或完全无反应、软瘫、无反射
1b. 意识水平提问 询问患者当前月份及其年龄。回答必须正确 - 不能按接近程度给予部分打分。仅对初次回答评分。检查者不能给予其言语或非言语的提示 失语和昏迷者不能理解问题记 2 分 因气管插管、气管创伤、严重构音障碍、语言障碍或其他任何原因不能完成者(非失语所致)记 1 分。可书面回答	0= 两项均正确 1= 一项正确 2= 两项均不正确
1c. 意识水平指令 先让患者睁眼和闭眼,再让患者非瘫痪侧握拳和伸掌。仅对最初反应评分,有明确努力但未完成的也给分。若对指令无反应,用动作示意,然后记录评分。对创伤、截肢或其他生理缺陷者,应予适当的指令	0= 两项均正确 1= 一项正确 2= 两项均不正确
2. 凝视 只测试水平眼球运动。对随意或反射性眼球运动记分。若眼球偏斜能被随意或反射性活动纠正,记 1 分。若为孤立的周围性眼肌麻痹记 1 分。对失语者,凝视是可以测试的。对眼球创伤、绷带包扎、盲人或有其他视力、视野障碍者,由检查者选择一种反射性运动来测试,确定眼球的联系,然后从一侧向另一侧运动,偶尔能发现部分性凝视麻痹	0= 正常 1= 部分凝视麻痹(单眼或双眼凝视异常,但无强迫凝视或完全凝视麻痹) 2= 强迫凝视或完全凝视麻痹(不能被头眼反射克服)
3. 视野 若能看到侧面的手指,记录正常,若单眼盲或眼球摘除,检查另一只眼 明确的非对称盲(包括象限盲),记 1 分 若全盲(任何原因)记 3 分。若频临死亡记 1 分,结果用于回答问题 11	0= 无视野缺损 1= 部分偏盲 2= 完全偏盲 3= 双侧偏盲(包括皮质盲)
4. 面瘫 言语指令或动作示意,要求患者示齿或扬眉和闭眼。对反应差或不能理解的患者,根据伤害性刺激时表情的对称性评分。有面部创伤 / 绷带、经口气管插管、胶带或其他物理障碍影响面部检查时,应尽可能移开 打分的一个有用办法是:任何明确的上运动神经元面瘫记 2 分。记 0 分时,必须功能完全正常。二者之间的状况,包括鼻唇沟变浅,打 1 分。严重昏睡或昏迷的患者,双侧瘫痪的患者,单侧下运动神经元面部无力的患者,记 3 分	0= 正常 1= 轻微(微笑时鼻唇沟变平、不对称) 2= 部分(下面部完全或几乎完全瘫痪) 3= 完全(单或双侧瘫痪,上下面部缺乏运动)
5. 上肢运动 将肢体置于合适的位置:伸臂(掌心向下) 90°(坐位)或 45°(仰卧)。根据上肢是否在 10 秒内落下,给漂移评分。不要用语言训练患者。看着患者大声喊着计数,并用手指示意计数。释放肢体的瞬间开始计数。不要同时测双侧肢体。对失语者用声音或手势引导,不用伤害性刺激。依次检查每个肢体,从非瘫痪侧上肢开始。只有在截肢或肩关节融合时,才记为无法测(UN),要写明原因	0= 无漂移;肢体置于 90°(或 45°)能坚持 10 秒 1= 漂移;肢体置于 90°(或 45°),但不到 10 秒即向下漂移;不碰到床或其他支持物 2= 部分抵抗重力;肢体不能伸到或维持在(引导下 90°(或 45°),向下漂移到床,但能部分抵抗重力 3= 不能抵抗重力;肢体落下 4= 无运动 UN= 截肢或关节融合,解释: 5a 左上肢;5b 右上肢

续表

项目	评分标准
6. 下肢运动 将肢体置于合适的位置：抬腿 30°（一定是仰卧位）。根据下肢是否在 5 秒内落下，给漂移评分。不要用语言训练患者。看着患者大声喊着计数，并用手指示意计数。释放肢体的瞬间开始计数。不要同时测双侧肢体。对失语者用声音或手势引导，不用伤害性刺激。依次检查每个肢体，从非瘫痪侧下肢开始。只有在截肢或髋关节融合时，才记为无法测（UN），要写明原因	0= 无漂移；肢体置于 30° 能坚持 5 秒 1= 漂移；下肢在接近 5 秒时落下，但不碰到床 2= 部分抵抗重力；下肢在 5 秒内落到床上，但能部分抵抗重力 3= 不能抵抗重力；下肢立即落到床上 4= 无运动 UN= 截肢或关节融合，解释： 6a 左下肢；6b 右下肢
7. 共济失调 目的是发现单侧小脑病变的证据。检查时睁眼。若有视力缺陷，应确保检查在未受损的视野中进行。进行双侧指鼻试验和跟 - 膝 - 胫试验。共济失调与无力明显不成比例时记分。若患者不能理解或肢体瘫痪，记为 0 分。只有在截肢或关节融合时，才记为无法测（UN），要写明原因。盲人用伸展的上肢摸鼻	0= 无共济失调 1= 一个肢体有 2= 两个肢体有，共济失调在： 右上肢 1= 有，2= 无 UN= 截肢或关节融合，解释： 左上肢 1= 有，2= 无 右上肢 3= 有，4= 无 左下肢 5= 有，6= 无 右下肢 7= 有，8= 无
8. 感觉 检查针刺引起的感觉和表情，昏睡及失语者对伤害性刺激的躲避。只有脑卒中引起的感觉缺失才记为异常。为精确检查偏身感觉缺失，应涉及尽可能多的身体区域[上肢（不是手）、下肢、躯干、面部] “严重或完全的感觉缺失”记 2 分，只能在严重或完全的感觉缺失得到明确证实的情况下给予。因此，昏睡和失语者也有可能被记 1 或 0 分 脑干卒中导致双侧感觉缺失者记 2 分 无反应或四肢瘫者记 2 分 昏迷者（1a=3）记 2 分	0= 正常 1= 轻至中度感觉障碍，（患者感觉针刺不尖锐或迟钝，或针刺感缺失但有触觉） 2= 重度 - 完全感觉缺失（面、上肢、下肢无触觉）
9. 语言 命名、阅读测试。若视觉缺损干扰测试，可让患者识别放在手上的物品，重复和发声。气管插管者手写回答。昏迷者记 3 分。给恍惚或不合作者选择一个记分，但 3 分仅给不能说话且不能执行任何指令者	0= 无失语；正常 1= 轻至中度失语：流利程度和理解能力部分下降，但表达无明显受限 2= 严重失语，交流是通过患者破碎的语言表达，交流困难 3= 不能说话或者完全失语，无言语或听理解能力
10. 构音障碍 读或重复表上的单词。若有严重的失语，根据自发语言中发声的清晰度评分。只有当气管插管或其他物理障碍不能讲话时，才记为无法测（UN），要写明原因。不要告诉患者为什么做测试。经常能发现一个或多个单词的含糊。否则这些患者会被记为正常 2 分只给予任何有意义的方式都不能听懂的人或哑人。这个问题，正常语言记为 0，无反应患者记 2 分	0= 正常； 1= 轻到中度；患者至少能含糊地念一些词，并且虽稍有困难但至少能被理解 2= 重度构音障碍；患者言语含糊以致无法理解，但无失语或与失语不成比例，或失声 UN= 气管插管或其他物理障碍， 解释：
11. 忽视 若患者有严重视觉缺失以致无法进行视觉双侧同时刺激，并且皮肤刺激正常，记为正常。若失语，但确实注意到双侧，记分正常。视空间忽视或疾病失认也可被作为异常的证据 不同检查者差异很大。所有神经科医生测试忽视的方法稍有不同。所以，尽可能只检查视觉双侧同时刺激和皮肤刺激。如果一侧不能辨别两种形式，记 2 分。如果不能辨别一种，记 1 分。如果患者不会混淆，但有其他明确的忽视证据，记 1 分	0= 正常 1= 视、触、听、空间觉或个人的忽视；或对一种感觉的双侧同时刺激忽视 2= 严重的偏侧忽视或一种以上的偏侧忽视；不认识自己的手；只能对一侧空间定位
总分	该表总分 42 分，对于最重的患者，因协调运动不配合检查记 0 分，故最高分只有 40 分。昏迷最低 35 分

（二）缺血性脑血管病介入治疗

主要包括颈动脉支架、椎-基底动脉支架植入术以及急诊动脉溶栓术或联合机械取栓术。患者多为高龄患者，常合并冠状动脉粥样硬化性心脏病（冠心病）、高血压以及心律失常等各种慢性病，部分患者在局部麻醉下完成，但风险较大；全身麻醉下行血管内治疗有利于气道控制，避免误吸和体动。研究显示急性脑卒中患者全身麻醉有更高的不良神经功能预后及死亡率，因此麻醉方法选择应与神经介入医师密切沟通，基于患者个体化选择相应的麻醉技术及药物。

2014 年 Stroke 杂志发表急性缺血性脑卒中血管内治疗麻醉管理专家共识，建议的推荐强度分为Ⅰ~Ⅲ类，将证据质量分为 A、B、C 级。其中包括术前评估，术中和术后管理。①术前评估：避免血管内治疗的延迟（Ⅱb；B）；②麻醉方式：不能合作，脑后路循环梗死的患者建议行气管插管全身麻醉（Ⅱa；B）；可以合作，能保护气道的患者，可行局部麻醉镇静（Ⅱa；B）；③气道管理：调整吸入氧浓度（FiO_2），维持脉搏血氧饱和度（SpO_2）>92%，动脉血氧分压（PaO_2）>60mmHg，调整通气，维持 $PaCO_2$ 35~45mmHg（Ⅱa；C）；④血流动力学管理：维持收缩压 140~180mmHg，舒张压 <105mmHg（Ⅱa，B）；⑤术后管理：术后应在 ICU 或脑卒中中心持续监测血流动力学（Ⅰ，B）。具体分述如下。

1. 术前评估　尽量在短时间（一般 <30 分钟）内完成，避免延误血管内治疗时间窗。麻醉方式的选择应与神经介入医师密切沟通，采用监护麻醉或全身麻醉。患者的意识状态、合作程度、循环呼吸状态是选择何种麻醉方式的主要考虑因素。监护麻醉有利于介入治疗期间神经学评估，但患者易发生误吸、呼吸抑制以及体动等风险。全身麻醉有利于控制气道以及患者制动，但要注意诱导及麻醉维持期间易发生低血压，且术中无法进行神经学评估。建议对不合作患者、大部分后循环脑卒中患者以及饱胃患者实施全身麻醉。术毕是否拔管依据患者临床表现和血管内治疗情况，与神经介入医师沟通确定。

2. 麻醉管理

（1）核心是目标血压管理。推荐血压监测方式采用有创动脉压力监测，如果采用无创血压，至少 3 分钟测量 1 次。血管再通前应维持收缩压在 140~180mmHg，血压过高（舒张压 >200mmHg）或过低（收缩压 <120mmHg）是患者不良预后预测因素。

（2）气道管理首选气管插管，麻醉诱导期间避免血压下降幅度超过基础值的 20%，对于低血压应根据原因如血容量不足、外周血管阻力下降、心律失常等因素进行及时治疗。血管升压药物的选择应基于个体化，推荐使用去甲肾上腺素、去氧肾上腺素，对于心功能不全患者可给予正性肌力药物，如多巴胺等。闭塞血管再通后，与神经介入医师沟通确定降压目标，但控制血压下降程度不应低于基础值 20%。

通气管理目标是避免过度通气，研究表明，低呼气末二氧化碳分压水平与卒中患者不良转归有关。推荐维持正常的呼气末二氧化碳分压水平，避免高碳酸血症。吸入氧浓度应该维持脉搏血氧饱和度 >92%，动脉氧分压 >60mmHg。

（3）其他：液体管理建议维持等容量输液，避免使用含糖溶液。麻醉学与危重医学神经科学学会建议血糖控制目标应维持在 3.9~7.8mmol/L。若血糖水平 >7.8mmol/L，应用胰岛素控制血糖。血管内治疗期间应该维持体温在 35~37℃。

（三）颈动脉支架手术的麻醉管理

1. 术前评估　围手术期脑卒中风险与颈动脉狭窄的程度及其代偿程度密切相关。术前应注意维持基础血压水平，监测双上臂血压，取较高一侧作为血压测定部位。同时注意患者有无锁骨下动脉狭窄，有创动脉血压监测通道应建立在非狭窄侧。评估患者是否合并高血压、冠心病、糖尿病等慢性疾病，详细了解用药情况及控制目标。对于已发生脑梗死的患者应密切注意神经功能状态，有无吞咽困难，饮水呛咳等。

2. 麻醉管理　能合作的患者可以在局部麻醉或者监护麻醉下完成介入治疗。高龄、紧张焦虑、合并冠心病、糖尿病、血压控制不理想或已经发生脑梗死的患者常需实施全身麻醉，控制气道，保持患者制动。喉罩可安全用于颈动脉狭窄支架手术，但禁用于饱胃及胃食管反流患者，可以考虑实施快速顺序诱导气管插管。狭窄解除前，需要将血压控制在不低于基础值水平至基础值水平的 20%，或者控制收缩压在 140~180mmHg，舒张压 <105mmHg。双侧颈动脉狭窄≥ 70% 的患者收缩压不宜低于 160mmHg。麻醉诱导期间应用去氧肾上腺素或去甲肾上腺素连续输注，减少低血压发生风险。支架打开前实施球囊扩张常会引起心动过缓甚至心搏骤停，预防性应用阿托品 0.5mg/ 次

(累计不超过 2mg)可减轻迷走神经张力，提升心率，有助于降低心脏不良事件发生。血管再通后，宜与神经介入医师沟通目标血压值，合理确定血压控制范围，尤其对于高龄或合并冠心病的患者，低于基线血压 20% 可能导致围手术期心肌损伤，甚至急性心肌梗死。术后高血压为脑出血的危险因素，术后目标血压宜控制在术前水平或收缩压在 140~160mmHg，当出现脑过度灌注综合征时，宜控制收缩压在 110~140mmHg。对于颈动脉狭窄的患者给予高流量吸氧有助于增加缺血半暗带区域的脑灌注，维持正常的呼气末二氧化碳分压，可以增加局部脑组织氧饱和度。

(四) 颈动脉内膜剥脱术和血管内手术

颈动脉内膜剥脱术如选择清醒麻醉时，术中可根据患者的意识和主观感受情况判断阻断后脑血流是否充足。当选择全身麻醉时，可采用脑电图、诱发电位检查、颈动脉残端压、脑红外分析仪、经颅多普勒超声和外科医师对侧支血流情况的判断评估在阻断血流期间脑供氧是否充足。当手术侧阻断时，可用血管活性药适当提高血压，从而使对侧血流增加而部分代偿。当监护仪相关参数或患者反应降低表明出现低灌注时，外科医师需要术中转流以维持大脑的灌注。即使脑血流量充足，继发于颈动脉手术术中的栓子也可导致围手术期脑卒中。

二、脑出血患者麻醉

脑出血(intracerebral hemorrhage，ICH)的年发病率估计为 16~33/10 万。许多基础病理情况与 ICH 相关，包括高血压、脑淀粉样血管病(cerebral amyloid angiopathy，CAA)、囊性动脉瘤破裂和血管畸形。高血压是脑出血最常见的病因，男性发病率稍高，多见于 50~60 岁的患者。但年轻的高血压患者亦可发病。出血好发于壳核、丘脑、脑桥和小脑等部位，其中以壳核最多，占 40% 左右。若出血多，可积聚成较大血肿或破入脑室或侵入脑干，后果严重，死亡率高。

脑出血患者发病前常有剧烈活动或情绪激动，起病急剧，突然剧烈头痛、呕吐，偶有癫痫发作。常有不同程度的意识障碍，如破入脑室的大量出血或侵入脑干的出血，很快即进入深昏迷、四肢瘫痪、眼球固定、针尖样瞳孔、高热、病情迅速恶化，几小时内死亡。临床诊断除上述症状外，脑 CT 可准确定位。

手术的目的在于清除血肿、降低颅内压和解除脑疝。因此适应证的选择很严格，出血不多、病情不重者不需手术；起病急剧、深昏迷者手术无价值。只有起病时意识障碍不重，经内科治疗后有加重的趋势，年纪较轻，无严重心、肺、肾病变者应力争尽快手术。新近一项 Meta 分析显示，发病后 8 小时内进行手术、血肿量为 20~50ml、GCS 评分 9~12 分、或年龄为 50~69 岁的脑出血患者接受手术治疗预后较好，并有证据显示血肿表浅且无脑室内出血者接受手术治疗的获益较明显。

(一) 颅内动脉瘤手术的麻醉

1. 疾病特点　据放射影像学检查和尸检系列研究估计，在无共存疾病、平均年龄 50 岁、男女比例 1∶1 的群体中，颅内囊状动脉瘤的检出率为 3.2%。其中 20%~30% 为多发性动脉瘤。现认为颅内动脉瘤破裂所致死亡占人口总死亡数的 0.4%~0.6%。约 10% 的患者会在院前死亡，只有 1/3 的患者在治疗后获得“良好结局”。大多数颅内动脉瘤(约 85%)位于前循环，主要在 Willis 环。常见的部位包括前交通动脉与大脑前动脉交界处、后交通动脉与颈内动脉交界处，以及大脑中动脉分叉部。后循环部位通常包括基底动脉尖，基底动脉与小脑上动脉或小脑前下动脉交界处，以及椎动脉与小脑后下动脉交界处。动脉瘤好发于女性，患者中女性占 54%~61%。在 50 岁以上的人群中，女性患病率增高，男女患者之比可达 1∶2。

2. 术前评估　颅内动脉瘤患者术前常合并颅内出血、高血压、脑水肿、迟发性脑缺血、电解质紊乱、脑积水、癫痫以及心肺功能异常，对上述并发症进行评估有助于指导术中和术后麻醉管理。

(1) 对于术前高血压，建议控制收缩压低于 160mmHg，推荐降压药物包括尼卡地平、拉贝洛尔或艾司洛尔，应避免使用硝普钠。

(2) 血管痉挛引起的迟发性脑缺血是引起患者死亡和致残的重要原因。推荐维持正常血容量，而不是预防性高血容量预防迟发性脑缺血，必要时可给予血管收缩药物提升血压以降低脑缺血风险，根据心肺功能状态推荐使用去氧肾上腺素、去甲肾上腺素和多巴胺。根据美国心脏协会(AHA)指南，可以应用胶体液和晶体液；在局灶性脑缺血后的再灌注期，白蛋白通过逆转脑皮质小静脉内的血液瘀滞、血栓形成以及血球黏附，发挥其治疗效应，并且支持其用于急性缺血性脑卒中治疗。推荐使用尼莫地平缓解脑血管痉挛，其可减少迟发性缺血及改善神经功能。罂粟碱虽能逆转血管痉挛，但不能改

7

变患者预后，不推荐应用。

3. 麻醉管理 管理目标是既要维持足够的灌注压防止脑缺血，又要控制过高血压导致动脉瘤破裂或加重颅内出血风险。

(1) 完善监测：对所有动脉瘤介入手术患者常规建立5导联心电图、有创动脉血压、脉搏血氧饱和度、呼气末二氧化碳分压、尿量以及体温监测。如果条件允许，强烈建议实施目标导向液体管理，监测心输出量指数(CI)/每搏量指数(SVI)/每搏量变异率(SVV)，按照容量-血压-SVI流程管理术中血流动力学。对于儿茶酚胺风暴造成血流动力学不稳定患者，建议行经食管超声心动图监测。

(2) 麻醉方式：全身麻醉是血管内介入操作首选麻醉方案，可以保证患者不动，使数字减影成像更加清晰。喉罩全身麻醉对血流动力学干扰小，可用于Hunt-Hess分级Ⅰ～Ⅱ级需要早期拔管行神经功能评估的患者，但其可能存在漏气和误吸风险，因此不推荐用于急诊饱胃患者以及Ⅲ级或Ⅲ级以上的动脉瘤患者。对于急诊饱胃患者推荐实施快速顺序全身麻醉诱导气管插管，推荐给予快速起效罗库溴铵，剂量为1.0mg/kg，静脉注射。

(3) 麻醉药物的影响：N_2O以及高浓度吸入性麻醉药物因扩张脑血管应避免使用；除氯胺酮外，大部分静脉麻醉药均抑制脑代谢，减少脑容积。

(4) 颅内压的管理：可应用甘露醇降低颅内压，推荐剂量0.25~0.50g/kg，注意输注时间>20分钟，避免短暂升高颅内压，峰效应时间持续30~45分钟，根据临床表现，4~8小时重复，对于肾功能不全患者谨慎应用。呋塞米可以同时应用，但应密切监测血容量、电解质、酸碱度以及血浆渗透压。

(5) 其他：维持呼气末二氧化碳分压30~35mmHg，可以通过脑血管收缩效应减少脑容积，适用于轻、中度颅内压增高患者。推荐在全身麻醉中维持正常通气水平。麻醉期间不推荐诱导性浅低温，低温会增加老年患者病死率。严格控制血糖可以增加低血糖发生的风险，加重脑血管痉挛。因此建议维持血糖水平在4.4~11.1mmol/L。

第三节 肌无力患者的麻醉

一、重症肌无力患者的麻醉

（一）疾病特点

重症肌无力(myasthenia gravis，MG)是一种表现为神经-肌肉传递障碍而影响骨骼肌收缩功能的获得性自身免疫性疾病。发病率为5~12.5/10万人口。各年龄组均可发病，40岁以下患者，男∶女约为1∶3。40岁以上发病者，男女比例近似。我国14岁以下患者约占总数的15%~20%。

1. 病因和发病机制 在青春期或成年期出现肌无力的绝大多数患者都有自身抗体，这些抗体发挥重要致病作用的机制包括：攻击乙酰胆碱受体(acetylcholine receptor，AchR)、固定补体及逐渐减少AChR数量。目前认为，这些自身抗体源于胸腺的增生性生发中心，即表达AchR的肌样细胞聚集之处。这种抗体介导的疾病称为MG。MG的确切病因目前尚不清楚。但已知是一种自身免疫性疾病，其抗原为AchR，致病性抗体为AchR抗体(AchR-Ab)，靶器官为神经肌肉接头(NMJ)突触后膜上的AchR。

AchR为一分子量约25~30道尔顿的跨膜糖蛋白，一端在细胞外，一端在细胞内，由α、α、β、γ、δ5个亚单位组成。仅α亚单位能与乙酰胆碱结合，即一个AchR能结合2个乙酰胆碱。通常一个运动神经元的轴突可分出数十至数千分支分别与所支配的肌纤维形成突触。当神经冲动传递到神经末梢，钙离子内流使乙酰胆碱从囊泡释放到突触间隙。其中1/3乙酰胆碱分子被突触间隙中的胆碱酯酶破坏而灭活，另1/3的乙酰胆碱分子则被突触前膜重新摄取，准备另一次释放。只有约1/3的乙酰胆碱分子弥散到突触后膜与AchR结合，产生终板电位，当达到一定程度时即可引起肌纤维的动作电位，并沿肌膜进入横管系统，扩散至整个肌纤维，使肌肉收缩。动作电位发生后，结合在AchR上的乙酰胆碱即脱落，并被胆碱酯酶水解。水解后的胆碱被突触前膜重吸收用于合成乙酰胆碱。脱落乙酰胆碱的AchR经复极化后恢复其功能。

基础和临床研究均证实，MG患者的血清和NMJ处存在AchR-Ab，并且在同一病例，抗体的滴度与病情相关。该抗体还可通过胎盘，因为由患MG的产妇所生的新生儿中约1/6可出现临床MG征象。病理学表明MG病变部位的突触前膜变小、突触间隙加宽、突触后膜皱褶减少。免疫组织化学电镜检查可见突触后膜上的 Ach-R 减少，而且有免疫球蛋（IgG）和补体（C2~9）沉积。这些事实均说明 AchR-Ab 是引起 MG 的原发性特异性抗体，抗原和靶器官则是 NMJ 突触后膜上的 AchR。

大量临床资料表明 AchR-Ab 与胸腺有一定的关系。近 90% 的 MG 患者并发有胸腺瘤或胸腺增生，且胸腺切除术治疗 MG 可获得良好的效果。目前认为胸腺是产生 AchR-Ab 的部位。可能与胸腺的肌样上皮细胞具有 AchR 抗原性有关。其过程可能为：在某些遗传易感素质的个体，当胸腺上皮感染了某种细菌、病毒或发生肿瘤时，改变了胸腺细胞的抗原性，使这些自身组织变成了自身抗原。也有报道某些细菌蛋白与 AchR 之间有共同的抗原决定簇，刺激胸腺产生 AchR-Ab。胸腺细胞培养实验也证实胸腺细胞中存在分泌 AchR-Ab 的细胞。Ach-Ab 与运动终板后膜上的 AchR 间有交叉免疫性，故引起针对自身的免疫反应。

AchR-Ab 可能通过以下机制导致 MG 症状：

（1）改变乙酰胆碱与 AchR 结合的离子通道：离子开放时间分析表明，MG 患者 AchR-Ab 与 AchR 结合后，可选择性地影响慢通道的开发时间。

（2）封闭乙酰胆碱与 AchR 结合：AchR-Ab 与 AdhR 结合后，封闭乙酰胆碱与 AchR 结合。

（3）加速 AchR 的降解：肌细胞培养证实，MG 患者 AchR 的降解明显高于正常人。在培养的正常肌细胞中加入 AchR-Ab 后 AchR 的降解速度也明显提高。

（4）补体介导性溶解作用：免疫电镜可发现 NMJ，尤其是突触后膜，有 C3、C9 及免疫复合物的沉积，使突触后膜破坏，造成 AchR 绝对数目的减少。

除了以上的机制外，近年来也有部分 MG 患者在血中检出突触前膜抗体的报道，有待进一步研究。除了体液免疫外，细胞免疫在 MG 的发病上也可能起一定的作用。MG 患者的循环 T 辅助细胞增加，并且淋巴细胞对白介素 -2 的反应性增高，T 细胞的激活增加。

病理学检查可见到 MG 患者的肌纤维粗细不一、玻璃样变、结缔组织增生，严重时有局灶性坏死。

2. 临床表现　该病起病缓慢，症状呈波动性；早晨较轻，劳动后和傍晚加重，休息后好转；肌肉麻痹并非从肢体远端开始，而是从眼外肌受累开始，表现为眼球运动受限、眼睑下垂、斜视、复视等，其次的顺序是脑神经支配的肌群如面肌、咬肌和咽喉肌等、颈肌、肩胛带肌和髋部的屈肌，严重时累及呼吸肌；腱反射多存在；无感觉障碍；脑脊液正常；疲劳试验和新斯的明试验阳性；当全身肌肉受累时，表现为全身肌肉极度疲乏，进食、吞咽、呼吸、翻身均困难。若再有感染或外伤等因素，易诱发肌无力危象，甚至导致呼吸衰竭或死亡。

根据临床症状，通常将 MG 分为以下几个亚型：

（1）成年型最为常见：根据肌无力受累的范围和严重程度又分为 4 级。Ⅰ级（单纯眼肌型）：仅有眼肌受累表现，如眼睑下垂、复视等；Ⅱa 级（全身轻型）：有轻度眼肌和全身肌无力症状，但不影响延髓支配肌和呼吸肌，对胆碱酯酶抑制药反应良好，发生危象机会少；Ⅱb 级（全身中度型）：有中度肌无力，累及延髓支配肌和呼吸肌，对胆碱酯酶抑制药反应差，易发生危象；Ⅲ级（急性进展型）：常突然起病，并在 6 个月内迅速发展，早期累及延髓支配肌和呼吸肌，对胆碱酯酶抑制药反应差，极易发生危象；Ⅳ级（晚期严重型）：常在Ⅰ级或Ⅱa 级数年之后恶化而成，有严重的全身和延髓支配肌无力表现。

（2）儿童型：分为新生儿肌无力、儿童重症肌无力和先天性肌无力。

（3）药物引起的肌无力：常是长时间使用 D- 青霉胺的并发症，停药后可迅速好转。

3. 诊断　MG 的主要诊断依据有：

（1）肌力弱，易疲劳。

（2）对抗胆碱酯酶的反应性良好。

（3）肌电图发现 NMJ 传递障碍，低频重复刺激出现递减现象。

（4）血清 AchR-Ab 高于正常。

（5）肌肉病理检查有突触间隙变宽、突触后膜皱褶减少及 Ach-R 数目减少。

4. 治疗　目前治疗方法主要有 5 大类，即抗胆碱酯酶药（表 87-5）、肾上腺皮质激素、血浆置换、胸腺切除和其他免疫抑制药。重症肌无力患者常合并胸腺肥大，其中有 10%~20% 合并胸腺肿瘤。大部分患者需行胸腺切除手术治疗。即使无胸腺肿瘤而仅摘除胸腺组织，亦可获得满意的治疗效果。当对药物治疗无效时，应及早考虑手术。外科手术治疗重症肌无力必须配合应用抗乙酰胆碱药治疗，待临床症状稳定后方可手术。胸腺切除术可使肌无力明显改善,但其疗效常需延迟至术后数月或数年才能产生。胸腺切除结合激素、免疫抑制药等综合措施,可使肌无力的缓解率提高到90%。血浆置换价格昂贵,仅适用于新生儿、危象和个别患者的术前准备。肾上腺皮质激素在开始使用时有可能加重肌无力,值得注意。

表 87-5 常用的胆碱酯酶抑制药

药物名称	常用量	作用持续时间	主要作用肌群	用法
甲硫酸新斯的明	1.0~1.5mg/次	20~30分钟	四肢	肌内注射
溴新斯的明	2.5~180mg/d	3~6小时	四肢	口服
安贝氯铵	60mg/d	4~6小时	四肢	口服
溴吡斯的明	120~720mg/d	2~8小时	球部	口服

(二)手术治疗的麻醉处理

1. 术前评估　应在MG的稳定期实施择期手术,此期患者所需的免疫调节药物或糖皮质激素均为处于最低水平,这样可最大限度减少术后肌无力危象(myasthenic crisis,MC)的可能性。除了常规的术前评估以外,MG患者的评估还应重点关注延髓症状和呼吸系统症状,以及既往疾病发作或MC病史。手术应尽可能安排在当日的早些时候,此时患者的肌力状态最佳。

MG患者的术前评估包括以下内容:

(1)延髓症状(包括吞咽困难、发声障碍、说话带鼻音或说话声音强度低),它可能会使患者易于发生误吸;

(2)MC和需要气管插管病史;

(3)呼吸肌无力、呼吸急促和呼吸困难;

(4)MG治疗;

(5)相关疾病,包括其他自身免疫性疾病(如,甲状腺炎、类风湿关节炎、系统性红斑狼疮)那些因胸腺包块而接受胸腺切除术的患者在麻醉诱导时可能存在气道受损风险。应回顾患者的影像学检查,例如胸部CT。

(6)术后肌无力危象的术前预测因素:

1)肺活量小于2~2.9L。

2)MG的持续时间(超过6年)。

3)溴吡斯的明剂量大于750mg/d。

4)慢性肺疾病史。

5)术前延髓症状。

6)MC史。

7)术中失血量大于1 000ml。

8)血清抗乙酰胆碱受体抗体大于100nmol/ml。

9)低频重复神经电刺激时,较显著的递减反应(18%~20%)。

MG患者术前应有足够的休息及适当的营养,以增强体质,加强抗病菌能力;对吞咽困难或呛咳者宜鼻饲,防止发生吸入性肺炎。

2. 麻醉管理　麻醉选择以尽可能不影响神经肌肉传导及呼吸功能为原则。

(1)麻醉前用药:以小剂量、能镇静而又不抑制呼吸为原则。病情较轻者可适当应用苯巴比妥或苯二氮䓬类药物;病情重者镇静药宜减量或不用。吗啡和抗胆碱酯酶药物间有协同作用,不宜使用。为抑制呼吸道分泌及预防抗胆碱酯酶药副作用应常规用阿托品或东莨菪碱,但剂量宜小,以免过量造成呼吸道分泌物黏稠或掩盖胆碱能危象的表现。

(2)麻醉方法:在可能的情况下,应该使用局部麻醉或区域麻醉。对于可在较低平面椎管内麻醉(硬膜外麻醉或脊麻)或外周神经阻滞下完成的外周手术操作,应考虑采用区域麻醉。如果采用局部麻醉,应优先选择酰胺类局部麻醉药(罗哌卡因、甲哌卡因、布比卡因、利多卡因),而不是酯类局部麻醉药。用于治疗MG患者的抗胆碱酯酶药在理论上可能会减弱酯类局部麻醉药的水解作用,从而导致阻滞时间延长。

(3)麻醉药物

1)吸入性药物:强效吸入性麻醉剂(异氟烷、七氟烷、地氟烷、氟烷)会对MG患者产生剂量依赖性神经肌肉松弛作用。这类药物可能会为气管插管和手术提供足够的神经肌肉松弛作用,可能相当于正常患者使用非去极化肌松药(NMBA)所达到的松弛水平。肌力会随着吸入性药物的清除而恢复,不需要使用逆转药物。

2)静脉用药物:静脉用麻醉剂也已被用于MG患者的麻醉诱导和维持,联合或不联合小剂量NMBA。丙泊酚最常用于麻醉诱导,因为它起效迅速、作用持续时间较短,以及能够抑制气道反射。对于接受胸腺切除术的MG患者,已有报道了输注丙泊酚和瑞芬太尼的全凭静脉麻醉用于其麻醉,可以不使用NMBA。

3)神经肌肉阻滞药:MG患者慎重使用NMBA,除非有绝对使用的必要。如果给予NMBA,应使用定量四个成串神经刺激器来监测神经肌肉阻滞程度。

患者对逆转非去极化NMBA的反应可能无法预测，尤其是正在使用抗胆碱酯酶药的患者。如果使用了NMBA，应逐步调整逆转药物（如新斯的明）的剂量至起效，以避免引发胆碱能危象，并且应该使用定量的四个成串周围神经刺激器（即，利用加速度测量技术或肌力传感器）或第4个颤搐幅度（T4）与第1个颤搐幅度（T1）之比大于等于0.9来指导进行充分逆转。

舒更葡糖是一种环糊精药，可通过包绕NMBA分子而逆转甾体NMBA（如，维库溴铵、罗库溴铵）的神经肌肉阻滞作用，而不需要使用抗胆碱酯酶药。舒更葡糖已显示出对逆转MG患者的甾体NMBA神经肌肉阻滞作用有效。据报道，静脉给予舒更葡糖2~4mg/kg可在4分钟内逆转MG患者的中至深度维库溴铵和罗库溴铵阻滞作用。舒更葡糖的阻滞逆转作用不受抗胆碱酯酶药的影响。

4）加重重症肌无力的药物：手术室中常用的许多其他药物（表87-6）可能会在某种程度上影响神经肌肉传递。在正常患者中，这些影响通常无足轻重，但是在MG患者中，这些影响可能会加重肌无力，尤其是存在残留麻醉药物时。

表87-6　可能加重或掩盖重症肌无力病情的药物

可能加重或掩盖重症肌无力病情的药物	
加重或掩盖重症肌无力病情的药物：	**偶尔引起重症肌无力恶化的药物：**
麻醉药	**麻醉药**
神经肌肉阻滞剂	吸入麻醉药（地氟醚、氟醚）
抗生素	局部麻醉药（布比卡因、利多卡因、普鲁卡因）
氨基糖苷类抗生素：庆大霉素、新霉素、	**抗生素和抗病毒药物**
妥布霉素；	抗反转录病毒药（利托那韦）
克林霉素	四环素类（多西环素，四环素）
喹诺酮类抗生素：环丙沙星、左氧氟	大环内酯类（阿奇霉素、克拉霉素）
沙星、诺氟沙星；	甲硝唑
酮内酯类抗生素：泰利霉素	呋喃妥因
万古霉素	**止痉药**
心血管药物	卡马西平
β受体阻滞剂（阿替洛尔、拉贝洛尔、	乙琥胺
美托洛尔、普萘洛尔）	加巴喷丁
普鲁卡因胺	苯巴比妥
奎尼丁	苯妥英
其他	**抗精神病药和其他精神科药物**
抗PD-1单克隆抗体（纳武单抗、帕姆单抗）	乙酰苯类（氟哌啶醇）
肉毒毒素	锂
氯喹	吩噻嗪类（氯丙嗪、奋乃静）
羟化氯喹	**糖皮质激素**
镁	地塞米松
奎宁	甲泼尼龙
青霉胺	泼尼松
	眼科用药
	贝他洛尔

7

续表

可能加重或掩盖重症肌无力病情的药物
乙磷硫胆碱
丙美卡因
噻吗洛安
托吡卡胺
其他
顺铂
依米丁
氟达拉滨
醋酸格拉替雷
α- 干扰素
白介素 -2
碘化对比剂
利鲁唑

5）多模式镇痛和复合超短小或短效镇静剂 / 催眠剂 / 麻醉剂，最大限度减少苏醒延迟和术后呼吸抑制。

（4）产科麻醉：应针对 MG 妊娠患者进行产前麻醉会诊。在患者临产前，应及早制定针对临产镇痛及可能的器械辅助分娩或手术分娩的麻醉计划。与其他手术患者一样，应该评估产科患者的延髓肌障碍和呼吸肌无力的程度，以及预测其耐受胸中段水平区域麻醉阻滞的能力。关于临产和分娩的特定麻醉问题包括以下：

1）分娩镇痛：大多数患者在临产过程中需要一定程度的镇痛。椎管内镇痛是 MG 患者临产期间疼痛控制的首选方法，因为它能够减少或消除全身用阿片类药物的需要，从而最大限度的减少呼吸功能受损患者的呼吸抑制。通过使用低水平的极低浓度局部麻醉药和阿片类药物，可获得极好的临产镇痛，这种方法仅可能会导致极低程度的运动阻滞。

2）剖宫产：尽管椎管内麻醉是最常用于剖宫产的麻醉方式，但 MG 患者可能无法耐受其所需的较高水平阻滞。椎管内麻醉会引起感觉和运动神经阻滞；剖宫产需要胸中段水平的麻醉，这种麻醉通会影响辅助呼吸肌的功能。对于延髓或呼吸功能明显受损的患者，应在全身麻醉下行剖宫产。

3. 术后处理：重点在排痰及呼吸支持，应持续监测呼吸功能，间断行血气分析。呼吸功能异常时应首先查明原因，针对不同变化妥善处理，防止肌无力或胆碱能危象。

（三）重症肌无力危象的处理

MG 危象是指 MG 患者本身病情加重或治疗不当引起咽喉肌和呼吸肌严重麻痹所致的呼吸困难状态，需积极抢救，保证必要的通气，否则危及生命。MG 危象分肌无力危象、胆碱性危象和反拗性危象三种类型（表 87-7）。呼吸机主要用于 MG 危象的治疗。其指征、通气方式、撤机方法等见有关机械通气章节。比较特殊之处为：

1. 这类患者的呼吸道分泌物较多，宜采用气管切开，利于吸痰。

2. 发生 MG 危象应明确诊断是哪种类型，必要时可用依酚氯铵试验以助鉴别（注射后 1 分钟内肌力增强，呼吸改善者为肌无力危象；如症状加重伴肌束震颤者为胆碱能危象；无反应者为反拗性危象）。

3. 肌无力危象者立即给予新斯的明 1mg 肌内注射，如症状不能控制则加用类固醇激素，采用短期大剂量疗法，停用激素应逐渐减量，以防症状反跳。如呼吸道分泌物过多，出现毒蕈碱样中毒症状，可用阿托品拮抗。

4. 胆碱能危象为使用胆碱酯酶抑制剂过量，突触后膜持续去极化，复相过程受阻，神经 - 肌肉接头处发生胆碱能阻断而致呼吸肌麻痹。除肌无力外，还表现毒蕈碱样中毒症状，如恶心、呕吐、腹泻、大汗、瞳孔缩小及分泌物增加等。此时应立即停用胆碱酯酶抑制剂，静脉注射阿托品 1~2mg，每 30 分钟重复一次，直至出现轻度阿托品样中毒。解磷定能恢复胆碱酯酶的活性，并对抗胆碱酯酶抑制剂的烟碱样作用，故可同时静滴，直至肌肉松弛，肌力恢复。

5. 反拗性危象的治疗主要是对症治疗，纠正通气不足。

表 87-7　肌无力危象和胆碱能危象的鉴别

	肌无力危象	胆碱能危象
抗胆碱酯酶	有效	加重症状
分泌物	不多	多
肌肉颤动	无	明显
肠蠕动	正常	肠鸣音亢进
瞳孔	正常或较大	小
出汗	正常	大汗

二、Lambert-Eaton 肌无力综合征患者的麻醉

Lambert-Eaton 肌无力综合征（LEMS）为一种罕见的神经肌接头（NMJ）传递功能疾病，主要临床表现为肌无力。LEMS 的实际发病率还不清楚，但该疾病并不常见，发病率远低于重症肌无力。LEMS 的年发病率和患病率分别为 0.48×10^{-6} 和 2.32×10^{-6}。大多数 LEMS 病例为中年人，但更年轻和更年长的人群也可患病，儿童病例很少报道。

（一）疾病特点

Lambert-Eaton 肌无力综合征（LEMS）是由突触前神经末梢乙酰胆碱（Ach）释放减少导致的疾病。患者表现为缓慢进展的近端肌无力，尤其会累及腿部；几乎所有患者在病程中某个时候都会出现这种特征，深腱反射通常减弱或消失，最常见的自主神经症状为口干。眼部症状，尤其是上睑下垂及复视，可能见于 LEMS 病例，但极少为该疾病的起病特征或主要特征。大多数患者没有明显的呼吸肌无力，但在该病晚期可能出现呼吸衰竭。在用力且短暂肌肉激活后，消失的深腱反射恢复或肌力改善是 Lambert-Eaton 肌无力综合征（LEMS）的独特表现。

（二）麻醉注意事项

1. LEMS 患者对非去极化和去极化 NMBA 均非常敏感，而重症肌无力（myasthenia gravis，MG）患者则不同，MG 患者对去极化 NMBA 抵抗而对非去极化 NMBA 敏感。相比 MG 患者，LEMS 患者对非去极化 NMBA 更加敏感，使用新斯的明进行逆转可能无效。LEMS 患者避免使用 NMBA，除非绝对有必要时。接受 NMBA 的患者应该使用小剂量并逐步调整剂量，应使用客观外周神经刺激器进行监测。

2. LEMS 患者可接受对症治疗，如使胍、氨基吡啶（如，3，4- 二氨基吡啶）和抗胆碱酯酶药（如，吡斯的明）。其他治疗包括：IVIG 免疫治疗、口服免疫抑制药物（如，泼尼松、硫唑嘌呤、吗替麦考酚酯、环孢素），以及最不常用的血浆置换或利妥昔单抗。患者应继续使用这些药物直到手术时，因为有病例报告显示术前停药可引起呼吸功能不全。长期使用糖皮质激素的患者在麻醉诱导时可能需要使用应激剂量的糖皮质激素。

3. LEMS 中存在的自主神经功能障碍可能会加重使用麻醉诱导药物和其他血管扩张药时的低血压。

4. LEMS 患者的术后问题与 MG 患者的相似。

第四节　退行性和脱髓鞘疾病患者的麻醉

一、帕金森患者的麻醉

帕金森病（Parkinson's disease，PD）是一种常见的神经系统退行性疾病，在我国 65 岁以上人群的患病率为 1 700/10 万，并随着年龄增长而升高，给家庭和社会带来沉重的负担。该病主要病理改变为黑质致密部多巴胺能神经元丢失和路易小体形成，主要生化改变为纹状体区多巴胺递质降低。其临床症状包括静止性震颤、肌强直、运动迟缓、姿势平衡障碍等运动症状和嗅觉减退、快动眼期睡眠行为异常、便秘和抑郁等非运动症状。到目前为止，PD 仍然是一种不可治愈的疾病。

（一）疾病特点

临床上对于 PD 的运动症状和非运动症状采取全面综合的治疗包括药物治疗、手术治疗、运动治疗、心里疏导及照料护理等。其中药物治疗是最主要的治疗手段，手术治疗则是药物治疗的补充手段。药物治疗包括能改善症状延缓疾病进展的疾

7

病修饰治疗性药物和症状性治疗药物。PD常用药物包括抗胆碱能药物如苯海索，长期应用可能导致认知功能下降，大于60岁最好不用此类药物；金刚烷胺，不良反应包括肾功能不全、癫痫、严重胃溃疡、肝病患者慎用，哺乳期妇女禁用；复方左旋多巴（苄丝肼左旋多巴、卡比多巴左旋多巴等），不良反应包括症状波动、异动症，此外，活动性消化道溃疡者慎用，狭角型青光眼和精神病患者禁用；非麦角类DR激动剂症状波动和异动症发生率低，但体位性低血压、脚踝水肿和精神异常（幻觉、食欲亢进、性欲亢进等）的发生率较高；MAO-B抑制剂主要司来吉兰和雷沙吉兰，胃溃疡患者需慎用，禁与5-羟色胺再摄取抑制剂合用；COMT抑制剂如恩他卡朋多巴片，不良反应包括腹泻、头痛、多汗、口干、肝功能损害、腹痛、尿色变黄；对于PD中晚期症状也可采取手术治疗如脑深部电刺激术。

中晚期PD患者可因为疾病本身或者抗帕金森药物诱发等原因出现如抑郁和/或焦虑、幻觉、认知障碍或痴呆等；也可出现自主神经功能障碍，最常见的包括便秘、泌尿障碍和体位性低血压等；有部分患者还会有感觉障碍如嗅觉减退、疼痛或麻木、不宁腿综合征。

（二）麻醉注意事项

PD患者围手术期的主要问题是吞咽功能和肺功能的评估、抗帕金森病药物的正确使用及容量状态的维持。

1. 术前评估

（1）呼吸系统：PD患者通气功能的降低与气道分泌物清除功能的受损增加了患者呼吸感染的发生。PD患者吞咽困难也许会使咳嗽反射受损。PD患者术后吸入性肺炎的发生率也显著高于非PD患者，是导致PD患者死亡的一个重要原因。喉部肌肉的功能不全可能会增加术中喉痉挛的发生风险，呼吸肌力量的减弱及疲劳联合作用可能会增加气道塌陷的风险。

中度至重度PD患者和有吞咽困难的患者应在术前行吞钡造影。如果存在异常，术前可以教患者自主气道保护方法，即指导患者屏气，下颌向胸部倾斜，吞咽，咳嗽，之后再次吞咽。针对吞咽困难及呼吸功能不全进行治疗也许能减少PD住院患者呼吸并发症的发生。但目前仍没有足够的证据显示如何才能确切有效改善PD住院患者吞咽困难和避免吸入性肺炎。

（2）心血管系统：PD患者经常会伴随着心血管系统相关问题，需要对PD患者进行术前评估。PD患者最首要的心血管症状是体位性低血压，这是患者自主神经功能不全导致的，也是与患者术后低血压发生的重要原因。患者服用的多巴胺能药物有抑制交感神经扩张血管的作用，服用此类药物的患者的体位性低血压症状可能会加重。另外如果患者同时合并抑郁症，服用三环类抗抑郁药也会通过阻滞α肾上腺素能活动造成体位性低血压。

其他心血管危险因素包括心律失常、高血压和低血容量。PD患者的一些用药如预防呕吐的多潘立酮、治疗精神症状的喹硫平及抗抑郁药5-羟色胺再摄取抑制剂SSRI类药物等能延长QT间隔，QT间隔的延长与心血管原因致死相关，可能增加猝死风险。长期运用非麦角类DR激动剂与瓣膜性心脏病相关，对PD患者进行ECG及超声心动图检查是非常重要的。

2. 围手术期药物治疗

（1）治疗帕金森的药物：PD患者围手术期的药物治疗尚存在若干挑战。突然停用抗帕金森病药物可能导致PD症状加重，并且罕见情况下还可能导致神经阻滞剂恶性综合征或相关的戒断综合征，因此，围手术期应尽量不打断或者少打断患者日常帕金森疾病用药。推荐多巴胺能药物持续至麻醉诱导前，甚至可在麻醉诱导前两小时给药，降低停药后出现神经阻滞药综合征的风险，及达到继续控制症状，维持术后生活质量和最佳疾病控制的目的。术后应尽早恢复给药。恩他卡朋可以抑制围手术期使用的一些药物（例如去甲肾上腺素、肾上腺素、多巴胺、多巴酚丁胺）的代谢，从而导致更为明显的升压效应。

所有抗帕金森病药物具有中枢神经系统活性，可导致精神状态改变及其他副作用，如不自主运动（异动症）、头晕、幻觉、肌张力障碍、意识模糊、嗜睡和失眠。

（2）麻醉药物：丙泊酚能激动抑制性神经递质GABA受体。有报道提示PD患者可能对GABA效应更敏感，丙泊酚的应用可能会增加纹状体中GABA的水平，可能参与部分PD患者不自主运动症状的发展。

还有其他全身麻醉药物也可能改变多巴胺能神经递质。氟烷和异氟烷有报道发现能增加大鼠纹状体胞外多巴胺及其代谢产物，可能也会抑制多巴胺转运体的活力。大鼠异氟烷麻醉后出现运动增加是因为增加了可用的多巴胺量，但在人体还不能证实这些吸入麻醉药对于PD患者症状的影响。氟烷能增强心脏对儿茶酚胺类的敏感性可能会增加服用左旋多巴患者心律失常的风险。异氟烷,七氟烷和恩氟烷之前报道过可作为氟烷的相对安全的替代品,暂时还未见这些麻醉药品对于PD患者副作用的文献报道。

有研究提示阿片类药物可能会改变多巴胺受体在基底核的表达而导致PD患者运动减弱。纹状体阿片类前体表达增加增强了基底核阿片类信号通路与左旋多巴导致的运动减弱相关。在使用MAO-B抑制剂(司来吉兰、雷沙吉兰)的患者应避免使用哌替啶(用于术后镇痛)。

非甾体抗炎药物(NSAIDs)可能避免了阿片类药物的需要,但是此类药物增加了出血、肾脏衰竭和心血管并发症的风险,此类药物用于PD患者尚未见报道,应用需要密切观察。

止呕药应用中吩噻嗪类、噻吨类、丁酰苯类是多巴胺能拮抗剂,会加重PD症状。多潘立酮与甲氧氯普胺相比更被推荐使用。然而多潘立酮仍然与室性心律失常和心源性死亡有相关性,对于老年患者风险更大,因此对于65岁以上合并PD患者应慎重考虑。相对地,昂丹司琼及抗组胺苯甲嗪不会加重PD症状,更安全。

3. 术中管理 PD患者由于疾病本身发展导致的自主神经功能障碍、帕金森药物的不良反应、血容量不足、对儿茶酚胺敏感等原因,麻醉诱导时可能发生显著低血压或者高血压,因此帕金森患者麻醉应该密切关注血压,发生显著低血压时可给予小剂量直接作用的缩血管药物,如去氧肾上腺素。帕金森患者常存在不同的心血管系统相关问题,当心脏激惹时容易发生心律失常,氟烷、氯胺酮和含有肾上腺素的局部麻醉药慎用。虽然患者对肌肉松弛药应该无明显不良反应,但也有个例报道使用去极化肌松药如氯琥珀胆碱发生恶性高热。中、晚期患者,拔管前应对患者的通气功能和气道反射认真评估,尽量避免过早拔管后呼吸不全而再次插管,加重患者的损伤。

二、阿尔茨海默病患者的麻醉

(一) 疾病特点

在亚洲,痴呆的发生率为0.03%~33.2%,且随着人口结构的改变(老年人口比例增加)、城市化、环境变化、种族及神经影像学的进步等因素,阿尔茨海默病(Alzheimer's disease,AD)已经逐渐取代血管性痴呆成为亚洲痴呆发生的最常见原因,与西方发达国家比例相似,1.5%的65岁以上老人及20%的80岁以上老人受到AD的困扰。此种疾病以智力水平缓慢下降为主要特点。标志性症状是记忆力、判断力和决策力的进行性下降以及患者的情绪不稳定。在疾病后期,还会经常出现重度锥体外系体征,失用症和失语症等。随着年龄的增长,患者发生一定程度的脑萎缩是正常的、但AD患者通常表现为明显的皮质萎缩伴脑室扩大,对AD患者进行尸检,可发现特征性的病变包括神经纤维缠结,微管蛋白磷酸化和含有β-淀粉肽的斑块神经炎。

(二) 麻醉注意事项

中重度AD患者的定向障碍和不可协调性增加麻醉管理的复杂程度。老年患者术后发生一过性的认知功能损害是较常见的,并持续1~3天。需要对患者进行反复地安慰和解释说明。从法律的角度讲,无自理能力的患者不能单独知情或同意麻醉手术。通常不使用术前药,即使必须使用时,也只给非常小的剂量。如需使用抗胆碱药物时,由于阿托品和东莨菪碱可作用于中枢而引起术后精神障碍,因此不通过血-脑屏障的格隆溴铵更适合使用。

目前已有许多实验室研究表明麻醉药物与神经元损伤和细胞死亡有相关性。全身麻醉对老年阿尔兹海默患者的预后影响是目前研究和争论的焦点。可能与细胞凋亡、神经退行性变和GABA受体调节剂以及N-甲基-D-天冬氨酸受体拮抗剂相关,而此后两种观点是常常用来解释全身麻醉药物的作用机制的。此外,β-淀粉样蛋白的升高也被认为与麻醉风险、AD相关。因此,有人担心麻醉可能加重AD患者的痴呆程度,但是麻醉药物对AD患者是否具有毒性尚未明确。由于这类患者不能配合,因此,使用区域阻滞或局部麻醉都需要适当镇静,若担心镇静影响呼吸时可复合喉罩。

三、多发性硬化患者的麻醉

(一) 疾病特点

多发性硬化症是脑和脊髓随机多发的、可逆的髓鞘脱失和慢性炎症,但最终形成瘢痕(神经胶质增生)。多发性硬化症可能是由病毒感染引起的自身免疫性疾病。疾病的首发人群年龄在20~40岁,女性多于男性,发病率为2∶1。通常表现为不可预知的频繁发作与缓解交替出现。随着时间的推移,病情的缓解越来越不彻底,直至最终发展为失能,且在15年之内,50%的患者将不能自主行走。临床表现取决于病变位置，但通常包括感觉障碍（感觉异常）、视力障碍（视神经炎和复视）和肌张力下降。这些症状在数天之内就能产生，在数周或数月后又可发生缓解。早期通常可通过脑脊液检查以及磁共振成像来明确诊断。髓鞘再生是有限的，而且大多数情况下不能再生。继而轴突丧失逐渐增多。神经功能的改变与轴突传导改变有关，传导可以通过脱髓鞘的轴突，但是会受许多因素的影响，特别是温度。体温升高可导致多发性硬化症患者的症状加重。

多发性硬化症的治疗首先是对症治疗或防治疾病的进展，在难治病例中，可使用地西泮、丹曲林或巴氯芬。巴氯芬鞘内给药可用于控制痉挛，氯贝胆碱和抗胆碱药对防治尿潴留有效；卡马西平、苯妥英、抗抑郁药可能对疼痛性感觉迟钝有效；糖皮质激素可降低急性发作的严重程度和发作的持续时间；对皮质类固醇药抵抗的复发患者隔日进行血浆置换5~7次可能有效；干扰素也可用于治疗多发性硬化症；硫唑嘌呤或环磷酰胺的免疫抑制作用也可控制疾病的恶化；米托蒽醌可用于治疗复发性和进行性多发性硬化症。使用这些药物的患者，术前须检查其凝血功能、免疫功能和心功能。

（二）麻醉注意事项

应激、麻醉和手术对疾病的影响尚存争议。而且，麻醉对其影响也不可预知。无论是否实施麻醉，疾病的复发期间都禁止行择期手术。诸如手术的应激以及麻醉可能使病情恶化的患者经常咨询的内容应在术前签署的知情同意书中予以记录。腰麻可能使病情加重，但是整个手术/分娩/麻醉过程同样可以导致病情加重。多发性硬化症属于中枢神经系统疾病，因此外周神经阻滞的顾虑不大，但是，患者也可能合并周围神经病变。硬膜外和区域麻醉病程影响可能较少。目前尚无全身麻醉与多发性硬化症之间特异性相互作用的报道。疾病晚期患者自主神经功能紊乱，心血管系统不稳定。对于轻度瘫痪或完全瘫痪的患者，应用氯琥珀胆碱可能会导致高钾血症，因此禁止使用。无论采取何种麻醉方法，都应避免患者体温升高。患者无论采取何种麻醉方法在围手术期都可能出现病情的恶化，针对这一点也应该给予患者和家属相应的告知。

四、肌萎缩性侧索硬化症患者的麻醉

（一）疾病特点

肌萎缩性侧索硬化症（amyotrophic lateral sclerosis，ALS）是一种混合的上下运动神经元病，伴随有脊髓前角a-运动神经元、脑干运动核和皮质脊髓束变性。此类患者多存在进展性肌无力、肌肉萎缩（手较典型）、痉挛以及下肢反射亢进。也可能发生发声障碍、吞咽困难、舌萎缩和肌束震颤。进展性肌无力会导致呼吸衰竭甚至死亡。ALS患者通常不会影响感觉功能，包括学习能力和认知功能以及大小便功能。

ALS的发病率为2/10 000，其病因仍不明确，但是在一小部分家族性发病的ALS患者身上发现了超氧化物歧化酶-1基因缺陷。ALS是一种累及上、下运动神经元的疾病，其进展迅速。患者常于50~60岁出现肌肉无力、萎缩、震颤及痉挛等临床表现。发病时症状可能并不对称，但病情进展2~3年后全身骨骼肌以及受延髓支配的肌肉均会广泛受累。进行性呼吸肌无力使得患者呼吸困难，最终引起通气障碍导致死亡。尽管患者的心肌并不受累，但有可能出现自主神经功能紊乱。目前对于ALS没有特异性治疗，只能采取对症治疗。利鲁唑是一种谷氨酸释放抑制剂，可以保护神经且延长此类患者的寿命。后期患者常常需要气管切开、胃造瘘术和其他支持疗法，包括机械通气。

（二）麻醉注意事项

ALS患者对镇静催眠药的呼吸抑制作用更加敏感。延髓受累合并呼吸肌无力导致容易出现误吸和肺部并发症。这些患者多存在交感神经亢进和自主神经功能紊乱，易发生体位性低血压和静息性心动过速，围手术期管理时应引起注意。由于去神经支配和长期卧床易引起高钾血症，应该避免使用氯琥珀胆碱。非去极化肌松药可能延长和强化神经肌肉阻滞作用，因此应用此类药物时要格外慎重，需要应用时需减量。全身麻醉可能会引起通气量下降，神经阻滞麻醉可以避免其症状加重。全身麻醉复合硬膜外阻滞已成功地用于这些患者且未见出现并发症。全身麻醉后应注意术后的监护治疗，特别是呼吸的支持治疗，必须在评估呼吸功能能满足患者需求后才能拔管。

五、自主神经功能障碍患者的麻醉

（一）疾病特点

自主神经功能障碍可能由广泛性或节段性的中心或外周神经系统疾病引起。症状可能为全身性、节段性或局灶性的。疾病可能为先天性、家族遗传性或后天获得的。常见的临床表现包括阳痿、膀胱及胃肠功能异常、体液调节少汗、少泪、唾液减少及体位性低血压。体位性低血压是本病最严重的症状。

(二) 麻醉注意事项

对自主神经功能障碍的患者实施麻醉的主要风险主要表现为循环的波动,特别容易出现严重的低血压,影响大脑和冠状动脉血流量。患者对腰硬联合麻醉的血管扩张效应耐受性很差。许多全身麻醉药物引起的心肌抑制效应以及气道压增高对患者也同样危险。对患者进行连续动脉血压监测是十分必要的,血管活性药的准备十分重要。治疗低血压可用液体治疗和直接作用的血管加压药(较间接作用的血管加压药好)。由于去神经支配,患者可能对血管加压药的反应增强,用药时可采用泵注或小剂量分次给药的方式。患者对失血耐受性也很差,注意容量的补充。麻醉中必须严密监测患者体温,无汗的患者容易出现体温过高。

六、脊髓灰质炎后综合征患者的麻醉

脊髓灰质炎后综合征(postpolio syndrome, PPS)影响脊髓灰质前角运动神经元,主要表现为下运动神经元障碍。神经功能进行性恶化的原因尚不明确,早期应用无创呼吸支持对有呼吸功能不全的的患者有益。该病多发于5岁以下的小儿,神经病毒侵犯脊髓灰质前角的运动细胞,引起其支配的肌肉发生迟缓性麻痹。发病后两年以内肌肉如能恢复者则可完全康复,否则由于肌力的不平衡逐渐形成足踝的内翻畸形。常施行的手术如踝关节的内翻畸形矫正术。自发病之日起两年内由于脊髓神经受病毒感染一般尚未稳定,为避免加重病情,一般不宜选用蛛网膜下腔阻滞麻醉。幼儿接受踝关节内翻畸形矫正术时多用全身麻醉,加用局部麻醉可明显减少全身麻醉药的用量。学龄以上儿童接受踝关节内翻畸形矫正术时则以硬膜外麻醉为主。对于患有小儿麻痹后遗症的成人行其他手术时,麻醉选择无特殊。

一项长期的随访指出,从急性脊髓炎到发生脊髓灰质炎后综合征约35年,PPS在女性中更常见。最常见的症状如进行性肌无力、乏力以及肌肉或关节疼痛,肌肉萎缩、呼吸和吞咽困难等较少见。疼痛是PPS患者的常见症状,疼痛评分在PPS和非PPS患者中有细微的差别(VAS:55/45)。在一项以全身麻醉手术为主的研究当中,曾经有脊髓灰质炎病史的患者在围手术期出现呼吸系统并发症的风险与对照组比并无差异,但风险比(OR)可高达3.3。接受矫形手术的PPS患者不在少数,需重视对他们实施区域阻滞麻醉的安全性评估。这类患者运动神经元较正常人减少,但了解健存神经元对局部麻醉药毒性是否更敏感十分困难。目前暂无证据认为椎管内麻醉中使用常规剂量丁卡因、布比卡因会造成神经功能恶化,但有病例报道在腰硬联合麻醉(布比卡因和罗哌卡因)后出现马尾神经综合征,在实施区域阻滞麻醉时仍应警惕局部麻醉药中毒的风险。实施神经监测(如经颅刺激运动神经诱发电位)有助于实施更精准的麻醉。全身麻醉面临的弊端包括这类患者对镇静药、阿片类药物的敏感性增加,使用肌松药的风险,呼吸系统不良反应如低通气。选择区域阻滞麻醉或是全身麻醉需要充分评估患者的病情。

七、吉兰-巴雷综合征患者的麻醉

(一) 疾病特点

吉兰-巴雷综合征(Guillian-Bare syndrome, GBS),是一种急性起病,以周围神经及脑神经损害伴脑脊液中蛋白和细胞分离为特征的综合征。目前认为,GBS发病机制中前驱感染诱发了免疫应答,由于病原体与外周神经结构存在共同的交叉反应性表位,机体免疫系统对后者产生了交叉免疫反应(分子模拟机制)。半数以上的患者在出现神经炎症状前有上呼吸道或胃肠道感染症状,或有外科手术史,但血清学检查未能证实病毒感染与GBS发病有直接关系,也未能分离出致病病毒。

1. 临床表现

(1) 多数患者起病前1~4周内曾患上呼吸道感染、肠道感染和腮腺炎等疾病。

(2) 首发症状常是四肢急性、对称性、弛缓性瘫痪,先下肢而后上肢,由远端向近端发展;也有由近端向远端,由上向下发展者,或远、近端同时受累。累及肋间肌和膈肌可致呼吸肌麻痹、呼吸困难。肌肉麻痹几天内可达高峰,运动障碍、肌张力降低、腱反射减弱或消失、无病理反射。早期可无肌肉萎缩,但有肌压痛;如病变严重,损伤神经轴突,可引起肌肉萎缩。

(3) 脑神经受累:常出现的脑神经受累症状为一侧或双侧面瘫,尤其是成人;其次是舌咽、迷走神经受累,表现为吞咽困难、声嘶、饮水呛咳,以儿童多见;少数患者也可表现眼球运动神经、三叉神经和舌下神经麻痹等症状。如同时出现眼肌麻痹和

7

肢体共济失调,称为 Fisher 综合征。

(4)感觉症状:大部分患者常有肢端针刺或麻木感;部分患者有"手套或袜套式"感觉减退。神经根刺激是 GBS 患者的主要体征。神经根疼痛通常位于背部和四肢,多数患者在急性期存在疼痛。

(5)自主神经受累:肢体血管舒缩功能障碍,表现为体位性低血压(交感神经活动低下)和高血压(交感神经活动亢进),腹泻/便秘、低钠血症、心动过缓、尿潴留、心动过速、可逆性心肌病和 Horner 综合征,皮肤泛红、手脚出汗、水肿等。抗利尿激素分泌不当综合征可能与自主神经受累有关。

(6)个别患者还可以出现颅内压增高、视乳头水肿、视网膜水肿和出血、面肌纤维颤搐、听力损失、脑膜征和精神状态改变等。

(7)辅助检查:典型的脑脊液改变为蛋白质含量增高,而细胞数正常,称为蛋白 - 细胞分离现象。这是本疾病特征性变化之一。但是脑脊液蛋白的含量与疾病的严重程度并无平行关系。针极肌电图(EMG)等电生理检查有助于确诊 GBS 和变异类型(脱髓鞘型或轴突型),也可以提供预后相关信息。还有抗 GQ1b 血清抗体和脊柱 MRI 辅助诊断。

2. 治疗方法　GBS 的主要治疗方法为血浆置换和使用静脉注射免疫球蛋白,这些治疗有利于改善病情,加快 GBS 恢复。早期接受治疗,恢复会更快。血浆置换可清除循环中的抗体、补体和其他可溶的调节因子。静脉注射免疫球蛋白在 GBS 患者中的确切作用机制尚不明确,可能作用为:提供抗独特型抗体、调控 Fc 受体的表达和功能、干扰补体的活化和细胞因子的产生,或者是干扰 T 细胞和 B 细胞的活化和效应器功能。

(1)急性期的呼吸治疗:呼吸肌麻痹引起的通气障碍性呼吸衰竭是 GBS 致死的主要原因,保证足够的肺泡通气、纠正缺氧是急性期治疗的首要任务。

1)保证呼吸道通畅,减少无效腔量:本病由于自主呼吸运动幅度小,同时咳嗽、吞咽反射可能消失,或合并有口、咽肌麻痹,很容易发生误吸及肺不张。若吸入高浓度氧治疗,更容易促进肺不张的发生。所以要加强护理,随时清除口咽腔内的分泌物,并根据情况及时建立人工气道,以便于吸痰和机械通气。

对于发病初期、呼吸肌麻痹不明显、尚能吞咽分泌物者,可放入口咽通气道,并经鼻腔插入吸氧管至口咽部进行吸氧。

对于膈肌重度受累、呼吸肌麻痹伴舌咽、迷走神经麻痹、咳嗽无力、已出现肺不张表现、PaO_2 降至 70mmHg 或 $PaCO_2$ 升至 60mmHg 者,应建立人工气道。当出现以下情况时,及时给予气管插管维持呼吸:用力肺活量小于 20ml/kg;最大吸气压小于 30cmH_2O;最大呼气压小于 40cmH_2O。

估计 1~2 周内病情会好转,且能脱离呼吸机者,可经鼻腔或口腔气管插管(经鼻腔插管利于口腔护理,且保留时间较长);估计机械通气需 2 周以上或已行经口、鼻腔插管治疗一段时间,病情无好转且有恶化趋势者,应行气管切开。气管插管期间应注意无菌吸痰,给予合理抗生素,防治呼吸道感染。

2)机械通气指征:对于自主呼吸减弱、肺活量小于 15ml/kg 体重、最大吸气负压小于 –25cmH_2O、呼吸频率 >30 次 /min 时,结合动脉血气分析结果,应及时给予控制 / 辅助呼吸。也可通过下列表现作为预测呼吸衰竭的因素:从发病到入院的时间短于 7 日;不能咳嗽;无法站立;不能抬肘;无法抬头;肝酶升高。

3)机械通气方式的选择:在发病的初期,自主呼吸尚有一定的力量,可以给予 SIMV、PSV、MMV、CPAP 支持。在发病高峰期,自主呼吸微弱或停止,给予 IPPV。在发病的后期,呼吸肌力量有所恢复,应予辅助呼吸,并逐渐锻炼呼吸肌功能,采用 SIMV+PSV、VSV 等。但要注意防止呼吸肌疲劳。应注意 PEEP/CPAP 可以防止肺不张,但不宜过高。因为这类患者应用呼吸机时间较长,PEEP/CPAP 过高对循环的影响较大,同时注意吸入气体的湿化和加温。

4)停用呼吸机的指征

A. 平静自主呼吸时胸腹部的矛盾呼吸基本消失,自主 TV>6ml/kg、呼吸频率 15~30 次 /min。

B. 吞咽功能基本恢复。

C. 肺部并发症明显好转。

D. 血气分析大致正常。

5)气管拔管的指征

A. 自主呼吸能够维持机体的气体交换,血气分析正常。

B. 有一定的咳嗽能力,能自行排痰。

C. 肺部无并发症。

D. 患者全身情况逐渐好转。

(2)心血管支持治疗:GBS 患者常见的心血管受累表现有:血压阵发性波动、快速性心律失常和缓慢性心律失常，少见的表现包括从心肌炎到心力衰竭不等的心肌受累。对 GBS 进展期患者，应当持续监测其心律、血压，直到患者不需要通气支持、或停用机械通气后处于恢复期在停止监测。

管理要点：

1）应维持血管内容量，尤其在维持正压通气时；血压波动明显应建立动脉内监测；低血压补液无效时，可应用小剂量去氧肾上腺素。

2）尽可能避免使用副作用为低血压的药物；当出现自主神经功能障碍时，使用低剂量的短效血管活性药物，谨慎调整剂量来治疗血压波动；出现严重高血压时，可用拉贝洛尔、艾司洛尔或硝普钠进行治疗。

3）经常在吸痰及气道分泌物时发生心律失常；持续性窦速通常不需要治疗；严重的、危及生命的心律失常时，需要给予阿托品、心脏起搏治疗。

4）血浆置换可造成患者低血压和电解质紊乱，同时应排除其他疾病造成的内环境紊乱。

⑶其他治疗

1）急性期的其他治疗主要包括：①纠正水电解质紊乱和酸碱失衡；②激素治疗：一般主张早期、大量、短期应用。有报道认为对于呼吸肌麻痹患者，鞘内注射地塞米松，能较好地减轻神经根的炎症反应。激素治疗不应超过 1 月，停药时逐步减量，减量愈慢，复发概率越小；③加强机体营养物质的供给，应及早下胃管鼻饲；④合理应用抗生素。

2）稳定恢复期的综合治疗①免疫治疗：对于激素治疗反应不佳者可使用免疫抑制剂；免疫调节剂如左旋咪唑、转移因子能够增强抑制性 T 细胞对 B 淋巴细胞和效应性 T 淋巴细胞的抑制作用，从而降低自身体液和细胞免疫的强度，也可酌情使用；②早期应用 B 族维生素、细胞色素 C、辅酶 A 和 ATP 等神经营养药物，改善神经功能，促进髓鞘再生；③加强护理、理疗，防治并发症。

（二）麻醉注意事项

GBS 在急性期很少进行手术。在稳定期有可能进行一些急诊手术。手术前应详细询问病史，确认是否存在呼吸功能不全。准备好各种呼吸急救设备。

麻醉选择的原则为越简单越好。对于短效手术，以局部麻醉和神经阻滞为首选。椎管内麻醉不提倡，因为如果出现并发症不易与疾病发作区别。全身麻醉药物根据具体情况灵活选用。慎用肌松药。术中、术后必须施行有效的呼吸支持。

GBS 患者因可能合并脑神经、自主神经障碍，出现呼吸系统、心血管系统等不稳定的状态，诱导时应采取措施降低反流误吸风险，麻醉诱导、插管刺激等可能引起血流动力学剧烈波动，可能需要用小剂量短效血管活性药进行调控，积极予严密的血流动力学监测。使用去极化肌松药琥珀胆碱可诱发致命性的高钾血症；非去极化肌松药并非禁忌，GBS 患者对非去极化肌松药的反应不一，也存在阻滞延长的情况，应考虑使用神经刺激仪监测神经肌肉传导，可能存在对肌松药敏感性增强和长时间肌无力的危险，应当谨慎应用。由于患者存在自主神经功能障碍、呼吸衰竭和误吸的风险，因此在术后可能仍然需要进行辅助通气或者机械通气。有报道少数患者在接受不同外科手术、使用麻醉药物后出现术后 GBS，使用区域阻滞麻醉的报道主要集中在产科手术患者中。尽管在 GBS 产妇中有成功实施椎管内麻醉的案例，但在理论上，麻醉药物对外周神经神经髓鞘的影响、操作本身伴随的损伤不可忽视。椎管内麻醉是否加重、引起 GBS 复发尚无定论，不能排除疾病本身进展、外科手术操作等的影响。目前仍把急性神经炎症作为区域阻滞麻醉相对禁忌证，没有足够的证据评估其安全性。

第五节　脊髓损伤患者手术的麻醉

脊髓损伤（spinal cord injury，SCI）的常见原因为交通事故、运动伤、坠落伤、暴力伤、手术损伤、血肿或肿瘤压迫等。脊髓损伤 75% 由外伤引起，胸腰段骨折是脊柱损伤中最常见的类型，占 90%。脊髓损伤常见部位为 $C_{1\sim2}$、$C_{4\sim6}$、T_{11}~L_2。损伤的部位越高、程度越重，对患者的病理生理干扰越大。

一、疾病特点

急性 SCI 的病理生理变化呈动态过程。临床上分为 4 期。

1. 急性期　损伤后的 48 小时内。若为脊髓横断伤，立即出现脊髓休克综合征，表现为损伤平面以下内脏和躯体感觉完全消失，肌肉松弛性麻痹，反射消失，尿便潴留，同时伴有血压下降、心动过缓和心律失常。发生心血管异常的机制可能是由于颈胸段脊髓损伤，阻断了高级中枢对心脏的交感调节，不能够反射性引起心率、心肌收缩力和心输出量增加，代偿能力降低。SCI 早期脊髓的血管常发生痉挛，血液供应有不同程度的障碍，进一步加重脊髓的继发性损伤。由于呼吸肌麻痹、反流误吸、腹胀、伴发胸部损伤等原因，呼吸衰竭是急性 SCI 患者早期死亡的主要原因之一。

急性期的处理原则为：

(1) 迅速完成初步诊断，在现场固定好患者的脊柱，并立即送往有关的医疗中心。有呼吸心跳停止者，应行现场复苏。

(2) 保持呼吸道通畅，吸氧，防止二氧化碳潴留，必要时气管插管辅助或控制呼吸。

(3) 维持血压正常或轻度升高，避免血压剧烈波动。

(4) 及早明确其他并发的损伤和脊髓损伤的节段。

(5) 尽早使用药物和物理方法保护脊髓功能。大剂量甲泼尼龙冲击治疗是唯一被美国 FDA 批准的治疗脊髓损伤的药物，治疗时间窗为损伤后 8 小时。受伤 48 小时后的患者，可使用神经节苷脂、神经生长因子等药物治疗。非手术治疗常选择闭合复位、支固定等方法。

(6) 给予导尿：目的是预防膀胱过度膨胀，预防泌尿系统感染，预防结石形成，预防上尿路损害。

2. 亚急性期　损伤后 48 小时至脊髓休克开始恢复，1~12 周不等。感染、消化道出血等并发症可能出现。

3. 中间期或脊髓休克恢复期　逐渐出现躯体反射恢复、亢进，甚至痉挛。损伤平面在 T_7 以上的患者，2~3 周后，损伤平面以下的反射部分恢复，一旦该区域有较强的皮肤或内脏刺激（如尿潴留、排便、分娩等）可能引发自主反射亢进（automatic hyper-reflexia），表现为阵发性高血压、心律失常、短暂意识丧失或癫痫，损伤平面以下血管收缩，平面以上血管扩张，严重时可发生脑出血、视网膜出血、心力衰竭等。由于反射亢进和肌肉兴奋，患者的血钾可能升高。

4. 慢性期　损伤后 3 个月以上，为痉挛期。表现为反射亢进，肌肉痉挛，骨质疏松，高钙血症等。

5. 主要并发症

(1) 呼吸系统并发症：呼吸衰竭、肺不张、肺炎等。

(2) 低钠综合征：主要症状为头痛、表情淡漠、嗜睡、肌无力或抽搐、昏迷等。

(3) 低血压：低血容量和严重脊髓损伤为其主要原因，不及时处理可能造成脊髓低灌注，加重继发损伤。

(4) 体温异常：血管舒缩中枢功能紊乱，导致体温调节障碍，表现为持续高热，损伤平面以下皮肤干燥无汗，也可以引起低体温。

(5) 胃肠道：脊髓损伤是消化道出血的独立危险因素。

(6) 深静脉血栓：是脊髓损伤后的常见并发症，主要发生在损伤 2 周内，由于伤后瘫痪、活动减少，交感神经损害后导致血管调节机制受损造成血液瘀滞。若术前使用低分子肝素抗凝，则需要术前 24 小时前停用，或使用鱼精蛋白拮抗。手术出血得到控制后，低分子肝素可在术后 24 小时内恢复使用。

(7) 高钾血症：受累肌纤维运动终板处乙酰胆碱受体数量增加，当给与氯琥珀胆碱时整个肌肉发生去极化，可引起致命的高钾血症。

二、麻醉注意事项

1. 术前评估　脊髓损伤患者术前应充分估计患者的情况，尤其是呼吸和循环功能。

(1) 脊髓损伤患者呼吸系统特点

1) 吸气功能保存较好（膈肌支配），呼气功能相对受损（肋间肌及腹肌支配），限制性通气功能障碍为主，肺活量、第 1 秒用力呼气容积、最大呼气中段流量、呼气峰流量、肺总量、最大通气量、补呼气容积、深吸气量减少，残气容积增加，功能残气量变化不明显。

2) 高位四肢瘫和截瘫患者咳嗽力量减弱，咳嗽减弱及呼气压下降常常导致黏液栓和肺不张。

3) 限制性气道阻塞，可能与肺失去交感神经支配，副交感神经占据优势有关。同时副交感神经又能促进气道收缩。

4) 气道反应性增高，可能与脊髓损伤患者气道直径缩小相关，提前吸入异丙托溴铵可阻断气道高反应性。

(2) 脊髓损伤患者循环系统特点：主要表现为低血压、心动过缓、心律失常，机制为交感神经放电受到抑制，迷走神经功能相对亢进。颈段及上胸段损伤可产生心交感神经抑制，心肌收缩功能紊乱。

慢性阶段患者体位改变引起的心血管反射消失，可能造成体位性低血压。

2. 术前用药 术前给予阿托品，有利于防止麻醉后低血压和心动过缓，由于脊髓损伤患者呼吸功能受到抑制（高位），且对药物敏感，故镇静、镇痛药物可酌情减量给予或不用，处于脊髓休克期的患者可常规给予抗胆碱药。

3. 麻醉方式 以气管插管全身麻醉为首选。对于高颈段损伤一定要防止头部后仰，为保证颈部肌张力存在，最好选用清醒气管插管或给予镇静药后保留呼吸插管。麻醉诱导药物宜选择对循环干扰小的依托咪酯、羟基丁酸钠及咪达唑仑等。必要时采用纤维光导喉镜或带光源盲插引导器。麻醉维持可以选用吸入、静脉或复合麻醉。

4. 麻醉药物 瘫痪患者常并存血钾升高，应避免用氯琥珀胆碱，否则易发生严重心律失常甚至心搏骤停的危险，这类患者以选用非去极化肌松药为妥或少用肌松药。

5. 其他

(1)围手术期移动患者一定要温柔，轻搬轻放，保持脊柱处于水平位，防止错位而加重脊髓损伤。

(2)若采取俯卧位手术，膈肌运动受限制，更易发生低血压、呼吸困难等。这类患者对麻醉药都较敏感，耐受性差，用药量应比一般患者减少。手术区若在麻木区内，麻醉药的用量可适当减少。

(3)加强监测：对于危重患者，除了常规的血压、心率、心电图、脉搏血氧饱和度、体温监测外，留置直接动脉压、中心静脉压、漂浮导管很有必要。体感或运动诱发电位监测对于指导手术操作有一定的价值。

(4)高位截瘫患者的产热和散热中枢传出和传入通路有可能被横断，体温调节功能低下，应注意人工调节。

6. 慢性脊髓损伤的麻醉处理 脊髓损伤3个月后进入慢性期，除了自主反射亢进外，可能伴发有尿路感染、深静脉血栓、肺栓塞、消化道出血、电解质紊乱、骨质疏松及压疮溃疡等，麻醉前应有所了解。麻醉中要注意防治自主反射亢进，包括充分镇痛、控制血压、治疗心律失常等。长时间骨骼肌瘫痪的患者，静脉注射氯琥珀胆碱后肌颤使细胞内钾离子大量释放到血液循环，可引起高钾血症，有导致心律失常甚至心搏骤停的危险。因此，需要肌松时，宜用非去极化肌松药。

（黑子清 王保国）

参考文献

[1] 邓小明，姚尚龙，于布为，等．现代麻醉学 [M]. 4 版，北京：人民卫生出版社，2014.

[2] TALKE, P O. Republished: Society for Neuroscience in Anesthesiology and Critical Care expert consensus statement: Anesthetic management of endovascular treatment for acute ischemic stroke [J]. Stroke, 2014, 45 (8): 138-150.

[3] BLICHFELDT L L, HANSEN B D. Anesthesia and myasthenia gravis. Acta Anaesthesiol Scand 2012; 56 (1): 17-22.

[4] WEINGARTEN T N, ARAKA C N, MOGENSEN M E, et al. Lambert-Eaton myasthenic syndrome during anesthesia: a report of 37 patients [J]. J Clin Anesth, 2014, 26 (8): 648-653.

7

第八十八章

糖尿病与胰岛素细胞瘤患者的麻醉

目　录

正常葡萄糖的代谢是葡萄糖利用和内源性生成或饮食供给之间的平衡。临床上有多种原因或疾病可导致糖代谢紊乱，引起血糖增高或降低。如皮质醇增多症、嗜铬细胞瘤、甲亢、创伤、手术等应激状态下可以出现血糖增高，胰岛素瘤引起高胰岛素血症，导致血糖降低。糖尿病是围手术期并发症发生率增多的原因之一，有报道合并糖尿病的患者围手术期死亡率较非糖尿病患者增高5倍。术前应充分了解病情，进行术前评估和术前准备工作，选择适当的麻醉方法和麻醉用药，才能保证患者围手术期平稳、安全的恢复。

第一节　糖尿病患者麻醉

糖尿病是由于胰岛素相对或绝对缺乏以及不同程度的胰岛素抵抗，引起碳水化合物、脂肪及蛋白质代谢紊乱的综合征，表现为以血糖增高和/或尿糖为特征的慢性全身性疾病。糖尿病晚期患者可出现广泛的微循环及大血管病变，导致双目失明、肾功能损害、肢端坏死、心脑血管病变等。糖尿病患者在接受手术时，麻醉和手术可加重病情，而病情严重或术前控制不满意的患者，可能发生糖尿病性酮症酸中毒、循环衰竭，甚至死亡。据估计，糖尿病的发生率占总体人群的2%~5%，其中大约有50%的糖尿病患者需要手术和麻醉。因此，熟悉糖尿病的病理生理改变、了解病情特点及患者用药治疗情况，对糖尿患者手术的麻醉及围手术期管理十分必要。

一、病理生理特点及分类

（一）病理生理特点

胰岛素是调节和维持血糖正常的主要激素。胰岛素产生并储存于胰岛β细胞，它能使糖和钾离子转运至细胞膜内，加速组织细胞对葡萄糖的吸收利用，并促进肝糖原合成，抑制糖原分解和糖原异生；抑制脂类分解；促进蛋白质合成，抑制蛋白质分解。所以，胰岛素减少时，发生一系列病理生理改变。

1. 糖代谢异常　肝糖原合成减少，糖原分解和异生增加，葡萄糖利用减少，血糖增高。

2. 脂肪代谢异常　脂肪合成减少，分解加强，严重者可出现酮症酸中毒。

3. 蛋白质代谢紊乱　抑制蛋白质合成，加快蛋白质分解。

4. 其他　动脉硬化和微血管病变，引起冠心病、心肌病、脑血管病变、下肢缺血、肾功能不全等。

（二）糖尿病分类

糖尿病可分为四种临床类型。

1. 1型糖尿病　也称为胰岛素依赖型糖尿病（insulin-dependent diabetes mellitus，IDDM），与自身免疫性疾病相关，发病率为40%~50%（即：如果单卵双生双胞胎中一方患有糖尿病，则另一方患糖尿病的概率为40%~50%），全世界有1 000万~2 000万患者，每年以3%~5%的速度增长。发病年龄多数在30岁以下，儿童与青少年易发病，故又称之为青少年糖尿病。这类患者胰岛素缺乏，口渴多饮，消瘦，尿量显著增加，易发生酮症酸中毒。1型糖尿病是由T细胞介导的胰腺β细胞自身免疫性破坏引起的。虽然环境触发因素如病毒（尤其是肠病毒），膳食蛋白质以及药物/化学品可能引发有遗传倾向的易感宿主的自身免疫反应，但是确切病因并不明确。

2. 2型糖尿病　也称为非胰岛素依赖性糖尿病（non-insulin dependent diabetes mellitus，NIDDM），占糖尿病的90%。在过去的20年中，糖尿病患者人数增加了3倍，全世界达到了3亿，而成人和儿童腹型肥胖所导致的2型糖尿病是糖尿病患者人数上升的主要原因。这类患者起病缓慢、隐匿，通常胰岛β细胞仍具有一定的分泌功能，血浆胰岛素水平正常或升高，但相对于血糖水平来讲胰岛素水平偏低。胰岛素靶细胞上的胰岛素受体或受体后缺陷使得外周对胰岛素利用障碍。这些患者通常有明显的家族遗传性，体重超重，很少出现酮症酸中毒，但是容易发生高糖血症性高渗非酮症性昏迷。多数患者经饮食控制或口服降糖药物可控制血糖，少数患者需要外源性胰岛素控制血糖。

3. 营养不良相关的糖尿病　多发生于贫困地区。以青年男性多见。

4. 其他　继发于胰腺疾病以及其他内分泌疾病，如胰腺囊性纤维化、胰腺手术切除、慢性胰腺炎等均可引起胰岛素分泌不足；胰高血糖素瘤、嗜铬细胞瘤、肢端肥大症或糖皮质激素分泌过量的患者，胰岛素的作用可能被抑制，从而产生胰岛素相对不足的表现。糖尿病也可继发于一些药物使用之后，如抗高血压药、噻嗪类利尿药及精神病药物等。糖尿病也可能是某些遗传综合征的一部分，如 Wolfram Didmoad Syndrome，Friedrich's Ataxia 等。妊娠糖尿病约占孕妇的 2%~3%，是妊娠期发生流产、死胎及巨大儿的重要原因。

二、临床表现及治疗

（一）临床表现

糖尿病多发于 40~60 岁，女性多于男性。典型糖尿病的临床表现为三多一少，即多饮、多食、多尿及体重下降。

1 型糖尿病“三高一低”症状显著，发病期确切，易出现糖尿病酮症酸中毒。

2 型糖尿病起病隐匿缓慢，临床表现常不典型，偶于体检时发现，据估计，大多数患者被诊断为 2 型糖尿病前约 4~7 年就已经患病，更有在糖尿病并发症出现后才发现。首发症状多种多样，如：多饮多尿，糖尿病视网膜病变所致视物模糊；糖尿病肾病所致的水肿；贫血，外阴瘙痒及非酮症高渗性昏迷。

（二）诊断

2019 年美国糖尿病协会（ADA）更新了糖尿病诊断标准，在现有诊断标准中增加了 A1c 诊断标准的合理应用，即：A1c ≥ 6.5%（48mmol/mol），A1c 的检测应采用 NGSP（美国国家糖化血红蛋白标准化计划）认证的 DCCT（糖尿病控制及并发症试验）标准化方法。

我国仍按照 1997 年美国糖尿病协会（ADA）制订的诊断标准，暂未使用 A1c 诊断标准，有下列情形之一者即可诊断糖尿病：

1. 空腹血糖 >7.0mmol/L（126mg/dl）。

2. 具有糖尿病症状，任意时间血糖 >11.1mmol/L（200mg/dl）。

3. 空腹血糖低于 7.0mmol/L（126mg/dl），疑有糖尿病者应接受 75g 葡萄糖耐量试验。服糖后 2 小时血糖超过 11.1mmol/L（200mg/dl）。

糖耐量异常（IGT）和空腹葡萄糖受损（IFG）

糖耐量异常（IGT）是指口服葡萄糖耐量试验（OGTT）2 小时后的血糖水平升高，超过正常的 7.0mmol/L，但仍未达到 11.1mmol/L 的糖尿病诊断标准。这些患者称为葡萄糖耐量异常。空腹葡萄糖受损（IFG）相应的就是指空腹血糖升高，也未达到糖尿病的诊断标准，即空腹血糖在 6.2~7.0mmol/L（100~125mg/dl）之间。

IGT 和 IFG 可以说是一种正常人向糖尿病的过度状态，这部分人虽然现在还不是糖尿病，但是将来发生 2 型糖尿病危险性非常高，可以说是糖尿病的后备军。据有关研究报道，每年 5%~8% 的 IGT 者将发展成为 2 型糖尿病。此外 IGT 者发生心血管病变，如心肌梗死、心绞痛的危险性也大大提高。

（三）糖尿病的治疗

治疗目标是纠正代谢紊乱，控制血糖，使血糖、尿糖及电解质等恢复正常或接近正常，防治并发症，改善全身状况，提高患者对手术及麻醉的耐受性。理想的血糖浓度应为空腹 8.3mmol/L（150mg/dl）以下，餐后血糖不超过 10mmol/L（180mg/dl）。

1. 一般性治疗　综合疗法，如避免紧张刺激、适当的体力活动，防止感染等。

2. 饮食控制　可根据病情适当控制饮食，维持其理想的体重，控制血糖以及避免或延缓并发症的发生。

3. 口服降糖药　常用的降血糖药物有磺脲类和双胍类。

4. 使用胰岛素　胰岛素是治疗糖尿病的特效药物，其适应证为：胰岛素依赖性糖尿病；非胰岛素依赖性糖尿病发生非酮症高渗性昏迷、酮症酸中毒，以及合并感染、创伤、脑血管意外等应激状态；口服降糖药治疗失效；营养不良及消耗性疾病患者；高钾血症。术前停用口服降糖后，改用胰岛素控制血糖。胰岛素的初始剂量为 0.6U/（kg·d），分 3~4 次皮下注射，数日后根据空腹及餐后血糖、尿糖情况调整胰岛素剂量。使用胰岛素应注意防止出现低血糖反应、过敏反应，少数患者可能对胰岛素产生抵抗。

三、糖尿病相关的急性并发症

（一）低血糖

低血糖一般是指血糖低于 2.8mmol/L(50mg/dl)。严重低血糖（指血糖低于 1.4~1.7mmol/L 或 25~30mg/dl）时患者可出现低血糖昏迷。当血糖低于正常低限时可引起相应的症状与体征。

1. 原因　术前口服降糖药或胰岛素用量过大、应用中长效胰岛素不适当是围手术期低血糖的主要原因。低血糖是胰岛素瘤的主要症状，也见于其他疾病如肝硬化、垂体功能低下、肾上腺功能不全、肝脏占位性病变以及肉瘤等。

2. 临床表现　一般表现为交感神经兴奋，包括：大汗、颤抖、视力模糊、饥饿、软弱无力、心悸、腹痛。此外，尚可表现为中枢神经系统抑制的症状，包括头痛头晕、反应迟钝、嗜睡、心动过速、瞳孔散大、癫痫发作甚至昏迷。患者可能有精神异常的表现。延髓受抑制时，患者可呈现深昏迷，各种反射消失，呼吸浅弱，血压下降，瞳孔缩小等。如在全身麻醉下，患者可出现苏醒延迟。

3. 治疗　低血糖对患者的危害较大，应高度警惕。围手术期应尽量维持患者血糖在正常或稍高水平，避免出现低血糖症状。如怀疑患者有低血糖症状时，应及时测定血糖并根据测定结果迅速处理。其治疗的有效方法是给予葡萄糖，轻者可口服葡萄糖水，严重者可快速输注葡萄糖，先静脉注射50% 葡萄糖 40~100ml，必要时重复。然后继续输注5%~10% 葡萄糖 300~400ml/h，直至血糖维持稳定。其他治疗还包括胰高血糖素、糖皮质激素等。

（二）酮症酸中毒

糖尿病酮症酸中毒是指糖尿病患者在各种诱因的作用下，胰岛素明显不足，升糖激素不适当升高，造成糖、蛋白、脂肪以及水、电解质、酸碱平衡失调而导致的高血糖、高血酮、酮尿、脱水、电解质紊乱、代谢性酸中毒等一系列症候群。感染、手术和外伤等应激反应可能导致机体利用胰岛素障碍，机体不能充分利用葡萄糖，而脂肪及蛋白质代谢显著增加，肝脏产生大量酮体，引起酮症酸中毒，尤其以1 型糖尿病更为常见。

1. 病理生理　酮症酸中毒可使心肌收缩力下降，外周阻力降低，引起血糖和渗透压升高，细胞内脱水和渗透性利尿，甚至出现低血容量。其电解质紊乱包括高血糖（血糖通常在 300~500mg/dl）、高钾血症和低钠血症。此时机体总钾量降低，但是由于促使钾离子向细胞内转移的胰岛素不足，此时临床上常表现为血钾水平升高。另一方面，血糖每升高100mg/dl，血浆钠离子浓度降低 1.6mEq/L。

2. 治疗　①给予胰岛素控制血糖，首次剂量为静脉注射 10 单位，随后静脉连续输注；②补充液体：给予生理盐水 1~2L 扩容，适当补钾、磷和镁离子；③纠正酸中毒：一般不需要，当 pH 低于 7.1 或出现循环功能不稳定时，应给予碳酸氢钠等纠正酸中毒药物；④纠正各种诱因。

（三）高渗性非酮症高血糖昏迷

高渗性非酮症高血糖昏迷又称为高渗性非酮症糖尿病昏迷、高血糖脱水综合征等。其临床特征为严重的高血糖、脱水、血浆渗透压升高而无明显的酮症酸中毒，患者常有意识障碍或昏迷。2 型糖尿病患者在遇有创伤、感染等诱因时常导致高渗性非酮症高血糖昏迷，死亡率高，应予足够的警惕，及时诊断和有效的治疗。

1. 病理生理　常见于感染或脱水的患者，也可见于 2 型糖尿病和非糖尿病患者。其特征包括：血糖 >33.3mmol/L（600mg/dl），渗透性利尿引起的低血容量、电解质紊乱、血液浓缩以及中枢神经系统功能异常（如癫痫发作或昏迷），而无酮症酸中毒的特征。

2. 治疗　包括输注生理盐水和胰岛素。这类患者对胰岛素可能较为敏感，宜采用小剂量。当血糖低于 16.7mmol/L 时，应注意观察病情并酌情停用胰岛素，以免发生脑水肿。此外应注意纠正电解质的异常。

四、糖尿病相关的慢性并发症

糖尿患者长期的高血糖状态导致多脏器功能改变，糖尿病的慢性并发症成为围手术期糖尿病患者死亡的主要原因。

1. 关节强直综合征　Rosenbloom 和 Frias 首次报道了 3 例 1 型糖尿病患者发生关节挛缩和非家族性侏儒症，通常以第五掌指关节和近端指间关节为首发，逐渐累积指关节、腕关节、踝关节、膝关节，甚至脊柱关节。当颈椎关节受累时，颈椎活动受限，称为关节强直综合征。糖尿病患者发生关节强直综合征的机制尚不清楚，可能与长期的高血糖诱发非酶性的糖基化作用使结缔组织胶原蛋白连接结构异常有关。

2. 心血管系统疾病　糖尿病患者围手术期各种心血管疾病的发生率和死亡率是非糖尿病患者的 2~3 倍，包括高血压、冠心病、外周动脉疾病、心脏收缩和舒张障碍，心力衰竭等。心血管并发症所致的死亡占糖尿病患者死亡率的 80% 以上。糖尿病患者无痛性心肌缺血或心肌梗死的发生率远大于非糖尿病患者，故更容易延误治疗。高血压在糖尿病患者中比非糖尿病患者更加常见，可能与进行性的糖尿病肾病有关，围手术期适度的血压控制在一定程度上比血糖控制还要重要。糖尿病患者冠状动脉疾病的预防，包括积极处理高血脂，高血糖，高血压，以及给予阿司匹林抗凝治疗。

3. 自主神经病变　糖尿病自主神经病变

(DAN)是一种常见的严重的并发症,可以累及许多器官造成功能障碍,如消化系统、生殖泌尿系统、心血管系统等。临床表现为:静息状态下的心动过速、体位性低血压、便秘、胃轻瘫、无汗症、神经血管功能障碍等。

心血管自主神经病变的出现通过以下几方面表现出来,包括测试心血管反射和测量患者的静息心率,心率变异性,Valsalva 动作的反应,直立时心率和收缩压的改变,舒张压对持续运动的反应,QT 间期。除了心血管的影响,自主神经病变患者可能表现出呼吸反射受损,对缺氧和高碳酸血症的换气反应受损。

胃轻瘫也是糖尿病常见的并发症,同时也是自主神经病变的一种,约 25% 的糖尿病患者发生糖尿病性胃轻瘫。主要临床表现为厌食、胃胀气、上腹不适、恶心、呕吐。可能的原因为糖尿病患者的迷走神经受损造成胃排空减慢所致。胃轻瘫的治疗包括严格的血糖控制,少食多餐,减少食物中的脂肪含量,给予促动力剂,如甲氧氯普胺。糖尿病患者腹泻和便秘也是常见的,并可能与自主神经病变相关。

4. 肾病　大约 30%~40% 的 1 型糖尿病患者和 5%~10% 的 2 型糖尿病发展为终末期肾病,表现为肾小球硬化伴随肾小球基底膜增厚,动脉硬化,肾小球硬化和肾小管间质疾病。临床特点为高血压,蛋白尿,周围水肿,肾小球滤过率进行性降低。蛋白尿是糖尿病肾病最早出现的实验室阳性结果。历经 5 年蛋白尿,血尿素氮和肌酐增加,相当比例患者在 3~5 年进展为肾衰竭。高血压是导致糖尿病肾病进展最重要的因素。控制高血压可以显著缓解进展。

5. 视网膜病　糖尿病视网膜病变源于微血管的各种改变(包括闭塞,扩张,通透性增加,小动脉瘤)导致的出血,渗出和异常血管和纤维组织增长。视觉障碍的范围可以从色觉细微的变化到完全失明。严格血糖的控制和血压控制可以减少患病风险和视网膜病变恶化的进展。

6. 感染及伤口愈合不良　糖尿病患者由于巨噬细胞功能下降,趋化 / 吞噬功能受损,毛细血管数量减少,伤口弹性降低,成纤维细胞和胶原合成减少、水肿增加等原因常并发各种感染,而脓毒症是围手术期的主要死亡原因之一。糖尿病控制不满意的患者,由于伤口组织强度不足及感染等原因,常导致术后伤口愈合不良。

五、糖尿病和生理功能老化加速

患者的年龄与围手术期的不良预后呈明显正相关,糖尿病会引起生理功能提前老化。DCCT 实验(Diabetes Control and Complications Trials)发现 1 型糖尿病患者如果血糖控制不佳,则生理年龄的 1 年相当于 1.75 年,如果血糖控制较好,则相当于 1.25 年。2 型糖尿病患者每患病 1 年则相当于 1.5 年,如果血压和血糖控制较好,则相当于 1.06 年。因此,当治疗糖尿病患者时,应该意识到他们的风险相当于生理年龄更大的人。

肥胖发病率升高和缺乏体育锻炼是 2 型糖尿病逐渐增多的主要原因。与 1 型糖尿病一样严格控制血糖、增强体育锻炼、减轻体重可以延缓 2 型糖尿病造成的年龄老化,甚至可以明显延缓疾病和老化的发生。尽管这种老化速度的延缓可以降低糖尿病患者围手术期的风险,但目前还没有对照研究证实。

六、术前评估和准备

糖尿病本身对围手术期的影响没有其靶器官病变对围手术期的影响严重。尽管长期以来人们一直认为合并糖尿病会增加围手术期风险,但是对于不需要 ICU 管理的患者,流行病学研究并不支持这个观点。甚至对于 ICU 住院患者来说,长期存在的糖尿病本身也不如靶器官功能障碍以及围手术期和 ICU 期间的血糖控制水平重要。糖尿病对靶器官系统的影响分为糖尿病并发症的作用、年龄增长的作用以及糖尿病加速老化的作用。糖尿病患者手术期间的主要危险因素来自糖尿病所引起的靶器官疾病:心血管功能障碍、肾功能不全、关节胶原组织异常(颈部活动受限、伤口愈合能力差)、白细胞生成不足以及神经病变。由糖尿病本身引起的死亡例数已明显减少,而糖尿病的慢性并发症已成为糖尿病患者的主要死亡原因。因此,应重视这些脏器功能的术前评估和治疗,以保证患者处于最佳的术前状态。

(一) 术前评估

轻型糖尿病或控制良好的糖尿病患者,无糖尿病并发症,这类患者对手术和麻醉的耐受性较好,围手术期死亡率与正常人无异。但病情较重或已出现糖尿病并发症的患者,如合并了心血管疾患时死亡率为正常人 5 倍,手术和麻醉的风险性增加。所以,麻醉科医师通过术前访视患者,充分了解病情。术前评估的重点在于心血管系统，肾脏系统，神经系统和肌肉骨骼系统。

1. 术前应详细了解患者的糖尿病类型，是否有低血糖、酮症酸中毒和高渗性非酮症昏迷等病史；了解病程的长短、血糖最高水平、现在控制血糖的方法（饮食、口服降糖药、胰岛素）及所用药物剂量。应注意药物作用高峰及其降低血糖的效应，如应用胰岛素后常常出现低血糖反应者，提示患者糖原储备较低，需特别注意血糖变化。

2. 判断有无糖尿病的并发症及对全身脏器的影响　有无水电解质紊乱及酸碱失衡。对伴有器官（如心、肾）功能损害者，应进一步了解其功能受损情况，了解 ECG 有无异常、尿素氮（BUN）检查结果，必要时应检查肌酐清除率及心脏运动负荷试验。一般来讲，具有全身或重要脏器功能受损的并发症，如心肌受累、肾脏病变、严重感染等，可加重糖尿病病情和代谢紊乱，增加麻醉处理的困难。

3. 合并有高血压的糖尿病患者，常使用血管紧张素转化酶抑制剂或 β 受体阻滞剂，将血压控制在 130/80mmHg，患者低血糖时可能出现严重的心动过缓，麻醉药物可能增强 β 受体阻滞剂的作用。使用利尿剂特别是排钾利尿药时，应密切监测血钾，因为即使轻微的酸中毒都可导致全身钾的丢失。

合并有冠心病、缺血性心脏病和外周动脉粥样硬化的患者，手术和麻醉期间血流动力学波动较大，手术和麻醉的危险性增加。如果患者具有两个或更多的心脏风险因素并且要经历大手术时应考虑做负荷试验（见美国心脏协会 / 美国心脏病学院的具体准则）。如果已发生自主神经病变，警惕无症状性心肌缺血的出现。在一项 1 123 例 2 型糖尿病患者的研究中发现，心脏自主功能障碍是反映心肌缺血的有力指标，故术前心血管系统自主功能的检测是合并冠心病的糖尿病患者围手术期风险评估的重要组成部分。如果冠状动脉疾病存在，应用 β_1 受体阻滞剂可降低围手术期发病率和死亡率。

4. 合并自主神经病变患者易出现围手术期心律失常和低血压、胃轻瘫以及无症状低血糖。代偿性交感神经反应的丧失干扰了血流动力学异常的察觉和治疗。有自主神经病变的患者，心脏对应激反应能力降低，麻醉和手术的风险性增加。心电图 R-R 变异性检测、Valsalva 试验（堵鼻鼓气法）、体位血压测量试验可用来进行心血管自主神经功能的评估。对乙酰氨基酚试验（口服 1 500mg 对乙酰氨基酚后，测定其吸收率）是一种简单、有效、无创的测定糖尿病患者胃排空情况的方法，可以用来评估糖尿病患者胃轻瘫状况。对已有外周神经病变者，应了解感觉神经麻木的程度和范围，以及运动神经障碍的程度。如运动神经病变严重，对肌肉松弛药反应可能异常。肌肉骨骼系统的术前评价应侧重于颈部关节活动受限，此受限源于蛋白的非酶糖基化和胶原蛋白的异常交联。后颈部和上背部（糖尿病硬肿症）僵硬、木质感、非凹陷性水肿加上关节灵活性受损限制颈部的活动，并可能使气管插管困难。

5. 合并有关节强直综合征的患者在实施全身麻醉前，应仔细评估颈部活动情况及气道分级，发现可疑困难气道，及早准备困难气道设备。

6. 肾功能不良的糖尿病患者，其代谢胰岛素的能力减低，需减少胰岛素用量。

术后伤口感染以及愈合不良是重要的术后并发症，有统计表明约有 17% 的糖尿病患者发生隐匿性感染。

7. 手术种类对麻醉处理影响不同。手术的应激反应导致高血糖，交感神经系统的激活和儿茶酚胺、皮质醇、生长激素的释放可能使控制良好的糖尿病变成显著的高血糖，甚至酮症酸中毒。此外，手术与降低机体胰岛素的敏感性相关（手术的胰岛素抵抗）。手术和麻醉对控制不佳的糖尿病患者的代谢有着深远的影响。甲状腺或腹腔手术、大的骨折创伤、感染脓肿切开引流等手术应激性反应大，应增加胰岛素用量。合并酮症酸中毒及高渗性昏迷应禁止行择期手术。

（二）血糖控制

大量研究表明：长期严格控制血糖和血压并进行体育锻炼可以明显延缓微血管病变，显著改善微血管并发症，甚至可能延缓 2 型糖尿病的发生。随机对照临床试验已明确证实，严格控制血糖可以降低微血管（肾病，周围神经病变，视网膜病变）并发症的风险。微血管功能障碍是糖尿病患者特有的，其特征为非闭塞性的微循环血管通透性降低以及血流量和血管张力自动调节障碍。不过，目前争论的中心围绕在围手术期严格控制血糖的益处和风险效益比。有证据显示，严格控制血糖对于妊娠期糖尿病（包括胎儿）患者、行体外循环手术的患者、中枢神经系统广泛缺血的患者以及术后需要进入 ICU 病房的患者有益。但目前还没有足够的证据表明围手术期严格控制血糖对于其他患者而言具有重要的意义，也没有相关风险效益比的调查。

长期严格控制血糖是因为：①高糖血症会导致白细胞功能下降，感染率增加；②葡萄糖本身具有毒性作用，可以促进非酶类糖基化作用，导致异常蛋白质生成，出现关节强直和伤口愈合的抗张力下降；③高血糖还会导致肝脏巨球蛋白生成增多，引起血黏度增高；④葡萄糖诱发的血管扩张作用可以阻碍靶器官在体循环压升高时的自身调节作用，影响机体的自我调节功能。故围手术期严格血糖控制对处理急性和慢性高血糖的结果是十分重要的。

术中血糖的管理受到许多特定条件的影响，如手术类型、妊娠、中枢神经系统（CNS）是否广泛受损、患者的治疗偏倚及糖尿病类型。1 型糖尿病患者需要胰岛素替代，需要严格控制血糖水平。2 型糖尿病体内有一定胰岛素水平，目前的研究数据表明，只有需要加强监护的患者才会从围手术期严格控制血糖中获益。

对糖尿病患者术前血糖应达到多少目前尚无一致的意见，糖尿病患者围手术期血糖管理的关键是制定明确的目标血糖浓度，然后严密监测血糖并调整治疗以达到目标血糖水平，通常有以下几种血糖控制方法：

1. 经典的“非严格控制”方法

(1) 目标：预防低血糖、酮症酸中毒和高渗状态。

(2) 方案：①手术前午夜开始禁食、禁水，一杯 400ml 的清橙汁备用；②术日晨 6 点输注 5% 的葡萄糖液体，速度为 2ml/(kg·h)；③开始输液后，皮下注射平日清晨胰岛素使用剂量的 1/2；④术中继续输注含 5% 葡萄糖的液体，输注速度不小于 125ml/(h·70kg)；⑤患者回到恢复室后继续监测血糖浓度，根据血糖浓度按比例调整治疗方案。

2. 严格“控制血糖”方案

(1) 目标：维持血糖浓度在 4.4~6.7mmol/L。将血糖浓度控制在该范围内可以促进伤口愈合、预防伤口感染、改善局部或全脑缺血的神经系统预后，并可帮助体外循环患者脱机。

(2) 方案：①手术前一天晚上测定餐前血糖浓度。静脉输注含 5% 葡萄糖的液体，输注速度为 50ml/(h·70kg)。②使用输液泵持续泵入正规胰岛素（50U 入 250ml 生理盐水），在将泵连接至葡萄糖输液管路之前，用 60ml 配好的胰岛素溶液冲洗泵管，并弃掉冲洗液，这样可以使泵管吸附胰岛素的位点达到饱和。③输液泵的速度按下面的公式计算：胰岛素（U/h）= 血糖浓度（mg/dl)/150（注意：如果患者使用皮质类固醇治疗[如每天使用 10mg 泼尼松龙或等效剂量的其他皮质类固醇，不包括吸入性皮质类固醇制剂]则分母变为 100)。④根据需要每 4 小时监测一次血糖浓度，调整胰岛素泵入速度以维持血糖浓度在 5.6~11.1mmol/L。⑤手术当日，术中维持输注不含糖的液体和电解质溶液，如 3、4 步所述。⑥在手术开始及之后的 24 小时内，每隔 1~2 小时测定一次血糖浓度，根据血糖水平调整胰岛素用量。

尽管这种方案很少出现需要紧急处理的严重低血糖（血糖浓度 <2.8mmol/L)，但还是应该备好 15ml 的 50% 葡萄糖溶液。一旦出现低血糖应立即停止泵入胰岛素。即使对于使用大剂量激素的血糖控制困难的糖尿病患者，采用这个方案也可以达到上述血糖目标。

七、麻醉管理

麻醉及手术刺激可以引起交感神经兴奋，使血糖升高。而患者紧张、疼痛、术中出血等均可加重应激反应。因此，应尽可能选用对糖代谢影响小的麻醉方法。

（一）麻醉方式的选择

手术刺激可引起机体应激反应使血糖增高，而精神紧张、疼痛、出血、缺氧及二氧化碳蓄积等可加重患者的应激反应，从而加重患者高血糖反应。理想的麻醉应有效的减少应激反应，避免影响机体代谢。麻醉方式的选择应根据病情、有无并发症以及并发症的严重程度、手术部位、大小和手术要求等。一般来说，局部麻醉、神经阻滞、椎管内阻滞麻醉对机体代谢影响小，椎管内阻滞时由于患者缺乏有效的压力反射调节功能，患者在椎管内阻滞时易出现明显的血压下降，应注意麻醉平面不宜过广，防止术中血压波动。患者局部麻醉药需要量低，神经损伤的危险性增高，局部麻醉药中加入肾上腺素也增加了缺血和水肿性神经损伤的危险。另外应注意患者是否存在周围神经病变，以便与某些神经并发症相鉴别。

而全身麻醉对机体的代谢影响大，高达 40% 的糖尿病患者喉镜显露声门困难，可能是由于关节僵硬，寰 - 枕关节活动度减小所致。此类患者对气管插管的心血管反应过强，麻醉诱导期应维持适宜的麻醉深度。术中应加强麻醉管理，避免加重已存在的代谢紊乱。

（二）麻醉药物的选择

麻醉药物可以通过间接影响代谢激素的分泌或直接影响胰岛素的分泌而影响体内糖代谢，故了解药物对糖代谢的影响对于维持围手术期糖代谢平衡至关重要。

1. 静脉麻醉药　苯二氮䓬类药物如咪达唑仑可以减少皮质醇和胰岛素的分泌，增加生长激素的产生。虽然常规的镇静剂量下此种作用微乎其微，但对ICU中长期应用咪达唑仑的患者来说，其引起的糖代谢的变化应引起重视。依托咪酯抑制肾上腺皮质激素的分泌，从而减弱机体围手术期的血糖调节。丙泊酚对胰岛素分泌的影响目前尚未可知，诱导剂量的丙泊酚对糖尿病患者无不良副作用，但有动物实验表明，丙泊酚可以影响糖尿病动物的左室舒张末容量，从而产生更显著的负性肌力作用。

2. 吸入麻醉药　吸入麻醉药物如氟烷、安氟烷、异氟烷等可抑制胰岛素的敏感性，且这种抑制作用呈剂量依赖性。一项临床观察报道异氟烷可以使患者的糖耐量受损。另外一项研究发现，氟烷和七氟烷对糖尿病患者的心肌抑制作用比非糖尿病患者明显。

3. 阿片类药物　阿片类药物不仅可以影响术中循环状态，对体内激素和代谢状态也有一定影响。阿片类药物可以有效的抑制交感神经系统和下丘脑-垂体轴功能，抑制围手术期代谢激素的分泌，有利于糖尿病患者术中的血糖控制。

4. 其他　α_2受体激动剂可以降低交感神经张力，抑制神经末梢释放去甲肾上腺素。虽然可乐定对垂体肾上腺功能的影响目前尚有争议，但是，有报道称，2型糖尿病患者术前90分钟应用可乐定可以改善术中血糖控制，减少术中胰岛素的用量。也有报道称另一种高选择性强效α_2受体激动剂右美托咪定也可以减少大手术后胰岛素的分泌而不干扰体内糖代谢，可能的机制与其减低交感神经活性有关。

（三）麻醉期间管理

手术及麻醉等各种应激性刺激使得临床上难以将血糖控制在一个很窄的范围，通常认为围手术期可接受的血糖低限是不引起低血糖发作，高限是不会引起渗透性利尿和高渗性昏迷。

1. 术中一般不输含糖液体，以免出现高血糖。可选用复方林格液或生理盐水。如需输葡萄糖液时，应根据患者血糖检测结果按一定比例同时输注胰岛素。

2. 合并严重心脏疾患或自主神经功能异常的患者对血管有抑制作用的麻醉药、血管扩张药较敏感，容量不足及失血时易出现血压下降，且程度较重。另一方面患者对手术操作等刺激敏感性增加，当刺激较强时或应用某些血管活性药物时，易出现较剧烈的心血管反应。因此，应维持适当的麻醉深度，麻醉操作轻柔，尽量避免循环动力学的剧烈波动。

3. 合并有自主神经病变的患者常常胃排空延迟，应注意防止麻醉诱导期间发生胃反流、误吸。

4. 长期使用胰岛素的患者在体外循环后期采用鱼精蛋白逆转肝素的残余作用时应非常小心慎重。

（四）麻醉中监测

1. 术中除常规监测血压、心电图、脉搏氧饱和度外，还可实施有创监测，如直接动脉测压、肺动脉漂浮导管等，及时了解循环动力学变化。

2. 术中应加强呼吸管理，避免缺氧和二氧化碳蓄积。

3. 术中应监测尿量，以了解肾功能状态。

4. 术中应根据病情反复测定血糖、尿糖、尿酮体，依据监测结果给予适当治疗，如静脉输注胰岛素，或输注含葡萄糖液体。

（五）急诊手术的麻醉处理

急诊手术使糖尿病发展成酮症酸中毒或高血糖高渗综合征的风险加大。若患者出现酮症酸中毒或高血糖高渗综合征，手术应推迟4~6小时，以优化患者的代谢状况。酮症酸中毒多由1型糖尿病发展而来，通常由感染、肠梗阻、或创伤等因素诱发。表现为高血糖、高渗、严重脱水、酮症和酸中毒。严重脱水继发于渗透性利尿、呕吐、过度通气以及进食减少，可造成严重低血压，循环性休克，急性肾小管坏死。钠和钾整体缺乏，经常出现磷、镁缺乏。治疗包括给予大量生理盐水和胰岛素。最初的处理方法为给予0.1U/kg胰岛素，而后每小时输注0.1U/kg的胰岛素。每小时监测一次血糖，每2个小时监测一次电解质。钾、镁、磷缺乏在尿生成后得以纠正。当血糖下降到低于13.9mmol/L时，静脉注射液应包括葡萄糖。胰岛素要持续应用直到酸中毒纠正。在pH值≤7.10时可应用碳酸氢钠。

7

高血糖高渗综合征通常发生在年老、虚弱的2型糖尿病患者中。这些患者代谢紊乱比糖尿病酮症酸中毒(diabetic ketoacidosis,DKA)患者严重,严重的脱水(>7~10L),(血清)高渗透压(>320mOsm/L)和高血糖(>44.4~55.6mmol/L)。患者表现为意识模糊,病灶部位中枢神经系统缺陷,癫痫或昏迷。令人惊讶的是,电解质缺乏(K^+、PO_4^{2-}、Mg^{2+})严重性低于DKA。治疗包括大量生理盐水和与糖尿病酮症酸中毒相当剂量的胰岛素。这些患者患脑水肿的风险很大,因此,空腹血糖和渗透压的纠正应在12~24小时内逐步进行。但也要注意避免随后出现的低血糖。一些急诊手术的患者往往患有糖尿病,应在病情允许的情况下进行必要的术前准备,包括了解病情、必要的实验室检查,以及相应的治疗。

八、术后治疗方案

糖尿病患者的术后管理需要对胰岛素的量进行详细的记录。24小时内即将出院的患者胰岛素需求要与术前门诊胰岛素用量相比较。为了决定胰岛素用量,要计算最近24小时内的总胰岛素的量,减少的量50%为长期或中效胰岛素,50%为短期或速效胰岛素。

在重症监护治疗病房(ICU)积极胰岛素治疗有益于降低发病率和死亡率。ICU中,接受常规胰岛素治疗的患者[血糖10~11.1mmol/L(180~200mg/dl)]比严格控制血糖4.4~6.1mmol/L(80~110mg/dl)患者死亡率高。原因包括中性粒细胞和巨噬细胞功能更好,黏膜/皮肤屏障的有利改变,红细胞生成增加,淤积减少,呼吸功能改善,降低轴突变性。

第二节　胰岛素瘤手术的麻醉

胰岛素瘤是因胰腺β细胞瘤或增生造成的胰岛素分泌过多,引起以低血糖症为主的一系列临床症状。一般胰岛素瘤体积较小,多为单发,多为无功能性。胰岛素瘤也可能是多发性内分泌腺瘤病的一部分。

一、病理生理

胰岛素瘤以良性腺瘤最为常见,其次为增生,癌和胰岛母细胞瘤少见。胰岛素瘤90%为良性,直径在0.5~5cm。瘤体分布于胰头、体、尾。位于胰腺外的异位胰岛素瘤发生率不到胰岛素瘤总数的1%,多见于胃、肝门、十二指肠、胆总管、肠系膜和大网膜等部位。胰岛素瘤也可能是多发性内分泌腺瘤病Ⅰ型的一部分。胰岛素瘤的胰岛素分泌不受低血糖抑制。

二、临床特点

中年男性多见,可有家族史。病情呈进行性加重。其临床表现为低血糖症状,如头晕、黑蒙、心悸、出汗,此类患者神经、精神异常极为常见,甚至出现麻痹性痴呆、卒中、昏迷。禁食、运动、劳累、精神刺激等可促进其发作。临床上多有Whipple三联症:即空腹发病,发病时血糖低于2.2mmol/L(40mg/dl),静脉注射葡萄糖立即见效。空腹血糖常常低于2.8mmol/L(50mg/dl)。本病可为多发性内分泌腺瘤病Ⅰ型(MEN-Ⅰ)的表现之一,MEN-Ⅰ除了胰岛素瘤外,尚可伴有垂体肿瘤、甲状旁腺肿瘤或增生。

三、麻醉前准备

对于术前诊断明确的患者,术前准备主要目的是预防低血糖的发生,可采取下列措施:

1. 内科治疗包括少量多餐和夜间加餐,以减少低血糖症的发生。也可选择二氮嗪(diazoxide)、苯妥英钠、生长抑素、糖皮质激素等治疗。

2. 术前也可用二氮嗪准备,剂量为每日200~600mg,术中可继续使用二氮嗪以减少低血糖发生的可能性。

3. 术前禁食期间,根据患者平时低血糖发作情况,必要时补充葡萄糖,以免发生严重低血糖。但应在手术2~3小时前补充葡萄糖,用量不宜过大,以免影响术中血糖检测结果。

4. 急性低血糖的处理同前,快速补充葡萄糖以控制或缓解低血糖症状。低血糖发作时,轻者可口服适量的葡萄糖溶液,重者需静脉输注50%葡萄糖液40~100ml,必要时可重复,直至症状得到缓解。

四、手术麻醉特点

手术切除是胰岛素瘤的根治方法。胰腺位于上腹深部,加之胰岛素瘤较小不易寻找,故麻醉方式应能满足手术切除及手术探查等操作的需要，维持适当的麻醉深度和良好的肌松。全身麻醉及硬膜外阻滞麻醉均可用于此类患者。

1. 全身麻醉　对肿瘤定位困难者需行开腹探查，或异位肿瘤，以选用全身麻醉为宜。对以往从胰尾起盲目切除 2/3~1/2 的胰腺的手术方式持慎重态度。全身麻醉应尽量选用对血糖影响小的药物，并且在全身麻醉期间应注意鉴别低血糖昏迷。对于精神紧张、肥胖、肿瘤多发或定位不明确的患者全身麻醉更为合适。

2. 硬膜外麻醉　硬膜外麻醉可满足手术要求，对血糖影响小，保持患者清醒可评价其神志改变，但硬膜外阻滞必须充分，否则可因手术刺激引起反射性血压下降、恶心呕吐。同时应控制麻醉平面，以免造成呼吸抑制、血压下降。

五、术中血糖监测和管理

胰岛素瘤切除术中应监测血糖变化，其目的是及时发现处理肿瘤时的低血糖和肿瘤切除后的高血糖，以及判断肿瘤是否完全切除。

1. 一般认为肿瘤切除后血糖升高至术前 2 倍或切除后 1 小时内上升至 5.6mmol/L（100mg/dl），即可认为完全切除。

2. 肿瘤切除后 1 小时内血糖无明显升高者，应怀疑有残留肿瘤组织存在，应进一步探查切除残留的肿瘤组织。

3. 术中应避免外源性葡萄糖引起的血糖波动，以免不能准确反映肿瘤切除与否。

4. 为防止低血糖的发生，术中应间断测定血糖水平，根据血糖测定值输注少量葡萄糖，应维持血糖在 3.3mmol/L（60mg/dl）以上；肿瘤切除后如出现高血糖，可使用小量胰岛素控制。

5. 保持足够的通气量，维持正常的 PaO_2 和 $PaCO_2$，避免过度通气出现继发性脑血流下降，减少低血糖造成脑缺氧性缺糖性损害。

（于泳浩）

参考文献

[1] FLEISHER L A, BECKMAN J A, BROWN K A, et al. ACC/AHA 2007 Guidelines on Perioperative Cardiovascular Evaluation and Care for Noncardiac Surgery: A Report of the American College of Cardiology/American Heart Association Task Force on Practice Guidelines (Writing Committee to Revise the 2002 Guidelines on Perioperative Cardiovascular Evaluation for Noncardiac Surgery) Developed in Collaboration With the American Society of Echocardiography, American Society of Nuclear Cardiology, Heart Rhythm Society, Society of Cardiovascular Anesthesiologists, Society [J]. Journal of the American College of Cardiology, 2007, 50 (17): 159-242.

[2] KHAN A A, KHAN F A. Haemodynamic response to induction, laryngoscopy and tracheal intubation in diabetic and non-diabetic patients [J]. J Pak Med Assoc, 2009, 59 (1): 27-30.

[3] VINIK A I, ZIEGLER D. Diabetic cardiovascular autonomic neuropathy [J]. Circulation, 2007, 115 (3): 387-397.

[4] AMOUR J, KERSTEN J R. Diabetic cardiomyopathy and anesthesia [J]. Anesthesiology, 2008, 108 (3): 524-530.

[5] SIMMONS R K, COLEMAN R L, PRICE H C, et al. Performance of the UK prospective diabetes study risk engine and the Framingham risk equations in estimating cardiovascular disease in the EPIC-Norfolk Cohort [J]. Diabetes Care, 2009, 32 (4): 708-713.

[6] HALL G M. Management of diabetes during surgery: 30 yr of the Alberti regimen [J]. Anaesthesia, 2009, 103 (6): 789-791.

[7] PREISER J C, DEVOS P, RUIZ-SANTANA S, et al. A prospective randomised multi-centre controlled trial on tight glucose control by intensive insulin therapy in adult intensive care units: the Glucontrol study [J]. Intensive Care Medicine, 2009, 35 (10): 1738-1748.

[8] MATHEWS D M. Clonidine premedication improves metabolic control in type 2 diabetic patients during ophthalmic surgery [J]. British Journal of Anaesthesia, 2003, 90 (4): 434-439.

[9] VENN R M. Effects of dexmedetomidine on adrenocortical function, and the cardiovascular, endocrine and inflammatory responses in post-operative patients needing sedation in the intensive care unit [J]. British Journal of Anaesthesia, 2001, 86 (5): 650-656.

[10] YUJI K A D O I. Anesthetic considerations in diabetic patients. Part I: preoperative considerations of patients with diabetes mellitus [J]. J Anesth, 2010, 24 (5): 739-747.

[11] YUJI K A D O I. Anesthetic considerations in diabetic patients. Part II: intraoperative and postoperative management of patients with diabetes mellitus [J]. J Anesth, 2010, 24 (5): 748-756.

[12] TAO L S, MACKENZIE C R, CHARLSON ME.

7

Predictors of postoperative complications in the patient with diabetes mellitus [J]. J Diabetes Complications, 2008, 22 (1): 24-28.

[13] YUJI K A D O I. Perioperative Considerations in Diabetic Patients [J]. Current Diabetes Reviews, 2010, 6 (4): 236-246.

[14] GROUP U P D S. Tight blood pressure control and risk of macrovascular and microvascular complications in type 2 diabetes: UKPDS 38 [J]. Bmj British Medical Journal, 1998, 317 (7160): 703-713.

[15] TUOMILEHTO J, LINDSTRÖM J, ERIKSSON J G, et al. Finnish Diabetes Prevention Study Group. Prevention of type 2 diabetes mellitus by changes in lifestyle among subjects with impaired glucose tolerance [J]. N Engl J Med, 2001, 344 (18): 1343-1350.

第八十九章

肾上腺疾病患者手术的麻醉

目　录

第一节　麻醉、手术对肾上腺皮质功能的影响

肾上腺位于双侧肾的上极附近，左侧呈新月形，右侧呈三角形。肾上腺包括肾上腺皮质和髓质两个在形态发生和生理功能上完全不同的部分。而外层皮质按其解剖结构不同由外向内进一步划分为球状带、束状带和网状带，分别分泌盐皮质激素、糖皮质激素和性激素。盐皮质激素以醛固酮为代表，主要通过调节肾远曲小管对钠离子的重吸收和钾离子、氢离子的分泌，维持体内的钠、钾平衡。糖皮质激素主要是皮质醇，通过广泛参与调节糖、蛋白质、脂肪和水盐的代谢，维持机体内环境的稳定。而性激素则主要包括脱氢表雄酮、雄烯二酮、睾酮、雌二醇等，主要参与青春期的发动和第二性征的维持。

皮质醇是对应激最敏感的激素之一。即使术前存在的紧张、焦虑和恐惧情绪也会引起皮质醇的分泌增加。有研究表明手术当日晨，血中皮质醇浓度增高。常用的术前药如镇静药巴比妥类或苯二氮䓬类、镇痛药吗啡或哌替啶等均有助于降低皮质醇的分泌。

不同麻醉药对肾上腺皮质功能的影响不尽相同。吸入麻醉药中，单独使用氧化亚氮可以使健康人体内皮质醇浓度增高，而常用挥发性麻醉药恩氟烷、异氟烷均对肾上腺皮质功能有一定程度的抑制作用。常用的静脉麻醉药如芬太尼、舒芬太尼、瑞芬太尼等阿片类药物对肾上腺皮质功能的影响不大。但氯胺酮、γ-羟基丁酸钠可使血浆内皮质醇浓度增高。依托咪酯、右美托咪定能够不同程度抑制皮质醇的合成，其中依托咪酯的抑制时间可长达48小时。

手术创伤是比麻醉更严重的应激，是下丘脑-垂体-肾上腺轴最强有力的激活因素之一，特别是一些重大的手术和广泛的烧伤等可引起显著的内分泌反应。由于垂体的促肾上腺皮质激素分泌增加，皮质醇、醛固酮及抗利尿激素分泌均可增加。手术过程中的皮质醇分泌增加可持续至术后数日，其升高程度与持续时间主要取决于手术创伤的大小。一般而言，正常成年人皮质醇的基础分泌量约为10~20mg/d，中小手术时增加至50mg/d，而重大手术时则可增至75~150mg/d，甚至高达200mg/d或更高。

术中低血压引起肾上腺皮质激素的分泌增加，血浆皮质醇浓度可增加1.5倍。低血容量、低血压时，肾动脉收缩，促使肾小球旁细胞释放肾素，进而通过血管紧张素促使醛固酮浓度增高，低血压情况改善后，醛固酮又恢复至低血压前水平。低温情况下，垂体-肾上腺皮质应激反应受到抑制，皮质醇分泌量降低。术中缺氧或有二氧化碳蓄积时，垂体分泌的促肾上腺皮质激素使血浆皮质醇浓度增高，但重度低氧血症时，皮质醇分泌反而被抑制。

第二节　麻醉、手术对交感-肾上腺髓质功能的影响

肾上腺髓质起源于外胚层，主要由嗜铬细胞组成，其受交感神经胆碱能节前纤维支配，分泌和储存肾上腺素、去甲肾上腺素和多巴胺。肾上腺素及去甲肾上腺素通过作用于相应受体，产生增加外周血管阻力、增加心肌收缩力、增快心率、松弛支气管平滑肌、促进糖原和脂肪分解等一系列生理作用。

术前用药中，短期使用吩噻嗪类药物对肾上腺髓质具有α肾上腺素能受体阻滞作用。氯丙嗪对儿茶酚胺有一定的抑制作用，作为冬眠合剂使用时作用更加明显。氟哌利多等也有轻度的α肾上腺素能受体阻滞作用。静脉注射吗啡0.2mg/kg，血浆中肾上腺素浓度增高，去甲肾上腺素有下降趋势。术前使用哌替啶2mg/kg时，血浆中儿茶酚胺浓度没有升高，也有人认为略有升高。术前使用阿托品及东莨菪碱，尿中儿茶酚胺代谢产物的浓度没有变化。有报道使用阿托品可使血浆儿茶酚胺水平增高。

常用阿片类药物、吸入麻醉药和静脉麻醉药均有不同程度的交感抑制效果，可以不同程度降低儿茶酚胺的水平，但氯胺酮可使血浆儿茶酚胺浓度增高。有人观察到静脉注射氯胺酮2mg/kg

和氯琥珀胆碱 1mg/kg 后 2 分钟儿茶酚胺浓度增加 50% 以上。椎管内麻醉对儿茶酚胺的影响较小。

手术中低温可导致血浆儿茶酚胺浓度的变化，随体温下降到 32℃时儿茶酚胺水平增高，当进一步降低至 24℃时儿茶酚胺恢复到基础水平。体外循环后血浆中肾上腺素浓度平均增高 3.35μg/L，去甲肾上腺素浓度增高 1.93μg/L。手术本身的刺激强度也是影响儿茶酚胺水平的重要因素，有报道在硬膜外麻醉下行上腹部手术，麻醉后切皮前肾上腺素及去甲肾上腺素浓度变化不大，但在切皮后 90 分钟两者血浆内浓度均有显著增高。这是创伤后交感神经兴奋的结果。

术中出血导致血容量不足时儿茶酚胺浓度增加，在动物的出血性休克模型中，休克后肾上腺素浓度较对照组高出 32 倍，去甲肾上腺素增高 6 倍。低氧血症或二氧化碳蓄积可增加儿茶酚胺的分泌。酸碱平衡失常可影响交感神经活动，酸中毒可增强交感神经活动，相反，碱中毒则常常起抑制作用。动物实验中证实，酸中毒（pH=7.2）时肾上腺受到刺激分泌肾上腺素增加，如用碱性药物纠正酸中毒会降低血浆中肾上腺素的浓度。

第三节 肾上腺皮质病变手术的麻醉处理

一、原发性醛固酮增多症手术的麻醉处理

原发性醛固酮增多症（primary hyperaldosteronism，PHA），是由于肾上腺皮质分泌过量的醛固酮激素，引起以高血压、低钾血症、碱中毒、肌无力为主要表现的临床综合征。1954 年 Conn 首先报道了由于肾上腺腺瘤引起的原醛症，故本症又称为 Conn 综合征。此后陆续发现其他不同种类的肾上腺疾病或某些肾上腺外病变也可能导致此类以醛固酮分泌增加、肾素分泌被抑制为特点的病变，故统称为低肾素醛固酮增多症（low rennin aldosteronism，LRA）。此类患者多以高血压症状先在心内科就诊，高血压患者中由 PHA 引起者占 10% 以上，是继发性高血压最常见的原因。

7

（一）术前准备

1. 病因及特征 此病多见于成年人，发病高峰年龄为 30~50 岁，女性多于男性。主要临床表现为：①高血压：是最常见和最早出现的症状。一般为发展缓慢的良性高血压，且表现为中等程度的血压增高，约在 170/100mmHg 左右，起病初期时使用降压药物治疗的效果尚好。但随着病程延长，血压逐渐增高，且降血压药物的治疗效果逐渐下降。持续、长期的高血压还可导致心、脑、肾等靶器官损害，如冠心病、慢性心衰、脑卒中等。②低钾血症：临床上出现神经肌肉兴奋性降低的表现，开始时主诉多为感觉异常、麻木等，渐而有肌无力等症状，主要影响肢体与躯干肌群。有些患者可出现典型的周期性瘫痪。严重者可出现呼吸肌麻痹（呼吸困难）、吞咽困难、腹胀等，持续时间视病情而异，可数小时至数天不等，严重者可反复发作，为控制症状需持续补钾。如有心肌受累，则可能出现期前收缩、阵发性室上性心动过速等心律 / 率的异常表现，严重者可能出现心室颤动等恶性心律失常。心电图出现 Q-T 间期延长、T 波增宽、降低或倒置，U 波出现，TU 波相连呈驼峰状等表现。③肾功能异常：是由于长期低钾血症引起肾小管近端病变所导致，表现为尿浓缩功能障碍、多尿、夜尿增多、烦渴、尿比重减低等。

实验室检查可有典型的低钾血症、高尿钾、代谢性碱中毒、高醛固酮血症、低血浆肾素活性的表现，血浆醛固酮 / 肾素浓度比值通常 ≥ 40。肾上腺超声、CT 及 MRI 检查可用于肾上腺病变的定位诊断。

2. 麻醉前准备 术前准备的主要目的是纠正电解质紊乱，并适当控制高血压。经口服或静脉补钾 4~6g/d。原醛症首选的治疗药物为口服螺内酯，它通过与醛固酮竞争性地结合肾小管细胞质或核内的盐皮质激素受体，拮抗醛固酮的作用，从而起到保钾排钠和降压的作用。对于严重高血压单纯口服醛固酮降压效果不佳的患者，可联合使用其他降压药物，如钙通道阻滞剂或血管紧张素转换酶抑制剂（ACEI）。长期高血压及低钾血症可加重心肌和血管组织负担及营养障碍，以至出现代偿能力减弱，对洋地黄类强心药反应不良。术前应对包括心、脑等在内靶器官功能进行评估，如存在功能障碍则麻醉风险显著增高，术前应予以优化处理。对于严重高血压合并高钠血症的患者应给予低盐饮食。

（二）麻醉管理

肾上腺腺瘤或单纯肾上腺增生导致的原发性醛固酮增多症首选手术治疗。不论在全身麻醉下或在硬膜外麻醉下均可完成此类手术，随着腹腔镜肾上腺切除手术的成功开展，更多此类患者接受全身麻醉。如患者的低钾血症、碱中毒得以在术前纠正，在麻醉中会减少很多困难。虽然高血压也常是此类患者的并发症，但通常在麻醉手术中不需要专门进行降压处理。对于术前准备不够充分的患者，要特别注意循环系统的变化，尤其对那些术前已有心律失常或心电图已表现出低钾血症的患者更应特别注意血压与心律的改变。如出现心律失常，及时的血气分析有助于发现严重的低钾血症，并监测补钾治疗的效果。全身麻醉过程中应避免过度通气，以减少由此导致的进一步血钾降低。硬膜外麻醉由于外周血管扩张，回心血量减少，易诱发低血压，应注意适时适当的补充血容量及合理使用血管活性药物。同时要注意给予适当剂量的局部麻醉药及维持合适的麻醉平面，避免出现剧烈的血压波动。在高龄患者中，因为多合并动脉硬化、心功能储备能力低下，更应强调在手术过程中维持循环系统的稳定性。术中在肾上腺周围操作时可发生一过性的血压增高，可密切观察，多数不需特殊处理。

二、皮质醇增多症手术的麻醉处理

皮质醇增多症（hypercortisolism）是机体组织长期暴露于异常增高的糖皮质激素所引起的一系列临床症状和体征，也称为库欣综合征（Cushing's Syndrome），其中最常见的是外源性 Cushing 综合征，即由于长期应用外源性促肾上腺皮质激素（ACTH）或糖皮质激素导致的病变。内源性 Cushing 综合征的病因可分为 ACTH 依赖性和 ACTH 非依赖性两大类，前者指由于 ACTH 或促肾上腺皮质激素释放激素（CRH）分泌过量引起双侧肾上腺皮质增生分泌过量皮质醇，如垂体瘤所致的库欣病、异位 ACTH 综合征等；后者即为肾上腺病变导致的 Cushing 综合征，肾上腺腺瘤或腺癌。原发性皮质醇增多症可发生于任何年龄，但多发生于 20~45 岁，女性多于男性，约是男性的两倍。在高血压人群中 Cushing 综合征患者占 0.5%~1%。有研究显示，与无功能肾上腺腺瘤的患者相比，皮质醇增多症患者行腹腔镜肾上腺切除术后的住院时间更长、并发症发生率较高、需要高级别监护治疗的机会更大，因此此类患者的围手术期处理应引起麻醉科医师和手术医师的格外关注。

（一）术前准备

1. 病因及特征　肾上腺皮质腺瘤和腺癌引起的皮质醇增多症分别占患者总数的 20% 和 5% 左右。肿瘤自主分泌大量皮质醇，下丘脑 CRH 及腺垂体 ACTH 细胞处于反馈抑制状态。因此属于 ACTH 非依赖性皮质醇增多症。

皮质醇增多症患者的临床症状和体征极具特色，是由于长期高皮质醇血症引起的体内蛋白质、脂肪、糖、电解质代谢紊乱及心血管、神经精神系统等的一系列功能改变。主要表现为：①向心性肥胖：表现为满月脸、水牛肩、锁骨上脂肪垫、四肢无力及肌肉萎缩等特征性的表现；②皮肤菲薄，皮下组织减少，皮下毛细血管清晰可见，呈多血质面容，皮肤弹力纤维断裂，形成腹部皮肤紫纹，毛细血管脆性增加，轻微损伤即可导致皮下出血出现瘀斑，骨量丢失导致骨质疏松，严重者可出现病理性骨折；③糖耐量下降，约 20% 患者表现为糖尿病；④高血压，水钠潴留，多呈中等程度血压增高，常规降压药物效果不佳；⑤酸碱平衡和电解质紊乱，可表现为代谢性碱中毒、低钾血症；⑥性腺功能障碍，表现为女性月经紊乱、闭经，男性性功能下降，还可出现痤疮及女子多毛等表现；⑦免疫功能下降，患者对感染的抵抗力减弱；⑧少数患者可表现有精神神经症状，如失眠、狂躁、记忆力减退等。

如果临床表现典型，结合 24 小时尿游离皮质醇大于正常上限 5 倍即可确诊皮质醇增多症，否则需行小剂量地塞米松抑制试验。由于肾上腺原因导致的皮质醇增多症患者大剂量地塞米松试验不被抑制，使用肾上腺超声、CT 扫描及 MRI 可对肾上腺病变进行定位诊断。如确诊为肾上腺原因引起的皮质醇增多症，肾上腺切除术是首选的治疗方法。

2. 麻醉前准备　肾上腺皮质醇增多症的患者由于代谢及电解质紊乱，对手术耐受性差，肾上腺切除后又常使功能亢进骤然转为低下或不足，机体生理状况变化较大，给麻醉管理带来困难。因此需在术前作一些准备，主要从以下几个方面考虑。

首先需纠正机体的代谢紊乱，治疗并发症。最常见的是低钾血症，除加重患者的肌肉软瘫外，还可引起心律失常，因此应适当补钾。血糖增高可能导致死亡率增加、围手术期感染的概率增高、住院时间延长，因此应作出相应的处理，如饮食控制或口服降糖药物等，必要时可使用胰岛素治疗。但应警惕肾上腺切除后出现的低血糖，术中术后需严密监测血糖浓度。一些病情严重者，呈现体内氮的负平衡，常表现有严重的肌肉无力、骨质疏松，可考虑给予丙酸睾酮或苯丙酸诺龙以促进体内蛋白质的合成。合并有高血压者应给予降压药，控制血压在相对正常、稳定的水平，降压药物应持续使用至术日晨。同时存在高血压和低钾血症的患者，螺内酯是可选择的治疗药物。有感染者应积极治疗。

肾上腺皮质激素合成抑制剂(如米托坦、曲洛司坦、酮康唑、氨鲁米特、美替拉酮)通过抑制类固醇激素生物合成中某一或某些酶促步骤降低皮质醇的产生。已使用此类药物的患者应持续应用至术前，并在手术结束后停药。

皮质醇增多症患者体内皮质醇浓度在手术前后将从高至低有较大变化，如不及时补充，会发生皮质功能低下或危象，因此，在术前、术中、术后均应适当补充肾上腺皮质激素。术前一日可肌内注射或口服醋酸可的松，手术时经静脉给予氢化可的松 100mg。

皮质醇增多症患者常伴随高血压、肥胖、血糖增高、活动耐力下降，患者体内的高凝状态导致围手术期深静脉血栓和肺栓塞的风险增加。高危患者可通过低分子肝素等抗凝药物及弹力袜、下肢压力泵等设备预防血栓栓塞性疾病的发生。

紧张焦虑情绪可能导致皮质醇分泌量增加，术前应与患者充分沟通，适量镇静药物有助于缓解不良的情绪反应。但因考虑到肾上腺皮质醇增多症患者对麻醉药物的耐受性较差，加之患者多有肥胖，深度镇静可能增加呼吸功能障碍的风险，因此不能按每公斤体重常规剂量用药，麻醉前用药一般仅及正常人的 1/3~1/2 即可，病情非常严重者可以不用术前药，待患者到手术室后再根据情况进行麻醉诱导。由于患者反流误吸的风险增加，术前可考虑使用质子泵抑制剂等药物降低胃酸浓度。

（二）麻醉管理

根据不同医院的设备和医师的经验技术，不论采用全身麻醉或硬膜外麻醉均可完成肾上腺皮质醇增多症患者的肾上腺切除手术。同样的，由于腹腔镜技术的开展，全身麻醉的应用越来越广泛。但由于此类患者应激能力差，因此对麻醉药物的用量较一般患者相对小，尽可能减少麻醉药物对循环、呼吸功能的影响。

目前常用于全身麻醉的静脉药、吸入药、肌肉松弛药均没有绝对禁忌用于皮质醇增多症患者的手术，但有些药物会对肾上腺皮质功能产生一定影响。吸入药中氟烷与甲氧氟烷对肾上腺皮质功能有抑制作用，以氟烷最强，甲氧氟烷次之，恩氟烷、异氟烷、七氟烷对其基本没有影响。静脉麻醉药中除依托咪酯有研究证实在长期使用时对肾上腺皮质功能产生抑制作用外，其他如硫喷妥钠、咪达唑仑、安定、丙泊酚等影响均较小。但也有研究显示，诱导过程中短时间使用依托咪酯对此类患者是安全的，其对肾上腺皮质的抑制作用可被手术应激引起的过量皮质醇分泌抵消。氯胺酮可能导致血中皮质醇和儿茶酚胺水平增高，使用时应格外谨慎。常用的阿片类药物如芬太尼、舒芬太尼、瑞芬太尼均可安全用于皮质醇患者的麻醉镇痛。总之，麻醉期短时间使用这些药物不会引起肾上腺皮质功能的明显变化，常用的复合麻醉可用于皮质醇增多症的患者。全身麻醉的优点是①满足腹腔镜手术需求；②适合于小儿或不合作的成年患者；③可消除患者在手术探查时及侧卧位腰切口的特殊体位下的不适感；④因行气管内插管则可以保持呼吸道通畅，便于呼吸管理，增加了手术中的安全性；⑤全身麻醉手术中循环动力学较稳定，血压降低较硬膜外麻醉时轻。对于严重肌肉无力考虑侧卧位手术过程中可能出现呼吸功能受限的患者应选择全身麻醉机械通气。

同时需注意的是①皮质醇增多症患者面颊肥胖、颈部短粗，可能发生插管困难，导致局部损伤，如牙齿脱落、口咽部软组织挫伤血肿等，并因氧储备能力低，常有缺氧之虞；②术中严密监测血糖和电解质水平，避免出现并即时纠正低血糖、严重高血糖及电解质紊乱；③对于术前血压控制不佳的严重高血压患者可行有创动脉血压监测以便及时发现异常的血压变化；④麻醉诱导期、苏醒期易发生呕吐误吸等严重呼吸系统并发症；⑤麻醉恢复期拔管时因肥胖和肌力减弱，易出现呼吸道梗阻、缺氧发绀，即使按正常手法托起下颌，也很难维持呼吸道通畅，需准备并及时置入口咽通气道或鼻咽通气道来维持正常通气，同时有条件者应行肌松监测，确保拔管时肌力恢复，拔管后应在麻醉恢复室观察至完全恢复后才可返回病房；⑥为减少手术后的呼吸并发症，存在明显肌无力的患者考虑适当减少肌松药物用量，并尽量选择使用短效的肌肉松弛剂。

根据临床经验，硬膜外麻醉也可以满足手术要求。优点是方法较全身麻醉简单，减少不良反应，麻醉并发症少，对肾上腺皮质功能影响也较全身麻醉要小，患者恢复较快，同时利于术后镇痛。但需注意的是：①要充分考虑到因患者肥胖造成的穿刺困难，尽量避免穿刺过程中对组织，尤其是对神经组织的损伤；②麻醉过程中应调整适当的麻醉平面，过低不能满足手术需要，过高则影响呼吸功能，尤其在特殊的侧卧位腰切口位置下，会加重对呼吸的抑制，加之这类患者因肥胖本身造成的氧储备降低，往往会因此引发严重不良后果，手术中应常规经面罩给氧；③如为减轻患者术中的不适感需给予镇静药物时，切忌过量，以免导致严重呼吸抑制；④对于肾上腺位置较高的患者，在分离腺体过程中有可能撕破胸膜发生气胸，这将给麻醉管理带来很大困难，在胸膜修补前，需用面罩加压给氧或采取其他辅助呼吸方式，以确保解除呼吸困难。另外，对合并有精神症状的患者、硬膜外穿刺部位有感染的患者、合并严重心血管疾患及呼吸功能明显低下的患者均不宜采用硬膜外麻醉。

不论使用何种麻醉方式，此类患者对失血的耐受性均很差，即使出血量不多，也常出现血压下降，加上体位因素等影响甚至会有休克表现。对此，除正确判断并及时补充血容量外，还应考虑肾上腺皮质功能不全的可能性，如出现原因不明的低血压、休克、心动过缓、发绀、高热等，且对一般的抗休克治疗如输液、使用升压药等效果不佳时，应考虑经静脉给予氢化可的松100~300mg，并应在术后每8小时肌内注射醋酸可的松50~100mg，逐渐减量，根据病情及血浆皮质醇水平持续使用1~2周或更长时间。

对皮质醇增多症的患者我们还应该注意其他一些情况。该类患者皮肤菲薄，皮下毛细血管壁变脆且薄，呈多血质，有出血倾向。需注意静脉穿刺的手法及置入针时的力度，以免损伤血管，一旦穿刺成功，应用柔软的敷料覆盖包扎。晚期患者骨质疏松，麻醉手术过程中注意保护肢体，以免造成病理性骨折。皮质醇增多症患者抗感染能力差，应用肾上腺皮质激素后更使炎症反应受到抑制，围手术期的呼吸系统感染或手术部位的感染症状常不明显，在临床上易给人以错觉，炎症容易扩散，应合理使用抗生素及加强其他抗感染措施。术后鼓励患者早期下床活动，以减少术后肺部感染和深静脉血栓、肺栓塞的风险。

三、肾上腺性征异常症手术的麻醉

（一）术前准备

1. 病因及特征　肾上腺皮质的最内层称为网状带，在促肾上腺皮质激素的作用下产生性激素。肾上腺性征异常通常分为先天性与后天性两类，前者即先天性肾上腺皮质增生症，是一组由于编码皮质激素合酶的基因突变，导致皮质醇合成不足，继而下丘脑CRH和垂体ACTH代偿性分泌增加，导致肾上腺皮质过度增生的临床综合征。临床上以21-羟化酶（CYP21）缺陷症最常见，11β-羟化酶（CYP11）缺陷症和3β-HSD缺陷症次之。若CYP21完全缺乏，皮质醇分泌严重不足，严重者甚至出现肾上腺皮质功能减低危象；若酶缺陷不完全，可通过ACTH分泌量增加使皮质醇代偿性分泌达到正常水平，但在应激情况下可能出现相对缺乏的表现。盐皮质激素严重缺乏时患者出现失盐综合征、低钠血症、高钾血症和代谢性酸中毒。ACTH分泌量增加刺激未受影响的雄激素合成，从而出现女性男性化倾向或男性假性性早熟的临床表现。而肾上腺皮质肿瘤分泌过量雄性激素时可引起后天性的肾上腺性征异常症。

2. 麻醉前准备　轻症患者通常无肾上腺皮质功能低下表现，术前不需要作特殊准备。存在皮质功能不足的患者，应在术前补充糖皮质激素，以防在麻醉手术过程中出现肾上腺皮质功能低下综合征。酌情补充盐皮质激素，纠正低钠血症、高钾血症和代谢性酸中毒。

（二）麻醉管理

一般来讲，麻醉选择与术中麻醉管理无特殊要求，对术前存在肾上腺皮质功能低下或预计可能在围手术期应激状态下出现功能低下的患者，应根据情况在围手术期，包括术前、术中、术后及时适当补充肾上腺皮质激素。

第四节　嗜铬细胞瘤手术的麻醉处理

嗜铬细胞瘤（pheochromocytoma，PHEO）起源于肾上腺素能系统的嗜铬细胞，在所有分泌儿茶酚胺的肿瘤中占85%~90%，在高血压患者中的发生率为0.2%~0.6%。90%的嗜铬细胞瘤位于肾上腺髓质内，10%来源于其他交感神经组织，如胸腔、颈部、椎体旁、颅底、主动脉旁体、膀胱、脑等部位。起源于交感神经节或肾上腺外的嗜铬细胞瘤又称为副神经节瘤。嗜铬细胞瘤可发生于任何年龄，多见于20~50岁，约10%发生于儿童；男性略高于女性；约10%为恶性，10%~20%是家族性，5%~10%为多发性。

内源性儿茶酚胺（肾上腺素、去甲肾上腺素、多巴胺）分泌过多是嗜铬细胞瘤的基本病理生理变化，由此可产生高血压、高代谢、高血糖等一系列与此有关的临床症状。手术中的精神紧张、创伤刺激、肿瘤部位的挤压等均可诱发儿茶酚胺的释放，出现严重高血压危象，甚至心力衰竭、脑出血等，而一旦肿瘤血运完全阻断，由于儿茶酚胺急剧下降，又会出现完全相反的结果，表现为严重低血压等循环紊乱。血流动力学急剧变化是此类患者麻醉与手术危险性的根本原因，如处理不当，患者经常因此而死亡。近年来由于人们提高了对嗜铬细胞瘤病理生理变化的认识，注重术前准备、术中管理、术后监护治疗各环节的技术质量问题，已使患者获得相当良好的手术治疗效果。

7

（一）术前准备

1. 临床表现及实验室检查　本病的临床表现多种多样，主要是由于肿瘤阵发性或持续性释放大量儿茶酚胺入血，作用于肾上腺素能受体，出现以心血管系统症状为主的一系列症状体征。主要表现为：①高血压：为本病的特征性临床表现，典型表现为阵发性血压增高，血压骤然上升可达200~300mmHg/130~180mmHg，伴头痛、大汗、心悸、气短、胸痛、面色苍白、恶心呕吐、视力模糊，严重者可发生急性左心衰或心脑血管事件。病程较长者也可呈现持续性高血压，伴阵发性加剧。发作可因体位改变、情绪激动、剧烈运动、创伤、腹部触诊甚至大小便等因素触发。长期恶性高血压可继发心肌劳损、冠状动脉供血不足、肾功能障碍、视网膜炎、糖尿病等；②低血压与休克：肿瘤突然发生出血、坏死以致急速停止释放儿茶酚胺，心力衰竭导致心排量锐减或应用α受体阻滞药后血管突然扩张，血容量相对不足等情况时可出现低血压，严重时可表现为休克；③代谢紊乱：高水平肾上腺素可引起基础代谢率增高致发热、消瘦；血糖升高；少数患者可出现低钾血症。

常规实验室检查包括：

(1) 血细胞比容（hemotocrit，HCT）和红细胞沉降速率，有助于评估血液浓缩情况，反映血管内容量；

(2) 血糖和糖耐量检测可反映糖代谢情况。

儿茶酚胺相关检查包括：

(1) 首选24小时尿甲氧基肾上腺素类物质（metanephrines，MNs）或血浆游离MNs测定，MNs为儿茶酚胺在肿瘤中的代谢产物；

(2) 其次为血或尿儿茶酚胺测定，其相关检查有助于明确肿瘤分泌儿茶酚胺的类型，对后续儿茶酚胺补充治疗有重要指导意义。有报道指出，15%~20%嗜铬细胞瘤患者的基础血浆或尿儿茶酚胺处于正常水平，部分学者将其定义为“无功能”或“沉默的”嗜铬细胞瘤，但此类患者在受到应激刺激时可出现暴发性的血压升高，因此同样极具危险性。

影像学检查包括：

(1) 胸腹腔和盆腔CT或MRI有助于评估肿瘤大小、浸润，及其与周围结构关系；

(2) 123碘-间碘苄胍（123I-metaiodobenzylguanidine，123I-MIBG）显像可用于评估恶性可能性大的肿瘤，并有助于发现肾上腺外、多发或复发肿瘤；

(3) 18氟脱氧葡萄糖正电子发射计算机断层扫（18F-fluorodeoxyglucose-positron emissiontomography/computed tomography，18 F-FDG-PET/CT）有助于发现转移性肿瘤；

(4) 生长抑素受体显像可作为转移灶的筛查。

2. 术前准备及治疗　所有嗜铬细胞瘤患者行肾上腺切除术前均应接受适当的术前药物治疗，阻断儿茶酚胺的不良作用。未经术前药物治疗的患者在麻醉诱导期、肿瘤操作或其他刺激因素诱发下可大量释放儿茶酚胺，进而导致严重高血压危象、卒中、心律失常、肺水肿或心肌梗死。术前药物准备的最终目标是使血压、心率达到正常或接近正常水平，阵发性高血压发作减少减轻，全身各器官功能优化，减少的血容量得到充分补充，从而减缓手术过程中的血流动力学波动及由此引起的靶器官功能损害。目前关于嗜铬细胞瘤患者术前准备的时间长短尚无定论，多数观点认为应在术前14天开始使用肾上腺素能抑制药以便有充裕时间使患者的血压心率恢复正常并充分补充血容量。对于长期儿茶酚胺过量释放导致器官功能损害的患者(如儿茶酚胺诱发的心肌病、血管炎、近期的心肌梗死)，应适当延长术前药物治疗时间。

不论哪一型嗜铬细胞瘤，术前准备或治疗中均会用到肾上腺素能受体抑制药，目的是调节和维持围手术期循环系统的稳定。

(1) α肾上腺素能受体阻滞剂：最常用药物是酚苄明，一种非选择性的α肾上腺素能受体阻滞剂，其作用时间较长，控制血压较平稳，最初以小剂量开始并根据血压逐渐加量，直至血压接近正常或出现副作用，用药期间患者可能出现体位性低血压、反射性心动过速、眩晕、晕厥、鼻塞等不良反应；哌唑嗪、特拉唑嗪、多沙唑嗪是选择性突触后α_1肾上腺素能受体阻滞剂；乌拉地尔(压宁定)可阻断α_1、α_2受体，并可激活中枢5-羟色胺1A受体，降低延髓心血管调节中枢的交感反馈作用。

(2) β肾上腺素能受体阻滞剂：主要用于控制心动过速、心律失常等，宜从小剂量用起，因多数嗜铬细胞瘤以分泌去甲肾上腺素为主，β受体阻滞药并非需常规使用，只在α受体阻滞药发挥作用，而β受体处于相对兴奋状态，表现为心动过速或心律失常时才考虑使用，切忌在未使用α受体阻滞药时单独使用β受体阻滞剂，以免诱发肺水肿和急性左心衰竭。术前准备中α、β受体阻滞药常同时相互配合使用，使用剂量及期限以循环功能稳定为标准。

(3) 钙离子通道阻滞剂：多数情况下，单独使用此类药物不能预防嗜铬细胞瘤患者所有可能的血流动力学变化，故其多作为α联合β肾上腺素能受体阻滞的补充方案，或用于不耐受肾上腺素能受体阻滞副作用的患者中，应优先选用缓释、控释、长效制剂此外可酌情使用钙通道阻滞剂(硝苯地平等)、ACEI(卡托普利等)和儿茶酚胺合成抑制剂(α-甲基对位酪氨酸等)作为术前准备的辅助合并用药。

嗜铬细胞瘤患者长期血压升高导致外周血管收缩，血管床缩小，循环血容量一般比正常减少20%~50%，临床表现为血液浓缩、血细胞比容及血红蛋白增加。在应用α肾上腺素能受体阻滞剂使外周血管张力缓解的情况下适当增加水盐摄入，使因血管痉挛引起的体液相对不足得以纠正和改善，可对术中肿瘤切除后儿茶酚胺分泌骤降引起的低血压有一定的预防作用。体重逐步增加、血细胞比容减低、体位性低血压程度减轻往往可作为容量准备有效的判断指标。

术前应认真询问患者的既往病史、进行详细的体格检查和心脏评估。对于存在心肌病变或冠状动脉疾病的患者，术前详尽的心脏评估尤其重要。除常规的心电图检查外，心脏超声更能直观反映心功能的代偿情况和心脏结构改变。如果患者存在儿茶酚胺诱发的高血糖应予严密血糖监测，血糖严重增高者可予适当药物治疗。限制患者剧烈活动、戒烟、戒酒，因为这些因素均可能刺激肿瘤大量释放儿茶酚胺。

3. 术前用药　为减少麻醉诱导时患者的紧张、焦虑及气道分泌物增加，人们常在术前合理使用一些药物，镇静抗焦虑药可使用苯二氮䓬类如安定、咪达唑仑等。此外，还可以选择阿片类药物，药量应根据病情调整，目的是获得良好的镇静状态。阿托品因有使交感神经兴奋导致心动过速的副作用，减少气道分泌物最好使用东莨菪碱、盐酸戊乙奎醚等。

(二) 麻醉管理

1. 麻醉方法的选择　以往有在单纯蛛网膜下腔麻醉或硬膜外麻醉下进行嗜铬细胞瘤切除术的报道，但蛛网膜下腔麻醉可能导致患者出现严重低血压，因此目前嗜铬细胞瘤切除术大多在全身麻醉下进行。

2. 术中监测　建议对于所有嗜铬细胞瘤患者进行有创动脉血压监测并全身麻醉诱导前完成动脉置管，以及时发现血压变化，指导术中血管活性药物的应用，同时便于术中抽血，测量血气、电解质、血糖等指标。

建议对所有患者均进行中心静脉穿刺置管，监测中心静脉压(central venous pressure，CVP)，并将其作为术中主要血管活性药物的给药通路。此外，对心功能储备较差、合并基础心脏疾病、肺动脉高压、充血性心力衰竭或可疑儿茶酚胺心肌病患者，有条件的医疗机构可考虑进行基于有创动脉压的循环血容量监测(如：SVV、PPV等)、TEE(transesophageal echocardiography，TEE）、肺动脉压及肺动脉楔压（pulmonary artery wedge pressure，PAWP）监测，以评估患者术中容量状态及心室收缩功能。

为了解术中出入量，对于嗜铬细胞瘤手术患者，均建议置入尿管，并监测尿量变化。

3. 术中血流动力学调控　导致血流动力学波动的因素包括：①麻醉诱导；②手术体位；③切皮；④气腹（腹腔镜下手术时）；⑤肿瘤探查；⑥肿瘤切除后。

高血压危象是指收缩压高于 250mmHg，持续 1 分钟以上的高血压状况。手术麻醉过程中应密切观察血压、脉搏、心电图的变化，一旦血压升高超过原水平的 1/3 或达到 200mmHg 时，除分析与排除诱发原因外，应采取降压措施，根据情况采用酚妥拉明 1~5mg 静脉注射或使用微量注射泵持续泵注硝普钠先从 0.5~1.5μg/（kg·min）的剂量开始，根据血压高低随时调整，直至获得满意效果为止。其他药物如硝酸甘油、压宁定、尼卡地平、拉贝洛尔、前列腺 E 等也可应用。

在发生高血压时常合并有心率增快，首先要排除并适当调整因麻醉深度不足、缺氧及 CO_2 蓄积等问题带来的影响，然后再考虑使用 β 受体阻滞药降低心率。短效的 β 受体阻滞药艾司洛尔因其起效快、作用时间短、相对安全性高而常用。其他药物如普萘洛尔、利多卡因等抗心律失常药也可使用。

肿瘤切除后，儿茶酚胺分泌迅速降低，引起外周血管扩张，某些患者同时存在血容量相对不足，从而导致低血压甚至休克。低血压通常在肿瘤血管被阻断时即开始出现，是肿瘤切除后的严重并发症，可导致患者死亡。另外，麻醉药及硬膜外阻滞的影响、心脏代偿功能不全、严重心律失常、肾上腺素能阻滞药的作用等均可诱发及加重低血压。术中有意识的预防性扩容可以降低血管扩张后低血压的发生率与严重程度。有条件的情况下建议进行术中目标导向的液体治疗，在监测血流动力学的同时对补液进行指导。如不具备以上条件，可进行补液实验，根据血压及 CVP 等监测指标的反应来决定下一步补液方案。大多数患者经过这种处理，发生严重低血压的概率减少，但仍有部分患者出现。此时需根据肿瘤分泌儿茶酚胺的成分比例补充相关的血管活性药物，通常需使用去甲肾上腺素和 / 或肾上腺素 0.05~0.2mg 推注，或经微量注射泵持续泵注，根据血压水平调整泵速，治疗可延续到术后的一段时期，帮助机体对儿茶酚胺依赖的戒断。

嗜铬细胞瘤由于分泌大量儿茶酚胺可引起糖原分解，并抑制胰岛 β 细胞分泌胰岛素导致血糖升高。因此，嗜铬细胞瘤患者通常合并有高血糖表现，但不应就此诊断为糖尿病。即使有明确糖尿病病史的患者在术前或术中使用胰岛素也应慎重，以免使嗜铬细胞瘤切除后的低血糖情况复杂化。一方面由于肿瘤切除后儿茶酚胺分泌量急剧减少，糖原和脂肪的分解随之下降，另一方面胰岛素分泌升高，常可导致严重的低血糖性休克，多发生在术后数小时内。此时如患者清醒，临床上可见到患者大汗、心慌、低血压等，如患者仍处于全身麻醉恢复期，则主观症状较少，多表现为循环抑制，且对一般处理反应迟钝，一经输入含糖溶液，症状立即改善。在这类患者的围手术期管理中，凡疑虑有低血糖发生时应立即行快速血糖测定。对已确定合并有糖尿病的嗜铬细胞瘤患者，必须使用胰岛素时，在围手术期的用量应减半，并同时加强血糖监测。许多患者需要专门为此制订治疗方案，以维持体内糖代谢的相对稳定。

随着诊断技术的不断精细化，术前未诊断的嗜铬细胞瘤越来越少见。目前只有一些关于这方面的病例报道可供参考，并未有针对此类患者的标准处理流程。首先应该关注的是如何预防此类事件的发生，我们建议对于任何肾上腺位置的肿物、有可疑临床表现和症状或既往有嗜铬细胞瘤手术史的患者，除非是急诊，其他情况下均应在术前充分评估是否仍存在嗜铬细胞瘤。术前的评估至少应该包括血浆及尿儿茶酚胺的水平，血常规及电解质。同时根据心脏情况按需选做经胸心脏超声评估心脏情况。若在麻醉期间怀疑嗜铬细胞瘤，并出现高血压危象，可采取的处理方法包括：①加深麻醉：有病例报道提示加深镇痛镇静水平对于降低血压有一定的效果，也可以采用输注大剂量瑞芬太尼［2μg/（kg·min）］对血压进行暂时控制，为进一步抗高血压药物治疗提供时间；②应用降压药物：与短效血管活性药物相比较，长效血管活性药物会引起更大的血流动力学波动，故出现心率血压剧烈变化时应选用短效血管活性药物，首选酚妥拉明或硝普钠；③停止手术：如经以上处理仍不能将血压控制在相对平稳的状态，应考虑暂停手术，待血压控制良好并充分补充血容量后再次安排手术。

7

（三）术后管理

嗜铬细胞瘤患者在麻醉后仍可能发生复杂的病情变化，出现各种严重症状，如高血压、低血压、心律失常、心功能障碍、低血糖、肾上腺功能减退等。因此，在术后仍应密切观察循环动力学的变化，如血压、心律、心率、中心静脉压等，同时监测血糖、电解质水平。尽管大部分此类患者在手术结束后，可正常苏醒并拔除气管导管，但如果患者术后需血管活性药物来维持血压、术中发生大出血或严重血流动力学波动等事件，则应转送至ICU进一步监测并治疗，维持血流动力学稳定，直至患者完全恢复正常。

第五节　其他肾上腺肿瘤手术的麻醉处理

一、术前准备

（一）病因及特征

肾上腺除上面提及的具有内分泌活性的皮质醇增多症、醛固酮增多症、肾上腺性征异常症、嗜铬细胞瘤外，临床上还能见到一些肾上腺肿瘤，一般都泛称为肾上腺腺瘤，他们大多数并无功能。许多来源于肾上腺间质细胞的肿瘤如脂肪瘤、囊肿、纤维瘤、髓性脂肪瘤等，虽然没有功能，但有时会恶变。在临床早期这类患者常没有任何体征，往往在常规查体中发现肾上腺的占位病变而行手术探查证实肿瘤性质。如在不为人知的情况下逐渐增大或呈现恶性增长时也会给诊断、手术治疗、麻醉管理带来不可预料的困难。另外，还有一类肿瘤来源于肾上腺皮质或髓质，常因瘤体太小，分泌特性不典型或刺激强度不大也被人们忽视，但他们并不是真正的无功能腺瘤，只不过“功能隐匿”罢了，在术中的刺激下往往会出现意想不到的情况，要提高警惕。

（二）麻醉前准备

对于多数来源于间质细胞的肿瘤，因无功能，术前不必作特殊准备，但如瘤体较大，则需了解其位置、与周边组织器官的关系等，便于评估手术的难易程度并选择适当的麻醉方法。如怀疑为“功能隐匿”的肿瘤时，要积极进行更进一步的检查和随访，提高术前检出率，避免术中发生意外情况。

二、麻醉管理

一般情况下，全身麻醉和硬膜外麻醉均适用于这类手术，但对于怀疑“功能隐匿”的肿瘤或生长位置复杂，尤其呈恶性变趋势者，最好选用全身麻醉，并准备好必要的监测设备及应急用药，以便及时发现、有效应对突发情况。

（申　乐　虞雪融　陈唯韫）

参考文献

[1] LENDERS J W, DUH Q Y, EISENHOFER G, et al. Pheochromocytoma and paraganglioma: an endocrine society clinical practice guideline [J]. J Clin Endocrinol Metab, 2014, 99 (6): 1915-1942.

[2] 庄心良，曾因明，陈伯銮．现代麻醉学 [M]. 3 版．北京：人民卫生出版社，2004.

[3] 陈灏珠，林果为．实用内科学 [M]. 13 版．北京：人民卫生出版社，2009.

[4] 吴孟超，吴在德．黄家驷外科学 [M]. 7 版．北京：人民卫生出版社，2008.

[5] 陈孝平．外科学 [M]. 2 版．北京：人民卫生出版社，2010.

[6] DOMI R, SULA H. Cushing syndrome and the anesthesiologist, two case reports [J]. Indian J Endocrinol Metab, 2011, 15 (3): 209-213.

[7] LENTSCHENER C, GAUJOUX S, TESNIERE A, et al. Point of controversy: perioperative care of patients undergoing pheochromocytoma removal-time for a reappraisal?[J]. Eur J Endocrinol, 2011, 165 (3): 365-373.

[8] JUGOVAC I, ANTAPLI M, MARKAN S. Anesthesia and pheochromocytoma [J]. Int Anesthesiol Clin, 2011, 49 (2): 57-61.

[9] JAYATILAKA G, ABAYADEERA A, WIJAYARATNA C, et al. Phaeochromocytoma during pregnancy: anaesthetic management for a caesarean section combined with bilateral adrenalectomy [J]. Ceylon Med J, 2013, 58 (4): 173-174.

第九十章

肝功能障碍患者的麻醉

目　录

手术是肝脏肿瘤患者最为有效的治疗手段，不论患者是否存在基础肝脏损害，肝大部切除已成为常规术式。手术技术的进步以及对危重病患者治疗手段的提高大大改善了患者预后。虽然，肝脏手术的适应证和肝切除范围不断扩大，在过去的二十年里，肝切除术围手术期死亡率显著降低。如果术前选择合适患者，甚至可以获得零死亡率。肝大部切除术（≥ 3 个肝段）可在健康肝脏患者身上安全进行，但大多数肝脏肿瘤患者具有基础性肝疾病如肝硬化或脂肪肝，这样就大大增加了此类手术的风险，也增加了围手术期麻醉管理的难度。

肝脏生理生化功能极其复杂，肝功能障碍患者的病理生理变化是全身性和多方面的。肝脏疾病患者的麻醉首先要充分了解其不同的病理损害阶段并进行恰如其分的术前肝储备功能评估，并且针对病情进行必要的术前准备；其次，作为麻醉科医师最需要了解的是以下两个方面的问题：①麻醉药物在肝功能障碍患者体内的代谢；②麻醉药物及麻醉操作对肝脏功能的影响。只有这样才能选择并实施最佳麻醉方案。

第一节　肝功能不全患者的病理生理

一、肝功能不全患者的中枢神经系统表现

中重度肝功能不全常导致肝性脑病（HE）或出现与肝硬化相关的神经学表现，如：肝硬化相关的帕金森病、颅内压升高和脑水肿、中枢神经系统感染性并发症、获得性肝脑退化、肝硬化或肝性脊髓病、肝硬化相关的颅内出血等。肝性脑病最典型的症状和体征包括：轻微的精神和行为改变，严重的表现为扑翼样震颤、亢进、躁狂，更有甚者为去皮质状态甚至昏迷。HE 分为三型：急性肝衰竭引起的 A 型，主要来自门体旁路或分流引起的 B 型，由肝硬化引起并有数种因素参与肝性脑病发生的 C 型。临床上根据其严重程度分为五级（表 90-1），其主要发病机制包括神经毒素的蓄积，最主要的是氨，其升高继发于肝脏清除功能下降。此外，内源性神经递质如 GABA、谷氨酸和 NO 的功能紊乱也是重要因素。肝衰竭时血细胞碎裂产物经肝清除不完全，可以产生拟苯二氮䓬类物质作用于中枢 GABA 受体。脑水肿常在急性肝衰竭时发生，主要是因为脑内谷氨酸蓄积，对星形胶质细胞产生渗透作用并导致其肿胀，脑血流量自动调节功能失常加剧了这一病理变化。这一机制对慢性肝衰竭的肝性脑病发生影响并不大，其原因可能是长期病变后的代偿性变化。当发生肝性脑病时，需警惕并积极治疗低钾血症和碱血症，因为二者会加重氨相关的中枢神经系统功能障碍。谨慎的使用苯二氮䓬类药物以避免中枢 GABA- 苯二氮䓬受体的过度激活。

表 90-1　肝性脑病临床分期及建议执行标准

West Haven 标准（WCH）包括轻微肝性脑病（MHE）	国际肝性脑病与氨代谢学会 ISHEN	描述	建议执行标准
未受损		无脑病，无肝性脑病病史	测试且验证为正常
轻微	隐匿性	心理测试或神经心理学发现心理活动速率 / 执行功能的改变，但无临床证据或思维变化	心理测试或神经心理学异常不伴临床症状
Ⅰ级		轻微意识错乱，注意力受损，睡眠过度，失眠或睡眠模式倒置，抑郁或易激惹，欣快或焦虑，间歇性定向障碍	不管是时间还是空间定向，相对自身或看护者患者表现出部分认知 / 行为衰退
Ⅱ级	显性	情感淡漠，嗜睡，乏力，明显定向障碍（通常是时间），显著性格改变，反常行为，显著扑翼样震颤，缺失进行思维作业的重要能力	时间定向障碍（正确月份错误日期，正确周、月、季节、年份错误日期）伴或不伴其他前述症状

续表

West Haven 标准（WCH）包括轻微肝性脑病（MHE）	国际肝性脑病与氨代谢学会 ISHEN	描述	建议执行标准
Ⅲ级		显著意识错乱，持续性定向障碍和记忆缺失，嗜睡至半木僵但对强烈言语刺激有反应，无法进行思维作业，语无伦次，严重时间和空间定向障碍，通常无扑翼样震颤	空间定向障碍错误（国家省份或地区、城市、地点）伴或不伴前述其他症状
Ⅳ级		昏迷	患者对伤害性刺激无反应

二、肝功能不全患者的心血管表现

肝硬化门脉高压患者主要的心血管表现有：①血管阻力降低（外周血管扩张，动静脉分流增加）。②循环容量增加。③心排量增加。④动脉血压、灌注压、心率正常或下降（晚期）。⑤可能引起心肌病。⑥动静脉氧含量差降低及静脉氧含量升高。⑦对儿茶酚胺的敏感性降低。⑧内脏脏器（除肝脏）、肺、骨骼肌和皮肤血流增加。⑨门脉高压与门脉供肝血流减少。⑩肝动脉血流正常或降低。⑪肾血流正常或降低等。归纳起来主要表现为肝硬化性心肌病和外周血管的低反应。前者主要包括继发于晚期肝病的心脏疾患：肝硬化心肌病，源于门肺高压（POPH）的右心衰，源于肝肺综合征（HPS）的心肌缺氧和容量超负荷，高输出量性心脏衰竭。还包括引起肝衰竭和心肌疾患的共同病因如酒精性肝炎与心肌病、血色病和淀粉样变的累及心肝、高血脂引起的非酒精性脂肪肝（NAFLD）与冠心病（CAD）等。

（一）肝硬化性心肌病

慢性肝病会在没有其他心脏病的情况下影响心脏功能。肝硬化性心肌病是肝硬化患者的一种慢性心功能不全的表现形式，其特点是收缩反应迟钝或收缩无力，尤其是在应激状态下，和/或在没有其他已知心脏病的情况下，由于电生理异常而导致的舒张期舒张功能障碍。其机制包括β肾上腺素能受体的下调、循环炎症介质抑制心脏活动、心肌纤维化增加和复极异常。

典型的肝硬化患者可能会有以下血流动力学和病理改变：心输出量增加、心率增加、外周血管阻力（SVR）降低、循环容量增加、冠心病和肝硬化性心肌病。虽然没有单一的诊断可以鉴别肝硬化性心肌病患者，但结合心电图（ECG）、二维超声心动图和各种血清标志物可用于诊断。收缩期功能障碍使心脏不能满足自身需求产生足够的动脉血压和心输出量。肝硬化患者在应激状态下，无论是机体因素还是药物作用下，如体育锻炼，全身麻醉，或使用血管收缩剂，都会导致心脏发生收缩功能障碍，因为它们增加了 SVR 和心脏后负荷。正如 2005 年世界胃肠病学大会提出的，肝硬化性心肌病收缩功能障碍诊断标准包括静息射血分数小于 55% 以及随着运动、容量负荷增加或药物刺激时心脏输出量不能明显增加。肝硬化患者体内产生的一氧化氮和一氧化碳水平升高，可对心肌产生负性肌力作用。45%~56% 的肝硬化患者存在舒张功能障碍。肝硬化患者的舒张功能障碍可归因于心肌肥大、纤维化和内皮下水肿引起的心肌壁僵硬增加。因为心肌细胞不能再生，肝炎感染引起增殖性刺激，可能导致心肌细胞肥大。舒张功能障碍最有可能发生于患者容量负荷过重时，僵硬肥厚的左心室不能容纳过多的血容量。肝硬化性心肌病舒张功能障碍的诊断标准包括超声心动图发现 E/A（早期[E]与晚期[A]心室充盈速度之比）小于 1.0（年龄校正）、延长减速时间（>200ms）和 p 等容舒张期延长（>80ms）。除了前面提到的诊断标准外，还有肝硬化性心肌病的支持标准。这些标准包括电生理异常、变时性反应异常、机电解耦/不同步、Q-Tc 间期延长、左心房扩大、心肌质量增加、脑利钠肽（BNP）和前脑利钠肽（ProBNP）水平，肌钙蛋白水平升高。Henricksen 及其同事发现，前 BNP 和 BNP 不仅与肝硬化的严重程度呈正相关，而且与心功能不全的严重程度呈正相关。BNP 水平越高，室间隔和左心室壁增厚越严重（图 90-1）。

酒精在体外及体内均能降低心肌的收缩力，酒精的摄入往往同时伴随着体内儿茶酚胺浓度的升高。所以酒精对心肌收缩力的直接抑制作用往往被儿茶酚胺升高介导的心肌收缩加强所掩盖。

7

慢性酒精性肝硬化患者通常有心肌疾患，最终发展为低心排甚至为充血性心衰。通常，酒精既可以引起肝硬化又可导致心肌病，但两者常不同时存在。心律失常为大量饮酒后最常见的现象，所以把这种现象又称为“假日心脏综合征”。

（二）血管低反应性

肝功能不全患者的心血管系统对交感及儿茶酚胺的敏感性是降低的，这种变化的机制还不清楚，血液中胰高糖素增加可能起了重要作用。许多实验证明胰高糖素（肝硬化门脉高压患者往往是升高的）可降低静脉注射儿茶酚胺及其他缩血管药物的反应性。在临床上，一些失代偿肝硬化及门脉高压患者对 α 血受体激动剂不敏感，但对加压素的反应却较好。一般认为长期肝病导致肝清除 NO 和 cGMP 等血管活性物质的能力下降，加上肝硬化后胃肠道淤血导致的内毒素血症使体内加压物质消耗，以及血管平滑肌超级化等原因导致了肝病患者对加压物质的低反应。

（三）电生理异常

肝硬化患者的电生理异常包括 Q-T 间期延长、电机械偶联不同步以及变时性反应异常。不考虑病因，晚期肝病患者 Q-T 间期延长的发生率高达 60%，而一般人群的发生率仅为 5%。Q-T 间期延长的肝硬化患者接受应激性手术时易于发生室性心律失常和猝死。虽然延长的原因尚不清楚，但在肝硬化中处于升高水平的各种毒素可潜在地加重离子通道缺陷，从而延长 Q-T 间期。Q-T 间期越长，病情越严重。一项肝硬化患者的研究表明，校正后 Q-T 间期超过 440ms 的患者生存率显著低于 Q-T 间期正常的患者。

变时性反应异常是心率对生理和药物刺激反应存在缺陷。因此，尽管血浆去甲肾上腺素水平升高，但激活交感神经系统的因素，如 Valsalva 动作或体育锻炼，不能使心率明显增加。这种缺陷与肝硬化的严重程度成正比。此外，在肝硬化患者中可能存在机电耦合的缺陷，使得电收缩和机械收缩不同步。

（四）冠状动脉疾病

虽然心脏与肝脏相互影响，但肝硬化与冠心病（CAD）的因果关系尚不明确。最近的文献显示 CAD 在肝硬化患者中的发生率为 2.5%~27%。关于肝硬化是否加速或预防 CAD 存在争议。最初认为肝脏疾病对冠心病具有潜在的保护作用。因为肝病患者中常见的凝血异常和血小板减少、低血清胆固醇水平和低动脉血压对冠心病有潜在保护作用。

相反，其他研究表明肝硬化对冠心病没有保护作用，甚至可能加速冠心病。An 和他的同事在 2014 年的一项研究显示，肝硬化患者患非梗阻性冠心病的风险更高，但梗阻性冠心病的患病率在肝硬化患者及其非肝硬化患者中是相同的（大约 8%）。

心功能分期	心功能下降期	代偿期	心衰期
心肌收缩舒张	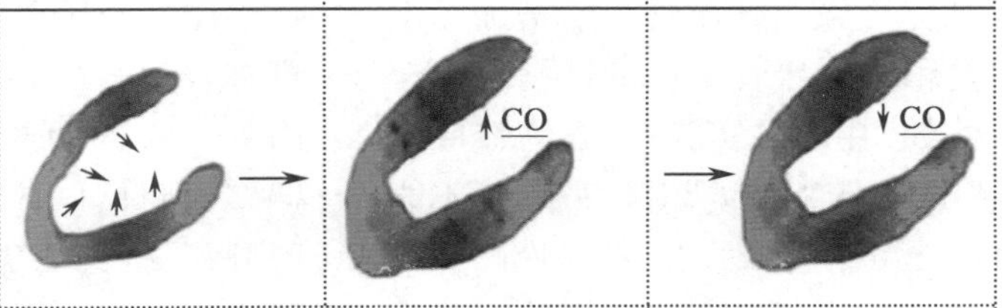 →	↑CO	→ ↓CO
临床表现	高动力状态	高动力状态↑↑↑ 心悸 心动过速	低血压 心衰症状与体征 肺水肿
ECG异常	Q-T间期延长	频发室性期前收缩 Q-T间期延长↑↑↑	束支传导阻滞 S-T段压低 心电机械分离
超声心动图发现	等容舒张末期时间延长	等容舒张末期时间延长（>80ms） 舒张功能下降	左心室肥厚 室壁运动下降 收缩功能下降

图 90-1　肝硬化性心肌病的分期与临床表现

此研究认为，梗阻性或非梗阻性冠心病与肝功能或凝血功能状态无关，但与理论上的心血管危险因素有关，如老年、高血压、糖尿病和酒精性肝硬化。Kalaitzakis 及其同事在 2010 年进行的一项研究得出结论，肝硬化患者没有受到 CAD 的保护，并确定了酒精性肝硬化与年龄增长以及 CAD 发生之间的关系。患有冠心病的肝硬化患者比起胆汁淤积症或丙型肝炎患者更容易继发酒精性肝硬化。酒精性肝硬化是肝硬化患者冠心病的重要危险因素，而肝炎病毒相关性疾病则不然。An 及其同事的研究表明，与没有肝硬化的患者相比，患有肝硬化的研究对象都具有更广泛的冠状动脉病变。肝硬化可能会促进冠心病的发展，因为多达 27% 的肝硬化患者中，中度至重度冠状动脉狭窄性疾病的发病率有所增加。以下也支持这一发现：①继发于非酒精性脂肪性肝病的肝硬化发病率日益增加，这些患者经常合并代谢综合征，从而增加了缺血性心脏病的风险。②随着医学的进步，肝硬化患者现在寿命更长。CAD 对肝硬化患者的死亡率和发病率有显著不利影响，特别是在大手术如肝移植之后，心血管并发症已被发现是非移植物相关的移植后死亡的主要原因。此外，对肝硬化患者进行彻底的心血管危险性评估，预防冠心病相关死亡是至关重要的，特别是在术前。总之，应充分评估肝硬化患者在手术前的所有检查。

（五）门脉高压

门脉高压是肝硬化患者腹腔循环异常的主要特征表现。理论上，门脉压力取决于下列三因素或其中之一：门脉血流的流入量、门脉血管阻力、门腔静脉分流的情况。经典的“倒流学说”认为，肝硬化时肝组织的纤维化导致门脉血管阻力增加而引起门脉高压。但是很多临床及实验的证据不完全符合这一理论。例如，在动物实验中，人为造成门脉狭窄并不总能引起临床相似的门脉高压，也不能引起食管静脉曲张破裂出血。另外，特异性门脉狭窄所致的急性门脉高压同时伴有内脏静脉血氧饱和度的显著下降、肠系膜动静脉氧含量差加大、肠系膜血管阻力增加及肠系膜动脉血流的下降，而在肝硬化的门脉高压患者所见的结果正好与之相反。

看来用“倒流学说”解释肝硬化患者的临床及病理特征是不合适的，所以就引入了“进流学说”。该学说认为某些因子（如胰高血糖素及其他一些扩血管的物质）导致肠道及脾脏的血管扩张和动静脉分流，引起内脏血流和心排量并行增加，这种高动力状态是门脉高压的基础。根据肝脏循环自身调节的理论，门脉血流显著下降但肝动脉血流维持不变甚至增加，所以大多数情况下，肝脏氧供尚可维持，但肝血流却显著下降。总肝血流下降会引起一系列药代动力学并发症，某些依赖肝脏清除的化合物及外源性和内源性物质的清除速率可明显低于正常人。

三、肝功能不全患者的肺部表现

肝硬化门脉高压患者由于以下原因常会发生低氧血症：①红细胞 2，3- 二磷酸甘油酸（2，3-DGP）含量升高，导致血红蛋白与氧的亲和力下降，氧离曲线右移。②门脉系统与肺血管系之间静脉交通、肺内蜘蛛痣等引起的肺内右向左分流增加。③还可能由于舒血管物质浓度升高（胰高血糖素、血管活性肠肽、铁蛋白）损伤肺缺氧性肺血管收缩的保护性反射，致通气血流比例失调。④腹腔积液引起通气不足。⑤细胞外液量增加导致肺弥散能力下降。

（一）肝 - 肺综合征（hepatopulmonary syndrome，HPS）

是在慢性肝病和 / 或门静脉高压基础上以肺内微血管扩张、动脉血氧合功能异常为主要表现的一种严重肺部并发症。临床特征为肝病和 / 或门脉高压、肺内微血管扩张、低氧血症 / 肺泡 - 动脉血氧分压差增加的三联症。肺内微血管扩张是 HPS 最主要的病理生理改变。肺内微血管扩张使肺血流量和心输出量增加，导致肺内动静脉分流增加和通气 / 血流比例失调；此外，扩张的微血管增加了肺泡内氧分子到红细胞血红蛋白间的弥散距离。HPS 对于肝病患者的术前评估和术后疗效评判有着重要意义，因此，近年 HPS 的研究受到了国内外专家和学者的重视。然而 HPS 进展缓慢，早期多无明显自觉症状，约有 80% 的 HPS 患者首先因肝病就诊，而无明显肺部症状主诉，随着肝病进展出现低氧血症、肺功能改变、肺性骨关节病及神经系统损害。由于缺乏统一的诊断标准，文献报道慢性肝病患者中 HPS 的发生率为 5%~43%。HPS 发病机制复杂，起病隐匿，无特异性症状，诊断及治疗难度大。目前尚缺乏有效的治疗，远期预后不良（图 90-2）。

HPS 的具体发病机制至今尚未完全明确。目前认为肺内微血管扩张是 HPS 形成的主要原因，表现为大量的前毛细血管扩张，肺底动静脉

7

交通支开放与形成。新近研究发现肺微血管新生(肺内蜘蛛痣)导致的肺动静脉之间直接交通是HPS形成的又一重要因素,而低氧肺血管重建是HPS加重的重要原因。典型的肝肺综合征症状包括斜卧呼吸和直立位呼吸困难、杵状指和蜘蛛痣。

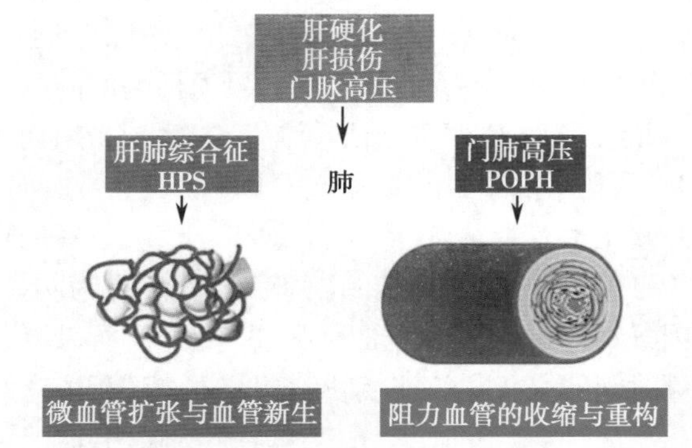

图 90-2 终末期肝病肝肺综合征与门肺高压发生机制

(二)门肺高压(portopulmonary hypertension,POPH)

终末期肝病还会出现门肺高压。与肺血管收缩、重塑有关,涉及以下内容:①血管平滑肌增殖;②血管收缩;③内膜增生;④末期肝纤维化。最初内皮功能障碍导致血管收缩是可逆的,中期发生血管重构,内膜增殖,基膜肥厚和致丛性变,晚期出现不可逆的纤维化。

根据欧洲呼吸病学会的建议,POPH诊断标准:①静息时平均肺动脉压(MPAP)≥ 25mmHg;②肺血管阻力(PVR)≥ 240dynes/s/cm^5;③跨肺压力梯度TPG(Transpulmonary gradient)>12mmHg。POPH的临床特点:右心室超载、右心衰竭、肝淤血。POPH可分为轻度(MPAP,25~35mmHg),中度(MPAP,35~45mmHg),重度(MPAP> 45mmHg)。虽然轻度POPH与肝移植死亡率增加无关,但中度和重度POPH与死亡率显著相关。与正常或轻度肺动脉高压患者相比,中度和重度肺动脉高压患者肝移植术后3年生存率降低。因此,在肝移植术前对肺动脉高压进行治疗是非常重要的。右心室功能被认为在围手术期死亡率中比MPAP更重要。POPH的临床特征在心脏的表现包括右心室超负荷和右心衰竭。肝脏移植时POPH患者受到生理应激使右心负荷增加,尽管肝移植期间和肝移植后心输出量、容量和PVR等都发生动态变化,但肝移植的成功取决于右心室在移植期间和移植后是否能维持良好的功能。右心室功能障碍可能危及移植物的生存能力。因此,推荐使用经食管超声心动图(TEE)评估右心室状态(图90-3)。

四、肝功能不全患者的肾脏表现

如门脉高压患者肾血流正常,则常无明显的肾功能障碍。肾皮质血流下降是肾功能损伤的首要征象之一。肾血流异常在肝硬化后发生肝肾综合征中起了重要的作用。尽管肝硬化时心出排量增加、系统循环阻力下降,但是由于肾血管阻力增加导致肾血流尤其肾皮质的血流下降。也就是说其他器官及组织高灌注,而肾脏是低灌注。事实上,门脉周围器官、组织及皮肤、肺、骨骼肌血流均是增加的。肾血管阻力之所以增加是肝肾输入血管阻力增加超过肾输出血管阻力增加所造成的。很多激素物质参与了肝硬化门脉高压患者肾血流异常的病理过程。

肾功能不全在肝衰竭患者中很常见,42%~82%的患者有不同程度的肾功能不全,其发生发

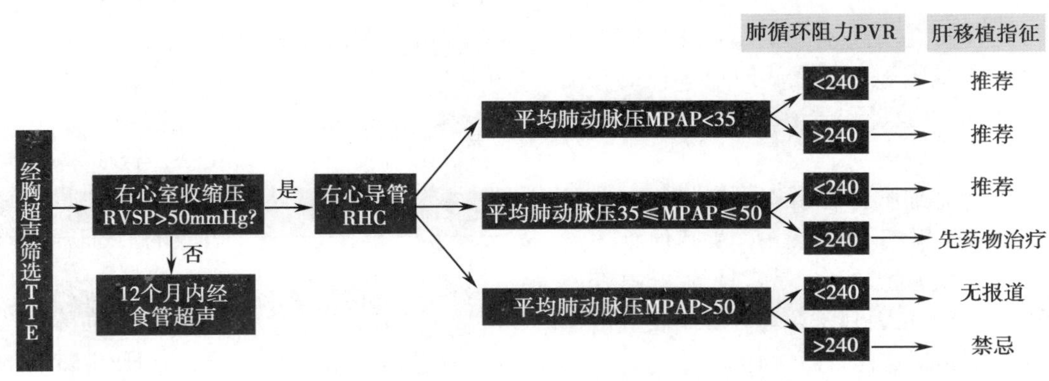

图 90-3 肺动脉高压行肝脏移植的决策树

展与不良预后密切相关。正常情况下，肾血流的自动调节机制可维持正常的灌注和肾小球滤过率，然而，当血压在70~75mmHg时正常的肾血流自动调节将停止作用，而肾灌注完全依赖于血压。不幸的是，肝衰竭患者高动力/血管扩张的状态导致交感兴奋，肾血流自动调节曲线右移，愈加削弱了低血压状态下肾自动调节的能力。肾素-血管紧张素-醛固酮系统激活，导致肾的灌注血管收缩，肾小球滤过率下降，此外，肾灌注不足导致抗利尿激素水平提高，进一步限制了尿排出。肝疾病时异常增多的血栓素和内皮素也促使肾血管收缩。肝衰竭时的这些变化降低了肾灌注，导致肝肾综合征（HRS）和肾衰竭，其特征是氮质血症、高渗尿和尿钠浓度低于10mEq/L。终末期肝病患者发生肝肾综合征常需要肾替代治疗如持续静脉-静脉血液透析（CVVHD），以达到酸/碱管理、电解质管理、氨清除、容量管理的目的。替代治疗能减慢水肿进展、减轻脑水肿降低腹压，术中术后可持续应用。

行肝切除或肝移植术更易诱发肾功能不全，其发生往往与下列因素有关：①预先存在的肾功能损害；②血流动力学不稳定；③腔静脉受压和静脉静脉转流应用；④围手术期出血和输血；⑤炎症介质和再灌注期内皮功能障碍及缺血再灌注损伤（I/R）。因此，在术中应维持足够容量、保证充足肾灌注并避免使用肾毒性药物。

五、肝功能不全患者的血液及凝血功能改变

7

血液学方面，贫血最为常见，可能与慢性病性贫血、营养不良和慢性失血（如食管静脉曲张出血）等有关。此外，肝衰竭相关的肾衰竭会导致EPO水平下降、红细胞生成减少。血小板减少也是常见表现之一，主要由于门脉高压和脾静脉淤血导致脾充血肿胀，血小板经脾滞留。除此之外，血栓形成素可能也与此有关，它是一种由肝脏产生的与血小板形成有关的细胞因子。肝衰竭时血小板的功能也有所下降，血小板数量和质量的减低将导致凝血功能障碍。

肝硬化患者血细胞比容由于血容量增加或胃肠道出血而下降。由于维生素B_{12}及其他维生素的缺乏引起的巨细胞性贫血也是常见的，尤其在酒精性肝硬化患者当中，因其常合并营养不良。溶血性贫血的发生率亦高，溶血性贫血的发生与脾脏大小有关而与门脉高压的程度无关。白细胞减少及血小板降低通常与脾功能亢进及乙醇诱导的骨髓抑制有关。

大多数肝硬化患者或多或少都有一些凝血功能的改变。最常见的是血浆Ⅶ、Ⅴ、Ⅹ和Ⅱ（凝血酶原）因子减少，Ⅰ因子（纤维蛋白原）也常有减少。通常纤维蛋白的降解产物浓度不增加，纤维蛋白原的消耗也常增加。偶尔在外科分流手术后可发生弥散性血管内凝血（DIC）。肝功能衰竭时由于凝血因子合成减少导致凝血酶原时间及部分凝血活酶时间的延长。Ⅱ、Ⅶ、Ⅸ、Ⅹ因子合成依赖维生素K的存在，而Ⅰ和Ⅴ因子则不需要。Ⅷ因子并不在肝脏合成，所以在肝硬化患者中还可能升高。对于半衰期较短的Ⅶ因子来说，其比半衰期长的因子下降程度更为明显。Ⅰ因子（纤维蛋白原）合成障碍贯穿始终，所以凝血酶原时间的变化往往能反映肝功能不全的程度。肝硬化患者白蛋白的血浆浓度往往是下降的，原因是复杂的，与白蛋白合成减少，总体水过多有关。

由于血小板数量、质量的异常以及肝脏相关凝血因子的减少，一般我们认为慢性肝病是一种获得性出血疾病。不过，由于Ⅷ因子与vWF因子水平升高，以及其他一些抗凝物质的减少，使抗凝和促凝血失衡也会导致血栓形成（表90-2）。因此，需要充分评估出凝血平衡，通常术中建议应用血栓弹力图指导凝血处理，切忌盲目使用各种凝血物质和抗纤溶治疗，以免造成难于救治的术后门静脉血栓形成，并建议在手术或微创操作之前输注血小板至50×10^9/L，维持纤维蛋白原水平>1.5g/L。只有在出血且怀疑或确认纤溶亢进的肝硬化失代偿患者建议抗纤溶治疗。

表90-2 肝硬化时出凝血平衡的改变

凝血功能受损	凝血功能亢进
Ⅱ、Ⅴ、Ⅶ、Ⅸ、Ⅹ、Ⅺ因子水平降低↓↓	Ⅷ因子与vWF因子水平升高↑↑
纤维蛋白原数量与质量异常	蛋白C、蛋白S、蛋白Z、抗凝血酶、α_2-巨球蛋白、肝素
α_2-抗纤维蛋白溶酶、TAFI↓↓	辅因子Ⅱ的下降↓↓
血浆t-PA水平升高↑	纤维蛋白溶酶原水平↓↓

六、肝功能不全患者的代谢改变

当肝功能障碍时，蛋白质代谢障碍的突出表现为：①低蛋白血症；②甲种胎儿球蛋白（AFP）重

现;③血浆氨基酸含量升高;④尿素合成减少。由于这类患者常发生低蛋白血症,影响了麻醉药的体内代谢过程,血中与血浆蛋白结合的药物浓度相对减少,游离药物浓度增多,从而增强药物的作用,所以术中应适当减少药物的用量。血浆氨基酸含量特别是芳香族氨基酸升高,尿素合成减少致血氨增加,是肝性脑病的主要原因。所以对这类患者的术前准备更应充分,防止术中肝性脑病的发生。

由于肝脏有血糖稳定作用,所以肝功能障碍患者易发生低血糖,糖耐量降低,血中乳酸和丙酮酸增多。低血糖的可能原因:①大量肝细胞坏死致肝内糖原储备锐减;②粗面内质网上的葡萄糖-6-磷酸酶受到破坏;③胰岛素灭活减少;④肝硬化门腔分流,血内胰高糖素增多,刺激胰岛β细胞分泌胰岛素亢进。糖耐量降低的原因:①由于肝硬化时最重要的葡萄糖代谢的限速酶,即葡萄糖激酶的活性降低,致使肝内糖利用障碍;②存在胰岛素的对抗物,如生长激素、胰高糖素以及游离脂肪酸等。当肝细胞受损时,焦磷酸维生素 B_1 的形成减少,辅酶A严重不足,故引起丙酮酸氧化脱羧障碍,使血中丙酮酸增加。肝功能障碍时,利用乳酸再合成糖原的能力降低,以致血中乳酸浓度亦增高。在肝脏手术过程中,如能监测血、尿糖的水平,根据监测结果决定术中糖的用量很有必要。

肝功能障碍时脂肪代谢的突出改变为脂肪肝形成和胆固醇代谢障碍。脂肪肝形成与下列因素有关:①肝糖原减少,脂肪动员增加,进入肝脏的脂肪酸增多。②脂肪酸β氧化及由脂肪酸合成磷脂或胆固醇减少,肝内形成甘油三酯增多。③载脂蛋白合成或释放减少。肝功能障碍时,由于卵磷脂胆固醇酰基转移酶合成减少,血浆胆固醇酯化作用减弱,血浆胆固醇总量不一定有变化,但血浆胆固醇酯浓度下降。临床上可根据血清胆固醇酯的含量推测肝功能损害的程度。

许多激素在发挥其调节作用之后,主要是在肝脏内被分解转化,从而降低或失去其活性。此种过程称为激素的灭活。灭活过程对于激素作用的时间长短及强度具有调节控制作用。肝细胞功能障碍时,由于甲状腺激素、胰岛素、雌激素、皮质醇、醛固酮和抗利尿激素等灭活能力减弱,必然会对机体产生一系列的影响。

肝功能障碍时由于诸多原因还会发生低钠、低钾、低钙和低磷血症。

七、肝脏解毒功能的改变

肝脏处于门体静脉系统之间,有如滤过系统,可从门脉循环中除去有害物质。直接来自体外的毒素或药物以及代谢过程中产生的毒性物质,也均在肝内转变为无毒或与毒性物质结合,在酶的催化下变成无毒性或毒性小而溶解度大,容易排泄的物质后排出体外。

肝脏的解毒方式有氧化、还原、结合、水解、脱氨等5种,以前三种为主。某些体外物质只通过一种方式即可解毒,而另一些则须通过一种以上的方式才能解毒。结合解毒是肝细胞内所含有的葡糖醛酸、硫酸盐以及甲基化合物等与有毒物质结合形成毒性小而溶解度大的化合物,随胆汁或尿排出体外。葡糖醛酸来自肝糖原,故增加肝糖原的储备量对解毒功能颇为重要。此外,约20%体热由肝产生,故肝移植手术,于无肝期体温可下降,加上冷灌注液及冷库血的输入,体温可降至危险程度。肝病主要通过三方面影响肝脏的药物代谢:①通过血流灌注的改变而间接地使药物或毒物代谢发生异常,例如通过侧支分流,使门脉血中药物逃避肝细胞的代谢。②肝病损害了肝脏代谢药物的能力,如肝脏混合功能氧化酶的活力的改变。③血清白蛋白合成减少,药物同血浆蛋白结合率降低,从而使药物在体内的分布、代谢或排泄也发生改变,而易发生药物中毒。

一些研究表明,肝硬化患者尤其是有肝性脑病史者比普通人群对吗啡及氯丙嗪更加敏感,也有研究表明同样血浆浓度的安定在严重肝病患者比普通人群显示更强的药物作用。但是,有证据表明,严重肝硬化及门脉高压患者对儿茶酚胺的敏感性实际上是降低的。门脉高压患者及动物血浆胰高糖素是升高的,胰高糖素会降低血管对儿茶酚胺的敏感性,所以肝硬化患者对儿茶酚胺敏感弱于正常人。也就是说这类患者吗啡及安定类药物应减量,一些血管活性药如加压素等应增加剂量。

由于药代药效的复杂性,带来了选择理想药物的困难。例如,20年前发现严重肝硬化患者需要大剂量的筒箭毒碱才能达到普通患者相同的肌松程度。肝硬化患者筒箭毒碱有较大的分布容积,主要由于该类患者有较高浓度的γ前球蛋白,这种与球蛋白结合的筒箭毒碱增多,而游离药物较少。另外一方面,所有药物包括肌松药均从胆汁分泌,在肝硬化及阻塞性黄疸患者其分泌速度相当慢。

这些研究表明此类患者应用三碘季铵酚或阿曲库铵是合适的，因这些肌松药不经胆汁分泌。但是这些患者肌松药的副作用应从药代动力学药效动力学综合考虑。如维库溴铵的半衰期在严重肝病患者是延长的，而戈拉碘铵则无明显改变。这并不是说肝硬化患者禁忌使用维库溴铵，因为维库溴铵只是其作用时间延长，使用还是安全的，而戈拉碘铵则可致心动过速，所以不是很好的选择。

事实表明，由于药代及药效学的改变，不同患者对药物的反应是很难预料的。所以，更为重要的是，每一种药的选择原则应是临床需要该药哪方面的药理作用。

第二节　肝脏手术患者的术前评估

肝脏的功能十分复杂，虽然检查肝功能的方法很多，但事实上并不能完全反映肝功能，而且，对于具体的患者来说，需要做哪些试验，应当有针对性地进行合理选择。

肝功能试验的临床价值：①协助诊断各种肝病，了解其肝损害程度、转归和预后。②辅助鉴别黄疸的性质和病因。③测知全身性疾病对肝脏的侵犯或影响。④了解各种工业毒品、药物、物理因素对肝脏的损害。⑤判断各种中西药物、针灸等对肝病的疗效。⑥肝胆系统疾病患者术前估价肝功能，作好术前准备。

现有不足：①肝脏有较丰富的储备功能和代偿能力；②肝脏的功能是多方面的，每一种肝功能试验只能反映某一侧面。③肝功能试验大都是非特异性的，其他非肝脏疾病亦可引起异常反应。④肝功能试验的结果受操作方法、仪器、试剂、pH、温度以及操作者的责任和技术熟练程度等多种因素的影响。

因此，肝功能试验的解读必须与临床密切结合，如片面地或独立地根据肝功能试验做出诊断，常可能造成错误或偏差。

一、病史和体格检查

对肝功能障碍患者进行完整的术前检查对于手术成功至关重要。和许多其他术前评估类似，疑有肝功能障碍时，需进行彻底的病史询问和体格检查。所有可能提示肝功能不全的病史和症状都应仔细询问。症状包括疲乏、恶心、呕吐（尤其是呕血或者咖啡色物质）、瘙痒、黄疸、任何凝血问题或者出血体质、腹胀、行为改变或精神状态改变。社会史也应问及以判断是否有肝炎发生的危险因素，如滥交、文身、吸烟、酗酒或吸毒。从家族史和疾病史也可以发现一些导致肝脏疾病的病因，如血色病、Wilson 病、α_1 抗胰蛋白酶缺乏及输血史等。将现在与既往的用药列表，从中找出所有可能有肝脏毒副作用的药物。肝脏疾病的许多体征可以在体检中发现，如腹胀和腹腔积液、精神症状和扑翼样震颤、黄疸和巩膜黄染、蜘蛛痣、脐周海蛇头征、肝脾肿大、外周水肿等。这些症状和体征可能提示肝脏疾病，但不具有特异性。

二、实验室血液学检查

适当的实验室检查可以帮助确诊肝疾病及评估严重程度。最重要的检测是全血细胞计数，可以判断是否贫血或血小板减少。在手术当中，尤其是预计出血很多的大手术时，这些值可以评估患者形成凝血块和止血的能力，以及输血前患者所能承受的最大失血量。凝血检查也很重要，包括 PT、INR、PTT 等，可以预计术中出血情况，也可以评估术前留置深静脉导管的出血风险，PT 是评估当前肝功能和肝合成能力的最准确指标。电解质检测也很有必要，因为电解质紊乱会导致一系列不良后果，包括心律失常、凝血缺陷、加重血流动力学不稳定性、加重肝性脑病等。这对于肝肾综合征患者尤其重要，在纠正电解质紊乱时需极其谨慎，以免使电解质状态恶化。肝功能检查可以帮助判断目前肝细胞损伤的程度，但是如前所述，其指标并不具特异性。白蛋白水平和胆红素水平被应用于 Child 分级中，转氨酶的水平也可以提示某些肝衰竭的病因（如 AST∶ALT>2∶1 提示酒精性肝炎）。

（一）蛋白质代谢的试验

肝脏是人体新陈代谢最重要的脏器，它几乎参与各方面的蛋白质代谢，肝能合成大部分血浆蛋白、酶蛋白及凝血因子，血浆蛋白与肝内蛋白经常处于动态平衡状态，测定血浆蛋白可以作为检验肝功能的一种检查。

血浆蛋白的测定临床上常用的有化学法和电

泳法两大类，前者可测出总蛋白、白蛋白和球蛋白的量，后者可将球蛋白区分为α、β、γ几种。大多数肝病患者，血浆蛋白均有一定程度的量和质的改变。

正常成人血清白蛋白为35~55g/L，前白蛋白280~350mg/L，球蛋白为20~30g/L，白/球蛋白比例1.5~2.5∶1。若将血清作蛋白电泳，则白蛋白占54%~61%，α_1球蛋白4%~6%，%$_2$球蛋白7%~9%，%球蛋白10%~13%，γ球蛋白17%~22%。

肝病患者测定血清总蛋白，主要用于判断机体的营养状态。在病毒性肝炎早期，白蛋白降低与球蛋白升高相等，总蛋白可正常，而营养不良者白蛋白与球蛋白均降低。有报道肝硬化患者如总蛋白在6g以下，则五年生存率低于20%，6g以上者五年生存率为54.8%。

肝脏疾病患者血清白蛋白水平变化较慢，有报道称即使白蛋白生成完全停止，8天后血浆白蛋白浓度仅降低25%，因此白蛋白测定不能反映急性期肝病的情况。测定白蛋白的主要价值在于观察肝实质的贮备功能及追踪治疗效果，治疗后白蛋白回升是治疗有效的最好指标。

肝胆疾病时γ胆球蛋白增多主要由于：肝内炎症反应，在组织学上有浆细胞浸润；自身免疫反应，自身抗体形成过多；肠道内吸收过多的抗原，刺激形成过多的抗体；血浆白蛋白降低，γ球蛋白相对增加。

（二）胆红素代谢的试验

正常人血清内总胆红素浓度为3.4~18.8μmol/L（0.2~1.1mg/dl）。血清总胆红素测定的价值在于了解有无黄疸、黄疸的程度及动态演变，肝胆疾病中胆红素浓度明显升高反映有严重的肝细胞损害。如同时测定1分钟胆红素（正常值0~3.4μmol/L）有助于判断：①在非结合胆红素升高的疾病时，1分钟胆红素基本正常，1分钟胆红素与总胆红素比值为20%以下。②血清1分钟胆红素增高，大于6.8μmol/L，而总胆红素正常，见于病毒性肝炎黄疸前期或无黄疸型肝炎，失代偿性肝硬化，胆道部分阻塞或肝癌。③肝细胞性黄疸1分钟胆红素占总红素的40%~60%，梗阻性黄疸1分钟胆红素占总胆红素的60%以上。

（三）肝脏和酶

肝脏是人体代谢的重要器官，含酶特别丰富，其酶蛋白占肝脏总蛋白的2/3左右。在病理情况下肝脏的酶含量常有改变，并且可反映在血液内酶浓度的变化，临床上可根据血清内酶活力的增高或降低来了解肝脏病变的性质和程度（表90-3），辅助诊断肝胆系疾病。

表90-3 肝胆疾病时血清内酶类的改变

表90-3 肝胆疾病时血清内酶类的改变
1. 反映肝细胞损害为主的酶类： （1）肝细胞损害时酶活力增高： 谷丙转氨酶、谷草转氨酶、异枸橼酸脱氢酶、乳酸脱氢酶、山梨醇脱氢酶、谷氨酸脱氢酶、鸟氨酸氨基甲酰转氨酶、精氨琥珀酸裂解酶、精氨酸酶醛缩酶、1-磷酸果糖醛缩酶、鸟嘌呤酶、奎宁氧化酶、葡糖醛酸苷酶 （2）肝细胞损害时酶活力降低： 胆碱酯酶，卵磷脂胆固醇转酰基酶
2. 反映胆汁淤积为主的酶类：胆汁淤积（或肝内占位）时酶活力增高： 碱性磷酸酶、5′-核苷酸酶、γ苷谷氨酰转氨酶、亮氨酸氨肽酶
3. 反映肝内纤维组织增生的酶： 单胺氧化酶、脯氨酸羟化酶

（四）定量肝功能试验

肝脏的生化功能测定在肝病的诊断中具有重要的地位。但是，目前临床上常用的肝功能试验仅是筛选性的，定性的或半定量的，一般只能筛查肝脏有无疾病，对于推断肝脏病变的性质有一定的价值。然而，这些肝功能试验并不能定量地反映肝细胞损害的程度，也不能反映有功能的肝细胞总数或肝血流的减少或分流情况。近年来根据肝脏对药物、染料、半乳糖或色氨酸清除的原理，设计了几种肝脏清除功能试验，可以较定量地估计肝细胞或吞噬细胞损害的程度。

1. 染料排泄试验　肝脏是人体的重要排泄器官之一，许多内源性物质如胆汁酸、胆红素、胆固醇等，以及外源性物质如药物、毒物、染料等，在肝内进行一定代谢后，可以由肝细胞排泄至胆汁。在肝细胞损害时，上述物质的排泄功能减退，据此原理，外源性地给予人工色素（染料），来测定肝脏排泄能力的改变，可作为有价值的肝功能试验之一。

（1）磺溴酞钠（BSP）：几乎完全由肝脏清除和排泄，其他组织清除BSP的能力很小。由此可见，BSP在血液内的清除受到有效肝血流量、肝细胞功能（摄取、结合和排泄功能）和胆道系统畅通程度这几种因素的影响。BSP试验是一种比较灵敏的功能试验，可间接地测定有效肝细胞总数，了解肝脏的储备功能。临床上常用的是BSP排泄试验（每千克体重注射 5mg)，测定 30 分钟或 45 分钟时的滞留率。正常值为静脉注射 BSP 5mg/kg，45 分钟的滞留率为 0~6%，超过 8% 有临床意义。

(2) 吲哚菁绿试验：吲哚菁绿(ICG)是一种阴离子染料，在血浆中与白蛋白及 α 是脂蛋白结合，能迅速被肝脏摄取清除，在肝内不与其他物质结合，通过胆汁排泄。ICG 为肝脏高摄取物质，其清除率可反映有效肝血流量。一般采用静脉注射 0.5mg/kg，于 10 分钟时测定滞留率，正常值为 7.83% ± 4.31%，正常上限为 12.2%。如给予较大剂量(5mg/kg)可增加本试验的灵敏度，并可反映有功能的肝细胞数。ICG 试验的临床应用价值大致与 BSP 试验相同，但较之更安全更灵敏。

2. 药物代谢　肝脏是药物进行代谢最重要的器官，近年来根据肝脏清除药物的原理，设计了几种肝脏功能试验，可以较定量估计肝脏损害的程度和有功能肝细胞的总数。

肝脏对药物的清除率(Cl_H)即单位时间内有多少毫升血浆所含的药物被肝脏所清除，它主要取决于流经肝脏的血流量(Q)与肝脏的内在清除力(Cl_I)，即单位时间内肝脏本身代谢药物的能力。

$$Cl_H=\frac{Q\cdot Cl_I}{Q+Cl_I} \qquad (90\text{-}1)$$

肝脏在清除力很高时，即 $Cl_I>Q$，公式内分母当中的 Q 可略而不计，该公式可简化为：$Cl_H=Q$，肝脏的清除率基本上反映药物进入肝脏的速度，血流的变化会对清除产生较大的影响。相反，肝脏在清除力很低时，即 $Q>>Cl_I$，公式中分母之 Cl_I 可略而不计，该公式即简化为 $Cl_H= Cl_I$，肝脏的清除基本上与肝血流无关。根据上述原理，一些高摄取率的物质被用于测定肝血流量，如吲哚菁绿，利多卡因，硝酸甘油等，而摄取率低的物质如氨基比林，安替比林，半乳糖，咖啡因等，则用于定量测定肝细胞的代谢功能。

单乙基二甲苯甘氨酸(MEGX)为利多卡因的代谢产物，MEGX 试验正是基于利多卡因向 MEGX 的转变，反映肝血流和肝细胞代谢活性。方法：2 分钟内静脉注射利多卡因 1mg/kg，注药前 15 分钟抽血查 MEGX 浓度。Ollerich 等报道正常人 MEGX 浓度范围为 34~110μg/L，平均 72μg/L。死亡组 MEGX 平均浓度为 23μg/L，差异显著。由于 MEGX 试验具有灵敏、准确、快速、定量、重现性好、特异性高等优点，被认为明显优于 ICG 试验及咖啡因清除试验和 Child 分级，故该试验已被广泛应用于肝移植领域，用以预测肝病及其他危重患者的预后、围手术期评估肝功能、评估内脏血流以及指导利多卡因的个体化用药。

3. 其他肝功能试验　除了上述重要的肝功能试验外，还有反映肝脏糖代谢功能改变的血糖、葡萄糖耐量试验、半乳糖耐量试验等。反映肝脏脂肪代谢功能的血清胆固醇和胆固醇酯、甘油三酯、脂蛋白电泳等。反映肝脏解毒功能的马尿酸试验、百浪多息试验等。反映其他代谢功能的血清胆汁酸、各种凝血因子、血清甲状腺激素、血清维生素 B_{12}、维生素 A、血清铜和铁的测定。反映肝脏血流动力学改变的肝脏血流量测定、肝静脉和脾内压测定等。

综上所述，现在临床使用的肝功能试验种类繁多，每一个试验都可从一个侧面反映肝脏某一方面的功能。要全面地了解肝脏的功能状况，必须进行多方面综合分析。当然，也不可将所有试验全部检测，要有目的地选择。一般先作几种筛选试验，然后作进一步肝功能试验，再配合影像及病理病原学诊断进行综合判断，近年来定量肝功能试验如染料排泄试验及药物代谢试验的发展，可以较定量地评估肝损害的程度及有功能肝细胞的总数。

(五) 慢性肝病患者的术前风险评估

原发性肝功能不全和慢性肝病(CLD)对其他器官系统的影响使这些患者的手术风险偏高。一项描述中国台湾地区 24 282 名肝硬化患者和 97 128 名对照组接受大手术的研究显示，肝硬化患者术前存在的器官功能障碍可能与并发症增加有关(如脑卒中、高血压、慢性肾脏疾病、充血性心力衰竭和慢性肺疾病)。丹麦一项对 39 840 例结直肠癌患者死亡率的研究显示，30 天内无肝病患者的死亡率为 8.7%，患有 CLD 的患者死亡率为 13.3%，而在确诊为肝硬化患者中，30 天死亡率为 24.1%。

丹麦的一项关于原发性髋、膝关节置换术和肝硬化 / 非肝硬化患者并发症是否相关的队列研究显示，肝硬化患者有更高的并发症负担。在肝硬化患者中，非复杂手术的成功率是 81%，而非肝硬化患者为 90%。美国一项研究显示，与对照组相比，肝硬化患者在骨科手术 90 天内肝失代偿的风险增加了一倍。他们比较了 853 例非肝硬化骨科手术患者和 4 263 例肝硬化患者，证明术后血清白蛋白的逐渐减少和查理森共病指数(CCI)的增加与术后失代偿显著相关。CCI 是患者一年死亡率的预

7

测指标，它包括了患者一系列的共病情况（总共22种情况）。

Child-Turcotte-Pugh（CTP）评分系统被常规用于评估伴有肝病患者的手术死亡风险。它最初被引入作为门体分流患者的预测指标，但随后被用作非肝脏手术的风险评估（表 90-4）。建立终末期肝病模型（MELD）评分，可以帮助优选出肝移植患者等待名单。尽管有人建议同时使用这两个评分，但是关于这些评分的预测价值一直存在争议。一项纳入 79 例患者的研究比较了基于 CTP、MELD 和 MELD 指数三者之间的区别，结果表明 CTP 是总死亡率的最佳预测指标，但综合 MELD（iMELD；结合了血钠和年龄指标）和术中输血评分是判断术中死亡率的最佳指标。本研究还针对 64 例接受非肝脏手术的肝硬化患者进行进一步分析，结果表明 CTP 能更好地估计 30 天死亡率，MELD 预测 3 个月死亡率，MELD- 钠则预测 1 年死亡率。MELD 评分的改进（包括血钠和年龄指标），以及 MELD 评分在移植候选者分配中的使用使得一些作者建议将 MELD- 钠作为终末期肝病患者死亡预测的新标准（表 90-5）。

表 90-4 CTP 分级

指标	1分	2分	3分
肝性脑病得分	无	1~2	3~4
腹腔积液	无	轻微	中等
凝血酶原时间（INR）	<1.7	1.7~2.3	>2.3
血清白蛋白（g/L）	>35	28~35	<28
总胆红素（mg/dl）	<2	2~3	>3
总分	5~6	7~9	10~15
CTP 分级	A	B	C

表 90-5 MELD 评分和 MELD- 钠评分

MELD 评分（R）：

R=3.8ln［血清总胆红素（mg/dl）］+11.2ln（INR，国际标准化比值）+9.6ln［肌酐（mg/dl）］+6.4×（病因：胆汁性或酒精性肝硬化为 0，病毒等其他原因肝硬化为 1）

R 值越高，生存率越低

MELD- 钠评分：

MELD- 钠 =MELD+1.59×（135–Na^+）

当血清 Na^+ 水平 >135mmol/L 时，按 135mmol/L 计算；<120mmol/L 时，按 120mmol/L 计算；120~135mmol/L 时；按具体数值计算

我们仍需要继续开发其他评分系统来进行死亡预测。日本研究人员基于 2 197 例接受大手术的肝硬化患者的资料已经建立了一个新的评分系统。他们设计了完备肝硬化手术治疗（ADOPT-LC）评分系统，该系统包括患者的年龄、CTP 分级、麻醉持续时间和 CCI，以此来预测患者的院内死亡率。尽管 CTP 等级对较高的院内死亡率具有预测性，但麻醉持续时间也是主要的预测因素之一（表 90-6）。

表 90-6 ADOPT-LC 评分系统

变量	得分
年龄（岁）	
≤ 65	0
>65	1
CTP 分级	
A	0
B	1
C	3
查尔森并发症指数	
≤ 2	0
3~5	1
≥ 6	2
麻醉时间（min）	
≤ 180	0
181~420	1
>420	2
得分区间	0~8

ICU 的肝硬化患者并不少见。研究者已经尝试完善序贯器官衰竭评估（SOFA）评分以适用于 CLD 患者。慢性肝衰竭的 SOFA 评分被与急性生理和慢性健康评估（APACHE）Ⅲ评分进行比较。一项关于 250 例肝硬化患者的前瞻性数据分析表明，CLIF-SOFA 比 APACHE Ⅲ能更好地预测 6 个月死亡率。在失代偿期肝硬化患者中，用 1 349 例患者验证的 CLIF- 联合器官衰竭评分（CLIF-COF）也显示出比 MELD、MELD-NA 或 CTP 更好的预测死亡的价值。有趣的是，根据法国公布的数据，一项长达 13 年并纳入 32 家 ICU 中 2 383 例伴有感染性休克和肝硬化患者的研究显示，ICU 患者的存活率在研究期间从 26% 提高到 35%。这两项研究对于那些需要收入 ICU 治疗的肝硬化急诊手术

患者，以及大型择期手术后发生肝脏失代偿的患者而言或许具有指导意义。

众所周知，肝病严重程度、并发症、年龄和急诊手术等因素与CLD患者预后不良有关无论哪一种评分系统都是为了帮助手术决策而设计的，并且评分系统本身不会对肝病患者的风险产生不利影响。除了麻醉持续时间之外，目前没有证据表明麻醉类型与死亡率相关。何时（或何时不）开展手术的决定是复杂的，应该在治疗团队（外科/麻醉/重症监护）和患者之间进行明确讨论。

三、进一步系统性检查

肝脏疾病患者的术前评估除了着重判断肝功能障碍的严重程度外，还应关注对其他器官系统的影响。在临床前期，肝硬化心肌病可被一些生理或药理学因素所掩盖。因此，在诸如未进行充分扩容的大容量穿刺抽液术、经颈静脉肝内门体分流术、腹腔静脉分流术等急性手术过程中应当谨慎。对于肝硬化心肌病患者，不需要特殊的治疗方法。肝硬化心力衰竭的患者应该与非肝硬化患者一样，在必要时接受排钠、利尿、吸氧等治疗。由于诱导后存在低血压的风险，目前更多人建议在术前对这些患者适当减少血管紧张素转换酶（ACE）抑制剂和血管紧张素拮抗剂的剂量。Comfere及其同事在一项针对267例接受手术的高血压患者的研究中发现，在手术10小时内应用ACEI或ARB类药物的患者发生诱导后低血压的概率较采用维持性药物治疗的患者高。

老年患者冠状动脉疾病较正常人群多见，一些导致肝衰竭的病因同样会促使心肌病的发生（如酒精中毒、血色病等）。对于这种病例，在进行大的手术前最好进行超声心动图检查其心功能。踏车试验或者药物激发试验（多巴胺丁酚）可以评估心功能、心脏储备、心肌氧供、肺内分流程度以及肺动脉-门静脉高压（PPH）。术前的心脏检查包括心电图和超声心动图，可明确是否存在左心室功能障碍、心肌病、瓣膜病变或肺血管病变等危险因素。如果怀疑患者存在严重的心脏疾病，则需要进行动态心电图或左心室功能的动态评估，必要时可能两者都需进行。胸片或者超声检查可有助于明确是否存在需要术前处理的胸腔积液。肺功能检查有助于明确是否存在限制性或阻塞性肺疾病。

患者的手术风险取决于其肝脏疾病的严重程度、合并疾病以及手术类型（如上腹部手术、急诊手术、心脏手术等）。术前应常规行经胸超声心动图（TTE）以评估左心室、右心室和瓣膜功能。做任何手术之前都应密切监测和改善心力衰竭患者的容量状态和症状。有文献表明，卡维地洛是终末期肝病（ESLD）患者β受体阻滞剂的最佳选择，现已证明卡维地洛可以通过降低肝内血流量和外侧阻力进而降低门静脉压力。鉴于ESLD患者由于左室肥厚和收缩功能亢进可能导致在血流动力学上出现显著的左心室流出道梗阻（LVOTO），TTE也可用于LVOTO的评估。此外，对ESLD患者进行心包积液和心脏压塞的评估也是术前TTE检查的一个重要部分，完善的床旁评估和体格检查也可有助于对这些患者的心脏压塞进行诊断。

术前超声心动图有助于肺动脉收缩压（PASP）的测定，如果PASP增加或右心功能不全，则应进行右心导管检查。如PASP值为45~50mmHg和/或右心室功能不全常常被用于POPH的筛选。由于5%~10%的ESLD患者存在POPH，因此应进行右心导管检查以监测平均肺动脉压、肺毛细血管楔压以及跨肺梯度等。术前mPAP为35~50mmHg与POPH患者肝移植后的50%死亡率有关，当POPH患者的mPAP ≥ 50mmHg时，死亡率接近100%。因此，POPH患者需要由熟悉肺动脉高压的专家进行围手术期管理，这个过程中常常会用到肺血管扩张剂如环氧丙烷、西地那非或一氧化氮等进行治疗。

由于ESLD患者有发展为CAD的风险，那么ESLD患者的压力检测就可给我们提供更多信息。冠状动脉造影是检测冠心病的金标准。术中可使用经食管超声心动图和/或肺动脉置管，以便实时监测血流动力学变化并评估容量状态。多巴酚丁胺负荷、超声心动图对ESLD患者心肌病的阴性预测值为85%。核单光子发射计算机断层（SPECT）压力成像的预测价值受到了ESLD患者慢性血管扩张的限制。冠状动脉造影对阻塞性CAD的特异性异常SPECT的发现仅仅为61%。心脏MRI也可用于检测心肌缺血，也可在应激状态和静止状态下监测血液灌注情况和室壁运动。Q-Tc延长在ESLD患者中很常见，因此术前一定要进行心电图监测。虽然Q-Tc延长不是手术禁忌证，但应该促使我们去寻找可逆转的原因，如电解质紊乱（低钾血症或低镁血症）或Q-T间期延长药物的应用。尖端扭转是一种罕见的、危及生命的心律失常，通常伴随较长的Q-T间期，并可由低镁血症和低钾血症引起，这种情况在酒精中毒患者中常见。因此，特别是在治疗酒精性肝硬化患者时，维持正常的电解质水平是很重要的。

对于重度肝衰竭患者，或者准备进行高危临床处置时，进一步的系统性检查可以提供保证。最简单的就是心电图，对于循环高动力状态的肝衰竭患者，或者已发展为系统性功能不全的患者（如肝肺综合征），心电图检查可以发现室性肥大和/或右心损害，也可以发现心律失常、电解质紊乱等问题，此外对于放置肺动脉导管的患者，可以借此排除左或右束支传导阻滞。

对于通气困难或者需要慢性氧疗的患者，进一步的检查可以确定是否存在肝肺综合征、肺内分流以及严重程度。最简单的检查是动脉血气分析，可以判断低氧血症和高碳酸血症的程度，也可以评估肾脏的酸碱平衡调节能力。一些更复杂和有创性检查可以直接评估肺功能，例如气泡对比超声心电图可以直接显示肺内分流，该检查还可以鉴别继发于肝衰竭的肺内分流和 $\dot{V}/\dot{Q}$ 失调。肺内分流时气泡在三个心动周期内即可从右心循环进入左心循环，而轻度的 $\dot{V}/\dot{Q}$ 失调时气泡可以被肺泡吸收而不抵达左心循环。但是，气泡对比超声心动图并不能显示分流的严重程度。另一项检查是 $\dot{V}/\dot{Q}$ 扫描，可以显示出由于HPV功能下降而“有血无气”的区域。肺血管成像可以显示继发于心排量增高的肺血管扩张和肺高血流量。其实有创性检查很少在围手术期应用，因为动脉血气分析已经可以提供足够的信息。

许多肝衰竭的患者有胃肠道并发症，特别是门静脉高压导致的食管静脉曲张。对于这些病例，术前内镜检查既可以诊断食管静脉曲张又可以治疗之。对于严重的病例，若不行曲张静脉结扎，其进行大手术的死亡率可能会很高，因为当患者多器官系统存在功能不全时，上消化道出血很难代偿。

四、外科风险的评估

肝切除术是一项大级别手术，同时会造成较大的上腹部损伤。一般来说，肝切除范围越大则手术的损伤越大、越容易出血，钳夹血管时间越长，越容易引起肝功能衰竭。如果肿瘤位于大血管附近则更为复杂，可能造成更严重的肝组织血供障碍。因此，肝切除术手术本身的创伤就非常巨大。

外科医师在术前评估时应首先确认疾病是否已经扩散到肝脏以外。虽然有时肝外只存在单一转移灶也可以进行姑息性手术，但由于总体预后很差，这类患者中接受手术治疗的数量不会太多。外科医师还应考虑转移灶的血供情况，手术是否可在避免损失过多肝血供前提下进行，从而增加需切除的肝范围。最多可切除80%的肝脏，但其肝功能衰竭和其他并发症风险很高。在动物模型中，肝极大部分切除（超过90%）后会导致因门静脉压增高所致的肝血窦直径失调，这是由于大量血流试图通过一个非常小的肝脏。当前的影像学方法可检测出直径为0.5~1cm的腹膜转移灶，因此，偶尔会发现患者存在比最初预想更为广泛的转移。如果大手术前仍不确定肿瘤转移情况，可先进行腹腔镜检查。

患者进入手术室前可能接受过化疗以缩小肿瘤，这更常见于肿瘤位置靠近重要血管的病例。有人提出化疗可能会使肝再生受损，尤其是在肝脏经受了一段时间缺血后更易出现。然而，尽管化疗可能延迟肝脏再生，但并不妨碍术中使用钳夹法阻断肝血供。在以奥沙利铂为基础的化疗后患者常见并发症为周围神经炎，这一点应予以记录，以免与硬膜外麻醉相关并发症相混淆。

第三节　肝胆手术患者的麻醉与管理

一、术前准备

术前准备取决于手术方式和患者的整体情况，两方面结合考虑以达到术前最佳状态。严重肝衰竭的患者进行相对简单的临床处理时，仅需要一条运行良好的外周静脉通路即可。凝血障碍患者行大手术时需要深静脉通路输入红细胞、新鲜冰冻血浆和/或血小板，但应尽量避免置管操作时可能出现的严重出血风险。之前存在低血压的患者需建立动脉监测以保证手术期间的器官灌注。通气困难的患者（如肝肺综合征）需检查动脉血气以保证足够的氧合和通气。对于可能大出血的手术，需监测患者电解质、血红蛋白/血容量水平以指导输血治疗和电解质补充。

外科医师对肝脏进行操作时常需要测量中心静脉压（CVP）。CVP升高会导致肝静脉和肝血窦充血，这是肝切除术时出血的主要原因。研究显示控制 CVP 在较低水平(2~5mmHg)可以显著减少术中出血。对轻到重度肝衰竭患者进行局部肝切除术时，标准的 7-French 三腔管可以提供足够的通道以监测 CVP、输血及用药(如使用硝酸甘油降低 CVP)。进行肝大部切除或预计出血较多的非肝脏手术时，需要更粗的中心静脉通道以备快速输液或输入多种血制品。

严重肝衰竭并发肝肺综合征或者肺动脉-门静脉高压的患者，或者预计行门静脉或下腔静脉阻断(如肝移植时)，术中前后负荷可能有显著波动，这时就需要肺动脉导管(PA)来进一步监测血流动力学。PA 可以更详细的评估静脉血容量和大血管阻断时的心血管反应，也可以用于心内用药。

经食管超声心动图(TEE)与 PA 联合使用，可用于术中评估心肺功能状态，对于进行大血管阻断或者血流动力学波动显著的情况尤其适用。TEE 也可以用于严重肝衰竭并发肺动脉高压或心排量过高的患者，以预估术中心功能不全或心力衰竭。然而这一监测对未经治疗的严重食管静脉曲张患者并不可行，因其可能导致上消化道出血。

除了有创性监测外，术前准备还包括维持合适的室温(22~25℃)、防低体温的保暖垫等。在大手术时术野暴露范围大，体热流失严重导致患者低体温，对于存在凝血障碍的患者，低体温将阻碍凝血酶的作用，削弱机体形成凝血块，增加了术中失血。因而维持患者正常体温很重要。

肝脏是人体内最大的实质性脏器，它有非常重要和复杂的生理功能。肝病及其本身的继发病，如门静脉高压症等需手术治疗时，特别是广泛肝切除术合并有肝硬化或需剖胸的患者，手术较复杂，创伤大，出血也多，术前必须有良好的准备，要安排足够时间改善患者的全身情况和肝功能。即使是急症手术，在病情允许的条件下，亦应力争准备得完善一些。肝功能不全的患者进行手术治疗，通常有两种情况：一是患有与肝病无关的一些疾病，如急性阑尾炎、创伤、胃肠道穿孔等，如一时难以进行较好的术前准备，应尽量采用对肝功能影响小的麻醉药和麻醉方法。其次是肝脏疾病本身的继发病需行手术治疗，则应积极进行以“保肝”为主的术前准备，包括：①加强营养，给予高蛋白、高碳水化合物，低脂肪饮食，口服多种维生素。因胃食欲缺乏，进食少者，必要时可经静脉途径补充，以求改善肝功能。糖的补充，不仅供给热量，还可增加糖原贮备，有利于防止糖原异生和减少体内蛋白质的消耗。②改善凝血功能。如维生素 K_3 口服，紧急情况下可以静脉注射维生素 K_1，其作用时间快，效果好，是多种凝血因子的必需原料。③血浆蛋白低者，尤应予以足够重视，如总蛋白低于 45g/L，白蛋白低于 25g/L 或白、球蛋白比例倒置，术前准备要积极，必要时应输注适量血浆或白蛋白。④贫血患者，必要时可多次少量输血，争取血红蛋白高于 120g/L 以上，红细胞在 3×10^{12}/L(300 万 /mm^3)以上，血清总蛋白 60g/L，白蛋白在 30g/L 以上。⑤对有腹腔积液的患者，应采用中西医结合治疗，待腹腔积液消退后稳定两周再进行手术治疗。必要时于术前 24~48 小时内行腹腔穿刺，放出适量的腹腔积液，以改善呼吸功能，但量不宜过多，要根据患者具体情况。一般一次量不超过 3 000ml 为原则。⑥术前 1~2 日，给予广谱抗生素治疗，以抑制肠道细菌，减少术后感染。⑦根据手术切除范围，备好术中用血。一般镇静、镇痛药均经肝脏代谢降解，麻醉前用药量宜小。苯巴比妥钠、地西泮、异丙嗪、氟哌利多等均可使用。对个别情况差或处于肝性脑病前期的患者，术前仅给阿托品或东莨菪碱即可。

二、麻醉选择与实施

具有良好代偿功能的慢性肝病患者方能考虑进行肝脏手术。急诊手术需要紧急优化患者的生理状态，密切留意患者的血管内容积状态、凝血功能以及是否存在感染。肝衰竭患者可考虑行区域神经阻滞麻醉。凝血功能障碍可能是某些区域麻醉的禁忌证。对肝病患者应慎用镇静药物，因为它们可能会诱发肝性脑病。咪达唑仑在肝病患者的半衰期可由于清除率下降和蛋白结合减少而延长，导致其作用持续时间延长以及镇静作用增强，特别是在重复多次应用或持续输注后。

所有患者都应该进行标准监测(按美国麻醉学医师协会所推荐的)，但对于大手术还应考虑监测动脉压和中心静脉压。TEE 对某些患者来说是有帮助的，但探头的放置对有食管静脉曲张和近期放置有鼻胃管和食管温度探头的患者来说是相对禁忌的。静脉曲张患者可能需要放置肺动脉导管。动脉内导管可监测动脉血气、乳酸、葡萄糖和电解质水平，以及凝血状态。此外还建议监测核心温度、神经肌肉阻滞程度和尿量。

选用麻醉药和麻醉方法需要了解：①所患肝

脏疾病；②肝脏在药物解毒中的作用；③药物对肝脏的影响。麻醉科医师必须亲自了解肝病类型，肝细胞损害程度以及其他可使手术复杂的因素，特别是那些促进出血的因素。不同的麻醉方法各有其优缺点，选用时应根据手术的类型，结合患者肝功能不全等具体情况作全面考虑。药物的选用应选择直接对肝脏毒性和血流的影响较小的药物，要了解给予麻醉药的技术和术中对患者的管理往往比个别药物的选择更重要，如术前用药、术中供氧、补充血容量、纠正酸中毒、维持循环稳定等。

术中管理的目标包括维持足够的肝血流量和氧输送。全身麻醉可减少肝脏的总血流量，尤其是肝动脉的血流量。许多研究表明，在健康志愿者中，麻醉诱导后 30 分钟，肝脏血流量减少 35%~42%。肝功能不全，尤其是肝硬化的患者在麻醉状态下门静脉血流量减少不会得到代偿，这可能进一步导致肝功能不全，且围手术期管理困难。在肝病患者的麻醉诱导中应注意氧的供需关系，目的是保持足够的肺通气功能和心血管功能。因此，心输出量、血容量和灌注压应保持在患者的允许范围内。动脉低血压可由药物引起，也可能是由于不充分的容量管理或吸入麻醉药的过量引起。这些影响可导致血管扩张、灌注压下降以及血流速度减慢。静脉麻醉药对肝血流量有轻微影响，如果术中平均动脉压保持适当，对术后肝功能无显著的不良影响。不同的静脉麻醉药对肝血流量的影响不同。由于丙泊酚具有显著的血管扩张作用可增加肝动脉和门静脉循环的总肝血流量。与之相反，依托咪酯和硫喷妥钠通过增加肝动脉血管阻力或减少心输出量和/或血压而降低肝血流量。氯胺酮对肝脏血流几乎没有影响。右美托咪定，一种具有镇静和镇痛作用的 α_2 肾上腺素能激动剂，主要经肝脏代谢，因此在有明显肝功能不全的患者应用此药时需进行剂量调整。在所有的静脉麻醉药中，丙泊酚应该是肝病患者的一个很好的选择，即使在失代偿期肝硬化患者中，其半衰期也很短。肝功能不全患者对丙泊酚的镇静和心肺抑制作用更加敏感，因此在这类患者应用该药时应酌情减量。肝病患者对非去极化肌松药（NMBs）具有明显的抗药性，这可能是由于药物分布增加，蛋白结合率改变或胆汁排泄受阻所致。阿曲库铵和顺阿曲库铵由于其代谢既不依赖于肝脏也不依赖于肾脏，因此被推荐用于肝病患者。阿曲库铵及其异构体顺阿曲库铵经酯酶水解而进行霍夫曼消除，两者在肝病患者的临床作用持续时间与正常患者相似。然而，现已发现由于严重肝肾功能不全的患者分布容积较大，使得药物在此类患者的分布半衰期较正常人短。在肝病和水肿患者由于液体滞留使分布容积增加，在这类患者应用神经肌肉阻滞剂的剂量也必须增加。经肝脏代谢的神经肌肉阻滞剂，如维库溴铵和罗库溴铵，他们均为甾体类的非去极化肌松药，在严重的肝脏疾病患者其起效时间和持续时间都有所延长。已有报道指出肝脏疾病可降低血浆胆碱酯酶的活性，并且延长氯琥珀胆碱的神经肌肉阻滞时间。因此在肝病患者手术中监测神经肌肉功能是明智的。

肝脏疾病患者行肝段切除术时，使用挥发性麻醉药维持全身麻醉时有很多选择。总的而言，大多挥发性麻醉药可减少门静脉血流（portal blood flow，PBF）进而导致全肝血流（total hepatic blood flow，THBF）减少，但肝动脉血流（hepatic artery blood flow，HABF）会反应性增加。过去一直选择异氟烷，因为动物实验和人类志愿者研究都发现，使用异氟烷全身麻醉时肝动脉血流增加可以维持肝实质的正常灌注。氟烷是个例外，其破坏这一代偿性反应轴，使门静脉血流和肝动脉血流同时下降，肝灌注减少，加剧了肝损害。所以氟烷不推荐用于肝脏疾病患者。新型挥发性麻醉药如七氟烷代谢方式独特且不产生肝毒性产物、极低代谢率的地氟烷比异氟烷更受欢迎，但除了考虑肝保护作用，还应结合其他因素对这 3 种药物进行选择。

但对于中至重度的肺动脉高压患者椎管内麻醉是禁忌的，因为其可导致 SVR 和前负荷急剧变化。局部麻醉的优点包括避免发生低氧血症、酸中毒、高碳酸血症和疼痛，从而增加 PVR。在 POPH 患者，应该维持稳定的 SVR，由于 PVR 是恒定的，因此 SVR 的降低会导致心输出量的降低。还应避免使用心肌抑制剂，维持心肌收缩力。

阿片类药物已经成功用于患有肝脏和心脏疾病的患者。但仍需考虑一些药理学作用，如药物清除延迟和半衰期的延长。由于吗啡、哌替啶、苯二氮䓬类和巴比妥盐这类药物主要经肝脏代谢，因此在肝病患者应谨慎应用这类药物。一般来说，这类药物的剂量应该减少 50%。吗啡在肝硬化患者的代谢显著减慢，从而可能引起作用时间延长、镇静及呼吸抑制等效应。在伴有肾衰竭的患者，可存在活性代谢产物吗啡 -6- 葡糖醛酸的积累。总之，强烈建议在失代偿期肝硬化患者避免使用吗啡，因为它可能会诱发肝性脑病。虽然芬太尼也由肝脏代

谢，但在肝硬化患者中芬太尼的消除并没有发生明显改变；芬太尼不会产生活性代谢产物，主要经肾脏排泄。正是由于这些原因，芬太尼被认为是这类患者首选的阿片类药物，因为在中等剂量使用时，它既不会降低肝脏氧与血流的供应，也不会引起肝脏氧需的增加。与芬太尼不同，阿芬太尼在肝硬化患者的半衰期增加了两倍。由于瑞芬太尼主要经血液和组织内的酯酶代谢，因此其在肝病患者体内的消除率没有变化。一般来说，在肝硬化伴有或不伴有心脏疾病的患者中都应避免使用长效麻醉药和镇静药。

如前所述，ESLD 可与左室肥厚和高动力型收缩功能有关，这可能或导致血流动力学上显著的 LVOTO。LVOTO 患者对麻醉和手术相关的血流动力学改变的耐受性较差，因此术中需对这些患者进行密切监护以期达到以下目标：避免心动过速，肌松药物的有限应用，及 TEE 指导下的容量管理。

对肝脏疾病的肝外表现，即血液系统改变的认识是至关重要的。随着肝功能衰竭逐渐严重，肝脏合成凝血因子的能力也随之下降，尤其是维生素 K 依赖因子Ⅱ，Ⅶ，Ⅸ和Ⅹ。这种凝血功能障碍导致 PT 延长和活化的部分凝血活酶时间延长。血小板减少和血小板功能紊乱也是常见的。这些患者的贫血可能是由多种原因导致的，包括慢性胃肠道出血，脾功能亢进引起的溶血，慢性疾病和营养不良等。肝性心功能不全患者在术中的出血可能是由于获得性凝血功能障碍或外科因素引起的。需要注意的是，术前 INR 可能并不能预测术中出血，新鲜冰冻血浆（FFP）用于纠正异常 INR 的作用目前是有争议的，因为与 FFP 输血相关的容量负荷可能增加出血。术中评估凝血状态的一个良好测试方法是血栓弹力图（TEG），它能提供有关血栓形成速度和强度的信息。通过术中检测高凝状态，TEG 可发挥促进目标导向治疗的作用。

肝功能障碍患者在手术过程中，常常难以维持正常血压以保证器官灌注，因此可以使用心血管活性药物。正性肌力作用药物如 β 激动剂、多巴胺丁酚或磷酸二酯酶抑制剂米力农，收益甚微，因为这些患者本就心输出量过度增加、动脉扩张严重。这种情况下，纯 α 激动剂去甲肾上腺素对平均动脉压作用明显，因此常用于肝脏手术中。然而，去甲肾上腺素带来的动脉收缩可导致器官终末血管血流减少，使这些组织的氧供不足。为尽量避免这种情况发生，可以检测混合静脉血氧饱和度、血气分析、血清乳酸水平。其他外周血管张力药物如去甲肾上腺素、垂体加压素等也可以使用，但同样应注意其潜在的风险。肝病患者往往存在几种基础的心血管异常，包括 SVR 降低和心指数增加，这些都可进一步地影响肝血流。肝病患者体内的儿茶酚胺和其他神经激素反应受损，这就使得在低血容量或出血时可能不能触发足够的代偿机制。引起交感神经阻滞的麻醉药物可进一步的削弱这种反应，当患有静脉曲张的患者用 β 受体阻滞剂维持治疗时，这种反应又会进一步受损。肝血流灌注减少的结果就是剩余肝功能的丧失。

除小型的肝脏或胆道（hepatobilary，HPB）手术可在硬膜外阻滞麻醉下进行外。几乎所有 HPB 手术都应在全身麻醉下进行，并应使用气管插管和机械通气，3 小时以内的手术也可进行喉罩通气。吸入气体中一般不含有氧化亚氮，因为氧化亚氮具有引起肠胀气的副作用。近年来，七氟烷或地氟烷全凭吸入、丙泊酚全凭静脉或者静吸复合麻醉已广泛应用于长时间的各种手术，使全身麻醉的选择更加灵活，适应范围也显著扩大。吸入麻醉有麻醉深度调节方便、麻醉作用全面、全身血流动力学控制平稳等优点。丙泊酚全凭静脉麻醉最突出的优点在于此法诱导快，麻醉过程平稳，无手术室空气污染之虑，苏醒也较快，是一种较好的麻醉方法。丙泊酚是新的快速、短效静脉麻醉药，除催眠性能外，适当深度短时间可以镇痛，丙泊酚非但无明显肝损害作用，由于其为外源性抗氧化剂，据报道其对肝缺血再灌注损害还有一定的保护作用，故用该药作为肝脏手术全凭静脉麻醉的主药尤为合适，术中辅助应用麻醉性镇痛药及肌松药定能达到术中满意的止痛肌松效果。丙泊酚用量为全身麻醉诱导 1~2mg/kg，静脉注射；麻醉维持 4~12mg/kg。主要值得重视的问题是对心血管的抑制，尤其是在初次应用时，对年老体弱者更应注意减量和缓慢静脉注射，并注意调整输注速率。

一些医院常采用连续硬膜外麻醉复合气管内吸入全身麻醉于肝胆手术的麻醉。成人在胸 8~9 行硬膜外穿刺，向上置管 3.5cm，先用 2% 利多卡因 3ml 作为试验剂量，再在短时间内加入 0.5% 布比卡因 8~12ml，以后每间隔 1~1.5 小时加 0.5% 布比卡因 5~8m1。硬膜外麻醉成功后即再静脉注射咪达唑仑 3~5mg、舒芬太尼 25~30、丙泊酚 1.5~2mg/kg 及罗库溴铵 50mg 后行气管内插管，术中以地氟烷或七氟烷维持麻醉。这种麻醉方法我们认为至少

7

有几个优点:①布比卡因浓度较高肌松作用相当好,术中几乎不加肌松药。②避免单纯硬膜外阻滞麻醉过浅出现肌松差及明显的牵拉反应或由于硬膜外阻滞麻醉过深引起的明显呼吸抑制。③避免单纯全身麻醉术中使用较多肌松药引起延迟性呼吸抑制及麻醉终止时患者因伤口疼痛引起的躁动。④方便术后止痛,利于患者恢复。所以我们认为此种方法为非常安全又具有很好肌松及止痛效果的理想麻醉方法。但在具体实施中应注意:①年老体弱及年幼儿童布比卡因必须减量或降低浓度。②因布比卡因心脏毒性大,冠心病、心肌炎及心律失常者慎用。③布比卡因主要在肝脏代谢,肝功能差的患者用药间隔时间须延长。④尤其应加强血流动力学的监测,防止低血压及心率减慢。⑤凝血差的患者避免硬膜外穿刺。

对患者的术中监测项目取决于患者术前的一般状态和拟行手术的大小,还包括预计失血量的多少。除常规心电图、无创血压、氧饱和度和呼末CO_2外,有创动脉监测可用于反复采集血液样本或监测可能发生的血流动力学的急剧变动(例如阻断腔静脉时)。中心静脉通路可用于输注药物和控制中心静脉压,后者与血液保护相关。我们发现在使用低中心静脉压技术时,同时使用一些无创监测技术(例如食管超声多普勒和通过 FloTrac 导管的 VigiLeo 监测)可有效帮助在发生明显低容量的情况下将补液量最佳化。间断血液生化监测对 HPB 手术尤其有指导意义,可迅速发现贫血、凝血障碍、代谢异常和呼吸功能障碍。血栓弹力图(TEG)也有重要作用,可对凝血功能异常进行有针对性地纠正。TEG 还可减少 HPB 术中的输血。

三、术中麻醉管理

虽然行肝叶切除的患者大都存在肝硬化的基础,但临床肝功能检验一般均在正常范围,术前凝血状态、肝代谢功能以及麻醉药物与其他药物的药代动力学状态也接近正常。因此,术中管理的焦点主要是维持血流动力学的稳定,尽可能维持有效的肝血流以保持较好的肝氧供耗比,保护支持肝脏的代谢。

(一) 保持肝脏血流量

肝脏血流量可在三种不同水平上发生改变:

1. 全身水平　心排量的减少、血流再分布至重要器官,以及其他血管床血管阻力的改变可引起肝脏血流量的减少。与术中麻醉管理关系更为密切的情况是,当 CVP 升高超过门静脉的临界闭合压(接近 3~5mmHg)时,肝脏血流量会显著减少。在血液保护策略中避免 CVP 过度升高也具有重要意义,但这也具有引起血管内总体血容量减少的风险。

2. 局部水平　肝脏血流量局部性改变可由激素、代谢和神经因素等引起。术中操作对局部肝血流量的主要影响在于手术应激和局部麻醉对肝脏区域自主神经的作用。然而,肝脏血流量可通过肝脏“动脉缓冲”反应来进行一定程度的自我调节。当门静脉血流量减少时,肝动脉血流量会增加以维持入肝血流量,即使是发生严重肝硬化的肝脏也可发生这种缓冲反应。目前尚未完全明确有关这一反应的机制,但已知其与肝脏腺苷清除有关。然而,这一血流量代偿机制并不是双向的,也就是说在肝动脉血流量减少时,门静脉并不会反过来增加入肝血流量。因此,当肝动脉压下降时,肝脏血流量也会随之下降。吸入麻醉药可不同程度地抑制肝动脉缓冲反应,但一般认为异氟烷和地氟烷的抑制程度小于氟烷。在试验条件下,人工气腹也会影响这一反应。大多数情况下的氧供量是大于需求量的,血流量轻度减少并不会造成很大的影响。然而,在某些情况下(如脓毒症和肝脏储备功能下降,包括脂肪肝),氧供量与血流量的依赖关系较大,此时摄氧量增加,对氧供的需求量增加。

3. 微循环水平　微循环血管的改变受多种激素影响控制,包括一氧化氮、内皮素和代谢产生的一氧化碳,后者主要由肝脏血管内皮细胞产生。有人提出,必须维持血管收缩因子和血管舒张因子间的重要平衡,以维持微循环水平上血流量稳定。在实验研究中,所有吸入麻醉药都会引起微循环血管收缩,因而可能减少血流量。人们使用了多种药物来特异性促进肝脏血管扩张,例如多培沙明、前列环素和 ET-1 受体拮抗剂。然而,所有这些药物对于肝脏保护的临床意义都未得到验证。事实上,仅作用于单一调节通路不太可能具有对微循环血流量的保护作用:有人提出肝保护的目的在于试图重新建立新的血管活性因子间的平衡,而不是影响特定的反应通路。

(二) 对现存肝细胞功能的保护

谷胱甘肽是重要的细胞内抗氧化剂,是维持正常肝细胞功能所必需,在肝脏疾病时细胞内谷胱甘肽的储备量通常会减少。N- 乙酰半胱氨酸(NAC)是一种外源性谷胱甘肽,可能有助于维持现存肝细胞功能及防止再灌注损伤。发生胆管炎这种局部感染也会导致肝功能障碍，因此术中预防性使用抗生素是非常重要的。过量使用以淀粉为基础的胶体溶液可能具有削弱 Kupffer 细胞活性的有害作用，从而增加患者发生感染的风险。当肝储备功能严重减弱时，可能需要外源性给予凝血因子（例如 FFP）。

在尽可能完整切除病变组织时以损失最小体积的肝组织来达到将术中肝损伤最小化的目的，与此同时还要减少对残余肝组织的损伤，尤其是残余肝存在肝硬化时则更为重要。减少肝损伤可保证较好的术后肝功能，利于术后肝组织再生。

对残余肝组织的损伤主要与缺血再灌注引起的组织损伤有关。缺血预处理是手术操作的步骤之一，人为造成先短期缺血以增强组织对随后可能发生的长时间缺血的耐受性，防止造成肝细胞损伤。缺血预处理的方法存在很大争议，但术中使用的方法一般是在切肝前夹闭肝动脉和门静脉 10 分钟开放 10 分钟。某些麻醉药（包括异氟烷和瑞芬太尼等）可能具有药理学上的预处理效果。不同的是，长时间持续性的肝缺血会最终引起肝细胞死亡，而短期缺血则可能具有保护长期缺血引起的肝损伤的作用。正常肝脏可以耐受较长时间的缺血（即 60~90 分钟）。然而，即使缺血期未出现肝细胞死亡，再灌注损伤也是肝脏手术过程中造成肝损伤的主要原因之一。再灌注损伤具有多种相关联的作用机制，再灌注时释放的短效氧自由基催化后续剧烈的炎性细胞因子反应，后者在加重局部肝损伤的同时也会对远处器官造成影响。有人提出使用自由基清除剂（例如 NAC）是可能防止再灌注损伤的一种治疗手段，但尚无临床依据来支持这一说法。

（三）术中的血液保护与管理

围手术期大量失血是手术潜在的即刻并发症，并且大量失血会增加围手术期并发症发病率。如存在结直肠转移灶，大量失血会缩短患者术后的无瘤生存期。因此，改善麻醉和手术技术以减少失血是非常重要的。

1. 手术技术　手术分离技术的进步有助于控制术中失血。Cavitron 超声刀是一种声学振动器，通过产生盐水介导的空化力来促进对肝实质的破坏，并与热力作用联合。超声刀减少肝切除术的失血是非常有效的。也可使用水刀和超声切割刀。使用这些技术分离肝脏时不会损伤大血管，可将大血管分别结扎或夹闭。控制已分离的肝表面的残余出血可使用氩离子凝血器或纤维蛋白胶喷射器。

手术对血液保护意义最大的操作在于阻断供应肝脏的血管。暂时性肝门阻断（Pringle 法）是在肝门处阻断入肝血流，而全肝血流阻断除了阻断肝门外还阻断膈下腹主动脉、肝上下腔静脉和肝下下腔静脉。如阻断时间过长可能因肝缺血而对正常肝组织造成不良影响。尽管一般认为阻断 60 分钟以内对无肝硬化患者是安全的，术后短期内仍可出现术后肝功能不全和肝性脑病。对于肝硬化患者来说，阻断 30 分钟（可能延长至 60 分钟）对于处于疾病早期的患者来说也是安全的。间歇性阻断是指单次阻断 10~20 分钟，每次阻断间隔时间为 5 分钟，当需要长时间阻断时使用这种方法可能更为安全。因为那些血管阻断时间延长的患者术后并发症发病率会增高、住院时间增长。近年来为了尽可能避免缺血损伤，很多医院也采用肝段或半肝血流阻断作为单一或多个肝段切除术的选择。全肝血流阻断虽可减少出血，但会显著增加术前和术后并发症发病率（高达 50%）和死亡率（高达 10%）。全肝血流阻断这一技术的使用应限于以下病例：肿瘤靠近或累及肝后下腔静脉，肿瘤位于肝静脉和下腔静脉交汇处。大约有 10% 的患者不能耐受阻断下腔静脉对血流动力学的影响，这类患者可能需要建立静脉 - 静脉旁路。

另外，为了控制出血，外科还采取了一些新的术式如原位低温液体灌注以及离体肝切除术等，这些可能更适合于肝实质分离困难的病例。目标在于提供无血区域并保护低温细胞，进而延长分离时间并使分离操作更为精确。这些技术中许多都来源于肝移植术。原位低温液体灌注技术夹闭门脉三联管结构和下腔静脉（inferior vena cava，IVC），通过向门静脉或肝动脉灌注保存液以获取低温。同时在肝上和肝下阻断 IVC（必要时也包括右肾上腺静脉），在低位血管钳上方切开肝下 IVC。使用冷的肝脏保存液灌注，应在 IVC 端主动回抽静脉流出的灌注液，以防止机体过度降温。术中持续性慢灌注或每隔 30 分钟重复灌注以维持肝脏降温。离体肝切除术是在整体移除肝脏后离体切除肿瘤组织，再将残余肝脏植入体内。这一技术可用于所有 3 条肝静脉受累和门脉三联管结构也受累的情况。可使用假体移植物替代 IVC。

2. 麻醉技术　麻醉技术的进步是肝脏手术成功的一部分，最初的进步为使用低中心静脉压麻醉下行肝切除术，后又采取了一系列血液保护措施使需要输血患者的基本比例由40%降为20%左右。

(1)降低中心静脉压(CVP)：在肝切除术期间降低CVP可通过减轻肝静脉内淤血程度而显著减少术中失血。在全身麻醉基础上联合使用硬膜外麻醉和静脉内给予硝酸甘油可扩张血管，据报道这种方法可将CVP降至5cmH$_2$O以下。由于这一技术的特征之一是要持续限制液体入量直到手术结束，因而可能造成术中低血容量，继而减少肾脏和肝脏等内脏器官的血流量。尤其是对左室或右室功能不良的患者，如体循环动脉压发生轻微下降则使用血管收缩剂可能会与低血容量状态协同加重对肠道灌注的影响。许多麻醉科医师使用改变心肌收缩力的药物或血管收缩剂来维持低CVP下的器官灌注，如小剂量多巴酚丁胺[2~5μg/(kg·min)]、去甲肾上腺素[0.05μg/(kg·min)]。由于多巴酚丁胺在扩张心肌血管的同时具有正性变时作用，在使用时要注意防止心率增加过高。有时使用甘油三酯灌注或利尿剂来降低CVP，但一般并不必要，且可能增加术后器官衰竭的风险。然而，在已报道的使用低CVP技术的病例报道中，急性肾脏衰竭或器官衰竭的发病率似乎并没有增加。低CVP技术的另一个并发症为空气栓塞。一组病例报道150名患者中有4名存在可疑的小型空气栓子，还有1名患者因空气栓塞量大而引起显著血流动力学改变。必须密切监测患者呼末CO_2的突然变化，并且在灼烧肝血管时应小心谨慎。低CVP时突然的出血会迅速引起严重的低血容量血症，这就是必须具备迅速输入加温液体和血液制品设备与条件的重要意义。使用快速输液器可防止不慎注入空气。但还应强调不要补液过度，因其可导致CVP升高进而妨碍外科医师在恢复灌注后的再控制出血的能力。另外，观察外科医师的操作过程非常重要，因为外科医师和其助手可能会用手、拉钩、纱布等压迫到下腔静脉，这会严重减少静脉回流。

(2)纠正凝血功能障碍：与肝疾病相关的凝血功能障碍会显著增加围手术期出血风险。肝脏是产生所有凝血因子(除von Willebrands因子外)的场所，还产生许多凝血抑制剂、纤溶蛋白及其抑制剂等。凝血和纤溶过程中多种活化因子的障碍都与肝功能异常相关。另外，肝疾病患者因肝硬化和脾功能亢进引起的血小板异常和血小板减少也很常见。因而可以理解为何肝疾病患者可发生低凝状态、纤溶亢进、弥散性血管内凝血(DIC)和与蛋白C和蛋白S缺乏有关的高凝状态等各种凝血功能异常。因此，在术中应监测凝血功能，比较有价值的是Sonoclot和TEG的监测，因为它们均能及时监测凝血和纤溶的全过程，能明确诊断高凝状态或由于凝血因子、血小板缺乏还是纤溶亢进导致的低凝渗血，从而进行更有针对性的治疗。在急性大量渗血难于控制时，可应用20~80μg/kg重组活化Ⅶ因子。切忌盲目使用止血血制品与抗纤溶药物，增加术后门静脉栓塞的风险。

(3)防止低体温：肝脏与骨骼肌是机体的主要产热的器官，肝脏手术过程中，一方面由于使用大量的肌松剂使骨骼肌产热减少，另一方面术前就有肝损害的基础，加上术中肝门阻断引起的肝脏缺血再灌注损伤，肝脏产热也大幅下降。在产热减少的同时，由于：①腹部创面及暴露体表散热增加；②低温液体的静脉输入及腹腔冲洗；③肝移植时冷保存器官的植入；④麻醉状态下基础代谢下降等诸多原因均可导致术中低体温的发生。术中低体温可导致术中低心排、低血压、凝血障碍及术后苏醒延迟等一系列问题的发生。即使是轻度低温也可加重失血，尽管低温状态下血小板计数并未改变，但是低温可损伤血小板功能。需注意的是，由于凝血功能的实验室检查是在37℃的条件下进行的，所以，有时虽已发生了凝血障碍但检验结果仍可是正常的(除非针对患者体温进行调整)。手术中应进行体温监测(经食管或直肠)，并且应着重注意对患者及其所有输入液体的保温，调节适当的手术室温度、覆盖体表暴露部位、使用温气毯机和恒温水毯的保温设备。通过输注温热液体以减少术中低体温在快速输血中是有益的，术中应备加热器和快速输血装置(Haemonetics)。

(4)自体输血：尽管我们尽最大努力来减少失血，在肝切除术期间仍然经常需要输血。不论是术前预存式自体输血还是术中使用血细胞回输仪的方式，自体输血都是补充失血量的一种安全有效的方法，并且在非恶性疾病患者中得到广泛使用。由于恶性疾病患者不论使用哪种自体输血方式都存在恶变细胞污染血制品的风险，虽然有证据表明，使用血细胞回输仪对肝细胞癌患者进行自体输血与术后肿瘤复发无关，但医师一般不愿对肿瘤患者使用自体输血，有的医院采用的方法是在肿瘤所在区域血供被阻断后再开始用血细胞回输仪采集自体血。

（四）术中血流动力学及液体管理

由于肝叶切除术中血流动力学及液体平衡往往波动显著，所以对这些患者应有较充分的术前准备和良好的术中监测。动脉置管可用来监测动脉压和采集动脉血样，中心静脉压、肺动脉压、心输出量、尿量监测对血容量和心功能评估均是有益的，同时体温和神经肌肉阻滞程度也可监测。心前区多普勒可监测有无空气栓塞。

大号静脉穿刺针是必要的，中心静脉置管以备大量输血输液及CVP监测。另外，应备好快速输液系统，准备充足的血源包括新鲜冰冻血等、血小板和冷沉淀物。Hb>100g/L 不必输血。Hb<70g/L 应考虑输入浓缩红细胞。Hb 为 70~100g/L 根据患者代偿能力、一般情况和其他脏器器质性病变而决定是否输血。急性大出血如出血量 >30% 血容量，可输入全血。一般来说失血 ≤ 1 000ml 可用胶体晶体液补充血容量，不必输血。失血达到 1 000~5 000ml 可输洗涤红细胞。失血 ≥ 5 000ml 在输洗涤红细胞的同时还应输入适量的新鲜冰冻血浆（FFP）和失血 ≥ 8 000ml 还应加输血小板（Plts）。

术中血流动力学稳定主要靠血管中有效血容量来维持。血容量受术中失血和大血管阻断与放松的影响。术中失血量是不定的，有时失血量可能达血容量的 20 倍之多，尤其在有高度血管化的肿瘤如巨大海绵状血管瘤的患者或以前有腹部手术史的患者，有人研究快速阻断门静脉和肝动脉，由于全身血管阻力增加，虽然心充盈压和心输出量在一定程度上有所下降，但动脉压仍升高。即使血管阻断持续 1 小时，阻断放松后，血流动力学仍迅速恢复正常，并不出现心血管受抑制的表现。

术中液体的管理包括输注晶体液、胶体液（白蛋白或羟乙基淀粉及胶原等）和血制品。当急性失血时，晶体液能快速有效地储存血管内容量和补充组织间液缺失，且价格较胶体低廉。但晶体液输注过多会导致周围性水肿而致伤口愈合及营养物质运输不良和出现肺水肿。胶体液在避免低蛋白血症发生的周围性水肿中更常用。尽管输注白蛋白可显著增加淋巴回流而很好地防止肺水肿，但当这种机制失代偿或毛细血管膜通透性发生改变，导致液体渗透至肺间质从而不可避免地发生肺水肿。由于 Starling 机制中许多其他因素如毛细血管通透性、静水压、肺间质胶体渗透压都不确定或由于大量出血和液体潴留发生显著变化，从而使病情判断进一步复杂。怎样维持足够的胶体渗透压和肺动脉楔压以防止肺水肿尚无定论。在液体潴留的早期，肺和外围毛细血管通透性可能并不发生改变。但当脓毒症等并发症发生时，会出现弥漫性毛细血管渗漏。因此，在早期可输注白蛋白以降低周围性水肿和肺水肿的程度，同时避免发生长期术后低蛋白血症。

大量输血可导致其他病生改变。由于低钙血症而导致心肌抑制是输注大量含枸橼酸盐的一个主要问题。在肝功能正常时，输血速度不超过 30ml/（kg·h），维持足够的循环容量下，钙离子可在正常范围内。即使无肝功能不全的患者，输血速度超过 30ml/（kg·h）时，也会发生低钙血症。但当输血减慢时，钙离子水平在 10 分钟内即可恢复正常。但当患者清除枸橼酸盐能力不全时（肝功能差、低温、尿量少），与肝功能不全患者一样，易于发生枸橼酸盐中毒。由于肝灌注和肝功能在围手术期会显著下降、输血速度也会长时间超过 30ml/（kg·h），术中应经常监测钙离子水平，并适当补充氯化钙或葡萄酸钙。

大量输血的另一个严重并发症是止血功能的改变，大多以稀释性血小板减少为原因。止血改变的程度取决于失血量、术前的血小板的数量与质量以及凝血功能或凝血因子水平。临床上显著的血小板减少症一般见于输血量达血容量的 1.5 倍以上的患者。常输注血小板以维持血小板数量在 50×10^9/L 以上，但一般实验室测定血小板数量时间较长，限制了它的使用，并且不可能反映血小板的功能。如前述，血栓弹力图（TEG）已应用于肝脏移植手术及其他较大手术，包括肝切除术中用以快速分析血小板与凝血功能。这项技术还能可靠地指导是否需要输注血小板、凝血因子（新鲜冰冻血浆和冷沉淀物）或 6- 氨基己酸等干预治疗。

肝脏疾病尤其是终末期肝病的患者，通常都处在体液异常状态，包括血浆渗透压降低、外周水肿、腹腔积液生成等。许多患者还存在体液相关的电解质紊乱，包括稀释性低钠血症和低钾血症，其从尿中病理性流失。手术期间会发生大量的体液转移，包括腹腔积液引流、腹腔开放的体液蒸发和大量出血等。尽管许多患者在家通过限制水钠摄入以减轻疾病进展，但在手术室里，应首先保证足够的血容量和尿量以避免术中肾衰竭。对于疾病严重或进行长时间手术的患者，应优先考虑使用胶体。胶体（如白蛋白、羟乙基淀粉）可减少钠的分布、使液体在血管内驻留时间延长(尽管数据显示白蛋白在血管内驻留时间仅比晶体稍长)。血管外渗透压降低可减少水肿形成和术后腹腔积液。对于严重凝血障碍的患者,首选新鲜冰冻血浆作为术中维持性液体。维持血管内容量很重要,使尿量在0.5ml/(kg·h),除非之前已存在肾功能不全,遇此情况应谨慎补液防治超负荷。

(五)术中气栓诊断与治疗

气栓,即指气体进入血管内,多为医源性因素引起,可导致严重的残疾甚至死亡。气栓的发生几乎涉及所有的临床各个专业的操作过程,因此,应引起临床医师的足够重视。大多数的气栓是空气栓塞,临床中使用的其他类型的气体,如二氧化碳,一氧化氮,氮气等,也可造成气栓。根据气栓进入的机制和最终发生栓塞的部位,气栓通常可分为两大类:静脉气栓和动脉气栓。

当气体进入体静脉系统,则发生静脉气栓。气体可以通过肺动脉进入肺内,影响气体交换、心率,引起肺动脉高压、右心室劳损,最终导致心衰。气体进入静脉系统的前提是:非塌陷的静脉管道被打开,并且,这些静脉内的压力低于大气压。肝脏外科手术中常见的是气体通过肝静脉系统和下腔静脉进入。

大多数的静脉气栓表现为隐匿的静脉气栓症,即一定量的气泡如串珠样进入静脉系统。当气体进入量较大或快速进入静脉时,气栓进入肺循环,引起右心室劳损。肺动脉压力升高,引起右心室流出道阻力增大,从而导致肺静脉血流量减少。后者引起左心室前负荷降低,导致心输出量的减少,最终引起心血管系统衰竭。临床多表现为心动过速,有时也可表现为心动过缓。当大量气体(>50ml)快速进入静脉,会引起急性肺心病,心搏骤停。肺动脉阻力的改变和通气血流比失调会造成肺内右向左分流,引起肺泡内通气无效腔增多,导致低氧血症和高碳酸血症。

临床医师可以通过临床表现的观察和评估来诊断静脉气栓。当气体出现在心腔和大血管内,会产生所谓的“水车轮样”声音,听诊可以在心前区或食管旁听诊区听到。呼气末二氧化碳分压($ETCO_2$)降低,往往提示由于肺动脉栓塞引起的通气血流的失调。多普勒超声检查对于监测心腔内气体比较敏感,而且比较容易操作,常常被应用在神经外科手术、患者坐位的操作以及其他发生气栓可能性较高的操作过程中。诊断心腔气栓最敏感、最准确的当属经食管超声心动图,但它的实施需要专业的培训。

当怀疑静脉气栓时,应该首先采取措施避免更多气体再进入循环。部分患者需要儿茶酚胺类药物治疗,必要时需要进行心肺复苏。充分的氧合非常重要,可以通过提高吸入气体的氧浓度(最高可到100%的纯氧)来改善。充足的氧有利于气泡内的氮气释放出来,从而减小气栓的体积。扩容及快速复苏可以提高静脉压力,阻止气体进一步进入静脉循环。

部分学者认为可以通过中心静脉导管(多腔的导管好于单腔)或肺动脉导管尝试从右心房内排除气体。当导管能进入合适的右心房位置时可能能够吸出约50%的气体,这往往取决于导管放置的部位和患者体位,多数情况下不能成功。高压氧治疗不是一线的治疗方法,对严重的患者可能有一定疗效。当出现神经系统症状时,可以考虑采用高压氧治疗。①麻醉科医师术前充分评估患者病情,做好必要的准备,做好麻醉预案。②根据手术情况即时补充血容量。③气栓发生后应迅速停用氧化亚氮(氧化亚氮可以增加气栓的容积),使用激素。④调整患者的体位:头低足高左侧卧位。⑤机械通气加用PEEP(呼气末正压通气,可以减小气栓的容积促进气栓的弥散)。⑥适当使用血管活性药物,维持血流动力学稳定,防止肾脏等重要脏器的损害。⑦即时血气分析,根据结果纠正内环境失衡。⑧预防性使用抗生素,防止术后感染。⑨术中即应该注意肾功能的保护,预防肾衰。⑩全科团结协作是胜利完成各项工作的重要保证。

(六)调节水电酸碱平衡,保障机体内环境的稳定

肝功能与电解质代谢具有密切关系。肝功能障碍时常发生:

1. 低钾血症 后者又可引起碱中毒,这两者在诱发肝性脑病和肝性肾功能不全中均具有一定作用。低钾血症常常由以下原因引起:①肝细胞对醛固酮灭活减弱。②腹腔积液形成致有效循环血量减少,反射性醛固酮分泌增加。③术前利尿剂的应用。④输注葡萄糖使钾离子转移到细胞内。所以术前针对低钾血症的原因给予纠正,对防止术中肝性脑病的发生很重要。

2. 低钠血症 比低钾血症更属于病情危重的表现。急性肝功能不全患者发生持续性低钠血症时,一般并非是由于失钠所致,而是机体濒于死亡

的表现，常预示患者预后险恶。水潴留是形成稀释性低钠血症的主要原因。水潴留往往与肝病时有效循环血量减少引起抗利尿激素分泌过多或与抗利尿激素灭活减少有关。

3. 低磷血症和低钙血症　Darnis 等在 120 例急性重症肝炎伴昏迷的患者中，发现入院时 77% 患者血游离钙降低，29% 有低磷血症。虽然每天补钙和磷，但血钙和磷还是进行性下降，提示 25-羟维生素 D_3 和 1，25-$(OH)_2D_3$ 缺乏。他们还发现降钙素的升高与肝细胞功能障碍的加重相平行，所以肝功能不全时降钙素灭活减少是钙磷代谢紊乱的主要原因。当磷缺乏过甚时，糖酵解所需的磷也逐渐不足，必然使大脑细胞不能很好地利用葡萄糖。由此提出一个问题，即低磷血症是否可能引起肝性脑病，或是否为肝性脑病患者不能清醒和恢复的原因，有待阐明。

（七）维持肾功能

接受肝脏手术的患者出现肾功能障碍的原因是多方面的。如前文所述，胆红素过高引起的黄疸可能通过多种原因损伤肾功能，包括改变血管收缩剂和血管舒张剂间的平衡、增加患者对肾毒性药物的易感性等。前列腺素抑制剂（例如 NASIDs）可能减少肾脏血流量和肾小球滤过率，并且与接受肝脏手术的患者关系尤为密切，因此有人提出对于此类患者最好不使用乙酰氨基酚作为辅助镇痛药。但是，实际上还没有明确证据提示治疗剂量的乙酰氨基酚具有毒性，即使是对存在严重肝硬化的患者也是如此（除外酒精性肝硬化），并且是肝脏手术后轻度疼痛时所有 NSAIDs 药中的首选。术中对肾功能的保护措施还包括使用多巴胺、甘露醇以及袢利尿剂，这些方法均在 HPB 手术中使用以保护肾脏血管，但在前瞻性临床试验中没有证实任何一种方法具有改善术后肾功能的作用。事实上一些报道提出其中一些治疗方法可能反而存在有害作用（例如多巴胺的使用）。

（八）使用不经肝脏代谢的药物

许多麻醉药物的充分代谢并不依赖于肝脏的功能。由于隐性肝疾病的发病率逐渐增加，在肝脏手术期间使用这些不依赖肝功能代谢的麻醉药是比较合理的。阿曲库铵或顺阿曲库铵似乎是肝功能障碍患者首选的非去极化肌松药，因为这两种药通过霍夫曼快速清除代谢并经肾脏排泄。瑞芬太尼是术中镇痛的较好选择，因为其代谢不依赖肝功能，并且其剂量容易控制。然而，由于瑞芬太尼作用时间短暂，术中使用瑞芬太尼镇痛时必须考虑进行相关的术后镇痛。

总之，无论肝脏病患者的肝脏手术或非肝脏手术在麻醉与围手术期管理中需遵循如下原则：①作好充分的术前准备，尽一切可能纠正机体的内环境紊乱；②术中减少一切不必要的用药，以减轻肝脏的解毒负担；③选用对肝脏血流代谢等影响最小的麻醉药；④术中力求血流动力学平稳，减轻肝脏的缺血再灌注损伤；⑤围手术期除加强生理监测外，更应注意动态监测生化及凝血功能；⑥保肝治疗应贯穿于术前、术中及术后始终。

（九）黄疸患者的麻醉管理

梗阻性黄疸不仅表现为胆红素升高引起的皮肤巩膜黄染，而且是一组表现极其复杂的特殊临床综合征。由于胆红素对其他脏器的直接毒性作用、淤胆对肝脏的直接损害、低血容量低灌注以及黄疸伴随的内毒素血症等原因可导致脑、心、肝、肾等重要器官功能的下降。麻醉过程中突出的问题就是患者对麻醉药的敏感性增高和血流动力学的波动，所以研究黄疸对患者麻醉药敏感性及心血管稳定性的影响与其机制，对做好这类患者的麻醉有非常重要的意义。

近年来的研究表明，阻塞性黄疸、慢性胆汁淤积以及胆汁性肝硬化等肝胆疾患常见的并发症或精神表现，如瘙痒、疲劳和抑郁症等也与中枢神经系统内一些神经递质的传导异常密切相关。因此，在对胆汁淤积性黄疸患者进行相关的临床治疗时，应当充分考虑中枢神经系统部分神经递质传导功能异常所带来的影响。而目前对于吸入麻醉药作用机制的研究显示，吸入麻醉药主要是通过干扰中枢神经系统内突触前神经递质的合成、释放和重摄取，或影响突触后膜上离子通道或膜受体的正常功能，从而改变了正常的神经冲动传导，并产生全身麻醉作用。因此，胆汁淤积患者脑内中枢神经递质的改变很可能会影响患者对吸入麻醉药的敏感性。研究发现：阻塞性黄疸患者的地氟烷 MAC-awake 显著低于非黄疸患者，而且黄疸患者的 MAC-awake 与血浆总胆红素有显著的负性相关关系。脑内可见神经细胞的萎缩、坏死，和噬神经元现象，并且损害的范围随着黄疸时间的延长而扩大。这一系列改变可能是麻醉敏感性增高的神经病理基础。另外，还发现过深的丙泊酚麻醉对黄疸患者心功能的影响远大于普通患者。据于上述原因，麻醉过程中应注意监测麻醉深度，避免长时间过深麻醉。最好采用硬膜外复合全身麻醉避免单一麻醉药过量造成的中枢与循环的抑制。由于该类患者内源性阿片肽水平高痛阈升高，术中及术后镇痛时应减少阿片类药物的用量。

阻塞性黄疸对心血管系统功能的影响主要包括降低外周血管阻力、抑制心肌的收缩、利尿以及促尿钠排泄作用导致的容量缺失，对缩血管药物不敏感而对扩血管药物特别敏感，自主神经功能下降，交感下降大于迷走功能下降表现为迷走处于优势的临床表现。产生这些作用的原因既有高胆汁血症对循环系统的直接作用，也有肝功能损害本身对循环系统的影响，另外，阻塞性黄疸引起的一些特殊的病理生理变化也对心血管系统有着重要的影响，如内源性阿片肽和NO过度产生、血浆中ANP和BNP含量的升高等。由于大多数阻塞性黄疸患者的急性肾衰竭发生在手术以后，特别是在术中经历了低血压、出血、内毒素血症和麻醉等对循环系统有抑制作用的不良事件，因此，围手术期严密监控血流动力学改变，维持循环系统的稳定是预防和治疗术后急性肾衰竭的关键。

四、术后管理

术后处理应包括以下几方面：①肝脏手术后除按腹部大手术麻醉后处理外，应密切观察患者的心、肺、肾、肝情况以及其他病情变化，注意血压、脉率、呼吸、体温、心电图、血液生化和尿的变化。术后2~3天内禁食，胃肠减压，防止肠胀气，增加肝细胞的供氧量。②继续使用广谱抗生素以防感染。③术后每日给予200~250g葡萄糖，即静脉输给10%葡萄糖液2 000ml和5%葡萄糖盐水500~1 000ml，每100g葡萄糖加入维生素C500mg和胰岛素16~20U，必要时补充适量氯化钾。根据液体出入量与血液生化的变化，调整水、电解质与酸碱平衡。④每日肌内或静脉注射维生素$K_3$20~40mg，以改善凝血机制。每日还应给予维生素B_1 100mg。⑤对切除半肝以上或合并肝硬化者，除术后积极加强保肝治疗外，在术后2周内应给予适量的血浆或白蛋白，特别是术后5~7天内，每天除输给大量葡萄糖和维生素外，还应补给200~300ml血浆或5~10g白蛋白，以后根据情况补给。除血浆或白蛋白外，最好还应补给少量新鲜血。术后24小时内予氧气吸入。此外，对这类患者在术后3~5天内，每日给予氢化可的松100~200mg，这样既有利于肝脏修复和再生，也有利于患者恢复。⑥保持腹腔引流通畅。肝切除后，手术创面和肝断面往往有少量渗出，腹腔引流处可能有血性液体（或染有胆汁）积存。因此，应常规采用双套管负压持续吸引或间断冲洗吸引，此法不仅可以将腹腔内积液完全吸出，而且可以观察术后有无出血、胆瘘或感染等，以便及时发现，及时处理。引流管一般可在术后3~5天内拔除，经胸手术后，胸腔引流管一般可在术后24~48小时拔除，但拔出前应检查胸腔内是否有积液，如果积液量多时，应设法将其完全排净后再拔除引流管。⑦对有出血倾向或渗出多时，应密切观察病情变化，并给予大量维生素K及其他止血药物。对有可能发生肝性脑病的患者还必须给去氨药物。⑧术后鼓励和帮助患者咳嗽，防止肺部并发症。鼓励患者早期活动，促使血液流通，加快康复。⑨为防止应激性胃黏膜损伤，一般常规使用法莫替丁20mg，每日1次。⑩术后8~10天拆除皮肤切口缝线。⑪术后定期复查肝功能，并对出院患者进行定期随访。肝癌患者手术后还要进行抗癌治疗。

肝硬化患者进行较小手术后的管理与其他患者区别不大。相比其他患者，其术后可能有轻微的通气困难和低氧饱和度。尿量可能轻微减少因为术后常有短暂的肾功能下降（此类患者中约有1/3会发生）。术后镇痛需谨慎，因为阿片类药物如吗啡作用时间会延长。

肝衰竭患者行大而复杂的手术后，术后首要注意便是呼吸功能。患者术后延迟拔管并不少见，因为这类患者常有肺水肿形成。术中大量输血的患者，术后1~3天内可能出现输血相关的急性肺损伤，使原本就有肺内分流的患者通气变得更加困难和复杂。常规的容量控制通气可能不足以维持氧合并可能导致肺泡内高峰压。呼气末正压（PEEP）若大于8mmHg会阻碍来自肝脏的静脉血回流，导致肝脏充血、出血甚至肝移植手术失败。这时应该使用压力控制通气并允许一定范围内的高碳酸血症（60~70mmHg）以防止肺泡气压伤或容量伤。此外可以使用NO疗法以扩张血管，使那些有通气的肺泡其血流量增加，但此疗法的功效尚存争议。

肝脏大手术后的镇痛治疗很重要，因为腹痛会妨碍患者充分通气和深呼吸，炎症因子也会延缓伤口的愈合和机体恢复。椎管内麻醉已成功应用于肝衰竭患者并且效果良好，但是患者的凝血问题可能会影响置管操作和持续给药。此时，患者自控静脉镇痛可以发挥最大效益，即使是对阿片类药物代谢功能下降的患者也不用担心意外过量用药。

接受肝大部分切除患者术后可能立即出现的问题包括第三间隙液体大量转移、持续存在的凝血功能障碍和活动性出血、肝功能衰竭出现或加重(伴肝性脑病)、肾功能损伤,以及胆漏。术后第一个12~24小时应将患者转入重症监护室,继续有创血流动力学监测,并密切监测肾功能。应权衡各种镇痛方式的利与弊,针对不同患者个体化选择最佳的术后镇痛方式。由于此类患者存在肾功能损伤和凝血功能障碍的风险,应尽量避免使用非甾体抗炎药。阿片类药物经肝脏代谢和肾脏排泄,对于部分有发生脑病倾向的患者来说,具有潜在蓄积风险,可能引起大脑抑制作用。从有利于大手术术后恢复和利于较大外科切口的镇痛角度来看,硬膜外镇痛技术可能是术后镇痛的较好选择。各医疗机构或患者本人应决定究竟选择哪种镇痛方式最佳。

对于肝切除术后发生急性肝功能衰竭的患者,应尝试支持治疗,为残余肝再生争取足够的时间。治疗主要在于确保给予患者最佳的重症监护治疗方式,包括气道管理、适度水化、需要时给予强心药和利尿药、纠正凝血功能障碍和急性出血、口服肠道净化剂、肠内营养(这时患者处于高代谢状态,不宜继续使用低蛋白饮食),以及考虑进行NAC灌注。使用NAC有利于防治乙酰氨基酚止痛带来的肝损害,对其他原因造成的急性肝功能衰竭也具有保护作用。这种方法可能改善全身和大脑血流动力学,从而减少脑并发症的发病率和患者死亡率。其作用与对肝脏再生的刺激或肝保护无关,而是通过改善全身氧供和氧摄取实现的。后来的研究否认了NAC对肝功能衰竭患者氧供和氧摄取的改善作用,提出NAC可能对改善微循环的作用更为重要。

另外,人们也尝试研究一些特异性治疗手段。除了肝移植外,现在所使用的治疗体系可分为人工肝脏法和透析法(包括血浆置换)。人工肝法包括体外肝脏灌流和混合法,后者是将猪肝细胞与人肝细胞相结合的一种方法。可将白蛋白透析结合常规透析或血液滤过技术,例如分子吸附再循环系统(molecular adsorbent recirculation system,MARS),现提倡用这种方法去除急性肝功能衰竭和慢性肝功能衰竭急性发作患者体内的水溶性毒素和与白蛋白结合的毒素。尽管使用这些治疗手段后,急性肝功能衰竭患者的生化指标和临床症状会有所改善,但有关这些方法是否降低患者死亡率尚缺乏明确依据。最近一篇综述系统性回顾了528篇有关肝脏支持系统的文献,仅有2篇文献中的方法属于随机对照试验。总的来说,与常规治疗相比,支持系统并没有体现出具有降低急性肝功能衰竭患者死亡率的作用。

总之,无论肝脏病患者行肝脏手术或非肝脏手术,在麻醉与围手术期管理中应遵循如下原则:①作好充分的术前准备,尽一切可能纠正机体的内环境紊乱;②术中减少一切不必要的用药,以减轻肝脏的解毒负担;③选用对肝脏血流代谢等影响最小的麻醉药;④术中力求血流动力学平稳,减轻肝脏的缺血再灌注损伤;⑤围手术期除加强生理监测外,更应注意动态监测生化及凝血功能;⑥保肝治疗应贯穿于术前、术中及术后始终。

7

第四节　肝病患者行非肝脏手术的麻醉与管理

丙肝(HCV)、乙肝(HBV)和非酒精性脂肪肝(NAFLD)等慢性肝脏疾病越来越普遍。有文章报道,约10%的肝硬化患者会在其生命的最后两年内进行手术治疗。全身麻醉及手术会导致一部分原来肝脏代偿功能良好或隐匿性肝硬化的患者出现并发症,这些并发症可能会导致一定的死亡率。有报道称肝硬化患者行不同手术治疗的死亡率在8.3%~25%之间,而非肝硬化患者只有1.1%。死亡率的高低与肝病的严重程度、手术方式、患者基本情况、麻醉及重症监护治疗病房(ICU)从业人员专业素养以及研究偏倚有关。因此评估手术方式的潜在风险至关重要,根据手术方式的不同可分为高危、中危或低危手术(表90-7)。

一、发病率、死亡率及风险分层

肝硬化患者术后并发症发生率和死亡率与Child-Turcotte-Pugh(CTP)肝硬化分级有良好的相关性。CTP-A级肝硬化患者能够耐受择期手术,CTP-B级肝硬化患者允许经术前充分准备后行大范围肝切除术和心脏手术以外的择期手术,CTP-C级肝硬化患者不能耐受择期手术。近年来,终末期肝病模型(MELD)评分被用来判断等待肝移植

表 90-7　肝病患者行非肝脏手术风险严重程度分层

低风险	中度风险	高风险
眼	颅骨内手术	肺切除术
耳鼻喉	椎板切除术 / 椎间盘手术	心脏手术
牙齿	甲状腺切除术	腹主动脉瘤修补术
鼻窦 / 扁桃体	其他内分泌腺手术	门 - 体分流术
胸腔穿刺术	头颈部手术	脾切除术
支气管镜检查	主要血管手术	食管 / 胃手术
喉镜检查	周围血管手术	肝 / 胆手术
气管造口术	血栓清除术	小肠 / 大肠 / 胰手术
静脉手术	颈动脉手术	肾脏手术
静脉剥离术	直肠 / 肛门手术	髋关节手术
起搏器植入术	疝修补术	背部融合
淋巴结活检 / 切除	前列腺手术	长骨骨折
胃肠道内镜检查	子宫切除术 ± 卵巢切除术	
腹腔镜检查	截肢	
泌尿生殖器内镜检查	手、脚、膝手术	
男性泌尿生殖器手术	乳腺活检 / 乳房切除术	
女性泌尿生殖器手术		
刮宫术		
皮损切除术		
体表肿瘤切除术		
其他诊断性 / 治疗性程序		

患者器官分配的先后顺序。这一客观的评分能反映肝硬化患者的 90 天死亡率。与 CTP 评分具有主观成分（肝性脑病和腹腔积液的程度）相比，MELD 评分更客观，因为其仅依靠血清胆红素、肌酐和国际标准化比值（INR）。近期很多研究表明，MELD 评分也可以用于患者行非移植手术的风险分层，MELD 评分 < 10，10~14 分或者 > 14 分别对应 CTP-A 级，B 级或者 C 级。

其他独立风险因素包括黄疸、凝血酶原时间延长（比对照值 > 2.5 秒且不能被维生素 K 所纠正）、腹腔积液、肝性脑病、低蛋白血症、门脉高压、肾功能不全、低钠血症、感染、贫血和营养不良。没有证据表明这些独立风险因素优于 CTP 或者 MELD 评分。半定量肝功能试验包括半乳糖清除试验、氨基比林呼吸试验、吲哚菁绿清除试验、单乙基甘胺酰二甲苯胺试验等，这些试验也被用于肝硬化患者行手术治疗的风险分层，但是这些试验并不是普遍可行的，因此不是临床常规检查。

手术方式是术后并发症的一个重要决定因素。总体来说，急诊手术的发病率和死亡率高于择期手术。行心脏手术或开腹手术（胆囊切除术、胃切除术、结肠切除术和肝切除术）的患者术后并发症发生率和死亡率是最高的。开腹手术比腹部以外的手术更容易引起肝血流量减少和肝脏缺血。此外，合并门脉高压的患者术中出血增加也是一个风险因素，特别是有开腹手术史和腹腔粘连的患者。

血流动力学改变包括心排量增加、内脏血管舒张和周围血管阻力降低，这在门脉高压患者中非常常见，这些改变又加重肝脏疾病。尽管心排量增加，但由于血液分流，还有麻醉药物引起的肝血流量减少和肝及内脏氧摄取减少，肝脏的灌注量仍然是减少的。低血压、低氧血症、失血和血管活性药的应用可能进一步降低肝脏氧合。儿茶酚胺的释放和其他神经体液反应会进一步损伤肝血流和肝功能。

二、术前评估和风险预判

详细询问病史和查体是慢性肝病患者术前评估与管理的关键，是判断肝病存在与否及其严重程度的基本要素。首先询问有无肝病的易患因素，如输血、文身、使用违禁药物、滥交、肝病家族史、酒精中毒、冶游史和处方药或者非处方药应用史等。还要了解所有已经存在的肝功能失代偿的病史，如腹腔积液、水肿、肝性脑病、静脉曲张出血或者麻醉相关并发症。了解慢性肝病的皮肤特征如黄疸、肝掌、蜘蛛痣、男子女性型乳房或者睾丸萎缩，肝病门脉高压的表现如脾大、腹腔积液或者扑翼样震颤，综合这些特征表现才能完整地评估肝病及其严重程度。图 90-4 列出了肝病患者术前评估的一般原则。

术前评估应包括实验室检查，如全套代谢功能分析、血常规和凝血酶原时间。高胆红素、低白蛋白、肝酶升高、低血小板和凝血酶原时间延长可能提示合并慢性肝病。结合肝病病史、慢性肝病的临床表现或者异常实验室检查结果有助于进一步评估肝病的严重程度。

三、术前管理

肝硬化患者如果能够在手术前纠正以下情况，手术预后将会有所改善。

（一）凝血功能障碍

即使是急诊手术也应对凝血功能障碍进行治疗。神经外科手术通常要求 INR<1.2、血小板 >100×10^9/L、纤维蛋白原 >100mg/dl，但周围血管手术可在有凝血异常情况下实施。血栓弹力图是一个反映血浆凝血因子和血小板及纤维蛋白原相互作用的检查，对于在手术室内给予凝血因子治疗有指导意义。

肝病患者的凝血功能障碍是由于肝脏合成功能障碍、或胆汁淤积导致吸收障碍引起维生素 K 缺乏。尽管维生素 K 治疗不能纠正肝脏合成功能障碍，但对于由于吸收不良引起的凝血功能障碍的择期手术患者，胃肠外给予维生素 K 还是有帮助的。在急诊或者对维生素 K 治疗反应效果不佳的情况下，可在术前静脉输注新鲜冰冻血浆和冷沉淀，它们当中含有大量的纤维蛋白原和血管假性血友病因子。注射含有内源性血管假性血友病因子的去氨基精氨酸加压素 0.3μg/kg 和凝血因子Ⅶa 可以纠正凝血功能障碍，此类药物为新型制剂。在大多数顽固性凝血功能障碍病例中，血浆置换可能是必需的。除了纠正凝血功能障碍，对于严重血小板减少症（<50 000/ml）应该预防性输注血小板。

（二）腹腔积液

合并腹腔积液可能增加腹部切口裂开、腹壁疝和呼吸功能损伤的风险。在密切监测肌酐及电解质水平下，腹腔积液能够通过低盐饮食和应用呋塞米或螺内酯等利尿剂来控制。如果术前没有控制腹腔积液，可在术前或者术中穿刺放腹腔积液。白蛋白替代治疗（8g/L 引流腹腔积液）对于维持血管内容量和降低肝肾综合征的风险非常重要。

腹腔积液患者可能存在由于自发性腹膜炎（SBP）或者继发性腹膜炎导致的腹痛，这时检测腹腔积液白细胞很重要。如果腹腔积液中嗜中性粒细胞数量超过 250/ml，患者则应接受第三代头孢菌素类抗生素如头孢曲松，或喹诺酮类药物如环丙

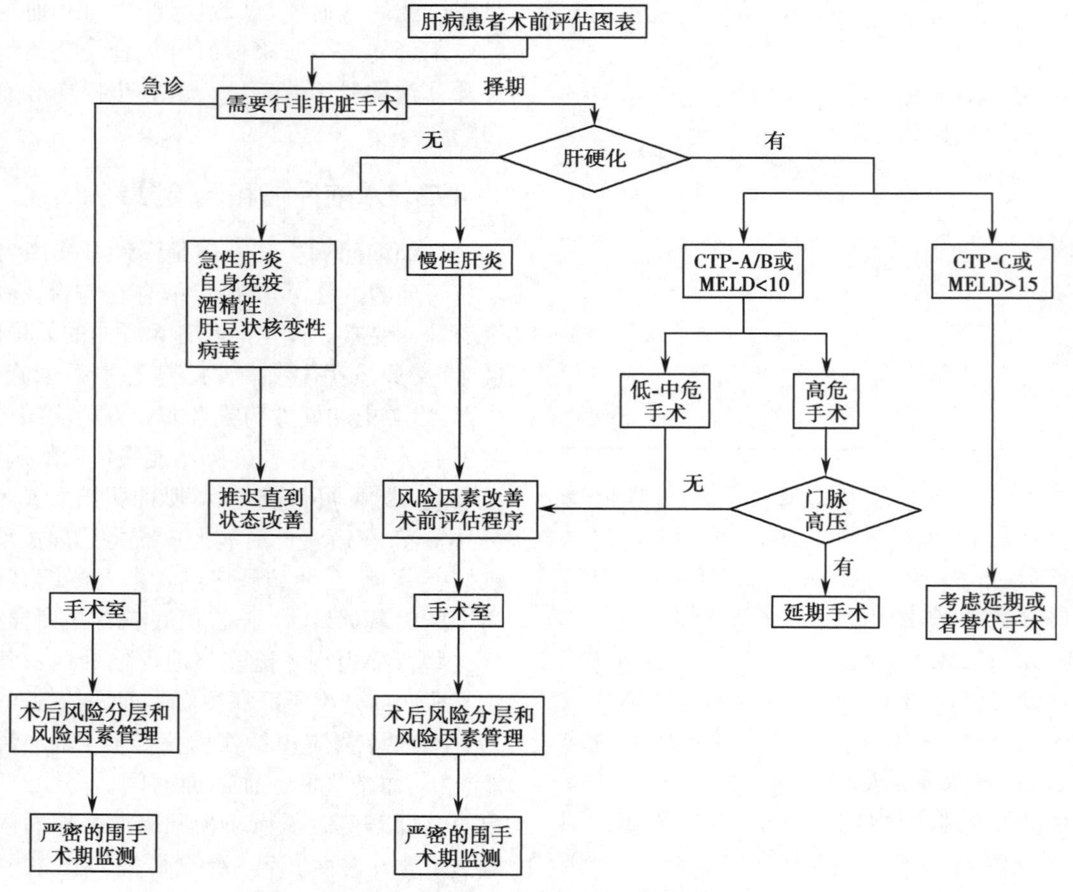

图 90-4　肝病患者术前风险评估与管理流程

沙星治疗，因为腹腔积液中病原体通常是大肠埃希菌和克雷伯菌。如果有多种病原体感染，应该考虑继发性腹膜炎的可能。

输注生理盐水可能使腹腔积液很快复发，所以术中应该输注胶体液或输血。顽固性腹腔积液患者术前行经颈静脉门体分流术的效果较差，目前也不推荐使用。

(三) 肾功能不全

在进展期肝病中，患者可能并存多种原因导致的肾功能不全，包括医源性，如药物（利尿剂，非甾体抗炎药或其他肾毒性药物）或大量放腹腔积液（通常没有应用白蛋白），感染（SBP 或尿路感染最常见），胃肠道出血导致的致死性脑桥中央髓鞘溶解等。低钠血症通常通过液体限制（<1 000ml/d）和停用所有利尿剂来纠正。对于有低钠血症症状的患者，应该静脉输注 3% 氯化钠溶液。

(四) 肝性脑病

在术前识别有无亚临床脑病是很重要的。包括便秘、碱中毒、中枢神经系统镇静剂、低氧血症、感染、氮质血症和胃肠道出血在内的多种因素可能诱发显性肝性脑病（HE）的发生。合并临床或亚临床 HE 的肝硬化患者，很多诱发因素是可以避免的，或者可以在发生明显的 HE 之前处理。HE 会使术后过程复杂化，如导致瘫痪、不配合护理程序、不必要的调查（如果不能确定临床诊断还是可疑诊断）和吸入性肺炎。HE 的治疗可以用口服乳果糖 30ml，每 6 小时 1 次，达到每天排软便 2~3 次。甲硝唑、利福昔明和低剂量新霉素可与乳果糖合用，但是肾功能不全患者应避免使用新霉素。

(五) 营养不良

营养不良会导致低蛋白血症、低渗透压和低血容量。肌肉萎缩可能引起患者瘫痪和呼吸肌无力，导致术后机械通气延长。入院患者如合并营养不良，应该有营养师进行膳食指导。进展期肝病患者应在围手术期追加肠内或肠外营养支持。应该在术前考虑追加营养支持，这可能减少短期死亡率和术后并发症，但是营养支持对于长期死亡率的影响还不明确。营养支持应该以碳水化合物和脂类为主，辅以少量氨基酸，这样才能避免加重已经存在的肝性脑病。营养支持在嗜酒人群中应含有维生素 B_1，且营养支持治疗在此类人群中尤为重要。

(六) 肺部情况

一般肺部情况包括胸腔积液、肝肺综合征（HPS）、门脉性肺动脉高压、免疫介导性肺疾病（特别是自身免疫性疾病）和肺气肿（吸烟患者和 α_1-抗胰蛋白酶缺乏症）。肝源性胸腔积液通常发生在右侧，肝硬化患者中发病率大约为 5%。不推荐术前行胸腔穿刺术，因为胸腔积液引起的低氧血症并不严重。肝肺综合征包括体循环 - 肺循环的血管分流和肺内动静脉分流，两者均导致体循环动脉血静脉化。特征性表现为直立性低氧血症和侧卧呼吸，可以通过对比超声心动图和锝 99m 标记白蛋白扫描来诊断，通过肺血管造影可进一步确认。1 型 HPS（即弥漫性毛细血管扩张）对于 100% 氧疗反应良好，2 型 HPS（即断续的局部动脉畸形或交通支）对氧疗无反应，是全身麻醉的禁忌证。大约 2%~4% 的肝硬化和门脉高压患者合并有门脉性肺动脉高压，其定义为：平均肺动脉压（MPAP）>24mmHg，肺毛细血管楔压正常，肺血管阻力 >120dyn/(s·cm^5)。当 MPAP>50mmHg 时会有生命危险，可能导致右心室衰竭和低氧血症。择期手术围手术期须静脉输注依前列醇，也曾尝试将西地那非和波生坦用于围手术期门脉性肺动脉高压的治疗。

(七) 心脏情况

多巴酚丁胺负荷超声心动图被认为是肝硬化患者冠状动脉疾病的检查方法。然而对于进展期肝硬化患者，其预期价值十分有限。通常来讲，美国心脏病协会和美国心脏协会指南对于判断肝硬化患者是否适合进行非心脏手术更有价值。如果没有禁忌证，必须在围手术期使用 β 受体阻滞剂。β 受体阻滞剂不仅可以减少围手术期心肌缺血和恶性心脏事件的发生，而且还可以帮助降低门脉压力。如果患者合并有进展期肝病和心脏疾病，选择创伤性更小的操作是有益的，如血管成形术、瓣膜成形术及新型非体外循环手术等。

(八) 其他情况

必须早期足量使用凝血因子和血制品以尽量纠正贫血。糖耐量下降和糖尿病在肝病患者中很常见。围手术期输注胰岛素能够很好地控制血糖水平。然而，也要警惕肝硬化患者发生低血糖的风险。肝硬化患者可发生 25- 羟维生素 D 缺乏，如果合并营养不良可导致骨软化，应该给予补充维生素 D 和骨化三醇。肝硬化患者应进行静脉曲张的检查，服用 β 受体阻滞剂来预防静脉曲张出血的患者围手术期应继续服用。术前必须进行预防性抗菌治疗，因为肝硬化患者术后感染发生率高。在急诊手术中，特别是切除性手术术后，必须考虑行选择性肠道清洁和延长抗生素疗程。胃溃疡患者推荐使用质子泵抑制剂进行长期维持治疗。

（九）特殊肝脏情况的处理

激素治疗的自身免疫性肝炎患者术前应给予负荷剂量激素。接受 D- 青霉胺治疗的肝豆状核变性病患者可能发生伤口愈合困难，因此术前和术后一到两周应减少药物剂量。

四、术中和术后处理

由于代谢和清除率的改变，肝功能不全可能导致麻醉药物和肌松药物作用时间延长。异氟烷是肝硬化患者的首选麻醉剂，应尽可能避免选用甲氧氟烷、三氯甲烷及三氟溴氯乙烷。另外，胆汁排泄和胆碱酯酶活性降低会延长肌松药作用时间。因此，阿曲库铵是肝病或者胆道梗阻患者的理想用药，多沙氯铵推荐用于长时间手术。奥沙西泮和劳拉西泮是最合适的抗焦虑性镇静药，而芬太尼和舒芬太尼是一线麻醉性镇痛药。相比之下，吗啡、哌替啶和巴比妥酸盐能引起肝性脑病，应该避免使用。

术后并发症包括：①肝硬化相关并发症：腹腔积液恶化或新现腹腔积液，肝性脑病加重或新现肝性脑病（1~4 级），上消化道出血，肾功能恶化或新现急性肾衰 / 需透析治疗，肝肾综合征即排除其他导致肾衰的临床、实验室或者解剖原因等的伴随肝功能下降而出现的急性肾衰，肝衰和凝血功能障碍如弥散性血管内凝血（DIC）、凝血酶原时间延长、活化部分凝血活酶时间延长、纤维蛋白原含量减少、血小板数量减少等；②手术切口并发症：感染，裂开，膨出，瘘管，脓肿，切口出血；③全身性并发症：肺炎 / 急性呼吸窘迫综合征（ARDS），依赖机械通气，慢性阻塞性肺疾病（COPD）发作，慢性心衰 / 心律失常 / 心肌梗死，尿路感染，麻痹性肠梗阻，静脉炎和死亡。

肝硬化患者的常见术后并发症是出血，脓毒症，肝衰，高容量负荷和肝肾综合征。梗阻性黄疸患者术后肾衰的发生率更高。术后胆红素水平升高，肌酐升高和白蛋白降低与高死亡率相关。

前面提到的术前应用的减少并发症的方法应该在术后继续实施。另外，术后需要严密监测容量与营养平衡，识别并纠正水电解质紊乱、凝血功能障碍、脑病和感染。应避免使用非甾体抗炎药和肾毒性药物，谨慎应用麻醉药物。

总之，肝硬化患者进行开腹手术的死亡率非常高，术前评估能预计肝硬化患者行腹部手术的生存率。改善诱发病因可能减少围手术期死亡率和发病率，但目前仍需要有更好的用于肝硬化患者术后风险分层的评估模型。

（俞卫锋）

7

参考文献

[1] WARNER S G, JUTRIC Z, NISIMOVA L. Early recovery pathway for hepatectomy: data-driven liver resection care and recovery [J]. Hepatobiliary Surg Nutr, 2017, 6 (5): 297-311.

[2] YOSHINO O, PERINI M V, CHRISTOPHI C. Perioperative fluid management in major hepatic resection: an integrative review [J]. Hepatobiliary Pancreat Dis Int, 2017, 16 (5): 458-469.

[3] THAKRAR S V, MELIKIAN C N. Anaesthesia for liver transplantation [J]. Br J Hosp Med (Lond), 2017, 78 (5): 260-265.

[4] ANISKEVICH S, PAI S L. Fast track anesthesia for liver transplantation: Review of the current practice [J]. World J Hepatol, 2015, 7 (20): 2303-2308.

[5] SNOWDEN C, PRENTIS J. Anesthesia for hepatobiliary surgery [J]. Anesthesiol Clin, 2015, 33 (1): 125-141.

[6] BELL R, PANDANABOYANA S, PRASAD KR. Epidural versus local anaesthetic infiltration via wound catheters in open liver resection: a meta-analysis [J]. ANZ J Surg, 2015, 85 (112): 16-21.

[7] SEIFALIAN A M, STANSBY G P, HOBBS K E, et al. Measurement of liver blood flow: a review [J]. HPB Surg, 1991, 4 (3): 171-186.

[8] ANNABEL B L A S I. Coagulopathy in liver disease: Lack of an assessment tool [J]. World J Gastroenterol, 2015, 21 (35): 10062-10071.

[9] CHRIS SNOWDEN, JAMES PRENTIS. Anesthesia for Hepatobiliary Surgery [J]. Anesthesiology Clin, 2015, 33 (1): 125-141.

[10] GERALDINE C. DIAZ, MICHAEL F. O'CONNOR, JOHN F. RENZ. Anesthesia for Patients with Concomitant Hepatic and Pulmonary Dysfunction [J]. Anesthesiology Clin, 2016, 34 (4): 797-808.

[11] OSAMU Y, MARCOS V, CHRISTOPHER C. Perioperative fluid management in major hepatic resection: an integrative review [J]. Hepatobiliary Pancreat Dis

Int, 2017, 16 (5): 458-469.
[12] JULIANNE A, MICHAEL N. Anesthesia Patients with Concomitant Cardiac and Hepatic Dysfunction [J]. Anesthesiology Clin, 2016, 34 (4): 731-745.
[13] ROBERT L, HARISH R, STEPHEN A, et al. Anesthetic Pharmacology and Perioperative Considerations for the End Stage Liver Disease Patient [J]. Current Clinical Pharmacology, 2015, 10 (1): 35-46.

第九十一章

肾功能障碍患者的麻醉

目　录

肾功能障碍根据解剖学特点可分为肾前性、肾性和肾后性；根据病程可分为急性与慢性；根据发病部位可分为肾小球性、肾小管性、肾间质性、血管异常性疾病；根据肾功能损害程度分为四期：①肾储备功能下降期，此时无明显症状。②肾功能障碍代偿期。③肾功能障碍失代偿期（又称氮质血症期）。④尿毒症期。肾功能障碍覆盖肾功能不全从轻到重的全过程，也包括机体抗损伤的适应代偿反应，肾功能障碍的晚期，即为肾衰竭。目前关于急性肾损伤、肾功能障碍、急性肾衰竭的定义仍不规范。定义这些术语的参数包括肌酐的绝对值和百分比变化值、预估肾小球滤过率（glomerular filtration rate，GFR）的绝对值和百分比变化值，以及尿量减少值。改善全球肾脏疾病预后组织（KDIGO）将AKI定义为符合以下任意一条：①血清肌酐48小时内增加≥0.3mg/dl；②已知或推测肾功能损害发生在7天之内SCr上升至≥基础值的1.5倍；③尿量<0.5ml/(kg·h)，持续6小时。并建议将术语急性肾衰竭统一为急性肾损伤（acute kidney injury，AKI），慢性肾衰竭统一为慢性肾脏病（chronic kidney disease，CKD）。

第一节 肾脏功能障碍的病因

一、缺血性肾损伤

缺血性AKI主要是由于各种原因导致肾脏低灌注使肾脏缺血，从而发生一系列生化级联反应导致缺血性AKI和缺血性急性肾小管坏死。动物模型中，其形态学特征性表现为近端小管刷状缘脱落、空泡变性、细胞内线粒体肿胀以及核固缩和细胞凋亡等；损伤严重时，小管上皮细胞从基膜上脱落，形成细胞和蛋白管型堵塞肾小管。近年研究发现，缺血性急性肾损伤中肾损伤分子-1（kidney injury molecule，KIM-1）、中性粒细胞明胶酶相关脂质运载蛋白（neutrophil gelatinase associated lipocalin，NGAL）在近、远端小管合成增加，可作为肾损伤生物学标志物。

（一）血流动力学因素

肾脏低灌注导致肾小球前级血管持续收缩，肾脏的外髓部血流量降低，影响该区域主要的浓缩功能，因此肾脏血供减少而氧耗量增加。此时，一氧化氮（nitric oxide，NO）降低，内皮素、血栓素增高、前列腺素合成降低，RAS系统激活等，导致肾脏微血管内皮细胞损伤。内皮细胞损伤和白细胞活化，以及白细胞与内皮细胞的黏附，进一步增加了血流的机械阻力，加剧肾组织缺血坏死。在缺血-再灌注损伤中，内皮素和NO所起的作用最受关注，两者都具有调节血管张力、影响白细胞黏附的作用。

1. 内皮素（endothelin，ET） ET是一种小分子生物活性多肽，有三个亚型（ET-1、ET-2和ET-3），可促进血管强烈收缩，ET（尤其是ET-1）在肾组织多种细胞内均能合成，同时表达ET-1受体，通过自分泌和旁分泌作用发挥多种病理生理学效应。ET-1分泌增加，使肾小球入球小动脉收缩，此为AKI发生的重要因素之一。有研究指出，给予ET-1受体拮抗剂能显著改善肾脏的缺血-再灌注损伤。AKI时ET-1分泌持续增加的原因可能与受损的近端小管细胞中性内肽酶的含量减少有关，后者使ET-1的降解减慢。

2. 一氧化氮 NO具有稳态调节、维持肾小球的完整性和血管及肾小管的功能，具有扩张血管、抗血栓形成、抗炎、抗细胞增殖及抗氧化等一系列保护功能，但当NO与活性氧自由基（ROS）反应后产生的毒性分子对细胞损伤作用更强。细胞内ROS过量产生、NADPH/$NADP^+$比率增高、钙离子超载、缺氧诱导因子1（HIF-1）等表达异常均可导致强烈的氧化应激反应，加重缺血性肾损伤。

3. 其他影响因素 包括血管紧张素、血栓素A2、前列腺素和交感神经兴奋等，在肾脏缺血的维持阶段也能导致血管张力的异常；GRP78和CHOP的表达增高使内质网应激反应增强也可加剧肾损伤。

（二）白细胞浸润和黏附分子

缺血-再灌注损伤后的炎症反应导致白细胞浸润、水肿和微血管血流下降，可通过多种机制参与损伤，如白细胞可产生ROS、合成磷脂酶代谢产物等。

1. 白细胞浸润 白细胞浸润与黏附分子表达增加有关。细胞黏附分子（Cell Adhesion Molecules，CAM）家族包括选择素、整合素、免疫球

蛋白、钙黏素和透明质酸素五类，整合素对细胞的生长、分化、活化、移动等过程具有重要的调节作用。CAM 家族在肾脏疾病的发生和进展过程中发挥着重要作用。

2. 化学趋化因子　化学趋化因子在机体的防御和炎症反应等方面起着重要的调节作用，局部白细胞及趋化因子表达增强，促炎症因子 IL-6、IL-1β、TNF-α、MCP-1 增高，高迁移率族蛋白 -1(Hmgb-1)活性增强等均可促进肾脏局部炎症介质、细胞因子释放增加，加重肾脏损伤。研究表明，肾脏缺血 30 分钟后 TNF-α mRNA 的表达增强；再灌注后、白细胞浸润之前，TNF-α 水平和生物学活性均增加。TNF-α 结合蛋白可降低 TNF-α 生物活性、减少中性粒细胞浸润、保护肾脏功能，表明局部合成的 TNF-α 是肾脏缺血 - 再灌注损伤早期重要的致病因子。

（三）自身免疫反应异常

固有免疫细胞（包括中性粒细胞、NK 细胞，巨噬细胞）激活，损伤缺血组织，并诱导适应性免疫反应，使 T、B 淋巴细胞活化、增殖、分化为效应性 T、B 淋巴细胞，清除抗原并修复损伤肾组织，TOLL 样受体（TRL）信号通路是其重要的信号转导通路。

（四）近端小管细胞损伤

肾小管上皮细胞损伤（包括上皮细胞变性、凋亡、坏死等）可直接加重 AKI 的发生，外髓段小管，特别是近端小管 S_3 段对缺血的耐受性最差。动物研究发现，供氧减少时 S_3 段无氧代谢能力最差，故对缺血尤为敏感。短暂的缺血 - 再灌注将使小管细胞极性丧失；长时间缺血则使上皮细胞出现不可逆性坏死或凋亡。

1. 亚致死性损伤　肾小管细胞亚致死性损伤的特征是：由于细胞连接复合物的破坏，使细胞极性和细胞交界处通透性改变，小管细胞脱落阻塞管腔，肾小球滤出液的反漏，使肾小球滤过率下降；ATP 缺乏导致的亚致死性损伤表现为细胞骨架变形，使细胞与细胞间连接复合物崩解，以及细胞黏附分子异常表达和分布；细胞交界区通透性增加和细胞极性丧失，导致肾小球滤出液反漏，也改变了细胞的极性，使各种蛋白质异常分布而引发一系列紊乱。

2. 致死性损伤　如果 ATP 持续缺乏，尤其是在毒性产物如 ROS 的协同作用下，将导致不可逆性生化改变和细胞坏死。ATP 缺乏时，细胞的许多功能都受到破坏，包括蛋白质合成、脂肪合成以及跨膜物质转运等。细胞内游离钙浓度增高，使蛋白酶和磷酸酶活化，细胞骨架破坏并进一步影响线粒体的能量代谢。

与缺血相关的肾损伤是一个动态发展的过程，包括血流动力学改变导致的信号转导过程的活化、白细胞的聚集以及对小管上皮细胞的直接损伤等。

二、肾毒性急性肾损伤

与缺血性急性肾损伤相似，多种肾毒性急性肾损伤动物模型中，肾小球滤过功能损伤似乎也是由肾血液循环的变化和肾小管损伤两种因素共同引起的；在其中一些肾毒性模型中，血管因素可能起主要作用。

（一）造影剂所致的肾损伤

造影剂（又称对比剂）是为增强影像观察效果而注入（或服用）到人体组织或器官的化学制品，如常用的碘制剂、硫酸钡等。使用对比剂引起的急性肾损伤是临床上，尤其是体液容量丢失、糖尿病或慢性肾脏病患者较为常见的一种肾毒性急性肾损伤，常称为对比剂肾病。使用对比剂后导致肾缺血和肾脏内血流分布异常以及对比剂的直接肾小管毒性是其肾损伤的最重要原因，这种类型的急性肾损伤常具有可迅速逆转的临床特征，表明其发病机制以肾血管功能性收缩为主。动脉注射对比剂后，血管的反应呈双相性特征：注射后 10~20 秒，肾血管首先出现短暂性扩张，之后肾血管即持续性收缩，使肾血管阻力升高。大量研究证据还表明，对比剂对红细胞也具有毒性作用，可引起红细胞凝聚，使血液黏滞性升高，引起血液微循环阻滞，血管阻力升高。

（二）药物性肾损伤

药物性肾损伤是指肾脏对治疗剂量药物的不良反应和因药物过量和不合理应用而出现的毒性反应。导致药物性肾损伤的药物多种多样，国内最常见的为抗生素（39%~54%），其他 NSAIDS、利尿剂及中药和中成药也常见于临床。临床发现，两种或两种以上药物联合应用时会增强肾毒性。

环孢素是一种临床上能够显著提高器官移植存活率的免疫抑制剂。其最主要的毒副作用就是肾毒性作用。环孢素肾中毒时可出现从急性肾小球滤过率降低到慢性进行性瘢痕形成等一系列病理变化。研究表明，内皮素活性升高在环孢素引起的急性肾损伤过程中起重要作用。

(三) 肌红蛋白所致的肾损伤

在第二次世界大战期间,Bywathe EGL 和 Besll D 报告,挤压伤患者可迅速发生少尿或无尿及急性尿毒症,并将其命名为挤压综合征。由于这种类型的急性肾损伤临床上是与严重肌肉坏死及大量血管内溶血相联系的,因此人们采用肌红蛋白尿急性肾损伤实验模型来研究其发病机制,其中最有代表性的模型就是甘油引起的肌红蛋白尿实验模型。注射甘油所致的蛋白尿急性肾损伤表明,在损伤期间肾内局部腺苷释放过多可能在介导这种肾脏血流动力学变化的效应中发挥一定作用。

(四) 氯化汞所致的肾损伤

含汞化合物可干扰细胞内和细胞外多种酶的活性,并破坏上皮细胞中一系列物质的转运过程。早期的研究表明,肾血流量在氯化汞引起急性肾损伤的起始期仅出现轻微的降低。后来的一些研究显示,低剂量氯化汞中毒引起 GFR 降低至正常对照组的 10% 时,肾血流量仍保持基本正常。氯化汞可直接引起浓度依赖性的肾血管收缩效应。给予高浓度的氯化汞 16~28 小时后,可引起肾小管崩陷及一些肾单位的滤过完全中断,这被认为是由于入球小动脉阻力升高以及出球小动脉阻力下降,引起滤过压降低所致。

三、肾病导致的肾功能改变

不同病因引起的肾功能改变其病理学检查不尽相同。肾脏穿刺病理检查发现,肾病患者的肾功能减退的主要病理学改变表现为:肾皮质间质增宽、微血管总面积缩小;镜检下见肾小管表皮细胞尤其是髓袢的升支部分,由于缺血而出现肾间质纤维化和萎缩。由此导致肾功能失常,渗透压梯度难以维持,易发生水潴留。肾小球出球微血管狭窄乃至阻塞,可致肾小球供血减少,继而 GFR 降低。肾脏浓缩尿液的功能障碍,表明肾单位功能受损。肾脏病理检查证明,肾玻璃样变的轻重与尿渗透压改变之间不存在相关性。慢性肾病致肾脏丧失浓缩尿液的能力时,因 GFR 减少,而不会出现多尿。

四、尿路梗阻导致的肾功能改变

肾小球血流动力学的改变与肾小管的血流动力学改变有密切关系。急性输尿管梗阻后,可出现一过性肾血流增加,而后出现进行性血管收缩,入球小动脉阻力加大,肾小球毛细血管压力上升。梗阻初期的滤过率可维持在输尿管通畅期的约 80%。梗阻初期的肾血流量增加与局部分泌前列腺环素和前列腺素 E_2 有关。输尿管完全梗阻 3~5 小时后,血管紧张素和精氨加压素作用于肾小球入球小动脉,使血管挛缩,同时肾内皮血管扩张因子生成减少,导致血管张力的调控平衡丧失。肾小球毛细血管压力的上升,与肾小管内压力的增高,两者之间并不成比例。毛细血管梗阻 4 小时后压力就开始下降,到 24 小时可恢复到接近梗阻前水平,但 GFR 却明显下降。

慢性梗阻性肾病的肾小管功能发生改变,包括水和电解质重吸收下降、氢和钾离子清除障碍和尿浓缩功能丧失。单侧梗阻的肾实质出现单核细胞浸润;梗阻解除后其皮质和髓质的单核细胞浸润会缓慢消退,但即使持续几天,也不能完全恢复正常。患者单肾梗阻的排钾绝对值下降,要比双侧梗阻解除后明显。双侧梗阻解除后,其尿浓缩功能的丧失程度与单侧梗阻解除后没有区别,排钾能力均轻度回升,但仍比其他类型肾病者差。

五、肝脏疾病导致的肾功能改变

肾代谢(生理和肾功能障碍)与肝脏的关系相当密切。慢性肝炎、肝硬化都可继发肾功能障碍,免疫病理学表现为以 IgA 沉积为主的肾小球疾病,称为肝性肾小球硬化,发生率为 2.8%~25%。由于皮质外层灌流降低,皮质和髓质间动静脉分流的影响,使有效循环血浆容量减少,刺激肾素 - 血管紧张素 - 醛固酮系统活性增加,促使血管痉挛,继之又引起前列腺素和缓激肽活性升高,导致血管扩张,藉以缓解血管痉挛而求得平衡。施行门脉高压分流术后腹水的消退,对 GFR 下降尚轻的肾功能恢复有利;而采用利尿药治疗腹水者,往往可使肾功能进一步恶化。肝硬化患者心钠素虽然增加,但不足以对抗其他血管活性物质的作用。严重肝硬化时,抗利尿素和加压素增加,可导致水潴留;内毒素、肠血管活性多肽及肾活性物质合成的增加,是诱发肾功能减退和恶化的因素。

肝肾综合征是指失代偿性肝硬化、严重肝病时,由于肾脏灌注压低下而引起的功能性肾前性急性肾损伤。其定义的证据是以病理生理学为基础的,这种肾功能损害是发生在严重肝功能不全时所表现出来的可逆性急性、亚急性或进行性 GFR 下降,肾前性肾功能障碍或肾小管功能不全,而无急性肾小管坏死或其他特异性病理改变。肝肾综合征的机制尚未完全明了,可能是由于严重肝功能障

碍导致肾脏血流动力学的改变，造成肾内血管收缩及肾内血液由肾皮质向髓质分流，肾血流量（RBF）减少，入球小动脉收缩，肾小球 GFR 下降等。引起血流动力学异常常为多种因素所致，可能相关的因素有：①体液因素，激肽释放酶激肽系统水平低下、肾素 - 血管紧张素 - 醛固酮系统活性升高、前列腺素代谢紊乱、肾小球加压素分泌和释放减少、心钠素、内毒素等；②有效血浆容量变化，包括低排高阻型和高排低阻型；③肾脏血流动力学改变；④肾交感神经兴奋性提高；⑤腹压和肾静脉压增加等。

六、慢性肾脏病的主要病理生理表现

慢性肾脏病（chronic kidney diease，CKD）是指：①肾脏损伤（结构或功能损害）超过 3 个月，伴或不伴 GFR 下降，临床表现为病理学检查异常或肾脏损害（血、尿成分异常或影像学检查异常）；② GFR<60ml/（min·1.73m^2）超过 3 个月。通常是无症状的，或者出现疲劳、厌食等非特异性症状。CKD 很常见，占世界人口的 5%~10%。确诊 CKD 的患者患 AKI 的风险增加，特别是在住院患者中，19%~40% 的 AKI 患者可能为药物所致。

CKD 根据病因、肾小球滤过率（根据血清肌酐计算）、白蛋白的量和程度分为 5 类：G1、G2、G3a、G3b、G4 和 G5，以及根据白蛋白尿分类：A1，A2 和 A3。A1 代表尿微量白蛋白肌酐比值（ACR）<3mg/mmol，A2 代表 ACR 为 3~30mg/mmol，A3 代表 ACR>30mg/mmol。

（一）容量过多

7

机体总的钠和水含量增加。当 GFR 下降至非常低的水平时，可以有明显的临床表现。体重增加通常与容量增加有关，不过由于同时有肌肉脂肪组织减少，体重变化不一定明显。发生利尿剂耐受时，髓袢利尿剂和能抑制远曲小管 Na^+-Cl^- 间转运的美托拉辛联合使用可能有效。

（二）酸血症

虽然大多数慢性肾脏病患者尿液酸化正常，但这些患者的氨生产能力下降。早期有机阴离子分泌入尿中，代谢性酸中毒是由非阴离子间隙改变造成的。但是随着肾衰竭的进展，形成一个超大的阴离子间隙（接近 20mmol/L），相应的血浆 HCO_3^- 浓度降低。这种酸血症通常经血液透析后可纠正。中度慢性肾脏病患者术后发生酸血症和高钾血症的可能性大。

（三）高钾血症

每天钾的滤过负荷量大约为 700mmol，大部分在肾小管被重吸收。分泌到终尿中的钾反映了钾在皮质集合管以上水平的处理情况。慢性肾脏病患者，K^+ 的胃肠道分泌增加。高钾血症可能与蛋白质分解代谢、溶血、出血、大量库存红细胞输入、代谢性酸中毒以及使用抑制 K^+ 进入细胞或在远端肾单位分泌的药物有关。

（四）心脏改变

高血压是慢性肾脏病和终末期肾病的一个常见并发症。高血容量是尿毒症高血压的主要原因，所以透析前患者使用利尿剂或者终末期肾病患者进行透析，往往能改善血压。如果高血压还持续存在，需要使用血管舒张药物。此类患者普遍存在左心室肥大和进行性动脉粥样硬化。

第二节　肾脏功能障碍患者的相关麻醉药理学改变

从药代学和药效学的角度考虑，肾功能正常与否和麻醉药物作用相关性的重要意义在于肾脏是药物代谢和排泄的主要器官之一，其功能改变对药物作用的变化有重要影响。药物的肾脏排泄与肾小球滤过、肾小管主动分泌和重吸收有密切关系。临床麻醉中，肾功能障碍对麻醉药物作用的影响因素有：①大多数麻醉药物是高脂溶性的，这些药物若不能通过代谢降解成为水溶性的，就会被肾小管重吸收而滞留于体内。②药物与血浆蛋白结合后，很不容易通过肾小球血管膜孔而被滤过。蛋白结合率越大或是在脂肪内储积量多的药物，排泄速度转慢，作用时效就延长。③尿的 pH 值亦直接影响药物排泄，碱性尿能使巴比妥类和哌替啶等酸性药排泄加速；而碱性药则在酸性尿中排泄较快。因此，肾功能障碍或伴有肝功能不全的患者，不仅药物排泄的速度显著减慢，还因蛋白质减少使血浆内游离药物分子浓度增加，极易出现药物过量的毒副作用。

一、吸入麻醉药

所有吸入麻醉药都有部分生物转化，代谢的非挥发性产物几乎完全通过肾脏排出。由于吸入麻醉药物对中枢神经系统作用的消退依赖其肺部的洗出，所以肾脏功能受损并不改变这些药物的作用强度与时效，对于轻度或中度肾功能障碍患者应选择对肾功能无损害的麻醉药，依据这种观点，所有的现代强效吸入麻醉药都是合适的。卤族类吸入麻醉剂的代谢物主要为无机氟化物，人体内无机氟化物肾脏毒性阈值为 50μmol/L。在轻、中度肾脏疾病患者，吸入 2~4 小时麻醉浓度的恩氟烷后无机氟化物水平仅 19μmol/L，吸入异氟烷后氟化物水平增加 3~5μmol/L，吸入氟烷后仅增加 1~2μmol/L，所以这些药物没有潜在肾毒性。

地氟烷具有高度稳定性，很难被钠石灰和肝脏降解，使用 1.0MAC 地氟烷 1 小时后，其平均无机氟化物浓度低于 1μmol/L。更敏感的肾功能指标尿视黄醇结合蛋白和 β-N- 乙酰葡糖铵糖苷酶也显示其无肾损害作用，而且地氟烷可降低肾血管阻力及肾 RBF，从而维持肾血流量。长时间使用地氟烷对肾脏功能无影响。

七氟烷分子稳定性较差，钠石灰可以导致其分解，但在人类还没有发现七氟烷及其与钠石灰作用后的产物复合物 A 损害肾脏功能的证据。而且七氟烷可在肝中进行生物转化。已有报道认为，在长时间吸入七氟烷后血浆无机氟化物的浓度接近肾毒性水平（50μmol/L）。

吸入麻醉药可以引起短暂的、可逆的肾脏功能抑制，肾小球滤过率、肾血流量、尿量和尿中硫酸盐的排泄都下降。可能机制包括肾血流量降低、肾脏自身调节功能丧失、神经体液因子（如精氨加压素、血管紧张素、肾素）及神经内分泌反应等。多数吸入麻醉药引起 GFR 和尿钠排泄下降，但吸入麻醉药对肾血流量影响的结果并不一致，这种不一致性可能是由于观测方法的不同所致。数据显示，肾血流量在使用氟烷、异氟烷和地氟烷时能够维持正常，在使用安氟烷和七氟烷时下降，但目前没有证据显示吸入麻醉药对肾功能有远期的损害。

二、静脉麻醉药

超短效巴比妥类药物硫喷妥钠是一种弱酸性药物，且白蛋白结合率高，由于尿毒症患者白蛋白浓度显著降低，酸血症将导致更多的非离子化、非结合的活性硫喷妥钠。因此，在慢性肾脏病患者，其诱导和维持麻醉所需要的量减少。美索比妥钠与硫喷妥钠相似，也应该减量使用。

丙泊酚是非巴比妥类静脉用麻醉药，起效快、苏醒快、不良反应少，已被广泛用于全身麻醉。肝脏代谢被认为是丙泊酚的主要代谢途径。大部分丙泊酚以葡萄糖醛酸代谢物的形式或在其苯环羟基化之后排出，仅 0.3% 以原形在尿液中存在，且丙泊酚清除依赖肾血流而不受肾衰的影响，因此，丙泊酚可被安全地用于肾功能障碍患者。长时间输入丙泊酚，尿中可能出现苯酚，但不影响患者肾功能。给予丙泊酚后尿酸的排泄增加，在低 pH 值和低温条件下，尿酸结晶使尿液常呈云雾状。丙泊酚除麻醉作用外，还具有肾脏保护作用，可能与丙泊酚具有抑制细胞凋亡、减少细胞因子和炎症因子的表达、抑制炎症介质的释放、清除氧自由基有较强的抗氧化作用以及具有拮抗钙超载等作用有关。

尿毒症患者使用大剂量麻醉剂和镇静剂时，由于这些药物在排泄以前大部分被代谢，当复合 30%~50% 氧化亚氮时，其药效没有明显延长。而苯二氮䓬类药物，特别是地西泮，由于半衰期长，在某些病例会产生蓄积。咪达唑仑是半衰期最短的短效苯二氮䓬类药物，其代谢产物主要为 1- 羟基咪达唑仑，与葡萄糖醛酸结合后由尿液中排出，由于其半衰期很短，并不影响其作用时间。依托咪酯是目前常用的静脉麻醉药，代谢产物 85% 随尿排出，2% 以原形从尿液中排出。

三、阿片类药物

肾衰竭严重影响吗啡和哌替啶的临床作用，但是对芬太尼类药物则影响不大。吗啡作为一种阿片类药物，其活性代谢产物的消除依赖肾清除率。吗啡的蛋白结合部分在慢性肾脏病患者降低大约 10%，不过由于吗啡的蛋白结合率较低，仅 23%~42%，所以对游离吗啡的影响不明显。吗啡几乎完全在肝脏代谢，大部分成为没有活性的葡萄糖苷酸排泄入尿液。肾衰竭患者使用镇痛剂量吗啡通常不会引起抑制作用延长，但肾衰竭患者可能由于高浓度的 6- 葡萄糖醛酸吗啡（吗啡在肝脏中的代谢产物之一，60%~70% 在肝内与葡萄糖醛酸结合，主要经肾排出）蓄积而引起呼吸抑制，危及生命。鉴于肾衰竭引起的这些改变，对重度肾清除能力受损的患者而言，给予吗啡并不是一个好的选择。

肾衰竭也可明显影响哌替啶的临床药理作用。哌替啶的代谢产物去甲哌替啶的蓄积可以引起中枢神经系统的兴奋作用，是由于哌替啶的这种活性代谢产物需经肾排泄。因此，在肾衰竭患者中，应警惕此种毒性作用，包括在重症病例中引起惊厥。

尽管在肾衰竭患者由于血浆蛋白结合率降低而影响芬太尼类阿片药物的游离部分，但这些药物的临床药理作用整体上不受影响。芬太尼也在肝脏代谢，仅7%以原形排泄于尿中，其与血浆蛋白结合率低，适用于肾衰竭患者。舒芬太尼和阿芬太尼的药代动力学和药效动力性在肾功能降低患者与正常个体之间没有显著差异，但其清除率和消除半衰期的变异性较芬太尼大。瑞芬太尼的酯键使其能被血液和组织中的酯酶快速代谢，所以其药效动力学和药代动力学在患有肾脏疾病的患者没有改变。当吗啡剂量为1~2mg/kg时，不会降低血压或尿量，芬太尼可能会降低GFR、尿量和平均动脉压。

部分羟考酮经CYP2D6代谢为有活性的氢吗啡酮，再通过CYP3A4N-去甲基化代谢为无活性的代谢产物去甲羟考酮，经肾排出；很少部分羟考酮以游离形式经肾排出。在肾功能障碍的患者，游离羟考酮及代谢产物的排出均延迟。氢吗啡酮主要代谢生成氢吗啡酮-3-葡糖苷酸（H3G）和双氢异吗啡-葡糖苷酸，肾功能障碍患者的H3G水平是肾功能正常患者的4倍，H3G累积能导致神经兴奋现象，如震颤、肌阵挛、躁动、认知功能障碍。

7

四、肌肉松弛药及其拮抗剂

肌松药的血浆蛋白结合率一般最多仅50%，且药物的解离分子与结合分子间很快建立平衡，因此，蛋白结合方面的改变对肌松药的清除影响很小。值得注意的是肌松药经肾脏排泄的依赖程度。

氯琥珀胆碱应用于肾功能障碍时常需顾及两方面的问题，其一是血钾浓度变化的潜在危险，给予氯琥珀胆碱后，血清钾离子水平快速而短暂地升高0.5mEq/L。在尿毒症高钾血症患者中，血清钾的进一步升高非常危险，除非患者在术前24小时内已经接受透析治疗，否则不推荐使用氯琥珀胆碱。据报道，如果患者近期进行了透析或者血清钾正常，使用氯琥珀胆碱是安全的；其二是血浆胆碱酯酶浓度下降的影响，应根据具体病情酌选。

加拉碘铵（三碘季铵酚）全部经肾排泄，不能用于肾病患者；筒箭毒碱除经肾脏排泄外，尚可经胆道排泄，去肾后胆道排泄量可增加3~4倍。阿曲库铵被酯酶水解和非酶的碱性分解（霍夫曼消除）而降解为无活性的代谢产物，其作用的消除不依赖肾脏排泄，所以其消除半衰期在正常患者和肾功能障碍患者间没有差别。顺阿曲库铵是阿曲库铵的单顺式异构体，霍夫曼消除占总消除的77%。因为肾脏排泄只占顺阿曲库铵消除的16%，所以推测肾衰竭对其作用时间的影响不大。维库溴铵有大约30%经肾脏消除，由于肾功能障碍患者维库溴铵消除半衰期延长（83分钟比52分钟），血浆清除率减少[3.1ml/(kg·min)比5.3ml/(kg·min)]，其神经肌肉阻滞作用时间长于肾功能正常的患者。长效肌肉松弛剂杜什氯铵作用时间在肾衰竭患者明显延长。另一种长效肌肉松弛剂哌库溴铵40%~50%经尿液排出，肾功能降低患者其终末清除半衰期延长，应谨慎重复使用。尿毒症患者或者血液透析患者血浆胆碱酯酶活性降低，短效肌松药米库溴铵被血浆假性胆碱酯酶水解，其作用在终末期肾病肾毒性延长10~15分钟，因而肾功能障碍患者米库溴铵的输注量应减少。罗库溴铵在肾衰竭患者体内消除半衰期延长，其作用时间延长。

胆碱酯酶拮抗剂新斯的明、溴吡斯的明和依酚氯铵分别有50%、70%和70%排泄入尿中，其排泄在肾功能受损患者均会延长。肾衰竭患者神经肌肉阻滞恢复后的“再箭毒化”在大多数病例是由其他一些原因，如残留肌松药与抗生素或利尿剂之间的相互作用造成的。

舒更葡糖钠（γ-环糊精）是一种新型选择性甾体类肌松药拮抗剂，能够快速有效地拮抗甾体类肌松药引起的肌松效应。舒更葡糖钠在体内极少代谢，大部分以复合物原形经肾脏清除，清除率约为75~120ml/min，相当于正常的肾小球滤过率，可迅速从体内清除。但舒更葡糖钠的存在可以完全改变甾体类肌松药的体内清除过程，由肝脏生物转化后经胆汁排泄，转变为完全经肾脏排泄。因此，在肌酐清除率低于30ml/min或需要透析的患者，不推荐使用舒更葡糖钠。

第三节 透析治疗及其影响

一、透析治疗的应用

透析治疗是一种抢救和治疗肾衰竭的有效治疗方法,其原理简述为采用透析方法清除血液中的有害代谢产物而达到治疗目的。目前临床常用的透析治疗技术主要是间断血液透析、血液滤过(持续肾脏替代治疗,CRRT)和腹膜透析三种。可根据各自的优点和缺点,选择不同透析技术用于不同临床背景的患者治疗。

从总体上看,不论是溶质的清除还是超滤脱水的效率,血液透析技术都比腹膜透析技术要高得多。腹膜透析即使是采用含 4.5% 葡萄糖的高渗腹透液并缩短更换腹透液的时间,超滤率也很少会达到 700ml/h 以上;而采用透析膜面积较大的透析机进行血液透析,超滤脱水的速率可超过 1 000ml/h 的水平。血液滤过的超滤脱液效率大致与血液透析的相似;采用连续动静脉血液滤过技术,其脱液率一般可达 5 000ml/d。尽管血液透析的效率总体上比腹膜透析和血液滤过要高,但有研究表明,采用血液透析、血液滤过和腹膜透析进行透析治疗的急性肾损伤患者的死亡率是相似的。其中一个重要原因可能是,腹膜透析和血液滤过的效率较低,但对溶质的清除及超滤脱液平稳缓和,因此引起的并发症的程度和发生率较低。基于三种透析技术各有优点和缺点,一般可分别用于不同的临床情况。

1. 血液透析　可考虑用于以下临床情况的急性肾损伤患者的治疗:①分解代谢型急性肾损伤;②急需溶质清除,如出现了高钾血症或高钙血症状的急性肾损伤;③摄入了可被透析清除的毒性物质;④腹膜透析或血液滤过失败(通常是由于清除不充分引起),或者因不能建立起适当的血管通路或接受必需的抗凝措施而不能进行血液滤过,以及因腹部手术或感染而不能进行腹膜透析的急性肾损伤患者。

2. 血液滤过　可考虑用于以下情况:①血流动力学状况不稳定但需要进行超滤脱液和/或溶质清除的患者;②排尿量恒定但需要超滤的非少尿型患者;③需要每天进行超滤脱液的患者;④需要紧急透析治疗,但无进行血液透析和腹膜透析的条件者等。

3. 腹膜透析　可考虑用于血液滤过相同的情况,包括:①不能建立适当的血管通路或不能接受必要的抗凝治疗者;②无血液透析和血液滤过条件的临床环境;③血流动力学状况不稳定但需要进行透析治疗者。

CRRT 除了用于急性肾损伤,还可以用于液体清除、纠正电解质紊乱及处理代谢性酸中毒。如果术中继续应用 CRRT,必须注意其对药物作用的影响。除了对肾脏清除药物的影响之外,还有来自蛋白结合率和分布容积的影响,以及膜通透性、膜表面积、超滤率和透析液流速对药物清除的影响。

二、血液透析对肾脏功能的影响

在急性肾损伤患者中,有 85% 的少尿型急性肾损伤患者需要接受血液透析治疗,而非少尿型肾衰竭中,也有 30% 的患者需要接受血液透析治疗。回顾性研究比较血液透析治疗与非透析治疗,结果显示透析治疗可改善患者预后。但是,血液透析导致患者血容量和渗透压的剧烈改变,常常导致低血压和心律失常等并发症,可能引起肾脏缺血加重,在血液透析期间应密切观察。另外,血液透析对血管内皮细胞的损害,导致血管内皮对缩血管物质的敏感性增加,而舒血管物质释放减少,破坏肾脏血管的自身调节作用,导致肾血管痉挛,亦加重肾脏缺血。因此,血液透析有可能加重肾脏缺血、延缓肾脏功能的恢复。在血液透析期间,避免低血压是防止肾脏损害恶化的重要手段。

另外,由于血液净化技术并不具备肾脏的全部功能,特别是不具备正常的重吸收、代谢、维持内环境稳定和内分泌等重要的生物功能。利用肾脏上皮细胞包被的人工肾系统可能是血液净化技术发展的方向。

第四节　术前准备

一、术前病情评估

（一）全身状况的评估

应该充分了解患者需手术治疗的疾病状态、重要脏器的功能状态、并存疾病的程度以及肾外其他疾病的情况。

（二）肾功能检查结果的评估

肾功能检查对了解有无肾脏疾病、疾病的程度、选择治疗、预后以及对肾脏疾病的研究均有重要意义。外科手术越大、时间越长、急慢性危险因素越多，围手术期危及肾功能的可能性越大。

临床上对肾功能的评估主要依赖尿量，少尿（“无尿”）是相对于预期尿量的一种状态，与GFR无关。围手术期少尿的定义是尿量少于0.5ml/(kg·h)，肾功能障碍的标志是少尿（“无尿”）。

肾小球滤过功能与肾血流量是临床上了解肾功能的重要指标之一。肾小球滤过与许多代谢产物排泄有重要关系，肾脏疾病过程中，或多或少都会影响肾小球的形态或功能，从而导致代谢产物滤过减少并在血中潴留，严重时可产生许多临床症状。临床上可以通过检查肾小球滤过情况判定肾小球是否有病变及其程度，通过系列性的动态检查，判定疾病的发展过程和对治疗等的反应，是估计预后的重要依据。GFR正常水平与最大峰值间的差距称为肾脏储备力，但GFR并不完全与肾脏损害程度相平行，应结合其他指标加以综合判断。由于GFR测量方法过于复杂且成本高昂，故常用肌酐清除率(Ccr)估算肾小球滤过率估计值(estimated GFR，eGFR)。

肾血流量包括肾血流量(RBF)及肾血浆流量(renal plasma flow，RPF)。临床上一般不作为常规检查要求，但也是肾功能的一个重要指标，特别是通过RPF与GFR测定，可以计算出滤过分数(filtration fraction，FF)，这对了解许多生理和病理生理情况有重要意义。在肾血管病变、肾小管病变或对氨基马尿酸(PAH)在肾小管上皮转运受干扰时有效肾血浆流量均下降，心脏功能不良时有效肾血浆流量也会下降。

肾脏根据机体对水分的需要而浓缩和稀释尿液，无溶质水测定能准确地反映肾脏在机体缺水和水分多余的情况下，调节机体体液平衡的能力，可判断肾脏浓缩、稀释功能及病变的严重程度。目前临床常用检测肾功能的测试包括尿常规分析、血清尿素氮、血清肌酐、肌酐清除率等。

通过了解国人各年龄段肾功能参数的变化发现：随着年龄增长血清肌酐水平稍增高，但肌酐清除率明显降低，30岁后每增10年，其下降率分别为8.5%、17.8%、29.9%、42.9%和56.9%。

符合以下情况之一者即可诊断AKI：①48小时内Scr升高≥26.5μmol/L(0.3mg/dl)；②Scr升高超过基础值的1.5倍及以上，且明确或经推断上述情况发生在7天之内；③尿量减少<0.5ml/(kg·h)，且时间持续6小时以上。

符合以下任意一项肾损伤指标持续超过3个月，或至少满足1项者可诊断CKD。肾损伤指标：①白蛋白尿(AER≥30mg/24h；ACR≥3mg/mmol。AER：尿白蛋白排泄率；ACR：尿白蛋白肌酐比值。)；②尿沉渣异常；③肾小管相关病变；④组织学异常；⑤影像学所见结构异常；⑥肾移植病史；⑦GFR改变：GFR≤60mL/(min·1.73m^2)。

半胱氨酸蛋白酶抑制剂C(cys C)其评估eGFR优于血肌酐。当eGFR的值均低于85ml/(min·1.73m^2)的阈值时，死亡风险增加。

相比于血清肌酐，KIM-1其在肾损伤后48小时肾近曲小管上皮细胞中表达显著增加，能更早期预测肾脏近端小管的损伤。美国食品药品管理局(FDA)和欧洲医药评价署批准其可以用于药物致实验动物或人体肾损伤的评估。

当肾脏发生缺血损伤或毒素损伤肾小管时，NGAL在近端小管上皮细胞中高表达，诊断AKI的敏感度为90%。即使是术后不伴有SCr升高的患者，当伴有NGAL升高时，比无NGAL升高的患者使用RRT的风险增加了16.4倍，且显著延长了ICU停留及住院时间。

白介素-18(IL-18)在肾小管缺血损伤、细胞凋亡或肾小管坏死时由受损的近端小管分泌，并随尿液排出，特异性上调表达，对预测AKI敏感性略差，但特异性较高，在术后4、12及24小时的预测准确率分别为61%、75%及73%。

尿视黄醇结合蛋白(RBP)和氨基葡萄糖苷酶(NAG)是鉴别近曲肾小管受损的重要参数，其增加说明近曲肾小管受损，且随着年龄的增长，变化增大。尿微量白蛋白为中分子量蛋白，是鉴别肾小球损害的标志物。通过对尿白蛋白(Alb)排泄量的观察发现，随着年龄增加，尿 Alb 排泄增加，以40~70 岁明显，70 岁以后虽然排泄继续增加，但已趋向稳定，说明随着年龄增加，肾小球损害程度加重，但 70 岁后则相对稳定。

肾功能正常时血尿素氮 / 血肌酐(BUN/Cr)通常为 10∶1。当 BUN>8.9mmol/L 时，即可诊断为氮质血症。当发生氮质血症且 BUN/Cr 增高时，常说明此氮质血症系肾前因素引起。氮质血症伴 BUN/Cr 下降时，多为肾脏本身实质性病变所致。

评价器官特异性葡糖释放显示肾葡糖释放对激素作用更敏感，肾脏在器官内糖代谢，特别是葡萄糖乳酸盐循环和谷氨酰胺循环中起重要作用。慢性肾脏病过程中，肾葡糖释放抑制，损害激素反应，减少糖原储存和异常肝糖原异生。

(三) 肾功能障碍的严重程度评价

对有肾功能障碍的患者，术前必须考虑肾功能障碍的严重程度，以指导围手术期麻醉用药及水电、酸碱失衡的调节。关于急慢性肾功能障碍的评估，近年来多项研究及报道均试图建立某种统一评估系统，但其侧重点往往在于建立肾功能障碍的严重程度与预后相关性的评价系统，而对围手术期麻醉管理的指导意义尚不明确。目前只能根据肾功能检查项目的异常程度判断肾功能受损的部位及程度。

二、麻醉前准备

(一) 术前根据病史、体格检查结果和肾功能评估，对患者机体承受麻醉及手术刺激的能力作出正确判断。尤其对伴有高血压、心脏病以及水、电、酸碱平衡失调的患者，术前应尽最大可能予以纠正。慢性肾脏病患者容易出现感染，除用具、操作要求严密无菌外，需用抗生素时，要选择对肾功能影响最小的药物。

(二) 控制心律失常，纠正血容量不足及贫血，可使心功能得到最大限度改善。这些患者大多体质衰弱，蛋白质丢失很多，耐药性差，容易用药逾量。

(三) 严重肾功能障碍患者水与钠的调节能力逐渐减退甚至丧失，应谨慎调整摄入量，处理不当则易发生水肿或脱水。如果每日尿钠能大于60mmol/L，并已控制血压和水肿，补液时可酌量加含钠液体，应注意输注红细胞以纠正术前血红蛋白不足可能增加其他不良反应和 AKI 风险。

(四) 有高血压、水肿和稀释性低钠时，应限制液体入量。输液必须是在明确肾功能损害程度以及过去 24 小时液体出入量的基础上进行，注意不能过急、过多，以免引起水中毒。

(五) 血钾可因使用利尿药、激素、呕吐或用含钾偏低的透析液而下降，补钾务必小心缓慢地进行。术前血钾如超过 7mmol/L，应尽力使之降至5mmol/L 以下，可静脉注射高渗葡萄糖、胰岛素，或加用钙剂和碳酸氢钠，乃至采用透析的方法。纠正酸中毒忌碳酸氢钠逾量，以免液体过多和造成细胞内脱水。

(六) 终末期肾病患者，手术前一日应常规进行透析，以降低麻醉、手术的风险。

第五节 麻醉处理

对麻醉科医师而言，肾功能障碍的患者，尤其是晚期肾病及慢性肝病的患者有潜在的多器官功能衰竭的问题。为了安全管理此类患者，应该充分了解：①术前透析的益处和限制；②常用麻醉药的药理学改变；③慢性肾功能障碍的围手术期用药特点。

一、麻醉方法与麻醉药物的选择

(一) 麻醉方法的选择

肾功能障碍患者选择麻醉方法的原则与其他存在严重并发症患者的选择原则并无显著的差别，应尽量选用简便、有效、安全、对患者影响较小且为麻醉科医师本人所熟悉的麻醉方法。围手术期关注的重点在于如何维持正常的血容量和血压，避免降低肾脏的灌注，其重要性要大于选择麻醉技术本身的意义。

就此类患者的总体而言，临床研究尚未能明确证实某种麻醉技术优于其他的技术。现有的文献提示，吸入麻醉药可降低 GFR，其原因可能是通过降低体循环阻力或心输出量，从而导致肾脏灌注压下降所致。此种 GFR 下降所致的后果与各个患者的全身状态及肾功能状况密切相关。当

患者存在低血容量，并在手术疼痛等刺激下引起儿茶酚胺和抗利尿激素释放增加时，GFR 下降就可能对已损害的肾功能造成严重的影响。但近期也有研究提示，吸入性麻醉药可能对存在肾损伤的患者有利，其作用可能与抑制脏器的炎症反应有关。

全身麻醉下的正压通气可能是影响患者肾脏灌注的一个重要因素，它可以降低患者的心输出量、肾血流量和 GFR。正压通气的机械因素所致的心输出量的下降可以激活患者的交感肾上腺系统，引起儿茶酚胺、肾素和血管紧张素Ⅱ等的释放增加，从而降低肾血流量。另外，腹腔镜手术中的人工气腹也可能造成相似的影响：人工气腹所致的腹内压力的升高可以传递到肾脏，导致肾血流量的进一步下降。对于合并慢性高血压的终末期肾病患者，置入喉镜时会导致血流动力学波动增大。联合应用阿片类药物、艾司洛尔、利多卡因或硝酸甘油可减少应激导致的心动过速和高血压。有创机械通气下重症患者 AKI 概率增加三倍，且潮气量和 PEEP 设置对 AKI 风险无影响。高危手术患者建议采用 5~7ml/kg 的低潮气量通气，使用氧合和顺应性确定的最佳 PEEP 设置，同时避免缺氧和高碳酸血症。

一般认为，对于肾功能障碍患者或发生术后急性肾损伤的高危患者，采用适当控制麻醉平面的椎管内麻醉可能有利。椎管内麻醉降低肾血管交感神经兴奋性，可以减轻因儿茶酚胺释放增加所致的肾血管收缩，抑制肾上腺皮质激素和肾上腺素的释放。有研究发现，健康志愿者在维持血压和血容量正常的情况下，T_6 水平硬膜外麻醉对肾血流量无显著影响。内毒素性休克动物模型显示，胸段硬膜外麻醉可以提高肾血流量和尿量。腰麻和硬膜外麻醉可以降低 AKI 发生率。急诊中小手术宜采用局部麻醉或低位硬膜外阻滞，务必求其效果完善。局部麻醉药中禁用肾上腺素，以防吸收而引起肾血流减少。硬膜外阻滞平面达 T_5 以上时易低血压，不应超过 T_5，以控制在 T_{10} 以下为妥，有时即使心输出量和动脉压不变，肾血流仍会较大幅度下降。

对于心脏手术的患者，体外循环技术可能影响肾血流量和肾脏的血流灌注，增加术后发生肾功能障碍的风险。但为了避免体外循环技术的不利影响而采用不停搏技术进行冠状动脉旁路术（coronary artery bypass grafting，CABG）并未能证实可降低发生肾损伤的风险，相关的临床比较研究均难以得出明确的结论。因为在 CABG 术中难以避免出现的低血压、微栓子和肾脏低灌注都可能导致与采用体外循环手术中相当的肾损伤。最近的一项大型观察性研究发现，对于慢性肾病的患者，非体外循环 CAGB 可能有益，但需要进一步的研究证实。

（二）麻醉药物的选择

术前已有肝肾功能障碍的患者，麻醉用药应权衡利弊精选，少用中枢抑制药，特别要警惕术毕的残余作用。最好采取不依赖肝脏代谢和肾脏清除的一些药。

麻醉性镇痛药用于肾功能障碍患者时，有一部分虽可由胆汁经消化道排泄，但很难达到要求，常使耐量减低，时效延长。初量一般应限于产生麻醉药效的低限量，避免快速静脉注射所产生一过性高血浆浓度的弊病；术中维持量要控制在分布相结束后药物活力即随作用部位的药物浓度降低而消失的这个剂量范围以内，才不致造成蓄积。有的麻醉镇痛药剂量偏大或重复给药导致蓄积的肾衰竭患者，透析也不能清除，所以要特别谨慎。对于肾功能障碍的患者，可以用肌酐清除率为指标来调整药物用量和用药的间隔时间。

静脉常用麻醉性镇痛药以原形经尿的排出量多数不到 15%，但肾衰竭患者的血浆蛋白低，使未结合的药物游离分子增多，容易发生过量的毒性反应。较大剂量应用芬太尼、阿芬太尼或舒芬太尼，易发生蓄积，其中以芬太尼最为明显，而瑞芬太尼的消除不依赖肝肾功能，推荐应用于肾功能障碍患者。有研究表明芬太尼、舒芬太尼或瑞芬太尼可能对肾功能有保护作用或对肾功能影响轻微。阿片受体激动 - 拮抗剂布托啡诺大部分在肝脏和葡萄醛酸结合，主要随胆汁排出。羟考酮用于肾功能障碍患者应减少剂量，肌酐清除率低于 10% 的患者不推荐使用。H3G 累积能导致神经兴奋现象，如震颤、肌阵挛、躁动、认知功能障碍，在肾功能障碍的患者慎用氢吗啡酮。纳布啡（纳丁啡）大部分在肝脏和葡萄醛酸结合，部分随胆汁排出，部分以原形随尿排出。地佐辛全部由肝脏代谢，2/3 由肾脏排泄，约 1% 以原形随尿液排出，两者均可用于肾功能障碍患者的镇痛。对肝肾功能损害，不同病因和个体差异致肝血流改变的患者，由于对镇痛药的代谢和清除有极大的区别，故必须遵循用药原则，切忌常规选择用量。

肾功能障碍不伴其他脏器功能不全时，术中用药作用延迟的有阿托品、某些抗生素、地高辛和一些非去极化肌松药。长效肌松药泮库溴铵和筒箭毒碱大部分经肾消除（80%~85%），肝脏摄取量有限，以致消除半衰期明显延长，且泮库溴铵代谢产物 3-OH 作用约为泮库溴铵效能的 1/2，药代动力学类似泮库溴铵，易蓄积，如由于冗长的手术而增加剂量，就有发生残余呼吸抑制的可能，因此应避免用于肾功能障碍患者。有些抗生素加重呼吸抑制，与非去极化肌松药并用更须警惕。新斯的明经肾的消除量达到 50%，当拮抗非去极化肌松药时应斟酌用量。大量超出肾清除能力残留体内的原形药，只能靠透析移除。晚期肾衰竭患者对维库溴铵的作用时间延长主要是由于敏感性增加。高钾血症患者忌用氯琥珀胆碱，以免加重心律失常而导致室颤。透析后血浆胆碱酯酶往往减少，要警惕氯琥珀胆碱作用时限的延长。阿曲库铵、顺阿曲库铵可通过霍夫曼消除降解，不需要经肝脏代谢及肾脏移除，因此对肾功能障碍的患者最为适宜。舒更葡糖钠（Sugammadex）能够与肌松剂结合导致其失活，特异性逆转维库溴铵和罗库溴铵的肌松作用，但肾功能障碍患者能否完全清除其复合物尚不明确，故轻度和中度肾功能障碍患者可安全使用，但严重肾衰患者不推荐。

保持肾功能的一项重要原则是维持肾灌注压力，但是大多数静脉麻醉药都会影响血流动力学稳定，因此对选择静脉麻醉药需充分考虑其心血管作用对肾脏的影响。巴比妥类可抑制心血管系统，导致外周血管扩张，减少心输出量。其中硫喷妥钠可在心输出量减少和血压下降情况下反射性心率增加，维持心脏指数和平均动脉压不变或降低。动物研究显示，硫喷妥钠降低了 GFR、尿流量、肾血流量和钠排泄，尽管心肌收缩力、心脏预负荷和血压下降，以及全身血管阻力的反射增加，但肾血流量保持不变。

单独使用苯二氮䓬类对血流动力学影响不大，不会影响肾功能。需要注意的是咪达唑仑和地西泮对血流动力学的影响呈剂量相关性，但超过平台血药浓度后动脉压的变化就很小。

氯胺酮可提高动脉压，提高心率，增加心输出量，动物实验表明能增加血压、肾血流量和肾血管阻力，但需警惕大剂量应用时可能的肝肾毒性。

丙泊酚麻醉时，主要靠体内再分配，目前已常用于肾功能障碍患者，但应注意维持血流动力学的稳定，谨防血压下降而影响肾灌注。在动物模型中，丙泊酚通过减弱肾脏氧化应反应，抑制炎症反应，降低缺血再灌注损伤和单侧输尿管梗阻损伤等多种作用表现肾保护作用。

许多研究表明，右美托咪定可通过多种途径发挥抗炎作用，从而保护肾脏。且有显著的利尿作用，能够通过减少血管加压素分泌，增加肾血流量，从而增加肾小球滤过，引起利尿，表现出肾脏保护作用。

吸入麻醉药中肾毒性最明显的是甲氧氟烷，属禁用；其次恩氟烷应慎用。除氧化亚氮外，吸入麻醉药都会不同程度地抑制肾小球滤过和减少肾血流，停药后一般都能迅速恢复，如伴有交感神经兴奋、低血容量或缺氧，抑制就会加剧。有报道七氟烷麻醉期间可能增加肾危害的因素如七氟烷引起的低血压。但根据新鲜气体流量观察正常肾功能患者低流量（0.5~1.0L/min）七氟烷和异氟烷对肾功能的影响，发现麻醉 1~2 小时，复合物 A 浓度和肾功能均无明显改变。对稳定的中度肾功能障碍者，亦无明显影响。由于新鲜气体流速降低可以导致化合物 A 浓度升高，美国 FDA 推荐七氟烷麻醉时回路的新鲜气流量不低于 2L/min。地氟烷稳定性较异氟烷好，且几乎完全不经肝肾转化排除，地氟烷可降低肾血管阻力及肾 RBF，从而维持肾血流量，在尽可能不影响血流动力学及其继发的肾灌流减少的前提下，可较安全地用于肾衰竭患者全身麻醉。亦有研究发现七氟烷、地氟烷和异氟烷等吸入性麻醉药能够通过细胞保护因子，抑制炎症因子释放等多种途径减轻器官的缺血再灌注损伤。

由于吸入麻醉药相对于静脉药物而言更易于苏醒，因而在尿毒症患者中，吸入麻醉药用于全身麻醉诱导更具有优势。

二、麻醉管理

肾功能障碍患者常常存在有其他的严重并发症，如高血压、糖尿病、外周血管病变和心脏病等，其围手术期并发症的发病率和病死率显著升高。肾功能障碍会对机体的内环境和多器官系统造成多种复杂的影响，并非仅仅局限于体液容量和电解质的变化，因而围手术期的麻醉管理仍是一个巨大的挑战。

麻醉中除须保证患者安全无痛，并尽量给术

者创造有利于操作的条件外，应避免所有可能导致肾功能进一步恶化的情况，如低血压，交感神经活力亢进、血管收缩药或利尿药的使用等。切忌将测血压的袖套缚在有供透析使用的动静脉瘘的上肢，以免血管阻塞。

对已有钠潴留的患者，须防止水和钠的摄入过量，可使用呋塞米促其排钠。服用降压药物的患者，应事先了解药物的种类、性质和剂量，以便术中考虑调整。血清钾未必能够反映细胞内钾的情况，数值即便正常，仍可有心律失常。血钠低则加重酸中毒和钾的毒性，严重低钠还会因低渗而昏迷。酸中毒可使心室收缩力减弱，血压下降，钾的毒性增强。进行纠正时，须防止发生低钙血症抽搐。要避免单纯按所测化验结果而不联系临床表现进行分析处理的片面性，愈是危重的患者，判断就愈难以确切。当治疗效果未能达到预期目的时，应设法取得更加完备的检查数据，必须注意各数据之间的相关性和它们的发展趋势，矫正要求适当，而不一定达到“正常”。

老年患者的肾组织萎缩，重量减轻，肾单位数量下降，肾小球滤过率降低，肾浓缩功能降低，保留水的能力下降，需经肾清除的麻醉药及其代谢产物的消除半衰期延长，心肺储备及代偿能力都退化，有发展为肾功能障碍的危险，要尽力保护好重要脏器功能，使其不致恶化以致衰竭。对广泛手术切除、曾经有过多次麻醉史或采用特殊体位者，应有周密的估计，并作必要的术中监测，注意保持心、脑、肝、肾的血流灌注和供氧。

肾功能障碍患者所用的麻醉用具必须严格消毒，按无菌术的要求操作，以防感染，特别要警惕发生误吸。尿毒症对骨髓的抑制和造成血小板质量缺陷，使毛细血管脆性增加，凝血酶原的生成抑制。因此，患者常有贫血和出血倾向，输血时尽量用新鲜血液或者根据需要选择成分输血。

监测尿量可一定程度上反映肾脏灌注(与有效循环血容量和微循环有关)状态。人工导尿是监测尿量可靠的方法。心脏手术、主动脉或肾血管手术、开颅手术或预计有大量液体转移的手术、长时间手术、术中应用利尿剂、充血性心力衰竭、肾功能障碍或休克患者等要求置入尿管监测尿量，术中尿量应维持在 1.0ml/(kg·h) 以上。为了患者术后快速康复，尽早拔出尿管。在难以评估尿量的情况下(如肾衰竭患者)，需置入中心静脉导管监测 CVP 进行容量评估。

第六节 麻醉及围手术期的肾脏保护

7

AKI 是临床常见危重症，在住院患者中发生率为 5%~10%，其中 30%~40% 为手术患者。不仅是肾功能障碍患者，对于肾功能正常患者，围手术期的肾保护也非常重要。肾脏对缺血缺氧敏感，对低灌注耐受性差，虽然占总体重的不足 5%，但可以获得约 25% 的心输出量。因此，合适的有效循环血量是保护肾功能的前提。

一、血流动力学

降低术后 AKI 和心肌损伤风险的最低平均动脉压(mean arterial pressure，MAP)为 55mmHg，但术中 MAP 降低到此范围时应及时处理，为保证肾脏氧供和 GFR，MAP 值至少应达到 60~65mmHg。术前 MAP 与术后并发症和死亡率无关，因此仅需监测术中 MAP。需要注意要的是，体外循环(cardiopulmonary bypass，CBP)手术 50% 患者术后发生 AKI，因 CBP 时缺少搏动性血流，即使保持有效平均动脉压的情况下仍会造成肾脏灌注不足，导致术后 AKI 的发生。

术中低血压是医源性 AKI 一个易被忽视的致病因素，应重视对其的防治，对于老年慢性肾病患者应尤其重视。老年和高血压患者的 MAP 应该更高(>75mmHg)。低血压引起的肾功能损害患者也可能需要更高的 MAP(70~80mmHg)，以防止继发性肾损伤。

二、血管活性药

为维持足够的 MAP，如果有必要可使用血管升压药。推荐使用去甲肾上腺素作为一线血管加压药，去甲肾上腺素已被证明可改善肾血流量和肾小球滤过率，并增加尿量。如果有发病前的血压资料，可个体化目标血压管理。

血管升压素可使肾的低灌注压上升至自我调节范围内，以维持灌注，且优先收缩出球小动脉，可改善GFR。可能比去甲肾上腺素有一些潜在的益处。

低剂量多巴胺不再被认为具有肾脏保护作用,它有可能降低肾灌注,导致心律失常,加重心肌、肠道缺血缺氧,不建议应用低剂量多巴胺来预防或治疗AKI。

非诺多泮作为多巴胺D1受体激动剂过去被认为具有肾脏保护作用,低剂量非诺多泮在不影响全身血压的情况下也能增加肾脏血流,更高的剂量即使会降低血压,仍能保持肾脏灌注。但最新的一系列研究没有显示肾脏保护作用。

三、液体管理

低血容量是AKI发展的重要危险因素。液体复苏的时机非常重要,早期全身液体复苏能够恢复循环量和肾脏灌注,减少肾脏炎症反应,改善微循环,还可以降低肾毒性。盲目的补液会带来其固有的风险,甚至可能通过增加肾间质水肿和肾实质压力而导致AKI,所以应以可控的、可监测的方式进行。

肾功能障碍患者容量不足时推荐进行控制性液体复苏,要避免容量过负荷。液体复苏时,推荐使用晶体液,避免使用羟乙基淀粉,建议慎用明胶或右旋糖酐。使用富含氯离子液体时,推荐常规监测氯离子水平及酸碱状态。为预防部分药物引起的AKI,使用晶体液进行预防性容量扩张。生理盐水可导致高氯型酸中毒,引起肾血流量下降,最终导致急性肾功能损伤,因此不作为选择。需警惕单独使用胶体进行大量容量替代可能会导致肾小球滤过和渗透性肾小管损伤的高渗性损伤。人白蛋白(HA)作为唯一天然的胶体,在低渗性低血容症中是较好的选择,可增加低白蛋白血症(例如肾病综合征)患者的利尿剂反应,而且对肾功能没有负面影响。

四、利尿剂

利尿剂可以预防肾小管堵塞、减少髓质氧耗、增加肾血流、减少液体过负荷及静脉淤血。在术中利尿剂通常被用于预防AKI或治疗少尿或无尿,虽然其可以改善尿量,减轻临床症状,但并不能降低AKI风险或改善GFR。相反,不适当的使用利尿剂可能造成低血容量,肾前性损伤和本身的肾毒性,如肾血流量的减少和GFR的下降、急性间质性肾炎、肾小管堵塞等。因此仅建议对于利尿剂有反应的患者,使用利尿剂预防或控制液体过负荷。不推荐仅因预防AKI而使用袢利尿剂。

五、麻醉

一项纳入264 421例全身麻醉手术患者和包括椎管内麻醉、周围神经阻滞、全身麻醉复合局部麻醉在内的64 119例手术患者的大型数据分析研究得出结论,麻醉方式不会影响患者的30天死亡率,没有证据表明麻醉技术会对患者术后心肌梗死、卒中、肾脏并发症、肺栓塞或周围神经损伤有影响。

有多项研究证实吸入麻醉药、丙泊酚、右美托咪定和阿片类镇痛药具有保护肾脏的效果,其原理与多种机制有关。

六、其他

动物模型和循证医学证据表明远端缺血预处理(remote ischemic preconditioning,RIPC)对于动物的缺血再灌注损伤诱导的AKI具有保护作用。其中,当远端缺血预处理刺激在缺血性损伤前24小时(保护窗口晚期)应用时,动物模型中肾脏保护效果达到最大。需要注意的是,如果肢体特别是下肢受到缺血预处理,会使患者的血栓形成、横纹肌溶解、肢体缺血和神经损伤等其他并发症风险升高。

高剂量半胱氨酸可降低氧化应激,改善微循环,减少缺血再灌注损伤,具有肾保护作用,明确可以用于预防造影剂对比剂肾病和心脏手术AKI的发生。

乌司他丁是从健康成年男性尿液中分离提取的糖蛋白,它可通过抑制炎症介质释放、改善微循环、清除氧自由基和内毒素等多种机制改善肾功能损害,保护肾功能。

尿碱化:过去有研究表明,对于有急性肾损伤风险的患者,尿碱化具有肾保护作用。但是最近的一项多中心随机对照试验研究结果表明,输注碳酸氢盐碱化血液和尿液,不会减少急性肾小管损伤、降低急性肾损伤发生率,反而可能会增加死亡率。

选择药物要全面考虑重要脏器的相互影响及彼此之间的功能维护。避免使用肾毒性药物。争取在肾功能损害仍处于可逆的宝贵时机,施行旨在改善肾灌注和解除尿路梗阻的有效措施,以谋求保护肾功能的最佳效果。

(冷玉芳)

参考文献

[1] HOBSON C, RUCHI R, BIHORAC A. Perioperative Acute Kidney Injury: Risk Factors and Predictive Strategies [J]. Critical Care Clinics, 2017, 33 (2): 379.

[2] BASILE D P, ANDERSON M D, SUTTON T A. Pathophysiology of Acute Kidney Injury [J]. Comprehensive Physiology, 2012, 2 (2): 1303-1353.

[3] LANKADEVA Y R, SINGH R R, MORITZ K M, et al. Renal Dysfunction is Associated with a Reduced Contribution of Nitric Oxide and Enhanced Vasoconstriction Following a Congenital Renal Mass Reduction in Sheep [J]. Circulation, 2015, 131 (3): 280-288.

[4] BASILE D P, ANDERSON M D, SUTTON T A. Pathophysiology of Acute Kidney Injury [J]. Comprehensive Physiology, 2012, 2 (2): 1303-1353.

[5] THOMSON H, MACNAB R. Fluid and electrolyte problems in renal dysfunction [J]. Anaesthesia & Intensive Care Medicine, 2009, 10 (6): 289-292.

[6] DILTS K, MALHOTRA V. Anesthesia and Renal Function: Perioperative Considerations [M]//Anesthesia for Urologic Surgery. New York: Springer, 2014: 1-15.

[7] WAGENER G, BRENTJENS T E. Anesthetic concerns in patients presenting with renal failure [J]. Anesthesiology Clinics, 2010, 28 (1): 39-54.

[8] CAMMU G, VAN VLEM B, VAN D H M, et al. Dialysability of sugammadex and its complex with rocuronium in intensive care patients with severe renal impairment [J]. British Journal of Anaesthesia, 2012, 109 (3): 382-390.

[9] GAGNON D J, JWO K. Tremors and agitation following low-dose intravenous hydromorphone administration in a patient with kidney dysfunction [J]. Annals of Pharmacotherapy, 2013, 47 (718): 922-928.

[10] LCL O S, RGC D C, BAUTISTA A F. Sevoflurane and renal function: a meta-analysis of randomized trials [J]. Medical Gas Research, 2017, 7 (3): 186-193.

[11] SWINDIN J. Clinical Anesthesia Procedures of the Massachusetts General Hospital [J]. 9th ed. European Journal of Anaesthesiology, 2016, 33 (2): 156.

[12] KASISKE B L, WHEELER D C. KDIGO Clinical Practice Guideline for the Evaluation and Management of Chronic Kidney Disease Foreword [J]. Kidney International Supplements, 2013, 3 (1): 2-2.

[13] SAIED N N, HELWANI M A, WEAVIND L M, et al. Effect of anaesthesia type on postoperative mortality and morbidities: a matched analysis of the NSQIP database [J]. British Journal of Anaesthesia, 2017, 118 (1): 105-111.

[14] SHLIPAK M G, MATSUSHITA K, ÄRNLÖV J, et al. Cystatin C versus creatinine in determining risk based on kidney function [J]. New England Journal of Medicine, 2013, 369 (10): 932-943.

[15] YANG S, WEI-PING C, LING P. Effects of propofol on renal ischemia/reperfusion injury in rats [J]. Experimental & Therapeutic Medicine, 2013, 6 (5): 1177-1183.

[16] GOETERS C, REINHARDT C, GRONAU E, et al. Minimal flow sevoflurane and isoflurane anaesthesia and impact on renal function [J]. European Journal of Anaesthesiology, 2015, 18 (1): 43-50.

[17] SAIED N N, HELWANI M A, WEAVIND L M, et al. Effect of anaesthesia type on postoperative mortality and morbidities: a matched analysis of the NSQIP database [J]. British Journal of Anaesthesia, 2017, 118 (1): 105-111.

7

第九十二章

血液系统疾病患者的麻醉

目　录

随着医学科学技术的快速进步，血液系统疾病患者的生存期明显延长，因并发外科系统疾病、创伤或妊娠而需手术治疗的机会增加。由于血液系统疾病的种类繁多，其病理生理和临床表现具有特殊性，使这些患者的麻醉选择和管理难度增加。麻醉科医师必须了解各种血液系统疾病，掌握疾病的病理生理改变及对机体各器官、系统的影响；了解患者手术前疾病状态及治疗情况；评估实施手术和麻醉的风险；并与血液科医师、手术医师及输血科医师通力合作，做好充分的术前准备。麻醉科医师须综合考虑患者全身情况、血液病的特点、手术的种类及创伤大小，制定相应的麻醉计划和措施，以提高围手术期安全性，使麻醉手术顺利进行。

第一节　血液系统疾病概述

一、血液系统疾病的概念

血液系统疾病指原发（如白血病）或主要累及（如缺铁性贫血）血液和造血器官的疾病，以血液、造血器官以及出、凝血机制的病理变化为其主要表现特征。传统上将血液系统疾病分为原发性和继发性：原发性血液病是指血液、造血器官和出、凝血机制本身的异常；继发性血液病则指人体其他各个系统和器官的疾病所造成的血液学异常，如慢性肝病、慢性肾病、慢性感染、结缔组织病、恶性肿瘤等。

血液系统与人体其他组织、器官和系统有着极大的不同，它包括血液和造血器官，血液以液体和血细胞状态不停地在体内循环，灌注着每一个组织和器官的微循环。可以说，人体的各个组织和器官内都有血液存在，血液与之存在特殊的解剖和生理关系，从而也确定了如果血液或造血器官发生了疾病，各个组织和器官都可能出现病理变化。

7

二、血液系统疾病分类及常见的血液病

血液系统疾病种类多且杂，现分类如下：

（一）红细胞疾病

包括各类急、慢性贫血。贫血原因众多，如红细胞生成和成熟障碍、脱氧核糖核酸（DNA）合成障碍、血红蛋白合成障碍、红细胞破坏过多、红细胞丢失过多等。

1. 缺铁性贫血　指缺铁引起的小细胞低色素性贫血及相关的缺铁异常。

2. 巨幼细胞性贫血　是由叶酸、维生素 B_{12} 缺乏或某些药物影响核苷酸代谢导致细胞核脱氧核糖核酸（DNA）合成障碍所致的贫血。

3. 溶血性贫血　如①遗传性球形细胞增多症是一种红细胞膜异常的遗传性溶血性贫血；②红细胞葡萄糖 -6- 磷酸脱氢酶缺乏症是红细胞内戊糖磷酸途径遗传性缺陷导致的溶血性贫血；③镰状细胞贫血和地中海贫血是遗传性血红蛋白病所致的溶血性贫血；④自身免疫性溶血性贫血是免疫识别功能紊乱，自身抗体吸附于红细胞表面而引起的一种溶血性贫血。

（二）粒细胞疾病

如粒细胞缺乏症、粒细胞增多症、中性粒细胞分叶功能不全（Pelger-Hüet 畸形）、惰性白细胞综合征及类白血病反应等。

（三）单核细胞和巨噬细胞疾病

如炎症性组织细胞增多症、恶性组织细胞病等。

（四）淋巴细胞和浆细胞疾病

1. 各类淋巴瘤　起源于淋巴结和淋巴组织，是最早发现的血液系统恶性肿瘤。

2. 急、慢性淋巴细胞白血病。

3. 多发性骨髓瘤是浆细胞的恶性肿瘤。

（五）造血干细胞疾病

如再生障碍性贫血、阵发性睡眠性血红蛋白尿、骨髓增生异常综合征、骨髓增殖性疾病以及急性非淋巴细胞白血病等。

1. 再生障碍性贫血　简称再障，通常指原发性骨髓造血功能衰竭综合征。

2. 阵发性睡眠性血红蛋白尿是一种获得性造血干细胞良性克隆性疾病。

3. 骨髓增生异常综合征是一组异质性疾病，起源于造血干细胞，以病态造血，高风险向急性白血病转化为特征，表现为难治性一系或多系细胞减少的血液病。如难治性贫血、环形铁粒细胞性难治性贫血、慢性粒单细胞白血病等。

4. 骨髓增殖性疾病指分化相对成熟的一系或多系骨髓细胞不断地克隆性增殖所致的一组肿瘤

性疾病。包括:①真性红细胞增多症;②慢性粒细胞白血病、慢性中性粒细胞白血病、慢性嗜酸性粒细胞白血病等;③原发性血小板增多症;④原发性骨髓纤维化症等。

5. 急性非淋巴细胞白血病是一类造血干细胞的恶性克隆性疾病。

(六) 脾功能亢进

是一种综合征,临床表现为脾大,一种或多种血细胞减少而骨髓造血细胞相应增生;脾切除后症状缓解。

(七) 出血性及血栓性疾病

如血管性紫癜、血小板减少性紫癜、凝血障碍性疾病、弥散性血管内凝血以及血栓性疾病等。

1. 血管壁异常的出血性疾病　如①遗传性出血性毛细血管扩张症;②家族性单纯性紫癜;③过敏性紫癜;④药物性紫癜等。

2. 血小板异常的出血性疾病　如①特发性血小板减少性紫癜;②血小板消耗过度导致的弥散性血管内凝血;③原发性出血性血小板增多症;④遗传性血小板无力症;⑤继发性血小板功能缺陷,如尿毒症等。

3. 凝血异常的出血性疾病　如①血友病;②遗传性凝血酶原缺乏症;③肝病性凝血障碍;④维生素 K 缺乏症等。

4. 抗凝及纤维蛋白溶解异常主要为获得性疾病,如①肝素使用过量;②香豆素类药物过量;③蛇咬伤、水蛭咬伤;④溶栓药物过量;⑤抗因子Ⅷ、Ⅸ抗体形成等。

5. 血栓性疾病　以血栓形成和血栓栓塞两种病理过程所引起的疾病,称为血栓性疾病。血栓形成是血液有形成分在血管内形成栓子,造成血管部分或完全堵塞,相应部位血供障碍。血栓栓塞是血栓脱落,随血流移动堵塞某些血管。动脉血栓引起相应组织和/或器官缺血、缺氧、坏死,静脉血栓引起淤血、水肿。多为存在高凝或血栓前状态的基础疾病,如动脉粥样硬化、糖尿病、肾病、妊娠、易栓症、近期手术及创伤、长期使用避孕药等。

三、血液系统疾病常见的症状和体征

血液系统疾病众多,但涉及的常见症状主要有贫血、出血、发热和肝脾、淋巴结肿大。

(一) 贫血

贫血是血液系统疾病的常见症状。各种贫血综合征如缺铁性贫血、巨幼细胞性贫血、溶血性贫血等都以贫血为共同表现。造血干细胞疾病如再生障碍性贫血、阵发性睡眠性血红蛋白尿、骨髓增生异常综合征以及急性非淋巴细胞白血病等也常以贫血为首起表现。其他系统和器官的疾病如慢性肝病、肾病、感染、恶性肿瘤等均可引起贫血。贫血引起的症状与组织和器官慢性缺氧及缺氧导致的代偿有关。皮肤、黏膜苍白是贫血患者的共同体征。严重的贫血可有活动后乏力、心悸和气促,长期严重贫血可引起贫血性心脏病。

(二) 出血

出血由机体止血和凝血功能障碍所引发,可表现为自发性出血或受伤后难止的出血。有出血倾向的疾病称为出血性疾病,通常皮肤、黏膜出血是其共同的表现,如瘀点、紫癜、瘀斑或血肿,也可表现为鼻出血、牙龈出血和月经过多等。毛细血管异常、血小板量或质的异常、凝血机制障碍等均可引起出血。严重者可引起内脏出血,如血尿、消化道出血、颅内出血,颅内出血可致死。造血干细胞的多种疾病常可影响止血和凝血功能,可引起出血倾向的临床表现。

(三) 发热

发热是血液系统疾病的常见症状,常是淋巴瘤、白血病、恶性组织细胞病及粒细胞缺乏症等的首发表现。可以是因为粒细胞减少、免疫功能减退引起的病原体感染所致;也可能是血液系统疾病本身引起的非感染性发热。如淋巴瘤和恶性组织细胞病可以有不明原因的长期发热。霍奇金淋巴瘤常引起特征性周期热。

(四) 淋巴结、肝、脾肿大

淋巴结、肝、脾肿大是血液系统疾病的常见体征。多见于造血系统肿瘤的浸润或骨髓病变引起的髓外造血。如淋巴瘤、淋巴细胞白血病、粒细胞白血病等。溶血性贫血尤其是血管外因素(即红细胞被单核-吞噬细胞系统破坏,以遗传性溶血性贫血多见,主要是脾破坏红细胞)以及脾功能亢进等都可致脾脏肿大。

四、血液系统疾病的治疗

(一) 病因治疗

针对致病因素的治疗,使患者脱离致病因素的作用。

(二) 维持血液成分及其功能正常

1. 补充治疗　如补充叶酸或维生素 B_{12} 治疗营养性巨幼细胞性贫血;补充铁剂治疗缺铁性贫

血；补充维生素 K，促进肝脏合成凝血因子Ⅱ、Ⅶ、Ⅸ、Ⅹ等。

2. 造血细胞因子的应用如慢性再生障碍性贫血时应用雄激素刺激造血；使用红细胞生成素治疗肾性贫血；用粒系集落刺激因子和血小板生成素促进造血系统恶性肿瘤化疗后粒细胞和血小板减少的恢复等；α 干扰素治疗毛细胞白血病、慢性粒细胞性白血病、低恶度非霍奇金淋巴瘤和多发性骨髓瘤等。

3. 脾切除　去除体内最大的单核 - 吞噬细胞系统的器官，减少血细胞的破坏与潴留，从而延长血细胞的寿命。脾切除对遗传性球形细胞增多症所致的溶血性贫血有确切疗效。

4. 成分输血治疗　如严重贫血或失血时输注红细胞；血小板减少有出血危险时补充血小板；血友病 A 有活动性出血时补充凝血因子Ⅷ。

5. 抗生素的使用　白细胞减少、伴有感染时予以有效的抗感染药物治疗。

（三）去除异常血液成分和抑制异常功能

1. 抗肿瘤化学治疗　是对造血系统恶性肿瘤的主要治疗方法。

2. 放射治疗　使用放射线杀灭白血病或淋巴瘤细胞。

3. 诱导分化　1986 年我国科学家发现全反式维 A 酸、三氧化二砷能诱导早幼粒白血病细胞凋亡并使其分化成正常成熟的粒细胞，但不影响正常组织和细胞，这是特异性去除白血病细胞的新途径。

4. 治疗性血液成分单采　通过血细胞分离器，选择性地去除血液中某一成分，可用以治疗骨髓增殖性疾病、白血病等。用血浆置换术可治疗巨球蛋白血症、某些自身免疫病、同种免疫性疾病及血栓性血小板减少性紫癜等。

5. 免疫治疗用于免疫机制介导的血液病　如原发性再生障碍性贫血、自身免疫性溶血性贫血、特发性血小板减少性紫癜等。免疫治疗包括应用肾上腺皮质激素、抗胸腺细胞球蛋白、抗淋巴细胞球蛋白、环孢素等。

6. 抗凝及溶栓治疗如弥散性血管内凝血（DIC）时为防止凝血因子进一步消耗，采用肝素抗凝。血小板过多时为防止血小板异常聚集，可使用双嘧达莫等药物。一旦血栓形成，可使用尿激酶、组织纤溶酶原激活物（t-PA）等溶栓，以恢复血流通畅。

（四）造血干细胞移植

造血干细胞移植包括异基因骨髓移植、同基因骨髓移植、自身骨髓移植、周围造血干细胞移植及脐血移植。通过去除异常的骨髓造血组织，植入健康的造血干细胞，重建造血与免疫系统。这是可能根治造血系统恶性肿瘤和遗传性疾病等的综合性治疗方法。

（五）基因治疗和分子靶向治疗

随着肿瘤细胞生物学和遗传学的飞速发展，一系列与造血系统恶肿瘤发病机制密切相关的基因、受体、抗原、细胞内关键物质相继被发现，引发了基因治疗和分子靶向治疗。以伊马替尼和美罗华为代表的分子靶向治疗药物分别在慢性粒细胞性白血病、急性淋巴细胞白血病、慢性淋巴细胞白血病、霍奇金和非霍奇金淋巴瘤的治疗中展现出良好的前景。

第二节　血液系统疾病的术前评估及术前准备

因为血液系统疾病病种多，病情多样；患者常并存贫血、出凝血障碍或感染等病情；往往继发心、肺、脑、肾等重要器官的病理生理改变；长期应用激素或接受放、化疗；常有体质虚弱、营养不良和免疫功能降低等，因此许多患者对麻醉和手术的耐受性显著下降。术前麻醉科医师应获取患者病史、体检、化验及各种检查资料；了解病情及治疗情况；结合现病史、既往病史、治疗用药等对患者的全身状况和各个器官的功能状态做出评估。

一、红细胞疾病

红细胞疾病多以贫血为主要症状。贫血可因为其病因的不同，严重程度的不同而影响术前的评估。划分贫血程度的标准如下：血红蛋白 >90g/L 与低于正常参考值下限之间为轻度贫血；血红蛋白在 60~90g/L 为中度贫血；血红蛋白在 30~60g/L 为重度贫血；血红蛋白 <30g/L 为极重度贫血。轻度的、短期的、治疗效果好的病患其循环和呼吸系统的代偿和耐受能力好。严重贫血致携氧能力降低，

7

对缺氧耐受性差。

（一）术前评估

对这类疾病的评估要注意以下几方面：

1. 神经系统 贫血引起的缺氧可导致中枢神经组织损害，有头晕、头痛、记忆减退、注意力不集中等表现。小儿可有哭闹不安、躁动。儿童生长发育迟缓、智力低下。影响中枢神经的药物应酌情减量。

2. 皮肤黏膜 皮肤黏膜苍白是贫血的主要表现。溶血性贫血时，可出现皮肤黏膜黄染。当出现缺氧和二氧化碳蓄积时也不会表现发绀。

3. 呼吸系统 轻度贫血者在活动后易出现呼吸加快、加深，严重者平静状态下也可能有气短，甚至端坐呼吸。

4. 循环系统 贫血造成组织缺氧，机体产生相应的代偿作用，心肌收缩力增加、心率增快、循环时间加速和心输出量增多。随着贫血的加重，心脏负荷亦加重。贫血患者活动后出现心悸、心率加快。贫血愈重，活动量愈大，症状愈明显。重度的慢性贫血可引起心脏代偿性扩大、心律失常和心功能不全，导致贫血性心脏病。病情严重者长期卧床，常不能耐受快速或大量输血补液，容易并发心衰。麻醉前因严重贫血，血清蛋白降低，毛细血管通透性增加，易造成组织水肿。

5. 泌尿系统 贫血患者由于代偿引起肾血管收缩，肾缺氧而致肾功能改变，尿比重减低，重症者可出现蛋白尿和氮质潴留。溶血性贫血出现血红蛋白尿和含铁血黄素尿，重者可出现游离血红蛋白堵塞肾小管，进而引起少尿、无尿、急性肾衰竭。

6. 易感染 贫血导致组织缺氧、粒细胞功能障碍而使患者易于感染。自身免疫性溶血性贫血患者常用肾上腺皮质激素治疗，其抗感染能力降低。

（二）术前准备

1. 病因治疗 术前针对贫血发病原因积极治疗。如缺铁性贫血予以补铁及导致缺铁原发病的治疗，自身免疫性溶血性贫血采用肾上腺皮质激素治疗等。巨幼细胞性贫血多见于恶性贫血和叶酸缺乏，择期手术应推迟，待补充叶酸和维生素 B_{12} 得到纠正，一般需 1~2 周后方能手术。

2. 输血治疗 对严重贫血者，输红细胞纠正贫血，改善机体缺氧状态；采取分次小量成分输血以防心衰。慢性贫血的患者机体已有了良好的代偿，即使血红蛋白 60g/L 也能耐受小手术。通常应将血红蛋白补充到 80g/L 以上。老年或合并心血管疾病的患者术前血红蛋白最好大于 100g/L，以防止术中出血引起心、脑、肾缺血。麻醉前应尽量改善全身情况，提高手术麻醉耐受力。

镰状细胞贫血详见第四节。

二、粒细胞疾病

（一）粒细胞缺乏症

外周血中性粒细胞绝对计数，成人低于 2.0×10^9/L 时，10 岁以上儿童低于 1.8×10^9/L，10 岁以下儿童低于 1.5×10^9/L 时，称为中性粒细胞减少；严重者低于 0.5×10^9/L 时，称为粒细胞缺乏症。

1. 术前评估 粒细胞缺乏症患者易发生感染和出现疲乏、无力、头晕、食欲减退等非特异性症状。常见的感染部位是呼吸道、消化道及泌尿生殖道，严重者可出现高热、黏膜坏死性溃疡及严重的败血症、脓毒血症或感染性休克。粒细胞严重缺乏时，感染部位不能形成有效的炎症反应，常无脓液，X 线检查可无炎症浸润阴影；脓肿穿刺可无脓液。

2. 术前准备 未经治疗的重症患者原则上不作择期手术，除非急诊手术，如急性阑尾炎、异位妊娠、急性胆囊炎、消化道穿孔、肠梗阻或软组织脓肿等，术前应作好充分准备。①术前检查白细胞总数、分类、了解既往白细胞数及骨髓检查结果。一般手术要求中性粒细胞应大于 1.0×10^9/L，中等手术至少大于 1.5×10^9/L。如果中性粒细胞大于 2.0×10^9/L，或白细胞大于 4.0×10^9/L，则患者可耐受各种手术；②了解既往对粒细胞减少的治疗及反应。如果是自身免疫性粒细胞减少和免疫介导机制所致的粒细胞缺乏，术前用肾上腺皮质激素等免疫抑制剂治疗，围手术期应加大原有的激素用量，避免肾上腺功能衰竭。③重症患者粒细胞低，又必须行手术治疗时，术前可给予重组人粒细胞集落刺激因子（G-CSF）75~150μg/d，皮下注射，可迅速提高中性粒细胞计数。或术前输白细胞以增强免疫力。

（二）粒细胞增多症

粒细胞增多症是指年龄大于 1 个月的儿童和各年龄组成人外周血中性杆状核和分叶核粒细胞计数大于 7.5×10^9/L 和小于 1 个月的婴儿大于 26×10^9/L。中性粒细胞增多症是根据白细胞总数 × 中性粒细胞百分比计数出的绝对值升高，而并非是根据白细胞分类计数时中性粒细胞百分比增高。中性粒细胞增多见于多种疾病如感染、创伤、肿瘤、内分泌紊乱、变态过敏反应等。粒细胞增多症无特异性临床表现。

术前麻醉科医师应了解患者可能出现暂时性毛细血管阻塞，使局部血流量减少而引起局部缺血，如引起心肌的再灌流损伤和梗死等。最常见的并发症为心、脑、肾、脾及肺栓塞等。

三、单核细胞和巨噬细胞疾病

(一) 反应性组织细胞增多症

反应性组织细胞增多症是一种单核 - 吞噬细胞系统的良性疾病，多与感染、免疫调节紊乱性疾病、结缔组织病、亚急性细菌性心内膜炎、免疫抑制等有关。患者因原发病不同而临床表现各异，大多数患者有发热，以高热居多；常有肝脾肿大、淋巴结肿大和皮疹。如疾病累及中枢神经系统和呼吸系统，可产生相应的症状和体征。出现严重肝损害或并发弥散性血管内凝血（DIC）时，可引发多部位出血。

术前麻醉科医师应关注原发病带来的病理生理变化及临床损害。术前应积极治疗相关疾病。

(二) 恶性组织细胞病

恶性组织细胞病是单核 - 巨噬细胞系统中组织细胞的恶性增生性疾病。临床表现以发热、肝脾淋巴结肿大、全血细胞减少和进行性衰竭为特征。恶性组织细胞浸润是本病病理学的基本特点，可累及全身大多数器官组织。发热是最突出的表现，体温可高达 40℃以上。贫血也是较常见症状之一，急性型早期即出现贫血，呈进行性加重；出血以皮肤瘀点或瘀斑为多见，还可出现鼻出血、尿血、呕血或便血。肝、脾、淋巴结肿大多见，脾肿大可达下腹。晚期患者乏力、食欲减退、消瘦、衰弱，全身衰竭非常显著。

术前评估发热、贫血、出血及全身状态。术前积极处理严重贫血或出血，给予成分输血和止血药物。有感染时应用抗生素控制感染，使之可耐受手术。对于行联合化疗的患者，注意化疗药物对全身的影响。使用激素者围手术期应增加剂量。

四、淋巴细胞和浆细胞疾病

(一) 淋巴瘤

淋巴瘤起源于淋巴结和淋巴组织，是免疫系统的恶性肿瘤，分为霍奇金淋巴瘤和非霍奇金淋巴瘤。详见第四节。

(二) 急、慢性淋巴细胞白血病

1. 急性淋巴细胞白血病是由于未分化或分化很差的淋巴细胞在造血组织（特别是骨髓、脾脏和淋巴结）无限增殖所致的恶性血液病。小儿多发，轻者可表现为发热、上呼吸道感染、皮疹等症状，重者有贫血、出血，肝脾淋巴结肿大，纵隔淋巴结肿大或胸腺浸润，出现呼吸困难、咳嗽等症状，中枢神经系统浸润出现颅内压增高等。

2. 慢性淋巴细胞白血病是影响 B 淋巴细胞系的恶性肿瘤，在骨髓内产生大量不成熟的淋巴细胞，抑制骨髓的正常造血，并且通过血液在全身扩散，导致患者出现贫血、出血、感染及器官浸润等。

见第四节急性非淋巴细胞白血病。

(三) 多发性骨髓瘤

多发性骨髓瘤是浆细胞的恶性肿瘤。详见第四节。

五、造血干细胞疾病

如再生障碍性贫血、阵发性睡眠性血红蛋白尿、骨髓增生异常综合征、骨髓增殖性疾病以及急性非淋巴细胞白血病等。

(一) 再生障碍性贫血

再生障碍性贫血，简称再障，是原发性骨髓造血功能衰竭综合征。主要表现为骨髓造血功能低下、全血细胞减少和贫血、出血、感染。免疫抑制治疗有效。

1. 术前评估　①重型再生障碍性贫血起病急，进展快，病情重。有严重的贫血、难以控制的感染及出血。常发热在 39℃以上，以呼吸道感染最常见；皮肤可有出血点或大片瘀斑、口腔黏膜血泡、鼻出血、眼结膜出血等。深部脏器出血可见呕血、咯血、便血、血尿、眼底出血和颅内出血，后者常危及患者的生命。②非重型再生障碍性贫血起病和进展较缓慢，贫血、感染和出血的程度较重型轻，也较易控制。久治无效者可发生颅内出血。

2. 术前准备　重症急性期患者原则上不应进行择期手术。再生障碍性贫血的患者常常是三系均减少，术前应根据病情纠正贫血，补充血小板，防止感染。纠正贫血应输浓缩红细胞，不输全血，最好使血红蛋白 >60g/L，大手术应在 100g/L 以上，对有发生心力衰竭风险的患者应控制输液速度。术前有出血倾向、血小板 $<50\times10^9$/L 者，可输注血小板，使血小板 $>50\times10^9$/L，以减少围手术期出血。建议输入去白细胞的红细胞和血小板，拟行造血干细胞移植的患者应输入辐照后的红细胞和血小板。

7

（二）阵发性睡眠性血红蛋白尿

阵发性睡眠性血红蛋白尿(paroxysmal nocturnal hemoglobinuria,PNH)是一种获得性造血干细胞良性克隆性疾病。由于红细胞膜有缺陷,红细胞对激活补体异常敏感。临床上表现为与睡眠有关、间歇发作的慢性血管内溶血和血红蛋白尿,可伴有全血细胞减少或反复血栓形成。

1. 术前评估　① PNH 患者发生血红蛋白尿可伴乏力、胸骨后及腰腹疼痛、发热等。睡眠时呼吸中枢敏感性降低,酸性代谢产物积聚,所以血红蛋白尿常与睡眠有关,早晨重,下午轻。此外,感染、月经、输血、手术、情绪波动、饮酒、疲劳或服用铁剂、维生素 C、阿司匹林、氯化铵等,也都可引起血红蛋白尿,诱发溶血性贫血危象。② PNH 患者可有血细胞减少,红细胞减少呈现不同程度的贫血,中性粒细胞减少可致各种感染,血小板减少可有出血倾向。③ PNH 患者可有血栓形成,可能与溶血后红细胞释放促凝物质及补体作用于血小板膜,促进血小板聚集有关。肝静脉血栓形成(Budd-Chiari 综合征)较常见,其次为肠系膜、脑静脉和下肢深静脉。

2. 术前准备　PNH 通常为慢性贫血,术前血红蛋白 60~80g/L 以上的小手术一般不需输血。遇严重贫血者术前应输血提高血红蛋白的水平,以维持组织氧供,并可防止发生急性溶血。术前输血尚能抑制红细胞生成,间接减少补体敏感的红细胞,减轻血管内溶血。应注意的是 PNH 的患者应避免输入全血,以免提高补体水平,诱发或加重溶血,可输入洗涤红细胞或去白细胞红细胞。对于血小板减少的 PNH 患者,围手术期需输入血小板时,也应去除白细胞和血浆,以免诱发急性溶血。

（三）骨髓增生异常综合征

骨髓增生异常综合征是造血干细胞增殖分化异常所致的造血功能障碍。主要表现为外周血全血细胞减少,骨髓细胞增生,成熟和幼稚细胞有形态异常,即病态造血。部分患者可转化成为急性白血病。常见的症状有贫血、中性粒细胞减少导致感染、血小板减少引起出血,可伴有脾肿大。术前应做相应处理,防治感染、纠正严重贫血和血小板减少。

（四）骨髓增殖性疾病

1. 真性红细胞增多症是一种原因未明的造血干细胞克隆性疾病,详见第四节。

2. 慢性粒细胞白血病、慢性中性粒细胞白血病、慢性嗜酸性粒细胞白血病等是发生在多能造血干细胞上的恶性骨髓增生性疾病(获得性造血干细胞恶性克隆性疾病),主要涉及髓系。外周血粒细胞显著增多并有不成熟性。病程发展缓慢,几乎所有的患者均有脾脏肿大,也常伴有肝大,而淋巴结肿大极为罕见。有乏力、食欲减退、体重减轻、腹痛、皮肤青紫等。晚期血小板逐渐减少,并出现贫血。急性变后预后极差,往往在数月内死亡。

慢性粒细胞白血病治疗后可长期生存,需行手术治疗的机会相对多。围手术期应注意的是虽然其血小板数量正常或增高,但血小板的功能异常,常有出血倾向,可导致出血或血肿,术中可能遇到难以控制的出血,术前应备血小板制剂和新鲜冰冻血浆。

3. 原发性血小板增多症　是骨髓增生性疾病,其特征为出血倾向及血栓形成,外周血血小板持续明显增多,功能不正常。由于本病常有反复出血,故也名为出血性血小板增多症。出血常为自发的,反复发作的,以胃肠道出血常见,也可有鼻出血、齿龈出血、血尿、呼吸道出血、皮肤瘀斑。有时可因手术后出血不止而被发现。偶有脑出血,引起死亡。血栓发生率较出血少。有动脉或静脉血栓形成。静脉以脾、肠系膜及下肢静脉为血栓好发部位。下肢血管栓塞后,可表现肢体麻感、疼痛,甚至坏疽。肠系膜血管血栓形成可致呕吐、腹痛。肺、肾、肾上腺或脑内如发生栓塞可引起相应临床症状,成为致死的原因。脾大见于 80% 以上的病例,一般为轻到中度肿大,少数患者有肝大。

原发性血小板增多症的患者,术前应用烷化剂、抗血小板药物治疗,或用血小板单采技术,使血小板降至 $(200\text{~}300)\times 10^9/L$ 再行手术,以减少围手术期深静脉血栓形成的危险。围手术期发生心、肺、肾、肾上腺或脑等重要器官血栓或出血是本病的主要致死因素。文献报道 1 个月内有过脑、肺栓塞,或下肢深静脉血栓者,术后复发率达 40%,麻醉手术的危险性极大。对合并下肢深静脉血栓者,术前应安放血栓过滤器。

4. 原发性骨髓纤维化症　为原因不明的骨髓弥漫性纤维增生症,常伴有髓外造血(或称髓外化生),主要在脾、其次在肝、淋巴结等。脾脏显著增大。骨髓活检证实纤维组织增生是其特点。早期有乏力、低热、盗汗、体重减轻等代谢亢进症状,或出现腹胀、胃纳减退、左上腹或中上腹饱胀、脾大等压迫症状。进展期和晚期多数患者出现心悸、气促、出血、骨痛等。脾脏肿大,可呈巨脾,质地坚硬。巨脾引起上腹部或全腹明显饱胀或肿块下坠感,合并脾周围炎或脾梗死时出现脾区持续性疼痛甚至剧痛。少数病例可因高尿酸血症并发痛风及肾结石,也有合并肝硬化者。因肝及门静脉血栓形成,可导致门静脉高压症。严重贫血和出血为本症的晚期表现。

术前主要是改善贫血,注意肝肾功能。

(五) 急性非淋巴细胞白血病

急性非淋巴细胞白血病是造血干细胞的恶性克隆性疾病,详见第四节。

六、出血性疾病

(一) 血管壁异常的出血性疾病

1. 遗传性出血性毛细血管扩张症是遗传性血管壁结构异常所致的出血性疾病,患者部分毛细血管、小血管壁变薄,局部血管扩张,扭曲。常见于口腔、鼻黏膜、手掌、指甲床和耳部及消化道。临床上以病变部位自发性或轻伤时反复出血为特征,多表现为鼻出血、牙龈出血。内脏出血以呕血、黑便为多见,也可有咯血、血尿、月经过多、眼底或颅内出血等。病变累及肝脏可因流经肝动静脉瘘的血流量增多而出现肝大,动 - 静脉瘘的分流可产生高动力循环状态,并可产生高排量充血性心力衰竭,可因肺的动静脉瘘而引起低氧血症、继发性红细胞增多症。

术前无特殊处理,对症治疗。常因反复出血而继发贫血,需补铁治疗,严重者需输血。

2. 血管性紫癜、过敏性紫癜、药物性紫癜等,出现各种出血表现,还应注意肾脏损害。

(二) 血小板异常的出血性疾病

血小板异常可导致出血倾向,轻者皮肤黏膜出血,重者内脏,甚至颅内出血。血小板异常的原因很多,手术前要了解血小板异常的病因、相关疾病的治疗,有助于术前评估和术前准备。血小板减少可能是再生障碍性贫血、白血病、放疗及化疗后的骨髓抑制等使血小板生成减少;与免疫反应等有关的因素可使血小板破坏过多,如特发性血小板减少性紫癜;弥散性血管内凝血使血小板消耗过度。原发性血小板异常较为少见,如遗传性血小板无力症、巨大血小板综合征等,多需输浓缩血小板治疗,应尽量避免外伤和手术。获得性血小板异常较为多见,与抗血小板药物、感染、尿毒症、肝病、系统性红斑狼疮等有关,需根据病因进行术前纠正。

血小板异常患者的术前准备主要是减少围手术期出血的风险。功能良好的血小板计数 $>80\times10^9/L$,手术时出血的机会小,低于 $50\times10^9/L$,伤口有渗血可能,小于 $<20\times10^9/L$ 则常有严重出血。通常术前血小板计数 $<50\times10^9/L$ 时,应考虑输注血小板,最好能达到 $80\times10^9/L$ 以上。但有些疾病的产妇血小板低于 $50\times10^9/L$,也能耐受手术,而不一定输注血小板,如特发性血小板减少性紫癜。血小板计数在 $(50\sim100)\times10^9/L$ 之间者,应根据是否有自发性出血或创面渗血决定是否输血小板。血小板异常的患者如术中出现不可控的创面出血,即使血小板计数正常,也是输血小板的指征。一般每单位浓缩血小板可使成人的血小板数量增加约 $(4\sim6)\times10^9/L$。我国规定 1 单位浓缩血小板由 200ml 全血制备,血小板含量 $\geqslant 2.0\times10^{10}/U$。对于药物引起血小板功能低下的,如继发于抗血小板治疗者,如果实施较大创伤的手术,术前应停药数天,如氯吡格雷、阿司匹林应停用一周。当发现有血小板功能减退时,成年患者输注 2~5 单位浓缩血小板,就可使出血异常获得纠正。

特发性血小板减少性紫癜和血栓性血小板减少性紫癜详见第四节。

(三) 凝血异常的出血性疾病

1. 血友病详见第四节。

2. 遗传性凝血酶原缺乏症是一种罕见的凝血因子遗传性缺陷。临床表现为程度不同的出血症状,出血倾向的严重性和血浆凝血酶原活性含量呈相关关系。杂合子一般无出血症状,少数患者偶有鼻出血、拔牙后出血略多于正常人等症状。纯合子和双重杂合子患者有较严重的出血倾向。鼻出血、月经过多、皮肤瘀斑、血尿、拔牙后出血、创伤或手术后出血较常见。见第四节血友病。

七、血栓性疾病

一些遗传性疾病可导致血栓疾病,如遗传性抗凝血酶缺陷症常导致静脉血栓形成;遗传性蛋白 C 缺陷症和遗传性蛋白 S 缺陷症以静脉血栓多见;异常纤维蛋白原血症主要表现为静脉血栓形成。

获得性易栓症常见的有抗磷脂血栓形成综合征。临床上表现有复发性静脉血栓栓塞和动脉栓塞。其他可见于骨髓增殖性疾病、恶性肿瘤、系统性红斑狼疮、心脑血管疾病、糖尿病及高脂血症等。

血栓性疾病的术前准备主要是控制和治疗原发疾病,评估原发病与手术麻醉的风险。血栓性疾病通常用抗凝血治疗，常应用抗血小板药物、抗凝药物及溶栓药物。相关的麻醉选择见第5节。

八、常用治疗方法对患者影响的评估

许多血液系统疾病在治疗时，应用化疗、放疗、免疫治疗及造血干细胞移植等方法，且经常联合应用这些治疗方法。这些治疗的副作用对机体的影响较大，产生心肺毒性、血液毒性、神经毒性、肝肾功能损害、免疫力下降等。可能会给麻醉和围手术期处理带来更大的危险。术前要全面评估，术中加强监测，注意麻醉方法和麻醉药物的影响，尽量避免加重对患者心、肺、肾、造血及神经的损害。

（一）化学治疗

化疗对机体的毒副作用：

1. 胃肠道反应　最常见，主要表现为恶心呕吐、腹痛、腹泻。严重者导致全身营养状况低下，水电解质紊乱，降低患者对麻醉的耐受性。

2. 心脏毒性　以多柔比星最常见，可引起心肌损害，重者可出现进行的心功能不全，甚至死亡。这种心肌损害早期可有多种心电图改变、心律失常，还可出现心包炎、心肌缺血、心肌梗死等。表柔比星的心脏毒性比多柔比星轻。术前应注意心脏功能的检查与评估。

3. 肺毒性　可表现为呼吸困难、胸闷、干咳。胸部X-线或CT可见肺底或弥漫性肺间质病变。其他表现还可有肺泡出血、胸膜渗出、支气管痉挛等。重者出现呼吸功能障碍、低氧血症。

4. 肝脏毒副作用　化疗药可引起肝功能损害，导致药物性肝炎、静脉闭塞性肝炎及慢性肝纤维化等。术前要注意进行肝功能的评估。

5. 泌尿系统损害　大部分化疗药经肾脏排泄，容易导致肾脏和膀胱的毒性反应，可出急性肾损害，表现为肾功能不全、出血性膀胱炎等。

6. 骨髓抑制　主要为粒细胞减少和血小板降低，增加麻醉手术的出血和感染风险。

7. 神经毒性　化疗药常可引起神经的毒性作用，不同的药物可表现不同的症状。多种药物的联合应用，或联合放疗、免疫治疗可增加神经毒副作用的发生。可能有头痛、精神症状、记忆减退、嗜睡、耳鸣等。也有周围神经损害导致感觉减退、腱反射消失。麻醉前应注意评估，避免椎管内麻醉和神经阻滞麻醉加重神经损害。

8. 内分泌紊乱　化疗药可导致内分泌功能紊乱，如高血糖、高血脂及高尿酸、高钾血症、高磷、低钙血症。也可能引起甲状腺、肾上腺功能异常。

（二）免疫治疗

免疫治疗的方法包括应用细胞毒性药物（常用环磷酰胺、甲氨蝶呤、长春新碱、硫唑嘌呤、麦考酚酯等）及非细胞毒性药物（如皮质类固醇、环孢素、他克莫司、西罗莫司、单克隆抗体等）。其常见的毒副作用有：

1. 细胞毒性作用　消化道反应致恶心呕吐、食欲下降；骨髓抑制致白细胞、血小板减少和贫血。

2. 肝肾毒性作用　肝肾是药物代谢和排泄的器官，受损后常见有转氨酶、胆红素、血肌酐和尿素氮升高。

3. 感染　免疫功能抑制后，机体易发生细菌、真菌、病毒等感染，并增加复杂多重感染的可能。

（三）放射治疗

放疗对机体的副作用：

1. 皮肤损伤　可引起放射性皮炎，毛细血管扩张和皮下组织纤维化，表现为局部水肿，常可合并感染，发生放射性蜂窝织炎。严重者可发生皮肤坏死、溃疡，且不易愈合。术前访视、麻醉操作前应注意检查穿刺部位的皮肤。

2. 心脏损伤　放射治疗淋巴瘤，行胸部照射时，可出现放射性心肌损伤、心包炎等。麻醉前应予以注意和评估。

3. 肺脏损伤　放射性肺损伤可发生肺充血、肺泡纤维蛋白渗出增多或透明膜形成，最后形成肺间质纤维化。存在肺损伤的患者，增加麻醉和围手术期呼吸管理的难度，易导致肺部并发症。

4. 肾脏损伤　肾脏对放疗的耐受性低，肾脏接受放疗的患者易致肾损伤，可出现血尿，术前应对肾功能做出评估。

5. 骨髓抑制和淋巴组织损伤　骨髓和淋巴组织对放射线高度敏感。放疗患者可使血细胞普遍减少，出现贫血、血小板减少及白细胞降低。

6. 消化道损伤　放射性消化道损伤可使食管、胃肠道黏膜充血、水肿甚至坏死。表现为食管炎、恶心、呕吐、腹痛、腹泻或便秘等。进一步导致胃肠综合征、水电解质紊乱、蛋白丢失，加重患者的营养障碍。

7. 神经系统损伤　根据放射部位的不同，引起中枢及外周神经损伤。中枢神经系统主要表现为恶心呕吐、头痛、记忆力下降、癫痫发作等。放疗可能导致放射性脊髓损伤，可能在放疗后数月至数年内发生。应注意评估，避免麻醉加重损伤。对于有头颈部的放疗史的患者，还应评估困难气道的风险。

（四）造血干细胞移植

常见的并发症有：

1. 各种感染以巨细胞病毒引起的感染最严重，可表现为间质性肺炎、肠炎、视网膜炎等。间质性肺炎可快速进展为呼吸困难、低氧血症和血流动力学改变。

2. 肝血管闭塞病主要因肝血管和窦状隙内皮的细胞损害导致血管病变，临床特征是出现体重增加、黄疸、肝大、腹水等。重者呈进行性肝脏功能衰竭。

3. 移植物抗宿主病是最严重的并发症。可出现皮肤病变、消化道症状、肝功能损害，急性重症者可致死。

第三节 麻醉选择及管理

一、麻醉方法选择及注意事项

根据对患者的全面评估、手术部位及手术时长等，选择适当的麻醉方法。对于无出凝血功能障碍的患者，麻醉方法的选择无特殊禁忌，可选用局部麻醉、神经阻滞麻醉、椎管内麻醉和全身麻醉。

有出凝血障碍者在没有做好充分的术前准备情况下，不宜选择椎管内麻醉，以避免硬膜外血肿，引起神经损伤，甚至截瘫。有报道对未诊断的血友病患者实施硬膜外阻滞，出现血肿导致永久性截瘫。有出凝血障碍患者如何进行区域阻滞麻醉，目前没有明确的指南、建议或指导方针，其应用应基于个体患者围手术期并发症和手术转归风险和收益的决断。许多临床实践证明，许多出血性疾病，如血小板减少性紫癜、血友病、血管性血友病等，在积极的术前准备下，输注血小板或凝血因子，达到正常标准后，可在连续硬膜外阻滞下安全地进行麻醉和手术。如果腰麻能满足手术要求，建议用细的穿刺针，避免反复多次穿刺，以减少硬膜外血肿的发生。通常情况下，椎管内麻醉安全的血小板计数在 $80 \times 10^9/L$ 以上，且血小板功能应正常。一些研究表明在血小板计数 $50 \times 10^9/L \sim 80 \times 10^9/L$ 时，成功实施神经阻滞麻醉，未出现血肿等并发症。但目前仍未明确神经阻滞麻醉的最小安全血小板计数。

拟行椎管内麻醉时还应考虑其他风险：如多发性骨髓瘤可能使椎体骨质破坏而压迫神经，术前详细了解神经系统的症状和体征；腰背部接受放疗的患者，因为皮肤受损、组织水肿、易出血等，应放弃硬膜外麻醉；放化疗加重免疫功能的抑制，增加感染机会，应严格遵守无菌操作技术，术后观察肢体感觉和运动的恢复；放化疗对心脏的毒副作用，麻醉中可能出现低血压、心律失常等的风险大，不适当的麻醉处理可能会出现严重事件，高平面（T_4 以上）的硬膜外麻醉阻滞心交感神经应慎用。

选用气管内插管全身麻醉时应注意操作手法轻柔，保护口咽部黏膜。在用吸引器清除气道及口腔分泌物的过程中也要注意避免黏膜损伤，应保持操作过程及用品相对无菌。黏膜的损伤可增加出血和感染的风险。有的易出血患者可致黏膜损伤后出血不止，或黏膜下血肿，甚至窒息。选择喉罩可减少黏膜损伤的机会，但也应选用大小合适的型号，用润滑剂涂抹，轻柔操作，避免黏膜下血肿的发生。颌面、颈部放疗的患者，麻醉前要检查口咽、张口、颞下颌关节的功能情况。一些白血病患者，如单核细胞白血病和淋巴细胞白血病能引起扁桃体、咽喉部增殖体肿胀，造成气管插管困难，并有出血危险。对于白血病、淋巴瘤等可能有纵隔肿块的患者，应注意肿块对气管、支气管及上腔静脉的压迫。压迫严重者全身麻醉诱导给肌松剂后可能出现气道完全梗阻，必要时应清醒插管，建议使用加强型气管导管，插管深度要插到狭窄部位以下。

对于时间不长的浅表手术可以选择局部麻醉下镇静和镇痛的麻醉方法。如咪达唑仑、丙泊酚或依托咪酯，与阿片类镇痛药或氯胺酮复合应用。术前要严格禁食，术中常规吸氧、监测呼吸，出现舌后坠和呼吸抑制时，要托下颌开放上呼吸道、必要时使用声门上通气装置，如口／鼻咽通气道、喉罩、面罩等人工辅助通气。

二、麻醉药物的选择

常用的全身麻醉药物、镇痛药、肌松药及局部麻醉药都可用于血液系统疾病的患者。具体麻醉药物的选择和使用剂量应根据患者病情、心肺功能、活动耐量、肝肾功能、手术大小等仔细考虑。

许多血液病患者因疾病本身或放化疗的影响，存在心、肺、肝或肾功能不全，应选择对心血管抑制轻的药物及对肝肾毒性小的药物。可选用依托咪酯、咪达唑仑、芬太尼等。瑞芬太尼、阿曲库铵、顺阿曲库铵不经肝肾代谢，可安全的用于肝肾功能差的患者。

对患出血性疾病或有出血倾向的患者还应参考药物对凝血功能的影响。一些文献报道局部麻醉药可以抑制血小板的功能，从而抑制凝血功能。硬膜外阻滞麻醉时局部麻醉药经硬膜外腔部分吸收入血，减少血小板黏附、聚集和释放，抑制凝血功能。有报道利多卡因和布比卡因均可影响血小板的功能和纤溶系统；左旋布比卡因对血小板也有一定的抑制作用，且与剂量相关。但未见临床应用局部麻醉药导致出凝血异常的报道。丙泊酚有抑制血小板聚集的作用，曾有报道与脂肪乳剂有关，但也有报道是丙泊酚本身抑制了血小板的功能。因此有凝血障碍患者长时间的全身麻醉手术应避免长时间、大剂量地使用丙泊酚。咪达唑仑也有抑制血小板聚集的作用。氟烷和七氟烷可抑制血小板功能是公认的，且有剂量相关性。而临床常用浓度的异氟烷、安氟烷、地氟烷和氧化亚氮对凝血几乎没有影响。阿片类药物和肌松剂对凝血基本没有影响。神经安定镇痛药，吩噻嗪类药对凝血机制有影响，应防止过量。非甾体抗炎药（NSAID）是围手术期常用的解热镇痛药，其中非选择性 NSAID 对血小板聚集有明显影响，禁用于血小板异常患者。而选择性 COX_2 抑制剂则无明显影响。

因为氧化亚氮在肠道内与维生素 B_{12} 反应生成氮气，故禁用于维生素 B_{12} 缺乏的巨幼红细胞性贫血的患者。长时间吸入（3~4 天以上）氧化亚氮对骨髓有抑制作用，可出现白细胞和血小板减少。但有研究提示，没有维生素 B_{12} 缺乏的儿科患者在手术期间暴露于氧化亚氮几个小时，没有出现巨幼细胞性贫血、全血细胞减少、血小板减少或白细胞减少的迹象。

三、激素的应用

许多血液系统疾病在治疗中常应用肾上腺皮质激素。如果患者长期应用激素，可致正常的下丘脑 - 垂体 - 肾上腺系统的功能受抑制，在围手术期的应激作用下，有出现肾上腺皮质功能不全的风险。通常围手术期要补充肾上腺皮质激素，以预防肾上腺皮质功能不全，提高手术麻醉安全性。如果是短小的手术，可以只在手术当天静脉补充氢化可的松 50~100mg 即可。如果拟实施较大的手术，可于手术前一晚静脉补充氢化可的松 50~100mg，手术当日补充 100~200mg，并持续用至术后 1~2 天。遇手术创伤大，术中出血多，循环不稳定的患者应加大激素的用量，术日氢化可的松 100~200mg，每 6~8 小时重复应用。也可以使用其他激素，如甲泼尼松 20~40mg 或地塞米松 10~20mg。

激素的等效剂量见下表：

类别	药物名称	等效剂量（mg）	作用持续时间（小时）
短效	氢化可的松	20	8~12
中效	甲泼尼龙	4	12~36
长效	地塞米松	0.75	36~54

四、围手术期液体管理

血液病患者应遵循围手术期的液体管理原则，合理应用液体治疗，维持机体有效循环血量及血流动力学稳定，维持水电解质及内环境平衡，保证组织氧供。因血液病患者有其独特的病理生理表现和治疗特点，再结合其具体情临床情况需特别对待。

血液病患者多伴有贫血，应注意评估慢性重症贫血引起的心脏损害，如心率快、心律失常、心脏增大及心功能不全等。如果输液或输血速度过快，可能会造成心力衰竭，出现肺水肿。另一方面，贫血的患者术前准备时为纠正贫血而行输血治疗，可能处于容量过负荷状态，麻醉医生应加强监测，随时关注患者出入量及循环状态，调整液体治疗的速度及种类。对于采用过化疗（尤其损害心脏的药物）、放疗（尤其是胸部放疗）的血液病患者也应评估心脏功能，关注液体治疗与心血管功能状态的平衡。

血液病患者术中常需输注血液制品，原则上是成分输血，按需补充。根据患者病情及检验监测选择红细胞悬液、单采血小板、白蛋白、血浆或凝血制品等。值得注意的是，有些特殊血液病患者需要特殊的血液制备。如溶血性贫血的患者需输洗涤红细胞、移植患者需少白细胞红细胞或辐照红细胞血等。

第四节　几种血液病的麻醉

患有血液系统疾病的患者，可能会因并发外科系统疾病而需行择期或急诊手术；也可能为明确血液病的诊断或治疗，需做淋巴结活检或脾脏切除术。疾病不同，其病理生理改变不同，其围手术期的麻醉处理具有特殊要求，需作全面考虑。麻醉科医师应和内科医生、外科医生及血液病专家进行必要的交流与协作。

一、镰状细胞贫血

（一）病理生理

镰状细胞贫血是一种血红蛋白病引起的遗传性溶血性贫血。血红蛋白是由血红素和珠蛋白组成的结合蛋白。珠蛋白有两种肽链，即 α 链和非 α 链（β、γ 及 δ 链）。因 β 珠蛋白链的异常使红细胞扭曲成镰状细胞（镰变）。镰变红细胞僵硬，变形性差，在微循环中易遭破坏而发生溶血。镰变的红细胞使微循环血流滞缓、血管堵塞，引起组织缺氧、酸中毒，导致脏器功能障碍。肾髓质的缺氧，高渗，低 pH 值环境易导致镰变和血管阻塞，进而引起肾髓质梗死及致肾乳头坏死。骨营养血管阻塞引起骨坏死。由于经常有血管内溶血，发生色素性胆石症的危险增加。

（二）临床表现

患者出生 4~6 个月就可表现有黄疸、贫血及肝、脾肿大，患儿发育较差。重者可有腹痛、气促和血尿。若伴发感染可使病情恶化，甚至死亡。

血管闭塞危象为本病的突出表现，主要表现为疼痛及器官损害。常出现躯干及四肢剧烈疼痛，若内脏及脑血管梗死则出现相应症状和体征。诱因常为感染、脱水及酸中毒。

杂合子红细胞内异常的血红蛋白在 20%~40% 之间，在正常情况下一般不发生镰变，也不发生贫血，临床可无症状。仅在严重缺氧情况下才出现微循环障碍。低氧血症、低温、低灌注及酸中毒是诱发红细胞镰变的因素。

大约 30% 的镰状细胞病的患者肺动脉压升高，其原因是多因素的，其中血管内溶血导致的内皮细胞功能障碍起了重要的作用。

（三）治疗

本病无特殊治疗，应预防感染和防止缺氧。溶血发作时可予供氧、补液和输血等。发生脾功能亢进，脾脏肿大潴留大量红细胞和血小板产生“脾隔离危象”者，须紧急脾切除。30%~40% 的镰状细胞患者可发生股骨头无菌性坏死，其中 17% 需行全髋关节置换。有症状的胆石症患者需行胆囊切除。

（四）术前评估和准备

术前评估包括了解有无血管阻塞症状，发热，感染，脱水以及血管阻塞后遗症。评估器官功能，尤其是肺功能。镰状细胞贫血患者必须做好充分的术前准备，控制感染，使血红蛋白在一个可接受的范围之内。应根据患者的全身情况、手术种类来决定是否需要术前输血。建议在行大手术时进行部分交换输血，使循环血中异常的血红蛋白低于 30%，以减少红细胞的镰变。输血的目的是为了使血细胞比容达到 35%~40%，正常血红蛋白达到 40%~50%，降低血液黏滞度，增加携氧能力，降低镰变。

（五）麻醉与围手术期管理

麻醉可选择全身麻醉、椎管内阻滞或神经阻滞麻醉。阻滞麻醉的优点是扩张血管利于改善血液循环；提供良好镇痛，减少应激反应。全身麻醉的优势能够提供充分的氧供。

因为低氧血症、低温、低灌注及酸中毒是诱发红细胞镰变的因素，所以围手术期麻醉应注意避免和预防。提供充足的吸入氧浓度避免低氧血症。围手术期维持血流动力学平稳，避免血压下降和心动过缓引起的脏器血流瘀滞和低灌注，维持正常的血容量和心输出量，保证组织氧供，避免酸中毒。避免通气不足，防止呼吸性酸中毒。动态测量动脉血气，监测患者酸碱平衡状态。调节合适室温，温毯保温，液体加温输入，以避免低体温。不建议使用止血带，若必须使用止血带，尽可能减低压力，缩短时间。放止血带时应特别注意防止缺氧、防止呼吸性酸中毒和代谢性酸中毒。

大多数围手术期死亡发生于术后，低氧血症和肺部并发症是最重要的危险因素，因此要加强术后管理。全身麻醉最常见的并发症是肺不张，术后必须充分氧疗，继续保温、镇痛。术后注意变换体位和早期运动，避免肢体血流不畅而发生血栓。

二、淋巴瘤

（一）病理生理

淋巴瘤起源于淋巴结或淋巴组织，是免疫系统恶性肿瘤，可发生于身体的任何部位，表现为淋巴结肿大，可伴有器官压迫症状。病变侵及结外组织如扁桃体、鼻咽部、胃肠道、脾及骨髓等，则表现为相应组织器官受损症状。根据组织病理学特征将淋巴瘤分为霍奇金淋巴瘤和非霍奇金淋巴瘤。

（二）临床表现

霍奇金淋巴瘤首发症状常是无痛性颈部或锁骨上淋巴结进行性肿大，其次为腋下淋巴结肿大。少数患者可浸润器官组织或因深部淋巴结肿大压迫，引起各种相应症状。发热、盗汗、瘙痒及消瘦等全身症状较多见。非霍奇金淋巴瘤对各器官的压迫和浸润较霍奇金淋巴瘤多见，常以高热或各器官、系统症状为主要临床表现。

淋巴瘤的治疗以化疗为主，化、放疗结合的综合治疗，合并脾功能亢进者如有切脾指征，可行脾切除术以提高血象，为化疗创造有利条件。

（三）术前评估

主要评估肿大淋巴结或淋巴组织压迫器官脏器使对器官功能的影响，以及对麻醉的影响，如：

1. 咽部淋巴病变有吞咽困难、鼻塞、鼻出血及颌下淋巴结肿大，可能造成气管插管困难。

2. 纵隔肿块压迫气管或支气管，引起呼吸困难、肺不张。严重者麻醉诱导后有导致气管塌陷、气管插管置入困难的危险。术前应了解气管/支气管受压的程度，体位变化是否可缓解受压症状等。

3. 纵隔肿块还可压迫上腔静脉导致头面部、上肢水肿，使口、鼻咽腔黏膜水肿、狭窄，造成气管插管困难。

4. 硬膜外浸润压迫脊髓，重者导致截瘫。麻醉前应注意评估。

5. 压迫胆道系统可致黄疸，应注意肝功能及凝血功能。

6. 腹膜后淋巴结肿大可压迫输尿管，引起肾盂积水。肾损害主要为肾肿大、高血压、肾功能不全及肾病综合征。

7. 侵及胸椎及腰椎，使腰椎或胸椎骨质破坏，可导致脊髓压迫症状。

（四）麻醉与围手术期管理

鉴于淋巴瘤的肿瘤压迫症状，麻醉科医师应作相应准备和选择。肿瘤压迫气管或支气管，使之移位或狭窄，使呼吸道不畅。对于有气管插管困难的患者，要做好困难气道的准备，如可视喉镜、视可尼、纤维支气管镜、可插管喉罩等，以免出现紧急情况后忙乱。纵隔大肿块明显压迫气管者，全身麻醉诱导时应警惕应用肌肉松弛剂后使气管受压塌陷，进而导致气道梗阻，出现气管导管不能插入和气道不能通气的险情。应考虑清醒插管，用加长的气管导管通过狭窄区域。

对于纵隔肿瘤压迫纵隔血管致上腔静脉压迫综合征的患者，麻醉科医生要注意上肢和头面部水肿的情况。肿胀严重者，皮肤组织发硬，弹性差，托下颌困难。警惕口、鼻、咽部黏膜严重水肿使鼻腔、口咽腔变窄，使通气和气管插管困难。在下肢开放粗大的静脉，以便快速输血输液。

胸颈部放疗的患者，行中心静脉穿刺时要注意皮肤的放射性损害，避免皮肤穿刺损害后经久不愈。颌面、颈部放疗的患者，麻醉前要检查口咽、张口、颞下颌关节的功能情况，评估气管插管难易程度。

警惕肿瘤侵及导致的神经症状和脊髓压迫症状，避免椎管内麻醉，否则可能导致截瘫。

三、多发性骨髓瘤

（一）病理生理

多发性骨髓瘤是浆细胞的恶性肿瘤。骨髓瘤细胞在骨髓内克隆性增殖，引起溶骨性骨骼破坏；骨髓瘤细胞分泌单株免疫球蛋白，正常的多株免疫球蛋白合成受抑，本周蛋白随尿液排出；常伴有贫血，肾衰竭和骨髓瘤细胞髓外浸润所致的各种损害。

（二）临床表现

1. 骨骼破坏　导致骨质疏松及溶骨性破坏。常见症状为骨痛，活动或扭伤后剧痛者可能出现自发性骨折，多发生在肋骨、锁骨、下胸椎和上腰椎。广泛的溶骨造成高钙血症和尿钙增多。

2. 髓外浸润出现淋巴结、肾脏和肝脾肿大。胸、腰椎破坏压迫脊髓导致截瘫。多发性神经病变，呈双侧对称性远端感觉和运动障碍。

3. 感染　是导致死亡的第一位原因。因正常多株免疫球蛋白产生受抑及中性粒细胞减少，免疫力低下，容易发生各种感染，甚至脓毒症。

4. 高黏滞综合征　骨髓瘤细胞分泌的单株免疫球蛋白（M蛋白）增多，尤以IgA易聚合成多聚体，可使血液黏滞性过高，引起血流缓慢、组织淤血和缺氧。在视网膜、中枢神经和心血管系统尤为显著。症状有头昏、眩晕、眼花、耳鸣、手指麻木、冠状动脉供血不足、慢性心力衰竭等。

5. 出血倾向　鼻出血、牙龈出血和皮肤紫癜多见。原因是骨髓瘤患者血小板减少，M 蛋白包在血小板表面，影响血小板的功能；M 蛋白与纤维蛋白单体结合，影响纤维蛋白多聚化，M 蛋白还可直接影响因子Ⅷ的活性；高免疫球蛋白血症和淀粉样变性损伤血管壁。

6. 肾功能损害　为仅次于感染的致死原因。临床表现有蛋白尿、管型尿和急、慢性肾衰竭。急性肾衰竭多因脱水、感染、静脉肾盂造影等引起。慢性肾衰竭主要是本周蛋白对肾小管细胞的损害。

7. 淀粉样变性　主要是大量 M 蛋白沉积于组织中所致。可见舌肥大、腮腺肿大、肝脾肿大，严重者可导致心脏扩大、充血性心力衰竭。

（三）术前准备

多发性骨髓瘤的患者常因骨骼损害而行骨科手术。因为疾病及放化疗对机体的影响，患者可能有心、肝、肾等损害、贫血及血小板减少等，术前应做相关检查和治疗。对于高钙血症患者，应予补足水分、联合应用利尿剂和肌内注射降钙素促进钙的排出。

（四）麻醉和围手术期管理

累及脊柱引起脊髓或神经根病变时，应禁用椎管内麻醉。有报道应用椎管麻醉后出现神经功能损害症状，且治疗后不缓解，疑硬膜外血肿导致，行椎板减压取出的组织经组织学检查证实为骨髓瘤。

应关注患者肾功能状态，手术及麻醉中注意维护肾功能，尽量使用不经肾脏排泄和肾毒性小的药物，术中维持血流动力学平稳，维护肾灌注。

注意高钙血症、血黏滞度过高致冠状动脉供血不足等对心脏的影响，对术前有冠心病表现或心功能不全者，麻醉手术风险增加，加强围手术期血流动力学监测，尽量维持心肌氧供需平衡。

行脊柱手术时，可能出血多、出血速度快，应做好快速输血的准备，并做好容量监测及管理。要监测脑栓塞的相关指征，全身麻醉下术中若发生脑栓塞，术后常出现苏醒延迟。对有骨质破坏的患者，全身麻醉下摆放手术体位时要注意保护，防止发生骨折。患者免疫力低下，各种麻醉操作要遵守无菌原则。

四、急性非淋巴细胞白血病

急性非淋巴细胞白血病是造血干细胞的恶性克隆性疾病，分为 8 型，即急性髓细胞白血病未分化型（M_0）；急性粒细胞白血病未分化型（M_1）；急性粒细胞白血病部分分化型（M_2）；急性早幼粒细胞白血病（M_3）；急性粒 - 单核细胞白血病（M_4）；急性单核细胞白血病（M_5）；红白血病（M_6）；急性巨核细胞白血病（M_7）。

（一）病理生理

急性非淋巴细胞白血病骨髓中异常的原始细胞及幼稚细胞（白血病细胞）大量增殖。白血病细胞增殖失控，分化成熟能力丧失，在骨髓中大量聚积，各阶段不成熟的细胞进入血液，不断地浸入全身的组织和器官，形成组织脏器内白血病细胞浸润，引起组织及器官受累的各种相应症状和体征。

白血病细胞的大量增殖抑制正常造血，使正常的白细胞、红细胞和血小板生成显著下降。

（二）临床表现

主要表现为贫血、发热、感染及出血。

1. 发热和感染　多数患者以发热起病。感染可发生在各个部位，以口腔炎、牙龈炎、咽峡炎最常见；肺部感染、肛周炎、肛旁脓肿亦常见，严重时可致败血症。

2. 出血　血小板的减少和白血病细胞浸润对血管壁的损伤，致 40%~70% 的患者伴出血倾向。皮肤、齿龈、鼻出血常见。视网膜出血可致失明。颅内出血时会发生头痛、呕吐、瞳孔大小不对称，甚至昏迷而死亡。

3. 贫血　红细胞生成减少、化疗、出血等均可致患者贫血。

4. 淋巴结和肝脾肿大　白血病细胞增殖浸润使淋巴结和肝脾肿大。纵隔淋巴结肿大严重者引起气管、颈静脉压迫症状。

5. 神经系统　中枢神经系统白血病表现有头痛、头晕、呕吐、颈项强直，甚至抽搐、昏迷。

6. 心脏和呼吸系统　一些患者心肌及心包受累，可表现为心肌炎、心律失常、心力衰竭。肺部可因感染、白血病细胞浸润及瘀滞导致肺动脉栓塞、呼吸衰竭。

7. 高白细胞血症　当循环血液中白细胞数 $>200\times10^9$/L，患者可产生白细胞淤滞，表现为呼吸困难，低氧血症，反应迟钝、言语不清、颅内出血等。病理学显示白血病血栓栓塞与出血并存，高白细胞不仅会增加患者早期死亡率，也增加髓外白血病的发病率和复发率。

8. 其他　关节骨骼疼痛；眼部粒细胞白血病形成粒细胞肉瘤或绿色瘤；睾丸出现无痛性肿大；消化道系统受累；白血病细胞的高代谢状态和化疗后白血病细胞的大量崩解导致的高尿酸可引起肾功能损害。

（三）术前准备

如果疾病正处于缓解期，手术危险性不大；处于部分缓解期时，手术也相对安全。急性白血病患者因易感染、出血、贫血及高代谢等，通常非急症者不宜行手术治疗。若行手术时应尽量做好术前准备。术前作血红蛋白、血细胞比容、血小板、电解质、肌酐及尿素氮的检测；胸片或胸部 CT 了解可能的纵隔肿块和肺部情况。若有严重贫血，应输注去白细胞的浓缩红细胞；血小板低于 $50 \times 10^9/L$ 时，最好输入人类白细胞抗原相容性血小板。出现高白细胞血症时，应紧急使用血细胞分离机，单采清除过高的白细胞（M_3 型不首选），同时给予化疗和水化。

（四）麻醉及围手术期管理

根据患者病情、手术大小等选择麻醉方法。如果考虑应用椎管内麻醉，在麻醉前要注意血小板和凝血功能的检查，并结合患者有无出血倾向，推断有无椎管内麻醉禁忌证。在进行深静脉穿刺或深部神经阻滞时也应评估出血的问题。

患者口咽及呼吸道黏膜发生变化，有明显出血倾向，特别是血小板减少时，轻微的操作也可引起黏膜出血。

血中白细胞 $>100 \times 10^9/L$ 时，输入浓缩红细胞可引起高白细胞血症的症状。根据临床情况，在白细胞降低之前，即使血红蛋白仅为 70g/L，也不应输注红细胞，以免使血液黏滞度升高。如心肺功能良好、无急性感染，机体应能耐受血红蛋白 70~80g/L。

正常的粒细胞减少、化疗药物对骨髓的毒性抑制、肾上腺皮质激素的应用都使患者易受病原体感染。麻醉的各种操作都应注意严格无菌技术，尽量减少损伤。

五、真性红细胞增多症

真性红细胞增多症是以克隆性红细胞增多为主的骨髓增殖性疾病，可同时有血小板，白细胞的增多。大部分真性红细胞增多症患者无症状，只在筛查或因为其他疾病检查时而被诊断。

（一）病理生理

1. 出血倾向　造成真性红细胞增多症出血倾向的原因有血管内皮损伤、血小板第 3 因子减少及功能异常、血块回缩不良等。

2. 血栓栓塞　血液黏滞度高、血小板增多、血流缓慢、组织缺氧，有血栓形成、栓塞的可能。

（二）主要临床表现

临床以红细胞数量及容量显著增多为特点，男性血红蛋白 >180g/L，女性 >170g/L。血液黏滞度增高，导致全身各脏器血流缓慢和组织缺氧，可出现头痛、疲乏、健忘等症状。血栓形成，导致栓塞，最常见于四肢、肠系膜、脑及心脏冠状血管，出现相应症状。其出血倾向可见于创伤或手术后出血不止。高尿酸血症可产生继发性痛风、肾结石及肾功能损害。约一半的病例有高血压。2/3 的患者有轻度肝大，后期可导致肝硬化。大多数患者有脾肿大，可发生脾梗死，引起脾周围炎。

（三）术前准备

本病麻醉手术的风险在于出血与血栓形成，术前控制红细胞和血小板的数量是预防围手术期并发症的最主要措施。

1. 评估各脏器的功能　注意栓塞症状，评估心、脑及肾脏功能。

2. 降低血液黏滞度　可通过放血和血液稀释降低血液黏滞度。术前采集适量自体血储存，一方面可降低血细胞比容和血压，另一方面在术中大出血时可以回输自体血。术前推荐维持血细胞比容男性低于 45%，女性低于 42%，孕妇低于 36%，血小板计数低于 $400 \times 10^9/L$。放血量较大者适当输入晶体液、胶体液或血浆。

3. 出血倾向　真性红细胞增多症患者术中易出血、发生栓塞，当血细胞比容增至 60%，可出现凝血酶原减少，部分凝血酶时间显著延长和纤维蛋白下降，出现出血倾向。术前经放血治疗、血液稀释后，也应注意出血倾向。必要时准备新鲜冰冻血浆、冷沉淀物或凝血酶原复合物。

4. 年龄大于 65 岁、有血栓形成史、糖尿病病史、吸烟和脾切除术后的患者，血栓形成发生率增高。抗血小板治疗可减少心血管事件的发生。

（四）麻醉与围手术期管理

因真性红细胞增多症患者有出血倾向和血栓栓塞的风险，所以麻醉和围手术期管理要针对这两方面采取各种措施。麻醉方法不宜选择椎管内麻醉，慎用神经阻滞麻醉，多采用全身麻醉。全身麻醉实施气管内插管时，应强调保护口咽、喉和气管黏膜，防止损伤和出血。可以采用静吸复合麻醉，维持适当的麻醉深度和血流动力学的稳定。避免高血压引起颅内出血，避免低血压、脱水、低体温引起血栓形成。麻醉中监测血氧饱和度和呼气末 CO_2 浓度，以便及早发现和避免低氧血症或高碳酸血症。术中可应用激素如氢化可的松 100mg 单次静脉缓慢注射，以改善毛细血管功能状态，使出血倾向好转，并抑制血小板抗体生成，减少血管通透性，提高手术和麻醉的安全性。

因脱水可增加血液黏滞度、红细胞聚集。术中需加强液体管理，监测液体入量、血红蛋白(Hb)、血细胞比容及尿量，防止脱水。尤其是需要应用利尿剂的手术，如神经外科手术。低体温可使红细胞和血浆的黏滞度增加，有研究显示核心温度下降 1℃，黏滞度增加 2%。在我们日常的手术患者中，由于环境温度低和手术时间长，低体温较为常见。对于真性红细胞增多症患者保温非常重要，需要在术中和术后强制使用各种保温措施维持体温。另外高血糖也被证实会增加血液黏度，术中应监测血糖，必要时使用胰岛素控制血糖。

六、血友病

(一) 病理生理

血友病是一组因遗传性凝血活酶生成障碍引起的出血性疾病，包括血友病 A、血友病 B 及遗传性凝血因子Ⅺ(F Ⅺ) 缺乏症（也称血友病 C)，其中以血友病 A 最为常见。血友病 A 和血友病 B 是 X 染色体连锁的隐性遗传性出血性疾病，绝大部分为男性患者。血友病 A 是凝血因子Ⅷ(F Ⅷ) 质或量的异常所致，血友病 B 为凝血因子Ⅸ(F Ⅸ) 质或量的异常所致。F Ⅷ或 F Ⅸ的异常造成内源性途径凝血障碍和出血倾向。遗传性 F Ⅺ缺乏症为常染色体隐性遗传性疾病，较为罕见。血友病 A 的发病率约占血友病 85%，血友病 B 为 14%，遗传性 F Ⅺ缺乏症 1%。

(二) 临床表现

血友病以出血及出血压迫症状为主要临床表现。

1. 出血　出血的轻重与血友病类型及相关因子缺乏程度有关。血友病 A 出血较重，血友病 B 则较轻。通常将 1ml 正常人血浆中的 F Ⅷ含量定义为 1 单位(U)，亦即正常人的 F Ⅷ活性为 100%。按血浆 F Ⅷ的活性水平，可将血友病 A 分为 3 型，F Ⅷ活性低于健康人的 1% 为重型；F Ⅷ活性相当于健康人的 1%~5% 为中间型；F Ⅷ活性相当于健康人的 5%~25% 为轻型。血友病 B 也根据临床严重程度与 F Ⅸ的相对活性分为 3 型：重型（≤ 1%)，中型(1%~5%)，轻型(5%~40%)。重型可有关节、肌肉、内脏、皮肤黏膜等反复自发性出血；中型有自发性出血，创伤、手术后有严重出血；轻型常无自发性出血，创伤、手术后明显出血。

实验室检查可见 F Ⅷ促凝活性水平低下、活化部分凝血酶原时间(APTT)明显延长，而凝血酶原时间、出血时间及血小板计数均正常。

血友病的出血多为自发性或轻度外伤、小手术后（如拔牙、扁桃体切除）出血不止，关节腔或深部组织出血是本病的特征。常表现为负重关节或负重肌肉群，如膝、踝关节等反复出血，最终可致关节肿胀、僵硬、畸形，可伴骨质疏松、关节骨化及相应肌肉萎缩（血友病关节)。深部组织出血如腰大肌、臀部肌肉等。

重症患者可发生呕血、咯血，甚至颅内出血。约四分之一的血友病患者死于颅内出血。皮肤紫癜少见。

2. 血肿压迫症状及体征　血肿压迫周围神经可致局部疼痛、麻木及肌肉萎缩；压迫血管可致相应供血部位缺血性坏死或淤血、水肿；口腔底部、咽后壁、喉及颈部出血可致呼吸困难甚至窒息；压迫输尿管致排尿障碍等。

血友病 A 的症状较血友病 B 的症状重。

(三) 术前准备

未纠正的凝血障碍是手术禁忌，即使是拔牙等小手术也应尽量避免。围手术期准备应充分。

1. 替代治疗血友病的术前准备主要是补充凝血因子，使之到一定水平，以纠正凝血障碍，防止出血过多。当实施拔牙或脓肿切开等小手术时，应将 F Ⅷ的活性提高到正常的 30%。较大范围的手术要提高至 60% 以上，且术后维持 30% 以上持续 10~14 天，至创口愈合。对于大的骨科手术，如膝关节、髋关节置换，替代治疗应持续 4~6 周。血友病 B 手术要求 F Ⅸ活性达正常的 60%，术后至少维持 F Ⅸ活性达正常的 20% 10~14 天，大的骨科手术应适当延长。术后监测至少 2 次 /d，使最低浓度达到足够止血的水平。

但多数文献建议在较大手术前 1~2 小时，应将 F Ⅷ补充至 >100%，同时监测凝血因子水平及

7

维持凝血因子正常至关重要。手术后4天应维持F Ⅷ在正常水平的80%以上，术后5~8天维持30%~40%，此后的2~4周维持10%~20%。

新鲜冷冻血浆含所有的凝血因子，通常1ml血浆含1单位的F Ⅷ。每输入1ml/kg血浆，可提高患者F Ⅷ或F Ⅸ水平2%。F Ⅷ的用量可以按以下公式计算：

F Ⅷ需要量(U)=(预期F Ⅷ活性%-患者F Ⅷ活性%)×100×体重(kg)/2　　(92-1)

如果将一位70kg的血友病患者的F Ⅷ活性从5%调至95%，所需的F Ⅷ为：

(95%-5%)×100×70/2=3 150单位

由于血浆用量大，引起血容量增加，故宜用F Ⅷ制剂，如冷沉淀物(主要含F Ⅷ、vWF及纤维蛋白原等，其F Ⅷ浓度较血浆高5~10倍)或浓缩F Ⅷ等。F Ⅷ的半衰期是10~12小时，所以应每12小时输注一次。浓缩F Ⅸ或凝血酶原复合物(含FX、Ⅸ、Ⅶ、Ⅱ)适应于血友病B，F Ⅸ的半衰期为18~30小时，故每日1次即可。

2. 血友病抑制物的准备　对临床上有反复应用血制品治疗史的患者，术前替代治疗后，监测活化部分凝血酶时间测定、F Ⅷ或F Ⅸ的活性不能满足术前要求时，需怀疑是否出现F Ⅷ或F Ⅸ抑制物(F Ⅷ或F Ⅸ抗体)，应做相应检查。有抑制物的血友病患者暂缓择期手术，应用免疫抑制剂阻止抑制物的产生或加重。血友病A患者出现抑制物时，首选血浆源性人F Ⅷ浓缩物或凝血酶原复合物。血友病B患者出现抑制物时，首选凝血酶原复合物或F Ⅸ浓缩物。可用1-去氨基-8-D-精氨酸加压素(DDAVP)治疗，以提高F Ⅷ浓度2~4倍，但此药对重型血友病A患者无效。

重组人活化因子Ⅶ(rF Ⅶa)可用于治疗产生了F Ⅷ或F Ⅸ抗体的血友病患者的出血。它通过与内源性组织因子相互作用使血液凝固，大剂量可激活血小板，促进凝血酶原向凝血酶转化。但有增加血栓形成的副作用。常用剂量是90~120μg/kg，每2~3小时静脉注射，直至出血停止。

3. 术前1周不可服任何含阿司匹林的制剂、非甾体抗炎药。

(四) 麻醉与围手术期管理

未诊断治疗的血友病患者手术中可出现严重出血，甚至危及生命。通常对血友病患者麻醉选择应禁用神经阻滞及硬膜外阻滞和腰麻，多选用全身麻醉。避免肌内注射，以免引起血肿。但有许多临床报道，在麻醉前及围手术期输入凝血因子，维持正常F Ⅷ水平，即F Ⅷ为100%时，可安全地行椎管内及外周神经阻滞。具体麻醉方法的选择应结合患者病情、手术大小、并发症的风险等，权衡利弊作出决定。

全身麻醉插管应手法轻柔，以避免唇、舌及口咽部黏膜损伤。应避免经鼻盲探气管内插管，以防止鼻咽部黏膜出血。未给予足够凝血因子替代治疗前不应盲目地行气管插管，因舌、口咽部血肿可能完全阻塞上呼吸道。谨慎置入口、鼻咽部温度探头，避免引起舌或鼻咽腔黏膜下血肿，可以用腋温或皮温代替。

可采用有创动脉监测，既能及时观察血压变化，利于术中维持血流动力学平稳，又能避免无创测压时袖带反复充气对上肢血管的损伤。手术中可附加应用抗纤溶药如氨基醋酸和氨甲环酸。

颅内出血是血友病患者死亡的主要原因，维持围手术期血流动力学平稳，避免血压过度波动，也是预防的重要因素。应预防气管插管、切皮、缺氧等强应激引起的血压增高。高血压也可导致手术区域出血量增加。摆放手术体位时应注意避免肢体受压和关节位置不当引发的损伤。

如遇手术时间长、创面出血多或术中大出血时，可造成凝血因子消耗或丢失大大增加。术中需要监测活化部分凝血活酶时间(APTT)、F Ⅷ活动度，必要时应补充F Ⅷ。对于术中已经补充冰冻血浆、F Ⅷ浓缩物或凝血酶原复合物，仍有出血倾向者，还应监测纤维蛋白原及血小板计数，过低者应适量补充。遇止血困难的患者可考虑使用重组人活化因子Ⅶ。

七、血管性血友病

(一) 病理生理

血管性血友病是血管性血友病因子(vWF)异常的遗传性出血疾病。vWF对F Ⅷ起两种作用，一是保护F Ⅷ不会被降解和清除，延长其血浆半衰期；其次是促进F Ⅷ生成与释放。vWF在血小板与血管壁的结合中起着重要的桥梁作用。vWF使活化的血小板牢固地黏附于受损血管内皮并诱导血小板聚集。vWF生成减少或功能异常使血小板黏附、聚集功能障碍。

(二) 临床表现

血管性血友病分三型，Ⅰ型vWF量的合成减少，而vWF的多聚体的结构基本正常，症状轻，可正常生活；Ⅱ型 vWF 的结构与功能缺陷，有出血倾向；Ⅲ型 vWF 活性极度减低或缺如，临床出血严重。

出血倾向是本病的突出表现。与血友病比较，其出血在临床上有以下特征：

1. 出血以皮肤黏膜为主　如鼻出血、牙龈出血、瘀斑等，外伤或小手术（如拔牙）后的出血也较常见。

2. 男女均可发病　女性月经过多及分娩后大出血。

3. 随着年龄的增长出血倾向可以减轻　可能与随着年龄增长而 vWF 活性增高有关。

4. 自发性关节、肌肉出血相对少见由此致残者亦少。

（三）术前准备

1. 替代治疗　新鲜冷冻血浆及冷沉淀物、FⅧ浓缩制剂等均含有 vWF，手术前适量补充可有效提高 vWF 水平，同时还可补充 FⅧ。如需行大型手术，剂量应酌情增加，最好在术前 24 小时输入。

重组人活化因子Ⅶ(rF Ⅶa) 也可有效治疗血管性血友病患者的难治性出血，对于产生了 vWF 抗体的患者也有预防出血的作用。常用剂量是 90μg/kg，每 2~3 小时静脉注射，直至出血停止。

2. 去氨加压素（DDAVP）可促进 vWF 由内皮细胞释放，使血浆 vWF 浓度增加 2~6 倍，并提高 FⅧ活性，对大多数血管性血友病有效。

3. 糖皮质激素对反复输入 vWF 制剂后产生抗 vWF 抗体的患者，应用糖皮质激素有一定的治疗作用。

4. 剖宫产患者的术前准备孕妇行剖宫产时通常不需替代治疗，因为妊娠晚期 vWF 的浓度可增加 3~4 倍，出血并发症并不常见。但应警惕产后出血，因为产后 vWF 的浓度可迅速下降，应该给予止血治疗。

5. 应注意 vWF 的浓度在不同时间变化大，感染、妊娠、避孕药、手术等应激时，vWF 的浓度增加。

（四）麻醉与围手术期管理

血管性血友病的麻醉原则同血友病。椎管内麻醉有引起椎管内血肿的危险，应禁用。原则上应选用全身麻醉。

在积极的术前准备后，确定去氨加压素有效，术前进行了替代治疗，也可选用椎管内麻醉，同时避免使用抑制血小板功能的止痛药。

妊娠末期的产科血管性血友病 1 型患者，其凝血功能常常处于正常状态。这些患者行神经阻滞麻醉往往可以不补充凝血因子。

八、特发性血小板减少性紫癜

特发性血小板减少性紫癜（Idiopathic thrombocytopenic purpura，ITP）是免疫介导的血小板过度破坏所致的出血性疾病。在大多数患者体内可检出抗血小板自身抗体，又称为特发性自身免疫性血小板减少性紫癜。

（一）病理生理

ITP 与多种病毒感染相关，病毒改变血小板膜糖蛋白的结构，形成自身抗体破坏血小板。自身抗体致敏的血小板被单核 - 吞噬细胞系统过度吞噬破坏，使血小板寿命显著缩短。ITP 以广泛皮肤黏膜及内脏出血、血小板减少、骨髓巨核细胞发育成熟障碍、血小板生存时间缩短及出现血小板膜糖蛋白特异性自身抗体等为特征。

（二）临床表现

1. 急性型　儿童多见。多数患者发病前 1~2 周有病毒感染史。表现为皮肤黏膜出血或内脏出血。可有全身皮肤瘀点、紫癜、瘀斑，严重者可有血泡及血肿形成；鼻出血、牙龈出血、口腔黏膜及舌出血；损伤及注射部位可渗血不止或形成瘀斑。当血小板低于 20×10^9/L 时，可出现内脏出血，如呕血、黑便、咯血、尿血、阴道出血等。颅内出血是本病致死的主要原因。如果出血量过大，可出现程度不等的贫血、血压降低甚至失血性休克。

2. 慢性型　成人多见。起病隐匿，多在常规查血时偶然发现。出血倾向多数较轻，但易反复发生。可表现为皮肤、黏膜瘀点、紫癜、瘀斑及外伤后止血不易等，鼻出血、牙龈出血亦常见。严重内脏出血较少见，但月经过多较常见。患者病情可因感染等而骤然加重，出现广泛、严重的皮肤黏膜及内脏出血。病程长者可有贫血和脾肿大。

（三）术前准备

ITP 患者行手术治疗时血小板计数要求大于 80×10^9/L，低于 50×10^9/L 创伤面出血可能性增加。小于 20×10^9/L 常出现严重出血。

1. 对拟行择期手术的患者术前的措施有：①静脉注射免疫球蛋白：0.4g/kg，静脉滴注，4~5 天，常可提升血小板数量。作用机制与封闭单核 - 吞噬细胞受体、中和抗体及调节免疫等有关。②大剂量甲泼尼龙：1g/d，静脉注射，3~5 天，可通过抑制单核 - 吞噬细胞系统而发挥作用。③输注血小板：术前、术中及术后输注单采血小板或血小板悬液，

7

并检测血小板数量。从 200ml 循环血中单采所得的血小板为 1 单位血小板。成人输 1 单位血小板大概可升高血小板 4×10^9/L ~6×10^9/L。可根据病情使用。④血浆置换：3~5 天内，连续 3 次以上，每次置换 3 000ml 血浆，也有一定的效果。

2. 对行急诊手术的患者，如阑尾炎、胃肠穿孔等，如术前血小板过低，围手术期应输注血小板。

3. 对行脾切除治疗 ITP 的患者，或妊娠末期行剖宫产的患者，对血小板的要求不一定严格。血小板在低于 50×10^9/L 时，也能耐受手术，而无过量出血。

4. 禁用抑制血小板的药物。

（四）麻醉及围手术期管理

术前综合评估患者的病情、血小板数量及质量、出血情况、手术的种类及大小，做出适当的麻醉选择。对于大手术、有出血倾向的患者选用全身麻醉。各种麻醉操作应轻柔、谨慎，避免出现出血和血肿。

ITP 患者选用椎管内阻滞麻醉应慎重，以避免出现硬膜外血肿，压迫脊髓造成截瘫。虽然有许多临床报道 ITP 患者在血小板低于正常值的情况下应用了椎管内麻醉，如血小板 75×10^9/L~100×10^9/L 时，甚至 50×10^9/L~75×10^9/L 时应用硬膜外阻滞；或血小板 50×10^9/L~75×10^9/L，甚至低于 50×10^9/L 用了腰麻，没有出现血肿并发症。但是没有一个具体的指南供临床参考，一般认为血小板低于 80×10^9/L，椎管内血肿的风险明显增大，应综合考虑椎管内阻滞的利益和风险，做出个体化的麻醉选择。

术中根据出血情况和血小板监测数据，酌情输入浓缩红细胞及血小板制剂。

对于术前用激素治疗的患者，围手术期应给予强化剂量，预防肾上腺皮质功能衰竭。

九、血栓性血小板减少性紫癜

血栓性血小板减少性紫癜（Thrombotic thrombocytopenic purpura，TTP）是一种较少见的弥散性微血管血栓 - 出血综合征。TTP 有遗传性和获得性两类。

（一）病理生理

遗传性 TTP 患者多为基因突变所致，而多数获得性 TTP 病因不明，少数继发于妊娠、药物、自身免疫性疾病、严重感染、肿瘤、造血干细胞移植等。TTP 因异常的血小板黏附与聚集，在微血管内形成血小板血栓，血小板消耗性减少，继发出血，微血管管腔狭窄，红细胞破坏，受累组织器官损伤或功能障碍。

（二）临床表现

临床以血小板减少性紫癜、微血管病性溶血、神经精神症状、肾损害和发热典型五联症表现为特征。女性多发。

1. 出血　血小板消耗性减少引起皮肤、黏膜、视网膜出血，严重者可发生内脏及颅内出血。

2. 微血管病性溶血　红细胞机械性损伤引起溶血，导致贫血、黄疸和脾大。

3. 神经精神症状　可表现为头痛、意识紊乱、淡漠、失语、惊厥、视力障碍、谵妄和偏瘫等，变化多端。

4. 肾脏表现　肾血管受累致肾损害，有蛋白尿、血尿及急性肾衰竭。

5. 发热见于半数患者。

（三）术前准备

1. 血浆置换和输注新鲜冷冻血浆血浆置换为首选治疗，置换液应选用新鲜血浆或冰冻血浆。由于 TTP 病情凶险，诊断明确或高度怀疑本病时，应即刻开始治疗。遗传性 TTP 患者可输注冰冻血浆。每天置换 1~1.5 个血浆容量，直至血小板计数正常和溶血消失。

（对“个”的描述：个为量词，也可以理解为“倍”。每天置换 1 到 1.5 倍的血浆容量。这也是通常行血浆置换治疗的常规做法。）

2. 糖皮质激素血浆置换的同时应用激素。

3. 其他疗法大剂量静脉免疫球蛋白、长春新碱、环孢素，环磷酰胺等对获得性 TTP 可能有效。

（四）麻醉及围手术期管理

TTP 患者可能行急诊手术如剖宫产术，或脾切除术。脾切除后去除了潴留和破坏血小板和红细胞的场所，在部分难治性患者中有效。此类患者多选全身麻醉，应避免因气管插管所致的黏膜损伤。

当 TTP 伴严重血小板减少时可输注血小板，其目的是为了防止严重出血并发症，如致死性出血或颅内出血。除此之外，输血小板是禁忌的，因为输入的血小板很快被消耗，不但不能止血，反而使血栓形成加快，病情恶化。有报道 TTP 患者血小板输注后引起突然死亡，减低生存率和延迟恢复。

术前应给予输血以纠正或改善贫血，并且通过抗血小板聚集治疗控制了血栓形成，才可以进行脾切除或其他手术。术中出血时应输注新鲜冰冻血浆。

（乔青　冯艺）

参考文献

[1] 葛均波，徐永建，王辰．内科学 [M]. 7 版．北京：人民卫生出版社，2018.

[2] 廖锦华，李雅兰，胡冬华．几种血液病患者麻醉新进展 [J]. 国际麻醉学与复苏杂志，2010, 31 (5): 470-473.

[3] ENGLBRECHT J S, POGATZKI-ZAHN E M, ZAHN P. Spinal and epidural anesthesia in patients with hemorrhagic diathesis: Decisions on the brink of minimum evidence?[J]. Anaesthesist, 2011, 60 (12): 1126-1134.

[4] 黄俊霞，王欣．真性红细胞增多症的发病机制及临床诊断的研究进展 [J]. 临床血液学杂志，2010, 23 (1): 60-63.

[5] 闫石，田兆嵩．红细胞增多症及放血治疗 [J]. 中国输血杂志，2004, 17 (3): 218-220.

[6] 丁秋兰，王学锋，王鸿利，等．血友病诊断和治疗的专家共识 [J]. 临床血液学杂志，2010, 23 (1): 49-53.

[7] TUHIN MISTRY, NEELAM DOGRA, KANCHAN CHAUHAN. Perioperative Considerations in a Patient with Hemophilia A: A Case Report and Review of Literature [J]. Anesth Essays Res, 2017, 11 (1): 243-245.

第九十三章

病态肥胖患者的麻醉

目　录

随着社会经济的高速发展和饮食结构的不断变化，肥胖已成为五大全球致死病因之一，严重威胁人类健康，并呈现全球流行的态势。据世界卫生组织（WHO）统计，目前全球肥胖人口已接近1975年时的3倍，共有19亿成人（≥ 18岁）超重，其中超过6.5亿人肥胖；在青少年中，超过3.4亿名5~19岁儿童和青少年超重或肥胖。这个曾被视为高收入国家的问题，如今在低收入和中等收入国家，特别是城镇地区广泛存在。

根据《中国居民营养与慢性病状况报告（2015年）》，按照《中国成人超重和肥胖症预防控制指南（试行）》标准，2012年全国18岁及以上成人超重率为30.1%，肥胖率为11.9%，估计人数分别为3.2亿和1.2亿，比2002年上升了7.3和4.8%；6~17岁儿童青少年超重率为9.6%，肥胖率为6.4%，比2002年上升了5.1%和4.3%。近年缺乏全国范围肥胖的调查数据，但地区性流行病学调查资料显示成人肥胖呈现持续上升趋势。

肥胖患者多种并发症的发生率均显著上升，包括：冠心病、高血压、高血脂、糖尿病、胆囊疾病、骨关节退行性疾病、阻塞性睡眠呼吸暂停综合征以及各种社会心理疾病等，使患者总体平均寿命缩短，生活质量下降，死亡率上升。每年至少有400万人死亡可归咎于超重或肥胖。

对于曾接受饮食或药物治疗、行为及生活形态调整，但减重效果仍不理想的患者，现可通过各种减重手术在短时间内达到较理想的减重效果，目前腹腔镜减重手术已在我国逐渐普及；另外，随着成人肥胖率持续上升，手术患者中肥胖的比例不断增加。病态肥胖患者的围手术期管理是对麻醉科医师的严峻挑战，病态肥胖患者围手术期并发症的发病率和死亡率显著高于正常体重患者。麻醉科医师需考虑的特殊问题主要包括：患者过高的体重、相关的病理生理改变、手术方式和特殊体位对心肺功能的影响以及术后并发症的预防和处理等。对这些问题的全面了解和掌握是保障患者手术麻醉安全的前提。

第一节　肥胖的定义及肥胖程度的评价与分类

WHO将超重和肥胖定义为“可损害健康的异常或过量脂肪积累”。肥胖症患者的一般特点为体内脂肪细胞的体积和数量增加，体脂占体重的百分比（体脂%）异常增高，并在某些局部脂肪过多沉积。如果脂肪主要在腹壁和腹腔内蓄积过多，被称为“中心型”或“向心性”肥胖。中心型肥胖可影响机体代谢，是多种慢性病最重要的危险因素之一。无内分泌疾病或找不出可能引起肥胖的特殊病因的肥胖症称为单纯性肥胖。单纯性肥胖者占肥胖症总人数的95%以上。临床和流行病学调查发现，体重指数（BMI）及腰围是目前世界上公认最简易方便、与疾病相关性最好的评价肥胖的指标。尽管有其他方法（如计算机体层摄影术和磁共振成像术等）可以较精确地测定体脂的百分含量，但这些仪器设备昂贵，难以普及。

一、体重指数

体重指数（body mass index，BMI）是成人超重和肥胖最常用的衡量指标，具体计算方法是体重除以身高的平方（kg/m^2）。在判断肥胖程度时，使用这个指标的目的在于消除不同身高对体重的影响，以便于人群或个体间比较。研究表明，大多数个体的体重指数与身体脂肪的百分含量有明显的相关性，能较好地反映机体的肥胖程度。但同时也应该认识到，BMI是一种较为粗略的指标，对于肌肉比例较常人高的人（如：运动选手，BMI高但并不肥胖，重量主要来自肌肉），或肌肉比例较常人低的人（如老年人，虽BMI低，但可能因有过多腹部脂肪而实际体脂肪比例过高），可能会产生系统偏差。相同BMI值的女性体脂百分含量一般大于男性。如有适当仪器条件时，同时测定体脂百分含量（体脂%）会有助于判断肥胖的程度。

二、腰围

腰围（waist circumference，WC）指腰部周径的长度，是衡量脂肪在腹部蓄积（即中心型肥胖）程度的最简单、实用的指标。WHO推荐采用最低肋骨下缘与髂嵴最高点连线的中点作为测量点，被测者取直立位在平静呼气状态下，用软尺水平环绕于测量部位，松紧应适度，测量过程中避免吸气，并应保持软尺各部分处于水平位置。脂肪在身体内的分布，尤其是腹部脂肪堆积的程度，与肥胖相关性疾病有更强的关联。在BMI并不太高者，腹部脂肪增加（腰围大于界值）可作为独立的危险性预测因素。同时使用腰围和体重指数可以更好地估计与多种相关慢性疾病的关系。WHO 建议男性腰围 >94cm，女性 >80cm 作为肥胖的标准，但该标准适宜于欧洲人群。亚太地区建议男性 >90cm，女性 >80cm 作为肥胖的标准。但国内研究显示，对于中国女性腰围 >85cm 可能是一个更为合适的标准。

三、肥胖的分类

WHO 将 BMI ≥ 25kg/m² 定义为超重(overweight)，BMI ≥ 30kg/m² 定义为肥胖(obesity)，而病态肥胖(morbid obesity)定义为 BMI ≥ 40kg/m² 或 BMI ≥ 35kg/m² 且合并高血压、糖尿病等肥胖相关性疾病。WHO 肥胖专家顾问组针对亚太地区人群的体质及其与肥胖有关疾病的特点，在 2002 年提出亚洲成人在不同 BMI 和腰围水平时，相关疾病发病危险度的界值，BMI 23.0~24.9kg/m² 为肥胖前期，≥ 25kg/m² 为肥胖，并建议各国应收集本国居民肥胖的流行病学以及疾病危险数据，以确定本国人群 BMI 的分类标准。WHO 及亚太地区肥胖的分类见表 93-1。

表 93-1 WHO 及亚太地区肥胖的分类

	世界卫生组织	亚太地区
过瘦	BMI<18.5	BMI<18.5
正常	18.5 ≤ BMI<25	18.5 ≤ BMI<23
过重	25 ≤ BMI<30	23 ≤ BMI<25
轻度肥胖	30 ≤ BMI<35	25 ≤ BMI<30
中度肥胖	35 ≤ BMI<40	30 ≤ BMI<35
重度肥胖	BMI ≥ 40	BMI ≥ 35

我国卫生部疾控司根据我国具体情况，于 2003 年由中国肥胖问题工作组编写了《中国成人超重和肥胖症预防控制指南(试行)》，提出了中国人肥胖诊断 BMI 界值，并结合腰围来判断相关疾病的危险度(表 93-2)。

四、肥胖与代谢综合征的关系

代谢综合征(metabolic syndrome，MS)，是描述心血管疾病数个危险因子聚集的现象，包括糖尿病和空腹血糖升高、中心型肥胖、高胆固醇和高血压。与正常人群比较，MS 人群心血管疾病(冠心病和卒中)发病率增高 3 倍，心血管死亡风险增高 2 倍，总死亡风险升高 1.5 倍，糖尿病风险增高 5 倍(在还未发生糖尿病者)。

表 93-2 中国成人超重和肥胖的体重指数和腰围界限值与相关疾病危险的关系

分类	体重指数(kg/m²)	腰围(cm)		
		男:<85 女:<80	男:85~95 女:80~90	男:≥ 95 女:≥ 90
体重过低	<18.5	–	–	–
体重正常	18.5~23.9	–	增加	高
超重	24.0~27.9	增加	高	极高
肥胖	≥ 28	高	极高	极高

注：相关疾病指高血压、糖尿病、血脂异常和危险因素聚集；体重过低可能预示有其他健康问题。

2005 年国际糖尿病联盟(IDF)颁布了代谢综合征的定义，这是国际学术界第一个代谢综合征的全球统一定义。新制定的代谢综合征诊断标准最大的特点是将中心型肥胖作为代谢综合征诊断的一个必要条件，并提出将腰围作为衡量指标，且认为腰围的标准应根据各人种的流行病学研究来确定。腰围切点欧洲人男性≥ 94cm，女性≥ 80cm；美国人仍采用 ATP Ⅲ标准，男性≥ 102cm，女性≥ 88cm，而中国人腰围切点的确定，主要基于中国上海市和中国香港的流行病学资料，男性≥ 90cm，女性≥ 80cm。IDF 新诊断标准强调以中心型肥胖为基本条件(根据腰围判断)，合并以下 4 项中指标中任意 2 项：①甘油三酯水平升高：>1.7mmol/L，或已接受相应治疗；②高密度脂蛋白水平降低：男性 <0.9mmol/L，女性 <1.1mmol/L，或已接受相应治疗；③血压升高：收缩压≥ 130mmHg 或舒张压≥ 85mmHg，或已接受相应治疗或此前已诊断高血压；④空腹血糖升高：空腹血糖≥ 5.6mmol/L，或已接受相应治疗或此前已诊断 2 型糖尿病。若空腹血糖≥ 5.6mmol/L，为明确有无糖尿病，需做口服葡萄糖耐量试验(OGTT)。

MS 为一种慢性炎症状态，是遗传因素与环境和社会因素相互作用的结果。遗传因素包括：节俭型基因，节俭的表型；环境和社会因素包括：体力活动过少，高能量食品，压力。二者互相作用，正能量平衡，脂肪组织增生，脂肪细胞肥大，表现为“中心型肥胖”。肥胖改变游离脂肪酸代谢和脂肪因子的释放，导致胰岛素抵抗和高胰岛素血症，这将损害胰腺 β 细胞的功能，最后导致糖尿病和空腹血糖升高；游离脂肪酸代谢和脂肪因子释放的改变，增加游离脂肪酸的比例，进而脂蛋白合成和糖异生增加，最终发生血脂异常，胆固醇升高；游离脂肪酸代谢和脂肪因子释放的改变，刺激肿瘤坏死因子（TNF-α）、白介素6（IL-6）等炎性因子释放，激活肾素血管紧张素醛固酮系统和交感神经，发生高血压；炎性因子释放激活细胞的氧化应激反应，导致血管内皮功能障碍，进而发生高凝状态。

大量的临床观察显示，腰围能够反映腹部脂肪的绝对含量，与内脏脂肪含量、乃至胰岛素抵抗、心血管风险的相关性均明显强于BMI和腰臀围比值。IDF提出MS应以腰围反映的中心型肥胖为先决条件，认为MS的病因是脂肪代谢紊乱，控制肥胖及其并发症的发生将有益于MS的预防。

第二节　病态肥胖患者的病理生理改变

WHO对于病态肥胖的定义为：BMI ≥ 40，或BMI ≥ 35，同时伴有代谢综合征等相关并发症。而2000年，WHO为亚太地区修订的标准为：BMI ≥ 37，或BMI ≥ 32，同时伴有代谢综合征等相关并发症。我国2007年发布的“中国肥胖病外科治疗指南”根据我国国情，将此标准调整为BMI ≥ 35，或BMI ≥ 32，且同时伴有代谢综合征等相关并发症。

一、病态肥胖对呼吸功能的影响

随着病态肥胖患者BMI的升高，肺功能残气量（FRC）降低以及肺血容量的升高，肺顺应性逐渐降低（可达70%）。

（一）功能残气量下降

肥胖能够影响膈肌及胸腹部运动，进而导致功能残气量降低、区域性肺不张和肺内分流增加。全身麻醉使这些变化更为明显，肥胖患者麻醉后功能残气量减少50%，而非肥胖患者只减少20%。功能残气量的降低导致肥胖患者耐受呼吸暂停的能力下降。FRC的显著下降和/或肥胖患者本身存在气道狭窄可致肺阻力升高。肺功能测定若发现肺容量降低，则提示患者已存在限制性肺疾病。特别要指出的是，补呼气量（ERV）可能是肥胖患者肺功能检测最敏感的指标。ERV的降低可由多种因素所引起：①腹腔内容物增加使膈肌上抬；②胸壁脂肪使呼吸系统顺应性下降；③长时间负荷增加以及呼吸功增加致呼吸肌肌力下降；④膈肌的过度伸展（尤其是仰卧位时）增加呼吸的机械性负担；⑤重度肥胖患者的呼吸肌发生脂肪浸润。

由于FRC的下降和分流量的增加，患者的氧合功能会随着BMI的增加而下降（由于气道的关闭和肺泡的萎陷，肺底部的肺区灌注好但通气差）。

（二）肺顺应性降低

胸壁和腹部脂肪堆积、肺动脉血容量增多导致肺顺应性降低，气道阻力增加。

（三）静息代谢率、氧耗及呼吸做功增加

因体重增加，氧耗及二氧化碳生成增多，肥胖患者需增加分钟通气量来维持血中正常的二氧化碳，使得呼吸做功增加。

（四）仰卧位对病态肥胖患者呼吸功能的影响

仰卧位时，肥胖患者的肺容量和肺顺应性更进一步降低，因而患者对仰卧位的耐受性极差，术前即可出现明显的通气/血流比失衡，导致动脉血氧分压（PaO_2）低下。当患者从直立位改为仰卧位时，回心血量明显增加，引起心输出量（CO）、肺血流量和血压的明显升高。肥胖者在仰卧位时，腹腔内容物可明显压迫膈肌，使膈肌运动受限，造成FRC下降、肺总顺应性下降和明显的通气/血流比失调。少数病态肥胖并伴有心功能障碍的患者根本无法耐受仰卧位，仰卧位可导致致死性的心肺功能衰竭，称为肥胖仰卧位死亡综合征（obesity supine death syndrome）。

（五）哮喘

肥胖患者（BMI>30kg/m^2）哮喘的发生率比正常患者（BMI<25kg/m^2）高2倍。可能机制为：肥胖患者功能残气量下降而降低小气道直径；肥胖患者处于慢性、低度的炎症状态，支气管平滑肌收缩，增加气道反应性。肥胖患者易发生严重哮喘，而且对吸入糖皮质激素和长效β激动剂治疗的反应差，可加用半胱氨酰白三烯受体阻滞剂和抗胆碱能药物。减肥有助于控制哮喘。

二、病态肥胖对心血管功能的影响

病态肥胖患者的心血管改变主要与以下四个原发因素有关：①绝对血容量增加；②高血压；③缺血性心脏病；④心功能。

病态肥胖患者的绝对血容量增加，且与体内脂肪量和静息状态下心输出量的增加呈正相关。

7

由于前负荷和呼吸功的增加，他们通常对仰卧位的耐受性很差，卧位时患者的氧耗量也显著增加。心输出量以及左室舒张末压（LVEDP）的增加可导致心室收缩功能的损害。此外，多数病态肥胖患者合并高血压病史，50%~60% 的患者表现为重度血压升高，其往往是由于多因素互相作用所致，如遗传因素，胰岛素抵抗，钠潴留，交感神经系统激活，肾素血管紧张素 - 醛固酮系统激活。

肥胖是缺血性心脏病的独立危险因素，而肥胖患者常合并高血压、糖尿病、高脂血症、炎性因子升高、易形成血栓状态，均为缺血性心脏病的高危因素。肥胖患者中有缺血性心脏病病史的约为 7%。肥胖患者发生低氧血症时可反射性致交感神经兴奋性升高，使外周血管阻力升高，重者甚至发生左心功能衰竭。

慢性低氧血症 / 高碳酸血症和 / 或肺血容量增加，可致慢性肺动脉高压甚至右心衰。病态肥胖患者需氧量的增加，降低了心血管储备能力，并限制了对运动的耐力。

肥胖患者心律失常的发生率增加，其诱发因素为：心肌肥厚、低氧血症、心脏传导系统的脂肪沉积、利尿剂所致的低钾血症、冠心病发病率增加、儿茶酚胺增加以及合并阻塞性睡眠呼吸暂停综合征（OSAS）等。

三、睡眠呼吸暂停综合征与病态肥胖的关系

睡眠呼吸暂停综合征（sleep apnea syndrome，SAS）是指 7 小时 / 每晚的睡眠中，呼吸暂停每次发作 >10 秒，呼吸暂停反复发作 >30 次，或睡眠呼吸暂停低通气指数（apnea-hypopnea index，AHI）>5 次 /h。一般分为 3 型：阻塞性睡眠呼吸暂停综合征（obstructive sleep apnea syndrome，OSAS）、中枢性 SAS 和混合型 SAS，以 OSAS 最常见。

《睡眠障碍国际分类》（第 3 版）对 OSAS 的诊断标准：多导睡眠图监测（Polysomnography，PSG）显示每小时睡眠期间，或睡眠中心外监测（Out of Center Sleep Testing，OCST）每小时阻塞性为主的呼吸事件（包括阻塞性呼吸暂停、混合型呼吸暂停、低通气和呼吸努力相关觉醒［respiratory effort related arousals，RERAs］）≥ 5 次 /h，合并以下一项或多项：①患者主诉困倦、非恢复性睡眠、乏力或失眠；②因憋气、喘息或气哽而从睡眠中醒来；③同寝者或其他目击者报告患者在睡眠期间存在习惯性打鼾、呼吸中断、或二者皆有；④已确诊高血压、心境障碍、认知功能障碍、冠脉疾病、卒中、充血性心力衰竭、心房纤颤或 2 型糖尿病。如患者无上述情况，而 PSG 监测显示每小时睡眠期间，或 OCST 每小时监测期间阻塞性为主的呼吸事件（包括呼吸暂停、低通气，或 RERAs）≥ 15 次 /h，也可诊断为 OSAS。

OSAS 一般伴明显的胸腹呼吸运动或食管内压波动，其特征是咽部气道完全塌陷、气流消失，但胸部呼吸运动仍存在。成人 SAS 的发病率为 4%~7%，其中 OSAS>90%，成年男性患者占 4%，女性患者占 2%，且发病率随着年龄的增加而增高。国外 >60 岁的老年人群 OSAS 发病率高达 20%~40%。OSAS 对机体造成损害的最重要病理生理基础是呼吸暂停所引起的低氧血症和高碳酸血症。OSAS 患者可因过度的吸气努力以及低氧和 / 或二氧化碳蓄积而致觉醒，使正常的睡眠受到干扰，导致患者日间嗜睡和呼吸循环功能的改变。如果不能及时纠正，则可表现为急性呼吸衰竭。OSAS 的主要诱发因素是超重和肥胖，高达 60% 的中重度 OSAS 是由于肥胖所致。研究表明，体重指数（BMI）和 AHI 呈正相关，体重增加 20%，则 AHI 增加 70%，而体重减轻 20%，则 AHI 减少 48%，可见肥胖是导致睡眠呼吸暂停最主要的危险因素。病态肥胖伴 OSAS 的患者进行减重治疗后，OSAS 的症状如呼吸暂停的次数、憋醒、打鼾、白天嗜睡、低氧血症等均可得到明显改善。

OSAS 的主要病理生理改变包括：

成人咽腔前壁和侧壁没有骨性组织支撑，仅靠咽腔壁上的肌肉张力保持其开放。睡眠时由于肌肉松弛，舌后坠，可不同程度地使咽腔变窄。如果咽腔显著变窄，则吸气时因气流迅速通过腭垂、舌根和会厌，而产生鼾声和低通气状态（经口、鼻气流少于清醒时的 50% 以上并持续 10 秒以上时）。当咽腔壁肌肉完全失去张力时，咽腔塌陷，舌完全后坠，形成上呼吸道完全梗阻，出现虽用力通气、但无气流通过、无声音的窒息状态（图 93-1）。

窒息时间如超过 10 秒，就将引起低氧、高碳酸血症。低氧和高碳酸血症会触发用力通气和气道负压进一步增加，并导致患者睡眠减浅，脑电呈现暴发性抑制，出现肢体活动、翻身、憋醒，咽部肌肉张力增加、咽腔部分开放、伴有鼾声。患者气道开放后缓解了低氧血症和高碳酸血症，复又进入深睡眠状态。

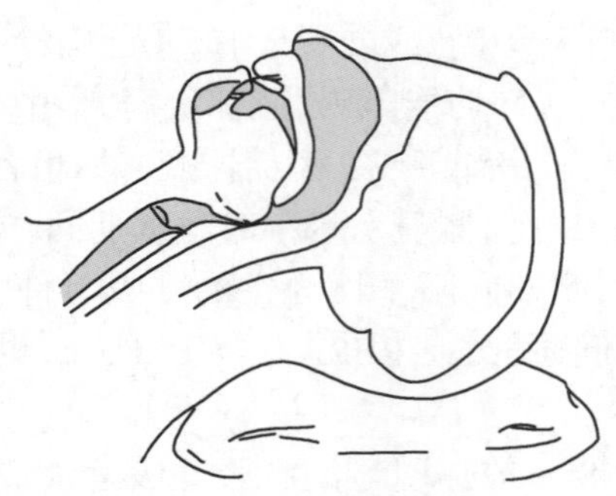

图 93-1　舌后坠及气道的塌陷

睡眠结构的紊乱和反复发生的憋醒可造成中枢神经系统的损害及自主神经系统功能紊乱，造成深睡不足，白天困倦嗜睡，晨起头痛，记忆力减退，个性和认知改变。OSAS 患者睡眠时反复出现不同程度的低氧血症和高碳酸血症，导致缺氧和交感神经系统活性增加，炎症介质水平升高，可引起肺动脉高压、肺心病、高血压（晨起高血压、晚上临睡前血压较低，单纯的抗高血压药物疗效差，血压波动大）、心绞痛、心律失常，甚至夜间猝死。窒息时呼吸道负压增加，可引起轻度负压性肺水肿。缺氧刺激促红细胞生成素增高，可产生红细胞增多症，使血液黏滞性增高，促发或加重血栓形成。

肥胖患者睡眠时周期性地出现部分或完全的上呼吸道梗阻，可有频繁出现的呼吸暂停和低通气。而部分的上呼吸道梗阻导致低通气，因此也称为阻塞性睡眠呼吸暂停低通气综合征（obstructive sleep apnea hypopnea syndrome，OSAHS）。OSAHS 患者即使是轻度镇静也可引起气道的完全塌陷和 / 或呼吸暂停。慢性夜间低氧血症会导致肺动脉高压、右心室肥厚和 / 或右心室衰竭。

OSAHS 可明显增加患者气道处理和麻醉管理的难度。遗憾的是，有超过 80% 的 OSAHS 患者在术前并未能得到确诊，因而更进一步增加了麻醉的风险。因此，建议高危患者术前进行多导睡眠图检查以发现 OSAHS。

四、病态肥胖对消化系统及代谢的影响

肥胖本身并不是胃排空延迟或胃食管反流病的危险因素。肥胖患者在平卧位时，腹内压明显升高，加上患者胃容量的扩大，使患者在围手术期发生反流误吸的可能性增高。

肥胖患者发生非酒精性脂肪肝的概率很高。肥胖患者的肝脏组织中常有脂肪浸润，如果再叠加炎症反应，易发生非酒精性脂肪性肝炎。丙氨酸氨基转移酶（alanine aminotransferase，ALT）升高是最常见的肝功能异常。但多数单纯性肥胖患者的肝脏清除功能一般不受影响。有研究发现，甘油三酯 >1.7mmol/L 或 ALT>45U/L 是病态肥胖患者围手术期发生非酒精性脂肪性肝炎的危险因素。一项前瞻性的研究表明，在 127 例行减重手术的病态肥胖患者中，75% 存在肝脂肪变性，其中约 20% 的病变较严重且广泛。没有药物治疗方案被证明可以阻止肝损伤的进展，改变生活方式，减肥可能是改善患者肝功能唯一有效的措施。

肥胖患者处于高凝状态，进而增加心肌梗死、卒中、静脉血栓形成的风险。肥胖女性术后静脉血栓发生率是体重正常者的 10 倍。术后的高凝状态持续时间可能超过 2 周，预防血栓形成的时间长短要考虑手术类型和 BMI。

肥胖患者的免疫功能受抑制，乳腺癌、结肠癌、子宫内膜癌、肾癌及食管癌发生的风险增加。肥胖患者围手术期感染发生率增加，称为肥胖炎性综合征。肥胖患者脑卒中风险增加，还可伴有自主神经系统功能障碍和周围神经病变症状。

第三节　围手术期管理

如前所述，肥胖患者无论进行何种手术，其围手术期并发症的发生率和死亡率均较正常体重者显著升高。由于患者往往存在糖尿病、高血压、肺动脉高压、胃食管反流、OSAS 以及心肺功能不全等并发症，为确保良好的手术预后，对所有患者都应该制定严格而完善的治疗计划，包括全面的术前评估、术前并发症的治疗应力求最佳以及精细的术中及术后处理等。

一、麻醉前准备与评估

所有肥胖患者均应进行全面的术前评估，病史采集和体格检查应着重于对呼吸系统、气道及心血管系统的评估，同时应重点识别和筛查 OSAHS 和高血栓风险的患者。

（一）气道评估

《肥胖患者麻醉管理专家共识(2017)》建议对肥胖患者：

1. 常规进行困难插管的评估，如颈围的大小、头后仰度、枕寰活动度、颞下颌关节活动度、舌体大小、张口度、Mallampati 评分等。根据《困难气道管理指南(2017)》，BMI>26kg/m^2、打鼾病史是面罩通气困难的独立危险因素；BMI>26kg/m^2、睡眠呼吸暂停综合征和打鼾病史与患者喉镜显露困难和插管困难相关。也有研究认为 BMI 增加不会导致困难气管插管发生率增加。

2. 行 STOP-Bang 评分(表 93-3)筛查 OSAHS，以明确患者是否伴有 OSAS 及其严重程度。≥3 个问题回答是，OSAHS 高危，推荐行持续气道正压通气(continuous positive airway pressure，CPAP)或双水平气道内正压通气(bilevel positive airway pressure，BiPAP)治疗。未诊断的 OSAHS 患者和不能耐受 CPAP 治疗的患者术后呼吸循环系统并发症的发生率较高，而能够很好同步 CPAP 治疗的患者，术后相应并发症的发生率较低。

表 93-3 STOP-BANG 评分

S=Snoring 是否打鼾？比讲话声音大，或在隔壁房间可以听到
T=Tiredness 是否经常疲倦？或白天嗜睡
O=Observed Apnea 是否有人观察到睡眠中呼吸暂停？
P=Pressure 是否高血压？
B=BMI>35kg/m^2
A= 年龄 >50 岁
N= 颈围 >40cm
G= 男性

≥3 项，OSAHS 高危；<3 项，OSAHS 低危。

有专家认为，应该将准备接受减重手术的所有病态肥胖患者都考虑为 OSAS 患者。由于行减重手术的患者相对都年轻体健，较少有住院和手术史，因而麻醉科医师常常最先发现和诊断 OSAS，同时也是最后一道防线。术前力求明确诊断和全面评估，必要时可暂缓手术。如果手术拟在全身麻醉下进行，则即使是严重的 OSAS 患者，只要具备了必要的技术和设备，也不必暂停手术。如果患者能耐受手术体位和局部麻醉对呼吸的影响、做好了控制气道的充分准备、手术时间又不长，而且麻醉实施又没有技术困难，那么也可考虑采用局部麻醉。局部麻醉可避免在术中和术后使用镇静药和镇痛药。

对拟行手术的病态肥胖患者，判断有无 OSAS 很重要。首先，OSAS 患者对催眠类药物的呼吸抑制作用和阿片类药物对呼吸道肌肉张力的影响都更加敏感。患有 OSAS 的肥胖患者术后经静脉或椎管内使用阿片类药物可能引起致命性的呼吸系统意外事件。因此，在术后存在睡眠呼吸暂停症状或体征时，以及需要经静脉或椎管内使用阿片类药物镇痛时，应予严密监测和护理。其次，OSAS 可能引起喉镜插管困难以及面罩通气困难。此外，肥胖患者呼气储备量减少会导致氧储备降低。这些因素导致 OSAS 患者出现呼吸系统意外事件的风险极大。由于许多病态肥胖患者都伴有睡眠呼吸暂停，因此对待那些没有睡眠呼吸暂停症状的患者应十分谨慎。因此，拟行手术的病态肥胖患者在术前应练习使用无创持续气道正压通气(CPAP)和双水平气道内正压通气(BiPAP)。

（二）呼吸系统评估

对于肥胖患者，应完善病史采集和体格检查，尽量识别提示呼吸性疾病的症状和体征，活动能力是评价患者心肺功能储备能否耐受手术简单、有效的指标，应详细询问和评估。还需进行规范的血液检查、胸部 X 线、肺功能检查等。术前动脉血气基础值的测定有助于判断患者的 CO_2 清除能力，有利于指导术中和术后的通气治疗，应列入常规检查项目。值得注意的是，有些病态肥胖患者立位或坐位时通气功能尚能维持较正常水平，但对仰卧位的耐受性极差。因此，如条件允许，应在仰卧位下采集患者的动脉血。如果病态肥胖患者术前有习惯性打鼾、白天嗜睡、睡眠期间有呼吸暂停、失眠、乏力等，则应该行多导睡眠图检查，以明确是否有 OSAS。

肥胖本身并不是引起慢性呼吸功能不全的主要原因。只有当慢性阻塞性肺疾病(COPD)与肥胖同时存在时，才会对气体交换和肺功能产生具有临床意义的影响。两者并存对气体交换的影响程度要大于两种病理状态单纯存在时影响的总和。对所有患者都可以通过了解吸烟史和相应体征，如咳嗽、喘鸣或劳累后呼吸困难，肺部听诊有哮鸣音或啰音判断是否并存肺脏疾病。若患者存在以下征象①呼吸空气下脉搏氧饱和度<95%；②FVC<3L 或 FEV$_1$<1.5L；③休息时伴有喘息；④血清碳酸氢盐 >27mmol/L，需考虑是否有呼吸系统疾病，并且立即行动脉血气分析。如动脉血二氧化碳分压高于 45mmHg，提示存在呼吸衰竭，则麻醉风险相应增加。

（三）心血管系统评估

心血管系统病史采集应询问患者有无胸痛、劳累性呼吸困难、端坐呼吸、疲劳和晕厥及睡眠时体位。肥胖患者因体型原因，伴有左心室或右心室衰竭的体征常难被发现，如颈静脉压增高、心脏杂音、啰音、肝大、外周性水肿等，很难被发现。应常规行心电图检查，必要时行动态心电图及超声心动图等检查评估心血管状况，还可通过评估患者活动耐力，并发症以及预期手术部位和时长，进行心肺运动试验预测术后并发症风险。

肥胖患者 ECG 通常表现为 QRS 波低电压、左室肥厚或劳损、左房异常及下壁和侧壁导联 T 波低平。如果不伴有肺动脉高压或肺源性心脏病，则 ECG 上很少出现右室肥厚或劳损、电轴右偏、右束支传导阻滞或肺源性 P 波。经胸超声心动图有助于评估左、右心室的收缩和舒张功能及鉴别肺动脉高压。实验室检查可检测心肌肌钙蛋白 I（Cardiac troponin I，cTnI）或心肌肌钙蛋白 T（Cardiac troponin T，cTnT）了解有无心肌损伤。检测 N 末端前脑钠肽（NT-pro BNP）和脑利钠肽（BNP）有助于了解心衰情况。

1. 高血压　肥胖患者患轻度至中度系统性高血压的概率比瘦者高 3~6 倍，50%~60% 肥胖患者患高血压。其机制与胰岛素对交感神经系统的作用及细胞外液体容量有关。高血压若未控制可发展为离心性和向心性混合的左心室肥厚，最终导致心力衰竭和肺动脉高压。体重减轻可明显改善甚至完全消除高血压。

2. 冠心病　肥胖可能是缺血性心脏病的独立危险因素，但证据不足。冠心病在中心型肥胖患者中更常见。年轻的肥胖患者可见其单支血管的冠状动脉病变发生率较高，尤其是右冠状动脉。

3. 心力衰竭　肥胖是心力衰竭的一项独立危险因素，机制可能是容量超负荷和血管硬化导致心脏结构性和功能性改变。心力衰竭是发生术后并发症的主要危险因素。

4. 心律失常　窦房结功能紊乱和传导系统脂肪浸润可导致心律失常的发生率增加，如房颤发生率增加 1.5 倍，同时心源性猝死的发生率也明显增加。随着 BMI 的增加，QT 间期延长的发生率也相应增加。

5. 肥胖低通气综合征　一些病态肥胖患者会出现日间慢性通气不足的现象，被称为肥胖低通气综合征（obesity hypoventilation syndrome，OHS）。OHS 通常伴有日间慢性低氧血症（PO_2<65mmHg），在术前访视患者测量脉搏氧饱和度时可以发现。在不存在明显的阻塞性肺疾病的情况下出现持续的高碳酸血症（PCO_2>45mmHg）可以诊断本病。慢性日间低氧血症会导致肺动脉高压、右心室肥厚和/或右心室衰竭。这类患者围手术期发病率和死亡率可显著增加。OHS 患者通常属于重度肥胖（BMI>40kg/m^2），随着 BMI 的增加患 OHS 的风险也逐渐增加。OHS 的发生与肥胖导致 OSA、肺容量下降、呼吸功增加、CO_2 产生增加密切相关。对于 OHS 患者来说，仰卧位会进一步减小肺容量并增加远端气道阻力。术前访视时了解患者仰卧位时呼吸困难的程度可提供有用的信息。

（四）治疗肥胖的药物

常规询问患者入院前 6 个月内及住院期间的用药史，尤其是否服用减重药物以及采用过的减重治疗措施等。肥胖患者使用的减重药物需引起麻醉科医师的重视。治疗肥胖的药物可分为非中枢性作用减重药、中枢性作用减重药以及兼有减重作用的降糖药。

1. 非中枢性作用减重药　奥利司他（Orlistat）能选择性地抑制胃脂肪酶和胰脂肪酶，从而减少脂肪的吸收，达到减重作用。该药是目前全球唯一的非处方药减重药，具有良好的安全性和减重效果。奥利司他的主要不良反应为脂溶性维生素吸收降低和消化道症状（如腹胀、腹泻），服用时宜同时补充维生素。

2. 中枢性作用减重药物

1）拟交感胺类药物：通过促进去甲肾上腺素的释放，作用于下丘脑的摄食中枢而抑制食欲，主要包括芬特明（phentermine）和安非拉酮（amfepramone）。这类药物的不良反应较多，如血压升高、心率加快、失眠，禁用于有心血管疾病、焦虑、甲状腺功能亢进、青光眼等患者。

2）5-羟色胺（5-hydroxytryptamine，5-HT）能药物：以氯卡色林为代表，通过刺激大脑摄食中枢的 5-HT_{2C} 受体，抑制食欲、增加饱腹感，从而减轻体重。

3）复方药物：主要包括芬特明/托吡酯缓释剂（qsymia）和纳曲酮/安非他酮缓释剂（contrave）。qsymia 由抑制食欲的神经胺类和抗

7

惊厥药组成。contrave由阿片受体拮抗剂及多巴胺和去甲肾上腺素再摄取抑制剂组成，通过影响下丘脑的摄食中枢或边缘系统的多巴胺通路减少食欲。需注意的是，qsymia和contrave均有可能引起自杀倾向。

4）其他药物：如麻黄碱（ephedrine）、利莫那班（rimonabant）、西布曲明（sibutramine）等均因安全问题分别于2004、2008、2010年退市。西布曲明通过抑制5-HT和去甲肾上腺素的再摄取、增加饱腹感、降低食欲，减轻体质量。但明显增加脑卒中、心脏病等心脑血管疾病的发病风险，因此在2010年在全球退市。

3. 兼有减重作用的降糖药　这类药物尤其适用于超重或肥胖的糖尿病前期和糖尿病患者，临床上常用药物有二甲双胍、胰高血糖素样肽1（glucagon-like peptide 1，GLP-1）受体激动剂以及钠葡萄糖共转运体2（sodium-dependent glucose transporters 2，SGLT-2）抑制剂。二甲双胍作为2型糖尿病的治疗药物，实际上无减重适应证。

1）GLP-1受体激动剂主要包括利拉鲁肽、艾塞那肽以及索马鲁肽，其作用于中枢神经系统，抑制食欲，延缓胃排空。这类药物有明显的胃肠道反应，且需要皮下注射使用。

2）SGLT-2抑制剂作用于SGLT-2受体，通过抑制滤过葡萄糖的重吸收，导致能量丢失，从而起到一定的减重作用。常见的有达格列净、恩格列净。此类药物对心血管事件有明显的保护作用，但可能会引起酮症和尿路感染。

许多肥胖患者都曾经尝试使用过减重药物，因此麻醉科医师应该采集有关用药史，如果使用过相关的药物，应考虑行心脏听诊及超声心动图检查。过去曾应用的某些减重食谱（特别是苯基类药物）可能导致二尖瓣反流。某些减重中草药还可能会引起肝肾功能障碍。

减肥手术死亡风险分层（obesity surgery mortality risk stratification，OS-MRS）同样适用于肥胖患者非减肥手术，OS-MRS>3分的肥胖患者术前建议请麻醉科会诊，4~5分的肥胖患者的麻醉最好由高年资且相关经验丰富的麻醉科医师实施，同时建议由经验丰富的外科医师进行手术操作以减少术后并发症的发生，术后需要更加密切的监测。对于肥胖患者，还应评估其外周静脉置管是否容易，超声引导肘前静脉置管相比于中心静脉置管更可取（表93-4）。

表93-4　减肥手术死亡风险分层OS-MRS（同样适用于肥胖患者非减肥手术）

危险因素	评分
BMI>50kg/m^2	1
男性	1
年龄>45岁	1
高血压	1
肺栓塞危险因素	1
既往静脉血栓形成	
腔静脉滤器植入	
低通气（睡眠呼吸障碍）	
肺动脉高压	
死亡风险	
A级：0~1分	0.2%~0.3%
B级：2~3分	1.1%~1.5%
C级：4~5分	2.4%~3.0%

二、术前用药和监测

肥胖患者的术前用药包括降压药、抗焦虑药、镇痛药、抗胆碱能药物、抗生素以及预防吸入性肺炎和深静脉血栓形成（DVT）的药物等。

降压药物建议连续服用至术晨。口服苯二氮䓬类药物可发挥有效的镇静和抗焦虑作用，且较少引起呼吸抑制。患者入室后也可静滴小剂量的咪达唑仑，以达到充分的镇静、抗焦虑作用。由于此类患者发生上呼吸道梗阻的可能性增加，因而术前用药中应尽量避免麻醉性镇痛药物的使用，即使使用，剂量也宜酌减，并做好严密的监护。

术前患者使用的药物，除了胰岛素和低糖饮食外，一般建议持续服用至术前。减重手术患者术后感染的发生率增加，因而推荐术前即开始预防性使用抗生素，并持续至术后。应根据手术种类（清洁、污染或感染手术）和手术部位决定预防性使用抗生素的种类和剂量。预防性使用抗生素的最佳时机为切皮前30分钟。值得关注的是，腹腔镜减重手术切口感染的发生率要明显低于开腹手术。

肥胖患者胃内容量和酸度增加。有研究显示，术前约88%肥胖患者的胃液量在25ml以上、pH值在2.5以下，诱导期间误吸的发生率约为1.7%。肥胖患者发生肺误吸的风险较正常人高，应禁饮液体2小时，禁食固体食物6小时。H_2受体阻滞剂可减少误吸的风险。术前应用抑酸剂和H_2受体拮抗剂可提高胃液 pH，减轻误吸的危害，可在术前给予患者西咪替丁、雷尼替丁、双枸橼（bicitra）或甲氧氯普胺。病态肥胖是患者术后早期猝死的独立危险因素，DVT 的发生是其主要原因。因而国外众多学者都建议患者术前即开始行适当的抗凝治疗。一般术前开始肝素 5 000IU 皮下注射，每 12 小时重复给药至患者能活动自如，可有效预防 DVT 的发生。近年来，由于低分子肝素的生物利用度较高，因而使用也日益普及。目前美国减重手术预防 DVT 的最常用方法是：肝素 5 000IU 每 8~12 小时重复皮下注射并下肢（推荐膝以下）充气加压袋包扎。

腹腔镜手术麻醉前开放静脉时，宜选择上肢静脉，以避免术中因腹内压升高对静脉回流造成影响。当外周静脉置管困难时，可考虑中心静脉置管，以利于术中和术后的液体管理。

对超级病态肥胖患者以及上臂周径过大致无创测压不确切或无法选择合适的袖套时，可考虑使用有创动脉压监测。若测量上臂无创血压有困难时，可选择适当的袖套测量腕部或踝部血压也可以得出较准确的测量值。

三、术中麻醉处理

（一）人员及设备准备

病态肥胖患者的麻醉最好由高年资且相关经验丰富的麻醉科医师实施，并安排足够的人员。除了必要的相关设备外，应备有紧急气道处理车，提供抢救用插管设施，如声门上装置、纤维支气管镜、可视喉镜、光棒和抢救药等。手术室设备准备包括特殊设计的手术床、腿架及手架、体位垫、大号血压袖带、紧急气道抢救车、长穿刺针、超声等。减重手术患者有时需要特制的手术床或将两张常规的手术床拼在一起才能进行手术麻醉。普通手术床的承重量及宽度可能不适合部分重度肥胖患者的手术需要，麻醉科医师对此应保持警惕。

病态肥胖患者及伴有糖尿病的肥胖患者压疮和神经损伤更为常见，因此应特别注意肥胖患者的体位及重点部位皮肤保护。此类患者较易出现压痛和神经损伤。文献中已有臂丛神经和坐骨神经等损伤的报道。术中患者上肢向同一方向过度外展可引起臂丛神经上干的牵拉伤；头部或颈椎向对侧过度旋转可引起对侧臂丛上段神经的损伤；下肢在手术床沿的长时间压迫可引起坐骨神经麻痹等。BMI 超过 38kg/m^2，尺神经损伤的概率增加。值得注意的是，即使围手术期十分注意患者的体位，这些高危患者仍可出现神经损伤。术前应对可能出现的压伤进行预测，术中检查容易受压部位并经常变换局部体位可以有效避免这些问题。

（二）麻醉方法选择

1. 区域阻滞　如条件允许，区域阻滞相对于全身麻醉更可取，可作为首选。区域阻滞包括蛛网膜下腔阻滞、硬膜外麻醉及周围神经阻滞。如需合并镇静，则镇静深度应控制在最小，且严密监测。肥胖患者因脂肪组织过多区域阻滞失败的概率高，可能需要一些特殊设备，如加长的腰麻针和硬膜外穿刺针。同时超声的应用可以使穿刺成功率明显提高。椎管内麻醉应用瘦体重计算局部麻醉药剂量。肥胖患者不易耐受平卧位或头低位，需警惕椎管内麻醉过程中发生低血压及低氧血症。

2. 全身麻醉　肥胖患者的全身麻醉具有风险性，术前应与患者和外科医师详细讨论麻醉计划，包括所有的风险、优点、全身麻醉替代方法，也要讨论术后需要 CPAP、BIPAP 或机械通气进行呼吸支持的可能。

（1）最常用的体重名词：全体重（total body weight，TBW）：即患者实际体重。理想体重（ideal body weight，IBW）：按照正常体脂比，随年龄变化，可由身高和性别近似计算。

男：身高 −100（cm）

女：身高 −105（cm）

瘦体重（lean body weight，LBW）：即去掉脂肪的体重，最常用的计算公式如下：

$$\text{LBW(kg)}=\frac{9\,270\times\text{TBW(kg)}}{6\,680+216\times\text{BMI(kg/m}^2)}\text{（男性）}\tag{93-1}$$

$$\text{LBW(kg)}=\frac{9\,270\times\text{TBW(kg)}}{8\,780+244\times\text{BMI(kg/m}^2)}\text{（女性）}\tag{93-2}$$

校正体重（adjusted body weight，ABW）：调整体重的计算考虑到肥胖者瘦体重和药物分布容积的增加。

$$\text{ABW(kg)}=\text{IBW(kg)}+0.4\left[\text{TBW(kg)}-\text{IBW(kg)}\right]\tag{93-3}$$

（2）常用药物剂量的计算：肥胖相关的生理学变化可导致很多药物的分布、结合及消除发生改变，证据显示肥胖者麻醉药物分布容积的变化并不相同，不能统一定量，麻醉药物计算依据详见表 93-5。

肥胖患者对吸入麻醉药的脱氟作用增加，吸入地氟烷或七氟烷较异氟烷或丙泊酚苏醒更快。患者体重超过 140~150kg 已不适用靶控输注。

表 93-5 相关药物剂量计算推荐依据

瘦体重	全体重
丙泊酚（维持剂量）	丙泊酚（负荷剂量）
芬太尼	咪达唑仑
舒芬太尼	琥珀胆碱
瑞芬太尼	泮库溴铵
罗库溴铵	阿曲库铵和顺式阿曲库铵（负荷剂量）
阿曲库铵和顺式阿曲库铵（维持剂量）	
维库溴铵	
对乙酰氨基酚	
吗啡	
利多卡因	
布比卡因	

（3）麻醉诱导和气管插管

1）头高斜坡位：将患者的上胸部、肩颈部和头部全部垫高，使患者的下颌高于胸骨水平。这一体位可以形象地描述为：使患者胸骨切迹与外耳道的连线呈水平线。肥胖患者此种体位的插管成功率在 95%~99% 以上（图 93-2）。病态肥胖患者对平卧位的耐受力极差。因此，从患者入室开始直到术后气管拔管后，应尽量避免将患者置于完全的平卧位，适当的头高斜坡位（反屈氏位）可使绝大多数肥胖患者感到更加舒适。病态肥胖患者所要求的斜坡位可达 30°~45°。

2）诱导和面罩通气：如采用静脉诱导插管，尽量使用起效快及代谢快的麻醉药物，同时需充分给氧去氮。肥胖患者 FRC 相对减小，SpO_2 比正常人更易下降，且一旦下降后，即使面罩纯氧通气，其上升的速率也较正常体重者缓慢。在 100% 氧气去氮氧合的前提下，对肥胖患者施行快诱导气管插管操作时应尽量在 2 分钟内完成。置入喉镜及气管插管的无通气过程中，患者 SpO_2 从 100% 降至 90% 的时间（耐受无通气时间），正常人（BMI=23.3kg/m^2）约为 526 秒 ±142 秒，肥胖者（BMI=49.0kg/m^2±7.3kg/m^2）则缩短至 196 秒 ±80 秒。患者耐受无通气的时间随超重程度加重而缩短：如超重 20% 以下者为 364 秒，超重 20%~45% 为 247 秒，超重 45kg 以上者仅 163 秒。可在插管期间采用经鼻给予高流量氧气（15~70L/min）的技术来延长患者耐受缺氧的时间。肥胖患者面罩通气采用 V-E 手法相比于 C-E 手法失败率更低，且能够产生更高的潮气量（图 93-3）。

3）困难气道：肥胖伴 OSAS 患者通常比正常人插管困难。首先，肥胖、与困难插管密切相关。有研究表明，病理性肥胖接受上腹部手术的患者全身麻醉插管困难的发生率高达 24%，而需清醒插管的比例为 8%；第二，颈部粗短与困难插管密切相关，颈围 40cm 的患者插管困难的发生率约为 5%，而颈围 60cm 的患者插管困难的概率高达 35%；第三，肥胖和颈部粗短又与 OSAS 密切相关，且常同时存在；另外，由于肥胖患者咽部过多的组织常堆积在咽侧壁，因而常规经口咽部判断插管困难程度的方法常不能发现这类插管困难。大样本研究显示，OSAS 患者插管失败的发生率为 5%，是正常人的 100 倍。

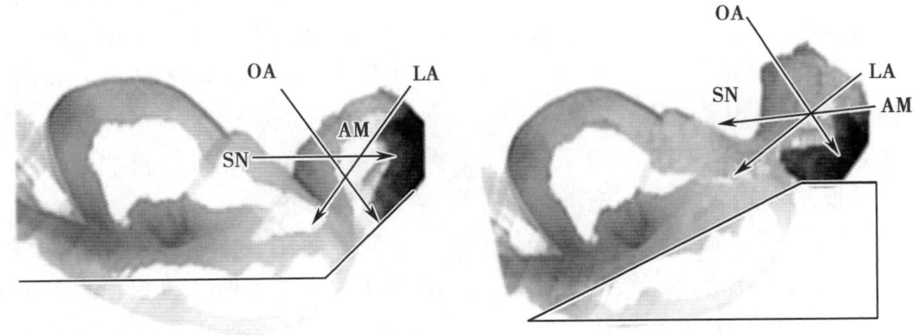

图 93-2 肥胖患者的头高斜坡位
AM：耳道；LA：咽轴线；OA：口轴线；SN：胸骨切迹。

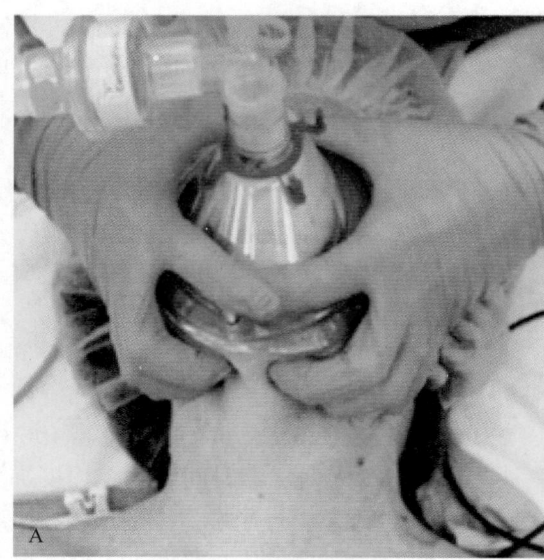

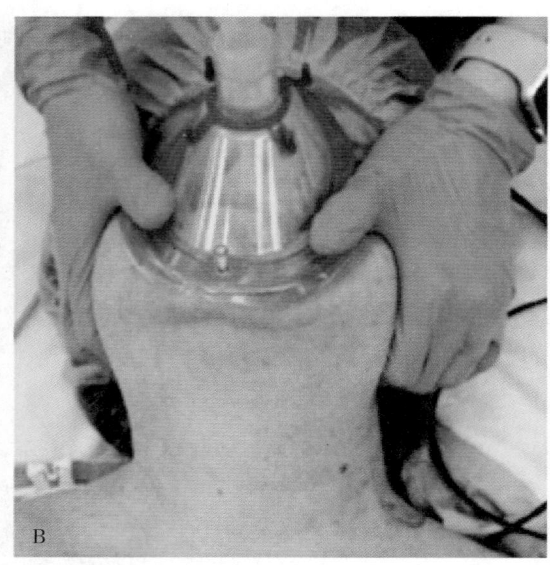

图 93-3 肥胖患者面罩通气手法

左侧 A 示 C-E 手法，右侧 B 示 V-E 手法。

用于非肥胖患者的一些评估插管困难程度的指标对肥胖患者都缺乏理想的评估效果，因而对所有病态肥胖患者均应做好困难气道的充分准备，如纤支镜引导插管、喉罩通气、气管 - 食管联合通气导管、双人手法通气以及有紧急气道处理经验的外科医师在场等，准备好鼻咽通气道、口咽通气道、可视喉镜、可视插管软镜、二代喉罩、插管喉罩等。使用可视喉镜可增加肥胖患者气管插管的成功率。

肥胖患者只要存在困难面罩通气，均应按紧急气道处理，可尝试双人加压辅助通气，或再试一次气管插管（尽可能使用可视喉镜），或放置喉罩。另外，临床上此类患者在诱导期发生既不能插管也不能面罩通气（can not intubate-can not ventilate）的危险亦显著上升。此为全身麻醉诱导期最危险的并发症，其在手术患者中总体发生率虽不高（约为 0.01~2.0/10 000），但死亡率高达 50%~75%。据美国调查，因插管操作不当或错误所致患者缺氧死亡者，占了麻醉相关性死亡总数的约 30%，应引起足够的重视。

对高度怀疑插管困难的患者，采用清醒插管还是快速诱导插管应取决于术前对气道的充分评估以及麻醉科医师的技术和经验。在实施清醒插管时，上呼吸道完善的表面麻醉和神经阻滞麻醉是麻醉前准备的必要措施，可采用纤维支气管镜明视引导气管插管或可视喉镜暴露声门插管。

4）气管导管定位：肥胖患者气管插管操作时，易将导管误插入食管，如果采用听诊法作鉴别，可能因胸腹部脂肪过厚而难于及时发现，甚至有导致心搏骤停的风险。呼气末 CO_2 分压监测是早期发现导管误入食管最为灵敏的指标。另外，行腹腔镜减重手术的肥胖患者与开腹手术相比，更易发生术中气管导管移位。有文献报道，术中有高达 17% 的患者气管导管可进入右侧支气管。这种移位多在气腹充气或改变头部位置时发生。术中应密切注意患者气道压力和通气量的变化，积极鉴别并纠正。特殊情况下，纤支镜可便于术中明确气管导管的位置。

（4）麻醉的维持

1）麻醉用药的药代动力学及药效动力学特点：

由于肥胖患者机体内脂肪含量较高，因而高脂溶性药物（如巴比妥类和苯二氮䓬类药物）的表观分布容积的明显增加是可以预计的，而低脂溶性药物的分布容积变化与体重改变则无明显相关。对于低度或中度脂溶性的药物，可根据理想体重（IBW）或瘦体重（LBM）计算。由于肥胖患者增加的体重中约 20%~40% 是由 LBM 增加所致，这两种计算方法的结果是不一样的。在按 IBW 计算的水溶性药物剂量基础上再加上 20% 一般足以补偿增加的瘦体重。

最好使用在脂肪组织内蓄积最少的药物。丙泊酚持续输注或吸入性麻醉药物均可用于麻醉维持，血气分配系数低的地氟烷和七氟烷优于异氟烷。但应特别注意诱导后及时给予维持用药，避免术中知晓。提倡术中多模式镇痛，联合使用局部麻醉和阿片类药物。

诱导药的药代动力学研究主要集中在丙泊酚因为该药有许多优点，包括其快速恢复的特性。与正常体重患者相比，病态肥胖患者以总体重（TBW）给予的丙泊酚剂量可得到临床接受的结果。由于稳态的分布容积与体质（脂）量有关，故病态肥胖患者并未改变起始分布容积和相对于体质（脂）量的清除率。

阿片类药物的药代动力学显得更为复杂。瑞芬太尼虽为高脂溶性药物，但分布容积与 BMI 并无明显相关，因而它们的分布容积在肥胖患者和非肥胖患者间并无显著差异，用药剂量应根据患者的理想体重（IBW）加以计算。基于正常体重给药的舒芬太尼可以准确反映舒芬太尼的实际血药浓度。而应用芬太尼则不相同，持续输注时可能导致芬太尼过量。

肌松药的药代动力学更多趋于一致。非除极肌松药的极化和亲水特性可能限制它们的分布容积。维库溴铵如以总体重给药，作用时间可能延长；肥胖者和正常人如以理想体量给药，则分布容积、总清除率和消除半衰期是相同的。肥胖患者应用罗库溴铵时以理想体量给药，可避免肌松药作用时间的延长。肥胖患者中顺阿曲库铵若以总体重指导给药可能导致作用时间的延长。因此，应用非除极肌松药时，为了避免作用时间的延长，应以理想体质量指导给药。

在常用的吸入麻醉药中，地氟烷由于其苏醒迅速而平稳的优点，较适合于肥胖患者的麻醉。七氟烷在苏醒时间、维持血流动力学的稳定性、术后恶心呕吐的发生率以及住院时间等方面可能也优于异氟烷。七氟烷具有扩张支气管，对气道刺激性小的特点，适合于并发哮喘的肥胖患者。

2）术中补液：肥胖患者所需液体应根据其瘦体重来计算，以达到等量补液的目的。肥胖症和心室舒张期功能障碍具有高度的相关性。合并心脏病的患者，不能很好耐受较大的液体负荷，更易发生肺水肿。肥胖患者虽然循环容量的绝对值高于正常体重者，但其按公斤体重计算的相对值明显下降。术前长时间的禁食，加上患者循环代偿能力相对不足，在麻醉诱导期发生较严重低血压的概率较正常体重者高。相关研究和实践经验均发现，患者入室后快速输注约（10~15）ml/kg IBW 的液体可明显减少诱导期低血压的发生，多数患者诱导期也不再需要给予血管活性药。并发心脏疾病的肥胖患者，监测 SV 和 CO，靶目标导向液体治疗，辅助血管活性药物，维持心率血压平稳，保障心肌氧供需平衡。

3）术中通气管理：肥胖患者的通气管理中需要关注的两个最主要的问题是气道压力和肺氧合功能。病态肥胖患者全身麻醉术中存在明显的氧合功能下降，表现为 PaO_2 低于非肥胖患者，而肺泡动脉氧分压差（$AaDO_2$）显著升高。许多患者采用 40% 的吸入氧浓度尚不能维持较理想的氧合。其原因与仰卧位和机械通气使患者的 FRC 进一步下降以及肺内分流量显著增加有关。曾有学者提出术中使用较大的潮气量（TV = 12~20ml/kg）升高患者的 PaO_2，降低 $AaDO_2$，同时升高的气道压（可达 40~50cmH$_2$O）对抗超重的体重（通常大部分重量都集中在患者的腹部）和气腹的压力。但近年来的研究已证实，既往所推荐使用的大潮气量通气方式虽可使患者的 FRC 大于 CV，但并未能证明可显著改善患者的氧合功能，而由此带来的肺顺应性下降、通气阻力增高、肺实质的过度牵拉损伤以及对循环功能抑制等的副作用却较为显著，潜在的肺气压伤的风险难以避免。因而现在一般认为，肥胖患者术中采用过大的潮气量是不必要的。但如何改善肥胖患者术中的氧合功能仍是一个在进一步探讨的问题。

适当增加患者的吸入氧浓度（>50%），采用中低水平的 PEEP（5~10cmH$_2$O）可能更有助于改善术中和术后患者肺的氧合功能，但其作用仍有争议。对于术中采用高浓度氧通气仍难以维持 SpO_2 的患者，采用间断肺膨胀复合 PEEP 的方式可能有效，且利于改善术后早期的肺不张。但在肺膨胀的过程中易出现较明显的循环抑制，应做好使用血管活性药支持循环的准备。

肥胖患者由于术中肺内分流量的显著增加，其 $P_{ET}CO_2$ 与 $PaCO_2$ 的差值较正常体重者有所增加。监测发现，这一差值可高达 25~30mmHg，多数患者均大于 10mmHg。因此，仅根据 $P_{ET}CO_2$ 监测调节术中的通气量难以确保患者获得足够的通气以有效排出体内的 CO_2。病态肥胖患者应常规监测动脉血气。

为有效预防气压伤，有学者认为通气模式选择压力控制通气加上潮气量的密切监测，以取代间歇正压通气可能更为合理。但肥胖患者通气时较高的气道压主要用来对抗腹部过重的负荷和气腹压力，因而过分强调维持较低的气道压力，难以使患者获得足够的通气。而且在完善的肌松前提下，肥胖患者发生气压伤并不多见。

4）麻醉监测：外科手术范围和并存疾病情况是决定监测项目选择的主要因素。肥胖患者需进行常规心电图、外周氧饱和度、无创血压、呼气末二氧化碳监测，如不适合进行无创血压监测或患有严重心肺疾病，应进行有创动脉血压监测。对于有心力衰竭、肺动脉高压或合并其他内科情况的患者，术中可行经食管超声心动图（transesophageal echocardiography，TEE）检查和肺动脉导管置管，以连续评估容量状态及必要的心脏功能，也可经外周动脉持续监测 CO。采用 BIS 监测麻醉深度，特别是全凭静脉麻醉时，以避免麻醉药物过量。建议术中采用肌松监测。

5）气管拔管和监护：肥胖特别是 OSAS 患者拔管后发生气道阻塞的危险性显著增高。气道阻塞除了可致患者死亡外，由于气道梗阻使患者在自主呼吸时产生明显的气道内负压，因而负压性肺水肿的发生率也显著增加。这种负压性肺水肿的患者通常需要重新插管。对行减重手术后的患者，通常需清醒拔管，拔管前带管进行一段时间的机械通气。决定术后患者是否需要进行一段时间的机械通气，必须考虑以下几个方面的问题：插管时面罩通气和气管插管的难易程度、手术时间和创伤大小、患者的 BMI、是否伴有 OSAS 及其严重程度等。

拔管时（无论是在手术室、PACU 或 ICU），患者都应该处于完全清醒的状态并排除肌松残余的可能。局部麻醉对拔管可能有益。采用反屈氏位或半卧位拔管可减轻腹腔内容物引起的膈肌压迫。如无特殊情况，我们建议所有的病态肥胖患者术后都应在 ICU 或 PACU 中拔管，并至少监护过夜。理想的情况下，患者出 ICU 的时间应该为其能自由活动时。

7

拔管时应常规做好放置口咽或鼻咽通气道的准备，并准备好行双人面罩辅助通气。如果不能确定患者在拔管后是否能良好地通气且对重新插管没有把握时，应通过气道交换导管或纤维支气管镜拔除气管导管，并做好紧急气道处理的一切准备。

肥胖患者的肺不张在术后 24 小时后仍持续存在。因而即使拔管早期自主呼吸良好的患者，也应考虑夜间采用无创 CPAP 辅助通气，以保持口咽部气道的开放。

（三）腹腔镜手术对病态肥胖患者的影响

由于腹腔镜减重手术具有创伤小、并发症发生率低、术后恢复快以及住院时间较短等优势，其在外科减重手术中的应用已越来越广泛。腹腔镜手术对肥胖患者麻醉的影响主要由气腹、CO_2 吸收及特殊体位所致。

1. 气腹对呼吸系统的影响　腹腔镜手术大多选择气管插管全身麻醉。人工气腹使腹内压升高可导致膈肌向头端移位，引起肺泡无效腔量增大，FRC 下降，肺容量减少，使肺顺应性明显下降（31%），气道内压上升，气道阻力增大，峰压上升（17%），平台压升高（32%），导致低氧和高碳酸血症的发生。当合并小气道和肺泡萎陷时，通气障碍可更为严重。但上述这些指标的变化并不比正常体重患者气腹后的变化更明显。相反，对病态肥胖患者，相同的气腹压力对气道阻力和肺总顺应性的影响反而可能低于正常体重者。

2. 气腹对循环系统的影响　腹腔镜手术中，随着腹腔内压的升高，心血管系统出现不同的改变。在腹内压高于 10mmHg 时，中心静脉压（CVP）及肺小动脉楔压（PAWP）升高，外周血管阻力（SVR）增高，CO 和平均动脉压（MAP）上升，表明下腔静脉及腹腔内脏血管受压，中心静脉血液回流增加；后负荷增加可使左室壁张力及心肌耗氧增加。腹腔内压超过 20mmHg 时，CVP 下降，SVR 进一步增高，心脏指数（CI）及 CO 下降，而 MAP 无明显下降或仍增高，其原因是腹腔内脏血管及下腔静脉回流受阻，致 CO 下降，动脉系统受压使后负荷增加。腹腔内持续正压可经膈肌传至胸腔，使胸腔内压增高，减少回心血量，增加肺内分流。这对并存心脏疾病的患者可诱发心肌缺血、心肌梗死和心力衰竭。

气腹对心血管系统的影响还表现在快速充气和腹腔穿刺时，由于腹膜膨胀刺激腹膜的牵张感受器，使迷走神经兴奋性增高，可引起心律失常。其发生率约为 14%。常见的心律失常包括窦性心动过缓、结性心律、室性期前收缩、房室分离，甚至心脏停搏。

3. 体位改变的影响　在腹腔镜操作过程中，需改变体位以适应手术的需要。例如，腹腔镜减重术时，患者常置于 10°~30° 的头高足低位。因重力作用，可使回心血量减少，CVP 下降，MAP、CI 及左室舒张末期容积（LVESV）不变或轻度下降。而对于需采用头低位的患者须更加谨慎。病态肥胖患者由于术前即多已存在循环代偿功能的明显下降，在头低位加气腹压力的情况下，可能出现回心血量的明显增加和严重的肺动脉高压，导致急性心功能不全，甚至出现患者死亡。因此，病态肥胖患者腹腔镜手术应将头低位列为相对禁忌。

4. CO_2 吸收的影响　CO_2 由于对腹腔表面相对无害及在血中溶解度高而广泛用于腹腔镜手术中建立人工气腹。但 CO_2 可透过腹膜吸收入血而影响循环，其吸收量及速率与其溶解度、腹腔内压力和手术时间长短有关。在腹膜毛细血管不严重受压的情况下，腹腔内压力越大，手术时间越长，CO_2 吸收血则越多。高碳酸血症可直接抑制心肌、扩张末梢血管；同时刺激中枢神经系统，增加交感活性，增加儿茶酚胺的释放，间接兴奋心血管系统。对血流动力学的影响取决于二者整合的结果。

（四）围手术期肺不张

患者全身麻醉机械通气下出现的气体交换功能障碍、血氧分压下降等常见并发症，主要与肺不张有关。全身麻醉时，无论是否保留自主呼吸、使用静脉或吸入麻醉药，约 85%~90% 的患者在麻醉诱导后数分钟内即可出现肺不张。不张的面积可达肺总面积的 15%，导致肺内分流量的急剧升高。不张的区域易出现在肺下垂的部位，由此可引起约 5%~10% 的肺内分流。多数患者术后 20 小时内肺不张可自行恢复。

与非肥胖患者相比，病态肥胖患者围手术期发生肺不张的可能性更大，持续时间也更长。有研究显示，由于患者的胸壁和肺总顺应性下降及 FRC 降低，病态肥胖患者在麻醉诱导前即已存在一定面积的肺不张。插管后肺不张面积迅速增大，且在术后 24 小时肺不张的面积仍无明显缩小。导致肺不张的原因包括：①病态肥胖患者平卧位时，FRC 下降、肺泡 - 动脉血氧分压差上升、腹内压升高；②虽同类手术，病态肥胖患者所需手术时间较长；③肥胖患者术后卧床时间较长，不利于肺的复张。

对围手术期发生的机械通气相关性肺不张，目前尚无完全有效的措施加以预防。PEEP 对改善此种肺不张无明显作用，且停用 PEEP 后复张的肺会迅速再次萎陷。麻醉诱导期使用混合气体（如氮气）以减低吸入氧浓度，可减少肺不张的早期发生率。麻醉维持期采用低浓度氧的气体通气可使肺不张的发生速度减慢。但肥胖患者 FRC 的降低和通气 / 血流比的失调，使术中使用低浓度氧通气的风险增加。建议使用中等氧浓度的气体通气（FiO_2 0.3~0.4）。在纯氧通气情况下，中等水平 PEEP（10cmH_2O）可减少肺不张的发生。间断行肺膨胀（气道峰压 40cmH_2O、持续 7~8 秒）也有助于使萎陷的肺复张。总之，应尽量避免高浓度氧通气；间断采用肺膨胀加上 PEEP 可减少术中肺不张的面积和肺内分流量。

第四节　术后管理及并发症的防治

如果患者存在以下情况，提示术后需考虑加强监测：①术前存在并发症；②存在高危因素（OS-MRS 4~5 分或器官功能受限）；③依据手术情况（手术部位、程度）考虑需加强术后监测；④未经治疗的 OSA 且需要静脉应用阿片类药物患者。肥胖患者的伤口感染率是普通人的 2 倍。对于伴有二氧化碳潴留和经长时间手术的肥胖患者术后常需机械通气。横纹肌溶解是少见但严重的并发症，肥胖、低血压、制动、长时间手术、脱水等是高危因素。若患者术后出现深部组织疼痛（特别是臀部），要提高警惕，尽快测定血清肌酸激酶浓度，若升高应积极行液体复苏、利尿、碱化尿液以防止急性肾损伤。

一、术后镇痛

疼痛治疗质量的好坏直接关系到患者术后心肺功能的恢复和维持。对大多数患者，采用局部麻醉药复合阿片类药物行硬膜外镇痛可取得理想的镇痛效果，并缩短患者的康复时间。大多数腹部手术患者可在胸 8~10 节段留置硬膜外导管。胸部手术者导管留置位置较高（$T_{6\sim8}$）。良好的硬膜外镇痛可以使患者较早地下地行走，也有助于肺不张的恢复。在某些特定的情况下，如有凝血功能异常或行人工血管旁路手术需使用大剂量肝素的患者，采用硬膜外镇痛是不适合的。对于这些患者可采取局部麻醉药切口局部浸润，给予 NSAIDs 以减少阿片类药物用量，从而防止患者出现呼吸抑制和 / 或睡眠呼吸暂停的加重。

未采取硬膜外镇痛或其他神经阻滞镇痛的患者，可静脉使用阿片类药物行患者自控镇痛（PCA）或由医疗服务人员协助给药。肥胖患者，尤其是伴有 OSAS 的患者，在采用阿片类药物（即使是 PCA）进行术后镇痛时，出现上呼吸道阻塞的危险性增加。因此对这类患者应常规进行术后监测(呼吸频率、镇静水平和打鼾等)。患者风险的大小取决于其BMI、AHI(如OSAS的严重程度)以及合并的心肺疾病及术后对镇痛药物的需求量等。如果以上几项中任意一项有严重问题,则患者术后应送入ICU监护。对病态肥胖患者采用PCA镇痛时,大多数情况下应避免使用背景剂量的持续输注。行PCA患者要密切关注呼吸抑制的可能,特别是合并OSA患者。推荐联合应用对呼吸抑制小的药物,如右美托咪定和对乙酰氨基酚。

二、术后呼吸管理

必须明确,手术的结束绝不意味着麻醉作用的终止。相对于非肥胖患者而言,肥胖患者由于其特殊的体型和病理生理改变的影响,在苏醒期发生致命性并发症的风险可能要远大于平稳的麻醉维持期。主要的威胁仍然取决于对患者气道和呼吸的管理。

所有具有中枢性抑制作用的药物均可抑制咽部扩张肌群的运动,使肥胖患者发生咽壁塌陷的可能性增加。这些药物包括:丙泊酚、硫喷妥钠、麻醉性镇痛药、苯二氮䓬类药物、小剂量的肌松剂和氧化亚氮等。阿片类药物在引起气道梗阻的同时,还可抑制机体对低氧和高碳酸血症的通气反射。

另外,术后患者的清醒并不意味着麻醉药物对睡眠节律干扰的结束。术后前三天患者的疼痛评分达到最高,正常睡眠中非快速动眼相(NREM)的第三、四节段以及快速动眼相(REM)仍常受抑制;剧烈的疼痛常使患者对镇痛药的需求增加,使药物引起致命性呼吸暂停和气道梗阻的可能性增加。在接下来的3天中,REM时间出现反跳性延长。在此阶段,自然深睡眠引起致命性呼吸暂停的危险性升高。因此,肥胖患者,尤其是伴有OSAS的患者,在术后约1周的时间内均存在出现长时间呼吸暂停的风险。

所有行手术的肥胖患者术后都应持续吸氧治疗并保持半卧位或直立位。但如果合并OSAS、COPD、OHS、需要术后镇痛治疗、存在低氧血症或端坐呼吸时,单纯吸氧治疗是不够的。对于合并OSAS、COPD、OHS的肥胖患者如果术后需要镇痛治疗,并且基础SpO_2低于96%,或有端坐呼吸的病史则应在手术后给予无创CPAP或BiPAP辅助通气。

正常体重的患者行开腹手术之后使用经鼻CPAP辅助通气和吸氧并不能减少术后当天夜间低氧血症的发生率。然而对于患有OSAS的术后患者,经鼻CPAP治疗可以明显减少低氧血症的发生以及血压的波动。肥胖患者手术后24~48小时内预防性应用BiPAP(12cmH_2O吸气压,4cmH_2O呼气压)可以显著改善FVC、FEV_1和氧合。术后几天内肺容量都可以得到改善,呼气功能指标可以提早恢复至术前水平。

三、评估并预防静脉瘀滞及血栓形成

静脉栓塞后引起肺循环障碍导致的死亡占术后30天内死亡原因的1%~2%。肥胖是深静脉血栓形成高危因素。2010年国际健康护理组织提出预防深静脉血栓形成风险策略:术后早期活动、间歇压力泵、弹力袜、放置静脉滤器、抗凝药物。肥胖患者使用弹力袜证据不足,若使用需注意合适的压力,避免血管阻塞。现有证据不推荐常规使用静脉滤器。抗凝药物的使用由患者危险因素(长期制动、年龄>60岁、肿瘤、脱水、静脉血栓家族史、肥胖等)和手术危险因素(手术时间、手术部位、手术类型等)决定,高风险患者建议术前12小时即开始低分子肝素预防直至完全恢复活动。皮下注射低分子肝素应用剂量与体重相关,可参考HAT(haemostasis, anticoagulation, thrombosis)委员会提出的低分子肝素的应用剂量标准(表93-6)。

表93-6　低分子肝素的应用剂量标准表

	<50kg	50~100kg	>100~150kg	>150kg
依诺肝素	20mg qd	40mg qd	40mg q12h	60mg q12h
达肝素钠	2 500u qd	5 000u qd	5 000u q12h	7 500u q12h
亭扎肝素	3 500u qd	4 500u qd	4 500u q12h	6 750u q12h

(思永玉　祝胜美)

参考文献

[1] 中华医学会外科学分会内分泌外科学组，中华医学会外科学分会腹腔镜与内镜外科学组，中华医学会外科学分会胃肠外科学组，中华医学会外科学分会外科手术学学组．中国肥胖病外科治疗指南 (2007)[J]. 中国实用外科杂志，2007, 10 (10): 759-762.

[2] ANDREA TSAI, ROMAN SCHUMANN. Morbid obesity and perioperative complications [J]. Curr Opin Anesthesiol, 2016, 29 (1): 103-108.

[3] 陈春明，灵芝．中国成人超重和肥胖症预防控制指南 [M]. 北京：人民卫生出版社，2006.

[4] 中华医学会麻醉学分会．中国麻醉学指南与专家共识 [M]. 北京：人民卫生出版社，2017.

[5] ROBERT H ECKEL, SCOTT M GRUNDY, PAUL Z ZIMMET. The metabolic syndrome [J]. Lancet, 2005, 365 (9468): 1415-1428.

[6] 邓小明，姚尚龙，于布为，等．现代麻醉学 [M]. 4 版 北京：人民卫生出版社，2014.

[7] 高和．睡眠障碍国际分类 [M]. 3 版 北京：人民卫生出版社，2017.

[8] ANDREAS B, FRANK WAPPLER. Preoperative evaluation and preparation of the morbidly obese patient [J]. Curr Opin Anesthesiol, 2017, 30 (1): 126-132.

[9] 沈焕玲，张莹．肥胖的饮食和药物治疗的研究现状 [J]. 医学综述 2018; 24 (10): 1998-2003.

[10] ADRIAN ALVAREZA, BASAVANA G. GOUDRAB. Preet Mohinder Singh. enhanced recovery after bariatric surgery [J]. Curr Opin Anesthesiol, 2017, 30 (1): 133-139.

[11] MICHAEL S. KRISTENSEN. Airway management and morbid obesity [J]. Eur J Anaesthesiol, 2010, 27 (11): 923-927.

[12] YAMINI SUBRAMANI, WALEED RIAD, FRANCES CHUNG, et al. Optimal propofol induction dose in morbidly obese patients: A randomized controlled trial comparing the bispectral index and lean body weight scalar [J]. Can J Anaesth, 2017, 64 (5): 471-479.

[13] A. THORELL1, A. D. MACCORMICK, S. AWAD, et al. Guidelines for Perioperative Care in Bariatric Surgery: Enhanced Recovery After Surgery (ERAS) Society Recommendations. World J Surg, 2016, 40 (9): 2065-2083.

第九十四章

精神疾病患者的麻醉

目　录

据世界卫生组织统计，全球精神障碍终身患病率约为25%。有研究报道，2020年全球重性精神障碍患者将达到总人口的1.4%。2019年报道我国调查结果显示，成人精神障碍终身患病率达16.57%，其中焦虑障碍、心境障碍患病率分别为4.98%、4.06%。

临床工作中经常会遇到各种类型精神疾病患者，其疾病的特殊性、长期服药对患者的影响、沟通的困难性等问题，均是对麻醉科医师提出的特殊挑战。如何正确面对精神疾病患者，并针对其特殊的病理生理特点制订合理的麻醉与镇痛方案，成为麻醉科医师在围手术期管理中一项重要的任务。

第一节 精神疾病的分类

国际上现行的精神病学分类将精神疾病分为以下10类，详见表94-1：

表94-1 精神疾病的分类及病因（ICD-10，WHO 2016）

类别	病因
器质性（包括症状性）精神障碍	①阿尔茨海默病性痴呆；②血管性痴呆；③其他疾病所致痴呆；④未指明的痴呆；⑤器质性遗忘综合征（不包括酒精及其他精神活性物质所致者）；⑥谵妄（不包括酒精及其他精神活性物质所致者）；⑦由脑损害及功能失调，以及躯体疾病所致的其他精神障碍；⑧由脑疾病、脑损害及脑功能失调所致的人格及行为障碍；⑨未标明的器质性和症状性精神障碍
使用精神活性药物所致的精神及行为障碍	①使用酒精所致的精神及行为障碍；②使用阿片所致的精神及行为障碍；③使用大麻所致的精神及行为障碍；④使用镇静剂或催眠剂所致的精神及行为障碍；⑤使用可卡因所致的精神及行为障碍；⑥使用其他兴奋剂（如咖啡因）所致的精神及行为障碍；⑦使用致幻剂所致的精神及行为障碍；⑧使用烟草所致的精神及行为障碍；⑨使用挥发性溶剂所致的精神及行为障碍；⑩使用多种药物或其他精神活性药物所致的精神及行为障碍
精神分裂症、分裂型及妄想性障碍	①精神分裂症；②分裂型障碍；③持续性妄想型障碍；④急性及一过性精神障碍；⑤感应性妄想性障碍；⑥分裂情感性精神病；⑦其他非器质性精神病性障碍；⑧未标明的非器质性精神病
心境（情感性）障碍	①躁狂发作；②双相情感性障碍；③抑郁发作；④复发性抑郁障碍；⑤持续性心境（情感性）障碍；⑥其他心境（情感性）障碍；⑦未标明的心境（情感性）障碍
神经症性、应激性及躯体形式障碍	①恐怖性焦虑障碍；②其他焦虑障碍；③强迫性障碍；④对严重应激的反应及适应障碍；⑤分离性（转换性）障碍；⑥躯体形式障碍；⑦其他神经症性障碍
伴有生理障碍及躯体因素的行为综合征	①进食障碍；②非器质性睡眠障碍；③非器质性障碍或疾病所引起的性功能障碍；④伴发于产褥期而未在其他处归类的精神或行为障碍；⑤伴发于其他处归类的障碍或疾病的心理或行为问题；⑥不产生依赖性物质的滥用；⑦未标明的伴有生理障碍及躯体因素的行为综合征
成人的人格或行为障碍	①特殊型人格障碍；②混合型及其他人格障碍；③非脑损害或疾病引起的持续性人格改变；习惯和冲动障碍；④性身份障碍；⑤性偏好障碍；⑥与性发育及性指向有关的心理和行为障碍；⑦成人人格及行为的其他障碍；⑧未标明的成人的人格及行为障碍
精神发育迟滞	①轻度精神发育迟滞；②中度精神发育迟滞；③重度精神发育迟滞；④极重度精神发育迟滞；⑤其他精神发育迟滞；⑥未标明的精神发育迟滞
心理发育障碍	①言语及语言的特殊发育障碍；②学校技能的特殊发育障碍；③运动技能的特殊发育障碍；④混合性特殊发育障碍；⑤广泛发育障碍；⑥心理发育的其他障碍；⑦未标明的心理发育障碍
通常发生于儿童及少年期的精神及行为障碍	①多动障碍；②品行障碍；③品行及情绪混合障碍；④特别发生于儿童期的情绪障碍；⑤特别发生于儿童及少年期的社交障碍；⑥抽动障碍；⑦通常发生于儿童及少年期的其他行为及情绪障碍；⑧未标明的精神障碍

纵观上表所列的众多疾病，临床麻醉中经常遇到的精神疾病患者主要包括酒精或药物性成瘾所致的精神障碍、精神分裂症以及抑郁症患者。麻醉管理策略需重点考虑这三类疾病的特殊性，以及长期服用相应精神类药物对患者机体产生的影响。

第二节　抗精神病药物的药理作用

治疗精神疾病的药物主要包括抗精神分裂症药物（简称抗精神病药）、抗抑郁药、抗躁狂药和抗焦虑药。

一、抗精神分裂症药物

精神分裂症的治疗药物包括典型抗精神病药物以及非典型抗精神病药物。典型抗精神病药物包括氯丙嗪、氟哌啶醇等吩噻嗪类药物。氯丙嗪镇静作用强，副作用明显，对心血管和肝脏毒性较大，用药剂量较大；氟哌啶醇抗幻觉妄想作用突出、镇静作用较弱、对心血管和肝脏毒性小、治疗剂量较小。非典型抗精神分裂症代表药物包括氯氮平、利培酮、奥氮平、喹地平、阿立哌唑等；该类药物治疗剂量较小，出现副作用的情况较少，对精神分裂症单纯型疗效较传统抗精神病药好，但大多价格较昂贵。

所有的抗精神病药物几乎都能阻断脑内多巴胺受体（尤其是多巴胺 D_2 受体）而具有抗精神病作用。典型抗精神病药主要有 4 种受体阻断作用，包括 D_2、α_1、M_1 和 H_1 受体。非典型抗精神病药在阻断多巴胺 D_2 受体基础上，还通过阻断脑内 5-HT 受体（主要是 $5\text{-}HT_{2A}$ 受体），增强抗精神病作用同时有效地减少其副作用。

1. 多巴胺受体阻断作用　主要是阻断 D_2 受体。脑内多巴胺能系统有四条投射通路，其中中脑边缘和中脑皮质通路与抗精神病作用有关；黑质纹状体通路与锥体外系副作用有关；下丘脑 - 垂体的结节漏斗通路与催乳素水平升高导致的副作用有关。

2. 5- 羟色胺受体阻断作用　主要是阻断 $5\text{-}HT_{2A}$ 受体。5-HT 阻断剂具有潜在的抗精神病作用，$5\text{-}HT_2/D_2$ 受体阻断比值高者，锥体外系症状发生率低并能改善阴性症状。

3. 肾上腺素能受体阻断作用　主要是阻断 α_1 受体。可产生镇静作用以及体位性低血压、心动过速、性功能减退、射精延迟等副作用。

4. 胆碱能受体阻断作用　主要是阻断 M_1 受体。可产生多种抗胆碱能副作用，如口干、便秘、排尿困难、视物模糊、记忆障碍等

5. 组胺受体阻断作用　主要是阻断 H_1 受体。可产生镇静作用和体重增加的副作用。

抗精神病药物的药理作用广泛，除了上述阻断作用以外，还具有加强其他中枢抑制剂的效应、镇吐、降低体温、诱发癫痫以及对心脏和血液系统的影响等作用。

二、抗抑郁药

抗抑郁药包括单胺氧化酶抑制剂（monoamine oxidase inhibitors，MAOIs）、三环类抗抑郁药、四环类抗抑郁药、选择性 5- 羟色胺再摄取抑制剂（selective serotonin reuptake inhibitors，SSRIs）、5- 羟色胺和去甲肾上腺再吸收双重抑制剂（serotonin and norepinephrine reuptake inhibitors，SNRIs）、肾上腺素能和特异性 5- 羟色胺能抗抑郁药（noradrenergic and specific sertonergic antidepressant，NaSSA）、5- 羟色胺再摄取增强剂等。按作用机制可分为三类：再摄取抑制剂、酶抑制剂和受体阻滞剂。

（一）再摄取抑制剂

1. 三环类抗抑郁药（tricyclic antidepressants，TCAs）　常用药有丙米嗪、阿米替林、多塞平和氯米帕明。通过阻滞单胺递质（主要为肾上腺素和 5-HT）再摄取，使突触间隙递质含量升高而产生抗抑郁作用。

2. 选择性 5- 羟色胺再摄取抑制剂　常用药有氟西汀、帕罗西汀、氟伏沙明、舍曲林和西酞普兰。作用机制为选择性抑制突触前膜 5- 羟色胺的再摄取，增加 5- 羟色胺在突触间隙的浓度，发挥抗抑郁作用。

3. 5- 羟色胺和去甲肾上腺（NE）再摄取双重抑制剂（SNRIs）　常用药有文拉法辛，呈剂量依赖性抑制单胺再摄取。药理学特征：①小剂量（$<75mg/d$）仅有 5-HT 再摄取阻滞；②中至大剂量（$>150mg/d$）有 5-HT 和 NE 再摄取阻滞；③非常高的剂量有三种单胺（即多巴胺、5-HT 和 NE）再摄取的阻滞作用。

7

4. 其他　① NEPI 再摄取抑制剂如瑞波西汀，选择性抑制 NE 的再摄取。多巴胺再摄取抑制剂，仅增加肾上腺素能和多巴胺能神经元活性，不影响 5-HT；② 5- 羟色胺再摄取增强剂：常用药达体朗，作用机制为增加海马部位锥体细胞的自发性活动，并加速其功能受抑制后的恢复；增加大脑皮质和海马部位神经元对 5- 羟色胺的再吸收作用。

（二）酶抑制剂

该类药物通过抑制单胺类递质在突触前的神经末梢的代谢来增加突触间隙里 5-HT、NE 和多巴胺的量从而起到抗抑郁的作用。

1. 经典的单胺氧化酶抑制剂（MAOIs）　常用药有苯乙肼和反苯环丙胺。通过非选择性抑制 MAO 及其他酶活性，减少中枢单胺递质的分解，以提高突触间隙单胺类递质浓度来发挥作用。

2. 可逆的单胺氧化酶 A 抑制剂（RIMAs）　常用药有吗氯贝胺。选择性、可逆性抑制单胺氧化酶 A，增加 NE、5-HT 和多巴胺。这种特性使其副作用较 MAOIs 小，安全性和耐受性好，但是在使用大剂量时选择性降低。

（三）受体阻滞剂

去甲肾上腺素能和特异性 5- 羟色胺能抗抑郁药（NaSSA）：常用药有米氮平，中枢突触前膜 α_2 受体拮抗剂，通过增加突触间隙的 5-HT、NE，从而增强肾上腺素能的神经传导。同时，该类药物还能作用于突触后膜的各种受体，阻断中枢的 5-HT_2 和 5-HT_3 受体：米氮平的二种旋光对映体都具有抗抑郁活性，左旋体阻断 α_2 和 5-HT_2 受体，右旋体阻断 5-HT_3 受体。

（四）其他

如拟 GABA 药物、混合性 5-HT 药物（曲唑酮）、中成药等。

抗抑郁药物的某些特性引起临床的关注。某些一线抗抑郁药物如单胺氧化酶抑制剂和选择性 5-HT 再摄取抑制剂等，仅需数小时即可改变突触内单胺能神经递质水平，但是其治疗效果则需持续服用 2~3 周后才能产生，且 50% 的患者效果甚微。这种现象受到药理学界和临床医学界的密切关注，并提出了质疑和新的假设，相应内容下文中将予以阐述。

三、抗躁狂药

用于治疗躁狂症的药物，主要指碳酸锂。有些药物虽然也可用于治疗躁狂症，但并非首选药物，而且习惯上归属其他类别，如氯丙嗪和氟哌啶醇属于抗精神病药，卡马西平和丙戊酸钠则属于抗癫痫药物。

锂盐的药理学作用：

1. 锂盐与 G 蛋白　G 蛋白是一类具有受体效应活性的生物活性物质，不同 G 蛋白与不同的效应子偶联，执行不同的功能。G 蛋白的功能可能与多个通路的整合相互调节有关，如情感、食欲、觉醒和推理过程等。锂盐可通过影响 G 蛋白的表达而发挥作用。

2. 锂盐与蛋白激酶 C　蛋白激酶 C 在神经信号的突触前后传递过程中起重要作用，长期给锂盐则导致蛋白激酶 C 介导的效应减弱。

3. 锂盐与磷酸肌醇循环　磷酸肌醇循环在信号传递途径中起着相当重要的作用，锂盐可耗竭细胞内游离肌醇，从而抑制磷酸肌醇循环。

4. 锂盐对即刻早期表达基因的作用　锂盐对即刻基因的表达有不同程度的影响，从而改变基因的转录调节，进而影响靶基因的表达，产生神经递质释放和受体 - 效应偶联作用，这可能与锂盐需连续用药方能起效的机制有关。

四、抗焦虑药

抗焦虑药又称弱安定剂，是一组主要用以消除紧张和焦虑症状的药物。特别是苯二氮䓬类药物（benzodiazepines）在治疗量时具有镇静、抗焦虑、抗癫痫和松弛肌肉作用，剂量较高时有催眠作用。其药理作用主要是通过增加 γ- 氨基丁酸（GABA）和甘氨酸两种抑制性神经递质的活性而产生的，抗焦虑作用与抑制脑干网状结构及边缘系统的 5-HT 能活性有关。

目前认为控制情绪活动的主要部位是大脑边缘系统（如下丘脑、海马、杏仁核等），这些部位在神经衰弱的发病中起着重要的作用。抗焦虑药主要选择性地抑制边缘系统的海马、杏仁核，产生抗焦虑作用，同时亦能抑制脑干网状结构，使大脑皮质的兴奋性下降，产生镇静催眠作用，并且通过抑制脊髓运动神经元产生中枢性骨骼肌松弛等作用。

用于抗焦虑的药物主要分四大类：

1. 苯二氮䓬类　此类药物有地西泮、氯氮平、奥沙西泮、硝西泮、氟西泮等。这类药物都具有抗焦虑作用、镇静作用和大剂量时的催眠作用，亦是

一种有效的肌肉松弛剂和抗癫痫药物。其药物主要作用于大脑的网状结构和边缘系统，产生镇静催眠作用。

2. 氨甲酸酯类　如甲丙氨酯、卡立普多等。本类药物具有镇静和抗焦虑作用，可用于失眠症，本药主要用于神经症的紧张焦虑状态。

3. 二苯甲烷类　如定泰乐。本类药物具有镇静、弱安定及肌肉松弛作用，并有抗组胺作用，因而可用于治疗失眠。一般主要用于轻度的焦虑、紧张情绪激动状态和绝经期的焦虑不安等精神、神经症状。

4. 其他类　如芬那露、谷维素。谷维素主要是调整自主神经功能，减少内分泌平衡障碍，改善精神、神经失调症，不仅能改善焦虑状态，对焦虑形成的失眠也有较好的作用。

除上述四大类外，还有β肾上腺素能受体阻滞剂、吩塞秦类、三环抗抑郁剂、巴比妥类和其他镇静药等，有时临床也配合运用。

第三节　精神疾病患者麻醉注意要点

在临床麻醉工作中，患有精神疾病同时需要手术的患者已不在少数，然而，对于精神疾病患者的麻醉，目前尚缺乏相应的专家共识、指南或标准。因此，麻醉科医师必须正确认识该类患者的特殊性，在麻醉诱导、维持和苏醒等整个管理过程中做好充分的准备。

一、精神疾病患者的特殊性

1. 需要急诊手术的严重精神疾病患者，除了可能发生在身体各处的器质性疾病外，多半可能是由于自我伤害(如自杀，误食金属锐器等)造成，这种患者往往病情紧急，常可伴有失血性休克和酸碱电解质失衡等严重病理生理状况。

2. 此类患者疾病及药物治疗相对特殊，现病史获得较困难，相当一部分患者会隐瞒病史，并常常可能合并其他未能预料的疾病。

3. 某些重性精神疾病患者具有潜在的攻击性，尤其是在不熟悉的医务工作者和手术室环境下，因为紧张情绪和意识障碍而具有攻击性。

4. 合并酒精、药物等滥用的患者，常常会影响麻醉药的作用效果。

二、精神疾病患者的麻醉注意要点

(一) 术前注意要点

1. 术前应详细了解患者既往病史以及抗精神病药物的使用情况，一般不建议术前停药，以防止患者既往精神症状的复发或加重。

2. 对于急诊手术的精神疾病患者，在尽可能详尽收集相关病史的基础上，严密观察患者生命体征，及时预防与处理可能发生的失血性休克等急症情况，麻醉同意书应由有行为能力的法定监护人签字。

3. 对于可能存在有潜在攻击性的精神患者，应在术前给予适当约束，可以考虑术前使用镇静药物，同时尽量保证足够多的工作人员在场。

4. 对于急性药物中毒或出现药物戒断症状的患者，应积极使用药物治疗其戒断症状，如阿片类药物依赖患者可尝试使用阿片类药物予以治疗，酒精依赖患者行苯二氮䓬类药物(如咪达唑仑)予以替代性治疗，躁狂患者急诊手术则可使用氟哌啶醇予以镇静。

(二) 术中注意要点

1. 麻醉中经常遇到的精神疾病患者包括痴呆、精神分裂症、抑郁、毒品在内的药物成瘾、药物依赖以及急慢性酒精中毒等，因此在麻醉管理中将会涉及精神异常的控制和麻醉药物的选择等方面的问题。通过对肝药酶的作用，许多精神类药物都可以加速麻醉药物在体内的降解而降低麻醉药的血药浓度。因此，在麻醉诱导和麻醉维持过程中，应根据BIS等麻醉镇静深度的监测以及生命体征适当加大麻醉药物的剂量。同时，注意麻醉药物和精神类药物可能存在的协同循环呼吸抑制作用，防止不良事件的发生。

2. 急性酒精中毒患者神志不清，且往往合并饱胃的风险，此类患者在麻醉诱导前，可先用纳洛酮催醒，待清醒后使用止呕药物，并建议先行胃管冲洗引流，再进行快诱导气管插管术。

3. 对于长期服用吩噻嗪类药如氯丙嗪、氟哌啶醇等的患者，因该类药物可明显地、不可逆地阻断外周肾上腺素能α受体，所以这些患者在全身麻醉药或椎管内麻醉作用下，血管扩张更加明显，可能出现严重低血压。此时，如果采用麻黄碱、多

7

巴胺或肾上腺素试图提升血压，则由于肾上腺素能α受体被阻滞，结果实现麻黄碱、多巴胺或肾上腺素的β受体效应，可能表现为更明显的低血压以及心动过速。因此长期服用吩噻嗪类药物的患者在麻醉期间出现低血压时，应谨慎地选用缩血管的纯肾上腺素能α受体激动剂如去氧肾上腺素或去甲肾上腺素。

4. 对于长期服用MAOIs类药物如苯乙肼、反苯环丙肼等的患者，因该类药物抑制单胺氧化酶，减少胺类神经递质的降解，增加细胞内胺类神经递质（多巴胺、肾上腺素、去甲肾上腺素和5-羟色胺）的浓度，并提高突触间隙去甲肾上腺素的利用率，所以该类患者麻醉期间血流动力学可能不稳定，应用血管活性药时应谨慎地从小剂量开始，以免出现高血压危象；如出现明显高血压，应使用直接扩血管的酚妥拉明。

5. 长期服用TCAs、SSRIs和SRRIs类药物的患者在麻醉期间均可能出现血流动力学剧烈波动，应用血管活性药物时均首选用直接扩张血管或缩血管药物，并应从小剂量开始。

6. 尽量避免使用可通过血-脑屏障的抗胆碱能药物，后者可能导致患者术后出现严重的意识错乱。

7. 躁狂患者由于长时间使用碳酸锂进行治疗，而锂剂的治疗窗非常窄（正常血锂浓度在0.4~1.0mmol/L），因此需关注其中毒作用。锂中毒的临床表现为意识模糊、肌力减弱、心电图异常、低血压及发声不清等，极易与麻醉状态混淆，应以电解质水平为依据进行判断。

8. 长期服用抗精神病药物的患者，可能存在肝肾功能损害，术前检查需予以关注，术中选用麻醉方法及药物时，应注意肝、肾功能的保护。

（三）术后注意要点

1. 术前一般不主张停用精神类药物，因此抗精神类药物与围手术期使用麻醉药物可产生协同作用，术后患者常表现为苏醒延迟。然而，为了防止术后躁动的发生，该类患者一般不主张积极使用催醒药物，应在维持其镇静、镇痛的基础上，缓慢逐级递减麻醉深度，平稳苏醒。

2. 由于患者基础疾病的特殊性，麻醉科医师一般很难与其进行沟通，因此在整个苏醒过程中，务必保证患者呼吸道通畅，拔管前，务必确认患者自主呼吸完全恢复、方可拔管。

3. 尽量减轻在拔管、吸痰等操作过程中对患者的刺激，严密观察患者苏醒期各项生命体征，并即时进行处理，处理原则同术中。

4. 术后随访并记录患者的恢复情况，观察并记录麻醉和手术对患者术后的精神疾病可能造成的影响。

第四节 电休克治疗麻醉

电休克治疗（electroconvulsive therapy，ECT）是用短暂适量的脉冲电流刺激中枢神经系统，造成中枢神经系统特别是大脑皮质的电活动同步化，同时引起患者意识短暂丧失和全身抽搐发作（癫痫大发作），以达到控制精神疾病症状作用的一种治疗方法。ECT自1938年引入罗马开始一直被应用着，至今已有80多年历史。无抽搐电休克治疗（modified electroconvulsive therapy，MECT）是目前精神科广泛应用的一项先进有效的电刺激物理治疗方法，对抑郁症、精神分裂症等多种精神疾病具有显著的治疗效果，也是目前对精神疾病治疗有确切效果的物理治疗方法之一。MECT对抑郁症和重性精神病的症状如木僵、严重拒食、躁狂、冲动危险行为的治疗有效率达90%；对于躁狂症的有效率为90%；对具有急性症状的精神分裂症的有效率为75%；对于氯丙嗪治疗无效的难治性强迫症，加用MECT能取得较为理想的临床疗效，显效率为71.4%。

一、电休克治疗作用机制

ECT治疗虽然疗效确切，然而，到目前为止仍旧对其作用机制缺乏明确的认识。可能主要与以下三方面有关：

1. 神经递质假说 ECT类似于三环类抗抑郁药，可增加乙酰胆碱等神经递质的释放，并可能与多巴胺、5-HT（5-hydroxytryptamine）、GABA（gamma-aminobutyric acid，GABA）、去甲肾上腺素（norepinephrine）、BDNF（brain derived neurotrophic factor）的释放增加以及乙酰胆碱等神经递质的释放、受体功能等有关。

2. 内分泌激素变化假说 该假说提出ECT可引起下丘脑或者脑垂体激素释放减少从而产生

抗抑郁效果，ECT能引起催乳素、促甲状腺激素、促肾上腺皮质激素以及脑内啡肽分泌的减少。

3. 抗惊厥假说　该假说认为ECT对大脑有很强的抗惊厥作用。此假说依据为ECT治疗后会出现脑电发作阈值提高及一些癫痫患者ECT治疗脑电发作大部分不理想。

二、ECT的生理作用

ECT的原理是通过一次电刺激使大脑神经元发生去极化从而形成一次广域的癫痫大发作。ECT可引起机体发生较重要的生理变化，包括：

(1) 脑血流和脑代谢率增高，导致颅内压（ICP）增高。

(2) 开始时迷走神经张力增高，表现为心动过缓和轻度低血压。

(3) 继而交感神经系统被激活，引起高血压和心动过速，ECG常发生变化，主要有PR间期和QT间期延长、T波倒置，以及房性或室性心律失常。

(4) 发作后不久，有可能会出现第二次迷走神经张力增高，可表现为心动过缓及各种心律失常，其中包括异位搏动。当患者从麻醉中清醒过来时，又会因进一步交感神经兴奋，出现心率加快和血压升高。

(5) 眼内压和颅内压增高。

三、电休克治疗的麻醉管理

(一) 电休克治疗麻醉前访视

7

1. 确定是否符合行ECT的指征，麻醉前访视的常规包括病史，体检，精神病病史，精神状态检查以及常规的实验室检查（包括心电图，全血常规，生化，肝功能检查，胸片）。重点评估患者气道状况，排除可能困难气道的风险；对于装有心脏起搏器的患者，考虑将起搏器模式调至非同步模式；ECT麻醉前常规禁饮禁食，有反流误吸风险者应考虑气管内插管。

2. 麻醉在ECT中的目标是使患者消除紧张焦虑，遗忘和迅速意识恢复，预防强直、阵挛收缩引起的骨折，控制血流动力学反应。

3. ECT的禁忌证

(1) 绝对禁忌证是颅内占位性病变或其他情况所致的颅内压增高。相对禁忌证包括：颅内占位（ICP正常）、颅内动脉瘤或畸形、近期心肌梗死史、心绞痛、充血性心力衰竭、未经治疗的青光眼、骨折、血栓性静脉炎、嗜铬细胞瘤、妊娠以及视网膜剥离等。

(2) 应用苯二氮䓬类或锂制剂维持治疗的患者行ECT前最好减量或者停药。苯二氮䓬类药具有抗惊厥作用，可消除或减弱所诱发的癫痫大发作。锂制剂治疗常引起ECT后意识障碍和谵妄。

(二) ECT麻醉要点

ECT一般流程如下：

(1) 由于精神障碍患者大多长期服用镇静类药物，故治疗前不必再给予。

(2) 常规监测ECG、SpO_2和血压。

(3) 建立静脉通路，静推抗胆碱能药物如阿托品，用于止涎。

(4) 麻醉诱导多采用静脉注射丙泊酚（1~2mg/kg）或依托咪酯（0.2~0.3mg/kg）和氯化琥珀胆碱（0.5~0.8mg/kg），用100%氧过度通气（过度通气可以使脑电发作时间延长20%）。可考虑静脉注射瑞芬太尼0.5~1μg/kg，以减少镇静药的用量并利于控制ECT后的血压。由于时间短，一般极少考虑麻醉维持。

(5) 放置牙垫，防止牙龈和嘴唇咬伤。

(6) 应用单侧或双侧电极放电刺激。

(7) 应用脑电图监测所诱发的癫痫大发作的性质和持续时间。

(8) ECT后面罩控制呼吸供氧，维持肺通气直至恢复自主呼吸。

(9) ECT引起的心血管反应，必要时可静脉给予拉贝洛尔10~20mg或艾司洛尔40~80mg。

(10) 患者苏醒后常伴有不同程度的兴奋和定向障碍，可应用小剂量咪达唑仑。ECT后最常见的术后并发症包括治疗本身引起的严重头痛、肌痛、暂时性顺行性遗忘（常为1~3周，记忆丧失常限于ECT前后的情景记忆）以及可能的心肺并发症（如严重心律失常、心肌梗死、肺水肿等）。

(11) 患有某些其他疾病的患者，ECT前需行特殊处置：①患有食管裂疝并有反流的患者应防止误吸，应行快速气管插管；②严重心功能不全的患者，需行有创监测；③颅内疾患的患者应监测直接动脉压，严格控制血流动力学变化，在ECT前应行过度通气；④妊娠患者需行气管内插管，监测胎儿情况并将子宫移向左侧。

(三) 抗精神病药的相互作用

接受ECT的患者可能服用抗精神病药治疗。

这些药物的药效强,副作用大,与麻醉药物和ECT可能产生相互作用。

1. 三环抗抑郁药 阿米替林、去甲替林、地昔帕明(desopramine)、丙米嗪(inipramine)和多塞平(doxepin)等具有抑制去甲肾上腺素和5-羟色胺再摄取的作用,使其药效更强。由此所致的不良反应,诸如体位性低血压、镇静、口干、尿潴留及心动过速,限制了其在治疗抑郁症方面的长期应用。应用三环抗抑郁药的患者,麻醉和ECT常诱发ECG改变,包括PR间期延长、QRS波群增宽以及T波改变,因此应加强ECG与血流动力学监测。

2. 单胺氧化酶抑制剂(MAOIs) 苯乙肼和异卡波肼(isocarboxazid)等MAOIs因其不良反应而限制了其在治疗抑郁症方面的长期应用。该类药物可增加细胞内胺类神经递质(多巴胺、肾上腺素、去甲肾上腺素和5-羟色胺)的浓度,并可提高去甲肾上腺素在突触后受体的利用率。此类药物不良反应有血流动力学不稳定。应用MAOIs的患者应限制饮食中胺的摄入,因为饮食中的胺与该类药物相互作用可导致高血压危象或体位性低血压。麻醉前不再主张停用MAOIs治疗。目前对MAOIs与麻醉药的相互作用知之甚少,但是当考虑选择血管活性药物处理血压波动时宜谨慎地选择直接缩血管或扩血管药物,且应从小剂量开始。

3. 选择性5-羟色胺再摄取抑制药 氟西汀、舍曲林、氟甲沙明和帕罗西汀等,由于安全,不良反应少而轻(常见的有胃肠道功能紊乱、失眠、躁动和缺乏性欲),在治疗慢性抑郁症方面已基本取代三环抗抑郁药和MAOIs。此类药物与麻醉药无明显的相互作用。

第五节 精神分裂症患者的麻醉

精神分裂症是一种常见的精神疾病。1908年,Eugen Bleuler首次引用了"精神分裂症"这个词,并将其症状表述为"不能辨别现实与想象"。该病的临床症状分为阳性症状和阴性症状,前者主要包括幻觉、妄想、兴奋、打闹等怪异行为;阴性症状主要包括思维贫乏、情感淡漠、意志缺乏及认知障碍等。

一、精神分裂症的发病机制

精神分裂症的发病机制以CNS内多巴胺神经系统失衡为主,目前治疗精神分裂症以中枢多巴胺拮抗剂为主,如氟哌啶醇和氯丙嗪等均是较强的多巴胺受体拮抗剂,其对控制阳性症状效果较好,然而对阴性症状的治疗效果较差,且可能损害患者的认知功能。胆碱能系统是公认的与认知最为相关的神经通路,神经病理学研究表明长期用药的精神病患者皮质中M型Ach受体的表达和密度均降低,且随着抗精神病药物的持续使用,患者的认知功能出现明显的损伤。随着对精神分裂症的研究逐渐深入,越来越多的研究表明精神分裂症是一个涉及多受体功能异常的疾病,其发病与受体功能异常密切相关;然而,这种受体功能异常的机制尚未明确。

精神分裂症病程复杂、迁延,因此患者需长期服用抗精神病药物。由于抗精神病药物副作用较大,且与麻醉药物之间存在协同作用,因此需要麻醉科医师在麻醉管理过程密切关注。

二、精神分裂症患者的麻醉

(一) 术前访视

1. 仔细复习病史,重点了解抗精神病治疗的药物种类、用药效果、用药时间以及目前精神症状控制情况(若为外科急诊,应向其家属询问受伤原因)。访视时,与患者交谈时尽量亲切温和,切勿将手术麻醉事宜专业化、具体化,以防患者由于恐惧而产生过激反应。

2. 术前一般不主张停用精神类药物。但应注意的是,患有精神分裂症孕妇由于肝脏代谢的加快和表观分布容积的增加,导致药物血药浓度的降低,术前症状的控制非常困难,因此此类患者需要根据病情及时调整药物用量。

3. 长期服用一些抗精神病药如氯氮平会引起肝肾功能损害,应注意患者的肝肾功能情况。

4. 精神分裂症患者易罹患肥胖,最新一项研究显示精神分裂症患者的肥胖发病率高达63%。其发病原因与患者饮食不规律,摄入高能量食物,以及长期服用非典型抗精神病药物如奥氮平(奥氮平拮抗5-HT受体,后者与摄食行为关系密切)等有关。对于肥胖患者,应注意评价气管插管的困难程度,对于潜在的困难气道,麻醉诱导应做好充足准备。

（二）术前准备

1. 仔细核对患者，详细了解患者既往病史以及抗精神药物的使用情况。

2. 对于急诊自我伤害的精神疾病患者，在尽可能详尽收集相关病史的基础上，严密观察患者生命体征，及时预防处理失血性休克等急症情况，麻醉同意书应由其有行为能力的法定监护人签字。

3. 精神病患者可因在不熟悉的医务工作者和手术室环境下，存在紧张情绪和意识障碍而具有攻击性。对于有潜在攻击性的精神病患者，应在术前给予适当约束，可以考虑术前使用镇静药物，同时尽量保证足够多的工作人员在场。

（三）麻醉选择

精神分裂症患者常不能很好合作，且由于长期服用氯丙嗪等药物而导致循环不稳定，因此一般选用全身麻醉；对患精神分裂症产妇行剖宫产术，目前临床上考虑硬膜外麻醉辅用小剂量氯胺酮和氯丙嗪静脉注射的方法。氯胺酮易透过胎盘屏障，静脉注射 2 分钟后胎儿体内浓度达到高峰，与母体内成正比，研究表明小剂量氯胺酮在用作硬膜外阻滞不全时的剖宫产产妇，可提供满意的镇痛而并不导致新生儿抑制。此外，氯胺酮与氯丙嗪的合用，一方面氯胺酮可以抵消氯丙嗪不利的心血管抑制作用，另一方面，氯丙嗪亦可拮抗氯胺酮不利的精神症状，从而使患者围手术期更加平稳。

（四）术中管理

1. 如前所述，一些抗精神病药物可阻断外周 α 肾上腺素受体，表现为外周血管扩张，血压下降，大剂量时可引起体位性低血压。因此，在精神疾病患者全身麻醉诱导或椎管内麻醉后出现低血压时，应注意选择合适的药物进行纠正，在纠正有效循环血容量不足的基础上，谨慎选用直接缩血管为主的去氧肾上腺素或去甲肾上腺素；如高血压发作，则应使用酚妥拉明。

2. 氯丙嗪类与巴比妥类静脉麻醉药合用，可降低惊厥阈值，产生肌颤现象。因此，对于长期服用此类药物者，应避免使用恩氟烷麻醉。

3. 抗精神病药恶性综合征（neuroleptic malignant syndrome，NMS）是一种少见却可能致命的并发症。它通常由服用抗精神病药诱发，临床表现以高热、肌强直、意识障碍、锥体外系症状、自主神经功能紊乱为特征。实验室检查特点是血肌酸激酶升高和白细胞增多。此症状与恶性高热较为类似，因此长期服药患者术中应加强体温的监测。

4. 术前长期服用抗精神类药物可对肝肾功能有不同程度的损害，因此术中麻醉药物应选用对肝肾功能影响较小且半衰期较短的药物，如丙泊酚、瑞芬太尼、阿曲库铵等。

（五）术后苏醒

精神病患者术后常出现苏醒延迟，但此类患者一般不主张使用催醒药物，应在维持其镇静、镇痛的基础上，缓慢逐级递减麻醉深度，平稳苏醒。

7

第六节　酒精成瘾患者的麻醉

一、乙醇的药理作用特点

研究表明，乙醇和巴比妥类药物、非巴比妥类镇静药物以及苯二氮䓬类药物在药理作用上具有一定的相似性，如表 94-2 所示。

值得注意的是，长期反复使用以上几种药物均可产生相应的药物依赖，而且停药后的戒断症状呈现相似性。更重要的是，四种药物之间具有交叉依赖的表现，这意味着一旦其中一种药物的戒断症状产生，可以用其他三种药物进行替代治疗。临床工作中，处理酒精戒断症状的常用药物为苯二氮䓬类如咪达唑仑等。

表 94-2　乙醇、巴比妥盐类药物、非巴比妥类镇静药物以及苯二氮䓬类药物的药理作用

剂量	药理作用
小剂量	使用即刻减轻焦虑，同时降低肌张力，产生行为抑制作用
中等剂量	判断能力和活动协调性均受损，行为克制能力降低，适度的镇静作用，出现共济失调，长期使用后反应时间、记忆力均可损伤
大剂量	昏迷，产生麻醉作用，同时对呼吸和心血管系统产生抑制

二、乙醇的血液浓度与临床症状

(一) 乙醇的血液浓度与相应临床症状

见表 94-3。

表 94-3 乙醇的血浓度及相应的临床症状

乙醇的血浓度(mg/100ml)	相应的临床症状
100~150	64% 非酒精成瘾者将出现酒醉现象
200	绝大部分非酒精成瘾者将出现酒醉现象
200~300	酒精成瘾者出现轻度酒醉现象
300~400	大部分受试对象出现明显酒醉以及木僵症
400~550	出现类似于手术麻醉状态,昏迷,并可能出现呼吸抑制
550~600	濒死浓度(对于部分酒精成瘾者,该浓度可能要大于 700mg/100ml)

(二) 乙醇介导的记忆空白状态

临床上,将乙醇介导的记忆空白状态称之为断片(blackout),在此期间,饮酒者往往能够正常和他人交流,并具有一定的行动能力,而事后当事人对此间发生的所有情况无任何记忆,长期慢性饮酒者同时还会伴有认知功能障碍。这种记忆空白的出现和认知功能的损伤与乙醇的中枢作用机制高度相关。

三、乙醇的中枢作用机制

乙醇的中枢作用机制并不是通过作用于专一的一种受体,除了增强 GABAa 受体的抑制作用以外,还可作用于谷氨酸受体、甘氨酸受体、阿片类受体、肾上腺能受体和 5-HT 受体等多种神经元受体。

乙醇介导的记忆空白状态和认知功能损伤与 GABAa 受体以及谷氨酸受体(如 AMPA 受体和 NMDA 受体)高度相关。实验证明,海马是人类以及啮齿类动物空间学习记忆的重要脑区,其中人类外显记忆中的情景记忆和语义记忆均与海马的功能呈高度相关性。影响海马记忆相关功能的重要受体包括谷氨酸受体和 GABA 受体等。GABAa 受体主要分布于突触前膜,乙醇和苯二氮䓬类药物通过激动 GABAa 受体,进一步介导氯离子内流,细胞超极化,致使兴奋传导抑制;同时,乙醇通过拮抗 NMDA 受体,降低了 NMDA 受体介导的 Ca^{2+} 内流,而后者是产生 LTP 的前提条件。通过对以上两种受体的作用,长期饮酒将对记忆功能产生不同程度的损伤作用。研究表明,慢性饮酒可以导致额叶的萎缩以及额叶皮质的代谢率降低,临床表现为执行功能的损伤(额叶功能不全)以及记忆力的损伤。

临床研究表明,阿片类受体拮抗剂可以减少酒精成瘾患者的饮酒量,这说明酒精可能产生了对阿片类受体直接或间接的作用。然而,目前仍无充分证据证明酒精介导了内源性阿片肽的释放。

乙醇本身对神经细胞有直接的毒性,这种毒性可能会导致患者痴呆。

四、酒精依赖以及酒精戒断症状

研究表明,每日饮高度酒达 400~500ml 并持续 48 天以上可以产生酒精依赖并在停饮后产生戒断症状。戒断症状轻重不一,从头痛、烦躁不安,到震颤、惊厥、谵妄的出现,甚至发生心血管意外。

酒精的戒断症状分为 3 期:

(1)第一期:在停饮后数小时发生,此刻乙醇的血中浓度为 100mg/100ml 或更高,患者常表现为:肢体颤抖、虚弱、明显出汗,同时可伴有头痛、焦虑、恶心、呕吐以及腹部绞痛,该阶段患者反应过度,且易激惹。

(2)第二期:酒精介导的意识夺获期,表现为意识不清、判断能力受损、行为克制能力降低,一般出现在酒精依赖的患者中,该期患者危险性较高,可使用苯二氮䓬类药物进行治疗。

(3)第三期:又称为谵妄期,一般出现在停饮后 3~4 天,在此期间患者的听触视嗅觉均可出现严重的幻觉,基本失去判断能力,同时出现严重的全身症状,表现为低体温和外周循环的衰竭。更重要的是,一旦患者出现谵妄症状,安全剂量的中枢神经系统抑制药物将很难再将患者镇静,因此这种谵妄状态对患者可能是致命性的打击。

五、酒精成瘾患者麻醉的注意要点

(一) 酒精成瘾患者的麻醉

长期反复使用乙醇和巴比妥类药物、非巴比妥类镇静药物以及苯二氮䓬类药物可以导致患者出现交叉耐受。因此,在麻醉诱导、麻醉维持期间,应加大麻醉药物剂量,防止麻醉过浅时气管插管等操作对患者的严重不良影响以及术中知晓的发生。同时,酒精成瘾患者术后苏醒期易发生躁动和谵妄,应密切注意患者状况,适当进行约束,同时适时使用苯二氮䓬类药物进行治疗。

（二）酒精依赖患者戒断症状的防治

对于术前出现意识不清，判断力下降等严重戒断症状时，应严密监护患者的血流动力学参数，并立即予以苯二氮䓬类药物进行纠治，同时预防性应用抗癫痫药物，避免患者进一步进入谵妄期。

（三）酒精中毒患者的处理

急性酒精中毒患者神志不清，且往往合并饱胃的风险，此类患者在麻醉诱导前，可先用纳洛酮催醒，待清醒后使用止吐药物，最好先行胃管冲洗引流，再进行快诱导气管插管术。

（徐军美）

参考文献

[1] TØRRING N, SANGHANI S N, PETRIDES G, et al. The mortality rate of electroconvulsive therapy: a systematic review and pooled analysis [J]. Acta Psychiatr Scand, 2017, 135 (5): 388-397.

[2] JÄRVENTAUSTA K, CHRAPEK W, KAMPMAN O, et al. Effects of S-ketamine as an anesthetic adjuvant to propofol on treatment response to electroconvulsive therapy in treatment-resistant depression: a randomized pilot study [J]. J ECT, 2013, 29 (3): 158-161.

7

第九十五章

创伤患者的麻醉

目　　录

随着工业和交通现代化的发展，创伤患者日趋增多，创伤已成为全球范围内的五大死亡原因之一。根据“中国统计年鉴2017”的数据显示，2016年仅交通事故达212 846起，死亡63 093人，伤226 430人，直接经济损失达120 760万元。由此可见，创伤给社会造成了巨大损失，对人民生命健康构成重大威胁。

大多数创伤患者需要立即急诊手术，病情的严重和复杂程度很不一致，临床医师又常常无法获得患者的完整病史（包括并发症），加上难以预期的结果，所以对创伤患者的急救处理和麻醉管理是一项难度很高的工作。为此，麻醉科医师首先要了解严重创伤的病理生理变化；其次是掌握创伤患者的病情评估和处理措施；最后是选择合适的麻醉方法和药物，以及预防和治疗术中和术后的并发症。

第一节　创伤的分类

由于致伤因子及其作用强度不一，人体受伤的范围和组织器官不同，创伤情况可千变万化。因此，临床中对创伤有多种分类和命名方法。创伤分类是为了准确地了解创伤的性质和严重程度，从而做出准确的诊断，便于创伤患者得到及时而有效的救治。

一、根据伤口是否开放分类

根据组织结构的完整性是否受到破坏，创伤可被分为开放性创伤和闭合性创伤两大类。

（一）开放性创伤

受伤部位皮肤、黏膜的完整性遭到破坏，有伤口和出血，有细菌侵入，感染机会增加。

1. 擦伤　皮肤被粗糙物摩擦，造成的浅层组织损伤。创面有擦痕、小出血点和浆液渗出。

2. 刺伤　尖锐物体刺入机体所造成的损伤。创口小而深，有时可伤及深部组织和器官。

3. 切割伤　由锐利器械所造成的损伤。创缘多整齐，周围组织损伤较少，易造成血管、神经、肌腱等深部组织损伤。

4. 裂伤　钝物打击引起软组织、皮肤裂开。创缘不整齐，周围组织破坏较重。

5. 撕脱伤　暴力的卷拉或撕扯，可造成皮肤全层及皮下组织的裂伤或撕脱，损伤严重，出血多且易感染。最严重的头皮损伤是头皮撕脱伤。

6. 火器伤　枪弹或弹片所致的损伤。伤情复杂，损伤广泛，易伤及深部器官和组织，破坏多，污染重，常有异物存留。

（二）闭合性创伤

受伤部位皮肤、黏膜保持完整，可合并深层组织及脏器的严重损伤。

1. 挫伤　钝性暴力所致皮下组织、肌肉和小血管损伤，重者甚至伤及内脏。表现为伤部肿胀、疼痛和皮下淤血。

2. 扭伤　关节在外力作用下过度伸屈，超出其正常活动范围所造成的损伤。出现关节疼痛、肿胀和活动障碍。

3. 挤压伤　巨大重力持续作用于肌肉丰富的肢体和躯干所造成的损伤，严重时肌肉组织广泛缺血、坏死、变性，随之坏死组织的分解产物，如肌红蛋白、乳酸等吸收，发生挤压综合征，出现高钾血症和急性肾衰竭及休克。

4. 爆震伤　是由爆炸产生的冲击波造成的损伤，体表多无明显伤痕，可引起内脏损伤，以含气的肺组织、肠管及鼓膜多见。

5. 闭合性内脏伤　作用力传入人体内造成的内脏损伤。如头部受撞击后，能量传入颅内，可造成神经元的损伤，较重者可发生出血或脑组织挫裂，形成脑挫伤。行驶的机动车撞击胸腹部时，体表可能完好无损，而心、肺、大血管可发生挫伤和破裂；肝、脾等实质脏器或充盈的膀胱等也可发生撕裂或破裂性损伤。

二、根据致伤部位分类

根据人体正常解剖部位来进行区分和划定。如颅脑伤、颌面伤、胸部伤、腹部伤、骨折（脊柱、骨盆、上下肢）、关节脱位、血管伤等。同一致伤原因引起两个或两个以上解剖部位或组织器官出现损伤，则称为多发伤。

三、根据致伤因素分类

致伤因素与创伤病理改变密切相关，常见的分类包括：

1. 机械因素　如锐器所致的刺伤、切割伤等；

钝器打击或重力挤压所致的挫伤、挤压伤等；切线动力所致的擦伤、撕裂伤等；子弹、弹片等所致的火器伤；高压高速气浪所致的冲击伤等

2. 物理因素 如高温、低体温、电流、放射线、激光等可造成相应的烧伤、冻伤、电击伤、放射伤等。

3. 化学因素 如强酸、强碱可致化学性烧伤，战时化学武器可造成化学伤。

4. 生物因素 如虫、蛇、犬等咬伤或螫伤，可由于相应的毒素或病原微生物导致损伤。

第二节 创伤患者的病情评估及处理

迅速评估患者伤情并尽早制定复苏方案对创伤患者至关重要。创伤患者的初期评估包括ABCDE五项检查，即气道(airway)、呼吸(breathing)、循环(circulation)、功能障碍(disability)和暴露(exposure)。如果前三项检查之一存在功能障碍，则必须立即开始复苏。对于严重创伤患者，评估应与复苏同步进行，不能因为评估而延误对患者的复苏。

应假定所有创伤患者都存在颈椎损伤、饱胃和低血容量，直至明确诊断，麻醉处理过程中也必须予以考虑。气道、呼吸和循环三个方面稳定后还必须要对患者进一步检查和评估，包括从头到脚的全面体检、神经功能评估(Glasgow昏迷评分、运动和感觉功能评估)、实验室检查(血型和交叉配血试验、血细胞计数、血小板计数、凝血功能、电解质、血气分析、血糖、肾功能和尿常规等)、ECG和影像学检查(胸片、颈椎X线、CT、MRI、超声检查等)，目的在于发现在初步评估中可能遗漏的隐匿性损伤，评估初步处理的效果，并为进一步处理提供方向。

一、气道

(一) 气道评估

建立和维持气道通畅是初步评估的首要步骤。如能讲话则气道常是通畅的，但无意识患者可能需要气道和通气支持。气道梗阻的显著征象包括鼾声、咕噜音、喘鸣和反常呼吸。对于无意识患者应考虑到有无异物的存在。有呼吸停止、持续性气道梗阻、严重颅脑损伤、颌面部创伤、颈部贯通伤伴血肿扩大或严重胸部创伤者，则需要进一步处理气道，如气管插管、环甲膜切开或气管切开术。

如果患者清醒，且无颈部疼痛或触痛，则不太可能有颈椎损伤。以下五种情况提示潜在的颈椎不稳定可能：①颈部疼痛；②严重放射痛；③任何神经系统的症状和体征；④沉睡状态；⑤当场失去意识。一旦怀疑有颈椎不稳定，则应避免颈部过度后仰和过度轴向牵引，当进行喉镜操作时应由助手协助稳定头部和颈部(手法轴线固定，manual in-line stabilization，MILS)。

喉部开放伤可能合并颈部大血管出血、血肿或水肿引起的气道梗阻、皮下气肿和颈椎损伤。闭合性喉部损伤表现可不明显，但可能存在颈部捻发音、血肿、吞咽困难、咯血或发声困难。如果能看清喉头结构，则可在清醒状态下尝试局部麻醉下用直接喉镜或纤维支气管镜插管。如果面部或颈部损伤不允许气管插管，则应考虑局部麻醉下气管切开。上呼吸道创伤引起的急性梗阻需紧急行环甲膜切开或气管切开。

(二) 气道管理

如果对患者维持气道完整性的能力有任何怀疑时，则应建立确实可靠的人工气道。首先必须充分评估是否存在困难气道。对于已知或预期困难气道的创伤患者，如果能够配合且病情稳定，建议选择纤维支气管镜引导下的清醒插管术。对于无困难气道的创伤患者，快速序贯诱导下的经口气管内插管是最为常用的气道管理方法。但如果患者因颌面创伤造成口咽部有较多血液时，则不宜使用纤维支气管镜。

对疑有颈椎损伤的自主呼吸患者，可选择经鼻插管。颜面中部和颅底骨折的患者禁用经鼻插管。

麻醉诱导后发生未预期的困难气道，可使用喉罩保持通气，然后再采用可视喉镜、纤维支气管镜等尝试气管内插管，必要时行紧急气管造口术。

在对创伤患者进行气道管理的过程中，始终应注意对颈椎的保护和反流误吸的预防。对已经施行气管内插管的患者，通过听诊双肺呼吸音、监测呼气末二氧化碳分压及纤维支气管镜检查来确认气管导管位置正确，确保气管内导管通畅，通气和氧合充分。

二、呼吸

通过观察有无发绀、辅助呼吸肌运动、连枷胸、穿透性胸壁损伤，听诊双侧呼吸音，触诊有无皮下气肿、气管移位和肋骨骨折，进行肺、膈肌和胸壁的评估。张力性气胸、大量胸腔积血和肺挫伤是导致肺通气功能严重受损的三大常见原因，应尽快加以明确。呼吸困难患者应高度警惕张力性气胸和血胸的发生，甚至要在X线片确诊之前紧急放置胸腔闭式引流。正压通气可能会使张力性气胸恶化并迅速导致循环衰竭，所以创伤患者的呼吸和气体交换情况应在气管插管后或开始正压通气时进行再评估。正压机械通气可降低回心血量，导致低血容量患者发生低血压，所以休克患者在刚开始机械通气时，应该采用低潮气量和慢呼吸频率呼吸模式，然后根据患者的血流动力学状态和耐受情况再逐渐调整呼吸机参数。

三、循环

（一）评估循环状态

创伤性休克患者早期最突出的矛盾是血容量不足，也是造成全身性生理紊乱的主要原因，纠正低血容量、维持循环稳定必须与气道处理同时进行。根据心率、脉搏、血压、意识及外周灌注的变化可初步判断循环系统状态。美国外科医师学会（American College of Surgeons）将急性出血分为4级（表95-1）。

表95-1　急性出血的分级

症状与体征	分级			
	Ⅰ	Ⅱ	Ⅲ	Ⅳ
失血量（%）	15	15~30	30~40	>40
失血量（ml）	750	750~1 500	1 500~2 000	>2 000
脉率（bpm）	>100	>100	>120	>140
血压	正常	正常	降低	降低
脉压	正常或增高	降低	降低	降低
毛细血管充盈实验	正常	阳性	阳性	阳性
呼吸频率（bpm）	14~20	20~30	30~40	>35
尿量（ml/h）	≥ 30	20~30	5~15	无尿
意识状态	轻度焦虑	焦虑	精神错乱	精神错乱或昏迷

除症状和体征外，还可根据创伤的部位和性质判断出血量。如骨盆骨折可失血1 500~2 000ml；一侧股骨骨折可失血800~1 200ml；一侧肱骨骨折失血达200~500ml；而一侧胸肋膈角消失可失血500ml；血胸失血可达1 000~1 500ml；腹腔内出血可达1 500~2 000ml，如伴有后腹膜血肿及复合创伤，甚至多达3 000ml以上等。

（二）静脉通路

检查已建立的静脉通路以保证通畅，至少应开放两条大孔径静脉通路。腹部损伤和可疑大静脉破裂的患者，静脉通路应建立在膈肌平面以上。如果怀疑上腔静脉、无名静脉或锁骨下静脉梗阻或破裂，应将静脉通路建立在膈肌平面以下。如果外周静脉置管失败，则考虑中心静脉穿刺置管，颈内静脉、锁骨下静脉、股静脉可供选择，但对于可疑颈椎损伤的患者，应避免使用颈内静脉或颈外静脉通路。对已行中心静脉置管的患者（通常是从急诊室带入手术室），必须确认导管位置正确。

（三）容量复苏

1. 损伤控制性复苏策略　一旦确定了休克诊断就应该尽快开始容量复苏治疗，创伤复苏治疗能否取得最终成功则取决于出血原因是否得到纠正。但是明确失血原因并控制出血的过程需要花费一定的时间（诊断性检查、开放补液通路、建立有创监测、转运入手术室和麻醉诱导等）。在这段时间里，液体治疗就好比向一个底部有漏洞的大容器内不断倾倒液体一样，所以这段时间是复苏治疗最为复杂、最为关键也是最容易被临床医师误解的阶段。在这个阶段，复苏目标仅仅在于支持患者的生理功能，而不是一定要使患者的生理功能恢复到正常标准。对仍在活动性出血的患者，过于积极地追求达到所谓“复苏终点”（endpoints of resuscitation），则可能加重潜在的病理生理状态，并且使最终治疗更为困难。因此，对于严重创伤性休克患者的治疗，应该采取损伤控制性复苏（damage control resuscitation，DCR）策略（表 95-2）。

表 95-2 损伤控制性复苏（damage control resuscitation，DCR）策略

- 迅速确定引起创伤性凝血功能障碍的高危因素（预测可能的大量输血）
- 允许性低血压
- 尽快控制出血
- 预防和治疗低体温、酸中毒及低钙血症
- 减少晶体液的使用，避免血液稀释
- 按 1∶1∶1 单位的比例尽早输注浓缩红细胞（RBCs）、血浆和血小板
- 如有条件可使用冰冻血浆（thawed plasma）和新鲜全血
- 合理使用凝血因子产品（rF Ⅶa）和含纤维蛋白原的血制品（纤维蛋白浓缩物，冷沉淀）
- 使用新鲜 RBCs（保存时间 <14 天）
- 如有条件，使用血栓弹力图（TEG 或 ROTEM）指导血液制品和止血剂（抗纤溶剂和凝血因子等）的使用

DCR 的目的在于尽量减少医源性复苏损伤，预防已存在的创伤性休克和凝血功能障碍恶化，并最终有效控制出血。一旦获得有效的止血，接下来的目标就是迅速逆转休克，纠正凝血功能障碍，补充血管内容量缺失，维持合适的氧供和心输出量，从而达到减少损失、改善创伤患者预后的最终目的。由于严重创伤患者不能耐受长时间、大规模手术，损伤控制性复苏策略中还包括损伤控制性手术（damage control surgery，DCS），即采用简化、快捷的手术控制出血和感染，经重症监护治疗病房处理待患者各项生理指标恢复正常后再进行确定性的修复手术（见第八十五章第五节失血性休克患者的麻醉）。

2. 容许性低血压复苏策略　尽管高级创伤生命支持（advanced trauma life support，ATLS）指南一直倡导静脉快速输注液体，但是该治疗策略对仍在活动性出血的患者却是有害的。低血压是受损血管形成早期凝血的关键因素，快速输注大量晶体液在提高血压的同时，有可能冲刷掉已经形成的凝血块，导致再出血风险增加和出血量的增多，随之引起生命体征的进一步恶化。此外，初期复苏最常使用的等张晶体液通过稀释凝血因子和血小板、降低血黏度及低温而进一步加重失血（复苏性损伤）。已有临床试验证实，对仍在活动性出血的患者，采用容许性低血压复苏策略（permissive hypotensive resuscitation scheme）要比过度积极的液体治疗（aggressive fluid therapy）更具优势。因此，早期复苏时，应该小剂量使用晶体液，以能够维持稍低于正常的血压（一般收缩压维持在 90mmHg）为治疗目标，直至出血得到有效控制；并尽早按比例输注血制品（1∶1∶1）。特殊患者（如颅脑损伤、高龄和并发症严重的患者等），宜按个体化的原则，适当调高目标血压。在临床上我们通常可以看到下面的现象：一旦控制出血，机体通过所谓的自身复苏（autoresuscitation）机制，血压往往就会逐渐恢复正常，患者对麻醉药和镇痛药的耐受性也会不断改善。

3. 复苏液体的选择　输注液体的性质和液体的量同等重要。目前可供使用的各种静脉补液都存在各自的优缺点（表 95-3），麻醉科医师应该根据临床需要权衡利弊后合理选择使用。

（1）晶体液：复苏时究竟应该输注何种液体一直存在争议。通过回吸收组织间液进入毛细血管以部分恢复血管内容量是机体对失血的代偿机制，但往往引起组织间液的缺失。输注晶体液，如等张 0.9% 生理盐水（NS）或乳酸林格液（LR），可补充血管内容量和组织间隙容量。目前还没有足够的相关临床资料比较输注 NS 和 LR 对临床结局的影响。LR 轻度低渗，如果大剂量输注可能对脑外伤患者有害。LR 包含 3mmol/L 的钙，传统上认为 LR 不宜用于稀释浓缩红细胞（RBCs）或与之共同输注。但有部分研究者对该观点提出了不同的看法。有研究显示，RBCs 以 2∶1（RBCs∶LR）比例稀释后在 37℃下孵育 2 小时也未见凝血块产生，使用 LR 将 RBCs 稀释到 35%（血细胞比容，Hct）也不会降低血液通过标准 170μm 过滤器的速度。输注 LR 后，肝脏将乳酸根转化为碳酸氢根能够增加机体对酸的缓冲力。输注大剂量 NS（大于 30ml/kg）将会导致高氯性酸中毒。与乳酸性酸中毒不同，高氯性酸中毒的阴离子间隙正常合并氯离子浓度升高。晶体液对凝血系统的影响比较复杂。使用晶体液将血液稀释 20%~40% 时，由于抗凝血因子稀释和血小板激活，会导致高凝状态。当稀释度达到 60%，晶体液和胶体液都

会导致低凝状态。分别输注 NS 和 LR 治疗未控制出血的失血性休克动物，结果显示 NS 减轻高凝状态并增加失血量。在腹主动脉瘤修补术患者中分别输注 NS 和 LR，结果发现输注 NS 的患者碳酸氢盐、血小板和血液制品的使用量增加，但是临床结局却无明显差异。在腹部大手术患者中分别输注 NS 和 LR，对凝血功能监测指标也无明显差异。在大多数临床医学中心，NS 主要用于脑外伤患者和与血液制品共同输注时使用，LR 则用于其他的大多数情况。

表 95-3　失血性休克复苏的液体种类

液体	优点	缺点
等张晶体液		
0.9% 生理盐水	价廉 与血液相容性好	稀释血液成分 高氯性代谢性酸中毒
乳酸林格液	价廉 生理性电解质复合液	稀释血液成分 含钙可能使库血凝固
勃脉力 A	生理性电解质复合液	稀释血液成分
胶体		
白蛋白	快速扩容	昂贵 未证明有益 稀释血液成分
羟乙基淀粉溶液	快速扩容	一代产品可导致凝血功能障碍 未证明有益 稀释血液成分
高张盐水	快速扩容 改善创伤性脑损伤的临床结局	快速升高血压可加重出血 稀释血液成分，增加 TIC 风险
浓缩红细胞(RBCs)	快速扩容 增加氧供	昂贵且来源有限 需要交叉配血 输血相关性肺损伤 病毒传播
血浆	快速扩容 替代凝血因子	昂贵且来源有限 需要交叉配血 输血相关性肺损伤 病毒传播
新鲜全血	快速扩容 携氧 包含凝血因子和血小板 早期复苏的理想液体	较难获得 病毒检测需要时间

(2)胶体液：需要手术的创伤患者，究竟选用胶体液还是晶体液进行复苏仍无定论。对复苏液体类型的选择取决于液体对凝血功能和代谢影响、微循环功能改变、容量分布和器官功能状态(如肾功能和内脏灌注)。既往对晶胶体之争的关注点主要集中于临床结局，但更多证据显示临床病死率并不是评估容量治疗方案是否理想的正确指标，而器官灌注、器官功能、炎症反应、免疫功能及伤口愈合等评估指标可能更为合适。与晶体液相比，胶体液具有更强的血浆容量扩充作用。胶体液增加血浆胶体渗透压，有助于维持血管内容量，同时可减轻重要脏器(如肺、心和脑)的组织水肿。术中输注胶体已被证明可改善预后、缩短住院时间，其可能原因在于减轻组织水肿、恶心、呕吐和疼痛。Hextend(以平衡盐为溶剂的 6% 羟乙基淀粉)的血浆半衰期超过 30 小时，发挥相同程度的容量扩充效应所需要的液体总量较少，并且组织水肿程度也较轻。

Hextend 在脑外伤患者中应用可能有益。在

7

严重脑损伤猪动物模型中，与输注 LR 复合甘露醇相比，以 Hextend 作为单一复苏治疗液体，阻止颅内压升高和维持脑灌注压的作用相似，但 Hextend 可显著改善脑组织氧分压和神经功能预后，所需要的液体总量减少，并且未观察到对凝血功能的不良作用。与 NS 相比，在脓毒性休克动物模型中使用 Hextend 进行容量复苏，可减轻代谢性酸中毒，延长生存时间。

与晶体液相比，大多数胶体液在较低的稀释度下就会造成凝血功能障碍。胶体液可不同程度地抑制自然发生的血小板激活和高凝状态。Hespan（以 NS 为溶剂的 6% 羟乙基淀粉）已被证明对凝血功能具有不良影响，如血小板聚集受损、Ⅰ型 vW 综合征。Hextend 不抑制血小板功能，可能因为其溶剂中包含 2.5mmol/L 的二水氯化钙。一项关于围手术期液体治疗的随机双盲试验结果显示，LR 导致高凝状态，Hespan 导致低凝状态，而 Hextend 对凝血功能的影响则最小。

已有部分研究比较了胶体液或晶体液对组织氧分压的影响。在择期行腹部大手术的患者中，尽管血流动力学和氧合状态相似，与输注 LR 相比，采用低分子量羟乙基淀粉（平均分子量为 130kDa，取代级为 0.4）进行容量治疗可显著提高肌肉组织氧分压（其可能原因在于羟乙基淀粉减轻内皮细胞水肿、改善了微循环功能），并且组织氧分压在术中进行性改善且一直持续到术后第一天清晨。

已有研究针对不同容量治疗方案是否会影响腹部大手术老年患者的炎症反应和内皮细胞激活进行了评价。患者随机分为 LR 组、NS 组和 130/0.4 羟乙基淀粉组，各组分别输注不同液体维持中心静脉压在 8~12mmHg。结果显示，尽管各组的血流动力学状态相似，但炎症反应、内皮细胞损伤和激活的指标，晶体液输注组则显著高于 130/0.4 羟乙基淀粉输注组。

单纯采用晶体液进行容量复苏可能会降低血浆胶体渗透压，增加自由水从血管内向组织间隙转移，导致组织水肿。因此，大量输注晶体液引起的胶体渗透压降低就有可能导致肺间质水肿等肺部并发症。在一项 512 例入院 24 小时内需要手术治疗的创伤患者的前瞻性研究结果显示，与 Hextend 相比，使用晶体液进行容量复苏，并不延长术后机械通气持续时间，也不会增加术后肺泡 - 动脉氧分压梯度和氧合指数，两组患者中病死率均较低，这表明两种液体治疗方案在维持组织稳态方面效果相当。

（3）高张溶液：高张溶液应用于各类危重患者的相关研究已经有二十余年。静脉输注高张盐溶液可将细胞内和细胞间的水再分布进入血管内，产生超过本身输注容量的扩容效应。因此，高张盐溶液的扩容效应要比等张溶液更为有效、更为持久。在高张盐溶液中加入胶体液将会进一步增加其扩容效应的程度和持续时间。因此在简陋环境下液体复苏中选择高张溶液较多。在一些欧美国家，已经开始将含右旋糖酐的高张溶液批准用于院前救治和液体复苏。在 30 分钟内分别输注包含 6% 右旋糖酐的 7.5% 高张溶液（4ml/kg）和 LR（25ml/kg），二者的扩容峰值效应相似（约为 7ml/kg）。但是，在 30 分钟后右旋糖酐 - 高张盐溶液的扩容效应是 LR 的三倍［（5.1 ± 0.9）ml/kg *vs.*（1.7 ± 0.6）ml/kg］；在 2 小时后，每毫升右旋糖酐 - 高张盐溶液和 LR 的输入液在血管内的存留量则分别为 0.7ml 和 0.07ml。失血性休克局部缺血性细胞会发生肿胀，吸收水、氯和钠离子，静息动作电位消失，采用高张溶液复苏比采用等张溶液能够更好地恢复细胞正常容量、电解质平衡和静息动作电位。高张溶液复苏可使细胞水肿引起的毛细血管腔狭窄恢复到正常管径，而 LR 复苏则不能。此外，高张溶液在恢复血管内容量和血流动力学功能的同时可降低血管外容量、减轻组织水肿。采用 LR 进行容量治疗，在输注结束时和输注结束后 2 小时血管外容量分别增加输入容量的 60% 和 43%；但是采用右旋糖酐 - 高张盐溶液进行容量治疗时，在输注结束和输注结束后 2 小时血管外容量则分别降低输入容量的 170% 和 430%。在脑损伤合并肺水肿的患者中，高张盐溶液降低组织水含量的作用要优于甘露醇。在合并低血压的创伤患者中，入院前先输注 250ml 7.5% 高张溶液，然后按常规进行液体复苏，结果显示，与输注 LR 相比，输注单剂量高张溶液可改善血压、降低液体需用量，增加出院存活率（尤其是 GCS<8 的患者）。

目前看来，尽管高张晶体液具有扩容、减轻水肿、抗炎和免疫调节等优点，但新近的大样本前瞻性比较研究并未发现高张晶体液复苏能较等张晶体液能更好地改善患者的预后，且增加了患者创伤性凝血功能障碍（TIC）的风险，相关研究被提前终止；加上目前创伤休克患者早期限制性容量复苏理念的日渐深入人心，因而现有临床证据还不足以充分证明在创伤患者中使用高张溶液进行复苏要优于等张溶液，其在创伤患者救治中的有效性研究尚无定论，大量使用甚至是有害的。

4. 容量治疗方案的制订 麻醉科医师必须对患者可能需要的液体总量有一个合理预测，据此制定复苏计划，以使患者在复苏结束时能够维持合理的血液成分。一般来讲，根据对最初液体治疗的血流动力学反应，可将创伤性休克患者分为三类（表95-4）：①对液体治疗有反应；②对液体治疗有短暂反应；③对液体治疗无反应。

表 95-4 ATLS 休克分类

休克分类	低血压患者对快速输注 500ml 等张晶体液的反应	临床意义
有反应	血压增加并持续改善血压	无活动性出血 不需要输血
有短暂反应	血压升高，随后又变为低血压	活动性出血 应该考虑早期输血
无反应	血压无改善	必须排除其他的休克原因 – 张力性气胸 – 心脏压塞 – 高位脊髓损伤 可能有活动性出血，合并持续性或严重的低灌注，立即输血，考虑尽早输注血浆和血小板

许多休克患者在治疗开始时出血已经停止，比如单纯性股骨骨折的患者。这类患者在受伤的当时失血 800~1 200ml，通过外周血管强烈收缩、出血腔周围肌肉组织的限制作用及正常凝血反应，出血在入院前就能够自动得到控制。只要所输注液体不至于过量而冲洗掉凝血块或快速逆转局部血管收缩，在整个过程中患者都能够始终维持血流动力学稳定。可逐步输入晶体液以补充细胞水肿和血管外转移所导致的体液丢失，并根据实验室检查结果决定所需要的 RBCs 和凝血因子的准确剂量。

存在进行性活动性出血的患者（比如严重脾或肝破裂、大动脉或静脉穿透伤）将表现为对液体治疗有短暂反应。识别并明确诊断此类患者至关重要，因为有效控制出血的速度与这类患者的临床预后强烈相关。在积极止血过程中，如果能够避免发生创伤致死性三联症并维持组织灌注，此类患者复苏成功的可能性非常大。对液体治疗有短暂反应的患者，其出血量不少于一个循环血量（成人约 5 000ml），必定需要输血。对于存在活动性出血但仍有一定程度代偿的创伤患者来说，过度输注晶体液是最具风险的。一旦确诊，一开始就应该尽量控制非血制品的使用（尽管出血量是在 ATLS 所推荐的 2 000ml 阈值之下），并尽可能维持有效血液成分。未经交叉配血的 O 型 RBCs 可安全使用，并且在大多数大型医院也能够立刻获得，在开始复苏时应该积极使用。为了维持凝血功能和替代因广泛或多发创伤引起的内在丢失，早期使用血浆和血小板也是必要的。如图 95-1 所示，即使不用其他

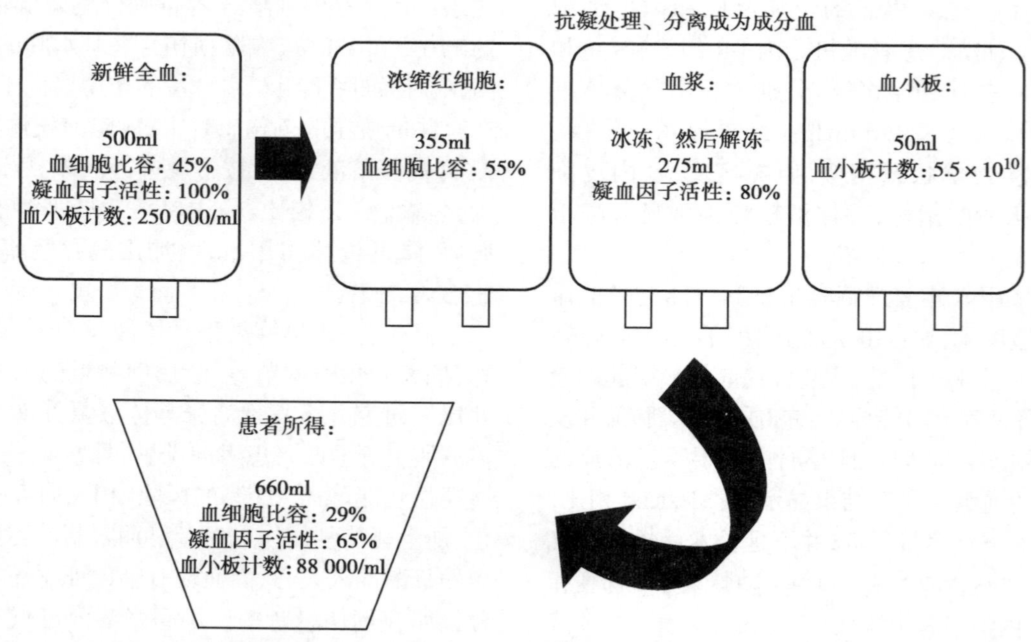

图 95-1 一单位新鲜全血的分离和重构，显示在捐献和输注时的稀释性和贮存损耗性变化

任何液体，仅采用RBCs、血浆和血小板按1∶1∶1单位比例输注的补液方案也并不能充分维持血液成分。此时唯一有效方法就是使用新鲜全血，以避免在成分血制备和贮存过程中导致的内在丢失和稀释，但是在大多数创伤中心不易获得新鲜全血。

对输液无反应的患者，往往是因为活动性出血时间较长，已经耗竭了机体的代偿，或者创伤严重以至于患者在到达急诊室前已存在重度休克。这类患者可表现为以下特征：低体温、低血压（尽管已经有液体治疗）和代谢性酸中毒，入院第一个血常规报告示血红蛋白降低、凝血酶原时间延长。虽积极诊断和治疗，这类患者的病死率仍相当高。除了以RBCs和血浆等比例输注并采用上述的容许性低血压复苏策略之外，还必须即刻注重对凝血功能的支持。应尽早输注适量8~10U的冷沉淀和1~2U的单采血小板以提供凝血底物；应用单剂量的重组活性Ⅶ因子（F Ⅶa，100μg/kg）以激活血管损伤部位凝血；输注碳酸氢钠可暂时逆转代谢性酸中毒，改善心脏功能和提高F Ⅶa反应速度。尽管这种复苏策略还未得到前瞻性研究证实，但却是美国军方和几大创伤中心目前所使用的方案，在这些极端危重患者的风险/获益比评估中也证明该方案是合理的。

（四）超声检测下腔静脉在创伤患者容量评估及治疗中的应用

下腔静脉（inferior vena cava，IVC）是顺应性较好的容量血管，其直径随呼吸运动而发生变化，吸气时胸内压降低，下腔静脉回流至右心房的血流量增多，下腔静脉直径变小，吸气末达最小值；呼气时胸内压增高，下腔静脉回流至右心房的血流量减少，下腔静脉直径变大，呼气末达最大值。采用床旁超声测定下腔静脉的直径及下腔静脉塌陷指数，可作为创伤患者容量评估及治疗的一种手段。

患者取平卧位，采用低频凸阵探头在剑突下长轴切面下腔静脉距右心房入口2cm处测量下腔静脉直径（inferior vena cava diameter，IVCD），然后采用M型超声测定呼气末和吸气末下腔静脉直径，计算下腔静脉塌陷指数（inferior vena cava collapsibility index，IVCCI）：

$$IVCCI=[(IVCD_{呼气末}-IVCD_{吸气末})/IVCD_{呼气末}]\times 100 \quad (95\text{-}1)$$

在正常容量状态，$IVCD_{呼气末}$正常值为1.5~2.5cm，IVCCI<50%。IVCCI接近100%，提示下腔静脉完全塌陷，说明容量严重缺失；IVCCI接近0%，提示下静脉充盈基本不塌陷，说明容量超负荷。Ferrada等采用超声检测急性创伤性低血压患者的下腔静脉，结果发现下腔静脉塌陷严重的患者预后不良。动态监测IVCD及IVCCI变化可有效评估创伤患者的容量复苏效果。

下腔静脉的超声评估也存在一些局限性：呼吸末正压通气、严重慢性阻塞性肺疾病、肺动脉高压、右心功能衰竭、心脏压塞及三尖瓣反流会增加IVCD，可能影响IVCD对低血容量性休克患者血容量评估的准确性。

（五）体温

维持创伤患者体温是麻醉科医师的重要职责。低体温是创伤致死性三联症之一，持续性低体温可导致酸中毒和凝血功能恶化。体温维持方案比患者已经低体温后再恢复体温更为容易，所以在复苏的整个过程中都应该关注创伤患者的体温问题。所有补液都应加温，如果预期大容量输血，应使用快速输液加温系统。尽可能覆盖患者体表，若要暴露患者体表，则应在患者到达手术室之前提前将室温调高。对流空气加热系统（forced air heating system）可对手术野之外的任何体表部位主动加温，因此强烈推荐使用。所有术野灌洗液都应加温后使用，外科医师也应知晓患者体温情况。低体温的出现也是对创伤患者采用损伤控制性策略（damage control maneuvers）的指征，其目的在于尽量缩短病情不稳定患者的手术时间。

（六）凝血功能及水电解质与酸碱平衡

除了维持创伤患者的携氧能力和凝血功能之外，麻醉科医师还必须精心调整患者的血浆生化成分。由于酸中毒和枸橼酸的作用，大量输血患者也常发生低钙血症。尽管全身钙储备最终足以抵消这种影响，但过快的大量输血，机体来不及代偿就会存在低钙血症风险。在复苏过程中应定期检测血清电解质，如有必要可补钙。对输液无反应性的低血压患者也应关注低钙血症问题，如果怀疑该诊断，可经验性予以补钙。大量或快速输注生理盐水可引起高氯性代谢性酸中毒，应予以避免，可考虑使用乳酸林格液或勃脉力A溶液。高钾血症偶尔会在输注陈旧性RBCs时出现，但导致高钾血症更为常见的原因却是低灌注、酸中毒和复苏失败。如果发生高钾性心律失常，应采用胰岛素、葡萄糖和钙剂积极治疗。复苏所使用的液体主要是血制品或等张晶体液，所以其他电解质紊乱在大容量复苏时并不常见。

创伤患者常发生应激性高血糖。既往认为创伤患者能够耐受高血糖，可让机体自身逐渐纠正而不需要特殊治疗。但是已有研究表明严格控制血糖水平（低于 10mmol/L）有利于降低术后感染发生率，所以目前推荐采用静脉间断或持续输注常规胰岛素的方法治疗创伤性高血糖。

关于特异性促炎或抗炎药物在早期复苏中的作用尚不明确。已证实重组人类活化蛋白 C 治疗重症脓毒症无效。明确炎症级联反应全过程并掌握如何有效调控炎症反应的具体环节将是一个巨大挑战，因为影响患者伤口愈合和创伤恢复的理想炎症状态会受到患者的年龄、基因背景、营养状态和创伤发生时间等诸多因素影响而存在较大差异。炎症调控治疗目前是创伤和重症治疗领域最为激动人心的研究热点，仍有可能为未来的临床实践带来变革。

在创伤性休克的复苏过程中，低血压、液体复苏和创伤性脑损伤的相互作用是非常值得关注的问题。许多失血性休克患者常合并一定程度的脑损伤。脑损伤患者的脑灌注压降低将会导致致命性后果，容许性低血压复苏策略在这类患者中的应用就受到限制，因此，有研究者推荐在脑外伤合并创伤性休克患者中维持较高目标血压和给予更为积极的机械通气。然而，长时间过度积极的液体复苏也会导致出血恶化并产生其他问题，因此尽快止血仍是最佳治疗途径。脑外伤患者应避免使用低张晶体液，因为存在增加细胞水肿和脑容量的风险。高张晶体液具有扩容、减轻水肿、抗炎和免疫调节等效果，已有较多关于高张晶体液应用于脑外伤患者中的研究报道。大多数研究结果显示，如果以颅内压控制、神经损伤生化指标、炎症反应或淋巴细胞激活作为观察指标，高张晶体液比等张晶体液更具优势，但是最近一项大样本随机对照临床试验则表明，高张晶体液并不能改善脑外伤患者 6 个月时的神经功能预后和存活率，并且所有这些研究都未包括脑外伤合并未控制的失血性休克患者。

总之，理解创伤性休克的病理生理机制，麻醉科医师能够优化复苏治疗策略，从而使患者获得最佳临床转归。尽快诊断休克并积极治疗失血至关重要。早期液体复苏的目标在于维持略低于正常的血压，并应强调维持正常的血液成分和生化指标，对于需要大量输血的创伤患者则予以 RBCs、血浆和血小板治疗，对于严重休克并存在生理失代偿的创伤患者，则必须采取更为积极的治疗措施，使用冷沉淀和 F Ⅶa 因子以快速恢复有效的凝血功能。一旦出血停止，可通过监测组织灌注的实验室指标指导进一步的复苏治疗。未来治疗的方向在于通过直接调控全身炎症反应，使严重创伤快速恢复，并减少 MODS 的发生。

（七）血管活性药物的使用

对低血容量休克使用血管收缩药物以代替补充血容量是不明智的选择。当血压很低甚至测不到，而又不能及时大量快速补充液体时，为了暂时升高血压、维持心、脑血流灌注，以预防心搏骤停，可以使用少量血管活性药物。

四、功能障碍（神经学）评估

可采用 AVPU（awake，verbal response，painful response，and unresponsive，AVPU）对神经学功能进行快速的初步评价，情况许可也可采用 Glasgow 昏迷评分进行更为详细的定量评估。神经系统检查中发现明显异常者，应立即安排头颅 CT 检查。大多数 GCS 评分降低的创伤患者并不需要手术，但对于少数需要手术清除硬膜外或硬膜下血肿的患者而言，手术时机对结局有很大影响。由于创伤患者的神经系统病情可迅速发生恶化，应动态进行再评估。如果发生意识水平改变，应立即对患者的氧合和循环功能状态进行再评估。

五、暴露

为全面检查伤情，需将患者完全暴露，包括将衣服脱除，翻身检查后背，从头到脚检查是否存在可见的损伤或畸形。如果疑有颈椎或脊髓损伤，则应采取线性制动措施。

六、创伤超声重点评估及扩展创伤超声重点评估

20 世纪 70 年代超声开始应用于腹部创伤诊断，旨在发现创伤患者肝周、脾周、盆腔等腹腔积液及心包积液，在此基础上提出了创伤超声重点评估（focused assessment with sonography for trauma，FAST）概念。通过在临床实践中的不断应用和发展，FAST 应用范围逐步扩展到血胸及气胸的诊断，最终演变为目前的扩展创伤超声重点评估（extended focused assessment with sonography for trauma，E-FAST）新概念。麻醉科医师作为创伤救治团队中的重要一员，也必须熟练掌握 FAST 及 E-FAST 床旁超声检查技术在创伤患者围手术期评估及救治中的应用。

7

（一）创伤超声重点评估（FAST）

FAST 的出现代表了过去 20 余年来创伤评估从有创、微创、到无创的整个发展过程。FAST 诊断的前提假设是具有临床意义的腹部创伤患者往往伴随腹腔积血。经典 FAST 检查包括 4 个基本切面（4Ps）：心包（pericardial）、肝周（perihepatic）、脾周（perisplenic）及盆腔（pelvic）。FAST 能够床旁反复动态评估，可直接为创伤患者提供及时的治疗决策，这个优点是 CT 及其他影像学检查所不具备的。

FAST 当然也有一定的局限性：①创伤早期腹腔积液量不足，降低了其准确性，可能出现假阴性结果；②检测腹膜后出血的作用有限；③不能确定无腹腔积血的空腔脏器或实质器官损伤，比如早期阶段的肠损伤或胰腺损伤；④在心包损伤，毗邻胸膜缺损的情况下，心脏周围液体直接进入胸腔引起胸腔积液，导致心包 FAST 切面可能会出现假阴性结果。

总之，FAST 检查在创伤的早期评估中具有重要意义，但对于血流动力学稳定却具有特定症状或主诉的创伤患者，腹部 CT 仍然是排除腹部损伤的金标准。在评估贯通伤患者时，FAST 并不能取代其他传统影像学检查，因为传统影像学技术能够比 FAST 提供关于贯通伤径路方面更有意义的治疗决策意见。

（二）从创伤超声重点评估（FAST）到扩展创伤超声重点评估（E-FAST）

FAST 具有无创、无辐射、快速、便捷、不需要搬动患者等优点，其临床应用越来越广泛。有研究证实，积极使用 FAST 可改变大约 1/3 创伤患者的临床治疗方案，同时把 CT 使用率由 47% 降低到 34%。对于伴随腹痛或神志改变的腹部挫伤患者。如果腹腔没有游离液体，不能单独使用 FAST 进行诊断，必须结合其他影像学技术综合评估。如莫里森囊（Morrison’s pouch）积液 200ml，熟练操作者能够在 1 分钟内完成超声检查。

E-FAST 将检查范围扩展到胸腔，通过检查前胸部评估气胸，通过检查侧胸部评估血胸，能够比 FAST 提供更多的信息。气胸在创伤患者中相当常见，其中有一半的气胸患者在仰卧位 X 线检查中漏诊。Brook 等研究显示，E-FAST 检测气胸的敏感性较低（仅为 47%），而特异性、阳性预测值和阴性预测值均较高，分别为 99%、87% 和 93%。E-FAST 对于中等量气胸的诊断敏感性为 100%，对少量气胸（一般不需要胸腔闭式引流等处理）的诊断敏感性为 32%，均显著高于仰卧位胸片对于中等量和少量气胸的诊断敏感性（分别为 56% 和 6%）。对于血胸患者，仰卧位胸片只能检测到 175ml 以上的积血，直立位胸片也只能检测到 50~100ml 以上的积血，而 E-FAST 最低可探测到 20ml 的胸腔积液。一项研究显示，对于一组钝性胸部创伤患者，床旁超声诊断胸腔积液的敏感性和特异性分别为 94% 和 99%。

第三节 创伤性休克

休克是因组织氧供不足而引起的全身性疾病，包括低灌注引起的原发性细胞损伤以及由此而引起的继发性炎症反应，是导致创伤患者死亡超过半数之原因，其中 40% 的患者死于急性失血，而超过 10% 的患者死于休克后继发的多器官功能障碍综合征（multiple organ dysfunction syndrome，MODS）。

一、创伤性休克的病因

凡是造成全身氧输送、氧摄取和氧利用受损的任何因素都可导致休克的发生，表 95-5 列举了创伤患者导致休克的常见原因。尽管失血是导致创伤性休克最为常见的原因，但是休克往往是多种因素共同作用的结果。比如，胸外伤患者可能同时合并出血、张力性气胸、心脏压塞，这些因素都可引起全身低灌注，从而共同促发休克的发生。此外，患者的潜在并发症也可能是休克的重要促发因素，糖尿病和心肌缺血导致氧输送下降，酗酒、并发症的治疗药物可能导致机体低灌注状态，从而削弱机体正常的代偿机制。

表 95-5 创伤性休克的病因

病因	病理生理
气道梗阻或肺损伤	氧不能输送到血液循环
张力性气胸	减少回心血量
心脏压塞	减少回心血量
失血	血氧容量下降 血容量不足

续表

病因	病理生理
心脏损伤	心脏泵功能障碍
脊髓损伤	血管异常舒张 心脏泵功能障碍
中毒	细胞代谢衰竭 血管异常舒张
脓毒症	细胞代谢衰竭 血管异常舒张

二、创伤性休克的病理生理

在创伤性失血早期，甚至是在低灌注还未进展到细胞缺血阶段时，机体就开始启动局部和全身性的代偿反应。受损血管收缩限制出血，而侧支血管扩张增加缺血组织血流。创伤后疼痛、失血和大脑皮质反应激活神经内分泌系统，增加心脏的变时和变力效应，将血流从缺血耐受性血管床分流到中心循环。这种体液的再分布效应使机体在血管内容量大量丢失的情况下仍能够维持心、脑等重要脏器的血流灌注。但这种体液的分流也是导致再灌注损伤的潜在原因。强烈收缩的血管床突然恢复血流灌注时，可能释放大量局部积聚的毒性代谢产物进入中心循环，引起心功能障碍或心律失常。

休克的重要标志是组织细胞低灌注。当低灌注引起的氧输送下降超过细胞代偿范围时，就会导致组织细胞功能障碍，进而促发炎症级联反应(shock cascade)(图 95-2)。炎症反应一旦启动，便成为一种独立于初始促发因素而发展的疾病过程，这就是为什么在创伤出血后，即使出血得到控制而且患者恢复到正常生命体征和正常血流灌注时，却仍可能死于 MODS 的原因。

特定器官系统对创伤性休克的反应也有其特殊方式(表 95-6)。

因为脑和脊髓的无氧代谢储备功能非常有限，含氧血流中断数分钟就会导致永久性神经损害。当氧供降低时，部分脑细胞可处于一定程度的冬眠(hibernation)状态并降低脑代谢率，这可以解释失血性休克进展过程中意识水平的变化：正常→激动→嗜睡→昏迷。血流完全中断的脑组织会发生细胞坏死和脑梗死，而缺血部位则发生细胞凋亡。脑是机体对缺氧最为敏感的器官，机体将尽最大可能调动全身的代偿机制来维持脑的血流灌注，所以休克复苏后存活的患者几乎不会出现永久性神经功能损伤，除非在脑内存在局部脑血流障碍(如脑卒中或直接脑损伤)。

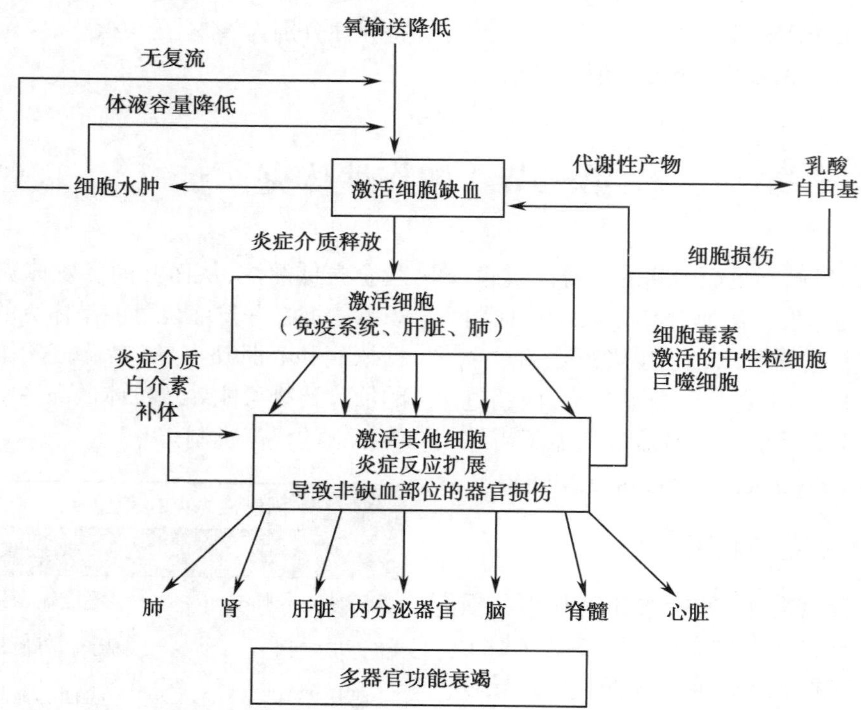

图 95-2 休克级联反应(shock cascade)。机体局部单个器官的缺血可激发全身性炎症反应，该反应甚至会在充分复苏后仍持续存在，这就是严重失血性休克导致 MODS 的病理生理学基础

7

表 95-6 机体各器官系统对缺血的反应

器官系统	中度缺血	重度缺血
中枢神经系统	焦虑，随后嗜睡	昏迷，细胞凋亡
心血管系统	血管收缩 心率增快，心输出量增加	心肌缺血 心律失常
肺	呼吸频率增加	$\dot{V}/\dot{Q}$失调 ARDS（如果患者存活）
肾	细胞冬眠	急性肾小管坏死
胃肠道	肠梗阻	梗死 屏障功能丧失
肝	葡萄糖释放增加	无复流（no reflow） 再灌注损伤 合成功能丧失
造血系统	无	血细胞生成下降 免疫功能受损

心脏功能在休克早期代偿性增强，表现为心率增快、心肌收缩力增强和冠脉血流增加。与脑一样，除非氧输送完全停止，否则心脏很少会成为低灌注的前哨损伤器官。创伤患者如果出现心肌缺血的表现（如血肌钙蛋白升高、心电图 ST 段改变等）则提示直接的心脏损伤（心脏挫伤）或潜在的严重冠脉疾病。然而，随着休克的病情进展，代谢性酸中毒对心肌的抑制作用，以及快速大量液体复苏引起的低体温、贫血和低钙血症等因素的作用，常会出现心力衰竭。由于血管的收缩是能量依赖性的，进行性缺血将最终导致血管系统衰竭，即使快速输注复苏液体也会发生对肾上腺素无反应的异常血管舒张，这也是致死性急性休克的标志。如果失血得到控制，患者存活转入 ICU，全身炎症反应综合征或脓毒症毒素释放也可能导致心力衰竭。

由于肺毛细血管是血液循环的下游过滤器（downstream filter），因此肺也是缺血时易受炎症反应侵害的器官之一。免疫复合物和细胞因子在肺毛细血管的积聚会导致中性粒细胞和血小板聚集、毛细血管通透性增加、肺组织结构破坏和急性呼吸窘迫综合征（acute respiratory distress syndrome，ARDS）。在创伤性休克患者中，肺通常是 MODS 的前哨脏器。

肾脏和肾上腺在休克时最早发生神经内分泌改变，产生肾素、血管紧张素、醛固酮、皮质醇、红细胞生成素和儿茶酚胺。在低血压时，肾脏通过选择性收缩血管、肾髓质和肾皮质部血液的自身调节以维持肾小球滤过率。持续性低血压会导致细胞能量下降、尿浓缩功能丧失，继而出现斑片状细胞坏死、肾小管上皮细胞坏死和肾衰竭。

肠道是受低灌注影响最早的脏器之一，并且可能是 MODS 的主要促发因素。休克早期即可出现强烈的血管收缩，并且常导致“无复流”现象（即使在体循环恢复的情况下仍然存在）。肠细胞的死亡会破坏肠黏膜的屏障功能从而导致细菌向肝、肺移位，进而可能导致 ARDS。肝脏具有复杂的微循环，已证实在休克恢复期间会受到再灌注损伤。肝细胞新陈代谢活跃，在缺血性炎症反应和血糖调节方面发挥重要作用。休克后出现的肝脏合成功能衰竭甚至可能致命。

骨骼肌在休克期间代谢并不活跃，而且耐受缺血缺氧的能力强于其他器官。当出血促发外周血管收缩但还不至于威胁中心循环时，创伤患者能够维持正常的神志和生命体征，但在外周组织却不断积累着氧债（oxygen debt）。大量骨骼肌持续性的缺血会产生大量乳酸、自由基及炎症介质，最终成为促发全身炎症反应综合征的重要因素。骨骼肌细胞持续性缺血还会导致细胞内钠离子和游离水增加，从而加剧血管内及组织间液的消耗。

三、创伤致死性三联征

严重创伤合并大出血患者，往往出现创伤性凝血功能障碍、低体温及酸中毒，这三者可相互促进，形成恶性循环，导致创伤患者的死亡风险显著增加，故被称为“创伤致死性三联征（lethal triad）”。

（一）创伤性凝血功能障碍

在充分了解晶体液容量复苏引起的稀释性凝血功能障碍的基础上，创伤性凝血功能障碍（trauma-induced coagulopathy，TIC）逐步得到更深入的认识。到达医院的创伤患者中，25%~30% 会合并 TIC，TIC 往往提示创伤患者的预后不良。TIC 被认为是由于创伤后组织低灌注及组织损伤诱导的炎症反应和代谢紊乱（酸中毒）所致。创伤之后随着出血的继续和凝血块的形成，血小板和凝血因子逐渐耗竭引起消耗性凝血功能障碍，将进一步加重创伤患者炎症反应及代谢异常对凝血系统的影响，最终导致凝血功能恶化。凝血功能障碍程度与创伤性组织损伤的严重程度密切相关，合并创伤性脑损伤患者的凝血功能障碍则更为严重，在格拉斯哥评分（Glasgow coma score，GCS）<6 的脑损伤患者中，80% 会出现凝血功能障碍。TIC 在病程早期即可发生，在入院时往往就会出现相应的临床症状，所以在对低血压患者进行复苏治疗时必须考虑到 TIC 的发生情况，并且在获得凝血功能障碍实验室报告之前就应该经验性地开始纠正凝血功能治疗。

（二）低体温

低体温是导致严重创伤患者病死率增加的独立危险因素。创伤患者的低体温是多因素共同作用的结果。创伤性休克引起的代谢活性降低、入院体格检查时的体表暴露及复苏时输注的大量冰冷静脉补液都是导致创伤患者低体温的重要因素。低体温导致血小板功能和凝血因子活性降低，引起凝血功能障碍。低体温状态下，部分血小板被扣押在肝脏和脾脏，导致血小板有效数量减少。低体温降低凝血因子的酶动力学功能，Ⅺ因子和Ⅻ因子在 35℃时的凝血效能降为正常的 65%。低体温还影响纤溶功能，导致血栓素 B_2 的生成降低。低体温相关性凝血功能障碍对输注成分血液制品的治疗无效，所以治疗重点应放在积极复温。

（三）酸中毒

碱剩余（base deficit，BE）<8 的创伤患者病死率可高达 25%。酸中毒（pH<7.2）可导致心肌收缩力减弱、心输出量降低、外周血管扩张、心律失常、肝脏和肾脏灌注降低。当 pH=7.0 时，Ⅶa 因子活性将降低 90%。酸中毒还可降低Ⅱ、Ⅴ及Ⅹ因子活性。临床上可以观察到 pH<7.1 的创伤患者凝血酶原时间（PT）和部分凝血活酶时间（PTT）可延长为正常的两倍。由于碳酸氢盐并不能消除酸中毒的病因，给予碳酸氢盐纠正 pH 并不能逆转酸中毒诱导的凝血功能障碍，反而会增加二氧化碳的产生，对机体引起不利影响。

四、创伤性休克的临床转归

从组织氧供需平衡的角度分析，创伤性休克的临床转归主要分为 4 种（图 95-3）。在出血初期，机体通过增加心率和心肌收缩力，提高心输出量代偿氧供的降低。如果出血迅速被控制，液体复苏恢复血管内容量并补偿血管外体液丢失，那么将如图 A 所示，不会对机体造成长期影响。如果失血较严重或持续时间较长，机体需要通过收缩外周和内脏血管予以代偿。尽管能够维持重要器官的氧供，但是这种机制本身是不可靠的，因为在组织中会积累氧债，这类患者必须尽快诊断并控制出血。如果不能尽快有效地控制出血，其临床转归将如图 B 所示，最终将死于急性失血性休克。严重的全身性低灌注可引起血管舒张并对血管活性药物失去反应，导致血管系统衰竭，出现

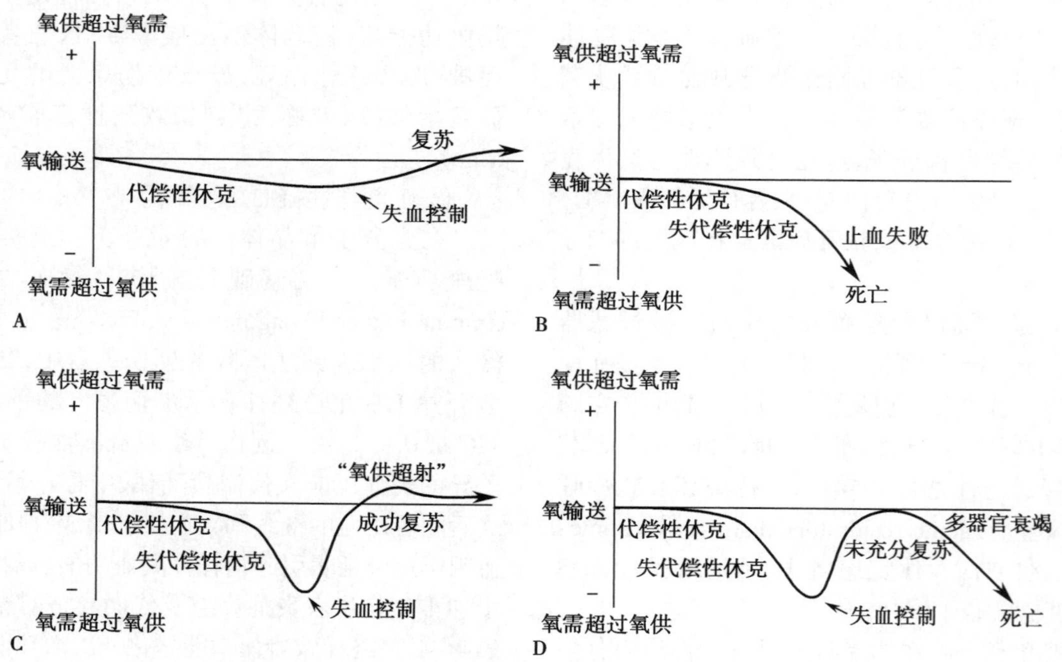

图 95-3　从组织氧供需平衡角度评价失血性休克的临床转归

7

创伤致死性三联症。此时休克将导致不可逆性损伤，患者最终死于循环衰竭。图C和图D都是在病情还未进展到急性不可逆性阶段之前控制住了出血。一旦出血被控制，液体复苏就可恢复血管内容量和微循环灌注。但是，如果休克的严重程度足以激活易感机体的炎症反应，即可促发全身炎症反应综合征（systemic inflammatory response syndrome，SIRS）和MODS。

创伤复苏后的器官功能障碍往往开始于肺，表现为ARDS；急性肾衰竭也较常见；胃肠功能受损表现为肠梗阻和不能耐受肠内饮食；血糖不稳定和凝血因子活性下降提示肝功能障碍；持续性贫血和顽固性脓毒症表明骨髓功能障碍或衰竭。SIRS发生及MODS程度是年龄、创伤程度和性质、治疗特异性、基因易感性、并发症等诸多因素相互作用的结果。一部分患者（图C所示）在恢复全身循环灌注后，心输出量增加产生氧供的超射，伴随局限性可恢复的器官功能障碍。而另一部分患者（图D所示），器官功能障碍更为严重，伴随反复的脓毒症，患者最终将死于呼吸衰竭和顽固性脓毒性休克。

五、创伤性休克的诊断

由于休克的后果非常严重，尽快诊断并尽早治疗对改善创伤性休克患者的临床转归至关重要。首先必须明确创伤的性质：任何高能量创伤（高处坠落、机动车相撞、枪伤和工业爆炸等）都可能导致休克的发生。其次，患者的意识状态改变也非常重要：随着休克病情的进展，患者的意识可发生正常-焦虑-激动-嗜睡-昏迷的渐进性改变。再次，早期的生命体征对诊断也有帮助：休克患者的早期表现有面色苍白、外周湿冷伴冷汗、脉搏细弱和脉压降低等。表95-7列举了休克的早期临床表现，一旦发现任何一个上述表现，应尽快通过实验室检查明确具体病因（如血流的机械梗阻、出血和脊髓损伤等）。

反映组织低灌注的实验室检查是早期诊断休克的可靠指标。动脉血BE或呼吸因素校正后的pH值可用于估计休克的严重程度。血乳酸含量是诊断休克的另一敏感指标。因为乳酸从循环中清除的速度要比酸中毒纠正慢，所以血乳酸水平是反映休克严重程度和持续时间的可靠指标。入院时的血乳酸水平是预测严重创伤患者临床预后的敏感指标，乳酸从循环中的清除速率则可反映创伤患者的复苏效果和质量。即使存在大量失血，机体通过代偿也能维持正常生命体征，所以代谢性酸中毒或血乳酸升高就是反映低灌注的最早和最敏感指标。同样，术后早期的ICU患者，生命体征稳定但血乳酸持续升高，就应该怀疑是否存在隐匿性低灌注综合征（如未发现的代偿性休克），可能需要采取更为积极的液体治疗策略。

表95-7 休克的早期症状和体征
存在大量失血或长骨骨折等明显损伤
焦虑，继而进展为嗜睡和昏迷
苍白，冷汗
皮肤弹性降低
低血压合并脉压降低
心动过速
指脉搏氧饱和度无法显示
气管插管后呼气末二氧化碳分压降低（晚期和严重休克的表现）
对标准剂量的镇痛药或麻醉药异常敏感或引起低血压

尽管有些方法可用于持续监测休克的程度和对治疗的反应，但是目前还没有较为理想的措施。混合静脉血氧饱和度已被证明与灌注密切相关，并且能够对全身的灌注变化快速反应，但是需要放置中心静脉导管或肺动脉导管。持续监测胃黏膜pH值（gastrictonometry）可敏感反映患者的全身灌注状态变化，但是该监测仪过于笨重，使用不便，定标困难，并且需要较长时间才可获得稳定的平衡，所以目前基本被弃用。通过快速评估舌下二氧化碳浓度（sublingual carbon dioxide concentration）的简单方法也正在被开发利用，但还未获得广泛应用。易损骨骼肌组织近红外线血氧测定仪（near-infrared tissue oximetry）可能是目前较有前途的监测方法，该方法无创且使用方便，肌肉组织氧饱和度与混合静脉血氧饱和度密切相关。该监测方法已经被用于指导创伤患者在ICU的复苏并获得了较好的结果。

考虑到创伤患者的生理差异较大，生命体征的动态变化趋势比其绝对值更有价值，因此动态持续性监测和密切观察患者对治疗措施的反应尤为重要。

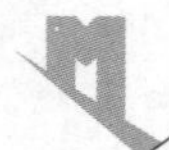

第四节　麻 醉 管 理

创伤患者的麻醉可根据创伤部位、手术性质和患者情况选用外周神经阻滞、椎管内麻醉或全身麻醉。椎管内麻醉适于下肢创伤手术，对有严重低血容量甚至休克患者，禁用蛛网膜下腔阻滞（腰麻）；在补充血容量的前提下，慎用连续硬膜外阻滞。全身麻醉则适于各类创伤患者。但是，不能绝对肯定某种麻醉药或麻醉技术较其他药物或方法更优越。麻醉方法的选择取决于：①患者的健康状况；②创伤范围和手术方法；③对某些麻醉药物是否存在禁忌，如氯胺酮不适用于颅脑外伤患者；④麻醉科医师的经验和理论水平。

一、区域麻醉在创伤患者中的应用

区域麻醉包括椎管内麻醉（蛛网膜下腔阻滞阻滞和硬膜外阻滞阻滞）和外周神经阻滞。区域麻醉在创伤救治过程中具有不可替代的作用，但必须在充分理解区域麻醉对创伤性伤害感受的影响、区域麻醉在创伤患者中应用的优点及风险基础之上，根据创伤部位及创伤程度合理选择相应的区域麻醉技术。

（一）创伤性伤害感受引起的神经生化效应

伤害感受（nociception）是机体对疼痛性伤害刺激引起的生化及神经反应过程。伤害感受包括疼痛信号的转导、传递、调制及感知四个步骤。转导是指将组织损伤和生化反应信号转化为神经反应信号的过程。组织损伤导致局部炎症因子释放引起受累区域血管扩张和红肿。组织损伤也可激活不同外周伤害感受器（C 神经纤维和 A 神经纤维）。来自外周伤害性感受器的疼痛信号沿着轴突传入背根神经节的初级传入神经元胞体。背根神经节神经元在脊髓背角与次级神经元形成突触，然后将疼痛信号直接向中枢皮质传递形成痛觉。痛觉形成需要按照以下几个步骤顺序进行：初级感觉神经元（传入纤维）将外周伤害信息传入（脊髓背角）；伤害信息通过脊髓丘脑前外侧系和背内侧丘系由脊髓传入丘脑；伤害信息最终从丘脑传入皮质形成相应伤害性反应。由此可见，我们可以通过三个部位（外周、脊髓和脑）对疼痛进行调控。外周和脊髓机制是区域麻醉影响创伤患者疼痛的首要目标。创伤组织释放致痛物质，激活初级传入纤维，刺激下丘脑 - 垂体 - 肾上腺轴。创伤应激反应释放的激素包括：促肾上腺皮质激素释放激素、促肾上腺皮质激素、内啡肽、肾上腺素、去甲肾上腺素、皮质醇激素、抗利尿激素、血管加压素、醛固酮、胰高血糖素及生长激素。这些激素作用导致以下效应：高血压、心动过速、氧耗增加、分解代谢增强、高凝状态、免疫抑制、合成代谢减弱、水钠潴留。急性创伤期之后是退潮期（ebb phase），一般持续 24 小时。退潮期的特征为：受体介导的血管收缩，尿量减少，氧利用降低，应激激素水平增加。退潮期之后是涨潮期（flow phase），一般持续 2~5 天。涨潮期的特征为：心输出量增加，β 肾上腺能受体介导的局部血流增加和高代谢状态。创伤引起的高代谢状态产生以下效应：脂肪分解、酮生成、肌肉分解、糖异生和糖原分解作用增强、胰岛素抵抗、骨骼肌乳酸生成增加。创伤的原发性损伤期之后是炎症反应期。炎症反应期伴随细胞因子、白三烯、神经肽、一氧化氮及神经生长因子等炎症因子释放，这些炎症因子的共同作用导致伤害感受器敏化，持续向脊髓传入伤害信息，引起创伤后疼痛，这种疼痛效应在伤害刺激消退后仍然可能持续存在。

（二）区域麻醉及镇痛在创伤患者中的应用优点

未控制的疼痛会通过激活应激反应和凝血瀑布反应引起并发症。交感神经系统激活会使心率增快、心肌收缩力增强、外周血管阻力增加，引起心肌氧耗增加；高凝状态以及血管痉挛会导致血栓形成。区域麻醉在创伤患者管理中的优点在于它能够有效控制疼痛以及疼痛引起的交感神经反应。交感神经阻滞后副交感神经（迷走神经）活性相对增强。迷走神经传入通路可控制轻、中度的外周炎症反应，而重度炎症反应则是通过激素内分泌机制传入中枢。区域麻醉应用于创伤患者有利于评估患者精神状态，有效控制术后疼痛，减少失血，降低静脉血栓的发生率，增加血流，避免气道干预，有利于术后早期下床活动和康复治疗。

（三）区域麻醉在创伤患者中的应用风险

创伤患者往往合并低血容量、凝血功能障碍、筋膜间隔综合征及创口污染等情况，盲目选择区域麻醉可能会导致麻醉风险增加（表 95-8）。

表 95-8 区域麻醉在创伤患者中应用的风险

创伤相关性风险

- 术前血流动力学不稳定
- 术前抗凝等特殊药物治疗史
- 存在凝血功能障碍
- 患者不合作
- 掩盖筋膜间隔综合征症状的风险
- 注射部位感染

麻醉相关性风险

- 椎管内麻醉风险
  —血流动力学不稳定
  —神经并发症
  —血管内注射
  —感染
  —血肿
- 外周神经阻滞风险
  —神经损伤
  —感染
  —血管内注射

1. 筋膜间隔综合征　急性筋膜间隔综合征(compartment syndrome)的发生率在胫骨干骨折、前臂骨干骨折和桡骨远端骨折分别为 4.3%、3.1% 和 0.25%。筋膜间隔综合征的临床表现为:疼痛(不可靠体征);麻木;被动拉伸受累肢体疼痛;触诊发现肌肉僵硬、张力明显增高;运动功能丧失(晚期体征);缺血体征(无脉,晚期体征)。未经诊断和治疗的筋膜间隔综合征将在 8 小时内导致永久性神经损害,因此对于可能发生筋膜间隔综合征的患者必须保持高度警惕。术后镇痛,尤其是区域麻醉可能掩盖筋膜间隔综合征的症状而导致诊断延迟,所以在筋膜间隔综合征高风险患者中应用区域麻醉时应充分考虑其风险 / 收益情况(表 95-9)。

2. 感染　许多麻醉科医师因为担心感染而对创伤患者实施区域麻醉有顾虑。然而,区域麻醉的感染并发症并不常见。麻醉科医师在考虑实施区域麻醉时应牢记以下原则:避免在脓毒症患者中实施区域麻醉;避免穿刺针穿过明显感染的皮肤区域;不要在感染的肢体实施神经阻滞;严格无菌操作。据报道,单次神经阻滞相关感染发生率为 0%~3%。连续神经阻滞技术发生感染的潜在风险可能要高于单次神经阻滞技术,可能与连续神经阻滞的导管细菌定植(据报道发生率为 23%~57%)有关。然而,区域麻醉后发生有临床证据的感染并不常见(连续神经阻滞为 0%~3%,腰麻为 <0.001%,硬膜外阻滞为 <0.01%)。尽管抗生素确实可降低细菌定植的可能,但目前并没有证据支持单次阻滞或连续阻滞之前应常规使用抗生素。连续神经阻滞发生感染的危险因素包括:连续输注时间超过 48 小时、入住重症监护治疗病房、腋窝和腹股沟区置管以及缺乏预防性抗生素(可能有关)。

表 95-9 筋膜间隙综合征高风险患者中区域麻醉的应用建议

区域麻醉类型	是否建议使用	注意要点
单次椎管内麻醉	是	无报道;考虑使用短效局部麻醉药
连续腰麻	否	深度运动阻滞
连续硬膜外阻滞	是	密切监护,每间隔 2 小时测定感觉;考虑低浓度局部麻醉药(比如 0.1% 罗哌卡因)
单次外周神经阻滞	是	如果风险高考虑使用短效局部麻醉药
连续外周神经阻滞	是 / 否(风险 / 受益决定)	仅有病例报道;在整个留管期间必须密切观察患者状态;进行风险 / 受益分析

(四) 区域麻醉在创伤患者中的应用选择

区域麻醉可安全有效地应用于创伤患者,但必须根据创伤部位选择合适的麻醉技术,同时应充分考虑创伤患者的循环功能、血容量、合并损伤、体位、筋膜间隔综合征风险、感染、神经损伤、意识障碍等因素。

对一些创伤范围小、失血少的患者,外周神经阻滞有一定的优点,如可以降低交感神经张力、减轻应激反应、减少术中出血和术后深静脉血栓形成,患者在手术期间保持清醒状态,有利于神经功能和意识状态的判断,并有助于术后镇痛。上下肢外周神经阻滞由于阻滞范围局限,对患者循环功能和全身情况影响较小,非常适于肢体远端创伤的手术。下肢创伤手术在充分评估患者容量状态及循环功能的前提下,可谨慎选用椎管内麻醉。至于是否选用神经阻滞或椎管内麻醉,麻醉科医师则应根据手术要求和所选麻醉方法的禁忌证决定。原则上对于有意识障碍、呼吸困难或凝血功能差的患者,忌用区域麻醉。

二、全身麻醉诱导与维持

对于严重创伤患者，麻醉药物的治疗指数非常低。同样的患者，如果是创伤后，其所谓的“安全”诱导剂量也可能造成致命性危险。对于稳定的创伤患者，麻醉诱导与一般择期手术患者无明显区别，而对低血容量的多发伤患者则要警惕。不管选择哪种药物，休克患者麻醉处理的关键就是小剂量分次给药。常用的静脉麻醉药及其常用剂量见表 95-10。

表 95-10　常用的创伤麻醉诱导药物

药物	标准剂量（mg/kg）	创伤剂量（mg/kg）	血压	脑灌注压
硫喷妥钠	3~5	0.5~2.0	降低	降低或稳定
依托咪酯	0.2~0.3	0.1~0.2	稳定	稳定
氯胺酮	1~2	0.5~1.0	稳定	稳定或降低
丙泊酚	1.5~2.5	0.5~1.0	降低	降低或稳定
咪达唑仑	0.1~0.2	0.05~0.1	稳定	稳定或降低
芬太尼	3~10μg/kg	1~3μg/kg	稳定	稳定
舒芬太尼	0.5~1.0μg/kg	0.1~0.5μg/kg	稳定	稳定

（一）硫喷妥钠

可降低脑氧代谢率（$CMRO_2$）、脑血流量（CBF）、颅内压（ICP），适用于颅脑创伤而血容量基本正常和循环功能稳定的患者，但该药能使心肌抑制和血管扩张而致低血压，故宜小剂量分次静脉注射。

（二）依托咪酯

对心血管影响轻微，能降低 $CMRO_2$、CBF、ICP，增加脑灌注压（CPP），因此适用于休克或循环功能不稳定的创伤患者及伴有颅脑外伤的多发伤患者。依托咪酯的问题包括注射部位刺激痛和肌痉挛，可以通过静脉注射利多卡因、小剂量咪达唑仑（1~2mg）和肌松剂快速起效来减轻这些不良反应。虽有单次静脉注射依托咪酯后抑制肾上腺皮质功能的报道，但这种抑制作用的时间短且不完全，临床意义尚存在争论。

7

（三）氯胺酮

氯胺酮一方面因促进神经末梢释放去甲肾上腺素引起收缩压增高和心率增快，而另一方面对高交感神经活性的患者，因直接抑制心肌收缩力而致血压下降，以及增加 $CMRO_2$、CBF、ICP，故不适用于颅脑外伤或伴有高血压、心肌损伤的创伤患者。

（四）丙泊酚

其心肌抑制作用与硫喷妥钠相似，因此应减少剂量小心使用，对于严重创伤患者，即使已充分复苏，丙泊酚的诱导剂量也大为减少。该药可降低 $CMRO_2$、CBF、ICP。

（五）咪达唑仑

小剂量咪达唑仑能提供良好的镇静、遗忘和抗焦虑作用。对心血管功能无影响，因此小剂量分次静脉注射常用于清醒性镇静，包括清醒气管内插管，该药能使 ICP 降低。

（六）芬太尼和舒芬太尼

芬太尼对血流动力学或血管的影响较小，与镇静药联合使用有协同作用。对高交感张力的患者，该药可使心率减慢和血压下降，给予芬太尼一个负荷剂量后，以 0.02~0.10μg/（kg·min）静脉注射可获得稳定的血浆（镇痛）浓度，并使吸入麻醉药 MAC 降低约 50%。舒芬太尼类似芬太尼，但作用时间长，静脉注射的剂量为 0.003~0.01μg/（kg·min）。

（七）吸入麻醉剂

所有吸入麻醉剂均可引起剂量相关性的血压降低（由于血管张力和 / 或心输出量的改变），也可产生剂量相关的 CBF 增加，后者可导致 ICP 增高，即使是异氟烷扩张脑血管作用最小，但对严重 ICP 增高的患者，也应避免使用。因为心输出量降低，而肺通气量相对增加，休克患者吸入麻醉剂的肺泡浓度上升较快，动脉分压也会升高，可能加大其心肌抑制作用。

吸入麻醉剂一般用于全身麻醉维持。N_2O 有加重气胸或颅脑积气的危险，因此不适用急性多发伤患者；七氟烷起效和苏醒迅速，对气道无刺激作用，可用于麻醉诱导；地氟烷血气分配系数最低(0.42)，并且在体内几乎无代谢(0.02%)，尤其适用于长时间手术的麻醉维持；异氟烷有较强的扩张周围血管作用，但对心输出量、心率和心律影响小。

（八）肌松药

由于氯琥珀胆碱可引起颅内压增高以及高钾血症致心律失常（包括心搏骤停），故对严重多发伤或眼外伤患者禁用。可选用非去极化肌松药，如维库溴铵对心血管影响甚微；罗库溴铵的起效时间（3倍 ED_{95} 剂量）接近氯琥珀胆碱；阿曲库铵有一定的组胺释放和降血压作用，一般避免用于低血容量休克患者；泮库溴铵为长效肌松药，有使心率增快作用等，应根据患者具体情况选用。

（九）术中知晓的预防

创伤患者由于循环功能不稳定，对麻醉药耐受力降低，麻醉药有效剂量差异性较大，因此在麻醉维持过程中有发生知晓的可能性，尤其是在经过积极复苏，患者的血流动力学状态逐渐改善，患者对麻醉药耐受性有所恢复时，如果不对麻醉深度作相应调整，就更有可能发生术中知晓，应注意预防。对于严重创伤患者，间断给予小剂量氯胺酮（每15分钟静脉注射25mg），通常患者可以耐受，且可减少术中知晓的发生，特别是当使用低浓度吸入麻醉剂时（小于0.5MAC）。此外，适当合用镇静药物也有助于预防术中知晓，比如咪达唑仑1mg或东莨菪碱0.3mg间断静脉注射。

三、术中监测

创伤患者应有基本的无创监测，包括ECG、无创血压、中心体温、脉搏血氧饱和度、呼气末 CO_2 监测（$P_{ET}CO_2$）及尿量监测等。$P_{ET}CO_2$ 监测结合动脉血气分析对判断循环容量状况很有帮助。$P_{ET}CO_2$ 与 $PaCO_2$ 的差值代表了肺泡无效腔的变化，而后者又可反映出血容量改变。对于严重创伤或循环不稳定的患者，宜采用有创监测，包括直接（桡）动脉穿刺测压、CVP及肺动脉楔压等。有条件的情况下监测每搏量变异（SVV）、下腔静脉直径和塌陷指数等有助于指导容量治疗。这些监测有助于判断伤情严重程度和衡量治疗措施效果均具有重要价值。

第五节　特殊创伤的麻醉处理

一、颅脑和脊髓创伤

对任何伴有意识改变的创伤患者都应怀疑有脑损伤，可用Glasgow昏迷评分动态评价其意识状态。

需要立即外科手术的常见损伤包括：硬膜外血肿、急性硬膜下血肿及部分贯穿性脑损伤和凹陷性颅骨骨折。可保守治疗的损伤包括颅底骨折和颅内血肿。颅底骨折常表现为眼睑青紫（熊猫眼），有时青紫可达乳突部位（Battle征），并合并脑脊液鼻漏。脑损伤的其他表现包括烦躁、惊厥和脑神经功能障碍（如瞳孔对光反射消失）。典型的库欣三联症（高血压、心动过缓和呼吸紊乱）表现较晚且不可靠，通常预示脑疝的出现。单纯性脑损伤很少引起低血压。怀疑有持续性颅脑损伤的患者不应给予任何术前用药，因为术前用药可改变患者意识状态（如镇静、镇痛药）或影响神经功能评估（如抗胆碱药可引起瞳孔散大）。

脑损伤常因脑出血或水肿而并发颅内压升高。控制颅内压可联合采用限制液体（除非存在低血容量性休克）、利尿（如甘露醇0.5g/kg）、巴比妥类药和适当过度通气等方法。后两项措施常需要给患者气管插管，气管插管也可避免因气道保护性反射降低引起的误吸。利多卡因或芬太尼可减轻高血压或心动过速等气管插管反应。清醒插管会引起颅内压急剧升高。颅底骨折患者经鼻插气管导管或胃管可能造成筛板穿孔和脑脊液感染。轻度头高位可改善静脉回流，降低颅内压。激素在颅脑损伤中的作用尚存争议，多数研究认为具有副作用或并无益处。应该避免使用可升高颅内压的麻醉药（如氯胺酮）。如果存在高血糖，应予胰岛素治疗。脑损伤部位脑血流的自身调节通常受损，高血压可加重脑水肿，升高颅内压；但一过性低血压可导致局部脑缺血。一般来说，脑灌注压应该维持在60mmHg以上。

轻度创伤性颅脑损伤（traumatic brain injury，TBI）（GCS评分为13~15）患者在创伤后24小时内GCS评分稳定，其病情一般不会进一步恶化。虽然存在脑震荡后遗症的风险，包括头痛、记忆丧失、情绪不稳定（攻击行为和暴力）和睡眠障碍，但是随着对轻度TBI长期效应的认识，即对其病理生理过程的进一步了解，弥漫性轴索损伤伴有多个生理过程的改变是最可能的细胞机制，现在已有相应的预防策略和干预方案。

中度TBI（GCS评分为9~12）可能伴有颅内损伤，需手术治疗。此类患者可能需要早期气管插管、机械通气和密切观察病情，有发生呼吸抑制或误吸等灾难性事件的潜在风险。继发性脑损伤的治疗需要早期纠正缺氧并避免再次发生，要迅速进行液体复苏以及处理相关损伤。对这类患者非颅脑部位手术的时机把握存在较大争议，一方面早期手术可增加缺氧和低血压的发生，另一方面矫形外科和软组织伤的手术延迟，会增加肺部并发症和脓毒症的发生率。中度TBI患者的神经系统监测包括对意识状态、运动和感觉功能的连续评估。GCS评分下降需行紧急CT检查，以确定是否需要行开颅手术或行有创ICP监测。如果患者由于全身麻醉超过2小时、积极的镇痛或震颤性谵妄的预防治疗，使得无法接受频繁的神经系统监测，则应进行有创ICP监测。尽管中度TBI的死亡率较低，但几乎所有患者会有较高的远期并发症发病率。

严重TBI是指入院时GCS评分小于或等于8，患者死亡风险显著增大，严重TBI患者的死亡率是其他类型创伤患者的3倍。严重TBI患者可因肺内分流和通气/血流比例失调而易发生动脉低氧血症，其原因包括误吸、肺不张或对肺血管的直接作用。颅内高压时交感神经活性增强，患者易发生肺水肿。对于这类救治困难的患者，以恢复全身内稳态为重点的早期、快速处理和受损伤脑的灌注导向治疗措施可能是有效的治疗方法。

7

脊髓损伤后生理功能紊乱程度与脊髓损伤平面相关。在搬动患者和气管插管过程中要特别小心以免加重损伤。颈椎损伤可能涉及膈神经（C_{3-5}）而导致呼吸暂停。肋间肌麻痹可使肺储备功能降低，咳嗽功能减弱。高位胸椎（C_{1-4}）损伤时，心脏丧失交感神经支配，导致心动过缓。急性高位脊髓损伤可发生脊髓休克，其特征是损伤平面以下的容量和阻力血管交感张力丧失，表现为低血压、心动过缓、反射消失和胃肠功能麻痹。这类患者的低血压需要积极的液体治疗，但是急性期过后，血管张力恢复可能导致肺水肿发生。有报道认为损伤后48小时内使用氯琥珀胆碱是安全的，但48小时后应用可能出现致命性高钾血症。短期大剂量应用糖皮质激素治疗［甲泼尼龙30mg/kg，继以5.4mg/(kg·h)持续输注23小时］可改善脊髓损伤患者的神经预后。损伤平面高于T_5时可出现自主反射功能亢进（autonomic hyperreflexia），在急性期处理起来也并不困难。

二、颌面部创伤

相当大的外力才能造成颌面部骨折，因此颌面部骨折通常伴发其他创伤，如颅内和脊髓创伤、胸部创伤、心肌挫伤和腹腔出血。口腔或鼻腔的活动性出血、破碎的牙齿、呕吐物或舌咽损伤会阻塞呼吸道并使气道管理更加复杂。颌面部的解剖完整性破坏通常影响面罩正压通气和气管插管操作。急性环甲膜切开或气管造口术可能会挽救患者生命。

大多数面部骨折移位需要在全身麻醉下进行修复。许多软组织损伤可在局部麻醉下进行治疗，但儿童通常需要全身麻醉。维持气道通畅是最基本要求，诱导时可行清醒经鼻气管插管，或局部麻醉下气管切开术。

三、颈部创伤

颈部损伤可表现为颈椎损伤、食管撕裂伤、大血管损伤和气道损伤。气道损伤可表现为梗阻、皮下气肿、咯血、发声障碍和低氧血症。维持气道是这类患者需要注意的首要问题。创伤急救时，建立外科气道或在气道开放缺损处直接气管插管可挽救患者生命。出现气道断裂时，可让患者自主呼吸吸入挥发性麻醉剂如七氟烷进行麻醉诱导。颈部大静脉损伤患者必须在下肢建立静脉通路。

四、胸部创伤

胸部创伤会严重危害心肺功能，导致心源性休克或缺氧。单纯性气胸是指气体在脏层和壁层胸膜间积聚。单侧肺萎陷导致严重通气/血流比失调和缺氧。胸壁叩诊呈过清音，呼吸音减弱或消失，胸片示肺萎陷。气胸患者禁用氧化亚氮，因其可加重气胸。气胸的处理包括放置胸腔闭式引流管。引流管出现持续大量引流气体提示可能有大支气管损伤。

张力性气胸是空气通过肺或胸壁上存在的类似于单向活瓣的损伤部位进入胸膜腔造成的，空气在吸气时进入胸膜腔，而呼气时空气则不能逸出，结果导致患侧肺完全萎陷，纵隔和气管向对侧移位。正压通气时单纯性气胸可能发展为张力性气胸，引起静脉回流和健侧肺的膨胀功能损害。临床表现为患侧呼吸音消失、叩诊过清音、气管向健侧移位和颈静脉怒张。用14G套管针（长度为3~6cm）在锁骨中线第二肋间穿刺胸腔，可将张力性气胸变为开放性气胸，紧急缓解张力性气胸对呼吸循环功能的影响，但最终仍需放置胸腔闭式引流。

多发性肋骨骨折可危害胸廓功能的完整性，导致连枷胸。这类患者会因为广泛肺挫伤或血胸而加重缺氧。血胸与气胸的鉴别点是血胸的叩诊为浊音。与血胸一样，纵隔积血也可导致失血性休克。有大量咯血时则需用双腔气管导管隔离患侧肺，以免血液流入健侧肺。当双腔气管导管置入困难时，可使用带有支气管阻塞装置的单腔气管导管。存在大支气管损伤时也需单肺隔离通气。有双侧支气管漏或无法实现肺隔离时可选用高频通气，高频通气气道压力较低，有利于减少支气管漏气。经损伤的支气管漏出的气体可进入开放的静脉，引起肺或其他部位的气体栓塞，所以必须尽快确定漏气位置并予以控制。多数支气管断裂处位于距隆突2.5cm以内。

心脏压塞是致命性胸部损伤，必须尽早诊断。如果无法进行床旁超声检查，患者存在Beck三联症（颈静脉怒张、低血压和心音低沉）、奇脉（自主吸气时血压降低大于10mmHg）等临床表现时也有助于诊断。心包穿刺引流可暂时缓解症状。心脏压塞的最终治疗方法是开胸手术。心脏压塞患者麻醉处理的关键是保持心肌的变力、变时作用和保证心脏前负荷。因此，麻醉诱导最好选用氯胺酮。心脏或大血管的贯穿伤需立即手术探查，不得延误。术中反复搬动心脏会导致心动过缓和严重低血压。

心肌挫伤的诊断可依据心肌缺血（ST段抬高）的心电图表现、心肌酶升高（肌酸激酶同工酶、肌钙蛋白）及超声检查结果异常。经胸壁超声心动图检查可表现为室壁运动异常。心肌挫伤患者易发生心律失常（如心脏传导阻滞和室颤等）。心肌损伤的症状得到改善前，应推迟择期手术。

胸部创伤可合并的其他损伤包括主动脉横断或切割伤、左锁骨下动脉撕裂、主动脉瓣或二尖瓣破裂、创伤性膈疝和食管断裂。主动脉横断往往好发于严重减速伤，部位常在左锁骨下动脉远侧，胸片的典型表现为纵隔增宽，常合并第一肋骨骨折。

五、腹部创伤

严重创伤患者都应怀疑有腹部损伤。首诊时有20%的腹腔内损伤患者无腹痛或腹膜刺激征（腹肌强直、压痛或肠梗阻），可能存在大量腹腔积血（如肝、脾损伤）而体征很轻。腹部创伤通常分为贯通伤（如枪伤或刀刺伤）和非贯通伤（如减速伤或挤压伤）两类。

腹部贯通伤通常在腹部或下胸部找到明显的穿入点，最易损伤的器官是肝脏。患者可分为三类：①无脉搏；②血流动力学不稳定；③生命体征稳定。无脉搏和血流动力学不稳定的患者（给予1~2L液体复苏仍然不能使收缩压维持在80~90mmHg）应紧急行剖腹探查术，通常存在大血管或实质脏器损伤。稳定患者如果有腹膜炎或内脏膨出的临床征象者也应尽快行剖腹探查术。血流动力学稳定的贯通伤如无腹膜炎体征，则需仔细评估，以避免不必要的剖腹探查术。腹腔内损伤的显著体征包括：X线胸片示膈下游离气体、鼻胃管出血、血尿和直肠出血。血流动力学稳定患者进一步的评估措施包括：体检、局部伤口探查、诊断性腹腔灌洗、FAST、腹部CT扫描或诊断性腹腔镜探查。

腹部钝挫伤是腹部创伤患者首要病因，也是导致腹内损伤首要原因。脾撕裂或破裂最为常见。对血流动力学不稳定的腹部钝挫伤患者，FAST检查一旦有阳性征象就应立即手术。如果血流动力学不稳定患者FAST检查结果阴性或可疑，就应该寻找有无其他部位出血或非出血性休克原因。血流动力学稳定的腹部钝挫伤患者的处理取决于FAST检查结果，FAST结果阳性时，进一步实施腹腔镜还是剖腹术常取决于腹部CT结果；如果FAST结果阴性，则需要持续动态观察，进行一系列检查并复查FAST。

创伤患者腹腔打开后，由于腹腔出血（和肠扩张）的填塞作用丧失，可出现严重低血压。术前准备应与容量复苏（包括液体和血液制品）同步进行，尽可能争取时间尽早控制出血。应避免使用氧化亚氮，以免加重肠扩张。留置胃管可防止胃扩张，疑有颅底骨折时应改为经口置胃管。腹部创伤涉及血管、肝、脾或肾损伤、骨盆骨折或腹膜后出血时，应提前做好大量输血准备。大量输血引起的高钾血症同样致命，也必须积极治疗。

腹部大出血有时需填塞出血区域和/或钳闭腹主动脉，直至找到出血点和液体复苏能够补偿血液丢失。长时间主动脉钳闭可导致肝脏、肾脏、肠道缺血性损伤；有时还可导致下肢筋膜间隔综合征，最终引起横纹肌溶解和急性肾衰竭。液体复苏的同时，在主动脉钳闭前输注甘露醇和袢利尿剂能否预防肾衰竭尚存争议。通过快速输液装置进行液体和血制品容量复苏，尽快控制出血并缩短钳闭时间则可降低此类并发症的发生。

创伤本身及液体复苏引起的进行性肠管水肿可能妨碍手术结束时的关腹。腹肌过紧强行关腹则会增加腹内压，产生腹腔间隔室综合征(abdominal compartment syndrome)，引起肾脏、脾脏缺血。即使肌肉完全松弛，也会严重影响氧合与通气功能，随后出现少尿和无尿。这种情况下，应该开放腹腔(但要覆盖无菌敷料)48~72小时，直至水肿消退，再考虑二期关腹。

六、四肢创伤

肢体损伤也可能是致命性的，因为可能涉及血管损伤和继发性感染等并发症。血管损伤可导致大量失血并严重威胁肢体的存活。股骨骨折的隐性失血量可达800~1 200ml，而闭合性骨盆骨折隐形失血量更多，甚至引起低血容量性休克。治疗延迟或体位放置不当会加重骨折移位和对神经血管的压迫。脂肪栓塞常发生于骨盆骨折和大的长骨骨折，在创伤后1~3天引起肺功能不全、心律失常、皮肤瘀点和意识障碍。脂肪栓塞的实验室检查表现为血清脂肪酶升高、尿中有脂肪滴和血小板减少。

肌肉内大血肿、挤压伤、骨折和断肢伤的患者可发生筋膜间隔综合征。筋膜间隙内压力升高伴有动脉压降低会造成缺血、组织缺氧和进行性肢体肿胀。必须尽早行筋膜切开减压术以挽救患者。

挤压伤可引起肌红蛋白尿，早期纠正低血容量及碱化尿液有助于防止急性肾脏衰竭。

第六节 术中和术后并发症

一、术中并发症

(一)创伤性凝血功能障碍和急性创伤性凝血病

创伤性凝血功能障碍(traumatic coagulopathy)是发生于严重创伤患者中的一种低凝状态，是指维持正常止血功能的凝血系统的多种因子出现功能障碍，又称为创伤诱发的凝血病(trauma-induced coagulopathy，TIC)。创伤性凝血功能障碍与内源性和外源性的多重复杂因素相关，并且会随着时间延长而进展。创伤后低灌注通过增强抗凝功能和纤溶活性(通过激活的蛋白C产物和组织纤溶酶原激活物的增加，纤溶酶原激活物抑制物和凝血酶激活的纤溶抑制因子的降低)导致凝血功能障碍。这个特定过程现在也被称为急性创伤性凝血病(acute traumatic coagulopathy，ATC)。ATC的发生机制可能是继发于创伤后炎症反应的内皮细胞对蛋白C的激活，同时由于组织低灌注，生成的血栓调节蛋白-凝血酶复合体又产生了活化的蛋白C(APC)。APC可灭活FⅤa和FⅧa，加以促进纤维蛋白形成的凝血酶减少，促进ATC的发生(见第八十五章第五节)。

血栓弹力图(TEG)监测早期有血块强度减弱及凝血指标低下伴随着死亡率增高和大量输血，即意味着ATC的启动。旋转式血栓弹力(ROTEM)测定5分钟时凝血块的振幅，低于35mm可作为预计大量输血的临界值，该指标的检出率为77%。实验室凝血指标的检查由于时间原因，早期判断ATC的价值有限。

在严重创伤患者失血性休克复苏期间，不管采用何种方法检测凝血病，复苏本身都应考虑到早期治疗ATC问题。除了上述的凝血级联反应异常，一些更严重的创伤患者会出现纤溶亢进，并参与ATC发生。早期纤溶的机制还不是很清楚，可能与低灌注诱导的APC形成进而导致纤溶酶原激活物抑制剂(PAI)被消耗有关。后者正常情况下可以抑制组织型纤溶酶原激活剂(tPA)，而tPA可促进纤维蛋白凝块降解。纤溶亢进报道的发病率相差较大，可能是由于诊断纤溶的方法和临界值各不相同所致，但纤溶亢进一旦出现就会伴有死亡率增高和输血需求增加，与ATC类似。

已经证实，由大量输注晶体液和RBCs产生的稀释作用会加重休克引起的低凝状态。低体温、低钙和酸中毒将进一步恶化凝血功能障碍。研究已经证实，入院时低凝状态的程度是创伤患者大量输血和死亡的独立危险因素。因为出血导致的死亡发生非常迅速，通常在受伤后 6 小时内，平均约 2.5~2.8 小时，所以尽快明确凝血障碍并积极治疗有利于改善患者的预后，这也是损伤控制性复苏策略的中心目的之一，近期回顾性研究结果也支持这一概念。严重创伤患者通常以显著出血伴随凝血功能障碍为主要临床表现，但是随着时间的延长，该过程会转变或进展为弥散性血管内凝血(disseminated intravascular coagulation，DIC)，尤其是在合并脓毒症时。

创伤性凝血功能障碍与 DIC 存在本质不同，创伤性凝血功能障碍是一种多因素相关的低凝状态，而 DIC 则是由促凝血酶原激酶的释放和继发于炎症反应的弥散性血管内皮细胞损伤所引起的高凝状态。由于二者的治疗方法不同，所以有必要对其进行鉴别诊断。但是这两种过程都可表现为活动性出血，并且标准凝血功能检查(PT/PTT、纤溶酶原和血小板计数)也不能准确区分，所以鉴别诊断比较困难。TEG 则可应用于区分创伤性凝血功能障碍和 DIC。

（二）低体温

低体温是指中心体温低于 35℃。轻度低体温为 32~35℃，中度低体温为 28~32℃，重度低体温为 28℃以下。多数患者在送达手术室前已存在低体温，因此低体温对于创伤患者而言几乎是不可避免的。同时麻醉又可进一步损害机体的体温调节机制，全身麻醉可降低体温调控阈值和减少皮肤血管收缩，导致“再分布性低体温”的出现；肌松剂可抑制骨骼肌产热和寒战反应等，所有这些因素均可使患者在麻醉期间的体温进一步降低(见第四十六章体温调节与监测)。

多年来人们对低体温的不良作用已有足够的了解和重视。通常认为低体温最主要的作用是引起外周血管收缩、诱发心律失常、产生心脏抑制、寒战、增加氧耗、增加血液黏稠度、影响微循环灌注、降低酶活性、影响凝血功能和增加围手术期感染风险等。有报道称创伤患者如果中心体温低于 32℃，病死率高达 100%。因此，在创伤性休克患者复苏时应采取多种措施避免低体温的发生。

然而，低体温作为脑保护措施已广泛应用于临床，在心脏和大血管手术、肝脏手术中低体温保护作用更为人们熟知。新的研究显示，低体温能改善休克动物的存活率。当采用中度低体温复苏时，即使不输液、不吸氧，休克动物的存活率亦有改善。Wladis 等报告，在失血性休克中，正常体温动物动脉血氧分压无明显变化，而低体温动物的 PaO_2 由 10.3kPa 上升至 16.4kPa。Meyer 等研究了休克复苏时中度低体温的作用，结果表明低体温可降低心脏的代谢需要，维持心血管功能和心肌灌注，同时还可避免失血性休克期间发生的心动过速反应、左室功能降低和呼吸频率增加等。由于心输出量稳定和每搏量增加，在休克后期能维持心脏功能。在整个低体温过程中，尽管心率和呼吸频率过低，但心血管功能与基础比较改变不大。

对于休克到底应采用常温复苏还是低体温复苏尚存在争议，目前对低体温休克复苏研究尚处于初期阶段，有许多问题有待深入研究，如低体温的程度、低体温的持续时间等。此外，创伤患者并发的意外低体温和用于器官功能保护的治疗性低体温尽管都存在中心体温数值的降低，但却有着本质区别。前者是创伤对机体体温调控机制的削弱，伴随大量的体热丢失，低体温往往是反映创伤严重程度的重要指标；而后者则是在充分考虑低体温不良作用的基础上人工诱导的治疗性低体温，其主要目的在于发挥低体温的治疗作用，并同时尽量减少低体温的不良反应。

二、术后并发症

严重创伤患者常因低血容量导致组织灌注不足或凝血功能障碍，术后常可并发呼吸功能不全及肾衰竭等并发症。

（一）急性呼吸窘迫综合征

术后发生 ARDS 是创伤患者的严重并发症之一。多发性创伤、严重创伤、低血压、入院 1 小时内输入全血 1 500ml 以上、误吸、脂肪栓塞和 DIC 等因素均可导致 ARDS(表 95-11)。80% 以上的复合伤伴有胸部外伤，大多数严重外伤患者都有呼吸异常，呈现低氧血症和过度通气。据统计，因急性呼吸衰竭导致死亡者，占所有外伤后期死亡总数的 1/3。而一旦发生急性呼吸衰竭，其病死率高达 30%~50%，故应重视预防、早期诊断和正确处理。

ARDS 是多器官功能障碍的肺部表现。它的预防措施与 MODS 相同(如减少或避免组织缺血)。ARDS 的治疗以支持为主，如采用保护性肺通气策略等。

表 95-11　创伤导致 SIRS 和 ARDS 的触发因素

低灌注的严重程度和持续时间（"dose" of shock） • 通过最大乳酸水平预测 • 通过乳酸恢复到正常的清除速率预测
输注的血液制品数量
创伤相关性病情 • 长骨干骨折（脂肪 / 骨髓栓塞） • 创伤性脑损伤 • 误吸 • 胸部钝挫伤和直接损伤
高龄
并发症 • 糖尿病 • 冠心病 • 慢性阻塞性肺病 • 自身免疫性疾病
患者的基因易感性

（二）急性肾衰竭

急性肾衰竭是创伤后的主要并发症之一，其病死率可达 50%~90%。麻醉科医师必须意识到严重外伤患者发生肾衰竭的潜在危险性。创伤出血造成血容量不足和低氧血症，挤压伤引起的肌红蛋白增高，伴有肾、膀胱、尿道外伤的复合伤、麻醉手术对肾灌注和肾小球滤过率的影响，ADH 和醛固酮分泌使肾小管再吸收增加，抗生素的使用，均可能引起急性肾衰竭。初期肾衰竭是可逆的，迅速处理创伤性休克可使肾衰竭发生率明显降低。急性肾衰竭常表现为少尿或无尿，但多尿性肾衰竭也并非少见。出现少尿时应首先排除血容量不足，不适当地使用利尿剂将进一步加重低血容量和肾衰竭。

（三）感染和 MODS

外伤后几天或几星期内死亡者称为后期死亡，大约占所有外伤死亡的 1/5，其中 80% 死于感染或创伤后 MODS。快速、完全的复苏有助于减少感染和 MODS 的发生，术后充分的代谢、营养支持可提高此类患者的生存率。

随着 SIRS 概念的提出及对各种炎性介质、细胞因子、炎性细胞的深入研究，人们对 MODS 发病机制的认识也由 70 年代的损伤→感染→全身性感染→ MODS 转变为：损伤→机体应激反应→ SIRS → MODS。临床治疗也有望从以往的以器官或系统为中心，转变为将患者和疾病看作一个整体而进行系统性治疗。治疗措施也将从过去单纯的支持治疗发展到将来的病因治疗与支持治疗相结合。

（张俊峰　范晓华　江　伟）

参考文献

[1] CHERKAS D. Traumatic hemorrhagic shock: advances in fluid management [J]. Emerg Med Pract, 2011, 13 (11): 1-19.

[2] ERTMER C, KAMPMEIER T, REHBERG S, et al. Fluid resuscitation in multiple trauma patients [J]. Curr Opin Anaesthesiol, 2011, 24 (2): 202-208.

[3] MONTOYA J, STAWICKI S P, EVANS D C, et al. From FAST to E-FAST: An overview of the evolution of ultrasound-based traumatic injury assessment [J]. Eur J Trauma Emerg Surg, 2016, 42 (2): 119-126.

[4] RICHARDS J R, MCGAHAN J P. Focused Assessment with Sonography in Trauma (FAST) in 2017: What Radiologists Can Learn [J]. Radiology, 2017, 283 (1): 30-48.

[5] STENSBALLE J, HENRIKSEN H H, JOHANSSON P I. Early Haemorrhage control and management of trauma-induced coagulopathy: the importance of goal-directed therapy [J]. Curr Opin Crit Care, 2017, 23 (6): 503-510.

[6] CLARK L, ROBINSON M, VARBANOVA M. Role of regional anesthesia in orthopedic trauma [J]. Anesthesiol Clin, 2014, 32 (4): 789-808.

[7] 邓小明，姚尚龙，于布为，等 . 现代麻醉学 . 4 版 . 北京：人民卫生出版社，2014.

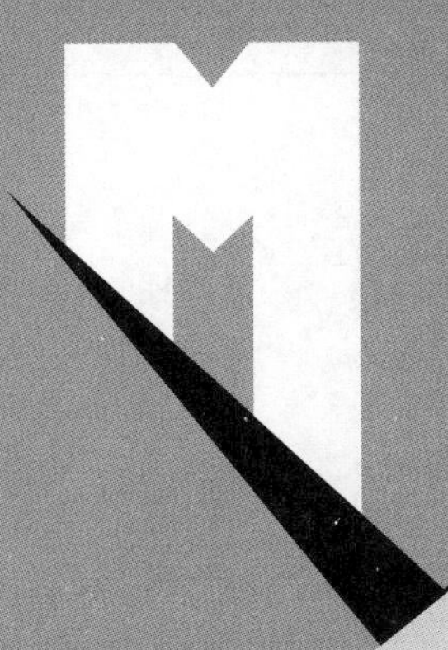

第八篇　危重症医学

ODERN ANESTHESIOLOGY

第九十六章

重症监护治疗病房

目　录

第一节 围手术期重症监测与治疗

重症监护治疗病房(intensive care unit,ICU)是重症医学学科的临床基地,而重症医学(critical care medicine,CCM)是在医学科学中逐渐形成的临床学科,主要研究重症疾病的发生和发展规律及其临床诊疗方法。随着人们对生理功能认识的不断深入和生物医学工程的发展,各种先进的监测设备和技术已广泛地应用于临床实践。通过对生理功能的连续监测和对监测参数的科学分析,使人们对重症患者的病理生理改变有了更深一步的认识。这对疾病的早期诊断和及时处理提供了可靠依据,大大地提高了疾病的治愈率,显著降低了病死率和病残率。

ICU 中大量的日常工作是对重症患者进行严密的观察和监测,并根据所获得的临床资料对病情进行分析综合,从而得出正确的诊断并采取相应的治疗措施。对重症患者和休克病例常用的监测参数约有 20 多项,按其应用频率排列顺序如下:动脉血压、心率、心电图(electrocardiograph,ECG)、体温、呼吸频率、脉搏氧饱和度(pulse oxygen saturation,SpO_2)、血红蛋白和血细胞比容、尿量、中心静脉压(central venous pressure,CVP)、血浆电解质(K^+、Na^+、Cl^- 等)、动脉血气分析和 pH、潮气量和分钟通气量、肺动脉压(pulmonary arterial pressure,PAP)和肺动脉楔压(pulmonary wedged pressure,PAWP)、心输出量(cardiac output,CO)、呼气末二氧化碳(end-tidal CO_2,$ETCO_2$)、二氧化碳排出量(carbon dioxide output,V_{CO2})、无效腔/潮气量比率(dead space-to-tidal volume ratio,V_D/V_T)、血浆渗透压、脑电图、氧运输量、经皮氧分压和二氧化碳分压、血容量和血浆容量等。

临床可根据不同病种、病情的严重程度及设备条件选择适当的监测指标。围手术期使用率最高的是监测循环和呼吸功能的参数。常用的监测指标包括:①连续监测 ECG、SpO_2、呼吸频率等以及间断无创血压监测等。若患者存在血流动力学不稳定,需长时间血管活性药物维持血压,则需要连续有创动脉监测;②机械通气治疗患者需每 2~4 小时检查动脉血气分析;根据血气检查结果及呼吸动力学监测结果调整潮气量、通气频率等。机械通气患者最好行连续呼气末 CO_2($ETCO_2$)监测。有些患者即使没有行机械通气,但给予镇静镇痛药物治疗时,也可给予经鼻 $ETCO_2$ 监测,其联合连续 SpO_2 监测有利于及时发现镇静镇痛导致的通气不足;③记录每小时尿量及其比重,每 2~4 小时总结一次出入量的平衡情况;④每 2~4 小时测定并记录一次体温;⑤根据病情需要监测血常规、生化电解质、肝功能、肾功能、凝血功能及胸部 X 线片。

以上监测项目是 ICU 常规监测项目,在实际临床工作中应根据具体情况更改监测频率。重症患者常常涉及许多器官功能的问题,应根据患者的主要问题选择重点监测项目。

若患者主要问题是血流动力学问题,必要时可给予肺动脉漂浮导管(Swan-Ganz 导管)监测心脏功能。但由于 Swan-Ganz 导管操作要求高,并发症较多,且有些文献认为其并不能改善危重患者预后,故而现在 Swan-Ganz 导管在非心脏 ICU 中的应用较少。临床还有一些其他血流动力学监测方法,如脉搏指示持续心输出量(pulse indicator continuous cardiac output,PiCCO)监测,通过中心静脉与外周动脉应用热稀释法连续监测心输出量,同时可监测胸内血容量和血管外肺水量,从而反映心脏前负荷以及是否发生肺水肿等。应用 Flotrac 传感器或锂稀释法和脉搏轮廓分析技术的 LiDCO 监测也可提供连续心输出量监测。血流动力学监测还包括组织灌注的监测,目前临床应用的有胃黏膜 pH(pHi)监测和舌下黏膜 CO_2(sublingual capnometry,$PslCO_2$)分压监测等。

神经危重病患者除了常规循环与呼吸监测之外,还需要常规重点监测神经功能,如观察神志、瞳孔及格拉斯哥昏迷评分(Glasgow coma scale,GCS)。颅内压监测对颅脑外伤、颅内血肿或颅脑大手术的患者也是必要的。有些患者为评估脑功能还需要持续监测脑电图(EEG),部分患者需要监测诱发电位(包括视觉诱发电位、听觉诱发电位和体感诱发电位)用于诊断评估患者并判断预后。蛛网膜下腔出血患者有时需要通过经颅多普勒超声(transcranial Doppler,TCD)观察脑血流,判断是否存在脑血管痉挛。一些心脏大血管手术后也需要行脑氧监测,如颈动脉成形或体外循环心脏手术术后,临床可通过颈静脉球血氧饱和度($S_{jv}O_2$)或脑氧监测仪来完成。

第二节　重症监护治疗病房

重症监护治疗病房是集中各有关专业的知识和技术，先进的监测和治疗设备，对重症患者的生理功能进行严密监测、调控和及时有效治疗的专门单位。ICU 的发展与临床麻醉工作有着密切的关系。麻醉期间麻醉科医师使用各种监测技术最为频繁，尤其是对呼吸、循环及中枢神经系统功能的监测；麻醉科医师对呼吸道管理和人工呼吸最为熟悉，包括气管内插管、机械通气等；麻醉科医师术中经常进行大量、快速输液输血，使用多种血管活性物质及其他强效、速效药物；对心肺脑复苏知识和技术也最为熟悉。所有上述内容都是 ICU 中主要的工作内容。麻醉科医师对以上内容熟悉和掌握的程度，是其他专业人员所难以相比的。凭借这些监测技术和治疗手段，能够及时和准确地了解到患者生理功能的改变，从而采取有针对性的治疗措施，减少处理方面的失误。尤其在病情急剧变化阶段，能够及时果断地进行抢救。这些工作内容和工作方式，也正是 ICU 诊疗工作中所必需的。

一、重症监护治疗病房历史

在 20 世纪 40 年代，为了解决麻醉后的监测与护理工作，逐渐建立了麻醉恢复室（recovery room）又称麻醉后监测治疗室（PACU）。其主要任务是对麻醉后患者进行观察和处理。因为麻醉和手术结束后数小时内，麻醉药、肌肉松弛药及神经阻滞药的作用尚未完全消失，患者的保护性反射亦未完全恢复，手术治疗对器官功能的影响依然存在。在此期间，呼吸和循环系统的并发症发生率很高，尤其是一些危及患者生命的并发症，如急性呼吸道梗阻、低氧血症、高碳酸血症、心室纤颤等。恢复期间所发生的许多严重并发症，在恢复室内大都能得到及时预防或治疗。这不但保证了术后患者的生命安全，而且集中了受过特殊训练的医护人员和监护、治疗设备，提高了工作效率，取得了较好的经济效益。麻醉恢复室的积极作用触发和推动了 ICU 的建立。

第二次世界大战期间建立的“休克治疗室”（shock unit），进一步证实了集中监测治疗的优越性，有利于降低死亡率和致残率，提高医疗质量。随着人们对人体生理功能的深入研究，各种新的监测技术和治疗方法也应用到临床。人工呼吸（机械通气）是生命支持治疗的有效方法，在 20 世纪 50 年代已逐渐将呼吸道控制方法和机械通气技术应用于重症患者的治疗。1952 年在丹麦首都哥本哈根发生的脊髓灰质炎大流行中，有许多患者因延髓病变导致呼吸肌麻痹而死于呼吸衰竭。在麻醉科医师和内科医师的共同努力下，将呼吸衰竭患者集中治疗，以气管内插管或气管切开来维持呼吸道通畅，并首先将间歇正压通气应用于呼吸衰竭的治疗，使死亡率显著降低。集中救治的作用不仅在医学界获得肯定，而且也产生了良好的社会影响。

20 世纪 60 年代对氧中毒概念的认识、动脉血气分析及低压套囊导管的临床应用，对提高呼吸衰竭的治愈率、减少并发症起到了重要作用。灾害性抢救和战伤救护使人们积累了更多的急救和复苏经验，特别是在呼吸道的控制、正压通气和胸部物理治疗（chest physical therapy，CPT）技术等方面的发展，大大降低了重症患者的死亡率。自 20 世纪 60 年代以来，各种复杂手术的开展，心肺复苏技术的提高，各种监测和治疗仪器的应用（如 Swan-Ganz 漂浮导管、多功能监测仪、除颤器和呼吸器等），使 ICU 得到了进一步发展。ICU 的建立是临床医学的需要，也是医学科学发展的必然趋势，是医疗机构中不可缺少的医疗单位。我国 ICU 的建立晚于发达国家，起始于 20 世纪 80 年代初，90 年代发展较快，到 2010 年已建立独立的重症医学科。但各地发展不平衡，ICU 的建设和专业人员的培养仍有待于规范化。

二、重症监护治疗病房建设要求

ICU 的设立应根据医院的规模、病种、技术力量和设备条件而定。一般认为，我国三级医院和有条件的二级医院均应建立重症医学科，可设综合性 ICU 或专业 ICU。ICU 的专业化已是近年来发展的趋势，如外科重症监护治疗病房（SICU）、烧伤重症监护治疗病房（BICU）、神经外科重症监护治疗病房（NICU），内科系统有冠心病重症监护治疗病房（CCU）和呼吸重症监护治疗病房（RICU）以及麻醉重症监护治疗病房（AICU）、新生儿重症监护治疗病房、器官移植重症监护治疗病房等。有的医院将各专业ICU集中在一个区域,建立ICU中心,可以集中使用大型仪器和设备,有利于最大限度地利用人力、物力和财力资源。ICU床位数的设置,可因医院的大小、功能及专业特点的不同而异。现代综合医院的ICU床位应占总床位的2%~8%;专科医院(如心脏外科、神经外科、儿童外科等)的ICU床位比例更大,可高达10%~15%。每个ICU管理单元床位数为8~12个,床位使用率以65%~75%为宜。每个管理单元的床位太少或过多,对于人员安排、病房管理及开展治疗工作等方面都有一定困难。

ICU的建筑设计和布局应该以利于监测、治疗和护理为原则。Rashid M等对1993年至2012年成人重症监护治疗病房的设计特点进行对比研究发现:不论是1993~2002年还是2003~2012年获奖的重症监护治疗病房,使用的一些设计特点都发挥了重要效果,但后十年的设计特点有更多的证据基础。大部分情况下,为了符合美国重症医学会的指南要求,ICUs会超过设施指南的要求。然而,这二十年里获奖的ICUs也使用了一些很少或没有研究证据支持的设计结构。由于它们都能够创建一个最佳的重症监护环境,所以掌握这些获奖的重症监护治疗病房的结构设计,对设计出更好的ICU大有帮助。

专科ICU应邻近本专科的病房,而SICU应靠近手术室,便于患者转运,对麻醉科医师和外科医师观察和处理患者也较为方便。同时应考虑距离检验科和血库较近。病床可选用完全隔离式,适用于需要隔离的患者;关闭式,即用墙壁或玻璃隔断分开;开放式,必要时用帷幕隔开,便于护理和治疗。ICU开放式病床每张床位的占地面积应不小于15~18m^2;ICU最好是单间或分隔式病房,若没有条件,则每个ICU最少应配备一个单间病房,面积为18~25m^2,另外最好有1~2间负压隔离病房。ICU的病床数量根据医院等级和实际收治患者的需要,一般以该ICU服务病床数或医院病床总数的2%~8%为宜,可根据实际需要适当增加。从医疗运作角度考虑,每个ICU管理单元以8~12张床位为宜;床位使用率以65%~75%为宜,超过80%则表明ICU的床位数不能满足医院的临床需要,应该扩大规模。重症医学科每天至少应保留1张空床以备应急使用。

ICU的基本辅助用房包括医师办公室、工作人员休息室、中央工作站、治疗室、配药室、仪器室、更衣室、清洁室、污废物处理室、值班室、盥洗室等。有条件的ICU可配置其他辅助用房,包括示教室、家属接待室、实验室、营养准备室等。辅助用房面积与病房面积之比应达到1.5∶1以上。

各床旁监测仪可与中央监控站联网,各床旁监测仪之间亦可相互联网,达到随时随地都能对任何病床(人)进行监测的要求。现代化的ICU对人流、物流及气流方向等方面的要求很高,强调室内空气的温度、湿度和洁净度的标准化,采用层流净化设备,防止污染和交叉感染,尤其是对于免疫功能低下的患者更为重要。

ICU室内要求:①光线充足,包括自然光和灯光。②床旁应有压力足够的氧气、压缩空气和负压吸引系统及其连接装置。③室内所有电源(除X线和动力电源外)都应经过稳压系统,以保护各种仪器的安全使用。④床头应有放置监测仪、输液泵及其他用具的柜台或支架。如能安装可移动的多功能吊塔,则更为方便。⑤隔离病房内应有专用急救药品柜,洗手池。⑥ICU应有仪器、用具和药品的储藏室、治疗室、医师和护士的办公室及值班室。⑦室内设有闭路电视、中央监测屏幕和报警系统,以便随时了解病情。⑧中央控制台应设有电脑终端,可随时查阅检查及治疗记录和其他相关资料。

ICU应配备必要的监测和治疗设备。监测设备包括:多功能监测仪、ECG记录仪、脉搏血氧饱和度仪、心输出量测定仪;肺量计、血气分析仪、$ETCO_2$测定仪等。有条件的单位可配备彩色超声仪和经食管超声仪等。治疗设备包括:呼吸器、氧疗用具、呼吸功能训练器、输液泵、除颤器等。急救用具包括:口咽或鼻咽通气道、气管插管喉镜、人工呼吸器、气管切开器械或相应器械,纤维支气管镜等。同时应根据本单位的情况,配备必要的教学和科研设备。

三、重症监护治疗病房人员配备要求

ICU是一个多专业协同工作的单位,因此必须分工明确,组织有序,相互配合默契,技术操作规范,才能保证工作的正常进行。有研究发现,对ICU实行精细化管理后,重症监护治疗病房在抢救效率、服务质量和患者满意度等方面都取得了明显改善。精细化管理起源于泰勒的《科学管理理论》(1982),其运用程序化、标准化、数字化和信息化的方式以确保组织中每一个单位的高准确度、高效率、强协调性并且保持长期的运行。

ICU专科医师的人数与床位数的比例一般为0.8~1∶1。ICU医师应经过严格的专业理论和技术培训，以胜任对重症患者进行各项监测与治疗的要求。ICU医师应经过规范化的相关学科轮转培训。ICU医师必须具备重症医学相关理论知识。掌握重要脏器和系统的相关生理、病理及病理生理学知识、ICU相关的临床药理学知识和伦理学概念。在ICU建设初期，大多数ICU医师由麻醉科医师或急诊科医师担任，随着专科化，专业化发展的要求，特别是危重症医学成为临床学科，目前我国已经开始了危重症医学专科医师培训。有条件的ICU病房还需要配备一定的呼吸治疗师和临床药剂师等。

ICU主任全面负责医疗、教学、科研及行政管理工作；定期查房，主持病例讨论和教学查房，指导对重危患者的治疗。每个ICU单元应至少有主治医师1~2名，主要负责日常医疗工作，并与护士长共同负责日常管理工作。住院医师2~4名，实行24小时值班制，负责收治患者、基本监测的实施和常规治疗。患者入ICU后虽然主要由ICU主治医师负责管理与治疗，但患者的原病情仍应由该专业的主管医师负责处理，即患者原来的经管医师仍然是该患者的主管医师，并对治疗负责。除每天查房外，对患者的治疗有权提出意见，并参加特殊治疗方案的研讨和决策。此外，因病情复杂，常需要多学科共同研讨和处理，ICU医师必须与心脏病学、药理学、营养学、影像医学等专家保持密切合作关系，提高临床疗效。一项关于心脏重症监护治疗病房（CICU）的调查表明，在美国只有不到10%的监护室配置有CICU专用人员，而大部分单位采用开放式的人员配备模式。

ICU的护理工作十分繁重，护理质量的高低直接影响到重症患者的转归。因此，护士应进行专门培养，除掌握一般护理知识外，还应熟悉气管内插管、心肺复苏、心律失常的识别和紧急处理（包括电除颤）以及呼吸器的临床应用等技术。护士长1~2名，负责护理和护士培训工作，并参与行政管理工作。在正常工作期间，责任护士与床位数的比例为1∶1~2。专科护士总数与床位数的比例为2.5~3∶1以上。在ICU中心，护理部门可根据各单位的工作量进行协调。ICU集中了大量仪器设备，应由专门技术人员负责定期调试、校准和维修。呼吸机应由呼吸治疗员负责使用和维护。有的医院设立呼吸治疗科负责全院的呼吸治疗工作。胸部物理治疗（CPT）可由专门技术员负责，也可由护士经过一定训练后承担。

第三节　重症监护治疗病房的收治标准和病情评估

一、重症监护治疗病房收治对象

重症监护治疗病房主要诊治范围主要包括：急危重患者的抢救和延续性生命支持；多脏器功能障碍患者的预防、治疗与器官功能支持；对一些重要生命脏器高危患者的围手术期监护、预防与治疗。常见的收治对象主要包括：

8

1. 急性可逆性危及生命脏器功能障碍，通过严密监护与治疗可能康复的患者。如中毒引起的呼吸功能不全、哮喘持续状态、严重的创伤等。

2. 可能发生病情变化的高危患者。这类患者具有潜在生命危险，经过ICU严密的监护和随时有效治疗可能减少死亡风险。如围生期肺动脉高压的孕产妇、行大手术的冠心病患者等。

3. 慢性疾病急性发作且危及生命的患者。这类患者通过ICU治疗可使病情好转，恢复到日常生存状态。如慢性阻塞性肺病患者急性加重。

发生公共事件时可造成疾病急性集中发作或重大人员伤亡，这些患者也是ICU的救治对象。近年来出现的非典型肺炎和禽流感暴发、重大地质灾害或重大事故时，大批危重患者的集中收治是对重症监护治疗病房的考验，也是体现其社会价值之所在。

二、重症监护治疗病房的收治标准

重症监护治疗病房（ICU）主要收治那些经过严密监测和积极治疗后有可能恢复的各类重症患者。ICU病床数量有限且费用较高，明确ICU收治标准可更合理地调用ICU资源。1999年美国重症医学会就发表了ICU收治、出室和分诊指南，2016年美国重症医学会又在此基础上重新评估并更新了相关内容。1999年的指南中应用优先模式、诊断模式和客观参数模式三种方法来划分ICU收治标准。在优先化模型中，患者根据他们从入住ICU中获益的可能性按四个优先级进行分类。在诊断模型中，提供了特定病症和疾病的列表，用于决定哪些患者应该进入ICU。在客观参数模型中，根据特定的生命体征、实验室检查值、影像成像或心电图检查结果以及体格检查结果来决定应该入院的患者。所有这些模型都有其局限性，且都缺乏适当的验证。目前仍没有确凿的研究证据能提供ICU收治的全面而明确的标准。2016年指南还是建议不同级别医疗机构的各个ICU因为收治患者侧重不一样，应当根据各自病房条件、人员情况、救治能力等制定相应的收治标准。

2016年指南中建议危重患者是否收治可先应用《强化监测和护理资源分配指南》（表96-1）与《ICU入室优先排序框架》（表96-2）来决定是否由ICU收治。我国目前施行病房分级，但可根据该指南评估患者是否存在入ICU治疗的指征。同时，指南也强调了不要将非指定专科的危重患者收治到特定专科的ICU中，如颅脑创伤危重患者收治到呼吸科ICU，因为除了要考虑到ICU的硬件条件外，还需要考虑到专科ICU是否具有一定的专业能力来有效地管理这类危重患者。

表96-1 强化监测和护理资源分配指南

级别	患者类型	护患比例	措施
ICU或3级	需要每小时监测或者有创监测的危重患者，如通过动脉置管持续血压监测	≤1：1~1：2	一些不能在其他病房施行的有创监测治疗措施，如管理颅内高压时的脑脊液引流、有创机械通气、血管加压药物、体外膜肺氧合、经主动脉球囊反搏、左室辅助装置或持续肾脏替代治疗等
中等级别医疗单元或2级	不平稳患者，需要护理干预，实验室检测或每2~4h监测	≤1：3	诸如无创通气、静脉输液、扩血管药物或抗心律失常药持续滴定等操作
遥测或1级	需要密切监测ECG的非恶性心律失常或每2~4h实验室检测的稳定患者。这种病房单元主要用于监测的目的。	≤1：4	静脉输液、持续滴定扩血管药或抗心律失常药等
普通病房或0级	只需每4h以上的检测或监护的稳定患者	≤1：5	静脉输注抗生素、化疗药、实验室检测和放射影像检查

表96-2 ICU入室优先排序框架

级别	优先权	患者类型
ICU	1	重症患者需要生命支持脏器衰竭，或ICU才能提供的强化监测和治疗。生命支持包括有创通气、持续肾脏替代治疗、应用有创血流动力学监测指导有创性血流动力学干预、体外膜肺氧合、主动脉内球囊泵和其他需要重症监护的情况（例如严重低氧血症或休克患者）
	2	存在如上所述病情但恢复的概率显著降低的患者，或愿意接受重症监护治疗但心搏骤停时不再行心肺复苏的患者（如患有转移性癌症和继发于肺炎的呼吸衰竭，或需升压药处理的脓毒性休克患者）
中等强度医疗单元（intermediate medical unit，IMU）	3	需要密集监测和/或治疗（例如，无创通气）的器官功能障碍患者，或者分诊医师认为可以在比ICU更低的护理水平（例如，需要密切监测防止病情恶化的术后患者或需要密切护理的术后患者，呼吸功能不全可耐受间歇性无创通气患者）。如果早期管理未能防止病情恶化或医院没有IMU，这些患者可能需要进入ICU
	4	如上所述的患者，但康复/存活概率较低的患者，或者不希望气管内插管或复苏的患者（例如，潜在转移性肿瘤疾病的患者）。如上所述，如果医院没有IMU，这些患者在特殊情况下也可以考虑进入ICU治疗
姑息医疗（palliative care）	5	无法康复的终末或濒临死亡患者；这类患者通常不适合入住ICU（除非他们是潜在的器官捐献者）。如果患者明确拒绝重症监护治疗或不再行放化疗等治疗措施的转移性癌症等有不可逆转病情，应首先提供姑息治疗

英国为了应对ICU病床位稀缺的情况，制定的指南规定了下列三类危重患者收治指征：

(1)需要机械通气的呼吸衰竭患者；

(2)需要2个以上脏器功能支持的患者；

(3)患者存在日常生活受限的2个以上慢性脏器功能不全，需要对其中可恢复脏器功能的急性衰竭的支持治疗。

三、病情评估方法

在临床工作中，对病情严重程度的评估及其转归的预测是一项难度很大的工作。主要因为对病情的判断因人而异，而且重症患者的病情本身也在不断变化，对比研究中也发现许多临床情况不可重复。所以ICU的病情评估包括静态评分与动态评分系统。前者包括治疗干预评分系统(therapeutic intervention scoring system，TISS)、急性生理与慢性健康评估(acute physiology and chronic health evaluation，APACHE)、简化急性生理评分(simplified acute physiology score，SAPS)等，动态评分主要是指Riyadh加强医疗大纲(the Riyadh intensive care programme，RIP)。ICU病情评估中还针对脏器功能的评分系统，包括Mashall评分、序贯性器官功能衰竭评分(sequential organ failure assessment，SOFA)等。

1. 治疗干预评分系统(TISS) TISS是根据患者所需要采取的监测、治疗、护理和诊断性措施等的多少，以及每项干预措施的重要性进行评分的方法(表96-3)。这种方法的根据是，病情越重，所采取的监测、治疗措施越多，并需要更多的检查进一步明确诊断，在护理方面所做的工作和所投入的人力也较大。一般认为，积分为40分以上者都属高危患者，当积分达4分以上者可收入ICU。此外，在衡量护理工作量时也有参考意义。一般认为，积分达43分者，每班需要一名有经验的护士护理；积分为12~13分以下者，一名护士约可护理4名患者。TISS评分系统的优点是简单易行，可以在患者的床旁进行。缺点是未考虑患者的年龄和既往的健康状况，不同水平的医疗单位所采取的监测和治疗方法也不一致。

2. 急性生理及慢性健康评估(APACHE) APACHE是目前比较广泛采用的对危重病情的评估和预测方法。APACHE系统是Knaus于1978年设计，APACHE Ⅱ是根据12所医院ICU收治的5 815例危重患者的资料而设计，主要由急性生理改变、慢性健康状况以及年龄三部分组成，包含了12项生理指标和Glasgow昏迷评分，加上年龄和既往健康等状况，对病情进行总体评估。12项生理指标每项评分是根据入住ICU第一个24小时所测定值进行评定，所测定生理指标正常者为零分，高于或低于正常值都要加分，异常的程度不同，分值也有区别(表96-4)。因此，积分越高病情越重，预后也越差。APACHE Ⅱ的积分与内科患者或外科患者的预后都有明显的相关性。APACHE Ⅱ评分大于24时，死亡率在90%以上；而小于10时，死亡率几乎接近0。因此，可以帮助医师了解治疗的效果，预测患者的预后。但是，APACHE Ⅱ并未能考虑入住ICU之前的治疗情况，有的患者(如充血性心力衰竭或MODS)可能因入住ICU之前的治疗而使病情改善，积分降低，则不能反映患者真正的危险性。

1991年Knaus等又发表了APACHE Ⅲ评分，其生理指标扩展到17项，慢性健康指标扩展到7项，评分范围为0~299分。由于该评分系统是由APACHE医疗系统有限公司开发的商品，没有公开其回归方程系数，不能客观评估其有效性，目前临床应用并不广泛。2005年有学者又提出了APACHE Ⅳ评分，其用于疾病诊断发生频率和死亡率的疾病分组扩展到116个。其与APACHE Ⅱ的区别还在于对缺失数据的处理，以往对缺失数据默认为正常，而其则用前一天数据替代。APACHE Ⅳ评分的进步主要在于增加了ICU住院时间的预测判断，对评价ICU患者的流动性具有一定的指导意义。

3. 多脏器功能衰竭病情评估 这主要是对多脏器功能障碍患者的系统评分，如序贯性器官功能衰竭评分(sequential organ failure assessment，SOFA)和Marshall多器官功能障碍评分。

Marshall评分(表96-5)是加拿大多伦多大学Marshall提出的，以6个脏器系统的客观指标来衡量脏器功能。总分24分，得分越高则死亡率越高(表96-6)。每24小时评价一次每日得分，其变化量反映器官功能障碍的进展情况。

SOFA评分是由欧洲重症医学会1994年提出的评分系统，其强调早期动态监测，包括6个器官，每项0-4分(表96-7)，每日记录最差值。目前研究显示最高评分和评分差值对评价病情更有意义。因其用于脓毒症诊断标准中，又称为脓毒症相关性器官衰竭评分(sepsis related organ failure assessment)。

表 96-3 TISS 评分标准

评分	标准	
4分	1)心搏骤停或电除颤后(48h 内)	11)加压输血
	2)控制呼吸,用或不用 PEEP	12)抗休克裤(MAST)
	3)控制呼吸,间断或持续用肌松药	13)监测颅内压
	4)食管静脉出血,三腔管压迫止血	14)输血小板
	5)持续动脉内输液	15)主动脉内球囊反搏(IABP)
	6)放置肺动脉漂浮导管	16)急诊手术(24h 内)
	7)心房和 / 或心室起搏	17)急性消化道出血灌洗
	8)病情不稳定者行血液透析	18)急诊行内镜或纤维支气管镜检查
	9)腹膜透析	19)应用血管活性药物(>1 种)
	10)人工低温	
3分	1)静脉营养(包括肾、心、肝衰竭营养)	15)电复律治疗心律失常
	2)备用起搏器	16)应用降温毯
	3)胸腔引流	17)动脉置管测压
	4)IMV 或辅助通气	18)48h 内快速洋地黄化
	5)应用 CPAP 治疗	19)测定心输出量
	6)经中心静脉输注高浓度钾	20)快速利尿治疗体液超负荷或脑水肿
	7)经鼻或口气管内插管	21)积极纠正代谢性碱中毒
	8)无人工气道者行气管内吸引	22)积极纠正代谢性酸中毒
	9)代谢平衡复杂,频繁调整出入量	23)紧急行胸腔、腹膜后或心包穿刺
	10)频繁或急查动脉血气分析、出凝血参数(>4 次 / 班)	24)积极抗凝治疗(最初 48h)
	11)频繁成分输血(>5 单位 /24h)	25)因容量超负荷行静脉放血
	12)非常规静脉单次注药	26)静脉应用 2 种以上抗生素
	13)静脉注射一种血管活性药物	27)药物治疗惊厥或代谢性脑病(发病 48h 内)
	14)持续静脉注射抗心律失常药物	28)复杂性骨牵引
2分	1)监测 CVP	6)鼻饲
	2)同时开放 2 条静脉输液	7)因体液丢失过多行补液治疗
	3)病情稳定者行血液透析	8)静脉化疗
	4)48h 内的气管切开	9)每小时记录神经体征
	5)自主呼吸:气管内插管或气管切开者接 T 形管或面罩吸氧	10)频繁更换敷料
		11)静脉注射垂体后叶素
1分	1)监测 ECG	10)气管切开护理
	2)每小时记录生命体征	11)压疮
	3)开放 1 条静脉输液	12)留置导尿管
	4)慢性抗凝治疗	13)吸氧治疗(鼻管或面罩)
	5)常规记录 24 小时出入量	14)静脉应用抗生素(<2 种)
	6)急查血常规	15)胸部物理治疗
	7)按计划间歇静脉用药	16)伤口、瘘管或肠瘘需加强冲洗、包扎或清创
	8)常规更换敷料	17)胃肠减压
	9)常规骨牵引	18)外周静脉营养或脂肪乳剂输注

注:PEEP:呼气末正压;CPAP:持续呼吸道正压;IMV:间歇指令通气。

表 96-4 危重患者 APACHE Ⅱ评分表

A. 年龄	≤ 44 □ 0；45~54 □ 2；55~64 □ 3；65~74 □≥ 5						A. 记分 =
B. 有严重器官系统功能不全或免疫损害	非手术或择期手术后 □ 2； 不能手术或急诊手术后 □ 5；无上述情况□ 0						B. 记分 =
C. GCS 评分	6	5	4	3	2	1	
1. 睁眼反应			□自动睁眼	□呼唤睁眼	□刺疼睁眼	□不能睁眼	
2. 语言反应		□回答切题	□回答不切题	□答非所问	□只能发声	□不能言语	
3. 运动反应	□按吩咐动作	□刺疼能定位	□刺疼能躲避	□刺疼肢体屈曲	□刺疼肢体伸展	□不能活动	
GCS 积分 =1+2+3							C. 记分 =15−GCS=

D. 生理指标	分值									
	+4	+3	+2	+1	0	+1	+2	+3	+4	
1. 体温（腋下℃）	≥ 41	39~40.9		38.5~38.9	36~38.4	34~35.9	32~33.9	30~31.9	≤ 29.9	
2. 平均动脉压（mmHg）	≥ 160	130~159	110~129		70~109		50~69		≤ 49	
3. 心率（次 /min）	≥ 180	140~179	110~139		70~109		55~69	40~54	≤ 39	
4. 呼吸频率（次 /min）	≥ 50	35~49		25~34	12~24	10~11	6~9		≤ 5	
5. PaO_2（mmHg）（FiO_2<50%）					>70	61~70		55~60	<55	
A-aDO_2（FiO_2>50%）	≥ 500	350~499	200~349		<200	………	………	………	……	
6. 动脉血 pH	≥ 7.7	7.6~7.69		7.5~7.59	7.33~7.49		7.25~7.32	7.15~7.24	<7.15	
血清 HCO_3^-（mmol/L）	……	……	……	……	……	……	……	……	……	
（无血气时用）	≥ 52	41~51.9		32~40.9	23~31.9		18~21.9	15~17.9	<15	
7. 血清 Na^+（mmol/L）	≥ 180	160~179	155~159	150~154	130~149		120~129	111~119	≤ 110	
8. 血清 K^+（mmol/L）	≥ 7	6~6.9		5.5~5.9	3.5~5.4	3~3.4	2.5~2.9		<2.5	
9. 血清肌酐（mg/dl）	≥ 3.5	2~3.4	1.5~1.9		0.6~1.4		<0.6			
10. 血细胞比容（%）	≥ 60		50~59.9	46~49.9	30~45.9		20~29.9		<20	
11. WBC（$\times 10^9$/L）	≥ 40		20~39.9	15~19.9	3~14.9		1~2.9		<1	
										D. 记分 =
APACHE Ⅱ总积分 =A+B+C+D										

注：1. B 项中“不能手术”应理解为由于患者病情危重而不能接受手术治疗者。

2. 严重器官功能不全指：①心功能Ⅳ级；②肺：慢性缺氧、阻塞性或限制性通气障碍、运动耐力差；③慢性肾衰竭透析者；④肝：肝硬化、门脉高压、有上消化道出血史、肝性脑病、肝功能衰竭史。

3. 免疫损害：如接受放疗、化疗、长期或大量激素治疗，有白血病、淋巴瘤、艾滋病等。

4. 呼吸频率应记录患者的自主呼吸频率。

5. 如果患者是急性肾脏衰竭，则血清肌酐一项分值应在原基础上加倍（×2）。

6. 血清肌酐的单位是 μmol/L 时，按 1mg/dl=88.41μmol/L 换算。

表 96-5 Marshall 脏器功能衰竭评分

器官 / 系统	分值				
	0	1	2	3	4
呼吸（PaO_2/FiO_2）	>300	226~300	151~225	76~150	≤ 75
肾脏（血肌酐，μmol/L）	≤ 100	101~200	201~350	351~500	>500
肝脏（血总胆红素，μmol/L）	≤ 20	21~60	61~120	121~240	>240
心血管（PAR=HR × CVP ÷ MAP）	≤ 10.0	10.1~15.0	15.1~20.0	20.1~30.0	>30.0
血液（血小板计数 10^9/L）	>120	81~120	51~80	21~50	≤ 20
神经系统（GCS 评分）	15	13~14	10~12	7~9	≤ 6

表 96-6 Marshall 脏器功能衰竭评分与死亡率

分值	预估死亡率
0	无死亡率
9~12	<25%
13~16	50%
17~20	75%
>20	100%

表 96-7 SOFA 评分

器官	变量	0 分	1 分	2 分	3 分	4 分
呼吸系统	PaO_2/FIO_2（mmHg）	≥ 400	<400	<300	<200 on MV	<100 on MV
血液系统	血小板（10^9/L）	≥ 150	<150	<100	<50	<20
肝脏	胆红素（mg/dl）	<1.2	1.2~1.9	2.0~5.9	6.0~11.9	>12.0
心血管系统	平均动脉压（mmHg）	≥ 70	<70			
	多巴胺［μg/（kg·min）］			≤ 5	>5	>15
	多巴酚丁胺［μg/（kg·min）］			任何剂量		
	肾上腺素［μg/（kg·min）］				≤ 0.1	>0.1
	去甲肾上腺素［μg/（kg·min）］				≤ 0.1	>0.1
中枢神经系统	Glasgow coma score	15	13~14	10 ~12	6~ 9	<6
肾脏	肌酐（mg/dl）	<1.2	1.2~1.9	2.0~3.4	3.5~4.9	≥ 5.0
	尿量（ml/d）	≥ 500			<500	<200

4. 特定脏器功能评估　有些危重患者主要是单一脏器功能不全，需要对这类受损脏器功能进行评估，包括对心脏、肝脏、肾脏等重要脏器功能的评估。

（1）心功能评估：心脏功能分级临床应用最多的是 1928 年由纽约心脏病协会（NYHA）提出的分级方法，其按诱发心力衰竭症状的活动程度将心功能的受损状况分为四级。

Ⅰ级：患者有心脏病，但日常活动量不受限制，一般体力活动不引起过度疲劳、心悸、气喘或心绞痛；

Ⅱ级：心脏病患者的体力活动轻度受限制。休息时无自觉症状，一般体力活动引起过度疲劳、心悸、气喘或心绞痛；

Ⅲ级：患者有心脏病，以致体力活动明显受限制。休息时无症状，但小于一般体力活动即可引起过度疲劳、心悸、气喘或心绞痛；

Ⅳ级：心脏病患者不能从事任何体力活动，休息状态下也出现心衰症状，体力活动后加重。

急性心肌梗死常常会引起急性心力衰竭，不适合按NYHA分级评估心脏功能，在临床上采用Killp分级（表96-8）的方法对急性心肌梗死后的心功能进行分级。

（2）肝功能评估：1954年Child提出了肝功能分级，1964年又在此基础上以血清胆红素、血浆白蛋白、腹水、肝性脑病等指标提出了Child-Turcotte分级，简称Child分级（表96-9）。Child分级最初是用于预测施行门静脉短路手术患者的危险性，对肝功能A、B、C级患者，术后死亡率分别为1%、10%和50%。其评估肝功能简单、实用，但部分指标非客观量化指标，且白蛋白与腹水之间存在一定的相关性，评估指标有一定的重复性，没有针对病因进行区别。因此，1973年，Pugh在此基础上以凝血酶原时间替代了营养状态，对原有评估的缺点有所修正，即改良Child分级（表96-10）。针对我国肝病的特点，1983年我国制定了武汉标准，但因标准不一，不利于对外交流，目前临床更多的是应用改良Child分级。

表96-8　Killp分级及其预后

分级	症状与体征	死亡率
Ⅰ	无心脏衰竭症状，无肺部啰音和第三心音，肺毛细血管楔压（PAWP）可升高	0~5%
Ⅱ	轻至中度心力衰竭，肺湿啰音出现范围小于两肺野的50%，可出现第三心音奔马律、持续性窦性心动过速或其他心律失常，静脉压升高，有肺淤血的X线表现	10%~20%
Ⅲ	重度心力衰竭，出现急性肺水肿，肺啰音遍布两肺	35%~40%
Ⅳ	出现心源性休克，收缩压小于90mmHg，尿<20ml/h，皮肤湿冷、发绀，呼吸加速，脉率大于100次/min	85%~95%

表96-9　Child-Turcotte肝功能分级

	A级	B级	C级
血胆红素（mg/dl）	<2	2~3	>3
血白蛋白（g/dl）	>3.5	3.0~3.5	<3.0
腹水	无或很少	少，易控制	顽固
营养状态	正常	欠佳	恶病质
肝性脑病	无	轻度谵妄	重度，昏迷

表96-10　改良Child-Turcotte-Pugh肝功能分级

	1	2	3
肝性脑病	无	1~2度	3~4度
腹水	无	少量	中度或较多
尿量	正常	500ml/d	<200ml/d
血胆红素（mg/dl）	<2	2~3	>3
血白蛋白（g/dl）	>3.5	2.8~3.5	<2.8
凝血酶原时间（PT延长秒数）	<4	4~6	>6
淤胆型肝硬化的血胆红素（mg/dl）	<4	4~10	>10

注：A级：5~6分；B级：7~9分；C级：≥10分。

8

(3) 肾脏功能评估:急性肾损伤(acute kidney injury,AKI)是由多种病因造成肾小球滤过率迅速下降为特点的临床综合征。AKI 临床发生率高,可明显增加住院时间与费用,增加患者死亡率。目前诊断 AKI 的临床依据主要还是血清肌酐(SCr)水平的快速升高和/或急性尿量减少。2012 年全球肾脏疾病预后改善组织(Kidney Disease Improving Global Outcomes,KDIGO)将既往 RIFLE(risk,injury,failure,loss,end-stage renal disease)标准(表 96-11)和 AKIN(Acute Kidney Injury Network)标准(表 96-12)结合起来推出统一的 AKI 诊断标准(表 96-13),以提高 AKI 诊断的敏感性。

表 96-11 急性肾损害 RIFLE 标准

分期	血肌酐和肾小滤过率(GFR)	尿量
危险	SCr 增至基线的 150% 或 GFR 下降 >25%	<0.5ml/(kg·h)超过 6h
损伤	SCr 增至基线的 200% 或 GFR 下降 >50%	<0.5ml/(kg·h)超过 12h
衰竭	SCr 增至基线的 300% 或 GFR 下降 >75%	<0.3ml/(kg·h)超过 24h 或无尿 12h
肾功能丧失	持续肾衰竭 = 肾功能完全消失 >4 周	
终末期肾病(ESRD)	SCr 增至基线的 150% 或 GFR 下降 >25%	

表 96-12 急性肾损害 AKIN 标准

分期	血肌酐	尿量
Ⅰ	SCr ≥ 26.4μmol/L 或增至基线的 150%~200%	<0.5ml/(kg·h)超过 6h
Ⅱ	SCr 增至基线的 200%~300%	<0.5ml/(kg·h)超过 12h
Ⅲ	SCr ≥ 351μmol/L 且急性增高 ≥ 44μmol/L 或增至基线的 300% 以上	<0.3ml/(kg·h)超过 24h 或无尿 12h

表 96-13 急性肾损害 KDIGO 标准

分期	血肌酐	尿量
1	SCr ≥ 26.4μmol/L 或增至基线的 1.5~1.9 倍	<0.5ml/(kg·h)持续 6~12h
2	SCr 增至基线的 2~3 倍	<0.5ml/(kg·h)超过 12h
3	SCr ≥ 353.6μmol/L 或为基线值的 3.0 倍;或开始肾替代治疗;(或 <18 岁患者,eGFR <35ml/min/1.73m^2)	<0.3ml/(kg·h)超过 24h 或无尿 12h

临床医师一直致力于发现疾病诊断的生物标志物,至今最有效的生物标志物是肌钙蛋白(cardiac troponin,cTn),其可以提示急性心肌梗死的发生、发展。而目前 AKI 诊断标准中 SCr 与临床表现具有一定的滞后性,不能及时发现 AKI 的发生,不利于实现早诊断早干预。因此,2013 年 ADQI 在第十次 AKI 诊断预后和管理共识会议上就 AKI 诊断提出新建议,将肾小管损伤标志物,如尿液中性粒细胞明胶酶相关脂质运载蛋白(urinary neutrophil gelatinase-associated lipocalin,NGAL)纳入 AKI 诊断标准中,并将 AKI 分为肌酐升高型和非肌酐升高型(肾小管损害标志物升高),后者又称亚临床 AKI(表 96-14)。

(4) 临床肺部感染评分:危重患者机械通气可继发肺部感染,即呼吸机相关肺炎,其临床诊断主要根据临床症状与 X 线胸片来诊断(表 96-15)。

表 96-14　ADQI 对 AKI 的分类建议

分类	功能标志物（SCr 或尿量）	尿液新型损伤标志物（NGAL）
非肌酐升高 AKI	无变化	+
肌酐升高 AKI		
第 1 级	RIFLE-R 或 AKIN-1	+
第 2 级	RIFLE-I 或 AKIN-2	++
第 3 级	RIFLE-F 或 AKIN-3	+++

表 96-15　临床肺部感染评分

项目	症状	分值
体温（12 小时平均值，℃）	36~38	0
	38~39	1
	>39 或 <36	2
白细胞计数（$\times 10^9$/L）	4~11	0
	11~17	1
	<4 或 >17	2
分泌物（24hr 吸出物性状数量）	无痰或少许	0
	中～大量，非脓性	1
	中～大量，脓性	2
氧合指数（mmHg）	>250	0
	<250	2
X 胸片浸润影	无	0
	斑片状	1
	融合片状	2
肺灌洗液或痰培养	无致病菌生长	0
	有致病菌生长	1
	两次培养到同一种细菌或者革兰染色与培养一致	2

临床肺部感染评分（CPIS）综合了临床、影像学和微生物学标准等来评估感染严重程度，预测患者使用抗生素时应该是调整或者停止的评分系统，目的是减少不必要的抗生素暴露。这些指标共 7 项，包括：体温、白细胞计数、气管分泌物、氧合情况、X 线胸片、肺部浸润影的进展情况和气管吸取物培养。最高评分为 12 分，当≤ 6 分时可以停用抗生素。CPIS ≥ 6 分，病死危险性高，评分越高，病情越重。

（5）胃肠功能评估：1965 年 Irving 提出了“肠衰竭”的概念，近十多年来肠道功能在危重患者救治中的地位日益重视。肠道不仅是消化器官，也是免疫器官和储菌器官，胃肠功能与危重患者的预后明显像关。2012 年欧洲危重病学会提出了急性胃肠损伤（acute gastrointestinal injury，AGI）的概念，即重症患者急性疾病本身导致的胃肠功能障碍，并制定的 AGI 分级（表 96-16）。

表 96-16　急性胃肠损伤(AGI)严重程度分级

分级	定义	临床表现
Ⅰ	存在消化道功能障碍和衰竭风险	腹部手术后早期恶心呕吐 休克早期肠鸣音消失 肠动力减弱
Ⅱ	胃肠功能障碍	胃瘫伴大量胃潴留或反流 下消化道麻痹、腹泻 腹腔内高压 * Ⅰ级(IAP=12~15mmHg) 胃内容物或粪便见血 存在喂养不耐受综合征△(肠内营养 72h 未达到 20kcal/(kg·d))
Ⅲ	胃肠功能衰竭	大量胃内容物潴留 持续胃肠道麻痹 出现肠扩张并加重 腹腔内高压Ⅱ级(IAP=15~20mmHg) 腹腔灌注压下降(APP<60mmHg)
Ⅳ	胃肠功能衰竭伴有远隔器官功能障碍	肠道缺血坏死 导致失血性休克的胃肠出血 急性结肠假性梗阻(结肠显著扩张,但无器质性梗阻存在) 需积极处理的腹腔间隔室综合征☆(ACS)

*:腹腔内高压(IAH):指 6h 内二次腹腔内压(IAP)≥ 12mmHg。

△:喂养不耐受综合征:任何原因(呕吐、胃潴留、腹泻、胃肠出血或消化道瘘)引起的肠内营养无法实施。

☆:腹腔间隔室综合征(abdominalcompartmentsyndrome,ACS):指 IAP 看到持续增高,4~6h 内 3 次 IAP 均 >20mmHg,或 6h 内 2 次腹腔灌注压(APP = MAP-IAP)<50mmHg,并出现新的器官功能障碍。

上述评估方法有的是对危重患者整体评估,有的是对患者脏器功能的评估,但临床医师应当注意,所有评估都是一定时间点或时间段内的评估,而随着病情的发生、发展,以及对病因的处理,这些评估指标也可发生动态的变化。评估的目的是为了后期治疗的关注点,而不能在临床工作仅仅仅在评估表面。目前还没有文献系统阐述这些评估指标动态变化对危重患者预后的影响。

第四节　几项重要的诊治技术在重症监护治疗病房中的应用

ICU 中汇集了各种高危患者,病情危重复杂,在诊断与治疗中经常要施行一些检查与操作。ICU 除了针对原发病的治疗处理,更多的是对患者脏器功能的支持与治疗如抗感染治疗、机械通气、循环支持、肾脏替代治疗(renal replacement therapy,RRT)、营养支持和体外膜氧合(extracorporeal membrane oxygenation,ECMO)等。这些支持治疗措施在危重患者病因治疗和生命支持中起重要作用,但也应当认识其存在的一定风险,因此在施行前应当评估患者的病情,合理应用相关措施。

一、重症超声

超声具有动态、实时、可重复的特点,不仅可用于病情评估,及时发现问题,还可进行多目标整合的动态评估,与其他监测手段共同获得重要监测和评估数据,为诊断与治疗调整提供及时、准确的指导。重症超声是在重症医学理论指导下,运用超声技术针对重症患者,问题导向的多目标整合的动态评估过程,是确定重症治疗,尤其是血流动力学治疗方向及指导精细调整的重要手段。

危重患者的特殊性表现在病情的随时迅速变化。重症超声的床旁操作及可持续性的特点与重症治疗的要求有着明显的一致性。现代超声设备甚至可以像听诊器一样随身携带,紧急情况时迅速取得关键信息。病程初期,通常捕获到的信息非常有限,而这时又是重症治疗的决断性及时间性发挥作用的关键阶段。在重症患者发生发展规律的思路上获得的每一个证据均可能对临床判断和治疗决策产生重要影响。超声对心脏功能的整体判断有助于确定心脏在休克中所占有的地位；胸腔及肺部超声可迅速缩小急性呼吸窘迫综合征鉴别诊断的范围；肾脏血流或灌注状态的判断强烈提示休克复苏的器官目标；容量反应性的判断有助于选择是需要快速输液还是立刻脱水治疗。

规范化、流程化是重症医学治疗的重要特点，针对ICU常见的不同疾病，采取一系列的措施来进行诊断与鉴别诊断，从而制定目标导向性治疗方案。重症超声也同样以目标导向为基础，针对不同的临床情况已制定一系列流程化方案，帮助快速并较为全面的发现临床问题，如心肺复苏时的目标导向超声生命支持评估（FEEL）流程、呼吸困难病因筛查的床旁肺部超声检查（BLUE）流程和改良BLUE流程、休克的快速超声休克评估（RUSH）流程、创伤腹腔出血的目标导向超声评估（focused assessment with sonography for trauma，FAST）流程、休克诊治的目标导向超声（GDE）流程、目标导向经胸心脏超声（TTE）评估（FATE）流程和扩展的FATE流程、重症患者全身系统性筛查（ICU-SOUND）流程等。重症急会诊超声流程（Critical Consultation Ultrasonic Examination，CCUE）是2012年北京协和医院院内针对因呼吸和循环问题需要转ICU进行急诊会诊的超声流程方案，研究发现其可以有效促进重症患者的床边处理，缩短ICU留治时间。

超声在ICU中具有了不可比拟的优势，真正做到了快速与准确的完美结合，几乎是同步、现场的诊断与治疗，达到了床旁指导、现场解决临床问题的目的。多项研究显示，由重症医学专业医师主导的重症超声明显提高了重症患者的救治水平，是重症医学专业医师应具备的临床技能之一。但超声检查的准确性与操作者密切相关，经验不足可出现漏诊、误诊，对患者有潜在的风险，而目前重症医学专业医师的操作、诊断水平参差不齐，操作前需进行规范的培训，从而提高操作技巧、知识水平，认识潜在风险及局限。

二、纤维支气管镜的应用

纤维支气管镜是呼吸系统疾病临床诊断和治疗的重要手段，并已在临床广泛应用。ICU危重患者肺部疾患多需要机械通气，这类患者常需要纤维支气管镜用于气道管理与病原菌诊断。ICU医师须经过正规培训后方能施行纤维支气管镜操作。

ICU纤维支气管镜操作的适应证主要包括：①引导困难气道患者施行气管插管；②经皮扩张气管切开时引导监测，防止误伤气管后壁导致气管食管瘘；③清除气道分泌物；④明确气道状态与肺内不明病变；⑤收集下呼吸道分泌物或支气管肺泡灌洗液进行病原学和其他检查；⑥解除肺不张，钳取异物，注入药物；⑦对不明原因咯血的病因诊断或治疗。

机械通气患者施行纤维支气管镜操作时可使气道内压明显升高，肺功能残气量（FRC）增加30%，第1秒用力呼气量（FEV_1）减少40%。目前支气管镜检查对血流动力学的影响较小，有报告认为操作时严重心律失常发生率约5%，低氧血症发生率约13%。一般建议在施行纤维支气管镜检查前15分钟给予纯氧通气，操作期间潮气量增加30%。若施行操作期间SPO_2<90%应当及时停止操作，治疗后还需行动脉血气分析和胸部X线检查。

纤维支气管镜操作的相对禁忌证包括：①肺功能严重损害；②心功能衰竭、严重顽固性高血压或严重心律失常，新近发生的心肌梗死或有不稳定心绞痛发作史；③全身状况极度衰竭；④哮喘发作状态或大咯血原则上禁忌，抢救治疗时可慎重考虑；⑤主动脉瘤破裂风险患者；⑥不能纠正的出血倾向，如凝血功能严重障碍、尿毒症及严重的肺动脉高压等；⑦严重的上腔静脉阻塞综合征，因纤维支气管镜检查易导致喉头水肿和严重的出血；⑧多发性肺大疱。

三、血液净化技术

体外血液净化是一种现代医学方向，在患者体外通过改变血液成分，从而去除引起或导致疾病的病理物质。在ICU中急性肾损害发生率约4%~25%，而其中一部分患者同时伴有其他脏器功能损害或不全，预后较普通病房的肾损害患者更差。近年来日益强调对危重患者的早期肾脏替代治疗（renal replacement therapy，RRT），其已成为ICU脏器功能支持治疗的重要手段之一。血液净化（hemodiafiltration）早期主要用于急性肾损伤（AKI）患者，以清除积聚的水和溶质，现已进一步研究去除各种致病物质，并取得了发展。

RRT早期干预的效果取决于临床医师对血液

净化治疗的指征、方式方法以及治疗剂量与时间的正确判断。为了合理应用血液净化治疗，取得最大的疗效，ICU 医师还必须尽可能了解血液净化的基础理论与基本技术。血液透析主要基于滤器半透膜两侧溶液的弥散，利于血液中小分子溶质的清除；而血液滤过则主要依赖于滤器内溶液的对流，通过溶液对流而清除较大分子物质，因此对脓毒症全身炎性反应时大量产生的中大分子炎性介质滤过方式则有着更好的效果。最佳血液净化模式的选择是根据纠正水电解质和代谢失衡作用，并减少内源性或外源性毒性物质，并纠正其他稳态失衡，从而提高危重患者患者的生存率。当治疗目的在于肾脏替代及侧重于纠正电解质失衡时，连续静脉-静脉血液透析（continuous venovenous hemodialysis，CVVHD）或连续静脉-静脉血液滤过透析（continuous venovenous hemodiafiltration，CVVHDF）应作为首先考虑的选择。表 96-17 列举了 ICU 中应用的血液净化方法。

表 96-17 ICU 血液净化方法

名称	描述
持续静脉-静脉血液滤过（CVVHF）	从静脉抽取血液，并使用静脉-静脉双腔导管返回到同一静脉，使用预滤器蠕动泵实现并维持足够的血流量。具有高通量的血液过滤器允许大量超滤液通过，通过对流实现溶质清除
持续静脉-静脉血液透析（CVVHD）	透析液在过滤器中与血流循环方向相反，通过溶质浓度梯度从血液扩散到透析液中
持续静脉-静脉血液透析滤过（CVVHDF）	这是一种使用扩散和对流机制进行溶质运输的“混合”方法。与间歇性治疗相比，“连续”模式单位时间内小分子清除率更低，因此治疗时间需延长
标准血液透析（HD）	血流速率范围为 250~350ml/min，透析液流速通常为 400~600mL/min。在如此快速的流速下，溶质在血液透析膜上高效扩散传输，使治疗持续时间更短
持续低效透析（sustained low efficiency dialysis，SLED）	这种方式类似于间歇性 HD，但血液和透析液流速较慢，从而对血流动力学影响较小
间歇性血液透析滤过（HDF）	这种混合方法利用扩散和对流溶质转运机制来增加中等分子物质的去除。血液流速范围为 150~200ml/min，而透析液流速和置换流速分别为 200~400ml/min 和 1 000~2 000ml/h，治疗时间持续 4~8h
高容量血液滤过（high volume haemofiltration，HVHF）	连续 HVHF 也就是 CVVH，但每天 24hr 的治疗量高达 50~70ml/(kg·h)。而间歇“脉冲”HVHF 定义为 100~120mL/kg/h 的短暂超高容量治疗，持续 4~8h
血液灌流或血液吸收	全血通过含有吸附剂的薄多孔膜循环
血浆置换	使用孔径为 0.20~0.30μm 的膜通过离心或血浆过滤从血液中分离血浆，然后用生理盐水 + 白蛋白或新鲜冷冻血浆代替该体积。有输注血液制品的相关风险和所需的大量白蛋白的成本的限制
血浆过滤吸附（coupled plasma filtration adsorption，CPFA）	过滤与吸附剂技术相结合，分离的血浆通过吸附柱后返回体外回路内的血液中，再通过血液透析器后返回患者体内。CPFA 允许血浆再生，因此避免了血浆交换中可能发生的容量替代液体的相关并发症
血浆过滤免疫吸附（coupled plasma filtration immunoadsorption，CPFIA）	类似于 CPFA，但其所用的吸附剂具有抗原或特异性单克隆抗体。如对金黄色葡萄球菌的蛋白 A（分子量 42kD）吸附

脓毒症是 ICU 常见病因之一，脓毒性休克的死亡率高达 40%~50% 以上。目前认为脓毒症早期大量炎性介质的释放是导致其发病的主要原因，因此血液净化技术在清除全身炎症反应的有害细胞因子中的作用备受关注。单纯 CVVH 不足以去除大量 TNFα 或白介素，高截留血液滤过膜（high cutoff hemofiltration membrane）、高容量血液滤过（HVHF）、血液灌流和 CPFA 等新的治疗方法可以增加这些较大分子的炎症物质清除。有研究认为 HVHF（超滤速率范围为 40~60ml/(kg·h)）治疗脓毒性休克患者

96 小时，可明显改善血压，减少去甲肾上腺素剂量，死亡率低于预测 28 天死亡率。因此，急性透析质量倡议（ADQI）建议熟悉 HVHF 治疗的临床医师可将 HVHF 用于抗儿茶酚胺的脓毒性休克。

治疗脓毒性休克还可用多黏菌素 B 作为吸附剂的血液灌流。这种抗菌药可通过化学吸附有效去除内毒素。已有一些研究证实其可改善脓毒性休克患者的血流动力学症状，并且降低 28 天死亡率降低。有些厂商已经在致力于对新一代内毒素吸附膜的研制。

其他 ICU 常见血液净化指征及方法选择见表 96-18。

表 96-18　血液净化技术的临床应用

疾病	清除物质	血液净化方法
急性肾损害	尿毒症毒素，如尿素氮、肌酐和磷酸盐等	CVVH，CVVHD，CVVHDF，间歇 HDF，SLED，HD
脓毒症	细胞因子	HVHF，多黏菌素 B 血液灌流，血浆置换，CPFA
暴发性或急 / 慢性肝功能衰竭	蛋白结合毒素，如胆红素	单通道白蛋白透析，分子吸附再循环系统（MARS），分次血浆分离和吸附
血栓性血小板减少性紫癜（TTP），抗肾小球基底膜系统性红斑狼疮，多发性炎症性脱髓鞘性神经病，重症肌无力	免疫球蛋白，循环免疫复合物	血浆置换，CPFIA
中毒	低分子水溶性物质，如锂、甲醇	CVVH，CVVHD，CVVHDF，间歇 HDF，SLED，HD
	茶碱，卡马西平	高通量 CVVH，CVVHDF，高通量间歇性 HD，药用炭血液灌流

间歇肾替代治疗（IRRT）和连续肾替代治疗（CRRT）均可用于治疗 AKI。尽管对 9 项随机研究进行的荟萃分析表明二者对死亡率没有影响，但 CRRT 对危重患者的血流动力学影响较小，可更好地控制体液平衡。因此对于严重血流动力学不稳定性，脑损伤或急性肝衰竭的患者患者而言，CRRT 更具有优势。美国肝病研究协会建议，对需要透析的急性肝功能衰竭患者应该接受给予 CRRT 模式，与间歇性透析相比，其可提高颅内参数的稳定性。

8

何时应当启动 RRT 治疗目前还有争议。越来越多的学者认为，对危重患者不应当等到出现严重代谢性酸中毒、严重容量超负荷或出现尿毒症并发症才启动 RRT 起始治疗。有研究认为早期开始 RRT 可提高生存率和肾脏恢复，但其标准的确立仍存在困难。也许新兴的新型 AKI 生物标志物（如 NGAL、IGFBP7 等）可促进早期诊断并进一步增强风险分层，从而更好地指导 RRT 起始的最佳时机。

四、主动脉内球囊反搏

1967 年，Kantrowitz 首次在临床应用主动脉内球囊反搏（intra-aortic balloon pump，IABP）并获得成功，其通过提高冠状动脉灌注，降低左心室做功，提高其左心室工作效率而改善患者血流动力学状态。

IABP 是将一特定的球囊导管经股动脉置于距左锁骨下动脉远端 1~2cm 和肾动脉开口近心端的降主动脉内，导管的另一端连接反搏器。球囊在心脏舒张早期主动脉瓣关闭后（主动脉压力曲线重搏切迹处）快速充气，增加峰值舒张压，从而增加了冠状动脉的灌注压，并改善脑和周围血管的灌注。球囊在心脏收缩期主动脉瓣开放前（主动脉舒张压压力曲线的最低点）快速放气，既减少左心室射血阻力，又减少心室做功和氧耗，因而提高了左室的工作能力，增加了每搏量和射血分数。

IABP 球囊的位置和容积、球囊大小对主动脉的比率、心率和心律、主动脉和周围动脉的顺应性和反搏的准确的时间设定都会影响反搏的效果。在患者血压正常和冠状动脉开通的前提下，球囊反搏可减少患者的心肌氧耗量，但对冠脉血流的增加无效。在低血压时，IABP 对冠状动脉血流动力学的改善有明显的效果，因为舒张期血流速率和到达梗死区域的侧支血流可以明显增加。

IABP 导管日趋小型化，常用球囊的容积是 40ml，也有 34ml 的球囊，用于身高低于 157cm 的患者。球囊充气后的大小占主动脉直径的 80%~90%，若过大，易损伤主动脉；过小，反搏则无效。IABP 通常在 X 线的指导下经导引钢丝引导经股动脉途径插入。在紧急情况下，也可在无 X 线的情况操作，插入后立即胸部摄片，确保 IABP 的位置。为了取得最佳的反搏效果，监护人员可以根据患者的需要通过该控制面板设置不同的反搏参数。

IABP 有三种常用触发方式：心电图触发、压力触发和起搏状态（起搏器的起搏信号）触发。通常以心电图触发方式为主，选择心电图 R 波高尖、T 波低平的导联触发反搏，使之与心动周期同步心。当排气开始于动脉压力波上升开始之前，充气开始于波形的切迹处，即为有效的反搏波。反搏压维持高于血压 10~20mmHg。另外还有一种外部强制触发方式，应用于心肺复苏的患者，这类患者在自主循环没有恢复前，没有有效的 ECG 信号，通过主机强制触发可为冠状动脉提供有效的灌注。

IABP 适用于危重患者的心泵衰竭的抢救：①急性心肌梗死并发心源性休克、机械并发症（二尖瓣反流、室间隔破裂）或导致血流动力学不稳定的持续性室性心律失常患者；②接受再灌注治疗的部分高危急性心肌梗死患者；③药物治疗难以控制的不稳定型心绞痛患者；④有高度危险性的血管成形术患者；⑤支持冠状动脉旁路移植术或术后的患者。若患者循环监测示心脏指数（CI）<2L/（min·m^2），平均动脉压 <60mmHg，左房压或肺毛细血管楔压（PAWP）>20mmHg，成人尿量 <20ml/hr，四肢厥冷、发绀等末梢循环差的患者，在给予积极血管活性药物（如多巴胺或多巴酚丁胺）治疗后血流动力学无明显改善，则应尽早应用 IABP 治疗。

IABP 的绝对禁忌证包括：①重度主动脉瓣反流；②主动脉夹层；③严重的凝血功能障碍；④恶性肿瘤终末期和脑死亡患者。重度主动脉瓣反流的患者，IABP 将增加舒张压并使反流恶化，从而有导致心脏破裂或心肌梗死后的假性室壁瘤形成的风险。对主动脉夹层患者，IABP 的插入和球囊在假腔内的充气将可能撕裂主动脉。IABP 的相对禁忌证包括严重的双侧周围血管疾病或双侧股动脉旁路移植、脓毒症和严重的出血倾向患者。

IABP 的主要并发症有：肢体缺血、血栓形成、栓塞、动脉夹层、出血、感染和血小板减少。预防 IABP 并发症的最佳方法是在有 IABP 并发症的高危患者中避免应用 IABP；在怀疑有并发症高危因素的病例，主动脉 - 髂动脉的血管检查或许有帮助。在高危患者需要 IABP 的插入时，特别是在糖尿病患者、已知的周围血管疾病或周围动脉搏动消失的患者，无鞘的 IABP 球囊插入对最大限度降低并发症或许有益。在并发症已肯定发生时，用外科方法纠正通常是成功的（常用血栓切除术或局部动脉修补术或两者联用）。

撤离 IABP 的参考指征：①射血分数 >3L/m^2；②平均动脉压（MAP）>70mmHg，PAWP<20mmHg；③多巴胺 <5μg/（min·kg），并撤离其他升压药，④收缩压与舒张压的脉压 >40mmHg，⑤尿量 >30ml/h，⑥四肢温暖，末梢循环改善。撤离 IABP 前先把反搏比率减至 2∶1 或 3∶1，此时如能维持良好血流动力学，则可撤离 IABP 治疗。

五、体外生命支持

体外生命支持（extracorporeal life support，ECLS）是用于描述使用机械装置临时支持心脏或肺功能的通用术语。ECLS 最初由 John Gibbon 在 20 世纪 50 年代开发，作为在体外循环长期手术期间通过膜式氧合器给血液充氧的手段。在 ICU 应用的体外生命支持主要是指体外膜氧合（ECMO），用于治疗手术室外的难治性心血管和呼吸衰竭。自 2006 年以来 ECMO 在美国 ICU 使用量已增加了 4 倍多，现在甚至扩展到院前救治。ECMO 也可早期用于心搏骤停患者，以体外心肺复苏（extracorporeal cardiopulmonary resuscitation，ECPR）的形式增强传统的心肺复苏。常规心肺复苏术（CPR）治疗的院内心搏骤停通常存活率只有 15%~17%，而院外心搏骤停存活率甚至更低，仅为 8%~10%。最糟糕的是患者自主循环恢复（ROSC）时间延长，长时间的脑灌注不足导致神经系统后遗症明显加重。早期开始 ECPR 可能是减少从停止到恢复脑灌注的间隔时间的有用辅助手段。

ECMO 是一种呼吸循环支持技术，其原理是经导管将静脉血引到体外，在血泵的驱动下，经过膜式氧合器氧合，再输回患者体内。对呼吸衰竭的患者，将大部分血在体外氧合，有利于低氧血症的纠正和肺部病变的恢复；对循环衰竭患者，心肺转流可降低肺动脉高压和右心室负荷，减少左心室的充盈和射血，对双侧心室的功能恢复有益。

ECMO 的适应证：①患者心肺功能损害可逆，预期在 2~3 周恢复；②急性呼吸衰竭患者经高浓度吸氧、机械通气和 PEEP 治疗，仍有肺内右向左分流及低氧血症；③循环衰竭，特别是心脏手术后的严重低心排综合征；④心肺损害为不可逆性，需要进行心、肺移植，用 ECMO 维持生命、等待供体器官。

临床应用的 ECMO 技术主要有静脉 - 动脉（V-A）转流和静脉 - 静脉（V-V）转流。V-A 转流一般从颈静脉或股静脉插入导管，将导管的末端置于心房水平，另从颈动脉插供血管，使导管末端位于主动脉弓水平，主要用于呼吸、循环衰竭患者。V-V 转流以往多从股静脉插管至下腔静脉，引流的静脉血经氧合后再从颈静脉输回。也有应用单根双腔管进行转流，导管的近侧开口位于腔静脉或右心房，用于引流静脉血，导管的远端开口于右心室，用于回输氧合血。V-V 转流不降低心室的工作负荷，因此仅应用于心功能良好的呼吸衰竭患者。

应用 ECMO 前需要进行深思熟虑的风险 - 效益评估，禁忌证包括：不准备拟行心脏移植的不可恢复心脏病、长时间心搏骤停、主动脉夹层或严重主动脉瓣关闭不全、严重神经系统损伤、颅内出血、免疫抑制、不可逆多器官衰竭，无法治疗的恶性肿瘤或高龄患者等。

ECMO 支持过程中患者容量负荷过重可延缓肺功能的恢复并加重心脏的负担，应尽量避免。可在 ECMO 回路中加用超滤装置，以更确切地控制水分的排出。

成功的 ECMO 要求经过设备操作、血路导管置管和管理方面严格培训，并能胜任该操作的医师、护士、灌注师和呼吸治疗师组成的团队，该团队可以提供全天候待命。

ECMO 的并发症发生率很高，并发症主要包括：出血，脑卒中，肢体缺血，血栓形成和留置线 / 管的感染等。数据显示，超过一半的 ECMO 患者出现至少一种严重并发症，其中以出血（30%~40%）和感染（31%）最常见。出血性并发症最常发生在插管或手术部位本身，并且通常与抗凝血有关。如出现颅内出血或梗死等神经系统并发症则可能是灾难性的。V-A 插管具有高度的动脉损伤风险，大多数损伤需要手术修复。

近年来，我国因为 ECMO 在 H1N1 流感和甲型流感后严重呼吸衰竭治疗中的突出作用，使得对 ECMO 的应用出现极大兴趣。但我们仍应当对 ECMO 的施行持谨慎态度，ECMO 是一种抢救性治疗措施，而不是一项常规治疗方案。

第五节　重症监护治疗病房质量控制

8

医疗护理质量与患者安全息息相关，是当代医学进步的最主要的目标之一。国家要求在二级医院以上建立重症医学科或 ICU 病房，但我国各地医疗水平参差不齐，ICU 医师队伍理论与临床水平也各不相同。ICU 收治患者本身病情需要大量的监测与治疗措施，患者及其家属对诊疗期望要求高，而有些诊疗措施本身存在一定的风险性。与其他学科相比，ICU 不良事件发生率更高，这与重症患者病情复杂且进展迅速、治疗时间紧迫、医护人员工作强度负荷大以及患者所需的侵入性操作多等多个因素有关。有效的质量控制可通过规范诊疗和护理措施，持续改进并不断提高医疗护理质量，从而最大限度保障患者安全，有利于医疗资源的合理调配。

美国医学会将医疗质量定义为医疗机构采用最新的专业知识，对患者个体或群体提供的医疗服务的结果与疾病理论预后相近的程度。医疗不良事件是指在临床诊疗活动中以及医院运行过程中，任何可能影响患者的诊疗结果、增加患者的痛苦和负担、并可能引发医疗纠纷或医疗事故以及影响医疗工作的正常运行和医务人员人身安全的因素和事件。不良事件可以是任何未预期的或不适的症状、体征、疾病或可能导致身体伤害，暂时地与药物或医疗器械有关联，但不一定与药物或医疗器械有因果关系的事件。医疗差错则是指完成任务过程中方法本身存在错误或未能按预定方案执行导致的错误。由此说明，医疗质量与安全息息相关，医疗安全本质上是医疗质量的重要组成部分，没有医疗安全则不可能有高水平的医疗质量。

一、重症监护治疗病房质量控制体系

质量控制（质控）指标的筛选是医疗质量控制的关键，其用于定性、定量地评价比较医疗质量，规范医疗行为，提高医疗效率。在医疗质量管理领域，

医疗质量概念的三维内涵——"结构 - 过程 - 结果"质量评价指标系统理论，已成为各国广泛采用的医疗质量评价指标系统。这一医疗质量控制模型把医疗成本、患者的获益和提供服务的相关风险置于统一的医疗质量范畴之内。其中，"结构指标"描述的是医疗机构中各类资源的静态配置关系与效率，如床位数、设备与人力配置、服务项目及范围、服务量等。"过程指标"则概括了医疗机构动态运行的质量与效率，如临床诊疗路径、医疗护理活动的检测与评鉴、员工培训与教育等。"结果指标"则是对医疗机构结构与运行最终质量的测度，包括患者满意度、再住院率、发病率、病死率等。

2011 年，欧洲重症医学会组织了由 18 位专家的组成的队伍对欧洲主流 ICU 质量控制的指标进行评判，历经 1 年多时间最终确定 9 个最终指标为 ICU 质控指标（表 96-19）。

表 96-19 欧洲重症医学会安全与质量工作组确认的 ICU 质控指标

类型	指标描述	指标含义
结构指标	ICU 符合国家要求的重症医学科建设要求	ICU 应当按照标准的资源配置和报告机制作为独立的单元
	24h 具备专业的重症医学专科医师	ICU 必须保证能够每天 24h 提供重症医学专科医师，以保证医疗质量，降低发病率和死亡率并减少重症患者的停留时间。如果住院医师不是专业重症医学人员，也必须是有内科知识背景的医师，以保证早期的复苏和每天 24h 的器官功能支持；这种情况下，重症医学专科医师必须尽快到岗予以支持
过程指标	不良事件报告率	每个 ICU 单元都配有监测系统以记录每一个患者所发生的不良事件
	多学科联合临床查房	对重症患者常规的多学科的临床查房能够保证医疗质量，降低死亡率和住院时间
	转出患者的标准交班制度	每个危重患者都有标准交接班记录，包括收治原因、诊断、主要问题及诊疗措施等。该记录应当是患者常规记录的内容，在转出 ICU 后其他临床科室也能读取
结果指标	标准死亡率的报告与分析	因危重患者疾病的严重程度及复杂性不一，单纯的死亡率并不是质量控制指标，应当根据疾病严重程度评分计算的标准化死亡率。将一个 ICU 单位的标准死亡率同另一个类似的单位进行规范的比较，则能反映出其业务水平的高低，同时有助于质量的持续改进
	48hr 内再转入 ICU 率	早期再转入 ICU 率高意味着 ICU 转出时的决策错误，或是普通病房医疗或接管医师的失误。早期再转入常常会增加住院时间，增加医疗资源的消耗且发病率和死亡率都会明显上升。这常常存在转出 ICU 时依然存在的器官功能不全进而导致高的医疗护理强度
	中心静脉导管相关感染发生率	中心静脉导管相关感染是中心静脉导管最严重的并发症，也是 ICU 院内获得性菌血症最主要的来源，死亡率大约在 10%，并会引起 ICU 滞留时间延长 5~8d
	意外拔管率	意外拔管常伴随很高的再插管率，并增加院内获得性肺炎及死亡的风险

全世界各个国家因为医疗水平和医疗资源不一，没有一个指标是全球通用的。有研究针对欧美 8 个国家的 ICU 质控指标分析发现，8 个国家共采用了 63 个质量控制指标，而其中没有一个指标被所有国家采用，采用率最高的指标是标准化死亡率，其次是患者及其家属满意度、重症医学医师床位比和呼吸机相关肺炎的发生率。

我国在 2012 年成立了重症医学科质量控制中心，参照国外经验并结合我国学科建设与发展的实际情况，在 2013 年建立相应的质控体系，2015 年又发布《重症医学专业医疗质量控制指标》。质控指标基本覆盖了质量与安全管理的全部过程，大部分指标可实现信息化自动采集，通过数据分析和信息反馈，为实现实时提取数据的信息化质控奠定基础。这 15 项指标是：

1. ICU 患者收治率和 ICU 患者收治床日率：

$$\text{ICU 患者收治率}=\frac{\text{ICU 收治患者总数}}{\text{同期医院收治患者总数}}\times 100\% \tag{96-1}$$

$$\text{ICU 患者收治床日率}=\frac{\text{ICU 收治患者总床日数}}{\text{同期医院收治患者总床日数}}\times 100\% \tag{96-2}$$

2. 急性生理与慢性健康评分(APACHE Ⅱ评分)≥ 15 分患者收治率(入 ICU 24 小时内):

$$\begin{array}{c}\text{急性生理与慢性健康评分(APACHE Ⅱ评分)}\\ \geqslant 15\text{ 分患者收治率(入 ICU 24 小时内)}\end{array}=\frac{\text{APACHE Ⅱ评分}\geqslant 15\text{ 分患者数}}{\text{同期 ICU 收治患者总数}}\times 100\% \tag{96-3}$$

3. 脓毒性休克 3 小时集束化治疗(bundle)完成率:

$$\begin{array}{c}\text{脓毒性休克 3 小时集束}\\ \text{化治疗(bundle)完成率}\end{array}=\frac{\text{入 ICU 诊断为脓毒性休克并全部完成 3 小时集束化治疗(bundle)的患者数}}{\text{同期入 ICU 诊断为脓毒性休克患者总数}}\times 100\% \tag{96-4}$$

4. 脓毒性休克 6 小时集束化治疗(bundle)完成率(参考 96-4):

5. ICU 抗菌药物治疗前病原学送检率:

$$\text{ICU 抗菌药物治疗前病原学送检率}=\frac{\text{使用抗菌药物前病原学检验标本送检病例数}}{\text{同期使用抗菌药物治疗病例总数}}\times 100\% \tag{96-5}$$

6. ICU 深静脉血栓(DVT)预防率:

$$\text{ICU 深静脉血栓(DVT)预防率}=\frac{\text{进行深静脉血栓(DVT)预防的 ICU 患者数}}{\text{同期 ICU 收治患者总数}}\times 100\% \tag{96-6}$$

7. ICU 患者预计病死率:

$$\text{ICU 患者预计病死率}=\frac{\text{ICU 收治患者预计病死率总和}}{\text{同期 ICU 收治患者总数}}\times 100\% \tag{96-7}$$

8. ICU 患者标化病死率指数:

$$\text{ICU 患者标化病死率指数}=\frac{\text{ICU 患者实际病死率}}{\text{同期 ICU 患者预计病死率}}\times 100\% \tag{96-8}$$

9. ICU 非计划气管插管拔管率:

$$\text{ICU 非计划气管插管拔管率}=\frac{\text{非计划气管插管拔管例数}}{\text{同期 ICU 患者气管插管拔管总数}}\times 100\% \tag{96-9}$$

10. ICU 气管插管拔管后 48 小时内再插管率:

$$\text{ICU 气管插管拔管后 48 小时内再插管率}=\frac{\text{气管插管计划拔管后 48 小时内再插管例数}}{\text{同期 ICU 患者气管插管拔管总例数}}\times 100\% \tag{96-10}$$

11. 非计划转入 ICU 率:

$$\text{非计划转入 ICU 率}=\frac{\text{非计划转入 ICU 患者数}}{\text{同期转入 ICU 患者总数}}\times 100\% \tag{96-11}$$

8

12. 转出 ICU 后 48 小时内重返率:

$$\text{转出 ICU 后 48 小时内重返率}=\frac{\text{转出 ICU 后 48 小时内重返 ICU 的患者数}}{\text{同期转出 ICU 患者总数}}\times 100\% \tag{96-12}$$

13. ICU 呼吸机相关性肺炎(VAP)发病率:

$$\begin{array}{c}\text{ICU 呼吸机相关性肺炎(VAP)}\\ \text{发生率(例 / 千机械通气日)}\end{array}=\frac{\text{VAP 发生例数}}{\text{同期 ICU 患者有创机械通气总天数}}\times 1\,000‰ \tag{96-13}$$

14. ICU 血管内导管相关血流感染(CRBSI)发病率:

$$\begin{array}{c}\text{ICU 血管内导管相关血流感染}\\ \text{(CRBSI)发生率(例 / 千导管日)}\end{array}=\frac{\text{CRBSI 发生例数}}{\text{同期 ICU 患者血管内导管留置总天数}}\times 1\,000‰ \tag{96-14}$$

15. ICU 导尿管相关泌尿系感染(CAUTI)发病率:

$$\begin{array}{c}\text{ICU 导尿管相关泌尿系感染(CAUTI)}\\ \text{发生率(例 / 千导尿管日)}\end{array}=\frac{\text{CAUTI 发生例数}}{\text{同期 ICU 患者导尿管留置总天数}}\times 1\,000‰ \tag{96-15}$$

制定质控指标的根本目的，是促进我国医疗服务的规范化、标准化、同质化，缩小地区之间、不同医疗机构之间的医疗质量差距。随着我国医疗卫生事业的发展和医药卫生体制改革的不断深化，进一步加强医疗质量管理与控制，对当前公立医院改革措施的落实和医改目标的实现具有重要的现实意义。

二、重症监护治疗病房质量持续改进与发展目标

ICU 危重患者病情复杂且变化快，医疗护理环节多，因此在 ICU 质量控制中应当不断摸索改进 ICU 医疗治疗的途径与方法，从而进一步提高医疗护理质量。应当以循证医学为基础，严格执行各项核查工作，充分贯彻施行集束化治疗，实行电子表单化核查制度，建立质量控制管理的反馈机制，使质控指标真正发挥指导 ICU 质量管理的作用。反馈机制是改进、解决并提高质量问题的途径，通过计划 - 执行 - 检查 - 纠正执行循环（plan-do-check-act，PDCA 循环）不断提升 ICU 医疗质量。

建立 ICU 质量控制体系的最终目标是保障重症患者的医疗安全，提高医护质量。但因我国资源分布不均衡，医院信息化系统建设不一，多数医院的 ICU 信息系统仅能完成采集患者生理与检验指标，远远达不到数据分析统计、智能预警以及辅助临床决策的作用。质量管理与控制各医院、地区之间也存在差异，许多单位及其上级主管部门仍只能通过质量管理人员通过数据收集，人工统计分析完成质控指标数据。而现代 ICU 基本已经能通过计算机收集患者数据，当前智能化完成 ICU 质量控制数据传报已经势在必行。随着云计算概念和人工智能的实现，区域化同质化提高 ICU 管理质量也可期许。

高水平的 ICU 医疗质控取决于高质量的质控数据，真实有效的质控数据至关重要。传统主观指标评价以及人工填报数据存在一定的弊端，建立基于现代医院管理信息系统的质控评价体系可保证质控数据的标准化、客观化、信息化。信息技术革命被称为第三次技术革命，在 ICU 领域，信息技术仍然发挥至关重要的作用，纸质数据或者人工数据上报会带来较大的误差与偏倚，不利于未来数据的分析和良好的临床风险预警系统的建立。应在多医疗单位的合作下，建立 ICU 质控信息系统，有利于重症医学医疗资源的优化配置。目前有些省市已经开展网络填报质控数据，今后随着云计算平台的实现，各级管理部门可更好地管理应用 ICU 质控数据信息，从而更好地调配区域资源。

（万小健　王晓斌　杨拔贤）

参考文献

[1] RASHID M. Two decades (1993—2012) of adult intensive care unit design: a comparative study of the physical design features of the best practice examples [J]. Crit Care Nurs Q, 2014, 37 (1): 3-32.

[2] TAO Z. Process reengineering for quality improvement in ICU based on taylor's management theory [J]. Cell Biochem Biophys, 2015, 72 (2): 349-352.

[3] 王小亭，刘大为，于凯江，等．中国重症超声专家共识 [J]. 中华内科杂志，2016, 55 (11): 900-912.

[4] 刘大为．实用重症医学．2 版．北京：人民卫生出版社，2017.

[5] EISEN H J. Left Ventricular Assist Devices (LVADS): History, Clinical Application and Complications [J]. Korean Circ J, 2019, 49 (7): 568-585.

[6] MOSIER J M, KELSEY M, RAZ Y, et al. Extracorporeal membrane oxygenation (ECMO) for critically ill adults in the emergency department: history, current applications, and future directions [J]. Crit Care, 2015, 19: 431.

[7] 邱海波，杨毅．重症医学：规范·流程·实践 [M]. 北京：人民卫生出版社，2016.

第九十七章

急性肺水肿

目　录

在正常的肺组织，肺毛细血管内外存在压力差，肺组织间隙处于相对的负压状态，以致不断有少量液体、溶质及小分子血浆蛋白通过肺毛细血管内皮间隙不断渗出至肺间质。肺泡表面有上皮细胞（主要是Ⅰ型肺泡细胞）覆盖，排列紧密，正常情况下渗出液不能进入肺泡腔，而是通过淋巴系统引流，回收至血液循环。在肺毛细血管与肺泡、肺组织间隙及淋巴管之间存在一定的动态压力平衡，因某些原因打破上述平衡时，肺组织间隙和肺泡内就会积存过多的血管外液，引起肺生理功能紊乱，称之为肺水肿。水肿液可以积聚在肺间质（间质型肺水肿），也可以积聚在肺泡腔（肺泡型肺水肿），通常间质性肺水肿的发生早于肺泡型。急性肺水肿是临床中引起重症患者急性呼吸衰竭最常见的原因之一，是危重病医学的重要课题。

第一节 肺水肿的生理和解剖基础

一、影响肺内液体运转的生理性因素

肺脏在结构上分为肺血管腔、肺泡、间质腔和淋巴管腔4个分隔的腔室，彼此之间进行液体的移动和交换。各腔室间液体转运之所以保持动态平衡，主要取决于肺血管内、组织间隙的静水压和胶体渗透压以及肺毛细血管壁和肺上皮细胞的通透性。肺毛细血管静水压和肺组织间隙胶体渗透压是促使液体由毛细血管内向血管外滤过的力量，而肺组织间隙静水压和血浆胶体渗透压是将液体从毛细血管外重吸收的力量。

（一）肺毛细血管内静水压与血浆胶体渗透压

在毛细血管本身，决定肺毛细血管内外液体交换的因素包括肺毛细血管静水压和血浆胶体渗透压。肺毛细血管静水压为0.53~1.60kPa（4~12mmHg），可以使水和溶质自由穿过疏松的内皮间隙进入肺间质；血浆胶体渗透压为3.33kPa（25mmHg），是防止血管内液体外渗的主要因素。两者间压力梯度达到2.14kPa（16mmHg），如果只有这两种压力存在，则肺间质和肺泡会持续干燥，也不会存在淋巴循环。然而，事实并非如此，一定存在其他的制约因素来维持肺脏的正常功能，使肺泡处于湿润状态，又不至于出现肺水肿。

（二）肺组织间隙静水压与胶体渗透压

肺间质处于肺毛细血管内皮细胞基底膜和肺泡上皮之间，主要分布于动脉和支气管树周围的间隙结构，其内有许多弹性纤维。肺血管周围间质呈独特的负压，静水压平均为–0.40 ~ –2.27kPa（–3~–17mmHg），肺血管受向外的放射状的牵张力，使血管扩张，肺血容量增加，毛细血管静水压加大，促使更多的液体渗入至血管外。生理状态下，人体处于坐位或站位时，肺下垂部位（尤其是低于右心房）的肺区域，血管半径增加，血管阻力降低，血流量受肺动静脉压力差的影响而增加，肺毛细血管静水压和肺间质静水压均增高，但前者升高的程度大于后者，这就解释了为何肺水肿易发生在受重力影响最明显的区域。

组织间隙的液体绝大部分呈凝胶状，极小部分呈液态。组织间隙内也存在各种血浆蛋白质，但其浓度低于血浆。肺组织间隙胶体渗透压平均为1.60kPa（12mmHg），主要来自血管外蛋白，以及影响渗透压的其他物质如透明质酸，是促使液体渗出的重要因素。当渗出液体较少时，间隙内胶冻状物有较强的吸附能力和膨胀性，使游离态液体不至于过多，而且渗出的液体可降低肺组织间隙胶体渗透压，这也是机体对抗肺水肿的重要方式。由于凝胶连接紧密不易变形，当渗出液体较多时，液体多呈液态，自由流动，形成肺水肿。肺间质负压的存在，以及负压所引起的肺血容量增加，使肺泡腔和肺毛细血管内的液体易于向肺组织间隙渗出，并经淋巴管引流。肺间质内含有丰富的疏松结缔组织，间隙大，易滞留液体，故往往先发生间质型肺水肿，只当液体的聚积超过500ml时，才出现肺泡型肺水肿。

（三）肺毛细血管屏障和肺上皮屏障

肺毛细血管 - 上皮屏障的通透性主要与内皮连接和Ⅰ型肺泡上皮连接中孔径的大小有关。

肺毛细血管壁的屏障作用是机体对抗肺水肿的第一道防线。肺毛细血管内皮细胞连续性较好，细胞间连接虽较紧密，但仍具有一定的通透性，参与了血液和肺间质之间水及电解质（如Na^+、K^+、Cl^-）的交换，而大分子物质（如蛋白质）的通过则受到限制。当毛细血管大量充血，或生物理化因子及炎症介质的作用使内皮细胞受损时，内皮间的裂隙受拉增宽，管壁通透性增高。不同解剖位置的肺血管内皮细胞的通透性并不一致，肺毛细血管内皮的通透性要小于肺动脉内皮细胞，这一特性是机体抑制肺血容量增加而产生肺水肿的机制之一。

肺泡90%的表面由Ⅰ型肺泡细胞覆盖，Ⅱ型肺泡细胞虽然覆盖面积较少，但数量却多于Ⅰ型。Ⅱ型肺泡细胞富含二棕榈酰卵磷脂，可在肺泡表面形成表面活性物质，降低肺泡表面张力，稳定肺泡功能，并可在儿茶酚胺依赖性和非依赖性机制的调解下，主动清除肺泡内水分。肺泡上皮细胞连接极为紧密，对水和蛋白质的通透性远低于肺毛细血管壁，是机体防止液体进入肺泡腔、对抗肺水肿的最后一道防线。各种损伤因素使肺泡上皮连接破坏时，极大增加了肺水肿发生的可能性。

（四）淋巴引流

肺脏的淋巴系统十分丰富，每日淋巴液流动量达500ml，这可能与肺组织间隙静水压呈负值和间隙胶体渗透压较低有关。淋巴管内静水压低于大气压，间质内液体可以通过压力梯度进入淋巴系统。同时，间质水分增加刺激增加了肺毛细血管旁"J"感受器，反射性地使呼吸加快加深，胸腔负压增加，淋巴引流量增多。淋巴系统代偿能力大，引流量可增加至正常的10倍以上。当肺间质静水压接近大气压时，肺间质容量和顺应性达到峰值，淋巴发挥最有效的引流，可达平常引流量的20倍。

细淋巴管的内膜细胞边缘呈重叠状，在淋巴回流中起到"瓣膜"作用。当肺间质静水压升高时，瓣膜开放，液体进入淋巴管；当淋巴管内压增加时，则瓣膜关闭。负压、淋巴管瓣膜和肺动脉波动都有助于淋巴液向肺门处流动，回收至中心静脉。

二、肺循环的生理特点

肺动脉及其分支短而粗，管壁薄，血流阻力仅为体循环的1/10。右心室输出量与左心室基本相等，因此肺循环压力明显低于体循环。肺循环具有低阻力低压力的特点，血容量变化大，病理情况下易发生肺血容量的非正常增多，肺循环毛细血管静水压增加，液体外漏，形成肺水肿。此外，肺毛细血管壁仅为单层内皮细胞覆盖，肺脏由于大气相通，易受炎症介质、理化因子等损害，使通透性增加，血浆外漏。

三、肺水肿的发生机制

Starling公式描述了控制液体滤过肺毛细血管壁的各种因素，解释了在正常肺脏中液体持续滤过并保持肺脏湿润的原因，也阐明了两种基本类型的肺水肿（心源性和非心源性）的发生机制。

$$Qf=Kf[(Pmv-Ppmv)-\sigma f(\pi mv-\pi pmv)]$$

Qf：在单位时间内液体通过单位面积毛细血管壁的净流量。

Kf：液体过滤系数。

σf：反射系数，表明毛细血管膜对蛋白的屏障作用。

Pmv：毛细血管静水压。

Ppmv：肺组织间隙的静水压。

πmv：血浆蛋白胶体渗透压。

πpmv：组织液的胶体渗透压，以淋巴为代表。

通过Starling公式可以看出，肺毛细血管内皮滤过的液体是由促使液体流出血管的跨毛细血管壁静水压差（Pmv–Ppmv）和使液体滞留在血管内的跨毛细血管壁胶体渗透压差（πmv–πpmv）决定的。

肺毛细血管：Pmv =0.667kPa（5mmHg），πmv=3.33kPa（25mmHg）

肺组织间隙：Ppmv =–0.933kPa（–7mmHg），πpmv=1.60kPa（12mmHg）

因此：$Qf = 1 \times [5-(-7)-0.8 \times (25-12)]=1.6$（以mmHg计）

正常情况下，肺淋巴引流量与Qf相似，使肺血管外水的生成量与移除量平衡。当Qf从1.6增高到3.6时，此时虽然淋巴引流增加，但其内在的贮备容量已严重削减，出现肺水肿的可能性增加。

Qf的增加主要由以下因素调控：

1. 肺毛细血管静水压　肺毛细血管静水压是肺液体平衡的重要决定因素。临床上可通过Swan-Ganz漂浮导管测定（PAWP），它在一定程度上反映肺静脉压，并间接反映左心房压。Pmv正常为4~12mmHg，当压力超过25mmHg或左心房压略高于胶体渗透压时，可引起间质型肺水肿；当超过40mmHg或左心房压进一步增加（>25mmHg）时，水肿液会通过上皮连接，产生肺泡型肺水肿。临床中Pmv增高所导致的肺水肿，常见于心肌梗死、高血压、二尖瓣狭窄和主动脉瓣疾病引起的左心衰竭，以及肺静脉闭塞性疾病和肺血管阻力增高等。Ppmv的下降可使静水压梯度增加，例如肺不张后排气或抽液速度过快、过多，再充气时所出现的复张性肺水肿。

2. 血浆蛋白胶体渗透压（πmv）　人体正常πmv约25mmHg，白蛋白是构成πmv的主要成分。临

床中 πmv 升高并不常见，大多不是血浆蛋白的绝对量增多，而是循环血量减少，如高热患者大量出汗、急性严重腹泻等病因所致的严重失水。临床上因血浆蛋白减少或循环血容量增多所致的全身水肿较常见，如肠道疾病患者和大量快速静脉输注晶体液者都有发生全身水肿的倾向。另外，一般程度的营养不良、肾病综合征、肠道病变引起的蛋白丢失经常引起全身水肿，却很少发生肺水肿。这是因为肺周围疏松的间质和强大的淋巴引流能力可以处理过多的肺血管外水，πmv 的下降可与 πpmv 的降低相平行。当 Pmv<15mmHg，毛细血管的通透性正常时，即使 πmv−PAWP<4mmHg，血管外肺水增多仍不显著。Luz 等建议以 πmv−PAWP<9mmHg 作为出现肺水肿的界限，也可作为治疗肺水肿疗效动态观察的一项灵敏指标。

3. 毛细血管通透性　肺毛细血管管壁薄，管径小，血流慢，通透性大。当内皮细胞遭受炎症介质、细菌毒素、缺血、缺氧等刺激时可造成内皮细胞损伤，内皮间隙增宽，对血管内蛋白特别是白蛋白通透性增加，使 πmv 与 πpmv 间梯度下降。此时，渗透压梯度已不再对液体的滤过发挥作用，其主要决定因素是 Pmv。对危重患者而言，通过降低 Pmv 来预防肺水肿的措施和维持重要脏器灌流两者之间似乎很难达到双赢。

Hopewell 描述了肺血管外水含量与左房压之间的关系，见图 97-1。当 πmv 和内皮通透性正常时，尽管左房压急剧上高，但只要低于 25mmHg，肺血管外水并不增加；但是超过 25mmHg 这个阈值时，肺血管内水滤过量显著增加。πmv 降低时，只要左房压低于 10mmHg 就不会出现肺水肿。当通透性增加时，尽管 πmv 可能正常，但左房压处于较低水平时仍可发生严重肺水肿。

目前，在分子水平上已经证实水通道 AQP1（位于肺内皮细胞）、AQP4（位于小气道黏膜上皮基底边膜）和 AQP5（肺泡上皮细胞膜）参与气道、肺泡和毛细血管之间水的转运。动物实验表明 AQP1、4、5 蛋白促进由渗透压改变引起的肺水的快速转

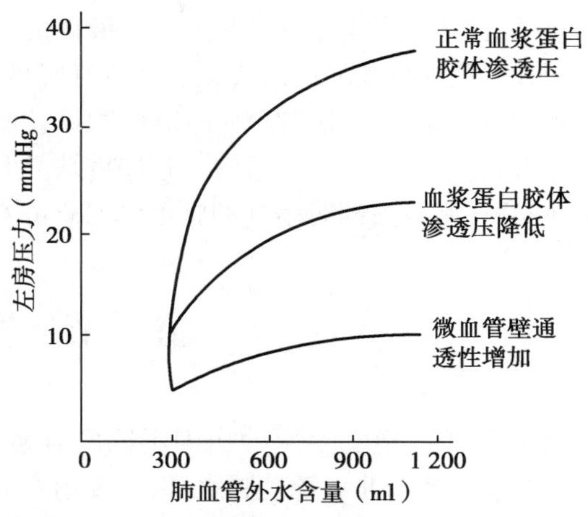

图 97-1　肺血管外液与左房压之间的关系。上面曲线代表正常毛细血管通透性和血浆胶体渗透压；中间曲线代表血浆胶体渗透压降至正常值一半时；下面曲线代表显著降低的毛细血管壁屏障

运，上述基因敲除的小鼠其肺毛细血管与肺泡之间水的通透性亦明显降低，但并不伴有呼吸功能的异常。临床中是否可通过抑制水通道的基因表达来减轻肺水肿，有待深入研究。

四、机体对抗肺水肿的生理因素

1. 肺动、静脉压力增高会增加肺毛细血管静水压，引起跨毛细血管静水压梯度加大，增加液体滤过，然而肺血管外水的增加最终会被同时降低的间质胶体渗透压抑制。此外，间质内基质成分有阻止白蛋白进入的特性，间质胶体渗透压也会显著下降。Erdmann 证实，这两个因素联合增加了跨壁胶体渗透压梯度，可以抵消近 50% 因肺静水压增高引起的肺水肿。

2. 随着肺水肿的发生，肺组织间隙的容量和静水压增加，跨壁静水压梯度较少，抑制肺水肿的严重程度。

3. 肺组织强大的淋巴循环，使其回收间质内水和蛋白的能力比平时高出 10~20 倍。

4. 肺水肿所引起的缺氧性肺动脉收缩，使肺动脉压和毛细血管静水压下降。

第二节　急性肺水肿的病理和病理生理

水肿肺表面苍白，含水量多，肿胀有弹性，质变实，重量为正常的 2~3 倍，切面有淡红色泡沫状液体渗出。

根据时间发展顺序，肺水肿分为间质期、肺泡壁期和肺泡期。肺水肿可影响肺顺应性、气体弥散、通气 / 血流比值和呼吸类型，影响程度与上述病理

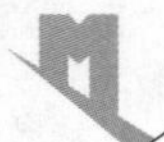

分期有关，间质期最轻，肺泡期最重。液体的大量渗出和肺表面活性物质的减少使肺顺应性降低，增加呼吸做功和氧耗。液体在肺泡隔内积聚使肺内气体弥散距离加大，影响弥散效率，加重缺氧和二氧化碳潴留的趋势；同时增加的肺毛细血管静水压可增加肺循环阻力，使血流动力学恶化。当肺泡内充满液体可严重降低肺通气/血流比值。肺水肿患者多呈浅快呼吸，当呼吸肌疲劳不能代偿以保证肺泡通气时，患者易出现呼吸性酸中毒，甚至呼吸衰竭。

第三节 急性肺水肿的分类

临床患者可能发生两种病因不同的肺水肿，即心源性肺水肿和非心源性肺水肿，主要由左心室衰竭引起肺毛细血管静水压增高和多种因素导致的肺泡-血管壁屏障损伤所引起。由于其临床表现相似，两种肺水肿的鉴别有一定困难。急性肺水肿受肺血管内外液体交换因素的影响，是多种发病机制的综合效应，但归根结底是促使液体向管外流出的力增多，或是阻止液体流出的力减少。明确急性肺水肿的病因对其治疗有重要意义。

一、心源性肺水肿

常见于急慢性二尖瓣或主动脉瓣病变、心肌梗死、左心房黏液瘤、三腔心、心肌病、心律失常、左室舒张功能障碍等。正常情况下，左右心腔的心输出量相当恒定。若右心输出量或回心血量急剧增多或左心输出量减少时，大量血液滞留在肺循环中，肺静脉压和左房充盈压暂时性增高，直至左心输出量作出相应的调节，使两侧心腔的排出量又处于平衡状态。但在某些病理状态下，如果左心调节能力未能作出相应反应，势必导致肺毛细血管静水压急剧上升，发生肺水肿。

二、非心源性肺水肿

8

各种伤害刺激使肺毛细血管内皮细胞和肺泡上皮间隙通透性增加，肺血管内液体渗入肺间质和肺泡，引发非心源性肺水肿。由心源性肺水肿以外的病因导致的肺水肿都归类于非心源性肺水肿。按发生机制可分为7类：

（一）肺毛细血管静水压增高

1. 肺静脉狭窄或闭锁 如先天性肺静脉根部狭窄，纵隔肉芽肿、纵隔肿瘤等。

2. 输液不当 包括输入液体、血制品过量和单位时间内过快两方面。常见于创伤、急性大量失血或休克患者静脉补液治疗。另外，肾功能障碍时体内液体潴留、容量过负荷导致的肺水肿也属于此类。当输入胶体液达血浆容量的25%时，心输出量可增多至300%；经25~30分钟后，心输出量又恢复到正常水平，但血容量仍处于增多状态。此时通过压力感受器和应激松弛机制，降低心肌收缩力和全身静脉张力。若存在急性心力衰竭，虽通过交感神经兴奋性增高以维持心输出量得以维持，但神经性静脉舒张作用已大为削弱，对肺血管压力和容量的骤增起不到有效的调节作用，以致出现肺组织间隙的水肿。晶体液可增加血管内静水压，但容量的增加不如胶体液显著。同时，因血管内渗透压下降，增加液体从血管内滤出，使肺组织间隙含水量增加。

（二）肺毛细血管通透性增高

各种刺激因素损伤肺泡上皮细胞或肺毛细血管内皮细胞，导致肺泡-毛细血管屏障受损，通透性增加。

1. 感染 如全身或肺部细菌、病毒感染。

2. 吸入有害气体 如光气、臭氧、氮氧化合物等引起的过敏和损害。

3. 血液循环毒素和血管活性物质 如蛇毒液、组胺、5-羟色胺等引起的过敏、肺静脉收缩和淋巴管痉挛。

4. 弥散性毛细血管渗漏综合征 如脓毒症全身性血管通透性增加，大量使用生物制剂等。

5. 弥散性血管内凝血、严重烧伤等。

6. 免疫反应 如药物特异性反应。

7. 急性呼吸窘迫综合征（ARDS） 最为严重的急性肺间质水肿。

8. 尿毒症 主要表现为毛细血管通透性增加为主的肺水肿。

9. 误吸 食物、淹溺等引发的误吸性肺炎。

10. 放射性物质 使用大剂量放射物质治疗肺部肿瘤引发的放射性肺炎。

11. 氧中毒 长时间（12~24小时）吸入高浓度氧（>60%），可能引起氧自由基增多。

（三）血浆胶体渗透压降低

严重的肝肾疾病，蛋白丢失性肠病，营养不良性低蛋白血症等。

（四）淋巴循环障碍

如肺移植术后、硅沉着病症等。

（五）组织间隙负压增高

临床常见于上呼吸道梗阻后肺水肿和复张后肺水肿，大量、快速负压抽吸胸腹腔积液也可引起肺水肿。

1. 梗阻后肺水肿（postobstructive pulmonary edema，POPE）　也称负压性肺水肿。此类患者吸气负压峰值可超过 $-50cmH_2O$，胸腔压力进行性增高，使肺毛细血管压升高。最新统计资料表明健康成年人全身麻醉时 POPE 的发生率为 0.05%~0.1%，而需要气管插管和气管切开来减轻上气道梗阻者 POPE 的比例发生率高达 11%~12%。成人麻醉期间若发生Ⅰ型（心输出量增多性）POPE，即与急性气道梗阻有关，多由麻醉诱导期药物和插管的强烈刺激引起喉痉挛所致（图 97-2）。婴幼儿患者一般由会厌炎、哮喘和喉气管支气管炎引发。

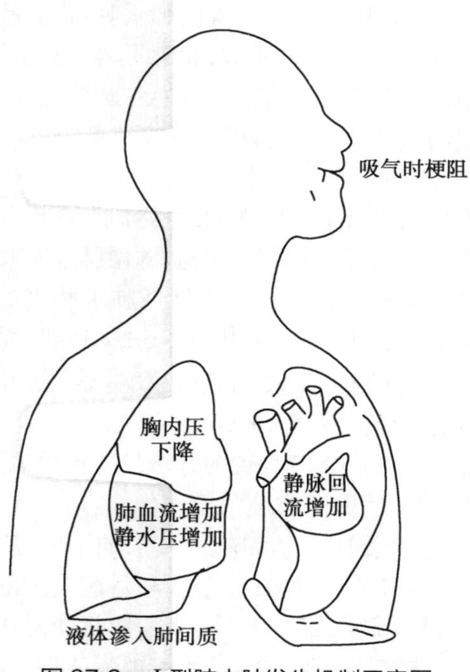

图 97-2　Ⅰ型肺水肿发生机制示意图

2. 复张后肺水肿（reexpansion pulmonary edema，RPE）　气胸、胸腔积液患者出现肺萎缩，快速排气、抽液（>2 000ml）后肺迅速复张，肺间质负压增高，发生复张后肺水肿。多发生于肺复张后即刻或复张 1 小时内，最迟不超过 24 小时，多为单侧发病，持续 24 小时以上。RPE 是一种少见的非心源性肺水肿，患者多伴有不同程度的低氧血症，如果未得到及时诊治可造成不可逆的呼吸窘迫综合征甚至多器官功能衰竭，病死率高达 20%。RPE 发病的共同特征是胸腔负压过大或气道压、潮气量过大所致萎陷肺的过快复张，肺毛细血管通透性增加是首要因素。

RPE 的发生与以下因素有关：

（1）肺复张的速度　肺萎陷采用高压快速抽吸肺急剧膨胀，肺泡周围形成一个负压，作用于因肺萎陷而缺氧受损的肺毛细血管，促使液体从肺毛细血管漏至肺泡和组织间隙，形成肺水肿。

（2）肺萎陷的时间和程度　肺水肿发生率随肺萎陷时间延长而增加。肺萎陷的程度越重，在复张时越可能出现肺水肿。

（3）肺毛细血管通透性增加和肺表面活性物质的减少　肺复张过程中，毛细血管过度伸展造成机械性损伤以及中性粒细胞释放自由基引起肺毛细血管通透性增加，促进肺水肿发展。此外肺萎陷后因缺氧损伤Ⅱ型肺泡细胞，引起肺表面活性物质减少，从而导致肺泡表面张力增高，因此需要比正常情况更高的胸腔内负压方能保持肺泡膨胀，以致引起肺毛细血管内液体移向肺间质及肺泡内形成肺水肿。

（六）其他原因肺水肿

1. 神经源性肺水肿　大脑受挤压而颅内压升高导致的神经源性肺水肿通常可引起最严重的肺损伤，如急性肺损伤和急性呼吸窘迫综合征。神经源性肺水肿常见于颅脑外伤、感染、蛛网膜下腔出血和肿瘤等疾病，其机制可能为：①交感神经兴奋，周围血管收缩，血液由体循环移至肺循环；②左心排血阻力增加引起左心衰竭，心输出量下降，肺大量淤血。

2. 高原肺水肿　因海拔高、氧浓度低引发的肺水肿。

3. 药物性肺水肿　某些药物引起机体的过敏反应，肺毛细血管壁通透性增加；某些药物直接损伤肺组织或中枢神经系统而引发肺损伤。这些药物包括阿司匹林、海洛因、利多卡因、美沙酮、特布沙林等。

4. 肺移植和肺叶切除后　其引起肺水肿的机制包括：①肺缺血再灌注损伤；②再灌注后高灌注压使血管侧壁压力增加、肺毛细血管内皮细胞间隙加大；③肺组织切除后保留的肺组织接受超过自身容量的血流量，肺组织间隙淋巴引流减少；④复张

性肺水肿；⑤供肺长期吸烟，质量欠佳。

（七）麻醉期间肺水肿

心功能不全的患者在麻醉诱导期可能发生肺水肿。原因包括：①患者焦虑、不安；②体位从坐位改为平卧位；③用药不当，如应用阿托品、泮库溴铵、氯胺酮诱发心动过速；④应用具有抑制心肌的麻醉药或α受体兴奋药；⑤心功能不全，术前缺乏充分的准备；⑥气管插管时引起心血管应激反应。

麻醉药用量应准确把握，药物过量也可导致肺水肿，见于吗啡、美沙酮、巴比妥酸盐等。其机制包括：①抑制呼吸中枢，患者严重缺氧，周围血管收缩，肺容量增加，缺氧性肺动脉收缩也使血液积聚于肺静脉；②缺氧时交感神经兴奋，左心排血阻力增加，肺毛细血管静水压增加；③个别患者对麻醉药发生过敏反应。

术后肺水肿多发生在麻醉结束后30分钟内，可能与如下因素有关：①术中输液过多过快；②撤除正压通气；③心输出量增加；④ $PaCO_2$ 升高；⑤ PaO_2 下降；⑥呼吸道梗阻；⑦高血压。

第四节　临床表现和检查

一、临床表现

1. 初期症状　恐惧、面色苍白、心动过速、血压升高、出冷汗。

2. 间质性肺水肿　咳嗽、胸闷、呼吸困难与急促、端坐呼吸、发绀、颈静脉怒张。听诊可闻及干啰音或少量湿啰音。此时，心输出量下降、血压下降、PaO_2 下降、中心静脉压升高。

3. 肺泡性肺水肿　严重的呼吸困难，咳大量白色或粉红色泡沫痰。听诊两肺布满湿啰音。PaO_2 降低更明显，出现 CO_2 潴留和混合性酸中毒。

4. 晚期　血容量减少，血压下降，心律失常，意识模糊，休克。若病程继续恶化，则发生呼吸衰竭和心力衰竭，最终死亡。

二、检查方法

（一）影像学检查

1. X线检查　肺水肿时，胸部有明显的X线解剖学改变，是临床中最常用的判断肺水肿严重程度的无创检查。只有当肺血管外液量增加30%时，胸部X线才出现异常阴影，肺野密度增高。

(1)间质性肺水肿：以出现间隔线为主要表现，肺血再分布，即上肺野血管纹理增多，下肺野血管纹理减少，肺门阴影增大且轮廓不清，肺小叶间隔加宽可见Kerley A、B、C、D线，以A、B线最常见，其出现时间较临床症状早，变化迅速，是估计左心衰竭程度和疗效的常用指标。A线多出现于中央区，在肺外野斜向肺门呈放射状分布，长约2~5cm，多见于急性左心衰竭。B线短于A线，呈水平走行、无分支的高密度线状阴影，多见于肋膈角上方肺野外带，常见于发病慢的病例。叶间胸膜及肋膈角处胸膜增厚，伴少量胸腔积液。支气管、血管周围阴影增强，出现"袖口征"。

(2)肺泡性肺水肿：肺泡实变，呈大小结节或融合扩大的斑片状，以双肺居多。按分布和形态可分为3型：①中央型：以肺门为中心，向两肺野扩大的阴影，呈蝶翼状分布；②弥漫性肺水肿：弥漫性分布于两肺野，大小和密度不等，轮廓不清，融合呈不规则模糊的阴影；③局限性肺水肿：右肺多见，以肺叶为界限的大片阴影，或假肿瘤状，常见于长期卧床患者，尤其是侧卧位患者。

胸部X线不能测定肺水肿的肺水含量和引发肺水肿的病因，但是对于区分心源性肺水肿和非心源性肺水肿有一定意义。心源性肺水肿表现为肺上叶血管宽于下叶血管，出现Kerley B线，左心室扩大，肺门处阴影扩大，呈"蝶翼状"表现，并伴随胸腔积液，当积液达400ml以上时，可出现"袖口征"。非心源性肺水肿表现为弥漫性肺泡浸润阴影，以外周分布为主，存在支气管气像。

2. 随着临床医学和超声技术的不断发展，肺脏已经不再是超声检查的禁区和盲区。肺部超声技术是利用肺脏内肺泡气和水的比例而形成的伪像，并以肺部的其他非特异性表现为依据，对肺部情况进行联合诊断。每侧肺分成前、侧区域，每块区域再等分为上下两部分，每侧肺部至少两个以上的肺分区内发现B+线(即一个二维超声视野至少3束B线，且相互间距<7mm)，可以诊断为肺水肿。超声下B线是诊断轻至中度急性肺水肿极其敏感和特异性的指标之一，尤其适用于危重患者。超声下无B线可以排除肺水肿。

3. 心脏超声 对于病情危重、询问病史和查体不配合、胸部X线等资料仍不能明确肺水肿病因的重症患者，床旁心脏超声可以评价左心室及各瓣膜的功能，有助于明确肺水肿的病因。

（二）实验室检查

1. 水肿液成分分析 心源性肺水肿的水肿液为漏出液，水肿液与血浆蛋白含量比值<0.5，支气管液与血浆蛋白渗透压的比值<60%。非心源性肺水肿水肿液为渗出液，水肿液与血浆蛋白含量比值>0.7，支气管液与血浆蛋白渗透压的比值>75%。

2. 血气分析 疾病早期 PaO_2 降低，吸氧常能纠正，随着疾病恶化，通气/血流比例严重失衡，吸氧不能达到提升 PaO_2 的目的。早期 $PaCO_2$ 降低，后期机体不能代偿而升高，出现混合性酸中毒。

3. Swan-Ganz 导管检查 应用肺动脉导管测量肺动脉楔压被认为是判断急性肺水肿病因的"金标准"。床边进行 Swan-Ganz 导管测肺毛细血管楔压（PCWP）可以明确肺毛细血管压增高引起的肺水肿，同时监测心室充盈压力、心输出量以及全身血管的阻力，但 PCWP 不一定与肺水肿程度吻合。Swan-Ganz 导管可保留数天作为心源性肺水肿的监测，在治疗中维持 PCWP 在 1.9~2.4kPa（14~18mmHg）。但是，Swan-Ganz 导管长期应用的不良反应应予以重视，主要包括插管部位血肿、动脉损伤、出血、心律失常和感染等。

4. 其他实验室检查 进行血尿常规、血生化、肝肾功能、心电图、心肌酶谱等检查，明确肺水肿病因，给予病因治疗。肺功能检查以明确肺水肿的严重程度；放射性核素（常用 ^{131}Indium-DTPA 和 ^{125}I-HAS）检查以明确肺泡毛细血管通透性增高的程度；经胸热稀释方法（PiCOO）可计算血管外肺水含量，明确肺水肿的类型。

第五节 诊断及鉴别诊断

根据病史（引起急性肺水肿的原因）、症状（烦躁、发绀、严重的呼吸困难、咳嗽、咳粉红泡沫痰）、体征（急性病容、两肺大量湿啰音及哮鸣音、心率增快、端坐呼吸、胸痛）和辅助检查(X线、动脉血气)等通常可以明确诊断肺水肿。早期诊断可采用测定肺小动脉楔压和血浆胶体渗透压的方法，若压差<4mmHg，则发生肺水肿的可能性较大，但此方法为侵入性检查。必要时 CT 和磁共振也有助于肺水肿的早期诊断。值得指出的是，单侧肺水肿不如双侧弥漫性肺水肿常见，X线结果易与单侧性肺泡或间质浸润相混淆，应仔细辨别，以防误诊。

急性心源性肺水肿和非心源性肺水肿的病情发展和治疗在本质上是不同的，因此，对二者作出准确的鉴别十分重要。心源性肺水肿和非心源性肺水肿鉴别诊断见表97-1

表 97-1 心源性肺水肿与非心源性肺水肿的鉴别

比较项	心源性肺水肿	非心源性肺水肿
病史	常有心脏病病史，可导致左心衰竭	一般无心脏病病史，但有其他致病因素，如感染、吸入毒气等
发病速度	突然发作	进行性加重，较缓
发病机制	肺毛细血管静水压增高	肺毛细血管通透性增高
体征	心脏病体征，一般心电图检查有异常	一般无心脏病体征
X线	常见 Kerley B 线，肺门扩展至外周的"蝴蝶"状阴影	肺周围片状阴影，可有支气管气像
肺部听诊	双肺湿啰音，分布与体位有关，多见于肺低垂部	全肺广泛分布
心输出量	下降	正常
水肿液性质	以红细胞为主	以血浆蛋白、体液为主

续表

比较项	心源性肺水肿	非心源性肺水肿
水肿液蛋白含量 / 血浆蛋白含量	<0.5	>0.7
水肿液胶体渗透压 / 血浆胶体渗透压	<60%	>75%
肺毛细血管楔压（PCWP）	>12mmHg，通常 20~25mmHg	<12mmHg，通常 5~ 10mmHg
肺内分流量 Qs/Qt	升高不明显	显著升高
肺泡气 - 动脉氧分压差 $P(A\text{-}a)O_2$	升高不明显或正常	显著升高
血浆脑钠尿肽（BNP）	>500pg/ml	<100pg/ml

第六节　治　　疗

急性肺水肿的治疗原则是去除病因，降低心脏前后负荷，抑制交感神经兴奋，充分供氧和机械通气治疗，纠正低氧血症。此外，患者应取坐位，双腿下垂，镇静，并预防和控制感染。急性肺水肿治疗计划如下，见表 97-2。

表 97-2　急性肺水肿的治疗计划

治疗步骤	治疗
1	确定病因，积极病因治疗
2	患者取坐位，休克、低血压患者慎取坐位；吸氧（FiO_2 60%~100%）
3	心源性肺水肿首次使用利尿药治疗时，静脉注射至少 40mg 呋塞米，慢性利尿治疗时，静脉注射 80~120mg 呋塞米，如果需要更高剂量，建议使用注射泵注入；非心源性肺水肿慎用利尿药
4	静脉注射吗啡，初始计量 8mg，同时静脉注射甲氧氯普胺 10mg，警惕患者有无呼吸抑制。必要时，15 分钟后可重复给药
5	舌下含服硝酸盐类血管扩张药，静滴硝酸甘油，初始剂量 20μg/min，逐渐增加，15 分钟后剂量达 200μg/min。必须使用血压监测，收缩压 <120mmHg 时给药需谨慎
6	如果患者呼吸衰竭，需给予 NPPV（无创正压通气）
7	如果患者对 NPPV 治疗无反应，改用机械通气
8	循环支持

一、病因治疗

病因治疗是缓解和消除肺水肿的积极措施，对预后至关重要。对于心源性肺水肿，要积极治疗心脏原发病，如二尖瓣疾病、主动脉疾病、急性心肌梗死等。对于非心源性肺水肿，要及时去除致病因素。对输液过多过快的患者，应减少减慢输液；对脓毒症患者，应有效控制感染；对吸入有毒物质患者，应迅速脱离现场环境；对麻醉药物过量者，应给予相应拮抗药物；对血液循环毒素过多者，应给予血液透析。

二、氧疗和机械通气

吸氧是肺水肿患者首先应给予的治疗，通过增加吸入氧浓度通常可以缓解急性肺水肿引起的低氧血症。急性肺水肿失代偿的重症患者鼻管和简易面罩给氧多难奏效。临床中常用带有双向活瓣气囊的密封面罩，以提高吸入氧浓度，并在吸气时加压供氧，疗效较好。吸氧虽能有效地改善氧合，但应预防长时间吸入高浓度氧而引起的氧中毒，表现为胸骨后疼痛、干咳、呼吸困难等，严重时可引起眼晶状体纤维增生。研究表明高流量、高浓度的氧疗并不会改善肺水肿患者的症状和预后，因此临床治疗肺水肿时吸入氧浓度维持在 60% 左右即可。

当吸氧不能纠正低氧状态时，通常使用无创正压通气（noninvasive positive pressure ventilation，NPPV）以改善肺水肿症状，避免气管插管带来的不良反应，减少患者住院天数及费用成本。NPPV 包括持续气道正压通气（noninvasive continuous positive airway pressure，Ni-CPAP）或双水平气道正压通气(bilevel positive airway pressure，Ni-BiPAP)，压力维持在 5~10cmH_2O，尤其适用于心源性肺水肿患者。NPPV 增加胸内压，改善前后负荷和心输出量。与以前的结论相反，最新研究表明肺水肿患者使用 CPAP 和 BiPAP 并不增加心肌梗死的风险，增加 NPPV 使用的安全性。

若患者持续低氧，高碳酸血症进一步发展，患者需要气管插管或切开，进行机械通气治疗。治疗指征包括：①呼吸衰竭；②吸入高浓度氧后 PaO_2 仍 <60mmHg，SaO_2<93%；③高碳酸血症，但 PaO_2>60mmHg；④酸中毒，pH<7.2；⑤对 NPPV 治疗无效。若患者在正压通气时给予呼吸末正压通气(positive end expiratory pressure，PEEP)可达到与 NPPV 相似的有益的血流动力学改变。PEEP 呼气时扩张肺泡，有利于肺内过量的液体重新分布，但 PEEP 易导致血压下降和气胸，所以 PEEP 只是一种支持疗法。PEEP 常用值为 5~15cmH_2O。

肺水肿患者吸氧的同时应使用消泡剂，如 50%~75% 乙醇，能够减少呼吸道内因气流冲击而形成的泡沫，减少肺血管内液体的滤过。高浓度乙醇作为消泡剂时应间隔使用，并观察患者是否耐受。此外，吸氧时应注意湿化，预防上呼吸道干燥给患者带来的不适。

三、体位

如果患者清醒，能够配合，尽量使其处于半坐位或坐位，双脚下垂，使回心血量减少，减轻肺淤血。

四、镇静

近年来有关吗啡用于急性肺水肿治疗的争议日渐增多。欧洲 2012 年心力衰竭治疗指南中提到，如果心源性肺水肿患者严重焦虑或痛苦，可考虑静脉注射 4~8mg 吗啡(必要时可重复应用)。美国心力衰竭学会 2010 年关于肺水肿的治疗推荐中并未包含吗啡，而且注释若要应用需谨慎。美国心脏学会基金会 / 美国心脏协会 2013 年的指南中没有提及吗啡。目前临床上尽管缺乏应用吗啡的有效性的科学数据，但仍然在应用吗啡。需要更进一步地研究去验证吗啡应用于肺水肿治疗的效果，尤其是其风险。由于吗啡的正面效果不能充分证明，也由于其增加死亡率的风险不能排除，建议避免应用。建议使用小剂量的苯二氮䓬类代替吗啡用于急性肺水肿的治疗，因为苯二氮䓬类药物较少引起过敏反应和循环、呼吸系统的抑制。

五、减轻心脏前负荷

(一) 硝酸甘油

硝酸甘油松弛血管平滑肌，扩张血管，减少回心血量，减轻肺水肿，是最有效、最快速地降低前负荷的药物。舌下含服 5 分钟即可达到降低前负荷的作用，也可静滴。

(二) 利尿药

呋塞米是 Na-Cl-K 同向转运抑制剂，直接通过肾利尿作用排除体内水分，降低前负荷。呋塞米的用量个体差异较大，使用时应用滴定法小量、缓慢使用，以达到最佳的利尿效果又避免损害肾功能。值得注意的是，对于感染、有毒气体等导致肺毛细血管通透性增高引起的肺水肿，体内液体很少超负荷，一般不需用呋塞米利尿。

六、减轻心脏后负荷

(一) 血管紧张素转换酶抑制剂(angiotensin converting enzyme inhibitor，ACEI)

舌下含服或静脉给予 ACE Ⅰ类药物(卡托普利)下调肾素 - 血管紧张素 - 醛固酮系统，降低周围血管阻力(后负荷)，如增加肺毛细血管楔压(前负荷)，改善左心室功能。作为二线治疗药物，ACEI 药物起效快速(6~12 分钟)，可有效改善血流动力学和呼吸困难症状。在一项对心源性肺水肿患者的调查研究中发现 ACEI 可以显著降低患者死亡率和住院天数。ACE Ⅰ类药物和硝酸甘油在治疗急性肺水肿上可联合应用，也可单独用药。AHA 指南指出 ACE 抑制剂对伴有高血压和左心室肥厚的肺水肿患者是有利的。

(二) 血管紧张素受体阻滞剂(angiotensin receptor blockers，ARB)

血管紧张素受体阻滞剂也是临床肺水肿治疗中广泛使用的药物。心力衰竭导致的肺水肿，ACE Ⅰ类和 ARB 类是单一用药还是联合用药，目前还存在争议。

七、肾上腺皮质激素

减轻炎症反应，降低肺毛细血管壁通透性，促进肺表面活性物质生成，抑制肺水肿。临床常用氢化可的松、地塞米松和泼尼松龙，多主张在 24~48 小时内大剂量应用，但不宜长期应用。

(崔晓光)

参考文献

[1] 邓小明，姚尚龙，于布为，等．现代麻醉学 [M]. 4 版．北京：人民卫生出版社，2014.

[2] 刘大为．实用重症医学 [M]. 2 版．北京：人民卫生出版社，2017.

[3] PRATALI L. Right Heart-Pulmonary Circulation at High Altitude and the Development of Subclinical Pulmonary Interstitial Edema [J]. Heart Fail Clin, 2018, 14 (3): 333-337.

[4] MARAFFI T, BRAMBILLA A M, COSENTINI R. Non-invasive ventilation in acute cardiogenic pulmonary edema: how to do it [J]. Intern Emerg Med, 2018, 13 (1): 107-111.

[5] PIVETTA E. Lung ultrasound-implemented diagnosis of acute decompensated heart failure in the Emergency Department—a SIMEU multicenter study [J]. Chest, 2015, 148 (1): 202-210.

[6] WANG Y, SHEN Z, LU X, et al. Sensitivity and specificity of ultrasound for the diagnosis of acute pulmonary edema: a systematic review and meta-analysis [J]. Med Ultrason, 2018, 1 (1): 32-36.

第九十八章

急性呼吸衰竭

目　　录

急性呼吸衰竭(acute respiratory failure),是指既往无气道、呼吸系统疾病和心脏内分流的患者,由于突发因素,在数秒或数小时内发生通气和/或换气功能障碍,导致缺氧伴或不伴 CO_2 潴留,产生一系列病理生理改变的急性综合征。呼吸衰竭所致的低氧血症使全身各组织的氧输送量减少,脏器可能因缺氧而出现功能障碍或衰竭。在呼吸一个大气压的空气时,动脉氧分压(PaO_2) ≤ 60mmHg 和/或动脉二氧化碳分压($PaCO_2$) ≥ 50mmHg,即为呼吸衰竭。急性呼吸衰竭发病迅速,可能危及患者生命。近几十年来,随着动脉血气分析技术及床边快速诊断系统的应用,急性呼吸衰竭的早期诊断和救治成功率得到明显提高。

某些既往存在不可逆呼吸系统疾病的患者,随着疾病的进展缓慢出现呼吸衰竭状态,称为慢性呼吸衰竭(chronic respiratory failure)。慢性呼吸衰竭由于各种病因在短时间内加重者,称为慢性呼吸衰竭急性加重(acute-on-chronic),其病理生理改变和临床症状兼有急性呼吸衰竭的特点,治疗原则也与急性呼吸衰竭相似。

急性呼吸窘迫综合征(acute respiratory distress syndrome,ARDS)作为急性呼吸衰竭的一个特殊类型,本书将另起章节详述。

第一节 急性呼吸衰竭的病因及分类

一、急性呼吸衰竭的病因

导致急性呼吸衰竭的原因很多,常见原因如下:

(一)呼吸道梗阻及病变

各种原因导致的呼吸道阻塞,如:喉部急性炎症(如会厌炎),喉水肿,喉或支气管痉挛、水肿,呼吸道异物、分泌物或血块等阻塞,气道肿瘤阻塞,颌面、喉、气管复杂外伤,声带麻痹,以及舌根后坠等,均可引起通气不足导致缺氧和/或 CO_2 潴留。

(二)肺组织病变

各种心源性或非心源性肺水肿、肺炎、肺不张和肺出血等导致肺容量、通气量、有效弥散面积减少。

(三)肺血管病变

肺动脉栓塞、脂肪栓塞、气体栓塞、多发性微血栓形成等,使肺换气功能损害,导致缺氧。

(四)胸廓及胸膜病变

多发性肋骨骨折、连枷胸、手术创伤、胸膜炎、大量气胸或胸腔积液等,影响胸廓活动和肺扩张。

(五)中枢性呼吸抑制

脑血管病变、颅内占位性病变、脑部炎症(脑炎、脑膜炎等)、脑外伤、电击、药物中毒、中枢低氧性抑制(如新生儿窒息)及各种麻醉催眠药物的中枢作用等直接或间接抑制呼吸中枢。

(六)神经肌肉病变

脊髓灰质炎、多发性神经炎、高颈段截瘫等周围神经疾病,高位硬膜外麻醉、重症肌无力、破伤风、低钾性麻痹(包括阵发性家族性或运动性)、各种肌松药作用、具有神经肌肉阻滞作用的抗生素或毒物(毒蕈、河豚毒等)导致膈肌及呼吸肌群麻痹;腹部外科手术后、大量腹水、腹膜炎等引起膈肌运动受限等。

(七)系统性疾病引起的肺损害

1. 各种重症感染性疾病 如脓毒症、化脓性胆道炎等所致的严重炎症。

2. 肠管、胰腺的严重疾病 如各种原因所致的肠梗阻(尤以绞窄性)、急性重症胰腺炎、胰管梗阻等。

3. 病理性产科 如妊娠期高血压疾病、胎死宫内、胎盘早剥、羊水栓塞等。

4. 各种严重创伤 广泛软组织捻挫伤、大面积烧伤、麻醉或酒醉、昏迷后长时间肢体受压所致骨筋膜室综合征,胸腹腔大手术后、多发性骨折引起肺脂肪栓塞,重症颅脑创伤后的反应等。

5. 输血输液反应 如输入异型血、大量输入库血或污染的液体、血液,体外循环后反应等。

6. 各种原因所致的休克及弥散性血管内凝血。

7. 吸入性肺损伤 如吸入刺激性气体、毒性气体、高温气体等导致气道内膜损伤,胃内容物反流误吸、淹溺、高浓度长时间吸氧等。

8. 其他因素 如肺部爆震伤、气压伤、尿毒症、有机磷农药中毒、拟交感神经胺应用不当等。

二、急性呼吸衰竭的分类

与呼吸相关的各个组织和器官发生病变均可

导致呼吸衰竭。根据病因和病变累及部位的不同，呼衰可分为：①肺衰竭，因肺组织和肺血管病变所致的氧合功能衰竭；②泵衰竭，由于呼吸驱动力不足或呼吸运动受限所致的通气功能衰竭。根据病理生理和血气改变将呼吸衰竭分为换气性、通气性和混合型呼吸衰竭，此分类方法有利于临床的诊断和治疗。

血气变化需参考的指标包括：肺泡气氧分压（P_AO_2）、动脉血氧分压（PaO_2）、肺泡 - 动脉氧分压差（$P_{(A-a)}O_2$）和动脉血二氧化碳分压（$PaCO_2$）。PaO_2 和 $PaCO_2$ 可直接由血气分析测得，P_AO_2 需通过肺泡气计算公式计算：

$$P_AO_2=(P_B-P_{H_2O})\cdot F_iO_2-PaCO_2/RQ \quad (98\text{-}1)$$

其中，P_B 表示大气压、P_{H_2O} 表示水蒸气压力（37℃体温时为 47mmHg），FiO_2 代表吸入气氧浓度，RQ 代表呼吸熵（常设为 0.8）。吸入室内空气时，$P_{(A-a)}O_2$ 多低于 15mmHg，并随年龄的增加和 F_iO_2 的升高成线性增加。

1. 急性换气性呼吸衰竭　即Ⅰ型呼吸衰竭。主要由各种原因引起肺部充血、间质水肿、炎性浸润、实变和不同程度的肺泡萎陷，导致肺泡顺应性低下，通气与血流比例失调，肺泡气与肺毛细血管血液之间的气体交换受到严重损害，弥散功能障碍，肺内动 - 静脉分流量增加，导致严重缺氧，PaO_2 下降和 $P_{(A-a)}O_2$ 增加。由于 CO_2 向肺泡内弥散的速率较 O_2 高约 20 倍，故 $PaCO_2$ 可正常，若发生代偿性过度通气则伴低碳酸性呼吸性碱中毒。

2. 急性通气性呼吸衰竭　即Ⅱ型呼吸衰竭。任何原因导致通气功能障碍，引起无对流或低对流通气，导致肺泡通气不足，P_AO_2 下降，肺泡气二氧化碳分压（P_ACO_2）升高，且二者呈对应性的变化。血气特点为 $PaCO_2$ 升高常伴有 PaO_2 降低，$P_{(A-a)}O_2$ 保持在正常水平。

3. 急性混合型呼吸衰竭　即Ⅰ型加Ⅱ型呼衰。在不同原因作用后逐渐引发肺实质病变，且合并通气障碍，患者缺氧的程度比单纯Ⅰ型或Ⅱ型所致的缺氧更为严重。此时，常表现为机体缺氧（或缺氧症）（Hypoxia）伴呼吸性酸中毒，其血气特点是 PaO_2 降低，$PaCO_2$ 和 $P_{(A-a)}O_2$ 升高。

第二节　急性呼吸衰竭的发病机制

一、通气功能障碍

肺泡通气不足指单位时间内到达肺泡的新鲜空气量减少。肺泡通气量是引起 $PaCO_2$ 改变的主要因素。在没有合并气体弥散功能障碍的情况下，$PaCO_2$ 与 P_ACO_2 相等，并可通过下列公式计算：

$$P_ACO_2=PaCO_2=760\times0.863\times V_{CO_2}/V_A \quad (98\text{-}2)$$

其中，V_{CO_2} 代表每分钟的 CO_2 产生量（L/ 分钟）；V_A 代表肺泡有效通气量（L/ 分钟）。

由于各种原因导致的 V_A 下降，可引起 $PaCO_2$ 升高，CO_2 潴留。而根据肺泡气计算公式，在 FiO_2 不变的条件下，$PaCO_2$ 的升高将导致 P_AO_2 的降低。而因为不存在影响气体交换的肺实质病变因素，$P_{(A-a)}O_2$ 应在正常范围。呼吸空气的条件下，缺氧和 CO_2 潴留的严重程度与肺泡通气量的关系，见图 98-1。

通气功能障碍可分为阻塞性和限制性通气功能障碍。

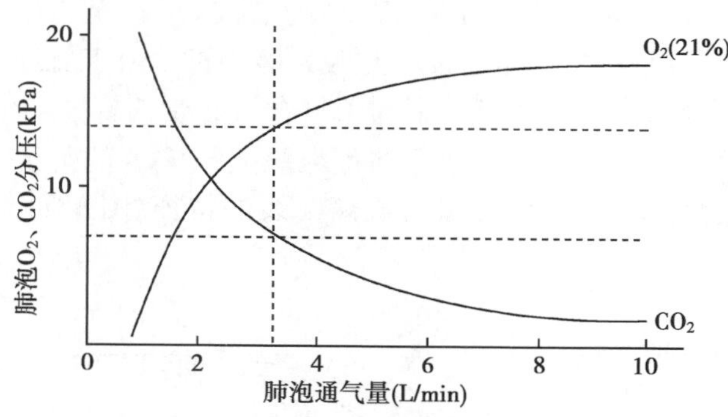

图 98-1　肺泡通气量对 P_AO_2 和 P_ACO_2 的影响（呼吸空气）

1. 阻塞性通气功能障碍　多见于气道炎症，尤其是小气道黏液腺或杯状细胞分泌亢进致分泌物阻塞、气道壁黏膜水肿、充血等，导致气道壁增厚。当肺实质部分破坏时，辐射状牵引力减退或丧失，加上气道痉挛等因素，可引起气道部分狭窄，导致气道阻力增加、肺泡通气不足。气道管径的大小与阻力成反比，即管径越小，阻力越大，肺泡通气量则越少，这是产生缺氧和 CO_2 潴留的原因。

2. 限制性通气功能障碍 可由中枢性驱动力减弱、神经传导障碍或胸廓机械性运动力减低、肺容积减少等因素引起，但主要机制是胸廓或肺的顺应性降低，致肺泡通气不足，进而引起缺氧或合并 CO_2 潴留。

二、肺泡通气与血流比例失调

通气与血流比例失调是引起低氧血症最常见的病理生理学改变。肺泡通气与灌注周围毛细血管血流的比例必须协调，才能保证有效的气体交换。一般肺泡通气量为 4L/分钟，肺毛细血管血流量为 5L/min，二者的比例为 0.8。若肺泡通气量与血流量比率小于 0.8，则形成静脉样分流，多见于通气功能障碍，肺泡通气不足，临床表现以缺氧或伴 CO_2 潴留为主。CO_2 潴留与肺泡通气量密切相关，通气量越小，CO_2 潴留越严重（$PaCO_2$ 越高）。肺泡通气量与血流量比率大于 0.8，则形成生理无效腔增加，多见于肺泡通气功能正常或增加，而肺血流量减少，如换气功能障碍或肺血管病变为主的疾病，临床表现以缺氧为主，$PaCO_2$ 正常或偏低。通气与血流比例失调，大多情况下，仅产生缺氧，并无 CO_2 潴留。此因静 - 动脉血 CO_2 分压差较小，仅 6mmHg。CO_2 弥散力大，约为 O_2 的 20 倍，可借助健全的肺泡过度通气，排出较多的 CO_2，甚至排出太多的 CO_2 以至于发生呼吸性碱中毒。由于血红蛋白氧离曲线左移，不利于氧合血红蛋白释放 O_2 给组织细胞利用，因而加重组织缺氧。O_2 的弥散能力差，加上血红蛋白氧离曲线的特征（图 98-2，图 98-3），健全肺泡毛细血管血氧饱和度已经处于平坦段，吸空气时，肺泡氧分压虽有所增加，但血氧饱和度上升极少，因此，借健全肺泡的过度通气以代偿通气不足的肺泡所致摄氧不足的能力有限，终究会发生缺氧。

三、肺内静 - 动脉分流

肺动静脉瘘或由于肺部病变如肺泡萎陷、肺不张、肺炎和肺水肿等，均可导致肺内分流量增加。静 - 动脉分流使静脉血没有接触肺泡气进行气体交换的机会，故 PaO_2 可明显降低，但不伴有 $PaCO_2$ 升高，甚至因过度通气反而降低，到病程晚期方出现 CO_2 蓄积。提高吸氧浓度并不能有效增加 PaO_2。图 98-3 示分流量超过 30% 以上，吸氧对 PaO_2 的影响有限。

四、肺泡气体弥散障碍

肺完成气体交换的功能部位是肺泡 - 毛细血管膜，它由六层组织结构组成，从肺泡内层始依次为：肺泡表面活性物质、肺泡上皮细胞、肺泡上皮细胞基底膜、肺间质、毛细血管内皮细胞基底膜及毛细血管内皮细胞。换气功能直接受肺泡至毛细血管膜的距离、气体弥散面积、分压差、弥散系数和气体与血液流经时间的影响。此结构中的任何一层遭破坏发生变化，尤其是间质病变（如间质水肿），

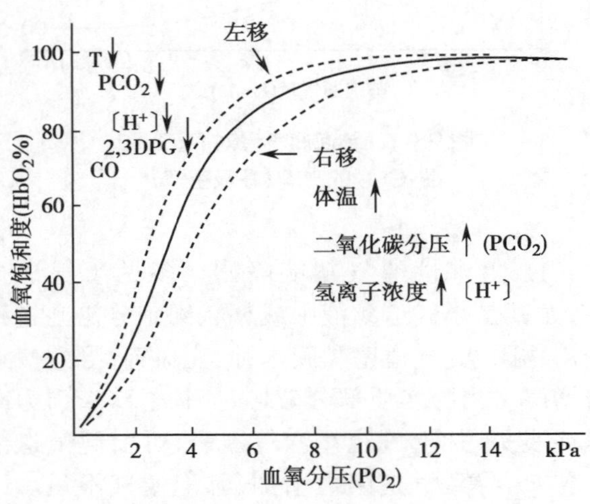

图 98-2 血红蛋白氧离曲线

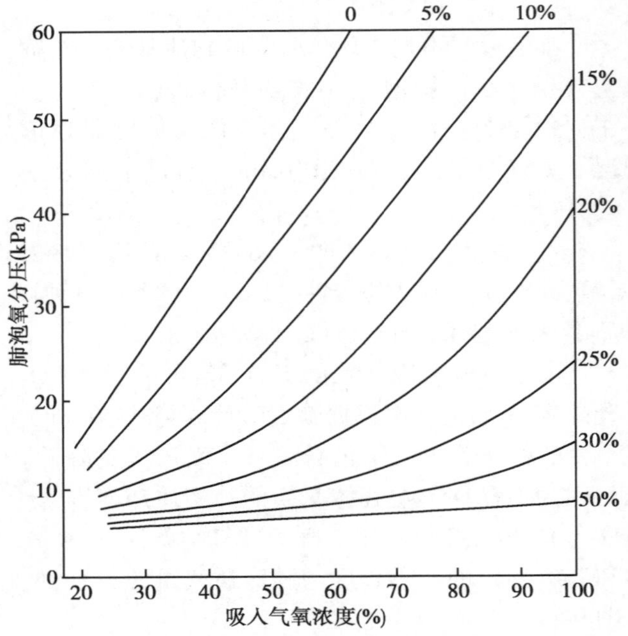

图 98-3 提高 FiO_2 不能纠正因通气 / 血流比例失调所致低氧血症

即可引起气体交换障碍。正常人肺泡毛细血管膜的面积大约为70m^2，相当于人体表面积的40倍，具有极大的代偿能力，因此只有当弥散面积破坏或减少1/3以上时，才会发生缺氧。由于O_2的弥散能力仅为CO_2的1/20，故弥散障碍主要影响O_2的交换，产生单纯缺氧。肺泡气体与肺毛细血管接触的时间即红细胞流经肺、毛细血管的时间，正常情况下每0.7秒完成一次气体交换，血流缓慢或血流过速均可影响气体交换而导致缺氧。

第三节 急性呼吸衰竭的病理生理及临床表现

急性呼吸功能衰竭可使机体所有器官和组织均受到不同程度的影响和损害，但主要的病理生理基础是缺氧和CO_2潴留。

一、缺氧对机体的影响

临床上的缺氧定义为组织水平的氧供不足，氧输送量（oxygen delivery，DO_2）下降。在临床工作中通过氧供和氧耗的关系来评估组织的氧合状态，对于准确判断患者的病情很有价值。DO_2是指单位时间内循环系统向全身组织输送氧的总量，氧耗量（oxygen consumption，VO_2）则为单位时间内全身组织消耗氧的总量。在正常基础状态下二者比值约为3∶1，即DO_2足可以满足VO_2，因此后者的大小由代谢决定，而不受DO_2变化的限制。组织耗氧在一定生理范围内还可以通过提高氧摄取率（oxygen extraction rate，O_2ER）获取足够的氧，使VO_2不依赖DO_2，这称为非氧依赖关系。但当DO_2进行性下降，低于"临界氧输送"（critical DO_2，DO_2c）时，O_2ER的增加不能满足组织的氧供，出现无氧酵解，VO_2则随着DO_2的变化而变化，二者呈线性关系，称此为"生理性氧供依赖性氧耗"。在呼吸衰竭患者，当DO_2还处在高于生理状态的DO_2c，VO_2也随DO_2的变化呈线性依赖关系，即"病理性氧供依赖性氧耗"。其机制主要是微血管调控功能减低、组织氧弥散功能下降和细胞线粒体功能障碍等致使组织灌注不足和氧的摄取、利用功能受损，产生氧债的结果。

组织缺氧是由于低氧血症或灌注障碍所致，低氧血症和低灌注将对机体各器官造成影响，且影响的程度还取决于缺氧发生的速度和持续的时间。

1. 对中枢神经系统的影响　脑组织的重量仅为全身的2%，而静息时脑平均耗氧量高达3.5ml/(100g·min)，占全身氧耗量的25%。大脑皮质对缺氧最为敏感，急性缺氧时，中枢神经系统症状出现最早，也最凶险。如吸入纯氮20秒钟，即可出现深昏迷、全身抽搐。缺O_2早期，脑血管扩张，血流量增加，起到有益的代偿作用；严重缺O_2时，脑血管扩张，血流缓慢，血管通透性增加，出现脑水肿与颅压增高。脑缺氧时，有氧代谢水平下降，甚至停止，代之无氧代谢，其不良后果是：① ATP生成减少，"离子泵"作用减弱，细胞复极困难，进入细胞内的Na^+无法泵出细胞外，K^+不能进入细胞内与Na^+交换，H_2O逸入细胞内，形成细胞内水肿；②乳酸生成量增多，造成代谢性酸中毒，后者又可加重细胞内K^+外逸。由于酸中毒和缺氧，脑血管扩张，血流缓慢，毛细血管壁通透性增加，血浆外渗，形成间质性脑水肿。上述各种变化综合起来，可造成颅内压升高。缺氧还可以直接损害脑细胞，首先影响大脑皮质功能。通常，轻度缺氧时，可出现注意力不易集中，智力减退，定向障碍；中度缺氧时，出现烦躁不安，神志恍惚，视力障碍，谵妄；重度缺氧时出现昏迷。

2. 对心血管系统的影响　心肌耗氧量约为10ml/(100g·min)，其中2/3用于心肌收缩。轻度缺氧时，出现代偿性心率加快，心肌收缩力增加，心输出量增加，血压升高。但是，缺氧进一步加重时，心肌受到抑制，心率减慢，心肌收缩力下降，心输出量减少，血压下降，心脏传导功能障碍；严重的急性缺氧，甚至可以导致室颤及心搏骤停。缺氧使内脏、皮肤血管收缩，而脑血管和冠状动脉扩张，同时可使肺血管收缩，肺循环阻力增加，导致急性肺动脉高压，加重右心负荷。

3. 对呼吸系统的影响　当$PaO_2 \leqslant 60mmHg$时，通气量增加，但如$PaO_2<30mmHg$时则直接抑制呼吸中枢，造成通气量骤减。患者可表现为呼吸困难、呼吸频率加快、鼻翼扇动、辅助呼吸肌运动增强、呼吸节律紊乱，失去正常规则的节律。缺氧严重、中枢神经和心血管系统功能严重障碍时，呼吸可变浅、变慢，甚至呼吸停止。

当PaO_2低于50mmHg时，患者口唇黏膜、甲

床部位发绀，但受患者血红蛋白含量、皮肤色素和心功能状态等因素影响以及受观察者主观因素的影响，发绀虽是一项可靠的低氧血症体征，但不够敏感。

4. 对消化系统的影响　缺氧可损害消化系统功能，包括消化道黏膜糜烂、溃疡、出血，甚至可导致消化道大出血、肝小叶坏死、转氨酶、胆红素升高。

5. 对肾功能的影响　PaO_2<40mmHg 时，肾血流减少，肾功能受抑制，血液中尿素氮、肌酐含量升高，尿中可出现蛋白、血细胞或管型。

二、CO_2 潴留对机体生理功能的影响

CO_2 潴留导致的高碳酸血症，程度严重而且发生时间短，对各组织均产生有害影响。

1. 对中枢神经系统的影响　CO_2 潴留可使脑血管扩张，脑血流增加，$PaCO_2$ 升高 10mmHg，脑血流增加 50%，$PaCO_2$ 达 80mmHg 时，脑血流量增加一倍。脑血流量增加，严重时可造成间质性脑水肿，颅内压升高。CO_2 潴留，H^+ 进入脑细胞，使 pH 值下降，导致细胞内酸中毒。当脑脊液 pH 值降至 6.8 时，脑电活动几乎完全停止。CO_2 潴留早期，直接抑制皮质，使兴奋性降低。随着 CO_2 潴留的增加，皮质下刺激增强，间接引起皮质兴奋。当 CO_2 浓度继续增高，皮质及皮质下均受到抑制，即“CO_2 麻醉”。表现为头痛、兴奋、烦躁不安，扑翼样震颤也是 CO_2 蓄积的一项体征，可进一步发展为神志恍惚、嗜睡、昏迷。

2. 对心血管系统影响　轻度 CO_2 潴留时，由于儿茶酚胺分泌增加，导致心率增快，血压升高。但重度 CO_2 潴留时，由于中枢神经系统受抑制和酸中毒作用，心肌收缩力反而下降，心输出量减少，血压下降，心律失常。

3. 对呼吸系统的影响　CO_2 为强有力的呼吸兴奋剂，对延髓的呼吸中枢及颈动脉体感受器均有兴奋作用，但主要对中枢化学感受器起作用。$PaCO_2$ 每升高 1mmHg，分钟通气量相应增加 2L，但若 $PaCO_2$ 过高，尤其长时间持续 $PaCO_2$ 升高时，其刺激呼吸的作用逐渐减弱。

4. 对消化系统的影响　高碳酸血症时，碳酸酐酶活性增加，胃壁细胞活性增加，胃酸分泌增多，易致消化道溃疡、出血。

三、酸碱失衡和电解质紊乱

严重低氧血症和高碳酸血症几乎均伴随着酸碱状态失衡。如缺氧而通气过度，可发生急性呼吸性碱中毒；急性 CO_2 潴留，可表现为呼吸性酸中毒。急性呼衰时，由于 CO_2 潴留、缺氧，机体进行无氧代谢，体内乳酸生成增加，因此发生急性呼吸性酸中毒，合并代谢性酸中毒。代谢性和呼吸性酸碱失衡可同时存在，表现为混合性酸碱失衡。酸碱平衡紊乱的同时，会发生体液和电解质代谢障碍。酸中毒时 K^+ 从细胞内逸出，导致高血 K^+，pH 每降低 0.1 血清 K^+ 大约升高 0.7mmol/L。酸中毒时发生高血 K^+，如同时伴有肾衰（代谢性酸中毒），易发生致命性高钾血症。

第四节　急性呼吸衰竭的诊断及临床评估

8

一、急性呼吸衰竭的诊断

急性呼吸衰竭的早期诊断对治疗极为重要，有助于改善患者预后。诊断应从三方面考虑：引起急性呼吸衰竭的原发疾病、临床症状和体征及动脉血气分析。同时，不仅要诊断呼吸衰竭的存在与否，还需要判断呼吸衰竭的性质，是急性呼吸衰竭，还是慢性呼吸衰竭基础上的急性加重，更应当辨别产生呼吸衰竭的病理生理学过程，明确是Ⅰ型还是Ⅱ型呼吸衰竭，以利采取恰当的治疗措施。

对存在可能发生急性呼吸功能衰竭病因的患者，如胸部外伤或手术后，严重肺部感染或重症革兰氏阴性杆菌败血症等患者，应密切注意其呼吸、循环和中枢神经系统的表现，及时做出呼吸衰竭的诊断。但某些急性呼吸衰竭早期的患者，当低氧血症、二氧化碳蓄积程度不十分严重时，依据上述临床表现做出诊断有一定困难。动脉血气分析能直接提供 PaO_2、$PaCO_2$ 水平，可作为诊断呼吸功能衰竭的直接依据。因此，连续监测血气分析变化在呼吸衰竭诊断上的作用非常重要。

在诊断和紧急处置的过程中，应尽快鉴定

并处理产生呼吸衰竭的原发病因，否则虽经治疗，PaO_2 和 $PaCO_2$ 能维持相对正常，但因原发病因未得到有效诊治，仍有再次发生呼吸衰竭的危险。

二、急性呼吸衰竭的监测和临床评估

在急性呼吸衰竭患者的临床处理中，除了进一步明确原发疾病的诊断外，准确地评估患者缺氧及二氧化碳潴留程度至关重要。虽然血气分析仍作为急性呼吸衰竭的诊断依据，但目前临床上有很多新的监测方法，能无创、即时、准确的反映全身及组织氧合，或 CO_2 的变化，有利于临床医师随时对病情进行处理。

1. 动脉血气分析　动脉血气分析可作为诊断呼吸功能衰竭的直接依据。$PaO_2 \leqslant 60mmHg$ 和 / 或 $PaCO_2 \geqslant 50mmHg$ 即可诊断呼吸衰竭。但对于病程早期或疑似病例，应对发病时和正常血气进行比较，在相同的给氧条件下，PaO_2 下降 10~15mmHg，并伴有临床症状的加重，需考虑急性呼衰；在无代谢性酸中毒情况下，动脉血 pH 值迅速降低、$PaCO_2$ 明显升高也可诊断急性呼衰。

2. 全身性氧合监测

(1) 氧摄取率（O_2ER）：反映组织从血液中摄取氧的能力。正常值为 0.22~0.30，若 O_2ER <0.22，表明氧摄取障碍，可能为心输出量过多、血流灌注分布异常等；若 O_2ER >0.30，表明氧需求增加，输送到组织的氧不能满足细胞代谢需要。

(2) 混合静脉血氧分压（PvO_2）：指肺动脉血的血氧分压。反映全身氧供与氧耗平衡的情况。PvO_2 正常值在 40mmHg 左右，PvO_2 <35mmHg 需考虑存在组织缺氧。

(3) 混合静脉血氧饱和度（SvO_2）和中心静脉血氧饱和度（$ScvO_2$）：SvO_2 是肺动脉血的血氧饱和度，可以动态反映全身氧供需平衡的变化。SvO_2 正常值为 75%（65%~80%）。当 DO_2 不能满足组织氧需要时 SvO_2 下降，当血流分布不均或组织氧利用障碍使 SvO_2 升高。SvO_2 的连续测量需置入 Swan-Ganz 导管，其复杂性和风险性限制了其在临床的普及。现在临床上应用新型光导纤维技术，将光导纤维探头插入普通中心静脉导管腔的远端，连续监测患者的 $ScvO_2$。$ScvO_2$ 比 SvO_2 的绝对值要低，但两者的变化趋势具有相关性。

(4) 血乳酸浓度（Lac）：在血流动力学基本稳定的患者，组织缺氧是造成持续性乳酸增高的主要原因。正常人非剧烈运动时血乳酸水平为 1mmol/L，血乳酸作为全身灌注和氧代谢的重要指标，其升高反映了低灌注情况下无氧代谢增加。肝功能不良可能影响乳酸的测量。

3. 局部氧合监测　组织氧合的监测手段得到极大发展，如胃黏膜内 pH（pHi）、组织氧电极、局部血氧饱和度监测、舌下二氧化碳图法测定组织 PCO_2、局部组织乳酸测定等，其中 pHi 监测是床旁组织氧合监测中比较敏感、准确、简单易行、相对无创的方法。pHi 一般以 7.32 为界，小于 7.32 为异常。pHi 下降说明胃黏膜内酸中毒，反映胃黏膜组织氧合不良，无氧酵解增加。

4. 呼气末二氧化碳　指呼气终末期呼出的混合肺泡气含有的二氧化碳分压（$P_{ET}CO_2$）或二氧化碳浓度（$C_{ET}CO_2$）值。$P_{ET}CO_2$ 为 35 ~45mmHg，$C_{ET}CO_2$ 为 5%（4.6%~6.0%）。$P_{ET}CO_2$ 监测可用来评价肺泡通气、整个气道及呼吸回路的通畅情况，通气功能、循环功能、肺血流及细微的重复吸入情况。连续监测 $P_{ET}CO_2$ 有助于判断Ⅱ型呼吸衰竭的病情变化及治疗效果。

5. 心电图　急性呼吸衰竭时可出现多种心律失常。急性大面积肺栓塞时 ECG 常表现为 $S_{Ⅰ}Q_{Ⅲ}T_{Ⅲ}$，电轴右偏、右束支传导阻滞（RBBB）和肺型 P 波等。

6. 胸部 X 线　有助于病因的诊断，如气胸、血气胸、多发肋骨骨折、肺部感染或肺水肿等。

7. 血流动力学监测　肺动脉楔压（PCWP）监测有助于判断心源性和非心源性肺水肿。

8. 床旁超声　有助于快速、有效的病因诊断，并即时监测，判断治疗效果。使用 BLUE、CCUS 等流程，评估双肺 B 线区域、胸膜滑动、胸腔无回声区、左心功能及下腔静脉状态等，判断引起急性低氧性呼吸衰竭的常见病因如气胸、肺炎、ARDS、心源性肺水肿等。下肢静脉超声、床旁心脏彩超可提供诊断肺栓塞的间接征象，主要包括右室增大、肺动脉增宽、肺动脉压升高和下肢静脉血栓形成等。

9. 其他　肺栓塞的诊断需依靠肺核素造影或肺动脉造影确诊。怀疑药物或毒物中毒时，需进行相应血尿指标检查。

第五节　急性呼吸衰竭的治疗

急性呼吸衰竭的处理应该迅速、果断，数分钟或更长时间的犹豫、观望或拖延，可造成脑、肾、心、肝等重要脏器因严重缺氧而发生不可逆性损害；而及时、正确的抢救和处置可能为去除或治疗诱发呼吸衰竭的基础病因争取到必要的时间。急性呼吸衰竭的治疗原则是：维持呼吸、循环稳定，保证组织的供氧充分，积极诊断并治疗原发疾病，控制肺部及全身性感染等。

（一）呼吸道管理

1. 保证呼吸道通畅　通畅的呼吸道是进行各种呼吸支持治疗的必要条件。保证呼吸道的通畅，尤其在重症急性呼吸衰竭，又合并有意识不清的患者，保证呼吸道的通畅更加重要，他们常因咽部肌肉失去正常的肌肉张力，软组织松弛，极易发生舌根后坠阻塞上呼吸道。通常需采取如下措施：

(1) 体位：立即使患者头部偏向一侧，颈部后仰，抬起下颌。此种体位可以解除部分患者的因舌后坠引起的上呼吸道梗阻。

(2) 胸部理疗：胸部理疗是通过医务人员或特殊装置促进患者气道分泌物排出的多种操作技术。包括：叩击 / 振动胸壁松动气道分泌物；利用重力作用进行体位引流使气道分泌物排出。

(3) 有效的气管内负压吸引：吸引清除阻塞于呼吸道内的分泌物、血液或误吸物，有时可立即解除梗阻，改善通气。气道吸引可能引发的并发症包括低氧血症、血流动力学不稳定、心律失常、焦虑、损伤气道、加重感染和喉痉挛。正确的吸引可减少这些并发症的发生。吸引前给患者高 FiO_2 增加氧储备量，然后将一无菌软吸引管送入鼻腔或气管。吸引管的外径应小于 1/2 气管导管内径，以避免损伤气道、减少可能的支气管阻塞并防止吸引过度而发生的气道萎陷。在气道内一次负压吸引时间不宜超过 20 秒，吸引负压不应超过 -100mmHg，吸引后立即重新通气。采用闭合系统的吸引导导管有助于降低气道污染，但只适用于已建人工气道者。

纤维支气管镜常被用于吸引支气管内潴留的分泌物，并治疗肺不张。但由于纤维支气管镜需要熟练操作人员，且属于有创操作，通常只用于对普通吸引或胸部理疗效果不佳的肺叶或全肺萎陷患者。

(4) 建立人工气道：当以上两种措施仍不能使呼吸道通畅时，则需建立人工气道。上呼吸道阻塞可置入口咽或鼻咽导管，但意识清醒的患者一般不能耐受，而且不能进行机械通气。昏迷患者应尽量作气管插管（经口或经鼻）；存在急性喉痉挛或咽部炎症、水肿、肿瘤阻塞、无法行气管插管者，可先以粗针头行环甲膜穿刺，以缓解致命的阻塞，然后考虑气管切开术。具体对人工气道方法的选择，常有不同意见，应当根据病情需要、医疗条件以及人工气道的材料性能来考虑。留置气管导管 7 天以上，经评估仍无法拔管者再行气管切开术。

2. 气道湿化　无论是经过患者自身气道或通过人工气道进行氧疗，都必须充分注意呼吸道黏膜的湿化。干冷气体直接进入下呼吸道，可损伤气道黏膜上皮细胞，黏膜黏液分泌和纤毛活动受影响，气道自净能力降低或消失；影响咳嗽功能；气道失水增多（800 ~1 000ml/d），分泌物易变黏稠而形成痰栓阻塞气道，影响通气功能；肺泡表面活性物质减少，肺顺应性下降，引起或加重炎症、缺氧；易诱发支气管痉挛；易加重肺部感染和导致呼吸机相关性肺炎等。未建立人工气道、需长期低流量氧疗的患者或短期（<24 小时）高流量氧疗的患者不需要湿化，可以盐水雾化替代，促进患者排痰。建立人工气道的患者，可直接使用或与机械通气机连接应用湿化器或雾化器装置。观察痰液是否容易咳出或吸出，是评价湿化是否充分的最好指标。应用湿化装置后，应当记录每日通过湿化器消耗的液体量，以免湿化过量。

（二）氧疗

氧疗作为一种治疗手段，有其适应证、禁忌证和可能的不良反应。氧疗是纠正低氧血症的有效治疗措施，可以减少呼吸做功，增加心血管系统氧供，避免缺氧引起的机体损伤。通常情况下，所有低氧血症患者或有低氧血症风险的患者，应该根据所需供氧浓度和氧流量选择给氧设备。氧疗的给氧方式包括鼻导管、普通面罩、文氏管面罩及连接有储气囊的面罩，它们可提供的氧浓度逐步升高，其中文氏管面罩具有精确调节氧浓度的功能，可用于有Ⅱ型呼吸衰竭风险患者的控制性氧疗。在氧疗过程中，可通过监测动脉血气分析，特别是动脉血氧饱和度($SatO_2$)来设定氧疗目标及判断氧疗疗效。急症患者没有高碳酸血症风险的氧疗目标$SatO_2$为94%~98%,有出现高碳酸血症风险的患者,$SatO_2$目标为88%~92%。

需要注意的是,在临床工作中,医师会对呼吸困难但无低氧血症的患者实施氧疗,这可能增加高碳酸血症昏迷及氧中毒的风险。下面一些疾病并不是氧疗的适应证,除非有低氧血症存在:①急性冠脉综合征;②急性发作的脑功能障碍;③妊娠和产科急症;④情绪焦虑引起的过度换气;⑤药物中毒(如:百草枯或博来霉素中毒);⑥代谢紊乱和肾功能紊乱。

近几年用于临床的经鼻高流量吸氧(high-flow nasal cannula,HFNC),是通过不需要密封的鼻塞导管直接将稳定的氧浓度的空氧混合高流量气体输送给患者的一种氧疗方式。可减少鼻咽部无效腔,低水平气道正压通气促进肺泡开放,提高舒适度。可用于急性呼吸衰竭,COPD及机械通气拔管后过渡等患者。有大量文献提示经鼻高流量吸氧可降低围手术期呼吸衰竭及再插管的发生率。

(三)机械通气

当患者呼吸骤停,或发生急性通气性呼吸衰竭、二氧化碳急骤升高、严重低氧血症,经过一般给氧治疗仍不能纠正时,应及时进行机械通气(Mechanical ventilation)。当各种原因使患者需要依靠通气支持以减轻心肺负荷、纠正已经发生或即将发生的呼吸衰竭,也应考虑应用机械通气。诱发呼吸衰竭的原因及其影响呼吸功能的严重程度,是判断是否进行机械通气的依据。

机械通气的目的包括:改善肺泡通气,纠正急性呼吸性酸中毒;纠正低氧血症,改善组织氧合;降低呼吸功耗,缓解呼吸肌疲劳;防治肺不张;确保镇静和肌松药物的安全使用;稳定胸壁。对于通气性呼吸衰竭,机械通气的目的主要是恢复有效的肺泡通气,而换气性呼吸衰竭则以改善缺氧为主要目的。

机械通气包括无创正压通气(non-invasive positive pressure ventilation,NPPV)和建立人工气道的机械通气。

1. NPPV　适用于各种系统疾病导致的急性呼吸衰竭。禁忌证包括:①意识障碍;②呼吸微弱或停止、心搏骤停;③无力清洁气道或具有较高的误吸风险;④严重的脏器功能不全;⑤未经引流的气胸或纵隔气肿;⑥严重腹胀、肠梗阻;⑦上气道或颌面部损伤/术后/畸形致上呼吸道梗阻;⑧不能配合NPPV或鼻(面)罩不适;⑨近期食管、胃肠道手术或出血。

NPPV通常可选择模式为:持续气道正压(CPAP)和双水平正压通气(BIPAP)。根据患者的耐受程度及呼吸改善的情况调节吸气压、呼气压及呼吸频率等,使$SatO_2$维持在90%~95%。

当出现下列情况需停止无创正压通气,改有创机械通气:①出现意识障碍或意识障碍呈加重趋势;②不能清除呼吸道分泌物致病情恶化;③无法耐受呼吸机连接方法致病情加重;④血流动力学指标恶化;⑤使用无创正压通气后呼吸功能无改善或加重。

2. 机械通气　各种病因导致的呼吸衰竭加重都可建立人工气道,行机械通气。如:患者NPPV疗效不佳、意识障碍加重、呼吸不规则甚至停止、气道分泌物多不易咳出或吸引、胸廓功能障碍、呼吸道梗阻等都应尽早行机械通气。机械通气无绝对禁忌证,但存在下列相对禁忌证时,宜慎重使用:①气胸及纵隔气肿未行引流者;②肺大疱及肺囊肿;③呼吸道严重灼伤;④严重肺出血;⑤气管-食管瘘。

机械通气的模式多种多样,选择适当的通气模式及参数,有助于改善低氧血症和促进CO_2的排出。在改善低氧血症的设置中,呼气终末正压(positive end-expiratory pressure,PEEP)最为常用,它可增加功能残气量,使肺泡在呼气末不易陷闭,提高肺泡-动脉血氧分压差,促进肺间质及肺泡水肿的消退,从而改善肺的顺应性和肺泡通气。除了常规通气模式外,还可选择高频通气(HFV)、反比通气(IRV)等。机械通气的具体实施方法见本书其他章节。

(四)改善循环系统对氧的输送效能

积极处理供氧及治疗原发病时,应注意改善循环系统对氧的输送效应问题,建立良好的供需平衡关系。

低氧血症和二氧化碳潴留本身会影响心脏功能,常与呼吸衰竭并存的心血管疾病也将增加呼吸衰竭治疗的困难。在治疗急性呼吸衰竭过程中,应当注意观察各项心血管系统功能的的变化。如有条件,对危重患者应放置漂浮导管了解心输出量、右心室压力、肺动脉压力、PCWP和肺循环阻力,并可直接测定混合静脉血氧和二氧化碳的浓度。经氧疗或机械通气治疗后,低氧血症仍不能纠正时,可用以上数据分析在呼吸功能障碍时是否还存在心功能不全的问题，必要时也可选用适当的强心、利尿剂。另外，通过及时纠正低血容量、低血红蛋白、低心排及各种休克或心功能衰竭状态，保证氧在血液及脏器组织内的有效输送和灌注。

（五）治疗原发疾病

氧疗、机械通气等只能纠正患者的低氧血症，只有纠正了呼吸衰竭的诱因和病因，才能完全解决呼吸衰竭。因此，治疗原发疾病才是治疗呼吸衰竭的根本。引起急性呼吸衰竭的病因很多，治疗各异。例如重症肺炎时抗生素的应用，哮喘持续状态时支气管解痉剂和肾上腺皮质激素的合理使用，均各具特殊性。另外在治疗急性呼吸衰竭的过程中防止多器官功能障碍（MODS）的发生。避免使用损害心、肝、肾等器官的药物，监测重要器官功能的变化、加强营养及支持治疗。

（六）纠正酸碱、水电解质失调

1. 维持酸碱平衡　一般情况下，通气改善后，酸碱失衡即可逐渐恢复，故不应操之过急给予药物干预。如已发展为混合型酸中毒，单纯加强通气不能纠正酸碱失衡，可考虑应用碱性药物。对于呼吸性碱中毒，除调低每分通气量外，还可利用增加回路的复吸无效腔来减少 CO_2 外排。

在酸碱失衡过程中，容易合并电解质失调，尤其是高钾或低钾，应密切监测，必要时及时纠正。

2. 维持体液平衡　急性呼吸衰竭患者的救治过程中，应十分注意维持适当的液体平衡。全身性液体负平衡有助于缓解肺水过量，可以小心的使用利尿剂或超滤透析等方法排出液体，但应维持稳定的血容量，尽可能使它们接近正常生理状况。血流动力学监测可以很好的指导液体治疗。

（七）体外膜氧合（extracorporeal membrane oxygenation，ECMO）

ECMO 通过泵（其作用类似人工心脏）将血液从体内引至体外，经膜式氧合器（其作用类似人工肺，简称膜肺）进行气体交换之后，再将血回输入人体内，完全或部分替代心和（或）肺功能，并使心肺得以充分休息。按照治疗方式和目的，ECMO 主要有静脉 - 静脉 ECMO（VV-ECMO）和静脉 - 动脉 ECMO（VA-ECMO）两种。VV-ECMO 适用于仅需要呼吸支持的患者，VA-ECMO 可同时进行呼吸和循环支持。ECMO 治疗的基本目的是提供相对于常规呼吸支持更有效、更安全的通气与氧合支持，从而为诊断和治疗原发病争取更多的时间，已在多家医院开展，并用于急性呼吸衰竭的救治。同时因成本高昂、技术复杂且并发症较多等因素影响在临床的推广。

第六节　常见的围手术期急性呼吸衰竭及处理

一、术后呼吸功能不全

（一）常见症状与原因

术后呼吸功能不全可表现为轻度通气不足，也可因 ARDS 而导致急性肺水肿。本病轻微时难以觉察，重则表现凶险，甚至数分钟内危及生命。虽被统称为呼吸功能不全，但由于本病的严重性和临床表现存在较大差异，需提高警惕。肺功能不全常可引起一系列病变，也可系列地引起相关病变。简单的讲主要集中在以下方面：①氧摄取降低；②二氧化碳排除障碍；③最终导致循环功能负性改变，如心率减慢、心律不齐、心输出量下降等。呼吸功能不全可表现为上述一项或多项异常。表 98-1 列出了导致术后呼吸功能不全的常见病因及相关危险因素（表 98-1）。

（二）临床诊断

1. 临床表现　全面细致的望诊可以提供呼吸系统疾病病因学方面的重要依据。上呼吸道梗阻患者常表现为呼吸用力而呼吸效果差，可能伴有哮鸣音。支气管痉挛患者常需要辅助呼吸肌参与呼吸运动，表现为呼吸频率增加、哮鸣音及呼气延长。仔细观察双侧呼吸运动是否对称，如气胸患者可表现为一侧呼吸运动度减弱。

2. X 线检查及实验室检查　术后呼吸功能不全的诊断首先往往是依靠体检发现，但胸部 X 线（CXR）检查和其他相关实验室检查如：①动脉血气分析；②血电解质分析；③心电图监测；④中心静脉压和肺动脉压的测定等均能提供辅助诊断或进一步确诊的依据。例如，当患者临床表现为一侧呼吸运动度减弱、呼吸音消失疑为气胸时，则需 CXR 来确诊。再如，当观察到患者呼吸浅慢而诊断为通气不足时，病情的严重性需要结合氧饱和度及动脉血二氧化碳分压（$PaCO_2$）的监测结果来证实、判断。

8

表 98-1 术后呼吸功能不全的常见病因和诱发因素

临床表现	病因	诱发因素
上呼吸道梗阻	喉痉挛	反射迟钝、咽部分泌物 / 血、Ca^{2+}↓
	上呼吸道肌肉松弛	反射迟钝、残存肌松药、肥胖
	口咽部水肿、血肿	气管插管、舌牵引器、上呼吸道手术
	黏液栓	慢性支气管炎、COPD
肺水肿	充血性心衰	心肌缺血、心脏扩大、心肌肥厚及心动过速性心肌病等导致的心功能衰竭
	容量超负荷	大量容量复苏、体外循环后灌注肺
	ARDS	脓毒症、肺炎、全身性炎症反应综合征、吸入性肺炎、羊水栓塞等诱发
	负压性肺水肿	人工气道阻塞、声门紧闭
$\dot{V}/\dot{Q}$ 失调	肺炎	免疫抑制、既往肺部疾患
	胸膜渗出	充血性心衰、肾病综合征、肿瘤
	气胸	气压伤、中心静脉穿刺
	肺出血	胸部创伤、凝血功能障碍
	肺不张	体位、肥胖、疼痛、吸入高浓度 O_2 而导致吸收性肺不张
通气不足	CNS 疾病	颈动脉狭窄、血栓栓塞
	药物性	阿片类、残存吸入麻醉药及肌松药
	机械通气	继发于低二氧化碳血症的中枢性呼吸性碱中毒
喘鸣	支气管狭窄	哮喘、过敏反应、过敏样反应（如阿片类、箭毒引起的组胺释放）、充血性心力衰竭
	COPD	吸烟史、接触工业污染物（煤矿、石棉、油漆及染料、硅矿等）
肺动脉栓塞	血栓	高凝状态、手术时间过长或长期制动、肥胖、下肢矫形术、
	气栓	中心静脉穿刺、手术切开心房水平以上无顺应性的静脉（如骨 / 软骨）或手术中负压通气过度
	其他（羊水、脂肪、肿瘤脱屑等）	分娩中、骨科手术、盆骶部范围广的复杂肿瘤切除等

COPD：慢性阻塞性肺病；CNS：中枢神经系统。

对呼吸系统和循环系统功能均有影响的疾病需要结合体检、心电图及 CXR 等多方面资料才能诊断。另外，必要时可以进行有创监测，了解心输出量、肺动脉楔压及体循环阻力等。颈静脉怒张、肺部啰音和第三心音、CXR 显示肺血管充盈、肺动脉楔压增高而心输出量减少等均提示充血性心衰。

A-aDO_2 增加，特别是下肢体积描记图显示外周深静脉血栓形成时，往往提示肺栓塞的发生。但确诊有赖于放射性核素肺通气 / 灌注扫描或肺血管造影。

（三）危险因素

术后呼吸功能不全的主要危险因素包括：①年龄 >70 岁；② COPD；③吸烟史；④肥胖；⑤胸部或上腹部手术。

手术部位与术后呼吸系统并发症的发生有关。上腹部和胸部手术术后发生呼吸系统并发症的危险性比下腹部和其他部位手术大。上腹部及胸部手术后，用力肺活量减少达 55%，且需要 10~14 天才能恢复正常；其他部位手术术后用力肺活量也会减少，但通常能在短期内恢复正常。

全身麻醉中，膈肌上移，功能残气量明显减少，氧合下降；机械通气使生理无效腔和机械无效腔均增加，导致一定程度的肺泡低通气。吸入麻醉药和扩血管药会影响低氧性肺血管收缩，从而影响氧合。此外，静脉麻醉药和阿片类药也会影响低氧性肺血管收缩和高二氧化碳性通气反应。

（四）治疗

即使是轻度的呼吸功能不全也可能会进展迅

速，从而危及生命。所以必须尽快稳定病情，并进行气道管理。术后恢复期必须保持足够的警惕性。

任何原因引起的呼吸功能不全，首选治疗都应该遵循 ABC（Airway，Breathing and Circulation）复苏原则，应进行氧气治疗。同时针对导致呼吸功能不全的病因进行治疗。

1. 上呼吸道梗阻　由于应用镇痛、镇静药导致的上呼吸道梗阻而呼吸肌肌力正常的患者，只要托起下颌或放入口咽或鼻咽通气道就可以满意地解除梗阻。如果上述方法无效，则需要辅助应用带呼吸活瓣的囊袋式面罩或气管内插管。如果呼吸道梗阻是由于组织水肿（如长期气管内插管引起声门水肿）引起，则可以试用肾上腺素雾化吸入和静脉应用激素来减轻水肿。如果上述方法不能迅速减轻水肿，则需要气管内插管。

分泌物过多引起的上呼吸道梗阻需要及时进行呼吸道吸引清理以及密切监护，必要时行术后气管内插管。

2. 肺水肿　由充血性心衰引起的肺水肿应以最恰当的抗心衰治疗为主。传统的方法是应用利尿剂和硝酸酯类药以减轻左心室前负荷；应用扩血管药（如血管紧张素转化酶抑制剂或硝普钠）来减轻后负荷；正性肌力药（如多巴酚丁胺）可以加强疗效。

非心源性肺水肿（如急性呼吸窘迫综合征）主要在于解除病因，由感染引起的，给予抗生素，同时进行支持治疗。

负压性肺水肿通常是自限性的，以支持治疗为主，利尿剂可能有效。

3. 通气 / 血流（$\dot{V}/\dot{Q}$）失衡　引起 $\dot{V}/\dot{Q}$ 失衡的原因很多，治疗上也因各患者的病情特征不同而有所变化。例如，局部肺萎陷需要通过辅助通气或改变体位来恢复肺的正常生理状态。低 $\dot{V}/\dot{Q}$（接近残气量）通气和长时间（数小时）接受高浓度氧（FiO_2）通气，可能会发生吸收性肺不张。气胸或大量胸膜渗出则可能需要胸廓造口术。

4. 通气不足　由于通气不足引起的低氧血症，大多可通过增加氧流量和开放通气回路即能得到满意的治疗，通常并不需要正压通气，除非发生严重的 PCO_2 升高或顽固性低氧血症。继发于阿片类药物的通气不足，可以通过缓慢滴注小剂量纳洛酮（如成人 40~80μg）拮抗呼吸抑制作用、而不拮抗镇痛作用来治疗。同样道理，氟马西尼则对由苯二氮䓬类药引起的呼吸抑制病例有效。应该牢记：持续的中度低二氧化碳通气导致长期呼吸性碱中毒，可能会抑制呼吸中枢。

中枢神经系统疾病引起的呼吸抑制，如卒中，在疾病的急性期通常需要正压通气。

5. 哮喘　哮喘可以是心源性的，也可以由支气管狭窄（支气管哮喘）引起。解除支气管狭窄，除给予氧疗外，还包括：①消除刺激源：引起组胺释放的药物（如吗啡，箭毒）、残留的肺分泌物、呼吸道刺激（气管内插管）；②给予支气管扩张剂：缓解支气管痉挛通常首选 β_2 肾上腺素受体激动剂（气雾吸入）；接受 β_2 肾上腺素受体激动剂治疗的支气管痉挛患者合并应用抗胆碱能药异丙托溴铵（气雾吸入或通过吸入器吸入），疗效会更明显；氨茶碱在治疗急性支气管痉挛中的作用有些争议，但也可作为候选药；③糖皮质激素：静脉注射糖皮质激素起效慢（需几个小时），但对于严重的急性支气管痉挛患者可能会特别有效。

6. 栓塞　非手术患者静脉血栓导致肺栓塞时，应进行系统性抗凝治疗（静脉注射肝素一个疗程后，口服华法林 3~6 个月）。肺栓塞导致严重的心肺功能衰竭时，可进行溶栓治疗（尿激酶，链激酶）或行取栓术，或溶栓治疗加取栓术。不过，术后短期内发生的肺栓塞，在治疗过程中必须权衡严重出血的危险性与抗凝和溶栓治疗的利弊。如果怀疑肺栓塞的血栓来自下肢静脉，则应放置下腔静脉滤器，可免除系统性抗凝治疗。

严重的静脉、空气栓塞导致心肺并发症时，治疗上应防止空气再进入体内，同时进行全面的心肺复苏，经右房导管吸出空气。

（五）预防

1. 术前维持最佳的肺功能状态　导致肺功能不全的可逆性病因，应该在择期手术前纠正。术前数周戒烟可以降低气道反应性，提高呼吸道黏膜纤毛的运动功能，从而改善呼吸道的清洁功能，并使分泌物减少。对于术前病情控制差的哮喘患者，可以应用支气管扩张剂和糖皮质激素。同样，对严重 COPD 患者或者心脏疾病尚未得到满意控制的患者，进行充分的术前评估和最大限度地病情改善，均可使患者受益。

2. 手术技巧　上腹部和胸部手术术后呼吸系统并发症的危险性比下腹部和外周手术大。手术部位不可能改变，但手术技巧可以改进。例如，尽量借助腹腔镜或胸腔镜进行手术，呼吸功能受到的影响就会减轻。

3. 麻醉技巧和术后镇痛 改进术中麻醉的技巧，对各类不同病情的患者选择不同的麻醉方式，或不同麻醉方式、不同麻醉药物的联合应用均可以减少术后呼吸系统并发症，如：①完全彻底地拮抗肌松剂的作用；②保持体温正常；③呼吸道分泌物吸引干净；④对高龄并发症较多的虚弱患者行外周手术或诊断性检查时，可采用局部神经阻滞，或监测麻醉管理（MAC)；⑤新的静脉药靶控输注技术TCI的出现，使用药更精确、合理，结果是对患者的呼吸、循环功能干扰减少，并发症随之减少。

另外，手术时间过长，会导致广泛的血容量转移，故应保留气管内插管，直到认为上呼吸道水肿引起的气道腔减小的可能性降低时，再拔除气管插管。

最后，术后镇痛也可大大降低术后肺部并发症，主要是因为镇痛有利于肺功能的恢复，尤其对于全身麻醉后的患者更有利，利于肺的扩张及运动，利于气体有效交换，利于排痰，对高危患者应考虑应用硬膜外局部麻醉药和阿片类药进行术后镇痛。

二、负压性肺水肿

（一）病因与症状

负压性肺水肿（negative pressure pulmonary edema）或梗阻后肺水肿（postobstruction pulmonary edema）是严重上呼吸道梗阻过程中或梗阻解除后发生的急性肺水肿。其主要病理生理改变是，胸膜腔内极度负压的产生增加了肺血管的跨壁压。胸膜腔内极度负压、缺氧、儿茶酚胺过度增加、血流动力学急剧改变、肺血管通透性增加等共同作用，造成肺流体动力学平衡紊乱。血管内的液体和蛋白成分从肺血管加速转移到肺间质，超过了淋巴系统的清除能力，导致间质性肺水肿。当肺泡上皮细胞损伤，屏障作用丧失，则发展成为肺泡性肺水肿。

由于梗阻后肺水肿发展很快且病情严重，迅速诊断和及时治疗至关重要。

（二）诊断

1. 临床表现 急性气道梗阻解除后，仍存在呼吸功能不全，应高度怀疑上呼吸道梗阻后并发肺水肿。通常可见于以下情况或出现以下症状：①儿童或成人表现为低氧血症、呼气延长、哮鸣音、啰音，放射学检查有或没有双肺浸润影；②急性或慢性上呼吸道梗阻，行气管插管后，气管内泡沫性分泌物突然增多；③急性喉痉挛解除后或由肿瘤、异物引起的上呼吸道梗阻解除后氧合反而恶化；通常，梗阻后肺水肿在气管插管或拔管后很快或几分钟内发生。但是，有时症状和体征可能几个小时也不会出现，故临床医师应密切监控那些发生了严重的围手术期梗阻事件的患者，时间应不少于18小时。

其次，还有一些特殊的临床现象值得注意，它们往往预示病情的严重性，在多数严重病例中，大量的水肿液呈粉红色泡沫状，含高蛋白物质。胸部X线平片经常表现为双侧肺门斑块状浸润及主肺动脉周围水肿，是血管内容量和压力增加导致内皮损伤的结果。

对于梗阻后急性肺水肿的预后及延续时间，受发病原因、处理时机、治疗措施、患者的生理状况等多因素影响，没有一定之规。但总的说来，梗阻发生的越快，急性肺水肿越严重。限制性上呼吸道梗阻患者，通过用力呼气（Valsalva maneuver）或空气被动吸入，呼气末压（自主PEEP）增加，使吸气负压得到了相当程度的代偿，他们更可能在梗阻解除后发展成为肺水肿。而非限制性上呼吸道梗阻患者（吸气过程梗阻更严重），则更易于在梗阻过程中发展成为肺水肿。

2. 鉴别诊断 治疗及时，梗阻后肺水肿通常12~24小时内即可缓解，但需96小时才能恢复。许多轻症病例可能觉察不出来。需鉴别诊断的疾病包括：吸入性肺炎及其他增加毛细血管通透性的原因（如脂肪栓塞或脓毒症），医源性液体负荷过量、心源性疾病、颅脑创伤、海洛因过量、快速拮抗麻醉性镇痛药、空气栓塞、肺动脉取栓术后、身处高海拔环境等也会发生急性肺水肿。通常，对患者既往病史和一些偶发事件的回顾可以提示诊断。在一些复杂情况下，超声心动图、有创血流动力学监测，或二者同时进行，可以帮助我们排除其他病因。梗阻后肺水肿患者在呼吸道梗阻解除后血流动力学检查可以显示正常。导致过度肺间质负压和肺水肿的其他原因还包括，将萎陷肺快速再扩张及胸腔内或通过胸导管进行有创性胸膜腔吸引。

（三）危险因素

任何人由于声门紧闭（Mueller动作）或严重的上呼吸道梗阻，而足以产生明显的持续性胸膜腔内负压时，都有发生梗阻后肺水肿的危险。这种情况更常发生于年轻、健康成人。尽管实际发生率并不明确，但据估计，由于各种病因引起上呼吸道梗阻而需要紧急气管内插管或气管切开的成人和儿童，11%~12%会由此而致肺水肿。其中，全身麻醉苏醒期发生的喉痉挛或呼吸道肿瘤导致的喉梗阻约占报道的成人病例的50%。小于10岁的儿童中，喉炎和会厌炎约占报告病例的一半以上。

（四）治疗

临床中大多数情况下，存在严重上呼吸道梗阻的患者，建立呼吸通道后，临床症状可得到明显改善。但某些情况下也有例外，如一个平素健康的成人，在呼吸道梗阻解除前、解除过程中、解除后，均有可能导致肺水肿，而且会发生急剧的变化，这一过程快且严重，如果不能快速诊断和及时治疗，有可能导致严重后果。相反，很重要的是，梗阻后肺水肿在梗阻解除后病情具有自限性的。若诊治及时，则预后良好，且不会复发。

1. 治疗原则　诊断成立后，最主要的是畅通呼吸道，通过氧疗，用或不用持续呼吸道正压（CPAP）和呼气末正压（PEEP）为体内提供足够的氧气。对大多数（85%）成人和儿童而言，气管内插管或再插管来维持呼吸道通畅是必要的，多于一半的成人和稍少的儿童需要机械通气。

开放呼吸道后，先给100%氧，并以特定方式应用CPAP（例如，自发呼吸合并使用CPAP，气管内插管使用CPAP，或压力支持和PEEP进行机械通气）进行氧气治疗，同时应评估病情的严重性，并排除其他原因。应给予适当的镇静。当肺泡-动脉氧分压差改善，且患者不再表现出呼吸抑制后，应降低吸入氧浓度，调节FiO_2至40%范围内。随后通气和气道压力支持可以逐渐减少。当并发液体过量或存在心功能障碍时，可以应用利尿剂或血管活性药。不过，通常并不需要加用药物，轻症病例可能仅需要氧气治疗即可。

2. 预防　给儿童注射抗侵入性流感嗜血杆菌B型疫苗，可以有效地减少严重会厌炎的发病，并可以减少因会厌炎导致的梗阻后肺水肿的病例。应用牙垫可以防止患者因咬合而引起的气管内导管阻塞。其他需要避免的因素通常与喉痉挛有关，如反复的气管内插管、麻醉深度不够、喉分泌物过多等。慎重选择全身麻醉后拔管的时机，避免在兴奋期给予不必要的刺激，可以减少梗阻后肺水肿的危险。及时对高危患者进行气管插管或拔管后CPAP，可以减轻本综合征的严重程度，并减少再插管和机械通气的可能。

（袁世荧　袁　茵）

参考文献

[1] O'DRISCOLL B R, HOWARD L S, DAVISON A G, et al. Emergency oxygen use in adult patients: concise guidance [M]. Clinical Medicine, 2011, 11 (4): 372-375.
[2] COMBES A, BRODIE D, BARTLETT R, et al. Position paper for the organization of extracorporeal membrane oxygenation programs for acute respiratory failure in adult patients [M]. Am J Respir Crit Care Med, 2014, 190 (5): 488-496.
[3] FAN E, DEL SORBO L, GOLIGHER E C, et al. An Official American Thoracic Society/European Society of Intensive Care Medicine/Society of Critical Care Medicine Clinical Practice Guideline: Mechanical Ventilation in Adult Patients with Acute Respiratory Distress Syndrome [J]. Am J Respir Crit Care Med, 2017, 195 (9): 1253-1263.
[4] FRANKEL H L, KIRKPATRICK A W, ELBARBARY M, et al. Guidelines for the Appropriate Use of Bedside General and Cardiac Ultrasonography in the Evaluation of Critically Ill Patients-Part I: General Ultrasonography [J]. Crit Care Med, 2015, 43 (11): 2479-2502.
[5] CARDENAS-GARCIA J, MAYO P H. Bedside ultrasonography for the intensivist [J]. Crit Care Clin, 2015, 31 (1): 43-66.
[6] LUI J K, BANAUCH G I. Diagnostic Bedside Ultrasonography for Acute Respiratory Failure and Severe Hypoxemia in the Medical Intensive Care Unit: Basics and Comprehensive Approaches [J]. J Intensive Care Med, 2017, 32 (6): 355-372.
[7] HYZY R C. Bedside Ultrasonography for Diagnosis of Septic Shock [J]. JAMA, 2016, 315 (1): 89.
[8] SIMON M, WACHS C. High-Flow Nasal Cannula Versus Bag-Valve-Mask for Preoxygenation Before Intubation in Subjects With Hypoxemic Respiratory Failure [J]. Respir Care, 2016, 61 (9): 1160-1167.
[9] HESS D R. Noninvasive ventilation for acute respiratory failure [J]. Respir Care, 2013, 58 (6): 950-972.
[10] BELLO G, IONESCU MADDALENA A, GIAMMATTEO V, et al. Noninvasive Options [J]. Crit Care Clin, 2018, 34 (3): 395-412.
[11] 盛卓人 . 实用临床麻醉学 [M]. 4 版 . 北京 : 科学出版社 , 2009.

8

第九十九章

急性呼吸窘迫综合征

目　录

急性呼吸窘迫综合征是以呼吸急促、难治性的低氧血症、肺顺应性降低以及双肺弥漫性浸润影为临床特征的一组综合征。1967 年 Ashbaugh 把这样一组发生于成人的临床表现称为成人呼吸窘迫综合征（adult respiratory distress syndrome，ARDS）。早产儿及发育不全的小儿所致的呼吸窘迫称为新生儿呼吸窘迫综合征（NRDS）。由于基础与临床的不断研究，将成人呼吸窘迫综合征和新生儿呼吸窘迫综合征统称为急性呼吸窘迫综合征（acute respiratory distress syndrome，ARDS）。之后经过几十年的发展和规范，1994 年欧美共识会议（American-European Consensus Conference，AECC）提出了在一段时间内被广泛接受的急性肺损伤（acute lung injury，ALI）和 ARDS 的定义和诊断标准。认为 ALI 和 ARDS 具有相同的病理生理改变，重度的 ALI 被定义为 ARDS。但近年来的研究认为 AECC 的诊断标准存在很多争议。2011 年，欧洲重症医学会、美国胸科学会和重症医学会共同参与的专家组，根据多中心临床研究数据库荟萃分析的结果，达成共识形成了 ARDS 柏林诊断标准，发表在 2012 年 6 月的 JAMA 杂志上。该诊断标准中去除了 ALI 的概念。

从 1967 年首次报道 ARDS 以来，经过 40 多年大量的基础和临床研究，对 ARDS 形成了全面深入的认识。ARDS 是指在严重感染、创伤、休克及烧伤等非心源性疾病过程中，肺毛细血管内皮细胞和肺泡上皮细胞损伤造成弥漫性肺间质及肺泡水肿，导致的急性低氧性呼吸功能不全或衰竭。以肺容积减少、肺顺应性降低、严重的通气 / 血流比例失调为病理生理特征，临床上表现为进行性低氧血症和呼吸窘迫，肺部影像学上表现为非均一性的渗出性病变。

近年来 ARDS 的病死率虽有下降趋势，但仍在 50% 左右。因其晚期多发展为多器官功能障碍综合征（multiple organ dysfunction syndrome，MODS），预后不容乐观，应予以高度重视。

第一节　病　　因

引起 ARDS 的原发疾病多达 100 种以上，常见原因有非肺源性脓毒症、非心源性休克、严重创伤、大量输血、急性重症胰腺炎、胃内容物误吸、多发性骨折和严重烧伤等。根据肺损伤机制的不同，现将 ARDS 的常见病因归纳成以下两个方面：

一、直接引起肺部损害的因素

（一）严重肺部感染

如细菌、病毒、真菌及肺囊虫感染等。

（二）误吸

胃内容物及新生儿胎粪误吸，易导致 ARDS。

（三）毒性气体的吸入

常见毒气如氯气、二氧化硫、氨和烟雾等。

（四）氧中毒

长期吸入高浓度的氧（50% 以上），可发生氧中毒，进而发生 ARDS。

（五）淡水、海水或污水淹溺

（六）放射性肺损伤

（七）肺挫伤

（八）肺栓塞

如脂肪和羊水栓塞等。

二、间接引起肺部损害的因素

（一）非肺源性脓毒症

（二）非心源性休克

（三）严重非胸部创伤

（四）严重烧伤

（五）心肺脑复苏后

（六）大量输血

（七）体外循环

（八）弥散性血管内凝血（DIC）

（九）神经源性损害

见于脑干或下丘脑损伤等。

（十）肺血管炎

（十一）药物过量

海洛因、美散痛、噻嗪类药物、水杨酸盐等。

（十二）其他

如急性重症胰腺炎、肝功能衰竭、尿毒症、糖尿病酮症酸中毒等。

病因不同，ARDS 发病率也明显不同。严重感染时 ARDS 发病率可高达 25%~50%，大量输血可达 40%，多发性创伤达到 11%~25%，而严重误吸

8

时，ARDS 发病率也可达 9%~26%。同时存在两个或三个危险因素时，ARDS 发病率进一步升高。另外，危险因素持续作用时间越长，ARDS 的发病率越高，危险因素持续 24 小时、48 小时及 72 小时，ARDS 发病率分别为 76%、85% 和 93%。

第二节 病理生理

一、肺的病理改变

各种原因所致ARDS肺的病理改变基本相同，经过渗出期、增生期和纤维化期三个阶段，三个阶段常重叠存在。

ARDS 肺组织的大体表现为肺呈暗红或暗紫红的肝样变，可见水肿、出血，重量明显增加，切面有液体渗出，故有“湿肺”之称。显微镜下可见肺微血管充血、出血、微血栓形成，肺间质和肺泡内有富含蛋白质的水肿液及炎症细胞浸润。约经 72 小时后，由凝结的血浆蛋白、细胞碎片、纤维素及残余的肺泡表面活性物质混合形成透明膜，伴灶性或大片肺泡萎陷。可见Ⅰ型肺泡上皮受损坏死。经 1~3 周以后，逐渐过渡到增生期和纤维化期。可见Ⅱ型肺泡上皮、成纤维细胞增生和胶原沉积。部分肺泡的透明膜经吸收消散而修复，亦可有部分形成纤维化。ARDS 患者容易合并肺部继发感染，可形成肺小脓肿等炎症改变。

ARDS 肺的病理改变具有以下特点：

（一）病变部位的不均一性

ARDS 病变可分布于下肺，也可能分布于上肺，呈现不均一分布的特征。另外，病变分布有一定的重力依赖性，即下肺区和背侧肺区病变较重，而上肺区和前侧肺区病变轻微，中间部分介于两者之间。

（二）病理过程的不均一性

不同病变部位可能处于不同的病理阶段，即使同一病变部位的不同部分，可能也处于不同的病理阶段。

（三）病因相关的病理改变多样性

不同病因引起的 ARDS，肺的病理形态变化有一定差异。全身性感染和急性胰腺炎所致的 ARDS，肺内中性粒细胞浸润十分明显。创伤后 ARDS 患者肺血管内常有纤维蛋白和血小板微血栓形成，而脂肪栓塞综合征则往往造成严重的肺小血管炎症改变。

二、病理生理特征

ARDS 是由各种病因引起的肺泡毛细血管膜损害，造成肺毛细血管通透性增加，使水分甚至蛋白质聚积于肺间质和肺泡内，引起肺顺应性降低，功能残气量减少，通气 / 血流比例失调，肺内分流量增加，严重低氧血症，肺血管痉挛和肺微小血栓形成引发肺动脉高压等一系列病理生理改变。

（一）非心源性高通透性肺水肿

ARDS 时由于肺泡毛细血管膜损害，内皮细胞的间隙增加或扩大，液体和蛋白通过损伤的内皮细胞膜的速度加快而引起肺水肿。ARDS 初期，液体多聚集于肺间质，称为间质性肺水肿；当水肿继续进展，液体进入并充盈肺泡称为肺泡性肺水肿。临床所见，间质与肺泡性水肿多已共存。

肺水肿是 ARDS 发病过程中的重要环节，它可以引起肺泡表面活性物质组成成分的改变，导致肺泡表面张力增加，肺间质及血管周围组织的压力降低，促使液体向间质和肺泡内移动，破坏肺泡内外的液体平衡，从而加重肺水肿。此外，血浆蛋白的渗出也可降低肺泡表面活性物质的活性，增加肺泡表面张力，引起肺泡萎陷和肺不张。

（二）呼吸功能变化

1. 肺内分流量增加　由于表面活性物质生成、分泌不足和活性下降，以及肺泡液对表面活性物质的稀释和破坏，导致肺表面张力升高，肺顺应性下降，引起弥漫性肺泡萎陷，致肺内分流量增加，有时达 30% 以上。肺血管内微血栓形成、血管活性物质引起的肺血管收缩，以及肺间质水肿对微血管的压迫，不仅可增加肺血管阻力使肺动脉压升高，而且使流经肺泡的血流量减少，造成无效腔样通气。因此肺泡通气 / 血流比值严重失调、肺内分流量增加，是 ARDS 时出现进行性低氧血症的主要原因。

2. 气体弥散功能障碍　ARDS 患者由于肺间质和肺泡水肿、透明膜形成、肺纤维化，均可增加气体弥散的距离，导致弥散功能障碍，使肺泡 - 血液间气体达到平衡的时间延长（正常 0.3 秒），导致流经肺泡周围毛细血管内的静脉血得不到充分氧合，引起静脉血掺杂增加，从而加重低氧血症。

3. 肺泡通气量减少　ARDS 患者由于肺水肿、肺顺应性下降和小气道阻塞，引起部分肺泡通气量减少，这也是 ARDS 低氧血症的重要原因之一。未受累或病变轻的肺泡则代偿性通气增强，因呼吸加快，排出二氧化碳过多，故早期患者常表现为通气过度、低碳酸血症。到了晚期，肺泡 - 毛细血管膜损伤更为严重，肺泡通气量进一步减少，可引起二氧化碳蓄积而发生高碳酸血症。

4. 肺顺应性降低和呼吸功增加　由于功能残气量减少、肺间质水肿、肺组织充血以及肺泡表面活性物质减少等原因导致肺顺应性下降。后期发展为肺纤维化，肺顺应性进一步减退。顺应性减退必然引起机体代偿性呼吸频率增加，呼吸肌耗氧量上升。ARDS 患者有时呼吸肌作功的耗氧量可达全身耗氧量的 30%~50%。

5. 肺循环功能改变　肺血管阻力增高是 ARDS 肺循环功能改变的主要表现。缺氧、酸中毒、细菌内毒素及血管活性物质可引起肺小动脉痉挛；此外，白细胞和血小板的黏附造成肺毛细血管网的栓塞，也是肺循环阻力增加的因素之一。晚期由于肺纤维化使肺毛细血管床破坏，肺血管阻力增加，使右心室后负荷加重，甚至发生右心功能衰竭。

第三节　发病机制

ARDS 发病机制错综复杂，至今仍不十分清楚。ARDS 是细胞和体液因素相互作用下炎性反应和免疫调节失控的结果。除有些致病因素对肺泡膜的直接损伤外，更重要的是多种炎症细胞（巨噬细胞、中性粒细胞、血小板）及其释放的炎性介质和细胞因子间接介导的肺炎症反应，最终引起肺泡膜损伤、毛细血管通透性增加和微血栓形成；并可造成肺泡上皮损伤，肺表面活性物质减少或消失，加重肺水肿和肺不张，从而引起肺的氧合功能障碍，导致顽固性低氧血症。随着全身炎症反应综合征（systemic inflammatory response syndrome，SIRS）和代偿性抗炎反应综合征（compensatory anti-inflammatory response syndrome，CARS）概念的提出，使人们对炎症这一基本病理生理过程的认识更为深刻。根据近年研究进展，可将 ARDS 归结为 SIRS 与 CARS 的失衡。

SIRS 是指各种严重的感染、损伤等原因引起的全身炎症反应的一种临床过程。在 SIRS 发病过程中，致病因子作用于机体，可导致多种炎症细胞的激活和一系列炎性介质的释放，造成机体的损伤。但更重要的是，这些炎症介质可再激活炎症细胞，以自分泌和旁分泌的方式，释放更多的炎性介质和细胞因子，形成瀑布式炎症反应，使机体的损伤信号进一步增大和加强。SIRS 是全身性的，而肺脏是首先受累的靶器官之一，如果肺脏受损即为 ARDS，ARDS 被视为是 SIRS 在肺部的表现。

CARS 指机体在创伤、感染和休克等引起 SIRS 的同时伴发代偿性抗炎反应，释放内源性抗炎介质以对抗炎症的过程。这有助于防止和减轻 SIRS 引起的自身组织损伤。目前发现的内源性抗炎介质有 IL-1 受体拮抗剂、可溶性肿瘤坏死因子受体和 IL-8 抗体等。

ARDS 在炎症反应发展过程中逐渐形成，可分为三个阶段：

（一）局限性炎症反应阶段

局部损伤或感染导致炎症介质在组织局部释放，诱导炎症细胞向局部聚集，促进病原微生物清除和组织修复，对机体发挥保护作用。

（二）有限全身炎症反应阶段

少量炎症介质进入循环诱发 SIRS，由于内源性抗炎介质释放增加导致 CARS，使二者处于动态平衡状态，炎症反应仍为生理性，可增强局部防御作用。

（三）SIRS 与 CARS 失衡阶段

二者失衡可表现为大量炎症介质释放入循环引起炎症介质瀑布样释放，而内源性抗炎介质不足以抵消其作用，结果导致严重 SIRS。另一种情况为内源性抗炎介质释放过多导致过度 CARS。失衡的后果是炎症反应扩散和失控，使其由保护性作用转变为自身破坏作用，不但损伤局部组织细胞，同时也打击远隔器官，可导致 ARDS 等器官功能损害。

如上所述，ARDS 发病过程涉及诸多细胞与体液因子。致病因素（如内毒素、创伤、缺血 / 再灌注等）激活机体的单核 - 吞噬细胞系统，导致炎性细胞因子如 TNF、白介素（IL-1、IL-6、IL-8 等）

的释放，后者使中性粒细胞激活，白细胞和血管内皮细胞的黏附分子表达增高，导致白细胞在肺微循环中趋化、集聚并与血管内皮黏附，大量释放氧自由基、蛋白水解酶、花生四烯酸类脂质代谢物(如前列腺素、血栓烷 A_2、白三烯、血小板活化因子)等。这些炎症介质造成肺血管内皮细胞的损伤，使肺微血管通透性增高，血浆蛋白质渗入肺间质造成间质性肺水肿。炎性细胞在趋化因子和黏附分子的作用下，移行入肺间质继续释放炎症介质，最终造成肺泡上皮损伤，气 - 血交换屏障破坏，肺水肿、肺组织炎症及低氧血症呈进行性加重。

此外，通过观察到对相同诱因下患者 ARDS 发病及预后截然不同的表现，有学者提出遗传异质性在 ARDS 发病机制中的作用，并致力于研究相关的分子靶点。

第四节　临床表现与分期

一、临床表现

(一) 症状和体征

1. 症状　典型的症状为呼吸增快和呼吸窘迫。ARDS 多于创伤、休克或大手术等原发病起病后 1~3 天内发生。除原发病的相应症状外，最早出现的症状是呼吸加快，呼吸频率可达 30~50 次 /min，呼吸困难呈进行性加重。随着呼吸增快、呼吸困难症状的发展，缺氧症状也愈明显，患者常伴有烦躁、焦虑、出汗等。ARDS 患者呼吸困难的特点是呼吸深快、费力，常感到胸廓紧束、严重憋气，即呼吸窘迫，不能用通常的吸氧疗法改善，亦不能用其他原发心肺疾病(如气胸、肺气肿、肺不张、肺炎、心衰)解释。此外，在疾病后期，多伴有肺部感染，表现为发热、畏寒等症状。

2. 体征　发病早期除呼吸频率加快以外，体征可无异常，或仅在双肺闻及少量细湿啰音；随着病程进展，多可闻及水泡音，可有管状呼吸音。

(二) 影像学检查

1. X 线胸片　ARDS 患者往往在临床症状出现后 12~24 小时才出现 X 线胸片异常。尽管呼吸困难已趋显著，PaO_2 已经下降，但 X 线胸片仍可呈阴性，或仅有边缘略显模糊的纹理增多；当肺间质水肿、肺泡水肿、肺出血比较明显时，双肺野可见边缘模糊的斑片状阴影；随着 ARDS 病变的进一步发展，肺实变、肺泡壁增厚、肺泡内透明膜形成，X 线胸片显示浸润性阴影扩大，融合为大片实变阴影，呈“白肺”(磨玻璃状)，并可见支气管充气征；ARDS 后期，肺内继发炎症、坏死及纤维性改变，有的甚至有小脓肿形成，X 线表现为两肺弥漫性阴影，阴影中可见圆形透亮区和气液平面，可伴气胸或纵隔气肿。

2. CT　与正位胸片相比，CT 能更准确地反映病变肺区域的大小，可发现气压伤及小灶性的肺部感染。通过病变范围可较准确地判定气体交换和肺顺应性病变的程度。

(三) 其他检查

1. 动脉血气分析　动脉血气分析是评价肺气体交换的主要临床手段。ARDS 患者的典型改变为 PaO_2 降低，$PaCO_2$ 降低，pH 升高，表现为呼吸性碱中毒。但在后期，如果出现呼吸肌疲劳或合并代谢性酸中毒，$PaCO_2$ 可高于正常，pH 则可低于正常。根据动脉血气分析和吸入氧浓度可计算肺氧合功能指标，如肺泡 - 动脉氧分压差[$P(A\text{-}a)O_2$]、肺内分流(Qs/QT)、呼吸指数[$P(A\text{-}a)O_2/PaO_2$]、氧合指数(PaO_2/FiO_2)等指标，对建立诊断、严重性分级和疗效评价等均有重要意义。目前在临床上以氧合指数最为常用，其具体计算方法为动脉血氧分压(PaO_2，mmHg)除以吸入氧浓度(FiO_2，%)，正常值为 400~500。氧合指数降低是诊断 ARDS 的必要条件。

2. 呼吸力学监测　呼吸力学监测是反映呼吸系统特征改变的重要手段，可通过床边呼吸功能监测仪监测。主要改变包括顺应性降低和气道阻力增加。

3. 肺功能检测　肺容量和肺活量、FRC 和残气容积均减少；呼吸无效腔增加，无效腔量 / 潮气量 >0.5 ；肺动 - 静脉分流量增加。

4. 血流动力学监测　血流动力学监测对 ARDS 的诊断和治疗具有重要意义。中心静脉压(central venous pressure，CVP)是判断血管内容量的常用监测指标。心脏超声和 Swan-Ganz 导管检查有助于明确心脏情况和指导 ARDS 患者的液体治疗，避免输液过多或容量不足。Swan-Ganz 导管可测定肺动脉楔压(pulmonary arterial wedge

pressure,PAWP),这是反映左心房压较可靠的指标,正常值 <12mmHg。ARDS 常表现为 PAWP 正常或降低;若 PAWP>18mmHg 则支持左心衰竭的诊断,有助于 ARDS 与心源性肺水肿鉴别。每搏量变异度(stroke volume variation,SVV)对判断血容量有很高的敏感性和特异性,它是指机械通气(潮气量 >8ml/kg)时,在一个呼吸周期中心脏每搏量(stroke volume,SV)的变异程度,可通过 Flo Trac/Vigileo 监测系统和 PiCCO 系统获得。SVV 正常值为 10%~13%,通常 >13% 提示循环血容量不足。此外,收缩压变异(systolic pressure variation,SPV)和脉搏压变异(pulse pressure variation,PPV)与 SVV 具有相似的临床指导意义。

5. 支气管肺泡灌洗液 支气管肺泡灌洗(BALF)及保护性支气管刷片是诊断肺部感染及细菌学调查的重要手段。ARDS 患者 BALF 的检查常可发现中性粒细胞明显增高(非特异性改变),可高达 80%(正常小于 5%);BALF 中大量嗜酸性粒细胞对诊断和治疗有指导价值。另外,测定 BALF 中蛋白浓度或 BALF 蛋白浓度与血浆蛋白浓度的比值,可反映从肺泡毛细血管中漏入肺泡的蛋白量,是评价肺泡毛细血管屏障损伤的常用方法。ARDS 患者毛细血管通透性增加,引起大量血浆蛋白外渗,支气管液与血浆蛋白渗透压的比值 >75%,即所谓"肺毛细血管渗漏综合征"。

6. 经胸热稀释法测定血管外肺水 肺泡毛细血管屏障功能受损是 ARDS 的重要特征,ARDS 患者的血管外肺水含量明显高于心源性肺水肿患者。近年来,PiCCO 血流动力学监测已经广泛应用于重症患者。PiCCO 系统将肺热稀释法与动脉脉搏波形分析技术结合,具备连续监测心输出量和容量指标的功能,并可以监测血管阻力的变化以及血管外肺水指数。PiCCO 是可以对血管外肺水进行量化监测的一种方法。血管外肺水在胸腔内血容量所占的比例,即肺通透性指数的正常值为 20%~30%,升高则为通透性升高型即非心源性肺水肿。此外,PiCCO 可帮助判断脓毒症诱发急性肺损伤的严重程度及预后。

8

二、临床分期

一般可分为四期,但在临床未必可见到如此典型的过程,且各期间也并无绝对界限。

第一期(急性损伤期) 损伤后数小时,原发病为主要临床表现。呼吸频率开始增快,导致过度通气,无典型的呼吸窘迫。可不出现 ARDS 症状,血气分析示低二氧化碳血症,PaO_2 尚属正常或正常低值。X 线胸片无阳性发现。

第二期(相对稳定期) 多在原发病发生 24~48 小时以后,此期呼吸增快,浅速而有轻度困难,肺部可听到湿啰音或少量干啰音。PaO_2 下降,$A\text{-}aDO_2$ 与 Qs/Qt 增加,胸部 X 线可见肺纹理增多、细网状浸润阴影,反映肺间质液体含量增加。

第三期(急性呼吸衰竭期) 此期病情发展迅速,出现发绀,并进行性加重。呼吸困难加剧,表现为呼吸窘迫。肺部听诊湿啰音增多,心率增快。PaO_2 进一步下降,常规氧疗难以纠正。X 线胸片因间质与肺泡水肿而出现典型的、弥漫性雾状浸润阴影。

第四期(终末期) 呼吸窘迫和发绀持续加重,患者严重缺氧,出现神经精神症状如嗜睡、谵妄、昏迷等。血气分析示严重低氧血症、高二氧化碳血症,常有混合性酸碱失衡,最终导致心力衰竭或休克。X 线胸片显示融合成大片状阴影,呈"白肺"(磨玻璃状)。

不同病因所致的 ARDS,发病和临床表现可能会有所差别,肺挫伤、胃酸误吸等直接肺损伤的患者,浅而快的呼吸可能在受伤后 1 小时就出现,但在脓毒症患者气促症状往往在发病后 3~4 天才出现,多数患者急性呼吸衰竭的症状和体征发生于起病 24~48 小时以后。总的来说,ARDS 的病程往往是急性过程,但也有一部分经治疗度过急性期,病程较长,最终可能死于进行性肺纤维化、气压伤和难以纠正的顽固性低氧血症。

第五节 诊 断

一、诊断标准

2011 年由欧洲危重病医学会倡议并联合美国胸科学会和美国危重病医学会组成了专家组,对来自于 4 个多中心临床研究数据库的 4 188 例 ARDS 患者及 3 个单中心生理学研究数据库的 269 例 ARDS 患者的数据进行荟萃分析,并对诊断标准草案进行诊断试验评估,经过历时 4 个多月的讨论分析，最终形成了共识性的ARDS诊断柏林标准（表99-1），并于2012年6月在JAMA进行了公布。

该诊断标准去除了ALI这一阶段，并根据不同PEEP下的氧合指标以及胸部影像学检查所显示的双肺浸润范围将ARDS分级。在排除心源性肺水肿时，不再强调PAWP的监测。在发病的时间范围上也给予了明确的界定。

表99-1 ARDS的柏林诊断标准

项目	诊断标准
发病时间	具有已知危险因素后1周内发病 新出现的或原有呼吸系统症状加重后1周内发病
胸部X线或CT成像	无法用渗出、肺叶/肺萎陷或结节完全解释的双肺透光度降低
水肿原因	无法完全用心衰或容量负荷过多解释的呼吸衰竭 如无危险因素，则需通过客观检查（如超声心动图）排除静水压性肺水肿
氧合指数*	
轻度	200mmHg<PaO_2/FiO_2 ≤ 300mmHg，且PEEP或CPAP ≥ 5cmH$_2$O
中度	100mmHg<PaO_2/FiO_2 ≤ 200mmHg，且PEEP ≥ 5cm H$_2$O
重度	PaO_2/FiO_2<100mmHg，且PEEP ≥ 5cmH$_2$O

*海拔>1 000m时，校正氧合指数为：PaO_2/FiO_2 ×（大气压/760）。

二、早期诊断

早期诊断及治疗是降低ARDS病死率的关键。ARDS早期经常表现为“三无”特点：无明显发绀及低氧症状（肉眼）、无明显肺部体征、无X线胸片大片阴影的表现，如等待X线胸片检查及体征明显异常时才予确诊，此时多已错过有效的治疗时机。因此，如果能通过临床评分系统或特异性生物标记物早期识别ARDS将有重要意义。

美国学者Gajic等和Trillo-Alvarez等在多中心大样本对照研究基础上提出的肺损伤预测评分系统（lung injury prediction score，LIPS）可以早期预测ARDS，该系统从患者诱因、高危手术、高危创伤和危险因素4方面进行评分，这些数据在入院早期即可获得，不受是否行机械通气限制，临床可操作性强（表99-2）。LIPS评分越高，患者发生ARDS风险越大，LIPS系统预测ARDS具有较好的准确性和特异性。其中LIPS ≥ 4分预测ARDS的敏感性为0.69，特异性为0.78。

Festic等研究指出，入院6小时内的SpO_2/FiO_2是ARDS早期的独立危险因素。Levitt等提出早期肺损伤评分（early acute lung injury score），该评分由3部分组成：吸入氧流量（2~6L/min记1分，>6L/min记2分）、呼吸频率（≥ 30次/min记1分）和是否存在免疫抑制（存在记1分）。其中评分≥ 2分发生急性肺损伤的敏感性为0.89，特异性为0.75。该评分类似于LIPS，可较好预测ARDS的发生，但仅为单中心研究，还需多中心大样本的研究予以验证。

表99-2 肺损伤预测评分系统（LIPS）

变量	分值
诱因	
休克	2.0
误吸	2.0
脓毒症	1.0
肺炎	1.5
高危手术[a]	
脊柱	1.0
急腹症	2.0
心脏	2.5
主动脉血管	3.5
高危创伤	
脑外伤	2.0
烟尘吸入损伤	2.0
淹溺	2.0
肺挫伤	1.5
多发性骨折	1.5
危险因素	
酗酒	1.0
肥胖（BMI>30）	1.0
低蛋白血症	1.0
化疗	1.0
FiO_2>0.35（>4L/min）	2.0
呼吸急促（RR>30次/min）	1.5
SpO_2<95%	1.0
酸中毒（pH<7.35）	1.5
糖尿病[b]	−1.0

注：BMI（body mass index）体重指数；RR（respiratory rate）呼吸频率；[a]如果急诊手术增加1.5分；[b]仅在脓毒症时计算。

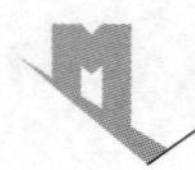

多年来研究者试图寻找可常规应用于临床的生物标志物指标，指标应容易获取并且对ARDS具有预测及诊断价值，但这一目标尚未实现。随着生物信息学手段的不断进步，未来有可能发现新型的蛋白或者小分子物质用于ARDS的风险预测、早期诊断和预后评估。现有研究表明，对ARDS早期诊断具有一定价值的生物标志物包括：

1. 晚期糖基化终末产物受体(receptor of glycation endproducts，RAGE)/可溶性RAGE(sRAGE)　RAGE是免疫球蛋白超家族的跨膜模式识别受体，在肺中高表达，主要位于Ⅰ型肺泡上皮细胞(alveolar epithelial cell I，AEC I)基底面，是大量促炎配体的受体，在炎性病变中表达上调。sRAGE是RAGE的可溶性形式，参与介导肺泡内炎症反应，sRAGE对肺源性ARDS的诊断具有特异性。

2. 人克拉拉细胞蛋白(Clara cell protein 16，CC16)　克拉拉细胞位于终末细支气管，参与气道毒物代谢和细胞再生，CC16是其特异性蛋白，在肺泡-血清可形成1 000倍浓度梯度，被视为监测肺血屏障的途径之一。血清CC16水平在ARDS中呈上升趋势，并具有较高的敏感度及特异度。

3. 促血管生成素(angiopoietin，Ang)　Ang是与血管新生密切相关的家族蛋白，参与促进血管发生、重塑、成熟和维持。现已发现4个家族成员，即Ang-1、Ang-2、Ang-3、Ang-4。Ang-1能够促进胚胎血管发育成熟，维持血管稳定性，有助于改善ARDS的肺泡毛细血管屏障破坏。Ang-2由血管重构组织中活化的内皮细胞分泌，在静止的成熟血管中表达很低，炎症反应时表达量显著增加，是Ang-1的天然拮抗剂。血浆Ang-2水平升高与血管渗漏增加有关，而肺血管内皮细胞屏障完整性的破坏是形成间质性肺水肿的必要条件。Ang-2水平越高，ARDS的发生率越高。患者血清Ang-2水平相较于急性生理学与慢性健康状况评分系统Ⅱ(APACHE Ⅱ)评分、序贯性器官衰竭评分(SOFA)和白介素-6(IL-6)水平，能更好地预测ARDS的发生。由此可见，Ang-2的价值主要体现在对ARDS早期诊断和预测的价值。

4. 血管性血友病因子(von willebrand factor，vWF)　vWF主要由血小板、少量由内皮细胞分泌，与胶原及血小板膜糖蛋白GP Ib和GP IIb-Ⅲa结合，在血小板的黏附和聚集中起重要作用。有研究证实vWF升高与高风险ARDS及已确诊ARDS存在联系，其预测ARDS的敏感度为87%，特异度达到77%。vWF对ARDS发生后3~4天的预后具有预测潜力。

5. 白介素-6(interleukin，IL-6)　IL-6来源于单核/巨噬细胞、内皮细胞、成纤维细胞，以及对内毒素、IL-1β和TNF-α刺激产生反应的平滑肌细胞，是发热反应中重要的炎性介质之一。研究表明，IL-6升高预示患者48h内将发生ARDS的风险升高，且低IL-6水平是一个可靠的阴性预测值；IL-6可提示首次损伤程度及治疗后致病因素是否消除，协助高风险预测及判断预后。

6. 高迁移率族蛋白B(high mobility group protein B，HMGB)　HMGB是存在于真核生物细胞核内的非组蛋白染色体结合蛋白，有3个成员，其中HMGB1含量最为丰富。ARDS时细胞核内HMGB1可通过自分泌或旁分泌、单核/巨噬系统、细胞损伤或坏死后释放等3种分泌方式释放入血，被认为是晚期炎性因子；接受抗HMGB1抗体治疗的ARDS小鼠，其中性粒细胞聚集减少，肺水肿程度减轻。近几年动物及临床研究结果均显示HMGB1是ARDS重要的生物标志物，ARDS患者血浆HMGB1水平明显升高，若对ARDS患者早期应用抗HMGB1抗体治疗，可以减轻肺内中性粒细胞聚集和肺水肿。由此可见，HMGB1在诊断、预后和潜在治疗靶点方面具有较高探索价值。

三、鉴别诊断

ARDS的诊断应与其他原因引起的急性肺水肿和呼吸衰竭相鉴别。

1. 心源性肺水肿　常见于高血压性心脏病、冠心病、主动脉瓣膜病变、心肌炎、心肌病等引起的左心衰竭。患者均有心脏病病史和相应的体征，结合胸部X线和心电图变化，一般诊断不难。要注意心源性肺水肿和ARDS可同时存在，特别是老年患者。心源性肺水肿的形成主要由于肺静脉压增高，其水肿液蛋白质含量不高，使用利尿剂、血管扩张剂降低肺动脉压可使肺水肿缓解；ARDS引起的肺水肿主要由于肺毛细血管内皮损伤，通透性增加，其水肿液蛋白质含量较高。心源性肺水肿引起的呼吸困难常可因吸氧而缓解，但ARDS引起呼吸窘迫吸氧不能奏效。

2. 非心源性肺水肿　ARDS属于非心源性肺水肿的一种，但其他多种疾病也可导致非心源性肺水肿。如输液过量，肺静脉闭塞性疾病如纵隔肿瘤、肺静脉纤维化，血浆胶体渗透压降低如肝硬化、肾病综合征、营养不良等，其他还可见于胸腔抽液过快所致的复张性肺水肿。此类患者的共同特点为有明确的病史，肺水肿的症状、体征及X线征象出现较快，治疗后消失也快。低氧血症一般不重，通过吸氧比较容易纠正。而ARDS患者低氧血症比较顽固，肺部阴影一旦出现，短期内难以消失。

3. 急性肺栓塞　血栓多来自下肢深静脉和盆腔静脉，手术后或长期卧床不起者多见，脂肪栓塞常见于长骨骨折。本病起病突然，以呼吸困难、胸痛、咯血、发绀等为主要临床表现。血气分析 PaO_2 与 $PaCO_2$ 均降低，与ARDS有些相似，但胸部X线检查肺内可见典型的圆形或三角形阴影，心电图Ⅰ导联出现S波加深，Ⅱ导联出现大Q波及倒置T波。放射性核素肺扫描及肺动脉造影可明确诊断。

4. 慢性阻塞性肺疾病并发呼吸衰竭　此类患者既往有慢性胸、肺疾患病史，常于感染后发病；临床表现为发热、咳嗽、气促、呼吸困难和发绀；血气分析示 PaO_2 降低，多合并有 $PaCO_2$ 升高。而ARDS患者既往心肺功能正常，血气分析早期以动脉低氧血症为主，$PaCO_2$ 正常或降低；常规氧疗不能改善低氧血症。可见，根据病史、体征、X线胸片、肺功能和血气分析等检查不难与ARDS鉴别。

5. 特发性肺间质纤维化　病因不明，临床表现为刺激性干咳、进行性呼吸困难、发绀和持续性低氧血症，逐渐出现呼吸功能衰竭，可与ARDS相混淆。但本病起病隐袭，多属慢性经过，少数呈亚急性；肺部听诊可闻及高调的、爆裂性湿啰音，声音似乎非常表浅，如同在耳边发生一样，具有特征性；血气分析表现为 PaO_2 降低，$PaCO_2$ 降低或不变；X线胸片可见网状结节影，有时呈蜂窝样改变；血清免疫学检查示IgG和IgM常有异常；病理上以广泛间质性肺炎和肺间质纤维化为特点；肺功能检查可见限制性通气功能障碍和弥散功能降低。

第六节　治　　疗

对ARDS目前尚无特效的治疗方法，其治疗原则是消除病因、控制感染、遏制全身失控性炎症反应、呼吸支持、改善循环和组织氧供、防治并发症及维护重要脏器功能。

一、原发病的治疗

原发病是影响ARDS预后和转归的关键，及时去除或控制致病因素是ARDS治疗的首要原则。感染、创伤后的全身炎症反应是导致ARDS的根本病因，遏制其导致的全身失控性炎症反应是预防和治疗ARDS的必要措施。积极防治各种感染能避免肺损伤进一步加重。主要措施包括充分引流感染灶、有效的清创和合理应用抗生素等。

二、呼吸支持治疗

(一) 氧疗

ARDS患者往往低氧血症严重，大多数患者一旦诊断明确，常规的氧疗常常难以奏效，机械通气仍然是最主要的呼吸支持手段。

(二) 机械通气治疗

机械通气是救治ARDS患者的关键医疗措施，合理的机械通气策略可显著降低病死率。机械通气的主要目标是维持合适的气体交换和充分的组织氧合，避免或减少对血流动力学的干扰，减少呼吸机相关肺损伤（ventilator associated lung injury，VALI）的发生，避免发生氧中毒，为病因治疗和肺损伤的修复赢得时间。

1. 机械通气的方式

（1）无创机械通气：无创机械通气（NIV）可以避免气管插管和气管切开引起的并发症，与标准氧疗比较，NIV虽然在应用第1小时明显改善ARDS患者的氧合，但不能降低气管插管率，也不能改善患者预后。神志清楚、血流动力学稳定、能够得到严密监测、随时可行气管插管且预计病情能够短期缓解的早期ARDS患者，或者合并免疫功能低下者可以尝试NIV治疗。应用NIV治疗早期ARDS时，应严密监测患者的生命体征及治疗反应。如NIV治疗1~2小时后，低氧血症和全身情况得到改善，可继续应用NIV。若低氧血症不能改善或全身情况恶化，提示NIV治疗失败，应及时改为有创通气。患者在以下情况时不适宜应用NIV：意识不清；血流动力学不稳定；气道分泌物明显增加而且气道自洁能力不足；因面部畸形、创伤或手术等不能佩戴鼻面罩；上消化道出血、剧烈呕吐、肠梗阻和近期食管及上腹部手术；危及生命的低氧血症。

（2）有创机械通气：ARDS患者经高浓度吸氧

仍不能改善低氧血症时，应气管插管进行有创机械通气。ARDS 患者呼吸功明显增加，表现为严重的呼吸困难，气管插管和有创机械通气能更有效地改善低氧血症，降低呼吸功，缓解呼吸窘迫，并能够更有效地改善全身缺氧，防止肺外器官功能损害。

2. 机械通气的管理

(1) FiO_2：应根据其他通气参数的设置调节 FiO_2，维持 SpO_2 88%~95%，PaO_2 55~80mmHg，避免高氧血症导致不良后果，一旦氧合改善，应及时降低 FiO_2。

(2) 通气模式：容量控制通气（volume control ventilation，VCV）可限制患者的潮气量，能减少肺泡过度通气所致呼吸机相关肺损伤。但目前越来越多的临床医师倾向于选择压力控制通气（pressure control ventilation，PCV），主要有以下几点原因：PCV 能持续限制肺泡压低于设置的气道压力水平，减少呼吸机相关肺损伤的发生；PCV 时吸气流量随自主呼吸用力程度的改变而改变，能改善人机协调性，降低呼吸功；PCV 流量波形为递减波，能延长吸气时间，促进气体分布；肺顺应性下降时，PCV 潮气量随之下降，避免了组织应变（VT/功能残气量）增加的风险。但最近的研究证实，ARDS 患者机械通气时，容量控制通气和压力控制通气对生理学指标和临床转归的影响无统计学差异，因此，ARDS 机械通气时，没有哪种通气模式明显优于其他模式，医师可根据自己的经验选择通气模式，重要的是应仔细评估病情并进行个体化的参数设置，如 VT，PEEP，平台压，吸气流量，吸气时间和吸入氧浓度等参数。

(3) 体位：机械通气患者平卧位易发生呼吸机相关性肺炎（ventilator associated pneumonia，VAP），除非有脊髓损伤等体位改变的禁忌证，机械通气患者均应保持 30°~45° 半卧位，预防 VAP 的发生。俯卧位通气通过降低胸腔内压力梯度、促进分泌物引流和促进肺内液体移动，明显改善氧合。常规机械通气治疗无效的重度 ARDS 患者，若无禁忌证，可考虑采用俯卧位通气或半卧位。

(4) 镇静、镇痛，防止躁动：对机械通气的 ARDS 患者，应制定镇静方案（镇静目标和评估），以缓解焦虑、躁动，减少过度的氧耗。合适的镇静镇痛是保证患者安全和舒适的基本环节。

(5) 保留适度的自主呼吸，必要时使用肌松药：保留适度的自主呼吸能显著改善轻、中度 ARDS 患者的气体交换功能、降低 VALI 的发生、维持循环稳定、降低镇静镇痛药物和肌松药物的使用、降低呼吸机相关膈肌功能不全的发生，但对临床转归的影响有待于进一步证实。保留自主呼吸时，应避免自主吸气努力程度过大，导致跨肺泡压的显著增加和肺组织的过度牵张，如此时病情严重（PaO_2/FiO_2<150mmHg），应考虑短时间（<48 小时）应用肌松药。

(6) 肺保护性通气策略：在机械通气治疗过程中，如果呼吸参数设置不合理可能导致气道峰压过高、肺泡过度膨胀、炎症介质释放而导致气压伤、容积伤、萎陷伤和生物伤，又称为 VALI。为防止这种医源性的肺损伤，提出了“肺保护性通气策略（lung protective ventilation strategy，LPVS）”。

1）呼吸末正压通气（PEEP）：PEEP 能复张肺泡、增加功能残气量、改善通气血流比、增加肺顺应性、降低肺泡周期性复张和塌陷所致剪切伤的发生、有效提高 PaO_2。

PEEP 水平与 ARDS 患者病死率的关系仍不清楚。高水平 PEEP（>12cmH_2O）不能改善整体 ARDS 患者的病死率，但可能有益于中重度 ARDS 患者。另有研究证实，高水平 PEEP 甚至会增加轻度 ARDS 患者住院病死率，因此，轻度 ARDS 患者应避免使用高水平 PEEP 治疗。

目前有学者建议根据肺的可复张性调节 PEEP 水平。出现以下两种情况之一就可认为肺的可复张性高：PEEP 等于 5cm H_2O 时，PaO_2/FiO_2<150mmHg；PEEP 由 5cm H_2O 增加到 15cmH_2O。20 分钟后，患者出现两种或以上的下述情况：PaO_2 增加、呼吸系统顺应性增加、无效腔量降低。对于肺可复张性差的患者，高 PEEP 可能会导致正常肺泡的过度牵张，加重肺损伤，应采用低水平 PEEP 治疗，相反，对于肺可复张性高的患者，高 PEEP 能复张萎陷肺泡，减轻肺组织剪切伤和应变，应使用高水平 PEEP。

临床工作中应个体化选定 PEEP 水平。个体化选定 PEEP 水平的方法包括：PEEP-FiO_2 表格法、食管压法、应力指数法、PEEP 递减法、P-V 曲线法及影像学法（表 99-3）。目前仍未有研究证实何种 PEEP 设置方法最佳。

2）小潮气量和容许性高碳酸血症（permissive hypercapnia，PHC）：PHC 是 LPVS 的重要组成部分。采取小潮气量（4~7ml/kg，理想体重）通气，允许一定程度的 CO_2 潴留（$PaCO_2$ 60~80mmHg）和呼吸性酸中毒（pH 7.25~7.30），限制平台压≤ 30cmH_2O。

表 99-3　临床常见的 PEEP 设置方法

设置方法	方法描述
PEEP-FiO_2 表格法	结合 PEEP 和 FiO_2 的调节达到氧合目标（SpO_2 88%~95%，PaO_2 55~80mmHg）
食管压法	调节 PEEP 使呼气末跨肺压大于 0，小于 25cmH_2O
应力指数法	应力指数小于 1，提示应增加 PEEP
PEEP 递减法	开始将 PEEP 设置较高水平，然后逐渐降低 PEEP，直至出现 PaO_2 和肺顺应性下降
P-V 曲线法	设置 PEEP 于该曲线低位拐点之上 1~2cmH_2O
影像学法	通过 CT、超声等影像技术评估肺泡复张情况

调节潮气量后，应注意监测平台压大小，目标水平应低于≤ 30cmH_2O。监测平台压时，应给予充分的镇静和肌松避免自主呼吸的干扰。若平台压大于 30cmH_2O，应逐渐以 1ml/kg 的梯度降低潮气量，直至最小潮气量 4ml/kg。降低潮气量后应逐渐增加呼吸频率，以维持患者分钟通气量，呼吸频率最大可调节至 35 次 /min。

研究证实 PHC 本身即可减轻 ARDS，其机制非常复杂，包括提高了肺通气灌注比例协调程度、增加心输出量、扩张体循环血管，使氧离曲线右移和降低组织代谢水平，改善组织中氧的供需平衡等。对于严重 CO_2 潴留的患者(经积极处理后 pH 仍低于 7.2)，可考虑应用体外膜氧合、体外 CO_2 清除技术等。

3）肺复张策略：在实施 LPVS 同时，仅靠 PEEP 无法达到足够的压力使已经闭陷的肺泡复张。采取肺复张手法促进闭陷的肺泡重新复张可明显改善 ARDS 患者肺的顺应性和氧合，改善肺内分流，对 ARDS 治疗具有重要意义。目前临床常用的肺复张手法包括控制性肺膨胀法、间断 PEEP 递增法、叹气法、增强叹气法及压力控制通气法（PCV 法）（表 99-4）。控制性肺膨胀法也叫 CPAP 法，实施时给予 CPAP（30~50cmH_2O）持续 20~40 秒，使闭陷的肺泡充分开放。

（7）特殊通气模式

1）部分液体通气：是在常规机械通气的基础上经气管插管向肺内注入相当于功能残气量的全氟炭化合物（PFC），以降低肺泡表面张力，促进肺重力依赖区塌陷肺泡复张部分，液体通气能改善 ARDS 患者气体交换，增加肺顺应性，可作为严重 ARDS 患者常规机械通气无效时的一种选择。

表 99-4　临床常用的肺复张手法

实施方法	方法描述
控制性肺膨胀 / CPAP 法	CPAP 水平 30~50cmH_2O，持续 20~40 秒
压力控制通气法	压力控制通气模式，调节吸气压 10~15cmH_2O 和 PEEP 25~30cmH_2O，使峰压达到 40~45cmH_2O，维持 2 分钟
叹气法	每分钟 3 次连续的叹气呼吸，叹气呼吸时调节潮气量使平台压达到 45cmH_2O
增强叹气法	逐步增加 PEEP 水平（每次 5cmH_2O，维持 30 秒），同时降低潮气量，直到 PEEP 水平达到 30cmH_2O，维持 30 秒，然后以相同方法降低 PEEP 水平和增加潮气量，直到恢复基础通气
PEEP 递增法	每分钟连续 2 次增加 PEEP 水平至预设水平

2）高频振荡通气：高频振荡通气并不能改善 ARDS 患者的生存率，还可能造成气压伤和低血压，因此不作为 ARDS 的常规治疗手段。

（三）体外膜氧合技术

体外膜氧合（extracorporeal membrane oxygenation，ECMO）由体外循环发展而来，是将静脉血引到体外经膜氧合器使其动脉化后再泵回到患者体内的治疗方法，可使受损的肺脏得到充分休息和修复愈合。使用 ECMO 可进行较长时间的心肺支持，适用于治疗可逆性呼吸衰竭，尤其可使新生儿和小儿呼衰患者的存活率明显提高。但因技术设备复杂、需多学科合作、费用高、并发症多，其应用受到限制。目前 ECMO 是重症 ARDS 患者在传统治疗措施失败后的最终补救措施。一般认为当重症 ARDS 患者满足下列条件时可以考虑使用 ECMO：采用肺保护性通气策略并联合肺复张、俯卧位通气等处理，在纯氧条件下，PaO_2/FiO_2<100mmHg；或肺泡 - 动脉氧分压差 >600mmHg；通气频率 >35 次 /min 时，pH<7.2 且平台压 >30cmH_2O；年龄 <65 岁；机械通气时间 <7~10 天；无抗凝禁忌。

三、药物治疗

（一）糖皮质激素

目前对于 ARDS 患者使用糖皮质激素是否获益仍具有争议。糖皮质激素无法降低 ARDS 患者的病死率，但有研究证实发病早期（14 天以内）使用可改善氧合，缩短机械通气时间，发病 14 天以后再开始使用则会增加病死率。

（二）一氧化氮（NO）

吸入NO可选择性扩张肺血管，显著降低肺动脉压，减少肺内分流，改善通气/血流比例失调，并且可减少肺水肿形成。但吸入NO可增加成人ARDS患者急性肾衰竭的风险，并不作为ARDS的常规治疗手段，仅在一般治疗无效的严重低氧血症时可考虑应用。

（三）肺泡表面活性物质

肺泡表面活性物质能降低肺泡表面张力，减轻肺炎症反应，阻止氧自由基对细胞膜的氧化损伤。ARDS患者肺泡表面活性物质减少或功能丧失，易引起肺泡塌陷。目前肺泡表面活性物质的应用仍存在许多尚未解决的问题，如最佳剂量、给药时间、给药间隔和药物来源等。因此，尽管早期补充肺泡表面活性物质有助于改善氧合，还不能将其作为ARDS的常规治疗手段。有必要进一步研究，明确其对ARDS预后的影响。

（四）前列腺素E_1

前列腺素E_1（PGE_1）是血管活性药物，具有免疫调节作用，可抑制巨噬细胞和中性粒细胞的活性，发挥抗炎作用。但是PGE_1没有组织特异性，静脉注射PGE_1会引起全身血管舒张，导致低血压。在ARDS患者低氧血症难以纠正时，可以考虑吸入PGE_1。

（五）β_2受体激动剂

对于β_2受体激动剂的作用存在争议。β_2受体激动剂可增强肺泡上皮细胞Na^+通道和Na^+-K^+-ATP酶活性，有可能促进肺水清除。动物实验证实β_2受体激动剂能通过减少炎症反应，上调肺泡电解质和水的转运，加速肺泡水肿液的消退。但NHLBI ARDS Network的多中心、大样本、随机对照研究显示，沙丁胺醇气雾剂没有显著临床疗效，认为这可能与肺泡上皮细胞严重受损，导致沙丁胺醇不能很好地扩散到肺泡。但是，来自英国的一项小样本、单中心的随机对照研究显示，静脉使用沙丁胺醇能减少血管外肺水含量。最近一项多中心观察性研究对314例ICU住院患者分析后发现，口服β_2受体阻滞剂可降低住院病死率和1年病死率，研究在去除偏倚后，发现口服β_2受体阻滞剂的急性呼吸衰竭患者生存率也明显改善，β_2受体阻滞剂的院前应用降低ICU患者1年病死率，提示β_2受体阻滞剂有预防急性呼吸衰竭发生的可能性。因此，探寻β_2受体阻滞剂在ARDS中的防治作用可能是一个重要的研究方向。

（六）他汀类药物

他汀类药物除了具调脂效应外，还具有抗炎、改善肺泡上皮细胞及肺血管内皮细胞功能及降低肺泡毛细血管膜通透性等多向性效应，可针对ARDS多个发病环节发挥效应。一项回顾性调查研究发现，院外应用他汀类药物可明显降低ICU患者ARDS发病风险。Craig等进行的一项随机双盲安慰剂对照临床研究（HARP研究）证实，ARDS患者口服西立伐他汀至停用机械通气，可改善患者氧合、呼吸力学，并改善其他器官功能，降低血浆IL-8水平，但不降低病死率。另有研究显示，辛伐他汀能减少吸入脂多糖的健康志愿者肺中性粒细胞浸润，降低肺肿瘤坏死因子α（tumor necrosis factor-α，TNF-α）和C反应蛋白（C-reactive protein，CRP）水平，抑制核转录因子kB（nuclear factor kB，NF-kB）活化。然而，一项回顾性队列研究显示他汀类药物不改善ARDS患者预后。前期的临床研究提示他汀类药物对ARDS可能具良好的有益效应，但需要大规模多中心随机对照盲法研究加以证实。

（七）其他药物

包括：①抗氧化剂N-乙酰半胱氨酸（NAC）和丙半胱氨酸；②环氧化酶抑制剂布洛芬；③炎症性细胞因子；④己酮可可碱（pentoxifylline）及其衍化物利索茶碱（lisofylline）等。尽管这些药物在动物实验中效果明显，但是在临床3期试验中都没有得到有利的证据。

四、液体管理、营养支持和防治并发症

液体管理是ARDS治疗的重要部分，目前对ARDS患者在保证组织器官灌注的前提下，实施限制性的液体管理，有助于改善ARDS患者的氧合，减少机械通气时间和ICU停留时间，但病死率与非限制性液体管理无显著差异。在严格限制液体的同时，应避免低容量状态导致的心输出量降低和全身组织缺氧，必要时可监测心输出量（cardiac output，CO）、SVV等血流动力学指标，根据目标导向液体治疗（goal-directed fluid therapy，GPFT）方案，进行个体化液体治疗。应慎用胶体液，以免其通过渗透性增加的呼吸膜积聚于肺泡和间质加重肺水肿，但存在低蛋白血症（血浆总蛋白<50~60g/L）的ARDS患者，可通过补充白蛋白等胶体溶液和应用利尿剂，实现液体负平衡，并改善氧合。在血

流动力学状态稳定的情况下，可酌用利尿剂以减轻肺水肿。

ARDS 患者分解代谢增强，处于负氮平衡和能量摄入不足状态，这些均影响肺组织损伤的修复，严重时机体免疫和防御功能下降而易发生感染，故应尽早给予强有力的营养支持治疗。肠道内营养可预防肠黏膜萎缩及肠道细菌和内毒素移位，可优先采用，而对于病情急重、消化功能差者也可采用全胃肠外营养（total parental nutrition，TPN）。

由于肺脏接受全身的血液循环并具有最为丰富的毛细血管内皮等因素，ARDS 可能是 SIRS 的首发表现。随着病情的发展，可能序贯出现多个器官衰竭，也可由于 ARDS 导致的严重缺氧、合并感染以及不适当的治疗使其他器官损伤，而肺外器官功能的衰竭反过来又可加重 ARDS。在有力的通气支持下，因严重低氧血症死亡者已较少见，多器官功能障碍综合征（MODS）是在病程后期的主要死因。所以，在 ARDS 治疗中应对循环功能、肾功能、肝功能及胃肠等器官功能予以支持和监测，如减轻心脏负荷、增加心肌氧供，监测肾功能、防治消化道出血，监测出凝血功能和预防 DIC 等的发生。

五、综合疗法

Ullrich 等在 1999 年报道了 84 例重度 ARDS 患者，以 LPVS 为基础，加用俯卧位（每次 12 小时）、脱水（利尿药或连续性静脉血液滤过）和吸入 NO（5~20ppm），结果有 71 例（85%）的 PaO_2 升高幅度 >20%，FiO_2 和 PIP 降低，最终 59 例存活。其余 13 例经 96 小时治疗病情未能改善而实施 ECMO，结果 8 例存活，总病死率为 20%（17/84）。另有研究证实俯卧位通气时，同时采用肺保护性通气策略，可以显著减少呼吸机相关肺损伤，联合二者可能有相互叠加作用。以上经验提示，对 ARDS 的治疗，不能寄期望于单一的治疗措施，合理综合应用多种治疗措施，ARDS 的病死率是有望进一步降低的。

（席宏杰 李文志）

参考文献

[1] 邓小明，姚尚龙．于布为，等．现代麻醉学 [M]. 4 版．北京：人民卫生出版社，2014.

[2] CHRISTOPHER MASON, A NESSA DOOLEY B, MARK GRIFFITHS. Acute respiratory distress syndrome [J]. Clinical Medicine, 2016, 16 (6): 66-70.

[3] ARIEL M. MODRYKAMIEN, POOJA GUPTA. The acute respiratory distress syndrome [J]. Baylor University Medical Center Proceedings, 2015, 28 (2): 163-171.

[4] EDDY FAN, LORENZO DEL SORBO, EWAN C GOLIGHER, et al. An Official American Thoracic Society/European Society of Intensive Care Medicine/Society of Critical Care Medicine Clinical Practice Guideline: Mechanical Ventilation in Adult Patients with Acute Respiratory Distress Syndrome [J]. American Journal of Respiratory and Critical Care Medicine, 2017, 19 (5): 1253-1263.

[5] 中华医学会呼吸病学分会呼吸危重症医学学组．急性呼吸窘迫症患者机械通气指南（试行）[J]. 中华医学杂志，2016, 96 (6): 404-424.

第一百章

心律失常

目录

心律失常是指心脏冲动的频率、节律、起源部位、传导速度或激动次序的异常。心律失常是围手术期常见的病症，多发生在术后，且以室上性心律失常多见，患者往往伴有不同程度的心脏病，非心脏手术患者心律失常的发生率为 4%~20%，并取决于手术类型。实施心脏手术的危重患者术后心律失常以心房颤动最为常见，发生率为 30%~50%。围手术期心律失常也可见于心脏无明显器质性病变者。心律失常可诱发心肌病，恶性心律失常可导致患者发生猝死，并且 70%~80% 为快速型心律失常。因此，围手术期循环功能的监测，特别强调对患者进行术中、术后心律失常的监测，还要求与血流动力学指标及动态多普勒超声影像学检查结果（如 TTE 或 TEE）相结合，使得对心律失常的诊断和处理更准确，更具针对性，还能对治疗的效果进行动态追踪。随着分子生物学、微电子学、遥控技术、介入性诊疗技术（如心律失常的标测和射频消融、植入性心脏起搏器和除颤器的程控等）的广泛应用，乃至心律失常遗传基因的发现以及突变监测的进展，心电生理学、心电病理学和心律失常领域从基础到临床均取得了长足的进展，使人们对心脏节律性病变的电生理特性以及对抗心律失常药物治疗、机械性治疗和介入治疗有了更广泛而深入的认识，加之心律失常监测技术水平的提高与发展，尤其是近些年心电监测在基层医院也得到了普及，使患者围手术期发生的心律失常能得到及时诊治，大大降低了由心律失常导致的心源性猝死的发生率，保障了患者的安全。就心律失常发生的电生理机制而言，围手术期心律失常的本质就是心脏冲动的形成及其传导异常或二者并存，具体表现形式为正常自律性增强、异常自律性、早期后除极、延迟后除极、折返、往返运动和平行心律。

第一节　心律失常的发生机制

一、心律失常的解剖学基础

（一）心脏的传导系统

心脏传导系统是由心脏中特有的、功能高度专一的心肌组织构成，专门负责心脏内激动的产生与传导（图 100-1）。

1. 窦房结　窦房结位于上腔静脉和右心耳的界沟内，大部分结构在心外膜下。窦房结在电子显微镜下可见 4 种细胞，即 P 细胞、过渡细胞、浦肯野细胞及普通心肌细胞。P 细胞是窦房结的起搏细胞，集中在结的中央。窦房结中含有不同的 P 细胞簇，其自律性频率不同，因此可出现窦性心律失常。当窦房结的头、体、尾三部的 P 细胞簇轮流发出冲动时，除频率改变外，还可有 P 波形态不同，形成窦房结内游走心律。病理状态下，窦房结及其周围组织可有缺血、纤维化、炎症、退行性变或窦房结动脉部分闭塞，使窦房结内 P 细胞减少，结周纤维化，导致窦性激动形成和 / 或传出障碍，从而形成病态窦房结综合征。

2. 结间束　窦房结与房室结之间存在特殊传导束，称为结间束。共有 3 条：①前结间束（bachmann 束）：从窦房结头部到达房室结，其中 Bachmann 束到房间隔上部，融合于前（或上）支到房室结；②中结间束（wenckebach 束）：自窦房结中部沿右房近端走行于卵圆窝边缘融入或并入前房间隔到达房室结；③后结间束（thorel 束）：自窦房结尾部沿界沟下端、房间隔下部靠近下腔静脉口到达冠状静脉窦区，从后下接近房室结。鉴于该 3 个传导束表现在传导功能上的有效性和高效性，故又称之为优势传导途径。通过标测系统或心腔内超声定位技术等手段，发现上述传导途径中在心房间传导的三条传导通路，即 bachmann 束、卵圆窝肌性边缘和冠状窦肌袖。由于激动发出的部位不同，其选择的优势传导途径可有不同，并可能有不同的心房间传导模式。当结间束或心房间传导通路损伤或被切断时，易引起交界性心律、房室分离及房内传导阻滞等心律失常。

3. 房室结　房室结位于冠状静脉窦和三尖瓣之间，在正常生理状态下，是房室间传导的唯一通道。房室结存在表层、中层和深层 3 个层次结构，是构成房室结双径传导的解剖基础。3 个不同的解剖层次，其细胞的排列、弹性纤维和胶原含量、神经分布也各不相同，纤维的结构、走向和分布的不同代表着不同的传导功能。房室结的细胞种类与窦房结相同，但以过渡细胞为主，少量 P 细胞散在其中。过渡细胞细而长，细胞间连接是通过简单的桥粒而无闰盘，加之房室结上部的传导纤维彼此交错成网状，形成迷路样系统，因而激动通过房室结

时传导减慢，发生 40~50ms 的生理延搁，以保证心房收缩后心室再收缩。房颤及其他室上性激动经房室结下传时都会遇到这种生理性延搁，部分则被阻滞不能下传，这是保护心室免受过快激动的天然屏障。同时，这里也是容易发生房室传导阻滞的部位。房室结的下部，传导纤维呈纵向排列成束状结构，并有胶原纤维把它们分隔开，这种束状纤维的排列直至房室束。在生理或病理因素的影响下，被分隔的传导纤维之间的不应期及传导速度可有很大的差异，结果形成了房室结双径路或多径路传导。此外，房室结具有双向传导的功能，即激动可以从心房顺行下传心室，亦可以从心室逆传进入心房。房室结的双向传导功能及双径路或多径路传导功能的存在，是产生房室结内折返性心律失常的基础，阵发性室上性心动过速大都由此引起。

房室交接区各组成部分均有自律性，为心脏的第二起搏点，是形成房室交接性期前收缩和逸搏的基础。

4. 房室束及左、右束支　房室束又称希氏(his)束，为房室结的延续部分，并穿过右纤维三角，沿室间隔膜部后下缘下行，在室间隔肌部的顶端分成左右束支。房室束在右纤维三角内长约 1mm 并变细，故当结缔组织变性硬化时，可压迫房室束造成房室传导阻滞。右束支为房室束的延续，呈细长状，较左束支细小易折，临床上右束支传导阻滞十分常见。左束支从房室束分出时，其纤维排列呈扇状、瀑布样，因此不易发生完全性左束支传导阻滞。

5. 浦肯野纤维　浦肯野纤维主要位于心室肌内，细胞较心肌细胞大，具有横纹和润盘是其特点。在电镜下显示线粒体和肌丝较少，无横管系统，但细胞间连接完好，具有丰富的桥粒、缝隙连接和肌膜连接，是高效传导的解剖学基础。左、右束支的末梢逐渐分成细小的分支，称为浦肯野纤维。浦肯野纤维互相交织成网，广泛分布于左、右心室的内膜面，可直接与普通心肌纤维相连，从而将激动传入心肌。

浦肯野纤维呈网状，因此往往激动传导的速度不均而造成折返，形成心律失常。

6. 旁路传导束　心房与心室之间除正常的传导束外，在某些人还存在变异的旁路传导束。激动能通过旁路传导束绕过房室结而更迅速地下传至心室，引起一部分心肌提前激动。已发现的旁路传导束有：①房室旁路(kent 束)，经左、右房室环而直接连接心房和心室的肌束；②房结旁路(James 旁路)，绕过房室结主体止于其下部或连于房室束；③结室、束室连接(mahaim 纤维)，原认为由房室结与右心室内膜之间的连接纤维(结室纤维)或房室结与右束支之间的连接纤维(结束纤维)，目前认为多数 Mahaim 还是右房游离壁与右束支远端之间的连接纤维，它途经三尖瓣环，呈前向递减性传导，由此介导的心动过速在心电图上只呈左束支传导阻滞(LBBB)图形。

旁路可位于房室环的前侧壁、后壁或间隔，呈单支和/或多支，旁路在病理上有纤维化、脂肪化、变性等改变。一般来说宽的在房室间连接较少见，若存在表现为不定型的预激综合征，且阵发性室上速不易诱发，提示心肌紊乱的排列防止了逆向折返，而窄或小的旁路有较大的逆传能力，容易形成折返。

除了上述的旁路以外，还有其他类型的旁路连接：

(1) 房束连接：心房肌尤其左房肌绕过房室结在中央纤维体连接于房室束。

(2) Mahaim 纤维：右房肌纤维经三尖瓣环与右束支相连，或房室结与右束支相连。

(3) 左房肌远端纤维尤其来自房间隔可连接于房室结，形成传入部房室束。

(4) 在右房的周壁前房室结可连接于漏斗部心肌。

旁路传导束的存在，是产生预激综合征和房室折返性心动过速的解剖学基础。

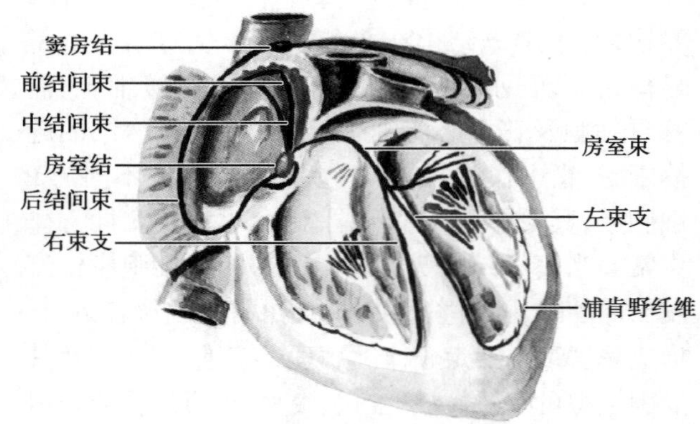

图 100-1　心脏传导系统

(二) 心脏传导系统的供血与神经分布

1. 心脏传导系统的供血　窦房结的血供来自窦房结动脉，发自右冠状动脉占 58.7%，发自左冠状动脉旋支占 38.5%，左、右冠状动脉均发出窦房结支的约占 2.8%。此外，支气管动脉的分支和 Kugel 动脉也可参与窦房结的血液供应。房室交

8

接区由三条互相吻合、侧支循环丰富的动脉供血：①房室结动脉：大多发自右冠状动脉(92.3%)；②左旋后支：发自旋支占7.0%；③房间隔前动脉：发自右冠状动脉或旋支。冠状动脉及其分支的狭窄、损伤或梗死，不仅可引起整个心脏及其不同部位的心肌缺血或坏死，同时也可造成相应传导系统的供血障碍，引起心律失常。

2. 心脏传导系统的神经分布　窦房结、房室结和房室束均接受交感神经和副交感神经的支配。支配窦房结的交感神经和副交感神经以右侧占优势，而在房室结则以左侧为主。故刺激右侧交感神经和副交感神经，对窦房结功能影响较大；而刺激左侧的交感神经和副交感神经，则主要影响房室结功能。正常生理状态下，交感神经与副交感神经对传导系统的作用是相互制约并协调地调节传导系统的活动。当二者功能失调时，可产生心律失常。

(三) 某些类型心律失常的解剖学基础

1. 房室传导阻滞

(1) 先天性房室传导阻滞(AVB)：先天性AVB传导系统解剖学异常可发生于：①心房与心室间缺乏连接；②房室束传入部离断；③束支的离断；④房室结缺失或发育不全伴退行性变。

(2) 原发性或特发性房室传导阻滞：主要由于左侧心脏支架(诸如主动脉瓣、基底部、室间隔膜部和中央纤维体、室间隔顶部、二尖瓣环等)硬化，传导系统邻近组织退行性变和钙化牵拉压迫甚至破坏传导纤维组织所致，以房室束分叉处及左束支区受累更易发AVB。急性或慢性心肌炎均可导致传导系统发生病变，传导系统远端的急性病变，包括束支，有发生AVB倾向。

(3) 冠心病所致房室传导阻滞：下壁心肌梗死可导致房室结区和房室结局灶性坏死，从而发生AVB。

(4) 手术所致房室传导阻滞：心脏矫形术如大血管转位矫正术、室间隔缺损修补术、三尖瓣下移矫正术等，传导系统纤维组织受到牵拉、压迫甚至切割离断，导致AVB的发生。

2. 病态窦房结综合征　正常的窦房结是被脂肪组织部分地或完全与窦房结周围组织分隔。急性心肌梗死或慢性冠状动脉供血不足、慢性心包炎、窦房结周围弹力纤维增生，均可导致窦房结发生纤维化或受压，引发病态窦房结综合征。

3. 束支传导阻滞　广泛前间壁心肌梗死可累及束支，导致束支传导阻滞的解剖学基础是束支发生急性坏死或退行性变。

4. 室上性心律失常　室上性心律失常的病理学基础可位于窦房结或结区、心房内优势传导束、房室结区或房室结。窦房结、心房肌、房室结及其周围组织脂肪浸润和脂肪变性可导致房颤的发生。

5. 房室交界区心律失常　传导系统在心房内的传导，左房到达房室结的肌纤维不同于右房到达房室结的肌纤维，右房到达房室结还可分为从后或下、前或上到达和前间隔达到房室结3个部分，在这些区域心肌纤维大小、形状和走向有很大的不同、到达房室结的纤维松散，伴有较多的结缔组织和神经纤维，房室结接受来自不同方向的冲动，房室结的大小、形状也有较大的变异，加之房室结本身的三层结构，增加了房室结交接区在结构上的复杂性，导致整个房室交界可能发生较大的解剖变异，产生多种类型的房室交界区折返性心动过速。从二尖瓣、三尖瓣和右侧间隔区域来的纤维进入中央纤维体的倾向较大，并连接于房室结或房室束，由此形成心律失常的基础。

6. 室性心律失常　室性心律失常并非由传导系统解剖上病理改变单一因素引起，诸如生理性、代谢性、内分泌性和体液等因素均可影响心肌和传导系统，形成心律失常的环境，足以构成折返或心律失常的其他机制。需要强调的是，室性心律失常赖以形成的共同的解剖学基础是异常的心肌或传导组织周围必须围以健康的心肌或传导组织。

7. 猝死　导致猝死的传导系统先天性异常，可在窦房结、房室结或房室束的结构上表现为位置异常或发育不全；后天性异常表现为传导系统脂肪浸润、心肌炎、纤维化等。

二、心律失常的电生理学基础

(一) 心肌细胞的电活动

1. 静息电位　如果将一根直径小于0.5μm的玻璃电极插入心肌细胞内；另一电极放在细胞外，就可记录到细胞膜内外存在一个电位差，即跨膜电位。在心室肌舒张期处于静息状态时，跨膜电位约为-60~-90mV，细胞内是负电位而细胞外是正电位。细胞静息状态的跨膜电位称为静息电位(亦称静息膜电位Vm)，心肌细胞的这种膜两侧所保持的内负外正状态称为极化。

2. 动作电位　当心脏细胞受到自律细胞发放的动作电流刺激时，就发生除极，在这过程中细胞膜电位发生反转，即细胞内原来的负电位迅速减小

直至呈正电位，称为去极化。心脏细胞的去极化完成后即转入复极，此时细胞膜内侧负电位变小，直至回到静息膜电位。心脏细胞的除极和复极过程形成一个动作电位。不同类型心肌细胞所产生的动作电位及其形态也有所不同（图 100-2）。浦肯野纤维和心肌细胞动作电位均有 5 个时期，现以浦肯野纤维为例描述整个动作电位历经 5 个时期的全过程：除极开始时，首先引起电压门控 Na^+ 通道部分开放和少量 Na^+ 内流，使细胞膜部分去极化。当去极化达到阈电位水平（膜内 −70mV）时，可激活快 Na^+ 通道开放，此时 Na^+ 经快通道由细胞外进入细胞内，致使细胞内原来的负电位迅速减小直至呈正电位约 30mV，最大除极速度（Vmax）达 1 000V/s，动作电位的这一改变称为 0 相，属快速除极期，相当于心电图上的 RS 波群。随着快通道的关闭，Na^+ 内流聚增的情况立即停止，K^+ 短暂外流，即短暂的外向钾电流 I_{to} 的激活引起的短暂有限的复极化，细胞内正电位开始下降，止于零电位附近，历时 10ms，此乃复极化开始，称为 1 期，是初期快速复极期。2 期（缓慢复极期），又称"平台期"，此期为慢钙通道（L 型钙通道）和慢钠通道开放，Ca^{2+}、Na^+ 缓慢内流，同时伴 K^+ 外流所致。细胞内电位在零电位持续约 100~150ms。整个心肌间无电位差，相当于心电图上的 S-T。3 期为后期快速复极化过程，细胞内电位再次到达负值，并持续直至最大复极电位（即静息膜电位），因此复极化是在 3 期终末时完成的。造成 3 期电位变化的主要原因是 K^+ 从细胞内流出增加，即内向整流性钾电流 I_{ki}、短暂的外向钾电流 I_{to}、延迟整流性钾电流 I_k 三种外向钾离子流中的 K^+ 外流超过 Ca^{2+} 内流，产生了复极化。3 期相当于心电图上的 T 波，历时 150ms。0~3 期的时程合称为动作电位时程（action potential duration，APD）。此后较长一段时间细胞内电位稳定在 −90~−80mV 的水平，即 4 期（静息期）。在 4 期的开始阶段，细胞内[Na^+]还较高，而[K^+]较低，此时细胞膜钠 - 钾泵在 ATP 酶激活下启动，将 Na^+、Ca^{2+} 泵出细胞外而使 K^+ 进入细胞内，从而恢复细胞膜内外离子极化状态的分布，以利于下次除极的开始（图 100-3）。4 期起搏细胞内的离子流包括三种内向电流增加和两种外向电流减少。引起自发性起搏细胞的三种内向电流是由两种钙通道介导的钙内流 $I_{Ca\text{-}L}$ 和 $I_{Ca\text{-}T}$，以及一种混合性阳离子流 I_f，两种外向电流时延迟整流性钾电流 I_k 和内向整流性钾电流 I_{ki}。

心脏细胞的动作电位分为二大类：快反应动作电位和慢反应动作电位。

（1）快反应动作电位：心房肌纤维、浦肯野纤维和心室肌细胞等大部分的心脏细胞所产生的动作电位为快反应动作电位，特点是 0 期的上升速率快，振幅大。快反应动作电位心肌细胞有高度发达的复杂的细胞间连接，形成低阻抗区易于电流扩布，是这类心脏细胞具有强大传导功能的解剖学基

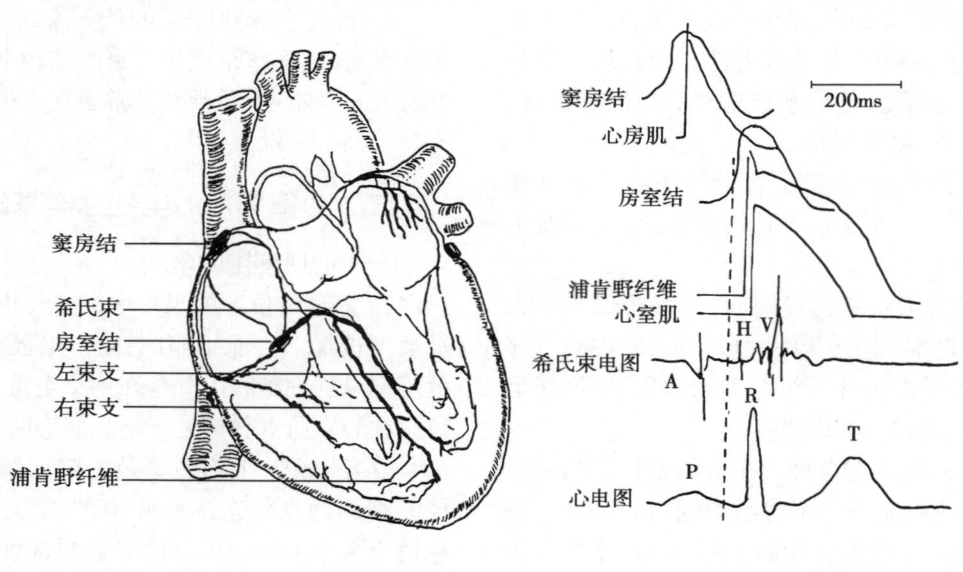

图 100-2 心脏不同心肌组织所产生动作电位特征

左图为心脏传导系统；右图为不同自律性细胞的动作电位、心内和体表心电图，其中 HBE 希氏束电图中：A：右房间隔下部电位；H：希氏束点位；V：心室电位。

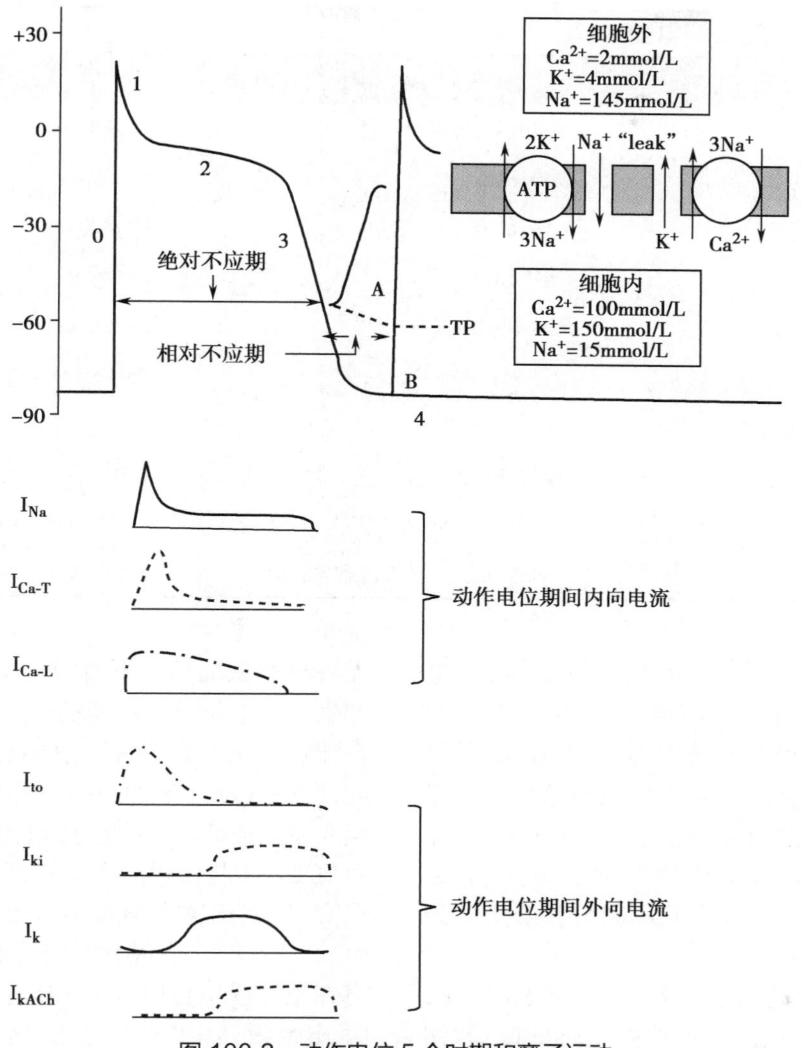

图 100-3 动作电位 5 个时期和离子运动

础。心脏的快动作电位由 Na^+ 内流构成，具有电压依赖性反应的特征，即 Vm 达到阈电位时快钠通道激活并开放，当 Vm 在 −60mV 左右时，钠通道全部失活，该特征是心律失常发生一个重要因素，如局部高钾（心肌梗死）、伸展损伤（心力衰竭、心脏扩大）等，均是在 Vm 降低状态下的电活性，容易发生心律失常。

（2）慢反应动作电位：窦房结 P 细胞和房室结 N 细胞的动作电位十分相似，这些细胞有较低的最大舒张电位（Vm），动作电位上升速率相对缓慢，振幅也较小，传导也缓慢。产生慢反应电位的离子流是 L 型钙流，慢钙通道选择性地透过 Ca^{2+}，当 Vm 到达 −50~−40mV 时，钙通道激活，但激活速度缓慢，且失活也缓慢（50~100ms）。慢反应动作电位在窦房结和房室结内缓慢传布，允许折返激动发生于一极小的范围内，尽管不应期较长，折返激动仍可发生（表 100-1）。

3. 离子通道与离子流　离子通道是细胞膜的组成部分，对通过的离子有选择性，如 Na^+ 通道优先通过钠离子，对 K^+、Ca^{2+} 通透性较小。通道还有电压依赖性门控机制，即通道的化学或跨膜电场调节通道的开闭。通道电压依赖性开放，是通道带电蛋白质（通道跨膜区域的一种特殊的螺旋肽段，富含氨基酸带正电荷，是电压感受器）根据膜电场变化进行再排列，发生构型上的改变。按 Hodgkin-Huxley 理论，通道门控需经三个步骤：即静息、激活和失活。其中通道失活状态是心脏细胞产生不应期的细胞电生理机制。通道开放时间具有特征性，如钠通道开放一次需 1ms，钙通道开放一次需 100ms 以上，前者是传导功能的需要，后者是心肌细胞收缩功能的需要。电压依赖性关闭也伴有通道构型的改变。每个通道的活性是独立的，即一个通道的开放和关闭，不影响邻近通道。

表 100-1　慢反应和快反应动作电位的比较

电生理特征	慢反应动作电位	快反应动作电位
静息电位	-40~-70mV	-75~-90mV
动作电位振幅	40~80mV	90~120mV
0 期上升速度	1~10V/s	200~800V/s
超射	0~15mV	10~30mV
传导速度	0.01~0.1m/s	0.5~3.0m/s
阈电位	-50~-30mV	-75~-65mV
携带的除极电流	Ca^{2+}（Na^+）	Na^+
离子流激活	慢（10~20ms）	快（0.5ms）
离子流失活	慢（50~100ms）	快（0.5ms）
通道阻滞剂	Mn^{2+}、La^{3+} Ⅳ类抗心律失常药	河豚毒素（TTX）Ⅰ类抗心律失常药

心脏细胞的离子通道包括：①钠通道：是电压依赖性快钠通道；②钙通道：有 T 型和 L 型两种钙通道，前者是电压依赖性快钙通道，后者是电压依赖性慢钙通道；③钾通道：按电流性质及门控特点分为向整流钾通道、延迟整流钾通道、Ach 化学门控钾通道和 ATP 依赖性钾通道；④氯通道：这些通道依据其门控机制不同分为若干类型（表 100-2）。

离子通道相应的离子流有：① I_{Na}：快钠内流，是钠通道开放 1ms 以内快速钠内流；late I_{Na}：晚钠内流（或慢钠内流），是钠通道缓慢失活过程中缓慢钠内流；② I_{Ca-T}：快钙内流，是慢反应纤维 T 型钙通道开放后，在更低膜电位下形成的短暂钙内流，与起搏电流有关；I_{Ca-L}：慢钙内流，是 L 型钙通道开放后产生的缓慢钙内流；③ I_{to}：早期短暂外向钾流，构成动作电位上升峰后最早期复极，1 期下陷的切迹由此电流引起，也有助于 2 期的复极；I_{ki}：内向整流钾流，主要作用是维持静息膜电位和和动作电位 3 期快速复极过程；I_k：延迟外向整流钾流，参与整个复极过程，具有电压依赖性和时间依赖性，并随细胞内钙增加而增强，与 I_{Ca} 一起共同维持动作电位 2 期的复极过程，也促进自发除极；④ I_{Cl}：氯流，由 cAMP 激活的内向负电流，在肾上腺素激活下缩短动作电位时限；⑤ $I_{Ca/Na}$：构成动作电位平台期后期钠内向电流；⑥ I_f：起搏电流，属于钠流或钾流，也与通过 T 型钙通道的短暂快速钙流有关。

（二）心肌的电生理特性

1. 自律性　心脏传导系统中特殊的细胞可在无外界刺激的情况下有节律地自动发放电冲动，产生动作电位，导致心脏有节律地收缩舒张，称为自律性。正常自律性心脏的起搏点在窦房结，因此，心脏冲动起源的自律性便取决于窦房结舒张期 4 相除极活动，表现为膜电位的降低（负值的绝对值变小），是由内向电流引起，即起搏电流 I_f），它在窦房结动作电位复极后被激活，I_f 内向电流主要由 Na^+ 所携带，表现为一定的电压依赖性，即 I_f 通道在正性膜电位时失活，当膜电位复极至 -40mV 时开始激活，膜电位过极化至 -100mV 时可完全激活。窦房结起搏细胞的舒张电位在 -70~-60mV，所以当动作电位复极到该水平时，I_f 通道虽不是完全激活，但已经开放。通道开放后，对离子的通透性取决于其电导活性。I_f 通道电导活性具有时间依赖性，因此在完全复极后内向电流呈连续地增加，引起膜电位进行性降低，由此构成 4 期除极。在此过程中，I_k、I_{Ca-T}、I_{Ca-L} 引起的舒张期自发除极也可能发生一定作用，故窦房结可能没有单一的起搏电流，而是几种电流综合的结果。

正常窦房结的自律性最强，即其起搏频率最快，保持心率优势，对去甲肾上腺素和乙酰胆碱的作用比心室肌敏感。其他具有起搏功能的细胞在自动除极尚未达到阈值产生动作电位时已被窦房结节律所控制，成为潜在起搏点。窦房结对潜在起搏点的抑制作用与窦房结和潜在起搏点之间的频率差别成正比，频率差别越大，抑制作用越强，这种高位起搏点对低位起搏点的抑制作用称超速抑制。超速抑制的机制是由 Na^+-K^+ 泵活性增强所致。快速起搏时，潜在起搏点的细胞内 Na^+ 迅速上升，激活 Na^+-K^+ 泵，每泵出 3 个 Na^+ 只泵入 2 个 K^+，移出细胞的阳离子为内向的阳离子，由此产生一个外向电流，导致细胞膜过度极化，抑制潜在起搏点的自发除极，产生超速抑制作用。值得注意的是，异常自律性受超速抑制的程度远小于正常自律性。这里所谓正常自律性是指潜在起搏点保持其固有频率的自发除极行为，例如窦房结功能一过性丧失，房室结代替窦房结工作时所表现出来的自律性。窦房结有其固有频率，其冲动的发放取决于三个因素：①最大舒张期电位；②除极阈电位；③ 4 期除极的斜率。三个因素中改变任一因素都将改变从最大舒张期电位到阈电位的时间，由此改变发放冲动的频率。影响因素与自律性强度的关系，见图 100-4。

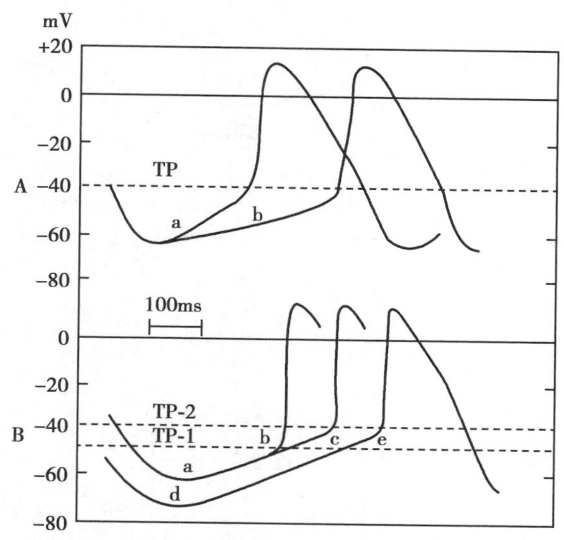

图 100-4 影响自律性的因素。A：舒张期自动除极速度由 a 减少到 b，自律性降低。B：阈电位由 TP-1 上升到 TP-2，自律性降低。最大舒张期电位由 a 降到 d，则自律性降低。TP 为阈电位

2. 兴奋性 心肌细胞受到刺激时，能够发生除极和动作电位的特性，称为兴奋性。

(1) 兴奋性的衡量指标——兴奋阈值：当细胞受到各种形式的刺激时，如化学、机械、电学等形式，细胞膜除极达到阈电位，引起动作电位，该处的兴奋可以传播到整个心脏，可以引发心肌细胞除极化产生动作电位，导致心肌兴奋的最小刺激强度，称为兴奋阈值，它是衡量兴奋性的指标。当刺激电脉冲宽度固定，引起心肌兴奋的最小电压或电流可反映兴奋阈值。

(2) 影响兴奋性的因素

1）最大舒张膜电位：阈电位不变的情况下，最大舒张膜电位负值变小，与阈电位距离靠近，兴奋所需的刺激阈值小，兴奋性高；反之，兴奋性低。

2）阈电位：在舒张期膜电位保持不变的情况下，阈电位水平越低（负值越大），与膜电位的距离越小，兴奋性越高；反之，兴奋性则越低（图 100-5）。

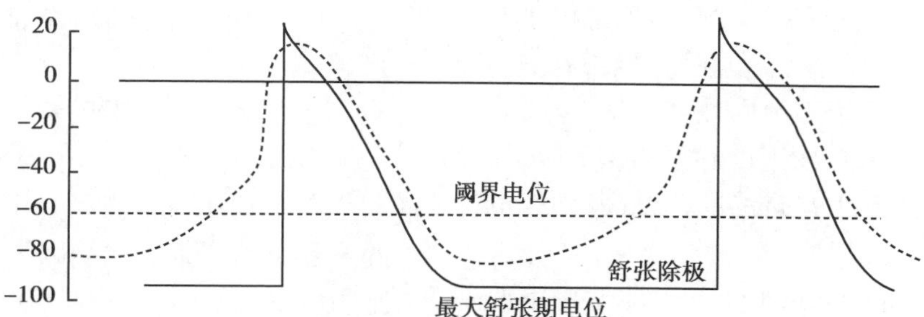

图 100-5 自律性细胞（虚线）和做功细胞的动作电位

3）兴奋性的周期性变化：心肌细胞受到刺激后产生兴奋反应，细胞膜电位发生变化，在这一系列的变化过程中，细胞兴奋性也发生了改变。在快反应细胞的心室肌细胞兴奋周期性改变如下（图 100-6）。

A 绝对不应期（absolute refractory period，ARP）：从除极开始至复极到 -55mV 左右的间期为绝对不应期。此期间细胞受刺激后细胞膜除极，快钠通道开放，膜电位负值迅速降低，继而钠通道失活。当复极到 -55mV 时，快、慢通道均处于失活状态，所以从 0 期开始到细胞复极至 -55mV，不论用多大的强度刺激细胞，也不能使细胞膜再次兴奋。绝对不应期相当于心脏收缩期。

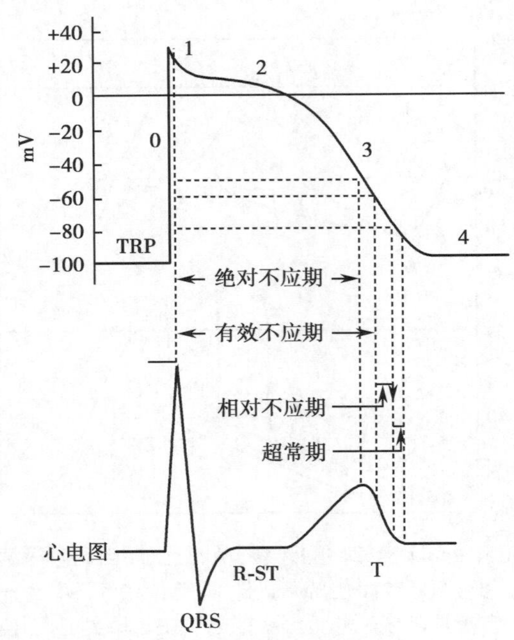

图 100-6　心肌细胞兴奋周期与动作电位、心电图的关系
上图：心室肌细胞动作电位。下图：与上图相应的心电图。

B 有效不应期（effective refractory period，ERP）：当细胞兴奋后复极至 -60mV~-55mV 时，部分钠通道恢复到备用状态，强大的刺激可以产生局部兴奋，但不论怎样强大的刺激均不能形成动作电位及扩布性兴奋。故从［0］相到复极后 -60mV 左右的间期称为有效不应期。

C 相对不应期（relative refractory period，RRP）：从有效不应期结束到复极至膜电位 -80mV，此时期细胞受刺激能兴奋，但传导缓慢，称为相对不应期。此期间钠通道已逐渐恢复兴奋性，但由于此时钠通道开放能力并未完全恢复正常，故细胞的兴奋性仍低于正常；又由于细胞内外电位梯度小，除极时的 I_{Na} 量少，0 期除极的速度和振幅均下降，传导延缓，细胞受刺激产生兴奋的阈值升高，动作电位时限也缩短。

D 超长期（supernormal phase）：即相对不应期后，膜电位从 -80mV 到复极完毕的这段间期。当细胞复极至 -90mV~-80mV 时，膜电位已经基本恢复，由于膜电位与阈电位较近，兴奋性比正常膜电位时高，所需的刺激阈值比正常的小，所以低于正常兴奋阈值的刺激即可产生扩布性兴奋。

E 正常反应期（normal refractory period，NRP）：复极过程全部完成，兴奋性完全恢复至正常，从这一时刻起直至下一次兴奋开始，属于正常反应期。

F 易损期（vulnerable period，VP）：易损期时，由于心肌细胞间存在细胞兴奋性恢复的快慢及前后差异，所以这时细胞的兴奋性、传导性、不应期变化很不一致，加上此时为相对不应期的开始，较强的刺激易致心肌颤动。心房肌易损期位于 QRS 波末到 ST 段开始后 20ms，心室肌的易损期位于 T 波升支顶峰前 30ms。

以上这种兴奋的周期性变化中，快反应细胞是电压依从性，慢反应细胞是时间依从性。当有效不应期延长时，兴奋周期延长，期前收缩刺激不易引起期前兴奋，折返环容易因不应期延长而被阻断；反之，有效不应期缩短，易出现期前兴奋，形成折返，导致心律失常。可见，不应期与心律失常关系密切。

3. 传导性细胞膜一处兴奋后，兴奋过程将以动作电位的形式由该处沿细胞膜向外传播，直至整个心肌细胞，这一生理特性称为传导性。通常情况下，将动作电位的传导速度作为衡量心肌传导性的指标。

(1) 心脏内兴奋传播的途径和特点：正常情况下，窦房结发出的兴奋通过心房肌组成的优势传导通路及心房肌传播到左、右心房肌房室交界区，然后由希氏束传至左、右束支，最后经浦肯野纤维网引起心室肌兴奋。心室肌再将兴奋由内膜侧向外膜侧心室肌扩布，引起整个心室兴奋。兴奋传导具有以下特点：①兴奋在心室各部位传播的速度不同，从快到慢依次为：浦肯野纤维，房室束，心房内优势传导通路，心室肌，心房肌，窦房结，房室结。②传导在房室交界区存在房室延搁，其意义在于保证心房和心室的收缩顺序而协调地进行收缩和舒张活动。

(2) 影响传导性的因素

1) 解剖因素

A. 心肌细胞的直径是决定和影响心肌传导性的主要结构因素。这是因为细胞的直径大小与细胞内电阻成反比关系，直径愈小内电阻愈大。浦肯野纤维细胞的直径最大，兴奋传导速度最快，而结区细胞直径最小，传导速度最慢。

B. 心肌细胞传导性与其轴向密切相关；心肌细胞呈细长或圆柱状，纵轴方向一致，具有较好的“电缆”样特性，局部电流通过细胞间低阻力的缝隙连接和闰盘向邻近心肌细胞传导。沿细胞纵轴方向阻力小，传导快，横轴方向则阻力大，传导慢。

2) 生理因素

A. 动作电位 0 期去极化的幅度和速度：0 期去

极化的幅度和速度大时，传导速度快，反之则慢。

B. 静息电位水平：兴奋前静息电位水平是决定动作电位0期去极化的幅度和速度的重要因素。当静息电位水平增大，则钠通道开放多，0期去极化的幅度和速度有所增大；反之则钠通道开放少，0期去极化的幅度和速度也较小，传导速度明显减慢。单向阻滞、衰减性传导、3期阻滞和4期阻滞均与之相关。

C. 邻近膜部位的兴奋性：兴奋在心肌细胞上的传导，就是心肌细胞膜依次逐步兴奋的过程。只有当邻近未兴奋部位心肌的兴奋性处于正常，而且处于非不应期时，兴奋才可以得以传导。如果邻近未兴奋部位膜的钠通道处于失活状态，兴奋性尚未恢复，则不能产生动作电位，导致传导发生阻滞。

（三）心律失常的电生理机制

心律失常的电生理机制一般与冲动形成异常和/或冲动传导异常有关。

1. 冲动形成异常　正常的冲动起源部位在窦房结，即正常起搏点。窦房结发出冲动经心脏传导系统传导并激动整个心脏，称之为窦性心律；如冲动发自窦房结以外的心肌组织，即存在异位起搏点，其冲动的形成称之为异位心律。各种因素使单个心肌细胞或细胞群体细胞膜的局部离子流发生改变，使窦房结发放冲动的频率发生改变或异位起搏点出现异常的自发除极现象，均可导致冲动形成异常，通常将其分为自律性异常和触发活动。

（1）自律性异常：正常情况下，仅少数心肌细胞具有自律性，包括窦房结、窦周传导束、冠状窦口附近纤维，房室结远端和希氏束-浦肯野纤维。心房和心室工作肌细胞无自律性。自律性异常实质上就是窦房结发放频率发生异常改变（如窦性停搏、窦性心动过缓或过速等）和异位心律形成（如房性心律、结性心律和室性心律等）。

1）正常起搏点自律性异常：正常起搏点自律性异常，是指心脏冲动的起源部位是窦房结，心脏节律属于窦性心律，只表现为频率上的异常改变。窦房结的4期除极速度最快，对其他自律性细胞具有超速抑制作用。窦房结起搏细胞最大舒张膜电位、除极阈值电位和4期除极斜率三者之间相互作用，可使窦性心率减慢或加速，起搏点在窦房结内移位也可使窦性频率发生变化。交感神经兴奋通过β受体介导增强I_f起搏电流，使其频率增加。迷走神经兴奋释放乙酰胆碱，通过M_2受体激活钾电流，使细胞膜发生过极化，乙酰胆碱还能降低内向钙流和I_f起搏电流，这些联合作用都是减慢频率。

2）异位起搏点自律性异常

A. 潜在起搏点：在正常窦性心律时，潜在低位起搏细胞与周围非起搏细胞之间形成耦合作用，确保上位起搏紧张性电流对具有自律性低位起搏点细胞的抑制，当窦房结冲动频率低于这些低位起搏点细胞的固有频率（如房室结的固有频率40~60次/min，浦肯野纤维的固有频率20~40次/min）时，失去了上位起搏点紧张性电流的作用，低位起搏点以其自身固有频率暂时控制整个心脏，出现逸搏或逸搏心律，以保证心脏及机体的基本生理功能。窦房结失去功能时，常见于下腔静脉与右房后壁交界处的潜在起搏点起搏取代窦房结，引起房性心律不齐。这些低位自律性细胞又称为潜在起搏点。

B. 异位搏动：潜在低位起搏细胞与周围非起搏细胞之间形成耦合作用降低，可消除紧张性电流对潜在起搏点的抑制，使潜在起搏点按自己固有频率发放冲动。细胞间耦合降低可由纤维化引起，也可由细胞内钙增加引起。心机梗死时，浦肯野纤维与受损的心肌细胞不能形成正常的耦合，导致浦肯野纤维按照自己的固有频率发放冲动，形成室性心律。低位起搏点移向异位，即移向传导系统以外，其起搏频率加快。当潜在起搏点的冲动发放频率超过它们的固有频率，甚至干扰窦房结的正常节律时，成为异位搏动，如期前收缩、心动过速等。如自律性房性心动过速，由于局部心房肌与周围心肌组织发生严重的失偶联，形成一个或多个受保护的异常自律性兴奋灶。异位兴奋灶的自律性异常细胞自发性除极比窦房结快，产生自律性房性心动过速。当交感神经兴奋，局部儿茶酚胺释放增加或β肾上腺素受体兴奋性增高时，房室结区、希氏束-浦肯野纤维的自律性均增高，这是由于神经末梢释放的去甲肾上腺素促进I_f起搏电流，使钙内流增加所致。心室缺血区域边界上的异位搏动，潜在起搏点细胞正常极化电位与周围心肌部分极化电位可出现一异常电流，是由于缺血区Na^+-K^+泵受抑制，外向电流降低而相对增加舒张期内向电流，自律性增加。降低细胞外钾能使自律性上升，心肌急性伸张也能使自律性增强。

C. 无自律性细胞转变为自律性细胞：病理情况下，一些原来没有自律性的心肌细胞，从快反应纤维转变为慢反应纤维，具有自律性。如心肌梗死使普通工作细胞的细胞膜除极，I_k失活，I_{si}激活，导致自动除极，产生异常自律性。

(2) 触发活动：触发活动(friggered activity)不是心肌细胞膜的4期自动除极活动，而是在动作电位的复极过程中或复极完毕后的膜电位振荡，称为振荡性后电位或称后除极，它与正常的自律性以及异常的自律性机制完全不同。后除极达到阈电位也可产生兴奋，形成触发活动。后除极可发生在两个时相，当心脏动作电位的2期、3期膜电位水平从下降变为上升时称为早期后除极。当发生于完全复极后4期时，膜电位振荡称为延迟后除极。这些后除极一旦达到阈电位水平即兴奋形成触发活动，又可触发另一个后除极(图100-7)。当冲动由窦房结移向触发灶，则引起触发性心律失常，触发冲动的频率必须大于窦性心律，才能产生触发性心律失常。

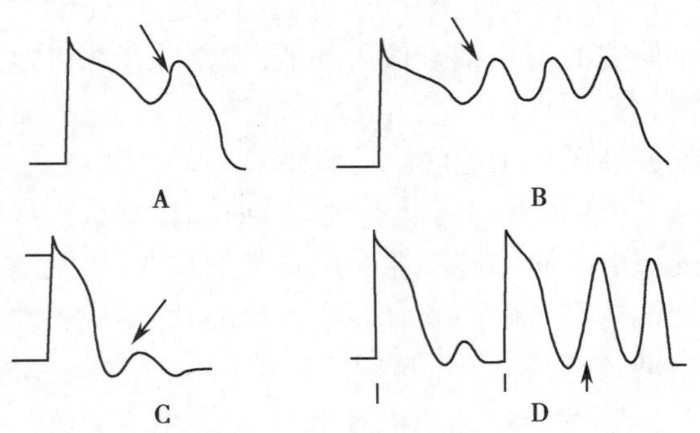

图100-7　两种后除极的表现

A、B为早期后除极，C、D为延迟后除极。A. 触发一次早期后除极，B. 触发一串早期后除极，C. 触发一次延迟后除极，但未达到阈电位，D. 第一个动作电位后触发一次延迟后除极，第二个动作电位后触发的后除极达到阈电位，产生触发一串异位激动。

1) 早期后除极和触发活动：表现为动作电位在平稳的复极过程中突然出现再除极，可发生在动作电位的2期或3期，此振荡电位达到阈电位水平，可产生一个或一连串的兴奋(触发动作电位)。其形成机制主要是：①钾离子外流减少，背景钾电导(GK_1)减弱及K^+外向电流变小，导致净外向电流减少；②钙离子内流增加，尤其的在3期发生的早期后除极，由于此相钠通道失活，主要是通过L型钙通道发生作用；③钠通道失活减弱或延迟失活导致钠内流增加。发生早期后除极多伴有动作电位复极延迟，产生于3期的触发节律频率较慢，且发生于浦肯野纤维比心室肌、心房肌更常见。

2) 延迟后除极和触发活动：延迟后除极发生在动作电位4期。即于膜电位复极完毕之后发生的振荡电位，其振幅如达到阈电位，可产生一个或一连串兴奋。其发生机制主要是肌浆内钙异常增加或肌浆网内钙高于正常水平(钙超载)，后者达到临界浓度时可相继自发地释放钙(继发性钙释放)，肌浆内异常升高的钙作用于肌膜，使膜对离子的电导(主要是Na^+)增强，于是由浓度差经膜通道产生内向电流，此外还可通过产电性Na^+-Ca^{2+}交换，产生瞬时内向电流(I_{ti})。儿茶酚胺诱发的延迟后除极是由刺激β受体增加I_{Ca-L}，导致跨膜Ca^{2+}增加所致。洋地黄中毒时，Na^+-K^+泵受抑制，细胞内Na^+显著升高，激发Na^+-Ca^{2+}交换，增加细胞内Ca^{2+}，产生延迟后除极。

2. 冲动传导异常　冲动传导异常可表现为传导速度和传导途径的异常。冲动传导延迟或阻滞可以导致缓慢型心律失常；传导途径异常可引起折返或旁路传导，导致快速性心律失常。冲动的传导方式及传导速度与心肌细胞动作电位的0期上升幅度和速度、传导冲动组织的兴奋性和组织形态等相关。

(1) 折返：在正常窦性节律时，来自窦房结的兴奋，在依次激动心房、房室交界区和心室后兴奋失活终止，进入舒张期，等待窦房结的再次冲动形成，周而复始形成窦性心律。兴奋终止的原因是心肌细胞具有不应期。在某些特定情况下，心脏一次活动完成后，仍存在兴奋的传导，并再次激动兴奋性已经恢复的心房或心室肌，成为折返激动。折返是心律失常的常见电生理现象，如阵发性室上性心动过速或室性心动过速、固定配对间期的期前收缩(期前收缩二联律或三联律)，折返性心动过速始于期前收缩(期前收缩)，冲动从某处循一途径传出，又从另一途径返回原处，并循环往复。也可始于正常的窦性心律，如持久性非阵发性交界性心动过速，是正常窦房结冲动下传至房室交界区产生逆传，经折返环传导形成。形成折返的基本条件是：①至少存在有两条或以上功能性或解剖上的传导途径，并在近端和远端形成闭合环，且折返激动波长(冲动传导速度与传递激动心脏组织的有效不应期的乘积)必须短于折返环的周径；②冲动下传通路中其中一条具有单向阻滞；③在传导环路上存在缓慢传导区，有足够长的传导时间，使得存在单向传导阻滞径路近端组织的不应期得以恢复其应激性。

根据折返的形成特点分为：解剖上的折返，功能上的折返，各向异性折返，反射等类型。

1) 解剖上的折返：折返模型在解剖上具有分离

的传导径路，特点为：单向传导阻滞，冲动能回到起点并重复循环，切断传导径路则折返现象消失。折返模型存在二条（或更多）具有不同电生理特性的传导径路，分别为A径路和B径路，冲动沿两条径路下传过程中在B径路发生单向阻滞，而经A径路正常传导的冲动经环路到达B径路的缓慢传导区（即发生单向阻滞的区域），由于传导速度减慢导致传导时间延长，比及冲动到达B径路上发生单向阻滞近端组织时，此时该组织已从不应期恢复其应激性，冲动得以传导，再沿A径路重复下传，形成一次折返激动。需要指出的是，缓慢传导区也可出现在A径路上，同样可以导致传导时间延长并足以让发生单向阻滞近端组织恢复应激性。沿折返环紧靠波动前缘存在可应激组织，从前一周期的不应期末到下一周期的除极开始，该组织能兴奋，这一间隙称为可激动间隙，多见于大折返环内，程序干扰此区可终止折返激动（图100-8）。常见的解剖上折返可发生在房室结、房室间、窦房结、心房、心室等。

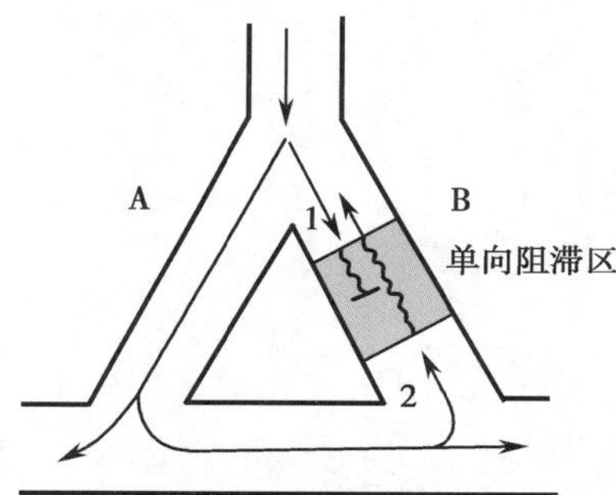

图100-8 典型解剖折返模型 A和B为传导径路，两条径路在远端沟通形成折返环，B径路存在单向传导阻滞和缓慢传导区，1为原始激动，2为在折返环上传导的折返激动

2）功能上的折返：不存在解剖径路，仅由于邻近纤维的电生理特点不同，形成功能上的折返。功能性折返环通路的长度由最小的折返环决定，环的大小变化，心动过速的频率也将改变。较短的波长可能易引起颤动，缓慢传导所引起的传导时间延长很微小，没有可激动间隙存在，决定心动过速周期的主要因素是环中组织的不应期。环外的冲动难以进入折返环，故难以对折返环周期进行重排或终止折返。

3）各向异性折返：复极时间和传导速度多变的组织结构导致折返的传导缓慢、阻滞，引起各向异性折返。在病变心肌，甚至在具有正常膜电位和均一不应期的正常心肌组织中，传导在纤维长轴水平方向可出现阻滞，与纤维长轴垂直的方向出现传导缓慢，并可能在阻滞区形成折返。这种折返已经在心房肌、心室肌中发现，可能与心肌梗死后存活的心外膜肌发生的室性心动过速有关。各向异性折返存在可激动间隙。

4）反射：反射是折返的一种特殊亚型，指冲动在一条径路上先后经两个方向传导形成的折返，属于微小心肌区域内发生的微折返。反射必须存在传导延迟区域，冲动离开和回到开始部位的总时间必须超过邻近部位的不应期。当冲动反复处在功能性的不应激通道中来回激动时，反射引起的折返，就像光线在两面镜子之间反射一样。微折返的意义在于房颤、室颤颤动波的发生及维持，即多发子波学说：当一个主波在复极不均一的心肌组织内传播时，由于传导的速度各不相同，就会在心肌内裂解为多个子波，在多处发生微折返，形成多个异位点控制心脏激动。

5）折返引起的几种心动过速：折返可以发生在心脏的各个部位，包括窦房结、心房、房室结及心室内以及由旁道参与的心房和心室间的大折返，引起心动过速。其常见的折返环路及其心电图变化（图100-9）。

A. 心房扑动：折返是心房扑动最可能的原因。心房扑动大多具有多个折返波，在心房内不规则传播，其波阵面行于心房中的径路已经心房解剖确认，具有不应期离散且冲动延迟的特点。电脉冲刺激后出现心房扑动的拖带现象也说明心房扑动的产生机制是具有可激动间隙的折返引起。

B. 心房颤动：其发生机制是存在自主兴奋灶，这些病灶90%位于肺静脉，大多在左、右上肺静脉，在心房部位也存在自主性病灶。此外在心房内还有折返激动的基质存在，广泛存在于心房的基质本质上就是解剖性和/或功能性折返通路，构成了游走于整个心房大折返环多个子波的基础。折返环行走于两个心房，从而诱发心房颤动的发作和维持。以有效不应期缩短、心房扩大和组织纤维化为特征的电重构和结构重构，促进心房颤动基质形成，也有利于大折返形成（图100-10）。

C. 窦折返性心动过速：一般认为窦折返有窦房结与窦周组织参与，提供缓慢传导的折返基础，它形成的心动过速在心房内的激动顺序与窦性心律相同。心率较慢，在130次/min左右，可由房性期前收缩诱发，能被右心房上部的单个心房刺激终

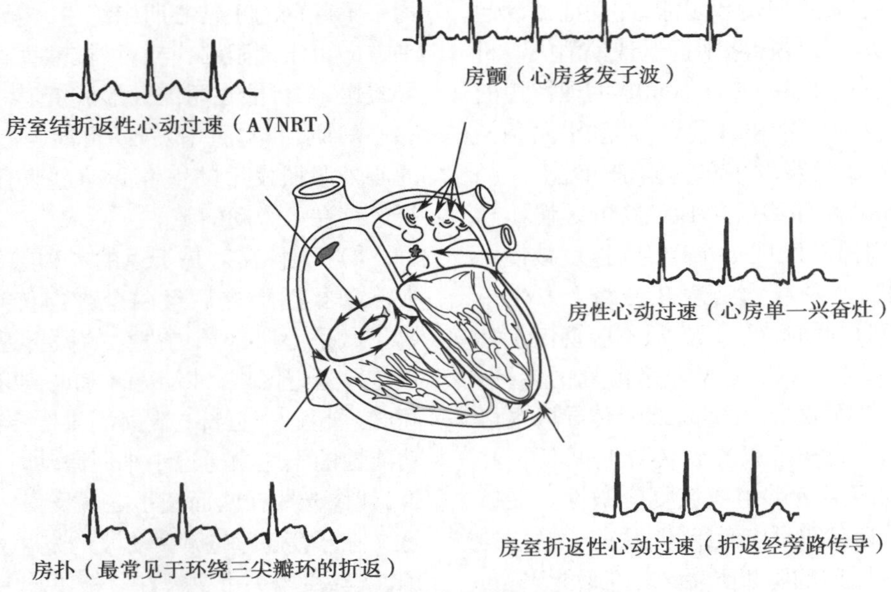

图 100-9　常见折返环路示意图和相应的心电图变化

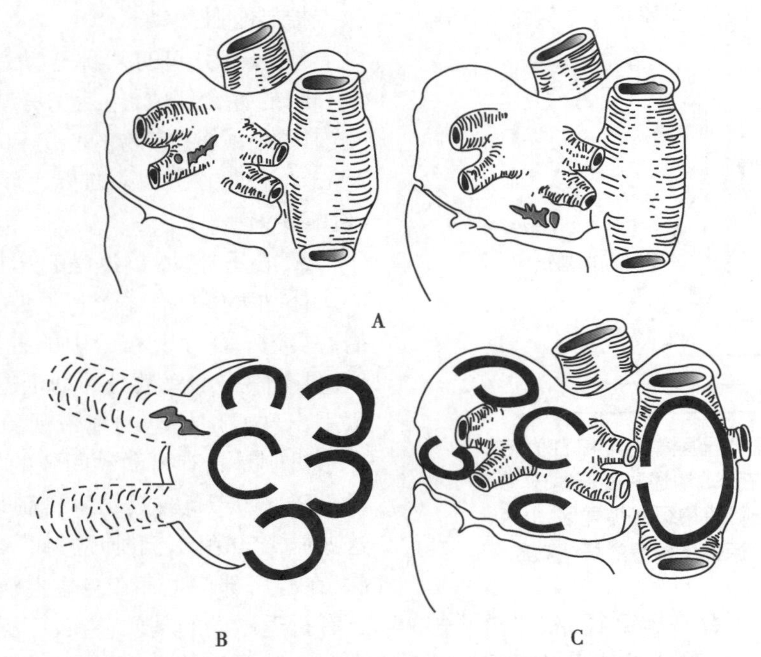

图 100-10　房颤发生机制示意图

A. 肺静脉及心房肌存在自主兴奋灶；B. 由肺静脉自主兴奋灶诱发的房颤及其多个子波；C. 游走整个心房大折返环及其多个子波。

止。窦折返的折返环可包括部分心房，但大部分心房并不参与心动过速的折返环。按压颈动脉窦可使窦折返性心动过速的频率减慢并终止。

D. 房内折返性心动过速：折返环位于心房内，房内折返引起的心动过速表现为房内激动顺序与窦性心律时不同，频率 120~240 次 /min，跨度较大，可由心房期前收缩刺激诱发，但受心房固有的不应期，传导性不均匀程度的影响。心动过速时，P-R 间期与心动过速频率相对应，大多 P-R 间期 <R-P 间期，折返形成仅需心房的一部分参与。房内折返时常伴有自律性障碍，区别房性心动过速是由心房自律性异常或折返引起相当困难，前者频率较慢，

不能重复被心房期前收缩刺激诱发或终止，刺激迷走神经亦不能终止；房内折返引起的心动过速则可通过刺激迷走神经而终止，洋地黄、维拉帕米、乙胺碘呋酮等抗心律失常药物有效。

E. 房室结折返性心动过速：房室结双径路或多径路是形成房室结折返的基本条件，2008 年 Hucker 证实典型 AVNRT（慢 - 快型）的折返环包括房室结、部分心房肌和至少两个心房 - 房室结之间的连接。也就是在房室结、冠状窦口和下腔静脉之间区域内形成折返环，一侧为快传导径路（伴单向阻滞），另一侧为缓慢传导区域，存在慢传导径路，房室结传导遇到单向阻滞早于房室结到正常快传导径路时，波阵面转向冠状静脉窦口与下腔静脉之间右心房峡部，并遇到房室结慢传导径路纤维，传导此时重返前上方的快传导径路，从而形成折返环，并下传到心室（图 100-11）。房室结折返表现为心房的期前刺激落在一条径路（通常为快径）的不应期而受阻不能下传，该径路的特点是传导速度快，不应期长，冲动沿另一径路（通常为慢径）缓慢下传，该径路的特点是冲动传导缓慢，不应期短。当冲动经缓慢径路达到心室时，快径路已脱离不应期，冲动沿快径路逆行回到心房，折返形成。少见的是快径的不应期短，慢径的不应期长，折返从快径下传而由慢径逆传，心动过速的折返方向逆转。房性期前收缩是房室结折返性心动过速最常见的诱发方式，房室结传导延迟是引起心动过速的最重要因素。适时的心房期前收缩刺激可以终止心动过速，提示折返环中有可激动间隙存在。刺激迷走神经可终止心动过速或减慢其频率。钙离子拮抗剂和 β 受体阻滞剂作用于慢径路，延长其不应期，从而终止心动过速，而Ⅰ类抗心律失常药物阻滞快径逆传，乙胺碘呋酮对快、慢径路均有作用，主要是阻滞快径路逆传（图 100-12）。

F. 心室折返性心动过速：动物实验和临床研究

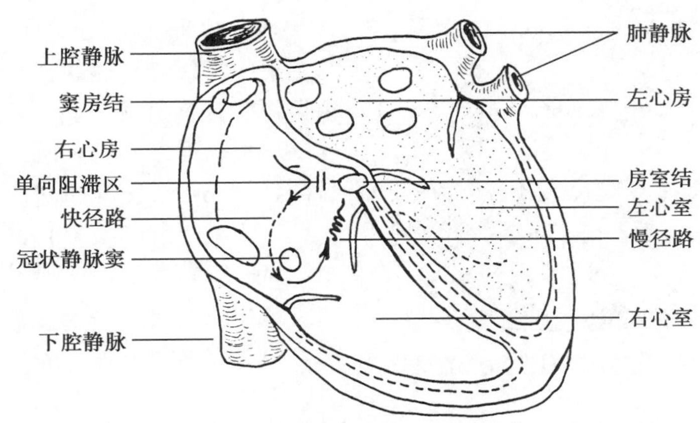

图 100-11 慢 - 快型或典型的房室结折返性心动过速，箭头显示房室结快、慢径路

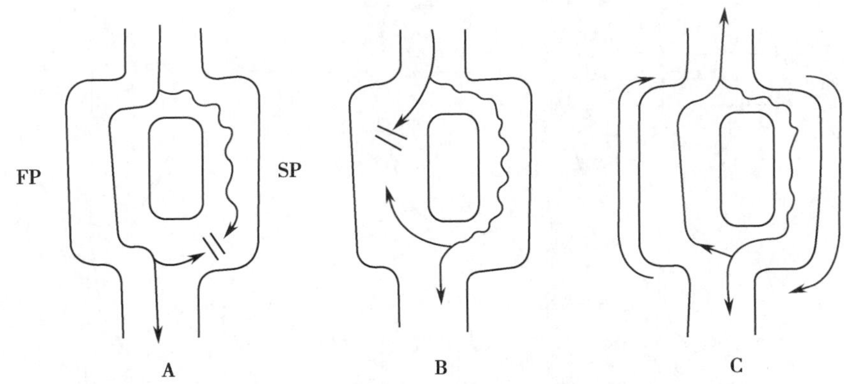

图 100-12 由期前收缩诱发的经慢 - 快径路传导形成的房室结折返激动

A. 正常来自窦房结冲动经快径路（FP）下传；B. 期前收缩的冲动在快径路由于单向阻滞（实际上 FP 尚处于不应期）遇阻不能下传，但经慢径路（SP）缓慢下传；C. 当冲动逆向再次传至上次顺传时遇阻区，此时该区已恢复应激性，使得冲动顺利逆传，沿房室结折返环形成了折返激动。

均证明心室折返是持续性室性心动过速的一个原因。临床上最常见的室性心动过速是由心室肌内的折返环引起的，缺血性心脏病的许多室性心动过速是由心室肌折返引起的（图 100-13）。其特征是存在瘢痕区域内或瘢痕邻近区的缓慢传导区，缓慢传导区有被纤维组织环绕的存活心肌纤维束。由于细胞间隙以及细胞与细胞间连接松弛，导致传导缓慢。在正常的心肌、梗死后瘢痕以及已经受累而又恢复的心肌环境内，邻近细胞有明显不同的不应期，冲动在一个方向上传导受阻，可在另一个方向上传导，一旦有诱发，则可借助折返环路形成折返激动，导致室性期前收缩或室性心动过速。

束支折返也可导致持续性室性心动过速。折返环是由希氏束 - 束支 - 浦肯野纤维和心室肌 - 浦肯野纤维 - 另侧束支 - 希氏束组成，希氏束 - 束支 - 浦肯野纤维呈现传导延迟的表现。

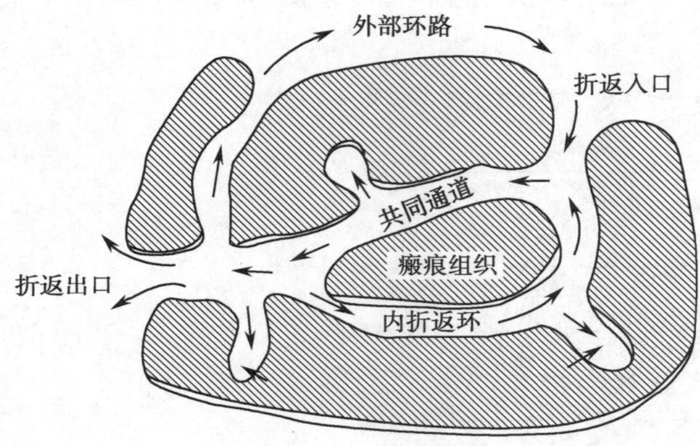

图 100-13　缺血性心脏病室性心动过速的发生机制示意图

G. 旁道折返性心动过速：附加旁道传导比正常房室结传导快得多，传导速度不具有频率依赖现象，恢复兴奋的时间却更长，即旁道不应期超过房室结的不应期。典型预激综合征（W-P-W 综合征）一次房性期前收缩足以使旁道顺传阻滞，冲动经正常房室结 - 希氏束进入心室，激动心室，然后冲动又经附加旁道逆传回到心房，这就形成折返性心动过速。折返环是心房激动顺传经过房室结、希氏束、浦肯野纤维、心室肌，通过旁道逆传回心房。折返环路中心房、心室均参与（图 100-14）；少数为心房激动顺传通过旁道，逆传经房室结回心房。其他旁道，如那些不常具有房室结类似电生理特性的旁道，结束纤维或结室纤维（Mahaim 纤维），可以为往复的心动过速构成一个环。具有结室纤维的患者的心动过速可顺传于这些纤维，而逆传于浦肯野纤维 - 希氏束和房室结的一部分形成的环路。

心房期前收缩刺激可诱发顺向性房室折返性心动过速，心室期前收缩刺激亦可诱发，主要由于心室刺激冲动单从旁道逆传至心房，然后经正常房室结下传完成环行运动。心房、心室期前收缩刺激也可诱发逆向性房室折返性心动过速。由旁道参与的房室折返性心动过速，折返环大，需心房、心室参与，经心房、心室施加期外刺激能终止心动过速。

LGL 综合征（短 P-R 间期，正常 QRS 波群）。由 James 纤维连接心房和房室结 - 希氏束远端。大多数呈现加速的房室结传导，心房内和希氏束 - 浦肯野纤维传导正常。预激综合征伴室上性心动

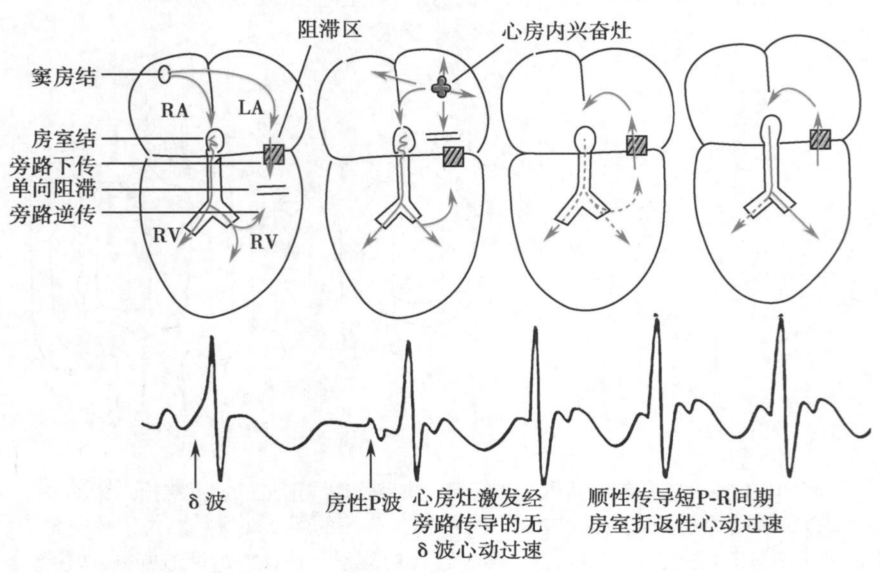

图 100-14　由房性期前收缩诱发的旁道折返性心动过速

过速均由于折返产生，可用β受体阻滞剂、钙离子拮抗剂、Ⅰ类抗心律失常药物治疗，药物治疗无效可采用射频消融术。

（2）传导障碍：由于生理或病理的原因引起的冲动传播过程中出现传导缓慢或传导中断，与许多心律失常的产生密切相关。常见的是传导延迟或传导阻滞。

1）3期阻滞：又称快频率依赖性传导阻滞。指发生在心肌细胞动作电位3期时的传导阻滞。从发生机制方面可分以下两种：

A. 正常情况下，动作电位3期时心肌细胞尚处于绝对不应期或相对不应期，当后一个激动与前一个激动间距较短，即频率较快时，后一激动到达正处于前一激动的动作电位的3期，则呈现传导中断或延缓，实质上这种3期传导阻滞是生理性的干扰现象，一旦频率减慢，激动落于不应期外，传导便恢复正常。

B. 病理情况下，心肌细胞动作电位的不应期异常延长，频率略增快，冲动就落在延长的不应期内，出现传导障碍。

与3期阻滞相关的心律失常很多，主要表现为：室上性期前收缩、阵发性室上性心动过速伴室内差异性传导，房性期前收缩中P-R间期延长，室上性期前收缩未下传，心室夺获及反复心动过速时出现室内差异性传导或P-R间期延长，窦房、房室、心房内、心室内干扰和脱节，隐匿性传导影响其后的冲动传导，房室传导中的裂隙现象，快频率依赖性束支传导阻滞，快频率依赖性房室传导阻滞，传出阻滞，并行心律的保护性传入阻滞，房颤中Ashman现象，房扑2∶1或1∶1下传时的室内差异性传导，房室结双径路，预激综合征及由于不应期延长导致的折返引起的阵发性心动过速。由此可见。3期传导阻滞在心律失常中发挥重要作用。

2）4期阻滞：指在4期自动除极化时，由于膜电位的减小而产生的传导障碍。4期阻滞很罕见，绝大多数是病理性的。

4期自动除极中，膜电位负值逐渐下降，在此时到达的激动，由于与阈电位的距离缩小，跨膜压差变小，所以引起的动作电位0期上升速率减小，传导缓慢，当膜电位负值减小到–75mV以下时，就会出现这种冲动障碍。达到阈电位前，由于跨膜电压差太小，兴奋的动作电位的振幅和速度太小，不能形成可扩布的兴奋，从而出现传导阻滞。如果心动周期短(心率快)，冲动在4期除极前或早期到达，产生的动作电位正常，传导亦正常。所以4期阻滞又称为慢频率依赖性传导阻滞。发生在4期阻滞的舒张期自动除极化的心肌细胞常伴有膜反应性下降，兴奋性降低。

与4期阻滞相关的心律失常主要表现为：慢频率依赖性束支传导阻滞，阵发性传导阻滞，并行节律点的传入和传出阻滞，异位起搏点的传出阻滞，4期阻滞的折返运动。

3）不均匀性传导：根据心脏组织的解剖、病理、生理特性，激动传播时，激动波前进不同步，前进的速度不匀齐，减弱了传播的效力，称为不均匀性传导。各向异性传导便是其中的情形之一，如其中的非一致性各向异性传导，由于其纵向细胞间有紧密连接而横向无相邻侧-侧连接，动作电位的横向传布受到影响，相邻肌束的激动显得极不规则。又如房室结组织结构纵横交织，容易形成不均匀性传导；心肌缺血、梗死时，心肌纤维缺血坏死程度不一，激动传播易形成不均匀性传导。不均匀性传导还有助于形成纵向分离的双通道或多通道。

4）衰减性传导：冲动传播时，舒张期膜电位未完全复极的组织区域，细胞0期除极的速度和振幅均降低，激动传播减弱，由此该细胞前方的反应将更加减弱，此组织区域呈现衰减性传导。如果传播又进入到膜电位正常的区域，该现象可望得到纠正。

5）单向阻滞：正常情况下，心肌组织从顺向和逆向都能传播兴奋激动，如果激动只能沿一个方向传播，相反方向激动就不能通过，称为单向阻滞。单向阻滞的发生机制是：当一束纤维分成数束时，激动由主干分散传入数束纤维中，在数束纤维中，兴奋性恢复上存在差别的区域，及有效不应期时限上存在差别的纤维彼此相邻，一适时期前收缩冲动的传导便阻滞在最长不应期的区域，这部分即构成了阻滞的位置，而冲动在短不应期部分继续传导。长与短的不应期区域须相当接近才能形成单项阻滞。肌纤维兴奋性受抑制和跨膜电位抑制是持久性单向阻滞的重要机制。另外，如果心肌纤维两端的病变程度及电生理特性不一致，冲动从病变较轻一端的纤维进入，呈递减性传导，加之冲动传导的阻抗越来越大，兴奋所需的阈值电位越来越高，冲动不能从病变较轻端传播至病变较重一端，也会出现传导阻滞。

3. 冲动形成异常与冲动传导异常并存　冲动形成异常和冲动传导异常并存最常见的是并行心律。

经典的并行心律定义是异位起搏点自律性增加，形成异位心律，以固定频率起搏，它们的间期不随主节律而改变，与心脏主节律同时控制心肌细胞的电活动。可见并行心律存在冲动形成异常，异常自律性增高。它可以发生在窦房结、房室结、心房、心室和房室交界区。同时并行心律伴有冲动传导异常，表现为心脏主节律连续或间断的完全传入阻滞，隔离和保护并行收缩中心与周围的电活动，以不受主要心脏节律放电的干扰；近期研究表明心脏的主节律可调整并行节律的放电频率，同时可伴有异位节律的传出阻滞，使异位起搏点冲动不能在周围形成有效冲动。并行心律心电图特点：①异位节律（并行心律）和心脏主节律（通常为窦律）间的配对间期不等；②异位节律形成的波群间，最小的时间间隔是较长时间间隔的约数；③经常产生融合波；④异位冲动能在心脏可兴奋时存在，如心电图上未能显示则推测由于并行异位起搏点周围伴有传出阻滞。

第二节　心律失常的分类

一、心律失常常用分类方法

目前心律失常的分类方法尚未完全统一，可按发生机制、起源部位、心率的快慢、引起循环障碍的严重程度和预后等进行分类。

（一）根据发生机制对心律失常进行的分类

1. 折返机制引起的心律失常　包括房室结内折返性心动过速、经旁道折返性心动过速、心房扑动、心房颤动、持续性单形性室性心动过速、束支折返性室性心动过速、房内折返性心动过速等。

2. 异常自律性引起的心律失常　包括多源性房性和室性心动过速等。

3. 触发活动引的心律失常　各种快速性心律失常、加速性和心室自主节律以及某些类型的室性心动过速。

4. 传导异常引起的心律失常

(1) 传导阻滞：包括窦房传导阻滞、房室传导阻滞、束支传导阻滞、房内或室内传导阻滞等。其中窦房和房室传导阻滞又可分为一度、二度、三度；束支传导阻滞可分为左、右束支传导阻滞，根据其QRS 波宽度，又可进一步分为完全性和不完全性。

(2) 旁路传导：如 W-P-W 综合征，其中包含 L-G-L 综合征等。

(3) 窦室传导：P 波消失，窦性激动直接传入房室结后再传入心室，引起 QRS 波群。

（二）根据起源部位对心律失常进行的分类

1. 窦性心律失常　①窦性心动过速；②窦性心动过缓；③窦性心律不齐；④窦房传导阻滞；⑤窦性停搏；⑥病态窦房结综合征。

2. 房性心律失常　①房性期前收缩；②房性心动过速；③心房扑动；④心房颤动；⑤房内传导阻滞；⑥房性逸搏和逸搏心律。

3. 结性心律失常　①结性期前收缩；②结性（房室交界性）心动过速（包括阵发性和非阵发性）；③结性逸搏和逸搏心律；④房室传导阻滞。

4. 室性心律失常　①室性期前收缩；②室性心动过速（包括持续性和非持续性）；③室性逸搏和逸搏心律；④室内传导阻滞（包括希氏束、左右束支和左前后分束支）；⑤心室扑动；⑥心室颤动；⑦心脏电静止。

5. 其他　①干扰及房室分离；②预激综合征。

（三）根据心律失常的速率、发病机制及电生理学特性分类（表 100-2~ 表 100-4）。

（四）根据引起循环障碍的严重程度和预后对心律失常进行的进行分类

1. 良性心律失常　主要指无器质性心脏病的室性期前收缩或非持续性室性心动过速（室性心动过速持续时间 <30 秒）。

2. 有预后意义的心律失常　主要指已有器质性心脏病患者的室性期前收缩或非持续性室性心动过速。

3. 恶性心律失常　有明确心脏病基础（如冠心病、心肌病、心力衰竭等）的患者，发生有严重血流动力学后果的持续性室性心动过速或心室颤动。

二、室上性快速心律失常的分类

室上性快速心律失常（简称室上速），是指起源于希氏束或希氏束以上，静息心率超过 100 次 /min 的心律称为室上速。室上速在围手术期更为常见，长时间持久的快速型心律失常可造成血流动力学改变，乃至引起心源性猝死。由于室上速形成机制复杂，导致其发生的类型较多，心电图表现也呈多

8

表 100-2 心律失常的速率分类

(一) 快速心律失常

1. 期前收缩
  (1) 房性
  (2) 房室交接性
  (3) 室性
2. 心动过速
  (1) 窦性
  (2) 室上性：①阵发性室上性心动过速；②非阵发性房性心动过速；③非阵发性交接性心动过速
  (3) 室性：①室性心动过速(阵发性、持续性)；②尖端扭转型；③加速性心室自主心律
3. 扑动和颤动 ①心房扑动；②心房颤动；③心室扑动；④心室颤动
4. 可引起快速性心律失常的预激综合征

(二) 缓慢性心律失常

1. 窦性缓慢性心律失常 ①窦性心动过缓；②窦性停搏；③窦房阻滞；④病态窦房结综合征
2. 房室交界性心律
3. 心室自主心律
4. 可引起缓慢性心律失常的传导阻滞
5. 房室传导阻滞 一度；二度(Ⅰ型、Ⅱ型)；三度
6. 心室内传导阻滞 ①完全性右束支传导阻滞；②完全性左束支传导阻滞；③不完全性左或右束支传导阻滞；④左前分支阻滞；⑤左后分支阻滞；⑥双侧束支阻滞；⑦右束支传导阻滞合并分支传导阻滞；⑧三分支传导阻滞；⑨四分支传导阻滞

表 100-3 心律失常的临床分类

(一) 激动发源不正常所引起的心律失常

1. 激动自窦房结发出：①窦性心动过速；②窦性心动过缓；③窦性心律不齐
2. 激动自异位节律点发出
  (1) 被动性异位心律：①房性心律；②交界性逸搏及交界性逸搏心律；③室性逸搏及室性逸搏心律
  (2) 自动性异位心律：①期前收缩(房性、交界性、室性、窦房结性)；②阵发性心动过速(室上性、室性)；③非阵发性心动过速(室上性、室性)；④心房扑动(慢性、阵发性)；⑤心房颤动(慢性，阵发性)；⑥心室扑动，颤动

(二) 激动传导不正常所引起的心律失常

1. 干扰及干扰性房室脱节
2. 心脏传导阻滞
  (1) 窦房传导阻滞
  (2) 房内传导阻滞
  (3) 房室传导阻滞：①房室传导延迟(即一度 AVB)；②不完全房室传导阻滞(即二度 AVB)；③完全性房室传导阻滞(即三度 AVB)
  (4) 心室内传导阻滞(束支传导阻滞)；阵发性、永久性或间歇性
  1) 左束支传导阻滞(LBBB)：①完全性 LBBB；②不完全性 LBBB；③左前分支阻滞(LAH)；④左后分支阻滞(LPH)；⑤左中隔支阻滞(LSB)
  2) 右束支传导阻滞(RBBB)：①完全性 RBBB；②不完全性 RBBB
  3) 双侧束支传导阻滞、三分支传导阻滞及四分支传导阻滞
3. 房室间附加途径的传导 各种类型的预激综合征；近年来又发现隐匿性房室间逆行传导束
4. 折返心律
  (1) 阵发性心动过速：①窦房结折返；②房内折返；③房室结折返；④房室束折返；⑤束支内折返(大型循环折返激动)；⑥心室肌层折返(微型循环折返激动)
  (2) 反复心律及反复性心动过速

(三) 自律性异常与传导异常并存

1. 并行心律
  (1) 并行性自搏性心律(房性、交界性、室性)
  (2) 并行性心动过速(房性、交界性、室性)
  (3) 双重性心动过速(心房、交界区、心室内各有一个并行的心动过速，形成两个或两个以上的并行节点)
  (4) 成双心动过速(多见于交界区内有两个并行节点)
2. 异位节律伴传出阻滞
3. 扑动或颤动(房性、室性)

(四) 人工起搏器引起的心律失常

表 100-4　心律失常的电生理学分类

（一）激动形成异常
　1. 慢纤维自律性变化（其 4 期自发性除极坡度呈现变化）
　　（1）增强的自律性（4 期除极坡度上升）
　　（2）降低的自律性（4 期除极坡度下降）
　2. 快纤维自律性变化
　　（1）浦肯野起搏细胞呈现快纤维的 4 期自发除极
　　（2）浦肯野纤维在药物或病理影响下，由快动作电位转变为慢动作电位
　3. 触发的自律性
　　（1）早期后除极现象
　　（2）迟发的后除极现象：①无效的阈下电位；②后电位继续上升达阈电位—4 期振荡电位
（二）激动传导异常
　1. 折返激动
　　（1）反复心律
　　（2）反复性心动过速
　　（3）晚电位在 QRS 后的碎裂微型电活动
　　（4）复发性连续的室性心动过速晚电位构成微型的循环折返激动
　2. 传导障碍　可发生于传导系统多层水平
　　（1）传导延迟和传导阻滞（3 期阻滞及 4 期阻滞）
　　（2）递减性传导
　　（3）不均匀性传导
　　（4）差异性传导
　3. 超常传导
　4. 空隙现象
　5. 干扰与脱节
　6. 隐匿性传导
（三）激动的形成异常和激动传导异常并存
　1. 并行心律
　2. 异位心律伴外出阻滞（4 期阻滞）
　3. 颤动及扑动

样性和复杂性，增加了监测过程中识别和诊断难度，其分类如下（依据 2016 年欧洲心脏节律协会、欧洲心脏节律学会、亚太心脏节律学会、拉丁美洲皇家心脏电生理学会关于室上性心律失常管理专家共识）：

（一）心房区心动过速

1. 窦性心动过速起源于窦房结，心率超过 100 次 /min。

（1）生理性窦速：是对机体活动、精神情绪波动等情况的自主神经正常反应，也可能是对病理性原因，如发热、心力衰竭、甲状腺功能亢进症、外来物质（包括药物）的反应，去除诱因后心率可恢复。

（2）不良性窦速：是用机体生理需求不能解释，静息心率 >100 次 /min，Holter 的平均心率≥ 90 次 /min 的窦速。

（3）窦房结折返性心动过速

2. 房性心动过速　起源于心房的不同部位，心房率为 100~250 次 /min。

（1）局灶性房速　自律性增强、触发、大折返等机制均能引起单形性房速，右房房速多于左房。窦房结折返性心动过速是其一种特殊类型。发生时心率相对缓慢（100~150 次 /min）。单形性房速起源点的确切定位要依靠成功消融时心内标测结果，但根据体表心电图的特点也能为单形性房速的起源部位初步定位。

（2）多源性房速　多形性房速的心律快而不规整，心电图至少有三种不同形态的 P 波，应用单导联心电图有时很难与房颤鉴别。两者不同之处是多形性房速 P 波之间有明显的等电位线。同时 PP、PR 和 RR 间期变化不定。

3. 大折返性心动过速

心房扑动为大折返性房性心律失常，房率快

(250~350 次 /min)而整齐,扑动波形态一致。

(1)峡部依赖性房扑:当房扑的大折返环路涉及下腔与三尖瓣峡部时称为峡部依赖性房扑。又根据大折返围绕三尖瓣的传导方向分成逆钟向和顺钟向两种房扑。逆钟向房扑又称典型房扑,其大折返环的传导沿游离壁向下传,沿房间隔向上传,临床更为多见,其锯齿状房扑波在下壁导联倒置,在 V_1 导联直立。而顺钟向房扑的大折返沿房间隔下传、沿右房游离壁上传,其发生率相对低,而房扑锯齿状波的极向与前相反,下壁导联直立,V_1 导联倒置且房扑波的时限宽。

(2)非峡部依赖性房扑:非峡部依赖性房扑又称不典型房扑,其折返环不依赖三尖瓣峡部,而围绕二尖瓣环(环二尖瓣房扑)、心房瘢痕、左房顶部等部位。其发生机制为多个心房折返,折返为大折返或小折返(折返环直径≤2cm)。房扑多发生在右房,但多数起源于左房。

(二)房室交界区心动过速

1. 房室结折返性心动过速　房室结折返性心动过速(AVNRT)是房室结快慢两种径路之间发生折返引起的室上速,>60% 的患者为女性,心室率多为 180~200 次 /min(心率范围 110~250 次 /min)。

(1)典型的 AVNRT　又称慢快型 AVNRT,发病率约占所有 AVNRT 的 90%,其折返的前传经慢径,逆传经快径,快径常位于 Koch 三角的顶部。

(2)不典型 AVNRT　发生率低(10%),包括快慢型及慢慢型两种 AVNRT。

2. 非折返性房室交界区心动过速　交界区心动过速是一种快速、偶尔心律不规整的窄 QRS 波心动过速,发生时心率多为 120~220 次 /min。心电图常存在干扰性房室分离。成人相对少见,预后相对良性。

(1)非阵发性交界区心动过速　此型相对常见,又称加速性房室交界区心律,成人发生率远高于阵发性交界区心动过速,其发生机制为自律性升高或触发,发生时心率较慢(70~130 次 /min),常因洋地黄中毒、心肌梗死等病因引起。阵发性交界区心动过速发生时的心率较快并有突发突止的特点。

(2)局灶性交界区心动过速:局灶性交界区心动过速或交界区异位兴奋灶心动过速是较为少见的心律失常类型,发生机制是房室结或希氏束近端异常自动除极自律性增高所致,维拉帕米敏感性房性心动过速较罕见,是由紧靠房室结而并非房室结传导系统的心房组织折返引起,儿童的局灶性交界区心动过速往往是先天性心律失常,多见于婴儿心脏直视手术术后的早期阶段。

(3)其他非折返性变异型:房室结平行的多径路传导引起的非折返性房室结心动过速是一种很少见的机制,表现为重复的隐匿性逆行传导或"链接"现象,会发生心室激动暂停并在暂停后仍有一致的房室顺序的关系。慢径的导管消融对该类型心律失常有效。

(三)房室折返性心动过速

房室折返性心动过速(AVRT)在临床上以预激旁道参与者常见,预激显性旁道的发生率为 1‰~3‰,多数旁道可双向传导,仅少数旁道存在逆向或前向的单向传导,AVRT 又分成顺向和逆向两种类型的室上速。

1. 顺向型 AVRT　其折返环路的前传经正常房室传导系统,逆传经旁道,其占 AVRT 的 90%~95%。

2. 逆向型 AVRT　又称预激性 AVRT,约占 AVRT 总数的 5%,其折返环路的前传从心房经旁道激动心室,心室再经正常房室传导系统逆向传导到心房,故心室波为预激性 QRS 波。少数情况下,逆传可经另一条旁道。

(四)心房颤动

1. 阵发性房颤　指房颤发作 7 天内可自行或在干预下转复。

2. 持续性房颤　指房颤持续 7 天以上。

3. 长程持续性房颤　指房颤持续时间超过 12 个月。

4. 永久性房颤　指患者和医师共同决定放弃转复或维持窦性心律的进一步治疗。

三、室性快速心律失常的分类

严重的心律失常可引起休克、心力衰竭,甚至引起心源性猝死,心源性猝死 75%~80% 为快速性心律失常,且主要为致命性室性心律失常(如室性心动过速、心室扑动、心室颤动)所致。可见,室性心律失常较其他类型的心律失常,对机体的干扰更显著,加之大多伴有器质性心脏病变,更能提示疾病的严重程度,对生命的威胁也最大。

对室性心律失常进行分类,不仅有助于对病情进行判断和危险分层,而且对治疗尤其是对决定进一步的治疗策略具有重要的指导意义。室性心律失常的分类如下(依据 2016 年室性心律失常中国专家共识):

（一）室性心律失常的临床分类

1. 血流动力学稳定型

(1)无症状：没有室性心律失常导致的任何临床症状。

(2)轻微临床症状：心悸或心脏停搏感。

2. 血流动力学不稳定型

(1)晕厥前症状：头晕、眩晕或要晕倒的感觉。

(2)晕厥：突然知觉丧失，但可自行恢复。

(3)心脏性猝死：无法预测的循环衰竭导致突然死亡，通常原因为心律失常，从症状发生到死亡时间在1小时之内。

(4)突然心搏骤停：无法预测的循环衰竭导致突然死亡，通常原因为心律失常，从症状发生到死亡时间在1小时之内，治疗干预(如除颤)可逆转预后。

（二）室性心律失常的心电图分类

1. 非持续性室性心动过速 是指连续3个波动或3搏动以上、持续时间<30秒、心动过速频率100>次/min的室性心律失常。单形性非持续性室性心动过速，其QRS波为同一种形态；多形性非持续性室性心动过速，其QRS波为不同形态，RR间期600~180ms。

2. 持续性室性心动过速 是指持续时间>30秒的室性心动过速和/或心动过速时因血流动力学不稳定需在30秒内终止的室性心动过速。单形性持续性室性心动过速，其QRS波为稳定的同一种形态，多形性持续性室性心动过速，其QRS波为不同形态，RR间期600~180ms。

3. 无休止性室性心动过速 持续性室性心动过速，无休止性发作达数小时，各种干预治疗均不能终止。

4. 束支折返性心动过速 折返涉及希氏束-浦肯野纤维系统，通常心动过速显示左束支阻滞(LBBB)形态，常发生在新疾病患者。

5. 双向性室性心动过速 室性心动过速QRS波形态交替变化，常见于洋地黄中毒。

6. 尖端扭转型室性心动过速 常与QT或QTc间期延长有关，心动过速时心电图显示QRS波峰围绕等电位线扭转。

7. 心室扑动 室性心律失常节律规则，频率为300次/min，QRS波呈单形性。

8. 心室颤动 心室率快，超过300次/min，室性心律不规则，其联律间期、QRS波形态和振幅明显变异。

9. 室性心动过速/心室颤动风暴 24小时内室性心动过速/心室颤动反复发作3次或3次以上，需要治疗干预以终止发作。

第三节 正常心电图各波、段的形成及其正常值

正常心电图的形态及形成机制的描述详见第39章第1节，本节只对其作简要介绍。

一、P波

P波代表左右两心房除极时的电位变化，P波的形态在大部分导联上一般呈钝圆形，有时可能有轻度切迹，由于心房除极的综合向量是指向左、前、下的，所以P波方向在Ⅰ、Ⅱ、aVF、V_3~V_6导联中均向上，在aVR导联向下，其余导联呈双向、倒置或低平。如V_1、V_2导联上P波可以双向、Ⅲ、aVL导联上P波可以倒置。P波最清楚的导联通常是Ⅱ、V_1导联。P波低小一般无临床意义。正常P波宽0.04~0.11秒。P波振幅在肢导联不超过0.25mV，胸导联不超过0.2mV。由于心房复极波振幅很低且埋藏QRS波群中，故普通心电图通常记录不到心房复极过程。

二、P-R间期主P-R段

P-R间期代表自心房开始除极至心室开始除极的时间，为房室传导的时间，即自P波的起点至R波(或Q波)起点的时程，心率在正常范围时，成年人的P-R间期为0.12~0.20秒。在幼儿及心动过速的情况下，P-R间期相应缩短，在老年人及心动过缓的情况下，P-R间期可略延长，但不超过0.22秒。

三、QRS综合波

QRS波位于P波和PR间期之后，是左右心室除极的结果，由Q、R、S 3个波连接而成，其除极向量的次序及所对应的QRS波如图100-15所示。如果3个波的振幅大致相等，为QRS型，如果其中1个或2个波形较小，则为qRS、qRs型等。Q波是波峰向下的波形，部分导联可以无Q波。正常的

8

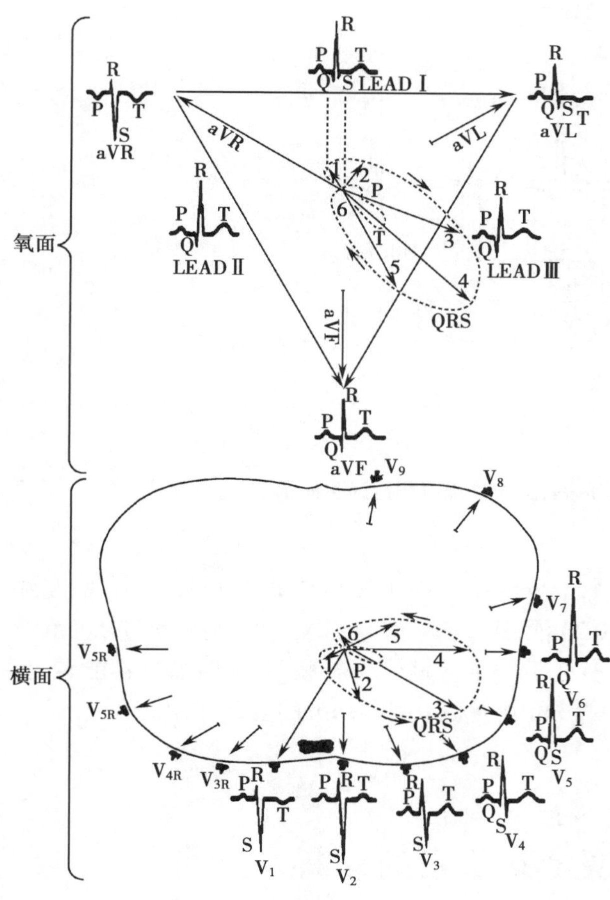

图 100-15 额面和横面上 QRS 综合波的形式示意图

Q 波振幅应小于同导联中 R 波的 1/4，持续时间小于 0.04 秒(唯有Ⅲ、aVR、aVL 导联可略超过)，V_1 导联中不应有 Q 波，即所有 3 个波形都向下，为 QS 型。正常人出现 Q 波的导联有Ⅰ、aVL、V_4、V_5 和 V_6，如果 V_6 上的 Q 波消失，提示室间隔除极异常。R 波是波峰向上的波形，持续时间小于 0.01ms。S 波是波峰向下的波形，深度一般不超过 0.6mV，在标准肢导联有时可见不到 S 波。正常人 V_1、V_2 导联多呈 rS 型，V_1 的 R 波一般不超过 1.0mV。V_5、V_6 导联可呈 qR、qRs、Rs 或 R 型，R 波不超过 2.5mV。在 V_3、V_4 导联，R 波和 S 波的振幅大体相似，R 波在胸导联自 V_1~V_6 逐渐增高，S 波逐渐变小，V_1 的 R/S 小于 1，V_5 的 R/S 大于 1，aVR 导联的 QRS 主波向下，可呈 QS、rS、rSr 或 Qr 型，其 R 波一般不超过 0.5mV。aVL 与 aVF 的 QRS 波群可呈 qR、Rs 或 R 型，也可呈 rS 型。aVL 的 R 波小于 1.2mV，aVF 的 R 波小于 2.0mV。标准肢导联的 QRS 波群在没有电轴偏移的情况下，其主波均向上，Ⅰ导联的 R 波小于 1.5mV。

QRS 时间为自心室开始激动至心室完全激动所经过的时间，正常成年人一般为 0.06~0.10 秒，最宽不超过 0.11s。5 岁以下的小儿为 0.04~0.08 秒。5~14 岁为 0.05 ~0.09 秒。在胸导联上从 QRS 综合波的起点到 R 波顶点经过的时间一般认为反映激动自心内膜至心外膜下激动的时间，称为室壁激动时间(ventricular activation time，VAT)。右心室室壁激动时间($VAT_{V1、V2}$)正常为 0.01~0.03 秒，左心室室壁激动时间($VAT_{V5、V6}$)正常为 0.02~0.05 秒。

各肢导联的每个 QRS 正向与负向波振幅相加其绝对值不应低于 0.5mV，胸导联的每个 QRS 波振幅相加的绝对值不应低于 0.8mV，否则即为低电压。心室肥大时波幅增高。

四、S-T 结合点(J 点)

QRS 波群的终末与 ST 段起始的交接点为 J 点(亦称连接点)。大多在等电位线上见图 96-10，通常随 ST 段的偏移而发生移位。

五、S-T 段

S-T 段是自 QRS 波群的终点至 T 波起点间的线段，表示心室除极刚结束尚处于缓慢复极的一段短暂时间。正常的 ST 段多为一等电位线，但也可受心房复极波的影响而向上或向下稍有偏移。但在任一导联，ST 段下移不应超过 0.05mV；ST 段上升在 V_1、V_2 导联不超过 0.3mV，V_3 导联不超过 0.5mV，V_4~V_6 及肢导联均不超过 0.1mV。

六、T 波

T 波是代表快速心室复极时的电位变化，在正常情况下，T 波的方向与 QRS 波的主波方向一致，在Ⅰ、Ⅱ、V_4~V_5 导联向上，aVR 导联向下，Ⅲ、aVL、aVF、V_1~V_3 导联可以向上、双向或向下，但若 V_1 的 T 波向上，则 V_2~V_6 导联就不应向下。

正常在 QRS 波群主波方向向上的导联中，T 波的高度应大于 R 波的 1/10(胸导联中应 >R 波的 1/8)，否则为 T 波的低电压。T 波在胸导联中高达 R 波的 2/3，一般无临床意义，T 波高度在胸导联有时可高达 1.2~1.5mV 亦属正常。

七、Q-T 间期

Q-T 间期为自 Q 波起点至 T 波终点的时间，代表心室肌除极和复极全过程所需的时间。Q-T 的长短与心率的快慢密切相关，心率越快，Q-T 越短，反之则越长。心率在 60~100 次 /min 时，Q-T

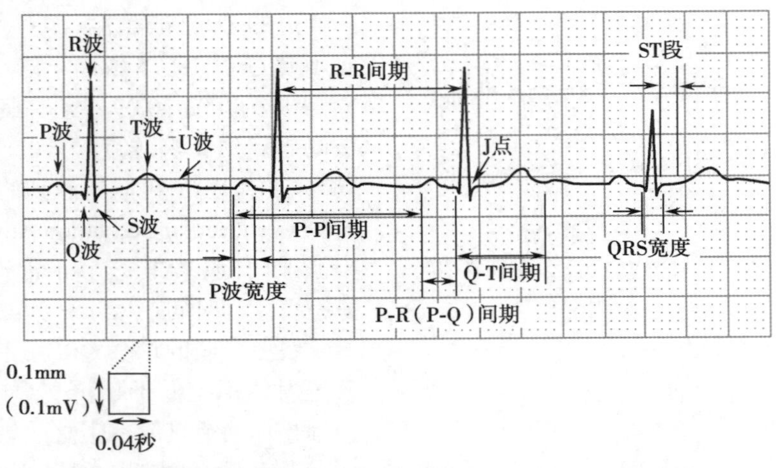

图 100-16　所示为正常心电图各波群形态，其中 J 点以斜行箭头指示

间期为 0.32~0.44 秒。当心率超出此范围常用校正的 Q-T 间期，即 Q-Tc = Q-T/$\sqrt{R\text{-}R}$。

八、U 波

U 波为心动周期中最后的一个小波，其意义尚不十分清楚。在 T 波后约 0.02~0.04 秒出现，宽约 0.20 秒，其方向一般与 T 波一致，高不超过 0.05mV，多见于Ⅰ、Ⅱ导联及胸导联中，有时低平不能看出，U 波可能为心室间隔部分的复极作用。

第四节　围手术期常见心律失常的诊断

关于各种心律失常的心电图表现及诊断的详细描述见第三十九章第四节，本节结合心电图的异常改变，就围手术期心律失常的诊断有关问题进行简要讨论。

一、窦性心律失常

1. 窦性心动过缓　起搏点位于窦房结，表现为心率缓慢，多见于急性下壁心肌梗死、低氧、迷走神经刺激和高位交感神经阻滞。也可见于颈动脉窦过敏、颅内高压、低温、脑垂体功能低下、阻塞性黄疸、呕吐等。药物效应包括使用 β 受体阻滞剂、钙通道阻滞剂、胺碘酮等。窦性心动过缓占术中心律失常的 11%。其心电图表现为：

（1）窦性 P 波。

（2）成人 P 波频率小于 60 次 /min，长期服用 β 受体阻滞剂者心率小于 50 次 /min。

（3）节律规则，P-R 间期不小于 0.12 秒。

（4）有时可见逸搏或逸搏心律。

2. 窦性心动过速　起搏点位于窦房结，表现为心率快速。生理状态下见兴奋、焦虑、吸烟、饮茶等。病理因素包括发热、心力衰竭、心肌炎、心包炎、甲状腺功能亢进、肺梗死、嗜铬细胞瘤等。术中多见于疼痛刺激、麻醉深度不够、血容量减少、低氧血症和药物不良反应等。心电图表现为：

（1）窦性 P 波。

（2）心率大于 100 次 /min，多数在 160 次 /min 以内，但高热发作时可高达 170 次 /min。

（3）节律规则，P-R 间期不绝对匀齐。

（4）心率加快或减慢都是逐渐改变的。

3. 窦性心律不齐　起搏点在窦房结，表现为节律快慢交替性改变。多见于健康人，亦可见于心脏病患者。小儿的发生率高于成人。根据形成机制不同分为呼吸性窦性心律不齐、非呼吸性窦性心律不齐和室相性窦性心律不齐。临床上以呼吸性窦性心律不齐最多见，表现为心率随呼吸而改变。非呼吸性窦性心律不齐较少见，主要见于洋地黄中毒。室相性窦性心律不齐可见于高度或完全性房室传导阻滞及有完全代偿间歇的室性期前收缩患者。心电图表现为：

（1）窦性 P 波，心率 60~100 次 /min。

（2）P-R 间期固定且在正常范围内。

（3）节律不规则，P-R 间距互差达 0.16 秒。

8

（4）QRS 波群形态正常，P/QRS 比值：1∶1。

二、室上性心律失常

1. 房性期前收缩　起搏点在左心房或右心房，P 波形态与正常窦性 P 波不同，可见 P 波倒置。PR 间期可能较正常值延长或缩短，取决于异位起搏点的位置和房室结传导通路的不应期，最显著的特点是无代偿间歇。在正常人，房性期前收缩比室性期前收缩少见，其严重性取决于基础疾病。如果基础疾病较重，或伴有心房扩大、增厚、房内压增高，可使房性期前收缩进展为房速、房扑或房颤，对血流动力学产生严重影响，并影响左心室收缩和舒张功能，诱发心力衰竭和肺动脉高压。当房性期前收缩发生于急性心肌梗死、严重风湿性心瓣膜病时则应高度警惕。心电图表现为：

（1）P 波形态异常，并提前出现，有时呈逆行 P 波，甚至消失在 QRS 或 T 波中。

（2）节律不规则。

（3）P-P′ 小于正常的 P-R 间期。

（4）QRS 波群一般正常。

2. 阵发性室上性心动过速　阵发性室上性心动过速（paroxysmal supraventricular tachycardia，PSVT）是指突然发生又突然终止，心室率规则，频率 140~250 次 /min 的心动过速，其发生及传导途径都位于或涉及心室水平以上。折返是形成 PSVT 的重要机制(图 100-17)，按其折返途径分为：窦房结折返性心动过速、阵发性房性心动过速、房室结折返性心动过速（AVNRT）和房室折返性心动过速（AVRT）四种类型，其中以房室结折返性心动过速最多见，约占 50% 左右。正常成年人群中有 5% 的人可发生 PSVT。在病理情况下，可见于 WPW 综合征或其他预激综合征的患者。在麻醉期间，PSVT 占所有心律失常的 2.5%，并且与原有的心脏疾病、系统性疾病、甲状腺疾病、洋地黄中毒、肺动脉栓塞和妊娠有关。术中患者自主神经系统张力的改变、药物的作用、血管内血容量的变化都能诱发 PSVT，引起血流动力学严重紊乱。或房室结折返性心动过速（AVNRT）心电图表现的特点为：

（1）心率 130~270 次 /min。

（2）节律规则，QRS 波呈室上性。

（3）若为房室结折返性心动过速或房室折返性心动过速可见逆行 P 波。

（4）房室折返性心动过速有时会出现宽大畸形

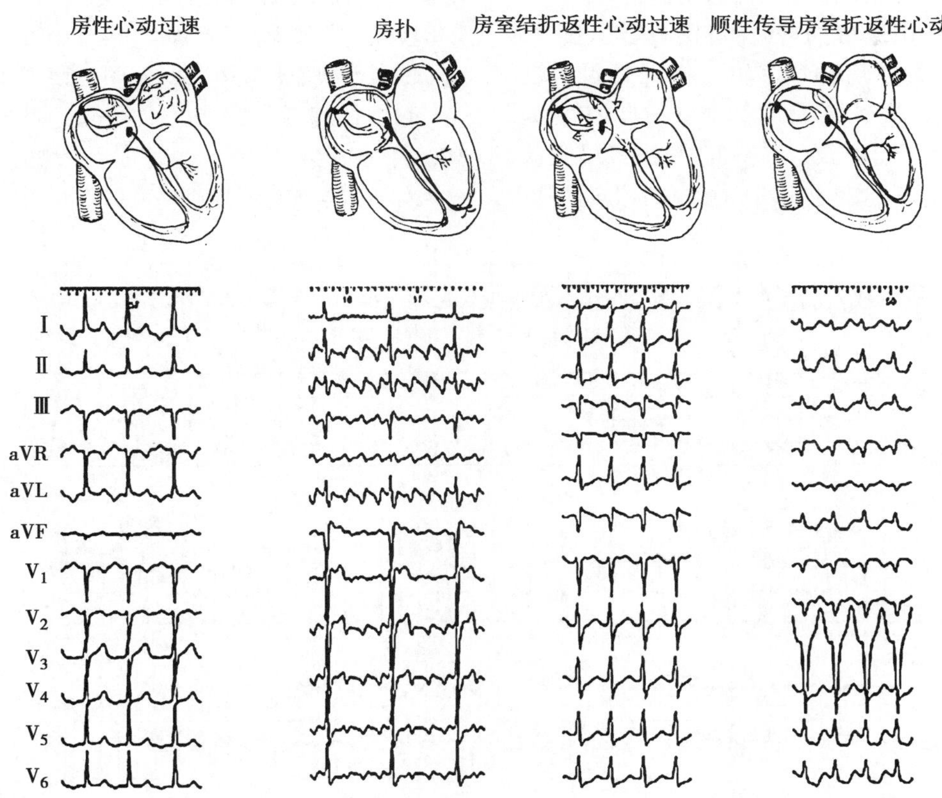

图 100-17　室上性心动过速形成过程中的各种机制

的 QRS 波，酷似室性心动过速。

值得注意的是，当 PSVT 发作并出现心房率快于心室率，同时由于心率很快，从心电图上很难发现房室结折返性心动过速（AVNRT）的逆行 P 波，这时应注意 PSVT 中几种不同折返类型心律失常的鉴别，尤其是 AVNRT 与 AVRT 的鉴别（图 100-18）。

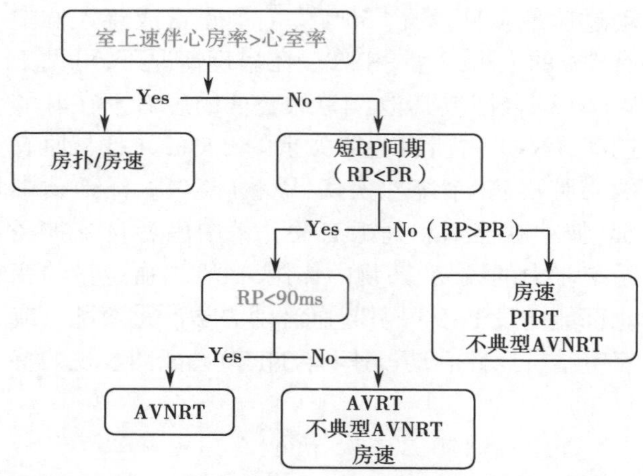

图 100-18　当心房率大于心室率且逆行 P 波难以发现时，几种 PSVT 之间的鉴别

3. 心房扑动　心房扑动绝大多数为大折返性心律失常，冲动以一种特殊的方式在右心房循环往复。由于其心率极快，所以往往伴有房室传导阻滞。根据其临床发作情况分为阵发性和持久性（慢性）房扑，其中以阵发性房扑最多见。根据其折返机制又分为普通型（典型或Ⅰ型）和非普通型（Ⅱ型）。Ⅰ型为大折返环折返所致，额外刺激易进入可激动间隙，可被心房超速起搏终止。Ⅱ型为小折返环折返所致，较难为外来干预治疗终止。房扑往往表示严重心脏疾病。多见于急性心肌梗死、心肌缺血、肺栓塞、酸碱平衡失调及电解质紊乱、甲状腺功能亢进、心脏创伤、心力衰竭、心脏手术等。心电图表现的特点为：

(1) P 波消失代之以 F 波（图 100-19），普通型心房率为 250~350 次 /min，心室率约为 150 次 /min（2∶1 或者 3∶1 房室传导阻滞），非普通型心房率可达 340~430 次 /min；典型的 F 波在Ⅱ、Ⅲ、aVF 导联上出现。

(2) F 波之间无等电位线，普通型 F 波可见向下的锐角，而非普通型则无。

(3) 节律取决于房室传导阻滞类型，固定者则规则，否则不规则；P/QRS 比值：一般为 2∶1，但信号下传比例可能波动于 2∶1~8∶1。

(4) QRS 波呈室上性，形态正常，T 波融合在 F 波中。

4. 心房颤动　心房颤动是常见的心律失常，在普通的年轻人群的发生率为 0.5%，80 岁以上可达 6%。临床常用的分类早期一直沿用是由 Sopher 和 Camm 提出的 3P 分类法，目前采用的分类法将心房颤动分为：①阵发性心房颤动；②持续性心房颤动；③长程持续性心房颤动；④永久性心房颤动。引起心房颤动的病因复杂，其主要危害是：①引起心悸、胸闷等症状；②诱发和加重心功能不全；③导致缺血性脑卒中。心电图表现的特点是：

(1) 心房率 350~500 次 /min，心室率为 60~170 次 /min。

(2) 节律绝对不规则。

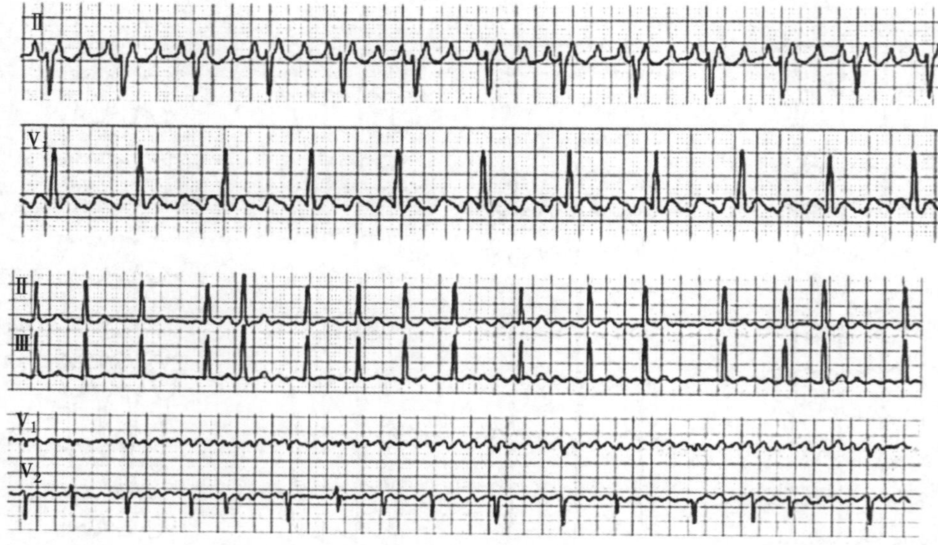

图 100-19　房扑和房颤

(3)P 波消失代之以形态各异、大小不同、间隔不匀的 f 波(图 100-18)。

(4)QRS 波群为室上性,当心室率快时,可出现室内差异性传导,导致 QRS 波群宽大畸形,需与室性期前收缩相鉴别。

三、交界性心律失常

正常情况下房室结自身不存在 4 相自动除极过程,因此房室结细胞并不能作为起搏点。但在病理情况下,有时在房室交界区内有一个异位起搏点,在靠近房室结的下方或上方产生,所引发的心律极似房室交界性节律,称为交界性心律,围手术期以快速型交界性心动过速多见。交界区心动过速是一种快速、偶尔心律不规整的窄 QRS 波心动过速,发生时心率多为 120~220 次 /min。心电图常存在干扰性房室分离。心室律整齐者诊断时需排除 AVRT、AVNRT 等情况。而心室率不规整时需与房颤或多形性房速鉴别其发生机制为自律性增强,多见于婴幼儿、先天性心脏病术后。交界性心律失常在麻醉过程中很常见,发生率约为 20%,特别是在应用卤素族麻醉药时。交界性节律可导致血压和心输出量下降 15%,在心脏患者可下降 30%。心电图表现的特征是:

(1)心率 40~180 次 /min,即结性心动过缓至交界性心动过速。

(2)节律规则。

(3)P 波形态的改变存在三种情况:①高位结性节律时,P 波在 QRS 波群之前,并可伴有 P-R 间期缩短;②中位结性节律时,P 波消失在 QRS 波群中;③低位结性节律时,P 波出现在 QRS 波群之后。

(4)QRS 波群为室上性,形态一般都正常。

四、室性心律失常

1. 室性期前收缩　室性期前收缩是麻醉过程中常见的一种心律失常,约占麻醉中心律失常的 15%。在有基础心脏病患者的麻醉更常见。室性期前收缩发生机制包括自律性异常、触发活动和折返 3 大类。电解质与血气异常、药物相互作用、脑干刺激和心脏创伤等也导致室性期前收缩的发生。室性期前收缩属轻、中度心律失常,其危害在于室性期前收缩可能进展为室性心动过速或室扑,室颤,称为严重致命性心律失常。室性期前收缩最常见的症状包括心悸、胸闷、心脏停搏感。部分室性期前收缩可导致心输出量下降及重要脏器血流灌注不足,由此引发乏力、气促、出汗、头晕、黑蒙甚至诱发心绞痛发作。一般认为室性期前收缩负荷占总心搏数的 15%~25% 以上与左心室收缩功能受损有关,心电图表现的特点是:

(1)提早出现的 QRS-T 波群,其前没有和其有关的异位 P 波。

(2)QRS波群形态畸形,QRS间期多大于0.12秒。

(3)期前收缩后代偿间期完全。

(4)节律:不规则,可呈二联律和三联律。

2. 室性心动过速　是指自发出现连续 3 个或 3 个以上室性期前收缩,心动过速频率 >100 次 /min 的快速型室性心律失常,根据持续时间是否 <30 秒分为非持续性室速(NSVT)和持续性室速(SVT),又根据 QRS 波的形态分为单形性室速和多形性室速。短阵无症状的 NSVT,在无结构性心脏病的人群,与猝死的危险增加无关,但对于存在结构性心脏病的患者,NSVT 是持续室速和猝死危险性增加的信号。高血压、肥厚性心肌病(HCM)、主动脉瓣狭窄(AS)患者 NSVT 的发生率明显增高,心力衰竭患者 NSVT 的发生率高达 30%~80%。持续单形性室速(SMVT)大多发生于结构性心脏病患者,如缺血性心脏病、HCM、DCM、CHD 和瓣膜病等,以缺血性心脏病最常见。特发性 SMVT 可无结构性心脏病,预后较好。SMVT 与心功能不全患者的死亡风险增加有关。持续性多形性室速可见于无结构性心脏病患者,但通常发生在遗传性心律失常综合征患者,如 LQTs、SQTs 和 Brugada 综合征等。以上类型的室速发生机制主要是自律性增高、触发活动和折返 3 大类。合并结构性心脏病的多形性室速最多见于冠心病患者,急性心肌梗死 6 小时内发生率高,这些患者还极易发生室颤。多形性室速和室颤的发生机制主要是折返。多形性室速 QRS 时限延长或碎裂 QRS 波(QRS 波矮小且有切迹)是缺血性心肌病患者猝死、ICD 治疗性放电和全因死亡率的预测因子。室性心动过速多表现为胸部不适、心悸、气短,有些患者可有晕厥,易引起心源性猝死、休克和心力衰竭,预后严重。心电图表现的特征(图 100-20):

(1)心率 100~200 次 /min。

(2)节律通常规则,但如果室性心动过速呈阵发性,则心律不规则。

(3)P 波与 QRS 波群没有固定关系,QRS 波群中能见到 P 波。

(4)QRS 波群增宽,大于 0.12 秒。

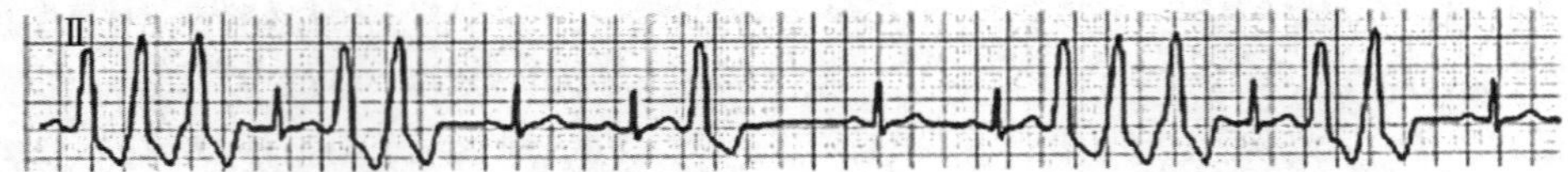

图 100-20 短阵室性心动过速

3. 心室颤动 心室颤动是指心室完全失去收缩能力，呈快速而微弱无效的收缩或不协调的乱颤状态，是一种极端严重的心律失常，常迅速导致死亡。它是引起心源性猝死最常见的心律失常。其发生机制是冲动来自一个或多个心室异位起搏点快速放电，或来自心室多条折返回路。心肌缺血、低氧、低温、电休克、电解质失衡和药物作用等原因均可导致。心电图表现的特点是（图 100-21）：

（1）心率快速且十分紊乱。

（2）节律完全不规则。

（3）P-QRS-T 波群消失。

（4）可见粗大颤动波形或细小颤动波形。

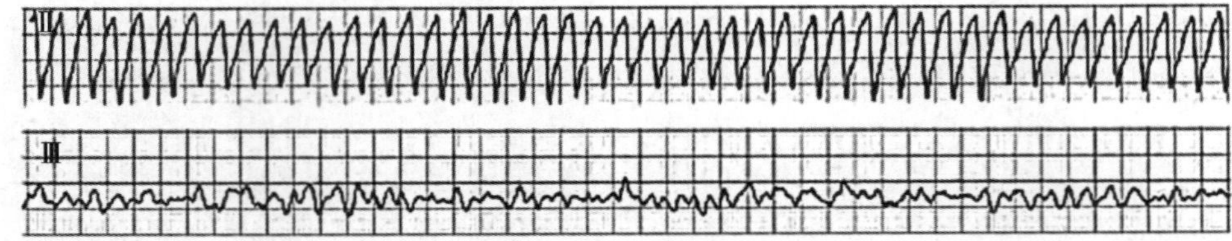

图 100-21 心室扑动和颤动

五、传导阻滞

心脏传导阻滞的发生大多为慢性过程，往往表明心脏心肌组织或传导系统存在病变。心肌缺血可导致传导阻滞。临床上一些简单的操作，如放置肺动脉导管穿过右心室时可引起心脏传导阻滞。高度的房室传导阻滞（二度和三度房室传导阻滞）显著影响血流动力学，术中需加强对其严密监测。心脏传导阻滞主要包括窦房传导阻滞、房室传导阻滞和心室内传导阻滞三种类型。

1. 窦房传导阻滞 窦房传导阻滞是病态窦房结综合征的主要表现之一。急性心肌炎、冠心病（尤其是急性心肌梗死）、洋地黄中毒、心肌病、迷走神经张力过高亦可引起。轻型的窦房传导阻滞多为功能性，一般不引起明显症状。较重或频繁的窦房传导阻滞多为器质性，常有明显症状。由于其没有启动心房兴奋，在心电图上看不到 P 波。

2. 房室传导阻滞 房室传导阻滞（atrioventricular block，AVB）可因房室传导系统的功能性或器质性病变引起。见于迷走神经张力增高、缺氧、药物作用、电解质紊乱、体位改变等。器质性的原因常见为心肌炎、冠心病（下壁心肌梗死更易发生）、传导系统及心肌的退行性变、传导系统损伤（手术或外伤）等。临床上通常将房室传导阻滞分为一度、二度和三度，其中二度又分为Ⅰ型和Ⅱ型。一度房室传导阻滞时 P-R 间期延长（>0.21s）或超过该心率上限。二度房室传导阻滞呈间歇性房室传导，Ⅰ型的 P-R 间期呈文氏现象（图 100-22）；Ⅱ型的 P-R 间期固定，且大多数在正常范围内。房室传导比例为 2∶1 的房室传导阻滞可视为二度房室传导阻滞的特殊类型。房室传导比例在 3∶1 以上称为高度房室传导阻滞。一度和二度房室传导阻滞是不完全性的，而三度房室传导阻滞是完全性的。三度房室传导阻滞时心房活动（P 波）和心室活动（QRS 波）各自独立，均有其固定频率，互不相关，P 波频率总是高于 QRS 波频率（图 100-23），心室率均低于 60 次 /min。

3. 心室内传导阻滞 束支传导阻滞的发生率约为 0.2%~1.0%，小部分完全性房室传导阻滞由束支传导阻滞尤其是慢性双束支传导阻滞发展而来。心室内传导阻滞分为左束支传导阻滞（图 100-24）、右束支传导阻滞（图 100-25）、左束支分支阻滞（图 100-26），在此基础上可出现双支（图 100-27）和三支阻滞。完全性左束支传导阻滞在人群中发生率约为 0.09‰~0.36‰，与基础疾病变密切相关。左束支的左后分支由双侧冠状动脉分支供血，不易发生传导阻滞。如有发生，多为器质性病变所致。常见的病因是冠心病、高血压、心肌病、主动脉病变及手术损伤等。不伴器质性心脏病的左束支阻滞可长期稳定不变，预后良好。右束支传导阻滞的

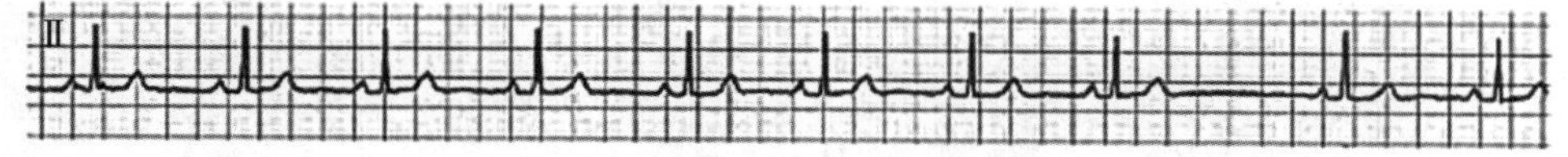

图 100-22 莫非氏Ⅰ型房室传导阻滞

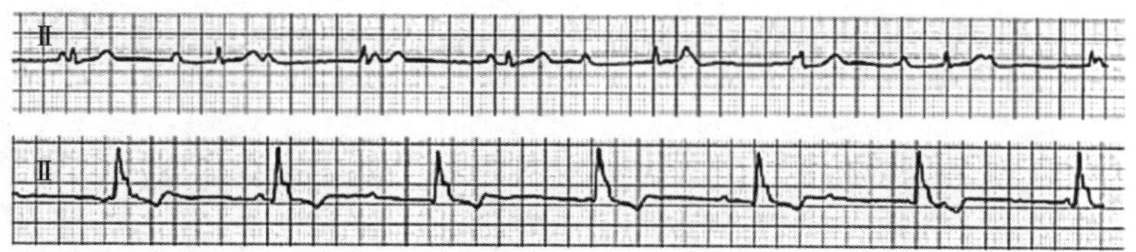

图 100-23 三度房室传导阻滞

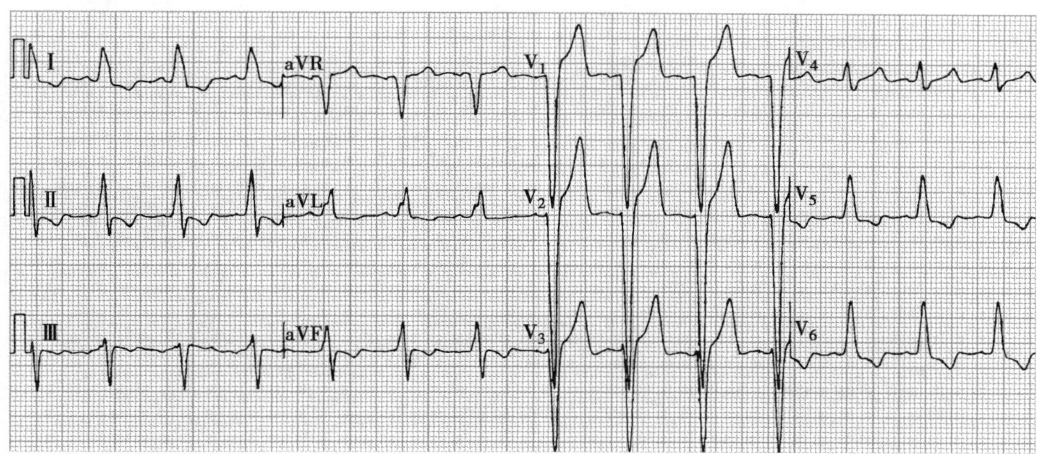

图 100-24 完全性左束支传导阻滞

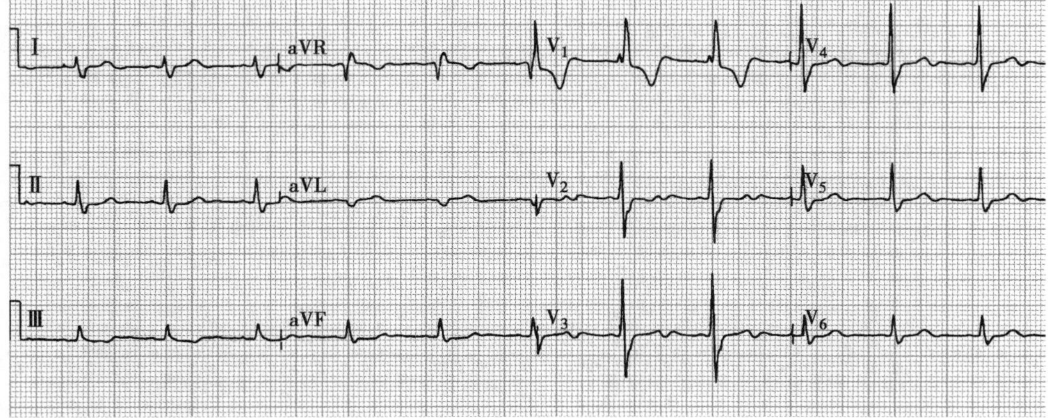

图 100-25 完全性右束支传导阻滞

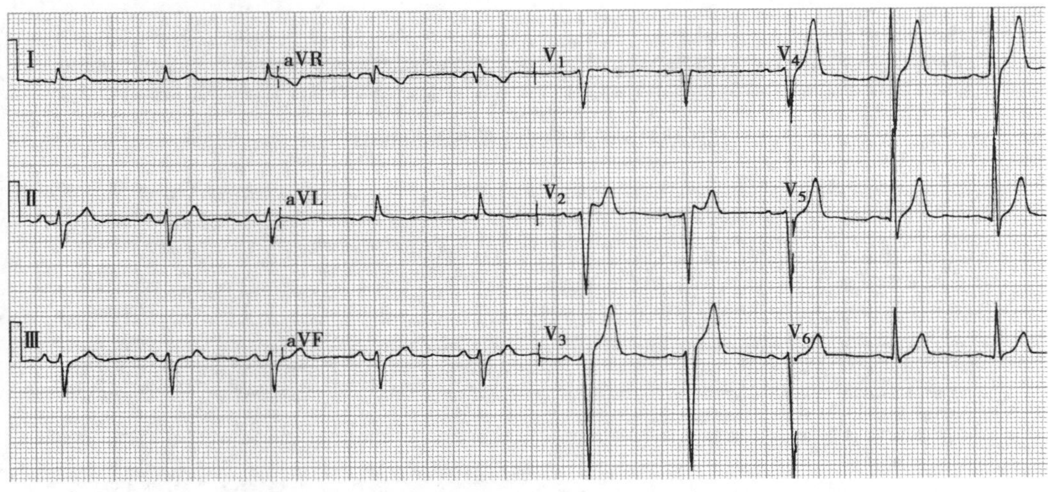

图 100-26　左前分支传导阻滞

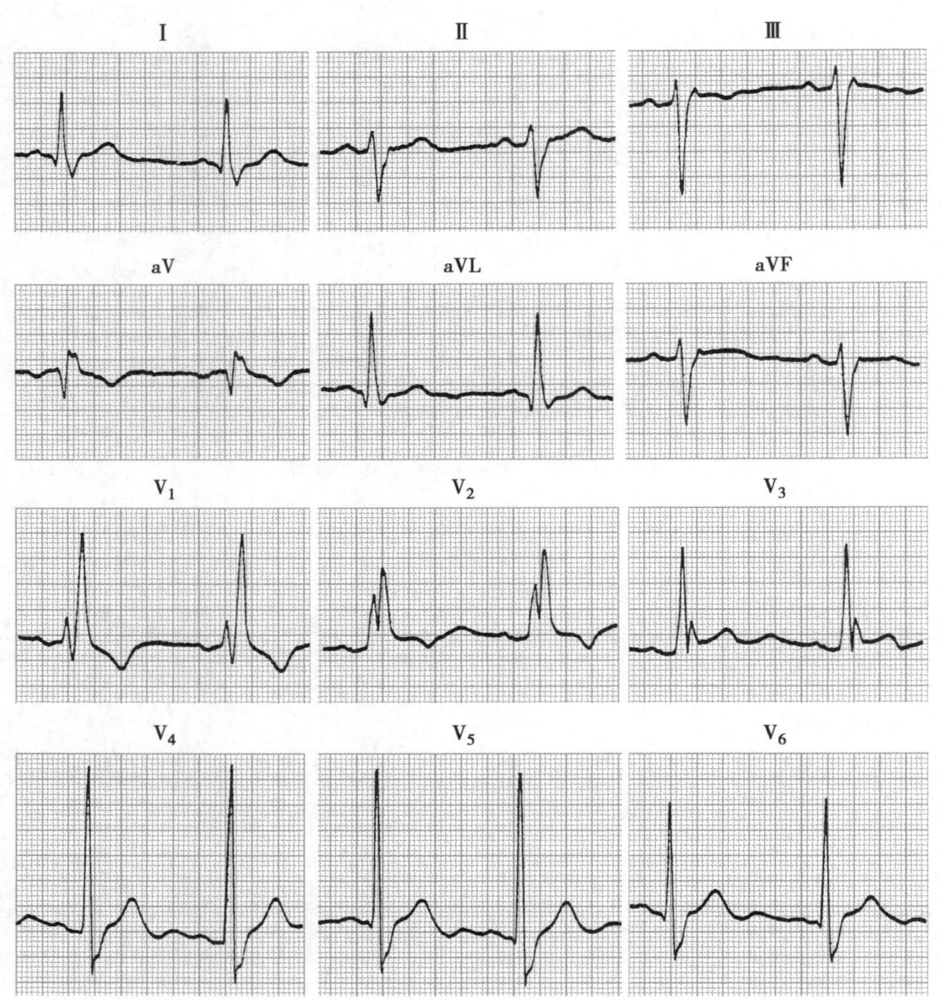

图 100-27　完全性右束支传导阻滞加左前分支传导阻滞

发生率约为1.5‰~2.9‰，单纯性不完全性右束支传导阻滞可见于正常人，常见的病因为右室肥大、冠心病、前间壁心肌梗死、特发性希氏束退行性变（Lenegre病）、心肌病及手术损伤等。

室内传导阻滞与房室传导阻滞不同，不会发生完全分离现象。因为当一侧的束支发生阻滞时，激动依然能从健侧心室借室间隔缓慢地传递到对侧心室，由于传递的时间延长，表现在心电图上的QRS波增宽，临床上根据QRS波的时限是否大于0.12秒分为完全性和不完全性束支传导阻滞。所谓完全性束支传导阻滞并不意味着束支绝对不能下传，只有当发生严重的三束支传导阻滞时，可能会演变为完全性房室传导阻滞。

六、电解质异常导致的心律失常

心脏的电生理特性是以离子活动为基础的，细胞外或血浆内的离子浓度变化，尤其是细胞外电解质（主要为K^+、Na^+、Ca^{2+}）在细胞外分布不均匀，及其异常的跨膜运动影响了心肌细胞的电生理特征，可导致心肌的自律性与传导性异常，从而引起心律失常。在电解质与心律失常关系中，钾与心律失常的关系最密切和最重要，在临床上也观察到低钾血症、低镁血症和高钾血症时最易发生心律失常。

1. 血钾异常

（1）低钾血症时，心肌的兴奋性增高和超长期延长，加以异位起搏点的自律性增高，形成各种自律性心律失常。由于传导减慢和有效不应期缩短，利于兴奋折返，形成折返性心律失常。临床上低钾血症可引起各种类型心律失常，其中以房性和室性期前收缩、室上性和室性心动过速及不同程度的房室传导阻滞较为多见。心电图改变的主要特点是T波低平和Q-T间期延长。

（2）高钾血症时，由于传导性降低和不应期缩短有利于兴奋折返，形成折返性心律失常。在房室传导系统或浦肯野纤维末梢发生传导阻滞时，可形成不同程度的房室传导阻滞或心室停搏。心律失常的类型取决于血钾升高的的速率。当血钾缓慢升高时，可引起心脏传导障碍与自律性受抑制，出现缓慢性室性心律失常与心脏停搏；当血钾迅速升高时，则引起快速性室性心律失常，最后出现室颤。其心电图具有特征性改变，随着血钾浓度升高，早期表现为T波高尖，Q-T间期缩短，继而QRS波增宽，P波幅度变小和P-R间接延长，以致出现三度房室传导阻滞（图100-28）。

2. 血钙异常　钙离子活动参与心肌动作电位2期（平台期）的形成，高钙血症时使动作电位平台期时程缩短，而低钙血症延长其时程，在心电图上表现为Q-T间期缩短或延长。严重的高钙血症（血清钙浓度>15mg/dL）时，导致T波低平或者倒置，V_1、V_2导联S-T段抬高，酷似急性心肌缺血。

3. 血镁异常　轻到中度的血镁异常不会引起显著的心电图异常改变。但是严重的高镁血症（血镁>15mmoL/L）可引起房室传导阻滞和心室内传导阻滞，甚至心脏停搏。低镁血症往常常伴有低钙血症和低钾血症，可诱发长Q-T间期综合征和尖端扭转型室性心动过速（图100-29）。

七、再灌注心律失常

再灌注心律失常（Refusion arrhythmia，RA）是指冠状动脉痉挛或血管在短暂时间内闭塞，血流中断，后因自然开放或药物作用、机械性再通等使血流重新灌注心肌而发生新的生理、生化改变造成的心律失常。再灌注可诱发各种形式的心律失常，以室性心律失常最常见，可出现短暂的加速室性自主心律，短阵室性心动过速（室速）或心室颤动（室颤），房室或束支传导阻滞或出现一过性窦性心动过缓、窦房阻滞等，其发生率达50%~80%，多见于冠状动脉痉挛、冠状动脉内血栓溶解再通、心脏外科体外循环术中等。再灌注心律失常与再灌注后氧自由基的暴发、细胞内Ca^{2+}超负荷、细胞内K^+丢失后快速不均匀的恢复等因素有关。大多数学者认为触发活动和折返激动是缺血RA的根本原因。

再灌注心律失常可能的电生理机制是：①缺血再灌注损伤导致氧自由基释放，攻击细胞膜产生过氧化反应，损害细胞膜引起细胞膜的完整性及通透性改变，进一步引起膜通道和离子泵功能的改变，造成心肌细胞除极不均匀，传导减慢，这不仅表现在缺血区与非缺血去之间，也表现在缺血区的中心区域与周边区；在心肌缺血过程中，传导变慢和不均匀的不应期可以导致心室不应期的波前兴奋和折返兴奋，在再灌注过程中这些电生理紊乱快速发生逆转，也可以导致不应期内的兴奋和折返。与缺血条件下相比，在再灌注过程中存在局部心肌血流和细胞外K^+的空间不均匀性，这种传导和不应期的空间不均一性由再灌注的不一致所造成，并为折返激动和室颤创造了必要条件；②由于心肌细胞除极不均匀，导致复极也不均匀，动作电位时程延

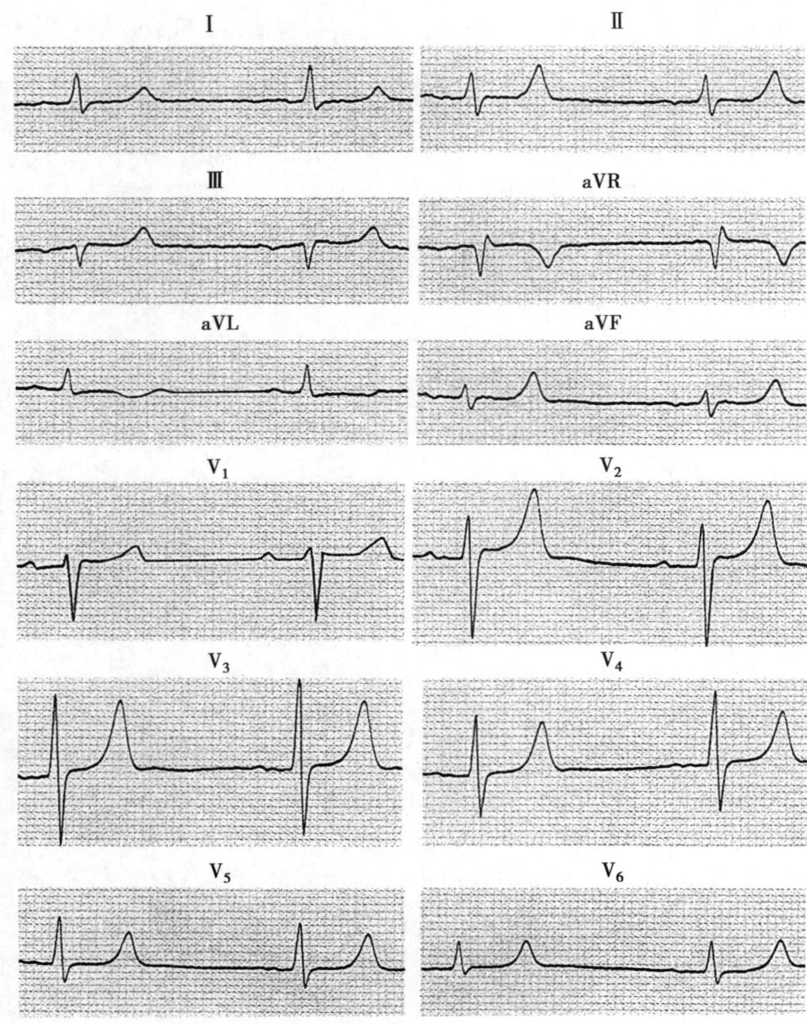

图 100-28　高钾血症时的心电图改变

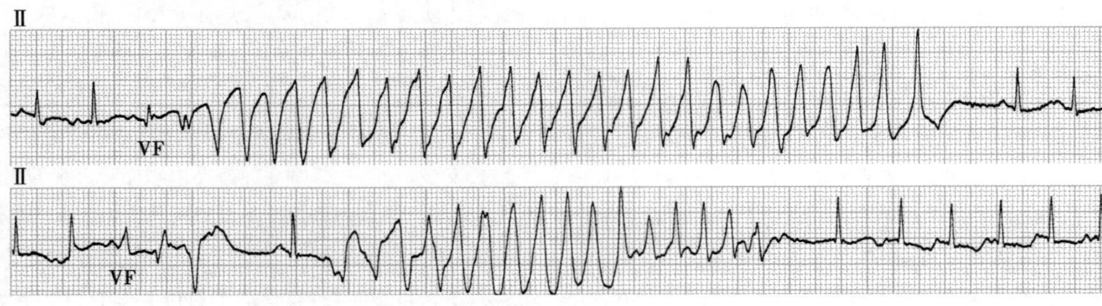

图 100-29　尖端扭转型室性心动过速

长及不应期缩短，形成折返激动；③心肌细胞内钙超载，激发振荡性后电位，引起延迟后除极；④缺血心肌再灌注时儿茶酚胺的释放刺激α受体，导致自律性增加；⑤心肌缺血发生后中性粒细胞被激活，再灌注使其进入原先缺血的血管床产生炎症反应，导致毛细血管腔闭塞，同时伴随内皮细胞损伤破裂，使刚刚再通的冠状动脉血流进行性减低，形成无血流的再灌注（no-reflow）现象，这种情况加重了心肌细胞电生理的不均一性，导致RA的发生。再灌注心律失常的发生率及严重性与缺血时间的长短、缺血的严重程度、心肌缺血的范围以及再灌注的速率等因素有关。

第五节　心律失常与血流动力学改变

一、心律失常类型与血流动力学

围手术期大多数的心律失常，尤其是没有心脏病病史患者所发生的心律失常，一般不会引起严重的血流动力学波动。但是，心动过缓或心动过速、各种房性心律失常导致心房不能有效收缩而使心室充盈减少、或频发的期前收缩导致心室无效搏出，将会对慢性心脏病患者的血流动力学产生影响。心律失常引起血流动力学改变取决于其对前负荷和后负荷的影响。在正常情况下，心脏可以通过调整、优化心率和前后负荷，使心输出量满足机体的需要。当心律失常发生时，会削弱心脏这一调节功能，即使是正常的心脏，心率 >150 次 /min 时心输出量也会下降。快速型心律失常还可降低左心室肥厚或冠心病患者的心室充盈或引起心肌缺血。无论是收缩性还是舒张性心力衰竭的患者，对心动过缓的耐受性差。研究显示，室性心律失常增加住院死亡率和神经系统并发症的风险。

对血流动力学影响较重的心律失常类型有以下几种：

1. 心房颤动和扑动　心房颤动（房颤）时，由于心房收缩节律不齐，心房收缩功能丧失，心室率快慢不一，使心室充盈下降，一般心室率小于 120 次 /min 时影响较小，当心室率显著增快时，血流动力学影响就更明显，可使心输出量下降 20%~40%，有时可诱发急性肺水肿，尤其当患者存在二尖瓣狭窄或患有心肌病时更易发生。

心房扑动（房扑）如是 3∶1 下传，心室率 100 次 /min 左右，对血流动力学影响较小；如果是 2∶1 下传，心室率较快，可使心输出量下降；1∶1 下传，可导致室颤而危及生命。

2. 阵发性室上性心动过速（PSVT）　PSVT 时心率多在 160~250 次 /min，过快的心室率使心室充盈时间减少，心室充盈下降，心输出量显著减少。另外由于 PSVT 时，P 波为逆传，多在 QRS 波群内或后，使房室收缩的顺序性丧失，有时心房、心室同时收缩，心室收缩时其内压高于心房压力，心房不能将血液排入心室，反而使心室血液逆流入心房。若逆 P 在 QRS 波群后 0.20 秒，心室尚未舒张，房室瓣仍关闭着，心房收缩也不能将血液充盈到心室。即使逆 P 在 QRS 波群前 0.11 秒，此时心室也处于收缩前期，由于时间短暂，也不能很好使心室充盈。因此 PSVT 心室率在 180 次 /min 以上时，因心输出量下降，导致血压下降，甚至休克或晕厥。

宽 QRS 波的 PVST 患者，尤其是扩张性心肌病患者，由于心室收缩不同步，加之快心率影响心室充盈和耗氧，对前负荷和收缩功能都产生影响，引起血流动力学显著改变。

PSVT 和阵发性房颤还可通过利钠激素（心房肽）影响血流动力学。PSVT 和阵发性房颤利钠激素大量释放，短时间尿量显著增多，可达 3 000~6 000ml，使血容量减少，有效循环血量下降，组织灌注不足。

3. 室性心动过速（VT）　采用多普勒超声心动图观察阵发性心动过速的血流动力学改变，计算二尖瓣、主动脉瓣压力阶差和平均流量、瓣口开放面积、峰值速度、每搏量及射血时间，结果显示，峰值速度显著降低，射血时间显著缩短，平均为 218ms，瓣口开放面积变小，血流显著减少，平均每搏量 28ml。VT 对血流动力学的影响主要取决于：

（1）心室率增快，可达 130~200 次 /min，使射血时间缩短，心输出量明显降低。

（2）房室收缩顺序异常，心房率低于心室率，可出现心室心房同时收缩或舒张而不能很好充盈。

（3）心肌收缩力下降，VT 时心肌缺血缺氧，导致收缩力下降。

（4）心室收缩顺序异常，特别是在尖端扭转型室性心动过速，心室收缩部位先后顺序异常多变，使心输出量显著下降。非阵发性室性心动过速，由于心室率不快，对血流动力学影响较阵发性和尖端扭转型室性心动过速要小。

4. 窦性停搏或心房停搏　在窦性停搏、窦房传导阻滞、心房停搏时，当逸搏心率频率很慢，位置较低，对血流动力学影响就较大。有时窦性停搏后，低位逸搏点未能及时起搏，使排血终止，导致阿 - 斯综合征发作，甚至猝死。

5. 房室传导阻滞　一度房室传导阻滞对血流动力学影响不大，二度Ⅰ型房室传导阻滞影响也较小，但部分患者漏搏感可能很明显。二度Ⅱ型房室传导阻滞的影响主要取决于房室传导比率，如果

3∶1、4∶1、5∶1时，心室率较慢，对血流动力学影响就较大。三度房室传导阻滞，除了房室顺序异常外，逸搏心率的频率和部位可直接影响血流动力学，虽然心室舒张期充盈时间延长，但心室充盈量并不增加。如果逸搏点位置很低，频率很慢，使心室收缩顺序异常，将进一步加重对血流动力学的影响，每分搏出量就显著下降。

6. 室性期前收缩　室性期前收缩对血流动力学影响取决于室性期前收缩的联律间期。多普勒超声心动图心室程控刺激诱发室性期前收缩的血流动力学定量研究显示，室性期间收缩时，主动脉瓣口流速积分(AVI)和二尖瓣口的流速积分(MVI)，明显低于正常心动周期时AVI和MVI，期前收缩后的每搏量也仅能代偿25%；室性期前收缩提前指数(T-R′/R-R)与室性期前收缩排血比值(EAVI/NAVI)及室性期前收缩充盈比值(EAVI/NMVI)呈良好相关。当T-R′/R-R<0.22时，EAVI/NAVI降至0，即无血液搏出。随着提前指数的不断降低，期前收缩时的收缩压、舒张压也逐渐降低，当T-R′/R-R<0.22时，动脉血压为0。证明室性期前收缩时，心输出量和充盈量明显下降，室性期前收缩后心输出量和充盈量代偿不足。室性期前收缩发生的时间与左室充盈和心输出量的降低密切相关。

7. 心室颤动和停搏　心室颤动和扑动是最为严重的心律失常，为一种无效的频率收缩，心输出量基本终止。有些患者虽有心电活动，但心肌无收缩，出现电-机械分离，血液循环也终止。心室停搏如果不及时抢救，很快因血液循环终止而导致死亡。

8. 起搏器综合征　安装起搏器治疗心律失常，过去主要是用于缓慢性心律失常治疗。近年来植入型除颤复律起搏器的应用，对快速性心律失常也起到了有效治疗作用。但心室起搏可引起血流动力学异常，如单腔心室起搏器(VVI)。其主要原因为：

(1)单纯心室起搏时，心输出量比正常心室顺序收缩时降低20%~35%，血压可下降20mmHg。

(2)房室瓣不能同步活动，心房收缩时，房室瓣可能关闭；血液反流入静脉系统导致静脉压升高，心室收缩时，房室瓣可能开放；心室血液反流入心房，引起心房和静脉压升高。

(3)竞争心律：在使用固定频率起搏器或同步起搏器因同步不良或感知功能减退，或心室自身QRS波振幅过低均可发生竞争心律。由于心室提前收缩，心室充盈不足心输出量就降低，当竞争心律频发时，症状就较明显。

(4)起搏器介导的心动过速：如起搏器频率奔放，起搏器介导的折返性心动过速和环行运动性心动过速等，快速性心律失常同样也可引起血流动力学异常。

(5)室房传导刺激心房和静脉壁上的牵张感受器，反射性引起周围血管扩张。以上因素共同作用，可导致患者头晕、头胀、心慌、胸闷、疲乏、低血压、晕厥先兆或晕厥等即为起搏器综合征。

对单腔心房起搏器(AAI)和VVI起搏器对血流动力学及心钠素、肾素-血管紧张素系统影响的研究发现，AAI起搏时心输出量(CO)、心脏指数(CI)显著地高于VVI起搏时(P<0.05~0.01)，而肺毛细血管楔嵌压(PCWP)、肺动脉压(PAP)、右房压(RAP)和血浆心钠素(ANP)、肾素活性(PRA)及血管紧张素Ⅱ(A-Ⅱ)均较VVI起搏时低，提示AAI较VVI有良好的血流动力学效应。目前在临床上应用的双腔起搏器(DDD)、三腔起搏器和频率适应性起搏器(AAIR、VVIR或DDDR)对血流动力学影响较小。

二、临床表现

心律失常所致血流动力学改变的临床表现主要取决于心律失常的性质、类型、心功能及对血流动力学影响的程度，如轻度的窦性心动过缓或过速、窦性心律不齐、偶发的房性期前收缩、一度房室传导阻滞对血流动力学影响甚小，故亦无明显的临床表现。较严重的心律失常，如病态窦房结综合征、快速心房纤颤、阵发性室上性心动过速、持续性室性心动过速等，可引起心悸、胸闷、头昏、低血压、出汗，严重者可出晕厥、阿-斯综合征，甚至猝死。

由于心律失常的类型不同，临床表现各异，主要表现为以下几组症状：

1. 冠状动脉供血不足的表现　各种心律失常均可引起冠状动脉血流量降低，偶发房性期前收缩可使冠状动脉血流降低5%，偶发室性期前收缩降低12%，频发性的室性期前收缩可降低25%，房性心动过速时冠状动脉血流量降低35%，快速型心房颤动则可降低40%，室性心动过速时冠状动脉血流量降低60%，心室颤动时冠状动脉血流量可能为零。

冠状动脉正常的人，各种心律失常虽然可引起冠状动脉血流降低，但较少引起心肌缺血，然而，对有冠心病的患者，各种心律失常都可能诱发

8

或加重心肌缺血。主要表现为心绞痛、气短、周围血管衰竭、急性心力衰竭、肺水肿、急性心肌梗死等。

2. 脑动脉供血不足的表现　不同的心律失常对脑血流量的影响也不同，频发性房性与室性期前收缩，脑血流量各自下降8%与12%。室上性心动过速，下降可达14%~23%，当心室率极快时甚至达40%。室性心动过速时可达40%~75%。

脑血管正常者，上述血流动力学的障碍不致造成严重后果。倘若脑血管发生病变时，则足以导致脑供血不足，其表现为头晕、乏力、视物模糊、暂时性全盲，甚至于失语、瘫痪、昏迷等一过性或永久性的脑损害。

3. 肾动脉供血不足的表现　心律失常发生后，肾血流量也发生不同的减少。频发房性期前收缩可使肾血流量降低8%，而频发室性期前收缩使肾血流量减少10%；房性心动过速使肾血流量降低18%；快速型心房纤颤和心房扑动可降低20%；室性心动过速则可降低60%。临床表现有少尿、蛋白尿、氮质血症等。

4. 肠系膜动脉供血不足的表现　快速心律失常时，血流量降低34%，肠系膜动脉痉挛，可产生胃肠道缺血的临床表现，如腹胀、腹痛、腹泻，甚至发生出血、溃疡或麻痹。

5. 心功能不全的表现　主要为咳嗽、咳痰、呼吸困难、倦怠、乏力等。

第六节　围手术期心律失常的病因学特点

围手术期导致心律失常的原因很多，在围手术期的不同阶段，引起心律失常的病因和诱因有所不同，具有其自身的病因学特点。主要包括三个方面：①麻醉手术前已存在的心律失常；②在麻醉手术期间出现的心律失常；③麻醉(术后)后出现的心律失常。值得强调的是，术前已存在的心律失常可因麻醉用药、麻醉处理、手术刺激、术后管理以及患者病情变化发生演变，有些患者即使术前无心律失常也可在围手术期出现心律失常。

一、麻醉前已存在的心律失常

麻醉前的心律失常既可见于健康人，亦可见于患者存在有各种病理变化，应予鉴别。前者对麻醉耐受良好，后者则因病理改变的不同而有特殊要求。由于病因不同，心律失常的类型亦异。总体来说，术前已存在心律失常的病因主要包括：

1. 精神因素　术前精神紧张、焦虑、失眠、对周围环境不适应、情绪激动等，以快速型心律失常多见。

2. 各种器质性心血管疾病　缺血性及瓣膜性心脏病、心肌病、重症复杂性先天性心脏病、充血性心力衰竭、高血压等。缺血性心脏病几乎可见各种类型的心律失常，而心肌病以室性心律失常多见。先天性心脏病中以法洛四联症、矫正型大动脉转位、Ebsteins畸形、左侧闭塞性疾病多发，且成人先天性心脏病易发SCD。

3. 中枢神经系统疾病　如颅内高压、颅脑外伤、脑血管意外、脊髓损伤等。

4. 各种严重感染　如脓毒血症、感染性休克等，这些疾病往往贯穿整个围手术期，也是围手术期心律失常常见的重要发病因素。

5. 肺部疾病　慢性阻塞性肺部疾病、特别是合并肺心病，哮喘，肺纤维化，呼吸道梗阻，肺大疱，张力性气胸，因呼吸衰竭引起的缺氧或高碳酸血症。

6. 内分泌疾病　如甲状腺功能亢进、嗜铬细胞瘤等。

7. 肾功能障碍　肾衰竭、透析后，易引起电解质改变，诱发心律失常。

8. 组织损伤　严重烧伤、动脉栓塞坏死。

9. 药物作用　如服用可导致心律失常的药物等。

10. 水、电解质、酸碱平衡失调。

11. 遗传性心律失常综合征，如长QT间期综合征(LQTs)，是一种常染色体遗传性心脏病，以反复发作晕厥、抽搐，甚至猝死为临床特征，以QT间期延长，T波异常，TdP为心电图表现的一组综合征，若程序刺激可以诱发出心律失常，也意味着在术中、术后有可能发生心律失常。

二、麻醉期间出现的心律失常

麻醉期间心律失常的发生率可因监测方法的不同而有所差异。采用连续监测，其发生率可达60%以上，心律失常在麻醉诱导期、维持期、终止期以及术后均可发生，其发生的原因亦是多方面的。

（一）麻醉用药

目前使用的麻醉药多能直接或间接地影响心律，麻醉药对心律的影响，除了药物本身对心肌及其电生理活动的作用外，还受到其他因素的影响：①麻醉药用量和麻醉的深度；② $PaCO_2$ 的水平，主要是有无高碳酸血症；③药物之间的相互作用，如肾上腺素等。

1. 吸入麻醉药　挥发性吸入麻醉药通过直接或间接抑制窦房结自主除极活动而减慢窦房结的放电频率。在体内，由于心脏受自主神经支配，因此挥发性麻醉药对窦房结的作用会受到血管活性药物或自主神经系统活性的影响。

（1）氟烷：随着氟烷吸入浓度的增加，4 期舒张期除极坡度趋于降低，阈电位下降（负值减少），最大舒张期电位增大（负值增加），因此自律细胞的冲动释放减慢，房室结传导速度亦随氟烷吸入浓度的增加而成比例的减慢，还可延长心肌的不应期，因此氟烷麻醉时可有心率减慢，并可引起折返节律。氟烷麻醉时如不伴有二氧化碳蓄积，则心律失常并不多见。氟烷麻醉下二氧化碳蓄积所致内源性儿茶酚胺增多是引起心律失常的重要原因，由于氟烷对 β 肾上腺素能受体有直接兴奋作用，可增加心肌对儿茶酚胺的敏感性。敏化作用是挥发性麻醉药和儿茶酚胺相互作用，导致心房和心室心律失常阈值降低的结果。氟烷麻醉时，肾上腺素刺激希氏束 - 浦肯野纤维系统中的 α_{1A} 肾上腺素受体，暂时减慢浦肯野纤维的传导速度。这种促心律失常作用是由磷脂酶 C 和细胞内第二信使三磷酸肌醇（IP_3）介导的。氟烷 - 肾上腺素诱发的心律失常还与 α_1 肾上腺素受体和 β 肾上腺素受体的协同作用有关，β 肾上腺素受体兴奋增强浦肯野纤维 - 心室肌结合部位的传导，α 肾上腺素受体兴奋产生上述的浦肯野纤维传导的抑制，共同作用的结果导致心律失常的发生。氟烷诱发心律失常发生呈剂量依赖性，并存在诱发的阈值。氟烷引起室性期前收缩的肾上腺素的阈剂量为 2.1μg/kg，血浆浓度为（48 ± 6）ng/ml。氟烷麻醉下以室性期前收缩为多见，严重时可发生阵发性心动过速，甚至心室纤颤。

（2）甲氧氟烷：甲氧氟烷对窦房结的作用比较复杂，一方面可由于最大舒张期电位减少而使冲动释放速率增加；另一方面又使阈电位减低。随着甲氧氟烷浓度的增加，4 期舒张期除极坡度增加，可发生心动过速。但甲氧氟烷较少引起严重的心律失常。

（3）恩氟烷：就心脏电生理而言，恩氟烷和氟烷一样可致房室传导时间延长，但其程度远较氟烷为轻，且恩氟烷对心室内传导无明显影响，因此麻醉时心律的变化较少。虽可偶发心律失常，但经通气改善或纠正低血压后即可消失。麻醉时即使应用肾上腺素亦很少造成心律失常。恩氟烷麻醉下肾上腺素引起室性期前收缩的阈剂量约为 10.9μg/kg，血浆浓度为（101 ± 25）ng/ml。

（4）异氟烷：异氟烷对心律影响甚微，即使麻醉前已有室性期前收缩的患者，在麻醉维持期间也不增加其发生频率和严重性。应用肾上腺素亦少发生室性心律失常，因为异氟烷麻醉期间引起室性心律的肾上腺素阈剂量较恩氟烷麻醉为大，其血浆浓度为（207 ± 31）ng/ml。但异氟烷可引起 Q-T 间期延长。

（5）七氟烷：七氟烷对心率影响小，甚至在 2MAC 浓度时无心动过速，心律稳定，肾上腺素引起心律失常的阈值低于异氟烷，其血浆浓度为（175 ± 28）ng/ml。有研究显示 1.3MAC 七氟烷不增加兔离体心脏跨室壁不均一性，不延长动作电位时程，未引起触发活动及触发性心律失常。但另有报道七氟烷预处理能缩短成人左心室肥厚 CPB 后患者的 QTd 与 QTcd，提示术后心肌复极不均一性增加。

（6）地氟烷：1.0MAC 时心率变化不大，但可影响心输出量，2.0MAC 对心率的变化与异氟烷相同，心律稳定，心肌对外源性儿茶酚胺的敏感性，肾上腺素引起心律失常的阈值剂量与七氟烷相似，但低于异氟烷和氟烷。地氟烷对迷走神经的抑制作用大于对交感神经的抑制，存在明显的交感兴奋作用，高浓度吸入，可诱发心动过速。地氟烷不增加血中儿茶酚胺的浓度，但在深麻醉时可以出现心律失常。研究证明，吸入 1~1.3MAC 地氟烷的同时，给予小剂量的肾上腺素（7μg/kg）不会诱发心律失常；给予大剂量的肾上腺素（7~13μg/kg）则有 25% 以上的患者发生心律失常，如结性心律失常。

（7）氧化亚氮：氧化亚氮和挥发性麻醉药或阿片类药物联合使用时，可引起可逆性的房室分离。氧化亚氮复合氟烷麻醉，可降低心律失常的阈值，这与氧化亚氮激活交感神经系统和氟烷增强心肌敏感性的共同作用有关。

（8）氙气：氙气不影响离体人心房肌细胞的电压门控 Ca^{2+}，对瞬时外向 K+ 电流抑制作用极小，

8

并能维持自主神经系统介导的调节功能，故很少诱发心律失常。

2. 静脉麻醉药 硫喷妥钠可使血压下降而引起反射性心动过速，实验证明对离体心脏有直接抑制作用。硫喷妥钠预处理可减少氟烷 - 肾上腺素诱发的心律失常发生，可能与其对房室结或希氏束上部的作用有关。氯胺酮引起心率增快的原因，一般认为是交感神经过度兴奋和副交感神经抑制所致。氯胺酮能够引起全身性儿茶酚胺释放，抑制迷走神经，抑制外周神经以及非神经组织（如心肌）摄取去甲肾上腺素。γ- 羟丁酸钠则可使副交感神经系统的活动亢进，导致心率减慢。依托咪酯对心脏的影响极微，对心脏的自律性和传导性均无影响。地西泮和咪达唑仑用于麻醉诱导，对心率的影响很小。丙泊酚呈剂量依赖性降低心脏的副交感张力，对窦房结功能、正常房室传导途径和旁路传导通路的直接作用很小，可剂量依赖性减弱阿托品对心率的影响作用。丙泊酚可抑制房性心动过速，在电生理检查时应避免使用。在引起血压下降的同时可出现心率增快。1998 年 Bray 首次提出丙泊酚灌注综合征的概念，即长时间（>48 小时）、大剂量［>5mg/（kg·h）］输注丙泊酚后出现的原因不明的心律失常、难治性心力衰竭、高钾血症、高脂血症、代谢性酸中毒、肝脏肿大或肝脏脂肪浸润、横纹肌溶解、肾衰竭为主要特征的一种罕见的致命的临床综合征。心律失常的发生时间可从 0.5 小时到 156 天不等，而且也可发生在低灌注时。丙泊酚可导致 Brugada 型 ECG 改变，这些改变常出现在恶性室性心律失常发生之前。

总的说来，静脉麻醉药对于心律的影响比较轻微的，即使造成心率的变化，其机制多数是由于静脉麻醉药干扰自主神经系统的平衡所致。

3. 局部麻醉药 局部麻醉药对心肌的自律性和传导性均有抑制，传导的抑制包括房内、房室结和室内传导减慢，其程度与血中局部麻醉药的浓度成比例。因此，当局部麻醉药逾量时可引起心动过缓或室性心律。但是局部麻醉药又可降低心肌的应激性，例如利多卡因血内浓度达 1~5μg/ml 时，对室性心律失常有治疗作用，但是当超过 7μg/ml 时又可能发生心脏抑制，可出现传导阻滞和室性心律。但最近研究发现并证实了利多卡因可诱发 Brugada 型 ECG 和恶性心律失常，并与 SCN5A 基因突变有关。细胞电生理研究揭示，钠离子通道中间失活态加速，及突变的 SCN5A 钠离子通道和利多卡因之间的相互作用发生了改变，以致利多卡因表现为 Ic 类抗心律失常药的特征：减慢动作电位 0 相上升速度和传导，及轻微延长动作电位时程。利多卡因诱发 Brugada 型 ECG 是由于抑制了突变钠通道电流。布比卡因也可导致 Brugada 型 ECG 改变，其发现早于利多卡因，由 Phillips 等在 2003 年首次报道。临床病例报告显示，使用布比卡因后出现 Brugada 型 ECG 伴有频发室性期前收缩的一个案患者停用布比卡因后，典型的 Brugada 型 ECG 消失。基因筛查 SCN5A 发现该患者具有 G1743E 突变，细胞电生理研究揭示是由突变钠离子通道的电流显著降低所致。

4. 肌松药 去极化肌松药琥珀胆碱和非去极化肌松药筒箭毒能够降低肾上腺素诱发的心律失常发生率，与降低儿茶酚胺所诱导的心律失常阈值有关。但婴幼儿和成人静脉注射氯琥珀胆碱后均可引起严重的心动过缓，当应用于烧伤、截瘫或洋地黄化患者时也可导致心律失常发生。琥珀胆碱可作用于窦房结的毒蕈碱受体导致窦性心动过缓。琥珀胆碱用药后常可发生结性心律，可能是窦房结内毒蕈碱受体兴奋性相对增强，使窦房结功能受到抑制而出现潜在起搏点房室结起搏。使用琥珀胆碱继发的严重窦性和房室结性心率减慢也可能会导致室性逸搏心律。药物的去极化作用，骨骼肌的钾离子释放进一步促进室性心律失常的发生。琥珀胆碱引发的心律失常在第 1 次给药时发生率较低，两次以上重复给药则发生率明显增加，可能与琥珀胆碱的代谢产物（琥珀酰单胆碱和胆碱）使心脏对第二个剂量增敏有关。氯琥珀胆碱引起心律失常的机制，一般认为与下列因素有关：①氯琥珀胆碱由两个分子的乙酰胆碱组成，因此对心肌起了类似乙酰胆碱的作用；②氯琥珀胆碱可刺激大血管压力感受器，反射性地使心脏迷走神经兴奋性增加；③肌肉释放钾离子，高钾血症对心肌的影响。因此，心肌的自律性、传导性、应激性均可下降。当窦房结抑制时，可发生交界处逸搏乃至室性逸搏心律。

氟烷麻醉期间泮库溴铵可能由于增强了房室间传导导致心律失常发生率增加。维库溴铵和阿曲库铵与阿片类药物联用可发生严重的心动过缓，甚至心搏骤停，可能与这些肌松药的解迷走作用弱有关，泮库溴铵的解迷走作用较强，能对抗阿片类药物引起的心动过缓。泮库溴铵的心血管效应，机制是由于异性阻滞心脏窦房结 M 胆碱受体和交感神经元及交感神经末梢的 M- 胆碱受体，尚能抑制神经末梢对去甲肾上腺素的正常摄取，导致心动过速。加拉碘铵有类似阿托品的作用，同时具有β受体兴奋作用，可导致心动过速。本可松与毒蕈碱受体有竞争作用，因而可阻滞迷走神经兴奋冲动的传递，引起心动过速。筒箭毒碱则具有神经节阻滞和奎尼丁样作用。

5. 其他　吗啡可抑制交感神经，并作用于脑干，使迷走神经张力增加，产生心动过缓，但是吗啡不增加心肌的应激性，因此很少引起心律失常。哌替啶对静息电位无明显影响，对自主神经系统功能的平衡亦无明显干扰，因而也无明显心律失常发生。芬太尼由于对迷走神经心脏抑制中枢的刺激，可产生迷走神经兴奋作用，因此心率可减慢，亦有认为心率减慢的原因与心脏胆碱能受体附近部位游离的乙酰胆碱增加有关。此外，芬太尼尚可抑制由于内脏神经和交感神经兴奋所引起的心动过速。舒芬太尼对心率影响程度与芬太尼相同，可引起心率减慢。

氟哌利多可使心肌的绝对不应期延长，舒张期除极坡度减少，因而对肾上腺素 - 氟烷诱发的室性期前收缩和室性心动过速有预防效果。氟哌利多引起的心率增快，一般认为是由于血管扩张、血压下降所致的反射性改变。地西泮具有类似利多卡因的抗心律失常作用。巴比妥类药可延长房室传导的时间，因而对儿茶酚胺诱发的心律失常无预防效果，但是可使心动过缓和室上性传导障碍的发生率降低。

纳洛酮可拮抗麻醉性镇痛药，由于痛觉突然恢复，可产生交感神经系统兴奋现象，表现为血压升高、心率增快、心律失常，甚至肺水种和心室颤动。因此须慎用，不可滥用。

（二）自主神经平衡失调

交感神经或副交感神经活动增强，或两者之间的平衡失调是麻醉期间发生心律失常的另一常见原因。

交感神经过度兴奋，可使心脏节后交感神经末梢释放去甲肾上腺素增多，亦可使内源性儿茶酚胺分泌增多，血浆内儿茶酚胺浓度升高，引起心率增快，心房、房室结、心室的传导速度也明显加快，心脏的收缩期明显缩短，但不应期仅有轻微缩短，强烈的交感神经兴奋有时可引起心室颤动。

左、右两侧交感神经具有不同的作用。右侧交感神经丛主要影响窦房结，当右交感神经兴奋时，窦房结的兴奋性增强；左侧交感神经丛主要影响房室结，当左侧交感神经兴奋时，房室结传导加快。交感神经的活动受到中枢神经系统的控制，主要包括下丘脑，脊髓束和交感神经节。

迷走神经兴奋对心脏的作用是多方面的：①对窦房结的抑制作用。右侧迷走神经分布到窦房结的减速纤维比左侧迷走神经要多，故对窦房结有更强的抑制作用。刺激右侧迷走神经可引起窦缓和窦性静止。窦性冲动减慢的机制主要是由于［4］相舒张除极的坡度降低，而窦性静止则可能是由于窦房结自律细胞受迷走神经强烈兴奋的影响，使阈电位减低所致。刺激迷走神经也可使窦房结细胞对钾的通透性增高，使最大舒张期电位增大，引起窦房结冲动减慢或静止。②对房室结的抑制作用，主要是通过左迷走神经产生影响。③增加心房肌的易激期和降低其颤动阈。因此，在迷走神经兴奋的同时如刺激心房肌，易引起心房颤动。然而，有人通过微电极的研究证明，迷走神经兴奋时心房肌的静息和动作电位均可降低，尤其是动作电位的降低较明显，而动作电位的降低可影响冲动的传导，因此偶尔亦可消除房颤或房扑。④缩短心房肌的不应期。最强的迷走神经刺激可使心房肌的绝对不应期缩短 50%~70%。

临床麻醉工作中，交感神经兴奋较为多见，副交感神经兴奋的情况亦有发生，但比前者相对为少。

1. 年龄　1 岁以内的小儿交感神经活动占优势，而老年人则是迷走神经活动较强。

2. 精神因素　术前恐惧心理和焦虑可使交感神经活动增强。

3. 疾病　充血性心力衰竭，任何原因导致的心输出量减少和动脉压下降等，均使交感神经活动亢进，甚至产生电风暴，这是机体的一种反射性代偿机制。麻醉时高血压是促发心律失常的重要原因，而血压升高使负荷增加，导致心肌纤维伸展又是诱发心律失常的主要机制。当心肌纤维伸长时，心肌自律细胞舒张期除极时间延长，静息膜电位降低，心肌的自主节律性增强，由此可激发多源性异位节律活动，产生心律失常。

4. 麻醉操作　静脉快速诱导时喉镜窥视和气管内插管可引起血压升高、心动过速和心律失常等心血管反应已为人们所熟知，其原因主要与刺激咽喉和气管内感受器引起交感神经活动增强有关，此时血内儿茶酚胺水平亦增高。心律失常以室性期前收缩为多见，偶见室性心动过速，罕见心搏骤停。

5. 缺氧和二氧化碳蓄积 缺氧时通过颈动脉体化学感受器使脑干血管收缩中枢兴奋，交感神经传出纤维的活动增强，内源性儿茶酚胺分泌增加。高碳酸血症除作用于颈动脉体化学感受器，还可直接作用于血管运动中枢。因此，缺氧和/或二氧化碳蓄积使自主神经系统的平衡失调是麻醉期间发生心律失常的重要诱因。

（三）电解质紊乱

心肌的活动极易受细胞外液中 K^+、Ca^{2+}、Na^+、Mg^{2+} 的影响。

1. K^+ 正常情况下，细胞内 K^+ 浓度显著高于细胞外，K^+ 顺其浓度梯度向细胞外扩散，形成细胞内约 −90mV 静息膜电位，当细胞外血清钾浓度降低时，静息膜电位负值增大，细胞处于超极化状态，静息电位与阈电位之间的距离增大，心肌细胞的兴奋性降低。但在自律性细胞如浦肯野纤维，细胞的超极化是短暂的，由于舒张期自动除极速率增加使膜电位负值减小而使兴奋性增加。由于静息膜电位的大小是动作电位 0 期除极速率的决定因素之一，因此血钾浓度的变化对 4 期自动除极产生重要影响。低钾血症使自律性细胞的自律性和兴奋性增高，易诱发快速型心律失常；低钾还可减低室颤的阈值，严重低钾可诱发室颤。而高钾血症时，因细胞膜对钾离子的通透性增加，3 期复极速度加快而使动作电位的时限缩短，4 期自动除极速率降低，从而抑制其自律性，因此高钾血症易引发缓慢型心律失常，甚至心搏停止。

2. Ca^{2+} 细胞外钙在心肌细胞上对 Na^+ 内流有竞争性抑制作用，称为膜屏障作用。细胞外低钙时，细胞膜对 Na^+ 内流的屏障作用减弱，因此快反应细胞的阈电位下移（负值增大），细胞的兴奋性升高，同时，0 相除极速度加快，传导性也增高。临床上，低钙血症在心律失常发生中的主要较小。高钙血症时，$[Ca^{2+}]_0$ 升高，对 Na^+ 内流的膜屏障作用加大，Na^+ 内流普遍受到抑制，使得触发 Na^+ 快速内流产生 0 相除极较为困难，同时，高钙血症使阈电位上移（负值减小），与静息膜电位的距离增大，细胞的兴奋阈值升高，兴奋性降低。在快反应自律性细胞，因背景 Na^+ 内流受抑制而使 4 期自动除极速率减慢，自律性降低；在慢反应自律性细胞，高钙使细胞内外离子浓度梯度加大，Ca^{2+} 内流加快，0 期及 4 期自动除极速度加快，自律性及传导性均增高。正常情况下，心房肌和心室肌不存在 4 期自动除极，但在某些病理条件下，尤其在高钙环境下，心房肌和心室肌可获得 4 期除极条件而转化为自动除极的自律性细胞，导致异位心律的产生。

3. Na^+ 钠在体液中的主要作用是维持细胞内外的渗透压平衡，也是快反应细胞动作电位 0 期除极的基础。但是，如 $[Na^+]_0$ 改变过大，超过其总量的 10% 时，亦可导致心律失常，当 $[Na^+]_0$ 降低时可使窦房结自律细胞[4]相舒张除极的坡度变小，速率变慢，心肌应激性降氐，传导减慢，因此可发生心动过缓。实验条件下发现 $[Na^+]_0$ 过低，心脏可停搏，心脏停止于心室扩张状态。但临床范围内钠浓度的改变不足以对心肌细胞的电生理特性产生影响。

4. Mg^{2+} 镁是心肌细胞膜钠-钾泵激活所必需的因子，低镁血症时，钠-钾泵的活性明显降低使细胞内 Na^+ 增多，K^+ 减少，静息膜电或最大舒张期电位负值较少，接近阈电位值，易产生异常自律性，但由于除极速率降低，动作电位幅度小，传导速度减慢。低镁血症时，镁抑制慢通道的内向电流（由 Ca^{2+} 和 Na^+ 携带）作用减弱，加速 Ca^{2+} 和 Na^+ 经慢通道进入心肌细胞内，使动作电位 2 期延长，有效不应期时限离散加大，易发生心律失常。此外，由于 Ca^{2+} 内流加速，使自律性细胞舒张期自动除极加快，自律性增高。因此低镁血症对心肌细胞电生理的影响主要是兴奋性和自律性增高，传导功能下降，有效不应期缩短，临床上心律失常主要表现为房性或室性期前收缩、室上性心动过速、室性心动过速和传导阻滞。高镁血症时，当血镁超过 5mmol/L 时，则可抑制窦房结的功能，减慢房室和室内传导，可出现心动过缓和传导阻滞；血镁超过 15mmol/L 时，可产生完全性房室传导阻滞；血镁超过 20mmol/L 时，可发生心脏停搏，类似于高钾血症的作用。

（四）低温

低温的主要并发症之一就是心律失常。心电图的表现为进行性心率减慢、P-R 间期延长、QRS 波增宽和 Q-T 时间延长。当体温降至 30℃以下时，窦房结起搏点就受到抑制，此时低级的起搏点开始活跃，因而可出现房性逸搏或房室期前收缩，亦可出现交界性心律、房颤或完全性房室分离；严重时可出现心室颤动。当体温降至 30℃以下时，可导致心搏停止。

（五）外科手术操作

外科手术操作常可引起心律失常，手术可直接刺激心脏，亦可以是刺激心脏以外的部位引起反射心律失常，例如胆囊手术时，胆囊、胆总管区的手术刺激可导致心动过缓、室性期前收缩或心搏骤停。眼科手术和压迫眼球可导致眼心反射。颈动脉窦刺激、肠系膜牵拉、腹腔探查亦可发生心动过缓伴血压下降或期前收缩。颅脑外科手术时刺激脑干附近常诱发心律失常。心脏手术时，手术刺激心房常致房性期前收缩或室性心动过速，偶可发生室颤。心肌损伤、水肿、压迫、缝合等，均可造成房室传导阻滞或室内传导阻滞。此外，心脏手术中，还会发生再灌注心律失常，其心律失常类型可多种多样。手术中出现的传导阻滞是否可逆则因传导组织受损性质不同而异。此外，大血管手术、心包手术、心内导管插入等均可引起心律失常。

三、术后出现的心律失常

随着麻醉恢复室、术后 ICU 的建立，连续、动态的心电图监测已成为基本的监护项目之一，为术后心律失常的识别、诊断、治疗提供了依据。术后心律失常发生率较高，非心脏病手术患者术后心律失常总体发生率约 4%~20%，在 ICU 病房可高达 40%，一般发生在术后 2~3 天；而心脏手术患者术后心律失常的发生率更高，多发生在术后 1~5 天，高峰在术后第 2 天。术后以房性心律失常最多见，其原因也复杂多样。

（一）麻醉因素

麻醉药的作用，患者未完全清醒，肌张力下降及声门水肿引起上呼吸道梗阻；麻醉性镇痛药对呼吸中枢的抑制；肌松药的残留致通气量减少，术后早期肺功能改变（低肺容量、肺不张等）等均可致缺氧、二氧化碳蓄积，引起各种心律失常的发生，其中以心动过速、房性期前收缩、交界性期前收缩及室性期前收缩最为常见。

8

（二）手术因素

手术创伤后应激反应，尤其创面较大的手术，如若术后镇痛不全，致内源性儿茶酚胺大量释放；心脏手术术中损伤传导系统、心肌保护差、心肌缺血再灌注损伤均可引起术后相当一段时间内出现心律失常，心脏手术以冠状动脉旁路移植手术术后心律失常发生率最高；急性颅脑外伤患者术后可发生心律失常，以下丘脑、脑干脑区部位的手术的最容易导致心律失常；外伤急诊手术患者，往往全身多脏器多系统功能发生紊乱，术后心律失常发生率也较高。

（三）电解质及酸碱紊乱

术后电解质、酸碱紊乱较为常见，是术后心律失常发生最常见的原因之一。电解质紊乱以低钾血症和高钾血症引起的心律失常最为多见，血中镁、钙、钠等异常均会导致心律异常，同前所述。

酸碱失衡　酸中毒时 H^+ 可竞争性抑制 Ca^{2+} 与肌钙蛋白结合减弱心肌收缩力，使心室纤颤阈下降，易诱发心室颤动。此外，酸中毒时细胞内 K^+ 外流引起高钾血症，引起各种心律失常。碱中毒时，血红蛋白氧解曲线左移，使 HbO_2 在组织内不易释放氧，此时虽然混合静脉血氧饱和度（SvO_2）正常，但组织内仍可存在缺氧，致酸性代谢产物增加。此外，碱中毒常与低钾血症同时存在，易诱发心律失常或易发生洋地黄中毒。

（四）机械性刺激

手术切口疼痛、气管内导管刺激（气管插管、吸痰、拔管）、胃肠胀气、躁动、焦虑、膀胱胀满及各种引流管刺激均可造成交感神经系统过度兴奋，心肌耗氧增加，氧供、氧耗失衡，造成心肌缺血和心律失常。

（五）循环功能

术后苏醒期由于内源性和各种外源性刺激致交感神经兴奋，肾素 - 血管紧张素 - 醛固酮系统分泌异常，心脏及主动脉压力感受器刺激，药物“撤退”反跳性心血管兴奋等均可引起术后高血压的发生，致心脏负荷加重，室壁张力增加，心肌氧耗增加，引起心律失常的发生。任何原因所致的低血压、低心排综合征，引起重要脏器灌注不足，组织器官和心肌氧供减少，组织细胞水平的物质和气体交换障碍，产生代谢性酸中毒，内源性儿茶酚胺释放增多，均可诱发和引起各种心律失常的发生。一旦发生心律失常，又可进一步影响心输出量，形成恶性循环。

从低温状态复温时以及某些血管活性药物对血管收缩功能的影响，可导致血管舒缩功能失调，从而影响血流的再分布和重要器官的有效灌注；肺血管阻力和体循环阻力增加，致左、右心室负荷加重，易产生心肌缺血、损伤和心律失常。

（六）药物

术前长期应用索他洛尔和胺碘酮的患者，术后易出现 QT 间期延长；服用抗抑郁药物的患者术后可能会发生心动过速；洋地黄过量可引起各种心律失常，其中以室性心律失常多见；某些抗生素也会导致术后心律失常的发生，如抗真菌药物快速静脉注射易致室颤；激素制剂，如甲状腺制剂，会引起窦性心动过速，垂体后叶素，会导致心脏停搏，地塞米松，静脉注射会引起多源性室性期前收缩。术毕纳洛酮应用致心血管处于兴奋状态，引起高血压、肺水肿、心肌耗氧增加及心律失常。低钾血症时，应用异丙肾上腺素、肾上腺素、钙剂、碳酸氢钠以及过度换气均易发生室性心律失常。

（七）其他

1. 术后低体温、高热均可导致心律失常的发生。

2. 脓毒症　术后室上性心律失常发生率约为8%~13.6%，脓毒症急性心脏事件或电解质异常一样可能是室上性心律失常的诱发因素，对于有全身感染征象的心律失常患者，约20%~30%是潜在的脓毒症患者，并且以下呼吸道感染者最常见。

3. 急性呼吸功能不全　术后肺部并发症（肺不张、肺炎、肺水肿、急性呼吸衰竭和肺栓塞）是常见的，特别是腹部和胸部手术后，肺炎和肺不张最常见。术后发生急性呼吸衰竭的患者可发生心律失常。室性心律失常的预后较差，因为这些心律失常可能恶化演变成心室颤动（VF）或心搏骤停。这些心律失常的确切机制尚不确定，但代谢异常与呼吸衰竭导致的低氧和二氧化碳潴留可能是其诱因，这些因素的干扰可改变心脏传导组织的跨膜动作电位，导致出现异常的电生理现象触发心律失常。

4. 急性肾功能不全　急性肾损伤的发生可使术后患者的病情复杂化，同时也可导致电解质酸碱平衡紊乱，促进心律失常发生，特别是房颤的发生。

第七节　围手术期常见心律失常的处理

一、处理原则

围手术期常见心律失常的治疗，首先需要在明确心律失常的性质及产生心律失常的背景的情况下，决定是否对其治疗。因为并不是所有的心律失常都需要立即进行治疗和处理。其次是针对需要治疗和处理的心律失常，决定治疗策略和治疗目标，制订治疗方案和具体方法。对于一些有预期终极治疗目标的患者，还要确定对疗效和预后进行评价的方法。在治疗措施实施过程中，可遵循以下处理原则：

1. 对是否需要进行治疗和处理的心律失常进行做出正确判断。一般来说，对于那些经一段时间观察，无演变、病情稳定，不会产生严重后果的心律失常，如窦性心动过缓、窦性心动过速、各种期前收缩或自主节律等，可以不作积极的治疗和处理。但对于下列情形的心律失常则应考虑采取必要的治疗措施进行处理：

（1）持续性和非持续性室性心动过速，80%以上都基于某种器质性心脏病的基础，有恶化的趋势，有可能危及生命，需积极进行治疗。

（2）对于产生严重的血流动力学障碍，不加干预，直接危及生命的心律失常以及恶性心律失常（如多源性室性期前收缩、R-on-T的室性期前收缩、多形性室性心动过速、室扑、室颤等），需立即进行治疗和处理。

（3）心律失常虽不危及生命，但伴有心悸、气短等各种不适症状，可产生严重的并发症，如心房颤动可产生各种栓塞，需要治疗。

（4）多种阵发性室上性心动过速，骤起心率加快，多伴有明显的症状，且多次发作，需设法终止和根治。

（5）一些通道疾病，虽无器质性心脏病依据，心脏结构、功能正常，但所产生的心律失常是危及生命的，目前虽无良好的根治措施，但发作时必需加以终止。

（6）心动过缓、长间歇心脏停搏，如三度房室传导阻滞及室率缓慢的二度房室传导阻滞等，产生黑蒙、晕厥，需植入心脏起搏器进行纠治。

2. 连续、动态心电监测，正确判断各种心律失常，尽可能找出心律失常的发生原因或诱因；积极针对病因进行治疗；同时积极纠正心律失常的诱发因素，特别要注意麻醉深度、二氧化碳蓄积、手术刺激、电解质紊乱、低体温以及术后疼痛、机械性刺激、缺氧、电解质酸碱失常、血流动力学不稳定等因素。

3. 根据心律失常性质、基本疾病、患者状态和愿望可选用人工起搏、RFCA、ICD/CRT2D或药物治疗。

4. 药物治疗重在终止心律失常急性发作，远期应用药物辅助，在力求根治的同时，努力预防和减少心律失常复发。对危及生命的心律失常，药物选择主要考虑有效性，对改善症状的心律失常治疗，主要考虑药物的安全性，如针对适宜使用Ic类药物和胺碘酮治疗的心律失常，心脏无结构异常、心功能正常者可应用Ic类药物；心脏结构异常、心功能不全者以胺碘酮为安全。

5. 当药物治疗的效果不确定，无效甚或禁忌的情况下，尚可选择非药物治疗。有些心律失常采用非药物治疗，效果更确切，预后更好。

6. 在积极进行心律失常药物治疗的同时要注意因此而引起的治疗的副作用。某些抗心律失常药物有促心律失常现象如Ic类药物可引起无休止VT，Ⅲ类药物为间断扭转型室性心动过速（TdP），洋地黄可表现多种心律失常，Ia类药物增加猝死等；促心律失常易感性不仅取决药物，也取决心脏自身状态，心肌缺血、心力衰竭、电解质紊乱、通道异常等都可增加AAD敏感性，用药前应考虑患者对药物的耐受性，实行个体化用药。

7. 无论采用何种治疗方法，治疗的关键是治疗所产生的效果，强调病因治疗，改善产生心律失常的基质，重在改善心肌供血、纠正心脏功能，改善血流动力学异常等，比治疗心律失常本身更重要。

二、围手术期常见心律失常的处理

围手术期心律失常药物治疗的目的是控制心律失常恶化，并最终消除心律失常，并维持血流动力学的稳定。对高危或恶性心律失常要及时识别发现，结合病理生理改变及时正确处理。当采用药物处理时，一定要基于正确的治疗策略，正确选择药物，既要考虑抗心律失常药物的治疗效应，又要考虑到抗心律失常药物的促心律失常作用。积极按照用药指南正确合理用药。关于抗心律失常药物的分类和药物特性详见相关章节。一般来说，对于室性心动过速，首先要控制其不发展成室颤，并纠正室性心动过速，消除室性期前收缩；房室传导阻滞则要增加室率，控制其向三度房室传导阻滞发展，甚至阿-斯综合征发作，或尽力消除阻滞。为了便于治疗，可将围手术期的心律失常分成两类，即快速性和缓慢性心律失常。

（一）快速性心律失常的药物治疗

1. 窦性心动过速　窦性心动过速包括生理性窦速、体位性（直立性）窦性心动过速、不适当的窦速和窦房结折返性心动过速。患者术前紧张焦虑、低血容量和浅麻醉是常见的原因，积极针对病因治疗：

（1）对于心肌缺血的患者，在排除低血容量的情况下，应积极应用β受体阻滞剂，如艾司洛尔。

（2）当有心力衰竭时，可选用洋地黄类药物。

（3）不适当的窦速，β受体阻滞剂和非二氢吡啶类钙通道阻滞剂如维拉帕米和地尔硫䓬是首选药物。对难治性不适当的窦速，导管消融改良窦房结仍是在围手术期的一种治疗选择。

（4）窦房结折返性心动过速的患者，可能对迷走刺激、腺苷、胺碘酮、β受体阻滞剂、非二氢吡啶类钙通道阻滞剂甚至地高辛都有效。

（5）体位性窦性心动过速缺乏有效的治疗措施，首选增加钠与水的摄入、高枕卧、穿弹力袜等；药物可选用比索洛尔、氟氢化可的松或两药联用。

2. 房室结折返性心动过速（AVNRT）和房室折返性心动过速（AVRT）通常是由房室折返和房室结折返引起，在临床上大多表现为有规律的、突发突止的阵发性心悸或持续性发作伴心悸乃至晕厥，发作时心率快，常常伴有血流动力学的显著变化，应立即积极处理：

（1）迷走神经手法

1）Muller法：呼气后再作深吸气动作。

2）Valsalva法：深吸气后屏气再用力作呼气动作；具体做法是让患者用力紧闭声门10~30秒，相当于胸内压增加30~40mmHg。

3）颈动脉窦压迫法：是经听诊证实颈动脉无杂音后，对右或左侧的颈动脉窦用稳定的压力按压5~10秒（颈动脉窦过敏者禁用此法）。

4）压眼球：采用divind反射（眼心反射）法，先压右侧后压左侧。该方法有潜在危险，已摒弃不用。

5）将冰冷的湿毛巾放在面部，或让患者面部浸入10%的水中，也有终止室上速的作用。

刺激迷走神经的方法终止室上速的成功率为27.7%，而做乏氏动作比颈动脉窦按压更为有效。该方法治疗AVRT和AVNRT在最新指南中是Ⅰ类推荐。

（2）腺苷：快速推注腺苷终止AVNRT和AVRT的成功率高达78%~96%，给药剂量：首次6mg腺苷，快速推注并盐水冲洗，观察1~2分钟无效时，再给12~18mg的腺苷快速推注。儿童予50~100μg/kg给药，最大量250~300μg/kg。腺苷起效快，半衰期短，用药时应注意快速推注；已有一度以上的房室阻滞、病窦者综合征，或预激者禁用腺苷。此外，腺苷不能和地高辛或维拉帕米合用。

（3）钙通道阻滞剂：静脉注射维拉帕米负荷量0.075~0.15mg/kg，给药时间应超过2分钟，维持剂量5μg/（kg·min），以终止房室结折返；儿童按

8

0.1~0.2mg/kg，不超过 5mg/ 次，<1mg/min 缓慢静脉注射；近些年多选用地尔硫䓬，复合剂量 0.25mg/kg，给药时间应超过 2 分钟，维持剂量 5~10mg/h。

(4) 钾通道阻滞剂静脉注射胺碘酮，负荷量为 150mg，给药时间应超过 10 分钟，先以 1mg/kg 剂量维持 6 小时，然后以 0.5mg/kg 剂量维持 18 小时，儿童负荷量为 5~6mg/kg；静脉注射伊布利特 1mg，给药时间应超过 10 分钟，若心动过速仍持续发作，10~20 分钟后可重复给药。

(5) β 受体阻滞剂艾司洛尔负荷量 0.5mg/kg，给药时间应超过 1 分钟，维持剂量 50~200μg/(kg·min)；美托洛尔单次静脉注射剂量 2.5~5mg，给药时间应超过 1~2 分钟，在 15 分钟内达到 15mg。

(6) 普罗帕酮单次静脉注射剂量 1.5~2mg/kg，给药时间应超过 10 分钟。

(7) 静脉注射氟卡尼 1.5~2mg/kg，给药时间应超过 10 分钟。

(8) 伴有心功能不全个者静脉注射短效洋地黄，如毛花苷丙 0.25~0.5mg，或地高辛 0.5~1.0mg；儿童毛花苷丙初始用首剂饱和量的 1/2(饱和剂量为 0.03~0.04mg/kg)，余量分 2 次给予。

(9) 超速起搏。

(10) 同步电复律：对血流动力学不稳定的患者可选用直流电复律，最好在电复律前静脉注射苯二氮䓬类药。

(11) 当怀疑房室附加通道顺行传导的室上速时，可静脉注射普鲁卡因胺，负荷剂量 15~18mg/kg，给药时间 25~30 分钟，或者单次静脉注射 100mg，给药速度不超过 50mg/min，每 5 分钟可重复给药，直至总量达 1g。

(12) 导管射频消融术。导管射频消融术对大多数持续存在的房室折返性或局灶性房性室上性心动过速是可靠的能获得长期疗效的治疗方法。对于 AVNRT 患者，慢径的导管消融为最新指南 I 类推荐，对有症状的 AVNRT 患者其为一线治疗，治疗成功率 >95%，发生房室阻滞的危险 <1%。

3. 心房扑动　心房扑动绝大多数为大折返性心律失常，是冲动在心房内环形运动的结果。发作时处理策略取决于病情，如果心房扑动发作导致了心力衰竭、休克、急性心肌梗死，则立即电复律。如果发作时病情稳定，可以选择药物复律或室率控制。

(1) 控制心室率

1) 应用 β 受体阻滞剂，如单次静脉注射艾司洛尔 1mg/kg。

2) 应用钙通道拮抗剂，如维拉帕米 5~10mg 静脉注射；或应用地尔硫䓬 10mg 或 75~150μg/kg 静脉注射，儿童按 0.15~0.25mg/kg 给药。

3) 也可用胺碘酮，但效果较差。

(2) 药物复律

1) 对于新近发作的房扑患者可应用第Ⅲ类抗心律失常药物伊布利特 1mg 缓慢静脉注射；伊布利特转复成功率较高(38%~76%)，平均在用药 30 分钟转复，低血压不良反应较低，但 1%~2% 可出现尖端扭转型室性心动过速，用药后 4~8 小时内必须严密监护。严重器质性心脏病、QT 延长、窦房结功能障碍者禁止使用伊布利特。也可用多非利特，急性发作时静脉给药，剂量为 4~8μg/kg。

2) 毛花苷丙 0.4~0.8mg 静脉注射，2~4 小时后再静脉注射 0.2~0.4mg。

3) 普罗帕酮 0.5~1.0mg/kg 静脉注射，3~5 分钟推注完。

4) 胺碘酮，用法同阵发性室上性心动过速。

5) 索他洛尔，静脉注射，每次 1.5~2.0mg/kg，或每次 20~60mg，注射时间不少于 10 分钟。

(3) 心外直流电复律：当房扑伴快速心室率并出现血流动力学改变时，应选择心外直流电复律。体外直流电复律治疗房扑的成功率为 95%~100%。能量需要 <50J(尤其是双向波复律时)。

(4) 心房超速起搏：应用快速心房起搏可以有效终止房扑，成功率 55%~100%。当心脏手术后发生房扑时尤其适用心房外膜超速起搏，应用抗心律失常药物，包括普鲁卡因胺、伊布利特、普罗帕酮，可有助于心房起搏转律。

(5) 导管射频消融治疗：在三尖瓣瓣环和下腔静脉之间进行导管消融以阻断心房扑动折返环，可治愈房扑。通过严格的检测标准来证明消融结果达到峡部双向传导阻滞，如达到峡部双向传导阻滞，导管射频消融术的成功率为 90%~100%。

(6) 抗凝治疗：房扑患者血栓栓塞的发生率为 1.7%~7%，未经抗凝治疗的患者心房血栓的发生率为 0~34%。当房扑持续发作超过 48 小时，血栓的发生率明显增加，因此应考虑抗凝治疗。

4. 心房颤动　心房颤动是临床最常见的心律失常之一。房颤的发生主要是建立在心房组织结构或电活动异常基础上产生的多子波折返与局灶激动，目前认为它们是房颤发生和维持的两种重要机制。在病程进展中，两者还可以逐渐相互影响，常常使得心房组织结构和电活动异常进一步加重，表现为心脏逐渐扩大，房颤难以终止。另外，房颤和心力衰竭有着共同的危险因素，两者之间存在复杂的内在关系，两种疾病过程常同时存在并相互促进，心房颤动后心功能受损，诱发心力衰竭或使心力衰竭加重。对房颤患者治疗策略主要包括：①室率控制，将心室率控制在合理范围，改善患者生活质量，并在一定程度上改善心功能，预防心动过速性心肌病；②节律控制，即恢复窦律。房颤长期持续发作可导致患者生活质量下降、心脏重构、心功能下降，目前治疗通常首选节律控制。节律控制可以选择电或药物复律、抗心律失常药物维持窦性心律以及导管消融治疗；③维持窦律，对于阵发性房颤患者最大限度地维持窦律，而对于复律的患者想方设法巩固疗效；④抗栓治疗，房颤发作超过48小时则有血栓形成的风险，且复律的成功率也下降，需积极抗凝预防血栓形成；⑤上游治疗，指主要为通过非抗心律失常药物如血管紧张素转化酶抑制剂、血管紧张素域受体拮抗剂、他汀等来减缓甚至逆转心房重构。心室率控制，使心室有足够的时间充盈，增加心输出量，从而有利于血流动力学改善。建议静息时室率控制在60~80次/min，中度运动时控制在90~115次/min。持久房颤患者静息时心率可控制在<110次/min，其效果并不劣于严格控制心率。一般来说，无症状或症状能耐受，把心率控制在<110次/min，如有症状或心脏扩大，发展成心动过速性心肌病，则采取严格控制心率。有症状的快速房颤患者需要紧急药物治疗，当患者有低血压、心绞痛或心力衰竭存在时可以考虑直接电转复。在理论上，维持窦性心律的临床益处大于控制心室率，但是目前临床研究没有证实节律控制患者在死亡率、住院率、脑卒中等方面优于室率控制患者，可能是抗心律失常药物的不良反应降低了窦性节律维持带来的益处。心房颤动的上游治疗旨在预防，在围手术期仍然具有十分重要的临床意义。

(1)控制心率

1)对阵发性和持续性房颤患者，测定其静息状态下的心室率，应用β受体阻滞剂和非二氢吡啶类钙拮抗剂控制其心室率。

2)不合并预激的低血压或心力衰竭患者，静脉应用β受体阻滞剂(艾司洛尔、美托洛尔、普萘洛尔)和非二氢吡啶类钙拮抗剂(维拉帕米、地尔硫䓬)减慢应激、运动状态下房颤的心室率。

3)对不合并旁路的心力衰竭患者，静脉应用地高辛或胺碘酮控制房颤的心室率。

4)对活动后出现房颤相关临床症状的患者，应充分控制其运动时的心室率，调整其药物治疗确保心率维持在正常生理范围内。口服地高辛可控制房颤的静息心室率，尤其适用于合并心力衰竭、左心功能不全的患者。

值得强调的是胺碘酮一般不用于心率控制，除非上述药物不能控制心率，普罗帕酮不用于心率控制。以上用于房颤心率控制的药物用法可参照房扑心率控制的用药剂量。药物必要时可联合应用，能减少单药剂量，从而在保持疗效的前提下又能减少药物的不良反应，药物控制心率应根据心率反应逐步加量，采取个体化用药。

(2)节律的控制

1)房颤的药物复律

A. 氟卡尼：2mg/kg静脉注射10分钟或口服200~300mg，但不能用于明确的结构性心脏病，能增加心房扑动的房室传导比例，使心率加快。

B. 普罗帕酮：2mg/kg静脉注射10分钟或口服450~600mg，不适用于明确的结构性心脏病，心房扑动可转成1:1房室传导，加快心率。

C. 多非利特：8μg/kg静脉注射。

D. 伊布利特：1mg/kg静脉注射10分钟，必要时相隔10分钟，再可10分钟内静脉注射1mg，转复心房扑动比房颤有效，如发生多形性室性心动过速，常需电复律。

E. Vernakalant：3mg/kg静脉注射10分钟，相隔15分钟再次用药，10分钟内静脉2mg/kg。

F. 胺碘酮：5mg/kg静脉注射，1小时后50mg/h维持，窦律恢复多比较慢，但可减慢房颤心室率。

奎尼丁和普鲁卡因胺用于房颤的药物复律是可以考虑的，但其安全性并未得到确认。

2)房颤的电复律：房颤患者出现心肌缺血、症状性低血压、心绞痛或心力衰竭且药物治疗不能很快起效时，尽快行同步电复律；房颤合并预激若出现快速心室率、血流动力学不稳定者，尽快行同步电复律；不存在血流动力学障碍、但房颤症状难以忍受者，也应行电复律治疗，若复律后早期房颤复发，可再次电复律并继以抗心律失常药物治疗。直流电复律是房颤患者长期治疗策略中恢复窦性心律的一项有效措施。

(3)维持窦性心率：无论心脏结构正常与否，只要心功能稳定，NYHA心功能Ⅰ、Ⅱ级，阵发性房颤、持续性房颤患者维持窦律，首选是决奈达龙，当其无效时才选胺碘酮，而氟卡尼、普罗帕酮、索他洛尔只限用于无心脏病患者或心脏有轻微异常者维持窦律。在重症心力衰竭时(NYHA Ⅲ、Ⅳ级)或NYHA心功能Ⅱ级心力衰竭不稳定，只能选用胺碘酮。

(4)抗栓治疗：房颤后卒中发生率高出窦性心律者5~6倍，任何房颤患者，只要没有抗栓治疗禁忌证，或年龄 < 65岁的孤立性AF，都应接受抗栓治疗。房颤持续时间超过48小时或房颤持续时间不明者，不管药物复律或电复律，在复律前至少3周、复律后至少4周需抗凝治疗(INR = 2.0~3.0)。对于持续48小时以上的房颤，因血流动力学不稳定需紧急复律者，若无使用肝素的禁忌证，应立即静脉注射肝素，然后静脉滴注以维持活化部分凝血激酶时间较正常对照延长1.5~2倍。

(5)导管射频消融术：对症状严重、抗心律失常药物失败且左心房大小正常或轻度增加、左室功能正常或轻度减低并且不合并严重肺病的阵发性房颤在有经验的中心(每年 > 50例)行导管消融，症状性持续性房颤可行导管消融治疗，或伴有显著左心房扩大或严重左室功能不全的症状性阵发性房颤行导管消融术。

(6)房颤的上游治疗：房颤上游治疗的药物有血管紧张素转换酶抑制剂(ACEIs)、血管紧张素受体阻滞剂(ARBs)、醛固酮拮抗剂、他汀类和多不饱和脂肪酸，用于预防AF的发作(一级预防)或减少AF的发复(二级预防)。

(7)左心耳干预：包括采用介入技术行左心耳封堵术、心脏外科术中行左心耳结扎或切除术。

(8)外科COX Ⅲ型迷宫手术或右和左侧迷宫手术。

5. 交界性心动过速

(1)局灶性交界性心动过速：是一种非常少见的心律失常，多与运动或应激有关。患者心脏结构多正常或有先天性心脏结构异常，如房间隔缺损(房缺)或室间隔缺损。这类患者常常症状明显，如果不治疗，尤其是心动过速发作无休止时可能出现心力衰竭。患者一般对β受体阻滞剂有一定的效果。静脉注射氟卡尼可以减慢或终止心动过速，导管射频消融可以根治。但是，消融房室结附近的局灶起源点有导致房室传导阻滞的危险(5%~10%)，也有一定的复发率。

(2)非阵发性交界性心动过速：非阵发性交界性心动过速起源是病理性的，发作时QRS波窄，心率在70~120次/min。其发生机制可以是高位交界区自律性增高或者是触发活动。有典型的"温醒"及"降温"现象(心动过速发作时逐步加快，终止时逐步减慢)，不能被起搏终止。这种心动过速的最重要的特征是它可能提示存在严重的病理状态，如洋地黄中毒、低钾血症、心肌缺血或出现于心脏手术之后，还可能在慢性阻塞性肺病伴低氧血症及炎症性心肌炎时出现。治疗非阵发性交界性心动过速主要是要纠正基础病因。洋地黄中毒引起非阵发性交界性心动过速时应及时停药。非阵发性交界区心动过速持续发作可以使用β受体阻滞剂或钙拮抗剂治疗。

6. 室性心动过速：室性心动过速的处理原则是：血流动力学不稳定者，立即同步电转复；血流动力学稳定者，允许选用药物终止发作。

(1)非结构性心脏病合并室性心动过速：有与心律失常直接相关的症状非持续性单形性室性心动过速，若是起源于右室流出道的特发性室性心动过速可选用维拉帕米、普罗帕酮、β受体阻滞或利多卡因；若为左室特发性室性心动过速，首选维拉帕米，也可使用普罗帕酮。对于无结构性心脏病伴非持续性室速的适宜患者，可考虑非二氢吡啶类钙拮抗剂作为β受体阻滞剂的替代药物。对于无结构性心脏病发生持续性单形性室速(SMVT)患者，可考虑静脉推注β受体阻滞剂、维拉帕米、氟卡尼或胺碘酮。对于心率<180次/min且血流动力学稳定的SMVT，可植入心室临时起搏电极，当心室率加快、症状加重时进行快速刺激终止室性心动过速。

(2)结构性心脏病合并的非持续性室性心动过速：结构性心脏病合并的非持续性室性心动过速不可用Ic类抗心律失常药物，而应针对基础心脏病进行治疗，以保护和改善心室功能，而不是单纯最求消除非持续性室性心动过速。

1)有明显的结构性心脏病和非持续性室速患者，特别是伴有无法解释的症状，如晕厥、黑蒙、持续心悸，应考虑侵入性电生理学检查；急性心力衰竭患者出现的非持续性室性心动过速应尽快控制心力衰竭，注意查找和纠正低钾血症、低镁血症、洋地黄中毒等可致室性心律失常的原因。

2)急性心肌梗死应尽快实施再灌注治疗(溶栓、直接PTCA或支架)。起病早期如无明显低血压状态或心源性休克，应尽早开始使用血管紧张素转换酶抑制剂(ACEI)以及β受体阻滞剂；心肌梗死幸存者和左心室功能下降的患者合并非持续性室速，若无禁忌证，推荐β受体阻滞剂。

3）慢性充血性心力衰竭的患者合并非持续性室性心动过速，在无洋地黄中毒的前提下应提倡使用ACEI、利尿剂、洋地黄类药物和β受体阻滞剂或胺碘酮治疗。

4）陈旧性心肌梗死合并的室性期前收缩或非持续性室性心动过速的治疗主要用阿司匹林、β受体阻滞剂、ACEI、硝酸酯类以及他汀类药物调脂治疗，改善血管的内皮功能及心肌供血；伴左心室功能下降（除非由心室异位本身引起）、心肌缺血和有心肌瘢痕的患者，不推荐氟卡尼和普罗帕酮。

5）对严重心力衰竭的频发非持续性室性心动过速患者也可考虑使用胺碘酮，在心力衰竭患者，胺碘酮的致心律失常风险较其他抗心律失常药物低；胺碘酮优于其他膜活性抗心律失常药物，但在植入心律转复除颤器（ICD）的患者除外，如果伴有血流动力学不稳定可考虑电复律。

6）症状性非持续性室速患者可考虑β受体阻滞剂治疗，但慢性肾脏疾病患者慎用索他洛尔，尤其是基线时QT间期延长，或治疗开始时QT间期过度延长（>0.50秒）的患者禁用索他洛尔；对于给予足量β受体阻滞剂或非二氢吡啶类钙拮抗剂仍有症状的非持续性室速患者，可考虑给予一种抗心律失常药物以改善心律失常发作症状（胺碘酮、氟卡尼、美西律、普罗帕酮、索他洛尔）。

7）对于心力衰竭患者，除了针对心力衰竭的最佳药物治疗外，胺碘酮、索他洛尔和/或其他β受体阻滞剂作为心内转复除颤器有效的辅助治疗措施，可减少电击，也可以控制不适合ICD治疗的非持续性室速患者的症状。

8）对于症状明显或左心室功能下降且无其他原因者，导管消融可能对频繁发作的非持续性室性心律失常所致的症状或左心室功能下降有改善作用。

（3）结构性心脏病合并的持续性室性心动过速

1）持续性单形性室速（SMVT）的急性处理：SMVT要根据患者症状及发作时血流动力学的耐受程度来决定。意识不清或血流动力学不稳定的SMVT患者应立即给予同步直流电复律；意识清醒但血压低或症状明显的患者，先静脉使用镇静剂后再行电复律，在用镇静剂之前可以先静脉试用利多卡因（1mg/kg），但其对SMVT的缓解率只有15%。对于血流动力学稳定或症状轻微的持续性室速的患者，在密切监测12导联心电图下给予相应处理；胺碘酮为治疗结构性心脏病持续性室速最有效的药物，但迅速经中心静脉给药会引起低血压，因此用药时要严密监测生命体征。具体的用法为10分钟内静推150mg，如室性心动过速不终止，隔5~10分钟可重复150mg，若直接终止室性心动过速后采用静滴1mg/min维持6小时，再改用0.5mg/min维持，原则上24小时不超过2 000mg，疗效不佳时，可改用利多卡因或加用利多卡因，如果症状加重或血流动力学不稳定，要立即给予镇静剂并行电复律。若SMVT演变为室颤应立即行非同步模式除颤。室颤转复后静脉应用胺碘酮比利多卡因的生存率高。对于缺血性心脏病出现电风暴或ICD反复电击的患者可考虑紧急导管消融治疗。

2）持续性多形性室速的急性处理：首先应注意确定患者QT间期是正常或延长，对于尖端扭转型室性心动过速，因其常由长间歇后舒张早期室性期前收缩（R-on-T）诱发，心率多在200次/min以上，并伴QT间期延长，首先停用一切可引起QT间期延长的药物，静脉补钾、补镁，可试用Ⅰb类抗心律失常药（如利多卡因、苯妥英钠等），但禁用Ⅰa、Ⅰc和Ⅲ类抗心律失常药物，若仍持续发作且血流动力学不稳定，则行电复律；对不伴QT间期延长的持续多形性室性心动过速，一般首选利多卡因，有效后再继续静脉维持治疗，也可静脉应用胺碘酮，此外还可加用硫酸镁静脉滴注。需要强调的是，交感兴奋、应用异丙肾上腺素等可使病情恶化，应避免使用导致交感兴奋的药物。反复发作的多形性室速的患者，如果触发室速的室性期前收缩形态仅有一种或少数几种，若病情允许可考虑紧急导管消融治疗。对于有可能在短时间内再发持续性多形性室速但不适合植入ICD的患者，可考虑穿戴式心律转复除颤器治疗。

3）持续性多形性室速/室颤风暴的治疗：持续性多形性室速/室颤的患者应通过以下检查进行全面评估以明确是否存在结构性心脏病、遗传性心律失常综合征、冠状动脉痉挛以及药物的致心律失常作用；对于持续性多形性室速/室颤的患者，应立即电复律或除颤；对于持续性多形性室速/室颤电风暴的患者，应纠正可逆性因素（如电解质紊乱、致心律失常药物、心肌缺血和慢性心力衰竭失代偿等），均应考虑应用β受体阻滞剂、胺碘酮和/或利多卡因治疗，推荐在有经验的中心对室速或室颤的触发灶进行导管消融治疗；对于特发性室颤患者应用奎尼丁、LQTs 3 型应用钠通道阻滞剂、CPVT 强化自主神经抑制或 Brugada 综合征患者应用奎尼丁等，可作为多形性室速幸存者 ICD 治疗的辅助治疗手段；对于有严重结构性心脏病的持续性多形性室速 / 室颤电风暴患者，在事件发生后的早期应考虑植入左心室辅助装置（LVAD）或进行心脏移植评估；对于不稳定的、药物难以控制的持续性多形性室速 / 室颤电风暴患者，可考虑进行神经调节、机械通气、导管消融和 / 或麻醉治疗。

4）心室颤动的处理：心室颤动为最危险的心律失常，危及生命，必须立即进行心肺复苏，尽早实施电除颤。应用直流除颤器进行非同步电除颤，单向波电除颤能量直接选择 300J 或以上能量，双向波除颤能量选择 200J，并抢在 4 分钟内除颤争取一次成功。一次除颤失败者可经静脉或气管注射肾上腺素，或静脉注射胺碘酮或利多卡因，然后再行除颤。电复律后若患者血流动力学仍不稳定，应给予肾上腺素及血管加压素等以维持机体器官灌注压；若患者血流动力学稳定，则重点在于预防心室颤动再次发作：一方面在无禁忌的情况下应给予静脉应用 β 受体阻滞剂，对于心室颤动风暴的患者（24 小时内发作≥ 3 次），β 受体阻滞联合胺碘酮是目前最有效的药物治疗方法。另一方面是积极纠正电解质及酸碱平衡紊乱，尤其是使血清钾浓度 >4.0mmol/L，血清镁浓度 >2.0mg/dl。

（二）缓慢性心律失常

急性缓慢性心律失常的发生机制可由于冲动起源异常，如自发性或心动过速终止后窦性停搏所致；或因冲动传导异常。包括窦房、房室或希氏 - 浦肯野系统的传导阻滞。临床表现取决于心动过缓的程度，严重时可以出现头晕、乏力、黑蒙、晕厥、劳力性呼吸困难等症状。治疗上首先尽可能明确病因、纠正可逆性因素，若药物治疗无效，则需植入临时或永久心脏起搏器。

1. 窦性心动过缓　窦性心动过缓分为功能性、病理性和药源性等几类。围手术期以病理性及药源性窦性心动过缓多见。尤其是麻醉中，许多麻醉药物可对心脏传导系统产生抑制作用。在疾病病理基础上更易发生。病态窦房结综合征、严重缺氧、低温、严重恶心呕吐、血管迷走性晕厥，某些手术刺激等，均可导致窦性心动过缓。如果心肺复苏后出现窦性心动过缓，往往是预后不良的征象。治疗上积极判明并去除病因，药物处理可静脉给予阿托品，每次 0.5mg 静脉注射，3~5 分钟重复 1 次，总量不超过 3mg，阿托品无效可考虑应用异丙肾上腺素，但急性心肌梗死（AMI）禁用。

2. 窦房阻滞　窦房阻滞在心电图上呈现窦性节律中有长间歇漏搏，间歇长度与 PP 间期呈倍数关系。如果漏搏次数多，间歇时间过长，可出现头晕眼花症状和低血压表现，甚至会出现阿 - 斯综合征发作。此时应及时应用阿托品、异丙肾上腺素等药物治疗，必要时使用多巴胺。对于出现心源性晕厥的患者，需及时心肺复苏或安装人工心脏起搏器。

3. 窦性静止　窦性静止多见于急性心肌梗死、洋地黄中毒、严重缺氧、高钾血症、脑卒中及迷走神经张力过高等。治疗强调首先去除病因，可用阿托品及异丙肾上腺素等治疗，严重者常需安装心脏起搏器。

4. 病态窦房结综合征　病态窦房结综合征临床上可表现为窦性心动过缓、窦性静止、窦房阻滞、窦房和房室传导阻滞并存，严重者可出现缓慢型窦性、房性、室性心律和快速型房性甚至室性心律失常共存现象，最大的特点是过缓和过速的心律失常交替出现。患者病程较长并有心律失常和心力衰竭，严重时发生阿 - 斯综合征而导致死亡。

治疗上由于较难去除病因，因此在选择药物治疗时，应针对患者即时的病情进行处理。缓慢型心律失常主要治疗药物为阿托品、异丙肾上腺素、茶碱类药物等；如果为快速型心律失常，主要为洋地黄、β 受体阻滞剂、钙拮抗剂等。当药物无效或患者症状显著，尤其有晕厥史者，应安置人工心脏起搏器。

5. 房室传导阻滞　在围手术期，麻醉、心脏射频消融术、房间隔或室间隔修补术、肺动脉栓塞、高钾血症等均可导致严重的房室传导阻滞。其治疗需根据临床表现决定治疗原则，如果患者无症状，血流动力学稳定，主要针对病因治疗；如果患者症状明显，应结合阻滞的情况发展的情况，酌情使用药物或起搏治疗。对于二度Ⅱ型或三度房室传导阻滞伴有明显症状的患者一般考虑安装人工心脏起搏器。

6. 室内传导阻滞　通常认为左束支阻滞多见于左心负荷过重的心脏病患者，如高血压、主动脉狭窄、冠心病等，右束支阻滞多见于右心负荷过重的患者，如二尖瓣狭窄、房间隔缺损、肺心病等。也可见于某些药物的作用，如麻醉药、局部麻醉药、某些抗心律失常药等。关于束支传导阻滞尚无特效疗法，主要是针对病因治疗，演变为完全性房室传导阻滞的患者，应积极安置人工心脏起搏器。

（刘金东）

参考文献

[1] GATZOUIS M A, FREEMAN M A, SIU S C, et al. Atrial arrhythmia after surgical closure of atrial defects in adults [J]. N Engl J Med, 1999, 340 (11): 839-846.

[2] 张开滋, 吾柏铭, 唐其柱, 等. 临床心律失常学 [M]. 长沙: 湖南科学技术出版社, 2000, 14-41.

[3] TRIEDMAN J K. Arrhythmias in adults with congenetal heart disease [J]. Heart, 2002, 87 (4): 383-389.

[4] SCHERLAG BJ, YAMANASHI WS, HOU Y, et al. Magnetism and cardiac arrhythmias. Cardil Rev, 2004, 12 (2): 85-90.

[5] HUIKUIRI H V, RAATIKANEN M J, MOERCH-JOERGENSEN R, et al. Predictiong of fatal or near-fatal cardiac arrhythmia events in patients with deperssed left ventricular function after an acute myocardial infarction [J]. Eur Heart J, 2009, 30 (6): 689-698.

[6] 向晋涛, 黄从新. 论心律失常发生基质 [J]. 中国心脏起搏与心电生理杂志, 2011, 25 (4): 283-286.

[7] 张励才. 麻醉解剖学 [M]. 3 版. 北京: 人民卫生出版社, 2011, 91-94.

[8] 李剑, 罗心平. 实用心律失常诊治手册 [M]. 上海: 上海科学技术出版社, 2017.

[9] 钱俊, 张亚臣. 再灌注心律失常的发生机制、类型与治疗 [J]. 心血管学进展, 2008, 29 (4): 567-570.

[10] 中华医学会心电生理和起搏分会, 中国医师协会心律学专业委员会. 室性心律失常中国专家共识 [J]. 中华心律失常学杂志, 2016, 20 (4): 279-326.

[11] 陈新. 临床心律失常 - 电生理和治疗 [M]. 北京: 人民卫生出版社, 2000.

第一百〇一章

急性冠状动脉综合征

目　录

急性冠状动脉综合征(acute coronary syndrome,ACS)是指以冠状动脉粥样硬化斑块破裂或侵袭,继发完全或不完全闭塞性血栓形成为病理基础的一组临床综合征,可引起不同程度的心肌缺血。

ACS 患者的住院病死率高达 6%,而远期死亡率高达 12%,是冠心病中的急危重症,也是冠心病致死的主要原因。准确预测急性冠状动脉综合征的发生,识别临床高危患者,并加强对高危患者个体化管理,可改善患者远期预后,从而真正降低远期死亡率。

第一节　急性心肌缺血的原因及发生机制

一、冠状动脉血流的调节

冠状动脉循环是指供应心脏本身的血液循环,其功能是供应心肌氧和营养物质,并排出代谢废物。冠状动脉是供给心脏血液的动脉,起于主动脉根部主动脉窦内,分左右两支,行于心脏表面。心脏收缩功能有赖于有氧代谢,在基础状态下其氧摄取率超过 60%,冠状动脉血流量适当增加即可满足心肌氧耗量(MvO_2)的增长需求。在剧烈运动时,冠状动脉血流可增加 5 倍。心肌机械做功的多少主要以氧耗量衡量,决定心肌氧耗量的主要因素为心率、心室壁张力和心肌收缩状态。

冠状动脉系统可分为三个功能部分。近端部分是大的心包脏层冠状动脉,其具有传导功能,对血管阻力无明显作用;中间部分为前小动脉,连接心包脏层的传导血管和小动脉血管,起阻力血管的作用;远端部分是小动脉,是冠状动脉血流代谢调节的主要场所,担负约 40% 的冠状动脉血流的调节,其血管张力由神经刺激和局部物质自主反馈调节。冠状动脉血管总阻力很大程度上由血管张力决定,而心肌灌注的透壁分布主要由血管外部受到的压力决定。心内膜下血管外压力最高,朝心包脏层方向呈直线下降,这决定了心内膜下层更容易缺血。

8

对冠状动脉血流量进行调节的各种因素中,最重要的是心肌本身的代谢水平。心肌收缩的能量来源几乎唯一地依靠有氧代谢。心肌因连续不断地进行舒缩,故耗氧量较大,即使在人体处于安静状态时,动脉血流经心脏后,其中 65%~75% 的氧被心肌摄取。在肌肉运动、精神紧张等情况下,心肌代谢活动增强,耗氧量也随之增加。此时,机体主要通过冠状动脉血管舒张,即增加冠状动脉血流量来满足心肌对氧的需求。目前认为,心肌代谢增强引起冠状动脉血管舒张的原因并非低氧本身,而是由于某些心肌代谢产物的增加。在各种代谢产物中,腺苷可能起最重要的作用。当心肌代谢增强而使局部组织中氧分压降低时,心肌细胞中的 ATP 分解为 ADP 和 AMP。在冠状动脉血管周围的间质细胞中有 5′- 核苷酸酶,后者可使 AMP 分解产生腺苷。腺苷具有强烈的舒张小动脉的作用。腺苷生成之后,在几秒钟内即被破坏,因此不会引起其他器官的血管舒张。心肌的其他代谢产物如 H^+、CO_2、乳酸等,虽也能使冠状动脉舒张,但作用较弱。此外,缓激肽和前列腺素 E 等体液因素也能使冠状动脉血管舒张。

交感和副交感神经也支配冠状动脉血管平滑肌。迷走神经兴奋对冠状动脉的直接作用是引起舒张。但迷走神经兴奋又使心率减慢,心肌代谢率降低,这些因素可抵消迷走神经对冠状动脉的直接舒张作用。在动物实验中,如果使心率保持不变,则刺激迷走神经引起冠状动脉舒张。刺激心交感神经时,可激活冠状动脉平滑肌的 α 肾上腺素能受体,使血管收缩,但交感神经兴奋又同时激活心肌的 β 肾上腺素能受体,使心率加快,心肌收缩加强,耗氧量增加,从而使冠状动脉舒张。给予 β 肾上腺素能受体阻滞剂后,刺激交感神经表现出直接的冠状动脉收缩反应。冠状动脉平滑肌上也有 β 肾上腺素能受体,后者被激活时引起冠状动脉舒张。交感神经兴奋对冠状动脉血管平滑肌 β 肾上腺素能受体的激动一般不很明显。一些药物如异丙基肾上腺素对冠状动脉 β 肾上腺素能受体作用明显。

激素调节肾上腺素和去甲肾上腺素可通过增强心肌的代谢活动和耗氧量使冠状动脉血流量增加;也可直接作用于冠状动脉血管 α 或 β 肾上腺素能受体,引起冠状动脉血管收缩或舒张。甲状腺素增多时,心肌代谢加强,耗氧量增加,使冠状动脉舒张,血流量增加。大剂量血管升压素使冠状动脉收缩,冠状动脉血流量减少。血管紧张素Ⅱ也能使冠状动脉收缩,冠状动脉血流量减少。

当冠状动脉血流不能满足心肌的氧供和代谢

物质的需求，无法维持适当的心脏功能时，便会出现心肌缺血。心肌缺血最常见的原因是冠状动脉粥样硬化所致的狭窄，其他原因有：血管痉挛、脉管炎、创伤、休克、冠状动脉血栓栓塞、瓣膜性心脏病、肥大性或扩张性心肌病等。当侧支循环尚未充分建立时，即可造成冠状动脉管腔严重狭窄和心肌血供不足。在此基础上，一旦血供进一步急剧减少或中断，使心肌严重急性缺血达 1h 以上，即可发生急性心肌梗死。

二、急性心肌缺血的原因与机制

ACS 可能的病理过程包括器质性冠状动脉粥样硬化狭窄或动力性冠状动脉痉挛狭窄引起的冠状动脉粥样硬化斑块由稳定转为不稳定，继而破裂导致冠状动脉内血栓形成，同时伴或不伴冠状动脉痉挛，导致栓塞、冠状动脉血流量减少、心肌缺血及不可逆心肌损伤和坏死。急性心肌缺血是 ACS 发病过程中的重要一环。

ACS 过程受交感 - 肾上腺素能活性影响，心脏交感 - 肾上腺素能活性增强或心脏儿茶酚胺浓度升高产生的全身和缺血心肌代谢效应及由此导致的心律失常效应，是 ACS 患者结局的主要决定因素。心肌缺血时全身交感 - 肾上腺素能系统活化，心率增加、心肌收缩性增强、外周血管阻力提高，表现为心动过速、外周血管收缩和出汗。这些血流动力学变化使得心脏机械做功加强及能量消耗增加，因而加速缺血心肌损害。ACS 患者血浆中儿茶酚胺水平升高，腺苷酸环化酶系统活性增强，增加 cAMP 生成腺苷从心肌细胞弥散，引起小动脉扩张和心绞痛。

围手术期心肌缺血常见诱因包括：①围手术期精神紧张、疼痛、手术损伤、贫血和低温控制等均可引起应激性激素增加和交感神经兴奋，致冠状动脉收缩挤压粥样斑块引起斑块破裂，血中应激性儿茶酚胺增高而持续至术后数天；②围手术期心动过速、高血压等可对冠状动脉血管产生剪力作用，致斑块结构重构而引起冠状动脉狭窄；③术后促凝血物质增加、血小板反应性增强、内皮抗凝功能下降和纤溶下降等均是围手术期心肌缺血的危险因素。围手术期急性心肌缺血的常见原因见表 101-1。

表 101-1 围手术期心肌缺血的常见原因

心肌氧供下降	心肌氧需增加
冠状动脉血流下降	**心率增快**
冠状动脉狭窄：CAD、冠状动脉痉挛等	麻醉过浅、发热、疼痛等
主动脉舒张压降低：低血压、主动脉瓣关闭不全、血容量不足等	**室壁张力增加**
血液携氧能力降低	前负荷增加：容量过多等
血红蛋白含量减少：失血、贫血	后负荷增加：高血压等
血氧饱和度下降：肺换气和 / 或通气功能下降	收缩性增加：正性肌力药 交感 - 肾上腺系兴奋
氧合血红蛋白解离曲线异常：碱中毒	

（一）心肌氧供下降

决定心肌氧供的因素主要是冠状动脉灌流量和血氧含量。其中影响最大的是冠状动脉狭窄，包括冠状动脉粥样硬化、冠状动脉痉挛等所致的冠状动脉灌注量下降。

1. 冠状动脉灌流量下降

（1）冠状动脉狭窄：冠状动脉主要分支的狭窄或突然阻塞，伴随着心肌代谢改变。当冠状动脉血流突然受阻数秒钟内，心肌代谢即从有氧代谢转变为无氧的糖降解。

1）冠状动脉粥样硬化：冠状动脉粥样硬化是造成冠状动脉血流受阻的主要因素，亦是术前心肌缺血的重要原因。对于冠状动脉粥样硬化引起冠状动脉管腔狭窄程度的评估，临床上常以造影所见狭窄部分直径比其附近未狭窄血管直径减少的百分率来表达，血管截面积改变较血管直径改变对血流的影响更为明显。依据直径与面积为平方比关系，经计算直径减小 50% 等于其截面积减少 75%，而直径减小 80% 相当于截面积减少 96%。

2）冠状动脉痉挛：冠状动脉痉挛可发生在正常血管或有硬化病变的血管。粥样硬化斑块附近冠状动脉内皮功能受损，通过内皮素激活一氧化氮合酶和环氧合酶介导的舒血管机制失活，导致内皮素作用于内皮素 A 和 β 受体引起的直接效应为血管收缩。冠状动脉痉挛可能与钙引起冠状动脉平滑肌收缩有关，亦可能与自主神经系统功能失调、交感肾上腺兴奋，创伤应激以及局部血管活性物质如组胺、白介素、血管加压素、5-羟色胺、前列腺素、血栓素及血小板聚集因子等的释放有关。

(2)主动脉舒张压降低：冠状动脉灌注压为主动脉舒张压与右房压之差。在收缩期心腔内压等于或稍大于主动脉压，由于心肌收缩张力必然压迫心肌内血管，造成收缩期心肌几乎无灌流。因此，心肌灌流主要发生在心动周期的舒张期，主动脉舒张压升高，灌流流速增快，灌流量就越大。当失血过多、麻醉过深等因素导致血压过低时，主动脉舒张压降低可引起心肌灌流不足、缺血，尤其是伴有主动脉瓣关闭不全患者。

(3)心率增快：心肌每分钟灌流量 = 流速 × 每分钟舒张总时间。心率加快，每个心动周期的时间缩短，舒张期的缩短远比收缩期显著，所以每分钟舒张总时间缩短，从而导致心肌灌流量减少，可出现急性心肌缺血，甚至急性心肌梗死。围手术期麻醉过浅、容量过多或过少、疼痛、感染和发热等均可引起心率增快。

2. 冠状动脉血氧含量下降　冠状动脉血氧含量与血红蛋白浓度和动脉血氧饱和度呈正相关，但酸碱平衡和药物等亦会影响氧合血红蛋白解离曲线。因此，围手术期严重贫血、呼吸功能不全或通气管理不当造成的低氧血症以及急性碱中毒等均可能诱发急性心肌缺血和急性心肌梗死。

正常心肌要摄取冠状动脉灌流血中65%的氧，而其他组织一般仅从动脉血中摄取25%左右的氧。正常时心肌对冠状动脉血氧的摄取已接近最大限度，当心肌氧需求量增加时，则难以从血中摄取更多的氧，而几乎只能依靠冠状动脉血流量的增加来弥补。当冠状动脉因粥样硬化造成狭窄或冠状动脉痉挛而氧供减少，经调动一切扩血管因素包括建立侧支循环仍不能满足心肌氧需时，就可能发生急性心肌缺血，甚至急性心肌梗死。

（二）心肌氧需增加

决定心肌氧需的主要因素是心率、心肌收缩性（力）及室壁张力（包括前、后负荷），其中以心率的影响最为重要。

1. 心率　研究表明，心动过速是临床影响心肌氧需的最重要因素。围手术期血流动力学处理与维持的重要目标是控制心率。心率不仅是决定心肌氧需的一个关键性因素，也是决定心肌氧供的一个重要因素。围手术期心率明显增快可显著增加心肌氧需，降低心肌氧供，导致心肌氧供需平衡失调，可能诱发心肌缺血和心肌梗死。

2. 心肌收缩力　正性肌力药物如毛花苷丙、多巴酚丁胺等可增强心肌收缩力并加快收缩速率、增加每搏量，因此增加心肌氧耗量。但是这些药物可减小心室容积，降低室壁张力，从而减少氧耗量。所以这些药物对心肌氧需的影响由两者的净效应所决定。

3. 室壁张力　室壁张力取决于LVEDP（前负荷）、主动脉收缩血压（后负荷）与心室容积。根据Laplace定律，室壁张力（T）与左心室半径（r）和左心室内压（P）成正比，而与室壁厚度（h）成反比，即 $T \propto P \cdot r/2h$。

(1)前负荷：前负荷是指左心室舒张末期的静息张力，主要取决于左心室舒张末期容积和左心室顺应性。前负荷增加时，心室容积和半径增加，室壁张力就增加，即心肌氧需增加。同时室壁张力增加致心肌灌注有所下降，氧供减少。围手术期输血输液过多、区域麻醉恢复期间回心血量增加等均可增加前负荷，诱发心肌缺血，尤其是心功能不全患者。

(2)后负荷：左心室内压反映收缩期时为维持射血，心室内所必须达到的压力。射血时的主要阻力是后负荷，因而一般可粗略地用收缩压表示左心室内压。围手术期后负荷增加的主要原因是高血压，尤其是收缩压升高为主的高血压。高血压可增加而不是降低冠状动脉灌注压力。控制收缩压可以尽量减少心肌氧耗，但是禁忌将舒张压降低至危及冠状动脉灌注压水平。如果降低收缩压而导致心动过速或交感张力增高，那么此时的心肌氧耗量可超过较高收缩血压下心肌氧耗量，可能出现心肌缺血。

为了较好地反映心肌氧耗量，临床上常采用简便的二因素乘积，即收缩压乘心率来表示。收缩期心内膜下心肌张力比心外膜下心肌大，在舒张期又处于冠状动脉灌注的远端。所以心内膜下心肌的氧需较大而氧供条件较差。正常时由于小动脉张力低（易扩张），尚能维持其血流量。一旦冠状动脉狭窄引起灌流量降低，心外膜下冠状动脉亦扩张，而心内膜下小动脉由于已处于扩张状态，已无更多的扩张潜力。所以心内膜下心肌容易发生缺血。

第二节 急性冠状动脉综合征的诊断

一、急性冠状动脉综合征的分类

ACS 有一个共同的终点结果，也即急性心肌缺血。急性心肌缺血通常是由粥样硬化性冠状动脉心脏病所致，并且与心源性猝死和心肌梗死的危险性增加相关。ACS 包括不稳定型心绞痛(unstable angina，UA)、ST 段抬高型心肌梗死(ST segment elevation myocardial infarction，STEMI)、非 ST 段抬高型心肌梗死(non-ST segment elevation myocardial infarction，NSTEMI)以及心源性猝死。目前，通常将猝死视为 ACS 的一种临床表现，是 ACS 患者中最严重和最终的表现，但是并不能将所有猝死都划分到 ACS 中。

二、急性冠状动脉综合征患者的筛选

对怀疑 ACS 的患者，其正确的初步筛选应将患者分为：① ACS；②非 ACS 的心脏急症，如心包炎、主动脉夹层或肺动脉栓塞；③非心脏原因的胸痛，如胃食管反流病；④尚未确定的其他非心脏状况。若 ECG 显示新发的 ST 段抬高的 ACS 患者，应被诊断为 ST 段抬高心肌梗死，且应考虑给予即刻再灌注治疗，可选择药物溶栓或经皮冠状动脉介入治疗(PCI)。若 ECG 无 ST 段抬高，但有心肌坏死证据，则应诊断为非 ST 段抬高心肌梗死(NSTEMI)；对无心肌坏死证据的患者，应诊断为不稳定型心绞痛。

(一) 不稳定型心绞痛

不稳定型心绞痛(UA)是指介于稳定型心绞痛和急性心肌梗死之间的临床状态，通常继发于因冠状动脉粥样硬化所致的心肌灌注的降低。不稳定型心绞痛通常包括除稳定型劳力性心绞痛以外的初发型、恶化型劳力性心绞痛和各型自发性心绞痛。不过，破裂的动脉粥样硬化斑块上形成的非阻塞性血栓并不引起任何心肌坏死生化标志物的增高。不稳定心绞痛与 NSTEMI 可被视为紧密连接的临床状况，有相似的临床与病理生理，严重性却不同。

不稳定型心绞痛是在动脉粥样硬化基础上，发生冠状动脉内膜下出血、斑块破裂、破损处血小板与纤维蛋白凝集形成血栓、冠状动脉痉挛及远端小血管栓塞引起的急性或亚急性心肌供氧减少所致的急性冠状动脉综合征中的常见类型。

不稳定型心绞痛患者中，约有 20% 可发生心肌坏死而无 ST 段抬高，也就是 NSTEMI。区分不稳定型心绞痛与 NSTEMI，只能通过血液心肌肌钙蛋白和心肌酶学分析来区分。在既往存在的动脉粥样硬化斑块上形成的非阻塞性血栓，是不稳定型心绞痛和 NSTEMI 的最常见原因，其他病因也可导致急性冠状动脉缺血，如心包脏层动脉的动态闭塞导致强烈的局部血管痉挛(变异性心绞痛)。

原有稳定的阻塞性冠状动脉病变者，在下列情况下可诱发不稳定型心绞痛，如：贫血、感染、甲状腺功能亢进或心律失常等。下述线索可帮助诊断不稳定型心绞痛：诱发心绞痛的体力活动阈值突然或持久降低；心绞痛发作频率、严重程度及持续时间增加；出现静息性或夜间心绞痛；胸痛放射至附近的或新的部位；发作时伴有新的相关症状，如出汗、恶心、呕吐、心悸或呼吸困难。

不稳定型心绞痛的诊断，主要依赖仔细的病史采集，因而是最主观的 ACS 诊断。不稳定型心绞痛的三个主要类型包括：①静息心绞痛或很小用力便诱发的心绞痛，持续至少 20 分钟；②新发的严重心绞痛，通常定义为最近一个月内发生；③恶化性心绞痛，既往已确诊的心绞痛发作频率增加、持续时间延长或程度加重。

根据不稳定型心绞痛发生的严重程度，可将其分为Ⅰ、Ⅱ、Ⅲ级。Ⅰ级：即初发的、严重或加剧性心绞痛，发生在就诊前 2 个月内，无静息时疼痛。每日发作至少 3 次或以上，或稳定型心绞痛的发作趋于频繁与严重，持续时间更长，或诱发体力活动的阈值降低。Ⅱ级：即静息型亚急性心绞痛，就诊前 1 个月内发生或 1 次或多次静息性心绞痛，但近 48 小时内无发作。Ⅲ级：即静息型心绞痛，在 48 小时内有 1 次或多次静息性心绞痛发作。

根据不稳定型心绞痛发生的临床环境，可分为 A、B、C 级(Braunwald 分级)：A 级：继发性不稳定型心绞痛。在冠状动脉狭窄的基础上，同时伴有冠状动脉血管床以外的疾病引起的心肌氧供与氧需平衡的不稳定，加剧心肌缺血，如贫血、感染、发热、低血压、快速性心律失常、甲状腺功能亢进、继

发于呼吸衰竭的低氧血症。B 级:原发性不稳定型心绞痛。无可引起或加重心绞痛发作的心脏以外的因素,且患者 2 周内未发生过心肌梗死。C 级:心肌梗死后不稳定型心绞痛。在确诊心肌梗死后 2 周内发生的不稳定型心绞痛,约占心肌梗死的 20%。

（二）ST 段抬高型心肌梗死（STEMI）

STEMI 代表了 ACS 最致命的形式,完全的堵塞性血栓导致相应冠状动脉区域血流完全停止,表现为 ECG 上的 ST 段抬高;心室壁全层或近全层坏死导致典型的新的 Q 波形成。不可逆的心肌损伤发生于血流完全中断至少 15~20 分钟后,大部分损伤发生于血流中断最初 2~3 小时,但在缺血 4~6 小时后高危区域的心肌出现最大范围不可逆损伤。因此,在 STEMI 起病 4~6 小时内恢复血流可挽救心肌,若在 1~2 小时内恢复血流,心肌挽救可能性更大。

STEMI 发病诱因较多,如呼吸道感染、情绪激动、环境压力等。对冠状动脉粥样硬化损伤易感患者,任何一个突发压力或干预均可能导致 STEMI 的发生。业已明确,麻醉和手术也可增加这种风险。在围手术期,心脏负荷过大可能由心动过速、低血压、贫血和低体温等诱发。有研究显示,冠心病患者接受非心脏手术时,与正常体温患者相比,低体温患者发生心脏事件的相对风险升高。

（三）非 ST 段抬高型心肌梗死（NSTEMI）

NSTEMI 较 STEMI 更为常见,其年发生率约为 3‰。尽管 STEMI 住院病死率显著高于 NSTEMI,但两者的半年病死率非常接近,分别为 12% 和 13%。长期随访显示,NSTEMI 患者死亡率高于 STEMI 患者,这是因为由于 NSTEMI 患者年龄较大,合并疾病较多,尤其是糖尿病和肾衰竭。

与不稳定型心绞痛和 STEMI 相比,NSTEMI 患者具有中等程度出现并发症的危险,其诊断需涉及坏死证据。NSTEMI 将更趋普遍,可能与下列因素有关:①人群中危险因素的分布发生变化,如年龄增大、女性患者增多和糖尿病发病率升高等;②预防性药物的应用;③肌钙蛋白检测灵敏度的提高等。

三、急性冠状动脉综合征的诊断

在临床 ACS 的诊断中,病史采集在诊断中作用很大,患者胸痛的诱因、性质、特点、发作时间和发作时的特征等对诊断具有重要价值;传统的心电图仍然是最重要的检查,应尽早行十二导联心电图检查,同时动态观察 T 波、ST 段改变以及病理 Q 波,有助于 ACS 的诊断。

心肌损伤标志物的测定使得临床 ACS 的诊断更容易。心肌肌钙蛋白 I/T（cardiac troponin I/T,cTn I/T)是用于急性心肌损伤诊断的特异度高、敏感度好的生物学标志物,推荐首选高敏感方法检测的 cTnI/T 称为高敏肌钙蛋白(high-sensitivity cardiac troponin,hs-cTn)。如果结果未见增高(阴性),应间隔 1-2 小时再次采血检测,并与首次结果比较,若结果增高超过 30%,应考虑急性心肌损伤的诊断。若初始两次检测结果仍不能明确诊断而临床提示 ACS 可能,则在 3~6 小时后重复检查。在 AMI 早期,肌酸激酶同工酶（creatine kinase MB,CK-MB）对于判断再梗死有益。

（一）临床表现

1. 诱发因素　急性心肌梗死多发生于冬春季,与气候寒冷、气温变化大有关,常在安静或睡眠时发病,以清晨 6 时至午间 12 时发病最多。大约有 1/2 的患者能查明诱发因素,如剧烈运动、过重体力劳动、创伤、情绪激动、精神紧张或饱餐、急性失血、出血性或感染性休克、主动脉瓣狭窄、发热和心动过速等引起的心肌耗氧增加的情况均可能是心肌梗死的诱因。在变异型心绞痛患者中,反复发作的冠状动脉痉挛也可能发展为急性心肌梗死。

2. 先兆症状　半数以上患者在发病前数日有乏力、胸部不适、活动时心悸气急、烦躁、心绞痛等前驱症状,其中以新发生心绞痛(初发型心绞痛)或原有心绞痛加重(恶化型心绞痛)最为突出。心绞痛发作较前频繁、程度加剧、持续时间延长,硝酸甘油疗效差,诱发因素不明显,疼痛时伴有恶心、呕吐、大汗和心动过速,或伴有心功能不全、严重心律失常、血压大幅度波动等。同时,心电图显示 ST 段一过性明显抬高(变异型心绞痛)或压低,T 波倒置或增高,应警惕近期内发生心肌梗死的可能。

3. 临床症状

(1)疼痛:ACS 各型均存在心肌的相对或绝对缺血,胸痛是患者最为突出、出现最早的症状。典型的缺血性胸痛多表现为胸骨后压榨性疼痛或胸部压迫感、紧缩感、烧灼感等,可向颈、颌、肩、背或臂放射,且伴呼吸困难、恶心、呕吐、出汗等症状,但这些并非 ACS 所特有,许多心血管疾病如心肌炎、心包炎和主动脉瓣狭窄等也常有类似症状,易被误诊为 ACS。此外,有些非心血管疾病如肋间神经痛和反流性食管炎等，也可有胸部疼痛或不适，常被误诊为ACS，应注意鉴别，避免误诊而导致过度治疗。

ACS疼痛部位和性质与心绞痛相同，但常出现于安静或睡眠时，疼痛程度较重，范围较广，持续时间可长达数小时或数天，休息或含服硝酸甘油片多不能缓解。常伴有烦躁不安、出汗、恐惧，有濒死感。在我国，约1/6~1/3的患者疼痛性质及部位不典型，容易导致漏诊，如ACS引起的上腹部疼痛、恶心、呕吐等症状被误诊为急腹症；颈及咽部疼痛被误诊为上呼吸道感染；颌部疼痛被误诊为牙病等。有些糖尿病或老年人发生MI时，往往没有胸痛症状或胸痛症状很轻，而表现为明显的呼吸困难及循环衰竭症状，临床应注意甄别，避免漏诊。

(2)全身症状：主要是发热，伴有心动过速、白细胞增高和红细胞沉降率增快等，多由坏死物质吸收所致。约有1/3的患者，出现恶心、呕吐和上腹胀痛，与坏死心肌刺激迷走神经和心输出量降低所致组织灌注不足有关。在《非ST段抬高急性冠状动脉综合征治疗指南》中，血糖与血常规成为预测NSTEMI患者预后的指标。即便对非糖尿病患者，入院时高血糖也是患者死亡和心力衰竭的重要预测因素，空腹血糖波动和持续空腹血糖异常都是判断预后的重要因素。贫血、白细胞总数升高和血小板减少都是提示NSTEMI患者预后差的因素。

(3)心律失常：见于3/4以上的患者，最常见于急性心肌梗死后24小时内，以室性心律失常最多见，尤其是室性期前收缩。若室性期前收缩频发(每分钟5次以上)成对出现。心电图多表现为多源性或落在前一心搏的易损期时，常预示即将发生室性心动过速或心室颤动。室上型心律失常较少见，多发生于心力衰竭患者。下壁心肌梗死易发生房室传导阻滞，其阻滞部位多位于房室束以上处，预后较好。前壁心肌梗死而发生房室传导阻滞时，往往是多束支同时阻滞，部位多位于房室束以下，且常伴有休克或心力衰竭，预后较差。

(4)低血压和休克：疼痛期血压下降常见，可持续数周后再上升，但常不能恢复至以往水平。若疼痛缓解而收缩压低于80mmHg，患者烦躁不安、面色苍白、皮肤湿冷、脉细而快、大汗淋漓、尿量减少(<20ml/h)、神志迟钝，甚至晕厥者，则为休克的表现。休克多于起病后数小时至1周内出现，多为心源性，为心肌广泛坏死、心输出量急剧下降所致，神经反射引起的周围血管扩张多为次要因素。

(二)心电图

在围手术期，患者由于镇静、机械通气等支持治疗，胸痛症状多不典型，或无法报告主诉。因此，在临床ACS的诊断中，心电图的作用很大。标准12导联心电图，仍是目前临床对心肌梗死检出和定位的最实用方法，其监测心肌缺血的敏感性为61%~90%，特异性为66%~97%。也有研究提示，在怀疑ACS的患者，应常规行18导联心电图检查，与12导联心电图相比，能提高对左冠回旋支和右冠病变的诊断率，明显提高心电图诊断的敏感性和准确性。不稳定型心绞痛发作时，只有约40%~80%的患者伴有心电图改变，除极少数患者可出现一过性Q波外，绝大多数表现为ST段以及T波的改变。

监测心肌缺血的敏感导联集中于Ⅱ、Ⅲ、V_3、V_4、V_5导联。ST-T段代表心肌复极化，是ECG中对急性心肌缺血最敏感的一部分。实时进行ST段分析，对心肌缺血的监测十分重要。心肌缺血心电图诊断标准为：J点下移≥1mm伴ST段下移或T波低平、ST段缓慢上斜型压低(其定义为距J点80ms处ST段压低2mm)或ST段抬高。值得注意的是，患者存在左室肥大、非窦性心率时心电图诊断心肌缺血准确率下降，围手术期电解质紊乱也会干扰心电图，影响心肌缺血的识别。在围手术期，心电监护上发现最多的是应激引起的ST段下斜型缺血。

STEMI心电图表现因心肌梗死的时期不同而表现不同。目前，通常分为急性期、亚急性期和慢性期。急性期心电图的主要表现为T波的改变，ST段的改变及Q波的出现，急性期一直持续到Q波稳定，T波开始逐渐演变为倒置，持续约1个月。急性期的心电图可再分成3个亚期：①超急性期(T波改变期)；②进展期或称急性早期(ST段改变期)；③心肌梗死确定期(Q波及非Q波期)。亚急性期主要涵盖了从T波倒置变浅一直到直立，此期约持续2个月。慢性期的心电图常只遗留病理性Q波的改变，无Q波性心肌梗死在此期ST-T的演变也已结束，时间约为梗死发生3个月后。心电图表现是临床上诊断ST段抬高型心肌梗死的重要依据，不同时期的心电图表现对临床治疗有指导意义。

ST段的改变常见且重要，可表现为抬高或压低。抬高或压低又有多种形态，而且动态变化大。分析ST段改变时，需注意伴发的不同临床情况，

还要注意 ST 段改变的导联数目和幅度，这些往往预示着临床预后不同：兼有 ST 段抬高或下移的患者，ST 段改变的导联数目越多，临床情况更重，预后差。T 波改变可表现为振幅下降、T 波低平、也可能倒置呈“冠状 T 波”。NSTEMI 心电图改变和不稳定型心绞痛心电图改变常相同，单凭心电图图形的改变多不能区分，只是 NSTEMI 心电图改变持续时间更久，常达 24 小时以上，此时诊断更多依赖心肌生化标记物。

1. 特征性改变

(1) STEMI：在面向透壁心肌坏死区导联上，出现以下特征性改变：①至少两个相邻导联 J 点后新出现 ST 段抬高，呈弓背向上型 V_2~V_3 导联≥0 .25mV（<40 岁男性）、≥ 0.2mV（≥ 40 岁男性）或≥ 0.15mV（女性），其他相邻胸导或肢导联 ≥ 0.1mV；②伴或不伴宽大而深的 Q 波（病理性 Q 波）；③ T 波倒置，往往宽而深，两支对称。在背向心肌梗死区的导联上，则出现相反的改变，即 R 波增高，ST 段压低，T 波直立并增高；④新出现的完全左束支传导阻滞；⑤超急性期 T 波改变。当原有左束支阻滞时，心电图诊断困难，需结合临床情况仔细判断。

(2) NSTEMI：不出现病理性 Q 波，持续发生 ST 段压低≥ 0.1mV，但 aVR 导联（有时还有 V_1 导联）ST 段抬高，或有对称性 T 波倒置。

2. 动态性改变

(1) STEMI：起病数小时内，可尚无异常，或出现异常高大，两肢不对称的 T 波；数小时后，ST 段明显增高，弓背向上，与直立的 T 波连接，形成单向曲线（又称 ST 段抬高型心肌梗死）。数小时至 2 天内出现病理性 Q 波，同时 R 波减低，为急性期改变。Q 波在 3~4 天内稳定不变，以后 70%~80% 永久存在。如不进行干预治疗，ST 段抬高持续数日至 2 周左右，逐渐回到基线水平，T 波则变为平坦或倒置，是亚急性期改变。数周至数月后，T 波呈 V 形倒置、两肢对称、波谷尖锐，为慢性期改变，T 波永久倒置，也可在数月至数年内逐渐恢复。合并束支阻滞时，在原来部分再发急性心肌梗死时，心电图表现多不典型，不一定能准确反映急性心肌梗死表现。

(2) NSTEMI：显示 ST 段下移和 / 或 T 波倒置等，比不稳定型心绞痛更明显和持久，并有系列演变过程，如 T 波倒置逐渐加深，再逐渐变浅，部分还会出现异常 Q 波。高达 25% 的 NSTEMI 可演变为 Q 波心肌梗死，其余 75% 则为非 Q 波心肌梗死。

(3) 急性非 Q 波性心肌梗死：显示 ST 段普遍压低（aVR、有时 V_1 导联除外）或 ST 段轻度抬高，继而显示 T 波倒置，但始终不出现 Q 波，相应导联的 R 波电压进行性降低，ST 段和 T 波的改变常持续存在。

（三）心脏损伤标志物

1. 炎症标志物　C 反应蛋白（CRP）是系统炎性反应的一部分，是公认的监测感染和各种炎症反应及坏死过程的指标。心肌梗死后 CRP 水平在症状出现后 6 小时即升高，之后 2~4 天达高峰。CRP 的升高可反应心肌损伤，其最高水平与心肌梗死范围相关，对预测死亡率价值极高。高敏 C 反应蛋白（hs-CRP）在冠心病、脑卒中及周围血管疾病的诊断与预测中发挥重要作用。hs-CRP 微量（正常值 <10mg/L，平均值约为 3.5mg/L）存在于健康人血液中，机体发生急性炎症、损伤或组织梗死时，hs-CRP 急剧升高。已经明确，hs-CRP 作为 AMI 和心血管意外事件的预测因子是敏感与可靠的，可独立预测 ACS 患者再发心血管事件的危险。

血清淀粉样蛋白 A（SAA）是肝脏来源的高密度脂蛋白（HDL）相关的载脂蛋白。SAA 微量（1~5mg/L）存在于血液中，在炎症等损伤时 SAA 血清浓度急剧上升，可超正常值的 1 000~2 000 倍，是目前最敏感的炎症标志物之一。冠心病患者 SAA 浓度升高，可促进动脉粥样斑块的不稳定性，导致 ACS 的发生。

可溶性 ST2（sST2）是白介素（IL）1 受体家族的成员，由心肌细胞和肺内皮细胞对于对炎症和机械压力反应而分泌。ST2 是炎症、纤维化和心肌重塑不良的指标，因此，血清 sST2 的升高可以作为心力衰竭和心肌梗死死亡率和其他不良预后的独立预测因素。sST2 与急性心肌梗死血流动力学、左室射血分数、病情严重程度和心室不良重构显著相关，预测急性失代偿性心力衰竭（ADHF）患者肺动脉压、右心室运动不全和颈静脉扩张。有研究证实，sST2 可作为 ST 段抬高心肌梗死患者 AKI 的预测指标。

血管生成素 -1（Ang-1）、血管生成素 -2（Ang-2）及其内皮细胞特异性酪氨酸激酶受体 -2（TIE-2）与血管内皮生长因子（VEGF）相互作用介导内皮细胞活化。Ang-1 是抗炎因子并抑制血管内皮生长因子诱导的血管发育及其黏附表达。Ang-1 也下调血管内皮生长因子的表达，减弱凝血酶诱导的

8

血管通透性增加。相反，Ang-2通过激活内皮细胞并增加其通透性而触发炎症反应。ACS患者血浆Ang-2、TIE-2和VEGF水平升高，而Ang-1水平不升高。此外，循环中的Ang-2被认为是ICU中透析依赖性急性肾功能损伤（AKI）患者死亡率的一个强有力的独立预测因子。

中性粒细胞明胶酶相关载脂蛋白（NGAL）主要在内皮细胞、平滑肌细胞和巨噬细胞表达，并可能通过内皮功能障碍、炎症过程或基质降解参与动脉粥样硬化的发展。血清NGAL水平与急性失代偿性心力衰竭（ADHF）患者肾功能恶化的风险增加相关。肾损伤分子-1（KIM-1）是一种跨膜糖蛋白，具有免疫球蛋白和黏蛋白结构域。KIM-1在肾损伤中明显诱导，其表达位于近端肾小管顶端膜。KIM-11已被证明可作为心肺转流术后和心导管置入术后AKI的标记物。并在ADHF患者与NGAL结合用于作为评估心脏结构性损伤的标记物。

半胱氨酸蛋白酶抑制剂C（CysC）是一种内源性半胱氨酸蛋白酶抑制剂，它由有核细胞以恒定的速率产生。它由肾小球滤过，被肾小管重新吸收和分解。如果肾功能和肾小球滤过率降低，CysC水平升高。体外循环术后血浆CysC水平明显大于并早于血肌酐水平的升高。CysC水平与ADHF患者的死亡率有关，因此可作为心脏功能损伤的标记物。

2. 血栓形成标志物 血栓前体蛋白（TpP）是凝血酶作用于纤维蛋白原所产生的纤维蛋白单体彼此聚合而形成的可溶性纤维蛋白多聚体。一项针对2 349例ACS患者与284例健康成人的研究表明，TpP均值大于8.9mg/L者，其复合终点事件的风险可相应增加1.45倍，死亡或心肌梗死风险增加1.42倍。TpP可作为心血管疾病的危险因素，又可对高危ACS患者进行准确的危险分层。P-选择素属黏附分子中的选择素家族。ACS患者冠状动脉斑块破裂，内膜受损，启动凝血系统。凝血酶的形成，可反馈性诱导P-选择素在活化的血小板和内皮细胞上表达。血小板选择蛋白被认为是血栓形成并诱导AMI发生的标志物。D-2聚体可预测出发生血栓并发症的危险度，但其特异性差，在非缺血性心脏病致心力衰竭时也可升高。可溶性血栓调节蛋白（STM）已被证实为内皮损伤的特异性标志物，具有促凝特性。多血管缺血性心脏病患者的STM水平明显高于对照组。Ang-2和STM可作为急性心肌梗死患者AKI发展的独立临床预测因子。

3. 心肌缺血缺氧标志物 当心肌缺血标志物浓度明显升高时，可认为心肌处于缺血缺氧状态，而尚未出现胸痛等症状。若能早期发现此类标志物变化并予以干预，可减轻甚至逆转心肌细胞损伤。糖原磷酸化酶同工酶BB（GPBB）尽管是心肌非特异性的，但几乎所有胸痛患者血浆GPBB在胸痛发作后2小时均升高，6小时后GPBB与肌红蛋白（Mb）和肌酸激酶（CK）相比，其敏感性和特异性最高。心肌型脂肪酸结合蛋白（H-FABP）特异性存在于心肌细胞胞质中，进入能量代谢体系氧化分解后，最终产生ATP，为心肌提供能量。AMI时，H-FABP可从心肌细胞迅速释放入血，1~3小时开始升高，8小时达高峰，12~24小时恢复至正常。H-FABP不仅可反映心肌损害状况，还可推测心肌梗死范围，判定冠状动脉能否再通与否及作为心外科手术中的心肌保护指标，故是早期诊断心肌梗死程度的有效标志物。

脑钠肽（BNP）为心室肌细胞分泌的一种神经内分泌激素，有利尿排钠、扩血管、拮抗交感神经及肾素-血管紧张素-醛固酮系统的作用。BNP是目前最广泛用于心力衰竭诊断的指标。压力和容量负荷的增加可以使心室壁合成脑钠肽原前体，然后两次裂解生成有生物活性的BNP。N-末端脑钠肽原（NT-proBNP）则是BNP生成过程中的副产物，其半衰期更长，血浆浓度更高，在外周血更易被检测。心肌缺血是刺激BNP分泌的重要因素，一过性缺血可使BNP与心肌缺血成比例的合成与释放。因此，BNP可反映心肌缺血损伤的范围与严重程度，可作为ACS近期与远期风险分层的重要指标。NT-proBNP能独立评价AMI后左室舒张功能降低并判断预后。

4. 心肌坏死标志物 从20世纪60年代测定门冬氨酸氨基转移酶（AST）以来，相继发现了乳酸脱氢酶（LDH）及其同工酶、Mb、肌钙蛋白等对MI具有诊断意义。CK与其同工酶MB（CK-MB）作为AMI生化标志物的“金标准”为临床应用已有20多年，是目前仍沿用的心肌坏死酶学指标。CK虽有高灵敏性但特异性不强，故目前多以CK-MB替代CK。

检测到受损心肌细胞释放肌钙蛋白，在此基础上如果伴有胸部疼痛等症状即可确诊心肌梗死。与急性心肌梗死无关的许多疾病，如肺水肿、肺栓塞、心肌挫伤、主动脉夹层形成等，也会导致肌钙蛋

白水平升高，但这与其临床症状无关。心肌肌钙蛋白（cardiac troponins，cTn）作为心肌损伤的非酶学指标，在AMI的诊断中因其敏感性高、特异性强、在血液中出现早、持续时间长和对微小心肌损伤具有诊断价值等优点而在近年备受重视，目前已作为新的“金标准”而逐渐取代CK-MB的地位，广泛应用于ACS的诊断。特别是微小心肌损伤，仅靠临床症状、体征和心电图检查难以发现，又无典型的酶学变化，cTn以其高度的特异性和敏感性受到重视。同时，cTn检测还用于ACS的危险分层和预后判断及临床治疗策略中的选择。肌红蛋白（Mb）广泛存在于心肌和骨骼肌中，其峰值出现较CK-MB早，1~4小时即达高峰，半衰期较短，是心肌坏死的早期标志物，但特异性差，在AMI早期检出Mb，应再测定CK-MB或cTn予以证实；如早期不升高，对排除心肌梗死有诊断意义。

B型利钠肽（BNPs）对于ACS具有与cTn同等水平的预测功能。B型利钠肽（BNPs）及其前体NT-proBNP由于心肌缺血后左室壁张力和心肌延展牵拉而快速升高。ACS时NP水平的增加与心肌缺血损伤的程度有关，同时反映ACS发作期间和发作前存在左室功能障碍以及ACS发作后左心室重构不良，这些是对于ACS不良转归的重要预测因素。ACS患者不论是否伴有ST段抬高，NPs都是独立于超声心动图和cTn结果的，预测死亡率和是否发生心力衰竭的有力因素。NP水平与冠状动脉疾病的严重程度密切相关，并反映左室功能衰竭的程度，对于预测ACS后左室功能恢复，指导改善左室重构药物治疗有重要意义。

钙卫蛋白是S100组（S100A8/A9）的两种蛋白钙结合复合体。它是先天免疫系统的介导蛋白，由单核细胞和中性粒细胞作为危险相关分子模式蛋白释放，并由肾集合管上皮细胞响应于肾损伤而释放。有研究证实，血清S100A8/A9水平增高与ACS的发生密切相关，而且冠状动脉病变的支数影响其增高程度。

此外，研究认为，相关炎症标志物如C-反应蛋白、血清基质金属蛋白酶、肿瘤坏死因子、白介素、黏附分子参与ACS的发生和发展，这类指标的检测有助于临床ACS的诊断和治疗，特别是对预后的判断有一定意义。

5. 血流动力学生物标记物　血管加压素前体-联啡肽（copeptin）是精氨酸加压素前激素的C末端部分，由内源性应激相关的神经垂体原位释放。联啡肽在多种急性疾病中均有急剧升高，但无心脏特异性。由于联啡肽水平的升高出现在急性病变早期，使其成为相似于NT-proBNP的对于ACS尤其是STEMI后死于心血管因素和一年内发生心力衰竭的独立预测因子。

（四）影像学检查

1. 无创成像技术　在无创成像技术中，超声心动图检查因其快速和广泛应用而成为急诊时最重要的检查手段。左心室收缩功能是ACS患者最重要的预后参数，可以用超声心动图对其进行精确评估并且该方法简单易行。有经验的操作者，可以发现缺血期间的短暂节段性运动减弱或运动消失。而且，还可以发现主动脉夹层、肺栓塞、主动脉狭窄、肥厚型心肌病或心包积液并且进行鉴别诊断。因此，在急诊室、ICU或手术室应配备超声心动图仪。

12导联心电图不能作出诊断、心脏生物标志物阴性但怀疑ACS的患者，如果患者没有胸痛，可以施行负荷影像检查。各种研究已经显示负荷超声心动图检查正常时的阴性预测值更高。

心脏磁共振成像在一次检查中就能够完成功能评估及灌注的检查并发现瘢痕组织，但是这种成像技术还没有得到广泛应用。各种研究已经证实应用磁共振成像排除或发现ACS的价值。此外，心脏磁共振成像有助于评估心肌存活性和发现心肌炎。

核素灌注成像在ACS诊断中具有一定价值，但不能24小时持续使用。静息心肌核素显像可以帮助最初识别有胸痛但无心电图变化或有进行性心肌缺血或心肌梗死的患者。负荷-静息心肌核素显像可以提供诱发性心肌缺血的信息。

2. 有创影像检查（冠状动脉造影）　冠状动脉造影可以提供是否有冠状动脉疾病和其程度的独特信息，因此仍然是诊断ACS的金标准。建议在冠状动脉内注射血管扩张剂（硝酸甘油）之前和之后都进行冠状动脉造影检查可以减轻和抵消常见于急性冠状动脉综合征的血管收缩并可以观察动态变化。在血流动力学受损的患者（即肺水肿、低血压或严重威胁生命的心律失常），最好在置入主动脉气囊反搏装置后完成冠状动脉造影，减少冠状动脉注射次数并避免行左心室造影。在高危患者和鉴别诊断不清楚的患者应当尽快行诊断性冠状动脉造影。

在症状持续或肌钙蛋白升高但是心电图变化

缺乏诊断意义的患者,发现急性血栓性阻塞(例如回旋支)尤其重要。来自 TIMI-3B 和 FRISC-2 研究的资料显示,30%~38% 的不稳定 ACS 患者有单支病变,44%~59% 有多支病变(直径狭窄 >50%)。左主干狭窄发生率为 4%~8%。多支病变患者以及那些左主干狭窄患者是发生心脏严重事件的最高危患者。冠状动脉造影结合心电图表现和节段性室壁运动异常往往可以帮助识别潜在病变。

典型的血管造影表现是偏心、边缘不规则、溃疡、模糊不清以及提示存在冠状动脉内血栓的充盈缺损。对于那些难以评估严重程度的病变,在造影后 5 天进行血管内超声或血流分数储备评估有助于决定治疗策略。

四、急性冠状动脉综合征的并发症

ACS 的急性并发症包括心律失常、猝死、心源性休克、心肌梗死延展、纤维性心包炎、心脏破裂(包括乳头肌破裂)、心室壁血栓与栓塞。其中,尤以心律失常、猝死和心源性休克最为常见。

(一) 心律失常与猝死

急性心肌梗死后最初数小时,发生的缓慢性心律失常由下壁心肌梗死触发,且通常是良性的,而 24 小时后出现的传导障碍常需高度关注。前壁心肌梗死引起的传导障碍(右束支阻滞与左前分支阻滞)有较高的死亡率。急性心肌梗死后心动过速,通常由再灌注改变了的自主节律或血流动力学不稳定导致。

心源性猝死心肌梗死患者中发生率为 25%,多发生于入院前。引起院外 ACS 患者死亡最多的心律失常是室性心动过速和心室颤动。在所有心肌梗死患者中,67% 的急性心肌梗死患者在 12 小时内发生室性心动过速,非持续性心动过速与死亡率增加无关。

(二) 心源性休克

心源性休克是在有足够血管容量条件下,体循环心输出量降低所致。心源性休克是住院 ACS 患者最常见死亡原因,其发生率较高,约为 10%。心源性休克引起的死亡,占心肌梗死后短期死亡的 44%,剩余的死亡由心脏破裂(26%)和心律失常(16%)引起。心肌梗死延展是指梗死区域变薄而非心肌坏死增加所致。心肌梗死延展是由心肌束的牵拉所致,降低了梗死室壁区域心肌细胞的密度,并导致梗死心肌层组织减少。

第三节　急性冠状动脉综合征的预防

一、急性冠状动脉综合征的危险度分层

ACS 起病突然,易反复且转归难以预测,目前现有的筛查手段和治疗方法均不足以提前预知事件的发生。因此,早期识别不稳定斑块并进行有效防治,是预防 ACS 的主要途径。对围手术期 ACS 高危患者而言,应加强术前、术中与术后的科学评估。术前应充分评估并预测患者 ACS 发生风险,必要时可延期手术,尽量避免或减少心脏事件的发生;术中尽量减少麻醉、手术对患者循环系统的干扰,术后加强监护,以便及时发现 ACS 先兆和有效防范与处理。

ACS 患者的危险度分级可以用于评估其发生死亡和心肌缺血事件的风险。此评估是一个连续的过程,需根据临床情况不断更新。用于 ACS 危险分层的因素包括很多方面,如病史、症状发作的特点、心电图表现、心肌损伤血清标志物的水平等,有的还包括冠状动脉造影所见和血流动力学改变等。最常用的 TIMI 危险分层方法包括下列 7 项指标,可用于 ACS 患者死亡和心肌缺血事件发生危险度的等级评估:①年龄≥ 65 岁;②至少有 3 个提示冠状动脉病变的危险因素;③冠状动脉狭窄≥ 50%;④心电图有 ST 段改变;⑤ 24 小时内至少有 2 次心绞痛;⑥ 7 天内服用阿司匹林;⑦血清心肌酶升高。计分为 0~1 时,其死亡或心肌缺血事件的发生率为 4.7%,计分为 2 时发生率为 8.3%,计分为 3 时 13.2%,计分为 4 时 19.9%,计分为 5 时 26.2%,计分为 6~7 时达 40.9%。危险度计分值也与疗效呈显著相关性。从 ACS 患者最初检查中所获取的常规临床资料,可参照以上危险度计分方法建立一个简单的系统,以预测患者可能发生死亡和心肌缺血事件的危险度等级。

高龄、女性、Killip Ⅱ~Ⅳ级、既往心肌梗死史、心房颤动、前壁心肌梗死、肺部啰音、收缩压 <100mmHg)、心率 >100 次 /min、糖尿病、肌酐增高、cTn 明显升高等是 STEMI 患者死亡风险增加的独

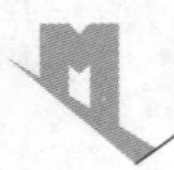

立危险因素。溶栓治疗失败、伴有右心室梗死和血流动力学异常的下壁 STEMI 患者病死率增高。合并机械性并发症的 STEMI 患者死亡风险增大。冠状动脉造影可为 STEMI 危险分层提供重要信息。

利用危险度分级,可对患者预后及疗效进行评估,也可作为选择治疗方法的依据,例如是否要更多的抗凝治疗,是否需要选择早期介入治疗等。采用负荷心电图、运动或药物负荷超声心动图以及运动或药物负荷核素心肌灌注断层显像,如发现缺血心肌占存活心肌的 50% 以上,则患者需要接受冠状动脉造影,适合做血运重建的病变需要进行血运重建治疗,对于缺血心肌较少的患者则只需保守治疗;高度危险组的患者首选急诊介入治疗;中等危险性患者,建议入院观察,动态进行危险评估,如发现患者具有高危临床表现,则可以选择早期介入治疗和强化抗血小板治疗,如患者病情趋于稳定,则可在必要时进行负荷试验,决定是否需要接受冠状动脉造影和血运重建治疗。

二、急性冠状动脉综合征的预防策略

急性冠状动脉综合征的患病风险会随着年龄而增加,尤其是有家族病史的人群。但最新研究证实性别的差异不明显。其他潜在可变化的危险因素占患病的 90%,如吸烟,糖尿病,高血压,血脂异常,肥胖,社会心理因素,缺乏锻炼,饮食中水果和蔬菜低摄入,很少或从不饮酒等。提示 ACS 可能是一种可以预防的疾病。NICE 指南推荐使用五类药物进行二级预防,以减少复发性急性冠状动脉综合征和冠心病的死亡率。这五类药物包括:双联抗血小板治疗药物包括阿司匹林和二磷酸腺苷(ADP)P2Y12 受体拮抗剂、β 受体阻滞剂、血管紧张素转换酶抑制剂和他汀类药物。

(一) 药物疗法

1. 阿司匹林　阿司匹林可减少血小板聚集,降低冠心病患者心脏事件的发生率。对不稳定斑块患者,阿司匹林发挥抗炎与抗血小板的双重作用。值得注意的是,正进行抗血小板治疗的患者拟行手术时,应权衡停用阿司匹林风险与减少手术出血并发症之间的利弊。基于附加和不确定的药物效果,NICE 指南推荐终身治疗,除双联抗血小板治疗外,应继续用阿司匹林的单一治疗 12 个月。

2. P2Y12 受体拮抗剂　P2Y12 受体拮抗剂与血小板表面的 ADP 受体结合后,阻止了与 ADP 受体相耦联的 GP Ⅱb/Ⅲa 受体的结合位点暴露,使配体无法结合,血小板的聚集受到抑制。ACS 和 PCI 治疗后的患者,P2Y12 受体拮抗剂复合阿司匹林双联抗血小板治疗是预防动脉栓塞事件的首选。目前 P2Y12 受体拮抗剂包括口服的氯吡格雷、普拉格雷及静脉应用的坎格雷洛。

3. β 受体阻滞剂　β 受体阻滞剂可降低心肌收缩力,减少心脏负荷来降低心肌氧需,通过延长舒张期,改善心内膜下灌注而增加心肌氧供,进而降低围手术期心脏事件发生率。对心脏事件高风险患者,围手术期 β 受体阻滞剂治疗可产生保护效应。早期试验显示 β 受体阻滞剂美托洛尔减少了急性心肌梗死患者死亡率,对于慢性阻塞性肺疾病患者发生急性心肌梗死后,β 受体阻滞剂的生存利益似乎并未减少,因此慢性阻塞性肺疾病不应再被视为该条件下的一个禁忌。

4. 血管紧张素转换酶抑制剂　该类药物能竞争性阻断 Ang Ⅰ转化为 Ang Ⅱ,从而降低循环或局部的 Ang Ⅱ水平,抑制其产生的氧化、炎性细胞黏附和纤维化等,从而舒张动脉血管。建议将 ACEI 长期作为冠心病预防用药,尤其是合并糖尿病、心力衰竭、高血压、肾功能不全患者推荐为首选用药。有研究显示,ACEI 的应用可显著降低全因死亡率达 10%。

5. 他汀类药物　降脂治疗是 ACS 患者至关重要的治疗措施,目前指南建议早期开始降脂治疗,使低密度脂蛋白胆固醇(LDL-C)降至 2.6mmol/L(最好 1.8mmol/L)以下。LDL-C 水平的升高是缺血性心脏病的一个重要的独立危险因素。许多研究证实,他汀可降低冠心病患者的临床风险。他汀的作用是通过减少胆固醇的聚集,从而限制斑块的进展。强化降脂是指将高危患者 LDL-C 水平降至正常水平。IMPROVE IT-TIMI 的研究证明,将 LDL-C 强化降至 1.7mmol/L 时,患者仍有获益。近期两项采用血管内超声作为检测手段的研究显示,ACS 患者进行积极的他汀治疗,尤其是将 LDL-C 降至 1.8mmol/L 以下可以逆转冠状动脉疾病。NICE 指南推荐使用大剂量他汀类药物(阿托伐他汀 80mg/d 或等同药物),与强化降脂研究积极开展及强化降脂理念不断升温不相匹配的是,临床血脂控制达标率不容乐观。来自欧洲的一项调查显示,目前正在接受他汀治疗的缺血性心脏病患者 LDL-C 的达标率也仅为 50%。

(二) 冠状动脉重建

部分拟行非心脏手术的冠心病患者,可行冠

状动脉血管重建术。其手术适应证为：①存在严重左主干狭窄的稳定型心绞痛患者；②存在三支病变的稳定型心绞痛患者；③存在两支病变包括左前降支近段严重狭窄，且 EF 小于 0.5 或无创检查确诊存在缺血的稳定型心绞痛患者；④高危不稳定型心绞痛或 NSTEMI 患者；⑤ STEMI 患者。

（三）其他疗法

1. 术后镇痛　对围手术期患者而言，完善的术后镇痛可消除应激反应，避免不良血流动力学事件和高凝反应，对围手术期 ACS 等心脏事件的预防尤为重要。有荟萃分析表明，术后硬膜外镇痛可降低围手术期心肌梗死发生率，尤其是胸段硬膜外镇痛。

2. 维持体温　低体温是心脏不良事件的独立预测因素，维持正常体温可降低围手术期患者心脏不良事件的发生风险。一项针对腹股沟下血管再通手术的研究发现，与正常体温（中心体温 ≥ 35℃）相比，低体温（中心体温 <35℃）增加了心肌缺血的风险。ACS 高危患者接受非心脏手术时，积极地维持体温可显著降低围手术期心脏不良事件（不稳定型心绞痛、心肌缺血、心搏骤停、NSTEMI），室性心功过速发生率也有所降低。

第四节　急性冠状动脉综合征的治疗

一、药物治疗

（一）抗心肌缺血

1. 硝酸盐类药物　硝酸盐类药物能降低心肌氧需，同时增加心肌氧供，通过扩张外周血管来减少前负荷，扩张动脉血管来减少后负荷，扩张冠状动脉和侧支血管，对缓解心肌缺血有一定帮助。对需要住院治疗的 ACS 患者，在无禁忌证的情况下可以考虑静脉使用硝酸盐类药物，可以减轻持续缺血的不适感、控制血压和肺充血。当症状控制后，静脉硝酸盐类可被口服药物取代。

硝酸甘油可以抑制血小板的激活和聚集。推荐硝酸甘油应用于以下患者：急性心肌梗死 24~48 天、慢性充血性心力衰竭或者局部持续缺血的患者、超过 48 天复发心绞痛或者持续肺充血的患者。对于右心室心肌梗死患者，应慎重使用硝酸甘油，会导致心输出量下降。

2. β 受体阻滞剂　β 受体阻滞剂可竞争性地阻断细胞膜上 β 受体的儿茶酚胺作用，通过降低心肌收缩力、减缓心率、降低收缩压而减少心肌耗氧量，从而改善心肌缺血，减少恶性心律失常及心肌梗死，降低病死率，要求无禁忌证者均应使用，且治疗过程中要求及时加至治疗量或最大耐受量。有研究表明，在 STEMI 后，早期应用 β 受体阻滞剂明显降低病残率和病死率。而在 NSTEMI 后，早期应用 β 受体阻滞剂能否改善患者预后仍缺乏充足的循证医学证据。

β 受体阻滞剂禁用于以下情况：中重度慢性充血性心力衰竭、肺水肿、左心室功能障碍、阻塞性肺部疾病、心源性休克、严重的外周血管疾病、抑郁症病史。使用 β 受体阻滞剂治疗期间，应经常监测心律、心率、血压及心电图。

3. 钙拮铳剂　钙拮抗剂可以减少钙离子通过细胞膜内流，因而抑制心肌和血管平滑肌收缩，它可以用于已使用足量硝酸甘油和 β 受体阻滞剂的患者或不能耐受硝酸甘油或 β 受体阻滞剂的患者或变异性心绞痛的患者。

钙拮抗剂可以抑制心肌和血管平滑肌收缩，有效地降低心肌需氧量。有些钙拮抗剂可以减缓心率和房室传导速率，增加舒张期充盈时间，从而增加心肌氧供。钙拮抗剂还可以减少血小板的聚集，干扰血栓的形成。在治疗变异型心绞痛和 NSTEMI 中，对于已经服用硝酸盐类和 β 受体阻滞剂的患者或者对硝酸盐类和 β 受体阻滞剂禁忌的患者，钙拮抗剂可以控制持续性缺血症状。对于左心室功能或房室传导明显受损的患者应避免使用钙拮抗剂。

4. 血管紧张素转化酶抑制剂（angiotensin converting enzyme inhibitor，ACEI）在 ACS 的治疗中也可应用 ACEI，其作用涉及降低动脉壁应力、抑制神经内分泌活性、血管重塑、稳定斑块及抗血栓效应。急性心肌梗死患者在入院后 24 小时内应用 ACEI 可以大大降低梗死后的病死率。扩张血管效应可以减少后负荷，降低心脏做功，还可预防和减缓左心室功能障碍的发生发展。ACEI 可通过影响心肌重塑，减轻心室过度扩张而减少充盈性心力衰竭的发生率和病死率。一般从低剂量开始，逐渐加大剂量到最大耐受量，功能不全者慎用。

如不能耐受 ACEI 者,可选用血管紧张素Ⅱ受体拮抗剂。

（二）抗血小板治疗

血小板活化是 ACS 发病机制的关键环节,抗血小板治疗须贯穿整个治疗阶段。目前,抗血小板药物主要包括三类,即水杨酸类、噻吩吡啶类和糖蛋白Ⅱb/Ⅲa 拮抗剂。抗血小板药物可以明显降低 ACS 复发及其死亡率。在抗血小板治疗方面,阿司匹林和氯吡格雷通过不同的作用机制抑制血小板的聚集,目前多主张联合应用阿司匹林和氯吡格雷,高危或 PCI 患者可联合应用糖蛋白Ⅱb/Ⅲa 拮抗剂。

根据《急性冠状动脉综合征非血运重建患者抗血小板治疗的中国专家共识(修订版)》建议,所有 NSTEMI 患者若能耐受,应尽早给予阿司匹林,负荷剂量为 150~300mg,随后均长期治疗,维持剂量为 75~100mg;ACS 患者拟行 CABG 术前不建议停药;STEMI 患者无论是否接受溶栓治疗,除非有禁忌证,初诊均应给予阿司匹林 150~300mg 嚼服,非肠溶制剂较肠溶制剂经口腔黏膜吸收更快,随后予长期治疗,每天 75~150mg;服用阿司匹林后发生出血或有出血倾向的 ACS 患者,应选择较低剂量的阿司匹林(75~100mg/d);不能耐受者,可选择氯吡格雷 75mg/d 替代。

缺血事件发生研究(CURE)中显示,联合阿司匹林和氯吡格雷组与单用阿司匹林组比较,患者心血管性死亡、AMI、卒中总和率及大出血的发生率均低。有研究发现,ACS 患者包括药物治疗或行介入治疗的,出院后停用氯吡格雷组较继续服用氯吡格雷组死亡率及因 AMI 住院率均明显上升。

目前,大量循证医学证据均主张,ACS 行药物治疗或行裸支架治疗的,氯吡格雷至少服用 1 个月,理想的最好服用 1 年,而行药物支架治疗的至少应该服用 1 年以上;同时主张经皮冠状动脉介入治疗(PCI)前 6 小时给予充足剂量的氯吡格雷,能够减少与 PCI 操作相关的血栓事件发生。糖蛋白Ⅱb/Ⅲa 拮抗剂为第三代血小板抑制剂,通过阻断血小板聚集的最后共同途径,阻断Ⅱb/Ⅲa 受体激活,抑制纤维蛋白结合而防止血小板聚集。目前推荐用于准备接受 PCI 治疗的所有患者,可与阿司匹林和肝素同时使用,而准备行冠状动脉旁路移植术(CABG)者也可以应用。

（三）抗凝血系统

肝素的正确使用是 ACS 抗凝治疗的重要组成部分。目前广泛使用的低分子肝素(LWMH)是普通肝素(uFH)酶解或化学降解的产物,抗凝作用与普通肝素无明显区别,虽然 LWMH 相对分子质量小,但是具有更强的抗血栓形成作用,这与其抗 Xa、抗Ⅱa 活性比例增加有关,而且对已和血小板结合的 Xa 亦有抑制作用。ACC、AHA 与欧洲心脏学会(ESC)指南对 ACS 治疗过程中肝素使用原则的推荐是:①在抗血小板治疗的基础上,短期使用普通肝素的临床治疗效果优于不用肝素;② ACS 急性期,应用低分子肝素治疗优于普通肝素,且不需常规监测部分活化凝血活酶时间;③应用血小板糖蛋白Ⅱb/Ⅲa 受体拮抗剂的安全性优于普通肝素;④如需延迟冠状动脉干预时间,可考虑适当延长低分子肝素的使用时间,作为血运重建的桥梁。研究证明抗凝治疗可降低 ACS 的相对危险度。低分子肝素是否较普通肝素更好,FRIC 试验、ESSENCE 试验、TIMI ⅡB 试验和 FRAXIS 试验得出的结论并不一致。但低分子肝素的优点是可以皮下注射,不需要监测,较少发生肝素诱导的血小板减少性紫癜。此外,尽管低分子肝素的抗凝效果不易检测,但低分子肝素尤其是依诺肝素仍是 PCI 时的主要抗凝药物。

磺达肝癸钠是一种新型抗凝药物,是第一个人工合成的 Xa 因子选择性抑制剂。磺达肝癸钠不与血小板结合,不能抑制血小板的聚集,也不与血小板因子 4 相互作用,所以临床罕有肝素诱导的血小板减少现象的发生。有研究表明,磺达肝癸钠治疗的获益明确优于其他抗凝药物,而且其出血和缺血的相对风险显著降低。但是,使用磺达肝癸钠后,导管血栓的发生率却是增加的,成为磺达肝癸钠面临的一个问题。在经皮冠状动脉介入治疗术中按标准剂量应用肝素,可降低导管内血栓发生率,而不增加出血风险。

（四）降脂治疗

降脂治疗是 ACS 患者至关重要的治疗措施,目前指南建议早期开始降脂治疗,使 LDL-C 降至 2.6mmol/L(最好 1.8mmol/L)以下。近期两项采用血管内超声作为检测手段的研究显示,ACS 患者进行积极的他汀类治疗尤其是将 LDL-C 降至 1.8mmol/L 以下可以逆转冠状动脉疾病。目前,关于 ACS 患者采取更强化降脂治疗的研究正在进行当中,IMPROVEIT 试验联合应用依折麦布和辛伐他汀,旨在将 LDL-C 降低至 1.3~1.4mmol/L。

REVERSAL 和 PROVE-IT 研究均显示 ACS

患者早期、足量应用他汀类药物可有效阻止动脉粥样硬化的进展，并降低全因死亡率和主要心血管事件发生率。对于不稳定型心绞痛和(或)NSTEMI，由于冠状动脉内血栓属白色血栓，故抗血小板和抗凝血酶治疗尤显重要，主张抗栓而不溶栓。尽管NSTEMI有相对高的病死率与再梗死率，但目前尚无证据表明常规溶栓有益，相反有害，这可能与纤溶药物的致血栓形成倾向增加有关。而ST段抬高的心肌梗死进行早期药物再灌注治疗具有益处。他汀类药物的非降脂作用如稳定斑块、改善内皮功能、减少炎症反应和抑制血栓形成等作用与心脑血管事件发生率的降低相关联。

（五）控制血糖

糖尿病是心肌梗死四大独立危险因素之一，大约2/3的心肌梗死患者合并有糖尿病或处于糖尿病前期(糖耐量异常或糖代谢异常)。血小板抑制剂-普拉格雷(Prasugrel)在减少糖尿病ACS患者心肌缺血事件复发和冠状血管重构方面优于氯吡格雷。P2Y12受体抑制剂-替卡格雷(ticagrelor)不论对于NSTE ACS还是STEMI患者，尤是糖尿病患者，在减少心血管事件死亡率、非致命性心肌梗死和卒中的发生率方面都优于氯吡格雷。血小板主要由糖蛋白Ⅱb/Ⅲa受体与纤维蛋白原结合而激活。糖蛋白Ⅱb/Ⅲa受体抑制剂-阿昔单抗(抗血小板凝聚单克隆抗体，abciximab)，依替巴肽(eptifibatide)，替罗非班(tirofiban)可显著减少糖尿病ACS患者30天死亡率，却对非糖尿病患者无益。ACS后24~48小时的高血糖与此类患者的早期死亡率密切相关，其转归也与血糖控制程度相关。有报道ACS后间断胰岛素注射可使1年死亡率下降30%。但临床发现ACS后早期严格控制血糖并不能改擅长期预后，相反低血糖的弊大于利。

二、介入治疗

对于不稳定型心绞痛和(或)NSTEMI是否进行介入治疗目前尚无一致意见。有些主张根据病史、体格检查和12导联心电图、新的心肌标志物尤其是cTnT和cTnI对患者的危险度进行评估，对于高危患者建议采用介入治疗；对于强化治疗(包括抗心肌缺血、抗血小板、抗凝血酶和调脂等)24~48小时仍不能控制症状或病情恶化者，应行介入治疗。

目前，全球最大的ACS注册研究GRACE研究显示，约有40%的ACS患者未进行导管检查，NSTEMI患者仅32.5%接受了PCI治疗，STEMI患者介入治疗比例则为53.7%。

PCI治疗是使ACS患者尤其是STEMI患者血管得到再通的最有效手段，约90%的患者在接受PCI术后可获得理想的血液再灌注状态，达到TIMI 3级血流，并且PCI显著改善患者近期和远期的预后。对STEMI患者，应积极进行再灌注治疗，根据患者症状发作时间、心肌梗死危险、溶栓的危险和PCI相关的延误选择综合确定。有研究证实，与单纯药物治疗相比，PCI术后30天和6个月的主要不良心脏事件的发生率明显降低，分别为4.3%和6.9%，尤其对于高危患者，PCI带来的益处更明显。NICE指南推荐应在患者送达医院后尽快进行，但要在溶栓的2小时内，任何延迟将导致更高的死亡率。如果无法进行直接PCI，可用阿替普酶或瑞替普酶等药物静脉注推，这对于下一个6~24小时内使用冠状动脉支架患者是一种选择性有效途径。经桡动脉入路直接PCI有着更低的出血并发症，相比于股动脉入路有着更低的致死率。不管有无完全血运重建，对高度冠状动脉狭窄使用额外支架，可改善残留物所致不良预后，最近在此方面上的讨论较为激烈，亟需大规模临床试验进一步阐明。

具有下列一项特征的患者属中危或高危，应首选早期介入治疗：①难治型心绞痛、静息型心绞痛或强化抗心绞痛药物治疗后仍复发者；② ECG显示ST段压低(>2mm)或T波倒置较深，或ST-T动态改变；③肌钙蛋白水平升高；④心力衰竭或血流动力学不稳定；⑤致命性心律失常；⑥糖尿病、肾功能减退；⑦心功能不全(LVEF<40%)；⑧ PCI术后半年内；⑨曾行CABG。

对药物洗脱支架和金属裸支架治疗弥漫病变的比较研究表明，药物洗脱支架对复杂弥漫病变的治疗有良好的效果，与金属裸支架治疗相比能明显降低再狭窄率。有研究者对急性心肌梗死支架内再狭窄率进行了随访研究。随访6个月后，与裸支架组相比，应用国产西罗莫司洗脱支架组患者的支架内再狭窄率、节段内再狭窄率、支架内再狭窄率显著降低。其中支架内再狭窄率(4.5%比40.0%)、节段内再狭窄率(6.8%比44.9%)、主要不良心脏事件发生率(8.0%比24.4%)和缺血性靶血管重建率(3.4%比11.6%)的减少是支架组主要心脏事件发生率降低的主要原因。这一结果表明，与裸支架相比，国产西罗莫司洗脱支架治疗并没有增加AMI患者6个月内支架内血栓再形成的发生率，反而显著降低了6个月内的支架内再狭窄率和主要心脏事件发生率。

对国产生物降解涂层西罗莫司洗脱支架（EXCEL支架）置入术治疗冠心病的研究结果表明，与其他药物洗脱支架的关键性研究相比，术后1年支架内再狭窄和主要不良心脏事件发生率相似，患者术后接受6个月氯吡格雷抗血小板治疗是安全的，氯吡格雷治疗时间的缩短，一方面可以减少药物相关的出血等不良反应的发生率，另一方面可明显降低治疗费用。大型对照研究PASSION试验主要用于探讨药物洗脱支架在急性心肌梗死患者中的临床疗效，选用支架为紫杉醇药物洗脱支架。该研究结果显示，紫杉醇药物洗脱支架组与金属裸支架相比，患者的主要不良心脏事件发生率有降低趋势（8.7% 比 12.6%）。上述两项临床试验所获得的结果虽然有所不同，但都证实了药物洗脱支架治疗急性心肌梗死的良好疗效，为今后治疗急性心肌梗死优先选用药物洗脱支架提供了循证医学依据。

值得注意的是BASKET LATE试验，这项研究包括746例患者，受试者以1∶1∶1的比例给予金属裸支架、紫杉醇涂层支架或西罗莫司涂层支架治疗，存活6个月并且没有发生主要的不良心脏事件。停用氯吡格雷治疗，对这些受试者再随访12个月，结果接受药物洗脱支架治疗的患者在结束6个月的氯吡格雷治疗后，1年内主要复合终点死亡和心肌梗死事件发生率明显高于接受金属裸支架治疗的患者（4.9% 比 1.3%），非致死性心脏不良事件的发生率也显著增高（4.1% 比 1.3%）。此外，药物洗脱支架组患者晚期血栓事件的发生率为金属裸支架组患者的2倍（2.6% 比 1.3%）。因此，寻求更理想的支架和更科学的治疗手段可能是解决药物洗脱支架不足之处的根本办法。

三、冠状动脉旁路移植术

关于冠状动脉旁路移植术（CABG），有学者对冠状动脉多支病变的患者（包括ACS和非ACS）做了研究，总共998名患者随机进入CABG组及PCI组，其中ACS患者242名（n=126，CABG；n=116，PCI）。结果显示，ACS患者两组间1年猝死及心肌梗死发生率无明显差异，且1年时两组患者的心绞痛发生频率、生活质量及体力活动限制程度也无差异，但CABG组术后需再次血管成形术的患者明显减少。同时，对12 988名ACS患者做的回顾性分析研究认为，对ACS高危患者早期行CABG能降低住院期间病死率，甚至比行PCI治疗和药物治疗的低危患者住院期间病死率更低。目前，CABG因其创伤较大，手术风险相对高，多应用于冠状动脉造影显示多支病变、左主干病变特别是合并有糖尿病、高脂血症及心功能差等危险因素的高危患者。

四、ACS 并发症的治疗

（一）心动过速

房颤通常是无症状和自我限制的，但速率过快可加重缺血，引起心力衰竭。持续性室性心动过速可能引起严重心力衰竭或心搏骤停，在没有电复律情况下室颤常是医院死亡的主要原因。胸痛后室性心动过速或室性心动过缓（> 24小时）情况下通常需要一个可植入的植入复律除颤器预防猝死。

（二）心动过缓

窦性心动过缓、房室传导阻滞可能使梗死复杂化，但可自我限制且通常无症状。阿托品可有效控制心率，暂时性起搏时则没必要使用。晚期房室传导阻滞会使先前梗死复杂化，并意味着广泛性心肌损伤。严重心动过缓通常不可避免的，且几乎需要永久心脏起搏。

（三）心源性休克

心源性休克可为STEMI的首发表现，也可发生在急性期的任何时段。必要时需行血流动力学监测，以评价左心功能的变化、指导治疗及监测疗效。除STEMI一般处理措施外，静脉滴注正性肌力药物有助于稳定患者的血流动力学。心源性休克应使用去甲肾上腺素来维持有效灌注压。肾上腺素可被用作多巴酚丁胺和去甲肾上腺素联合治疗的替代治疗，但它可增加心律失常、心动过速和高乳酸血症的风险。多巴酚丁胺应被用于心源性休克时低心输出量的治疗。

（四）心脏衰竭

心力衰竭反映存在广泛的心肌损伤，是住院死亡的常见原因。肺部水肿导致严重气短，可能加重心源性休克（低血压、少尿、可变的定向障碍）。使用氧气和循环利尿剂治疗，心源性休克则需要额外地强心剂和血管升压剂，并在利尿剂无效情况下行血液滤过。主动脉内球囊反搏不推荐应用于被有效控制的心肌梗死所致心源性休克及心力衰竭患者。如果需要暂时的循环支持，最好用体外膜肺氧合技术。如果手术团队对病灶定位很有经验的话，在治疗中可应用 Impella®5.0 设备辅助。在将患者转运至专业治疗中心之前推荐就地建立动静脉 ECMO 循环支持。

（吴 洁 李金宝）

参考文献

[1] VALENTIN FUSTER, RICHARD WALSH, ROBERT HARRINGTON. Hurst's the Heart [M]. 13th ed. New York: McGraw-Hill Professional, 2010.

[2] VALGIMIGLI M, MINARELLI M. Triple antiplatelet therapy in acute coronary syndromes [J]. Drugs, 2011, 71 (13): 1703-1719.

[3] HAMM C W, BASSAND J P, AGEWALL S, et al. ESC Guidelines for the management of acute coronary syndromes in patients presenting without persistent ST-segment elevation: The Task Force for the management of acute coronary syndromes (ACS) in patients presenting without persistent ST-segment elevation of the European Society of Cardiology (ESC)[J]. Eur Heart J, 2011, 32 (23): 2999-3054.

[4] SILVAIN J, CAYLA G, O'CONNOR S A, et al. Antiplatelet options for secondary prevention in acute coronary syndromes [J]. Expert Rev Cardiovasc Ther, 2011, 9 (11): 1403-1415.

[5] DANCHIN N, PUYMIRAT E. Efficacy and safety of a routine invasive strategy in non-ST segment elevation acute coronary syndromes according to age: an illustration of the difficulty in using combined endpoints with different clinical significance [J]. Heart, 2012, 98 (3): 173-174.

[6] KNIGHT C J, TIMMIS A D. Almanac 2011: Acute coronary syndromes. The national society journals present selected research that has driven recent advances in clinical cardiology [J]. Heart, 2011, 97 (22): 1820-1827.

[7] Skinner J S, Smeeth L, Kendall J M, et al. NICE guidance. Chest pain of recent onset: assessment and diagnosis of recent onset chest pain or discomfort of suspected cardiac origin [J]. Heart, 2010, 96 (12): 974-978.

[8] WANG N, ZHAO D, LIU J, et al. Impact of heart failure on in-hospital outcomes of acute coronary syndrome patients in China-Results from the Bridging the Gap on CHD Secondary Prevention in China (BRIG) project [J]. Int J Cardiol, 2012, 160 (1): 15-19.

[9] PATEL M R, DEHMER G J, HIRSHFELD J W, et al. ACCF/SCAI/STS/AATS/AHA/ASNC 2009 Appropriateness Criteria for Coronary Revascularization: a report by the American College of Cardiology Foundation Appropriateness Criteria Task Force, Society for Cardiovascular Angiography and Interventions, Society of Thoracic Surgeons, American Association for Thoracic Surgery, American Heart Association, and the American Society of Nuclear Cardiology Endorsed by the American Society of Echocardiography, the Heart Failure Society of America, and the Society of Cardiovascular Computed Tomography [J]. J Am Coll Cardiol, 2009, 53 (6): 530-553.

[10] KEREIAKES D J, TCHENG J, FRY E T, et al. Pharmacoinvasive management of acute coronary syndrome in the setting of percutaneous coronary intervention: evidence-based, site-and spectrum-of-care strategies for optimizing patient outcomes in NSTE-ACS [J]. J Invasive Cardiol, 2003, 15 (9): 536-553.

[11] HANNA E B, CHEN A Y, ROE M T, et al. Characteristics and in-hospital outcomes of patients with non-ST-segment elevation myocardial infarction and chronic kidney disease undergoing percutaneous coronary intervention [J]. JACC Cardiovasc Interv, 2011, 4 (9): 1002-1008.

[12] JERNBERG T, JOHANSON P, HELD C, et al. Association between adoption of evidence-based treatment and survival for patients with ST-elevation myocardial infarction [J]. JAMA, 2011, 305 (16): 1677-1684.

[13] ARNTZ H R, BOSSAERT L L, DANCHIN N, et al. European Resuscitation Council Guidelines for Resuscitation 2010 Section 5. Initial management of acute coronary syndromes [J]. Resuscitation, 2010, 81 (10): 1353-1363.

[14] EIKELBOOM J, GUYATT G, HIRSH J. Guidelines for anticoagulant use in acute coronary syndromes [J]. Lancet, 2008, 371 (9624): 1559-1561.

[15] TIMMIS A. Acute coronary syndromes [J]. BMJ, 2015, 20 (351): 5153-5166.

[16] NIKUS K, BIRNBAUM Y, ESKOLA M, et al. Updated electrocardiographic classification of acute coronary syndromes [J]. Curr Cardiol Rev, 2014, 10 (3): 229-236.

[17] 于学忠，张新超，朱华栋，等．急性冠脉综合征急诊快速诊疗指南 [J]. 中华危重症医学杂志，2016, 9 (2): 73-78.

[18] PEI-CHUN FAN, CHIH HSIANG CHANG, YUNG CHANG CHEN. Biomarker for acute cardiorenal syndrome [J]. Nephrology, 2018, 23 (Suppl. 4): 68-71.

[19] TAKAE M, YAMAMOTO E, FUJISUE K, et al. Coronary blood flow volume change is negatively associated with platelet aggregability in patients with

non-obstructive ischemic heart disease who have no anti-platelet agents [J]. Int J Cardiol, 2019, 277: 3-7.

[20] TELLO-MONTOLIU A, RUIZ-NODAR J M, ESTEVE-PASTOR M A, et al. Chronic Kidney Disease and Third-Generation $P2Y_{12}$ Inhibitors Use in Patients With Acute Coronary Syndrome: Impact on the Prognosis at 1 Year [J]. J Clin Pharmacol, 2019, 59 (2): 295-302.

[21] STÄHLI B E, WISCHNEWSKY M B, JAKOB P, et al. Gender and age difference in outcomes of patients with acute coronary ayndromes referred for coronary angiography [J]. Catheter Cardiovasc Interv, 2018, 48 (9): 792-812.

第一百〇二章

急性心力衰竭

目　录

心力衰竭（heart failure）是一种因心脏结构或功能异常导致心室充盈或射血能力受损的一组临床综合征。心力衰竭的主要临床表现为呼吸困难和疲乏无力，运动耐量减低，液体潴留导致肺淤血和外周性水肿。依据左心室射血分数（left ventricular ejection fraction，LVEF），心力衰竭可分为 LVEF 降低（<40%）的心力衰竭（heart failure with reduced left ventricular ejection fraction，HFrEF）、LVEF 保留（≥ 50%）的心力衰竭（heart failure with preserved left ventricular ejection fraction，HFpEF）以及 LVEF 中间值（40%~49%）的心力衰竭（heart failure with mid-range left ventricular ejection fraction，HFmrEF）。一般来说，此分型多用于慢性心力衰竭，且 HFrEF 指传统概念上的收缩性心力衰竭，而 HFpEF 指舒张性心力衰竭，此种分类对于临床应用正性肌力药物有很好的指导意义。但需注意，LVEF 保留或正常的情况下，收缩功能仍可能是异常的，部分心力衰竭患者收缩功能异常和舒张功能异常可以共存。

急性心力衰竭（acute heart failure，AHF）指继发于心功能异常而急性发作或恶化的症状和体征并伴有血浆利钠肽水平的升高。临床上最为常见的 AHF 是急性左心衰竭；急性右心衰竭虽较少见，但近年来有增加的趋势。急性心力衰竭可以突然起病，也可以在原有慢性心力衰竭基础上急性加重，其中后者更为常见，约占 70%~80%。AHF 大多数表现为收缩性心力衰竭，也可以表现为舒张性心力衰竭；发病前患者多数合并有器质性心血管疾病。

AHF 是常见急症，常危及生命，必须快速诊断和紧急抢救治疗。AHF 预后很差，住院病死率为 3%，6 个月的再住院率约 50%，5 年病死率高达 60%。AHF 常见病因为冠心病、风湿性心瓣膜病和高血压病，并且多为慢性心力衰竭急性加重。目前尚缺乏有关围手术期急性心力衰竭的流行病学资料。

第一节　病因和分类

一、病因和诱发因素

熟悉并及时准确判断 AHF 的病因和诱发因素（表 102-1），特别是围手术期发生的急性心力衰竭，对于 AHF 的抢救治疗、挽救患者的生命至关重要。

（一）急性左心衰竭的常见病因和诱发因素

1. 慢性心力衰竭急性加重。

2. 急性心肌损伤、心肌坏死　①急性冠状动脉综合征，包括不稳定型心绞痛、急性心肌梗死；②急性重症心肌炎；③围生期心肌病及应激性心肌病；④药物和毒物对心肌的毒性损害。

3. 急性心律失常　室性心动过速、心房颤动或心房扑动伴快速心室率、室上性心动过速以及严重的心动过缓、房室传导阻滞等。

4. 急性血流动力学障碍　①急性心瓣膜大量反流或原有瓣膜反流加重，如感染性心内膜炎所致的心瓣膜穿孔、急性心肌梗死所致二尖瓣腱索乳头肌断裂、室间隔穿孔，外伤性瓣膜撕裂以及人工瓣膜的急性损害等；②重度二尖瓣或主动脉瓣狭窄；③高血压危象；④主动脉夹层；⑤心脏压塞等。急性舒张性左心衰竭，多见于高血压控制不良的老年患者。

5. 急性左心衰竭常见诱因　①慢性心力衰竭药物治疗依从性差；②心脏容量超负荷；③严重感染：肺炎、脓毒症；④严重颅脑损伤或剧烈的精神心理应激；⑤麻醉及手术；⑥高心输出量综合征如甲状腺功能亢进危象、严重贫血、妊娠；⑦应用负性肌力药物，如 β 受体阻滞剂、维拉帕米、地尔硫䓬等；⑧嗜铬细胞瘤。

（二）急性右心衰竭的病因和诱发因素

急性右心衰竭多见于右心心肌梗死、急性大面积肺栓塞和右心瓣膜病等。

二、分类

目前尚无统一的急性心力衰竭临床分类。根据病因、血流动力学与临床特征分类有利于急性心力衰竭的诊断和治疗。

（一）急性左心衰竭

（1）慢性心力衰竭急性失代偿。

（2）急性冠状动脉综合征。

（3）高血压急症。

（4）急性左心瓣膜功能障碍。

（5）急性重症心肌炎和心肌病。

（6）严重心律失常。

8

表 102-1　AHF 常见诱发因素

病因 / 诱发因素
1. 急性冠状动脉综合征（ACS）
2. 急性机械性损伤：ACS 并发心脏破裂（游离壁破裂、室间隔穿孔、腱索断裂或乳头肌急性功能不全）、胸部外伤、心脏介入、急性原发性或继发于感染性心内膜炎的瓣膜关闭不全、主动脉夹层
3. 心动过速（例如房颤、室速等）或心动过缓
4. 高血压危象
5. 感染（肺炎、病毒性心肌炎、感染性心内膜炎、脓毒症等）
6. 钠盐过量摄入，过多或过快输注液体
7. 中毒（酒精、毒品、化学毒物等）
8. 药物（如非甾体抗炎药、糖皮质激素、负性肌力药物、具心脏毒性的化疗药物等）
9. 外科手术或围手术期并发症
10. 交感神经张力增高，应激性心肌病
11. 代谢 / 激素水平变化（如甲状腺功能亢进、糖尿病酮症酸中毒、肾上腺皮质功能不全、妊娠、围生期、严重贫血等）
12. 肾衰竭
13. 卒中
14. 慢性阻塞性肺疾病急性加重
15. 肺栓塞

（二）急性右心衰竭

（1）急性右心心肌梗死。

（2）大面积肺栓塞。

（3）急性右心瓣膜功能障碍。

（三）非心源性急性心力衰竭

（1）高心输出量综合征

（2）严重肾脏疾病

（3）严重肺动脉高压等。

第二节　病理生理

一、急性左心衰竭的病理生理

（一）急性心肌损伤和坏死

（1）急性大面积心肌梗死或急性重症心肌炎：可造成广泛心肌坏死，使心脏的有效收缩单位减少。

（2）急性心肌缺血：大面积心肌缺血（包括无症状心肌缺血）也可诱发急性心力衰竭。心肌缺血使部分心肌处于顿抑或冬眠状态，导致心肌收缩及舒张功能障碍。当冠状动脉恢复血液灌注，冬眠心肌功能得到改善，而顿抑心肌功能不全仍会持续，仅对正性肌力药物有反应。长时间严重心肌缺血可造成心肌的不可逆损害。

（二）血流动力学障碍

（1）心输出量（CO）下降，血压下降以及外周组织器官灌注不足，导致脏器功能障碍和末梢循环障碍，发生心源性休克。

（2）左心室舒张末压和肺动脉楔压（PAWP）升高，发生低氧血症、代谢性酸中毒和急性肺水肿。

（3）右心室充盈压升高，使体循环静脉压升高，多个脏器淤血、水肿。

（三）神经内分泌及炎症反应激活

交感神经系统和肾素 - 血管紧张素 - 醛固酮系统（RAAS）的兴奋是机体在急性心力衰竭早期的代偿机制。通过加快心率、增强心肌收缩力以及收缩外周血管而维持正常的 CO。然而，过度兴奋就会使得多种内源性神经内分泌与炎症细胞因子激活，加重心肌损伤、心功能下降和血流动力学紊乱。反之，又刺激交感神经系统和 RAAS，使之兴奋，形成恶性循环。

（四）慢性心力衰竭的急性失代偿

慢性心力衰竭短时间内急剧恶化，心功能失代偿，演变为急性心力衰竭。一般存在加重心力衰竭的诱发因素。

（五）心肾综合征

心力衰竭和肾衰竭常并存，并互为因果关系，临床上称之为心肾综合征。心肾综合征分为5种类型：

1型：心功能恶化导致急性肾功能损伤；

2型：慢性心力衰竭引起进展性慢性肾病；

3型：原发、急速的肾功能恶化导致急性心功能不全；

4型：慢性肾病导致心功能下降和/或心血管不良事件增加；

5型：急性或慢性全身性疾病导致心肾功能同时出现衰竭。

二、急性右心衰竭的病理生理

单纯右心室梗死很少见，常合并左心室下壁梗死。患者有不同程度的右心室功能障碍，部分患者可出现严重的血流动力学障碍。此类患者多为右冠状动脉开口处或近段血管闭塞。右心室梗死导致右心室舒缩活动障碍，使得右心室充盈压和右心房压升高；右室心输出量减少导致左心室舒张末容积下降、PAWP降低。

急性大面积肺栓塞使肺血流受阻，出现持续性严重肺动脉高压，右心室后负荷骤然增加，导致右心衰竭；右心输出量降低影响体循环和左心功能，导致血压下降、心动过速、冠状动脉灌注不足；同时影响肺脏的气体交换；释放各种血管活性物质引起肺小动脉收缩，进一步加重缺氧，反射性地促进肺动脉压升高，形成恶性循环。

右心瓣膜病所致急性右心衰竭多为慢性右心衰竭急性加重。

第三节　急性左心衰竭的临床表现、诊断和治疗

一、临床表现

（一）急性左心衰竭的临床表现

1. 基础心血管疾病的临床表现　大多数患者有心脏病病史，存在引起急性心力衰竭的各种病因。成年人中主要的病因为冠心病、高血压病、心瓣膜病以及急性重症心肌炎、心肌病。

2. 肺循环淤血的症状和体征　端坐呼吸、夜间阵发性呼吸困难、咳嗽并咯（粉红色）泡沫痰，肺部湿啰音伴或不伴哮鸣音，P2亢进，S3和/或S4奔马律。

3. 低灌注的临床表现　低血压（收缩压<90mmHg）、四肢皮肤湿冷、少尿［尿量<0.5ml/（kg·h）］、意识模糊、头晕。需注意，低灌注常伴有低血压，但不等同于低血压。

4. 心源性休克　没有低血容量存在的情况下，收缩压<90mmHg持续30分钟及以上、或平均动脉压<65mmHg持续30分钟及以上，或需要血管活性药物才能维持收缩压>90mmHg；心脏指数显著降低，存在肺淤血或左室充盈压升高；组织器官低灌注表现之一或以上，如神志改变、皮肤湿冷、少尿、血乳酸升高。

5. 呼吸衰竭　是由于心力衰竭、肺淤血或肺水肿所导致的严重呼吸功能障碍，引起动脉血氧分压（PaO_2）降低，静息状态吸空气时<60mmHg，伴或不伴有动脉血二氧化碳分压（$PaCO_2$）增高（>50mmHg）而出现一系列病理生理紊乱的临床综合征。

（二）急性左心衰竭的辅助检查

1. 利钠肽（NPs）　血浆B型钠尿肽（B-type natriuretic peptides，BNP）或N末端钠尿肽前体（NT-proBNP）或中段心房利钠肽前体（MR-proANP）有助于鉴别心源性和非心源性呼吸困难，所有怀疑AHF的呼吸困难患者均应进行检测。利钠肽敏感性较高，阴性预测价值突出，当血BNP<100pg/mL、NT-proBNP<300pg/mL、MR-proANP<120pg/mL时，基本可排除AHF。目前利钠肽可在床旁快速检测，操作便捷，其在AHF的诊断与鉴别诊断中的价值日益重要。NPs还有助于心力衰竭严重程度和预后的评估，心力衰竭程度越重，NPs水平越高。

年龄、性别和体质量指数是影响利钠肽的主要生理因素；许多病理状况如缺血性卒中、肾功能不全、肝硬化伴腹水、肺血栓栓塞症、甲状腺疾病、严重感染与脓毒症等都可引起血浆利钠肽升高；一

8

些药物如β受体阻滞剂、血管紧张素转换酶抑制剂等也可影响血浆利钠肽浓度。因此,要充分结合临床做出合理解读。也需注意的是,有极少数失代偿的终末期心力衰竭和急性右心衰竭患者的 NPs 水平也可以不升高。

2. 肌钙蛋白 I/T(cTnI/T) 对急性心肌梗死的诊断有明确意义,也用于对肺血栓栓塞危险分层,可作为 AHF 的常规检测项目。虽然多数肌钙蛋白升高的 AHF 患者没有明显的心肌缺血或急性冠状动脉事件,但提示存在进行性心肌损伤。重要的是,心肌细胞损伤与心功能恶化或加重往往互为因果,研究认为,与 cTn I/T 低的患者相比,cTn I/T 增高的患者的病死率和再住院率明显增高。

还有一些反映炎症、氧化应激、神经内分泌紊乱、心肌和基质重构的生物标志物,如 sST2、copeptin(和肽素)等,研究证实对 AHF 的诊断和预后评估有价值,部分已应用于临床。

3. 动脉血气分析 急性左心衰竭时,PaO_2 常不同程度降低,并且由于组织缺氧产生无氧代谢,致代谢性酸中毒;$PaCO_2$ 在病情早期多因过度换气而降低,但在病情晚期升高可出现混合性酸中毒。血气分析不能直接用于 AHF 的诊断,但对于确定呼吸衰竭有不可替代的价值,并提供酸碱平衡失调等关键信息,是判断 AHF 病情严重程度、指导治疗的必要检查之一。

临床多功能监护的 SpO_2 虽能及时获得动脉氧供的资料,但在循环(灌注)不良和 / 或休克的状况下不能真实反映动脉氧饱和度(SaO_2)水平,应以直接测动脉血气为准。

4. 心电图 AHF 患者的心电图极少完全正常,因此其阴性预测价值较高。虽然心力衰竭患者的心电图无特征性表现,但心电图异常对于识别基础心脏病(陈旧心肌梗死、高血压性心脏病、肥厚型心肌病等)和心力衰竭的诱因(心律失常、急性心肌缺血等)都很有帮助。

5. 胸部 X 线检查 尽管 20% 左右的 AHF 患者 X 线胸片可正常,胸部 X 线检查对 AHF 的诊断仍很重要,其典型表现为肺静脉淤血、胸腔积液、间质性或肺泡性肺水肿,心影增大。胸部 X 线检查还能为肺炎、气胸等疾病的鉴别诊断提供依据。仰卧位胸片的诊断价值有限。

患者情况与检查条件许可,也可尽早行肺部 CT 扫描,以进一步全面了解心肺病理状况。

6. 超声心动图及急诊肺部 B 超 超声心动图可准确评价心脏形态、结构、运动与功能,尤其可清晰甄别收缩功能还是舒张功能异常。对于首发 AHF 的所有患者和心脏功能不明的患者,应当早期(最好在入院 24~48 小时内)检查;但对血流动力学不稳定特别是心源性休克的患者、或是怀疑有致命的心脏结构和功能异常的患者(如机械并发症、急性瓣膜反流、主动脉夹层),应紧急行床旁超声心动图检查。

7. 其他实验室检查 除上述外,还应进行以下实验室指标的常规检测,辅助检出可能的 AHF 病因和诱因,以及综合评价患者病情与预后:全血细胞计数、血乳酸、尿素氮(BUN)、肌酐(Cr)、电解质、肝功能、血糖、甲状腺功能与促甲状腺激素(TSH)。怀疑肺血栓栓塞的患者还应完善 D- 二聚体(D-dimer),怀疑合并肺部感染的患者尚需完善降钙素原(PCT)检测。

乳酸是葡萄糖无氧酵解的产物。高乳酸血症是急重症患者氧代谢障碍的结果,往往提示存在组织缺氧,且在器官功能障碍早期即可出现,是急重症患者的早期预警指标。增高的血乳酸水平与急重症的严重程度和不良预后密切相关,血乳酸越高,病情越严重,患者的预后越差。组织缺氧与低灌注虽不能等同视之,但多数情况下二者是直接关联的,临床上,与尿量和部分体征相比较,血乳酸是更好反映组织低灌注的替代指标。

伴有肾功能不全的 AHF 或是 AHF 治疗中出现急性肾损伤是预后不良的危险因素。最好在住院期间定期(每 1~2 天)测定肌酐、尿素氮和电解质,可以根据病情的严重程度调整检测频次。与血肌酐相比,胱抑素 C(cystatin C)不受年龄、性别、肌肉含量等因素的影响,能更好的反映肾小球滤过率以及敏感地反映早期肾损害,是有前景的理想生物学标记物之一。近期的研究还证明,中性粒细胞明胶酶相关脂质运载蛋白(NGAL)也是急性肾损伤的早期标志物,有良好诊断价值。

由于血流动力学紊乱(心输出量减少和静脉充血增多),肝功能通常是受损的。肝功能检查异常可识别存在预后不良风险的患者,对优化管理可能有用。

甲状腺功能减退和甲状腺功能亢进都可并发 AHF,尤其对新诊断的 AHF 应检测甲状腺功能。

(三) 急性左心衰竭的监测

1. 无创性监测 应常规采用无创方法严密监测患者的体温、心率和心律、呼吸频率、心电图、SpO_2 和血压。控制与记录出入液量,每日称重,反复评估患者的容量状态、淤血证据。同时动态监测肾功能和电解质。

2. 有创血流动力学监测

(1)适应证：血流动力学状态不稳定、病情严重且治疗效果不理想、心功能恶化机制不明的患者。

(2)方法：①动脉内测压：外周血管收缩时，袖带测量的血压值明显低于实际血压值。动脉内置管可以实时准确监测动脉血压变化，并且方便采集动脉血样标本；②肺动脉导管：用于测定右心房压力、肺动脉压力(PAP)、PAWP 等血流动力学指标，应用热稀释法测定 CO。可根据监测指标的动态变化，适时调整治疗方案，评估治疗效果；③脉搏波指示连续心输出量(PiCCO)：可测定心输出量(PCCO)及指数(PCCI)、动脉压、心率、每搏量(SV)、每搏量指数(SVI)及每搏量变异度(SVV)、外周血管阻力(SVR)及指数(SVRI)、胸内血容量指数(ITBL)及血管外肺水指数(ELWI)。

(3)注意事项：①二尖瓣狭窄、主动脉瓣反流、肺动脉闭塞以及左心室顺应性不良等病变，PAWP 并不能准确反映左心室舒张末压；严重三尖瓣反流的患者，热稀释法测定 CO 也不可靠。②有创监测时可能发生感染、血栓形成或栓塞以及血管损伤等并发症。应结合患者风险评估以及麻醉科医师的经验做出综合判断，慎重选择实施。

二、诊断及鉴别诊断

(一)诊断

1. 确立诊断　根据基础心血管疾病，结合病史、临床症状、体征以及各种检查即可作出急性心力衰竭的诊断。AHF 患者的快速评估和紧急处置流程见图 102-1。

2. 急性左心衰竭的分型与分级

(1)临床程度分型：根据是否存在淤血和外周组织器官低灌注的临床表现，将 AHF 快速分为四型(表 102-2)，其中以暖而湿型最常见。此分类实际上与血流动力学分类是相对应的，其突出优势在于简洁，便于快速应用。

表 102-2　AHF 的临床分型

分型	外周低灌注	淤血
暖而干型	−	−
暖而湿型	−	+
冷而干型	+	−
冷而湿型	+	+

(2)Killip 分级：用于急性心肌梗死患者，根据临床和血流动力学状态分级(表 102-3)。

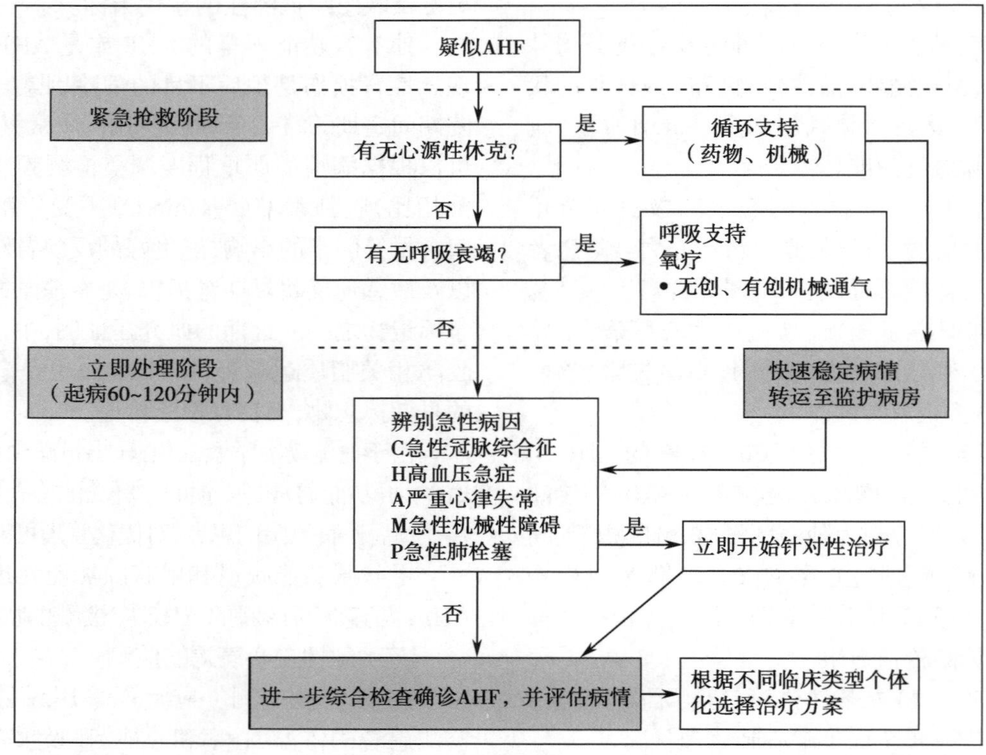

图 102-1　AHF 患者的快速评估和紧急处置流程

表 102-3 AMI 的 Killip 分级

分级	表现	近期死亡率(%)
Ⅰ级	无明显心功能损害,肺部无啰音	6
Ⅱ级	轻至中度心力衰竭,肺部啰音和 S3 奔马律,X 线肺淤血	17
Ⅲ级	重度心力衰竭,肺部啰音超过两肺野的 50%,X 线肺水肿	38
Ⅳ级	心源性休克,伴或不伴有肺水肿	81

(3) Forrester 分级:根据血流动力学指标如 PAWP、心脏指数(CI)以及外周组织低灌注状态分级,适用于有血流动力学监测条件的病房、手术室和 ICU 等。

Ⅰ 级:PAWP ≥ 18mmHg,CI>2.2L/(min·m²),无肺淤血及周围组织灌注不良。

Ⅱ 级:PAWP>18mmHg,CI>2.2L/(min·m²),有肺淤血。

Ⅲ 级:PAWP<18mmHg,CI ≤ 2.2L/(min·m²),无肺淤血,有周围组织灌注不良。

Ⅳ 级:PAWP>18mmHg,CI ≤ 2.2L/(min·m²),有肺淤血及周围组织灌注不良。

(二) 鉴别诊断

急性左心衰竭应与能引起明显呼吸困难的疾病如支气管哮喘、急性大面积肺栓塞、肺炎、慢性阻塞性肺病(COPD)、急性呼吸窘迫综合征(ARDS)、非心源性肺水肿以及非心源性休克等疾病相鉴别。急性右心衰竭应与肺不张、ARDS、主动脉夹层、心脏压塞、心包缩窄等疾病相鉴别。

三、急性左心衰竭的治疗

(一) 治疗原则

1. 减轻心脏前后负荷。

2. 改善心脏收缩及舒张功能。

3. 积极去除诱因以及治疗原发病变。

(二) 一般处理

1. 立即启动无创监测,持续观察患者的体温、心率和心律、呼吸频率、心电图、SpO_2 和血压。危重患者考虑有创血流动力学监测。

2. 建立静脉通路。

3. 允许患者采取最舒适的体位,通常为端坐位,两下肢下垂,保持此体位 10~20 分钟后,可使肺血容量降低约 25%(单纯坐位而下肢不下垂收益不大)。

(三) 氧疗和通气支持

1. 对于非低氧血症的 AHF 患者,可不常规给氧。

2. 氧疗适用于呼吸困难明显伴低氧血症(SaO_2<90% 或 PaO_2<60mmHg)的患者。常规氧疗方法包括:①鼻导管吸氧:是常用的给氧方法,适用于轻、中度缺氧者,氧流量从 1~2L/min 起始,根据动脉血气结果可增加到 4~6L/min。②面罩吸氧:适用于伴呼吸性碱中毒的患者。

3. 当常规氧疗方法(鼻导管和面罩)效果不满意时,应尽早使用无创正压通气(non-invasive positive pressure ventilation,NIPPV)。呼吸频率 >25 次 /min,SpO_2<90% 的患者在有条件的情况下应尽早使用无创正压通气(NIPPV)。早先的一项前瞻性随机对照研究中,L'Her 等比较评估了 89 例由心源性肺水肿引起的急性低氧型呼吸衰竭(PaO_2/FiO_2 ≤ 300)老年患者接受标准面罩氧疗与 7.5mmHg 面罩持续气道正压(CPAP)治疗的结果,中期评估时即显示,CPAP 组对气管内插管通气的需要率(7%)与接受标准氧疗组(24%)相比,减少了 17%,48 小时早期病死率 CPAP 组(9%)比标准氧疗组(30%)降低了 21%。其后的多项研究皆显示,NIPPV 治疗急性心源性肺水肿可改善氧合,减轻呼吸困难,缓解呼吸肌疲劳、降低呼吸功耗,降低插管率。NIPPV 有两种方式,包括 CPAP 和双水平气道正压(BiPAP),孰优孰劣,尚待进一步研究。对于有二氧化碳潴留者,应首先考虑 BiPAP 模式。

4. 经积极治疗后病情仍继续恶化、或者不能耐受 NIPPV 或是存在 NIPPV 治疗禁忌证者,应气管插管行有创机械通气。经积极治疗后病情仍继续恶化(意识障碍;呼吸节律异常;或呼吸频率 <8 次 /min;自主呼吸微弱或消失;$PaCO_2$ 进行性升高者)、不能耐受 NIPPV 或存在 NIPPV 治疗禁忌证者,应气管插管行有创机械通气(invasive positive pressure ventilation,IPPV)。

此外,对于有 NIPPV 适应证而又不能良好耐受 NIPPV 的患者,可应用高流量鼻导管给氧(nasal high flow oxygen,NHFO)。NHFO 是通过不需要密封的鼻塞导管,持续提供超过吸气峰流速的高流量的加温(37℃)加湿(44mg/L,100% 相对湿度)的空氧混合气体。NHFO 具有以下特点:①可提供低水平的持续压力支持(当流量达到 50L/min 时,氧体积分数可接近 60%);②通过持续鼻塞导管给的高流量可冲刷上气道的解剖无效腔,降低 $PaCO_2$;③同时提供最佳湿化,可维持气道纤毛清理功能,稀释

痰液，促进排痰；④与 NIPPV 相比，NHFO 有更高的舒适度和耐受性，无胃胀气、呕吐、误吸、痰液干涸、幽闭感等症状，不影响咳痰、进食水及交谈，可持续不间断治疗。

（四）识别并紧急处理导致 AHF 的急性可逆病因和诱因

早期识别 AHF 的病因或诱因，并积极处理部分急性可逆性因素，可以避免心功能的进一步恶化，有利于控制心力衰竭。急性心肌梗死诱发的 AHF 患者应积极进行再灌注治疗；高血压急症所致的 AHF 应尽早应用血管扩张剂积极控制血压；因快速型心律失常或严重的缓慢型心律失常所致 AHF 应通过药物或电转复、临时起搏等纠正心律失常；对于急性心脏机械并发症所致 AHF 应急诊给予机械循环支持。

（五）急性左心衰竭的药物治疗

1. 利尿剂　适用于急性心力衰竭伴肺循环和/或体循环明显淤血以及容量负荷过重的心力衰竭患者。作用于肾小管亨利袢的利尿剂，如呋塞米、托塞米、布美他尼等是治疗 AHF 的一线药物，静脉注射能够短时间内迅速降低心脏容量负荷。呋塞米静脉注射 20~40mg，可根据反应重复使用，总剂量在起初 6 小时不超过 80mg，24 小时不超过 200mg。单次给药和持续输注在有效性及安全性终点上均无显著差异。也可使用布美他尼 1~2mg、依他尼酸 25~100mg 或托拉塞米 5~10mg。新型利尿剂托伐普坦是血管加压素受体拮抗剂，具有排水不排钠的特点，能减轻容量负荷加重诱发的呼吸困难和水肿，并使低钠血症患者的血钠正常化，特别适用于心力衰竭合并低钠血症的患者。对于袢利尿剂反应不佳者，可联合应用噻嗪类和/或醛固酮受体拮抗剂：氢氯噻嗪 25~50mg、每日 2 次，或螺内酯 20~40mg/d。应用利尿剂治疗必须监测尿量，根据尿量和心力衰竭症状的改善状况调整药物剂量；过度利尿会导致低血容量、低钾血症、低钠血症及肾功能不全；低血压患者（收缩压 <90mmHg）应谨慎应用利尿药治疗，因血压过低，肾脏灌注压不足，利尿药的效果也不好。

8

2. 血管扩张药物　是缓解急性心力衰竭症状的第二常用药物。适用于正常血压或高血压的急性心力衰竭患者。可降低左、右心室充盈压和全身血管阻力，减轻心脏负荷，缓解呼吸困难。在缓解肺淤血和肺水肿的同时不影响心输出量，也不增加心肌耗氧量。而对于持续低血压（收缩压 <90mmHg）、严重阻塞性心瓣膜疾病、梗阻性肥厚型心肌病的患者，禁用血管扩张药物。

（1）硝酸甘油和硝酸异山梨醇酯：在不减少每搏量和不增加心肌氧耗情况下能减轻肺淤血，特别适用于急性冠状动脉综合征伴心力衰竭的患者。硝酸甘油与呋塞米合用治疗急性心力衰竭有效。硝酸甘油，一般采用微量泵输注，起始剂量 10~20μg/min，以每 5 分钟递增 5~10μg/min，直至心力衰竭症状缓解或收缩压降至 100mmHg 左右。硝酸异山梨酯静脉滴注剂量 1mg/h，根据症状体征可以增加到不超过 10mg/h。病情稳定后逐步减量至停用，突然终止用药可能会出现反跳现象。硝酸酯类药物长期应用均可能产生耐药。收缩压 <90mmHg 或较基础血压降低 >30%、严重心动过缓（<40 次/min）或心动过速（>120 次/min）患者不宜使用硝酸酯类药物。

（2）硝普钠：适用于严重心力衰竭、原有后负荷增加以及伴心源性休克的患者。宜从小剂量 10~20μg/min 开始静脉泵注，以后酌情每 5~10 分钟递增 5~10μg/min 直至症状缓解、血压由原水平下降 30mmHg 或血压降至 100mmHg 左右为止。由于具有强的降压效应，用药过程中要密切监测血压，调整剂量；停药应逐渐减量，以免反跳。通常疗程不超过 72 小时。长期用药可引起氰化物和硫氰酸盐中毒，合并肾功能不全患者尤其谨慎。静脉输注时需要避光。

（3）萘西立肽（nesiritide）：重组人脑钠肽（rhBNP），与内源性 BNP 的氨基酸序列及生物活性完全相同。是一种新型血管扩张剂，其药理作用是扩张静脉和动脉（包括冠状动脉），从而降低心脏前、后负荷；同时具有利尿排钠和阻断肾素 - 血管紧张素 - 醛固酮系统（RAAS）的作用。临床应用能够显著降低 PAWP，增加 CO，缓解呼吸困难症状，改善血流动力学。用法：负荷量 1.5~2μg/kg 静脉缓慢推注，维持剂量 0.007 5~0.015μg/（kg·min）静脉泵注，或不用负荷剂量直接静脉泵注，给药时间在 3 天之内。常见不良反应为低血压。

（4）乌拉地尔：具有外周和中枢双重扩血管作用，可降低血管阻力，降低后负荷，增加心输出量，对心率无影响，不增加心肌耗氧量。用法：通常静脉注 12.5~25mg，如血压无明显降低可重复注射，然后静脉泵注 0.4~2mg/min，并根据血压和临床状况调整或增加剂量。

3. 正性肌力药物　适用于低心输出量综合

征，如持续性低血压，心输出量降低伴有末梢循环障碍患者，可缓解组织低灌注所致的症状，保证重要脏器的血供。

(1) 多巴胺：维持剂量 2~10μg/(kg·min) 静脉滴注。该药应用个体差异较大，由小剂量开始，逐渐增加剂量，短期应用。

(2) 多巴酚丁胺：短期应用可以缓解急性心力衰竭的症状。用法：维持剂量 2~20μg/(kg·min) 静脉滴注。使用时注意监测血压，常见不良反应有心律失常，心动过速，偶尔可因加重心肌缺血而出现胸痛。正在应用β受体阻滞剂的患者不宜用多巴酚丁胺和多巴胺。

(3) 磷酸二酯酶抑制剂：米力农，首剂 25~75μg/kg 静脉缓慢注射，维持剂量 0.375~0.75μg/(kg·min) 静脉滴注。常见不良反应有低血压和心律失常。有研究表明米力农可能增加心肌不良事件和病死率。

(4) 左西孟旦：是一种钙增敏剂。通过与心肌细胞上的肌钙蛋白 C 结合而促进心肌收缩；通过介导 ATP 敏感的钾通道而发挥血管舒张作用；具有抑制磷酸二酯酶的效应。能够增加急性心力衰竭患者 CO 和每搏量；降低 PCWP、全身血管阻力和肺血管阻力；增强心肌收缩力但并不增加心肌耗氧量。用法：首剂 12μg/kg 缓慢静脉注射(>10 分钟)，维持剂量 0.1~0.2μg/(kg·min) 静脉滴注。对于收缩压 <100mmHg 的患者直接用维持剂量，以防止发生低血压。用药期间一旦出现快速心律失常应立即停药。

(5) 洋地黄类：轻度增加 CO，降低左心室充盈压。主要用于缓解心房颤动并发快速心室率所诱发的急性心力衰竭患者的临床症状。临床多用毛花苷丙，首剂 0.2~0.4mg，用 5% 葡萄糖注射液稀释后缓慢静脉注射，2~4 小时后可以重复使用，总量不超过 1.2mg。急性心肌梗死(发病 24 小时以内)、低钾血症、高度房室传导阻滞、梗阻性肥厚型心肌病、甲状腺功能低下者禁用。

4. 阿片类药物　阿片类药物(吗啡)主要作用在于抑制中枢交感神经，反射性地降低周围血管阻力，扩张静脉而减少回心血量；其他作用包括减轻焦虑、烦躁，抑制呼吸中枢兴奋、避免呼吸过频，直接松弛支气管平滑肌，改善通气。主要不良反应是低血压与呼吸抑制，呈剂量依赖性。急性失代偿心力衰竭国家注册研究(ADHERE)结果提示，AHF 应用吗啡者(14.1%)其机械通气比例增多、在 ICU 时间和住院时间延长，以及病死率更高。目前没有证据表明吗啡能改善预后，不推荐常规使用。但对烦躁不安又除外持续低血压、意识障碍、严重慢性阻塞性肺疾病的患者，可小剂量缓慢静脉注射吗啡，也可皮下注射，同时需注意个体化。

5. 抗凝治疗　由于病理性血管、血液成分异常、血流动力学改变、纤溶系统激活、炎症等诸多因素，心力衰竭存在血液高凝状态，易于血栓形成，并与年龄、肥胖等人群特征相关。血栓栓塞是心力衰竭患者重要的并发症，心力衰竭患者血栓栓塞风险估计为每年 1%~4.5%。住院的心力衰竭患者发生有症状的肺动脉栓塞的风险为非心力衰竭患者的 2.15 倍，发生有症状的深静脉血栓栓塞的风险为非心力衰竭患者的 1.21 倍，且由于临床表现不一，鉴别困难，心力衰竭患者发生肺动脉栓塞及深静脉血栓形成的风险可能较上述数值偏高。MEDENOX 研究发现，353 例心力衰竭住院患者给予依诺肝素 40mg，每日 1 次，与安慰剂组相比，深静脉血栓风险从 14.5% 降低到 4%。

6. 抗心律失常与抗心肌缺血治疗　房颤合并快速心室率的 AHF 患者，洋地黄和 / 或β受体阻滞剂是控制心率的一线选择，若无效或存在禁忌证，可用胺碘酮。

目前尚无随机临床研究证明使用β受体阻滞剂治疗 AHF 能改善急性期病情。若 AHF 患者发生持续的心肌缺血或心动过速，可考虑谨慎地静脉使用美托洛尔或艾司洛尔。EF 降低的 AHF，若未长期行β受体阻滞剂治疗，不宜在早期治疗阶段使用β受体阻滞剂；若是平时服用β受体阻滞剂者，除明显低血压或有明显灌注不足证据，β受体阻滞剂可根据耐受情况继续使用。部分研究表明，对于 AHF 住院的患者，停用β受体阻滞剂与住院病死率、短期病死率和短期再住院或死亡联合终点增高相关。严重的容量超负荷和 / 或需要正性肌力药物支持的患者，不能用β受体阻滞剂。

7. 其他药物治疗　氨茶碱具有：①扩张支气管改善通气；②轻度扩张静脉，降低心脏前负荷，增强心肌收缩力；③增加肾血流与利尿作用。适用于伴有支气管痉挛的 AHF 患者。因其会增加心肌耗氧量，AMI 和心肌缺血者不宜使用，老年人与肝肾功能不全者用量酌减。严重不良反应包括低血压与休克，甚至室性心律失常而猝死。目前临床已少用。

(六) 急性左心衰竭的非药物治疗

1. 主动脉内球囊反搏(IABP)　主动脉内球

囊反搏通过升高舒张压来增加冠状动脉血流，从而有效改善心肌灌注，降低心肌耗氧量和增加心输出量。适用于严重心肌缺血或急性心肌梗死并发顽固性肺水肿、心源性休克、严重血流动力学障碍且药物治疗难以奏效的急性心力衰竭患者。主动脉瓣关闭不全及凝血功能障碍的患者不宜应用。

2. 肾脏替代治疗　通过血液滤过、血液透析等血液净化方法纠正心力衰竭患者水、电解质和酸碱平衡紊乱，稳定内环境；消除水钠潴留；清除肌酐、尿素、尿酸等毒素以及与心力衰竭相关的细胞因子、炎症介质、心脏抑制因子等。适用于利尿剂治疗无效的肺水肿或外周组织水肿；严重低钠血症（血钠 <110mmol/L）；肾功能进行性减退（血肌酐 >500μmol/L）等急性心力衰竭患者。

3. 心室机械辅助装置　急性心力衰竭使用常规药物治疗无明显改善时，有条件者可根据急性心力衰竭的不同类型选择应用心室辅助装置，如体外膜肺氧合（ECMO）、心室辅助泵（如可置入式电动左心辅助泵、全人工心脏），短期辅助心脏功能，作为心（肺）脏移植的过渡。

4. 外科手术　急性左心衰竭合并有以下病症时，应选择手术治疗：

(1) 急性冠状动脉综合征：急性冠状动脉综合征合并心源性休克，并经冠状动脉造影证实为严重左主干或多支血管病变，而介入治疗及药物治疗无效者，可急诊行冠状动脉旁路移植术。

(2) 心肌梗死后合并心室游离壁破裂、室间隔穿孔、重度二尖瓣关闭不全者。

(3) 急性瓣膜病变：急性二尖瓣或主动脉瓣关闭不全，二尖瓣或主动脉瓣严重狭窄心功能失代偿，人工瓣膜血栓形成或瓣膜功能障碍。

(4) 急性主动脉夹层并发主动脉瓣反流出现急性心力衰竭。

(5) 其他：主动脉窦瘤破裂、心脏内肿瘤以及心脏内巨大血栓形成等均会造成瓣膜反流或流出道梗阻，心导管检查和介入治疗发生严重并发症等所导致急性心力衰竭，需要立即手术。

第四节　急性右心衰竭的临床表现、诊断和治疗

一、临床表现

（一）急性右心衰竭的临床表现

1. 右心室梗死伴急性右心衰竭　心肌梗死患者心电图出现 V_1、V_2 导联 ST 段压低，应考虑右心室梗死或左心室后壁梗死；下壁导联 ST 段抬高型心肌梗死伴血流动力学障碍者应观察 V4R 导联，并作超声心动图检查，如果出现右心室扩大伴室壁活动减弱，即可确诊右心室梗死。右心室梗死伴急性右心衰竭者临床出现低血压、颈静脉充盈及肺部呼吸音清晰三联症。

2. 急性大面积肺栓塞伴急性右心衰竭　突发呼吸困难、剧烈胸痛、有濒死感，咳嗽、咯血，发绀、皮肤湿冷、休克和晕厥，伴颈静脉怒张、肝大，肺梗死区呼吸音减弱、肺动脉瓣区杂音等。如有基础病因及诱因，当出现不明原因的发作性呼吸困难、发绀、休克，无心肺疾病史而突发右心负荷过重和右心衰竭，都应考虑肺栓塞。

3. 右心瓣膜病伴急性右心衰竭　主要为右心衰竭的临床表现。颈静脉充盈、下肢水肿、肝脏淤血等。

（二）急性右心衰竭的辅助检查

1. 可溶性纤维蛋白复合物（SFC）和 FDP：SFC 提示新近有凝血酶产生，FDP 提示纤维蛋白溶酶活动。在肺栓塞中的阳性率为 55%~75%，当两者均为阳性时，有利于肺栓塞的诊断。但 FDP 的水平受肝、肾、弥散性血管内凝血的影响。血浆中游离 FDP 于发病后 1~2 天即能测得，持续约 10 天，本试验法较快速，可增加诊断的特异性及敏感性，但当患者有血管炎或中枢神经系统损伤时也可出现阳性。

2. D- 二聚体　血栓形成时血浆中 D- 二聚体的水平升高。血浆 D- 二聚体在正常水平（≤ 500μg/L；或≤年龄 ×10μg/L，年龄 >50 岁时）可排除静脉血栓和肺动脉栓塞的可能性。由于多种状况如：肿瘤、炎症、出血、创伤、手术和组织坏死可导致 D- 二聚体水平升高，因此仅凭 D- 二聚体水平升高不能确诊肺栓塞。

3. 肌钙蛋白 I/T（cTnI/T）　对急性右心肌梗死死的诊断有明确意义，也可用于肺栓塞危险分层。

4. 动脉血气分析及肺功能　85% 的肺栓塞患者存在低氧血症，并与栓塞的程度相关，肺泡氧分

8

压及动脉血氧分压差（PA-aDO$_2$）明显增高；无效腔气 / 潮气量比值（VD/VT）在栓塞时增高，当患者无限制性或阻塞性通气障碍时，比值 >40% 提示肺栓塞可能，<40% 又无临床栓塞的表现可排除肺栓塞。

5. 胸部 X 线　肺梗死时显示肺充血、肺动脉段突出和肺门舞蹈，心影逐渐扩大，心胸比例中、重度增大。如有大面积肺梗死，X 线检查可有粗大的肺动脉阴影及周围血管变细。一部分病例梗死区不发生出血而只有缺血，因梗死区缺血，肺的透光度增加。胸片正常也不能除外肺栓塞。右心肌梗死时无肺淤血的表现，由于右室扩张，在梗死的早期即有心胸指数增加。

6. 心电图　肺梗死时心电图常出现暂时性变化，但其变化很不一致。多表现为急性右心室扩张和肺动脉高压，显示心电轴显著右偏，极度顺钟向转位，右束支传导阻滞，并有典型的 SIQT Ⅲ波型（Ⅰ导联 S 波深、Ⅲ导联 Q 波显著和 T 波倒置），有时出现肺型 P 波，或肺 - 冠反射所致心肌缺血表现。急性右心肌梗死时多表现为 V3R、V4R 及 CR4R（右锁骨中线第五肋间）导联呈 QS 型，ST 段抬高 ≥ 1mm。可有暂时性右束支传导阻滞。

7. 超声心动图　右心腔内径增大 >25mm、RVED/LVED>0.7 以及室壁局限性运动消失高度提示右室梗死。超声心动图可以迅速发现三尖瓣的功能异常，对于怀疑急性肺梗死的患者，超声心动图可有右室负荷增加、功能失常的表现，但其他心肺疾患也可能出现类似表现，因此超声心动图在急性肺栓塞诊断中的意义不大。

8. 肺灌注显像和肺通气 / 灌注（$\dot{V}/\dot{Q}$）显像　肺放射性核素灌注显像可提高肺栓塞诊断的正确性。可显示肺叶或段的放射性缺损，但它不是高度特异性的，如肺气肿等亦可产生肺灌注显像缺损。因此，结合核素 ^{99m}Tc 气溶胶显像、局部通气功能检查可提高正确性。两者结合称之 $\dot{V}/\dot{Q}$ 显像，有以下 3 种类型：① $\dot{V}n/\dot{Q}o$：通气和灌注均正常，可除外肺栓塞；② $\dot{V}n/\dot{Q}o$：通气正常伴肺段或肺叶的灌注显像缺损，如临床症状典型，可确诊肺栓塞；③ $\dot{V}n/\dot{Q}o$：部分肺的通气及灌注显像均有缺损，此时不能诊断肺栓塞，必须结合临床，必要时作肺动脉造影。

9. 肺动脉造影　选择性肺血管造影是目前诊断肺栓塞最准确的方法，阳性率达 85%~90%，可以确定阻塞的部位及范围，若辅以局部放大及斜位摄片，可显示直径 0.5mm 血管内的栓子。作为肺栓塞诊断依据，肺动脉造影的 X 线征象必须见到肺动脉腔内有充盈缺损或血管中断，其他具有意义的征象如局限性肺叶、肺段的血管纹理减少或血流缓慢及血流减少等。

10. 数字减影血管造影　与 $\dot{V}/\dot{Q}$ 显像比较符合率 83.5%，本法适用于 $\dot{V}/\dot{Q}$ 显像高度可疑者或估计栓塞位于肺动脉主要分支者，尤其慢性阻塞性肺疾病者及不能接受肺动脉造影者。

11. 磁共振成像技术　是诊断肺动脉高压及肺动脉内栓子的有效方法。

二、诊断

根据基础心血管疾病，结合病史、临床症状、体征以及各种检查即可作出急性右心衰竭的诊断。急性右心衰竭患者的快速评估和紧急处置流程见图 102-1。

三、急性右心衰竭的治疗

急性右心衰竭主要针对病因进行治疗。

（一）右心室心肌梗死伴急性右心衰竭

1. 发生心源性休克时，在监测中心静脉压（CVP）或肺动脉楔压（PAWP）的基础上谨慎地进行扩容治疗。可选用人工胶体液或含钠晶体液 20ml/min 静脉滴注，直至 PAWP 上升至 15~18mmHg，血压回升和周围组织灌注得以改善。如右心室心肌梗死同时合并广泛左心室心肌梗死，则不宜盲目扩容，防止发生急性肺水肿。吸入一氧化氮可以选择性扩张肺动脉，减低右心室后负荷，改善右心室梗死合并心源性休克患者的急性血流动力学障碍；同时并不影响体循环血压及肺脏通气血流比。

2. 对于充分扩容而血压仍低者，可给予多巴酚丁胺或多巴胺等正性肌力药物。如存在严重左心功能衰竭，不宜使用扩张血管的药物，应考虑 IABP 治疗。

3. 禁用利尿剂、吗啡和硝酸甘油等血管扩张剂，以避免进一步降低右心室充盈压。

（二）急性大面积肺栓塞所致急性右心衰竭

1. 对症治疗　给予吗啡或哌替啶缓解疼痛；鼻导管或面罩吸氧 6~8L/min。

2. 血流动力学不稳定，合并心源性休克的患者给予血管活性药物升压治疗。

3. 溶栓治疗　急性期用尿激酶或人重组组织型纤溶酶原激活剂（rt-PA）溶栓，停药后应继续肝素治疗，持续滴注 5~7 天。用药期间监测凝血酶原时间，使之延长至正常对照的1.5~2.0倍。停用肝素前3天加用华法林长期口服抗凝治疗。

4. 介入或手术治疗　经内科治疗无效的危重患者，若经肺动脉造影证实为大面积肺动脉栓塞，可行介入治疗；必要时可在体外循环下紧急切开肺动脉摘除栓子。

（三）右心瓣膜病所致急性右心衰竭

右心衰竭的治疗主要应用利尿剂，以减轻水肿；但要防止过度利尿造成心输出量减少。此外，对基础心脏病如肺动脉高压、肺动脉狭窄以及合并肺动脉瓣或三尖瓣关闭不全、感染性心内膜炎、肺源性心脏病等合并的急性右心衰竭，相应地予以对因治疗。

第五节　围手术期急性心力衰竭

围手术期发生的急性心力衰竭是围手术期患者死亡的主要原因之一。因此应仔细评估高危患者的病理生理状态以及手术的危险，做好充分的术前准备，选择合理的麻醉方法、麻醉药物，以保证患者顺利通过围手术期。

一、患者风险评估及危险分层

根据患者可能发生急性心力衰竭的风险，术前可作出危险分层。除非急诊手术，高危患者应推迟或取消手术；中、低危患者应做好充分的术前准备。

（一）患者风险评估

1. 高危　不稳定型心绞痛、急性心肌梗死（7天以内）、新近发生心肌梗死（7天~1个月）、失代偿性心力衰竭、严重心律失常、严重心瓣膜病。

2. 中危　缺血性心脏病病史、心力衰竭或心力衰竭失代偿史、脑血管病（短暂性脑缺血发作、脑卒中）、糖尿病以及肾功能不全。

3. 低危　年龄>70岁、心电图异常（左心室肥厚、完全性左束支传导阻滞、非特异性ST-T改变等）、非窦性心律以及未经控制的高血压。

（二）手术风险评估

1. 心脏危险>5%的手术　急诊大手术，尤其是老年人，主动脉、大血管手术，外周血管手术。

2. 心脏危险1%~5%的手术　胸腔或腹腔内手术、头颈部手术、颈动脉内膜切除术、矫形手术、前列腺手术。

3. 心脏危险<1%的手术　内镜手术、体表手术、白内障手术、乳腺手术。

二、充分的术前准备

（一）治疗基础疾病

如控制高血压、改善心肌缺血、控制血糖、保护肾功能。

（二）药物应用

围手术期应用β受体阻滞剂可减少心肌缺血和心肌梗死危险，并降低冠心病死亡率。

（三）治疗已有的慢性心力衰竭

利尿剂、ACEI、β受体阻滞剂、血管紧张素受体拮抗剂等，术前不必停药，以减少围手术期心血管事件的发生率。应注意与麻醉药物的协同作用，避免血压过度下降。

三、精准的围手术期麻醉处理

（一）麻醉方式的选择

根据患者的具体情况并结合手术部位及手术方式等多重因素选择适当的麻醉方式。每种麻醉方式均各有利弊，总体而言，无论区域麻醉还是全身麻醉，对于患者预后的影响并无显著差别。椎管内阻滞可以缓解手术应激反应及提供完善的术后镇痛，且其对血流动力学的影响有利于心力衰竭的治疗。对于冠心病患者，采用胸段硬膜外阻滞麻醉及镇痛，可以减少术中及术后早期缺血性心脏事件的发生。

（二）麻醉药物的选择

应考虑其心血管效应。常用的麻醉药物并无绝对禁忌，但应掌握个体化用药原则。宜选用对心功能及血流动力学影响小的药物，如咪达唑仑、吗啡、芬太尼、依托咪酯等。吸入麻醉药物通过缺血预适应可发挥心肌保护作用。

（三）围手术期加强监测

包括采取有创血流动力学监测及麻醉深度监测。

（四）维持血流动力学稳定

保持适当的血容量及外周血管阻力，维持心肌收缩力，酌情使用正性肌力药物、血管扩张药物或血管活性药物，保持适当心输出量以保证心、脑、肾等重要脏器的灌注。

（五）避免增加心脏做功

心动过速及心脏前、后负荷增加均增加心肌耗氧量，使得心脏做功增加。麻醉过程中常见的诱发心动过速的因素：麻醉诱导后气管插管及术后拔管、外科手术刺激、低血容量、贫血、低氧血症、高碳酸血症、术后疼痛、恶心呕吐、寒战、谵妄、膀胱过度充盈、留置导尿管刺激等。术中增加心脏负荷的常见因素：术中大血管阻断、颅内压急剧升高、嗜铬细胞瘤释放大量儿茶酚胺、短时间内大量输血输液、肾衰合并严重高血压、拟交感活性药物误用或使用过量、甲状腺功能亢进以及麻醉过浅等。

（六）围手术期的治疗

围手术期一旦发生急性心力衰竭，应按照前述的治疗方法积极处理，以保证患者的生命安全。

（赵 璇 刘立伟）

参考文献

[1] VALENTIN F. Hurst's. The Heart [M]. 13th ed. New York: McGraw Hill, 2011: 719-780, 1973-1994.

[2] MOE G W, HOWLETT J, JANUZZI J L, et al. N-terminal pro-B-type natriuretic peptide testing improves the management of patients with suspected acute heart failure: primary results of the Canadian prospective randomized multicenter IMPROVE-CHF study [J]. Circulation, 2007, 115 (24): 3103-3110.

[3] MAISEL A, MUELLER C, NOWAK R, et al. Mid-region pro-hormone markers for diagnosis and prognosis in acute dyspnea: results from the BACH (Biomarkers in Acute Heart Failure) trial [J]. J Am Coll Cardiol, 2010, 55 (19): 2062-2076.

[4] ROBERTS E, LUDMAN A J, DWORZYNSKI K, et al. The diagnostic accuracy of the natriuretic peptides in heart failure: systematic review and diagnostic meta-analysis in the acute care setting [J]. BMJ, 2015, 350: h910.

[5] KONSTANTINIDES S V, TORBICKI A, AGNELLI G, et al. 2014 ESC guidelines on the diagnosis and management of acute pulmonary embolism [J]. Eur Heart J, 2014, 35 (43): 3033-3069.

[6] FELKER G M, MENTZ R J, TEERLINK J R, et al. Serial high sensitivity cardiac troponin T measurement in acute heart failure: insights from the RELAX-AHF study [J]. Eur J Heart Fail, 2015, 17 (12): 1262-1270.

[7] JANUZZI J L, PEACOCK W F, MAISEL A S, et al. Measurement of the interleukin familymember ST2 in patients with acute dyspnea: results from the PRIDE (Pro-brain natriuretic peptide investigation of dyspnea in the emergency department) study [J]. J Am Coll Cardiol, 2007, 50 (7): 607-613.

[8] ALDOUS S J, RICHARDS A M, TROUGHTON R, et al. ST2 has diagnostic and prognostic utility for all-cause mortality and heart failure in patients presenting to the emergency department with chest pain [J]. J Card Fail, 2012, 18 (4): 304-310.

[9] MAISEL A. Increased 90-day mortality in patients with acute heart failure with elevated copeptin: secondary results from the Biomarkers in Acute Heart Failure (BACH) study [J]. Circ Heart Fail, 2011, 4 (5): 613-620.

[10] ALEHAGEN U, DAHLSTROM U, REHFELD JF, et al. Association of copeptin and N-terminal proBNP concentrations with risk of cardiovascular death in older patients with symptoms of heart failure [J]. JAMA, 2011, 305 (20): 2088-2095.

[11] TEMPORELLI P L, SCAPELLATO F, ELEUTERI E, et al. Doppler echocardiography in advanced systolic heart failure: a noninvasive alternative to Swan-Ganz catheter [J]. Circ Heart Fail, 2010, 3 (3): 387.

[12] CASSERLY B, PHILLIPS G S, SCHORR C, et al. Lactate measurements in sepsis-induced tissue hypoperfusion: results from the Surviving Sepsis Campaign database [J]. Crit Care Med, 2015, 43 (3): 567-573.

[13] MANZANO-FERNANDEZ S, JANUZZI J L, BORONAT-GARCIA M, et al. β-trace protein and cystatin C as predictors of long-term outcomes in patients with acute heart failure [J]. J Am Coll Cardiol, 2011, 57 (7): 849-858.

[14] WANG G G, WANG S J, QIN J, et al. Characteristics, Management, and 0utcomes of Acute Heart Failure in the Emergency Department: A Multicenter Registry Study with 1-year Follow-up in a Chinese Cohort in Beijing [J]. Chin Med J, 2017, 130 (16): 1894-1901.

[15] DE BACKER D, BISTON P, DEVRIENDT J, et al. Comparison of dopamine and norepinephrine in the treatment of shock [J]. N Engl J Med, 2010, 362 (9): 779-789.

[16] PRIORI S G, BLOMSTROM-LUNDQVIST C, MAZZANTI A, et al. 2015 ESC Guidelines for the management of patients with ventricular arrhythmias and the prevention of sudden cardiac death: The Task Force for the Management of Patients with Ventricular

Arrhythmias and the Prevention of Sudden Cardiac Death of the Europe [J]. Eur Heart J, 2015, 36 (41): 2793-2867.

[17] KIRCHOF P, BENUSSI S, KOTECHA D, et al. 2016 ESC Guidelines for the management of atrial fibrillation developed in collaboration with EACTS [J]. Eur Heart J, 2016, 37 (38): 2893-2962.

[18] BRIGNOLE M, AURICCHIO A, BARON-ESQUIVIAS G, et al. 2013 ESC Guidelines on cardiac pacing and cardiac resynchronization therapy: the Task Force on cardiac pacing and resynchronization therapy of the European Society of Cardiology (ESC)[J]. Eur Heart J, 2013, 15 (8): 1070-1118.

[19] YANCY CW, JESSUP M, BOZKURT B, et al. 2013 ACCF/AHA guideline for the management of heart failure: a report of the American College of Cardiology Foundation/American Heart Association Task Force on practice guidelines [J]. Circulation, 2013, 128 (16): e240-e327.

[20] FELKER G M, LEE K L, BULL D A, et al. Diuretic strategies in patients with acute decompensated heart failure [J]. N Engl J Med, 2011, 364 (9): 797-805.

[21] O'CONNOR C M, STARLING R C, HERNANDEZ AF, et al. Effect of nesiritide in patients with acute decompensated heart failure [J]. N Engl J Med, 2011, 365 (1): 32-43.

[22] MEBAZAA A, NIEMINEN M S, PACKER M, et al. Levosimendan vs the SURVIVE randonized trial [J]. JAMA, 2007, 297 (17): 1883-1891.

第一百〇三章

休　克

目　录

休克(shock)是指机体因各种强烈致病因子(如大出血、创伤、感染、过敏、心脏泵衰竭等)引起的急性血液循环障碍,全身有效循环血量下降,微循环血灌注量急剧减少,从而导致各重要器官灌注不足,继而出现细胞功能和代谢障碍及器官功能障碍的一种病理生理过程。有效血容量明显降低和组织器官低灌注是休克的血流动力学特征,组织缺氧是休克的本质,其最后结果导致全身多器官功能障碍或衰竭。一般来说,如果发现早,治疗及时,休克较易逆转,否则将导致重要器官的功能障碍或衰竭,甚至死亡。随着医学科学技术的发展,研究水平不断深入,对休克发病机制的认识已由微循环进入细胞、亚细胞及分子水平,对休克时细胞代谢功能障碍有了较新和较深的认识。许多新的理论和认识不断地提出,休克的治疗也获得了新的进展。

第一节 休克的病因与分类

一、休克的病因

休克是强烈的致病因子作用于机体引起的全身危重病理过程,常见的病因有:

(一) 失血与失液

1. 失血 大量失血可引起失血性休克,常见于外伤、消化道出血及产后大出血等。休克的发生取决于血液丢失的速度和丢失量,一般在 15 分钟内失血量少于全身血量的 10% 时,机体可通过代偿机制使血压和组织灌流量保持相对稳定。若快速失血量超过总血量 20% 左右,即可引起休克;超过总血量 50% 则往往迅速导致死亡。

2. 失液 剧烈呕吐、腹泻、肠梗阻、大汗淋漓导致体液的丢失,也可引起有效循环血量的锐减。

(二) 烧伤

大面积烧伤伴有血浆大量丢失,可引起烧伤性休克。烧伤性休克早期与疼痛及低血容量有关,晚期可继发感染,发展为脓毒性休克。

(三) 创伤

严重创伤可导致创伤性休克。尤其是在战争时期多见,这种休克的发生与疼痛和失血有关。

以上三种休克均存在有效血容量降低,统称为低血容量性休克。

(四) 感染

严重感染特别是革兰氏阴性细菌感染常可引起脓毒性休克。在革兰氏阴性细菌引起的休克中,细菌内毒素起着重要作用。静脉注入内毒素可引起内毒素休克。脓毒性休克常伴有败血症,故又称败血症性休克。脓毒性休克按血流动力学的特点分为两型:低动力型休克和高动力型休克。

(五) 过敏

给过敏体质的人注射某些药物(如青霉素)、血清制剂或疫苗,可引起过敏性休克,这种休克属Ⅰ型变态反应。发病机制与 IgE 及抗原在肥大细胞表面结合,引起组胺和缓激肽等大量释放入血,血管床容积扩张,毛细血管通透性增加有关。

过敏性休克和脓毒性休克都有血管床容量增加。脓毒性休克时,血细胞黏附,引起微循环淤滞。高动力型脓毒性休克和过敏性休克时血管扩张,血管床面积增加,有效循环血量相对不足,导致组织灌流及回心血量减少。

(六) 急性心力衰竭

大面积急性心肌梗死、急性心肌炎、心脏压塞及严重心律失常(房颤与室颤),引起心输出量明显减少,有效循环血量和灌流量下降,称为心源性休克。

(七) 强烈的神经刺激

剧烈疼痛,高位脊髓麻醉或损伤,可引起神经源性休克。

二、休克的分类

常用的分类方法是按病因和发生的起始环节来划分的。

(一) 按病因分类

1. 失血性休克(hemorrhagic shock)。
2. 烧伤性休克(burn shock)。
3. 创伤性休克(traumatic shock)。
4. 脓毒性休克(septic shock)。
5. 过敏性休克(anaphylactic shock)。
6. 心源性休克(cardiogenic shock)。
7. 神经源性休克(neurogenic shock)。

(二) 按发生休克的起始环节分类

1. 低血容量性休克(hypovolemic shock) 见于失血、失液、烧伤或创伤等情况。血容量减少导

8

致静脉回流不足，心输出量下降，血压下降。由于减压反射受抑制，交感神经兴奋，外周血管收缩，组织灌流量进一步减少。

2. 血管源性休克（vasogenic shock） 过敏性休克时，由于组胺、激肽、补体、慢反应物质作用，使后微动脉扩张，微静脉收缩，微循环淤滞，通透性增加。高动力型脓毒性休克，由于扩血管因子的作用大于缩血管因子的作用，引起高排低阻的血流动力学特点。

3. 心源性休克（cardiogenic shock） 心源性休克是由于急性心泵功能衰竭或严重的心律失常而导致的休克。常见于大面积急性心肌梗死、心外科手术、心肌缺血再灌注损伤等。心源性休克发病急骤，死亡率高，预后差。

（三）按休克的发病机制分类：

1. 低血容量性休克

2. 心源性休克

3. 分布性休克（distributive shock） 休克的原始病因并非血容量不足，而是心输出量在体内的分布异常，包括脓毒性休克、神经源性休克和过敏性休克（相当于血管源性休克）。

4. 梗阻性休克（obstructive shock） 某些患者的血容量并无不足，但由于回心血流受阻和/或心排出通路梗阻，如缩窄性心包炎、心脏压塞和栓塞症等，导致组织器官的灌注不足。

（四）按休克时血流动力学的特点分类

1. 低排高阻型休克亦称低动力型休克（hypodynamic shock），其血流动力学特点是心脏排血量低，而总外周血管阻力高。由于皮肤血管收缩，血流量减少，使皮肤温度降低，故又称为“冷性休克（cold shock）”。本型休克在临床上最为常见。低血容量性、心源性、创伤性和大多数感染性休克均属本类。

2. 高排低阻型休克亦称高动力型休克（hyperdynamic shock），其血流动力学特点是总外周血管阻力低，心脏排血量高。由于皮肤血管扩张，血流量增多，使皮肤温度升高，故亦称“温性休克（warm shock）”。部分脓毒性休克属本类。

第二节 休克的病理生理学

各类休克共同的病理生理基础是有效循环血量锐减，组织灌注不良而发生以氧供（DO_2）不足及氧摄取利用受限为特征的氧代谢障碍。所涉及的基本病理生理变化包括微循环、氧代谢及细胞代谢的变化，进而导致器官功能损害。在休克的病理过程中，组织细胞缺氧是休克的本质，休克时严重的组织低灌注和细胞缺氧，糖的有氧代谢受阻，无氧酵解增强，三磷腺苷（ATP）生成显著减少，乳酸生成显著增多并蓄积，导致乳酸性酸中毒，进而造成组织细胞和重要生命器官发生不可逆性损伤，直至发生多器官功能障碍综合征（MODS）。

一、微循环功能变化

各种休克虽然由于致休克的动因不同，在各自发生发展过程中各有特点，但微循环障碍（缺血、淤血、播散性血管内凝血）致微循环动脉血灌流不足，重要的生命器官因缺氧而发生功能和代谢障碍，是它们的共同规律。休克时微循环的变化，大致可分为三期，即微循环缺血期、微循环淤血期和微循环凝血期（图 103-1）。

（一）微循环缺血期（代偿期）

失血性和创伤性休克的血容量减少和血压降低、脓毒性休克的致病微生物和毒素、心源性休克的心输出量减少等，均可通过不同的途径，引起交感-肾上腺髓质系统强烈兴奋，血中儿茶酚胺含量显著升高，皮肤和内脏的血管收缩而缺血，以重点保证脑、心等生命脏器的血供。此外，引起血管收缩的因素尚有肾素-血管紧张素-醛固酮系统以及 TXA_2-PGI_2 系统。皮肤和内脏的阻力血管发生强烈收缩，周围阻力增加，调节全身血压；肌性微静脉和小静脉收缩，使血管容积缩小，迅速短暂地增加回心血量，起到“快速自身输液”的作用，为休克时增加回心血量的“第一道防线”；由于毛细血管内压降低，有利于组织间液的重吸收，组织液进入血液循环，起到“缓慢的自身输液”的作用，为休克时增加回心血量的“第二道防线”。这三点在血容量减少初期对维持有效循环血量、回心血量及血压有一定代偿意义，故为代偿期。又由于微血管收缩，局部组织苍白、缺血，而称为缺血期。

此期微循环变化的特点是：①微动脉、后微动脉和毛细血管前括约肌收缩，微循环灌流量急剧减

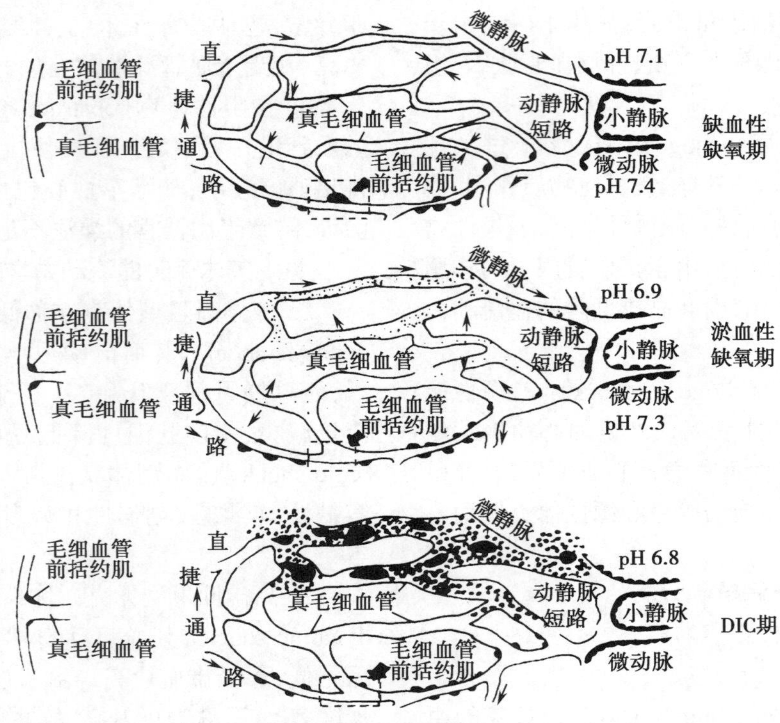

图 103-1 休克的微循环变化示意图

少,压力降低;②微静脉和小静脉对儿茶酚胺敏感性较低,收缩较轻;③动静脉吻合支可能有不同程度的开放,血液从微动脉经动静脉吻合支直接流入小静脉。主要临床表现是:皮肤苍白,四肢厥冷,出冷汗,尿量减少;因为外周阻力增加,收缩压可以没有明显降低,而舒张压有所升高,脉压减小,脉搏细速;神志清楚,烦躁不安等。

(二) 微循环淤血期(失代偿期)

在休克的微循环缺血期,如未能及早进行抢救,改善微循环,则因组织持续严重缺氧,使局部舒血管物质(如组胺、激肽、乳酸、腺苷等)增多,后微动脉和毛细血管前括约肌舒张,微循环容量扩大,淤血,发展为休克微循环淤血期。产生这种变化的原因主要是微动脉对代谢产物的敏感性比微静脉强。在持久的缺血缺氧条件下,微动脉比微静脉先舒张,当微动脉丧失对儿茶酚胺的反应时,微静脉仍保持有收缩反应。若休克不能及时控制,出现微动脉舒张而微静脉收缩,造成毛细血管网内淤血,即使补充大量体液也不能恢复有效循环血量。缺氧刺激肥大细胞产生组胺,使肺外阻力血管舒张。局部的代谢产物如 CO_2、乳酸等也有舒血管作用。毛细血管网淤血的后果是减少回心血量,血浆外渗导致血液浓缩,血流缓慢导致红细胞聚集,使休克恶化,形成恶性循环。上述改变在体内各脏器之间是不均一的,微循环的血流淤滞主要见于肝、肠、胰,晚期还可见于肺脏;脾、肾上腺有一定程度淤滞;而皮肤、骨骼肌、肾脏则一直是处于缺血状态。

此期微循环变化的特点是:①后微动脉和毛细血管前括约肌舒张(因局部酸中毒,对儿茶酚胺反应性降低),毛细血管大量开放,有的呈不规则囊形扩张(微血池形成),而使微循环容积扩大;②微静脉和小静脉对局部酸中毒耐受性较大,儿茶酚胺仍能使其收缩(组胺还能使肝、肺等微静脉和小静脉收缩),毛细血管后阻力增加,而使微循环血流缓慢;③微血管壁通透性升高,血浆渗出,血流淤滞;④由于血液浓缩,血细胞比容增大,红细胞聚集,白细胞嵌塞,血小板黏附和聚集等血液流变学的改变,可使微循环血流变慢甚至停止。⑤由于微循环淤血,压力升高,进入微循环的动脉血更少(此时小动脉和微动脉因交感神经作用仍处于收缩状态)。由于大量血液淤积在微循环内,回心血量减少,使心输出量进一步降低,加重休克的发展。

(三) 微循环凝血期(弥散性血管内凝血期)

各种休克的病因和休克本身均可激活凝血因子和血小板的功能,使血液呈高凝状态。休克晚期血液逐渐浓缩,纤维蛋白原浓度增加,促进红细胞凝集,血液黏滞性增加,血流缓慢淤滞,代谢障碍加剧,代谢性酸中毒越来越重。肝素在酸性环境下失活，内皮细胞受到损害，这些条件均促进DIC的发生。DIC一旦发生，将使微循环障碍更加严重，休克病情进一步恶化，这是因为：①广泛的微血管阻塞进一步加重微循环障碍，使回心血量进一步减少；②凝血物质消耗、继发纤溶的激活等因素引起出血，从而使血容量减少；③可溶性纤维蛋白多聚体和其裂解产物等都能封闭单核-吞噬细胞系统，从而使来自肠道的内毒素不能被充分清除。在不同类型的休克，DIC形成的早晚可不相同。例如，在烧伤性和创伤性休克时，由于有大量的组织破坏，感染中毒性休克时，由于内毒素对血管内皮的直接损伤，因而都可较早地发生播散性血管内凝血，而在失血性休克时，播散性血管内凝血发生较晚。

由于DIC的发生和微循环淤血的不断加重，以及血压降低所致的全身微循环灌流量的严重不足，全身性的缺氧和酸中毒也将愈益严重；严重的酸中毒又可使细胞内的溶酶体膜破裂，释出的溶酶体酶(如蛋白水解酶等)和某些休克动因(如内毒素等)都可使细胞发生严重的乃至不可逆的损害，从而使包括心、脑在内的各重要器官的功能代谢障碍也更加严重，这样就给治疗造成极大的困难，故本期又称休克难治期。

(四) 器官功能衰竭期

细胞内多数酶都需在一定的pH环境下发挥其功能。细胞代谢功能障碍，就是酶的活性发生障碍。休克晚期组织中的乳酸堆积过多，pH愈来愈低，不仅使大多数酶体系活性降低甚至灭活，而且导致溶酶体膜破裂，蛋白水解酶释放使细胞自溶。不论何种休克，血乳酸盐超过10mmol/L，几乎无存活的希望。测定血中酸性磷酸酶、β葡糖醛酸酶及组织蛋白酶，可反映溶酶体膜破裂情况。测定血中乳酸脱氢酶及其同工酶、谷丙转氨酶、谷草转氨酶的活性，可反映细胞坏死程度。当功能丧失的细胞达一定的数量时，该器官功能就会陷入衰竭状态。

二、血流动力学变化

低血容量时，引起交感-肾上腺髓质系统的兴奋，主要表现在心脏收缩力和心率的改变，体内血液和细胞外液的重新分布。低血容量发生后，首先是静脉回流量减少，心输出量降低，以致平均动脉压不能维持在正常水平。交感-肾上腺髓质系统兴奋时，儿茶酚胺的分泌量增加。动物实验证实失血性休克时，肾上腺素与去甲肾上腺素的释出量增加10~100倍左右。升高的儿茶酚胺对脑血管和心脏冠状血管的影响较少，尚能保证心、脑的供血。与此相反，皮肤与内脏的α受体分布较密，故交感-肾上腺髓质系统兴奋时，内脏与皮肤的血管强烈收缩，使血液从外周循环转向中心循环，这是休克早期重要的血流动力学变化。如果这类应激反应持续时间过久或过于强烈，会对机体造成严重损害，包括微循环障碍、组织灌流急剧下降、钙内流超载等。

细胞外液的重新调整在休克早期的作用也很重要。休克早期交感神经兴奋，毛细血管前微动脉和括约肌强烈收缩，血液不能进入毛细血管床，因此静水压降低。当休克持续未得到纠正，毛细血管前微动脉和括约肌松弛，而后微静脉仍处于收缩状态，血液淤积在毛细血管网，使静水压升高超过胶体渗透压，且毛细血管的通透性亦增加。此时液体漏入组织间隙，特别常见于创伤组织中，造成组织水肿，形成所谓的“第三间隙”。这对维持功能性细胞外液的稳定极为不利。创伤愈严重，就需要更多的平衡溶液来维持有效循环血容量。约在48小时后毛细血管的通透性恢复，大量水肿液重吸收，可致循环超负荷，损害心肺功能。

休克时由于失血、失液，血液浓缩，血浆渗透压升高，细胞外容量减少，一方面抗利尿激素可大量释放，使肾小管重吸收水的能力增强，使水排出量减少，维持血容量和增加细胞外液量；另一方面肾动脉压力下降，肾小球旁细胞分泌肾素增多，肾素通过血管紧张素作用，促进肾上腺皮质分泌醛固酮；此外，休克时血液浓缩，血浆渗透压升高，尿钠升高，通过刺激球旁的致密斑也可促进醛固酮分泌。醛固酮促进肾小管钠重吸收及钾的排出，从而促进水分再吸收而增加细胞外液量。这一机制在休克早期有较好的代偿作用。

各种原因引起的休克所致血流动力学的变化特征，对判断休克的严重程度很重要，包括以下各项内容：

1. 动脉压　休克时血压常有不同程度的降低，在一定情况下降低的程度和休克的严重性成正比。但血压降低并不能反映外周组织和器官的血液灌注状况，更不能反映不同器官血液灌注的情况，不同原因的休克影响血压的因素也不同。低血容量性休克所致血压降低，显然与有效循环血容量不足有关。心源性休克主要是与心肌收缩力减弱有关。脓毒性休克对血流动力学

的影响有两种类型：一种为低血压伴有心输出量降低，周围阻力升高，循环时间延长；另一种为低血压伴有心输出量升高，周围阻力降低，循环时间正常。低心输出量、高阻力型主要是由于细菌内毒素直接作用于血管内皮细胞、Ⅻ因子、血小板和白细胞而致DIC，因而使大量血液淤积在周围血管床，减少静脉回心血量，致心输出量降低。高心输出量、低阻力型主要是由于大量动静脉短路开放，周围阻力下降，静脉回心血量增加，心肌收缩力增强所致。

2. 心输出量　维持正常心输出量主要靠足够的静脉回心血量和心肌收缩力。大部分休克患者的心输出量均减少，特别是在心源性休克、低血容量性休克和部分脓毒性休克患者。一般心输出量降低必然会减少组织的供血。在脓毒性休克时，有时虽心输出量可以正常，甚至增多，但组织的血液灌注量仍减少。

3. 总周围血管阻力　健康人的总外周血管阻力约为900~1 600dyne·s·cm^{-5}。低血容量性休克和心源性休克时，总外周血管阻力升高，而某些脓毒性休克时则降低。虽然不能用它来衡量休克的严重程度，但有助于了解休克时血流动力学的反应，为治疗提供参考。

4. 中心静脉压　中心静脉压（CVP）的变化可间接反映静脉回流血量和右心排血功能之间的关系。因此，监测CVP对于评估右心功能与其前负荷之间的关系具有一定的意义。正常值为5~12cmH_2O。血容量不足或静脉回心血量降低时，CVP降低；反之，心射血功能减弱和肺动脉高压时，CVP升高。应该强调的是，CVP不应单纯看其单次测定值的高低，连续观察CVP的动态改变，比单次测定CVP更具有临床指导意义。如要了解左心功能，需用漂浮导管测定肺毛细血管楔压或左心室舒张末压。

三、氧动力学变化

休克的氧动力学障碍是对休克认识概念上的重大进展。休克患者因组织灌注严重受损，易发生以氧供（DO_2）不足及氧摄取利用受限为特征的氧代谢障碍，成为各类休克病情发展的共同病理生理基础。对休克期间氧动力学障碍认识的发展改变了对休克的评估方式，对休克的治疗也由血流动力学调整转向为更关注氧动力学的调控，改善组织氧代谢成为休克治疗的基本目标。

（一）氧动力学的基本概念

1. 动脉血氧含量（CaO_2）　CaO_2表示每100毫升动脉血中含氧总量，正常值为16~22ml/dl，是红细胞和血浆中含氧量的总和，包括HbO_2中结合的氧和物理溶解氧两部分。计算公式为：

$$CaO_2=HB\times 1.34\times SaO_2+0.003\times PaO_2 \quad (103\text{-}1)$$

2. 氧输送（oxygen deliver，DO_2）　DO_2是指单位时间内由左心室向全身组织输送氧的总量，正常人在静息状态下DO_2为460 ~650ml/（min·m^2）。其计算公式为：

$$DO_2 = CI\times CaO_2\times 10ml/(min\cdot m^2) \quad (103\text{-}2)$$

从计算公式可得知，氧输送取决于心输出量、血红蛋白含量及肺氧合能力。

3. 氧耗量（oxygen consumption，VO_2）　VO_2指单位时间内组织细胞实际消耗氧的量，正常人在静息状态下VO_2为96~170ml/（min·m^2）。其计算公式为：

$$VO_2=CI\times (CaO_2-CvO_2)\times 10\ ml/(min\cdot m^2) \quad (103\text{-}3)$$

式中CvO_2为混合静脉血氧含量。

4. 氧摄取率（oxygen extraction ratio，O_2ER）　O_2ER表示组织从血液中摄取氧的能力，与组织氧需求量与血液氧供量的最适匹配有关，是组织利用氧的定量指标。静息状态下正常人O_2ER为23%~32%，最大代偿性增高可达75%~80%。静息下若$O_2ER<23\%$表明氧摄取障碍，若$>32\%$表明氧需求增加。计算公式为：

$$O_2ER= VO_2/DO_2=1-SvO_2/SaO_2 \quad (103\text{-}4)$$

式中SvO_2为混合静脉血氧饱和度，SaO_2为动脉血氧饱和度。

5. 生理性氧供依赖（physiological oxygen supply dependency）　在生理条件下，氧输送下降时氧耗与氧输送的关系呈双相变化。当氧输送在一定范围内降低时，组织通过提高氧摄取率以满足氧需要，使氧耗量不依赖于氧输送而保持相对稳定，此称为非氧供依赖。非氧供依赖标志着氧输送已满足机体氧需求，或至少说明即使存在缺氧，也并非通过增加氧输送所能解决。当氧输送进一步下降到某临界值，即使提高氧摄取率也不再能满足组织对氧的需求，氧耗量随氧输送的下降而成比例减少，两者呈线性关系，出现氧耗量对氧输送的依赖现象，称为生理性氧供依赖。这个临界值亦称为临界氧供值（critical DO_2，cDO_2）。目前认为麻醉状态下的健康人的cDO_2值为330ml/（min·m^2），此值也被认为是有氧代谢与无氧代谢的分界点。

8

6. 病理性氧供依赖(pathological oxygen supply dependence,POSD) 危重患者(如休克、ARDS、MODS)机体自身氧供代偿机制受损,cDO_2 出现增高性改变,DO_2 虽处于正常或超常范围,但氧最大摄取率降至正常以下水平(可低于 50%),组织丧失了对氧摄取率的调控,导致 VO_2 随 DO_2 呈线性变化,称之为病理性氧供依赖。病理性氧供依赖的出现反映了低氧及氧债的存在。病理性氧供依赖的原因与下列因素有关:①血管功能紊乱:微血管自身调节功能障碍和血管栓塞;②氧摄取功能紊乱:细胞利用氧的能力降低,出现低而固定不变的 O_2ER;③弥散障碍:增加了弥散距离,氧释放时间不足。

7. 氧债(oxygen debt) 氧债是实际氧耗量与氧需求量之差,形成氧债往往是由于氧供不足或氧利用障碍所致。氧债用公式表示为:VO_2 debt=VO_2 need–VO_2 actual。实验或临床研究可采用半定量方法测算累积氧债。方法是先测定术前 VO_2 值,如果是在麻醉后测定者应做麻醉及体温对 VO_2 影响的校正。以此 VO_2 为对照,与实验中或术后过程实测的 VO_2 值相减即得氧债。然后对氧债-时间曲线下面积积分,求出任何时间点的氧债累积量。据 Shoemaker 方法,VO_2 need 是经麻醉和体温校正后的估算值。VO_2 need =VO_2(麻醉)× $10^{-0.036\,667\times(98.6-T)}$,其中 T 为华氏度肛温,$VO_2$(麻醉)= $10\times kg^{0.72}$。如果出现氧债,表示机体已经存在氧供依赖性氧耗关系,且氧供已经低于 cDO_2。

(二)休克时氧供氧耗关系变化

由于循环系统的主要功能是运输氧和能量物质,组织细胞接受氧和能量供应维持生命功能活动。休克时因组织细胞缺血和灌注不良,很快发生全身或局部性氧供减少,同时机体氧供与氧耗(DO_2/VO_2)关系也发生变化。正常机体在生理性氧供依赖时,DO_2 与 VO_2 之间存在呈线性相关的供氧依赖区及呈平台状非线性关系的供氧非依赖区,两区相交点为 cDO_2。当 DO_2 低于 cDO_2 时,VO_2 依赖于 DO_2 的提高而增加,但当 DO_2 高于 cDO_2 时,VO_2 不再随之而增加。失血性休克或心源性休克的早期虽然出现持续的 DO_2 下降,但在降低到 cDO_2 之前 VO_2 仍可维持在正常基础值。当 DO_2 进一步降低至 cDO_2 以下时,VO_2 即随 DO_2 降低而减少。在休克的后期,随着微循环和细胞功能的损害及各类炎性因子的作用,cDO_2 发生增高性改变,此时即使将 DO_2 提高到高于原先的 cDO_2 水平,仍可能存在氧供依赖性氧利用问题,全身仍可能未达到合适的 VO_2,即出现"病理性氧供依赖性氧耗"。

病理性氧供依赖性氧耗可能与微循环的改变及组织细胞对氧的亲和性及摄取能力降低有关,是导致组织缺氧和无氧代谢增加的重要原因。脓毒性休克患者的氧耗在早期即可出现病理性氧供依赖性氧耗,最大氧摄取率下降,氧利用障碍出现较早。由于组织氧需求的增加,使得临界氧供应水平升高。脓毒性休克患者氧摄取率的降低表现为混合静脉血氧饱和度的上升以及动静脉血氧梯度缩小,导致这种氧代谢的障碍可能与微循环中动静脉短路开放或血流分布不当有关;也可能与细胞水平上氧利用障碍,或是器官氧合代谢的下调有关。高动力状态脓毒性休克患者液体治疗时,增加氧供的同时伴氧耗的上升及血乳酸水平下降,但仍高出正常。提示氧负债可通过增加氧供而获得改善,但外周代谢障碍依然存在。在某些情况下,氧耗对氧供的依赖状况可能持续存在,此时提高氧供水平,纠正组织缺氧,逆转氧债,消除病理性氧依赖,可避免和减少多器官功能衰竭出现的危险。

(三)氧债与累积氧债

临床观测表明,患者的症状与体征及某些临床指标如休克指数、动脉压及中心静脉压等,对休克的准确评估存在较大的局限性。现知,氧债是外科及其他临床危重症患者普遍存在问题。休克过程中由于组织灌注不良和氧合不足,氧债形成是其显著特征之一。通过测定并计算累积氧债使之作为休克评估的量化指标应成为可能。累积氧债指组织缺氧的程度与持续时间的累积,既反映休克的程度,又提示休克的预后。

正常静息状况下,氧供应与氧利用是相匹配的。机体总的氧供应通常是机体氧消耗的 3~4 倍,而氧摄取率则在 25%~33%。当氧耗增加或氧供应下降到一定程度时,氧耗与氧供应之间的关系出现改变。休克可因心输出量下降、血红蛋白浓度减少或氧饱和度下降等导致氧转运下降,氧转运下降的临界点在麻醉后患者约为 330ml/(min·m^2)。当氧供应下降到低于临界水平时,由于氧摄取量低于机体的氧需求,出现氧债。随着氧债的增加,无氧代谢增强,血乳酸水平显著升高。严重酸中毒(pH <7.2)时,心血管系统对儿茶酚胺的反应性降低,进而使心动过缓、心肌收缩力下降,血管扩张,毛细血管床内红细胞淤积,甚至引发弥散性血管内凝血。因此,

动脉血乳酸增加是休克预后严重的预警指标。

四、体液因子的调节

休克时产生很多体液因子，下面介绍其中较重要的几种。

1. 儿茶酚胺　休克时由于交感 - 肾上腺髓质系统的兴奋性增强，血内儿茶酚胺浓度升高。各类休克均可发生此种反应，这是机体对应激的一种反应。如果休克未纠正，微血管长期收缩，会加重细胞的损害。但是儿茶酚胺不是造成难治性休克的唯一因素。

2. 组胺　过敏性休克、创伤性休克、脓毒性休克和失血性休克时血浆组胺浓度增加。给动物注射组胺可造成“组胺性休克”。组胺的来源有二：许多组织的肥大细胞含有组胺，而血液中的组胺主要来源于嗜碱性粒细胞和血小板。组胺对血管的作用因动物的种属不同而异。已知在周围血管中有两类组胺受体：H_1 和 H_2 受体，各自有相应的受体阻滞剂。H_1 受体的阻断剂为苯海拉明，H_2 受体阻滞剂为甲氰咪呱。关于组胺在休克中的作用，意见尚不一致。休克时如果组胺作用于 H_1 受体，使血管收缩，尤其是后微静脉的收缩，使微循环淤滞，加重休克。相反，如作用于 H_2 受体，则使微血管舒张，而且增加心肌收缩力，有抗休克作用，应用 H_2 受体阻滞剂 - 布立马胺（burimamide）则使休克恶化。

3. 激肽　激肽原存在于血浆中 α_2 球蛋白，也存在于肝、肾、心和脑组织中。Ⅻa 因子使激肽释放酶原转变成激肽释放酶，后者使激肽原水解为激肽。其作用是扩张小血管和增加毛细血管的通透性，降低血压。休克时血中激肽增多的原因是生成过多和分解减少。休克使水解激肽原的酶增多，包括溶酶体破裂而释出的蛋白水解酶和Ⅻa 因子，它们使激肽释放酶原转变成激肽释放酶。此外，胰蛋白酶被激活，分解组织蛋白，产生类似激肽的物质。酸中毒时抑制羧肽酶的活性，使激肽灭活减少。

4. 肾素 - 血管紧张素系统　肾素本身为酶，可将血管紧张素原水解成血管紧张素Ⅰ，由转化酶进一步水解成血管紧张素Ⅱ，然后又由血浆或组织中的氨基肽酶 A 的作用，转变成血管紧张素Ⅲ。休克早期肾素 - 血管紧张素系统的活动增强，维持正常的血压和血容量。血管紧张素Ⅱ加重休克的原因是使血管平滑肌痉挛，加强儿茶酚胺的释放反应，使组织的血液灌注进一步降低，同时抑制心肌的收缩力。用血管紧张素拮抗剂卡托普利（captopril）作实验治疗，可改善失血性休克血液灌流，使血压回升，存活率增加。

5. 心肌抑制因子（MDF）　内脏微循环障碍，胰腺缺血，溶酶体释放酸性蛋白水解酶，蛋白质被分解成 MDF，通过淋巴管进入血流。MDF 是一种多肽类物质，近年通过对其理化性质的分析，MDF 作为休克产生的体液因素已确定无疑。MDF 能抑制心肌收缩力，使心脏小血管收缩以及抑制单核 - 吞噬细胞系统的吞噬功能，加重休克时心血管系统功能的障碍。

6. 调理纤维连接蛋白（opsonic fibronectin）　调理纤维连结蛋白是血液、淋巴液、组织液及许多细胞的细胞外间质中的一种高分子糖蛋白。体液中的纤维连结蛋白（FN）是可溶的，而结缔组织、基膜及各种细胞表面的 FN 是不可溶的。它由成纤维细胞、血管内皮细胞、巨噬细胞、肝细胞及其他有选择性的细胞所产生，血浆中浓度约 300~350μg/ml。FN 的功能是有利于吞噬细胞从健康正常组织中识别大分子异物和体内衰老的组织碎片。FN 对自然和变性的胶原、纤维蛋白、纤维蛋白原、肌动蛋白、肝素、金黄色葡萄球菌以及吞噬细胞和成纤维细胞的表面有高度的亲和力。组织中 FN 是一种有黏附作用或成为结构成分的糖蛋白，而体液中 FN 是一种有调理作用的糖蛋白。FN 与细胞间相互作用、细胞 - 底物黏附、微血管完整性和伤口愈合，以及吞噬细胞清除异物或组织损伤和感染终产物等有关系；与凝血纤溶系统两者的成分也有相互作用。FN 障碍与 D1C 和动脉粥样硬化中的血管损害的病程有关。严重感染和多器官功能障碍，与单核 - 吞噬细胞系统（RES）吞噬功能降低有关，而 FN 的缺乏也是重要因素之一。RES 功能受抑制与血浆中 FN 的消耗过度有密切关系。

7. 补体　补体系统的功能，是中和病毒，趋化白细胞，刺激 B 细胞产生抗体，灭活内毒素及溶解细菌、病毒、肿瘤细胞等。脓毒性休克时，补体消耗过多。内毒素激活补体系统主要是通过备解素途径，产生过敏毒素 C_{3a} 和 C_{5a}，使肥大细胞释放组胺，使毛细血管通透性增高及平滑肌收缩。C_{3b} 又可激活激肽释放酶系统，产生激肽类物质。激肽释放酶又激活凝血因子Ⅶ和Ⅻ，参与 DIC 过程。C_{3b} 还可激活纤溶系统，产生大量的纤维蛋白降解产物（FDP）。

8. 前列腺素（PG）　细胞膜中的磷脂在磷脂酶 A_2 的作用下生成花生四烯酸，后者在环氧合

酶作用下生成 PGG_2 及 PGH_2。在血小板、白细胞和吞噬细胞膜中，由血栓素(TX)合酶将 PGG_2 和 PGH_2 合成 TXA_2(thromboxane A_2)，有强烈的缩血管作用及促血小板聚集的作用。在血管内皮细胞膜中由前列环素合酶合成 PGI_2，其作用使血管强烈扩张，并可使血小板解聚。休克时因缺氧、酸中毒或内毒素作用，血管内皮严重受损，PGI_2 产生减少，而随着儿茶酚胺释放和内皮下胶原的暴露，血小板发生聚集释放反应，TXA_2 增加，引起血管强烈收缩及血小板进一步骤集，血栓形成。在白细胞膜中花生四烯酸在脂氧合酶的作用下，生成白三烯(1eukotriene，LT)。其中 LTB_4 是最强的趋化物质，促使白细胞贴壁和释放溶酶体酶，增加血管通透性和炎症反应。LTC_4、LTD_4、LTE_4、LTF_4 可使肺、肠系膜、冠状血管收缩，支气管平滑肌收缩，增加血管通透性。

9. 内啡肽(EOP) 无论是内毒素、感染和菌血症性休克，还是严重出血性、烧伤、过敏性、内脏系膜动脉阻塞和心源性休克，内啡肽都可能是它们的病因。发生休克后注射纳洛酮不仅可改善血流动力学变化，而且也可预防或逆转代谢、自主神经系统和其他病理生理变化。血浆中的内啡肽主要来自垂体、大脑间叶、脊髓交感神经节及肾上腺髓质中。在休克的病理生理中，EOP 的中枢作用与外周作用均很重要。一般认为内啡肽通过抑制交感神经活动而减弱心血管系统活动；通过延髓疑核增强迷走活动而引起心率减慢等效应；可能还通过改变压力感受器反射活动而产生心血管效应，也可能影响脑内其他递质的活动而产生心血管效应，如 5-HT、P 物质等。内啡肽除通过中枢通路抑制交感-肾上腺髓质系统，抑制儿茶酚胺的分泌外，还可能直接作用于肾上腺髓质系统来抑制儿茶酚胺的分泌。内啡肽对心脏有直接的抑制作用。对代谢及溶酶体酶的作用也有一定的影响。

10. 氧自由基 无论何种原因的休克，均可使组织细胞发生缺血缺氧。再灌注开始，缺血的细胞重新获得氧合血的灌注，导致“缺血 - 再灌注损伤”。白细胞在这种损伤和“无再流现象”中起着关键性作用。缺血后再氧合时，内皮细胞内的黄嘌呤脱氢酶转换成黄嘌呤氧化酶，产生大量氧自由基和活性氧，包括 O_2^-、OH·、$^1O_2$、H_2O_2，引起再灌注损伤。休克时灌注压降低，白细胞易栓塞在微血管，白细胞受刺激后增强黏附作用，且受激活的白细胞可引起呼吸爆发，产生大量氧自由基。花生四烯酸代谢、儿茶酚胺自氧化、线粒体细胞色素氧化酶功能失调均可产生氧的单电子还原，生成氧自由基。这些氧自由基可与细胞成分、亚细胞成分反应，特别是攻击膜的不饱和脂肪酸，引起细胞的损伤。在休克晚期，实质器官的功能障碍可能是由于氧自由基介导的损伤，但这种作用可被脂氧合酶抑制剂或自由基清除剂所阻断。

11. 肿瘤坏死因子(TNF) TNF 是引起脓毒性休克的一重要介质，各种休克晚期都存在内毒素血症，均有 TNF 参与。TNF 是巨噬细胞受到内毒素等的刺激而释放的。它是内毒素的一种重要介质。给动物注射人重组 TNF，可复制出脓毒性休克所见到的心血管、炎症、代谢及血液学的异常。TNF 可使其他一些炎症介质继发性释放，包括白三烯、血小板活化因子(PAF)，IL-1、粒细胞 - 巨噬细胞集落生长刺激因子(GM-CSF)和大多数干扰素。这些介质的释放主要受 TNFmRNA 分子编码的影响。TNF 诱发休克的机制尚不清楚，可能与下述情况有关：① TNF 直接对内皮细胞产生毒性。内皮细胞受损后使血浆逸出血管外间隙；② TNF 可诱发其他炎症介质的释放，也是引起休克的原因，如发热、低血压、中性粒细胞和血小板减少；③ TNF 降低细胞跨膜电位，细胞膜钠 - 钾泵失效，细胞内钠增高，导致细胞水肿和有效循环血容量减少；④ TNF 和 IL-1 有协同作用。

12. 白介素 -1(IL-1) 动物实验证明一次注射重组人 IL-1β(5μg/kg)后，很快发生全身动脉压降低，同时全身血管阻力和 CVP 降低，而心输出量和心率增加，白细胞和血小板减少。这些反应可被布洛芬阻断。如将 IL-1 或 TNF 的剂量减少至 lμg/kg，则不会发生这种休克样状态。类似于 TNF，IL-1 能诱发动物发生脓毒性休克的血流动力学和血液学的典型变化。IL-1 和 TNF 同时注射则效果更强。IL-1 还能介导感染和创伤伴有的全身变化，如发热、白细胞增多，增加肝急性反应蛋白合成、低铁血症和皮质激素升高。IL-l 的合成和释放是巨噬细胞和其他细胞受到细菌、内毒素、外毒素或组织损伤的刺激所致。IL-1 中以 IL-1β 为主。许多疾病都可产生 IL-1，如发热疾病、血液透析，正常人在剧烈运动或排卵后也可产生 IL-1。IL-1 产生低血压的机制可能是：①增加内皮细胞产生 PGE_2、PGI_2 和 PAF，此外也增加中性白细跑和巨噬细胞产生 TXB_2。这些物质突然增加导致全身血管扩张和白细胞聚集，全身血管阻力降低；②人单

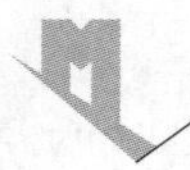

核细胞和培养的内皮细胞与TNF接触后可产生IL-1。脓毒性休克是由于TNF和IL-1共同作用的结果；③通过布洛芬阻断环氧合酶的作用，证实了花生四烯酸代谢产物如PGI_2、PGE_2、TXB，介导了内毒素和细胞因子诱发的低血压。

五、血液流变学变化

休克时血液流变学变化是很重要的，这方面的研究日益增多。

1. 血细胞比容（Hct） 血细胞比容的改变与休克的原因和发展阶段有关。正常时Hct为40%~50%。低于40%时对血液黏度影响不大；大于50%时，若切变率低，即血流缓慢时，血液黏度明显增加；Hct达80%时血液几乎停滞。休克时Hct的变化取决于毛细血管静水压和通透性。失血性休克早期，毛细血管静水压降低，组织间液被吸收入血管内，造成血液稀释，血细胞比容降低，黏度降低，血管阻力减小，血流加快。反之，在淤血期由于微血管内流体静压升高和毛细血管通透性增高，液体从毛细血管内外渗至组织间隙，因而血液浓缩，血细胞比容升高。在脓毒性休克和烧伤休克，因毛细血管通透性增加，血液发生浓缩，Hct升高，血液黏度升高。

2. 红细胞变形性 正常红细胞通过毛细血管时均需变形。红细胞的可塑性与下述因素有关：①红细胞具有双凹盘状的构形特点，这样表面积大，容积小，易于变形，如为球状则不易变形；②红细胞膜的结构与红细胞内能量代谢有关。红细胞膜可以收缩变形，变形时需要ATP的存在；③红细胞内部黏度的改变。pH变化影响黏度，pH降低可降低红细胞的变形能力；④血浆黏度与红细胞内黏度比。血浆黏度增加，红细胞变形性增高。休克时红细胞的变形能力明显降低，其主要原因是：①休克Ⅱ期时因血液浓缩和组织缺氧所引起的血液渗透压升高和pH降低，可使红细胞膜的流动性和可塑性降低并使红细胞内部的黏度增加；②ATP缺乏（可由缺氧或某些休克动因直接引起）可使红细胞不能维持正常的功能和结构。结果是由于红细胞的变形能力降低而难以通过毛细血管，从而导致血流阻力增高。

3. 红细胞聚集性 红细胞聚集性是血液的一种正常属性。血液中红细胞的聚集或分散对血液流动有严重影响，血中红细胞聚集增多，血黏度会随之升高。红细胞聚集性受机体一些促聚集因素（主要是一些大分子蛋白质）和一些抑制聚集因素（切应力和负电荷）的影响。另外，血细胞比容对红细胞的聚集性也有一定影响。休克时引起红细胞聚集的原因是：①血流速度变慢，切变率（shear rate）降低：休克时随着血压下降，血液流速减慢和切变率降低，红细胞易于聚集。②红细胞表面电荷减少：休克时，尤其是脓毒性休克时，红细胞表面负电荷减少，可能是由于血浆中带正电荷的蛋白质增多，被红细胞吸附所致，从而使红细胞彼此靠拢发生聚集。③血细胞比容增加：休克时由于血浆外渗，血液浓缩，故血细胞比容增加，促进红细胞聚集。④纤维蛋白原浓度增高：休克时由于纤维蛋白原浓度增高，致使“桥力”增大乃至超过负电荷的排斥力，导致红细胞聚集。红细胞聚集轻则增加血液黏度和血流阻力，重则引起红细胞淤滞并阻塞微循环，甚至形成微血栓。

4. 白细胞黏附和嵌塞 生理情况下，白细胞数量很少，其容积仅占红细胞的0.9%，对血液黏度和血液流变影响很小。但白细胞的体积大于红细胞，且不易变形，白细胞流经毛细血管时，不易通过，常引起血流减慢或暂停。由于白细胞数量极少，血流间歇也只发生在少部分毛细血管内，有人认为这可能是毛细血管分批开放或关闭的一个调节因素。休克时由于缺血、缺氧，大量酸性产物聚集，毛细血管扩张，通透性升高，液体外渗，血液浓缩，血流减慢，使得白细胞趋边、贴壁、黏附增多，严重时导致毛细血管嵌塞，影响微循环灌流。微循环灌流障碍又可反过来影响白细胞流态，加重白细胞贴壁、黏附、嵌塞，引发恶性循环。近期的研究表明，休克时白细胞黏附、贴壁除与血液本身流态及微循环因素有关外，黏附分子在其中起了非常重要的作用。

5. 血小板聚集 就血小板数量和体积而言，它对血液流变、血液黏度影响不大，但由于血小板有十分活跃的黏附、聚集和释放功能，因此它在血液流变学中也起非常重要的作用，在病理情况下如血液浓缩、血流过度减慢，均为血小板的贴壁提供了较好的前提条件。大量酸性代谢产物及其他毒性物质损害血管内皮细胞，为血小板的黏附提供了极好的场所。黏附在血管内皮上的血小板被激活，释放血小板因子和花生四烯酸代谢产物，又可进一步加重血小板的黏着聚集。血小板的黏着聚集，加上休克时血液黏度升高，可启动凝血系统诱发凝血，严重时可致DIC，影响组织灌流，导致组织器官功能障碍。休克时引起血小板黏附和聚集的主要原因是：①血流减慢，血管内皮完整性破坏，内膜下胶原暴露，为血小板提供黏附了基础；②损伤的内皮组织释放 ADP，发生聚集的血小板可释放 ADP、TXA_2 以及血小板活化因子（PAF），均可触发并加重血小板的聚集。

6. 血浆黏度　血浆黏度与其所含蛋白质的种类、浓度及理化性质有关。蛋白质的分子量愈大或体积愈大，黏度便愈大。蛋白质分子的形状也很重要，如条索状、纤维状的蛋白质比球形者黏度大。蛋白质分子不对称，黏度也更高。血浆蛋白中，对血黏度影响最大的是纤维蛋白原，其浓度虽然小，但分子量大，且呈不对称的长链形，因而能产生较大的阻力。纤维蛋白原对血液黏度的影响很复杂：一方面使血浆黏度增加，另一方面增加红细胞的变形能力而降低血液黏度。创伤和休克时纤维蛋白原可成倍增加，影响血黏度。

7. 灌注压　血液为非牛顿液，即黏度随外压和流速的变化而异；压强低时，黏度大，流量小。这是因为压强低时切变率小，红细胞聚集成缗钱状，故黏度大而流量小。正常时微静脉和小静脉切变率小，常为红细胞的聚集场所。压强渐增时，血液黏度下降，因此血流量增加，这是因为红细胞缗钱在压强和切变率高的情况下发生解聚。休克时血压下降，切变率减少，因而黏度增加，促进红细胞聚集。

8. 血管口径　按照 Poiseuille 公式，黏度与血管半径的 4 次方成反比，即管径大，黏度小；管径小，黏度大。如果压强恒定，在一定范围内管径愈小，黏度降低愈明显，此即 Signa 现象，也称为 Fahraeus-Lindquist 现象。其原因和红细胞在小血管内流动时产生轴向集中（轴流）有关。但此现象有一定的限度，超过限度即管径小于 5~7μm 时，血液黏度不是降低而是升高，此称为倒置现象。其原因和红细胞与毛细胞管壁之间的摩擦有关。休克时血压低、流速及心率快，使轴流现象减弱，血液黏度增加。同时血液 pH 降低及渗透压增加，使红细胞变硬，变形能力降低，易发生倒置现象，血液黏度增加，从而加重休克时微循环的障碍。

9. 红细胞与血浆蛋白间的相互关系　血液黏度除与构成血液的各成分的黏度有关外，更重要的是取决于各成分之间的相互关系。在 Hct 正常时，红细胞与血浆蛋白之间的关系占重要地位；Hct 超过 90%，则红细胞彼此之间的相互关系更重要。红细胞形成缗钱状与纤维蛋白原有关。纤维蛋白原将红细胞聚集在一起形成缗钱状物，当切变率增加时，缗钱状物解聚，黏度变小；当切变率降低时，缗钱状物不能解聚，因此黏度增加。红细胞聚集形成缗钱状物，是休克时最重要的血液流变学变化，严重影响微循环血流，可见于各种类型的休克。红细胞常聚集在血流最慢、血压最低的部位和器官，如微静脉及静脉窦。肝、肾、肺等器官血压低，红细胞易聚集。休克时血液浓缩，Hct 及纤维蛋白原增加，易于发生红细胞聚集及缗钱状物形成。持久的聚集可导致红细胞的淤塞（sludging），即红细胞的不可逆聚集，可能与严重的酸中毒有关。

六、凝血纤溶系统变化

各种类型的休克都可发生不同程度的 DIC。DIC 的发生与休克的发展关系密切，且有互为因果的关系。

（一）休克时凝血变化的动因

各种原因的休克都可在不同程度上成为诱发 DIC 的动因，下述情况尤为突出。

1. 创伤　严重创伤后损伤的组织碎片进入血流，组织凝血活酶可激活外源凝血途径，而且组织碎片作为异物也可激活Ⅻ因子，因此又激活内源途径。挤压伤时大量红细胞被破坏，也易产生 DIC。创伤后的严重感染也是发生 DIC 的促进因素。

2. 感染　细菌、病毒、立克次体及内毒素均可引起 DIC，其机制较复杂：①上述致病原因可直接损害血管内皮细胞而激活Ⅻ因子，使内源途径激活，同时也可激活外源途径；②内毒素可增强白细胞的促凝活性；③内毒素可使血小板聚集和释放，也可直接增加血小板激活因子Ⅹ的活性。内皮细胞受损后，PGI_2 减少，间接增加血小板聚集；④内毒素可通过经典途径与备解素途径激活补体系统，这与 DIC 的发生有一定的关系，但非决定因素；⑤内毒素对细胞有毒性作用，可减少血管内皮细胞合成和释放纤溶酶原激活物，从而降低纤溶活性。

（二）DIC 的诊断标准

DIC 的初期临床表现为低血压，当发展到继发性纤溶阶段，则表现为广泛出血（包括手术切口渗血，皮下淤血，穿刺部位出血等）。这两项非特异性症状和体征必须结合诱发 DIC 的病因及实验室检查，才能作出准确的判断，也应当与抢救休克时大量输血和血液稀释所致凝血障碍相鉴别。DIC 诊断一般标准：

1. 存在易致 DIC 的基础疾病，如感染、恶性肿瘤、病理产科、大型手术及创伤等。

2. 有下列二项以上临床表现：①严重或多发性出血倾向；②不能用原发病解释的微循环障碍或休克；③广泛性皮肤、黏膜栓塞、灶性缺血性坏死、脱落及溃疡形成，或不明原因的肺、肾、脑等脏器功能衰竭；④抗凝治疗有效。

3. 实验检查同时有下列三项以上异常：①血小板计数 $<100\times10^9$/L（白血病、肝病 $<50\times10^9$/L）或是进行性下降，或下列二项以上血小板活化分子标志物血浆水平增高：β- 血小板球蛋白（β-TG），血小板第 4 因子（PF4），血栓烷 B_2（TXB_2），血小板颗粒膜蛋白 -140（P- 选择素，GMP-140）；②血浆纤维蛋白原含量 <1.5g/L（肝病 <1.0g/L，白血病 <1.8g/L）或 >4.0g/L 或呈进行性下降；③ 3P 试验阳性，或血浆 FDP> 20mg/L（肝病 >60mg/L）或血浆 D- 二聚体水平较正常增高 4 倍以上（阳性）；④ PT 延长或缩短 3 秒以上（肝病 >5 秒），APTT 延长或缩短 10 秒以上；⑤ AT- Ⅲ活性 <60%（不适用于肝病）或蛋白 C（PC）活性降低；⑥血浆纤溶酶原抗原（PLg：Ag）<200mg/L）；⑦因子Ⅷ：C<50%（肝病必备）；⑧血浆内皮素 -1（ET-1）水平 >80ng/L 或凝血酶调节蛋白（TM）较正常增高两倍以上。

根据 DIC 的病理生理变化，凝血激活后最终形成凝血酶，此时血内的 AT- Ⅲ有消耗性降低（即含量或活性下降），间接了解凝血酶形成情况有助于诊断。利用凝血酶能裂断显色肽基质（S-2238），可进行 AT- Ⅲ的快速诊断。在纤维蛋白大量形成后纤溶系统受到激活。因而纤溶酶原（FLG）发生消耗性减少，利用显色肽基质（S-2251）可测定 FLG 的含量或活性。上述两项可以测定凝血和纤溶两系统的功能。再加上血小板数和 FDP，作为快速诊断 DIC 的实验项目：即血小板数少于 15×10^9/L，AT- Ⅲ 高于 17.1mg/dl，PLG 高于 27.1mg/dl，FDP 高于 0.4mg/L。

（三）DIC 的预后

DIC 的预后取决于致病因素是否得到控制，如感染病灶、死胎、羊水栓塞等。DIC 累及的器官和系统的多少，也影响患者的预后。单核 - 吞噬细胞系统有清除内毒素、免疫复合物、凝血活酶、红细胞基质等凝血激活物以及激活的凝血因子及 FDP 等功能，可纠正凝血功能障碍。如其功能受抑制，则 DIC 不易纠正。体内发生凝血后，纤溶功能亦同时活跃，纤溶酶溶解已形成的纤维蛋白，防止血管内凝血或血栓形成，对机体有保护作用。纤溶酶原激活物以血管内皮细胞中含量最多，受刺激后释出以溶解病变部位的血栓。如果激活受到抑制，或者血内抗纤溶酶含量增多，均使纤溶酶的活性降低，助长 DIC 的发展。

七、内脏器官的继发性损害

休克的致病因素通过激活体内多种病理反应和信号转导通路引起内脏器官的继发性损害，导致器官功能失常或衰竭，严重影响休克的治疗，对此应有高度的重视。

1. 肺　肺是休克时极易受损的器官。在低灌注和缺氧状态下，肺毛细血管内皮细胞和肺泡上皮细胞均受到损害，导致肺血管通透性增高，出现肺间质水肿、低氧血症。肺泡上皮细胞损害后导致肺表面活性物质生成减少，肺泡表面张力增高，继发肺泡塌陷，局部肺不张。由于存在因肺灌流不足导致的“无效腔通气”和因肺不张导致的“肺内分流”使肺通气血流比例失调，进一步加重组织缺氧。休克引起的缺氧和呼吸代偿使呼吸肌做功增加，呼吸肌氧耗从占全身氧耗的比例从正常的 3% 增加到 20%~50%，呼吸肌氧耗过高和低氧血症可进一步影响心输出量，导致氧输送效率低下，全身缺血缺氧加重和休克恶化。

2. 心　除心源性休克伴有原发性心功能障碍外，其他各类型休克也都可引起心功能的改变。一般而言，心脏的血液灌注 80% 来自舒张期，舒张压成为影响心脏灌注水平的重要因素。由于冠状动脉的平滑肌 β 受体占优势，在休克早期由于血中儿茶酚胺浓度上升，冠状动脉没有明显的收缩。因此，除心源性休克外，其他类型休克的早期阶段心功能损伤表现不明显。休克的早期可出现心功能代偿性加强，此后由于休克时血压降低以及心率加快所引起的心室舒张期缩短，可使冠脉灌流量减少和心肌供血不足；同时因交感 - 儿茶酚胺系统兴奋使心率加快、心肌收缩力加强，导致心肌耗氧量增加，因而更加重了心脏缺氧。结果心肌因能量不足和酸中毒而使舒缩功能发生障碍，从而引起心力衰竭，对于原来就有冠状动脉供血不良者，尤其容易出现心力衰竭。在脓毒性休克中，心脏功能损伤的进程可明显加快。内毒素和炎性介质可通过 Ca^{2+}- 依存性 / 非依存性路径激活心脏 cNOS 和 iNOS，导致心脏 NO 的过量产生。过量产生的 NO 使心肌细胞内 cGMP 含量增加，心肌内 Ca^{2+} 浓度下降、

8

心收缩力降低，同时还干扰心脏β受体的生物信号传递呈现负性肌力效应。由于致病因子对心肌血管内皮细胞的损伤，导致冠状血管收缩、冠状动脉自身血流行病调查节机制障碍、血小板积聚、凝血现象、心肌缺血及使心肌细胞氧利用障碍，也进一步损伤心肌，削弱心脏泵功能。过量产生的NO除了上述cGMP通路抑制心功能外，还与超氧化负离子(O_2^-)结合生成过氧亚硝酸阴离子($ONOO^-$)。$ONOO^-$是一种强氧化剂，通过多种途径包括不可逆抑制线粒体呼吸链，造成心肌能量供应障碍；DNA破裂；抑制心肌肌原纤维肌酸激酶，减弱心肌收缩力；诱导心肌细胞凋亡等直接或间接的作用使心脏功能受损。

3. 肾　肾功能的改变在休克早期即可发生，这时发生的是不伴有肾小管坏死的功能性急性肾衰竭，主要临床表现为少尿或无尿。在休克早期，有效循环血量的减少不仅能直接使肾血流量不足，还可通过肾素-血管紧张素系统和交感-儿茶酚胺系统的激活而使肾血管收缩，使肾血流量更加减少，结果是肾小球滤过压降低，肾小球滤过率减少。而肾小管上皮细胞虽然已经发生缺血，但是因为持续时间不久，故这些细胞仍能保持其正常的重吸收功能，加之此时醛固酮和抗利尿激素分泌增多，所以肾小管对钠水的重吸收加强。肾小球滤过率的减少和肾小管重吸收的增强可导致少尿或无尿，但此时肾功能的变化是可逆的。当休克持续时间较长时，可引起急性肾小管坏死，发生器质性的肾衰竭。此时即使肾血流量随着休克的好转而恢复，患者的尿量也难以在短期内恢复正常。肾功能的这些改变，将导致严重的内环境紊乱，包括高钾血症、氮质血症和酸中毒等，使休克进一步恶化。

4. 肝和胃肠道　肝脏和胃肠道等内脏器官和皮肤骨骼肌的血管α受体密度较高，对儿茶酚胺敏感性高。休克早期交感神经兴奋引起血管收缩更为显著，结果内脏和皮肤骨骼肌的血流量明显降低，氧输送也明显减少。由于内脏器官是氧需较高的器官，结果导致内脏器官氧供和氧需失衡，引起组织缺氧。休克时发生肝功能障碍的主要原因有：①低血压和有效循环血量减少可使肝动脉血液灌流量减少，从而引起肝细胞缺血缺氧，严重者可导致肝小叶中央部分肝细胞坏死；②休克时由于腹腔内脏的血管收缩，致使门脉血流量急剧减少，加重肝细胞的缺血性损害；③肝内微循环障碍和DIC形成，更可引起肝细胞缺血缺氧；④在肠道产生的毒性物质经门脉进入肝，加之肝本身毒性代谢产物的蓄积对肝细胞都有直接损害作用。肠道是最早发生缺氧的器官，可因严重的缺血缺氧导致肠黏膜受损、糜烂，释放出具有细胞毒性的蛋白酶和多种细胞因子，加之肠道屏障功能损伤导致的细菌移位可迅速加重休克和多脏器功能衰竭。

5. 中枢神经系统　休克早期，如果能通过代偿性调节维持脑的血液供给，除因应激反应而有兴奋性升高外，一般没有明显的脑功能障碍。休克进一步发展，心输出量减少和血压降低，不能维持脑的血液供给，则发生缺氧。严重的缺氧和酸中毒还能使脑的微循环血管内皮细胞和小血管周围的神经胶质细胞肿胀，致脑微循环狭窄或阻塞，动脉血灌流进一步减少。在微循环凝血期，脑循环内可以有血栓形成和出血。大脑皮质对缺氧极为敏感，当缺氧逐渐加重，将由兴奋转为抑制(表情淡漠)，甚至发生惊厥和昏迷。皮质下中枢因严重缺氧也可发生抑制，呼吸中枢和心血管运动中枢兴奋性降低。

第三节　休克的临床表现及特征

一、休克的临床分期

不同类型休克的临床过程各有不同的特点。根据休克的病程演变，休克可分为三个阶段，即休克代偿期、休克期和休克晚期(图103-2)。

1. 休克代偿期　有效循环血量降低20%以上时，由于机体的代偿作用，患者的中枢神经系统兴奋性提高，交感神经活动增加。表现为精神紧张或烦躁、面色苍白、手足湿冷、心率加速、过度换气等。血压正常或稍高。反映小动脉收缩情况的舒张压升高，故脉压缩小。尿量正常或减少。体温改变在休克早期可能不明显，但肢体温度和色泽能反应体表灌流的情况。四肢温暖、皮肤干燥，轻压指甲或口唇时局部暂时苍白而松压后迅速转为红润，表示外周循环已有改善。四肢皮肤苍白、湿冷、轻压指甲或口唇时颜色变苍白而松压后恢复红润缓慢，表示末梢循环不良，休克依然存在。对早期出现的休克症状要及时识别和处理，如果处理不当，

临床表现		轻度	中度	中度	极重度
神志		神清、焦虑	神清、表情淡漠	意识模糊 反应迟钝	昏迷 呼吸浅不规则
口渴		口干	非常口渴	极度口渴 或无主诉	无反应
皮肤黏膜	色泽	面色苍白 肢端稍发绀	面色苍白 肢端发绀	皮肤发绀 可有花斑	极度发绀 或皮下出血
	温度	四肢温暖 或稍凉	四肢发凉	四肢湿冷	四肢冰冷
血压		SBP 80~90mmHg 脉压<30mmHg	SBP 60~80mmHg 脉压<20mmHg	SBP 40~60mmHg	SBP<40mmHg
脉搏		有力 ≥100次/min	脉细数 100~120次/min	脉细弱无力	脉搏难以触及
心率		≥100次/min	100~120次/min	120次/min	心率快、慢不齐
体表血管		正常	毛细血管充盈延迟	毛细血管充盈 极度迟缓	毛细血管充盈 极度迟缓
尿量		尿量略减	<17ml/h	尿量明显减少或无尿	无尿
休克指数 （脉率/收缩压）		0.5~1	1.0~1.5	1.5~2.0	>2.0

图 103-2　休克的临床分期

则病情发展，进入休克期。

2. 休克期　患者神志淡漠、反应迟钝，甚至可出现神志不清或昏迷、口唇肢端发绀、出冷汗、脉搏细速、血压下降、脉压更缩小。全身皮肤黏膜明显发绀，四肢冰冷，若肛温低于 36℃提示存在严重的生理功能紊乱，是患者生存的强烈预警信号。脉搏扪不清，血压测不出，无尿。

3. 休克晚期　在休克期患者出现皮肤、黏膜瘀斑或消化道出血，表示病情已发展至弥散性血管内凝血（DIC）阶段。此期患者因组织严重缺氧、酸中毒、血液高凝状态以及血管内皮细胞损伤而凝血因子耗竭，纤溶活性亢进，出现出血致微循环血流停滞，组织得不到氧和营养物质供应，微血管平滑肌处于麻痹状态，对血管活性药物失去反应出现微循环衰竭期。同时也出现进行性呼吸困难、脉速、烦躁、发绀或咳出粉红色痰，动脉血氧分压降至 60mmHg 以下。吸氧也不能改善症状和提高氧分压，常提示发生 ARDS，甚至发生多器官功能衰竭。

在临床医疗实践中对常见的失血性休克和脓毒性休克还需注意其临床征象特征。失血性休克除了上述休克临床表现的共性外，突出的症状为因急性大量失血导致的面色、球结膜苍白，皮肤湿冷，脉搏细速，低血压、脉压减小。脓毒性休克的临床表现却因血流动力学分型的不同而有不同的症状。高动力型休克患者因周围血管扩张、阻力下降、舒张压减低、心输出量增加而有皮肤潮红、温暖干燥，同时往往伴有寒战、发热，神志谵妄，呼吸深快等征象。低动力型休克患者则可表现为烦躁不安，皮肤湿冷、青紫，呼吸急促，低血压、脉压变窄，心率快，少尿等症状和体征。

二、休克的临床特征

（一）低血容量性休克

产生低血容量的病因甚多，一般归纳为四类。

1. 失血性休克　失血性休克的严重性，取决于有效循环血容量缺少的程度以及机体在失血前的循环功能状态。一般可根据临床症状分析所丢失的血容量和急救时所需要补充的容量(表 103-1)。

Ⅰ级(轻度休克):失血量为全身血量的 15%~20%,休克症状不明显;意识变化不大,可能清醒,也可能躁动或轻度模糊;瞳孔大小及对光反射正常;脉搏较快,约 100 次 /min,强度正常或稍低;血压正常或稍低,脉压稍低(30~40mmHg);尿量 36~50ml/h,休克指数 >1.0~1.5 ;肾灌注正常,末梢血管阻力和肾血管阻力接近正常;微循环变化不明显。

表 103-1 失血性休克的分级

参数	Ⅰ	Ⅱ	Ⅲ	Ⅳ
失血量(ml)	<750	750~1 500	1 500~2 000	>2 000
失血量(%)	<15%	15%~30%	30%~40%	>40%
心率(bpm)	<100	>100	>120	>140
血压	正常	下降	下降	下降
呼吸频率(bpm)	14~20	20~30	30~40	>40
尿量(ml/h)	>30	20~30	5~15	无尿
神经系统	轻度焦虑	中度焦虑	萎靡	昏睡

Ⅱ级(中度休克):失血量为全身血量的 20%~40%,表现烦躁不安、口渴、呼吸急促、定向力尚存,有时意识模糊,说话含糊,回答问题反应慢,瞳孔大小及对光反射正常;脉搏增快,约 120 次 /min 或更快,强度较弱;收缩压 70~90mmHg,甚至可降至 60~80mmHg 以下;休克指数 1.5~2,脉压减少(< 20mmHg);颈静脉充盈不明显或仅见充盈形迹,肢体末端厥冷,手指压迫前额或胸骨部位皮肤引起的苍白 2 秒以上恢复;肾血管阻力增加,伴有滤过率和尿量的降低,尿量仅 24~30ml/h;肾血流量减少时,自身调节使肾小球前、后血管都收缩,因此肾小球滤过率减少不明显。只要没有进一步的出血,患者尿量可恢复正常,24 小时内肾灌注和肾小球滤过均可恢复正常。

Ⅲ级(重度休克):失血量达全身血量的 40%~50%,意识模糊,定向力丧失,甚至昏迷,瞳孔大小正常或扩大,对光反射迟钝;心动过速,脉搏快而弱(>120 次 /min),收缩压 <60mmHg 或测不到,脉压进一步缩小,休克指数 >2.0 ;末梢灌注减少并有酸中毒,呼吸急促;颈静脉不充盈,前额及胸骨皮肤压迫后始终苍白,肢端厥冷,范围向近端扩大,冷汗;全身和肾血管阻力明显增加,肾血流明显减少,尿量 <18ml/h 甚至无尿,肾小球滤过率降低。重要生命器官如心、脑的血液供应严重不足,患者可发生昏迷甚至出现心搏骤停。虽肾小球滤过和尿电解质排出常在 24 小时内恢复,但肾血管阻力增加将持续 48~96 小时。

Ⅳ级(危重休克):失血量超过全身血量的 50%,脉搏难触及,无尿,昏迷,重度发绀,随时出现心搏骤停。末梢和肾血管阻力会明显增加,表现为冷而湿的皮肤和无尿,说明肾脏缺乏血液灌注和无滤过。在急诊科就需要快速进行容量复苏和急送手术室。肾小球滤过率需 48~72 小时才恢复,肾血管阻力增加将持续 4~7 天。

2. 创伤性休克 失血性休克不一定伴有严重创伤,而创伤尤其是严重创伤常伴有大量失血,晚期还可伴有严重感染。严重创伤患者除出现休克的常见症状和体征外,早期还因严重创伤或处置措施不力而迅速出现致命三联征(lethal triad):凝血功能障碍、低体温、代谢性酸中毒(图 103-3)。

(1)凝血功能障碍:严重创伤以大量失血为基本特征,创伤后早期死亡病例 30%~40% 归结于出血。美国外科医师协会对创伤后失血的评估作了大致Ⅰ~Ⅳ级的划分,提出失血量 <15% 总血容量为Ⅰ级,>50% 为Ⅳ级,并指出年轻人能耐受 50% 的失血量,但老年人耐受血容量丢失的能力大大低于年轻人。机体受到创伤后,血管内皮细胞的完整性被破坏,暴露的内皮下基质介导了血小板的活化、黏附以及血小板血栓的形成。血小板血栓参与活化凝血蛋白,加速凝血过程,致使凝血因子的耗损。组织损坏、缺氧和休克等因素会激活凝血过程，随之激活纤溶系统，导致大量出血。创伤早期急性凝血障碍的原因除了直接的凝血因子丢失外，还有凝血过程中被激活的血栓调节素 - 蛋白 C 通路和继发的纤溶亢进。蛋白 C 是由肝脏产生的一种丝氨酸蛋白酶，血液中以非活性的酶原形式存在。当创伤启动体内凝血过程血栓形成时，血栓与内皮细胞表面的一种膜蛋白 - 血栓调节素形成酶复合物，后者激活蛋白 C 形成活化蛋白 C（aPC），在辅助因子蛋白 S 的参与下使Ⅴa 和Ⅷa 失活而不能形成凝血酶原复合物，从而阻断血栓的形成。aPC 除了直接抑制纤维蛋白形成外，还直接抑制纤溶酶原激活物抑制物 1（PAI-1），导致纤溶亢进，使已形成的凝血块降解，导致广泛的创面渗血。

（2）低体温：创伤后机体因开放的伤口、大量失血、快速容量复苏、麻醉后体温再分布、手术散热、腹腔冲洗等导致患者低体温降低。体温过低将导致：①全身细胞代谢障碍；②血管收缩，心输出量减少；③寒战、耗能增加；④促使氧离曲线左移，组织乏氧，代谢性酸中毒；⑤凝血酶及凝血因子活力降低，影响凝血功能等。据美军伊拉克战地医院统计，约有 18% 伤员有严重体温降低，带来了不良的预后。低体温直接与损伤严重程度相关，是导致死亡的独立危险因素。体温 35℃凝血因子Ⅺ与Ⅻ的功能仅及正常体温的 65%，体温 34℃ 时Ⅶ因子活性仅达正常温度的 80%，肛温 32.8℃将致 100% 死亡。在创伤复苏期间要警惕，低体温和酸中毒都可因复苏期间大量的液体治疗而加重。

（3）代谢性酸中毒：代谢性酸中毒是严重创伤患者的常见并发症。当动脉血 pH 达 7.2 以下时，可出现心肌收缩力下降和心输出量降低，可表现为血管扩张、低血压、心动过缓以及重要脏器血流减少。酸中毒可影响凝血功能，使Ⅶa 活性降低。当 pH 从 7.4 降低到 7.06，凝血酶活性将减少 90%。酸中毒情况下血小板会改变内部构型失去变形能力，钙离子结合位点亲和力下降。pH 达 7.1 时，由凝血酶产生的凝血块将减少 50%，纤维蛋白原减少 35%，血小板数量减少 50%。

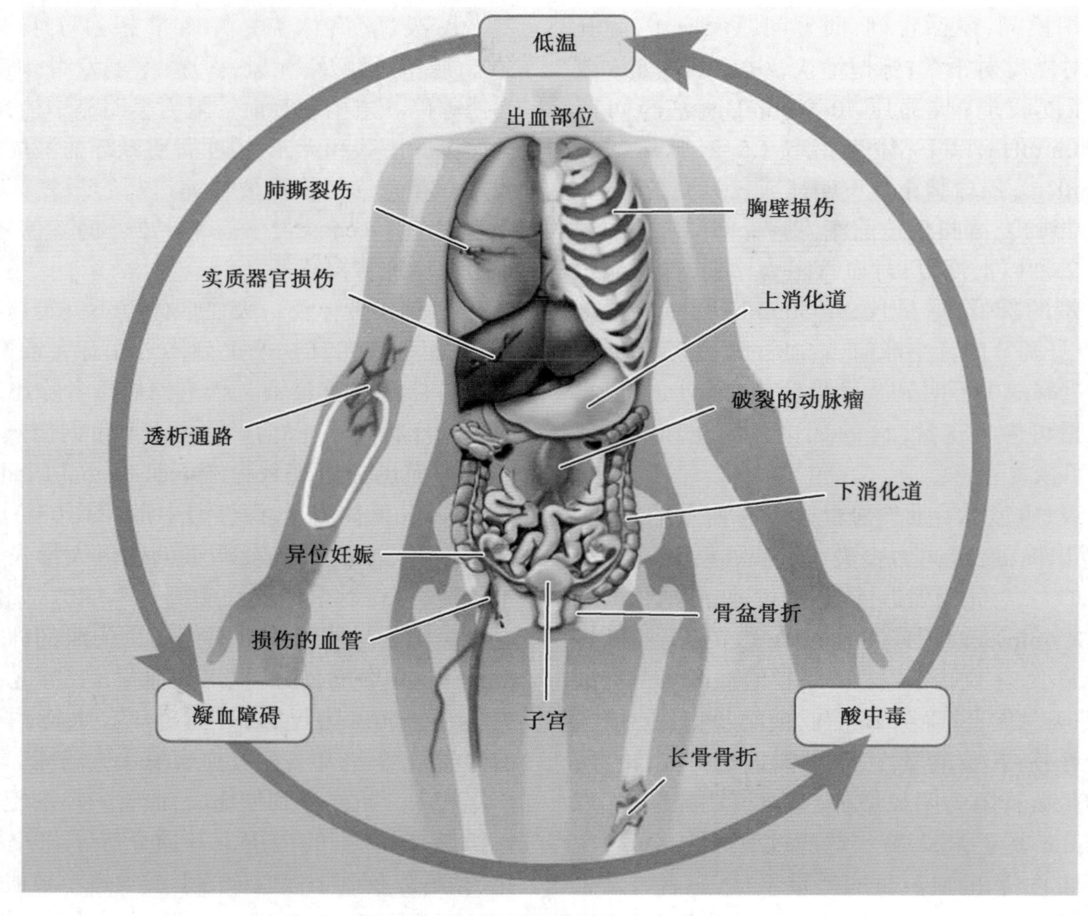

图 103-3 创伤性休克的致命三联征

8

由于严重创伤患者迅速出现以"急性创伤性凝血病、低体温、酸中毒"为特征的致命三联症，对此类患者应考虑是否实施损伤控制性手术(damage control surgery，DCS)，目的在于控制活动性出血，并即刻展开损伤控制性复苏(damage control resuscitation，DCR)治疗和积极实施麻醉处置。损伤控制性复苏的中心内容包括：在有效循环血容量接近正常的基础上，维持"允许性低血压"，应用新鲜血液或血液制品补充凝血因子，纠正早期凝血障碍，应用等量血浆、红细胞和血小板(1∶1∶1)进行容量复苏，减少晶体液的应用，纠正酸中毒，恢复体温等急救措施。应避免持续、大量应用血管收缩剂维持血压"正常"的假象，造成后续的急性肾衰竭。

这类患者的麻醉处置要素除上述复苏处理外，还应根据创伤情况选用麻醉药物及方式、控制气道、机械呼吸、调整酸碱平衡、实施围手术期脏器功能保护与调控等一系列综合性治疗。

3. 烧伤性休克　烧伤是由热、化学物质、光、电及放射线等所造成的皮肤及深层组织的损害。早期可因大量体液丢失而致低血容量性休克，晚期又可因感染而致严重的脓毒性休克。休克又可导致代谢、免疫、内分泌及各脏器功能方面的变化。

4. 失液性休克　大量丧失功能性细胞外液，致使有效循环血容量不足，也可导致休克，如急性肠梗阻、空肠瘘等。从消化道的任何一段快速丧失大量的消化液均可致电解质和水的丢失。高位梗阻如幽门梗阻，可因呕吐而丧失大量胃液；小肠梗阻则因梗阻的近端对肠液吸收停止，而分泌仍继续进行，致大量液体被隔离在肠腔内而失去交换功能；如果为绞窄性梗阻，除液体外尚有大量血液被阻在肠系膜、肠壁中，同时腹腔内也有大量渗出液；以上各种因素造成的大量功能性细胞外液丧失，是引起肠梗阻患者发生低血容量性休克的主要原因。

所有低血容量性休克患者的恢复过程，要经过三个不同的阶段。第Ⅰ阶段是活动性出血阶段，从受伤开始经手术或切除受伤器官而完成止血。第Ⅱ阶段是强制性血管外液体扣押。从出血停止开始至体重增加最大时为止，反映液体在血管外间隙的蓄积。第Ⅲ阶段是血管内再充盈(回吸收)和利尿期。从获得最大的体重开始，直到随之而来的最大的体重丧失为止，反映肾脏排出重回到血管内间隙的液体。

（二）脓毒性休克

脓毒症和脓毒性休克是严重疾病状态，可迅速发展为多器官功能障碍乃至衰竭，伴随累及的器官的增多死亡率也增高(图 103-4)。2016 年国际脓毒症和脓毒性休克管理指南将脓毒症重新定义为宿主对感染的反应失调，产生危及生命的器官功能损害。脓毒性休克是脓毒症的一种类型，伴有足以引起死亡率增加的持续循环和细胞代谢紊乱。新定义旨在强调疾病的严重状态，以期引起重视和提高救治成功率；同时更强调感染导致宿主产生内稳态失衡、存在潜在致命性风险、需要紧急识别和干预(表 103-2)。研究显示，应用序贯性器官衰竭

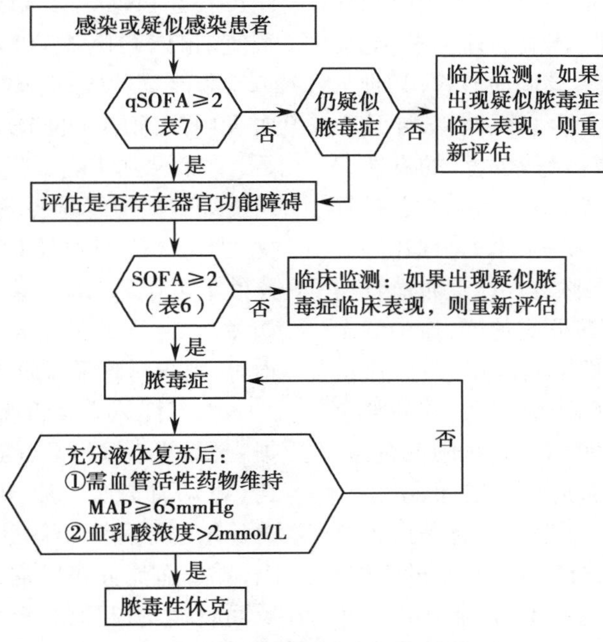

图 103-4　脓毒症和脓毒性休克的临床诊断流程

表 103-2 序贯性器官衰竭评分（SOFA）系统

器官和系统	指标	0分	1分	2分	3分	4分
呼吸系统	氧合指数	≥ 400	<400	<300	<200，呼吸支持	<100，呼吸支持
凝血系统	血小板计数（$\times 10^9$/L）	≥ 150	<150	<100	<50	<20
肝脏	胆红素（μmol/L）	<20	20~ <33	33~ <102	102~ <104	≥ 204
循环系统		MAP ≥ 70mmHg	MAP <70mmHg	多巴胺 <5.0 或多巴酚丁胺（任何剂量）*	多巴胺 5.0~15.0 或肾上腺素≤ 0.1 或去甲肾上腺素≤ 0.1*	多巴胺 >15 或肾上腺素 >0.1 或去甲肾上腺素 >0.1*
中枢神经系统	Glasgow 评分	i5	13~ <15	10~ <13	6~ <10	<6
肾脏	肌酐（μmol/L）	<110	110~ <171	171~ <300	300~ <440	≥ 440
	尿量（ml/d）				<500	<200

评分（sequential organ failure assessment，SOFA）比全身炎症反应综合征（SIRS）诊断脓毒症更能反映预后。根据 SOFA ≥ 2 分诊断脓毒症并识别成人脓毒性休克患者的临床标准为：在脓毒症的基础上，出现持续性低血压，经充分液体复苏后，仍低血压（升压药维持下平均血压≥ 65mmHg）且血清乳酸 >2mmol/L。

脓毒性休克导致的循环功能障碍主要表现为有效循环血量降低、心肌抑制、血管张力改变及对血管活性药物敏感性下降（血管低反应性，vascular hyporeactivity）等：①低有效循环血量：小动脉和静脉扩张引起血容量相对不足；体液的外丢失、毛细血管通透性增加引起血管内液向间质转移；②心肌抑制：脓毒性休克早期即可发生心肌抑制，导致心肌抑制的病理因素除细菌及内毒素激活的炎性细胞因子 TNF-α、IL-1β 等以外，还与 NO 的心肌负性肌力作用有关，表现为心室扩张、射血分数降低；③血管张力改变及低反应性：脓毒性休克时血管功能障碍可表现为区域性血管床张力改变，血中缩血管物质（儿茶酚胺、血管紧张素Ⅱ、内皮素、血栓素 A_2 等）与扩血管物质（NO、扩血管作用的前列腺素等）的平衡紊乱。血管张力降低可出现顽固低血压、血管内皮细胞受损、毛细血管通透性增加、组织水肿等。区域性血管床张力改变使肠道、肾脏血管处于高收缩状态，而相对应的是骨骼肌血流量增加。这种“高需低供”和“低需高供”的血流分布异常使重要脏器的氧供 / 氧耗失衡，迅速导致器官功能不全。脓毒性休克时，过量产生的 NO 与可溶性鸟苷酸环化酶（sGC）的血红素辅基中的 Fe^{2+} 结合后激活 sGC，导致细胞内 cGMP 水平升高，通过多种路径降低细胞内 Ca^{2+} 浓度，使血管松弛，血管反应性降低，引起顽固性低血压。同时，过量产生的 NO 与 O_2^- 迅速反应生成 $ONOO^-$。

$ONOO^-$ 造成休克时血管功能损伤的主要机制表现为：①耗竭细胞能量，降低收缩性：$ONOO^-$ 与核酸作用，生成 8- 羟脱氧鸟嘌呤核苷酸或 8- 硝基鸟核苷酸等导致核酸戊糖环脱氧，引起 DNA 裂解。此过程还可激活多 -ADP 核糖基化合酶（PARS），致使辅酶Ⅰ（NAD^+）和 ATP 大量消耗，细胞内代谢障碍和能量耗竭，血管平滑肌收缩力减低；②损伤血管内皮细胞：$ONOO^-$ 通过脂质过氧化，酶系失活，干扰线粒体能量代谢，破坏 DNA 等致使血管内皮细胞损伤或凋亡，造成内皮依存性调节机制失常，加重休克时血管功能障碍；③ $ONOO^-$ 在适当条件下可作为 NO 的供体，同时亦作用于离子通道如激活 Ca^{2+}- 敏感性 K^+ 通道和 ATP- 敏感性 K^+ 通道等，减弱血管平滑肌收缩，造成血管麻痹。

脓毒性休克时组织对氧的摄取能力受到严重损害，即使心输出量（CO）和氧供（DV_2）增加，而氧耗（VO_2）却未必增加，仍可发生组织缺氧和血乳酸含量增加。由于不同部位的血管发生不协调的舒缩，导致血流分布异常，使需氧量增加部位的血管反而收缩，引起低灌流状态。粒细胞、血小板和纤维蛋白在血管内的聚集，又可加重血流分布异常。

8

内皮细胞损伤可增加血管通透性，血管内液向血管外转移引起组织水肿，进一步损害组织灌注，无氧代谢增加导致血乳酸含量增加。组织灌注不足引起细胞缺氧和坏死，最终导致多器官功能障碍和死亡。

引起革兰氏阴性菌感染的细菌大多数为胃肠道的共生菌，但必须注意患者在入院后不久，消化道和呼吸道的微生物变换为医院内的常见菌株，这些菌株几乎都对抗生素耐药，伤情越危重，越易感染这类菌株。患者的基本状况常决定主要的病灶所在，即在腹部手术时肠道是可能的病灶；生殖泌尿道器械检查时病灶主要在生殖泌尿道；烧伤患者的主要病灶在皮肤和皮下组织；免疫抑制患者的病灶在肺，而体弱的患者如广泛播散的癌肿或肝硬化患者，其原发病灶不很突出，轻微的感染便可导致休克。

（三）过敏性休克

过敏性休克多数属于Ⅰ型变态反应，发生于对某些变应原（完全抗原或半抗原）已经致敏的患者，约占总数的60%。Ⅰ型变态反应的机制如下：变应原使机体致敏产生IgE（或IgG），IgE FC段与靶细胞（肥大细胞、嗜碱性粒细胞、血小板）结合后，机体呈致敏状态，当变应原再度进入致敏机体，与IgE结合引起细胞脱颗粒反应，并释放或合成一系列化学介质（组胺、5-羟色胺、激肽、慢反应物质-A、血小板活化因子、嗜酸性粒细胞趋化因子等），使血管扩张，通透性增加，支气管平滑肌收缩，毛细血管通透性增加，引起过敏性休克。另有相当部分（约40%）的患者可通过非免疫机制而直接导致肥大细胞和嗜碱性粒细胞释放介质或直接引起补体激活，而不需要免疫受体的参与（严重类过敏反应）。其余的极少部分患者还可通过IgG或补体系统介导出现症状。

一般休克早期都有微循环痉挛（缺血缺氧期），但过敏性休克例外，早期器官的微静脉和小静脉收缩，微循环呈淤血性缺氧期，血管床容量增大，回心血量和心输出量减少，血压明显下降，这是过敏性休克的特殊血流动力学特点。

（四）心源性休克

凡能严重影响心脏排血功能，使心输出量急剧降低，引起心脏泵功能衰竭的原因，都可引起心源性休克。常见于急性心肌梗死或心脏手术后，其他原因有心脏创伤、严重心律失常、急性瓣膜反流、动脉栓塞、心室壁破裂伴有急性心脏压塞等，其中左室衰竭占心源性休克病因的78.50%。这型休克的主要特点是：①由于心泵衰竭，心输出量急剧减少，血压降低；微循环变化的发展过程基本和低血容量性休克相同，但常在早期因缺血缺氧死亡；②多数患者由于应激反应和动脉充盈不足，使交感神经兴奋和儿茶酚胺增多，小动脉、微动脉收缩，外周阻力增加，致使心脏后负荷加重；但有少数患者外周阻力是降低的；③交感神经兴奋，静脉收缩，回心血量增加，而心脏不能把血液充分泵入动脉，因而中心静脉压与心室舒张期末容量和压力升高；④常较早出现较为严重的肺淤血和肺水肿，这些变化又进一步加重心脏的负担和缺氧，促使心泵衰竭。

心源性休克主要有三个方面的表现：①持续低血压，收缩压 <90mmHg或平均动脉压自基线下降≥ 30mmHg，持续时间 >30分钟；②心脏指数显著降低，存在肺淤血或者左心室充盈压升高；无循环支持情况下低于1.8L/（min·m^2），有循环支持情况下在2.0~2.2L/（min·m^2）之间；③器官灌注受损体征（至少一项），精神状态改变，皮肤湿冷，少尿，血清乳酸水平升高。此外，非心源性休克如失血、创伤、烧伤、液体丧失、感染、过敏等，其早期损害主要是在末梢循环，当休克严重或持久时，常发生继发性心肌损害而导致心源性休克。

（五）神经源性休克

当血管运动中枢发生抑制或传出的交感缩血管纤维被阻断时，小血管因紧张性的丧失而发生扩张，结果是外周血管阻力降低，大量血液淤积在微循环中，回心血量急剧减少，血压下降，引起神经源性休克。此类休克常发生于深度麻醉或强烈疼痛刺激后（由于血管运动中枢被抑制）或在脊髓高位麻醉或损伤时（因为交感神经传出径路被阻断）。本类休克的病理生理变化和发生机制比较简单，预后也较好，有的不经治疗即可自愈，有的则在应用缩血管药物后迅速好转。有人认为这种情况只能算是低血压状态，而不能算是休克，因为从休克的概念来看，这类患者微循环的灌流并无急剧的减少。

第四节　休克的监测

一、基本监测

1. 动脉血压　动脉血压分为收缩压，舒张压，脉压和平均动脉压。根据患者的基础血压，收缩压下降 20%~30% 以上，即进入休克。舒张压过高必将减少冠状动脉的血液灌注。脉压正常值为 30~40mmHg，由每搏量和总血容量所决定。平均动脉压是和心输出量及末梢血管阻力有关。一般认为出现动脉低血压（定义为收缩压 <90mmHg（1mmHg=0.133kPa），或平均动脉压 <65mmHg，或较基线下降 >40mmHg），并且有组织血流减少的表现，如尿量少于 20ml/h、意识障碍、皮肤湿冷等，即可诊断为休克。休克指数 = 脉率 / 收缩压，大于 1.0 时提示有效血容量明显减少。休克的血压监测应使用有创动脉血压监测，采用动脉脉搏曲线分析，可进一步阐明休克的生理学基础。采用校准的脉搏曲线分析，可以连续获得心输出量、每搏输出量和脉压变异的估算值，还可以获取其他参数。

2. 脉搏和心率　早期脉搏细快，要先于血压下降前发生。血压下降，心率由快变慢，脉搏细弱，说明心肌严重缺血、心力衰竭，休克恶化。

3. 意识状况　神经细胞对缺氧的反应主要是兴奋，出现烦躁不安，谵妄。脑组织血流灌注明显减少，神经细胞功能转为抑制，出现表情淡漠，意识模糊，最后出现昏迷。

4. 皮肤改变　皮肤湿冷、苍白或苍黄、青紫、呈现花纹或花斑状，多由于皮肤血管收缩和血流淤滞所致。毛细血管再充盈时间延长（>2 秒），静脉萎陷。

5. 尿量　正常成人每小时尿量可达 20~30ml 以上。早期休克可出现少尿或无尿，充分补液后尿量仍然 <0.5mL/（kg·h）。

6. 血常规　要特别注意红细胞、血红蛋白、血细胞比容（Hct）、和血小板计数及功能。

7. 动脉血乳酸值　正常值小于 2mmol/L。测定时应注意寒战、抽搐、过度通气和血管活性药物的影响，推荐前 8 小时每 2 小时进行一次乳酸测量，后 8~12 小时进行一次。此外，脓毒性休克患者血乳酸 >1.5mmol/L 时，即伴随病死率显著增加（图 103-5）。

二、脏器功能监测

（一）循环功能

1. 肺动脉楔压（PAWP）　PAWP 能够估算心输出量，检测混合静脉血氧饱和度，还能获得其他参数，从而帮助临床医师细化休克的病因，并可能对患者的转归产生影响。PAWP 反映左心房平均压，正常范围在 8~12mmHg 之间。心功能正常时，PAWP 小于 18mmHg，小于 8mmHg 时提示有血容量相对不足；大于 20mmHg 多为中度肺淤血；大于 25mmHg 则为重度肺淤血；大于 50mmHg 常有明显的肺水肿。难治性心源性休克和右心室功能不全的患者应留置肺动脉导管。当出现皮肤温降低，CO 下降，肺部湿啰音，颈静脉充盈，血管充盈（胸

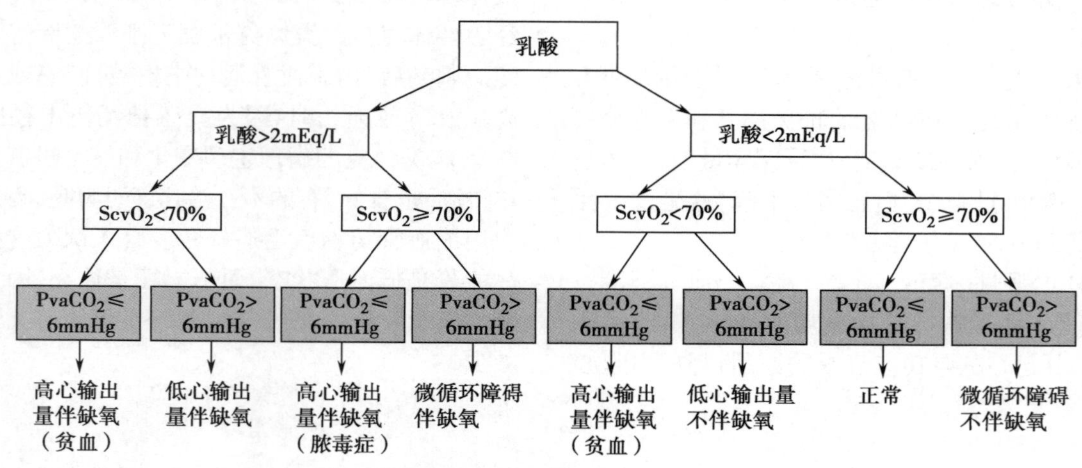

图 103-5　乳酸、$PavCO_2$、$ScvCO_2$ 的综合决策树

片）预示着 PAWP 增高。建议不需要在休克患者中常规置入肺动脉导管，仅将其用于少数有右心室功能障碍或严重呼吸窘迫综合征的病例。

2. 中心静脉压（CVP） CVP 导管管口位于右心房时，CVP 正常值为 0~3cmH_2O。位于颈内静脉或右心房入口处时，压力为 6~10cmH_2O。乃是反映右心室充盈、排空的情况。CVP 大于 15~20cmH_2O 表明有明显右心功能不全急需用药降低前负荷和改善心功能；如小于 5cmH_2O，需输血输液以补充血容量。张力性气胸、胸腔积液、正压通气时可使 CVP 增高。当低血容量与右心衰同时存在，CVP 偏高常掩盖低血容量，低血压难以改善。左心衰时稍过量补液不明显增加 CVP，此时 PAWP 则可明显增加而出现肺水肿。

3. 心输出量（CO） 临床常以心脏指数（CI）作为判断心功能的依据，正常范围是 2.6~4.0L/（min·m^2）。

4. 超声心动图 超声心动图是目前可以快速明确休克类型的首选评估方式，同时也可为后续血流动力学评估及并发症（如心脏压塞）等的诊断和治疗提供依据。超声心动图可以从三个方面帮助 ICU 医师：①更好地描述血流动力学紊乱；②最佳治疗方案的选择（静脉输液、心肌收缩力、超滤）；③评价血流动力学紊乱对治疗的反应。多普勒超声心动图测量的主要依据是左室收缩力和左室后负荷。因此，左心射血分数并不是左心室收缩性的精确标志，而是它内在收缩性反映了心脏适应实际负载条件的方式。这在休克患者中尤其重要，在休克患者中，左室后负荷在短时间内会发生显著变化，因此重复地进行超声心动图评估并不可行。通常超声心动图需要与其他监测技术相结合。在基于临床评估和超声心动图的初始治疗中，可能不需要其他有创血流动力学监测。在严重休克和病情复杂的情况下，有创血流动力学监测有助于确定影响血流动力学紊乱的因素以及治疗的重点。

（二）呼吸功能

1. 动脉血氧分压（PaO_2）和吸入氧分数（FiO_2） PaO_2 的正常值在吸入空气时为 80~100mmHg。这两项指标反映氧气通过肺泡膜至血液内氧合的情况，以及肺内分流的情况。

2. 动脉血二氧化碳分压（$PaCO_2$） $PaCO_2$ 反映肺泡通气水平的指标，正常值为 40mmHg 左右。

3. 肺泡 - 动脉血氧分压差（$A\text{-}aDO_2$） 它与肺内功能性分流大小以及肺泡膜对氧的弥散阻力有关。正常值约为 10mmHg。吸空气时 $PaCO_2$ 升高而 $A\text{-}aDO_2$ 正常，多为肺泡通气不足。若 $A\text{-}aDO_2$ 也升高，需吸入纯氧来鉴别，如 $A\text{-}aDO_2$ 明显增高，提示肺内存在解剖分流；如转为正常或轻度升高，可能是弥散性障碍或功能性分流。静脉动脉血二氧化碳压差（$P CO_{2gap}$）是一种可用于鉴别复苏不足患者的标志物，它可以测量混合静脉血或中心静脉血与动脉血液之间的二氧化碳分压差（$P CO_{2gap}$）。当 $A\text{-}aDO_2$>6mmHg 时，即使 SvO_2 为 70%，组织中的血流灌注也存在不足。

4. 肺内分流率（Qs/Qt） 吸入纯氧 20 分钟前后分别测得的 Qs/Qt，前者为肺内总的分流百分比，后者为解剖分流量，两者的差即为功能性分流量。Qs/Qt 值小于 0.3 时，死亡率低于 20%；大于 0.4 者说明病情极为严重；大于 0.6 者常难以存活。密闭吸入纯氧时，15 分钟后测量 PaO_2 大于 400mmHg 者通常认为不存在异常解剖分流；低于此值提示存在异常的解剖分流；若低于 100mmHg 则说明分流率高达 0.3~0.5。

5. 静脉血氧饱和度（SvO_2） SvO_2 反映氧的交换、输送和组织利用的总状况，提供关于氧输送和氧需求平衡的重要信息，代表体内供养与耗氧的平衡情况。心脏输出量和 / 或 SvO_2 的间断或持续测量在休克的进展判断和休克的后期恢复中均具有重要作用。SvO_2 的正常范围为 70%~78%，SvO_2 偏低提示氧输送不足，尤其是合并高乳酸血症时。当 SvO_2 低于 60% 表示供氧不足或氧耗增加，而且超过了机体的代偿能力；小于 50% 提示存在严重代谢性酸中毒；小于 40% 提示患者代偿能力基本丧失，处于死亡前状态。在 SvO_2 值较低的患者（<70%）中，早期目标导向治疗（EGDT）如能将 SvO_2 增加到 70%，将获得更好的预后。

（三）肾功能

测定每小时尿量、血肌酐、2 小时肌酐清除率。如血肌酐浓度持续高于 177.2μmol/L，每小时尿量不减少提示是非少尿型肾衰竭。每日尿量 <400ml，血肌酐浓度 >177.2μmol/L，则提示为少尿型肾衰竭，并区分肾前性、肾性、或肾后性。

三、氧动力学监测

系统监测机体的氧代谢状况需从全身、器官及细胞三个层次进行，但床边危重患者的细胞水平氧代谢监测仍困难。当前主要通过监测机体氧输送有关指标、血乳酸浓度及器官功能来评价机体氧代谢状态（表 103-3）。临床对休克患者常用氧代谢监测指标（表 103-4）：

表 103-3　肾前性、肾性与肾后性少尿型肾衰竭的特点

	肾前性	肾性	肾后性
尿钠浓度（mmol/L）	＜20	＞40	＞40
尿/血浆肌酐比率	＞40	＜20	＜20
尿中氯化物	＜20	＞20	
尿渗透压（mmol/L）	＞500	300~500	＞350
尿比重	＞1.020	＜1.010	可变
血清尿素/肌酐比值	＞20∶1	10∶1	可变

1. 脉搏氧饱和度（SpO_2）　SpO_2 主要反映氧合状态，可在一定程度上表现组织灌注状态。低血容量性休克的患者常存在低血压、四肢远端灌注不足、氧输送能力下降或者给予血管活性药物的情况，影响 SpO_2 的精确性。

2. 动脉血气分析　动脉血氧分压（PaO_2）的正常值为 80~100mmHg，动脉血 pH 值正常在 7.35~7.45 范围内。休克初期患者由于过度通气，动脉血二氧化碳分压（$PaCO_2$）常有降低。随着休克的进展，如无明显的通气障碍，出现低氧血症（PaO_2<60mmHg）和/或高磷酸血症（$PaCO_2$>55mmHg），提示需给予氧疗或通气支持。动脉血 pH 的监测可了解休克过程中酸碱失衡的情况。碱剩余（BE）或碱缺失（BD）可反映全身组织酸中毒的情况，碱缺失可间接反映血乳酸的水平。当休克导致组织供血不足时碱缺失下降，提示乳酸血症的存在。碱缺失与血乳酸结合是判断休克组织灌注较好的方法。

表 103-4　机体氧代谢的监测指标

监测水平	监测指标
整体水平	心输出量 血压 动脉和混合静脉血氧含量 氧输送和氧耗 氧摄取率 动脉血乳酸 动静脉二氧化碳分压差和 pH 差
器官组织水平	器官功能 黏膜 pH 动脉和黏膜 pH 的差值 经皮 PCO_2 与动静脉血 PCO_2 差值
细胞水平	$NADH^+$/NAD 的比值 细胞色素 aa3 的还原状态 ATP，ADP 细胞内 pH 和 PCO_2

3. 氧输送（DO_2）和 SvO_2　DO_2 和 SvO_2 可作为评估低血容量性休克早期复苏效果的良好指标，动态监测有较大意义。DO_2 计算公式见表 103-5。DO_2 与 SvO_2 有良好的相关性，在生理条件下后者比前者略低 2%~3%。SvO_2 超过 65% 提示氧储备良好，低于 35% 则提示可能有组织氧合的明显障碍，SvO_2 <50% 常伴有无氧代谢。在败血症时，SvO_2 不降低可能与外周动静脉解剖与功能性分流增加有关。

4. 动脉血乳酸　动脉正常血乳酸盐水平＜2mmol/L，脓毒性休克患者血乳酸 >1.5mmol/L 时，

表 103-5　氧动力学监测的相关参数

名词	计算公式	正常值
动脉血氧分压（PaO_2）	直接测量	（95 ± 5）mmHg
动脉血氧饱和度（SaO_2）	直接测量	97% ± 2%
混合静脉血氧分压（PvO_2）	直接测量	（40 ± 5）mmHg
混合静脉血氧饱和度（SvO_2）	直接测量	75% ± 5%
血红蛋白（Hb）	直接测量	120~180g/L
氧输送（DO_2）	DO_2 = CI × CaO_2 × 10	460~650ml/（min·m^2）
氧耗（VO_2）	VO_2 = CI ×（CaO_2−CvO_2）× 10	96~170ml/（min·m^2）
动脉血氧含量（CaO_2）	CaO_2 = Hb × 1.34 × SaO_2+0.003 × PaO_2	16~22ml/dl
混合静脉血氧含量（CvO_2）	CvO_2 = Hb × 1.34 × SvO_2+0.003 × PvO_2	12~17ml/dl
氧摄取率（O_2ER）	O_2ER = VO_2/DO_2 = 1−SvO_2/SaO_2	0.23~0.32

即伴随病死率显著增加。动脉血乳酸浓度是反映组织缺氧的高度敏感的指标之一，动脉血乳酸增高常较其他休克征象先出现。持续动态的动脉血乳酸以及乳酸清除率监测对休克的早期诊断、判定组织缺氧情况、指导液体复苏及预后评估具有重要意义。当血乳酸水平 >12mmol/L，死亡率超过 90%。休克患者经复苏治疗血乳酸盐水平在 24 小时内恢复正常者，其存活机会显著高于 48 小时后开始恢复正常的患者。休克患者应反复测定血乳酸含量来评估治疗过程中休克是持续存在还是发生了逆转，可前 8 小时每 2 小时进行一次乳酸测量，后 8~12 小时进行一次。

5. 胃黏膜内 pH 值　采用特制的胃管，定期采样测定胃黏膜释放的 CO_2，同时测定动脉血碳酸氢钠浓度，即可按 Henderson 方式计算出胃黏膜内 pH 值（pHi）。在休克时的组织灌流中，胃黏膜首先受影响，而复苏后恢复最迟，故 pHi 可作为反映低灌注时内脏组织无氧代谢状况的指标。

四、凝血功能监测

在休克早期即进行凝血功能的监测，对选择适当的容量复苏方案及液体种类有重要的临床意义。常规凝血功能监测包括血小板计数、凝血时间（CT）、凝血酶原时间（PT）、活化部分凝血活酶时（APTT）、国际标准化比值（INR）、纤维蛋白原含量、纤维蛋白降解物（FDP）、优球蛋白凝块溶解时间（ELT）、D- 二聚体（活性和定量），有条件还包括血栓弹力描记图（TEG）检查等。通过对这些指标的动态分析，及时了解体内凝血功能状态，及时予以调整。

第五节　休克的治疗

一、休克的基本治疗措施

尽管引起休克的病因不同，但均存在有效循环血量减少、微循环障碍、组织氧债。因此休克的治疗原则包括在尽早去除休克病因的同时，尽快恢复有效循环血量、纠正微循环障碍、纠正组织缺氧和氧债，防止发生 MODS。治疗的方法分为病因治疗和支持治疗。病因治疗是休克治疗的基础，针对导致休克的不同病因采取不同的治疗措施，制止休克的进一步恶化，是休克基本治疗的首先措施。在继后的支持治疗中，要积极实施容量复苏，恢复组织器官灌注，纠正机体缺氧，防止 MODS 发生等综合性治疗措施。

（一）病因治疗

休克所导致的组织器官损害的程度与容量丢失量和休克持续时间直接相关。如果休克持续存在，组织缺氧不能缓解，休克的病理生理状态将进一步加重。所以，尽快纠正引起容量丢失的病因是治疗低血容量性休克的基本措施。

对于创伤后存在进行性失血或内脏进行性失血的患者，要立即对体表和四肢的创面和出血部位进行包扎、固定和应急止血措施，争取早期手术止血，以提高抢救成功率。对于存在失血性休克又无法确定出血部位的患者，使用包括床旁超声在内的检查进一步评估很重要。同时，根据伤情判断是否实施损伤控制性手术和损伤控制性复苏策略，目的在于控制活动性出血。

对于脓毒性休克患者，感染灶的切除和引流不能延迟。外科疾病如化脓性梗阻性胆管炎、肠坏死、消化道穿孔急性腹膜炎等引起的脓毒性休克，应在尽快恢复有效循环血量的同时，实施急诊手术切除坏死肠袢，修补消化道穿孔和腹腔脓液引流等。同时强调积极实施支持治疗，为进一步病因治疗赢得时间。对脓毒性休克或者严重脓毒症患者，建议在诊断 1 小时之内尽早静脉使用抗生素进行治疗。在进行抗生素应用之前留取合适的标本以作细菌培养。可以经验性抗感染治疗，包括使用一种或多种抗生素以足够的药物浓度覆盖可能的病原体。

（二）复苏治疗

根据休克复苏治疗的目标，可将休克的复苏治疗过程分为纠正血流动力学紊乱、氧代谢紊乱和防止 MODS 为目的的 3 个阶段。各个阶段的治疗中心环节和措施各有侧重，但都是相互倚重、综合应用，以尽早使患者脱离休克状态，恢复脏器功能为目的。

1. 血流动力学恢复阶段　该阶段患者处于休克失代偿期，血压低、心率快、血流动力学不稳定、全身各器官均处于缺血缺氧状态，尽快改善氧供，纠正血流动力学紊乱是该阶段的复苏目标。

（1）气道开放与机械通气：休克患者发生低氧血症、通气功能衰竭、重要器官低灌注和意识障碍时，首先应给予吸氧。当氧疗无效时，应气管插管和机械通气。呼吸频率增加或减慢、腹式呼吸、胸腹矛盾运动等呼吸肌疲劳的表现，是通气功能衰竭的早期征象。意识障碍往往会引起误吸和呼吸道梗阻，引起或加重低氧血症，使组织缺氧恶化，应早期气管插管和实施机械通气。机械通气在提高动脉血氧分压的同时能代替患者呼吸肌做功，使呼吸肌氧耗明显降低，降低全身氧需，有助于改善全身氧供/氧需平衡，纠正组织缺氧。

（2）循环功能支持：无论是何种类型的休克，容量复苏和血管活性药物应用都是循环支持的重要措施。根据临床症状与体征，参考国际和国内专业学会的指南和专家意见，合理实施容量复苏和选用血管活性药物是支持循环功能的重要措施。

容量复苏是循环功能支持的首要措施。液体复苏的方式、制剂选择与休克的种类和致病因素有关。休克患者的容量复苏强调早期容量复苏，力争在休克发生后 6 小时内容量复苏达到预期目标。容量复苏制剂的种类和数量根据不同休克的病理生理改变各有侧重，将在后述。经充分的容量复苏后，血压仍不能有效维持，组织灌注没得到有效改善，则有指征使用血管活性药及正性肌力药。

2. 氧代谢恢复阶段　经过休克治疗的血流动力学恢复阶段，休克患者进入氧代谢恢复阶段。该阶段患者血流动力学已基本稳定或者休克由失代偿转为代偿性休克，血压趋于正常、尿量基本正常、四肢温暖，但全身组织细胞仍然存在缺氧和氧债，氧输送不能满足内脏器官尤其是肠道和肾脏等器官的需要。纠正氧代谢紊乱、改善全身及内脏器官缺氧是氧代谢恢复阶段的主要复苏目标。

8

（1）氧输送（DO_2）：氧输送不能满足全身氧需的要求，是导致器官组织缺氧和氧债的重要原因。纠正缺氧应从提高 DO_2 做起。虽然脓毒性休克患者的氧输送可能是正常或升高的，但维持较高的氧输送仍然是目前治疗休克的主要措施，也是临床上可行的基本措施。由于氧输送不仅与心输出量有关，而且取决于血红蛋白浓度及动脉血氧饱和度，因此循环复苏时应注意提高血红蛋白及血氧饱和度水平。

（2）氧摄取与利用：休克患者烦躁、疼痛、发热、寒战以及与呼吸机对抗等因素，均可导致机体氧需增加，其中体温每增加 1℃，机体氧需增加 7%，而一旦发生寒战，则机体氧需增加 100%~400%。因为增加氧需的因素可能使休克患者缺氧恶化，采取镇静、镇痛、降温和调整呼吸机等措施，降低机体氧需，有助于恢复氧需/氧供平衡，改善组织缺氧。

3. MODS 防治阶段　该阶段虽血流动力学紊乱和氧代谢紊乱得到一定程度纠正，但由于炎症反应、肠道细菌/毒素移位、缺血再灌注损伤等因素可加重全身性炎症反应综合征进一步导致 MODS。对 MODS 的防治包括：①防治自由基/再灌注损伤：预防性应用自由基清除剂、钙离子拮抗药；②抑制炎症介质表达和释放：如使用皮质激素、炎症介质拮抗药—内毒素或肿瘤坏死因子单克隆抗体、IL-1 受体拮抗药和 IL-1 单克隆抗体，血液滤过、肺泡灌洗等清除血浆或组织中的炎症介质，但上述治疗策略在临床中的疗效还待进一步的评价；③控制肠道细菌/毒素移位：通过选择性消化道去污染（SDD）抑制肠道致病菌繁殖，或通过积极肠道营养（谷氨酰胺）恢复肠道屏障功能。

（三）容量复苏制剂

液体复苏治疗时可以选择晶体溶液（如生理盐水和等张平衡盐溶液）和胶体溶液（如白蛋白和人工胶体液）。由于 5% 葡萄糖溶液很快分布到细胞内间隙，因此不推荐用于液体复苏治疗（图 103-6）。

1. 晶体液　液体复苏治疗常用的晶体液为生理盐水和乳酸林格液。在一般情况下，输注晶体液后会进行血管内外再分布，约有 25% 存留在血管内；而其余 75% 则分布于血管外间隙。因此，低血容量性休克时若以大量晶体液进行复苏，可以引起血浆蛋白的稀释以及胶体渗透压的下降，同时出现组织水肿。生理盐水的特点是等渗但含氯高，大量输注可引起高氯性代谢性酸中毒；乳酸林格液的电解质组成接近生理，含有少量的乳酸。一般情况下，其所含乳酸可在肝脏迅速代谢，大量输注乳酸林格液应该考虑到其对血乳酸水平的影响。

2. 高渗盐溶液　高渗盐溶液的钠含最为 400~2 400mmoL/L。近年来临床应用的高渗盐溶液包括高渗盐右旋糖酐注射液（HSD7.5% NaCl+6% dextran70）、高渗盐注射液（HS7.5%、5% 或 3.5% 氯化钠）、11.2% 乳酸钠等高渗溶液。休克复苏时 HSD 或 HSH 的扩容效率优于 HS 和生理盐水，但对死亡率没有影响。目前认为 HS 抗休克的机制有：①扩充血容量，改善休克时的血液流变学。高渗作用促进细胞内和细胞间质的水进入血液循环，血浆容积迅速扩大，血黏度下降。红细胞及血小板

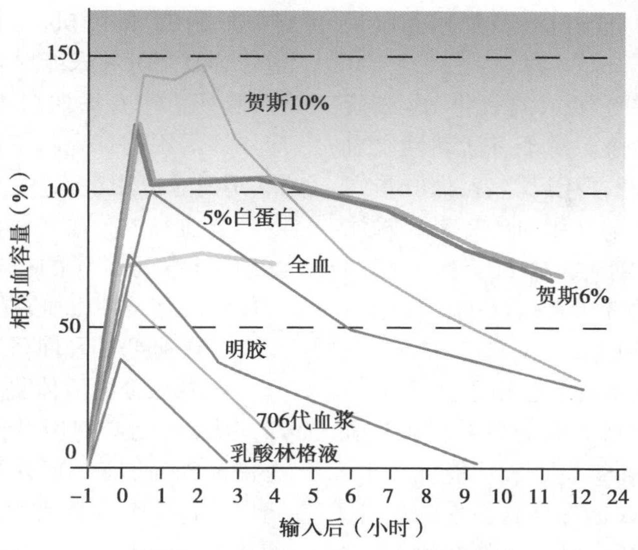

图 103-6 不同的液体的容量扩充效力

聚集及白细胞贴壁减轻。静脉收缩，回心血量增加。②加强心脏功能，细胞内 Na^+ 明显增高，通过 Na^+-Ca^{2+} 交换机制使细胞内 Ca^{2+} 升高，心肌收缩力增强。③降低外周血管阻力，HS 扩张小动脉及前毛细血管，明显降低重要器官血管阻力，增加组织灌流量，同时收缩骨骼肌血管，促进血液重分配；也可通过降低肺迷走神经反射，兴奋肺组织内渗透压感受器，改善心血管功能。④减轻组织水肿，增加尿量，降低颅内压，改善脑、肺、肾等器官功能。⑤增加细胞免疫功能。

高渗盐溶液使用不当会引起不良反应，如高氯性酸中毒、低钾血症、影响血凝、血压升高增加继发性内出血的可能、神经脱髓鞘变等。临床一般应用 7.5% 氯化钠加 6% 右旋糖酐 –70，剂量为 4ml/(kg·d) 或出血量的 1/10 静滴，一次用量不超过 250ml。应用 7.2% 氯化钠加 6%hetastarch 200/0.5，剂量为 5ml/(kg·d)，一次总量一般不超过 250ml。在使用时注意血钠浓度不要超过 155mEq/L，或不能超过原血钠值 10mEq/(L·d)。目前无足够的证据表明高渗盐溶液用于各种类型休克患者的复苏要优于其他晶体液，且可能增加创伤失血性休克患者等急性创伤性凝血病的风险，临床引用宜慎重。

3. 胶体液 提高血浆胶体渗透压将组织间隙水分回吸入血管内，可迅速、有效、长时的维持有效血容量及心输出量，降低血管阻力，改善和恢复组织器官及微循环的灌注和氧转运。

(1) 人工胶体：目前有很多不同的胶体液可供选择，包括羟乙基淀粉、明胶多肽、右旋糖酐。临床上低血容量性休克复苏治疗中应用的胶体液主要有羟乙基淀粉和琥珀酰明胶。羟乙基淀粉（HES）是人工合成的胶体溶液，不同类型制剂的主要成分是不同分子质量的支链淀粉。输注 1L HES 能够使循环容量增加 700~1 000ml。天然淀粉会被内源性的淀粉酶快速水解，而羟乙基化可以减缓这一过程，使其扩容效应能维持较长时间。HES 在体内主要经肾清除，分子质量越小，取代级越低，其肾清除越快。有研究表明，HES 平均分子质量越大，取代程度越高，在血管内的停留时间越长，扩容强度越高，但是其对肾功能及凝血系统的影响也就越大，在使用安全性方面应关注对患者的住院死亡率、肾功能和凝血功能的影响。目前临床应用的人工胶体还包括明胶和右旋糖酐，都可以达到容量复苏的目的。明胶多肽近年来在临床使用日益增多，其不仅具有一般胶体液的特性，还有容量效应好，能恢复血管内外间的液体平衡，改善组织灌注并促进利尿，对凝血系统影响小，不引起组织脱水及单核 - 吞噬细胞系统聚积，且不受用量限制的特点。需要注意到是随着一些有关羟乙基淀粉动物实验和临床应用的研究论文被撤销，对羟乙基淀粉在休克患者临床应用的利弊有不同的看法，尤其是高分子量和高取代基制剂对患者死亡率、肾脏功能及凝血机制的影响还需临床医师警惕。2012 年 SSC 严重脓毒症和脓毒性休克治疗指南和 2012 欧洲危重病协会颁布的共同声明都对此作了清楚的说明。我国国家食品药品监督局也在 2014 年发出了黑框警告，提醒羟乙基淀粉药品的安全风险。

(2) 血制品：包括全血、成分血、新鲜冰冻血浆(FFP)和白蛋白。

1) 浓缩红细胞：为保证组织的氧供，血红蛋白降至70g/L时应考虑输血。对于有活动性出血的患者、老年人以及有心肌梗死风险者，血红蛋白应保持在较高水平。无活动性出血的患者每输注2单位(400ml全血)的红细胞其血红蛋白升高约10g/L，血细胞比容升高约3%~4%。目前，临床一般制订的输血指征为血红蛋白≤70g/L。

2) 血小板：血小板输注主要适用于血小板数量减少或功能异常伴有出血倾向的患者。通常血小板计数 $<50\times10^9/L$，或确定血小板功能低下者，可考虑输注。特殊患者，如创伤性脑损伤的患者，血小板的输注目标值应更高(如 $100\times10^9/L$)。对大量输血后并发凝血异常的患者联合输注血小板和冷沉淀可显著改善止血效果。

3) 新鲜冰冻血浆：输注新鲜冰冻血浆(FFP)的目的是为了补充凝血因子的不足。FFP含有纤维蛋白原与其他凝血因子。FFP通常应15~20ml/kg一次性集中输入以达治疗效果。多数失血性休克患者在抢救过程中纠正了酸中毒和低体温后，凝血功能仍难以得到纠正。因此，大量失血时输注红细胞的同时应注意使用新鲜冰冻血浆，以早期改善凝血功能。

4) 冷沉淀：内含凝血因子Ⅴ、Ⅷ、Ⅻ、纤维蛋白原等，适用于特定凝血因子缺乏所引起的疾病、肝移植围手术期以及肝硬化食管静脉曲张等出血。对大量输血后并发凝血异常的患者及时输注冷沉淀可提高血液循环中凝血因子及纤维蛋白原等凝血物质的含量，缩短凝血时间、纠正凝血异常。

5) 白蛋白：白蛋白是一种天然的血浆蛋白质，在正常人体构成了血浆胶体渗透压的75%~80%，白蛋白的分子质量约66~69kDa。目前，人血白蛋白制剂有4%、5%、10%、20%和25%。作为天然胶体，白蛋白构成正常血浆中维持容量与胶体渗透压的主要成分，可暂时增加血浆胶体渗透压，扩充血容量。一些临床对照研究证明对脓毒症患者输入白蛋白不仅安全而且能减少28天住院死亡率，因而SSC 2012指南将其列为对需持续输入晶体液复苏患者的胶体补充治疗。另一方面，白蛋白可降低肾功能，加重休克时肾损害的发生，在休克晚期白蛋白可透过通透性升高的毛细血管壁，促进间质性肺水肿发生的潜在危险因素。一项使用白蛋白进行休克容量复苏的前瞻、双盲、多中心、大样本(7 000余例)的随机对照研究中证实，使用白蛋白进行容量复苏并未能提高生存率，反而增加医疗费用，且死亡率有增加趋势。因此，对白蛋白的临床应用还需根据休克的不同类型及对病情进展的分析，适时予以用量调整，以策安全。

全血和成分血的输注主要用于大量失血时对红细胞和凝血因子的补充，对防止因过多晶体液输入而致的继发性出血有积极作用。

(四) 强心药及血管活性药物的使用

如果充分的液体复苏仍不能恢复动脉血压和组织灌注，则应使用升压药物。即使低血容量状态尚未纠正，液体复苏的同时仍可暂时使用升压药以维持生命和器官灌注。针对严重脓毒症引起的休克，目前国际指南推荐去甲肾上腺素为首选升压药物(尽快通过中心静脉导管给药)。去甲肾上腺素对脓毒性休克升压反应不佳时，推荐首选肾上腺素作为替代或加用。多巴胺仅作为特定患者的去甲肾上腺素的替代药(不易出现快速心律失常或心动过缓患者)，不推荐使用小剂量多巴胺[<2μg/(kg·min)]用于肾脏保护。不建议使用去氧肾上腺素治疗脓毒性休克，以下几种情况除外：①去甲肾上腺素引起严重心律失常；②心输出量较高但持续低血压；③正性肌力药物、血管升压药物和血压加压素联合应用仍难以达到MAP靶目标。

不推荐单独使用小剂量血管加压素治疗脓毒症诱发的低血压，不应常规使用大于0.03~0.04U/min的血管加压素。去甲肾上腺素最小剂量可为0.01μg/(kg·min)，必要时可用到0.5μg/(kg·min)，亦有报道最大剂量达5μg/(kg·min)。临床治疗中应根据患者的反应和是否和多巴胺合用来灵活掌握和调整剂量。去甲肾上腺素效果不理想时，也可考虑予以血管加压素0.03U/min静脉泵注。

在出现心脏充盈压升高伴心输出量降低，提示出现心肌功能障碍时，应该静脉滴注多巴酚丁胺，其剂量范围为2~20μg/(kg·min)。若经容量复苏及血管活性药物治疗后患者仍呈低血压，应考虑给予氢化可的松≤300mg/d。多巴酚丁胺有较强的正性肌力作用，同多巴胺合用可改善心肌的作功，提升血压。

临床判断血容量已基本补足，CVP、血压虽已维持在正常范围，但仍存在四肢冰冷、皮肤苍白、花斑、尿少、血内乳酸盐升高等外周阻力增高的症状，此时也是血管扩张药的应用指征。常用药物如酚妥拉明、硝普钠、硝酸甘油等可改善微循环及组织灌注；由于血管扩张，血管床容积相对增加，有效血容量减少，因此最好应用输液泵输注血管扩张药并注意同时在适当补充血容量，加强监测。需要指出的是硝酸甘油剂量低于 1.5μg/(kg·min)，主要扩张静脉，超过此水平，可引起动脉扩张。

（五）糖皮质激素的应用

动物实验证明休克时糖皮质激素受体下调，给予激素对各类型休克都有良好的治疗作用，表现在：①促进并增强心肌收缩效应，增加有效循环血量；②大剂量有扩血管效应，利于改善微循环和降低肺血管阻力；③直接恢复和促进房室结传导效应；④增强中枢神经系统应激反应，提高机体反应力；⑤通过抑制纤维细胞活性，阻止中性粒细胞脱颗粒，降低毛细血管通透性，抑制氧自由基释放，增加细胞氧摄取和保护内皮细胞完整性，减轻休克全身性反应；⑥稳定溶酶体膜和线粒体膜，减少细胞损害。近来研究进一步认为激素进入细胞后，通过与胞浆受体结合入核，促进 I-κB 基因转录使细胞内 I-κB 增加，I-κB 与 NF-κB 结合从而抑制 NF-κB 的活性，使一系列与炎症因子有关的基因转录下调而达到抗炎作用。激素的不良反应为抑制免疫功能，降低机体的防御屏障功能，导致感染加重或继发感染，产生或加重应激性溃疡等。对于经足够的液体复苏仍需升压药来维持血压的脓毒性休克患者，推荐静脉使用糖皮质激素，氢化可的松 200mg/d。无休克的全身性感染患者，不推荐应用糖皮质激素。但对于长期服用激素或有内分泌疾病者，可继续应用维持量或给予冲击量。对心肌梗死所致的心源性休克患者，皮质激素可能会影响心肌的愈合过程，应当慎用。

（六）纠正酸中毒

代谢性酸中毒的处理应着眼于病因处理、容量复苏等干预治疗，在组织灌注恢复过程中酸中毒状态可逐步纠正，过度的血液碱化使氧解离曲线左移，不利于组织供氧。因此，在低血容量性休克的治疗中，碳酸氢盐的治疗只用于紧急情况或 pH<7.15，以减轻酸中毒对机体的危害，常用的碱性药物为 5% 的碳酸氢钠溶液，具体用法见本书有关章节。

（七）重要器官支持治疗

主要目标是通过改善组织灌流预防器官的衰竭。对伴有 ALI 和 / 或 ARDS 患者的机械通气，应避免高潮气量和高气道平台压，早期应采用较低的潮气量（如在理想体重下 6ml/kg），使吸气末平台压不超过 30cmH$_2$O。采用小潮气量通气和限制气道平台压力，允许动脉血二氧化碳分压（PaCO$_2$）高于正常，即达到允许性高碳酸血症。采用能防止呼气末肺泡塌陷的最低呼气末正压，应用高吸氧浓度或高气道平台压通气的 ARDS 患者，若体位改变无明显禁忌证，可采用俯卧位通气。对休克患者要注意保持水电解质平衡，使尿量 >50ml/h。患者往往存在不同程度的凝血机制障碍如 PT、APTT 延长，血小板减少等，要密切监测凝血功能指标，及时分析病情予以调整。DIC 常是终末症状，在治疗上存在争议，多数人不主张使用肝素治疗而建议使用新鲜冰冻血浆和血小板以补充凝血因子及血小板，更重要的是尽快控制感染。

对重要脏器功能维护过程中。要进行代谢支持以保持正氮平衡。针对高分解代谢的特点，要提高蛋白质及氨基酸的摄入量，限制糖的摄入，使热 : 氮比值维持在 100 : 1 左右，并提高支链氨基酸比例。

（八）代谢性治疗药物的应用

1. ATP-MgCl$_2$　治疗休克的作用包括：①为细胞提供能量，同时作催化剂，启动已损伤的线粒体功能，促进高能化合物的合成；②稳定生物膜结构，改善其功能；③扩张外周血管，降低血管阻力，增加微循环毛细血管数，减轻组织水肿；④增强免疫功能；⑤改善心肌功能，增加 CO 及 SV，舒张冠脉，减少氧耗。临床上已将其用于多种休克，均取得较好的疗较。但应注意其有较强的扩血管作用及减慢心率，故给药速度以不引起明显低血压为宜，同时应配合扩容治疗。

2. 胰岛素 - 葡萄糖 - 氯化钾极化液（GIK）　休克时机体处于能量供应不足状态，儿茶酚胺及胰高血糖素分泌亢进，葡萄糖的利用率下降。GIK 可促进糖原合成和葡萄糖的氧化利用，增加 ATP 含量，改善能量代谢。

3. 双丁酰环磷酰胺（DB-cAMP）　DB-cAMP 作用与 cAMP 相同，但脂溶性强，因此其作用较外源性 cAMP 强而持久。DB-cAMP 可以抑制磷酸二酯酶活性，增加心肌细胞内 Ca^{2+} 水平，增加心肌收缩力；扩张血管及利尿；解除休克时儿茶酚胺对胰岛素分泌的抑制作用，增强线粒体呼吸功能；降低血栓素水平等。一般抗休克时以 40mg 溶于 250ml 葡萄糖液中静滴，每日一次，随病情适当增减。

4. 1.6-二磷酸果糖（FDP） FDP主要作用于细胞膜，增加细胞内高能磷酸化物的含量，调节缺血缺氧心肌细胞的能量代谢；促使细胞的 K^+ 内流，具有钙拮抗作用，恢复细胞内的极化状态，减轻细胞膜损伤；降低血黏度，拮抗氧自由基，改善外周循环，增强心肌收缩力等。FDP可改善血流动力学，延长休克患者存活时间；但其临床疗效尚有分歧，有待进一步观察。

（九）其他的一些抗休克药物

1. 细胞因子拮抗剂 细胞因子如TNF、PAF、IL-6和IL-8等在休克的病理生理中有重要意义。对抗这些细胞因子主要采取两种方法：一是抑制或减少细胞因子的合成与释放，一是削弱或阻断细胞因子的作用。一些能提高细胞内cAMP浓度的药物（如磷酸二酯酶抑制剂）可明显较少TNF的合成释放，地塞米松通过抑制TNF基因的转录、mRNA表达而阻止TNF的合成。目前已有抗细胞因子抗体或细胞因子受体抗体出现，如抗TNF抗体（CDP571）等，动物实验证明该类药物在各型休克均取得一定疗效，但结果仍不令人满意，有待进一步深入。

2. 内毒素拮抗剂 细菌内毒素或脂多糖（LPS）在脓毒性休克中是重要的诱发因子-扳机（trigger），因此迫切需要寻找针对脓毒性休克的内毒素拮抗剂。

（1）抗内毒素抗体：目前已有两种应用前景的抗内毒素单克隆抗体 E_5 和HA-1A。E_5 是直接针对脂多糖类脂A的鼠IgM抗体，它可与革兰氏阴性菌的脂多糖结合，降低患者的死亡率。HA-1A是内毒素核心糖脂的人单克隆抗体，可提高动物内毒素血症及脓毒性休克患者的生存率。

（2）杀菌性通透性增强蛋白（BPI）：BPI是小分子量蛋白质，对细菌内毒素脂多糖具有高度亲和力，因而可抑制中性粒细胞活性，中和内毒素的毒力，阻断内毒素的多种作用。另外BPI与 G^- 细菌外膜也可特异性结合，使细菌停止生长而最终导致细菌溶解死亡。但临床应用价值尚待研究。

（3）某些抗生素：如多黏菌素B、褐霉素对失血性休克的细菌及内毒素肠原性移位有抑制作用，降低内毒素休克血中的内毒素水平，同时也能降低血浆中 TNF_{α}、IL-1、IL-6水平，延长存活时间。

3. 抗自由基药物 如黄嘌呤氧化酶抑制剂（如别嘌醇）、环氧合酶抑制剂（布洛芬）、铁离子螯合剂（去铁胺）可减少氧自由基生成；SOD、过氧化氢酶、维生素E等清除自由基的药物及减轻氧自由基、脂质过氧化损伤的药物辅酶Q等，动物实验有一定效果，但作用较弱，预防作用比治疗作用疗效好，临床应用前景尚待证实。

亚甲蓝是一种鸟苷酸环化酶的强力抑制剂，抑制该酶而达到抑制NO的作用，人体及动物实验均证实对脓毒性休克给予适当剂量后短时间内（2h）可提高动脉压、肺动脉压、增强外周及肺血管阻力，但对心肌收缩功能以及组织供氧、氧耗影响不明显。使用氨基胍、S-甲基异硫脲选择性、特异性抑制iNOS可能对休克有益。

二、低血容量性休克的治疗

（一）救治原则与目标

本节内容涉及的主要是因各种原因所致内出血（如异位妊娠、外伤性肝脾破裂等）或严重复合性创伤所致的低血容量性休克。对于这类患者应优先解除危及生命的情况，使伤情得到初步控制，然后进行后续处理。遵循“抢救生命第一，保护功能第二，先重后轻，先急后缓”的原则。基本治疗措施包括控制出血、保持呼吸道通畅、液体复苏、止痛以及其他对症治疗，同时重视救治过程中的损伤控制复苏策略（图103-7）。

低血容量性休克治疗总目标是积极控制出血，采取个体化措施改善微循环及氧利用障碍，恢复内环境稳定。而不同阶段治疗目标应有所不同，并监测相应指标。由创伤引起的低血容量性休克的治疗可分为4期。第一期急救阶段：治疗目标为积极控制出血，最大限度维持生命体征平稳，保证血压、心输出量在正常或安全范围，实施抢救生命的策略；第二期优化调整阶段：治疗目标为增加组织氧供，优化心输出量，SvO_2 及血乳酸水平；第三期稳定阶段：治疗目标为防止器官功能障碍，即使在血流动力学稳定后仍应高度警惕；第四期降阶梯治疗阶段：治疗目标为撤除血管活性药物，应用利尿剂或肾脏替代疗法调整容量，达到液体平衡，恢复内环境稳定。

（二）基本治疗

1. 院前急救 类似其他与时效性相关的情况，如心肌梗死、脑卒中，严重出血患者生存链在院前处置就开始了。院前急救应优先最小化进一步失血，通过大口径周围血管通路提供有限的液体复苏，并迅速转运患者到医疗机构以便提供确实的救治。

8

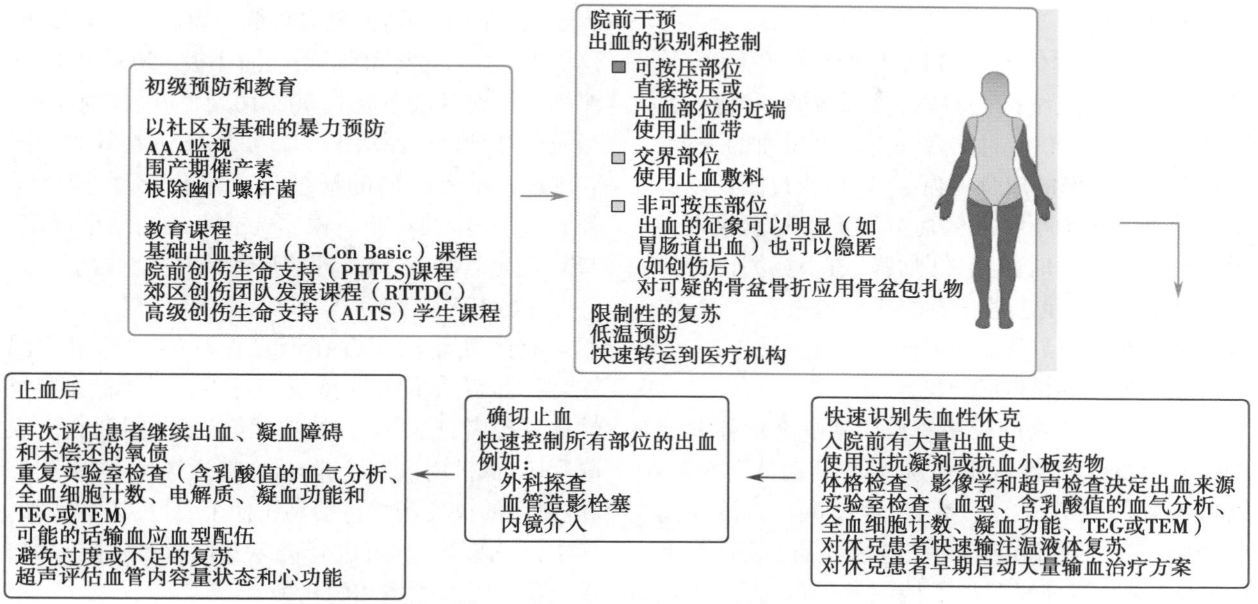

初级预防和教育

以社区为基础的暴力预防
AAA监视
围产期催产素
根除幽门螺杆菌

教育课程
基础出血控制（B-Con Basic）课程
院前创伤生命支持（PHTLS)课程
郊区创伤团队发展课程（RTTDC）
高级创伤生命支持（ALTS）学生课程

院前干预
出血的识别和控制
■ 可按压部位
直接按压或
出血部位的近端
使用止血带
□ 交界部位
使用止血敷料
□ 非可按压部位
出血的征象可以明显（如胃肠道出血）也可以隐匿(如创伤后）
对可疑的骨盆骨折应用骨盆包扎物
限制性的复苏
低温预防
快速转运到医疗机构

快速识别失血性休克
入院前有大量出血史
使用过抗凝剂或抗血小板药物
体格检查、影像学和超声检查决定出血来源
实验室检查（血型、含乳酸值的血气分析、全血细胞计数、凝血功能、TEG或TEM）
对休克患者快速输注温液体复苏
对休克患者早期启动大量输血治疗方案

确切止血
快速控制所有部位的出血
例如：
外科探查
血管造影栓塞
内镜介入

止血后

再次评估患者继续出血、凝血障碍和未偿还的氧债
重复实验室检查（含乳酸值的血气分析、全血细胞计数、电解质、凝血功能和TEG或TEM)
可能的话输血应血型配伍
避免过度或不足的复苏
超声评估血管内容量状态和心功能

图 103-7 严重出血生存链示意图：0…出血事件→1→2→3→4

2. 尽早止血　对于创伤后存在进行性失血或内脏进行性失血的患者，要立即对体表和四肢的创面和出血部位进行包扎、固定和应急止血措施，争取早期手术止血，以提高抢救成功率。对于存在低血容量性休克又无法确定出血部位的患者，使用包括床旁超声在内的检查进一步评估很重要。同时，根据伤情判断是否实施损伤控制性手术和损伤控制性复苏策略，目的在于控制活动性出血。

3. 呼吸支持　有效的气道管理是创伤后低血容量性休克患者院前呼吸支持治疗的前提和基础。如果自身不能维持其气道通畅及有效通气，快速诱导麻醉插管是保证气道安全的确切方法。如果现场不能进行插管且气道反射消失，建议使用声门上气道设备。如果转运患者至创伤中心进行插管，应确保转运时间不超过 60 分钟。如果不能维持气道通畅性或转运至创伤中心的时间预计超过 60 分钟，可以考虑转运至就近的有抢救创伤能力的救护单位。

4. 损伤控制复苏原则　①避免或纠正低体温；②在肢体出血部位应用直接按压或使用近段止血带；③对合适的患者延迟给予液体直到确切止血；④最小化晶体液的输注(第一个 6 小时 <3L)；⑤应用大量输血方案来确保足够的血制品可用；⑥尽早按比例成分输血，避免血浆、血小板和红细胞输注的不平衡，以使得止血效果最佳；⑦获取实验室凝血功能检查结果来指导从经验性的输注转为靶向治疗；⑧选择性的给予辅助药物来逆转任一抗凝药和解决持久的凝血障碍。

（三）液体复苏

对出血已控制者，在心肺功能耐受的情况下，进行确定性复苏，以恢复机体有效循环血容量，稳定血流动力学；对非控制性出血性休克患者(有活动性出血)，在手术彻底控制活动性出血之前，建议采取允许性低压复苏策略，待手术彻底止血后行确定性复苏。

对存在活动性出血的患者但无法获得成分血时，使用限制性的容量复苏策略以维持中心循环，直至已确定完成早期出血控制。由于此类患者遭受创伤后机体迅速出现以“凝血障碍、低体温、酸中毒”为特征的三联症，故在早期容量复苏中注意的环节是容量复苏制剂的选择、量的选择和输入顺序的选择。不要过快输入冷晶体液尤其是乳酸钠林格液，其弊端是增加医源性乳酸，加重乳酸堆积，降低体温和稀释血液，加重凝血功能障碍，导致继发性出血。考虑对机体止血的不良影响，胶体也建议限制使用。

允许性低压复苏具体控制目标：建议复苏目标血压控制在收缩压 80~90mmHg(平均动脉压在 50~60mmHg)为宜，低压复苏时间不宜过长，最好不超过 120 分钟，若允许性低压复苏时间过长，可利用短时间低体温(局部)辅助措施，以降低机体代谢，保护重要器官功能。颅脑损伤和老年患者，允许低压复苏目标应适当提高，建议以个体化的原则设定患者的目标血压，以免进一步降低颅内灌注压而加剧损伤。

低血容量性休克患者通常出血量较大，应及早进行快速输血维持血容量，改善微循环灌注，保证重要脏器的氧供。针对存在活动性出血的患者，应首选固定比例的成分输血，并应尽快过渡到以实验室检查结果为指导的输血方案上。对于成人患者进行输血治疗时血浆、红细胞、血小板的比例为1∶1∶1；对于儿童患者三者的比例仍为1∶1∶1，但是要基于儿童的全身血容量进行计算。

（四）血管活性药物

血管活性药物的应用一般应建立在液体复苏基础上，配合允许性低压复苏，减少活动性出血量，维持更好的血流动力学参数，延长黄金救治时间窗，为确定性治疗赢得时间。对于危及生命的极度低血压，或经液体复苏后不能纠正的低血压，可在液体复苏的同时使用血管活性药物，以尽快提升平均动脉压并恢复全身血液灌注，首选去甲肾上腺素，常用剂量为0.1~2.0μg/(kg·min)。正性肌力药物可考虑在前负荷良好而心输出量仍不足时应用，首选多巴酚丁胺，起始剂量2~3μg/(kg·min)。磷酸二酯酶抑制剂具有强心和舒张血管的综合效应，可增强多巴酚丁胺的作用。

（五）致死三联症防治

1. 低体温 低体温被认为是严重创伤患者预后不良的独立危险因素。对创伤所致低血容量性休克患者，应尽量保温以减少持续的热量丢失。措施包括去除湿冷衣服、增加环境温度、覆盖身体防止体温散发、主动式加温(加热毯、垫等)、输注温热液体等；如仍无效可考虑通过体外膜肺治疗。

2. 酸中毒 代谢性酸中毒的处理应着眼于病因处理、容量复苏等干预治疗，在组织灌注恢复过程中酸中毒状态可逐步纠正。过度的血液碱化使氧解离曲线左移，不利于组织供氧。因此，在低血容量性休克的治疗中，碳酸氢盐的治疗只用于紧急情况或pH<7.15，以减轻酸中毒对机体的危害。常用的碱性药物为5%碳酸氢钠溶液。伴有心脏和肾脏功能不全或忌用钠者可用3.5%氨基丁醇。

3. 凝血功能障碍 凝血功能障碍是低血容量性休克患者的常见并发症，创伤时大量失血、内皮细胞下基质蛋白暴露引起的血小板和凝血因子消耗、低体温性血小板功能障碍和酶活性降低、酸中毒诱导的凝血酶原复合物活性降低以及纤溶亢进等因素均与凝血病有关。根据实验室检查结果可选用新鲜全血、浓缩红细胞、新鲜冰冻血浆、血小板以及凝血因子等防治凝血功能障碍。当Hb<7g/dl，建议输全血或浓缩红细胞；当血小板 $<50\times10^9/L$，或伴颅脑损伤者血小板 $<100\times10^9/L$，应输注血小板；当血浆纤维蛋白原水平<1.5~2.0g/L或血栓弹力图(TEG)显示有明显的纤维蛋白原缺乏时，应给予补充，进一步的补充应根据实验室检测结果确定；TEG测定若纤溶>3%即应启动抗纤溶治疗。

（六）抗感染治疗

液体复苏治疗旨在恢复循环容量和组织灌注，但不能有效阻止炎症反应发生。对于低血容量性休克患者，应尽早开始抗感染治疗，阻断炎症级联反应，保护内皮细胞，降低血管通透性，改善微循环。常用的抗炎药物包括乌司他丁、糖皮质激素等。尽早抗感染治疗，可以降低多发伤患者住院天数、多脏器衰竭发生率和病死率。

三、脓毒性休克的治疗

（一）病因治疗

推荐对可能有特定感染源的脓毒症患者，应尽快明确其感染源，并尽快采取适当的控制措施。外科疾病如化脓性梗阻性胆管炎、肠坏死、消化道穿孔急性腹膜炎等引起的脓毒性休克，应在尽快恢复有效循环血量的同时，实施急诊手术切除坏死肠袢，修补消化道穿孔和腹腔脓液引流等。同时强调积极实施支持治疗，为进一步病因治疗赢得时间。对脓毒性休克或者严重脓毒症患者，建议在诊断1小时之内尽早静脉使用抗生素进行治疗。在进行抗生素治疗前留取合适的标本以作细菌培养。可以经验性抗感染治疗，包括使用一种或多种抗生素以足够的药物浓度覆盖可能的病原体。建议脓毒症及脓毒性休克患者的抗菌药物疗程为7~10天；如果初始应用联合治疗后临床症状改善或感染缓解，推荐降阶梯，停止联合治疗。

（二）呼吸支持

对于成人脓毒症/脓毒性休克导致的急性呼吸窘迫综合征(ARDS)的患者，可使用机械通气治疗(见第一百一十二章“肺保护性通气策略”部分)。建议参数设置为：潮气量6ml/kg(理想体质量)，平台压 $<30cmH_2O$，较高的PEEP。如果患者 $PaO_2/FiO_2<150$，可考虑使用俯卧位通气，在插管开始后的前36小时内，每天进行16小时以上俯卧位通气可提高生存率。当脓毒症导致的呼吸衰竭患者可以进行脱机时，应采用自主呼吸试验来完成脱机方案，提高早期脱机成功率。

（三）液体治疗

1. 早期复苏　2016 年 SSC（拯救脓毒症运动）国际指南依然重视早期复苏。脓毒症及脓毒性休克导致的低灌注可表现为急性器官功能障碍和 / 或血压降低和血清乳酸升高，立即开始治疗和液体复苏，建议第一个 3 小时内予以 30ml/kg 的晶体液开始初始液体复苏，持续晶体液行容量复苏时可酌情考虑加用人体白蛋白。定量液体复苏能使临床医师在获得有关患者更多信息，同时监测患者血流动力学状态指导进一步液体复苏。早期有效的液体复苏对于稳定脓毒症或脓毒性休克导致的组织低灌注至关重要。2012 年指南对脓毒症导致的休克组织低灌注最初 6 小时内的标准程序化复苏目标包括：中心静脉压（CVP）8~12mmHg，平均动脉压（MAP）≥ 65mmHg，尿量≥ 0.5mL/（kg·h），中心静脉（上腔静脉）或者混合静脉氧饱和度分别≥ 70% 或者≥ 65%。但是，指南同时指出在判断液体有效性时，在条件允许时应使用动态指标而非静态指标评价。

单独使用 CVP 指导液体复苏并不恰当，因为当 CVP 在相对正常的范围内（8~12mmHg）时预测液体冲击疗法效果的能力是相对有限的。其他静态指标如右心或左心压力或容量也是如此。提出动态指标来评估患者是否需要额外液体冲击可以改进液体管理，此类技术包括被动抬腿试验，心搏出量或机械通气导致的收缩压、脉压或心搏出量的变化情况。简而言之，休克的早期复苏治疗重要性不言而喻，针对导致休克的具体病因，采取针对性的个体化治疗是应该遵循的基本原则。

2. 液体治疗原则　①推荐进行补液试验，如果血流动力学指标持续改善，则可以继续输注液体。②对于脓毒症及脓毒性休克患者，在早期液体复苏及随后的血容量扩充时，推荐选择晶体液。③对于脓毒症或脓毒性休克患者，建议使用平衡液或者生理盐水进行液体复苏。④在早期复苏及随后的血容量扩充阶段，当需要大量的晶体液时，建议可以加用白蛋白。⑤对于脓毒症或脓毒性休克患者，不建议使用羟乙基淀粉进行血容量扩充。⑥对于脓毒症或脓毒性休克患者的复苏，建议使用晶体液而非明胶。⑦过多液体与不良结局相关，可在治疗后期采取液体负平衡。⑧对于脓毒症导致的 ARDS，如无组织低灌注证据，推荐使用限制性液体治疗策略。

3. 血制品　脓毒症休克的患者可在血红蛋白降至 <7g/dl 时开始输注红细胞，但对于心肌缺血、严重低氧血症或者急性出血等情况应酌情考虑，且不推荐使用促红细胞生成素。在没有出血或者计划侵入性操作时，不建议使用新鲜冰冻血浆纠正凝血功能异常。对于血小板计数 $<10\times10^9$/L 而无明显出血征象，或者 $<20\times10^9$/L 而存在出血高风险，建议预防性输注血小板。对于活动性出血、外科手术或者侵入性操作，血小板计数需要≥ 50×10^9/L。

（四）血管活性药物的使用

指南提出经液体复苏后仍存在低血压或血乳酸≥ 4mmol/L，应考虑应用血管活性药物，且此类患者应尽快进行动脉置管。去甲肾上腺素是脓毒症休克中的首选血管活性药物。去甲肾上腺素对脓毒性休克升压反应不佳时，可以加用血管加压素（最大剂量 0.03U/min）或者肾上腺素。在充分的液体复苏及使用血管活性药物之后，如果仍然存在持续的低灌注，建议使用多巴酚丁胺。多巴胺仅作为特定患者的去甲肾上腺素替代药（例如快速型心律失常风险较低、绝对和相对心动过缓的患者），且不应使用低剂量的多巴胺［<2μg/（kg·min）］用于肾脏保护。不建议使用去氧肾上腺素治疗脓毒性休克，但以下几种情况除外：①去甲肾上腺素引起严重心律失常；②心输出量较高但持续低血压；③正性肌力药物、血管升压药物和血压加压素联合应用仍难以达到 MAP 靶目标。

（五）糖皮质激素

对于脓毒性休克，如果充分的液体复苏及血管加压药物治疗能够恢复血流动力学稳定，不建议静脉使用氢化可的松。如果无法达到血流动力学稳定，建议静脉使用氢化可的松，剂量为每天 200mg。但对于长期服用激素或有内分泌疾病者，可继续应用维持量或给予冲击量。对于低灌注导致的乳酸酸中毒，如果 pH ≥ 7.15，不建议使用碳酸氢钠来改善血流动力学或者减少血管活性药物的剂量。

（六）抗凝治疗及肾脏替代治疗

目前多项关于抗凝血酶治疗脓毒症和脓毒性休克的研究结果均显示，抗凝血酶未能显著降低患者病死率，且与患者出血风险的增加有关，因此不建议使用抗凝血酶治疗脓毒症和脓毒性休克。但有研究表明早期给予肝素治疗可显著抑制血小板减少，改善患者组织灌注，降低活动性出血的风险。对于脓毒症合并急性肾损伤（AKI）的患者，如果仅有肌酐升高或少尿而无其他透析指征时，不建议进行 RRT 治疗。

（七）血糖管理

对于 ICU 的脓毒症患者，可采用程序化血糖管理方案，每 1~2 小时监测一次血糖，连续两次测定血糖 >10mmol/L 时启用胰岛素治疗，目标血糖为≤ 10mmol/L，血糖水平及胰岛素用量稳定后可减少为每 4 小时监测一次。对有动脉置管的患者采集动脉血测定血糖。多个医疗机构（如美国临床内分泌学家协会、美国糖尿病协会、美国心脏协会、美国医师学会和重症监护医学学会）所公布的住院患者血糖控制的共识将葡萄糖水平定在 7.8~10.0mmol/L；在没有显著低血糖的情况下可实施更严格的范围，如 6.1~7.8mmol/L。诊疗过程中应避免高血糖、低血糖和血糖水平剧烈波动等情况发生。多数患者 1~2 小时的监测间隔能满足血糖的及时调整，又能避免低血糖的发生，血糖较稳定后可延长监测时间。由于脓毒症患者糖代谢状态与普通人不同，具体监测间隔也应根据具体病情判定，对于血流动力学不稳定和应用儿茶酚胺的患者需注意低血糖的发生。建议使用动脉血测定，以获取更高的准确度。

四、心源性休克的治疗

（一）病因治疗

对于无明显诱因的休克患者，应考虑到心源性休克的可能，并完善 12 导联心电图。如果是继发于急性心肌梗死的心源性休克或可能发展为心源性休克的心肌梗死患者，应该收入具备完整心脏支持的介入心脏学和心外科专业治疗中心；并应该积极寻找心源性休克进展的预测因子，尤其是对于心率 >75 次 /min 并有心衰迹象的患者；且无论胸痛发生后的间隔时间是多久，对于急性心肌梗死后继发的心源性休克都应行冠脉造影检查，之后进行冠脉重建术，包括应用血管成形术或特殊情况进行心脏搭桥术。对于考虑为应激性心肌病的心源性休克患者，需先通过影像学手段（冠脉造影或 CT）和心室成像（超声心动图、心室造影术或 MRI）来排除冠脉疾病。严重应激性心肌病的治疗应在控制诱发因素和症状、恢复良好心肌能量平衡的基础上进行。

（二）药物治疗

药物治疗可改善心源性休克患者的血流动力学，但无随机研究证实可改善死亡率。心源性休克的药物治疗主要包括血管收缩药物和正性肌力药物，血管扩张药疗效尚未得到广泛的认可，存有较大争议。常用的升压 / 正性肌力药物包括多巴胺（中等及大剂量）、多巴酚丁胺、去甲肾上腺素、肾上腺素、米力农及左西孟旦等。2010 年发表于 *NEJM* 的一项随机对照试验（n=1 679）显示，心源性休克患者接受多巴胺或去甲肾上腺素治疗 4 周后的死亡率无明显差异。但替代终点分析显示，去甲肾上腺素组的心律失常（房颤、室速及室颤）发生率明显降低。

通过正性肌力药物和 / 或血管活性药物治疗使平均动脉压（MAP）至少达到 65mmHg，既往有高血压病史的患者应维持更高的 MAP 水平，首选使用去甲肾上腺素来维持有效灌注压。对于存在低心输出量的心源性休克应常规使用多巴酚丁胺治疗，米力农或左西孟旦并不是一线治疗药物。肾上腺素可被用作多巴酚丁胺和去甲肾上腺素联合治疗的替代治疗，但它可增加心律失常、心动过速和高乳酸血症的风险。当心源性休克合并肺水肿时，应使用利尿剂治疗。一旦心源性休克的急性期得到控制，应适当予以治疗心衰的口服药物并密切监护。心源性休克时患者在撤掉血管升压药的早期，应使用 β 受体阻滞剂、ACEI 和醛固酮拮抗剂以减少心律失常及心衰复发的风险，从而提高生存率。

（三）非药物治疗

1. 血运重建（PCI/CABG） 急性心肌梗死的血运重建包括溶栓治疗、PCI 和 CABG；溶栓可减少心源性休克发生，但未能降低心源性休克患者死亡率；无论胸痛发生后的间隔是多久，对于急性心肌梗死后继发的心源性休克都应进行冠脉造影检查，之后进行冠状动脉重建术。

2. 机械通气 心源性休克时机械通气的应用指征包括：出现心跳呼吸骤停进行心肺复苏时；严重呼吸衰竭经常规治疗不能改善者，特别是出现明显的呼吸性和代谢性酸中毒并影响意识状态时。心源性休克时常用机械通气方式为气管插管人工机械通气，无创性机械通气方式在心源性休克时不宜选用。

3. 主动脉内球囊反搏术（IABP） 虽然相关研究没有发现 IABP 在心源性休克患者中的显著生存获益，但数据显示这至少是一种安全的治疗手段。2013 年 AHA/ACC STEMI 指南对 IABP 的推荐等级是Ⅱa/B，ESC STEMI 实践指南对其的推荐是Ⅱb，ESC NSTEMI 指南对 IABP 的推荐是Ⅲ。

4. 体外膜氧合(ECMO) 单中心研究提示ECMO可改善患者存活率,但目前尚无大型随机对照研究。指南建议在没有循环支持条件的治疗中心,因失代偿性心力衰竭住院的患者发生进展性或难治性心源性休克时,建议尽快使用体外膜肺氧合技术,并且在将患者转运至专业治疗中心之前应就地建立动静脉ECMO循环支持。ECMO或体外生命支持可作为进展性或难治性休克(顽固乳酸酸中毒、低心输出量、需大剂量儿茶酚胺治疗、肾和/或肝功能衰竭)以及心搏骤停(有血流)合并晚期慢性心脏病且无心脏移植禁忌证患者的一线治疗。

5. 左室辅助装置(LVAD) 小规模研究显示,LVAD较IABP改善血流动力学参数,但meta分析并未发现二者30天存活率存在差异。如果手术团队对病灶定位非常熟练,在心源性休克并发心肌梗死的治疗中可应用该设备辅助。

(四)心脏毒性药物所致心源性休克的管理

明确原因机制(血容量不足、血管舒张/收缩功能改变)对治疗非常重要,必须进行急诊超声心动图检查,然后持续监测心输出量及SvO2。在休克状态下存在心脏毒性(尤其是钠通道阻断剂、钙离子阻滞剂和β受体阻滞剂所致)的患者应迅速转运至有ECMO经验的专业治疗中心,尤其是超声心动图显示有运动功能减退状态时。对于发生在无ECMO中心的难治性或迅速进展的休克,可考虑予以移动循环支持设备。理想的情况是出现其他器官衰竭(肝、肾、ARDS)以及心搏骤停之前给予ECMO支持。心衰时有必要在去甲肾上腺素基础上加用多巴酚丁胺或使用肾上腺素;辅助治疗如胰高血糖素(治疗β受体阻滞剂)、胰岛素治疗(治疗钙离子阻滞剂)和脂肪乳剂(治疗脂溶性心脏毒性的局部麻醉药)应首先与血管活性药物或强心药联合使用。伴室内传导异常(宽QRS波)的中毒性休克是碳酸氢钠的适应证(剂量为100~250ml,最大总剂量750ml),可与其他治疗联合。

(顾小萍 钱 玥)

参考文献

[1] ANNANE D, OUANES-BESBES L, BACKER D D, et al. A global perspective on vasoactive agents in shock [J]. Intensive Care Medicine, 2018, 44 (6): 833.

[2] BAROCHIA A V, CUI X. Bundled care for septic shock: an analysis of clinical trials [J]. Critical Care Medicine, 2010, 38 (2): 668-678.

[3] BRUNO LEVY, OLIVIER BASTIEN, KARIM BENJELID, et al. Experts'recommendations for the management of adult patients with cardiogenic shock [J]. Annals of Intensive Care, 2015, 5 (1): 26.

[4] CECCONI M, D E B D, ANTONELLI M, et al. Consensus on circulatory shock and hemodynamic monitoring. Task force of the European Society of Intensive Care Medicine [J]. Intensive Care Medicine, 2014, 40 (12): 1795-1815.

[5] ETXANIZ A, PITA E. Management of bleeding and coagulopathy following major trauma [J]. Rev Esp Anestesiol Reanim, 2016, 63 (5): 289-296.

[6] HARRIS T, DAVENPORT R, MAK M, et al. The Evolving Science of Trauma Resuscitation [J]. Emerg Med Clin North Am, 2018, 36 (1): 85-106.

[7] HUNT B J. Bleeding and coagulopathies in critical care [J]. N Engl J Med, 2014, 370: 847-859.

[8] KEEBLER M E, HADDAD E V, CHOI C W, et al. Venoarterial Extracorporeal Membrane Oxygenation in Cardiogenic Shock [J]. Jacc Heart Failure, 2018, 6 (6): 503.

[9] MAURIZIO CECCONI, LAURA EVANS, MITCHELL LEVY, et al. Sepsis and septic shock. Lancet, 2018, 392 (10141): 75-87.

[10] MEBAZAA A, COMBES A, DIEPEN S V, et al. Management of cardiogenic shock complicating myocardial infarction [J]. Intensive Care Medicine, 2018, 44 (6): 1-14.

[11] PERNER A, CECCONI M, CRONHJORT M, et al. Expert statement for the management of hypovolemia in sepsis [J]. Intensive Care Medicine, 2018, 44 (6): 791-798.

[12] RHODES A, EVANS L E, ALHAZZANI W, et al. Surviving Sepsis Campaign: International Guidelines for Management of Sepsis and Septic Shock: 2016 [J]. Intensive Care Medicine, 2017, 43 (3): 1-74.

[13] ROSSAINT R, BOUILLON B, CERNY V, et al. The European guideline on management of major bleeding and coagulopathy following trauma: fourth edition [J]. Critical Care, 2016, 20 (1): 1-55.

[14] MOREL N, MOISAN M. Hemorrhagic Shock [J]. New England Journal of Medicine, 2018, 378 (19): 1851.

第一百〇四章

术后脑功能障碍

目　录

第一节 概　述

术后脑功能障碍(postoperative cerebral disorder)是指患者在手术后新发生的急性脑功能损害，包括卒中(stroke)、谵妄(delirium)和认知功能障碍(cognitive dysfunction，cognitive disorder，neurocognitive disorder)。

根据美国心脏协会/美国卒中协会推荐的定义，卒中包括中枢神经系统梗死(大脑、脊髓或视网膜细胞出现的缺血性梗死，有病理、影像或其他证据，临床症状持续超过24小时或24小时内死亡)、缺血性卒中(局灶性大脑、脊髓或视网膜细胞梗死，导致出现一过性神经功能障碍)、隐匿性中枢神经系统梗死(影像学或病理证据支持中枢神经系统梗死，但无相应的急性神经功能障碍的临床表现)、脑内出血(非创伤原因引起的脑实质内或脑室内出血)、脑内出血引起的卒中(脑内出血引起的急性神经功能障碍)、隐匿性脑出血(非创伤原因引起的脑实质、蛛网膜下腔或脑室内出血，有影像学或神经病理学证据，但无急性神经功能障碍临床表现)、蛛网膜下腔出血、蛛网膜下腔出血引起的卒中(非创伤性蛛网膜下腔出血引起的急性神经功能障碍和/或头痛)、脑静脉血栓形成引起的卒中(脑静脉系统血栓形成引起的脑、脊髓或视网膜梗死或出血)以及无法归类的卒中(急性发生的神经功能障碍，持续超过24小时或24小时内死亡，可能因缺血或出血引起但尚无足够证据)。

对卒中的认识最早可追溯到2 400多年前的Hippocrates时代，他描述了一名突然发生偏瘫的患者。但直到17世纪，Wepfer才证明脑卒中是由于脑部出血或血管阻塞所致。人们对术后脑卒中的关注始于20世纪50年代，主要是因为心脏手术和大血管手术的发展使这一问题变得突出。当然后来的研究发现非心脏、非血管手术患者同样存在术后脑卒中的问题。

根据美国《精神疾病诊断与统计手册》第5版，谵妄是一种急性暂时性脑功能异常，常常在数小时至数天之内发生，以注意力、意识水平和认知功能障碍为特征，病情往往在短时间内呈波动性变化。认知功能障碍主要表现为一个或多个认知领域(复杂的注意，执行功能，学习和记忆，语言，知觉运动或社会认知)功能的恶化，其诊断往往需行神经心理学测验。

谵妄一词最早见于古罗马科学家Celsus(公元前25年~公元50年)的著作*De Medicina*："Now it is useless to adopt remedies when delirium is at its height…there is nothing else to do than to restrain the patient，but when circumstances permit，relief must be given with haste…".Hood于1870年首次提出谵妄诊断并命名。但对术后谵妄的研究同样主要始于20世纪50年代，很大一部分原因也是由于人们发现心脏手术后许多患者出现了精神症状。

随着现代麻醉的广泛开展，麻醉药是否会对脑功能造成影响成为人们关注的问题。1955年Bedford首先报道了老年患者在全身麻醉手术后出现痴呆的病例，认为术后出现轻度痴呆并非罕见，并例举了18例典型病例。1967年Blundell对86例老年患者进行逐日心理测试研究，发现患者在手术后存在即刻和长期的计算、记忆能力明显下降，综合思维能力下降尤为明显，并持续数周。此后术后脑功能障碍的问题逐渐引起人们重视。

2018年11月国际6种麻醉学知名杂志发表同一篇文章，关于麻醉学等多学科专家组成的术语共识专家组提出围手术期神经认知障碍(perioperative neurocognitive disorders，PND)的定义。在更名之前，根据发病时间，术后认知功能的改变可分为三亚类：苏醒期谵妄，通常发生于PACU；术后谵妄(postoperative delirium，POD)，通常发生于术后24~72小时；术后认知功能障碍(postoperative cognitive disorder，POCD)，通常发生于术后数周至数月，甚至更长时间。在更名之后，建议用PND描述术前和术后发生的，包含POD在内的所有围手术期认知功能改变，不再采用"术后认知功能障碍(POCD)"这一名词。根据发病时间，将PND分为五亚类。①术前存在的认知功能障碍：可根据DSM-5诊断标准确定为轻度神经认知障碍(neurocognitive disorder，NCD)，即轻度认知受损(mild cognitive impairment，MCI)，或重度NCD，即痴呆；② POD：指发生在术后7天内或者出院前的谵妄，并且其诊断标准是沿用DSM-5中谵妄的诊断标准；③神经认知恢复延迟(delayed neurocognitive recovery，DNR)：指手术结束到术后

30天，在排除POD的前提下，患者在这段时间内出现认知功能障碍，称为DNR；④术后NCD：手术后30天到12个月，根据DSM-5中的诊断标准诊断为术后轻度/重度神经认知障碍（postoperative mild/major NCD）；⑤手术后12个月后出现的认知障碍：根据DSM-5中的诊断标准诊断为轻度/重度神经认知障碍（mild/major NCD）（图104-1）。据此，传统的POCD包括上述后三种。尽管名称不同，但其诊断标准均参照DSM-5中的轻度/重度神经认知功能障碍（mild/major neurocognitive disorder）。这些新的诊断名称/标准在临床工作中的价值仍然有待实践检验。

本章主要讨论术后谵妄（postoperative delirium）和传统的术后认知功能障碍（postoperative cognitive dysfunction，postoperative neurocognitive disorder）的问题。

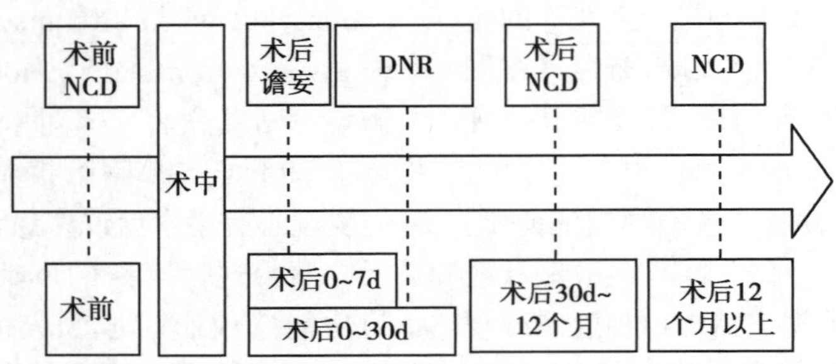

图104-1 围手术期神经认知障碍（PND）的分类与时间轴
NCD：神经认知障碍；DNR：神经认知恢复延迟；PND：围手术期神经认知障碍。

第二节 术后谵妄

一、术后谵妄的定义

谵妄的定义是随着人们对于谵妄认识的深入而不断变化的。目前公认的标准定义出自美国精神病学会的《精神疾病诊断与统计手册》第5版（（Diagnostic and Statistical Manual of Mental Disorders 5th edition，DSM-5）和世界卫生组织的《国际疾病与相关健康问题统计分类》第10版（International Statistical Classification of Diseases and Related Health Problems，10th revision，ICD-10）（表104-1）。从DSM-5和ICD-10的定义可以发现谵妄的最主要特点是注意力障碍、意识水平紊乱和认知功能障碍，多为急性起病且病情呈现明显的波动性。

术后谵妄是指患者在经历外科手术后出现的谵妄。根据发生时间，一般把从麻醉苏醒到出麻醉恢复室这段时间内发生的谵妄称为苏醒期谵妄（或躁动）；把从出麻醉恢复室（回到病房）到术后7天（如果患者在术后7天内出院，则截止至出院）发生的称为术后谵妄。在对患者预后的影响方面，一般认为苏醒期谵妄的发生主要与麻醉管理相关，对预后的影响不大；而术后谵妄的发生伴随着术后结局的明显恶化。

二、术后谵妄的流行病学

不同研究报告的术后谵妄发生率变异很大，这与受试者人群、谵妄检测方法以及医疗处理的差异有关。2018年Katie等的荟萃分析显示术后谵妄的发生率约为10%~70%。

谵妄的发生率与手术类型有关，通常小手术和日间手术后谵妄的发生率较低。一项为期一年的随访研究发现，老年患者白内障手术后谵妄的发生率仅为4.4%。接受大手术的外科患者中以髋部骨折患者（范围16%~43.9%）和主动脉手术患者（范围46%~52.2%）术后谵妄发生率较高。Bruce等的荟萃分析显示，髋部骨折患者术后谵妄发生率（4%~53.3%）明显高于接受择期矫形外科手术的患者（3.6%~28.3%）。心血管手术后谵妄的发生率为3%~52%。Oh等的一项回顾性研究报道了神经外科术后谵妄的发生率约为21.4%。Gao等报告脊髓手术后的谵妄发生率约为3.3%。

表 104-1　DSM-5 和 ICD-10 中谵妄的定义

DSM-5	ICD-10
A. 注意障碍（指向、集中、保持和转移障碍）和意识障碍（对环境的定向能力降低）	A. 意识损害（表现为对周围环境感知力的下降），伴有注意力集中、保持和转移障碍
B. 在短时间内发生（通常是几小时至数天），表现为与基线状态相比的改变，且严重程度在一天内呈现波动性	B. 认知功能损害。表现为 1）即时回忆和短时记忆力障碍，远期记忆力相对完整；2）对时间 / 地点 / 人物认知障碍
C. 可伴随认知障碍（如记忆力、定向力、语言、视觉空间能力，或知觉）	C. 具有以下精神活动力改变：1）快速、无法预计的由低活动性转为高活动性，2）反应时间延长，3）语言能力下降或增加，4）易激惹等
D. 症状 A 和 C 的发生不能被已有的、已确诊的或进展中的神经认知疾病解释，也不是唤醒能力严重降低（如昏迷）的结果	D. 睡眠觉醒周期紊乱且伴有下列症状之一：1）失眠。严重时表现为睡眠完全丧失、白天嗜睡和反周期睡眠，2）症状在夜间加重，3）梦境中断或噩梦，也可伴有幻视幻听
E. 病史、体检或实验室检查的结果提示上述障碍是其他医学情况、药物中毒或戒断、毒素暴露或多种原因的直接生理结果	E. 急性起病且病情呈现波动性
	F. 根据病史、查体、神经系统和实验室检查可以明确导致症状 A 至 D 的中枢或全身性疾病（而非精神类药物相关）

术后谵妄的发生具有明显的时间特点，即主要发生在术后早期，特别是术后前 3 天。谵妄的发生伴随着患者预后的恶化，包括 ICU 内停留时间延长、住院时间延长、围手术期并发症发生率、死亡率增加以及术后远期生存率下降和存活者生活质量降低等（表 104-2）。

表 104-2　术后谵妄的危害

延长术后机械通气时间
延长术后 ICU 内滞留时间
增加术后并发症风险
延长术后住院时间
增加围手术期医疗费用
增加围手术期死亡率
降低术后远期生存率
降低术后远期生活质量
增加术后远期认知功能障碍发生率
增加远期老年痴呆发生风险

三、术后谵妄的病因学

术后谵妄是多种因素共同作用的结果。通常把这些因素分为易感因素（表 104-3）和促发因素（表 104-4），谵妄的发生是易感患者暴露于外界促发因素的结果。了解这些因素有助于识别术后谵妄的高危患者和采取相应的预防措施。

（一）易感因素

1. 高龄　Pandharipande 等研究显示，65 岁以上患者谵妄发生率明显增加；平均年龄每增加 1 岁，谵妄风险增加 2%。老年人大脑代谢功能、神经递质的分布和传递都与年轻人有很大的不同，容易受到影响；另外老年人的认知水平本身有所下降，而且多患有脑血管疾病（如动脉粥样硬化和颈动脉狭窄等），因此术后容易发生神经系统的功能损害。

2. 认知功能储备减少　术前存在认知功能改变（如痴呆、认知功能损害、抑郁等）的患者易于发生术后谵妄。Lee 等对 425 例老年髋部骨折患者的观察发现，痴呆患者术后谵妄发生率明显高于非痴呆患者（56% 比 26%，$P<0.001$）。在 Freter 等研究发现，术前存在认知功能损害是术后发生谵妄最重要的预测因素（OR 8.26，95%CI 2.44~27.99）。此外术前记忆力下降、轻度认知功能减退和抑郁情绪等都与手术后谵妄的发生有关。术前对认知功能状况进行筛查有助于发现术后谵妄的高危患者。

3. 脑部疾病　既往脑血管梗死病史是术后谵妄的独立危险因素。有研究显示，即使术前存在微小梗死灶（影像学证实），术后谵妄的发生风险也会增加 3 倍；术后新发脑缺血损害（隐匿性卒中）也伴随术后谵妄风险增加。合并脑萎缩患者在术后发生谵妄的风险增加约 1.15 倍。

4. 生理功能储备减少　对于老年患者，术前存在自主活动受限、活动耐量降低或存在视觉、听觉损害者术后更容易发生谵妄。

表 104-3　术后谵妄的易感因素

高龄(65 岁或以上)
认知功能储备减少
痴呆
认知功能损害
抑郁
脑萎缩
生理功能储备减少
自主活动受限
活动耐量降低
视觉或听觉损害
经口摄入减少
脱水
电解质紊乱
营养不良
并存疾病
严重疾病
多种并存疾病
脑卒中史
代谢紊乱
创伤或骨折
终末期疾病
合并 HIV 感染
睡眠呼吸紊乱 / 失眠症
药物应用
有精神作用的药物
应用多种药物
药物依赖
酗酒
ApoE4 基因型

5. 营养不良　营养不良、低白蛋白血症、维生素 D 缺乏等都伴随术后谵妄风险增加，严重营养不良可导致意识混乱，维生素缺乏还可能在谵妄的发病机制中发挥作用。脱水也被发现与谵妄的发生有关。营养不良与谵妄的因果关系也从一些干预性研究得到了证明。如术前通过营养支持纠正营养不良可减少老年髋部骨折患者谵妄的发生。但纠正脱水并不总能缓解谵妄，可能还存在其他因素的作用。

表 104-4　术后谵妄的促发因素

药物
镇静催眠药
抗胆碱药
多种药物治疗
酒精或药物戒断
手术
心血管手术
矫形外科手术
长时间体外循环
非心脏手术
各种诊断性操作
收住 ICU
环境改变
身体束缚
导尿管和各种引流管
疼痛刺激
精神紧张
并发疾病
感染
医源性并发症
严重急性疾病
代谢紊乱
发热或低体温
休克
低氧血症
贫血
脱水
低蛋白血症
营养不良
疼痛
睡眠障碍
脑卒中

6. 并存疾病　创伤和骨折患者在术前即遭受强烈的应激刺激，其术后谵妄的发生率要明显高于择期手术患者，而且很多患者的谵妄是从术前开始的。HIV 感染者是谵妄的高发人群，但 HIV 感染者术后谵妄的发生情况未见报道。病情严重往往意味着多个器官系统受累或存在代谢紊乱(如酸

碱失衡、电解质紊乱、高血糖等),这些均导致术后谵妄风险增加。在疾病终末期,高达 85% 的患者出现谵妄症状。

7. 睡眠紊乱 多项临床研究显示术前睡眠紊乱是术后谵妄的危险因素。在最近的一项荟萃中,术前合并睡眠障碍的患者在术后发生谵妄的风险约增加 2.9 倍。

8. 药物 术前应用影响精神活动的药物包括酗酒、吸烟等均伴随术后谵妄风险的增加,可能与突然终止使用后的"戒断"作用有关。研究还发现即使是不影响精神活动的药物,术前使用药物品种过多同样预示术后谵妄的风险增加,原因可能与多种合并疾病的作用相似。

9. 遗传因素 研究显示 ApoE e4 等位基因与老年痴呆的发生有关。最近有研究发现,ApoE e4 等位基因也伴随术后谵妄的发生率增加。提示遗传因素可能也在谵妄的机制中发挥作用。

(二) 促发因素

1. 药物 抗胆碱药(如格隆溴铵、阿托品、东莨菪碱、戊乙奎醚等)曾是围手术期常用药物,主要用于减少唾液腺分泌、治疗心动过缓以及增强围手术期遗忘等。但其副作用是可引起谵妄和认知功能损害,老年患者尤其敏感,这与其通过血 - 脑屏障阻断中枢 M 受体有关。常用抗胆碱药物的血 - 脑屏障通过率:格隆溴铵 < 阿托品 < 东莨菪碱 < 戊乙奎醚。围手术期应尽可能避免使用抗胆碱药,必须使用时应尽可能选择透过血 - 脑屏障少的药物,如格隆溴铵和阿托品。苯二氮䓬类药物(如劳拉西泮、地西泮、咪达唑仑等)也会导致谵妄发生风险增加。

2. 手术种类 术后谵妄在心血管手术和矫形外科手术患者较为多见,也见于其他非心脏大手术和高危手术,而小手术(如白内障手术)后发生率较低。体外循环也是影响谵妄发生的重要因素。研究发现长时间体外循环增加术后谵妄的发生,而在非体外循环下进行冠脉搭桥手术可减少神经并发症和术后谵妄发生。对于必须在体外循环下手术的患者,在体外循环期间维持常温和较高的灌注压(80~90mmHg)可能有助于减少术后谵妄的发生。但血压过高(如超过大脑自身调节范围的血压)也增加谵妄风险。

3. 疼痛 有研究显示疼痛视觉模拟评分每增加 1 分,术后谵妄的发生风险增加约 1.2 倍。另一方面,阿片类药物剂量过大也伴随谵妄发生风险增加。而采用非甾体抗炎药物、神经阻滞等多模式镇痛,在减少阿片类药物需求的基础上改善术后镇痛效果可以降低谵妄发生率。

4. 睡眠障碍 老年患者大手术后往往出现术后睡眠障碍,主要表现为睡眠碎片化、睡眠节律紊乱、深睡眠和快动眼睡眠时间减少、睡眠质量下降。睡眠障碍会导致谵妄发生风险增加;相反,改善睡眠可减少谵妄的发生。

5. ICU 环境 ICU 是谵妄的高发地点,这一方面与 ICU 患者多为高龄、高危患者有关,另一方面也与 ICU 的特殊环境和工作常规有关。对于刚刚经历了手术创伤的患者,ICU 是一个陌生而嘈杂的环境;随着麻醉作用的消失,伤口疼痛逐渐加重,导尿管、引流管和身体束缚所引起的不适变得强烈;加之对病情的担心等,都使患者处在高度的紧张、焦虑之中。多种因素的作用使患者易于出现谵妄。

6. 术后并发症 术后出现并发症会增加谵妄的风险,并发症的数量越多,发生谵妄的风险越大。大量研究表明谵妄的发生伴随并发症发生率增加和患者预后恶化。在时间上并发症与谵妄均多见于术后早期,通常发生在谵妄之前或同时的并发疾病被认为是促发因素。但实际上很多在谵妄之后明确诊断的并发症在数天前就已产生对机体的不良影响,因此也具有促发因素的作用。

(三) 术后谵妄的风险预测

根据术前详细的病史、体格检查(包括对认知功能、心境、躯体功能等的检查)和实验室检查结果,可对患者术后谵妄的风险进行预估。目前,谵妄的风险预测模型多达 23 种,适用于 ICU、外科手术后患者等不同人群。Marcantonio 等对非心脏手术患者的研究筛选出 7 项危险因素,Rudolph 等对心脏手术患者的研究筛选出 4 项危险因素。表 104-5 列出了上述两项研究所给出的术后谵妄风险预测方法。重要的是危险因素的作用是可以叠加的,即多个危险因素导致谵妄的发生风险明显增加。

四、术后谵妄的发病机制

普遍的观点认为术后谵妄是多种因素导致的脑功能损害。神经心理和神经影像学检查提示谵妄患者有弥漫性高级皮质功能异常,包括额叶前皮质、皮质下结构、丘脑、基底神经节、额叶和颞顶叶皮质等,尤其是在非优势侧大脑;脑电图检查的特

表 104-5　术后谵妄风险预测

手术种类 / 危险因素	计分标准	计分	总分	预计谵妄发生率（%）
非心脏手术				
认知损害	TICS 评分 <30	1	0	1~2
年龄	≥ 70 岁	1	1~2	8~19
躯体功能	SAS 分级Ⅳ级	1	≥ 3	45~55
酗酒		1		
电解质或血糖异常	Na^+ <130 或 >150mmol/L；K^+<3.0 或 >6.0mmol/L；血糖 <60 或 >300mg/dL	1		
主动脉瘤手术	是 / 否	2		
胸外手术	是 / 否	1		
心脏手术患者				
认知损害	MMSE 评分 <24	2	0	18~19
	MMSE 评分 24~27	1	1	43~47
低蛋白血症	<3.5g/dL	1	2	60~63
抑郁	GDS 评分 >6	1	≥ 3	86~87
既往脑卒中或 TIA 史	是 / 否	1		

TICS：电话认知状态评估（可经电话交流进行评估，总分 0~41 分）；MMSE：简化心智状态检查；SAS：特异活动分级。SAS 分级Ⅳ级的患者不能以 4km/h 速度步行一个街区，整理床铺或自己穿衣时需要中间停顿；GDS= 老年抑郁量表；TIA= 短暂脑缺血发作。

征性表现包括后部优势节律减慢、弥漫性 θ 或 δ 慢波活动、无规律的背景波以及对睁眼、闭眼的反应性消失；一项队列研究显示闭眼时 δ 波增加是谵妄的独立危险因素，但谵妄的发病机制仍然不是特别清楚。神经递质学说、应激反应学说、炎症反应学说和神经网络学说是目前研究较多的可能机制。

（一）神经递质学说

胆碱能系统功能减退可能是术后谵妄和认知功能障碍的最终共同通路。乙酰胆碱（acetylcholine）是脑内广泛分布的调节型神经递质，其中从前脑基底部发出支配全部大脑皮质和旧皮质（特别是海马）的胆碱能纤维是维持皮质于功能状态的主要传入通道，控制着很多与各个皮质区域有关的脑功能（如感觉、学习、认知、感情、判断等）；从脑干发出支配丘脑的胆碱能纤维与唤醒、注意力等过程有关。中枢胆碱能系统的功能随着老龄化而逐渐减退，同时与学习、记忆有关的各种功能也逐渐减退。此外，胆碱能系统很容易受到外界因素的影响，脑卒中、颅脑损伤、多种药物及应激刺激等均会导致胆碱能系统功能损害；胆碱能系统功能减退又会引起其他神经递质系统的紊乱，从而导致谵妄发生。研究发现，围手术期使用抗胆碱能药物是引起谵妄的一个独立危险因素；而胆碱酯酶抑制剂可以改善抗胆碱药物引起的谵妄症状。

脑内多巴胺水平升高被认为可能与谵妄的发生机制有关。多巴胺是脑内重要的兴奋性神经递质，过度蓄积时会导致神经元信息传递异常和功能障碍。围手术期导致多巴胺水平增加的原因包括释放过多和再摄取障碍；钙离子内流激活酪氨酸羟化酶从而增加多巴胺合成。此外，5- 羟色胺、谷氨酸、去甲肾上腺素、褪黑素等多种脑内神经递质可能均参与谵妄的发生。

研究显示，脑源性神经营养因子水平下降是术后谵妄的独立危险因素。Tau 蛋白水平变化和淀粉样蛋白沉积也与谵妄发生有关。这些因素在谵妄机制中的作用还有待进一步阐明。

（二）应激反应学说

术后谵妄的一个特点是大手术后发生率高，而小手术后发生率低。提示机体应激反应可能在谵妄发生的病理生理中发挥作用。糖皮质激素是重要应激反应指标，其分泌与应激反应的强度成正比。人们很早就注意到应激和血液中糖皮质激素

8

的水平对认知功能有影响，这是由于与认知功能有密切关系的额叶皮质特别是海马中存在糖皮质激素受体。糖皮质激素对认知功能的影响呈现倒U形量效曲线：激素水平过低或过高均导致记忆功能的损害，而适当的激素水平可增强记忆功能。正常情况下，位于海马的糖皮质激素受体兴奋后可反馈性地抑制肾上腺皮质进一步释放糖皮质激素。在老龄化过程中，海马的糖皮质激素受体逐渐减少，这导致其负反馈作用机制减弱。研究表明，老年人在手术应激后容易出现糖皮质激素的过度分泌，这可能是老年患者在大手术后易于发生认知功能并发症的原因。最近有研究发现老年患者在心脏和非心脏大手术后血清皮质醇水平升高是谵妄发生的独立危险因素。

（三）炎症反应学说

炎症反应与认知功能损害之间的关系是目前研究的热点之一。炎症反应是机体遭受手术创伤后的必然反应。研究显示，产生于外周的促炎症介质（如IL-1β、TNF-α、IL-6等）会通过各种途径影响到大脑，包括经迷走传入神经的神经通路、直接透过血-脑屏障或经脑室周围区域进入（这些区域血-脑屏障不完整）。这些细胞因子通过诱导大脑的小神经胶质细胞产生炎症介质而引起神经炎症反应。与年轻个体相比，老年个体在外周免疫系统激活后会产生更严重的中枢炎症反应，这或许能够解释为何老年患者更容易发生谵妄。小神经胶质细胞所产生的促炎症介质可引发神经炎症反应的恶性循环，最终导致神经元退行性改变和认知功能损害发生。临床研究的结果给上述理论提供了支持，如研究发现老年患者外周血促炎症细胞因子（IL-6、IL-8）水平升高与谵妄的发生有关；对谵妄患者进行尸检的病例对照研究发现，谵妄患者神经炎症反应（表现为脑部小神经胶质细胞激活、星形胶质细胞激活和IL-6含量升高）的程度有明显升高。一项以70岁以上老年患者为对象的研究结果显示利用CRP、IL-6和IL-2水平可以构建谵妄的预测模型。

（四）神经网络学说

注意力、认知功能和意识水平异常是谵妄的主要特征，而大脑神经网络的协同异常被认为是导致上述脑功能障碍的重要机制。默认网络、额顶控制网络、显著网络和背注意力网络模式在其中发挥着重要作用。一项针对心脏手术后患者的研究显示，谵妄患者神经网络异常的主要脑电图表现是α波段联结消失、通路时长缩短和额叶δ波段联结增加。在低活动型谵妄患者中同样可以观察到神经网络功能和直接联结的异常。

五、术后谵妄的临床表现

术后谵妄患者可有多种临床表现，包括以下方面：

1. 注意力障碍　表现为注意力不能集中、维持（如患者不能长时间继续同一话题，会很快跳跃到其他与当前谈话内容无关的话题）或转移障碍（如患者无法将注意力转移到某一足以引起其注意的事件或对指令的反应速度减慢）。可以用一些简单的方法进行测试，如累加试验（每次加7）、倒叙语句或倒数数字。如果患者无法完成以上测试则可诊断注意力障碍。但是这些测试方法会受到患者年龄和教育程度的影响。

2. 意识水平紊乱　表现为对周围环境认识的清晰度下降（尤其是缺乏外界环境刺激时）或者出现不同程度的木僵或昏迷。意识受损的程度呈明显波动性，例如患者可能在一段时间情感淡漠、反应迟钝、嗜睡，短时间后又可能变得不安宁、焦虑或易激惹，之后又恢复正常，一日之内病情多变。但是病情一般常在夜间加重，即昼轻夜重。

3. 认知功能损害　主要有定向力障碍、记忆力（尤其是短时记忆力）损害、语言能力障碍等。定向力障碍常表现为时间、地点定向力障碍，严重者出现人物定向力障碍；记忆力损害表现为患者无法回忆刚刚发生的谈话内容，或回忆内容与实际不相符；语言能力障碍表现为患者无法准确用语言表达自己的想法，出现妄语、失语、失写等。

4. 感知障碍　主要表现为对物体大小、形状、位置、运动感知异常，可出现错觉或幻觉，并可导致行为异常。

5. 思维无序　表现为谈话主题不固定或漫无边际，语速忽慢忽快，不能清晰理解语义，判断力下降，思维不清晰，逻辑混乱。

6. 神经运动异常　根据谵妄类型有不同表现。高活动型表现为警觉、激动，可出现乱抓、拔出气管导管或输液器或攻击医务人员的行为；低活动型表现为嗜睡，运动活动明显减少；混合型患者则可交替出现高活动型和低活动型症状。

7. 睡眠-觉醒周期紊乱　表现为不同程度的睡眠障碍，从轻度的睡眠缺失到严重嗜睡，部分患者表现为昼睡夜醒（夜间睡眠缺失白天嗜睡）。夜间多梦也是表现之一。

8. 情绪失控　表现为间断出现恐惧、妄想、焦虑、抑郁、躁动、淡漠、愤怒、欣快等，且症状不稳定有波动。

谵妄的临床表现有两个明显的特征，即急性起病和病程波动。急性起病是指症状常在数小时或数日内突然发生，但常需要陪护人员提供确切的发病经过；病情波动是指症状常在24小时内出现、消失或加重、减轻，有明显的波动性，并有中间清醒期。

谵妄根据其精神运动性可以分为三种：低活动型、高活动型和混合型。大部分谵妄为“低活动型”或“混合型”，仅有少数为单纯“高活动型”。在一项临床调查中发现谵妄的漏诊率很高，尤其是低活动型谵妄易被忽略。主要原因可能是医护人员对于谵妄的认识不到位所致。

六、术后谵妄的诊断

根据临床表现可做出谵妄诊断。但当患者为低活动型谵妄时容易漏诊，而低活动型谵妄往往占到谵妄患者的很大一部分。有研究报告谵妄的漏诊率可高达66%。

DSM-5和ICD-10制定了谵妄的标准定义。该标准适合精神专业人员应用，未经专门训练的非精神专业人员并不容易掌握；此外应用上述标准评估每例患者需要约0.5小时左右，也不适合在繁忙的医疗环境中大规模使用。为此，许多专注于谵妄领域的研究者制定了一些简便易行、且适合非精神专业人员使用的谵妄诊断工具(表104-6)。以下主要介绍几种目前国际上比较公认的在临床和科研工作中常用的方法。

(一) 意识错乱评估法(CAM)

CAM基于DSM-ⅢR设计，该表格包含急性起病、注意力、思维紊乱、意识水平改变、定向力障碍、记忆力损害、感知障碍、精神躁动和睡眠觉醒周期紊乱等9项诊断项目(表104-7)。谵妄的诊断依据四个方面的特征：①急性起病或波动性；②注意力不集中；③思维紊乱；④意识水平改变。患者必须同时出现特征①、②和③或④方能诊断谵妄。CAM是目前应用最为广泛的量表化谵妄诊断工具之一。

(二) ICU患者意识错乱评估法(CAM-ICU)

CAM-ICU是在CAM基础上改良产生的，可用于机械通气患者的谵妄诊断(表104-8)。使用CAM-ICU评估谵妄分为两个步骤：首先进行镇静深度评估，推荐使用Richmond躁动镇静分级(Richmond Agitation Sedation Scale，RASS)。处于深度镇静或不能唤醒状态的患者不能进行谵妄评估；如果患者能够唤醒，则继续进行下一步CAM-ICU评估。CAM-ICU同样评估谵妄四个方面的特征：①急性发生的精神状态改变或波动；②注意力不集中；③思维无序；④意识水平改变。患者必须同时出现特征①、②和③或④才能诊断谵妄(表104-6)。熟练者完成一例患者评估所需的时间平均不超过5分钟。Luetz等研究认为CAM-ICU是最适合ICU患者谵妄诊断的工具。

(三) 谵妄等级评定量表-98修正版(Delirium Rating Scale-Revised-98，DRS-R-98)

与原来的DRS相比，DRS-R-98的敏感性和特异性更高，根据分数高低可以将患者分为不同严重程度的谵妄。它包含16项标准，包括13项严重程度标准和3项诊断标准，每项标准的分值为0、1、2或3分，如果其中某项标准无法进行评估，则默认为1.5分。因此，该量表最高严重程度为39分，最高总评分为46分。一般认为严重程度评分大于15分或总分大于18分即可诊断谵妄。如果以15.25分作为谵妄的诊断标准，其敏感性和特异性分别为92%和93%。

七、术后谵妄的预防

由于谵妄通常是由多种易感因素和多种促发因素共同作用的结果，预防谵妄也应针对多种危险因素进行干预。因此，遇到患者时应详细了解现病史、合并疾病史和药物、手术治疗情况，识别危险因素。

(一) 术前准备

术前抑郁和焦虑是导致谵妄的重要危险因素，通过术前宣教等方式可能通过缓解抑郁和焦虑从而降低谵妄发生率。临床研究显示进行认知功能训练可以有效改善认知功能状态，例如计算机辅助认知功能训练。术前进行认知功能训练、改善营养状态、纠正电解质紊乱、改善睡眠有可能减少谵妄发生率。需要说明的是上述措施的效果还需要进一步的研究证实。此外，术前应避免使用抗胆碱药物，减少使用苯二氮䓬类镇静催眠药物。如果必须使用抗胆碱药物，尽可能选择透过血-脑屏障少的药物(常用抗胆碱能药物的血-脑屏障通过率：格隆溴铵＜阿托品＜东莨菪碱＜戊乙奎醚)。

表 104-6 谵妄诊断工具

英文名称	中文译名	说明
Confusion Assessment Method (CAM)	意识错乱评估法	可由非精神专业的医师、护士快速实施，有多种语言版本。但不适合 ICU 气管插管患者。敏感性 86%，特异性 93%
3-minute diagnostic interview for CAM-defined delirium (3D-CAM)	3D- 意识错乱评估法	敏感性和特异性分别约为 95% 和 94%。与 CAM 相比较，诊断细则更明确，可实施性更强
Confusion Assessment Method for the ICU (CAM-ICU)	ICU 患者意识错乱评估法	原则同 CAM，适合 ICU 气管插管患者。敏感性 81%，特异性 96%
Intensive Care Delirium Screening Checklist (ICDSC)	重症监护谵妄筛选表	用于 ICU 患者的谵妄筛查。敏感性 99%，特异性 62%
Delirium Rating Scale-Revised (DRS-R-98)	谵妄等级评定量表 -98 修正版	由接受过精神专业训练的医生实施，有 16 项评定标准，其中包括 13 项严重程度评定标准和 3 项诊断评估标准。适合更广泛症状的谵妄诊断和严重程度评估。敏感性 93%，特异性 89%（以总分≥ 20 为诊断标准）
Memorial Delirium Assessment Scale (MDAS)	记忆谵妄评估量表	包括 10 项内容，其中 3 项评估认知功能。但未包括一些谵妄的重要特征，因此用于筛选谵妄时有可能漏诊。谵妄诊断已经明确时可用于评估谵妄的严重程度。敏感性 92%，特异性 92%
NEECHAM Confusion Scale	NEECHAM 意识错乱量表	可由护士进行快速床旁评估，但评估内容并非依据标准的谵妄定义制定。敏感性 30%~95%，特异性 78%~92%

表 104-7 CAM

1. 急性起病
   a. 与基础状态相比，患者是否存在精神状态的急性改变？
   是 =1；不是 =2；不确定 =8
   b. 如果“是”，请描述变化情况及信息来源________________________
2. 注意力
   a. 患者是否存在注意力难以集中？如注意力容易转移、无法保持连续性
   随访期间从未发生 =1；随访期间偶尔有，但是轻度 =2；随访期间有且很明显 =3；不确定 =8
   b. 如果存在注意力不能集中，在随访期间是否出现病情减轻或加重等波动
   是 =1；不是 =2；不确定 =8；不适用 =9
   c. 如果“是”，请描述________________________
3. 思维紊乱
   a. 患者是否存在思维无序或无连贯性？如散漫或不相关谈话、不清晰或没有逻辑性的想法、或者不可理解的话题转化。
   随访期间从未发生 =1；随访期间偶尔有，但是轻度 =2；随访期间有且很明显 =3；不确定 =8
   b. 如果存在思维紊乱，在随访期间是否出现病情减轻或加重等波动
   是 =1；不是 =2；不确定 =8；不适用 =9
   c. 如果“是”，请描述________________________
4. 意识水平改变
   a. 你如何对患者的整体意识水平进行分级？
   正常 =1（如果患者意识正常，请直接进入第 5 个问题）
   警惕性（如高警觉性、对环境刺激敏感、容易不安）=2
   嗜睡（嗜睡但可唤醒）=3

续表

昏睡（难以唤醒）=4

昏迷（无法唤醒）=5

不确定 =8

b. 如果存在意识水平改变，在随访期间是否出现病情减轻或加重等波动

是 =1；不是 =2；不确定 =8；不适用 =9

c. 如果“是”，请描述______________

5. 定向力障碍

a. 随访期间患者是否出现定向力障碍？如地点和时间定向障碍

随访期间从未发生 =1；随访期间偶尔有，但是轻度 =2；随访期间有且很明显 =3；不确定 =8

b. 如果存在定向力障碍，在随访期间是否出现病情减轻或加重等波动

是 =1；不是 =2；不确定 =8；不适用 =9

c. 如果“是”，请描述______________

6. 记忆力损害

a. 随访期间患者是否出现记忆力损害？如无法记住医院内发生的事件或难以记住说明书

随访期间从未发生 =1；随访期间偶尔有，但是轻度 =2；随访期间有且很明显 =3；不确定 =8

b. 如果存在记忆力损害，在随访期间是否出现病情减轻或加重等波动

是 =1；不是 =2；不确定 =8；不适用 =9

c. 如果“是”，请描述______________

7. 感知障碍

a. 随访期间患者是否出现感知障碍？如幻视、幻听、幻想

随访期间从未发生 =1；随访期间偶尔有，但是轻度 =2；随访期间有且很明显 =3；不确定 =8

b. 如果存在感知障碍，在随访期间是否出现病情减轻或加重等波动

是 =1；不是 =2；不确定 =8；不适用 =9

c. 如果“是”，请描述______________

8. 精神躁动

a. 随访期间患者是否出现精神活动增加？如不安、戳床单、频繁换动体位

随访期间从未发生 =1；随访期间偶尔有，但是轻度 =2；随访期间有且很明显 =3；不确定 =8

b. 如果存在精神躁动，在随访期间是否出现病情减轻或加重等波动

是 =1；不是 =2；不确定 =8；不适用 =9

c. 如果“是”，请描述______________

9. 睡眠 - 觉醒周期改变

a. 与基础状态相比，患者是否存在睡眠觉醒周期改变？如白天嗜睡、夜间失眠

是 =1；不是 =2；不确定 =8

b. 如果“是”，请描述______________

诊断标准

1）急性起病 1a 或 2b 或 3b 或 4b=1，则此标准成立；

2）注意力 2a=2 或 3，则此标准成立

3）思维紊乱 3a=2 或 3，则此标准成立

4）意识水平改变 4a=2、3、4 或 5，则次标准成立

谵妄诊断成立：

满足以下标准 1）+2）+3）或 1）+2）+4）

表 104-8 CAM-ICU 诊断流程

第一步:先使用 Richmond 躁动镇静分级(RASS)评估患者镇静深度,如果评分为 –4 或 –5 则停止谵妄评估,若评分大于等于 –3 则继续进行谵妄评估。

评分	简述	描述
+4	好斗	好斗的,暴力的,对工作人员构成即刻危险
+3	非常躁动	拉扯或拔除引流管或导管,有攻击性
+2	躁动	频繁的无目的的活动,与呼吸机对抗
+1	不安	焦虑,但活动无强烈的攻击性
0	清醒且冷静	
–1	嗜睡	不完全清醒,但可被声音持续唤醒(眼神接触≥ 10 秒)
–2	轻度镇静	可被声音短暂唤醒并有眼神接触(<10 秒)
–3	中度镇静	对声音有活动或睁眼反应(但无眼神接触)
–4	深度镇静	对声音无反应,但对身体刺激有活动或睁眼反应
–5	无法唤醒	对声音或身体刺激均无反应

第二步:使用 CAM-ICU 评估患者有无发生谵妄。

1. 精神状态突然改变或波动(任一问题回答“是”,该特征为阳性)。如该特征为阳性,进行下一项;如该特征为阴性,停止,患者无谵妄

A. 与基础水平相比患者的精神状态是否有突然变化

B. 患者的精神状态(如 RASS 评分、GCS 评分或以往的谵妄评估)在过去的 24h 内有无起伏波动

2. 注意力不集中(视觉测试或听觉测试,其中之一即可。错误≥ 3 个该特征为阳性)如该特征为阳性,进行下一项;如该特征为阴性,停止,患者无谵妄

随访者用正常语速读出下列数据 8、1、7、5、1、4、1、1、3、6。要求患者在念到数字“1”时回答“是”。满分 10 分,每回答错误一个扣一分

3. 意识水平的改变

采用 RASS 标准,RASS≠ 0,该特征为阳性;如该特征为阴性,进行下一项;如该特征为阳性,停止,患者有谵妄

4. 思维无序(4 个问题,1 个指令,错误≥ 2 个该特征即为阳性)

是否有证据表明患者不能正确回答以下 3 个及以上问题,或者不能遵从如下命令

问题(问题分 A、B 两套,连续测试时交替使用)

A 组问题	B 组问题
(1)石头会漂在水面上吗	(1)树叶会漂在水面上吗
(2)海里有鱼吗	(2)海里有大象吗
(3)1 斤比 2 斤重吗	(3)2 斤比 1 斤重吗
(4)你能用锤子钉钉子吗	(4)你能用锤子劈开木头吗

指令:对患者说:“举起这么多手指”(在患者面前举起 2 个手指),“现在用另一只手做同样的事”(不重复手指的数目)

如果患者不能移动手臂,要求患者“比这个多举一个手指”

总评:患者出现特征 1+2+3 或 4,谵妄诊断成立,否则不成立

(二) 麻醉与术中管理

1. 麻醉方法的选择 有多项研究比较了区域麻醉与全身麻醉的作用。Bryson 等荟萃分析纳入了 8 项随机对照研究,涉及 765 例患者。结果发现两种麻醉方法对术后谵妄发生率的影响无明显差异,仅一项研究发现区域麻醉减少了术后早期谵妄的发生。一项荟萃分析纳入 15 项关于髋关节骨折患者的观察性研究,结果显示全身麻醉与区域阻滞

麻醉对谵妄发生率的影响没有统计学差异。另外一项荟萃分析纳入 21 项随机对照研究，比较了全身麻醉、区域阻滞麻醉和全身麻醉复合区域阻滞麻醉对术后谵妄发生率的影响，但是也未发现有组间差异。

2. 麻醉期间药物选择　虽然区域麻醉与全身麻醉在对术后谵妄发生率的影响方面并无差异，但不同麻醉药物的影响有无差异仍然值得关注。

(1) 吸入麻醉与静脉麻醉：最近的一项纳入 28 项随机对照研究的荟萃分析显示，尚无足够的证据说明静脉麻醉和吸入麻醉在影响术后谵妄发生率方面有差异。但这方面还需要进一步研究证实，因为已有研究数量不多、样本量较少且质量偏低。

(2) 区域阻滞期间镇静：Sieber 等观察了区域麻醉期间丙泊酚镇静的影响，114 例在椎管麻醉下接受髋部骨折手术患者随机接受丙泊酚深镇静(BIS 50)或浅镇静(BIS ≥ 80)，结果发现深镇静组患者术后谵妄发生率明显升高。另外一项随机对照研究比较不同丙泊酚镇静深度(OASS 镇静评分 0~2 分 vs.3~5 分)对腰麻下髋关节骨折老年患者术后谵妄发生率的影响，结果显示两组谵妄发生率无统计学差异；但在无术前合并疾病的患者中，浅镇静患者术后谵妄发生率更低。因此区域阻滞麻醉期间如果需要镇静，建议给予浅镇静。

(3) 术中右美托咪定：一项荟萃分析显示，术中给予右美托咪定可减少术后谵妄发生，但这些研究的样本量较少；另一方面，也有研究报告围手术期(术中加术后)给予右美托咪定未能减少谵妄发生。术中右美托咪定对术后谵妄的预防作用仍需要进一步证实。

(4) 术中氯胺酮：以往有在一项小规模研究显示中，心脏手术患者麻醉诱导时给予小剂量氯胺酮(0.5mg/kg)减少了术后谵妄的发生。但最近的大样本量多中心研究未能证实小剂量氯胺酮对术后谵妄的预防作用。

3. 术中监测与管理

(1) 麻醉深度：多项前瞻性随机对照研究显示全身麻醉期间使用麻醉深度监测避免麻醉过深可以降低老年患者术后谵妄的发生。一项荟萃分析也显示对于非心脏、非神经外科老年患者，使用脑电图和诱发电位监测优化麻醉深度维持有助于减少术后谵妄的发生。推荐全身麻醉期间使用麻醉深度监测，避免麻醉过深。

(2) 脑氧饱和度：利用近红外光谱可对脑皮质组织氧饱和度进行连续监测并实时反映其变化。一项前瞻性队列研究观察了 20 例接受腹部手术老年患者脑氧饱和度与谵妄的关系，结果显示谵妄患者术前脑氧饱和度低于非谵妄患者。但最近得一项荟萃分析显示，在脑氧饱和度监测下进行脑灌注管理未能明显减少术后谵妄发生。脑氧保护度监测在谵妄预防中的作用还需进一步观察。

(3) 血压：临床研究显示术中低血压是术后谵妄的危险因素；且术中血压波动的幅度也与谵妄发生风险增加密切相关。另一方面，研究也提示术中血压过高(超出脑血流自身调节范围)也导致谵妄风险增加。因此，术中应避免低血压或血压波动过大。

(4) 血糖：高血糖是谵妄的重要危险因素之一。但一项随机对照研究显示，与常规血糖控制(<150mg/dl)相比，术中严格血糖控制(80-110mg/dl)反而增加术后谵妄发生率。因此术中不建议严格控制血糖在正常水平，110-150mg/dl 是可以接受的血糖水平。

(5) 体温：对心脏手术患者的研究显示，术中低体温低于 34.5℃是术后谵妄的危险因素。ICU 谵妄患者也常伴有体温波动幅度的增加。建议避免术中低体温。

(三) 手术类型选择

现有研究发现谵妄主要发生在大手术后，小手术后则发生率较低。因此，在不影响手术治疗效果的前提下，选择创伤较小的手术(如腔镜手术、介入治疗)有助于减少术后谵妄的发生。

(四) 术后管理

1. 非药物预防和治疗　非药物措施是预防谵妄的首要选择。非药物干预主要是针对谵妄的促发危险因素包括认知损害、睡眠剥夺、制动、视觉损害、听觉损害和脱水，所采取的针对性措施包括保持定向力、改善认知功能、早期活动、改善睡眠、积极交流、佩戴眼镜和助听器、预防脱水等(表 104-9)。多项荟萃分析结果显示非药物干预治疗可以使谵妄发生风险降低约 53%。

2. 术后镇痛

(1) 区域阻滞镇痛：有两项随机对照研究比较了静脉镇痛与硬膜外镇痛对术后谵妄发生率的影响，未发现有明显差异。但外周神经阻滞镇痛仍然表现出一定优势。一项针对膝关节置换手术患者的研究显示，股神经阻滞可以有效降低老年患者术后谵妄发生率。在一项荟萃分析中，髋部骨折患者

表 104-9 多因素干预研究中的危险因素及干预措施

危险因素	干预措施
认知损害	• 改善认知功能：与患者交谈，让患者读书、看报、听收音机等 • 改善定向力：提供时钟、日历等 • 避免影响认知功能的药物
活动受限	• 早期活动，如可能从术后第一天起定期离床 • 每日进行理疗或康复训练
水、电解质失衡	• 维持血清钠、钾正常 • 维持血糖正常 • 及时发现并处理脱水或液体过负荷
高危药物	• 减量或停用苯二氮䓬类、抗胆碱药、抗组胺药和哌替啶 • 减量或停用其他药物，以减少药物间相互作用和副作用
疼痛	• 使用对乙酰氨基酚或其他 NSAIDs 药物 • 使用神经阻滞 • 用小剂量阿片类药物治疗残留疼痛 • 避免使用哌替啶
视觉、听觉损害	• 佩戴眼镜或使用放大镜改善视力 • 佩戴助听器改善听力
营养不良	• 正确使用义齿，注意适当体位，帮助进食 • 给予营养支持，补充蛋白质和微量元素等
医源性并发症	• 术后尽早拔除导尿管，注意避免尿潴留或尿失禁 • 加强皮肤护理，预防压疮 • 促进胃肠功能恢复，需要时可给予促进胃肠蠕动的药物 • 必要时进行胸部理疗或给予吸氧 • 适当的抗凝治疗 • 注意有无尿路感染，必要时给予治疗
睡眠剥夺	• 减少环境噪声等非药物措施改善睡眠 • 使用褪黑素、右美托咪定等药物改善睡眠

术前其使用髂筋膜神经阻滞镇痛可有效减少术后谵妄的发生。合适的患者推荐使用区域阻滞镇痛。

(2)阿片类药物：阿片类药物是术后镇痛的主要药物，有研究发现谵妄的发生风险随着阿片类药物用量增多而增加，建议高危患者应减少使用阿片类药物；但也有研究发现谵妄患者虽然使用了较大剂量的阿片类药物，患者的 VAS 疼痛评分仍然较高，认为是剧烈疼痛而非阿片类药物的使用导致了谵妄发生。哌替啶在阿片类药物中较为特殊，研究证实它有明确的增加谵妄发生的作用，可能与其抗胆碱能特性有关，因此不适合用于谵妄高危患者的术后镇痛。目前的建议是高危患者应采用多模式镇痛，在改善镇痛效果的同时减少阿片类药物用量，可降低术后谵妄发生率。

(3)辅助镇痛药物：加巴喷丁(及其同类药普瑞巴林)属于抗癫痫药，也用于慢性疼痛的治疗。最近有研究也将其用作术后镇痛的辅助药物，发现可改善镇痛效果并减少阿片类药物的用量。Leung 等的一项仅入选 21 例患者的小规模随机对照研究发现加巴喷丁用作术后镇痛辅助药物明显减少了谵妄的发生。非甾体抗炎药(NSAIDs)是术后常用的辅助镇痛药，有随机对照研究显示帕瑞昔布和氟比洛芬酯辅助镇痛可以有效降低术后谵妄发生率。因此，推荐使用包括加巴喷丁和 NSAID 类药物辅助镇痛。

3. 药物预防

(1)抗精神病药：氟哌啶醇是经典的抗精神病药物。Wang 等在一项纳入 457 例老年非心脏手术患者的随机对照研究中发现，预防性静脉给予小剂量氟哌啶醇(0.5mg 负荷量，继以 0.1mg/h 输注 12h)明显减少了术后谵妄的发生，并缩短了患者在 ICU 的停留时间。一项荟萃分析纳入了 5 项随机对照研究，

结果显示预防性给予氟哌啶醇并未减少 ICU 危重患者谵妄的发生率。远期随访研究也未发现预防性给予氟哌啶醇能改善患者的远期结局。针对非经典抗精神病药物作用的研究较少。Prakanrattana 等的一项小规模随机对照研究观察了 126 例心脏手术患者，发现在麻醉苏醒时舌下含服 1mg 利培酮明显减少了谵妄的发生。但该研究只观察了手术当天的谵妄发生率。Larsen 等研究发现术前口服 5mg 奥氮平明显减少了术后谵妄的发生率，但奥氮平组谵妄患者的病情更重、持续时间也更长。目前并不推荐常规使用抗精神病药物预防谵妄。

(2) 右美托咪定：多项荟萃分析显示，对于心脏手术或非心脏手术患者，术后给予右美托咪定可以降低谵妄发生率；当然也有研究未发现右美托咪定的谵妄预防作用。一项长期随访研究显示，老年患者术后预防性给予右美托咪定可改善 2 年期生存率和 3 年存活患者的生活质量。严密监护下可考虑术后谵妄高危患者术后给予右美托咪定。

(3) 胆碱酯酶抑制剂：有三项随机对照研究观察了围手术期（从术前开始，术后继续应用）应用多奈哌齐（donepezil）在矫形外科手术患者中的作用，结果均显示多奈哌齐未能减少术后谵妄的发生率。但这些研究的样本量都较少（分别为 33 例、80 例和 17 例）。在另外的一项研究中，术后应用多奈哌齐的持续时间达 30 天，但是谵妄发生率没有明显降低，而不良反应明显增加。有一项随机对照研究观察了预防性应用利斯的明（rivastigmine）在 120 例心脏手术患者的作用，同样未能发现减少术后谵妄的发生。因此目前不建议将胆碱酯酶抑制剂用于术后谵妄的预防。

八、术后谵妄的治疗

8

（一）非药物治疗

所有非药物措施均可作为谵妄治疗的首选措施（表 104-9）。需要注意的是针对危险因素的治疗（如抗感染治疗）有时并不能很快缓解谵妄症状。因此去除诱因的同时仍应密切观察患者，以防患者突然发生躁动伤及自身或他人。

（二）药物治疗

药物治疗仅适用于患者躁动症状严重、如不及时控制症状有可能危及患者自身安全（如意外拔管、拔除输液通路或引流管等）或医务人员安全的情况。

1. 抗精神病药物　氟哌啶醇和非经典抗精神药物（如奥氮平、利培酮、喹硫平等）均被用于治疗躁动型谵妄。但是需要警惕此类药物的不良反应，如锥体外系反应、QT 间期延长等。与同类药（如氯丙嗪）相比，氟哌啶醇的抗胆碱能作用和镇静作用较弱，更适合用于谵妄患者的治疗。氟哌啶醇可口服给药，也可经静脉、肌肉或皮下注射给药。口服给药时生物利用度较低（约 35%~60%），需要适当增加剂量。经静脉给药可减少锥体外系副作用的发生；但有可能引起剂量相关的 QT 间期延长，后者增加发生尖端扭转型室性心律失常的风险。有一些研究比较了氟哌啶醇与非经典抗精神病药物的作用，结果发现两类抗精神病药物在控制谵妄症状方面同样有效，而后者引起的锥体外系不良反应更少。但最近 FDA 警告采用非经典抗精神病药物治疗老年患者行为异常可能导致死亡率增加。术后谵妄的持续时间通常较短（多为 1~4 天），因此谵妄症状控制后可持续用药 2~3 天停药。常用抗精神病药物在谵妄治疗中的应用见表 104-10。

2. 右美托咪定　Reade 等的一项小规模标签开放研究观察了右美托咪定在谵妄治疗中的作用，20 例带有气管插管、接受机械通气的谵妄患者随机给予右美托咪定或氟哌啶醇，结果右美托咪定组患者机械通气时间更短、在 ICU 的停留时间也更短。一项荟萃分析显示右美托咪定用于躁动型谵妄患者治疗可缩短谵妄持续时间。右美托咪定可用于躁动型谵妄患者的治疗。

3. 苯二氮䓬类药物　对于普通的谵妄患者（指无酒精依赖、无苯二氮䓬类药物依赖病史的谵妄患者），该类药物的使用往往会产生适得其反的作用，患者会出现意识混乱加重、躁动加剧。因此该类药物不推荐常规用于谵妄患者的治疗。但对于因酒精戒断或苯二氮䓬类戒断而产生谵妄的患者，该类药物是首选治疗。此时氟哌啶醇仅作为辅助药物用于控制诸如幻觉、好斗等精神症状。需要注意的是酒精依赖患者往往合并维生素 B_1 缺乏，后者可引起 Wernicke 脑病和 Wernicke-Korsakoff 综合征。因此治疗酒精戒断性谵妄患者时应同时补充维生素 B_1。

4. 其他药物　最近 van Eijk 等报告了一项随机双盲安慰剂对照的研究，观察在氟哌啶醇基础上增加利斯的明用于谵妄患者治疗能否缩短谵妄持续时间。但该研究在入选 104 例患者后被提前终止，因为分析发现利斯的明组患者死亡率更高、谵妄持续时间更长。因此不推荐将利斯的明用于谵妄治疗。

表 104-10 抗精神病药物用于谵妄治疗

药物	剂量和用法	不良反应	说明
典型抗精神病药物			
氟哌啶醇	0.5~2mg，1 次 /2~12 小时，p.o./i.v./s.c./i.m.[1]	• 锥体外系症状，特别当剂量 >3mg/d 时 • QT 间期延长 • 神经安定药恶性综合征[2]	• 谵妄首选药物 • 从小剂量开始 • 高活动型谵妄患者推荐肠道外给药，每 15~20 分钟可重复，直至症状控制 • 酒精 / 药物依赖患者、肝功能不全患者慎用
非典型抗精神病药物			
利培酮	0.25~2mg，1 次 /12~24 小时，p.o.	• 锥体外系症状略少于氟哌啶醇	• 用于老年患者时死亡率增加
奥氮平	2.5~10mg，1 次 /12~24 小时，p.o.	• QT 间期延长	
喹硫平	12.5~200mg，1 次 /12~24 小时，p.o.		

[1] p.o.= 口服；i.v.= 静脉注射；s.c.= 皮下注射；i.m.= 肌内注射。

[2] 神经安定药恶性综合征的典型表现包括肌肉僵硬、发热、自主神经功能不稳定、谵妄等，可伴有血浆肌酸磷酸激酶升高。

第三节 术后认知功能障碍

一、术后认知功能障碍的定义

经典的术后认知功能障碍（Postoperative cognitive dysfunction，POCD）是指患者在麻醉、手术后出现的记忆力、集中力、信息处理能力等大脑高级皮质功能的轻微损害。其诊断需要除外谵妄、痴呆、遗忘症这三种情况，且神经心理测验显示两个或两个以上方面的认知功能出现新发的、持续两周以上的损害。

为与已有研究文献中报告的结果一致，本文仍然采用传统的术后认知功能障碍（POCD）名称，但注明其诊断的时间。与术后谵妄不同，POCD 的起病方式更加隐匿不明显，但持续时间更长；常累及注意力等认知功能，但意识水平正常；通常会随着时间延长而逐渐恢复（表 104-11）。与 POCD 不同，痴呆累及认知功能的各个方面，但通常为慢性病程，进行性缓慢发展，一般不影响意识水平；遗忘症则主要累及记忆功能，表现为记忆障碍或记忆丧失。

表 104-11 术后谵妄与术后认知功能障碍的区别

	术后谵妄	术后认知功能障碍
起病时间	数小时数日	数周 - 数月
起病方式	急性	不明显
持续时间	数 ~ 数周	数周 - 数月
注意力	损害	损害
意识水平	异常	正常
可逆性	通常可逆	通常可逆，但持续时间长

二、术后认知功能障碍的流行病学

不同研究报告的 POCD 发生率差异很大。一项荟萃分析显示，非心脏手术后认知功能障碍在术后 1 周时发生率约为 25.8%，术后 3 个月时约为 9.1%。Abildstrom 等对 336 例患者进行了长期随访，发现术后 1~2 年的 POCD 发生率为 10.4%，这与非手术对照组正常人已无明显差异（10.6%），提示 POCD 在大多数手术患者是可逆的。手术创伤

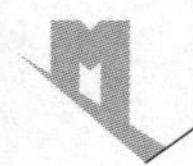

的大小对术后早期 POCD 的发生率有明显影响。Canet 等观察了 372 例在全身麻醉下接受小手术的老年患者（≥ 60 岁），结果显示 POCD 发生率在术后 1 周时为 6.8%、术后 3 个月时为 6.4%，均与对照组正常人无明显差异；其中术后 1 周时 POCD 发生率明显低于接受大手术的老年患者。

心脏手术患者术后早期 POCD 的发生率可能高于非心脏手术患者。Evered 等的研究同时观察了心脏手术患者、非心脏手术患者和对照组正常人，结果显示术后 7 天的 POCD 发生率冠脉搭桥手术患者明显高于全髋关节置换手术患者（43% 比 17%，P<0.01），但术后 3 个月时两组间无差异（均为 16%）。Liu 等的研究发现冠脉搭桥手术后 POCD 的发生率在术后 1 周时为 49.1%、术后 3 个月时为 11.7%，均明显高于正常人对照组（分别为 5.3% 和 2.7%）。一项荟萃分析显示，心脏瓣膜手术术后早期（1~4 周）认知功能有中度损害，术后 2~6 个月时认知功能有所恢复但仍低于正常。心脏手术后认知功能损害的程度也与手术的创伤程度相关。荟萃分析显示心脏导管介入治疗或经导管主动脉瓣膜植入术后患者认知功能无明显恶化。有研究报告接受冠脉介入治疗的患者与接受冠脉搭桥手术的患者术后 6~12 个月时认知功能结局无明显差异，提示至少有些心脏手术患者的术后早期认知功能损害是可以恢复的。

术后 POCD 的发生预示术后远期认知功能损害风险升高、生活质量和工作能力下降，甚至死亡风险升高。如对于非心脏手术患者，Monk 等研究发现出院时有 POCD 的患者在术后 3 个月内的死亡率明显升高，出院时和术后 3 个月时均有 POCD 者在术后 1 年内的死亡率也明显升高；Steinmetz 等研究发现术后 1 周有 POCD 的患者术后远期（中位随访时间 8.5 年）的工作能力下降，术后 3 个月时有 POCD 的患者在术后远期的死亡率明显升高。对心脏手术患者，也有研究显示术后早期认知功能损害预示术后远期生活质量恶化和工作能力下降。

三、术后认知功能障碍的病因学

POCD 的发生也被认为是多种因素作用的结果，包括患者方面的易感因素和外界的促发因素。认知功能障碍和谵妄在危险因素和发生机制上存在共性，因此，很多谵妄的危险因素同样可能导致 POCD 发生。

（一）易感因素

1. 年龄　大多数研究都证实，POCD 发生率随患者年龄增加而升高。正常老龄化过程伴随着大脑结构改变，包括灰质容积减少、有髓鞘轴突长度缩短等。随着老龄化而发生的神经元树突减少、突触传递和受体数量减少导致认知功能的正常衰退。由于老年人认知功能储备减少，因此受到神经损害时比年轻人更容易出现明显的认知功能改变。这就能解释为何高龄和术前基础认知功能差的患者更容易发生 POCD。

2. 受教育水平　很多研究发现受教育水平低者术后容易出现 POCD。类似情况也见于其他人群，如在患有帕金森病的患者中，受教育水平高者发生认知功能障碍的风险降低。受教育水平影响 POCD 发生的机制不明，但研究发现较高的受教育水平会延缓老年人认知功能衰退的速度。或许受教育水平高的人群因其基础认知功能维持较好，因而 POCD 的发生风险降低。

3. 术前认知功能损害　术前存在轻度认知功能损害的患者术后更容易出现认知功能障碍，特别是注意力 / 集中力和精神运动速度方面。Maekawa 的研究显示，术前即存在的认知功能损害很多是由于缺血性脑损害所致。

4. 术前合并疾病

（1）脑血管疾病：术前存在脑血管疾病会明显增加术后中枢神经系统并发症的风险和认知功能障碍的发生率。一方面脑血管疾病和脑卒中本身可导致术前基础认知功能损害，而认知功能储备减少增加 POCD 的发生风险；另一方面脑血管疾病损害了脑血管的自主调节功能，使患者对术中血压波动的耐受性降低，容易发生围手术期脑血管事件，从而增加了 POCD 的风险。

（2）糖尿病：普通人群中糖尿病患者发生认知功能障碍和痴呆的风险明显高于非糖尿病患者，这可能与血糖波动（高血糖或低血糖）、微血管或大血管病变、抑郁及遗传因素有关。研究显示糖尿病患者发生 POCD 的风险升高。即使术前没有合并糖尿病的患者，术中高血糖也会增加 POCD 的风险。

（3）高血压：对于高血压患者，血压控制不佳增加认知功能损害的风险，良好控制血压可减少认知功能损害的发生；但另一方面，血压过低也会影响脑灌注，导致认知功能损害。在外科患者中，术前合并高血压的患者更容易发生 POCD。部分原因可能是由于高血压患者脑血管自主调节范围上移，

8

对低血压的耐受性下降所致。Yocum 等的一项小规模研究发现，高血压患者术中最低平均动脉压水平与术后 1 天和术后 1 个月时认知功能下降的程度密切相关，而非高血压患者则不存在这种关系。但这还需要进一步临床研究的证实。

(4) 肝脏疾病：肝脏功能障碍会造成机体内环境紊乱，继而引起认知功能改变。对于肝硬化患者，认知功能损害的程度与肝脏功能障碍的程度相关。终末期肝病患者在成功的肝脏移植手术后认知功能会有明显改善，但仍会遗留一定程度的认知功能损害。也有研究发现在非肝硬化的慢性肝病患者，认知功能损害与肝病的严重程度无关，此类患者术后认知功能的改变尚无研究报告。

(5) 肾脏疾病：在普通人群中，肾脏功能障碍也伴随认知功能损害的发生率增加。对于终末期肾病患者，成功的肾脏移植会明显改善认知功能，提示肾功能障碍引起的内环境紊乱可能也是造成认知功能损害的原因。

(6) 术前精神疾病：研究发现术前抑郁会增加术后近期和远期认知功能障碍的发生率，但这方面仍有争论。此外，有人发现术前创伤后应激障碍(post-traumatic stress disorder，PTSD) 病史也增加了 POCD 发生率。

5. 药物依赖 术前有酒精依赖 / 药物滥用的患者发生术后认知功能损害的风险增加。虽然吸烟会对中枢胆碱能系统产生影响，但研究并未发现长期吸烟对 POCD 发生率产生影响。目前尚无研究观察术前长期服用药物(如苯二氮䓬类) 对 POCD 的影响，但研究提示长期服用苯二氮䓬类药物增加痴呆的风险。

6. 遗传因素 ApoE e4 等位基因被发现与老年痴呆的发生相关。但该基因与 POCD 的关系仍有争论。有人发现 ApoE e4 基因增加了 POCD 的发生，但也有人发现 ApoE e4 基因与 POCD 的发生无关。最近 Cai 等报告吸入麻醉后 ApoE e4 基因与认知功能损害的发生有关，但静脉麻醉时无关。ApoE 基因型与 POCD 的关系仍需进一步研究。

(二) 促发因素

1. 手术创伤 POCD 主要见于大手术之后，小手术之后则发生较少，提示 POCD 的发生与手术创伤的严重程度有关。但这种差异主要见于术后早期，手术 6 个月后已不明显。有研究比较了接受 CABG 手术的冠心病患者与接受内科治疗的冠心病患者，结果发现治疗后远期(1~6 年) 认知功能障碍发生率也无明显差异。

2. 麻醉方式 一项荟萃分析显示与区域阻滞麻醉相比，采用全身麻醉可能增加术后 POCD 发生率。

3. 麻醉药物

(1) 吸入麻醉药与静脉麻醉药：Miller 等的一项荟萃分析纳入了 28 项随机对照研究，结果显示静脉麻醉维持较吸入麻醉维持减少了术后早期 POCD 的发生。但也有研究显示对于有脑供血不足的患者，七氟烷吸入麻醉对术后早期认知功能的影响可能优于丙泊酚静脉麻醉。

(2) 其他围手术期用药：具有抗胆碱能作用的药物、苯二氮䓬类药物增加 POCD 的发生率。此外，有研究显示与术后区域阻滞镇痛相比，静脉镇痛增加术后早期认知功能损害发生，提示大剂量阿片类药物镇痛可能对术后认知功能恢复不利。

4. 术中管理

(1) 麻醉 / 镇静深度：数项临床研究显示，术中麻醉深度过深(使用 BIS 监测麻醉深度) 伴随术后早期和术后 3 个月时 POCD 发生率增加。对于在区域阻滞麻醉下接受手术的患者，术中镇静过深也伴随术后认知功能损害发生的增加。

(2) 脑氧饱和度：有研究显示术中长时间脑氧保护度降低伴随术后早期认知功能损害风险增加。在一项荟萃分析中，术中在脑氧保护度监测下实施围手术期管理可减少术后早期认知功能损害的发生。

5. 体外循环：一项荟萃分析发现与非体外循环下 CABG 手术相比，体外循环下 CABG 手术伴随围手术期(1~2 周) 和术后早期(3 个月) POCD 的风险增加，但术后 6~12 个月时两组患者间无明显差异。此外，对于体外循环下心脏手术的患者，研究发现体外循环期间血压低、复温期间复温速度过快(伴随脑部温度升高过快) 均增加术后认知功能损害风险。

四、术后认知功能障碍的发病机制

有关 POCD 的发病机制仍不完全清楚。POCD 与术后谵妄同属术后认知功能并发症，两者的易感和促发因素具有一定的相似性。研究显示术后谵妄与 POCD 的发生之间也存在关联：谵妄患者更容易发生 POCD；谵妄持续时间越长，POCD 的风险越大。这提示两者在发病机制方面可能存在共同通路(见本章第 2 节术后谵妄的发病机制)。此外,以下因素可能也参与了 POCD 的发病机制。

(一) 全身麻醉药的神经毒性作用

有大量实验研究发现全身麻醉药可产生明显的神经毒性作用,这些研究主要来自对离体细胞和啮齿类、非人类灵长类动物的观察。如果全身麻醉药的神经毒性作用与 POCD 的发生有关,术中麻醉过深显然对术后认知功能的恢复不利。这在临床研究中得到证实,即术中麻醉过深伴随术后认知功能损害风险增加。荟萃分析也发现与区域阻滞麻醉相比,全身麻醉使患者术后早期认知功能障碍的发生率有所增加,尽管在术后 3 个月时两组间并无差异。但荟萃分析并未发现全身麻醉与 Alzheimer 病的发生之间存在联系。

(二) 缺血缺氧损害

研究发现,术中脑氧饱和度降低伴随术后早期发生认知功能障碍的风险增加,脑氧饱和度降低的持续时间与术后认知功能降低的程度相关。在一项小规模研究中,Gottesman 等发现在接受 CABG 手术的脑卒中高危患者中,术中低血压明显增加了术后早期认知功能障碍的发生风险。一项回顾性研究也证实术中长时间的严重低血压(较基础血压降低 30% 以上)会增加术后缺血性脑卒中的发生率。Barber 等利用脑部磁共振成像技术观察心脏手术后脑缺血损害的发生情况,同样证明脑缺血损害与 POCD 的发生有关,并呈量效关系。而体外循环期间维持较高灌注压(80~90mmHg)可减少术后早期认知功能障碍的发生。因此,脑灌注不足所引起的缺血、缺氧性损害可能在 POCD 的发生机制中发挥重要作用,维持足够的脑灌注可能是减少 POCD 发生的重要措施。

(三) 睡眠障碍

手术可导致明显的睡眠障碍,在睡眠周期上表现为术后第 1 天快动眼睡眠明显减少,术后第 2~4 天则反跳性增加;在睡眠质量上表现为睡眠效率低且难以维持。术后睡眠障碍的发生与手术应激的强度和术后阿片类药物镇痛有关,其程度在术后第 1 周最明显,而完全恢复往往需要 2 个月甚至更长时间。对于老年患者,长期睡眠障碍可导致明显的认知功能损害。Gogenur 等研究发现,术后睡眠障碍也与认知功能障碍的发生明显相关。有关术后睡眠障碍与 POCD 关系的研究还不充分,但改善术后睡眠质量可能是预防 POCD 的一个新切入点。

五、术后认知功能障碍的临床表现

POCD 常累及记忆力、集中力、信息处理能力等认知功能。其严重程度轻重不一,轻者可以仅表现轻微的记忆功能损害,严重者可出现不能集中注意力或不能处理获得的信息。对于程度较轻的患者,往往只有患者自己和 / 或其配偶才能感觉到或发现认知功能损害的发生。但患者自己的认知功能损害主诉并不总能被神经心理测验证实。造成这种差异的原因既有方法方面的问题(如测验项目不敏感、缺乏对照组、缺乏等效平行测验工具、认知功能损害的标准过高等),也可能有患者心理方面的问题(如对认知功能损害的感受、心境、应对方式、个性等)。建议对手术后患者实施认知功能检查,尤其是患者主诉有神经认知功能改变时。

Price 等在一项研究中调查了老年患者在非心脏大手术后认知功能损害的类型和程度。在完成术后 3 个月调查的 308 例患者中,77 例出现了认知功能损害(25.0%)。从认知功能损害的类型上看,308 例患者中 42 例(13.6%)仅出现记忆力降低、26 例(8.4%)仅出现执行力(指信息处理速度和组织能力)降低、9 例(2.9%)出现记忆力和执行力均降低;从认知功能损害的程度上看,308 例患者中 36 例为轻度损害(11.7%,较术前基础值功能降低 1~1.5 个标准差)、25 例为中度损害(8.1%,较术前基础值功能降低 1.5~2 个标准差)、16 例为重度损害(5.2%,较术前基础值功能降低 ≥ 2 个标准差)。进一步的分析发现,执行力发生损害或记忆力 / 执行力均发生损害的患者日常生活能力(包括旅行、购物、备餐、家务劳动、财务等)下降的风险增加。

六、术后认知功能障碍的诊断

与谵妄的诊断不同,术后认知功能障碍的诊断需要行神经心理功能测验。不同研究所报告的 POCD 发生率差异很大,这一方面与患者人群有关,另一方面也与诊断方法有关,包括测验项目与测验时机的选择和诊断标准的确定。根据 2018 年术语共识专家组的建议,POCD 的诊断建议采用与 DSM-5 中关于神经认知功能障碍的诊断标准。

(一) 神经心理测验项目的选择

理想的方法是进行一套完整的神经心理测验,以全面评价认知功能的各个方面。但这种做法成本过高,需要的时间也过长。对围手术期患者进行测验时持续时间不能太长,以免患者因疲倦不能

8

完成测验或因厌烦而拒绝测验。因此，实际应用于临床研究的测验项目数是根据测验所需时间和需要检测的认知功能两方面折中的结果，更实用的方法是采用快速易行的测验。

选择神经心理测验项目的原则，一是要对易受损大脑区域（如“分水岭”区域）的认知功能敏感，二是要对多种认知功能损害敏感。1995年，Murkin等发表的心脏手术后认知功能评估共识，推荐神经心理测验应包括记忆、语言、精神运动速度和注意力/集中力等四个方面。根据大量研究结果，术后最常见的是对注意力/集中力、精神运动速度、运动灵活性和语言学习方面的认知功能进行评估。常用的神经心理测验项目有：韦氏成人记忆量表中的累加（Mental Control，测验注意力集中程度）、视觉再生（Visual Retention，测验视觉记忆能力）、联想学习（Paired Associate Verbal Learning，测验语言学习和记忆能力）和数字广度-顺向/逆向（Digit Span-forward/backward，测验注意力集中能力）测验；韦氏成人智力量表（修订）中的数字符号测验（Digit Symbol，测验精神运动速度），以上测验项目得分越高代表功能越好；以及连线测验（Trail Making Test A，测验注意力转移和精神运动速度）和钉板测验-利手/非利手（Grooved Pegboard-dominant/nondominant hand，测验精细运动功能），此两项测验项目得分越低代表功能越好。

（二）神经心理测验的时机

术前应进行基础值测验，以评估同一患者术后各个测验项目的功能变化。术前基础值测验通常在术前1天进行，也可在术前几天或手术当日进行。由于即将接受手术，术前患者常处于焦虑、抑郁状态。这种术前的情绪变化可能会对神经心理测验结果产生影响，因此一般建议在神经心理测验的同时进行焦虑、抑郁状态评估。

术后测验的时机对测验结果影响很大。一般而言术后测验越早，检出认知功能变化的概率越大。但术后测验越早，患者受到麻醉药残余作用、手术疼痛、镇痛药物作用及患者疲劳等因素的干扰也越多。目前多数研究在术后第7天（或出院前）进行第一次测验，原因是此时干扰因素相对减少，而且此时的认知功能状态对术后远期认知功能有预测价值；之后在术后1~3个月时进行第二次测验，以评估术后持续的认知功能状态。

（三）神经心理测验结果的分析

重复进行神经心理测验时存在“学习效应”，即重复测验时结果“改善”。由于“学习效应”的存在，直接比较两组患者的测验结果并不合适，因为未发生认知功能障碍患者“改善”的结果会抵消发生认知功能障碍患者恶化的结果。推荐的做法是术后每项测验结果以该患者自身术前基础值为对照，术后测验值与之比较以判断是否发生功能恶化；术后发生功能恶化的测验项目超过预定数目则判断该患者发生了POCD。两组间对POCD发生率进行比较。

传统的判断患者是否发生POCD的方法有三种：① 20%~20%原则（20%~20%rule）。将术后测验值与术前基础值相减，术后功能恶化超过该项目术前基础值的20%，则判断该测验项目发生功能恶化；术后有20%或以上的项目发生功能恶化则判断该患者发生POCD；② 1个标准差原则（1SD rule）。将术后测验值与术前基础值相减，术后功能恶化超过该项目全部患者术前基础值1个标准差，则判断该测验项目发生功能恶化；术后有2个或以上项目发生功能恶化则判断该患者发生POCD；③ ISPOCD研究所采用的可靠性变化指数原则（I-RCI rule）。该方法要求设一组不接受手术的正常人对照组，在与手术患者同样的时间间隔接受神经心理测验。首先将对照组正常人相同时间间隔后的测验值与基础值相减，得到量化的学习效应。然后将患者的术后测验值与术前基础值相减，再减去平均学习效应，除以对照组学习效应的标准差，得到每个测验项目的Z值；将单个患者所有测验项目的Z值相加，除以对照组所有测验项目Z值之和的标准差，得到该患者总Z值。患者如果有两个以上测验项目Z值≥1.96或总Z值≥1.96，则诊断发生了POCD。Lewis等比较了3种分析方法在诊断POCD方面的敏感性和特异性。结果发现20%~20%原则在患者中的POCD检出率最高，但在正常人中的假阳性率也高；1SD原则在患者中的POCD检出率最低，但在正常人中的假阳性率仍高；而I-RCI原则的综合敏感性和特异性最好。因此推荐使用I-RCI作为POCD的诊断标准。

2018年版的术后认知功能损害采用了DSM-5中轻度/重度神经认知功能损害的诊断标准。该标准要求在一个或多个认知领域内（复杂的注意，执行功能，学习和记忆，语言，知觉运动或社会认知），与先前表现的水平相比存在轻度/显著的认知衰退。其中轻度神经认知功能障碍是指认知功能评分较基础值或对照组降低1~2标准差，认知缺陷不干扰日常活动的独立性(即日常活动中复杂的重要活动仍能进行,如支付账单或管理药物,但可能需要更大努力、代偿性策略或调节);重度神经认知功能障碍是指认知功能评分较基础值或对照组降低超过2标准差以上,认知缺陷干扰了日常活动的独立性(即最低限度而言,日常生活中复杂的重要活动需要帮助,如支付账单或管理药物)。

七、术后认知功能障碍的预防

由于POCD的发生是多种因素共同作用的结果,因此其预防也应针对这些相关的因素。其中患者自身的易感因素有些是可以改变的,预防措施主要针对可改变患者自身易感因素和外界促发因素。

(一) 术前准备

可能有效的措施包括术前积极改善认知功能状态、纠正营养不良、进行体能锻炼、纠治睡眠呼吸紊乱等。但这些措施是否能够减少POCD发生还有待研究证实。此外,术前用药应避免使用抗胆碱药物、减少使用苯二氮䓬类镇静药物。如果必须使用抗胆碱药物,尽可能选择透过血-脑屏障少的药物(常用抗胆碱能药物的血-脑屏障通过率:格隆溴铵<阿托品<东莨菪碱<戊乙奎醚)。

(二) 麻醉与术中管理

1. 麻醉方法选择　有一项随机对照研究发现与全身麻醉相比,术中采用区域阻滞麻醉能减少老年患者术后早期(1周)认知功能障碍的发生,但对术后远期认知功能的影响不大。荟萃分析也显示与全身麻醉相比,采用区域阻滞麻醉可能减少术后早期认知功能损害发生;高危患者采用区域阻滞麻醉有可能减少其他并发症的发生甚至降低死亡率。但区域阻滞麻醉对患者远期预后的影响还需要研究进一步证实。

2. 麻醉期间药物选择

(1)吸入麻醉药与静脉麻醉药:最近的一项纳入28项随机对照研究的荟萃分析显示,与吸入麻醉维持相比较,静脉麻醉可减少术后早期认知功能损害的发生;但术后住院期间死亡率和住院时间两组间无明显差异。在心脏手术患者中,有研究显示在术后出现脑氧饱和度降低的患者,吸入麻醉对术后认知功能的影响可能优于静脉麻醉,但这方面还需要进一步研究。吸入和静脉麻醉药对患者术后远期结局的影响还有待研究阐明。

(2)右美托咪定:在一项荟萃分析中,围手术期给予右美托咪定减少了术后认知功能损害的发生。但不同研究中术后认知功能的检测方法差异大。因此术中右美托咪定对术后认知功能结局的影响仍然需要进一步研究。

(3)乌司他丁:有3项小样本量随机对照研究显示,术中给予乌司他丁可减少术后早期认知功能损害发生。乌司他丁在这方面的作用需要进一步研究证实。

3. 术中管理

(1)麻醉深度:一项随机对照研究显示,术中采用麻醉深度监测(BIS维持40~60)可以减少全身麻醉药物消耗和术后3个月POCD发生率。最近一项荟萃分析显示,术中采用麻醉深度监测(BIS或听觉诱发电位)下管理麻醉深度可减少术后3个月POCD发生。建议在麻醉深度监测下实施全身麻醉,避免麻醉过深。

(2)脑氧饱和度:一项荟萃分析显示,术中在脑氧饱和度监测下维持大脑灌注减少了术后早期认知功能损害的发生。因此高危患者建议监测脑氧饱和度,术中尽可能避免脑氧饱和度降低。

(3)血压:有研究显示术中控制性降压可导致术中脑氧保护度降低和术后认知功能恶化。在脑卒中高危患者(如颅内动脉或颈动脉狭窄患者)中,术中血压过低也会增加术后早期认知功能损害的风险。在其他研究中,术中低血压伴随术后脑卒中分析增加,后者会伴随认知功能损害。另一方面,研究也发现术中血压过高(超出脑血流自身调节范围)也会导致术后认知功能损害发生。因此,高危患者术中应维持血压稳定,避免血压过高或过低。

(4)血糖:研究发现在接受CABG手术的非糖尿病患者中,术中高血糖(血糖≥200mg/dL)增加术后认知功能障碍的风险。另一方面,低血糖的脑功能损害作用也是明确的。在一项随机对照研究中,术中常规血糖控制(<150mg/dl)与严格血糖控制(80~110mg/dl)相比术后谵妄发生率更低。因此,术中建议维持血糖在110~150mg/ml水平。

(三) 手术类型的选择

已有研究显示POCD主要见于大手术后,小手术或微创手术后则发生率较低。因此在不影响手术治疗效果的前提下,高危患者选择小手术或微创手术可能有助于减少术后早期认知功能损害的发生。

(四) 术后管理

1. 非药物预防　考虑到术后谵妄与术后认知功能障碍的密切关系,理论上可用于术后谵妄预防的非药物措施也可用于术后认知功能损害的预防(表 104-9)。但这方面还需要临床研究的证实。

2. 术后镇痛

(1)区域阻滞镇痛:在一项小样本量研究中,老年髋部手术患者术后髂筋膜室阻滞镇痛减少了术后早期认知功能损害的发生。在另一项随机对照研究中,术中硬膜外 - 全身复合麻醉继以术后硬膜外镇痛减少了老年胃癌手术患者术后早期认知功能损害的发生。老年手术患者术后首选区域阻滞镇痛。

(2)NSAID 类药物:有两项随机对照研究报告,术后复合 NSAID 类药物镇痛减少了术后早期认知功能损害的发生。无禁忌证的患者术后建议复合 NSAID 类药物镇痛。

3. 体温管理 Grocott 等调查了 300 例在体外循环下接受 CABG 手术的患者,发现术后 24 小时内最高体温与术后 6 周时认知功能指数变化呈负相关。发热引起认知功能损害的原因还不清楚,可能是由于发热增加了脑氧耗,从而增加了脑氧供需失衡的风险;也可能是因为炎症反应(包括脑部炎症反应)的程度较重,从而引发了认知功能损害的发生。术后积极治疗(包括在合适的患者应用 NSAID 类药物)控制体温正常可能有助于改善术后认知功能恢复。

4. 药物预防

(1)右美托咪定:一项荟萃分析结果显示,术后给予右美托咪定可减少谵妄发生。在一项针对 700 例术后入 ICU 老年患者的随机对照研究中,手术当晚小剂量输注右美托咪定[0.1μg/(kg·h)]减少了术后谵妄发生;对该组患者的 3 年随访结果显示,术后当日给予右美托咪定改善了术后 2 年内患者的总体存活率,并改善了术后 3 年存活患者的生活质量和认知功能。严密监护下推荐谵妄高危患者术后当晚给予小剂量右美托咪定输注。

(2)目前认为无效的药物:随机对照研究认为利多卡因、尼莫地平、瑞马西胺(remacemide,一种 NMDA 受体拮抗剂)、硫喷妥钠、前列环素、GM1 神经节苷脂、丙泊酚、培戈汀(pegorgotein,抗氧化剂)、氯美噻唑(clomethiazole)、来昔帕泛(lexipafant,血小板激活因子拮抗剂)、培克珠单抗(pexelizumab,补体抑制剂)等对术后认知功能障碍无明显影响。

(王东信 穆东亮)

参考文献

[1] SACCO R L, KASNER S E, BRODERICK J P, et al. An updated definition of stroke for the 21st century: a statement for healthcare professionals from the American Heart Association/American Stroke Association [J]. Stroke, 2013, 44 (7): 2064-2089.

[2] EVERED L, SILBERT B, KNOPMAN D S, et al. Recommendations for the nomenclature of cognitive change associated with anaesthesia and surgery-2018 [J]. Br J Anaesth, 2018, 121 (5): 1005-1012.

[3] FADAYOMI A B, IBALA R, BILOTTA F, et al. A Systematic Review and Meta-Analysis Examining the Impact of Sleep Disturbance on Postoperative Delirium [J]. Critical care medicine, 2018, 46 (12): e1204-e1212.

[4] HU RF, JIANG X Y, CHEN J, et al. Non-pharmacological interventions for sleep promotion in the intensive care unit [J]. Cochrane Database Syst Rev, 2015,(10): Cd008808.

[5] LINDROTH H, BRATZKE L, PURVIS S, et al: Systematic review of prediction models for delirium in the older adult inpatient [J]. BMJ open, 2018, 8 (4): e019223.

[6] WANG Y, SHEN X. Postoperative delirium in the elderly: the potential neuropathogenesis [J]. Aging clinical and experimental research, 2018, 30 (11): 1287-1295.

[7] DUAN X, COBURN M, ROSSAINT R, et al. Efficacy of perioperative dexmedetomidine on postoperative delirium: systematic review and meta-analysis with trial sequential analysis of randomised controlled trials [J]. Br J Anaesth, 2018, 121 (2): 384-397.

[8] HSHIEH T T, YUE J, OH E, et al. Effectiveness of multicomponent nonpharmacological delirium interventions: a meta-analysis [J]. JAMA Intern Med, 2015,175 (4): 512-520.

[9] SANTOS E, CARDOSO D, NEVES H, et al. Effectiveness of haloperidol prophylaxis in critically ill patients with a high risk of delirium: a systematic review [J]. JBI Database System Rev Implement Rep,2017, 15 (5): 1440-1472.

[10] AVIDAN M S, MAYBRIER H R, ABDALLAH A B, et al. Intraoperative ketamine for prevention of postoperative delirium or pain after major surgery in older adults: an international, multicentre, double-blind, randomised clinical trial [J]. Lancet, 2017, 390 (10091): 267-275.

[11] DEVLIN J W, SKROBIK Y, GELINAS C, et al. Clinical Practice Guidelines for the Prevention and

Management of Pain, Agitation/Sedation, Delirium, Immobility, and Sleep Disruption in Adult Patients in the ICU [J]. Crit Care Med, 2018, 46 (9): e825-e873.

[12] ZORRILLA-VACA A, HEALY R, GRANT M C, et al. Intraoperative cerebral oximetry-based management for optimizing perioperative outcomes: a meta-analysis of randomized controlled trials [J]. Can J Anaesth, 2018, 65 (5): 529-542.

[13] EVERED L A, SILBERT B S. Postoperative Cognitive Dysfunction and Noncardiac Surgery [J]. Anesthesia and analgesia, 2018, 127 (2): 496-505.

[14] ZHOU C, ZHU Y, LIU Z, et al. Effect of dexmedetomidine on postoperative cognitive dysfunction in elderly patients after general anaesthesia: A meta-analysis [J]. The Journal of international medical research, 2016, 44 (6): 1182-1190.

第一百〇五章

急性肝功能衰竭

目　录

急性肝功能衰竭(acute liver failure,ALF)是指急性起病,无基础肝病史,2 周以内出现肝性脑病为特征的肝功能衰竭,表现为:①极度乏力,有明显厌食、腹胀、恶心、呕吐等严重消化道症状;②短期内黄疸进行性加重;③出血倾向明显,血浆 PTA ≤ 40% [或国际标准化比值(international normalized ratio,INR) ≥ 1.5],且排除其他原因;④肝脏进行性缩小。2017 年欧洲肝病学会(European Association for the Study of the Liver, EASL)发布的 ALF 临床治疗处理指南中指出,如果急性肝功能障碍伴发凝血功能异常,但没有肝性脑病者,应称为急性肝损伤(acute liver injury,ALI)。2017 年美国胃肠学会(American Gastroenterological Association,AGA)发布的急性肝衰竭指南中,对急性肝衰竭 ALF 的时间限定为起病 4 周内出现肝性脑病,超过 4 周并小于 6 个月出现肝性脑病称为亚急性肝衰竭。

第一节　病因与发病机制

一、病因

急性肝功能衰竭与亚急性肝衰竭和慢性肝衰竭不同,ALF 通常无慢性肝病或肝硬化基础,因此早期识别引起 ALF 的病因显得十分重要。ALF 病因很多,主要有药物、病毒、代谢、血管因素等,其发病原因存在地域差别。美国和很多西欧国家,对乙酰氨基酚等药物引发的机体特异质反应是导致 ALF 的主要原因;在发展中国家,急性重度乙型肝炎病毒感染引发的 ALF 更为常见;其他病因也可导致 ALF(表 105-1)。

表 105-1　急性肝功能衰竭的病因
乙肝病毒
甲肝病毒
对乙酰氨基酚
药物特异质反应
自身免疫性肝炎(初始症状)
子痫,先兆子痫
妊娠期脂肪肝
溶血,肝酶升高,低血小板计数(HELLP)综合征
其他病毒感染(例如:EB 病毒,单纯疱疹病毒,巨细胞病毒)
肝缺血(例如:心源性休克,容量不足)
恶性肿瘤浸润(例如:淋巴瘤,恶性血液病,转移性肺癌或乳腺癌)
肝移植后原发性移植肝无功能
毒素[例如:进食毒鹅膏(一种毒蕈),海蜇叮咬]
血管异常(巴德 - 吉(基)亚利综合征,窦状隙阻塞综合征,医源性门静脉阻塞等)
Wilson 病(初始症状)

1. 病毒感染

(1) 嗜肝病毒:肝炎病毒感染是发展中国家引发 ALF 的主要原因。以甲型、乙型、丙型肝炎病毒引起者最常见(约占 90%),其他病毒(丁型、戊型、庚型肝炎病毒及疱疹病毒、巨细胞病毒、EB 病毒)引起者偶见。病毒性肝炎导致的 ALF 常为超急性,即从首次出现 ALF 症状到肝性脑病仅需几天或几周。急性甲肝病毒(hepatitis A virus,HAV)感染很少引起 ALF(< 0.01%),且预后较好。乙肝病毒(hepatitis B virus,HBV)是引起 ALF 的最常见病毒,但急性 HBV 感染患者发生 ALF 发生率 <1%,且多发生在肿瘤化疗、类固醇替代治疗、HIV 患者抗反转录病毒治疗等机体免疫功能被抑制时。HBV 引发的 ALF 中有 4% 患者合并丁肝病毒(hepatitis D virus,HDV)感染。研究证实,HBV 前 C 区终止密码和核心区启动子的变异,与 ALF 发生有关。急性戊型肝炎病毒(hepatitis E virus,HEV)感染引发的 ALF 主要发生在热带国家,且孕妇是易感人群。近年来随着器官移植技术的广泛开展,欧洲报道移植受体因 HEV 感染发生 ALF 的危险性有所增加。

(2) 其他病毒:非嗜肝病毒感染,包括 EB 病毒(Epstein-Barr virus,EBV)、巨细胞病毒(cytomegalo virus,CMV)、水痘 - 带状疱疹病毒、单纯疱疹病毒(herpes simplex virus,HSV)及细小病毒 B-19,占成人急性肝衰竭总数的比例不足 1%。

2. 药物性 ALF　可引起 ALF 的药物很多,国外以解热镇痛药对乙酰氨基酚最常见,国内以抗结核药异烟肼和利福平最常见。对乙酰氨基酚是剂量依赖性肝毒素,可引起严重的急性肝细胞损伤,临床多为超急性,病程进展迅速、凶险。有研究显

8

示，每天摄入 4g 对乙酰氨基酚可使 40% 的健康志愿者出现中度、一过性转氨酶升高。许多药物包括各种抗生素、非甾体类解热镇痛抗炎药、抗癫痫药等，均与 ALF 有关，其中异烟肼(16%)、丙硫氧嘧啶(9%)、苯妥英(7%)、和丙戊酸(7%)是导致 ALF 的常见药物。

3. 妊娠相关性 ALF　妊娠相关性肝病可发展为 ALF。妊娠相关性肝病包括妊娠急性脂肪肝(acute fatty liver of pregnancy，AFLP)和以溶血、肝酶升高及血小板计数减少为特征的 HELLP 综合征。AFLP 的特点是孕晚期线粒体迅速脂肪变，导致线粒体功能障碍、代谢性酸中毒及凝血功能障碍，而血清转氨酶仅轻或中度升高。存在长链脂肪酸代谢缺陷的女性发生 AFLP 风险增加，并且超过 50% 的发病与先兆子痫有关。20 世纪 90 年代已证实戊型肝炎病毒(HEV)经过粪 - 口途径传播，临床表现与甲型肝炎病毒感染相似，均表现为急性肝炎。在免疫功能健全的个体，HEV 极少导致 ALF，致死率为 0.2%。然而，在妊娠期尤其是妊娠晚期，HEV 感染的孕妇死亡率急剧攀升。针对出现 ALF 的孕妇，2017 年 AGA 指南推荐检测戊型肝炎病毒。

4. Wilson 病　是一种常染色体隐性遗传病，以胆汁排泄铜障碍为特点，超过 25% 的患者出现 ALF。多数患者在 20~30 岁发病，表现为显著的溶血、碱性磷酸酶降低、谷草转氨酶 / 谷丙转氨酶(AST/ALT)比值升高、尿液排出铜增加以及角膜出现 Kayser-Fleisher 环。

5. 缺血性损伤　心源性休克或低血容量引起的肝动脉灌注不足可导致缺血性肝炎，并可能进展为 ALF。

6. 其他罕见病因　包括蕈伞形真菌中毒(毒鹅膏)、巴德 - 吉亚利综合征(Budd-Chiari syndrome)、Reye 综合征(一种急性脑病和 ALF 的综合征，常见于 6 至 9 岁儿童)、自身免疫性肝炎和恶性肿瘤浸润等。

7. 病因不明性 ALF　有近 20% 成人患者和 50% 儿童患者 ALF 病因难以明确。病因不明性 ALF 在血清学检查时，甲、乙、丙、丁、戊型肝炎病毒阴性，且无其他已知原因，约占全球急性肝衰竭总数的 15%~44%。患者多表现出病毒感染的前驱症状，临床期待更加灵敏的分子生物学检测技术来确定其病因。

二、发病机制

1. HBV 感染后 ALF 发病机制　ALF 发病机制因病因不同而异。在我国，病毒性肝炎是 ALF 发生最常见的原因，其中乙型肝炎的发病机制研究最为广泛，归纳起来为两次攻击和三个环节。第一次攻击是原发性肝损伤，包括由体液免疫、细胞免疫介导的免疫性肝损伤，以及由多种病毒混合感染、病毒基因变异等病毒本身的作用所导致的肝细胞损伤(第一环节)，进而导致肝衰竭。第二次攻击是继发性肝损伤，包括细胞因子过度激活和细胞代谢紊乱(第二、三环节)，细胞因子过度激活是指免疫反应释放的细胞因子和炎症介质通过对肝血窦内皮细胞的损伤，引起肝细胞缺血性损伤，使细胞代谢机制紊乱，包括自由基过量生成、谷胱甘肽耗竭、细胞膜脂质过氧化、钙自稳调节机制障碍，最终导致肝细胞死亡。

目前认为细胞毒性 T 淋巴细胞(cytotoxic T lymphocyte，CTL)是导致肝细胞广泛性坏死的主要效应细胞：① CTL 细胞通过双识别机制攻击受 HBV 感染的肝细胞。受主要组织相容复合物(major histocompatibility complex，MHC)- Ⅰ 的限制，受攻击的肝细胞膜上需同时表达 HBV 的膜抗原 HBcAg 及 MHC- Ⅰ，CTL 也必须同时识别这两种抗原才能与靶细胞结合，释放穿孔素及其他淋巴因子攻击溶解靶细胞；② CTL 细胞表面还有淋巴细胞功能相关性抗原 -1(lymphocyte function associated antigen-1，LFA-1)，肝细胞膜上则存在 LFA-1 的配基—细胞间黏附分子 -1(intercellular adhesion molecule-1，ICAM-1)，使得肝细胞可吸引表达 LFA-1 的 CTL 细胞，并与之黏附，强化 CTL 对肝细胞的毒性反应；③肝细胞膜上还存在 Fas 抗原，可与 CTL 膜上的 Fas 配体相互作用，诱导肝细胞的凋亡；④在肝脏遭受以上的免疫损伤时，其解毒功能受损，形成内毒素血症，导致肝脏内外的单核 - 吞噬细胞系统释放多种细胞因子，加重肝脏损害，其中最重要的是肿瘤坏死因子 -α(tumor necrosis factor-α TNF-α)。TNF-α 与肝细胞膜上肿瘤坏死因子受体 1(tumor necrosis factor receptor 1，TNFR1)结合，激活蛋白酶及磷脂酶 A2，诱导自由基产生，导致膜性结构损伤和 DNA 断裂，还可与窦内皮细胞膜上的受体结合，损伤窦内皮细胞，促使肝血窦内纤维蛋白沉积和微血栓形成，造成肝细胞的微循环障碍和细胞坏死；⑤ HBV 前 C 区突变使 HBeAg 合成中断，血清中 HBeAg 消失，使得 HBeAg 对 CTL 干扰和抑制作用消失（HBeAg 与肝细胞膜上 CTL 靶抗原 HBcAg 存在交叉反应），因此更多的 CTL 攻击 HBcAg 阳性肝细胞，导致大量肝细胞死亡。

2. 其他肝炎病毒感染后 ALF 的发病机制　HCV 感染导致的 ALF 发病机制与 HBV 感染相似；甲型肝炎的发病机制也是以免疫反应为主，在早期由 HAV 在肝细胞内大量增殖及 CTL 细胞的毒性作用共同导致肝细胞损伤，病程后期内源性 ã- 干扰素可诱导被感染肝细胞膜上 MHC- Ⅰ表达，促进 CTL 的作用，杀伤肝细胞，清除 HAV；HDV 与 HBV 双重感染往往出现大块肝坏死，可能是 HDV 对肝细胞的直接致病性与机体免疫损伤共同作用所致；HEV 感染所致 ALF 也以细胞免疫性损伤为主，孕妇感染 HEV 容易引发 ALF 的原因是由于孕妇血清免疫球蛋白水平低下及对 HEV 的敏感性和反应性增高所致。

3. 对乙酰氨基酚引发 ALF 的机制　正常情况下，对乙酰氨基酚在肝脏内经过酚基的糖脂化作用和硫化作用代谢，终产物由尿液排出，此时不会造成肝损害。当对乙酰氨基酚剂量超过肝脏正常的代谢能力时，多余的药物在细胞色素 P450（cytochrome P450）作用下，发生氧化反应，生成高活性亲电子的 N- 乙酰磷酸苯醌亚胺（N-acetyl-p-benzoquinone imine，NAPQI），与肝脏蛋白共价结合，引起肝小叶中心型坏死；某些诱导细胞色素 P450 活性增强的情况（如慢性酗酒、服用苯妥英钠或异烟肼类药物等），也可导致 NAPQI 积聚，从而消耗肝内谷胱甘肽，引发肝毒性；另外，长时间饥饿也可减少体内谷胱甘肽的储存，增加机体对对乙酰氨基酚肝毒性的易感性（图 105-1）。

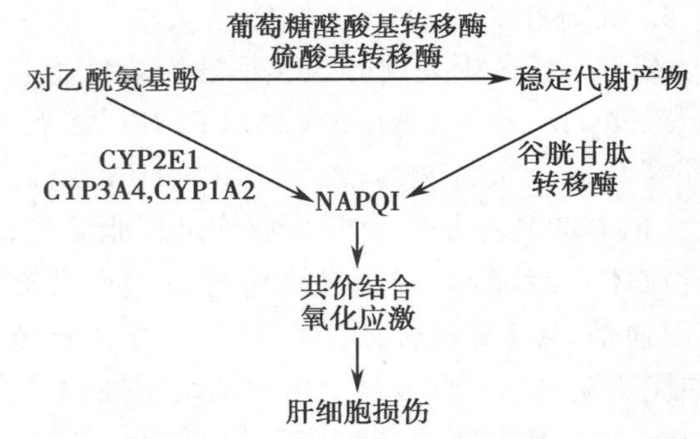

图 105-1　对乙酰氨基酚的代谢

CYP2E1，细胞色素 P-450 2E1；CYP1A2，细胞色素 P-450 1A2；CYP3A4，细胞色素 P-450 3A4。

NAPQI 引起肝细胞死亡的机制尚未阐明，可能与细胞内关键性调节蛋白失活、生成氧自由基以及激活 Kupffer 细胞等有关。调节蛋白的失活可引起肝细胞钙离子稳态失衡和线粒体能量代谢障碍，同时由于肝脏是人体最重要的免疫器官之一，超过 35% 的肝脏由非实质细胞，如内皮细胞、Kupffer 细胞和淋巴细胞组成。因此原发性肝细胞损害又可诱导免疫细胞释放细胞因子和炎症趋化因子，加重继发性肝损伤。

第二节　病理及病理生理学表现

一、肝脏的病理改变

ALF 时，肝脏组织学可观察到广泛的肝细胞坏死，坏死的部位和范围因病因和病程不同而不同。根据坏死的范围程度，可分为大块坏死（坏死范围超过肝实质的 2/3）、亚大块坏死（约占肝实质的 1/2~2/3），融合性坏死（相邻成片的肝细胞坏死）及桥接坏死（较广泛的融合性坏死并破坏肝实质结构）。

ALF 的肝脏病理大体上可分为两型：①由病毒、药物或毒素引起者：肝细胞多呈广泛性坏死（超过肝实质的 2/3），病变呈弥漫性分布，整个肝小叶及肝细胞溶解坏死，网状支架塌陷，残存的肝细胞肿胀变性并伴有淤胆，汇管区及其周围有大量淋巴细胞、单核细胞及粒细胞浸润（图 105-2）；②由急性妊娠期脂肪肝、Reye 综合征、四环素等引起者：由于肝细胞器功能衰竭导致脂肪代谢障碍，肝细胞内有均匀分布的小脂滴，肝细胞肿胀苍白，往往无肝细胞坏死，亦缺乏炎症细胞浸润。

二、病理生理学表现

（一）肝性脑病

肝功能衰竭若合并门 - 体静脉分流（portal-systemic shunt）增加，常会引发中枢神经系统（central

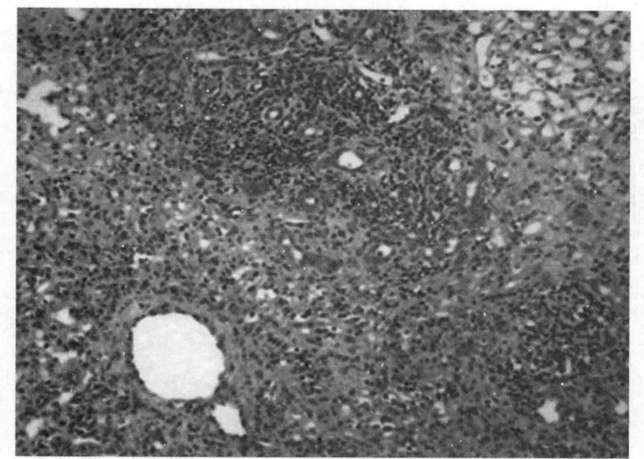

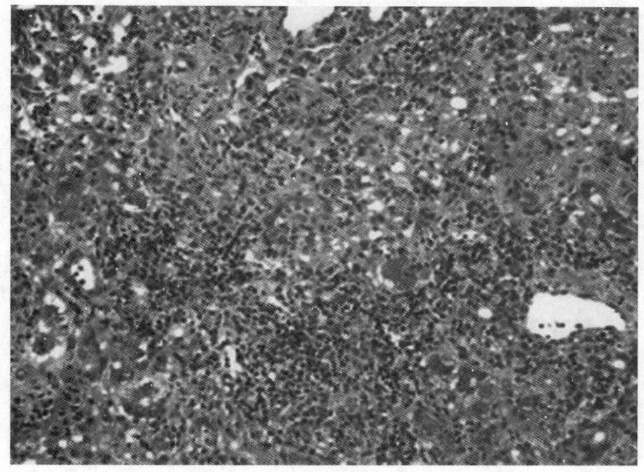

图 105-2 由 HBV 引发的 ALF 肝脏组织病理表现
上图为肝实质大片坏死，肝小叶淋巴细胞及 Kupffer 细胞浸润。门静脉分支近端肝小叶塌陷，同时伴有胆管的再生；下图为肝脏实质的亚大块坏死，同时有淋巴细胞及 Kupffer 细胞浸润（苏木精 - 伊红染色，×75）。

nervous system，CNS）功能障碍，称为肝性脑病（hepatic encephalopathy）。引起肝性脑病可能的致病物质有氨、锰、酚（phenol）、短中链脂肪酸、章鱼胺（octopamine）与硫醇（mercaptan）等。其中以氨引发肝性脑病的机制最为明确。食物的蛋白质经由肠道细菌代谢成氨，氨再经由肝门循环进入肝脏，在肝脏内由尿素循环（urea cycle）分解成尿素。若有肝细胞疾病或门 - 体静脉分流增加时，则过多的氨进入体循环，穿过血 - 脑屏障，进入 CNS。氨可以增强 γ- 氨基丁酸（gamma aminobutyric acid，GABA）对 GABA 受体的作用，从而引发 CNS 功能抑制。肝硬化患者大脑苍白球在磁共振 T1 影像显示有高强度异常，这与肝性脑病的严重程度无关，而与肝衰竭程度有关。这些高强度异常可能是因肝衰竭和门 - 体静脉分流导致锰元素在脑内沉积造成。患者接受肝移植后，这些影像上的高强度异常会消失。脑内锰含量增加与肝性脑病锥体外症状有关，但锰螯合剂对肝性脑病治疗效果尚不明确。因肝性脑病死亡的患者，其主要的解剖病理变化为大脑皮质、豆状核、视丘、黑质、小脑皮质、红核、齿状核及脑桥神经核的星形胶质细胞数目增加、体积增大。星形胶质细胞在脑内对神经元正常的功能活动具有重要调节作用。神经元释放的谷氨酸可以在突触后神经元或星形胶质细胞上活化谷氨酸受体。星形胶质细胞经谷氨酸转运蛋白（excitatory amino acid transporter，EAAT）1 和 EAA2 摄取谷氨酸。在星形胶质细胞中，谷氨酸通过谷氨酰胺合成酶途径转化为谷氨酰胺，后者经释放回到神经元，完成谷氨酸 - 谷氨酰胺循环（图 105-3）。过多的谷氨酰胺积聚可引起星形胶质细胞肿胀，进而引发脑水肿。肝性脑病患者还可出现大脑皮质、豆状核、小脑皮质等处神经元数目减少与髓鞘神经纤维变性。

（二）脑水肿

75%~80% 出现 Ⅳ 级肝性脑病的 ALF 患者合并有脑水肿，此时颅内压多超过 5.32kPa（40mmHg），表现为脑实质显影差，脑室变窄和中脑导水管模糊等，且往往成为其主要致死原因。ALF 患者脑水肿病理生理学机制尚未完全清楚，氨在 ALF 患者脑水肿发生、发展及预后中的重要作用日益得到关注。动物实验中通过电镜分析、脑组织尸检及脑组织称重等方法发现，ALF 动物脑水肿高发区为灰质和星形胶质细胞。如上所述，星形胶质细胞是脑中唯一含有谷氨酰胺合成酶的细胞，能将进入细胞的氨与谷氨酸合成谷氨酰胺。当血氨升高时，星形胶质细胞合成谷氨酰胺明显增加，细胞呈高渗状态，引起细胞肿胀，脑组织膨大。脑内高浓度的氨与 α- 酮戊二酸结合生成谷氨酸；α- 酮戊二酸的减少使三羧酸循环受阻，ATP 生成减少；谷氨酸生成过程中还会消耗大量的还原型辅酶 1（NADH），妨碍了呼吸链中的递氢过程，以致 ATP 生成不足；另外谷氨酸与氨结合生成谷氨酰胺，也会消耗很多 ATP。以上变化均导致能量代谢异常、糖酵解增多。临床试验也发现患者细胞外和脑组织中乳酸含量上升。除了上述细胞毒性外，血中持续高浓度的血氨、胆红素和内毒素还会导致脑毛细血管内皮损伤、血 - 脑屏障破坏、脑血管自动调节能力丧失，引发难治性、不可逆的脑水肿甚至脑疝形成。

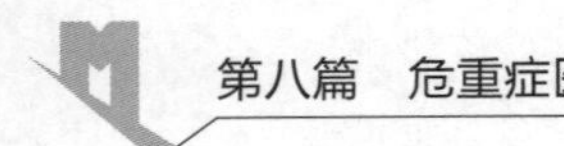

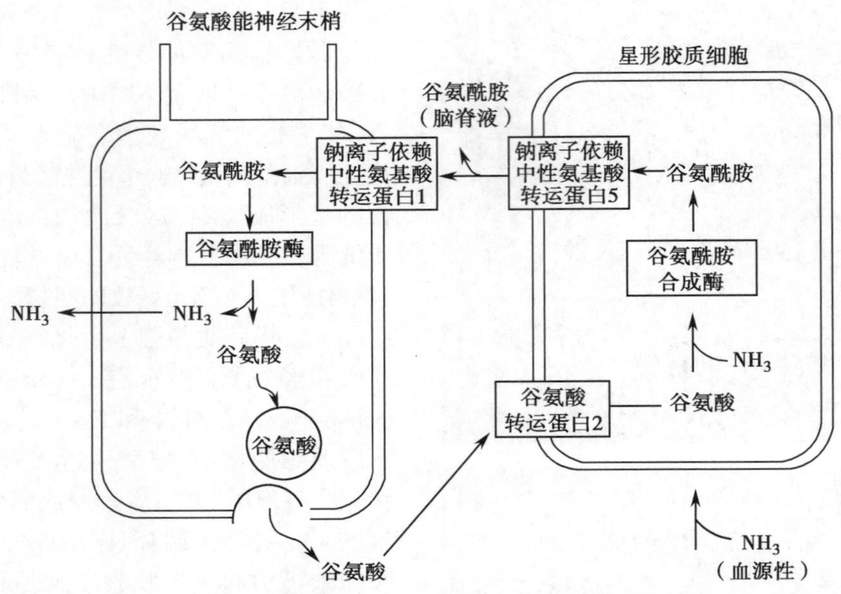

图 105-3　谷氨酸 - 谷氨酰胺循环的示意图

（三）弥散性血管内凝血（disseminated intravascular coagulation，DIC）和消化道出血

1. ALF 患者发生凝血功能障碍的主要原因　①肝脏合成凝血因子障碍和纤溶活性异常：肝细胞合成凝血因子包括Ⅰ（纤维蛋白原）、Ⅱ（凝血酶原）、Ⅴ、Ⅶ、Ⅸ、Ⅹ减少，抗凝血酶Ⅲ（AT-Ⅲ）合成减少，清除可溶性凝血物质功能降低，导致原发性纤溶；②血小板数量和功能降低：脾肿大、消耗性凝血和骨髓抑制导致血小板数量减少，单核 - 吞噬细胞系统对衰老血小板的清除作用衰退导致血小板质量下降；③毛细血管脆性增加也易导致出血。

2. 临床表现：全身出血倾向，常表现为皮下出血、消化道出血、血尿及鼻出血等。消化道出血发生率可达 35% 以上。

（四）肾衰竭

ALF 并发肾血流动力学改变及肾功能异常者占 70%~80%，表现为肌酐清除率 <40ml/min、肾小球滤过率 <10ml/min、血清肌酐 >133μmol/L、稀释性低钠血症（<130mmol/L）、少尿（< 400ml/d）或无尿（< 100ml/d），称为肝肾综合征。引起 ALF 患者急性肾衰竭的常见原因为：①功能性肾衰竭，常见于晚期 ALF 患者；②急性肾小管坏死：由肾毒性药物或食物引起，如对乙酰氨基酚、磺胺类药物、氟烷类药物和蕈伞形毒菌毒素。另外，感染造成的 ALF 会在早期出现以肾小管坏死为特征的肾衰竭；③肾前性氮质血症，常因内脏大出血、脱水、低血压时含氮物质入血造成。

（五）感染

ALF 患者存在不同程度的免疫功能障碍，而大多数患者需要进行有创检查，从而提供了感染传播的入口。进行血尿培养以及每天进行血液透析的患者发生感染的概率高达 90%。ALF 患者感染性致病菌包括细菌和真菌，以革兰阳性菌较多，包括葡萄球菌和链球菌；此外还有革兰阴性肠致病菌以及真菌念珠菌感染。呼吸道、泌尿道及导管相关的感染占有主导地位，其中肺炎占 50%，尿道感染占 22%，静脉导管所致感染占 12%。自发性感染占 16%，且近三分之一的 ALF 患者缺乏典型的临床感染症状。

（六）呼吸系统并发症

常见有肺部继发感染和肺水肿，其他有肺内出血、肝肺综合征和肝性胸腔积液、肺不张、支气管胸膜瘘、气胸和纵隔气肿等。也有近三分之一的 ALF 患者会因内毒素血症出现急性呼吸窘迫综合征（acute respiratory distress syndrome，ARDS）。免疫功能低下且呼吸道分泌物排出不畅是引起肺部继发感染的基础因素，常可引起细菌和真菌感染；肺内分流明显增多、肺内血管异常扩张、肺静脉压增加及神经源性因素（脑水肿）等参与了肺水肿的发生。另外还可见急性心源性肺水肿；凝血功能障碍导致肺内出血；肝肺综合征是肝衰竭终末期因肺部血流动力学改变而出现的肺功能严重障碍，表现为肺部血管异常扩张，肺通气 / 血流比例严重失调，出现不同程度的 PaO_2 降低、杵状指、发绀和高动力性循环表现。

(七)循环衰竭与心功能异常

1. 循环衰竭 ALF 以高动力循环伴心输出量升高、平均动脉压(mean arterial pressure,MAP)及全身血管阻力降低为特征,类似于创伤或全身炎症反应综合征(systemic inflammatory response syndrome,SIRS)引起的循环改变。在乙酰氨基酚引起的超急性肝衰竭患者中,会出现外周循环暴发性紊乱,是早期死亡的讯号。其他亚急性患者可出现与慢性肝病失代偿和肝肾综合征相似的周围血管改变,即因血管活性下降导致外周血管扩张。该类患者若合并呕吐,将引起循环血容量急性降低和低血压。

2. 心功能异常 ALF 心脏并发症的临床表现主要有进行性心脏扩大、急性心源性肺水肿、心源性低血压和猝死。这些改变与全身代谢紊乱(低氧血症、电解质失衡、酸碱紊乱等)、肝炎病毒或过量药物的直接损害、凝血机制障碍、胆汁酸盐的刺激作用及脑干功能异常等有关。心脏病理改变包括心脏广泛点状出血、淋巴细胞浸润、心肌脂肪变性、心肌松弛扩张和心内膜下结缔组织水肿等,部分患者可见少量心包积液。

(八)胰腺损害

ALF 常合并胰腺损害。有报道尸检中发现肝萎缩者,8.7% 有胰腺出血坏死、7.5% 有胰腺脂肪坏死、7.3% 有急性胰腺炎。其机制尚不明确,推测胰腺水肿和急性胰腺炎是发病基础,临床表现多被 ALF 症状所掩盖,难以发现。

(九)多器官功能障碍综合征(multi-organ dysfunction syndrome,MODS)

ALF 常引起 SIRS 和 MODS。ALF 时感染与非感染因素均可引起 SIRS。ALF 患者往往存在多种免疫功能紊乱或缺陷,继发感染后可发生 SIRS;部分患者虽无感染,但 ALF 本身可直接诱发机体产生非感染性 SIRS。SIRS 以过度炎症反应、循环高动力状态、持续高代谢状态为特征。循环高动力状态表现为心输出量增加和外周血管阻力降低。持续高代谢状态表现为氧耗增加,过度通气以及血糖和血乳酸升高,蛋白质分解加速等高分解代谢表现。机体在发生 SIRS 的同时,还会出现代偿性抗炎反应,包括 Th2 细胞活性增加,内源性抗炎介质如 IL-10、转化生长因子、IL-1 抑制物等释放增多,糖皮质激素水平增高等,从而抑制炎症反应,减轻组织损伤。若代偿过度,则将发生代偿性抗炎反应综合征(compensatory anti-inflammatory response syndrome,CARS),使机体免疫功能紊乱,损伤加重。ALF 时,若 SIRS 不能及时控制,进行性加重则可导致 MODS,出现肺、肾、心血管系统、血液系统、神经系统等功能障碍。因此,ALF 患者 MODS 发生机制主要包括:①全身炎症反应失控;②肝细胞功能障碍,对血管活性物质和毒性物质灭活减少;③细胞碎片及血管内皮细胞损伤等引起微循环障碍。

(十)其他

ALF 患者还会出现以下病理生理学表现:

1. 低血糖 血糖 <2.2mmol/L。造成低血糖的原因有:①肝脏糖合成和释放障碍;②高胰岛素血症(肝降解减少);③无氧代谢使葡萄糖消耗量增加;④继发性细菌感染。

2. 缺氧 因组织细胞水平的氧不足而引起全身性缺氧。组织缺氧的主要原因是高乳酸血症及代谢性酸中毒导致的动静脉分流,使动脉血氧通过动静脉短路绕过组织细胞直接回流而导致组织细胞缺氧。

3. 水、电解质和酸碱平衡紊乱

(1)水代谢障碍:肝衰竭时肝组织结构紊乱,造成门静脉高压,产生大量淋巴液,参与腹水形成;肝细胞合成白蛋白减少,胶体渗透压降低,水分子向血管外渗漏,这些都是水代谢障碍的肝内因素。另外,腹水形成和内脏淤血使有效血容量减少,导致醛固酮和血管加压素分泌增多,同时肝对醛固酮和血管加压素降解减少等肝外因素也可加重水钠潴留。

(2)低钠血症:ALF 时水钠潴留,但肾脏水潴留多于钠潴留,因此多表现为稀释性低钠血症;由于钠泵功能障碍导致钠离子分布异常,细胞内液钠离子增加,而细胞外液钠离子相对减少,故稀释性低钠血症是细胞能量衰竭的表现。

(3)钾代谢失调:早期可出现低钾血症,晚期因肾功能不全可出现高钾血症。

1)低钾血症:常见原因为 ①钾摄入不足:长期食欲缺乏、进食不足;②肾排泄增加:应用排钾性利尿剂、肾小管性酸中毒、急性肾衰竭的多尿期以及醛固酮分泌过多等,使肾排泄钾增加;③钾补充不足:补液患者长期接受不含钾盐的液体或钾盐补充不足;④肾外途径丢失:持续胃肠减压、呕吐、肠瘘等。⑤钾离子分布异常:钾向细胞内转移,常见于大量输注葡萄糖和胰岛素,或伴有代谢性碱中毒或呼吸性碱中毒的患者(图 105-4)。

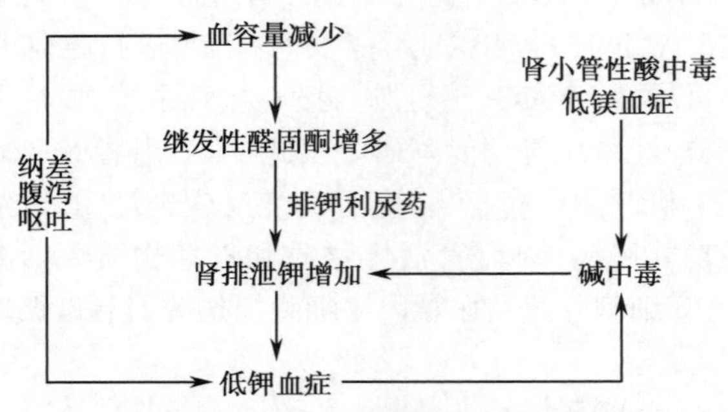

图 105-4　ALF 时低钾血症的发生机制

2）高钾血症：常见原因为 ①钾摄入过多：口服或静脉输入含钾药物，以及大量快速输入保存期较久的库存血等；②肾排泄功能减退：合并肾衰竭、应用保钾利尿剂以及醛固酮分泌减少等；③钾离子分布异常：钾向细胞外转移。ALF 晚期常合并代谢性酸中毒或因使用过多的精氨酸、复方氨基酸等导致酸中毒，可促使细胞内钾外移。此时病情危重，进展迅速，症状易被掩盖，常突发致命性心律失常。值得注意的是，在多尿或非少尿期也可出现高钾血症，这在临床上易被忽视。

(4) 低氯血症：患者不能进食、呕吐或持续胃肠减压时丢失大量氯离子；应用排钠、排钾性利尿药时，氯离子伴随钠、钾的排出而排出。因此，低钾血症常伴有低氯血症。另外，低氯血症可加重代谢性碱中毒，继而诱发肝性脑病。

(5) 低镁血症：摄入不足、胃肠吸收障碍、长期的消化液丢失、腹泻，可导致低镁血症。

(6) 低钙血症及低血磷：ALF 时血清中降钙素活性增强，低镁血症可加强降钙素活性并抑制甲状旁腺素作用，使钙向骨骼转移，导致低钙血症。故有人认为低钙血症单纯补钙而不能纠正时，只有同时补镁才能纠正。肝性脑病时常有呼吸性碱中毒，细胞外磷进入细胞内；昏迷患者糖酵解增强，消耗更多的磷；输入大量葡萄糖及胰岛素使磷进入细胞内等均可导致低磷血症。

(7) 酸碱平衡紊乱：ALF 时可发生各种酸碱平衡紊乱，其中常见的是代谢性碱中毒、呼吸性碱中毒或呼吸性碱中毒合并代谢性碱中毒，晚期患者可以出现混合性酸碱平衡紊乱(如呼吸性碱中毒 + 代谢性碱中毒 + 代谢性酸中毒)，单纯代谢性酸中毒和呼吸性酸中毒相对少见。在病程的各个阶段均可出现碱中毒。其中低钾、低氯血症所致的代谢性碱中毒颇为常见且易诱发肝性脑病，应特别提高警惕。细胞内钾向细胞外转移时，3 个钾离子溢至细胞外，即有 2 个钠离子和 1 个氢离子进入细胞内，使细胞外液氢离子降低而致代谢性碱中毒；另外，低钾血症时，肾小管上皮细胞也缺钾，肾远曲小管 K^+-Na^+ 交换增加，也是导致低钾性碱中毒的原因。低氯血症时，为了代偿阴离子的丧失，维持血液中负电荷的平衡，HCO_3^- 增加，引起低氯性碱中毒。肝性脑病时，由于毒性物质(如血氨)刺激呼吸中枢，常有通气过度，呼吸增快，$PaCO_2$ 下降，血 pH 升高，出现呼吸性碱中毒。患者由于低血压及低氧血症 / 组织缺氧，或由于肾功能不全，体内大量酸性代谢产物堆积，可致代谢性酸中毒，最后由于内毒素、脑水肿或并发呼吸道感染等原因引起呼吸抑制，当出现高碳酸血症时，则引起呼吸性酸中毒。

第三节　临床表现与诊断

一、临床表现

(一) 一般情况

健康状况全面衰退，表现为虚弱、极度乏力，甚至生活不能自理。明显消化道症状：食欲极差，厌食、频繁恶心、呕吐、呃逆、明显腹胀、肠鸣音消失、肠麻痹。

(二) 黄疸

短期内黄疸进行性加重，以肝细胞性黄疸为主，血清胆红素迅速上升，每日上升幅度往往 >17~34μmol/L；大部分患者表现为巩膜、皮肤黄染进行性加深；偶见无明显黄疸而出现意识障碍者，常易误诊为精神疾病。

(三) 肝臭

由于含硫氨基酸在肠道经细菌分解生成不能被肝脏代谢的硫醇，从呼气中排出一股似水果腐烂的臭味，称为肝臭，其程度可反应病情的严重性。体检时肝脏进行性缩小，提示预后不良。

(四) 消化道症状

表现为食欲严重下降、不思饮食、恶心呕吐与呃逆、腹胀明显、闷胀不适，黄疸出现后消化道症状进行性加重。伴随胆道运动功能障碍时可出现腹痛，偶见剧烈腹痛，易误诊为胆囊炎等急腹症，但无急腹症的体征；当胆道痉挛时可诱发剧烈绞痛。

（五）肝性脑病

根据严重程度的不同，将肝性脑病分为四级（表 105-2）。体格检查时，多数Ⅰ、Ⅱ级患者出现扑翼样震颤或震颤，Ⅲ、Ⅳ级患者表现为反射亢进、阵挛和肌肉强直。Ⅰ～Ⅱ级属轻度、可逆转；Ⅲ～Ⅳ级属重度、难逆转、预后差。根据 2017 年欧洲肝病学会（EASL）对 ALF 诊断的建议，肝性脑病对于 ALF 的诊断非常关键，最初神志改变常较为轻微，因此必须严密监测肝性脑病早期迹象。有急性临床症状的慢性自身免疫性肝炎、Wilson 病及巴德 - 吉亚利综合征的患者当肝性脑病发生时，也可将其归为 ALF，尽管这类患者有既往存在的肝脏疾病导致其肝脏血液检测异常和凝血功能障碍。

表 105-2 肝性脑病分级

精神神经障碍分级	精神意识特征	神经症状	脑电图
Ⅰ	轻度性格改变，睡眠紊乱，注意力分散	扑翼样震颤（±） 病理反射（-） 生理反射存在	对称性 α 慢波
Ⅱ	嗜睡，定向障碍，意识模糊	扑翼样震颤（+） 病理反射（+） 肌张力可增强 生理反射存在	对称性 α 慢波
Ⅲ	昏睡能唤醒，反应存在，易激动，烦躁不安	扑翼样震颤（+） 病理反射（+） 肌张力显著增强 生理反射存在	对称性 α 慢波
ⅣA 级 ⅣB 级	昏迷，不能唤醒，强刺激有微弱反应（ⅣA）或无反应（ⅣB），癫痫样发作，去脑或去皮质强直	扑翼样震颤（-） 生理反射消失 病理反射（±）	极慢 δ 波

（六）脑水肿、脑疝与颅内出血

脑水肿是 ALF 最常见的并发症。其典型临床表现为血压持续升高，瞳孔异常变化，呼吸不规则，视乳头水肿。发生Ⅲ或Ⅳ级肝性脑病者，80% 以上存在脑水肿。严重脑水肿可导致脑疝。脑水肿患者具有颅内压（intracranial pressure，ICP）升高和脑功能障碍的表现，与肝性脑病的临床表现有重叠，难以区分。肝性脑病合并脑水肿时，烦躁不安、激动、肌张力增高的表现较单纯肝性脑病者多见。若出现瞳孔、呼吸改变，抽搐或癫痫发作，应警惕脑疝发生。ALF 晚期可发生颅内出血，导致患者心搏骤停而猝死。因此，一旦发生原因不明的心搏骤停，应考虑颅内大出血的可能。

（七）凝血功能障碍

大多数凝血因子和抗凝因子在肝脏合成，同时许多凝血活性因子及其抑制物也在肝脏代谢灭活。因此，凝血功能障碍的转归主要取决于肝细胞损害的程度，一些凝血指标和抗凝指标具有判断预后的意义。最常见的是皮肤黏膜出血和胃肠道出血，还可出现注射或穿刺部位渗血、紫癜、瘀斑，牙龈、结膜、胃肠道、泌尿生殖道、肺、肾、腹膜后出血，甚至颅内出血。ALF 时，出血的发生率达 73%，其中严重出血者可占 30% 以上。

（八）内毒素血症与感染

ALF 患者免疫功能低下常易并发感染。临床表现主要包括：各种感染征象，如发热、血白细胞计数升高、原有病情急剧恶化以及各系统感染所出现的特有症状。约 30% 的 ALF 并发感染者无临床表现，出现以下情况时应怀疑感染的存在：①不明原因的血压降低；②全身血管阻力降低；③不明原因的尿量减少，而心血管充盈压正常；④肝性脑病恶化而 ICP 不升高；⑤发生严重酸中毒；⑥合并 DIC。另外，约 30% 的 ALF 患者并发真菌感染，致病菌常为白念珠菌。当经过长时间的抗生素治疗后，出现菌群紊乱或患者免疫功能极度低下时，如果发生急性肾衰竭、病情迅速恶化（肝性脑病进行性加重）、外周血白细胞计数升高、发热不退而用一般抗菌药物治疗无效，常提示真菌感染。

（九）高动力循环综合征与低血压

高动力循环综合征表现为心输出量增加、射血分数增大、皮肤温暖、末梢毛细血管搏动明显、脉搏洪大、外周血管阻力降低、低血压、脉压增大、循环时间缩短，通过组织的血流量增大和内脏血容量增加。值得注意的是，这种高排低阻状态并不能改善组织氧代谢。高动力循环的发生机制十分复杂，概括起来主要与肝内组织结构破坏引起肝内血流短路，肺内血管结构改变形成肺内动静脉瘘，系统性血管结构异常导致门腔静脉短路、门肺血流短路等因素有关。各种循环短路导致循环中扩血管物质含量增高，而大量扩血管物质的持续作用促进各循环短路开放，形成恶性循环。ALF 患者低血压时对缩血管药物敏感性降低，因此要提高警惕。

（十）心、肺功能异常

1. 心功能异常　临床表现为进行性心脏扩大、急性心源性肺水肿、心源性低血压和猝死。心电图改变为低电压、心电轴左偏、ST-T 改变和心律失常；临床常见室性期前收缩、心动过缓、房室传导阻滞、心动过速等。持续性心动过缓提示严重 ICP 升高，是终末期特征。另外，严重黄疸患者血清和组织中有大量胆汁酸盐，也常可导致窦性心动过缓。

2. 呼吸系统并发症　常见的主要有肺部继发感染和肺水肿，其他有肺内出血、肝肺综合征、肝性胸腔积液、肺不张、支气管胸膜瘘、气胸和纵隔气肿等。临床表现为呼吸困难、严重低氧血症、咯血、肺部湿啰音、肺野弥漫性浸润阴影。大出血时可引起窒息而危及生命。肝肺综合征是肝衰竭终末期因肺部血流动力学改变出现的肺功能严重障碍。失代偿患者主要表现为：肺部血管异常扩张，肺通气/血流比值失调，出现不同程度的 PaO_2 降低、杵状指和高动力循环的表现。80%~90% 患者因肺内动-静脉短路、肺内血管异常扩张和肺水肿，导致肺弥散容积缩小；若患者由平卧位改为直立位，则在重力作用下大量血液滞留于肺底异常扩张的血管床，PaO_2 可降低 10% 以上；平卧时呼吸困难可缓解。

（十一）其他

ALF 患者还会出现低氧血症、低血糖、水、电解质和酸碱平衡紊乱，甚至 MODS 等临床表现（详见本章上一节）。

二、诊断

（一）诊断要点

诊断主要依赖病史、临床表现和实验室检查结果。目前广为接受的实验室诊断标准为，血清总胆红素 >342μmol/L，并持续 5 天以上；AST> 正常值的 2 倍；凝血酶原时间（prothrombin time，PT）>20 秒，且维生素 K 试验阳性或已出现肝性脑病。

（二）分期

1. 早期　全身及消化道症状严重，黄疸迅速加深，血清胆红素 ≥ 171μmol/L，凝血酶原活动度（prothrombin time activity，PTA）≤ 40%，但未发生明显的肝性脑病，亦未出现明确的腹水。

2. 中期　发生Ⅱ级以上的肝性脑病或出现明确的腹水。

3. 晚期　发生难治性（或致死性）并发症，如脑水肿、肝肾综合征、上消化道大出血、严重继发性感染等，此期实际上已进入 MODS。

（三）国际肝病委员会专家小组推荐的临床诊断标准及注意事项

1. 急性起病，且持续进展至肝功能不全，既往无肝病史，起病 4 周内发生肝性脑病是其主要特征。

2. PT 和凝血因子Ⅴ等凝血参数是比肝性脑病更为敏感的指标，对诊断及判断预后均有价值。凝血酶原活动度 <40% 是诊断 ALF 的重要指标。急性肝炎向肝功能不全进展时，至少应检测一次凝血酶原活动度；对每例 ALF 患者，应密切观察这些指标。条件允许时应监测 ICP。

3. 时限分型　超急性肝衰竭的病程定义为 <10 天，暴发性肝衰竭为 10~30 天，而亚急性肝衰竭的病程为 5~24 周。超急性肝衰竭和 ALF 比较容易诊断，但亚急性肝衰竭常被误诊为肝硬化而错过肝移植时机。

4. 病因分型　肝炎病毒 A~E 及其他病毒如疱疹病毒、腺病毒等，药物（如对乙酰氨基酚、异烟肼）、毒物及其他因素，或原因不明。诊断时应注明病因，如表述为"急性肝衰竭：超急性，乙型肝炎"。

5. 应注意的例外　先前有肝病史，此次又重叠发生肝豆状核变性、药物/毒物中毒或病毒性肝炎等，仍诊断为 ALF。

三、鉴别诊断

ALF 应与下列疾病相鉴别：全身性感染、胆道疾病、肝内胆汁淤积综合征、黄疸型病毒性肝炎、溶血性疾病、中毒型肝损伤、肝缺血缺氧、肝癌、精神障碍性疾病以及其他。

8

（一）全身性感染

可有高动力循环状态表现，心输出量增加和外周血管阻力降低，组织灌注减少，存在氧代谢障碍；全身性感染出现脑水肿、肝功能损害、黄疸、凝血功能障碍，易误诊为 ALF。检查凝血因子Ⅷ有鉴别意义，该凝血因子可在肝外合成，ALF 时可保持在正常水平，而在全身性感染时大量消耗而降低。

（二）胆道疾病

肝外胆道阻塞常为胆管结石、胆道肿瘤、胰腺肿瘤等所致。此类疾病常有发热、腹痛、肝大、黄疸进行性加深，如为胆结石引起的黄疸可呈波动性。一般肝功能损害较轻，ALT 上升幅度较小，但碱性磷酸酶（alkaline phosphatase，ALP）、α- 谷氨酰转肽酶（α-glutaryl transpeptidase，α-GT）升高明显。影像学检查可帮助诊断。

（三）肝内胆汁淤积综合征

特别是胆汁淤积性肝炎，黄疸可以很深，有时误诊为重型肝炎。肝内胆汁淤积综合征有"三分离"特点：黄疸深而消化道症状轻，黄疸深而血清转氨酶并不很高，黄疸深而 PT 延长不明显。患者多有明显皮肤瘙痒和粪便色浅，血清 ALT 和 α-GT 活性明显升高，肝性脑病、出血及腹水少见。

（四）黄疸型病毒性肝炎

血清胆红素 >171μmol/L，甚至高达 500~600μmol/L，但全身情况较好，乏力和消化道症状不很严重，出血倾向不明显，凝血酶原活动度 >40%。此类患者预后较好，不过也可进一步加重，发生肝功能衰竭。

（五）溶血性疾病

伯氨喹等药物治疗疟疾时可引起溶血性黄疸。蚕豆病是由于红细胞 6- 磷酸葡萄糖脱氢酶缺乏所致，有遗传倾向，儿童多见。在服食蚕豆后数小时至数日，突然发生溶血，可出现昏迷、呕吐、黄疸和急性肾衰竭，易误诊为 ALF，但患者起病时有寒战、高热、贫血貌，可出现酱油色血红蛋白尿，外周血白细胞总数及中性粒细胞显著升高等可供鉴别。红细胞 6- 磷酸葡萄糖脱氢酶测定、谷胱甘肽稳定性试验以及血液高铁血红蛋白还原试验可明确诊断。

第四节　治疗和预后

一、治疗

急性肝衰竭多发生于青年，死亡率极高。在肝移植技术推广之前，生存率不足 15%。肝移植后，短期生存率可达 65%。肝移植对于终末期肝病患者具有重要意义，已经成为各种原因引起的急性或慢性肝衰竭最有效的治疗方法。根据 2005 年美国肝病研究协会（American Association for the Study of Liver Diseases，AASLD）对 ALF 处理的建议，现将 ALF 治疗要点归纳为以下内容。

（一）诊断和最初的评估

对中、重度急性肝炎患者应密切注意观察临床和实验室变化，一旦出现 PT 时间延长 4~6 秒或以上（INR ≥ 1.5）和神志障碍应立即住院，ALF 最常见死亡原因为多器官功能衰竭和脓毒症，因此，一旦诊断为 ALF，应尽可能收入重症监护治疗病房（ICU），密切监测并保护重要器官功能及防治感染。ALF 病情进展迅速，应尽早评估并计划急诊肝移植手术。要仔细询问各种相关病史，检查相关体征和神经精神系统。最初的评估包括病因和 ALF 程度（表 105-3）。AASLD 建议：① ALF 患者应密切观察，最好住院收入 ICU；②与肝移植中心联系，并立即评估 ALF 患者是否适合作肝移植；③明确 ALF 病因可作为进一步处理的依据。

表 105-3　ALF 患者最初的实验室检查
凝血酶原时间 /INR
肝肾功能
电解质
动脉血气分析
动脉血乳酸浓度
血常规
对乙酰氨基酚或其他毒物学筛查
肝炎病毒指标
血浆铜蓝蛋白（疑有肝豆状核变性）
妊娠试验（女性）
血氨（最好动脉血）
自身免疫标志（ANA、ASMA、免疫球蛋白）
HIV（考虑作肝移植）
淀粉酶和脂肪酶

（二）判定病因和特异性治疗

1. 病毒性肝炎　病毒性肝炎是引起ALF的常见原因。AASLD建议：①甲型、乙型和戊型病毒性肝炎相关的ALF，需给予积极的支持治疗，但没有证据证明特异的抗病毒治疗有效；② HBsAg阳性的肿瘤患者进行化疗前应给予核苷类似物，直至化疗结束后再继续6个月，以防止乙型肝炎复发；③如患者被确诊或疑似为单纯疱疹病毒或带状疱疹（水痘）病毒引起的感染则用阿昔洛韦治疗。

2. 对乙酰氨基酚中毒　对乙酰氨基酚中毒时常有明显的转氨酶升高，可达3 500U/L。针对对乙酰氨基酚相关ALF的患者，2017年AGA指南推荐使用N-乙酰半胱氨酸（NAC）。NAC是治疗对乙酰氨基酚中毒的解毒药物。静脉注射NAC主要通过促进还原型谷胱甘肽合成，清除自由基、保护线粒体，减轻氧化还原反应导致的肝损伤。NAC能促进一氧化氮产生，后者具有强大的舒血管作用，提高肝细胞的血液供应。NAC用于对乙酰氨基酚过量所致的肝损伤，8小时内治疗可取得较好的治疗效果。用法：首剂口服140mg/kg，以后每4小时70mg/kg，共17个分剂；或首次静滴150mg/kg（加在5%葡萄糖内静滴15分钟），以后4小时内静滴40mg/kg，最后16小时内100mg/kg。

3. 毒蕈中毒　毒蕈中毒（通常是鬼笔鹅膏蕈类）可引起ALF，诊断主要根据近期是否食用过蕈类，且通常于食用数小时至1天内出现严重消化道症状（恶心、呕吐、腹痛和腹泻等）进行判断。阻止吸收、增加排泄及维持体液平衡等都是合理的治疗方法。尽管大剂量青霉素（每天静滴30万~100万U/kg）临床应用更为广泛，但也有报道称水飞蓟素（每天静滴或口服30~40mg/kg，维持3~4天）比之更为有效。AASLD建议：①确诊或疑似为毒蕈中毒的ALF患者，考虑用青霉素和水飞蓟素治疗；②应将这类患者列入肝移植登记名单。

4. 药物引起的肝毒性　除了剂量相关性肝损伤药物外，尚有多种药物属于特异质性肝损伤药物，如：异烟肼、磺胺类、氟烷等；有些联合用药如异烟肼+利福平等还可增强肝毒性，甚至连草药（如薄荷、金不换、何首乌等）和某些保健食品都可导致肝损伤。因此，详细询问患者在最近所应用的药物，一一列举并加以分析十分重要。AASLD建议：①详细了解过去1年内所有服用的处方药、非处方药、草药和保健食品的名称、剂量、开始和最后服药日期；②如有可能，了解服用非处方药的成分；③诊断或可疑为药物性ALF时，应立即停用一切相关药物。

5. 肝豆状核变性　即Wilson病，多呈慢性活动性肝病过程，多见于青年，实际上所有患者均存在肝硬化证据，但如发病迅速，出现血清铜水平显著升高，引起血管内溶血，血清胆红素（TBIL）>340μmol/L（20mg/dL），且TBIL与血清碱性磷酸酶（ALP）比值 > 2.0，则诊断为ALF。该类患者不宜使用青霉胺，以防发生过敏反应。尽管有包括持续性血液滤过、血浆置换等在内的降铜措施，但完全康复还是需要肝移植。AASLD建议：①肝豆状核变性的诊断方法应包括：血浆铜蓝蛋白、血清铜和尿铜定量、总胆红素/碱性磷酸酶比值、裂隙灯检查Kayser-Fleisher角膜环，如有可能作肝活检，检测肝铜含量；②如可疑为肝豆状核变性引起的ALF者，应立即登记列入肝移植名单。

6. 自身免疫性肝炎　同肝豆状核变性一样，自身免疫性肝炎可以忽视持续存在的慢性状态，仍可诊断为ALF。尽管一些患者对激素治疗敏感，但还是有一部分患者需要肝移植。AASLD建议：①当疑为自身免疫性肝炎的ALF，应考虑作肝活检明确诊断；②自身免疫性肝炎患者出现ALF，应给予泼尼松40~60mg/d；③即使正处于泼尼松标准治疗中，患者还应登记列入肝移植名单。EASL建议：早期使用激素治疗可能有效，但若7天内病情未改善，需要考虑行紧急肝移植，激素的使用也可能因并发感染增加病死率。

7. 妊娠期急性脂肪肝，HELLP综合征　妊娠偶可引起ALF，多见于妊娠后期，特征为黄疸、凝血障碍和血小板降低等，常并发于先兆子痫，应早期识别，一经确诊即终止妊娠，尤其是乳酸水平升高和出现肝性脑病的患者。AASLD建议：妊娠期急性脂肪肝/HELLP综合征患者，应请产科专家会诊和及时引产。终止妊娠可改善孕妇预后，一般不考虑紧急肝移植。

8. 急性缺血性肝损伤　常见于老年患者，有心血管疾病和严重充血性心脏病的患者风险更高。其通常发生在右心功能不全和肝淤血患者中，伴随一系列缺氧或低血压（即缺氧性肝炎）表现，根据病因不同，可分为心力衰竭、呼吸衰竭和感染性休克/低血压3种亚型。EASL及AASLD建议：对急性缺血性肝损伤的ALF患者，循环支持、改善血流动力学状态是治疗的首选。

9. 巴德-吉亚利综合征（BCS）　根据肝区痛、

肝大、顽固性腹水等临床表现，结合多普勒超声、CT及选择性血管造影，可诊断为BCS。AASLD建议：在除外恶性肿瘤基础上，肝静脉血栓形成伴肝衰竭，为肝移植的适应证。

10. 恶性肿瘤浸润　急性重度肝浸润发生于乳腺癌、小细胞癌、淋巴瘤和黑色素瘤。肝移植并非此类患者的选择。AASLD建议：过去有肿瘤病史或肝脏明显肿大出现ALF的患者，影像学和肝活检以确定或排除恶性肿瘤浸润的诊断。

11. 病因不明者　AASLD建议：在初步评估之后如未能确定病因，肝活检有助于特异性病因诊断和制定有效治疗策略。

12. 儿童ALF　儿童ALF是一种多系统综合征，定义为：肝脏原因的凝血障碍表现为PT>15或INR>1.5，且不能被维生素K纠正并伴随肝性脑病；或者PT>20或INR>2.0伴或不伴肝性脑病。肝性脑病并非定义儿童ALF的必需条件。常见病因有急性病毒性肝炎、自身免疫性肝炎、妊娠期同种免疫型肝脏疾病和嗜血细胞性淋巴组织细胞增多症等。部分病因对儿童来说是特异性的，尤其是代谢紊乱。对儿童的移植标准与成人不同，肝移植是提高ALF患儿预后的唯一有效治疗方法。纳入移植的标准包括INR>4，总胆红素>300μmol/L（17.6mg/dl）而不论有无肝性脑病。

（三）并发症的治疗

1. 中枢神经系统　脑水肿和颅内高压是ALF最严重的并发症，与肝性脑病的分级相关。脑水肿很少见于Ⅰ~Ⅱ级肝性脑病患者，当进展到Ⅲ级或Ⅳ级肝性脑病时，脑水肿发生的危险度分别增加25%~35%、65%~75%，甚至更高。ICP和脑灌注压（cerebral perfusion pressure，CPP）均是监测脑水肿的指标。在ICP监测下治疗脑水肿，基本要求是使ICP维持在20~25mmHg以下，CPP维持在50~60mmHg以上。应用甘露醇是治疗脑水肿的主要方法。当ICP轻、中度升高，血浆渗透压≤320mosm/L时，应快速静脉输注甘露醇0.5~1g/kg，5分钟内注射完毕，必要时可重复1~2次以预防颅内高压反跳。反复用甘露醇等综合方法治疗无效者，称为“顽固性ICP升高”。此时应考虑用巴比妥静脉注射疗法。适当增加通气使$PaCO_2$降至30~35mmHg，可通过血管收缩减少脑血流，从而快速降低ICP，但效果短暂。糖皮质激素通常用于防治脑部肿瘤和某些中枢神经系统感染引起的颅内高压者，但对于ALF患者，无论是控制脑水肿，还是改善生存率都没有作用。用全身适度降温疗法（32~34℃）可以防治脑水肿。

AASLD建议：①肝性脑病早期尽可能避免用镇静剂，可用乳果糖，但要考虑到增加腹胀的可能及对随后的肝移植造成影响；②患者如进展为Ⅲ级或Ⅳ级肝性脑病，头应抬高30°，并作气管内插管；③癫痫症状应当用苯妥英钠和低剂量苯二氮䓬类药物控制；④尽管未得到一致意见，对已登记肝移植的患者，应考虑作ICP监测；⑤如无ICP测压条件，应定期对颅内高压的症状和体征进行监测，以便早期发现脑疝；⑥如有颅内压增高，应给予甘露醇和加强通气以暂时降低ICP；⑦短效巴比妥类药物可考虑用于顽固性颅内高压者；⑧糖皮质激素不能用于控制ALF患者的颅内高压。

2. 心血管管理　大部分ALF患者会出现全身血管扩张，有效血容量减少。大部分患者会有容量不足的临床表现，需要晶体液进行液体复苏。同时有数据表明，过量的液体和持续正向液体平衡会造成患者病死率升高，静脉压力升高可引起组织水肿和微循环血流损伤加重。右心压力升高不利于肝静脉回流，从而影响肝脏功能和再生、肠道完整性和肾功能。因此，容量过载和容量不足均对患者不利。持续的低血压需要重症监护管理，并在监护下应用升压药物。可使用去甲肾上腺素，初始剂量为0.05μg/（kg·min）。缺氧性肝炎考虑使用正性肌力药。

3. 呼吸系统管理　EASL指出，对于ALF患者应使用镇静和肺保护性通气。患者进展至严重肝性脑病时，因出现依从性差、误吸和神经系统功能恶化风险，需建立人工气道以保证通气。避免严重的高/低碳酸血症，并定期进行物理治疗，防止出现呼吸机相关肺炎的发生。

4. 继发感染　鉴于ALF患者继发感染发生率高而严重，有学者主张无论有无感染迹象，均常规预防性应用抗生素。虽然这可能降低某些继发感染的发生率，但并不能明显降低ALF患者的病死率。若未能预防性应用抗生素，则应连续进行血、尿、痰真菌和细菌培养，以及床旁X线检查等以监测感染，同时可以适当放宽抗细菌和抗真菌治疗的适应证。AASLD建议：①定期监测培养以尽早发现细菌和真菌感染，并及时开始治疗；②可以考虑用预防性抗细菌和抗真菌治疗，但未证实能改善预后。

5. 凝血功能障碍　对无出血征象的患者，预防性输注新鲜冰冻血浆(fresh frozen plasma，FFP)并不能降低ALF患者出血发生率和病死率。ALF患者有可能存在Vit K缺乏，为此可给予5~10mg/d皮下注射。对于补充血小板制剂，尚无统一意见。一般认为，应维持血小板计数50×10^9/L以上。AASLD建议：只有出血或做有创操作者，才推荐对血小板降低或凝血酶原时间延长者进行替代补充治疗。EASL建议：通常不支持新鲜冰冻血浆和其他凝血因子的使用，只有在特定的情况下如颅内压监测或存在活动性出血时可以考虑应用。输血血红蛋白的目标值是7g/dL，日常检查时应注意预防静脉血栓形成。

6. 胃肠道出血　ALF患者容易发生胃肠道出血，而且一旦发生预后不良。因此预防更为重要。AASLD建议：在ICU病房，应给予ALF患者H_2受体阻滞剂或质子泵抑制剂(或作为二线用药的硫糖铝)，以降低应激引起的胃肠道出血风险。

7. 肾衰竭、血流动力学紊乱与MODS　常同时发生于ALF，其机制至今尚未完全清楚，临床处理十分棘手。AASLD建议：①维持ALF患者的体液平衡，保持足够的血容量；②如急性肾衰竭患者需要透析支持，推荐用连续方式而不是间歇方式；③对血流动力学不稳定者，应放置肺动脉导管进行监测，以指导血容量的补充；④在补充血容量后，如平均动脉压仍不能维持在50~60mmHg，可给予肾上腺素、去甲肾上腺素或多巴胺，而不是加压素。

8. 代谢紊乱　AASLD建议：仔细维持ALF患者的代谢稳态平衡，定期监测营养状态，以及葡萄糖、磷、钾、镁等水平，迅速纠正失衡。

(四) 肝移植和人工肝支持系统

1. 肝移植　肝移植是各类终末期肝病患者，包括急、慢性肝功能衰竭患者最后可能有效的治疗措施。AASLD建议：当患者预后指标提示濒临死亡，应进行急诊肝移植。

2. 人工肝支持系统(artificial liver suspension system，ALSS)　ALSS原理为先分离出患者血浆，使之进入ALSS装置，血浆内的有毒成分会被分解吸收，同时也会提供一些人体所需营养成分，通过ALSS装置净化过的血浆会被重新回输入患者体内。这样就能在短期内提供部分肝脏功能，使肝衰竭患者缓解病情，为肝脏再生和功能恢复创造条件，同时也可以为病情严重者提供等待肝移植的机会。体外人工肝装置分为两大类：

(1) 血液透析吸附系统：属于非生物型ALSS，主要通过过滤或吸附等方法清除有毒物质，是应用血液透析技术使血浆或血液通过三种分别浸满药用炭、树脂和白蛋白的中空纤维过滤器而实现。虽然这些装置可以清除循环中的毒素，但是它们并不能代替肝脏的其他功能。白蛋白透析[如分子吸附再循环系统(molecular adsorbent recirculating system，MARS)]采用连续全血透析结合白蛋白透析器和药用炭过滤。这种技术较血浆置换简单，在肝硬化合并肝性脑病的患者试验研究中显示出一定的疗效，但尚缺乏此系统对ALF治疗安全性与有效性的报道。

(2) 生物人工肝装置：主要为生长在特殊中空纤维盒中的肝细胞，患者的血浆需要灌流到中空纤维盒内。其效果主要依赖于所含肝细胞的质量、这些肝细胞维持肝功能的程度以及持续时间。因为目前这些装置仅含有肝细胞，所以由非实质细胞(例如库普弗细胞和胆管上皮细胞)引起的紊乱得不到纠正。2004年报道了Hepat Assist生物人工肝装置的研究结果，该设备包括一个含有近100g(7亿)猪肝细胞的低温透析盒及一个药用炭过滤器。经Hepat Assist生物人工肝治疗的85名ALF患者与标准治疗的86例ALF患者相比，30天的生存率(71% *vs.* 62%，$P = 0.26$)无改善。但患者对此装置的耐受性较好，且血小板减少症、低血压和其他不良反应的发生率在治疗组未见明显增多。此外，治疗组中无猪反转录病毒传播或异种抗体产生的报道。虽然这次预试验未能发现应用Hepat Assist装置可明显改善转归，但证明了猪肝细胞体外人工肝装置可以应用于临床并且能使代谢、血流动力学和临床参数得以改善。同时我们也期待拥有更多数量肝细胞、流程简化且具有肝细胞各种功能的生物人工肝支持系统的诞生。

二、预后

ALF预后的评估，需进行多因素的综合分析，才能做出全面、客观的判断。年龄愈大，预后愈差，40岁以下者比40岁以上者的预后好；一般状态差和消化道症状严重者，如极度乏力、频繁恶心呕吐、伴有肝臭或兼有中毒性肠麻痹者，收缩压<85mmHg者，预后不良；肝脏进行性缩小，肝浊音界明显缩小2~3指者，预后凶险；肝性脑病程度，Ⅰ~Ⅱ级预后相对好，Ⅲ~Ⅳ级预后差；严重感染伴有中毒性休克、弥漫性出血或消化道大出血以

及肾衰竭，提示病情已属终末期；血清胆红素迅速上升至 340μmol/L 者，预后不良；AST/ALT 比值 0.31~0.63 者预后良好，1.20~2.26 者则预后差；血浆支链氨基酸 / 芳香族氨基酸比值 <1 者，预后极差；PT>50 秒者预后不良；凝血酶原活动度 <20% 者，绝大多数病例死亡；凝血因子Ⅴ及Ⅶ明显下降时，预后极差；甲胎蛋白明显升高，提示肝细胞再生活跃，预后较佳，低水平甲胎蛋白，提示预后不良；肝组织学检查时，肝细胞呈水肿型预后好，大块融合坏死者预后差，残存肝细胞 >35% 预后较好，反之则差。ALF 出现并发症者病死率约为 80%，临床上往往是多种并发症并存，依次为脑水肿、消化道大出血、严重感染、肾衰竭。

（王海云　杨陈祎）

参考文献

[1] 中华医学会感染病学分会肝衰竭与人工肝学组，中华医学会肝病学分会重型肝病与人工肝学组．肝衰竭诊治指南 (2012 年版)[J]. 中华临床感染病杂志，2012, 5 (6): 321-327.

[2] FLAMM S L, YANG Y X, SINGH S, et al. AGA Institute Clinical Guidelines Committee. American Gastroenterological Association Institute Guidelines for the Diagnosis and Management of Acute Liver Failure [J]. Gastroenterology, 2017, 152 (3): 644-647.

[3] BERNAL W, AUZINGER G, DHAWAN A, et al. Acute liver failure [J]. Lancet, 2010, 376 (9736): 190-201.

[4] STRAVITZ RT, KRAMER DJ. Management of acute liver failure. Nat Rev Gastroenterol Hepatol, 2009, 6 (9): 542-553.

[5] Goldberg D S, Forde K A, Carbonari D M, et al. Population-representative incidence of drug-induced acute liver failure based on an analysis of an integrated health care system [J]. Gastroenterology, 2015, 148 (7): 1353-1361.

[6] REUBEN A, TILLMAN H, FONTANA R J, et al. Outcomes in Adults with Acute Liver Failure Between 1998 and 2013: An Observational Cohort Study [J]. Ann Intern Med, 2016, 164 (11): 724-732.

[7] WENDON J, MEMBERS P, CORDOBA J, et al. EASL Clinical Practical Guidelines on the management of acute (fulminant) liver failure [J]. Journal of Hepatology, 2017, 66 (5): 1047-1081.

[8] 万献尧，马晓春．实用危重症医学 [M]. 北京：人民军医出版社，2008.

[9] 吕佳昱，韩涛．关注重症肝病临床管理的热点问题 [J]. 临床肝胆病杂志，2017, 33 (9): 1617-1620.

[10] ANTONIADES C G, KHAMRI W, ABELES R D, et al. Secretory leukocyte protease inhibitor: a pivotal mediator of anti-inflammatory responses in acetaminophen induced acute liver failure [J]. Hepatology, 2014, 59 (4): 1564-1576.

[11] BUTTERWORTH R F. Pathogenesis of hepatic encephalopathy and brain edema in acute liver failure [J]. Journal of Clinical&Experimental Hepatology, 2015, 5 (1): S96-103.

第一百〇六章

急性肾损伤

目　录

急性肾损伤(acute kidney injury,AKI)是指由于多种原因导致的急性肾功能受损,引起肾小球滤过率急剧下降,出现水、电解质和酸碱平衡紊乱。具有起病急、进展快的特点。改善全球肾脏病预后组织(KDIGO,Kidney Disease:Improving Global Outcomes),目前AKI的诊断存在RIFLE(Risk,Injury,Failure,Loss,End-Stage Renal Disease)和急性肾损伤网络(acute kidney injury network,AKIN)两套标准。在过去RIFLE和AKIN标准的基础上,于2012年发布了最新的AKI临床指南,修订了AKI定义、诊断及分期标准。根据血清肌酐和尿量的变化水平,将AKI的严重程度分为了3个级别。与急性肾衰竭(acute renal failure,ARF)相比,AKI涵盖的肾损害范畴更广,其目的是早期诊断,早期治疗。

第一节　急性肾损伤的危险因素及病因

根据病变部位和病因不同,急性肾损伤可分为肾前性、肾性和肾后性三大类。肾前性损伤由于各种原因引起肾灌注不足导致;肾性损伤是由于内源性肾毒性物质(肌球蛋白、血红蛋白、免疫球蛋白轻链等)、外源性肾毒性物质(肾毒性药物、食物、生物毒素、重金属等)及缺血所致的肾实质损伤;肾后性损伤主要是由于急性尿路梗阻(结石、肿瘤等)。

一、围手术期急性肾损伤的危险因素

(一)有肾功能障碍基础

如慢性肾衰,长期高血压、糖尿病、动脉粥样硬化造成的肾损伤等。

(二)肾灌注不足

如脱水、充血性心力衰竭、感染性休克、过敏性休克、大量失血、手术中较长时间阻断肾血管等。

(三) 有肾小管阻塞的病理生理基础

如溶血、DIC、体外循环中机械破坏产生的红细胞碎片,以及蛇毒、肌病、挤压综合征导致横纹肌溶解释放大量肌红蛋白入血,这些细胞碎片和蛋白很容易阻塞肾小管,造成急性肾损伤。

(四)肾毒性药物与制剂

服用新霉素、多黏菌素、万古霉素、环孢素、顺铂等有肾毒性的药物;接触重金属汞、铬、铅,化学制剂乙二醇、甲苯等均极易发生急性肾损伤。

二、急性肾损伤的病因

(一)肾前性损伤

该类损伤的特点是肾血液灌流不足,而肾组织的结构无明显损害。常见致病原因如下:

1. 全身性组织灌注压不足　心源性休克、脓毒症、过敏性休克、药物中毒等。

2. 全身血容量不足　大量失血、胃肠失液、烧伤、脱水等。

3. 肾组织有效灌注不足　肝硬化肝肾综合征、肾血管收缩等。

4. 肾脏自身调节功能障碍　肾动脉狭窄时应用ACEI类药物,肾低灌注时应用非甾体抗炎药抑制前列腺素合成等。

5. 肾脏大血管阻塞　肾动脉血栓形成、栓塞、受压等。

(二)肾性损伤

其特点是肾实质组织病变,以肾小管坏死最为常见。毒素和缺血是引起肾性损伤的两大主要原因。

1. 肾小管坏死　低灌注导致肾缺血可直接引起肾小管坏死,血管内溶血(血型不合溶血、DIC、自身免疫性溶血等)产生大量红细胞碎片和游离血红蛋白在肾小管中形成管型,阻塞管腔导致肾小球滤过率急剧下降。挤压综合征时横纹肌破坏产生的肌红蛋白及肌肉破坏产物也可引起肾小管阻塞和坏死。

2. 肾毒性药物与制剂　包括两性霉素、新霉素、多黏菌素、万古霉素、四环素、磺胺、氨基糖苷类等抗生素;环孢素、FK506等免疫抑制剂;顺铂、丝裂霉素等化疗药物;阿司匹林、布洛芬、保泰松等非甾体抗炎药;汞、铬、铅等重金属;蛇毒、鱼胆、蜂毒等生物毒素。

3. 肾小球或肾微血管床疾病　肾小球肾炎、高血压、糖尿病、DIC等。

4. 急性肾小管间质性疾病　常见于泌尿系统感染。

(三)肾后性损伤

主要由尿路梗阻造成,包括尿路结石、尿路炎性水肿、邻近器官或肿瘤的压迫等。

第二节 急性肾损伤的发病机制

一、回漏学说

由于肾小管上皮损伤或断裂,使肾小管的通透性发生改变,肾小球的滤过液可部分或全部被再吸收,包括正常时不吸收的菊根粉等。肾小球滤过功能的测定主要测定尿内菊根粉或肌酐的浓度。在急性肾衰竭时,可因肾小管坏死使菊根粉及肌酐从管腔向小管周围循环中回漏,致使尿液中排出减少,而表现为肾小球滤过率正常。对氯化汞致肾衰竭小鼠进行显微穿刺检查结果支持回漏学说。但在肾衰竭动物模型中,比较菊根粉(分子量 5 500)及甘露醇(分子量 180)的通透性,并不支持回漏学说。

二、肾小管阻塞学说

肾小管管腔被红细胞碎片、肌红蛋白、管型、间质水肿阻塞,导致肾小球滤过率降低。在急性肾衰竭时,可见肾脏肿大,小管内管型形成,以及肾单位之近端小管扩大等表现。

三、肾血流重新分布学说

当各种原因引起肾血流减少时,肾近球细胞分泌肾素增加。血浆中的血管紧张素原在肾素的作用下水解为血管紧张素Ⅰ,并进一步生成血管紧张素Ⅱ和血管紧张素Ⅲ,其作用于血管平滑肌的血管紧张素受体产生缩血管效应。肾素-血管紧张素系统在反馈性调节血压稳定中发挥了重要作用,但严重缺血刺激肾素-血管紧张素系统产生大量的缩血管物质引起肾血管收缩,进一步降低肾脏有效灌注。由于肾皮质外 1/3 的肾小球入球小动脉对缩血管物质的敏感性较高,故肾皮质的缺血更为严重。近髓质的肾小球出球小动脉较粗、阻力较小,故流入肾髓质的血流相对增多,出现肾内血流再分布现象。这些因素共同作用使得肾小球滤过压、滤过分数降低,引起急性肾损伤。

四、肾小球滤过膜受损学说

肾小球滤过膜由毛细血管内皮细胞、基底膜和上皮细胞构成。滤过膜各层空隙允许通过的物质与其大小和所带电荷有关。各种因素可导致肾小球滤过膜结构损伤,表现为内皮细胞肿胀、内皮细胞骨架破坏、内皮细胞间的连接复合体受损、上皮细胞断裂、基底膜损伤等;肾小球滤过膜功能异常,表现为细胞膜上钠-钾泵功能异常、能量代谢障碍等引起的细胞内外钠/钾分布异常,可导致细胞内渗透压升高,水向细胞内转移而造成细胞肿胀。前述原因均可引起肾小球滤过率降低或大分子物质的滤出,引起急性肾损伤。

五、炎性反应学说

炎性反应时炎性细胞和可溶性炎性介质在急性肾损伤过程中起到了重要作用。肾血管内皮细胞受损后可生成多种炎性介质、激活补体,并表达多种黏附分子(ICAM-1、P-选择素、E-选择素)及趋化因子促进中性粒细胞、巨噬细胞和淋巴细胞趋化到炎性部位。内皮细胞、白细胞还可分泌 TNF-α、干扰素-γ(IFN-γ)、IL-6、IL-8、IL-12 等多种细胞因子加重炎性反应。有研究表明急性肾损伤患者血浆 IL-6 和 IL-8 水平升高提示死亡风险增加和预后不良。

Toll 样受体(TLR)是参与非特异性免疫的一类跨膜蛋白质,最近发现 Toll 样受体 2(TLR-2)在缺血性急性肾损伤中起到了促进炎性反应的作用。缺血性急性肾损伤引起肾小管 TLR-2 表达增加,敲除 TLR-2 可降低 TNF-α、IFN-γ、IL-6、IL-8、IL-1β 等促炎介质的生成,并减轻急性肾损伤。

补体系统活化产生的膜攻击复合物也可损伤肾小管上皮细胞,C5a 有很强的募集炎性细胞如中性粒细胞、单核细胞和 T 淋巴细胞的作用。缺血性肾损伤时肾小管上皮细胞 C5a 受体表达明显上调,更易受到炎性细胞的免疫攻击。

第三节 急性肾损伤的病理生理改变

肾重量仅占人体总体重的0.4%，而血流量占心排出的25%。静息状态下肾的每克组织血流量为肌肉的8倍。肾血浆滤过速度可达125~140ml/min。在急性肾损伤中，各种病因造成肾有效灌注减少或肾单位的结构和功能异常，从而引起肾小球滤过率降低、尿量减少、代谢产物蓄积以及水、电解质、酸碱平衡紊乱。不同类型的急性肾损伤其病理生理改变不同。

一、肾前性损伤

正常情况下，肾灌注压在80~180mmHg范围内变化，肾小球入球小动脉和出球小动脉通过自身调节能保持肾灌注的相对稳定。如果平均动脉压低于80mmHg，超出了肾血流自身调节的范围，肾小球入球小动脉和出球小动脉间的压力差相应下降，有效滤过压降低，肾小球滤过率减少导致少尿。动脉压低至40~50mmHg时，可导致无尿。肾血流量降至正常值的20%时，可引起肾小管的损伤，进展为急性肾损伤。

二、肾性损伤

由肾小球毛细血管、肾小管、血管内皮细胞损伤引起，其中又以急性肾小管坏死（acute tubular necrosis，ATN）和急性间质性肾炎（acute interstitial nephritis，AIN）最为多见。肾缺血和肾毒性物质直接损伤肾小管上皮细胞是ATN最常见的原因。无论何种原因导致ATN，都是由于坏死的肾小管上皮细胞脱落使得肾小管堵塞，管腔内压力增加，肾小球滤过率减少，并通过肾小管-肾小球反馈效应引起入球动脉收缩而降低肾小球毛细血管滤过压。若肾小管损伤较轻，造成的损伤通常是可逆的。AIN主要由一些肾毒性药物如非甾体抗炎药和抗生素引起。这些药物可沉积于肾组织间隙引起免疫反应造成肾损伤。

三、肾后性损伤

各种病因引起的尿路梗阻造成肾小管压力增加，导致肾小球滤过率降低。此时肾小球滤过和重吸收减少，尿量减少。如果能及时解除梗阻，随后的24~48小时尿量将急剧增加。此期间应警惕由于血容量不足引起肾前性急性肾损伤。

第四节 急性肾损伤的临床表现与诊断

根据其发病原因的不同，急性肾损伤的临床表现也有所不同。尿量及实验室相关指标对急性肾损伤的早期诊断较为重要。

一、临床表现

（一）水潴留

表现为水肿、肺水肿、心力衰竭、头痛、恶心、呕吐、意识障碍、抽搐及昏迷等。

（二）电解质紊乱

高钾血症可引起心动过缓、房室传导阻滞、异位心律甚至心搏骤停；低钠血症可引起恶心呕吐、血压降低甚至惊厥昏迷；钙磷平衡失调（低钙血症、高磷血症）可引起手足抽搐。

（三）酸碱平衡紊乱

代谢性酸中毒可出现心律失常、心肌收缩力降低、血压降低，胸闷、深大呼吸。

（四）代谢产物蓄积

严重急性肾损伤由于肾小球滤过率降低，使代谢产物蓄积，出现尿毒症。可累及全身几乎所有系统：

1. 消化系统　食欲缺乏、恶心、呕吐。
2. 心血管系统　高血压、心律失常、肺水肿。
3. 造血系统　贫血、出血倾向。
4. 神经肌肉系统　谵妄、昏迷、抽搐、感觉异常。
5. 皮肤　色素沉着、瘙痒。

二、诊断

（一）急性肾损伤的诊断及分级标准

2002年急性透析质量倡议组（acute dialysis quality initiative group，ADQI）第二次会议根据血

清肌酐、肾小球滤过率和尿量的变化将急性肾损伤分为危险（risk）、损伤（injury）、衰竭（failure）、肾功能丧失（loss）和终末期肾病（ESRD）5 个等级，即 RIFLE 诊断标准（表 106-1）。血清肌酐升高超过基础值 1.5 倍或 GFR 下降大于 25%，和（或）尿量小于 0.5ml/（kg·h）超过 6 小时即可诊断急性肾损伤。

有研究表明，通过 RIFLE 标准诊断的急性肾损伤住院患者，其死亡率较未发生急性肾损伤的患者高。“I”级的患者的死亡率是“R”级的 2.2 倍，“F”级患者的死亡率是“R”级的 4.9 倍。提示 RIFLE 诊断标准不但可评估急性肾损伤的严重程度，也能在一定程度上预测急性肾损伤的预后。

RIFLE 标准也有局限性，当存在血清肌酐和肾小球滤过率基础值未知、血清肌酐的变化与肾小球滤过率的变化不一致或利尿剂影响尿量等因素时，难以采用 RIFLE 标准进行诊断和评估。并且 Loss 和 ESRD 两个分级应归于急性肾损伤的预后情况而非严重程度。

表 106-1　RIFLE 诊断及分级标准

分级	Scr 或 GFR	尿量
危险（risk）	Scr 升高 > 原肌酐值 1.5 倍或 GFR 下降 >25%	<0.5ml/（kg·h）持续 6 小时以上
损伤（injury）	Scr 升高 > 原肌酐值 2 倍或 GFR 下降 >50%	<0.5ml/（kg·h）持续 12 小时以上
衰竭（failure）	Scr 升高 > 原肌酐值 3 倍或 GFR 下降 >75%，或 Scr>4mg/dl（352μmol/L）并伴随有 0.5mg/dl（44.1μmol/L）以上的快速上升	<0.3ml/（kg·h）持续 24 小时以上或超过 12 小时完全无尿
肾功能丧失（loss）	持续肾功能完全丧失 >4 周	
终末期肾病（ESRD）	终末期肾病持续 >3 个月	

注：Scr：血清肌酐；GFR：肾小球滤过率。

2005 年由来自国际肾脏病学会（ISN）、美国肾脏病学会（ASN）、美国肾脏病基金会（NFK）等多国专家成员组成的急性肾损伤网络（AKIN）召开了 AKI 国际合作研讨会。AKIN 标准将 AKI 定义为：不超过 3 个月的肾功能或结构方面异常，包括血、尿、组织学检测或影像学检查所见的肾脏结构与功能的异常。其在 RIFLE 诊断标准的基础上对急性肾损伤的定义进行了修订（表 106-2）。主要包括以下 5 个方面：①将急性肾损伤定义为在 48 小时内的肾功能急剧减退；②血清肌酐升高超过 0.3mg/dl（26.4μmol/L）即可诊断；③凡是需要进行肾脏替代治疗（renal replacement therapy，RRT）的均归为 AKIN 3 级；④去掉了 GFR 指标作为诊断依据，仅以 Scr 或尿量变化为依据；⑤取消了 Loss 和 ESDR 两个分级，因为这两个分期是对预后的判断，与 AKI 严重性无关。因此，AKIN 制订的 AKI 诊断标准为：48 小时内血清肌酐升高大于 0.3mg/dl（26.4μmol/L）或血清肌酐增加为原来的的 1.5~2 倍，和（或）尿量小于 0.5ml/（kg·h）超过 6 小时。新的标准强调了诊断急性肾损伤的时间窗为 48 小时，强调了血清肌酐的动态变化，与 RIFLE 标准相比，AKIN 标准规定血清肌酐只要轻微升高（大于 0.3mg/dl）即可诊断急性肾损伤。而此种情况可能被 RIFLE 标准漏诊，故提高了诊断的灵敏性，为早期诊断、早期治疗提供了可能。与 RIFLE 标准相同，AKIN 标准以尿量作为诊断与分级标准时，需考虑影响尿量的因素，如使用利尿剂、血容量状态、尿路梗阻等。

表 106-2　AKIN 对 AKI 的诊断及分级标准

分级	Scr	尿量
AKIN 1	Scr 升高为原肌酐值 1.5~2 倍或 Scr 升高 >0.3mg/dl（26.4μmol/L）	<0.5ml/（kg·h）持续 6 小时以上
AKIN 2	Scr 升高为原肌酐值 2~3 倍	<0.5ml/（kg·h）持续 12 小时以上
AKIN 3	Scr 升高 > 原肌酐值 3 倍以上或 Scr >4mg/dl（352μmol/L）并伴随有 0.5mg/dl（44.1μmol/L）以上的快速上升	<0.3ml/（kg·h）持续 24 小时以上或超过 12 小时完全无尿

改善全球肾脏病预后组织（KDIGO）在RIFLE和AKIN标准的基础上，于2012年发布了最新制定的KDIGO的AKI临床指南，确立了最新的AKI定义、诊断及分期标准。KDIGO指南融合了先前RIFLE标准和AKIN标准的各自优点，目的是能早期诊断AKI并且降低漏诊率。KDIGO标准将AKI定义为：①在48小时内Scr升高≥26.5μmol/L；②在7天之内Scr升高超过基础值的1.5倍及以上；③尿量减少（< 0.5ml/（kg·h））且持续时间在6小时以上。KDIGO指南将AKI分为3期（表106-3），当患者的Scr和尿量符合不同分期时，采纳最高分期。

表106-3 KDIGO对AKI的诊断及分级标准

分级	Scr	尿量
1期	Scr升高为原肌酐值1.5~1.9倍或Scr升高≥0.3mg/dl（26.5μmol/L）	<0.5ml/（kg·h）持续6~12小时
2期	Scr升高为原肌酐值2~2.9倍	<0.5ml/（kg·h）持续≥12小时
3期	Scr升高>原肌酐值3倍以上或Scr >4mg/dl（352μmol/L）或需启动肾脏替代治疗；患者<18岁，预计eGFR降低至<35ml/（min·1.73m^2）	<0.3ml/（kg·h）持续≥24小时以上或无尿≥12小时

KDIGO指南标准与RIFLE及AKIN两种标准相比，最大的改进是将肾功能受损的诊断提前，降低了早期漏诊率，利于AKI早期救治。由于尿量容易受到药物、液体平衡以及其他因素的影响，其用于临床评估有一定局限性，但对于符合尿量标准的患者，应该注意评估其AKI风险是否增加。KDIGO指南同时强调，在诊断和分期基础上，需明确病因及危险、易感因素。早期诊断、及时救治，有助于提高AKI患者的抢救成功率，降低死亡率。

综上所述，AKI概念和诊断标准近年来有较大的发展，其定义和分期标准不断被更新并趋于统一。这些标准的出现，促进了AKI研究的同质性和可比性。但当前AKI诊断核心仍然依赖于血清肌酐水平、尿量水平，特异性和敏感性欠佳。找到更好的AKI标志物有利于更好地对AKI进行定义和分期、实现早期诊断，是今后的研究方向。

（二）急性肾损伤的生物学标志物

由于目前急性肾损伤诊断标准的敏感性和特异性均有待提高，而且没有考虑年龄、性别、种族、个体差异以及药物对肌酐生成的影响。因此，基于血清肌酐和尿量的急性肾损伤的定义并不能反映急性肾损伤的所有临床特征。

近年来，一些新的生物学标志物的发现，为急性肾损伤的诊断提供了更多的手段。理想标志物的要求是检测快速简便、特异性和灵敏性高，能够在肾损伤的数分钟或数小时内而不是数天，通过一个或几个病因特异的识别、清楚的诊断，并区别急性肾损伤各种亚型及其密切相关的疾病。但目前尚无一种生物学标志物能够完全满足上述要求。

1. 胱抑素C（cystatin C） 胱抑素C是半脱氨酸蛋白酶抑制物蛋白，分子量13 000。有核细胞释放胱抑素C至血浆，自肾小球滤过后全部被肾小管重吸收并完全代谢分解。因此，其血中浓度由肾小球滤过决定，而不依赖任何外来因素，如性别、年龄、饮食的影响，是一种反映肾小球滤过率变化的理想同源性标志物。有研究发现，ICU中发生急性肾损伤的患者，其血清胱抑素C的升高早于血清肌酐1~2天。目前胱抑素C已在临床上广泛应用。但严格地讲，胱抑素C是肾清除率的标志物，不是肾损伤的标志物。

2. 肾损伤分子-1（kidney injury molecule-1，KIM-1） KIM-1属于1型跨膜糖蛋白，在正常肾组织表达非常低。近端肾小管上皮细胞受到缺血和肾毒性损伤后释放KIM-1增多。有研究发现KIM-1可作为预测缺血性急性肾小管坏死的指标，而且对近端肾小管损伤有较高的特异性。腹主动脉瘤修复手术后出现急性肾损伤者，术后12小时KIM-1明显升高，并早于血清肌酐的升高。急性肾损伤小鼠尿液中KIM-1水平升高先于Scr、BUN、尿蛋白等指标。

3. 中性粒细胞明胶酶相关蛋白（neutrophil gelatinase-associated，NGAL） NGAL是一类与明胶酶结合的蛋白，最初在中性粒细胞中发现，在肾脏上表达较低，但在上皮细胞受到刺激时表达明显增高。循环中的NGAL可能来源于肝脏，然后被近端肾小管吸收。肾缺血后，NGAL迅速分泌至尿液。多项研究报道均显示，NGAL可作为早期急性肾损伤诊断的指标。儿童心脏手术后2小时，尿

NGAL 明显升高预示将发生急性肾损伤，且早于血清肌酐的变化。目前认为，NGAL 是诊断无并发症急性肾损伤较敏感和特异性指标，但需除外影响 NGAL 水平的因素如慢性肾病、全身或尿路感染。

4. 白介素 -18（IL-18）　IL-18 是促炎细胞因子，缺血后在损伤的近端肾小管产生。有研究表明，急性肾损伤患者尿 IL-18 明显升高。138 例急性呼吸窘迫综合征伴急性肾损伤者，尿 IL-18 升高比血清肌酐早 1 天，且是死亡率的独立预示因素。儿童心脏术后急性肾损伤者 12 天尿 IL-18 达到最高峰，而血清肌酐则需要 48 天。

5. 钠 / 氢交换体异构体 3（NHE3）　NHE3 是近端肾小管内膜最丰富的钠转运蛋白，主要功能是重吸收滤液中的钠离子。正常人尿中测不到，急性肾损伤后释放至尿中。尿 NHE3 可区分急性肾损伤和肾前性氮质血症、梗阻性肾病以及尿路感染。在区分肾前性与肾性急性肾损伤时优于滤过钠排泄分数。但其测定方法十分复杂，有待于改进后供临床应用。

6. 肝型脂肪酸结合蛋白（liver-type fatty acid binding protein，FABP）　L-FABP 是一种小分子蛋白质，广泛存在于脂肪代谢活跃的各种组织。尿 L-FABP 是预测心脏手术后 AKI 的早期、敏感且相对独立的生物学标志物。其升高的时点（24 小时）明显早于血清肌酐升高的时点（72 小时）。已发生 AKI 的患者，尿中 L-FABP 的升高则提示患者预后不良。其缺点在于，CKD 患者尿中 L-FABP 的水平也可增高，其特异性不足。

7. Cyr61　Cyr61 是一种富含半胱氨酸的肝素结合蛋白，为整合素的配体，参与构成细胞膜和细胞外基质，促进创伤愈合及组织重塑。肾缺血损害后 3~6 小时近端肾小管直部即可迅速诱导产生 Cyr61，尿 Cyr61 排出增多，在 6~9 小时达到高峰后降低。但其缺点在于，即使肾损伤持续加重，尿 Cyr61 却很快下降，提示其敏感性不足。

8. N- 乙酰 -β-D- 葡萄糖苷酶（NAG）　尿 NAG 是近端肾小管溶酶体酶，是肾小管损伤的敏感指标。危重患者尿 NAG 升高早于血清肌酐。AKI 的患者尿 NAG 越高，预后越差。但尿 NAG 活性可能被内源性尿素以及许多肾毒性物质、重金属等抑制；类风湿关节炎、糖耐量受损、甲状腺功能亢进等病理情况也可出现假阳性，提示其特异性不足。

尽管目前许多动物和临床研究已经发现了一些具有应用前景的 AKI 生物标志物，这些生物标志物还需要进一步在实践中评价和验证它们的敏感性和特异性、肾脏损害之后它们出现的时限、与肾小管损伤的相关性、对长期和短期预后的影响。找到一种检测快速方便，且具有较高特异性和敏感性，能客观的反映急性肾损伤的严重程度、损伤类型及预测预后的生物学指标是今后研究的方向。有学者推测，由于急性肾损伤是复杂的疾病，需要一组标志物并结合其他的临床参数组成一套诊断工具，用以区分急性肾损伤的不同类型病因，如肾前性氮质血症、梗阻、缺血、脓毒症、中毒等。

（三）肾活检在急性肾损伤诊断中的作用

肾活检作为一种侵入性检查，用于急性肾损伤的诊断需慎重。其对原发性肾脏疾病的早期诊断的灵敏性和特异性较好（如早期发现肾移植后排斥反应），而对肾前性、肾后性损伤的诊断价值较小。对急性肾损伤病因不明患者，应用肾活检的指征是：

1. 急性肾损伤病因不明。
2. 合并全身性疾病和肾外表现。
3. 大量蛋白尿和持续血尿。
4. 少尿超过 3 周。
5. 无尿且已排除尿路梗阻。

（四）超声在急性肾损伤诊断中的作用

循环衰竭或者休克导致的有效灌注不足是导致急性肾损伤的重要原因。多项研究指出，术中液体负荷过大是 AKI 发生的独立危险因素。超声技术不但能够快速进行容量负荷的评估，对于某些肾后性（如结石、肿瘤造成的尿路梗阻）AKI 也有很好的辅助诊断价值。

下腔静脉的塌陷指数（IVCCI）是评估容量负荷及静脉淤血情况的指标，超声可对其进行方便快捷的评价甚至预测肾衰的发生。肾脏超声则侧重于肾前性或肾后性病理状态原因的筛查。

肾脏阻力指数（RRI）已经应用于临床多年，可以在微血管水平明确肾脏血流的变化。在肾脏实质的不同部位评估血管的阻力，可以提供诊断及预后相关的有用信息，肾阻力指数的增加，也许是血流动力学恶化的早期信号，即使患者看起来病情相对平稳。增加的肾阻力指数并不仅仅反映肾脏组织灌注的变化，也能反映系统血流动力学变化。

综合应用心脏、IVC、肾脏超声评估患者可更好地协助医师了解全身容量负荷、肾血管灌注及 AKI 潜在的病理生理基础，指导临床治疗。

8

第五节 急性肾损伤的预防和治疗

急性肾损伤重在预防，如早期发现并处理得当，一定程度上可降低急性肾衰竭的发生。

一、急性肾损伤的预防原则

根据ADQI在2004年制定的临床建议和指南，预防原则如下：

（一）一级预防

针对没有既往肾损伤基础的患者，降低急性肾损伤发生率的临床措施如下：

1. 尽可能避免使用具有肾毒性的药物。

2. 早期积极补液可减轻肌红蛋白尿的肾毒性。

3. 需要使用造影剂时，最好使用非离子等渗造影剂，静脉输入等张液体可降低造影剂肾病的发生率。

4. 对于重症患者，就预防急性肾损伤而言，胶体液并不优于晶体液。

5. 在ICU进行严密监测和及时有效治疗，可降低急性肾损伤的发生率。

（二）二级预防

指在原有肾损伤的基础上预防进一步的肾损伤，目标是防止二次打击，改变初次损伤的自然结局。

1. 维持肾灌注，避免低血压（收缩压不低于80mmHg），当需要血管活性药物逆转全身性血管扩张时（如脓毒性休克），首选去甲肾上腺素。

2. 肾替代治疗（renal replacement therapy，RRT）是严重AKI的主要治疗措施。AKI患者血流动力学不稳定，而分解代谢更旺盛，需要加强营养治疗，需要摄入更多的液体，应根据病情需要进行针对性治疗。

二、急性肾损伤预防和治疗的一般措施

（一）早期诊断

除症状、体征外，可通过尿液检查、实验室检查等早期发现急性肾损伤。尿路阻塞可通过膀胱残余尿作出诊断，尿路平片可发现90%的尿路结石，B超、CT等影像学手段可了解盆腔占位性病变对输尿管压迫情况。

（二）及早治疗原发疾病

及早治疗肾小球肾炎、间质性肾炎、尿路感染、脓毒症等可导致急性肾损伤的原发疾病。

（三）停用可能造成肾损伤的药物

常见药物有两性霉素、新霉素、多黏菌素、万古霉素、四环素、磺胺、氨基糖苷类等肾毒性较大的抗生素，环孢素、FK506等免疫抑制剂，顺铂、丝裂霉素等化疗药物，阿司匹林、布洛芬、保泰松等非甾体抗炎药。特别是多种肾毒性较大的药物合用时，更应警惕急性肾损伤的发生。

（四）改善肾灌注

肾脏有效灌注减少是发生急性肾损伤的重要原因，对于失血性休克、大面积烧伤、心力衰竭、脓毒症、过敏反应等各种病因造成的肾有效灌注不足应及时找出病因，进行对症处理如补充血容量、应用血管活性药物升高血压、改善肾脏循环。

三、常见急性肾损伤的预防与治疗

（一）手术后常见的急性肾损伤

心脏、大血管手术，脏器移植，消化道出血，绞窄性肠梗阻或连续进行多次手术可引起肾素-血管紧张素-肾上腺皮质激素系统功能亢进，致使肾血流量减少；绞窄性肠梗阻及腹膜炎可发生脓毒症及内毒素性休克；人工心肺机引起的溶血、肾动脉阻断时间过长等原因，均可导致术后肾衰竭。严重创伤后的大量出血，也是发生急性肾衰竭的诱因。凡遇以上可诱发肾衰竭的情况时，应尽快调节水电解质、酸碱平衡，输血、补液维持循环血容量，稳定动脉压。手术中尽量减少肾缺血缺氧、低灌流时间。并纠正其原发病，必要时应用利尿剂，以预防急性肾衰竭的发生。

（二）产科急性肾损伤

出血性休克和异型输血为最常见原因。胎盘早剥、死产、羊水栓塞、人工流产等，也可引起肾衰竭。弥散性血管内凝血引起强烈的变态反应（Schwartzman反应）时亦有肾衰竭表现。由于血小板破坏，释放血管收缩素，使肾皮质血管挛缩、子宫内感染、内毒素性脓毒症、妊娠时单核-吞噬细胞系统功能减退、纤维蛋白原减少、凝血时间延长而出现消耗性血凝固疾病。早期应用肝素，可

使肾小球内的凝血溶解；应用酚苄明，扩张末梢血管；使用抗生素控制感染对急性肾损伤均有治疗作用。

（三）异型输血及血管内溶血

此类肾损伤重在预防。一旦发生，患者可出现寒战、胸闷、腰痛、血压下降、面色苍白，甚至发绀、休克。如在麻醉过程中发生异型输血，因患者无主诉，临床症状可能发现较晚，需密切观察。体外循环中人工心肺机可造成机械破坏性溶血，游离的血红蛋白与血清中的结合珠蛋白从肾排出，可发生血红蛋白尿；尿呈酸性时，正铁血红素能使肾小管发生阻塞。处理：早期应用呋塞米、甘露醇等利尿药，使尿量增加，有利于血红蛋白的排出；同时应用碳酸氢钠碱化尿液，可促进正铁血红素溶解。此外，醋唑磺胺既有利尿作用，又可碱化尿液，也可使用。

（四）肾移植后急性肾损伤

主要病因为肾缺血再灌注损伤和急性排斥反应。术后早期移植肾易受血流动力学影响，应注意维持循环稳定，保证足够尿量。术后一周易出现急性排斥反应，排除手术因素后应加强免疫抑制剂的治疗。

（五）感染后急性肾损伤

全身性的严重感染除了去除病灶抗感染治疗外，还应该重视血流动力学稳定，维持肾有效灌注，必要时加用缩血管药物、糖皮质激素防止急性肾损伤的发生。严重的全身炎性反应综合征（SIRS）和脓毒症休克应考虑及早进行血液净化治疗去除血液中的促炎因子以避免多器官功能衰竭的发生。

四、开始肾脏替代治疗的时机

RRT 治疗的指征尚无统一标准，目前认为出现氮质血症、无尿及急性肾损伤的并发症（如肺水肿、严重液体超负荷、高钾血症及无法控制的代谢性酸中毒）应尽早开始 RRT，适应证如下：

1. 无尿或少尿（尿量在 12 小时内 <200ml）。
2. BUN>80mg/dl。
3. Scr>4mg/dl（352μmol/L）。
4. 血清钾 >6.5mmol/L。
5. 利尿剂治疗无效的肺水肿。
6. 严重的代谢性酸中毒（pH<7.1）。
7. 高热 >40℃且药物治疗无效。
8. 尿毒症严重并发症（脑病、神经病变、肌肉病变、心包炎等）。
9. 全身水肿或严重液体超负荷。
10. 肾功能失代偿导致的器官衰竭和 / 或全身炎性反应综合征、脓毒症、肾功失代偿导致的感染性休克。

第六节　血液净化技术

一、概述

血液净化又称肾脏替代治疗（RRT）或人工肾，它是利用人工合成膜模拟肾脏功能清除体内代谢的废物或毒素，同时纠正水、电解质与酸碱平衡，是目前治疗急、慢性肾衰竭重要的方法。自 1944 年 Kolff 首次应用人工肾救治急性肾衰患者以来，血液净化已不仅是单纯的透析疗法，已发展为血液透析、血液滤过、血液透析滤过、连续性肾脏替代治疗、血液灌流、血浆置换、免疫吸附等多种手段。而腹膜透析也已由原来的间歇性腹膜透析进展至非卧床连续性腹膜透析，以及夜间腹膜透析等多种方式。

二、血液透析

（一）血液透析疗法的基本原理

1. 透析和半透膜　透析是通过半透膜进行的，半透膜是一种有一定大小微孔的薄膜，只有较小分子能通过微孔，分子较大时即不能通过。尿素的分子量较小，通过半透膜弥散较易，葡萄糖分子通过半透膜较为困难。用半透膜隔开两种不同浓度的溶液时，溶质和溶剂的膜通透性和运动，具有一定的规律性。

（1）水分子、离子通过半透膜的特点：由于其分子或离子大小远远小于半透膜的微孔，能自由通过半透膜进行弥散。如果有两种不同物质的水溶液，用半透膜隔开，经过一定时间后，这两种物质在半透膜两边的浓度相等，如氯化钾和醋酸钠。到达平衡状态所需时间取决于以下因素：①溶液的温度越高，物质微粒运动的速度越快，弥散速度越快，达到平衡时间越短；②半透膜的面积越大，单位时间内通过的物质越多，达到平衡的时间越短；③浓度越高，弥散越快。如果一种物质不同浓度的水溶液用半透膜隔开,溶质即由浓度高的一侧向低的一侧移动,水则从液面高的一侧向低的一侧移动,最后达到膜两边浓度一样、液面高相等的平衡状态。

(2)渗透现象和渗透压:将一种溶液和组成这个溶液的溶剂放在一起时,这个溶液总是会自动稀释,直到浓度均匀一致为止。这是溶液中物质运动的结果,称为弥散。如果将溶液和组成这个溶液的溶剂,用该溶液的溶质不能通过的半透膜隔开,则溶剂分子将渗入溶液,使溶液的体积增加,液面上升,浓度降低。若将两种浓度不同的溶液用它们的溶质不能通过的半透膜隔开,同样可以看到稀溶液的溶剂分子通过半透膜弥散到浓溶液中去,这种由纯溶剂通过半透膜渗入溶液,或由稀溶液渗入浓溶液的弥散过程,称为渗透。达到平衡时半透膜两侧产生的位能差为渗透压。

(3)膜平衡特性:半透膜的微孔孔径有一定大小,可以把一种含有不能通过半透膜的高分子电解质溶液和能通过半透膜的低分子电解质溶液隔开。但由于有不能通过半透膜的大离子的存在,会通过半透膜吸收带有相反电荷的小离子,使其通过半透膜进入同一侧;同时阻止带有相反电荷的小离子使其不能透过半透膜。这样,由于不能通过半透膜的大离子的存在,通过电荷吸附作用直接影响了离子的移动,结果造成这些小离子在膜两边分布浓度不均匀。

半透膜对于物质的通透性是比较复杂的。它不仅取决于膜孔的大小,而且还和膜中所含液体的性质、膜本身的化学性质、粒子的被吸附性,以及所带电荷性质等因素有关。例如高分子电解膜,它的微孔壁上含有固定不动的离子化基团,它会吸引相应的离子基团使其分布在它的周围。因此,如果孔径小到一定程度,同这种基团带有相同电荷符号的离子就不能通过这种半透膜。由于膜孔排列的不规则、孔道的弯曲等,离子要通过半透膜都不是很容易的,只有比膜孔小得多的离子才能自由通过。因此,在透析膜的选择上必须注意这些问题。

2. 透析膜的物理性能与生物相容性　决定透析膜功能的主要因素之一是膜上微孔的大小,孔径用A(angstrom)单位来表示。赛璐酚膜的孔径平均为50A,一般蛋白质分子、细菌、病毒的体积均在200A以上,故均不能通过。此外,膜愈薄,则弥散速度愈快。膜的厚薄以PT数表示,膜愈薄,PT数字也愈小。特制的铜仿膜较标准醋酸纤维膜要薄得多,铜仿PT150比铜仿PT300要薄。这类膜对分子量在40 000以上的物质,均不能透过;5 000~40 000分子量的物质透过极慢;5 000或5 000以下的通过较易。分子量在300~1 500之间的蔗糖、维生素B_{12},常常作为测试中分子物质透析性能的代表。与蛋白质结合的小分子物质也不能通过透析膜,这就是某些药物和电解质即使分子量较小也不能通过透析膜的原因。

由于透析膜是一种人工合成的异体物质,它与血液接触会导致人体的一系列反应,补体C3a、C5a被激活使患者产生过敏反应,临床上出现平滑肌收缩、胸痛、背痛、呼吸急促,又称“首次使用综合征”。透析膜可激活血细胞,被激活的中性细胞黏附于肺血管床导致肺栓塞、低氧血症;粒细胞可释放大量的β_2-微球蛋白导致淀粉样变性及腕管综合征,骨质损害;单核细胞被激活后造成T细胞功能缺陷,IL-2形成减少,NK细胞活性受损,免疫功能下降。凝血系统也可被激活,使透析器血栓形成,而肝素、枸橼酸盐可改善这种现象。因此,应选择生物相容性较好的透析膜,有研究报道聚砜膜、PMMA膜优于纤维素膜。

（二）血液透析的设备

血液透析的基本结构可分为透析液供给装置、透析器和监视装置三个部分。

1. 透析液

(1)透析液需具备的基本条件

1)透析液的浓度:高浓度一侧的溶质可向低浓度一侧移动。膜内外物质移动的速度与其浓度差成正比。尿毒症时的毒素,仅存在于膜内血液中,不存在于透析液中。透析开始阶段,浓度差最大,透析速度也最快,随着血中尿毒素浓度的下降,透析后期,尿毒素向膜外移动的速度也渐缓慢。透析液中各种电解质的浓度应与正常血液中电解质的含量相仿,这样才可使血中缺乏的得到补充,多余的则向膜外移动。

2)透析液的酸碱度:透析液酸碱度应调节pH值在6~8之间。由于透析患者均有代谢性中毒的倾向,体内碱储备下降。透析液pH应略高于血液中pH。

3)透析液的渗透压:为了控制水分的移动,透析液渗透压必须略高于血渗透压,才可使体内过多的水分向膜外移动。现已应用膜外负压超滤水分。

4)透析液须用净化水配制:透析液应不含细菌、致热原及其他杂质,尤其对慢性透析患者,杂质虽少,但透析时间长也可发生并发症(如砷、锰、硫

酸中毒等),因此要求用水质稳定的净化水来配制透析液。

(2)透析液中各种组分:原则上要根据患者血液中生化变化情况来决定配方。尿毒症患者血中生化的变化虽有个体差异,但基本上存在共同的规律性。电解质中变化最大的是钠和钾,应按血中的浓度变化变动,而氯、镁、钙、磷基本上是固定的。透析液的酸碱度,则要根据患者血二氧化碳结合力的高低来选择。最后还要计算透析液的渗透压。目前常用透析液中的成分都能通过透析膜,主要成分有钾、钠、钙、镁、氯和碱性基团及葡萄糖。

2. 透析器　现在临床上常用的透析器主要有管型透析器、平板型透析器和空心纤维型透析器。新型透析器有滤过型透析器,这是一种用新型多孔膜制造成功的透析器。根据滤过物质要求不同,膜的孔径自100A到1 000A不等。滤过与透析的不同之处在于:溶质越过半透膜不是依赖弥散作用,不同的滤过膜可以从溶液中提取不同的溶质;液体静力压梯度是滤过的动力。应用水压渗透性较大的新膜(如聚甲基丙烯酸甲酯膜,水压渗透性20倍于铜仿膜),可驱使水和伴随溶质越过半透膜。应用血液滤过法可使膜的超滤效能提高到50~250ml/min,中分子物质的清除率达100~120ml/min。这种血液滤过治疗方法,脱水性能优异,中分子量物质的除去性能高。

(三)血液透析中的并发症

1. 常见并发症

(1)晕厥:多发生在透析早期,同时伴有低血压。常见原因为①失血;②低血容量或超滤过多;③血管迷走性晕厥;④脓毒症。

(2)头痛:常见原因为①精神紧张;②平衡失调;③高血压;④颅内出血。

(3)呕吐:常发生于尿毒症严重患者。上述引起低血压及头痛的原因,均可同时引起呕吐。剧烈呕吐可引起微血管破裂出血,结膜下出血,可应用止吐剂治疗。

(4)肌肉痉挛:常常发生在小腿三头肌,可能与缺钠或迅速脱水有关。静脉注射生理盐水后常能好转。随着有效的透析,症状会逐渐减轻。

(5)昏睡:昏睡常常与失眠交替,不应滥用镇静催眠药物。加强透析,常能好转。

(6)发热:在透析时可发生不明原因的发热。平时有低热的患者,体温可在透析时升高。发热常在透析开始后几个小时内出现,发现时要常规做血培养。

2. 严重并发症

(1)急性循环衰竭:主要原因有①逾量输血;②透析过程中血管外水分迅速向血管内移动;③应用管型透析器时体外循环部分的容量迅速改变。

(2)出血性并发症:①顽固的鼻出血;②动静脉瘘出血;③月经过多;④胃肠道出血;⑤颅内出血。

(3)透析平衡失调综合征:出现头痛,烦躁不安,恶心呕吐,血压略升高;重者可发生定向障碍、震颤或出现精神分裂症状;心律不齐,癫痫样发作、昏迷,甚至死亡。脑电图示慢波增加,尖波增加,δ波断裂,α波消失。

其原因是快速透析使血中尿素突然下降,而尿素通过血-脑屏障比较缓慢,这种渗透梯度的改变使水向脑脊液内移动而引起脑水肿。

平衡失调综合征在临床上应与下列情况鉴别:①急性铜中毒;②硬膜外血肿;③尿毒症;④脑栓塞形成;⑤急性脑血管意外;⑥透析精神病;⑦心律失常;⑧过度超滤引起的低血压和精神失常;⑨低血糖;⑩透析液配方错误或可控容量泵失灵引起的低钠血症或高钠血症。

平衡失调综合征的防治:①预防透析中血浆渗透压的急剧下降,可在透析液中增加葡萄糖、尿素等;②预防透析中溶质除去过快,可缩短透析时间,增加透析次数或减慢血流量;③预防或治疗性应用抗痉剂,如短效巴比妥类药物(硫苯妥钠等)及长效巴比妥类药物(苯巴比妥等)。

(4)透析中心搏骤停:常见于高钾血症,应仔细观察、及时发现、及时抢救。

三、血液滤过

血液滤过(hemofiltration,HF)是血液透析和超滤的进一步发展,主要是模拟正常人肾小球的滤过功能,以对流的方式给予患者不断补充电解质置换液,并以此同时作相应的体液超滤,以清除血液中的水分及毒素,所以血液滤过更接近正常人的肾小球滤过功能,因而有较稳定的血流动力学。其特点为:①不用透析液;②脱水性能优异(每3小时能脱水20L);③须根据超滤量多少,从滤过器的静脉端输给含有生理浓度电解质的无菌补充液,以调整机体内环境的平衡(3小时内补充18L);④中分子物质清除性能高;⑤治疗时间短,每周3次,每次3小时。血液滤过除了能够清除血液透析能清除

8

的 BUN、Scr、钾离子等小分子物质外，还可清除化学药物、胆红素、细胞因子、炎性介质等大、中分子物质。

（一）血液滤过的适应证

1. 常规血液透析血压不稳定及心力衰竭的患者。

2. 血液滤过对清除大、中分子毒素优于血液透析，对有继发性甲状旁腺功能亢进、高磷血症的患者可改善肾性骨病及转移性钙化。

（二）血液滤过的注意事项

1. 大量补液应注意患者体液及电解质平衡，防止心力衰竭或低血压发生。

2. 注意营养、蛋白质及维生素的补充。每天每公斤体重应补充 1.1~1.2g 左右蛋白质。

3. 严格消毒置换液防止污染。

（三）血液滤过的并发症

丢失大量氨基酸及蛋白质、体内活性物质及出现激素丢失综合征（如皮质醇、胰岛素、生长激素等）。

四、血液透析滤过

血液透析滤过（hemodiafiltration）结合了血液透析和血液滤过两者的优点，不但能清除 BUN、Scr、钾离子等小分子物质，还能清除化学药物、胆红素、细胞因子、炎性介质等大、中分子物质。其特点为：①具有透析和滤过两种效果；②脱水性能好（每 3 小时能脱水 10L）；③可除去小分子及大中分子物质，具有类似肾脏的生理功能；④治疗时间短，每周透析 3 次，每次 3 小时。其适应证和并发症同血液滤过。

五、连续性肾脏替代疗法

早在 1979 年 Krarner 就首次提出连续性动静脉血液滤过（continuous arterio-venous hemofiltration，CAVH）治疗多脏器功能衰竭及急性肾衰竭（acute renal failure，ARF）。CAVH 是利用动静脉压力差作为体外循环的动力，以对流方式清除中、小分子毒素，以超滤方式清除体内水分，一般连续 24 小时，可缓慢进行，血流动力学影响较小，可在床旁进行。经过近 30 年临床发展，CAVH 的技术已作了大量改进，如连续性静脉 - 静脉血液滤过（continuous veno-venous hemofiltration，CVVH），连续性动 - 静脉血液透析滤过（continuous arterio-venous hemodiafiltration，CAVHDF），连续性动 - 静脉血液透析（continuous arterio-venous hemodialysis，CAVHD），连续性静脉 - 静脉血液透析（continuous veno-venous hemodialysis，CVVHD），及缓慢连续性超滤（slow continuous ultrafiltration，SCUF）以上统称为连续性肾脏替代治疗（continuous renal replacement therapy，CRRT）。

（一）连续性动 - 静脉血液滤过（CAVH）

CAVH 是利用动静脉压力差，应用高效率滤过器，平均动脉压在 8.0~12.0kPa（60~90mmHg）时，血流量可达 50~120ml/min，连续性不断将血浆中水分滤出，24 小时可超滤 12~18L 液体，相当于肾小球滤过率 8~14ml/min，根据患者的需要不断补充相应的液体。

主要适应证：急性肾衰竭，纠正水电解质及酸碱失衡。连续性血液滤过比普通的血液滤过更接近肾小球滤过功能，不需要特殊设备，操作简单。CAVH 的缺点是对溶质清除率较低。对严重低血压患者禁用。

（二）连续性静脉 - 静脉血液滤过（CVVH）

CVVH 是采用静脉 - 静脉血管通路，应用血泵驱动血液循环。CVVH 的优点：①应用血泵便于血流量控制，操作步骤标准化；②对血流动力学影响优于 CAVH；③避免动脉穿刺带来的各种并发症。

（三）连续性动 - 静脉血液透析滤过（CAVHDF）

这一治疗方法是在 CAVH 及血液透析二者结合的基础上发展而来，它弥补了 CAVH 对小分子物质的清除不足的缺点，其机制包含对流及弥散，因而对大中小分子均有清除作用，溶质清除率增加 40% 左右。

（四）连续性静脉 - 静脉血液透析（CVVHDF）

CVVHDF 具有血液透析及血液滤过的双重原理，又具备影响血流动力学较少的优点，易被医护人员及患者接受。

（五）连续性动 - 静脉血液透析（CAVHD）

CAVHD 以弥散原理清除小分子物质。

（六）缓慢连续性超滤（SCUF）

SCUF 分为两种类型：一种是动静脉缓慢连续性超滤（A-VSCUF），一种是静脉 - 静脉缓慢连续性超滤（V-VSCUF）。此法对溶质清除不理想，适用于水肿，难治性心力衰竭，尤其应用于手术后、创伤后细胞外液容量负荷过重，均采用低通量透析器。

此外尚有超滤泵辅助连续性动静脉血液滤过（ultrafiltration pump assisted continuous arterio-venous hemofiltration，UPA-CAVH），连续性高流量

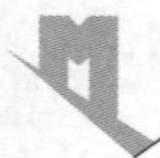

透析(continuous high flux dialysis,CHFD)以及高容量血液滤过(high volume hemofiltration,HVHF)。连续性血浆滤过吸附(continuous plasma filtration adsorption,,CPFA)是应用血浆滤过器连续分离血浆,滤过的血浆进入蛋白制成的囊膜所包裹的药用炭或树脂吸附装置,净化后的血浆再往静脉管路回至体内,可选择性去除炎性介质、细胞因子、内毒素和活化的补体。

六、血液灌流

血液灌流(hemoperfusion)是一种应用一种固态吸附型的灌流器,以吸附患者体内某些外源性或内源性毒素的装置。将患者的血液引入灌流器中,通过灌流器吸附毒素后再通过静脉输入体内。血液灌流对药物中毒治疗效果好,对氮质血症的治疗效果不及一般血液透析和血液滤过,也不能纠正水电解质紊乱。

(一) 血液灌流的适应证

1. 药物与毒物中毒　安眠药、解热镇痛剂、抗抑郁药、心血管药物、抗肿瘤药物、苯碱类、酚类、有机磷、有机氯等。

2. 尿毒症、肝性脑病、重症黄疸、免疫性疾病、高脂血症、银屑病。

(二) 血液灌流的并发症

与血液透析相似,可以出现发热、出血、失血、凝血、空气栓塞、失血、失衡综合征、血小板减少、维生素丧失、药物、微囊包裹炭微粒脱落等。

七、血浆置换

血浆置换(plasma exchange,plasma pheresis)是将患者的血液引出,应用血浆分离器,将血球血浆分离,去除血浆以清除患者血浆内的自身抗体、免疫复合物、内外源性毒素等。因此血浆置换主要用于治疗由于自身免疫性疾病或肾移植后排斥反应引起的急性肾损伤。血浆置换的并发症有出血或凝血功能障碍、低钙血症、低血压、低蛋白血症等。

八、免疫吸附

免疫吸附(immunoadsorption)是在血浆置换的基础上发展而来,进一步应用高度特异性的抗原,抗体或有特定物理化学亲和力的物质(配基),以及吸附材料结合,制成吸附剂以体外循环式选择性吸附体内相应的致病因子。与血浆置换相比其优点在于选择性高、处理效率高、不需补充血浆。免疫吸附适应证和并发症与血浆置换相同。

九、腹膜透析

腹膜透析自1923年应用于临床以后,曾因感染难以控制而一度失用。后来由于抗生素的发现,加之操作技术上的逐渐改进,腹膜透析遂又广泛用于治疗尿毒症。20世纪60年代以来,血液透析迅速发展,腹膜透析有被遗忘的趋势。但是,近年来发现腹膜透析对于中分子尿毒素的清除率比人工膜为佳,纠正水电解质平衡安全有效,且可辅助血液透析之不足,对保留残余肾功能优于血液透析。

(一) 原理

腹膜是具有良好渗透作用的半透性膜,它的平均面积大至相当于肾小球毛细血管的面积,也大于多数人工肾的面积。成人腹膜的平均面积为2.2m^2。透析时在腹腔内输入透析液,使体内蓄积的电解质与代谢废物经透析液排出,透析液中的某些物质亦可经过腹膜向体内移行。低分子及中分子物质透过腹膜的弥散力与其梯度成正比。腹膜透析的效率以清除率来表示,其取决于以下三个因素:①注入腹腔内透析液的量;②透析液在腹腔内停留时间;③腹膜温度。腹膜透析的清除率为血液透析的1/4~1/6。

(二) 透析液配制的原则

1. 透析液的电解质成分与正常细胞外液相似。

2. 透析液的渗透压应高于患者血浆渗透压。

3. 根据患者血浆电解质及时调整透析液电解质。

(三) 腹膜透析的方式

1. 间歇性腹膜透析(intermittent peritoneal dialysis,IPD)　每次输入透析液1 000~2 000ml,停留于腹腔内1小时,24小时共10~20次,适用于急性肾衰竭患者。

2. 连续性非卧床腹膜透析(continuous ambulatory peritoneal dialysis,CAPD)　每日透析4~6次,每次输入透析液2 000ml,适用于慢性肾衰竭患者,是目前最常用的腹膜透析方式。

3. 连续循环式腹膜透析(continuous cyclic peritoneal dialysis,CCPD)　夜间应用腹膜透析机进行交换腹透液4~6次,每次2 000ml,日间腹透液保留于腹腔2 000ml,腹透液在腹腔内进行充分交换。适用于坚持工作患者。

4. 夜间间歇性腹膜透析（nocturnal intermittent peritoneal dialysis，NIPD） 每晚10小时内透析8~10次，日间腹腔内不保留腹膜透析液，应用于腹膜易吸收葡萄糖患者、疝的患者。

5. 潮式腹膜透析（tide peritoneal dialysis，TPD） 第一次灌注腹腔最大耐受量3 000ml，以后每次交换液量1 500ml，应用腹透机每次交换不超过20分钟，停留腹腔4~6分钟，共8~10小时，第10小时全部放空。适用于体表面积较大，腹膜透析不充分的患者，多数在晚间进行，又称NTPD。

（四）腹膜透析的并发症及其处理

1. 与操作技术有关的并发症

（1）切口出血：手术中遇有小出血点亦应妥为结扎，预防出血。如切口发生血肿，应即引流，清除血块，并再缝扎止血。

（2）透析液外漏：缝合腹膜时必须严密，荷包缝合虽较密切，但换管不便，故导管两侧各缝一针，呈半荷包状，可防止漏液，换管亦较容易。

（3）透析管堵塞或引流不畅：置管时应试行灌注，并调整管端位置，以保证回流通畅。透析一段时间后，管腔被纤维蛋白堵塞，则应更换透析硅胶管。

（4）内脏损伤：操作粗暴，或腹内有粘连时，偶可在插入导管时损伤肠系膜或肠壁，甚至引起肠穿孔。可在腹腔内先注入500~1 000ml液体进行预防。插管时应远离腹壁原有瘢痕。

（5）腹腔感染：腹腔感染仍是目前腹膜透析中较常见的并发症，应用闭式透析装置可减少感染发生率。若出现腹部压痛，肠鸣音减少，发热，细菌>100/μl，应立即细菌培养并用抗生素治疗。出现感染时，透析仍应继续进行，因透析的引流作用可以减少腹膜感染。若感染严重，则应考虑改用血液透析，尤其是真菌感染应拔管。

2. 体内生化改变发生的并发症

（1）高钠血症：由于水分通过腹膜速度较快，而膜内外钠浓度的平衡就需要较长的时间。在应用高渗透析液时，水分从血液中脱出较快，而钠的移动较慢，出现高钠血症。

（2）低钾血症及高钾血症：晚期慢性尿毒症患者，细胞内钾往往大量缺乏，而血清钾升高，透析纠正酸中毒及供应适量葡萄糖后，血清钾转向细胞内，遂形成暂时的低钾血症。高钾血症发生的原因是：①钾摄取过多；②酸中毒；③严格限制氯化钠摄入。

（3）高血糖症及高渗透压症：透析液中葡萄糖浓度过高时，由于其渗透作用，部分葡萄糖可进入血液，因此，对于糖尿病患者应密切监护。若用山梨醇代替葡萄糖，也可发生高渗性昏迷。近年来有用果糖得到较好效果的报道。

（4）透析平衡失调综合征：腹膜透析很少发生平衡失调综合征，但晚期慢性肾衰竭患者，最初几次透析时较易发生意识模糊及定向错乱。

3. 其他内科并发症

（1）疼痛及迷走神经反射：常可出现腹痛或肩胛痛，可在透析液中加入5%~10%普鲁卡因或1%~2%利多卡因减轻疼痛。透析管亦可引起疼痛，调整导管位置可减轻疼痛。在输入或排出透析液时可能发生心动过缓、低血压、呼吸困难等迷走神经反射，肌内注射阿托品或减慢透析液流速可改善症状。

（2）肺部并发症：肺部并发症包括肺不张、肺炎、急性支气管炎、胸膜渗液等。最主要的预防方法是物理疗法，鼓励患者深呼吸及咳嗽，或嘱患者坐起，甚至坐位行透析。

（3）营养障碍：①蛋白质和氨基酸的丢失：腹膜并非完全不能通过蛋白质及氨基酸，腹膜透析时不可避免地要丢失一些白蛋白、球蛋白。每天透析一个疗程，丢失蛋白质20g至40g，腹膜炎及体温升高时损失可达200~300g。蛋白大量损失可引起持久性低蛋白血症、腹水、水肿和营养不良，应及时补充。②维生素的丢失：慢性腹膜透析，可丢失大量维生素，患者出现全身不适，食欲缺乏，甚至嗜睡、昏迷等所谓“丢失综合征”。在透析期中补充维生素、叶酸等，可以起到预防的作用。

（4）腹腔内压增高，可出现腹壁疝，阴囊会阴水肿，胸腔积液等。

（闵苏 曹俊）

参考文献

[1] BELLOMO R, RONCO C, KELLUM J A, et al. Acute renal failure-definition, outcome measures, animal models, fluid therapy and information technology needs: the Second International Consensus Conference of the Acute Dialysis Quality Initiative (ADQI) Group [J]. Crit Care, 2004, 8 (4): R204-

212.

[2] MEHTA R L, KELLUM J A, SHAH S V, et al. Acute Kidney Injury Network: report of an initiative to improve outcomes in acute kidney injury [J]. Crit Care, 2007, 11 (2): R31.

[3] CARVOUNIS C P, NISAR S, GURO-RAZUMAN S. Significance of the fractional excretion of urea in the differential diagnosis of acute renal failure [J]. Kidney Int, 2002, 62 (6): 2223-2229.

[4] VAN BIESEN W, VAN MASSENHOVE J, HOSTE E, et al. Defining acute kidney injury: playing hide-and-seek with the unknown man [J]. Nephrol Dial Transplant, 2011, 26 (2): 399-401.

[5] LAVILLE M, JUILLARD L. Contrast-induced acute kidney injury: how should at-risk patients be identified and managed [J]. J Nephrol, 2010, 23 (4): 387-398.

[6] COCA S G, YUSUF B, SHLIPAK M G, et al. Long-term risk of mortality and other adverse outcomes after acute kidney injury: a systematic review and meta-analysis [J]. Am J Kidney Dis, 2009, 53 (6): 961-973.

[7] CRUZ DN, D E GEUS H R, BAGSHAW S M. Biomarker strategies to predict need for renal replacement therapy in acute kidney injury [J]. Semin Dial, 2011, 24 (2): 124-131.

[8] LAMEIRE N, VAN BIESEN W, VANHOLDER R. The rise of prevalence and the fall of mortality of patients with acute renal failure: what the analysis of two databases does and does not tell us [J]. J Am Soc Nephrol, 2006, 17 (4): 923-925.

[9] XUE J L, DANIELS F, STAR R A, et al. Incidence and mortality of acute renal failure in Medicare beneficiaries, 1992 to 2001 [J]. J Am Soc Nephrol, 2006, 17 (4): 1135-1142.

[10] CERDA J, RONCO C. Modalities of continuous renal replacement therapy: technical and clinical considerations [J]. Semin Dial, 2009, 22 (2): 114-122.

[11] CERDA J, SHEINFELD G, RONCO C. Fluid overload in critically ill patients with acute kidney injury [J]. Blood Purif, 2010, 29 (4): 331-338.

[12] HAN W K, WAIKAR S S, JOHNSON A, et al. Urinary biomarkers in the early diagnosis of acute kidney injury [J]. Kidney Int, 2008, 73 (7): 863-869.

[13] PARIKH C R, EDELSTEIN C L, DEVARAJAN P, et al. Biomarkers of acute kidney injury: early diagnosis, pathogenesis, and recovery [J]. J Investig Med, 2007, 55 (7): 333-340.

[14] SONI S S, RONCO C, KATZ N, et al. Early diagnosis of acute kidney injury: the promise of novel biomarkers [J]. Blood Purif, 2009, 28 (3): 165-174.

[15] HAASE M, HAASE-FIELITZ A. Can novel biomarkers complement best possible clinical assessment for early acute kidney injury diagnosis [J]. J Am Coll Cardiol, 2011, 58 (22): 2310-2312.

[16] JOSEPHS S A, THAKAR C V. Perioperative risk assessment, prevention, and treatment of acute kidney injury [J]. Int Anesthesiol Clin, 2009, 47 (4): 89-105.

[17] KHWAJA A. KDIGO clinical practice guidelines for acute kidney injury [J]. Nephron. Clinical practice, 2012, 120 (4): c179-184.

[18] TORREGROSA I, MONTOLIU C, URIOS A, et al. Urinary KIM-1, NGAL and L-FABP for the diagnosis of AKI in patients with acute coronary syndrome or heart failure undergoing coronary angiography [J]. Heart and vessels, 2015, 30 (6): 703-711.

[19] SAWAI K, MUKOYAMA M, MORI K, et al. Expression of CCN1 (CYR61) in developing, normal, and diseased human kidney [J]. Am J Physiol Renal Physiol, 2007, 293 (4): F1363-1372.

[20] SINHA V, VENCE L M, SALAHUDEEN A K. Urinary tubular protein-based biomarkers in the rodent model of cisplatin nephrotoxicity: a comparative analysis of serum creatinine, renal histology, and urinary KIM-1, NGAL, and NAG in the initiation, maintenance, and recovery phases of acute kidney injury [J]. Journal of investigative medicine, 2013, 61 (3): 564-568.

[21] HULL T D, AGARWAL A, HOYT K. New ultrasound techniques promise further advances in AKI and CKD [J]. Journal of the American Society of Nephrology, 2017, 28 (12): 3452-3460.

第一百〇七章

多器官功能障碍综合征

目　　录

多器官功能障碍综合征(multiple organ dysfunction syndrome,MODS)是严重创伤、感染、脓毒症、大手术、大面积烧伤、长时间心肺复苏及病理产科等疾病发病24小时后,两个或两个以上器官先后或同时发生的功能障碍或衰竭,即急性损伤患者多个器官功能改变不能维持内环境稳态的临床综合征。受损器官可包括心、脑、肺、肝、肾、胃肠等,严重者可造成凝血功能障碍。器官直接损伤或者由慢性疾病造成的器官功能失代偿不能称为MODS。本章将从MODS的历史溯源、发病机制、病因与分型、临床诊断与监测、防治原则等几方面进行阐述。

第一节　多器官功能障碍综合征的历史溯源与流行病学

MODS概念大约形成于20世纪70年代初期,1973年Tilney报道了一组病例:18例腹主动脉瘤破裂的患者均成功地接受了手术,术后早期患者情况尚稳定,但不久相继出现数个器官或系统的衰竭。尽管予以全力治疗,但终未能挽回大部分患者的生命,该组病例死亡率高达90%。在此报告中,Tilney称其为“序贯性系统衰竭”(sequential system failure)。1977年Eiseman将其作为一个新的综合征命名为多器官衰竭(multiple organ failure,MOF),在此后十几年间一直被广泛应用。但该命名主要描述临床过程的终结及程度上的不可逆,忽略了临床器官功能动态的变化特征,具有一定的局限性。1991年美国胸科医师学会和危重病急救医学学会(ACCP/SCCM)倡导用MODS替代MOF,指各种疾病导致机体内环境稳态的失衡,包括早期多器官功能不全到多器官功能衰竭的全过程,是一个范畴更广、对MOF认识更早的概念。MODS强调器官功能改变都是遵循从轻到重的连续病理生理发展过程,其变化具有双向性,存在恢复或者恶化两种可能,并强调对危重患者需早期诊断和早期防治。同时在此次会议上将感染和创伤引起的持续全身炎性反应失控的临床表现命名为“全身炎性反应综合征”(systemic inflammatory response syndrome,SIRS),并提出SIRS是感染或非感染因素导致机体过度炎性反应的共同特征。MODS是SIRS进行性加重的结果,而MOF则是MODS继续发展的最严重结果。此概念的提出,目的是为了纠正既往过于强调器官衰竭程度,而现在更加注重SIRS发展的全过程,重视器官衰竭前的早期预警和治疗,反映了人们对该综合征的认识更加深入。但是,尽管在理念认识和器官功能支持治疗上都有了较大进步,但MODS病死率仍未见明显降低。还需要更充分认识MODS病因及发病机制,早期诊断与治疗,及时阻断其发展,进而提高临床救治水平。

第二节　多器官功能障碍综合征的发病机制

MODS的发病机制十分复杂,涉及神经体液、内分泌、免疫,甚至基因学方面,迄今未完全阐明。目前已提出多种关于MODS发病机制的学说,如缺血-再灌注损伤、细菌毒素、胃肠道菌群移位、二次打击和基因调控学说等。总的来说,MODS不仅与感染、创伤等直接损伤有关,更与机体自身对感染、创伤的免疫炎性反应具有本质性的联系。机体遭受严重损害因子的打击,发生防御反应,起到保护自身的作用。如果反应过于剧烈,释放大量细胞因子、炎性介质及其他病理性产物,损伤细胞组织,导致MODS。组织缺血-再灌注过程和/或全身炎性反应是其共同的病理生理变化,二次打击所致的失控炎性反应被认为是MODS最重要的病理生理基础。

一、缺血-再灌注损伤与多器官功能障碍综合征

缺血-再灌注损伤(ischemia-reperfusion injury)在许多临床疾病的发生发展中起着重要作用。严重创伤,如复合伤、大手术、大面积烧伤等,病程中常出现低血压,甚至低血容量性休克,严重感染患者虽然可能没有明显失血表现,但多存在低血容量过程,均可引起组织器官低灌注或灌注障碍,组织缺血缺氧,细胞能量代谢障碍。受累的器官(如肠

道）血灌注障碍可进一步加重全身炎症反应，导致休克状态持续和不可逆，终于导致 MODS 的发生。

恢复组织微循环灌注可诱发机体应激反应，释放大量血管活性物质如儿茶酚胺、血管加压素等，引起血管收缩和微循环障碍，组织氧输送减少和氧利用障碍，造成 ATP 利用殆尽，无氧代谢产生大量有毒代谢产物。而 ATP 殆尽造成细胞功能的失调，细胞膜 Na^+-K^+ 泵功能障碍，使钠、水在细胞内潴留，加上代谢物的堆积，造成细胞肿胀，细胞器失去功能，最终可引起细胞凋亡。

再灌注过程不仅对缺血器官，还将对全身造成更大的损伤。在再灌注过程中，产生多种黏附分子，使中性粒细胞黏附在血管内皮上，导致内皮损伤和中性粒细胞游离至血管外造成炎症，引发局部与全身组织一系列伤害性反应；有害代谢产物经由血流到达全身，对全身各脏器造成伤害，而首当其冲者就是接受组织静脉血流的肺脏。再灌注时期由于能量不足不能将胞浆中过多的 Ca^{2+} 泵出或吸收入肌浆网，致使细胞内 Ca^{2+} 浓度增加，加上由胞外转运而来的 Ca^{2+} 使得细胞内 Ca^{2+} 超载，同时产生大量氧自由基，自由基与不饱和脂肪酸作用引发脂质过氧化（lipid peroxidation）反应。脂质过氧化物的形成使膜受体、膜蛋白酶和离子通道的脂质微环境改变，从而影响它们功能；由于脂质过氧化反应的增强，细胞膜内多价不饱和脂肪酸减少，生物膜不饱和脂肪酸 / 蛋白质比例失常，膜的液态性、流动性改变，通透性增强。自由基引起蛋白质的交联将导致其活性丧失、结构改变，导致器官或组织缺血再灌注损伤，引起严重的功能障碍及结构改变。

二、全身炎症反应综合征与多器官功能障碍综合征

炎性反应学说是 MODS 发病机制的基石。在严重感染、创伤、休克或者缺血 - 再灌注损伤等情况下，大量炎症刺激物（严重缺氧、内毒素等）激活机体固有免疫系统，炎症细胞活化（单核 - 吞噬细胞、中性粒细胞、血管内皮细胞、血小板），产生大量炎症介质、氧自由基、溶酶体酶、凝血物质和过表达的黏附分子（adhesion molecule，AM）等。这些炎症介质进一步反馈活化炎症细胞，使炎症出现自我放大反应和损伤，同时刺激大量内源性抗炎介质生成，启动代偿性抗炎反应综合征（compensatory anti-inflammatory response syndrome，CARS）。炎性反应本质上是机体抵御外界致病因素侵袭的保护性反应，适度的炎性反应及适当的体液介质对于机体抵御损伤、促进修复具有积极的作用。但炎性反应本身亦具有一定的破坏性，当促炎和抗炎介质之间的平衡被打破时就会表现出对机体不利的一面。不当的全身促炎反应导致休克、组织液漏出和凝血障碍，而不当的全身代偿性抗炎反应导致免疫无反应性或免疫抑制。过度的促炎反应和抗炎反应最终会互相激化，使机体处于具有自身破坏性的免疫失调状态，导致 MODS。

SIRS 和 CARS 失衡导致 MODS 的发展过程可分为 3 个阶段：①局限性炎性反应阶段，局部损伤再灌注或感染导致炎症介质在组织局部释放，诱导血液和组织中的炎症细胞活化，趋化并聚集在受损组织部位，杀死细菌，中和毒素，清除坏死细胞，促进组织修复。此时炎性介质的作用是抵抗病原体及清除异己抗原，对机体发挥保护性作用。在严重创伤和感染时，局部炎性反应是一种生理性的保护反应。同时机体启动了抗炎系统来保护自身，抗炎介质包括 IL-4、IL-10、IL-11、可溶性肿瘤坏死因子受体、转化生长因子（TGF）、巨噬细胞移动抑制因子（MIF）等。抗炎细胞因子可改变巨噬细胞功能，减弱抗原呈递能力，降低炎性细胞因子的分泌，甚至可以直接杀灭入侵微生物来保护机体。由此可见，该阶段对促进机体康复具有重要意义。如果损伤或刺激较重或较持久，或遭受“二次打击”，则病程继续进展到有限性全身炎症反应阶段；②有限性全身炎症反应阶段如果原发性致病因素导致机体损伤较严重，炎症介质和抗炎介质便出现在全身循环中。在重度创伤患者中，大量组织损伤和失血失液会刺激炎症介质的释放；在感染患者中，病原或外来抗原可直接进入血液循环刺激产生炎症介质。在此时期，作为机体对创伤和感染的一种正常反应，循环中出现大量炎性介质如肿瘤坏死因子 α（TNF-α）、IL-1、IL-6 等，可促进炎症细胞表面黏附因子表达与趋化因子的生成，使中性粒细胞向炎症部位游走、聚集。同时，炎症介质会刺激机体产生代偿性抗炎反应来抑制炎性反应，SIRS/CARS 处于平衡状态，不会出现严重的临床症状和表现，也不会发生 MODS。当原发病持续存在或有新的损害因素存在，进一步活化处于敏感状态的炎症细胞，导致炎症反应放大，有限的早期全身炎症反应将会发展成为失控的全身炎症反应；③ SIRS 和 CARS 失衡阶段，当炎症反应失去控制，严重的全

身炎症反应随之产生。全身炎症反应在本质上是机体抵抗疾病的一种保护性反应，但如果炎症持续发展甚至失去控制，则炎症反应由对机体的保护转变为自身破坏性作用，炎症介质诱导单核-吞噬细胞、中性粒细胞等产生大量自由基，释放多种蛋白酶，诱导细胞凋亡，最终导致多器官功能障碍。

全身炎症反应的产生机制尚不完全明确，目前主要的学说有：①二次打击学说：机体遭受第一次打击使炎症细胞处于致敏状态，此时如果病情稳定，炎性反应可逐渐消退；相反，若机体遭受第二次打击，使致敏状态的炎症细胞反应性异常增强，导致致敏的炎症细胞突破自我限制作用，通过失控的自我持续放大反应，使促炎介质泛滥；②细胞代谢障碍：细胞高代谢、能量代谢障碍和氧利用障碍，是MODS和MOF的最根本原因；③基因表达特性：患者遗传和基因表达的特征是决定某些疾病发生发展和治疗效果个体间差异的内在原因。炎症表达的控制基因具有多态性，提示个体基因特征在全身炎性反应中发挥着重要作用。从基因的单核苷酸多态性（SNP）、微卫星多态性，到DNA拷贝数的多态性，众多研究显示，白介素家族、防御素家族以及其他相关炎症介质的基因多态性与机体感染或创伤后炎症反应的发生、发展及转归密切相关。基因调控在炎症反应和MODS的发生发展中的作用研究也提供了诸多有意义的发现，其中核因子-κB（NF-κB）被证实在这一过程中具有关键性作用。但其他转录因子如活化蛋白-1（AP-1）也对炎症反应起着重要调节作用。

失控的炎症反应可导致以下重要的病理生理改变：

1. 低血压与氧利用障碍 在过度炎症状态下，内源性扩血管物质前列环素 I_2（prostacycline，PGI_2）、BK、NO增加，导致全身炎症反应中循环阻力过低甚至休克，组织氧利用障碍。

2. 心肌抑制 TNF-α、PAF、白三烯（leukotrienes，LTs）等炎性介质均可抑制心肌收缩，降低冠状动脉血流量，导致心肌细胞损伤，心脏射血分数和做功指数均明显降低。心肌受损伤，是直接导致心功能衰竭的高危因素。

3. 持续高代谢和营养不良 遭受严重全身炎症反应的机体代谢具有自噬性的特点，表现为代谢紊乱，短期内大量蛋白被消耗而使机体陷入重度营养不良，组织器官以及各种酶的结构和功能全面受损，且这种代谢紊乱难以被外源性的营养支持所纠正。

4. 内皮细胞炎症反应及血管通透性增加，组织和器官水肿，氧弥散距离增加，加重组织细胞缺氧。

5. 补体广泛激活 C3a和C4a升高，激活白细胞，血管通透性增加；C5a降低，C5a的保护性反应受到抑制，免疫功能受到损害，对感染易感性增加。⑥血液高凝及微血栓形成：在重度全身炎症反应作用下，患者的血液系统处于高凝状态，血管内皮炎症和损伤使内膜下胶原裸露，极易导致微血栓形成，进一步加剧组织器官灌注障碍。严重患者可出现弥散性血管内凝血（DIC）。

在SIRS的发展过程中，常常由于抗炎反应占优势，导致抗炎介质过量产生，机体出现CARS，其以免疫抑制为主。应激所致的糖皮质激素和儿茶酚胺释放、或外源性儿茶酚胺可进一步影响T淋巴细胞和B淋巴细胞活性。CARS的特点为：T细胞免疫低下、无反应；抑制性T细胞增多；免疫呈递缺陷；巨噬细胞活化受到抑制；T细胞和B细胞凋亡增加。持续发展的SIRS/CARS导致机体免疫失衡，造成MODS，并且增加死亡风险。

三、肠道动力学说与多器官功能障碍综合征

肠道作为人体的消化器官，在维持机体正常营养中起着极其重要的作用，同时，肠道活跃地参与创伤、烧伤和感染后的各种应激反应，是MODS发生的动力器官。在脓毒症、多发创伤、休克等损伤后，肠道处于低灌注状态，加之长时间禁食等原因，导致黏膜屏障功能受到削弱或损伤，表现为肠黏膜萎缩、屏障功能受损，肠黏膜通透性增加，大量细菌和内毒素经肠系膜淋巴系统及门静脉侵入，造成细菌移位及肠源性感染。同时，肝脏库普弗细胞（Kupffer cell）、单核-吞噬细胞系统在受到细菌和内毒素过度刺激后，还可以通过释放大量炎症介质、细胞因子、花生四烯酸、氧自由基等，相互介导、相互激活，形成瀑布效应，导致MODS。SIRS的患者可无明显感染灶，但其血培养中能见到肠道细菌，肠道可能是MODS患者菌血症的来源。因此，肠道是炎症细胞激活、炎症介质释放的重要场所之一，也是炎性反应失控的策源地之一。从这一点来看，肠道动力学说实际上是炎性反应学说的一部分。

8

四、基因多态性与多器官功能障碍综合征

随着人类基因组研究的不断深入，发现遗传学机制的差异性是许多疾病发生、发展的内因和基础，基因多态性是决定个体对应激打击的易感性、耐受性、临床表现多样性及对治疗反应差异性的重要因素。有研究报道，存活的全身性感染患者有较高的全身感染复发率，提示该类患者对全身炎症反应可能具有高敏感性。新近研究显示，基因多态性表达与炎症反应具有相关性。Toll 样受体可能作为信号转导受体参与了炎症反应致病因子的信号转导过程。一项对 40 例严重感染患者的研究表明，具有 NcoI 限制性内切酶多态性位点的 $TNFβ_2$ 纯合子患者，血浆 TNF 浓度和患者病死率均显著高于杂合子或 $TNFβ_1$ 纯合子患者，证实 $TNFβ_2$ 基因型可能是患者释放高浓度 TNF 和凶险预后的基因标志。另有临床观察显示，TNFβ 双等位基因 NcoI 多态性与创伤后严重感染和器官损害的发生密切相关。分析 NcoI 多态性可能有助于评估并发 MODS 的易感性及明确对抗 TNF 免疫治疗的反应性。另外，抗炎介质也具有基因多态性的特征。IL-1 受体拮抗剂（IL-1ra）基因多态性表现为内含子 2 中具有不同重复数量的 86 个碱基对的重复序列。具有 2 个重复序列的纯合子 IL-1ra A_2/A_2 的患者，IL-1ra 的表达量较低，感染易感性高，而且一旦发生严重感染，病死率明显高于其他基因型的患者。可见，IL-1ra 基因多态性是 IL-1ra 表达水平和预后的基因标志。基因多态性的研究为进一步深入探索 MODS 的发病机制、寻找有效的治疗途径，开辟了新的领域和思路。

第三节　多器官功能障碍综合征的病因和分型

一、多器官功能障碍综合征的病因

MODS 是多因素诱发的临床综合征（常见危险因素见表 107-1），但其基本诱因是严重的创伤和感染以及在此过程中出现的低血容量休克、再灌注损伤、过度炎症、蛋白 - 热卡缺乏和支持治疗本身引起的一些医源性因素。严重感染及其引起的脓毒症是 MODS 的主要原因，约 70% 的 MODS 由感染所致，但在临床上约半数的 MODS 患者未能发现明确的感染灶。外科大手术、严重创伤、休克在无感染存在的情况下也可发生 MODS。在 MODS 发生过程中可有多个因素同时或相继发挥作用。

外科患者的 MODS 原发病因主要有：①严重感染；②创伤、烧伤或大手术；③心肺复苏后；④各种原因引起的休克；⑤重症胰腺炎；⑥某些医源性因素，如大量输液、输血，抗生素或皮质激素等药物的使用，各种有创监测和呼吸机应用等。如果患者合并有慢性器官病变，如慢性肾病、肝功能不全、冠心病，或者免疫功能低下，如糖尿病、应用免疫抑制剂、营养不良，遭受上述急性损害后更容易发生 MODS。

表 107-1　诱发 MODS 的主要高危因素

因素
感染
腹膜炎及腹腔内感染
肺炎
坏死性软组织感染
热带感染（如恶性疟疾、伤寒、登革热）
炎症
胰腺炎
缺血
低血容量性休克
肠系膜缺血
免疫反应
自身免疫性疾病
抗磷脂抗体综合征
移植排斥
移植物与宿主疾病
医源性的因素
延迟或错误治疗
输血
机械通气相关肺损伤
治疗相关的腹内压升高

续表

中毒
药物反应（如丙泊酚、胺碘酮、单克隆抗体）
砷中毒
药物中毒（可卡因、对乙酰氨基酚）
内分泌
肾上腺危象
嗜铬细胞瘤
甲状腺危象
黏液性水肿昏迷

二、发病过程与分型

感染或非感染等致病因素作用于机体，刺激机体产生大量促炎介质，引起机体炎性反应。若炎性反应维持在适当水平，则有利于感染消除和机体恢复；若炎性介质过量释放或失控，形成瀑布样连锁反应，导致机体防御机制过度激活而引起自身破坏，临床上称之为 SIRS。

1991 年美国胸科医师学会和危重病急救医学学会（ACCP/SCCM）制定了 SIRS 的临床诊断标准：具有以下四项标准中的两项或两项以上即可诊断为 SIRS：①体温 >38℃或 <36℃；②心率 >90 次 /min；③呼吸频率 >20 次 /min 或 $PaCO_2$<32mmHg；④白细胞计数 >12×10^9/L 或 <4×10^9/L 或幼稚粒细胞 >10%。

危重患者 SIRS 发生率达 68%~97.6%。其中感染导致的全身炎性反应称为脓毒症（sepsis）；当合并一个或一个以上器官功能障碍时称为重症脓毒症（severe sepsis）。2001 年国际脓毒症研究和治疗领域的专家进一步讨论了脓毒症及其相关术语的概念、定义和诊断。新的脓毒症标准中在已明确或疑似的感染导致的全身炎性反应的同时，添加了某些器官损伤的证据包括感染指标、炎症参数、血流动力学参数、器官功能障碍参数、组织灌注参数几项，而 SIRS 和 MODS 的概念无明显改变。SIRS 也可由创伤、烧伤、休克、重症急性胰腺炎等非感染因素引起，进行性加重亦可导致 MODS。因而，SIRS 被认为是各种因素导致多器官功能衰竭的共同途径。

严重创伤、感染和休克等刺激导致 SIRS 逐级放大加重过程中，随着促炎介质释放的增多，体内开始产生内源性抗炎介质。适当的抗炎介质有助于防止或减轻 SIRS 引起的自身组织损伤和内环境紊乱；抗炎介质释放过量，则可发展为特异性的免疫系统障碍，对感染的易感性增高，导致 CARS。CARS 是导致机体在创伤或感染早期出现免疫功能受损的主要原因，其后果包括：①使细胞因子由保护性作用转为损伤性作用，炎症过程失控，局部组织及远隔脏器均遭损伤，形成包括急性肺损伤（acute lung injury，ALI）、急性呼吸窘迫综合征（acute respiratory distress syndrome，ARDS）在内的 MODS。②使机体的免疫功能严重受抑，从而引发严重感染，进一步诱发或加重 ALI、ARDS 或 MODS。正常情况下，机体炎性反应和抗炎反应二者保持平衡，维持内环境稳定。多种致病因素可诱发机体全身炎症反应和抗炎反应，当机体炎性反应占优势时，表现为 SIRS；当机体抗炎反应占优势时，表现为 CARS。机体炎性反应和抗炎反应失平衡可最终导致 MODS。

MODS 分为原发型（单相速发型）和继发性（双相迟发型）两型。原发型 MODS 是指由原始病因直接导致的重要器官功能不全。在原发损伤的早期出现，全身炎性反应较轻，如低血容量性休克早期器官功能障碍，直接肺挫伤导致急性呼吸衰竭，横纹肌溶解导致肾衰竭等。患者在原始病因作用后，引起机体发生 SIRS，经治疗后病情可得到缓解并相对稳定；但如果在其后机体受到感染、输血、手术等二次“打击”，即可扩大或增强其反应进程，过度的炎性反应造成远隔部位多个器官功能障碍，即继发性 MODS。原发型 MODS 发展过程中，SIRS 没有继发性 MODS 严重，预后较好。继发性 MODS 与 SIRS 引起的自身性破坏关系密切，往往在原发损伤的较晚期才发生，易合并感染，一般预后较差。

第四节 多器官功能障碍综合征的临床诊断、病情评估及监测

一、多器官功能障碍综合征的临床诊断

MODS 患者多有创伤、感染、大手术等病史，且有 SIRS 的临床表现；随着病情的发展，有关器官的临床表现亦趋恶化。对于 MODS 的诊断方法和诊断标准，目前尚未有统一的标准。目前主要分为修正的 Fry-MODS 诊断标准、反应 MODS 病理生理过程的诊断标准以及疾病特异性 MODS 评分

和诊断系统。

1. 修正的 Fry-MODS 诊断标准 1980 年 Fry 提出了第一个 MOF 的诊断标准，国内 MODS 诊断标准是参照 Fry 的 MODS 诊断标准制定的，几乎包括了所有可能累及的器官或系统。虽未能包括 MODS 的整个病理生理过程，但避免繁琐的程度评分，较为简捷，增加了临床实用性（表 107-2）。诊断 MODS 的主要诊断依据：①创伤、感染、大手术、休克、延迟复苏等诱发 MODS 的病史；②存在全身炎症反应综合征、代偿性抗炎反应综合征的临床表现；③存在两个系统或器官功能障碍。

表 107-2 国内多器官功能衰竭诊断标准

器官 / 系统	诊断标准
循环系统	收缩压 <90mmHg，并持续 1 小时以上，或循环需要药物支持方能维持稳定
呼吸系统	起病急，$PaO_2/FiO_2 \leq 200mmHg$（已用或未用 PEEP），X 线胸片见双肺浸润，PCWP ≤ 18mmHg，或无左房压升高的证据
肾脏	血清肌酐浓度 >177μmol/L，伴有少尿或多尿，或需要血液透析
肝脏	血清总胆红素 >34.2μmol/L，血清转氨酶在正常值上限的 2 倍以上，或有肝性脑病
胃肠道	上消化道出血，24 小时出血量 >400ml，或不能耐受食物，或消化道坏死或穿孔
血液系统	血小板计数 $<50 \times 10^9/L$ 或减少 25%，或出现 DIC
代谢	不能为机体提供所需能量，糖耐量降低，需用胰岛素；或出现骨骼肌萎缩、无力
中枢神经系统	GCS 评分 <7 分

2. 反映 MODS 病理生理过程的诊断标准 MODS 的临床病情评估较困难，计分法是目前定量、动态评价 MODS 病理生理动态变化较理想的手段。1995 年加拿大学者 Marshall 和 Sibbald 等提出了 MODS 诊断评估的评分标准（表 107-3），该评分标准得到的 MODS 分数与病死率呈显著的正相关性（表 107-4），对于临床 MODS 的预后判断具有一定的指导作用。

表 107-3 MODS 严重程度的评分系统（Marshall，1995）

器官 / 系统	严重程度评分				
	0	1	2	3	4
呼吸（PaO_2/FiO_2）	>300	226~300	151~225	76~150	≤ 75
肾脏血肌酐（μmol/L）	≤ 100	101~200	201~350	351~500	>500
肝脏胆红素（μmol/L）	≤ 20	21~60	61~120	121~240	>240
心血管（PAR）*	≤ 10.0	10.1~15	15.1~20.0	20.1~30.0	>30
血液血小板计数（$\times 10^9/L$）	>120	80~120	51~80	21~50	≤ 20
神经系统（Glasgow 计分）**	15	13~14	10~12	7~9	≤ 6

*PAR：压力校正心率 = 心率 × 右房压（或 CVP）/ 平均动脉压，以消除因应用变力药物产生的影响。

**Glasgow 计分：如使用镇静剂或肌松剂，除非存在内在的神经障碍证据，否则应作正常计分。

表 107-4 MODS 评分与预计死亡率

MODS 评分	预计死亡率（%）
0	0
9~12	25
13~16	50
17~20	75
>20	100

3. 疾病特异性 MODS 评分和诊断系统　不同疾病导致的 MODS 具有不同特点，建立疾病特异性的 MODS 评分和诊断系统，是 MODS 深入研究的结果。1996 年 Vincent 等提出了全身性感染相关性器官功能衰竭评分（SOFA），不但体现了器官和系统功能衰竭的病理生理过程和程度评价，也是对疾病（感染）特异性的 MODS 进行评估（表 107-5）。

表 107-5　全身性感染相关性器官功能衰竭评分标准（SOFA）

分值	1	2	3	4
呼吸系统 PaO_2/FiO_2	<400	<300	<200（机械通气）	<100（机械通气）
凝血系统血小板计数（$\times 10^9$/L）	<150	<100	<50	<20
肝脏胆红素（μmol/L）	20~32	33~101	102~204	>204
循环系统低血压	MAP<70mmg	Dopa ≤ 5 或 Doba（不论剂量）	Dopa>5 或 EP ≤ 0.1 或 NE ≤ 0.1	Dopa>15 或 EP>0.1 或 NE>0.1
中枢神经系统 GCS 评分	13~14	10~12	6~9	<6
肾脏肌酐（μmol/L）或尿量（ml/d）	110~170	171~299	300~440 或 <500	>440 或 <200

Dopa：多巴胺　Doba：多巴酚丁胺 EP：肾上腺素 NE：去甲肾上腺素；
血管活性药的剂量单位均为 μg/（kg·min）。

对于创伤后的 MODS 的评估，Sauaia 对 Denver 的 MOF 评分标准进行了修改，提出了创伤后 MODS 评分标准（表 107-6）。在该评分标准中，器官或系统功能正常、功能障碍 1、2、3 级分别计 0、1、2、3 分，MODS 定义为入院后 48h 器官等级同时期评分相加总和≥ 4 分。

表 107-6　创伤后 MODS 评分标准

系统或器官	功能障碍		
	1 级	2 级	3 级
肺（ARDS 评分）	>5	>9	>13
肾脏（肌酐，μmol/L）	>160	>220	>440
肝脏（胆红素，μmol/L）	>34	>60	>136
心血管*			
心脏指数[L/（min·m^2）]	<3.0	<3.0	<3.0
多巴胺用量[μg/（kg·min）]	<5	5~15	>15

* 心血管评分标准为在不同剂量多巴胺支持下的心脏指数。

判断 SIRS 和各个器官功能障碍也是 MODS 诊断的关键，近年来对于急性呼吸衰竭和急性肾衰竭有了更深的认识，在 2011 年柏林欧洲危重病学会年会上，提出了 ARDS 新定义，称 ARDS 柏林标准（表 107-7）。2004 年，美国急性透析质量指导组（The Acute Dialysis Quality Initiative Work Group，AQDI）提出新的定义、分类系统和 RIFLE 分类标准，并将急性肾脏衰竭改为急性肾损伤（acute kidney injury，AKI）。2005 年，急性肾损伤网（Acute Kidney Injury Net，AKIN）正式建立，并将 RIFLE 标准修正为 AKIN 标准，并已被公认为诊断标准。（表 107-8）。在 2012 年，改善全球肾脏病预后组织（KDIGO）又推出了急性肾损伤诊疗指南（KDIGO 指南），其中将 AKI 定义为符合以下任一项者：48 小时内血肌酐增加≥ 26.5μmol/L；或血肌酐增加达到基线值的 1.5 倍，已知或推测在之前的 7 天内发生；或尿量＜0.5ml/（kg·h），持续超过 6 小时。但是临床在诊断 MODS 时需要注意，不能将 MODS 看作是功能障碍或功能衰竭器官的简单叠加，而忽视了 MODS 的病理机制以及器官之间互相作用的重要性。强调各个单一器官功能衰竭对重症患者的病情判断和治疗无疑是很重要的，但 MODS 并不是各个单一器官功能障碍的简单叠加，同样是两个器官衰竭，但器官不同，对 MODS 患者影响也不同。

8

表 107-7 2011 年 ARDS 的柏林定义

	轻度	中度	重度
发病时间	已知临床损伤后发生 1 周内		
低氧血症	PEEP/CPAP ≥ 5cmH$_2$O，PaO$_2$/FiO$_2$ 为 201~300	PEEP/CPAP ≥ 5 时 PaO$_2$/FiO$_2$ ≤ 200	PEEP/CPAP ≥ 10 时 PaO$_2$/FiO$_2$ ≤ 100
肺水肿原因	呼吸衰竭不能完全用心力衰竭或液体超负荷解释		
影像学异常	双侧致密影 *	双侧致密影 *	至少 3 个象限致密影 *
其他生理紊乱	N/A	N/A	VEcorr★ >10L/min 或静态顺应性 <40ml/cmH$_2$O

* 致密影不能用胸腔积液，肺叶 / 肺塌陷，肺结节解释。

★ VEcorr：校正分钟通气量 =VE × PaO$_2$/40。

表 107-8 急性肾损伤的 RIFLE 和 AKIN 诊断标准

诊断标准	血肌酐	尿量
① RIFLE 标准		
危险（Risk）	增加值≥基础值的 1.5 倍或 GFRF 下降≥ 25%	少于 0.5ml/（kg·h），至少 6 小时
损伤（Injury）	增加值≥基础值的 2 倍或 GFRF 下降≥ 50%	少于 0.5ml/（kg·h），至少 12 小时
衰竭（Failure）	增加值≥绝对值的 3 倍或 GFRF 下降≥ 75%，或血肌酐绝对值≥ 354μmol/L 且急性升高至少 44μmol/L	少于 0.3ml/（kg·h）至少 24 小时或无尿至少 12 小时
丧失（Loss）	肾衰竭持续 4 周以上	
终末（End）	肾衰竭持续 3 个月以上	
② AKIN 标准		
1 期	增加的绝对值≥ 26.4μmol/L，或增加值≥基础值的 1.5~1.9 倍	同上
2 期	增加值≥基础值的 2~2.9 倍	同上
3 期	增加值≥基础值的 3~3.9 倍或血肌酐绝对值≥ 354μmol/L 且急性升高至少 44μmol/L，或需要肾脏替代治疗	同上

二、多器官功能障碍综合征的临床分期与特征

MODS 患者临床表现差异很大，一般情况下，MODS 病程可分为 4 期，每个时期都有其相应的临床特征（表 107-9）。MODS 的分期是相对的，即使在同一发展阶段，各器官功能障碍的程度也非一致。例如在病程上，呼吸系统可以在短时间内很快达到衰竭程度（约 1.8 天 ±4.7 天），而肝功能衰竭的发展需要较长的时间（约 4.7 天 ±5.5 天）。

表 107-9 MODS 的临床分期和临床表现

项目	1 期	2 期	3 期	4 期
一般情况	正常或轻度烦躁	急性病态，烦躁	一般情况差	濒死
循环系统	需补充容量	容量依赖性高动力学	休克，心输出量降低，水肿	依赖血管活性药物维持血压，水肿，SvO$_2$ 升高
呼吸系统	轻度呼吸性碱中毒	呼吸急促，呼吸性碱中毒，低氧血症	ARDS，严重低氧血症	呼吸性酸中毒，气压伤，低氧血症

续表

项目	1期	2期	3期	4期
肾脏	少尿,利尿药效果差	肌酐清除率下降,轻度氮质血症	氮质血症,有血液透析指症	少尿,透析时血压不稳定
胃肠道	胃肠道胀气	不能耐受食物	应激性溃疡、肠梗阻	腹泻、缺血性肠炎
肝脏	正常或轻度胆汁淤积	高胆红素血症,PT延长	临床黄疸	转氨酶↑,重度黄疸
代谢	高血糖,胰岛素需求增高	高分解代谢	代谢性酸中毒,高血糖	骨骼肌萎缩,乳酸酸中毒
中枢神经系统	意识模糊	嗜睡	昏迷	昏迷
血液系统	正常或轻度异常	血小板降低,白细胞增加或减少	凝血功能异常	不能纠正的凝血功能障碍

三、多器官功能障碍综合征的临床评估和监测

MODS患者的病情危重,可以在瞬间有显著的变化。现代的监测技术除了可以证实急性生理改变,还可以指导治疗,如监测全身和局部的组织灌注可用于指导循环休克的血流动力学复苏及预防MODS进展。因此对MODS患者应予以严密的观察与监测,目前常用的监测方式主要有:

1. 基础监测　包括体温、脉搏、血压、血氧饱和度等。

2. 呼吸监测　①临床症状的观察:包括体位、呼吸肌的协调运动、呼吸频率、胸廓运动幅度、发绀等;②呼吸功能及呼吸力学的监测:包括潮气量、分钟通气量、气道压力、最大吸气压力、肺顺应性等;③床旁X线胸片检查,可每24~48小时复查一次;④动脉血气分析,依据病情的进展情况,每日可定时或多次复查;⑤其他监测,如计算肺泡-动脉氧分压差有助于判断肺泡的弥散功能。必要时,还可进一步计算肺内分流率(Q_s/Q_T)。

8

3. 血流动力学监测　连续监测动脉压、CVP。放置漂浮导管可了解右房压、肺动脉压和肺毛细血管楔压等,同时测定心输出量和混合静脉血氧饱和度(S_VO_2),以了解氧输送(DO_2)与氧耗(VO_2)的失衡趋势。脉搏指数连续心输出量(PiCCO)监测技术可微创快速获得每搏量变异率(Stroke volume variation,SVV)、心指数(CI)、周围血管阻力指数(SVRI)、胸内血容量指数(Intrathoracic blood volume index,ITBVI)及血管外肺水容量指数(Extravascular lung water volume index,EVLWI)等功能性血流动力学参数,有助于重症患者的临床评估和治疗决策的制定。床旁心脏超声技术可无创测定心功能参数,临床可对重症患者容量状态、液体反应性、心脏功能进行快速以及重复检查和评估,并且动态指导治疗。

4. 心电图监测　缺氧、低血压或电解质紊乱的情况下易发生心律失常,因此很有必要连续监测心电图。

5. 内环境监测　包括pH值、剩余碱、动脉血乳酸、电解质以及血浆渗透压等。

6. 肾功能检查　①尿量、尿比重及尿渗透压:不仅反映肾功能情况,且能为调节水、电解质平衡提供参考;②血钾和血、尿肌酐和尿素氮测定。

7. 肝功能检查　除了胆红素外,还有肝脏酶谱如sGOT、LDH、sGPT等,以反映肝实质受损的程度。

8. 凝血功能检查　感染的患者血小板计数降低,甚至$<10\times10^9$/L,故临床上应予以注意。其他包括凝血酶时间,部分凝血酶时间、纤维蛋白原等。

9. 胃肠道功能监测　包括观察有无腹胀、腹泻、腹痛及肠鸣音变化情况,胃液颜色及隐血试验;胃黏膜pH值(pHi)可敏感地反映胃肠道微循环的情况。

10. Glasgow(GCS)昏迷量表　该表是临床上实用的监测患者意识的简单方法,其最高15分,最低3分,分数愈高意识状态愈好。脑电图和脑干听觉诱发电位监测亦可用于患者中枢神经系统功能的监测。

11. 血清降钙素原(PCT)　PCT是反映感染的敏感指标,且与感染的严重程度呈正相关。血清C-反应蛋白的变化可反映机体应激水平的高低,可在一定程度上反映MODS的严重程度。

第五节 多器官功能障碍综合征的防治原则

一、多器官功能障碍综合征的预防

MODS不仅治疗复杂、困难，耗费甚大，死亡率很高，而且患者一旦发生MODS，受累器官功能损害虽经积极治疗仍将遗留部分功能障碍，如ARDS患者易出现呼吸功能低下，严重影响到患者的生活质量。因此MODS重在预防和早期发现，早期治疗，可以说预防是MODS最好的治疗方法。防治MODS的关键之一是识别高危患者。最佳治疗方法应该个性化，但是整体目标是降低进展为MODS的风险，可通过循环和呼吸功能障碍的最佳支持治疗、积极预防和控制感染、提供早期肠内营养等几个方面实施。2004年，全球脓毒症治疗指南的发表提供了严重脓毒症和脓毒症休克治疗的循证医学证据，也提供了有效的MODS治疗手段，并且使得临床预后改善。

1. 早期识别高危患者 2016国际脓毒症指南对严重感染修订了定义，脓毒症-3新定义的重大变化就是废除SIRS诊断标准。根据新定义，脓毒症为宿主对感染的免疫反应失调引起的危及生命的器官功能障碍。为标准化器官功能障碍的临床评估，新定义将危及生命的器官功能障碍定义为SOFA（器官衰竭评分）急性变化2分或更高。而快速进行高危患者的识别则通过quickSOFA（qSOFA）诊断标准进行。qSOFA只包含意识障碍（GCS评分未满15分）、低血压（收缩压<100mmHg）、和呼吸急促（呼吸速率>22次/min或血氧饱和低于94%）。只要符合二者加上感染证据，就能早期发现和诊断脓毒症，明确诱发病因，及时采取治疗措施，防止炎性反应的扩大。

2. 早期而充分的复苏 重视患者全身器官功能状态尤其是循环和呼吸功能的调控：

(1) 对于创伤、休克患者要尽早、充分、有效的实施复苏：争取在6小时内达到复苏目标，最大限度地保护器官功能，特别是对原有病损器官的保护是预防MODS的关键，积极的液体复苏可使患者器官损害的并发症明显减少，存活率明显增加。Rivers提出脓毒性休克患者在早期复苏最初6小时内的复苏目标包括：①中心静脉压（CVP）8~12mmHg；②平均动脉压（MAP）≥65mmHg；③尿量≥0.5ml/(kg·h)；④中心静脉（上腔静脉）氧饱和度（$ScvO_2$）≥70%，混合静脉氧饱和度（SvO_2）≥65%。在严重脓毒症或脓毒性休克患者前6小时内CVP达标，而$ScvO_2$或SvO_2未达到目标值时，应输入浓缩红细胞（RBC）使血细胞比容（Hct）≥30%和/或给予多巴酚丁胺[不超过20μg/(kg·min)]以达到该治疗目标。2016年脓毒症指南虽然不再强调3小时、6小时液体复苏目标，但推荐进行乳酸水平监测，容量负荷实验、反复动态进行血流动力学监测和评估。

(2) 早期加强肺的管理：MODS首发器官常常是肺脏，应注意防治肺部并发症，加强通气管理，实施肺保护性通气策略。对严重低氧血症、ARDS和急性肺损伤等患者，给予机械性通气的目的在于保持机体内稳态平衡，充分供氧和CO_2排出，缓解超负荷的呼吸作功，和避免扩大肺损伤或影响肺组织的修复。肺保护性机械通气策略包括：小潮气量使平台压<30cmH_2O，避免VILI，PEEP通过氧合指数指导设置在中等水平，维持SaO_2在90%，允许性高碳酸血症等。

3. 预防和控制感染

(1) 对创伤和感染患者，应及时、彻底清除无血流灌注和已坏死组织，充分引流，给予有效抗生素预防和控制感染扩散。

(2) 严格无菌操作，控制侵入性操作，减少感染危险。

(3) 选择性肠道去污染：使用对大部分潜在致病菌（主要指兼性或需氧的革兰阴性菌）敏感、对专性厌氧菌不敏感和口服不易吸收的抗生素。其目的是通过抑制肠道中的革兰阴性需氧致病菌和真菌，预防肠源性感染。

4. 胃肠道管理与营养支持

(1) 早期肠内营养：早期肠内营养可保护肠道屏障功能，减少细菌移位的发生，同时提供营养支持，满足机体高代谢的需要。

(2) 使用抗生素应注意对肠道厌氧菌的保护，避免破坏肠道厌氧菌构筑的抑制肠道需氧致病菌易位的生物学屏障。微生态制剂有益于恢复肠道微生态平衡。

(3) 防治应激性溃疡：使用制酸剂、质子泵抑制剂或 H_2 受体阻滞剂，但不宜使胃内过度碱化，胃液 pH 控制在 4~5 之间为宜。

5. 改善全身情况，维持内环境稳定如尽可能地维持机体水、电解质和酸碱平衡、营养状态处于正常状态，消除患者的紧张、焦虑或抑郁情绪等。

6. 加强系统或器官功能监测 其目的是早期发现和治疗患者器官功能紊乱及指导 MODS 的治疗。

二、治疗

由于对 SIRS 和 MODS 发病机制尚未完全阐明，因此其治疗策略仍然以支持治疗为主，支持治疗主要是纠正器官功能障碍已经造成的生理紊乱，防止器官功能进一步损害。

1. 控制原发病 针对原发病的治疗实质上也就是 MODS 治疗的开始。及时有效的处理原发病，减少或阻断有害的介质或毒素释放，防治休克和缺血再灌注损伤。如创伤患者应积极清创，并预防感染；严重感染的患者，必须清除身体各部位的感染灶、坏死组织、烧伤焦痂等，并应用有效的抗生素；胃肠道胀气的患者，要及时胃肠减压和恢复胃肠道功能；休克患者应快速和充分复苏，显性失代偿性休克和隐性代偿性休克均应该及早纠正，这对于维持胃肠道黏膜屏障功能具有重要意义。

2. 加强功能障碍器官的支持治疗 器官功能支持尤其是循环系统和呼吸系统功能的支持是治疗 MODS 最基本的方法。氧代谢障碍是 MODS 的重要特征之一，支持疗法中最重要的应该是维持循环和呼吸功能的稳定，改善氧利用障碍，纠正组织缺氧。目前支持组织氧利用的手段有限，治疗重点在增加氧输送和降低氧耗。氧输送（DO_2）反映循环、呼吸支持的总效果，主要与血红蛋白（Hb）、氧饱和度（SaO_2）和心输出量（CO）相关，$DO_2=1.38\times Hb\times SaO_2\times CO$，MODS 时最好维持 $DO_2>550ml/(min\cdot m^2)$。提高氧输送的方法有：①通过氧疗的支持或机械通气（高频低潮气量通气，必要时采用 PEEP）以维持 $SaO_2>90\%$，增加动脉血氧合；②维持有效的心输出量[$CI>2.5L/(min\cdot m^2)$]：适当的补充循环血容量，必要时应用正性肌力药物支持心血管功能；③增加血液携氧能力，维持适当的血红蛋白浓度是改善机体氧供的重要措施。一般认为，将血细胞比容维持在 30% 左右。降低氧耗的常用措施：①对于发热患者，及时使用物理方法和解热镇痛药等手段降温；②给予合并疼痛和烦躁不安的患者有效的镇静和镇痛；③对于惊厥患者，需及时控制惊厥；④呼吸困难患者，可采用呼吸支持的方法，减少呼吸做功。

3. 合理应用抗生素，预防和控制感染 尤其是肺部感染、院内感染及肠源性感染。脓毒症休克和严重脓毒症的最初 1 小时内，应该尽早输注抗生素；在使用抗生素前应该进行病原菌培养，但不能因此而延误抗生素的给药；初始经验性抗生素治疗应该包括一种或多种药物，且对所有可能病原体（细菌和 / 或真菌）有效，而且能够在可能感染部位达到足够血药浓度。抗生素治疗应该每日进行再评估，以确保获得最佳疗效，同时应防止耐药发生、减少毒性并降低治疗费用。对已经或可能由假单孢菌感染引起的严重脓毒症患者应该联合使用抗生素；对伴有中性粒细胞减少的严重脓毒症患者应该经验性地联合使用抗生素。严重脓毒症患者经验性使用抗生素的时间不宜超过 3~5 天，一旦获得药敏试验的结果，应该尽快降阶梯治疗，改用最有效的单药治疗。抗生素治疗疗程一般为 3~7 天。对于临床反应较慢、感染灶无法引流或免疫缺陷（包括中性粒细胞减少症）的患者可能需要延长疗程。如果证实目前临床症状是由非感染因素引起，应该立即停止使用抗生素，以尽可能减少产生感染耐药病原体或发生药物相关不良反应的可能性。

4. 代谢支持和调理 MODS 患者处于高度应激状态，呈现高代谢、高分解为特征的代谢紊乱。需要按照高代谢的特点补充营养，并且对导致高代谢的各个环节进行干预。代谢支持和调理的要求如下：

(1) 恰当的能量供给：随着对应激后代谢改变认识的深入，重症患者早期能量供给原则由“较高能量供给”的观念转变为“允许型低热卡”，以免造成过度喂养及加重对机体代谢及器官功能的不良影响。早期供给 20~25kcal/(kg·d) 的能量，是多数重症患者能够接受的营养供给目标。注意氮和非蛋白氮能量的比例，使热：氮比值保持在 100：1 左右，提高支链氨基酸的比例。蛋白质：脂肪：糖的能量供给比例一般要达到 3：4：3，使用中、长链脂肪酸以提高脂肪的利用，并且尽可能地通过胃肠道摄入营养。

(2) 代谢调理是从降低代谢率和促进蛋白质合成的角度，应用某些药物干预代谢。常用药物有环氧酶抑制剂、谷氨酰胺和生长激素等。

(3)血糖控制：一般认为，维持重症患者血糖在4.4~6.1mmol/L(80~110mg/L)可降低危重症患者的病死率。2008年SSC指南对于血糖控制目标相对宽松，建议维持血糖≤8.3mmol/L(180mg/L)。

5. 激素治疗　危重症患者常因应激状态下血清皮质醇水平不足被描述为“相对肾上腺皮质功能不全”(RAI)。RAI的病理生理机制尚不清楚，现有证据表明是由于细胞因子介导的促肾上腺皮质激素释放激素，肾上腺皮质激素、糖皮质激素的合成和释放减少，导致肾上腺轴抑制。脓毒性休克患者，尤其是对液体治疗和血管活性药物反应不好的患者应该考虑氢化可的松治疗(200mg/d，≥7天)。严重早期ARDS的患者推荐应用中等剂量的甲泼尼龙[1mg/(kg·d)，≥14天]。

6. 免疫调理治疗　免疫调理治疗曾经使人们对改善脓毒症和MODS的预后寄予很大希望。Bone提出了著名的代偿性抗炎性反应综合征(CARS)假说，指出脓毒症和MODS的发生和发展是机体促炎与抗炎机制失衡所致，在两者交替制衡后，抗炎机制往往占优势，并导致免疫抑制。Bone的假说为研究脓毒症与免疫功能紊乱奠定了基础，但临床免疫治疗脓毒症和MODS的可行性还处于初级研究阶段。

7. 血液净化治疗　血液净化(blood purification)技术指各种连续或间断清除体内过多水分、溶质方法的总称，该技术是在肾脏替代治疗技术的基础上逐步发展而来。血液净化方法有肾脏替代治疗、血液灌流、免疫吸附、内毒素吸附和血浆置换等。目前应用最多的是连续肾脏替代疗法(continuous renal replacement therapy，CRRT)。20世纪70年代末，CRRT主要用于治疗重症急性肾衰竭患者。随着技术不断发展，近30年，CRRT已用于严重创伤、重症急性胰腺炎、脓毒症、中毒和MODS等危重症的救治。连续肾脏替代治疗能比较精确调控液体平衡，保持血流动力学稳定，对心血管功能影响小，机体内环境稳定，便于积极的营养和支持治疗；直接清除致病炎性介质及肺间质水肿，有利于通气功能的改善和肺部感染的控制，改善微循环和实体细胞摄氧能力，提高组织氧的利用。

8. 目标性体温管理　浅低温治疗具有减轻炎性反应，减轻缺血后内皮细胞损害，减少活性氧生成，保护组织抗氧化能力等作用。通过目标性体温管理能通过抑制过度炎性反应多个环节而产生有益效应。

9. 中医药治疗　运用中医的清热解毒、活血化瘀、扶正养阴等理论，采用大黄、当归、黄芪等中药组方，治疗MODS具有一定临床效果。如中药大承气汤具有降低肠道毛细血管通透性，减少炎症渗出；保护肠黏膜屏障，阻止肠道细菌及毒素移位；促进肠道运动，解除梗阻，加速肠道细菌及毒素排出体外等作用，可用来防治SIRS向MODS转化。中医药干预治疗尚需大量实验及临床观察。

10. 整体观念　针对MODS的治疗策略不仅仅是给予受损器官充分的支持和修复，更重要的是帮助机体重建已经紊乱的联系网络，恢复其正常的平衡。在针对原发病或损害治疗的同时还应积极对机体的神经内分泌、免疫、凝血、代谢等各方面进行适当的调节，促进整体内环境的稳定。

(张丽娜　郭曲练)

参考文献

[1] FERNANDO S M, ROCHWERG B, SEELY A J E. Clinical implications of the third international consensus definitions for sepsis and septic shock (Sepsis-3) [J]. CMAJ, 2018, 190 (36): E1058-E1059.

[2] BORZOTTA A P, JR P H. Multiple system organ failure [J]. Surg Clin North Am, 1983, 63 (2): 315-336.

[3] KACMAREK R M, VILLAR J, SULEMANJI D, et al. Open lung approach for the acute respiratory distress syndrome: A pilot, randomized controlled trial [J]. Crit Care Med, 2016, 44 (1): 32-42.

[4] KAML G J, DAVIS K A. Surgical critical care for the patient with sepsis and multiple organ dysfunction [J]. Anesthesiol Clin, 2016, 34 (4): 681-696.

[5] LEVEY A S, JAMES M T. Acute kidney injury [J]. Ann Intern Med, 2017, 167 (9): ITC66-ITC80.

[6] PATERNOT A, REPESSE X, VIEILLARD-BARON A. Rationale and description of right ventricle-protective ventilation in ARDS. Respir Care, 2016, 61 (10): 1391-1396.

[7] RAMIREZ M. Multiple organ dysfunction syndrome [J]. Curr Probl Pediatr Adolesc Health Care, 2013, 43 (10): 273-277.

[8] RUSSELL J A, WELLMAN H, WALLEY K R. Vasopressin versus norepinephrine in septic shock: a propensity score matched efficiency retrospective cohort study in

the VASST coordinating center hospital [J]. J Intensive Care, 2018, 6: 73.

[9] Semeraro N, Ammollo C T, Semeraro F, et al. Coagulopathy of acute sepsis [J]. Semin Thromb Hemost, 2015, 41 (6): 650-658.

[10] TILNEY N L, BAILEY G L, MORGAN A P. Sequential system failure after rupture of abdominal aortic aneurysms: an unsolved problem in postoperative care [J]. Ann Surg, 1973, 178 (2): 117-122.

第一百〇八章

心肺脑复苏

目　　录

复苏的原意是指为了挽救生命而采取的所有医疗措施。但难以界定构成威胁生命安全的原因，因此对窒息、呼吸停止、心搏骤停以及中毒、脱水、失血等病情所采取的治疗措施都统称为复苏。“心肺复苏”（cardiopulmonary resuscitation，CPR）是指针对呼吸和心搏骤停所采取的紧急医疗措施，包括以人工呼吸替代患者的自主呼吸，以心脏按压形成暂时的人工循环并诱发心脏的自主搏动。但是心肺复苏的成功不仅是要恢复自主呼吸和心搏，更重要的是恢复中枢神经系统功能。从心搏骤停到细胞坏死的时间以脑细胞最短，因此维持适当的脑组织灌流是心肺复苏的重点。故本章节将“心肺复苏”扩展为“心肺脑复苏”（cardiopulmonary cerebral resuscitation，CPCR）（新生儿复苏详见第一百〇九章新生儿复苏）。

第一节　心肺脑复苏的基本概念

一、心搏骤停

（一）定义

心搏骤停（cardiac arrest）是指心脏因急性原因突然丧失其有效的排血功能而导致循环和呼吸功能停止，全身血液循环停滞，组织缺血、缺氧的临死状态。但严重心脏病终末期或其他慢性病晚期发生的心搏停止不属于此范畴，也不是心肺复苏的主要对象。

（二）类型

根据心电图（ECG）改变可分为以下 4 种形式：

1. 心室纤颤（ventricular fibrillation，VF）　心室肌有不规则的电活动引起心肌呈不规则蠕动，但无有效心输出量。ECG 显示 QRS 波群消失，代之以不规则的连续的室颤波。在心搏骤停早期最常见，约占 80%。心室肌张力弱者，蠕动波幅度小，ECG 表现为不规则的锯齿状小波，称为“细颤”；心室肌张力强者，波幅较大，ECG 表现为较大的锯齿波，为“粗颤”。

2. 无脉性室性心动过速（pulseless ventricular tachycardia，VT）　ECG 表现为有规律的、心室心肌的快速心电活动，但心脏无排血功能，不能驱动血液流动，摸不到动脉的搏动。

3. 无脉性心电活动（pulseless electric activity，PEA）　是指多源性心律失常，典型的无脉电活动指不包括 VT 和 VF 在内的心脏有电活动而无搏出（即心脏无排血功能，无脉或即使有脉也不足以触及）的心律失常类型，包括传统的电机械分离（electro-mechanical dissociation，EMD）、室性自主心率、室性逸搏心率、除颤后室性自主心律和缓慢停搏等。

4. 心脏静止（asystole 或 ventricular asystole）实际上是指心室肌没有能测到的心电活动，处于完全静止状态，并丧失收缩 / 舒张功能，而心房或可有电活动，因此 ECG 表现为平线或偶见 P 波。

但无论什么原因引起的心搏骤停，其临床表现和可能带来的后果基本上都是相同的，即全身有效血液循环停止，组织细胞立即失去血液灌注，导致组织缺氧。如不能迅速恢复血液循环，心、脑等生命器官将发生不可逆性损害。因此，在基本生命支持阶段的处理程序和方法基本相同。

（三）病因

心搏骤停可以是原发的，也可以是继发的。

常见的原发原因包括：缺血性心脏病和心肌炎患者突发室性心律失常，以室颤的发生率最高。各种严重意外，如溺水、触电（低压交流电）、窒息、药物中毒或不良反应等。

常见的继发原因包括：心导管刺激心内膜使其应激性增高而引起室颤，牵拉内脏严重刺激迷走神经可致室颤或心肌电 - 机械分离，急性高钾血症常导致无脉性心电活动等。简洁地说，引起心搏骤停的常见原因包括 5 个“H”和 5 个 T。5 个“H”，即 hypoxia（低氧血症）、hypovolemia（低血容量）、hydrogen ion（酸中毒）、hypo-/hyperkalemia（低 / 高钾血症）、hypothermia（低温）；5 个 T，即 toxins（中毒）、tamponade（cardiac）（心脏压塞）、tension pneumothorax（张力性气胸）、thrombosis（pulmonary）（肺栓塞）、thrombosis（coronary）（心肌梗死）等。

心搏骤停发生可快可慢，但一般都有一过性或可预见性。原发性心搏骤停和继发于肺栓塞、缺氧窒息、急性呼吸道梗阻、呼吸停止、大量失血等原因所致的心搏骤停发生很快；而因慢性严重低氧血症、高碳酸血症及其他各种原因引起的严重低血容量或休克、低体温等引起的心搏骤停发生较慢。但不管何种原因引起的心搏骤停，一旦发现就应立即开始 BLS。临床上，如能及时去除引发心搏骤停的病因，其复苏效果及预后较好。

（四）诊断

对心搏骤停的诊断和早期识别十分重要。一提到“诊断”，势必想到要收集临床证据，如测血压、听心音、记录心电图等，这在急救现场是很难做到的。因此，强调早期快速识别和诊断至关重要，千万不能延误治疗。

传统观念认为，符合以下条件即可诊断为心搏骤停：①患者神志突然消失，呼之不应；②大动脉（劲动脉和股动脉）搏动消失，心音消失；③自主呼吸停止或呈喘息样呼吸；④瞳孔散大，对光反射消失。

但是要完成以上检查对非专业的现场救护者来说是非常困难的，对专业人员也很难在短时间内做到，为了避免在判断过程中花费很多时间，在 2010 年 AHA 心肺复苏指南中强调早期“识别”，不再将检查是否有大动脉搏动作为诊断心搏骤停的必要条件，也将“看、听、感”作为判断是否存在自主呼吸的方法从传统指南中删除。对于非专业人员来说，如果发现有人突然神志消失或晕厥，可轻拍其背部并大声呼叫，如无反应（无回答、无活动），没有自主呼吸或有不正常的自主呼吸（如喘息性呼吸），就应该判断已发生心搏骤停，并立即开始 CPR。为了更好地帮助非专业人员进行心肺复苏，在 2015 年 AHA 心肺复苏指南中强调了急救电话调度员在帮助非专业施救者识别没有自主呼吸或不正常自主呼吸中的角色。调度员应经过专门培训，以帮助非专业人员认识到濒死窒息是心搏骤停的一种表现，并了解到短暂的全身性癫痫样发作可能是心搏骤停的首发表现等。

二、复苏的阶段

各种病因导致的心搏骤停，在现场复苏后，呼吸和心脏功能虽然能得到基本恢复，但并存的原发病（如缺血性心脏病等）尚未获得妥善处理，已经恢复的呼吸和循环功能未必能维持稳定。除此之外，由于呼吸循环功能发生意外到复苏生效这一期间的缺血缺氧可能已给机体造成新的损害，常发生低血容量、心功能障碍、组织灌注不足及全身炎症综合征（SIRS）等，仍需要综合治疗。因此挽救生命既有短期存活的问题，也有长期生存的问题。长期生存所涉及的问题更为复杂，往往涉及多学科、多专业的知识。

因此，为了患者更好的全面恢复，我们将复苏工作分为三个阶段，即基本生命支持（basic life support，BLS）、高级生命支持（advanced cardiovascular life support，ACLS）和复苏后治疗或心搏骤停后治疗（post-cardiac arrest care，PCAC）。BLS 是指在事故或发病现场的应急抢救阶段，主要指心肺复苏，是挽救患者生命的基础。ACLS 是指在具有较好的技术和设备条件下对患者进行治疗，在生存链中起到关键作用。经过 ACLS 尽管自主循环得到恢复，但仍需要维持循环功能的稳定，需要对引起心搏骤停的病因及心搏骤停后的并发症进行治疗，称复苏后治疗（PCAC）。

第二节　循环支持

一、心脏按压

心脏按压亦称心脏按摩，是间接或直接施压于心脏，使心脏维持充盈和搏出功能，并能诱发心脏自律搏动恢复的措施。正确有效的心脏按压，一般都能保持心输出量和动脉血压基本满足机体低水平的要求，起到人工循环的作用。在胸壁外施压对心脏间接按压的方法，称为胸外心脏按压或闭式心脏按压；切开胸壁直接挤压心脏者，称为开胸心脏按压或胸内心脏按压。

（一）胸外心脏按压（external chest compression，ECC）

于胸壁上相当于心脏的部位施加压力以诱发心搏的方法已有较久的历史，但直到 20 世纪 60 年代以后才得到较系统研究和广泛应用。对于胸外心脏按压能引起血液循环的机制有两种解释。传统观念认为，在 ECC 期间，按压使胸骨下陷，心脏在胸骨和脊柱之间被挤压，左右心室内压增高，引起二尖瓣和三尖瓣关闭，主动脉瓣和肺动脉瓣开放，将血液分别驱入主动脉和肺动脉，如同正常心搏的收缩期形成体循环和肺循环；当按压松开，胸廓凭弹性恢复，使左、右心室再充盈，相当于正常心搏的舒张期。此过程随着胸外按压而形成人工循环以供应心、脑及其他重要脏器的血流，被称为 EEC 的心泵机制。20 世纪 70 年代末和 80 年代初研究表明，在胸外按压期间，各心腔、胸腔大血管内的压力普遍升高，几乎不存在压力差；凡能使胸内压升高的措施都能使胸腔内的心腔和大血管内的压力增加形成血流；腔静脉在胸腔入口处的静脉瓣可阻挡血液的反流而二尖瓣并不关闭，血液从肺直接进入主动脉。因此，压迫胸壁所致胸内压的改变起着主要作用。在胸外心脏按压时胸内压力明显升高，此压力可传递到胸内的心脏和大血管，再传递到胸腔以外的血管，驱使血流向前流动，肺内的血量是被动地挤至左心，经主动脉到体循环；当按压解除时，胸内压下降并低于大气压，静脉血又回流到心脏，称为胸泵机制。

临床上，这两种解释并不互相排斥，只要正确操作，即能建立暂时的人工循环。在不同情况下心泵机制和胸泵机制的作用可能有所不同。胸外心脏按压时动脉压可达 80~100mmHg 或更高；但舒张压却很难达到 40mmHg，颈动脉压仅 40mmHg 左右，颈动脉血流量也只相当于正常的 1/4~1/3。虽然如此，对初期复苏而言，足以防止脑细胞缺血性损害。值得注意的是，中心静脉压（收缩期）和颅内静脉压的上升几乎与动脉压相似。因此，组织灌注压极低，难以完全满足组织细胞代谢的需要。在心肺复苏期间，主动脉舒张压与自主循环功能的恢复呈正相关，冠状动脉的灌注压较高将预示自主循环的恢复。如能在心肺复苏时应用肾上腺素，则可维持较高的主动脉舒张压，心肌和脑的血流量也明显增加，从而提高复苏的效果。胸外按压的优点在于操作易于掌握，不需要特殊条件，随时随地皆能进行。因此，在现场的非专业人员可立即开始复苏，能争取积极宝贵的时间，为以后的复苏奠定良好的基础。

施行胸外心脏按压时，患者仰卧，保持头部与心脏在同一水平上，背部有硬支撑物如木板等。胸外心脏按压的部位在胸骨中下 1/3 交界处（快速定位时，可选择患者双侧乳头连线的中点位置）或剑突以上 4~5cm 处。施救者站在或跪在患者一侧，将一手掌根部置于按压点，另一手掌根部复于前者之上。手指向上方翘起，两臂与水平面垂直，凭自身重力通过双手和双手掌，垂直向胸骨加压。胸外心脏按压应有力而迅速，每次按压后应使胸廓完全恢复原位，但手掌不离开胸骨。如果胸廓不能完全复位可导致胸内压升高，影响静脉血的回流和心输出量，并可降低冠状动脉和脑组织的灌注。如此反复操作，按压时心脏排血，松开时心脏再充盈，形成人工循环（图 108-1）。心脏按压的频率和按压持续的时间对于自主心搏的恢复非常重要。在 CPR 期间，冠状动脉灌注取决于按压时间占心脏按压周期（包括按压和松开时间）的比例和按压后胸廓回弹的程度。研究表明，按压时间占按压周期的 20%~50% 时，冠状动脉和脑的灌注最好。根据胸泵理论，胸外心脏按压与松开的时间相等时循环血流量最大。为了操作方便和易于掌握，推荐心脏按压时间占按压周期的 50%，即按压与松开的时间相等。

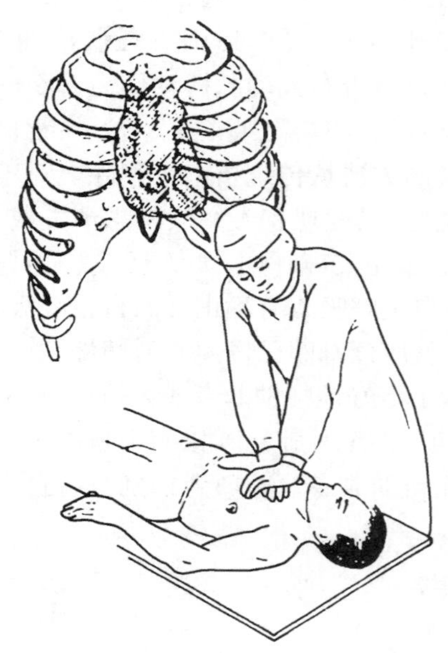

图 108-1　胸外心脏按压

根据 2015 年 AHA 心肺复苏指南，复苏的质量是影响复苏预后的重要因素，胸外心脏按压应采取“快速按、用力按、不间断”的原则，尽早呼叫专业人员进行复苏可显著提高复苏质量。高质量的复苏措施包括：①胸外按压频率 100~120 次 /min；②按压深度至少为胸廓前后径的 1/3（新生儿或儿童）或至少 5cm，且不超过 6cm（成人）；③要求避免在按压间隙倚靠于患者胸上，保证每次按压后胸廓充分回弹；④维持胸外按压的连续性，尽量避免或减少因人工呼吸或电除颤而使心脏按压中断。目前判断减少按压中断的标准是以胸外按压在整体心肺复苏中占的比例确定的，所占比例越高越好，目标比例为至少60%。在心脏按压过程中，容易发生疲劳而影响心脏按压的频率和深度。因此，如果有2人以上进行心脏按压时，建议每2分钟交换一次。但交换不能影响按压，一人在患者一旁按压，而另一人则在对侧做替换准备，当对方手掌一离开胸壁，另一方立即取代进行心脏按压。在心脏按压期间应尽量减少影响或停止按压次数和时间的事件，无论是人工呼吸、电除颤、建立人工气道或进行检查等操作，都应以不干扰心脏按压为原则。因为停止心脏按压的时间越长，复苏效果越差。心脏按压与人工呼吸比为30：2，直至人工气道的建立。人工气道建立后可每6秒进行一次人工呼吸（即每分钟10次），同时进行持续胸部按压。

在有效的胸外心脏按压期间可以触及大动脉的搏动，并可测量到动脉血压。只有当心肌，尤其是心肌起搏系统，得到足够血液灌注，才可能恢复自主循环。胸外心脏按压过程中，如果瞳孔立即缩小并有对光反射者，预后或可较佳；如无药物的影响但瞳孔始终完全散大且角膜呈灰暗色者，预后一般不良；更常见的是瞳孔呈中等程度散大且始终不变者，预后也往往不良。但心搏骤停后瞳孔的变化只有参考意义，并非决定性体征，不宜根据瞳孔的变化决定是否继续复苏，更不应反复进行检查而中断心脏按压。动物研究结果表明，在CPR期间心肌血流量达到15~20ml/(min·100g)，主动脉舒张压达到40mmHg，冠状动脉灌注压达到15~25mmHg时，一般都能恢复自主循环。因此，在CPR期间如能监测直接动脉压，对提高复苏质量很有帮助。

肋骨骨折是胸外心脏按压较常见的并发症。因折断的肋骨而损伤内脏以致穿孔、破裂、出血等，尤以肺、肝和脾较易遭受损伤，应尽量避免这些可能并发症的发生。

（二）开胸心脏按压（open chest cardiac compression，OCC）

在心肺复苏期间，提高冠状动脉灌注压是恢复自主心律的关键，而冠状动脉灌注压为主动脉舒张压与左室舒张末压之差。因此，如何提高主动脉舒张压是非常关键的。胸外心脏按压时的心输出量只有心搏骤停前的10%~33%，心肌的灌注压和脑灌注压也都很低。研究表明，正规的开胸心脏按压比胸外心脏按压能更好地维持血流动力学稳定；由胸外心脏按压改为胸内按压可使心排指数、冠状动脉及大脑的灌注量得到改善，心排指数可达正常的52%，冠状动脉血流量可达正常的50%以上，脑血流量可达正常的60%以上。

开胸心脏按压不仅更容易激发自主循环的恢复，而且对中心静脉压和颅内压的影响较小，有利于改善冠状动脉的灌注和脑细胞功能的保护。动物研究表明，当心搏骤停15分钟时立即行开胸心脏按压，可明显改善动物的存活率；当心搏骤停后先行胸外心脏按压，20~25分钟后再行开胸心脏按压，血流动力学虽有改善，但对其预后并无明显效果。因此，对于胸廓严重畸形、胸外伤引起的张力性气胸、心脏压塞、机械瓣膜置换者、胸主动脉瘤破裂等，以及心搏骤停发生于已行开胸手术者，都不宜进行胸外心脏按压，应该首选胸内心脏按压。胸外心脏按压效果不佳者，只要具备开胸条件，应采用开胸心脏按压。尤其在手术室内，应于胸外心脏按压的同时，积极做开胸的准备，一旦准备就绪而胸外心脏按压仍未见效时，应立即开胸进行胸内心脏按压。

开胸心脏按压的开胸切口可选胸骨左缘第4肋间，沿肋间切至左腋前线。胸膜切开后，术者即可将一手伸入纵隔并将心脏托于掌心进行按压（图108-2）。按压时忌用指端着力，以免损伤心肌；应以除拇指以外的四指对准鱼际肌群部位或胸骨进行按压。如果心包内有较多积液或心脏扩大较显著者，也可将心包剪开进行心包内按压，否则难以达到按压效果。待自主心搏恢复、循环基本稳定、检查胸腔内无活动出血后即可关胸。胸壁应行分层缝合，并安置闭式引流。

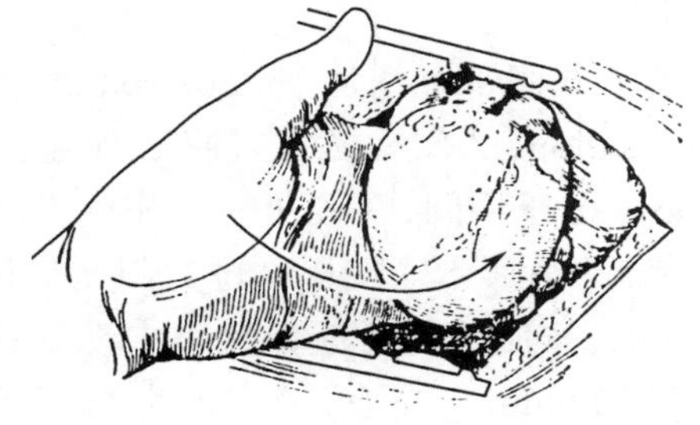

图108-2　开胸心脏按压

二、其他循环支持方法

1. 体外心肺复苏（extra-corporeal cardiopulmonary

resuscitation，ECPR） 体外心肺复苏（ECPR）是指在对心搏骤停患者进行复苏时，启动体外循环和氧合。体外膜氧合（extra-corporeal membrane oxygenation，ECMO）是体外循环技术临床应用的延伸。ECMO 是将静脉血引出到氧合器（人工肺），进行气体交换后再通过动力泵（人工心脏）输送到人体各器官组织。将静脉血引入氧合器氧合后再泵入另一静脉，称为 V-V 转流，适用于单纯肺功能衰竭者将静脉血引出到氧合器进行气体交换后，再通过动力泵泵入动脉系统，称为 V-A 转流，可同时支持心、肺功能，适用于心肺功能衰竭者。如果存在长时间心脏停搏者（>3 小时），应开胸在左右心房插管，将血液引入氧合器进行气体交换，再泵入动脉系统，称为 A-A-A 转流。

ECMO 与体外循环不同之处在于，ECMO 是密闭管道系统，其中血液是流动的，因此对血液抗凝要求较低；使用时间可长达 1~2 周或更长；操作较简便，不需要开胸，熟练者在 10 分钟左右可以启用。由于 ECMO 具有很强的心肺替代功能，在心肺复苏和重症患者抢救中应用越来越广泛，可通过对呼吸、循环功能的支持，保护其他脏器功能，防止心搏骤停的再发生，争取短时间治疗原发病。而对无并存疾病者，通过实施 ECMO 的支持可迅速恢复，脱离和撤除 ECMO。

除此之外，由于没有关于 ECPR 的临床试验，而且目前已发表的系列研究在选择使用 ECPR 的患者时都有严格的纳入和排除标准。尽管这些纳入标准之间差别很大，但多数都仅包括年龄在 18~75 岁、并发症较少的患者发生了心源性心搏骤停，并在接受了超过 10 分钟的传统心肺复苏后仍未恢复自主循环（ROSC）。故医护人员在选择潜在 ECPR 候选患者时，应该考虑这些纳入标准。

2. 插入式腹部加压法（interposed abdominal counterpulsation，IAC） 插入式腹部加压法是指在胸外心脏按压期间，在按压松开相由另外一名急救者按压患者腹部。按压部位为剑突与脐中点的腹中线处，按压的力量应保持腹主动脉和腔静脉压力在 100mmHg 左右，使之产生与正常心搏时相似的主动脉搏动。IAC 可帮助维持主动脉舒张压，由此改善冠状动脉灌注压，是恢复自主循环的关键。随机临床研究表明，院内复苏中 IAC 复苏的效果优于单纯胸外心脏按压，但在院外复苏中未显示出明显的优越性。鉴于插入性腹部加压复苏方法是无创伤性，且能改善血流动力学，在院内复苏中已受到重视。但对于腹主动脉瘤患者、孕妇以及近期腹部手术的患者，仍限制该方法的应用。

3. 机械（活塞）心肺复苏 是以一种心肺复苏机械装置替代人工胸外心脏按压，机械装置的优点是始终能保持一定的按压频率和按压幅度，从而消除了因操作者的疲劳或操作误差等因素而影响复苏质量的因素。但也存在活塞脱位、仪器放置或操作不当、胸骨骨折、价格等问题，有时可因装置的重量而影响胸廓弹性复位和静脉回流，尤其在发生肋骨骨折时更为明显。目前无证据，机械活塞装置进行胸外按压比人工胸外按压更有优势。人工胸外按压仍然是治疗心搏骤停的救治标准。但是，在进行高质量人工胸外按压比较困难或危险时的特殊条件下（如施救者有限、长时间心肺复苏、低温心搏骤停时进行心肺复苏、在移动的救护车内进行心肺复苏、在血管造影室内进行心肺复苏，以及在准备体外心肺复苏期间进行心肺复苏，机械活塞装置可以作为传统心肺复苏的替代品。

4. 胸外主动按压减压（active compression-decompression，ACD） 胸外主动按压减压（ACD）是通过吸引接头、风箱和风箱内按压装置完成胸外按压和主动减压的方法，其具有稳定血流动力学、维持较高的收缩期动脉压和 $P_{ET}CO_2$ 的益处。尽管很多研究都为 ACD-CPR 比 CPR 更能改善血流动力学（或通气）提供了临床支持，但仍缺少 ACD-CPR 改善患者结局的证据。

5. 气“背心”心肺复苏 气“背心”是一种通过气动系统充气放气从而进行胸部周围按压的装置，可机械性产生胸内压力波动，通过胸泵机制提高血流量。胸外按压时，加大的胸外按压力度使气道塌陷更多，将空气“封闭”在肺内，从而使背心的压力有效传递至胸内，胸内压力随之明显增加。据推测，实施这种 CPR 时胸内压增加是血流动力学获益的主要机制。初步研究表明，气背心心肺复苏可同时升高大动脉压力及冠状动脉灌注压，但缺乏最关键的生存率相关资料，所以尚不足以修订目前推荐的心肺复苏方法。

第三节 呼吸支持

以人工的方式进行肺泡通气代替患者的自主呼吸，称人工呼吸。人工呼吸包括徒手人工呼吸、简易呼吸器人工呼吸和机械通气等方法。徒手人工呼吸主要适用于缺乏器械的现场复苏。简易呼吸器是便于携带到现场的人工呼吸装置，较徒手人工呼吸的通气效果更好，是机械通气的雏形。机械通气所使用的人工呼吸装置称呼吸器或呼吸机，其性能不仅可以代替患者的自主呼吸，而且还能根据患者病情选用不同的通气模式以改善其肺功能，起到治疗作用。

传统的成人复苏顺序为ABC，即在心脏按压前开放呼吸道（A）进行人工呼吸（B），人工呼吸开始后进行心脏按压（C）。自2010年AHA心肺复苏指南开始将成人复苏的顺序由A-B-C改为C-A-B，即现场复苏时，一开始就进行胸外心脏按压（C），心脏按压开始后再处理呼吸道（A）和进行人工呼吸（B）。

一、呼吸道的管理

保持呼吸道通畅是进行有效人工呼吸的先决条件，呼吸道梗阻是发生心搏骤停的常见原因。完全性呼吸道梗阻在5~10分钟，可引起严重的低氧血症和高碳酸血症，导致心搏骤停。发生不完全性呼吸道梗阻也可引起缺氧性脑损害、肺水肿，严重者可导致呼吸衰竭，继发呼吸和心搏骤停。呼吸道梗阻的常发部位是咽喉部。因舌肌及颈部肌群的松弛，舌和会厌下垂并与咽后壁或声门紧密接触，形成部分或完全性呼吸道梗阻。大约1/3昏迷患者可因呼吸道分泌物、充血或水肿而发生梗阻，当患者用力吸气时也容易使舌和会厌紧贴咽后壁和声门而发生呼吸道梗阻。口腔、咽喉部及气管内因呕吐物、分泌物及血块等异物堵塞，也常常是形成呼吸道梗阻的原因。因此，在复苏过程中必需重视口腔和呼吸道内的异物清除。

解除因舌后坠引起的呼吸道梗阻，最简单有效的方法是仰头抬颏法，适用于无头颈外伤的患者。操作者一手置于患者颈后部，将患者的颈部向上方抬起，另一手置于患者前额，将其前额向下后方推移，使头部尽量后仰，随后抽出颈后部的手，置于颏部将颏上抬，以解除因舌后坠引起的呼吸道梗阻（图108-3）。但对于有颈椎或脊髓损伤者，应采用托下颌法。托下颌的操作较为复杂，需经过专业培训。操作者以除拇指外的四指将患者的下颌角用力向前方推移，同时将拇指置于患者下唇部，向前下方拨动下颌，使患者张口，以利患者经口呼吸（图108-4）。还可以借助于口咽或鼻咽通气道保持呼吸道通畅。

在条件具备时应尽快建立人工气道。在复苏时常用的人工气道有：食管-气管联合导管（图108-5）、喉罩（laryngeal mask airway，LMA，图108-6）、气管内插管和气管切开。

食管-气管联合导管是可供心搏呼吸骤停患者使用的一种气道装置。联合导管是一种兼有食管封堵器和常规气管导管特征的双腔导管，可用于盲插。其近端有一个大的口咽套囊，远端有一个可膨胀的食管套囊，一个导管腔远端闭合，咽部水平有一通气孔，另一腔远端开口，顶端有一套囊，两导管腔均可进行通气。插入适当深度后将两套囊充气，必须通过听诊及$PaCO_2$监测确认为气管内通气而非食管通气。正确放置食管气管联合管即可有效隔离气道，从而降低了胃内容物误吸的风险。

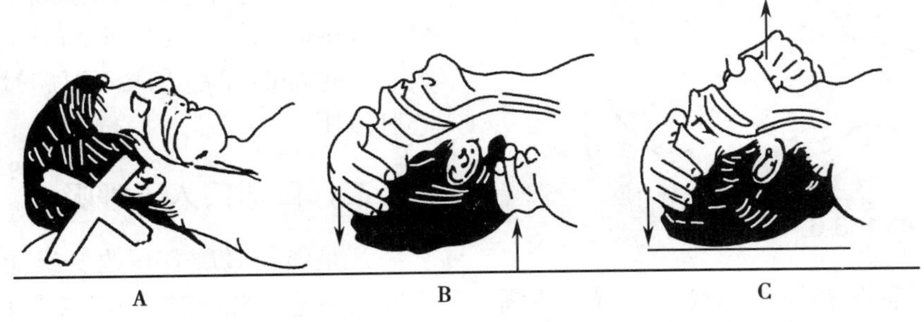

图108-3 头后仰法
A. 不正确位置；B. 头后仰；C. 提起下颌。

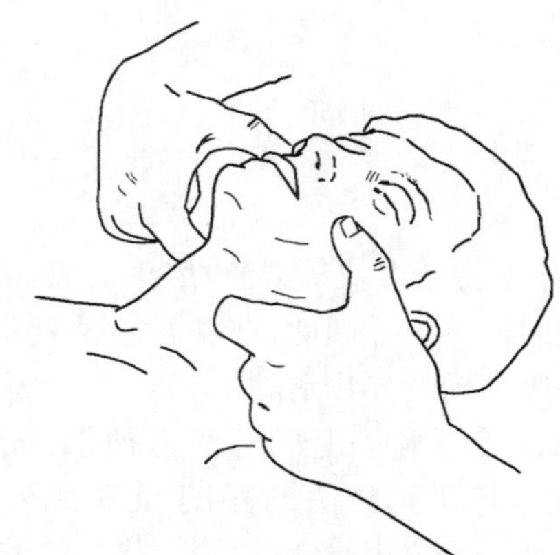

图 108-4 托下颌法

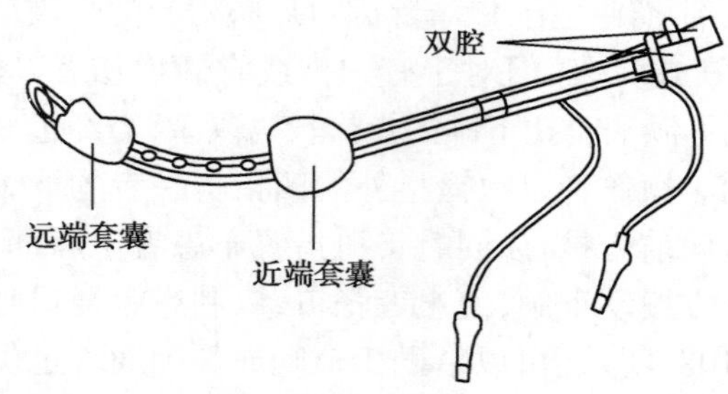

图 108-5 食管 - 气管联合导管

喉罩（LMA）在 CPR 中的作用仍存在争议。在麻醉患者，用 LMA 行正压通气安全有效，但存在随着通气压力的增加发生胃肠胀气的问题。当然，在心搏骤停的患者，这个问题更为突出，因为这样的患者一般都为饱胃患者，通气压力高，胃肠胀气普遍存在。目前，已有 LMA 成功用于心搏骤停而未发生反流或误吸的患者。对无法行气管内插管的患者，LMA 比面罩通气更为安全有效。

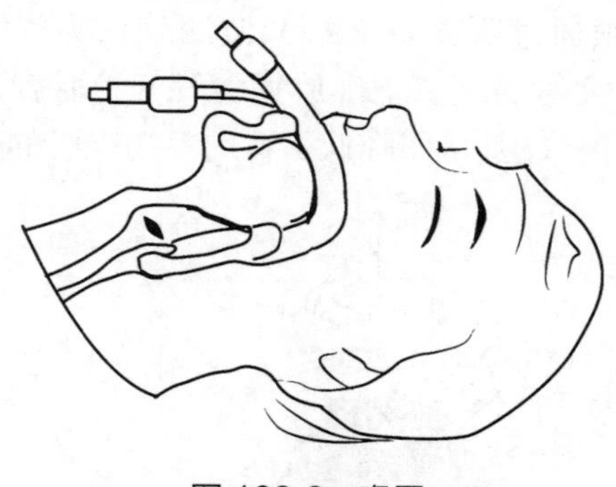

图 108-6 喉罩

尽管食管 - 气管联合导管和喉罩的置入不需要喉镜引导，操作较容易，可不需要终止心脏按压，但都难以达到气管内插管对呼吸道控制的程度，故只能作为暂时抢救方法。

具备条件时应立即施行气管内插管。因气管内插管可确保呼吸道通畅，防止发生误吸，使肺泡通气和供氧更加有效，并有利于清除呼吸道内的分泌物，人工呼吸可不受心脏按压的限制。对于心搏骤停患者，正确判断气管导管的位置可能会非常困难，观察胸廓起伏和肺部听诊可能会误导。由于心肺复苏时肺血流量较低，呼气末二氧化碳分压（$P_{ET}CO_2$）监测也不易区分食管和气管内插管。因此，在诸如心搏骤停等紧急情况下，Wee 推荐使用一种食管探测装置。注射器和自膨球囊均可采用，其原理是吸气时气管不变而食管由于其肌性结构会塌陷闭塞。已有文献证实，这种装置可用来有效鉴别气管或食管插管及其定位，在急症患者应用 Wee 描述的食管监测装置比 $P_{ET}CO_2$ 监测更加准确，尤其在急性心搏呼吸停止的患者，这种方法敏感度更高。但在急症插管中，这种方法发生假阴性的概率高于择期手术的麻醉患者，原因包括分泌物引起导管部分闭塞、肺不张、支气管痉挛和支气管内插管。在病理性肥胖患者中假阴性的发生率也较高，肥胖患者功能残气量减少，膨胀球囊产生的负压使大气道管壁黏膜塌陷使之闭塞，是发生假阴性的原因。尽管存在这些缺点，这种食管探测装置在诸如心搏骤停等紧急情况下还是十分有用的，尤其是与 $P_{ET}CO_2$ 联合使用时。

如果这些设备和技术都不能确保患者气道通畅，如面部、口腔或咽喉部严重损伤等不宜行气管内插管时，须立即行环甲膜穿刺，可将 12G、13G 或 14G 的套管针迅速穿过环甲膜插入气管。50psi（344.74kPa）的氧气通过粗套管针进行喷射通气，手术室及 ICU 应备有此类装置。当连环甲膜穿刺都无法满足要求时，我们需要尽早进行气管切开术。

在 CPR 期间，不管采用哪种人工气道，都不能停止或中断胸外心脏按压，气管内插管或置入其他人工气道的时间都力求不要超过 10 秒，以免影响心脏按压。

二、口对口人工呼吸

凡是能使胸廓容积改变或能将空气（或氧）吹入肺的措施，都能取得一定的人工呼吸效果。

然而，理想的人工呼吸，应能保持患者的 PaO_2 和 $PaCO_2$ 接近正常。徒手人工呼吸是心肺复苏时重要的人工呼吸方法，最常用方法是口对口（鼻）或口对面罩人工呼吸，尽管这种方法的吸入气中含有4%的CO_2，而O_2只有17%，但这对于维持生命已足够。其优点是不需要任何特殊器械，适合现场复苏。

施行口对口人工呼吸时，应先保持呼吸道通畅。操作者一手保持患者头部后仰，并将其鼻孔捏闭，另一手置于患者颈部后方并向上抬起。正常吸气并对准患者口部用力吹入；每次吹毕即将口移开并做正常吸气，此时患者凭胸廓的弹性收缩被动地自行完成呼气（图108-7）。

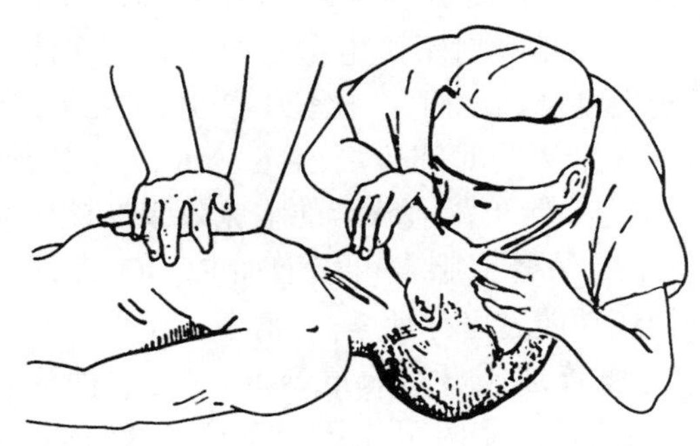

图108-7　口对口人工呼吸

研究表明，在CPR期间心输出量很低，从肺泡摄取的氧和从血液弥散到肺泡的CO_2也相对减少。因此，较低的肺泡通气量即可维持有效通气和通气/灌注比例。在成人CPR期间，未建立人工气道时，潮气量大小以可见胸廓起伏为度，约为500~600毫升；每次吹气时间应长于1秒，以降低气道压；每30次胸外心脏按压进行2次人工呼吸，呼吸频率为6~8次/min。人工呼吸时尽量不要中断胸外按压，并应避免过度通气，因为过度通气不仅可增加胸内压而影响静脉回流，降低心输出量，同时容易引起胃胀气、反流和误吸。

三、简易人工呼吸器

凡便于携往现场施行人工呼吸的呼吸器，都属简易呼吸器。各种简易呼吸器中，以面罩-呼吸囊人工呼吸器的结构最为简单，使用方便，复苏效果也好，已广泛应用，这种呼吸器由面罩、呼吸活瓣和呼吸囊所组成。使用时将面罩扣于患者口鼻部，挤压呼吸囊即可将气体吹入患者肺内。松开呼吸囊时随胸肺的弹性回缩将气体呼出，并经活瓣排到大气（图108-8）。人工气道建立后，也可将呼吸囊与人工气道相连接进行人工呼吸。呼吸囊远端有侧管和储氧囊，可与氧气源连接，提高吸入氧浓度。简易人工呼吸器是高级生命支持阶段常用的和不可缺少的设备。

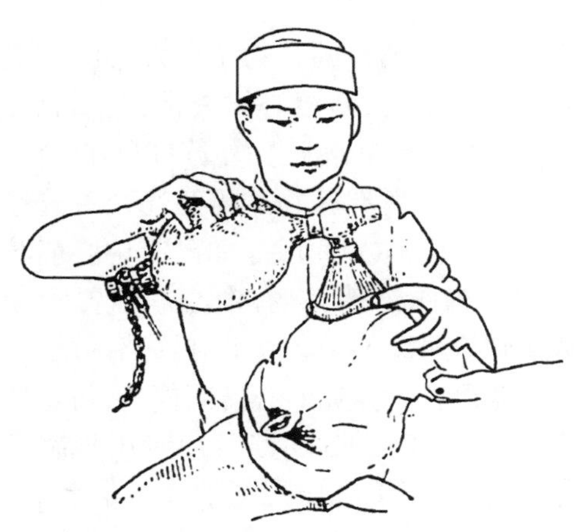

图108-8　简易人工呼吸器

四、机械通气

利用机械装置（呼吸机）辅助或取代患者的自主呼吸，称机械通气。进行机械通气必须有气管内插管或气管切开。主要用于高级生命支持和复苏后治疗，适用于医院内、ICU或手术室等固定医疗场所使用。机械通气可以改善患者的通气功能和氧合功能，纠正高碳酸血症和低氧血症，降低患者的呼吸作功和氧耗量，并能改善患者呼吸系统某些病理性改变。因此，应用多功能呼吸机进行机械通气，是复苏后治疗中一项重要措施。

应用呼吸机进行机械通气时，应特别注意正压通气对循环功能的影响。因为正压通气时可使胸内压增加，减少静脉回心血量，因而降低心输出量，尤其是在心脏复苏后早期以及低血容量的情况下，心输出量的降低更为明显。动物实验表明，比较慢的呼吸频率（6~12次/min）可改善血流动力学参数和短期存活率。因此，呼吸机潮气量的设置不宜过高，呼吸频率不宜过快，一般潮气量不超过8ml/kg，频率8~10次/min为宜。机械通气期间应监测通气量、$PETCO_2$和气道压，以避免气道压过高和过度通气。

第四节　心肺复苏期间的用药及输液

一、给药途径的选择

复苏时用药的目的是为了激发心脏恢复搏动并增强心肌收缩力，防治心律失常，调整急性酸碱失衡，补充体液和电解质。复苏期间的给药务必做到迅速、准确，所有药物的给药途径首选经静脉（IV）或骨髓腔内（IO）注射。如已有中心静脉置管者应由中心静脉给药，没有中心静脉置管者可由肘静脉穿刺给药。如果建立静脉通路困难者，尤其是继发于低血容量休克的心搏骤停者，可迅速建立IO注射通路。建立IO通路可用专用骨髓穿刺针在胫骨前、粗隆下1~3cm处垂直刺入胫骨，穿过胫骨皮质后有阻力消失感，以注射器回吸可见骨髓，说明穿刺成功。经IO可以输液、给药，其效果与静脉途径相当。如果因技术困难不能迅速建立静脉或骨内给药途径者，还可以经气管内插管给药。肾上腺素、利多卡因和阿托品均可经气管内给药，而碳酸氢钠、氯化钙不能经气管内给药。一般先将以上药物的常规用量2~2.5倍以生理盐水稀释到10ml，经气管内插管迅速注入，然后立即行人工呼吸，使药物弥散到两侧支气管系。由于心内注射引起的并发症较多，如张力性气胸、心脏压塞、心肌或冠状血管撕裂等，一般不主张采用。

二、心肺复苏的常用药物

1. 肾上腺素（epinephrine）　是心肺复苏中的首选药物，其药理特点：①具有α与β肾上腺素能受体兴奋作用，有助于停搏心脏恢复自主心律；②其α受体兴奋作用可使周围血管总阻力增加，而不增加冠状动脉和脑血管的阻力，同时可使舒张压升高，因而可增加心肌和脑的灌注；③能增强心肌收缩力，室颤者用肾上腺素后可由细颤波转为粗颤波，使电除颤成功率明显提高。

研究表明，在心脏按压时使用肾上腺素能明显增加冠状动脉和心内膜的血流量，并可增加脑血流量。心脏按压若未能使心搏恢复时，可静脉注入肾上腺素0.5~1.0mg或0.01~0.02mg/kg以促进心搏的恢复，必要时可重复注射，重复给药时间为3~5分钟。有人主张在CPR期间应用大剂量（0.1~0.2mg/kg）的肾上腺素，认为肾上腺素与复苏成功率之间存在量效关系。用0.01mg/kg肾上腺素的复苏成功率为40%，而用0.1mg/kg者则提高到90%。有报道10例院外复苏患者分别用肾上腺素1mg、3mg和5mg，结果发现用5mg者主动脉舒张压明显升高，而用1mg、3mg者无明显改变。但临床研究表明，虽然大剂量肾上腺素可使心搏恢复率提高，但并未提高心搏恢复患者的存活率。

最近一项针对不可电击心律的心搏骤停患者进行超大型观察性研究，比较1~3分钟内给予肾上腺素和3个更晚时间段内（4~6分钟，7~9分钟，及9分钟以上）给予肾上腺素的临床效果。该研究发现，及早给予肾上腺素可以增加ROSC、存活出院率和神经功能完好存活率。

2. 血管加压素（vasopressin）　是一种抗利尿激素，大剂量应用时可作用于血管平滑肌的V_1受体产生非肾上腺素样的血管收缩作用，使外周血管阻力增加。其半衰期为10~20分钟，比肾上腺素长。动物实验研究表明，在CPR期间加压素维持生命器官的血液灌注比肾上腺素可能更为有效。在长时间的CPR期间，重复给予加压素可改善存活率。一次用量及重复用量为40U，IV/IO。但复苏后发生的心肌抑制和内脏血流减少比用肾上腺素者较为明显，但可用小剂量多巴胺治疗。

临床研究表明，在CPR中使用加压素和肾上腺素一样有效，但并未显示比肾上腺素复苏效果更好。在一组40例院外室颤患者的随机双盲研究中发现，与常规剂量肾上腺素比较，加压素可改善24小时的存活率，但出院率未见显著差异。在另一项大样本临床研究中比较了200例住院复苏患者使用加压素和常规剂量肾上腺素的临床效果，研究发现两者在患者存活1小时或恢复出院方面未见显著差异。此外，一项多中心随机研究比较了1 186例院外心搏骤停患者最初两次应用加压素或肾上腺素的复苏效果，研究发现两组的存活入院率（36%*vs.*31%）及出院率（10%*vs.*10%）无显著差异。但是，仍有研究认为，在长时间或困难复苏患者中，维持血动力学方面血管加压素可能优于肾上腺素，或先用血管加压素再用肾上腺素可能改善复苏的预后。因此，有研究者建议，血管加压素与肾上腺素结合应用可能复苏效果更好。

2015 年 AHA 心肺复苏指南有新证据表明，心搏骤停时给予肾上腺素和加压素都可以改善自主循环恢复（restoration of spontaneous circulation，ROSC），但这两种药物的效果类似，联合使用肾上腺素和加压素，相比单独使用肾上腺素没有优势。故为了简单起见，已从成人心搏骤停流程中去除加压素。

3. 去甲肾上腺素（noepinephrine） 是一种血管收缩药和正性肌力药。主要兴奋 α_1 受体，对 β_1 受体兴奋作用远较肾上腺素为弱，故生理效应主要为收缩外周血管，使阻力增加而升高血压，同时又可反射性地兴奋迷走神经使心率减慢。药物作用后心输出量可增高，也可降低，其结果取决于血管阻力大小、左心功能状况和各种反射的强弱。

临床主要用于治疗各种顽固性低血压。在复苏中，主要用于自主心搏恢复后维持血压的稳定，以保证适当的冠状动脉灌注压。严重的低血压（收缩压 <70mmHg）和低周围血管阻力是其应用的适应证。去甲肾上腺素常用剂量：单次静脉注射为 5~20μg；连续静脉注射为 0.04~0.4μg/（kg·min），应逐渐调节剂量以维持血压稳定。应用时应特别注意：药液渗出血管外可致局部组织坏死；可引起肾血管痉挛，加重肾缺血；长期大量应用可发生急性左心衰竭、肺水肿、心内膜下心肌梗死等；停药时应逐渐降低药量直至完全撤除。

4. 多巴胺（dopamine） 属于儿茶酚胺类药物，是合成去甲肾上腺素的化学前体，存在于机体交感神经及中枢神经等组织中，药用注射剂为人工合成。多巴胺既能兴奋多巴胺受体（包括 D_1 和 D_2 等受体），也可兴奋 β 和 α_1 受体。用量为 1~3μg/（kg·min）时，主要表现为兴奋多巴胺受体。多巴胺 D_1 受体的激活可引起血管扩张，肾血流和肾小球滤过率增加、尿量增加，肠系膜血流增加。用量为 3~10μg/（kg·min）时，主要表现为兴奋 β_1 和 β_2 受体，使心率增快、心肌收缩力增强和心输出量增加，而全身血管阻力和肺血管阻力降低。用量大于 10μg/（kg·min）时，可兴奋 α、β_1 及 β_2 受体，引起全身血管阻力增加，肾血管收缩，心动过速或心律失常，因后负荷增加而降低心输出量。在复苏过程中，由于心动过缓和恢复自主循环后的低血压状态，常常选用多巴胺治疗。多巴胺和其他药物合用（包括多巴酚丁胺）仍是治疗复苏后休克的一种方案。如果充盈压改善，低血压持续存在，可以使用正性肌力药（如多巴酚丁胺）或血管收缩药（如去甲肾上腺素），以纠正和维持体循环灌注和氧供给。多巴胺常用剂量：单次静脉注射为 1~2mg，连续静脉注射为 5~20μg/（kg·min），超过 10μg/（kg·min）可导致体循环和内脏血管的收缩。

5. 多巴酚丁胺（dobutamine） 是一种合成的儿茶酚胺类药物，具有很强的正性肌力作用，常用于治疗心肌收缩力降低引起的心功能不全。多巴酚丁胺在增加心肌收缩力的同时伴有左室充盈压的下降，并具有剂量依赖性。该药在增加每搏量的同时，可反射性引起周围血管扩张，用药后动脉压一般保持不变，而与多巴胺合用可明显改善心功能和血压。但是，重症患者对多巴酚丁胺的正性肌力作用反应性变化很大，老年患者对多巴酚丁胺的反应性明显降低。当用量大于 20μg/（kg·min）时可使心率增加 10% 以上，能导致或加重心肌缺血。复苏期间主要用于改善已恢复自主心搏的心肌收缩力，与其他药物合用以维持循环稳定。常用剂量范围为 2~20μg/（kg·min）。

6. 利多卡因 利多卡因是最早用于治疗心律失常的药物，且对血流动力学几乎没有影响。利多卡因可使心肌因缺血或梗死而降低的纤颤阈值得以恢复或提高，并使心室舒张期心肌对异位电刺激的应激阈值提高，尤其适用于治疗室性期前收缩和阵发性室性心动过速。对于除颤后又复发室颤而需反复除颤的病例，利多卡因可使心肌的激惹性降低，或可缓解室颤的复发。目前的证据不足以支持心搏骤停后常规使用利多卡因。但若是因室颤/无脉性室性心动过速导致心搏骤停，恢复自主循环后，可以立即考虑开始或继续给予利多卡因。

在 CPR 期间，为了迅速达到和维持适当血药浓度，使用剂量可相对大一些。应用利多卡因的适应证包括：频发性室性期前收缩、室性二联律、多形性室性期前收缩、室性心动过速，还可预防性用于心肺复苏后和放置心导管时。单次静脉注射开始用量为 1~1.5mg/kg，每 5~10 分钟可重复应用，重复用量为 0.5~0.75mg/kg。CPR 期间单次给药就可以，一旦恢复窦性心律即可以 2~4mg/min 的速度连续静脉输注。

7. 胺碘酮（amiodarone） 其药理学作用较为复杂，同时具有钠、钾、钙离子通道阻断作用，并有 α 和 β 肾上腺素能受体阻滞功能。因此，对治疗房性和室性心律失常都有效。在 CPR 时，如果室颤

或无脉性室速对电除颤、CPR或血管加压素无效，可考虑应用胺碘酮。一项随机、双盲、对照的临床研究结果表明，对于院外发生的顽固性室颤或无脉性室速成年患者，给予胺碘酮(300mg或5mg/kg)可显著改善存活入院率，但存活出院率无显著差异。其他临床研究和动物实验均表明，胺碘酮在治疗室颤或室性心动过速方面具有一定的优势，但低血压和心动过缓的发生率较高。对于CPR、电除颤或血管加压素治疗无效的室颤和无脉室速，可选择胺碘酮治疗。成人胺碘酮的初始单次剂量为300mg(或5mg/kg) IV/IO，必要时可重复注射150mg(或2.5mg/kg)。维持用量10~30μg/(kg·min)，6小时后减半。

以下几种药物在传统的心肺复苏中都作为常规用药，但在2010年AHA心肺复苏指南中将它们都列为非常规用药。

8. 阿托品　是M型抗胆碱药，可通过阻断心肌M_2胆碱受体拮抗乙酰胆碱或迷走神经兴奋作用，可增强窦房结的自律性和房室传导。因此，阿托品对于因迷走神经亢进引起的窦性心动过缓和房室传导障碍有一定的治疗作用。但目前还没有前瞻性、临床对照研究证明阿托品用于心脏静止(asystole)和PEA时能改善其预后。发生心脏静止和PEA的主要原因是严重心肌缺血，而迷走神经兴奋在心脏静止和PEA的发生中有多大意义值得怀疑。心脏静止和PEA最为有效的治疗方法是通过胸外心脏按压及应用肾上腺素来改善冠状动脉血液灌注和心肌供氧。因此，2010年AHA心肺复苏指南中不推荐在心脏静止和PEA中常规使用阿托品。但对于因严重心动过缓而引起临床症状或体征(如神志突然改变、心绞痛、心力衰竭、低血压等)时，阿托品仍然是一线用药。临床研究表明，静脉注射阿托品可以明显改善心率和因心动过缓引起的临床症状和体征。

9. 氯化钙　钙可以增强心肌收缩力和心室自律性，使心脏的收缩期延长。因此，在传统的心肺复苏中，如果使用肾上腺素未能恢复自主循环时，可以静脉注射氯化钙。但是，多个临床研究都发现，钙剂在促进心脏静止和PEA的恢复中几乎没有任何效果。因此，心搏骤停不是应用钙剂的适应证。但在并存以下并发症时是应用钙剂的适应证，包括：高钾血症、低钙血症、高镁血症以及钙通道阻断剂中毒等。如果使用钙剂，建议使用氯化钙，使用剂量为10%氯化钙溶液2.5~5ml，或2~4mg/kg。

10. 碳酸氢钠　在CPR期间，心输出量很低，组织灌注和氧供不足，导致无氧代谢增加和乳酸性酸中毒。酸中毒的严重程度与心搏骤停的时间长短和CPR的效果相关。因此，在CPR期间纠正代谢性酸中毒的最有效方法是提高CPR的质量，增加心输出量和组织灌注，改善通气和氧供，以利于自主循环的恢复。在CPR期间常规、盲目应用碳酸氢钠来纠正酸中毒是很不利的。因为在心脏按压时心输出量很低，通过人工通气虽然可维持动脉血的pH在正常或偏高水平，但静脉血和组织中的酸性代谢产物及CO_2不能排出，导致pH降低和PCO_2升高。给予的碳酸氢钠可解离生成更多的CO_2，因不能及时排出，又可使pH降低。同时，由于CO_2的弥散能力很强，可以自由地透过血-脑屏障和细胞膜，而使脑组织和细胞内产生更加严重的酸中毒。这对心肌和脑功能都有抑制作用，尤其是对缺血性心脏更为严重。实际上，在CPR期间代谢性酸中毒的发展很缓慢，直到心搏骤停15~20分钟，酸中毒才会严重。因此，在复苏期间不主张常规应用碳酸氢钠。对于原已存在严重的代谢性酸中毒、高钾血症、三环类或巴比妥类药物过量，可考虑给予碳酸氢钠溶液。碳酸氢钠的首次用量为1mmol/kg，如未进行血气分析时，每10分钟可重复给0.5mmol/kg。最好能根据动脉血气分析结果按下列公式计算：

$$NaHCO_3(mmol)=BE \times 0.25 \times 体重(kg)$$

11. β受体阻滞剂　一项观察性研究表明，心搏骤停后使用β受体阻滞剂可能比不用β受体阻滞剂复苏效果好。尽管这项观察性研究还不足以成为有力证据将其建议为常规疗法的，但是因室颤/无脉性室性心动过速导致心搏骤停而入院后，可以考虑尽早开始或继续口服或静脉注射β受体阻滞剂。另一项针对因室颤/无脉性室性心动过速导致心搏骤停，然后恢复自主循环的患者的观察性研究中，发现使用β受体阻滞剂与生存率增加相关。但是，这项发现仅仅是一种相关关系，心搏骤停后β受体阻滞剂的常规使用可能会有危害，因为β受体阻滞剂可能引起或加重血流动力学不稳定的情况，加重心力衰竭，引起缓慢型心律失常。因此，医护人员应该评估患者个体是否适用β受体阻滞剂。

12. 腺苷　腺苷可以减慢窦房和房室结传导、延长不应期，对终止阵发性室上性心动过速(PVST)很有效，而阵发性室上性心动过速最常见

8

的原因就是房室结折返。该药引发一过性房室传导阻滞,可作为揭示不明激动源的快速性心律失常(例如房颤、房扑)潜在机制的诊断性用药。因为腺苷可被细胞迅速摄取和代谢,为保证药物在房室结处有足够的浓度,必须在离心脏较近的静脉血管快速注入。腺苷首剂量为 6mg,必要时在 1~2 分钟内给予第 2 次剂量 12mg,如果放置了中心静脉导管,剂量可分别减至 3mg 和 6mg。如果药物注射部位远离心脏且注射较慢(如经手背静脉小血管),不但无效,反而还可短暂加重心动过速。这种反常的心率加快表明腺苷在房室传导不全阻滞时可增加交感兴奋性。由腺苷引起的房室传导阻滞可被茶碱或甲基嘌呤所拮抗,被双嘧达莫和卡马西平所增强,当使用腺苷出现心脏不良反应时可用这些药物来处理。需要注意的是,腺苷应该禁用或慎用于支气管哮喘或 COPD 患者。

13. 纳洛酮(naloxone)　纳洛酮是一种纯粹的阿片受体拮抗剂,本身无内在活性,但能竞争性拮抗各类阿片受体,特别对 μ 受体有很强的亲和力,起效迅速,拮抗作用强,能同时逆转阿片类激动剂的所有作用。2015 年 AHA 心肺复苏指南中新提出了针对已知或疑似阿片类药物过量患者的心搏骤停的处理。在这类患者中标准复苏程序优先于纳洛酮给药,重在高质量 CPR(按压和通气)。但是由于患者可能是呼吸停止而非心搏骤停,两种情况又难以辨别,故应该考虑肌内注射(IM)或鼻内给予(IN)纳洛酮以帮助那些实际为严重呼吸抑制(即很难判断是否有脉搏)的无反应患者。

第五节　心肺复苏期间的监测

实施 CPR 时,在不影响胸外按压的前提下,应立即加强监测和建立输液途径,以便对病情进行判断以及采取必要的药物治疗。主要监测内容包括:心电图、ET-CO_2、冠状动脉灌注压(CPP)、动脉压、CVP、SpO_2 和中心静脉氧饱和度($ScvO_2$)。尤其要注意对 $ETCO_2$、CPP 和 $ScvO_2$ 的监测,这些指标对病情的正确判断以及对患者实施救治措施后的反应评估都具有重要价值。因为在实施 CPR 期间,这些参数与患者的心输出量和心肌血液灌注密切相关。如果以上参数低于自主心搏恢复的阈值,复苏是很难成功的,如果突然升高,常表示自主心搏的恢复;而且不需要中断胸外按压就可以监测到。

1. 心电图(ECG)　监测心电图十分重要,因为导致心搏骤停的原因可能是心室停顿,电 - 机械分离,也可能是心室纤颤或无脉性室性心动过速,心脏都已失去泵血功能,都应施行胸外心脏按压。但对心室纤颤或无脉性室性心动过速尽早进行电除颤治疗,其效果和预后是不同的。只有心电图(或开胸直视)才能对其进行鉴别。在复苏过程中还可能出现其他心律失常,心电图监测可以明确其性质,为治疗提供极其重要的依据。

2. 呼气末 CO_2(end-tidal CO_2,$ETCO_2$)　$ETCO_2$ 是指呼气末呼出气体中 CO_2 的浓度或分压,正常值为 35~40mmHg。近年来在复苏过程中连续监测 $ETCO_2$ 用于判断 CPR 的效果,是一较为可靠的指标。在心搏骤停时,体内仍然产生 CO_2,但因肺循环也停止,体内的 CO_2 不能转运到肺泡,即使肺泡有通气也测不到 CO_2。一旦建立人工循环,体内 CO_2 即可通过肺循环转运到肺泡。在建立人工气道进行 CPR 期间,体内 CO_2 的排出主要取决于心输出量和肺组织的灌注量而非通气量。当心输出量和肺灌注量很低时,肺泡无效腔量增大,$ETCO_2$ 则很低(<10mmHg);当心输出量增加、肺灌注量改善时,$ETCO_2$ 则升高(>20mmHg),表明胸外心脏按压已使心输出量明显增加,组织灌注得到改善。当自主循环功能恢复时,最早的变化是 $ETCO_2$ 突然升高,可达 40mmHg 以上。可见,在肺泡通气比较稳定时,$ETCO_2$ 与心输出量具有很好的相关性。因此,连续监测 $ETCO_2$ 可以判断胸外心脏按压的效果,指导进行高质量的 CPR。一般经过 20 分钟心肺复苏后,二氧化碳波形图监测的 $ETCO_2$ 仍不能达到 10mmHg,则恢复自主循环和存活的概率极低,如果能维持 $ETCO_2$>10mmHg 表示心肺复苏有效。但在应用碳酸氢钠时可影响其可靠性,也只适用于院内 ICU 和手术室内的复苏。

3. 动脉血压(arterial blood pressure,ABP)　血压是衡量循环功能状态的基本参数,在 CPR 期间如能监测 ABP,不仅可以实时评估心脏按压时冠状动脉灌注压的情况,还可以评价心脏按压的有效性,用以指导提高按压的质量。如果在胸外按压时，动脉舒张压低于20mmHg是很难恢复自主心搏的，应进一步提高CPR的质量，并考虑同时应用肾上腺素或血管加压素。

4. 冠状动脉灌注压(coronary perfusion pressure, CPP) CPP为主动脉舒张压与右房舒张压之差，对于改善心肌血流灌注和恢复自主心搏的恢复十分重要。临床观察表明，在CPR期间CPP低于15mmHg，自主心搏是难以恢复的。实际上，在CPR期间很难监测和计算CPP，如果能监测直接动脉压，动脉舒张压与主动脉舒张压很接近。因此，在ACLS阶段监测动脉压对于评价CPR的有效性和鉴别自主心搏是否恢复都是十分重要的。

5. 中心静脉压(central venous pressure, CVP) CVP是指位于胸腔内的上、下腔静脉或平均右心房的压力。CVP主要反映右心功能与静脉回心血量之间的平衡关系，对评估右心功能与其前负荷之间的关系具有重要的临床意义。因此，一般都在进入复苏后治疗阶段建立CVP监测，即可评价是否存在低血容量或心功能障碍，是一条非常有效的静脉通路。CVP的正常值为6~10mmHg，小于4mmHg表示右心充盈不佳或血容量不足；CVP高于12mmHg则表示右心功能不全或输液量超负荷。应该强调的是，CVP不应单纯看其单次测定值的高低，更不应强求以输液来维持所谓正常值，这样往往会导致输液超负荷。在重症患者中，连续观察CVP的动态改变，比单次测定CVP更具有临床指导意义。

6. 脉搏氧饱和度(SpO_2) 动脉血氧饱和度(SaO_2)是指血液中氧合血红蛋白占功能性血红蛋白(氧合血红蛋白+去氧血红蛋白)的百分比，表示在一定的PaO_2时血红蛋白与氧结合的程度，直接影响血氧含量。SaO_2与血红蛋白的量无关，与PaO_2呈S形曲线关系，即氧解离曲线。在吸空气时的正常值为96%~98%。当低于90%时，PaO_2已降到60mmHg以下，处于曲线的陡坡部位，表示SaO_2随着PaO_2的降低而显著下降，说明缺氧已处于失代偿状态。根据氧合血红蛋白与去氧血红蛋白具有不同的吸收光谱，并通过动脉搏动信号排除静脉和毛细血管的干扰而设计的脉搏氧饱和度测定仪(pulse oximeter)，可连续监测患者的SpO_2。根据测定，SpO_2与SaO_2呈显著相关，相关系数为0.90~0.98。因此，监测SpO_2已广泛应用于临床麻醉和重症患者。在CPR期间由于心输出量很低，末梢的血流灌注很差，很难监测到SpO_2，只有自主心搏恢复，全身循环状态改善后，才能监测到SpO_2。因此，在CPR期间如能监测到SpO_2，说明复苏是有效的。

7. 中心静脉血氧饱和度($ScvO_2$)监测 $ScvO_2$与混合静脉血氧饱和度(SvO_2)有很好的相关性，是反映组织氧平衡的重要参数，而且在临床上监测$ScvO_2$更具可操作性。$ScvO_2$的正常值为70%~80%。在心肺复苏过程中，$ScvO_2$一般为5%~20%，如果复苏不能使$ScvO_2$达40%，即使可以间断测到血压，复苏成功率仍很低。如果$ScvO_2$大于40%，则有自主心搏恢复的可能；如果$ScvO_2$在40%~72%，自主心搏恢复的概率逐渐增大；当$ScvO_2$大于72%时，自主心搏可能已经恢复了。因此，在CPR期间持续监测$ScvO_2$为判断心肌氧供是否充足，自主循环能否恢复提供了客观指标。在复苏后早期，患者的血流动力学常不稳定，有发生再次心搏骤停的可能，连续监测$ScvO_2$有利于早期发现病情变化。如果$ScvO_2$突然或逐渐降低(<40%~50%)，提示可能再次心搏骤停；而$ScvO_2$大于60%~70%，则提示血流动力学趋于稳定。持续异常高的$ScvO_2$(>80%)，同时存在较低的DO_2，提示机体对氧的利用能力发生障碍，其预后很差，可能与停搏时间过长及大量应用血管收缩药物有关。

第六节 基本生命支持

尽管引起心搏骤停的原因很多，但复苏的基本策略大致相同。对于成人来说，“生存链”(chain of survival)包括：①早期识别心搏骤停和启动EMSs；②尽早进行CPR，强调立即进行胸外心脏按压；③尽早进行电除颤；④进行有效的高级生命支持；⑤实施全面的复苏后治疗。如果以上“生存链”能有效实行，对于院前因室颤引起的心搏骤停的救治存活率可达50%。

根据2015年AHA心肺复苏指南建议，为了确认患者获得救治的不同途径，将“生存链”进行了进一步的细分，分为院内心搏骤停(in-hospital cardiac arrest, IHCA)与院外心搏骤停(out-of-hospital cardiac arrest,OHCA),具体步骤见图 108-9。且心肺复苏的顺序可以在某些情况下改变,比如在医护人员可以快速取得并使用AED时。具体来说,当可以立即取得 AED 时,对于有目击的成人心搏骤停,应尽快使用除颤器。若成人在未受监控的情况下发生心搏骤停,或不能立即取得 AED 时,应该在他人前往获取以及准备 AED 的时候开始心肺复苏,而且视患者情况,应在设备可供使用后尽快尝试除颤。

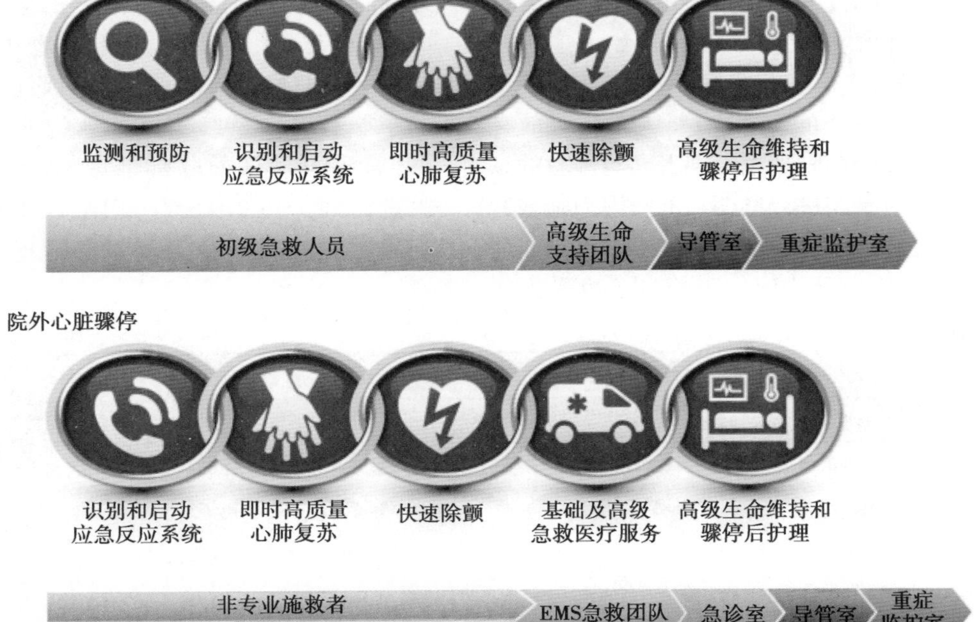

图 108-9 院内心搏骤停(IHCA)与院外心搏骤停(OHCA)生存链

BLS 是心搏骤停后挽救患者生命的基本急救措施。胸外心脏按压和人工呼吸(包括呼吸道的管理)是 BLS 的主要措施。成人 BLS 的基本内容包括:立即识别心搏骤停和启动紧急医疗服务系统(EMSs);尽早实施高质量的 CPR;早期进行电除颤(图 108-10,图 108-11)。通过 BLS 可维持患者的基本生存需要,以便专业复苏队伍进行高质量的复苏,或可使病情恢复到可维持的程度,以便尽早得到高级生命支持和全面的复苏后治疗。

1. 尽早识别心搏骤停和启动紧急医疗服务系统(EMSs) 对心搏骤停的早期识别是十分重要的,但这对非专业或专业人员来说都是很困难的。一旦犹豫不定,就可能失去宝贵的抢救时间。因此,为了避免在判断过程中花费过多时间,在 2010 年 AHA 心肺复苏指南中不再强调将大动脉是否搏动作为诊断心搏骤停的必要条件,也将“看、听、感”作为判断呼吸是否存在的方法删除。

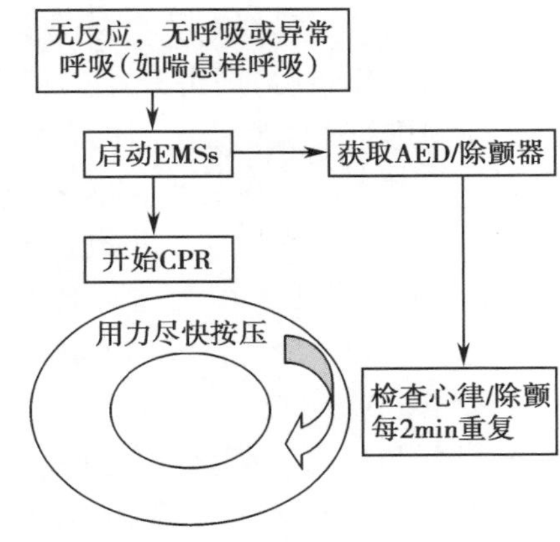

图 108-10 简捷成人 CPR 流程

对于非专业人员来说,如果发现有人突然神志消失或晕厥,可轻拍其肩部并大声呼叫,如无反应(无回答、无活动),并且没有呼吸或有不正常呼吸(如喘息性呼吸),就应该立即判断其已发生心搏骤停,不需要检查是否有脉搏。这时,应立即呼叫急救中心，启动 EMSs，以便争取时间获得专业人员的救助，尽早得到电除颤。即使是专业救治人员，在 10 秒内还不能判断是否有脉搏，也应该立即开始 CPR。如果有 2 人或 2 人以上在急救现场，一人立即开始进行胸外心脏按压，另一人打电话启动 EMSs。如果认为事发现场不安全，应立即将患者转移到安全地带后进行急救。

2. 尽早开始 CPR　CPR 是复苏的关键，启动 EMSs 后应立即开始 CPR。胸外心脏按压是 CPR 的重要措施，因为在 CPR 期间的组织灌注主要依赖心脏按压。因此，在成人 CPR 一开始就应优先进行胸外心脏按压。

在过去实施 CPR 的步骤中，将人工呼吸放在第一位，这样可能会影响现场旁观者参与施救的意愿，使其不能及时参与进行早期复苏。因为施救者可能会觉得 CPR 操作较复杂，而自己缺乏复苏训练，尤其是人工呼吸会让他们害怕自己也受到伤害，因此不愿意进行口对口（鼻）人工呼吸，但这样往往会延迟开始复苏的时间。

实际上，在心搏骤停的最初数分钟内仍有氧存留在患者肺内和血液中，及早开始胸外心脏按压可尽早建立血液循环，将氧带到大脑和心脏。研究表明，对于院前心肺复苏，单纯胸外心脏按压与传统的 CPR 相比，存活率是相近的。因此，2010 年 AHA 心肺复苏指南将成人 CPR 的顺序由 A-B-C 改为 C-A-B。建议非专业人员在现场复苏时，先进行单纯胸外心脏按压，这样更容易被大多数旁观者所接受，能更早地开始心肺复苏。2015 年 AHA 心肺复苏指南中再次强调了这些，要求施救者应持续实施单纯胸外按压式心肺复苏，直到自动体外除颤器或有参加过培训的施救者赶到。在 2015 年 AHA 心肺复苏指南中还列出了 BLS 中成人高质量心肺复苏的注意事项（表 108-1）。

表 108-1　BLS 中成人高质量心肺复苏的注意事项

施救者应该	施救者不应该
以 100 至 120 次每分钟的速率实施胸外心脏按压	以至少 100 次每分钟或大于 120 次每分钟的速率按压
按压深度至少达到 5cm	按压深度小于 5cm 或大于 6cm
每次按压后让胸廓完全回弹	在按压间隙倚靠在患者胸部
尽可能减少按压中的停顿	按压中断时间大于 10 秒
给予患者足够的通气（30 次按压后 2 次人工呼吸，每次呼吸超过 1 秒，每次须使胸部隆起）	给予过量通气（即呼吸次数太多，或呼吸用力过度）

引自：《2015 年美国心脏学会心肺复苏与心血管急救指南更新摘要》（中文版）。

胸外心脏按压开始后，即可开始进行人工呼吸。在 CPR 期间进行人工呼吸的目的是供给机体 O_2 和排出 CO_2。对于心搏骤停时间长者，或者因窒息引起心搏骤停者（如溺水、小儿窒息等），人工呼吸与心脏按压同样重要。因为这时血中的氧可能已耗尽，或患者已处于严重低氧血症状态。进行人工呼吸时，推荐每次送气时间应大于 1 秒，以免气道压过高；潮气量以可见胸廓起伏即可，尽量避免过度通气；先进行心脏按压 30 次，然后进行 2 次人工呼吸，以后以心脏按压与人工呼吸之比为 30∶2 进行复苏，直到人工气道的建立。心脏按压应持续进行，不能因为人工呼吸而中断心脏按压。对于有目击者、有可电击心律的院外心搏骤停患者，基于优先权的多层急救系统可以借助 3 个 200 次持续按压的按压周期，加被动给氧和辅助气道装置的策略，来延迟正压通气，研究表明这样做患者的神经功能性良好的存活率会有所增加。

3. 尽早进行电除颤（defibrillation）　电除颤是以一定量的电流冲击心脏使室颤终止的方法，以直流电除颤法应用最为广泛。在心搏骤停中心室纤颤的发生率最高，Holter 监测结果表明，在医院外发生心搏骤停者，85% 以上的患者开始都有室性心动过速，很快转为室颤，而电除颤是目前治疗室颤和无脉速的最有效方法。对于室颤者，如果除颤延迟，除颤的成功率明显降低，室颤后 4 分钟内、CPR8 分钟内除颤可使其预后明显改善。发生室颤后数分钟内即可发展为心脏静止，复苏也更加困难。因此，施行电除颤的速度是复苏成功的关键，应尽快施行电除颤。尽早启动 EMSs 的目的之一，也是为了尽早得到自动除颤器（automated external defibrillator，AED）以便及时施行电除颤。如果在事发区域内可以取到 AED，应派在场者迅速取来。

如果发病超过5分钟，则应先进行2分钟CPR后再除颤。根据心电图波形的振幅和频率高低，室颤可分为粗颤和细颤，反映了心肌损害的严重程度。严重心肌缺血可减弱心肌的电活动，降低振幅和频率，即为细颤。如不能将细颤转变为粗颤，除颤效果及预后则不佳。初期复苏的各种措施再加上注射肾上腺素，一般均能将细颤转变为粗颤。

目前市售的除颤器都为双向性除颤器，但也有以前生产的单向性除颤器。双向性除颤器所需的除颤能量较低（≤ 200J），除颤成功率也较高，但无改善出院率的证据。除颤时将电极板置于胸壁进行电击称为胸外除颤，开胸后将电极板直接放在心室壁上进行电击称为胸内除颤。胸外除颤时将一电极板放在靠近胸骨右缘的第2肋间，另一电极板置于左胸壁心尖部。电极下应垫以盐水纱布或导电糊并紧压于胸壁，以免局部烧伤和降低除颤效果。成人胸外除颤双相波电能为120~200J（焦耳），如果不知道生产商的推荐值，则后续除颤可选择最大能量值。小儿开始的能量一般为2J/kg，再次除颤至少为4J/kg，最大不超过10J/kg或成人的最大能量值。胸内除颤时，成人开始的能量为10J，后续除颤一般不超过40J；小儿开始的能量为5J，后续除颤一般不超过20J。除颤后应立即行心脏按压和人工呼吸。室上性或室性心动过速也可行电复律治疗，但所需要的电能较低，治疗成人心房纤颤所需双向波能量为120~200J，治疗心房扑动所需双向波能量为50~100J。治疗儿童室上性心动过速所需能量为0.5~1J/kg，一般不超过2J/kg。

对于特殊环境下发生心搏骤停的患者，应该根据具体情况采取不同的复苏方法。如溺水者，无论是淡水还是海水淹溺的患者，BLS的处理并无差别。如果患者无呼吸，救援人员应立即施行口对口人工呼吸，但在水中没有施行胸外心脏按压的必要，因为水内按压并不能生效。疑有颈椎骨折（跳水淹溺）时，必须先用硬板垫于患者头和背部后才将患者抬出水面，以免损伤脊髓。如需进行人工呼吸，忌用头后仰位，仅将头部置于自然正中位即可。淹溺患者如因吞入大量水而致胃肠显著胀满，必要时可将其置于侧卧位并于上腹部加压，使其胃内的液体流出。也可将患者置于俯卧位，并悬起其上腹部以利胃内液体的外流。淹溺者经过BLS后应尽早送往医疗单位继续诊治，即便复苏后呼吸循环已恢复稳定，亦应送往医院继续观察，以免贻误并发症的防治。对电击或雷击者，行CPR之前一定要确定患者已脱离危险环境，如已切断电源等。

第七节　高级生命支持

高级生命支持（advanced cardiovascular life support，ACLS）是更进一步的基本生命支持，是专业人员以高质量的复苏技术、复苏器械、设备和药物进行治疗，以争取最佳疗效和预后的复苏阶段，是生命链中重要环节。

高级生命支持的内容包括：继续BLS以恢复自主心搏，防止心搏骤停再次发生，采取干预措施改善自主心搏已恢复者的预后。具体措施包括：建立人工气道，进行人工呼吸，以维持有效的肺泡通气和供氧；继续高质量的CPR，恢复和维持自主心搏，防止再次发生循环骤停；完善必要的监测措施，如心电图、血压、SpO_2及$ETCO_2$等，以达到高质量的CPR，并可及时识别自主循环是否恢复情况以及心律失常的类型；建立静脉/骨髓腔内（Ⅳ/IO）输液通路，采取必要的治疗措施包括输液、药物和电除颤等，促进自主心搏的恢复和维持循环功能的稳定。高级生命支持的总目标是恢复自主心搏，使患者的病情趋于稳定，以便进入复苏后治疗。因此，承担高级生命支持的单位，包括医院、急救中心、急救车、急救船和急救飞机等，必须有受过专门训练的专业人员，并准备有复苏专用仪器和设备。

（一）维持呼吸道通畅和有效人工呼吸支持

在高级生命支持阶段应该强调人工呼吸和氧供的重要性，实际上在CPR期间胸外心脏按压和人工呼吸是缺一不可的。在心搏骤停早期，血液内还储存了一定的氧，关键是将这些氧通过血流送到生命器官去。因此，心脏按压的意义优先于人工呼吸，不能因人工呼吸而打断了心脏按压。但血液内，尤其是脑组织的氧，在数分钟内即可消耗殆尽，一旦心脏按压已开始，就应及时进行人工呼吸，目的是给机体提供氧和将体内产生的CO_2排到体外。在此阶段应利用专业人员的优势和条件，进行更高质量的心脏按压和人工呼吸，以充分提高生命器官的血液灌注和氧供。

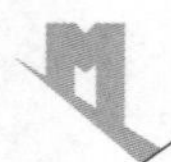

在CPR期间，氧吸入非常重要。尽管吸入100%纯度的氧有发生潜在氧中毒的风险，但目前还没有证据证明在CPR期间短时间吸入纯氧的危害。实际上，在CPR期间吸入100%纯度的氧可明显增加动脉血氧含量，从而增加氧的输送量，有利于心脏复苏。因此，在CPR期间，如果能得到纯氧的话，应尽量吸入高浓度氧以提高吸入氧浓度。鉴于正压人工通气可增加胸内压从而引起对心脏的负面影响，有人主张开始时不进行正压人工通气，而采取被动吸氧的方法进行供氧。所谓被动吸氧（passive oxygen delivery）是指在CPR期间，保持呼吸道通畅，将与氧气连接的面罩覆盖在患者的口鼻部，随着胸外按压可将肺内气体排出，同时胸廓复张时将氧气吸入。有人观察到，在CPR开始前6分钟内，采取被动吸氧方法可改善存活率，但被动吸氧方法能否获得良好的通气效果仍有待于研究。

为了获得良好的肺通气效果，必须维持呼吸道通畅，并适时建立人工气道，这样更有利于心脏复苏和复苏后的进一步治疗。但何时建立人工气道最佳以及采用何种人工气道最好仍缺乏循证医学的依据。有观察表明，在院内复苏期间，心搏骤停后5分钟内气管内插管并未增加自主循环的恢复率，但可改善24小时存活率。一般认为，在ACLS时的最佳选择是气管内插管，不仅可保证CPR时的通气与供氧、防止发生误吸和避免中断胸外心脏按压，并可通过监测ETO_2来提高CPR的质量。气管内插管的定位是非常重要的，当患者已转运到医疗单位后，应常规检查胸部X线片以确保气管内导管远端在气管内隆突以上的位置。通过高级人工气道进行正压通气时，除了应监测呼吸频率外还应监测通气量和气道压力。由于正压通气可使胸内压增高，从而减少回心血量，降低心输出量，在处于低血容量状态下以及心肺复苏期间此现象更为明显。同时，在复苏期间，心输出量都比较低，所需要的通气量也相应减少。因此潮气量和呼吸频率都可适当降低，呼吸频率为8~10次/min，维持气道压低于30cmH_2O，避免过度通气。

（二）恢复和维持自主循环

高级生命支持期间应着力恢复和维持自主循环，为此应强调施行高质量的CPR以及对室颤和无脉室速者进行早期除颤。因室颤和无脉室速引起心搏骤停者，早期CPR和迅速除颤可显著增加患者的存活率和出院率。对其他类型的心搏骤停者，ACLS的首要任务是采取高质量的复苏技术和药物治疗以迅速恢复并维持自主心搏。经CPR自主循环恢复者，应避免再次发生心搏骤停，并采用体液治疗和药物治疗来维持循环稳定，即进入到复苏后治疗阶段，以求改善患者的预后。

高质量的CPR、药物治疗（详见第4节）和规范的复苏程序对于恢复患者的自主心搏非常重要（图108-11）。开始CPR后即需考虑是否进行电除颤，应用AED可自动识别是否为室颤或无脉室速（VF/VT），如果VF/VT的诊断成立应立即进行除颤。除颤后不应急于检查脉搏，而需立即CPR 2分钟，并应建立静脉通路（IV）或骨髓腔内注射通路（IO）以便进行药物治疗。CPR 2分钟后再检查心律，如果仍为VF/VT，则再次除颤，并继续CPR 2分钟，通过IV/IO给予肾上腺素（每3~5分钟可重复给予），同时建立人工气道，监测$ETCO_2$。再次除颤、CPR 2分钟后仍为VF/VT，可继续除颤并继续CPR 2分钟，同时考虑应用抗心律失常药物治疗，如胺碘酮，并针对病因进行治疗。如此反复进行救治，直至自主心搏恢复。如果是无脉性电活动或心脏静止PEA/asystole，则应立即进行CPR，并应开放静脉或骨髓腔内输液通路，给予肾上腺素（每3~5分钟可重复给予），同时建立人工气道和监测$ETCO_2$。CPR 2分钟后检查心律，如果诊断为VF/VT则进行除颤治疗，如果仍为无脉性电活动或心脏停搏，则应立即CPR 2分钟，同时进行病因治疗。如此反复循环救治，直至自主循环恢复并进入复苏后治疗。

如果想通过施行高质量的CPR来促进自主循环的恢复，那么有效监测患者的生理功能与生命体征，如ECG、$ETCO_2$、动脉血压和$ScvO_2$等是非常重要的。在CPR期间，实时监测可以在持续心脏按压的情况下对心律的性质或者自主心搏的恢复情况进行判断，还能评判复苏或操作技术的效果，改善复苏质量，对患者的预后也可进行有效评估。例如，在CPR期间，如果$ETCO_2$低于20mmHg，表明CPR的质量不高或复苏效果不满意；如果动脉舒张压低于20mmHg或冠状动脉灌注压低于15mmHg，那么患者的自主心搏很难得到有效恢复；如果经过努力的复苏，能使$ScvO_2$大于60%，则说明患者有自主心搏恢复的可能。因此，适当的监测手段对提供高质量的CPR，促使自主循环的恢复和维持循环稳定都是十分有益的。

8

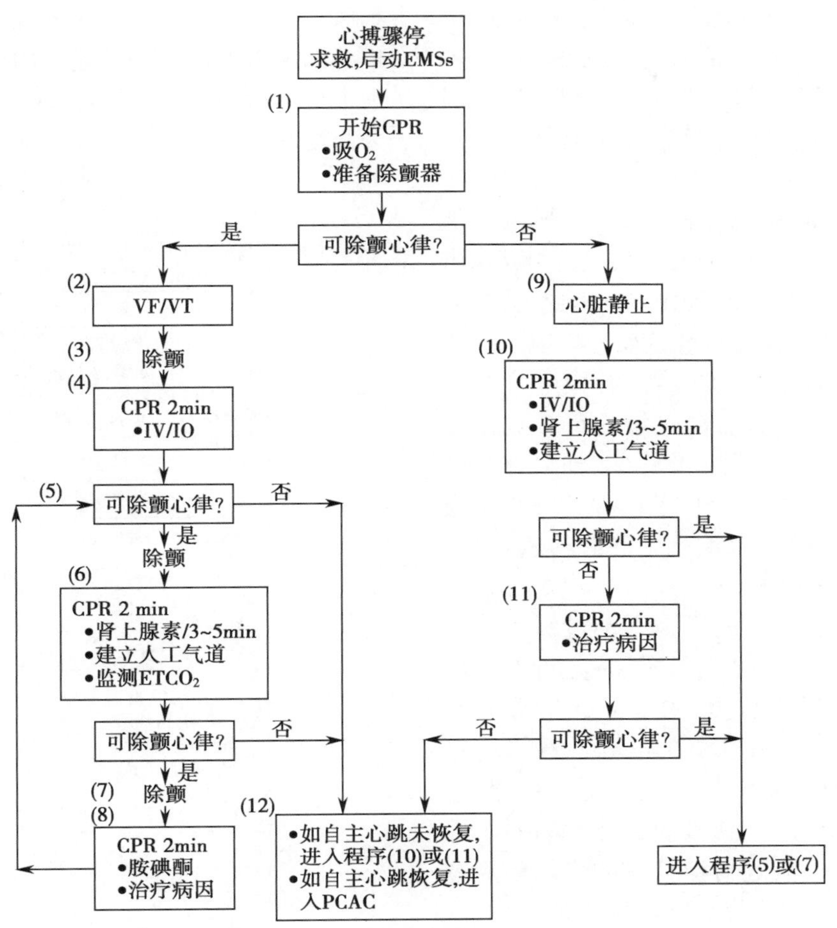

图 108-11 高级生命支持(ACLS)流程

病因治疗对成功复苏是十分重要的,尤其是对于自主心搏难以恢复或自主心搏已恢复却难以维持循环稳定者,都应考虑对引起心搏骤停的病因进行治疗。

(三)有症状的心动过缓和心动过速的处理

在ACLS阶段常遇到各种各样的心律失常,及时诊断和治疗对于有效恢复自主循环和维持循环稳定都是十分重要的,主要目标是在于快速识别和治疗那些引起生理功能不稳定的心律失常。

毫无疑问,无脉性心律失常应立即按照心搏骤停的处理流程进行复苏,而对有脉性心动过缓或心动过速的处理流程则是不同的。患者因心律失常导致生理功能处于不稳定状态,其生命器官发生了急性损伤,可能即将发生或正在发生心搏骤停,称之为生理功能不稳定心律失常,应该立即给予治疗。患者因心律失常而引起相应的临床症状,如心慌气短、呼吸困难或头痛等,但不会立即危及生命,称之为有症状心律失常,救治者仍可有时间来考虑采取何种处理措施最佳。

一旦发生心律失常,救治者应该根据ECG、临床表现及体征进行评估,评估内容包括呼吸功能、氧合状态、血压、心率、神志以及是否有器官灌注不足的表现等,并判断心律失常是直接引起生命危险或症状的原因还是继发于其他病因。如果仅依据心律失常的ECG表现,而忽视了其临床表现和体征,往往会导致处理错误。例如,感染性休克患者通常表现为窦性心动过速,心率超过140次/min,血压降低,这是非常危险的。但这也是一种代偿性心率增快,而不是引起生理功能不稳定的原因,单纯纠正心动过速并不能改善患者生理功能不稳定的状态。相反,对严重的缺血性心脏病患者来说,突然的心率增快,可显著增加心肌耗氧量从而加剧心肌缺血,甚至可导致严重的并发症。在这种情况下,尽快降低心率可有效改善心肌的氧供需平衡,从而改善心功能状态。如果是合并有呼吸衰竭和低氧血症者,发生了低血压和心动过缓,这时的心动过缓也不是引起生理功能不稳定的主要原因，单纯治疗心动过缓而不纠正低氧血症也是不能改善病情的。因此，判断引起生理功能不稳定的原因是十分重要的，我们可针对病因采取直接的治疗措施。

1. 心动过缓（bradycardia） 一般认为，心率低于 60 次 /min 即可诊断为心动过缓，但能引起临床症状的心率一般都低于 50 次 /min。因此，首先应判断心动过缓是否引起了临床症状或影响了循环稳定性，然后再判断导致心动过缓的原因。

临床上缺氧是引起心动过缓的最常见的原因。因此，应首先检查呼吸和 SpO_2，如果存在低氧血症或有呼吸困难体征，应及时保持呼吸道通畅，必要时给予呼吸支持治疗。同时检查血压、神志和组织灌注情况等，并记录 12 导联 ECG 以判断心动过缓的性质。如果因心动过缓引起循环功能不稳定或急性神志障碍等，应立即给予治疗。首选药物是阿托品，0.5~1.0mg（iv），如有必要可间隔 3~5 分钟追加至 0.04mg/kg，最大总量不超过 3mg。无效者可选择体外或静脉起搏，或在蛛网膜下腔麻醉时，静脉推注小剂量肾上腺素（0.2mg）。术中心脏起搏器技术的应用已经减少了异丙肾上腺素在治疗心动过缓中的应用，因为异丙肾上腺素可使心肌耗氧增加，有引起心肌缺血的风险。对阿托品无效并且不能实施经静脉或经皮安装起搏器的心动过缓者，注射多巴胺 5~20μg/（kg·min）或肾上腺素 2~10μg/min 比异丙肾上腺素更合适。对于严重心脏传导阻滞者应尽快进行体外或经静脉心脏起搏，不能因药物治疗延误起搏（图 108-12）。

2. 心动过速（tachycardia） 一般认为，心率大于 100 次 /min 即可诊断为心动过速，但能引起明显临床症状的心率多超过 150 次 /min。快速心律失常包括：窦性心动过速、窄 QRS 波室上性心动过速和宽 QRS 波心动过速。

一般来说，现场救治者可能难以鉴别室上性或室性心动过速，多数宽 QRS 波心动过速都来源于心室，应按室性心动过速处理。当发生心动过速时，首先辨别心动过速是引起临床症状的原因还是继发于其他病症。因为，机体在应激状态或并存其他病症时，也可引起反应性或代偿性心率增快。许多人认为，如果心率小于 150 次 /min，都不会引起明显的不稳定状态，除非已有心室功能损害。图 108-13 是 2010 年 AHA 心肺复苏指南推荐的成人有脉性心动过速的处理流程，2015 指南中继续沿用。该流程与 2005 年指南相比较，更为简捷明了。

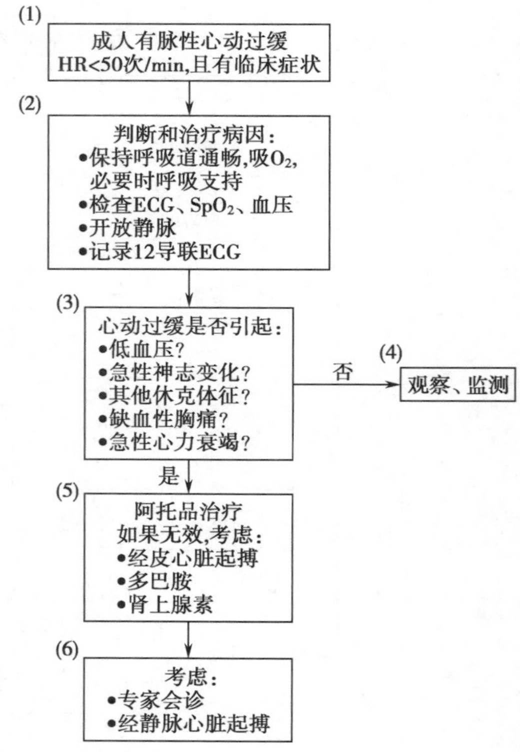
(1)
成人有脉性心动过缓
HR<50次/min,且有临床症状
(2)
判断和治疗病因：
•保持呼吸道通畅,吸O2,
必要时呼吸支持
•检查ECG、SpO2、血压
•开放静脉
•记录12导联ECG
(3)
心动过缓是否引起：
•低血压?
•急性神志变化?
•其他休克体征?
•缺血性胸痛?
•急性心力衰竭?
否
(4)
观察、监测
是
(5)
阿托品治疗
如果无效,考虑：
•经皮心脏起搏
•多巴胺
•肾上腺素
(6)
考虑：
•专家会诊
•经静脉心脏起搏

图 108-12 心动过缓的处理流程

发现心动过速，首先要保持患者的呼吸道通畅，给予吸氧，必要时给予呼吸支持，同时检查 ECG、SpO_2 临床表现和体征。如果吸氧后病情未改善，应鉴别患者是否处于不稳定状态及其与心动过速的关系。如果患者发生低血压、神志突然改变、休克、缺血性胸痛或急性心力衰竭，应立即进行同步电复律。如果心率小于 150 次 /min，且无心功能障碍，一般都为继发性心律失常；如为规律的、窄 QRS 波心动过速，并且未发生低血压，可在准备电复律时先以腺苷进行治疗。如果病情稳定，救治者有时间检查 12 导联 ECG 以判断是否为宽 QRS 波（≥ 0.12 秒）。如果为宽波、规律性快速心律失常，可给予腺苷、普鲁卡因胺、胺碘酮或其他抗心律失常药物治疗以及同步电复律。如果为窄波，可采用迷走神经刺激法治疗，心律规律者也可给予腺苷、β 受体阻滞剂或钙通道阻断剂治疗（图 108-13）。

8

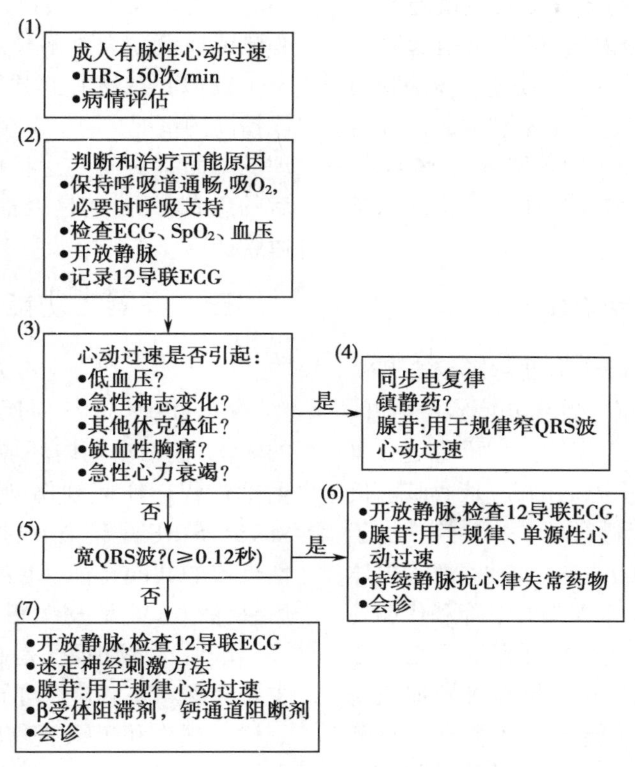
(1)
成人有脉性心动过速
•HR>150次/min
•病情评估
(2)
判断和治疗可能原因
•保持呼吸道通畅,吸O2,必要时呼吸支持
•检查ECG、SpO2、血压
•开放静脉
•记录12导联ECG
(3)
心动过速是否引起:
•低血压?
•急性神志变化?
•其他休克体征?
•缺血性胸痛?
•急性心力衰竭?
是
(4)
同步电复律
镇静药?
腺苷:用于规律窄QRS波心动过速
否
(5)
宽QRS波?(≥0.12秒)
是
(6)
•开放静脉,检查12导联ECG
•腺苷:用于规律、单源性心动过速
•持续静脉抗心律失常药物
•会诊
否
(7)
•开放静脉,检查12导联ECG
•迷走神经刺激方法
•腺苷:用于规律心动过速
•β受体阻滞剂,钙通道阻断剂
•会诊

图 108-13 心动过速的处理流程

第八节 复苏后治疗

进行系统有效的心搏骤停复苏后治疗(post-cardiac arrest care,PCAC)不仅可以降低因复苏后循环不稳定引起的早期死亡率及因多器官功能衰竭和脑损伤引起的晚期死亡率,而且可改善存活者的生存质量。因此,发生心搏骤停者自主循环一旦恢复,即应立即转运到有条件的医疗单位,最好是ICU,进行复苏后治疗。

PCAC 的主要任务包括:维持血流动力学稳定和氧合以改善生命器官的组织灌注和供氧,控制性低温对脑细胞进行保护以促进神经功能的恢复,预防和治疗多器官功能障碍或衰竭,治疗病因尤其是对急性冠状动脉综合征的介入治疗。可见,复苏后治疗是一项集多学科智慧于一体、更为复杂和困难的工作。

一、呼吸管理

一旦自主循环恢复后,即应再次检查并确保呼吸道或人工气道的通畅和有效的人工呼吸,维持良好的呼吸功能对于患者的预后十分重要。通常情况下都已经行气管内插管,在病情稳定后应摄 X 线胸片以判断气管内插管的位置、有无肋骨骨折、气胸及肺水肿等。对于自主呼吸已经恢复者,应进行常规吸氧治疗,并密切监测患者的呼吸频率、SpO_2 和 $P_{ET}CO_2$。对于仍处于昏迷、自主呼吸尚未恢复、或有通气或氧合功能障碍者,应进行机械通气治疗,并根据血气分析结果调节呼吸机参数,以维持 PaO_2 为 100mmHg 左右,$PaCO_2$ 为 40~45mmHg,或 $ETCO_2$ 为 35~40mmHg。氧合功能在复苏后治疗期间对心、脑功能的恢复十分重要。因为组织灌注都已有不同程度的损害,如果再发生低氧血症,可直接影响对心、脑的供氧,应对其原因进行判断,并做相应治疗。

为了防止氧中毒的发生,应避免长时间吸入纯氧,以最低吸入氧浓度达到 $SpO_2 \geq 96\%$ 为适宜。同时应避免高气道压和大潮气量的过度通气(适宜潮气量为 6~8ml/kg),以免由此带来的肺损伤、脑缺血和对心功能的不利影响。对于心搏骤停者自主循环恢复后的呼吸管理,传统观念认为,采取轻度过度通气有利于缓解颅内高压。尽管过度通气可降低 $PaCO_2$，有利于降低颅内压，但也可引起脑血管收缩从而降低脑的血流灌注，导致进一步的脑损伤，这对复苏后脑功能的恢复是很不利的。研究表明，$PaCO_2$ 降低 1mmHg 可使脑血流降低 2.5%~4%。因此 2010 年以来 AHA 心肺复苏指南推荐都以维持正常通气功能为宜。

二、维持血流动力学稳定

血流动力学稳定和脑损伤程度是影响心肺复苏后存活的两个决定性因素。发生心搏骤停后，即使自主循环恢复，也常出现血流动力学不稳定。血流动力学不稳定的原因是多方面的，应从心脏前负荷、后负荷和心功能三方面进行评估和治疗。由于组织缺血缺氧导致血管壁的通透性增加，血管内体液向组织间隙转移，可引起血管张力下降和代谢性酸中毒，也可导致绝对或相对的血容量不足。心脏缺血再灌注和电除颤，都可引起心肌顿抑或功能障碍，一些死于多器官功能衰竭者常常在复苏后 24 小时内发生顽固性低心排综合征。因此，自主循环恢复后，应加强生命体征的监测，全面评价患者的循环状态。最好能建立有创性监测，如直接动脉压、CVP 和尿量等，有条件者可应用经食管心脏超声或放置 Swan-Ganz 漂浮导管，以便能实时、准确测定血流动力学参数，并用以指导治疗。一般来说，复苏后都应适当补充液体或人工胶体液对于维持血管内容量和血浆渗透压是非常重要的，应结合血管活性药物的应用（如去甲肾上腺素、肾上腺素、多巴胺或多巴酚丁胺等），以维持理想的血压、心输出量和组织灌注。一般认为，能维持平均动脉压 ≥ 65mmHg 以及 $ScvO_2$ ≥ 70% 是较为理想的状态。在 2015 年 AHA 心肺复苏指南中特别强调，在心搏骤停后救治中，应该避免并立即矫正低血压，因为收缩压低于 90mmHg 或平均动脉压低于 65mmHg 会造成死亡率升高以及功能恢复不佳，而收缩压大于 100mmHg 时恢复效果则较好。此外，由于患者的基线血压各不相同，不同患者维持最佳器官灌注的要求可能不同，所以收缩压或平均动脉压的具体目标值还未能确定。

对于顽固性低血压或心律失常者，应考虑病因治疗，如急性心肌梗死、急性冠状动脉综合征等，应采取相应的治疗措施或介入治疗。具体来说，对疑似心源性心搏骤停且心电图 ST 段抬高的院外心搏骤停患者，应急诊实施冠状动脉血管造影（而不应等到入院后再实施或不实施）。对于选定的（如心电或血流动力学不稳定的）成人患者，若在院外发生疑似心源性心搏骤停而昏迷，且无心电图 ST 段抬高的情况，实施紧急冠状动脉血管造影也是合理的。而且对需要冠状动脉血管造影的心搏骤停后的患者，无论其是否昏迷，都应当实施冠状动脉血管造影。

三、多器官功能障碍综合征或衰竭的防治

MODS 是指各种疾病导致机体内环境稳态的失衡，包括早期内环境紊乱到 MOF 连续的病理生理过程。任何创伤、感染或应激反应都可引起 SIRS。SIRS 是感染或非感染因素导致机体过度炎性反应的共同特征，MODS 是 SIRS 进行性加重的后果，而 MOF 是 MODS 继续发展的最严重结果。

缺血再灌注损伤是心肺复苏后引起 MODS 的主要原因。缺血缺氧可导致组织氧代谢障碍，包括氧输送减少和组织氧利用障碍。缺血再灌注后可促发机体氧自由基大量释放，稳态的分子氧转化为极不稳定的氧自由基。氧自由基与细胞成分发生反应，造成脂质过氧化，生物膜的通透性增加，酶系统受损，细胞遗传信息改变，可导致细胞结构、代谢和功能的紊乱。加上白细胞与内皮细胞的相互作用，造成内皮细胞损伤和功能紊乱。最终导致器官微循环障碍和实质细胞损伤，引起 MODS。

心搏骤停虽只数分钟，复苏后患者却可有数小时甚至数天的多器官功能障碍，这是组织细胞灌注不足导致缺血缺氧的后果，也称为心搏骤停后综合征（post arrest syndrome）。临床表现包括：代谢性酸中毒、心输出量降低、肝肾功能障碍、急性肺损伤或急性呼吸窘迫综合征等。机体某一器官的功能障碍或衰竭，往往会影响其他器官功能的恢复，外周器官功能的异常（如低血压、通气功能障碍等），也无疑会影响到脑组织的病理性改变。因此，缺氧性脑损伤实际上也是复苏后多器官功能障碍或衰竭的一个组成部分。如果不能保持外周器官功能的完好，亦难以使缺氧性脑损伤获得有效防治。因此，在防治复苏后多器官功能障碍或衰竭的工作中，首先应保持复苏后呼吸和循环功能的稳定。

心肺复苏后难免存在组织细胞灌注不足的情况，因而有必要继续调整体液平衡，改善灌注压和心肌的收缩力，使血流动力学处于最佳状态，从而

使组织细胞的灌注得到改善。复苏后脑水肿的病例，体液调整时应以保持血管内液不低于正常，同时血管外(包括细胞内液)处于明显减少的状态。为此，一方面应积极进行利尿，但同时还必须输入足量的胶体液，保持血浆胶体渗透压不低于正常。在此基础上，应密切监测尿量，血、尿渗透压和电解质浓度，并及时予以调节，以防发生肾衰竭。为了准确评估心血管的功能状况，常需监测动脉压、中心静脉压和尿量，对心血管功能不稳定或原有心血管疾病的患者，还需放置 Swan-Canz 漂浮导管或建立其他同类监测措施，借以深入了解血流动力学状况并指导临床治疗。

第九节　脑　复　苏

一、全脑缺血的病理生理

由于心搏骤停后有效组织灌注停止，引发组织细胞缺氧、无氧代谢和代谢产物蓄积。如果不能在数分钟内恢复有效循环，生命器官将丧失功能或遗留永久性功能损害。心肺复苏成败的决定因素是原发病的严重程度，但复苏措施的建立是否及时，室颤的治疗是否及时有效，心肺复苏期间冠状动脉和脑血管的灌注是否足够，都是影响复苏预后的重要因素。一般认为，在常温下脑细胞经受 4~6 分钟的完全性缺血缺氧，即可造成不可逆性损害，但若存在即便是微小的灌注，脑细胞的生存时限亦可明显延长。

发生室颤者的临床特点可分为三相：①电学相，发生在心搏骤停的前 4~5 分钟，早期电除颤是复苏成功的关键；②血流动力相是其后的 10~15 分钟，主要危险是心肌灌注障碍；③代谢相是因组织缺血缺氧而引起代谢障碍，心肌及脑的缺血性损伤非常明显，复苏的成功率很低。可见，时间在心肺复苏中非常重要，"时间就是生命"在此得到真正体现。随着对复苏理论研究的进展和临床经验的积累，心搏骤停 10 分钟以上仍能恢复良好神经功能的病例也不乏报道。研究表明，脑细胞不可逆性损害并不是在脑血流停止时形成的，而是发生在脑再灌注之后，即脑缺血再灌注损伤。这样，就有可能通过干预措施来延迟或减轻这种再灌注损害，从而增加脑细胞功能恢复的机会。由于临床情况较为复杂，对心搏骤停的"安全时限"应从积极意义上来理解，要力争在最短时间内恢复自主循环和生命器官的灌注，即使已超过这一时限，仍应争取机会而不应轻易放松复苏工作。实际上随着开始复苏时间的延长，复苏的成功率也随之降低。因此，初期复苏时立即建立有效的人工循环是复苏成功的关键。

二、脑复苏的措施

复苏的目的不仅是能恢复和稳定患者的自主循环和呼吸，而且应当恢复患者中枢神经功能。防治心搏骤停缺血性脑损害所采取的措施，称为脑复苏(cerebral resuscitation)。脑复苏实际上是复苏后治疗的一个重要组成部分。

人脑组织按重量计算虽只占体重的 2%，但而脑血流量却占心输出量的 15%~20%，需氧量占 20%~25%，葡萄糖消耗占 65%。可见脑组织的代谢率高、氧耗量大，而氧和能量储备十分有限。当脑完全缺血 10~15 秒，脑的氧储备几乎耗尽；20 秒后自发和诱发脑电活动停止，细胞膜离子泵功能开始衰竭；5 分钟内脑的葡萄糖及糖原储备和三磷酸腺苷(ATP)即耗竭；大脑完全缺血 5~7 分钟以上者，发现有多发性、局灶性脑组织缺血的形态学改变。但当自主循环功能恢复、脑组织再灌注后，这种缺血性改变仍然继续发展。神经细胞发生不可逆性损害是在脑再灌注后，相继发生脑充血、脑水肿及持续低灌注状态。结果使脑细胞继续缺血缺氧，导致细胞变性和坏死，称为脑再灌注损害(reperfusion injury)。脑细胞从缺血到完全坏死的病理变化过程是非常复杂的。有人观察到在心搏骤停 5 分钟后，以正常压力恢复脑的血液灌注，可见到多灶性"无再灌注现象"(no reflow phenomenon)，这可能与红细胞凝聚、血管痉挛等因素引起的毛细血管阻塞有关。脑细胞因缺血缺氧可释放细胞有害物质，导致脑细胞水肿。

脑复苏的任务在于改善脑缺血再灌注损伤和预防继发性脑损伤。已经坏死的脑组织并不能再生，但脑损伤的过程及其演变并不只限于脑组织完全缺血阶段，全身循环恢复以后，脑内的病理过程还在继续演变；脑外的病理因素也可使脑组织的灌注紊乱，加剧脑水肿的发展。例如，低血压、缺氧、高碳酸血症、高体温、惊厥和呛咳等，都可使颅内压升高，加重脑水肿。换言之，循环恢复后，还有许多脑内和脑外因素可以造成继发性脑损伤。迄今为止，我们对原发性缺氧性脑损伤还缺乏有效治疗的证据，但对于继发性损伤仍有防治的可能。

（一）控制性低温治疗

控制性低温治疗即目标温度管理（target temperature management，TTM），低温在脑复苏中的意义和地位，多年来在国内外存在较大的分歧。我国学者在20世纪60年代初即已在临床上确立了低温对脑复苏的效益，而国外学者因顾虑低温对血液流变学、心血管功能和防御感染能力等方面的不良影响，对低温用于脑复苏持谨慎态度。自20世纪80年代末以来对低温的研究，使人们越来越认识到低温是脑复苏综合治疗的重要组成部分。因为低温可使脑细胞的氧需要量降低，从而维持脑氧的供需平衡，对脑缺血再灌注损伤具有保护或治疗作用。研究表明，体温每降低1℃可使脑代谢率下降5%~6%，脑血流量降低约6.7%，颅内压下降5.5%。这对防治复苏后发生的脑水肿和颅内高压十分有利。但是，全身低温也可带来一些不利的应激反应，如寒战、心肌抑制以及对凝血的影响等。临床和实验研究资料表明，浅低温和中低温对心搏骤停复苏后的神经功能恢复是有益的。来自欧洲和澳洲的多中心、大样本的临床研究结果具有重要意义。欧洲的研究结果表明，因室颤引起的心搏骤停经复苏恢复自主循环后，施行32~34℃低温，持续24小时，6个月后神经功能恢复的良好率和死亡率（55%，41%）均显著优于常温组（39%，55%）。澳洲的研究认为，医院外心搏骤停经复苏自主循环恢复后，施行33℃低温，持续12小时，神经功能恢复优良率为48.8%，显著优于常温组（26.5%）。同时最近的一项高质量研究对比了36℃和33℃两种温度管理，发现两者的结果相近。考虑到33℃并不优于36℃，故临床医师可以从一个较宽的范围选择目标温度，可以根据临床医师的偏好或临床因素来决定选择何种温度。但在临床上对复苏后施行治疗性低温的适应证，降温开始时间、达到目标温度时间和持续时间，降温程度以及方法等问题，仍然有待于进一步研究。

低温对脑和其他器官功能均具有保护作用，对心搏骤停经复苏恢复自主循环后仍然处于昏迷的患者，即对于口头指令没有反应者，都主张进行低温治疗。但不能认为凡是发生心搏骤停者都必须降温。一般认为，心搏骤停不超过3~4分钟者，其神经系统功能可自行迅速恢复，没有必要进行低温保护，而循环停止时间过久以致中枢神经系统严重缺氧而呈软瘫状态者，低温亦不能改善其功能。因此，对于心搏骤停时间较久（>4分钟），自主循环已恢复仍处于昏迷者，或患者呈现体温快速升高或肌张力增高，且经过治疗后循环稳定者，应尽早开始低温治疗。如果心搏骤停时间不能确定者，则应密切观察，若患者神志未恢复并出现体温升高趋势或开始有肌紧张及痉挛表现时，应立即开始降温。如待体温升高达顶点或出现惊厥时才开始降温，则可能为时已晚，疗效难以令人满意。

心搏骤停后开始降温的时间对脑功能恢复是否有影响还不完全清楚。来自欧洲和澳大利亚的研究结果认为，在自主循环恢复后2小时内或8小时左右开始降温，其预后都优于常温组。我国学者的经验是，脑缺氧发生后约3小时内开始降温，对降低颅内压、减轻脑水肿及降低脑细胞代谢的作用最为明显，8小时后开始降温的效果明显减弱。因此，临床应用低温治疗应越早开始越好。

低温是指体温低于35℃，又分为浅低温（35~32℃），中低温（32~28℃），深低温（28~20℃）和超低温（<20℃）。降温的幅度可随患者而异，降至患者只需最小剂量的镇静药即可抑制肌痉挛，并保持呼吸、血压平稳的温度即可。欲达到此目的，多数病例只需浅低温即可；也有部分病例需要中度低温才能产生疗效。但体温低于30℃时，存在发生严重心律失常的可能。体温在30℃以上时，很少发生室颤；而体温在28℃以下时，室颤的发生率明显增加。因此，在实施中度低温时更应密切监测，务必保持体温的波动不超过±2℃的范围。而且一旦开始低温治疗就应持续到患者神志恢复，尤其是听觉恢复，然后逐渐（2~3天内）复温。有的可在24天后完全恢复神志；如果24天未能恢复者，可持续低温72小时。临床上也有低温持续时间更长者（>5天），但患者的预后都不好。2010年AHA心肺复苏指南推荐，对院外因室颤发生的心搏骤停，经CPR已恢复自主循环但仍处于昏迷的成年患者，应进行浅低温（35~32℃）治疗12~24小时。2015年AHA心肺复苏指南对此进行了更新，对所有在心搏骤停后恢复自主循环的昏迷（即对言语指令缺乏有意义的反应）成年患者都应采用低温治疗，目标温度选定在32℃~36℃之间，并至少维持24小时。这种低温治疗对因其他心律失常或院内心搏骤停者也是有益的。在低温治疗过程中应密切观察患者的反应，但不宜主观猜测患者神志是否已经恢复，更不应过早地减浅镇静程度或回升体温来观察患者的意识是否恢复。镇静药应持续使用至体温恢复正常以后方宜停药。在低温治疗之后还应该积极预防昏迷患者发热。

尽管低温治疗方法很多，但目前还没有一种理想的方法。能自动反馈的血管内降温装置可较稳定地维持目标温度，但因其有创且操作较复杂而未能在临床上得以广泛应用。目前比较常用的降温方式还是体表降温方法，以降温毯或将冰袋置于体表大血管部位进行降温。体表降温方法虽然比较慢，但只要细心去做，一般都能在2小时内将体温降至目标温度。关于低温治疗方法，2015年AHA心肺复苏指南也明确指出：不建议将入院前对恢复自主循环的患者快速输注冷静脉注射液降温作为常规疗法。根据我国关于头部重点低温综合疗法的研究和在临床脑复苏中的经验，如果能“及早降温”，同时以“冰帽”进行头部重点低温，可能更有利于脑保护。

降温过程可分为诱导和维持两个阶段。前者指降温开始至体温达到目标温度；后者指将体温维持于目标温度。在低温治疗期间，持续监测核心体温十分重要，常用的体温监测方法包括监测食管温度、膀胱温度（有尿者）、血温（如已放置漂浮导管）或鼓膜温度。在诱导期应尽量减少寒战反应，并应在最短时间内完成体温诱导。寒战反应的强弱取决于中枢神经系统被抑制的程度。深度昏迷的患者，虽不增加任何措施亦可不出现明显的寒战反应，但多数患者仍需给予一定量的中枢神经抑制药，甚至应用肌松药，才能控制寒战反应。

（二）促进脑血流灌注

1. 提高平均动脉压　在心搏骤停后，以正常压力恢复脑的灌注后，仍可见到多灶性“无再灌注现象”。在缺血期间，由于组织代谢产物的堆积和Ca^{2+}的转移，脑血流的自动调节机制受到损害，缺血脑组织的灌注主要取决于脑灌注压或动脉压的高低。针对这种现象，可通过暂时性高血压和血液稀释以增加脑灌注压，改善脑组织的灌注。因此，有人主张在自主循环恢复后应即刻控制血压稍高于基础水平，并维持5~10分钟，然后再通过补充容量或应用血管活性药物维持血压在正常偏高水平。

2. 降低颅内压　脑血流量取决于脑灌注压的高低，而脑灌注压为平均动脉压与颅内压之差。因此，除了维持适当血压外，还应降低颅内压和防治脑水肿，以改善脑灌注压。脱水、低温和应用肾上腺皮质激素仍是目前用于防治急性脑水肿和降低颅内压的有效措施。理想的脱水治疗主要是减少细胞内液，其次才是细胞外液和血管内液。但临床脱水治疗的顺序完全相反，首先受影响最大的是血管内液其次是组织间液的改变，而细胞内液的变化发生最晚。因此，在脱水过程中必须严格控制血容量保持正常，适当补充胶体液维持血容量以及维护血浆胶体渗透压处于正常偏高水平。这样可使细胞内和组织间质脱水而维持血管内的容量正常。同时，脱水应以增加排出量来完成，而不应过于限制入量，尤其不应使入量低于代谢的需要。脱水时应维持血浆胶体压不低于15mmHg（血浆白蛋白30g/L以上），维持血浆渗透压不低于280~330mOsm/L。脱水所用药物可根据临床情况选用肾小管利尿药（如呋塞米）或渗透性利尿药（如甘露醇）。其中渗透性利尿药的作用相对缓和、持久，可作为脱水治疗的主要用药。血浆白蛋白既有利于维持血浆胶体渗透压，也有较好的利尿作用，同样是脑复苏时的常用药之一。估计心搏骤停超过3~4分钟以上的患者，于呼吸和循环恢复稳定后即可开始利尿。脑水肿的发展一般都于第3~4天达到高峰，因此脱水治疗可持续4~5天。

3. 改善脑微循环　通过适当的血液稀释维持HCT在30%~35%，可降低血液黏度，改善脑微循环，有利于脑内微循环血流的重建，改善脑血流灌注，促进神经功能恢复。但过度血液稀释有损于血液携氧能力，应予避免。

4. 血糖控制　血糖浓度增高可明显加重脑缺血性损害，因血糖增高可增加脑缺血期间乳酸产生量而加剧脑损伤。因此，在脑缺血再灌注期间，无论何种原因（糖尿病、输糖过多、应激反应、应用皮质类固醇等）引起的高血糖，均应予以控制。但在应用胰岛素控制高血糖时，一定要避免低血糖的发生，因为低血糖本身就可导致不可逆的脑损伤。血糖应该控制在什么水平仍无确切定论，目前的观点认为，为了避免发生低血糖症，建议控制血糖在8~10mmol/L，不主张将血糖控制在4.4~6.1mmol/L。

（三）药物治疗

对缺氧性脑细胞保护措施的研究虽已不少，

但迄今仍缺乏能有效应用于临床的相关保护措施。硫喷妥钠及其他巴比妥类药的脑细胞保护作用虽曾引起过广泛的关注，但经过多医学中心的验证，现已知其并非如此有效。然而，积极保护脑细胞仍然是脑复苏的最根本的问题，仍值得不断的探索和研究。

1. 钙通道阻断剂（calcium entry blocker，CEB） 关于钙通道阻断剂的脑保护作用仍在研究中。CEB 是根据细胞内钙超载理论提出的。正常脑细胞内、外的 Ca^{2+} 浓度相差上万倍，主要靠细胞膜对 Ca^{2+} 相对无通透性和离子泵功能主动外排功能来维持的。脑缺血缺氧后，细胞膜的通透性和离子泵功能发生改变，使大量 Ca^{2+} 在细胞内蓄积。结果引起细胞的结构、代谢和功能发生改变，电压门控通道由于兴奋性氨基酸的释放而被激活，导致细胞内 Ca^{2+} 超载，严重者可导致脑细胞死亡。从理论上讲，CEB 具有稳定钙通道作用，阻断 Ca^{2+} 内流，防止因细胞内 Ca^{2+} 升高而引起的各种负性反应，如激活磷脂酶、促进游离脂肪酸释放、诱发氧自由基的产生等。实验研究表明，心搏停止后立即给予利多氟嗪（lidoflazine）有助于早期（12 小时）神经功能的恢复。在心搏停止 10 分钟恢复自主循环后，立即给予利多氟嗪 1mg/kg，并于 8 小时和 10 小时重复给药，结果发现，与对照组相比，其 96 小时后的脑损害有明显改善。但临床对比研究并未发现利多氟嗪对脑复苏的成功率有明显改善。因此，其临床应用仍有待于进一步研究。

2. 氧自由基清除剂（free radical seavenger，FRS） 游离铁离子可促进氧自由基的生成。在缺氧和再灌注过程中，大量增加的自由基可与细胞内的 Ca^{2+} 及多种不饱和脂肪酸起反应，从而导致细胞膜和线粒体的损害及其功能障碍，甚至是细胞坏死。应用自由基清除剂可消除其活性，超氧化物歧化酶（superoxide dismutase，SOD）和过氧化氢酶可使超氧阴离子（O_2^-）、过氧化氢（H_2O_2）转化为水，但其临床应用价值仍在研究之中。

3. 肾上腺皮质激素 肾上腺皮质激素在理论上对脑复苏是有利的，但在临床应用中争议颇多。实验研究表明，肾上腺皮质激素能使神经胶质细胞的水肿缓解，这是临床应用的理论依据。虽然肾上腺皮质激素对于神经组织水肿的预防作用较明显，但其对已经形成的脑水肿的作用还存在疑问。因此，只能认为肾上腺皮质激素是一辅助措施，并不能起到主要作用。一般主张宜尽早开始用药，使用3~4 天即可全部停药，以免引起不良并发症。

三、脑复苏的结局

（一）脑损伤程度的判断

在复苏后治疗中，脑损伤的程度是决定患者预后的主要因素。除了患者的一般情况外，如年龄、并存疾病、体格情况等，脑缺血缺氧的时间是最为重要的，因此我们要结合总体情况进行综合分析判断。

一般将脑缺血缺氧的时间分为几个时间段：①心搏骤停前缺氧时间：指心搏停止前严重低血压、低氧血症或严重贫血的时间；②心搏骤停时间：指心搏骤停到开始 CPR（胸外心脏按压）的间隔时间；③ CPR 时间：指开始 CPR 到心脏自主心搏恢复的间隔时间，亦称为“CPR 低灌注期”；④后续缺氧期：指自主心搏恢复后仍发生严重低血压、低氧血症或严重贫血的持续时间。将以上 4 个时间相加的总和，即为脑损伤的总时间。脑缺血缺氧的总时间越长，脑损伤越严重。但在院外或普通病房中发生心搏骤停者，心搏骤停前缺氧时间和心搏骤停时间是很难精确判断和估计的，只有从旁观者、家属或病友所提供的信息加以估算。

（二）脑复苏的结局

目前主要是根据 Glasgow-Pittsburg 总体情况分级（OPC）来判定脑复苏的最终结局。可分为 5 个等级：

1 级：脑及总体情况优良。清醒，健康，思维清晰能从事工作和正常生活，可能有轻度神经及精神障碍。

2 级：轻度脑和总体残疾。清醒，可自理生活，能在有保护的环境下参加工作，或伴有其他系统的中度功能残疾，不能参加竞争性工作。

3 级：中度脑和总体残疾。清醒，但有脑功能障碍，依赖旁人料理生活，轻者可自行走动，重者痴呆或瘫痪。

4 级：植物状态（或大脑死亡）。昏迷，无神志，对外界无反应，可自动睁眼或发声，无大脑反应，呈角弓反张状。

5 级：脑死亡：无呼吸，无任何反射，脑电图呈平线。

（三）脑死亡

脑死亡是指全脑（包括脑干）的所有功能呈现不可逆性丧失，特别是脑干功能的丧失。脑干功能的丧失在脑死亡的诊断中十分重要，必须绝对确定在临床昏迷患者中，有的可以恢复，但有可能存在不同程度的功能障碍，有的则处于顽固昏迷状态。在顽固昏迷者中，一些患者丧失了大脑皮质的功能，而脑干功能仍然存在，仍可以自主呼吸，称为植物状态（俗称植物人）。如果治疗或护理适当，植物人可以存活相当长的时间。而那些脑干功能也同时丧失，表现为昏迷及自主呼吸停止者为脑死亡。自从 1968 年哈佛大学医学院制定的关于脑死亡诊断标准发表以来，人们已逐渐接受了这一新的死亡概念，并将其作为判断人类死亡的新标准。1976 年英国皇家医学院发布关于脑死亡的备忘录，认为脑干死亡是脑死亡的必要组成部分，脑死亡即等于临床死亡。但是，目前在国际上还没有一个统一的脑死亡诊断标准，各国的学术单位或学术团体都是根据美国及英国的有关指南及本地区的社会背景来制订自己的脑死亡诊断标准。

我国于 2002 年也制定了《中国脑死亡诊断标准》（草案），于 2013 年又对其进行了完善和修改。脑死亡判定条件有以下几个方面：

（1）先决条件：①昏迷原因的确定；②排除各种原因的可逆性昏迷。

（2）临床判定：①深昏迷，包括无任何肢体自发运动，无去大脑强直、去皮质强直和痉挛发作；②脑干反射消失，包括瞳孔对光反射、角膜反射、眼前庭反射及咳嗽反射等；③无自主呼吸，即当 $PaCO_2$ 升高到大于等于 60mmHg 或 $PaCO_2$ 超过原有水平 20mmHg，仍无呼吸运动。

（3）确定实验：① SLSEP；②脑电图；③经颅多普勒超声检查（TCD）。

脑死亡的诊断标准只适用于除外由低温、低血压、代谢或内分泌异常、神经肌肉阻滞或药物等引起的脑功能障碍者。因此，在判断脑死亡之前应识别和治疗引起深昏迷和自主呼吸停止的任何潜在的可逆性原因。如果患者符合脑死亡的临床标准，即临床诊断为脑死亡者，6 小时后应重复进行一次临床评估，观察期至少在 12 小时以上。在大多数情况中，通过以上的临床诊断方法即可判定患者是否为脑死亡。然而新标准要求进行进一步的脑死亡确认实验，不仅必须符合 2 项确认实验，而且还要再次进行脑死亡自主呼吸激发实验，证实无自主呼吸。在以上条件均满足的情况下，才能确诊为脑死亡。由此可见脑死亡的判断标准已把控地越来越严格。

（杨　春　罗爱林）

参考文献

[1] NEUMAR R W, SHUSTER M, CALLAWAY C W, et al. Part 1: Executive Summar: 2015 American Heart Association Guidelines Update for Cardiopulmonary Resuscitation and Emergency Cardiovascular Care [J]. Circulation, 2015, 132 (18 Suppl. 2): S315-67.

[2] HAZINSKI M F, NOLAN J P, AICKEN R, et al. Part 1: Executive summary: 2015 International Consensus on Cardiopulmonary Resuscitation and Emergency Cardiovascular Care Science with Treatment Recommendations [J]. Circulation, 2015, 132 (16 Suppl. 1): S2-39.

[3] CHENG A, EPPICH W, GRANT V, et al. Debriefing for technology-enhanced simulation: a systematic review and meta-analysis [J]. Med Educ, 2014, 48 (7): 657-666.

[4] ROPPOLO L P, HEYMANN R, PEPE P, et al. A randomized controlled trial comparing traditional training in cardiopulmonary resuscitation (CPR) to self-directed CPR learning in first year medical students: the two-person CPR study [J]. Resuscitation, 2011, 82 (3): 319-325.

[5] ONG M E, NG F S, ANUSHIA P, et al. Comparison of chest compression only and standard cardiopulmonary resuscitation for out-of-hospital cardiac arrest in Singapore [J]. Resuscitation, 2008, 78 (2): 119-126.

[6] ABELLA B S, SANDBO N, VASSILATOS P, et al. Chest compression rates during cardiopulmonary resuscitation are suboptimal: a prospective study during in-hospital cardiac arrest [J]. Circulation, 2005, 111 (4): 428-34.

[7] MILLER R D, COHEN N H, ERIKSSON L I, et al. Miller's Anesthesia [M]. Netherlands: Elsevier Inc, 2015.

[8] 邓小明，姚尚龙，于布为，等．现代麻醉学 [M]. 4 版．北京：人民卫生出版社，2014.

[9] 国家卫生和计划生育委员会脑损伤质控评价中心．脑死亡判定标准与技术规范 (成人质控版)[J]. 中华神经外科杂志，2013, 46 (9): 13-16.

[10] SANDERS A B, KERN K B, EWY G A, et al. Improved Resuscitation from Cardiac Arrest with Open-Chest Massage [J]. Ann Emerg Med, 1984, 13 (9 Pt 1): 672-675.

[11] KIRKEGAARD H, SØREIDE E, DE HAAS I, et al. Targeted Temperature Management for 48 vs

24 Hours and Neurologic Outcome After Out-of-Hospital Cardiac Arrest: A Randomized Clinical Trial [J]. JAMA-Journal of the American Medical Association, 2017, 318 (4): 341-350.

[12] KALRA R, ARORA G, PATEL N, et al. Targeted Temperature Management After Cardiac Arrest: Systematic Review and Meta-analyses [J]. Anesthesia and Analgesia, 2018, 126 (3): 867-875.

第一百〇九章

新生儿复苏

目　录

胎儿出生时发生一系列生理改变，以适应子宫外生活而成为新生儿。新生儿出生后如不能适应这一变化，可发生窒息缺氧，如未及时进行复苏处理，可造成新生儿死亡或中枢神经系统损害。新生儿在出生后数分钟内不能建立有效通气以维持供氧和排出二氧化碳，或因循环障碍，不能提供生命器官有效灌注者，均需进行复苏处理。新生儿复苏以处理窒息缺氧为主，少数窒息新生儿需行心脏按压术。新生儿复苏常在产房、手术室和新生儿科进行，据统计产房内6%新生儿需复苏，低胎龄新生儿需复苏处理的百分比更高。因此，麻醉科医师均需熟练掌握新生儿复苏技术。随着围产期医学的发展以及胎儿监测和心肺脑复苏的进展，新生儿复苏的有关理论和技术也在不断发展。

第一节　新生儿生理基础

一、围产期应激反应

胎儿后期及新生儿可产生大量儿茶酚胺，以准备出生后适应子宫外生活并适应缺氧。研究证实：出生时缺少儿茶酚胺分泌的动物与儿茶酚胺分泌正常的动物相比，较不易在缺氧条件下存活。儿茶酚胺在出生前即开始自肺清除液体，并促使Ⅱ型肺泡上皮细胞合成肺泡表面活性物质。新生儿窒息时儿茶酚胺可维持心输出量，并使血流自外周再分布至心、脑、肾上腺等重要器官。儿茶酚胺可升高血压、降低心率及心肌氧耗量。此外，储存能量的分解也需儿茶酚胺的参与。剖宫产时由于产妇不用费力，故其新生儿血糖浓度比经阴道分娩者低。经阴道分娩时器官血流量较高，与血浆儿茶酚胺浓度有关。儿茶酚胺浓度高的新生儿的Apgar评分比儿茶酚胺浓度低的新生儿高。因此，应激反应是胎儿自子宫内移行至子宫外生活的重要组成部分。

二、中枢神经系统

虽然出生时髓鞘形成尚未完善，但新生儿中枢神经系统的反应是积极有效的，脑电图可记录到大脑皮质的活动。新生儿能感受到疼痛的刺激，表现为心动过速、血压升高、骨骼肌张力增加等。新生儿神经系统功能不稳定，缺乏控制系统，对呼吸、肌肉活动及体温调节不稳。新生儿皮质下中枢兴奋性较高，且对皮质下中枢的调控不足，遇强烈刺激后的兴奋过程易扩散，表现为惊厥、躁动。然而，新生儿的自主神经系统发育良好，副交感神经系统占优势，易发生心动过缓。

三、呼吸系统

（一）解剖特点

新生儿头大、颈短，颈部肌肉发育不完全，易发生上呼吸道梗阻。即使施行椎管内麻醉，若体位不当也可发生呼吸道梗阻。新生儿多经鼻呼吸而不会经口腔呼吸，但因鼻腔狭窄，鼻塞时常可致呼吸困难。口小舌大，会厌长而硬，喉头位置较高且前移，气管插管时喉部暴露困难。可选用直喉镜暴露声门，有时需采用修正体位，即将头部处于中间位或颈部轻度屈曲使气管插管容易完成。新生儿气道最狭窄的部位在声门下区环状软骨水平，年龄越小越明显。新生儿气管总长度约4~5cm，内径4~5mm，气管长度随体重增加而增长。气管分叉位置较高，新生儿位于第3~4胸椎水平，成人在第5胸椎下缘。左、右主支气管夹角分别为$(47.5 \pm 7.1)°$和$(28.9 \pm 4.5)°$。导管插入过深进入右主支气管的机会多于左侧，与成人相似。

新生儿胸廓相对狭小，骨及肌肉菲薄，肋骨呈水平位，肋间肌不发达，因此胸廓扩张力小，呼吸主要靠膈肌上下运动，易受腹胀等因素影响。纵隔在胸腔内占据较大空间，限制了吸气时肺脏的扩张，因此新生儿呼吸储备能力较差。

（二）结构与功能的发育

1. 气道和肺泡　妊娠第4~8周肺开始发育。在这阶段，肺芽分化出主支气管；在第6周所有支气管分支均可辨认；到第16周从气管轴上长出的小气道数已接近成人。当气道发育完全时，终末气道再塑形并成倍增加而形成一簇大肺泡囊或肺泡雏形，进行气体交换。真正的肺泡于出生后出现，肺泡囊在出生后便逐渐变薄，直到出现分隔。

新生儿肺弹力组织的数量较少，弹力蛋白仅延伸至肺泡管。以后弹力蛋白继续延伸至肺泡水平并于18岁时达到顶点。

2. 胎儿肺循环发育　第14周出现肺动脉主干。20周时肺循环的分支已接近成人，并且表面的侧支血管结构出现。在胎儿期，动脉与气道和肺泡囊相伴行。在妊娠9~12周之间出现支气管动脉。血管壁在妊娠12周时发育出良好的弹力蛋白层，肌细胞于妊娠14周时开始发育。在妊娠19周之前，弹力结构延伸至第7代肺动脉分支，肌细胞亦向远端延伸。肺动脉血管处于主动收缩状态，直至妊娠末期。出生后即刻，肺血流增加到接近成人水平。肺静脉系统发育与肺动脉系统相似。

3. 生化发育　受孕24日，胎儿肺即开始发育，20周时呼吸道发育出上皮及毛细血管，26~28周时毛细血管紧贴终末呼吸道，有氧及二氧化碳交换。此时如早产，经精心治疗和护理可以维持生命。孕20周时肺泡细胞产生肺泡表面活性物质，28~32周在呼吸道腔内出现肺泡表面活性物质，但终末呼吸道34~38周时并无明显的肺泡表面活性物质出现，除非应激反应或应用肾上腺糖皮质激素，终末呼吸道才有该物质产生和释放。出生后开始呼吸，能进一步增加肺泡表面活性物质的浓度。肺泡表面活性物质可降低肺泡表面张力，使肺泡不易萎陷。如肺泡表面活性物质缺乏，可产生肺不张及新生儿呼吸窘迫综合征或新生儿肺透明膜病，应用肺泡表面活性物质可降低婴儿呼吸窘迫综合征及严重心肺并发症的发生率。早产新生儿复苏时应用肺泡表面活性物质是复苏措施的重要组成部分。

4. 呼吸转换　胎盘到肺：足月胎儿肺内含有血浆超滤过液，每天自肺产生约50~150ml/kg。超滤过液可排入口腔，然后被吞咽入胃或排至羊水中。正常时肺内并无羊水污染，但如胎儿在宫内因缺氧等刺激，出现呼吸深度增加，羊水可被吸入肺内。这种胎儿出生后，可在其肺中发现鳞状细胞和其他碎屑。胎儿经阴道分娩时，胸廓在阴道内受盆腔底部肌肉挤压，此压力达30~250cmH_2O，能将肺内约2/3液体挤出，但此时肺仍处于萎陷状态，并无空气。肺内残余的液体（血浆超滤过液及羊水）在出生后被淋巴管及毛细血管吸收或经呼吸道排出。早产儿、低体重儿和产程快的新生儿通过阴道分娩时所受挤压少，剖宫产儿未受阴道挤压，肺内残液均较多，肺水潴留引起新生儿短暂呼吸增快，清除肺水应在出生后立即进行。

早在娩出之前很长时间，胎儿就有了节律性呼吸。有研究用超声装置记录了人类胎儿呼吸时胸廓的运动，并将其解释为胎儿存在呼吸的证据。后来的研究表明，足月妊娠最后10周，大约30%的时间存在胎儿呼吸。妊娠30~31周时胎儿的呼吸频率高于临产期胎儿（47次/min）。母亲饭后2~3小时胎儿呼吸运动显著增加，同时与母体血糖水平升高有关。产妇摄入酒精饮料可使胎儿呼吸停止长达1小时。母亲吸烟也会使胎儿呼吸运动停止。这种呼吸停止可能与胎盘循环改变，引起胎儿低氧有关。目前仍不清楚为什么胎儿必须在子宫内“呼吸”，即便有胎盘循环进行气体交换。有学者认为，胎儿呼吸可能代表“产前实践”，以确保呼吸系统发育良好，为出生时做准备。

正常新生儿出生30秒时出现呼吸，90秒时可维持呼吸节律规则。娩出后受阴道挤压的胸廓弹复，使空气入肺。正常产程和阴道分娩时，胎儿经历的轻度酸中毒、缺氧及二氧化碳增高刺激呼吸中枢，诱发节律性呼吸。寒冷、触觉刺激、疼痛及钳闭脐带可进一步刺激呼吸。但严重酸中毒及缺氧、中枢神经损害、产妇用药（如麻醉性镇痛药、镇静药、镁盐、乙醇等）均会抑制新生儿的呼吸。

新生儿第一次呼吸的吸气容量为20~75ml，当呼吸建立后，每分钟呼吸40~60次，潮气量6~7ml/kg，分钟通气量100~150ml/kg，氧耗量3ml/(min·kg)，PaO_2 60~90mmHg，$PaCO_2$ 35~40mmHg，pH 7.35~7.45。

出生后第1分钟新生儿即存在功能性残气，出生后为扩张萎陷的肺必须克服气管支气管液体回流、萎陷肺泡的表面张力以及肺的弹力等阻力。扩张新生儿肺所需的压力不必超过20cmH_2O，但也有学者认为新生儿需40~80cmH_2O的压力来克服这些阻力。因此，必要时可用较高的正压使肺扩张，但应注意，早产儿加压通气时压力过高可引起气压伤和（或）闭合性气胸。

四、循环系统

胎儿和新生儿在成熟的过程中不断经历循环系统结构和功能的变化，理解这些变化过程对于循环衰竭的诊断和治疗是非常必要的。

胎儿血液供应来自胎盘，故母体（子宫）-胎盘-胎儿为同一体。胎儿是并行循环，与成人不同。胎儿有心内及心外分流，以及卵圆孔和动脉导管（图109-1）。胎儿左右心室排血量不相等，右心室排血占心输出量的2/3，左心室排血占1/3。从胎盘经脐静脉回流的氧合血，大部分不经过肝脏而自静脉管直接流入右心房，再经卵圆孔分流至左心房，然后经左心室分布至全身循环，因此灌注心、脑血流的氧含量较高。从上半身回流的去氧饱和血经上腔静脉流入右心室，由于肺循环阻力（PVR）高，右

心输出量中仅 5% 的血液进入肺循环，95% 的血液经动脉导管进入降主动脉，因此氧合较低的血液灌注氧耗量低的下半身。

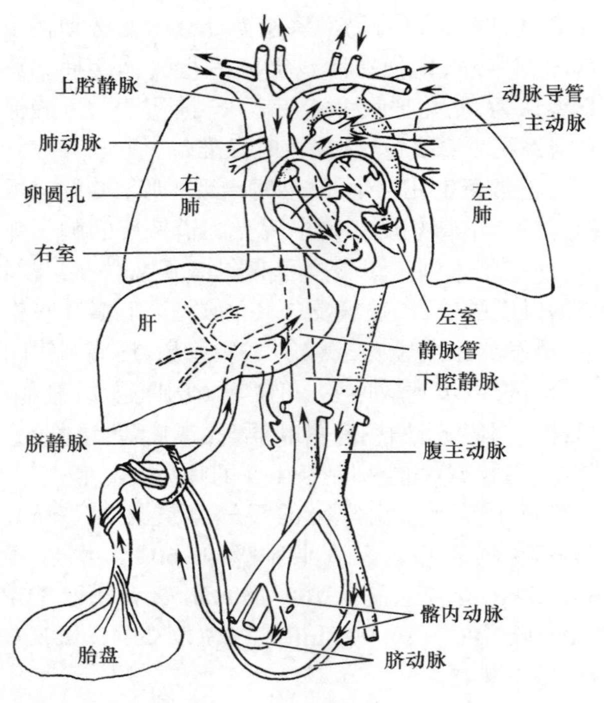

图 109-1　胎儿循环图

胎儿肺循环阻力高，出生后因肺扩张、呼吸、pH 升高和肺泡氧分压升高，使肺循环阻力显著下降。出生后 5 分钟 ~24 小时肺循环阻力的降低还因小动脉扩张而进一步下降，在以后的数周中，因小动脉壁肌纤维减少，肺循环阻力继续下降。剖宫产出生的新生儿肺动脉压力及肺循环阻力均比经阴道分娩的新生儿高。当有缺氧、酸中毒、低血容量、低通气量、肺不张、寒冷等情况时，肺循环阻力增高，缺氧合并酸中毒时肺循环阻力明显增高。

8

出生后脐带钳夹，脐动脉血流终止，体循环阻力（SVR）及主动脉压增高；脐静脉钳夹降低了静脉回流和右心房压力，使自右心房经卵圆孔至左心房的分流以及自肺动脉经动脉导管至主动脉的右向左分流降低。而出生时肺扩张所致的肺循环阻力和肺动脉压的下降，有利于进一步降低经动脉导管的分流；由于肺血流增加，氧合改善，左心房压上升，进一步降低经卵圆孔的分流。上述两种情况使胎儿循环转为成人循环，其标志是脐带钳夹后全身动脉压上升和空气入肺引起的肺血流增加。

当左房压高于右房压时，卵圆孔闭合。肺动脉压低于主动脉压时，动脉导管闭合。动脉导管解剖上闭合时间：足月儿是生后 10~14 天，早产儿可延长至数月才闭合。足月新生儿在 2 周内，早产儿在数月内如有肺炎、缺氧、低体温及酸中毒存在，可使肺循环阻力升高，引起肺动脉高压。当肺动脉压超过主动脉压即右房压超过左房压时，卵圆孔及动脉导管可重新开放，出现右向左分流现象，引起低氧血症和代谢性酸中毒。低氧血症和代谢性酸中毒是胎儿循环继续存在的特征。

胎儿的心脏在妊娠第 6 周时左右开始形成，但是在出生后的第一年，肌纤维的成熟和密度才逐渐开始增加。在此期间，肌细胞处于快速的蛋白合成和细胞生长过程，细胞中细胞核、内质网、线粒体的浓度都很高。新生儿的心肌纤维富含这些非弹性和非收缩性成分，因而顺应性和效率比成人的心肌纤维要低很多。在胎儿和新生儿中，心室顺应性较低导致舒张末期容积的轻微改变可以引起舒张末期压的巨大改变。新生儿主要依靠心率来维持心输出量。

常见新生儿心血管疾病有先天性心脏病、急性循环衰竭、心律失常等。

1. 先天性心脏病　先天性心脏病引起新生儿出生后一系列的显著病理生理变化，如氧合作用、灌注，心肌功能等。这类异常变化可以分为缺氧和非缺氧病变。非缺氧病变包括左心的梗阻性疾病（二尖瓣狭窄、主动脉瓣狭窄、主动脉狭窄、肺静脉回流异常、室间隔缺损、或动脉导管未闭合并右向左分流）。缺氧病变包括三尖瓣狭窄、肺动脉瓣狭窄、肺动脉狭窄或发育不良、法洛四联症。如果左向右分流的血液足以引起充血性心脏衰竭（CHF）和肺水肿，右心病变会导致缺氧。

可以通过体检，心电图（ECG），胸片，超声心动图来诊断先天性心脏病。心导管检查可以作为介入治疗或诊断工具。磁共振成像（MRI）可用于明确手术前病变心脏的解剖。

2. 儿童急性循环衰竭　急性循环衰竭是指全身血流量不足以满足人体代谢所需。休克的临床表现包括循环容量不足和循环衰竭代偿的症状和体征。新生儿释放内源性儿茶酚胺，增加外周自主神经张力以代偿循环容量不足。休克的早期征象包括焦虑或烦躁不安、四肢湿冷、面色苍白、不明原因心动过速。呼吸急促、中度代谢性酸中毒、少尿以及嗜睡是组织灌注不足的迹象。反应迟钝、周期性呼吸、呼吸暂停是即将发生心搏呼吸骤停的迹象。动脉血压不能作为患儿灌注是否足够的指标，因为在病程后期血压才开始降低。循环衰竭可以由心脏衰竭、血管内血容量不足、低血糖或低血钙引起。低血容量既可能是真正的血容量丢失(血液、血浆和水),也可能是体循环血管阻力改变引起。低血容量是新生儿循环衰竭最常见的原因。患儿心室前负荷下降,每搏量和心输出量减少。

3. 心律失常　低氧引起的窦性心动过缓是新生儿最常见的心律失常。治疗方法有保持呼吸道通畅、吸氧和通气治疗。若无效,应给予阿托品。

五、体温调节

当暴露于寒冷环境时,机体会产生热量以维持体温,成人及小儿通过肌肉收缩(寒战)的物理方式产热,新生儿则通过化学方式即非寒战产热。

新生儿受寒冷刺激,氧耗量及代谢活动增加,大量释放去甲肾上腺素(成人释放肾上腺素),使脂肪组织的激酶激活,分解棕色脂肪(由于这些脂肪血管丰富,故称棕色脂肪),产生甘油三酯。后者被水解为甘油及非酯化脂肪酸(non-esterified fatty acid,NEFA);NEFA 被释出细胞外或在细胞内氧化为 CO_2 和 H_2O,并产生热量,这是一种产热反应。NEFA 可与甘油结合再酯化为甘油三酯,这一通过辅酶 A-NEFA 的再酯化过程需要细胞外葡萄糖分解成 α- 甘油磷酸盐的参与,是另一种产热反应。甘油三酯的再合成也产生热量,因在形成辅酶 A-NEFA 复合物时需利用 ATP(图 109-2)。

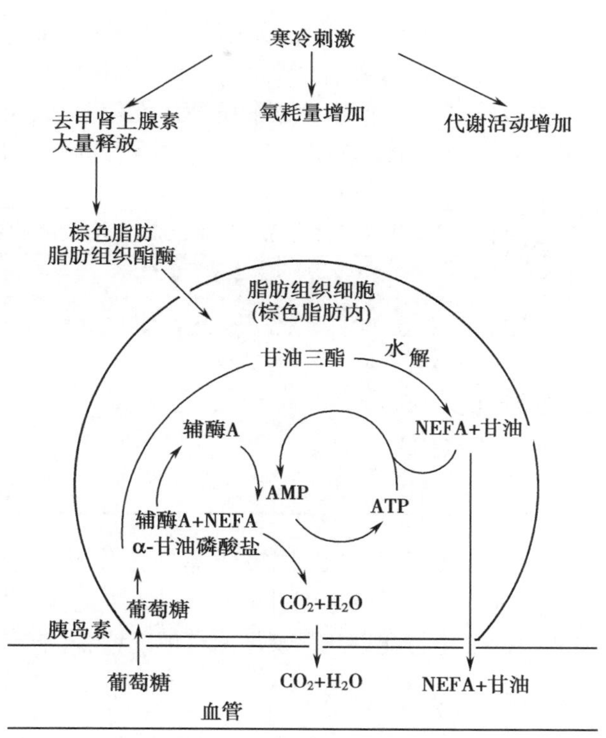

图 109-2　热量代谢示意图

非寒战产热主要发生于新生儿的棕色脂肪中。棕色脂肪位于肩胛间组织、颈部肌肉及血管、锁骨及腋部、胸部入口处大血管及腹部内脏(尤以肾及肾上腺周围为多)。肩胛间脂肪组织静脉回流至背部肌肉,形成椎体外静脉丛,在此处引流至脊髓周围的静脉丛,然后进入颈或奇静脉,供应脊髓及心脏热量。

新生儿复苏时必须努力维持适宜的温度环境(新生儿是 32~34℃),此时代谢(以氧耗量反映)最低,但足以维持体温。当皮肤温度与环境温度相差<1.5℃时,氧耗量最小。

六、代谢

(一) 葡萄糖代谢

足月新生儿糖元主要储存在肝和心脏。产后 4 小时内肝糖元耗竭,血糖水平迅速降低,因而不能耐受较长时间禁食禁饮,术前可补充葡萄糖液以防止低血糖的发生。血糖低于 1.7mmol/L 可出现苍白、出汗、紧张不安和心动过缓,血糖低于 1.1mmol/L 则出现呼吸暂停和惊厥。手术会造成儿茶酚胺升高,葡萄糖摄取减少及麻醉状态下机体对糖的需要减少。新生儿术中很少需要补糖,但应监测血糖,根据血糖情况决定是否给予含糖溶液。

(二) 钙代谢

钙经胎盘主动转运以满足胎儿的需要。出生后一周内因母体不再供钙及婴儿甲状旁腺功能未充分建立而出现低钙血症。过度通气伴碱中毒、早产儿、新生儿窒息均可发生低钙血症。血钙<1.87mmol/L 为低钙血症,可出现低血压、抽搐和惊厥,少数可有发绀。发生低血钙症时,可在心电监测下输注 10% 葡萄糖酸钙(100~200mg/kg)予以治疗。

(三) 肝肾功能

新生儿肝细胞内质网的活力较低,药物代谢酶的活性低,当合并有特殊情况时,新生儿药物的半衰期明显延长。肝脏合成凝血酶原的功能尚不健全,易发生凝血障碍。新生儿手术前应常规使用维生素 K_1,以改善凝血功能。

新生儿肾脏发育不完善,尿浓缩和稀释能力较差。出生后一周内 24 小时尿量为 25~30ml,一周时应为 100~200ml,出生一周后平均尿量约 1ml/(kg·h)。出生时肾小球滤过率约为成人的 30%,出生后 2 周增长较快，4~6 个月时肾小球功能完全成熟。肾小管功能成熟晚于肾小球，由于髓襻较短，保钠能力较弱。远曲小管碳酸酐酶活性较弱，碳酸氢离子重吸收的能力较弱，有引起酸中毒的倾向。

七、动脉血气和酸碱值

临产时正常胎儿都有轻度呼吸性和代谢性酸中毒，血 pH 为 7.25~7.35（表 109-1）。

表 109-1　临产时产妇、胎儿、新生儿动脉血气和酸碱测定正常值

	PaO_2（mmHg）	SaO_2（%）	$PaCO_2$（mmHg）	pH	BE（mmol/L）
产妇动脉	100	98	30	7.40	–4
胎头毛细血管	25	55	45	7.28	–6
新生儿脐静脉	30	65	40	7.32	–5
新生儿脐动脉	15	20	50	7.24	–7

新生儿娩出后，血 pH 短暂降低并伴碱剩余（BE）负值，于 4 分钟达到高峰。出生后轻度代谢性酸中毒可能与新生儿无氧糖原酵解旺盛，乳酸产生多，且肾脏保碱排酸功能差有关。正常新生儿在娩出后 1 小时，pH 可自行纠正至 7.35，$PaCO_2$：35~40mmHg。

第二节　胎儿和新生儿窒息

当胎盘（胎儿）或肺（新生儿）气体交换不足时发生胎儿或新生儿窒息。窒息时血氧分压下降、二氧化碳分压升高、pH 下降，并产生大量酸性代谢产物，其中一部分可被碳酸氢盐所缓冲。宫内窒息常因产妇缺氧、胎盘 - 脐血流降低及胎儿心力衰竭引起。产妇如有发绀型心脏病、充血性心力衰竭或呼吸衰竭，可导致缺氧。产妇低血压、儿茶酚胺分泌、胎盘早期剥离或胎盘疾病（纤维化、钙化、梗死、感染）可使胎盘 - 脐血流降低。

一、胎儿和新生儿窒息原因

新生儿窒息原因很多，大致如下：

（一）母体因素

1. 体格情况　①心肺疾病：高血压、低血压、缺氧、子宫动脉收缩、贫血、心肌或瓣膜疾病；②感染；③肾衰竭；④糖尿病；⑤肥胖；⑥甲状腺功能亢进或减退。

2. 妊娠或分娩异常　①妊娠脓毒症；②过期产或产程延长；③胎位异常（臀位、面位等）；④头盆不称；⑤子宫收缩无力；⑥产钳分娩；⑦宫内操作，剖宫产；⑧前置胎盘，胎盘早期剥离；⑨脐带脱垂。

3. 分娩期间用药　①麻醉性镇痛药；②巴比妥类药物；③苯二氮䓬类药物；④镇静药物；⑤吸入全身麻醉药。

（二）胎儿因素

①早产；②先天性畸形；③脐带压迫或脱垂；④宫内感染；⑤胎粪吸入；⑥多胎。

（三）新生儿因素

①生产时窒息；②低体重；③新生儿休克；④新生儿低体温；⑤皮肤、指甲、脐带胎粪污染；⑥心肺功能障碍。

二、胎儿和新生儿窒息的病理生理变化

（一）呼吸改变

1. 原发性呼吸暂停（primary apnea）　胎儿或新生儿窒息缺氧时，最初 1~2 分钟为呼吸深快，如缺氧未及时纠正，会发展为呼吸抑制和反射性心率减慢，此为原发性呼吸暂停。此时患儿肌张力存在，血管轻微收缩，血压升高，循环尚好，但有发绀，如及时给氧或予以适当刺激，可恢复自主呼吸。

2. 继发性呼吸暂停（secondary apnea）　如缺氧持续存在，则出现喘息样呼吸，心率继续减慢，血压开始下降，肌张力消失，苍白，呼吸运动减弱，最终出现一次深度喘息而发展为继发性呼吸暂停，如无外界呼吸辅助则无法恢复而死亡。

窒息产生的呼吸失代偿常以肺水肿为特征，

肺水肿可能继发于低氧性心肌功能衰竭导致的微血管压力升高，或由于毛细血管内皮损伤所致的毛细血管渗漏。

（二）各器官缺血缺氧改变

1. 心血管系统　窒息初期，由于低氧血症和代谢呼吸混合性酸中毒，通过抑制延髓心脏调节中枢的功能和引起心动过缓从而导致心输出量下降，还可引起心肌收缩力减弱。作为对心输出量下降的代偿，肺、肠、肾、肌肉、皮肤等组织器官血管收缩，血流量减少，从而保证重要器官如心、脑、肾上腺等的供血。患儿体温低，身上可出现斑点，表现为低心输出量性休克。如缺氧继续，无氧代谢使酸性代谢产物迅速增加，导致重度代谢性酸中毒。此时体内储存糖原耗尽，血流代偿机制丧失，心脏功能受损，心率和动脉压下降，重要器官供血减少，脑损伤发生；其他已处于缺血情况下的器官，则因血内含氧量的进一步下降而更易受到缺氧缺血的伤害。

2. 中枢神经系统　窒息时中枢神经系统并发症包括脑室内出血、皮质梗死以及脑水肿。脑室内出血易发于早产儿，可能是脑室旁发生基质缺血坏死所导致。该区域在窒息损伤数小时或数天后可液化并破裂到脑室。皮质梗死常以“分水岭模式”发展，可影响控制上肢的运动中枢和视觉中枢。脑水肿相对出现较迟，一般在窒息损伤后 8~72 小时左右。由于神经系统功能的最终结局主要取决于窒息时皮质损伤的程度，因此对脑水肿的积极治疗能够预防或减少后期的进一步损伤。应采取措施保证充足的氧合和稳定的血流动力学。

3. 肾及其代谢效应　窒息可导致肾小管或肾小球毛细血管床栓塞，造成肾小管及肾小球坏死。窒息引起的代谢并发症还包括低血糖、低血钙、低血镁以及代谢性酸中毒，均可造成严重的心肌抑制和血压过低。

4. 血液系统　窒息导致的血液系统并发症主要是 DIC。维生素 K 依赖因子（Ⅱ、Ⅶ、Ⅸ、Ⅹ）水平可能因低氧性肝功能障碍而降低，可以通过补充维生素 K 而改善。

5. 消化系统　内脏缺血可导致肠黏膜坏死，继而整个胃肠道皆可出现溃疡和穿孔。监测包括观察鼻饲管分泌物和大便是否带血，听诊肠鸣音并测量腹围，行腹部平片以检查胃肠腔内、胃肠壁内、门脉内或胃肠外气体。坏死性小肠结肠炎是早产儿窒息后的常见并发症。在重症患儿中，肠穿孔、腹膜炎以及脓毒症均可致死。治疗主要就是最大限度地减少进食导致的渗透性负荷，直至胃肠功能完全恢复。应在胃肠损伤后数天或数周内避免任何经口或胃肠道饮食。开始进食时应使用低渗性溶液。胃肠道恢复期间应通过中心静脉导管给予静脉内营养。监测胃内 pH 值，并使用抗酸药或 H_2 受体拮抗剂。肝组织缺氧以及低灌注可造成肝细胞损伤，病理生理损害的程度与机体组织损伤的持续时间和严重程度直接相关。症状包括转氨酶水平升高、凝血功能异常、胆红素升高，以及糖代谢不稳定，应尽量纠正所有的功能性异常以及实验室异常。

第三节　新生儿临床评估

（一）Apgar 评分

1953 年，麻醉科医师 Virginia Apgar 提出用 5 项指标：外貌（肤色）（Appearance）、脉搏（Pulse）、皱眉动作即对刺激的反应（Grimace）、肌张力（Activity）、呼吸（Respiration）来评估新生儿出生时情况，称为 Apgar 评分法（表 109-2）。每项指标分 0 分、1 分、2 分三类，10 分为满分，表示新生儿情况良好。由于方法简便实用，在出生后 1 分钟及 5 分钟分别评分，还可评估复苏效果。Apgar 评分已为各国广泛采用。Apgar 评分虽能提供重要参考，但某些新生儿由于心率及血压相对稳定，评分正常，但因外周血管收缩，仍应注意可能存在酸中毒情况。

表 109-2　Apgar 新生儿评分法

评分	0 分	1 分	2 分
肤色	青紫或苍白	躯干红，四肢发绀	全身红润
心率（次 /min）	无	<100	>100

续表

评分	0分	1分	2分
对刺激的反应	无反应	有些动作,皱眉	哭,喷嚏
肌肉张力	松弛	四肢屈曲	四肢自主活动
呼吸	无	呼吸浅表,哭声弱	佳,哭声响

1. 肤色　新生儿出生时皮肤有发绀,60 秒后大部分转红润,但手足仍有发绀。如 90 秒仍有躯干发绀,应考虑新生儿有窒息、心输出量降低、高铁血红蛋白血症、先天性心脏病、心律失常、红细胞增多症或肺部疾病(呼吸道阻塞、呼吸窘迫、肺发育不全、膈疝等)。新生儿出生后皮肤苍白,常因窒息、低血容量、酸中毒、贫血或先天性心脏病所致。

2. 心率　正常新生儿心率 120~160 次 /min,新生儿对心率快的耐受性好,心率即使达 200~220 次 /min,大部分新生儿仍无不良反应。但心率 <100 次 /min,新生儿即不能耐受,因心率减慢时心输出量及组织灌流减少。窒息新生儿常出现心率减慢。患先天性心脏病、先天性心脏传导阻滞以及充血性心力衰竭的新生儿偶尔也伴有心率减慢,产前心电图及超声心动图检查可在出生前诊断这些疾病,有助于早期治疗。

3. 神经反射(对刺激的反应)　以吸痰管吸引新生儿鼻孔时有皱眉及啼哭,弹打四肢有运动反应。如无这些反应,提示有缺氧、酸中毒、产妇用药、中枢神经系统损伤或先天性疾病等。

4. 肌张力　多数新生儿包括早产儿,出生时对刺激的反应是四肢有活动。但缺氧、产妇用药、中枢神经系统损伤、重症肌无力、先天性肌弛缓症时肌张力降低。肌肉呈屈曲性挛缩且缺乏关节皱折是宫内中枢神经损伤的征象。

5. 呼吸　正常新生儿在出生 30 秒内开始呼吸,90 秒即维持平稳。出生数分钟后呼吸频率是 30~60 次 /min,吸气与呼气间无间歇,有利于发展和维持正常的功能性残气量。呼吸 30~60 次 /min 时,肺的功能性残气量不易呼出。呼吸暂停和呼吸过慢时呼气相延长,功能性残气量减少,导致缺氧。严重酸中毒、窒息、母体用药、感染(肺炎、脑膜炎、脓毒症)及中枢神经系统损伤时发生呼吸暂停和呼吸过慢。而呼吸急促(>60 次 /min)则发生于低氧血症、低血容量、酸中毒、中枢神经系统出血、肺部疾病(如透明膜病、误吸综合征和感染)、肺水肿和母体用药(如麻醉性镇痛药、乙醇、镁和巴比妥类药物)。

Apgar 评分应在出生后 1 分钟及 5 分钟各进行一次。评分越低,酸中毒和低氧血症越严重。出生后 1 分钟评分与酸中毒及存活率有关,5 分钟评分与神经系统的预后有关。

评分 8~10 分,提示新生儿情况良好,90% 以上新生儿属此类。正常新生儿出生后 1 分钟四肢常发绀,评分常是 9 分,但 5 分钟评分四肢转红润,可得 10 分。

5~7 分为轻度抑制,对强烈刺激及向鼻部吹氧有反应,3~5 分钟后常有好转,2 分钟时 PaO_2 50~70mmHg,$PaCO_2$ 40~50mmHg,pH 7.15~7.25,BE 为 −10mmol/L,至 10 分钟后 pH 增至 7.30,$PaCO_2$ 和 BE 恢复正常。

3~4 分为中度抑制,常有发绀和呼吸困难,如用面罩给氧或加压通气仍不好转,则应立即气管插管。

0~2 分为严重抑制,需立即气管插管并进行复苏。

出生时严重窒息应立即进行复苏,而不应等待 1 分钟评分的结果。此外,心率、呼吸和肌张力的评分意义超过 Apgar 总评分,因这三项评分为决定是否需要复苏的重要指标。

(二) 脉搏氧饱和度

近年来应用脉搏氧饱和度仪监测新生儿的氧合情况,可连续监测新生儿血氧饱和度(SpO_2)及脉率。其反应迅速,数据可靠,可评价新生儿呼吸情况及复苏效果,已在临床上逐渐推广。监测时将特制小儿探头置手指或足趾处,也可钳夹在跟腱处监测。新生儿出生时 SpO_2 较低(64%),5 分钟后达 82%。如果产妇吸氧,新生儿出生时 SpO_2 可达 90% 以上,故产妇应常规吸氧。SpO_2 临床应用也有一定局限性,当寒冷、低血压、胎脂过厚、胎儿肢体活动剧烈或使用不适合的探头时,准确性将受影响。

8

第四节 新生儿复苏术

新生儿复苏时应注意母体(子宫)-胎盘-胎儿一体化的处理。胎儿血氧亲和力高于成人,产妇临产时吸氧可提高脐静脉血氧分压。产妇子宫收缩过强或过快可减少胎盘脐带血供应,加重胎儿缺氧。剖宫产手术时应用硬膜外阻滞,可抑制子宫收缩,从而改善胎盘血液供应。

美国心脏学会和儿科学会推荐新生儿复苏应在1分钟内完成三个步骤,即:①擦干新生儿皮肤,以减少热量丧失,将新生儿放置于红外线保温床上,并吸引口鼻分泌物,此步骤应在20秒内完成;②评估呼吸并及时处理,应在30秒内完成;③评估心率。

胎儿宫内窘迫,新生儿出生时Apgar评分低的发生率明显高于无窘迫的胎儿,早产儿评分低发生率高于足月儿,故对宫内窘迫的胎儿及早产儿应作好新生儿复苏的充分准备。有羊水污染史的胎儿,出生后常需在喉镜直视下作气管内吸引。而对双胞胎者应准备好两套新生儿复苏设备。

一、新生儿复苏常备器具和药品

1. 新生儿复苏需要有一定的设备、工具和药品(表109-3),产房及手术室应配备齐全,并放置于新生儿复苏专用推车中或新生儿复苏包中备用,并应经常检查及补充。

表109-3 新生儿复苏器具

红外线辐射保温床
听诊器
吸引器、吸引管和吸痰管(新生儿用)
新生儿面罩
呼吸囊(250ml、500ml、750ml各一个)
婴儿口咽通气管(00、0号)
喉镜及气管插管导管(内径2.5mm、3.0mm、3.5mm)
氧气及氧气管
肩垫、揩拭羊水用的棉垫、纱布或毛巾
静脉穿刺套管针(22G、24G)
脐动静脉插管包(包括导管及虹膜剪、血管钳)
注射器、三通管
手套
剪刀、胶布
药物:肾上腺素、碳酸氢钠、多巴胺、纳洛酮、葡萄糖注射液、乳酸钠复方氯化钠液、阿托品

2. 复苏常用药物 见表109-4。

表109-4 新生儿复苏时常用药物

药物	适应证	剂量	用药途径	注意事项
肾上腺素	心搏骤停	浓度1∶10 000 0.1~0.3ml/kg 或0.05~2.0μg/(kg·min)	静脉注射 气管内注入	快速注药 气管内注药时用 生理盐水稀释至1~2ml
阿托品	心动过缓	0.03mg/kg	静脉注射	可导致显著心动过速
异丙肾上腺素	心动过缓、低血压、低心输出量	将4mg溶于250ml的5%葡萄糖溶液中,以0.01μg/(kg·min)开始输注并增加剂量至心率上升或0.05~2.0μg/(kg·min)	静脉注射	可导致心律失常,如果心率大于180~220次/min将导致心输出量下降
葡萄糖酸钙	低心输出量	心电图监测下5~10分钟给予100mg/kg	静脉注射	可导致心动过缓
5%碳酸氢钠	代谢性酸中毒	35ml/kg	静脉注射	缓慢注射(5分钟) 同时进行有效通气
扩容剂	低血容量	10ml/kg	静脉注射	5~10分钟缓慢注射

续表

药物	适应证	剂量	用药途径	注意事项
全血或 5% 白蛋白溶液	低血容量	10ml/kg	静脉注射	5~10 分钟缓慢注射
纳洛酮	镇痛药引起的呼吸抑制	0.01~0.03mg/kg 最大 0.1mg/kg	静脉注射 肌肉注射	快速给药。可引起肺水肿
多巴胺	低血压	5~20μg/(kg·min)	静脉输注	用静脉泵控制剂量 严密监测血压、心率
多巴酚丁胺	低血压	2.5~10μg/(kg·min)	静脉输注	用静脉泵控制剂量 严密监测血压、心率
米力农	心力衰竭	推注 50μg/kg，至少 10 分钟 输注：0.375~0.75μg/(kg·min)	静脉输注	用静脉泵控制剂量 严密监测血压、心率
去甲肾上腺素	低血压	0.05~1.0μg/(kg·min)	静脉输注	用静脉泵控制剂量 严密监测血压、心率
硝普钠	外周阻力高	0.5~10μg/(kg·min)	静脉输注	用静脉泵控制剂量 严密监测血压、心率
硝酸甘油	外周阻力高	1~20μg/(kg·min)	静脉输注	用静脉泵控制剂量 严密监测血压、心率

二、初步复苏

出生后立即用几秒钟的时间快速评估 4 项指标：①足月吗？②羊水清吗？③有哭声或呼吸吗？④肌张力好吗？如以上 4 项中有 1 项为“否”，则进行以下初步复苏。

（一）保暖

新生儿出生后，由于产房及手术室温度远低于子宫内温度，新生儿体温调节不健全，且体表面积大，全身皮肤为羊水湿润，出生后经蒸发大量散热，很易导致体温下降。新生儿对寒冷环境耐受性差，在寒冷环境下，代谢亢进，全身氧耗量增加，体温下降使肺血管收缩，增加右向左分流，加重了窒息新生儿的低氧血症和代谢性酸中毒。体温下降使新生儿对复苏的反应降低，甚至毫无反应，故新生儿复苏中保暖的好坏直接关系到复苏的成败，必须重视。

产房及手术室温度应保持在 26~27℃，使皮肤温度与室温温差减小，氧耗量可以降低，体温亦可维持，应注意不可有对流风。新生儿出生后应立即放置于红外线辐射保温床上或电热毯上，用棉垫擦干体表羊水，并用棉毯包裹全身保温。当皮肤擦干后，蒸发散热即减少。据统计新生儿皮肤擦干及保温后，热量丧失比湿润新生儿明显减少，仅为后者的 1/5，故擦干羊水及保暖是每个新生儿出生后必须采取的措施，应在出生 20 秒内完成。对体重 <1 500g 的极低出生体重儿可将其头部以下躯体和四肢放在清洁的塑料袋内，或盖以塑料薄膜置于辐射保温台上，摆好体位后继续初步复苏的其他步骤。如无红外线辐射保温床或电热毯，也可借助照明灯光保暖，但要注意与新生儿保持一定距离，以免造成灼伤。应注意在新生儿转运至婴儿室途中，也要注意保暖，重度窒息新生儿应放置在保暖箱中运送。另外，要注意保暖温度不能过高，以防引发呼吸抑制。

（二）清除上气道分泌物

1. 体位　置新生儿头轻度仰伸位（嗅花位）。

2. 吸引　在肩娩出前助产者用手将新生儿的口咽、鼻中的分泌物挤出。娩出后，用吸球或吸管（12F 或 14F）先口咽后鼻腔清理分泌物。过度用力吸引可能导致喉痉挛和迷走神经兴奋引起的心动过缓并使自主呼吸出现延迟。应限制吸管的深度和吸引时间（10 秒），吸引器的负压不超过 100mmHg（13.3kPa）。

3. 羊水胎粪污染时的处理　当羊水有胎粪污染时，无论胎粪是稠或稀，胎儿一经娩出，即先评估新生儿有无活力：新生儿有活力时，继续初步复苏；如无活力，采用胎粪吸引管进行气管内吸引。

4. 刺激　用手拍打或手指轻弹新生儿的足底或摩擦背部 2 次以诱发自主呼吸，若无效，表明新生儿处于继发性呼吸暂停，需要正压通气。

三、呼吸复苏

新生儿呼吸复苏的主要措施是吸引、面罩及呼吸囊加压吸氧、气管插管和张肺。首先要保证呼吸道通畅，建立有效通气，关键是吸出呼吸道液体及胎粪，及早张肺，必要时应施行气管插管吸引及给氧。根据 Apgar 评分，8~10 分的新生儿仅需吸引呼吸道，5~7 分者给予一般刺激及吸氧，3~4 分者需用面罩加压吸氧，需要时行气管插管给氧。0~2 分者需立即行气管插管加压给氧。

（一）面罩及呼吸囊加压通气

1. 加压通气指征　新生儿用面罩及呼吸囊加压给氧可以获得足够的通气。建立充分的正压通气是新生儿复苏成功的关键。其应用指征是：①呼吸暂停或喘息样呼吸；②心率 <100 次 /min；③虽经鼻导管吸氧，新生儿仍有发绀。

2. 加压通气方法　面罩应小并能紧贴新生儿面部，面罩下无效腔应 <5ml，面罩应覆盖口鼻部而不遮盖眼球且不超过下颌，这样可获得足够通气量。新生儿潮气量小，为避免并发症，开始加压通气时用较低容量（潮气量 20ml），逐渐增加至 40ml，辅助呼吸频率为 40~60 次 /min（胸外按压时为 30 次 /min）。大部分新生儿需要 20~25cmH$_2$O 通气压力，少数病情严重的新生儿可用 2~3 次 30~40cmH$_2$O 压力通气，以后通气压力维持在 20cmH$_2$O，以免肺泡破裂。加压装置常用 Mapleson D 或 Jackson-Rees 半开放无活瓣装置，呼吸囊用 500~750ml。也可用新生儿自动充气式气囊（250ml），使用前要检查减压阀，有条件最好配备压力表。自动充气式气囊不能用于常压给氧。

3. 加压通气的评估　有效的正压通气应显示心率迅速增快，由心率、胸廓起伏、呼吸音及氧饱和度来评估。如张肺不充分，应再次吸引咽喉部，并改变头部及面罩位置，检查气囊是否漏气，必要时用直接喉镜检查。持续气囊面罩正压通气（>2 分钟）会有气体进入胃，应常规插入 8F 胃管，用注射器抽气和开放端口来处理。如面罩加压通气良好，心率可增快（>100 次 /min），呼吸恢复，面色转为红润，可逐渐减少并停止加压通气。如心率仍慢（<100 次 /min），呼吸恢复不佳，应作胸部心脏按压及气管插管给氧。

4. 给氧方法　无论足月儿或早产儿，正压通气应在氧饱和度仪的监测指导下进行。足月儿可以用空气进行复苏，早产儿给予 30%~40% 的氧，通过空气 - 氧气混合仪根据氧饱和度调整给氧浓度，使氧饱和度达到目标值。如暂时无空气 - 氧气混合仪可用自动充气式气囊去除储氧袋（氧浓度为 40%）进行正压通气供氧。如果有效通气 90 秒后心率不增加或氧饱和度增加不满意，应当考虑将氧浓度提高到 100%。

（二）气管插管

1. 插管指征　遇有下列情况，应进行气管插管：①用来清理呼吸道，特别是呼吸道液体黏稠及羊水胎粪污染者，直接经气管导管清除的效果更好。羊水污染的新生儿可能有 60% 发生误吸，其中 20% 并发呼吸窘迫综合征、肺炎或气胸。娩出后尽快进行气管插管吸引，可以明显降低呼吸窘迫的发生率和死亡率；② Apgar 评分 0~3 分，病情严重，单纯面罩吸氧常不能改善，只有气管插管加压给氧才能使病情迅速改善；③评分 4~6 分经面罩或一般吸氧未迅速出现呼吸，且患儿仍呈缺氧窒息者；④个别新生儿评分 7~10 分经 1~5 分钟后病情恶化，评分明显降低，这些患儿常因母体用药（尤其是麻醉性镇痛药、硫酸镁等）导致新生儿呼吸抑制。新生儿某些先天性畸形尤其是呼吸道畸形，可发生评分进行性降低；⑤需要经气管给药；⑥胸外按压；⑦其他特殊复苏情况，如先天性膈疝或超低出生体重儿。气管插管对新生儿复苏很重要，可适当放宽指征。

2. 插管方法　新生儿颈短、喉头位置高，头后仰时喉头位置更偏向前上方，声门不易显露，造成插管困难，故新生儿插管时头部应置于正中改良位（图 109-3），声门容易显露。插管时应有助手在甲状软骨上加压，使喉部向后移位。单人操作时可用左手拇指和示指持咽喉镜，中、环指托下颌，小指在甲状软骨上加压，右手可将气管导管顺利插入。喉镜片根据操作者习惯选用直型或弯型镜片。一般建议用直镜片直接挑起会厌，显露声门后插管。弯型镜片视野显露较好，也可采用。整个操作要求在 20 秒内完成。插入导管时，如声带关闭，可采用 Hemlish 手法，即助手用右手食指和中指在胸外按压的部位向脊柱方向快速按压 1 次促使呼气产生，声门张开。气管导管根据新生儿体重可选用 2.5、3.0、3.5 号导管，导管插入声门下 1.5~2cm，听诊两肺呼吸音确定导管未进入一侧支气管后，用胶带固定导管。

当正压通气在 20~30cmH$_2$O 时，型号恰当的导管内径会有轻微漏气。型号过大会导致患儿永久性咽喉或声门下严重损害。小儿的气管软骨柔软、声门相对狭窄，无套囊导管用于 5 岁以下的小儿一般不会漏气。但若患儿因肺部疾病而需要高压通气，则带套囊的导管更为适宜。小套囊气管内导管经常用于 ICU 中，但应注意确保正压通气在 20~30cmH_2O 时有少量的漏气。套囊导管通常会避免导管周围漏气，但套囊充气过多可阻断静脉回流及损伤气道。目前尚无将套囊导管长期用于新生儿是否安全的资料。

3. 确定导管进入气管的方法　①胸廓起伏对称；②听诊双肺呼吸音一致，尤其是腋下，且胃部无呼吸音；③无胃部扩张；④呼气时导管内有雾气；⑤心率、肤色和新生儿反应好转；⑥可使用呼气末 CO_2 监测，可有效确定有自主循环的新生儿气管插管位置是否正确。

判断导管尖端位于气管中点的常用方法：①声带线法（导管声带线与声带水平吻合）；②胸骨上切迹触摸法：操作者或助手的小指垂直置于胸骨上切迹，当导管在气管内前进触碰到小指时，表明尖端已达气管中点；③体重法：体重 1kg、2kg、3kg 的唇 - 尖端距离分别为 6~7cm、7~8cm、8~9cm。头位改变会影响插入深度。

在小儿，气管隆突与声带之间距离很短。因此，气管导管容易过深。小儿头颈部屈曲会使气管导管位置滑入更深；而头颈部的拉伸会使导管向外移位，甚至可能脱出气道。头部转动偏向一侧则可能使导管前端接触到气管壁，导致 CO_2 潴留、缺氧或二者同时发生。

患儿气管插管后必须持续监护，以防分泌物阻塞管腔和导管意外脱出或滑入主支气管。

（三）置入喉罩

喉罩已成功地应用于新生儿复苏及机械通气，可部分代替气管插管，特别适用于气管插管困难的新生儿（小下颌或舌体相对较大，如 Pierre-Robin 综合征和唐氏综合征），其他适应证包括新生儿复苏气囊 - 面罩通气无效，气管插管失败或无法插管时。

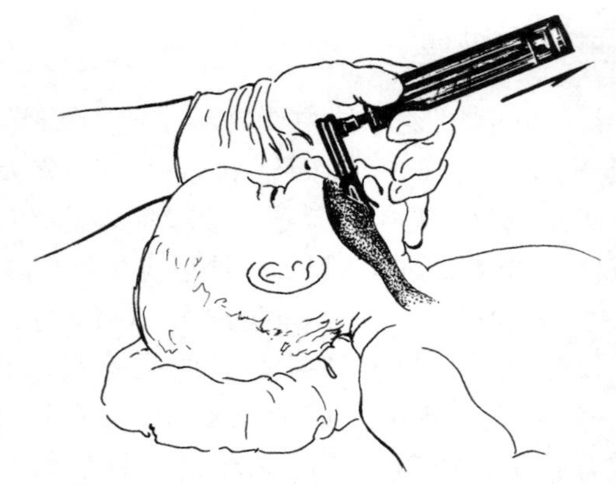

图 109-3　新生儿气管插管

（四）拔管

当新生儿呼吸恢复，皮肤口唇转红，出现肌张力及张口反应（哭泣动作）时，提示新生儿情况良好，可以拔管。注意拔管时应作好再行气管插管的准备，当新生儿病情有变化时，可随时插管。

（五）肺泡表面活性物质的应用

肺内注入肺泡表面活性物质可显著改善早产新生儿的预后。注入肺泡表面活性物质后，肺气体泄漏、透明膜样病、支气管肺发育不良及肺间质气肿的发生率下降，新生儿死亡率也降低。通常在出生后将肺泡表面活性物质按 5ml/kg 剂量注入气管内，注入后短时间内可出现氧饱和度降低，但随后大部分患儿因肺顺应性增加，动脉血氧饱和度迅速增加。肺顺应性增加后肺泡过度扩张，此时应降低通气压力，否则可引起肺损伤或肺气体泄漏。

（六）特殊情况

如按复苏流程规范复苏，新生儿心率、肤色和肌张力状况应有改善。如无良好的胸廓运动，未听及呼吸声，可能有以下问题（表 109-5）。

表 109-5　新生儿复苏的特殊情况

情况	病史 / 临床症状	措施
气道机械性阻塞		
胎粪或黏液阻塞	胎粪污染羊水 / 胸廓运动不良	气管导管吸引胎粪，然后正压通气
后鼻孔闭锁	哭时红润，安静时发绀	口咽通气道，气管插管
咽部气道畸形（Robin 综合征）	舌后坠进入咽喉上方将其堵塞，通气困难	俯卧体位，鼻咽通气道或喉罩或气管插管

8

续表

情况	病史 / 临床症状	措施
肺功能损害		
气胸	呼吸困难，双肺呼吸音不对称 持续发绀 / 心动过缓	胸腔穿刺抽气，严重时放置引流管
胸腔积液	呼吸音减低 持续发绀 / 心动过缓	胸腔穿刺引流放液，必要时气管插管
先天性膈疝	双肺呼吸音不对称 持续发绀 / 心动过缓，舟状腹	必要时气管插管 插入胃管减压，手术治疗
心脏功能损害		
先天性心脏病	持续发绀 / 心动过缓	明确诊断，进一步治疗
胎儿失血	苍白；对复苏反应不良	扩容，可能包括输血

四、心脏复苏及用药

新生儿复苏时全身缺氧，导致酸中毒，酸中毒时心肌收缩力差，心输出量降低，同时心动过缓，严重窒息时甚至引起心搏骤停。新生儿心脏复苏指征与成人有所不同，除心搏骤停需行心脏胸外按压外，苍白窒息伴心率 <80~100 次 /min，对吸氧无反应时，也应开始胸外心脏按压。

（一）胸外按压

方法应在新生儿乳头连线的下方，即胸骨中部进行按压。拇指法：双手拇指按压胸骨，根据新生儿体型不同，双手拇指重叠或并列，双手环抱胸廓支撑背部。此法不易疲劳，能较好的控制下压深度，并有较好的增强心脏收缩和冠状动脉灌流的效果（图 109-4）。双指法：右手食指和中指的指尖放在胸骨上，左手支撑背部。其优点是不受患儿体型大小及操作者手大小的限制。按压深度约为胸廓前后径的 1/3，产生可触及脉搏的效果。按压和放松的比例为按压时间稍短于放松时间，放松时拇指或其余手指不应离开胸壁。按压频率 100~150 次 /min。注意不可按压胸骨下部，以免损伤腹腔器官。胸外心脏按压与人工呼吸之比为 5 : 1，新生儿心脏复苏通常不需电击除颤。按压时应监测心率，当心率 >120 次 /min，血压达 80/20mmHg 时，心脏复苏满意，此时瞳孔应缩小并在中间位。如瞳孔扩大，提示脑部血流及氧合不足。收缩压低或舒张压 <10mmHg，可引起冠状血管灌注不足。新生儿复苏时，很少需要用药。新生儿心动过缓通常是因为肺部膨胀不充分或严重缺氧，而纠正心动过缓的最重要步骤是充分的正压通气。当复苏效果欠佳时，应加用药物治疗。常用药物及其适应证见表 109-5，注意酸中毒时药物效应减弱，必须同时纠正酸中毒。用药时应注意药液容量要小，否则可导致血容量过多。

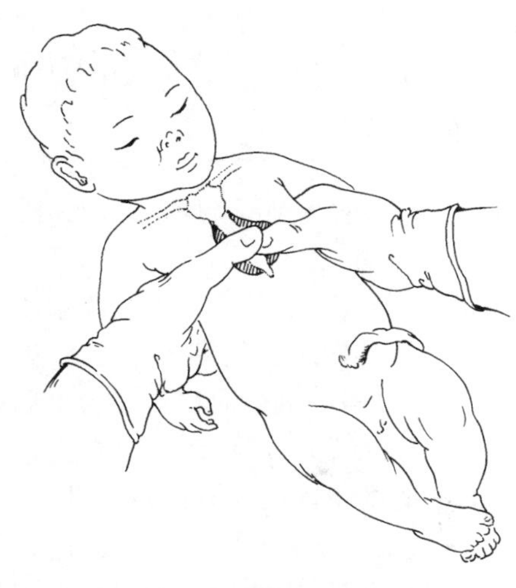

图 109-4　拇指法胸外按压

（二）复苏药物

1. 常用药物　见表 109-4。

2. 常用心血管药物　心血管药物包括正性肌力药物、血管扩张剂、血管收缩剂和抗心律失常药物等。大多数常用药物没有在小儿中得到充分的研究，所以推荐剂量及预期效果都应从成人的剂量和临床经验中来推断。

正性肌力药物用于增加循环衰竭患者的心输出量。大多数正性肌力药物同样影响心率和血管紧张度。新生儿对心动过速通常有良好的耐受性。新生儿的心室顺应性较差，每搏量变化幅度小，提高心率是增加心输出量的一个重要手段。由于增加心率或收缩性的药物会同时增加心肌耗氧量，应用这些药物就需提供足够的氧气和足够的代谢底物。严重的酸中毒或可能存在的脓毒症会减弱拟交感神经血管药物的药效，因此这类药物应快速输注，并随酸中毒的情况调整。常用的正性肌力药物（见表 109-6）。

表 109-6 儿科血管活性药物

药物	受体	变力作用	变时作用	血管舒张	血管收缩
肾上腺素	α,β	++	++		++
异丙肾上腺素	$β_1$,$β_2$	++	++	+	
多巴胺	δ			+肾脏、内脏	
	β>α	+	+		+/–
	β,α	+	+		+
米力农		+		+	++
去甲肾上腺素		轻微+	+		++
硝普钠				++ 动脉>静脉	
硝酸甘油				++	

（1）肾上腺素：肾上腺素具有强心作用，是多种低血压的首选药物。

（2）多巴胺：多巴胺是新生儿最常输注的正性肌力强心药物。其作用呈剂量依赖性，小剂量时兴奋多巴胺能受体，中等剂量时兴奋 β 肾上腺素能受体，大剂量时兴奋部分 α 肾上腺素能受体。小儿需要高于成人的剂量才能达到同样的药效。

（3）异丙肾上腺素：异丙肾上腺素是一种强效的纯 β 肾上腺素能受体激动剂，同时具有很强的正性变时效应。小儿对其耐受性较好，但大剂量的异丙肾上腺素可以导致心肌缺血，异丙肾上腺素也可引起血管扩张。

（4）多巴酚丁胺：多巴酚丁胺具有正性肌力和降低后负荷的效应。在新生儿可诱发心动过速。

（5）去甲肾上腺素：去甲肾上腺素是 α、β 肾上腺素能受体激动剂。适用于心功能接近正常并伴有外周血管扩张的患儿。尤其在脓毒症引起的休克、过敏反应、肝衰竭和区域麻醉相关的交感神经阻滞等情况下有效。

（6）米力农：米力农是磷酸二酯酶Ⅲ抑制药，可提高环腺苷酸的浓度。米力农同时具有变力性和血管扩张作用，已经证实可以改善小儿手术后低心输出量综合征的预后。米力农的负荷量为 25~75μg/kg，维持量是 0.25~0.75μg/(kg·min)。低血压和心动过速主要发生在注射负荷剂量后，可快速输液纠正。急性肾衰竭时，该药的清除半衰期明显延长。

（7）洋地黄：洋地黄对于长期治疗儿童心力衰竭非常有效，但对新生儿却效果不佳。因其半衰期长且不可预测，应谨慎用于血钾、钙和 pH 值改变的患儿。复苏时应选用其他起效快、可输注给药的正性肌力药物。

（8）钙剂：当血清离子钙低于正常时，应用钙剂有正性肌力效果。如果钙离子水平正常，则其正性肌力作用不明显。低钙血症最常见于 DiGeorge 综合征、含枸橼酸保存液的血制品大量快速输注后以及钙代谢不稳定的新生儿。钙剂对心脏传导系统也有影响，快速给予可以导致严重心动过缓或心搏骤停。这种作用在低血钾和应用洋地黄类药物时更为严重。钙剂是否有血管收缩作用仍有争议，但大多数研究认为其可以提高 SVR 和 PVR。

（9）血管扩张药：血管扩张药包括硝普钠、硝酸甘油、肼屈嗪、前列腺素 E_1 等。常被用于控制体循环阻力升高引起的高血压，通过降低后负荷提高心输出量，控制肺动脉高压，减少心内分流。血管扩张药用于控制体循环阻力升高引起的高血压和提高 CHF 患儿的心输出量是非常有效的。用于治疗肺动脉高压和心内分流则效果有限。

（10）抗心律失常药：利多卡因能降低心室兴奋性及在除颤后维持正常心率。它可以降低心肌收缩力，因此只有在给予利多卡因才能维持心率才建议使用。单次使用剂量为 1mg/kg；可反复给药或以 20~50μg/(kg·min)的速度静脉输注。

胺碘酮（5mg/kg，静脉注射或骨内注射）用于治疗室性心动过速。胺碘酮可减慢房室传导、延长房室不应期和 QT 间期以及减慢室性传导。对于心搏骤停的患儿可快速给予胺碘酮，而对于监测心电图已发现心动过缓的其他患者应缓慢给药。

3. 其他常用药物

（1）纳洛酮：纳洛酮用于拮抗麻醉性镇痛药所致的呼吸抑制，已成为阿片类药物所致呼吸抑制的标准治疗方法。它是特异性阿片受体拮抗药，与分布在脑干等部位的阿片受体结合，能有效的阻断β-内啡肽和脑啡肽等内源性阿片样物质介导的各种效应，除改善循环和呼吸障碍外，还可能明显改善脑血流量，增加脑灌注压，使缺氧后的脑血流量重新分布。

临床上，阿片类药物拮抗剂主要用于阿片类药物过量或阿片类药物麻醉患者自主呼吸抑制时促进自主呼吸恢复。应用纳洛酮的患者，其吗啡需要量显著减少，提示纳洛酮能增强吗啡的镇痛作用。这种明显自相矛盾的作用机制可能是纳洛酮增强了内源性阿片样物质的释放，并使阿片受体上调。

纳洛酮在20世纪60年代后期开始应用于临床，曾有关于其不良反应（心率增快、血压升高）及较严重并发症（如肺水肿）的报道。静脉注射纳洛酮起效迅速（1~2分钟），半衰期和作用时间都很短，约30~60分钟。如果无静脉通路，经气管内给予与静脉相似剂量的纳洛酮后也可被有效地吸收。由于阿片类药物的呼吸抑制持续时间可能要长于纳洛酮单次注射或短期输注的作用时间，因此需要持续输注纳洛酮来维持对呼吸抑制的逆转作用。

由于纳洛酮半衰期短，使用后可出现再发性呼吸抑制。该现象常发生于使用纳洛酮拮抗长效阿片类药物（如吗啡）时。短效阿片类药物（如阿芬太尼）则很少发生此现象。

产妇曾应用麻醉性镇痛药，新生儿则可能需要使用纳洛酮来改善因阿片类药物所致的呼吸功能和中枢抑制状态，迅速逆转新生儿的无呼吸状态，提高新生儿窒息复苏成功率，减少死亡率及神经系统后遗症发生率。应用纳洛酮后，新生儿至少需观察4小时，以防呼吸抑制复发。产妇分娩使用全身麻醉，由于全身麻醉药可作用于新生儿，此时需保证氧供，给予刺激并等待清醒，不需用纳洛酮。

（2）由于糖原储备低及糖原异生作用不全，严重窒息的新生儿常伴有低血糖，血糖 <2.22~2.5mmol/L（40~45mg/dl）。产妇合并糖尿病时，可促进胎儿胰岛细胞增生，胰岛素分泌增多，娩出后新生儿易出现低血糖。可静脉推注10%葡萄糖溶液0.5~1ml/kg，然后监测血糖，仍有低血糖时可静脉输注葡萄糖溶液5~7mg/（kg·min）。血糖过高可加重缺血缺氧症状，加重中枢神经系统损害，降低复苏存活率，故只有血糖监测确诊有低血糖的新生儿，才可输注葡萄糖。

（3）窒息新生儿心动过缓主要是由于缺氧引起，很少因迷走反射所致，因此窒息新生儿复苏时不推荐应用阿托品。

（三）给药途径

新生儿复苏常用的给药途径有经脐静脉、外周静脉、经骨髓腔内给药及经气管内给药。在心搏骤停期间，婴儿和儿童外周静脉通路的尝试开放时间应限制于 <90秒，若不成功，则放置骨髓腔内（intraosseous IO）针和/或插管后经气管导管给药。AHA和国际复苏联络委员会（ILCOR）建议优先考虑骨髓腔内给药，因为气管内给药后的血药浓度波动很大。

CPR期间，血管内留置导管放置若理想，将为麻醉科医师提供便利的血管通路，并尽可能地减少复苏工作的中断。外周静脉通路、骨髓腔通路和股静脉通路通常可不中断气道管理或胸外按压就能建立。只有有限的几个药物可经气管导管安全给药，而能经静脉内（intravenous IV）给药的所有药物都可经骨髓腔内给药。

骨髓腔置管建立了一个从骨髓到静脉的快速而安全的通路。骨髓腔内有不可压缩的静脉丛，因此当脱水或外周血管收缩不能开放外周静脉时，它是最可靠的选择。经过培训的操作者可以在30~60秒内建立骨髓腔通路，首次尝试成功率约为80%。所有的药物、晶体液、胶体液和血液均可通过该途径输注。新生儿骨穿针的首选位置是胫骨近端前内侧。其次为股骨远端、内踝和髂嵴。骨髓腔通路最常见的并发症是针头移位、液体和药物的外渗。其他罕见的并发症包括骨折、骨筋膜室综合征、骨髓炎和脂肪栓塞。

气管内途径可用于脂溶性复苏药给药。“NAVEL”有助于记忆可经气管导管给药的药物（N：纳洛酮、A：阿托品、V：加压素、V：地西泮、E：肾上腺素和L：利多卡因）。研究表明，相同剂量的药物，经气管导管给药的血药浓度低于经静脉给药。血清中肾上腺素浓度降低，可能会使β2肾上腺素能作用占优势，从而引起血管舒张和MPP的降低。因此，肾上腺素气管内给药的推荐剂量是血管内剂量的10倍。阿托品和利多卡因气管内给药的推荐剂量是血管内剂量的2倍，而纳洛酮和加压素则没有推荐的最佳剂量。经气管内给药，由于气管树对药物的储存作用而使药效延长。心搏骤停后，复苏药物的长期作用会导致持续的后负荷和心肌耗氧增多，不利于患者。气管内给药时，药物需稀释至1~2ml再注入，注入后行控制呼吸，促使药物远端气道和肺泡。就易操作性和实用性而言，气管导管内给药优于静脉留置导管或鼻饲管通给药。

五、治疗低血容量

（一）低血容量的评估

早产儿及窒息新生儿为了早期复苏，常较早行脐带结扎及切断，故出生时60%患儿伴有低血容量。足月新生儿如有脐带钳夹过早(可损失血液达 30ml/kg)、脐带绕颈、胎盘早期剥离、产前及产时出血过多等情况,可发生低血容量。低血容量可通过测定动静脉压、观察皮肤色泽、毛细血管充盈时间、脉搏容量及四肢温度等诊断(表 109-7)。

表 109-7 新生儿低血容量诊断

失液量	皮肤色泽	毛细血管充盈时间(s)	胫后动脉搏动	皮肤温度
无	红	<2	++++	温暖
5%	苍白	3~4	++	小腿及前臂中段远端冷
10%	灰	4~5	0	大腿及上臂中段远端冷
15%	斑纹	>5	0	整个肢体冷

低血容量患儿常见症状有苍白、迟钝、毛细血管充盈时间延长、脉搏细弱、动脉压和中心静脉压低。新生儿动脉压与体重有关,3kg 以上新生儿血压为(50~80)mmHg/(30~50)mmHg,足月新生儿收缩压低于 50mmHg 则认为是低血压,需立即静脉输液治疗。只要袖带合适,新生儿能够测得血压,也可用超声血流仪测定,必要时可应用脐动脉插管,直接测量动脉压。脐静脉插管可监测中心静脉压,新生儿中心静脉压正常值 4~8cmH_2O,如中心静脉压低于 4cmH_2O,应考虑低血容量。连续测定中心静脉压的变化比单次测定值更有意义。

(二)低血容量的治疗

1. 脐动静脉置管 新生儿复苏时需用药及输液,要保证静脉通路,以脐静脉为首选。可用 24G 套管针留置静脉内或用头皮针行脐静脉穿刺给药,但药物不能很快进入心脏,药物起效较慢,且穿刺时易造成血肿,影响再次用药,故目前推荐经脐动脉将导管插至主动脉或经脐静脉插至胸部下腔静脉。

具体操作方法如下:皮肤消毒铺巾,脐带用碘酊及乙醇消毒,距脐孔 5~7cm 处用刀片将脐带修齐,并用纱布扎紧以防出血。寻找脐动脉或脐静脉。脐静脉腔大,单根,壁薄无肌层。脐动脉腔小,成对,壁厚有肌层。用 3.5F 或 5F 号不透 X 线的导管插入脐动(静)脉(图 109-5)。插管前导管内充满肝素盐水并连接注射器,插管时用血管钳牵引脐带断端,导管通过脐孔直至有回血。当导管进入肝脏血管时无回血,此时应缓慢退管直至回血通畅,然后扎紧纱带。脐静脉插管通过脐孔约 5~7cm 后可进入胸腔下段静脉,可按肩 - 脐垂直距离的 2/3 来估计,导管尖端位于第 6~9 胸椎水平。脐动脉插管深度为肩 - 脐垂直距离的 110%(超过膈肌),导管尖端位于第 3~4 胸椎水平或向下达第 3~4 腰椎水平,可通过 X 线摄片确定导管位置。

脐静脉插管有导致感染和门静脉血栓形成的潜在危险,通常在复苏完毕拔除,以后可经外周静脉或脐动脉输液和用药。脐动脉插管后以 1~2ml/h 的速度持续输注 1U/ml 的肝素稀释液(用输液微泵控制),以保持导管通畅。如无微泵,可每隔 15~30 分钟注入肝素生理盐水 1~2ml(每 ml 含肝素 1U)。当发现下肢或臀部苍白(动脉痉挛)或动脉搏动消失;一侧下肢皮肤较对侧色泽异常、温度降低或肢端变黑;脐部有感染或导管阻塞时,应立即拔除脐动脉导管。

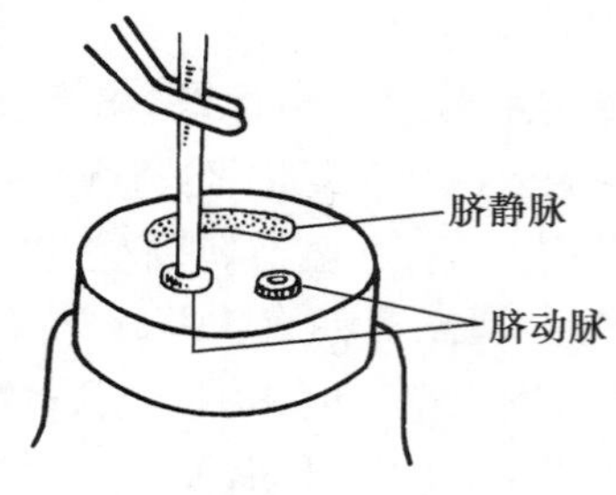

图 109-5 脐血管插管

2. 补充血容量 低血容量治疗的关键在于用血浆和晶体液来扩充血容量。还可以使用白蛋白,但其扩充血容量的有效性尚难肯定。如果怀疑胎儿出生时存在低血容量的可能,应将母体血和一个单位的 O 型、RH^- 浓缩红细胞和一个单位的 O 型、RH^- 全血进行交叉配血。两份血均应冰冻包装,在新生儿出生前送至分娩室。新生儿偶尔需要输注大量血液或液体使动脉血压提高到正常水平。有时必须补充占血容量 50% 以上的血液(足月儿 85ml/kg,早产儿为 100ml/kg),特别是在出生时胎盘被切或破裂者。在大多数情况下,新生儿只需补充 10~20ml/kg 以下的血液即可达到正常的平均动脉压水平。

补充血容量时应加强监测,不要扩容过度而引起高血容量及高血压。窒息新生儿的脑血管自动调节功能丧失,血容量过多可引起颅内压过高,以致发生脑水肿和脑出血,尤其对于早产儿更是如此。

8

3. 纠正低血糖、低钙血症、高镁血症 低血糖、低钙血症、高镁血症也可引起低血压。高镁血症经扩容治疗，低血压可以纠正，而用多巴胺静脉输注效果更好。葡萄糖酸钙 100mg/kg 缓慢（超过 5 分钟）静脉注射或每天 100~300mg/kg 连续静脉输注，可使高镁血症新生儿血压上升。

4. 纠正红细胞增多症 红细胞增多症（Hct>0.65）可使肺循环阻力增加及左室充盈压下降，也可引起低血压。因血粘稠度增加，体循环阻力也增加。缺氧合并血管阻力增加引起心脏及呼吸衰竭，应及时行换血疗法或血液稀释使 Hct 降至 0.50~0.55，改善全身状况。

六、纠正酸中毒

新生儿窒息时，由于二氧化碳潴留和组织氧合不足引起乳酸蓄积，常有呼吸性及代谢性酸中毒。经复苏后只要呼吸循环情况稳定，轻度及中度酸中毒均不需应用碱性药物。但 Apgar 评分 <6 分的新生儿，常有严重酸中毒，需加以纠正。有些缺氧窒息的新生儿血 pH 仅 7.15~7.25，BE 为 –10mmol/L，$PaCO_2$ 40~45mmHg，需使用碳酸氢钠治疗。早产儿伴酸中毒时，肺血流和肺泡表面活性物质减少，肺部并发症增多，脑缺氧病变可能加重，故早产儿娩出后应及时治疗。

（一）碳酸氢钠的使用

对呼吸性酸中毒应加强通气，促进二氧化碳排出。对出生 1 分钟时 Apgar 评分≤ 2 分，5 分钟时评分 <5 分的新生儿，可予碳酸氢钠 2mmol/kg 缓慢静脉输注（5% 碳酸氢钠 1ml=0.6mmol），同时过度通气，然后根据血气分析补充。

如 pH<7.0，$PaCO_2$<45mmHg，可再补充缺少量的 1/4，可按下列公式计算：

$$碳酸氢钠需要量(mmol)=\frac{0.6\times体重(kg)\times(正常\ BE-实测\ BE)}{4}$$

如 pH>7.10，可继续加强通气，5 分钟后如 pH>7.15，只需持续通气，可暂缓碳酸氢钠治疗。如无血气分析资料，对心搏呼吸停止者，每 10 分钟可给碳酸氢钠 1mmol/kg。

（二）使用碳酸氢钠的潜在危险性

1. 5% 碳酸氢钠是高渗液，当快速大量输注时，可扩张血管内容量，并可引起新生儿颅内出血。

2. 碳酸氢钠与氢离子作用后产生二氧化碳，50mmol 碳酸氢钠可产生二氧化碳约 1.25L。如通气良好，大部分二氧化碳经肺排出，$PaCO_2$ 仅增高 1~3mmHg；但窒息新生儿通气不良，$PaCO_2$ 可迅速增高，经细胞膜扩散的二氧化碳仍可造成细胞内酸中毒，可能导致室颤及颅内压增高。因此碳酸氢钠输注速度不宜超过 1mmol/（kg·min），同时应加强通气，以保持 $PaCO_2$ 正常。

3. 碳酸氢钠输注可诱发低血压 因酸中毒伴低血容量的新生儿，外周血管强烈收缩以维持血压。酸中毒纠正后降低了循环阻力，由于血容量不能充盈扩张的血管，引起低血压。

（三）治疗低血容量和心力衰竭

低血容量和心力衰竭均可引起代谢性酸中毒，应该治疗原发病，否则酸中毒无法纠正。pH<7.0 时可发生心力衰竭，用碳酸氢钠将 pH 提高至 7.15 或以上，可改善心输出量，心输出量改善后，肝血流灌注增加，酸性产物得以经肝代谢清除。如心脏病引起心力衰竭，可用异丙肾上腺素 0.05mg/（kg·min）静脉输注以增加心输出量，新生儿心率 160~190 次 /min 时，心输出量最好。

七、早产儿复苏需特别关注的问题

1. 体温管理 置于合适中性温度的暖箱。对 <1 500g 的极低出生体重儿进行复苏时可采用塑料袋保温（见初步复苏部分）。

2. 对极不成熟早产儿，因肺不成熟，缺乏肺泡表面活性物质可发生呼吸窘迫综合征，出生后有可能需要气管内注入肺泡表面活性物质进行防治。

3. 早产儿由于肺发育不成熟，通气阻力大，不稳定的间歇正压给氧易使其受伤害。正压通气需要恒定的吸气峰压（PIP）及呼气末正压（PEEP）。

4. 由于早产儿生发层基质的存在，易造成室管膜下 - 脑室内出血。心肺复苏时要特别注意保温、避免使用高渗药物、注意操作轻柔、维持颅压稳定。

5. 围产期窒息的早产儿因缺血缺氧易发生坏死性小肠结肠炎，应密切观察、延迟或微量喂养。

6. 早产儿对高动脉氧分压非常敏感，易造成氧损害。需要规范用氧，复苏时尽量避免使用 100% 浓度的氧，并进行脉搏氧饱和度或血气的动态监测，使氧饱和度维持在 85%~95%，并定期眼底检查。

总之，新生儿复苏措施以呼吸复苏为重点，复苏人员包括麻醉科、产科及儿科医师，应作为一个整体，通力协作，按图 109-6 的复苏流程图进行(图中出生后气管插管前氧饱和度指新生儿出生后将血氧饱和度监护仪探头固定于右手手掌,气管插管后血氧饱和度指监护仪探头固定于左脚足弓),可使新生儿复苏工作进一步提高。经以上各项措施,绝大多数新生儿均能顺利复苏。极少数复苏效果不佳的新生儿,应考虑窒息缺氧时间过长或患儿有严重先天性畸形(气管食管瘘、膈疝、复杂心脏畸形以及气胸等)情况时,应将患儿转送至新生儿加强医疗病房(NICU)继续治疗。如患儿出生后无心跳,经积极复苏1小时后心跳仍不恢复,在征得家长同意后可放弃复苏,宣布新生儿死亡。

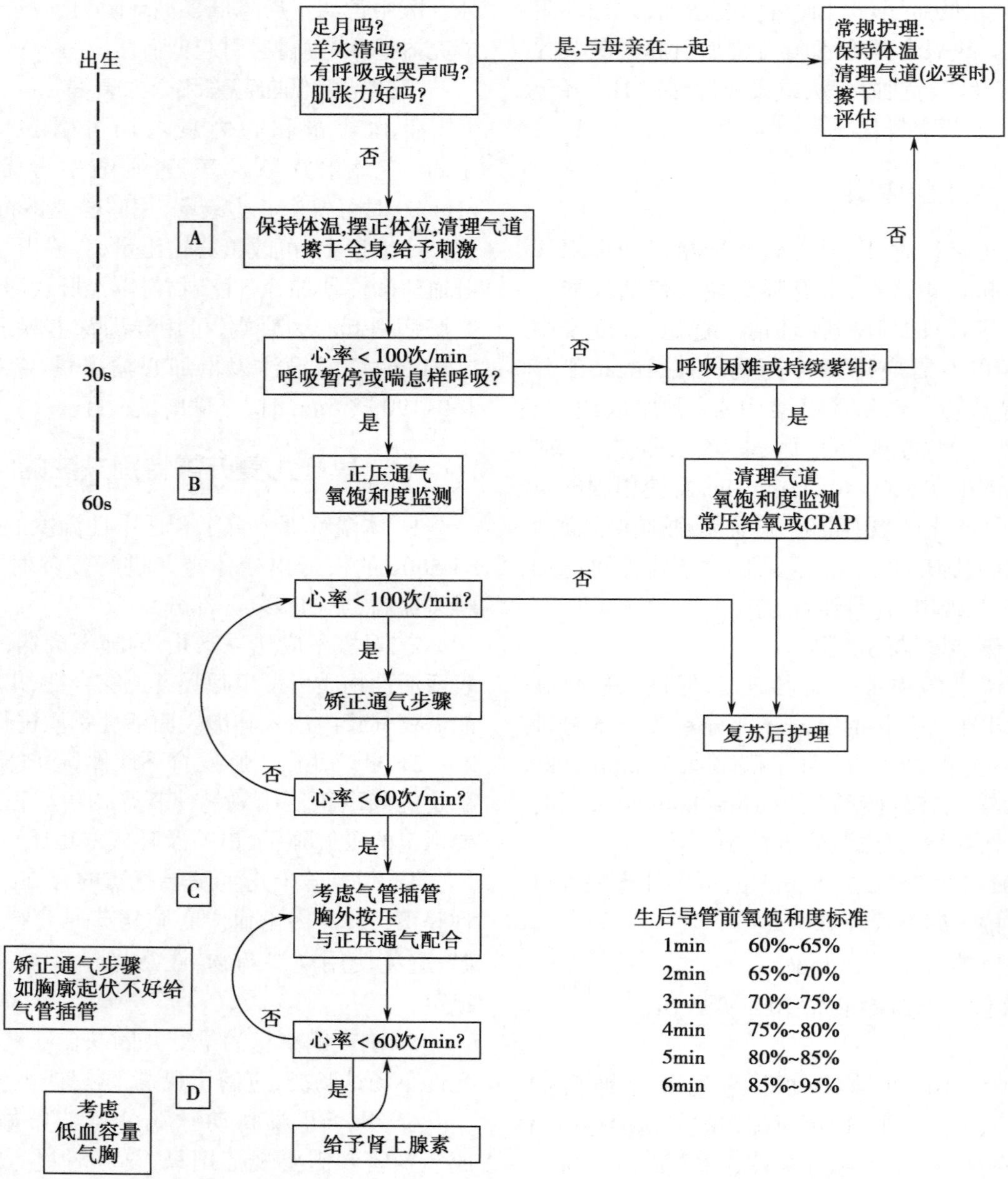

出生

30s

60s

足月吗?
羊水清吗?
有呼吸或哭声吗?
肌张力好吗?

是,与母亲在一起

常规护理:
保持体温
清理气道(必要时)
擦干
评估

否

A

保持体温,摆正体位,清理气道
擦干全身,给予刺激

心率<100次/min
呼吸暂停或喘息样呼吸?

否

呼吸困难或持续紫绀?

否

是

是

B

正压通气
氧饱和度监测

清理气道
氧饱和度监测
常压给氧或CPAP

心率<100次/min?

否

是

矫正通气步骤

复苏后护理

否

心率<60次/min?

是

C

考虑气管插管
胸外按压
与正压通气配合

矫正通气步骤
如胸廓起伏不好给
气管插管

否

心率<60次/min?

是

D

考虑
低血容量
气胸

给予肾上腺素

生后导管前氧饱和度标准

1min	60%~65%
2min	65%~70%
3min	70%~75%
4min	75%~80%
5min	80%~85%
6min	85%~95%

图 109-6　新生儿复苏流程图

(连庆泉　蒋懿斐)

8

参考文献

[1] SCHMÖLZER G M, KAMLIN O C, DAWSON J A, et al. Respiratory monitoring of neonatal resuscitation [J]. Arch Dis Child Fetal Neonatal Ed, 2010, 95 (4): F295-303.

[2] FINER N N, RICH W, WANG C, et al. Airway Obstruction During Mask Ventilation of Very Low Birth Weight Infants During Neonatal Resuscitation [J]. Pediatrics, 2009, 123 (3): 865-869.

[3] 叶鸿瑁，虞人杰，王丹华，等．中国新生儿复苏指南 (2016 年北京修订)[J]. 中华围产医学杂志，2016, 31 (4): 241-246.

第一百一十章

急性药物中毒

目　录

急性中毒是世界性影响公众健康的主要问题之一，其中以药物中毒发生率最高，且其带来的高死亡率和医疗负担严重威胁人类健康。研究表明，在美国，药物中毒死亡所占所有中毒死亡比例高于90%，且近年来一直呈现上升趋势，每年药物中毒患者急诊就诊率超过232/10万；在日本，急性药物中毒是患者急诊住院的前50个病因之一；最新国内研究表明，急性中毒已经成为中国人继恶性肿瘤、脑血管疾病、心脏病、呼吸系统疾病之后第五大死亡原因，而其中药物中毒占最大的比重。在这些药物之中，镇静催眠类药物及阿片类镇痛药物中毒在急性药物中毒中的发生率最高，达到50%~70%。

急性药物中毒指短时间内接触大剂量药物后很快引发急性中毒表现，甚至死亡。一般来说，急性药物中毒具有明确的剂量-效应关系。在急性药物中毒诊治过程中必须熟知所中毒药物的毒理作用、临床表现和有效治疗措施，了解药物对机体的损害，及时实施积极有效的救治。对于需手术治疗的急性药物中毒患者，麻醉处理也有其特殊性。

第一节　药物中毒的概论

一、药物中毒的毒理

药物进入人体后对机体产生损害的能力称为药物毒性。药物的毒性越强对机体的危害越大。此外，药物的摄入剂量、毒理特性以及机体状况和耐受性等与中毒程度密切相关，短时间内摄入大量吸收率高的药物者通常病情较重。药物的毒性反应和其药物作用的过程相似，分为三个不同的时相，即接触相（药物相）、毒物动力相（药物动力相）和毒效相（药效相）。

（一）接触相

过量的药物经皮肤及黏膜、消化道、呼吸道或注射等途经与机体直接接触，在未被吸收之前，由于对接触部位的直接刺激可出现不同的毒性反应，如药物刺激眼睛引起流泪、结膜充血等，刺激了消化道便引起恶心、呕吐等。

（二）毒物动力相

指过量药物的吸收、分布、代谢及排出等体内过程，与其毒性作用的强弱有关。

1. 吸收　药物的吸收受其脂溶性、胃肠充盈度以及胃肠道pH等影响；

2. 分布　过量药物进入体内随血液循环分布于全身，在不同的靶器官和组织中的分布并不均匀。影响过量药物分布的因素很多：如药物的理化性质，器官血流量和组织亲和力等；药物与血浆蛋白的结合率；药物通过血-脑屏障、胎盘屏障等的能力；体液pH的影响等。有些物质对某种组织有特殊的亲和力，如氟对牙齿和骨骼、洋地黄对心肌的亲和力等。

3. 代谢　过量药物吸收后在体内表现出的毒性作用在参与或者影响机体生理过程的同时，大多数药物经过生物转化作用其毒性被不同程度地降解代谢。药物的生物转化主要在肝脏进行，在以肝细胞微粒体药物代谢酶起主导作用的酶系统作用下，过量的药物通过氧化、还原、水解、结合等方式进行转化。但当过量吸收的药物超过机体的解毒能力时，机体就会出现中毒症状。

4. 排出　过量药物多数经过机体分解代谢后以分解产物的形式排出，少数以原形排出。排出途径主要包括肾脏、消化道、呼吸道、汗腺、乳腺、泪腺等。其中高水溶性的药物多经肾脏排出，重金属类药物多由消化道排出，气体或者挥发性药物主要经呼吸道排出，脂溶性过量药物可由汗腺、乳腺分泌等途径排出。

（三）毒效相

过量的药物与机体靶组织中的受体作用而出现中毒效应，而不是药物的治疗作用。超过治疗量的药物浓度作用于机体时，过量药物通过血-脑屏障、组织细胞膜到达作用部位，使正常酶系统发生障碍、破坏细胞膜的功能、影响新陈代谢、阻碍氧的交换输送和利用、影响损害免疫功能甚至直接毒害触碰的组织，总之过量药物将机体正常的代谢和生化过程打乱，损害组织的正常结构功能，从而表现毒性作用。不同的药物作用于不同的靶器官，药物过量产生中毒症状时也同样有靶器官效应。不同毒物的中毒机制不同，有些毒物通过多种机制产生毒性作用。

例如镇静催眠类药物以及麻醉性镇痛药中毒主要引起神经系统损害，也可伴有不同程度的精神情绪方面的改变。经胃肠道途径给药的药物过量时主要引起消化系统损害。强心苷类等药物中毒时可产生心肌损伤、心律失常以及血压异常等。抗癫痫药，抗精神病药，麻醉药，抗真菌药灰黄霉素、酮康唑等药物中毒可引起肝脏损害。

二、急性药物中毒的临床表现和诊断

急性药物中毒的发生率有逐年增多趋势，病情也极为复杂，如救治不及时，其伤残病死率也会增高。急性药物中毒中急危重症患者多；典型的中毒体征和症状常在急性接触后数分钟或数小时内发生，并在数小时内达到高峰；有特征性的中毒症状和体征与常见内科急症相似；而不同药物过量引起的中毒表现又可能相近或重叠；此外，同种药物过量引起的中毒反应在不同的机体其表现也会有差别，因此容易发生误诊或漏诊。急性药物中毒诊断需要详细体格检查，结合病史以及必要的实验室检查，对可疑的毒物进行分析及药物检测，进行综合判断，做好鉴别诊断，排除非药物性中毒，方能明确诊断。

药物中毒严重程度评分标准分五级，①无症状：没有中毒的症状体征；②轻度：一过性、自限性症状或体征；③中度：明显、持续性症状或体征；出现器官功能障碍；④重度：严重的威胁生命的症状或体征；出现器官功能严重障碍；⑤死亡。

(一) 病史

采集详尽的中毒病史是诊断急性药物中毒的首要环节。详细询问家属或现场见证人有关急性中毒患者的药物接触史对诊断有很大帮助。要了解患者的个人生活及精神状态、本人和家属惯常服用的药物、职业史，还要认真检查中毒时所处的环境，现场发现的所有药物以及化学物质。尽量调查患者最近的生活情况、人际关系、活动范围、精神状态、反常行为以及可能的药品来源等。对于确诊的急性中毒患者，要通过病史询问了解中毒的开始时间、药物种类和中毒途径，大致估算所中毒药物的剂量；了解中毒后出现哪些症状，注意有无呕吐、腹泻；就诊前已作过何种处理及效果，是否催吐、洗胃和应用解毒剂等，最后对急性药物中毒患者的中毒程度做初步判断。

(二) 中毒表现

药物中毒的表现和临床症状依据患者所接触的药物和毒物的不同而不同。临床上根据常见的症状划分为不同的中毒综合征（表 110-1，表 110-2），这有助于快速判断所中毒药物或毒物的类别。阿片类药物过量导致的中毒症状包括呼吸抑制，心率和脉率减慢，瞳孔针尖样大小以及由于低氧引起的口唇和甲床发绀；此外，患者还可以出现肌痉挛，惊厥，意识淡漠等。常用药物急性中毒时的症状和体征见表 110-3。

表 110-1 几类常见的中毒综合征

症状	BP	HR	呼吸频率	体温	瞳孔	肠鸣音	出汗
抗胆碱类	~	↑	~	↑	↑	↓	↓
胆碱类	~	~	不变	不变	↓	↑	↑
阿片类	↓	↓	↓	↓	↓	↓	↓
拟交感神经类	↑	↑	↑	↑	↑	↑	↑
镇静催眠类	↓	↓	↓	↓	~	↓	↓

备注：~ 为变化不一定

表 110-2 常见中毒综合征的症状和体征

综合征	症状和体征	常见原因
抗胆碱能类	谵妄，高热，肠梗阻，瞳孔散大，心动过速，尿潴留，皮肤温暖而干燥	抗组胺药，阿托品，精神药物，东莨菪碱，三环类抗抑郁药
胆碱能类（毒蕈碱样）	心动过缓，支气管黏液增多，喘息综合征（流涎，流泪，排尿，排便，胃肠痉挛和呕吐）	毒扁豆碱，毛果芸香碱，溴吡斯的明
胆碱能类（烟碱样）	腹部疼痛，肌束颤动，高血压，麻痹，心动过速	尼古丁
阿片类	低血压，低体温，通气不足，镇静	阿片类药物
拟交感神经类	兴奋，出汗，低血压，低体温等，瞳孔散大，精神病，癫痫发作，心动过速	苯丙胺，咖啡因，苯丙醇胺，茶碱

表 110-3 格拉斯哥昏迷评分法(Glasgow coma scale,GCS)

项目	分数						
	6分	5分	4分	3分	2分	1分	其他
睁眼反应(E)			自动睁眼	呼唤睁眼	刺痛睁眼	不能睁眼	眼睛肿胀无法睁开(C)
语言反应(V)		回答正确	回答错误	含混不清	微有呻吟	无任何反应	插管或气切无法正常发声(T)
运动反应(M)	遵命动作	定位动作	逃避反应	肢体屈曲	肢体伸直	无任何反应	
总分							

备注:昏迷程度以 E、V、M 三者分数加总来评估,得分值越高,提示意识状态越好,14 分以上属于正常状态,13~14 分为轻度意识障碍,9~12 分为中度意识障碍,3~8 分为重度意识障碍。7 分以下为昏迷,昏迷程度越重者的昏迷指数越低,3 分多提示脑死亡或预后极差。

对急性药物中毒的诊断要强调整体观念,力求快速准确并对患者的病情做出初步评估。诊断要点可归结于意识水平、呼吸功能、循环功能及体温监测等。

1. 意识水平　急性药物中毒的患者可以表现昏迷,即出现严重的意识障碍,提示中枢神经系统功能严重受损,是急性药物中毒最常见的症状之一。通常采用格拉斯哥昏迷评分法(Glasgow coma scale,GCS,见表 110-4)来判断意识障碍程度以及评价治疗的效果和预后。

表 110-4 常用药物急性中毒时的症状和体征

药物	症状体征
对乙酰氨基酚	食欲缺乏,肝酶升高,黄疸,嗜睡,肝功能衰竭,恶心,呕吐,面色苍白
苯二氮䓬类药物	顺行性遗忘,共济失调,昏迷,混乱,昏睡,嗜睡,镇静
β 受体阻滞剂	酸中毒,心动过缓,支气管痉挛,昏迷,血糖异常,高钾血症,低血压,呼吸抑制,癫痫发作
钙通道阻滞剂	心律失常,心动过缓或过速,昏迷,眩晕,低血压,嗜睡,癫痫发作
可乐定	呼吸暂停,心动过缓,昏迷,高血压或低血压,低体温,精神状态改变,瞳孔缩小
阿片类药物	中枢神经系统抑制(嗜睡或昏迷),便秘,恶心和呕吐,潮红和瘙痒,低血压,肺水肿,呼吸抑制,癫痫发作
水杨酸类	碱中毒或酸中毒,昏迷,出汗,神志不清,电解质异常(如血钠异常,低钾血症),血糖异常,过度通气,恶心,呕吐,肾衰竭,癫痫发作,耳鸣或耳聋
磺脲类药物	昏迷,食欲减退,眩晕,低血糖,嗜睡,抽搐,无力
三环类抗抑郁药	昏迷,意识混乱,谵妄,瞳孔散大,口干,低血压,癫痫发作,心动过速,尿失禁

2. 呼吸功能　急性药物中毒常伴有呼吸功能障碍,急性呼吸抑制和呼吸衰竭也是急性药物中毒常见的死亡原因。在各类急性药物中毒患者中,镇静催眠类药物中毒居第一位,其中以苯二氮䓬类最为常见。镇静催眠类药物中毒、阿片类药物等中毒时,可导致机体呼吸中枢抑制和呼吸道梗阻,引起窒息和呼吸衰竭;有机磷农药中毒后可出现唾液分泌增加、支气管痉挛等,导致气道阻力增加,呼吸抑制和呼吸衰竭;有机磷农药、阿片类药物、水杨酸盐、三环类抗抑郁药等中毒可引起呼吸抑制;对合并有肺结核或其他慢性呼吸道感染的患者,抗癌药、某些抗高血压药中毒时可诱发哮喘发作或加重原有咳喘症状。急性药物中毒患者呼吸功能的监测应包括观察呼吸道是否通畅、自主咳嗽反射情况以及患者的呼吸频率、潮气量、是否存在发绀等,必要时血气分析有助于明确呼吸衰竭的诊断和指导治疗。

3. 循环功能　急性药物中毒时循环系统的损害主要包括心率的改变、低血压、高血压、心律失常、传导阻滞,重者可出现休克和心搏骤停。过量药物对循环系统的影响主要是其对心肌的直接毒性和药物中毒后出现的水电解质紊乱、酸碱平衡失调所致。阿片类药物、巴比妥类药物、β 受体阻滞剂、钙通道阻滞剂等中毒可引起心动过缓;可卡因、麻黄碱、大麻、阿托品、甲状腺素等中毒可引起心动过速。多数药物中毒后常表现为组织灌注不足，尿量减少和血压降低，但可卡因、麻黄碱、大麻、肾上腺素、尼古丁、有机磷中毒等可引起高血压，在临床诊断时要注意。洋地黄类强心药和三环类抗忧郁药中毒常出现心肌损害、心律失常和传导阻滞。诊断和治疗过程中要动态监测心率、血压、心电图、尿量和中心静脉压等，了解循环功能，注意心力衰竭的早期征象。必要时可采用有创血流动力学监测，以有助于进一步了解循环功能。

4. 体温　体温变化常是药物中毒的症状之一。急性药物中毒者约有半数出现体温降低，如巴比妥类药物、乙醇、阿片类药物、吩噻嗪类药物等中毒者常有体温过低，但抗胆碱能药物、抗组胺药、甲状腺素、巴比妥类药物等中毒可出现发热。加强体温监测，包括鼻咽温、食管温度、鼓膜和直肠温度等中心温度，还要监测反映外周体温的皮肤温度。若外周体温下降而中心体温不变或升高提示外周组织灌注不良，有助于进一步的诊治。

（三）实验室检查和过量药物的检测

当诊断不明确、毒物不明时，应及时采集现场剩余的毒物以及患者的呕吐物、吸引物和首次胃冲洗物、排泄物等标本进行送检。对昏迷的急性药物中毒患者，辅助检查对中毒的最终诊断往往起到重要的作用。除血常规、尿常规和粪常规外，必要时测定肝肾功能、电解质血气分析。对于那些有症状的或自杀的患者，应检测血清电解质、血尿素氮、肌酐、葡萄糖、尿液分析、全导联心电图。伴有精神状态变化的患者应进行血常规、凝血功能测定，血清淀粉酶、钙、镁、肌酸磷酸激酶、肝脏的酶水平测定以及胸部X线片。

此外尤其要注重特征性检查。一些灭鼠药中毒患者尿液呈橘红色；某些三环类抗抑郁药、氯喹中毒时，因为药物的心肌毒性作用可呈现宽大畸形的QRS波；巴比妥类药物和某些镇静催眠类药物严重中毒患者的脑电图可表现出周期性等电位线。急性药物患者伴有血钾异常时，低钾血症下考虑可能的药物有：氨茶碱、氯喹、肾上腺素、胰岛素、可卡因、糖皮质激素、利尿剂、秋水仙碱等；急性药物中毒伴发高钾血症的药物有：洋地黄类药物、免疫抑制药、血管紧张素转换酶抑制剂等。血浆胆碱酯酶测定有助于有机磷农药中毒的诊断。

中毒药物的检测最好在治疗开始之前收集标本，以免影响毒理分析结果，但应注意不能以过量药物检测结果作为诊断和治疗的唯一依据。

三、急性药物中毒的治疗

急性药物中毒的诊断一经确立，不论其毒物是否明确，均应立即进行救治。其治疗原则是最大限度地减轻毒物对机体损害，维护机体重要脏器的生理功能，尽快帮助患者度过危险阶段。

无论何种原因引起的急性药物中毒，必须保持患者的呼吸道通畅，维持呼吸、循环等重要脏器功能，挽救患者的生命。对呼吸功能障碍的患者应采取措施积极有效的措施，包括吸氧、无创机械通气、有创机械通气等。对食入性中毒的患者，应采取催吐、洗胃、导泻法，以排除尚未吸收的过量药物。在治疗前和整个治疗过程中，必须加强对患者的监测，尤其要监测患者的血压、心率、心律、呼吸频率、脉搏血氧饱和度、体温、心电图、尿量等变化。对症治疗能使受累的器官和组织尽早恢复功能，改善急性药物中毒患者的预后。

（一）支持疗法

1. 呼吸支持治疗　首先要及时清除口咽内分泌物，清理呕吐物，摘除义齿等，保持呼吸道通畅；为防止胃内容物误吸，对伴有中枢神经系统抑制的患者应给予气管内插管。应禁止利用咽喉反射来确定是否需要气管内插管，因为过强的刺激也可使昏迷患者出现咽反射。试图引出咽反射本身会诱发呕吐，导致昏迷患者误吸。对于伴有极端行为或者精神亢奋需要用镇静药、抗精神病、抗惊厥药或肌肉松弛剂治疗的患者，也需要行气管内插管。对于昏迷的患者，给予经肌肉松弛剂治疗，有助于气管内插管的进行。对于经充分氧合或人工通气也不能纠正低氧的药物中毒患者，可以考虑体外膜氧合（ECMO），体外 CO_2 排出（$ECCO_2R$）、心肺旁路、部分碳氟液体通气、高比重氧、外源性肺表面活性物质等更积极的救治措施。

2. 循环支持治疗　循环支持治疗的目标是恢复正常的血压、脉搏及心律。急性药物中毒可引起循环障碍，导致有效循环血量减少，甚至发生低血容量休克，应静脉补充血容量。对于难控制的低血压应给予血管活性药，同时注意水电解质、酸碱平衡和血浆渗透压的维持。室性心律失常的治疗除了药物治疗之外，还包括电解质和代谢异常的纠正。由抗心律失常药、三环类抗抑郁药和可能的其他膜活性剂引起的广泛复杂的心动过速应用碳酸氢钠、高渗盐和/或过度通气等治疗是有效的。对于常规治疗无效的患者可考虑外置或内置心脏起

8

搏器，主动脉内球囊反搏术或心肺旁路术。

3. 神经肌肉活动过度的治疗　要预防和限制横纹肌溶解以及体温过高。对于使用镇静药和抗惊厥药治疗失败的患者，应给予肌肉松弛剂治疗，可预防出现持久性的神经损伤。

4. 全身支持和对症治疗　在救治过程中一定要时时考虑支持和维护重要脏器的生理功能，维持酸碱和水电解质平衡，防止少尿或无尿、体温过低或过高、颅内高压、惊厥和昏迷等并发症的出现。

（二）清除尚未被吸收的过量药物

对于吸入性中毒的患者应立即撤离中毒现场，保持呼吸道通畅，吸氧或者新鲜空气。对于接触中毒的患者应立即脱去其身上的被污染衣物，用干布抹去沾染物，再用清水洁净皮肤。近年来对由胃部去除过量药物的意义存在质疑。因为部分经过催吐、洗胃处理的重症药物中毒患者，尸检结果却显示患者上消化道内仍可存留药物，且药物已在胃内形成凝结物。尽管如此，催吐、洗胃等方法仍可以使胃肠内大部分药物排出而达到降低中毒程度的目的。常用胃肠道净化方法的适应证、禁忌证和推荐剂量见表110-5。

表110-5　常用胃肠道净化方法的适应证、禁忌证和推荐剂量

方法	适应证	禁忌证	推荐剂量
药用炭	1小时以内摄入大量潜在毒性药物	意识不清，摄入物质对药用炭亲和力低（如铁、锂），增加胃肠道出血或穿孔风险	1岁以内的婴儿：10~25g或者0.5~1g/kg。1~12岁的儿童：25~50g或者0.3~1g/kg。青少年和成人：25~100g
洗胃	适用于特殊情况下摄入大量潜在毒性药物	不能确保气道通畅，吸入高浓度的气体（比如烷类），摄入强酸强碱，增加胃肠道出血或穿孔的风险	成人通过大口径的胃管进行洗胃，每次200~300ml温生理盐水或者清水；儿童10ml/kg温生理盐水，持续盥洗直到洗胃液不含药物残渣
导泻	没有明确的适应证。考虑摄入大量缓释性、肠溶性潜在毒性药物，或者药用炭吸收不良的药物	肠梗阻或者肠穿孔，肠鸣音减弱，近期肠手术，容量不足，电解质紊乱	仅单次使用（1岁以下的儿童和老年人慎用）。成人：70%山梨醇溶液12ml/kg或者10%硫酸镁溶液250ml；儿童35%山梨醇溶液或者10%硫酸镁溶液4.3ml/kg
全肠灌洗	考虑摄入大量缓释性、肠溶性潜在毒性药物，或者药用炭吸收不良的药物	未受保护的气道，肠穿孔、肠梗阻，顽固性呕吐，血流动力学不稳定	经鼻饲管注入或者患者口服聚乙二醇电解质溶液，直到排泄物清亮。9个月~6岁的儿童：500ml/h；6~12岁儿童：1 000ml/h；>12岁：1 500~2 000ml/h
吐根糖浆	没有治疗作用，不推荐使用		

1. 催吐　对于神志清楚、合作良好的患者以及年龄较小的儿童，催吐方法较为合适，因为催吐所造成的心理伤害比插入胃管小得多。对于拒绝洗胃的成年人，催吐也不失为一种较好的选择。催吐常在洗胃前进行，可起到迅速清除过量药物的作用，但有时胃排空不够彻底。方法：嘱患者服用200~300ml温开水，用手指、压舌板或筷子等刺激咽后壁和舌根部，往往有70%的患者在20分钟内将出现呕吐现象。若无效，再给予相同量的温开水，反复多次直至绝大多数胃内容物吐出。必要时可选用药物催吐，如阿朴吗啡等。但阿片类药物中毒者不宜选用阿朴吗啡，以免加重中枢神经抑制程度。催吐的禁忌证：摄入的毒物为强酸、强碱，摄入石油蒸馏物，昏迷患者等。

2. 洗胃　近年来的研究表明，洗胃并不能有效地清除所中毒的药物，在中毒4~6小时内洗胃，其绝对排出量往往为大部分药物服用量的5%~10%；随着时间的推移，即在4~6小时后洗胃的效果更差；故推荐在急性药物中毒4小时内洗胃。但对于服用药量过大、所服药物不易吸收或者吸收后又向胃内分泌的患者（如巴比妥类等）超过6小时仍要洗胃。阿司匹林、抗胆碱能药物、三环类抗抑郁药等药物中毒可延缓胃排空，对此类药物中毒患者也应积极洗胃。洗胃之前，必须确定吸引器功能良好，以确

保在短时间内吸出大量胃内容物。

(1)体位：患者取头低位、偏向一侧(以利于医护人员操作为准)，以免胃内容物反流或洗胃液误吸入气管内。

(2)胃管的选择与置入：成人最好选择22号漏斗式洗胃器皮球以下的长管，在胃管的进口端交错剪2~3个侧孔，以防止胃管堵塞。经口或者经鼻腔置入胃管，成年人胃管经鼻腔入胃的长度在60cm左右。对昏迷患者胃管置入困难时，可在麻醉喉镜协助下置管；当贲门高度痉挛，置入胃管困难时，可请外科行胃造瘘后建立洗胃通道。

(3)洗胃液的选择：不能明确所中毒药物时，洗胃液选用清水、温开水或生理盐水。阿片类、烟碱、毒扁豆碱、奎宁等药物口服中毒时可1∶15 000高锰酸钾溶液清洗，1∶15 000高锰酸钾溶液可使氰化物及磷氧化失去毒性，但可使有机磷氧化成更高毒性的化合物。5%碳酸氢钠溶液可用于有机磷农药中毒(敌敌畏除外)。钡盐中毒可用0.5%硫酸钠灌洗。无机磷中毒可用0.5%~1%硫酸铜灌洗，但注意用量过大时可引起急性铜中毒。碘中毒可用10%硫代硫酸钠，或用70~80g淀粉溶于1 000ml水中洗胃。每次灌注量500ml左右。若灌注的洗胃液量过多，容易促使毒物进入肠道，还可以导致急性胃扩张或灌洗液体反流入气道；反之，若洗胃液量过少，容易清洗不彻底，延长洗胃时间。

(4)操作：在洗胃之前尽量将胃内容物抽出，每次注入洗胃液300~400ml后利用吸引器将其吸出，重复操作直至吸出的液体没有药物的残渣为止。洗胃结束时，在保持吸引器正常运转条件下，必须用手指将管口完全堵住，防止拔出胃管时残留在管内的液体流入咽部引起误吸。若患者出现上腹部疼痛或洗出液呈血性时应立即停止操作，并作相应处理。

(5)注意事项：遇有昏迷的患者需要洗胃时，应在采取气道保护措施后进行，防止误吸；伴有休克的急性药物中毒患者应迅速采取抗休克治疗，当收缩压维持在90~100mmHg后再进行洗胃；患有上消化道出血、怀疑胃穿孔、伴有食管静脉曲张的患者不宜洗胃；洗胃时应注意防止吸入性肺炎、水中毒和脑水肿等。

3. 吸附　对于多数摄入药物的净化推荐使用口服药用炭(因其具有强有力的吸附作用)。口服或经胃管注入均可，药用炭的吸附作用在服用30分钟内最大。其有效剂量与中毒药物的比例至少为10∶1；对于存在肠肝循环的药物中毒，如三环类抗抑郁药、巴比妥类和阿片类等可反复多次使用，在前24小时内每隔4~6小时重复一次，最大量可达1~2g/kg。但对于强酸强碱服用中毒或者全身毒性低的碳水化合物，不推荐使用药用炭；药用炭对无机盐(如汞、铁、锂等)没有吸附作用，对氰化物中毒效果较差。

4. 导泻　泻药不能防止药物吸收但可加速肠道排泄，常用的导泻药有硫酸钠(10~30g溶于200ml水)、50%硫酸镁、蓖麻油(30ml)、20%甘露醇等。一般首选硫酸钠，口服或者经胃管注入。导泻药过量服用可引起严重腹泻、脱水、电解质紊乱及酸碱失衡，对老年人及体弱患者尤其要注意。用导泻药后，要严密观察病情及疗效，尤其注意排便次数，防止不良后果的发生。此外，导泻药还可防止药用炭引起的便秘。有肾功能损害的患者应避免应用硫酸镁导泻；脂溶性药物过量中毒忌用油类导泻药；磷化锌杀鼠药中毒患者可服用液体石蜡30ml，但忌用镁类导泻药、植物油导泻。导泻药禁用于腐蚀性毒物中毒患者，也不建议用于肾功能不全的患者及腹泻患者。

(三)促进体内已吸收的过量药物排出

1. 利尿　对于肾功能良好、循环稳定的急性药物中毒患者，强制性利尿可加速中毒药物及其活性代谢产物经肾脏排泄；利尿还可以减少肾小管对过量药物的再吸收，加速过量药物的排出。强制性利尿可通过增加静脉输液量、应用利尿剂、酸化或者碱化尿液等实现。

(1)利尿剂：静脉快速滴注20%甘露醇250ml利尿效果较好；应用呋塞米或依他尼酸等利尿药时要注意防止水电解质平衡紊乱，尤其注意防止低钾血症；对于短效和中效的巴比妥类药、三环类抗抑郁药、甲喹酮、对乙酰氨基酚、苯妥英钠等中毒的药物，利尿药不能加速其排泄。

(2)碱化尿液：通过碱化尿液(尿液pH在7.5以上)的离子障作用，可促进弱酸性药物如苯妥英钠、水杨酸、磺胺异噻二唑、氟化物、2,4-D-氯磺丙脲等的肾脏排出。输液用碱性药液的配制：在1L 5%葡萄糖溶液中加入134mmol/L碳酸氢钠。苯妥英钠中毒在碱性利尿时，肾脏排泄量可增加7倍。碱化尿液时应特别注意监测酸碱度、电解质参数(尤其是血钾和血镁浓度)、

8

呼吸功能。

(3)酸化尿液:苯丙胺、奎宁及部分碱性药物在酸性尿中因为增加离子化而迅速排出。口服或静脉注射氯化铵来达到酸化尿液的目的:以500ml/h的速度交替输注5%右旋糖酐1L和生理盐水500ml,在输注右旋糖酐时每小时给1次氯化铵(1.5g),同时用试纸测定尿液酸碱度使其维持在pH 5.0以下,后视需要重复给予氯化铵。口服或静脉注射维生素C(0.5~2.0g)也可酸化尿液。甘露醇利尿可产生足够的酸性尿。

2. 体外疗法　体外疗法包括血液透析、血液灌流、血浆置换、血液过滤、腹膜透析、交叉输血等,其中血液透析和血液灌流最常用。

(1)血液透析:凡急性药物中毒患者,大量药物进入体内呈高血浓度状态,患者的病情危重,经一般解毒疗法无效或者毒物已经损伤肾脏导致急性肾衰竭时,即可考虑血液透析治疗。血液透析原理:由于透析膜两侧存在溶质浓度和渗透压梯度,经过弥散、滤过、渗透等作用,可使血液中过量的药物及其代谢产物,通过半透膜进入透析液,降低或者清除过量药物及其代谢物的毒性作用。血液透析最好在急性药物中毒12~16小时内进行,病情危重者不必等待检验结果即开始透析治疗。药物的相对分子质量、药物与血浆蛋白结合情况、透析膜的特性、透析器的表面积、透析液的流速等均能影响透析的效果:①小分子量、极性高的药物,容易通过透析膜,血液透析效果好,大分子量药物很难通过透析清除。对一些分子量小的过量药物,如镇静催眠药引起昏迷者,应在4~6小时内进行血液透析,过量药物的清除率>90%,而大分子量药物如地高辛,应用高通透性的透析器进行血液透析,其药物的清除率>50%;②药物与血浆蛋白结合率低,透析效果好;如果药物与血浆蛋白紧密结合,透析效果很差;③血浆药物浓度很高时,有效血液透析后过量药物能被充分清除,如果过量药物已广泛分布于体内,其毒性作用与组织内药物浓度有关,此时降低血浆药物浓度可能并无显著意义。如诺氟沙星醇中毒尚未分布于组织时,透析效果显著,若在体内分布后,其血浆量仅为总中毒量的0.25%,此时血液透析效果很差;④血液透析只对进入机体后呈可逆反应的药物有效,对进入机体后无可逆作用的药物如氰化物、有机磷农药、胆碱酯酶抑制剂等基本无效。血液透析对巴比妥类药物、催眠药、水杨酸类药、对乙酰氨基酚、茶碱、异烟肼等药物中毒,铊、砷、砷化氢、醇类、卤化物等中毒有效,尤其对清除巴比妥类药、阿司匹林制剂效果显著。

(2)血液灌流:血液灌流是治疗重度药物中毒最有效的方法之一。将患者血液引入装有固态吸附剂的灌流容器中,通过吸附剂清除血液内过量药物、某些外源性毒物或内源性毒素,达到血液净化的方法。常见的血液灌流器外形为圆柱状或卵圆形状,内含有约100~300g的吸附剂,还包括血液管道和保温装置等。吸附剂主要有药用炭、中性树脂,还有碳、氧化铝铜仿膜毛细管制成的膜型碳肾。树脂吸附剂具有吸附量大、速度快、吸附广、对脂溶性物质吸附能力优于药用炭的特点;此外树脂灌流较药用炭灌流血液相容性好,血小板的破坏和凝血因子吸附现象减少。药用炭吸附能力一般为2~3小时,血液灌流时间应为2~3小时。血液灌流适用于脂溶性药物及与蛋白质结合的过量药物的清除。药用炭对氨茶碱中毒以及树脂对洋地黄中毒的清除效果显著。

(四)通过使用解毒剂逆转药物中毒

根据解毒剂的作用机制,将解毒剂分为一般解毒剂和特殊解毒剂。

1. 一般解毒剂　根据过量药物的毒理学特性,采用氧化剂、中和剂、吸附剂、保护剂和沉淀剂等类的解毒和拮抗药物,以改变过量药物的理化性质,使其失去毒性或者降低其溶解度,或通过吸附作用,减少药物的过量吸收,到达解毒的目的。如高锰酸钾可氧化有机化合物而解除其毒性;强酸中毒可服用氧化镁、镁乳、氢氧化铝凝胶等;强碱中毒服用1%稀醋酸,稀释的食醋,柠檬水,橘子水等;药用炭混悬剂可吸附过量的生物碱、磺胺、巴比妥类药。

2. 特殊解毒剂　又称作选择性解毒药,通过与毒性化合物竞争与靶部位结合或竞争代谢物激活途径而起作用:①通过中和作用,产生抗原抗体反应,或者通过螯合作用相互结合;②通过影响毒物代谢解毒。选择特异性解毒剂时需要了解解毒剂的特殊适应证、禁忌证、安全应用剂量以及潜在的并发症。常用的特异性解毒剂及用法见表110-6。

表 110-6 常用的特异性解毒剂及用法

药物	治疗	
	成人	儿童
对乙酰氨基酚	N-乙酰半胱氨酸：口服负荷剂量为 140mg/kg，之后每 4 小时口服 70mg/kg，共 17 次。静脉注射，负荷剂量为 150mg/kg，15~60 分钟内给完，接下来 4 小时的剂量为 12.5mg/(kg·h)，最后 16 小时的剂量为 6.25mg/(kg·h) (中毒发生在 10 小时之内，考虑使用)	N-乙酰半胱氨酸：口服和静脉给药的用法用量与成人相同，但应除外体重低于 40kg 的儿童
苯二氮䓬类	氟马西尼：在 3~5 分钟内静脉输注 0.5~5mg。	在 3~5 分钟静脉输注 0.05~0.2mg。
β 受体阻滞剂	胰高血糖素：初始剂量为 50~150μg/kg，在 3~5 分钟内可重复给予一次，然后开始静脉输液每小时的有效剂量。	胰高血糖素：初始剂量为 50~150μg/kg，在 3~5 分钟内可重复给予一次，然后按 0.1mg/(kg·h) 静脉滴注。
	10% 葡萄糖酸钙溶液：初始剂量为 0.6ml/kg，在 5~10 分钟内输完；然后以(0.6~1.5)ml/(kg·h) 静脉输注。	葡萄糖酸钙(与成人的用法相同)
	肾上腺素：1μg/(kg·min)(可能需要大剂量)	肾上腺素：10~30μg/min(可能需要大剂量)
	维持正常血糖的胰岛素治疗：胰岛素与葡萄糖按 1IU:(4~6)g 的比例输注，维持血糖水平在 5.6~13.9mmol/L	与成人用法用量相同
	碳酸氢钠：5% 的碳酸氢钠 1mmol/kg 静滴	碳酸氢钠：如果 QRS 波群大于 120ms，给予 5% 碳酸氢钠 1~2mmol/kg 静滴
钙通道阻滞剂	胰高血糖素，葡萄糖酸钙，肾上腺素，胰岛素和碳酸氢钠的用法用量同上	胰高血糖素，葡萄糖酸钙，肾上腺素，胰岛素和碳酸氢钠的用法用量同上
可乐定	纳洛酮：如果无呼吸抑制，初始静脉注射剂量为 0.1~0.4mg；如并发有呼吸抑制，初始静脉注射剂量为 1~2mg，如果呼吸抑制没有缓解或部分缓解，然后每过 3~5 分钟静脉注射 2mg，总量不超过 10~20mg	纳洛酮：对于年龄 <5 岁，或体重 <20kg 的儿童，如果无呼吸抑制，初始静脉注射剂量为 0.1mg/kg；如果并发有呼吸抑制，初始静脉注射剂量为 2mg，如果呼吸抑制没有缓解或部分缓解，然后每过 3~5 分钟静脉注射 2mg，总量不超过 10~20mg
	阿托品：0.5~1mg	阿托品 0.02mg/kg，最大剂量不超过 0.16mg
	多巴胺：(5~20)μg/(kg·min)	多巴胺：初始剂量为 5μg/(kg·min)，增加量为 5μg/(kg·min)，如果用量超过 20μg/(kg·min)，则联合应用去甲肾上腺素
阿片类药物	纳洛酮：用法用量同上	纳洛酮：用法用量同上
磺脲类药物	根据低血糖的程度静脉推注或者滴注葡萄糖	1 个月 ~2 周岁：静脉推注 25% 葡萄糖的溶液 2~4ml/kg >2 岁：静脉推注 50% 葡萄糖溶液 1~2ml/kg
	奥曲肽(奥曲肽)：50~100μg 皮下注射，2~3 次 / 日	奥曲肽：4~5μg/(kg·d) 分成 4 次，皮下注射，最大剂量不超过 50μg(根据病例报告)
	胰高血糖素：每次 1mg，如需要可每 20 分钟重复使用一次	胰高血糖素：儿童每次 0.5mg，新生儿和婴幼儿每次 0.025mg/kg，如需要可每 20 分钟重复使用一次(仅作为临时紧急治疗用)；可以考虑持续输注葡萄糖
三环类抗抑郁药	癫痫发作时考虑应用苯二氮䓬类药物(避免巴比妥类药物和苯妥英钠)：劳拉西泮(控制病情)2~4mg	癫痫发作时考虑应用苯二氮䓬类药物(避免巴比妥类药物和苯妥英钠)：劳拉西泮 0.05~0.1mg/kg
	多巴胺：用法用量同上	多巴胺：用法用量同上
	避免使用毒扁豆碱和 I_A 和 I_C 抗心律失常药	避免使用毒扁豆碱和 I_A 和 I_C 抗心律失常药

第二节 常见急性药物中毒

一、阿片类药物中毒

阿片类药物分为阿片类生物碱、半合成类以及合成类阿片类镇痛药。阿片类生物碱主要有阿片、吗啡、可待因、罂粟碱、复方樟脑酊等；半合成类阿片类镇痛药有纳布啡、丁丙诺啡、氢吗啡酮和羟吗啡酮等；合成类阿片类镇痛药有苯哌啶类、芬太尼、美沙酮、曲马多、喷他佐辛等。

（一）作用机制

1. 阿片类药物主要与中枢神经系统内 μ 阿片受体结合，产生镇静、镇痛作用和欣快感；同时显著抑制呼吸中枢、咳嗽中枢；兴奋延髓催吐化学感受器；兴奋动眼神经，使瞳孔缩小；兴奋平滑肌，提高胃肠、输尿管平滑肌及括约肌张力，减低肠蠕动。超过治疗剂量（吗啡为 5~10mg/ 次）可出现不良反应。过量会导致急性中毒，主要表现为中枢神经系统和呼吸抑制。

2. 与 κ 受体结合，产生较弱的止痛作用，伴发烦躁不安和精神症状。

3. 与 σ 受体结合，可引起精神症状和运动失调，可产生一些抗抑郁效果。

吗啡毒性作用的个体差异性大，婴儿、老人、体弱者以及甲状腺功能亢进、贫血或肝、肾功能不全的患者对吗啡比较敏感，易发生中毒；成瘾者则耐受性较大。

（二）中毒表现

轻度中毒可表现为欣快感，头昏，心动过速，口渴，恶心，呕吐，兴奋不安，谵妄，失去时间和空间感；重度中毒出现昏迷，高度呼吸抑制，针尖样瞳孔，同时可伴有牙关紧闭，角弓反张，如处理不及时可出现严重发绀。

（三）治疗

1. 支持治疗　保持呼吸道通畅，吸氧，高度呼吸抑制时考虑气管插管机械通气治疗。建立静脉通路，对于血压下降患者行扩容治疗，必要时可应用血管活性药物。

2. 清除未吸收药物　口服中毒者应洗胃，但应避免使用吐根糖浆等催吐药物，避免误吸可能。

3. 特异性解毒药　纳洛酮是阿片受体拮抗药，能竞争结合各类阿片受体，能完全纠正阿片类物质的中枢抑制效应，如呼吸抑制，镇静和昏迷。该药物存在明显的个体差异，应用时应根据患者的具体反映而确定用药量。如果无呼吸抑制，初始静脉注射剂量为 0.1~0.4mg；如并发有呼吸抑制，初始静脉注射剂量为 1~2mg，如果呼吸抑制没有缓解或部分缓解，然后每 3~5 分钟静脉注射 2mg，总量不超过 10~20mg。需要注意的是，纳洛酮半衰期要短于大多数阿片类药物半衰期，需要连续监测评价患者可能重复出现呼吸抑制和镇静，因此纳洛酮可能需要重复给药。

纳美芬是内源性阿片物质的阻断剂，能与 μ、κ 和 σ 等各型阿片受体结合，尤其是与 μ 受体结合作用最强。因其起效快，半衰期长，副作用少，与受体结合作用强，近年来在治疗阿片类药物中毒方面有逐渐取代纳洛酮的趋势。用法：初始剂量为 0.25μg/kg，而后每 5 分钟可重复给药 1 次，直至意识呼吸恢复，最大剂量不超过 1μg/kg。

二、巴比妥类药物中毒

巴比妥类药为传统的镇静催眠药，随剂量逐渐增加而产生镇静、催眠、嗜睡、抗惊厥和麻醉作用。服用常用剂量 5 倍以上可发生急性中毒，致死剂量为常用剂量 10~15 倍。急性中毒的常见原因为自杀，误服等。根据其作用时间的不同，可分为长效类（如苯巴比妥）、中效类（如异戊巴比妥、戊巴比妥）、短效类（如司可巴比妥）和超短效类（如硫喷妥钠）。

（一）毒理

巴比妥类药物是巴比妥酸（丙二酰脲）的衍生物。巴比妥酸本身并无中枢抑制作用，但其分子结构中第 5 位上的碳原子上的两个氢被烃基、烯烃基或芳香基团取代时，则生成具有中枢抑制作用的衍生物。巴比妥类药物通过抑制丙酮酸氧化酶，抑制神经细胞的兴奋性，阻断脑干网状结构上行激活系统，使整个大脑皮质产生弥漫性抑制。中毒剂量时出现中枢系统的全面抑制，包括抑制延髓呼吸中枢，降低呼吸频率、潮气量，严重者甚至发生呼吸衰竭；抑制体温调节中枢，使体温下降；抑制循环系统，导致低血压、休克；造成肝、肾功能损害，重者可出现急性肾衰竭。

（二）中毒表现

短效和超短效类药物脂溶性高，较易透过血-脑屏障，中毒后潜伏期短，出现临床症状早，病情较凶险；中长效药物从口服过量药物到出现临床症状往往需要较长的时间。

1. 轻度中毒　嗜睡，对外界刺激尚有一定反应，反射存在。主要表现：言语不清，情绪不稳，感觉迟钝，判断力和定向力障碍，生命体征正常。

2. 中度中毒　深睡，部分反射存在。主要表现：失去答问，腱反射和咽喉反射减弱或消失，角膜反射存在，唇、手指和眼球震颤，体温低，尿少，呼吸浅慢，血压偏低。

3. 重度中毒　昏迷，反射消失。呼吸变慢变浅，可出现肺水肿，呼吸骤停，并伴有代谢和呼吸性酸中毒；心肌收缩力下降，血管扩张，血压下降，少尿，脉搏细速，休克；瞳孔散大，全身肌肉松弛，各种深浅反射消失。

（三）治疗

近40年来对巴比妥类药物中毒治疗的认识发生了显著变化，从曾经使用中枢兴奋剂对抗巴比妥类药物中毒到目前推荐使用斯堪的纳维亚疗法（scandinavian method），使得急性巴比妥类药物中毒患者的死亡率由过去的40%下降至不到1%，其主要内容包括维持生命体征、阻止药物吸收、加速体内药物消除和防治并发症等。

1. 支持疗法　保持气道通畅，避免误吸发生，深昏迷者立即行气管插管机械通气，注意避免吸入高浓度氧；监测血压变化，维持循环系统稳定，维持水电解质平衡，纠正酸碱失衡，适用补液治疗，如效果不理想可应用血管活性药，如多巴胺、去甲肾上腺素等。

2. 防止药物再吸收　可选用洗胃、导泻和药用炭吸附等方法清除胃肠道内残余药物，昏迷患者避免催吐，具体方法见表110-6。

3. 加速体内毒物消除　常用强制性利尿，碱化尿液和血液净化治疗。利尿可加速药物经肾排泄，但不同药物的差异很大，长效巴比妥类增加最显著，短效类药物排泄量增加不明显。用碳酸氢钠、乳酸钠碱化尿液能使肾小管内游离型药物增加，重吸收减少，加速肾脏排泄，可使长效巴比妥类排泄速率增加35倍。碱化尿液必须在补液、纠正休克、确保肾脏血液灌注基础上使用。治疗过程中应监测电解质和血pH值。透析疗法常用血液透析，适用于常规治疗无效、病情变化、血药浓度过高和肝肾功能受损的重症患者。该法能加快体内药物清除，对巴比妥类的清除相当于健康肾的20~30倍，且能缩短患者的昏迷时间。对长效类药物效果最明显，中效类药物次之，短效类药物几乎无效。药用炭血液灌流可使中毒者苯巴比妥血浆浓度下降71%。树脂血液灌注对长、短效巴比妥类急性中毒均有效。

4. 防止并发症　急性巴比妥药物中毒后期的主要致死原因是严重并发症，包括肺炎、急性肾衰竭、肝功能损害、体温降低、休克等，对可能出现的并发症应给予相应的预防措施；对已出现的并发症给予相应的处理。

5. 心理护理　对有自杀倾向的患者需要进行心理疏导，给予家庭社会情感支持，避免患者单独留在病房。

三、苯二氮䓬类药物中毒

苯二氮䓬类药物归属于抗焦虑药，其药物种类多，化学结构很相似，其临床应用较普遍，安全性大，副作用小，但在急性药物中毒中仍占有很高的比例。

（一）毒理

苯二氮䓬类主要作用于脑干网状结构和大脑边缘系统（杏仁核、海马等），与作用部位的苯二氮䓬受体结合后，促进GABA与$GABA_A$受体结合，增加Cl^-通道开放频率，促进Cl^-内流增加，引起细胞超极化，从而实现中枢抑制效应。临床剂量均具有镇静、催眠、抗焦虑、抗惊厥、抗癫痫等作用，部分种类还具有中枢性肌肉松弛作用，但不同药物作用各有侧重；大剂量导致共济失调，急性中毒时可出现运动功能失调，语言含糊不清，甚至昏迷及呼吸抑制。其致死原因主要和呼吸抑制及反流误吸有关。

（二）中毒表现与诊断

1. 病史　有大量服用苯二氮䓬类药物史

2. 临床表现

(1) 轻度中毒：出现记忆力减退，嗜睡，无力，眼球震颤、共济运动失调，知觉障碍和呼吸变慢等症状；

(2) 重度中毒：很少出现严重症状，但如合并其他药物中毒者（如抗精神病药物）可出现中枢神经系统、呼吸系统和循环系统的抑制症状，如长时间昏迷、腱反射消失、瞳孔散大及对光反射消失、呼吸抑制和血压下降、循环衰竭等。有的患者意识障碍恢复后，经 12 小时左右可再次出现中毒症状。

3. 实验室检查 血、尿及胃液的定性检查有助于诊断，但血药浓度并不与临床症状平行，也难以判断预后。血液生化检查有助于判断并发症，并为后续治疗提供依据。

（三）治疗

1. 对症及支持治疗 首先清理呼吸道，保持呼吸道的通畅，防止反流误吸的发生。对出现严重呼吸抑制的患者行气管插管，机械通气治疗。对出现血压下降，心率减慢等循环不稳定的患者，可给予适当血管活性药并行补液治疗。

2. 清除毒物 对于清醒能配合的患者采用催吐办法排出未吸收毒物，对于昏迷患者，最新研究结果建议放弃洗胃治疗，因其在患者意识转清醒及重要脏器功能恢复方面并无优越性，并且会产生各种并发症。

3. 解毒剂应用 氟马西尼（flumazenil）是特异性苯二氮䓬类拮抗剂，其作用机制是竞争性抑制苯二氮䓬类药与其受体结合，从而快速有效地逆转其对呼吸、循环系统的抑制效应，并对其所有的药理效应均有拮抗作用。一般采用静脉推注，在 3~5 分钟内给予 0.5~5mg，直到患者清醒。合并有其他药物中毒时，需要量可能较大。常见的不良反应为激动、不安、发冷，可能和氟马西尼用量过大有关，对合并三环类抗抑郁药中毒患者需慎用，以免用药后出现抽搐、惊厥等不良事件。

四、对乙酰氨基酚中毒

对乙酰氨基酚是世界卫生组织推荐的首选解热镇痛药，其正常治疗量时安全性良好，是目前常用的多种感冒药、镇痛药的主要活性成分，应用非常广泛。近年因超剂量服用或误服多种含有此成分的药物而发生的药物中毒已成为药源性急性肝衰竭的主要原因；在美国，对乙酰氨基酚是故意或非故意药物过量中毒最常见的药物。

（一）毒理

在治疗剂量时，大约 90% 的对乙酰氨基酚在肝脏与硫酸盐和葡糖醛酸结合，生成无活性、无毒性代谢产物，通过尿液排出。仅少部分经肝内细胞色素 P450 氧化酶氧化，生成有毒性的中间代谢产物 N- 乙酰 -P- 苯醌亚胺。N- 乙酰 -P- 苯醌亚胺与肝脏内谷胱甘肽反应，生成无毒性的产物，从尿液排出。当药物过量时，N- 乙酰 -P- 苯醌亚胺生成增多，肝内谷胱甘肽耗竭，毒性产物造成肝细胞破坏，从而造成肝脏破坏，甚至死亡。

（二）中毒表现与诊断

1. 病史 有过量服药史，成人单次用量超过 7.5g，儿童服药剂量超过 200mg/kg 时应考虑有潜在药物毒性。

2. 临床表现 在服药 24 小时内，患者可能无症状，或者仅有恶心、呕吐等轻微症状；24~72 小时，可出现肝炎症状，包括腹痛，食欲缺乏，肝区疼痛，转氨酶水平升高；72~96 小时，可出现严重的肝肾等多脏器损害，例如肝性脑病、急性肝衰竭、凝血时间延长、出血、DIC、黄疸，严重者甚至出现死亡。

3. 实验室检查 对乙酰氨基酚的早期中毒症状有很强的隐蔽性，检测其血药浓度有助于诊断并指导早期使用解毒药。

（三）治疗

1. 促进未吸收药物的排出 通过催吐，导泻等手段促使未吸收药物排出。口服药用炭的应用目前尚存在争议，因其可影响特异性解毒药 N- 乙酰半胱氨酸（NAC）的肠道吸收。

2. 应用特异性解毒药 N- 乙酰半胱氨酸是对乙酰氨基酚中毒的特异性解毒剂。最好在中毒发生 4~8 小时内给药，12 小时内给药治疗效果满意，超过 24 小时疗效较差。用法：口服负荷剂量为 140mg/kg，之后每 4 小时口服 70mg/kg，共 17 次；病情严重者可静脉用药，负荷剂量为 150mg/kg，15~60 分钟内给完，接下来 4 小时的剂量为 12.5mg/（kg·h），后 16 小时的剂量为 6.25mg/（kg·h）。

3. 对症支持治疗 保持呼吸道通畅，防止误吸的发生；对呕吐严重的患者可给予氟哌利多、昂丹司琼等药物止吐；维持水电解质平衡，给予营养支持；有出血倾向的应用维生素 K_1；补充谷胱甘肽，保护肝细胞；对发生肝衰竭的患者可行肝移植术延长患者生命。

五、三环类抗抑郁药中毒

据世界卫生组织统计，抑郁症是全球范围内危害公众健康的主要疾病之一，目前全世界有超过 3 亿人患有抑郁症，从 2005 年到 2015 年，患病人数的增长超过了 18%。三环类抗抑郁药（TCAs）是目前临床上应用较多的抗抑郁药，该类药物治疗窗窄，较易发生药物过量和药物中毒。

（一）毒理

TCAs 在小肠碱性环境中吸收迅速，30 分钟内起效，2~8小时达到血药浓度高峰。治疗剂量时其药理作用主要是阻断了去甲肾上腺素（NA）能和5羟色胺（5-HT）能神经末梢对NA和5-HT的再摄取，增加了突触间隙单胺类递质的浓度，临床上表现为抑郁症状的改善。急性中毒时，TCAs阻滞心肌快Na^+通道直接导致心肌抑制，阻断外周α肾上腺素能受体引起血管扩张，其他作用还包括拮抗组胺（H_1）受体，对乙酰胆碱和γ氨基丁酸受体突触后抑滞。

（二）中毒表现

1. 中枢神经系统毒性　早期主要表现为谵妄、幻觉、步态不稳、抽搐等兴奋状态，严重者可出现阵挛、惊厥、癫痫发作等症状，服用致死量的患者可出现昏迷。

2. 抗胆碱能毒性　包括瞳孔扩大、皮肤黏膜干燥、心动过速、肠鸣音减少、体温升高、尿潴留、便秘、谵妄及昏迷。

3. 心血管系统毒性　低血压及多种心律失常。低血压在严重TCAs中毒后常见，且TCAs过量导致的死亡主要是由于难治性低血压。心律失常主要表现为窦性心动过速，不同程度的房室传导阻滞，QRS、QT间期延长伴有非典型或多形性室速，严重者可出现窦性心动过缓甚至心搏骤停。

4. 肝脏毒性　TCAs主要通过肝脏代谢，过量服用可导致肝损伤，在中毒晚期出现多器官功能衰竭（MOF）。

（三）鉴别诊断

1. 意识水平下降的原因包括镇静催眠药、抗癫痫药、酒精、阿片类药物、一氧化碳、氰化物、硫化氢和抗精神病药。

2. 癫痫发作的原因可包括可卡因、水杨酸类、甲基黄嘌呤类（如咖啡因和茶碱）、金属（如铅），以及其他治疗药物，如安非他酮、曲马多、丙氧酚和巴氯芬。

3. 抗胆碱能作用可能是下列药物中毒的后遗症：苯海拉明及其他抗组胺药、卡马西平、环苯扎林、金刚烷胺、氯氮平吩噻嗪类、普鲁卡因胺、奎尼丁及苯海索等。

4. 低血压伴反射性心动过速可能由各种抗高血压药中毒所致。如α肾上腺素能受体拮抗剂、硝酸酯类，以及二氢吡啶类钙离子通道拮抗剂（如硝苯地平、尼莫地平、氨氯地平和非洛地平）。

（四）治疗

1. 加强监测　心电图、脉搏氧饱和度、血压是必须监测项目，并应密切观察，尽早发现病情突然变化。

2. 初始复苏　开放气道，保持呼吸道通畅，吸氧，建立静脉通路。

3. 减少胃肠道内药物的吸收　洗胃，药物中毒后60分钟内洗胃有积极作用，中毒2小时内洗胃仍有效。应用药用炭，首次剂量为1g/kg（最大剂量50g），胃肠蠕动功能良好的患者可在4~8小时内重复给予1次。硫酸镁导泻，用法用量详见表106-5。避免使用吐根糖浆等诱吐药物，防止误吸的发生。

4. 碳酸氢钠治疗心脏毒性　高渗碳酸氢钠的初始剂量是1~2mEq/kg。对于成人，常用方法是快速静脉推注100~150ml的8.4%碳酸氢钠溶液，根据需要可在5分钟后重复给予。治疗期间应频繁检测动脉血气，合理的pH目标值为7.50~7.55，血钠目标值为145~150mmol/L。

5. 抗癫痫发作治疗　苯二氮䓬类仍是TCAs诱发癫痫发作的首选治疗。劳拉西泮（1mg静脉）或地西泮（5mg静脉），根据需要每隔5~10分钟重复给予。应谨慎使用苯二氮䓬类，因为神经系统兴奋状态很快会被深度镇静所取代（抗组胺作用导致）。少数情况下苯二氮䓬类无效，可用巴比妥类来控制癫痫发作，但由于这些药物对血压有不良影响，视为二线治疗药物。对应用毒扁豆碱治疗外周抗胆碱能症状尚存争议，但对于昏迷、抽搐、室性心律失常和尿潴留的患者应禁用。

6. 难治性中毒的处理　碳酸氢钠仍然是治疗TCAs中毒相关心律失常或低血压的主要方法。如果发生碳酸氢钠和其他初始复苏措施无效这种少见情况，还有其他几种治疗方法。

（1）难治性低血压：①血管加压药：优选直接作用的α肾上腺素能受体激动剂（如去甲肾上腺素或去氧肾上腺素），可对抗TCAs的α肾上腺素能受体拮抗作用；②高渗（3%）盐水：只对其他所有一线治疗（包括碳酸氢钠和积极液体复苏）难治的低血压，才使用高渗盐水。如果患者在充分碱化（通过动脉pH值确定）后仍病情不稳，并且尽管进行了积极静脉液体复苏和直接作用的血管加压药（如去甲肾上腺素）治疗其低血压仍无改善时，可使用高渗盐水治疗。静脉给予3%盐水100ml，根据需要每隔5~10分钟重复给予。

（2）难治性心律失常：①镁剂：不推荐将镁剂作为TCAs中毒的一线治疗，但是它可作为辅助治疗，用于碳酸氢钠治疗无效的心律失常患者。一种

8

合理的方法是用15分钟给予1~2g，如果患者心搏骤停，则给药速度更快；②利多卡因：当碳酸氢钠治疗无效时（即心律失常持续存在）才考虑使用，建议给予标准抗心律失常剂量，包括静脉推注1~1.5mg/kg，随后静脉输注（1~4mg/min）。

（3）严重血流动力学不稳定和即将发生心搏骤停：①脂肪乳：用1分钟静脉推注20%脂肪乳溶液1~1.5ml/kg。对于心搏骤停病例，每3~5分钟可重复静脉推注相同剂量、一共3次。初始静脉推注药物后，开始以每分钟0.25~0.5ml/kg的速度输注，直到血流动力学恢复正常。在理想情况下，在到达8mL/kg的最大剂量之前应该停止输注。如果血流动力学持续不稳定，静滴可持续1小时。②其他可能的治疗方法虽然心脏起搏很少用于TCAs中毒，但已成功应用于1例摄入丙米嗪后发生交界性心动过缓的罕见病例。

六、有机磷农药中毒

各种原因引起的急性有机磷农药中毒（acute organophosphorus pesticides poisoning，AOPP）是一个威胁人类健康的全球性问题，在我国发病率较高，病死率高达10%以上。有机磷农药大多数属磷酸酯类或硫代磷酸酯类化合物，是目前应用最广泛的农药。目前我国生产和使用的有机磷农药多为高毒性或中等毒性的杀虫剂，如甲拌磷（3911）、内吸磷（1059）、对硫磷（1605）、治螟磷（苏化203）、敌敌畏、乐果、美曲磷酯等。

（一）毒理

有机磷农药中毒的途径主要有呼吸道、消化道和皮肤。因为有机磷农药对皮肤无刺激作用，在经皮肤吸收的中毒患者中，不易被觉察，需要提高警惕。有机磷被吸收入血后，迅速分布到全身各个器官，其中以肝脏含量最高。有机磷在体内主要是在肝脏内进行生物转化，其中氧化产物毒性增强，而水解后毒性降低。

有机磷农药的磷酸根部分与胆碱酯酶活性部分结合，生成磷酰化酶，使胆碱酯酶丧失水解乙酰胆碱的能力，导致神经突轴间隙和神经肌肉接头处乙酰胆碱积聚，作用于胆碱能受体，使胆碱能神经和中枢神经系统过度兴奋，继而转为抑制和衰竭，严重时出现昏迷和呼吸麻痹。磷酰化酶的转归有自动活化、老化和重活化，应用胆碱酯酶活化剂使胆碱酯酶重活化是抢救有机磷农药中毒患者的根本措施。

（二）急性中毒表现

有机磷农药进入人体的途径不同，其潜伏期和发病时间也不同。一般经消化道最短，约5~20分钟后即可出现症状，而经皮肤途径最长，约2~6小时。急性中毒的症状主要有三类：毒蕈碱样症状、烟碱样症状和中枢神经系统症状。

1. 毒蕈碱样症状　主要有瞳孔缩小，视物模糊，多汗、流涎、呼吸道分泌增加，恶心、呕吐，腹痛、腹泻，心率减慢，心律失常，血压下降，支气管痉挛，肺水肿和呼吸困难等；系副交感神经兴奋致平滑肌收缩和腺体功能亢进所致。

2. 烟碱样症状　主要表现有胸部压迫感、全身紧束感、全身肌肉颤动、肌痉挛，晚期发展为肌无力，肌肉麻痹，甚至呼吸肌麻痹；系自主神经节和运动神经兴奋所致。

3. 中枢神经系统症状　头晕、头痛、烦躁不安、脑水肿时发生惊厥、昏迷，可因中枢性呼吸衰竭而死亡。

（三）实验室检查

1. 全血胆碱酯酶活性的测定　轻度中毒时乙酰胆碱酯酶活性为正常的50%~70%；中度中毒为30%~50%；重度中毒为<30%。血清胆碱酯酶活性的变化可作为病情的动态监测指标。

2. 胃液或可疑食物的毒物分析有助于确诊。

（四）治疗

1. 现场急救　对接触中毒者应迅速脱去污染的衣服和鞋帽等，用大量生理盐水或清水或肥皂水（美曲磷酯中毒者禁用）彻底清洗被污染部位。吸入中毒者应将患者移至空气清洁的环境。口服中毒者应尽早催吐及洗胃。如无洗胃装置，患者又处于清醒状态时，可令其大量饮用温水；或轻轻刺激咽喉致使呕吐，如此反复多次进行，直到呕吐出的水达到要求为止。对发生呼吸困难者，有条件时应立即吸氧。

2. 防止毒物再吸收　因为有机磷农药（美曲磷酯除外）易在碱性溶液中分解失效，故常用2%~4%碳酸氢钠溶液洗胃，也可用生理盐水或清水洗胃，也有用药用炭或去甲肾上腺素加入洗胃液中，吸附胃内有机磷和使胃内血管收缩，减少毒物吸收。洗胃时间不受限制，应反复、多次、彻底的清洗，直到洗出液无味为止。对服毒量大而洗胃困难者可行剖腹洗胃。

3. 特异性解毒剂

（1）阿托品：阿托品可阻断乙酰胆碱毒蕈碱样作用，提高机体对乙酰胆碱的耐受性，可解除平滑肌痉挛，抑制支气管分泌，保持呼吸道通畅，防止发生肺水肿。其用药原则是早期、足量、反复、持续，给药达到阿托品化后仍要维持较长时间且增减剂量适时恰当。阿托品化的指征是面红、皮干、口干、瞳孔扩大、心率增快、血压偏高和肺部啰音消失等，血液胆碱酯酶活性稳定于50%~60%。若出现阿托品过量要立即停用阿托品，予以补液、利尿、纠正酸中毒和镇静、止痉、降温，必要时用拟胆碱药拮抗。

(2) 盐酸戊乙奎醚(长托宁)：长托宁为一种新型抗胆碱药物，选择性地作用于胆碱能神经，较阿托品副作用小，在急性有机磷农药中毒的抢救中起效较慢，作用时间长，但不能完全取代阿托品。目前的观点倾向于长托宁和阿托品联合使用治疗急性有机磷农药中毒，可显著缓解患者的中毒症状，不良反应减少，用药量也减少。

(3) 胆碱酯酶重活化剂：主要包括解磷定、氯解磷定、双复磷等。与磷酰化酶的磷酰基结合，将磷酰基从中毒酶上分离，放出活化酶，恢复胆碱酯酶水解乙酰胆碱的活性；对解除烟碱样作用和促进昏迷患者苏醒有明显作用。一般中毒时间超过48小时给药疗效差。与阿托品有协同作用。

4. 对症治疗　及时清理呼吸道分泌物，保持呼吸道通畅；必要时行气管插管，正压给氧。纠正水和电解质紊乱，对肺水肿或脑水肿的患者应严格掌握输液速度和输液量。对症状改善不明显者可输新鲜血，提高胆碱酯酶的活力。重度中毒的患者可给肾上腺皮质激素。

（五）几种特殊临床表现

1. 有机磷中毒反跳　指有机磷农药中毒经过积极抢救和治疗，症状明显缓解后，重新出现中毒症状致使病情突然急剧恶化，甚至死亡。有机磷农药中毒反跳的发生率为5.6%，而发生反跳患者的死亡率为56.8%。多发生在中毒后2~8天，一般认为与毒物继续吸收、农药种类、阿托品和胆碱酯酶复能剂停用过早或减量过快、大量输液及体内严重损害等有关。处理是给予足量解毒剂，尽快重新阿托品化，注意清洗皮肤和洗胃、导泻，积极防治脑水肿等。

2. 中间综合征　少数病例在急性有机磷中毒症状缓解和发生迟发神经病变前，在急性中毒后24~96小时突然发生死亡，称为中间综合征。死亡前可先有颈、上肢肌无力和呼吸肌麻痹；累及脑神经者，可出现眼睑下垂、眼外展障碍和面瘫。发病机制与胆碱酯酶长时间受抑制，引起终板区持续去极化，导致神经肌肉接头处传导障碍有关。一旦出现中间综合征，要迅速建立人工气道，进行气管插管、机械通气，加强呼吸管理，为有效的解毒药物应用赢得时间。

3. 迟发性猝死　指有机磷农药中毒经抢救好转，病情恢复时，可突然出现“电击式死亡”，多发生于中毒后3~15天。多见于口服中毒患者。其机制可能与有机磷农药对心脏的迟发性毒性有关，心电图表现为心动过速、房室传导阻滞、Q-T间期延长、ST-T改变以及室速、室颤和心跳停止。处理原则是加强ECG监护，重在预防，一旦出现立即按心肺复苏的程序进行抢救。

七、氰化物中毒

氰化物是含氰基的一类化学物质的总称，可分为无机氰化物和有机氰化物；以氰化氢（又称氢氰酸）为代表的无机氰化物多属高毒性。氰化氢的毒性取决于在体内可游离出氰离子的速度和数量。在职业活动中，由于接触氰化物可引起急性氰化物中毒；而在非职业活动中接触氰化物或进食含氰苷的植物果实和根部（如苦杏仁、枇杷仁、白果等都含有氰化物）也可引起急性氰化物中毒，甚至死亡。常用的血管扩张药硝普钠为亚硝基铁氰化钠，过量也会引起氰化物中毒。此外，氰化物也可作为一种大规模杀伤性武器，被恐怖分子使用，尤其在机场、车站等封闭环境中制造恶性恐怖事件，这些均可导致大量的人员伤亡。

（一）毒理

氰化物进入体内，游离出的氰离子与氧化型细胞色素氧化酶中的三价铁结合，形成氰化高铁型细胞色素氧化酶，从而抑制了细胞色素氧化酶的活性，导致呼吸链中断，使组织细胞不能利用氧，造成细胞内窒息。氰化物也可与高铁血红蛋白结合，形成氰化高铁血红蛋白，使其失去携氧能力，引起组织细胞缺氧。中枢神经系统是氰化物毒理作用的主要靶器官之一。氰离子进入脑组织后，迅速抑制细胞色素氧化酶，使脑细胞生物氧化过程受阻，导致中枢神经系统生化代谢、病理形态和生理功能改变，从而引起一系列中枢神经中毒症状。

氰化物中毒主要是通过呼吸道，其次是在高浓度下通过皮肤吸收，日常生活中氰化物中毒以口服为主。

（二）诊断

氰化物中毒患者可表现为不同程度的中枢神经系统、呼吸系统、心血管系统等多系统受损的临床表现。但因其临床表现缺乏特异性，故需根据患者毒物接触情况、临床表现，并结合现场调查进行综合分析才能做出诊断。

急性氰化物中毒的临床猝死率高，可在数秒钟内突然昏迷，甚至2~3分钟内死亡。非猝死型氰化物中毒的临床表现分为前驱期、呼吸困难期、痉挛期、麻痹期。但多数患者各期界限难以分清。

急性氰化物中毒的症状和体征如下：

1. 神经系统 早期或轻度氰化物中毒患者可出现头晕、头痛、焦虑、意识混乱、虚弱、多汗、面色发红以及视网膜动脉和静脉发红；晚期或重度氰化物中毒可出现癫痫发作、僵木、麻痹，乃至昏迷。

2. 呼吸系统 早期或轻度氰化物中毒患者可出现呼吸急促、呼吸困难；晚期或重度氰化物中毒可出现呼吸抑制、通气不足，呼吸暂停、非心源性肺水肿，呼吸停止。

3. 心血管系统 早期或轻度氰化物中毒患者可出现暂时性高血压伴反射性心动过缓、心律失常、心动过速；晚期或重度氰化物中毒可出现低血压、ST抬高或压低、房室传导阻滞、心室纤颤，甚至心搏骤停。

实验室检查：正常人全血氰离子浓度低于20μg/dl（7.69μmol/L），氰化物中毒者的血氰离子浓度明显升高，有特异性的诊断价值。一般应在中毒8小时内进行检测。

（三）治疗

由于急性氰化物中毒具有迅速致命的特点，早期治疗处理对于挽救患者生命和减少死亡率是必需的。

1. 急救措施 在院前急救时，将氰化物中毒患者迅速撤离氰化物源，清除患者沾染的毒物，及早给予支持治疗。施行救治人员应该避免接触氰化物浸湿的衣物，因为可能通过散发的蒸汽污染其他人；救治人员应该戴丁基橡胶手套，保护自己免受患者皮肤上氰化物的危害。对口服摄入氰化物中毒的患者，不应使用催吐处理；除有禁忌外，应立即用氧化剂溶液如5%硫代硫酸钠或0.02%高锰酸钾洗胃，并灌服药用炭。在院前急救可行的前提下，应该给予或准备给予氰化物解毒剂。

2. 解毒剂的应用 氰化物中毒后应及早给予特效解毒剂，首选高铁血红蛋白形成剂及供硫剂，需要在中毒后及时静脉注射。常用的解毒剂主要有亚硝酸异戊酯、亚硝酸钠、4-二甲基氨基苯酚（4-DMAP）、对氨基苯丙酮及硫代硫酸钠等。

（1）亚硝酸盐-硫代硫酸钠法：立即将1~2支亚硝酸异戊酯吸入剂放到手帕中压碎，给患者吸入15~30秒，间隔2~3分钟再吸一支，直到静脉注射亚硝酸钠为止；尽快将3%亚硝酸钠10~15ml用5%葡萄糖液稀释至20~40ml，缓慢静脉注射，发现血压下降立即停药，再静脉注射25%~50%硫代硫酸钠25~50ml，必要时可重复给药1次。2011年8月新型氰化物中毒解毒剂Nithiodote在美国正式获准上市。Nithiodote实为由亚硝酸钠注射液和硫代硫酸钠注射液组成的一种制剂包。

（2）新型氰化物解毒剂：氰化物中毒为公众事件时，往往涉及人数多，伤亡反应重，速度快，因此国外在开发新型氰化物解毒剂方面开展了大量研究，且在给药方式上寻求突破。在不影响甚或提高救治效果的前提下，开发比静脉注射更方便快捷（如口服或肌内注射等）的给药方式。目前处于研究阶段的解毒剂有钴啉醇酰胺、3-硫基丙酮酸等。

3. 支持治疗 基础生命维持阶段的标准原则适用于急性氰化氢中毒的患者。尽快进行人工呼吸或气管插管，心搏骤停时要立即实施胸外心脏按压术，给予呼吸兴奋剂和强心药等处理，确保适当的呼吸和循环功能。待呼吸、心跳恢复后，有条件的尽快行高压氧治疗。并积极补液纠正水电解质紊乱、酸碱失衡。重度者可早期、短程、足量应用糖皮质激素，防止脑水肿及其他损伤，同时用葡醛内酯片、还原型谷胱甘肽、维生素C等护肝治疗。抢救呼吸停止者应尽量使用人工呼吸器，避免口对口人工呼吸以防止救治者中毒。

第三节 药物中毒患者的麻醉处理

经过积极、正确的内科抢救和治疗，大多数急性药物中毒的患者能得到缓解，但仍有少数患者需要进行外科治疗。例如，急性药物中毒合并消化道异物的患者，当催吐、洗胃效果不佳时需行剖腹探查术；误服强腐蚀性药物引起的消化道穿孔的患者需行胃肠道穿孔修补术；中毒后意识障碍导致严重外伤、大出血的患者，需根据病情制定相关手术方案。这些需要手术治疗的患者也应根据病情制订合理的麻醉方案，在保证患者生命安全、手术需求的前提下尽可能选择简便迅速的麻醉方式。

一、麻醉前准备

急性药物中毒的患者通常病情危重，情况紧急，多数患者处于昏迷或休克状态，临床常表现为发绀，呼吸困难，少尿，内环稳严重紊乱。此外，急性药物中毒的患者多存在饱胃，躁动等不利因素，因此必须充分做好麻醉前准备。

(一) 详细了解中毒病史及诊治经过

包括患者接触毒物的时间，中毒环境和途径，药物名称和剂量，侵入途径；询问患者家属是否携带剩余药品及药盒或药瓶，患者中毒后出现哪些症状，内科治疗经过，正在采取哪些治疗措施，病情进展情况，以及手术、外伤、输血史及药物过敏史。

(二) 综合评估患者病情及麻醉潜在风险

快速获取患者的基本生命体征和功能状态、必要的实验室和辅助检查，准确评估①气道是否通畅，有无气道梗阻、痉挛，是否存在气管插管困难的危险因素如小下颌、张口度不足3指、颈椎活动障碍等；②呼吸功能包括胸部查体，脉搏氧饱和度，血气分析及胸部X线检查；③循环功能包括评估患者血压、末梢循环充盈度，是否存在休克及程度，有条件者可行心血管超声等检查；④意识状态；⑤凝血功能；⑥水电解质和酸碱失衡等；全面掌握病情和麻醉过程中潜在的潜在风险。

(三) 尽可能纠正患者紊乱的生理功能

在“最有利患者”的原则下，积极纠正患者内环境紊乱并改善患者的生理功能。例如，出血性休克的患者在输血、扩容的基础上，及时应用血管活性药物，改善循环保证重要脏器灌注，同时纠正水电解质紊乱及酸碱平衡。

8

(四) 充分稳定患者情绪

意识清楚的患者如因病情变化而出现焦虑、濒死感等情绪障碍，在排除药物禁忌的前提下，应给予适当的镇静药物和阿片类镇痛药物。例如，药物中毒伴急性肺水肿的患者，如无禁忌，可重复少量给予吗啡能显著缓解患者焦虑、呼吸困难和濒死感。而对于意识障碍躁动的患者仅可给予小量地西泮。

(五) 恰当选择麻醉前用药

在麻醉前用药的选择上应依据患者情况、药物性质及可能选择的麻醉方法而定。

1. 巴比妥类和阿片类药物中毒患者，免用麻醉前用药。

2. 有机磷农药中毒者术前应继续应用阿托品，当患者发生惊厥时适量的应用地西泮能止痉和减少脑损伤。有机磷中毒的患者不建议使用巴比妥类药物，可能会增加有机磷的氧化增毒代谢。

3. 乙醇中毒时不应使用镇痛剂，以免加重呼吸抑制。兴奋躁动的患者可小剂量使用地西泮，禁用巴比妥类药物，巴比妥类药物能使乙醇毒性增加，显著降低致死血药浓度。

4. 洋地黄中毒患者，紧急手术前应先给予必要的处理，待心肌毒性缓解后才能进行手术；如术前用东莨菪碱抑制迷走兴奋，给地西泮以防止心律失常；苯巴比妥能加速洋地黄代谢，使血药浓度降低。

5. 阿片类药物中毒患者，应使用呼吸中枢兴奋剂和阿片受体拮抗剂纳洛酮，维持患者呼吸和循环系统的稳定。对拟行椎管内麻醉的患者，应对苯二氮䓬类和阿片类药物进行充分拮抗，从而尽可能维持呼吸、循环稳定；而对拟行全身麻醉且循环系统稳定的患者可不予拮抗。

(六) 全身支持和对症治疗

吸氧能缓解患者焦虑情绪，改善肺气体交换，提高血氧含量；但百草枯中毒常规吸氧会加重病情，除非出现威胁生命的严重的低氧血症。对于高热或者低体温的患者，应给予降温或保温处理，但不要求体温达到正常水平。谵妄、意识障碍和颅内压增高症状，常给予甘露醇、呋塞米脱水和糖皮质激素等治疗。

(七) 做好麻醉用品、麻醉设备、监护仪、麻醉药品和急救药品等准备工作

二、麻醉处理

(一) 麻醉处理原则

实施有效的呼吸和循环管理，在保证患者安全和满足手术需要的基础上，尽可能选择方法简便、安全、有效的麻醉方法、麻醉技术和麻醉药物。

(二) 麻醉方法选择

1. 局部麻醉或神经阻滞麻醉　局部麻醉及神经阻滞简便易行，安全性大，并发症少；主要适用于创伤范围小，清醒可以配合，且呼吸循环稳定的患者，如需行四肢骨折复位固定术或清创缝合术的患者。对于巴比妥类、吩噻嗪类和三环类抗忧郁药严重中毒的患者，由于患者痛觉迟钝，肌肉弛缓甚至反射消失，尽可能选择局部麻醉完成手术。但β受体阻滞剂中毒者禁用布比卡因，避免进一步增加心

脏毒性。局部麻醉对呼吸循环系统影响轻微，能有效地避免可能发生的反流误吸等风险。

2. 椎管内麻醉　椎管内麻醉能提供满意的肌松和镇痛效果。主要适用于清醒、合作、拟行腹部或下肢手术的患者。但对水杨酸盐类、抗凝血药中毒以及严重肝损患者不宜选用，这类患者通常存在凝血功能障碍，椎管内麻醉可导致硬膜外血肿等并发症。对伴有腹内压明显增高或有脊柱外伤的患者，应用椎管内麻醉也应慎重。连续硬膜外阻滞应注意：低浓度、小剂量、分次给药，防止阻滞平面过高和血压迅速下降。

3. 全身麻醉　适用于昏迷、休克、饱胃或呼吸循环功能抑制的患者，能满足所有手术的需求，因而是急性药物中毒患者应用最多的麻醉方式。选择全身麻醉时应注意：①巴比妥类重度中毒、已有昏迷、呼吸抑制的患者，气管插管后不应使用全身麻醉药物；②休克患者或不能配合的患者宜行气管插管浅麻醉；③对阿托品、吗啡、地西泮中毒的饱胃患者，由于食管下端括约肌松弛，全身麻醉诱导时宜取头高脚低位清醒气管插管，插管后立即充胀气囊，避免反流误吸。

(1) 麻醉诱导：对于急性药物中毒的患者，都应按饱胃患者处理。对于饱胃患者，现推荐使用清醒下气管插管或快速顺序诱导插管技术（rapid sequence induction and intubation，RSII），即静脉注射丙泊酚、罗库溴铵、芬太尼等快速诱导药物，在短时间内迅速完成气管插管；插管前温和手控面罩通气，使气道压力小于 $15cmH_2O$，可减少胃液反流；此外，使患者保持头低位，如发生反流，可及时吸引减少误吸发生率。对于插管过程中是否压迫环状软骨仍存在争议，最新的文献报道并不支持环状软骨压迫。对于此类患者现在仍有人使用环甲膜穿刺下的清醒气管插管术。无论采取何种麻醉诱导，都应准备有效的吸引装置。麻醉科医师应根据患者的具体情况并选择自己更为熟练的麻醉技术对患者进行麻醉诱导。一旦患者发生误吸，关键在于及时发现并采取有效措施，避免气道梗阻并减轻肺损伤：①保持气道通畅，迅速清除口腔内胃内容物；②生理盐水反复冲洗支气管；③尽可能纠正低氧血症，应用呼气末正压，$5\sim10cmH_2O$；④应用激素，减轻炎症反应，缓解支气管痉挛；⑤预防性应用抗生素，避免肺部感染。

(2) 麻醉维持：麻醉维持可选择吸入麻醉药维持、静脉麻醉药维持或静吸复合麻醉维持。最常用的吸入麻醉药物为七氟烷和异氟烷，吸入麻醉药的维持浓度一般为 1~2MAC，依据手术刺激大小，患者循环系统状态调整麻醉深度。全凭吸入麻醉的优点在于麻醉可控性强，对心血管系统抑制作用小，对肝肾无毒性作用，但会引起脑血流量增加，导致颅内压升高，且对空气有污染，对术后认知功能有损害。全凭静脉麻醉，依靠镇静药 - 镇痛药 - 肌松药复合应用的模式来维持麻醉状态。其优点在于药物种类齐全，可以依据患者不同病情、不同手术方式及身体状况选择不同的药物。静吸复合麻醉维持是国内最常用的方法。其优点在于能够取长补短，减少每种麻醉药的用量，但会增加药物间的相互作用，改变药物的药代动力学，可能出现意料之外的药物毒副作用，其对麻醉科医师药理学知识及临床经验有较高要求。

（三）麻醉药物的选择与药物间的相互作用

患者中毒后对麻醉药的耐受量降低，应减少用药剂量，尽量选用短效麻醉药。此外，急性药物中毒患者因血浆中残留有中毒药物，这些药物与麻醉药可产生相互作用，应进行综合评估，选择合适的麻醉药物。

1. 静脉诱导药物选择　尽管依托咪酯对心血管抑制作用小，但其对肾上腺皮质功能有抑制作用，应慎用于伴有严重感染的患者。丙泊酚能很好地抑制咽喉反射，有研究表明丙泊酚用于快速顺序诱导时能提高插管效率。此外，丙泊酚还有线粒体保护作用，可减轻脑缺血再灌注损伤。氯胺酮是唯一能加快心率，升高血压的静脉麻醉药，但其在用于重度休克和血容量明显不足的患者时，也可能导致血压下降。钙通道阻滞剂中毒患者，负性肌力的麻醉药物不宜与β受体阻滞剂合用，可诱发严重的心动过缓或心搏骤停；如出现心动过缓时可应用氯化钙和异丙肾上腺素予以补救。

2. 麻醉维持药物的选择

(1) 吸入麻醉药物的选择：高血压药物过量的患者行麻醉时，应减少吸入麻醉药用量的20%~30%，以免引起血压的过度下降。吸入麻醉药对心肌产生负性肌力作用，这种作用呈现剂量依赖性，并能和β受体阻滞剂中毒引起的心率减慢效应相加。其中七氟烷的心肌抑制作用最轻，异氟烷次之。吸入麻醉药减慢心率作用与洋地黄类药物作用可相加，易诱发心动过缓，应用时应慎重。恩氟烷慎用于惊厥患者以免加重其临床症状。

(2) 镇静、镇痛药的选择：抗癌药物中毒患者对镇静药物及镇痛药物敏感性增加，常规剂量即可引起严重低血压；高血压药物过量的患者行麻醉时，应用丙泊酚、右美托咪定及吗啡类镇痛药物也应适当减量，避免引起低血压。氯胺酮有拟交感作用，会降低心肌对洋地黄的耐受性，在麻醉过程中因尽可能避免应用该药；此外，氯胺酮可加重惊厥患者的临床症状。吗啡能增加乙醇中毒的毒性作用和诱发误吸。硫喷妥钠可加重心肌抑制，慎用于心肌损害者。

(3) 肌松药的选择：琥珀胆碱静脉注射后可引起颅内压和胃内压升高，不宜用于颅内高压和饱胃患者。肌颤可引起一过性高钾血症，对中毒后肾功能受损者禁忌；洋地黄中毒者琥珀胆碱会引起肌肉持续去极化，使得细胞外 K^+ 浓度升高从而诱发心律失常，慎用。有机磷农药，巴比妥类、乙醇中毒和严重肝功能损害，都要禁用，以免延长呼吸停止时间。某些抗癌药物会影响体内假性胆碱酯酶活性，会使氯琥珀胆碱作用时间延长，如环磷酰胺可使琥珀胆碱不呼吸时间延长，噻替哌可使小剂量泮库溴铵发生长时间无呼吸。钙通道阻滞剂还可增强肌松药的作用，应行肌松监测。

(四) 麻醉期间监测与管理

1. 麻醉监测　急性药物中毒患者，根据病情严重程度，需要监测心电图、脉搏血氧饱和度、呼气末二氧化碳分压、血压、尿量、体温等；对血流动力学不稳定的患者应行有创动脉压测定、中心静脉压的测定及血气分析，以便于维持患者循环稳定，氧供充足，调节酸碱平衡及电解质紊乱；麻醉药物中毒的患者应监测麻醉深度，避免术后苏醒延迟；休克和大出血的患者术中应监测血红蛋白、TEG及凝血功能，有条件者可以检测心排量、SVV、及PAWP，从而指导术中输血补液及凝血因子的应用；对一氧化碳、苯胺和亚硝酸盐中毒的患者，血氧饱和度并不能真实反映患者体内氧合情况，应进行动脉血气分析检测氧合。

8

2. 麻醉管理　急性药物中毒需行手术治疗的患者，除了要经历毒物对机体的损害，还要经受手术麻醉对机体的打击，因此在术前准备和麻醉手术期间应尽可能减少对患者机体平衡的影响，并对失衡的系统予以纠正，加强生命支持。

(1) 必须始终保持患者呼吸道通畅。如药物中毒造成气道黏膜损伤，应尽量采用可视化技术。同时应及时清理呼吸道分泌物，并监测血氧饱和度、呼吸末二氧化碳，调整到合适的吸入氧浓度，避免高浓度氧对已经受损的肺组织造成进一步损伤。

(2) 依据血压、中心静脉及尿量等指标进行综合评估，及时扩容，必要时应用血管活性药物维持血压，保证重要脏器血供。对心功能本身有异常的患者，在麻醉维持时更应谨慎，避免出现不可逆的心律失常和心肌损害。

(3) 注意对肝肾功能的保护，必要时应用利尿剂，同时可以碱化或酸化尿液，以利于毒物的进一步排出。尽可能选择不依赖肝肾代谢的麻醉药物，避免加重肝肾负担，比如七氟烷、顺阿曲库铵、瑞芬太尼等。

(4) 对于大量失血患者，监测血常规及凝血功能，按比例输注血液成分，必要时补充冷沉淀、纤维蛋白原及凝血酶原复合物等。大量输血患者应及时纠正低钙血症。

(5) 严格掌握中毒药物和麻醉药的相互作用，以免加重毒性作用。监测血气分析及电解质，及时纠正电解质紊乱及酸碱平衡。

(6) 采取进一步措施清除体内毒物，促进毒物排出，可以应用解毒剂等。

麻醉结束前提前联系监护室相关人员，告知病情以便顺利转运患者。转送患者至监护室过程中，应有麻醉科医师陪同，同时确保气管导管中心静脉和动脉导管导尿管和各类引流管安全可靠，保持与术中相同的监测和管理目标继续复苏治疗。麻醉科医师应对转运过程中可能存在的风险有一定的预判并准备相关抢救药物及仪器。患者转入监护室后应选择多科室合作的形式完善术后管理直至患者脱离危险期。

（江　来）

参考文献

[1] MOWRY J B, SPYKER D A, BROOKS D E, et al. 2014 Annual Report of the American Association of Poison Control Centers' National Poison Data System (NPDS): 32nd Annual Report [J]. Clin Toxicol (Phila), 2015, 53 (10): 962-1147.

[2] OKUMURA Y, SAKATA N, TAKAHASHI K, et al. Epidemiology of overdose episodes from the period prior to hospitalization for drug poisoning until discharge in Japan: An

exploratory descriptive study using a nationwide claims database [J]. J Epidemiol, 2017, 27 (8): 373-380.
[3] SUGITA M, HIGAMI S, INOUE S, et al. Characteristic of the acute drug intoxication conveyed by Kanagawa helicopter emergency medical service [J]. Acute Med Surg, 2017, 4 (3): 246-250.
[4] 宋维，于学忠．急性中毒诊断与治疗中国专家共识 [J]. 中国急救医学，2016, 36 (11): 961-974.
[5] 孙树森，赵志刚．临床药师与药物中毒：阿片类药物 [J]. 药品评价，2016, 13 (6): 8-11.
[6] DEMPSEY S K, POKLiS J L, SWEAT K, et al. Acute Toxicity From Intravenous Use of the Tricyclic Antidepressant Tianeptine [J]. J Anal Toxicol, 2017, 41 (6): 547-550.
[7] EMAMHADI M, MOSTAFAZADEH B, HASSANIJIRDEHI M. Tricyclic antidepressant poisoning treated by magnesium sulfate: a randomized, clinical trial [J]. Drug Chem Toxicol, 2012, 35 (3): 300-303.
[8] SERT A, AYPAR E, ODABAS D, et al. Temporary cardiac pacemaker in the treatment of junctional rhythm and hypotension due to imipramine intoxication [J]. Pediatr Cardiol, 2011, 32 (4): 521-524.
[9] 邹仲敏，程晋，叶枫，等．美国氰化物中毒救治药物研发项目及进展 [J]. 军事医学，2012, 36 (6): 465-470.
[10] LEE W J. Towards More Influential Research in Acute Poisoning from Toxic Materials [J]. J Korean Med Sci, 2018, 33 (39): e270.
[11] FRITHSEN I L, SIMPSON W M Jr. Recognition and management of acute medication poisoning [J]. Am Fam Physician, 2010, 81 (3): 316-323.
[12] PHINNEY T A, GIBB G J, LAGHARI F J. CO poisoning as an associated risk factor for CVT [J]. Am J Emerg Med, 2018, 36 (6): 1123. e1-1123. e3.
[13] RUSYNIAK DE, ARROYO A, ACCIANI J, et al. Heavy metal poisoning: management of intoxication and antidotes [J]. EXS, 2010, 100: 365-396.
[14] ZAKHAROV S, RULISEK J, NURIEVA O, et al. Intermittent versus continuous renal replacement therapy in acute methanol poisoning: comparison of clinical effectiveness in mass poisoning outbreaks [J]. Ann Intensive Care, 2017, 7 (1): 77.
[15] KAMIJO Y. Acute Drug Poisoning: Focus on Psychotropic Drugs [J]. Seishin Shinkeigaku Zasshi, 2015, 117 (4): 299-304.

第一百一十一章

氧疗和高压氧治疗

目　录

临床上通过增加吸入气中氧浓度，以提高血氧饱和度，是纠正或缓解缺氧状态的有效治疗措施，称之为氧疗(oxygen therapy)。氧疗是改善或纠正低氧血症迅速而有效的措施。在密闭的加压舱内，在超过一个大气压的标准下吸入纯氧或高浓度氧进行治疗的方法称为高压氧疗法(hyperbaric oxygen therapy，HBO 疗法)。高压氧治疗是一种特殊的氧疗方法，它具备常压下一般氧疗所不能达到的治疗作用，其治疗的疾病涉及临床诸多学科，已成为临床主要的基础治疗手段之一。但氧疗及高压氧治疗选择不当可产生毒副作用，加重病情，甚至危及患者生命。因此应掌握氧疗指征、适应证及注意事项，并在氧疗的同时兼顾其他有效的病因治疗。

第一节　氧　　疗

氧疗主要用来纠正缺氧。所谓缺氧(anoxia)，是指因组织的氧供应不足或用氧障碍，而导致的组织代谢、功能和形态结构发生异常变化的病理过程。而低氧血症(hypoximia)，通常是指血液中含氧量不足，动脉血氧分压(PaO_2)低于同龄人的正常下限，主要表现为 PaO_2 和 SpO_2 下降。

一、氧的输送

氧的输送过程包括 4 个阶段，即肺与外界间的气体交换，称为肺通气；肺泡与毛细血管间的气体交换，称为肺换气；氧在血液中的运输；血液与细胞间的气体交换，称为内呼吸，也称为组织呼吸或组织换气。以上任何一个阶段出现异常均可导致缺氧(表 111-1)。

表 111-1　氧的输送与缺氧的原因

氧的输送过程	影响因素	缺氧的常见原因
肺通气	肺泡中氧分压	吸入气氧浓度低：空气中氧分压低(如海拔 2 000m 以上吸入气中氧浓度不足、氧源供应中断等)
肺换气		肺泡通气量不足(如呼吸道梗阻、肌松药与麻醉药对呼吸的抑制、胸肺顺应性降低、手术及体位的影响、急性药物中毒、呼吸肌疾病以及中枢或外周神经系统疾病等)
	肺泡的弥散功能	肺泡交换面积下降(如部分肺泡通气不良、ARDS)
		弥散距离增大(如肺水肿、肺纤维性变)
	通气 / 血流比例	肺内分流增多(如肺不张、支气管阻塞、先心病右向左分流)
氧在血液运输		无效腔增大(如肺栓塞)
	循环功能	心输出量降低(如低血容量或休克、心包缩窄或压塞、二尖瓣狭窄、各种心律失常)
组织呼吸		器官血流量不足(如微循环障碍、低血压)
	血红蛋白浓度与携氧能力	血红蛋白浓度不足(如贫血)
		血红蛋白携氧能力下降(如一氧化碳中毒、氰化物中毒、正铁血红蛋白血症)
	氧离曲线	氧离曲线左移，氧解离障碍(如 pH 值升高、血内 CO_2 浓度下降、温度下降、2,3-DPG 含量下降)
	组织氧消耗	氧耗增加(如高热、寒颤、抽搐等)

为便于诊断和治疗，将缺氧分为 4 类：即低张性缺氧、等张性(血液性)缺氧、循环性(低动力性)缺氧和组织性缺氧。

(一) 低张性缺氧

动脉血氧分压、氧含量和血红蛋白氧饱和度均降低。常见原因为吸入气体中氧分压过低、肺通气或换气功能障碍以及静脉血分流入动脉。此种因氧在肺内运输与弥散中出现的异常，临床上通常表现为低氧血症。临床上 PaO_2 低于 80mmHg 即为低氧，PaO_2<60mmHg 为低氧血症。

(二) 等张性(血液性)缺氧

由于血红蛋白数量减少或者性质改变，以致

血氧含量降低或血红蛋白结合氧不易解离而引起的缺氧。动脉血氧含量大多降低而氧分压正常。常见原因有贫血、一氧化碳中毒和高铁血红蛋白血症。

（三）循环性（低动力性）缺氧

由于组织血流量减少所致的缺氧，循环性缺氧又分为缺血性缺氧和淤血性缺氧。前者为动脉压降低或者动脉阻塞，使毛细血管床血液灌注量减少；后者则为静脉压升高，使血液回流受阻，而导致毛细血管床淤血所致。根据原因分为休克和心力衰竭引起的全身循环性缺氧以及栓塞或血管病变引起的局部循环性缺氧。

（四）组织性缺氧

即氧利用障碍性缺氧，常见原因为氰化物中毒、硫化物中毒、大量放射线照射或细菌毒素对线粒体损伤。

临床所见缺氧多为混合性缺氧。各类缺氧的血氧变化特点见表 111-2。

表 111-2　各类缺氧的血氧变化

缺氧类型	动脉血氧分压	动脉血氧饱和度	血氧容量	动脉血氧含量	动 - 静脉氧含量差
低张性缺氧	↓	↓	N	↓	↓或 N
血液性缺氧	N	N	↓或 N	↓或 N	↓
循环性缺氧	N	N	N	N	↑
组织性缺氧	N	N	N	N	↓

值得注意的是，既便在无低氧血症的情况下，当血液运输与在组织细胞处氧的释放出现异常时亦可致组织细胞氧合不足，但 PaO_2 可正常。相反，在某些条件下虽存在一定程度氧合降低，但细胞仍能保持一定的有氧代谢维持生命需要，这主要在于机体组织细胞有一定的氧储备能力以及对缺氧的耐受力。

二、氧的储备与影响机体耐受缺氧的因素

体内氧的储备分为肺泡内和血液两种，但机体氧储备量很小，一旦氧供应中断，维持生命的时间一般为 5~8 分钟。呼吸空气时，氧主要储备在血液内，故贫血患者氧储备下降，而通过高原锻炼使红细胞代偿性增多，可提高对高原低氧的耐受力。呼吸纯氧时，氧主要储备于肺内，故慢性肺疾病患者即使用纯氧过度通气，其耐受呼吸停止的安全时限仍低于正常。

此外，年龄、代谢、中枢神经系统功能状态以及缺氧发生速度、程度和持续时间等均影响机体耐受缺氧的能力。新生儿对缺氧耐受性较高，而老年人对缺氧耐受性较低。镇静药可降低中枢神经系统兴奋性而增强机体对缺氧的耐受性；任何提高机体代谢的因素如发热、肌肉活动增强、高温和甲状腺功能亢进等，都会降低机体对缺氧的耐受性；而人工低温可增强机体对缺氧的耐受性。

三、缺氧对机体的影响

（一）中枢神经系统

脑约为体重的 2%，但脑血流量约占心输出量的 15%，脑耗氧量约占人体总耗氧量的 23%，因此中枢神经系统对缺氧非常敏感，尤其是大脑皮质。缺氧时大脑皮质首先受损，其次影响皮质下及脑干生命中枢。所以缺氧时最早出现神经精神症状。轻度缺氧可有注意力不集中、智力减退和定向力障碍；缺氧加重时可出现烦躁不安、神志恍惚，甚至昏迷。突然中断脑的氧供 15~20 秒后可出现全身抽搐。测定脑静脉（或颈内静脉血）血氧分压，有助于判断中枢神经系统功能障碍程度。正常人脑静脉血氧分压为 34mmHg；当降至 25~28mmHg 时，出现精神错乱等反应；降至 18~20mmHg 时意识丧失；降至 12mmHg 将危及生命。

脑对缺氧的反应是脑血管扩张、血管阻力降低及血流量增加。PaO_2<50mmHg 时，脑血管扩张、血流量增加；PaO_2 为 35mmHg 时，脑血流增加 70%；PaO_2 为 24mmHg 时，脑血流为正常的 4~5 倍，达最大代偿限度。

脑组织缺氧损害的主要改变是脑水肿。若突然中断氧供，可因钠泵运转功能障碍发生细胞中毒性脑水肿，组织含水量可增加 2.5%。严重水肿可使颅内压升高，颅内压升高又可使脑血流量下降，加重缺氧，形成恶性循环。PaO_2 下降至 20mmHg，

脑细胞不能摄氧，可发生不可逆性脑损害。

（二）呼吸系统

急性低氧时，PaO_2<60mmHg 可刺激主动脉、颈动脉体化学感受器，反射性兴奋呼吸中枢，使呼吸加深加快。SaO_2 每下降 1%，分钟通气量增加 0.16~0.35L。但是严重缺氧可抑制呼吸，PaO_2<24~30mmHg 时可出现呼吸慢而不规则，甚至呼吸停止。

低氧血症可损害肺泡上皮和血管内皮细胞，使肺毛细血管通透性增加，导致肺水肿。缺氧减少肺泡Ⅱ型细胞分泌表面活性物质，使肺泡表面张力增加引起肺不张，加大肺内分流量而进一步加重缺氧。缺氧还可使支气管黏膜上肥大细胞增多，介质（组胺、5-羟色胺等）分泌增多，引起支气管痉挛。

低氧时肺总量及残气量均增加，肺活量增加甚少。肺血管充血，肺泡壁氧弥散增快，$A\text{-}aDO_2$ 几乎为零，呼出气中氧浓度降低，表明红细胞从肺泡中摄取更多的氧。慢性缺氧可产生肺动脉高压。

（三）心血管系统

低氧的代偿反应是心率加快，每搏量及心输出量增加，循环系统以高动力状态代偿氧含量的不足。同时产生血流再分配，脑及冠脉血管选择性扩张以保证足够氧供。严重缺氧时由于心内膜下乳酸堆积，高能磷酸键合成降低，可引起心肌抑制、心率减慢、血压下降与心输出量降低，并可出现心律失常乃至心搏骤停。

急性和慢性低氧时 PaO_2 分别在 30~60mmHg 和 20~40mmHg 情况下，可使心肌应激性增高，出现心律失常。PaO_2<20mmHg，可引起心搏骤停。低氧可引起肺血管收缩，使病变部分的肺区出现血流受阻，而健康肺区血流增多，这有助于减少肺内分流。

（四）血液

低氧可引起循环内红细胞数量增加，从而增加血液中的携氧容量，这是一种代偿适应机制。急性缺氧时，不成熟红细胞（网织红细胞）被释放入血。慢性缺氧可刺激肾小球旁细胞产生促红细胞生成素，刺激骨髓加速红细胞的生成，使血中成熟红细胞增多。严重红细胞增多症可使血液黏稠度增加，使心脏超负荷并加重肺动脉高压。

（五）红细胞代谢及电解质的影响

缺氧主要损害红细胞的线粒体功能，引起 ATP 产生不足，使细胞所有需能过程受损。正常时线粒体氧分压 8~38mmHg，当线粒体氧分压降至临界水平以下时，氧化磷酸化停止。由于 ADP 蓄积，葡萄糖酵解加速，无氧代谢要达到与有氧代谢产生相同的能量，葡萄糖消耗增加 19 倍；而组织细胞葡萄糖贮备有限，因此缺氧后可迅速造成能源耗竭和酸性代谢产物聚积，导致细胞损害。严重缺氧时可发生三羧酸循环与氧化磷酸化抑制，造成大量乳酸、酮体和无机磷蓄积，引起代谢性酸中毒。

无氧代谢的情况下，由于 ATP 生成减少和能量不足，使细胞离子交换功能障碍，Na^+ 及 H^+ 移入细胞内，K^+ 从细胞内释放，可导致细胞内水肿及酸中毒而细胞外血钾升高。

（六）其他

缺氧可损害肝功能使转氨酶升高；缺氧可减少肾血流，降低肾小球滤过率，使尿量减少，引起氮质血症。长时间缺氧可致急性肾衰竭。

四、缺氧的诊断与监测

（一）临床表现

缺氧临床表现主要为发绀、呼吸加深加快、心动过速和血压升高等，但缺氧的临床表现缺乏特异性，因此缺氧的诊断主要依据实验室检查。

（二）血氧测定

1. 动脉血气分析　这是监测低氧血症最可靠的方法，一般以 PaO_2 降低程度作为划分低氧血症的标准。PaO_2 正常范围为：[100−（0.3×年龄）±5] mmHg。PaO_2 凡低于同龄人正常下限称为低氧。

2. 脉搏血氧饱和度（SpO_2）监测　其具有连续、准确、无创等优点。当 PaO_2 在 60~100mmHg 范围内，SpO_2 与 PaO_2 有较好的相关性。

3. 混合静脉血氧分压（PvO_2）监测　PvO_2 是监测氧供需平衡可靠的指标。PvO_2 正常范围为 35~40mmHg，PvO_2 28mmHg 为缺氧阈值；PvO_2<20mmHg 可出现细胞功能进行性障碍，PvO_2 低于 12mmHg 的患者数分钟即会死亡。有作者强调以 PvO_2 作为组织缺氧的指标。休克、严重心肺疾病和体外循环患者 PvO_2 和乳酸水平与患者生存率的相关性优于心输出量。

（三）其他

1. 血乳酸测定　血乳酸增高提示无氧代谢增加。对各类型休克和急性缺氧血症的研究均提示，血乳酸水平与病情严重程度和死亡率之间有显著相关性。但血乳酸增高并非诊断低氧血症的特异性依据。

2. 阴离子间隙　正常为12~14mmol/L。阴离子间隙明显增大提示有机酸中毒或严重肾衰竭，乳酸中毒时阴离子间隙超过25mmol/L。监测血乳酸含量和阴离子间隙，可反映组织缺氧程度。

3. 内脏组织氧合监测　应用胃肠道张力计（gastrointestinal tonometry）可监测胃肠黏膜PCO_2，并计算其pH值。它可准确、敏感地反映局部组织氧合状态，对危重病患者病情估计、指导治疗及预后判断有较大帮助。近年来，采用胃肠黏膜血氧饱和度测定对判断局部组织缺氧具有重要的价值。

此外，尚有经皮及经球结膜氧分压监测（$PtcO_2$、$PtjO_2$）、经皮二氧化碳分压监测（$PtcCO_2$）等。

临床上划分低氧血症严重程度的标准如下：

（1）轻度低氧血症：无发绀，PaO_2>50~60mmHg，SaO_2>80%；

（2）中度低氧血症：有发绀，PaO_2为30~50mmHg，SaO_2为60%~80%；

（3）重度低氧血症：显著发绀，PaO_2<30mmHg，SaO_2<60%。

临床上PaO_2 ≤ 50mmHg时，常推断已有组织缺氧的存在，但组织缺氧也可以在没有低氧血症的情况下发生，如各种原因所致循环功能不全、贫血、一氧化碳中毒等。对于无低氧血症的组织缺氧，除一氧化碳中毒以外，氧疗的效果一般较差或无效。

五、氧疗的适应证

（一）氧疗的目的

氧疗的目的在于改善低氧血症。凡属于通气/血流比例失衡所引起的低氧血症，氧疗有一定疗效。至于较大的右向左分流、静脉血掺杂所致的动脉血氧分压不足，氧疗效果颇为有限。氧疗只能预防低氧血症所致的并发症，如缺氧的精神症状、肺性脑病、心律失常、乳酸中毒和组织坏死等，故氧疗只是防止组织缺氧的一种暂时性措施，绝不能取代对病因的治疗。

（二）氧疗的适应证

1. 有低氧血症的组织缺氧　理论上，凡存在动脉低氧血症，便是氧疗指征。但最好根据血气分析结果决定是否实施氧疗及如何实施，其中PaO_2测定尤为重要，同时参考$PaCO_2$来确定缺氧的类型与严重程度。低氧血症可分为两类，第一类为单纯低氧血症，其PaO_2低于正常，$PaCO_2$尚正常，包括所有通气功能正常或有轻度抑制的患者。这类患者可给予无控制性氧疗，因为即使给予较高浓度的氧亦无CO_2潴留的危险，而任何较高浓度的氧都能维持满意的血氧分压，但应注意长时间吸入较高浓度氧的危险。氧疗后PaO_2的理想水平是60~80mmHg。第二类为低氧血症伴高碳酸血症，其PaO_2低于正常，$PaCO_2$高于正常，包括所有通气功能异常、主要依赖低氧作为兴奋呼吸中枢的患者（如COPD、阻塞性肺气肿、慢性肺心病）。这类患者的氧疗指征较严格，一般在PaO_2<50mmHg时才开始氧疗，且必须结合患者的通气功能实施控制性氧疗，以避免因解除低氧性呼吸驱动而抑制呼吸中枢的危险。如患者合并心肌梗死、循环衰竭或脑缺氧等，必须保持患者动脉血氧合良好。在给予高浓度氧吸入时，应酌情使用机械通气支持以避免高碳酸血症。

2. 血氧正常的组织缺氧　血氧正常的组织缺氧是指有组织缺氧而无明显低氧血症，包括休克、心输出量减少、严重贫血、氰化物或一氧化碳中毒以及全身麻醉及大手术后的患者等。此类患者的PaO_2对判断是否需要氧疗及氧疗效果的价值有限，尽管其疗效较难预测，但是临床一般均给予氧疗。只有一氧化碳中毒时的氧疗效果确切。必要时可给予较高浓度氧疗或高压氧疗治疗。

（三）慢性肺部疾病的氧疗指征

1. 轻度低氧血症　这类患者已适应轻度低氧血症，一般不需用氧疗。对病情可能恶化的患者，早期氧疗可能具有一定的治疗作用。

2. 中度低氧血症　氧疗有益于长期处于慢性缺氧状态的COPD患者。该类患者氧疗期间可出现渐进性通气量降低，$PaCO_2$可能升高（>55mmHg）；如果出现CO_2潴留，则吸入氧浓度应控制在28%左右。

3. 严重低氧血症　这类患者需要氧疗，且常伴有CO_2潴留。氧疗过程中可发生渐进性通气量不足，因此这些患者宜选用控制性氧疗，吸入氧浓度尽可能从24%开始，然后逐步提高吸入氧浓度；若氧疗过程中CO_2下降至正常水平，可适当提高吸入氧浓度。

长时程氧疗是治疗COPD合并静息性低氧血症患者的有效措施。在正确使用的情况下，长时程氧疗可以提高COPD患者的存活率。长时程氧疗氧浓度需控制在45%~70%，每天使用大于15小时。

8

（四）围手术期氧疗

能够满足组织氧代谢需要的足够氧供在围手术期尤为重要，有利的氧疗是优化氧供而非单纯增加吸入氧浓度，包括通过扩容或强心优化氧供。围手术期增加氧供可以降低缺氧的发病率和死亡率。高危手术患者围手术期氧疗可减少术后恶心呕吐，加快组织愈合，预防感染和减低病死率。

六、氧疗的方式

（一）无控制性氧疗

无控制性氧疗指吸入氧浓度不需严格控制，适用于无通气障碍的患者。

根据吸入氧浓度可分为三类：

1. 低浓度氧疗　吸入氧浓度在24%~35%，适用于轻度低氧血症患者，以缓解缺氧症状。全身麻醉或大手术术后的患者，常给予低浓度氧吸入，可维持PaO_2处于较高水平。

2. 中等浓度氧疗　吸入氧浓度在35%~50%，适用于有明显$\dot{V}_A/\dot{Q}$失调或显著弥散障碍且无CO_2潴留的患者，如左心衰竭引起的肺水肿、心肌梗死、休克、脑缺血，特别是血红蛋白浓度低或心输出量不足的患者。在组织缺氧时宜采用中等浓度氧疗。

3. 高浓度氧疗　吸入氧浓度在50%以上，适用于无CO_2潴留的严重$\dot{V}_A/\dot{Q}$失调，即有明显动-静脉分流的患者，如ARDS、一氧化碳中毒。Ⅰ型呼吸衰竭经中等氧疗未能纠正低氧血症者，也可采用高浓度氧吸入。心肺复苏患者在复苏后短时间内一般都采用高浓度氧疗。

（二）控制性氧疗

控制性氧疗指严格控制吸入氧浓度。传统观点认为，控制性氧疗适用于慢性阻塞性肺疾患患者。这些患者低氧的同时伴有CO_2潴留，其呼吸中枢对CO_2潴留已不敏感，呼吸驱动主要来自低氧对外周化学感受器的刺激。这类患者吸氧后易加重CO_2潴留，所以氧疗时必须控制吸入氧浓度，采取持续低浓度吸氧。

采用控制性氧疗，开始的吸入氧浓度为24%，以后复查PaO_2和$PaCO_2$。若吸氧后PaO_2仍低于中度低氧血症水平，$PaCO_2$升高不超过10mmHg，患者神志未趋向抑制，可适当提高吸氧浓度，如26%~28%。这类患者吸入氧浓度一般不宜超过35%，保持$PaCO_2$上升不超过20mmHg。

若控制性氧疗不能明显纠正低氧状况，提高吸入氧浓度后，又可导致CO_2潴留，意识障碍加重，可考虑无创机械通气、气管插管或气管切开行机械通气。

大样本随机对照研究证实，急性ST段抬高型心肌梗死的患者和急性脑梗的患者均可从控制性氧疗中获益。大样本回顾性研究显示，在心搏骤停恢复自主循环的患者，高PO_2与高病死率正相关，因此心肺脑复苏指南推荐SpO_2>94%的患者不需氧疗。2016年发表于JAMA的一项提前终止的中等样本研究显示，与常规氧疗相比，控制性氧疗可降低ICU患者病死率。近期发表于Lancet的系统评价和meta分析显示，给SpO_2正常的患者吸氧是有害的。2018年英国的急性内科病患者的氧疗指南强烈推荐，SpO_2>96%的患者不进行氧疗，甚至SpO_2 90%~92%的患者也不进行氧疗，但一氧化碳中毒、镰刀型贫血、气胸患者除外。因此，控制性氧疗将会越来越广泛地应用于临床。

七、给氧装置和方法

临床上氧疗的方法多种多样，有各种不同给氧装置可供选择和应用。这些装置在价格、疗效、给氧浓度的准确性及操作的复杂性方面均存在差异。

（一）低浓度与中等浓度给氧装置

1. 鼻导管和鼻塞　鼻导管为普遍使用的方法，有单侧、双侧鼻导管两种。单侧鼻导管置于鼻前庭，若鼻腔炎症或鼻导管不易插入，可改用双侧鼻导管或鼻塞；后两种较单侧鼻导管方便和舒适，但吸氧效果相近。吸入氧浓度与氧流量的关系可用公式计算：吸入氧浓度（FiO_2）（%）=20+4×每分钟氧流量（L/min）。这种计算方法比较粗略，受患者潮气量和呼吸频率等因素影响。

该给氧装置简便实用、无重复呼吸、不影响咳嗽排痰和进食等，患者易接受。其缺点有：①吸入气和氧浓度不恒定，受患者呼吸的影响；②易于堵塞，需经常检查；③对局部有刺激性，氧流量5L/min以上时，干燥的氧气可致鼻黏膜干燥、痰液黏稠；氧流量在7L/min以上时，患者大多不能耐受，可改用面罩给氧。

2. 普通面罩　固定在鼻或口部的面罩有多种规格，一般借管道连接贮气囊和氧源（中心供氧或氧气筒）。有无重复呼吸面罩、部分重复呼吸面罩、带T形管面罩等多种类型。给氧浓度随患者分钟通气量而异，但吸入氧浓度很难达到100%。

3. 空气稀释面罩（Venturi面罩）　根据Venturi

原理制成，氧气以喷射状进入面罩，而空气从面罩侧面开口卷吸进入面罩。因输送氧的喷嘴有一定的口径，以致从面罩侧孔卷吸进入的空气与氧气混合后可保持固定比率，比率大小决定吸入氧浓度的高低。因Venturi面罩所提供的气体总流量远超过患者吸气时的最高流量和潮气量，故它提供的FiO_2不受患者通气量的影响，吸氧浓度恒定，也不受张口呼吸的影响，不需湿化。因高流量气体不断冲洗面罩内部，呼出气中的CO_2难以在面罩中滞留，故基本为无重复吸入，使用舒适。Venturi面罩虽可提供40%~50%的FiO_2，但不如低FiO_2时准确可靠。其缺点为影响患者饮食、咳痰；体位变换时面罩容易移位或脱落；若不慎将面罩空气入口封闭，会严重影响氧疗效果。

Venturi面罩已广泛用于临床，对容易产生CO_2潴留、低氧血症伴高碳酸血症、需持续低浓度给氧的患者尤为适用。

（二）可提供高浓度氧及操作方法较复杂的给氧装置

1. 机械通气　机械通气可扩张细支气管和肺泡，提高氧疗疗效。为防止氧中毒，使用呼吸机时，一般采用中等浓度氧达到有效的PaO_2水平最为理想，但ARDS、心肺复苏后短时间内可用高浓度给氧。

2. 氧帐或改进式氧气头帐　氧帐是一种大容量给氧系统，对于需要高浓度氧疗患者，此法常不理想。因为容积大，容易漏气，必须长时间（约30分钟）和高流量（20L/min）给氧才可达到50%。改进式氧气头帐，每分钟给氧10~20L，在患者肩部及颈部用胶带固定，氧浓度可达60%~70%。

3. 高压氧治疗　见本章第二节。

4. 内给氧疗法　又称过氧化氢疗法。将过氧化氢直接注射入体内，产生氧气并与血红蛋白结合，提供组织代谢的需要，从而改善机体缺氧状态，不受呼吸功能或肺组织疾病的影响；但注射过快可致血管痉挛性收缩，此外还可能出现溶血、气体栓塞、自由基产生增多等并发症。晶体过氧化氢较其水溶液作用持久、纯度高、毒性低，临床应用较为安全。

5. 经鼻高流量氧疗　这是一种通过储氧式鼻塞直接将一定氧浓度的高流量空氧混合湿化气体输送给患者的氧疗方式。利用空氧混合器提供精确的氧浓度（21%~100%），提供最高达70L/min的流量，输出流量高于患者的最大吸气流量（气体流速≥患者吸气峰流速），并且提供37℃相对湿度100%的气体。由于持续的高流量湿化给氧，因此减少了CO_2重吸收，减少了生理无效腔；降低上呼吸道阻力和呼吸做功；提供一定的肺泡压力，有类似PEEP的作用，改善氧合；温化湿化的气体还可保持纤毛黏液系统功能完整，有效地清除分泌物，减少呼吸道感染的风险。经鼻高流量可用于不同疾病导致的呼吸衰竭，如外科手术拔管后急性呼吸衰竭，急性心力衰竭，COPD急性加重等。与无创通气相比，患者耐受性更好。

八、氧疗的毒副作用

（一）一般并发症

1. CO_2蓄积　吸入高浓度氧有两种情况可引起CO_2蓄积：①慢性阻塞性肺疾病患者的呼吸驱动力主要依靠低氧对外周化学感受器的刺激；一旦吸入高浓度氧，则丧失或抑制了低氧对外周化学感受器的刺激，结果通气量急剧降低，造成CO_2蓄积；②慢性低氧血症患者中在$\dot{V}_A/\dot{Q}$比值低下的区域，因缺氧收缩血管，吸氧后有不同程度的舒张，增加CO_2蓄积。

控制性氧疗可减少该并发症的发生，但低浓度吸氧也必须密切观察，避免$PaCO_2$明显升高。

2. 吸收性肺不张　呼吸道不完全阻塞的患者，呼吸空气时，肺泡内氧被吸收后，留下氮气而维持肺泡不致塌陷。氧疗后$\dot{V}_A/\dot{Q}$低下的肺泡内，大部分的氮气被吸入的氧气所替代，肺泡内氧又迅速弥散至肺循环，肺循环吸收氧气的速度超过肺泡吸入氧气的速度，而致呼吸道部分阻塞的肺泡萎陷。

急性呼吸衰竭的患者，小支气管周围水肿及小气道内有分泌物，易造成低$\dot{V}_A/\dot{Q}$区。若FiO_2超过60%，肺泡萎陷而形成分流。肺下垂部肺泡比较小，又易聚积水肿液及分泌物，故吸收性肺不张多见于肺的下垂部。

预防的方法：①吸氧浓度尽可能不超过60%；②若行通气治疗，可用呼气末正压通气；③鼓励排痰。

（二）氧中毒

见本章第二节中“氧中毒”部分。

九、氧疗注意事项

（一）氧疗效果评价

1. 临床监测　观察患者的神志、精神、呼吸、心率、血压、发绀等临床表现。若氧疗后，呼吸困难及发绀有所改善，神志好转，血压稳定，呼吸幅度加大、频率减慢，心率减慢10次/min以上，提示氧疗有一定疗效。反之，若呼吸幅度减小，神志模糊，嗜睡或昏迷加重，收缩压降低、脉压减少和出现心律失常，都表明病情恶化，说明氧疗效果不佳。

2. 血气分析　氧疗后应定期或不定期行动脉血气分析，观察各项氧合指标、酸碱状态的变化趋势，有助于直接而较全面地评价氧疗效果。

此外，脉搏血氧饱和度监测及各种组织缺氧的监测方法均有助于评价氧疗的效果。

（二）积极防治氧疗毒副作用

氧疗的毒副作用重在预防，尤应避免长时间高浓度吸氧而致氧中毒。常压氧疗的毒副作用与氧浓度和吸氧时间成正比，高压氧疗的毒副作用与氧分压和时间成正比。为防止氧中毒必须控制氧浓度、压力和吸氧时间。氧浓度时限与压力时限为：

1. 常压氧疗　一般认为吸入氧浓度低于40%是安全的；吸入纯氧不应超过8小时。

2. 高压氧疗的压力时限　3绝对大气压（atmosphere absolute，ATA）<1小时，2.5ATA<1.5小时，2.0ATA<2小时。

（三）注意吸入气湿化和加温，预防交叉感染，并注意防火和安全

通过鼻导管、鼻塞或人工气道（气管造口、气管内插管等）给予的干燥氧气未经呼吸道生理湿化区而直接进入下呼吸道，可使分泌物黏稠、呼吸道纤毛运动减弱。因此氧疗时吸入气应通过良好的湿化，使吸入气相对湿度大于70%。

鼻导管、鼻塞、面罩、湿化器等所有的给氧装置或用品均应定期消毒，一般宜专人专用。更换给别的患者应用时，更要严格消毒。此外，应注意氧疗期间防火及安全。

（四）停止氧疗的指征和方法

停止氧疗的指征包括：患者病情稳定；缺氧和CO_2潴留得到改善；血流动力学稳定；呼吸平稳，呼吸空气30分钟后，PaO_2>60mmHg，$PaCO_2$<50mmHg。

停止氧疗的方法：应逐步撤除，如减少吸氧量后病情仍平稳，再逐步减量直至完全撤除。

第二节　高压氧治疗

在高气压（超过1个标准大气压）环境下吸入纯氧或混合氧以达到治疗各种疾病的方法，即为高压氧（HBO）治疗，亦称高压氧疗法。高压氧治疗的特殊设备称为高压氧舱。舱内所加压力称附加压（additional pressure），1个大气压加上附加压称为绝对大气压（ATA）。临床治疗压力一般以绝对大气压计算，其相互关系为：

绝对大气压（ATA）=1个大气压+附加压

1 ATA=1个大气压=760mmHg=1kg/cm^2

2 ATA=1个大气压+1附加压=1 520mmHg=2kg/cm^2

3 ATA=1个大气压+2附加压=2 280mmHg=3kg/cm^2

一、治疗原理与作用

（一）提高血氧弥散和增加有效弥散距离

高压氧下肺泡氧分压增高，肺泡内与血液间氧分压差增大，故氧从肺泡向血液弥散的量增加，动脉血氧分压增高，结果血液的氧向组织弥散增加。正常静息状态下，肺泡氧分压与毛细血管氧分压相差1mmHg时，每分钟氧的弥散率为15~20ml。随氧分压升高，通过溶解氧供应组织的氧量相应增多；在3 ATA下吸纯氧，氧向组织细胞间的弥散量可增加约22倍，有利于改善或纠正组织缺氧。同时血氧向组织弥散的半径也会增加。常压下毛细血管中氧的弥散半径为30μm；在3 ATA吸纯氧时，氧的弥散半径可增至100μm，有利于改善或纠正组织缺氧。

（二）提高血氧分压、增加氧含量

正常情况下血液输送氧气有两种方式：一是血红蛋白与氧结合的氧合血红蛋白，二是氧呈物理状态溶解在血液中，称为物理溶解氧。在常压下吸空气时，血红蛋白饱和度已达97%，故无论通过何种手段均不能较大幅度地提高氧合的血红蛋白含量，但物理溶解氧随血氧分压的增高而成比例地增加。根据气体溶解定律（即Henry定律：一定湿度下气体在液体中的溶解量与其分压成正比）及气体分压定律（即Dalton定律：混合气体的总压力等于组成气体的压力总和），物理溶解氧量与分压成正比，而压力又与吸入气体的总压力有关。生理情况下，呼吸空气时PaO_2在100mmHg左右，溶解氧为0.3ml；若改吸纯氧，则PaO_2高达665mmHg溶

解氧量达 2.0ml，提高 6 倍以上；当呼吸 3 ATA 纯氧时，PaO_2 达 2 190mmHg，物理溶解氧量达 6.6ml，增加 22 倍，相当于正常时每 100ml 动静脉血的氧差（即组织代谢消耗的氧量）。因此，在高压氧下即使无红细胞携氧，依靠物理溶解氧基本可维持机体需要。

（三）增加组织氧含量和储氧量

高压氧可不同程度地增加各组织的氧含量而显著增加组织储氧量。常温常压下，正常人体组织储氧量为 13ml/kg，耗氧量为 3~4ml/min，阻断循环的安全时限为 3~4 分钟。在 3 ATA 吸纯氧时，组织储氧量增至 53ml/kg，此时阻断循环的安全时限增至 8~12 分钟；若配合低温等措施，更可延长至 20 分钟以上。因此，高压氧能极有效地改善机体的缺氧状态，对心、脑、肝、肾等重要脏器有保护作用。高压氧条件下，既可提高血、脑组织和脑脊液的氧分压，又可减轻脑水肿和降低颅内压，从而打断脑缺血缺氧的恶性循环，促进脑功能恢复，故高压氧对防治各种脑缺氧和脑水肿（尤其是心搏骤停后的急性脑缺氧）有独特的疗效。

（四）其他作用

1. 抑菌作用　高压氧使菌体中辅酶的巯基氧化而丧失活性，菌体因而发生代谢障碍；且在高压氧下厌氧菌生长不良。故高压氧对需氧或厌氧菌的生长与繁殖均有抑制作用，可减低细菌的毒力和活力，并减少细菌毒素的分泌与毒素的活力。

2. 对恶性肿瘤的作用　大部分恶性肿瘤借助无氧代谢，其过氧化氢（H_2O_2）较正常组织少。高压氧可使组织产生 H_2O_2 或过氧化物增多，后二者均有强烈的氧化作用，对肿瘤细胞蛋白与酶产生抑制或破坏作用，因此与放疗或化疗联用，可增强放疗或化疗疗效，且可减少放疗、化疗的骨髓抑制作用。

3. 使组织内气泡消失　根据波义耳定律，温度恒定时压力越高，气体体积越小。故高压氧条件下气泡的体积相应缩小，而且氧气可置换气泡中的惰性气体，促进气泡气体溶解，加速组织内气泡消失，可用于治疗气体栓塞、减压病等。

4. 促进血管新生、创伤修复　高压氧下血氧含量增加，血氧分压和组织间液氧分压增高，氧的弥散半径增大，有利于小血管新生和侧支循环形成，故有利于皮瓣移植、断肢再植、神经损伤等的修复。

二、指征与方法

（一）适应证

高压氧治疗在临床上广泛应用已有近 50 年的历史，积累了丰富的临床经验。但是各国对高压氧的认识和实践仍不一致，所制定的适应证也有所差异。我国 2004 年高压氧医学会推荐的适应证为 60 种，美国为 23 种，日本为 25 种，前苏联为 63 种。现将中华医学会高压氧医学分会 2004 年重新修订的高压氧治疗的适应证介绍如下。

1. 急诊适应证

（1）急性 CO 中毒及其他有害气体中毒。

（2）气性坏疽、破伤风及其他厌氧菌感染。

（3）减压病。

（4）气栓症。

（5）各种原因引起心肺复苏后急性脑功能障碍。

（6）休克的辅助治疗。

（7）脑水肿。

（8）肺水肿（除心源性肺水肿）。

（9）挤压综合征。

（10）断肢（指、趾）及皮肤移植术后血运障碍。

（11）药物及化学物中毒。

（12）急性缺血缺氧性脑病。

2. 非急诊适应证

（1）CO 中毒及其他中毒性脑病。

（2）突发性耳聋。

（3）缺血性脑血管病（脑动脉硬化症、TIA、脑血栓形成、脑梗死）。

（4）颅脑损伤（脑震荡、脑挫裂伤、颅内血肿清除术后、脑干损伤）。

（5）脑出血恢复期。

（6）骨折及骨折后骨愈合不良。

（7）中心性浆液性脉络视网膜炎。

（8）植物状态。

（9）高原适应不全症。

（10）周围神经损伤。

（11）颅内良性肿瘤术后。

（12）牙周病。

（13）面神经炎。

（14）骨髓炎。

（15）无菌性骨坏死。

（16）脑瘫。

（17）胎儿宫内发育迟缓。

(18)病毒性脑炎。

(19)糖尿病及糖尿病足。

(20)冠状动脉粥样硬化性心脏病(心绞痛、心肌梗死)。

(21)快速性心律失常(房颤、期前收缩、心动过速)。

(22)心肌炎。

(23)周围血管疾病(脉管炎、雷诺病、深静脉血栓形成等)。

(24)眩晕征。

(25)慢性皮肤溃疡(动脉供血障碍、静脉淤血、压疮)。

(26)脊髓损伤。

(27)消化性溃疡。

(28)溃疡性结肠炎。

(29)传染性肝炎(使用传染病专用舱)。

(30)烧伤。

(31)冻伤。

(32)整形术后。

(33)植皮术后。

(34)运动性损伤。

(35)放射性损伤(骨、软组织、膀胱炎等)。

(36)恶性肿瘤(与放疗或化疗并用)。

(37)视神经损伤。

(38)疲劳综合征。

(39)血管神经性头痛。

(40)脓疱疹。

(41)银屑病。

(42)玫瑰糠疹。

(43)多发性硬化。

(44)急性感染性多发性神经根炎。

(45)复发性口腔溃疡。

(46)麻痹性肠梗阻。

(47)支气管哮喘。

(48)急性呼吸窘迫综合征。

高压氧治疗的适应证仍处在一个不断探索的阶段。适应证的分类方法也有多种,可采用以下几种分类方法。

1. 按疾病系统分类

(1)循环系统疾病:如冠心病、心血管外科手术等。

(2)呼吸系统疾病:如慢性支气管炎、哮喘病等。

(3)消化系统疾病:如胃十二指肠溃疡等;涉及全身各系统及临床各科疾病。

2. 按高压氧治疗机制分类

(1)缺氧性疾病:①急性缺氧性疾病,如一氧化碳等有毒气体中毒、心肺脑复苏等;②慢性缺氧性疾病,如周围血管病、缺血性脑病、突发性耳聋、冠心病等。

(2)微循环障碍性疾病:如脑水肿、肺水肿、挤压综合征、皮肤移植等。

(3)厌氧菌感染性疾病:如气性坏疽、破伤风、放线菌病等。

(4)禁锢于体内的气泡所致疾病:如减压病、气体栓塞等。

(5)物理因素所致疾病:如烧伤、冻伤、放射病、化疗损伤等。

(6)其他:进行性肌营养不良等。

3. 按高压氧治疗疗效分类

(1)第Ⅰ类:HBO作为首选疗法而起主要作用,其临床疗效肯定,包括:急性一氧化碳及其他有毒气体中毒、高山病、急性减压病、急性气体栓塞、厌氧菌感染、颅脑和脊髓及周围神经损伤或缺血、脑复苏等。

(2)第Ⅱ类:HBO作为辅助治疗方法之一,其可提高疗效,包括:内科系统疾病(如冠心病)、外科(如骨折延迟愈合、慢性骨髓炎)、妇产科(高危妊娠等)、眼科、耳鼻喉科和口腔科某些疾病以及职业病等。

(3)第Ⅲ类:HBO有一定疗效,但尚需深入研究,包括传染性肝炎、肝硬化、尿毒症、结缔组织病等。

(二)禁忌证

各国制定的高压氧治疗禁忌证也不尽相同。我国高压氧医学会推荐的禁忌证如下。

1. 绝对禁忌证

(1)未经处理的气胸、纵隔气肿。

(2)肺大疱。

(3)活动性内出血及出血性疾病。

(4)结核空洞形成并咯血。

2. 相对禁忌证

(1)重症上呼吸道感染。

(2)重度肺气肿。

(3)支气管扩张症。

(4)重度鼻窦炎。

(5)心脏Ⅱ度以上房室传导阻滞。

(6)血压过高者(160/100mmHg)。

(7)心动过缓(50 次 /min)。

(8)未经处理的恶性肿瘤。

(9)视网膜剥离患者。

(10)早期妊娠(3 个月内)。

三、高压氧舱的种类与治疗方法

(一) 高压氧舱的种类

高压氧舱是 HBO 治疗的专用设备。为承受高于大气压的治疗压力,一般用钢材或有机玻璃特制而成。一个完整的高压氧舱应由以下几部分组成,即舱体或舱内设施、加压系统、供氧系统、空调系统、通讯系统、照明和监护装置、控制操作系统等,按舱的容积大小和载人多少可分为以下两种。

1. 单人氧舱　多数为纯氧舱(以纯氧进行加压),只容纳一人治疗,优点为设备简单,造价低廉,易安装和普及;适合婴儿、幼儿和不能配戴吸氧面罩的患者以及气性坏疽、大面积烧伤的患者。缺点有不能在舱内进行治疗、手术和抢救工作;患者发生氧中毒时,不能立即停止吸氧;高压纯氧极易燃爆。

2. 多人氧舱　又分大、中、小型。如三舱七门式大型加压舱,是由三个舱室(治疗舱、手术舱、过渡舱)相互连接组成,其有七个门。过渡舱的用途在于帮助舱内外人员、患者紧急进出舱室,过渡舱也可进行减压病的治疗。舱内用压缩空气进行加压。舱内氧浓度低于 30%,患者在舱内通过面罩、头部氧帐或气管插管吸入氧气。其优点包括容积大,同时治疗多人;可在舱内进行手术治疗;安全性提高,患者感觉舒适。缺点是占地面积大,成本高。

(二) 高压氧舱的治疗方法

HBO 可分为三个阶段:①加压(compression):指用压缩空气或氧气输入舱内以升高舱内压力。若部分患者因咽鼓管口开张动作不适应,发生耳部胀痛,可减慢加压速度,以后如无不适可适当加快加压速度。②稳压吸氧:又称高压下停留,即高压舱内压力升高到预定值后保持不变,稳压时间长短和吸氧时间分配根据不同适应证和不同病情而定。③减压:指治疗完毕后将舱内压力逐渐降低至常压,减压不当可造成减压病,因此必须严格按减压方案进行。

高压氧舱使用的压力通常为 2~2.5 ATA,3 ATA 用于手术治疗或治疗气性坏疽。面罩供氧是最常用的吸氧方法,重危、昏迷患者可用气管插管吸入高压氧。吸氧方案有多种,一般按 1~3 次 /d、7~10 天为一疗程进行,治疗过程结合某些药物(如活血通络药、血管扩张剂、利尿剂等)以提高疗效,并根据患者的病情、治疗反应、个体差异随时调整高压氧疗方法。

四、高压氧治疗并发症

(一) 氧中毒

机体吸入高压高浓度的氧或吸氧时间过长,可造成机体功能性或器质性损害,称氧中毒。关于氧中毒的发病机制目前尚未完全阐明,有以下三种假说:①自由基学说:认为高压高浓度的氧可诱发机体内氧自由基产生增多,后者攻击蛋白质或酶、核酸及脂质引起细胞结构损害、功能丧失而导致细胞死亡。损害包括细胞膜脂质过氧化反应而致膜通透性增加、非过氧化线粒体损伤、攻击 DNA 致其单链或发生碱基修饰、蛋白构型改变及酶活性降低或丧失等。②酶抑制学说:高压氧可氧化机体含巯基的酶,使之活性丧失。机体内三羧酸循环、氧化磷酸化等过程中许多酶为巯基酶,一旦受损可抑制能量代谢,继而发生细胞内外离子浓度紊乱、细胞水肿等。③神经 - 体液学说:高压氧作用于机体内的感受器,反射性兴奋垂体、肾上腺等内分泌腺体,或直接刺激大脑皮质、下丘脑、脑干的网状结构,使垂体 - 肾上腺皮质系统和交感 - 肾上腺髓质系统兴奋,分泌大量 ACTH、TSH 等激素和儿茶酚胺类血管活性物质,造成严重的应激反应而致组织细胞损伤。氧中毒的自由基学说已为大多数学者公认。近来的研究表明,自由基损害与其他介质密切相关,如肿瘤坏死因子、IL-1、黏附分子及花生四烯酸的某些代谢产物等,这些介质在触发炎症反应,导致氧中毒后组织损害中起重要作用。

按临床表现不同,氧中毒可分为以下四型。

1. 眼型氧中毒　压力在 0.3~1 ATA 时或吸氧时间过长(2~3 小时)时可发生眼型氧中毒。视网膜血管对 HBO 特别敏感,随压力递增,其血管收缩程度相应增大,可表现为视野缩小、畏光、视物变形、视力减退等,一般均可逆。HBO 可引起未成熟婴儿眼球后纤维组织增生,视网膜成纤维细胞增生浸润和大量血管新生,甚至造成永久性失明。眼型氧中毒与 PaO_2 高、视网膜血管发育不成熟有关,成人 HBO 治疗不易发生该并发症。

2. 肺型氧中毒　压力在 2~2.5 ATA 或常压下吸高浓度(>50%)氧达 48 小时以上易发生,在已有肺损害的患者更易引起。早期为渗出期,表现为气管刺激感、干咳、胸骨后压迫或灼烧感。肺功能测定显示为急性限制性和实质性损害；肺活量、肺总量、肺顺应性和弥散功能降低；血气分析提示 PaO_2 下降、$PaCO_2$ 偏低、A-aDO_2 增大。晚期为增生期，表现为进行性呼吸困难，出现发绀，双肺闻及细湿啰音；胸部摄片可见双肺小片状阴影；血气分析提示 PaO_2 继续下降，$PaCO_2$ 上升，呼吸性酸中毒合并代谢性酸中毒；患者可因心肺功能衰竭而死亡。

3. 脑型氧中毒　压力在 3 ATA 以上可引起，典型的临床表现为类似癫痫样大发作。

4. 溶血型氧中毒　HBO 下机体可发生不同程度的溶血，溶血程度随压力增高和时间延长而加重。常规 HBO 治疗造成的溶血极为轻微。

HBO 中应严格控制压力和吸氧时限，并采用间歇吸氧法，氧中毒是可预防的。此外，根据其发病机制，辅用抗氧化剂、巯基保护剂、肾上腺素阻滞剂可能亦有一定效果。麻醉药物、巴比妥类药物、低温等可降低机体代谢，提高对氧中毒的耐受性。

氧中毒的治疗关键是及时发现，立刻停止吸氧，改吸空气，减压出舱并对症处理。

（二）减压病

由于在高压下过快减压，溶解在血液中的氮气大量逸出，形成气泡在血管内外形成栓塞和压迫所致的病变。表现为皮肤瘙痒、肌肉关节疼痛，可出现头痛头晕、恶心呕吐、耳鸣等症状，重者出现神经、呼吸、循环系统损害的症状，如昏迷、瘫痪、呼吸困难，甚至休克。

严格遵守减压规则是预防减压病的关键，目前常用阶段减压法。一旦发生减压病，应立即再加压治疗，这是唯一有效的方法，并对症处理。

（三）气压伤

气压伤是体内某些含气腔的器官因受力不匀而致的机械损伤。常见器官包括中耳、鼻窦、肺等处，可引起局部充血、水肿、疼痛甚至破裂损伤。

预防措施有：①避免中耳炎、鼻窦炎、肺部炎症者接受 HBO；②加压前用 1% 麻黄碱滴鼻；加压时作张开咽鼓管动作（如吞咽）；减压时匀速呼吸，绝对避免屏气；③严格按规定加压，肺气压伤需立即减压治疗，并作相应的对症处理。

五、注意事项

1. 严格掌握高压氧治疗的适应证和禁忌证。严格按治疗方案进行，注意防治并发症。

2. 防止火灾，清除舱内可燃物质（如易燃、易爆物质，易引起静电火花的服装），严格控制火种；严格控制舱内氧浓度。

3. 入舱前不宜过多饮水或空腹，应排便。

4. 患者在工作人员指导下，了解供氧装置、通讯联络方式的使用以及张开咽鼓管的方法。

5. 舱内一切操作都必须注意压差改变带来的变化，防止造成损伤性事件。如输液应用开放式输液法，所有引流必须通畅，并防止反流，在减压时所有皮条或引流管均应开放，防止空腔脏器或有关部位因压力膨胀、扩张而损伤。

6. 严格执行消毒隔离制度，预防交叉感染。

7. 严格遵守高压氧安全操作规则，做好经常性的设备维持工作。

（尚　游　姚尚龙）

参考文献

[1] ECKMANN D M. Transtracheal oxygen delivery [J]. Crit Care Clin, 2000, 16 (3): 463-472.

[2] STEEN P A. Oxygen toxicity in resuscitation [J]. Resuscitation, 2000, 45 (3): 229-230.

[3] TIGHE S Q, NELSON R A. Hyperbaric oxygen therapy [J]. Br J Anaesth, 2000, 85 (4): 656-657.

[4] MAIZES J S, MURTUZA M, KVETAN V. Oxygen transport and utilization [J]. Respir Care Clin N Am, 2000, 6 (4): 473-500.

[5] HENIG N R, PIERSON D J. Mechanisms of hypoxemia [J]. Respir Care Clin N Am, 2000, 6 (4): 501-521.

[6] BARNES T A. Equipment for mixed gas and oxygen therapy [J]. Respir Care Clin N Am, 2000, 6 (4): 545-595.

[7] DESROSIERS A, RUSSO R. Long-term oxygen therapy [J]. Respir Care Clin N Am, 2000, 6 (4): 625-644.

[8] FARRERO E, ESCARRABILL J, PRATS E, et al. Impact of a hospital-based home-care program on the management of COPD patients receiving long-term oxygen therapy [J]. Chest, 2001, 119 (2): 364-369.

[9] MOLONEY E D, KIELY J L, MCNICHOLAS W T, et al. Controlled oxygen therapy and carbon dioxide retention during exacerbations of chronic obstructive pulmonary disease [J]. Lancet, 2001, 357 (9255): 526-528.

[10] EATON T E, GREY C, GARRETT J E. An evaluation of short-term oxygen therapy: the prescription of oxygen to patients with chronic lung disease hypoxic at discharge

from hospital [J]. Respir Med, 2001, 95 (7): 582-587.

[11] EATON T, RUDKIN S, GARRETT J E. The clinical utility of arterialized earlobe capillary blood in the assessment of patients for long-term oxygen therapy [J]. Respir Med, 2001, 95 (8): 655-660.

[12] ONG B C, BIN KATJO J, TAN B L, et al. Acute failure of oxygen delivery [J]. Anesthesiology, 2001, 95 (4): 1038-1039.

[13] GARATTINI L, CORNAGO D, TEDIOSI F. Comparative analysis of domiciliary oxygen therapy in five European countries [J]. Health Policy, 2001, 58 (2): 133-149.

[14] WEAVER L K, CHURCHILL S. Pulmonary edema associated with hyperbaric oxygen therapy [J]. Chest, 2001, 120 (4): 1407-1409.

[15] ROBERTS D H, LEPORE J J, MAROO A, et al. Oxygen therapy improves cardiac index and pulmonary vascular resistance in patients with pulmonary hypertension [J]. Chest, 2001, 120 (5): 1547-1555.

[16] 肖平田．高压氧治疗学 [M]. 北京：人民卫生出版社，2009.

[17] KATSENOS S, CONSTANTOPOULOS S H. Long-term oxygen therapy in COPD: factors affecting and ways of improving patient compliance [J]. Pulm Med, 2011, 2011: 325362.

[18] VALLET B, FUTIER E. Perioperative oxygen therapy and oxygen utilization [J]. Curr Opin Crit Care, 2010, 16 (4): 359-364.

[19] DRAKE M G. High-flow nasal cannula oxygen in adults: an evidence-based assessment [J]. Ann Am Thorac Soc, 2018, 15 (2): 145-155.

[20] HERNÁNDEZ G, ROCA O, COLINAS L. High-flow nasal cannula support therapy: new insights and improving performance [J]. Crit Care, 2017, 21 (1): 62.

[21] CHU D K, KIM L H, YOUNG P J, et al. Mortality and morbidity in acutely ill adults treated with liberal versus conservative oxygen therapy (IOTA): a systematic review and meta-analysis [J]. Lancet, 2018, 391 (10131): 1693-1705.

[22] SIEMIENIUK R A C, CHU D K, KIM L H, et al. Oxygen therapy for acutely ill medical patients: a clinical practice guideline [J]. BMJ, 2018, 363: k4169.

8

第一百一十二章

呼吸机与呼吸功能支持

目　录

机械通气是应用呼吸机进行人工通气治疗各种原因所致呼吸功能不全的有效方法。其主要作用在于增加患者有效的肺泡通气，减少呼吸做功并改善氧合，是治疗各种原因所致呼吸衰竭的常用方法。从历史上看，呼吸机的使用促进了现代加强医疗病房（ICU）的诞生。基于现代医学生理学的进展，1864 年 Alfred Jones 发明了第一台呼吸辅助设备，它通过一个密闭设备对患者颈部以下躯干产生负压以帮助呼吸。1876 年 Alfred Woillez 建造了真正可行的铁肺，但直到 1929 年脊髓灰质炎流行，铁肺才在美国波士顿得到广泛应用。这段时期的呼吸机主要是通过在体外形成负压帮助呼吸功能不全患者进行通气。1951 年丹麦哥本哈根脊髓灰质炎再次爆发，麻醉科医师 Bjorn Ibsen 提出通过气管造口和正压通气治疗这些患者，使死亡率从 87% 下降到 40%。由此开始，呼吸机开始进入正压通气时代。同时，为了保证有足够的人员对这些患者进行人工正压通气治疗，脊髓灰质炎患者被集中在了一起治疗，这也促进了现代 ICU 雏形的出现。

随着微电脑技术在呼吸机领域中的应用，呼吸机技术得到了迅速发展，性能也渐趋完善。临床上已被广泛应用于麻醉和 ICU 中，用以维持患者呼吸功能，改善患者的氧合和通气，减少呼吸功。但由于机械通气不是正常的生理性呼吸，其应用必然导致一些相应的并发症，因此掌握呼吸机的应用指征，合理设置呼吸参数，积极防治并发症，才能让呼吸机在临床救治中发挥更好的作用。

第一节　呼　吸　机

呼吸机是实施机械通气的主要设备，现代临床广泛使用的呼吸机均为正压机械通气。1940 年发明了第一台间歇正压通气麻醉呼吸机，用于胸科手术麻醉和急性呼吸窘迫综合征（ARDS）患者的治疗。1946 年，Bennet 公司研制出了世界上第一台初具现代呼吸机基本结构的间歇正压通气呼吸机。近年来，随着医学与电子技术进展，呼吸机技术也得到飞速发展，实现了医学科学与电子工程技术的完美结合，使现代呼吸机具有更多功能模式，也变得更加安全有效。了解呼吸机的基本工作原理有助于对患者正确合理地实施机械通气。

一、呼吸机的分类

目前临床应用的呼吸机均为正压通气方式，呼吸机的分类可以根据其驱动方式、切换方式或通气频率等多种方式进行分类，例如：

（一）按照驱动方式分类

1. 气动气控型呼吸机　需压力 4kg/cm² 以上的高压氧气和空气作为气源，由逻辑原件控制，采用气动元件实现通气功能，不需要电源。通常功能简单，常用于野外场合、伤患转运和一些易受电磁干扰的特殊场合等（图 112-1A）。

2. 电动电控型呼吸机　以氧气作为气源，不需要压缩空气，驱动和参数调节均由电器元件控制，通过风箱滚桶式结构和活塞泵等元件实现常压下对患者通气。其一般触发灵敏度较低，吸气响应时间（滞后时间，lag time）长，同步功能较差，应用有一定限制（图 112-1B）。

3. 气动电控型呼吸机　需要氧气和压缩空气作为气源，气路简单；而电子控制元件复杂精细，采用高精度流量、压力传感器和耐用的控制阀组成，有多种通气模式可供选择，同时配备多种呼吸参数监测，临床应用广泛，是多数现代呼吸机的驱动和调节方式（图 112-1C）。

（二）按照吸气 / 呼气切换方式分类

1. 压力切换　又称定压切换。当患者气道起始端压力达到预设压力时，呼吸机打开呼气阀，由吸气转为呼气。其切换压力 = 肺泡内压 + 气道阻力。这种呼吸机的气道峰压是一定的（预设值），但其他指标如潮气量、吸气时间、吸气流速等均可变。优点是可应用低压和减速气流方式通气，产生的湍流减少，避免出现过高的气道压力；缺点是因气道阻力的动态变化，使潮气量不能恒定，可能出现通气不足或通气过度。

2. 容量切换　又称定容切换。呼吸机通过正压将预设的潮气量送入患者肺部，达到预设潮气量时机械通气由吸气转换为呼气。优点是能保证一定的通气量；缺点是可能导致气道内压力过高和严重的呼吸对抗，导致气压伤，对心血管系统影响较大。

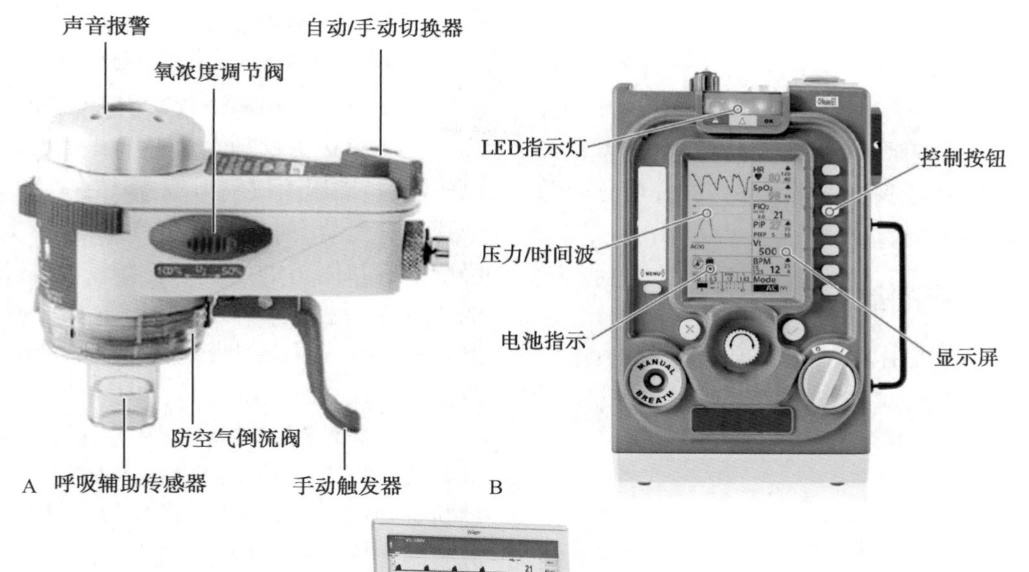

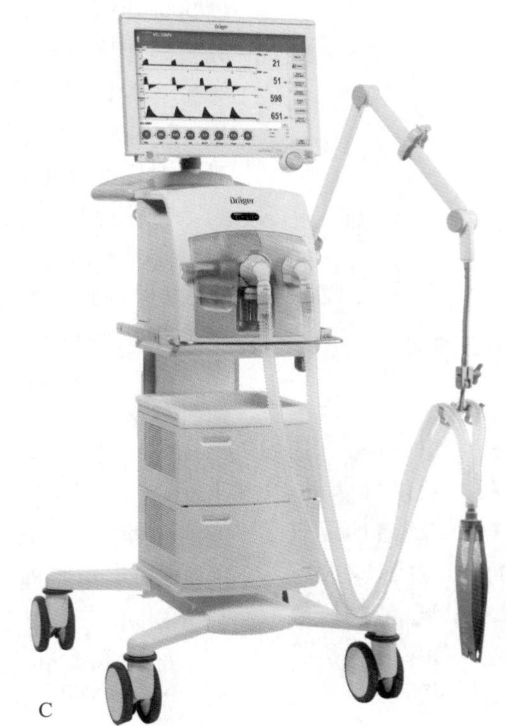

图 112-1 按驱动力分类呼吸机

A. 气动气控呼吸机；B. 电动电控呼吸机；C. 气动电控呼吸机。

3. 时间切换 又称定时切换。呼吸机按预先设定的通气频率和吸气时间进行通气，达到预设的吸气时间后即从吸气转换为呼气，通气时间不受患者胸肺顺应性、气道阻力和自主呼吸等影响。

4. 流速切换 呼吸机需预设切换流速，并实时监测呼吸道内的气体流速。吸气相呼吸机开始送气时，气道内的气体流速较高，然后逐步减低；当呼吸道内的气体流速降至预设值(可以是流速的绝对值或峰值流速的百分比)以下时，即停止送气，转为呼气相。特点是潮气量、吸气时间、吸气压等均不恒定，取决于预设的流速值和患者胸廓的顺应性，常用于自主呼吸患者的压力辅助通气。

5. 混合切换型 指两种以上切换方式混合。现代多功能容量切换呼吸机常与其他切换方式相结合以增强其功能，减少并发症，如容量控制加上压力控制就形成了容量切换加压力切换型，这样可保证不产生过高的压力。这是目前常用的切换模式。

（三）按通气频率分类

1. 常规频率呼吸机 目前常用的呼吸机多为此种类型。

2. 高频喷射呼吸机 可控制通气频率在

1~20Hz。

3. 高频振荡呼吸机 通气频率可在50Hz以上。

其他还可以按呼吸机应用对象分类分为成人或儿童呼吸机；按呼吸机与患者联接方式可分为无创呼吸机或有创呼吸机等。

二、呼吸机的基本结构

完整的呼吸机主要由气源、空氧混合器、主机（含控制元件和监控元件）、加温加湿器以及呼吸环路组成（图112-2）。

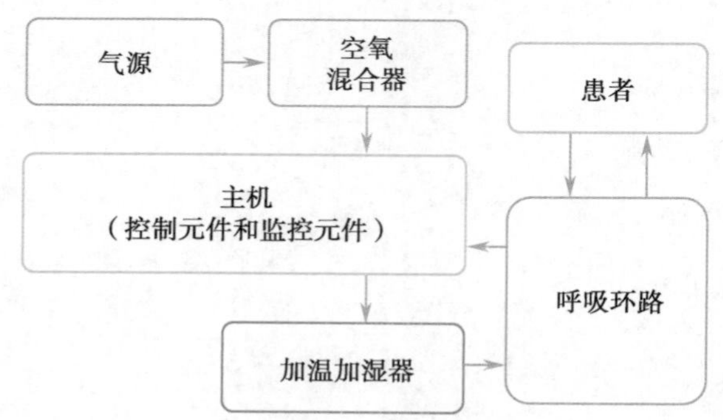

图112-2 呼吸机基本结构示意图

（一）气源

气源是提供患者呼吸所需要的气体部分。通常呼吸机的气源分为压缩气源和电动供气两种。压缩气源可以来自医院中心供气系统或者压缩气体钢筒。氧气和压缩空气的输出压力不应大于$5kg/cm^2$，因此，使用中心供氧、中心供气，或高压氧气钢筒，均应装配减压和调压装置。如果呼吸机是电动电控式，其正压气流通过电动压缩泵或折叠式皮囊等装置产生。而气动气控式呼吸机采用压缩气泵，经减压、过滤、湿化等处理后，再通过呼吸环路向患者供气。

没有中心供气的单位需要在呼吸机上配备空气压缩系统。空气压缩系统是洁净、无油的膜片式双缸空气压缩泵，通过电动机带动两个活塞做交替上下运动，将过滤后的室内空气压缩成具有一定流量和压力的压缩空气源，通过气路传输系统供主机调节作用。

（二）空氧混合器

空氧混合器是呼吸机的一个重要部件，其输出气体的氧浓度可调范围应在21%~100%。空氧混合器分简单和精密两种。

1. 简单空氧混合装置 以贮气囊作为供气装置的呼吸机，常配置空氧混合装置，结构比较简单，混合度不可能很精确；氧浓度是可调的，由单向阀和贮气囊组成。这种空氧混合装置都是利用射流原理制成，以压缩氧气为动力。氧气通过小孔喷嘴形成高速气体，射流时产生负压，通过文丘里原理吸引喷嘴口附近的空气来稀释氧浓度。调整空气的进入量可控制空氧混合比例，从而改变吸氧浓度。稀释空气量受到吸气流速和时间的影响，吸氧浓度允许在34%~100%范围内调节。

氧流量计算：纯氧流量＝分钟通气量 ×（预期混合气氧浓度－21%）÷ 80%。例如要求混合气氧浓度达到40%，当分钟通气量为10L时，其输入纯氧流量的计算方式，即为：氧流量=10×（40%~21%）÷80%≈2.4L/min。上述计算表明，当分钟通气量为10L时，以2.4L/min的纯氧流量，即可获得含40%氧的混合气（FiO_2=0.4）。

2. 精密空氧混合器 结构精密、复杂，必须耐受输入压力的波动和输出气流量的大范围变化，以保证预定氧浓度不变。通常由一级或二级压力平衡阀、配比阀及安全装置组成（图112-3）。当压缩空气和氧气输入第一级平衡阀时，由于这两种输入气体的压力不可能相等，所以同轴阀芯将向压力低的一方偏移，造成压力低的一端气阻小，降压也小。而压力高的一端气阻大，降压也大。因而需在第一级平衡阀的两端阀门作进一步压力平衡，其工作原理同第一级一样，使最终输出压力基本相同。

配比阀实际上是同一轴上的两只可变气阻，当一只气阻减小时，另一只气阻增大。来自前级的等压力气体进入配比阀后由于受到的气阻不同，所以流入贮气罐的流量也不同（流量∝压力/气阻）。如果流入贮气罐的空气流量为7.5L/min，流入的氧流量是2.5L/min，则混合后的氧浓度＝（2.5+7.5×20%）/（7.5+2.5）=40%。如果调节配比阀在中间位置，则配比阀两边气阻相同，流入贮气囊的两股气流量也相同。若氧和空气的流入量都是5L/min，则混合后得到氧浓度＝（5+5×20%）/（5+5）=60%。

根据上述情况可知，尽管输入的两种压缩气体的压力会有波动，但经过二级平衡之后输出压力是相对均等的，并且不会影响已调定的氧浓度。唯有调节配比阀后，氧浓度才会改变。

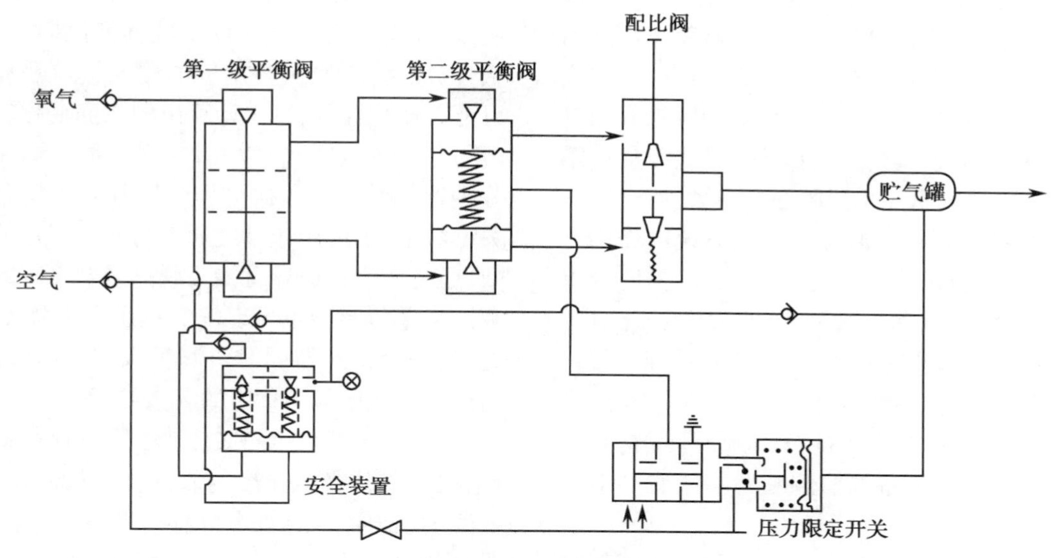

图 112-3　空氧混合器结构图

(三) 主机

呼吸机的主机部分元气件由程序时间控制器、基准信号发生器、吸气控制器、呼气控制器、监控报警系统等组成。

1. 程序时间控制器　是根据预置参数产生吸气时间 - 信号和呼气时间 - 信号，并根据监测装置获取的流量和压力信号，及时调整吸气和呼气时间的控制装置。该定时控制器可产生多种时间 - 信号，用控制时间的方法改变呼吸机的工作方式，如定容、叹气、同步间歇指令等通气模式。

2. 基准信号发生器　可以产生方波、加速波以及不吸气信号的波形来控制吸气流量的变化(图 112-4)。在吸气时间内，恒流波为方波，不吸气信号则与其方向相反。加速波由 3 条折线组成，第一条折线由吸气时间开始，以一定的斜率上升至 2/3 吸气时间处；然后以同样的速率(第二条折线)下降至吸气时间结束；第三段为吸气时间结束时，垂直下降到零。三种基准信号波段都是用模拟集成电路实现的。

3. 吸气控制器　是一个独立的自动控制系统，吸气时，主控面板设定的流量或气压参数由基准信号发生器转换化为相应的模拟电压控信号，经电压振荡器将模拟信号变换为数字信号，使输出的脉冲频率与控制信号的幅度成正比。脉冲信号再经功率放大后驱动步进电机转动，使吸气阀门打开相应的角度，使洁净空氧混合气体通过流量传感器、吸气阀、加温湿化器输送到患者呼吸道。系统中的吸气流量传感器可实时检测管路中的气体流量，并将其转换成电量，经前置放大和线性化处理后，反馈到吸气回路的输入端，与预设参数信号进行比较。若计算结果误差信号大于零，说明吸气阀门开度角小，此时患者吸气量偏低。正误差信号将使吸气阀门进一步开大，使反馈量增加到与控制信号相平等；反之，则使阀门开度角减少，使反馈量减小到和控制信号刚好平衡为止。

吸气调节过程一结束，基准信号发生器立即输出一个不吸气方波信号，使误差信号计算器产生一个幅度很大的负误差信号，从而使步进电机迅速关闭吸气阀门，转入屏气(吸气阀门和呼气阀门均关闭)和呼气状态。气道压力的控制过程与此过程相似。

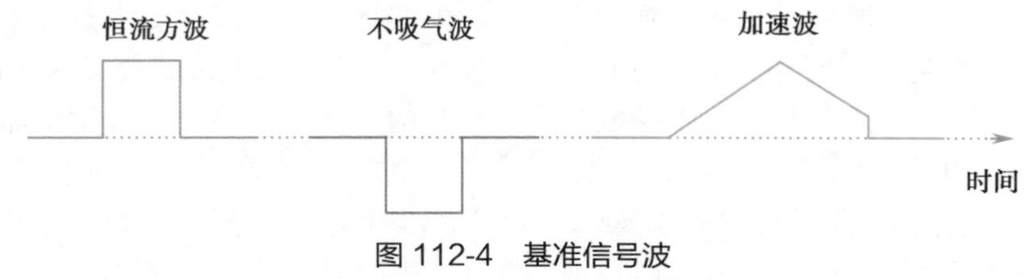

图 112-4　基准信号波

4. 呼气控制器 吸气过程结束后，有一小段时间是屏气过程，接着程序时间控制器就发出开始呼气的时间指令。预置的呼气流量信号经过位置计算和脉宽功率放大后，驱动电磁铁使呼气阀门打开。患者呼出的气体经过疏水器→呼气流量传感器→伺服阀→呼气出口止回阀→排入大气。

5. 监控报警系统 呼吸机监测系统的作用有两个方面，一是监测患者的呼吸状况，二是监测呼吸机的功能状况，从而保证呼吸机应用的安全性。依据各呼吸机结构和功能的不同，监测系统一般包括压力、流量、容量、吸入氧浓度、呼气末 CO_2 浓度（$ETCO_2$）、经皮 O_2 分压和 CO_2 分压、脉搏氧饱和度（SpO_2）等。呼吸机必备的监测装置一般有如下三个方面。

（1）压力监测：主要有平均气道压（P_{aw}）、吸气峰压（P_{max} 或 P_{peak}）、吸气平台压（P_{plat}）和呼气末正压（PEEP）的压力上下限报警等，还有低压报警。压力监测的方式是通过压力传感器实施的，传感器一般连接在靠近患者端的 Y 型接口处，以缩短滞后时间，称为近端压力监测。也有接在呼吸机近端的吸气端或呼气端的。

低压报警主要作为通气量不足、管道脱落时压力下降的报警，有些呼吸机用低分钟通气量报警来代替，呼吸机一般均配备这两种功能。高压报警可防止气道压力过高造成气压伤的风险。高压报警可在压力超过预设值后报警，同时兼有切换吸气至呼气功能（压力切换型）；也有的只报警而不切换呼 / 吸气状态的，使用时应注意。

PEEP 监测是将呼气末的压力显示出来，以监测呼吸机的性能。P_{max} 代表吸气的最高压力，P_{plat} 代表呼吸屏持时的压力或称平台压。上述三个压力数据与流量数据结合，可得到吸气阻力、呼气阻力及患者的肺胸顺应性等测定数据。

（2）流量监测：多功能呼吸机一般在患者呼气端都装有流量传感器，以监测呼出气的潮气量，并与吸入气的潮气量相比较，以判断机器的使用状态、机械的连接情况和患者的情况。也有的呼吸机应用呼气流量的监测数据来反馈控制呼吸机。

1）呼出气潮气量：可监测患者实际得到的潮气量，在定容型或定压型通气存在环路泄露时有重要的价值。有的呼吸机甚至用此数据反馈控制吸气压力，还可提供给微电脑计算其顺应性。

2）呼出气分钟通气量：可通过流量的滤波（即把呼气流量平均，可得到呼出气的分钟通气量）或由潮气量、呼吸时间来计算。前者反应慢，后者反应快；前者可由分立元件实现，后者必须采用微电脑计算。由于每次呼出气的潮气量与呼吸时间均可能有变化，因而每次计算出的数据变化较大。一般采用 3~6 次呼吸平均后的潮气量计算呼出气的分钟通气量。该数据可作为控制分钟指令通气的关键数据，也可用作过度通气与通气不足的报警参数，还可作为管道导管接头脱落或窒息等的报警监测。流量传感器也可以安装在患者端的 Y 形接管处，用一个传感器同时监测吸入与呼出气的流量，但这就可能增加了一定的无效腔量。

（3）吸入氧浓度（FiO_2）监测：一般安装在供气部分，监测呼吸机输出的氧浓度，以保证吸入所需浓度的新鲜空 - 氧混合气体。监测氧浓度的传感器有两种，一种是氧电极式，还有一种是氧电池式。氧电极需要一年一次地进行更换或加液；氧电池则为随弃型。它们的共同缺点是，都只能用一年左右，一旦呼吸机的氧电池失效，呼吸机将持续报警，以致呼吸机不能正常使用。

（四）加温加湿器

正常呼吸时，鼻腔口咽部黏膜可对吸入的干冷气流起到过滤、加温、加湿的作用。在机械通气时，由于气流量大，且正常的鼻咽功能消失，长时间干冷气流吸入可致经肺液体丢失增加，气道分泌物干结，气道纤毛运动障碍，反而可引起肺部分泌物坠积。因此，呼吸机提供的气体还需要经过加温加湿器对气体加温和湿化，以便使吸入气接近人的体温和湿度，减少对患者的刺激和损伤。

机械通气时的气道湿化包括主动湿化和被动湿化两种。主动湿化指在呼吸机管路内应用加热加湿器进行呼吸气体的加温加湿；被动湿化指应用热湿交换器（人工鼻）吸收患者呼出气体的热量和水分，进行吸入气体的自主加温加湿。不论何种湿化方式，都要求患者近端气道内的气体温度达到 35~37℃，相对湿度 70%~100%，以维持黏膜细胞完整和纤毛正常运动，有利于气道分泌物的排出。

呼吸机湿化作用常用蒸汽发生器实现。蒸汽发生器是将水加温产生水蒸气来增加吸入气中的湿度。这符合生理要求，使吸入气体既加温又湿化，同时构造比较简单。蒸汽发生器串联于呼吸机吸气管道之中，它和呼吸道的连接管道要尽量短些，以减少蒸汽的冷凝。有些湿化器为减少气体输送过程中的温度损失和减少积水，在吸入气的管道中还安装了加热线。蒸汽发生器通常有电阻恒温装置(图 112-5)。恒温装置如果失控,水温将会剧增,可能造成呼吸道烫伤事故,因此要经常观测水温,或加装控温双回路保险。

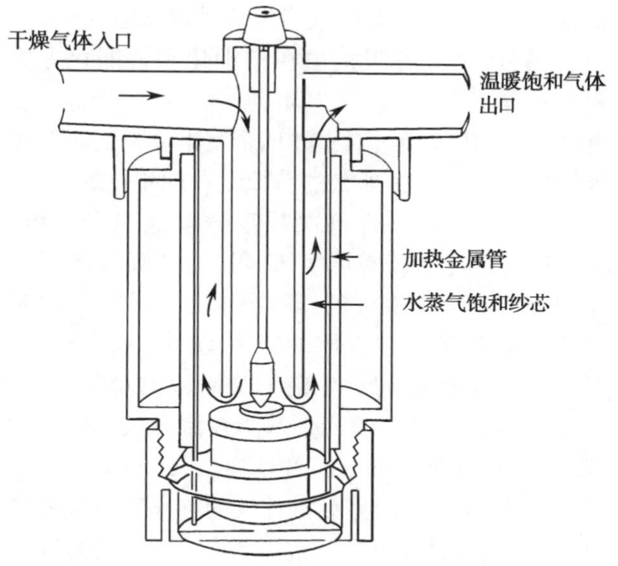

图 112-5 湿化器的结构原理

人工鼻可较好地进行被动式加温加湿,与加热型湿化器相比,不增加堵塞呼吸机管路的风险,并可保持远端呼吸机管路的清洁。但其能增加气道阻力、无效腔容积及吸气做功,故不推荐慢性呼吸衰竭,尤其是撤机困难的患者使用。

(五) 呼吸环路

呼吸环路是指把呼吸机加温湿化后的气体供给患者,并将患者呼出气体经呼吸活瓣排出的导管系统。这其中包括呼吸机与患者的联接管路,如气管导管、气管切开导管和面罩等。呼吸环路的吸气或呼气导管中部通常带有一个贮水器,用以收集环路中的冷凝水。

三、呼吸机的消毒和保养

呼吸机的清洗、消毒、保养与维护是临床安全使用呼吸机的可靠保证。维持呼吸机良好的状态,也可延长呼吸机的使用寿命。如果清洗与消毒的方法不当,可能损害呼吸机元器件;保养与维持不及时则无法保障呼吸机的正常运转。

(一) 清洁与消毒

根据世界卫生组织(WHO)的建议,可以用 0.05% 的次氯酸溶液擦拭呼吸机整个设备外部非金属表面进行清洁和消毒。使用 0.1% 次氯酸钠溶液消毒管道,确保冲洗管道的整个管腔。但随着目前一次性使用呼吸管道的使用,已经很少清洗消毒呼吸机环路了。即使同一台呼吸机先后用于两个患者,也没有必要常规定期清洁呼吸机内部环路和压力管线,因为这些环路和管线不暴露于患者或患者的呼吸道分泌物。

呼吸机的整个呼气侧管道是可移除的(呼气端具有阀门以控制气体从回路中逸出,并且还可具有流量测量装置和集水器)。应首先用清洁剂拆开并清洗该部分管道,冲洗干净,然后进行高级消毒或灭菌。当机械呼吸机用于可能导致传染的急性呼吸系统感染患者时,建议在呼气阀上使用细菌和病毒过滤器。

加温加湿器的塑料部件可用清水冲去管路内壁污物,然后将管路浸入规定使用的消毒液中约 1 小时,取出后再用清水冲去管路内、外的消毒液,晾干后即可再次使用。

(二) 保养与维护

主要按照机器说明书的要求定期更换易损件、调试或校正有关参数。一般每用过一个患者后,就应及时调试或校正有关参数;特殊情况下,需随时检查机器的工作状态,以便发现问题,并及时解决,以保证临床使用。

1. 气源部分　空气压缩泵是机械零件较多的部件,长时间使用可出现机械磨损问题。一般呼吸机工作 5 000~8 000 小时需做一次大保养,该保养工作应由专业人员执行,具体包括泵的阀门、活塞圈等更换,马达部分的除尘工作等。气源过滤网一般位于空气压缩泵的进气端,易被进气中滤过的尘埃堵塞,导致进气不畅,使压缩泵内温度迅速增高,造成损坏,使用时应定时加以清洗。具体清洗方法是,先将过滤网从压缩泵上取下,用清水冲净表面尘埃后,用力甩干,然后放回原位。呼吸机在使用过程中,过滤网一般应每 24~72 小时清洗一次。

2. 气路部分　主要由金属降温管路、储气罐、水气分离器、压力调节阀等部分组成。重点应放在水气分离器(分水滤气器)的保养,同样应由专业人员更换其中的铜芯过滤器和垫圈,并清除其内部的污垢,同时尚需察看各部分管路的连接情况,酌情更换将要破损的管路。

3. 空氧混合器　由于空气与氧气中带有微小颗粒,无油空气压缩泵产生的压缩空气是高湿气体,随着季节的变化或其他因素,其中可能带有水分,有可能影响空氧混合器的正常工作。空氧混合器有带过滤器与不带过滤器之分，在遇到水分后均会受到一定程度的影响，轻者影响空-氧混合气体的比例，即 FiO_2 失准；重者阻塞气路通道使呼吸机不能工作。有的呼吸机有水分过滤装置，需定期排水。

空氧混合器输出氧浓度误差必须在10%以内，高质量的空氧混合器输出氧浓度误差在3%左右。

4. 主机部分　主机电源一般应在气源（包括空气与氧气）接通之后方可打开；接通气源后听不到漏气声，电源打开后连接模拟肺观测吸气潮气量设置值与监测值是否一致，误差应在10%左右；把呼吸机平台（吸气暂停，屏气）时间调到最大，观测吸气平台时压力计的指针不下降，说明管道接头、湿化器都无泄漏，呼吸机处于正常状态。使用时，主机箱上方不能放置任何溶液，以免溶液流入呼吸机内造成机器损伤或电路故障；若发现机器不能正常运转，应立即通知由厂商认可的专业人员开机检修。

5. 加温加湿器部分　温控传感器插头的金属部分切不可置于消毒液内浸泡，若误入其内，应立即用清水冲净，并擦干；时间稍久，就有可能造成该部件不可逆性的损伤，并使表面金属氧化，从而影响传感器的准确性。与患者气道连接的温控传感器塑料部分很容易被折断，用时应小心谨慎。

四、呼吸机的基本变量和控制方式

对于机械通气的初学者而言，纷繁复杂的呼吸机和千差万别的通气模式，往往让他们感到无从下手和望而怯步。畏难情绪和过度的“神秘感”常常是阻碍年轻医师深入学习呼吸机和各种通气模式的最大障碍。其实，无论呼吸机如何发展和更新换代，其最基本的变量（参数）和工作方式（控制方式）仍是万变不离其宗的。所谓“新型”通气模式，只要仍是以正压通气为主，无非也就是不同变量和控制方式的不同组合而已。从最基本的变量入手来学习新型的呼吸机和/或通气模式，则常可达到事半功倍的效果。

任何呼吸机和正压通气模式要想达到辅助或控制通气的目的，就必须要能在一定的时间内（吸气时间）、按一定的节律（吸呼比和频率）、以固定或可变的流速（流量）、通过产生的适当压力（正压）、将一定容量的气体送入患者的肺内。因此，机械通气的最基本变量即为压力、容量、流量和时间。各种通气参数和报警参数的设置也都是紧紧围绕着这四个变量进行的。将任何通气模式的吸气相和呼气相的动态变化分解为上述四个变量的动态变化加以理解和逻辑推导，常有助于对其的深化理解和掌握。通过学习掌握特定通气模式的压力-时间曲线和流量-时间曲线可有效掌握该通气模式。

另外，现代呼吸机虽在精细化和智能化方面已取得了长足的进步，但离真正的完全“智能”还相去甚远，仍需通过对上述四个基本变量的不同控制方式来实现机械通气的节律化和同步化的。

一般地，可以将每次呼吸分解成四个阶段，即：①呼气向吸气的转换；②吸气；③吸气向呼气的转换；④呼气。对正压通气而言，呼气往往是依靠患者胸肺的弹性回缩或主动呼气而实现的，呼吸机需要控制的只是前三个阶段的功能，其所对应的则是呼吸机的三个基本控制方式，即：启动（initiating）、限定（limited）和切换（cycling）。

1. 启动　是指呼吸机呼气的终止和吸气的启动机制，也称触发机制。常用的启动方式为时间启动、压力启动、流量启动和容量启动四种：

（1）时间启动：用于控制呼吸，呼吸机按照预设的频率进行控制，当呼气达到预设的时间后即开始送气，进入吸气期，不受患者自主呼吸的影响。为了提高通气安全和增加患者的舒适度，目前的呼吸机已基本不再进行完全的吸气“锁定”，患者在需要时仍可进行吸气，此时呼吸机只是不能按需进行同步和辅助而已。

（2）压力启动：是辅助呼吸时的触发方式的一种，患者开始出现吸气努力后，气道内压降为负值，当其绝对值超过设定的灵敏度（sensitivity）后即触发送气，以达到机械通气与患者自主呼吸同步的目的。

常用的触发灵敏度为 $-1\sim-5cmH_2O$，通常设为 $-1cmH_2O$。其绝对值越小，灵敏度越高，患者触发所需的呼吸功越小，但易出现误触发；反之，则灵敏度越低，所需的触发呼吸功越大，但可以避免误触发或“过滤掉”过弱或过快的无效通气。一般压力触发型辅助通气的机器响应时间（滞后时间）都大于110~120ms。

（3）流量启动：也是辅助呼吸的控制方式，呼吸机开始工作后即持续输送一缓慢而恒定的气流（通常6~10L/min），并持续探测呼吸回路吸气端和呼气端的流速。当患者出现吸气努力使呼吸机呼气端的流速小于吸气端并达到预设的水平（灵敏度）后，

8

即开始送气。与压力启动方式相似，触发灵敏度通常设为1~4L/min。理论上，在相同的吸气努力下，流量触发型通气较压力触发型更敏感，滞后时间更短（通常 <100ms），所需的触发呼吸功也更小。

（4）容量启动：是部分新型呼吸机的辅助呼吸控制方式，当机器探测到呼吸回路内一定程度（灵敏度）的容量减少后，即触发送气。

需要注意的是，无论采用何种辅助通气触发模式，为了避免在患者呼吸频率过慢或呼吸暂停时出现通气量过低的风险，现代呼吸机多要求在辅助呼吸时也需设定最小通气频率（辅助 / 控制模式），在通气暂停出现时以时间启动的方式进行通气。在有些呼吸机中有“窒息通气”模式，预设一个通气频率和潮气量，若患者自主呼吸频率过慢甚至停止，则呼吸机按预设的通气频率和潮气量进行通气，从而保证患者的通气，此时的通气模式为容量控制模式。同时呼吸机会出现“窒息通气”报警，提醒医护人员需要检查患者，并根据患者情况调整呼吸机模式。

另外，有些呼吸机还设置了“手动”触发的模式，以便操作者在需要时可以手动触发一次机械通气。

2. 限定　在吸气阶段，呼吸机可以根据其设计的功能决定压力、容量、流量和时间等变量的实现方式（波形），应当至少对上述变量中的一个或以上作出有针对性的限定，以实现既定的通气目标，并避免对患者和机器造成损害。常用的限定方式为：容量限定、压力限定和流量限定三种。

需要明确的是，被限定的变量值（预设值）是吸气相允许能够达到的最大值，实际使用中该变量的实际值可能小于预设值，但不能超过预设值。例如，设定潮气量为500ml时，实际潮气量可能因流速过低、吸气时间过短、管道漏气等各种原因而达不到500ml，但不允许超过500ml。另外，在吸气相达到限定变量的预设值后，并不意味着吸气相的终止和切换，吸气向呼气的转换仍是由切换机制所决定的。

（1）容量限定：预设潮气量，通过改变压力、流量和时间三个变量来输送潮气量。为了满足机械通气中患者实际的通气需求，目前部分非活塞驱动的呼吸机可以允许患者在实际潮气量大于限定的潮气量后，仍可通过主动吸气的方式吸入更多的气体，但此时超出设定值部分的潮气量并非呼吸机主动输送而吸入的。

（2）压力限定：预设气道压力，当气道内压力达到预设值后，通过减慢或停止流量而维持该预设压力，避免气道峰压过高。

（3）流量限定：预设吸气流量，由吸气时间决定实际吸入的压力和潮气量。需要注意的是，尽管既往许多呼吸机在进行容量限定通气时，也需设置流速限定，但现代的大多数呼吸机已可以在患者主动吸气流量超过设定值时，仍可获得额外的流量以策安全和增加舒适感。

（4）最大安全压力限制：为了防止气道压力意外过高而造成患者损伤，现代所有的呼吸机都必须设置最大安全压力限制，一旦超过此压力，无论是否已实现通气目标，呼吸机都开始强制排气或转为呼气。这一最大安全压力通常需在操作面板上特别设置，一般以超出平均气道峰压5~10cmH_2O为宜。大多数成人呼吸机在到达最大安全压力后，自动终止吸气而转为呼气。但也有部分呼吸机，尤其是儿童用呼吸机，仍可允许继续吸气，但通过适当开放呼气安全阀而释放过高的压力。

3. 切换　是指吸气向呼气转换的切换方式。如本章第一节所述，常用的切换方式为容量切换、压力切换、流量切换、时间切换和混合切换五种方式。

第二节　机械通气的常见模式

正常生理状态下自主呼吸时，吸气肌收缩使胸腔膨胀，膈肌下降，胸腔纵向面积增大，同时肋间外肌使肋骨轻度上移，从而增加胸围，肺内产生负压，将空气“抽吸”入肺内。正常的静息呼气为一被动过程，不需要任何做功，吸气肌处于松弛状态，膈肌上抬，肋骨回复到静息位置，胸腔容量缩小，肺内气体被挤出肺泡。

机械通气时则通过外力将气流通过气管内导管或面罩输入患者肺中，故称之为正压通气。吸气时，肺内压力逐渐增加并变为正压；在吸气末，呼吸机停止提供正压，气道内压力回复至大气压，此时肺泡内压力仍为高于大气压，与气道内和外界形成压力梯度，因此气体依靠肺和胸廓的弹性回缩力将肺内气体排出。

根据是否需要患者的吸气触发和呼吸做功，机械通气模式主要分为“完全”或“部分”呼吸机控制呼吸，即机械控制通气和机械辅助 / 控制通气。机械控制通气是指患者的自主呼吸完全由呼吸机取代，由呼吸机提供呼吸所需的吸气流量、潮气量和 / 或压力。机械辅助通气则是指当患者自主呼吸时，呼吸机给予一个预设的吸气流量、潮气量和 / 或压力，患者自己决定呼吸频率，在某些情况下也可以决定吸气时间和呼气时间，以及吸气时间占呼吸周期时间的比例。辅助呼吸同时有控制通气和自主呼吸的特点。在辅助通气时，全部或部分呼吸由呼吸机产生，呼吸机提供患者的部分呼吸做功，如果吸气相的气道压力高于基础压力值，则该呼吸被叫做“辅助”呼吸。

一、机械控制通气

机械控制通气（controlled mechanical ventilation，CMV）是临床出现最早，也是最基本的机械通气模式。患者持续接受机械通气支持，每一次呼吸都是按呼吸机预设的压力或容量为目标的强制通气，也称为持续指令通气（continuous mandatory ventilation，CMV）。CMV 时，吸气相的触发方式为时间触发，即呼吸机按照预设的通气频率和吸呼比（I∶E）触发吸气，与患者的自主呼吸周期无关，是非同步的。因为这种机械通气方式是靠呼吸机间歇性提供正压通气，故又被称为间歇正压通气（intermittent positive pressure ventilation，IPPV）。

CMV 时，通气频率设置最小值，如有需要，患者可以在最低吸气频率的基础上自行触发额外的呼吸，即所谓的控制 / 辅助（assist/control，A/C）模式。如果设置的触发水平（压力或流速）较高，则患者难以触发辅助呼吸，那么这种呼吸模式也是控制通气。这需要呼吸机对患者的自主呼吸努力作出足够快的应答。应答时间是指从呼吸机感知到患者自主呼吸努力到做出送气响应所需时间。呼吸机制造厂商已经在缩短呼吸机应答时间方面做出了极大的努力。

机械控制通气根据希望达到的通气目标分为容量控制通气和压力控制通气。

1. 容量控制机械通气（volume control mechanical ventilation，V-CMV）　容量控制通气是时间启动、容量限定、容量或时间切换。呼吸机在每次吸气时，定时将预设容量的气体送入患者肺内，气道压力升高，当潮气量（tidal volume，Vt）达到预先的设置值时即停止送气；呼气时，肺内气体靠胸肺弹性回缩排出体外，气道压力回复至基线水平（图 112-6）。

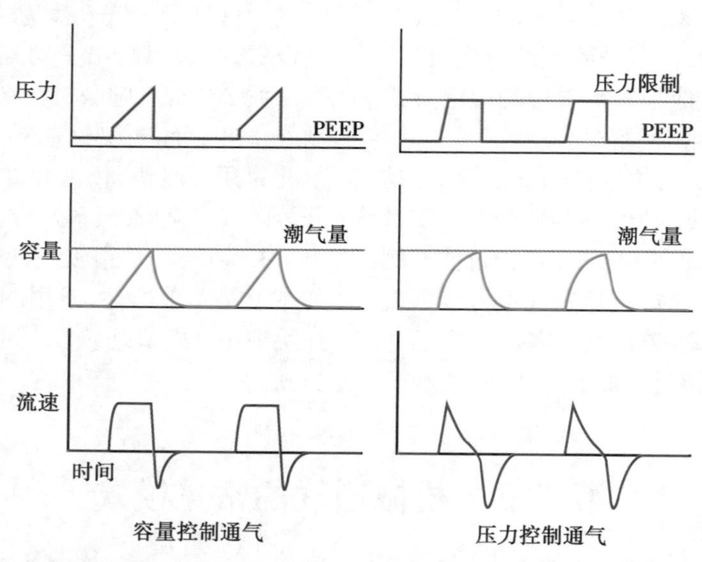

图 112-6　容量控制机械通气（V-CMV）和压力控制机械通气（P-CMV）

V-CMV 模式曾经被认为是最能减少呼吸做功的模式，但临床应用时，如果呼吸机吸气流速过低，则难以在预设的吸气时间内（时间切换模式）将预设的潮气量送入；同时，为了使机械通气更接近人体自主呼吸时的吸气模式，一般建议成人患者使用较高流速，气体流速设置在 40~60L/min，适当的吸气末停顿（end-inspiratory pause，EIP）比例也有利于气体在肺内的分布。而容量切换型呼吸机则是靠调节吸气流速和预设潮气量来控制吸气时间（吸呼比），在预设潮气量不变的情况下，唯有采用适当的吸气流速才能保证适当的吸呼比。现代有部分呼吸机的气体流速不需要设置，或可以设置

8

为自动流速(auto flow),此时吸气流速可以根据患者的需要通过呼吸机微电脑自动调整。

容量控制通气的优点是不论患者的肺顺应性、气道阻力和是否有自主呼吸,都能保证设定的通气量。但其缺点主要是在保证通气量的同时,可能导致气道峰压和肺泡内压升高,尤其是存在自主呼吸和呼吸对抗的患者。V-CMV的其他缺点与流速或触发灵敏度的设置不当相关。当流速不能满足患者的需求,或触发灵敏度设置过高可能导致吸气触发困难,出现人机对抗,使患者觉得不适,影响通气效率,增加呼吸做功和压力伤风险。

2. 压力控制机械通气(pressure control mechanical ventilation,P-CMV) 压力控制机械通气(P-CMV)也可简称为压力控制通气(PCV),是时间启动、压力控制、时间切换的通气模式。呼吸机在吸气相通过向患者提供先快速、后减速的气流,以维持持续的气道预设压力(图112-6)。呼吸机提供的潮气量取决于患者肺的顺应性、气道阻力、患者的吸气努力和设置的压力。PCV时使用减速气流可以改善气体分布,并且允许患者自主呼吸时改变吸气流速。需要注意的是,有些呼吸机的呼吸阀门是自由浮动的,如果呼吸环路内压力过高(如咳嗽动作)时,呼气阀可打开以释放过高的压力,此时呼吸机将达不到设置的压力和吸气时间即提前结束吸气动作。

PCV的优点主要在于:①通过设定适当的压力水平降低气道峰压,减少气压伤的风险,尤其是儿童患者;②减速型吸气气流有利于气体在肺内的分布,改善气体交换;③在气道出现部分漏气或有瘘管存在的情况下,通过自动增加吸气流速而维持设定的压力,保证足够的通气量。

PCV被认为是肺保护通气策略的组分之一。1990年以前PCV主要用于ARDS的患者,传统认为V-CMV和PEEP可导致肺泡内压过高,且不能改善氧合。现在认为,PEEP基础上应用压力控制通气或容量控制通气对ARDS的患者疗效相似,但压力控制通气可能在减少呼吸做功方面比容量控制通气更为有利。当患者有自主吸气努力时,上气道产生的负压可以促使呼吸机产生气流变化来配合患者的吸气努力。特别是对于ARDS患者,PCV较容量控制通气可能会进一步减少患者的呼吸做功。

但PCV的缺点在于,若患者因气道痉挛或气道分泌物、血肿、肿瘤等所致气道压升高时,PCV则可过早停止送气,导致通气容量不足;另外,PCV通气过程中的潮气量和分钟通气量都可能因患者的胸肺顺应性和人机对抗的情况而发生动态变化,需密切监测和处理。

使用PCV模式时,有时会将吸气时间(Ti)设置为大于呼气时间(Te)。尽管这一设置与正常呼吸时的吸气呼气时间相反,但较长的吸气时间将通过提高平均气道压力(Paw)和气体肺内分布时间,为某些患者进一步改善氧合。这种通气模式由于Ti比Te长而称为压力控制反比通气(pressure control inverse ratio ventilation,PCIRV)。PCIRV将导致气体呼出不充分而产生内源性PEEP(auto-PEEP)。PCIRV主要用于明显肺纤维化等胸肺顺应性显著下降的患者,其通常会导致患者非常不适,因此可能需要使用镇静药物,对于某些患者,还需要加用肌松剂(机械通气患者的镇静镇痛详见第一百一十五章)。

二、间歇指令通气和同步间歇指令通气

间歇指令通气(intermittent mandatory ventilation,IMV)是指按预先设置时间触发的周期性容量或压力控制通气模式。在IMV时,患者可以在控制通气的间期中自由呼吸,这种自主呼吸可以是无压力支持的,也可以给予一定的PEEP/CPAP或压力支持通气(图112-7)。绝大多数的呼吸机可设置自主呼吸时的支持压力。IMV时,如果机器恰好在患者呼气时送气,则会出现人机对抗,患者肺部容量急剧增加,可引发气压伤。可通过设置合适的峰压报警来降低此种风险,若气道峰压超过设置的压力限制,呼吸机停止供气或打开呼气阀门排出气体。IMV本质上是一种非同步的机械控制呼吸模式。

同步间歇指令通气(synchronized intermittent mandatory ventilation,SIMV)与IMV不同之处在于控制通气的触发可以是患者自主触发或者是时间触发,在呼吸周期中,允许患者在两次控制通气之间自主呼吸。SIMV设计的初衷是为了减少前述IMV时的人机对抗风险。需预先设置吸气时的控制压力和容量、控制通气的最大呼吸频率和触发灵敏度。当呼吸机施行通气时,两个预先设置的控制通气呼吸周期(按设置的呼吸频率计算)之间,呼吸机会等待患者的下一次自主呼吸努力(触发窗),如果呼吸机感知到了患者的自主呼吸,则将同步辅助患者完成该次呼吸;若未能感知到自主呼吸,则按预设的频率(时间启动)如期进行下一次机械通气(图112-8)。在输送一次控制通气后,呼吸机允许患者自主呼吸而不受下一次控制通气的影响。

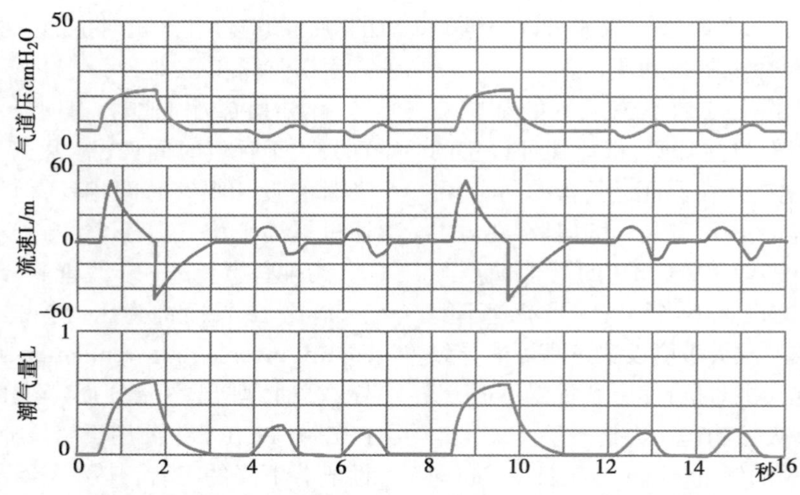

图 112-7 间歇指令通气（IMV）时流速、气道压与容量的变化

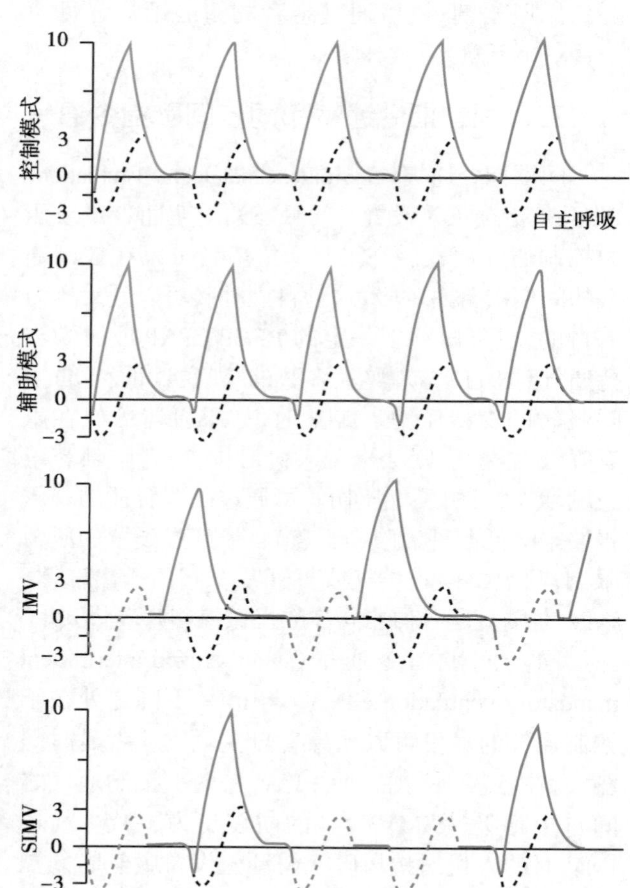

图 112-8 SIMV 与 IMV 在控制通气与辅助通气时的气道压变化

图中虚线所示为自主呼吸，红色实线为机械通气。

使用 IMV 或 SIMV 模式是为了让患者尽可能自主呼吸，而不是每一次的自主呼吸努力都给予机器支持。在每次呼吸的呼吸做功中，部分呼吸做功由患者自己完成，而不是完全由呼吸机提供。这种呼吸模式的主要优点是允许患者积极地参与到呼吸循环中来，避免呼吸肌肉的萎缩，保存了呼吸肌的肌力。此外，由于 IMV 或 SIMV 时部分呼吸是由患者自主呼吸完成的，因此气道内压力较小，对血流动力学的影响较小。表 112-1 列出了 CMV 和 IMV 或 SIMV 的主要优缺点和风险。

SIMV 时，若自主呼吸和控制通气协调不足，患者的呼吸做功（work of breath，WOB）可能反而会增加。为减少患者的自主呼吸做功，使用 IMV 或 SIMV 时可对患者的自主呼吸给予压力支持通气（pressure support ventilation，PSV）（图 112-9）。不论是 IMV 还是 SIMV 都可用于患者的撤机，当机器的控制频率设置逐渐降低后，患者的自主呼吸将在完成整个呼吸周期中起到更大的作用，以实现呼吸锻炼和逐步脱离呼吸机的目标。一般当控制呼吸的频率降至 4~6 次 /min 时，若患者仍能保持良好的氧合和循环状态及意识水平，即可考虑撤机。

压力支持通气（PSV）是一种压力或流量启动、压力为目标（压力限定）、流量切换的辅助通气模式。PSV 通常由患者的自主呼吸的流量或压力触发，呼吸机开始送气以达到预设的支持（辅助）压力，并维持压力的恒定；当患者自主呼吸的吸气流速降低至其峰值流速的约 25% 时，呼吸机则判断患者即将停止吸气，因而中断送气而切换为呼气。患者的实际潮气量取决于预设的压力水平、患者的主动吸气努力大小和时间，以及呼吸道的总顺应性。此模式下的实际通气量受患者自主呼吸的频率和吸气努力的大小等影响显著，通常不宜单独使用，常用于 SIMV 等保留患者自主呼吸模式下的自主呼吸辅助，以达到减少患者的呼吸功、适当呼

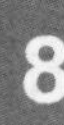
8

表 112-1 CMV 与 IMV 或 SIMV 的比较

模式	优点	缺点和风险
控制通气(CMV)	• 容量控制时可以设置最小分钟通气量 • 保证每次呼吸都能够提供一定的压力和容量支持 • 可能与患者的自主呼吸努力一致 • 患者可能能控制呼吸的频率 • 对于无自主呼吸的患者可以提供完全呼吸支持	• 如果患者的自主呼吸触发过于频繁,可能导致过度通气和呼吸性碱中毒 • 呼出潮气量与肺顺应性和气道阻力有关 • 高平台压力导致的相关并发症 • 若流速或触发灵敏度设置不当,则人机协调性差 • 未良好镇静的患者可能不能耐受;呼吸频率过高可能导致内源性 PEEP • 长期应用可能导致呼吸肌萎缩
间歇指令通气和同步间歇指令通气 IMV/SIMV	• 与 CMV 相比,可能降低气道压力(同步较好) • 可以灵活调整患者的自主呼吸做功比例,保持呼吸肌适当锻炼,避免肌肉萎缩 • 可用于脱机锻炼 • 相对 CMV 来说可以减少呼吸性碱中毒的可能(减少了机械通气所占的比例) • 耐受性较好,可以减少镇静药和肌松药用量	• SIMV 模式可能增加气道平台压 • 呼吸频率、流速或触发灵敏度设置不当时,可能增加自主呼吸做功,可导致高碳酸血症或呼吸肌疲劳 • 长期应用可能导致呼吸机依赖 • 患者可能不适应设置的控制通气频率;若呼吸频率设置过低(<6 次 /min),可发生通气不足 • 若呼吸频率过低,自主呼吸做功可能将额外增加。患者在呼吸机送气时出现呼气动作将导致人机对抗。在自主呼吸时常出现浅快呼吸

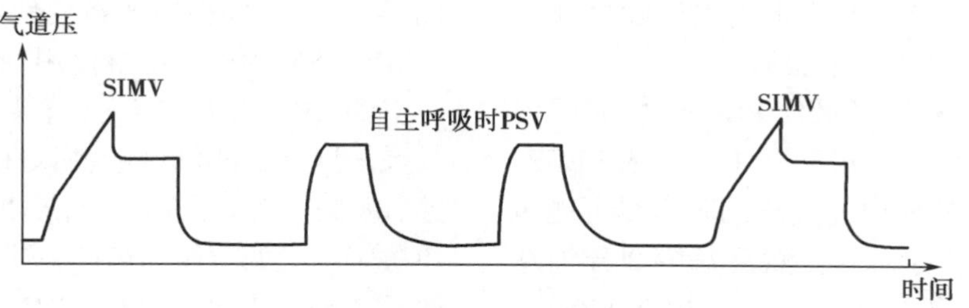

图 112-9 SIMV 与压力支持通气(PSV)结合

吸锻炼、增加机械通气的耐受性以及撤机锻炼等目的。常用的压力为 5~7cmH_2O,并可根据患者的自主呼吸强弱和通气支持的目的适当增减。PSV 压力设置过高则可能完全取代自主呼吸做功,并可能造成通气过度。

三、呼气末正压与持续气道正压

呼气末压为呼气末至吸气开始前肺内的平均压,自主呼吸情况下应与大气压相等。机械通气时常应用呼气末正压(positive end-expiratory pressure,PEEP)或持续气道正压(continuous positive airway pressure,CPAP)呼吸模式,此时呼气末压按设定值而相应提升。

(一) 呼气末正压

呼气末正压(PEEP)指在控制呼吸呼气末,气道压力仍保持一定的正压水平。其产生原理是借助 PEEP 阀调节呼气相气道开放的压力(静态压力),从而在呼气相使气道仍保持一定的正压(图 112-10)。

早在 1938 年,Barach 就描述了 PEEP 的治疗作用。1967 年和 1969 年 Ashkrech 分别描述了 PEEP 治疗急性呼吸衰竭的作用,以后逐步广泛地应用于临床,目前已成为治疗低氧血症,尤其是 ARDS 的重要手段之一。PEEP 可增加功能残气量(FRC),使萎陷的肺膨胀,同时肺顺应性也增加,可改善通气和氧合,减少肺内分流(Qs/Qt),提高 PaO_2。但由于 PEEP 增加了气道内压力,对心血管功能的影响增大,临床应用时建议个体化地选择“最佳 PEEP”,以减轻对循环功能的抑制。

“最佳 PEEP(optimal PEEP)”是指机械通气时使肺达到最佳氧合状态、肺顺应性达到最佳状态、同时肺血管阻力最低、使 Qs/Qt 最小时的最低 PEEP。临床上设置“最佳 PEEP”的方法有多种,如观察肺压力 - 容量曲线(P-V 环)上升支(吸气支)

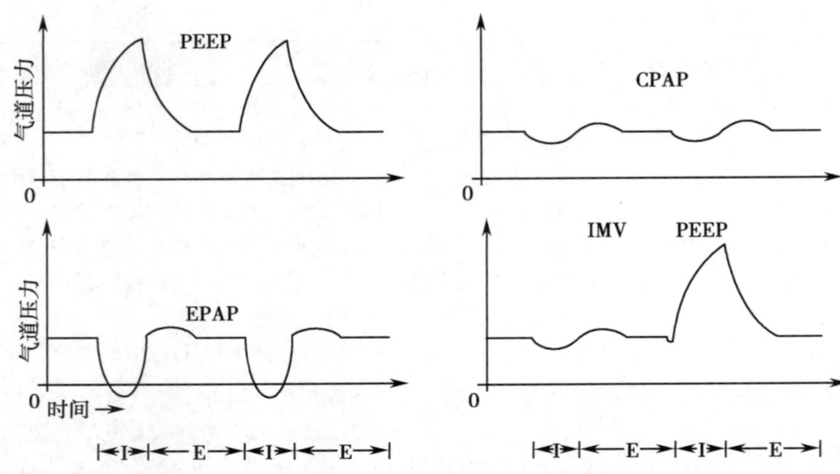

图 112-10　呼气末正压的四种形式

的低位转折点、下降支(呼气支)的上转折点(排气点)及最大顺应性法等,但均存在争议。目前临床上较为可靠而便捷的方法是通过逐步调整 PEEP 水平,观察肺氧合指数(PaO_2/FiO_2)或肺顺应性的变化来选择合适的最佳 PEEP。但须注意,随着肺部病情的变化,"最佳 PEEP"水平也应随之作相应调整,其并不是一个固定不变的值。

1. 根据氧合指数选择最佳 PEEP　短时间内(约 2~40 分钟)给予患者较高的 CPAP 或 PEEP,一般为 30~45cmH_2O,使原先萎陷的肺泡尽可能多地复张,同时监测动脉血气。然后每隔 2 分钟左右将 PEEP 水平下降 2cmH_2O,直到 PaO_2/FiO_2 的下降 >5% 以上,此时提示肺泡再次出现萎陷。重复施行肺复张后,将 PEEP 水平设定为该水平以上 2cmH_2O 即为最佳 PEEP。

2. 根据肺顺应性选择最佳 PEEP　与上述方法相似,短时间内(约 2~40 分钟)给予患者较高的 CPAP 或 PEEP,一般为 30~45cmH_2O,使原先萎陷的肺泡尽可能多地复张,同时观察呼吸机监测的肺吸气顺应性的变化。然后每隔 2 分钟左右将 PEEP 水平下降 2cmH_2O,直到肺顺应性突然下降为止。重新施行肺复张后,将 PEEP 水平设定为肺顺应性突然下降前的水平。

(二) 持续气道正压

持续气道正压(CPAP)是压力支持通气的一种模式,指在患者有自主呼吸的情况下,在整个呼吸周期,由呼吸机向气道内持续输送一个正压气流,正压气流量应大于患者的吸气气流,从而使整个呼吸周期内气道压力均为正压(动态压力)。

CPAP 只能用于呼吸中枢功能正常、有节律性自主呼吸患者的通气辅助。吸气相由于正压气流流速大于患者的吸气气流,因而可减少患者的呼吸做功,增加通气的舒适感。呼气相的正压气流与患者的呼出气发生对抗而产生气道内正压,起到与 PEEP 相似的作用。CPAP 既可用于建立人工气道的患者,也可经面罩或鼻塞使用,临床上也常可与 SIMV、PSV 等模式组合使用(图 112-9)。

CPAP 使用时,需先设置压力支持的水平和触发灵敏度,由呼吸机自主感知和调节正压气流的流速,以维持气道压在一个相对恒定的水平。患者自主决定呼吸的节律和切换,实际潮气量取决于预设的压力辅助水平的高低、患者的吸气努力、吸气时间及胸肺总顺应性等。

表 112-2　PEEP 和 CPAP 的主要区别

PEEP	CPAP
控制呼吸时应用	自主呼吸时应用
呼气末正压	吸气和呼气时加入持续气流产生正压
静态正压	动态正压
FRC 增加较少	FRC 增加较多
对血流动力学影响较大	对血流动力学影响较小

为便于从原理上加以深入理解,表 112-2 总结了 PEEP 和 CPAP 的主要区别。但值得注意的是,在不同品牌的呼吸机中,两者往往存在概念混淆或重叠的问题,有些呼吸机甚至将 PEEP 和 CPAP 的调节设置在同一个调节钮上。究其原因,除了是由于制造商和临床上一直存在概念不统一的问题外,

更重要的是，不同品牌的呼吸机在 CPAP 的实现方式上存在明显的区别，目前大致可以分为按需阀系统和恒流系统这两类：

（1）按需阀系统：由患者自主呼吸的压力或流速触发按需流量阀的开 / 闭。吸气时，流量阀被触发开放，呼吸机向气道内提供远大于患者吸气流速的可变高速气流，以实现持续稳定的吸气相设定压力，此时呼气阀处于关闭状态；呼气时，一般由吸气流速触发高速气流的关闭，呼出气从呼气活瓣排出，正压由呼气活瓣的开放压决定，因而此时的压力与 PEEP 类似，是静态压力而非动态压力。此种系统下，患者的吸气和呼气均需触发相应阀门的开闭，因而呼吸做功较大，也存在一定的响应时间滞后。目前临床大多数在用的呼吸机大多仍为此种系统。

（2）恒流系统：呼吸机中的 CPAP 装置经过了特殊设计，使呼吸回路内在吸气和呼气相始终存在高速的可变气流，配合机器呼气端的呼气阻力系统而产生 CPAP。呼吸机对呼吸回路内的吸气流速和呼其流速持续进行监测和比较，通过计算两者的差异而判断患者是在吸气还是在呼气，进而自动调节供气流速。此种系统下，CPAP 的实现与 PEEP 即存在本质的区别，患者不需要触发吸气或呼气阀，耐受性更高，呼吸功也较小。部分较新型的呼吸机是通过此种系统实现 CPAP 的。

四、其他通气模式

（一）双水平气道正压（bi-level positive airway pressure，BiPAP）

双水平气道正压（BiPAP）通气，也叫做双压力辅助通气，是一种设置灵活多变、通用性较广的通气方式，经适当设置可取代多种临床常用的控制 / 辅助呼吸模式，自 20 世纪 90 年代以来，其临床应用日渐广泛。由于历史的原因和命名权的专利限制等因素，BiPAP 的命名一直较混乱，本章仅从原理出发对不同类型的 BiPAP 作一简单介绍。

BiPAP 在使用时通常需先设置两个水平的气道正压（P_{high} 和 P_{low}），呼吸机通过微处理器控制的阀门相继产生两个不同的可变高速气流，以实现两个不同水平的 CPAP。依照启动和切换模式的不同，现代的 BiPAP 通气主要分为以下两种类型：

1. 时间启动、压力限定、时间切换型 BiPAP　又常称为双相气道正压（biphasic positive airway pressure，BIPAP）或双水平（Bi-level）正压通气，以示与无创通气型 BiPAP 相区别。它是通用型呼吸机上最常整合的一种通气模式，常用于建立人工气道患者的辅助或控制呼吸。

使用时，除了需设置 P_{high} 和 P_{low} 两个压力外，还需设置其相应的通气时间（T_{high} 和 T_{low}）。呼吸机以时间启动和时间切换的方式分别进行 P_{high} 和 P_{low} 两种水平的压力限定通气（与 P-CMV 相似）。在两个压力水平下，患者均可以自由地进行自主呼吸而不需要触发（图 112-11）。患者的实际潮气量取决于两种驱动压的大小（P_{high} 和 P_{low}）以及其自主呼吸的强弱、吸气时间和呼吸总顺应性等。P_{low} 水平通常与期望的 PEEP（或最佳 PEEP 相一致），P_{high} 则按通气目的的不同（控制或辅助呼吸）及气道压对循环的影响等因素综合考量后予以确定，一般设置为 $P_{high}=P_{low}+10\sim20cmH_2O$；通过调节 P_{high} 和 P_{low} 的相应通气时间（T_{high} 和 T_{low}）和比例，则可实现多种控制 / 辅助通气模式的灵活无极转换；同时，无论如何设置上述四个参数，患者均可随时自由地进行自主呼吸，不需要呼吸机模式的切换和患者明显的触发，因而极少出现剧烈的人机对抗和气道压显著升高，人机协调性较好，临床应用范围也较广泛。例如：

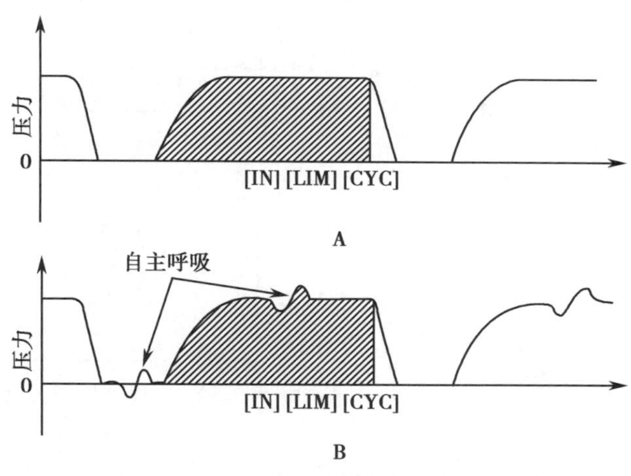

图 112-11　BiPAP 的压力 - 时间曲线

（1）$P_{high}=P_{low}>0cmH_2O$：相当于自主呼吸下的 CPAP。

（2）$P_{high}>P_{low}>0cmH_2O$：相当于自主呼吸患者分别在两种不同的压力水平下行 CPAP。此时 P_{high} 和 P_{low} 及 T_{high} 和 T_{low} 的设置除了需考虑患者自主呼吸的强弱及通气辅助的目的（辅助呼吸所占的比例）外，还需考虑气道压力对循环功能的影响。P_{high} 越高，T_{high} 时间越长，对循环的影响就越大。

需针对特定的患者和病情作出适当的动态调节。当 P_{high} 值较高、T_{high} 显著大于 T_{low} 时，则接近于气道压力释放通气（APRV，详见后文）

(3) 当患者自主呼吸较弱，或无自主呼吸时，提高 ΔP（P_{high}-P_{low}）至 15~20cmH_2O 或以上，同时提高 P_{high} 和 P_{low} 的切换频率（如 14~20 次 /min）并设置合理的 T_{high} 与 T_{low}（如 1∶1.5~2）后，即可实现完全的 PCV，且患者仍可自主呼吸。

(4) 当 T_{high}∶T_{low}>1∶1 时，即可实现反比通气（IRV）。

2. 压力或流量触发、压力限定、流量切换型 BiPAP　又称为双压力辅助通气，是目前无创通气型（NIV）呼吸机最常使用的模式，多由专用的 BiPAP 呼吸机进行，具有结构简单、便携可靠、调节方便等特点。BiPAP 呼吸机一般以专用的通气面（鼻）罩或鼻枕进行通气，多用于睡眠呼吸暂停或气管内插管前后暂时性呼吸功能辅助支持的患者，某些新型的机器甚至可以用于建立人工气道的患者。

使用前操作者（可以是医务人员或患者本人）需先设置两个压力水平，相当于吸气正压（IPAP）和呼气正压（EPAP）。工作开始后，吸气通常由患者自主呼吸的流量或压力触发，也可由预先设定的时间触发（呼吸暂停时），到达预设的 IPAP 后减速通气，以吸气流速或时间切换至呼气相。其运行模式类似于无创通气下的 PCV+PSV+PEEP。其临床使用优势主要在于：①流量触发敏感度较高，响应时间可缩短至 30ms 左右；②双水平动态气流供气，在呼吸机间断压力控制通气的基础上，允许患者的自主呼吸触发并进行压力辅助，既可减少患者的呼吸功，也增加了人机同步的耐受性；③在呼吸回路出现轻度漏气时，以持续的压力进行补偿，不影响预期通气量的实现；④多采用单一回路通气，气道阻力较小；⑤可用于机械通气向完全自主呼吸的锻炼和过渡，使用及撤除均方便快捷。

但其无创通气的特点也带来了明显的临床限制：①为避免反流误吸的风险增加，通常只能用于意识清醒和依从性较好的患者；②多不具备吸入器加温加湿的功能，易造成患者气道干燥；③当气道阻力较高或吸入气氧浓度较高（通常 >50%~60%）时，难以满足需要。

此类 BiPAP 通气模式与 CPAP 的主要区别见图 112-12。

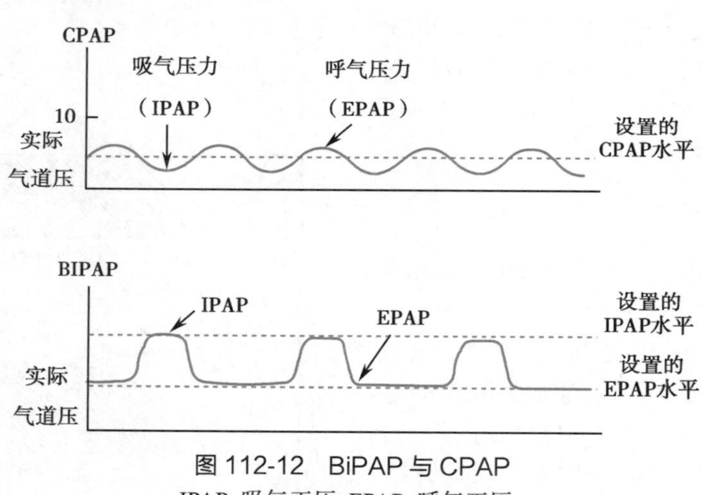

图 112-12　BiPAP 与 CPAP

IPAP，吸气正压；EPAP，呼气正压。

8

（二）压力增强模式（pressure augmentation，Paug）

压力增强模式（Paug），又称容量保证压力支持模式（volume assurance pressure supprot，VAPS）。该模式是将容量控制通气（VCV）时的恒定流速与 PSV 中的减速气流相结合，即 VCV 与 PSV 的结合。其本质上是一种容量和压力双控的同步辅助呼吸模式，以达到每一次触发的通气都能在压力限定下保证实现预设的潮气量。通常用于需要控制最小潮气量，同时又需要限制气道峰压的自主呼吸患者。

使用时，需先设定适当的 PSV 压力支持水平、目标潮气量和备用支持恒速流量。吸气相，呼吸机同时提供压力支持所需的按需性减速气流和 VCV 所需的预设恒速气流，同时持续监测实际输送的潮气量，并与目标潮气量相比较：①当实际潮气量≥目标潮气量时，即切换为呼气；②若预设压力（支持压力）已达到，而实际潮气量＜目标潮气量时，则减速气流中断，呼吸机继续以预设的恒速气流供气，直至实际潮气量≥预设潮气量再转为呼气（图 112-13）。

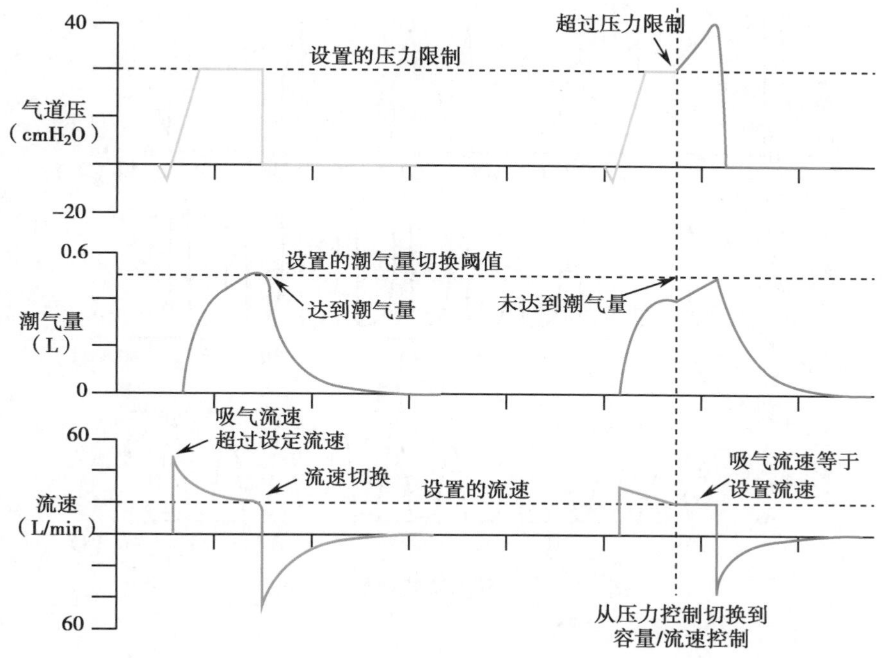

图 112-13　压力增强模式(Paug)

注意,在 Paug(或 VAPS)模式下,为了保证实现预设的潮气量,患者的实际气道峰压可能超过预设的 PSV 压力限制。该模式的主要缺点主要在于:①压力增强期间,患者可能出现人机不同步或对抗现象;②在患者自主呼吸节律出现障碍时,可能出现通气不足或窒息风险(无法启动)。

（三）压力调节容量控制(pressure regulated volume control,PRVC)

压力调节容量控制(PRVC)是一种时间、流量或压力启动,容量控制,压力限制,时间切换的通气模式。20 世纪 90 年代 Servo 300 呼吸机首次使用了这一模式,随后其他呼吸机上也出现了这一模式,但命名不同,有的称为自动流速(autoflow),有的称为 VC+。

PRVC 的特点是:呼吸机通过连续测定患者的胸肺总顺应性来自动调整压力切换水平,在保证达到预设潮气量的同时,最高压力不超过预设的压力上限。需先设置预期潮气量和最高压力上限,呼吸机以压力控制模式通气,力求以尽可能小的压力达到预设潮气量,以降低气道峰压和压力性损伤的风险。

开始工作时,呼吸机先以约 $5cmH_2O$ 的驱动压进行第一次通气,并自动测定患者的胸肺顺应性,计算出获得预设潮气量所需的通气压力。其后的 3~4 次呼吸,呼吸机按预设最高压力的 75% 进行通气,如实际潮气量低于预设值,则以后的通气压力以 $+3cmH_2O$ 的梯度递增,直至达到预设潮气量;若超出了预设潮气量,则以 $-3cmH_2O$ 的压力梯度递减通气,以保证在 4~5 个通气周期内达到预设潮气量,而实际通气压力处于呼气末压与最高压力上限之间动态变化(图 112-14)。

（四）压力限制容量控制(pressure limit volume control,PLVC)通气

PLVC 通气是一种压力、流量或时间启动、容量控制 + 压力限制、容量或时间切换的通气模式,属于 V-CMV 的一种改进模式。PLVC 尽管在名称上与 PRVC 极为相近,但两者在压力限制的方式上存在显著区别。

在 PRVC 模式下,呼吸机是从较小的驱动压($5cmH_2O$)开始,以压力递增或递减的方式,在设定的最高压力下动态调节驱动压,力求以最小的压力实现预设潮气量。

而在 PLVC 模式下,需首先设置潮气量和期望的 P_{plat} 时间(或百分比),并观察 V-CMV 时的 P_{plat} 压力,然后人为地将压力限制设定为略高于实际 P_{plat} 的水平(通常为 $P_{plat}+3cmH_2O$)。其后,呼吸机按预设的潮气量和 P_{plat} 时间进行通气,当实际 P_{max} 接近设定的压力限制时,自动减慢吸气流速,并在预设的吸气时间内输送剩余的潮气量,并保证 P_{max} 不超过预设的压力限制值。

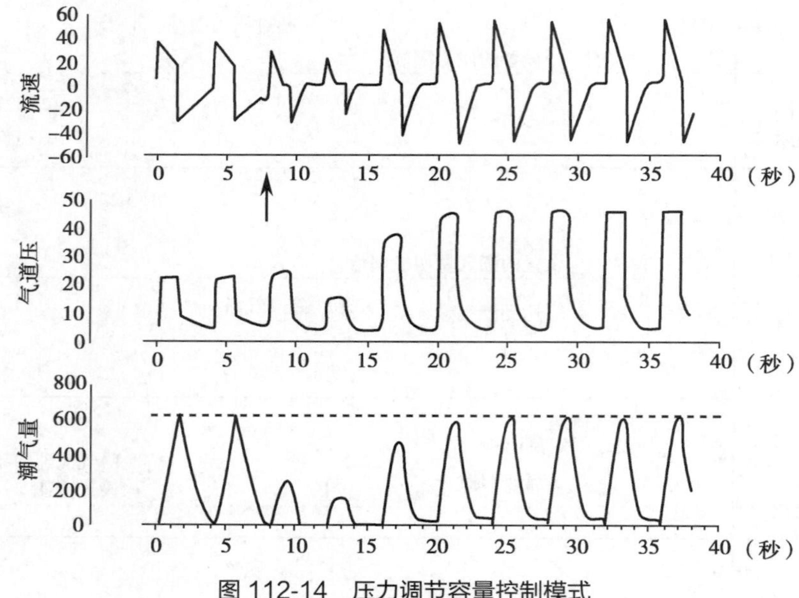

图 112-14　压力调节容量控制模式

因此，PLVC 通气本质上是通过减速通气的方式，在保证达到预设潮气量的同时，降低气道峰压。但若压力限定值设定的过低，则仍可能存在实际潮气量小于预设潮气量的风险。

（五）容量支持通气（volume support ventilation，VSV）

容量支持通气（VSV）与压力调节容量控制通气（PRVC）十分类似，也是一种压力支持容量控制的通气模式，主要用于完全的自主呼吸患者的辅助通气。其基本通气模式为 PSV，但为了保证每次吸气时都能达到预设的潮气量，呼吸机每次呼吸时均会按照测定的患者实际胸肺总顺应性自动调节压力支持的水平。其与 PRVC 的区别主要在于：VSV 是流速切换，当流速降低到预设的峰值流速百分比时切换为呼气。VSV 由患者自主呼吸触发、容量控制、流速切换。实际上，VSV 可以看作是 PRVC 与 PSV 的联合应用，患者自主呼吸存在时，以 VSV 进行通气；而当自主呼吸停止时，则自动切换为 PRVC 模式。

工作时，呼吸机以动态调节 PSV 压力的方式保证实现预设的潮气量。当患者自主呼吸增强、实际潮气量 > 预设潮气量时，呼吸机自动转为 PSV，但不终止呼吸辅助。最终，呼吸机总是能以最低的压力保证预设的潮气量的实现（图 112-15）。

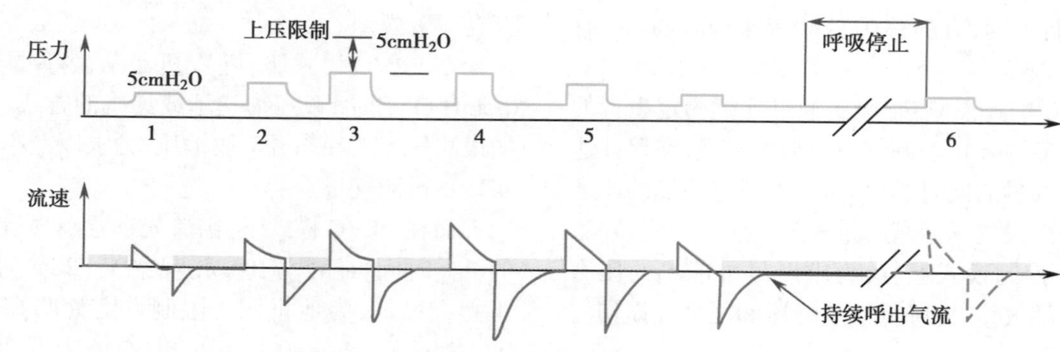

图 112-15　容量支持通气

1. 容量支持测试呼吸（5cmH$_2$O）；2. 压力逐步增加直到达到目标潮气量；3. 呼吸机提供的最大压力低于上压限制 5cmH$_2$O；4. 实际潮气量大于设定潮气量时，使压力降低；5. 患者可触发呼吸；6. 若患者自主呼吸停止，则呼吸机自动切换为 PRVC 模式。

(六) 气道压力释放通气(airway pressure release ventilation,APRV)

APRV是Stock和Downs等于1987年首先提出的一种双水平压力支持通气模式。其设计的初衷是在允许患者持续自主呼吸的前提下,在一个压力较高、持续时间较长的CPAP(相当于BiPAP的P_{high})水平上,短暂地将CPAP降低到一个较低的水平(相当于BiPAP的P_{low}),从而使ARDS等患者通过长时间的P_{high}维持肺泡开放,而通过短暂的气道压力释放以利于CO_2的排出,同时减少压力降低期间的肺泡萎陷。它也是一种时间触发、双水平压力限定、时间切换的通气模式。

由于APRV从最初的使用开始就没有对相关参数的设置(P_{high}/P_{low}和T_{high}/T_{low}等)作出明确的定义,因而无论是各种品牌的呼吸机还是各文献报道中,相关参数的设置和概念就极为混乱。目前ARPV仍属于一个没有明确定义的较笼统的术语,它与BiPAP没有本质上的区别,在许多国家和地区,尤其是欧洲,两者几乎可以通用。若要从定义上对两者进行严格的区分,可以认为:BiPAP对P_{high}/P_{low}的水平以及T_{high}/T_{low}的时间及两者的比率均无明确限制,可根据患者的实际通气需求动态调节和组合;而ARPV则要求$P_{high}>P_{low}$、$T_{high}>T_{low}$,且$T_{low}<1.0\sim1.5$秒。

(七) 反比通气(inverse ratio ventilation,IRV)

IRV是使吸气时间延长的一种通气方式。常规通气时吸呼比(I∶E)为1∶1.5~2,而反比通气时I∶E在1.1∶1~1.7∶1之间,最高可达4∶1,并可同时使用吸气末停顿(end-inspiratory pause,EIP)或低水平PEEP/CPAP。

反比通气的特点是吸气时间延长,气体在肺内停留时间长,产生类似PEEP的作用,由于FRC增加可防止肺泡萎陷,改善肺内气体的分布和交换,减少肺内分流,降低通气阻力。但IRV可使平均气道压力升高,心输出量减少和肺气压伤风险增多,CO_2排出可能受到影响,使用时还需监测氧输送;患者一般对IRV的耐受性较差,通常只限用于无自主呼吸的患者。

(八) 高频振荡(high frequency oscillation,HFO)通气

HFO是一个与大气相通的开放的通气系统,其通过提供大流量新鲜气体到呼吸回路中,由设备的振荡运动提供高频率的小潮气量来维持肺泡通气,并通过一个开放的端口排出气体。高频振荡通气所产生的潮气量通常低于解剖无效腔(1~3ml/kg),而频率达到3~15Hz(即1秒钟3~15次)。

高频振荡通气时,呼吸道内压较低,不易产生肺气压伤,而且对循环功能的影响较小。肺顺应性较差时,气流速度也不变,气体分布均匀,不与自主呼吸对抗,患者容易耐受,而且减少了镇静药和肌松药的使用。因为需与持续吹入的高频振荡气流相对抗,因而呼出气流受限,肺容量增多,FRC增加,有类似于内源性PEEP的作用。如呼吸参数调节适当,通气和氧合效果满意,能维持较高的PaO_2和正常的$PaCO_2$。

适应证为:①麻醉和手术中应用:喉镜检查及激光手术、支气管镜检查、气管和支气管重建手术、降主动脉瘤手术、声带手术、颞浅动脉与中脑动脉显微外科吻合术及体外碎石术等;②重危患者治疗:伴有休克的急性呼吸衰竭、急性心室功能不全、支气管胸膜瘘及气管切开或长期气管内插管的继发性损害等。

禁忌证为:①严重的慢性阻塞性肺部疾病;②哮喘状态。

第三节　机械通气的生理影响

现代机械通气均为正压通气,与正常自主呼吸时的负压驱动相比,都是“反生理”的通气方式,在给予患者呼吸功能支持的同时也会对机体造成一定的损害。因此,了解机械通气对生理的影响,有助于正确实施呼吸支持和选择最佳的通气方式,减少机械通气对人体的不良影响,提高疗效,预防和降低并发症的发生。

一、对呼吸生理的影响

(一) 对呼吸动力的影响

自主呼吸吸气时,胸腔内呈负压,使上呼吸道和肺泡间产生压力差;而正压通气吸气时,压力差增加,跨肺压升高,以克服气道阻力、胸廓及肺的弹性阻力。

1. 降低气道阻力　呼吸道阻力反映的是气流通过气管到肺泡的摩擦力，正常时 90% 为气流阻力，10% 为组织阻力。阻力的大小与气流的形式有关，层流时阻力与气道半径的 4 次方成反比；而湍流时则与气道半径的 5 次方成反比，所以气道口径是决定阻力的重要因素。机械通气使支气管和肺泡扩张，气道阻力降低，并易保持呼吸道通畅。

2. 提高病理状态下的肺顺应性　通常液泡（肺泡）的回缩力（液泡内的压强）与液泡的表面张力成正比，与液泡的半径成反比。在表面张力不变的情况下，小液泡内的压强（回缩力）会超过大液泡。而正常生理情况下，由于肺泡表面活性物质的存在，在肺泡处于不同大小状态时，肺泡表面活性物质的密度会随着肺泡体积的增大而相应减少，使肺泡表面张力趋于增大，以对抗因肺泡半径增加而引起的回缩力下降，从而维持肺泡在不同膨胀状态下的泡内压强基本不变。

而在 ARDS 等病理状态下，由于肺泡表面活性物质的减少或缺乏，使上述生理性张力调节机制受损。这时，机械通气通过增加肺泡的膨胀，而发挥了降低肺泡弹性回缩力、增加肺顺应性的作用；同时，PEEP 或 CPAP 可进一步增加 FRC，改善肺顺应性，减少肺部的充血和水肿。

3. 减少呼吸做功　呼吸功能不全时，患者呼吸困难，辅助呼吸肌参与工作，吸气和呼气都要用力，因而呼吸做功增加。使用机械通气后，尤其是呼吸同步较好者，在阻力降低和顺应性改善的同时，能量消耗和呼吸做功明显减少。

（二）对气体分布的影响

众所周知，无论生理或病理条件下，呼吸时气体在肺内不同区域的分布和排出都并非是同步而匀速进行的，在主气道流速相同的情况下，气体进入某一肺区的流速取决于该肺区的气道阻力（R），而进入该肺区的容量则取决于其顺应性（C），即该肺区的时间常数（C_T）。C_T 通常是指在固定气体流速的条件下，气体充满某弹性容积的空间所需要的时间。就肺脏而言，某一肺区的时间常数可以简单理解为该肺区的气道阻力与顺应性的乘积，及 $C_T = RC$。时间常数越大，气体充满该弹性空间的时间越长，排空越晚；时间常数越小，则充满时间越短，排空越早。正是由于不同肺区时间常数上存在差异，才造成了机体肺脏在吸气和呼气相均存在气体分布不均。

正常自主呼吸时，吸气气流接近缓升缓降的正弦波，流速较慢，主要为层流，肺内气体分布由肺内压的垂直阶差和静止肺弹性所决定。直立位下，由于重力、膈肌和肋间肌对肺膨胀的影响，肺下垂区及边缘部位（靠近胸壁和膈肌）肺组织的压力 - 容量曲线位于中段较陡直部分，时间常数较小，顺应性较大，通气量及气体交换均较好，其他无关区及支气管周围的肺组织顺应性较低，时间常数较大（图 112-16）。胸廓形状、呼吸肌活动及局部胸内压垂直阶差及肺部病变和体位等均可影响气体分布。

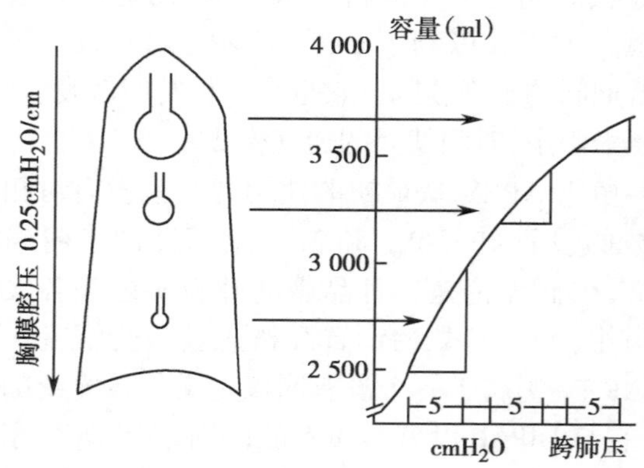

图 112-16　直立位下肺的压力 - 容量曲线

机械通气时，膈肌主动式运动受限或消失，其运动多为正压驱动肺膨胀而引起的被动式运动，加上腹内压的影响，因而正压气体先进入支气管中央部位的肺组织，上述无关区域的膈肌移动较下垂区大，通气量及气体交换较好，下垂区和边缘部位的通气较差，与自主呼吸时正好相反。且正压通气常用的恒速高速气流或减速气流易致湍流形成，增加了气道阻力，使通气分布更加不均匀。

因此，机械通气过程中适当加用 PEEP 或 CPAP、采用 PCV 减速气流通气、反比通气以及尽量保留患者的自主呼吸等措施均有助于改善气体在肺内的分布。

（三）对通气 / 血流比值的影响

机械通气时，如各项呼吸参数调节适当，则通气量增加，无效腔量减少，尤其是用 PEEP 或 CPAP 者，FRC 增多，可改善通气 / 血流比值，使氧分压升高，肺内分流减少。但如潮气量过大或跨肺压过高，则肺泡扩张，通气过度，反可能压迫肺毛细血管，使血流灌注减少，通气 / 血流比失调，肺内分流反可增高。

（四）对气体交换的影响

理论上，机械通气对肺气体交换的影响取决于通气模式及参数的设置是否恰当，若设置适当，总体上可通过以下途径改善患者的肺内气体交换功能：①正压通气和肺膨胀措施有助于复张病理性损伤的肺泡，使弥散面积增大；②气道正压有助于减少肺毛细血管的渗出，减轻水肿，缩小气体交换的弥散距离；③通过增加 FiO_2 提高肺泡内氧分压，改善氧合。

（五）对酸碱平衡的影响

机械通气时，许多因素可影响呼吸机工作，因此改变氧合和通气效果，如通气不足，则 $PaCO_2$ 升高，出现发生呼吸性酸中毒；如通气过度，则 $PaCO_2$ 降低，可引起呼吸性碱中毒。

二、对心血管功能的影响

自主呼吸时，随着呼吸周期中吸气相和呼气相的转换，右房压（RAP）、右室压（RVP）和血压也可出现周期性波动，这与吸气时胸内压增加、肺血管扩张、较多血储存在肺内有关。若同步测量肺动脉和主动脉的血流量，可发现左右心室每搏量（SV）的变化存在不同：吸气时，右心室 SV 增加，呼气时减少；而左心室的 SV 呈相反变化，这说明吸气期右心室的后负荷降低。

机械通气时，由于肺内压和胸内压的升高，产生的跨肺压传递至肺血管和心腔，可引起复杂且与自主呼吸完全不同的心血管功能变化。当肺部有病变（肺水肿、肺炎等）时，肺顺应性降低，肺不易扩张，而肺泡内升高的压力不能传递到肺毛细血管，使跨肺压也升高（图 112-17）。因此，正压通气对心血管功能的影响主要取决于气道压的高低。此外，分析气道压力的波形可看出，作用于气道和肺泡的总压力由许多瞬时压力组成，总体上气道压力波形下面积越大，则对心血管的影响也越大（图 112-18）。

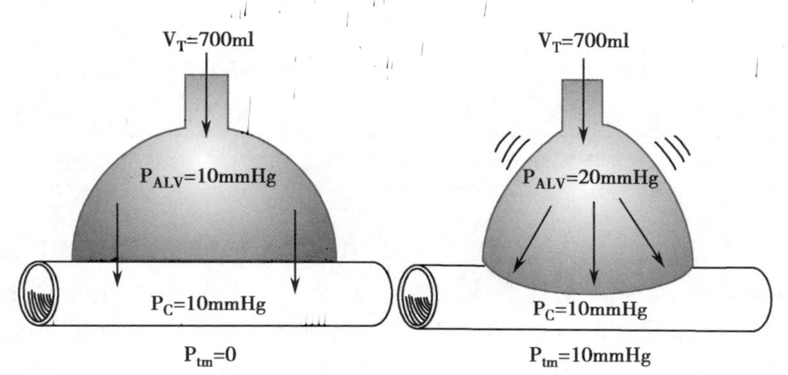

图 112-17 正常肺和病变肺（顺应性低）的肺泡内压力传至肺毛细血管，正常肺泡的跨壁压较低（Ptm=0），而病变肺泡的跨壁压较高（Ptm=10mmHg）；VT= 潮气量，PALV= 肺泡压，Pc= 肺毛细血管静水压，Ptm= 肺毛细血管跨壁压

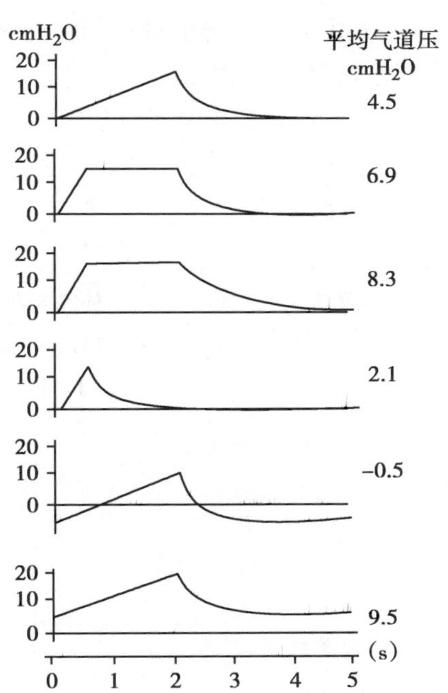

图 112-18 压力曲线波形下面积与平均气道压的关系

（一）右心功能的变化

1. 右心室前负荷 IPPV 和 PEEP 使气道内压升高，胸内压也随之升高，使外周血管回流至右心房受阻，回心血量减少。另外，气道内压升高虽然能使心室内压升高，但右心室舒张期跨壁压因胸内压的升高反而降低（右心室跨壁压 = 右心室内压—胸内压），所以右心室舒张末容量也减少。这提示，胸内压升高可直接压迫心脏，使心室顺应性和舒张末容量减少、心输出量（cardiac output，CO）降低。

2. 右心室后负荷 IPPV 使肺容量增加，肺动脉、静脉的主要分支扩张，血流阻力下降，但因肺泡内毛细血管拉长变窄，使肺血管阻力（PVR）升高。若是 ARDS 患者，发生缺氧性肺血管收缩（HPV）、渗透性增加、肺顺应性降低，则右心室后负荷升高更多。

3. 右心室收缩性 多数接受 IPPV 和 PEEP 的患者，右心室的收缩力不受影响，但缺血性心脏病患者，可能影响到右心室功能。

（二）左心功能的变化

1. 左心室前负荷 IPPV 和 PEEP 可使左心室前负荷降低，其发生机制可能可从三方面解释：①右心室前负荷降低，引起左心室前负荷也降低；②肺血管阻力升高，右心室后负荷增加；③由于右心室后负荷增加，改变了心室舒张期顺应性，左右心室舒张末跨壁压均降低，但左心室充盈压比右心室降低较多，室间隔左移，因而左心室顺应性降低。

2. 左心室后负荷 一般地，机械通气时血压和全身血管阻力不变或轻度下降。胸内压升高，使大血管外压力也升高，所以，左心室壁张力减少，左心室后负荷降低。

3. 左心室收缩性 动物实验和临床试验均证实，IPPV 和 PEEP 对左心室收缩性无明显影响。

表 112-3 列出了自主呼吸和机械通气对血流动力学影响的主要区别。

表 112-3 自主呼吸与机械通气对血流动力学影响的比较

呼吸模式	呼吸相	胸腔内压	右心室充盈和每搏量	右心室排出量	左心室充盈和每搏量	左心室排出量
自主呼吸	主动吸气	负压 $-7cmH_2O$	增加	增加	减少	减少
	被动呼气	负压 $-2cmH_2O$	相对减少	减少	增加	增加
机械通气	被动吸气	正压	减少	减少	增加[a]	增加[b]
	被动呼气	正压或 $0cmH_2O$	相对增加	相对增加	减少	减少

[a] 正压吸气后初始的 3~5 次心跳的每搏量增加；随后，由于胸腔内正压升高，限制了心脏的扩张和充盈，使每搏量减少。[b] 若正压吸气时间过长，则左心室每搏量可减少。

（三）心率

理论上静脉回流减少时，心率反射性增快，以补偿 SV，维持正常 CO。过度通气时，可能发生迷走神经反射（肺牵张反射），使心率减慢。但实验和临床资料均证明，IPPV 和 PEEP 对心率无明显影响。

三、对肾功能的影响

总体而言，机械通气时，胸腔内压力的升高直接影响循环功能，导致出现心输出量下降和肾血流量减少的趋势；加上相应的神经内分泌系统的变化，最终出现体内水钠潴留和尿量减少的倾向，其具体机制见图 112-19。其严重程度除了与机械通气压力的大小直接相关外，还与患者的循环状态、肾功能的改变及肺损伤的严重程度等密切相关。通常仅在因严重急性缺氧而引起肾功能不全的情况下，机械通气可通过改善全身和肾脏的氧供而使肾功能出现迅速好转。

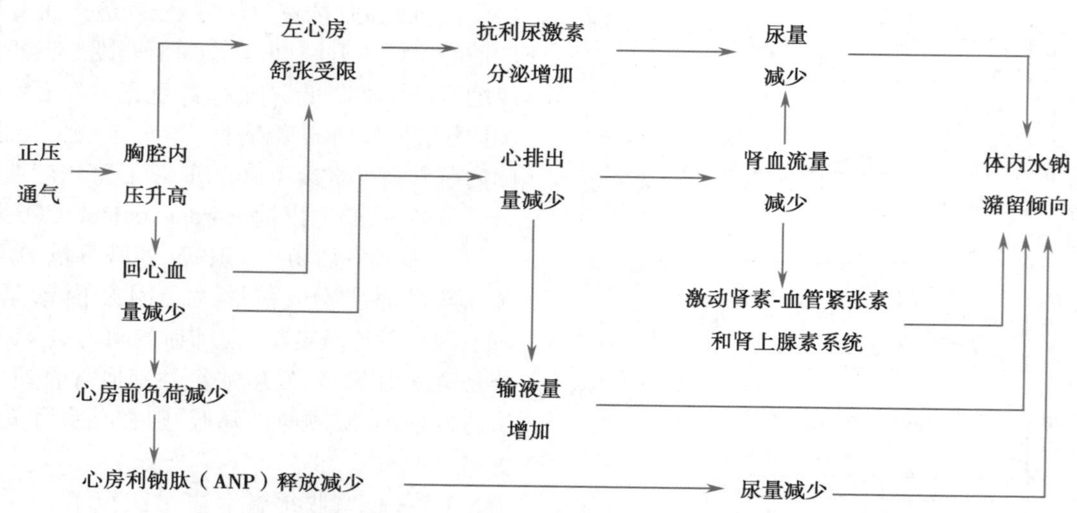

图 112-19 机械通气时出现水钠潴留倾向的发生机制

四、对中枢神经系统的影响

机械通气对中枢神经系统的影响，首先表现在正压通气后肺泡扩张，刺激了肺的牵张感受器，通过传入神经，抑制吸气。因此，尤其是潮气量较大时，可致自主呼吸停止。与此同时，脑血流(CBF)和颅内压(ICP)也能发生变化。脑血管对 $PaCO_2$ 变化十分敏感，通气不足时 CO_2 潴留，脑血管扩张，脑血流量(CBF)增多，出现颅内压(ICP)升高趋势；过度通气时，CO_2 排出增加，$PaCO_2$ 降低，脑小动脉收缩，CBF 减少，ICP 下降，甚至可出现眩晕和昏厥等缺血性改变。用PEEP时，特别是高水平 PEEP(大于 20cmH_2O)，头部静脉回流受阻，静脉压上升，血液淤积在头部，脑容量增多，ICP 升高。

五、对消化系统的影响

持续应用正压机械通气治疗数日以上，特别是使用高水平 PEEP 的，可因胸内压升高，下腔静脉回流障碍使下腔静脉淤血、门脉压升高而出现胃肠静脉淤血，导致胃肠功能下降，可出现腹胀、胃肠胀气，严重的可能诱发消化道出血、应激性溃疡等。加上机械通气所致的心输出量下降、危重病患者胃肠道供血不足倾向以及机械通气诱发的应激反应增加等因素，均可使患者消化系统并发症的风险显著升高，尤其是对于原有消化道溃疡、门脉高压和食管静脉曲张等患者，更应警惕消化道出血和穿孔的风险。

第四节　常规通气的适应证、禁忌证和实施方法

一、适应证

识别患者是否需要机械通气以及人工气道的选择都是临床医师的必备技能。临床实践中，通常会根据动脉血气结果确定患者呼吸功能障碍的原因及严重程度，并考虑是否需要机械通气。近年来，也会根据通气力学检测结果来判断患者是否需要使用机械通气，或是否可以脱离呼吸机支持。

机械通气的标准指征通常包括：①窒息或完全呼吸停止；②急性呼吸衰竭；③常规氧疗无改善的顽固性低氧伴有呼吸功增加或无效呼吸模式。需要指出的是，没有任何一个单一固定的 PaO_2、SpO_2 或 pH 临界值可以用来判断有创通气指征和使用时机。临床医师需根据患者的病史、体格检查、动脉血气评估、预后以及患者本人或家属的意愿等决定是否施行气管内插管机械通气。一些事先已经签署放弃抢救性治疗的终末期患者，尽管机械通气或许能暂时延长生命，但却不能改变病程的预后结果，则也没有必要施行机械通气。

急性呼吸衰竭(acute respiratory failure，ARF)是机械通气的常见指征，其定义是指呼吸运动缺失或不足以维持足够的氧摄取和二氧化碳清除，即低氧性呼吸衰竭和高碳酸血症性呼吸衰竭。ARF 临床也可以定义为不能维持 PaO_2、$PaCO_2$ 和 pH 值在可接受的水平。这些指标的临界水平通常是指：①在正常大气压下 PaO_2 低于患者年龄相应的正常范围下限；② $PaCO_2>50mmHg$ 或进行性持续升高；③ pH 值 <7.25 以下。

机械通气按呼吸机与患者的联接方式不同分为有创机械通气和无创机械通气。有创机械通气是指呼吸机通过气管内插管、喉罩或者气管切开导管等人工气道与患者气道相连接进行机械通气的方式。无创机械通气是指呼吸机通过面罩或者鼻部导管等与呼吸机相连接进行通气的方式。有关无创机械通气将在本章第五节详述。

有创机械通气的适应证主要包括以下方面：

1. 麻醉和术中应用；

2. 窒息或突发的呼吸心搏骤停；

3. 急性加重的慢性阻塞性肺疾病(COPD)伴有呼吸困难、心动过速和急性呼吸性酸中毒(高碳酸血症和动脉血 pH 降低)，另加下列至少一种情况者：

(1)急性心血管状态不稳定。

(2)神志状态改变或持续不配合。

(3)无气道自我保护功能。

(4)大量或异常黏稠的分泌物。

(5)颜面或上呼吸道畸形不能进行有效的无创正压通气。

4. 神经肌肉疾病致急性通气功能不全，伴有下列任一情况者：

(1)急性呼吸性酸中毒(高碳酸血症和动脉血

pH 降低)。

(2)肺活量持续下降至 10~15mL/kg 以下。

(3)最大吸气负压持续降低到 −20~−30cmH_2O 以下(绝对值下降)。

5. 急性低氧性呼吸衰竭伴有心动过速、呼吸窘迫,给予高流速吸氧设备提高吸入氧浓度(FiO_2)不能改善的持续低氧状态或出现下列任一情况者:

(1)急性心血管状态不稳定。

(2)神志状态改变或持续不配合。

(3)不能自我保护的呼吸道。

6. 需要气管内插管维持或保护气道,或处理分泌物,存在下列因素者可行机械通气:

• 气管内导管(ET)内径(ID)≤ 7mm,且分钟通气量 >10L/min。

• 气管内导管 ID ≤ 8mm,且分钟通气量 >15L/min。

7. 经其他积极治疗措施尝试无效的以下情况是紧急气管内插管和有创正压通气的指征:

• 呼吸困难,急性呼吸窘迫。

• COPD 急性恶化。

• 急性重症哮喘。

• 存在免疫抑制的急性低氧性呼吸衰竭患者。

• 低氧血症是单一病征。

• 创伤性脑损伤。

• 连枷胸。

二、实施方法

(一) 建立通畅的呼吸道

短期使用机械通气可选用气管内插管或置入喉罩,需要长期治疗者可考虑行气管切开术。

1. 气管内插管　气管内插管方法简便、迅速,可使解剖无效腔量减少约 50%。气管导管留置期间会影响进食、患者极不舒服,需用较多镇静药,长期插管可损伤咽喉部,使气管黏膜糜烂、感染甚至坏死。经鼻插管有利于导管固定和口腔卫生,但也有引起鼻出血和鼻窦炎的顾虑,目前已经不推荐常规经鼻气管内插管。有创通气患者中,约 75% 采用气管内插管,而其中 95% 为经口气管内插管,5% 为经鼻气管内插管。气管内插管的可留置时间不仅取决于患者的病情需要和预后判断,还有赖于护理质量的高低和导管的选择,当前已不推荐单纯以气管内导管的留置时间作为判断是否需将气管内导管转换为气管切开套管的依据。

2. 喉罩(LMA)通气　作为声门上人工气道的一种,喉罩通气主要用于下列情况:①对不需要气管内插管的半昏迷患者进行自主呼吸的管理;②避免气管内插管引起的不良影响;③不耐受气管内插管患者撤机时的临时使用;④气管内插管失败后作为紧急通气的措施。但需要特别注意的是,在高气道压情况下 LMA 通气可能会出现漏气,而且 LMA 也不能有效防止胃内容物的反流误吸。因此,喉罩通气不可用于需要长时间机械通气以及存在气道和消化道梗阻的患者。

3. 气管切开　气管切开的优点在于分泌物容易清除,呼吸道阻力及无效腔明显减少,不影响经口进食,可减少镇静镇痛药用量,适于长时间机械通气。其缺点是丧失了呼吸道的保温、保湿功能,增加呼吸道感染的机会;手术操作有可能损伤周围血管神经的风险;长时间留置有导致气管出血、溃疡和狭窄的风险。

(二) 呼吸参数的设置和调节

1. 通气量　足够的肺泡通气量是为了满足机体代谢的需要,正确估计和调节通气量是保证有效机械通气的必要条件。正常健康成人 CO_2 每分钟约生成 200ml,耗氧约 250ml。但随着代谢水平的升高,氧耗量和 CO_2 产出量也会相应增加。

机体的基础代谢率与患者性别和体表面积(BSA)相关。据估算,男性的分钟通气量约为体表面积的 4 倍,而女性则为 3.5 倍。体温升高可使代谢率明显增加,通常体温每升高 1℃,分钟通气量即要增加 10% 左右;反之,体温下降 1℃,分钟通气量减少 10% 左右。若患者出现代谢性酸中毒,分钟通气量也要增加 20%。

例如,一 55 岁男性患者,体重 65kg,身高 170cm,体温为 39℃。若要估算其机械通气时的分钟通气量,首先可根据 Dubions 体表面积计算表(图 112-20)查出其 BSA 约为 1.8m^2,则对应的基础分钟通气量约为 1.8 × 4=7.2L/min;而患者体温为 39℃,则需要增加 20% 的分钟通气量,总的分钟通气量为 7.2 × (1+20%)=8.64L/min。

通常呼吸机设置参数时并不直接设置分钟通气量,而是设置潮气量(Vt)和呼吸频率(RR)。分钟通气量(VE)= 潮气量(Vt)× 呼吸频率(RR)。正常成人 Vt 约 5~7ml/kg,自主呼吸频率约 12~18 次 /min,按理想体重计算的分钟通气量约为 100ml/(kg·min)。机械通气时,Vt 设置通常按成人 5~8ml/kg 标准体重,婴幼儿为 4~8ml/kg 标准体重计算。

8

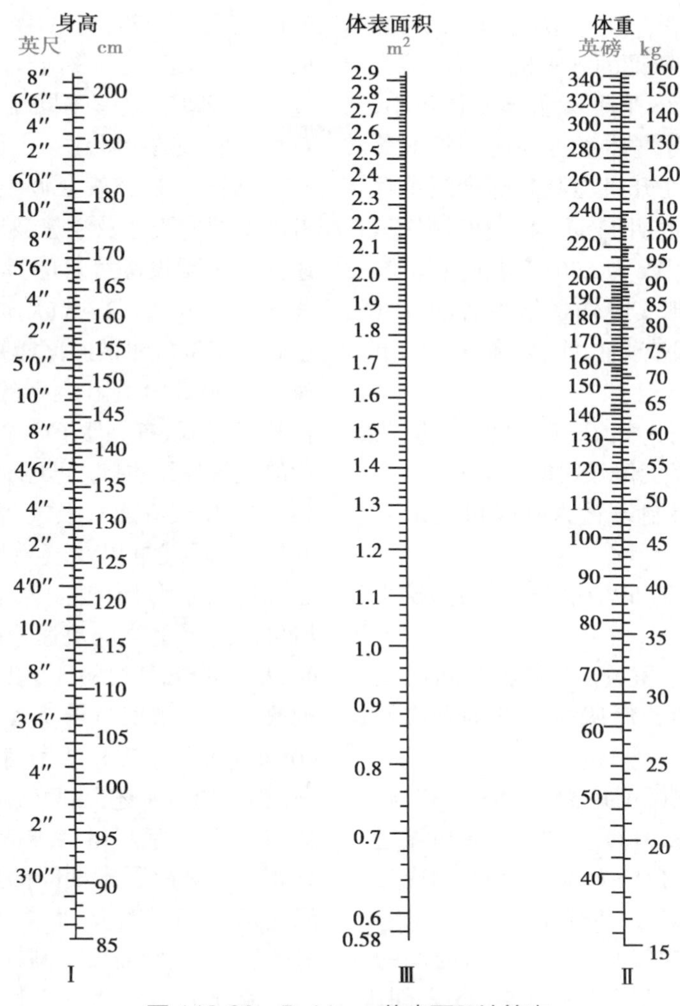

图 112-20 Dubions 体表面积计算表

其中标准体重的计算公式为：中国男性标准体重 = 身高（cm）-105；中国女性标准体重 = 身高（cm）-100。前述示例患者按标准体重计算的 Vt 约为 350~500ml。

在 20 世纪 70~90 年代期间，麻醉科医师常担心小潮气量可致通气不足和肺不张，通常给予 10~15ml/kg 实际体重的潮气量。这种大潮气量通气尽管可以保证氧合和通气量，但其并不正确，因为成年人的肺脏并不随体重增加而增加。本世纪以来，越来越多的实验与临床研究均证实，大潮气量通气可增加呼吸机相关性肺损伤（ventilator induced lung injury，VILI；又称 ventilator associated lung injury，VALI）的风险，使相关死亡率增加。但须注意，随着体重的增加，分钟通气量的需求也增加，这可通过调整 RR 来达到所需要的分钟通气量。前述患者的呼吸频率则需要约 18 次 /min。

机械通气患者 Vt 的设置应当根据患者的肺部情况决定，通常按照生理呼吸的 Vt 和呼吸频率设置，即 Vt 为 5~7ml/kg，频率 10~20 次 /min。但 COPD 或哮喘患者，因为其气道阻力显著增加，尤以呼气性呼吸困难更明显，且肺内分流量亦明显增加，因而生理性 Vt 和 RR 难以满足机体的通气需求，故而初始 Vt 一般设置为 8~10ml/kg，频率为 8~12 次 /min，以改善通气分布并利于 CO_2 的排出。而对于急性或慢性限制性肺疾患的患者，如肺纤维化或重症 ARDS 患者，其适合的初始 Vt 为 4~6ml/kg，频率为 15~25 次 /min，以降低平均气道压，减轻 VILI。但对这类患者，过快的呼吸频率导致呼气时间缩短，内源性 PEEP（auto-PEEP）增加，潮气量的设置应当尽量使气道平台压低于 30cmH_2O，并调整呼吸频率以减少内源性 PEEP。

前面所述的 Vt 是呼吸机设置的潮气量，但这个容量的气体在吸入相并没有全部进入患者的呼吸系统，有一部分气体会留存在呼吸机管道回路中。但这部分气体随着呼气相气道压力的减少，可通过呼气阀排出，这就是所谓的呼吸机的可压缩容量。尽管这部分气体量较小，但婴幼儿本身体重小，Vt量也比较小，则这部分气体所占的比例将显著增加。有些现代呼吸机在开机检测时即会测量呼吸机回路中的可压缩容量，并自动在设置的潮气量上进行容量补偿，即设置Vt为500ml，若呼吸机测得可压缩容量为54ml，则实际输送给患者的潮气量为554ml。若呼吸机没有此功能，则需要按如下步骤计算：

(1) 确保呼吸机回路密闭，设定潮气量为100~200ml，PEEP为0，吸气停顿时间2秒；

(2) 将呼吸机压力限制设置为呼吸机的最高值，防止压力切换；

(3) 堵住呼吸机管路的Y型接头，手动切换为吸气状态；

(4) 记录管道的平台压(P_{plat})和呼气阀门处监测到的容量，由此计算出呼吸机管路的顺应性(C_T)。

若测得的容量为200ml，P_{plat}为70cmH$_2$O，则C_T为200 ÷ 70 = 2.9(ml/cmH$_2$O)。如果患者机械通气时Vt为500ml，气道平台压为30cmH$_2$O，则应当设置的潮气量为500+30 × 2.9=587ml。

2. 吸呼比　即机械通气时吸气与呼气时间的比值，通常吸呼比(I∶E)设置为1∶1.5~2.5之间；COPD及高碳酸血症患者的呼气时间宜适当延长，采用1∶2.5~1∶4以利于二氧化碳排出；限制性通气功能障碍及呼吸性碱中毒患者，可用1∶1的吸呼比，使吸气时间适当延长，利于在较快频率通气情况下的CO_2排出。吸气末停顿(end-inspiratory pause，EIP)可使潮气量分布趋于更加均匀，改善低V/Q比值，但也可使气道内压升高。通常EIP约占吸气时间的5%~15%。若I∶E为2∶或3∶1则为反比通气，其可增加平均气道压和无效腔量，减少静脉血回流和心输出量，并使内源性PEEP增加。反比通气临床应用较少，仅用于重症ARDS患者以改善氧合。

呼吸机实际I∶E的调节通常由患者需要的机械通气频率、潮气量以及呼吸机的气体流速等动态确定。潮气量和呼吸频率的大小按前述计算所得，设定好潮气量与呼吸频率后，再设定I∶E。不同呼吸机的I∶E设置并不一样，部分呼吸机可直接设置所需的I∶E，操作简单而直接。而另一部分呼吸机则需要通过调整吸气时间和呼吸频率，间接调整I∶E；有些呼吸机甚至需要通过调整吸气流速和预期潮气量来间接调整吸气时间，这时则往往需要通过计算或动态观察不同流速气流对I∶E的影响来获得所期望的吸呼比。

调整I∶E必然会调整吸气时间，其设置需要考虑不同的流速及流速波形的影响，因为不同的流速使达到预设潮气量的吸气时间也不同。临床实践为操作方便，通常选用恒定流速。而流速越高，达到设定潮气量的时间越短，即吸气时间越短。流速高可能对气道阻力高的COPD患者有利，可延长呼气时间，有利于CO_2的排出。但流速过高，患者的吸气峰压也随之明显增高。

3. 吸气流速　吸气流速直接涉及气道阻力、顺应性、潮气量以及气道压力的变化。应结合气道峰压与平台压的差(动态顺应性)来调节流速，尽可能选择适当的流速，在能保证合适的Vt的同时，尽量降低气道峰压，以适应患者肺脏的病理生理改变。一般吸气流速设置为40~80L/min(常用60L/min)，并按实际使用情况和不同的目的进行动态调节。如前所述，高吸气流速可使吸气时间缩短，达到预设Vt后可继续维持一定的EIP以改善通气分布。围麻醉手术期间的成年患者通常用较低的流速即可满足需要，而对严重ARDS或者严重缺氧的患者，通常需要较高的吸气流速。

流速波形常用的为恒速方波、正弦波或减速波(图112-21)。恒速方波操作简单，临床应用最多，在相同峰值流速的情况下，其达到预设潮气量所需的吸气时间最短。有研究认为，正弦波气流比恒速方波更利于吸入气体的分布，但仍需临床进一步验证。在哮喘等气道高反应患者中，正弦波产生的气道峰压比恒速方波更高。减速波可能与生理吸气相似，患者有自主呼吸的情况下更能满足其需要。

了解不同流速波形有助于加深对各种通气模式的基本原理及其对患者呼吸循环等生理功能的影响等的理解。现代呼吸机的大多数通气模式下，已不需要常规设置吸气流速，而是由机器自身根据所选择的模式和患者的实际情况自动调节。多数需要设置吸气流速的呼吸机要求设置的也仅是恒速方波的流速，以手动调节I∶E。有些通气模式下虽并不需要设置吸气流速，但需要设置气道压力波形中上升支的斜率(slope)或气道压达峰时间所占吸气时间的百分比，其本质上也是通过手动设置气道压力的达峰时间，由呼吸机自动选择所需的吸气流速。

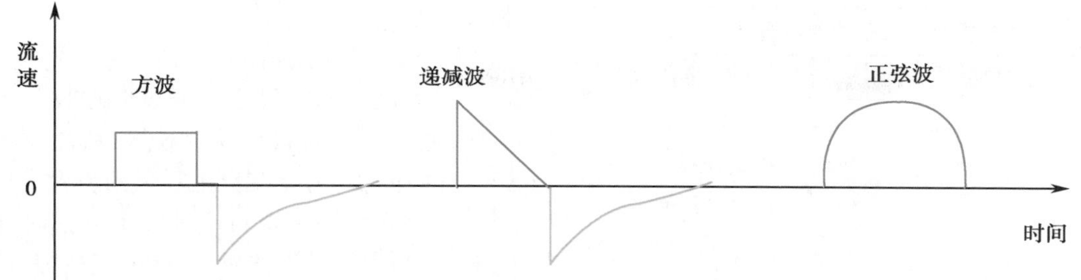

图 112-21 气体流速波形示意图

4. 通气压力 通气压力的高低由胸肺顺应性、气道通畅程度、潮气量多少及吸气流速等因素决定。应力求以最低通气压力获得适当的潮气量，同时不影响循环功能为原则。正常情况下，自主呼吸时人体的肺总顺应性约为 50~100ml/cmH_2O。机械通气时，“反生理”性的正压通气使肺总顺应性约下降一半，仅为约 25~50ml/cmH_2O。照此计算，健康成年人正常潮气量机械通气时的气道压力约为 15~20cmH_2O；儿童的胸肺顺应性较好，气道压约为 10~15cmH_2O。因此，在压力控制通气（PCV）时，可以以 PEEP+15~20cmH_2O 的水平设置初始的压力限定，并根据实测潮气量与预期潮气量之间的差值大小予以适当调整。压力支持通气（PSV）时，则如前所述，由较低的压力辅助（5~7cmH_2O）开始，根据患者的实际情况和通气辅助的目标予以适当增减。出现下列情况时，常可导致通气压力升高，应及时发现并处理：①胸肺顺应性降低；②呼吸道部分或完全梗阻，包括导管扭曲或分泌物过多等；③患者自主呼吸与呼吸机对抗。

5. 吸入氧浓度（FiO_2） 选择合适的的 FiO_2 是为了达到临床可以接受的 PaO_2（60~100mmHg）水平，纠正患者的低氧状态。FiO_2 的估算可按下列公式估算：

$$\text{所需 } FiO_2=\frac{[\text{目标 } PaO_2 \times \text{ 当前 } FiO_2]}{\text{当前 } PaO_2} \quad (112\text{-}1)$$

虽然盲目增加 FiO_2 可以显著提高 PaO_2，但同时也带来了氧中毒之虞，尤其是婴幼儿患者。尽管目前多数认为病理状态下的肺组织（如 ARDS 患者）对高 FiO_2 的耐受性要高于健康人的肺组织，但总体上仍缺乏循证医学的证据，且个体差异明显。通常认为，不同水平 FiO_2 通气的“安全时限”相差显著，例如，100% 纯氧通气的安全时限仅 6~8 小时；而 50% 氧浓度的安全时限可延长至约 350 小时。另外，随着 FiO_2 的升高，机械通气相关性肺不张的发生率和严重程度也明显上升。因此，选择 FiO_2 的基本原则是：以尽可能低的 FiO_2 和通气参数的“最佳组合”迅速纠正患者的低氧血症。

若患者机械通气前即已存在严重低氧，而当前动脉血气结果未知，临床实践中通常开始即给予 100% 的 FiO_2，10~20 分钟后根据动脉血气结果调整 FiO_2。若 FiO_2>60% 时低氧血症仍不改善，不可盲目提高 FiO_2，可尝试提高 PEEP 或 CPAP、间断肺膨胀（肺保护性通气策略）、适当延长吸气时间和 / 或加用吸气末停顿（EIP）等措施。当然，当上述措施仍不能纠正低氧时，也不必过分拘泥于所谓“FiO_2 的限制”，以能迅速而持续地纠正患者的低氧血症为第一要务。

6. 触发灵敏度 呼吸机的自主呼吸触发方式通常有压力触发或流量触发两种方式。流速触发通常设置范围为 1~5L/min，压力触发灵敏度为 −1~−5cmH_2O。灵敏度越高，患者触发所需的呼吸功越少，越容易人机同步，但也越容易引起误触发或被患者“无效”的浅快呼吸触发，导致通气过度甚至人机对抗（难以同步）。

如前所述，目前临床多应用流量触发，因为在患者相同吸气努力的情况下，流量触发所需的呼吸机响应时间较短，易于同步，耐受性也较高。压力触发时，需要呼吸机先关闭呼气阀，保证整个呼吸回路密闭，患者自主吸气努力才能使回路中压力下降到触发值，压力下降使吸气阀开放，开始给患者提供气流。而流量触发下，不必关闭呼气阀，呼气时回路中的持续气流使吸气阀保持开放，患者自主吸气努力时，这种方式可以立即提供吸气气流。

7. 呼吸参数的调节 合理调节机械通气各类参数是机械通气治疗的必备条件。否则，非但达不到治疗目的，相反却会引起各种并发症，严重时能直接导致死亡。应依据动脉血气分析指标、心脏功能和血流动力学状况，对常用呼吸参数进行动态调节，其一般原则见表 112-4。

表 112-4　血气分析结果和各项参数调节

血气变化	呼吸参数调节
$PaCO_2$ 过高，PaO_2 变化不大	Vt ↑，RR ↑，Paw ↓
$PaCO_2$ 过低	Vt ↓，RR ↓，Paw ↓
$PaCO_2$ 过高	Vt ↑，RR ↑，PEEP ↓
PaO_2 过低	FiO_2 ↑，PEEP ↑，吸气时间↑，加用 EIP
$PaCO_2$ 过高 +PaO_2 过低	Vt ↑，RR ↑，PEEP ↑，吸气时间↑，FiO_2 ↑
$PaCO_2$ 过高 +PaO_2 正常	Vt ↑，RR ↑，Paw ↑，PEEP ↓

(1) 动脉血气分析指标：PaO_2 是低氧血症是否被纠正的标准。当 $PaO_2 \geq 60mmHg$，说明所设置的参数基本合理，如果 FiO_2 已降至 40%~50%，首先考虑降低 PEEP 或 CPAP 水平、缩短延长的吸气时间，待 PaO_2 稳定一段时间后再调整 FiO_2，直至降低至准备脱机前的水平；如果所设置的 FiO_2 水平较高，应优先考虑降低 FiO_2，直至降低至相对安全的水平(FiO_2 40%~50%)。当 $PaO_2 < 60mmHg$ 时，应采用各种纠正低氧血症的方法，如增加 Vt、延长吸气时间、增加吸气保持或吸气屏气的时间、应用 PEEP、提高 FiO_2 等，并观察疗效，酌情选择最佳组合。应用机械通气纠正不同病理生理改变造成的低氧血症的过程复杂，只有通过大量临床实践才能深入理解和掌握。

$PaCO_2$ 是判断呼吸性酸、碱中毒的主要指标。呼吸性酸中毒预示通气不足；呼吸性碱中毒预示通气过度。机械通气治疗时，$PaCO_2<35mmHg$，提示过度通气，应降低 Vt、缩短呼气时间；$PaCO_2>45mmHg$，提示通气不足，应保持呼吸道通畅，增加 Vt、MV、呼吸频率和延长呼气时间。

但在危重病患者的治疗中需要特别注意的是，患者 $PaCO_2$ 的变化并非单纯由呼吸因素所决定。对于长时间代谢性或混合性酸碱平衡紊乱的患者，此时的 $PaCO_2$ 改变可能是对代谢性酸碱平衡紊乱的呼吸代偿的结果，过度或过快地“纠正”$PaCO_2$ 的“异常”，则可能导致新的酸碱失衡，造成 pH 值的显著变化。因此，呼吸机参数的调节还必须根据患者的实际病理生理改变加以综合考量，切忌简单机械地生搬硬套。

(2) 心功能和血流动力学状况：已存在严重心功能障碍和血流动力学紊乱的患者，应尽量降低气道峰压和平均气道压，慎用吸气延长、吸气末屏气和反比通气等。

(三) 同步与对抗问题

患者微弱的吸气努力就可使呼吸道出现轻微负压，通过触发装置启动呼吸机，从而使呼吸机与患者呼吸同步，为存在自主呼吸的患者进行辅助呼吸。如呼吸机与患者自主呼吸不合拍时则发生呼吸对抗，当呼吸机送气时，患者屏气或呼气，可导致气道压明显升高及通气效果欠佳。

呼吸机对抗的原因主要包括：①不习惯：患者吸气时依靠负压启动呼吸机，呼气时又有阻力感(呼吸回路的阻力)，均不同于正常自主呼吸，导致患者自主呼吸或机械辅助呼吸时费力或有窒息感；②呼吸机有轻微漏气或 PEEP/CPAP 调得过高，以致吸气与呼气均费劲；③通气量不足或频率设置不合理；④严重缺氧和中枢神经系统功能障碍患者常烦躁不安，难以合作；⑤存在其他引起快速用力呼吸的疾患，如气胸、呼吸道阻塞、心力衰竭、肺水肿、代谢性酸中毒等。

为争取同步，用压力控制通气(PCV)时，可将压力调低到以患者能耐受、而呼气无较大阻力感为度，待适应后再调高压力至确保满意的通气量。另外，可用以下办法处理不协调的自主呼吸：①手法过度通气，使二氧化碳分压降低，自主呼吸变弱，然后接上呼吸机，并保持合适的潮气量；②将呼吸机频率调到正常范围。如果患者呼吸太快，可隔次辅助；③微弱的自主呼吸，在不干扰呼吸机的工作，也不影响患者的呼吸或循环功能的情况下，如果没有大汗、烦躁等表现，可不予处理。严重的不同步，经上述处理仍不改善者，应注意是否有张力性气胸、大面积肺不张、肺感染或渗出加重等并发症，应予及时处理；④合理选择应用镇静止痛药物，慎用神经肌肉阻断药(详见第一百一十五章　危重患者的镇静镇痛)。

三、呼气末正压 / 持续气道正压的合理应用

(一) PEEP 和 CPAP 的作用

PEEP 和 CPAP 是目前用于治疗低氧血症的重要手段之一，两者均可增加呼气末肺容量和跨肺压，增大肺泡直径，使原本萎陷不张的肺泡部分或完全复张，同时肺顺应性也增加，减少呼吸做功，从而改善患者的通气和氧合、减少肺内分流量、降低 FiO_2(<0.5)，减小氧中毒的风险。但虽然程度不同，两者均可增加平均气道压，可能加剧机械通气对循

环功能的影响。有关 PEEP 与 CPAP 的主要异同点及“最佳 PEEP”的设置方法等，详见本章前文第二节。

（二）PEEP 和 CPAP 的适应证

1. ARDS　ARDS 可引起严重的低氧血症和肺总顺应性降低，适当水平的 PEEP/CPAP 是目前肺保护性通气策略的重要组成部分。但两者虽可能增加 FRC 和改善氧合，但不能减少肺毛细血管渗出和血管外肺水。

2. 左心功能衰竭和肺水肿　PEEP 也常用于治疗心源性或非心源性肺水肿，增加 FRC 和肺顺应性，因而降低 Qs/Qt 和改善氧合，X 线可显示肺病变明显好转。但近年来研究指出，PEEP 只是一种呼吸支持方式，并不能减少血管外肺水。然而，PEEP 时胸内压升高、左心室前负荷降低，可以降低左心室舒张末压，改善左心功能，这可能部分解释了其对肺水肿的治疗作用。

3. 双侧弥漫性肺炎　发生低氧血症时可用 PEEP/CPAP 治疗。

4. 肺保护性通气策略　随着对 VILI 和机械通气相关性肺不张等理解的日益深入，源自 ARDS 机械通气治疗的肺保护性通气策略的理念也日渐普及，并逐步推广至几乎所有的机械通气患者，包括全身麻醉患者的术中机械通气等。作为这一通气治疗理念的重要组成部分，PEEP/CPAP 的使用范围和适应证也在不断拓展（详见本章第六节）。

（三）PEEP 和 CPAP 的使用方法

1. PEEP 的选择　一般情况，无论采用何种通气模式以及是否保留自主呼吸，由于呼气相呼吸机呼吸回路阻力和呼气阀开放压力的存在，患者的呼气末压力总是大于零，通常为 3~5cmH$_2$O 左右。此种水平的 PEEP 又称作机械通气的最小 PEEP。而临床治疗水平的 PEEP 通常都大于 5cmH$_2$O。如前所述，设置最佳 PEEP 的方法有多种，但对于一般的机械通气患者，目前临床医师多数仍常常依据个人经验设置 PEEP。如论采用何种方法，最终都应以使用安全的 FiO$_2$ 和通气压力达到足够的组织氧合水平为目标。在经验性地设置 PEEP 时，建议从低水平的 PEEP 开始，每 20~30 分钟增加 3~5cmH$_2$O，同时监测氧合指数与血压、心率等循环指标，直至达到最佳状态。

PEEP 的绝对禁忌证为未经治疗的张力性气胸或严重气胸，这也是选择最佳 PEEP 前手法张肺的禁忌。高水平的 PEEP 可使回心血量减少、心输出量下降，甚至血压下降，因此休克等低血容量状态是其相对禁忌证，应在有效的抗休克治疗后才能应用高水平的 PEEP。颅内压升高的患者应用 PEEP 时，可能因为 PEEP 使静脉压升高影响颅内血的回流而使颅内压升高，但这通常并非使用 PEEP 的绝对禁忌，尤其在严重缺氧的患者中，因为缺氧不处理则可能是致死性的。可以在积极降低颅内压的同时使用 PEEP。

另外，无论采用何种水平的 PEEP，其本身都难以达到使已萎陷的肺泡复张的目的。因而 PEEP，尤其是较高水平的 PEEP，常作为肺复张策略（如肺膨胀手法）后维持肺泡持续开放的措施。这时，应强调 PEEP 使用的连续性，尽量缩短或避免 PEEP 的中断时间。因为有研究表明，即使 1 分钟以内的 PEEP 中断，已足以使手法复张的肺泡重新萎陷。

2. CPAP 的使用方法　①气管内插管使用 CPAP：是危重患者常用的方法，并能精确控制吸入氧浓度。但患者需耐受气管导管，同时也可能产生与插管相关的并发症；②鼻导管使用 CPAP：常用于婴幼儿，将鼻导管插到鼻咽部，CPAP 调节到 10~20cmH$_2$O。但应注意选择口径大小适当的鼻导管，并经常吸引，注意湿化，以防导管被分泌物堵塞；③面罩使用 CPAP：用于清醒合作的患者。但有些患者不能耐受面罩紧扣在口鼻部，并有面部皮肤压伤的可能，甚至还有托头带引起早产婴儿小颅内出血的报道；④鼻罩使用 CPAP：常用于治疗阻塞性睡眠呼吸暂停，鼻罩较口罩易于耐受和安全，口腔呼吸可影响治疗效果；⑤氧罩使用 CPAP：为治疗婴儿透明膜病变而设计，乳胶模拟面部的形状制成，紧密围绕在面部周围，可不用头带，不会引起皮肤损伤等。

（四）内源性 PEEP

正常平静呼吸时，呼气相依靠肺和胸廓的弹性回缩力驱动肺内气体的排出，属于被动呼气的过程。呼气末，肺的弹性回缩力与胸廓向外扩张的力达到平衡，此时肺泡内压与气道开口处的压力相等。但在哮喘、COPD 和气道梗阻等造成呼气阻力增加时，呼气受限，时间延长；或者在肺泡通气量过大和 / 或呼气频率过快、呼气时间过短时，呼气气流被迫提前终止；上述两种情况下，均可造成呼气末肺容量逐渐增加，形成动态肺过度充气（DPH），使呼气末肺泡内压高于气道开口处的压力，此时的肺泡内压即为内源性 PEEP（intrinsic PEEP，PEEPi；或 auto-PEEP）。如前所述（第三节），由于各肺区的时间常数（C_T）存在差异，因而各部分相对应的 PEEPi 也存在区别，再加上测量方法上的差异（动态或静态检测），因而又可将 PEEPi 分为动态 PEEi（PEEPi dyn）和静态 PEEPi（PEEPi stat）。一般情况下 PEEPi dyn 总是小于 PEEPi stat，PEEPi dyn/PEEPi stat 的比值各文献报道略有差异，但通常都在 0.75~0.80 左右。

PEEPi 与呼吸机上设置的外源性 PEEP（extrinsic PEEP，PEEPe）不同，其产生有两方面的因素：其一是由于正压通气过度，在呼吸频率过快时，呼气时间不充分，使肺泡过度膨胀，呼气时肺泡内气体不能完全排空而使呼气末压力升高。例如，当分钟通气量大于 10L/min 时，内源性 PEEP 的发生率可达 39%。其二是疾病因素，如哮喘、COPD 或气道梗阻患者，在常规通气时即可普遍存在 PEEPi，其水平可高至 2.5~15cmH_2O，此外也可见于 ARDS 患者。

PEEPi 可使心输出量减少，甚至可发生容量伤（肺泡破裂）和形成气胸。另外，内源性 PEEP 使肺泡内容量增加、压力升高，导致相同潮气量通气时的吸气峰压和平台压均可升高，同时可造成对患者实际胸肺顺应性的低估。在通过测定平台压计算胸肺顺应性时应减去 PEEPi，然后再进行计算。此外，PEEPi 可使肺膨胀过度，肺泡内压升高，使自主呼吸和机械辅助通气时患者的呼吸功均增加：自主呼吸时，为了在肺泡已膨胀的基础上吸入相同的潮气量，则必须相应提高膈肌等呼吸肌的运动幅度和张力，导致呼吸功增加；在机械辅助通气时，无论以压力或流量触发，患者均需先克服 PEEPi 才可能达到呼吸机回路内所需的触发压力或流量，同样引起呼吸功的增加。

临床上监测 PEEPi 较为困难，只有部分现代呼吸功能提供自动监测 PEEPi 的功能。近年来已发展出了多种监测 PEEPi 的方法，但因篇幅所限，从临床实用性出发，在此仅介绍两种临床最常用的方法以便于理解：呼气末气道闭合法（EEO 法）和食管气囊法。

（1）呼气末气道闭合法（EEO）　该方法最早由 Pepe 和 Marini 等于 20 世纪 80 年代初提出，仍是目前最常用而便捷的方法，通常用于测定 PEEPi stat。测量时要求患者完全控制性机械通气，无明显自主呼吸，以防出现干扰。在排除气管导管套囊充气不足或呼吸机呼吸管路漏气等可能造成呼吸回路漏气的情况下，于机械通气的呼气末（通常为呼气期的 5 秒左右）暂时关闭呼吸回路的呼气端，并维持 1~2 秒，也有推荐 1~5 秒或更长时间，以平衡患者呼吸系统与气道口处的压力。此时所观察到的呼吸回路内的平台压即为 PEEPi stat。呼气末气道的关闭可以通过手动关闭气道开口处的阀门或按下呼吸机上的“呼气末屏持”按钮实现。该方法虽操作简便，但易受呼吸回路的顺应性、气道闭合的时机、闭合时间及患者自主呼吸等影响，因而准确性常较差，且仅限用于无自主呼吸的患者。

（2）食管气囊法　该方法由 Beydon 和 Marini 等分别于 20 世纪 80 年代末提出，主要用于自主呼吸和辅助呼吸等患者的 PEEPi dyn 的监测。该方法需要在患者食管内置入测压气囊，以所测的食管压力变化间接反映胸膜腔内的压力变化。该方法的理论基础在于，假定患者在呼气末通过自主呼吸努力启动呼吸机吸气气流所需的胸膜腔压力变化的绝对值（吸气努力负压的绝对值）接近于其呼气末呼吸系统的弹性回缩力，即 PEEPi dyn。该方法要求患者在呼气末吸气肌群和呼气肌群均处于放松状态，以免相应肌群的活动张力对被动呼气时的胸膜腔压力造成干扰。但临床上很多患者都难以满足这样的测量要求，从而增大了该方法的测量误差。为此，目前已发展出了多种改良的食管气囊法，但仍尚未达成共识性的推荐意见。

当患者的 PEEPi 较高，造成呼吸功明显增加、肺过度膨胀而影响通气和换气功能和 / 或对循环造成明显干扰时，可参照表 112-5 的建议措施积极加以处理。值得注意的是，加用一定水平的 PEEPe 的目的并非简单而直观地理解的发挥“对抗”PEEPi 的作用。当 PEEPi 升高时，呼气气流受阻，造成肺泡→小气道→大气道出现压力梯度。这时，若患者出现自主呼吸努力，则必须先克服上述气道内的压力梯度，才可能通过流量或压力触发呼吸机吸气气流。加用一定水平的 PEEPe 后，可以使气道内的压力梯度缩小，从而减少患者触发所需的呼吸功。另外，气道压力梯度的出现也造成了小气道关闭的“等压点”向呼吸道近端（开口端）移动，肺的闭合容量增加。这时的 PEEPe 客观上也起到了对抗等压点向近端转移的作用，减少了闭合容量，减轻了呼气气流的受限，同时也降低了吸气相的呼吸阻力。通过 EEO 法的监测可知，通常情况下当 PEEPe ≤ 80%~85%PEEPi 时，并不会造成总 PEEP（PEEPtot，等于 PEEPi + PEEPe）的明显变化，只有在 PEEPe 接近或超过 PEEPi 时，才会造成 PEEPtot 的相应升高。因此，临床上加用的 PEEPe 一般以 80%~85%PEEPi 为限。

表 112-5 降低 PEEPi 的一般措施

PEEPi 的发生机制	一般措施
高分钟通气量	降低分钟通气量（频率 / 潮气量）、暂时断开呼吸机、降低机体代谢率
呼气时间过短	缩短吸气时间（降低 I∶E）、增大吸气流量
呼气气流受限	适当加用外源性 PEEP
时间常数增大（C_T = RC）	支气管扩张剂等治疗
潮气量过大	降低潮气量
呼吸机气流阻力增大	更换较粗的气管导管、避免使用湿热交换器（人工鼻）

四、监测和注意事项

（一）生理功能的监测

在整个机械通气过程中，均需严密监测患者的生理功能，包括生命体征和各主要脏器的功能，尤其是呼吸功能的监测。一般而言，SpO_2 大于 95% 和 $PaCO_2$ 在 35~45mmHg 之间，表明通气和氧合效果良好。在开始用呼吸机通气或改变呼吸参数设置后 30 分钟左右都应抽取动脉血作血气分析，以指导呼吸机参数的调整及无创监测的对照。以后视病情变化按需进行复查。

（二）呼吸力学的监测

比较重要的呼吸力学方面的监测指标包括以下几个方面。

（1）潮气量（Vt）和分钟通气量（VE）：自主呼吸时 Vt 约为 5~8ml/kg，VE 为 5~7L/min。部分呼吸机可以同时监测吸入与呼出的 Vt 和 VE 的大小，以便更好地观察和评估呼吸机的工作状态和呼吸回路的漏气情况等。

（2）胸肺顺应性：又称肺总顺应性（lung compliance，CL）是指单位跨肺压改变时所引起的肺容量的变化，即 CL= 肺容量的改变（ΔV）/ 跨肺压（Ptp）。跨肺压 = 肺泡压（Palv）– 胸腔内压（Ppl），是表示胸廓可扩张程度的一个指标。

肺顺应性又分为静态肺顺应性（static compliance，Cst）和动态肺顺应性（dynamic compliance，Cdyn）。Cst 系指在呼吸周期中，气流暂时阻断时所测得的顺应性，相当于肺组织的弹性，正常值为 50~100ml/cmH_2O。Cdyn 则指在呼吸周期中，气流未阻断时测得的顺应性，由于受到气道阻力的影响，只能反映呼吸系统的弹性。Cdyn 正常值为 40~80ml/cmH_2O。控制呼吸时，由于通气由负压驱动转为正压通气，使胸肺顺应性显著下降，因而无论动态或静态肺顺应性的正常值均降低为自主呼吸时的约 1/2。

通常情况下无论阻塞性或限制性通气功能障碍，均可造成胸肺顺应性的下降。但肺气肿患者由于肺泡壁破坏，弹力组织减少，故静态顺应性可能表现为增加的趋势；但由于肺弹性减弱，对支气管环状牵拽力也减弱，病变部位支气管常易塌陷甚而闭锁，以致肺单位充气不均，因而可能出现动态肺顺应性降低。

顺应性随肺组织损害加重而逐渐下降，可以反映病变的严重程度；当顺应性增加时，说明治疗效果显著；另外，还可用以判断脱机时机，当胸肺顺应性 <25ml/cmH_2O 时，不建议尝试进行脱机。另外，肺顺应性检测在临床上还可用于动态监测和评估麻醉期间机械通气时呼吸机气道漏气、气管导管管腔阻塞、扭曲以及支气管痉挛、分泌物滞留、肺水肿、胸腔积液等患者异常情况。

（3）压力 - 容量环（P-V loop）：有助于全面了解患者呼吸力学情况。

P-V 环是指受试者在平静呼吸或接受机械通气时，用肺功能测定仪描绘的一次呼吸周期中吸气与呼气相肺容量变化与相应气道压力（或气管隆嵴压力、胸腔内压、食管内压）间相互关系的曲线环，也称为肺顺应性环。

P-V 环反映呼吸肌克服阻力维持通气量所做的功（呼吸功）。P-V 环吸气支具有低位和高位转折点。低位转折点是 P-V 环吸气支的低肺容积处出现的一个转折点，表示肺泡开始开放时对应的压力和容积。高位转折点是 P-V 环吸气支在接近肺总容积时出现的转折点，提示部分肺泡和 / 或胸壁开始出现过度膨胀。监测 P-V 环的意义主要在于：①实时动态监测患者胸肺顺应性的变化，及时了解呼吸机的工作情况和患者疾病的变化。对于有经验的医师，P-V 环提供的信息量要远大于单纯压力 - 时间曲线或流量 - 时间曲线等；②帮助判断和优化调整呼吸机参数的设置。例如，P-V 环吸气支上的低位转折点和呼气支上的高位转折点仍是临床上快速判断和设置“最佳 PEEP”的常用方法，而目前多数认为“最佳 PEEP”应为高于低位折点以上 2~3cmH_2O；而吸气支上的低位转折点与高位转折点之间的区域常被看作患者的“最佳可膨胀区”，该区间通常是设置潮气量的合理区间。在某些病理情况下（如严重 ARDS 等），该区间会明显缩窄。观察在计算的预设潮气量下是否会出现吸气支高位转折点是判断潮气量设置是否合理的重要依据；③利用 P-V 环可以计算呼吸功（图 112-22）。

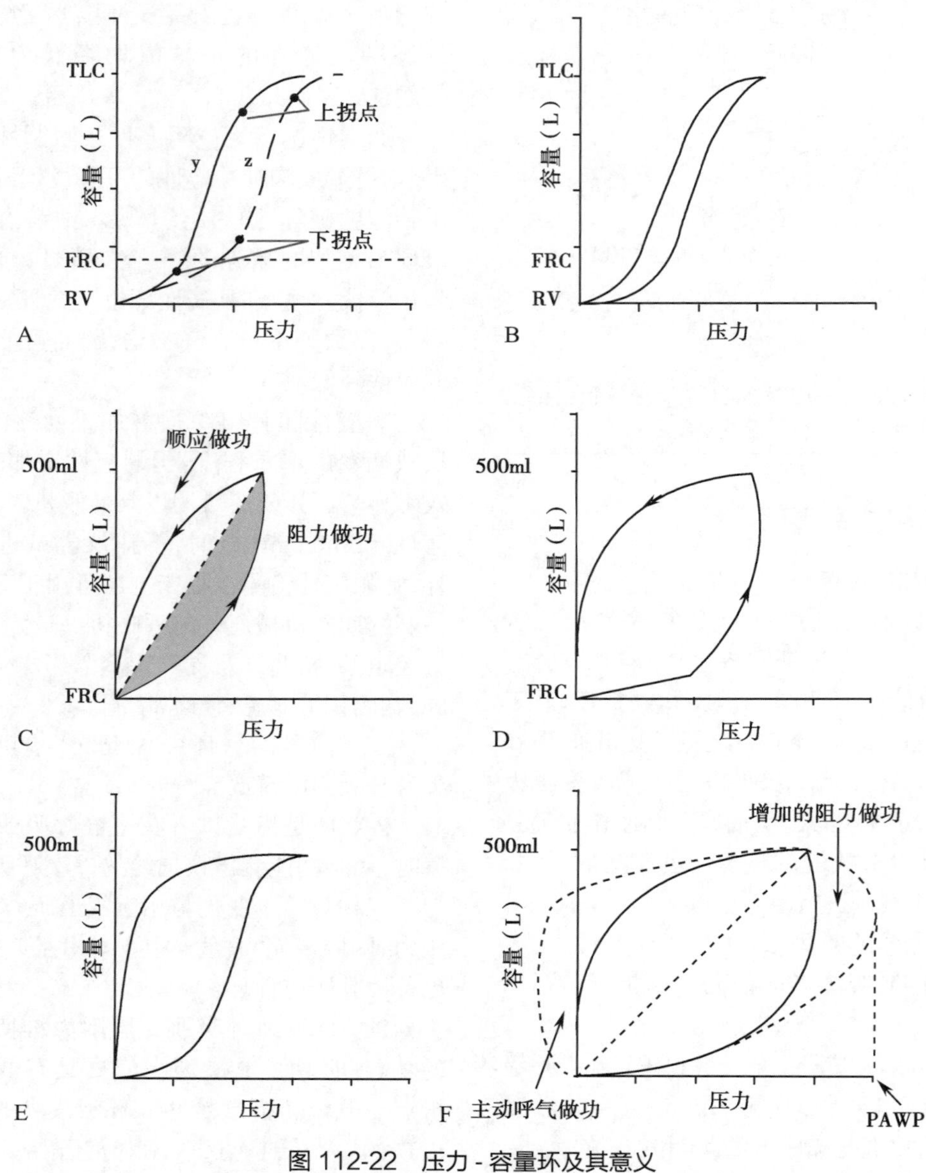

图 112-22 压力 - 容量环及其意义

A. 静态 P-V 曲线（y 和 z），曲线上分别标注了上、下拐点（或称高位、低位转折点），超过或低于这些拐点，顺应性（ΔV/ΔP）降低。下拐点代表肺泡气道关闭时的肺容量（闭合气量），上拐点代表肺开始过度膨胀。在 y 曲线上，下拐点低于功能余气量（FRC），没有气道闭合。曲线 z 的下拐点高于 FRC，除非通过增加 PEEP 提高 FRC，否则气道即将闭合。B. 代表了不考虑气道阻力时，肺通气从残气量（residual volume，RV）到肺总容量（total lung capacity，TLC）的动态过程。吸气或呼气的肺容量在相同压力下并不一样，这种现象称为迟滞性，部分是由于气道阻力所致。C. 正常情况下肺的 P-V 动态曲线，没有上、下拐点说明没有气道闭合或过度膨胀。阴影部分代表了克服呼吸系统顺应性（垂直部分）和阻力所做的功（水平部分）。D. 带有下拐点的动态 P-V 曲线说明 PEEP 过低。E. 带上拐点的动态 P-V 曲线说明存在肺过度膨胀（鸟嘴状）。F. 气道阻力增加对 P-V 曲线的影响。气道阻力使气道峰压（PAWP）和呼吸功（水平部分）均增加。

(4)呼吸道阻力：正常值为 1~3cmH_2O/(L·sec)。呼吸道阻力增高的最常见原因有呼吸道黏膜水肿、分泌物过多、支气管痉挛、气管导管内径太小等。监测呼吸道阻力可用以了解患者气道功能的变化，观察支气管扩张药的疗效及帮助选择机械通气方式和判断脱机时机。

(5)呼吸中枢驱动力(P0.1)：P0.1 是测定膈肌发生收缩时所需要的神经兴奋强度。P0.1 的测定不受气道阻力等机械因素干扰，反映呼吸中枢兴奋性和呼吸道驱动力。P0.1 已成为评估中枢功能的常用方法，也是帮助判断脱机的一个重要参考指标。正常值为 2~4cmH_2O。P0.1 大于 6cmH_2O 时不能脱机，P0.1 过低提示呼吸驱动减退。

(6)呼吸功(work of breathing，WOB)：包括生理功和附加功。生理功为患者自主呼吸时，为克服弹性阻力和气流阻力所做的弹性功和阻力功之和，正常为 0.3~0.6J/L。附加功是患者为克服呼吸设备的气流阻力负荷所做的阻力功，附加功可以大于生理功。呼吸功的监测可以帮助选项最佳通气方式和呼吸参数，以及指导呼吸机的撤离。

(三) 呼吸机管理的目标及使用注意事项

呼吸机作为改善患者通气和氧合功能的重要支持手段之一，其临床应用日渐普及，新型的通气模式也不断涌现。但需谨记，作为一种有创的支持治疗手段，一旦使用不当，呼吸机治疗本身即可能导致患者出现医源性损伤。因此，设置合理的治疗目标和良好的机械通气管理是保障呼吸机治疗安全性的必要条件。

尽管尚缺乏权威性的共识或指南支持，但一般认为呼吸机治疗管理的目标应至少但不限于包括以下内容：

(1)在合理设置通气参数的前提下，力求患者的通气和氧合功能正常；

(2)适当镇静、镇痛，保持患者安静、舒适，无明显的人机对抗、疼痛、躁动和出汗等；

(3)对循环功能干扰小，血流动力学稳定；

(4)尽量避免完全性控制呼吸，及时进行呼吸锻炼和保留部分的自主呼吸，直至转变为平稳而有效的自主呼吸；

(5)合理设置机械通气治疗的参数，避免出现医源性损伤；

(6)尽量缩短呼吸机的使用时间，力争尽早安全地撤离呼吸机。

因此，在呼吸管理中应注意：①保持呼吸道通畅，其中最重要措施是吸除分泌物，特别要注意声门下与气管导管套囊之间无效腔内的分泌物(黏液湖)，这常常是感染源之一；②防治感染，所有器械工具均需灭菌，吸痰管应每次更换，要注意口腔卫生，放气囊前应吸除口腔内分泌物，以免误吸；③加强气道湿化保温，维持细支气管纤毛运动正常；④注意监测指标变化及处理报警信号，如气道低压报警时，检查有否接头脱落及漏气，按血气分析结果及时调整各项呼吸参数；⑤注意患者的营养，增强体质，有利于呼吸恢复；⑥在呼吸机旁应备有简易呼吸囊，以便在呼吸机发生故障或停电、断氧时急用。

第五节　无创正压通气

无创通气(noninvasive positive pressure ventilation，NIPPV)，是指不需要经气管内插管输送气体到肺内的机械通气方式，其包括无创正压通气(noninvasive positive pressure ventilation，NIPPV)和无创负压通气。在 20 世纪 60 年代以前，机械通气的方式基本为无创负压通气，通过在胸部或胸腹部形成一个密闭负压空间以辅助患者通气。随后出现的通过气管内插管与气管切开套管实施的正压通气使危重患者的救治成功率明显提高。到20世纪80年代后，无创正压通气得到快速发展，并已可部分替代有创正压通气的功能，临床应用范围不断拓展。

一、无创正压通气的适应证

(一) NIPPV 的优点

NIPPV 的临床应用是近十余年机械通气领域的重要进步之一，体现在以下几方面：①减少了气管内插管或气管切开的使用，从而减少人工气道的并发症；②在单纯氧疗与有创通气之间提供了“过渡性”的辅助通气选择：在决策是否应用有创通气有困难时，可尝试 NIPPV 治疗，较早地为患者提供通气辅助治疗；在撤机过程中，NIPPV 可以作为一种“桥梁”或“降低强度”的辅助通气方法，有助于成功撤机；③作为一种短时或间歇性的辅助通气方法，扩展了机械通气的应用领域，如辅助进行纤维支气管镜检查、长期家庭应用、康复治疗、插管前准备等。随着NIPPV技术的进步和临床研究的进展，形成了有创与无创通气相互密切配合的机械通气新时代，提高了呼吸功能不全患者救治的成功率。

（二）NIPPV的适应证

施行NIPPV前首先要评估患者机械通气的必要性；其次需要评估NIPPV的风险与并发症。急性呼吸衰竭患者需根据临床症状与动脉血气结果决定。对于慢性限制性胸部疾病或中枢性通气功能障碍患者，根据其是否出现过度疲劳、晨起头痛头晕、白天嗜睡、认知功能障碍及呼吸困难等临床症状，结合血气结果$PaCO_2 \geqslant 45mmHg$或夜间出现持续低氧（$SPO_2<90\%$持续时间>5分钟），则可建议使用NIPPV。若患者限制性胸廓疾病症状及严重肺功能障碍（肺活量<预计值50%）时，即使没有CO_2潴留，也可使用NIPPV。NIPPV的适应证主要如下：

1. 慢性阻塞性肺疾病（COPD）　COPD急性加重是患者入院的常见原因，约20%住院治疗的COPD患者存在高碳酸血症性呼吸衰竭。COPD急性加重时，即使膈肌活动增强，呼吸肌也无法满足足够的肺泡通气需求。同时，恶化期间浅快的过度充气也可导致呼吸肌疲劳性损害。下列情况下可考虑使用BiPAP无创通气：①预防急性呼吸性酸中毒，即$PaCO_2$正常或升高，但pH值正常时；②防止轻、中度酸中毒和呼吸窘迫患者进一步恶化，避免气管内插管和有创机械通气；③可作为严重酸中毒和呼吸窘迫患者的有创通气的替代方案。

采用长期NIPPV对COPD所致的慢性Ⅱ型呼吸衰竭进行治疗可改善患者生存率，使呼吸肌得以休息，还可改善COPD患者睡眠期间发生的异常呼吸，改善健康相关的生活质量，并能降低再入院和疾病加重的频率。但在决定是否进行NIPPV治疗前，最好应先进行完善的药物治疗。此外，在开始NIPPV治疗3~4个月后，应对血气分析、睡眠时的呼吸状态、生活质量和对NIPPV依从性等进行评估。

2. 哮喘　气管内插管和有创机械通气被视为严重哮喘发作患者的一线方案。NIPPV可有效用于哮喘发作的呼吸支持，改善呼吸困难症状和功能，避免气管内插管及缩短住院时间。但是，在哮喘发作突发加重的过程中，若插管延迟，则可能危及生命，因此如果发现哮喘有进行性加重的征象，则应果断放弃NIPPV治疗，转用有创机械通气进行呼吸支持。

3. 限制性胸部疾病（restrictive thoracic disease，RTD）　NIPPV在RTD加重中的治疗，包括肺结核后遗症患者的急性呼吸衰竭中的有效性方面尚未得出结论，有限的资料提示，仅50%病例能够避免气管内插管和有创机械通气。但长期NIPPV对因肺结核后遗症和脊柱后凸侧凸等RTD所致Ⅱ型呼吸衰竭有效，且均能改善患者的预后及生活质量。

4. 间质性肺炎　罹患间质性肺炎并发急性呼吸衰竭的患者在接受有创机械通气治疗后，会导致VILI和肺炎的风险增加。NIPPV可避免气管内插管，可能使此类患者并发症的发生率和病死率下降。NIPPV可作为此类患者的研究性治疗，应在获取知情同意后使用。

5. 心源性肺水肿　无创CPAP对心源性肺水肿有良好的治疗效果，可减少回心血量，降低心脏前负荷，改善血流动力学状态和肺内分流，增加氧合，并减少气管内插管率和病死率。需要强调的是，CPAP和BiPAP均可用于急性心肌梗死相关的急性肺水肿的治疗，但对心源性休克患者可能进一步加重休克症状，需谨慎处理。

6. 肥胖-低通气综合征　肥胖-低通气综合征常见于因病态肥胖（$BMI \geqslant 30kg/m^2$）和高碳酸血症（$PaCO_2 \geqslant 45mmHg$）导致重度阻塞性睡眠呼吸暂停综合征（obstructive sleep apnea syndrome，OSAS）的患者[一般呼吸暂停低通气指数（OHI）≥30）]。此类患者由于睡眠期间反复发作呼吸暂停和觉醒，导致通气功能严重受损、反复低氧和应激水平显著提高，预后往往不良，而且常伴有循环系统的并发症。前瞻性队列研究的结果提示，单纯CPAP即可提供有效治疗，BiPAP治疗效果并不优于CPAP。如果单纯CPAP无法纠正睡眠期间的低通气和低氧血症，则需要使用BiPAP。

7. 胸部损伤　对胸部外伤的NIPPV治疗仍存在争论。在积极处理严重气胸后，NIPPV对部分患者可加快呼吸功能的改善、预防并发症、降低插管率。但是，应对这类患者应进行监测，使用NIPPV 30~60分钟后应对治疗效果进行评估，以防与正压通气有关的气胸的出现。如病情无明显改善或恶化，应立即改用有创机械通气并进一步诊治。

8. 有创机械通气的序贯撤机　根据基础疾

病，NIPPV 可作为支持方法用于有创机械通气患者早期撤机后的辅助支持。荟萃分析提示，对 COPD 患者，NIPPV 是有创机械通气患者序贯撤机程序中有价值的支持方法，而且能够降低病死率、缩短 ICU 留滞时间和住院时间，同时也能减少机械通气的持续时间。

9. 围手术期的应用　在围手术期，由于麻醉和手术应激，呼吸和膈肌功能会受损，可出现肺不张、肺炎和缺氧等术后呼吸系统并发症。有研究证实，围手术期间使用 NIPPV 能够改善氧合，并降低术后再次插管和肺炎的发生率。

10. 免疫功能不全和免疫抑制的急性呼吸衰竭患者　因恶性血液病或实体瘤而接受大剂量化疗并导致免疫抑制的患者，以及骨髓移植、器官移植或长期使用激素后免疫抑制的患者，使用 NIPPV 可减少这类患者使用有创机械通气的概率。

11. 终末期患者　在患者或家属拒绝气管内插管或老年患者等特殊条件下，进行急性呼吸衰竭的临床处置时，如单纯给氧不能稳定患者的病情，则常会使用 NIPPV。但即使对于此类患者，也主要推荐用于 COPD、心力衰竭和与这些疾病有关的并发症的患者。患有终末期实体瘤的患者以姑息性治疗的形式使用 NIPPV 时，在减轻呼吸困难方面较单纯的吸氧治疗更有效。

12. 儿童患者中的应用　有限的资料认为，NIPPV 用于儿童病毒性肺炎和下呼吸道感染的治疗后，气管内插管率会降低，而且能够使症状短期改善，并有助于稳定生命体征；NIPPV 治疗能够使儿童急性哮喘的症状获得短期改善，并能够稳定生命体征；NIPPV 有助于降低拔管后呼吸衰竭患儿的再插管率和病死率，同时可降低心源性肺水肿患儿及患有呼吸衰竭的免疫功能不全患儿的插管率和病死率。因此，建议使用 NIPPV 对患有此类疾病的患儿进行处置时，要结合每个个体病例的临床实际情况进行判断。根据随机对照研究中报道的 NIPPV 使用情况及治疗的有效性，BiPAP 可作为起始模式，吸气压起始设置 $10cmH_2O$，呼气压起始设置 $5cmH_2O$。在启动治疗后 1h 内，根据生命体征和血气分析对治疗的有效性进行评估。

儿童可长期使用 NIPPV 治疗的疾病有：神经肌肉疾病、阻塞性睡眠呼吸暂停、颅面畸形、囊性纤维化、先天性中枢性低通气综合征及脊柱侧弯。有研究认为 NIPPV 对神经肌肉疾病的患儿尤为有效，可改善通气不足及睡眠时的异常呼吸，减轻主观症状，降低住院频率及提高生活质量。国际指南考虑将 NIPPV 作为因神经疾病导致呼吸衰竭的患儿的一线治疗。但是，有关此类疾病患儿使用 NIPPV 的有效性的信息十分有限，而且对于罹患慢性呼吸衰竭但原发病不详的患儿，在确定 NIPPV 的适用性时需更加谨慎。

13. 神经肌肉疾病　近年来，各种国际指南均建议将 NIPPV 作为神经肌肉疾病患者的通气支持的一线手段。使用 NIPPV 和咳嗽辅助的设备对各种神经肌肉疾病进行治疗能够降低窒息和气管切开的概率，并能改善患者预后及生活质量。在睡眠及全天的清醒时间内均可给予 NIPPV 治疗。如果发现吞咽功能显著下降，而且即使使用了咳嗽辅助设备也仍无法保持气道清洁者，NIPPV 治疗联合咳嗽辅助设备的使用对患者预后的改善作用有限。

（三）NIPPV 的禁忌证

由于 NIPPV 并未能确切地控制患者的气道，且需患者配合使用，因此，一旦决定患者有必要使用 NIPPV 时，则需进一步考虑该患者施行 NIPPV 的可能并发症及失败风险。

下列患者通常不适合施行 NIPPV：①呼吸停止或需要气管内插管；②未控制的血流动力学障碍患者；③无自主气道保护功能（咳嗽或吞咽功能受损）；④患者气道分泌物过多或有气道出血；⑤躁动或意识障碍；⑥面部畸形或不适合应用面罩的患者；⑦拒绝配合治疗的患者；⑧颅脑损伤后呼吸频率不稳定的患者。

（四）NIPPV 的常见不良反应

NIPPV 的常见不良反应包括口咽干燥、面（鼻）罩压迫和鼻梁皮肤损伤、恐惧（幽闭恐惧症）、胃胀气、反流误吸、漏气、排痰障碍及睡眠性上气道阻塞等。尽管发生率不高，且后果通常比较轻微，但应密切观察和及时防治，以提高 NIPPV 的临床疗效和安全性。

二、无创正压通气的实施

NIPPV 治疗的成败除与疾病和 NIPPV 技术特点有关外，实施人员、程序和条件对治疗效果均有显著影响。接受规范的培训并依据规范的操作流程操作实施，对提高依从性及临床疗效、减少不良反应和并发症具有重要的影响。在无创通气的实施操作过程中需要重视下列问题。

（一）患者的宣教

与插管通气不同，NIPPV 需要患者的合作，并强调患者的舒适感。对患者进行适当的宣教可以消除恐惧，争取配合，提高依从性，也有利于提高患者的应急处理能力。在紧急情况下（如咳嗽、咳痰或呕吐时）患者能够迅速拆除机器的连接，从而提高使用的安全性。

（二）连接方法的选择

由于不同患者的脸型和对连接方法的偏好不一样，应提供不同大小和形状的连接器供患者试用。通常轻症患者可先试用鼻罩、鼻囊管、咬口器或唇式密封器等（图 112-23）；比较严重的呼吸障碍患者多需用口鼻面罩；老年或无牙齿的患者，口腔支撑能力较差，主张用口鼻面罩。现在欧洲已出现用于无创通气的头盔，其优点在于气流阻力较小，患者易配合，但可能使 CO_2 重复吸入增加。有研究认为其在减少吸气做功和人机配合方面并不优于面罩。

所有面罩通气都有漏气的可能，而鼻罩比口鼻面罩更易出现漏气，特别是张口呼吸的患者。但鼻罩的优点在于容易贴合患者面部，对幽闭恐惧症患者而言其更易接受，患者使用时可以说话、咳嗽，甚至进食，鼻罩机械无效腔小于面罩，CO_2 重复吸入较少。

咬口器或唇式密封器可用于慢性呼吸衰竭患者，特别是神经肌肉疾病患者。

（三）通气参数的初始化和适应性调节

参数的初始化是指刚开始治疗时设置的参数。由于患者从完全的自主呼吸过渡到正压通气需要有一个适应的过程，因此，通常先给予比较低的吸气压力。调节过程是指当患者逐渐适应正压通气后，需要逐渐增加吸气的压力，以保证辅助通气的效果。此程序有利于提高舒适性和依从性以及保证足够的辅助通气效果。具体方法是：从低水平 CPAP（4~5cmH_2O）或低压力水平（吸气压：6~8cmH_2O、呼气压：4cmH_2O）开始，经过 2~20 分钟逐渐增加到合适的治疗水平。当然，整个 NIPPV 治疗过程还需要根据患者病情的变化随时调整通气参数，最终以达到缓解气促、减慢呼吸频率、增加潮气量和改善动脉血气为目标。

（四）密切监测

密切监测是判断疗效、合理调节参数并及时发现不良反应和问题的重要措施，是提高患者耐受性和疗效的重要条件，也是避免因 NIPPV 治疗无效而延误气管内插管的重要环节。实际监测内容可根据实施 NIPPV 的场所、导致呼吸功能不全的疾病、是否适合应用 NIPPV 以及是否合并其他并发症等而有所不同。常规的监测包括临床监测、通气参数监测和生理学指标的监测。基本的监测内容应该包括：生命体征、气促程度、呼吸频率、呼吸音、脉搏血氧饱和度、心电图、潮气量、通气频率、吸气压力和呼气压力以及定期的动脉血气检测等。所有患者在 NIPPV 治疗 1~2 小时后应对临床病情及血气分析再次进行评估，后续的监测频率取决于病情的变化情况。

（五）疗效判断

NIPPV 属于呼吸支持治疗，而不是病因的治疗，其疗效受到基础疾病是否得到控制等众多因素的影响，因此，判断应该从两个层面进行评估。

1. 起始治疗时的评估　起始治疗后 1~2 小时可评价 NIPPV 是否起到辅助通气的作用，是否使呼吸功能不全的临床和生理学指标得以改善。常通过临床观察和动脉血气的变化来判断。判断标准如下：①临床表现：气促改善、辅助呼吸肌运动减轻和反常呼吸消失、呼吸频率减慢、脉搏血氧饱和度增加及心率改善等；②血气标准：$PaCO_2$、pH 和 PaO_2 改善。

若 NIPPV 应用 1~2 小时后患者出现下列情况，则需要进行调整并适时改用有创机械通气：① pH 和 $PaCO_2$ 恶化；②呼吸急促（频率 >30 次 /min）；③血流动力学不稳定；④ SPO_2 持续 <90%；⑤意识水平下降；⑥不能清除气道分泌物；⑦不能耐受 NIPPV 接口。

2. 最终治疗效果的评估　最终疗效的评估指标通常用气管插管率和病死率等判断。

（六）NIPPV 的治疗时间和撤除

此方面目前尚没有明确的标准，而且也与基础疾病的性质和严重程度等有关。与有创通气不同，即使是在治疗的急性阶段，NIPPV 也不是强制性或持续性的，患者可以暂时停止 NIPPV 治疗而接受其他治疗（如雾化吸入）或进食，因而使用更加灵活方便。

关于 NIPPV 的撤离时机，目前主要依据患者临床症状及病情是否稳定来判断。撤除的方法有：①逐渐降低压力支持水平；②逐渐减少通气时间（先减少白天通气时间，再减少夜间通气时间）；③以上两者联合使用。

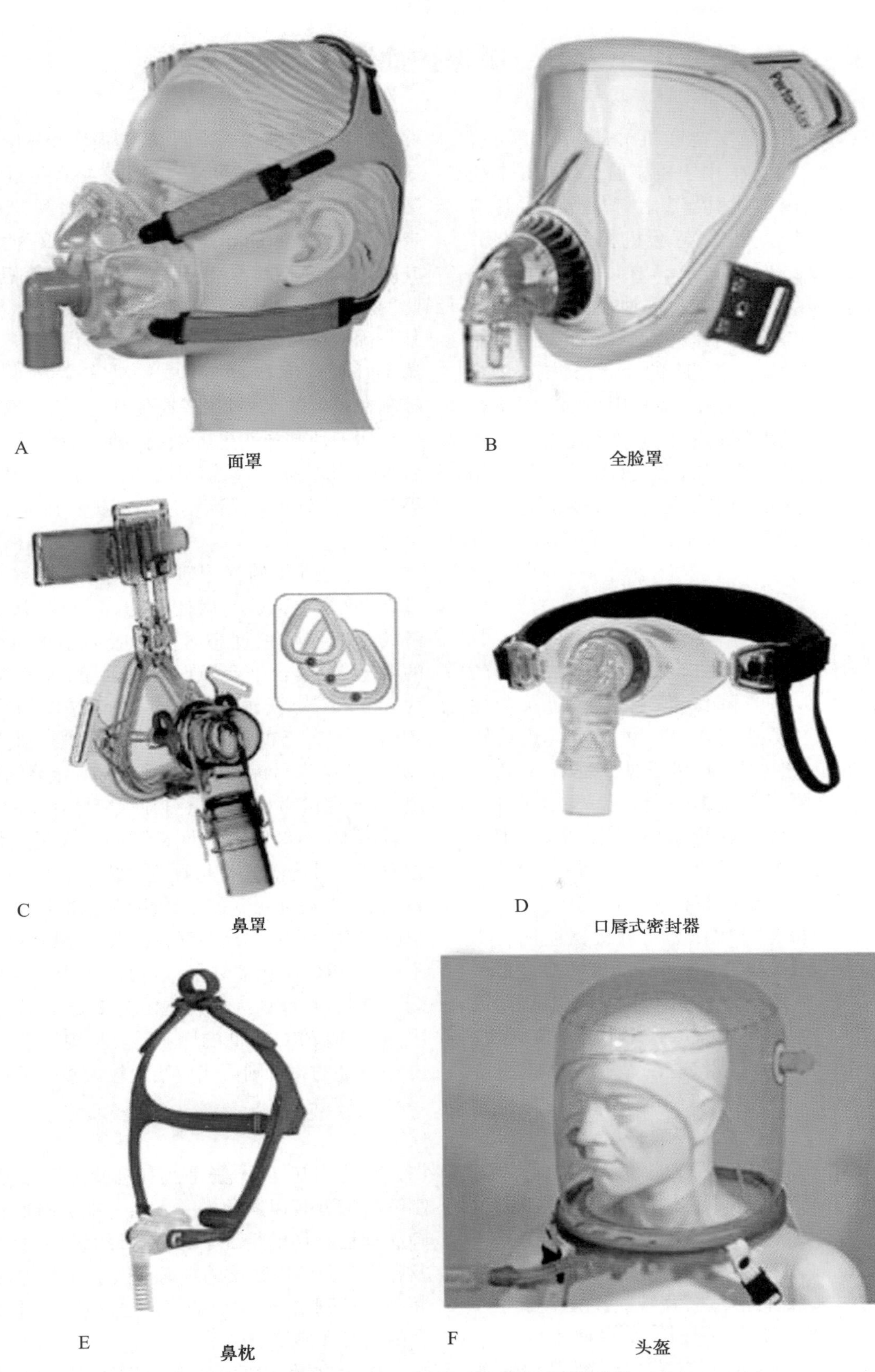

图 112-23 无创正压通气的常见连接方法

第六节　肺保护性通气策略

恰当地应用呼吸支持和机械通气治疗可挽救危重患者的生命。但由于机械通气本身是非生理性的，常规应用可能引起患者肺损伤或使原有的肺损伤加重，导致出现“呼吸机相关性肺损伤”（ventilator induced lung injury，VILI）。VILI 的发病机制主要包括容量性损伤、压力性损伤、不张性损伤和生物性损伤等，针对这些机制 20 世纪末开始提出了“肺保护性通气策略”的概念，其核心内容是：①限制潮气量和气道压，即采用小潮气量进行机械通气，使吸气末肺容量和压力不超过某一水平，以减少容量伤和气压伤；②在吸气时间断加用足够的压力使萎陷的肺泡复张，并持续采用适当水平的 PEEP 以维持复张的肺泡持续开放，即“肺开放”策略。

一、小潮气量通气

实验研究表明，VILI 的发生与潮气量的大小密切相关，适当降低潮气量是“肺保护性通气策略”的主要措施之一。建议潮气量设置为 6~8mL/kg 标准体重，并尽量使平台压不超过 30~35cmH_2O。限制潮气量和平台压易致分钟肺泡通气量降低，通气相对不足，$PaCO_2$ 随之升高，但允许在一定范围内高于正常水平，即所谓的“允许性高碳酸血症”（permissive hypercapnia，PHC）。

PHC 于 1990 年首次作为一种机械通气策略被介绍应用于临床 ARDS 患者。高碳酸血症是一种非生理状态，清醒患者不易耐受，需使用镇静、镇痛或肌松剂。应注意，$PaCO_2$ 上升速度不应太快，一般认为 pH>7.2 是可以接受的范围。高碳酸血症既有有利的一面，也有不利的一面。一方面增加器官的血流量，减少炎症反应；另一方面可引起肺动脉压的升高，影响心肌收缩性，易发生心律失常及颅内压升高等诸多不良影响。但如果 $PaCO_2$ 的上升速度较缓慢，许多患者可以耐受的 $PaCO_2$ 在 100mmHg 以内，但必须避免突然升高或降低 $PaCO_2$。近年来有研究发现，高碳酸性酸中毒可对缺血再灌注损伤起到保护作用，而呼吸性碱中毒则可加重损伤。必须指出，有关“允许性高碳酸血症”的“安全界限”问题一直存在争议，对高龄、合并心肺肾等脏器功能障碍、颅脑损伤和颅内压升高等患者的安全性长期备受质疑，尤其是近年来的数项多中心的前瞻性随机对照研究发现，ARDS 患者 $PaCO_2$>50~60mmHg 即可导致 ICU 死亡率明显升高，并与急性肺源性心脏病的发生显著相关。因此，在采用小潮气量通气时，不应把 $PaCO_2$ 不超过某一固定的“安全值”作为目标，而是应努力通过调整呼吸频率和通气模式等措施，尽量将 $PaCO_2$ 控制在较低的水平。“高碳酸血症”的出现往往是严重病理性肺损伤患者采用“肺保护性通气策略”后难以纠正的“被迫结果”，而非“主动追求”的结果，至少目前并未能证实所谓高碳酸血症的“安全上限”。

另外，近年的临床研究也对采用笼统的标准设置“小潮气量”的做法提出了异议，认为潮气量的估算应当根据患者的呼吸力学加以个体化的调整：①结合平台压设置潮气量，即使 Vt 设置为 6ml/kg，若气道平台压 >30cmH_2O 仍可加重 VILI。所以 Vt 的设置目标应使机械通气时平台压 <30cmH_2O 为目标；②按肺顺应性指导潮气量的设定，有研究认为小潮气量对肺顺应性降低的 ARDS 患者有益，而对肺顺应性正常的患者反而增加死亡率。但目前潮气量与顺应性之间暂无明确的换算关系，尚缺乏明确的临床指导性建议；③根据肺组织应力和应变选择潮气量，ARDS 患者可以根据不同的 FRC 设置潮气量，以控制应力和应变在安全范围内（目前认为应力上限为 27cmH_2O、应变上限为 2），即 FRC 降低的患者需要小潮气量，而相对 FRC 较高的患者则可能应给予较大潮气量。

二、“肺开放”策略

众所周知，肺不张是所有机械通气，尤其是控制呼吸患者难以避免的并发症。在 ARDS 等严重肺病理性损伤的情况下，由于肺组织的损伤、渗出及肺泡表面活性物质的缺乏等因素存在，肺不张的面积将急剧增加，有效通气肺区减少，严重威胁患者的通气和换气功能。

作为“肺保护性通气策略”中的另一重要组成部分，“肺开放策略”是旨在通过在患者的吸气相间断使用较高的吸气压（PIP）使萎陷的肺泡复张，并在呼气时加用一定水平的 PEEP 维持复张肺泡的持续开放，以改善患者的呼吸功能。因此，“肺开放策略”主要包括两个核心内容，即肺复张手法（recruitment maneuver，RM）和“最佳 PEEP”。

（一）肺复张手法（RM）

既往的研究表明，即使对于健康成人机械通气中发生的肺不张，常规水平的潮气量和 PEEP 通气对萎陷的肺泡无明显的复张作用，只有在潮气量达 18ml/kg 加上 PEEP 15cmH$_2$O 的极端大潮气量通气情况下，才能产生显著的肺复张作用。而病态肥胖患者即使 22ml/kg 的潮气量也无明显的肺复张作用。因此，临床上想要通过增加潮气量的方法进行肺复张既是不现实的，也是不安全的。

临床研究发现，间断采用 RM 进行肺复张时，20cmH$_2$O 的 PIP 对不张面积无影响；30cmH$_2$O 可开始使不张面积明显缩小，约可减少 50%；而 40cmH$_2$O 的 RM、持续 15 秒，方可使肺不张面积基本消失。这一压力水平下的潮气量已接近健康肺组织的肺活量通气水平，因而也称为肺活量手法（vital capacity maneuver，VCM）。

尽管理论上 RM 的压力水平越高、持续时间越长，肺复张的效果越显著，PIP 40cmH$_2$O 持续 30 秒 ~2 分钟多可达到满意的效果。但随着压力水平的升高和时间的延长，压力性肺损伤、气胸、循环功能抑制等并发症的发生率也会相应升高。目前 RM 的“最佳方法”尚未达成共识，各项研究、指南和共识中的推荐建议也存在差异。

一般推荐按以下的原则实施间断 RM：

（1）加用较高水平的 PEEP（至少 10cmH$_2$O），或滴定的“最佳 PEEP”。

（2）间断肺膨胀（至少 30cmH$_2$O 起效，40cmH$_2$O 效果最佳）；病态肥胖等患者所需的膨胀压力可能更高，可根据动脉血气分析结果动态评估和调整。

（3）肺膨胀持续时间 15~30 秒；对血流动力学等影响显著时，可缩短至 7~8 秒，并适当增加间断肺膨胀的频率。

（4）避免使用 100% 纯氧通气，尽量降低 FiO$_2$。

（5）尽量保留患者的自主呼吸或自主呼吸努力，避免长时间使用肌松剂。

RM 的实施方法亦无定论，一般可采用以下方法进行，并根据对血流动力学的影响等适当增减维持时间：

（1）PEEP 递增法：保持机械通气的驱动压（ΔP=PIP−PEEP）不变，每 30 秒递增 PEEP 5cmH$_2$O，直至 PEEP 达 35cmH$_2$O，并维持 30 秒；然后维持ΔP 不变，PEEP 每 30 秒递减 5cmH$_2$O 至“最佳 PEEP”水平。

（2）压力控制（PCV）法：将 PEEP 增加到 15~25cmH$_2$O，然后将呼吸机压力控制水平增加到 40~45cmH$_2$O，或改用呼吸皮囊手法控制吸气平台压至 40~45cmH$_2$O；维持 15~30 秒（VCM）；再将 PEEP 降至滴定的“最佳 PEEP”水平。此方法使用较方便，效果确切，对血流动力学影响较小。

（3）控制性肺膨胀法：① CPAP 模式下：设置压力辅助（PS）为 0cmH$_2$O，PEEP 为 35~40cmH$_2$O，维持 15~30 秒；② BiPAP 模式下：将ΔP（P_{high}−P_{low}）设置为 30~40cmH$_2$O，维持 15~30 秒；③吸气屏持（Insp hold）模式下：将吸气压力设置为 40cmH$_2$O，按住吸气保持按钮，持续 15~30 秒。

（4）“叹气样呼吸”（Sigh）法：依据各呼吸机功能的不同，开启呼吸机上的“叹气样呼吸”模式，或间断手法按下“Sigh”按钮手动插入“叹气样呼吸”。

（二）加用“最佳 PEEP”

无论采用何种方法实施 RM，其对萎陷肺泡的复张作用都是临时而短暂的，一旦撤除较高的肺膨胀压力，复张的肺泡会即刻恢复萎陷状态。因此，要想维持 RM 复张肺泡的持续开放，就必须持续加用足够的 PEEP。在肺泡复张的情况下，即使中断 PEEP 1 秒，都可能使大部分复张的肺泡重新回复萎陷状态。另外，随着患者病情的变化，“最佳 PEEP”的水平也会出现动态变化，必须及时加以调整，以避免压力过高造成肺损伤，或使肺不张重新加重。

通常用于“肺开放”策略的 PEEP 水平都不应低于 10cmH$_2$O。有关“最佳 PEEP”的设置方法见本章第二节所述。推荐采用滴定的方法设置“最佳 PEEP”，或采用观察 P-V 环上吸气支低位转折点或呼气支高位转折点的方法快速设置，并通过动脉血气监测结果等及时加以调整。

近年来有学者结合胸片和 CT 对 ARDS 肺形态学进行了研究，结合 P-V 曲线，对 PEEP 的调节进行了改进。即结合肺形态学、P-V 曲线和不同水平 PEEP 时的氧合变化进行调节。根据胸片，早期 ARDS 肺形态可分为两大类，一类是渗出性病变以双下肺为主，上肺区肺泡相对正常，其 P-V 曲线的斜率较正常下降较少呼吸系统顺应性降低较小，低位转折点位置较低或者不明显。对于这类患者，过高的 PEEP 很容易使上肺区不正常肺泡过度扩张，因而 PEEP 水平通常较低，约 10cmH_2O。对这类患者，PEEP 可从 5cmH_2O 开始，结合动脉血气，按 2~3cmH_2O 的梯度逐渐上调，一般不大于 12cmH_2O；另一类 ARDS 肺的渗出性病变在双肺呈弥漫性，较均一分布，其中 P-V 曲线斜率较正常下降明显，即呼吸系统顺应性降低较大，低位转折点和高位转折点均较明显，对于这类患者，即使给予较高水平的 PEEP 也不会使肺泡产生明显的过度扩张，因而可以从较高 PEEP 水平（10cmH_2O）起步，结合动脉血气分析以 5cmH_2O 的梯度逐渐上调，可达 20cmH_2O 甚至更高。

第七节　脱机与拔管

呼吸或循环功能不全应用呼吸机支持呼吸的患者，当患者原发疾病和全身情况好转后，就应考虑及时逐渐停用机械通气，以免造成新的或额外的医源性损伤。现代危重病医学的理念是：一旦确定患者有自主呼吸能力，即应尽早、安全而迅速地撤离机械通气。但目前的现状是，由于医院人员的经验不足或理念陈旧等原因造成机械通气患者脱机延迟或失败的现象仍十分普遍，应引起足够的重视。

一、脱机指征

机械通气治疗作为危重病患者全身性综合治疗的重要组成部分之一，其脱机时机和方法的把握往往也并非单纯由患者的呼吸系统病情所决定的，其决策应是在全面评估患者的病情后作出的。因而，脱机指征也常包括主观临床评估标准和客观监测标准两个部分，需要临床医师视各患者的具体情况进行决策。

（一）主观临床评估标准

依据临床医师的经验判断，患者的原发病，尤其是与机械通气治疗相关的病情显著改善，预判患者的预后良好；患者的咳嗽、吞咽等保护性反射完整，意识清醒，反流误吸和上呼吸道梗阻等风险小。

8

（二）客观监测标准

（1）无持续大剂量镇静、镇痛药物的使用，患者意识清楚，可唤醒和遵从言语命令；无明显神经肌肉病变；

（2）患者安静、无明显挣扎、躁动和出汗等；

（3）循环功能稳定，不需要使用较大剂量的血管活性药物支持；

（4）无明显贫血（通常 Hb>70~80g/L）和低蛋白血症；

（5）代谢状态稳定，无明显的水、电解质和酸碱平衡紊乱；

（6）通气和氧合功能适当：呼吸平稳、规则，当 FiO_2<0.4~0.5、CPAP<5cmH_2O 时，PaO_2>60~90mmHg；吸空气或 40% 氧气时，$PaCO_2$<45mmHg 和 pH>7.35。

当患者满足上述条件，且其他呼吸功能参数达到以下要求（表 112-6）后，即可考虑逐渐停机。

表 112-6　脱机的呼吸参数标准

呼吸参数	脱机标准	正常值
氧合指数（PaO_2/FiO_2）	>200	>400
潮气量（V_t）	>5~6ml/kg	5~8ml/kg
呼吸频率（RR）	<25 次 /min	14~18 次 /min
呼吸频率 / 潮气量（RR/V_t）	<100/（min·L）	<50/（min·L）
肺活量（Vc）	>15ml/kg	65~75ml/kg
最大吸气负压（P_{Imax}）	>−25cmH_2O	>−90cmH_2O（女） >−120cmH_2O（男）

其中用力吸气负压十分重要，据报道 P_{Imax} 绝对值 >25cmH_2O，有 60% 患者脱机可以成功；而 <20cmH_2O，则几乎 100% 脱机失败。此外，分钟通气量 <10L/min，脱机成功率为 50%，RR/Vt<105/（min·L），脱机成功率可达 78%。

二、脱机方法

（一）T 形管脱机法

T 形管脱机法是一种通过交替使用机械通气和完全自主呼吸进行脱机锻炼的方法，在脱机过程中逐步延长自主呼吸的时间，以使患者逐渐适应完全自主呼吸并能保持良好的通气和氧合功能。自主呼吸时，患者通过连接于气管内导管的 T 形管吸入经湿化的氧气（图 112-24）。为防止患者出现明显的复吸入和二氧化碳蓄积，该装置要求的氧流量较高（通常为分钟通气量的 2~3 倍以上），吸入氧浓度也明显高于常规的开放氧疗。一般在患者白天进行呼吸锻炼时与机械通气交替使用，通过逐渐延长每次 T 形管呼吸的时间（从数分钟至数小时）而逐渐脱机。一般用于短期机械通气后能较快脱机的患者。

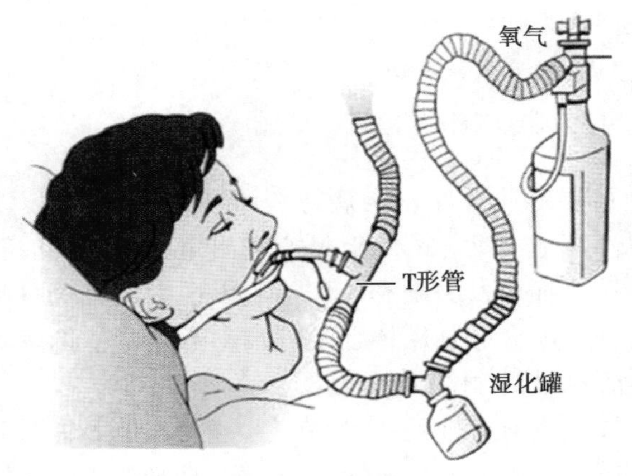

图 112-24 T 形管

但该装置的呼吸管路较长，增加了呼吸阻力，患者所需的实际呼吸功要大于拔管后的自主呼吸，对于 COPD 和长时间机械通气等呼吸储备功能较差的患者，可能出现"脱机困难"的假象。

（二）SIMV 模式脱机

设定 SIMV 的机械通气频率从 12~14 次 /min 开始，逐渐减少至 2~4 次 /min，使机械通气在患者呼吸中的成分逐渐减少，自主呼吸成分逐步增加，以达到呼吸锻炼和支持的目的。当患者达到上述脱机指征后，则可停用机械通气。

在应用 SIMV 时，常与低水平的 PSV 合用，以部分或完全抵消因呼吸回路阻力造成的患者通气负荷增加，使患者在更接近生理水平呼吸负荷的条件下进行呼吸锻炼和脱机，避免机械通气本身诱发呼吸肌疲劳。若患者的潮气量逐渐增大，呼吸频率减慢，则更易脱机。

同时存在低氧血症的患者，最后可单独使用 CPAP 维持一段时间，待 PaO_2 上升后，再脱机，脱机后继续吸氧或无创通气支持。

（三）BiPAP 模式脱机

BiPAP 的脱机程序为：①减少 FiO_2 至小于 0.5；②减少 T_{high} 至 I∶E 小于 1∶1；③逐步调整 P_{low} 和 P_{high}，使平均气道压力降低；④调整 P_{high} 和 P_{low}，使 ΔP 降至 8~12cmH_2O；⑤调节呼吸次数至 8~9 次 /min，进一步降低 P_{high} 直至等于 P_{low} 水平（ΔP = 0cmH_2O），即 CPAP 模式，再降低 CPAP 至理想水平。

BiPAP 模式脱机具有很多优点：①所设定的吸气压（P_{high}）可保护患者气道压不至过高，避免出现气道峰压的明显波动；②在整个通气周期中均可进行不受限制的自主呼吸，不需要使用大剂量的镇静镇痛药，甚至肌松药来抑制自主呼吸；③吸气和呼气促发灵敏，压力上升时间和流量触发灵敏度可调，使得患者呼吸较舒适；④呼吸支持模式的转换和参数调节灵活多变，可实现"无极"变换，以满足患者不同状态下的通气支持需求。

三、自主呼吸实验

在准备脱机前还需要行自主呼吸实验（spontaneous breathing test，SBT）。对有创机械通气 24 小时以上的患者，运用 SBT 中低水平的自主呼吸模式进行短时间（0.5~2 小时）的动态观察，以评价患者是否能耐受完全的自主呼吸，是判断能否成功撤机的较为可靠的手段。

SBT 一般选择在早上 6∶00~7∶00 进行一次实验前评估。如果患者符合以下条件，即可进行 SBT：①原发疾病得到控制；② PaO_2/FiO_2 >150~200，PEEP ≤ 5~8cm H_2O，FiO_2 ≤ 0.4~0.5，RR/VT ≤ 105，pH ≥ 7.25；③咳嗽与吞咽反射等自主呼吸道保护反射良好；④血管活性药物或镇静镇痛药物的需要量少（例如多巴胺剂量 < 5μg/(kg·min)。SBT 的具体流程图见图 112-25。

通常 SBT 失败患者的动态肺弹性、内源性 PEEP 和吸气压力时间乘积皆高于 SBT 成功患者。如果再次进行 SBT，将会加重呼吸肌疲劳，降低撤机成功率，延长撤机时间。原则上每天只需进行一次 SBT，成功则可考虑撤机；失败后应立即返回到实验前通气模式和参数设置，让患者充分休息，第 2 天再进行实验前评估，通过实验前评估者再进行实验。

SBT 过程中应着重评价通气功能、氧合功能、血流动力学、精神状况和主观感受等多方面的临床指标。SBT 成功的标准为：① SpO_2>85%~90%，PaO_2 >50~ 60mmHg，pH >7.32，$PaCO_2$ 增加 <10mmHg，RR< 35 次 /min 或改变 <50%；② HR<120~140 次 /min 或改变 <20 次 /min，90mmHg<SBP<180~200mmHg 或改变 <20%；③神志清楚，无感觉不适，无明显出汗，无辅助呼吸肌参与呼吸。实验过程中持续监测以上指

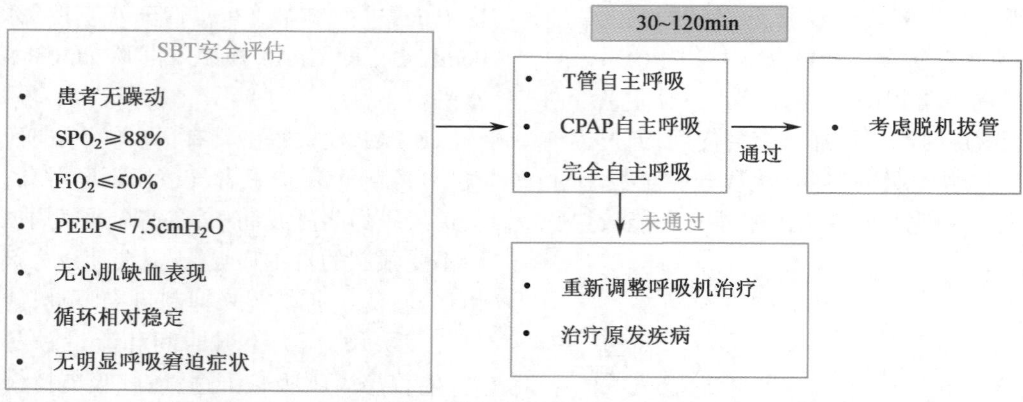

图 112-25　机械通气脱机前自主呼吸实验（SBT）流程图

标，每15分钟记录一次，在规定的实验时间内无异常指标出现表示实验成功，反之实验失败。

四、脱机困难的原因和注意事项

脱机困难的常见原因包括：①患者因素：严重肺部疾病，呼吸肌疲劳及胸壁功能紊乱，循环功能不全，营养不良及全身情况衰弱等；②呼吸机调节不当：通气不足和缺氧，呼吸做功增加；③气道因素：气管导管口径较细，分泌物阻塞和导管过深等。

一般而言，患者长期应用呼吸机或营养不良，以及脱机方法不当等都不是脱机困难的主要原因，最重要的还是原发疾病，尤其是肺功能的恢复情况。其他因素，如休克、低心输出量和低磷、低镁、低钾血症以及失眠和焦虑等心因性因素也应引起重视。应根据临床体征及呼吸参数正确估价以确定脱机时机，才能取得成功。

脱机时应注意：①应在白天，尤其是上午医务人员人手较充足时进行；②镇静镇痛和肌松药的作用已消失；③呼吸和循环功能指标符合脱机要求；④在严密观察和监测下脱机；⑤脱离呼吸机后继续吸氧，并做好拔管后再次紧急气管内插管和机械通气的准备。

第八节　机械通气并发症的防治

由于施行机械通气的患者往往意识丧失或不能说话，很难主诉病情变化，而且有些患者本已处于重危状态，若进一步受到并发症的威胁，则有造成死亡的危险，应及早发现和加以防治。按照机械通气相关并发症发生的原因，可分为三类。

一、气管内插管和气管切开套管相关的并发症

（一）导管进入支气管

导管插入过深或外固定不确实而移动位置，可进入支气管。因右侧支气管与总支气管所成角度较小，导管易进入右侧支气管，使对侧肺通气不足甚至无通气而导致缺氧。临床特征为：单侧肺（常为左侧）呼吸音降低或消失，气道压力可出现明显升高；而在不完全阻塞或导管尖端位于隆突处或隆突下时，双侧肺呼吸音可能对称，呼吸音往往较粗，或闻及低调的哮鸣音等，此时吸痰管常难以通过导管前端，也难以从支气管中吸出分泌物。

预防方法为每次插管后均需对比听诊两侧呼吸音，观察呼吸动度，必要时可摄胸片，以确认导管位置是否正确无误（但不能鉴别导管是位于气管内还是食管内）后，才能妥善固定导管，以免移动。患者体位变动或出现挣扎躁动后，均需重新评估导管的位置。

（二）导管或套管阻塞

分泌物多而稠厚、未能及时清理或导管护理不当是引起导管或套管阻塞的常见原因。分泌物常积聚和黏附在导管的管腔内或尖端。发生梗阻而引起窒息时，可出现呼吸困难和发绀。为此，在机械通气期间应定期和及时吸引清除分泌物，如不能彻底清除，气管内套管可清洗，气管导管在必要时重新更换。也还应注意湿化器湿化气体的效果，同时适当补液，防止分泌物浓缩黏稠。此外，导管意外扭曲或被患者咬合变形以及呼吸机回路屈曲

变形和管路内冷凝水集聚过多等，也可引起气道梗阻的出现。

套囊过度充盈而疝出至导管前端是堵塞呼吸道的另一原因，诊断的线索为用定容型呼吸机时呼吸道压力峰值骤增，用限压型呼吸机时则为潮气量降低，手控呼吸时感呼吸道阻力增加，吸引管不能通过气管导管，听诊于吸气时有异常的管样呼吸音。高度怀疑时，应立即将套囊放气，或减少套囊充气，如仍不能改善，必须紧急更换气管导管。

鉴别诊断气道内梗阻的简便而快速的方法是尝试经导管置入吸痰管，可迅速判断出梗阻的部位，并尝试吸引。紧急纤维支气管镜检查是鉴别诊断的可靠方法。

（三）气管黏膜坏死、出血

由于套囊长期过度充盈、压力过大、压迫气管壁、气管黏膜缺血坏死、糜烂而形成溃疡，也可损伤血管而出血，甚至有报道发生气管、食管瘘和无名动脉破裂而造成死亡。故遇有导管明显搏动，提示导管尖端或套囊位于动脉附近，应引起注意。长期施行机械通气时，尽量采用低压高容量套囊，避免充气过多，用带有双套囊的导管，每小时交替使用；气道内负压吸引等操作时，动作宜轻柔，避免导致机械性黏膜损伤。

（四）皮下或纵隔气肿

是气管切开患者较常见的并发症，常出现在气管切开后早期。主要原因为人工气道密闭性不佳、皮肤缝合过紧、气管切开位置过低或气管切口过大以及纵隔软组织受损等。长期置管机械通气的患者，因导管置管位置不当、套管过长及气囊压力过高等因素，可造成气管壁黏膜受压坏死、穿孔，临床虽较少见，但后果较严重。皮下气肿时，主要表现为头颈部和上胸部皮肤肿胀，出现皮下握雪感和捻发音等。纵隔气肿的临床症状较少，主要依靠胸部X线等影像学检查确诊。

（五）导管脱出或自动拔管

可造成急性呼吸衰竭，患者不宜多用镇静药，若劝告、适当制动或其他使患者安静的措施无效，则为防止躁动和自动拔管，应适当给予镇静和催眠药物。

（六）气管狭窄

狭窄常发生在气管切开部位而非气囊充气部位，常发生在气管切开套管拔除后数天或数周以后。

二、呼吸机故障引起的并发症

常见的呼吸机故障包括漏气、接头脱开，管道接错、气源或电源中断及警报系统失灵等。虽然各型呼吸机的结构不同，但通气功能的原理相似，发生问题时应依次检查下述原因：

（一）漏气

因潮气量不足，可观察到胸部活动幅度减少，气道压力监测出现气道峰值降低，低容量报警器发生警报。发现漏气时，应先排除套囊充气不足或破裂，接着寻找常见的呼吸机漏气的原因，如呼吸回路贮水瓶是否旋紧、吸气等管道系统的接头是否松脱等。若一时仍找不出原因，则应改用手控呼吸或更换呼吸机，然后再进行彻底检查。呼气潮气量监测是一重要指标，一方面可提示有否存在漏气，另一方面如潮气量低而未发现漏气，则可能是产生潮气量的机械装置失效。

（二）误吸

即使气囊充气良好，仍不能完全防止隐匿性误吸的发生，是造成口腔和消化道病原菌向呼吸道转植的重要原因。人体唾液分泌每天可达1 000ml，如不常规吸引，部分可能误吸至呼吸道；进食进水时也可发生。

（三）接管脱落

呼吸机与气管导管的接头及本身的管道完全脱开或扭曲，可使机械通气完全停止或呼吸道阻塞，气源或电源中断也会有致命危险。

（四）管道接错

如把吸气端和呼气端管道倒接，呼吸机就没有气体输出，患者可能发生呼吸困难或窒息。应暂停使用呼吸机，改为手控呼吸进行呼吸支持，再仔细检查和纠正呼吸机管道的连接错误。

（五）报警装置失灵

呼吸机报警装置失灵时，可出现误报警或报警不能。因此，在患者机械通气过程中，不能完全依赖呼吸机自身的报警装置来保障患者的安全，应加强对呼吸机治疗患者的巡视和机器的维护，并结合其他临床相关监测，最大限度地保障患者的安全。

三、长期机械通气的并发症

长期机械通气（prolonged mechanical ventilation）的定义千差万别，不同文献报道中的时限标准从数天至数十天不等。目前按美国呼吸治疗学指导委员会的建议，长期机械通气是指连续有创或无创机械通气 21 天以上、每天 6 小时以上。长期机械通气患者的死亡率显著升高，可高达 52%；但 3 年后仍幸存的患者预后良好，99% 可恢复到基础生活水平。

长期机械通气的并发症种类众多，分类复杂，主要包括：

(1) 机械通气相关并发症：例如由于胃血流量减少导致黏膜溃疡；睡眠障碍及神经精神病学并发症；与镇静药物增加相关的神经精神并发症；呼吸机相关性肺炎(VAP)；呼吸机相关性肺损伤(VILI)；肌肉萎缩，特别是呼吸肌萎缩，在机械通气后 18 小时内开始发生，最终可导致呼吸机撤机困难，从而需要更长时间的通气；吞咽功能障碍(长时间刺激呕吐反射)和构音障碍等。

(2) 长期留置导管相关并发症：例如因气囊压迫或意外自拔管引起的喉部损伤；由于气囊压迫和导管摩擦移位导致的气管损伤；反复吸痰导致的气管隆嵴和支气管损伤；气管狭窄；气管软化或气管食管瘘等。

因篇幅所限，本章仅就与呼吸机治疗直接相关的几个最常见而严重的并发症作简要介绍：

1. 肺气压伤　机械通气时，由于气道内压过高或潮气量过大；患者肺顺应性差，或原有肺气肿、肺大疱、哮喘和肺脓肿等慢性肺部病变；或突发严重的人机对抗，造成气道压的剧烈波动等，都可能致肺泡破裂。依据肺泡破裂部位、通气压力的大小及患者体质因素等的不同，最终可出现多种不同的临床表现：

①空气通常最先进入受损肺泡周围的肺间质中，形成肺间质气肿。此型最常见，少量的肺间质气肿的临床表现和影像学检查可能均无明显表现，最易被漏诊，导致临床上对肺气压伤发生率的严重低估；②肺间质中的气体可沿血管周围鞘膜达到纵隔，形成纵隔气肿；③进而可在纵隔破裂后气体通过大血管胸膜返折处，接近心包腔，形成心包气肿，并进一步沿胸膜间隙扩散进入颈部皮下组织，甚至扩大到头、胸、腹及躯干其他部位，形成皮下气肿；④少数情况下，如肺大疱破裂或严重气压伤致大量肺泡破裂时，气体可直接突破脏层胸膜而进入胸膜腔，形成闭合性气胸，甚至张力性气胸；⑤如空气进入破裂血管可引起动静脉空气栓塞。所以肺气压伤的严重程度有显著的个体差异，其中以张力性气胸、心包腔气肿和动静脉空气栓塞最危险，后者可致立即死亡。临床上早期症状有烦躁不安、发绀、心动过速等，还可出现皮下气肿。当患者出现气道压力显著升高和循环功能障碍时，往往已很严重，必须尽快作出诊断和处理。

机械通气下气压伤的发生率可能被严重低估了，尤其是少量间质性气肿的患者，因临床表现隐匿，常易被漏诊。据报道，成人机械通气患者气胸的发生率约 3%~5%，婴幼儿的发生可能更高。常规胸部 X 线检查对少量的气胸和间质性气肿的诊断敏感性较低；胸部 CT 检查虽敏感性和准确性较高，但危重病患者的转运困难常限制其使用。

预防的方法包括：①正确调节呼吸机各项参数，避免气道内压过高，尤其是有慢性肺部病变者。压力限制型通气模式有望减少其发病率；②选择适当的通气模式，合理使用镇静药和镇痛药，必要时短暂使用肌松剂，以避免患者出现严重的人机对抗；出现意外而严重的人机对抗时，立刻暂停机械通气或改用手法辅助呼吸；③加强生命体征监测，经常进行正规的胸部体检；④当张力性气胸的病情危急时，可先用粗针插入锁骨中线第二肋间外侧紧急放气，然后再放置胸腔导管闭式引流可继续进行机械通气。

2. 呼吸机相关性肺炎(ventilator-associated pneumonia，VAP)　是指患者接受机械通气治疗 48 小时以后或拔除人工气道后 48 小时以内发生的肺实质感染性炎症反应，是机械通气患者最常见而严重的院内获得性感染，可显著延长患者的住院时间、增加死亡率和医疗费用。国内外的大样本研究发现，VAP 在 ICU 患者中的发病率约为 2.5%~48.4%，或 (1.3~28.9)/1 000 机械通气日；VAP 的全因死亡率约为 33%~50%，归因死亡率约为 9%~13%。

VAP 的病因众多，根据中华医学会呼吸病学分会感染学组发布的《中国成人医院获得性肺炎与呼吸机相关性肺炎诊断和治疗指南(2018 年版)》，其常见危险因素见表 112-7。

表 112-7　医院获得性肺炎 / 呼吸机相关性肺炎发生的危险因素

分类	危险因素
宿主因素	高龄
	误吸
	基础疾病(慢性肺部疾病、糖尿病、恶性肿瘤、心功能不全等)

续表

分类	危险因素
宿主因素	免疫功能受损
	意识障碍、精神状态失常
	颅脑等严重创伤
	电解质紊乱、贫血、营养不良或低蛋白血症
	长期卧床、肥胖、吸氧、酗酒等
医疗环境因素	ICU 滞留时间、有创机械通气时间
	侵袭性操作，尤其是呼吸道侵袭性操作
	应用提高胃液 pH 值的药物（H_2-受体阻滞剂、质子泵抑制剂）
	应用镇静剂、麻醉药物
	头颈部、胸部或上腹部手术
	平卧位
	交叉感染（呼吸器械及手污染）

VAP 的发病涉及复杂的机制，除了入侵细菌的流行病学特征和危重病患者的免疫功能障碍外，气管内人工气道的存在是 VAP 中最重要的危险因素。它可以导致正常的抗感染机制缺失（保护性反射消失），使环境中的病原微生物得以顺利进入下呼吸道而诱发感染：①口腔内大量定植或消化道反流的微生物可以经由“隐匿性”误吸的途径进入下呼吸道。消化道细菌的定植是 VAP 最常见的感染途径；②纤毛运动障碍，清除能力下降，加上咳嗽反射的减弱或消失，使气道的保护能力下降；镇静镇痛药物的使用使患者的保护性反射功能进一步受抑制③人工气道表面形成的生物被膜、痰痂等脱落、吸痰操作的损伤及机械通气相关肺不张的出现等均可能导致远端小气道的阻塞，增加感染的概率；④经呼吸回路途径吸入的病原菌。并非 VAP 的主要途径，除非大量的病原菌或特殊类型的病原菌的吸入，如结核分枝杆菌、铜绿假单胞菌等，通常不至于引起感染。

VAP 的病原菌常具有明显的地方性或区域性流行病学特征，其病原菌依地域或医疗机构的不同可以存在显著差别，且与患者的基础疾病、抗生素治疗、传播途径等密切相关。其中以革兰氏阴性菌最多见，约占 50%~70%。另外，机械通气前 4 天内发生的早发 VAP 通常为敏感的肠道革兰氏阴性杆菌、肺炎球菌、流感嗜血杆菌等非多重耐药菌为主；而 4 天后发生的迟发性 VAP 则多由铜绿假单胞菌、ESBL 阳性的不动杆菌或肠杆菌、肺炎克雷伯杆菌及耐甲氧西林金黄色葡萄球菌（MASA）等多重耐药菌所引起，且真菌感染的概率逐日增加。

VAP 预防干预涉及 3 个主要问题：误吸、呼吸消化道定植和设备污染。预防 VAP 的最佳方法是减少气管内插管和缩短机械通气的时间。所以应该每天评估患者的通气和氧合状态，评估是否可以尽早脱离呼吸机。对于机械通气患者应用带套囊的气管导管可降低误吸风险，同时注意声门下“黏液湖”中分泌物的引流。对胃肠内营养患者，应当监测胃残余量以降低胃扩张的风险。医护人员接触机械通气患者或呼吸设备时，应当严格遵守手卫生制度减少呼吸消化道的定植。常规使用预防应激性溃疡药物降低胃液酸度可能与 VAP 风险增加有关。患者体位变动前需小心地去除呼吸机管道中的冷凝水。感染的来源通常不在呼吸机本身，除非有大量的病原菌的纯种进入呼吸机，一般不致引起感染，所以呼吸机管道及呼吸活瓣用水冲洗已能满足再用时的安全。呼吸机通常不是交叉感染的媒介，而消毒是为了小心预防。尽管如此，湿化器、呼吸囊的污染而致感染蔓延仍有报道，所以机械通气过程中仍应重视有效消毒，每 24 小时更换呼吸管和贮水瓶，将剩余的水倒空，再加消毒蒸馏水。其他降低 VAP 风险的干预措施包括：让患者仰卧位时保持 30°~45° 的头高位、鼓励机械通气患者自主活动、合理使用抗生素、确保医护人员对感染预防方案的依从性等。

3. 神经肌肉运动障碍　长期机械通气患者可出现神经肌肉运动障碍，尤其是膈肌的运动功能障碍，称为呼吸机导致的膈肌功能不全（ventilator induced diaphragm dysfunction，VIDD）。VIDD 在机械通气后即可出现，并且部分患者很快就丧失膈肌功能，尤其在控制呼吸模式下。引起 VIDD 的机制被认为除了与肺部通气方式改变、胸部 / 腹部顺应性或神经输入有关之外，还有其他特殊机制。

控制性通气数小时就可出现膈肌收缩力下降，长时间机械控制通气患者可出现明显的膈肌纤维减少，导致膈肌主动和被动运动功能下降。在动物 VIDD 模型研究中，机械通气除了使膈肌肌力下降外，由于蛋白质合成减少和泛素蛋白酶、半胱天冬酶和钙蛋白酶的增加，引起蛋白水解增加，从而导致肌纤维萎缩。对器官获取前经历过长时间机械通气的脑死亡器官捐献者的膈肌检查发现，其慢肌和快肌纤维均明显萎缩，这些变化与氧化应激水平升高有关。此外，长时间的机械通气也可通过氧化应激和诱导叉头框蛋白 O-1（Foxo-1）的产生导致膈肌自我消耗，出现膈肌纤维萎缩。最后，因危重患者其他并发症和代谢应激的存在，如 COPD、高血糖和脓毒症等，均能加重呼吸机诱导的膈肌功能障碍。

尽管膈肌电生理检查是诊断 VIDD 的金标准，但由于其在危重的机械通气患者中难以施行，限制了其应用。有两个超声检查参数主要用于评估膈肌功能：膈肌偏移度和吸气相膈肌增厚部分。安静自主呼吸期间健康受试者的平均吸气膈肌偏移为 1.34 ± 0.18cm，心脏手术患者膈肌偏移 2.5cm 被认为是排除严重膈肌功能障碍的临界值。然而，膈肌偏移取决于膈肌偏移的数量、呼吸机支持模式和 PEEP 水平等。因此，用膈肌偏移评估机械通气患者的膈肌收缩特性的方法尚存争议。

膈肌增厚部分是指测量膈肌与肋骨结合区域的肌肉厚度变化。增厚部分变化计算方法为：（吸气末厚度 – 呼气末厚度）÷ 呼气末厚度。自主呼吸的健康志愿者放松时膈肌平均厚度为 1.7 ± 0.2mm，当呼吸保持在总肺容量时增加至 4.5 ± 0.9mm。膈肌厚度可视为膈肌收缩力的直接指标，可用于检测是否有肌萎缩，可作为预测呼吸机是否能够成功撤机的指标。例如，膈肌偏移减少（<10mm）是 ICU 机械通气患者撤机失败的预测因子，而膈肌增厚部分 >30%~36% 则通常能拔管成功。

4. 氧中毒　在长期机械通气中，吸入氧浓度过高是极其有害的。大量氧气从肺泡中被摄取，易发生吸收性肺不张。动物实验证明，持续吸入 70% 氧后，肺毛细血管充血，并发展至肺水肿，3~7 天后死亡。

高浓度氧进入肺泡后，已被肺泡周围血管大量摄取，至肺泡容量下降，而发生吸收性肺不张。此外，长期机械通气患者吸入氧浓度过高，可发生氧中毒，主要病变为肺部损害，其机制主要包括：白细胞增多，多核白细胞释放有毒的氧自由基可引起Ⅱ型肺泡细胞增生、变形、线粒体氧化酶活动减退，肺泡表面物质减少，肺间质水肿等。早期病理改变表现为肺内渗出增加，形成透明膜；晚期则引起纤维组织增生和肺间质纤维化，二者均可引起肺的弥散功能障碍。

据文献报道，长期机械通气患者吸入氧浓度在 90%~100% 时间超过 10 天者，严重肺病变的概率增加，死亡率增加。为此，FiO_2 应维持在 60% 以下，如必须用 100% 氧，时间最好不超过 24 小时。

5. 胃肠道并发症　胃肠并发症主要有：①胃肠道充气膨胀：胃扩张较多发生于经鼻插管者，偶尔也见于气管切开，但较少发生在经口插管者。其发生原因为套囊充气不足，空气漏出至口咽部，尤其在鼻插管者，一侧鼻腔置导管，对侧鼻腔受压迫，若口腔关闭，气体压力会克服贲门括约肌的阻力而进入胃内，严重时可造成胃破裂。而口腔插管者，口塞使口张开，虽然患者难于吞咽，但气体可从口腔排出。HFPPV 时用喷射通气，如喷气导管移位至食管开口附近，氧气可吹入胃肠道而至胀气，所以必须在直视下将吸入管尖端安放在正确位置；②胃肠道出血，常见原因是应激性溃疡，有时可大量出血而不易发现，应提高警惕；③胃十二指肠溃疡穿孔：易发现在严重应激和长期应用激素的患者，腹痛等体征常被掩盖或混淆，必须仔细鉴别。

6. 少尿　近年来报道，长期机械通气患者可以影响肾功能，常引起少尿和水钠潴留倾向（图 112-19）。其机制类似肾前性少尿（本章第三节），可发展为急性肾功能不全，预防和治疗方法包括：①维持适当的血容量及正常血压，以保护肾脏功能；②选择对循环功能抑制最轻的通气方式。

7. 其他　偶尔会发生肺水肿、肺栓塞及精神情绪改变等。还有报告可发生心血管的罕见反应，即高血压和心动过速，但发生原因很难用已知的 PEEP 对心血管系统的影响来解释，实质上可能是颅内压增高的反应，并与儿茶酚胺的释放有关。早期还发现鼓膜破裂的病例。

机械通气时发生的并发症，大多表现为呼吸困难及其引起的烦躁不安、发绀和意识障碍等。所以在出现上述症状时，如不能立即解决，应暂停用呼吸机，改用高浓度氧气手控呼吸，再分析原因，根据患者体检发现，结合动脉血气分析和血流动力学变化，作出综合判断，争取早期诊断和及时处理，才能避免发生危险。

（万小健　倪　文）

8

参考文献

[1] BOURKE S C, PIRAINO T, PISANI L, et al. Beyond the guidelines for non-invasive ventilation in acute respiratory failure: implications for practice [J]. Lancet Respir Med, 2018, 6 (12): 935-947.

[2] OLCAY DILKEN, ELIF ERDOGAN, YALIM DIKMEN. Noninvasive Ventilation: Challenges and Pitfalls [J]. EMJ Respir, 2018, 6 (1): 100-108.

[3] ROCHWERG B, BROCHARD L, ELLIOTT M W, et al. Official ERS/ATS clinical practice guidelines: noninvasive ventilation for acute respiratory failure [J]. Eur Respir, J 2017, 50: 1602426.

[4] MAGGIORE S M, BATTILANA M, SERANO L, et al. Ventilatory support after extubation in critically ill patients [J]. Lancet Respir Med, 2018; 6 (12): 948-962.

[5] JABBARI A, ALIJANPOUR E, AMRI MALEH P, et al. Lung protection strategy as an effective treatment in acute respiratory distress syndrome [J]. Caspian J Intern Med, 2013, 4 (1): 560-563.

[6] WRIGHT B J. Lung-protective ventilation strategies and adjunctive treatments for the emergency medicine patient with acute respiratory failure [J]. Emerg Med Clin North Am, 2014, 32 (4): 871-887.

[7] FERRANDO C, SORO M, UNZUETA C, et al. Individualised perioperative open-lung approach versus standard protective ventilation in abdominal surgery (iPROVE): a randomised controlled trial [J]. Lancet Respir Med, 2018; 6 (3): 193-203.

[8] SPALDING M C, CRIPPS M W, MINSHALL C T, et al. Ventilator-Associated Pneumonia: New Definitions [J]. Crit Care Clin, 2017, 33 (2): 277-292.

[9] PETROF B J. Diaphragm weakness in the critically ill: basic mechanisms reveal therapeutic opportunities [J]. Chest, 2018, 154 (6): 1395-1403.

[10] DOT I, PÉREZ-TERAN P, SAMPER M A, et al. Diaphragm dysfunction in mechanically ventilated patients [J]. Arch Bronconeμmol, 2017, 53 (3): 150-156.

第一百一十三章

循环功能支持

目　录

循环功能支持的主要技术包括容量治疗、血管活性药的应用和机械循环支持等。本章重点介绍机械循环支持技术，包括心脏电复律、人工心脏起搏、辅助循环、主动脉内球囊反搏（intra-aortic balloon pump，IABP）、心室辅助装置（ventricular assist device，VAD）、体外膜氧合（extracorporeal membrane oxygenation，ECMO）和全人工心脏等。应用机械循环支持技术的主要目的是：①恢复心脏泵的正常功能；②减轻心脏负荷，改善心肌氧供，为受损伤的心肌修复创造条件；③补充自身循环功能不足，改善组织器官的血流灌注，避免组织器官发生不可逆性损伤。最终使全身各组织器官获得良好的灌注和氧供。

第一节　心脏电复律

广义的心脏电复律（cardioversion）包括电除颤（electric defibrillation）和电复律两部分，指以高能电脉冲经胸壁或直接作用于心脏，使心室颤动及其他快速型心律失常转变为窦性心律的方法，具有作用快、疗效高、简便和比较安全的特点。

一、心脏电复律原理

强电流（以直流电为主）瞬间刺激心脏可使大部分（75% 以上）心脏自律细胞同时除极化，并能使心脏内所有可能的折返通道全部失活，使得心脏起搏系统中具有最高自律性的窦房结恢复主导地位控制心脏搏动，借此恢复窦性心律。

电除颤可在任何时间进行，因而又称非同步电复律。因复律脉冲的发放多需感应心电图 R 波，并与之同步触发，以使电刺激在 R 波降支或 R 波起始后 30 毫秒左右发放，因而称其为同步电复律。心搏骤停、心室颤动或心室扑动时不能分辨 R 波，因而无法应用同步触发装置。快速心律失常（除外室颤、室扑）时电复律应避开心室易损期（即 T 波顶峰前 20~30 毫秒区间），此期间心内肌纤维不应期恢复不一致，外界刺激易诱发恶性室性心律失常。

电复律的效果与复律脉冲的能量、窦房结功能、异位起搏点的兴奋性高低及房室传导束功能有关。

二、心脏电复律装置

用于心脏电复律的仪器称为电复律器或电除颤器，是一种能量蓄放式装置。由电源、高压充电回路、放电回路和电极组成。目前临床使用的复律器均具有可供选择的 R 波同步装置，可根据需要实施电除颤或电复律。电复律的能量输出由充电电压和回路电容决定，在电复律器上可直接选择电复律的能量输出值。电复律器一般还配有心电监护和记录功能。电复律有体内和体外两种形式，前者称为植入式心脏复律除颤器（implantable cardioverter defibrillator，ICD），能通过置于心内膜的电极感知快速心律失常，通过除颤、低能量同步电转复即抗心动过速起搏等分层处理终止心律失常。体外电复律是临床工作中最常用的电复律形式。

三、电除颤

电除颤可用于各种原因导致的心搏骤停，特别是心室颤动和心室扑动等恶性心律失常。心电图确认室颤或室扑后应立即准备电除颤。一般发生在 1 分钟以内的室颤或室扑均能成功除颤，超过 2 分钟成功率仅为 1/3。室颤发生到电除颤的时间间隔越短，电除颤的成功率越高。室颤后应立即纯氧控制呼吸，持续心脏按压、保证心肌氧供是电除颤成功的必要条件。当心电图显示室颤为细波震颤时，电除颤成功率不高，可静脉注射肾上腺素 1mg，使细震颤波转变为粗震颤波，有利于提高除颤成功率。

胸外电除颤时，电极板放置的位置通常有三种：①一个极板放于胸骨右缘锁骨下凹，另一个极板放在左乳头左侧的腋前线处；②一个极板放在胸骨右缘第二或第三肋间，另一个放在心尖部；③一个极板放于左肩胛下（避开骨质），另一个放在胸骨右缘第二（或第三）肋间。胸外直流电除颤时的起步电能为 200J 或 3J/kg，如无效而行二次电除颤时，提升电能至 300J，最大为 360J。小儿胸外首次电击除颤时用 2J/kg，再次除颤时用 4J/kg。胸内成人电击除颤时用 5~30J（不超过 40J），小儿用 5~20J。

为提高胸外电除颤的效果，应注意以下几个问题：①正确进行心肺复苏的操作，尽快纠正心肌缺氧；②电极板应置于正确位置；③极板应避开骨质部分；④两极板之间连线应通过心脏；⑤使极板紧贴皮肤并对极板施加 10kg 左右的压力；⑥在呼气末进行电击；⑦两次电击间隔的时间不宜过长。若经上述治疗反复电除颤无效或室颤反复发作，表明可能有缺氧、电解质紊乱及酸碱失衡等情况，应予对症处理。电除颤成功后应密切监测循环功能，维护呼吸功能，应用血管活性药及抗心律失常药维持血流动力学状态和心脏节律，及时调整电解质及酸碱平衡状态，防止室颤再次发生。

四、同步电复律

同步电复律一般用于快速型心律失常的纠正，包括心房颤动、心房扑动、室性心动过速、室上性心动过速及其他难治性异位心动过速。但洋地黄中毒导致的心律失常、心动过速伴病态窦房结综合征、室上性心律失常伴完全性房室传导阻滞、阵发性心动过速频繁发作及近期有动脉栓塞或经超声心动图检查发现心房内有血栓而未接受抗凝治疗等情况下禁忌电复律。

与电除颤不同，大部分电复律的患者需要一定程度的镇静甚至麻醉。目前使用的短效静脉麻醉药丙泊酚是一种较理想的选择，其他镇静药如地西泮、咪达唑仑也可选用。

同步电复律最常用于心房颤动的复律治疗。心房颤动出现下列情况应考虑电复律：①心室率快，对药物治疗无效；②房颤病史不满一年且房颤前窦房结功能正常；③洋地黄治疗后仍存在严重心力衰竭；④甲状腺功能亢进症药物控制后的房颤；⑤预激综合征合并快速房颤；⑥二尖瓣病变手术矫治 6 周以上仍有房颤；⑦心脏 / 左房扩大不明显(心胸比例 <60%，左房直径 <55mm)。心房纤颤治疗推荐双相波电复律，初始电能通常选择 120~200J；若选择单相波，初始电能推荐 200J。拟行心脏瓣膜手术、甲状腺功能亢进症未使用药物治疗、低钾血症、心力衰竭未纠正及心脏明显增大的房颤一般暂不施行电复律。

8

为提高房颤电复律的成功率，电复律前应进行适当准备，包括使用抗心律失常药、实施抗凝治疗等措施。心房颤动患者应在复律前一天服用奎尼丁 0.2g，每日 4 次。服用奎尼丁能提高电复律的成功率、减少电复律时的心律失常、预防心律失常复发。使用奎尼丁后如出现心肌应激性增高的表现应立即停药，并取消电复律治疗。对奎尼丁高敏的患者可使用其他抗心律失常药。患者心功能状况也是影响电复律成功率的重要因素。房颤患者多使用洋地黄改善心功能，由于接受洋地黄治疗后心肌应激性增高，电复律时发生室颤的危险增加，所以前期经洋地黄治疗的患者复律前应停药 1~2 天。在需要紧急复律的情况下，可静脉注射利多卡因等药物预防严重心律失常的发生。

心房扑动伴心室率快，严重影响血流动力学时应及时复律。慢性心房扑动对药物治疗反应差，电复律一般为首选治疗方法。成人心房扑动和其他室上性心律失常的电复律治疗通常需要较低能量，单相波或双相波均可选用，一般采用 50~100J 的初始能量。如果首次电复律失败，可逐渐提高电能，必要时可辅助用药，胺碘酮、普鲁卡因胺、利多卡因等可视情选用。

室性心动过速对药物治疗反应差、出现休克或心力衰竭时应尽早采用电复律。急性心肌梗死中出现的室性心动过速也应及时施行电复律。室性心动过速电复律一般选择 100J 能量，单相波或双相波均可。

室上性心动过速经刺激迷走神经，使用维拉帕米、洋地黄、升压药物治疗无效后，且伴有血流动力学障碍时应考虑采用电复律。室上性心动过速电复律多选择 50~100J 的能量。

性质难以判断的异位心动过速，药物治疗无效时也可考虑电复律。

电复律后应立即观察心电图，了解电复律的效果。若反复电击 3 次或复律能量已经达到 300J，应停止电复律。复律成功后应使用药物继续治疗，防止心律失常再次发生。

五、植入型心律转复除颤器

植入型心律转复除颤器(implantable cardioverter defibrillator，ICD)的疗效优于抗心律失常药物治疗，主要用于室性心动过速或心室颤动患者，可明显减低病死率。ICD 能够检测每个心动周期的 R-R 间期，并将心率分为正常、过快(R-R 间期短)和过慢(R-R 间期长)。当在设定的时间内检测到 R-R 间期过短时，ICD 即启动其抗快速心律失常功能，ICD 可根据心电性质及程序设置实施抗快速心律失常起搏(antitachycardia pacing，ATP)或电除颤。

(一) ICD 植入术指征

ICD 首选用于治疗室性心动过速或心室颤动。包括：①室性心动过速；②心室颤动；③心肌梗死 40 天以上，LVEF ≤ 35%，且心功能Ⅱ或Ⅲ级；或

LVEF ≤ 30%，且心功能Ⅰ级；④ LVEF ≤ 35% 的非缺血性心肌病，心功能Ⅱ或Ⅲ级；⑤伴随 1 个或以上心脏性猝死主要危险因子的肥厚性心肌病；⑥等待心脏移植；⑦服用 β 受体阻滞剂期间有晕厥和 / 或室速史的长 QT 综合征；⑧伴随 1 个或以上心脏性猝死主要危险因子的致心律失常性右心室心肌病患者；⑨ Brugada 综合征；⑩心脏肉瘤病、巨细胞心肌炎或 Chagas 病。

（二）ICD 术前准备

ICD 患者多合并有心脏疾病，应用 β 受体阻滞剂或降低后负荷药物治疗有助于改善心功能，可先行药物治疗 1~2 周后再行手术。

除评估和调整并发症外，接受 ICD 治疗的患者术前需行 ICD 设备的适应性检查。还应考虑术中应用单极电刀或电磁干扰问题，必要时需关闭 ICD 的抗快速心律失常治疗功能。

（三）ICD 植入术的麻醉与管理

通常情况下，ICD 植入术不需要麻醉科医师的参与。考虑电复律实施中应使患者达到充分无痛、舒适、安全的状态，可根据 ACC/AHA 指南的建议，对复杂、高危 ICD 植入患者实施监测和麻醉管理。

多数需要安装起搏器或 ICD 的患者都伴有严重的心脏疾病，一旦决定放置 ICD 就要对患者进行全面评估，包括电生理检查以确定室性心功过速的可诱导性和电生理指导的药物治疗。服用胺碘酮前应该评价药物的毒性作用，包括对肺的损害及肺功能检查。

监测麻醉（MAC）应为 ICD 植入术首选麻醉方法。MAC 基本可满足镇痛、镇静需求，使患者消除恐惧，最大限度地减少伤害性刺激对机体的影响。右美托咪定单独应用或联合应用其他药物均可有效实施 MAC。咪达唑仑和芬太尼亦为常用药物。

若植入 ICD 的患者合并有室性心动过速、充血性心力衰竭者射血分数小于 30%、冠心病、肺动脉高压、慢性肾功能障碍或瓣膜性心脏病等疾病，无法长时间平卧，可考虑全身麻醉。选择全身麻醉者，除标准监测外，建议行有创动脉压监测。围手术期应关注心肌梗死、脑卒中、心脏损伤、心脏压塞、出血、气胸等并发症。

植入 ICD 的患者在 ICD 功能关闭期间必须连续监测心电图，体外心电转复或除颤装置随时备用。如需紧急电复律或除颤，尽量避免电极安放在皮下起搏器埋藏位置。在中心静脉穿刺前，需确认 ICD 所有功能已关闭，以防止意外除颤和 ICD 失灵。麻醉后应重启 ICD，检查核实 ICD 参数并调整设定。

六、心脏电复律并发症

电复律常见并发症有心律失常、急性肺水肿、心肌损伤、低血压、血栓栓塞与皮肤灼伤等。

1. 心律失常　电刺激使心肌细胞快速除极的同时使心脏自主神经系统兴奋，因而电复律后可能短暂出现各种心律失常，多为一过性，一般不需要处理。高能量复律或洋地黄治疗的患者复律后可能出现频发室性期前收缩或短阵室性心动过速，应静脉注射利多卡因纠正。洋地黄中毒、低钾血症或对奎尼丁治疗敏感的患者，电复律后可能出现持续室性心动过速、心室扑动或心室纤颤等严重心律失常，应及时采用非同步电除颤治疗。为避免复律后严重心律失常的发生，应尽量采用低能量复律，必要时静脉滴注利多卡因预防。

2. 急性肺水肿　心房颤动患者，特别是伴有二尖瓣或主动脉瓣病变的患者，复律后左心功能恢复一般明显迟于右心，易发左心衰竭而引发肺水肿。肺水肿多发于复律后 1~3 小时，应给予强心、利尿及扩血管等治疗。

3. 心肌损伤及低血压　高能量电刺激可损伤心肌细胞，表现为血清心肌酶的升高、局部 ST 段改变、心脏传导束功能抑制等，复律后低血压可能与心肌损害相关。为减少心肌损伤，应避免采用不必要的高能量复律，使用较大接触面的电极，避免两电极距离过近。复律后暂时性低血压多可自行恢复，若患者情况良好可不处理。

4. 血栓栓塞　血栓栓塞多见于房颤持续时间过长、左心房明显增大又未接受抗凝治疗的患者。血栓栓塞多发生于复律后 24~48 小时，由于心脏复律后收缩功能延迟恢复，也可能迟发。因此，择期电复律患者应在 2 周前开始抗凝治疗预防血栓栓塞，并持续至复律后 2~4 周。抗凝治疗常选用华法林，应调整用药剂量，使凝血酶原时间维持在正常值的 2 倍左右。

5. 皮肤灼伤　电复律接触电极部位的皮肤易发生灼伤，与操作时按压不紧，导电膏过少有关。一般不需要处理。

第二节 人工心脏起搏术

人工心脏起搏指利用心脏起搏器以特定频率的脉冲电流刺激心脏，替代心脏本身的起搏点激发心脏搏动的技术。通常用于治疗缓慢型心律失常，也可用于治疗快速型心律失常。

一、人工心脏起搏原理

心肌细胞具有兴奋性、收缩性、节律性、传导性和松弛性，因此可对微电流刺激产生收缩反应，此为人工心脏起搏的生理基础。起搏器发放电刺激促使心肌收缩。对于缓慢型心律失常，起搏器发放的电刺激可有效提高心肌收缩频率，从而达到治疗的目的。而对于快速型心律失常，起搏器发放频率较高的电刺激，该刺激夺获心脏后，使原来快速心律失常的兴奋灶受到超速抑制，使得心率减慢。起搏器也可发放与原来心动周期匹配的期前电脉冲，打断原来快速心律的折返途径，从而消除快速型心律失常。

心肌仅对一定强度的电刺激有收缩反应。能引起心肌收缩的最低起搏强度称起搏阈值。影响起搏阈值的因素有心肌氧合状况、水电解质平衡、药物、起搏电极的电流强度与刺激频率等。

二、起搏器装置和选择

（一）起搏器装置

人工心脏起搏器由脉冲发生器、电池和电极导线构成。脉冲发生器提供脉冲刺激；电池为脉冲发生器提供能源，一般为化学能电池。体外起搏器对电池要求不高，埋藏式起搏器要求电池小巧且经久耐用。目前使用的电池以锂电池为主，使用寿命约7~10年；电极导线将起搏脉冲从脉冲发生器传至心脏(起搏)，又将心脏电信号传至脉冲发生器(感知)。起搏导线多为不锈钢材料，外裹硅胶或聚氨酯绝缘层。起搏电极材料要求较高，现多采用铂-铱合金或热解碳。起搏电极按安放方式位置的不同，可分为单电极、双电极、心内膜电极、心外膜电极、心肌电极和心房电极。

（二）起搏器的选择

根据起搏器放置的位置可将起搏器分为埋藏式起搏器与体外起搏器。埋藏式起搏器埋置于患者体内，用于永久性起搏；体外起搏器放置于患者体外，起临时起搏作用。根据起搏电极的数量，又可将起搏器分为单腔起搏器和双腔起搏器两大类。

一旦决定给患者埋藏永久性心脏起搏器，临床医师必须选择合适的脉冲发生器和电极导管。可供选择的脉冲发生器性能包括：起搏模式和调控范围（如单、双腔，单、双极，频率应变，参数调控档级等）以及体积大小、使用预期寿命、费用等。电极导管选择包括：电极数目、种类、固定方式及有无激素、尺寸、费用等。

起搏器埋藏后临床医师还应酌情进行必要的程控。高档的起搏器具有较多的可程控参数，包括起搏方式、频率、脉宽和振幅、感知及不应期等。双腔起搏器具有与上述同样的程控性能，还可以进行最大跟踪频率、房室间期及其他参数的调控。频率应变性起搏器应具备调整感知输出与起搏频率关系的功能，并能限制感知器驱动的最大起搏频率。起搏器类型的选择可参照表113-1。

8

表113-1 起搏器类型的选择

起搏器类型	病窦综合征	AVB	心脏抑制型血管迷走性晕厥
单腔心房起搏器	• 无可疑房室传导异常和不存在发生AVB的危险 • 起搏时需维持房室同步 • 需要时有频率应变性	不适合	不适合（除非排除AVB）
单腔心室起搏器	• 起搏时不需维持房室同步 • 需要时有频率应变性	• 伴慢性心房颤动或其他房性快速心律失常，起搏时不需或不能房室同步 • 需要时有频率应变性	• 晕厥发作时伴AVB • 需要时有频率应变性

续表

起搏器类型	病窦综合征	AVB	心脏抑制型血管迷走性晕厥
双腔起搏器	• 起搏时需要房室同步 • 可疑房室传导异常或发生AVB的危险增加 • 需要时有频率应变性	• 起搏时需要房室同步 • 需要心房起搏 • 需要时有频率应变性	• 窦性心律抑制伴AVB • 需要时有频率应变性
心房同步心室抑制型起搏器	不适合	• 窦房结功能正常且不需心房起搏 • 希望减少起搏器的电极导管	不适合

三、人工心脏起搏指征

1. 临时性起搏 主要用于：①心脏起搏传导功能不全的患者拟行大手术、心血管造影或电复律时预防保护；②需要安置永久起搏器前或更换永久起搏器间的过渡保护；③阿 - 斯综合征发作；④心脏手术引起的房室传导阻滞；⑤药物治疗无效的由心动过缓诱发的尖端扭转型和 / 或持续性室性心动过速；⑥急性心肌梗死、急性心肌炎、电解质紊乱、药物中毒时的缓慢型心律失常；⑦房室传导阻滞、窦房结功能衰竭等各种原因引起的心脏停搏；⑧一些临床诊断与电生理检查的辅助措施，如判断窦房结功能、预激综合征的类型及抗心律失常药的疗效等。

2. 永久性起搏 主要用于：①获得性完全房室传导阻滞；②先天性完全房室传导阻滞伴严重心动过缓；③一度房室传导阻滞有晕厥或H-V间期大于100ms，二度Ⅰ型房室传导阻滞有症状或伴房室束以下阻滞，二度Ⅱ型房室传导阻滞；④三束支传导阻滞；⑤双束支阻滞伴有晕厥或头晕的症状，有高度房室传导阻滞或H-V间期延长的情况；⑥心动过缓 - 心动过速综合征；⑦病态窦房结综合征伴有症状或伴有长间歇（大于3秒）；⑧心动过缓伴心功能障碍、室性心律失常、房颤等情况需要使用洋地黄与其他抗心律失常药治疗，但可能会加重心动过缓的患者；⑨预防阵发性房性快速心律失常；⑩充血性心力衰竭；⑪ 肥厚型梗阻性心肌病；⑫ 特发性长QT间期综合征；⑬ 血管迷走性晕厥。

3. 心脏再同步化治疗 心脏再同步化治疗（cardiac resynchronization therapy，CRT）系指在传统右心房、右心室双心腔起搏的基础上再增加左心室起搏。对于存在左、右心室显著不同步的心衰患者，CRT治疗可恢复正常的左、右心室及心室内的同步激动，减轻二尖瓣反流，增加心输出量，改善心功能。适用于窦性心律，经标准和优化的药物治疗症状仍持续存在，LVEF降低，且伴有QRS波间期 ≥ 150毫秒、左束支传导阻滞的患者。高度房室传导阻滞、射血分数低、具有心室起搏指征的心衰患者推荐使用CRT，而不是右室起搏。已植入了传统起搏器或ICD、右室起搏比例居高不下、药物治疗无效、心功能无改善、心衰逐渐加重的患者，应考虑CRT。

四、起搏器的安装

紧急临时起搏器的安装途径包括经胸壁体外安置电极、经胸壁穿刺安置电极、开胸直接安置心外膜电极、经食管安置电极与经静脉安置心内膜电极。

1. 经胸壁体外安置电极 胸壁体外起搏同时进行心房与心室起搏，阴极位于心电图胸导联V3部位，阳极位于左侧肩胛下区。体外起搏一般使用40~120mA、20~40毫秒的刺激。由于并发症少，体外起搏已经成为紧急起搏的首选方式。

2. 胸壁穿刺安置起搏电极 采用心腔穿刺针，通过穿刺针将细软的起搏电极与心室肌接触，接一皮下注射针做无关电极即可起搏。

上述两种起搏装置稳定性差，经紧急处理心搏稳定后应尽快改经静脉安置起搏器。

3. 开胸直接安置心外膜电极 开胸手术或已经实施开胸心脏按压的患者可将起搏电极直接缝在心肌表面起搏。条件允许的情况下，用起搏漂浮导管或在心腔内心电图监测下放置心内膜电极。

4. 经食管安置电极 由于食管与心脏解剖位置接近，近年食管起搏的应用逐渐增多。食管起搏电极可达到左心房1.5cm范围内，因此可对心房进行有效起搏。经食管起搏一般使用15~25mA的起搏电流，起搏电流超过30mA患者会有明显的食管烧灼感。食管起搏电极的位置可在心电图监视下确定。一般门齿下35cm即可达到成人心房起搏需要的深度。由于心室与食管间距大，经食管心室起搏较困难，因而食管心室起搏时电极深度较心房起搏深 2~4cm，相应的起搏电流也应增加。

5. 经静脉安置心内膜电极　择期临时心脏起搏与永久心脏起搏一般采用经静脉双极心内膜起搏。起搏导线的放置方法与心导管技术相同。常用的静脉有大隐静脉、股静脉、贵要静脉、头静脉、颈外静脉、颈内静脉与锁骨下静脉。为避免上肢活动造成电极移位，临时起搏选择下肢静脉更可靠。永久起搏者多选择头静脉或锁骨下静脉。

电极安置一般在 X 线透视下进行，单腔起搏多选头静脉，双腔起搏多选锁骨下静脉。局部麻醉下切开静脉后将电极顶端送入右心室心尖部，双腔起搏时将另一电极顶端送入心房。电极位置确定后心腔心电图呈 rS 形，ST 段呈弓背向上抬高。然后用起搏分析仪测试起搏阈值与感知灵敏度，心室电极理想的测定值要求 R 波振幅 ≥ 5mV，起搏阈值 ≤ 1mV，斜率 ≥ 0.75V/s，阻抗 500~1 000Ω 左右。心房电极的理想测定值应为 P 波振幅 ≥ 2mV，阈值电压 ≤ 1.2mV，斜率 ≥ 0.5V/s，阻抗在 500~1 000Ω。腔内心电图 P 波高大，R 波很小，PR 段抬高。

电极位置正确后，在导管远端静脉入口处将导管结扎固定。在电极导线同侧胸壁皮下剥离一皮下囊袋，将电极导线尾端经皮下隧道送入胸壁皮下囊袋，连接起搏器后将起搏器缝入皮下囊袋即可。

五、人工心脏起搏的并发症

人工心脏起搏的并发症包括植入手术相关的并发症与植入后的并发症。

（一）植入手术相关并发症

1. 心律失常　心内膜电极进入心脏后对心脏的机械刺激常引起心律失常，一旦电极导线固定或将电极后退，心律失常会很快消失，一般不需要特别处理。一定程度的镇静可减少心律失常的发生。

2. 静脉穿刺并发症　①气胸：多发生在锁骨下静脉穿刺时，少量气胸不需要干预，肺组织压缩 >30% 时常需抽气或置管引流；②空气栓塞：可发生在头低脚高位时，如颈内静脉切开和锁骨下静脉穿刺等。静脉切开患者应避免深呼吸动作，防止胸腔负压骤增；咳嗽或打喷嚏时应暂时闭合静脉切口，以防止空气栓塞的发生。

3. 心脏穿孔　电极导管较硬时粗暴操作可导致急性心脏穿孔。X 线检查发现电极导线未经正常途径进入心包或肺野，应小心将电极导线退至心腔，严密观察患者循环情况。一旦出现心脏压塞表现，应行心包引流或心脏修补。选用软的电极导线谨慎操作可有效预防心脏穿孔。

（二）植入后并发症

起搏器安置后的并发症多与起搏器本身有关。

1. 起搏阈值升高　阈值升高导致起搏失效应重新调整或更换电极。

2. 电极移位　可导致间歇起搏或起搏失效，此时通常需要重新手术以调整电极位置。

3. 膈肌刺激、胸大肌刺激　出现膈肌刺激后应调低输出强度或改变电极位置。埋置起搏器时将无关电极靠近皮肤可避免胸大肌刺激。

4. 皮肤压迫性坏死、局部感染　起搏器应埋置于深筋膜下，剥离的皮下囊袋不宜太小。感染系埋置起搏器时无菌操作不严格所致，出现感染应及时使用抗生素，感染严重时应取出起搏器重新安置。

5. 起搏器感知障碍　系起搏器灵敏度低或触发起搏的 P 波与 QRS 波波幅低所致。出现感知不良后应调高感知灵敏度或改变电极位置寻找 P 波与 QRS 波波幅高的部位。起搏器感知灵敏度过高或外界信号干扰可导致起搏器感知过度，造成起搏频率减慢，应调低感知灵敏度或使用双极心内膜电极。

6. 起搏器机械故障　包括导线折断与插件松脱，可导致起搏间歇或完全无效，应更换起搏器。起搏器电源故障与脉冲发生器故障也较严重，应更换起搏器。

7. 起搏器综合征（pacemaker syndrome，PMS）　使用 VVI 起搏器者，若心室起搏正常，但存在心悸、头晕、易疲劳、活动耐量下降的情况称其为起搏器综合征。起搏器综合征系心室起搏后房室不同步收缩，导致心室充盈量降低、心输出量下降所致，改用心房起搏、房室顺序起搏、心房同步起搏可防止起搏器综合征。

8. 起搏器介导的心动过速（pacemaker-mediated tachycardia，PMT）　是双腔起搏器主动参与引起的心动过速。为心房电极感知到逆传的 P 波，启动房室延迟，并在房室延迟发放心室脉冲，后者激动心室后再次逆传至心室，形成环形运动性心动过速。室性期前收缩、心房起搏不良是诱发 PMT 最常见的原因。可通过程控为更长的心室后心房不应期、适当降低心房感知灵敏度、延迟感知房室间

8

期或启动起搏器对PMT的自动预防程序等进行预防。终止方法有起搏器上放置磁铁、延长心室后心房不应期、程控起搏方式为心房无感知(DVI、VVI、DOO)、非跟踪方式(DDI)或启用起搏器具有的终止自动识别和终止程序。

六、人工心脏起搏患者的围手术期处理

(一) 术前评估及处理

1. 确认人工心脏起搏器的生产厂商和型号。

2. 请心内科起搏器专家评价起搏器工作情况,保证起搏器工作正常。

3. 大手术或术野距起搏装置25cm内,且脉冲发生器已接近设计期限者,需更换新的起搏装置。

4. 根据患者的基础心率和节律确认起搏器的应急频率。

5. 如需应用磁性设置,需明确其磁性工作频率和节律。

6. 关闭每分呼吸频率响应功能。

7. 关闭所有可使心率增加的功能。

8. 多数患者可考虑提高起搏心率策略,以增加心输出量、保障组织氧供。

(二) 术中处理

1. 应用脉搏氧饱和度或动脉波形监测心律及外周动脉搏动。

2. 关闭心电监测设置中的“杂波滤过”功能。

3. 尽可能不使用单极电刀,而使用双极电刀。如条件不具备,可考虑使用单极电刀的单纯电切功能,而不应用电凝或助凝功能,减小对起搏器的影响。

4. 调整电刀电极板的位置,以避免其电路回路与起搏器-心脏环路发生交叉,确保电刀电流回路不通过起搏器。如行头颈部手术,推荐将电极放于肩部,而在行胸腋部操作时,电极板可放于远端前臂。起搏器导线须用无菌敷料包好。

5. 如果发生电刀所致的心室超敏或起搏器停止工作,应尽一切可能缩短心脏停搏时间。

6. 根据患者基础生理状态及手术操作需要,选择合适的麻醉药物。具有抑制房室结或窦房结功能的药物(如阿片类药物、右美托咪定)可能会消除所有基础节律,使患者完全依赖起搏器。某些吸入麻醉药(如异氟烷、七氟烷、地氟烷)可能会使长Q-T间期综合征恶化,应力求避免。

(三) 麻醉后起搏器评估

术前设置程序的起搏器应在术后恢复原设置,如果术中应用过电刀的患者,应检查起搏器功能状态和电池剩余寿命。

第三节 辅助循环技术

心脏泵功能障碍不能维持机体血液循环需求时,采用的分担和加强心脏泵功能的人工手段称为辅助循环。辅助循环能减轻心脏做功负荷,改善心肌血液供应,使心肌能量代谢呈正平衡,为受损伤的心肌功能恢复创造条件。

临床上辅助循环主要用于大面积心肌梗死引起的心源性休克、心脏手术后严重的低心输出量综合征以及心脏移植前的过渡。

一、辅助循环的指征

临床上辅助循环的使用指征为药物治疗无效的严重的心脏泵功能障碍,具体指标包括心指数<1.8L/(m²·min)、平均动脉压<50mmHg、左房压>20mmHg或右房压>25mmHg、尿量<0.5ml/(kg·h)。但这些指标不能反映个体差异,且对病情进展缺乏预见性,临床意义小。阜外心血管病医院辅助循环指征评分较适用于临床,见表113-2。

表113-2 阜外心血管病医院辅助循环指征评分表

病情	评分
术前心功能差,心肌肥厚或扩张严重	1~2
术中心脏阻断缺血超过120分钟	1
先天性心脏病术终左房压大于20mmHg	1
瓣膜病术终左房压大于25mmHg	1
术终右房压大于25mmHg	1
恶性室性心律失常	2
术终不能脱机	3~5
总分5分以上者应立即建立辅助循环	

二、辅助循环的装置

辅助循环装置主要指机械循环支持装置(mechanical circulatory support),常用的机械辅助循

环装置包括主动脉内球囊反搏、滚压泵、离心泵和电动泵。

（一）主动脉内球囊反搏（详见第四节）

（二）滚压泵

滚压泵是将泵管放入泵槽内，通过滚压轴不断挤压将血液注入体内。滚压泵的流量和滚压轴的转速有固定关系，易发生意外进气与微栓，闭合不严可出现血液倒流；机器笨重、不易移动；对血液成分破坏明显，不宜长时间辅助循环。

（三）离心泵

离心泵可提供高速旋转的流场，血液进入流场中高速离心后受离心力作用泵入体内。离心泵的流量与转速压力成正比。其优点是对血液破坏少，在高流量运转时可不用或少用肝素，压力缓冲大，安全性高，结构简便，易操作。在后负荷增大时可自行降低排量。缺点是泵头易被高速旋转的部件磨损，一般 24~48 小时即需要更换泵头。不适于长时间辅助循环。

Hemopump 是一种新的轴流型泵，属于离心泵。这种泵根据阿基米德螺旋原理驱动血液流动。经股动脉逆行放置于左室发挥辅助循环作用。缺点是流量受导管口径限制、不能长时间运转、泵体在心室内易诱发心律失常。

（四）电动泵

电动泵主要通过植入心室的活塞式推板移动辅助循环，推板一般用人工机械瓣膜或生物瓣膜减少对血液成分的破坏。心室外的电动泵一般置于皮下或腹膜前壁，引流管道插入左心室，流出管道插入降主动脉。驱动电源一般留置于皮下或体外。缺点是要反复充电或更换电源，长期使用可损伤心脏瓣膜。

三、辅助循环方式的选择

辅助循环方式的选择应考虑泵功能衰竭的病理生理特点、患者年龄、预计的辅助循环时间以及灌注方式。

药物治疗是支持循环功能最基本的措施。一般情况下，在循环功能障碍时首先药物治疗。常用的儿茶酚胺类药物在发挥正性变力、变时性效应时可增加心肌收缩力，提升血压，增加心肌血供。但由于血管收缩，可增加心脏后负荷和心肌氧耗。大剂量儿茶酚胺不利于肾功能的保护。血管扩张药和 β 受体阻滞剂在降低心脏后负荷、减少心肌氧供的同时可导致血压下降、心肌供血不足。

IABP 同时具有上述药物治疗的优点，既能增加心肌氧供，又能降低心肌氧耗，所以，一般认为 IABP 疗效优于目前使用的任何一种药物。对于药物治疗无效的循环功能障碍常采用 IABP 进行循环功能支持。但 IABP 不能替代常规治疗；主动脉瓣关闭不全与主动脉瘤患者不宜使用；心功能差、伴严重心律失常的患者疗效差；婴幼儿无可供应用的导管；改善右心衰竭作用有限。

在药物治疗与 IABP 不适用的情况下，还可选择其他辅助循环方式。估计心脏功能可短期内恢复者可采用离心泵辅助。术后左心衰竭在使用大量血管活性药物治疗与 IABP 无效后应立即施行左心辅助循环（LVAD）。术后右心衰竭使用药物治疗无效后，应考虑肺动脉内球囊反搏或右心室辅助。辅助循环多针对左心衰竭，在右心衰竭或全心衰竭的情况下，可使用 ECMO 进行循环功能支持。ECMO 可进行右心辅助、左心辅助与全心辅助。全心衰竭或肺内病变严重时应采用 ECMO。泵衰竭严重或存在多脏器功能障碍时，亦应选择 ECMO。小儿多采用 ECMO。

四、辅助循环中的注意事项

目前的辅助循环方式不能随机体需要自动调节，因此，辅助循环的管理极其重要。

左房管引流效果不如左室引流，左房引流量足够方可有效减轻左室负荷。辅助循环开始时应采用高转流量，以夺获自主循环，并有利于维持良好的周围组织灌注。待循环稳定，组织灌注良好，血气指标正常后酌情减低流量。采用非搏动灌注会增加组织间隙水分，应使用适量利尿剂。辅助循环中可应用血管扩张药降低血管阻力，改善组织灌注。心功能恢复准备脱机时，应缓慢减低流量，不可骤停。为保证心肌充分恢复，建立辅助循环后应维持足够时间，切忌急于脱机。

停止辅助循环总的原则是：间断短时间停机、评估心脏功能恢复情况、酌情递减流量。停机前流量较低，应补充肝素以防止血栓形成。瓣膜置换患者在辅助循环期间应间断短时间停机，促使人工瓣膜活动以防止血栓形成。

第四节 主动脉内球囊反搏

主动脉内球囊反搏（IABP）是机械辅助循环最常用的方法之一。在动脉系统植入带气囊的导管到左锁骨下动脉开口远端和肾动脉开口上方的降主动脉内，在心脏舒张期球囊充气，在心脏收缩前球囊放气，从而起到辅助循环的作用。IABP 对功能衰竭的心脏可起到有力的支持作用，是解决重症心力衰竭的有效手段。对心脏手术后低心排综合征，IABP 也能起到有效的辅助作用。

一、主动脉内球囊反搏的原理

心脏舒张期，主动脉瓣关闭，球囊迅速充气，推动血液上、下运动：血液上行运动，可提升主动脉舒张压，增加冠状动脉血流量及灌注压，增加心肌氧供；血液下行运动，增加肾动脉血流量及灌注压，使原尿生成增加，有肾保护作用。心脏收缩前（R 波出现前）球囊迅速放气，主动脉压力下降，产生负压吸引作用，使心脏后负荷下降，心脏射血阻力下降，降低心肌耗氧量。

二、主动脉内球囊反搏的装置

（一）反搏装置

球囊反搏导管与漂浮导管结构相似，导管末端有一可充气的球囊，导管有单腔与双腔两种。单腔导管只有气体进出的通道，双腔导管除反搏气体进出的通道外，还有一通道可以置入导丝、监测动脉血压、采取动脉血样、注入造影剂。球囊也有单囊与双囊两种，临床上多使用单囊导管。球囊充气容积固定，根据型号充气量从 2.5ml 到 50ml 不等。反搏在气体压缩机与真空泵压缩与抽吸下对球囊进行充气与放气，球囊内注入的气体多为氦气或二氧化碳。机器的调控部分负责反搏的触发。触发一般根据监测的心电图信号进行，保证反搏与心脏搏动同步。

（二）导管的选择

IABP 辅助循环的效果受导管球囊容积的影响，因此选择球囊大小适宜的导管非常重要。球囊过小时，不能发挥循环辅助作用。球囊过大时，扩张受限，不仅不能均匀扩张，且易导致球囊破裂，还可造成血液有形成分的破坏与血管管壁的损伤。一般应选择充气后能阻塞主动脉管腔 90%~95% 的球囊，球囊容积超过每搏量的 50%。目前临床上主要根据患者身高选择球囊反搏导管。通常身高 180cm 以上的患者，选用 50ml 的球囊反搏导管；身高 165~180cm 的患者，选用 40ml 的球囊反搏导管；身高 165cm 以下的患者，选用 34ml 的球囊反搏导管。小儿则根据体重选择导管。

三、主动脉内球囊反搏的适应证与禁忌证

（一）适应证

IABP 适用于外科矫正特定急性机械问题前（如室间隔破裂和急性二尖瓣反流）、严重的急性心肌炎期间，以及拟行 PCI 或手术血运重建的急性心肌缺血或心肌梗死患者。具体适应证如下。

1. AMI 或严重心肌缺血并发心源性休克，且不能由药物纠正；合并严重血流动力学紊乱的心律失常；伴血流动力学障碍的严重冠心病（如 AMI 伴机械并发症）；心肌缺血或急性重症心肌炎伴顽固性肺水肿；冠状动脉造影；经皮冠状动脉扩张；冠状动脉溶栓；难治性左心衰竭或弥漫性冠状动脉病变不能做搭桥患者。

2. 左心室辅助装置（LVAD）或心脏移植前的过渡治疗。

3. 高危心脏患者手术中预防性应用。

4. 心脏手术后低心排综合征。

5. 心脏手术后脱机困难。

6. 体外循环中需要搏动性血流。

（二）应用指征

1. 平均动脉压 <50mmHg。

2. 心脏指数 <2L/（m^2·min）。

3. 左房压 >20mmHg。

4. 中心静脉压 >15cmH_2O。

5. 尿量 <0.5ml/（kg·h）。

6. 血管活性药用量过大或同时使用两种以上仍难以维持血压。

7. 末梢循环差，手足发凉。

8. 组织供氧不足，动脉或静脉血氧饱和度低。

上述情况经积极治疗，正性肌力药及血管活

性药调整心脏负荷、纠正代谢紊乱后血流动力学仍不稳定者，宜尽早应用 IABP，以免病情进一步恶化。

（三）禁忌证

1. 绝对禁忌证　较重的主动脉瓣关闭不全或主动脉瓣反流、主动脉窦瘤破裂、主动脉夹层动脉瘤、脑出血，以及心内畸形矫正不良等情况。

2. 相对禁忌证　不可逆的脑损伤、心搏骤停、室颤及终末期心肌病、畸形矫正不满意、周围血管病变难以放置气囊管以及恶性肿瘤远处转移可能等情况。

四、主动脉内球囊反搏的实施

（一）球囊反搏导管的置入与撤除

球囊反搏导管的置入途径通常选择股动脉，心脏手术中也可选择经升主动脉置管。

临床上常采用 Seldinger 技术经皮穿刺股动脉置管，对小儿或股动脉较细的患者可切开股动脉置管。选择搏动明显的一侧股动脉穿刺。置管前先检查球囊充气情况，检查球囊有无漏气。确认球囊充气良好后用注射器将球囊内气体抽空，使球囊膜均匀贴附在导管表面。将球囊浸泡在生理盐水中待用。

1. 经皮穿刺股动脉置管与拔管　腹股沟区消毒铺巾，局部麻醉后以穿刺针刺入股动脉，回抽血液顺利后通过针芯将引导钢丝送入股动脉，保留引导钢丝并退出穿刺针，用手术刀片在导丝旁皮肤切一小口，沿导丝送入扩张器，股动脉扩张后退出扩张器，经导丝置入动脉内鞘管，回抽血液顺利后将导丝退出。测量股动脉切口至胸骨切迹的距离为导管置入长度，在导管上栓线标记。为防止球囊反搏导管未越过鞘管的情况，经动脉内鞘管置入反搏球囊反搏导管至预定长度后，将鞘管向体外撤出，一般动脉内保留鞘管 12cm 即可。固定鞘管与导管。导管与反搏机器连接即可反搏。拔除球囊反搏导管时，先将球囊内气体全部抽出，将球囊部分退至鞘管内，压迫穿刺点的同时将球囊反搏导管与鞘管一同拔出，局部压迫 30 分钟后加压包扎。

2. 股动脉切开置管与拔管　腹股沟区消毒铺巾，局部麻醉后从腹股沟韧带下缘沿股动脉走行方向做 10cm 左右切口，游离股动脉与其分支，将分支血管阻断结扎，纵行切开股动脉约 1~1.5cm，将内径 1cm 的人工血管端 - 侧吻合在股动脉切口上，人工血管体外保留 4~5cm。检查无血管吻合口漏血后经人工血管置入球囊反搏导管，结扎人工血管无漏血。连接球囊反搏导管与反搏机器即可施行反搏。拔除球囊反搏导管时先拆开人工血管结扎线，球囊放气至残留少量气体后拔出，夹闭人工血管根部，将人工血管剪短后对端缝合，冲洗切口后缝合皮肤。

3. 升主动脉置管　心脏手术中根据患者病情需要可经升主动脉置管反搏。用主动脉侧壁钳钳夹升主动脉侧壁，将内径 1cm，长 20cm 的人工血管端 - 侧吻合在升主动脉侧壁，经人工血管置入球囊反搏导管，人工血管远端结扎后固定于胸壁皮下。反搏导管接反搏机器即可反搏。不需要球囊反搏时拆开皮肤缝线，球囊放气至残留少量气体后从人工血管中拔出，结扎人工血管远端，埋于皮下。

（二）反搏机器的操作

反搏机种类不同，操作规程也不同，一般包括以下几方面：

1. 监测动脉压与波形　使用单腔球囊反搏导管时应行桡动脉置管测压，使用双腔球囊反搏导管时接测压管即可监测动脉血压与波形。根据动脉压力波形调整反搏时相。

2. 监测心电图　反搏的触发一般通过心电图，应选择 T 波低平，R 波明显的导联触发反搏。反搏中监测心电图还可观察心脏节律的变化。

3. 调整反搏时相　准确的反搏时相是辅助循环成功的关键。通过心电图触发反搏应使球囊在 T 波顶部时充气，于 QRS 波前即刻放气。通过动脉压力波触发反搏时，应在主动脉瓣关闭出现重搏切迹时球囊充气，主动脉瓣开放前即刻放气。球囊充气过早，主动脉瓣尚未关闭，充气的球囊阻碍心脏的排空，使心脏后负荷增加，心肌氧耗增加。球囊充气延迟，舒张压升高不明显，冠脉血流增加不明显，反而使辅助循环的效果降低。球囊放气过早的情形与充气延迟相似，球囊放气延迟的情形与充气过早相似。调节反搏时相应控制球囊在心脏舒张期充气，在心脏收缩前放气。

（三）IABP 辅助有效的表现

舒张压的明显升高是反搏有效的直接表现。辅助有效的其他表现为患者循环功能提高后的病情改善，包括心输出量增加、血压回升、心律失常缓解、心率恢复正常、尿量增加、血管活性药物用量减

8

少、末梢循环改善。

(四) 促进反搏效果的措施

IABP只有在一定条件下方可发挥辅助作用，因此，应用IABP除机体本身具备一定条件外，应尽可能创造有利反搏的条件。反搏压的提高需要一定的血管张力，血管活性药的应用必不可少。循环功能障碍造成组织灌注不良，易导致代谢性酸中毒，酸中毒又可降低心肌收缩力，促进反搏效果应纠正酸中毒。正常的循环血容量是维持循环功能稳定的前提，血容量不足易引起低血压、心率增快；液体过多又会加重心脏负担，因此反搏中应维持血容量正常。纠正心律失常对提高反搏效果也非常重要，应根据心律失常类型选择不同药物。

(五) 停止反搏的指征

经IABP辅助，患者循环功能改善后可逐渐降低反搏频率。下列指征可供停止反搏参考。

1. 心脏指数 >2.5L/(m^2·min)。
2. 平均动脉压 >80mmHg。
3. 尿量 >1ml/(kg·h)。
4. 血管活性药用量减小后血流动力学指标波动不明显。
5. 末梢循环好，意识清醒。
6. 撤除呼吸支持后血气指标正常。
7. 降低反搏频率后能维持上述指征，病情无恶化。

患者病情稳定，满足停止反搏的指征后可撤除反搏。停止反搏后应尽早拔除反搏导管，以防止血栓形成及感染。

(六) 反搏失败的原因

临床工作中，有时虽然IABP反搏有效，但患者病情无明显改善，此种情况多为以下原因。

1. 应用IABP的前提条件是心脏具有一定收缩功能，能维持一定的血压水平。如果患者病情过重，心肌收缩力明显降低，IABP辅助则不能满足机体脏器的血液供应。此时应改用或合用其他循环辅助方式。

2. 手术后低心排综合征患者应用IABP效果不好时应考虑手术因素，如CABG术后有无桥血管堵塞、先天性心脏病畸形矫正是否满意。一旦确认手术因素所致，应尽早再次手术解决。

3. 患者病情危重，组织灌注差所造成的组织器官损伤为不可逆的情况下，即使应用IABP，也不可能缓解病情。

五、主动脉内球囊反搏的并发症

IABP并发症发生率较高，多因导管放置操作不当或导管留置所致。严重程度不一，重者可导致患者死亡。常见的并发症有出血、血肿形成、下肢缺血、导管位置不正确、导管插入困难、球囊破裂、动脉穿孔与感染。

(一) 出血、血肿形成

经皮穿刺放置球囊反搏导管时血管壁撕裂，导管拔除后压迫不当可造成局部出血与血肿。股动脉切开放置导管时血管缝扎不确切、股动脉分支损伤未处理均可形成局部出血与血肿。因此强调经皮穿刺置管时操作应轻柔。动脉切开置管时应严格止血，严密缝合。导管拔除后腹股沟应加压包扎或沙袋压迫止血。

(二) 下肢缺血

动脉过细或球囊反搏导管过粗、导管周围血栓形成阻塞股动脉、动脉痉挛、血栓脱落形成下肢动脉栓塞等因素均可导致下肢缺血。反搏应持续进行，若反搏间断，球囊表面易形成血栓，再次反搏后血栓脱落易造成下肢血栓栓塞。预防下肢缺血可选用较细的球囊反搏导管，选择搏动明显的一侧股动脉置管，并持续进行球囊反搏。下肢缺血的表现通常为肢体苍白、疼痛，肌肉痉挛，足背动脉搏动减弱或消失。血栓栓塞引起的下肢缺血应手术取栓。出现下肢缺血的表现后应拔除导管，若患者需要继续循环支持可考虑实施股-股动脉旁路移植术缓解肢体缺血，或选用其他途径置管。

(三) 导管位置不正确

导管位置不正确的原因包括血管条件欠佳与粗暴操作。股动脉内膜不光滑或粥样斑块造成狭窄等情况，容易造成导管送入动脉夹层。放置导管时粗暴用力也容易导致导管进入动脉夹层。球囊进入动脉夹层后，若夹层不限制球囊扩张，反搏效果不受影响；若夹层限制球囊扩张，则导致球囊扩张不良，反搏效果下降。血液进入夹层后形成夹层动脉瘤，严重威胁患者的生命安全。切开放置导管时，应看到光滑的动脉内膜后方可置管。经皮穿刺置管时应保持回抽血液通畅，以保证导管进入血管腔。置管时动作宜轻柔，遇到阻力后可轻微旋转导管前进，若仍不顺利应放弃，重新置管或改用升主动脉置管。怀疑球囊反搏导管进入动脉夹层应及时通过血管造影明确导管位置，一经证实应立即拔除导管。形成夹层动脉瘤应手术修复。

导管进入动脉夹层可直接导致动脉壁破裂，导管在夹层内充气也可导致动脉穿孔。置管后出现不可解释的低血容量、低血压，患者诉腰背部疼痛，结合置管操作不顺利应考虑动脉穿孔。动脉穿孔应快速补充血容量，维持血压并急诊手术修补。

（四）导管置入困难

导管置入困难的原因很多，除操作者技术因素外，股动脉细、动脉痉挛、动脉腔内狭窄或动脉扭曲也易造成置管困难。选较粗的动脉置管或换较细的导管后常可成功。使用钢丝引导置管也易成功。

（五）球囊破裂

球囊壁薄、接触尖锐物或与粗糙表面摩擦极易导致球囊破裂。球囊通过动脉内膜粥样斑块或动脉腔狭窄部位易损伤球囊。置管前应仔细检查球囊充气情况，置管过程中防止球囊接触尖锐物，置管动作应轻柔。反搏中反搏波消失，导管内有血液进入提示球囊破裂。球囊破裂后反搏作用消失，血液进入破裂的球囊凝固后会造成球囊拔除困难，所以球囊破裂后应及时拔除球囊反搏导管。

（六）感染

置管引起感染多系无菌操作不严格所致，因此不论经皮穿刺置管或动脉切开置管，均应严格无菌操作。

（七）血小板减少及溶血

球囊反复扩张造成的机械损伤可能会引起血小板及红细胞破坏，而置管过程中造成的血管壁损伤部位及球囊均可附着大量血小板而造成血小板的减少，使用肝素抗凝也是引起血小板减少的原因之一。实施 IABP 患者应定期监测血常规，必要时输注血小板。

第五节 心室辅助装置

心室辅助装置（VAD）是应用机械或生物机械手段，部分或全部替代心脏的泵功能。自 20 世纪 60 年代在临床应用以来，经过多年研究和临床应用，VAD 的应用已从心血管手术后复苏、心脏移植过渡或替代，拓展至心肌功能的恢复，乃至心力衰竭的永久性治疗。VAD 可显著提高终末期心衰患者生存率和生活质量，已成为终末期心衰患者重要的治疗方式。

一、心室辅助装置的原理

VAD 按使用方法可分为左心辅助装置（left ventricular assist devices，LVAD）、右心辅助装置（right ventricular assist devices，RVAD）和双心室辅助装置（biventricular assist devices，BiVAD）。其中左心辅助应用最为广泛，LVAD 将左心房或左心室血流引入辅助泵体，经泵体驱动血流进入主动脉，完全替代左心泵血功能，血液经主动脉输送至外周组织或重要器官。根据是否被植入人体内，心室辅助装置可分为外置式心室辅助装置（external ventricular assist device）和植入式心室辅助装置（implantable ventricular assist device）。根据血泵的原理不同，临床上又将 VAD 分为搏动式隔膜泵和恒流式叶轮泵。

8

搏动式隔膜泵核心结构是一个柔韧性材料的囊腔，囊腔两端连接进、出导管，并在两接口处分别放置单向阀门，起到类似瓣膜的作用，以保证血液单向流动。驱动装置通过气体或液体对囊腔壁施以外力，腔内容积被迫变化，完成泵血功能。搏动泵的气体和血液须经导管进入体内，因而无法实现完全体内植入。

叶轮泵又可进一步分为轴流泵、离心泵和混流泵（或称螺旋泵）三类。轴流泵的叶轮在血液内高速旋转，经导叶导流后推动血液沿与转动轴平行的方向流动。离心泵是由于叶轮高速旋转产生离心力，形成动脉压，驱动血液流动，血流方向与转动轴方向不一致。混流泵（或称螺旋泵）的推进轮为表面有螺旋的圆锥体，涡轮联动装置通过中央圆锥体的螺纹推动血液沿轴向运动，圆锥形的推进轮旋转又产生了类似离心泵的效果。

二、心室辅助装置的装置

心室辅助装置由两个主要部分组成，一是管道系统（tube system），分别用于将血液从心室导入心室辅助装置，和将血液从心室辅助装置送入主动脉，以进一步分布于全身；二是动力装置（power source），实际上是一个类似于心脏的血泵。另外，还有与动力装置相连的控制单元（control unit），可以发出警报或给予动力装置指令，以维持整个系统正常工作。

三、心室辅助装置的适应证和禁忌证

(一) 适应证

各种原因引起的足量药物和IABP难以纠正的心力衰竭、心源性休克均为VAD临时辅助循环的适应证。对药物治疗和机械治疗后仍处于终末期心衰的患者,如适合心脏移植,在等待心脏移植过程中可置入LVAD或BiVAD;如不适合心脏移植,但能以良好的心功能状态预期生存≥1年,可置入LVAD。

VAD还适用于优化的药物治疗和机械治疗后仍有严重症状>2个月,且至少包括以下1项:①LVEF<25%和峰值摄氧量<12ml/(kg·min);②近12个月内无明显诱因,因心衰住院≥3次;③依赖正性肌力药物治疗;④因灌注下降而非左心室充盈压不足(PCWP≥20mmHg,且收缩压≤80~90mmHg或心脏指数≤2L/(min·m^2)导致的进行性终末器官功能不全[肾功能和/或肝功能恶化];⑤右心室功能恶化。

在决定VAD辅助之前,采用经食管超声心脏检查评估心脏功能、室壁运动及瓣膜的情况。当存在需要手术矫治的情况,如心脏瓣膜关闭不全引起的心力衰竭,心肌梗死后室间隔穿孔、二尖瓣乳头肌断裂引起的二尖瓣大量反流等机械并发症,首先应当考虑急诊手术解除结构性异常。

(二) 禁忌证

应用VAD进行临时循环辅助没有绝对禁忌证。但是心脏并存的瓣膜疾病及冠状动脉病变、右心室功能衰竭、神经系统损伤、其他器官的功能不全(肺、肾和肝)及全身严重感染等会增加死亡率。

四、心室辅助装置的实施

(一) 插管和置入技术

不同的VAD装置插管技术和连接方式也不同。体外循环后应用离心泵可以直接使用体外循环期间的升主动脉插管,静脉插管可通过左心房插管,建立左心室辅助。ABIOMED BVS 5000/AB5000采用左心房和主动脉插管(左心辅助)或者右心房和肺动脉插管(右心辅助)技术。Thractec PVAD在左心辅助时多采用左心室心尖和主动脉插管的方式。Tandem Heart经皮心室辅助系统采用了一种新型的经皮穿刺到股静脉、右心房、再经穿房间隔到左心房的特殊流入道插管,流出道插管可采用股动脉插管建立左心循环辅助。ABIOMED公司的Impella recover系统是一种经皮穿刺到股动脉,再经主动脉瓣到左心室的置入方式。

(二) 流量管理

在有效的VAD辅助下,组织灌注改善,理想的混合静脉血氧饱和度应达到70%。气动式VAD装置(ABIOMED BVS 5000/AB5000、Thractec PVAD等)都有自动运行模式,在该模式下,其储血器充分充盈时会触发搏动输出,这样就可获得最大每搏量。如流量过低,首先考虑输液补充血容量改善VAD流量,亦可通过调节转速增加或减少流量。

(三) 出血和抗凝管理

VAD运行后,要密切监测血小板(1/8小时),必要时输入血小板,使其维持在50×10^9/L以上,还可输入冷冻血浆和冷沉淀改善凝血。围手术期出血停止后,开始肝素抗凝(一般在术后24小时以内)。肝素持续输注(500~1 000U/h),维持ACT时间在175~200秒,部分凝血酶原时间(PPT)在45~55秒。如果LVAD提供的血流一过性低于1.5L/min,应该额外添加肝素,将ACT时间提高到200~250秒。

(四) 停机和撤离

循环改善的患者通常在术后48~72小时即可尝试撤离VAD。撤离过程中可以按照0.5~1L/min的速度减低VAD流量,通过经食管超声心动图(TEE)检查密切监控心脏大小和功能。同时密切监测血压、心排指数、PCWP或中心静脉压等血流动力学指标。撤离过程中给予额外剂量肝素,使ACT提高到300秒。不宜在低流量(<2L/min)下长时间运行,以减少血栓形成。撤离过程中,血流动力学指标恶化,应停止撤离,恢复到初始的全流量继续辅助。多次撤离失败,应尽早考虑心脏移植或置入长期的机械循环辅助装置。

作为永久替代治疗的LVAD可以长期使用,在出现血栓形成、装置故障时,可以行再次更换手术。作为过渡到心脏移植的LVAD一般在心脏移植手术时取出。但有部分患者在LVAD辅助治疗期间,心脏功能改善,可以取出LVAD。

五、心室辅助装置的并发症

(一) 早期并发症

1. 出血　为VAD患者术后最常见的并发症。

术前存在凝血功能障碍；长时间人工心肺机引起血小板破坏，致低纤维蛋白血症；手术游离广泛、多处插管和血小板损耗；术后残余肝素作用；长时间心功能不全导致肝脏功能降低，进而降低了血小板的数量和功能；VAD 对血小板及凝血因子的破坏等，均是导致患者术后出血的原因。

2. 右心衰竭　经 VAD 治疗，15%~25% 的患者会出现右心衰竭，常需行双心辅助。

3. 气栓　当辅助泵开启时，如果左心室内血液未充满，泵产生的负压可将左心室内空气吸入泵体内，导致体循环气栓。

（二）晚期并发症

1. 血栓　血栓形成是 VAD 长期使用常见的并发症，血栓易在缝线部位、管道连接处（快速接头部位）、人工瓣膜处、隔膜与外壳接头处和叶片后的轴承部分形成。

2. 感染　植入 VAD 后感染可以发生在任何时候，但最常见于术后 2 周 ~2 个月内。

3. 连接管道脱出或梗阻、辅助装置失灵　较少见。

第六节　体外膜氧合疗法

体外膜氧合疗法（ECMO）是采用体外循环技术进行操作和管理的一种辅助治疗手段。将静脉血从体内引流到体外，经膜式氧合器氧合后再用驱动泵将血液灌入体内，临床上主要用于支持呼吸功能和循环功能。ECMO 能使心脏和肺得到充分休息，有效地改善低氧血症，避免长期高浓度吸氧所致的氧中毒，避免机械通气所致的气道损伤，使心脏功能得到辅助支持，增加心输出量，改善全身循环灌注，保证了循环稳定，为心肺功能的恢复赢得了时间。

一、体外膜氧合的原理

ECMO 设备主要由离心泵和膜式氧合器组成，系统将患者的静脉血引流至体外，完成氧合和气体交换后，再输送回循环系统，为患者提供呼吸循环支持。

（一）静脉 - 动脉（VA）模式

VA-ECMO 对患者的循环系统和呼吸系统都有支持作用。根据插管部位不同，分为中心插管和外周插管两种形式。在主动脉内，机械灌注血流和左心室射出的血液混合，所以患者动脉血的氧含量和二氧化碳含量是两种来源的血流混合的结果。体循环灌注血流等于机械泵灌注血流量与左心射出血流量之和。

（二）静脉 - 静脉（VV）模式

仅支持患者的呼吸功能。经氧合器氧合后的动脉血泵入患者静脉系统，与体循环回流的静脉血混合，提高右心房血液的氧分压，降低二氧化碳分压。部分混合后的血液重新进入体外循环管路，称之为再循环。另一部分进入右心室经过肺，进入体循环。因为静脉回流的血流量与进入静脉系统的血流量相等，故对中心静脉压、左右心室充盈度和血流动力学几无影响。患者动脉血的氧含量和二氧化碳含量是右心室血液经过可能存在一部分功能的肺气体交换后的综合结果。体循环灌注血流是心脏自身的排出量，与体外循环血流量无关。

（三）动脉 - 静脉（AV）模式

多用于透析或血滤，不用于心肺功能支持。呼吸支持时，除非患者可以耐受较大的动静脉分流和心输出量。采用 AV 模式时，血液流经氧合器可增加二氧化碳排出，从而降低机械通气条件。

二、体外膜氧合的装置

ECMO 的装置大部分来自于体外循环的观念，其组成包括替代循环系统动力部分的动力装置（血液泵）、替代呼吸系统功能的气体交换装置（所谓的氧合器）、替代循环系统回路的动静脉导管及管路、气体与氧气混合调节器、加热器、各种血液参数监测器、各种安全监测器与其他附加装置。

三、体外膜氧合的适应证和禁忌证

ECMO 适应证选择的关键在于循环和 / 或呼吸功能障碍的情况下，是否存在功能恢复的可能性。另外也需要充分考虑其他重要脏器的功能（如神经系统）是否发生严重损害。ECMO 是各种急性双心室功能障碍合并呼吸功能衰竭患者治疗的首选，尤其适合心搏骤停患者的抢救性辅助治疗。

（一）ECMO 的适应证

1. 心源性休克　心源性休克患者在充分补充容量的基础上，仍需大剂量血管活性药或正性肌力药物和 / 或 IABP 辅助，且血流动力学不稳定，外周组织低灌注状态无明显改善。

2. 心搏骤停　院内心搏骤停患者，进行体外辅助心肺复苏（extracorporeal cardiopulmonary resuscitation，ECPR）。针对 CPR 时间尚不长、极可能恢复循环的患者，可积极进行 ECPR。

3. 急性右心功能衰竭　急性大面积肺栓塞、心脏移植术后并发右心功能不全、接受左心室辅助装置而出现急性右心衰。

4. 器官移植前后心肺功能的替代治疗　心脏移植患者通常会由于受体肺动脉高压而使供体心脏右心无法承受过度增高的肺动脉压，这种情况通常需要 3~7 天的供心辅助。ECMO 以其有效的呼吸循环共同支持而成为供心辅助的首选。肺移植患者为了更好地保护对侧肺功能及术后有效的辅助供肺功能，以呼吸功能为主的 ECMO 支持具有明显的优势。

5. 急性呼吸窘迫综合征（ARDS）　早产新生儿呼吸窘迫综合征一般提示肺不成熟和肺泡表面活性物质缺乏，虽然肺泡表面活性物质替代治疗可以增加肺顺应性，缓解部分新生儿呼吸窘迫，但对于严重肺损伤婴幼儿，ECMO 治疗是不可或缺的。成人应用 ECMO 治疗 ARDS 的比例明显少于婴幼儿，但对于急性、潜在可恢复的、威胁到生命、对传统治疗无效的呼吸功能障碍，仍可选择 ECMO 支持治疗。

6. 心脏手术后功能支持　随着心脏手术复杂程度的增加，手术难度越来越高，手术时间也越来越长，许多重症病患的术后心肺功能的恢复需要 ECMO 支持治疗。目前我国循环衰竭接受 ECMO 辅助患者中，心脏术后难治性低心排综合征占多数。

7. 终末期生命支持　用于特殊情况下的生命支持，或为脑死亡患者所提供的供体器官提供有效的保护。

（二）ECMO 的禁忌证

由于 ECMO 支持的前提条件是心肺功能的可恢复性，但临床上由于各种因素的影响，这种可恢复性的判断受到一定制约，因此有时难于判定 ECMO 是否适合于某一患者，但是某些明确不利于 ECMO 患者恢复的病症被列为 ECMO 的禁忌证。随着相关医疗技术的不断发展，这些明确禁忌证也可能被打破。

1. 心肺功能无恢复可能性。
2. 重症脓毒症。
3. 恶性肿瘤晚期。
4. 神经系统功能障碍。
5. 呼吸机带管时间过长。
6 其他不适合进行 ECMO 操作的情况，如 AIDS、结缔组织病等。

四、体外膜氧合的实施

（一）ECMO 应用模式的设定和预充准备

根据病情需要和治疗目的，设定 VA-ECMO 或 VV-ECMO 模式，确定插管血管的位置、插管的种类。几种常见的插管和连接模式如下。

1. 股静脉 - 股动脉（V-A 模式）。
2. 颈静脉 - 锁骨下动脉（V-A 模式）。
3. 股静脉 - 颈静脉（V-V 模式）。
4. 颈静脉单根双腔管（V-V 模式），可用于门诊患者。

预充液的选择基本同体外循环，一般使用平衡盐液预充。肝素用量为 2U/ml 预充液。对于体重 <10kg 的小儿，应该适当加入红细胞，以防止血液过度稀释。

（二）插管技术

体外循环术后停机困难时，可采用体外循环主动脉插管和右心房插管连接运行 ECMO，但拔管时还需再次开胸。因此，也可转换到外周血管插管，这样患者可以正常关胸出手术室，拔管时不需再次开胸。

股动、静脉插管是最常见的插管方式，一般采取外科切开或者经皮穿刺的方式。采用外科方法时，不需全部游离血管，仅暴露血管前壁，荷包缝合后穿刺，放入导丝，扩张后放置插管。在成人，经股动脉插入至髂外动脉（动脉插管末端多孔部分插入股动脉后再推进 5cm 即可），不要超过髂总动脉分叉，以维持下肢侧支循环。静脉插管可以在食管超声的引导下从股静脉插入至右心房。小儿一般经颈动、静脉插管，可以获得较好的静脉引流效果。

（三）ECMO 的管理

1. 抗凝　一般采用肝素连续静脉泵入，维持 ACT 为基础值的 1.5 倍，在 180~220 秒。肝素实际用量应该依据 ECMO 种类、流量大小及患者出血危险性而定。

2. 通气管理　应该根据 $PaCO_2$ 的数值设定氧合器通气量和呼吸机通气量，避免通气过量造成呼吸性碱中毒。ARDS 患者使用 ECMO 时，应该采用足够的 PEEP 使肺泡扩张，降低呼吸频率和潮气量，避免气道压力性损伤和气胸形成。

3. 流量管理　插管位置的变化和血容量的不足是流量下降的主要原因。需要监测管道的位置和血液再循环的情况，特别是静脉引流管内血液氧含量增加说明管道内血液再循环，需要调整管道位置和方向。

4. 更换 ECMO　出现溶血、ECMO 管路内血栓或氧合器血浆渗漏、气体交换功能明显下降等情形时，需要更换 ECMO，一般是整套更换。

（四）ECMO 的撤除

当患者心肺功能基本恢复时，建议尽早撤离 ECMO 辅助。目前没有统一的 ECMO 撤机时机和指征，患者心功能恢复表现有：低剂量血管活性药物即可维持循环稳定，自身脉压≥ 20mmHg。心功能有所恢复时，ECMO 流量逐渐减低至 1.5L/min，在可接受剂量正性肌力药物使用时，满足以下条件：

1. 左心室射血分数 >20%~50%。
2. 左右心室心肌活动协调一致。
3. 右心室功能良好。
4. 中心静脉压和静脉血氧饱和度无明显变化。
5. 血流动力学参数恢复正常。
6. 自身心脏能满足全身血液循环和氧代谢。

肺功能恢复的标志有：在不改变呼吸机和 ECMO 辅助参数情况下出现动脉氧分压增加或二氧化碳分压降低、肺顺应性增加、动脉氧含量增加、二氧化碳含量减少和胸部 X 线片改善。满足以上情况，可考虑撤除 ECMO。如 ECMO 支持 1 周后出现不可逆的脑或肺的损伤、其他重要器官功能的衰竭或顽固性出血，也应终止 ECMO。撤机前可在 ECMO 的动 - 静脉插管间安装桥管路，进行撤机试验。

五、体外膜氧合的并发症

ECMO 是一种长时间的人工呼吸和 / 或循环支持措施，其过程中可能出现各种并发症。主要的并发症分为 ECMO 系统机械性相关并发症及患者相关并发症两方面。

（一）ECMO 系统机械性相关并发症

1. 血栓形成　血栓形成是 ECMO 支持过程中最常见的机械性并发症之一。引起血栓形成的原因如下：①抗凝不充分及 ECMO 非生物表面；②全血活化凝血时间（ACT）监测不及时；③血流过缓。针对以上原因，可以采用以下方法预防：①完善抗凝治疗方案；②定期监测；③维持 ECMO 系统一定的血流量；④更换局部或整套 ECMO 装置；⑤使用肝素涂层的 ECMO 系统。

2. 插管问题　由于 ECMO 选择方式不同，血管插管难度也有所不同，在插管时及插管后辅助过程中，可因操作或患者原因发生意外情况。

3. 氧合器功能异常　在长时间的 ECMO 支持过程中，氧合器功能异常是不可避免的并发症之一。通常采用以下方法预防和处理：①密切观察氧合器的工作状态；②及时更换氧合器；③选用安全工作时限长的氧合器。

4. 空气栓塞　作为密闭系统，空气栓塞不仅可能中断 ECMO 的正常运转，更可能导致患者体循环或者肺循环的空气栓塞。操作或控制不当、导管系统破损及氧合器交换膜破损是空气栓塞的主要原因。避免空气栓塞的方法主要在于预防和尽早发现问题：①控制动脉血氧分压水平；②避免静脉端过度负压；③及时驱除可能进入的气体；④监测氧合器气道压力；⑤避免空气进入体内和减轻空气栓塞损伤。

除以上 ECMO 系统机械性常见并发症以外，在 ECMO 心肺支持过程中，ECMO 系统的各种机械和人工装置及其连接均可能发生意外，主要包括：血泵故障、热交换器故障、血液浓缩器功能障碍、泵管破裂、连接脱开、插管弯折等。

（二）患者相关并发症

1. 出血　出血不仅是 ECMO 过程中最常见的并发症之一，也是对 ECMO 患者最具威胁和最难处理的并发症之一。出血的主要原因是局部操作后止血困难和全身肝素化及患者凝血功能障碍。为了避免出血引起的严重后果，对于 ECMO 患者，应避免不必要的穿刺操作，并加强外科止血，定期监测凝血功能，必要时采用药物干预，维持合适的凝血功能。

2. 肾功能障碍　肾功能障碍是 ECMO 过程中除出血外最常见的并发症，主要表现为血浆肌酐水平上升、尿量减少及电解质与酸碱平衡紊乱等。肾脏血供或氧供不足及毒性代谢产物的堆积是产生肾功能障碍的主要原因。在 ECMO 过程中，应尽量去除以上病因，必要时采用肾脏替代疗法（CRRT），以维持机体内环境的相对稳定及等待和帮助肾脏功能恢复。

3. 感染　尽管 ECMO 过程中常规使用抗生素，但是感染仍是其常见并发症之一。ECMO 过程中严重感染与患者预后密切相关，因此，为了避免严重感染的发生，应当坚持：①严格无菌操作；②加强肺部护理，定期吸痰；③全身性预防性抗生素治疗；④改善患者营养状态；⑤缩短 ECMO 时间。

4. 中枢神经系统并发症　中枢神经系统损伤是导致 ECMO 失败的重要原因之一，主要包括：脑死亡，脑梗死，颅内出血和癫痫等。主要预防和处理措施：①安全的血管插管；②维持循环及气体交换稳定；③维持凝血功能稳定；④中枢神经系统损伤的治疗；⑤适时终止 ECMO。

5. 溶血 ECMO 支持过程中由于机械破坏等原因，不可避免地导致不同程度的红细胞完整性破坏，血红蛋白溢出而引起溶血。为了避免严重溶血及血红蛋白尿对肾脏功能的影响，应采取以下方式预防和处理：①控制辅助流量和血细胞比容；②控制静脉引流负压；③碱化尿液及维持尿量；④适时更换 ECMO 装置；⑤缩短 ECMO 时间。

6. 高胆红素血症 ECMO 过程中，由于红细胞破坏及肝功能受损，可能出现高胆红素血症，而 ECMO 过程中的高胆红素血症常导致或伴随多器官功能障碍。为此，除了上述方法减少血红蛋白破坏以外，还应加强肝功能的保护。

7. 循环系统并发症 由于患者术前心功能障碍，人工循环的介入可能导致循环系统的并发症，主要表现为动脉血压不稳定、心输出量降低、心肌顿抑、心腔内血栓形成、心律失常和心搏骤停等。为此，应尽早采取措施避免和减轻以上严重并发症的出现：①合理控制 ECMO 辅助流量；②控制血管活性药或正性肌力药的使用；③及时处理心脏压塞和张力性血胸与气胸；④纠正电解质紊乱；⑤适时采用 IABP 辅助及人工心脏。

8. 肺部并发症 ECMO 过程中肺部相关并发症包括胸腔出血、气胸、肺水肿、肺出血、肺不张及肺部感染等。预防和处理措施包括：①控制血容量；②减少失血；③积极处理张力性血胸与气胸；④加强机械通气及呼吸道管理；⑤减轻炎性反应；⑥必要时开胸探查。

9. 末端肢体缺血 由于插管引起局部血栓形成等原因可导致远端肢体缺血，严重时可导致肢体缺血性坏死。因此，应采取适当的预防与治疗措施：①适当的抗凝；②采用正确的插管技术，选择合适的外周血管插管；③密切观察插管肢体的末梢循环；④如发生远端肢体缺血或坏死，应及时切开减压或截肢。

六、体外膜氧合期间的麻醉管理

ECMO 期间的麻醉管理主要包括三个主要阶段：ECMO 建立阶段、ECMO 维持阶段及 ECMO 撤离阶段。

（一）ECMO 建立阶段的麻醉

对于实施 ECMO 辅助支持的清醒患者，应根据具体情况静脉给予小剂量阿片类镇痛药物如吗啡、芬太尼、舒芬太尼等，镇静药物可选用咪达唑仑等，插管局部注射利多卡因浸润麻醉，以达到最佳的镇痛、镇静效果，避免患者因紧张或疼痛所致的不良影响。所有麻醉及镇静药物给药应遵循小剂量、多次的原则，避免因麻醉药物给药速度过快、剂量过大所致的呼吸、循环系统急性衰竭、加重重要脏器功能损害。

（二）ECMO 维持阶段的麻醉

为了降低 ECMO 期间机体的应激反应、缓解疼痛、减少焦虑，让心肺得到充分的休息，有必要给患者充分的镇静。此时，在没有过强的疼痛刺激的情况下不宜强调镇痛。一般情况下，镇静药通常可选择咪达唑仑，根据具体情况，给予 10~50μg/(kg·h)；镇痛可选用芬太尼或者吗啡，芬太尼维持剂量为 5~20μg/(kg·h)。对于 ECMO 辅助时间很长的患者，多数只需要小剂量的吗啡。对于 ECMO 长期循环支持治疗的患者，如无气管插管，多数可保持白天清醒。

（三）ECMO 撤离阶段的麻醉

对于无气管插管的 ECMO 患者，在撤离 ECMO 前应适当禁食数小时，因 ECMO 拔管时需适当的镇痛、镇静，防止胃内容物反流误吸。拔管时应用局部麻醉药，可减少因疼痛、紧张等不良反应引起体内儿茶酚胺大量分泌。

第七节 全人工心脏

全人工心脏（TAH）是一种心脏替代装置（cardiac replacement devices，CRD），通过移除人体病变心脏，在原位移植全人工心脏，完全替代心脏的泵血功能。全人工心脏几乎和心脏移植同一时期就已经应用于临床，但由于并发症较多，其临床应用仍然较少。

一、全人工心脏的应用原理

TAH 是一种由人工心脏替代装置置换人体心脏并完全替代人体心脏泵功能的技术。应用技术相当于原位心脏移植，原有人体心脏移除，在原位移植 TAH，由气动式或电动式 TAH 提供左心系统和右心系统的动力。

二、全人工心脏的装置

目前，在临床应用的 TAH 有 SynCardia TAH 和 Abiocor TAH 两种。

（一）SynCardia TAH

现在临床应用型号为 SynCardia CardioWest C-70 TAH，是美国 FDA 批准的唯一过渡到心脏移植的 TAH。SynCardia TAH 由 2 个聚氨酯（Polyure-thane）材料的人工心室、2 个 Medtronic 公司的机械瓣、驱动气体管道及体外驱动装置组成。人工心室由聚氨酯膜分隔为一个气囊和一个血囊。体外压缩空气和气囊连接，收缩期通过气体充盈气囊，压迫血囊，推动血液流动。舒张期气体从气囊中抽出，血液充盈血囊，瓣膜保证血液单向流动。体外气动源可以调节频率、收缩期时间和驱动压力，并对其工作状态进行监视。

（二）Abiocor TAH

Abiocor TAH 采用电磁驱动的液压驱动模式，该系统用电力驱动液体流动，模仿心室的收缩和舒张功能。采用了经皮能量传输系统（transcutaneous energy transmission，TET），可以通过无线能量传输实现装置的全体内置入，避免了驱动导线常引起的感染和不便。

三、全人工心脏的适应证和禁忌证

由于应用 TAH 需要移除原有人体心脏，意味着放弃任何心脏恢复的可能性。因此，全人工心脏移植主要用于不适合 VADs 辅助的终末期心力衰竭患者，主要指征包括如下。

1. 需要长时间辅助的双心室衰竭。

2. 终末期心力衰竭伴有主动脉瓣关闭不全、严重室性心律失常、左心室血栓形成、心肌梗死后室间隔穿孔及室壁瘤钙化。

3. 不适合进行心脏移植患者的最终治疗，这些患者包括淀粉样变性患者、肿瘤化疗患者（化疗药物往往具有心脏毒性）、弥散性心脏肿瘤患者和心脏移植失败的患者。

禁忌证和长期应用 VAD 相同。

四、全人工心脏的实施

TAH 手术置入的方法和开胸、体外循环及原有心脏移除方法基本与心脏移植手术相同。以 SynCardia TAH 为例，特殊之处在于如下。

1. TAH 在放入胸腔缝合前，需要在左、右锁骨中线肋缘下 5cm 处引出 2 个驱动线。

2. 用 3 张 15cm × 20cm 的 ePTFE 膜缝合新的心包。

3. 左、右心房的缝合圈缝合完成后，可用专用的注射器推注盐水，检查是否有出血。

4. 缝合圈和 TAH 连接时，修剪人工血管、残留主动脉、肺动脉长度，防止管道打折。

5. 排气时头低足高位，在主动脉、肺动脉根部扎粗针头。通过松开下腔静脉的阻闭带右心系统排气，通过膨肺进行左心系统排气。

6. 可靠排气后，开放升主动脉，逐渐增加 TAH 频率，调整中心静脉压为 12~15mmHg，流量通常为 7~8L/min。

7. 食管超声检查确定 TAH 工作情况及上、下腔静脉和肺静脉的通畅情况。无特殊发现后，用心包包裹固定 TAH 后关胸。

TAH 手术后的抗凝基本与 VADs 应用相同。也是以华法林为主，同时可联合抗血小板药物。

五、全人工心脏的并发症

TAH 手术的主要并发症有感染、出血及血栓形成、中枢神经系统并发症等。驱动导线和纵隔感染是 TAH 术后常见的并发症，在过渡到移植之前的发生率约为 21%。术后出血也是 TAH 手术的常见并发症，发生率高达 40%~50%。近期的结果改善，出血率下降为 20% 左右。TAH 内的血栓形成也是一个重要问题，发生率在 10%~15%。另外，TAH 装置的机械故障、TAH 装置大小和患者不匹配也是现有 TAH 存在的不足。TAH 应用的社会伦理问题、患者心理问题也是 TAH 应用面临的挑战。

SynCardia TAH 在全球应用已超过 1 000 例。近年来，作为过渡到心脏移植的过渡性装置，临床应用的结局不断改善。Abiocor TAH 仅用于不适合心脏移植患者的永久性治疗，仅在很少患者使用。由于体积仍然过大，并发症较多，至今未得到美国 FDA 批准。目前研发的 TAH 还不理想，还存在体积太大、出血、血栓栓塞、感染等并发症高的问题，距离广泛临床应用还要攻克许多技术难关。

（刁玉刚　古妙宁）

8

参考文献

[1] 陈灏珠 . 实用内科学 [M]. 13 版 . 北京 : 人民卫生出版社 , 2010.

[2] 屈正 . 现代机械辅助循环治疗心力衰竭 [M]. 北京 : 科学技术文献出版社 , 2008.

[3] 龙村 . ECMO—体外膜肺氧合 [M]. 北京 : 人民卫生出版社 , 2010.

[4] 龙村 . 体外循环灌注技术 [M]. 北京 : 人民卫生出版社 , 2009.

[5] 郭继鸿 , 胡大一 . 中国心律学 2012 [M]. 北京 : 人民卫生出版社 , 2012.

[6] 华伟 . 临床实用心脏起搏技术 [M]. 北京 : 人民卫生出版社 , 2012.

[7] 马长生 . 介入心脏病学 [M]. 2 版 . 北京 : 人民卫生出版社 , 2012.

[8] 易定华 , 徐志云 , 王辉山 . 心脏外科学 . 2 版 . 北京 : 人民军医出版社 , 2016.

[9] 中国医师协会体外生命支持专业委员会 . 成人体外膜氧合循环辅助专家共识 [J]. 中华重症医学电子杂志 , 2018, 4 (2): 114.

[10] EPSTEIN A E, DIMARCO J P, ELLENBOGEN K A, et al. ACC/AHA/HRS 2008 Guidelines for device-based therapy of cardiac rhythm abnormalities: a report of the American College of Cardiology/American Heart Association Task Force on practice guidelines (writing committee to revise the ACC/AHA/NASPE 2002 Guideline update for implantation of cardiac pacemaker and antiarrhythmia device): developed in collaboration with the American Association for Thoracic Surgery and Society of Throacic Surgeons [J]. Circulation, 2008, 117 (21): e350-408.

[11] PONIKOWSKI P, VOORS A A, ANKER S D, et al. 2016 ESC Guidelines for the diagnosis and treatment of acute and chronic heart failure [J]. Rev Esp Cardiol, 2016, 69 (12): 1167.

第一百一十四章

危重病患者的营养代谢支持

目　录

临床营养经过近半个世纪的研究和实践，其在理论认识以及临床应用方面均得到了较好的发展，在营养支持的方式与途径、合理的能量补充、药理营养素对疾病进程的影响、营养支持相关并发症的处理等方面均有了深入的认识，并逐渐应用于临床各学科的治疗中。在一些疾病或疾病的某一阶段，成为治疗的辅助乃至主要的治疗手段。特别是在重症患者营养代谢支持方面，得到了更深入的发展。循证医学研究表明，代谢与营养状态是直接影响重症患者转归的重要因素，其目的亦由“供给细胞代谢所需要的能量与营养底物，维持组织器官结构与功能”拓展到调控严重应激状态下的炎症、免疫与内分泌状态，影响病理生理变化等。某些特殊营养素已作为“药物”，能够影响疾病的发展与转归。所以当今营养支持已成为重症患者综合治疗策略中一个重要组成部分，而非单纯的补充营养，故又称为“营养支持治疗”。但是，由于严重应激后发生的代谢紊乱与内稳态失衡，使重症患者营养治疗有效实施的难度与风险亦明显增加。

第一节　基本概念

一、营养支持

营养是机体生长、组织修复、增强抵抗力、维持正常生理功能的物质基础，是人体正常生命活动的能量来源，是患者得以康复不可缺少的条件。

现代重症医学与临床营养支持理论和技术的发展几乎是同步的，经历了约半个世纪的历史。数十年来大量强有力的证据表明，住院患者中普遍存在营养不良。而这种营养不良(特别是低蛋白性营养不良)不仅增加了住院患者的病死率，并且显著增加了平均住院时间和医疗费用。而早期适当的营养支持治疗，则可显著降低平均住院时间及医疗费用。近年来，虽然医学科学有了长足的进步，但住院重症患者营养不良的发生率却未见下降。其原因包括：社会人口老龄化和医学水平的提高使得重症患者生命延长、病情更加复杂迁延，应激时的乏氧代谢使得各种营养底物难以利用，严重的病理生理损害(意识、体力、消化器官功能)妨碍重症患者进食，部分慢性患者往往有长期的基础疾病消耗，病态肥胖患者的增多，特别是许多患者在入院时忽视了营养状态的评估。因此，应将临床营养支持作为危重病患者综合治疗的重要组成部分。

重症医学是对住院患者发生的、危及器官功能和生命的、急性病理生理变化进行全方位支持和综合治疗的学科。在重症医学的综合治疗中，关键是保护和改善全身与各器官的氧输送并使之与氧消耗相适应，即灌注与氧合。灌注与氧合的目的是维持与改善全身与各器官组织的新陈代谢，而代谢的底物以及部分代谢过程的调理中，营养支持是重要的手段。早期的临床营养支持多侧重于对热量和多种基本营养素的补充。随着对机体代谢过程认识的加深以及对各种营养底物代谢途径的了解，人们发现，各种营养底物在疾病的不同阶段通过不同的代谢途径与给予方式，对疾病的预后有着显著不同的影响。例如，不同蛋白质(氨基酸)对于细胞生长与修复、多种酶系统活性、核酸代谢、细胞因子产生、免疫系统功能影响各异；而不同脂质的代谢则对于细胞膜的功能和稳定，各种甾体激素与性激素水平，以及众多炎性介质和凝血过程有着不同的作用。碳水化合物在不同疾病状态和时期的代谢也不同。而一些维生素与微量元素除了起到多种辅酶的作用外，还具有清除氧自由基的功能。因此，现代临床营养支持已经超越了以往提供热量、恢复“正氮平衡”的范畴，而通过代谢调理和免疫功能调节，从结构支持向功能支持发展，发挥着“药理学营养”的重要作用，成为现代危重病治疗的重要组成部分。

二、危重病患者的营养

(一) 危重病患者的营养代谢特点

应激后的代谢改变是神经内分泌与免疫反应共同作用的结果，是由神经内分泌激素、细胞因子以及脂质介质所介导的，使机体代谢率增高，出现能量和蛋白质的消耗与需求增加。研究证实，即使在应激状态下，体内的分解代谢与合成代谢也仍然是共存的，只是打破了既往生理状态下的平衡，使分解代谢明显高于合成代谢，出现了伴有胰岛素抵抗的应激性高血糖、脂肪的动员与分解加速、骨骼肌与内脏蛋白质的迅速消耗、每日氮丢失可高达

15~30g 左右，相当于蛋白质约 90~180g/d，这些改变导致严重的能量与营养的负平衡，进一步导致重症患者营养状况的迅速恶化，出现不同程度的营养不良，体内瘦体重（lean body mass，LBM）迅速减少，生理功能受损。这一代谢与营养的改变在严重烧伤、创伤、全身性严重感染及颅脑损伤等重症患者更为突出。研究表明，营养状态直接影响着重症患者的预后。

应激反应导致的葡萄糖的主要代谢变化是机体从将葡萄糖以糖原形式储存的合成代谢状态转变为分解代谢状态，能量消耗显著增加。为满足能量消耗的增加，机体的营养储备被动员以提供底物。在应激开始的 24 小时内，机体的糖原储备被迅速耗尽，此后脂肪和蛋白质储备被作为供能物质。尽管甘油三酯储备也被动员并被氧化供能，但它们并不能抑制蛋白质的分解代谢。与饥饿状态类似，高分解代谢也会导致非脂体重的下降。与高代谢反应相关的碳水化合物代谢改变大体上包括：高糖血症，外周葡萄糖的摄取和利用增多，高乳酸血症，经糖异生和糖原分解，葡萄糖生成增加，糖原合成受抑制，葡萄糖耐受下降，胰岛素抵抗：胰岛素水平升高但高血糖症仍持续存在。

应激时的神经内分泌和代谢反应对蛋白质代谢的影响是，肌肉蛋白分解增加、肝脏尿素生成增多，脂肪动员增加，损伤和脓毒症患者均表现为全身蛋白质分解增加，同时伴有蛋白合成的轻度升高，这导致负氮平衡。急性损伤发生后，LBM 首先被动员并丢失，其主要储备库是骨骼肌，机体的防御系统受损，同时致使重症患者的发病率和病死率升高。肌肉自由谷氨酰胺下降 50% 并伴负氮平衡，肝脏中大部分游离氨基酸的浓度下降，其中支链氨基酸减少约 35%。

重症患者对脂类和其他营养素的摄取能力下降，而机体对能量的需求却在增加。应激时分解代谢性激素的释放导致脂肪分解增多，但血浆对游离脂肪酸的清除率升高，故血浆中游离脂肪酸的浓度并不一定增高。各种组织如肌肉对脂肪的氧化利用也相应增加，而对胰岛素产生抵抗。应激时肝脏胆固醇产生增多，但血浆胆固醇水平却下降。

上述代谢紊乱的发生与导致应激的因素和程度以及个体的反应力等密切相关，也并不能简单地通过补充外源性营养底物逆转。但有效的营养支持可以降低体内储存的能量与蛋白质、LBM 的丧失。而需要指出的是，不适当的营养支持亦可增加感染性并发症、器官功能衰竭的发生率，延长机械通气时间，增加 ICU 滞留时间和住院时间，最终增加病死率与医疗费用。

（二）危重病患者营养支持的目的

供给细胞代谢所需要的能量与营养底物，维持组织器官结构与功能；通过营养素的药理作用调理代谢紊乱，调节免疫功能，增强机体抗病能力，从而影响疾病的发展与转归，这是实现重症患者营养支持的总目标。应该指出，营养支持并不能完全阻止和逆转重症患者严重应激时的分解代谢状态和人体组成改变。患者对于补充蛋白质的保存能力很差，但合理的营养支持，可减少净蛋白的分解及增加合成，改善潜在和已发生的营养不良状态，防治其并发症。

（三）危重病患者营养支持原则

1. 营养时机　营养状况迅速下降及发生营养不良是危重病患者普遍存在的临床现象，并成为一项独立因素影响重症患者的预后。临床调查显示，住院患者营养不良发生率为 15%~60%，这在年龄大于 75 岁的高龄患者更为明显，其发生率可高达 65%。尽管目前尚无用于 ICU 患者营养状态评估的可靠方法和大样本的 ICU 患者营养不良调查结果，但当今认同危重病患者营养不良发生率在 40% 左右甚至更高。临床研究表明，营养摄入不足和蛋白质、能量负平衡与营养不良发生及血源性感染显著相关，延长呼吸机依赖时间，并导致 ICU 滞留时间和住院时间延长，增加医疗费用。及时、合理的营养支持有助于降低重症营养不良的发生及改善预后；相反，延迟的营养支持将加重累积能量负平衡及长时间的营养不良，并难以为后期的营养支持所纠正。

危重病患者营养支持时机选择的原则：在经过早期有效复苏（特别是容量复苏）与血流动力学基本稳定，水、电解质与酸碱严重失衡得到初步纠正后及早开始营养支持，一般在有效的复苏与初期治疗 24~48 小时后可考虑开始。

危重病患者存在以下情况时，不宜开始营养支持：复苏早期，血流动力学尚未稳定，特别是容量复苏尚不充分时；存在严重的代谢紊乱（应激性高糖血症尚未得到有效控制、存在严重酸中毒等）；存在严重代谢紊乱的严重肝功能障碍，以及严重氮质血症未予肾脏替代治疗等。以上情况下，营养支持很难有效实施，不当应用将使器官功能障碍加重甚至衰竭。

应该指出，营养支持治疗仅是重症综合治疗的一部分，重症救治的效果也是综合治疗及原发病症处理的共同作用的结果。在生命体征与内稳态失衡得到一定的控制后，应及早开始营养支持，以维持细胞组织的代谢和需要，维护肠道屏障与免疫功能，支持骨骼肌与呼吸肌功能，从而获得更好的预后效果。

2. 营养途径　根据营养供给方式分为经胃肠道提供营养的肠内营养支持（enteral nutrition，EN）和经静脉途径提供营养的肠外营养支持（parenteral nutrition，PN）。

随着临床营养研究与认识的深入以及临床供给与应用技术上的改进，特别是关于胃肠道在重症发生发展中作用的了解，营养支持方式已由 PN 为主要的营养支持方式，转变为通过鼻胃 / 鼻空肠导管或胃 / 肠造口等途径为主的 EN。来自于危重病患者临床研究的荟萃分析结果显示：与 PN 的效果相比，接受 EN 的危重病患者发生感染的风险明显降低（RR0.66，95%CI 0.56~0.79），部分研究显示有病死率下降的趋势。除了营养供给外，EN 在保护肠黏膜的完整性，防止肠道细菌易位，降低肠源性感染，支持肠道免疫系统及维护肠道原籍菌方面具有独特作用，这也是 PN 所无法替代的。总之，经胃肠道途径供给营养可获得与 PN 相似的营养支持效果，并且在维持肠屏障功能、降低感染性并发症发生及费用方面较全肠外营养（total parenteral nutrition，TPN）具有明显的优势。2017 年欧洲重症医学会（ESICM）危重患者早期肠内营养指南推荐，危重病患者营养支持的方式首先考虑选择早期 EN。

但是，并非所有危重病患者均能获得同样效果，国外有关危重病患者营养途径的循证研究显示，仅 50%~80% 危重病患者能够早期耐受全肠内营养（total enteral nutrition，TEN），达到目标喂养量。来自于外科危重病患者营养支持方式的循证医学研究表明，80% 的患者可以耐受 TEN，另外 10% 可接受 PN 和 EN 混合形式营养支持，剩余的 10% 不能使用 EN，是选择 TPN 的绝对适应证。亦有回顾性调查显示，仅有 50% 左右接受 EN 的危重病患者早期可达到目标喂养量 25kcal/（kg·d）。无论如何，与普通患者相比，危重病患者 EN 不耐受的发生率明显增高。并由此导致营养摄入不足、营养不良与低蛋白血症、增加肺炎的发生及延长 ICU 住院时间，最终影响疾病的预后。有研究表明，如果 EN 喂养量低于目标喂养量的 25%，血源性感染的发生率将明显增加。因此，在存在胃肠功能障碍，特别是存在未解决的腹部问题（出血、感染）等情况时，PN 应成为主要的营养供给方式，以保证提供必需的营养物质与能量。

总之，危重病患者营养支持方式选择的原则是：只要胃肠道功能存在或部分存在，但不能经口正常摄食的危重病患者，应优先、尽早考虑给予 EN，只有 EN 不可实施时才考虑 PN。

3. 能量供给　严重应激状态后机体代谢率明显增高，出现一系列代谢紊乱，体重丢失平均 0.5~1.0kg/d，机体营养状况迅速下降及发生营养不良（体重丢失 ≥ 10%）是重症患者普遍存在的现象，并成为独立因素影响危重病症患者的预后。临床研究表明，延迟的营养支持将导致重症患者迅速出现营养不良，并难以纠正。对危重病患者来说，维持机体水、电解质平衡为第一需要。在复苏早期、血流动力学尚未稳定或存在严重的代谢性酸中毒阶段，均不是行营养支持的安全时机。此外，还须考虑不同原发疾病、不同阶段的代谢改变与器官功能的特点。存在严重肝功能障碍、肝性脑病、严重氮质血症、严重高血糖未得到有效控制等情况下，很难有效实施营养支持。应激性高糖血症是 ICU 患者普遍存在的问题。近年的临床研究表明，任何形式的营养支持，应配合应用胰岛素控制血糖。严格控制血糖水平（≤ 6.1~8.3mmol/L）可明显改善重症患者的预后，使机械通气时间、ICU 治疗时间、多器官功能障碍综合征（MODS）的发生率及病死率明显下降。

总之，危重病患者常合并代谢紊乱与营养不良，需要尽早开始营养支持，并应充分考虑到受损器官的耐受能力。

合理的热量供给是实现重症患者有效营养支持的保障。有关应激后能量消耗测定的临床研究表明：合并全身感染的患者，能量消耗（REE/MEE）第 1 周为 25kcal/（kg·d），第 2 周可增加至 40kcal/（kg·d）。创伤患者第 1 周为 30kcal/（kg·d），第 2 周可高达 50kcal/（kg·d）。大手术后能量消耗为基础能量需要（BMR）的 1.25~1.46 倍。但这并非是急性应激状态的重症患者的能量供给目标。不同疾病状态、时期以及不同个体，其能量需求亦是不同的。应激早期，合并有全身炎症反应的急性重症患者，能量供给在 15~20kcal/（kg·d），蛋白质 1.2~1.5g/（kg·d）［氨基酸 0.2~0.25g/（kg·d）］被认为是大多数重症患者能够接受并可实现的能量供给目标，即所谓“允许性低热量”喂养。其目的是在保证维持生命的细胞代谢基础需要的同时，避免超负荷能量供给对应激早期代谢紊乱与受损器官功能的不良影响，避免营养支持相关的并发症，如高糖血症、高脂血症、高碳酸血症、淤胆与脂肪沉积及肝肾功能损害等。值得注意的是，对危重病患者来说，营养供给时应考虑到危重机体的器官功能、代谢状态及其对补充营养底物的代谢、利用能力。在肝肾功能受损情况下，营养底物的代谢与排泄均受到限制，供给量超过机体代谢负荷，将加重代谢紊乱与脏器功能损害。肥胖的重症患者应根据其理想体重计算所需能量。对于病程较长、合并感染和创伤的危重病患者，病情稳定后的能量补充需要适当增加，目标喂养可达 30~35kcal/(kg·d)，否则长时间的低热卡营养将难以纠正患者的低蛋白血症和营养不良。由于危重病患者 EN 不耐受的发生率增高，常影响 EN 的有效实施而导致喂养不足(underfeeding)，并使获得性血源性感染的发生率增高。近年来多中心研究证明，根据营养治疗管理方案，有助于使更多的患者达到能量供给目标，提高 EN 的比例及保证其有效实施。

总之，重症患者急性应激期营养支持应掌握“允许性低热量”的原则[15~20kcal/(kg·d)]，在应激与代谢状态稳定后，能量供给量需要适当的增加至 30~35kcal/(kg·d)，蛋白质 1.2~1.5g/(kg·d)，各营养物质占总热量的比例为：蛋白质 15%~20%，脂肪 20%~40%，碳水化合物 40%~50%，同时补充维生素和微量元素。需要注意的是，对于肥胖患者，即 BMI>30 者，热量供给为 11~14kcal/(实际体重·天)，蛋白质摄入量 2~2.5g/(理想体重·天)。

4. 危重病患者营养状态的评估 在 ICU，临床治疗的首要目标就是最大限度地改善患者的代谢情况。在此阶段，负责营养支持的医师需要评估患者既往的营养状况。营养评估(nutritional assessment)是指通过人体组成测定、人体测量、生化检查、临床检查以及多项综合营养评定方法等手段，判定人体营养状况，确定营养不良的类型和程度，估计营养不良所致后果的危害，并检测营养支持的疗效。各种单一指标包括人体测量数据、血清白蛋白(ALB)、前血清蛋白(PA)等，因为局限性强，误差较大，并不能准确而全面地反映患者的营养状况。因为临床上常用的营养评估工具中只有 NRS 2002 和 NUTRIC 评分关注了患者的营养状况和疾病的严重程度，是营养状况和疾病相结合的一种评估工具(表 114-4)。2016 年，美国胃肠病学会(ACG)推荐在启动营养治疗(肠内或肠外)之前，应该先对患者的营养风险进行有效地评估，可采用的评价工具包括 NRS 2002 评分和 NUTRIC 评分等，并且认为在营养评估时，应该避免采用“传统的”营养指标(ALB、PA、转铁蛋白和人体测量学等)。同时，感染或炎性指标不应该用于营养状态的评价。

NRS-2002 工具，是 2003 年由欧洲肠内肠外营养协会(ESPEN)发表，适用于住院患者。

NRS-2002 营养风险筛查包括三个步骤：

(1)判断患者是否已存在营养不良。营养状态的诊断标准见表 114-1。

(2)初步评定患者是否存在营养风险。营养筛选初筛表见表 114-2。

(3)营养状态评分。营养筛选复筛表见表 114-3。

总评分≥3 分，表明患者有营养风险，应制定营养支持计划；总评分 <3 分，每周复查营养状态评分。

8

表 114-1 营养状态的诊断标准

参数	正常范围	营养不良		
		轻度	中度	重度
体重(理想正常值的 %)	>90	80~90	60~79	<60
体重指数	18.5~23	17~18.4	16~16.9	<16
三头肌皮褶厚度(正常值的 %)	>90	80~90	60~80	<60
上臂肌围(正常值的 %)	>90	80~90	60~79	<60
肌酐身高指数(正常值的 %)	>95	85~94	70~84	<70

续表

参数	正常范围	营养不良		
		轻度	中度	重度
白蛋白(g/L)	>30	30~25	24.9~20	<20
转铁蛋白(g/L)	2.0~4.0	1.5~2.0	1.0~1.5	<1.0
前白蛋白(g/L)	>2	1.6~2.0	1.2~1.5	<1.2
总淋巴细胞计数($\times 10^9$/L)	>1 500	1 200~1 500	800~1 200	<800
氮平衡(g/L)	± 1	−5~−10	−10~−15	<−15

表 114-2 营养筛选初筛表

问题	是	否
1. 体质指数(BMI)< 20.5？体重 ___kg，身高 ______m，BMI=______kg/m²		
2. 最近 3 个月内患者的体重减少了吗?		
3. 最近一个星期内患者的膳食摄入有减少吗?		
4. 是否患有严重疾病?（如在重症监护中）		

如果任何一个问题的答案为“是”，则进行复筛。否：如果所有的问题答案为“否”，每隔一周要重新进行筛查。如果患者被安排大手术，则要考虑预防性的营养治疗计划，以避免大手术伴随的风险。

表 114-3 营养筛选复筛表

营养受损状况		疾病严重程度评分	
目前评分	营养状态(请勾出)	评分	患者营养需要(请勾出)
没有(0 分)	正常营养状态	没有(0 分)	正常营养需要量
轻度(1 分)	3 个月体重丢失 >5% 在之前的一周中摄入量为正常的 50%~75%	轻度(1 分)	臀部骨折 慢性疾病伴随着急性的并发症 肝硬化 COPD 长期血透 糖尿病 肿瘤
中度 (2 分)	2 个月体重丢失 >5% BMI 18.5~20.5 及一般状况差 在之前的一周中摄入量为正常的 25%~50%	中度 (2 分)	□腹部大手术 □卒中应激状况 □血液系统的恶性肿瘤
重度 (3 分)	1 个月体重丢失 >5%(3 个月体重丢失 >15%) BMI<18.5 及一般状况差血清白蛋白 <35g/L 在之前的一周摄入量为 0 或为正常的 25%	重度(3 分)	□头部损伤 □骨髓移植 □ ICU 患者
年龄：如果≥ 70 岁者，加 1 分			
营养评分 + 疾病评分 + 年龄评分 = 总分			

表 114-4 NUTRIC 评分量表

相关参数	范围	分值
年龄	<50 岁	0
	50~75 岁	1
	>75 岁	2
SOFA 评分	<6	0
	6~10	1
	>10	2
APACHE Ⅱ评分	<15	0
	15~20	1
	21~28	2
	>28	3
器官功能不全	0~1 个	0
	≥ 2 个	1
入住 ICU 前住院时间	0~1 天	0
	>1 天	1

NUTRIC 评分 0~4 分时，营养风险低；5~9 分时，营养风险高，需要进行营养干预。

第二节 肠内营养

一、肠内营养的适应证与禁忌证

(一) EN 的适应证

胃肠道功能存在或部分存在，应优先考虑给予 EN，只有 EN 不可实施时才考虑 PN。2017 ESICM 危重患者早期肠内营养指南将早期肠内营养(early enteral nutrition，EEN)定义为患者住院后 48 小时内启动的肠内营养，无关乎其剂量与类型。大量研究结果表明，EEN 能保护胃肠黏膜屏障结构和功能完整性，减轻黏膜通透性，减少肠道菌群易位，促进胃肠道蠕动，增加胃肠道血液供应，提高局部和全身免疫功能，降低继发感染风险，缩短住院时间，降低医疗费用，明显改善预后。现有的循证医学指南因此推荐重症患者在入住加强医疗病房(intensive care unit，ICU)24~48 小时内启动 EN。然而，由于医师对病情危重、喂养不耐受(feeding intolerance，FI)以及 EN 并发症(如阻塞性或非阻塞性肠缺血、胃潴留、误吸等)相当谨慎，导致临床实践中仍有 30%~40% 的 ICU 患者被延迟 EN。鉴于对血流动力学不稳定患者 EEN 可能导致非阻塞性肠系膜缺血(nonocclusive mesenteric ischemia，NOMI)或非阻塞性肠坏死(nonocclusive bowel necrosis，NOBN)的风险与严重后果，现有的指南推荐 EN 应在患者复苏成功或者血流动力学稳定以后才能开始。

总之，危重病患者在条件允许时应尽早开始肠内营养。

(二) EN 的禁忌证

1. 休克尚未得到控制、血流动力学与组织灌注目标尚未达成的患者，当需要很高剂量升压药[如去甲肾上腺素 > 1.0μg/(kg·min)]、存在持续高碳酸血症或终末器官灌注不足征象时应该谨慎使用 EN。

2. 未控制的威胁生命的低氧血症、高碳酸血症与酸中毒。

3. 活动性消化道出血。胃残余量(gastric residual volume，GRV)≥ 500ml/6h。

4. 肠缺血与肠梗阻。

5. 腹腔间隔室综合征。

6. 无远端喂养通道的高流量肠瘘。

7. EN 过程中出现严重腹泻、腹胀等，经处理无缓解，应暂停 EN。

8

二、危重病患者肠内营养时机

研究表明，早期开始安全、有效的经胃或经肠道喂养（24~48 小时）比延迟的 EN 能够使不同种类危重病患者在消化道结构与功能、营养与免疫状态改善以及减少感染性并发症方面受益更大，同时早期 EN 患者其病死率及医疗花费亦有下降的趋势。

三、肠内营养配方的种类和选择

3 项 2 级研究比较了高脂 / 低糖营养与标准制剂的疗效，高脂低糖 EN 制剂能降低呼吸功能衰竭患者的机械通气时间，并能很好控制重症患者的血糖，但在病死率、感染率或住院时间方面无显著性差异。一项研究比较了标准 EN 制剂和低脂 EN 制剂对重症患者预后的影响，两者对预后的影响均无显著性差异，但低脂制剂能显著降低重症患者的肺炎发生率。尽管高脂配方有利于血糖控制，但其安全性有待进一步证实。一项 2 级研究比较了高蛋白营养制剂和低蛋白营养制剂对颅脑外伤患者的疗效，两组病死率无显著性差异，高蛋白营养的患者细菌感染发生率较高，高蛋白组的氮平衡较高，但均无显著性差异。因此，目前尚无证据表明哪一种特殊的肠内营养制剂更适合重症患者。ICU 常用肠内营养制剂见表 114-5。

表 114-5　ICU 常用肠内营养制剂

肠内营养剂	主要组成	能量（蛋白质）
百普力	短肽链乳清蛋白水解物，中链甘油三酯，谷氨酰胺，矿物质，维生素及微量元素	500kca1/500ml（20g）
百普素	短肽链乳清蛋白水解物，中链甘油三酯，谷氨酰胺，矿物质，维生素及微量元素	500kcal/125g 或 /500ml(20g)
能全力	酪蛋白，谷氨酰胺，ω-3 鱼油脂肪酸，植物脂肪，多种膳食纤维，卵磷脂，矿物质，维生素及微量元素	750kca1/500ml（20g）
瑞代	蛋白质，脂肪，饱和脂肪酸和必需脂肪酸。专门为糖尿病及应激性高血糖患者特殊设计	450kca1/500ml（20g）
瑞能	蛋白质，脂肪，碳水化合物，膳食纤维，电解质，维生素，微量元素	300kcal/200ml（11.7g）

四、肠内营养的输入途径和投给方式

（一）EN 途径选择与放置营养管

根据患者情况采用鼻胃管、鼻空肠、经皮内镜下胃造口（percutaneous endoscopic gastrostomy，PEG）、经皮内镜下空肠造口术（percutaneous endoscopic jejunostomy，PEJ）、术中胃 / 空肠造口或经肠瘘口等途径进行 EN。

1. 经鼻胃管途径 EN　常用于胃肠功能正常、非昏迷以及经短时间管饲即可过渡到口服饮食的患者。优点是简单、易行。缺点是增加反流、误吸、鼻窦炎、上呼吸道感染的发生率。影响危重病患者经胃 EN 不耐受的常见因素除了基础疾病（如糖尿病、肾功能障碍、消化道手术、严重颅脑损伤等）外，高血糖与低血糖、持续镇静、应用儿茶酚胺、阿片类制剂等亦较常见。

2. 经鼻空肠置管 EN　优点在于因导管通过幽门进入十二指肠或空肠，降低了反流与误吸的发生率，增加患者对 EN 的耐受性，有助于较早达到目标营养量。但在喂养的开始阶段，营养液的渗透压不宜过高。

3. 经皮内镜引导下胃造口置管（percutaneous endoscopic gastrostomy，PEG）　PEG 是指在纤维胃镜引导下行经皮胃造口，将营养管置入胃腔。优点是去除了鼻管，减少了鼻咽与上呼吸道的感染并发症，营养管可长期留置。适用于意识障碍、食管梗阻等长时间不能进食，但胃排空良好的重症患者。

4. 经皮内镜引导下空肠造口置管（percutaneous endoscopic jejunostomy，PEJ）　PEJ 是指在内镜引导下行经皮胃造口，并在内镜引导下，将营养管置入空肠上段，在空肠营养的同时行胃腔减压，可长期留置。其优点除减少了鼻咽与上呼吸道感染的并发症外，也减少了反流与误吸的风险，并在喂养同时可行胃十二指肠减压。尤其适于有误吸风险、胃动力障碍、十二指肠淤滞等需要行胃肠减压的重症患者。

重症患者往往存在胃肠动力障碍，EN 时容易导致胃潴留、呕吐和误吸。与经胃喂养相比，经空

肠喂养能减少上述情况与肺炎的发生、提高重症患者热量和蛋白的摄取量，同时缩短达到目标 EN 量的时间，但留置小肠营养管需要一定的设备和技术条件。因此，有条件的单位可常规经空肠营养；在条件受限的单位，建议对不耐受经胃营养或有反流和误吸风险的重症患者选择经空肠营养，包括胃潴留、连续镇静或肌肉松弛、肠道麻痹、急性重症胰腺炎患者或需要鼻胃引流的患者。

总之，对不耐受经胃营养或有反流和误吸高风险的重症患者，宜选择经空肠营养途径。重症患者 EN 途径选择见图 114-1。

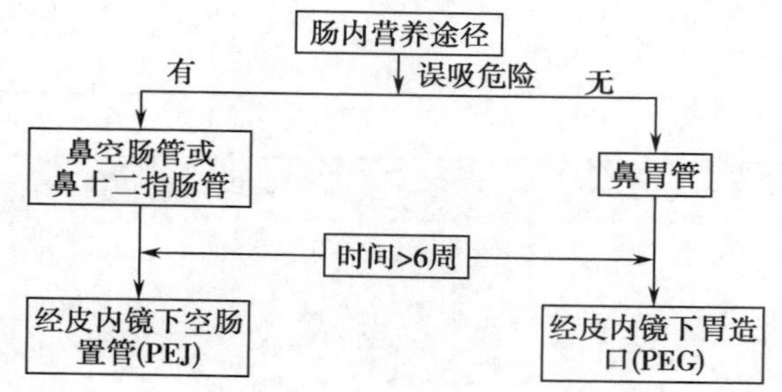

图 114-1　重症患者 EN 途径选择

五、肠内营养支持的管理与肠道喂养安全性评估

当 20kcal/(kg BW·d)(1kcal=4.184kJ) 的能量供给目标经过 72 小时仍不能由 EN 途径实现，或因任何临床原因停止 EN 者，则需考虑 FI。为了提高重症患者的喂养耐受性和预防 FI，现有的指南推荐采纳下列综合临床措施来维持或重建胃肠道功能：制定循证喂养方案，抬高床头 45°；使用喂养泵持续输注营养制剂；避免高血糖；监测 GRV；限制使用损害肠动力的药物；应用促动力药物和（或）通便药物；建立空肠喂养通道；控制腹腔内压力；尝试滋养性喂养；对于确实不能耐受肠道喂养者给予补充肠外营养(supplement parenteral nutrition，SPN)。

重症患者往往合并胃肠动力障碍，头高位可以减少误吸及相关肺部感染的可能性。研究发现，ICU 患者半卧位较平卧位时，呼吸机相关性肺炎的发生率明显下降。

经胃营养的患者应严密检查胃腔残留量，降低误吸的危险，通常需要每 6 小时抽吸 1 次胃腔残留量，如果胃腔残留量≤ 500ml，可维持原速度；如果胃腔残留量≤ 100ml 可增加输注速度 20ml/h；如果残留量 >500ml，应暂时停止输注或降低输注速度，给予胃肠动力药和（或）幽门后喂养。

对于意识水平下降和吞咽障碍的患者，应该有预防反流误吸的预案，如幽门后喂养。

滋养型喂养(trophicfeeding)，即以 10~20kcal/h 或 10~30ml/h 的输注速率给予患者 EN 支持治疗。2009 年，美国危重病医学会(SCCM)与美国肠外肠内营养学会(ASPEN)成人危重症患者营养支持治疗实施与评价指南认为，滋养型喂养能防止黏膜的萎缩，但并不能达到全量的 EN 支持治疗所取得的临床效果。2016 年，SCCM 和 ASPEN 成人危重症患者营养支持治疗实施与评价指南指出，对急性呼吸窘迫综合征(ARDS)患者以及预期机械通气时间 >72 小时的患者，推荐给予滋养型或充分的 EN，同时指出，这两种营养补充策略对患者住院第 1 周预后的影响并无差异。

对于严重腹部疾病、低灌注或液体过负荷的正在进行 EN 的患者，在 EN 初期和增加 EN 速度期间，动态测量腹腔内压有利于发现腹腔内压对胃肠动力的负面影响。

8

第三节　肠外营养支持在危重病患者的应用

一、肠外营养的适应证与禁忌证

不能耐受 EN 和具 EN 禁忌的危重病患者，应选择 PN 的途径。

此类患者主要包括：

1. 胃肠道功能障碍的重症患者。

2. 由于手术或解剖问题禁止使用胃肠道的重症患者。

3. 存在尚未控制的腹部情况，如腹腔感染、肠梗阻、肠瘘等。

4. 胃肠道可以使用，但仅能承担部分的营养物质补充。

对于胃肠道仅能接受部分营养物质补充的重症患者，可采用部分肠内与部分肠外营养(partial parenteral nutrition，PPN)相结合的联合营养支持方式，目的在于支持肠功能。一旦患者胃肠道可以安全使用时，则逐渐减少乃至停止 PN 支持，联合肠道喂养或开始经口摄食。

对于有 EN 禁忌的重症患者，如不及时给予 PN，将使其死亡的危险增加 3 倍。荟萃分析表明，早期 PN 支持（入 ICU 或创伤后 24 小时内）与延迟的 EN 相比，前者感染性并发症发生率明显降低。近年来，随着对 PN 的深入了解，特别是对"过度喂养"危害的认识，实施 PN 的安全有效性大大提高，PN 成为因任何原因导致胃肠道不能使用的 ICU 患者的营养支持方式。

存在以下情况时，不宜给予 PN 支持：

1. 早期容量复苏、血流动力学尚未稳定阶段或存在严重水电解质与酸碱失衡。

2. 严重肝功能衰竭，肝性脑病。

3. 急性肾衰竭存在严重氮质血症。

4. 尚未控制的严重高糖血症。

二、肠外营养的主要营养素及其应用原则

常规的营养素成分包括：碳水化合物、脂肪乳剂、氨基酸 / 蛋白质、水、电解质、维生素和微量元素。

（一）碳水化合物

碳水化合物（葡萄糖）是非蛋白质热量（non-protein calorie，NPC）的主要部分，临床常用的是葡萄糖。葡萄糖能够在所有组织中代谢，提供所需要的能量，是蛋白质合成代谢所必需的物质，是脑神经系统、红细胞等所必需的能量物质，每天需要量 > 100g。其他如：果糖、山梨醇、木糖醇等亦可作为能量的来源，其代谢过程不需要胰岛素的参与，但代谢后产生乳酸、尿酸，输注量过大将发生高乳酸（果糖、山梨醇）或高尿酸（木糖醇）血症。

严重应激状态时，胰岛素受体与葡萄糖载体（GLUT4）的作用受到抑制，导致其氧化代谢障碍和利用受限。胰岛素抵抗和糖异生增强导致高血糖是应激后糖代谢紊乱的特点。PN 时大量补充葡萄糖加重血糖升高、糖代谢紊乱及脏器功能损害的危险。过多热量与葡萄糖的补充（overfeeding）增加 CO_2 的产生，增加呼吸肌做功、肝脏代谢负担和淤胆发生等。特别是对合并有呼吸系统损害的重症患者，且葡萄糖供给量对于 CO_2 产生量的影响大于葡萄糖与脂肪的比例。总之，葡萄糖的供给应参考机体糖代谢状态与肝、肺等脏器功能。

随着人们对严重应激后体内代谢状态的认识，降低非蛋白质热量中的葡萄糖补充，葡萄糖：脂肪比例保持在 60∶40~50∶50，以及联合强化胰岛素治疗控制血糖水平（<150mg/dL），已成为重症患者营养支持的重要策略之一。

总之，葡萄糖是 PN 中主要的碳水化合物来源，一般占非蛋白质热量的 50%~60%，应根据糖代谢状态进行调整。

（二）脂肪乳剂

脂肪乳剂是 PN 支持的重要营养物质和能量来源，提供必需脂肪酸并携带脂溶性维生素，参与细胞膜磷脂的构成。脂肪可供给较高的非蛋白质热量。其中亚油酸（ω-6PUFA，必需脂肪酸）和 α- 亚麻酸（ω-3 FA）提供热量分别占总热量的 1.0%~2.0% 和 0.5% 时，即可满足人体的需要。

长链脂肪乳剂（LCT）和中长链混合脂肪乳剂（MCT/LCT）是目前临床上常选择的静脉脂肪乳剂类型（ω-6 PFA），其浓度有 10%、20% 和 30%。LCT 提供必需脂肪酸（EFA），由于 MCT 不依赖肉毒碱转运进入线粒体，有较高氧化利用率，更有助于改善应激与感染状态下的蛋白质合成。由于中链与长链脂肪酸不同的水解代谢速率以及多不饱和脂肪酸的脂质过氧化反应的不良影响，近年来研制的含结构性甘油三酯（structured triglycerides，STG）的脂肪乳剂已在欧洲取代了物理混合的剂型，其混合方式是将 LCT 及 MCT 在高温和催化剂的作用下共同水解再酯化，在同一甘油分子的 3 个碳链上随机结合不同的中链脂肪酸（MCFA）和长链脂肪酸（LCFA），同时还可结合 ω-9 单不饱和脂肪酸以及 ω-3 脂肪酸，形成结构性甘油三酯。这种脂肪乳剂被认为比物理混合 MCT/LCT 具有更小的毒性，并改善了脂肪酸的氧化和氮的利用，且不影响单核 - 吞噬细胞系统功能。其应用效果与安全性均会优于传统物理混合的剂型。

成年危重病患者脂肪乳剂的用量一般可占非蛋白质热量(NPC)的 40%~50%［1.0~1.5g/(kg·d)］，应用时需要监测血脂水平、脂肪廓清以及肝肾功能。高甘油三酯血症患者（>4~5mmol/L）不推荐使用脂肪乳剂；合并脂代谢障碍以及老年患者，应适当降低脂肪的补充量至 0.5~1.0g/（kg·d）。用于镇静的丙泊酚是以 10% 的长链脂肪乳剂作为载体，因此长时间、大量使用可造成外源性脂肪补充的超负荷。有报道脂肪补充超过 2.5g/（kg·d）或 0.11g/（kg·h）将对甘油三酯水平、凝血机制产生影响。此外，研究表明，脂肪乳剂输注速度 >0.12g/(kg·h)时，

将导致诱发血管收缩的前列腺素（$PGF2_a$，TXA_2）水平增加。关于脂肪乳剂静脉输注要求，美国疾病控制中心（centers for disease control，CDC）推荐指南指出：含脂肪的全营养混合液（total nutrients admixture，TNA）应在 24 小时内匀速输注，如脂肪乳剂单瓶输注时，输注时间应 >12 小时。

总之，脂肪补充量一般为非蛋白质热量的 40%~50%；摄入量可达 1.0~1.5g/（kg·d），应根据血脂廓清能力进行调整，脂肪乳剂应匀速缓慢输注。

（三）氨基酸 / 蛋白质

一般以氨基酸液作为补充 PN 蛋白质的来源，静脉输注的氨基酸液含有各种必需氨基酸（EAA）及非必需氨基酸（NEAA）。EAA 与 NEAA 的比例为 1∶1~1∶3。鉴于疾病的特点，氨基酸的需要（量与种类）也有差异。临床常用剂型有：为一般营养目的应用的配方平衡型氨基酸溶液，它不但含有各种必需氨基酸，也含有各种非必需氨基酸，且各种氨基酸间的比例适当，具有较好的蛋白质合成效应。

有关存在全身严重感染患者的研究显示，尽管施行充分的营养支持，仍然不能阻止蛋白质大量持续性的丢失。在发病前 10 天，丢失的蛋白 2/3 来自于骨骼肌，以后则更多的来自于内脏。LBM 的丢失速度为每天 0.5%~1.0%。不同组织器官蛋白质合成与降解的反应是不同的，并在疾病时发生变化。稳定而持续的补充蛋白质是营养支持的重要策略。ICU 患者人体测量结果提示，蛋白质（氨基酸）的需要量供给至少应达到 1.2~2.0g/(kg·d)（为实际体重）。高龄及肾功能异常者可参照血尿素氮（BUN）及肌酐（BCr）变化。重症患者营养支持时的热氮比可降至 100~150kcal∶1gN。

临床研究表明，BCAA（支链氨基酸）强化的复方氨基酸液有助于肝功能障碍患者调整血浆氨基酸谱和防治肝性脑病。但有关手术创伤患者的研究显示，应用强化 BCAA（36%BCAA）的复方氨基酸液的 TPN 支持，在节氮效应、促进蛋白质合成和影响预后方面，均未显示出较平衡氨基酸有更明显的优势。

总之，危重病患者 PN 时蛋白质供给量一般为 1.2~1.5g/（kg·d），约相当于氮供给量 0.20~0.25g/（kg·d）；热氮比 100~150kcal∶1g N。

（四）水和电解质

营养液的容量应根据病情及患者具体需要，综合考虑每日液体平衡与前负荷状态确定，并根据需要予以调整。CRRT（连续性肾脏替代治疗）时水、电解质等丢失量较大，应注意监测水电解质。营养支持时应经常监测每日常规所需的电解质，主要包括钾、钠、氯、钙、镁、磷。

（五）微量营养素（维生素和微量元素）

维生素、微量元素等体内含量低、需要量少，故又称为微量营养素。但同样有着重要的生理作用，其中有些具有抗氧化作用，影响机体的免疫功能。危重病患者血清抗氧化剂含量降低，PN 和 EN 时可添加维生素 C、维生素 E、β- 胡萝卜素与微量元素硒、锌和铜等抗氧化物质。目前只有少数几个关于重症患者维生素与微量元素需要的研究报道。一些动物研究与体外实验显示，大剂量维生素 C 可抑制应激后中性粒细胞释放自由基，保护线粒体功能，维护细胞膜的稳定性，是机体主要的抗氧化屏障。亦有研究显示，大剂量维生素 C（360mg/kg）有助于减轻缺血 / 再灌注损伤后的肠黏膜损害。腹主动脉瘤术前连续 8 天口服维生素 E 600IU（400mg)/d，骨骼肌活检显示可降低缺血再灌注损伤。连续 9 天硒的补充，使合并 SIRS 和感染的重症患者肾衰竭发生率较对照组明显降低，病死率亦有下降趋势。ARDS（急性呼吸窘迫综合征）患者血清维生素 E、维生素 C 和硒的含量低于正常对照组，脂质过氧化物浓度升高。由此提示应增加 ARDS 患者抗氧化物的补充量，以满足恢复其机体抗氧化能力的需要。一项涉及 595 例创伤患者的 RCT 研究显示：补充维生素 E、维生素 C 后肺部并发症发生率有下降趋势（CI=0.81，0.6~1.1），MODS 发生率降低（26/595，4%，CI=0.19~0.96）。

但目前有关微量营养素在重症患者的需要量、生物利用度及补充后的效果等方面尚无明确的报道。

总之，维生素与微量元素应作为重症患者营养支持的组成成分。创伤、感染及 ARDS 患者应适当增加抗氧化维生素和硒等微量元素的补充量。

三、肠外营养的支持途径与选择原则

PN 支持途径可选择经中心静脉和经外周静脉营养支持，为了提供完整、充分的营养供给，ICU 患者多选择经中心静脉途径。营养液容量不多、浓度不高及接受部分 PN 支持的患者，也可采取经外周静脉途径。

经中心静脉途径包括经锁骨下静脉、经颈内静脉、经股静脉和经外周中心静脉导管（PICC）途径。锁骨下静脉感染及血栓性并发症发生率均低于股静脉和颈内静脉途径，随着穿刺技术的提高，机械性损伤的发生率并不比经股静脉途径高。PICC 并不能减少中心静脉导管相关性感染（CRBI）的发生。对于全身脏器功能状态趋于稳定，但由于疾病难以脱离或完全脱离 PN 的 ICU 患者，可选择此途径行 PN 支持。

荟萃分析表明，与多腔导管相比，单腔导管施行 PN，CRBI 和导管细菌定植的发生率明显降低。2 项 2 级研究均提示：导管连接部位和穿刺部位局部细菌定植是 CRBI 最大的感染源，因此中心静脉插管的无菌要求比外周静脉穿刺更高。敷料潮湿、松动或者污染时应予更换。穿刺局部渗血时，建议使用普通纱布。

在临床行 PN 时，为保证机体组织的合成与营养物质的充分利用，应按一定的操作程序将各种营养物质混合置于一大容器中一并输注，称为“全合一”（all in one）或称为全营养混合液。将全营养混合液按一定输注要求由输液泵控制输注给患者。

四、肠外营养支持的并发症

（一）代谢性并发症

1. 低糖血症　在输注静脉营养液的过程中，若因某种原因造成输注速度减慢，或在快速输注后突然停止输注，极易发生低糖血症。应用外源性胰岛素与葡萄糖混合输注时，中断输液也可发生低糖血症。最好在 24~48 小时期间逐渐减少葡萄糖用量，使胰岛素分泌调节先恢复常态。

2. 高渗性非酮症昏迷　是 PN 时最危险的代谢并发症。接受 PN 的患者若有感染、烧伤、创伤等应激情况，或是幼儿、老年患者、糖耐量下降患者，常规输注静脉营养液就可能出现高糖血症。最常见的诱因是起始输注葡萄糖速度过快、输液糖浓度过高。高渗性非酮症昏迷的死亡率可高达 20%~40%，在应用 PN 时应注意防治。

3. 其他代谢并发症　必需脂肪酸缺乏、各种电解质代谢紊乱、酸碱失衡及各种微量元素缺乏等。

（二）感染性并发症

接受 PN 的危重病患者常伴有营养不良、感染或癌瘤、或处于大手术或创伤阶段，接受广谱抗生素、抗癌化疗或免疫抑制药物，使患者易患感染性并发症。最常见和最严重的并发症是脓毒血症，其发病率为 2%~33%。最常见的致病原是表皮葡萄球菌。导管及导管 - 皮肤戳口、营养液的配置和输注过程，是细菌入侵增殖的常见部位和原因。加强导管护理措施可明显降低脓毒血症的发病率。接受 PN 的患者，若出现寒战高热，即行血细胞检查和血培养，在排除其他部位感染后，应考虑导管相关性感染的可能。此时，应拔除导管，并将其尖端送细菌培养。大多数确实由于导管引起的感染病例在导管拔除后感染即易于控制。

（三）中心静脉导管并发症

大多数并发症与锁骨下静脉导管置入有关，主要并发症发病率约 2.4%~3.7%。包括气胸、空气栓塞、导管位置不当和静脉血栓形成等。

（四）其他并发症

包括肝胆系统异常和肠道屏障受损。

第四节　不同危重病症的代谢特点与营养支持原则

一、脓毒症和多器官功能障碍综合征（MODS）患者的营养支持

（一）脓毒症和 MODS 患者的代谢特点

脓毒症患者处于高代谢状态，且代谢途径异常：对外源性营养底物利用率低，主要靠分解自身组织获取能量，其中对蛋白的消耗增幅最大，可在短期内导致蛋白 - 能量营养不良。对于严重的脓毒症患者，LBM 的丢失速度为每天 0.5%~1.0%。在前 10 天，2/3 的氨基酸利用来自骨骼肌，以后更多地转向内脏。即使提供充足的营养，也不能完全阻止 LBM 的分解。

（二）脓毒症和 MODS 患者的营养支持

脓毒症与 MODS 患者非蛋白质热量与蛋白质的补充应参照重症患者营养支持的原则。以应激性高血糖为主的代谢紊乱及器官功能障碍，常限制营养素的补充。有研究显示，接受 PN 的脓毒症患者，静脉补充 1.5g/(kg·d) 蛋白质可以使蛋白分解代谢减少 70%；给予≥ 2.2g/(kg·d) 蛋白质时，蛋白分解代谢却明显增加。还应注意的是，当病情发展到较严重阶段，如发生器官衰竭和感染性休克时，热量消耗反会降低。

严重脓毒症与MODS患者，应密切监测器官功能与营养素的代谢状态，非蛋白质热量：氮比可进一步降低至80~130kcal：1gN。

支链氨基酸有促进蛋白质合成、抑制蛋白质分解的作用，肌肉中合成谷氨酰胺和丙氨酸的氮源主要由支链氨基酸提供，因此补充支链氨基酸有重要的意义。1项多中心、随机、对照的临床研究证实，脓毒症患者静脉补充强化支链氨基酸的氨基酸液（45%BCAA）1.1~1.5g/(kg·d)，较对照组[平衡氨基酸，115g/(kg·d)能够明显降低病死率。另一项前瞻性临床研究还显示，额外补充支链氨基酸有助于改善氮平衡，减少肌肉蛋白质的分解代谢。有4项研究显示，高支链氨基酸和低支链氨基酸在病死率上差异无显著性，目前尚无充分依据推荐常规给予高支链氨基酸配方。

谷氨酰胺是免疫细胞的营养底物，研究表明，补充外源性谷氨酰胺可以改善脓毒血症患者免疫细胞（单核细胞、巨噬细胞、多形核细胞）功能；谷氨酰胺在增强免疫细胞功能的同时不会增加促炎因子的产生；另外，还能促进肌肉蛋白的合成，改善氮平衡。ICU患者（其中71%为脓毒症）应用谷氨酰胺的研究发现，使用谷氨酰胺[口服，0.3~0.6g/(kg·d)]大于5天的患者，6个月存活率获得显著改善，而对照组患者更多地死于真菌感染和多脏器功能障碍。

一项前瞻、随机、多中心、双盲临床研究表明，在EN中添加精氨酸、谷氨酰胺、抗氧化剂、ω-3脂肪酸的患者与未添加这些物质的患者比较，其住院时间、住ICU时间、机械通气时间、感染率和病死率等方面均差异无显著性。另一项前瞻、随机、对照的多中心临床研究显示，严重脓毒症患者入ICU后48小时内实施免疫增强型EN（添加精氨酸、维生素E、β_2胡萝卜素、锌和ω-3脂肪酸）治疗，其ICU内的病死率高于对照组（普通静脉营养）。一项荟萃分析也显示，脓毒症患者应用免疫增强型EN使病死率增加。也有临床研究表明，与标准的EN相比，添加精氨酸的EN使严重感染的重症患者病死率明显增加。因此，严重脓毒症患者应避免应用富含精氨酸的免疫营养制剂。

二、创伤患者的营养支持

严重烧伤时胃肠屏障功能损害十分严重，EN对维护患者的胃肠黏膜屏障功能具有特殊意义和重要性。回顾性研究显示，EN较PN显著降低烧伤患者肺部感染的发生率。一项对比TEN和肠内、肠外联合营养（PN + EN）的随机临床研究证明，PN + EN组的病死率明显高于TEN组患者，TEN的患者较合并PN的患者能从肠内接受更多的热量。

研究表明，烧伤后6小时内给予EN是安全、有效的，能够更快地达到正氮平衡。一项回顾性研究显示，伤后15小时内给予胃内营养的患者在第72小时有82%的患者达到了目标热量；而延迟到伤后18小时再开始给予EN组，大部分患者不能达到目标热量。另一项回顾研究显示，伤后24小时内给予EN的患者较24小时后给予EN的患者，脓毒症的发生率显著下降。

与其他重症患者相比，烧伤患者有胃肠功能时，宜及早开始肠内营养。

虽然EN能更好地维护肠道黏膜屏障的完整性，但由于颅脑创伤患者的胃瘫发生率较高，在这类患者选择营养途径时应考虑到这一问题。一项研究指出，大多数脑外伤患者在1周内均有胃排空延迟，半数以上患者在伤后第2周内仍有胃排空延迟，直至16天后所有患者才能耐受足量EN。有鉴于此，试图在早期对颅脑创伤患者进行TEN有时是困难的，而且应用不当可增加吸入性肺炎的发生率。有两项研究证明，对颅脑损伤患者实施PN和EN在维持血浆白蛋白水平、感染的发生率、氮平衡等方面差异并没有显著性。所以，颅脑创伤患者营养支持的时机比营养支持的途径更重要。

虽然颅脑损伤可以导致胃瘫，但对空肠功能似乎没有太大影响。一项随机、对照的临床研究显示，颅脑损伤患者可以较好地耐受空肠营养，在受伤的第3天，空肠内营养的患者可达到目标喂养量的70%，第6天则患者可达到90%，而胃内喂养的患者第3天仅达到30%，第6天达到55%。因此，对重度颅脑创伤患者，宜选择经空肠实施肠内营养。

三、急性肾衰竭患者的营养支持

（一）急性肾衰竭（ARF）代谢变化

ARF是指肾脏排泄功能的可逆性的急剧恶化，发展过程中出现多种代谢改变，影响机体容量、电解质、酸碱平衡以及蛋白质与能量的代谢。已经存在的或医院获得性营养不良是导致ARF高病死率的一个重要因素。因此，营养支持被认为是其治疗的一个重要部分。最大限度地减少蛋白分解，减缓 BUN、BCr 升高，有助于肾损伤细胞的修复和再生，提高 ARF 患者的存活率。

由于 ARF 的复杂性和差异性，营养支持的很多重要问题仍然没有取得共识。总体来说，ARF 患者营养支持的基本目标和其他代谢性疾病是一致的，营养支持不应该受到肾功能异常的限制，但对于未接受肾脏替代治疗的 ARF 患者，应注意血清必需氨基酸 / 非必需氨基酸比例失衡，肾替代治疗对营养支持没有显著的不良影响。

(二) ARF 患者的营养支持

尿毒症本身和由急性疾病引起的应激反应可以引起营养底物利用的明显变化。在营养支持过程中必须考虑蛋白质(氨基酸)、碳水化合物、脂代谢异常以及电解质、液体负荷、酸碱平衡等改变的规律。目前基本认为，ARF 本身对能量代谢没有直接影响，热量需要量更多的取决于基础疾病和患者的当前状态。

ARF 患者体内蛋白分解增加，蛋白合成也受到抑制，如何遏制这种状态一直是营养支持的一个重要方面。蛋白的供给量需要考虑分解代谢的程度和是否接受肾替代治疗。越来越多的证据表明，给予充分的蛋白质摄入对于促进正氮平衡、减少负氮平衡具有重要意义。关于 ARF 或急性肾损伤(AKI)的 ICU 患者，2016 年 SCCM 和 ASPEN 成人危重症患者营养支持治疗实施与评价指南建议蛋白质补充为 1.2~2.0g/(kg·d)(为实际体重)。血液透析或连续肾脏替代疗法(CRRT)的患者需要增加蛋白质补充。因 AKI 行 CRRT 的患者瘦肉体消耗约为 1.4~1.8g/(kg·d)，因此需额外补充 0.2g/(kg·d)，最高可达 2.5g/(kg·d)。

ARF 期间氨基酸代谢异常，体内氨基酸谱发生改变，但目前没有充分的证据表明单独补充必需氨基酸和特殊配方氨基酸有更多的益处。所以 ARF 时氨基酸的摄入仍然建议应用含非必需氨基酸和必需氨基酸的混合配方。

ARF 期间常伴有糖耐量下降和胰岛素抵抗，而且糖异生增加并对糖负荷的负反馈作用不敏感。血糖的控制对重症患者非常重要，同时还必须考虑到肾替代治疗过程中含糖透析液导致的额外糖负荷及对其血糖的影响。

ARF 时脂代谢也受到明显影响。主要表现在脂蛋白酯酶活性下降，导致脂肪降解过程及脂肪颗粒的清除受到抑制，但脂肪酸的氧化过程并没有受到影响。

ARF 时体内微营养素也发生了明显的改变。电解质紊乱是临床常见的并发症，主要包括钾、磷酸盐、钙和镁等浓度改变。在进行肾替代治疗过程中，由于丢失增加可以发生低磷血症，多种原因可以导致血钙的波动。1,25- 二羟骨化醇的活性下降导致的肠道吸收钙下降和骨骼对甲状旁腺素抵抗等可能是主要原因。制动、透析液钙浓度过高、恶性肿瘤和高甲状旁腺素血症等均可导致高钙血症。高镁血症发生率比较低，一般继发于摄入的增加。低镁血症发生的频率更高些。环孢素、顺铂等药物可以导致低镁，另外肾替代治疗可以引起镁的额外丢失，应引起注意。

微营养素的另一个方面是维生素的代谢。水溶性维生素通过肾替代丢失是其体内含量下降的主要影响因素。维生素 B_1 和 B_6 的缺乏可以影响能量代谢并导致乳酸酸中毒。补充水溶性维生素很少导致过量中毒，但维生素 C 过量补充可能导致继发性草酸盐病。在肾替代治疗过程中应维持维生素 C 100mg/d。除了维生素 K 以外，脂溶性维生素常常缺乏，尤其是维生素 D 因肾脏羟化作用下降而更为明显。微量元素代谢和补充的数量仍然不是非常清楚。微量元素对免疫调节、抗氧化作用等均起重要作用。有实验证实，CVVH 超滤液中含有铜、铬、锰、硒和锌等。所以在进行肾替代治疗过程中需要适当补充上述微量元素。

接受肾替代治疗的急性肾衰竭患者，应额外补充丢失的营养素。

四、肝功能不全及肝移植围手术期的营养支持

(一) 肝功能不全患者的代谢特点

肝脏是营养物质代谢的中心器官，随着慢性肝病的病情进展，蛋白质能量营养不良逐渐加重，在肝功能代偿期发生率 20%，而在肝病失代偿期发生率达 60%。营养不良使肝病患者腹水、出血、感染及肝性脑病发生率增加，并影响肝脏功能，加速疾病进程。合理的营养干预能减缓患者全身衰竭的进一步发展和改善肝细胞代谢。

肝脏在碳水化合物代谢中的作用为储存糖原及进行糖异生。肝功能不全时肝糖原储存减少，且因胰高血糖素增高及胰岛素抵抗使糖氧化供能障碍，机体对糖耐受下降，易出现血糖紊乱，糖作为能源物质供能减少，脂肪成为主要能源物质，且糖异生增加。

肝脏在脂肪代谢中的作用为脂肪、肉毒碱、酮体合成及脂肪酸氧化。肝功能不全患者胆汁分泌减少，使脂肪吸收障碍，必需脂肪酸（亚油酸和γ_2亚麻酸）缺乏，且脂肪氧化供能比例增加，体脂肪消耗，其程度与营养不良的严重程度及肝病严重程度相关。肝脏在蛋白质代谢中的作用为合成蛋白，分解芳香族氨基酸及将氨转化为尿素。肝功能不全患者蛋白质合成减少和分解增加，导致低蛋白血症，使器官功能障碍、免疫力下降和腹水增加，加速肝功能不全的进展，此时积极的蛋白补充与合理的营养支持在一定程度上能改善氮平衡，减缓营养不良的进展。肝功能不全发展至肝性脑病时，氨基酸代谢产物氨在肝脏转化障碍，导致血氨浓度增加，且芳香族氨基酸（苯丙氨酸、酪氨酸、色氨酸）在肝内分解障碍，支链氨基酸（亮氨酸、异亮氨酸、缬氨酸）在肝外分解增加，血中支链氨基酸/芳香族氨基酸比例失衡，促进肝性脑病的发生。

肝功能不全时食欲下降伴消化吸收不良，使维生素吸收障碍；胆盐分泌减少，使脂溶性维生素的吸收障碍更为明显，易出现维生素A、维生素D、维生素E、维生素K的缺乏。

（二）肝功能不全患者营养支持的原则

1. 营养物质的供给　约有15%~20%的肝硬化患者表现为代谢率增高，25%~30%患者表现为代谢率下降，其能量消耗实测值个体差异大。如无条件实测能量消耗量，肝硬化患者代偿期能量供给25~35kcal/(kg·d)，合并营养不良时可酌情增加，合并肝性脑病时应降低热量供给。

因为糖利用障碍，脂肪氧化增加，碳水化合物提供热量的比例宜减少，约60%~70%的热量由碳水化合物提供，30%~40%的热量由脂肪提供。中链脂肪乳剂不需要肉毒碱参与可直接进入线粒体氧化代谢，对肝功能及免疫功能影响小，因此，肝功能不全患者宜选用中/长链脂肪乳剂。过多的碳水化合物或脂肪将加重肝脏负担，导致或加重黄疸及转氨酶、血糖增高，血脂廓清障碍以及免疫功能下降。

在早期肝硬化患者，蛋白质分解增加，低蛋白血症加速了肝细胞损害及肝功能不全的进展，此时补充蛋白质（氨基酸）能促进正氮平衡而不导致肝性脑病，可根据肝功能代偿情况给予蛋白质1.3~1.5g/(kg·d)。

在肝病终末期，增加蛋白的摄取可能导致血氨增加，加速肝性脑病的发生，蛋白摄入量可减至0.5~1.0g/(kg·d)。对于儿童，即使肝性脑病，蛋白摄入不必过多限制，原因是分解代谢亢进和生长发育对蛋白的需要较高，蛋白质摄入量可2.5~3.0g(kg·d)。富含支链氨基酸的氨基酸液能纠正肝衰竭患者血浆支链氨基酸/芳香族氨基酸比例的失衡，有证据表明，补充支链氨基酸能改善肝脏蛋白合成，减少分解代谢，减轻肝性脑病。

肝功能不全合并大量腹水时，须限制钠盐摄入及提高摄入热量的密度，以减少机体的水钠潴留。须特别注意补充脂溶性维生素及微量元素。

2. 营养途径的选择　肝功能不全患者早期能耐受正常饮食，合并中度至重度营养不良时，须通过口服或管饲加强肠内营养，每天进食次数可增加至4~7次以降低营养的不耐受、减少低血糖的发生。但在肝功能不全合并食管静脉曲张出血时，放置肠内营养管时应注意防止食管黏膜的损伤和诱发消化道出血，但并非绝对禁忌。合并肝硬化腹水患者行开腹胃空肠切开置管可导致腹膜炎及腹水渗漏，故应慎重。

当肝功能障碍患者食欲下降且消化吸收障碍，导致严重营养不良时，可通过肠外营养补充能量与氨基酸、维生素和微量元素。

合并肝功能不全的重症患者，营养支持时应增加支链氨基酸的供给，并降低芳香族氨基酸的比例。合并肝功能不全的重症患者，非蛋白质热量以糖脂双能源供给，其中脂肪补充宜选用中长链脂肪乳剂。

（三）肝移植术后营养代谢特点

尽管肝脏移植解决了肝脏代谢的紊乱，但肝移植患者术前多伴有营养不良，术后又处于严重应激后的高分解状态，积极的营养支持仍非常必要。手术后应激反应及大量皮质激素的使用导致高糖血症更为明显，糖的利用减少。但过多的脂肪供给可导致脂肪廓清障碍，机体免疫抑制及单核-吞噬细胞系统对内毒素清除障碍。因此，营养支持时须加强代谢及肝功能等的监测。

肝移植术后早期电解质紊乱较常见，胃液引流、胆汁引流和腹腔引流使电解质丢失增加，大量使用利尿剂使血钾、磷、镁迅速下降，大量血制品输入、激素、环孢素和FK506可导致高钾和其他电解质紊乱（如高钠），环孢素还可加重镁和磷的丢失；另外，移植术后患者食欲改善，重新进食使血钾、磷、镁进一步下降，必须严密监测血清电解质的浓度。

8

(四) 肝移植术后营养支持的原则

多数研究表明,积极的营养支持有助于改善肝移植术后氮平衡、减少 ICU 停留时间、减少医院费用、减少移植后感染的发生。对于接受肝移植的儿童,营养支持应更为积极,术后立即营养支持有助于患儿更为容易地脱离呼吸机、减少感染、加快伤口愈合。

肝移植术后代谢率增高,实测静息能量消耗(REE)约是 H-B 公式估算的 1.2~1.3 倍,因移植术后应激状态及正处恢复期肝功能,热量提供可从 20~25kcal/(kg·d)开始,糖脂比 6∶4 或 5∶5。由于常伴高糖血症及可能出现脂肪廓清障碍,须密切监测血糖及血脂的代谢。且因移植术后限制补液容量,宜适当提高补充营养底物的密度。

肝移植成功后,血浆支链氨基酸 / 芳香族氨基酸比例渐趋正常,此时如无明显应激、氮质血症或肝性脑病,补充平衡氨基酸液或强化支链氨基酸的复方氨基酸液对病情无明显影响,蛋白质供给量 1.0~1.5g/(kg·d)。此外,必须严密监测血清电解质的浓度,并根据检验结果及时纠正肝移植术后的电解质紊乱。

EN 是肝移植术后的最佳营养途径。很多研究已表明,术后早期 EN 较 PN 使患者获益更大,并有助于降低感染发生率、减轻对应激的代谢反应、减少营养支持相关的并发症、内脏蛋白合成增加并节省费用。因此,对合并营养不良的肝移植患者,推荐术中置入空肠营养管,术后数小时内即可低速泵入等渗的 EN 制剂。能口服摄食时,EN 逐渐减量,至术后 5~7 天,过渡到正常经口摄食。不能接受 EN 的患者,术后立即给予 PN 较未给予营养支持的营养不良患者 ICU 停留时间缩短,氮平衡改善。但比较此类患者应用高支链氨基酸与平衡氨基酸对预后的改善方面并未显示出优势。不伴有营养不良且术后几天内能很快进食者可以不给肠外营养,术后 3~4 天开始流质饮食,逐渐过渡至普通饮食。

五、急性重症胰腺炎患者的营养支持

(一) 急性重症胰腺炎(SAP)的代谢特点

SAP 早期的代谢特点主要表现为静息能耗(REE)增加(可达 1.5 倍),出现高分解代谢,患者很快出现严重负氮平衡和低蛋白血症。糖代谢方面:糖利用率降低、糖耐量下降、糖原异生的增加,大部分患者出现高血糖。蛋白质代谢方面:蛋白质分解增多、尿氮排出增加,机体处于负氮平衡,每天尿氮排出增加 20~40g,同时由于骨骼肌对支链氨基酸的摄取增加,其血浆浓度下降而芳香族氨基酸相应升高。脂肪代谢方面:高脂血症是 SAP 常见的临床表现,同时机体脂肪分解增加成为重要的能量来源。此外,SAP 患者早期尚存在低钙、低镁等代谢紊乱。

(二) SAP 营养支持要点

2016 年 SCCM 和 ASPEN 成人危重症患者营养支持治疗实施与评价指南建议,初始营养评估应充分考虑急性胰腺炎患者的疾病严重程度,建议轻症急性胰腺炎患者不使用特殊营养治疗,若胃肠道能耐受 EN,应过渡至经口进食。若意外发生并发症,或 7 天内不能过渡至经口进食者,则需要考虑进行特殊营养治疗。另外,由于急性胰腺炎病情变化迅速,需根据疾病的进程,反复评估喂养耐受性以及是否需要特殊营养治疗,以指导营养治疗策略。指南建议,需要营养治疗的 SAP 患者优先选择 EN 而非 PN,中重度 SAP 患者入住 ICU 24~48 小时内即开始滋养型喂养,可经胃或空肠营养。在不能给予 EN 时,在胰腺炎患病 1 周后应考虑使用 PN。在 EN 配方选择方面,指南建议,SAP 患者开始 EN 时选择标准聚合物配方制剂。目前循证学依据尚不足以推荐 SAP 患者应用免疫增强配方的 EN(证据质量非常低)。近年来,全球科学家都将目光转移至研究肠道微生物上,益生菌在 SAP 中的应用也被研究者们日趋关注。相关荟萃分析显示,益生菌治疗可降低 SAP 患者感染和脓毒症、多器官功能障碍等风险,缩短住院时间,但在病死率上并无显著改善。基于上述研究结果,2016 年版指南建议,接受 EN 的 SAP 患者可考虑使用益生菌(证据质量低),而由于研究中益生菌种类、剂量、使用时间等参数的异质性大,至今未推荐其剂量和种类。

六、急慢性呼吸衰竭患者的营养支持

(一) 慢性阻塞性肺疾病(COPD)的代谢特点及营养支持原则

COPD 是一种慢性、进行性阻塞性通气功能障碍。COPD 患者多合并营养不良,发生率可达 20%~60%。其原因可能与患者主动摄食减少,胃肠道吸收功能减退,慢性炎症反应及代谢率增加有关。

1. 代谢特点

(1) COPD 患者的代谢率增高,间接能量测量

仪测得此类患者的 REE 比预计值明显增加。

(2) COPD 患者发生营养不良的明显标志就是体重减轻。COPD 患者在病程早期即有脂肪和瘦体组织的消耗，但患者可以保持正常体重；而后期的 COPD 患者与恶性肿瘤的恶病质患者类似，出现明显的体重减轻。体重减轻是 COPD 患者病情急性加重和死亡的一项独立危险因素。

2. 营养支持原则　有研究表明，营养支持可改善 COPD 患者的肺功能、血气指标、呼吸肌力，缩短机械通气时间，但能否改善预后尚无研究证实。过多的热量与碳水化合物的摄入都会导致呼吸商增高，增加患者的呼吸负荷，并可造成撤机困难。有研究应用商品化的营养制剂作为 COPD 患者膳食的一部分，3 种营养素提供热量分别为：蛋白质 16.7%，脂肪 55.1%，碳水化合物 28.2%)，可以改善患者的血气指标，并显著改善肺功能（FEV_1）。

有研究表明，在 COPD 患者中应用促合成激素，如人重组生长激素［rhGH，0.15U/(kg·d)，3w］可改善患者的人体测量值，但并未增加患者的呼吸肌力和运动能力。而且也有研究指出，重症患者应激早期应用 rhGH 会增加病死率。因此，仅在营养供给充足，但蛋白质合成仍未能改善，或考虑由于呼吸肌力不足而导致撤机困难的呼吸衰竭患者中使用 rhGH 可能获益。

有研究表明，对稳定期的 COPD 患者补充 1,6-FDP 纠正低磷，可以提高患者的呼吸肌肌力及膈肌功能。因此，COPD 患者应注意补充磷制剂，纠正低磷状态。

总之，慢性阻塞性肺疾病合并呼衰患者应尽早给予营养支持，并首选肠内营养，并应适当降低非蛋白热量中碳水化合物的比例。

（二）急性呼吸窘迫综合征（ARDS）的代谢特点及营养支持原则

ARDS 是由肺部原发疾病或肺外疾病导致的肺部炎症反应，进一步导致肺泡渗液增加，血氧下降，呼吸窘迫的一种综合征。不同于其他类型的急性呼吸衰竭（如急性肺栓塞，支气管哮喘急性发作），ARDS 存在明显的全身炎症反应，并伴随着体内各种应激激素及多种细胞因子和炎症介质的释放。

1. ARDS 时的代谢特点

(1) ARDS 患者多存在严重的高分解代谢，短期内即可出现混合型营养不良。

(2) ARDS 患者和其他重症患者（如重症胰腺炎、脓毒血症、创伤等）类似，其 REE 可达到预计值的 1.15~2.10 倍。ARDS 的原发病如系 SAP、脓毒症、创伤等疾病时，伴有 REE 不同幅度的明显增加。由于大多数 ARDS 患者需要机械通气治疗，这也可使 REE 增加。

(3) ARDS 患者体内的肌糖原和肝糖原分解加速，脂肪大量氧化，随即瘦体组织大量分解，各种结构及功能蛋白被迅速消耗，并同时伴随着血糖的升高，机体对糖的利用减低，血清白蛋白下降，谷氨酰胺明显减少，血中氨基酸比例的失调。

(4) ARDS 治疗过程中常因限制液体的输入而影响早期的营养支持。大量含磷的能量物质（ATP）被消耗，各种离子消耗的增加、摄入的不足、分布的异常、可使患者出现低钾、低钙、低磷、低镁、低钠、低氯等表现和对某些微量元素的需求增加。

(5) ARDS 患者严重的氧化应激消耗了大量的抗氧化物质。

2. 营养支持原则　尽早实施营养支持可减少机械通气时间，缩短住 ICU 时间。如患者肠道功能允许，应早期给予 EN，并采取充分的措施避免反流和误吸，因为误吸本身就可导致 ARDS 的发生。应避免过度喂养，特别是碳水化合物补充过多将导致二氧化碳产生过多，增加呼吸商，加重患者的呼吸负荷。2006 年，Singer 等对急性肺损伤（ALI）患者进行研究，结果发现在 ALI 患者 EN 中添加鱼油、琉璃苣油和抗氧化剂后，病死率明显下降，氧化功能和气道顺应性明显增加，机械通气时间有下降趋势，而 ICU 住院时间和呼吸机通气时间均无明显改变。2011 年，Rice 等对 ALI 患者进行研究，结果发现每天补充 2 次 ω-3 PUFA（DHA、EPA）和抗氧化剂，并不能增加呼吸机脱机时间，也不能改善其他临床结局，甚至有害。因此，目前指南不推荐 ARDS/ALI 患者在 EN 中常规使用具有抗炎作用的脂肪。而对严重创伤或危重症患者，指南推荐使用鱼油。

七、心功能不全患者的营养支持

（一）心功能不全患者的代谢特点

心功能不全系指在有适量静脉血回流的情况下，由于心脏收缩和（或）舒张功能障碍，心输出量不足以维持组织代谢需要的一种病理状态，是一种以心输出量不足，组织的血液灌注减少，以及肺循环或体循环静脉系统淤血为特征的临床综合征。心功能不全常导致不同程度的营养不良，严重者

8

可出现体重下降、消瘦、低蛋白血症等心脏恶病质表现。

其营养代谢改变主要表现为：

1. 胃肠道淤血导致营养摄入和吸收障碍，这是慢性充血性心力衰竭患者营养不良的主要原因。

2. 交感神经系统的代偿性兴奋引起的热量消耗增加，且分解代谢明显大于合成代谢。

3. 肝脏淤血导致白蛋白合成减少，肾脏淤血引起的蛋白尿以及合并感染导致血浆蛋白水平的进一步降低，机体能量储备减少。

4. 慢性缺氧致血管舒缩功能长期失调，组织氧供不足。

5. 肾上腺的慢性淤血导致的继发性肾上腺皮质功能减退。

6. 应用洋地黄、利尿剂以及过分的限制水钠导致的电解质紊乱。

（二）心功能不全患者的营养支持原则

适量的营养补充对心功能不全患者是重要的。存在心脏恶病质或潜在危险因素的患者，均应进行正规的营养评估并给予营养支持治疗，根据患者的营养状态及代谢状况确定适宜的营养需要量，且营养支持中须监测各项营养指标。

早期 EN 符合正常生理，营养底物从门静脉系统供给，同时满足肠道黏膜的营养需要，并可有效避免 PN 相关的感染和代谢并发症。心力衰竭患者经 EN 可促进肠道运动、消化和吸收，改善肠黏膜细胞营养。在 EN 不能达到所需摄入热量要求，并且须严格控制液体量的情况下，可选择部分或全部使用 PN。营养支持可选择热量密度较高的营养配方，在进行 PN 过程中须加用抑酸剂，并监测心脏功能及肝脏功能指标。及时调整 PN 的剂量和配方。一旦胃肠道功能恢复，即应逐渐减少或停止 PN，尽早过渡到 EN 或经口摄食。

（三）营养支持的配方

心功能不全患者往往需要控制液体入量，应综合考虑根据患者应激程度和心功能不全症状调整 PN 底物及非蛋白热量的摄入量，提供的非蛋白热量一般取决于患者的静息能量消耗及其活动情况，可采用高热量密度（4.2~6.2kJ/ml）的营养配方，一般提供 20~30kcal/（kg·d）。过高的葡萄糖、胰岛素摄入通常认为能增加心脏葡萄糖供应，糖：脂比例通常选择 7：3 或 6：4；氮 0.16g/（kg·d），热氮比一般为 100~150：1。中长链（MCT/LCT）混合脂肪乳剂、充足的维生素和微量元素通常认为更有益于心功能不全患者。

（四）特殊并发症及其监测

1. 心功能不全患者的营养支持应兼顾心脏负荷能力和营养状态两者的平衡。避免因限制水钠摄入和过度利尿引起的低钠、低镁、低钾血症等电解质紊乱；应经常监测血清电解质（钠、钾、氯、碳酸氢盐）直至稳定。由于心功能不全时发生肝脏淤血易致肝功能损害，应密切监测肝功能指标，避免因营养底物过多造成肝功能进一步损害，尤其在实施 TPN 时更应重视。合并糖尿病或其他原因导致血糖升高的患者，应减慢输注葡萄糖的速度，同时严密监测血糖、尿糖。

2. 营养支持过程中应严密监测与心功能相关的临床指标，包括心率、血压、中心静脉压、24 小时出入液体量等。

总之，心功能不全患者的营养支持宜选择热量密度较高的营养配方，适当增加碳水化合物比例，并严密监测心脏功能。

第五节　营养支持的相关问题

一、免疫营养的概念和药理作用

在高分解代谢状态下，骨骼肌蛋白质消耗、营养物质贮备消耗、负氮平衡、持续糖异生、机体细胞总体丢失等，使机体出现自噬代谢。其机制是应激反应从机体贮备中产生内源性营养物质，以帮助机体控制和扭转应激性饥饿产生蛋白 - 能量型营养不良。但持续高分解代谢状态导致机体营养消耗，临床上呈现出典型的低蛋白血症、水肿、免疫功能下降、易感性增加和组织修复障碍，最终导致机体多器官功能障碍甚至衰竭。20 世纪 90 年代初 Cerra 指出，富含精氨酸的肠内营养支持能提高或改善危重病外科患者的免疫功能，改善宿主的抗感染能力，为日后抗炎免疫营养的研究提供了有利的理论依据及良好的研究前景。随后不断有报告证明，应用含抗炎及免疫调节作用的营养素能提高机体免疫功能，减轻过度炎症反应，从而降低严重创伤、烧伤及危重病患者感染并发

症的发生率。由于其独特的免疫调节作用已超出了单纯提供机体所需蛋白质、热卡的营养支持范畴，因而引入了特殊营养、药理营养、免疫增强营养的概念。随着研究的深入，近年来将其统称为免疫营养或抗炎免疫营养，是指在营养支持治疗中加入具有抗炎及免疫调节作用的特殊营养素，利用药理学作用来达到治疗和调节机体代谢及免疫功能的目的。

严重烧伤、创伤及危重病患者早期的全身炎性反应是机体免疫功能激活的表现，但过度炎症反应对机体是有害的，往往引发炎症介质的“瀑布效应”，导致不可逆转的临床后果。免疫功能失调或抑制亦可直接或间接影响危重病患者的预后。众多临床研究证明，应用免疫营养能提高机体免疫反应，改善预后。迄今为止，谷氨酰胺、精氨酸、亚麻酸(ω-3)多不饱和脂肪酸、核糖核酸、支链氨基酸或含硫氨基酸、生长因子等均被认为是具有独特抗炎及免疫调节作用的特殊营养素，在脂肪乳剂中应选择中链甘油三酯(MCT)长链甘油三酯(LCT)混合乳剂；其次，结构脂肪、短链脂肪酸和非结构性多聚糖、寡聚糖类的膳食纤维、微量元素锌、铁、硒及维生素 A、C、E 均具有抗炎免疫调节作用。免疫营养给予的途径以肠内营养支持为主，对某些经胃肠道摄入将影响其生物利用度者，则必须通过肠外营养提供。近年来，对危重病患者处理均以多个特殊营养素组合为主，以发挥协同作用，降低严重创伤、烧伤危重病患者及外科术后患者感染并发症及脓毒症的发病率、缩短危重病患者机械通气时间及 ICU 住院时间，减少住院费用。

免疫营养素的作用机制有以下 4 个方面：①保护肠道黏膜屏障功能，防止肠黏膜绒毛萎缩，维护肠黏膜结构和功能的完整性，因而减少肠道细菌和毒素移位；②提高机体细胞及体液免疫功能，增强机体抗感染能力。谷氨酰胺为核苷酸前体的合成提供碳源及氮源，同时又是免疫细胞代谢的主要能源物，因此它是维持单核细胞、淋巴细胞及中性粒细胞功能所必需的。精氨酸在鸟氨酸的合成中起重要作用，鸟氨酸是脯氨酸及多胺的前体物质，后者是创面愈合及细胞增殖的必需物质，多胺同时调节巨噬细胞功能。精氨酸还可能参与 T 淋巴细胞活性的调节；③调节应激期代谢反应和某些器官的功能，降低局部及全身炎性反应；④避免应激性饥饿，减少氮 - 能量负平衡和肌肉消耗，维持骨骼肌与呼吸肌功能。

（一）谷氨酰胺(glutamine，GLN)在重症患者中的应用

GLN 是机体内含量最多的游离氨基酸，占肌肉中氨基酸量的 60%。是肠黏膜细胞、淋巴细胞、肾小管细胞等快速生长细胞的能量底物，对蛋白质合成及机体免疫功起调节与促进作用。在创伤、感染应激状态下，血浆 GLN 水平降至正常的 50%~60%，肌肉 GLN 降至正常的 25%~40%，GLN 需要量明显增加，被称为组织特殊营养素。由于谷氨酰胺单体在溶液中不稳定，易分解为谷氨酸及氨，临床上常用甘氨酰 - 谷氨酰胺(Gly-GLN)，或丙氨酰 - 谷胺酰胺(Ala-GLN)二肽进行补充。肠外途径补充谷氨酰胺的药理剂量为≥ 0.2g/(kg·d)，可单独或混合于“全合一”营养液中输注。

根据 2016 年《谷氨酰胺在危重症患者中临床应用的专家推荐意见》的推荐，不同患者对 GLN 的需求和使用不同。

对于烧伤患者，GLN 适用于烧伤面积在 20%~70% 的患者，如有吸入性损伤、多发伤和电击伤等特殊原因烧伤的患者，即便烧伤面积小于 20%，也应考虑使用。烧伤面积超过 70% 的特重度烧伤患者肝肾功能受损较重，代谢 GLN 的能力下降，不建议使用；若使用，须谨慎评估。禁忌证是内环境严重紊乱、肝肾功能严重受损或衰竭的患者。推荐剂量为 0.3~0.5g/(kg·d)。疗程至少 1 周，重症烧伤患者可达 3 周左右，必要时可酌情使用 3 周以上。

对于肿瘤患者，推荐在围手术期补充 GLN。推荐以 ALA-GLN 的 PN 形式补充。推荐 GLN 的补充剂量不少于 0.2g/(kg·d)。

对于急性胰腺炎患者，使用 PN 支持的急性胰腺炎患者，可考虑进行 GLN 强化治疗。使用 EN 的急性胰腺炎患者，不推荐常规添加 GLN。

对于重症外科患者，PN 治疗中添加 GLN。不推荐单纯通过静脉或肠内途径补充 GLN。GLN 剂量≥ 0.2g/(kg·d)，应用时间 >9 天。肝移植术后营养治疗中应添加 GLN。

对于重症急性肾损伤(acute kidney injury，AKI)患者，应用 RRT 时补充 GLN 可能获益，剂量为 0.2g/(kg·d)，首选 EN 途径。

对于老年重症患者，强化补充 GLN 可改善其免疫功能及营养状态，并降低其多器官功能障碍的发生风险。

综合考虑已有的 RCT 和 Meta 析的研究设计、

8

方法学质量并深入分析其数据，我们认为在给予以充分能量和平衡氨基酸的前提下，危重患者接受适量 GLN 是有益的，可降低感染并发症发生风险，并缩短住院时间，但对于 GLN 在特定危重病患者中的最佳剂量、疗程及代谢调节作用，还需更多研究。

（二）精氨酸在 ICU 重症患者的应用

精氨酸是应激状态下体内不可缺少的氨基酸，影响应激后的蛋白质代谢，参与蛋白质合成。药理剂量的精氨酸能有效地促进细胞免疫功能，通过增强巨噬细胞吞噬能力、增强 NK 细胞的活性等，使机体对感染的抵抗能力提高。此外，精氨酸还可促进生长激素、催乳素、胰岛素、生长抑素等多种内分泌腺分泌，具有促进蛋白及胶原合成的作用。对创伤患者的肠道补充精氨酸的研究显示，EN 中添加精氨酸能够减少其住院时间，并具有减少 ICU 住院时间的趋势。一般认为，静脉补充量可占总氮量的 2%~3%，一般 10~20g/d。

有关严重应激状态下重症患者的多项临床研究显示，添加精氨酸的 EN 并不能降低重症患者的病死率，而且也不能降低感染的发生率。也有研究显示，与标准的 EN 比较，添加精氨酸的肠内营养增加严重感染患者的病死率。临床应用中，应考虑到精氨酸作为 NO 合成的底物，在上调机体免疫功能与炎症反应方面具有“双刃剑”的作用。因此，严重感染患者不宜补充精氨酸。

总之，添加精氨酸的肠内营养对创伤和手术后患者有益，但严重感染的患者，肠内营养不应添加精氨酸。

（三）ω-3 鱼油脂肪酸（ω-3PUFA）在重症患者中的应用

ω-3PUFAs 通过竞争方式影响传统脂肪乳剂（ω26PUFAs）代谢的中间产物花生四烯酸的代谢，产生 3 系列前列腺素和 5 系列白三烯产物，从而有助于下调过度的炎症反应，促进巨噬细胞的吞噬功能，改善免疫功能。ω26PUFAs 还可影响细胞膜的完整性、稳定性，减少细胞因子的产生与释放，有助于维持危重病疾病状态下血流动力学稳定。鱼油被认为是有效的免疫调理营养素。

5 项 1 级和 2 项 2 级临床研究显示，腹部手术后重症患者补充鱼油脂肪乳剂有助于改善应激后炎症反应及肝脏、胰腺功能，减少术后机械通气的时间、缩短住院天数、降低再入 ICU 的概率以及病死率。

有关急性肺损伤和 ARDS 患者的 2 项 1 级临床研究显示，营养支持中添加鱼油和抗氧化剂有助于降低肺血管阻力与通透性，改善肺功能，降低病死率，缩短机械通气时间与住 ICU 时间等。在欧洲最新报告的一项前瞻、多中心研究中，对接受 TPN 治疗的 661 例腹部大手术、腹腔感染以及包括颅脑外伤在内的多发创伤等重症患者，静脉补充 10% 鱼油脂肪乳剂。结果显示：鱼油组患者住 ICU 时间与住院时间缩短，抗生素用量减少，病死率得到改善。且上述效果呈剂量依赖特性。总之，添加鱼油 0.1~0.2g/（kg·d）的营养支持有助于改善腹部感染与创伤患者的预后。但目前尚无鱼油能够改善全身感染和感染性休克等重症患者预后的有力证据。

总之，对 ARDS、创伤与腹部感染的重症患者，营养支持时可添加药理剂量的鱼油。

（四）益生菌在重症患者中的应用

2016 年 SCCM 和 ASPEN 成人危重症患者营养支持治疗实施与评价指南建议，虽然临床研究中使用的益生菌是安全的，但也仅适用于经 RCT 证实有益的、特定条件的 ICU 患者，目前仍不能对总体 ICU 患者常规使用益生菌做出推荐。

WHO 粮食农业组织将“益生菌”定义为“适量摄入有益于健康，并可培养的微生物”。由于代谢紊乱、肠道缺血一再灌注、使用广谱抗生素和血管收缩剂、胃肠道动力改变、肠腔营养物质缺乏等多种因素，ICU 患者肠道共生菌易发生快速且持久的改变。益生菌保护胃肠道的机制包括竞争性抑制致病菌的生长、阻止致病菌对肠上皮的黏附和侵入、清除致病毒素、增强肠屏障功能、调节宿主免疫反应等。

二、重症患者的血糖控制与强化胰岛素治疗

应激性高糖血症是 ICU 中普遍存在的一种临床现象，并成为一项直接影响各类重症患者预后的独立因素。多项前瞻与回顾性临床研究表明，严格血糖控制可有效地降低各类 ICU 重症患者的病死率，特别是外科重症患者。严格血糖控制可使因严重感染导致多器官功能衰竭患者的病死率明显降低，使其他并发症的发生率亦有明显下降，如感染、脓毒症、需要血液净化治疗 ARF 患者的发生率，以及多神经病变等；缩短机械通气时间与住院时间，从而降低总住院费用。近年来，对非手术的内科重症患者的研究显示，不同水平的血糖控制，虽然总

的病死率未获得有统计学意义的改善，但在降低医院内获得性肾损害的发生、缩短机械通气时间和ICU住院时间等方面，严格血糖控制仍有显著意义的改善。因此，正确处理重症患者的应激性高糖血症，对于提高其综合治疗效果，改善存活率具有重要的意义。任何形式的营养支持均应包括强化胰岛素治疗，将血糖控制在理想范围。

但对于目标血糖的最佳范围值目前仍存争议。在2001年著名的Leuven概念验证(proof-of-concept)研究中，研究组空腹血糖严格控制于4.4~6.1mmol/L，而对照组仅在血糖超过肾糖阈(12mmol/L)时才开始使用胰岛素。结果显示，强化胰岛素治疗使ICU成年外科患者的死亡率从8.0%降至4.6%，使住院患者的死亡率从10.9%降至7.2%。但在另一项大型多中心的RCT研究(NICE-SUGAR研究)中，与常规治疗组(血糖目标8~10mmol/L)相比，强化治疗组(血糖目标，<6.0mmol/L)的90天死亡率从24.9%增加到27.5%，死亡率上升的主要原因是心血管疾病。

目标血糖控制水平对重症患者预后的影响尽管标准不同，但综合多项临床研究结果，将目标血糖控制在6.1~8.3mmol/L范围可较好地改善危重病症患者的预后，同时可降低低血糖的发生率。

在强化胰岛素治疗中应当注意：

1. 由于应激性高糖血症主要表现为以外周胰岛素抵抗为特征的血糖升高，并且血糖增高的程度与应激程度成正比。与此同时，常常伴随着病情变化而不稳定，使血糖控制难度增大。因此，在实施强化胰岛素治疗期间，应当密切监测血糖，及时调整胰岛素用量，防治低血糖。

2. 重症患者的营养支持中，葡萄糖常作为非蛋白质热量的主要组成部分，其摄入量与速度直接影响血糖水平。一般情况下，葡萄糖的输入量应当控制在≤200g/d。

3. 营养液的输入应当注意持续、匀速，避免血糖波动。

总之，任何形式的营养支持均应配合强化胰岛素治疗，严格控制血糖水平≤8.3mmol/L，并应避免低糖血症发生。

三、生长激素(growth hormone，GH)在重症患者的应用

GH属于合成代谢激素，其主要生理作用是促进机体蛋白质合成，降低蛋白质分解，改善氮平衡。20世纪80年代后基因重组生长激素问世并被广泛应用于临床，在创伤、脓毒症、营养不良和呼吸机依赖等重症患者有许多相关的基础和临床研究。

多项2、3级临床研究和基础研究结果表明，在创伤、大手术等状态下，GH可促进蛋白质合成，降低蛋白质分解，改善氮平衡。多项临床研究表明，呼吸机依赖的机械通气患者联合应用营养支持和GH，可提高呼吸肌肌力，缩短机械通气时间；促进创面、伤口、吻合口和瘘口的愈合。尚有研究表明，rhGH促进重症患者肠黏膜的增生，改善肠屏障功能。

1999年欧洲的一项多中心前瞻性随机对照研究表明，严重感染和应激早期的重症患者使用rhGH后病死率明显增加，致使该项研究被迫中期停止。此结果表明，重症患者应用生长激素后病死率增加，与患者选择(严重应激)、大剂量生长激素和血糖未良好控制有关。因此，应避免用于严重应激期的重症患者、感染未控制的重症患者和内稳态紊乱的重症患者。对于应激状态趋于稳定、分解代谢与低蛋白血症难以纠正的延迟期重症患者，尤其是GH水平较低的老年重症患者，小剂量使用rhGH，有助于改善患者的代谢状态，纠正负氮平衡与低蛋白血症等。应用GH时应注意监测和控制血糖。GH与恶性肿瘤的关系在体外细胞培养、动物实验以及人体临床研究还存在不同结果和争议，因此rhGH用于恶性肿瘤患者的营养支持须持谨慎态度。

总之，创伤和脓毒症患者早期存在严重应激，不推荐应用生长激素；度过急性应激期的创伤、大手术后患者，呼吸机依赖等重症患者，在营养物提供充足的前提下，可使用生长激素。

(袁世荧　漆　红)

参考文献

[1] REINTAM BLASER A, STARKOPF J, ALHAZZANI W, et al. Early enteral nutrition in critically ill patients: ESICM Clinical Practice Guidelines [J]. Intensive Care Med, 2017, 43 (3): 380-398.

[2] TAYLOR B E, MCCLAVE S A, MARTINDALE R G, et al. Guidelines for the Provision and Assessment of Nutrition

8

Support Therapy in the Adult Critically Ill Patient: Society of Critical Care Medicine (SCCM) and American Society for Parenteral and Enteral Nutrition (A. S. P. E. N.)[J]. Crit Care Med, 2016, 44 (2): 390-438.

[3] DHALIWAL R, CAHILL N, LEMIEUX M, et al. The Canadian Critical Care Nutrition Guidelines in 2013: an update on current ecommendations and implementation strategies [J]. Nutr Clin Pract, 2014, 29 (1): 29-43.

[4] 中国营养学临床营养分会 . 谷氨酰胺在危重症患者中临床应用的专家推荐意见 (节录)[J]. 营养学报 , 2016, 38 (5): 421-426.

[5] KONDMP J, ALLISON S P, ELIA M, et al. ESPEN guidelines for nutrition screening 2002 [J]. Clin Nutr, 2003, 22 (4): 415421.

[6] MCCLAVE S A, TAYLOR B E, MARTINDALE R G, et al. Guidelines for the provision and assessment of nutrition support therapy in the adult critically ill patient: Society of Critical Care Medicine (SCCM) and American Society for Parenteral and Enteral Nutrition (A. S. P. E. N.) [J]. JPEN J Parenter Enteral Nutr, 2016, 40 (2): 159-211.

[7] MCCLAVE S A, DIBAISE J K, MULLIN G E, et al. ACG Clinical Guide1ine: Nutrition therapy in the adult hospitalized patient [J]. Am J Gastroenterol, 2016, 111 (3): 315-334.

[8] MCCLAVE S A, MARTINDALE R G, VANEK V W, et al. Guidelines for the provision and assessment of nutrition support therapy in the adult critically ill patient: Society of Critical Care Medicine (SCCM) and American Society for Parenteral and Enteral Nutrition (A. S. P. E. N.)[J]. JPEN J Parenter Enteral Nutr, 2009, 33 (3): 277-316.

[9] WIESEN P, VAN OVEMEIRE L, DELANAYE P, et al. Nutrition disorders during acute renal failure and renal replacement tllerapy [J]. JPEN J Parenter Enteral Nutr, 2011, 35 (2): 217-222.

[10] BELLOMO R, TAN H K, BHONAGIRI S, et al. High protein intake during continuous hemodiafiltration: impact on amino acids and nitrogen balance [J]. Int J Artif Organs, 2002, 25 (4): 261-268.

[11] SCHEINKESTEL C D, KAR L, MARSHALL K, et al. Prospective randomized trial to assess caloric and protein needs of critically ill, anuric, ventilated patients requiring continuous renal replacement therapy [J]. Numtion, 2003, 19 (11/12): 909-916.

[12] DOIG G S, SIMPSON F, BELLOMO R, et al. Intravenous amino acid therapy for kidney function in critically ill patients: a randomized controlled tria1. Intensive Care Med, 2015, 41 (7): 1197-1208.

第一百一十五章

危重患者的镇静与镇痛

目　录

镇静与镇痛是指应用药物或其他手段以消除患者疼痛，减轻患者焦虑和躁动，催眠并诱导顺行性遗忘的治疗。其治疗的目的和意义在于：①消除或减轻患者的疼痛及躯体不适感，减少不良刺激及交感神经系统的过度兴奋；②帮助和改善患者睡眠，诱导遗忘，减少或消除患者在ICU治疗期间的病痛记忆；③减轻或消除患者焦虑、躁动甚至谵妄，防止患者的无意识行为（如挣扎）干扰治疗，保护患者的生命安全；④减轻器官应激负荷，保护器官储备功能，维持机体内环境稳定。危重患者的镇静经常以镇痛为基础。

第一节 危重患者的镇静

镇静是指通过药物调节中枢神经系统使之达到平和安静的状态。对危重患者的镇静要求合理选择对患者生命体征干扰最小的药物与方法，既保持患者镇静又容易被唤醒，以维持正常的睡眠-苏醒周期。镇静水平和目标在治疗开始时就应该明确，并且随着患者临床状态的变化随时评估，这就是所谓的“早期目标导向性镇静”（early goal-directed sedation）。

一、镇静的目的和适应范围

在ICU，由于噪音、周围灯光等环境因素影响，疾病原因和治疗需要的有创导管通路等不适刺激，睡眠周期紊乱，加之疼痛和恐惧，以及对自身疾病的担心和对家庭牵挂等，大大增加了患者的心理和生理应激性改变。因此，应用镇静的主要目的是增加患者舒适感，消除焦虑、谵妄和躁动，促进睡眠和减少机械通气人机对抗。适用范围包括：

（一）焦虑、谵妄、躁动以及急性精神障碍

焦虑是因过度担忧而产生的一种烦躁情绪。这种强烈的忧虑、不确定或恐惧状态不伴有认知功能障碍，其特征包括躯体症状（如心慌、出汗）和紧张感。ICU患者焦虑的原因包括：①病房环境：包括噪音（仪器报警、人声呼喊和设备运行）、灯光刺激、室温过高或过低；②对自己疾病和生命的担忧；③高强度的医源性刺激（频繁的监测和治疗操作、体位更换）；④各种疼痛；⑤原发疾病本身的损害；⑥对诊断和治疗措施的不了解与恐惧；⑦对家人和亲朋的思念等。减轻焦虑的方法包括保持患者舒适、改善环境和使用镇静药物等。对于疼痛导致的不适焦虑，应在充分镇痛的基础上实施镇静。

躁动是一种不按指令性的伴有不停挣扎动作的状态。在综合性ICU中，70%以上的患者发生过躁动。焦虑可以导致躁动。另外，某些药物的副作用、休克、低氧血症，低血糖、酒精及其他药物的戒断反应、机械通气不同步等也是引起躁动的常见原因。研究显示，最易使重症患者焦虑、躁动的原因依次为：疼痛、失眠、经鼻或经口腔的各种插管、失去支配自身能力的恐惧感以及身体其他部位的各种管道限制活动。躁动可导致患者与呼吸机对抗、耗氧量增加、意外拔除身上各种装置和导管，甚至危及生命。在充分祛除可逆诱因的前提下，躁动的患者应该尽快接受镇静治疗。

谵妄是多种原因引起的一过性的意识混乱状态。短时间内出现认知功能障碍是谵妄的临床特征，意识清晰度下降或觉醒程度降低是诊断的关键。ICU患者因焦虑、麻醉、代谢异常、缺氧、循环不稳定或神经系统病变等原因，可以出现谵妄症状，且长时间置身于陌生而嘈杂的ICU环境会加重谵妄的临床症状。研究表明，4项基线危险因素与ICU发生谵妄有显著正相关：已经存在的痴呆、高血压和（或）酗酒病史、入院时病情高度危重；昏迷是ICU患者发生谵妄的独立危险因素。谵妄表现为精神状态突然改变或情绪波动、注意力不集中、思维紊乱和意识状态改变，伴有或不伴有躁动状态；还可以出现整个白天醒觉状态波动，睡眠清醒周期失衡或昼夜睡眠周期颠倒。谵妄也可以表现为情绪过于低沉或过于兴奋或两者兼有。情绪低沉型谵妄往往预后较差，情绪活跃型谵妄比较容易识别。研究表明，机械通气患者谵妄发病率可达70%~80%，老年谵妄患者住院时间明显延长，每日住院费用及病亡率均显著增加。不适当的使用镇静镇痛药物可能会加重谵妄症状，有些谵妄患者，接受镇静剂后会变得迟钝或思维混乱，甚至导致躁动。ICU患者一旦出现谵妄，应及时处理。诊断谵妄主要是是依据临床检查及病史，应用ICU谵妄诊断的意识状态评估法（The confusion assessment method for the diagnosis of delirium in the ICU，CAM-ICU）进行床边评估。谵妄平均出现时间是

入ICU后第2天，持续时间是(4.2±1.7)天。

当患者表现出焦虑和躁动时，首要的任务是确认并处理紊乱的生理状况，如低氧血症、低血糖、低血压、疼痛和酒精及其他药物的戒断反应。

急性精神障碍是一种谵妄或精神活动减少综合征，以兴奋不安、定向障碍、精神错乱、震颤和不愉快的幻觉为特点，有精神运动和自主神经系统功能亢进的症状，甚至发生惊厥。此外，也可表现为精神活动减弱，注意力不集中、反应迟钝和健忘，严重时嗜睡或昏迷。然而有时患者出现兴奋不安和躁动，与谵妄相似。在ICU中急性精神障碍常发生在代谢性脑病及脑缺氧后，后者见于呼吸心搏骤停复苏后或体外循环心内直视术后的并发症，症状轻重与持续时间长短不一，重者可持续1周以上。急性精神障碍患者的治疗以镇静药为宜，常用小剂量苯二氮䓬类镇静药静脉注射，如地西泮、咪达唑仑或劳拉西泮(lorazepam)，如果使用大剂量镇静药过度镇静，可发生中枢神经系统功能过度抑制，影响呼吸和循环功能。急性呼吸衰竭、急性严重哮喘、COPD及上呼吸道梗阻的患者应慎用镇静药，除非已经施行气管插管或气管切开并机械通气者方考虑用药。

(二) 床边检查和治疗

危重患者在进行床边检查和治疗时，常需要不同程度镇静。插胃管、导尿管及动脉或中心静脉穿刺置管时，可静脉注射少量地西泮或咪达唑仑，床边摄片或CT检查也可在同样方法下完成。胃镜或支气管镜检查时要求较高，往往需要静脉麻醉药镇静，例如单次静脉注射丙泊酚30~50mg，必要时加用芬太尼。用药剂量不宜固定，应按患者体重和全身情况而定，以免抑制呼吸和循环功能。气管切开或插入颅内压监测装置时，可用小剂量镇静和镇痛药辅助，在局部麻醉下进行。但对不合作患者，有时必须用静脉全身麻醉药才能完成。

(三) 机械通气

清醒患者施行机械通气常感不适和焦虑，有时患者自主呼吸与呼吸机发生对抗。应用镇静药和镇痛药可使患者安静，促进睡眠，患者呼吸易与呼吸机同步，减少氧耗。需要时，可单次静脉注射，也可静脉连续输注，后者镇静深度易于调节，对血流动力学影响也较小。因为撤离呼吸机时需要患者合作，所以常选用作用时间较短的镇静药。

(四) 生理应激反应

气管插管、气管内吸引、疼痛及其他不良刺激，可致血压升高，心率增快，心肌耗氧和呼吸作功增加，颅内压也可升高。对疼痛或烦躁不安的患者，如静脉连续滴注咪达唑仑或丙泊酚，则既可降低颅内压，又可减少脑代谢，有利于患者恢复。新生儿由于疼痛或其他恶性刺激，也可发生应激反应，导致肺高压危险，应用镇静药和镇痛药也是十分必要的。

(五) 睡眠障碍

睡眠是人体不可或缺的生理过程。睡眠障碍可能会延缓组织修复、减低细胞免疫功能。睡眠障碍的类型包括：失眠、过度睡眠和睡眠-觉醒节律障碍等。失眠是一种睡眠质量或数量达不到正常需要的主观感觉体验，失眠或睡眠被打扰在ICU极为常见。患者在ICU睡眠的特点是短暂睡眠，觉醒和快速动眼(REM)睡眠交替。患者快动眼睡眠明显减少，非快动眼睡眠期占总睡眠时间的比例增加，睡眠质量下降。睡眠障碍可导致患者焦虑、抑郁或恐惧，甚至躁动，延缓疾病的恢复。尽管采用各种非药物措施(减少环境刺激、给予音乐和按摩治疗等)，在ICU内许多患者仍然有睡眠困难，多数患者需要结合镇痛、镇静药物以改善睡眠。

二、镇静与躁动的评估

经常评估镇静深度和躁动程度，结合危重患者临床病情所需的镇静目标，及时调整镇静药物及剂量，从而减少镇静的副作用同时增加镇静的有效性。理想的镇静评分系统应使各参数易于计算和记录，有助于镇静程度的准确判断并能指导治疗。临床常用的镇静评分系统有Ramsay评分、Richmond躁动-镇静评分(RASS)、Riker镇静躁动评分(SAS)，以及肌肉活动评分法(MAAS)等主观性镇静评分以及脑电双频指数(BIS)等客观性镇静评估方法。其中RASS评分与SAS评分是成人ICU患者测量镇静质量与深度的最真实与可靠的镇静评估工具，而Ramsay评分少用。

(一) Ramsay评分

Ramsay评分是临床上使用最为广泛的镇静评分标准，简单实用。其分为六级，分别反映三个层次的清醒状态和三个层次的睡眠状态(表115-1)。Ramsay评分被认为是可靠的镇静评分标准，但缺乏特征性的指标来区分不同的镇静水平和躁动的评价。

8

表 115-1　Ramsay 评分

分数	描述
1	患者焦虑、躁动不安
2	患者配合，有定向力、安静
3	患者对指令有反应
4	嗜睡，对轻叩眉间或大声听觉刺激反应敏捷
5	嗜睡，对轻叩眉间或大声听觉刺激反应迟钝
6	嗜睡，无任何反应

（二）Riker 镇静躁动评分（sedation-agitation scale，SAS）

SAS 是第一个被证明在成年危重病患者中可靠有效的评分系统，根据患者七项不同的行为对其意识和躁动程度进行评分（表 115-2）。

表 115-2　Riker 镇静 - 躁动评分（SAS）

分值	定义	描述
7	危险躁动	拉拽气管内插管，试图拔除各种导管，翻越床栏，攻击医护人员，在床上辗转挣扎
6	非常躁动	需要保护性束缚并反复语言提示劝阻，咬气管插管
5	躁动	焦虑或身体躁动，经言语提示劝阻可安静
4	安静合作	安静，容易唤醒，服从指令
3	镇静	嗜睡，语言刺激或轻轻摇动可唤醒并能服从简单指令，但又迅即入睡
2	非常镇静	对躯体刺激有反应，不能交流及服从指令，有自主运动
1	不能唤醒	对恶性刺激无或仅有轻微反应，不能交流及服从指令

恶性刺激：指吸痰或用力按压眼眶、胸骨或甲床 5 秒

（三）Richmond 躁动 - 镇静评分（Richmond agitation-sedation scale，RASS）

RASS 是根据具有心理测验性质的镇静评分表进行评估躁动与镇静，其和 SAS 是评价重症患者躁动与镇静的最有效和最可靠的方法（表 115-3）。

表 115-3　RASS 躁动 - 镇静评分

+4	有攻击性	有暴力行为
+3	非常躁动	试着拔出呼吸管，胃管或静脉点滴
+2	躁动焦虑	身体激烈移动，无法配合呼吸机
+1	不安焦虑	焦虑紧张但身体只有轻微的移动
0	清醒平静	清醒自然状态
–1	昏昏欲睡	没有完全清醒，但可保持清醒超过 10 秒
–2	轻度镇静	无法维持清醒超过 10 秒
–3	中度镇静	对声音有反应
–4	重度镇静	对身体刺激有反应
–5	昏迷	对声音及身体刺激都无反应

（四）肌肉活动评分法（Motor activity assessment scale，MAAS）

自 SAS 演变而来，其通过七项指标来描述患者对刺激的行为反应（表 115-4），对危重病患者评估也有很好的可靠性和安全性。

表 115-4　肌肉运动评分法（MAAS）

分值	定义	描述
7	危险躁动	无外界刺激就有活动，不配合，拉扯气管插管及各种导管，在床上翻来覆去，攻击医务人员，试图翻越床栏，不能按要求安静下来
6	躁动	无外界刺激就有活动，试图坐起或将肢体伸出床沿。不能始终服从指令（如能按要求躺下，但很快又坐起来或将肢体伸出床沿）
5	烦躁但能配合	无外界刺激就有活动，摆弄床单或插管，不能盖好被子，能服从指令
4	安静、配合	无外界刺激就有活动，有目的的整理床单或衣服，能服从指令
3	触摸、叫姓名有反应	可睁眼，抬眉，向刺激方向转头，触摸或大声叫名字时有肢体运动
2	仅对恶性刺激有反应	可睁眼，抬眉，向刺激方向转头，恶性刺激时有肢体运动
1	无反应	恶性刺激时无运动

恶性刺激：指吸痰或用力按压眼眶、胸骨或甲床 5 秒。

（五）谵妄评估

认知功能障碍是谵妄的临床特征，因此，谵妄

评估主要是针对存在意识混乱状态的躁动患者，对于处于深度镇静或不能唤醒的患者没有意义。谵妄的诊断目前推荐使用“ICU 谵妄诊断的意识状态评估法（CAM-ICU）”。CAM-ICU 主要包含以下几个方面：患者出现突然的意识状态改变或波动；注意力不集中；思维紊乱和意识清晰度下降（表 115-5）。CAM-ICU 是对 ICU 意识混乱患者进行谵妄评估的可靠方法。针对术后发生意识混乱躁动的高危患者，如大手术（心血管手术）后的高龄患者，或原有脑功能障碍的患者等，应当每日进行 CAM-ICU 评估，并加以干预，以免发作时产生影响患者治疗安全的行为。

表 115-5 ICU 谵妄诊断的意识状态评估法（CAM-ICU）

临床特征*	评价指标
1. 精神状态突然改变或起伏不定	患者是否出现精神状态的突然改变？ 过去 24 小时是否有反常行为。如：时有时无或者时而加重时而减轻？ 过去 24 小时镇静评分（SAS 或 MAAS）或昏迷评分（GCS）是否有波动？
2. 注意力散漫	患者是否有注意力集中困难？ 患者是否有保持或转移注意力的能力下降？ 患者注意力筛查（ASE）得分多少？（如：ASE 的视觉测试是对 10 个画面的回忆准确度；ASE 的听觉测试患者对一连串随机字母读音中出现“A”时点头或捏手示意。）
3. 思维无序	若患者已经脱机拔管，需要判断其是否存在思维无序或不连贯。常表现为对话散漫离题、思维逻辑不清或主题变化无常。 若患者在带呼吸机状态下，检查其能否正确回答以下问题： (1) 石头会浮在水面上吗？ (2) 海里有鱼吗？ (3) 一磅比两磅重吗？ (4) 你能用锤子砸烂一颗钉子吗？ 在整个评估过程中，患者能否跟得上回答问题和执行指令？ (1) 你是否有一些不太清楚的想法？ (2) 举这几个手指头（检查者在患者面前举两个手指头） (3) 现在换只手做同样的动作（检查者不用再重复动作）
4. 意识程度变化（指清醒以外的任何意识状态，如：警醒、嗜睡、木僵或昏迷）	清醒：正常、自主的感知周围环境，反应适度 警醒：过于兴奋 嗜睡：瞌睡但易于唤醒，对某些事物没有意识，不能自主、适当的交谈，给予轻微刺激就能完全觉醒并应答适当 昏睡：难以唤醒，对外界部分或完全无感知，对交谈无自主、适当的应答。当予强烈刺激时，有不完全清醒和不适当的应答，强刺激一旦停止，又重新进入无反应状态 昏迷：不可唤醒，对外界完全无意识，给予强烈刺激也无法进行交流

* 若患者有特征 1 和 2，或者特征 3，或者特征 4，就可诊断为谵妄。

8

（六）睡眠评估

患者自己的主诉是睡眠是否充分的最重要评价指标，应重视对患者睡眠状态的观察及患者的主诉（主动地询问与观察）。如果患者没有自诉能力，观察患者睡眠时间不失为一种有效措施，也可采用图片示意等方式来评估睡眠质量。

（七）镇静的客观评估

深度镇静或当治疗性使用肌松药使患者动作行为被掩盖时，客观测试患者的镇静水平是有帮助的。客观镇静评估方法包括心率变化和食管下段收缩性等指标，但主要常用的是以脑电图（EEG）波形变化为基础的双谱指数（bispectral index scale，BIS）。BIS 值范围从 100（完全苏醒）至 0（等电位 EEG），100 表示完全清醒，0 表示完全无脑电活动，40~60 为全身麻醉状态，60~80 为浅镇静（图 115-1）。2018 版《成人 ICU 患者疼痛、躁动 / 镇静、谵妄、制动和睡眠障碍管理与预防临床实践指南》iPASDIS 指南（clinical practice guidelines for the prevention and management of pain，agitation/sedation，delirium，immobility，and sleep disruption in adult patients in the

ICU)建议，在逐步加深镇静或用神经肌肉阻滞药的情况下，BIS是最合适的镇静深度监测方法，可客观连续地监测危重患者的镇静状态。有观点认为，常用的主观镇静评分法需要给患者一个语言提示或其他额外伤害性刺激，有失客观性。因此BIS或许是相对可信的监测镇静的客观评估方法。

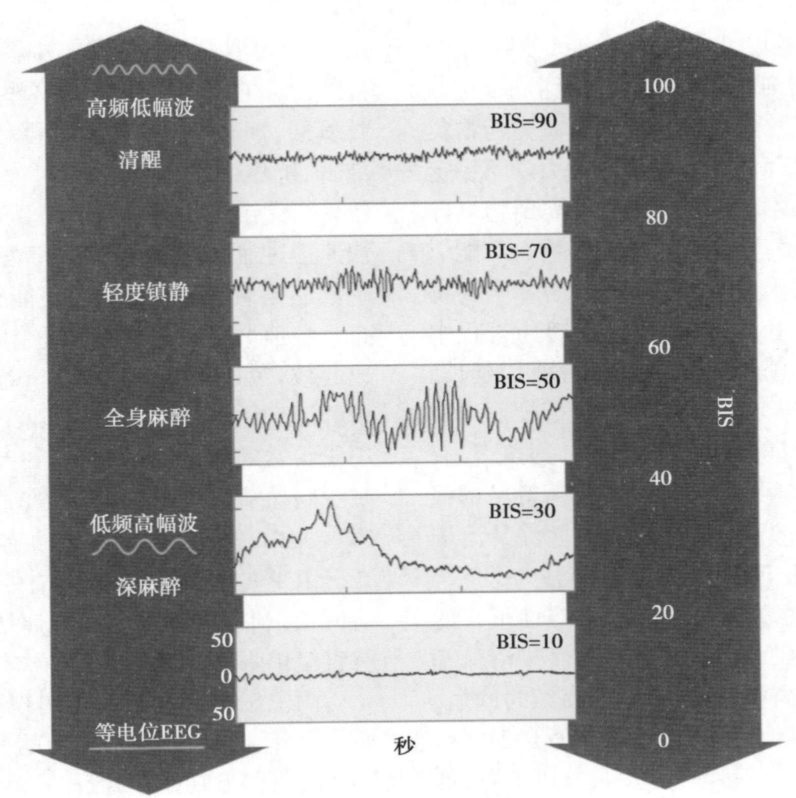

图 115-1　BIS 监测与镇静深度

其他客观评估方法，如听觉诱发电位(AEPs)、麻醉趋势指数(NI)和患者状态指数(PSI)等，也可用于镇静肌松的成人患者镇静深度的客观评估，是主观镇静监测评估方法无法替代的。

三、常用镇静药物与镇静治疗

目前临床常用的镇静药物主要包括丙泊酚、右美托咪定及苯二氮䓬类(表 115-6)。由于在危重患者镇静中提倡"目标导向下的浅镇静"，而传统镇静药苯二氮类药物由于其代谢产物仍具有镇静作用，容易产生蓄积作用，因而丙泊酚和右美托咪定更为常用。

(一) 常用的镇静药物

1. 苯二氮䓬类药物　苯二氮䓬类药物通过与

表 115-6　常用镇静药物药理学特点

药物	起效*(min)	半衰期(h)	活性产物	负荷剂量	维持剂量	副作用
咪达唑仑	2~5	3~11	有	0.01~0.05mg/kg	0.02~0.1mg/(kg·h)	呼吸抑制，低血压
地西泮	2~5	20~120	有	5~10mg	0.03~0.1mg/kg，q0.5~6h	呼吸抑制，低血压，静脉炎
丙泊酚	1~2	短期使用 3~12 长期使用 50 ±18.6	无	5μg/(kg·min)，大于 5min	5~50μg/(kg·min)	注射痛，呼吸抑制，高甘油三酯血症，过敏，丙泊酚输注综合征，长期使用并发症显著增多
右美托咪定	5~10	1.8~3.1	无	1μg/kg，大于 10min	0.2~0.7μg/(kg·h)	心动过缓，负荷量低血压，气道反射消失

* 均指静脉用药。

中枢神经系统内γ-氨基丁酸受体的相互作用，产生剂量相关的催眠、抗焦虑和顺行性遗忘作用；其本身无镇痛作用，但与阿片类镇痛药有协同作用，可减少阿片类药物的用量。这类药物的作用存在较大的个体差异。老年患者、肝肾功能受损者药物清除减慢，肝酶抑制剂亦影响药物的代谢。故用药上须按个体化原则进行调整。苯二氮䓬类药物负荷剂量可引起血压下降，尤其是血流动力学不稳定的患者。反复或长时间使用苯二氮䓬类药物可导致药物蓄积或诱导耐药的产生；该类药物有可能引起反常的精神作用，因此与酒精或苯二氮䓬类药物戒断无关的谵妄患者，不建议使用。用药过程中应经常评估患者的镇静水平，以防镇静作用延长。ICU常用的苯二氮䓬类药为咪达唑仑、劳拉西泮和地西泮。劳拉西泮目前国内没有静脉注射剂，仅有口服片剂，其镇静作用强于咪达唑仑，两者又都强于地西泮。咪达唑仑和地西泮较劳拉西泮易溶于水，因此起效更快，分布更广。

咪达唑仑是苯二氮䓬类中相对水溶性最强的药物，作用强度是地西泮的2~3倍，其血浆清除率高于地西泮和劳拉西泮，故其起效快，持续时间短，清醒相对较快，适用于治疗急性躁动患者。但注射过快或剂量过大时可引起呼吸抑制、血压下降，低血容量患者尤为显著，持续缓慢静脉输注可有效减少其副作用。咪达唑仑长时间用药后会有蓄积和镇静效果的延长，在肾脏衰竭患者尤为明显；部分患者还可产生耐受现象。丙泊酚、西米替丁、红霉素和其他细胞色素P450酶抑制剂可明显减慢咪达唑仑的代谢速率。

劳拉西泮是ICU患者长期镇静治疗的首选药物。由于其起效较慢，半衰期长，故不适于治疗急性躁动。劳拉西泮的优点是对血压、心率和外周阻力无明显影响，对呼吸无抑制作用。缺点是易于在体内蓄积，苏醒慢；其针剂的溶剂丙二醇长期大剂量输注可能导致急性肾小管坏死、代谢性酸中毒及高渗透压状态。

地西泮具有抗焦虑和抗惊厥作用，作用与剂量相关，依给药途径而异。大剂量可引起一定的呼吸抑制和血压下降。静脉注射可引起注射部位疼痛。地西泮单次给药有起效快，苏醒快的特点，可用于急性躁动患者的治疗。但其代谢产物去甲安定和去甲羟安定均有类似地西泮的药理活性，且半衰期长。因此反复用药可致蓄积而使镇静作用延长。

苯二氮䓬类药物有其相应的特异性竞争性拮抗剂——氟马西尼(flumazenil)，但应慎重使用，需注意两者的药效学和药动学差异，以免因拮抗后再度镇静而危及生命。

2. 丙泊酚　丙泊酚与中枢神经系统内能干扰神经传导的多种受体有关，这些受体包括GABAa、甘氨酸、烟碱和M1毒蕈样受体。丙泊酚有镇静、催眠、抗焦虑、止吐、遗忘和抗惊厥的作用，但是一般认为无镇痛作用。丙泊酚具有较好的脂溶性，能快速透过血脑屏障，所以其镇静作用起效较快。由于其脂溶性较高，丙泊酚还能快速在外周重新分布。快速肝脏内外代谢双重作用导致丙泊酚能快速起效，效果也能迅速消失。撤药后迅速清醒，且镇静深度呈剂量依赖性，镇静深度容易控制。也适用于日常需要中断的镇静治疗方案。丙泊酚具有减少脑血流、降低颅内压(ICP)以及降低脑氧代谢率($CMRO_2$)的作用。用于颅脑损伤患者的镇静可减轻ICP的升高。而且丙泊酚半衰期短，停药后清醒快，利于进行神经系统评估。此外，丙泊酚还有直接扩张支气管平滑肌的作用。

丙泊酚单次注射时可出现暂时性呼吸抑制和血压下降、心动过缓，对血压的影响与剂量相关，尤其在心脏储备功能差、低血容量的患者。丙泊酚可出现外周静脉注射痛。因此，临床多采用持续缓慢静脉输注的方式。长期应用丙泊酚可导致周围组织的饱和，并延长作用时间，部分患者可能出现诱导耐药。丙泊酚输注综合征是一种罕见但是潜在的严重综合征，在输注速率大于67μg/(kg·min)持续超过48小时以上时可能会发生，表现为低/高血压、心动过缓、乳酸酸中毒、高脂血症、横纹肌溶解以及肝肿大。丙泊酚的溶剂为乳化脂肪，提供热卡1.1kcal/ml，长期或大量应用可能导致高甘油三酯血症；2%丙泊酚可降低高甘油三酯血症的发生率，因此更适宜于ICU患者应用。因乳化脂肪易被污染，故丙泊酚配制和输注时应注意无菌操作，单次药物输注时间不宜超过12小时。丙泊酚若加入脂肪乳剂中使用，会导致某些对鸡蛋或大豆过敏的患者发生超敏反应。一些非常规的丙泊酚处方中包含有防腐剂亚硫酸盐，这也可能会导致一些超敏反应。

3. 中枢α受体激动剂——右美托咪定(dexmedetomidine)　右美托咪定是选择性α_2受体激动剂，具有镇静、镇痛、少量的阿片样作用和抗交感作用，没有抗惊厥作用。右美托咪定的镇静

8

模式明显不同于其他镇静剂。右美托咪定镇静的患者更容易被唤醒，呼吸抑制较少。右美托咪定在给药15分钟内起效，镇静高峰出现在静脉给药后1小时内。最初给予静脉的负荷剂量可使镇静作用快速到达高峰，但是这样对于重症患者来说更容易引起血流动力学的不稳定。右美托咪定能快速分布于周围组织并被肝脏代谢。对于肝功能正常的患者来说，清醒半衰期大约为3小时。重度肝功能障碍患者的右美托咪定清除延长，应给予低剂量。虽然右美托咪定在ICU患者中24小时内使用0.7~1.0μg/(kg·h)的方案只在美国得到批准，但是各种大型临床试验证明了该方案的安全性和可靠性，甚至使用1.5μg/(kg·h)，连续使用28天也是安全的。

右美托咪定最常见的副作用是低血压和心动过缓。静脉负荷剂量可引起低血压或高血压。由于右美托咪定对呼吸功能没有显著的影响，它的镇静作用只在美国ICU中不插管的患者中得到证实，右美托咪定可用于拔管后的序贯镇静。然而，右美托咪定可导致口咽部的肌紧张缺失，这样可能使不插管患者发生气道梗阻，所以应监测这些患者的呼吸功能，以防止低氧血症或通气不足。右美托咪定的阿片样作用可使ICU患者对阿片药物的需求减少。其镇痛机制至今尚有争论。虽然脊髓背侧的神经部分存在α_2受体，但是一般认为右美托咪定具有非脊髓的镇痛作用。根据2018版iPASDIS指南，机械通气的成人ICU患者采用丙泊酚或右美托咪定可能优于苯二氮䓬类药物（咪达唑仑或劳拉西泮），并可改善临床结局；对于有谵妄风险的成人ICU机械通气治疗患者，应用右美托咪定的谵妄发生率可能低于苯二氮䓬类药物。

4. 神经安定药　氟哌啶醇（haloperidol）是在ICU中用于治疗术后谵妄的有效药物，其通过多巴胺能、α肾上腺素能、组胺能、5-羟色胺能和胆碱能受体等起效。神经安定的理想效果包括减少运动活动、抗焦虑、减少攻击性和对外界环境漠不关心。其可作用于不同受体的特性亦会导致更多副作用，包括锥体外系反应、抗胆碱能反应、心律失常、低血压和抗精神病药恶性综合征等。

不适当的使用镇静镇痛药物可能会加重谵妄症状。有些精神症状或谵妄的患者接受镇静剂时会变得迟钝或思维混乱，导致躁动行为。氟哌利多作用强于氟哌啶醇，但可能导致恶梦，或由于其直接扩张血管和抗肾上腺素能作用而引起低血压。临床使用氟哌啶醇通常是间断静脉注射方式。氟哌啶醇的半衰期很长（18~54小时），对于急性发作谵妄的患者需给负荷剂量，以取得快速疗效。有研究采用如下给药方式：首剂负荷2mg，然后若躁动症状不缓解，每15~20分钟重复一次4mg。氟哌啶醇的最大量是400mg/d。一旦谵妄症状受到控制，规律用药（如每4~6小时一次）数天，然后逐渐减量。也有报道用静脉持续泵入3~25mg/h的方法，可达到更加恒定的血浆药物浓度。但长期使用一定要注意其对呼吸与循环的副作用。

（二）镇静药物的给药方式

镇静药的给药方式应以持续静脉输注为主，首先应给予负荷剂量以尽快达到镇静目标。间断静脉注射一般用于给予负荷剂量，以及短时间镇静且无需频繁用药的患者。对急性躁动患者可以使用咪达唑仑或丙泊酚，以达到快速的镇静；需要快速苏醒的镇静，可选择丙泊酚或右美托咪定；短期的镇静可选用咪达唑仑或丙泊酚。

丙泊酚与咪达唑仑产生短期镇静（≤3天）的临床效果相似，但丙泊酚停药后清醒较快，拔管时间明显短于咪达唑仑，然而并不能缩短患者的ICU滞留时间。劳拉西泮起效慢，清除时间长，易发生过度镇静。因此，ICU患者短期镇静宜主要选用丙泊酚与咪达唑仑。

长期（>3天）镇静，丙泊酚与咪达唑仑相比，丙泊酚苏醒更快、拔管更早。在诱导期，丙泊酚较易出现低血压，而咪达唑仑易发生呼吸抑制；用药期间咪达唑仑可产生更多的遗忘。长期应用劳拉西泮的苏醒时间更有可预测性，且镇静满意率较高。因此劳拉西泮更适用于需要长期镇静的患者。

右美托咪定同时具有镇静和镇痛作用，对呼吸抑制较轻，更容易被唤醒，用于长期镇静是安全的，越来越多地用于临床镇静与镇痛。其抗交感作用有利于稳定镇静苏醒期躁动患者的心血管反应。对意识干扰小、降低脑血流和降低颅内压作用，常用脑外伤患者的镇静。对谵妄患者有一定治疗作用并减少谵妄的发生率。

为避免药物蓄积和药效延长，可在镇静过程中实施每日唤醒计划，即每日定时中断镇静药物输注（宜在白天进行），以评估患者的精神与神经功能状态，该方案可能减少用药量、缩短机械通气时间和ICU滞留时间。但患者清醒期须严密监测和护理，以防止患者自行拔除气管插管或其他装置。

大剂量使用苯二氮䓬类药物治疗超过1周，可

产生药物依赖性和戒断症状。苯二氮䓬类药物的戒断症状表现为：躁动、睡眠障碍、肌肉痉挛、肌阵挛、注意力不集中、经常打哈欠、焦虑、躁动、震颤、恶心、呕吐、出汗、流涕、声光敏感性增加、感觉异常、谵妄和癫痫发作。因此，为防止戒断症状，停药不应快速中断，而是有计划地逐渐减量。

（三）谵妄治疗

对谵妄状态必须及时治疗。一般不宜用苯二氮䓬类镇静药物，以免加重意识障碍。镇静镇痛药使用不当可能会加重谵妄症状。以往认为氟哌啶醇是治疗谵妄的常用药物，氟哌啶醇半衰期长，临床使用氟哌啶醇的方式通常是间断静脉注射，对急性发作谵妄的患者需给予负荷剂量，以快速起效。其副作用为锥体外系症状（EPS），还可引起剂量相关的QT间期延长，增加室性心律失常的危险。目前已不推荐"常规"使用抗精神病药物如氟哌啶醇治疗谵妄。对于那些经历谵妄后的强烈痛苦感的患者，短期使用氟哌啶醇可能是合理的，但应在痛苦缓解后停用。谵妄目前没有有效的药物预防措施，无论是氟哌啶醇、右美托咪定还是他汀类药物均不能预防术后谵妄的发生。2018版iPASDIS指南建议应用多元非药物策略（改善睡眠、改善觉醒、减少卧床、减少视觉或听觉损害等）干预减少危重患者的谵妄，推荐成人ICU患者早期活动并尽早恢复日常生活规律以减少谵妄的发生率与持续时间。在机械通气患者中，应用右美托咪定浅镇静可缩短机械通气时间，但不影响住ICU或住院时间及出院时患者的去向。在成人ICU中与酒精或苯二氮䓬类药物戒断无关的谵妄患者，可持续输注右美托咪定镇静，而不用苯二氮䓬类药物进行镇静，可能缩短此类患者谵妄的持续时间。

四、镇静的管理和注意事项

在危重患者镇静中，不提倡深度镇静，应当根据流程每日镇静中断评估患者的镇静深度，由此再根据患者个体化需求来评估和调整镇静深度。这将使存储在脂肪中的药物蓄积效应降至最低，在停止镇静后通过再分布回到循环中，因此不是所有的患者都会在中断镇静后适时觉醒。为尽可能避免患者过度应激，导致意外拔除气管导管等突发事件，必要时应中止唤醒尝试。

近来"唤醒和呼吸控制（ABC）"研究发现，将每日自主唤醒试验与每日自主呼吸试验结合的"苏醒和呼吸"流程（图115-2）对ICU中接受机械通气的患者有利。每日中断镇静可使机械通气患者需要机械通气时间缩短，减少呼吸机相关性肺炎、静脉血栓栓塞、以及血流感染等危重病并发症的发生率。根据2013PAD，ICU患者维持轻度镇痛的受益大于风险，对于机械通气的成人ICU患者推荐常规实行每日唤醒和较浅目标镇静水平。每日镇静唤醒对ICU患者具有临床价值，但对酒精依赖或非ICU患者的影响还不确定。这项规范对手术、创伤、神经内科和神经外科患者的真实性和安全性还需要更多的研究。避免过度镇静的规范化管理具有临床价值，但是还不确定镇静规范化与每日镇静唤醒相结合是否能产生更多的临床价值。

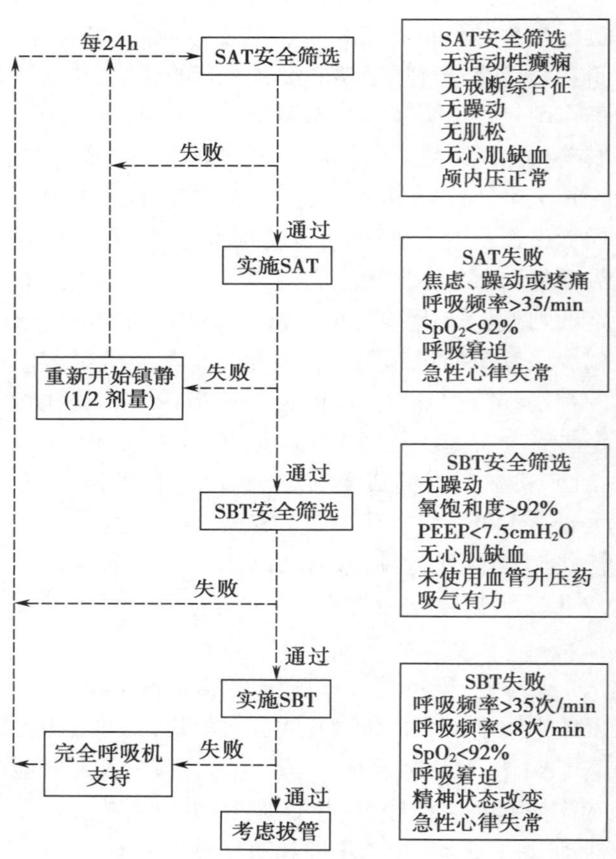

图115-2　唤醒和呼吸流程：自主唤醒试验（SATs）+自主呼吸试验（SBTs）

注意事项：①对ICU患者的镇静镇痛治疗更加强调"适度"的概念，"过度"与"不足"都可能给患者带来损害。为此，需要对重症患者疼痛与意识状态及镇痛镇静疗效进行准确的评价。过度镇静能导致机械通气时间和ICU留滞时间延长，并增加医院内感染的风险；②应对每个患者定期评估所需要的镇静程度，并运用评分系统监测患者镇静水平；③目前尚无理想的镇静药，每种药物均有潜在的副作用，因此都应谨慎使用；④目前“唤醒和呼吸控制（ABC）试验”提示，将“苏醒和呼吸流程”和每日自我清醒和自主呼吸试验相结合应用，可改善ICU机械通气患者的治疗结局。

第二节　危重患者的镇痛

疼痛是因损伤或炎症刺激，或因情感痛苦而产生的一种不适的感觉，如今世界卫生组织将疼痛列为继血压、呼吸、脉搏、体温之后的“第五大生命体征”。危重患者的疼痛可以是手术、创伤、炎症等导致的急性疼痛，也可以是因手术创伤后制动、长期卧床或者局部炎症反应导致的慢性疼痛或急性加剧。疼痛在危重患者中可达到60%以上，50%以上疼痛可导致危重患者出现生理或心理并发症，因此，积极有效地控制危重患者的疼痛不仅仅是患者的基本需求，也是减少危重患者救治过程中并发症，改善其生存状态的需要。

一、疼痛原因与危害

ICU患者疼痛的诱发因素包括：原发疾病、各种监测、治疗手段（显性因素）和长时间卧床制动及气管插管（隐匿因素）等。由于疼痛是一种主观感受，即使是相同外科手术后，患者也可出现不一样的疼痛感受，特别要关注那些因气管插管、精神障碍或语言交流障碍等原因不能主诉疼痛的危重患者。

危重患者在标准治疗的过程中或静息状态下均可出现轻度到重度不等的疼痛。疼痛导致机体应激，睡眠不足和代谢改变，进而出现疲劳和定向力障碍，导致心动过速、组织耗氧增加、凝血功能异常、免疫抑制和分解代谢增加等。疼痛还可刺激疼痛区周围肌肉的保护性反应，全身肌肉僵直或痉挛等限制胸壁和膈肌运动进而造成呼吸功能障碍。疼痛抑制自然杀伤细胞的活性，同时减少细胞毒性T细胞的数量以及降低嗜中性粒细胞的噬菌活性。镇痛是为减轻或消除机体对痛觉刺激的应激及病理生理损伤所采取的药物治疗措施。镇痛药物可减轻重症患者的应激反应。有效的镇痛可消除术后患者的肺部并发症。

二、疼痛评估

疼痛的管理很复杂，因为疼痛的性质因人而异（例如，急性、慢性、慢性疼痛急性发作），来源不同（例如，躯体、内脏以及神经病理性疼痛），并且患者有各自的感知和不同的耐受。鉴于危重患者包括沟通障碍、神志改变、机械通气、手术以及使用有创检测、睡眠障碍和制动/非制动状态的特征，其疼痛的评估和管理的统一尤其重要。

ICU危重患者的疼痛管理应当是在日常疼痛评估指导下的，并且在考虑应用镇静药物前应当首先处理患者疼痛，从而减少镇静药物的使用。疼痛评估应包括疼痛的部位、特点、加重及减轻因素和强度。使用各种评分方法来评估疼痛程度和治疗反应，应该定期进行、完整记录。鉴于疼痛是一种主观感受，临床最可靠有效的评估方法是根据患者的自我陈述。但当危重患者因多种原因不能主诉时，则可采用行为评估工具，而代理人（家属）评估或者生理测量等方法目前认为缺乏一定的有效性。

（一）自我陈诉评分（self-report scales）

自我陈述评分是可交流患者最可靠最方便的疼痛评分方法，临床常用的方法有语言评分法（verbal rating scale，VRS）、视觉模拟法（visual analogue scale，VAS）、数字评分法（numeric rating scale，NRS）、术后疼痛评分法（Prince-Henry评分法）等。

（1）语言评分法（VRS）　按从疼痛最轻到最重的顺序以0分（不痛）至10分（疼痛难忍）的分值来代表不同的疼痛程度，由患者自己选择不同分值来量化疼痛程度。

（2）视觉模拟法（VAS）　用一条100mm的水平直线，两端分别定为不痛到最痛。由被测试者在最接近自己疼痛程度的地方画垂线标记，以此量化其疼痛强度。VAS已被证实是一种评价老年患者急、慢性疼痛的有效和可靠方法（图115-3）。

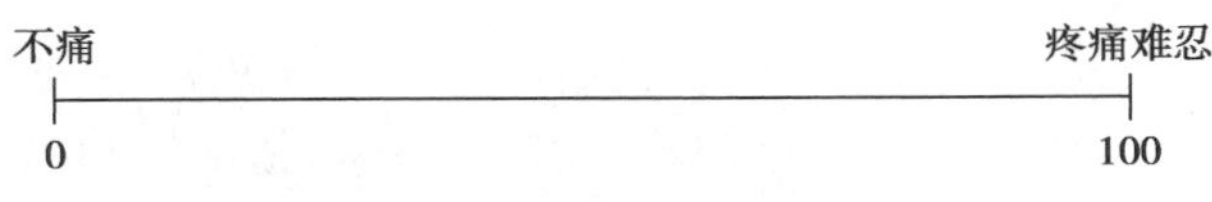

图115-3　视觉模拟评分法（VAS）

(3)数字评分法(NRS) NRS是一个从0~10的点状标尺,0代表不疼,10代表疼痛难忍,由患者从上面选一个数字描述疼痛(图115-4)。其在评价老年患者急、慢性疼痛的有效性及可靠性上已获得证实,2018年iPASDIS指南认为此评估方法为可交流危重患者中最可行的评估方法。

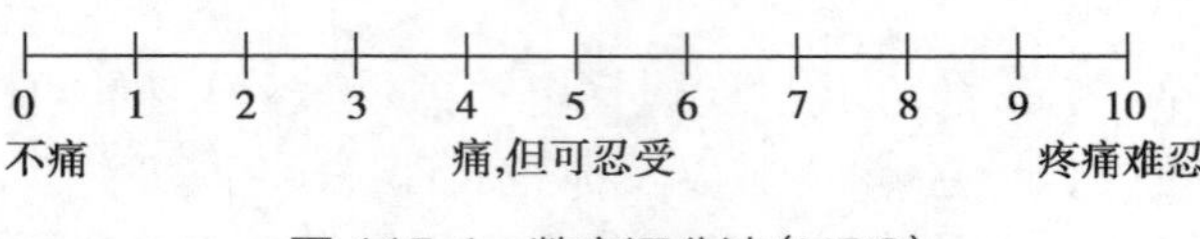

图115-4 数字评分法(NRS)

(4)面部表情评分法(faces pain scale,FPS) FPS由六种面部表情及0-10分(或0-5分)构成,程度从不痛到疼痛难忍。由患者选择图像或数字来反映最接近其疼痛的程度(图115-5)。FPS与VAS、NRS有很好的相关性,可重复性也较好。

(5)术后疼痛评分法(Prince-Henry评分法) 该方法主要用于胸腹部手术后疼痛的测量。从0分到4分共分为5级,评分方法见表115-7。对于术后因气管切开或保留气管导管不能说话的患者,可在术前训练患者用5个手指来表达自己从0~4的选择。

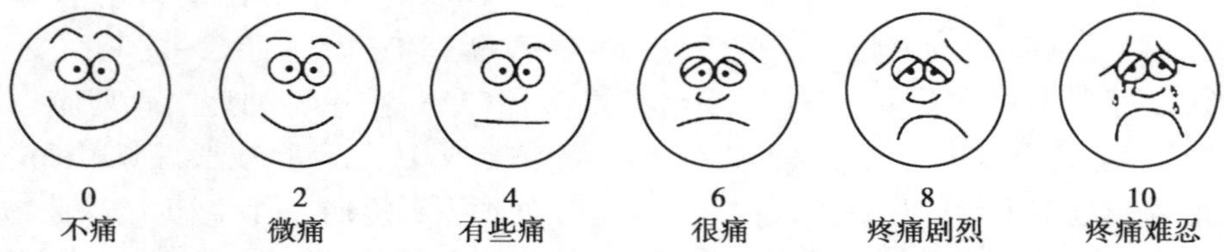

图115-5 面部表情疼痛评分法

表115-7 术后疼痛评分法(Prince-Henry评分法)

分值	描述
0	咳嗽时无疼痛
1	咳嗽时有疼痛
2	安静时无疼痛,深呼吸时有疼痛
3	安静状态下有较轻疼痛,可以忍受
4	安静状态下有剧烈疼痛,难以忍受

(二)行为评估工具

对于ICU无法沟通的患者,行为疼痛量表(behavior pain scale,BPS)和重症疼痛观察工具(critical-care pain observation tool,CPOT)是最有效和最可靠的行为疼痛评估手段。

(1)行为疼痛量表(BPS) 是监测内科、外科和外伤(脑外伤除外)的成年ICU患者疼痛的最有效和可靠的行为疼痛量表,这些患者不能自述,运动和行为能力完整可见。BPS包含三个指标:面部表情、上肢运动和机械通气依从性,每个指标评分范围1~4分,总分3分:没有疼痛,12分:极度疼痛(详见表115-8),BPS>5分,有临床意义。

(2)重症疼痛观察指标(CPOT) CPOT包括四个指标:面部表情、身体动作、呼吸机依从性和肌肉紧张度,每个指标评分范围0~2分,0分:没有疼痛,8分:极度疼痛(详见表115-9)。CPOT量表可以预测术后的ICU成年患者暴露在伤害性操作过程时经历的重度疼痛。

表115-8 行为疼痛量表(BPS)

	描述	评分
面部表情	放松	1
	部分紧张(如,皱眉)	2
	完全紧张(如,双目紧闭)	3
	痛苦表情	4
上肢运动	无运动	1
	部分屈曲	2
	完全屈曲伴拳头紧握	3
	持续紧缩	4
机械通气依从性	耐受运动	1
	呛咳但可忍受	2
	绝大多数时间机械通气时人机对抗	3
	人机对抗以至完全不能控制通气	4

3分:没有疼痛,12分:极度疼痛。

8

表 115-9　重症疼痛观察工具(CPOT)

	描述	评分	
面部表情	无面部肌肉收缩扭曲	放松,自然	0
	表现为皱眉,眼眶肌肉收缩,提上睑肌收缩	紧张	1
	除上述面部表情外加双目紧闭	痛苦表情	2
躯体运动	根本无运动(并不说明完全无痛)	无运动	0
	缓慢小心运动,轻触轻抚疼痛部位,通过运动吸引注意力	保护性运动	1
	拽管子,试图坐起来,肢体运动,不听指令,攻击工作人员,企图下床	躁动不安	2
肌肉张力 评估上肢被动屈曲与伸展	对被动运动无抵抗	放松	0
	对被动运动有抵抗	紧张,僵硬	1
	强烈抵抗被动运动,不能完成动作	十分紧张僵硬	2
(气管插管患者)呼吸机顺应性或发音(已拔管患者)	无报警激活,配合通气	耐受呼吸机或运动	0
	报警可自发停止	呛咳但能耐受呼吸机	1
	报警反复激活,不能有效通气	人机对抗	2
	正常语调或无声音		0
	呻吟,叹息		1
	痛哭,啜泣		2
总分			0~8

三、镇痛药物与镇痛方法

药物镇痛治疗应考虑患者对镇痛药耐受性的个体差异,为每个患者制定治疗计划和镇痛目标。阿片类药物仍然是绝大多数 ICU 疼痛管理的主要用药,持续静脉注射阿片类镇痛药物是 ICU 常用的方法,但应根据镇痛效果的评估不断调整用药剂量,以达到满意镇痛的目的。但由于药物的作用特点以及对镇静、谵妄、呼吸抑制、肠道麻痹和心脑血管副作用等考虑,现在提倡"多模式镇痛",以减少药物相关副作用,促进患者康复。非甾体抗炎药物如对乙酰氨基酚,其他药物如奈福泮(Nefopam)、氯胺酮、利多卡因和神经病理性药物,也用于危重患者镇痛,以减少阿片药物应用。局部麻醉药物联合阿片类药物经硬膜外镇痛可作为 ICU 术后患者的镇痛方法,但应合理选择药物、适时调整剂量并加强监测。

1. 阿片类镇痛药　理想的阿片类药物应具有以下优点:起效快,易调控,用量少,较少的代谢产物蓄积及费用低廉。临床中应用的阿片类药物多为 μ 受体激动药。所有阿片受体激动药的镇痛作用机制相同,但某些作用,如组织胺释放、用药后峰值效应时间以及持续作用时间等存在较大的差异,所以在临床工作中,应根据患者特点、药理学特性及不良反应考虑选择这类药物。

阿片类药物的不良反应主要是引起呼吸抑制、血压下降和胃肠蠕动减弱,在老年人尤其明显。阿片类药物诱导的意识抑制可干扰对重症患者的病情观察,在一些患者还可引起幻觉、加重烦躁。治疗剂量的吗啡对血容量正常患者的心血管系统一般无明显影响,但是对低血容量患者则容易发生低血压,在肝、肾功能障碍时,其活性代谢产物可造成延时镇静及不良反应加重。

阿片类药物是危重病患者疼痛管理中的基本药物,包括吗啡、芬太尼、舒芬太尼和瑞芬太尼等(表 115-10)。对一例患者使用阿片类药物的最佳选择和剂量取决于很多因素,包括药物的药物代谢动力学和药效动力学特性。

芬太尼具有强效镇痛效应,其镇痛效价是吗啡的 100~180 倍,静脉注射后起效快,作用时间短,对循环的抑制较吗啡轻。但重复用药后可导致明显的蓄积和延时效应。快速静脉注射芬太尼可引起胸壁、腹壁肌肉僵硬而影响通气。

瑞芬太尼是新的短效 μ 受体激动剂,在 ICU 可用于短时间镇痛的患者,多采用持续输注。瑞芬太尼代谢途径是被组织和血浆中非特异性酯酶迅

表 115-10　阿片类药物的药理学特性

阿片类制剂	起效时间	清除半衰期	时量相关半衰期	间歇给药剂量	静脉注射速率	副作用及其他信息
吗啡	5~10min	3~4h	N/A	2~4mg i.v., q1~2h[b]	2~30mg/h	有累积肝 / 肾损伤。组织胺释放
芬太尼	1~2min	2~4h	200min（静滴 6h）；300min（静滴 12h）	0.35~0.5μg/kg i.v.，q0.5~1h	0.7~10μg/（kg·h）	和吗啡相比，低血压发生较少。有累积肝损伤
舒芬太尼	3-6min	2.5h	约为芬太尼的 1/7	0.1~0.2μg/kg	0.2~1.0μg/（kg·h）	禁用于急性肝卟啉症或 14 天内使用过单胺氧化酶抑制剂患者
瑞芬太尼	1~3min	3~10h	3~4min	N/A	i.v. 负荷量：1.5μg/kg i.v. 维持：0.5~15μg/(kg·h)	无累积肝 / 肾衰竭。若体重 > 130%IBW，按 IBW 计算用量；禁与单胺氧化酶抑制剂合用
布托啡诺	静脉注射 1~3min 肌内注射 10~15min	2~4h			1~2mg 肌内注射或静脉注射	可引起胆管痉挛
曲马多	口服 10~20min	5~6h	N/A		口服 50~100mg 静脉注射 50~100mg	酗酒患者可能会出现癫痫样发作

N/A：不适用。

a：12h 后，在终末器官功能紊乱的情况下，时量相关半衰期会不可预见的增加。

b：为延长给药间隔，可以加大剂量；吗啡每 3~4h 静脉注射 4~8mg。

速水解。代谢产物经肾排出，清除率不依赖于肝肾功能。在部分肾功能障碍患者的持续输注中，没有发生蓄积作用。对呼吸有抑制作用，但停药后 3~5 分钟恢复自主呼吸。

舒芬太尼的镇痛作用约为芬太尼的 5~10 倍，作用持续时间为芬太尼的 2 倍。一项与瑞芬太尼的比较研究证实，舒芬太尼在持续输注过程中随时间剂量减少，但唤醒时间延长。

8

曲马多是人工合成的部分阿片类镇痛药，其可作用于 μ 受体，亲和力为吗啡的 1/6 000，但其还可抑制神经元突触对去甲肾上素和 5- 羟色胺的再摄取，其镇痛作用为吗啡的 1/10。口服后 20~30 分钟起效，维持 3~6 小时，肌内注射后 1~2 小时达峰值效应，维持 5~6 小时。临床应用于急性或慢性中重度疼痛，对心血管系统影响小，静脉注射后 5~10 分钟可出现一过性心率增快和血压轻度升高。

布托啡诺为阿片受体部分激动剂，主要激动 κ_1 受体，对 μ 受体有弱的阻断作用，作用为吗啡的 5~8 倍，但镇痛作用有封顶效应。肌内注射后吸收迅速而完全，30~60 分钟达血浆峰浓度，作用可维持 3~5 小时；经鼻喷雾给药 1~2mg 后 15 分钟起效，可用于缓解偏头痛。半衰期为 4.7~5.8 小时，但老年人或肾功能损害者可延长至 8.6~10.5 小时。

哌替啶镇痛效价约为吗啡的 1/10，大剂量使用时，可导致神经兴奋症状（如欣快、谵妄、震颤、抽搐），肾功能障碍者发生率高，可能与其代谢产物去甲哌替啶大量蓄积有关。哌替啶禁忌与单胺氧化酶抑制剂合用，两药联合使用可出现严重不良反应。所以在 ICU 不推荐重复使用哌替啶。

2. 非阿片类药物　包括以对乙酰氨基酚为代表的非甾体抗炎药、奈福泮、氯胺酮、神经病理性止痛药等（表 115-11）。

（1）非甾体抗炎药（nonsteroidal anti-inflammatory drugs，NSAIDs）

1）对乙酰氨基酚可能通过抑制中枢神经系统前列腺素合成酶以及阻断痛觉神经末梢的冲动而产生镇痛，可使 5- 羟色胺、缓激肽等痛觉受体敏感物质合成减少。对乙酰氨基酚主要用于轻中度疼痛或阿片止痛药的辅助治疗，从而降低疼痛强度，减少阿片药物的使用。国外应用对乙酰氨基酚静

表 115-11 非阿片类镇痛药物

非阿片类制剂（给药方式）	起效时间	消除半衰期	用量与用法	副作用及其他信息
氯胺酮（IV）	30~40s	2~3h	负荷剂量 0.1~0.5mg/kg，i.v.；随后 1~2μg/(kg·h)	减缓阿片类药物急性耐受性的发展。可能引起幻觉、谵妄或其他心理问题
对乙酰氨基酚（i.v.） 对乙酰氨基酚（p.r.）	30~60min 可变的	2~4h	325~1 000mg/4~6h，最大剂量不超过 4g/d	严重肝功能障碍患者禁忌使用
对乙酰氨基酚（i.v.）	5~10min	2h	650~1 000mg/6h，i.v.；最大剂量不超过 4g/d	
酮咯酸[a]（i.m./i.v.）	10min	2. 4~8.6h	30mg i.m./i.v.，然后 15~30mg/6h，i.m./i.v.，直至 5d 最大剂量 =120mg/d × 5d	下列情况避免使用 NSAIDs：肾功能障碍；胃肠道出血；血小板异常；伴有血管紧张素转换酶抑制剂治疗；充血性心力衰竭；肝硬化；支气管哮喘。禁忌用于冠状动脉旁路移植手术的围手术期疼痛治疗
布洛芬（i.v.）	N/A	2. 2~2.4h	400~800mg/6h，i.v.，注射时间大于 30min；最大剂量 =3.2g/d	
布洛芬（p.o.）	25min	1. 8~2.5h	400mg/4；最大剂量 =2.4g/d	
塞来昔布（p.o.）	1~2h	11h	推荐剂量为第 1 天首剂 400mg，必要时可再服 200mg；随后根据需要，每日两次，每次 200mg	可能使严重心血管血栓事件、心肌梗死和脑卒中风险增加，这种风险可能随药物使用时间的延长而增加。有心血管疾病或心血管疾病危险因素的患者，其风险更大。禁用于冠状动脉搭桥术（CABG）围手术期的疼痛治疗。NSAIDs 药包括本品可使胃或肠道的出血、溃疡和穿孔等严重胃肠道不良事件的风险增加，老年患者发生严重胃肠道事件的风险更大
帕瑞昔布（i.m./i.v.）	1~12min	6~12h	推荐剂量为 40mg，静脉注射（i.v.）或肌肉注射（i.m.）给药，随后视需要间隔 6~12 小时给予 20mg 或 40mg，每天总剂量不超过 80mg	建议临床连续使用不超过 3 天。禁用于对阿司匹林或 NSAIDs 药物过敏患者、妊娠后三分之一孕程或正在哺乳的患者、活动性消化道溃疡或胃肠道出血、充血性心力衰竭（NYHA II-IV）、冠状动脉搭桥手术（CABG）术后以及明确有缺血性心脏疾病，外周动脉血管和（或）脑血管疾病的患者
加巴喷丁（p.o.）	N/A	5~7h	初始剂量 =100mg，p.o.，3 次 /d； 维持剂量 =900~3 600mg/d，分 3 次	副作用：（常见）镇静，混乱，头晕，共济失调。出现肾衰竭时调整剂量，突然停药会诱发药物戒断综合征，癫痫发作
卡马西平（p.o.）	4~5h	开始 25~65h	初始剂量 =50~100mg，p.o.，2 次 /d 维持剂量 =100~200mg/4~6h，最大剂量 =1 200mg/d	副作用：（常见）眼球震颤，眩晕，复视，头晕，昏睡；（少见）再生障碍性贫血，粒细胞缺乏症；史蒂文斯 - 约翰逊综合征或 HLA-B1502 基因中毒性表皮坏死松解症，肝酶诱导的多种药物的交互作用

p.o.= 口服，p.r.= 直肠给药，max= 最大值，i.m.= 肌内注射，N/A= 不适用。

a：患者年龄超过 65 岁或体重小于 50kg 时，每 6h 静脉注射 / 肌内注射 15mg。

脉注射辅助阿片药物镇痛的研究已经证实，其可减少阿片类药物用量，缩短气管插管与应用镇静药物的时间，减少恶心呕吐发生率。但其临床应用注意血压降低，对于休克患者尤应注意。目前国内主要是滴剂、片剂与栓剂。成人口服通常用量为0.3~0.6g/次，每4~6小时1次，不宜超过2g/d，不宜超过10天。长时间应用可能导致粒细胞缺乏、血小板减少以及肝肾功能损害等。

2）其他非甾体类抗炎药（NSAIDs）：主要有酮咯酸、布洛芬、吲哚美辛、氟比洛芬酯以及选择性COX-2抑制剂塞来昔布、帕瑞昔布等。尽管国内有专家共识建议选择性COX-2抑制剂可长时间用于术后疼痛管理，但NSAIDs药物在危重患者疼痛管理中仍存在着一定的争论，主要是担心这类药物对肾脏的损害以及对胃肠出血的影响。有研究认为，酮洛酸或吲哚美辛等药物不能减少危重患者静息疼痛和深吸气疼痛的强度，部分研究认为可以减少吗啡用量，但不减少恶心呕吐等。对NSAIDs副作用的过度关注限制了副作用相对较少的选择性COX-2抑制剂在危重患者中的应用，在2018版iPADISD中不建议常规在危重成人患者中使用NSAIDs。

（2）奈福泮：属于环化邻甲基苯海拉明，其通过抑制脊髓对多巴胺、去甲肾上腺素和5-羟色胺重吸收而起到止痛作用。对中、重度疼痛有效，静脉注射20mg奈福泮相当于吗啡6mg，而对呼吸和循环抑制作用较轻，无耐受性和依赖性。奈福泮可提高疼痛阈，起效缓慢但维持时间较持久。奈福泮的主要副作用是心动过速、青光眼、癫痫发作或谵妄。一般用量为静脉或肌肉注射20mg，必要时3~4小时后重复用药。

（3）氯胺酮：其作用于中枢神经系统N-甲基-D-天冬氨酸受体而起到中枢性镇痛作用，镇痛作用确切。但由于氯胺酮同时有致幻作用，在ICU危重患者中应用较少，为减少痛觉过敏的患者术后阿片药物用量，减少阿片药物带来的副作用时作为辅助镇痛药。2018版iPASDIS中推荐小剂量应用，联合阿片药物，0.5mg/kg静脉注射后继以1~2μg/（kg·h）维持。

（4）神经病理性止痛药：主要包括加巴喷丁、卡马西平和普瑞巴林。对于神经病理性疼痛且胃肠道吸收功能和胃动力良好的ICU患者，可以口服加巴喷丁和卡马西平治疗，不适合单独应用阿片类药物治疗。在2018版iPADISD中强推荐联合应用神经病理性止痛药与阿片药物于危重患者的神经病理性疼痛，对心脏手术后患者神经病理性疼痛也可适用，但目前证据仍不充分。在对吉兰-巴雷综合征（Guillain-Barré syndrome）和心脏手术患者术后疼痛管理的临床随机对照研究中，联合应用神经病理性止痛药与阿片药物可缓解患者疼痛强度，减少阿片药使用总剂量，但不缩短气管插管时间和ICU留滞时间。

3. 镇痛方法　根据疼痛的部位，如果硬膜外穿刺置管顺利成功注入局部麻醉药，镇痛范围广，术后早期短时间镇痛效果好。术前放置硬膜外导管进行腹部主动脉手术的患者，胸椎硬膜外麻醉/镇痛可以提供比单独胃肠外静脉注射阿片类药物更好的镇痛效果，胸椎硬膜外麻醉的患者术后并发症很少，包括术后心脏衰竭、感染和呼吸衰竭。对肋骨骨折的患者硬膜外麻醉的方式可改善疼痛的控制管理，尤其在咳嗽或深呼吸时，降低了肺炎的发生率，但是可增加低血压的风险。由于硬膜外穿刺存在一定并发症，目前应用并不普及。

第三节　气管插管患者的镇静与镇痛及肌松药的应用

气管插管机械通气患者可出现明显的焦虑和躁动，与不良预后密切相关。对大多数机械通气患者，常规镇静镇痛药可预防这些症状出现，而肌松治疗目前主张限用于严重低氧血症性呼吸衰竭或有明显人机不同步的患者。

一、机械通气患者的镇静与镇痛

对机械通气患者给予镇痛和镇静治疗，目的是为了减少气管内插管相关的不适感，防止患者自我损害的发生，最大程度地减少机械通气时间以及在ICU治疗过程中的疼痛，减少非计划性拔除各种导管或气管插管的发生，或改善人-机相互间的协调性。要达到这个目的，常常需要单用或者联用镇痛药和镇静药，并根据患者的反应或按照镇痛镇静方案来滴定以达到相应的目标，根据众多评估方法和治疗处理原则，美国危重病学会推荐的机械通气患者镇静镇痛流程图如下（图115-6）。

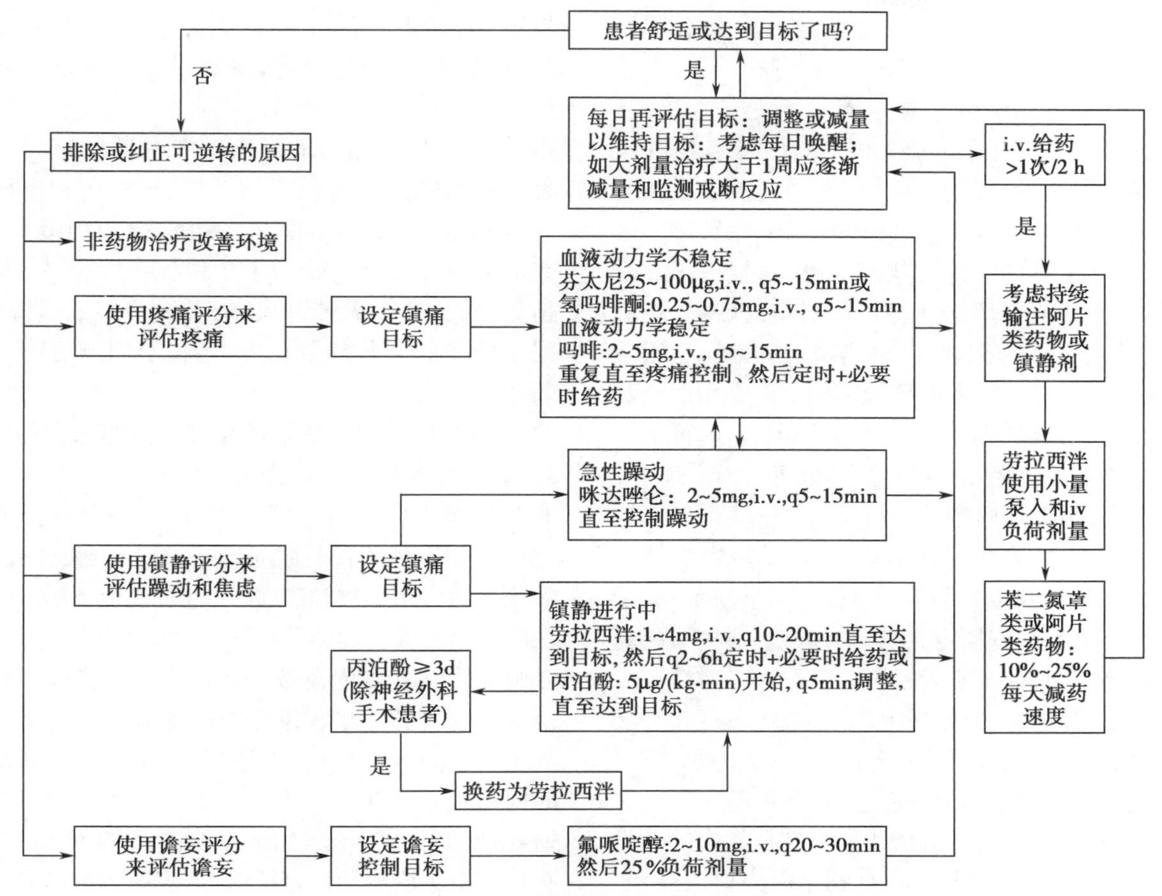

图 115-6 机械通气患者镇痛镇静流程图

随着一些新型镇静镇痛药物的广泛应用，机械通气危重患者的用药也有一定调整。例如，应用右美托咪定联合瑞芬太尼镇静镇痛可有效地维持患者在浅镇静状态下，并提高人 - 机协调性。一般而言，目前提倡对机械通气危重患者"目标导向下浅镇静"。是否需要对机械通气患者每日唤醒，还有一些争议。循证医学并没有发现每日唤醒使机械通气受试者临床获益，这可能与目前提倡的浅镇静有关。比较镇静药物给药总量，每日唤醒镇静方案的好处在于促进了镇静深度的减浅。但在每日唤醒时应考虑到镇静减浅所致应激反应加重，由此可能对患者造成伤害的情况，如颅内压升高、顽固性癫痫或严重的人 - 机对抗，同时每日镇静中断也不能用于处在肌松状态的患者。

二、肌松药的应用

肌松药（muscle relaxant）分为去极化和非去极化两类，去极化肌松药有琥珀胆碱，非去极化肌松药则进一步分为氨基甾类（如：维库溴铵、罗库溴铵、潘库溴铵）和苄基异喹啉类（如：阿曲库铵及顺阿曲库铵）。接受肌松药的患者应该监测肌电刺激反应来评估神经肌肉阻滞程度，通过肌松监测仪四个成串刺激来滴定注射剂量，这样才有可能在药代动力学可变及患者异质的情况下，把延长肌肉阻滞和药物清除时间的发生率减少到最低程度，尤其要注意的是，肌松药可能被其他药物加强作用，如氨基糖苷类、多黏菌素、锂、镁、普鲁卡因胺、局部麻醉药以及奎尼丁等，还有一些临床情况，如酸中毒、低体温以及低钾血症等。

在使用肌松剂时，应该进行脑电图监测，如应用 BIS 来评估患者的镇静深度和滴定镇静药剂量，以减少患者在肌肉松弛状态下出现苏醒的风险。一般情况下，把脑电双频指数目标水平设定在 40~60 之间，这样可以在一些患者中把过度镇静的风险和肌松状态下单纯控制通气的不良回忆的风险降到最低程度。除了重度颅脑外伤患者外，几乎所有患者均需要持续镇静来防止肌松状态下苏醒。

在临床实践中，肌松药由于增加了急性四肢瘫痪肌病综合征、危重患者多发神经病、肌松药相关神经病以及肌病综合征的风险而被限制使用。

（一）目的和使用范围

1. 防治气道压力过高和消除患者自发呼吸与机械通气对抗　较高的气道压力可加重机械通气对心血管功能和器官血流的影响，并易致肺气压伤；ARDS及哮喘持续状态的患者，气道压力升高，常发生患者呼吸与机械呼吸对抗；胸部外伤患者（气管或支气管破裂等）适当减低胸内压也很重要，以免加重对呼吸和循环的影响。但在用肌松药同时应注意去除气道压力升高的原因，若有低氧血症、代谢性酸中毒及肺顺应性降低等，在短期内不易纠正者，可使用肌松药。

2. 控制抽搐和胸壁僵直　破伤风、癫痫持续状态等痉挛性疾病，可影响呼吸和加重缺氧；大剂量芬太尼可使胸壁僵直，也影响通气。应用肌松药可使抽搐停止，保证有效通气。

3. 消除寒战、降低呼吸作功，减少氧耗　呼吸急促、用力或寒战，均使呼吸作功和氧耗增加，甚至导致缺氧，应用肌松药可使上述情况改善。

4. 降低颅内压　闭合性脑外伤及颅内肿瘤患者颅内压升高，应用肌松药有利于颅内血流通畅，同时给予镇静药和镇痛药，减轻疼痛和不良刺激，可使颅内压降低。

5. 由于治疗、诊断或病情需要严格制动　心脏等大手术后循环功能不稳定，应用肌松药和呼吸支持有利于心血管功能的恢复。表115-12为ICU患者常用肌松药剂量和用法。

表115-12　ICU患者常用肌松药的剂量和用法

肌松药	首次静脉注射剂量（mg/kg）	单次补充剂量（mg/kg）	静脉持续输注速率 mg/(kg·h)
阿曲库铵	0.4~0.5	0.1~0.15	0.3~0.6
顺阿曲库铵	0.1~0.15	0.05~0.1	0.1~0.15
维库溴铵	0.06~0.15	0.01~0.04	0.06~0.1
罗库溴铵	0.6~1.0	0.15~0.3	0.3~0.6
哌库溴铵	0.06~0.1	0.01~0.05	—

（二）剂量和用法

机械通气使用肌松药的剂量常大于手术麻醉时。根据文献报道和临床经验，首次剂量相当于气管插管剂量，但个体差异较大，部分患者应用1/2插管剂量即可，少数患者可超过插管剂量，每小时静脉连续输注的剂量与气管插管剂量相近（表115-12）。分析ICU中患者肌松药用量大于手术麻醉时的原因如下：①镇静药和镇痛药剂量不足，尤其是清醒患者肌松药的用量更大；②ICU患者的病情不同于手术麻醉患者，尤其是年轻人，原来无肺部疾患，肺顺应性明显降低，则肌松药的用药剂量较大；③长期用药可产生耐药性。

ICU中应用肌松药，希望停药后肌张力迅速恢复，以便停药后能立即撤离呼吸机和评定脑功能，而ICU患者常见肾功能损害，所以以肾脏排泄为主要消除途径的长效肌松药，如阿库氯铵、潘库溴铵等不适合用于这类患者，以免时效延长。对呼吸功能不全合并肾功能受损患者，应用较多的肌松药是阿曲库铵和维库溴铵，因时效短，可持续静滴或静脉注射维持肌松。维库溴铵的应用剂量个体差异大，代谢产物有肌松作用，长期用药停药后恢复时间延长，且规律性不好。严重支气管哮喘患者应避免使用甾类肌松药如维库溴铵、潘库溴铵等，以免产生甾类肌松药综合征，合并应用大剂量皮质激素治疗的患者更易发生，甚至停药后长时间肌张力不恢复，产生严重软瘫，血肌酸激酶升高和肌肉坏死，需人工通气维持数月。对脓毒症、肝肾功能衰竭和大剂量应用激素治疗的患者，肌松药不应长期应用，一般维持时间不超过24小时。对哮喘持续状态且用激素治疗者，不宜选用甾类肌松药，更应避免长期用药。对自主呼吸与机械通气对抗的患者，应先针对病因，在应用肌松药前改变或选择合适的通气方式，调整镇静药和镇痛药用量，如无效才考虑应用肌松药。

虽然危重患者接受机械通气中出现不适和躁动时经常需要镇静治疗，其最重要的适应证是维持人机同步。目前提倡在ICU内减少镇静药物应用，可缩短危重患者机械通气时间，减少谵妄发生率，缩短住院时间和降低医疗费用。为达到此目标，常根据有效的评分标准流程滴定输注药物的剂量来维持患者的浅镇静状态。但对于顽固人机对抗患者，容易因容积伤或气压伤而引起肺损伤，此时应考虑深度镇静。肌松药联合深度镇静治疗人机对抗、减少危重病患者的氧耗以及CO_2产生方面有着更多的益处。

8

第四节　镇静镇痛治疗对器官功能的影响

镇静镇痛治疗对患者各器官功能的影响是值得重视的问题之一。在实施镇静镇痛治疗过程中应对患者进行严密监测，以达到最好的个体化治疗效果、最小的毒副作用和最佳的效价比。

一、镇静镇痛对呼吸功能的影响及处理

多种镇静镇痛药物都可产生呼吸抑制。阿片类镇痛药引起的呼吸抑制由延髓 μ_2 受体介导产生，通常是呼吸频率减慢，潮气量不变。阿片类镇痛药的组胺释放作用可能使敏感患者发生支气管痉挛，故有支气管哮喘病史的患者宜避免应用阿片类镇痛药。

（一）镇静镇痛对呼吸功能的影响

1. 苯二氮䓬类可产生剂量依赖性呼吸抑制作用，通常表现为潮气量降低，呼吸频率增加。低剂量的苯二氮䓬类即可掩盖机体对缺氧所产生的通气反应，低氧血症未得到纠正，特别是未建立人工气道通路的患者需慎用。

2. 丙泊酚引起的呼吸抑制表现为潮气量降低和呼吸频率增加，负荷剂量可能导致呼吸暂停，通常与给药速度及剂量直接相关。因此，给予负荷剂量时应缓慢静脉推注，并酌情从小剂量开始，逐渐增加剂量达到治疗目的。

3. 硬膜外镇痛最常见的副作用是呼吸抑制，通常与阿片类药物有关。一些阿片类药物如吗啡具有亲水性的特点，其在中枢神经系统特别是脑脊液内的滞留时间延长，可能引起药物向头侧扩散，从而导致延迟性呼吸抑制。该并发症难以预测，可导致二氧化碳潴留并造成严重后果，应加强呼吸功能监测。

4. 深度镇静还可导致患者咳嗽和排痰能力减弱，影响呼吸功能恢复和气道分泌物清除，增加肺部感染机会。不适当的长期过度镇静治疗可导致气管插管拔管延迟，ICU 住院时间延长，患者治疗费用增高。

（二）镇静镇痛治疗期间呼吸功能监测

1. 强调呼吸运动的监测，密切观察患者的呼吸频率、幅度、节律、呼吸周期比和呼吸形式，常规监测脉搏氧饱和度，酌情监测呼气末二氧化碳，定时监测动脉血氧分压和二氧化碳分压；对机械通气患者定期监测自主呼吸潮气量、分钟通气量等。第 0.1 秒口腔闭合压（P0.1）反映患者呼吸中枢的兴奋性，必要时亦应进行监测。

2. 镇静镇痛不足时，患者可能出现呼吸浅促、潮气量减少、氧饱和度降低等；镇静镇痛过深时，患者可能表现为呼吸频率减慢、幅度减小、缺氧和/或二氧化碳蓄积等，应结合镇静镇痛状态评估，及时调整治疗方案，避免发生不良事件。无创通气患者尤其应该引起注意。

（三）加强护理及呼吸治疗，预防肺部并发症

ICU 患者长期镇静镇痛治疗期间，应尽可能实施每日唤醒计划。观察患者神志，在患者清醒期间鼓励其肢体运动与咯痰。在患者接受镇静镇痛治疗的过程中，应加强护理，缩短翻身、拍背的间隔时间，酌情给予背部叩击治疗和肺部理疗，结合体位引流，促进呼吸道分泌物排出，必要时可应用纤维支气管镜协助治疗。

二、镇静镇痛对循环功能的影响及处理

（一）镇静镇痛治疗对循环功能的影响

镇静镇痛治疗对循环功能的影响主要表现为血压变化。阿片类镇痛药在血流动力学不稳定、低血容量或交感神经张力升高的患者更易引发低血压。在血容量正常的患者中，阿片类药物介导的低血压是交感神经受到抑制、迷走神经介导的心动过缓和组胺释放的综合结果。芬太尼对循环的抑制较吗啡轻，血流动力学不稳定、低血容量的患者宜选择芬太尼镇痛。

苯二氮䓬类镇静剂在给予负荷剂量时可发生低血压，血流动力学不稳定尤其是低血容量的患者更易出现，因此，负荷剂量给药速度不宜过快。

丙泊酚所致的低血压与全身血管阻力降低和轻度心肌抑制有关，老年患者以及血容量不足患者表现更为显著，注射速度和药物剂量是导致低血压的重要因素。

α_2 受体激动剂右美托咪定具有抗交感神经作用，可导致心动过缓和（或）低血压。氟哌利多具

有α肾上腺素能受体拮抗作用并直接松弛平滑肌，静脉注射后出现与剂量、浓度和给药速度相关的动脉收缩压降低和代偿性心率增快。

氟哌啶醇可引起剂量相关的QT间期延长，增加室性心律失常的危险，有心脏病史的患者更易出现。

硬膜外镇痛引起的低血压与交感神经阻滞有关，液体复苏治疗或适量的血管活性药可迅速纠正低血压。

（二）镇静镇痛治疗期间循环功能监测

严密监测血压（有创血压或无创血压）、中心静脉压、心率和心律，尤其给予负荷剂量时，应根据患者的血流动力学变化调整给药速度，并适当进行液体治疗，力求维持血流动力学平稳，必要时应给予血管活性药物。接受氟哌啶醇治疗时定期复查标准导联心电图。

镇静镇痛不足时，患者可表现为血压高、心率快，此时不要盲目给予药物降低血压或减慢心率，应结合临床综合评估，充分镇痛，适当镇静，并酌情采取进一步的治疗措施。切忌未予镇痛镇静基础治疗即直接应用肌松药。

三、镇静镇痛对神经肌肉功能的影响

阿片类镇痛药可以加强镇静药物的作用，干扰对重症患者的病情观察，并在一些患者中引起幻觉，加重烦躁。芬太尼快速静脉注射可引起胸、腹壁肌肉强直；哌替啶大剂量使用时，可导致神经兴奋症状（如欣快、谵妄、震颤、抽搐）。苯二氮䓬类镇静剂可能引起躁动甚至谵妄等反常兴奋反应。丁酰苯类药物易引起锥体外系反应，此与氟哌啶醇的一种活性代谢产物有关，多见于少年儿童，氟哌啶醇较氟哌利多常见，苯二氮䓬类药物能有效控制这种锥体外系症状。丙泊酚可减少脑血流，降低颅内压（ICP），降低脑氧代谢率（$CMRO_2$）；氟哌利多亦能使脑血管收缩，脑血流减少，颅内压降低，但不降低脑代谢率。这两种镇静药有利于颅内压升高的患者，对脑缺血患者需加强监测，慎重应用。长时间镇静镇痛治疗可影响神经功能的观察和评估，应坚持每日唤醒以评估神经肌肉系统功能。

ICU患者出现骨骼肌无力的原因是多方面的，与神经肌肉阻滞治疗相关的不良反应大概分为两类：一是神经肌肉阻滞延长，与肌松药或其代谢产物的蓄积相关，停药后神经肌肉功能恢复时间可增加50%~100%；另一类是急性四肢软瘫性肌病综合征（AQMS），表现为急性轻瘫、肌肉坏死致磷酸肌酸激酶升高和肌电图异常三联征；初始是神经功能障碍，数天或数周后发展为肌肉萎缩和坏死。AQMS与长时间神经肌肉阻滞有关，应强调每日停药观察。其他相关因素中以皮质激素最引人注意，有报道同时接受皮质激素和神经肌肉阻滞治疗的患者AQMS发生率高达30%，因此，对同时接受神经肌肉阻滞和皮质激素治疗的患者，应尽一切努力及早停止使用肌松药。长时间制动、长时间神经肌肉阻滞治疗使患者关节和肌肉活动减少，并增加深静脉血栓（DVT）形成的危险，应给予积极的物理治疗预防深静脉血栓形成并保护关节和肌肉的运动功能。

四、镇静镇痛对消化功能的影响

阿片类镇痛药可抑制肠道蠕动导致便秘，并引起恶心、呕吐、肠绞痛及奥狄括约肌痉挛；酌情应用刺激性泻药可减少便秘，恶心呕吐明显的患者可予以昂丹司琼等药物对症处理。

肝功能损害可减慢苯二氮䓬类药物及其活性代谢产物的清除，肝酶抑制剂也会改变大多数苯二氮䓬类药物代谢，肝功能障碍或使用肝酶抑制剂的患者应及时调节剂量。

胃肠黏膜损伤是非甾体抗炎药最常见的不良反应，可表现为腹胀、消化不良、恶心、呕吐、腹泻和消化道溃疡，严重者可致穿孔或出血。预防措施包括对有高危因素的患者宜慎用或不用；选择不良反应较小的药物或剂型；预防性使用H_2受体拮抗剂和前列腺素E制剂。非甾体抗炎药还具有可逆性肝损害作用，特别是对肝功能衰竭或营养不良造成的谷胱甘肽储备枯竭的患者易产生肝毒性。

五、镇静镇痛对代谢功能等其他方面的影响

大剂量吗啡可兴奋交感神经中枢，促进儿茶酚胺释放，增加肝糖原分解，使血糖升高；应加强血糖监测和调控。丙泊酚以脂肪乳剂为载体，长时间或大剂量应用时应监测血甘油三酯水平，并根据丙泊酚用量相应减少营养支持中的脂肪乳剂供给量。丙泊酚输注综合征是由于线粒体呼吸链功能衰竭而导致的脂肪酸氧化障碍，发生在长时间大剂量应用丙泊酚的患者［>5mg/(kg·h)］，表现为进展性心脏衰竭、心动过速、横纹肌溶解、代谢性酸中毒、高钾血症。唯一有效的治疗措施是立即停药并进行

血液净化治疗，同时加强对症支持。

肾功能方面，吗啡等阿片类镇痛药可引起尿潴留。劳拉西泮的溶剂丙二醇具有一定的毒性作用，大剂量长时间输注时可能引起急性肾小管坏死、乳酸酸中毒及渗透性过高状态。非甾类抗炎药可引发肾功能损害，尤其低血容量或低灌注患者、高龄、既往有肾功能障碍的患者用药更应慎重。

凝血功能方面，非甾体抗炎药可抑制血小板凝聚导致出血时间延长，大剂量可引起低凝血酶原血症，可考虑补充维生素 K 以防治。

免疫功能方面，研究发现，长期使用阿片样物质或阿片样物质依赖成瘾患者中免疫功能普遍低下，疼痛作为应激本身对机体免疫功能有抑制作用。在进行疼痛治疗时，镇痛药物能够缓解疼痛所致的免疫抑制，同时镇痛药物本身可导致免疫抑制，如何调节好疼痛、镇痛药物、免疫三者之间关系尚需深入研究。

（朱科明）

参考文献

[1] DEVLIN J W, SKROBIK Y, GÉLINAS C, et al. Clinical Practice Guidelines for the Prevention and Management of Pain, Agitation/Sedation, Delirium, Immobility, and Sleep Disruption in Adult Patients in the ICU [J]. Crit Care Med, 2018, 46 (9): e825-e873.

[2] BARR J, FRASER GL, PUNTILLO K, et al. Clinical practice guidelines for the management of pain, agitation, and delirium in adult patients in the intensive care unit. Crit Care Med, 2013, 41 (1): 263-306.

[3] GIRARD T D, KRESS J P, FUCHS B D, et al. Efficacy and safety of a paired sedation and ventilator weaning protocol for mechanically ventilated patients in intensive care (Awakening and Breathing Controlled trial): a randomised controlled trial [J]. The Lancet, 2008, 371 (9607): 126-134.

[4] GUTTORMSON J L, CHLAN L, WEINERT C, et al. Factors influencing nurse sedation practices with mechanically ventilated patients: a US national survey [J]. Intensive and Critical Care Nursing, 2010, 26 (1): 44-50.

[5] PAYEN J F, BOSSON J L, CHANQUES G, et al. Pain assessment is associated with decreased duration of mechanical ventilation in the intensive care unit: a post Hoc analysis of the DOLOREA study [J]. Anesthesiology, 2009, 111 (6): 1308-1316.

[6] VAN EIJK MM, VAN DEN BOOGAARD M, VAN MARUM RJ, et al. Routine use of the confusion assessment method for the intensive care unit: a multicenter study [J]. Am J Respir Crit Care Med, 2011, 184 (3): 340-344.

[7] AGARWAL V, O'NEILL P J, COTTON B A, et al. Prevalence and risk factors for development of delirium in burn intensive care unit patients [J]. J Burn Care Res, 2010, 31 (5): 706-715.

[8] 中国心脏重症镇静镇痛专家委员会 . 中国心脏重症镇静镇痛专家共识 [J]. 中华医学杂志 , 2017, 97 (10): 726-734.

[9] EHIELI E, YALAMURI S, BRUDNEY C S, et al. Analgesia in the surgical intensive care unit [J]. Postgrad Med J, 2017, 93 (1095): 38-45.

[10] JACOBI J, FRASER G L, COURSIN D B, et al. Clinical practice guidelines for the sustained use of sedatives and analgesics in the critically ill adult [J]. Crit Care Med, 2002, 30 (1): 119-141.

[11] TRAN A, BLINDER H, HUTTON B, et al. Alpha-2 agonists for sedation in mechanically ventilated neurocritical care patients: a systematic review protocol [J]. Syst Rev, 2016, 5 (1): 154.

[12] GARRETT K M. Best Practices for Managing Pain, Sedation, and Delirium in the Mechanically Ventilated Patient [J]. Crit Care Nurs Clin N Am, 2016, 28 (4): 437-450.

[13] FOSTER J. Complications of Sedation in Critical Illness: An Update [J]. Crit Care Nurs Clin N Am, 2016, 28 (2): 227-239.

[14] PATANWALA AE, MARTIN JR, ERSTAD BL. Ketamine for analgosedation in the intensive care unit: a systematic review [J]. J Intensive Care Med, 2017, 32 (6): 387-395.

[15] MARRA A, ELY E W, PANDHARIPANDE P P, et al. The ABCDEF Bundle in Critical Care [J]. Crit Care Clin, 2017, 33 (2): 225-243.

[16] SHAH F A, GIRARD T D, YENDE S. Limiting sedation for patients with acute respiratory distress syndrome-time to wake up [J]. Curr Opin Crit care, 2017, 23 (1): 45-51.

第一百一十六章

危重患者感染的防治

目　录

感染是临床医师极为关注的病因和并发症，也是导致危重患者死亡的常见原因，死于感染及继发的器官功能衰竭比原发病更为常见。在ICU中，由于患者病情重、医疗操作多、营养不良、ICU环境等多种因素，可使危重患者出现各种感染，甚至多重混合感染。由于危重患者情况各不相同，如高龄、尿毒症、肝病晚期、免疫力低下或接受皮质类固醇治疗等，ICU内危重患者感染存在一定的差异性、表现的不典型，这要求临床医师能尽早评估并做出诊断，并根据药物敏感试验和药理学参数及时选择和调整抗生素的类型和剂量。尽管最近对脓毒症重新进行了定义，且最新的拯救脓毒症运动（SSC）指南有了较大幅度的更新，但危重患者由于体质弱、免疫力低下、长期应用抗生素以及多重耐药微生物的出现，使得如何控制危重患者的感染仍然是ICU工作人员所面临的一项重大挑战。

第一节　危重患者感染的流行病学

2016年发表的一项全球性系统回顾显示，近10年来，高收入国家和地区全身性感染的发病率约为437例/10万人（95%CI，334~571），住院病死率为17%；严重脓毒症的发病率为270例/10万人（95%CI，176~412），病死率26%；据估计，全球每年新发脓毒症患者3 150万例，死亡530万例，已经成为严重的公共卫生负担。2007年一项全球性观察研究（EPIC Ⅱ）发现，在ICU住院7天以上的危重患者中70%以上发生感染，且其中大多数患者被多种耐药微生物（multidrug-resistant organisms，MDROs）感染，并且危重患者的感染与住院死亡率之间存在明显相关性。2010年法国的一项研究将ICU中1 725例死亡患者与1 723例存活患者进行了比较，结果发现患者存活与否与ICU获得性感染相关。ICU获得性感染导致的死亡率为14.6%，呼吸机相关性肺炎（ventilator-associated pneumonia，VAP）导致的死亡率为6.1%；而另一项研究以VAP作为时间依赖事件进行多模式分析计算出VAP的死亡率为8.1%。意大利的一项临床调查结果显示，71家成人ICU中，7.4%的患者发生ICU获得性感染，其中47%为ICU获得性肺炎，37%为ICU获得性血流感染，二者是ICU中最为常见的获得性感染。欧洲的一项纳入8个国家25家医院的调查结果显示，4.4%的患者发生一种以上的院内感染，VAP是最常见的院内感染（2.1%，每机械通气1 000天VAP的发生概率为13.9）。

危重患者感染的发生与患者疾病状态、ICU的配置、有创治疗及ICU管理水平等诸多因素有关。一般认为，高龄（>70岁）、长期卧床、休克、化疗、烧伤、颅脑外伤、昏迷、既往长期使用抗生素、机械通气、使用免疫抑制药、留置导管、ICU入住时间长（>3天）和急性肾损伤等是ICU患者感染的易感因素。

一、宿主因素

危重患者基础疾病多且重、病情复杂多变、器官功能及营养状况差、免疫功能低下，机体的解剖屏障和生理屏障破坏后，在机体内定植的正常菌群即可成为条件致病菌造成局部感染或全身性感染，甚至危及生命。高龄患者脏器功能减退、免疫功能降低，对感染的易感性增加。长期接受皮质类固醇治疗的患者，除了对社区获得性感染的易感性增加外，对细胞内病原体的易感性也显著增加，如军团菌属、沙门菌属及结核分枝杆菌等。

多发伤、多处伤和复合伤，如空腔脏器穿孔、破裂、表皮撕脱和开放性骨折等，伤口的直接污染是感染的重要因素。同时这些患者常伴发休克，导致组织和器官低灌注，脏器功能障碍。例如失血性休克导致消化道缺血，肠道黏膜屏障破坏，出现菌群易位，是内源性感染的重要原因。烧伤面积大于40%时，感染的死亡率会大大增加。

二、病原微生物学因素

危重患者的感染多属于院内感染，即入院48天后发生的感染。多由致病力强、对抗生素耐药的内源性菌群引起，包括革兰氏阴性菌、革兰氏阳性需氧菌和厌氧菌、真菌、病毒和寄生虫等。

致病微生物中90%以上为细菌，其中以革兰氏阴性菌最为多见，约占2/3，包括大肠埃希菌、肺炎克雷伯菌、铜绿假单胞菌和不动杆菌属等。而革兰氏阳性菌在ICU医院获得性感染的比例也逐渐增加，包括金黄色葡萄球菌、表皮葡萄球菌和肠球菌。随着广谱抗生素的大量应用和长期胃肠外营养支持，危重患者的真菌感染率有上升的趋势，主要是白色念珠菌感染，非白色念珠菌感染的比例也有逐渐增加趋势。

不同部位的感染，其致病微生物也有所不同。多数尿路感染由大肠埃希杆菌和肠球菌引起，伤口感染则以葡萄球菌和大肠埃希杆菌最为常见，呼吸系统感染多由革兰氏阴性细菌引起，烧伤创面则以铜绿假单胞菌为主，腹腔感染如阑尾炎、胆囊炎、胰腺炎或腹腔脓肿多混有厌氧菌感染。

近年来由于抗生素的不合理使用，包括无适应证的预防用药、术前用药时间过早、术后停药过晚或大剂量联合用药过多，可引起菌群失调和二重感染。而广谱抗生素的大量应用，增加了耐药菌株的产生，如耐万古霉素的肠球菌（VRE）、耐甲氧西林的金黄色葡萄球菌（MRSA）、糖肽类耐药的金黄色葡萄球菌（GISA）、产超广谱β-内酰胺酶的革兰氏阴性杆菌（ESBLs）、多重耐药的铜绿假单胞菌（MDR-Pa）及多种抗菌药物天然耐药的鲍曼不动杆菌属等。细菌耐药现象的日益普遍和耐药菌株的大量繁殖，常可导致严重的院内感染，增加ICU危重患者的死亡率。

三、医源性因素

对危重病患者的支持治疗逐渐增多，尤其是有创性检查治疗的增加，如留置各种导管、机械通气、血液净化、器官移植等，既破坏了机体的天然屏障，又损伤了机体的免疫功能，为病原微生物的入侵创造了条件。

导尿管、鼻胃管、深静脉导管、伤口引流管及气管内导管等外置管道很有可能成为外源性感染的通道，也可导致机体正常定植菌群易位至其他部位引起内源性感染。由于无菌技术的进步和监测治疗方法的改进，外源性感染的发生率逐渐下降，内源性感染成为危重患者主要的感染来源。各种有创操作适应证掌握不严、无菌观念淡漠、技术操作不规范或留置管道时间过长等，都可能增加患者的感染风险。近年来，气管导管套囊上积聚的分泌物（有人称之为“黏液湖”）引起的感染备受关注，由此提出了对长期留置气管导管或气管切开导管的患者需定期清理“黏液湖”，并应备有套囊上能够吸引分泌物的气管切开导管供临床使用。

危重病患者经常需要使用镇静药和镇痛药。这些药物均可抑制患者的咳嗽反射和呼吸道黏膜的纤毛运动，使呼吸道分泌物在肺部聚集、不能及时排出。而吞咽反射的抑制可导致口咽分泌物不能正常下咽，即使气管导管有密封作用的套囊，也不能有效防止误吸的发生。最近有荟萃分析指出，阿片类药物用于危重患者的镇痛以及苯二氮䓬类药或丙泊酚等用于患者镇静可使患者发生微量误吸（“静息性误吸”，即未发现的少量误吸）、影响胃肠功能、导致微循环障碍等，从而增加ICU获得性感染概率。另外，有动物与临床研究证明，镇静镇痛药物本身也可影响机体对外界刺激的免疫调节作用。因此，应用短效镇痛镇静药物、严格执行镇静操作指南、减少长期镇痛镇静可相应减少由此引起的ICU获得性感染。

酸性胃液的保护作用抑制了革兰氏阴性菌在胃部的过度繁殖及向口咽部的易位。而H_2受体阻滞剂及抑酸剂的使用使胃液pH值升高，导致胃内细菌异常增殖，随胃液或胃食管壁反流至口咽部及气道，成为口咽部和气道内致病菌的重要来源。

ICU危重患者的感染率也与ICU规模、科室设置、收治对象、管理水平和感染监测方法等因素有关。ICU内仪器设备密集、医疗操作频繁、人员流动多杂，极易造成环境污染，引起细菌播散。ICU建筑设计与布局的不当，如清洁区、半清洁区、污染区的划分不清；病床间距过小，物品放置过多；缺乏消毒、灭菌和隔离设施及制度；未定期进行ICU内细菌培养监测；入住前患者可能已经携带了不同病种的病原微生物并在ICU集中诊治；这些因素均易引起条件致病菌在ICU内播散并致交叉感染。

8

第二节 危重患者感染的临床表现与诊断

感染可引起全身反应包括体温、心率、呼吸和中性粒细胞计数等非特异性改变，这也是感染造成机体大量炎症介质释放而引起的全身效应。临床上出现下述两项或两项以上表现时，即为全身炎症反应综合征（systemic inflammatory response syndrome，SIRS）：①体温 >38℃或 <36℃；②心率

>90 次 /min；③呼吸 >20 次 /min 或 $PaCO_2$<32mmHg；④中性粒细胞计数 >12 × 10^9/L 或 <4 × 10^9/L，或未成熟粒细胞 >10%。

依据旧版的定义，脓毒症（sepsis）是感染导致全身炎症反应综合征的统称。但在住院患者中 SIRS 几乎无处不在，许多良性或与感染无关的病况也都符合 SIRS 条件，因此 SIRS 对脓毒症的诊断缺乏特异性。2016 美国重症医学会（SCCM）与欧洲重症医学会（ESICM）联合发布脓毒症 3.0 定义，即机体对感染的反应失调而导致危及生命的器官功能障碍。危重患者往往由于严重原发病而发生感染，本身病情复杂多变，加之病原微生物呈多样性和多源性，甚至出现罕见致病菌感染，因此临床表现不尽相同。体温升高和中性粒细胞计数增多是最常见的改变，但均缺乏特异性。在外科应激情况下，有时很难区分是感染性或非感染性 SIRS。高龄、小儿和体质差的患者，感染可不伴发热或中性粒细胞升高，甚至可能出现体温不升、中性粒细胞减少；免疫功能低下患者，感染的局部体征有时相当隐蔽，寻找感染灶或许更为困难；肠道菌群移位患者根本就不存在局部病灶，只表现为全身感染。然而明确的感染定位诊断对临床治疗具有非常重要的意义。

危重患者感染的诊断可从以下几点着手：①仔细复习病史，详细了解原发病；②分析感染的易发因素；③根据感染的局部表现：红、肿、热、痛；④根据感染的全身表现，如发热；⑤通过视、触、叩、听仔细查体，利用影像学检查如 X 线、CT、MRI 及穿刺等手段，明确感染部位，尽可能不遗漏多发性潜在的感染灶；⑥实验室检查中性粒细胞计数及其分类、血电解质、肾功能、肝功能等有助于病情判断并发现感染的并发症，如急性肾功能损害或衰竭、肝功能障碍；动脉血气分析、血浆乳酸及凝血功能检查分别可以发现呼吸功能不全、乳酸酸中毒和 DIC；⑦获取培养标本：留取伤口引流液、痰、中段尿、深静脉导管、气管导管，穿刺腹腔、胸腔、蛛网膜下腔和关节腔收集标本，以及抽取血液样本等进行革兰氏染色、微生物培养和药敏试验，以明确微生物种类；⑧鉴别排除临床情况类似的非感染性全身炎症反应，如肿瘤、自身免疫性疾病、药物热、变态反应、下丘脑功能不全、肺栓塞、多发创伤、急性心肌梗死、严重烧伤、代谢异常等。

对 ICU 危重病患者而言，延误诊断及治疗可导致脓毒症病情迅速进展，使发病率和死亡率升高。很多学者致力于寻找更容易检测的生物学指标作为脓毒症患者早期诊断、及时评估和预测死亡的依据，如 C 反应蛋白（CRP）、降钙素原（PCT）、B 型钠尿肽（BNP）、血清淀粉样蛋白 A（SAA）、细胞因子等，均对脓毒症的早期诊断、评价严重程度和治疗效果方面有指导意义。尽管 CRP 在感染诊断的准确性上有一定的限制，但仍是全世界应用最广的感染诊断标志物。PCT 升高幅度与炎症反应的严重程度相关，用于鉴别细菌感染和指导抗菌药物的应用。SAA 是病毒感染早期最灵敏的指标之一，SAA 和 CRP 联合检测可鉴别诊断细菌感染和病毒感染，提高病毒感染早期的诊断率，并为病毒感染和细菌感染的治疗方案提供有用的参考。而血清内毒素测定和血清半乳甘露聚糖试验（GM 试验）分别对早期诊断革兰氏阴性杆菌和曲霉菌感染有参考意义。

目前常用的微生物检查方法一般都有诊断延迟（如生物学培养）、敏感性低（如血培养）、污染导致的低特异性（如痰培养）等缺点。而其他一些方法因为具有有创性，不能作为常规诊断方法（如肺穿刺活检）。CRP、BNP 和白细胞计数等炎性指标对细菌感染缺乏特异性。PCT 可因内毒素或细菌感染产生的炎性调节物（如 IL-1b、TNF-α、IL-6 等）刺激而广泛产生，与细菌感染范围和严重程度紧密相关。病毒感染产生的 INF-γ 可抑制 PCT 的上调，因此 PCT 对细菌感染更敏感，有助于区别细菌或病毒感染。在机体受细菌感染刺激后 6~12 小时内 PCT 即可立即升高，如果机体给予有效抗生素治疗或免疫系统控制感染后，PCT 水平可每天下降约 50%。PCT 还可用于预测社区获得性肺炎（CAP）和危重脓毒症患者的预后。因此，PCT 已经被认为是感染患者诊断和抗生素应用选择的生物学指标。但必须指出，和其他任何一种诊断指标一样，PCT 的应用要根据临床可能的感染类型和临床实际情况。如图 116-1 所示，现有临床研究指出了 PCT 的可应用范围。

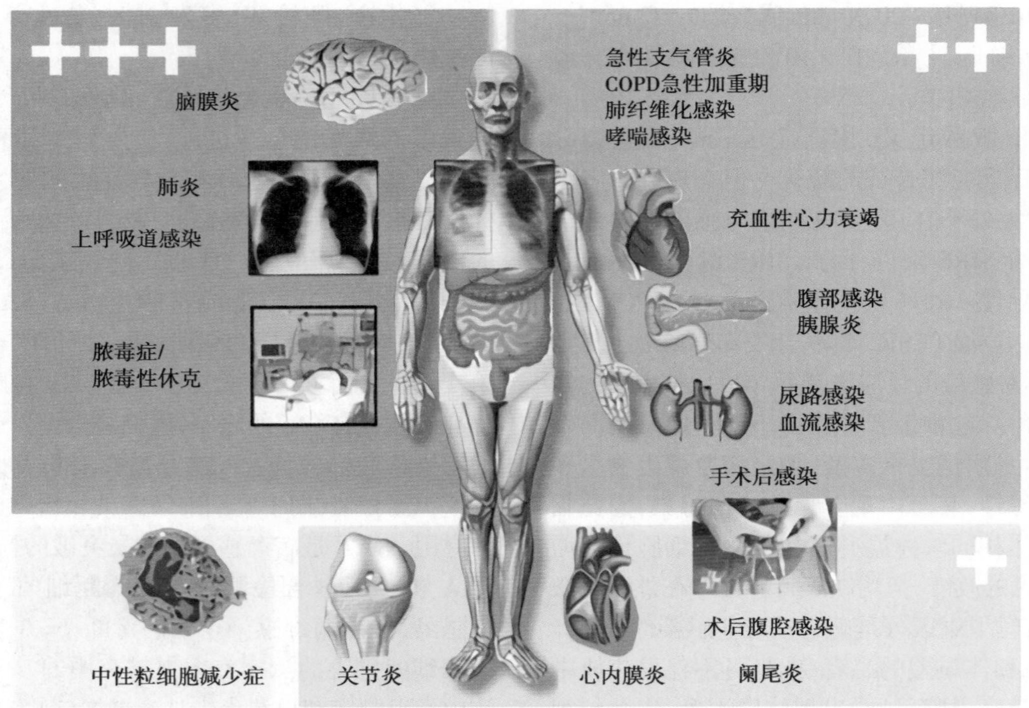

图 116-1　PCT 的临床应用

左侧为 PCT 指导临床诊断和抗生素应用的干预研究，右侧为临床观察研究（+：中等证据支持 PCT；++：良好证据支持 PCT；+++：强有力证据支持 PCT；—：无证据支持 PCT）。

第三节　抗生素应用原则

20 世纪抗生素和人工合成抗微生物药物的革命性发展促进了感染性疾病的治疗，大幅度减少了常见感染导致的死亡。公共卫生的改善和疫苗项目的实施使发达国家的患者很少因感染性疾病而过早死亡。

尽管取得了这些进步，但感染仍是世界上最大的杀手，同时也是 ICU 主要问题之一。微生物体的耐药菌株的出现使多种抗生素几近废弃。新的感染如人类免疫缺陷病毒（HIVs）、重症急性呼吸综合征（SARS）、H1N1 和 H7N9 流感病毒等不断出现，并且原来罕见的感染，如难辨梭状芽孢杆菌性腹泻亦因长期应用广谱抗生素而在临床逐渐多见。

危重患者感染来势凶猛，发展迅速，不能按常规采取逐步升级的用药策略，而应根据感染的部位、可能的致病微生物缩窄考虑范围，在留取培养标本后，经验性给予强效、广谱和足量的抗生素治疗。随后根据治疗效果、病情进展、微生物培养及药敏测定结果来调整用药，针对性选用抗感染药物，否则盲目等待不但延误治疗时机造成全身损害，而且用更强的抗生素疗效也不理想。如果患者现有的临床表现被确诊为非感染因素引起，应迅速停止抗生素治疗，以防止患者被抗生素耐药菌感染或产生与药物相关的副作用。由于危重患者对抗菌治疗的反应迟钝，故常联合两种或两种以上的抗生素。对治疗指数较低的药物（即易引起器官功能损害的药物）应限制使用，以免加重器官功能障碍，增加患者死亡率。

8

一、抗生素试验原则

培养或鉴定引发感染的微生物是合理应用抗生素治疗的基础（表 116-1）。没有明确感染微生物种类的患者，较已明确微生物种类并进行针对性抗生素治疗的患者预后要差。

一般仅在采集微生物标本后才开始抗生素治疗，急诊情况例外。菌血症通常在发热 30~90 分钟后达到峰值，因此一旦发现体温升高即开始采集血液标本。在急诊情况下，应当根据临床特征和治疗单位微生物流行病学特征“猜测”最可能的细菌种类，予以相应的抗生素治疗。此种情况在ICU经常发生。

微生物的种类一经确定，应将标本进一步培养行药物敏感性分析，测试治疗效果敏感的抗生素范围。取得药物敏感结果后，应选择能够覆盖此种微生物的窄谱抗生素。此策略有助于减少药物副作用的发生，减少难辨梭状芽孢杆菌性腹泻的可能性，并可预防耐药性微生物的产生。虽然体外的抗菌活性并不代表该药物在体内也一定能发挥出临床作用，但体外试验中无抗菌活性的药物在体内获得良好治疗效果的可能性不大。掌握致病微生物的特点有助于制定合理的抗生素疗程。通常需要静脉内应用抗生素5~7天，但对于那些抗生素难以穿透到达区域的感染（如感染性心内膜炎）可考虑延长疗程。与本单位微生物学专业部门保持密切联系对于治疗时程的决定非常重要。

对于某些抗生素（如万古霉素、庆大霉素），需通过测定血浆药物浓度以保证用药剂量维持在最小抑菌或杀菌浓度之上，但低水平的药物浓度也会对机体有毒性作用。

表116-1 抗生素合理应用的原则

抗生素合理应用的原则
缩小感染灶：外科引流、清创、移除感染器具
选择对致病微生物有抗菌活性的药物
药物可穿透至感染部位
根据药物敏感试验选择窄谱抗生素
合适的疗程
临床/实验室评估治疗效果
避免使用副作用发生率高的药物
基于本院微生物群谱情况经验性应用抗生素
尽量减少治疗费用

二、肾衰竭患者的用药

大多数抗生素经肾脏清除出体外。肾衰竭将导致药物或其代谢产物在体内蓄积。这一问题在糖肽类和氨基糖苷类抗生素使用中应特别注意，因为其毒性水平可产生永久性严重的副作用如耳、肾损害。

β内酰胺类或喹诺酮类抗生素的蓄积可导致意识障碍或癫痫发作。可通过测定血浆药物浓度或估计肾小球滤过率的方法调整用药剂量，减少蓄积问题。应使用峰值（给药后即刻）和谷值（给药前）监测血浆药物浓度水平，可通过改变药物剂量调整峰值，改变用药间期来调整谷值。

ICU内的严重感染患者在接受抗感染治疗时，通常也同时接受连续性肾脏替代治疗。接受血液滤过治疗患者的药物清除依赖于多种因素，如蛋白结合、电荷、分布容积、泵压力、滤过膜孔隙以及残余肾功能等。对于特定的患者如何选择剂量方案，有关这方面的研究数据甚少。应考虑向药学部门和临床微生物专科部门寻求建议。

三、抗微生物治疗的其他方面

抗生素后效应（post antibiotic effect，PAE）是指某些抗生素的血浆浓度即使下降至最小抑菌浓度（minimum inhibitory concentration，MIC）以下，仍能够杀灭细菌的效应。这种效应在氨基糖苷类抗生素中尤为突出，而大多数β内酰胺类抗生素却不具有该效应。

体外试验显示某些抗生素能够杀灭细菌（杀菌剂），而某些抗生素仅能抑制细菌增殖（抑菌剂）。理论上，对于重度感染或免疫抑制的患者，应当优先使用杀菌剂，但临床实践表明，两者在疗效上并没有显著差别。抗生素抑制蛋白合成（如克林霉素）可阻止某些微生物释放毒素。

四、多重耐药病原体的抗生素应用

微生物对某些抗生素可具有天然耐药性（如假单胞菌属、不动杆菌属），或通过自然选择及其他微生物的质粒转染而获得耐药能力。

对多种抗生素耐药的微生物如耐甲氧西林的金黄色葡萄球菌（MRSA）和耐万古霉素的肠球菌（VRE）等，已常出现在医疗场所中，且被许多国家证实难以控制。因患者病情危重、抵抗力低下、患者集中管理，导致ICU通常较普通病房具有更多的耐药菌。一项欧洲的研究表明，60%新发的金黄色葡萄球菌感染为MRSA所致。耐药菌感染增加发病率、病死率、住院时间和医疗费用。

关于耐药菌在人-人间传播是最重要的传播途径的观点不容置疑，因此如洗手和戴保护性手套等基本卫生措施不应忽视。减少多重耐药微生物的常用策略见表 116-2。

表 116-2 减少多重耐药微生物感染的策略

减少多重耐药微生物感染的策略
基本卫生措施预防交叉感染
正确应用消毒剂
避免使用耐药发生率高的抗生素（如第三代头孢菌素类和氟喹诺酮类药物）
在获得专业人员建议之前，限制使用抗生素
在一个病区内，循环使用抗生素
尽可能避免联合用药

五、预防性应用抗生素

预计可能发生的菌血症、或感染后发病率和死亡率显著增加，此类情况推荐预防性应用抗生素（表 116-3），尤其是在以下情形非常有效：正常定植菌可能大量入血（如肠道大手术），和（或）感染高危患者（如免疫抑制），和（或）存在的植入物可能导致顽固性感染（如心脏机械瓣膜）。

预防性应用抗生素必须针对可能性最大的致病菌，例如，肠道手术用药应覆盖革兰氏阴性菌和厌氧菌，皮肤破损用药应覆盖革兰氏阳性菌（通常应用特异性抗葡萄球菌的药物）。预防性抗真菌治疗通常用于严重免疫功能抑制的特殊患者。

表 116-3 普通外科与血管外科预防性应用抗生素

普通外科与血管外科预防性应用抗生素
• 预防性应用抗生素应当在手术开始前即刻或手术中给予（A 级）
• 除非失血量 >1 500ml 或血液稀释达 15ml/kg，否则不需再次预防性应用抗生素（B 级）
• 对于那些应用青霉素后曾出现过敏反应 / 荨麻疹 / 皮疹的患者，不应选择 β 内酰胺类抗生素作为预防性药物使用（B 级）
• 上消化道手术 食管手术（C 级推荐） 胃十二指肠手术（A 级推荐） 内镜下胃切除术（A 级推荐） 小肠手术（C 级推荐） 开放性胆道手术（A 级推荐） 腹腔镜下胆囊切除术不推荐（C 级） 首选：麻醉诱导期给予单次阿莫西林 - 克拉维酸 1.2g 静脉注射 青霉素过敏患者：单次庆大霉素 160mg 联合甲硝唑 500mg 静脉注射
• 下消化道手术 结 / 直肠手术高度推荐（A 级） 首选：麻醉诱导期给予单次阿莫西林 - 克拉维酸 1.2g 静脉注射 青霉素过敏患者：单次庆大霉素 160mg 联合甲硝唑 500mg 静脉注射 阑尾切除术推荐（A 级） 麻醉诱导期单次静脉注射阿莫西林 - 克拉维酸 1.2g 联合甲硝唑 1g 直肠内灌注 若有消化道穿孔或腹膜炎迹象，则应继续应用抗生素 青霉素过敏患者：单次庆大霉素 160mg 联合甲硝唑 500mg 静脉注射
• 疝手术 常规疝修补手术不需预防性应用抗生素
• 血管手术 下肢截肢手术推荐（A 级） 腹部和下肢手术推荐（A 级） 首选：麻醉诱导期给予单次阿莫西林 - 克拉维酸 1.2g 静脉注射 青霉素过敏患者：单次庆大霉素 160mg 联合甲硝唑 500mg 静脉注射
• MRSA 感染患者 / 再次血管手术 麻醉诱导期给予替考拉宁 400mg 静脉注射

第四节 常见重症监护治疗病房获得性感染

一、呼吸机相关性肺炎(ventilator-associated pneumonia，VAP)

VAP是最常见的ICU获得性感染，根据2007年的全球调查结果示，在ICU感染患者中有64%为VAP。与未发生VAP的危重患者相比，VAP患者的住院周期、ICU或住院死亡率均明显升高，住院费用也明显增加。呼吸机相关肺炎定义为机械通气(不包括无创)48小时后，或停用机械通气拔除人工气道48小时内发生的感染性肺实质性炎症，是急性呼吸衰竭患者接受呼吸机治疗后的严重并发症。以其发生时间在机械通气启动后5天为界分为早发性和迟发性VAP。国外大规模研究数据显示，在ICU内VAP发病率为2.5%~40%，或为(1.3~20.2)/1 000机械通气日，死亡率高达13%~25.2%。国内对46所医院的17 358例ICU患者的数据统计显示，VAP的发病率为8.9/1 000机械通气日，机械通气患者中VAP的发病率为9.7%~48.4%，病死率21.2%~43.2%，延长危重病患者ICU入住时间也造成了医疗资源的浪费。VAP必须与其他医源性肺炎相鉴别，因为其诊断、治疗和预后都有显著不同。

VAP的临床诊断需满足下述前三条中的任意2条+第4条：①气管内插管48小时后发热，T ≥ 38.0℃或较基础体温升高；②外周血中性粒细胞 >10.0 × 10^9/L或 <4.0 × 10^9/L；③脓性气道分泌物，涂片中性粒细胞 >25个/LP，鳞状上皮细胞 <10个/LP，培养出潜在的呼吸道病原菌；④胸片显示新的或进展中的浸润性阴影、实变影或磨玻璃影。上述诊断标准敏感性高，但特异性低。上述4条+氧合水平+痰细菌学培养一共6条，并采用临床肺部感染记分法进行诊断，其准确性可显著提高。由于气管插管的管道内和上呼吸道内存在定植菌株，所以从上呼吸道所获取的标本是不可靠的。现在又发展出了支气管肺泡灌洗和带保护的标本刷等有创的定量培养技术，它们大大提高了临床诊断的特异性和敏感性。但目前尚无循证医学表明确诊治疗的临床预后优于经验性治疗，也未能证明侵入性技术优于传统技术，故临床上并未常规采取侵入性采样的方法。

VAP的主要致病菌为上呼吸道的定殖菌，如大肠埃希菌、鲍曼不动杆菌、肺炎克雷伯菌、金黄色葡萄球菌和铜绿假单胞菌等。气管插管破坏了机体的自然防御机制，会厌部正常的生理屏障被破坏后，环绕气管插管气囊处的咽喉部下行的分泌物及细菌进入气管、肺组织，损伤气管纤毛上皮细胞及纤毛运动，抑制咳嗽反射及气管、支气管清除细菌及分泌物的能力，从而增加VAP的发生。危重患者本身免疫力低下，其发生VAP的高危因素还包括：胸腹部手术、胃肠内营养、仰卧体位、留置鼻胃管或鼻空肠管、H_2受体阻断剂、糖皮质激素、多种抗生素、重复气管插管、留置导管时间延长、应用镇静和镇痛药物等。近年来，无创面罩通气广泛应用于慢性阻塞性肺炎、高碳酸血症和心力衰竭患者，从一定程度上减少了VAP的发生。

VAP的治疗包括抗感染治疗、呼吸支持技术、器官功能支持治疗、非抗菌药物治疗等综合治疗措施，其中抗感染是最主要的治疗方式，包括经验性抗感染治疗和病原治疗。此外，气道分泌物引流、合理氧疗、机械通气、液体管理、血糖控制、营养支持等综合治疗措施也同等重要。

目前有许多临床研究致力于VAP的预防。美国医疗卫生改善协会(the Institute for Health Improvement)提出了"呼吸机集束管理方案(ventilator bundle)"，其包括：患者头高位、每日唤醒、预防应激性溃疡、预防深静脉血栓等4部分内容，后来又加入了日常口腔洗必泰清洗护理的内容。有些单位甚至称应用该集束方案后可完全防止VAP的发生。

若气管插管不可避免且将持续数天以上，则上呼吸道的定植菌很有可能通过误吸而进入下呼吸道。目前提出采用头高位、"黏液湖"清理和导管内银涂层等三种方法预防气管插管患者的误吸。多年以来，机械通气患者都提倡头高半卧位，尽管各单位研究结果并不一致，但至少都认为机械通气患者应当避免完全平卧位，特别是同时进行胃肠营养的患者。目前的指南提出，除非有禁忌证，推荐接受有创机械通气的患者床头抬高30°~45°，并协助患者翻身拍背及震动排痰。上呼吸道与气管导管套囊上常有分泌物积聚(即"黏液湖”)，多有定植菌或其他致病菌，推荐在预测有创通气时间超过48小时或72小时的患者应用装有声门下分泌物吸引管的气管导管，可降低VAP的发生率并缩短ICU的留治时间，气管导管气囊的充盈压应保持不低于25cmH_2O。呼吸机外部管道及配件应一人一用一消毒或灭菌。建议使用银涂层气管导管是因为银在体外有广谱抗菌活性，并可减少细菌黏附和生物薄膜的形成。有研究示，银涂层气管导管可使VAP的相对风险减少48%，但却没有发现其可改善危重患者的预后，目前不常规推荐镀银导管。

另一种预防VAP的方法是通过给予益生菌、防腐剂或抗生素改变上呼吸道或上消化道的定植菌。有研究示，经鼻胃管给予乳酸杆菌和口咽部给予乳酸杆菌或可使VAP发生的相对风险减少47%，但同样没有能够明显改善危重患者的预后。尽管从一开始就有争议，仍有一些学者建议给予不可吸收抗生素预防VAP，如多黏菌素、妥布霉素和两性霉素B等。荟萃分析示，选择性消化道去污染(selective decontamination of the digestive tract，SDD)可降低VAP病死率。另有临床研究则在患者入ICU时即给予4天头孢噻肟治疗所有气管插管后的呼吸道感染，从而可明显减少VAP。然而，经典的抗生素治疗用于预防VAP并不认为是控制VAP的安全有效方法，对其安全性的质疑主要是担心抗生素导致的泛耐药菌产生。

二、中心静脉导管相关性血流感染(central venous catheter related bloodstream infection，CVCRBI)

随着ICU的发展，中心静脉导管广泛应用于危重病患者的抢救用药、测定中心静脉压、完全胃肠外营养、抗生素治疗、补充液体和电解质等，同时血管内置导管引起的感染也成为临床严重的并发症，其发生率高，严重影响危重患者的预后。据美国疾病预防控制中心(CDC)统计，ICU内医院获得性感染约20%为血流感染(BSI)，其中近87%与中心静脉导管(CVC)有关。

8

静脉导管引起的感染主要有4种途径：①最常见的感染途径为皮肤定植的细菌从穿刺部位迁移至导管尖端；②在置管过程中反复调整导丝或导管的位置时，医护人员的无菌操作不正规是导管留置期间感染的重要因素；③输液污染；④其他原发性感染灶血行播散至静脉导管是较为少见的原因。股静脉导管感染的机率远高于颈内静脉与锁骨下静脉，发生感染的时间也明显提前。这可能与腹股沟区皮肤凹凸不平导致穿刺点密封性差、股静脉血流缓慢、血小板和红细胞易聚集形成血栓、腹股沟距离会阴部较近不易护理、受污染机会较多等有关。

静脉内导管引起的血源性感染以革兰氏阳性球菌为主，包括葡萄球菌和肠球菌，其次为大肠埃希菌、铜绿假单胞菌、不动杆菌属。真菌尤其是白色念珠菌近年来显著增多，这与ICU内感染致病菌的变迁规律基本一致。

静脉导管相关性感染的并发症包括：感染性血栓性静脉炎、感染性心内膜炎。相关危险因素包括：高龄、小儿、宿主免疫功能低下、穿刺部位潮湿多汗、更换接头过于频繁、留置导管时间过长、导管以外的部位有感染。但巴西对三家ICU的中心静脉导管相关性血流感染进行分析发现，每天每1 000例有留置导管的患者发生血流感染的概率约为10.22，其中10%发生了临床确诊的脓毒症；患者发生导管相关性血流感染的导管留置时间平均为13天，而未发生的患者的导管留置时间平均为9天；细菌学检查最多见的是鲍曼不动杆菌，其次分别是铜绿假单胞菌、肺炎克雷伯菌、凝固酶阴性葡萄球菌和肠球菌。同时研究发现，多腔中心静脉导管、导管留置时间和ICU留滞时间等均是中心静脉导管相关性血流感染的危险因素，而与年龄、性别、导管位置、手术、是否留置多根导管等无关。

法国一项前瞻性随机研究比较了敷料更换频率(3天 *vs.*7天)和敷料类型(常规型与洗必泰浸泡海绵敷料)对导管相关性血流感染的影响，结果示，洗必泰浸泡海绵敷料可使导管相关性血流感染明显降低，同时并不增加对洗必泰耐受微生物的产生，而每7天更换一次敷料对产生定植菌的概率并不高于每3天更换一次。美国有研究显示，用洗必泰擦身在一定情况下可降低导管相关性血流感染。英国的研究也显示，洗必泰擦身可减少MRSA在ICU危重患者中的交叉传播。

危重患者留置静脉导管后，需每日检查消毒并更换敷料，如出现深静脉导管相关性感染症状，应在无菌条件下拔除导管，并作导管尖端病原学培养，培养分离出有意义的病原菌，并且临床表现符合下述四条即可诊断为深静脉导管相关性感染：①静脉穿刺部位有脓性分泌物或有弥散性红斑；

②沿导管皮下走行部位出现疼痛性、弥散性红斑并除外药物性静脉炎所致；③体温 >38℃，穿刺局部有压痛，无其他原因可解释；④拔除静脉导管后，患者体温及中性粒细胞计数恢复正常。

PICC 导管经肘窝插入上腔静脉，这种静脉内置导管的机械性并发症少、静脉炎的发生率低、血性感染少，且临床护理简便。应用氯己定、磺胺嘧啶银涂层的中心静脉导管，可以有效地降低导管的细菌定植及血行感染，但这些导管是否会引起抗生素耐药，目前还不得知。有些 ICU 采用在导丝引导下于同一部位更换中心静脉导管或肺动脉导管，这种操作可以降低机械并发症，但显著增加了导管的细菌定植、导管部位的感染及导管相关菌血症的倾向。

第五节 免疫抑制患者感染的防治

免疫抑制患者主要包括器官移植、血液系统恶性肿瘤、长期服用激素治疗、恶性肿瘤处于药物治疗阶段、获得性免疫缺陷综合征（AIDS）的患者等，目前尚无特异性治疗方法。免疫抑制患者虽然病情危重，但可能表现出的症状或体征较轻，因此临床上高度怀疑的患者应结合详细病史对于诊断非常重要。了解免疫抑制的病因可为寻找可能的引起感染的病原菌提供非常有意义的价值，如由于长期皮质激素的应用（>15~20mg/d）可增加宿主对病毒、真菌和寄生虫以及细菌的易感性，因此中性粒细胞减少应怀疑菌血症的可能。

患者感染越重，病情发展越迅速。预防性和治疗性应用广谱抗生素意味着出现耐药病原菌的风险增加，因此进行微生物学诊断和及早咨询微生物学专家对于确保广谱性的覆盖至关重要。当怀疑感染源来自呼吸道时，可实施有创操作如 CT 引导下针刺活检、支气管肺泡灌洗和经支气管活检来获取痰液或组织标本。当怀疑感染时，为使患者能表现出明显的宿主反应，免疫抑制药物的减量与抗生素的使用同样重要，有些患者甚至可以给予免疫增强药物，如胸腺肽、人免疫球蛋白等。

免疫抑制患者易发生感染的特殊危险因素包括：①中性粒细胞减少症，中性粒细胞绝对计数低于 0.5×10^9/L 或中性粒细胞计数迅速减少；②白血病或淋巴瘤；③最近接受过造血干细胞移植和同种异体造血干细胞移植（HSCT）受体伴严重的移植物抗宿主反应疾病（GvsHD）；④新近感染，尤其是巨细胞病毒（CMV）感染或明确有真菌或耐药细菌的定植；⑤外周或中心静脉导管和尿管的应用。

一、呼吸道感染

这类危重患者大多出现呼吸系统感染而进入 ICU 治疗，其多种并发性肺部疾病包括感染性和非感染性，均可导致呼吸衰竭。除了常见病原菌外，这些患者机会性感染和迟发性感染的风险均增加，如弓形体病、疱疹病毒感染或结核等。

常见病原菌包括：

（一）细菌

肺炎链球菌、流感嗜血杆菌、支原体、军团杆菌。

（二）病毒

CMV 是移植受体感染最常见的病原体，其与非侵袭性病毒感染常难以鉴别。感染发生率与免疫抑制治疗的强度有关，通常发生于移植后最初数月内。未预防性治疗肺孢子囊虫病的患者易发生 CMV 感染。

（三）真菌

新型隐球菌、曲霉菌（侵袭性曲菌的感染发生率增加，死亡率高）、肺孢子囊虫病（接受激素治疗作为化疗一部分或维持方案的患者较多见）。

肿瘤和恶性血液病患者由于原发性疾病及其治疗的影响，患者容易发生中性粒细胞减少，此类粒细胞缺乏伴发热的患者应给予重视。导致患者易感的因素包括化疗对黏膜屏障的直接影响和潜在的恶性疾病相关的免疫缺陷（表 116-4）。

中性粒细胞计数小于 1×10^9/L 存在潜在细菌感染的可能性极大。革兰氏阴性菌的高死亡率促进了预防性抗生素的应用；革兰氏性阳性菌在长期留置导管的患者中比较常见。

常用有效的方案包括抗假单胞青霉素类联合氨基糖甙类或者单一药物（如三代头孢菌素或一种碳氢酶烯类）。由于此类药物覆盖革兰氏阳性菌的能力能弱，因此应考虑使用万古霉素。

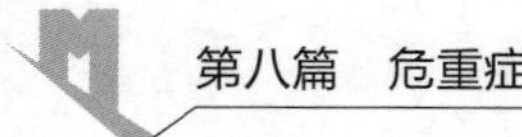

表 116-4　免疫缺陷患者主要的感染原因

疾病状况	感染的主要原因
癌症	
中性粒细胞减少≤ 10d	原因不明的发热（PUO） 革兰氏阳性菌，革兰氏阴性菌，呼吸道病毒或疱疹病毒
中性粒细胞减少 >10d：此类患者感染谱广泛，长时间粒细胞减少的患者真菌和病毒感染更为常见	PUO 革兰氏阳性菌包括凝固酶阴性的葡萄球菌属、链球菌属、A 型链球菌、肠球菌、金黄色葡萄球菌 革兰氏阴性菌包括大肠埃希菌、铜绿假单胞菌属 呼吸道合胞病毒、巨细胞病毒或单纯疱疹病毒；副流感病毒和腺病毒感染可见于粒细胞严重减少的患者 念珠菌、隐球菌、毛孢子菌、梭霉菌、暗色菌丝体、曲霉芽胞、肺孢子囊虫病或弓形体病
移植	
骨髓：感染模式受移植后时间和方式的影响（即自体或同种异体）	
早期：与癌症高风险患者和接受高剂量化疗患者的病原菌谱范围相同	接受骨髓移植的患者早期发生各种病原体感染的风险高 革兰氏阳性或革兰氏阴性需氧菌或厌氧菌的混合感染 念珠菌、隐球菌、毛孢子菌、梭霉菌、暗色菌丝体、曲霉芽胞 肺孢子囊虫病或弓形体病 呼吸道合胞病毒、副流感病毒、腺病毒和单纯疱疹病毒和 CMV
晚期：(移植后时间超过 100d)	肺炎链球菌和潜伏的病毒包括单纯疱疹病毒和 CMV
实质脏器：感染模式受移植后时间和方式的影响	移植患者终身有感染隐球菌的风险 实质脏器官移植患者最重要的单一病原菌是 CMV
早期（至移植后 1 个月）	肾脏：肠球菌（包括耐万古霉素的肠球菌）、铜绿假单胞菌、疱疹病毒、多瘤病毒 肝脏：肠球菌（包括耐万古霉素的肠球菌）、人疱疹病毒、丙型肝炎病毒、念珠菌 心 / 肺：革兰氏阳性和阴性细菌、乙型和丙型肝炎病毒
晚期（移植后 2~6 个月）	CMV、EB 病毒、念珠菌、曲霉菌、隐球菌 腺病毒、弓形体病
脾脏切除术	原发包被细菌、肺炎链球菌（最常见病原菌）、脑膜炎奈瑟菌、流感嗜血杆菌、大肠埃希菌 寄生虫：巴贝虫、疟疾
HIV/ADIS：感染类型较大程度地取决于 $CD4^+$ 的水平，长期免疫抑制的患者易发生病毒和真菌感染	成人发生肺炎链球菌感染的概率增加 其他包被菌、沙门菌、肠菌属、假单胞菌属、分枝杆菌（尤其是鸟分枝杆菌和结核分枝杆菌常见于 AIDS 早期） 单纯疱疹病毒、巨细胞病毒、带状疱疹病毒、EB 病毒或呼吸道病毒（尤其是呼吸道合胞病毒、腺病毒、副流感病毒、麻疹病毒） 念珠菌（置入导尿管的患者可具侵袭性）、隐球菌、曲霉菌（不常见）、组织胞浆菌属、环孢子菌属、马尼弗青霉菌（取决于位置）、卡氏肺囊虫、隐孢子属或微孢子目
糖尿病：高血糖症由于影响中性粒细胞的功能可增加感染的概率。局部创伤导致血供不足从而容易感染	口腔和阴道念珠菌感染比较常见 足部感染最为常见，包括感染性溃疡、蜂窝织炎、骨髓炎和慢性骨性炎合并软组织感染等
糖皮质激素治疗：感染的临床症状可被掩盖，患者通常携带激素治疗卡	水痘可能比较严重 麻疹亦存在感染的风险 脓毒血症和结核在其早期阶段尤难检测。 眼内亦存在真菌和病毒感染的可能。
风湿性关节炎：疾病本身或治疗均可导致免疫抑制（如甲氨蝶呤、糖皮质激素和抗 TNF 治疗）	可能会增加肺部感染和脓毒性关节炎的风险

8

治疗5天后，若患者仍有发热，但临床病情稳定且粒细胞缺乏有所改善，可继续最初的抗生素治疗方案。但若提示患者病情发展，则应考虑改变或增加其他抗生素。治疗至少应持续1周，最好在14天左右，或中性粒细胞计数大于0.5×10^9/L。

若患者存在不易识别的感染灶而出现波动性高热时，应怀疑深部真菌感染的可能性。真菌是常见的病原体，真菌血症会增加粒细胞缺乏的时程和严重度，并延长抗生素应用时间，增加化疗周期的次数。若72小时后仍持续出现高体温则应考虑加用抗真菌药物。

二、造血干细胞移植后的特殊考虑

造血干细胞移植（HSTC）分为自体移植（来源于患者本身）和同种异体移植（来源于供体）。HSCT虽有进展，但自体移植前必不可少的调节治疗会出现与毒性相关的严重并发症，如免疫抑制和移植物抗宿主病（GvsHD），限制了HSCT的成功率。并发症通常发生在HSCT后最初的100天内。超过一个以上任何器官的衰竭，均会增加此类患者的死亡率。需要机械通气的患者死亡率约为78%~80%。

接受HSCT的患者容易发生独特的肺部并发症：①移植物植入综合征，多发生在移植后96小时内，可见于自体或异体移植患者中。患者可发热、红疹、腹泻、肾功能损害和多器官衰竭。该综合征可同时伴随中性粒细胞恢复，治疗主要是支持性治疗；②弥漫性肺泡出血，这多由大剂量化疗引起的小血管内皮细胞损伤和血栓性毛细血管疾病所致。症状包括：进行性呼吸困难、咳嗽、发热和低氧。治疗措施仅能采取支持性治疗。预后差，大多数患者死于脓毒症和多器官障碍而非呼吸衰竭；③特发性肺炎综合征，是指HSCT后发生的无感染原因的弥漫性肺损伤综合征；④梗阻性支气管炎机化性肺炎（BOOP），与GvsHD有关，通常激素治疗效果佳。预后好，通常不需要危重治疗。

三、实质器官移植受体的感染和并发症

虽经严格的筛选，供体器官感染性疾病的传播仍然可能发生。某些供体在移植时可能存在活动性感染。受体可能会出现发热、菌血症甚至在吻合部位发生霉菌性动脉瘤。在器官捐献前应确保此类感染已经进行了充分的治疗。其他感染可能不太明显，但也可能患者经过免疫抑制治疗后在受体体内发展迅速。病毒感染，尤其是CMV和EB病毒（EBV），可对受体带来巨大威胁，可分别见于血清阴性受体和血清阳性供体。潜伏期及晚期感染患者常见肺结核，其可在移植数年后激活。肺移植患者发生肺部感染的风险高于其他实质脏器移植，主要是因为长时间插管会导致下呼吸道细菌的定殖，并且移植期间肺损伤持续存在，移植肺纤毛作用减弱及咳嗽反射下降等机械性因素。

器官移植后并发症可分为三个阶段：

（一）移植后至6周

感染源来自供体或受体，另外尚有一般术后感染和医院获得性感染潜在的可能性。除非术前已接受免疫抑制剂治疗，此类患者免疫抑制的影响通常并不明显。

（二）移植后6周至6个月

虽然围手术期内发生的问题仍可持续存在，但此时间段内，患者最容易发生机会性感染。机会性致病菌的主要感染包括卡氏肺囊虫性肺炎（PCP）、潜伏期感染、病毒性感染和结核。病毒可直接引起临床症状如发热和中性粒细胞减少（CMV）、肺炎（呼吸病毒）、肝炎（乙肝、丙肝）等等。移植物排斥被认为是通过促炎细胞因子介导的，可能需要增加免疫抑制剂的治疗，因而也相应增加了机会性感染的风险。

（三）移植6个月后

此时大多数患者接受稳定且逐渐减量的免疫抑制治疗，易发生常见的社区获得性感染。

四、常用免疫抑制药物

（一）激素

限制细胞因子和趋化因子合成，介导凋亡，主要通过减弱T细胞作用限制获得性免疫反应。感染的风险呈剂量与时程相关性。当泼尼松剂量大于0.5mg/（kg·d）或其他激素等效剂量，或累积总剂量大于700mg时，风险最大。感染与吞噬功能减弱、杀除细菌和真菌的能力下降有关。长期激素治疗可引起细胞免疫受损，从而引起机会性感染。

（二）细胞减少性药物

此类药物介导快速分裂细胞株呈剂量相关性使细胞减少，并导致中性粒细胞减少和黏膜炎。低剂量使用时可作为免疫调节剂。甲氨蝶呤与机会性感染有关。

（三）亲免素（immunophilin）结合类免疫抑制剂

此类药物主要用于移植患者，限制细胞毒性T

淋巴细胞扩增和移植物排斥反应。主要是通过神经钙调蛋白抑制剂(环孢霉素和他克莫司)抑制淋巴细胞的 mRNA 增植和 IL-2 的合成(西罗莫司或雷帕霉素)以减弱 IL-2 生成的信号系统从而达到以上目的。由于它们主要影响 T 细胞,因此细菌和真菌感染的机会很低。

(四) 麦考酚酯

它特异性抑制 B 细胞和 T 细胞中嘌呤从头合成途径。与相应的抗原接触后,可特异性抑制淋巴细胞的无性扩增。虽然此药物可使发生脓毒症的风险降低,但药物的应用仍与机会性感染、细胞内病毒感染尤其是 CMV 疾病和 EBV 相关性淋巴增殖性疾病有关。

(五) 生物制剂类

抗 TNF 药物抑制宿主对病原微生物的天然和获得性免疫反应。抗 TNF 治疗(英夫利昔、依那昔普)可用来治疗严重类风湿性关节炎和克隆恩病,与严重弥漫性感染相关。抗淋巴细胞球蛋白(ALG)和抗胸腺细胞球蛋白(ATG)可用于器官移植的排斥反应。舒莱是一种新型的嵌合性人/鼠单克隆抗体,可特异性与活化的 T 细胞表面的 IL-2 受体结合,对抗排斥反应。

五、人类免疫缺陷病毒和获得性免疫缺陷综合征

随着高效抗逆转录病毒治疗药物(HAART)的问世,HIV 和 AIDS 患者的预后得到极大的改善。HIV 患者与 ICU 中病情严重程度相同的患者相比,二者预后未见明显差异。越来越多的医师已不再将 HIV 作为首要原因将患者收治入院,而是将其作为并发疾病将患者收入 ICU 进行治疗。

常见的需要 ICU 支持的情况包括:①呼吸衰竭仍然为收治入 ICU 的最常见的原因,包括卡氏肺囊虫病、结核和其他分枝杆菌感染性疾病。需行机械通气患者的死亡率仍很高,接近 100%;②与 HAART、动脉粥样硬化症和代谢性疾病(如胰岛素抵抗和糖尿病)相关,此类患者易出现心脏疾病。行经皮冠状动脉治疗的 HIV 患者发生再狭窄的机率较高;③继发于病毒性肝炎终末期的患者病死率非常高。但此时应继续接受 HIV 和 HBV 治疗,因为一旦停止治疗,乙型肝炎可能会爆发;④肾脏损害是导致患者死亡的常见原因。治疗方法包括肾脏替代疗法。HIV 感染本身可引发 HIV 相关肾病,因此 HAART 可延缓病情的发展。

HAART 治疗可减少病毒载量,改善促炎介质水平,我们将其称之为免疫功能重建。与此相关的一些紊乱性疾病统称为免疫重建炎症综合征(IRIS)。如发生此种情况,我们可通过应用糖皮质激素,继续进行 HAART 治疗。如果患者为 HIV 和 HCV 双重感染,则死亡率较高。虽然在 HAART 治疗后,HIV 病情有所改善,但与 HCV 相关的死亡仍较为常见。因为 HIV 可引起细胞免疫功能受损从而加速 HCV 的复制;相反,HCV 亦可加速 HIV 的发展。

HAART 通常包括两种核苷逆转录酶抑制剂(NRTIs)、非核苷逆转录酶抑制剂(NNRTIs)及一到两种蛋白酶抑制剂(PIs)(表 116-5)。若患者在入 ICU 时未实施治疗但存在 AIDS 相关性疾病,亦考虑启动抗逆转录病毒治疗。若患者收入 ICU 时无 AIDS 相关性疾病时,可延迟治疗方案。若患者 CD4 细胞低于 200/mm^3,且 ICU 住院时间较长,则应考虑 HAART 治疗,否则会增加机会性感染的风险。

表 116-5 高效抗逆转录病毒疗法(HAART)的组份

核苷逆转录酶抑制剂	蛋白酶抑制剂	非核苷逆转录酶抑制剂
齐多夫定	安泼那韦	依法韦化
阿巴卡韦	福沙那韦	奈韦拉平
地达诺新(双脱氧腺苷)	茚地那韦	
恩曲他滨	洛匹那韦	
拉米夫定	奈非那韦	
司他夫定	利托那韦	
替诺福韦	沙奎那韦	
扎西他滨		

HAART 虽降低了 AIDS 相关疾病的发生率,但与极少数致命性疾病如 Stevens-Johnson 综合征的发病相关。其他毒副作用包括胰腺炎、脂质营养障碍、胰岛素抵抗和高脂血症。NNRTIs 可引起致命性乳酸性酸中毒,其机制是通过选择性抑制 DNA 多聚酶 γ,破坏线粒体 DNA 复制,可导致肝脏脂肪变性、乳酸性酸中毒和线粒体性肌病,应考虑停止 NNRTIs 治疗。

六、脾切除或功能低下

脾脏巨噬细胞具有重要的筛选和吞噬功能,可清除循环中细菌和寄生虫感染的红细胞。对脾

脏切除患者来说，致命性感染是长期存在的主要风险，大多数严重感染是由包被细菌所引起的。

随着疫苗的问世和国家对疫苗预防接种的指导，使得脾切除手术的患者或脾脏功能低下的患者（如镰状细胞症、重型地中海贫血、淋巴增生性障碍和骨髓移植）感染的风险降至最低。

抗肺炎球菌、脑膜炎双球菌和B型流感嗜血杆菌疫苗应在择期脾切除手术前2周或手术后出院前尽早接种，并应在术后一年左右接种流感疫苗。

应为这些患者终身提供抗生素，尤其是脾切除后的前两年。预防性应用抗生素应选择口服苯氧甲基青霉素250~500mg每日2次。如患者对青霉素过敏，应改用红霉素。

第六节　脓毒症与脓毒性休克

全球每年有超过1 800万严重脓毒症病例，美国每年有75万例脓毒症患者，并且该数字还以每年1.5%~8.0%的速度上升。脓毒症的病情凶险，病死率高，全球每天约14 000人死于其并发症，美国每年约21.5万人死亡，其所致死亡率高于前列腺癌、乳腺癌及艾滋病三种疾病的总和。据国外流行病学调查显示，脓毒症的病死率已经超过心肌梗死，成为ICU内非心脏患者死亡的主要原因。近年来，尽管抗感染治疗和器官功能支持技术取得了长足的进步，但是脓毒症的病死率仍高达30%~70%。脓毒症治疗花费高，医疗资源消耗大，严重影响人类的生活质量，已经对人类健康造成巨大威胁。但是，此种情况并未引起公众及政府人员的足够重视。因此，全球脓毒症联盟（GSA）及其创办成员——世界危重病医学会联盟（WFSICCM）、世界儿科危重病医学会联盟（WFPICCS）、世界重症护理联盟（WFCCN）、国际脓毒症论坛（ISF）和脓毒症联盟（SA）发出了创建世界脓毒症日（WSD）的号召，并将2012年9月13日定为首个WSD。

自1991年脓毒症1.0定义提出以来，脓毒症的实验与临床研究蓬勃发展；2001年美国华盛顿联席会议又对其进行修订，提出了脓毒症2.0定义与诊断标准。2001年欧洲重症医学会、美国重症医学会和国际脓毒症论坛发起“拯救脓毒症运动”（surviving sepsis campaign，SSC）。2002年欧美国家多个组织共同发起并签署“巴塞罗那宣言”，并且进一步制定基于对脓毒症研究的循证医学证据，并不断更新脓毒症治疗指南，即SSC指南，以改进脓毒症的治疗措施，降低脓毒症的病死率。SSC指南于2003年第一次发布，历经2008和2012年的两次修订，该指南已经成为临床医师治疗脓毒症病患最重要的参考。2016年2月，在第45届危重病医学年会上，美国重症医学会（SCCM）与欧洲重症医学会（ESICM）联合发布脓毒症3.0定义及诊断标准，并对2012年的《严重脓毒症和脓毒性休克的治疗指南》进行了修订，命名为“拯救脓毒症运动：2016年脓毒症及脓毒性休克治疗指南”。

一、病因

2016年SCCM与ESICM联合发布脓毒症3.0定义，即机体对感染的反应失调而导致危及生命的器官功能障碍。将危及生命的器官功能障碍定义为SOFA（序贯性器官功能衰竭评分）急性变化≥2分。脓毒性休克是指脓毒症合并出现严重的循环障碍和细胞代谢紊乱，临床表现为持续性低血压，在充分容量复苏后仍需血管收缩药以维持平均动脉压≥65mmHg，血清乳酸浓度>2mmol/L。新定义超越了感染本身的潜在危险性，更关注机体应对感染时所发生的复杂病理生理反应。

脓毒症可以由任何部位的感染引起，临床上常见于肺炎、腹膜炎、胆管炎、泌尿系统感染、蜂窝织炎、脑膜炎、脓肿等。其病原微生物包括细菌、真菌、病毒及寄生虫等，但并非所有的脓毒症患者都有引起感染的病原微生物的阳性血培养结果，仅约45%的脓毒性休克患者可获得阳性血培养结果。脓毒症常常发生在严重疾病的患者中，如严重烧伤、多发伤、外科手术后等患者。脓毒症也常见于有慢性疾病的患者如糖尿病、慢性阻塞性支气管、白血病、再生障碍型贫血和尿路结石等。

脓毒症的根本发病机制尚未明了，涉及到复杂的全身炎症网络效应、基因多态性、免疫功能障碍、凝血功能异常、组织损伤以及宿主对不同感染病原微生物及其毒素的异常反应等多个方面，与机体多系统、多器官病理生理改变密切相关，脓毒症的发病机制仍需进一步阐明。

（一）细菌内毒素

研究表明细菌的内毒素可以诱发脓毒症，脓毒症病理生理过程中出现失控的炎性反应、免疫功能紊乱、高代谢状态及多器官功能损害均可由内毒素直接或间接触发。

（二）炎性介质

脓毒症中感染因素激活机体单核巨噬细胞系统及其他炎症反应细胞，产生并释放大量炎性介质。脓毒症时，内源性炎性介质包括血管活性物质、细胞因子、趋化因子、氧自由基、急性期反应物质、生物活性脂质、血浆酶系统产物及血纤维蛋白溶解途径等相互作用形成网络效应并引起全身各系统、器官的广泛损伤。同时某些细胞因子如肿瘤坏死因子（TNF）-α 等可能在脓毒症的发生、发展过程中起到重要作用。

（三）免疫功能紊乱

脓毒症免疫功能障碍特征主要为丧失迟发性变态反应、不能清除病原体以及易感医源性感染。脓毒症免疫功能紊乱的机制，一方面是作为免疫系统的重要调节细胞 T 细胞功能失调，炎性介质向抗炎反应漂移，致炎因子减少，抗炎因子增多；另一方面则表现为免疫麻痹，即细胞凋亡与免疫无反应性，T 细胞对特异性抗原刺激不发生反应性增殖或分泌细胞因子。

（四）肠道细菌 / 内毒素易位

20 世纪 80 年代以来，人们注意到应激发生时导致的机体最大的细菌及内毒素储存库—肠道发生功能失调，进而引起的肠道细菌 / 内毒素易位所致感染与随后发生的脓毒症及多器官功能障碍密切相关。研究表明，严重损伤后的应激反应可造成肠黏膜屏障破坏、肠道菌群生态失调及机体免疫功能下降，从而发生肠道细菌 / 内毒素易位，触发机体过度炎性反应与器官功能损害。

（五）凝血功能紊乱

凝血系统在脓毒症的发病过程中起着重要作用，它与炎性反应相互促进、共同构成脓毒症发生、发展中的关键因素。内毒素和 TNF 通过诱发巨噬细胞和内皮细胞释放组织因子，可激活外源性凝血途径，被内毒素激活的凝血因子Ⅻ也可进一步激活内源性凝血途径，最终导致弥漫性血管内凝血（DIC）。

（六）基因多态性

临床上发现，同一致病菌感染不同个体的临床表现和预后截然不同，提示基因多态性等遗传因素也是影响人体对应激打击易感性与耐受性、临床表现多样性及药物治疗反应差异性的重要因素。

二、临床表现及诊断

（一）临床表现

脓毒症患者一般都会有 SIRS 的一种或多种表现。最常见的有发热、心动过速、呼吸急促和外周血中性粒细胞增加。目前认为脓毒症的临床表现包括：①原发感染灶的症状和体征；② SIRS 的表现；③脓毒症进展后出现的休克及进行性多器官功能障碍表现。

（二）诊断

1. 旧版诊断标准　鉴于脓毒症早期定义中的 SIRS 诊断标准过于敏感并缺乏特异性，从而提出更为严格的诊断标准，包括感染、炎症反应、器官障碍、血流动力学、组织灌注等 21 个指标及参数，以帮助医师临床诊断。但因该诊断标准过于复杂，阻碍了其临床应用。

2. 脓毒症临床诊断标准　脓毒症 3.0 的新定义强调了致命性的器官功能障碍，在比较了 SIRS、序贯器官衰竭评分［Sequential（sepsis-related）organ failure assessment，SOFA］和 Logistic 器官功能障碍评分系统（LODS）后，推荐对于基础器官功能障碍状态未知的患者，基线 SOFA 评分设定为 0，将感染后 SOFA 评分快速增加 ≥ 2 作为脓毒症器官功能障碍的临床判断标准（表 116-6）。

SOFA 计算繁复，且需血液化验检查，难于快速使用。新定义提出快速 SOFA 评分（qSOFA）作为院外、急诊室和普通病房的床旁脓毒症筛查工具，以鉴别出预后不良的疑似感染患者。qSOFA 由 Glasgow 昏迷评分≤ 13 分、收缩压≤ 100mmHg 和呼吸频率≥ 22 次 /min 共 3 项组成，符合 2 项或以上，即 qSOFA 评分≥ 2 则为疑似脓毒症。

3. 脓毒性休克诊断标准　脓毒性休克是指脓毒症合并出现严重的循环障碍和细胞代谢紊乱，其死亡风险较单纯脓毒症显著升高。脓毒性休克推荐的临床诊断标准为脓毒症患者经充分容量复苏后仍存在持续性低血压，需缩血管药物维持平均动脉压（MAP）≥ 65mmHg 且血清乳酸水平 >2mmol/L。

4. 脓毒症和脓毒性休克的可操作性的诊断程序如下（图 116-2）。

表 116-6 SOFA 评分表

		0分	1分	2分	3分	4分
呼吸系统	氧合指数	≥ 400	<400	<300	<200，呼吸支持	<100，呼吸支持
凝血系统	血小板计数（$\times 10^9$/L）	≥ 150	<150	<100	<50	<20
肝脏系统	胆红素（μmol/L）	<20	20~<33	33~<102	102~<204	≥ 204
心血管系统		MAP ≥ 70mmHg	MAP<70mmHg	多巴胺 <5.0 或多巴酚丁胺（任何剂量）	多巴胺 5.0~15.0 或肾上腺素 ≤ 0.1 或去甲肾上腺素 ≤ 0.1	多巴胺 >15 或肾上腺素 >0.1 或去甲肾上腺素 >0.1
中枢神经系统	Glasgow 评分	15	13~<15	10~<13	6~<10	<6
肾脏	肌酐（μmol/L） 尿量（ml/d）	<110	110~<171	171~<300	300~<440 <500	≥ 440 <200

注：儿茶酚胺类药物剂量单位 μg/（kg·min），至少 1 小时；1mmHg=0.133kPa；氧合指数为 PaO_2（mmHg）/FiO_2。

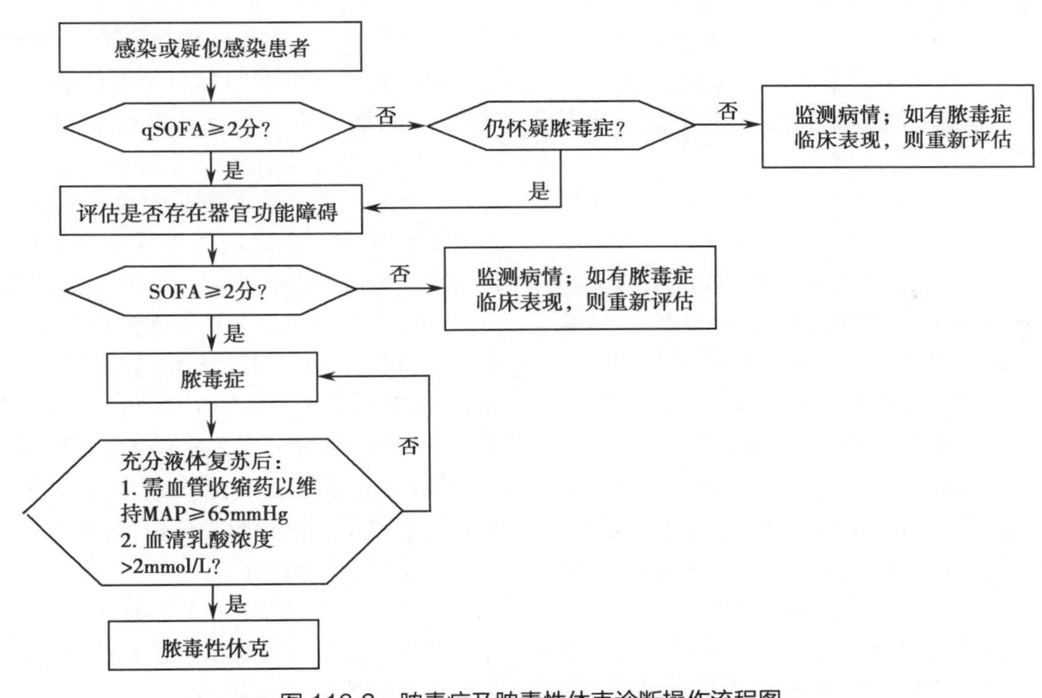

图 116-2 脓毒症及脓毒性休克诊断操作流程图

三、脓毒症与脓毒性休克的治疗

2016 年 SSC 指南所依据的新 GRADE 分级系统将推荐等级分为 1（强力推荐：做或不做）、2（弱度推荐：可能做或可能不做）两级，将证据强度分为 A［高质量随机对照研究（RCT）或荟萃分析研究］、B（中等质量 RCT 或高质量观察性及队列研究）、C（完成良好、设对照的观察性及队列研究）和 D（病例总结或专家意见，低质量研究）四级。

总体而言，脓毒症与脓毒性休克诊断确立的 3 小时及 6 小时内应达到如下的集束化治疗目标：

3 小时内应完成的目标：①测定乳酸水平；②应用抗生素前留取血培养；③应用广谱抗生素；④当出现低血压或乳酸≥ 4mmol/L，应给予晶体液

30ml/kg。

6 小时内应继续完成的目标：①应用升压药物维持平均动脉压（MAP）≥ 65mmHg（若初始液体复苏治疗无法纠正低血压）；②若经过容量复苏治疗后仍持续低血压（脓毒性休克）或初始乳酸水平 >4mmol/L（36mg/dL），则测定中心静脉压（CVP）（目标≥ 8mmHg）以及测定中心静脉血氧饱和度（ScvO2）（目标≥ 70%）；③如果初始乳酸水平升高，应重复测定乳酸（目标达正常）。

SSC 指南具体的内容如下：

（一）早期复苏与感染问题

1. 早期复苏

（1）脓毒症所致休克的定义为组织低灌注，表现为经过最初的液体复苏后持续低血压或血乳酸浓度≥ 4mmol/L。此时应进行早期复苏（best practices tatement，BPS），并应在确定存在低灌注的第一时间、而不是迟延到患者入住 ICU 后实施。

在早期复苏最初 6 小时内的复苏目标包括：①中心静脉压（CVP）8 ~12mmHg；②平均动脉压（MAP）≥ 65mmHg；③尿量≥ 0.5ml/（kg·h）；④中心静脉（上腔静脉）氧饱和度（$S_{cv}O_2$）≥ 70% 或混合静脉氧饱和度（S_vO_2）≥ 65%（1B）。

对脓毒症所致的低灌注，推荐在拟诊为脓毒性休克起 3 小时内输注至少 30ml/kg 的晶体溶液进行初始复苏（1C）；完成初始复苏后，评估血流动力学状态以指导下一步的液体输注（BPS）。重复评估必须包括全面的临床检查和评估可利用的生理指标（心率、血压、动脉血氧饱和度、呼吸频率、体温、尿量等）以及其他无创或有创的监测。

早期开始液体复苏对于脓毒性休克至关重要。较早的指南已经推荐了标准化的定量复苏，称为早期目标导向性治疗（early goal directed therapy，EGDT），新版 SSC 指南强调，EGDT 并不造成危害，继续使用可能是安全的，并且可以考虑使用，但无推荐。2018 年“拯救脓毒症运动”对脓毒症集束化治疗进行更新，提出“1 小时集束化治疗”策略，进一步强调了应立即开始复苏和治疗。

（2）对临床检查不能明确诊断的患者，应进一步采用血流动力学监测（如心功能评估）来决定休克类型（BPS）；患者血流动力学指标持续改善的前提下进行补液应谨慎，推荐进行补液试验评估液体反应性后再合理给予液体（BPS）；建议使用动态指标预测液体反应性（2C），采用脉压变化预测脓毒症或脓毒性休克患者的液体反应性具有高敏感度及特异性。

（3）对于需使用血管活性药物的脓毒性休克患者，推荐以 MAP 65mmHg 作为初始复苏目标（1B）；对于血乳酸水平升高的患者，建议以乳酸指导复苏，将乳酸恢复至正常水平（2C）。

（4）初始液体复苏及随后的容量替代治疗中，推荐使用晶体液（1B）；不推荐使用羟乙基淀粉进行容量替代治疗（1A）；在早期复苏及随后的容量替代治疗阶段，当需要大量的晶体溶液时，建议可以加用白蛋白（2C）。

2. 脓毒症的筛选与改善预后

（1）推荐医院及医院系统应制定脓毒症质量改进计划，包括对急危重症及高危患者进行脓毒症筛查，并早期采取治疗（BPS）。

（2）尽可能通过改进临床治疗措施以改善脓毒症患者的转归（无分级）。

3. 诊断

（1）对于怀疑脓毒症或脓毒性休克患者，在不显著延迟（>45 分钟）启动抗菌药物治疗的前提下，应常规进行微生物培养（至少包括两组血培养）（BPS）。如果不能马上获得标本，应尽快启动抗菌药物治疗。在抗菌药物治疗开始之前先采样培养与改善预后有关。为了更有效地得到病原体，建议在开始抗生素治疗之前对患者至少采集两处血液标本（需氧瓶和厌氧瓶），一处为经皮穿刺抽取，另一处为经血管内置管处留取血液标本（除非置管时间不足 48 小时）。如果从不同的部位采集血液标本，可同时采集上述血液标本。其他部位标本的培养（条件允许时尽可能留取），包括尿液、脑脊液、伤口、呼吸道分泌物或其他体液也可能为感染源。如果临床检查明确提示感染部位，则不需要对其他部位进行采样（除血样外）。

（2）建议利用血浆（1，3）-β-D 葡聚糖检测（2B）、甘露聚糖和抗 - 甘露聚糖抗体检测，对侵袭性念珠菌感染进行鉴别诊断（2C）。

（3）可通过快速影像学检查确定潜在的感染源。一旦明确存在潜在感染源，立即获取其标本，同时还应考虑到患者转运及进行有创操作的风险（如决定转运患者进行 CT 引导下细针穿刺活检检查，则应充分协调并严密监测）。除了这些检查，床旁超声可以避免患者转运（无分级）。

4. 抗生素治疗

（1）在确认脓毒症或脓毒性休克后，尽早在 1 小时内静脉应用抗生素治疗，延迟不超过 3 小时

(1B)。(注：尽管尽早进行抗生素治疗的权重较高，但是临床医师实现该目标的可行性还未经科学地评估。)对于脓毒症或脓毒性休克患者，推荐经验性使用可能覆盖所有病原体(细菌和/或可能的真菌或病毒)的抗菌药物(1B)。对于脓毒性休克早期处理，推荐经验性联合使用抗菌药物，对于脓毒症而没有休克的患者或中性粒细胞减少的患者，不推荐常规联合使用抗菌药物(2C，1B)。

(2)建议初次经验性抗感染治疗应包含可对抗所有病原菌[细菌和(或)真菌或病毒]，且在疑似感染源组织内达到有效浓度的单一药物或多药联合治疗(1B)。多数情况下，可使用一种碳青霉烯类或广谱青霉素/β-内酰胺酶抑制剂组合，也可使用3代或更高级别的头孢菌素。对于血流动力学不稳定或出现器官衰竭的高风险患者，目前尚无足够证据支持联合治疗的临床获益。

(3)在病原学诊断及药敏结果明确或临床症状充分改善后，推荐进行降阶梯治疗(BPS)。对绝大多数严重感染来说，在确定致病菌的情况下，应降阶梯至最窄谱抗菌药物治疗，以缩小覆盖范围。当发现感染不存在时，应立即停止抗菌药物的使用，以避免产生耐药及不良反应。

(4)脓毒症或者脓毒性休克患者，抗菌药物的剂量优化策略应基于目前公认的药效学/药代动力学原则及具体药物的特性(BPS)。脓毒症及脓毒性休克患者抗菌药物的剂量优化需考虑以下几点：肝肾功能不全的风险、未被发现的免疫功能障碍及对耐药菌的易感体质。应用抗菌药物的多药联合治疗时，应对其进行治疗药物监测。

(5)建议脓毒症及脓毒性休克患者的抗菌药物疗程为7~10天(2C)；对于脓毒性休克，如果初始应用联合治疗后临床症状改善或感染缓解，推荐降阶梯，停止联合治疗(BPS)。由于脓毒症患者宿主因素的复杂性及微生物之间复杂的相互作用，抗菌药物疗程应根据患者病情个体化制定。部分患者使用长时程(>10天)抗菌药物治疗是合理的，包括临床改善缓慢、感染源难以控制、金黄色葡萄球菌相关的菌血症(MRSA)、某些真菌、病毒感染及免疫缺陷患者(2C)。部分患者，如腹腔内感染的感染灶得到有效控制后临床症状迅速改善的、泌尿系脓毒症和简单型肾盂肾炎，缩短疗程是恰当的(2C)。

(6)对于初始疑似脓毒症但后期无感染证据的患者，临床医师可根据降钙素原水平或其他类似生物标志物判断停止经验性抗生素治疗的指征(2C)。PCT或其他生物标记物的检测可作为临床评估的辅助手段，但抗菌药物的起始及减停需结合临床具体情况判定。

(7)对于由病毒感染引起的脓毒症或脓毒性休克患者，应尽早开始抗病毒治疗(无分级)。

(8)对于被确定由非感染性因素(如重症胰腺炎、烧伤)引起的严重炎症患者，不持续全身使用抗生素治疗(BPS)。

5. 感染源控制

(1)推荐对可能有特定感染源的脓毒症患者，应尽快明确其感染源，并尽快采取适当的控制措施(BPS)。

(2)脓毒症和脓毒性休克的感染源控制原则是感染部位的快速诊断和及时处理。对易于清除的感染灶，包括腹腔内脓肿、胃肠道穿孔、胆管炎、胆囊炎、肾盂肾炎伴梗阻或脓肿、肠缺血、坏死性软组织感染和其他深部间隙感染(如脓胸或严重的关节内感染)，应在初始复苏后尽快控制感染灶，一般诊断后不超过6~12小时。

(3)推荐在新的血管通路建立后，立即移除可能引起脓毒症或脓毒性休克的血管内植入物(BPS)。

6. 感染的预防

(1)可应用选择性口咽去污(SOD)和选择性消化道去污(SDD)方法降低呼吸机相关性肺炎(VAP)的发生率；这些感染控制方法可在卫生机构或区域实施，其在这些场所的有效性已被证实(2B)。

(2)对于ICU的脓毒症患者，可予葡萄糖酸氯己定口服进行口咽部去污，以降低VAP的发生危险(2B)。

(二)血流动力学支持与辅助治疗

1. 脓毒症的液体疗法

(1)对于脓毒症及脓毒性休克患者，晶体液可用于早期液体复苏和进一步的容量置换(1B)。

(2)对于脓毒症及脓毒性休克患者，避免采用羟乙基淀粉(HES)进行液体复苏(1A)。复苏时，晶体液优于明胶(2C)。

(3)脓毒症及脓毒性休克患者需要输注大量晶体液时，推荐白蛋白联合晶体液用于初始的液体复苏和后续的容量替代(2C)。

(4)推荐在持续输液改善血流动力学过程中进行补液试验(BPS)，对于合并脓毒症导致的组织灌注不足且怀疑血容量不足的患者，初始液体冲击疗法应达到以最小30ml/kg的剂量输注晶体液(此方法可部分等同于输注白蛋白)。对于部分患者,可能需要以更快的速度输入更大量的液体(1C)。

(5)在液体冲击疗法中,只要动态指标(如脉压、每搏量改变)或静态指标(动脉压、心率)显示血流动力学得到改善,即推荐继续液体治疗(无分级)。

2. 血管升压类药物

(1)应用血管升压药治疗的初始目标为使MAP达到65mmHg(1C)。

(2)去甲肾上腺素为首选血管升压药(1B)。

(3)当需要额外的血管升压药来维持足够血压时,应用肾上腺素(加用或替代去甲肾上腺素)(2B)。

(4)推荐血管加压素(最大剂量0.03U/min)(2B)或肾上腺素(2C)联合去甲肾上腺素用于提升平均动脉压至目标值,或加用血管加压素(最大剂量0.03U/min)(2B)以减少去甲肾上腺素的剂量。

(5)不建议初始应用单一的小剂量血管加压素治疗脓毒症诱发的低血压,剂量高于0.03~0.04U/min的血管升压素可作为挽救治疗(应用其他血管升压药未达到足够的MAP)(无分级)。

(6)仅在高度选择性患者中(快速性心律失常低风险及绝对或相对心动过缓患者),以多巴胺作为替代去甲肾上腺素的血管升压药(2C)。

(7)不建议应用去氧肾上腺素治疗脓毒性休克,除外下列情况:①应用去甲肾上腺素引起严重心律失常,②心输出量高而血压持续低下,或③当正性肌力药物/血管升压药与小剂量血管升压素联合应用未能达到目标MAP,应用去氧肾上腺素进行挽救治疗(1C)。

(8)不建议将小剂量多巴胺作为肾脏保护药物(1A)。

(9)对于所有需要应用血管升压药治疗的患者,如果条件允许,尽快置入动脉导管(2D)。

3. 正性肌力药物治疗

(1)存在下列情况时,可试验性输注或在血管升压药的同时加用多巴酚丁胺[可高达20μg/(kg·min)]:①心脏充盈压升高、心输出量降低,提示心肌功能障碍,或②尽管已达到了充足的血容量和足够的MAP,仍有灌注不足表现(2C)。

(2)反对增加心脏指数至预设的超常水平(1B)。

(3)如果达到充足的液体复苏和足够的MAP时心输出量仍低,可考虑使用左西孟旦(2C)。

4. 皮质类固醇　对于成人脓毒性休克患者,如果通过充分的液体复苏和血管升压药治疗能够使血流动力学恢复稳定,则不建议静脉给予氢化可的松。如果患者对上述方法不敏感,建议单纯静脉给予氢化可的松200mg/d(2C)。

（三）脓毒症的其他支持治疗

1. 血制品输注

(1)成人患者一旦组织灌注不足得到纠正,并且无以下不利情况,如心肌缺血、严重低氧血症、急性出血或缺血性冠状动脉疾病时,建议仅在血红蛋白水平下降至<70g/L时输注红细胞,目标使血红蛋白水平维持在70~90g/L(1A)。

(2)不建议将促红细胞生成素作为脓毒症所致贫血的特殊治疗(1B)。

(3)在不存在出血或有创操作计划时,不建议使用新鲜冰冻血浆来纠正实验室凝血异常(2D)。

(4)对于脓毒症患者,当血小板计数≤ 10×10^9/L而无明显出血时,或当血小板计数≤ 20×10^9/L但有明显出血风险时,建议预防性输注血小板。对于有活动性出血、需进行手术或有创操作时,建议维持较高的血小板计数水平(≥ 50×10^9/L)(2D)。

2. 免疫球蛋白　对于脓毒症或脓毒性休克成人患者,不建议静脉给予免疫球蛋白(2B)。

3. 抗凝治疗　不建议静脉给予硒治疗严重脓毒症(2C)。

(1)对于脓毒症及脓毒性休克患者,不建议使用抗凝血酶治疗(1B)。

(2)关于脓毒症或脓毒性休克患者,对使用血栓调节蛋白或者肝素无相关推荐。

4. 机械通气

(1)对于脓毒症导致急性呼吸窘迫综合征(ARDS)患者的机械通气,建议临床医师将潮气量按理想体重设定为6ml/kg(与12ml/kg比较,1A)。

(2)对于脓毒症诱导ARDS患者,监测气道平台压,并将被动通气患者的最初平台压上限设置为≤ $30cmH_2O$(1B)。

(3)对于脓毒症导致的中重度ARDS,采用较高水平而非较低水平的PEEP(2B)。

(4)应用复张手法治疗伴严重难治性低氧血症的脓毒症患者(2B)。

(5)在有经验的单位,对于氧合指数(PaO_2/FiO_2)<150的脓毒症诱导ARDS患者,建议采取俯卧位机械通气(1B)。

(6)对脓毒症诱发的成人ARDS患者,不推荐使用高频振荡通气(1B)。

(7)对于PaO_2/FiO_2<150mmHg的早期ARDS

成年患者，建议使用神经肌肉阻滞剂（NMBAs）的时间≤48小时（2B）。

(8)对于脓毒症导致的ARDS，如无组织低灌注证据，推荐使用限制性液体治疗策略（1B）。

(9)对于脓毒症导致的ARDS患者，若无特殊适应证（如支气管痉挛），反对应用β2受体激动剂进行治疗（1B）。

(10)对于脓毒症诱导ARDS患者，反对常规置入肺动脉导管（1A）。

(11)对于接受机械通气的脓毒症患者，建议将床头抬高30°~45°，以减少误吸风险，预防VAP的发生（1C）。

(12)脓毒症患者计划脱机前，推荐进行自主呼吸试验（1A）。

(13)对于脓毒症导致的呼吸衰竭患者，在可以耐受脱机时，推荐使用脱机方案（1B），包括自主呼吸试验、逐步减少压力支持和计算机辅助脱机。机械通气的脓毒症患者应常规进行自主呼吸试验，以评估脱离机械通气的能力，同时患者需符合以下标准：①可唤醒；②血流动力学稳定（未应用血管升压药）；③无新的潜在严重疾病；④只需要低通气量和低PEEP；⑤只需要吸入低浓度氧，通过面罩或鼻导管给氧即可满足吸氧浓度。如果自主呼吸试验成功，应考虑拔管。

5. 脓毒症患者的镇静、镇痛和神经肌肉阻滞

(1)对于接受机械通气的脓毒症患者，推荐应用最小剂量的连续性或者间断性镇静，以达到特定的镇静目标（BPS）。限制镇静剂的使用包括如下几种方法：包含镇静评估的护理方案、使用间歇镇静而不是持续镇静、使用阿片类药物而避免镇静剂的使用以及使用短效药物如丙泊酚、右美托咪定等。

(2)对于PaO_2/FiO_2<150的早期脓毒症导致的ARDS患者，建议短疗程应用神经肌肉阻滞剂不超过48小时（2B）。

6. 血糖控制

(1)对于ICU的脓毒症患者，建议采取标准方法进行血糖管理，即当连续2次血糖检查结果均>180mg/dL（10mmol/L）时，开始胰岛素治疗。血糖控制的目标上限应为180mg/dL（10mmol/L），而不是110mg/dL（6.1mmol/L）（1A）。

(2)每1~2小时监测一次血糖水平，直至血糖水平和胰岛素输注速率稳定，此后每4小时监测一次血糖水平（BPS）。

(3)应谨慎对待床边检测方法获得的末梢血血糖水平，因为该方法测得的血糖水平可能不能准确评估动脉血或血浆血糖水平（BPS）。

(4)建议对有动脉置管的患者采集动脉血测定血糖（2C）。

7. 肾脏替代治疗

(1)对于脓毒症合并急性肾脏衰竭患者，连续肾脏替代疗法与间歇性血液透析是等效的（2B）。

(2)对于血流动力学不稳定的脓毒症患者，采用连续肾脏替代治疗有利于液体平衡管理（2D）。

(3)对于脓毒症合并AKI的患者，如果仅有肌酐升高或少尿而无其他透析指征时，不建议进行RRT（2C）。

8. 碳酸氢盐治疗　对于灌注不足导致高乳酸血症且pH≥7.15的患者，反对应用碳酸氢钠来改善血流动力学或减少血管升压药的使用（2B）。

9. 预防深静脉血栓形成

(1)建议在无禁忌证的情况下，推荐对脓毒症患者应用肝素[普通肝素（UFH）或低分子量肝素（LMWH）]进行深静脉血栓栓塞（VTE）的预防（1B）。

(2)建议在没有LMWH禁忌证的情况下，推荐对脓毒症患者应用LMWH（与UFH相比）来预防VTE（1B）。

(3)建议如有可能，将VTE药物预防与机械预防相结合应用（2C）。

(4)建议在VTE药物预防存在禁忌证（如血小板减少症、严重凝血病、活动性出血、新近脑出血等）的情况下，采取机械性VTE预防措施（2C）。

10. 预防应激性溃疡

(1)对于脓毒症及脓毒性休克患者，如果存在消化道出血危险因素，推荐进行应激性溃疡的预防（1C）。

(2)建议质子泵抑制剂或H_2受体拮抗剂（H_2RA）都可用于应激性溃疡的预防（2C）。

(3)对于无胃肠道出血危险因素的患者，不建议采取预防应激性溃疡的措施（BPS）。

11. 营养

(1)若脓毒症或脓毒性休克的重症患者能够耐受肠道喂养，建议启动早期肠内营养，而不是采取早期单纯肠外营养或在肠外营养联合肠内营养（1B）。

(2)在诊断脓毒症或脓毒性休克后前7天，若早期肠内营养不可行，建议采用静脉输注葡萄糖和肠内营养，而不是单纯的全肠外营养或肠外营养联

合肠内喂养(2B)。

(3)脓毒症或脓毒性休克患者若能耐受,应尽早开始肠道喂养,而不是令患者完全空腹或仅静脉给予葡萄糖(2C)。

(4)对于脓毒症或者脓毒性休克的危重症患者,建议早期启动滋养性 / 低热量肠内营养,或者早期足量肠内营养;如果早期启动的是滋养 / 低热量肠内营养,则根据患者的耐受性,逐步增加肠内营养的量(2B)。

(5)不推荐使用 ω-3 脂肪酸作为脓毒症或脓毒性休克危重患者的免疫补充剂(1C)。

(6)不建议对脓毒症或者脓毒性休克的非外科危重症患者常规监测胃残余量(GRVs)。但对于喂养不耐受或者存在高误吸风险的患者,建议监测胃残余量(2D)。

(7)脓毒症或者脓毒性休克的危重症患者如果喂养不耐受,建议使用促胃肠动力药物(2C)。

(8)脓毒症或者脓毒性休克的危重症患者如果喂养不耐受或者存在高误吸风险,应留置幽门下喂养管(2C)。

(9)不推荐对于脓毒症或者脓毒性休克患者进行静脉补硒(1B)。

(10)不建议对于脓毒症或者脓毒性休克患者使用精氨酸(2C)。

(11)不推荐应用谷氨酰胺治疗脓毒症或者脓毒性休克(1B)。

(12)对于应用肉毒碱治疗脓毒症或者脓毒性休克无相关推荐。

12. 治疗目标

(1)建议与患者及其家属讨论治疗的目标及预后(BPS)。

(2)建议将治疗目标融入治疗及生命终期护理规划,适当时机应采用姑息治疗原则(1B)。

(3)建议尽早实现治疗目标,最迟在入住 ICU 72 小时内实现(2C)。

(卞金俊　金培培　邓小明)

参考文献

[1] LINDER A, GUH D, BOYD J H, et al. Long-term (10-year) mortality of younger previously healthy patients with severe sepsis/septic shock is worse than that of patients with nonseptic critical illness and of the general population [J]. Crit Care Med, 2014, 42 (10): 2211-2218.

[2] NICKLER M, SCHAFFNER D, CHRIST-CRAIN M, et al. Prospective evaluation of biomarkers for prediction of quality of life in community-acquired pneumonia [J]. Clin Chem Lab Med, 2016, 54 (11): 1831-1846.

[3] SALZBERGER B, HANSES F, BIRKENFELD G, et al. Severe infections: Causes and management of sepsis [J]. Internist, 2013, 54 (8): 925-935.

[4] GIUNTA V, FERRER M, ESPERATTI M, et al. ICU-acquired pneumonia with or without etiologic diagnosis: a comparison of outcomes [J]. Crit Care Med, 2013, 41 (9): 2133.

[5] MONTRAVERS P, DUPONT H, LEONE M, et al. Guidelines for management of intra-abdominal infections [J]. Anaesth Crit Care Pain Med, 2015, 34 (2): 117-130.

[6] SEGUIN P, ROQUILLY A, MIMOZ O, et al. Risk factors and outcomes for prolonged versus brief fever: a prospective cohort study [J]. Crit Care, 2012, 16 (4): R150.

[7] YOUNG P, SAXENA M, BELLOMO R, et al. Acetaminophen for fever in critically ill patients with suspected infection [J]. New England Journal of Medicine, 2015, 373 (23): 2215-2224.

[8] RHODES A, EVANS L E, ALHAZZANI W, et al. Surviving sepsis campaign: international guidelines for management of sepsis and septic shock: 2016 [J]. Intensive Care Med, 2017, 43 (3): 304-377.

[9] LEVY M M, EVANS L E, RHODES A. The surviving sepsis campaign bundle: 2018 update. Crit Care Med, 2018, 46 (6): 997-1000.

[10] MARIK P E, KHANGOORA V, RIVERA R, et al. Hydrocortisone, vitamin c and thiamine for the treatment of severe sepsis and septic shock: a retrospective before-after study [J]. Chest, 2017, 151 (6): 1229-1238.

[11] ANNANE D, RENAULT A, BRUN-BUISSON C, et al. Hydrocortisone plus fludrocortisone for adults with septic shock [J]. New England Journal of Medicine, 2018, 378 (9): 809-818.

[12] IBARRA-ESTRADA M A, CHÁVEZ-PEÑA Q, REYNOSO-ESTRELLA C I, et al. Timing, method and discontinuation of hydrocortisone administration for septic shock patients [J]. World J Crit Care Med, 2017, 6 (1): 65-73.

[13] TEDJA R, WENTINK J, O'HORO J C, et al. Catheter-associated urinary tract infections in intensive care unit patients [J]. Infect Control Hosp Epidemiol, 2015, 36 (11): 1330-1334.

[14] CHENOWETH C E, GOULD C V, SAINT S. Diagnosis, management, and prevention of catheter-associ-

ated urinary tract infections [J]. Infect Dis Clin North Am, 2014, 28 (1): 105-119.

[15] HENTRICH M, SCHALK E, SCHMIDT-HIEBER M, et al. Central venous catheter-related infections in hematology and oncology: 2012 updated guidelines on diagnosis, management and prevention by the infectious diseases working party of the german society of hematology and medical oncology [J]. Ann Oncol, 2014, 25 (5): 936-947.

[16] JEGANATHAN N, YAU S, AHUJA N, et al. The characteristics and impact of source of infection on sepsis-related ICU outcomes [J]. J Crit Care, 2017, 41: 170-176.

[17] FLEISCHMANN C, SCHERAG A, ADHIKARI N K, et al. Assessment of global incidence and mortality of hospital-treated sepsis. current estimates and limitations. Am J Respir Crit Care Med, 2016, 193 (3): 259-272.

[18] TIGABU B M, DAVARI M, KEBRIAEEZADEH A, et al. Fluid volume, fluid balance and patient outcome in severe sepsis and septic shock: a systematic review [J]. J Crit Care, 2018, 48: 153-159.

[19] NEUVILLE M, MOURVILLIER B, BOUADMA L, et al. Bundle of care decreased ventilator-associated events-implications for ventilator-associated pneumonia prevention [J]. J Thorac Dis, 2017, 9 (3): 430-433.

[20] KALANURIA A A, ZIAI W, MIRSKI M. Ventilator-associated pneumonia in the ICU [J]. Crit Care, 2014, 18 (2): 208.

[21] FOREL J M, VOILLET F, PULINA D, et al. Ventilator-associated pneumonia and ICU mortality in severe ARDS patients ventilated according to a lung-protective strategy [J]. Crit Care, 2012, 16 (2): R65.

[22] ROTSTEIN C, EVANS G, BORN A, et al. Clinical practice guidelines for hospital-acquired pneumonia and ventilator-associated pneumonia in adults [J]. Can J Infect Dis Med Microbiol, 2008, 19 (1): 19-53.

[23] PARBAT N, SHERRY N, BELLOMO R, et al. The microbiological and clinical outcome of guide wire exchanged versus newly inserted antimicrobial surface treated central venous catheters [J]. Crit Care, 2013, 17 (5): R184.

[24] TIMSIT J F, PERNER A, BAKKER J, et al. Year in review in Intensive Care Medicine 2014: III. Severe infections, septic shock, healthcare-associated infections, highly resistant bacteria, invasive fungal infections, severe viral infections, Ebola virus disease and paediatrics [J]. Intensive Care Med, 2015, 41 (4): 575-588.

[25] DEVAUD J C, BERGER M M, PANNATIER A, et al. Hypertriglyceridemia: a potential side effect of propofol sedation in critical illness [J]. Intensive Care Med, 2012, 38 (12): 1990-1998.

[26] SCHUETZ P, ALBRICH W, MUELLER B. Procalcitonin for diagnosis of infection and guide to antibiotic decisions: past, present and future [J]. BMC Med, 2011, 9: 107.

[27] MAYR F B, YENDE S, ANGUS D C. Epidemiology of severe sepsis [J]. Virulence, 2014, 5 (1): 4-11.

[28] STOLLER J, HALPIN L, WEIS M, et al. Epidemiology of severe sepsis: 2008—2012 [J]. J Crit Care, 2016, 31 (1): 58-62.

[29] STEARNS-KUROSAWA D J, OSUCHOWSKI M F, VALENTINE C, et al. The pathogenesis of sepsis [J]. Annu Rev Pathol, 2011, 6: 19-48.

[30] MINASYAN H. Sepsis and septic shock: Pathogenesis and treatment perspectives [J]. J Crit Care, 2017, 40: 229-242.

[31] KLEINPELL R M, GRAVES B T, ACKERMAN M H. Incidence, pathogenesis, and management of sepsis: an overview [J]. AACN Adv Crit Care, 2016, 17 (4): 385-393.

[32] CHENG B, HOEFT A H, BOOK M, et al. Sepsis: pathogenesis, biomarkers, and treatment [J]. Biomed Res Int, 2015, 2015: 846935.

[33] SEYMOUR C W, LIU V X, IWASHYNA T J, et al. Assessment of clinical criteria for sepsis: for the third international consensus definitions for sepsis and septic shock (Sepsis-3)[J]. JAMA, 2016, 315 (8): 762-774.

[34] VAN DER POLL T, VAN DE VEERDONK FL, SCICLUNA BP, et al. The immunopathology of sepsis and potential therapeutic targets [J]. Nat Rev Immunol, 2017, 17 (7): 407-420.

[35] MARIK P, BELLOMO R. A rational approach to fluid therapy in sepsis [J]. Br J Anaesth, 2016, 116 (3): 339-349.

[36] LEVY M M, FINK M P, MARSHALL J C, et al. 2001 SCCM/ESICM/ACCP/ATS/SIS international sepsis definitions conference [J]. Crit Care Med. 2003, 31 (4): 1250-1256.

[37] DELLINGER R P, LEVY M M, RHODES A, et al. Surviving sepsis campaign: international guidelines for management of severe sepsis and septic shock, 2012 [J]. Crit Care Med, 2013, 39 (2): 165-228.

[38] DELLINGER R P, LEVY M M, CARLET J M, et al. Surviving sepsis campaign: international guidelines for management of severe sepsis and septic shock: 2008 [J]. Crit Care Med, 2008, 36 (1): 296-327.

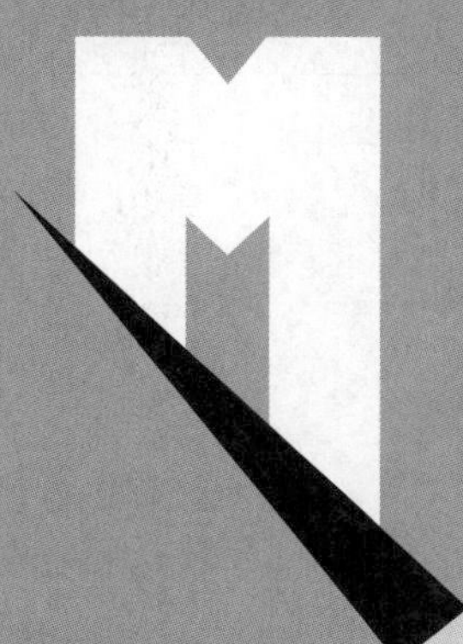

第九篇　临床疼痛学

ODERN ANESTHESIOLOGY

第一百一十七章

疼痛解剖与生理基础

目　录

人类对疼痛的认识已持续了数千年。从古代唯心拟想的“魔鬼作祟”，到现代视为生命的重要指征之一，尽管不断取得新的进展，但我们仍不能自信地说对疼痛有了全面的把握。诚如德国神经病理学家 Alfred Goldscheider 所云，“很惭愧，我们对疼痛本质的认识还十分匮乏”。疼痛对人类的伤害是无法估量的。不少慢性疼痛包括神经病理性疼痛以及晚期癌痛等，尚无有效的治疗策略，给个人、家庭、社会都造成很大负担，是科研人员、医师和社会学工作者共同面临的挑战。当前，随着“无痛医院”、“舒适医疗”等概念的提出，揭示疼痛发生机制、急性疼痛向慢性疼痛转化的机制、寻求有效的治疗手段已成为生命科学和医学亟待解决的重大课题。近年来疼痛研究进展加速，研究论文浩如烟海，学术专著多若春笋；新的概念不断涌现，传统定义不断更新，人们对疼痛的认识空前提升。然而一些乱象也应运而生，诸如常用概念在不同文献表述不统一，中外文互译较随意，这些都给读者带来费解或歧义。因此了解疼痛的认识进程，熟悉疼痛的概念演变，掌握疼痛解剖与生理基础，对从事疼痛的理论研究和临床诊疗非常必要。

第一节 疼痛的概念

一、疼痛认识简史

（一）古代对疼痛的认识

古往今来，尽管东西方文明差异很大，但对自然科学的认识进程往往又惊人的一致。古希腊人认为疼痛是冒犯诸神而得到的惩罚；古埃及人认为疼痛是神灵用魔法对灵魂的折磨；巴比伦人认为疼痛是外物借鬼神侵入体内造成的结果；我国古典医著《黄帝内经》载有，疼痛是阴阳失衡、气滞血瘀的结果，“不通则痛”。由此可见，古代东西方普遍认为疼痛不是一种感觉。

（二）近代对疼痛的认识

1. 特异性学说（specificity theory of pain） 1664年，Dethkarz 设想：疼痛有一条从皮肤到脑的特异的直达通路。“就像某人牵拉连于皮肤的绳索一端，刹那间敲响了挂于脑内另一端的钟，从而导致疼痛”。这种“绳子敲钟设想”是特异学说最古典的描述。随后 Blix 等在皮肤上发现了“感觉点”的存在，而 Von Frey 则进一步明确了感觉点的阈值，并提出了触、冷、热、痛点分布在皮肤不同区域的经典模型。Von Frey 所用的检测工具“Von Frey hairs 触觉测量器”至今仍被广泛应用于机械痛觉阈值的测量。1906 年，Sherrington 首次提出了伤害性感受器“nociceptor”的概念。特异性学说的基本点是：每种躯体感觉都存在到达大脑的特异性通路，当伤害性刺激作用于伤害性感受器，通过特定感觉纤维沿着特定通路投射到脊髓或脑的更高级的疼痛中枢从而引起疼痛。

2. 强度学说（intensity theory of pain） 1874年德国神经病理学家 Wilhelm Erb 首次提出疼痛的强度学说。该学说认为不存在针对低阈值或高阈值的特异性感受器，而当作用在非特异性感受器上的刺激增加或累积到一定水平时即可导致疼痛。Alfred Glodscheider 通过神经电生理模型也描述了这种总和效应，即重复阈下或阈上刺激累积成超强刺激可诱发疼痛。随着外周特异性感受器的发现，强度学说已退出历史舞台。

3. 模式学说（pattern theory of pain） 1955 年，Sinclair 和 Weddell 根据心理学家提示首次提出了“模式学说”。该学说认为，痛觉无特殊感受器，之所以造成疼痛是因为非特异性感受器受到超强或病理性刺激后，激活不同模式的神经冲动，最终在大脑整合为疼痛。由于该学说否认特异性感受器的存在，同样随着外周特异性感受器的发现而销声匿迹。

4. 闸门控制学说（gate control theory of pain） 1965 年，Melzack 和 Wall 在特异学说的基础上提出了“闸门控制学说”。该学说的基本论点是：外周感觉中传递非伤害性信息的粗（A）纤维和传递伤害性信息的细（C）纤维都能激活背角上行投射神经元（T），但又同时与背角Ⅱ层的抑制性神经元（SG）构成突触联系。当 A 纤维冲动增多时，也增强 SG 的抑制效应，使源于 C 纤维的伤害性信息上传受限，从而起到“闸门”的控制作用。近几十年来，闸门控制学说得到不断的补充与发展，其内涵远远超出原来的基本点。甚至将一切非伤害性因素都归类为 A 纤维，一切伤害性因素都归类为 C 纤维。由于闸门控制学说的理论基础简单明了，便于理解与操作，所以迄今一直广泛作为基础研究和临床治疗的理论依据。但必须指出的是，“闸门控制学说”也存在一定局限：一是把复杂的疼痛机制描述得如此简单很难与事实相符；二是在形态学上尚未得到明确的依据。随着疼痛的特异性结构、特异性传导通路、特异性物质基础的不断发现和证实，疼痛特异性学说或将取代闸门控制学说。

近代对疼痛认识的最大贡献是突破玄学，把疼痛作为一种特殊的感觉，并沿一定路径传向中枢。

（三）当代对疼痛的认识

1. 疼痛是最为常见的生活和临床现象　现在人们已经充分认识到，疼痛（pain）是一种最常见的生活现象。说其为生活现象，即任何人的一生都不可避免地要经历疼痛的困扰。轻微而短暂的疼痛，能为机体提供特殊的警报信号，它可以提示人们趋利避害，是生命不可缺少的保护功能之一。先天性疼痛缺失同样是有害无益的，此类患者终因不能感知和鉴别疼痛造成遍体鳞伤而危及生命。由此可见人类甚至离不开疼痛，所以它被医界公认为重要的生命体征之一。

疼痛也是一种最常见的临床现象。严重而持久的疼痛终将给机体带来明显的伤害，同时疼痛也是许多疾病的共同表征，例如创伤、晚期癌症患者大多伴有难以忍受的剧痛。保守估计每天约有1/10的人群会受到不同程度的疼痛困扰；每3~5例疼痛患者中就有一人受到中等或严重程度的长期折磨，有的甚至无法或很难做到独立生活。疼痛不仅造成个人的痛苦，而且也严重影响家人的生活质量。当前，临床上某些疼痛尚缺乏有效的治疗措施，而长期使用或过量使用镇痛剂又可引起药物成瘾与依赖。可见疼痛甚至可造成严重的社会问题，这对医师、科学家和社会学家无疑是挑战。正如前国际疼痛研究会主席R .Melzack所说，“疼痛是一个没有国界的重大难题，解决这个难题需要世界范围的共同努力。”

2. 疼痛已得到国际社会的广泛关注　疼痛对人类造成的伤害是巨大的，给各国医疗卫生资本都造成很大负担。但同时又是最易被个人和社会忽视和低估的问题之一。人们常常对早期轻微的疼痛不加注意，甚至对比较严重的疼痛也多是能忍则忍，听之任之。随着生活水平和生存质量的逐步提升，近些年来，政府、管理机构、社会对疼痛给予了更多的关注。2000年，世界卫生组织首次将慢性疼痛列为有害健康的疾病范畴。进入新世纪，美国第106次国会通过决议宣布，从2001年1月1日起的十年，为“疼痛控制和研究的十年”（decade of pain control and research）。2002年，第十届世界疼痛医学大会已明确将疼痛列为继体温、血压、脉搏、呼吸之后的“第五大生命体征”。2004年，国际疼痛研究会（international association for the study of pain，IASP）宣布将每年的10月11日定为世界镇痛日（global day against pain）。2006年，中国官方宣布，每年10月的第二个星期为中国镇痛周，并提出“免除疼痛是患者的基本权利和医师的神圣职责”。2007年10月15日，IASP宣布2008年为全球女性疼痛防治年（global year against pain in women）。2007年7月16日中国卫生部签发了“关于在《医疗机构诊疗科目名录》中增加‘疼痛科’诊疗项目的通知”文件（卫医发〔2007〕227号），确定在《医疗机构诊疗科目名录》（卫医发〔1994〕第27号文附件1）中增加一级诊疗科目“疼痛科”，代码“27”。根据这一文件，我国将在二级以上医院开设独立的“疼痛科”诊疗服务，从而使疼痛科成为我国医院第27个临床诊疗科目。近年来，“无痛医院”、“舒适医疗”、“精准医疗”等理念的不断提出，也更加体现了国际组织、社会机构对疼痛的广泛重视。2011年12月3日，我国疼痛学科相关专家在北京召开了中国疼痛医学大联盟会议，会议的宗旨是充分发挥疼痛各相关学科优势，共同致力于疼痛的研究与诊疗，为消除疼痛做出贡献。这些举措充分体现了我国政府和医学界对消除疼痛工作的高度重视。目前，尽管人们对疼痛概念以及学科分野的认识还存在争议，但“免除疼痛是患者的基本权利和医师的神圣职责”无疑是整个医学乃至生命科学界的共识。

人类在历经数千年不断探索之后，疼痛已不再神秘。从玄学到特殊感觉，再到与情感和认知等相关，疼痛被逐步认识的历史，既是医学与神学不断厘清的历史，也是科学与玄学逐步分野的历史。

二、疼痛定义的演变

尽管疼痛对每个人来说司空见惯，但要确切描述其性状与特点，却非常困难，以致自1979年以来，疼痛的定义历经数次改变。

1. 1979年的定义　国际疼痛研究会（IASP）对疼痛的定义：Pain is an unpleasant sensory and emotional experience associated with actual or

potential tissue damage, or described in terms of such damage. 它的基本含义为：疼痛是一种与组织损伤或潜在损伤相关的不愉快的感觉和情感体验，或诸如这种损伤的主诉。

2. 2001 年的补充　鉴于上述定义中有“described”，即“描述”或“主诉”的涵义，一些人对此定义提出质疑，认为疼痛不可能仅仅涉及能够主诉或能描述者。为此，2001 年，国际疼痛研究会（IASP）对 1979 年疼痛的定义进行了补充：“The inability to communicate in no way negates the possibility that an individual is experiencing pain and is in need of appropriate pain reliving treatment.”这一补充强调：即使不能表达（主诉），并不意味着不存在疼痛，同样不应忽略对其疼痛的治疗。

1979 年及其经过补充后的定义，尽管不甚理想，但简单明了，基本反映了疼痛发生的事实。首先疼痛发生的前提是要有组织损伤，即使不明显，也一定有潜在的损伤，疼痛绝不会是“无源之水”。其次，既注意了“感觉”也关注到“情感”，同时认识到这种感觉和情感都是“unpleasant”的，即“不愉快”的。在此定义指导下，在考量研究疼痛的发生机制、制定疼痛的治疗方案时必须既注意组织损伤因素，还要关注到感觉与情感因素。仅有感觉而无情感反应，或仅有情感反应而没有痛觉，都不是真正意义上的疼痛。这对指导疼痛的基础研究和临床诊疗无疑是有重要意义的。正因为此，1979 年国际疼痛研究会发布的这一定义一直在医学和疼痛领域持续广泛应用。

3. 2016 年的最新定义　随着人们对疼痛认识和研究的逐步深入，不少基础研究和临床工作者对原来的疼痛定义进一步提出了质疑。首先，人们不断注意到临床疼痛不仅与感觉和情绪有关，其严重程度的主诉往往和个人认知水平和社会空间环境相关；其次强调了“主诉”或“描述”，而忽略了人或动物非语言行为作为疼痛信息的重要来源；此外，仅用“unpleasant”诉述疼痛的感觉和情感体验似乎弱化了严重疼痛所造成的伤害。

由此可见，1979 年的疼痛定义并不是一个完整、科学而理想的定义。故此，2016 年，国际疼痛研究会对 1979 年的定义做出了重大修改，进一步给出了新的定义：Pain is a distressing experience associated with actual or potential tissue damage with sensory, emotional, cognitive, and social components. 该定义认为，疼痛是一种与实际或潜在的组织损伤以及感觉、情感、认知和社会维度相关的痛苦经历。新定义的重要特征是强调了疼痛的复杂性，内涵更加丰满，更加全面。不仅注意到感觉和情感，还首次强调了认知水平和社会氛围的重要性，同时用“distressing”代替“unpleasant”，更体现了疼痛的伤害性。

4. 当前疼痛定义应用的局限性　应该指出，最新疼痛的定义是目前为止对疼痛概念的最好诠释。它既注意到其前提因素是组织损伤或潜在损伤，同时又关联到感觉、情感、认知、社会维度等诸多方面。但在基础研究和临床诊疗实践中，不难发现人们对于疼痛相关因素的关注往往是不全面的。这很大程度上在于疼痛研究和临床诊疗技术方法上还存在许多困难。例如，即使对最简单的疼痛程度的衡量，也由于缺乏科学的检测设备而无法得出精确的数据，而对情感、认知、社会维度影响的衡量就更无从着手了。特别是对非语言（包括动物）痛行为的监测，也多在推测水平。

应该指出，疼痛定义的争议还将持续，如何获得更好的定义和根据定义进行研究与治疗还需要做出很大的努力。

5. 疼痛与伤害性感受　在中文资料中，将“pain”释义为疼痛已比较明确。但在许多西文文献中，常用“nociception”一词描述与痛相关的某些活动。后者的中文释义为伤害性感受或伤害性知觉，它与疼痛（pain）有何区别和联系呢？

疼痛的特异之处在于，它不是一种独立的感觉，而是与其他伤害性感觉混杂在一起，并往往伴有自主神经活动、运动反应、心理和情绪反应等。严格地说，孤立的疼痛是无法界定的，甚至是不存在的。即使在科学研究上，人们也几乎无法制作一个独立的、单纯的疼痛刺激模型。更确切的说，人们通常诉说的疼痛或痛刺激，实质上是一种以疼痛为主要成分的伤害性刺激或伤害性感受。由此看来，应用 nociception 远比应用 pain 更确切、更科学、更符合实际。因此，伤害性感受与疼痛（痛觉）是既有区别又有联系的两个概念。一般认为，伤害性感受与疼痛感觉的信息传递和调制在皮质以下经历的神经结构是基本一致的。这些结构包括外周感受器、感觉神经元、脊髓背角、脑干、间脑等各级皮质下中枢。它们均可对二者的信息进行传递、加工、处理并作出适当的反应，形成相应的伤害性或痛的时程、强度和范围等认知编码，最终送达皮质。有人认为伤害性感受与疼痛的最终区别在于，伤害性感受与反应可以发生在皮质以下的各级中枢，而明确的疼痛感知与反应则必须到达大脑尤其是皮质才能建立。有人甚至认为痛觉只在皮质产生且为人类所特有，而伤害性感受则可在各级中枢有反应且为所有生命体普遍存在的生理功能。

第二节　疼痛的分类

疼痛的分类是人为的，因此所站角度不同，分法亦不同。由于疼痛包括许多复杂的因素，因此不是一种分类方式可以概括的。有关专著对疼痛的分类占有很大的篇幅，这里不予赘述。临床上的分类要结合具体患者，根据患者病因病情的主要特点进行综合的分类，例如头痛、腰背痛、关节痛、风湿类风湿痛等。这里仅从解剖学与生理学的角度，对疼痛进行一般意义上的分类，并着重于概念的理解与描述。

一、根据疼痛对组织损伤的程度

（一）生理性疼痛（physiological pain）

生理性疼痛的直接释义为与生理活动相关的疼痛，对组织损伤程度较轻，并未造成组织病理学改变。如青春期、经期前、人工流产后、性生活后等的乳房胀痛等。广义的生理性疼痛可以指时间短暂，表现为瞬时性、一过性、去除刺激即可消失的疼痛，也可以是机体对伤害性刺激的正常趋利避害的防御性反应，不需特别治疗，可以自动恢复正常的一类疼痛。

（二）病理性疼痛（pathological pain）

病理性疼痛是指由创伤、感染、肿瘤等各种因素引起的疼痛，对组织损伤程度较重。其显著特点是发生了组织病理性改变，主要包括炎性痛、神经病理性痛、精神源性痛和癌性痛等。

1. 炎性疼痛（inflammation pain）　由于创伤、手术、感染等原因导致组织损伤或潜在损伤而产生的疼痛，一般伴有如红、肿、热、胀等组织炎症表现。在短期内尚未造成神经末梢的病理学损害。通过抗感染治疗，多可修复损伤，恢复正常。

2. 神经病理性疼痛（neuropathic pain）　也称神经源性疼痛（neurogenic pain）。一般认为，早期组织损伤或潜在损伤刺激初级伤害感受器产生的疼痛多为生理性疼痛，但还有一部分疼痛是伤害感受系统本身的问题所致，其疼痛强度往往与受到的伤害刺激强度没有关系。为了说明这种疼痛，引入了“神经病理性疼痛”这一概念。神经病理性疼痛是目前机制不明，临床难治的一类疼痛。自1994年以来，关于神经病理性疼痛的定义国际疼痛研究学会已经有了三次描述。

1994年，IASP对神经病理性疼痛的定义为：Pain initiated or caused by a primary lesion or dysfunction in the nervous system. 即神经系统的原发损伤或功能障碍引起或导致的疼痛。这个定义可显著区别于生理性疼痛和其他类型疼痛。但也存在诊断特异性和解剖准确性不足等突出问题。例如，足够强的伤害刺激引起的炎性疼痛可导致继发性神经可塑性改变，神经疾病过程中可间接引起骨骼肌肉疼痛，按此定义这两类疼痛也应归于神经病理性疼痛，这显然有失准确，对诊断、分类、流行病学和治疗的发展构成阻碍。

2008年，Treede在《神经病学》杂志上针对1994年神经病理性疼痛定义存在的问题发表评论，并与IASP的“神经病理性疼痛特别兴趣小组”（IASP Special Interest Group on Neuropathic Pain，NeuPSIG）的专家合作，提出了神经病理性疼痛的新定义：Pain arising as a direct consequence of a lesion or disease affecting the somatosensory system，即机体损伤或疾病累及躯体感觉系统直接导致的疼痛。该定义与1994年定义相比，至少有两点修正：①用disease代替了dysfunction；②用somatosensory代替了nervous system。Dysfunction，即功能障碍，也许解剖结构尚正常，只是因为某种原因导致功能不能正常发挥而已。实际上神经病理性疼痛的发生多伴各种神经可塑性改变，早已超出“功能障碍”的含义。“Disease”（疾病）表达反映的是确实的病理过程，如炎症、自身免疫或通道病变等。此外，将神经病理性疼痛的定义限定于somatosensory（躯体感觉）是为了区别神经系统其他部分的疾病和损伤所导致的非神经病理性疼痛。如运动神经病变导致的肌肉痉挛和肌肉强直疼痛就不是神经病理性疼痛。2008年定义改变的核心说明只有躯体感觉神经发生可塑性改变后引起的疼痛才是神经病理性疼痛。

2011 年，IASP 根据先前修正，对神经病理性疼痛的定义做出了最新表述：Neuropathic pain is a pain arising as a direct consequence of a lesion or disease affecting the somatosensory system. 即躯体感觉神经系统的损伤或疾病直接所致的疼痛。从文字表述上，其与 2008 年定义有轻微差别，更加简明扼要，但核心意涵是一致的。这个定义强调两点：①躯体感觉系统的损伤或疾病，将神经病理性疼痛限定于躯体感觉系统而非其他；②"累及"躯体感觉系统的"损伤"和"疾病"不一定是躯体感觉系统本身的病变，机体其他损伤和疾病只要累及躯体感觉系统导致疼痛，也是神经病理性疼痛。"神经病理性疼痛是由躯体感觉神经系统的损伤和疾病而直接造成的疼痛"。

神经病理性疼痛的病因复杂，主要包括物理性的机械损伤、代谢或营养性神经改变、病毒感染、药物或放疗的神经毒性、缺血性神经损害、神经递质功能障碍等。躯体感觉神经损伤或疾病导致的常见神经病理性疼痛包括治疗后神经痛，如带状疱疹后遗神经痛、三叉神经痛等。

神经病理性疼痛的临床表现特点主要有：①自发性疼痛（spontaneous pain），即自发的、随机的、持久的疼痛。通俗地说就是不刺激而自行发生的疼痛；②疼痛过敏（hyperalgesia），即伤害性刺激引起的异常增强、扩大、或延长的疼痛。也就是短刺激导致时间延长的长痛，小刺激引起面积扩大的大痛，弱刺激引起强度增加的强痛；③触诱发痛（allodynia），该词在不同书籍杂志，又分别译为异常疼痛或痛觉超敏。在正常情况下，轻触局部皮肤不仅不会疼痛，而且会感到舒适，这也是抚摸幼儿可以止哭的原因。在神经病理性疼痛情况下，轻触局部却可导致疼痛。换句话说，就是好刺激引起了"坏痛"。作者之所以主张将 allodynia 译为触诱发痛，主要是基于不仅可较形象描绘此类疼痛，也有利于从字面和内涵上与自发性疼痛和疼痛过敏区分开来。而异常疼痛或痛觉超敏则不利区别且较易造成歧义。

3. 精神源性疼痛（psychological pain） 是指在机体未见器质性病理改变甚至器官肢体已不存在时仍在大脑中感觉到疼痛。如精神妄想或幻想、癔症、抑郁症等精神性疾患所引起的疼痛。至于精神源性疼痛的发生机制目前尚不完全清楚。

二、根据疼痛发生的器官类型

机体器官大致可以分为两类：一类为躯体性器官，主要包括皮肤、骨骼肌、关节等由躯体神经管理的器官；另一类为内脏性器官，主要包括脏器、血管、腺体、立毛肌等由内脏神经管理的器官。根据疼痛发生的器官类型，将疼痛分为躯体痛和内脏痛两类。

（一）躯体痛（somatalgia）

是指伤害性刺激激活皮肤、骨骼肌、骨膜、关节等躯体性器官的痛感受器而产生的疼痛。又可分为浅表痛和深部痛。

浅表痛是由于刺激皮肤引起的，其特点是定位明确，反应较快。

深部痛是由于刺激肌肉、肌腱、骨膜和关节而引起的，其特点是定位模糊，反应迟钝，近似内脏痛的特征。

（二）内脏痛（visceralgia）

是指伤害性刺激激活内脏器官痛感受器而产生的疼痛。其特点是直接对内脏器官的切割、切断和烧灼常不引起明显的内脏痛，但内脏组织缺血、炎症、平滑肌痉挛及牵拉血管、韧带及系膜等使内脏神经末梢受到弥散性刺激时，则可产生剧烈疼痛。

关于内脏器官是否存在疼痛感觉，一直存在争议。早在本世纪初，根据手术的体验，有的学者认为内脏的损伤并不引起痛觉，即使有痛觉也并不产生于内脏器官的本身；而另有一些学者则坚持认为有真正的"内脏痛觉"存在。也有学者将内脏器官感觉特性分为三类：第一类器官，认为没有任何感受特性。这些器官包括肝、肺、肾等实质性器官。虽然它们也具有传入神经分布，但这些神经的功能可能仅限于调节自主活动而并不产生感觉。人们日常感觉到的上述脏器疼痛，多因伤害性刺激累及其表面包膜（胸、腹膜等）所致；第二类器官，通过特定刺激，疼痛是唯一可以诱发的感觉。这些器官包括心血管、呼吸道、胃、小肠、胆道系统、输尿管和内生殖器等中空性器官。对于这类器官，其传入纤维不仅调控脏器的一般生理功能，而且能感受伤害性刺激从而介导反应；第三类器官，不仅可产生非痛感觉，也可通过特定刺激，产生痛觉，如食管、结肠、直肠和膀胱等。如膀胱和直肠分别通过其尿意感和便意感参与生理性调节反射，也可以感受扩张等伤害性刺激所引起的痛觉。由于第三类器官易于施加刺激和便于实验操作，故成为内脏痛研究的常用靶器官。

内脏痛具有以下几个特点：①感觉模糊，定位不明确；②感觉的产生伴随运动和/或自主性运动反射；③持续性内脏痛可以产生特定部位皮肤及深部组织的牵涉痛或痛觉过敏。

三、牵涉痛及其发生机制

（一）牵涉痛的概念

当内脏器官病变疼痛时，常在邻近或远离该脏器的某些特定体表区产生疼痛或感觉过敏，这一现象即为牵涉痛（referred pain）。发生牵涉痛的体表区，则称为牵涉区（referred area）。因 Head 在 1893 年最早记述这一现象，故此人们把牵涉区也称为海德区（Head zone）。牵涉痛是内脏病变时的一个非常普遍而重要的现象。当内脏器官损伤或炎症时，患者经常会诉述一些与损伤部位看来似乎毫无关系的躯体体表部位的疼痛，并且常伴有痛觉过敏产生，严重者甚至会发生水肿，血流的变化，皮肤及皮下组织质地、结构的变化等。如膀胱病变常引起肛周及耻骨弓部位的躯体痛，内生殖器官的病变会引起会阴及股部的疼痛等。人类内脏痛牵涉区的部位恒定并可通过患者自述而获得。熟知这些牵涉区位点可以在一定程度上辅助诊断病变的脏器。

现将已知的脏器病变引起牵涉痛的部位和相关的脊髓节段列表如下（表 117-1，图 117-1）。

表 117-1 主要脏器病变的牵涉区及相关的脊髓节段

病变器官	牵涉性痛部位	脊髓节段
心	心前区与左上臂内侧	$T_{1\sim4}$
食管	胸骨区	$T_{4\sim5}$
胃	腹上区	$T_{7\sim8}$
十二指肠	腹壁脐上区	$T_{7\sim8}$
阑尾	脐区，病变波及壁腹膜时移向右下腹	T_{10}~L_1
肝	右肩、颈	$C_{3\sim4}$
胆囊	右上腹与右肩胛下区	$T_{6\sim8}$，$C_{3\sim4}$
肾盂、输尿管	腰区与腹股沟区	T_{12}~L_2
膀胱	耻骨区与耻骨上区	$T_{11\sim12}$
膈	肩区	$C_{3\sim5}$

（二）牵涉痛的发生机制

从 18 世纪中叶人们就开始对牵涉痛发生的机制进行研究，但迄今还没有得出明确的结论，概括起来主要有以下几种说法：

1. 会聚易化学说（convergence-facilitation theory） 认为病变器官和出现牵涉痛的皮肤区经相同的脊神经后根纤维传入，并终止于脊髓背角的相同区域。因此，当某个内脏器官病变时，来自该器官的过多冲动不断进入脊髓背角，并形成局部兴奋灶，易化了相同背角处的与管理相应皮肤有关的其他神经元，使其刺激阈值大为降低。这样来自牵

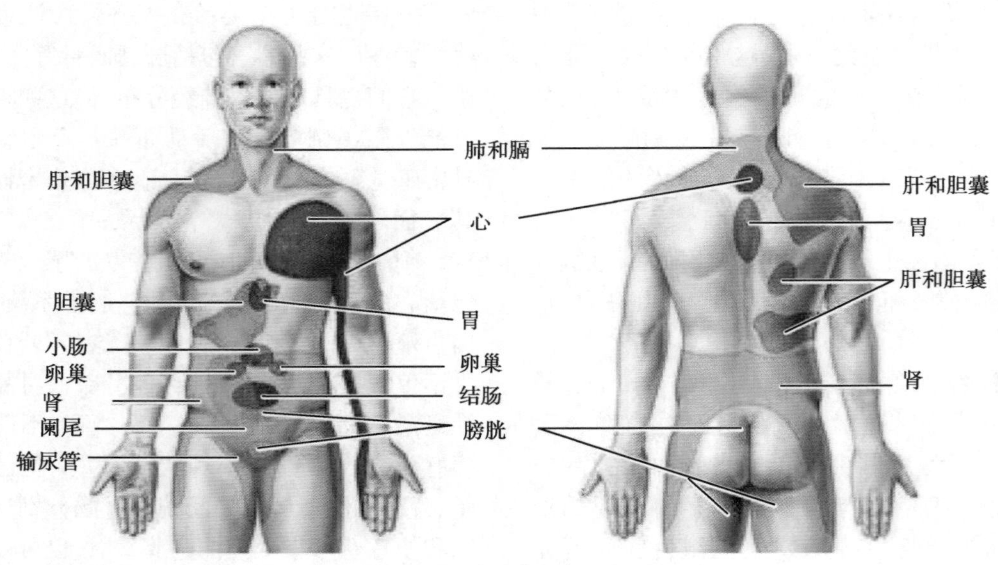

图 117-1 不同内脏器官牵涉区示意图

9

涉区皮肤本属正常、平时不足以引起躯体痛的阈下冲动，也能激活同处背角且使易化了的这些神经元产生兴奋，其冲动与来自受累内脏器官的冲动一起传至皮质，于是产生特定牵涉区的牵涉痛或痛觉过敏(图 117-2)。

2. 会聚投射学说(convergence projection theory)　有些内脏器官的传入神经和牵涉区皮肤的传入神经，并不终止在相同的脊髓节段。此种情况发生牵涉痛的可能机制是，尽管它们的传入纤维不经相同的背根节，也不终止于相同的脊髓背角，但它们在进入脊髓进一步向更高级中枢传递时，可投射在传导通路的某处(如脑干、丘脑或皮质)，会聚终止于共同的神经元。这些神经元在平时也接受来自皮肤的痛觉冲动，而当内脏痛觉冲动不断经此通路上传时，同样易化了此处的神经元，当其冲动传至大脑皮质时，依据往常的经验，大脑亦“理解”有来自皮肤的痛觉(图 117-3)。

3. 周围神经分支学说(peripheral nerve braching theory)　Dogiel 于 1897 年最先提出脊神经节感觉神经元的中枢突和周围突存在分支的可能。Sinclair 等在 1948 年根据外周麻醉可以消除牵涉痛这一现象提出：人的脊神经背根节细胞周围突可能具有多个分支，分别连于内脏器官和相应部位的皮肤，二者的感觉传入由一个神经元承担，皮质无法明晰内脏器官与相应部位皮肤的痛感觉，并认为这可能就是牵涉痛产生的形态学基础(图 117-4)。

4. 伊文思蓝渗漏实验的提示　1997 年，Wesselmann 将芥子油注入大鼠子宫腔内造成子宫持续炎性痛，并经颈内静脉向动物的循环系统注入伊文思蓝(evans blue)。随着子宫痛的持续，受试动物的特定体表区出现了伊文思蓝渗漏斑。随后，将甲醛溶液注入动物(大鼠、兔等)的胃、膀胱和胆囊等空腔性内脏器官，将球囊置入大鼠直肠乙状结肠并充气扩张，分别制作了胃痛、膀胱痛、胆囊痛、

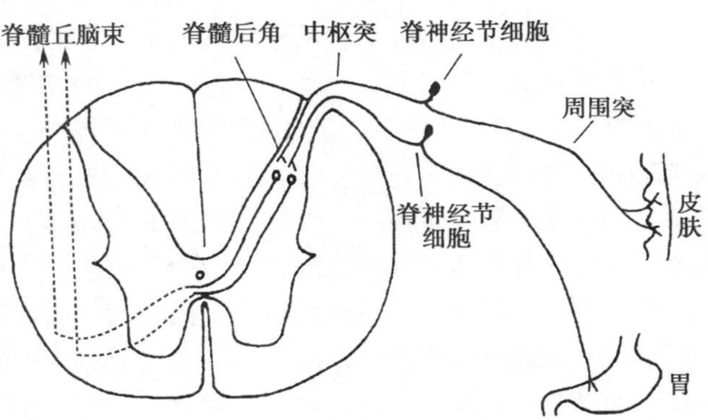

图 117-2　牵涉痛的会聚易化学说示意图

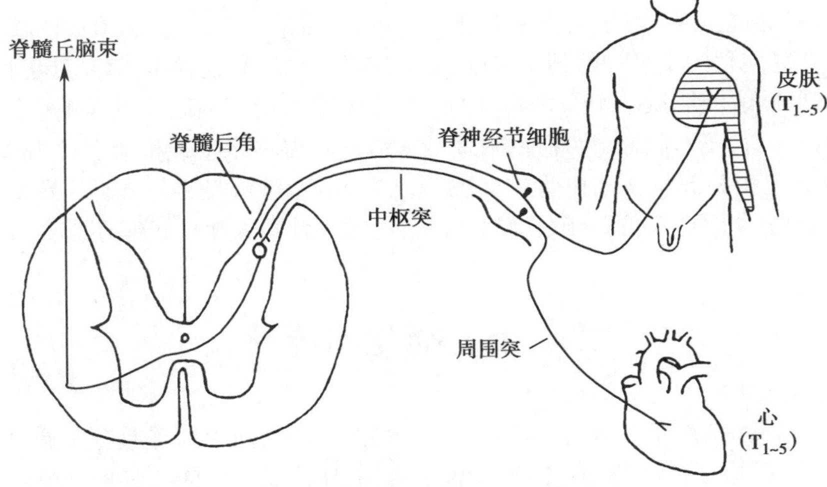

图 117-3　牵涉痛的会聚投射学说示意图

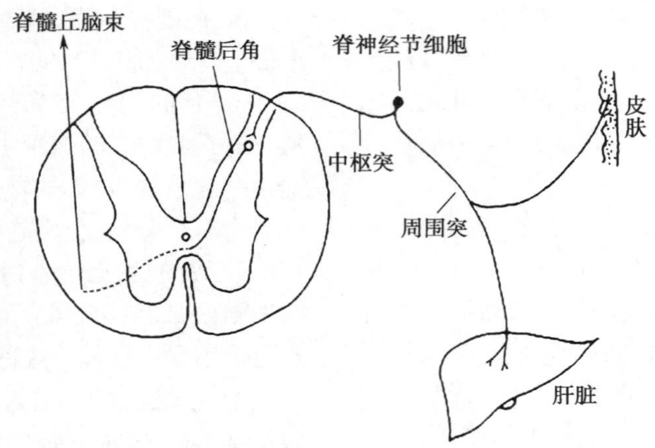

图 117-4　牵涉痛周围神经分支说示意图

直肠乙状结肠痛模型，也经颈内静脉向动物的循环系统注入伊文思蓝，当内脏器官持续疼痛时，同样在受试动物的特定体表区恒定出现与 Wesselmann 类似的结果，局部皮肤伊文思蓝渗漏斑。

为什么内脏器官的持续疼痛会在特定体表区出现蓝色染料的渗出？该渗漏部位是否为动物内脏痛的牵涉区？由于动物不能像人一样自述，目前从技术层面也无法判定。但局部皮肤染料渗漏与内脏器官痛相关，这一现象是客观存在的。即使不能直接判定其为"牵涉区"，至少为内脏痛的"相关区"。这一结果一方面至少为只能以动物为对象来研究牵涉痛的机制提供了简便易行的模型，另一方面循着这一事实，也为推测牵涉痛可能机制提供了新的启示。

前述关于牵涉痛的发生机制都是循着躯体神经之一投射路径进行思考的。而 Wesselmann 的研究提示，相关皮肤处的蓝色染料之所以会渗出是局部血管扩张的结果。而血管和脏器同属内脏神经支配，它们之间是否存在某种内在的联系，值得深思。因此推测，这可能是由于内脏器官与相应部位皮肤受相同部位脊髓侧角的交感神经传出支配。持续子宫疼痛伤害性传入冲动，激活了与之偶联的支配子宫的交感神经兴奋，子宫收缩，疼痛加剧；而处于相同脊髓侧角支配相关部位皮肤血管的交感神经因未被兴奋而舒张，"顾此失彼"，于是血管扩张，内皮细胞间隙加大，血管内容物（其中包括伤害性物质、伊文思蓝染料）渗漏，激活局部伤害性感受器，从而导致局部皮肤的组织学改变（如肿胀等）。

（三）牵涉痛的研究进展

100 多年来，人们对牵涉痛的发生机制提出了不同的假说，这些假说在形态学上尚未得到明确的结论。20 世纪 70 年代，随着神经束路追踪和免疫荧光标记等技术的相继问世，一些学者为证明上述推测做出了不懈的努力，但尚未获得满意的结果。有学者参照人类器官及其牵涉区，在动物的特定内脏器官及其相应皮肤区引入不同颜色的荧光示踪剂，的确在相同的脊髓节段获得标记，但标记神经元的数量极少，有学者认为数量如此之少的会聚神经元不足以引起牵涉痛。本世纪初，在伊文思蓝渗漏实验确定大鼠、兔等动物子宫、膀胱、胃、胆囊等内脏痛"相关区"的基础上，分别经该区给予适量局部麻醉药利多卡因或用韩氏仪给予 2/100 赫兹的交替刺激，进一步观察受试动物疼痛行为的改变，结果表明，受试动物的内脏痛均有不同程度的减轻。这一研究提示：经牵涉区抑制内脏痛或许可成为临床治疗内脏痛的策略之一。当然进一步的结论尚需临床实践检验。此外，动物有无牵涉痛，以及其牵涉区是否与人类一致都值得思考。因此，有关牵涉痛发生的机制还需要进一步探索。

第三节　痛觉的传导

经典痛觉传递的解剖结构简单明了，实际上只需要三级神经元（初级感觉神经节、脊髓背角和背侧丘脑的腹后核）即可到达大脑皮质。然而痛刺激自外周向中枢传递至大脑皮质，形成明确的痛觉并作出相应反应的过程是极其复杂的，因此其确切的传递与反应路径仍有很大的探寻空间。这里仅对参与痛觉传递的基本解剖结构和已知的传导路径加以介绍。

一、参与痛觉传递的基本解剖结构

目前已知，一般感觉由外周传至大脑皮质只需经过初级感觉神经元、脊髓背角（或脑干感觉核）以及背侧丘脑的特定神经核三级神经元即可完成。现分述如下：

（一）初级感觉神经元

初级感觉（包括痛觉）神经元主要是指位于背根节、三叉神经节等外周感觉神经节内的神经元与传递一般感觉（包括痛觉）信息的相关神经元。这种神经元的连属结构主要包括感受器、神经元胞体和初级传入纤维三个部分。

1. 感受器（receptor） 100年多前，德国生理学家von Frey首先提出皮肤感觉源于神经末梢的设想。1896年，英国生理学家Sherrington在刺激皮肤引起脊髓反射的实验中，首次提出了感受器的概念，并进一步分为“伤害性感受器”和“非伤害性感受器”。循着这个概念，科学家们一直在进行寻找和证实的工作。现已明确，身体各个部位的感觉都是由感受器感受的。感受器实际上就是特化的游离神经末梢。它能被外在的环境变化所刺激，并将不同形式的刺激能量转化为神经冲动。因此可以说，感受器是将各种能量转化成为神经冲动的换能装置，其中能感受非伤害性刺激的装置称非伤害性感受器，能感受伤害性刺激的装置称伤害性感受器，能感受痛刺激的装置称痛感受器，实际上也就是初级感觉神经元的外周末梢部分。它们广泛分布于皮肤、角膜、牙髓、血管壁及深部组织如肌肉、关节和内脏器官等。当机体受到伤害或非伤害性刺激时，此处的组织细胞释放的化学物质则可激活这些伤害或非伤害感受器或痛感受器，并将各种不同刺激的能量转化为神经冲动，经周围突传入纤维传至第一级感觉神经元的胞体，再进一步经中枢突传入纤维传向中枢，从而产生相应的感觉。

目前认为感受器至少有以下几个生理特性：①换能：感受器能将各种物理（热、冷）、机械（触、压）、化学（酸、碱）等刺激转化为电信号，即神经冲动。②感受阈：感受器接受刺激需要时程、强度和一定频率。人体试验表明，一个单一极短的、低频的刺激并不引起痛觉，只有同时激活多个伤害性感受器才产生疼痛。低于0.3次/秒频次的刺激没有疼痛感觉；在0.4次/秒的频次到达痛阈；当感觉冲动达到1.5次/秒时，则可产生持久的疼痛。③适应现象：即感受器长期接受某种刺激会产生不敏感或钝化现象。

尽管不同感受器目前在形态学上还很难分别，但根据其电生理特性以及连属的传入纤维和神经元胞体的粗细、大小不同，人们还是对其进行了明确地分类。外国学者的分类如A_{α}，A_{β}，A_{δ}和C感受器四类；我国神经科学奠基人张香桐将其分为罗马字母Ⅰ，Ⅱ，Ⅲ和Ⅳ四类，虽然不同地域的研究结果和标注符号不同，但其内涵一致。

目前已知，绝大多数的伤害性信息都是经较细的有髓鞘A_{δ}纤维和无髓鞘的C纤维传入的。一般认为刺痛（锐痛、快痛或第一痛）主要由A_{δ}伤害性感受器介导，而灼痛（钝痛、慢痛或第二痛）主要由C伤害性感受器介导。

2. 感觉神经元的胞体 胞体是神经元的主要部分，感觉性神经元在形态上一般为假单极或双极（突起）神经元。其中一个突起连于外周，即周围突，其末梢即感受器；另一个突起连于脊髓或脑，谓之中枢突。感受器受到不同性质的刺激后，将其换能为电信号，形成神经冲动，传至胞体，再经中枢突传入脊髓背角或脑内的感觉神经核。

（1）胞体的位置：对于躯体感觉来说，躯干和四肢的感觉（包括痛觉）传入第一级神经元胞体位于31对脊神经节内，而头面部感觉传入的第一级神经元胞体主要位于三叉神经节内，另外在舌咽神经上神经节、迷走神经颈静脉神经节、面神经的膝神经节等部位也可有痛觉传入的第一级神经元存在。

关于内脏感觉（包括痛）传入的第一级神经元目前的认识仍在若明若暗的认识水平。长期以来，对内脏器官有无感觉传入神经支配一直存在争议。本世纪初，有人提出内脏感觉传入伴随交感或副交感神经走行，其中伴随交感神经的内脏感觉传入可能与痛觉更加相关，而伴随副交感神经的内脏感觉传入可能与除痛以外的其他感觉有关。但近年来有研究表明副交感神经的内脏感觉传入也参与痛觉的产生。例如支配胸腹腔脏器的迷走神经和支配盆腔脏器的盆神经都被证实含有传递伤害性信息的初级传入纤维。但接受不同内脏器官痛的第一级传入神经元胞体究竟位于何处，在形态学上尚无明确的定论。一般认为内脏感觉神经元的胞体也位于脊神经节或脑神经节内，其中枢突随相应的脊神经或脑神经进入脊髓或脑干。周围突则随脊神经、脑神经、交感神经或副交感神经的分支分布于各脏器。

(2)胞体的大小:既往对于感觉神经元胞体的大小与功能的关系并未引起足够的重视。随着现代神经科学技术不断提升,对感觉神经元胞体大小与功能的关系有了更加明晰的认识。以大鼠背根节细胞为例,根据细胞直径大小,人们将其分为大、中、小三类:直径 >35μm 为大细胞,直径 20~35μm 为中细胞,直径 6~20μm 为小细胞。大、中、小细胞连属的纤维(周围突和中枢突)分别为有髓鞘的粗纤维、薄髓鞘的较粗纤维和无髓鞘的细纤维。其传导速度和传入感觉的性质也各不相同。目前认为慢痛等伤害性刺激主要由小细胞经传导速度最慢的细纤维传递,而锐痛、快痛多由中细胞的薄髓纤维传入,非伤害性信息主要由大细胞的粗纤维传入。

(3)胞体的化学解剖:传统观念认为,一个神经元只有一种递质,此即为著名的戴氏规则(Dale Rule)。20 世纪 70 年代以来,随着神经束路追踪和免疫细胞化学技术的诞生,人们逐渐发现,一个神经元可有多种神经活性物质共存。2000 年,有学者在背根节细胞连续报道达 170 余种神经活性物质,其中包括受体、离子通道、信号蛋白质、基因等许多分子物质。这些物质除了具有感觉特性外,还有激动、拮抗等多种特性。这提示人们不能简单地认为背根节细胞仅具一般的传入功能,而应以更加广阔的视野关注此类神经元。

3. 初级传入纤维　实际上是初级感觉神经元的突起,包括周围突的传入部分和中枢突的传入部分。周围突部分将感受器与胞体相连,并将感受器换能后的神经冲动传给胞体。而中枢突部分则将胞体连于中枢(脊髓或脑),并将经胞体的冲动进一步传入中枢(脊髓或脑)。二者在本质上是一致的,这里主要以与脊髓相连的中枢突部分的传入纤维为例加以描述。

(1)分类及特性:尽管背根节神经元的胞体分为大、中、小三类,而由这些神经元发出的传入纤维由于粗细、传导速度和传导信息的性质不同而被分为四类:现将其分类及其与伤害性信息传递的关系列表于后,见表 117-2。

表 117-2　传入纤维分类及其与伤害性信息传递的关系

纤维类别	直径(μm)	传导速度(m/s)	传导信息性质
Ⅰ(A_α)	12~20	70~120	?
Ⅱ(A_β)	6~12	25~70	病理痛
Ⅲ(A_δ)	2~5	10~25	生理痛、病理痛、快痛
Ⅳ(C)	1	0.5~2	生理痛、病理痛、慢痛

(2)痛觉传入纤维末梢在脊髓的终止部位:由背根节细胞传入包括伤害与非伤害的各种信息,都要进入脊髓背角,并分赴脊髓背角的各板层,与这些板层的中间(联络或投射)神经元建立突触联系。应用神经追踪技术,结合电生理功能鉴定,现已明确,与慢痛传入相关的 C 纤维末梢,主要终止于Ⅱ层,并与此区的中间神经元、投射神经元和脑干下行纤维形成局部神经网络(图 117-5)。

(3)传入末梢介导疼痛的主要物质:伤害性感受器接受伤害性刺激,形成可传导的信号,经由初级传入纤维向背角传递。随着神经化学解剖学的进展,现已证实在初级感觉神经元中有十几种生物活性物质存在,目前认为 P 物质和兴奋性氨基酸(谷氨酸)较符合伤害性信息传递信使的条件。①P 物质(substance P,SP):SP 是速激肽家族的成员之一,由 11 肽组成。有学者应用抗体微电极技术精确地测定到了 SP 在脊髓背角的释放。当给予

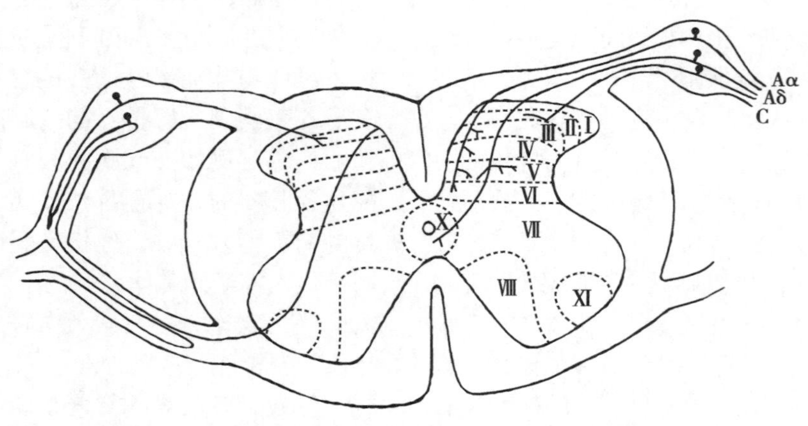

图 117-5　伤害性传入纤维的分类及其在脊髓的终止部位

伤害性刺激或用辣椒碱选择性兴奋C纤维时，可在C纤维末梢终止的脊髓背角Ⅱ层精确地测定到SP的释放。超微结构观测显示C纤维传入末梢囊泡中含有致密的P物质，并与周围的中间神经元和投射神经元存在突触联系。放射免疫测定研究表明，高浓度的K^+（致痛）可引起人工培养的背根节细胞释放SP；强电流刺激离体脊髓的背根也引起SP在灌流液中的浓度明显增加。这些结果在鼠、猫等整体动物实验中同样得到验证。一例天生无痛患者的尸检表明，SP在脊髓背角胶质区（Ⅱ层）缺如。所有这些，为SP作为初级传入末梢释放能介导痛觉的递质或调质提供了有力的佐证。②兴奋性氨基酸（excitatory amino acid，EAA）：EAA作为中枢神经系统重要的神经递质早已得到公认，但直到20世纪80年代，随着受体类型和特异拮抗剂的不断发现，才促进了兴奋性氨基酸与痛觉关系的研究。实验表明，辣椒碱及其类似物灌流脊髓薄片，可引起大量谷氨酸和天门冬氨酸的释放。清醒动物的微透析测定实验中，伤害性刺激或外源施加SP可明显增加谷氨酸和天门冬氨酸在脊髓的释放。许多研究表明，谷氨酸（glutamate，Glu）及其不同受体亚型（NMDA和非NMDA受体）在痛觉信息传递中均发挥重要作用。终止在脊髓的初级传入末梢含有大量的Glu，在无髓的C纤维末梢可见与SP共存，在脊髓背角的中间神经元也有大量的Glu。大量实验证据显示，Glu及其受体参与脊髓水平伤害性信息的传递和整合。背根神经节中含有大量的Glu阳性神经细胞。背角尤其在浅层，密集分布着大量的Glu能初级传入末梢和Glu受体阳性神经元。生理学研究表明，Glu受体激动剂（如Glu、NMDA）能激活脊髓背角伤害性反应神经元，并且明显易化外周伤害性刺激诱发的神经元反应，而Glu受体拮抗剂则能抑制外周伤害性传入诱发的脊髓背角伤害性反应神经元的活动。免疫电镜观察到C和$A_δ$末梢与背角浅层mGluR5阳性神经元构成突触关系。这些结果为Glu及其受体参与外周向脊髓伤害性信息的传递提供了强有力的形态学证据。

（二）脊髓背角

脊髓背角是接受外周向中枢传递感觉（包括痛觉）的第一站，也是中枢接受、加工、调制并进一步向更高级中枢传递痛信息的初始部位。了解脊髓背角的细胞构成，对于理解其功能尤为重要。

1. 脊髓灰质的板层构筑　1964年，Rexed根据猫脊髓的细胞构筑特征，将脊髓分为10个板层。后来证实，其他动物亦有这一类似的细胞构筑特征。各层范围大小依脊髓不同节段而异。Ⅰ层又叫边缘层，为覆盖背角尖的薄层细胞；Ⅱ层，即胶质区，组成背角头的大部，在膨大部尤为发育突出，其胶状质的形态是由于此部含有大量小细胞和无髓纤维，如用髓鞘染色，在显微镜下，此部略亮而透明，类似双眉，易于看清。其中背侧部（Ⅱo）和腹侧部（Ⅱi）分别以柄细胞和岛细胞居多。前者多为兴奋性神经元，后者大多是抑制性中间神经元，它们是在疼痛传导的闸门控制中起重要作用。Ⅲ～Ⅳ层相当于后角固有核；Ⅴ层为背角颈，Ⅵ层仅见于颈、腰膨大Ⅶ层相当于前后角之间的中间带；Ⅷ～Ⅸ层占据腹角，主要为大小不等的运动神经元构成；Ⅹ层是围绕中央管周围的灰质部分，图117-6。

2. 背角的细胞构成　主要包括神经元和胶质细胞两类。

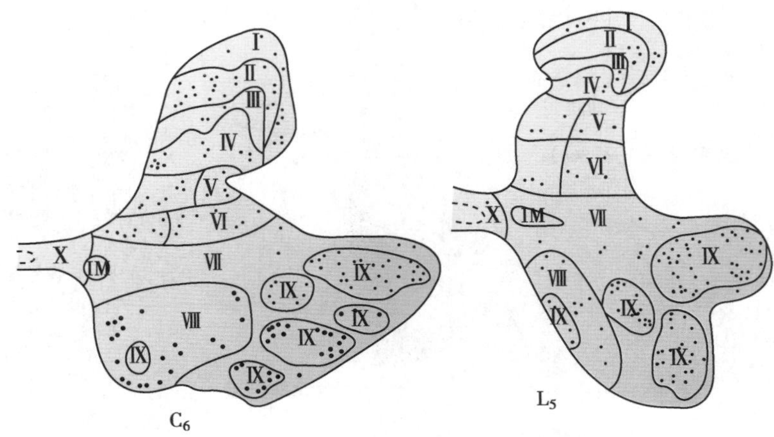

图117-6　脊髓灰质板层构筑模式图

(1)神经元:根据神经元的解剖特点分为投射神经元和中间神经元两种。①投射神经元,是指胞体位于背角,以较长的突起(如脊髓丘脑束等)把信息传递到更高级中枢的一类神经元。②中间神经元,是指胞体位于背角,以胞体或较短的突起将信息中继给邻近的其他神经元如投射神经元、其他中间神经元和前角运动神经元等的一类神经元。此外,近些年来,为便于疼痛生理和疼痛病理研究对某些理论的理解,有学者根据背角神经元的活跃程度将其描述为寂静神经元(silence neurons)、广动神经元(即广动力域,wide dynamic range,WDR或多觉神经元)和寂静/广动神经元;根据其接受信息的性质分为伤害性感受神经元、非伤害性感受神经元和伤害/非伤害性感受神经元。这对解释神经病理性疼痛为何会发生越来越严重的"紧发条"现象是非常有帮助的,即在神经病理性疼痛情况下,除了广动神经元、伤害性感受神经元和寂静/广动以及伤害/非伤害性感受等具有双重功能的神经元参与疼痛的发生发展之外,一些原本参与病理性疼痛活动的寂静或非伤害性感受神经元也因为受到株连而加强了疼痛的反应。

(2)胶质细胞:主要包括星型胶质细胞和小胶质细胞等。既往认为这些胶质细胞主要聚集在神经元的周围,对神经元起到支持、保护、绝缘、营养等作用,而现在大量的研究证实胶质细胞同样具有信息(包括痛信息)传递与调制功能。

3. 背角的化学解剖 化学解剖学显示,仅背角浅层的轴突末梢和神经元中就集中了许多神经递质或调质及其受体。这些物质包括乙酰胆碱(acetylcholine,Ach)、腺苷(adenosine,ADNS)、铃蟾肽(bombesin,BMBS)、胆囊收缩素(cholecystokinin,CCK)、降钙素基因相关肽(calcitonin gene related peptide,CGRP)、脑啡肽(enkephalin,ENK)、孤啡肽(orphanin)、神经紧张素(neurotensin,NT)、神经肽Y(neuropeptide,NPY)、甘丙肽(galanin,GALN)、γ-氨基丁酸(γ-aminobutyric acid,GABA)、谷氨酸(glutamic acid,Glu)、甘氨酸(glycine,Gly)、促肾上腺皮质激素释放因子(adrenocorticotrophic hormone,CRF)、抗氟化物酸性磷酸酶(fluoride-resistant acid phosphatase,FRAP)、维生素 B_1 单磷酸酯酶(thiamine monophosphate,TMP)、促甲状腺素释放因子(thyrotropin releasing factor,TRF)、一氧化氮(nitric oxide,NO)等。这些物质也不同程度地分布在脊髓背角的其他层。目前认识到,兴奋性中间神经元可将从C纤维末梢接受到的伤害性信息中继给其他神经元(投射神经元、中间神经元和运动神经元),其递质主要包括SP、谷氨酸等。而抑制性中间神经元则可抑制性地控制伤害性信息传递,其递质主要包括阿片肽、GABA、甘氨酸、甘丙肽、胆囊收缩素等。

4. 背角的疼痛信息传递系统 目前已经证实,在脊髓背角至少存在两个密切相关的传递痛觉信息的递质系统,一是短时程反应的兴奋性氨基酸系统,由NMDA受体介导;另一个是SP与兴奋性氨基酸共同参与的长时程反应系统,由NMDA受体和SP受体(NK-1)共同介导。通过这两个系统的相互作用,触发和传递不同性质不同时程的疼痛。

(三)背侧丘脑

背侧丘脑也简称丘脑,是间脑构成中的最大部分。间脑由背侧丘脑、上丘脑、底丘脑、后丘脑、下丘脑等五个部分组成。间脑各部分与痛觉传递和调制的确切关系尚不明确,但背侧丘脑参与痛觉的直接传递这一结论是肯定的。

背侧丘脑在结构上被Y形的内髓板分为前核群、内侧核群、外侧核群等若干部分。这里主要介绍参与介导伤害性感受和痛感觉情绪或激动的部分神经核(图117-7)。

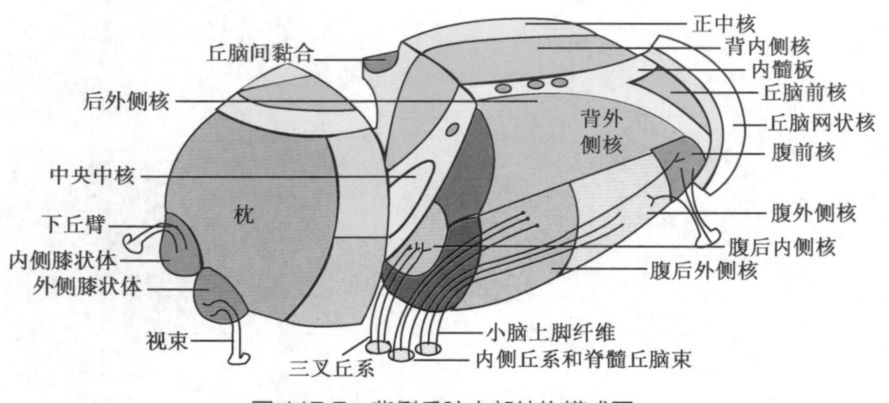

图117-7 背侧丘脑内部结构模式图

1. 内侧核群 主要包括髓板内核、中央下核和腹内侧核（ventromedial nucleus，VM）和背内侧核（dorsalomedial nucleus，DM）。

（1）髓板内核：主要包括丘脑中央外侧核（CL），中央中核（CM）和束旁核（Pf）或称 CM-Pf 复合体以及其他一些结构。

（2）中央下核：也称胶状核（Glia nucleus，G），位于腹内侧丘脑中线两旁，接受源于脊髓背角的Ⅰ层神经元的传入。G 核传出主要投射到同侧腹外侧眶皮质。G 核可能主要参与痛觉的情绪 - 激动成分的整合。

（3）腹内侧核（VM）和背内侧核（DM）：主要接受源于脊髓背角的Ⅰ层和三叉神经脊束核神经元的传入。VM 和 DM 的传出分别投射到属于前脑边缘系统的岛叶皮质前区和扣带皮质前区，因此，这两个核团可能参与痛觉的情绪情感反应。

丘脑内侧核群神经元的轴突广泛投射到大脑皮质，包括与情感有关的额皮质，它也接受与边缘系统、下丘脑有密切联系的网状结构的传入。因此，这个与疼痛情绪反应有关的通路统称为旁中央系统。

2. 外侧核群 包括腹后核群（VP）、后核群（PO）、网状核（Rt）和未定带（zona incerta，ZI）。主要参与痛觉 - 鉴别等活动。

（1）腹后核群（VP）：也称腹基复合体（VB），由腹后外侧核（VPL）和腹后内侧核（VPM）组成，主要接受脊丘束（STT）、脊颈束（SCT）和突触后背柱通路的伤害性传入。许多 VP 神经元被伤害性热或机械躯体刺激所激活，神经元和感受野有相对的拓扑分布。VP 神经元对刺激强度的编码能力，提示 VP 复合体参与痛觉的感觉 - 鉴别成分。刺激人类的 VPL 和 VPM 能引起疼痛感觉，一例心绞痛患者的报告指出，刺激 VPL 可诱发心绞痛的发作。VP 神经元传出是投射到大脑皮质感觉区，刺激 SⅠ皮质可逆向激活 VPL 伤害感受神经元。

（2）后核群（PO）：位于丘脑外侧部，包括腹后核内侧部（POm）、外侧部（POl）、核间核（POi）等，其中 POm 可能与伤害性感受更密切。POm 接受源于脊丘束、脊颈丘脑束和突触后背柱通路的传入投射，呈双侧性感受野，和躯体与内脏的传入汇聚。PO 神经元传出投射到岛皮质（isular cortex）和（次级体感皮质）SⅡ区。

（3）网状核（Rt）：网状核接受 STT 和脑干网状结构的传入。

（4）未定带（ZI）：接受脑干网状结构、背柱核和三叉神经脊束核的传入。传出投射到体感皮质。

（四）大脑皮质

大脑皮质体感区是痛觉传递与整合的最后驿站。作为人类感觉整合的最高级中枢，接受各种感觉传入信息并进行加工，最终上升到意识。临床观察表明，刺激患者皮质感觉Ⅰ区很少报告有痛感，切除感觉Ⅰ和Ⅱ区，也未发现疼痛有明显改变，个别患者报告有短时间的疼痛减轻，因此一般认为皮质感觉区在疼痛知觉中作用不大。然而，实验性损伤刺激引起受试者产生疼痛时，在皮质感觉区可记录到长潜伏期的诱发慢波反应，并可被镇痛药抑制。动物体感皮质也可记录到类似的对镇痛药敏感的慢波反应。由于对知觉研究技术上的局限，很难在人体上进行更深入的实验性研究，又缺少理想的动物模型，因此，接受痛觉传入的具体皮质部位以及知觉的精确信息整合途径，知之甚少，尚无明确的结论。

近来，随着正电子发射断层扫描（PET）、单光子发射断层扫描（SPET）和功能磁共振技术（fMNT）的发展及应用，以区域脑血流图（rCBF）变化作为脑区激活的指标，显示脑活动的人体脑成像图，从而直观地观察疼痛发展过程中不同脑区活动的变化，对皮质在痛觉知觉中作用的了解也日益增多。脑成像的大量研究，对实验性瞬时痛、持续性痛和临床病理性痛条件下脑高级中枢的活动变化，积累了不少有重要价值的资料，加深了对痛觉机制的认识。实验性瞬时痛激活对侧前扣带回（ACC）、岛叶、大脑初级和次级体感区（SⅠ、SⅡ）、前额叶皮质、小脑等部，提示这些脑区参与急性痛的中枢信息加工。与急性痛有明显的差异，神经病理痛不仅激活的脑区不同，而且常常呈双侧性，如下肢神经损伤患者的持续性神经病理性痛引起双侧的前额叶外侧下部、脑岛、后顶叶、后扣带皮质的区域脑血流图（rCBF）增强。这些结果支持早期的临床观察，皮质体感区在临床病理性痛的感知机制中作用不大。值得注意的是，疼痛刺激引起前扣带回皮质活动增强时，丘脑活动反而下降，提示前扣带回的痛觉信号可能不是脊髓丘脑束传导，而是脊髓下丘脑束。已经知道后者的传入纤维终止在介导痛觉情绪成分的边缘系统，病理性痛总是伴随强烈的情绪反应，因此前扣带皮质、前额皮质和岛皮质参与病理性痛信号传入的整合，是不难理解的。脑成像所显示的是功能整合的总体结果，如疼痛引起感觉中枢激活时，小脑的 rCBF 也有变化，未必表明小脑在痛觉信息传递中起重要作用，而可能是疼痛引起的继发性小脑运动功能的表现。综上所述，脑成像研究表明，不同的皮质区域参与不同性质痛觉信息加工，生理性痛觉信息主要在丘脑的特异核团和皮质体感区加工整合，而与边缘系统有密切联系的皮质区整合病理性痛传入。

二、躯体痛觉传递的基本路径

各种致痛因素只有激活疼痛感受器，将其转化为疼痛信号（神经冲动）经背根节细胞的中枢突（初级传入纤维）终止于脊髓背角，由此处的投射神经元形成上行传导通路，经脑干、丘脑等多级中继到达皮质，才能产生疼痛感觉。全身躯体痛觉的经典通路只有两条比较明确。躯干和四肢的躯体痛觉主要通过脊髓丘系（脊髓丘脑束）传导，头面部的躯体痛觉主要通过三叉丘系（三叉丘脑束）传导。疼痛的传导交错复杂，除已知的经典通路外，与躯体疼痛传入相关的非经典路径还有很多，现予分述。

（一）脊髓丘系

即脊髓丘脑束。主要传递躯干和四肢的痛觉信息。其第一级神经元胞体位于脊神经节内，属中、小型假单极细胞，其周围突连于分布区的疼痛感受器，中枢突经脊神经背根外侧部进入脊髓背外侧束（Lissaue 束），它们的终支和侧支终止于相应节段脊髓背角第Ⅰ~Ⅳ板层（不同的动物种属终止的板层部位可能有不同）。此处的第二级神经元发出的第二级纤维经白质前连合斜越（上升 1~2 个脊髓节段）至对侧形成脊髓丘脑束上行，经延髓下橄榄核的背外侧、脑桥和中脑内侧丘系的外侧终止于背侧丘脑。它又分为传递疼痛感觉成分的“新脊丘束”，传入冲动由脊髓到丘脑特异性核团（腹后外侧核、腹后内侧核、丘脑腹后核群）和传递痛觉情感成分的“旧脊丘束”（脊髓到丘脑板内核群）。新脊丘束由此发出的纤维参与组成丘脑皮质束（丘脑上辐射），经内囊后脚投射到中央后回中、上部和中央旁小叶的后部（图 117-8），在此形成定位明确、感觉清晰的痛觉。也就是说，这个由三级神经元组成的痛传入路径主要与传导精确的快痛有关。一般认为，粗略的浅部感觉，特别是痛觉，大概在间脑的水平就能感知，而经至大脑皮质后则能形成定位精确的感受。此通路在脊髓以上水平受损，则对侧躯干和四肢痛觉等浅部感觉障碍。若损伤脊髓内的脊髓丘脑束，则损伤平面 1~2 节以下对侧身体的痛觉和温度觉等消失。据此，神经外科可用脊髓外侧索切断术以解除断面 1~2 节以下对侧躯体的顽固性疼痛。

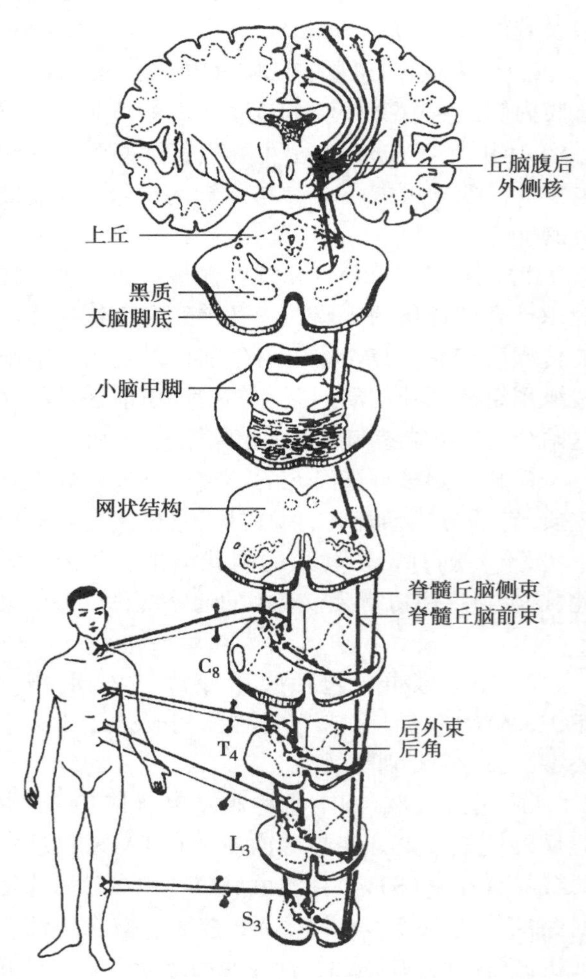

图 117-8 经脊髓丘系传入的痛觉路径示意图

（二）三叉丘系

即三叉丘脑束。三叉丘系主要传递头面部的痛觉信息。其第一级神经元胞体在三叉神经节，周围突经三叉神经分支分布于头面部皮肤、口鼻腔黏膜和眶内结构的相应感受器，中枢突经三叉神经感觉根入脑桥，痛觉纤维和部分温觉纤维入脑桥后下降形成三叉神经脊束，止于三叉神经脊束核（触觉纤维主要终止于三叉神经脑桥核）；由此第二级神经元发出的纤维，越至对侧组成三叉丘系，伴随脊髓丘脑束上行，止于背侧丘脑腹后内侧核；由此第三级神经元发出的纤维，入丘脑皮质束，经内囊后脚投射到中央后回的下部（图 117-9），产生定位和性质皆明确的疼痛感觉。此通路在三叉丘系以上

9

损伤，出现对侧头面部痛觉等浅部感觉障碍，若损伤在三叉神经脊束，则感觉障碍发生在同侧。三叉神经各支的痛觉纤维形成三叉神经脊束，终止于三叉神经脊束核，有一定的局部定位关系：其中来自眼神经的纤维终止于核的尾侧部，来自上颌神经的纤维终止于核的中部，而来自下颌神经的纤维终止于核的颅侧部。在延髓闩平面切断三叉神经脊束可治疗顽固性三叉神经痛，术后三叉神经分布区痛觉消失，触觉与角膜反射不受影响。

（三）与躯体痛传入相关的其他路径

1. 脊颈丘脑束　是指脊髓背角、外侧颈核到丘脑的传导束。此路径的第一级神经元同样位于脊神经节内，中枢突由后根进入脊髓，在后索内上行数节，终止于Ⅳ、Ⅴ板层，由此发出的第二级纤维形成脊颈束，终止于外侧颈核。外侧颈核是一纵行的细胞柱，位于脊髓的第 1 和第 2 颈节的外侧索。由外侧颈核发出的纤维交叉到对侧，随对侧的内侧丘系上行至丘脑，终止于丘脑腹后外侧核。最后投射到达大脑皮质躯体感觉区。人的外侧颈核较小，猫的外侧颈核特别发达，双侧切断猫的脊颈束，动物可丧失痛觉。因此，推测这一传导路径也与痛觉的传导有关。

2. 脊髓中脑束　这一路径也和传递躯干和四肢的痛觉有关，其第一级神经元的胞体同样位于背根神经节，由此发出的中枢突多终止于脊髓背角Ⅰ和Ⅳ～Ⅵ板层。二级纤维上行投射比较复杂，主要终止于中脑导水管周围灰质（PAG）、楔状核、丘间核、上丘深层、Darkschewisch 核、顶盖前核前部和后部、红核、Edinger-Westphal 核和 Cajal 间隙核等部位。其确切功能尚待进一步深入研究，目前已知投射到 PAG 的脊髓中脑束可能与激活痛觉的内源性下行抑制系统有关。

3. 脊髓网状束　该束起源于脊髓背角的深层和腹角的Ⅶ和Ⅷ板层，由此发出的二级纤维主要投射到延髓和脑桥网状结构内的有关核团，再进一步发出纤维投射到边缘系统的杏仁核、终纹床核和下

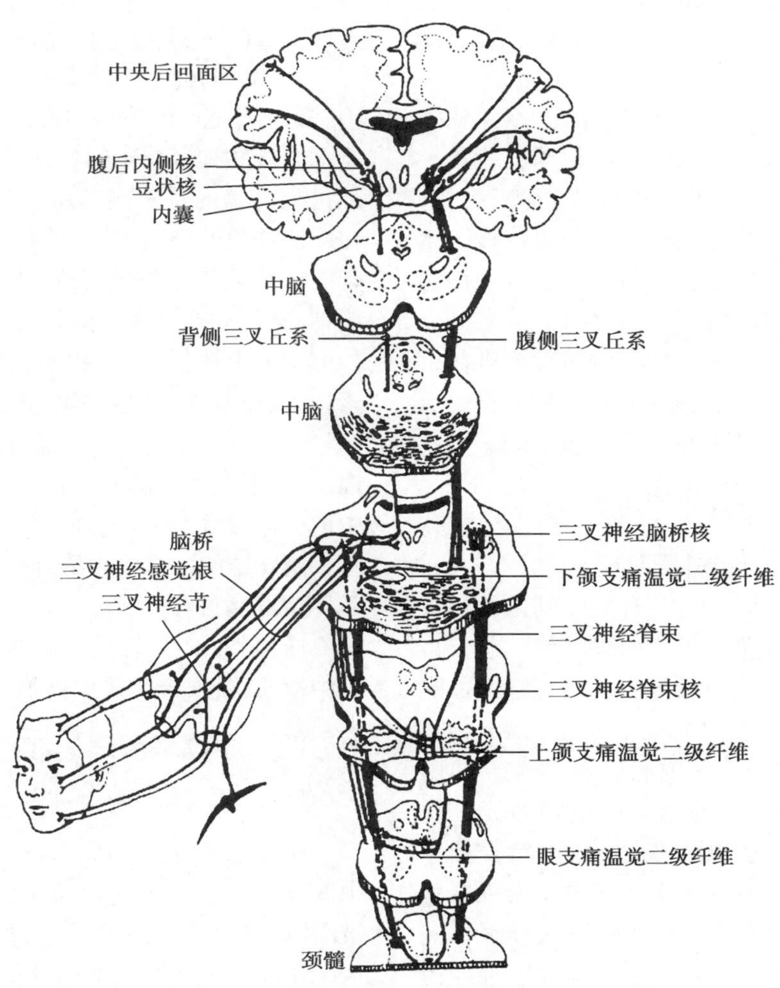

图 117-9　经三叉丘系传入的痛觉路径示意图

丘脑等部。脊网束神经元接受广泛的外周会聚，慢性微电极记录表明，当伤害性刺激引起动物逃避反应时，脊网束神经元有伤害性反应出现；通过记录电极施加微弱电流刺激，动物也出现逃避反应，这说明脊网束与痛觉传递有密切关系。据此认为这一途径可能与痛刺激引起的情绪变化以及呼吸、心血管和神经内分泌反应有关。

4. 脊髓下丘脑束　近来有证据表明，在鼠和猴的脊髓有大量的背角神经元直接投射到对侧下丘脑，被称为"脊髓下丘脑束"。它参与介导伤害性刺激引起的自主神经系统运动反应以及内分泌和情绪反应。基于下丘脑在神经内分泌中的特殊作用，以及是边缘系统的一个重要组成部分，因此一般认为脊髓下丘脑束可能在应激状态的疼痛感受和痛觉的情感成分的信息传递中起重要作用。

5. 背柱突触后纤维束　是指在背柱突触后神经元发出的纤维，它们投射到延髓的薄、楔束核，换元后再投射到丘脑。大部分（77%）背柱突触后神经元对轻触、按压、伤害性机械和热刺激产生反应，传递非特异性伤害性信息；仅有小部分（6.7%）传递特异性伤害性信息。

6. 脊髓臂旁杏仁束　这是20世纪90年代才逐渐被了解的一个新传导束。神经起源于背角Ⅰ层，少量在Ⅱ层。其轴突经对侧投射到中脑臂旁核，由此发出的突触后纤维再上行终止于杏仁核。该束神经元接受来自皮肤、内脏、肌肉和关节的伤害性传入，参与介导疼痛的情感反应。

7. 脊髓臂旁下丘脑束　它与脊髓臂旁杏仁束同源，功能也相似。主要区别是在臂旁核的突触后二级纤维上行，终止于下丘脑腹内侧核。

三、内脏痛觉传入的可能路径

（一）内脏痛觉传递的外周路径

应该指出的是，迄今为止，有关内脏传入初级神经元所在位置及其路径仍无明确结论。兹将目前认识的有关内脏感觉初级传入神经元胞体可能的位置及其传递路径简介如下。

1. 经交感神经传入　内脏感觉神经元的胞体位于 T_1~L_3 脊神经节，与躯体感觉神经元一样也是假单级神经元。其周围突经脊神经、脊神经前支、交通支、交感干及其分支而分布于内脏器官和心血管等；中枢突经脊神经后根进入脊髓相应的节段。一般脏器的痛觉传入主要随交感神经传入中枢。

2. 经副交感神经传入　内脏感觉神经元的胞体位于舌咽神经、迷走神经的感觉神经节和 $S_{2\sim4}$ 脊神经节内，也是假单级神经元。周围突伴随脑神经和盆腔内脏神经中的副交感纤维分布于相应脏器，中枢突分别进入脑干和脊髓 $S_{2\sim4}$ 节段。经副交感神经传入的神经冲动主要是与内脏反射有关，如呼吸、呕吐、压力反射等。也有部分脏器的痛觉随副交感神经传入中枢，如气管、食管的痛觉有部分经迷走神经传入中枢，又如膀胱顶、前列腺、尿道、子宫颈和直肠下段的痛觉则主要经盆内脏神经传入中枢。

3. 经相应脊神经传入　心包、胆道的感觉传导可经膈神经传入中枢；胸、腹膜壁层的感觉传导可经胸神经、腰神经传入中枢；外生殖器的感觉传导则可循阴部神经传入中枢。它们的假单级神经元的胞体位于相应的脊神经节中。

（二）内脏痛觉传递的中枢路径

关于内脏痛觉的中枢径路的认识同样是极其肤浅的，其看法也不尽一致。一般认为其路径主要有两条，即快痛路径和慢痛路径。

1. 快痛径路　一级神经元胞体在脊神经节内，其周围突是比较粗的有髓纤维，随交感神经或骶部副交感神经分布到各脏器；中枢突经背根外侧部进入脊髓的背外侧束止于背角。二级上行纤维在双侧的腹外侧索内与脊髓丘脑束相伴行，止于丘脑腹后外侧核。三级纤维经内囊后脚投射到第Ⅰ躯体感觉区（中央后回）和第Ⅱ躯体感觉区（大脑外侧沟的上壁）。有人认为此路径也可行于脊髓背索，并在薄束核和楔束核内交换神经元。

2. 慢痛径路　一级神经元胞体也在脊神经节内，其周围突为有髓或无髓纤维，分布范围同前，其中枢突进入脊髓后可能在固有束内上行，在脊髓和脑干网状结构内多次中继，而后在丘脑背内侧核换元，主要投射到边缘叶。

应当指出的是，无论是内脏痛的外周通路还是中枢通路，迄今的认识仍不十分清楚。

四、原癌基因表达在痛觉传导通路中的意义

原癌基因（proto-oncogene）是存在于人类细胞中固有的一类基因，参与细胞生长分化的调节，未被激活不具有致癌作用。在进化上高度保守，正常情况下保持着控制细胞生长的生物学功能，是维持机体正常生命活动所必需的基因。当受到不恰

当刺激，原癌基因的结构或调控区发生变异，基因产物增多或活性增强时，细胞过度增殖，从而形成肿瘤。

c-fos，*c-jun* 等原癌基因是存在于神经细胞内的即刻早期基因（cellular immediately early gene），伤害性刺激可引起它们在与痛觉传递有关的神经元核内即刻表达。表达产物 Fos 和 Jun 是核内磷酸蛋白，两者形成异源二聚体，以高亲和力与 DNA 链上的 AP-1 位点结合，作为基因转录的调节因子，影响靶基因的转录速率，因此原癌基因可能作为第三信使，将外界刺激引起的第二信使介导的短时程信号在基因表达上转换成长时程信号。1987 年英国的 Hunt 等人首先将原癌细胞基因用于痛觉研究，他们证明伤害性刺激引起大鼠 Fos 免疫阳性反应细胞主要集中在背角的 A_{δ} 和 C 纤维传入终止的Ⅰ、Ⅱ和Ⅴ层，而非伤害性传入终止的Ⅱ、Ⅳ层很少有标记细胞。这一重要发现已被许多实验室证实，多种伤害性刺激，包括机械性（止血钳重夹皮肤）、化学性（芥子油、甲醛溶液、醋酸等），均可诱导 c-fos 或 c-jun 在背角、脑干、丘脑乃至整个中枢神经系统的表达，且表达的数量往往和刺激强度呈正相关。这与电生理学研究伤害性感受神经元分布情况完全一致，表明 c-fos 表达产物 Fos 蛋白可作为中枢神经系统伤害性反应神经元活动的一个标志物，因此可以采用 Fos 免疫细胞化学方法作为神经功能活动形态定位。

疼痛刺激引起原癌基因（*c-fos*，*c-jun* 等）在与痛觉传递和调制相关的神经元中表达的发现，是疼痛研究的一个重要进展。不仅在方法学上增加了跨突触多级神经元通路研究的新手段，而且为研究痛觉的分子机制甚至不同程度的定量分析也提供了新途径。

第四节 痛觉的调制

从组织受到伤害性刺激到疼痛在皮质的产生，神经系统经历了一系列复杂的电学和化学变化。伤害性刺激在外周感受器（神经元）换能，转变成为电信号，经脊髓、脑干、丘脑传递，最后到达大脑皮质产生痛觉。在信号转导、传递的各个环节，神经系统还存在内在的调节机制（即调制），增益或抑制信号的传导，增强或减弱疼痛的感受。参与疼痛信号转导、传递、感知的神经结构或回路，也构成了痛信号调制的解剖基础。痛觉的调制结构远比传导结构复杂。除了参与传导的神经结构和痛觉的调制作用有关之外，中枢神经系统内还有许多结构也参与了痛觉的调制。这里一并予以概述。

一、感受器对痛觉的调制

感受器广泛分布于皮肤等外周组织中。目前关于感受器对伤害性刺激的调制机制尚不清楚，但体表轻柔的抚摸、按摩（如哭闹的婴幼儿经抚摸可破涕为笑）、合适的电刺激、针灸等可以缓解疼痛，反之不适宜的刺激则可加剧疼痛，这些证据表明，感受器的调制功能是客观存在的。

目前已知，各种不适宜的刺激均可造成组织损害。那么其致痛因素是什么呢？大量研究表明，主要是受损伤的细胞所释放的某些化学物质，这些化学物质能激活伤害性感受器使之去极化，产生兴奋性冲动并传导至各级中枢，从而引起伤害性感受或痛觉。在外周组织中，参与激活和调制伤害性传入末梢的化学和细胞因子可分为以下几类：

1. 受损细胞溢出的直接致痛物质　如 5-羟色胺（5-HT）、组胺、乙酰胆碱（ACh）、ATP、H^+、K^+ 等。

2. 受损细胞溢出的致痛物质合成酶　这些致痛物质的合成酶经血流至相应的靶器官，合成致痛物质，再经血流作用于受损部位的感受器；如缓激肽（BK）、前列腺素（PG）合成酶、白细胞三烯等。

3. 受损感受器释放的直接致痛物质　如 P 物质等。

4. 免疫细胞产物、神经营养因子（NGF）和血管因子等　如 NO、激肽、胺类，白介素（IL-8）、肿瘤坏死因子 α（TNFα）、阿片肽、激肽类等。

上述物质中既有致痛的，也有抑痛的。许多实验表明，外源性施加这些物质可使伤害性感受器发放冲动增加或减少，直接注射到皮下可以增强（或减轻）疼痛。尽管感受器对痛觉调制的机制尚不明确，但感受器参与对疼痛调制的事实是客观存在的。

二、背根节细胞对痛觉的调制

背根神经节（dorsal root ganglion，DRG）是痛觉传入的第一级神经元所在地。传统观念认为背根神经节内的神经元仅具感觉传入功能。20世纪70年代以来，随分子生物学技术的进展，人们发现DRG神经元含有多种神经活性物质、内分泌激素、细胞因子及其受体以及几乎所有的离子通道。这些分子信号物质，不仅具有痛觉的传递功能，同时能对外周伤害性末梢的兴奋性加以控制。

(一) 神经活性物质

主要包括肽类及其他神经活性物质。

1. 肽类物质　目前已证明，在脊神经节细胞内含有P物质(SP)、生长抑素(SOM)、血管活性肠肽(VIP)、胆囊收缩素(CCK)、血管紧张素Ⅰ,Ⅱ(AⅠ,Ⅱ)、降钙素基因相关肽(CGRP)、铃蟾肽(BOM)、甘丙肽(GAL)、促胃液素释放肽(GRP)、神经肽Y(NPY)、神经激肽(NKA)和神经肽FF(NPFF)等。其中SP含量很高，主要存在小细胞中。SOM也主要见于小细胞中。CCK与躯体和内脏感觉都有关，且常与SP共存。CGRP在大中小细胞中均有分布，且与SP共存。

2. 其他神经活性物质　如兴奋性氨基酸(EAA)、GABA、NO等。

(二) 细胞因子

脊神经节内的细胞因子常见的有神经生长因子(NGF)、转化生长因子(TGF)、脑源性神经生长因子(BDNF)以及胶质细胞源性神经生长因子(GDNF)等。

(三) 内分泌激素

研究表明，雌激素及其受体(ER)在脊神经节细胞的发生和存活中起着重要作用。

(四) 离子通道

几乎所有类型的离子通道均可见于背根神经节细胞。作为感觉信息和换能的起源地，众多离子通道将对信号起放大和精细的微调作用，这对信号的初步鉴别、分类甚至适当的调制显然是有益的。因此，人们逐步认识到DRG不仅是痛觉传入的第一级神经元，而且也能在痛觉信息的调制中发挥重要作用。确切的调制原理尚需进一步研究。

9

三、脊髓对痛觉的调制

(一) 脊髓对痛觉调制的关键部位

研究表明，脊髓胶质区(即第Ⅱ板层)是痛觉初级调制的关键部位。应用神经追踪技术，结合电生理功能鉴定，现已明确了伤害性感觉初级传入在脊髓板层的投射分布，它们由背根经背外侧束进入背角，其中A_δ纤维终止于第Ⅰ、Ⅲ、Ⅴ、Ⅹ板层，C传入纤维主要终止于胶质区(第Ⅱ板层)，并与胶质区的中间神经元、投射神经元和脑干下行纤维形成局部神经网络。A和C传入纤维均可激活投射神经元的活动，而对胶质区中间神经元的作用相反，A传入纤维兴奋其活动，C传入纤维则抑制其活动。超微结构研究证明胶质区神经元与C传入纤维、投射纤维以及其他中间神经元存在明确的突触联系。免疫细胞化学研究表明，胶质区含有丰富的经典递质、神经肽及其受体，是脊髓中神经结构和化学组成最复杂的区域。这些突触联系、递质和受体的存在，成为脊髓胶质区对痛觉调制的形态和物质基础，通过突触前抑制、前馈抑制和对上行投射神经元的突触后抑制，能减少或阻碍伤害性信息向中枢的传递，使疼痛得以缓解。脊髓胶质区是伤害性信息传入的第一站，因此，在这一关键部位抑制痛信息显然是最经济有效的。

(二) 脊髓对痛觉调制的主要机制

百余年来，人们对脊髓痛觉调制进行了不懈的探索。诞生多种学说试图解析痛觉的调控机制。人们轻揉皮肤都可以有局部止痛的体验，直到20世纪60年代，电生理学的研究为阐明这种外周传入止痛的脊髓机制提供了某些设想。刺激低阈值的，粗且有髓鞘的初级传入纤维可减弱脊髓背角痛敏神经元的反应；相反，阻断有髓鞘纤维的传导则增强脊髓背角痛敏神经元的反应。粗纤维对背角伤害性信息传递的这种抑制作用主要发生在胶质区(SG，Ⅱ层)。1965年，加拿大Melzack和Wall在此依据的基础上，共同提出了解释脊髓痛觉传递和调制机制的“闸门控制学说”。痛觉闸门控制学说的核心就是脊髓的节段性调制，SG作为脊髓闸门可调制外周传入冲动向脊髓背角神经元的传递(图117-10)。按照这个学说，参与节段性调制的神经网络主要由初级传入A和C纤维、背角投射神经元(T)和胶质区抑制性中间神经元(SG)组成。A和C纤维均可激活T细胞的活动，而对SG细胞的作用相反，最后是否产生疼痛，取决于A和C初级传入冲动在T细胞上相互作用的最终平衡状态(表117-3)。

A传入兴奋SG细胞，C传入抑制SG细胞。因此，损伤引起C纤维紧张性活动，压抑抑制性SG细胞的活动，使“闸门”打开，C传入冲动大量进入脊髓背角，从而致痛。当诸如轻揉皮肤等刺激兴奋A纤维传入时，SG细胞兴奋，关闭“闸门”，抑制T细胞活动，减少或阻抑伤害性信息向中枢的传递，从而使疼痛缓解。

表 117-3 A和C传入的平衡状态

初级传入	对SG细胞作用	对T细胞作用	SG对T细胞作用	T细胞传出
A	兴奋	兴奋	抑制	抵消
C	抑制	兴奋	去抑制	强兴奋
A+C	抵消	兴奋	减弱	弱兴奋

该理论的提出受到了普遍关注，并促进了疼痛研究的发展。新研究结果的不断提出和科学界对闸门学说的持续争论，不断对原来闸门学说所解释的痛觉调制机制提出挑战。据此，闸门学说的创立人 Melzack 等先后于 1968 年和 80 年代初对闸门学说作了两次修改，使之进一步完善。新的闸门学说认为，SG 神经元与 C 传入纤维、A 传入纤维、投射神经元（T 细胞）以及 SG 神经元形成多种突触联系。不仅可通过突触前抑制、前馈抑制，也可通过直接对投射神经元的突触后抑制产生节段性调制。原来的学说过多地强调突触前的抑制作用，而新的理论模式不仅注意了突触后抑制在脊髓痛觉信息传递调制机制中的重要作用，还强调了心理因素、更高级中枢的下行抑制系统对脊髓痛觉信息的调制，新的改动无疑有利于对更多的疼痛现象的解释。但正如这个学说提出者所言："疼痛研究处于动态变化，我们并不认为闸门学说是疼痛机制的最终解释。"纵观疼痛研究的发展，无论如何闸门学说对疼痛研究的影响远远大于假说的本身。循着闸门学说的思路，开辟了痛觉研究的广阔领域。因此，对于疼痛本质的认识，与其说闸门学说重要，不如说闸门学说的影响更重要。

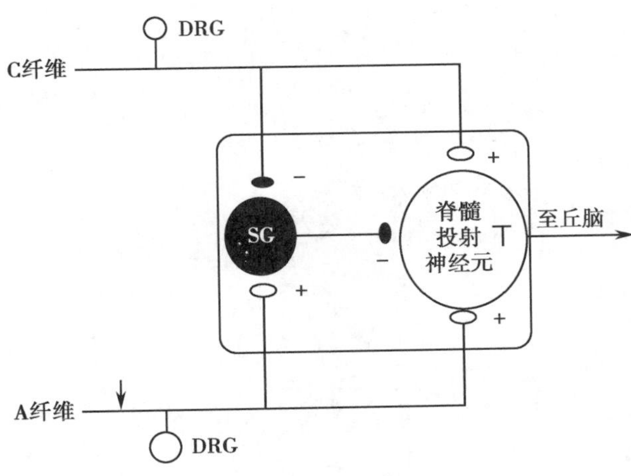

图 117-10 闸门控制学说示意图

（三）脊髓参与痛觉调制的主要物质

在脊髓背角有大量的神经递质或神经活性物质参与了痛觉的调制，兴奋性递质诸如 SP、Glu 等已于前述，而 γ- 氨基丁酸（GABA）和某些阿片肽类递质在痛觉初级调制中的抑制作用也已有了较肯定的认识。

1. γ- 氨基丁酸（GABA） 免疫细胞化学和电镜研究证明，在背角胶质区内层的大多数岛细胞均含有 GABA，它们的轴突和含囊泡的树突与 C 纤维末梢形成轴突 - 轴突型和树突 - 轴突型突触关系。这些突触主要为突触前抑制性突触结构。这种突触结构的存在，强烈提示 GABA 能神经元参与了对伤害性信息传递的突触前调制。在脊髓背角胶质区还有大量脑啡肽能和强啡肽能中间神经元及阿片受体存在，并与伤害性传入 C 纤维的分布高峰重叠。

2. 阿片肽 阿片止痛已有悠久的历史，但对其神经机制的认识仅始于 20 世纪。1975 年终于在脑内发现了内源性阿片肽，从此揭开了阿片肽作为痛觉信息加工递质研究的新纪元。特别是 1992 年成功克隆阿片 μ、δ、κ 受体，对其在痛觉信息调制中作用的认识，开始步入到分子水平，相关的研究资料浩如烟海。电镜观察表明，阿片肽能神经元在胶质区内与 I 和 V 板层的脊丘束神经元树突有大量轴 - 树突触联系，提示阿片肽能神经元参与了背角痛信息的调制。这种调制作用既有突触前机制，也有突触后机制。

3. 甘氨酸（glycine） 脊髓背角有高浓度的甘氨酸，其免疫阳性神经元主要分布在背角深层，在Ⅰ、Ⅱ和Ⅲ层分别为 9%、14%、46%。有趣的是，在这些板层中几乎每一个含甘氨酸的神经元中均有 GABA 与其共存。而含 GABA 又表达甘氨酸的神经元在Ⅰ和Ⅲ层分别为 30% 和 64%。电镜研究显示，辣椒碱破坏初级传入无髓鞘纤维后，甘氨酸受体的密度并不减少，说明甘氨酸受体存在于突触后神经元。微电泳甘氨酸可抑制谷氨酸诱发的脊髓丘脑束神经元的活动，但可被甘氨酸受体拮抗剂士的宁阻断。

4. 甘丙肽（Galanin） 甘丙肽免疫阳性物质主要在背角Ⅱ层和中央管周围灰质（Ⅹ和Ⅶ层）的小神经元中表达，在Ⅰ、Ⅱ和Ⅹ层有高密度甘丙肽结合位点存在，切断背根或用辣椒碱破坏无髓初级传入纤维并不影响结合位点的密度，提示甘丙肽受体分布在突触后背角神经元。此外，在Ⅱ层中有些含甘丙肽的神经元也表达 GABA、脑啡肽和神经肽 Y，在脊髓背角的初级传入末梢中见有甘丙肽与 SP 和 CGRP 共存。

外周神经损伤可引起甘丙肽阳性纤维由背角表层扩散到Ⅲ层和Ⅳ层，但甘丙肽阳性神经元的数量并无变化。与此相反，外周组织炎症时背角甘丙肽阳性神经元的数量增加，而甘丙肽阳性初级纤维并无变化。实验表明，甘丙肽对伤害性屈反射呈双向影响，鞘内注射高剂量甘丙肽抑制屈反射，而低剂量则产生易化效应。甘丙肽受体拮抗剂可阻断甘丙肽脊髓水平的镇痛作用，增强伤害性屈反射。鞘内注射甘丙肽能明显减弱伤害性热反应，并增强吗啡的镇痛效应。

四、脑干对痛觉的调制

20 世纪 60 年代，在痛与镇痛研究领域有两个轰动世界的重大发现：我国学者邹刚将微量吗啡注入到家兔第三脑室周围灰质和中脑导水管周围灰质（PAG），Rynolds 用弱电流刺激 PAG，均可产生强大的镇痛效应，并能对清醒动物进行腹部手术探查而无疼痛表现。这些研究提示脑内可能存在与阿片受体相关的“镇痛结构”。由此，国际上掀起了寻找在脑内“镇痛结构”的热潮，在许多科学家共同工作的基础上，人们逐步发现在中枢神经系统内有一个以脑干中线结构为中心，由许多脑区参与组成的调制痛觉的神经网络系统，即脑干内源性痛觉下行抑制系统。这是 20 世纪 60 年代痛觉研究领域的重大进展。

（一）脑干内源性痛觉下行抑制系统

1. 结构基础　主要由中脑 PAG，延髓头端腹内侧核群（中缝大核及邻近的网状结构）和一部分脑桥背外侧网状结构（蓝斑核、臂旁腹外侧核即 KF 核）以及脊髓背角等结构组成（图 117-11），它们的轴突经脊髓背外侧束下行对脊髓背角痛信息的

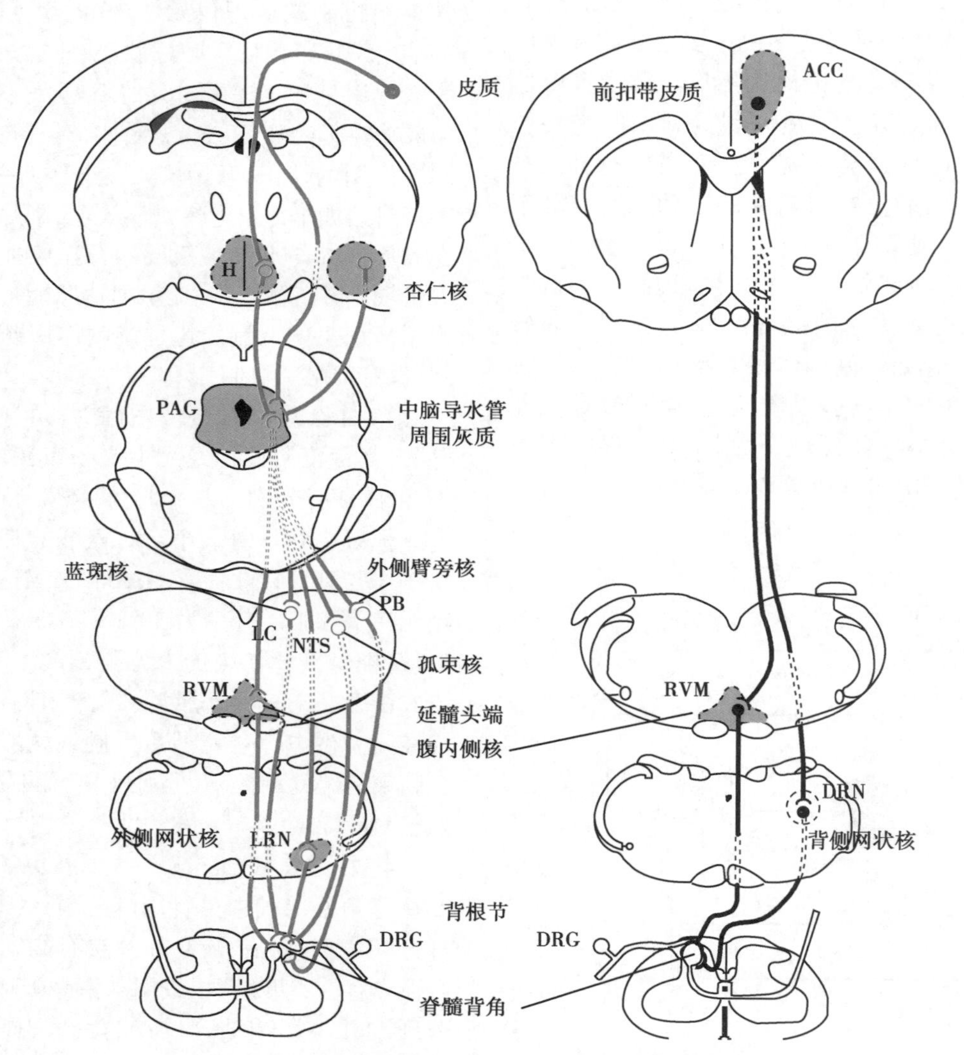

图 117-11　脑干内源性痛觉调制系统结构模式图

传递产生抑制性调制，在脑干水平也抑制三叉神经脊束核痛敏神经元的活动。

2. 物质基础　研究表明，许多分子信息物质（递质、受体、离子通道等）参与了脑干内源性下行抑制系统的痛觉调制作用，在此仅简介一些公认的分子物质。

(1) 阿片肽：脑啡肽和强啡肽在痛觉调制相关的结构如下丘脑，PAG，RVM 和脊髓背角的 Ⅰ，Ⅱ，Ⅴ，Ⅸ板层中大量分布，但二者的分布并不完全重叠，其中下丘脑中内啡肽能神经纤维可沿第三脑室壁终止于 PAG 和蓝斑核（LC）。阿片类药物微量注射到 PAG、RVM 和蓝斑核（LC）可强烈抑制背角神经元的伤害性反应，也产生很强的行为镇痛效应，纳洛酮可部分减弱电刺激 PAG 和中缝大核（NRM）的镇痛效应。

(2) 5- 羟色胺(5-HT)：在中缝核群和延髓头端腹内侧区（RVM）的 5-HT 能神经元既有与脊髓丘脑束神经元的单突触联系，也有通过背角脑啡肽能中间神经元介导与脊髓丘脑束神经元的多突触联系，并以突触前抑制的方式直接抑制脊髓丘脑束神经元的活动，从而产生镇痛效应。刺激 RVM 可抑制背角脊丘束神经元的伤害性反应，也可抑制动物的痛行为反应。5-HT 直接作用于脊髓，可抑制脊丘束神经元的伤害性反应，产生镇痛效应。单胺氧化酶抑制剂、5-HT 激动剂、5-HT 前体可加强 5-HT 的效应。此外，刺激 RVM 可在脊丘束神经元上单突触的抑制性突触后电位（IPSP），说明突触后抑制也参与对脊髓背角痛敏神经元的抑制。

(3) 去甲肾上腺素（NA）：NA 主要分布在蓝斑核。将 NA 及其激动剂直接作用于脊髓，通过 α_2 受体可选择性抑制背角伤害性神经元的反应，并抑制动物的痛行为反射，排空脊髓水平的 NA 可减弱脑干的下行抑制调制作用。临床上小剂量椎管内注射 NA 激动剂可以止痛。同时，许多研究都证实，5-HT 和 NA 对脊髓伤害性信息传递的调制是相互依赖的，5-HT 介导的痛觉传递的抑制有赖于 NA 系统的完整。

(4) 其他物质：在下行调制系统的主要结构中含有多种经典递质和神经肽。给予这些物质及其受体的激动剂，可以产生明显的镇痛作用，而给予受体拮抗剂则减弱镇痛。许多研究证实，参与下行抑制调控的经典递质和神经肽主要是：在中脑导水管周围灰质有 P 物质(SP)、血管活性肠肽(VIP)和 γ- 氨基丁酸（GABA）等；在中缝大核内有 SP 和生长抑素（SOM）等；在蓝斑核有神经肽 Y（NPY）、甘丙肽等，其中有些可以共存于同一神经元。它们的下行抑制作用机制尚待进一步探讨，目前的研究大多集中在阿片肽和单胺类。

（二）脑干内源性痛觉下行易化系统概念的提出

近年来的研究资料表明，在脑干内还可能存在一个与下行抑制系统作用相反的下行易化系统。这主要是因为人们在研究下行抑制系统时发现，以大小不同的电流刺激脑干中另外一些核团（延髓网状巨细胞核（Rgc）和其 α 部（Rgcα））会引起完全相反的作用。虽然与下行抑制系统相比，下行易化系统的解剖结构、传导途径和神经递质等的研究还是初步的，但问题的提出对了解脑的下行调制机制无疑是有益的（图 117-11）。

五、间脑在痛觉调制中的作用

形态学上已经证明，传递痛觉的脊髓丘系、三叉丘系的纤维终止于丘脑的不同核团，并存在种属的差异性，例如大鼠、猫和猴的脊丘束在丘脑投射既有相同的核团，也有不同的核团。一般认为，痛觉可分为感觉分辨成分和情绪反应成分两部分。丘脑外侧核群神经元的反应具有躯体定位投射关系，神经元放电的频率和时程与刺激强度变化成正比，所以能定量反映外界刺激。这些神经元将外周刺激的部位、范围、强度和时间等属性编码向皮质传递，发挥痛觉分辨的功能。而丘脑板内核群神经元对外周刺激缺乏明确的躯体投射关系，感受野大，反应阈值也高。这些神经元的轴突广泛投射至大脑皮质，包括与情感有关的额叶皮质，也接受与边缘系统、下丘脑有密切联系的网状结构的传入。因此，它们可能主要行使痛觉情绪反应功能。综上所述，有理由认为，丘脑是最主要的痛觉整合中枢。

六、边缘系统、基底神经节对痛觉的调制

尽管边缘系统（limbic system）一些结构并非痛觉传递通路的主要驿站，但整个系统在形成痛觉反应过程中的作用是不可忽视的。目前认为边缘系统除对机体的感觉、运动和内环境稳定等各种生理功能起着调节作用，还参与中枢调整活动，使机体更易对复杂多变的环境做出正确的、有利于自身生存的反应。其中部分核团对机体痛阈影

响显著：

1. 海马（hippocampus） 是边缘系统中最显著的一个结构。单侧或双侧刺激海马背部，均可提高痛阈，并引起海马 θ 节律（或称节律性慢节律活动，4-7 次 / 秒）增多。在一定范围内，刺激越强，θ 节律活动越显著，同时可强烈抑制丘脑板内核群的单位放电海马与脑干的上行激活系统相联系，参与维持觉醒状态。

2. 杏仁核（amygdaloid nucleus） 刺激此核可提高痛阈，表现为对刺激内脏大神经所致的丘脑后核放电有抑制作用。

3. 扣带回（cingulum） 扣带回切除术能改变痛觉的情绪和情感成分。刺激扣带回前部能提高痛阈，而刺激扣带回后部有时痛阈下降。一般认为，扣带回是通过其下行控制，影响腹后外侧核水平上的痛觉信息传递的。

4. 尾状核 新近的研究表明，基底神经节中的尾状核在中枢性痛觉调制中占有重要的地位。该核能接受内外感受器传来的感觉冲动，并与丘脑、脑干网状结构及边缘系统等有着广泛的联系。刺激能抑制大脑皮质电活动对上行网状激活系统的作用。近期研究证明，刺激尾状核前区可明显提高痛阈，而刺激中心区则降低痛阈。正如临床观察所见，刺激疼痛患者尾状核前区可使疼痛明显缓解，对晚期癌症患者，也可经此法得到满意的效果。

七、皮质对痛觉的调制

知觉是感觉整合的最高级中枢大脑皮质的独有功能，痛觉作为感觉的一种体验，其冲动必然要到达大脑皮质进行信息加工，最终上升到意识。神经束路追踪研究证实，接受痛觉传入的丘脑各核团发出的投射纤维终止于不同的皮质区域，其中大脑皮质中央后回和旁中央小叶的后部为接受躯体感觉的主要区域已成为共识。在人的皮质诱发电位实验中，实验性损伤刺激使受试者产生疼痛时，在皮质感觉区可记录到长潜伏期的慢波反应，并可被镇痛药所抑制。近年来，随着正电子发射断层扫描（PET）、单光子发射断层扫描（SPET）、功能磁共振技术（fMNT），以区域脑血流图（rCBT）变化作为脑区激活指标显示脑活动的人体脑成像技术的发展和应用，可直观地观察到疼痛发展过程中脑活动的变化，积累了不少有重要价值的资料，加深了对皮质调制和感知痛觉的认识。但由于知觉研究技术上的局限，很难在人体进行更深入的研究，因此迄今为止人们关于大脑皮质对不同感觉（包括痛觉）的整合和感知机制的认识，尚不明确。

第五节 疼痛慢化的可能机制

疼痛是人类最常见的感觉和情感体验。人们的生存甚至离不开疼痛，它是生命不可缺少的生理功能之一，感知疼痛与生理性疼痛有利于机体趋利避害。即使是病理性疼痛，如炎性痛，只要及时处理也多可治愈并恢复正常，只有某些难治性的病理性疼痛，如神经病理性疼痛，才对人体造成严重伤害。而神经病理性疼痛大多是由一般的疼痛演化而来，其根本原因是疼痛发生了慢化与持续。目前认为疼痛慢化与持续化的可能机制与伤害性刺激导致外周与中枢神经敏化有关（图 117-12）。

因此探讨疼痛的持续化与慢化的解剖学基础与分子机制，对揭示神经病理性疼痛的发病机制及采取针对性的治疗措施显然具有重要的科学意义和实用价值。本节将从外周、中枢、脑 - 脑脊液环路三个部分阐述疼痛持续化与慢化的形态学基础及其分子机制。

一、疼痛持续化与慢化的外周解剖学基础及其分子机制

（一）损伤局部的致痛物质增多

外周组织的损伤或潜在损伤，局部致痛物质释放量的增加，是疼痛发生的始动因素。致痛物质的来源复杂，目前认为主要包括：受损细胞破裂释放出的一些物质，如 K^+、H^+、ATP 和 5-HT 等；受损血管的渗出物，如缓激肽（bradykinin，BK）和 PGs 等；以及受损感受器自身释放出的某些致痛物质，如 SP、TRP 家族和降钙素基因相关蛋白（CGRP）等。新近的一些研究表明，及时处理或干预损伤局部致痛物质的释放即可减轻或去除疼痛。也从另一侧面说明损伤局部致痛物质释放量的积累与增加是疼痛持续化与慢化的初始或开启的必要条件。

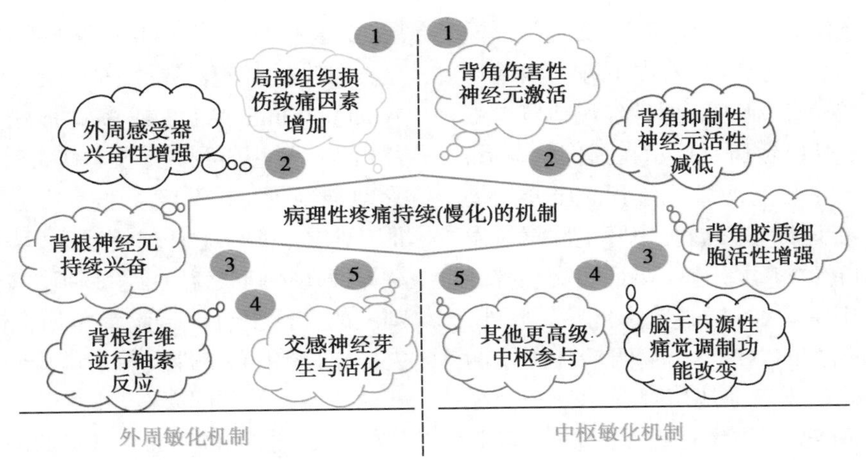

图 117-12　疼痛慢化与持续化的可能机制示意图

(二) 伤害性感受器的持续兴奋

正常情况下，神经末梢的跨膜离子通道在组成、构架和分布等方面性能稳定，不刺激，不放电。而在组织损伤条件下，离子通道的密度、开放特性、兴奋模式、传导频度等都发生了改变。不刺激，也放电，且异位放电。大量研究证实，损伤局部的各种致痛因素，热、冷、酸、伤害性物质包括前炎性介质如 TNF-α、IL-1β、IL-6、IL-8 和炎性介质如 PGs、白细胞三烯、5-HT、HA 等，如不及时处理不仅会引起炎症反应，还可直接作用于伤害性感受器，使其兴奋性增强，其标志是传入纤维的动作电位（action potential，AP）即神经冲动增加，传入信号不断增多。伤害性感受器的持续兴奋，使神经病理性疼痛得以持续化从而日益慢化。

(三) 背根节神经元的超兴奋

已证明在背根节神经元中，直径在 20~35μm 的中等大小的 A_{δ} 神经元可接受或传导快痛，而直径在 6~20μm 的小型 C 神经元则接受或传导慢痛。一般认为相邻神经元具有通过非突触作用交互诱发放电的功能。但在正常情况下，由于神经纤维髓鞘完整，相互绝缘，故彼此影响很小。而当组织损伤时，不断增加的致痛物质的持续刺激，感受器和传入纤维持续冲动以及因损伤造成的绝缘作用减弱（如脱鞘、神经瘤等）使得去极化电位扩散到邻近静息电位的神经元，进而诱发邻近神经元的放电，并形成反复发放的环路。伤害性感受器兴奋性增强，异位放电活动的加强，以及神经元相互非突触影响作用的增强，可以使背根神经元持续超兴奋，即持续产生动作电位。此外背根神经元（DRG）上分布着大量钾、钠、钙等跨膜离子通道，在众多伤害性刺激信号的持续影响下，离子通道的密度、开放特性、兴奋模式等都发生了改变，全细胞钾、钠等电流信号始终处于高频状态，促使整个脊髓背角神经元处于高兴奋状态，这些作用奠定了中枢敏化，从而加剧神经病理性疼痛持续化与慢化的解剖与功能基础。

(四) 背根传入纤维的逆向轴索反射

研究发现，外周损伤导致的脊髓前结构的持续进行性自发放电增强，可致脊髓伤害性神经元持续兴奋或脊髓其他神经元处于高兴奋状态。这个过程可经脊髓背角中间 GABA 能神经元介导使得初级传入纤维去极化（PAD），引起背根神经逆向轴索反射，使 PAD 冲动逆向传至受损局部及其累及的感受器。一方面导致局部神经肽和兴奋性氨基酸等物质的释放增多，促进血管扩张与渗出，加剧局部组织的神经源性炎症反应；另一方面兴奋性氨基酸，通过作用于外周神经末梢上的 NMDA/ 非 NMDA 以及 NK 受体进一步敏化感受器。上述两个方面的效应，进一步恶化局部伤害性刺激反应，使神经放电与冲动进一步增强，加剧了疼痛持续化与慢化的病理过程。

(五) 交感神经的芽生与活性增强

在正常情况下，交感节后神经纤维多攀附血管随其分支分布，在 DRG 神经元簇集区，很少见有交感纤维与背根神经元发生关系。但当外周组织损伤时，不仅可引起受损局部交感神经的活化，还可引起交感神经在 DRG 出现篮状出芽纤维包绕背根神经元的胞体。用电镜观测到，交感神经末梢可与 DRG 神经元之间呈现形似突触的间接或直接对合关系，且在损伤组织邻近的未损伤神经节也见有长芽现象。在培养的交感神经元施加神经生长因子（NGF）和白细胞抑制因子（LIF），结果发

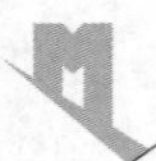

现可诱发交感神经长芽。正常情况下，交感神经递质肾上腺素或去甲肾上腺素注入皮下并不引起疼痛，但在受损局部外源性施加交感神经递质肾上腺素或去甲肾上腺素可以致痛。提示在损伤状态下，交感神经可能参与了疼痛的敏化过程。全身或局部应用酚妥拉明，能阻断自发或去甲肾上腺素诱发的放电，并可抑制痛觉过敏。进一步证实交感神经参与疼痛敏化作用主要通过 α_2 受体介导。此外，与交感神经活动相关的 NPY、花生四烯酸等代谢产物也可能参与此过程。上述研究提示交感神经芽生与活性增强助推受损感觉神经元的兴奋作用。

参与疼痛持续化与慢化的外周解剖学基础主要包括上述五个环节，而参与这一过程的分子信号物质则非常多，但只有少数为直接致痛物质（ATP，H^+，K^+，BK 等），其余均为疼痛增强物质。这些环节和分子物质的共同作用，使得传入中枢第一站（脊髓背角）的伤害性信息持续增加，进而开启了疼痛在中枢神经系统的持续化与慢化（敏化）过程。

二、疼痛持续化与慢化的中枢解剖学基础及其分子机制

神经病理性疼痛在外周神经结构（特别是躯体感觉神经）的持续化作用的结果与中枢神经系统的敏化几乎是同步的。如不能及时干预或中断外周神经结构各环节的疼痛信息上传，则必然累及中枢神经系统，从而导致疼痛的中枢敏化（central sensitization）。但涉及中枢的结构及分子远比外周更加复杂。目前对中枢参与疼痛持续化与慢化的认识，比较明确的主要在脊髓背角和脑干，新近对胶质细胞参与疼痛的过程也有较多的研究，而关于更高级中枢对疼痛的调制则了解尚少。

（一）伤害性传入纤维在背角终止区域变化

正常生理情况下，Aβ 纤维末梢主要终止在脊髓背角的第Ⅲ、Ⅳ板层，传递低阈值的触、压觉等；Aδ 纤维末梢多终止于第Ⅰ、Ⅲ板层，传递快痛信息；而 C 类纤维只终止于Ⅱ板层，即胶质区，主要传递慢痛。但在炎症或神经损伤所致慢性疼痛状态下，Aβ 纤维也可芽生，其末梢并伸到Ⅰ、Ⅱ板层，与此处的痛敏神经元形成异常的突触联系，突触的数量也发生了很大变化。这对部分解释痛觉超敏 / 触诱发痛（Allodynia）的形成是很有帮助的。

（二）背角神经元的广泛激活

背角神经元按其对刺激的接受类型可分三类：即特异性伤害感受型神经元，主要位于Ⅰ、Ⅱ层，少量在Ⅴ层，专门接受某些特异性的伤害性信息；非特异性伤害感受型神经元（即广动力域，wide dynamic range，WDR 或多觉神经元）主要分布于背角Ⅳ～Ⅵ层，可接受各类伤害性信息；非伤害感受型神经元，主要接受非伤害性信息，主要见于Ⅲ～Ⅵ层。实际上任何情况下，都不可能有单纯的特异性伤害刺激，往往是多种伤害甚至是非伤害性刺激的广泛复合。脊髓背角伤害性神经元的持续去极化，产生兴奋性突触后电位（EPSP），也会殃及其他神经元的共同兴奋，并产生敏感化即长时程增强效应。此外，位于Ⅲ～Ⅵ层的非伤害感受型 AB 神经元也会长芽伸至Ⅰ～Ⅱ层，并发生突触联系，脊髓背角神经元的广泛激活作用的结果是降低痛阈，加剧疼痛。

（三）背角抑制性神经元的凋亡

脊髓背角抑制性中间神经元主要是指位于背角Ⅰ～Ⅲ层的 GABA 能神经元。形态学研究表明，其轴突和含囊泡的树突与 Cf 末梢形成轴 - 轴、树 - 轴突触，位于突触前（少量突触后）。有研究证实，位于Ⅱ层 C 纤维末梢 GABA-AR 的激活，可使其 Ca^{2+} 内流减少，K^+ 通透增强，C 纤维末梢冲动幅度降低，递质释放减少。脊髓背角 GABA 能神经元中间神经元以突触前抑制的方式，减少伤害性信息的内传，从而减轻疼痛。这种背角抑制性中间神经元，称为“黑色”神经元，并被证实在外周损伤条件下，该类神经元可出现跨突触的兴奋毒性改变，甚至发生凋亡或死亡，结果活性降低，抑制痛觉上传的功能减弱。减少黑色神经元的形成，可抑制痛觉过敏的形成，也为此提供了证据。因此这类神经元发生可塑性变化，也是疼痛持续化与慢化的重要环节。

（四）背角胶质细胞的增生及其活性增强

近 20 年越来越多的研究表明，脊髓胶质细胞参与痛觉传导与调制及其持续化与慢化过程。因为在胶质细胞上，人们发现具有与神经元一样的辣椒碱受体（TRPV1），特异性的 ATP 受体亚型 P2X4，与痛相关的 MAP（ERK）家族；损伤和炎症时，胶质细胞炎症原因子合成释放增加，外源性药物抑制胶质细胞功能活动，可阻止疼痛敏化脊髓 LTP 增强，吗啡镇痛耐受形成时，胶质细胞肥大，胶质纤维酸性蛋白（GFAP）明显上调。胶质细胞被激活后可在脊髓释放大量的炎性因子，如 IL-1β、IL-6、TNF-α，以及 NO、PGs、ATP 等。这些化学物质可反过来作用于伤害性神经元使其兴奋性进一

9

步增强，作用于突触前初级纤维的终末，亦可增强递质如SP和EAAs释放，从而增强中枢敏化过程。用胶质纤维酸性蛋白（GFAP）标记星型胶质细胞，用OX-42标记小胶质细胞的实验一再验证，脊髓背角胶质细胞的活性增强在疼痛的持续化与慢化过程中发挥重要作用。

（五）脑干内源性痛觉下行调制系统功能紊乱

脑干内源性痛觉下行抑制系统功能减弱可易化背角神经元的敏化状态，这可能是持续化与慢化的另一重要因素。有资料表明，背角下行5-HT能传入具有伤害和抗伤害双重作用，如果5-HT的伤害性作用增强即可易化中枢敏化状态。同样背角下行去甲肾上腺素能传入，一方面通过作用于α_2A受体而产生抗伤害作用；另一方面通过α_1受体激活磷脂酶C（PLC）而使背角伤害性神经元兴奋。

（六）其他更高级痛觉调制中枢的功能紊乱

形态学上已经证明，传递痛觉的脊髓丘系、三叉丘系的纤维终止于丘脑的不同核团，并存在种属差异。这些部位神经元的轴突广泛投射大脑皮质，包括与情感有关的额叶皮质，也接受与边缘系统、下丘脑有密切联系的网状结构的传入。因此，丘脑的器质或功能紊乱同样对疼痛的慢化与持续化产生影响。

尽管边缘系统（limbic system）一些结构并非痛觉传递通路的主要驿站，但整个系统在形成痛觉反应过程中的作用是不可忽视的。目前认为边缘系统除对机体的感觉、运动和内环境稳定等各种生理功能起着调节作用，还参与中枢调整活动，使机体更易对复杂多变的环境作出正确的、有利于自身生存的反应。其中海马、杏仁核、扣带回、基底神经节中的尾状核等都在疼痛的传导与调制中发挥重要作用。

中枢神经系统中任何与痛相关的结构与功能发生异常，都将对神经病理性疼痛的调制作用产生影响，但其确切的结论尚需进一步研究。

综上所述，可见疼痛的持续化与慢化是一个极其复杂的过程。参与这一过程的解剖学基础既有外周结构，也有中枢结构，其机制既有外周敏化也有中枢敏化。尽管这些研究为揭示病理性疼痛的发病机制做出了重要贡献，并为临床诊疗提供了重要启示，现行不少镇痛药物的研发也都主要基于既往研究工作所揭示的原理，但实际应用的效果并不十分理想。

不难看出这些结论的解剖学基础主要为神经-神经的对话关系。然而，机体的调控途径是复杂的，其中脑-脑脊液环路也有可能在疼痛的持续化与慢化过程中发挥重要作用。

三、疼痛慢化与持续化的脑-脑脊液环路的解剖学基础及其分子机制

早在1988年，国人朱长庚等基于脑脊液中不仅存在神经细胞、神经纤维，而且含有多种神经递质、神经激素或神经调制物的事实，推测在脑组织与脑脊液之间可能存在信息交流的网络。鉴于该网络与传统的神经-神经调节具有本质的区别，因此第一次提出了脑-脑脊液神经体液调节环路的概念。但他同时指出，这一领域的研究才刚刚开始，很多问题尚待深入探讨。即使是脑-脑脊液环路的结构基础也并不完全清楚，而对其功能意义的研究更加鲜见。

接触脑脊液神经元，简称触液神经元（CSF-CN），目前认为是脑-脑脊液环路中最为重要的细胞学基础。主要包括两类：近位触液神经元和远位触液神经元。近位触液神经元，胞体邻近脑室壁。各脑室壁数量不等，以第三脑室壁尤为丰富，该部存在大量的伸长细胞，其长突起伸入脑实质，不仅与脑实质的神经元和胶质细胞有突触联系，而且与脑内的脑血管，也有结构上的实际联系。远位触液神经元的胞体位于脑实质中，而以突起伸入脑室系统的脑脊液。在脑实质的许多部位均零星散在，而在中脑与脑桥腹侧交界处的灰质中恒定存在大量的接触脑脊液神经元，即接触脑脊液神经核，简称触液核。电镜研究表明，触液神经元不仅具有吸收或摄取的亚细胞结构，还具备自脑实质向脑脊液或自脑脊液向脑实质，双向信息传递的突触结构。新近研究表明，在炎性痛、神经病理性痛、内脏痛、应激、吗啡戒断与依赖等条件下，触液核中Fos、nNOS、SP、GABA、5-HT1AR、Drebrin、p38MAPK、CREB、TRPC6、ERK1/2、TRPV8等数十种神经活性物质发生规律性的量变，这些研究提示脑-脑脊液环路特别是其枢纽性结构-“触液核”在疼痛的传递、调制以及病理性疼痛的发生与形成过程也同样发挥着重要作用。

事实上参与疼痛慢化的外周神经与中枢的脊髓和脑都浸泡在脑脊液中，临床上蛛网膜下隙的“腰麻”镇痛也正是通过脑脊液途径实现的。然而神经解剖学研究表明，脑-脑脊液之间存在脑脊

液-脑屏障,脑与脑脊液是彼此分开的。某些研究也反复证明,一些大分子物质是无法通过屏障直接作用于脑组织的。

这种解剖学上分开而功能学上却相互影响的矛盾现象,恰恰提示了脑-脑脊液环路在其中发挥的重要作用(图 117-13)。如果说目前已知的 31 对脊神经和 12 对脑神经把中枢与躯体、内脏等实质性器官联系起来,而位于脑实质的“触液核”则把中枢与体液(脑脊液、血液等)联系起来。这对揭示机体生命活动的整体性无疑是非常有意义的。或许我们过多地关注于神经-神经的对话关系而忽略了神经-体液的对话关系,甚至将二者完全割裂开来,这对全面阐释生命活动规律显然不利。由于“触液核”(胞体位于脑实质,突起伸在脑脊液)是能突破脑脊液-脑屏障,将脑组织与体液(脑脊液、血液)联系起来的枢纽性神经结构,具备沟通神经-体液调制的桥梁作用,因此在疼痛持续化与慢化过程中可能扮演着不可或缺的重要角色。

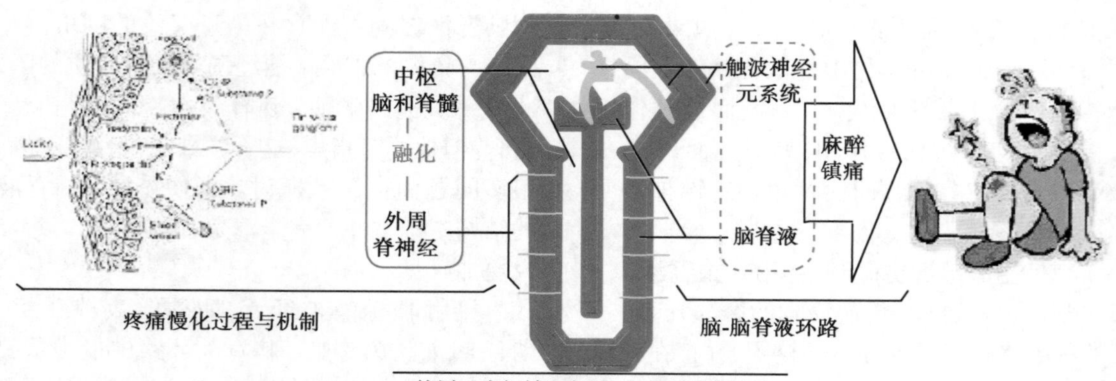

图 117-13　疼痛慢化和持续化与脑-脑脊液环路关系模式图

(张励才)

参考文献

[1] 韩济生. 神经科学 [M]. 北京:北京大学医学出版社, 2009.

[2] 张励才. 麻醉解剖学 [M]. 北京:人民卫生出版社, 2016.

[3] 鞠躬, 武胜惜. 神经生物学 [M]. 西安:第四军医大学出版社, 2015.

[4] 赵志奇. 疼痛及其脊髓机理 [M]. 上海:上海科技教育出版社, 2000.

[5] 郭曲练, 姚尚龙. 临床麻醉学 [M]. 北京:人民卫生出版社, 2016.

[6] 朱长庚. 神经解剖学 [M]. 北京:人民卫生出版社, 2009.

[7] 王群, 吕岩. 疼痛特异性学说与闸门控制学说:争论还在继续 [J]. 中国疼痛医学杂志, 2014, 20 (9): 609-613.

[8] 张弘弘, 孙艳, 徐广银. 慢性内脏痛的病理机制研究和临床治疗新进展 [J]. 中国疼痛医学杂志, 2017, 23 (1): 2-20.

[9] 崔东, 李泽华, 宋学军. 慢性疼痛的脊髓机制 [J]. 中国疼痛医学杂志, 2017, 23 (9): 641-647.

[10] WILLIAMS A C, CRAIG K D. Updating the definition of pain [J]. Pain, 2016, 157 (11): 2420-2423.

[11] WESSELMANN U, LAI J. Mechanisms of referred visceral pain: uterine inflammation in the adult virgin rat results in neurogenic plasma extravasation in the skin [J]. Pain, 1997, 73 (3): 309-316.

[12] ZHANG L C, ZENG Y M, TING J, et al. The distributions and signaling directions of the cerebrospinal fluid contacting neurons in the parenchyma of a rat brain. Brain Research, 2003, 989 (1): 1-8.

第一百一十八章

疼痛的临床评估与治疗基础

目　录

1979 年，Bonica 首先提出疼痛的定义：一种不愉快的感觉和情绪体验，与体内的组织损伤或潜在组织损伤有关。

国际疼痛研究协会（International Association for the Study of Pain，IASP）将疼痛定义为“一种与实际或潜在组织损伤相关的、不愉快的感觉和情绪体验，或患者关于此类损伤的描述”。

疼痛是一种症状，是人体患病和受到伤害的警示信号。但是当引起疼痛的组织损伤已经愈合而疼痛仍然持续存在，或者引起慢性疼痛的病因已经无法去除时，疼痛被作为一种慢性疼痛去诊断和治疗。

随着基础研究和临床研究的不断深入，急慢性疼痛诊断评估的方法以及治疗药物和治疗技术均日臻完善，疼痛不再是一种疾病或损伤的伴随症状，而是作为一种疾病，越来越受到重视。

第一节　疼痛的定义和分类

虽然 1979 年 Bonica 对疼痛的定义引用至今，但疼痛含义仍在被不断地充实和完善。1994 年，IASP 又按以下特征对疼痛进行了分类：①疼痛所涉及的躯体部位（如：腹部、下肢）；②功能障碍时可能引起疼痛的系统（如：神经系统、胃肠道系统）；③疼痛的持续时间和类型；④疼痛发作的强度和发作时间；⑤病因。但此补充仍未能得到 Woolf 等人的认同，不能从本质上更好地指导疼痛研究和治疗。根据 Woolf 的理论，疼痛分为三类：伤害性疼痛、与组织损伤和炎性细胞浸润有关的炎性疼痛以及由神经系统损伤（神经病理性疼痛）或者机体某些功能障碍（功能失调性疼痛，如纤维肌痛、肠激惹综合征、紧张性头痛等）所导致的病理性疼痛。

随着疼痛学科的发展，疼痛还可大致分为两类：生理性疼痛和病理性疼痛。生理性疼痛（急性、伤害感受性）是人类必不可少的早期预警信号；病理性疼痛（如神经病理性）是一种神经系统对损伤或疾病适应不良的表现，是一种疾病。

一、疼痛理论的历史

（一）疼痛理论的发展历史

在发现神经元及其作用之前，已经有很多有关疼痛的理论。Aristotle 认为疼痛是邪恶的灵魂通过外伤进入到体内，Hippocrates 则相信是由于重要的体液失平衡所致。在 11 世纪，Avicenna 提出了一种理论，认为人体有多种感觉，痛觉只是触觉、瘙痒等一般感觉中的一种。在欧洲文艺复兴前，疼痛还没有被完全认识，人们只认为疼痛主要来自体外，也许是上帝的惩罚。

1644 年，René Descartes 提出了疼痛是一种沿着神经纤维传递到大脑的干扰（disturbance），因此他将疼痛感知由精神的、神秘的体验，发展到物理的、机械的感觉层面。Descartes 和 Avicenna 的工作为 19 世纪“特异性理论”（specificity theory）的形成奠定了基础。特异性理论把疼痛看作是一种与触觉和其他感觉不同的、具有自身特点的“特异性的感觉”。另外一种理论——“强化理论”（intensive theory）在十八、十九世纪非常引人瞩目，该理论没有将疼痛作为一种独特的感觉，而是将其视为一种由较强刺激引起的情绪状态。到了 19 世纪 90 年代中期，“特异性理论”得到了生理学家和临床医师的支持，而“强化理论”主要得到了心理学家的拥护。但是，通过 Henry Head 的一系列临床观察和 Max von Frey 的实验研究，心理学家几乎全部倒向了“特异性理论”。到了 19 世纪末，大部分生理和心理教科书都认为疼痛是事实存在的。

以 1934 年 John Paul Nafe 的假设为基础，1955 年，DC Sinclair 和 G Weddell 研究出了“外周模式理论”（peripheral pattern theory）。该理论认为所有皮肤纤维末梢（除了支配毛发细胞的末梢外）都是完全相同的，疼痛是由于这些末梢受到剧烈刺激而产生的。此外，20 世纪最著名的疼痛理论便是 1965 年由 Ronald Melzack 和 Patrick Wall 提出的“闸门学说”，或称“闸门控制学说”（gate control theory）。该学说认为传导痛觉的细纤维和传导触觉、压觉和振动觉的粗纤维从损伤部位传导信息到脊髓背角的两个不同的区域，较粗的纤维主要作用于抑制性细胞，使得痛觉缓解（图 118-1）。“闸门学说”的提出对以后的疼痛学基础研究和临床治疗产生了深远的影响。

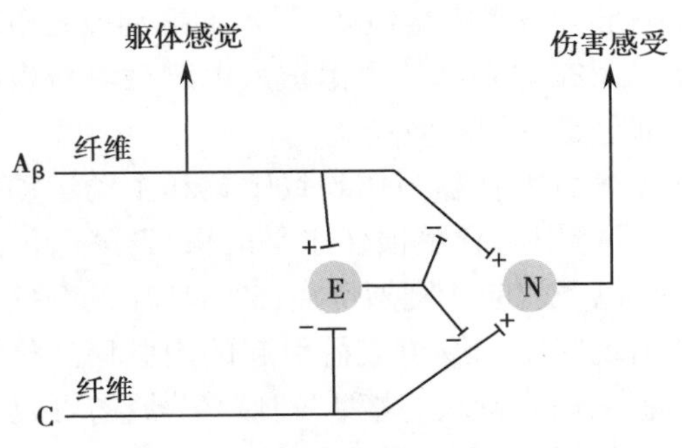

图 118-1 疼痛的“闸门学说”

(二) 疼痛的三维特点

1968 年，Ronald Melzack 和 Kenneth Casey 描述了疼痛的三维特点：感觉识别（sensory-discriminative，包括感知疼痛的强度、位置、性质和持续时间）、情感动机（affective-motivational，不愉快和迫切要脱离这种不愉快）和认知评价（cognitive-evaluative，包括评价、文化价值观、分心和催眠暗示等方面的认知）。该理论提出，疼痛的强度（感觉识别范畴）和不愉快（情感动机范畴）不是简单的由痛刺激强度所决定的。认知活动可能影响感觉和情感体验，或者改变初期的情感动机。因此，在剧烈的竞赛或者战争环境下，人过度激动可以减少对疼痛的感知。暗示和安慰剂亦可调节情感动机，使得感觉识别相对不受干扰。因此，可以通过切断感觉的传入、外科手术的介入等治疗以及影响患者的情感动机和认知功能来缓解疼痛。Melzack 和 Casey 对疼痛相关的研究推动了功能神经解剖以及心理学等多方面的发展。

(三) 当今的疼痛理论

Wilhelm Erb's（1874 年）提出的只要刺激足够强、任何感觉受体都能产生痛觉的“强化理论”已被彻底否定。有些感觉纤维不能明确分辨出伤害性和非伤害性刺激，伤害性受体只对高强度的伤害性刺激有反应。伤害性感受器的外周末端受到超过一定阈值的伤害性刺激后，诱发出的动作电位将信号转换成电流，沿着神经纤维传递到脊髓。伤害性受体的特异性（是否对周围温度、化学或者机械性刺激有反应）是由外周末端所表达的离子通道所决定的。已经研究明确的参与这些过程的有瞬变受体电位、K^+ 通道和配体门控通道，其相关机制仍在研究中。

疼痛信号从外周通过 Aδ 或 C 纤维传递到脊髓背角。Aδ 纤维属于细的有髓鞘纤维，传递信号的速度比无髓鞘的 C 纤维快，因此，Aδ 纤维传导的疼痛比较尖锐且首先被感知；接着感知的是 C 纤维传导的烧灼样的钝痛，这些第一级神经元通过后侧束（Lissauer's tract）进入脊髓背角。

Aδ 和 C 纤维与脊髓Ⅱ、Ⅲ层的胶状质内第二级神经元进行突触连接，这些第二级神经元发出的二级纤维通过前白联合在脊髓丘脑束上行。到达大脑前，脊髓丘脑束分成新脊丘束侧束和旧脊丘束内侧束。

发出新脊丘束的脊髓二级神经元传递来自 Aδ 纤维的信号，到达丘脑的腹后侧核的第三级神经元（这些神经元也与躯体感觉皮质的树突连接）进行突触连接。从旧脊丘束神经元传入的来自 C 纤维的信号大部分终止于脑干、1/10 终止于丘脑，其余到达脑桥核中脑导水管周围灰质等区域。

专门传递 Aδ 纤维痛觉信号及其他同时传递 Aδ 和 C 纤维痛觉信号至丘脑的脊髓纤维已被发现和证实。其他的脊髓纤维，即所谓的宽动态范围神经元（wide dynamic range neurons），不仅对 Aδ 和 C 纤维信号有反应，也对传递触觉、压觉和振动觉的粗 Aβ 纤维信号有反应。丘脑内疼痛相关的兴奋扩散到岛叶皮质（区分疼痛与其他稳定情感如瘙痒、恶心的具体部位）和前扣带回（除了其他作用外，被认为能体现疼痛的动机成分），定位精确的疼痛也能激活初级和次级躯体感觉皮质。

二、根据持续时间的疼痛分类

疼痛多数是暂时性的，一旦伤害性刺激去除、潜在的损伤或者病变愈合，疼痛便会缓解。但是，有些情况下如类风湿关节炎的外周病变、肿瘤等，病变可能持续存在，疼痛便可能长期存在。

持续很长时间的疼痛称为慢性疼痛，而很快能够缓解的疼痛为急性疼痛。因此持续时间的长短是区分急慢性疼痛的重要依据。最常用的区分点是从疼痛发作开始持续 3 个月或 6 个月，其他也有些学者认为应该以 12 个月为界，还有人提出了 30 天内为急性疼痛、超过 6 个月为慢性疼痛，介于其间的为亚急性疼痛。但是急性疼痛可以很快转变为慢性疼痛，传统划分急、慢性疼痛的方法则过于武断。伤害性刺激能在 1 小时内引起脊髓背角新基因的表达（神经敏化的基础），并在相同时间窗内足以引起行为学的改变。虽然急慢性疼痛区分的时间界限有多种，但目前更被普遍接受的区分方法并不是根据固定的疼痛持续时间划分，而是将慢性疼痛定义为持续时间远远超过了损伤和疾病愈合时间的疼痛。慢性疼痛又可以分为恶性疼痛(与癌症及其治疗有关)和良性疼痛(如神经病理性、肌肉骨骼性和炎性)。

三、根据病理生理的疼痛分类

(一) 伤害性疼痛

刺激了外周神经纤维的伤害性受体即产生伤害性疼痛,常见的刺激包括温度如热或冷,机械如按压以及化学刺激等。

伤害性疼痛可以进一步分为内脏痛、深部躯体痛和浅表躯体痛。内脏对于牵拉、缺血和炎症刺激敏感,而对切割刺激不敏感。内脏痛比较弥散、定位困难、经常牵涉体表部位,可伴有恶心呕吐,经常被描述为绞痛、钝痛。

深部躯体痛是因为刺激了韧带、肌腱、骨骼、血管、筋膜和肌肉,也是一种定位不太精确的钝痛,扭伤和骨折后更容易出现深部躯体痛。

激活了皮肤和体表组织的伤害性受体产生的是浅表躯体痛,其特点是锐痛、定位确切,如一些切口痛和烫伤等。

(二) 神经病理性疼痛

神经病理性疼痛是由传导躯体感觉的神经系统中任何部分出现损伤、疾病和功能异常引起的。外周神经病理性疼痛是一种烧灼样、针刺样、电击样或刀割样痛。

幻肢痛是常见的神经病理性疼痛,机体感知到的疼痛部位在已经失去了的肢体或者中枢已经不再能接受到感觉传入的区域。幻肢痛在截肢后最常出现。上肢幻肢痛的发病率约为 82%,下肢幻肢痛约为 54%。有研究发现,截肢后 8 天,幻肢痛发病率约为 8%,6 个月后约 65%。有些幻肢痛是持续性疼痛,只是强度和性质有所变化,另一些表现为发作时间长短不一的间歇性疼痛。疼痛的性质多种多样,如电击样、抽搐样或烧灼样。如果疼痛持续较长时间,身体完好部位的某些局部位置便会出现痛觉敏化,触及这些部位即可能诱发幻肢痛,有时幻肢痛发作时甚至还会伴随排尿和排便反射。

9

用局部麻醉药阻断支配幻肢残端的神经或者敏化部位有时可能缓解疼痛数天、数周甚至永久缓解疼痛,其作用时间远大于局部麻醉药的作用时间(仅数小时);小剂量高渗盐水注射到椎体之间的软组织内可以产生约 10 分钟的局部疼痛并放射到幻肢,随后可能出现数小时、数星期甚至更长时间的幻肢痛部分或者完全缓解;强烈的振动或者电刺激残肢以及在脊髓部位手术植入电刺激电极也可能缓解部分患者的幻肢痛。

截瘫后因脊髓损伤导致感觉和主动运动功能丧失,可能引起脊髓损伤水平的束带样痛,以及损伤水平以下的肢体剧烈疼痛,5%~10% 的截瘫患者还会出现膀胱和肠道充盈引起的内脏痛。疼痛的肢体感觉完全缺失,这种“幻肢痛”最初可以是烧灼样和刺痛,进而发展为剧烈的绞痛、灼烧样痛或者刀割样痛,有的截瘫后神经病理性疼痛在损伤后即刻出现,也有在数年后逐渐出现并加重。外科手术很少能彻底解决这类疼痛。

其他常见的神经病理性疼痛还有带状疱疹后遗神经痛、神经损伤如臂丛神经损伤、各种手术损伤外周神经后疼痛、脑卒中后中枢性神经病理性疼痛。

(三) 心因性疼痛

由心理、情绪或者行为因素引起、加重或者延长的疼痛可以归为心因性疼痛。头痛、背痛、胃痛都有可能是心因性疼痛。这类患者往往会受到别人的指责,因为无论是医务人员还是公众,都倾向于认为心因性疼痛并不是“真正的”疼痛。但是疼痛专家认为,这类疼痛的真实性和危害性并不比其他原因引起的疼痛差。

经历长期疼痛的人通常会有各种心理问题。有研究者认为这是一种神经质,使得急性疼痛转变为慢性疼痛;但是临床证据却显示恰恰相反,是慢性疼痛引起患者的神经质。当长期疼痛得到缓解后,各种心理问题也会趋于正常。

“闸门学说”的倡导者 Ronald Melzack 指出,“心因性”这种命名假设了医学诊断是非常完美的,以至于所有疼痛的器质性诱因都是可以发现的。疼痛学的很多方面仍待深入研究。

(四) 爆发痛

爆发痛是突然出现、持续时间短、常规的疼痛治疗方法不能缓解的一种疼痛。通常发生在癌痛和带状疱疹神经痛等神经病理性疼痛患者中,这些疼痛患者本身就有一个被药物基本控制的基础疼痛,爆发痛却能阶段性地“突破”药物的控制。暴发性癌痛个体差异大,与诱发因素有关。

四、疼痛感知功能缺陷

疼痛感知功能对于人体避免伤害起到很好的保护作用,但在某些特殊的情况下可出现一过性的痛觉丧失。有些人对剧烈的疼痛刺激并不会产生痛苦的感受，这种痛觉淡漠也可能是与生俱来的，然而其神经系统并没有明显的结构和功能缺陷。

很多痛觉迟钝(insensitivity to pain)可能和神经系统异常有关，通常是后天神经系统损伤的结果，如脊髓损伤、糖尿病神经病变等，这些患者往往因不容易感知受到的伤害而导致进一步的组织损伤。

极少数人可因神经系统异常而导致与生俱来的痛觉迟钝或缺失，称为先天性痛觉迟钝(congenital insensitivity to pain)或先天性无痛症(congenital analgesia)。这类儿童可能反复伤及他们的舌、眼、关节、皮肤和肌肉，有些人在成年前便死亡，其余的生存期也明显缩短。大部分先天性痛觉迟钝的患者可能还患有其他遗传性感觉和自主神经病变(hereditary sensory and autonomic neuropathies)，这些先天性缺陷都可能出现痛觉敏感性减退并伴有神经系统异常，特别是自主神经系统异常。新近发现，非常罕见的单纯遗传性无痛症和SCN9A基因突变有关，该基因编码Na^+通道($Nav_{1.7}$)，而该通道又是痛觉传导的必需通道。

第二节 疼痛性疾病的诊断

疼痛性疾病的诊断包括询问病史、体格检查和特殊检查，特殊检查包括实验室检查、影像学检查和神经系统检查等。

一、病史采集

患者的一般信息可以提供一些重要的诊断线索。某些疼痛性疾病与年龄、性别有关，老年人骨关节退行性改变的发病率高，免疫系统疾病则多发于女性患者，带状疱疹好发于免疫功能低下的人群(如老年人、长期使用免疫抑制剂的人群、肿瘤患者)，糖尿病患者可能出现末梢神经痛。这些基本信息，给诊断提供了第一印象。

疼痛的起病时间、每天持续时间、诱因等也是疼痛病史采集的重要内容。对于初诊的患者，详细的病史还应该包括疼痛发作后做过何种检查。任何疼痛发作前的检查，尤其是阴性结果，均不能作为疼痛诊断的依据，而应该以疼痛发作后的检查结果为准。对于复诊患者亦应进行病史采集，既可以纠正初诊或前期就诊时出现的误诊和漏诊，也可了解治疗的效果。

此外，一些诸如有无不明原因的生活习惯(如大小便的改变、胃纳的改变等)和体重明显改变等问题也应该是病史采集的内容，以免漏诊。

二、一般检查

任何疼痛患者前来就诊，除了详细询问病史，还应该做全面的体格检查。一般检查包括疼痛部位有无红、肿，局部皮肤有无颜色改变及营养状况、有无疱疹等改变，局部肌肉有无萎缩；局部皮肤有无皮温改变、冷湿、重要部位脉搏是否可扪及搏动；有无局部触痛、压痛和深压痛；有无异常步态和肢体无法着力，有无强迫体位、有无贫血貌等。

三、神经系统检查

疼痛患者的神经系统检查是疼痛性疾病检查、尤其是神经病理性疼痛检查中的重要环节。任何疼痛患者都应检查体表皮肤感觉有无缺失、有无痛觉减退、有无各种痛觉过敏、正常腱反射能否引出、有无病理反射，有无肌力下降和肌张力下降、有无肌肉萎缩。

肌电图是疼痛诊疗中常用的外周神经系统检查，是记录神经和肌肉生物电活动以判断其功能的一种检查方法，可判断疼痛患者的外周神经有无损伤及其损伤部位。

检查时将电极插入肌肉，通过放大系统将肌肉在静息和收缩状态的生物电流放大，再由阴极射线示波器显示出来。肌肉在正常静息状态下，细胞膜内为负电位，膜外为正电位；肌肉收缩时，细胞膜通透性增加，大量阳离子转移到细胞内，使细胞膜内、外与静息时呈相反的电位状态。于是收缩与未收缩肌纤维间产生电位差，并沿肌纤维扩散，这种扩散的负电位称为动作电位。

一个运动神经元及突触支配的肌纤维为一个运动单位。突触支配的肌纤维数目差异极大，少到3~5条，多达1 600条。当电极插入肌肉瞬间，可产生短暂的动作电位的爆发，称为插入电位。其后，肌肉在松弛状态下不产生电位变化，示波器上呈平线状，称为电静息。

当肌肉轻度收缩时，肌电图上出现单个运动单位的动作电位，这是脊髓前角 α 细胞所支配的肌纤维收缩时的综合电位活动，其时限为 2~15ms，振幅 100~2 000μV。动作电位波可为单向或多相，4 相以下为正常，5 相波超过 10% 时为异常。在肌肉用力收缩时，参加活动的运动单位增多，此时运动单位的动作电位互相重叠而难以分辨，称为干扰相。

用两根针状电极插入同一肌肉，两者距离大于一个运动单位的横断面直径时，则每个电极记录的动作电位仅 10%~20% 同时出现，这种同时出现的电位称为同步电位。但在一些小肌肉(手的骨间肌、伸指短肌等)电位易于扩散到整个肌肉，同步电位就会超过 20%。

神经损伤后，插入电位的时限明显延长，可达数秒甚或数分钟，且出现连续排放的正相峰形电位。这种情况见于损伤后 8~14 天，也见于神经再生期。肌肉放松时，肌电图上本应表现为电静息，但神经损伤后却出现多种自发电位：

1. 纤颤电位　常是一种无节律的双相棘波，时限为 0.2~3ms，振幅 5~500μV，多在神经损伤 18~21 天后出现。若神经损害不恢复，肌肉变性后纤颤电位也随之消失，称为“病理性电静息”。

2. 正尖波　为一正相关形主峰向下的双相波，仅见于失神经支配的肌肉。时限 5~100ms，振幅 50~4 000μV。早于纤颤电位发生，约在伤后 1~2 周即可见到。

3. 束颤电位　是一种时限 2~20ms，振幅 100~4 000μV 的近似于正常运动单位动作电位的自发电位。只有与纤颤电位同时发生才有病理意义。当脊髓前角细胞病变或慢性周围神经损伤后，未受损害的运动单位的突触代偿性增生，长入病变部分的肌纤维，导致其电位时限和振幅均明显增加，形成巨大的多相电位。

肌电图不单能诊断神经损害的程度、评估预后，还可鉴别肌肉萎缩是神经源性或肌源性，抑或失用性萎缩。后者在用力收缩时，除运动单位动作电位振幅减小、多相电位轻度增多外呈正常肌电图表现。

9

四、运动系统检查

(一) 脑神经检查

与疼痛性疾病关系密切的脑神经主要有：

1. 动眼神经、滑车神经和展神经　检查时应注意两侧眼裂大小是否相等，有无眼睑下垂，两侧眼球有无突出、凹陷、斜视、震颤，观察瞳孔大小、形状、两侧是否相等。瞳孔的对光反射、辐辏和调节反射是否正常。

2. 三叉神经　应注意检查触、痛、温度等感觉功能和咀嚼运动，角膜反射。三叉神经有病变时，可在其支配区出现疼痛或感觉障碍。在受损的眼支的眶上孔、上颌支的上颌孔和下颌支的颏孔可有压痛，并可由此诱发相应神经支分布区疼痛。三叉神经痛常突然发生，为一侧面部的剧痛，可无阳性体征。

3. 面神经　观察眼裂、鼻唇沟及口角两侧是否对称。嘱患者皱眉、闭眼、鼓腮、吹口哨等，观察两侧运动功能。判断有无面神经瘫痪并鉴别中枢型和周围型面瘫。

4. 舌咽神经、迷走神经　检查腭垂是否居中，两侧软腭的高度是否对称，声音有无嘶哑，吞咽时有无呛咳，咽反射是否敏感。上述检查发现存在障碍者见于炎症、息肉、肿瘤。

(二) 感觉神经功能检查

检查感觉功能，必须取得患者合作，并充分暴露检查部位。为了避免患者的主观作用或受暗示，应让患者闭眼。要注意左右两侧及上、下对比。感觉功能检查主要包括。

1. 浅感觉检查　包括痛觉、温度觉和触觉。

2. 深感觉检查　包括振动觉、位置觉。

3. 皮质感觉检查　包括皮肤定位觉、实体辨别觉、图形觉和两点辨别觉。

(三) 运动神经功能检查

许多疼痛性疾病与脊柱、关节、肌肉、肌腱及韧带受到损伤或病变有关，所以进行运动系统的检查在疼痛性疾病诊断上十分重要。

1. 检查原则

(1) 望、触、动、量诊的综合检查。

(2) 双侧对比，判断异常。

(3) 由近及远，由局部到全身。

(4) 辨证论证，综合分析。

2. 关节运动的检查

(1) 颈椎关节运动检查：正常人颈部前屈范围为 35°~45°，后仰 35°~50°，左右侧屈各 45°，左右旋转各 60°~80°。

(2) 肩关节检查：观察双肩外形是否浑圆、对称；是否肿胀、隆起、凹陷、肌肉萎缩、垂肩及平肩等。并通过触诊着重寻找压痛点。检查时让患者双臂自然下垂贴近胸旁，屈肘 90° 伸向前方，测量活动度，正常活动范围为前屈 70°~90°，后伸 45°，内旋 70°~90°，外旋 40°~90°，内收 20°~40°，外展

90°，外展上举 180°。

(3) 肘关节检查：应两侧对比观察，注意有无肌肉萎缩、畸形和肿胀。测量肘关节活动度，让患者上臂与前臂成一直线，正常活动范围为伸直 180°，屈曲 135°~150°，后伸 0°~10°，前臂旋前 80°~90°，旋后 80°~90°。

(4) 腕关节检查：注意观察手的自然位与功能位是否正常，手及腕部有无畸形及包块。让患者手与前臂成一直线，手掌向下，正常活动范围为背伸 35°~60°，掌屈 50°~60°，桡侧倾斜 25°~30°，尺侧倾斜 30°~40°。

(5) 胸腰椎关节检查：注意观察患者的姿势、步态，有无驼背，脊柱有无侧弯畸形等。检查其活动度时，让患者直立位，正常前屈 90°，后伸 30°，侧屈左右各 20°~30°。固定骨盆后旋转，两肩与骨盆形成角度，左右旋转 30°。

(6) 髋关节检查：从不同角度观察骨盆有无倾斜，两侧髂前上棘是否等高，患者下蹲、起立、坐、行走、跑跳有无异常；注意股骨头与髋关节及股骨颈与相邻组织的关系，是否有压痛感及肿物。活动度测量：让患者平卧，下肢自然伸直，正常活动范围为屈曲 130°~140°，俯卧位伸展 10°~15°，过伸时达 15°~20°，仰卧位外展 30°~45°，内收 20°~30°，内旋 40°~50°，外旋 30°~40°。

(7) 膝关节检查：注意患者的步态、下蹲是否正常；有否“X”或“O”形腿畸形，有无囊肿、积液、肌萎缩等。活动测量：让患者大腿与小腿成一直线，正常活动范围为屈曲 120°~150°，伸直 0°，过伸 5°~10°，小腿内旋 20°~30°，小腿外旋 6°~8°。

(8) 踝关节检查：注意患者的步态，有无跛行。使足纵轴与小腿成 90°，正常踝足部关节活动范围为踝背屈 20°~30°，踝跖屈 40°~50°，踝内翻 30°，踝外翻 30°~35°，跖趾关节跖屈 30°~40°。

3. 特殊检查

(1) 划痕塌陷测试（scratch collapse test）：用于询问病史和体格检查期间的信息收集。除了从多层次提供神经损伤的等级信息外，还可以提共关于神经损伤水平的更多线索或确认神经损伤水平。检查时，患者坐或站立，两侧手臂弯曲至 90°，手腕处于中立位置，手指伸展；检查者在神经损伤 / 压迫区域轻轻刮患者的皮肤，然后从内旋方向对患者的前臂背侧施力，患者从外旋方向抵抗；如果患者在该部位有神经损伤 / 压迫，他们将暂时失去抵抗内旋力的能力并且手臂会向该方向“塌陷”。注意：可增加一个辅助动作——“冻结”（Freezing）以消除神经压迫的第二个下游水平；例如，肘部（主要部分）和腕部（其次）的尺神经同时受压时，划伤塌陷实验可能在肘部呈阳性，但在腕部呈阴性。我们可通过肘部“冷冻”（氯乙烷喷雾）后、在手腕处进行划痕塌陷测试，显示阳性结果来揭示较小程度的腕部神经压迫。这项测试对桡管综合征、旋前肌综合征、胸廓出口综合征尤其有用。

(2) 压顶（Jackson）试验：患者端坐，检查者立于其后方，在患者头取中位、后仰位时，分别按压其头顶，若出现患侧上肢串痛、发麻则为阳性。

(3) 臂丛神经牵拉试验（Lasegue sign 或 Eaten 试验）：此试验的目的是观察神经根受到牵拉后有无患侧上肢反射性串痛。方法是让患者颈部前屈，检查者一手放于头部患侧，另一手握住患侧腕部，呈反方向牵拉，若患肢出现疼痛、麻木则为阳性。若在牵拉的同时使患肢作内旋动作，称为 Eaten 加强试验。

(4) 引颈试验（颏部拔伸试验）：患者端坐，检查者用双手分别托住其下颏及枕部，或检查者站于患者背后而使前胸紧贴于患者枕部，以双手托住其下颌，然后用力向上做颏部牵引，以使椎间孔增大，若患者感觉颈部及上肢疼痛减轻，或耳鸣、眩晕等症状减轻，则为阳性，可作为颈部牵引治疗的指征之一。

(5) 椎间孔挤压（Spurling）试验：患者端坐，头微向患侧弯，检查者站在患者后方，用手按住患者顶部向下压，若患侧上肢串痛、发麻即为阳性。

(6) 直腿抬高试验（Laseque’s sign）：患者仰卧位，两下肢伸直，检查者一手扶患者膝部使腿伸直，另一手握踝部徐徐上举，正常时可抬高 70°~90°；若达不到正常的高度，并出现腰痛和同侧下肢的放射痛，称之为直腿抬高试验阳性。记录阳性抬高时的度数，<40° 为强阳性，60° 为阳性，>60° 为弱阳性。倘若直腿抬高至 40° 以前出现疼痛，则多与神经根周围的机械压迫因素有关，往往由后侧型椎间盘突出所引起。在直腿抬高到尚未引起疼痛的最大限度时，突然将足背屈，使坐骨神经突然受到牵拉，引起剧烈放射性疼痛，此称为直腿抬高加强试验阳性，亦称背屈踝试验或布瑞嘎（Bragard）附加试验。此试验主要用来区别由于髂胫束，腘绳肌或膝关节囊紧张所造成的直腿抬高受限。

(7) 屈颈试验（Soto-Hall’s sign）：患者仰卧位，主动或被动屈颈，直至下颏抵达胸壁，可使脊髓上升1~2cm，同时向上牵拉神经根及硬膜。在腰骶神经有病变时，如腰椎间盘突出症，将因牵拉神经根而产生大腿后放射痛，严重者可引起患侧下肢屈起，此即为阳性。若椎间盘突出症的突出物在神经根内侧，该试验也可为阴性。

(8) 床旁试验（Gaenslen sign）：也称骶髂关节分离试验、分腿试验。患者仰卧位，患侧骶髂关节与床边相齐，两手紧抱健膝，使髋膝关节尽量屈曲，患侧下肢置于床下，检查者两手分别扶两膝，使其向相反方向分离，若骶髂关节痛为阳性，说明骶髂关节有病变。腰骶关节病变者，此试验为阴性。

(9) "4"字试验（Patrick test）：患者仰卧位，健侧下肢伸直，患侧屈膝90°，髋外展，患侧足放在健侧大腿上。检查者一手按压对侧髂骨，另一手下压膝部，若下压受限，髋关节痛为髋关节病变。若骶髂痛，则可能为骶髂关节病变；若耻骨联合部痛，可能为耻骨炎。

(10) 浮髌试验：患者取仰卧位，膝关节伸直，股四头肌松弛，检查者一手虎口在髌骨上极挤压髌上囊，并用手指挤压髌骨两侧，使液体流入关节腔，另一手的示指轻轻按压髌骨中央，若感到髌骨撞击股骨前面，即为阳性，表明关节腔内有积液。

(11) 骶髂关节压迫试验：患者侧卧，患侧向上，检查者两手重叠压迫大转子和髂骨处，如患者骶髂关节出现疼痛者为阳性，常用于检查骶髂关节的疾病。

五、影像学检查

影像学检查可以为疼痛性疾病提供客观而重要的诊断依据。普通X线检查可以观察患者有无骨关节的退行性改变、有无关节错位、结构序列不稳、脊柱椎体有无楔形改变或者压缩、有无骨质破坏等改变，甚至可以大致判断有无骨质疏松。胸部X线还可以检查有无胸部占位。

CT扫描检查对于骨质破坏等病变更为敏感，可以检查出轻微骨折、早期骨质破坏、骶髂关节炎等。腰椎间盘CT可以判断椎间盘膨隆、突出，但对于有无脱垂则不能直接判断，此外，对于轻度椎间盘退行性改变的诊断不敏感，也不能诊断有无椎管内占位性病变。增强CT扫描可以检查体内某个部位有无占位病变。

MRI可以很好地了解椎间盘病变和程度、观察有无椎管内占位病变和神经根病变。还可以了解颅内缺血性改变和出血性改变、有无占位病变，还能鉴别炎性改变和无菌性炎症。体内有金属植入物、安装起搏器的患者禁止MRI检查，冠状动脉支架置入后的患者应该根据产品说明书，决定是否能够MRI检查。

超声检查技术正在不断改进，在识别周围神经损伤和压迫方面颇有成效。例如，目前有许多研究通过超声检查来评估腕管综合征中的正中神经损伤；一位经验丰富的超声科医师使用最先进的设备还可以评估其他神经肿胀。超声检查的优点在于它是一种动态测试，可以将扫描的部位与疼痛的定位联系起来。

六、实验室检查

一些疼痛性疾病有一定的年龄和性别差异，因此，如有疑问，必要的实验室检查可以发现一些病因。

骨关节痛往往和骨关节退行性变、骨关节感染、类风湿性骨关节炎、痛风性骨关节炎有关。老年人承重的关节如膝关节痛、局部皮温增高、活动受限，初步判断为骨关节退行性改变，一般实验室检查多为阴性结果，少数可见C反应蛋白升高。

血常规检查可以检查出骨关节感染性炎症，血沉、C反应蛋白、类风湿因子、抗"O"抗体可以检查出累及骨关节的免疫系统疾病。对于突发性关节红肿热痛，尤其中年男性患者，应注意血清尿酸的检查。对于后半夜腰背痛、活动后缓解的年轻患者，需要检查HLA-B27进行脊柱关节炎和强直性脊柱炎的筛查。对于有肿瘤病史、并且疼痛比较剧烈、一般治疗效果不明显的患者，血清碱性磷酸酶或者骨源性的碱性磷酸酶的检查也很必要。

第三节　疼痛的评估

疼痛的评估是疼痛诊疗中的重要环节，有助于了解患者的疼痛强度，评价治疗效果，对于疼痛性质的评估还有助于疼痛病因的诊断。

疼痛本身就是一种对于体内损伤或者潜在损伤的一种主观的不愉快的体验，因此，评估带有很大的主观性，如视觉模拟评分、口述评分、数字评分法等，都是患者根据自己的体验来进行主观的描述和评分。研究表明，长期的慢性疼痛对于人的心理、情感都有很大影响，慢性疼痛的抑郁和焦虑的发病率大大超过50%，因此，心理问题往往影响患者对自身疼痛的主观评估结果。一些客观的但又是间接的疼痛评估方法便被用于疼痛的临床评估，如面部表情评估方法等，有助于校正主观评估的偏差。

一、疼痛评估的基本特点

检测对象的自我评估是最可靠的疼痛评估措施，而医学专业人员往往会低估被测者的疼痛程度。1968年Margo McCaffery提出："任何人说自己疼痛他就有疼痛，说什么时候疼痛就是什么时候疼痛。"其中突显了疼痛评估的主观性。

多维疼痛调查表（Multidimensional Pain Inventory，MPI）是评估慢性疼痛患者心理状态的一种问卷。1988年Truk和Rudy的MPI分析结果发现慢性疼痛患者有以下特点：①功能障碍：这些患者感受着很强疼痛，认为疼痛明显影响其生活、疼痛引起了很严重的心理危机、日常活动明显减少；②苦恼的人际关系：这些人经常感到周围的人对其疼痛无帮助。将评估对象MPI的特点与IASP的疼痛类别联系起来，便可以衍生出非常有效的对疼痛整体描述的方案。

当患者不能用语言来表达疼痛时，研究者的作用就非常重要，一些特异性的行为便可以用作疼痛的指标。行为方面如面部表情和一些防御性的动作都可以提示有疼痛存在，另外呻吟声、日常活动及心理状态的改变也是疼痛间接的判断指标。这些状况的改变通常是跟患者日常基础状况进行比较得出的。对于有语言能力而又不能表达的患者，如老年痴呆患者，攻击性行为增加或者易激动可能是患者不舒服的信号，必须进一步去评估有无疼痛的存在及其程度和性质。婴儿能感觉到疼痛而又缺乏语言描述能力，哭闹是表达各种危机的重要方式。此时，必须要有家长参与在内进行非语言疼痛评估，这样观察到的婴儿情况比单纯医务人员观察到的结果更细致准确。早产儿往往比足月儿对疼痛的敏感性更高。

痛感受有很多文化层面的内涵，人体对痛的体验和反应与个人的社会文化特点密切相关，其中涉及性别、种族、年龄等。老年患者和年轻患者对疼痛的反应不同，由于疾病和使用镇痛药物，使老年患者对疼痛的感知比较迟钝，抑郁亦可以影响老年患者的疼痛描述。另外，部分老年患者担忧镇痛药物不良反应，不愿表述疼痛。

文化方面的差异、宗教信仰等也阻碍了倾诉疼痛和寻求帮助。此外，性别也是一个影响疼痛表达的因素，性别上的区别可能是社会、文化经历影响的结果，女性比较情绪化，比较愿意表现她们承受的疼痛，而男人比较坚忍，经常默默地忍受着疼痛。

二、常用的疼痛评估方法

（一）视觉模拟评分法（visual analogue scale，VAS）

VAS是最常用的临床疼痛评估法，也是一些人体研究最常用的疼痛评估方法，具有使用简单、结果便于统计学处理等优点，但对于认知功能有缺陷、文化水平低而理解能力有一定障碍的人，可能引起结果偏差，适用性不强。使用VAS时，需要一个10cm长的（图118-2），一端代表无痛（VAS-0），另一端代表不能忍受的疼痛（VAS-10），让患者在0和10之间能代表感受到的疼痛强度的位置做一标记，疼痛评估医师测量出标记处到0点之间距离的读数即为该患者的VAS评分。

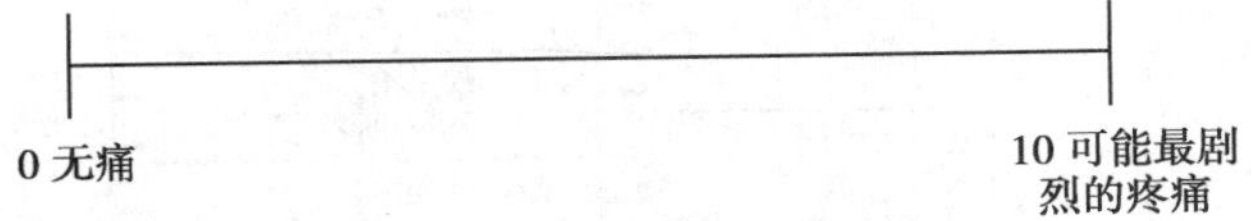

图118-2 视觉模拟评分（VAS）

（二）口述评分法（verbal rating scale，VRS）

被测试者在数个（无痛、轻度疼痛、中度疼痛、重度疼痛、极度疼痛）或更多个词中挑选1个（图118-3），来描述他们的疼痛程度。该方法简单，被测试者容易理解，但是不同的患者对形容词的感受不同，因此存在系统误差，因此只用于临床病史记录和随访中，结果较难用于统计学处理。

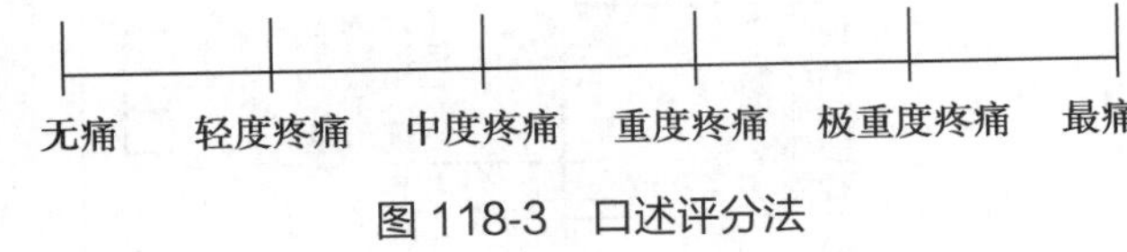

图118-3 口述评分法

（三）数字评分法（numerical rating scale，NRS）

被评估者把自己的疼痛强度用0（无痛）到10（难以想象的剧烈疼痛）数字来表示（图118-4），该技术更适用于文化水平和理解能力都不是很高的患者。

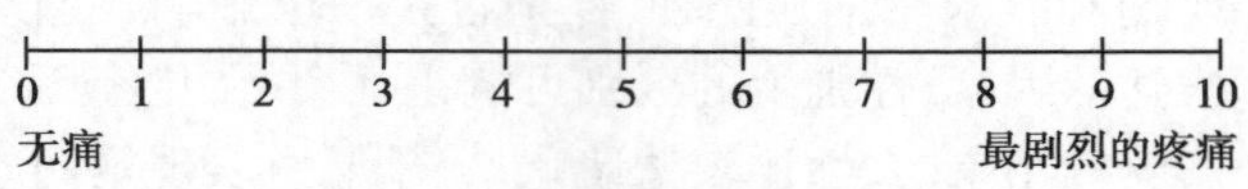

图 118-4 数字评分法

(四) 疼痛问卷表

疼痛问卷有很多种,与上述这些评分方法比更为全面,不仅评估了疼痛的强度,而且涉及了疼痛的性质。最经典的是 McGill 疼痛问卷(McGill pain questionnaires)(图 118-5),也是目前为止最为全面的疼痛问卷之一。

McGill 疼痛问卷是 1971 年由 McGill 大学的

McGILL PAIN QUESTIONNAIRE
RONALD MELZACK

病人姓名 ______ 日期 ______ 时间 ______ 上/下午

PRI: S ______ (1-10) A ______ (11-15) E ______ (16) M ______ (17-20) PRI(T) ______ (1-20) PPI ______

1 时发时缓 时剧时轻 搏动性痛 鞭打痛 重击痛	11 疲惫 衰竭
2 一跳而过 闪发性痛 弹射性痛	12 令人作呕的 窒息感
3 针刺性痛 钻痛 锥刺痛 戳痛	13 可怕的 惊恐的 恐怖的
4 锐利痛 切割痛 撕裂痛	14 惩罚的 折磨人的 残酷的 狠毒的 置人死地的
5 拧捏痛 挤压痛 咬样痛 夹痛 压榨痛	15 颓丧的 不知所措的
6 索引痛 拉扯痛 扭痛	16 烦恼的 恼人的 悲伤的 严重的 难忍的
7 热辣痛 烧痛 灼烫痛 烧烙痛	17 扩散的 放射的 穿透的 刺骨的
8 麻痛 痒痛 针刺痛 蜇痛	18 紧束的 麻木的 抽吸的 挤压的 切割的
9 钝痛 疮疡痛 伤痛 酸痛 猛烈痛	19 发凉 发冷 僵冷
10 触痛 绷紧痛 擦痛 割裂痛	20 使人不宁 令人厌恶 极度痛苦 骇人的 受刑似的
	PPI 0 无痛 1 轻微 2 不适 3 痛苦 4 可怕 5 极度

短暂 片刻 瞬间	节律性 周期性 间隙性	持续性 稳定性 经常性

E = 外部
I = 内部

评述

图 118-5 McGill 疼痛问卷

Melzack 和 Torgerson 建立的疼痛评估量表，已被翻译成不同的语言，并且还衍生出多种简化的问卷（图 118-6）。该疼痛问卷包含很多描述疼痛的词，这些词被归成四类：感觉、情感、评价和杂项。每一类中又进一步分为描述不同疼痛的组。评估时，被测试者从每一组中选一个最合适的词来尽可能贴切地描述他们的痛感受。

尽管有不同的版本，最常见的版本有 20 组的描述词。前十组描述特定的“痛感觉”，每组中有若干个描述不同程度疼痛的描述词，病变程度递增排列，且对应一个由“1”向上递增的评分（表 118-1）。

十一至十五组描述的是疼痛的“情感、情绪和结果”，可帮助医师决定疼痛引起的抑郁程度，也决定了疼痛治疗的迫切性。

第三类“评估”只包含一组——第十六组，为通俗易懂的词汇，让患者表达疼痛引起的不舒服的程度。

“杂项”包含了标准 McGill 的最后三组，描述一些如相对冷、紧或者疼痛的急性程度。

表 118-1 McGill 疼痛问卷描述词和对应评分

组	描述词	评分
1（通俗表述）	忽有忽无的	1
	颤抖的	2
	跳动的	3
	搏动的	4
	跳动的	5
	敲击样的	6
2（空间描述）	跳跃样的	1
	闪烁样的	2
	射击样的	3
3（点状压力）	针刺样	1
	令人讨厌的	2
	钻痛	3
	刀刺痛	4
	戮痛	5
4（尖锐的压力）	尖锐的	1
	刀割样的	2
	撕裂样的	3
5（缩窄性压力）	捏痛	1
	压痛	2
	咬痛	3
	抽搐样痛	4
	碾压样痛	5

续表

组	描述词	评分
6（牵拉压力）	拽痛	1
	拖拉痛	2
	扭痛	3
7（热）	热	1
	烫	2
	滚烫	3
	烙	4
8（锐痛）	刺痛的	1
	发痒的	2
	剧烈的	3
	叮咬	4
9（钝痛）	平淡的	1
	溃疡样痛	2
	有害的痛	3
	酸痛	4
	胀痛	5
10（感觉多维性）	温柔的	1
	绷紧的	2
	刮样的	3
	裂开的	4
11（张力）	累人的	1
	精疲力尽的	2
12（自主神经）	令人作呕的	1
	令人窒息的	2
13（恐惧）	可怕的	1
	惊人的	2
	惊恐的	3
14（惩罚）	惩罚	1
	严惩	2
	残忍的	3
	险恶的	4
	诛戮的	5
15（情感 - 评估 - 感觉：杂项）	可怜的	1
	迷茫的	2
16（评价）	恼人的	1
	棘手的	2
	忧愁的	3
	强烈的	4
	不能忍受的	5
17（感觉：杂项）	播散的	1
	放射的	2
	尖锐的	3
	穿透的	4

续表

组	描述词	评分
18（感觉：杂项）	紧的	1
	麻木的	2
	牵拉的	3
	压榨的	4
	撕扯的	5
19（感觉）	凉	1
	冷	2
	冻	3
20（情感-评估-感觉：杂项）	唠叨的	1
	作呕的	2
	烦恼的	3
	可怕的	4
	折磨人的	5

许多疼痛问卷单纯依赖数字评估疼痛的不同方面，McGill 疼痛问卷大部分依赖描述词，使得患者给出的对疼痛的描述更全面。量表依赖简单的从 1~10 的数字，不能很好地反应疼痛程度。有的版本的 McGill 疼痛问卷还补充了数字量表，显示疼痛的部位，进一步添加描述词来解释疼痛的临时性质。

除了上述较著名的疼痛问卷，还有一些很实用、简单的疼痛问卷，如疼痛日记、疼痛记录单等。

（五）行为疼痛测定法

由于前述疼痛评估几乎全部为主观评估，而对于不能很好表述疼痛程度的患者，如老人、婴幼儿等人群，旁观者可以用一些与疼痛相关的行为改变来判断此时患者所经受的疼痛程度，对疼痛进行间接的评估。

最常用的是面部表情评分法（Wong-Baker faces pain rating scale）。1981 年，美国 Oklahoma 的 Hillcrest 医学中心的烧伤中心工作的护理顾问 Donna Wong 和儿童生活专家 Connie Morain Baker

SF-McGill 疼痛问卷

日期 ____________________

姓名 ____________________

	轻微	中度	重度
1.跳痛	___	___	___
2.放射痛	___	___	___
3.戳痛	___	___	___
4.锐痛	___	___	___
5.夹痛	___	___	___
6.咬痛	___	___	___
7.烧灼痛	___	___	___
8.创伤	___	___	___
9.猛烈痛	___	___	___
10.触痛	___	___	___
11.割裂痛	___	___	___
12.疲劳衰竭	___	___	___
13.不适感	___	___	___
14.恐惧	___	___	___
15.折磨人的	___	___	___

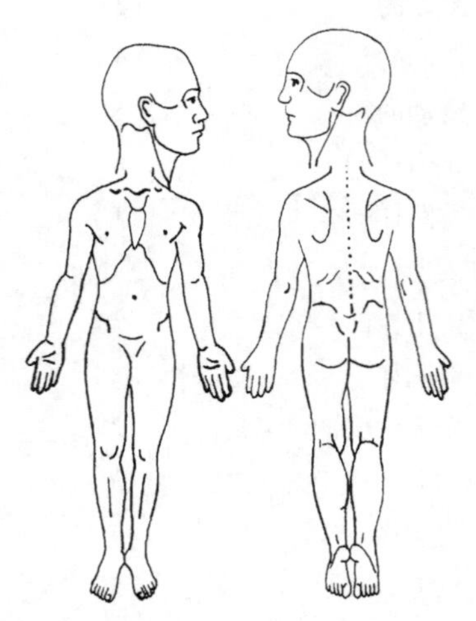

请在上图标出你疼痛的部位

无痛 ———————————————— 最痛

S　　/33　　A　　/12　　VAS　　/10

图 118-6　SF-MPQ

在工作中经常发现一些孩子非常疼痛，因为年龄小，又不能很好地表达他们的疼痛，很多时候他们的一些不寻常举动和哭闹被医务人员所误解，其疼痛不能被很好地控制。之前曾经有一些不同的儿童疼痛评估方法，如看颜色、数数字、分辨 4 种不同的脸。但是，他们发现很多孩子对这些评估方法并不能很好地理解和表达。于是她们逐渐发明了 6 个面部表情，对应 0~5 分的疼痛评分。选择了从左到右的评分，左面是 0，右面是 5，并将疼痛部位在体表做标注（图 118-7）。经过多年的完善，建立了目前常用面部疼痛评估量表的模式（图 118-8），并用于成人的疼痛评估。

除了面部表情评估，其他行为学变化的评估还包括疼痛相关的其他行为学变化。包括肢体活动度受限（表 118-2）、用药情况、哭闹、疼痛对睡眠时间和睡眠质量的影响。

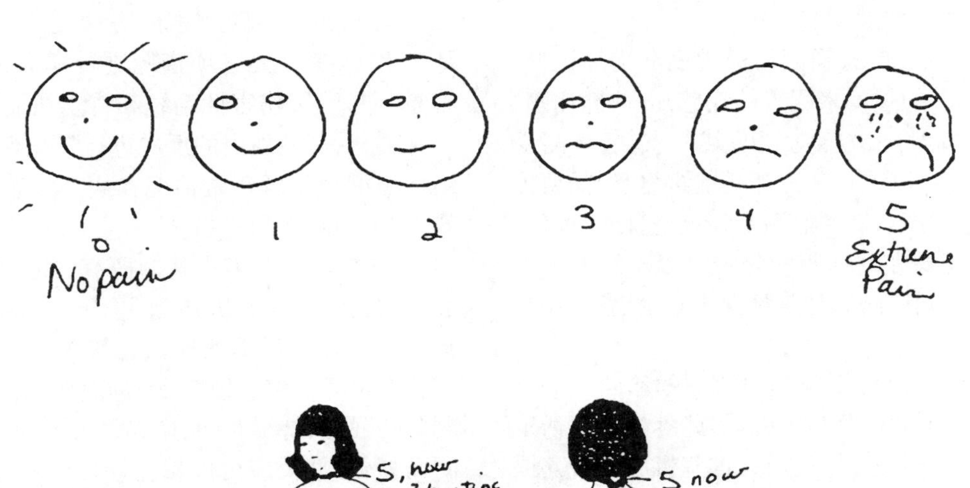

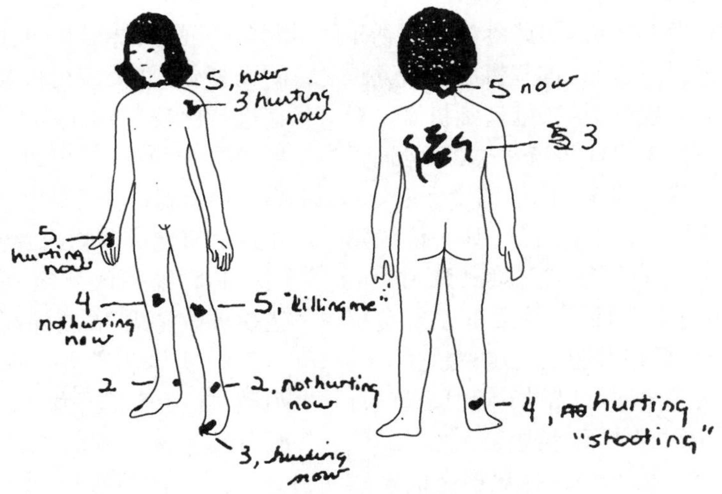

图 118-7　Wong-Baker 面部表情疼痛评分

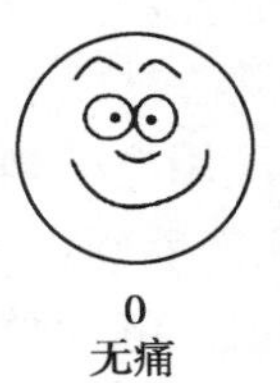
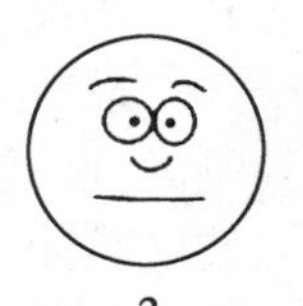
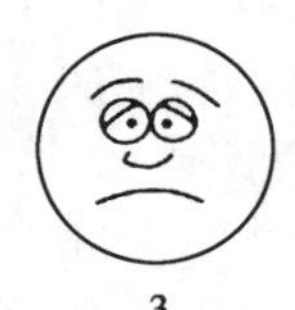
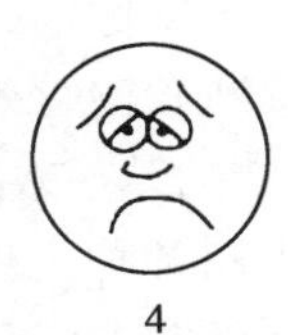
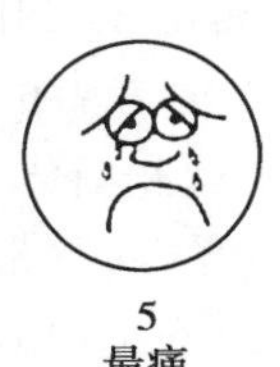
0
无痛
1
极轻微疼痛
2
疼痛略有加剧
3
疼痛更加剧
4
剧烈疼痛
5
最痛

图 118-8　面部表情评估量表

表 118-2 行为观察疼痛量表

项目	评分		
	0	1	2
面部	没有特殊表情，轻松的	偶尔皱眉、逃避动作	经常持续皱眉、咬紧牙关、下巴颤抖
活动	安静地卧床、正常位置、轻松移动	蠕动、前后移动、紧张	拱形、僵硬、晃悠
哭泣	无哭泣（清醒或睡眠时）	呻吟、呜咽、偶尔抱怨	持续哭泣、尖叫或呜咽、经常抱怨
可安慰的方式	满足、放松	偶尔抚摸、拥抱、交谈，分散注意力	很难安慰、使其舒服

每项由 0~2 分进行评分，最后得到一个 0~10 的总评分。

（六）痛阈或耐痛阈的测定

在疼痛学中，疼痛阈值是通过逐渐增加机械、电流、热等刺激的强度来测得。痛感知阈，即痛阈，是指伤害性刺激刚被感觉到的某个点；痛觉耐受阈，即痛耐受阈，则是被测试者不能再忍受、需要停止痛刺激的点。痛感知和痛耐受阈也受种族、遗传、性别影响。痛阈和耐痛阈的测定可以了解人体生理状态下的基础痛阈和特定情况下（如疾病、用药）的痛阈。

Woolf 等于 1998 年就提出疼痛的诊断和治疗应该以疼痛产生的机制为基础，因此疼痛的评估工具应该足够敏感和先进，从而为这些机制的研究提供可靠的信息，把临床观察的结果推理到机制。对于不同现象量化评估的工具应该统一，如触觉痛觉过敏、冷痛觉过敏、压痛和肌肉 / 内脏的牵涉痛。

其实伤害性感受和疼痛不完全相同，传统意义上的伤害性感受是一些可以被直接测试到的活动，如行为学反应或神经元活性，而疼痛是复杂得多维的个人主观体验，只有人能表达这种感受。动物实验中缩爪实验的潜伏期可以测定阈值，脊髓背角神经元活性的测定可以提示超阈值活性。尽管这些测试有可能和疼痛以及慢性疼痛患者的痛感受没有直接关系，但是可以为人体内在疼痛传递中发生的一些生理反应提供基本信息。

对人体痛阈的定量测定可以把动物研究中伤害性感受测定方法转化到人体的痛感觉进行测定。这些人体痛阈测定主要用于：① 健康人群疼痛的机制研究；② 疼痛患者的诊断和治疗效果的临床研究；③ 研究新药和新化合物的镇痛效果评估。

人体痛阈和耐痛阈常采用各种定量感觉检测（Quantitative Sensory Testing，QST）。QST 技术越来越先进，可提供很多线索，有助于研究可能的疼痛传导途径、涉及的途径和可能的损伤部位以及涉及部位。

痛阈和耐痛阈测试的方法很多，实验性疼痛研究和 QST 需要各项指标进行标准化，统一测试背景，包括：①伤害性系统和特定机制激活必须统一标准化；②诱发出的反应进行量化评估。以便最终能更好地了解正常情况和病理状态下的疼痛传导、传递和感知的机制。

QST 可用于实验基础研究，如中枢痛觉敏化和一些药物疗效的研究，也可用于临床对于患者感觉缺失和（或）痛觉的评估。其在正常情况下和病理状态下评估疼痛敏感度的基本优点有：①实验性刺激的强度、持续时间、模式是可控的，不会随着时间而变化；②反应可以量化评估，并且随着时间推移进行比较，如跟踪患者对新药和现有的药物的效果，在不同时间都可以进行比较；③可以用实验模型如痛觉过敏模型来模拟临床病理情况，评估作用在某个机制的药物或者治疗的效果。

和动物痛阈测定一样，人体痛阈测定的方法包括机械痛阈、温度痛阈、化学刺激的痛阈等。

1. 机械刺激法　机械刺激法通常以压力作为刺激，常用弹簧压力计，所施的压力可以通过弹簧压力计上的刻度读取，此法精确度较差。

2. 冷或热刺激试验　用温度作刺激，周围环境温度应恒定，以 20℃ ~25℃为宜。在冷刺激试验时，首先嘱患者将一只手浸泡于温水中 2 分钟，然后置于冰水中（1℃左右）。而在热刺激试验时，常用辐射灯照射，分别记录引起疼痛的时间和温度。在应用此方法时应注意避免发生烧伤或冻伤。

3. 电刺激法　电刺激法是以电流作为致痛的刺激，形式有多种。通常应用电子刺激器输出的方波电脉冲。此种方波刺激能够确定脉宽、频率和峰值电压，记录疼痛时的阈值。电刺激测痛的优点包括：重复性强，定量精确，简单易行，且极少损伤组织，因此是目前应用最为广泛的测痛方法，最常用于外周神经和中枢神经系统的刺激。

4. 止血带法 止血带法又称缺血测痛法。其方法是把压力袖带绑在前臂加压，使肢体局部暂时丧失血液供应，嘱受试者以固定的速率松手或握手，从而产生一种潜在的缓慢加重的疼痛，记录出现与临床疼痛相一致的诱发性疼痛所需的时间，然后令患者继续活动手部，观察达到最高疼痛耐受限度所需时间。

5. 化学物刺激法 使用高渗盐水、酸碱性溶液、K^+、H^+、5-羟色胺(5-HT)、缓激肽、组胺等引起疼痛的测痛方法，由于引起疼痛的剂量不好掌握，目前临床上很少应用于测痛。

6. von Frey Filament von Frey Filament 是测试皮肤(或者口腔、眼睛等)触觉灵敏度的一套尼龙纤维丝，采用一定的压力使纤维丝弯曲到某一固定的 U 形曲度，持续 5 秒或者 6 秒，使得皮肤某一区域被施以比较精确的压力。von Frey Filament 可以测试正常反应、痛觉减退和痛觉过敏。

(七) 生理生化指标测定法

疼痛是一种很强的应激刺激，可以使人体出现一些交感兴奋的表现，血压升高、心率增快，可使体内儿茶酚胺、皮质醇、内啡肽水平提高，但是血清儿茶酚胺等递质、激素水平升高只是疼痛引起的一种生理反应的生化指标，并不作为临床诊断和判断疼痛强度的常用依据。

(八) 手术后疼痛

美国疼痛协会(American pain society)提出疼痛是第五大生命体征，对于术后患者该提议尤其重要，所以患者的疼痛在术后短时间内必须得到密切的关注和评估。任何评估方法都适用于术后痛的评估，如 VAS、NRS、VRS，但对于表达受限的患者，VAS 可能更适合，患者可以用轻微的肢体动作向评估者表达其所感受到的疼痛在 VAS 上的位置。疼痛评估的结果可以及时了解患者疼痛的状况，及时调整镇痛药物配方，并可及时处理不良反应。

术后疼痛的评估方法主要评价疼痛强度，包括静息状况下的疼痛和活动状态，如某个肢体活动、咳嗽、下床时的疼痛强度，方法可以采用 VAS 或者 NRS。同时，对疼痛引起的运动受限也可以进行评估，如睡眠情况、肢体活动情况、咳嗽排痰情况，都是辅助疼痛评估指标。

对于胸腹部手术的患者，Prince-Henry 术后疼痛 5 分评估法更适合，该方法将术后疼痛从 0 分到 4 分共分为 5 级，评分方法如下：① 0 分：咳嗽时无疼痛；② 1 分：咳嗽时才有疼痛发生；③ 2 分：深度呼吸时即有疼痛，安静时无疼痛；④ 3 分：静息状态下即有疼痛，但较轻，可忍受；⑤ 4 分：静息状态下即有剧烈疼痛，难以忍受。此方法用于评价开胸手术后疼痛较常用，也很简便，对于那些术后因气管切开或保留气管导管不能说话的患者，应在术前训练，患者用 5 个手指来表达从 0~4 的 5 级疼痛评分。

附录：其他人体疼痛评估方法

Alder Hey Triage Pain Score (Alder Hey Triage 疼痛评分)

Behavioral Pain Scale (BPS) (行为疼痛评分)

Brief Pain Inventory (BPI) (简化疼痛项目)

Checklist of Nonverbal Pain Indicators (CNPI) (非语言疼痛指征检查表)

Critical-Care Pain Observation Tool (重症监护疼痛观察工具)

Comfort Scale (舒适量表)

Dallas Pain Questionnaire (达拉斯疼痛问卷)

Dolorimeter Pain Index (DPI) (测痛计疼痛指数)

Faces Pain Scale-Revised (FPS-R) (面部疼痛评分—修订版)

Face Legs Activity Cry Consolability Scale (面部、腿部、活动度、哭闹、求安慰量表)

Lequesne algofunctional index: a composite measure of pain and disability, with separate self-report questionnaires for hip and knee OA (osteoarthritis) (膝关节炎活动功能指数：疼痛和残疾附带单独的髋关节、膝关节疼痛自我报告描述的复合测量)

Original Index (1987) (原始索引 1987 年版、1991 年修订版、1997 年修订版)

McGill Pain Questionnaire (MPQ) (McGill 疼痛问卷)

Descriptor Differential Scale (DDS) (描述符区分量表)

Neck Pain and Disability Scale-NPAD (颈部疼痛和功能缺陷量表)

Numerical 11 Point Box (BS-11) (数字 11 点法)

Numeric Rating Scale (NRS-11) (数字评分量表)

Roland-Morris Back Pain Questionnaire (Roland-Morris 背痛问卷)

Wong-Baker Faces Pain Rating Scale (Wong-Baker 面部表情疼痛评价量表)

Visual Analog Scale (VAS) (视觉模拟量表)

第四节　疼痛的治疗

疼痛治疗方法多样，疼痛治疗前，首先应强调病因的诊断和治疗，如果在病因治愈后仍有疼痛，或者病因无法治愈后，进行疼痛治疗。在疼痛急性期，往往因为疼痛比较剧烈而需要使用各种镇痛药物，此时也不应忽略病因的进一步检查和治疗，以防迁延为慢性疼痛。

一、疼痛治疗的组织架构

根据目前国内的疼痛治疗结构，麻醉科、神经内科、神经外科、康复科、骨科、肿瘤科都在从事疼痛治疗工作。其实疼痛治疗是贯穿于各个专科，每个专科都有疼痛患者，在原发病治疗的同时需要关注和缓解患者的疼痛。

疼痛的治疗需要跨学科联合协作，要求医生根据各自的专业知识和技能对疼痛做出正确的诊断，制定最有效的治疗策略，从而更有效地解决复杂的疼痛问题。如果没有跨学科联合的治疗模式，则治疗并不完善，且容易导致误诊。

对于一些顽固性疼痛，如神经病理性疼痛，急性期可以由专科医师、疼痛科医师共同参与治疗原发病和缓解疼痛。一旦出现顽固的慢性神经病理性疼痛，则需要疼痛科医师尽更大的努力，帮助患者如何面对长期的疼痛，是一项长期而艰巨的工作，亦需要心理科医师的介入干预。

二、疼痛治疗的任务和范围

临床疼痛治疗的主要任务是采取不同的措施，缓解患者的疼痛。急性期，对于一些神经损伤导致的神经病理性疼痛，应早期治疗损伤、使损伤的神经尽早愈合、预防急性疼痛迁延为慢性疼痛等。一旦原发病完全愈合，疼痛依然存在，或者原发病、损伤不能痊愈或者暂时不能愈合，疼痛治疗的任务就是缓解疼痛，提高患者的生活质量。

急性疼痛具有起病急，对机体的生理功能影响比较明显，可导致内环境急剧变化，因此需要给予足够的重视，采用有效的镇痛措施。临床上常见的急性疼痛中，手术后疼痛可以采用患者自控持续镇痛，分娩痛可以采用硬膜外镇痛或者吸入麻醉气体的方法缓解疼痛。对于急症患者的各种疼痛，以便于进一步检查，可在不影响进一步诊断和治疗的前提下，给予足够的镇痛药物以缓解剧烈疼痛和由此带来的恐惧等高度应激状态。

对于急性的神经病理性疼痛，若为炎性因子参与刺激所引起的疼痛，可以全身或者局部使用甾体类或者非甾体类的抗炎药。而一些物理因素、化学因素、微生物因素等导致的神经损伤，可以全身使用足量的神经营养药物、局部使用甾体类消炎药，共同协助神经愈合，预防因神经异常愈合而导致的异常病灶或慢性神经病理性疼痛的出现。

对于癌性和非癌性慢性疼痛，1959 年 Engel 首先提出“生物 - 心理 - 社会学概念”，生物因素(组织损伤)、心理因素（认知和情绪）以及社会因素（参与正常工作和娱乐活动）的共同作用导致疼痛的持续状态和病态行为。因此并不能单纯治疗疼痛。现代的多模式疼痛治疗应采取跨学科的方法，包括药物治疗和非药物治疗（心理治疗和理疗)，并强调患者的主动参与，从而通过改善患者的功能和健康状况达到疼痛治愈的目的。

三、疼痛治疗的方法

疼痛治疗的方法包括无创治疗和有创治疗。

疼痛产生的病因包括组织损伤造成的局部炎性反应，也包括传导痛觉的外周神经或者中枢神经系统发生重塑性改变引起神经病理性疼痛。因此，针对不同的疼痛治疗方法有所不同。

对于炎性疼痛的治疗目标是通过消除损伤部位的炎性介质、消除炎症反应引起的局部组织变化，达到完全痊愈的目的。对于晚期癌痛，治疗的目标则是提高生活质量。对于慢性良性疼痛患者，治疗的目标是尽量减轻疼痛和改善患者的生活质量。

慢性神经病理性疼痛因神经系统已经出现较难逆转的重塑性改变，很多患者需要接受长期治疗或者反复治疗，治疗的目标是：①降低疼痛发作的频率和强度，最大限度地缓解疼痛；②尽可能选择对疼痛有明确治疗效果的方法；③尽可能恢复患者的功能；④舒缓疼痛带来的负面心理影响等。此外对于慢性疼痛的治疗，良好的医患沟通亦十分重要，让患者了解疼痛产生的基本常识，明确疼痛治疗是一个长期的过程，认识到疼痛可能会带来的一些心理负面影响，鼓励疼痛患者积极地去面对。若追求疼痛彻底痊愈，一方面很难达到目标，而另一方面由此带来的副作用，可能也会给患者带来更多的痛苦。

（一）疼痛的药物治疗

药物治疗包括非甾体抗炎药、弱阿片类药物或部分阿片类药物和强阿片类药物，还有一些非镇痛性药物，如5-羟色胺化合物、抗惊厥药、抗抑郁药等。其他正在研究的药物包括：肾上腺素受体激动剂、兴奋性氨基酸受体（如NMDA）拮抗剂、神经营养因子拮抗剂、神经肽（如降钙素基因相关肽）受体拮抗剂前列腺素E受体拮抗剂等。

此外，发现安慰剂治疗也可产生显著的镇痛效应。

1. 非甾体抗炎药（non-steroid anti-inflammatory drugs，NSAIDs）和解热镇痛药　多年前人们就发现柳树皮具有一定的解热镇痛抗炎作用，但直到1838年才在柳树皮中提取出了水杨酸，并在1860年人工合成了这种化合物。1875年，人们发现水杨酸钠具有解热镇痛抗炎作用而将其用于临床。1853年夏尔·弗雷德里克·热拉尔用水杨酸与醋酸酐合成了阿司匹林，但没能引起人们的重视。1898年供职于拜尔药厂的德国化学家菲力克斯·霍夫曼（Felix Hoffmann）又进行了合成，并用于风湿性关节炎的治疗，疗效极好。1899年由德莱塞（Dreser）将阿司匹林应用到临床，并取名为阿司匹林。阿司匹林是目前应用最多的药物之一。

吡唑酮类非甾体抗炎药是对抗疟药奎宁进行结构改造的产物，最早的吡唑酮类非甾体抗炎药是安替比林，于1884年用于临床，但由于可能引起白细胞减少和粒细胞缺乏等不良反应而被逐渐淘汰。中国于1982年停止使用安替比林，但由安替比林经结构改造开发出的吡唑酮类非甾体抗炎药仍在临床上广泛使用。

1952年保泰松问世，并开始使用NSAIDs名称。1961年合成出的吲哚美辛抗炎活性特别强。随着包括布洛芬在内的芳基烷酸类NSAIDs的合成和应用，各种新型NSAIDs不断被开发和临床应用。

环氧合酶（cyclooxygenase，COX）是前列腺素合成的重要酶。前列腺素是体内重要的介质，生理上起着胃黏膜的屏障保护作用，对肝脏和肾小球滤过功能也起着重要的调节作用。但在病理情况下，外周组织损伤造成大量前列腺素[主要为前列腺素E_2，（prostaglandin E_2，PGE_2）]的合成释放，PGE_2通过激活EP受体引起离子通道（如NA^+、TRPV1）磷酸化，使得外周伤害性神经末梢出现痛觉敏化。在中枢，PGE_2抑制甘氨酸能抑制性神经元，增强兴奋性氨基酸的释放，同时使上行投射神经元去极化。这些机制易化了伤害性感受器刺激的产生以及从脊髓到大脑的高级中枢传递。因此，前列腺素是疼痛产生的重要炎性介质，COX成为镇痛药物作用的关键点。

COX分为COX1和COX2，2002年又发现了COX3。COX1又称为结构型环氧合酶，参与上述起生理作用的前列腺素的合成。COX2在大部分正常组织中不表达，是一种诱生型酶，一旦出现损伤诱发炎症，局部的巨噬细胞和其他细胞大量激活时才大量产生。

COX3主要存在于中枢神经系统，与疼痛和发热有关。COX1基因位于人体第九对染色体，可以产生四种略有不同的mRNA，其中两种分别对应的是COX1和COX3，其他还有PCOX1即PCOX1a和PCOX1b。COX3存在于人类大脑和心脏，在脑部达到COX1 mRNA的5%，与PCOX1表达相当。COX3 mRNA保有COX1 mRNA的基因序列，且前端加上intron-1以及一信号片段，因此明显改变了蛋白构造与环氧合酶的活性，使其只具有COX1 1/5的PGE2合成功能。传统的NSAIDs只需用抑制COX1活性50%的药物浓度甚至更低即可抑制COX3的活性。COX3的发现使人们的注意力又回到了COX1上，目前针对COX1的抗体还无法分辨COX1和COX3，也就是COX1抑制剂同时也能影响COX3，这就增加了COX3在研究方面的困难。目前没有证据显示COX2抑制剂对COX3有影响。

有研究结果发现，解热镇痛药—对乙酰氨基酚进入中枢神经系统，抑制COX3活性使PGE_2无法生成，以达到解热镇痛的作用和部分抑制神经病理性疼痛的作用。这可解释对乙酰氨基酚和其他一些解热镇痛药的镇痛、解热作用的主要中枢机制，然而他们之间的确切关系仍未明确。

NSAIDs是环氧合酶抑制剂，传统的NSAIDs是非选择性的COX抑制剂，将炎性因子诱发的和起生理性作用的前列腺素合成全部阻断，因此副作用较多，使得这些药物在镇痛的同时，还会引起消化道损害、肝脏受损、肾功能损害，因此不建议长期使用。

新型的 COX 抑制剂具有选择性。1991 年发现的选择性 COX2 抑制剂大大降低消化道副作用。当人们期盼着选择性 COX2 抑制剂能够解决 NSAIDs 的胃肠道副作用的同时，却发现，COX2 也存在于许多健康组织内(消化道上皮、血管内皮和脊髓等)，抑制 COX2 可能会加重炎症，抑制溃疡愈合，减少血管保护性前列腺素的合成，增加心血管不良事件发生倾向，使得选择性 COX2 抑制剂在实际应用中存在很大争议，尤其是大剂量、长期使用，一些本身就有心血管疾病的患者中长期使用更应该谨慎。

分析临床数据显示，与安慰剂相比，COX2 抑制剂明显增加了心血管事件(包括非致命的心肌梗死、非致命的卒中以及心肌梗死和卒中引起的死亡)的发生率。这些临床观察结果导致 2004 年 9 月默沙东公司的罗非昔布退市，也导致了塞来昔布等 COX2 抑制剂在说明书上标注了心血管风险的警示框。

COX2 抑制剂引起心血管问题的原因也成了研究和关注的重点。到 2012 年，很多研究的结果集中于心血管副作用，很可能是由于抑制了血管前列环素的合成，而前列环素可以抑制血小板聚集和血管收缩，因此 COX2 被抑制很可能导致过多凝血块的形成和高血压，进而可能引起各种心血管不良事件。

对乙酰氨基酚具有较弱的抗炎及抗血小板活性。如前所述，其缓解疼痛作用可能和抑制中枢神经系统内 COX3 有关，降低了这些部位的 PGE_2 浓度。所以，中枢作用可能是对乙酰氨基酚可以部分缓解神经病理性疼痛的原因。

常用的 NSAIDs 有：①水杨酸类：阿司匹林、二氟尼柳；②丙酸衍生物：布洛芬、氟比洛芬萘普生；③醋酸衍生物：双氯芬酸钠、酮洛酸、吲哚美辛；④烯醇酸衍生物：比罗昔康、美洛昔康；⑤ 吡唑酮：保泰松。值得注意的是，NSAIDs(包括阿司匹林)或对乙酰氨基酚可能诱发支气管痉挛，对阿司匹林敏感的哮喘患者对对乙酰氨基酚可能存在交叉敏感性。

目前国内普遍使用的选择性 COX2 抑制剂有塞来昔布、帕瑞昔布、依托考昔。如前所述，这药物的胃肠道副作用比较小。除了关注这类药物的心血管不良事件发生率比较高以外，还应该注意塞来昔布与磺胺类药物的交叉过敏现象。塞来昔布属于非芳香胺磺胺，结构上有磺胺基团，因此与磺胺类药物有交叉过敏现象。既往有磺胺类过敏的患者禁用塞来昔布。塞来昔布过敏，可出现全身性瘙痒和斑丘疹，嘴唇和舌肿胀，发热，随后出现意识丧失、低血压，因此用药必须十分谨慎。

2. 阿片类药物　阿片类药物是作用于阿片受体的中枢性镇痛药物，也是一种古老的药物，史前就有被用于镇痛的记载。通过降低痛觉的感知、减弱痛反应从而增加痛耐受力。副作用有恶心、呕吐、镇静、呼吸抑制、便秘、很强的欣快感、药物依赖。理论上，阿片类镇痛药的镇痛作用无封顶效应；事实上，其镇痛效能往往受到药物耐受性或相关副作用的限制。短时间使用不会出现心理依赖、药物滥用和成瘾。患者和成瘾者还存在显著的区别(表 118-3)。

表 118-3　普通患者与阿片类药物成瘾者的区别

患者	成瘾者
控制用药	用药失控
用药提高生活质量	用药降低生活质量
出现副作用时减少用量	出现副作用时维持药量
关心治疗	对治疗漠不关心
遵守协议	违反协议
剩余药物	从不剩余药物，经常编造药物丢失等借口

阿片类药物与神经系统和其他组织的特异性阿片受体相结合而发挥镇痛作用。阿片类受体主要分三类，μ、κ、δ 受体(表 118-4)，目前报道多达 17 种，还包括 ε、ι、ζ 等受体。有人认为 σ 受体不再被认为是阿片受体，因为该受体激活后不能被纳洛酮所拮抗，对经典的阿片类药物没有很高的亲和力，而且对右旋异构体具有立体选择性，其他阿片受体是对左旋异构体具有立体选择性。μ 受体有 3 个亚型，μ_1、μ_2 和新发现的 μ_3。还有一类受体是阿片样受体(opioid-receptor-like receptor 1，ORL1)，涉及痛反应，在吗啡耐受中起着重要的作用。这些都是 G 蛋白偶联受体，作用在 GABA 能神经传导过程中。

(1)强阿片类药物

1)吗啡：吗啡作用在中枢神经系统，有口服、静脉或肌肉等给药途径。口服后起效时间是 20~30 分钟，峰效应在 60~90 分钟，持续时间 3~6 小时。主要代谢部位在肝脏，经葡萄糖醛酸代谢为吗啡 -6- 葡萄糖醛酸 M6G 和吗啡 -3- 葡萄糖醛酸 M3G，前者无镇痛活性而后者有，可能也能显著参与镇痛作用。

表 118-4 阿片类受体

受体	亚型	位置	作用和影响
δ	δ_1,δ_2	大脑 杏仁体 嗅球 深大脑皮质	镇痛 抗郁效用 药物依赖性
κ	κ_1,κ_2,κ_3	大脑 下丘脑 中脑导水管周围灰质 屏状体 脊髓	脊髓镇痛 镇静 瞳孔缩小 抗利尿激素释放困难
μ	μ_1,μ_2,μ_3	大脑 大脑皮质 丘脑 中脑导水管周围灰质 脊髓	μ_1： 上脊髓镇痛 药物依赖性 μ_2： 换气不足 瞳孔缩小 欣快症 药物依赖性

吗啡可以口服、肌内、静脉和皮下给药。口服吗啡有速释和缓释制剂。缓释制剂包括片剂和胶囊。胶囊内含有颗粒已达到控释吗啡的作用。胶囊可以剥开将颗粒拌入食物如酸奶或果酱，但这些颗粒不能咀嚼，以免缓释效应消失。

早期副作用是恶心呕吐、镇静、呼吸抑制，长期使用这些副作用可以出现耐受或者适应。而尿潴留和肠蠕动抑制很难适应，可能最终导致肠梗阻等副作用。

2）芬太尼：芬太尼是一种高脂溶性的合成μ受体激动剂，全人工合成。通过G蛋白偶联受体起作用，强度约为吗啡的100倍，所有相对吗啡的优点和制剂有关。

芬太尼没有口服制剂，但是有经黏膜和经鼻给药系统。静脉给药起效小于1分钟，但是快速再分布到脂肪组织，而不是消除，导致作用时间大致30~45分钟。但是大剂量反复给药后，清除变成了主要的决定作用时间的环节。芬太尼主要通过肝脏代谢和肾脏分泌排泄。

芬太尼在疼痛治疗中用得最多的是透皮贴剂。20世纪90年代强生制药开发了芬太尼透皮贴剂，该技术在惰性酒精凝胶中灌注一定剂量的芬太尼——储库型，可以达到持续给药48~72小时。改进型的Fentanyl Transdermal Matrix Patch—骨架型芬太尼透皮贴剂具有与储库型生物等效性，但是剂型更薄，弹性和黏附性更好，只有背膜和含药黏附层两层。该贴剂中芬太尼分散、溶解在聚丙烯酸盐粘连层内，使用时持续释放，且不会向周围渗透，起效时间比储库型快4~8小时，最长可达72小时。

除了贴剂，芬太尼还有各种口味的棒棒糖，起效快，可以用来治疗爆发痛。

芬太尼的上述制剂适用于姑息治疗的患者，尤其适用于已经使用阿片类药物而不能持续进食且不能耐受皮下给药的患者，中到重度肾衰竭患者以及使用口服吗啡类药物或者其他药物引起呕吐使得药物吸收不能得到保证的患者。

3）氢吗啡酮：氢吗啡酮是很强的中枢作用于μ受体的镇痛药物，是吗啡的衍生物——吗啡的氢化酮，因此是半合成药物。药理和药代动力学与吗啡很相似，口服生物利用度在40%~60%之间，起效快，作用持续时间4~6小时。皮下、静脉、硬膜外、鞘内给药都有效。它的清除半衰期3~4小时。副作用和强阿片类药物相似，包括剂量依赖性的呼吸抑制甚至循环抑制、头晕、嗜睡、瘙痒、肠蠕动抑制、恶心呕吐等。

4）美沙酮：和吗啡的化学结构不同，是一种混旋体。左旋体作用在μ受体，左右旋体还可以使δ受体去敏化、拮抗NMDA受体。这就使得美沙酮可以缓解神经病理性疼痛。δ受体的活性对于吗啡耐受和依赖的形成至关重要，因此可以用于戒毒。

美沙酮是脂溶性药物，口服生物利用度高达80%~90%，作用持续时间长达4~24小时。大部分在肝脏内代谢，代谢缓慢，不依赖肾脏分泌，半衰期4~62小时。反复使用应该注意蓄积引起的呼吸抑制。

5）羟考酮：是半合成阿片类药物，和吗啡有着相似的作用，作用在μ受体，但是还有κ_2b-阿片受体激动剂活性，对于神经病理性疼痛具有特殊作用。口服生物利用度50%~60%，起效时间20~30分钟，持续时间4小时。血浆半衰期3.5小时，但肾衰竭时明显增加。

可以作为中重度急性疼痛和慢性疼痛之用，也可以作为阿片类药物轮替的选择用药，副作用和阿片类药物相似。

羟考酮经肝脏细胞色素P450代谢成羟氢吗啡酮，因此和其他阿片类药物不同，羟考酮更容易出现药物相互作用，而且肝功能不全的患者需要减量。羟考酮及其代谢产物主要在肾脏、汗腺分泌，肾功能受损的患者容易引起蓄积。

口服给药，羟考酮的作用强度是吗啡的1.5~2倍。

羟考酮也有与对乙酰氨基酚制成的复方制剂，用于急性疼痛增强镇痛效果。副作用也因增加了对乙酰氨基酚而明显提高。

阿片类药物没有封顶效应，药物剂量的增加，药理作用增强。有时因为各种药物需要交替使用，可以根据等效剂量进行换算（表118-5）。

表118-5　常用阿片类药物的等效剂量

药物	剂量	
	口服（mg）	肌内注射（mg）
吗啡	60	10
哌替啶	200	50
芬太尼	—	0.1
羟考酮	30	15
羟吗啡酮	—	1.5
可待因	200	130
美沙酮	10	8.8
喷他佐辛	180	60

(2) 阿片受体激动-拮抗剂：虽然作用在阿片受体，但是有封顶效应。这类药物既有阿片受体的镇痛作用，又可以避免阿片类药物的一些副作用。

阿片受体激动-拮抗剂可分为两种，一种称为混合激动拮抗剂，即对两种或更多种阿片受体有亲和力，阻断一种受体的作用，通过另一种受体产生阿片样作用，包括喷他佐辛、布托啡诺、纳布啡、地佐辛。另一种激动-拮抗剂称为部分激动拮抗剂，作用在一种受体上，既可以激活阿片受体，又可以阻断这些受体。根据情况，部分激动剂可以产生激动剂的作用或者拮抗剂的作用，如丁丙诺啡。

喷他佐辛和纳布啡是弱μ受体拮抗剂、κ受体部分激动剂。刺激中枢神经系统神经元的这些受体抑制细胞内腺苷酸环化酶、关闭钙通道、打开膜上的钾通道，导致膜电位的超极化，抑制上行痛觉传导通路动作电位。喷他佐辛的镇痛效果是吗啡作用的1/3；纳布啡作用较吗啡稍弱；布托啡诺作用较强，作用持续时间和吗啡相似达3~4小时。口服喷他佐辛和阿司匹林、对乙酰氨基酚的作用接近，较弱阿片类药物的作用弱。通常的治疗剂量的纳布啡与吗啡具有等效的呼吸抑制效应，布托啡诺抑制持续作用更长。和吗啡不同的是，喷他佐辛呼吸抑制和镇痛作用具有封顶效应，药物成瘾的风险却较纯阿片受体激动剂低，但是存在药物滥用的风险。因此喷他佐辛被列入控制药物。

丁丙诺啡（buprenorphine）是一种强μ受体部分激动剂，肌内注射强度达到吗啡的30倍，在人体和动物实验都显示了封顶效应。但人体的最大剂量目前还没有可靠的数据，舌下含服的封顶剂量约2μg，但是也有患者可以使用3~4倍的剂量。丁丙诺啡镇痛作用持续时间比吗啡长，达6~9小时。丁丙诺啡的呼吸抑制作用较吗啡弱，但是也有报道认为等效镇痛剂量的两种药物呼吸抑制效应比较接近。丁丙诺啡透皮贴剂的作用时间是72小时，可以用于慢性疼痛患者。

(3) 弱阿片类药物：阿片类药物分为强阿片类药物和弱阿片类药物，两类药物药理作用上的区别还不清楚，在受体水平的作用相同。但是弱阿片类药物的剂量不可以无限制地增加剂量来提高镇痛效果。这不是由于药理学层面的封顶效应，而是由于增加药物剂量使得副作用增加，患者不能耐受。

1) 可待因（codeine）：是最常用的弱阿片类药物，是吗啡的衍生物，强度约为吗啡的1/10，药物的1/10被肝脏代谢为吗啡起作用，成人的半衰期和吗啡相似，约2.5~3.5小时，口服生物利用度约65%，起效时间20分钟，达峰值1~2小时，持续4~8小时。也有证据显示可待因具有一些直接的镇痛作用，它的镇痛作用主要来自代谢产物，特别是吗啡和活性衍生物。代谢产物还有可待因-6-葡萄糖醛酸，具有弱的阿片受体结合作用。其他活性代谢物包括少量去甲可待因和M6G、没活性的M3G。

可待因通过细胞色素P450的亚型2D6进行去甲基产生吗啡，部分变异导致酶不能将可待因转化为吗啡，其变异率为30%。

可待因具有吗啡的一切副作用，尤其是便秘。推荐剂量是0.5~1mg/kg，最大剂量是60mg/次。静脉给药并没什么优势，可以引起明显的组胺释放和低血压。

其他弱阿片类药物还有二氢可待因和普洛帕吩（propoxyphene）。二氢可待因是可待因的半合成类似物，生物利用度是20%，镇痛起效时间约30分钟，作用持续时间3~6小时，口服生物利用度低表示口服时和可待因是等效的，但是，静脉给药时作用翻倍。普洛帕吩是美沙酮的同类，但是镇痛效果只和对乙酰氨基酚相似。代谢产物去甲丙氧酚具有活性，反复使用可能导致中枢神经系统毒性作用。

2）曲马多：是一种人工合成的弱阿片类药物，作用于阿片受体以及脊髓下行抑制系统的去甲肾上腺素能系统。主要治疗中度到重度疼痛，对于某些类型的神经病理性疼痛，曲马多也是很重要的选择。

曲马多是一种混合消旋体，本身对μ阿片受体亲和性极低，约是吗啡的六千分之一。(+)-异构体的-阿片受体亲和性和血清张力素重吸收约为(–)-异构体的4倍，但(–)-异构体会产生去甲肾上腺素重吸收效应。经过肝脏细胞色素P450的同工酶CYP2D6代谢，被O-和N-去甲基化产生5种代谢产物，其中O-去甲基曲马多（即M1代谢产物）对μ受体的亲和力相当于曲马多(+)-异构体的200倍。因此，两者协同具有很好的镇痛作用，尤其对于某些神经病理性疼痛更有独到的镇痛作用。

最常见的药物不良反应是呕吐、出汗及便秘，偶有嗜睡，但是没有强阿片类药物那么强烈，曲马多很少出现呼吸抑，其可降低癫痫的发作阈。当与SSRI、三环抗抑郁药同时服用，或者癫痫患者用该药时，癫痫的发作阈会大幅降低。一旦发作，可能会引起强直阵挛性发作。对于抽搐或颅内压增高的患者慎用曲马多，服用单胺类氧化酶抑制剂的患者禁用曲马多。

长时间使用曲马多可能造成生理依赖和戒断综合征。曲马多会引发典型和非典型的戒断症状。非典型戒断效应很有可能与曲马多的血清素和去甲肾上腺素重吸收效应有关。其症状包括：焦虑、烦躁、麻痹、发汗和心悸。生理依赖曲马多的患者最好有规律地服药以防止戒断症状发作。需要停服曲马多时，必须逐渐减少剂量，减轻戒断症状。

对曲马多的依赖性仍存在争议。Grünenthal公司已将曲马多升级为比传统阿片类成瘾性低的弱阿片类药物，宣称临床试验中有极少的药物依赖性，且症状较轻。他们的解释是M1代谢物的μ阿片受体活性和去甲肾上腺素重吸收效应抑制了药物依赖。尽管如此，此药还是有可能引起依赖效应，只是需要的剂量更大，时间更久。我国目前将该药作为Ⅱ类精神类药物进行管制。

3. 辅助用药　这类药物本身不是镇痛药物，但具有缓解疼痛的作用，尤其针对神经病理性疼痛。

(1) 5-羟色胺类药物：5-羟色胺(5-HT)是交感神经系统、胃肠道及血小板中的一种单胺类神经递质。5-HT受体分布在各级神经组织和血管中。5-HT能神经元是脊髓背角中内源性镇痛机制的一部分。除5-HT_3是一种配体门控离子通道外，其他5-HT受体都是G蛋白耦联受体。研究发现，$5\text{-HT}_{1B/1D}$激动剂（曲坦类药物）能有效治疗神经血管性头痛，如偏头痛和丛集性头痛。$5\text{-HT}_{1B/1D}$激动剂通过作用于三叉神经传入系统的5-HT_{1D}受体抑制神经源性炎症。该类药物的其他作用点可能还包括了丘脑神经元及中脑导水管周围灰质。而作用在血管的$5\text{-HT}_1\beta_{受体}$导致脑膜血管和冠状血管收缩，这一效应使得人们开始寻找一种不引起血管收缩的治疗方法，如高选择性5-HT_{1D}和5-HT_{1F}激动剂。至今尚无明确进展。

曲坦类药物可通过口服、经鼻滴入、皮下等方式给药，目前已被用于偏头痛的治疗。由于对$5\text{-HT}_1\beta_{受体}$的作用，曲坦类药物在治疗剂量水平即可导致冠状动脉收缩达20%，因此禁用于合并有冠状动脉、脑血管及外周血管性疾病等的患者。某些曲坦类药物还可引起显著的药物间相互作用，如与单胺氧化酶抑制剂、普萘洛尔、西咪替丁、经肝细胞色素P450代谢的药物或P-糖蛋白泵抑制剂。

基于以上，目前仅将曲坦类药物用于偏头痛患者的治疗。

(2) 抗惊厥药：神经病理性疼痛是神经系统的病变或者功能异常引起的，来自神经病理性疼痛病灶的伤害性传入可以汇聚成类似异常的癫痫样兴奋。此类药物用于治疗外周神经系统损伤（如糖尿病和疱疹）或中枢神经系统损害（如脑卒中）所导致的神经病理性疼痛，也用于偏头痛的预防。

1）卡马西平是Na^+通道阻断剂，可以抑制痛觉兴奋灶，因此常被用于三叉神经痛等神经病理性疼痛。奥卡西平是新一代抗惊厥药，效果更稳定，更安全。

2）加巴喷丁是一类传统的抗惊厥药，对于患有纤维肌痛和约1/3的慢性神经病理性疼痛患者有镇痛作用，同时可以减少一些患者的吗啡用量。对于三叉神经痛，作用不及卡马西平。对于复杂性区域疼痛综合征(CRPS)的镇痛效果不确切。2002年，加巴喷丁被FDA批准用于治疗带状疱疹神经痛和带状疱疹后遗神经痛。

加巴喷丁结构与神经递质GABA相关，但不与GABA受体产生相互作用，它既不能代谢转化为GABA或GABA激动剂，也不是GABA摄取或降解的抑制剂。加巴喷丁的某些活性是与电压门控钙通道作用有关，加巴喷丁结合在钙通道的 $\alpha_2\delta$ 亚单位 1 和 2，抑制中枢神经系统的钙内流，调节递质囊泡释放。加巴喷丁的副作用是嗜睡、乏力、外周水肿（四肢水肿），较常发生于高剂量使用的老年患者。肝脏毒性很小，偶有报道。肾功能不全的患者应该慎用，以免引起药物蓄积。加巴喷丁起始剂量为 300mg/d，最高可达 1 800mg。

3）普瑞巴林（pregabalin）是美国西北大学医学化学家 Richard Bruce Silverman 发明的，2004 年在欧盟获批准，2004 年 12 月份获得 FDA 批准治疗癫痫、糖尿病神经病理性疼痛和带状疱疹后遗神经痛。

普瑞巴林是加巴喷丁的延续产品，结构上和加巴喷丁有相似，作用在中枢神经系统的 $\alpha_2\delta$ 亚型的电压依赖性钙通道，减少神经递质释放，包括谷氨酸、去甲肾上腺素、P 物质、降钙素基因相关肽（CGRP）、γ- 氨基丁酸。可以治疗癫痫、糖尿病神经痛、纤维肌痛、带状疱疹后遗神经痛以及广泛性焦虑。和加巴喷丁相比，普瑞巴林作用更强，起效更快，生物利用度更高。

普瑞巴林的适应证是：①糖尿病末梢神经痛、带状疱疹后遗神经痛，还没有足够证据证明其对所有神经病理性疼痛都有效；②纤维肌痛；③广泛性焦虑症（只在欧盟获得批准）；④戒酒。

普瑞巴林的副作用有嗜睡（>10%）、视觉模糊或复视（1%~10%）、幻觉（0.1%~1%）、心动过速、出汗等，还有极少数（<0.1%）使用后可能出现Ⅰ度房室传导阻滞、低血压等不良反应。

长期用药突然停用普瑞巴林可能出现撤药综合征，包括失眠、焦虑、烦躁不安。因此需逐渐减药。

口服普瑞巴林 1 小时后血药浓度达峰值，口服生物利用度超过 90%。普瑞巴林在人体内的代谢是可以被忽略的，约 98% 的普瑞巴林药物以原型从尿液排出，主要代谢产物是 N- 甲基普瑞巴林。普瑞巴林主要通过血液循环，经肾脏分泌原型排泄，肾脏的普瑞巴林清除率是 73ml/min。

9

（3）抗抑郁药：抗抑郁药用于治疗神经病理性疼痛、头痛和其他疼痛，具有中度以上的缓解作用，可分为非选择性去甲肾上腺素 /5- 羟色胺再摄取抑制剂（阿米替林、丙米嗪、氯米帕明、度洛西汀和文拉法辛）、选择性去甲肾上腺素再摄取抑制剂（地昔帕明和去甲替林）、选择性 5- 羟色胺再摄取抑制剂（西酞普兰、帕罗西汀和氟西汀）。阻断再摄取作用可激活脊髓和大脑中内源性单胺能疼痛抑制机制。

三环类抗抑郁药（Tricyclic antidepressant，TCA）还能拮抗 NMDA 受体、提高内源性阿片水平、阻断 Na^+ 离子通道和开放 K^+ 离子通道，这些作用能抑制外周和中枢神经系统敏化，代表药物是阿米替林和丙米嗪。

选择性 5-HT 和 NA 再摄取抑制药（SNRIs）能同时阻滞 5-HT 和 NA 再摄取，即双重阻滞作用。代表药物有文拉法辛（venlafaxine）和度洛西汀（duloxetine）。文拉法辛的药理机制是抑制神经突触前膜 5-HT 及 NA 再摄取，增强中枢 5-HT 及 NA 神经递质功能，发挥抗抑郁作用。与组胺、胆碱能及肾上腺素能受体几乎无亲和力，不良反应较轻。其缓释口服制剂吸收好，血浆 $t_{1/2}$ 为 15 小时，生物利用度为 96%~105%。临床研究显示，文拉法辛减轻疼痛效果和 TCA 类似，不良反应比 TCA 少，患者不能耐受 TCA 类副作用时可用文拉法辛。度洛西汀通过 5-HT 和 NA 两种神经递质发挥调控情感和疼痛敏感程度方面的作用，提高机体对疼痛的耐受力，它于 2004 年 9 月被 FDA 批准为可用于治疗糖尿病周围神经病变。2010 英国 NICE 指南推荐度洛西汀为糖尿病性周围神经痛的一线用药。

选择性 5-HT 再摄取抑制剂（SSRIs）对神经病理性疼痛最多也就是中度的缓解作用。对于糖尿病末梢神经痛和多发性神经痛镇痛效果不佳。SSRIs 和 SNRIs 对于纤维肌痛都有改善疼痛、提高机体功能以及生活质量的功能。

（二）疼痛的有创治疗

1. 神经阻滞疗法　神经阻滞疗法是目前常用的局部治疗方法，也是麻醉科医师从事疼痛治疗的核心技术。适用于神经受到炎性刺激或者神经损伤引起的疼痛，对于神经病理性疼痛的急性期具有较好的镇痛和治疗作用，有助于神经损伤后的修复。常用配方有局部麻醉药物和糖皮质激素。

（1）常用药物

1）局部麻醉药物：具有快速阻断痛觉传导、起到快速镇痛、阻断痛觉不断传入的目的，在神经阻滞疗法中，常采用感觉运动阻滞分离的局部麻醉药如布比卡因、罗哌卡因等局部麻醉药。常用浓度为 0.1%，尽可能减少运动神经阻滞，减少治疗后因活动不利而导致的不安全因素。在侧间隙或者硬膜外阻滞时，低浓度的局部麻醉药也可以减少低血压的发生，尤其老年人疼痛治疗中，安全性更高。

2）糖皮质激素：神经损伤或者组织损伤局部释放大量的神经肽，激活缓激肽、IL-1、5-HT、NA等，使得损伤的组织内产生释放大量磷脂酶 A_2，促进花生四烯酸在环氧合酶作用下，产生大量前列腺素，对伤害性感受器起到敏化的作用。同时，花生四烯酸还可以在脂氧化酶的作用下，产生大量引起疼痛的炎性因子白三烯，导致组织炎性水肿和痛觉过敏。糖皮质激素在疼痛治疗中的消炎作用明显强于COX抑制剂，因为直接抑制磷脂酶 A_2 对花生四烯酸的作用，因此具有更强的消炎、消肿和镇痛作用（图 118-9）。

无论是全身使用还是局部注射，糖皮质激素在疼痛治疗中都起着重要的作用，其副作用也不容忽视，主要包括：①血压升高、血糖升高，对于有高血压、糖尿病的患者需要控制剂量谨慎使用；②抑制胃黏膜屏障、促进胃酸分泌，对于有消化性溃疡、消化道出血的患者慎用，使用时适当使用一些胃黏膜保护剂；③具有一定的保钠排钾作用，对于有低钾血症的患者慎用；④对于有局部炎症和全身炎症的患者严格禁用；⑤有一定的中枢兴奋作用，失眠的患者慎用；⑥过敏的患者禁用；⑦特发性紫癜患者禁用。

糖皮质激素的使用剂量应该因人而异，根据患者的年龄、有无心血管系统、内分泌系统疾病进行个体化治疗。采用悬液制剂既可以减轻吸收后的全身副作用，又可以延长局部作用时间。可以选择甲泼尼龙悬液40mg或者复方倍他米松7mg，3~4周1次。

神经阻滞疗法除了药物可能引起的一些副作用外，穿刺操作也可能引起不良反应，如感染、血肿、气胸和神经损伤等。随着可视化技术在麻醉领域的广泛开展，局部神经阻滞疼痛治疗中也逐渐使用超声定位治疗三叉神经痛、颈肩上肢神经痛、坐骨神经痛等外周神经痛。

（2）常用方法

1）硬膜外激素注射（epidural steroid injection，ESI）：适应证为椎管内神经根受到刺激引起的疼痛，即根性痛，患者有神经根受刺激、受压迫的表现，放射到上肢或下肢。对脊神经后内侧支受刺激引起的背部轴性痛效果不太理想。CT或者MRI显示有椎间盘突出的患者，有些患者也可做诊断性治疗用。脊神经的带状疱疹急性发作期也可以采用硬膜外激素注射。单侧椎间盘突出引起的单侧放射痛，硬膜外侧间隙激素注射效果更好。

2）脊神经后内侧支阻滞（medial branch block，MBB）：脊神经后支是混合神经，内侧支有分布到脊柱关节突关节的关节支。如果有脊柱关节突关节退行性改变，可以刺激脊神经后内侧支的分支，引起颈肩背痛或者腰背牵涉痛，这些疼痛不会放射到上下肢而主要分布在脊柱两侧，也称为轴性痛。行MBB可以很好地缓解这些疼痛，而行椎管内注射对轴性痛效果不理想。因此也可以用以鉴别根性痛和关节突关节源性疼痛。

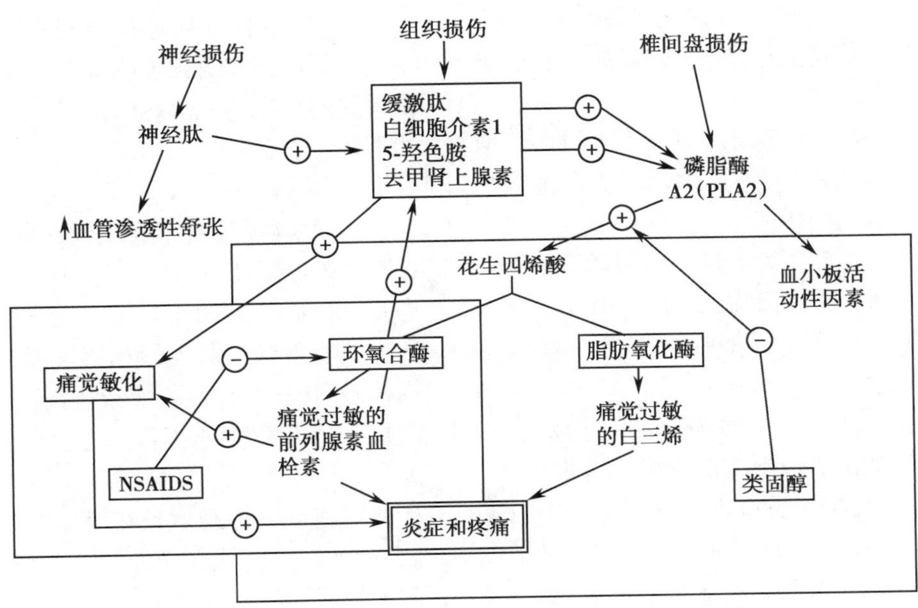

图 118-9 NSAIDs 和糖皮质醇的镇痛机制

关节突关节源性疼痛和根性痛的区别不仅可以采用诊断性阻滞进行区分，还可以通过年龄或者疼痛的范围（表 118-6）。

表 118-6 根性痛和关节突关节源性痛的区别

	根性疼痛	关节突关节源性痛
发病年龄	中青年	老年人
疼痛范围	肢体放射痛	腰背部、肩背部的疼痛
治疗	ESI	MBB

3）交感神经阻滞：交感神经阻滞可以辅助治疗各种神经病理性疼痛，特别可以辅助治疗缓解复杂性区域疼痛综合征（complex regional pain syndrome，CRPS）。

CRPS 是神经科医师 Silas Weir Mitchell 于 1865 提出的。曾被称为反射性交感营养不良（reflex sympathetic dystrophy，RSD）。绝大部分 CRPS 发生在四肢，可以分为没有明显神经损伤的Ⅰ型 CRPS 和有神经损伤的Ⅱ型 CRPS。症状的严重程度有时和创伤严重程度没有必然的联系。

根据 IASP 的报告，除疼痛和肢体水肿，CRPS 还可以表现出：①感觉、运动、自主神经功能受损；②症状可以扩散超过原发神经损伤的支配区域，或不局限某一根被损伤的神经支配区域，如桡骨骨折症状可以扩散到整个手；③通常关节和神经同时受影响；④伴心理功能紊乱。除了有无神经损伤外，Ⅰ型、Ⅱ型 CRPS 临床表现没有明显区别。

交感神经阻滞是 CRPS 常用的辅助治疗之一，其他还包括理疗、药物治疗、神经电刺激等，根据患者情况选择使用。

星状神经节阻滞是在颈 6 水平经气管旁、横突表面注射 10ml 局部麻醉药，出现单侧面部霍纳征，说明阻滞成功。星状神经节阻滞还可以在超声引导下进行，对于颈椎横突定位不清的患者效果更好，而且安全性高。主要治疗上肢的 CRPS。

腰交感神经阻滞可以治疗下肢的 CRPS，该阻滞需在 X 线定位下进行，在 L_2、L_3、L_4 水平或单独在 L_2、L_3 水平进行，穿刺针越过椎体的前缘注射造影剂，明确部位后注射 10~15ml 局部麻醉药，成功的腰交感神经阻滞后可以出现阻滞侧下肢发热。如果诊断性腰交感神经阻滞有效，可以采用 50%~100% 酒精进行交感神经破坏。

4）腹腔神经丛阻滞：腹腔神经丛阻滞是另一种治疗疼痛的交感神经阻滞，对胰腺癌或其他上腹部脏器疾病压迫腹腔神经丛引起的背痛有较好的镇痛效果。

腹腔神经丛在三个主要的交感神经丛中最大，被称为腹腔脏器的中枢。它由两个神经节及交叉成网的神经纤维组成。交感神经传出纤维内脏大神经（$T_{5\sim9}$）和内 脏小神经元（$T_{10\sim11}$）大多数在此与节后纤维换元。部分经椎旁交感神经节（$L_{1\sim2}$）换元后的节后纤维，以及主要来自右侧迷走神经的副交感神经纤维均取道腹腔神经丛。腹部内脏的交感神经传入纤维亦途经此处，它们中不包括左半结肠、直肠及盆腔器官的传入神经纤维。

腹腔神经丛位于胃和胰腺后，膈肌角前，腹腔神经节在 L_1 椎体上端水平面与主动脉前壁相邻，居腹腔干两侧。其下方为肠系膜上动脉，左侧腹腔神经节的位置较右侧稍低。腹腔神经节可要变异，位置从 T_{12}~L_1 椎间隙到 L_2 椎体中部平面，直径可为 0.5~4.5cm，数量可为 1~5 个。

腹腔神经丛必须在影像学定位下完成，超声胃镜引导下的腹腔神经丛阻滞和损毁定位更加精确。

诊断性腹腔神经丛阻滞镇痛一旦有效，可以使用 50%~100% 的酒精进行神经丛损毁。这种损毁可能在 3 个月或更长的时间后复发，再次损毁仍然有效。并发症包括注射酒精时血压下降，可以采用小剂量多巴胺纠正一过性的血压下降。还可能引起腹泻，这与自主神经功能紊乱有关。其他并发症还有感染、血肿等。

5）其他：各种局部神经阻滞麻醉技术均可用于某一外周神经受到炎性刺激引起的疼痛，或者损伤引起的神经病理性疼痛，尤其在神经病理性疼痛的早期。

2. 射频疗法

（1）射频损毁对于反复发作的慢性疼痛，如果诊断性神经阻滞有效但作用持续时间不长，可以考虑将支配病灶的细小末梢分支进行神经损毁。损毁方式有射频热凝损毁和化学损毁。射频热凝外周神经损毁适用于某一支外周感觉神经的损毁，化学损毁适用于某一神经丛，尤其是无髓鞘的自主神经丛。

实施外周神经射频热凝损毁首先需要对患者做全面的评估，认知功能、心理有缺陷的患者应该避免外周神经损毁治疗。

射频热凝主要损毁感觉神经细小的分支。首

先诊断性阻滞必须有效，影像学定位下穿刺到位、损毁前还需要进行高频感觉测试和低频运动测试。感觉测试复制出患者的疼痛，目的是确保要损毁的神经是传导痛觉的感觉神经，运动测试目的是避开运动神经，不影响运动功能。高频热凝损毁的温度设定在70℃以上，持续时间60~90秒。可以重复操作。

射频热凝损毁的作用可以持续3个月到3年，复发后也可以重复治疗，基本不影响治疗效果。治疗后可以产生治疗区域皮肤失去正常感觉，有的操作甚至因细小的运动神经受损，运动功能受影响，如腰背部脊神经后内侧支的射频热凝损毁可能引起腰背部直立乏力。因此治疗前应该告知患者可能出现的并发症，操作中也应该尽可能避免伤及运动神经，但是有的操作对运动神经的损伤在所难免，应该权衡利弊。

射频损毁疗法常用于治疗腰椎病变，以及治疗关节突关节、神经根、纤维环和骶髂关节等处疼痛的技术已经成熟。如果病例选择精确无误，由关节突关节导致的机械性腰背痛患者，经此技术治疗后，约50%~ 60%的疼痛得到缓解。此外，射频损毁疗法还成功的用于治疗偏头痛和三叉神经痛。射频技术自20世纪50年代就开始临床应用至今，随着其治疗的使用范围扩大而变得更加普及。

(2)射频热凝修复：热凝纤维环治疗技术(thermal annular procedures，TAPs)是采用微创技术，修复治疗撕裂的纤维环、缓解疼痛。目前用于临床的TAPs很多，主要技术包括盘内电热凝治疗术(intradiscal electrothermal therapy，IDET)、射频纤维环成形术(radiofrequency annuloplasty)和盘内双极成形术(and intradiscal biacuplasty，IDB)。2009年的一项大样本综述分析的结果显示，IDET使得1/2盘源性慢性下腰痛的患者改善了50%的功能，而支持IDB的证据最少。

2013年，美国介入疼痛治疗医师协会(American Society of Interventnional Pain Physicians，ASIPP)的数十位专家对常用的疼痛介入治疗技术作出全面的综述，提出建议如下：

1)腰椎：骶管注射、经椎间隙硬膜外注射和经椎间孔硬膜外注射对于椎间盘突出所致的放射痛效果好。关节突关节源性的背部轴性痛骶管注射、经椎间隙硬膜外注射效果一般，经椎间孔硬膜外注射效果不佳。腰椎管狭窄上述三种注射效果都一般。背部手术后综合征骶管注射效果一般，经椎间孔注射效果很有限。

标准射频治疗关节突关节源性背痛效果好，脉冲射频效果很有限。MBB效果从一般到好，关节腔注射效果有限。骶髂关节的介入治疗中，低温射频神经切断术(cooled radiofrequency neurotomy)效果一般，关节腔和关节周围注射以及标准射频和脉冲射频的效果都不理想。

腰椎经皮粘连松解术治疗慢性下腰痛、继发于手术后或者椎管狭窄的下肢疼痛效果一般。盘内的治疗，IDET和双极成形的效果从有限到一般，discTRODE效果有限；经皮椎间盘减压，自动经皮椎间盘切除术(automated percutaneous lumbar discectomy，APLD)、经皮腰椎激光椎间盘减压和旋切(decompressor)效果有限，髓核成形效果有限到一般。

2)颈椎：经椎间隙硬膜外注射治疗颈椎间盘突出或者根性神经痛效果好，对于轴性疼痛或者盘源性疼痛、椎管狭窄、颈椎手术后综合征效果一般。颈椎关节突关节支配神经的标准射频、治疗效果一般，颈椎关节突关节注射效果不佳。

3)胸椎：硬膜外注射治疗胸痛效果一般，胸椎关节突关节MBB效果一般，神经射频损毁效果不佳，目前还没有关节突关节内注射的报道。

3. 神经调节疗法

(1)脉冲射频(pulse radiofrequency，PRF)：是一种具有调节神经功能的治疗方法。PRF主要是脉冲调节受损神经的功能，亦可毁损神经的功能。对于带状疱疹后遗神经痛、幻肢痛、残肢痛等顽固性神经病理性疼痛有一定的缓解作用。

脉冲射频是一种比较传统的疼痛治疗方法，20世纪70年代中期开始使用，具有组织损伤少、后遗症少的缺点，尤其对于神经病理性疼痛的患者，而单纯的标准射频治疗效果往往不理想。

PRF使用的是20mv的电流、高电压冲(high-voltage bursts)，PRF静息期480ms产热，整体使靶组织的温度低于42℃，尽管传统理论认为PRF不会引起组织损伤，还是有证据显示PRF可以产生热冲击，达到组织损伤所需要的温度。动物研究也显示背根神经节使用PRF时的神经损伤比标准射频轻，所以带来的热凝损伤小，更安全。

(2)脊髓电刺激(spinal cord stimulation，SCS)：1965年Melzack和Wall提出了疼痛的“闸门控制”学说，指出刺激粗的Aβ纤维调节脊髓背角闸门，减少了从外周来的伤害性传入。外周伤害性刺激传入到脊髓背角神经元的活性可以通过刺激脊髓背角而抑制，但其他机制的参与可能在其中起着更加重要的作用。有动物实验提示，脊髓电刺激可以提高 GABA 的作用，鞘内注射 $GABA_B$ 激动剂巴氯芬可以提高脊髓电刺激的抗伤害作用，而 GABA 拮抗剂则消除了脊髓电刺激的抗触摸痛作用。在人体鞘内注射巴氯芬可以提高脊髓电刺激的作用。近年还有研究显示腺苷有可能参与了脊髓电刺激的作用，鞘内给予腺苷 A 受体激动剂具有加强脊髓电刺激的作用，也具有和巴氯芬的协同作用。

脊髓电刺激也能消除外周痛。通过再平衡氧供氧耗比例预防缺血，在刺激的低水平通过 α 肾上腺素能受体抑制交感活性、NO 依赖的降钙素基因相关肽释放可能在诱导血管扩张中起着重要的作用。这也可能解释脊髓电刺激时皮瓣存活状况好的原因。相反，Kemler 等报道却认为脊髓电刺激和外周血流无关。

脊髓电刺激对顽固性、内科治疗无法缓解、不能接受血管重建术的心绞痛患者都有很好的镇痛效果，其中有很多解释，最可能的机制包括冠状动脉血流重新分布从正常灌注区域重新分布到缺血部位；另一种解释是调节完整的心脏神经系统可能有效地缓解心绞痛。脊髓电刺激还可抑制心肌神经元的兴奋，可能也与缓解心绞痛患者胸痛有关。此外，SCS 对某些缺血性疼痛、原发性灼痛与感觉迟钝为特点的神经病理性疼痛效果最好。

脊髓电刺激的适应证：①背部手术失败综合征（failed back surgery smdrom，FBSS），是最常见的适应证；②复杂区域疼痛综合征（CRPS）；③外周血管疾病引发的缺血性疼痛、心绞痛、带状疱疹后遗神经痛、糖尿病神经痛。④腰骶纤维组织炎和蛛网膜炎。去神经痛、脊髓损伤引起的疼痛镇痛效果还有争议。

禁忌证：严重心理疾病，建议脊髓电刺激测试前所有患者先行心理状态评估。已经证实，明尼苏达多项个性检查表抑郁评分（Minnesota multiphasic personality inventory's depression scale）较高者，SCS 治疗通常无效。感染、药物滥用、严重免疫抑制、凝血功能不全或正在使用抗凝药物治疗者应避免使用 SCS。对于胸段椎管狭窄的患者操作需谨慎，尤其对双电极植入者。

脊髓电刺激植入前需用测试电极进行效果测试，达到患者要求的效果后再进行永久植入。脊髓电刺激并发症有植入术引起的出血和感染、电极覆盖不佳、刺激幅度减小等。同样的刺激电极也可以植入到外周神经，缓解外周神经病理性疼痛。

(3) 鞘内药物输注系统：对于一些慢性疼痛或者晚期癌痛患者，如果外周使用阿片类药物有效但是剂量极大或者副作用特别明显，可以选择鞘内持续输注吗啡。鞘内输注巴氯芬可以缓解卒中后中枢神经病理性疼痛。

(4) 深部脑刺激（deep brain stimulation，DBS）：DBS 是将电极直接植入脑部与疼痛相关的某些核团或者某些部位，刺激后以缓解某些顽固性疼痛。由于各种神经病理性疼痛的机制不同，因此，理论上说 DBS 虽然是先进技术，但是在刺激部位的选择、刺激参数的选择等方面还存在大量盲区，也就导致 DBS 对很多顽固性疼痛的治疗仍处于摸索阶段。

(5) 针灸：针灸是中国传统医学的重要组成部分，早在《黄帝内经》中就有描述。将针插入身体的特定点或区域，变化插入的深度和操作刺激的方法，即为针灸。针插入的深度取决于靶组织的深度，操作刺激的方法基于观察到的结果和临床理论。目前，针灸被推荐用于治疗背痛、偏头痛和膝关节骨性关节炎疼痛，对肌肉骨骼疼痛（腰背部，颈部和肩部）同样有效。根据临床指南，针对各种慢性非癌症情况推荐使用针灸治疗。重要的是，如果针灸治疗疼痛获得明显效果，不同于阿片类药物，其治疗的持续时间可以安全地延长。针灸的副作用很少，主要是针刺部位的轻微疼痛和瘀伤。

针灸镇痛机制可能是通过激活外周、脊髓和脊髓上各种生物活性化学物质来阻止疼痛。这些物质包括阿片肽（使外周伤害感受器脱敏并减少外周和脊髓中的炎性细胞因子）、5- 羟色胺和去甲肾上腺素（其减少脊髓 N- 甲基 -d- 天冬氨酸受体亚基 GluN1 的磷酸化）。

针灸治疗多种慢性疼痛，是一种安全、有效，且具有成本效益的方法，须由经过良好培训的专业医疗人员进行操作。

（李　洪）

参考文献

[1] WOOLF C J. What is this thing called pain?[J] Journal of Clinical Investigation, 2010, 120 (11): 3742-3744.

[2] TREEDE R D, JENSEN T S, CAMPBELL J N, et al. Neuropathic pain: redefinition and a grading system for clinical and research purpose [J]. Neurology, 2008, 70 (18): 1630-1635.

[3] LIPSKY B A, BERENDT A R, DEERY H G, et al. Diagnosis and treatment of diabetic foot infections [J]. Clin Infect Dis, 2004, 39 (7): 885-910.

[4] NAGASAKO E M, OAKLANDER A L, DWORKIN R H. Congenital insensitivity to pain: an update [J]. Pain, 2003, 101 (3): 213-219.

[5] RAOUF R, QUICK K, WOOD J N. Pain as a channelopathy [J]. J Clin Invest, 2010, 120 (11): 3745-3752.

[6] STEIN C, SCHÄFER M, MACHELSKA H. Attacking pain at its source: new perspectives on opioids [J]. Nature, 2003, 9 (8): 1003-1008.

[7] LEE Y C, CHEN P P. A review of SSRIs and SNRIs in neuropathic pain [J]. Expert Opin Pharmacother, 2010, 11 (17): 2813-2825.

[8] SHAH A, KIRCHNER J S. Complex regional pain syndrome. Foot Ankle Clin, 2011, 16 (2): 351-366.

[9] SMUCK M, CRISOSTOMO R A, TRIVEDI K, et al. Success of Initial and Repeated Medial Branch Neurotomy for Zygapophysial Joint Pain: A Systematic Review [J]. Pm & R, 2012, 4 (9): 686-692.

[10] VAN BOXEM K, VAN EERD M, BRINKHUIZEN T, et al. Radiofrequency and pulsed radiofrequency treatment of chronic pain syndromes: the available evidence [J]. Pain Pract, 2008, 8 (5): 385-393.

[11] POREE L, KRAMES E, POPE J, et al. Spinal cord stimulation as treatment for complex regional pain syndrome should be considered earlier than last resort therapy [J]. Neuromodulation, 2013, 16 (2): 125-141.

[12] NADER A, KENDALL M C, DEOLIVERIA G S, et al. Ultrasound-Guided Trigeminal Nerve Block via the Pterygopalatine Fossa: An Effective Treatment for Trigeminal Neuralgia and Atypical Facial Pain [J]. Pain Physician, 2013, 16 (5): e537-e545.

[13] YIN C, BUCHHEIT T E, PARK J J. Acupuncture for chronic pain: an update and critical overview [J]. Curr Opin Anaesthesiol, 2017, 30 (5): 583-592.

[14] CURTIN C. Pain Examination and Diagnosis [J]. Hand Clin, 2016, 32 (1): 21-26.

[15] ZHANG R, LAO L, REN K, et al. Mechanisms of acupuncture-electroacupuncture on persistent pain [J]. Anesthesiology, 2014, 120 (2): 482-503.

第一百一十九章

术后疼痛治疗

目　录

前　言

过去十年来，随着“以患者为中心”医学模式深入人心，围手术期镇痛管理已经受到麻醉学和外科学的高度重视。新的镇痛药物和技术不断出现，镇痛管理模式也在不断发展，然而围手术期疼痛治疗效果仍不尽如人意。2014 年至 2015 年美国 2 项研究显示，仍有 50%~70% 的患者术后经历了中重度疼痛。我国学者于 2017 年在全国范围内展开术后镇痛管理问卷调查，结果显示，我国围手术期疼痛治疗中多模式镇痛尚未广泛普及，非甾体抗炎药及神经阻滞使用率较低；术后镇痛泵应用广泛，但患者自控镇痛（patient controlled analgesia，PCA）技术应用率不高；疼痛管理中急性疼痛服务小组（acute pain service，APS）建设相对薄弱，麻醉科医师在 APS 中起到主导作用。

研究证实：术后疼痛会对患者产生十分不利的影响：如失眠、肺活量和肺泡通气下降，肺炎、心动过速、高血压、高凝倾向和血栓形成、心肌缺血、心肌梗死、伤口愈合延迟以及演变为慢性疼痛等。完善的术后疼痛治疗能降低患者全身应激反应，改善组织氧供；使患者能早期活动，减少下肢血栓形成及肺栓塞的发生；促进胃肠功能早期恢复，从而降低围手术期并发症的发病率和死亡率，特别是那些高危（ASA 分级Ⅲ ~ Ⅳ级）、接受大手术和重症监护患者。

当今，疼痛已成为“第五大生命体征”，“消除疼痛是患者的基本权利”，创建“无痛医院”是时代潮流。因此，随着现代科学对疼痛机制的深入认识，镇痛药物、设备及技术的不断发展，使患者在无痛或轻微可接受的疼痛范围内舒适地度过术后恢复期并尽早康复、重返美好生活是每个医务工作者努力的目标。

第一节　术后急性疼痛治疗的理论基础

一、术后急性疼痛的解剖和病理生理

（一）术后急性疼痛与传导通路

手术可引起组织损伤，从而导致炎性介质如组胺、肽类（如缓激肽）、脂质（如前列腺素类）、神经递质（如 5- 羟色胺）以及神经营养因子（如神经生长因子）等的释放。这些炎性介质可激活外周伤害性感受器（细小的感觉神经末梢），将伤害性感受信息转化为电信号，编码后经传入神经传至脊髓背角并在该部位整合。最简单的伤害性感受通路包括三个神经元：①初级传入神经元：细胞体位于脊髓后根，轴突向外周分布于躯体或内脏组织，向中枢投射至脊髓背角。它负责伤害感受信号的转化并将其传入至脊髓背角；②投射神经元：接受初级神经元的传入信号，并将其投射至脊髓及脑桥、中脑、丘脑和下丘脑神经元；③脊髓上神经元：整合脊髓神经元传来的信号，并将其传至大脑皮质及皮质下区域，产生疼痛感受。传递痛觉的感觉神经包括有髓鞘的 A_{δ} 纤维和无髓鞘的 C 纤维，后者主要参与损伤、寒冷、热或化学方式等刺激信号的传递。调节伤害感受的神经元主要存在于脊髓灰质Ⅰ、Ⅱ和Ⅴ层。Ⅰ层接受 A_{δ} 和 C 纤维传入的冲动，称之为伤害感受性特异神经元。Ⅱ层有兴奋性及抑制性交互神经元，接受伤害或非伤害冲动，在伤害冲动的调控方面起重要作用。Ⅴ层接受伤害和非伤害性纤维（Aβ）传入的冲动，属动态范围神经元。不论伤害或非伤害感受性纤维，均可释放兴奋性氨基酸及神经肽（如 P 物质、神经激肽 A、降钙素基因相关肽），与背角神经元膜受体结合。伤害感受信息经过脊髓的复杂调制后，某些冲动传递到脊髓前角和前外侧角产生节段性脊髓反射（如骨骼肌张力增加、膈神经功能抑制、胃肠活动减弱）；其他冲动则通过脊髓丘脑束和脊髓网状束传递到更高级的中枢，诱发脊髓上中枢与大脑皮质反应，最终产生疼痛感受和情感表达。

（二）痛觉敏化

外周炎性介质的不断释放使伤害性感受器敏化：一些炎性介质如缓激肽直接激活痛觉感受器，而前列腺素则使之敏化。刺激痛觉感受器还可以

引起P物质、降钙素基因相关蛋白（CGRP）、肠促胰酶肽等在受伤部位的释放。这些肽类物质可使肥大细胞脱颗粒，引起血管扩张、组织水肿，增强痛觉感受器的激活及敏化效应。同时，交感神经末梢也通过释放去甲肾上腺素和前列腺素参与敏化增强及痛觉感受器的激活。最终，在多种化学因子的协同作用下，高阈值痛觉感受器转化为低阈值痛觉感受器，兴奋性阈值降低，兴奋下放电频率增加以及自发性放电频率增加，对超阈值的反应性增强，即痛觉过敏。

外周伤害感受器的致敏为原发痛觉过敏，脊髓和中枢神经系统的致敏为继发痛觉过敏。中枢敏化可发生于脊髓及其以上中枢神经系统，如前扣带回和前腹侧区，它很大程度上是在外周敏化基础上形成的：正常冲动传入过程中，谷氨酸与AMPA（α-氨基-3-羟基-5-甲基-4-异噁唑）受体结合并使之产生快突触后电位，持续几毫秒，突触间隙的谷氨酸迅速被重摄取，其作用短暂而局限。神经激肽受体激活产生突触慢电位，持续几秒，它可增强AMPA受体激活效应。神经肽还可以向突触间隙外扩散，激活局部区域以外的神经元。传入刺激强烈时，AMPA和神经激肽受体持续激活，导致进行性细胞去极化和NMDA（N-甲基-D-天门冬氨酸）受体的激活，并激发背角神经元G蛋白耦联化学变化。因此，持续外周刺激导致传入神经纤维不断释放谷氨酸和神经肽，激活脊髓背角AMPA及NMDA受体，使其参与激活第二信使系统，引起活性依赖的背角投射神经元对继发伤害性传入的兴奋性增加。上述反应称之为"上发条"（windup），是中枢敏化的触发机制。外周伤害感受器的持续刺激造成投射神经元长时间细胞内变化，使它的感受野扩宽、对非伤害刺激阈值降低。因此，中枢敏化是一种活性依赖性兴奋性增高、感受野扩宽、对伤害或非伤害刺激的反应增强。临床所见的痛觉过敏始于NMDA受体的激活、上发条和中枢敏化。中枢敏化可以是转录依赖性，也可以为转录非依赖性。转录非依赖性敏化过程是异突触中枢敏化。NMDA上发条和疼痛早期长时程增强效应的激活均为转录非依赖过程，是可逆的。转录依赖性敏化发生于长时伤害性易化，可导致疼痛相关基因激活，mRNA转录、翻译成蛋白，进而参与痛觉敏化。目前认为转录依赖性敏化由炎症、背根神经节和脊髓背角的相关分子变化以及中枢神经系统不可逆性结构改变介导。

了解伤害性感受的神经生物学对理解急性疼痛向慢性疼痛的转变过程极为重要。研究表明，伤害性刺激能在1小时内引起脊髓背角新基因表达（神经敏化的基础）及行为学改变，且急性术后疼痛强度可以很好地预测慢性术后疼痛的发生。因此，围手术期疼痛的控制和实施方式（如超前镇痛、围手术期多模式镇痛）对促进术后患者短期和长期的康复都很重要。

二、术后急性疼痛对机体的影响

术后疼痛是机体受到手术创伤后在生理、心理和行为上的一系列反应，如未得到有效控制，可通过强化伤害性感受向中枢神经系统传入带来的其他的病理生理反应，导致一系列有害的急性与慢性影响，增加患者死亡率。

（一）急性影响

伤害性刺激从外周向中枢的传递可引起神经内分泌应激反应，主要涉及下丘脑-垂体-肾上腺皮质系统与交感肾上腺系统的相互作用。疼痛引起交感神经张力增高、儿茶酚胺分泌增加，分解代谢性激素（如皮质激素、促肾上腺皮质激素、抗利尿激素、胰高血糖素、醛固酮、肾素、血管紧张素Ⅱ）分泌增加，而合成代谢性激素分泌减少；导致水钠潴留，血糖、游离脂肪酸、酮体和乳酸水平升高，代谢与氧耗增加，出现高代谢性分解代谢状态。神经内分泌应激反应与手术创伤程度呈正相关，它可以强化机体其他部位有害的生理效应，对各大系统有如下影响：

1. 兴奋交感神经系统，增加全身氧耗，对缺血脏器不利；

2. 增快心率，升高血压，收缩血管，降低冠脉血供，增加心脏负荷和心肌耗氧量，增加心肌缺血与心肌梗死的风险；

3. 脊髓反射性抑制膈神经兴奋性，术后呼吸功能显著降低，特别是上腹部和胸部手术后。疼痛使呼吸浅快，通气量下降，咳嗽不充分，易发生术后肺部并发症；

4. 交感神经系统兴奋及伤害性感受器激活启动脊髓反射性抑制胃肠道功能，使胃肠蠕动功能恢复延迟；使尿道及膀胱动力减弱，引起尿潴留；

5. 凝血功能增强、纤维蛋白溶解抑制、血小板反应性增强和血浆黏性增强都引发术后高凝状态，导致深静脉血栓形成、血管移植失败和心肌缺血等；

6. 高血糖症可能导致伤口愈合延迟，并加重术后免疫功能抑制；

7. 睡眠障碍及心理情绪波动。

（二）慢性影响

1. 术后慢性疼痛（chronic post-surgical pain，CPSP） 术后急性疼痛控制不佳是术后慢性疼痛的危险因素。术后慢性疼痛是指患者存在手术相关性疼痛持续时间至少2个月以上且除外其他病因（如慢性感染、恶性肿瘤复发等）所致疼痛。开胸手术、乳腺癌根治手术、剖宫产、截肢手术等较易导致CPSP。慢性术后疼痛尚未引起广泛重视，但越来越多的证据表明，急性疼痛转化为慢性疼痛非常迅速；术后早期疼痛就得到控制的患者，其术后近期和远期恢复均明显改善。

2. 行为改变 术后持续一年以上的疼痛，是患者发生心理、精神改变的危险因素。

三、术后急性疼痛治疗的观念与策略变化

（一）术后镇痛观念的改变

从既往的“术后疼痛是不可避免的”到“缓解疼痛是基本人权”，对术后镇痛的高度重视是近三十年来麻醉学和外科学领域中一个重要的观念更新。从伦理及人道主义角度而言，应该在治疗疾病的同时进行有效的术后镇痛，减轻患者痛苦并促进康复。随着临床观念的更新和医学常识的普及，一些早些时候在医师和患者中普遍存在的偏见：如“反复或长期使用阿片类药物会出现药物成瘾”、“镇痛药会导致术后恢复延迟”等越来越少。然而，镇痛药物本身带来的副作用如过度镇静、呼吸抑制、胃肠胀气、便秘、尿潴留、瘙痒、消化性溃疡和出血等问题还急需解决。

术后镇痛不仅旨在减轻患者手术后的痛苦，而且在于提高患者自身防治围手术期并发症的能力，应该更加注重患者脏器功能的恢复。积极有效镇痛的关键是针对不同的情况选择正确的方法和药物并正确使用，在镇痛效果、器官功能恢复和最小副作用之间取得最佳的平衡。

（二）现代积极治疗策略

1. 超前镇痛（preemptive analgesia） 手术创伤所致的中枢敏化与过度兴奋性可引起术后疼痛放大。采取镇痛措施防止中枢敏化有利于减轻患者术后疼痛、加快恢复并防止慢性疼痛的发生。基于预防伤害性刺激向中枢传递及外周和中枢敏化而提出的“超前镇痛”将术后急性疼痛治疗纳入到围手术期疼痛治疗体系之中，而不仅仅局限于术后。

超前镇痛是为阻止外周伤害性冲动向中枢传导的一种镇痛治疗方法，并非特指在“切皮前”给予镇痛，而是指在围手术期通过减少有害刺激传入所导致的外周和中枢敏感化，以抑制神经可塑性变化，从而达到既能有效镇痛、又可以减少镇痛药用量及预防出现慢性疼痛的目的。其重点在于如何采取措施预防机体产生痛觉过敏状态，这就要求所用的方法（如神经阻滞）或药物能覆盖受损组织整个炎症反应过程的全部，以至其伤害性刺激降低到足以产生中枢敏化的程度以下。不过，最近认为对“超前镇痛”的概念需重新审视，因为对给药时间（即在手术刺激前还是刺激后给药）的随机试验结果并未发现手术刺激前、刺激后给药有显著差异。

2. 多模式镇痛（multimodal analgesia） 处理围手术期疼痛这么复杂的问题，单模式干预措施显然是无力的。只有实施多模式镇痛策略才有可能将多种方法或药物的镇痛优势最大化。多模式镇痛的策略原则是：通过应用区域阻滞技术和镇痛药联合使用来控制术后疼痛，使患者早期活动、早期恢复肠道营养、早期进行功能锻炼以及减轻围手术期应激反应。研究表明：采用多模式镇痛可降低代谢应激反应，缩短拔管时间，降低疼痛评分，较早恢复肠道功能，较早达到离开加强医疗病房的标准。多模式策略将传统医疗程序改变为术后有效康复途径。该策略可减少围手术期并发症、缩短住院时间、提高患者满意度，但却丝毫未降低其安全性。当然，其广泛和具体实施需要多学科的协作，需要革新传统术后医疗模式，还需要增加医疗投入和扩展急性疼痛服务。特别是随着当今现代外科“加速术后康复（enhanced recovery after surgery，ERAS）”的提出，急需围手术期疼痛相关的多专业、多科室医务工作者（如麻醉科医师、手术医师、护士、理疗科医师等）之间的密切合作，目前实施起来尚存较大难度。

第二节 术后急性疼痛治疗的规范化管理

一、急性疼痛的临床治疗原则

围手术期疼痛管理的目标是采用多模式镇痛策略，减轻术后疼痛，使其术后能尽早下地活动，早期恢复胃肠道营养，减少住院时间，提高患者满意度，并改善预后。任何治疗原则均应考虑急性疼痛的原因、病史，实现镇痛方案个体化。对急性疼痛的治疗应遵循下列几项原则：①确定伤害性刺激的来源和强度，避免因疼痛治疗掩盖术后并发症的观察；②明确伤害性刺激和其他痛苦（如焦虑，生活质量等）之间的内在联系，并进行相应的处理；③建立有效的镇痛药物血药浓度，保证并维持镇痛效果；④根据患者的个体需要，定时评估和调整镇痛方案；⑤疼痛治疗用药从最小有效剂量开始，用药剂量个体化。

二、疼痛评估方法

（一）疼痛的评估

镇痛治疗前必须对疼痛特征和强度进行评估。向患者询问疼痛的相关症状，包括疼痛的部位、放射范围、特征和性质、持续时间、发作时间、加重和缓解因素；了解疼痛的伴随症状，如关节活动度、肌肉痛或痉挛、肌力的变化、情绪等；询问疼痛对患者的影响，如是否影响睡眠、下地活动等。疼痛强度的评估通常通过疼痛量表来完成。

常用的疼痛评估量表如下：

1. 视觉模拟评分法（visual analogue scales，VAS）：一条标尺，有 1~10cm 的刻度，一端代表“无痛”，另一端代表“最剧烈的疼痛”，患者根据疼痛的强度标定相应的位置，由医师确定其分值。

2. 数字等级评定量表法（numerical rating scale，NRS）：用 0~10 数字的刻度标志出不同程度的疼痛强度等级，由患者指认，0 为无痛，10 为最剧烈的疼痛。

3. 语言等级评定量表法（verbal rating scale，VRS）：将描绘疼痛强度的词汇通过口述表达为无痛、轻度疼痛、中度疼痛和重度疼痛。

4. Wong-Baker 面部表情量表法（Wong-Baker faces pain rating scale）：由 6 张从微笑到流泪的不同表情图组成。适用于交流困难的患者，但受情绪、文化教育程度和环境等因素影响。

5. 疼痛行为学量表（behavioral pain scale，BPS）：适用于气管插管与非气管插管的患者，综合评估面部表情、上肢运动与通气依从性（插管）或发声（非插管）。

对于儿童患者，应使用基于年龄的疼痛评分表来评估疼痛。对于新生儿、婴儿和不能言语的儿童，可使用儿童使用的行为观察量表，如改良的面部表情、腿、活动、哭闹、可安抚度评估量表或非交流性儿童疼痛量表 - 术后版本。对于有认知能力的儿童，能够理解疼痛严重程度可通过连续的指标测量。年龄较小的儿童（3~8 岁），可以使用面部表情评分法来量化疼痛。年龄较大的儿童（8~11 岁）可以使用视觉模拟评分进行评估。青少年儿童可以使用数字评分量表评估疼痛（详见第五节）。

（二）治疗效果评价

疼痛治疗过程中，必须定期评价疗效和副作用，并及时调整治疗方案。治疗效果的评估还应包括患者的满意度评估。评估内容包括：①评估静息和运动时的疼痛强度，确保运动时的镇痛效果；②在治疗初期疼痛尚未得到稳定控制时，应缩短评估间隔，或在每次给药后及时测评（根据不同药物的药代动力学特点及给药途径决定），并根据镇痛效果和副作用做出相应的调整；③治疗的效果，如疼痛程度是否减轻；④对暴发性疼痛应立即评估，监测患者的生命体征，警惕各种并发症的发生；⑤疼痛治疗中，药物的副作用如恶心呕吐、尿潴留、瘙痒等也应清楚记录并做出分级评价；⑥患者对整个疼痛治疗过程的满意度，以及对疼痛服务人员的满意度等。

三、术后急性疼痛治疗的管理和监测

术后疼痛治疗是一个比较繁琐却细致的工作，欲获得患者较高的满意度评分并非易事。应成立专门的疼痛管理机构如急性疼痛服务小组（acute pain service，APS），并制定完善的术后疼痛治疗计划。急性疼痛管理的目标是通过充分的评估，充分利用现有的各种资源，培训和组织相关专业人员确保多模式镇痛方案的实施，以确保患者早期活动，尽早恢复胃肠营养及活动。APS 一般由具有疼痛治疗经验的专科医师和护士组成，目前国内以麻醉科医师和护士为主，国外的一些APS由医院层面建立，还包括急诊科、骨科、理疗科等其他专科医师，其工作范围延伸至包括急性术后疼痛以外的其他急性疼痛、慢性疼痛的急性发作等的治疗，24小时不间断服务。APS应建立多学科的联合术后疼痛管理团队，采用多模式镇痛策略，以提高术后镇痛的质量。

APS的成立，使术后疼痛治疗有专人负责管理，不仅对病情的观察、对疼痛的治疗具有连续性，更重要的是可以建立一整套完善的随访、治疗和监测体系；增强了和患者的沟通，提高了患者的舒适度和满意度，并更有利于及时发现镇痛治疗过程中存在的安全隐患，减少术后并发症。

APS是目前对急性疼痛治疗成功的运作模式，已在国内外广泛开展并不断完善。APS随访的内容包括：患者一般资料、手术情况和术中用药、镇痛药的配方、镇痛模式和给药记录、生命体征、术后镇痛效果、疼痛评分、副作用、安全性及其他镇痛补救措施等，并向病房医师提供APS随访的联系方式和PCA泵出现故障时的紧急处理措施。这些记录可作为日后评估分析镇痛疗效的可靠资料。

第三节　术后急性疼痛治疗临床常用药物

术后急性疼痛最常用的药物包括对乙酰氨基酚、NSAIDs、弱效和强效阿片类药物、局部麻醉药及其他镇痛辅助用药。使用这些药物时应严格遵照其药代动力学、药效学和药物遗传学原则。

一、对乙酰氨基酚

对乙酰氨基酚(扑热息痛，醋氨酚，paracetamol，acetaminophen)是常用的解热镇痛药，无抗炎作用。目前认为它可选择性抑制脑和脊髓中的COX3的活性，减少脑内PGE2的合成，发挥抑制COX2的效应，从而起到解热镇痛的作用，还有抑制下行的5-羟色胺能通路和抑制中枢NO合成的作用。单独应用对轻至中度疼痛有效，与NSAIDs、曲马多或阿片类联合用药，可发挥相加或协同作用。与其他药物合用可用于中重度疼痛的治疗。

在推荐剂量内，对乙酰氨基酚对于成人和幼儿都是安全的。常用剂量每4~6小时口服/直肠给药325~1 000mg或10~15mg/kg时无明显副作用。可用于肝功能障碍的患者(同时监测肝功能)，肾功能受损不影响其代谢，但最大剂量不超过100mg/(kg·d)。日口服剂量超过4g可能引起严重肝脏损伤和肾小管坏死，联合给药或复方制剂日剂量不超过2g。因为在数百种非处方药中都有对乙酰氨基酚成分，包括：泰诺、必理通、感冒清、白加黑、酚麻美敏胶囊、双扑伪麻片、复方对乙酰氨基酚片等。故用药时应计算所有服用药品中对乙酰氨基酚的总用量，以避免出现药物中毒。

二、非甾体抗炎药

非甾体抗炎药(non-steroidal anti-inflammatory drugs，NSAIDs)是一类具有解热、镇痛、抗炎和抗风湿作用的药物。NSAIDs发挥其镇痛作用的主要机制是抑制环氧合酶(cyclooxygenase，COX)和前列腺素类(外周敏化和痛觉过敏的重要介质)合成。对COX1(参与血小板凝集、止血和胃黏膜保护)和COX2(参与疼痛、炎症和发热)的不同选择性是其发挥不同药理作用和引起不良反应的原因之一。

环氧合酶抑制剂在抑制前列腺素发挥解热、镇痛、抗炎效应的同时也抑制了对生理功能具有重要保护作用的前列腺素，因而可引起许多副作用，包括凝血功能障碍、肾功能障碍、胃肠道出血、诱发支气管痉挛、影响骨骼愈合等。其中阿司匹林是COX1受体抑制剂，可导致血小板功能不可逆地改变，造成术中出血增加。理论上选择性COX2抑制剂具有抗炎、镇痛的疗效而无COX1抑制相关副作用，基本不影响血小板功能，但长期应用可显著增加心血管风险。昔康类药物禁用于有缺血性心脏病和/或明显的脑血管疾病、充血性心力衰竭和近期行冠脉搭桥手术(CABG)的患者。所有NSAIDs均影响肾功能，在肾血流灌注不足(脱水、低血压)或肾实质损害的前提下可能导致肾衰竭，对正在使用ACEI的患者也应谨慎小心。关于NSAIDs是否影响骨的愈合和生成，尚存在争议。研究表明短期应用NSAIDs缓解骨折术后疼痛并不增加延迟愈合的风险，而脊柱融合术术后短期使用常规剂量的NSAIDs(如酮咯酸 <120mg/d)，并不

影响骨的愈合；但大剂量（如酮咯酸 >120mg/d）则影响愈合，从而提示 NSAIDs 对脊柱融合的影响呈剂量依赖性。

NSAIDs 可单独用于轻度至中度疼痛的治疗，如术前给药发挥抗炎和超前镇痛作用，或缓解急性术后疼痛、PCA 停用后的残留镇痛。NSAIDs 联合阿片类药物和 / 或局部麻醉药的多模式镇痛方案是日间手术术后镇痛的重要方式。该多模式镇痛方案可显著减少阿片类药物用量，减轻恶心呕吐等阿片类药物相关不良反应。环氧合酶抑制剂均有“封顶”效应，故不应超量给药。缓慢静脉滴注不易达到有效血药浓度，应先给予负荷剂量。

NSAIDs 和昔康类药物用于大手术后且患者对镇痛总需求降低时，可作为阿片类药物的替代。有较充足的证据表明，昔康类药物用于髋、膝关节置换术后在提供镇痛的同时对出血和假体固定无影响。当小剂量给药用于术后短期镇痛时，NSAIDs 作为对骨愈合和骨折修复有潜在影响的一类药物，其相关的主要副作用似乎并不明显，当然用药时需和其他可影响骨愈合的个体化因素综合考虑。另外，越来越多的证据表明昔康类还在肿瘤预防和癌症治疗上有一定益处，这需要进一步的研究才能得出结论。

临床上术后镇痛常用的 NSAIDs 中，口服药物有布洛芬（ibuprofen）、双氯芬酸（diclofenac）、美洛昔康（meloxicam）、氯诺昔康（lornoxicam）和塞来昔布（celecoxib）；注射用药有氯诺昔康、酮洛芬（ketoprofen）、氟比诺芬酯（flurbiprofen axetil）和帕瑞昔布（parecoxib）等。药物的剂量和作用时间见表 119-1 和表 119-2。

表 119-1 常用的口服 NSAIDs 类药物

药物	每日最大剂量（mg）	单次剂量（mg）	次 / 日
缓释布洛芬（ibuprofen）	2 400~3 600	400~600	1~2
缓释双氯芬酸（diclofenac）	75~150	25~50	1~2
美洛昔康（meloxicam）	7.5~15	7.5~15	1
氯诺昔康（lornoxicam）	24	8	3
塞来昔布（celecoxib）	200~400	100~200	1~2

表 119-2 注射用 NSAIDs 类药物

注射液	剂量范围（mg）	起效时间（分钟）	维持时间（小时）	用法和用量
氯诺昔康（lornoxicam）	8~24	20	3~6	i.v.：8mg/ 次，2~3 次 /d，日剂量不应超过 24mg
酮洛芬（ketoprofen）	30~120	50	4~6	i.m./i.v.：开始 30mg/ 次，以后 15~30mg/6h，最大量 120mg/d，连续用药不超过 2 日
氟比洛芬酯（flurbiprofen Axetil）	50~200	15	8	i.v.：50mg/ 次，3~4 次 /d；也可 50mg 首剂，100~150mg/d
帕瑞昔布（parecoxib）	40~80	7~13	12	i.m./i.v.：首次剂量 40mg，随后 40mg/q.12h.，连续用药不超过 3d

三、阿片类镇痛药

阿片类药物是治疗急、慢性疼痛的最常用药物。阿片类药物主要作用于 MOR（μ）受体、DOR（δ）和 KOR（κ）受体。根据镇痛强度划分，弱效阿片类药有可待因（codeine）和双氢可待因（dihydrocodeine），主要用于轻、中度急性疼痛口服镇痛。强效阿片类药包括吗啡、芬太尼、哌替啶、舒芬太尼和瑞芬太尼，主要用于手术麻醉及术后重度疼痛的治疗。羟考酮（oxycodone）和氢吗啡酮（hydromorphone）以及激动 - 拮抗药布托啡诺（butorphanol），部分激动药丁丙诺啡（buprenorphine）则用于术后中至重度疼痛的治疗，也可作为多模式镇痛的组成部分。

阿片类药物镇痛作用强，几无封顶效应，但也应遵循能达到最大镇痛和不产生严重副作用的用药原则。阿片类药物的给药途径包括：口服给药、直肠用药、经皮或舌下黏膜用药、皮下注射、肌内注射、硬膜外腔给药、蛛网膜下腔给药、关节腔内给药、静脉注射或连续输注。其中静脉给药法起效迅速，剂量易于滴定，常用于急性中重度疼痛的初始治疗。术后低体温发生率高，影响药物吸收，因此不推荐术后早期皮下注射阿片类药物。

阿片类药物在镇痛的同时，也对患者的情绪、行为产生影响，并影响呼吸系统、心血管系统、胃肠道、神经内分泌和免疫系统的功能。阿片类药物可产生阿片类药物诱导的痛觉过敏（opioid-induced hyperalgesia，OIH），即阿片类药物本身能够激活体内的促伤害机制，导致机体对疼痛的敏感性增高。近年来，关于术中和术后使用阿片类药物对于肿瘤预后的影响得到越来越多的关注。研究表明，与区域阻滞相比，术中和术后使用阿片类药物可促进肿瘤的进展。阿片类药物与肿瘤进展的关系仍需进一步研究去证实。

阿片类药物的大多数副作用呈剂量依赖性，用于术后镇痛时须予以防治。阿片类药物的副作用包括：

1. 恶心呕吐　常用抗呕吐药及方法有①激素（地塞米松 2.5~5mg/12h 或甲泼尼龙 20mg/12h）；②氟哌利多 1.0~1.25mg/12h；③甲氧氯普胺（甲氧氯普胺，metoclopramide）；④小剂量氯丙嗪；⑤ 5-羟色胺受体拮抗剂：昂丹司琼（ondansetron）、格拉司琼（granisetron）、阿扎司琼（azasetron）、托烷司琼（tropisetron）等；⑥苯二氮䓬类药物、抗晕动药和抗胆碱药。抗呕吐治疗的原则是对中高危患者联合使用不同类型的止吐药，而不主张盲目加大单一药物的剂量，可采用静脉小剂量氟哌利多、地塞米松或 5-HT3 受体拮抗药中的一种或二种药物预防，如预防无效给予另一种药物治疗。

2. 呼吸抑制　是阿片类药物最严重的副作用。阿片类药物抑制呼吸中枢，使呼吸变深变慢。因此，接受阿片类药物治疗的患者需要严密监测意识状态、呼吸频率、呼吸幅度及模式、皮肤及黏膜颜色。术后早期使用阿片类药物应进行脉搏氧饱和度监测。当呼吸频率 ≤ 8 次 /min 或 SpO_2<90% 应立即停止给予阿片类药物，吸氧，唤醒或疼痛刺激，静脉注射纳洛酮（每次 0.1~0.2mg，维持用量 5~10μg/（kg·h），必要时人工辅助或机械通气。需注意的是，如果纳洛酮注入速度过快可能导致患者极度烦躁，严重时可出现一过性肺水肿。因为纳洛酮的作用时间仅约 20 分钟，故纳洛酮逆转呼吸抑制之后仍需严密监测。此外，纳洛酮起效十分迅速，因此患者使用后如无明显效果，说明呼吸抑制可能是由其他原因引起的。

3. 耐受和躯体依赖：耐受是指在恒量给药时药物效能减低，常以镇痛药作用时间缩短为首先表现。在阿片类药物的副作用中，便秘几乎为终身不耐受副作用；瞳孔缩小为中度长时间（6 个月以上）不耐受副作用；其他不良反应如恶心、呕吐、瘙痒等都为短时间（3~14 天）可产生耐受作用的副作用。躯体依赖是指规律性给药的患者在停药、或骤然减量后产生的停药反应，表现为焦虑、易激惹、震颤、皮肤潮红、全身关节痛、出汗、卡他症状、发热、恶心呕吐、腹痛腹泻等。逐步减量可避免躯体依赖的发生。对症治疗可选用镇静药和 α_2 肾上腺素能受体激动剂可乐定。

4. 瘙痒　赛庚啶（cyproheptadine）和羟嗪（hydroxyzine）的镇静作用较轻，是首选的抗组胺药。丙泊酚、昂丹司琼和小剂量纳洛酮常用于治疗瘙痒，也有报告使用布托啡诺（butorphanol）或氢吗啡酮（hydromorphone）减轻抗组胺药无效的瘙痒。

5. 肌僵直、肌阵挛和惊厥　肌僵直主要是胸壁和腹壁肌肉僵直，见于快速静脉给予阿片类药物以及长期治疗、尤其是大剂量长期治疗。使用肌松药和阿片受体拮抗药可使之消除。肌阵挛通常为轻度和自限性，在困倦和轻度睡眠状态下更容易发作，偶有持续全身发作呈惊厥状态。阿片受体拮抗药对阿片类药物引起的惊厥有拮抗作用，但对哌替啶所引起的惊厥作用较弱。治疗方法包括使用苯二氮䓬类药物、巴氯芬（baclofen）或丹曲洛林（dantrium，dantrolene）等中枢性肌松剂。

6. 镇静和意识障碍　轻度镇静常可发生。如出现不能唤醒或昏迷应视为过度镇静并警惕呼吸抑制的发生，需停药或减低药物剂量 20%~50%，或换用不同的阿片类药物；也可使用中枢兴奋药物咖啡因 100~200μg/6 小时或哌甲酯（methylphenidate）5~10μg/6 小时。长时间大剂量使用阿片类药物有可能导致认知功能减退，偶可出现谵妄，应给予氟哌啶 1~1.25mg 治疗。

7. 缩瞳　μ 受体和 k 受体激动剂兴奋动眼神经副交感核导致瞳孔缩小。长期使用阿片类药物的患者可能发生耐受，但若增加剂量仍可表现为瞳孔缩小。应注意鉴别高碳酸血症和低氧血症也可改变瞳孔大小。

8. 体温下降　阿片类药物可使血管舒张，改变下丘脑体温调节机制而引起降温作用。哌替啶、曲马多或布托啡诺可抑制或减低全身麻醉后寒战。

9. 免疫功能抑制　阿片类药物可造成免疫功能抑制，严重疼痛也导致免疫抑制，疼痛患者使用阿片类药物后的免疫功能变化仍未确定。

10. 便秘、耐药和精神依赖　便秘、耐受和精神依赖是长期使用阿片类药物最突出的副作用，但在手术后镇痛患者难于出现。

治疗术后疼痛时，阿片类药物的需求量和镇痛反应个体之间常存在较大差异。对于中重度疼痛或不能耐受口服给药的患者，常采用胃肠外给药(静脉)。当患者可以恢复饮水后，且目前镇痛效果满意，则可以过渡到口服给药(药物静脉和口服制剂的换算关系见表 119-3)。由于阿片类药物不可避免的副作用以及阿片类药物对全身多器官功能的影响，目前多提倡围手术期多模式镇痛，联合应用区域阻滞、非阿片类药物和辅助镇痛药(如利多卡因、氯胺酮、加巴喷丁等)，尽可能恢复口服用药，以提高镇痛疗效，减少阿片类药物用量，减轻阿片类药物的副作用，使患者尽早活动和恢复胃肠道功能。

表 119-3　常用阿片类药物等效转换剂量

阿片类药物	静脉剂量(mg)	口服剂量(mg)
吗啡	10	30
曲马多	100	150
羟考酮	7.5~10	20
丁丙诺啡	0.4	0.8(舌下含服)
美沙酮	1	3

四、局部麻醉药

局部麻醉药用于术后镇痛治疗主要通过椎管内用药、椎旁阻滞、神经丛/神经干阻滞、局部浸润和静脉持续输注等方法。因阿片类药物可作用于脊髓的阿片受体，椎管内术后镇痛常将局部麻醉药与阿片类药物联合应用，既发挥止痛协同作用、延长镇痛时间，又可降低药物副作用。常用于术后镇痛的局部麻醉药有：布比卡因(bupivacaine)、左旋布比卡因(levobupivacaine)、罗哌卡因(ropivacaine)和氯普鲁卡因(chloroprocaine)。布比卡因作用时间长，价格低，但药物过量易导致中枢神经系统和心脏毒性。左旋布比卡因的药理特性与布比卡因类似，但其心脏毒性低于布比卡因。罗哌卡因的显著特点是在有效镇痛的药物浓度(0.062 5%~0.15%)下阻滞感觉神经强于运动神经，“动感分离”现象较布比卡因更明显，且毒性低于布比卡因和左旋布比卡因，是用于术后镇痛较理想的局部麻醉药。氯普鲁卡因起效迅速，低浓度时有一定的“动感分离”现象是其特点。

近年来，利多卡因持续静脉输注作为围手术期多模式镇痛的一部分，得到临床医师的青睐。它可以降低术后早期静止和活动状态下的疼痛程度，降低术后恶心、呕吐的发生率，促进术后胃肠道功能的恢复，并缩短住院时间。术前静脉持续输注利多卡因有超前镇痛的作用。术前 30 分钟开始给予负荷剂量 1~3mg/kg，然后以 1.5~3.0mg/(kg·h)的速度持续泵注，对于肥胖患者，按理想体重进行剂量调整。利多卡因可持续泵注至手术结束后 24~48 小时。对于酸中毒、高二氧化碳血症、低氧血症、低钠血症和肝肾功能受损患者，应降低利多卡因的剂量。对于术后持续静脉输注利多卡因的患者，应行心电监测。对于已使用连续硬膜外或外周神经阻滞的患者，属于静脉持续输注利多卡因的禁忌。

五、其他辅助用药

(一) NMDA(N-methyl-D-aspartate，N-甲基-D-天冬氨酸)受体拮抗剂

氯胺酮是苯环利定(phencyclidine，PCP)的衍生物，通过与 NMDA 受体结合产生分离性镇静。临床上具有镇静、镇痛、遗忘和制动作用，但通常能维持上呼吸道肌张力、气道保护性反射和自主呼吸。围手术期使用亚麻醉剂量(0.15~1mg/kg)的氯胺酮可减少镇痛药的需求量或者降低疼痛强度，还可减少 24 小时 PCA 吗啡的消耗量，减轻术后恶心呕吐。低剂量氯胺酮静脉输注基本不引起幻觉或认知功能损害，而头昏、瘙痒、恶心和呕吐等副作用发生率与阿片类药物相当。氯胺酮可作为术后阿片类药物高需求或难治性疼痛患者多模式镇痛治疗的一部分，同时也可以缓解术后神经病理性疼痛。

其他 NMDA 受体拮抗剂包括美沙芬(dextromethorphan)和美金刚(memantine)。研究表明美沙芬可以减轻术后疼痛，降低术后阿片类药物的使用量，而美金刚可以用于慢性疼痛和术后急性疼痛的辅助用药。目前，低剂量氯胺酮和美沙芬可作为术后多模式镇痛的组成部分，用于难治性疼痛或阿片耐受的患者

（二）加巴喷丁

加巴喷丁作为钙离子通道的 α_2-δ 配体通过抑制钙内流及其后的兴奋性神经递质的释放。研究表明，口服加巴喷丁可以增强阿片类药物在静息和运动时的镇痛作用，减少阿片类药物的用量和相关副作用，可以考虑将加巴喷丁作为多模式镇痛的组成部分。加巴喷丁的副作用包括镇静、头晕、嗜睡、运动失调等。

（三）普瑞巴林

普瑞巴林是一种新型钙离子通道调节剂，为 γ-氨基丁酸（GABA）类似物，结构和作用与加巴喷丁相似，具有抗癫痫、镇痛和抗焦虑活性，广泛应用于神经病理性疼痛的治疗。普瑞巴林的活性为加巴喷丁的 3~10 倍，口服生物利用度和吸收均优于加巴喷丁。

（四）辣椒碱

辣椒碱（capsaicin）（8-methyl-N-vanillyl-6-nonenamide，8- 甲基 -N- 香草基 -6- 壬烯酰胺）是一种作用于外周的非阿片类生物碱，为 TRPV-1（瞬时受体电位香草酸亚型 1）受体激动剂。TRPV1 位于外周无髓鞘 C 纤维末梢，在炎症条件下显著下调。TRPV 受体激活可产生高强度刺激并释放 P 物质，引起初期烧灼样痛。辣椒碱对 Aδ 和 Aα 纤维无显著影响，不影响温觉和触觉传导。

辣椒碱有乳膏，也有注射剂型。它并非 FDA 批准的产品，但现已进入临床三期试验用于术后疼痛、关节炎、肌肉骨骼痛和慢性神经病理性疼痛的治疗。乳膏通常和阿片类药物或 NSAIDs 联合用药，以减轻后背痛、关节炎痛、肌肉拉伤和扭伤痛等多种疾病的疼痛。高浓度的辣椒碱软膏还可治疗带状疱疹后神经病理性疼痛。注射剂用于控制术后疼痛，也可用于长期痛如神经瘤、骨性关节炎、手术或创伤后神经病理性疼痛。注射辣椒碱之前预先给予神经阻滞可极大地减轻烧灼样不适。

辣椒碱安全性高，因其能减少阿片类药物用量，可用于对阿片类药物敏感的老人。唯一的绝对禁忌证为过敏。相对禁忌证包括 2 岁以内小儿、肝酶升高、服用血管紧张素转化酶抑制剂、脓毒性关节炎和关节感染者。

（五）右美托咪定

右美托咪定（dexmedetomidine）是一种高选择性中枢 α_2 受体激动剂。它在亚麻醉和镇痛剂量下（0.5~2μg/kg）产生镇静作用，静脉给药可阻断中枢交感反应，机制未明。它还可以减轻阿片类药物引起的肌僵，减轻术后寒战。它对呼吸抑制轻，血流动力学影响小。作为镇痛辅助药，它可通过多种途径给药（如静脉给药）减少术后吗啡用量。最近有研究表明：吗啡静脉 PCA 给药中辅以右美托咪定可显著提高镇痛效果，明显减少吗啡用量，而并无引起镇静和血流动力学波动等副作用。

右美托咪定常见的副作用包括：低血压、心动过缓和镇静。

（六）曲马多

曲马多是一种合成的阿片类药物，具有弱 μ 受体激动剂作用，并可抑制 5- 羟色胺和去甲肾上腺素的再摄取。曲马多可用于术后中度疼痛的治疗，具有不抑制呼吸和胃肠蠕动等优点。常见的副作用包括：恶心、呕吐、嗜睡、眩晕、口干和头痛。抽搐或颅内高压患者慎用，禁用于正在服用单胺氧化酶抑制剂的患者。

（七）他喷他多

他喷他多（tapentadol）是中枢性镇痛药，有着独特的双重作用机制：即 μ- 阿片受体激动剂和去甲肾上腺素重摄取抑制剂，因而既有中效阿片类药的镇痛作用又具有中枢肾上腺素能镇痛效应，可提供和强效阿片药相似的镇痛作用但副作用较轻。在人类，它和 μ 受体的亲和力是吗啡的 18 倍，但镇痛效能是吗啡的 1/3~1/2，可能是因为抑制去甲肾上腺素重摄取的原因。他喷他多的镇痛效能介于曲马多和吗啡之间，类似于氢可酮和羟考酮。和传统阿片类药相比，他喷他多的胃肠耐受性好，恶心呕吐发生率低于羟考酮即释剂，对肾功能受损的患者不需要调整剂量，尚未见肝毒性的报道。

FDA 于 2008 年批准将他喷他多用于 18 岁以上成人中度至重度疼痛治疗。口服即释剂有 50mg、75mg 和 100mg，每 4~6 小时给药一次，每日最大剂量 600~700mg。他喷他多禁用于严重支气管哮喘、麻痹性肠梗阻及服用单胺氧化酶抑制剂（MAOI）的患者。他喷他多可引起血清素综合征，不能同时和血清素类药物如选择性血清素重摄取抑制剂、选择性去甲肾上腺素重摄取抑制剂，色氨酸或三环类抗抑郁药合用，这些药物均可引起血清素综合征。血清素综合征表现为：精神状态改变如幻觉，昏迷及自主神经系统功能紊乱（如心动过速、高热、反射亢进、共济失调等神经肌肉功能障碍）。

（八）硫酸镁

镁离子是 NMDA 受体天然拮抗剂，作用于中枢和周围神经系统。硫酸镁还可以通过降低血浆

IL-6 和 TNF-α 的浓度，抑制炎症反应，降低中枢敏化的发生。

硫酸镁可以减少术后吗啡的用量，减轻术后静止和活动状态下的疼痛。常用的给药方式：负荷剂量 50mg/kg，然后以 6~25mg/(kg·h) 的速度持续泵注至手术结束。

（九）皮质类固醇

皮质类固醇可抑制前炎症因子（IL-2、IL-6、IFN-γ 和肿瘤坏死因子 TNF-α 的合成和释放，稳定外周神经神经元细胞膜，并在脊髓水平发挥镇痛作用。皮质类固醇还可以间接抑制磷酸酯酶 A_2 的激活，减少前列环素和白三烯的生成，从而起到抗炎作用。

临床上最常用的皮质激素为地塞米松，术前 45~90 分钟给予 0.1~0.2mg/kg 的地塞米松，可以减轻术后疼痛强度，且效果可持续 24 小时。研究表明单次使用地塞米松不影响术后伤口愈合，不增加感染的发生率。

第四节　给药途径和方法

一、患者自控镇痛

（一）患者自控镇痛的特点

患者自控镇痛（patient controlled analgesia，PCA）是一种由患者根据自身疼痛的剧烈程度而自己控制给予（医师）预设剂量镇痛药液的镇痛方法。与临床传统肌内注射给药方法相比，PCA 给药的优点有：①给药及时起效快，患者疼痛时不需要等待医护人员的处方和药物准备；②用较少量的镇痛药（最低有效浓度）而获得较好的止痛效果，血药浓度保持相对稳定，减少了副作用；③有效地减少药代动力学和药效动力学的个体间差异，防止药物过量，也可避免意识不清的患者用药过量；④使患者自主、积极参与到对自己的治疗之中，增强信心和增加依从性，有利于康复。

使用 PCA 镇痛成功的关键首先取决于选择适宜的患者。不适合使用 PCA 镇痛者包括：年龄过大或过小、精神异常、无法控制按钮以及不愿意接受 PCA 的患者。应在术前告知患者 PCA 的使用方法及注意事项。患者应该清楚自己在镇痛治疗中所起的积极作用（包括如实汇报疼痛情况及自主给药），并消除对使用阿片类药物的恐慌及错误概念。需要强调的是，PCA 成功而安全的应用有赖于医护人员和患者及其家属对 PCA 技术的认可和正确的使用。

（二）PCA 的原理及技术参数

PCA 通过一个反馈回路来实现，即在信号输入控制器—信号输出过程中，不断有反馈信息进入信号输入端，如果此信息达足够量，控制器将改变系统的输出。在 PCA 回路中，患者感受的疼痛与其所能忍受的程度比较；当患者认为疼痛时，便可给予镇痛指令，PCA 仪运转，输注镇痛药，产生镇痛。基于反馈原理的 PCA 系统主要由贮药盒(器)、动力泵，输注控制器和连接管路构成。核心部分输注控制器的功能部件包括：自控按键或按钮，输注模式设定（包括输注速度或剂量调节，给药时间间隔锁定，限速控制）和安全报警装置（包括抗反流装置或单向活瓣，空气过滤及报警）。

除按医嘱配置好的药物浓度和总体积外，PCA 的技术参数包括①负荷剂量（loading dose）：旨在迅速达到镇痛所需要的血药浓度，即最低有效镇痛浓度（MEAC），使患者迅速达到无痛状态。②单次给药剂量（bolus dose，demand dose）：指患者每次按压 PCA 泵所给的镇痛药剂量，单次给药剂量过大或过小均有可能导致并发症或镇痛效果欠佳。③锁定时间（lockout time）：指该时间内 PCA 装置对患者再次给药的指令不作反应。锁定时间可以防止患者在前一次给药完全起效之前再次给药，是 PCA 安全用药的重要环节。④最大给药剂量（maximum dose）：是 PCA 装置在单位时间内给药剂量限定参数，是 PCA 装置的另一保护性措施。一般设有 1 小时或 4 小时限制量。其目的在于对超过平均使用量的情况引起注意并加以限制。⑤连续背景输注给药（basal/background infusion，continuous infusion）：理论上，连续背景输注给药将减少患者的 PCA 给药次数，降低镇痛药物的血药浓度。背景输注可以改变睡眠期间的镇痛效果。但研究表明背景输注并不能增加益处、不改善镇痛效果。当镇痛需求发生变化时难以及时调整给药量，易导致镇痛给药超过其实际需要。

（三）PCA 的分类及其主要特征

PCA 是一种给药模式，可用于多种给药途径。

据此可分为静脉PCA(PCIA)、硬膜外PCA(PCEA)、皮下PCA(PCSA)和区域PCA(PCRA)等,其中区域PCRA又包括神经周围的PCNA、切口周围的PCRA等。不同种类PCA的特征在于其特定给药途径下所选用药物的不同,以及由不同药物(及剂型)所决定的单次给药量、锁定时间等参数设置有所不同(表119-4)。

PCIA为全身给药,适于身体任何部位的镇痛。可供选择的药物较多,操作简便,起效快,效果可靠,维持时间长。但可能出现和药物副作用相关的全身性不良反应,如镇静、呼吸抑制、恶心、呕吐等。PCEA和PCRA是近年来较推崇的方法。二者的用药以长效局部麻醉药(罗哌卡因、左旋布比卡因及布比卡因)为主,PCEA一般还辅以小剂量阿片类药物,发挥其作用于脊髓阿片受体的协同作用,以增强镇痛效果,减轻不良反应。与PCIA相比,PCEA常设定为背景输注+单次给药量,其镇痛效果优于仅应用单次给药量。PCEA和PCRA的镇痛效果及对应激反应的抑制均优于PCIA,有利于改善肺功能,促进肠道功能恢复,早期进行功能锻炼,缩短住院时间。PCEA主要用于胸腹部躯干手术的镇痛,而PCRA适合于外周四肢手术后的镇痛。

(四) PCA的管理

PCA镇痛疗效的满意与否与PCA整个运作过程关系密切,其有效性与安全性依赖于良好、科学的管理,这正是APS工作的重要内容。PCA使用过程中的常见问题包括①源于患者的问题:如对阿片类药心存恐惧,不理解或不会正确使用PCA泵,以及错误操作等;②仪器或管路故障;③源于操作者(医护人员)的问题。随着现代PCA电子泵智能化程度越来越高,拥有完善报警系统的PCA泵因程序或机械故障而导致的风险越来越低,而人为因素成为各种"事故"的主要原因。因此,规范化、制度化的PCA管理是开展PCA治疗的必备条件。

二、局部给药

(一) 局部浸润

方法简单易行,适用于浅表或小切口手术如阑尾切除术、疝修补术、膝关节镜检术、痔疮手术等。近年来,以局部麻醉药为主局部浸润镇痛,也称之为"鸡尾酒疗法"已被证实可以安全有效的用于膝关节、髋关节术后镇痛和腔镜手术中。局部浸润一般采用长效局部麻醉药罗哌卡因和左旋布比卡因。辅助用药常用吗啡和芬太尼,都是加入局部麻醉药中,局部给药。具体推荐方案见表119-5。

采用局部浸润作为术后镇痛,应了解注射的部位、范围和局部麻醉药的总剂量。此外研究报道肩关节腔内持续给予布比卡因,可导致软骨溶解。

表119-4 PCA的分类及其主要特征

不同种类的PCA	单次给药量	锁定时间(分钟)	常用药物
静脉PCA(PCIA)	0.5ml(如吗啡1 mg)	5~8	阿片类药物,非甾体类抗炎等
硬膜外PCA(PCEA)	4.0ml(如0.2%罗哌卡因)	15	局部麻醉药和/或阿片类镇痛药
皮下PCA(PCSA)	0.5ml(如吗啡2.5mg)	20	吗啡等*
区域PCA(PCRA)			
神经周围PCRA(PCNA)	5~8ml(如0.2%罗哌卡因)	30	长效局部麻醉药,可乐定等
切口PCRA	10ml(视切口大小)	30	长效局部麻醉药
鼻内PCA	25μg芬太尼	6	阿片类药

*哌替啶具有组织刺激性,不宜用于PCSA。

表119-5 局部浸润推荐方案

部位	局部麻醉药	容量(ml)	辅助用药
关节内滴注			
膝关节镜	0.75%罗哌卡因	20	吗啡1~2mg
肩关节镜	0.75%罗哌卡因	10~20	吗啡1~2mg

续表

部位	局部麻醉药	容量(ml)	辅助用药
腹腔内滴注			
妇科手术	0.75% 罗哌卡因	20	
胆囊手术	0.25% 罗哌卡因	40~60	
伤口浸润			
腹股沟疝	0.25%~0.5% 罗哌卡因	30~40	
	0.25%~0.5% 左旋布比卡因	30~40	
甲状腺手术	0.25%~0.5% 罗哌卡因	10~20	
	0.25%~0.5% 左旋布比卡因	10~20	
肛周手术	0.25%~0.5% 罗哌卡因	30~40	
	0.25%~0.5% 左旋布比卡因	30~40	
膝/髋关节置换术	0.2% 罗哌卡因	100	吗啡 5mg/ 芬太尼 100μg

(二) 切口内置管注药

切口缝合前在肌层表面、皮下等处沿切口置管,术后予长效局部麻醉药单次注射给药或 PCA 给药镇痛,适用于胸腹部大手术如开腹肝胆胰手术的术后镇痛。现市场有特制的导管(如德国 PAJUNK 公司的 infiltralong),管道四周遍布微孔(700mm 长型号:220mm 长的管道上有 88 个微孔;420mm 长型号:40mm 长的管道上有 15 个微孔)以便局部麻醉药扩散,内置抗压金属丝以保证局部麻醉药液即便在缝合后组织压迫下也能顺利到达管端。首次剂量一般在全身麻醉下、手术结束前给药,并且应适当提高局部麻醉药浓度及体积以保证麻醉效果。PCA 给药时单次注射量和背景输注量的设置需根据切口大小及镇痛效果评估而定。本方法效果可靠,便携,可控性好,患者舒适、满意度高。

三、全身给药

(一) 口服给药

口服给药适用于神志清醒患者的非胃肠手术或术后胃肠功能恢复较好患者的术后轻至中度疼痛的治疗;也可用于术后急性疼痛得到缓解,以口服给药作为其他镇痛方法(如静脉给药)的延续;或作为其他给药途径的补充(如超前镇痛)而成为多模式镇痛的一部分。禁用于吞咽功能障碍和肠梗阻患者。口服给药的优点是无创、使用方便、患者可自行服用等;缺点为起效较慢,调整药物剂量时既需考虑血药峰值时间,又要参照血浆蛋白结合率和组织分布容积,且生物利用度受"首关效应"以及有些药物可与胃肠道受体结合的影响。

常用口服镇痛药物包括对乙酰氨基酚、布洛芬、双氯芬酸、美洛昔康、氯诺昔康、塞来昔布、可待因、曲马多、羟可酮、氢吗啡酮、丁丙诺啡以及对乙酰氨基酚与曲马多或羟可酮的口服复合制剂或上述药物的控释剂、缓释剂。

(二) 肌内注射给药

适用于门诊手术和短小手术术后单次给药,连续使用不超过 3~5 日。常用药物有酮咯酸、氯诺昔康、美洛昔康、帕瑞昔布、曲马多、哌替啶和吗啡。肌内注射给药起效快于口服给药,缺点为有注射痛、单次注射用药量大、血药浓度差异大、副作用明显、重复给药易出现镇痛盲区等。

(三) 单次或间断静脉注射给药

适用于门诊手术和短小手术,但药物血浆浓度峰谷比大,易出现镇痛盲区,对术后持续痛者需按时给药。静脉炎、皮下渗漏为常见并发症。常用药物有氟比洛芬酯、酮咯酸、氯诺昔康、帕瑞昔布、曲马多、哌替啶、吗啡、芬太尼和舒芬太尼。

(四) 持续静脉注射给药

一般先给负荷剂量,迅速达到有效镇痛后再以维持量持续输注维持镇痛作用。但由于术后不同状态下疼痛阈值发生变化,且药物恒量输注半衰期不等,更主张使用患者自控镇痛方法以达到持续镇痛和迅速制止爆发痛。持续静脉输注给药只能用于严密监测下的住院患者,比如接受机械通气的患者。

(五) 患者自控静脉镇痛(PCIA)

静脉内患者自控镇痛(PCIA)可优化阿片类镇痛药的给药方式,将不同个体之间药代动力学和药

9

效动力学差异的影响降至最小，因而是目前术后急性中重度疼痛最常用的镇痛方式。大多数 PCA 装置允许在自控给药的基础上设置持续或背景输注。最初认为常规应用背景输注（实为持续静脉给药）有一些优点，包括改善镇痛效果，特别是在睡眠期间。然而随后的临床试验并未能证实背景输注对那些从未使用过阿片类药物的术后患者有何益处。一些研究表明，背景输注只是增加镇痛药的用量和呼吸抑制等副作用的发生率；夜间背景输注并不能改善术后睡眠模式、镇痛效果或恢复情况。因此，背景输注同样只能用于严密监测下的住院患者。不过，阿片类药物耐受的患者及小儿患者（因其在护士监控下）应用背景输注可能有一定益处。

PCIA 药物一般以强效阿片类药物为主，辅以非甾体抗炎药、小剂量氯胺酮、止吐药等以增强疗效，减少阿片类药物用量，减轻副作用。强阿片类药物之间有相对效价比：哌替啶 100mg ≈曲马多 100mg≈吗啡 10mg≈阿芬太尼 1mg≈芬太尼 0.1mg≈舒芬太尼 0.01mg ≈布托啡诺 2mg。常用 PCIA 药物的推荐方案（成人）见表 119-6。

四、椎管内镇痛

（一）椎管内镇痛用药及其作用机制

1. 局部麻醉药　局部麻醉药在硬膜外腔的确切作用部位尚未明了，可能以椎旁（及背根神经节）阻滞、经根蛛网膜绒毛阻滞脊神经根，以及通过硬膜进入蛛网膜下腔产生“延迟”的脊髓麻醉为主要作用方式。单纯硬膜外输注局部麻醉药用于术后镇痛可避免阿片类药物相关副作用，但通常分离阻滞（differential block）程度有限：运动功能保持良好时镇痛不全，镇痛效果较好时运动障碍和低血压的发生率较高，所以并不及局部麻醉药和阿片类药物的联合应用。

硬膜外镇痛临床常用局部麻醉药以长效局部麻醉药为主，如罗哌卡因，布比卡因和左旋布比卡因。

2. 阿片类药物　与局部麻醉药不同，阿片类药物产生镇痛作用但不影响感觉、运动或交感神经功能。与全身给药相比，椎管内给药仅需小剂量就能产生完全的镇痛作用，减轻了阿片类药物的全身不良反应。阿片类药物注入椎管内后有以下几种分布途径：①进入脊髓直接作用于脊神经根；②在脊髓及硬膜外腔被吸收进入血液循环，作用于中枢神经系统的阿片受体；③扩散到脑脊液，与脊髓背角的阿片受体结合，抑制脊髓突触前神经递质的释放，影响伤害性刺激的传入而发挥镇痛作用；并随脑脊液向头端扩散至脑干及其以上部位的受体，通过下行抑制性通路的激活减少疼痛信号转导；④与硬膜外脂肪结合。椎管内给予阿片类药物主要通过作用于脊髓的阿片受体，或通过脑脊液和血液循环作用于脑干及全身的阿片受体而发挥镇痛作用。

表 119-6　PCIA 药物的推荐方案（成人）

药物（浓度）	单次给药量	锁定时间（分钟）	持续输注
吗啡（1mg/ml）	0.5~2.5mg	5~15	0~2mg/h
芬太尼（10μg/ml）	20~50μg	5~10	0~60μg/h
舒芬太尼（1μg/ml）	1~5μg	5~15	0~5μg/h
阿芬太尼（0.1mg/ml）	0.1~0.2mg	5~8	
氢吗啡酮（1mg/ml）	0.05~0.25mg	5~10	
羟吗啡酮（1mg/ml）	0.2~0.4mg	8~10	
美沙酮（1mg/ml）	0.5~2.5mg	8~20	
曲马多（1mg/ml）	10~30mg	6~10	0~20mg/h
布托啡诺（1mg/ml）	0.2~0.5mg	10~15	0.1~0.2mg/h
丁丙诺啡（0.03mg/ml）	0.03~0.1mg	8~20	
纳布啡（1mg/ml）	1~5mg	5~15	
喷他佐辛（10mg/ml）	5~30mg	5~15	

注意：患者对镇痛药物的需求个体差异很大，老年和危重患者应给予较小剂量。PCA 给药前如需建立初始镇痛作用，应该逐步给予静脉内负荷剂量。对从未用过阿片类药物的患者，不建议开始就应用持续输注。

具体机制包括：①抑制P物质的释放；②通过减少钙离子内流影响细胞的兴奋性，从而抑制动作电位的形成和转导；③直接作用于脊髓背角痛觉转导神经元上的μ受体，增加钾离子外流使突触后膜超极化，影响神经元的兴奋性，发挥突触后抑制功能。

阿片类药物的亲脂性是决定椎管内镇痛的重要因素。亲水性阿片类药物（如吗啡和氢吗啡酮）倾向于保留在脑脊液中，起效慢，作用时间长，但副作用发生率高。而亲脂性阿片类药物（如芬太尼和舒芬太尼），起效快，作用时间短。这一特点对于临床上选择合适的阿片类药物非常重要。

椎管内联合应用阿片类药物和局部麻醉药不仅可以产生良好的镇痛作用，还可使各自的用量都减小，不良反应减少。目前这种明显的协同增效作用的具体机制尚未明了。电生理研究认为，这种增强作用可能是通过两种药抑制不同的离子通道所致：局部麻醉药抑制钠离子通道，开启钾离子通道，主要阻断高频率的神经刺激；阿片药抑制腺苷酸环化酶，减少环磷酰胺的产生，关闭N型电压控制型钙通道，开放钙依赖性内控型钾通道，抑制突触前神经递质的释放，有直接的突触后效应，导致细胞膜超极化和神经元兴奋性下降，主要阻断低频率的神经刺激，从而共同抑制了全部神经元的兴奋性。另有研究发现，布比卡因可使吗啡与相应脊髓阿片受体的结合发生变化，使其与μ受体的结合减少而与κ及δ受体的结合增加，从而增强其在脊髓的抗伤害性感受作用；或诱导脊髓阿片受体构象发生改变增强吗啡的抗伤害感受作用。

3. 其他辅助用药

(1) 氯胺酮：椎管内氯胺酮镇痛机制未明。一般认为它可阻断N-甲基-D门冬氨酸（NMDA）受体，并与阿片受体相互作用；也可能作用于胺能（5-羟色胺能、去甲肾上腺素能、多巴胺能）系统，还可能依赖于下行疼痛抑制通路以及直接阻断有髓鞘神经纤维的传导。硬膜外给予氯胺酮可减轻中枢敏化，增强硬膜外阿片类药物的镇痛作用，但其安全性和镇痛作用尚需进一步研究。

(2) 新斯的明：脊髓背角的毒蕈碱受体（即M型受体）与阿片受体一样能够抑制疼痛信号的传导，药物与之结合可产生明显的镇痛作用。椎管内给予新斯的明可通过抑制脊髓背角内源性乙酰胆碱的分解，激活不同的M受体亚型产生毒蕈碱样作用；抑制脊髓后根P物质释放，诱导脊髓背根区氧化亚氮（NO）合成；抑制腺苷酸环化酶（AC）的活性，提高细胞内环鸟苷酸（cGMP）水平，产生镇痛效应。该镇痛效应具有剂量依赖性，并能增强α_2肾上腺素能受体激动药可乐定和阿片类药物的镇痛作用。而且，新斯的明椎管内给药对胃肠道平滑肌和膀胱平滑肌有较强的兴奋作用，可促进胃肠蠕动及排尿，镇痛的同时加快术后胃肠功能的恢复，防止尿潴留的发生。

新斯的明椎管内给药有剂量依赖性副作用，可引起严重心动过缓，出现恶心、呕吐、腹痛、呼吸道分泌物增多等不良反应。东莨菪碱可改善症状。硬膜外腔给药的副作用较蛛网膜下腔为低。新斯的明在硬膜外腔的成人常用剂量为1mg，蛛网膜下腔为50~100μg。

(3) 可乐定：可乐定为α_2肾上腺素受体激动剂。其镇痛作用机制是通过α_2受体，抑制脊髓后角及背内侧核区P物质的释放，影响胆碱能神经元的功能，减弱脊髓痛觉的感受和传导，从而产生镇痛作用。脊髓是肾上腺素受体激动剂产生镇痛作用的主要部位。此外，可乐定的镇痛效应部分通过促进蛛网膜下腔乙酰胆碱的释放起作用。椎管内应用可乐定不影响运动或本体感觉功能，可增强椎管内阿片类药物的镇痛作用，对阿片类药物耐受的患者也同样有效。但它在脊髓主要与μ型而非δ型受体产生协同镇痛效应，即不能增强所有阿片类药物的镇痛作用。

可乐定与局部麻醉药合用于蛛网膜下腔麻醉时，能促进膀胱逼尿肌收缩减少尿潴留的发生。硬膜外腔注射可乐定能通过脊髓途径激发脊髓受体效应，阻断或抑制有害刺激的传入，减少皮质醇和内啡肽的分泌，抑制机体应激反应；可延长局部麻醉药对神经阻滞的持续时间，并改善上腹部手术后膈肌功能，减少肺部并发症。镇痛效应与剂量相关，常与局部麻醉药或阿片类药合用以增强镇痛效果并减少不良反应（低血压、心动过缓、镇静、口干等）。可乐定的临床应用受到其副作用的限制。新斯的明与可乐定合用可同时作用于脊髓的毒蕈碱受体和α_2肾上腺素受体，使脊髓受体对小剂量药物的敏感性增加，镇痛时间明显延长，同时中和可乐定引起的低血压，不增加副作用。

(4) 肾上腺素：硬膜外肾上腺素的镇痛作用机制可能与脊髓背角α_2受体的激活有关。它能改善硬膜外镇痛作用，增强感觉阻滞，延长作用时间。通常给药浓度为2~5μg/ml。

(5) 咪达唑仑：咪达唑仑鞘内给药的镇痛作用

机制可能是通过激活脊髓α-氨基丁酸(GABA)受体介导的。鞘内咪达唑仑与芬太尼合用能明显增强芬太尼的镇痛作用,延长其镇痛时间而对血压和下肢运动无影响。但目前对咪达唑仑鞘内给药的安全性尚存争议。

(6)镁盐:镁盐属非竞争性NMDA受体拮抗剂,椎管内给予硫酸镁可能通过阻断脊髓背角的NMDA谷氨酸通道而增强阿片类镇痛药的作用。临床研究显示:椎管内硫酸镁可减少芬太尼的用量,延长芬太尼的镇痛时间而无任何副作用。但关于镁剂安全性的数据目前仍有限。

(二)椎管内镇痛用药及方法

1. 椎管内单次给予阿片类药物 鞘内或硬膜外单次注射阿片类药物可有效地作为单一性或辅助性镇痛。如前所述,阿片类药物的脂溶性是决定其脊髓生物利用度的主要因素。亲水性阿片类药物(如吗啡和氢吗啡酮)不易透过亲脂性的脊膜,在脑脊液中滞留时间长,因而镇痛起效慢(30~60分钟),作用时间长(6小时以上);通过脊髓白质较慢但不易被白质吸收,因而起效慢但生物利用度高;易于向头侧扩散,具有较广的镇痛节段,副作用发生率较高,可产生延迟性呼吸抑制。亲水性阿片类药物无论是硬膜外腔给药还是蛛网膜下腔给药均可获得较高的脊髓生物利用度。而亲脂性阿片类药物(如芬太尼和舒芬太尼)在硬膜外腔给药很快与硬膜外脂肪结合或被吸收入血,鞘内给药很快被清除出脑脊液(硬膜外脂肪吸收、吸收入血及很快与白质结合),因而椎管内给药后起效迅速(5~10分钟),作用时间短(2~4小时),镇痛节段较窄;恶心、呕吐、瘙痒等副作用发生率低,不抑制呼吸;但是脊髓生物利用度较低,尤其是硬膜外给药。

临床可根据亲脂性与亲水性阿片类药物药代动力学的特点,结合患者的具体情况灵活选择给药部位和剂量,以期达到最好的镇痛效果和最小的副作用。比如,对要求镇痛起效迅速、镇痛持续时间适中(<4小时)且呼吸抑制风险最小的日间手术患者,采用鞘内单次注射亲脂性阿片类药物可能有利。亲水性阿片类药物如吗啡具有较广的镇痛节段,特别适用于硬膜外置管位置与手术切口部位不一致时(如腰部硬膜外置管用于胸部手术)的术后硬膜外镇痛。需注意的是,老年患者和胸部硬膜外置管的患者对硬膜外吗啡的需要量较低。

缓释型硫酸吗啡DepoDur是一种最新被FDA批准用于术后硬膜外镇痛的药物。它包裹于脂质体中,硬膜外单次注射后可以提供长达48小时的镇痛,效果比普通吗啡更好。DepoDur对于一些不需要、不愿意或不能(抗凝治疗)留置硬膜外导管的病例的术后镇痛具有一定优势。副作用和硬膜外其他阿片类药物类似,如恶心呕吐,发热,低血压,瘙痒,尿潴留等,一般为可耐受的轻、中度。应用这种新型硬膜外吗啡制剂时需要注意一些问题:①抽取药物前应将药瓶轻轻倒置,使瓶中药物颗粒重新悬浮,避免剧烈或过度摇晃;②和局部麻醉药配伍使用可能增高吗啡的峰浓度,建议注射局部麻醉药(包括试验剂量)和脂质缓释吗啡这二者的间隔时间至少为15分钟;③因其不含任何抑菌物质,一旦从药瓶抽取后应在4小时内使用;④用于一般情况较差、或合并其他疾病的患者及老人时应采用较低剂量。鞘内与硬膜外阿片类药物的常用剂量见表119-7。

表119-7 椎管内阿片类药物推荐用量

药物	鞘内单次用量	硬膜外单次用量	硬膜外持续输注量
吗啡	100~300μg	1~3mg	0.1~0.5mg/h
芬太尼	5~25μg	50~100μg	25~100μg/h
舒芬太尼	2~10μg	10~50μg	10~20μg/h
阿芬太尼	—	0.5~1mg	0.2mg/h
氢吗啡酮	—	0.5~1mg	0.1~0.2mg/h
美沙酮	—	4~8mg	0.3~0.5mg/h
缓释吗啡	—	5~15mg	—

2. 硬膜外置管镇痛 通过硬膜外留置导管实施镇痛是一种安全有效的治疗急性术后疼痛的方法,其镇痛效果优于全身应用阿片类药物。多个因素如导管留置部位、镇痛药的选择与用量、实施镇痛的时机与持续时间都可能影响镇痛质量。

(1)硬膜外导管的位置:硬膜外导管位置必须与切口皮区一致才能使术后硬膜外镇痛效果最佳,用药量最小,副作用最轻。胸部手术如乳腺手术及开胸手术一般以$T_{3\sim8}$间隙为穿刺点;上腹部手术如胃、食管手术,胆囊、肝手术以$T_{6\sim8}$间隙为穿刺点;中腹部手术如肾脏手术一般以$T_{7\sim10}$间隙为穿刺点;下腹部手术如结肠手术,竖切口子宫手术以$T_{8\sim11}$间隙为穿刺点;下肢手术如髋关节、膝关节手术以$L_{1\sim4}$间隙为穿刺点。

(2)连续硬膜外镇痛:许多局部麻醉药可用于硬膜外持续输注,常选用长效的罗哌卡因、布比卡因或左旋布比卡因。这些局部麻醉药在较低浓度下(罗哌卡因≤0.2%,布比卡因或左旋布比卡因≤0.125%)具有对感觉阻滞和运动阻滞相分离的特点,使其对运动功能的影响最小。

阿片类药物可单独用于硬膜外输注。但如前文所述,硬膜外单纯持续输注亲脂性阿片类药物几乎不通过脊髓机制起作用,和系统输注给药相比无任何优势可言,因此不予以推荐。硬膜外持续输注亲水性阿片类药物(如吗啡)的镇痛部位主要在脊髓。与硬膜外间断给予吗啡相比,持续输注的镇痛效果更好,且副作用较少。此法尤其适用于硬膜外置管部位与手术部位不一致或硬膜外使用局部麻醉药产生不能耐受的副作用时(如低血压,运动障碍)。

与硬膜外单独输注局部麻醉药或单独输注阿片类药物相比,联合应用局部麻醉药与阿片类药物的镇痛效果更好:可改善运动性镇痛,减少局部麻醉药的用量,减轻对感觉的阻滞。目前这种明显的协同增效作用的具体机制尚未明了。联合输注时,芬太尼的推荐浓度为2~5μg/ml,舒芬太尼的浓度为0.5~1μg/ml,吗啡的输注速度为0.08~0.3mg/h。有作者推荐两种最佳硬膜外布比卡因-芬太尼联合给药方案:以9ml/h的速度持续输注布比卡因8mg/h+芬太尼30μg/h或布比卡因13mg/h+芬太尼25μg/h。

(3)患者自控硬膜外镇痛(PCEA):PCEA类似于静脉内PCA(PCIA),适用于术后中重度疼痛,能满足术后镇痛的个体化需求;其镇痛效果可能优于PCIA,而且药物用量减少,患者满意程度较高。与PCIA相比,PCEA较常采用持续背景输注加自控需求量模式,并且其镇痛效果可能优于仅应用需求量模式。目前一般联合应用低浓度长效局部麻醉药与阿片类药物以增强镇痛效果,最大限度地减少副作用(如运动阻滞、呼吸抑制等)。除阿片类药物外,其他辅助药物如氯胺酮、可乐定等已开始用于硬膜外镇痛。有研究显示:在布比卡因与吗啡的混合液中加入可乐定用于硬膜外腔镇痛,可改善全膝关节成形术后的镇痛效果,且副作用极少。PCEA常用配方见表119-8。

(4)硬膜外镇痛不完善时的处理:确保硬膜外导管位置正确是硬膜外镇痛效果得以保障的前提,因此硬膜外置管后应立即给予试验剂量判断麻醉平面。因硬膜外腔为潜在腔隙,先给予一定容积的生理盐水可能有助于随后局部麻醉药的扩散。一旦确定导管位置正确,就可以采取多种方法增强镇痛效果,如单次导管内注药,提高滴注速率等。

表119-8 PCEA常用药物配方及参数

镇痛配方	背景速度(ml/h)	单次量(ml)	锁定时间(分钟)
方案(负荷量6~10ml)	4~10	4~6	15~30
0.062 5%~0.15%布比卡因			
或0.062 5%~0.15%左旋布比卡因			
或0.075%~0.2%罗哌卡因			
/+芬太尼2~5μg/ml			
/+舒芬太尼0.3~1μg/ml			
/+吗啡20~40μg/ml			
/+布托啡诺0.04~0.06mg/ml			

施行硬膜外镇痛后应按时随访患者,了解镇痛效果、导管位置及用药情况;同时仔细评估瘙痒、镇静及感觉运动功能阻滞情况。每次都应检查导管有无移位、敷料是否完整、穿刺部位有无炎症以及背部有无肿胀。麻醉科医师应该根据患者需要及实际情况随时改变用药方案。治疗结束后应将导管拔出,并检查拔出的导管是否完整。护理硬膜外镇痛患者的护士均应接受相关的教育,包括常用药物的剂量及浓度、各项观察指标、导管置入正常时的状态、输注泵的使用方法、可由护士处理的常见药物副作用及必须由医师处理的副作用等。

如果出现硬膜外镇痛平面不能覆盖手术疼痛区域时,比如切口位置较高,或疼痛位于硬膜外镇痛无法达到的部位(如胸腔引流管和膈肌激惹引起的肩部疼痛),则可以辅用NSAIDs类等其他镇痛药物,也可以全身使用阿片类药物(包括PCA)。但在这种情况下,应该取消硬膜外用药中的阿片类药物,以避免药物过量。

(5)副作用及并发症的防治:术后硬膜外镇痛的常见副作用主要与所使用的药物有关,和阿片类药物相关的有瘙痒、镇静、眩晕和尿潴留;和局部麻醉药相关的有低血压、感觉改变及尿潴留。其中大部分副作用可以通过减慢输注速度、改变药物种类或药物剂量缓解。瘙痒是硬膜外使用阿片类药物时常见的副作用,可以使用抗组胺药物缓解。混合阿片受体激动/拮抗剂环丁甲羟氢吗啡(nubaine,nalbuphine)(5~10mg静脉注射,1次/4~6小时)或小剂量纳洛酮静脉输注也可以缓解瘙痒。硬膜外镇痛时较少出现恶心,与使用的阿片类药物剂量较小有关。尿潴留是硬膜外镇痛，特别是腰部硬膜外镇痛的常见问题。因此，接受硬膜外镇痛的患者常需留置导尿管。单侧下肢麻木偶伴无力或运动阻滞是使用局部麻醉药后的副作用，常常由于硬膜外导管尖端移位至神经根处导致，所以将导管稍微向外拔出或减慢输注速率可以有所缓解。

尽管硬膜外镇痛的并发症非常罕见，但一旦发生，后果将十分严重，因此必须注意避免。硬膜穿破后头痛（PDPH）是相对常见的并发症，其发作时间有一个延迟，大约 24 小时，所以通常在术后第一天才表现出来。PDPH 在坐位、特别是行走时加重，平卧时减轻，所以也常在患者术后第一次起床活动时出现。PDPH 主要表现为枕部和颈部紧缩、牵拉和搏动样疼痛。传统的治疗方法包括卧床休息、静脉输注或口服大量液体及服用抗头痛药物（NSAIDS、对乙酰氨基酚、咖啡因或茶碱）。如果上述方法仍不能解决头痛问题，或者患者对上述方法禁忌，对顽固性重度头痛可以考虑采用“血补丁”疗法：严格无菌条件下抽取患者血液 20ml 注入穿刺部位硬膜外腔。机制尚不清楚，但可能与血块直接压迫硬膜穿破部位或在硬膜穿破位点发生纤维化，阻止脑脊液外流有关。

硬膜外镇痛更严重的并发症为椎管内占位性改变，如血肿或脓肿，前者更常见。如果出现了占位性改变的征象，需要停止硬膜外输注，或者拔出硬膜外导管（特别是发现存在皮肤感染时）。一旦证实已经发生椎管内占位，应立刻行外科手术减压，以防脊髓受压导致截瘫。脊髓受压的主要征象包括下肢感觉和运动异常（通常为双侧）及背痛。轻微的感觉异常较常见，可能并不一定由脊髓受压引起；但若在停止硬膜外输注后仍长时间存在运动异常或背痛，则需要引起重视。占位发生在骶管时，主要表现为二便功能异常，而疼痛较少见。辅助检查可以借助 MRI，一经证实应行神经外科治疗。其他严重的并发症包括：脊髓前动脉综合征、横断性脊髓炎、脑膜炎，虽有报道却十分罕见。

（三）蛛网膜下腔镇痛

蛛网膜下腔镇痛（spinal analgesia）技术通常和蛛网膜下腔麻醉（spinal anesthesia）同时或序贯使用用于临床麻醉和镇痛。最早于 1906 年由 Henry P.Dean 报道，是一种非常可靠、有效却最未被充分利用的区域阻滞技术，尤其是蛛网膜下腔持续给药镇痛法。未被临床广泛应用的原因主要包括：①对所给药液要求高，不能含有防腐剂；②对无菌技术要求高，否则一旦感染后果严重；③因有一定的硬膜穿破后头痛（PDPH）发生率，对穿刺针套装要求高。

蛛网膜下腔给药镇痛一般以阿片类药物和局部麻醉药为主。可采用单次注射给药法或放置导管持续给药。单次给药时，根据所给药物的不同可提供数小时（如舒芬太尼等）至 12 小时以上更长时间（如吗啡）的镇痛。局部麻醉药一般选用长效的布比卡因及罗哌卡因。阿片类药物以吗啡、芬太尼、舒芬太尼为主。

如采用连续蛛网膜下腔置管给药法，需注意以下事项：①保持给药装置系统紧闭，减少感染和错误给药机会；②必须有明显的标记来区分非硬膜外导管，比如有专用蛛网膜下腔泵；③任何操作如连接、断开或注射给药时均应特别重视严格无菌操作以防感染。

蛛网膜下腔给予阿片类药物引起的主要并发症包括呼吸抑制（5%~7%）、皮肤瘙痒（60%）、恶心呕吐（20%~30%）以及尿潴留（50%）等，且发生率高于硬膜外腔镇痛，临床上处理的方法以对症治疗为主。阿片类药物在脑脊液（CSF）中的药代动力学特性（即 CSF 中的浓度以及药物沿 CSF 向头侧扩散的倾向）与呼吸抑制的发生率有关。蛛网膜下腔注药后发生呼吸抑制的时间变异很大。吗啡一般在注药后 6~10 小时左右呼吸抑制表现明显，注药后 23h 呼吸功能多能恢复正常。发生呼吸抑制的影响因素有：高龄（年龄可能影响 CSF 容量和压力，高龄患者呼吸中枢易于受镇痛药物的抑制）；采用的是水溶性镇痛药如吗啡；剂量大小；患者胸腹腔压力的改变（包括术后机械通气）；患者对镇痛药物的敏感性；同时经其他途径应用了镇痛药或其他中枢神经系统抑制性药物；患者既往有呼吸系统疾患；患者体位（坐位和采用高比重的吗啡溶液可以减少蛛网膜下腔镇痛后的呼吸抑制发生率）。纳洛酮可以逆转蛛网膜下腔镇痛期间可能出现的呼吸抑制，但往往需要反复给药。

据文献报道，即便使用小号导管（28G，微导管）进行持续蛛网膜下腔阻滞时，也可能发生马尾综合征。一项大规模回顾性研究发现，使用微导管接受持续蛛网膜下腔阻滞的产科患者中，PDPH 的发生率为 33.1%。目前临床上持续蛛网膜下腔阻滞的应用已经越来越少。

蛛网膜下腔给药用于分娩镇痛的推荐方案见表 119-9。

表 119-9　蛛网膜下腔给药分娩镇痛推荐方案

给药方式	配方
间断注射给药	布比卡因 1.75~2.5mg + 芬太尼 15~20μg（间隔 1~2 小时追加）
	或舒芬太尼首次 5μg，需要时可追加
持续输注	0.05%~0.125% 布比卡因 + 芬太尼 2~5μg/ml，速度 0.5~3ml/h，调节速度使阻滞平面为 T_{8-10}
	或舒芬太尼 2~5μg/h

五、外周神经阻滞

外周神经阻滞（peripheral nerve block，PNB）技术可为术后患者提供安全有效的镇痛。随着超声可视化技术的发展，外周神经阻滞已经广泛地应用于胸腹、躯干和四肢手术中。随着外周神经定位、穿刺置管及给药设备的飞速发展，单次外周神经阻滞麻醉已自然延续为术后持续镇痛，称之为连续外周神经阻滞（continuous peripheral nerve block，CPNB）。

PNB 用于手术麻醉和术后镇痛越来越普及的原因包括：①社会老龄化，高龄患者接受四肢手术的例数逐渐增加；②日间、门诊手术比例增加，医院加快床位周转、适应医疗费用紧缩的需要；③该方法对机体病理生理影响小，患者可保持清醒，不需要严密监测，也特别适于老年、接受抗凝治疗的患者和心血管功能代偿不良等危重患者；④可根据需求灵活地提供长时间镇痛，便于患者在有效的术后镇痛下进行早期功能锻炼；⑤减少了严重神经根损伤、尿潴留以及对凝血机制异常患者麻醉的担忧，避免了椎管内镇痛技术导致脊髓血肿的风险；⑥不仅镇痛效果优于全身应用阿片类药物，还减少了围手术期患者对阿片类药物的需求（减少 40%~70%），并降低其相关副作用。

常见的阻滞方法及应用范围包括：臂丛、腰丛、股神经、坐骨神经等神经阻滞可以用于四肢手术的术后镇痛；胸段椎旁阻滞可用于胸部、乳房、上腹部手术和肋骨骨折疼痛的治疗；经腹横肌平面阻滞可用于腹部手术术后镇痛。

患者自控神经阻滞镇痛（patient-controlled nerve analgesia，PCNA）是 PNB 较常用的方式，属于 PCRA（patient-controlled regional analgesia）的一种，即在神经丛或神经干留置导管，采用持续输注加患者自控给药镇痛方式。PCNA 所用局部麻醉药物一般为低浓度长效局部麻醉药如罗哌卡因、布比卡因和左旋布比卡因。其他辅助用药如纯 α_2 受体激动剂可乐定，无神经毒性，小剂量（1μg/ml）可使局部麻醉药的镇痛时间延长 50%~100%，且无明显副作用。外周神经阻滞的穿刺置管方法详见第五十二章。持续外周神经阻滞常用局部麻醉药见表 119-10。

表 119-10　持续外周神经阻滞常用局部麻醉药及用量

导管留置部位	局部麻醉药及浓度	持续输注速度（ml/h）	单次追加量（ml）
肌间沟臂丛	0.1%~0.125% 布比卡因	5~9	3~5
锁骨下臂丛	0.1%~0.2% 左旋布比卡因	5~9	3~5
腋路臂丛	0.2% 罗哌卡因	5~10	3~5
椎旁		5~10	3~5
腰丛		8~15	5~7
股神经		7~10	5~7
坐骨神经		7~10	5~7
腘窝坐骨神经		5~7	3~5

PNB 已逐渐成为日间手术麻醉和镇痛的主流，也是多模式术后镇痛的重要组成部分。因连续阻滞时局部麻醉药浓度很低，局部麻醉药毒性反应一般仅见于初次阻滞时，除非导管在留置期间发生血管内移位。导管脱出是最常见的问题，皮下隧道不仅可有效地防止导管移位、脱出，还可以减少感染的发生。导致感染的危险因素包括：无菌技术不严格、未预防性使用抗菌生素、腹股沟或腋窝置管、入 ICU、留管超过 48 小时及频繁换药等。神经损伤一般源于手术创伤、止血带或体位不当压迫、夹板固定及神经牵拉等。需要注意的是，神经阻滞期间应保护好患肢，避免意外压迫、神经损伤、烫伤和冻伤；同时应保护好患者，如下肢神经阻滞的患者在行走时需要有人协助，防止摔伤。

六、多模式镇痛

多模式镇痛（multimodal analgesia）是指联合应用作用机制不同的多种镇痛药物或不同的镇痛方法实施镇痛。由于其作用机制不同而互补，镇痛作用可相加或协同；同时每种药物的剂量减小，副作用相应降低，从而达到最大的效应 / 副作用比。

（一）镇痛药物的联合应用

1. 阿片类药物（包括激动剂或激动—拮抗剂）或曲马多与对乙酰氨基酚联合应用　对乙酰氨基酚的每日用量为 1.5~2.0g 时，阿片类药物可减少

9

20%~40%。

2. 对乙酰氨基酚和 NSAIDs 联合　两者各使用常规剂量的 1/2，可发挥镇痛协同作用。

3. 阿片类或曲马多与 NSAIDs 联合　常规剂量的 NSAIDs 使阿片类药物用量减少 20%~50%，使术后恶心呕吐、镇静发生率降低 20%~40%。术前开始使用在脑脊液中浓度较高的 COX2 抑制剂（如帕瑞昔布），具有抗炎、抑制中枢和外周敏化的作用，并可能降低术后急性疼痛转变成慢性疼痛的发生率。

4. 阿片类与局部麻醉药联合用于 PCEA。

5. 氯胺酮、可乐定等也可与阿片类药物联合应用，偶尔可使用三种作用机制不同的药物实施多靶点镇痛。

（二）镇痛方法的联合应用

主要指局部麻醉（切口浸润、区域阻滞）与全身性镇痛药（NSAIDs 或曲马多或阿片类）的联合应用。患者镇痛药的需要量明显降低，疼痛评分减低，药物的不良反应发生率低。

（三）多模式镇痛的实施

在多模式镇痛中，除阿片类药物的相关副作用外，非阿片类镇痛药（如对乙酰氨基酚、非选择性及环氧合酶选择性 NSAIDs、氯胺酮、加巴喷丁类）也有副作用，如肝肾毒性、凝血功能障碍、意识错乱、镇静、头晕等，用于术后多模式镇痛时这些副作用也可能在一定条件下加重。

不同的手术有其各自不同的术后疼痛特点和临床结局（如活动受限，麻痹性肠梗阻，尿潴留，肺功能受损），因此对于多模式镇痛没有统一的标准和推荐。比如，腹部大手术后，和其他镇痛方法相比，连续硬膜外镇痛对动态疼痛效果好，可减轻肠梗阻及恶心呕吐的发生率。但该方法并不适合用于其他一些腹部手术如腹腔镜结肠切除手术。因此，多模式镇痛的风险 - 效益比很大程度上与手术类型相关（procedure-specific），如耳鼻喉科手术、髋关节和整形外科手术后用非选择性 NSAIDs 易导致出血，血管手术后用 NSAIDs 易发生肾衰竭，结肠手术后用阿片类药物易发生肠梗阻。故临床医师应根据手术特点，将手术分类镇痛（procedure-specific analgesia）和康复模式紧密结合，把术后镇痛治疗真正纳入到加速康复外科（enhanced recovery after surgery，ERAS）中去，见表 119-11。

表 119-11　常见手术的多模式镇痛推荐

手术	推荐方案
腹腔镜胆囊切除术 / 阑尾炎	非甾体抗炎药 / 对乙酰氨基酚口服 + Trocar 洞口或伤口周围局部麻醉药浸润
腹股沟疝修补术	对乙酰氨基酚 / 非甾体抗炎药口服 + 伤口周围局部麻醉药浸润、髂腹下 / 髂腹股沟神经阻滞或腰方肌阻滞
剖宫产	腰方肌阻滞、TAP 阻滞、伤口周围局部麻醉药浸润或持续输注 + 静脉 PCA（如吗啡）+ 对乙酰氨基酚口服
乳腺手术	椎旁阻滞 / 胸神经阻滞 T_1~T_2 胸段硬膜外 +NSAIDs、对乙酰氨基酚、阿片类药物口服
开胸手术 / 胸腔镜手术（VATS）	胸段硬膜外、椎旁阻滞、肋间神经或伤口周围局部麻醉药浸润 + 静脉 PCA+ 口服 NSAIDs/ 加巴喷丁 / 阿片类药物
开腹手术（肝胆、胰腺、全子宫双附件、肿瘤细胞减灭术等）	双侧 TAP 阻滞 *、双侧腰方肌阻滞、硬膜外镇痛 + 静脉 PCA（吗啡）+NSAIDs、对乙酰氨基酚或阿片类药物口服
膝关节置换术	单次、连续股神经阻滞 / 隐神经阻滞、“鸡尾酒”局部浸润 + 口服 NSAIDs、对乙酰氨基酚或阿片类药物
髋关节置换术	对于髋部骨折患者，术前髂筋膜或股神经阻滞缓解疼痛 术后采用连续硬膜外阻滞或腰丛阻滞 + 口服 NSAIDs、对乙酰氨基酚或阿片类药物
腹腔镜手术（结直肠、子宫双附件）	双侧 TAP 阻滞、双侧腰方肌阻滞、Trocar 洞口或伤口周围局部麻醉药浸润 + 静脉 PCA（吗啡）+ NSAIDs/ 对乙酰氨基酚口服
腹腔镜肾癌根治或肾上腺肿物切除术	TAP 阻滞、Trocar 或伤口周围局部麻醉药浸润 + 静脉 PCA（吗啡）+ NSAIDs/ 对乙酰氨基酚口服

*TAP 阻滞：腹横肌平面阻滞。

需要说明的是:应警惕药物之间的相互作用及潜在的副作用,特别是对老年、有伴发疾病的“高危”人群。氯胺酮和α2受体激动剂因较低的效益/副作用比而未推荐常规应用。

七、其他镇痛方法

(一) 经皮神经电刺激(TENS)

经皮神经电刺激(transcutaneous electrical nerve stimulation,TENS)TENS可以辅助用于某些术后患者的镇痛。将电极贴在疼痛部位(可以是切口的任意一边),施以低压电刺激达到镇痛目的。TENS原理的基础是Melzack和Wall的疼痛门控理论。研究已经证实,使用TENS的患者镇痛效果明显优于未用TENS的对照组。近年来将TENS用于开胸手术(包括心脏手术)后镇痛的研究较多,绝大部分研究均显示:TENS可有效地提高镇痛效果,减少镇痛药物用量和其相关副作用;增加呼吸肌力,增加肺容积和容量,改善肺通气;减少恢复室停留时间,促进患者恢复。但对TENS镇痛作用的持续时间,以及是否可减轻活动性疼痛方面尚存争议。

(二) 心理和行为治疗

心理和行为治疗可为患者提供一种疼痛已被控制的感觉。所有患者都应做好面临手术及术后疼痛的准备。简单的方法如全身放松、听音乐、回忆美好事物等都有利于减轻焦虑并减少镇痛用药。

手术后患者可能存在与手术创伤本身无关的伤害,如头痛,手术后胃管、引流管和静脉输液管等产生的不适。此外,患者可能常常存在心理上的“异常”,如焦虑、恐惧、失眠等。因此,重视全面改善患者的生活质量包括心理康复,将有效地减轻术后患者的痛苦。研究表明:心理支持疗法(包括与患者及其家属对手术麻醉方案的商讨,术前提供相关的信息等)可有效地减轻患者的焦虑,减少患者术后对阿片类镇痛药的需求,缩短住院时间。医院制定的工作常规通常方便医护人员,而往往忽视了患者的心理需求,甚至导致患者产生“无助”的感觉。因此,改善医院环境,创造一种温馨的就医氛围,适当让患者参与一些力所能及的医护活动,对其心理和生理方面的康复都将十分有益。

(三) 针灸治疗

我国应用针灸治病的历史已超过3000年。针刺镇痛(acupunctural analgesia)是当今痛觉调制研究中的重要课题。

研究表明:针刺镇痛在脊髓水平的神经生理学基础是产生突触前和突触后抑制。针刺信号和痛信号的相互作用至少包括三个网络:①发生在同一水平甚至同一核团的直接相互作用,如脊髓背角;②抑制性调制通过局部回路间接作用于痛敏神经元;③针刺激活下行抑制系统,抑制背角痛敏神经元。CNS内的许多结构都参与了针刺镇痛。针刺镇痛、脑刺激镇痛(brain stimulating analgesia)和阿片类药物镇痛三者所激活的神经结构非常相似,包括脊髓背角、脑干网状结构(中缝核群、中央灰质等)、下丘脑(弓状核、室旁核、视前区等)、边缘系统(扣带回、杏仁核、伏核、隔区等)、尾核头部、丘脑中央中核和大脑前额皮质及体感区等。

中枢神经系统内许多神经介质都参与了针刺镇痛。阿片肽(包括脑啡肽、内啡肽和强啡肽)可能是针刺镇痛中最主要的介质,其可能机制为:①针刺激活下丘脑弓状核的β内啡肽系统,通过PAG下行冲动抑制脊髓后角痛觉信息的传递;②针刺传入直接激活脊髓后角的脑啡肽和强啡肽能神经元,抑制痛觉敏感神经元的活动;③和其他递质相互作用参与针刺镇痛。5羟色胺(5-HT)是针刺镇痛中起重要作用的另一神经介质,针刺可增强中缝核内神经元的活动,使5-HT的释放增多。其他一些神经介质,如去甲肾上腺素、乙酰胆碱、γ-氨基丁酸、多巴胺、神经降压素等均参与了针刺镇痛。

临床研究表明:针灸对多种疼痛有一定的疗效,如慢性下背部疼痛、慢性颈肩痛、膝关节炎、偏头痛、痛经、分娩痛以及术后急性疼痛。针灸及相关技术是术后疼痛治疗的有效辅助手段,可减轻术后疼痛评分和阿片类药物用量及其副作用。而且针灸的副作用非常小,可自然恢复,这是目前所有镇痛用药包括镇痛辅助用药无法相比的。但是,针灸镇痛的确切机制仍不清楚,术前和术后针灸对疼痛的影响有何差异也未知,针灸操作的适用性和普遍性仍有待解决。

第五节　小儿术后镇痛

小儿术后疼痛的治疗直到近30年来才逐渐被重视，它被忽视的原因主要包括：认为新生儿和小婴儿对疼痛不敏感，小儿痊愈较快，部分镇痛药物在小儿使用受到限制，以及医护人员对在小儿使用镇痛药物特别是阿片类镇痛药心存顾虑等。实际上，孕25周时，胎儿疼痛感受器已经发育。新生儿不仅能感受疼痛，且会因为镇痛不充分，带来日后疼痛反应增强。

小儿镇痛与成人镇痛之间存在诸多不同，例如：小儿疼痛不易评估、药物在小儿特别是新生儿和婴儿体内的代谢与成人不同、小儿惧怕打针、硬膜外穿刺及置管等操作也相对困难。目前，国外很多先进的儿童医院和医学中心已经建立了专门处理小儿疼痛的医疗小组，但我国小儿术后镇痛发展缓慢，水平较滞后。为更好地促进我国儿童术后镇痛的发展，普及标准化的管理，2014年中华医学会麻醉学分会儿科麻醉学组集体撰写了小儿术后镇痛专家共识并于2017年进行更新，以期惠及更多患儿。

一、术前宣教和围手术期镇痛计划

手术前应当向患儿监护人详细解释外科创伤与术后疼痛的关系，术后创伤恢复需要一定过程，术后疼痛可能导致各种躯体不适、睡眠障碍等，影响术后康复。然而由于小儿病理生理不同于成人，镇痛药物可选种类较少，积极镇痛的同时需要加强术后监测，并采用药物及多种非药物疗法治疗术后疼痛。向患儿及监护人解释患儿拟采用的术后镇痛方法，不良反应和注意事项。

术后镇痛计划的制订与整个手术过程是紧密相关的。重视对监护人和患儿的教育和心理指导，让监护人了解可选择的镇痛药物和方法，共同商定术后镇痛方案。患方的积极参与是取得良好镇痛效果的前提。应如实告诉患儿及家长可能面临的情况，并让他们相信，所有人都将尽全力照顾好患儿并减少患儿的痛苦和不适。

术前应了解患儿通常对疼痛的反应以及痛觉表达方式。如果患儿既往接受过手术治疗，则需询问以下问题：过去使用过什么药物？效果如何？过去经历过怎样的疼痛？使用过非药物治疗方法吗？何种药物有效？何种方法有效？根据手术的部位、大小、患儿年龄，以及气道情况、心血管、呼吸、神经等系统的情况对患儿进行整体评估。教会患儿在术前使用合适的疼痛评分方法将有利于术后镇痛治疗。如果使用PCA镇痛，应教会患儿及家长有关PCA的使用方法。镇痛过程中应定期评估疼痛程度，观察镇痛的副作用，及时调整镇痛方案，做到个体化镇痛。尽早进行术后镇痛，积极开展多模式镇痛，并做好镇痛记录及随访。

二、婴儿和小儿急性疼痛的评估

正确评估疼痛是有效镇痛的关键。有效的疼痛评估建立在和患儿或患儿照顾者充分交流的基础上。部分小儿尤其是婴幼儿不会主动诉说疼痛，因而疼痛评估较为困难，应注重临床征象的观察。目前尚未有某种量表能适用于所有种类的疼痛或各年龄段的儿童，任何一种方法都不能准确有效地评估所有患儿的所有类型疼痛，故联合使用多种评估方法有助于提高疼痛评估的准确性。疼痛评估需要持续规律地进行，按时进行疼痛评估和记录才能保证疼痛治疗的有效性和安全性。为了避免患儿及家长感到困惑及尽可能获得客观的信息，在某个患儿的疼痛评估过程中应使用同一方法和尺度。在任何治疗后都要及时评估其效果和不良反应。

常用的疼痛评估方法有：

1. 自我评估　患儿根据提供的量表自己描述疼痛的程度，这是评估疼痛程度的金标准，与成人疼痛评估方法相同。

（1）视觉模拟评分法：一条长100mm的标尺，一端标示“无痛”，另一端标示“最剧烈的疼痛”，患者根据疼痛的强度标定相应的位置。一般用于8岁以上儿童。

（2）数字等级评定量表：用0~10数字的刻度标示出不同程度的疼痛强度等级，“0”为无痛，“10”为最剧烈疼痛，4以下为轻度痛，4~7为中度痛，7以上为重度痛。适用于8岁及以上儿童，是临床最常用也是最简单的疼痛评估方法之一，见图119-1。

（3）语言等级评定量表将描绘疼痛强度的词汇通过口述表达。一般3岁以上的小儿就能较好描述疼痛，但对疼痛强度的判断不一定很准确。当患儿有能力自述疼痛程度时，其口头的描述应作为药物治疗的首要参考依据。

2. 面部表情评估　医师或患儿监护人根据患儿的面部表情，与面部表情图对比后进行疼痛评分。

(1) Wong-Baker 脸谱疼痛评分法：适用于婴幼儿或交流有困难的患儿，见图 119-2。

(2) Bieri 改良面部表情评分法：适用于学龄儿童和青少年，见图 119-3。

(3) Oucher 疼痛评分：是将垂直的 0~10 的数字量表和面部表情结合的一种评分方法，还有专门用不同亚洲儿童面部表情制作的评分尺。其与面部表情评分、VAS 评分有很好的相关性。此量表可以较好地评估患儿术后或使用镇痛药物后的疼痛程度变化情况，但一般只适用能数到 100 的 6 岁以上儿童，见图 119-4。

使用面部表情评估应当注意，患儿可能因为恐惧，饥饿或其他压力失去“笑脸”，疼痛评估时应该排除这些影响因素。

3. 行为学评估　根据疼痛相关行为学表现或患儿照顾者提供疼痛相关行为的叙述进行评估。该方法适用于婴幼儿或有交流困难的患儿，且可避免评估对患儿的打扰。

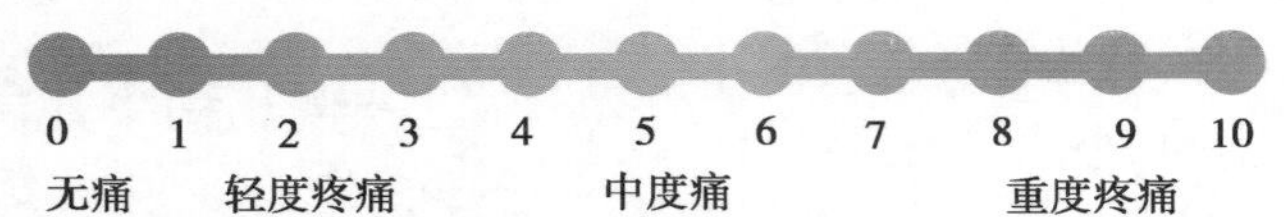

图 119-1　数字等级评分量表

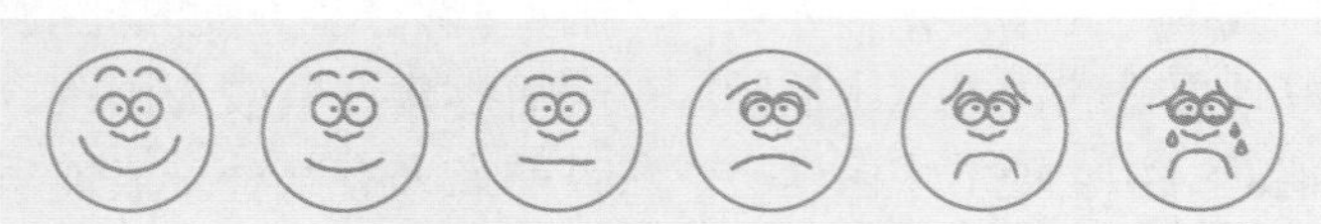

图 119-2　Wong-Baker 脸谱疼痛评分法

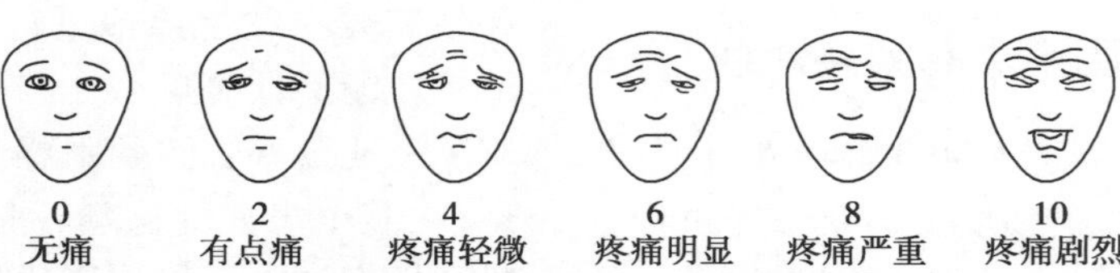

图 119-3　Bieri 改良面部表情评分法

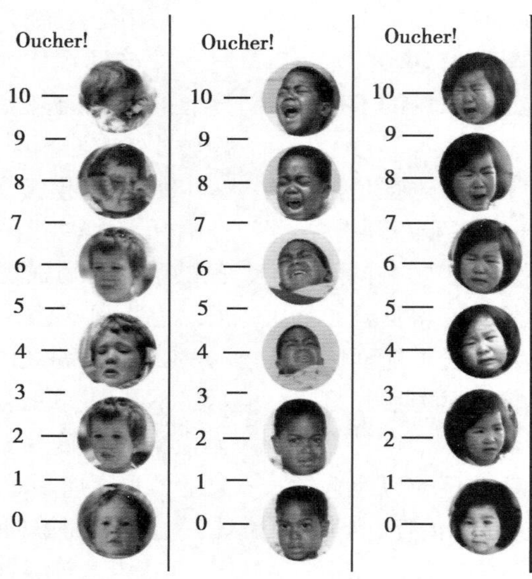

图 119-4　Oucher 疼痛评分

(1) CRIES (crying, requires O_2 saturation, increased vital signs, expression, sleeplessness) 评分，见表 119-12。

通过哭泣、呼吸、循环、表情和睡眠等进行评估。各项相加后总分从 0~10，分数越高，疼痛越严重。

(2) FLACC (face, legs, activity, crying, consolability) 评分常用于 2 个月 ~7 岁患儿术后疼痛的评估。分值 0~10，见表 119-13。

(3) Comfort 评分：通过观察患儿警觉程度、平静或激动、呼吸反应、体动、血压、肌肉张力、面部紧张程度等了解患儿镇静舒适程度，常用于辅助上面介绍的各种疼痛评分。Comfort 评分主要用于新生儿到 17 岁的 ICU 患儿的观察，以及新生儿至 3 岁手术后患儿的疼痛评估。

Comfort 评分共包括 8 个项目，每一个项目评分为 1~5 分，总分为 40 分，见表 119-14。将镇静程度分为 3 级：8~16 分为深度镇静；17~26 分为轻度镇静；27~40 分为镇静不足、躁动。其中，Comfort 评分 17~26 分（轻度镇静）为镇静满意。

表 119-12 CRIES 评分表

	0分	1分	2分
哭泣	无	哭声响亮，音调高	不易被安慰
维持血氧饱和度大于 95% 是否需吸氧？	否	需吸氧浓度 <30%	需吸氧浓度 >30%
循环体征	血压心率≤术前	血压心率较术前升高 <20%	血压心率较术前升高 >20%
表情	无特殊	表情痛苦	表情非常痛苦 / 呻吟
睡眠困难	无	经常清醒	始终清醒

表 119-13 FLACC 评分表

	0分	1分	2分
脸	微笑或无特殊表情	偶尔出现痛苦表情，皱眉，不愿交流	经常或持续出现下颌颤抖或紧咬
腿	放松或平常姿势	紧张不安，维持于不舒服姿势	踢腿或腿部拖动
活动度	安静，正常体位或轻松活动	扭动，翻来覆去，紧张	身体痉挛，成弓形，僵硬
哭闹	不哭（清醒或睡眠中）	呻吟，啜泣，偶尔诉痛	一直哭泣，尖叫，经常诉痛
可安慰性	满足，放松	偶尔抚摸拥抱和言语可以被安慰	难于被安慰

表 119-14 Comfort 疼痛评分表

	1	2	3	4	5
警觉程度	深睡眠	浅睡眠	昏昏欲睡	完全清醒和警觉	高度警惕
平静或激动	平静	轻度焦虑	焦虑	非常焦虑	惊恐
呼吸反应	无咳嗽或无自主呼吸	稍微的自主呼吸或对机械通气无反应	偶尔咳嗽或呼吸对抗	频繁咳嗽，呼吸对抗活跃	严重咳嗽 / 憋气、呼吸对抗
体动	无体动	偶尔轻微体动	频繁轻微体动	四肢有力活动	躯干及头部有力活动
血压	低于基础值	始终在基础值	偶尔升高超过 15% 或更多（观察期间 1~3 次）	频繁升高超过 15% 或更多（多于 3 次）	持续升高超过 15%
心率	低于基础值	始终在基础值	偶尔升高超过 15% 或更多（观察期间 1~3 次）	频繁升高超过 15% 或更多（多于 3 次）	持续升高超过 15%
肌肉张力	肌肉完全放松，没有张力	肌肉张力减低	肌肉张力正常	肌肉张力增加，手指和脚趾弯曲	肌肉极度僵硬，手指和脚趾弯曲
面部紧张程度	面部肌肉完全放松	面部肌肉张力正常，无面部肌肉紧张	面部部分肌肉张力增加	面部全部肌肉张力增加	面部扭曲，表情痛苦

4. 生理学评估　生理学评估疼痛的参数包括心率、呼吸、血压、心率变异度、皮质醇变化、皮质诱发活动等，但这些参数受行为学的影响较大。在疼痛评估时，生理学指标必需与其他评估手段联合使用。

5. 小儿疼痛评估时需注意以下问题

(1) 应该警惕任何可能的疼痛信号，任何时候都应该想到新生儿和儿童可能存在的疼痛；

(2) 对于不能自述疼痛的孩子，应选用一种恰当的行为学或复合的方法进行疼痛评估。可疑疼痛存在时，应选用有效的评估方法，勿用孤立的指标来评估疼痛；

(3) 不同年龄阶段使用不同的评估方法是进行准确疼痛评估的保证。有沟通障碍的患者均可使用行为学评估法；新生儿和婴儿可以使用 CRIES 评分；3~7 岁的儿童可以使用面部表情评分；8 岁以上儿童可以使用成人疼痛评估量表；

(4) 只要有可能，让孩子自己描述疼痛是最好的评估方法；

(5) 为了有效评估疼痛，必须与患儿、家长或监护人及疼痛管理的相关人员进行交流。需要对进行评估的医务人员进行疼痛相关的知识教育和评估方法的学习，提高熟练程度和准确性。

(6) 按时规律地进行疼痛评估和记录才能保证镇痛的有效性和安全性，任何干预治疗后要评估其效果和不良反应。

(7) 注意语言、民族和文化背景等可影响疼痛的表达和评估。一项关于小儿性别对疼痛评估的研究表明：虽然未发现男孩和女孩对疼痛的评估方面有差异，但性别可能影响对疼痛的反应：女孩对疼痛的主动诉说比男孩更多。

三、小儿药代动力学特点与镇痛原则

(一) 小儿药代动力学特点

由于小儿在生理及心理上尚未成熟，因而在镇痛方法的选择、镇痛药物的应用途径及剂量上与成人不同。对小儿进行镇痛治疗时，我们首先必须熟知小儿的药代动力学的特点：①肝脏结合作用是大部分镇痛药物代谢的主要方式；②新生儿的细胞色素 P450 系统尚未成熟，结合药物较慢；③新生儿在出生后的前几周内肾脏功能较差，通常在满 2 周后肾脏才可以有效地清除药物及其代谢产物。所以，在这之前许多药物的半衰期相对延长，需要相对延长给药间隔时间；④新生儿体内的水分含量较高，因而水溶性药物的分布容积增大；⑤新生儿的血浆结合蛋白较少，故大多数药物以游离形式存在。上述药物动力学特点说明：在对新生儿和婴儿进行镇痛治疗时，需要适当减少每公斤体重的用药量，并适当延长用药间隔时间。不过，小儿的情况复杂，有时由于不同小儿对药物的敏感度不同及药物分布差异，反而需要较大剂量的药物。

(二) 小儿术后镇痛原则

小儿术后镇痛可采用多模式镇痛，将作用于疼痛传导通路不同部位的药物或方法联合应用，实现镇痛的协同作用，达到最佳镇痛效果和最低不良反应。例如：口服镇痛药物和静脉镇痛药物联合应用、区域阻滞(可在超声引导下进行)、硬膜外镇痛、PCA(患者自控镇痛)和 NCA(护士控制镇痛)、局部浸润阻滞以及非药物疗法如安抚奶嘴、蔗糖、按摩、音乐等。

四、镇痛药物及其应用

(一) 阿片类药物和曲马多

阿片类药物是治疗中度至重度疼痛的最常用药物，也是唯一一类对重度疼痛有效的镇痛药，其镇痛作用无封顶效应。在适当的监测、剂量及给药方法下，阿片类药物可以安全用于小儿。临床上存在对小儿阿片类药物使用不积极的情况，主要原因有：对小儿疼痛情况不了解，对用药剂量不熟悉以及对药物副作用的担心。

1. 药物动力学　不同年龄小儿阿片类药物的药代动力学不同。新生儿和婴儿使用阿片类药物时应适当减少每公斤体重的药物用量。但由于阿片类药物的分布容积较大，故应在严密监测的情况下，适当加大负荷剂量。

新生儿和未成熟儿对阿片类药物引起的呼吸抑制特别敏感，往往在用药后未达到镇痛效果时就可能出现呼吸抑制。婴儿在快速输注吗啡时也易出现呼吸暂停，与快速输注时脑内药物浓度迅速达到峰值有关。新生儿的吗啡半衰期为 6~8 小时，未成熟儿为 10 小时(成人为 2 小时)，所以在新生儿和未成熟儿使用吗啡时应明显减慢输注速度。不过，在这种患儿，要达到相同的镇痛效果，所需的血浆吗啡浓度却高于成人，可能与吗啡的活性代谢产物吗啡 -6- 葡糖醛酸产生较少有关。随着年龄增长，吗啡的清除率逐渐接近成人，在青少年甚至高于成人。

2. 常用阿片类药物

(1) 吗啡：吗啡的给药途径包括皮下、经口、硬膜外、鞘内、肌肉内、静脉内或经肛门等。新生儿和2岁以内的婴儿，吗啡的蛋白结合率和代谢率降低，半衰期延长，其差别取决于孕龄和出生体重；儿童的代谢与成人相似。口服生物利用度因肝脏和胃肠道的首关效应而较低。吗啡可以引起体内组胺释放，所以对有哮喘的患儿应禁用。但研究发现，大多数哮喘患儿其实可以很好地耐受吗啡。小儿使用吗啡较少引起呕吐。

吗啡的推荐剂量为：

1）口服：新生儿，80μg/（kg·4~6h）；儿童：200~500μg/（kg·4h）

2）静脉和皮下：起始剂量，新生儿25μg/kg开始；儿童50μg/kg开始，根据患儿反应确定静脉和皮下持续输注速率，10~40μg/（kg·4h）；

3）患者自控镇痛（PCA）：冲击剂量，10~20μg/kg；锁定时间，5~10分钟；背景剂量，0~4μg/（kg·4h）；每小时最大量，0.1~0.15mg/kg。

4）护士控制镇痛（NCA）：冲击剂量，10~20μg/kg；锁定时间：20~30分钟；背景剂量：0~20μg/（kg·h）（小于5kg不推荐背景剂量）。

（2）氢吗啡酮：氢吗啡酮属于强效阿片类镇痛药，常用于中重度疼痛的治疗，因为其水溶性好，可用于皮下注射。其副作用较吗啡轻，目前在西方国家被广泛用于小儿术后镇痛和慢性疼痛。

氢吗啡酮的剂量推荐：

1）口服：40~80μg/kg，q4h。

2）静脉和皮下起始剂量（按照反应滴定）：单次用药：体重 <50kg：10~20μg/kg开始，连续输注：2~8μg/（kg·h）。

（3）芬太尼：芬太尼为强效镇痛药，因其亲脂性，可经皮肤和经黏膜给药。它起效快，作用时间较短，术后镇痛可采用小剂量单次给药法，也可以用于PCA。随着持续输注时间延长，其半衰期也相应延长，为保证安全，对于新生儿，应该在严密监测下使用。

芬太尼推荐剂量为：

1）单次静脉注射：0.5~1.0μg/kg，新生儿减量。

2）连续静脉输注：0.5~2.5μg/（kg·h）。

3）PCA：负荷剂量，0.5~1.0μg/kg；背景剂量，0.15μg/（kg·h）；单次给药量，0.25μg/kg；锁定时间，20分钟；最大剂量，1~2μg/（kg·h）。

4）经皮肤给药：12.5~100μg/h

（4）舒芬太尼：舒芬太尼为强效镇痛药，镇痛强度是芬太尼7~10倍，脂溶性较芬太尼高，易透过血-脑屏障，起效迅速。新生儿肝酶系统未成熟，清除率低且受肝血流的影响很大。

舒芬太尼推荐剂量为：

1）单次静脉注射：0.05~0.1μg/kg，按镇痛效果滴定，新生儿减量。

2）连续静脉输注：0.02~0.05μg/（kg·h）。

3）PCA：负荷剂量，0.05~0.1μg/kg；背景剂量，0.03~0.04μg/（kg·h）；单次给药量，0.01μg/kg；锁定时间，15分钟；最大剂量，0.1~0.2μg/（kg·h）。配制时，以按1.5~2μg/kg配制在100ml液体中，使用48小时，背景输注为2ml/h，单次冲击为0.5ml。

3. 阿片类药物的毒副作用　阿片类药物可引起恶心呕吐、瘙痒、尿潴留和呼吸抑制等副作用，术后使用该类药物镇痛的患儿，适当的监护并做好不良反应处理的准备。联合使用非阿片类镇痛药物，可以减少阿片类药物的使用剂量及不良反应。

4. 曲马多　曲马多是一种通过5-羟色胺和去甲肾上腺素系统产生作用的弱阿片镇痛药。已被用于缓解所有年龄的儿童轻到中度疼痛。它可以口服、静脉（间断或连续注射）、直肠给药，也可以作为PCA的组分。常见的副作用为恶心呕吐、呼吸抑制（较强效阿片类药物少）、过度镇静和尿潴留和便秘，使用过量可出现癫痫样抽搐。

曲马多推荐剂量为：口服、直肠或静脉给药：1~2mg/kg，q4~6h。

5. 阿片类药物的相对效价和静脉连续输注比较，见表119-15

6. 阿片类药物常用给药方法

（1）小儿自控镇痛：PCA对合作的小儿（通常≥5岁）是安全有效的。PCIA被认为是阿片类药物的最佳给药方式，小儿PCIA推荐方案见表119-16。

（2）护士或家长控制镇痛：对年龄小于5岁及不能合作的患儿，可采取护士或家长控制镇痛的方法。此方法可能需将PCA参数设为较高的背景输注量［如吗啡20μg/（kg·h）］和较长的锁定时间（如30分钟）。NCA时须更严密观察和监护患儿，防止出现过度镇静和呼吸抑制。当背景输注量下降至较低水平时可只保留NCA单次给药；撤泵的过程应该遵循个体化原则，单次给药次数明显减少，且有满意的疼痛评分时可考虑停止使用镇痛泵。停泵后必要时使用非甾体抗炎药维持镇痛。

表 119-15　阿片类药物的相对效价和静脉单次和连续输注剂量

药物	与吗啡的效价比	给药方式	单次剂量（μg/kg）	静脉连续输注［μg/(kg·h)］
吗啡	1	口服 静脉	200~400 15~50	10~40
曲马多	0.1	口服、静脉	1 000~2 000	100~400
氢吗啡酮	5	口服	40~80	2~8
芬太尼	50~100	静脉	0.5~1	0.1~0.2
舒芬太尼	700~1 000	静脉	0.05~0.1	0.02~0.05

表 119-16　小儿自控静脉镇痛（PCIA）推荐表

药物	负荷剂量（μg/kg）	单次给药量（μg/kg）	锁定时间（min）	背景输注［μg/(kg·h)］
吗啡	50	10~20	5~15	0~4
芬太尼	0.5	0.1~0.2	5~10	0.3~0.8
舒芬太尼	0.05	0.01~0.02	5~10	0.02~0.05
曲马多	500	100~200	5~10	100~400

（二）非甾体抗炎药（NSAIDs）

NSAIDs是环氧合酶和前列腺素抑制剂，适用于治疗轻度至中度疼痛，或作为阿片类药物或区域镇痛的辅助治疗。它因为不会引起呼吸抑制，所以在治疗小儿疼痛方面具有优势。NSAIDs潜在副作用较多，在儿童使用的有效性尤其是安全性还未进行系统验证，因此药物说明书上不建议在儿童使用。但是，国内外都有大量NSAIDs类药物用于儿童镇痛的报道，但一般不推荐作为镇痛药用于3个月以下婴儿。

在所有现在使用的NSAIDs中，布洛芬是引起不良反应最少，使用安全证据最多的药物。它有很多剂型（如口服液和咀嚼片），特别适于小儿使用。双氯芬酸和塞来昔布，氟比洛芬酯和帕瑞昔布钠均有用于小儿术后镇痛的临床报道。帕瑞昔布钠（0.5~1mg/kg）与安慰剂及传统药物（芬太尼、曲马多）对比，用于儿童急性术后疼痛可获得更好的镇痛效果及更少的副作用，但其长期影响还有待深入研究。酮洛酸在治疗疼痛时既可以全身给药又可以口服给药；如果患儿术后不能口服药物、不能耐受阿片类药物或需要辅助镇痛时，酮洛酸是较好的选择。阿司匹林可能引起雷尔氏综合征（Reye's syndrome）而不用于儿童。

NSAIDs用于术后镇痛的主要指征是：①中小手术后镇痛；②大手术后与阿片类药物联合镇痛，有显著的阿片节俭作用；③大手术后，PCA停用后残留痛；④术前给药，发挥其抗炎和抑制神经系统痛觉敏化的作用。

使用NSAIDs可能出现的不良反应和注意事项：

1）NSAIDs影响血小板凝集，延长出血时间，故禁用于有出血性疾病和接受抗凝治疗的儿童。手术范围较广的大型外科手术后最好不用此类药物。

2）NSAIDs对在维持肾脏灌注中起支持作用的肾前列腺素的合成具有抑制作用，可能促进肾衰竭，特别是在有肾脏疾病和脱水的患儿，因此给药前需纠正脱水或低血容量。NSAIDs不能与有肾脏毒性的药物合用。

3）NSAIDs可以使胃激惹并引起胃出血，食管和胃肠道手术患儿不宜应用。对高风险的患儿，联合使用质子泵抑制剂（如奥美拉唑）和H2受体拮抗剂可以降低胃肠道风险。

4）因为NSAIDs可使白三烯增加而可加重哮喘，因此对有哮喘史的儿童，必须确定以前曾安全使用过NSAIDs才可使用；患儿有Fernand-Widal

综合征（包括鼻息肉、哮喘、阿司匹林过敏）或重症哮喘时禁用 NSAIDs。

5）动物实验证实大剂量 NSAIDs 可影响骨发育，因此不建议小儿长时间大剂量使用此类药物。

6）对于新生儿，NSAIDs 可能影响脑和肺的血流，故不推荐使用。

7）对 NSAIDs 过敏的患儿禁用，患有严重湿疹和过敏体质的儿童慎用，肝功能衰竭者禁用。

常用 NSAIDs 的推荐剂量见表 119-17。

（三）对乙酰氨基酚

对乙酰氨基酚也是治疗小儿轻度疼痛时最常用的药物。由于其毒副作用小，可定时用药，几乎可用作各类术后疼痛治疗的基础用药；也可单独用于轻度疼痛的治疗，或与 NSAIDs、可待因等联合应用于中度疼痛，但达到一定剂量后产生封顶效应。对乙酰氨基酚的剂型很多，包括：片剂、胶囊、糖浆、针剂和栓剂等。直肠给药是小儿常用的方法。口服 30~60 分钟后，直肠给药后 1~2.5 小时达到最大血药浓度；静脉给药起效快，但需在 15 分钟内缓慢输入。肝脏代谢，新生儿因肝脏某些酶类未发育成熟而药物清除率低，而对于 2~6 岁的儿童，因为肝脏的相对比重大而药物代谢快。在营养不良和脱水的患儿，如果剂量过大可能造成药物蓄积。超过最大日用剂量后（150mg/kg）可能产生肝脏毒性。对乙酰氨基酚的各途径给药剂量推荐见表 119-18，表 119-19。

表 119-17 NSAIDs 类药物小儿应用的推荐剂量

NSAIDs	口服剂量 （mg/kg）	间隔时间（h）	日最大剂量［mg/（kg·d）］	应用年龄
布洛芬（ibuprofen）	5~10	6~8	30	>3 个月
双氯芬酸（diclofenac）	1	8	3	>6 个月
酮咯酸（ketorolac）	1	6	4	>6 个月
塞来昔布（celexoxib）	1.5~3	12	6	>1 岁

表 119-18 对乙酰氨基酚口服和直肠给药剂量推荐表

年龄	给药途径	负荷剂量（mg/kg）	维持剂量（mg/kg）	间隔时间（h）	每日最大剂量（mg/kg）	最大剂量维持时间（h）
28~32 周 *	口服	20	10~15	8~12	30	48
	直肠	20	15	12	30	48
32~52 周 *	口服	20	10~15	6~8	60	48
	直肠	30	20	8	60	48
>3 月	口服	20	15	4	90	48
	直肠	40	20	6	90	48

* 指孕产龄。

表 119-19 对乙酰氨基酚静脉给药剂量推荐表

体重（kg）	单次剂量	间隔时间（h）	每日最大剂量（mg/kg）
<5	7.5mg/kg	4~6	30mg/kg
5~10	10mg/kg	4~6	30mg/kg
10~50	15mg/kg	4~6	60mg/kg
>50	1g	4~6	4g

（四）局部麻醉药

1. 常用局部麻醉药 主要有布比卡因、左旋布比卡因和罗哌卡因，婴儿常用浓度均为0.062 5%~0.15%，儿童常用浓度为0.15%~0.25%。其中左旋布比卡因与布比卡因药效相当但毒副作用更小，罗哌卡因相对运动神经阻滞较轻，作用持续时间较短。三者的单次注射最大剂量在婴儿不超过2mg/kg，在儿童不超过2.5mg/kg；用于区域阻滞时持续输注最大剂量在婴儿不超过0.2mg/（kg·h），在儿童不超过0.4mg/（kg·h）。

2. 局部麻醉药给药方法

（1）局部浸润：该方法操作简单、实施方便，适用于各种小、中型手术。可以关闭切口前在切口皮下注射长效局部麻醉药，也可以在局部切口皮下置管后持续泵注局部麻醉药。

（2）外周神经阻滞：适用于相应神经丛或神经干支配区域的术后镇痛。小儿常使用的周围神经阻滞包括髂腹股沟神经、股神经、阴茎神经、臂丛及腰丛神经阻滞等。操作时辅以神经刺激器和超声引导可提高神经阻滞的成功率。可以单次给予长效局部麻醉药，也可以在定位成功后留置导管持续给药而获得长时间的镇痛效果。由于外周神经阻滞对意识水平、呼吸及循环影响小，特别适于危重患儿。

对小儿实施外周神经阻滞时需要注意：①重视小儿的解剖特点；②选择正确型号的外周神经阻滞针和适当的刺激电流；③应在全身麻醉或基础麻醉后进行，外周神经阻滞可完善全身麻醉的效果；④正确选择局部麻醉药物和剂量十分重要。小儿外周神经阻滞常用的局部麻醉药见表119-20，局部麻醉药推荐用量见表119-21。

（3）硬脊膜外腔给药：通过经骶管裂孔或者棘间留置的硬膜外导管持续给药。适用于胸、腹部及下肢手术后疼痛的控制。其优点是不影响神志和病情观察，镇痛完善，也可做到不影响运动和其他感觉功能。

局部麻醉药中加入阿片类药物不仅可达到镇痛的协同作用，还可降低这两类药物的副作用，减轻运动阻滞的发生，是目前最常用的配伍。适用于术后中、重度疼痛。常采用低浓度罗哌卡因等局部麻醉药复合芬太尼、舒芬太尼、吗啡等药物。

硬膜外术后镇痛（PCEA）为当今公认的最佳术后镇痛方法，但仍存在并发症。需全面分析、评估患者的生理功能，尤其是患者痛阈敏感性与既往药物使用情况后使用，见表119-22。

表119-20 小儿外周神经阻滞常用的局部麻醉药

局部麻醉药	常用浓度（%）	常用剂量（mg/kg）	最大剂量（单用）（mg/kg）*	最大剂量(加肾上腺素）（mg/kg）*	起效时间（min）	作用维持时间（h）
利多卡因	0.5~2	5	7.5	10	5~15	0.75~2
布比卡因	0.25~0.5	2	2.5	3	15~30	2.5~6**
罗哌卡因	0.2~1	3	3.5	不用	5~12	2.5~4**
左旋布比卡因	0.25~0.5	3.5	4.5	4.5	15~30	2.5~6**

* 表中的最大剂量是指单次注射的最大安全剂量。

** 作用维持时间可能达12小时以上甚至18小时，尤其是坐骨神经阻滞。

表119-21 小儿外周神经阻滞局部麻醉药推荐用量

阻滞路径	小儿体重（kg）							
	2~10	15	20	25	30	40	50	≥60
腋路臂丛	0.5ml/kg	7.5ml	10ml	10ml	12.5ml	15ml	17.5ml	20ml
锁骨上臂丛	1.0ml/kg	12.5ml	15ml	17.5ml	20ml	22.5ml	25ml	30ml
腰丛神经	1.0ml/kg	15ml	20ml	20ml	20ml	20ml	20ml	20ml
股神经	0.7ml/kg	8ml	12ml	15ml	15ml	17.5ml	20ml	25ml

表 119-22　小儿硬膜外术后镇痛的局部麻醉药和阿片药物配方

局部麻醉药 / 阿片药	罗哌卡因 0.1%~0.2% 布比卡因 0.1%~0.125% 左旋布比卡因 0.1%~0.2%	舒芬太尼 0.5μg/ml 芬太尼 2μg/ml 吗啡 10μg/ml
PCEA 方案	首次剂量 0.1~0.3ml/kg 维持剂量 0.1~0.3ml/(kg·h) 冲击剂量 0.1~0.3ml/kg 锁定时间 20~30min	

（五）右美托咪定

右美托咪定是一种强效、高选择性 α_2 肾上腺素受体激动剂，能有效促进中枢神经系统 GABA 分泌，促进去甲肾上腺素能神经超极化，具有镇静、镇痛等作用，对呼吸影响较小。现已广泛应用于小儿镇静、麻醉及镇痛。右美托咪定较少单用于镇痛，常作为佐剂与其他镇痛药物联合使用，无论是静脉、骶管、硬膜外还是切口局部浸润，术前、术中还是术后，均可获得较好的镇痛效果，并可提供适度的镇静，还可减少其他镇痛药物的使用量并降低术后躁动等不良反应的发生率。2017 版《小儿术后镇痛专家共识》建议右美托咪定术中及 ICU 镇静镇痛用量应根据患儿情况而定；除小儿脊柱外科手术（PCA 中右美托咪定速率更大）外，一般的小儿手术 PCA 中右美托咪定速率为 0.04μg/(kg·h)；右美托咪定（0.25μg/kg）切口局部浸润较少使用；硬膜外及骶管复合剂量为 1~2μg/kg，联合应用时其他镇痛药物可相应减量。

五、几种常见小儿手术术后镇痛方案

小儿手术类型不同，创伤程度不一，术后疼痛的程度也不同。术后镇痛方法的选择与年龄和手术部位有很大关系，小儿镇痛更应注意多模式个体化镇痛，提供安全、有效、个体化的镇痛方案，并尽可能减少相关不良反应，见表 119-23。

表 119-23　几种常见小儿手术术后镇痛方案

手术类型	术后镇痛方案
扁桃体切除术	术前口服对乙酰氨基酚和 / 或 NSAIDs，术中使用阿片类镇痛药物或联合止吐药；扁桃体窝局部应用局部麻醉药；术后监护下使用吗啡或芬太尼，之后规律使用对乙酰氨基酚和 NSAIDs
乳突和中耳手术	耳大神经阻滞，对乙酰氨基酚和 NSAIDs
斜视手术	术中局部麻醉药物局部阻滞，术中或术后使用阿片类镇痛药或 NSAIDs
拔牙术	NSAIDs 或联合对乙酰氨基酚
包皮环切术	骶管阻滞和阴茎背神经阻滞
新生儿包皮环切术	首选局部麻醉，阴茎背神经阻滞效果最佳
开放腹股沟疝修补术	局部麻醉药物伤口浸润，髂腹股沟神经阻滞，腹横肌平面阻滞或者骶管阻滞
尿道下裂手术	在骶管阻滞或阴茎背神经阻滞镇痛或基础上结合对乙酰氨基酚、PCA 等多模式镇痛
腹部外科大手术	多模式镇痛：PCA 或 NCA 给予阿片类药物或者硬膜外镇痛，联合 NSAIDs 类药物
腹腔镜手术	多模式镇痛：腔镜穿刺通道的局部麻醉药物浸润或者腹横肌平面阻滞，联合阿片类、NSAIDs 类药物和对乙酰氨基酚
四肢手术	周围神经阻滞优于静脉阿片镇痛，辅助以口服对乙酰氨基酚和 NSAIDs
心脏外科手术	术中和术后静脉使用阿片类镇痛，如芬太尼、吗啡，可以联合规律使用对乙酰氨基酚；或硬膜外阻滞

六、小儿术后非药物镇痛方法

小儿术后镇痛除了前述药物治疗外，行为干预、认知干预、催眠、心理准备和心理适应等非药物疗法可以辅助药物镇痛，缓解患儿的紧张感和不适。

这些非药物方法通过调节思想、行为和感受来达到减轻疼痛及其相关应激，其中分散注意力和催眠最有效。分散注意力对任何年龄段均适用，目的是让患儿将注意力转移到其他刺激上。采取的方法必须能刺激患儿的主要感观，如听觉、视觉、触觉和运动觉。不同年龄段所采取的方法不同，对刚学会走路 / 学龄前的儿童：采用吹泡泡，唱歌、音乐卡带，弹出式图书等方法；对学龄儿童 / 青少年可以采用耳机听音乐或故事，歌声或节拍节律，交谈等形式。

甜味刺激可以通过激活内源性阿片类物质的释放，产生镇痛效果，蔗糖溶液可以用于健康足月新生儿或较大的早产儿术后镇痛，不适用于胎龄或体重较小的早产儿、病情危重的新生儿。婴幼儿可以使用安抚奶嘴或抚触的方法；抚触和按摩可以缓解疼痛、焦虑和骨骼肌紧张，帮助小儿放松，从身心上减轻疼痛。母乳喂养和配方奶吸吮也可以缓解疼痛。

建立宽松、自由、开放的儿童诊疗环境，父母的陪伴可以有效减少分离性焦虑、恐惧。父母与小儿之间的相互影响会加剧疼痛反应，让患儿父母了解相关疼痛知识，由家长给予患儿正确的鼓励和支持，使患儿更好地配合医疗。

第六节　特殊人群的术后镇痛

一、日间手术和门诊手术患者的镇痛

日间手术（daycase surgery）又称非住院手术（ambulatory surgery），指患者从入院、手术、到出院在1个工作日中完成的手术。随着医疗技术的发展，尤其是微创外科的发展和麻醉复苏技术的日益成熟，使过去许多需要较长住院时间的手术得以按日间手术模式进行。日间手术和门诊手术的优点包括：有效地减少患者手术等候时间，使患者尽早接受手术治疗而不受医院病床限制；减少患者医院内交叉感染的机会；减少医疗费用，减轻经济负担，加快了周转，优化了医疗资源配置。

术后恶心、呕吐和疼痛是麻醉和手术后最常见的并发症，而术后疼痛控制不佳是导致日间（及门诊）手术患者术后留院时间延长或再次入院的首要原因之一。即便在麻醉恢复室疼痛已得到控制，出院后中重度疼痛的发生率仍可高达35%。另外，出院后恶心呕吐控制不佳可能影响患者口服镇痛药物。

由于阿片类药物的相关副作用可能延迟日间手术患者出院，并延缓出院后的恢复，联合应用阿片类药物和非阿片类镇痛药物（包括NSAIDs、对乙酰氨基酚、局部麻醉药和其他非药物性疗法）的多模式镇痛或“平衡”镇痛方法可能更适合日间（门诊）手术患者。大多数门诊患者出院后主要应用短效镇痛药来控制术后疼痛。推荐将对乙酰氨基酚作为术后常规基础镇痛给药，尤其是在镇痛方案中包括NSAIDs时。如无禁忌证可规律应用NSAIDs，某些手术患者可使用小剂量缓释阿片类药物。

局部麻醉药能减轻患者术后疼痛，可通过外周神经阻滞、组织浸润、伤口缓慢滴注或表面镇痛等方式给药。所用的局部麻醉药主要包括罗哌卡因或布比卡因。通过外科切口持续给予局部麻醉药，或在超声引导下阻滞外周神经，是日间手术后镇痛的基本方法。术后镇痛要求尽可能阻滞感觉神经，而不阻滞运动神经，以利于恢复日常活动和进行功能锻炼，因此应谨慎选择阻滞的神经及麻药的浓度。患者自控区域镇痛（PCRA），即让患者回家时带着神经周围置管、切口置管和关节内置管是日间手术患者术后镇痛的新型方式和发展趋势。通过PCRA，患者可以向体内注射事先设定的药物剂量进行镇痛。最新的证据表明，如果患者选择合适的镇痛方式及恰当的后续管理，那么这些镇痛技术在家庭环境中是有效、可行且安全的。

日间手术后的基础镇痛方法为外周神经阻滞或伤口局部麻醉药浸润和/或口服对乙酰氨基酚和/或NSAIDS镇痛。也可采用外周神经阻滞配合对乙酰氨基酚与曲马多组成的口服合剂（如氨酚曲马多、氨酚羟考酮等），用于中至重度疼痛患者加用适量口服阿片类药物。

二、老年患者的术后镇痛

（一）术后镇痛的必要性

传统观念认为老年人反应迟钝，对痛觉不敏感但对镇痛药物敏感，且一般全身状况差或耐受能力差，不需或不宜予以过多的镇痛药物。实际上老年人对术后疼痛的感知程度个体差异很大，而且对疼痛耐受性下降，下行调节系统功能减退（即5-羟色胺能和去甲肾上腺素能系统），对较高强度伤害性刺激的反应增强；如果不能因人而异地进行术后急性疼痛治疗，过度的应激反应可能导致重要脏器功能损害，严重影响术后恢复甚至危及生命。因此，当老年患者主诉疼痛时，不应该认为他们的痛苦比年轻患者轻。研究表明：术后镇痛可减少老年患者围手术期不良事件如肺部并发症、心肌缺血、心肌梗死等的发生，促进康复；术后硬膜外镇痛可减少

9

老年患者术后谵妄的发生。因此，有必要重视老年患者的术后镇痛治疗。

（二）病理生理特点

研究证实，老年人的伤害感受性 A_δ 和 C 纤维功能降低、中枢敏化延迟、疼痛阈值增加以及对低强度伤害性刺激的敏感性下降。因此，老年人对药物的耐受性和需求量均降低，尤其是对中枢性抑制药如全身麻醉药、镇静催眠药及阿片类药物均很敏感。但同时，老年患者术后对镇痛药的需求量存在显著的个体差异。况且，老年患者不愿意主诉疼痛或服用阿片类药物，他们还可能存在交流、情感表达、认知和观念上的障碍，这些都可能影响疼痛的有效管理。

与年轻人相比，老年人一般生理储备能力下降且合并疾病较多，这可能导致术后并发症（如术后谵妄）的增加。术后谵妄是老年手术患者最严重的并发症之一，与死亡率增高和住院时间延长有关，未控制的术后疼痛可能是其发生的重要促进因素。较高的疼痛评分预示精神状态下降和谵妄风险升高。

老年人的生理学、药效学、药代动力学以及伤害性信息处理都随着机体衰老而变化，使得老年患者的术后镇痛处理具有挑战性。

（三）术后镇痛特点

(1) 语言等级评定量表是最敏感和可靠的方法，数字等级评分接受度最高。对完全无法交流的老年患者目前尚无国际公认的术后疼痛评估方式，面部表情疼痛评分法是较好的评估方法。对于有语言障碍的患者，面部表情、不安定情绪、躁动、敌视、攻击行为、肢体动作、姿势、手势和发声都可能被用来表达他们的疼痛和不愉快体验。对严重认知损害如精神错乱的患者，可用精神行为评分法评估。

(2) 应为老年患者制订个体化的围手术期镇痛方案，全面考虑其疼痛水平、衰弱程度、目前用药、肾功能、认知功能等多个因素。

(3) 多模式镇痛方法可用于老年患者。须注意使用药物种类的增加时，老年患者的药物不良反应增多（多于年轻患者）。采用局部用药可避免全身用药不良反应。除了药物，舒适的体位、适当的局部压力、保暖等措施均可以缓解疼痛。神经阻滞也可能是有效的方法。

(4) 对乙酰氨基酚安全性较高，老年患者术后联合应用对乙酰氨基酚和弱阿片类药耐受良好，可以考虑作为一线药物，但要注意其中枢神经系统副作用。

(5) NSAIDs 单用仅对轻至中度疼痛有效，可与小剂量阿片类药物联合应用，以减少药物用量及副作用并加强镇痛效果。和年轻人比，老年人服用 NSAIDs 后严重胃部并发症风险增加、血小板功能受抑制。低血容量和脱水是老年患者服用 NSAISs 后的常见并发症，特别是伍用 ACEI 时，可导致急性肾衰。总之，老年患者应尽可能小剂量、短期使用环氧化酶抑制剂，特别是合并心肌严重缺血或心肌梗死时，应禁止使用静脉环氧化酶抑制剂。

(6) 对大手术或急性重度疼痛，阿片类药物仍是不可或缺的。老年患者对于阿片类药物较敏感，其认知功能、血流动力学、呼吸系统易受到影响。使用原则为降低起始剂量、滴定增量，采用最低有效剂量控制疼痛，同时制定排便计划以预防便秘。所以老年患者使用阿片类药物时须加强监护，注意防治呼吸抑制、恶心呕吐等不良反应。

(7) 曲马多对中到重度疼痛有效且耐受性较好，不产生呼吸抑制，尤其适合于老年人和心肺功能差的患者，但其用量应酌减。

(8) 对于老年患者，患者自控静脉镇痛（PCIA）的镇痛效果更好、用量更少，但伴有不同程度的镇静、嗜睡及呼吸抑制，且对肠功能恢复有一定影响，PCEA 较 PCIA 更具优势。PCEA 使用时需注意防治低血压。

(9) 老年患者术后过度镇静容易导致肺部并发症、诱发谵妄、延迟康复，应尽量避免使用巴比妥类、苯二氮䓬类、肌肉松弛剂及有催眠效果的药物。

三、阿片类药物耐受患者的术后镇痛

阿片类药物“耐受”是阿片类药物的药理学特性，即为维持一定镇痛水平所需的药物剂量不断增加。阿片类药物的“生理依赖”是阿片类药物的另一种药理学特性，以突然终止给予阿片类药物或给予拮抗剂时出现戒断综合征为特征。耐受和生理依赖是阿片类药物的药理学特性，它们不同于“成瘾”—成瘾是“心理依赖”，存在异常心理状态和行为；特点是强迫性使用而导致使用者出现慢性功能紊乱，产生生理、心理或社会性危害，并且尽管存在这种危害却仍继续使用。阿片类药物耐受一般见于有阿片类药物滥用史、长期使用阿片类药物的癌性疼痛和慢性非癌性疼痛患

者。虽然慢性疼痛患者并不等同于阿片类药物耐受患者，但是其中许多患者表现为阿片类药物耐受，同样的一般原则和策略可用于阿片类药物耐受的慢性疼痛患者。

(一) 术后疼痛的评估和镇痛方案制定

阿片类药物耐受患者的术后镇痛比较难以处理：他们的痛阈更低，对围手术期镇痛的要求较高；因严重的术后疼痛导致心肺并发症的危险性增高；术后恢复时间、住院时间延长；术后易出现慢性疼痛。阿片类药物耐受患者在术后早期一般需要较高剂量的镇痛药，部分医务人员因担心成瘾而不给予术后充分镇痛。但研究表明对既往无成瘾史的患者采用阿片类药物控制疼痛而出现医源性成瘾的风险很小。

阿片类药物耐受的患者其自述疼痛评分高，因此对疼痛的评估还需结合客观指标如能否深呼吸、咳嗽和行走等来综合决定。最好于早期制定好镇痛方案，包括术后补偿患者的平时用药量或阿片类药物基础需要量；预计术后镇痛药需求量的增加；可以应用哪些非阿片类镇痛药；是否采用区域镇痛技术；怎样转为口服药物治疗方案等。

(二) 阿片类药物的合理使用

对耐受患者术后应充分给予阿片类药物使镇痛完全并避免出现戒断症状，用量包括每日基础需要量(或维持量)和手术后疼痛刺激的需要量。可用芬太尼激发试验(fentanyl challenge)来评价不同患者对阿片类药物镇痛效应的反应并提供参考药物需要量。在术后早期，因疼痛剧烈一般需加大镇痛药用量，且采用药物吸收快、起效快的给药途径，如经静脉内、透皮、鞘内、口腔黏膜等方式，直至患者能耐受口服镇痛方案。同时可能需要频繁调整患者静脉内 PCA 的需求量或持续输注量。一般将患者阿片类药物基础需求量的 50%~100% 作为静脉内 PCA 方案的一部分通过持续输注给予，切口爆发痛用单次追加需求量来控制。

患者对不同阿片类药物的反应存在个体差异，当阿片类药物在术后镇痛过程中出现用量很大但效果却不理想时，应考虑更换药物种类或给药方式。不同的阿片类药物可能出现不同的副作用；如果患者不能耐受某种阿片类药物，可合理地改用另外一种阿片类药物。在转变剂型或更换药物时可参考以下的阿片类药物等效镇痛剂量的转换表，见表 119-24。

表 119-24 阿片受体激动剂等效剂量

药物	等效镇痛剂量(mg)	
	非口服	口服
吗啡	10	30
可待因	120	200
芬太尼	0.1	25μg/h 相当于 45mg 吗啡口服
氢吗啡酮	1.5~2	6~7.5
哌替啶	75	300
美沙酮	10	20
羟考酮	15	20~30

因患者对阿片类药物的反应存在显著的个体间差异，等效镇痛剂量仅用于估计阿片类药物需求量。实际用量应个体化并逐渐加大用量至起效。

经过术后疼痛最剧烈的阶段后，阿片类药物可向口服剂型转换，其中 1/2 或 2/3 的用量由长效制剂替代以提供基础的药物需求量，剩余部分由短效制剂临时补充来控制突发性疼痛。剂型转化时需同时考虑将阿片类药物转换为适合患者回家后使用的剂型(现多为口服或透皮剂型)。一般调整为：将阿片类药物等效剂量的约 50%~75% 转换为缓释剂或透皮芬太尼贴剂，剩余的转换为短效阿片镇痛(PRN)，但是可能需额外调整。

(三) 辅助用药

NSAIDs 应作为常规基础用药(每日足量)以优化镇痛效能，减少阿片类药物用量。区域阻滞镇痛技术复合椎管内阿片类药物可为阿片类药物耐受患者提供优异的镇痛效果，同时防止戒断症状。

氯胺酮的 NMDA 受体拮抗作用和非 μ 受体介导的镇痛作用使它对阿片耐受患者的顽固性疼痛有很好的治疗作用。它与阿片类药物复合使用可减少或逆转阿片类药物所致的药物耐受。

α_2 肾上腺素能受体激动剂(可乐定和右美托咪定)可增强阿片类药物和局部麻醉药的镇痛作用，在阿片耐受患者中使用能明显缩短运动神经阻滞的起效时间，延长运动与感觉神经阻滞的持续时间。

(四) 区域阻滞

区域阻滞技术可以减少阿片类药物的用量及副作用。尽管阿片耐受患者的脊髓感觉神经元阿片受体下调，导致阿片类药物的镇痛作用相应减弱，但局部麻醉药作用机制与其并不相同。通过联合应用局部麻醉药、阿片类药物和辅助性镇痛药，

9

可充分发挥药物的相加或协同作用。

总之，对阿片类药物耐受患者，麻醉科医师应发挥自己的专业特长，合理运用区域阻滞技术，使用辅助镇痛药，并确定合适的阿片类药物用量，使其镇痛效果达到最佳。

四、肥胖和阻塞性睡眠呼吸暂停综合征患者的术后镇痛

肥胖是阻塞性睡眠呼吸暂停综合征（OSAS）患者最重要的生理特征，约60%~90%的OSAS患者有肥胖。OSAS是睡眠呼吸疾患之一，其主要特点为频发睡眠呼吸暂停和低通气，引起血氧饱和度下降，严重者频繁憋醒。因机体长期缺氧导致高血压、冠心病、心律失常、肺动脉高压、肺心病、智力下降、脑卒中甚至睡眠中猝死。肥胖和OSAS患者是发生呼吸骤停的高危人群，镇静剂量的苯二氮䓬类和阿片类药物即可导致严重低氧血症和呼吸暂停。因此，肥胖和OSAS患者术后的疼痛管理具有一定的难度和挑战性。

根据英国麻醉学会发布的肥胖外科手术患者的围手术期管理指南，对肥胖患者的术后镇痛特点总结如下：

（1）采用加速康复外科方案，尽量减少限制患者活动的设备，鼓励患者尽早下床活动。

（2）不选择肌内注射，以避免不可预测的药代动力学反应。

（3）慎用患者自控镇痛方案，因为PCA会增加潜在OSA患者的呼吸抑制风险。

（4）蛛网膜下腔阻滞中辅助加用阿片类药物可减少术后阿片类药物用量；硬膜外注射可能会限制患者的早期活动，适得其反。

根据美国麻醉科医师协会对OSAS患者围手术期治疗指南中推荐的术后镇痛方案及近年来的相关文献，对OSAS患者的术后镇痛特点总结如下：

（1）对于保留气管内导管的患者，可给予足够剂量的镇痛镇静药物。但在拔除气管内导管前，应停用镇静药物使患者意识完全恢复，镇痛药物剂量也应减少至术后镇痛的最低有效剂量。

（2）对围手术期OSA风险增加的患者，应考虑行区域镇痛以减少全身性阿片类药物的需求。如有可能，应在切口周围注射长效局部麻醉药止痛，并推荐首选非甾体抗炎药镇痛。

（3）采用外周神经阻滞镇痛和患者硬膜外自控镇痛是OSAS患者术后镇痛的理想方法。计划行硬膜外镇痛时，选择局部麻醉药/阿片类药物/局部麻醉药+阿片类药物方案时须权衡利（增加镇痛效果，减少全身性阿片类药物需求）和弊（向头侧扩散引起呼吸抑制）。

（4）应用患者自控的阿片类药物镇痛时，背景持续输注需十分谨慎或完全不用，并均需严密监测打鼾、镇静水平、呼吸频率和SpO_2等。

（5）如果情况合适，可考虑应用非甾体抗炎药或其他镇痛疗法如冰镇、经皮电刺激等以减少阿片类药物用量。

（6）应警惕同时伍用镇静药（苯二氮䓬类，巴比妥类）可增加呼吸抑制和气道梗阻的风险。

第七节　术后喷他佐辛进展及发展趋势

一、急性疼痛机制相关治疗进展

急性疼痛发生机制主要包括外周神经和中枢神经两个方面。局部组织损伤和炎症导致疼痛性介质大量产生和聚集，在末梢痛觉过敏中起到重要作用。神经末梢/神经根炎症、感染、损伤、切断、压迫或牵拉后，损伤神经芽生（sprout），从而由于痛觉神经感受器和外周轴索的过敏而产生异常兴奋。在外周损伤时，损伤细胞和外周炎性细胞释放炎症介质可导致痛阈降低、痛觉过敏。在临床上如果要消除或减轻神经末梢过敏反应，则应集中于阻断或减轻化学性炎症介质的作用，这是目前临床上使用NSAIDs和局部麻醉药的主要理论基础之一。在外周损伤发生炎症反应时，脊髓神经元敏感性也相应升高，表现为兴奋性感受野扩大，导致脊髓神经元对伤害性区域之外的刺激发生反应，对阈上刺激反应增强，持续时间延长，神经元兴奋阈值降低，致使无伤害性的刺激能够激活传递伤害性信息的神经元。

尽管传统观念认为痛觉过敏与慢性疼痛相关，但基础研究与临床数据均显示围手术期阿片类药物可诱发急性痛觉过敏，表现为使用阿片类药物的患者实际上对疼痛刺激更加敏感，称之为阿片类药物诱发的痛觉过敏（opioid induced hyperalgesia，OIH），可能与中枢及外周神经系统中的致伤害性

刺激通路上调相关。OIH可发生于多种用药模式，包括低剂量、高剂量以及维持剂量的阿片类药物。从药理学角度看，OIH明显不同于阿片类耐受（抗伤害性刺激通路的退敏感化），但这两者在临床上均引起阿片类药物的需求增加，因而难以区分。急性OIH的机制尚不清楚，目前已有的数据显示谷氨酰胺系统的相互作用以及NMDA受体激活可能在其中发挥重要作用。有报道称α_2受体激动剂、COX2抑制剂和NMDA受体拮抗剂能够对急性OIH起调节作用。

在临床研究领域，将来需要进一步探讨是：为什么在相同程度的外科伤害性刺激下，个体间的疼痛反应存在如此巨大的差异？假如我们能在术前确定患者对疼痛的反应阈值，就有可能为术后疼痛制定好个体化的镇痛方案。对疼痛反应低的患者（疼痛阈值高），术后就可以给予较简单的镇痛方法；而对高反应的患者，可能就需要较复杂的镇痛方案。对疼痛反应低的患者过度使用阿片类镇痛药（如给予背景输注）可能增加术后并发症和死亡率。已有研究在术前采用伤害性温度（热）或电刺激和心理社会学测试方法来尝试测定患者对疼痛的敏感性，说明术前测试患者对疼痛的敏感性是可行的。除个体对疼痛反应性差异外，一些可能对疼痛反应有影响的因素，如代谢因素、老龄化、性别等也将成为急性疼痛相关的研究探讨内容。虽然社会老龄化速度加快，但关于老龄化对术后对阿片类和非阿片类镇痛药的影响少有关注。同样的状况也见于性别方面。

在将来，遗传药理学在改善镇痛疗效方面应该大有作为。比如，μ受体的遗传变异可能导致个体间在术后疼痛时对阿片类镇痛药的需求差异。从基因学角度就可以做到在术前给临床医师提供患者对疼痛反应性强弱的依据、或可能影响镇痛药物药代动力学的特异基因型。根据Tan等最近的报道：阿片μ受体基因型在种族间无差异，但种族和个体对疼痛的感知及术后阿片类用量的差异显著相关。遗传上个体间的差异同样影响患者对NSAIDs和COX2抑制剂的反应。对这些遗传多态性的鉴别最终将有助于临床医师优化阿片类和非阿片类镇痛药的给药方案。

随着人类基因组学全部DNA的测定和伤害性刺激的神经生物学研究，人们期望能够实现基于基因学的个体化疼痛治疗，也就是通过术前测定患者的基因型来决定术后镇痛药及其剂量的选择。目前已有其他药物的基因型定制疗法。此外，有关无痛觉人群的报道及基因突变的确定（电压门控钠离子通道的α亚型Nav1.7，SCN9A）提示临床相关的基因学疼痛治疗将成为现实。

二、急性疼痛治疗药物

目前，阿片类镇痛药物仍然是术后急性疼痛治疗的主力军，然而近年来，越来越多的证据表明阿片类药物存在局限性，对患者可能产生深远的不良影响。阿片类受体在瘙痒、便秘、激素调节、肿瘤生长、血管再生和免疫功能中发挥作用。长期使用阿片类药物存在明确的风险，而有证据表明短期使用也可能产生显著影响。阿片类药物使用一个月即可出现长期的脑功能改变。术后镇痛的老年患者则面临长期阿片类药物依赖的风险。此外，阿片类药物可能降低恶性肿瘤手术的存活率。在乳腺癌、前列腺癌和肠道恶性肿瘤的回顾性研究中，发现与区域麻醉技术（椎旁神经阻滞、硬膜外阻滞）等相比，围手术期阿片类药物用量减少可能提高肿瘤患者的存活率。阿片类药物促进血管再生，导致肿瘤生长，抑制免疫反应，减少存活率。最近在啮齿类动物中的研究表明外周阿片类药物拮抗剂能够抑制肿瘤生长。

越来越多的科学家和临床医师提倡减少阿片类药物的使用量，新型副作用少的阿片类药物亟待开发研制。已知阿片类药物通过两种途径发挥作用：①通过作用β-arrestin相关分子信号通路从而对阿片受体起作用；②通过作用G蛋白偶联受体信号通路起作用。传统的阿片类止痛药，如吗啡，主要是通过第一条途径达到止痛效果；而第一条途径在治疗疼痛的同时往往会让阿片受体持续兴奋，从而造成上瘾，治疗的同时又会带来持久的副作用。当前，药物研发人员把目光聚焦在能够单独通过途径2起作用的特异性药物，从而避免上瘾等副作用的产生，近年来也取得了不错的进展。2016年《自然》报道的新型止痛药PZM21就是在阿片类药物滥用情势严峻的背景下开发出来的型药物，由于该药具有很强的特异性，不会造成服用者上瘾，从而引起了非常广泛的关注

除了上述新药外，对NSAIDs、昔布类等其他“老药”的研究也有新的发现：NSAIDs不但可以抑制周围前列腺素的合成，还可以抑制中枢COX2从而发挥调节伤害性感受的作用；围手术期应用普瑞巴林可改善阿片类药物镇痛效果，

减轻焦虑，减少术后阿片类用药量及其相关副作用发生率；糖皮质激素如地塞米松、甲泼尼龙，可在围手术期提供长时间的镇痛而无临床相关副作用。

三、给药方法和途径

除上述硬膜外吗啡缓释片和芬太尼离子电渗透皮给药系统（严格意义上它们属于新的给药方法）外，新型患者自控镇痛给药方法不断出现。包括患者自控区域镇痛（PCRA），患者自控鼻内镇痛（patient-controlled intranasal analgesia，PCINA），患者自控经肺镇痛（patient-controlled transpulmonary analgesia，PCTPA）等。其中，PCRA 又有切口 PCRA（incisional PCRA）、关节内 PCRA（intraarticular，IA PCRA）、神经周围 PCRA（perineural PCRA）等多种形式。

近 20 年来，外科手术发生的最主要的变化就是门诊手术的快速发展。充分的术后镇痛是门诊手术得以顺利进行的先决条件。自控给予镇痛药物是术后疼痛治疗和管理的新方式。最新的证据表明，如果患者选择合适的镇痛方式及合适的后续管理，那么这些镇痛技术在家庭环境中是有效、可行且安全的。

鼻内 PCA（PCINA）所用的阿片类药物制剂可以是干粉、液体或盐溶液，通过鼻喷、点滴、或喷雾状吸入。PCINA 给予阿片类药物（尤其是芬太尼）不但可以避免针刺，而且可避免肝脏首关效应；且鼻黏膜血供丰富，给予阿片类药物时吸收快，血浆药物浓度升高快。一项小样本、随机、安慰剂对照试验对这种给药方式的术后镇痛效果进行了评价，结果显示 PCINA 具有安全有效、无创且易于给药的优点。

患者自控经肺镇痛(PCTPA)所用的 AeroLEF™ 是一种新型含有游离芬太尼脂质体的吸入剂，可为患者提供简单、无创、速效、长效和个体化剂量的镇痛，患者可根据急性疼痛和暴发性疼痛自主调节给药剂量。AeroLEF™ 一般用于治疗中至重度疼痛(包括癌痛)，不过它的临床应用可能还需要较长一段时间。

将来，更简单合理的镇痛方法将向外周发展，即镇痛药物或方法作用于手术切口及周围组织。这将是很有前景的急性疼痛治疗方法，因为控制疼痛于其发源地远比疼痛传入到脊髓和大脑中枢后再处理要简单得多。

四、术后急性疼痛治疗观念及管理

尽管迄今我们对急性疼痛病理生理机制的认识有了长足的进步，但仍然未能找到一种理想的、创新性的疼痛治疗药物或治疗方法。由此，多模式镇痛方案成为近十多年来急性术后疼痛治疗的新理念。在具体临床工作中，多模式镇痛主要体现在：①以循证医学为基础，尽可能使用非阿片类镇痛药，即 NSAIDs、COX2 抑制剂、对乙酰氨基酚、加巴喷丁类、氯胺酮，局部和区域镇痛技术，必要时补充阿片类药物；②合理联合用药，减少阿片类相关不良反应，促进患者尽早恢复，尽快恢复日常生活的正常功能，如活动能力、肠功能、工作能力等。

在多模式镇痛的实践中，人们逐渐认识到：①不同类型的手术有其相应的术后疼痛特点和临床表现（如活动受限，麻痹性肠梗阻，尿潴留，肺功能受损），因而有与之相适应的镇痛药物或方法；②非阿片类镇痛药也有他们各自的副作用，用于术后多模式镇痛时在一定条件下有可能加重病情；③多模式镇痛的风险 - 效益比很大程度上与手术类型相关。比如，耳鼻喉科手术、整形科手术后容易再出血，不宜应用 NSAIDs 镇痛；结肠手术后易发生肠梗阻，不宜选用阿片类特别是吗啡镇痛。临床医师应根据手术特点，优化多模式镇痛，即所谓“手术分类镇痛”（procedure-specific analgesia)概念的提出。

手术分类镇痛是多模式镇痛理念的深化，特别是随着当今现代外科“加速康复外科（ERAS)”的提出，在以“促进患者恢复，缩短住院时间及出院后恢复期，减少医疗和外科并发症”为目标的医疗目标下，有效的术后镇痛是外科快通道的基本保障。必须将手术分类镇痛和快通道手术康复模式紧密结合在一起，才能获得预期的、有临床意义的终点改善，如早期开始进食，早期肠道和膀胱功能恢复，以及早期进行日常活动和恢复工作能力。

从急性疼痛服务管理层面上来看，手术分类镇痛和 ERAS 要求传统的急性疼痛服务范围必须合理扩展，而且急需围手术期疼痛相关的多专业、多科室医务工作者（如麻醉科医师、手术医师、护士、理疗科医师等）之间的密切合作。

将来，在临床研究方面，还需要进一步明确手术分类镇痛、多模式镇痛、非阿片类镇痛药等镇痛方案的要点。研究方向将注重疼痛治疗后的临床最终获益。

（许 力 马璐璐 徐仲煌）

参考文献

[1] 邓小明，姚尚龙，于布为，等．现代麻醉学 [M]. 4 版．北京：人民卫生出版社，2014.

[2] 张庆芬，黄宇光，冯艺，等．我国围手术期疼痛治疗及管理现状调查．中华麻醉学杂志，2017 (37): 1409-1413.

[3] MANGLIK A, LIN H, ARYAL D K, et al. Structure-based discovery of opioid analgesics with reduced side effects [J]. Nature, 2016, 537 (7619): 1-6.

[4] KUMAR K, KIRKSEY M A, DUONG S, et al. A Review of Opioid-Sparing Modalities in Perioperative Pain Management: Methods to Decrease Opioid Use Postoperatively [J]. Anesthesia & Analgesia, 2017, 125 (5): 1749-1760.

[5] FUENTEALBA C F, BIAGINI ALARCÓN L. Acupuncture for postoperative pain, a literature review [J]. Revista Médica De Chile, 2016, 144 (3): 325.

[6] BEVERLY A, KAYE A D, LJUNGQVIST O, et al. Essential Elements of Multimodal Analgesia in Enhanced Recovery After Surgery (ERAS) Guidelines [J]. Anesthesiology Clinics, 2017, 35 (2): 115-143.

[7] 申乐，黄宇光．规范化术后多模式镇痛治疗对加速腹盆部手术后康复的意义 [J]. 中国医学科学院学报，2016 (4): 458-463.

[8] VITTINGHOFF M, LÃ¶NNQVIST P A, MOSSETTI V, et al. Postoperative pain management in children: Guidance from the pain committee of the European Society for Paediatric Anaesthesiology (ESPA Pain Management Ladder Initiative)[J]. Paediatr Anaesth, 2018, 28 (6): 493-506.

[9] SURESH, S, ECOFFEY C, BOSENBERG A, et al. The European Society of Regional Anaesthesia and Pain Therapy/American Society of Regional Anesthesia and Pain Medicine Recommendations on Local Anesthetics and Adjuvants Dosage in Pediatric Regional Anesthesia [J]. Reg Anesth Pain Med, 2018. 43 (2): 211-216.

[10] LAMVU, G, FERANEC J, BLANTON E. Perioperative pain management: an update for obstetrician-gynecologists [J]. Am J Obstet Gynecol, 2018. 218 (2): 193-199.

[11] CHUNG F, MEMTSOUDIS S G, RAMACHANDRAN S K, et al. Society of Anesthesia and Sleep Medicine Guidelines on Preoperative Screening and Assessment of Adult Patients With Obstructive Sleep Apnea [J]. Anesthesia & Analgesia, 2016, 123 (2): 452-473.

[12] BUDIANSKY A S, MARGARSON M P, EIPE N. Acute pain management in morbid obesity-an evidence based clinical update. Surgery for Obesity & Related Diseases, 2017, 13 (3): 523-532.

[13] ASSOULINE B, TRAMÈR MR, KREIENBÜHL L, et al. Benefit and harm of adding ketamine to an opioid in a patient-controlled analgesia device for the control of postoperative pain: systematic review and meta-analyses of randomized controlled trials with trial sequential analyses [J]. Pain, 2016, 157 (12): 2854-2864.

[14] PLETICHA J, MAUS T P, BEUTLER A S. Future Directions in Pain Management: Integrating Anatomically Selective Delivery Techniques With Novel Molecularly Selective Agents [J]. Mayo Clinic Proceedings, 2016, 91 (4): 522-533.

[15] MANGLIK A, LIN H, ARYAL DK, et al, Structure-based discovery of opioid analgesics with reduced side effects [J]. Nature, 2016, 537 (7619): 185-190.

[16] POGATZKIZAHN E M, SEGELCKE D, SCHUG S A. Postoperative pain-from mechanisms to treatment [J]. Pain Reports, 2017, 2 (2): 1.

9

第一百二十章

分娩镇痛

目　录

分娩痛是分娩过程中的自然生理反应，长期以来人们把这种剧烈的痛苦过程视为不可避免的正常过程。随着人类社会的进步和现代医学的发展，减少产妇分娩期的疼痛，提高产妇分娩质量，是医务工作者追寻的目标。理想的分娩镇痛应具备：能确切完善地解除产妇疼痛；能满足整个产程镇痛的要求；不影响宫缩和产妇的行走；对母婴健康无影响；产妇能清醒配合分娩过程；有异常情况可满足手术麻醉的需要。本内容旨在确保母婴安全，提高分娩镇痛质量，规范化分娩镇痛的临床操作及管理。

第一节　产痛痛觉的产生路径及危害

产痛是外周和中枢机制的综合动态过程，是一种不愉快的感觉和情感体验(图 120-1)。产妇在分娩过程中所体验的疼痛程度是多种因素综合作用的结果，包括心理准备、情感支持、经验支持、分娩的期望和缩宫素等。但是，这种剧烈的疼痛往往超出产妇的预料，经常把产痛形容为——“十根肋骨同时折断一样的疼痛！”、“无法忍受！”、“这辈子最疼的时候了！”

在第一产程，疼痛刺激主要来源于子宫。宫缩可以导致子宫平滑肌缺血，产生组胺、5- 羟色胺和缓激肽等物质。另外，子宫下段和子宫颈的伸展延长可以刺激机械性刺激感受器。这些有害刺激由伴随交感神经的感觉神经纤维传入。它们经由子宫颈部及下腹部的神经丛进入腰部交感丛，进而传至 $T_{10\sim12}$ 和 L_1 节段。临产妇将这种疼痛描述为钝痛并且往往定位不良。随着第二产程的到来和会阴部的牵拉，躯干传入神经纤维通过会阴神经将冲动传导至 $S_{2\sim4}$ 水平。

在医学疼痛指数中，产痛仅次于烧灼伤痛位居第二。产痛可致产妇情绪紧张、焦虑、进食减少，

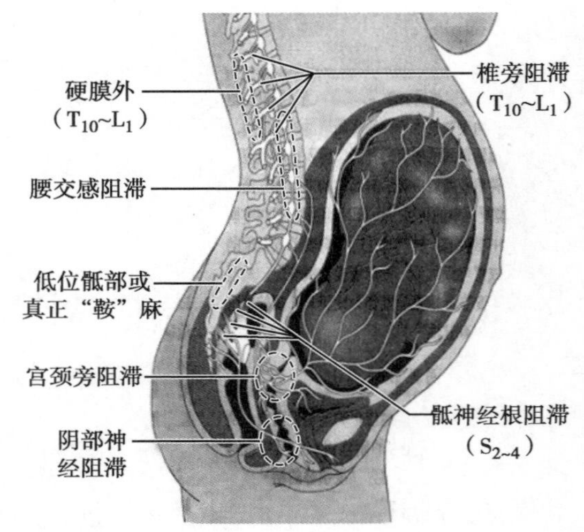

图 120-1　产痛的感觉纤维传入图

宫缩乏力致产程延长；也可致产妇过度通气、耗氧量增加，引起胎儿低氧血症和酸中毒；还可致产妇儿茶酚胺释放增加、抑制子宫收缩、产程延长、子宫动脉收缩性胎儿窘迫等。焦虑和疼痛引起的各种应激反应对母婴均不利，因此，从提高围产医学质量而言，分娩镇痛势在必行。

第二节　分娩镇痛的方法

一、药物性分娩镇痛

(一) 区域阻滞

1. 椎管内麻醉镇痛　椎管内麻醉镇痛的方法包括：连续硬膜外镇痛(continuous epidural analgesia，CEA)，腰硬联合镇痛(combined spinal and epidural analgesia，CSEA)，连续蛛网膜下腔镇痛(continuous spinal analgesia，CSA)。

硬膜外镇痛具有临床镇痛效果确切、便于调控、对母婴影响小、产妇清醒能主动配合、满意度高等优点，是目前应用最为广泛的分娩镇痛方法之一，并且当分娩过程中发生异常情况需实施紧急剖宫产时，可直接用于剖宫产麻醉，因此是分娩镇痛的首选方法。CSEA 既有起效快，用药量少的优点，又具备硬膜外镇痛的优点。

CSA 是通过留置于蛛网膜下腔的导管向其间断或持续注射小剂量局部麻醉药或镇痛药产生和维持脊髓麻醉的方法，由 CSA 对血流动力学影响小，起效快，作用完善，尤其适用于高危产科患者剖宫产术和高危孕妇分娩镇痛。Okutomi 等的研究中报道 1 例脊柱侧弯矫形术(13 年前于 T_3~L_3 植入螺旋钉后)行剖宫产术患者 CSA 的效果，该患者于

蛛网膜下腔顺利输注重比重布比卡因 7mg + 芬太尼 15μg，当感觉阻滞平面达 T_4 时开始手术，手术顺利，术后无硬膜穿刺后头痛（Post-dural puncture headache，PDPH）等相关并发症发生。在分娩镇痛方面 CSA 发挥了特有的优势，不仅可以通过蛛网膜下腔导管输注局部麻醉药，还可以输注镇痛药。Ransom 等的研究中报道了 1 例重度肺动脉狭窄产妇蛛网膜下腔连续输注舒芬太尼分娩镇痛的效果，于蛛网膜下腔置入 24G 微导管，注射负荷量舒芬太尼 10μg 后立即产生镇痛效果，以 5μg/ 小时连续输注舒芬太尼 5 小时，在分娩结束前 1 小时产妇会阴痛，经微导管注射 1% 利多卡因 50mg，分娩全程顺利，产妇动脉压、中心静脉压和心率波动幅度小，镇痛效果满意。在分娩镇痛方面该技术的应用可采用更小剂量的局部麻醉药或单纯阿片类药，对整个产程、产力、宫缩和胎儿的影响将更小。徐铭军等使用 21GSprotte 针套 25G 微导管技术证明了舒芬太尼用于 CSA 分娩镇痛的可行性，认为 CSA 镇痛起效慢但效果确切完善、对产妇循环干扰小、副作用少。

2. 椎管内麻醉镇痛的药物

(1) 局部麻醉药注入硬膜外间隙，母体静脉血局部麻醉药浓度可在 20~30 分钟时达最高值，脐静脉血中浓度在 30 分钟时达最高值。不同的局部麻醉药进入胎盘的移行速度也不同，影响因素有：

1) 局部麻醉药的蛋白结合度：与母体血浆蛋白的结合度，利多卡因为 45%~55%；与胎儿血浆蛋白的结合度，布比卡因为 51%~66%，利多卡因为 14%~24%。局部麻醉药与血浆蛋白结合度高者，通过胎盘量少，进入胎儿血的量也小。

2) 局部麻醉药的分子量：分子量在 350~450Da 以下的物质容易通过胎盘，常用的局部麻醉药的分子量都在 400Da 以下，故均较易通过胎盘。

3) 局部麻醉药的脂质溶解度：局部麻醉药中，脂质溶解度较高者，均较易进入胎盘，后者决定于局部麻醉药的 pH 值和油 / 水溶解系数，如利多卡因 pH 值为 7.20，溶解度为 30.2，较易通过胎盘。

4) 局部麻醉药在胎盘中的分解代谢：酰胺类局部麻醉药如利多卡因、布比卡因，大部分在肝脏经酶的作用而失活，不被胎盘分解；其代谢过程也远较酯类局部麻醉药缓慢。因此大量使用酰胺类局部麻醉药的不良反应较酯类者多，但由于前者作用可靠，渗透性强，作用时间较长，不良反应尚不多，故仍被普遍用于产科。

5) 酯类局部麻醉药如氯普鲁卡因、丁卡因等，大多经血浆或肝内假性胆碱酯酶水解，也在胎盘内水解，因此移行至胎体的量少，故较安全。

(2) 酯类局部麻醉药

1) 丁卡因：丁卡因的化学结构是以丁氨根取代普鲁卡因芳香环上的对氨基，并缩短其烷氨尾链。它是一种长效局部麻醉药，起效时间需 10~15 分钟，时效可达 3 小时以上。丁卡因的麻醉效能为普鲁卡因的 10 倍，毒性也为普鲁卡因的 10 倍，而其水解速度较普鲁卡因慢 2/3。其水解产物为丁氨基苯甲酸与二甲胺基乙醇；丁卡因不适于多次高压灭菌。

用法与剂量：眼科常以 1% 等渗液作角膜表面麻醉，鼻腔黏膜和气管表面麻醉常用 2% 溶液。硬膜外腔阻滞可用 0.2%~0.3% 溶液，一次用量不超过 40~60mg，但目前已很少单独应用。常用的是与利多卡因的混合液，可分别含有 0.1%~0.2% 丁卡因与 1.0%~1.5% 利多卡因，具有起效快、时效长的优点。

蛛网膜下腔阻滞只能应用特制的丁卡因粉剂，一般为 10mg；可用 10% 葡萄糖液、麻黄碱、脑脊液各 1ml，配制成 1 : 1 : 1 重比重溶液，成人剂量 8~10mg（即 2.5~3.0ml），一般时效可达 120~180 分钟。丁卡因很少应用于分娩镇痛。

2) 氯普鲁卡因：氯普鲁卡因与普鲁卡因相似。在血内水解的速度较普鲁卡因快 4 倍，故毒性低，起效短，只需 6~12 分钟，时效为 30~60 分钟，依据其用药量而定。

用法于剂量：盐酸氯普鲁卡因不适于表面麻醉。1% 溶液可用于局部浸润麻醉，一次最大剂量 800mg，加用肾上腺素后则时效可达 30 分钟；2%~3% 溶液适用于硬膜外阻滞和其他神经阻滞，具有代谢快，胎儿、新生儿血内浓度低的优点，适用于产科麻醉。应该指出，氯普鲁卡因溶液的 pH=3.3，若不慎把大量的氯普鲁卡因注入蛛网膜下腔可能引起严重的神经并发症。当氯普鲁卡因与布比卡因或依替卡因混合应用时，后者有可能抑制氯普鲁卡因的代谢，其所引起的神经毒性，可能与干扰神经的能量需求平衡有关。

(3) 酰胺类局部麻醉药

1) 利多卡因：利多卡因为氨酰基酰胺类中效局部麻醉药。具有起效快，弥散广，穿透性强，无明显扩张血管作用的特点。其毒性随药物浓度而增加，在相同浓度下，0.5% 浓度与普鲁卡因相似；1% 浓度则较后者大 40%；2% 浓度则比普鲁卡因大 1

倍。除了用于麻醉的目的外,可以静脉注射或静脉滴注利多卡因,以治疗室性心律失常。

用法与剂量:口咽及气管表面麻醉可用4%溶液(幼儿则用2%溶液),用量不超过200mg,起效时间为5分钟,时效约可维持15~30分钟。0.5%~1.0%溶液用于局部浸润麻醉,时效可达60~120分钟,依其是否加用肾上腺素而定。神经阻滞则用1%~1.5%溶液,起效约需10~20分钟,其时效可维持120~240分钟。硬膜外和骶管阻滞则用1%~2%溶液,出现镇痛作用约需5.0±1.0分钟,达到完善的节段扩散约需16.2±2.6分钟,时效为90~120分钟。2%~5%溶液可用于蛛网膜下腔阻滞,一次用量限于40~100mg,时效为60~90分钟,由于阻滞的范围不易调节,一般在临床上并不常用。

神经阻滞和硬膜外阻滞,成人一次用量为400mg,加用肾上腺素时极量可达500mg。硬膜外阻滞用量为400mg,其血内浓度达2~4mg/ml。出现毒性症状,则浓度多已超过5mg/ml;出现惊厥症状,则血内水平已达7mg/ml以上。

在硬膜外分娩镇痛时,硬膜外腔推注1%利多卡因5~10ml作为预充使用。

2)布比卡因:布比卡因的结构与甲哌卡因很相似,不过在其氮己环上加3个甲基侧链,使其脂溶性与蛋白质结合力增加,其代谢分解是先除去氮己环侧链,分解产物为哌可二甲代苯胺(pipecolyl xylidine,PPX),毒性反应仅及甲哌卡因的1/8。PPX与原型布比卡因较缓慢地从尿液排出。正常人的消除半衰期($t_{1/2}b$)约为8小时,新生儿达9小时。对温度较稳定,可行高压灭菌。

布比卡因的镇痛作用时间比利多卡因、甲哌卡因长2~3倍,比丁卡因长25%。对布比卡因是否加用肾上腺素问题,有过争论。但近来认为,加用肾上腺素可进一步提高麻醉效能,降低血内浓度。临床常用浓度为0.25%~0.75%溶液,成人安全剂量为150mg,极量为225mg。胎儿/母血的浓度比率为0.30~0.44,故对产妇的应用较为安全,对新生儿无明显的抑制。布比卡因适用于神经阻滞、硬膜外阻滞和蛛网膜下腔阻滞。

用法与剂量:0.25%~0.5%溶液适用于神经阻滞;若用于硬膜外阻滞,则对运动神经阻滞差,加肾上腺素则适于术后镇痛。0.5%等渗溶液可用于硬膜外阻滞,但对腹部手术的肌松不够满意,起效时间为18分钟,时效可达400分钟。0.75%溶液用于硬膜外阻滞,其起效时间可缩短,且运动神经阻滞更趋于完善,适用于外科大手术。0.125%溶液适用于分娩时镇痛或术后镇痛,对运动的阻滞较轻。0.1%布比卡因2~2.5mg适用腰-硬联合分娩镇痛的蛛网膜下腔用药。

3)罗哌卡因:其化学结构与布比卡因很相似,只是在其氮己环的侧链被丙基所取代。与多数酰胺类局部麻醉药所不同的,它不是左消旋混合物而是单一对映结构体(S-形),市售的罗哌卡因是含水的盐酸盐。局部麻醉药脂溶性强弱布比卡因 > 罗哌卡因 > 甲哌卡因和利多卡因,神经阻滞效能强弱为:布比卡因 > 罗哌卡因 > 利多卡因,但罗哌卡因对Aδ和C神经纤维的阻滞比布比卡因更为广泛。经肝脏代谢,动物实验表明经肝摄取大于布比卡因。对心脏兴奋和传导抑制均弱于布比卡因。利多卡因、布比卡因和罗哌卡因的惊厥量之比,相当于5∶1∶2;致死量之比约为9∶1∶2。临床上1.0%罗哌卡因与0.75%布比卡因在起效时间和运动时间阻滞的时效没有显著差异。

用法与剂量:适用于神经阻滞和硬膜外阻滞,常用浓度为0.5%~1.0%溶液,若均以20ml来计算则其血浆浓度分别为0.43mg/ml、0.95mg/ml,是属安全范围。0.5%溶液适用于产科阻滞或镇痛,可避免运动神经的阻滞。起效时间5~15分钟,感觉时间阻滞可达4~6小时,加用肾上腺素不能延长运动神经阻滞时效。沈婷等应用序贯法测定罗哌卡因复合舒芬太尼硬膜外分娩镇痛的最小有效浓度为0.092 3%。

3. 宫颈旁和会阴阻滞 只要掌握合理的局部麻醉药用量,避免误注入血管,不影响宫缩和产程,不抑制胎儿,对母子都可称安全,更适于合并心、肺、肾功能不全的产妇。但是,区域神经阻滞镇痛效果有限,且除椎管内镇痛外其他方式普遍存在镇痛效果不易调节的缺点。

常用的方法有:

(1)外阴及会阴部局部浸润麻醉,适用于会阴痛和会阴切开缝合术。

(2)阴部神经阻滞,阴部神经来自阴部神经丛,神经纤维由骶2~4神经前支组成,内含许多副交感神经纤维,提供阴道下段、阴道外口和会阴部分的感觉神经分布,以及部分会阴肌肉的运动神经分布。阴部神经阻滞易于实施,在两侧骶棘韧带后注入局部麻醉药,可为阴道分娩和低位产钳分娩提供满意的镇痛。适用于外阴和会阴部痛,产钳和臀位牵引及会阴切开缝合术。

(3)宫颈旁阻滞：宫颈旁阻滞是一种用于不能接受椎管内阻滞的产妇的替代技术。它是一种相对简单的阻滞，适用于第一产程，并且不会影响产程。将局部麻醉药注入子宫颈阴道侧穹隆黏膜下，可阻滞子宫颈旁神经传导。这种阻滞不会影响会阴的躯体感觉纤维，对于第二产程并不能缓解疼痛。但是，约有20%产妇可出现一过性宫缩变弱，1%~4%胎儿有一过性胎心变慢。这可能与子宫血流降低或胎儿血中局部麻醉药浓度高有关。

4. 腰椎旁交感神经阻滞　自主神经系统由交感神经和副交感神经分支组成。腰交感神经阻滞可以用来阻断从交感神经链到下肢的神经传导。可用于治疗交感神经介导的疼痛，即腰交感神经阻滞可用于治疗疼痛，例如复杂区域疼痛综合征、假肢疼痛、多汗症、血管功能不全和带状疱疹的疼痛。Leighton等研究发现与硬膜外镇痛患者相比，有引产并接受腰交感神经阻滞的初产妇在镇痛的前2小时内宫颈扩张更快，第二阶段分娩时间更短，难产剖宫产率更低。文献认为腰交感神经阻滞可以替代椎管内阻滞，用于阻滞第一产程由子宫产生的疼痛传导(图120-2)。

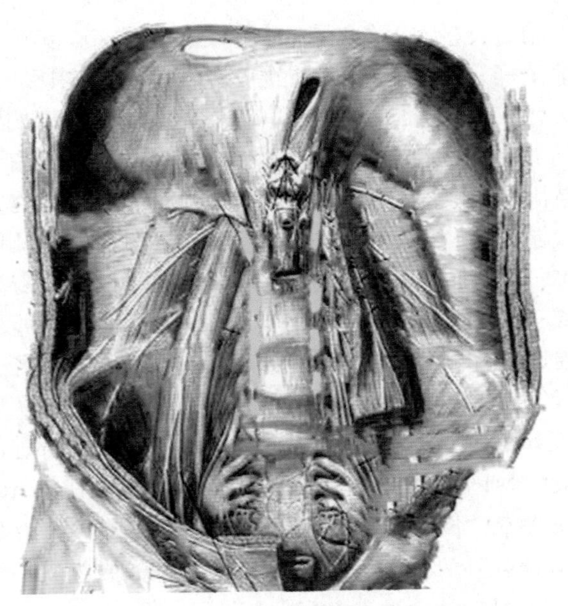

图120-2　腰椎旁交感神经阻滞

(二) 全身药物镇痛法

阿片类药物是分娩镇痛中最常使用的全身性药物。所有阿片类药物都有不同程度的副作用，包括呼吸抑制、恶心和呕吐以及从欣快感到过度镇静的精神症状改变。根据阿片类药物的物理化学特性，它们都能通过胎盘循环，这可能引起新生儿的呼吸抑制，但是适当使用阿片类药物能短时间内有效缓解分娩疼痛。

1. 哌替啶　母体静脉注射哌替啶50mg后，2分钟内胎儿血即可检出，6分钟后母血与胎血内的哌替啶浓度可达平衡；改用肌内注射，脐静脉的哌替啶出现较延迟，浓度也较低。于分娩前1小时肌内注射50~100mg，娩出的新生儿与未用药者无明显差异。但如果在娩出前2小时肌内注射，新生儿呼吸抑制率明显增高，4小时内娩出者，呼吸性酸中毒的程度增加。近年证实哌替啶抑制新生儿的呼吸中枢是通过其分解产物去甲哌替啶、哌替啶酸及去甲哌替啶醇所产生，此类产物在胎儿肝内形成。哌替啶生物降解需2~3小时，因此可以解释在胎儿娩出前1小时用药，娩出的新生儿情况正常，于娩出前2~3小时用同样剂量，则新生儿都有呼吸抑制现象。这说明哌替啶以在胎儿娩出前1小时内或4小时以上使用为宜。由于临床对胎儿娩出的时间不易准确估计，所以用药以越接近娩出越好。哌替啶有促进宫缩作用，但子宫肌张力不降，宫缩频率及强度增加，故可使第一产程缩短。可能与其镇痛以及加强皮质对自主神经调整功能等作用有关。哌替啶可以导致胎儿心律不齐。分娩镇痛方面，现在认为瑞芬太尼比哌替啶更好。

2. 瑞芬太尼　瑞芬太尼镇痛效果强，可被非特异性酯酶所水解，消除不依赖于肝、肾功能，代谢产物无活性，被认为是理想的静脉分娩镇痛药物。孕妇瑞芬太尼平均消除率93.1ml/(kg·min)是非孕妇4.2ml/(kg·min)的2倍，在0~18岁的儿童中，瑞芬太尼的代谢和成人无异，与年长儿比较，新生儿、婴幼儿分布容积大，清除速率更快，血流动力学变化稳定。瑞芬太尼起效时间30秒，峰效应时间为1分钟，作用时间为5~10分钟，血浆时量相关半衰期(context-sensitive half time)为3~5分钟，长时间滴注无蓄积顾虑。

国外研究显示在第一产程平均使用(0.1~0.15)μg/(kg·min)剂量的瑞芬太尼时胎儿可较好耐受。最初Kan研究了19例在硬膜外麻醉下实施择期剖宫产术的产妇(无并发症)，术中持续输注瑞芬太尼，发现脐带静脉(UV)：孕母动脉(MA)内药物比率为0.88±0.87，脐带动脉(UA)：脐带静脉中比率为0.29±0.07。证明了瑞芬太尼容易通过胎盘，并且胎儿对瑞芬太尼有一定的代谢能力，可

以在体内快速代谢，不引起胎儿的呼吸抑制。而Volika使用单次为0.5μg/kg剂量的瑞芬太尼锁定时间为2分钟的镇痛模式时同样发现母婴的副作用小。

但是研究表明，瑞芬太尼呼吸抑制作用显著，一般人群无外界刺激的情况下以(0.05~0.1)μg/(kg·min)的速度滴注时，每分通气量下降50%；其用于术后镇痛的有效剂量是(0.05~0.1)μg/(kg·min)，呼吸抑制和呼吸暂停发生率高达29%。其他研究发现在使用瑞芬太尼静脉自控镇痛的待产者中，镇静和血氧饱和度下降发生频繁，27%的产妇需要吸氧来纠正(SaO_2<92%)，需要严密监护和及时纠正。即使瑞芬太尼静脉分娩镇痛时，产妇发生呼吸暂停[5/19(26.3%)]，但对胎儿的Apgar评分无影响。岳云等一项多中心研究认为，瑞芬太尼静脉分娩镇痛效果不如椎管内阻滞镇痛，但是其操作简单，孕妇满意度高，其副作用尚不详，但其对呼吸抑制仍不能忽视，建议临床谨慎使用。当产妇椎管内分娩镇痛方式存在禁忌时，根据医院条件可选择静脉分娩镇痛方法，但必须在麻醉科医师严密监控管理下方可实施，以防危险情况发生。

徐铭军等研究显示国人采用瑞芬太尼0.1μg/(kg·min)应用于第一产程时无新生儿呼吸抑制，不影响新生儿Apgar评分，在低流量使用鼻导管持续吸氧条件下产妇无低氧血症发生；对宫缩及产程进展无影响，不增加剖宫产率及器械助产率。

3. 吸入药物

(1) 氧化亚氮(N_2O)吸入法：为目前常用的方法之一，适用于第一产程和第二产程，一般由产妇自持麻醉面罩置于口鼻部，在宫缩前20~25秒吸入50%N_2O和50%氧，于深呼吸三次后即改为30%N_2O与70%氧气吸入，待产痛消失即移开面罩。由于N_2O的镇痛效果有30~45秒的潜伏期，故必须抢先在宫缩开始前吸入方有效。吸入氧化亚氮的持续时间过长，可致产妇意识消失，并出现躁动兴奋，因此，在使用前应指导产妇正确的使用方法和要求。氧化亚氮不影响宫缩与产程，不影响血压，只要严格控制吸入浓度和时间，避免母儿缺氧则安全，但镇痛效果则不如硬膜外阻滞法(图120-3)。

(2) 恩氟烷、异氟烷吸入法：需有现代麻醉机、专用挥发器及吸入麻醉药浓度测定仪等设备，于第二产程开始时间断吸入。镇痛初吸入浓度氟烷为0.5%~2%、恩氟烷为0.25%~1%或异氟烷为0.2%~0.7%；镇痛间歇期改吸氧气。吸入过程中随时观察血压、脉搏、呼吸及宫缩情况。如出现血压下降，立即改吸氧气，血压恢复后再间断吸入麻醉药。本法的缺点为镇痛的同时往往宫缩亦抑制，并易致产妇神志消失，故需由麻醉科医师亲自操作进行。

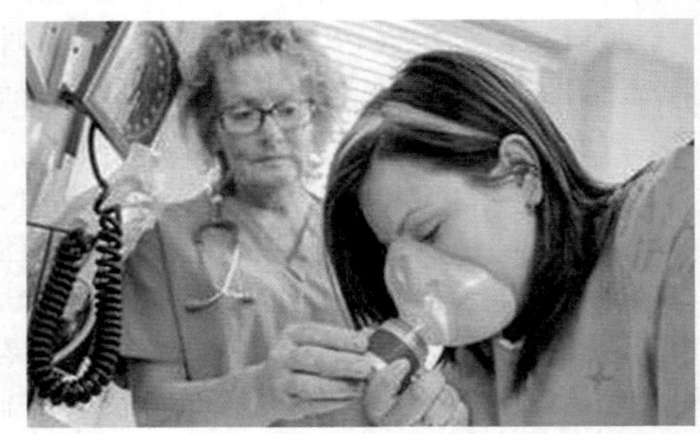

图120-3　氧化亚氮分娩镇痛

二、非药物性分娩镇痛

(一) 针刺镇痛法

1. 穴位选择　穴位有足三里穴、三阴交穴、内关穴、合谷穴、太冲穴、中极穴、关元穴和十七椎等。中医认为合谷穴与三阴交穴二穴相配，有补气下胎之良效；内关穴属心包经之络穴，宁心安神定惊镇痛；太冲穴为肝经之原穴，可沉疼痛；中极穴、关元穴、十七椎穴在缓解宫缩痛的同时能使产妇感到舒适。潜伏期以关元穴、合谷穴为中心，用右手掌面顺时针进行按摩，同时用左手拇指按压合谷穴或昆仑穴；活跃期以中极穴为中心，产妇取左侧卧位，针灸师顺时针进行腹部按摩，同时按压合谷穴或三阴交穴，手法轻重缓急以产妇感到舒适为度。通过电针刺激合谷穴发现，该穴位产生的冲动经上行传导，传入脊髓，激活脊髓、中脑导水管周围灰质和下丘脑，并整合双侧苍白球内侧的功能区，进而激活脑内的痛觉调节系统达到镇痛作用。Borup等将607例产妇按照2∶1∶1的比例分为三组，314例(51.7%)为针灸组、144例(23%)为经皮神经电刺激(transcutaneous electrical nerve stimulatior，TENS)组和149例(29.5%)为传统分娩组。针灸组的药物用量和有创性检查的使用率明显低于后两组，各组的比例分别为：针灸组58.9%，TENS组69.4%，传统组83.2%(针灸∶TENS，P=0.031；针灸∶传统，P=0.001；TENS∶传统，P=0.005)。针灸组疼痛分数明显少于后两组。针灸对产程的进展、

9

分娩方式和新生儿的Apgar评分没有影响。大多数的产妇认为该方法是安全有效的，并且能体会整个产程的进展过程，依从性良好。2017年针灸在解决阿片类药物流行的《白皮书》：以证据、成本效益和护理可行性为主要目标进行非药物镇痛和疼痛管理。《白皮书》认为将来针灸疗法可以安全地、易于掌握和成本效益优异等优点被纳入医院急诊科、分娩室、新生儿重症监护治疗病房用来治疗各种常见的疼痛，更可以显著减少阿片类药物的应用。

2. HANS 自韩济生院士发明韩氏穴位神经刺激仪（Han's acupoint nerve stimulator，HANS）以来，HANS广泛应用于临床麻醉、镇痛和脱瘾治疗等，临床疗效良好。HANS由两对4~9cm电极片组成，一对对称贴于夹嵴穴（对应脊柱T_{10}~L_3，旁开3cm），另一对对称贴于次髎穴（对应脊柱$S_{2\sim4}$，旁开3cm）。徐铭军等通过设置刺激参数为2/100Hz疏密波，呈双相对称波型，即6秒为周期，2Hz与100Hz刺激各3秒交替输出，2Hz时波宽为0.6ms，100Hz时为0.2ms刺激强度15~25mA。产妇宫口开大2~3cm时，每小时刺激一次，每次30分钟，可产生不同类型的内啡肽，降低产痛。结论为HANS仪单独进行分娩镇痛，尚不能达到理想的效果，但可以起辅助镇痛的作用，可减少局部麻醉药用量，减少PCA按压次数，与PCEA联合用于分娩，是一种安全、有效、可行的分娩镇痛方法。

3. 经皮电神经刺激法（TENS） 经皮电神经刺激是通过在脊髓背角突触前水平限制疼痛向中枢传递达到减轻疼痛的目的。电刺激优先激活低阈值的有髓神经纤维。传入抑制效应是通过阻断脊髓背角胶状质中靶细胞的冲动来抑制疼痛在无髓小C型纤维中的传导。TENS还能增强内啡肽和强啡肽的中枢释放。然而研究认为TENS在分娩镇痛或作为硬膜外镇痛的辅助措施并未显现其有效性。

总之，针刺镇痛法比精神镇痛法更有一定的物质基础，对穴位的刺激可以通过各种机制使痛阈升高，综合众多文献，针刺镇痛法可以减轻产痛30%~40%。

（二）分娩过程中的心理支持

"自然分娩"是由Grantley Dick Read在1933年定义的，他认为母亲在充分准备下分娩不需要药物介入的无痛过程。"自然分娩"成为了临产妇女流行的选择。这种方法注重训练临产妇女有条件的放松来克服分娩的疼痛和恐惧。它也使用教育计划、人工助产、呼吸技巧、自主肌肉放松技巧、高度集中注意力等一些行为来减少产痛。1995年，世界卫生组织（WHO）即确定：到2015年"人人享受生殖健康"的全球共同奋斗目标，妊娠分娩是生殖健康的重要组成部分，提出"分娩镇痛，人人有权享受"的口号。2000年WHO提供分娩镇痛服务，最大限度减轻分娩痛。鼓励使用非药物镇痛技术，除非有医学指征，否则不使用麻醉剂、镇痛剂。2002年美国妇产科医师协会认为，分娩疼痛应是首要考虑的问题，因此主张只要没有禁忌证，应根据产妇意愿决定何时进行硬膜外阻滞分娩镇痛。

1. 拉玛泽呼吸法（Lamaze breathing） 1952年，法国产科医师拉玛泽（Lamaze）创立了拉玛泽呼吸法。该方法可以有效地让产妇在分娩时将注意力集中在对自己的呼吸控制上，从而转移疼痛，也被称为心理预防式分娩准备法。它包括神经肌肉控制运动和呼吸技巧训练两方面内容，通过医护人员有计划地教导，使产妇掌握分娩技巧及减轻疼痛的各种方法，达到适度放松肌肉、减轻疼痛、加快产程、让婴儿顺利出生的目的。

拉玛泽呼吸法的技巧包括①廓清式呼吸：用鼻子深深吸口气，再缓缓以口呼出，目的是全身放松；②胸式呼吸：由鼻孔缓慢吸气，经口缓慢吐气，潜伏期进行；③浅而慢加速呼吸：随子宫收缩增强而加速呼吸，随子宫收缩减慢而减缓呼吸，在宫缩较频繁、宫口扩张3~8cm的活跃期进行；④浅呼吸：在宫缩较紧、宫口近开全时进行；⑤哈气或吹蜡烛：在胎头娩出2/3时进行，避免用力太大，造成会阴撕裂（图120-4）。

2. Doula陪伴分娩 由美国医师克劳斯倡导的。Doula是希腊语，意思是由一个有经验的妇女陪伴另一妇女。Doula陪伴分娩是指由经验丰富的助产士在产前、产中、产后陪伴产妇，给予经验上的交流、心理上的安慰、情感上的支持和生理上的帮助，帮助产妇实现一个舒适的分娩过程；在胎儿分娩时帮助胎儿旋转和下降，营造一个舒适的分娩记忆，使产妇顺利愉快地度过分娩期。Doula人员的工作主要包括密切观察产程，提供信息和建议、生活照顾、情感支持（图120-5）。

1996年国际卫生组织倡导的爱母分娩行动和1997年国际母亲安全技术磋商会提出母亲安全行

第一步：廓清式呼吸

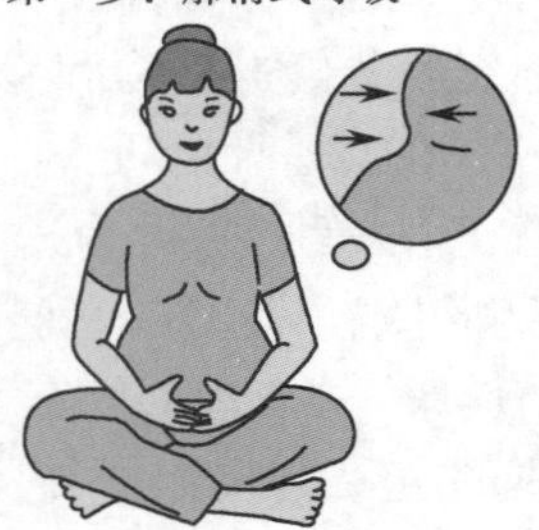

第二步：胸式呼吸

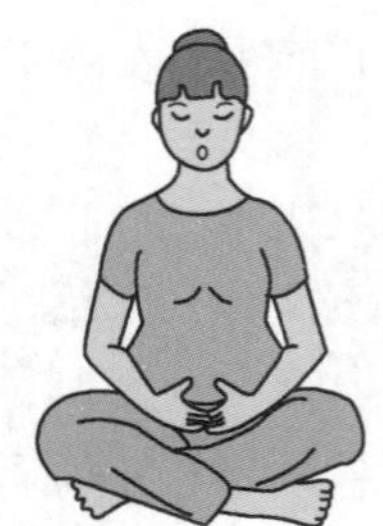

第三步：浅而慢加速呼吸

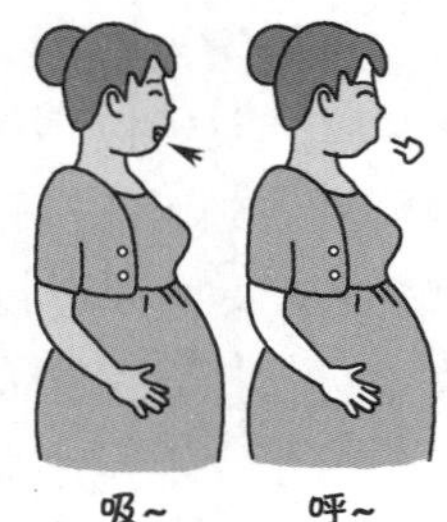

第四步：浅呼吸

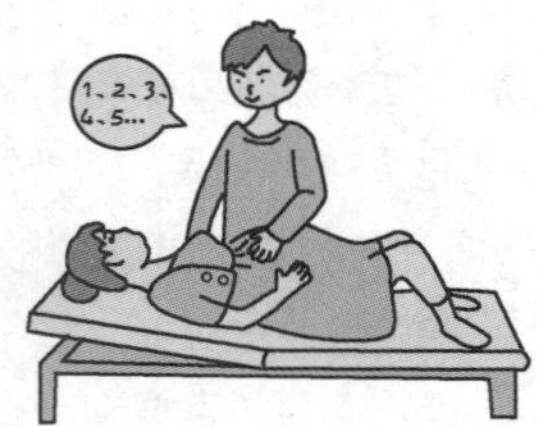

第五步：哈气或吹蜡烛

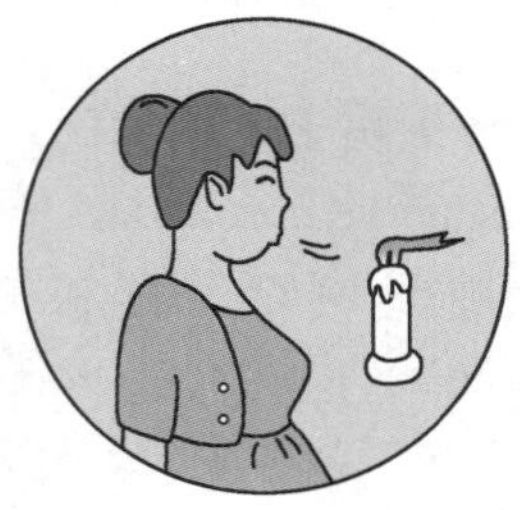

图 120-4　拉玛泽呼吸法

动的事项要点中都强调产程中的陪伴。为产妇提供生理和心理上的支持、减少不必要的医疗干预有显著的镇痛疗效，使产妇在自然的状态下顺利完成分娩。WHO 于 1996 年 1 月出版了正常分娩监护使用守则，鼓励使用陪伴分娩（又称导乐陪伴分娩）。McLeish 等通过培训的导乐师在改善产妇生育经验和对助产士的支持补充中有着重要的作用。

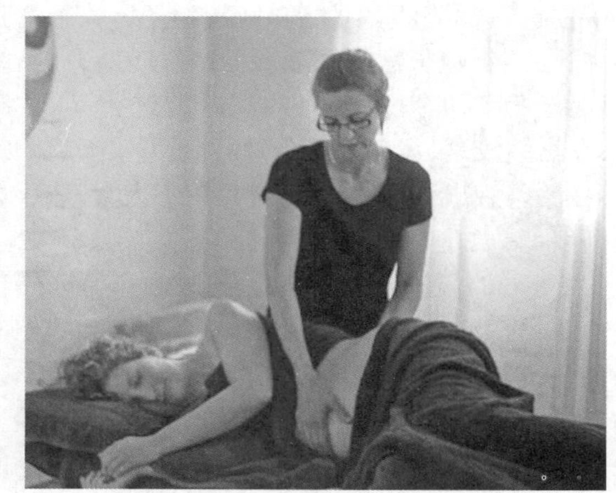

图 120-5　Doula 陪伴分娩

3. 音乐疗法　大多孕妇均认识到分娩是一个生理过程，但对其有不同程度的担心。尤其是初产妇对分娩的恐惧、焦虑心理引起中枢神经系统功能紊乱，导致交感神经兴奋性和机体对外界刺激敏感度增强，使孕妇痛阈及适应性降低，在分娩过程中出现较早而剧烈的疼痛。良好的音乐刺激可经过听觉直接作用于大脑边缘系统、网状结构、下丘脑和大脑皮质产生调节患者精神状态的引导作用，缓解孕妇的忧郁和焦虑；同时，音乐信息的刺激可促进身体内具有镇痛作用的内啡肽的分泌；音乐还可引导孕妇进入一个轻松的境地，分散孕妇的注意力，起到镇痛作用。自孕 32 周开始音乐疗法，直至产程结束，可以明显缓解产程中的疼痛。因此，在待产过程中舒缓、优美的音乐，尤其是轻音乐能使产妇感到心情舒畅，从而消除其紧张情绪，有效减轻产痛（图 120-6）。

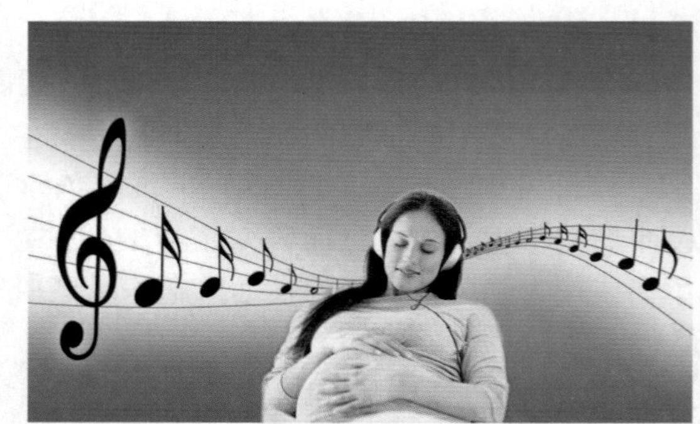

图 120-6　音乐疗法

4. 体位变换　产妇站立位时较其他体位痛苦少，坐位较仰卧位痛苦少；坐位与侧卧位比较，当宫口小于 6cm 时坐位痛苦较少，而宫口在 7~10cm 时侧卧位痛苦较少，直立或侧卧位比坐位和仰卧位更能减轻痛苦。Adachi 等研究发现，在宫口开大到 6~8cm 时,坐位能明显减轻腰部疼痛。产妇站立位或坐位时,子宫离开脊柱趋向腹壁,胎儿躯体纵轴与产轴相一致,借助胎儿重力的作用,使胎头对宫颈的压力增加,反射性地引起有效宫缩,使宫口扩张、胎先露下降、加快产程进展。体位改变影响静止期宫内压力,当产妇由平卧位改变为坐位,可显著增加子宫静止期宫内压力,较高的静止期宫内压力作用于宫颈,可能加快分娩过程(图 120-7)。

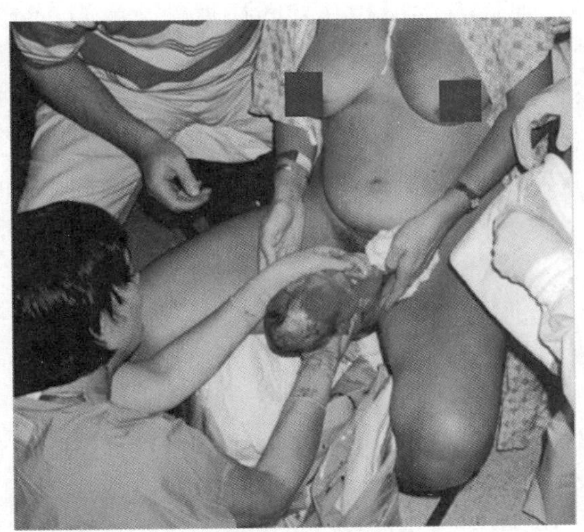

图 120-7 自由体位分娩

5. 水中分娩 1805 年法国的 Embry 首次使用这项技术。2003 年 3 月 1 日,中国首例水中分娩在上海市长宁区妇幼保健院开展。水中分娩具有安全、经济、舒适、医疗干预率低等特点。有研究认为,温水通过使产妇放松、镇静而减少儿茶酚胺的分泌、改善子宫血液灌注、促进节律收缩、缓解孕妇宫缩痛并缩短产程。孕妇在水中可以更好地休息和翻身,并可采取不同的分娩姿势。Stark 等通过膝上微型计算机来测量产妇在第一产程的体位和运动。发现水中分娩的产妇比床上的产妇有更大范围的体位变化和运动空间、有更规律的宫缩和更节律的运动,胎儿更容易通过产道。在水中分娩过程中,助产士发挥着重要的作用,也需要一定的设备和空间。在我国一些单位有此设施,但真正用于临床分娩者极少(图 120-8)。

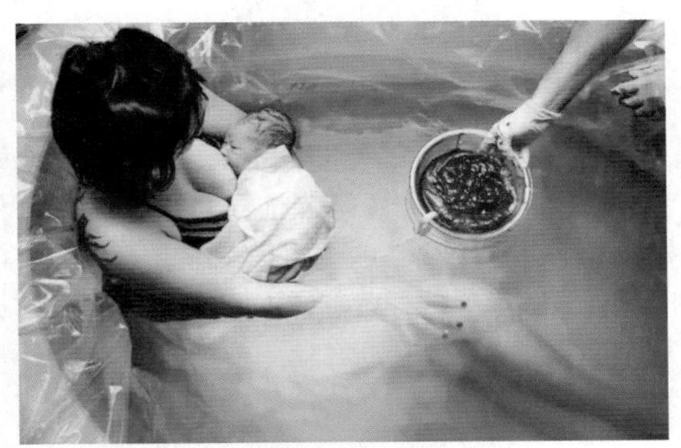

图 120-8 水中分娩

6. 产前宣教和心理护理 在产前门诊检查中,医护人员应开展有关健康教育,使产妇了解分娩及减轻分娩疼痛的有关知识以及如何正确评估分娩疼痛,教会产妇使用放松技巧和进行呼吸训练,这有助于解除肌肉的持续紧张状态,减轻分娩疼痛。在麻醉科门诊和孕妇学校由麻醉科医师进行的宣教亦很重要。产程中强烈、持续的疼痛和产后抑郁症的发生有关,硬膜外阻滞分娩镇痛使产后皮质醇、内皮素 1 等浓度下降,产后 14 天抑郁症发生率明显降低。而且产程心理创伤与产后抑郁的发生亦有关,因此产程中的心理护理很重要。与其他疼痛的镇痛不同,分娩镇痛具有许多特殊性,涉及产妇生理、情感、社会和文化等多个方面,护理人员在分娩镇痛的过程中发挥着不可替代的作用。分娩镇痛的成功实施离不开护理人员的积极参与。

精神镇痛法的效果从 10%~20% 至 70%~80% 不等,说明了其效果的不可靠性和不确定性。综合众多文献,精神镇痛法可以从某种程度和某个时段发挥一定的镇痛作用,可以减轻产痛 20%~30%。

第三节 分娩镇痛的技术与管理规范

一、椎管内阻滞分娩镇痛的工作特点

分娩镇痛的方式有许多种,就分娩镇痛技术本身而言是较为简单,但管理、监测及产科配合却十分重要。分娩镇痛的管理包括制定规章制度、产前宣教、人员配备、人员培训及设备和药品的管理,合理的流程等。从事这项工作的医师和护士应严格执行各项操作常规,减少或控制医疗风险的发生,保证母婴的安全,获得完善的镇痛、顺利的分娩和良好的胎儿评分。遵循产妇自愿、安全及镇痛确

切的原则,以达到最大限度的降低产妇产痛,最小程度的影响母婴结局。目前,国内外专家学者确认,椎管内镇痛是目前镇痛效果最为确切的方法本指南主要针对椎管内分娩镇痛方法。

二、椎管内阻滞分娩镇痛操作规范

(一)分娩镇痛前产妇的评估

1. 一般检查 分娩镇痛前对产妇系统的评估是保证镇痛安全及顺利实施的基础。应在产科门诊区域设置麻醉门诊,当产妇近临产可到麻醉门诊进行全面系统的评估,没有建立麻醉门诊可在产房分娩镇痛前系统评估,全面了解产妇情况并填写评估表。当产妇分娩时,特别是紧急情况下,不论是剖宫产还是阴式分娩,麻醉科医师可及时了解到产妇的情况。评估内容包括:病史、体格检查、相关实验室检查等。

(1)病史:产妇基本情况、既往病史、麻醉手术史、药物过敏史、是否服用抗凝药物、并发症、并发症。

(2)体格检查:基本生命体征(血压、心率、呼吸频率、血氧饱和度、体温)、全身情况、确认是否存在困难气道、脊椎间隙异常、穿刺部位感染灶或占位性病变等禁忌证。

(3)相关实验室检查:常规检查血常规、凝血功能。存在并发症或异常情况者,进行相应的特殊实验室检查。

2. 化验检查

(1)血小板:血小板计数正常值为(100~300)×10^9/L。血小板的功能为保护毛细管完整性并参与止血过程,在止血生理过程和血栓栓塞的发病中有重要的意义。如果血小板计数 >50×10^9/L,且血小板功能正常,则手术麻醉过程不至于出现大量出血;当血小板计数 <50×10^9/L 时,轻度损伤可引起皮肤黏膜紫癜,手术麻醉后可能出血;当血小板计数 <20×10^9/L 时,常有自发性出血。一般认为,血小板低于 50×10^9/L 禁止施行蛛网膜下隙阻滞,血小板低于 80×10^9/L 禁止施行硬膜外阻滞。

(2)抗凝药物的使用与椎管内麻醉(表 120-1)

3. 分娩镇痛适应证

1)产妇自愿。

2)经产科医师评估,可进行阴道分娩试产者(包括瘢痕子宫、妊娠期高血压及子痫前期等)。

4. 分娩镇痛禁忌证

(1)产妇拒绝。

(2)经产科医师评估不可进行阴道分娩者。

(3)椎管内阻滞禁忌证:如颅内高压、凝血功能异常、穿刺部位及全身性感染、严重低血容量、神经系统疾病、产妇在穿刺时不能配合影响穿刺操作的情况。

(4)产科异常情况:如脐带脱垂、持续性宫缩乏力或宫缩异常、前置胎盘、头盆不称及骨盆异常等。

(二)分娩镇痛前准备

合理的产房布局是设在麻醉科、新生儿科、介入科、血库等部门相互之间最近处。产妇在分娩过程中随时可能发生危及母婴生命安全的紧急情况,产房要有手术间(备好手术包、液体加温器、吸引器、麻醉机,多功能监测,气管插等急救物品、急救药品等)。每天的设备、物品及药品均同手术的准备。为提高产房救治的安全性,在产房应有以下准备:

1. 设备及物品

(1)麻醉机。

(2)多功能心电监护仪。

(3)气道管理用品(喉镜、气管导管、口咽通气管、喉罩、困难气道工具等)。

(4)吸痰器、吸痰管、负压吸引器。

(5)供氧设备(中心供氧、氧气瓶、面罩)。

(6)椎管内镇痛穿刺包、镇痛泵。

(7)胎心监护仪、新生儿抢救复苏设备。

(8)加压加热输血设备、加热毯。

(9)抢救车(包括抢救物品及药品)。

2. 药品 局部麻醉类药物(利多卡因、罗哌卡因、布比卡因、氯普鲁卡因等)、阿片类药物(芬太尼、舒芬太尼等)、配置药品的生理盐水、急救类药品(肾上腺素、脂肪乳剂等)、消毒液。抢救设备及麻醉药品由专人负责维护补充、定期检查并做登记。

3. 场地 在产房建立一个无菌房间专为分娩镇痛操作使用,或产房单间能够达到无菌要求的场所,麻醉科医师或麻醉科护士进入分娩操作室必须更换衣裤、鞋帽,严格遵守无菌操作规范要求。穿刺部位按要求范围消毒,各操作环节严格按无菌要求操作。穿刺包及镇痛泵药盒为一次性,其他物品应定期清洁、消毒,房间定时消毒并定期做细菌培养,检测房间无菌达标情况。

4. 产妇准备

(1)产妇进入产房后避免摄入固体食物,可饮用高能量无渣饮料,以免在紧急情况实施全身麻醉

表 120-1 抗凝药物的使用与椎管内麻醉

	药物	阻滞前 / 拔管前需停药时间	椎管内留置导管期间用药	阻滞后 / 拔管后恢复用药时间
抗凝血酶药	普通肝素 预防 / 治疗			
	LMWH 皮下 预防	4 小时且 aPTT 正常	谨慎	4 小时
	LMWH 静脉 治疗	12 小时	谨慎	4 小时
	华法林 口服	24 小时	不推荐	4 小时
	磺达肝癸钠 预防	4~5 天且 INR ≤ 1.4	不推荐	立即恢复
	磺达肝癸钠 治疗	36~42 小时	不推荐	6~12 小时
	利伐沙班 口服 预防	避免	不推荐	12 小时
	(CrCl >30ml/min)	18 小时，谨慎置管	不推荐	6 小时
	利伐沙班 口服 治疗	48 小时	不推荐	6 小时
	(CrCl >30ml/min)			
	阿哌沙班 口服 预防	24~48 小时	不推荐	6 小时
	比伐卢定	10 小时且 aPTT 正常	不推荐	6 小时
	阿加曲班	4 小时且 aPTT 正常	不推荐	6 小时
	达比加群 口服 预防 / 治疗			
	(CrCl>80ml/min)	48 小时，避免置管	不推荐	6 小时
	(CrCl 50~80ml/min)	72 小时，避免置管	不推荐	6 小时
	(CrCl 30~50ml/min)	96 小时	不推荐	6 小时
抗血小板药物	阿司匹林（无联合用药）	不需要停药	无禁忌	无禁忌
	氯吡格雷	7 天	不推荐	6 小时
	普拉格雷	7 天	不推荐	6 小时
	替卡格雷	5 天	不推荐	6 小时
	噻氯匹定（抵克力得）	14 天	不推荐	
	替罗非班	8 小时且 PLT 功能正常	不推荐	6 小时
	依替巴肽	8 小时且 PLT 功能正常	不推荐	6 小时
	阿昔单抗	48 小时且 PLT 聚集正常	不推荐	6 小时
	双嘧达莫	不需要停药	无禁忌	6 小时
纤溶药物	阿替普酶 阿尼普 瑞替普酶 链激酶	10 天	不推荐	10 天
中草药	大蒜 银杏 人参	不需要停药	无禁忌	无禁忌

手术中发生反流误吸。

(2)开放静脉通路，保障出现异常情况能及时快速用药处理。

(3)签署分娩镇痛同意书(产妇本人或委托人)。在进行分娩镇痛操作之前，首先要告知产妇所采取的镇痛方式以及可能出现的并发症或医疗风险，在镇痛过程中怎样配合及注意事项，医师有告知义务，产妇有知情同意权，取得产妇及家人的同意后并在知情同意书上签名。

5. 分娩镇痛流程

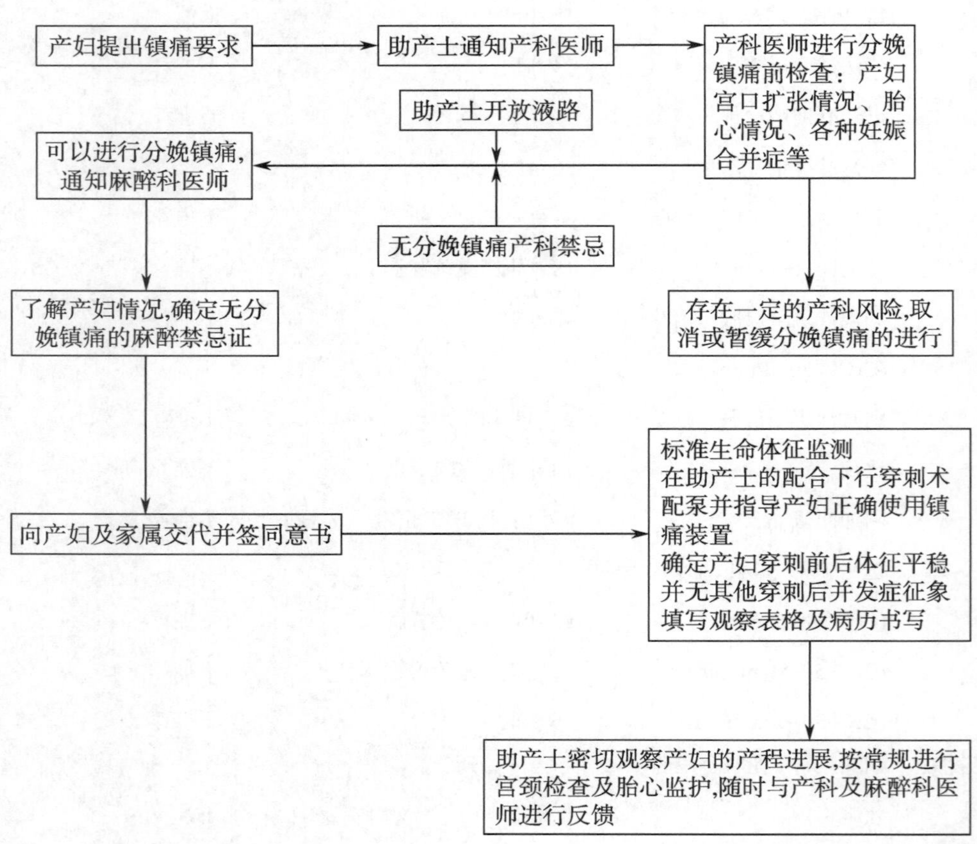

6. 分娩镇痛实施方法

(1)硬膜外镇痛的具体操作方法如下：

1)穿刺过程中监测产妇的生命体征。

2)选择 $L_{2\sim3}$ 或 $L_{3\sim4}$ 间隙，严格按椎管内穿刺操作规范进行硬膜外穿刺，向头端置入硬膜外导管。

3)经硬膜外导管注入试验剂量(含 1∶20 万肾上腺素的 1.5% 利多卡因)3ml，观察 3~5 分钟，排除导管置入血管或蛛网膜下隙。

4)若无异常现象，注入首剂量(表 120-2)，持续进行生命体征监测。

5)测量镇痛平面(维持在 T_{10} 水平)、进行疼痛(VAS)和运动神经阻滞(Bromage)评分。

6)助产士常规观察产妇宫缩、胎心改变及产程管理。

7)镇痛维持阶段建议使用 PCEA 镇痛泵，根据疼痛程度调整镇痛泵的设置或调整药物的浓度。

8)观察并处理分娩镇痛过程中的异常情况，填写分娩镇痛记录单。

9)分娩结束观察 2 小时，产妇无异常情况离开产房时，拔除硬膜外导管返回病房。

(2)腰硬联合镇痛(CSEA)具体操作方法如下：

1)穿刺过程中监测产妇的生命体征。

2)选择 $L_{2\sim3}$ 或 $L_{3\sim4}$ 间隙，严格按椎管内穿刺操作规范进行硬膜外穿刺，置入腰麻针向头端推注首剂量(表 120-3)，拔出腰麻针后，向头端置入硬膜外导管。

3)余同硬膜外镇痛步骤。

(3)连续蛛网膜下腔镇痛(CSA)具体操作方法如下：

1)穿刺过程中监测产妇的生命体征。

表 120-2 分娩镇痛硬膜外常用药物浓度及剂量

药物	首剂量（ml/次）	维持量（ml/h）	自控量（ml/次）
罗哌卡因 0.062 5%~0.15%+ 芬太尼 1~2μg/ml 或舒芬太尼 0.4~0.6μg/ml	6~15	6~15	8~10
布比卡因 0.04%~0.125%+ 芬太尼 1~2μg/ml 或舒芬太尼 0.4~0.6μg/ml	6~15	6~15	8~10

表 120-3 分娩镇痛时蛛网膜下腔注射药物剂量

单次阿片类药物	单次局部麻醉药	联合用药
舒芬太尼 2.5~7μg	罗哌卡因 2.5~3.0mg	罗哌卡因 2.5mg+ 舒芬太尼 2.5μg（或芬太尼 12.5μg）
芬太尼 15~25μg	布比卡因 2.0~2.5mg	布比卡因 2.0mg+ 舒芬太尼 2.5μg（或芬太尼 12.5μg）

2）选择 $L_{3\sim4}$ 间隙，严格按椎管内穿刺操作规范进行腰麻穿刺，见脑脊液回流通畅时，向头端置入蛛网膜下腔导管。

3）见脑脊液回抽通畅，注入首剂量 5ml（预充液的配制：8μg 舒芬太尼 +3mg 罗哌卡因 + 生理盐水共 10ml），10 分钟后效果不佳，再次追加 2~3ml 持续进行生命体征监测。

4）测量镇痛平面（维持在 T_{10} 水平）、进行疼痛（VAS）和运动神经阻滞（Bromage）评分。

5）助产士常规观察产妇宫缩、胎心改变及产程管理。

6）镇痛维持阶段建议使用 PCSA 镇痛泵（泵液配置方法：25mg 罗哌卡因 +50μg 舒芬太尼 + 生理盐水共 100ml），根据疼痛程度调整镇痛泵的设置（推荐参数设置：持续 2ml/h，单次（PCA）：2ml，锁定时间：15 分钟）。

7）观察并处理分娩镇痛过程中的异常情况，填写分娩镇痛记录单。

8）分娩结束观察 2 小时，产妇无异常情况离开产房时，拔除导管返回病房。

7. 椎管内麻醉镇痛的并发症及处理方法

（1）仰卧位低血压综合征：发生低血压、心率减慢，首先调整产妇体位为侧卧或半坐位，根据产妇的心率选择升压药物，如低血压同时心率缓慢应选择麻黄碱；如果产妇低血压同时心率增快可选择去氧肾上腺素，合并妊娠高血压者慎用。

（2）宫缩乏力：由产科医师使用缩宫素调整，加强宫缩积极进行产程管理，由麻醉科医师调整好局部麻醉药的剂量及浓度。

（3）胎儿心率减速：产程进展有复杂性和多变性，胎儿心率减速及宫缩乏力有多种原因导致，按产科常规处理。可立即吸氧，调整产妇体位，排除镇痛平面过高、全脊麻等引起的低血压，（即使产妇血压正常），加快静脉输液，暂停缩宫素。

（4）镇痛不全：①排除其他因素导致的疼痛（如膀胱膨胀、宫缩过强、子宫破裂等）。②导管因素。检查导管位置情况，如硬膜外导管脱出，应重新穿刺置管；如导管打折或受压，调整硬膜外导管位置或应用抗压性硬膜外导管，避免导管受压影响镇痛药的进入。③神经阻滞范围不足或者仅有单侧神经阻滞，调整镇痛液容量或导管位置；若处理无效，重新穿刺置管。④调整镇痛液浓度或剂量。

（5）分娩镇痛后发热：根据文献和临床观察，硬膜外镇痛可能使分娩期发热率上升，产科医师或助产师根据母婴监测情况处理（如物理降温、抗感染、药物降温等），必须有降温措施，在无胎心及产妇其他异常情况下可以继续镇痛阴道分娩。如发生胎心变化及产妇异常情况应立即实施剖宫产手术。

（6）硬脊膜意外穿破：按蛛网膜下腔注药方案注药镇痛或重新选择上一间隙穿刺行硬膜外镇痛，首次剂量分次注药，严密观察生命体征变化，备好急救物品、药品，加强镇痛期间管理。特别在产妇改剖宫产情况下，做好交接班，最好有明显的标记，以免注入高浓度剂量局部麻醉药时，发生全脊麻危险。

（7）尿潴留、瘙痒：一般是阿片类药物不良反应。鼓励产妇下床小便或导尿，掌握阿片类药适合

剂量。一般情况下为一过性，不需要处理。对于中度以上的瘙痒，持续时间长不能忍耐者，静脉推注纳洛酮 40~80μg（生理盐水稀释 0.4mg 纳洛酮为 10ml 溶液，静脉推注 1~2ml），必要时 5 分钟后重复。

8. 分娩镇痛管理

为了安全规范的实施分娩镇痛技术，首先必须具有麻醉科医师资格证书和执业证书。1~2 名从事临床麻醉工作 5 年以上，有丰富临床工作经验的麻醉科医师，熟练掌握椎管内穿刺操作技术，能独立处理相关并发症及麻醉意外事故，并不是简单的硬膜外或腰硬联合穿刺接上镇痛药就完成了。重要的是分娩镇痛以后，镇痛的管理（如镇痛的效果是否完善、胎心情况、子宫收缩情况等），异常情况的处理以及产妇突发情况紧急抢救等工作。因此这项工作要求麻醉科医师在分娩镇痛岗位时，不可兼顾其他麻醉工作，必须确保母婴的安全性。分娩镇痛期间的临床管理极为重要，应建立相关的制度，如分娩镇痛工作制度、麻醉药品及物品管理制度、会诊制度、知情同意制度、报告制度等。加强管理和团队协作，方能确保母婴安全。

分娩镇痛需有麻醉科医师、产科医师、助产师协作共同完成，三者缺一不可，特别是助产师和麻醉科医师的配合尤为重要，是一个紧密合作的团队，但又必须是分工明确，责任到人，有各自的工作范畴和职责。同时，分娩镇痛是否完善、产程进展及分娩是否顺利、胎儿评分高低均取决于麻醉科医师、产科医师、助产师以及麻醉科护士的密切配合。从事这项工作的医师和护士应严格执行各项操作常规，保证母婴的安全。

(1) 妇产科医师

1）门诊期间的孕前检查、孕期产检、孕期筛查、分娩镇痛宣教。

2）入院期间对待产妇分娩方式评估，评估产妇能否自然阴式顺产，有无相关并发症及异常等情况。

3）分娩镇痛期间产程的管理及产科异常情况的处理，严密观察产程情况，发生宫缩和胎儿心率改变及时处理。当产妇发生突发紧急情况（如子宫破裂、脐带脱垂、严重胎儿宫内窘迫等情况），立即决定启动“即刻剖宫产”及大出血应急预案。

(2) 麻醉科医师

1）进行分娩镇痛前的评估工作（可在麻醉门诊或产房进行）。

2）向产妇及家属告知分娩镇痛的相关情况及风险，签署知情同意书。

3）麻醉科医师专人负责操作及镇痛管理。

4）运动神经阻滞及疼痛评分，根据产妇疼痛情况调整镇痛药的剂量及浓度。

5）分娩镇痛期间产妇发生危急情况实施剖宫产手术的麻醉。

6）参与产妇异常情况的处理及抢救。

7）完成分娩镇痛的记录，包括产妇的一般情况、镇痛方式、镇痛药的浓度剂量、穿刺的间隙、记录生命体征（血压、心率、呼吸、SpO_2）、阻滞平面、疼痛评分、运动神经阻滞评分、镇痛的时间。胎心及宫缩情况，分娩方式、缩宫素应用情况、新生儿 Apgar 评分、分娩时间及其他相关信息等。

(3) 麻醉科护士

有麻醉科护士的医院需配备一名麻醉科护士协助麻醉科医师完成分娩镇痛工作。

1）了解分娩镇痛的流程及工作范畴，准备好分娩镇痛的物品、药品（如穿刺包、药品、镇痛泵、抢救设备及药品）。检查设备（麻醉机、监测仪、吸引器、气管插管物品等）的完好性。

2）做好麻醉科医师的助手，分娩镇痛操作前，监测产妇的生命体征，协助麻醉科医师摆好产妇体位，配合麻醉科医师完成分娩镇痛操作工作。严格执行药品查对制度，配置镇痛泵。

3）巡视观察产妇生命体征及镇痛情况，协助麻醉科医师分娩镇痛期间的管理等。

4）协助麻醉科医师完成危急情况的处理以及“即刻剖宫产手术”麻醉的配合。

5）登记、收费、统计工作量、维护检查麻醉机、多功能监测议等设备的工作状态。

6）镇痛药物及毒麻药物管理、登记、发放；物品、药品的补充。

7）设备的清洁保养与维护，检查麻醉机、多功能监测议等设备的工作状态。

8）分娩镇痛后对产妇的随访，了解产妇满意度及并发症等情况汇报麻醉科医师。

(4) 助产士

1）分娩镇痛宣教，开放静脉输液通道。

2）分娩镇痛期间调整产妇体位为侧卧或半坐位、吸氧、监测产妇生命体征、宫缩、胎心等。

3）观察产程及胎心情况，调整宫缩。

4）异常情况报告麻醉科医师或产科医师。

5）条件容许时可增加导乐陪伴分娩。

第四节　分娩镇痛的展望

现阶段，随着我国对分娩镇痛的普及和重视，对于麻醉科医师的技术和科研水平有了更高的要求，更多年轻有为，才思敏捷的麻醉科医师和产科医师积极投入到分娩镇痛的科学研究上来，这必然推动整个产科麻醉的蓬勃发展。分娩本身是一个复杂的、有众多干扰因素的特殊生理过程。不同的镇痛方法，不同的给药时间，不同的药物及浓度都是得出不同结果的重要原因。理想的研究方法应该是前瞻性、随机、双盲、对照。全产程镇痛的实施与管理；针刺镇痛联合椎管内阻滞可以强化镇痛效果；硬膜外镇痛配方的优化；瑞芬太尼复合右美托咪定静脉镇痛，连续蛛网膜下腔阻滞镇痛等都是新思路。近些年在分娩镇痛的时机、分娩镇痛在妊娠期高血压产妇的应用、分娩镇痛引起发热等方面有了更多的关注和研究，但还需要机制上的支持和发现。

一、剖宫产后再孕产妇阴道分娩及镇痛

剖宫产后再孕试产（Trial of labor after cesarean，TOLAC）是指实施了前次剖宫产的妇女，再次受孕后经阴道试产。VBAC，Vaginal Birth After Caesarean，剖宫产后再孕经阴道分娩，即成功分娩。阴道试产失败的妇女具有发生多种母亲并发症的危险，包括子宫破裂、子宫切除术、输血需要和子宫内膜炎以及围生期并发症和死亡。1916年，Edward Cragin宣告格言"一次剖宫产，终身剖宫产。2010年美国国立卫生研究院National Institutes of Health，NIH）对现有TOLAC/VBAC的数据分析评估后认为，麻醉科医师不只是给TOLAC产妇成功的实施了硬膜外镇痛，还应该熟知与VBAC相关的风险。产科医师对子宫破裂的识别，很大程度上依赖于临床症状和体征，包括胎心异常、阴道出血、产妇疼痛及产妇血流动力学不稳定等，因此担心分娩镇痛会掩盖子宫破裂时的疼痛。Cahill等研究发现，既往无子宫破裂的产妇，在子宫破裂前硬膜外镇痛药物需药量会显著增加，这个发现对于TOLAC产妇的产科管理起到了非常重要的作用。因此，硬膜外阻滞镇痛应与普通产妇的硬膜外镇痛应有所差别，镇痛药的浓度和镇痛强度应略低于正常的分娩镇痛，在整个分娩各阶段均保留一定的宫缩痛，便于产科医师和助产士的监护与判断。恰当的硬膜外镇痛不会掩盖子宫破裂的症状和体征。ACOG（The American College of Obstetricians and Gynecologists，美国妇产科医师学会）赞同根据产妇意愿在TOLAC期间使用硬膜外镇痛，并认同硬膜外镇痛可以显著减少产痛，有利于让更多的剖宫产再孕产妇选择TOLAC。对于因产程进展不良或其他非紧急因素所导致试产失败转剖宫产术时，麻醉科医师可选用连续硬膜外麻醉进行剖宫产手术。如试产过程中出现如子宫破裂、胎儿宫内窘迫等急诊情况时，麻醉科医师应根据病例具体情况，选择区域阻滞或气管插管全身麻醉。

建议分娩镇痛前麻醉科医师应对TOLAC产妇进行一次完整的评估，包括母体气道评估；尽早建立大口径静脉通道和交叉配血及备血。镇痛后，应对TOLAC产妇进行不间断的生命体征检测和胎心监测。

二、分娩镇痛开始时机

目前，已有大量临床研究及荟萃分析表明，潜伏期开始椎管内镇痛并不增加剖宫产率，也不延长第一产程。因此，不再以产妇宫口大小作为分娩镇痛开始的时机，产妇进入产房后只要有镇痛需求即可实施。Sng BL等Cochrane综合报告总结了1966—2014年9个随机对照试验，15 752位初次生育的产妇，以宫口 <4cm（早期组）和宫口 >4cm（晚期组），最后得出结论，在实施硬膜外镇痛后的早期和晚期组中，剖宫产和器械助产的风险、第二产程和胎儿Apgar评分无统计学差异，并认为分娩镇痛的最佳时机即是产妇要求之时。徐铭军等研究发现鞘内注入0.1%罗哌卡因，而后连接自控电子泵（0.1%罗哌卡因及0.5μg/ml舒芬尼混合液）的镇痛模式用于产程潜伏期行腰-硬联合分娩镇痛，效果确切，不良反应极少，对母婴是安全可行的。

三、妊娠期高血压产妇的分娩镇痛

妊娠期高血压是妊娠期特有的疾病，是严重的妊娠并发症之一，患者在妊娠期出现高血压、蛋白尿等临床症状，分娩结束后消失。临床上的主要治疗原则为解痉，降压，利尿，辅助对症支持，适时结束妊娠。针对妊娠期高血压的产妇，很多产科医

生选择剖宫产结束妊娠，以降低产妇分娩时血压剧烈升高的风险。近年来越来越多的研究证实，分娩镇痛不仅可以有效地降低产妇应激反应，还可以增加子宫及胎盘的血供，减少胎儿宫内缺氧的风险。韩斌、徐铭军研究发现，连续硬膜外分娩镇痛运动阻滞轻，血流动力学平稳，较少影响产妇的子宫收缩，较腰 - 硬联合麻醉具有一定的优势，可安全有效的应用于合并妊娠高血压病产妇的分娩镇痛。

四、分娩镇痛与产时发热

产妇体温 >38℃被定义为产时发热，如还伴有宫底（子宫）触痛、恶臭的阴道分泌物即可诊断为绒毛膜羊膜炎。产时发热的发生率发生在 3.3%~7%。有研究发现新生儿脓毒症也随着母体的体温的增加而上升：产妇体温 <38.6℃时新生儿脓毒症发生率为 2%，当体温≥ 38.6℃时骤升为 6%。多项回顾性分析已经证实了接受硬膜外分娩镇痛的产妇发生产时发热的风险会增高。硬膜外镇痛引起产妇体温升高一直存有争议。最初认为硬膜外镇痛影响了产妇的体温调节功能。但是，研究发现暴露于硬膜外镇痛 4~6 小时后，产时发热的风险显著增加。目前认为硬膜外镇痛发热可能是非感染性炎症引起。有报道发现在硬膜外镇痛下，针对 B 组链球菌预防性给予抗生素并不能降低硬膜外镇痛后的发热率。研究通过测量血清白介素 -6（IL-6）的水平发现，分娩早期 IL-6 水平在最高四分位数的产妇，随后发热的发生率显著增加。硬膜外发热的机制至今不清，有体外研究发现，利多卡因和布比卡因可以诱导细胞凋亡和胎盘炎性反应，这可能是引起发热的机制。

有报道认为硬膜外给予地塞米松可以减轻 IL-6 和体温的升高，但是产时发热率组间没有差异性。但是，常规给予糖皮质激素可能会增加无症状性新生儿脓毒症的风险。所以，对于高危患者进行有效的甄别预测，选择有针对性的基于机制的干预措施，才能更有效地防治硬膜外镇痛后的母体发热。

总之，医学模式的转变和爱母行动的倡导，打破了“分娩必痛”的传统观念，分娩镇痛已越来越为孕妇和家属接受。分娩镇痛是一个多学科交融的课题，应以麻醉科医师、产科医师为主，培训产房护士发挥作用，互相配合，应用新药、新技术，分娩镇痛将会有更好的发展前景。

（徐铭军　张青林）

参考文献

[1] 张宁，徐铭军．蛛网膜下腔输注舒芬太尼用于分娩镇痛的临床效果 [J]. 中华麻醉学杂志，2013, 33 (1): 65-68.

[2] 沈婷，郑静．序贯法测定罗哌卡因复合舒芬太尼硬膜外分娩镇痛的最小有效浓度 [J]. 上海交通大学学报，2016, 36 (2): 252-255.

[3] ANDERSON D. Pudendal nerve block for vaginal birth [J]. J Midwifery Womens Health, 2014, 59 (6): 651-659.

[4] TVEIT T O, SEILER S, HALVORSEN A, et al. Labour analgesia: a randomised, controlled trial comparing intravenous remifentanil and epidural analgesia with ropivacaine and fentanyl [J]. Eur J Anaesthesiol, 2012, 29 (3): 129-136.

[5] STOCKI D, MATOT L, EINAV S, et al. A randomized controlled trial of the efficacy and respiratory effects of patient-controlled intravenous remifentanil analgesia and patient-controlled epidural analgesia in laboring women [J]. Anesth Analg, 2014, 118 (3): 589-597.

[6] FAN A Y, MILLER D W, BOLASH B, et al. Acupuncture's Role in Solving the Opioid Epidemic: Evidence, Cost-Effectiveness, and Care Availability for Acupuncture as a Primary, Non-Pharmacologic Method for Pain Relief and Management-White Paper 2017 [J]. J Integr Med, 2017, 15 (6): 411-425.

[7] SNG B L, LEONG W L, ZENG Y, et al. Early versus late initiation of epidural analgesia for labour [J]. Cochrane Database Syst Rev, 2014, 9 (10): CD007238.

[8] 王琳，田鸣，徐铭军．产程潜伏期腰 - 硬联合阻滞分娩镇痛的可行性研究 [J]. 中国全科学，2010, 13 (6): 593-596.

[9] CAUGHEY A B. The Safe Prevention of the Primary Cesarean [J]. Clin Obstet Gynecol, 2015, 58 (2): 207-210.

[10] GRUBER K J, CUPITO S H, DOBSON C F. Impact of doulas on healthy birth outcomes [J]. J Perinat Educ, 2013, 22 (1): 49-58.

[11] 韩斌，徐铭军，白云波．分娩镇痛应用于妊娠期高血压疾病产妇的可行性研究 [J]. 重庆医学，2017, 46 (32): 4571-4574.

[12] BRAUN D, BROMBERGER P, HO N J, et al. Low rate of perinatal sepsis in term infants of mothers with chorioamnionitis [J]. Am J Perinatol, 2016, 32: 143-150.

[13] TOWERS C V, YATES A, ZITE N, et al. Incidence of fever in labor and risk of neonatal sepsis [J]. Am J Obstet Gynecol, 2017, 216 (6): 596. e1-596. e5.

[14] LAVESSON T, KÄLLÉN K, OLOFSSON P. Fetal and maternal temperatures during labor and delivery: a prospective descriptive study [J]. J Matern Fetal Neonatal Med, 2018, 31 (12): 1533-1541.

[15] SULTAN P, DAVID A L, FERNANDO R, et al. Inflammation and Epidural-Related Maternal Fever: Proposed Mechanisms [J]. Anesth Analg, 2016, 122 (5): 1546-1553.

[16] HEESEN M, KLÖHR S, ROSSAINT R, et al. Labour epidural analgesia and anti-infectious management of the neonate: a meta-analysis [J]. J Perinat Med, 2012, 40 (6): 625-630.

[17] WANG L Z, HU X X, LIU X, et al. Influence of epidural dexamethasone on maternal temperature and serum cytokine concentration after labor epidural analgesia [J]. Int J Gynaecol Obstet, 2011, 113 (1): 40-43.

第一百二十一章

慢性疼痛治疗

目　录

第一节 前 言

一、慢性疼痛的概念

慢性疼痛主要包括脊柱源性疼痛、神经病理性疼痛、四肢骨关节疼痛、缺血性疼痛、内脏痛和癌痛等。有关慢性疼痛的定义并未统一，目前认为超过急性疾病正常病程或者损伤合理愈合时间的一类临床疼痛综合征，称为慢性疼痛。这类疼痛常在一定时间(数月至数年)内反复发作，时轻时重，迁延不愈。急性疼痛通常是一种症状，而慢性疼痛本身则是一种疾病，且临床表现复杂多样，常规的治疗方法或药物往往疗效不佳，因此慢性疼痛的治疗多呈现慢性过程。与此同时，患者会出现明显的情绪和心理变化，伴有抑郁、焦虑和躯体化疾病，导致社会适应能力、生活和工作能力降低，进而严重影响患者的生活质量。急性疼痛与慢性疼痛在病因学、病理解剖学、病理生理学、生物与心理学等方面有着显著的差异，两者的诊断和治疗也存在明显的区别。因此认识这些差异和区别，不仅有助于正确的诊断，取得良好的疗效，而且可以减少医源性并发症的发生。

二、慢性疼痛的诊治原则

慢性疼痛的诊治原则：明确诊断，综合治疗，安全有效。

(一) 明确诊断

包括病因诊断、病理解剖学诊断、病理生理学诊断和症状诊断。病因诊断是最理想的临床诊断。一般来说，明确疼痛的病因可以进行有针对性地治疗，往往能够收到理想的治疗效果，但临床上并不尽然。如带状疱疹后遗神经痛，致痛原因明确，但其治疗时间长、治疗效果欠佳。病理解剖学诊断的内容包括病变部位、范围、器官和组织乃至细胞水平的病理改变。病理形态诊断是最终的诊断，但并不意味着在临床上每个患者皆需进行病理形态学检查，而多数是通过询问病史、体格检查、实验室检查以及影像学检查等间接得出临床诊断。

病理生理学诊断是以各系统器官功能的改变以及机体与周围环境相互关系的改变为基础，将功能的改变追溯到体内超微量物质的水平，通过完善检测手段从而进一步认识多种功能的改变。

症状诊断是根据尚未查明原因的症状或体征提出的诊断，如腰腿痛等。此类诊断只是提供诊断方向，待原因查明后再做修正。因此症状诊断是初步诊断或印象。

(二) 综合治疗

治疗目的是减轻疼痛，改善功能，提高生活质量。

临床常用的疼痛治疗方法有药物疗法、神经阻滞疗法、小针刀疗法、各种微创技术、手法矫治以及物理疗法等。针对不同疾病或同一疾病发展的不同阶段，采用不同的治疗方法或不同方法的组合，发挥各种方法的优势，以取得最佳疗效和最小不良反应。

(三) 安全有效

疼痛治疗必须由训练有素的专科医师实施，治疗前明确诊断，充分准备，严格规范操作，密切观察患者，防止治疗中可能出现的并发症，在保证安全的前提下努力提高疗效。提倡简单无创的治疗方案，遵循由简至繁，从易到难的原则。

第二节 慢性疼痛的诊断

一、明确诊断的内容

正确诊断是治疗有效的前提。需明确诊断的内容包括：

(一) 明确是否是疼痛科治疗的适应证

疼痛科的诊疗范围是慢性疼痛，包括脊柱源性疼痛、神经病理性疼痛、四肢关节软组织疼痛以及癌痛等，但不是所有的疼痛问题均属疼痛科处理范畴。若不是疼痛科治疗的适应证，应建议患者到相应的科室就诊。

(二) 明确疼痛的原因、病变的性质

明确引起疼痛的原发病，是属于肿瘤、损伤、炎症或畸形？若是肿瘤，为良性或恶性；若是炎症，为感染性的或无菌性的；若是损伤，为急性外伤或

慢性劳损。

（三）明确病变的组织、器官和病理改变

明确病变的位置，累及肌肉、筋膜、韧带、滑囊、关节、骨骼、神经、血管和内脏等的一处或多处。明确疾病的病理改变有助于确定治疗方案，如明确颈椎病椎体的倾斜偏向和移位程度以及有无神经变性等，是确定或排除某些治疗禁忌证的重要条件。

（四）明确病变的部位、深浅

部位是指病变在皮肤表面的投影区域，深浅是指病变的层次。具体到病变部位应做到“一片之中找一点，一点之中找深浅”，只有对病变进行准确地平面定位和立体定位，才能使治疗达到“靶点”，取得预期效果。

（五）明确病程的急缓

病程急缓程度不同，治疗方法各异。急性软组织病变适合使用神经阻滞疗法、局部外用涂搽剂、贴敷剂等治疗，效果佳；而慢性软组织病变，尤其是粘连、瘢痕和钙化，则是神经阻滞配合小针刀疗法的最佳适应证。

（六）明确患者的体质、脏器的功能以及是否合并其他影响治疗的疾病

患者的自身条件是决定治疗方案的又一重要因素，治疗时应因人而异，不能“见病不见人”。如年老、体弱、合并重要器官功能障碍的患者，对有创治疗的耐受性差，应严格掌握适应证，减少用药量和局部刺激，治疗后适当延长观察时间，严密监测生命体征变化。

（七）明确患者的精神状态

疼痛患者常合并焦虑和抑郁。慢性疼痛患者的抑郁症发病率约为30%~60%。急性疼痛常合并焦虑，慢性疼痛则在焦虑的基础上继发抑郁，甚至抑郁成为主要的精神障碍。

（八）估计治疗效果和预后

针对治疗效果或病情的发展，向患者做出合乎情理的解释，让患者对疾病有正确的认知，帮助患者建立信心，科学理性地面对疾病。

9

二、明确诊断的方法

（一）耐心、全面而有重点地询问病史

采集病史要全面、客观，要有重点地采集与疼痛的发生、发展等有密切联系的内容。临床上部分疼痛病例仅据完整系统的病史资料即可得到明确的诊断。

主要采集病史内容：

1. 性别　许多疼痛病症与性别有关。如偏头痛、类风湿关节炎、骨质疏松症等，主要见于女性；强直性脊柱炎、痛风等，多见于男性。

2. 年龄　同一部位的疼痛，不同年龄可由不同原因引起，如腰背痛，老年人多由脊柱退变性疾病、转移癌等引起；中年人则以劳损、椎间盘突出症、肌筋膜疼痛综合征等多见；而青少年则多见于外伤、畸形、强直性脊柱炎等。

3. 职业　疼痛与职业关系密切，如颈椎病好发于教师、会计等长期伏案工作者，汽车司机易患腰椎间盘突出症，而工作或生活环境湿度大的人群易患风湿病等。因此应仔细询问患者的职业、工种，劳动时的体位、姿势、用力方式以及工作环境的温度、湿度等。

4. 起病的原因或诱因　许多疼痛性疾病有明显的诱发因素，如腰3横突综合征，在潮湿、受凉和外伤时易发病，偏头痛在疲劳、精神紧张时易发病。许多疼痛的出现和加重也有明显的诱发条件及因素，如洗脸、刷牙、咀嚼时易诱发典型的三叉神经痛；韧带损伤及炎症所致的疼痛在某一特定的体位时常明显加重。应注意发病开始的时间，最初疼痛的情况，如有无外伤、外伤时的体位及受伤的部位等。

5. 疼痛的部位　多数疼痛性疾病，疼痛的部位即为病变所在，还有些部位的疼痛反映的是支配该区的神经病变或该神经通路上的病变。因此，不仅要分清疼痛部位是在头面、颈项、胸、腹、腰、背、臀，还是在四肢等大体位置，还要明确具体部位。同为头痛，一般头部偏侧性、阵发性剧痛应考虑偏头痛，枕后部的疼痛应考虑枕大神经炎及颈源性头痛。同样，在大腿部，坐骨神经痛的范围在后侧，股外侧皮神经痛的范围在前外侧，而闭孔神经病变引起的疼痛在内侧。除此之外，还应考虑到疼痛区域同一脊髓节段支配的内脏病变所引起的牵涉痛。

6. 疼痛的特点　包括疼痛的性质、疼痛的程度、起病急缓、疼痛的演变及影响因素和疼痛伴随症状等。

7. 既往诊断、治疗的过程及结果　对本次就诊诊断的确立或排除具有借鉴意义。

8. 既往史　有恶性肿瘤史的患者出现慢性疼痛，应考虑到肿瘤转移的可能；糖尿病患者出现的四肢针刺样痛及袜套样改变，多为糖尿病周围神经病变所致；有结核性胸膜炎病史的患者出现胸背部疼痛，应考虑到胸膜粘连的可能；而长期、大量应用

激素的患者，出现髋部疼痛时，应首先考虑股骨头缺血性坏死。了解既往史不但有助于诊断，而且有助于提高治疗的安全性。

9. 家族史　某些疼痛性疾病如强直性脊柱炎等有一定的家族性倾向。

（二）认真、仔细而专业地进行体格检查

全面系统查体的五种基本检查方法——视、触、叩、听、嗅，是每个临床医师必须熟练掌握的基本功。结合疼痛的临床特点，应突出视、触、叩及测量，强调运动功能与神经功能检查。体检的程序可根据医师习惯和患者情况按部位进行，先进行全身和一般情况检查，再按头面、颈肩、上肢、胸腹、腰背、下肢的顺序检查，将有关的神经系统检查置于全身和各部位检查之中，或按体位顺序进行以减少患者体位变动引起的疼痛，且节约体检时间，获得有诊断意义的阳性体征和鉴别意义的阴性体征，为正确的临床诊断提供依据。

（三）慎重、合理而准确地选择辅助检查

辅助检查在慢性疼痛性疾病的诊断中占有重要地位，应全面、深入地了解各种常用辅助检查的特点和意义，选择性检查以帮助临床做出诊断，正确解读各种检查报告，避免以辅助检查报告代替临床诊断。

1. 实验室检查　检验项目应从临床的实际需要出发，有目的、有系统地选择。如对怀疑痛风的患者应查血尿酸（UA）；怀疑风湿病的患者应查抗溶血性链球菌“O”（ASO）、类风湿因子（RF）、C反应蛋白（CRP）、血沉（ESR）、抗核抗体（ANA）等；怀疑细菌感染时应查血常规等。

2. 影像学检查　疼痛临床中常用的影像学检查方法有红外热成像图、X线片、CT、MRI、ECT、B超检查等，应全面了解各种检查的特点和优点，在诊断中有目的、有选择地应用。

3. 其他检查　如肌电图、诱发电位等。

第三节　慢性疼痛的治疗

有关慢性疼痛的治疗前准备、常用治疗方法中的全身药物治疗及常用药物等请参考相关章节。

一、常用治疗方法

（一）神经阻滞疗法

常用的药物有局部麻醉药、糖皮质激素和神经破坏药。局部麻醉药具有诊断和治疗作用，注射神经破坏药之前，先给少量局部麻醉药可判断穿刺针的位置是否正确，阻滞范围是否合适。治疗性神经阻滞时使用局部麻醉药和糖皮质激素为主的混合液，改善病变局部的血液循环，减轻组织的渗出和水肿，从而使疼痛症状缓解。神经阻滞常用的消炎镇痛液组成：2%利多卡因5ml、复方倍他米松7mg、维生素B_{12} 1mg加生理盐水至20ml。

关于局部麻醉药中是否加入糖皮质激素的问题，一般认为在合并慢性炎症时适量规范应用有益，但需要严格把控注射剂量和疗程，避免严重并发症的发生，尤其对于有糖尿病病史的患者更应谨慎。此类药物中，地塞米松棕榈酸酯、复方倍他米松、甲泼尼龙琥珀酸钠都是较好的选择，局部注射用，每周一次，每疗程不超过4次。注射液中常加用维生素B_6和/或维生素B_{12}，而维生素B_1因其过敏反应和局部刺激不建议局部应用。

神经破坏药多用80%~100%酒精和5%~10%酚甘油溶液，可使神经产生退行性变、感觉消失，有时运动神经也受累，间隔一定时间神经再生，疼痛恢复。常用的阻滞方法为：痛点阻滞、周围神经阻滞和交感神经阻滞。

适应证：周围神经分布和自主神经支配区域的急慢性疼痛性疾病及某些痉挛性、非痛性疾病如面肌痉挛等。

禁忌证：穿刺部位或全身感染；出凝血功能障碍；严重的重要脏器功能不全；精神病患者或不能合作的患者。

并发症：感染；出血或血肿形成；局部麻醉药毒性反应；神经损伤；邻近器官损伤；低血压休克；阻滞范围过广或误入蛛网膜下腔，导致全脊麻等。

（二）针刀疗法

针刀疗法既有针刺效应，又具有手术效应。如松解粘连组织，切断挛缩肌纤维或筋膜，切碎瘢痕或钙化组织或痛性硬结，切削磨平刺激神经引起疼痛的骨刺。针刀还具有针刺和手术的综合效应，如果在一个患者身上同时存在敏感穴位和病变组织，就需要利用针刀的针刺效应刺激穴位，并利用其手术效应对病变组织施行手术治疗，使其两种效应综合发挥，达到更好的治疗效果。

适应证：软组织炎症、滑膜炎、各种腱鞘炎、韧带炎引起的痛、麻和功能障碍，脊柱的某些病变，四肢关节的退行性或损伤性病变，神经卡压综合征，缺血性骨坏死，某些有体表反应点的内脏疾患，以及其他如肌性斜颈等。

禁忌证：发热，施术部位和周围或全身感染，严重内脏疾病发作期，施术部位有难以避开的重要血管、神经或内脏，出血倾向、凝血功能不全，定性、定位诊断不明确者，体质虚弱、高血压、糖尿病、冠心病患者慎用。

并发症：晕针、断针、感染、出血、神经损伤、肌腱断裂以及邻近器官损伤等。

（三）微创疗法

微创疗法是采用微创技术进行慢性疼痛治疗的一类方法。微创技术的应用改变了传统的保守治疗和手术治疗模式，具有疗效确切、创伤小、术后恢复快、并发症少等优点，符合医学和社会发展趋势，得到了医患双方的认可。每种微创技术有其自身的作用原理和特点，因此使用时应掌握病变特异性与微创技术生物学效应的科学匹配原则，既要根据各种不同微创技术的理化特性、生物效应和治疗原理选择最佳适应证，又要根据不同病变及各种病变的不同特点、致痛原理、临床表现选择最适宜技术。当然有些微创技术尚在完善发展中，远期疗效有待观察，但其独具特色的技术核心地位和深入人心的理念已展示了良好的发展前景。

1. 胶原酶溶解术（collagenase discolysis）　胶原酶溶解术是将胶原酶注入病变的椎间盘内或突出物的周围，依靠胶原酶分解胶原纤维的药理作用来溶解胶原组织，使突出物减小或消失，以缓解或消除其对神经组织的压迫，同时可以减轻突出物周围的炎性反应，从而使患者的临床症状得到改善。

适应证：临床症状、体征与影像学表现一致的椎间盘突出症，经保守治疗 3 个月无效者。

禁忌证：突出的椎间盘钙化或游离、骨性椎管狭窄、马尾神经综合征、感染、重要脏器功能不全、严重过敏史、孕妇和精神疾病患者及 16 岁以下青少年。

并发症：包括疼痛、过敏反应、神经根损伤、椎间隙感染、尿潴留、腹胀、化学性脑膜炎等。

2. 射频疗法（radiofrequency，RF）　将频率在 100MHz 以下的高频电磁波应用于人体，电场内的各种离子和带电胶体颗粒发生振动，产生热效应和非热效应以治疗某些疾病的方法，称为 RF。依据射频发生器电流产生方式的不同可分为两类：脉冲射频和连续射频。

适应证：神经病理性疼痛，如三叉神经痛、带状疱疹后遗神经痛等；脊柱源性疼痛，如颈椎病、腰椎间盘突出症、椎间盘源性疼痛；其他，如肌筋膜疼痛综合征、脊神经后内侧支卡压综合征等。

禁忌证：感染、凝血功能障碍、心肺肝肾衰竭、安装有心脏起搏器者。

并发症：半月神经节射频热凝毁损术见诸报道的并发症有咬肌瘫痪、角膜炎、出血、复视、失明、听力减退等，经对症处理后多在2周至1年内恢复。颈腰椎间盘射频消融术常见的并发症有脊柱椎间盘炎、椎间隙感染、神经损伤、血管损伤等。

3. 臭氧疗法（ozone therapy）　臭氧疗法是指将一定浓度的医用臭氧注射到炎性病变的软组织或突出的椎间盘等病变部位，通过抗炎镇痛或氧化髓核内蛋白多糖使髓核体积缩小，是治疗多种慢性疼痛性疾病的一种治疗方法。

适应证：颈、腰椎间盘突出症；腰椎手术失败综合征；关节及软组织痛等。

禁忌证：臭氧过敏；穿刺部位感染；体温升高；严重心理障碍；月经期、哺乳期患者；颈椎间盘突出压迫脊髓致脊髓水肿变性；马尾神经综合征。

并发症：过敏反应、神经损伤、感染、出血、头痛、腹胀、硬膜囊损伤等。

4. 椎间盘减压术（percutaneous disc decompression）　椎间盘减压术是先将穿刺针经皮穿刺到病变椎间盘，再导入光能、电能或机械能等使椎间盘内压力减低，解除椎间盘压力增高对周围组织结构（神经、血管）的压迫，从而缓解相应的症状和体征。临床上用于椎间盘减压较常用的方法是经皮激光椎间盘减压术（percutaneous laser disc decompression，PLDD）、经皮等离子消融髓核减压术（nucleoplasty，coblation）和经皮旋切椎间盘减压术（dekompressor）。

适应证：影像学检查示椎间盘膨出或弥漫性突出，且与临床表现相符；保守治疗 3 个月无效；椎间盘造影可以诱发疼痛，局部麻醉药注入椎间盘有较满意的镇痛效果。

禁忌证：骨性椎管狭窄；症状迅速进展；出现马尾神经症状；有出血、感染征象和精神疾病者。

并发症：脊柱间盘炎、神经损伤、邻近脏器损伤、出血及血肿等。

5. 脊髓电刺激(spinal cord stimulation,SCS) 脊髓电刺激是通过手术植入或经皮穿刺的方法,将电极置入与疼痛部位相对应的脊髓节段的硬膜外腔,进行电刺激治疗,以使疼痛缓解的一种治疗方法。

适应证:脊髓损伤、末梢神经病变、幻肢痛、灼痛、带状疱疹后遗神经痛、丘脑性疼痛、癌性疼痛、背部手术失败综合征(failed back surgery syndrome,FBSS)等。

禁忌证:装有心脏起搏器;急性传染病、感染性疾病、出血倾向;穿刺部位皮肤感染;癫痫患者及意识不清者;不愿意接受脊髓电刺激治疗的患者;诊断不明确者。

并发症:脑脊液漏、感染、电极失灵或移位、植入部位疼痛及其他与器械操作相关的并发症。

6. 鞘内药物输注系统(intrathecal drug delivery systems,IDDS) 对于慢性顽固性疼痛,特别是癌性疼痛等可以采用鞘内药物输注系统进行长期的疼痛治疗。IDDS 系统包括:植入腹壁皮下的储药囊及注药泵,通过皮下隧道连接储药囊和鞘内间隙的导管。外部计算机程序遥控皮下注药泵的输注速率,记录药物浓度、容量和剂量。通过皮下定期注入药物补充储药囊内的药量,并可根据病情变化调整药物种类、浓度和输入量,使患者的疼痛至少减轻 50% 以上,并能够耐受药物副作用。

目前 IDDS 最常用的药物是无防腐剂的硫酸吗啡。对于疼痛控制不佳或副作用过大而无法继续使用吗啡者,可换用氢吗啡酮,也可联合使用可乐定、布比卡因等。

适应证:主要是顽固性癌痛、难治性神经病理性疼痛及非疼痛性疾病。

禁忌证:包括输注药物过敏或禁忌、全身状态不良、凝血机制障碍、神经系统进展性病变、穿刺部位病变以及精神异常或不能配合治疗的小儿及精神病患者。

并发症:长期接受 IDDS 的患者,可以出现药物性副作用和操作及管理引发的并发症。药物副作用包括恶心、呕吐、嗜睡、尿潴留、瘙痒、呼吸抑制、性功能障碍、便秘、痛觉过敏、精神异常。操作及管理引起的并发症包括创口感染、脑膜炎、脑脊液漏、泵移位、导管移位和导管堵塞等。

7. 脊柱内镜系统(endoscopy spine systems) 脊柱内镜系统是经扩大的椎间孔或椎板间隙植入内镜到椎间隙或到椎管内,直视下应用不同的器械摘除或切除一切致压物而解除神经根及硬膜囊的压迫并冲洗其周围的炎性介质,通过消融、减压、镇痛、扩大椎管等作用来达到治疗目的。

适应证:适用于各种类型的椎间盘突出症(极外侧型突出及脱出型、游离型、巨大型、骨化形成等)。

禁忌证:包括重要脏器功能不全及有感染、出血倾向者;神经元性疾病患者、中央型骨性椎管狭窄症患者、腰椎滑脱症患者、孕妇、精神异常者及不愿接受该手术者。

并发症:术后疼痛、下肢感觉异常、脊柱间盘炎、神经根损伤、硬膜囊破裂、出血、腹腔脏器及大血管损伤等。

(四) 物理疗法

物理疗法也是在慢性疼痛治疗中常用的一种无创治疗手段。常用的物理疗法有:

1. 电疗法 如经皮电刺激疗法。

2. 光疗法 如超激光疗法、氙光疗法等。

3. 声疗法 如超声疗法、超声药物透入疗法等。

4. 磁疗法 如骨质疏松治疗仪的应用。

5. 其他 如中药汽疗、冷冻治疗、冲击波治疗等。

(五) 其他疗法

如手法治疗、器具疗法、心理疗法、中医药治疗等均是慢性疼痛患者综合治疗的重要措施,可根据情况进行选用。

二、治疗后的处理

慢性疼痛患者由于病程漫长,疼痛性质不一,影响程度各异,治疗经过也有很大不同,患者多有不同程度的心理情绪变化。因此疼痛治疗首先要真正关心患者,重视对患者的心理护理,要鼓励他们树立战胜疾病的信心,同时要仔细观察和检查患者的细微变化,及早发现和处理可能发生的并发症和不良反应。

疼痛治疗后常见的不良反应及并发症:

1. 药物可能引起的不良反应 如局部麻醉药的中毒和过敏,NSAIDs 引起的胃肠道反应和心血管反应,糖皮质激素长期应用所致肾上腺皮质功能改变等。

2. 治疗操作可能引起的不良反应和并发症 如晕针、感染、星状神经节阻滞时引起张力性气胸、神经阻滞或介入治疗操作引起神经损伤、血管损伤、胸腹腔脏器损伤、全脊髓麻醉等。

第四节　慢性术后疼痛

慢性术后疼痛也称为慢性手术后疼痛综合征（chronic postsurgical pain syndrome），是继发于术后急性疼痛之后的一种不良的感觉和情感体验。由于临床上很难确定疼痛是手术前疾病的延续还是在手术后发生，因此有关慢性术后疼痛的定义仍然存在争论。1999 年的 IASP 通讯中指出在诊断慢性术后疼痛时应包括以下内容：手术操作后引发的疼痛；持续至少 2 个月；排除疼痛的其他诱因如慢性感染或持续的恶性疾病。

一、慢性术后疼痛的相关因素

（一）术前因素

1. 遗传易感性　儿茶酚胺 -O- 甲基转移酶（COMT）的功能基因多态性与人们对疼痛的敏感性有关；黑皮质素 -1 受体相关基因则被证明与女性特有的阿片受体介导的痛觉缺失有关。

2. 年龄和性别　在腹股沟斜疝修补术后疼痛中，老年患者发生慢性术后持续性疼痛的风险明显降低。此外，相关研究提示，女性患者的术后疼痛发生率明显增加。

3. 患者的心理因素　术前焦虑和恐惧均会影响术后疼痛的发生。患者对疼痛的预期、恐惧，既往经历，社会环境，工作和体育活动的水平，均可影响患者对有害性刺激的反应。

（二）术中因素

1. 手术种类　截肢术、胸骨切开术、乳腺切除术、疝成形术术后慢性疼痛发生率较高，剖宫产术、子宫切除术、胆囊手术、髋部手术等也会发生慢性术后疼痛。

2. 手术技术、切口部位和手术时间与慢性术后疼痛也有一定关系。

（三）术后因素

手术部位慢性炎症粘连、瘢痕与神经瘤是引起慢性术后疼痛的重要因素。

（四）术后急性疼痛

手术后急性疼痛的严重程度可能是发生慢性疼痛的重要预测因素，控制术后疼痛的严重程度可能改善患者的远期结局。

二、慢性术后疼痛的临床表现与诊断

（一）临床表现

1. 症状

（1）手术部位或手术部位损伤神经的支配范围的自发性疼痛、痛觉过敏、痛觉超敏、感觉异常。

（2）截肢后可能出现幻肢痛，乳腺切除术后可能出现幻乳痛。

（3）内脏反应：恶心、呕吐。

（4）情绪障碍：焦虑、抑郁、自杀倾向。

（5）自主神经功能障碍以及反射消失。

（6）其他症状：运动功能障碍、躯体反应等。

2. 体征

（1）手术部位或手术部位损伤神经支配范围的痛觉过敏、痛觉超敏或感觉减退。

（2）肌肉发僵、痉挛或挛缩。

（3）自主神经功能障碍：相应部位营养障碍表现。

3. 辅助检查

（1）除腰椎手术后疼痛综合征外，通常不需要针对性的辅助检查。必要时可做 X 线片、CT、ECT 等检查排除器质性病变。

（2）神经病理性疼痛评估量表进行神经病理性疼痛筛查。

（3）必要时行疼痛区域神经电生理检查、定量感觉检查，确定是否存在神经病理性疼痛。

（二）诊断标准

1. 在手术后发生的疼痛排除引起术后持续性疼痛的术前疾病。

2. 疼痛至少持续 2 个月以上具有慢性神经病理性疼痛的特征。

3. 排除诱发疼痛的其他原因如恶性肿瘤或慢性感染等。

三、慢性术后疼痛的治疗与预防

（一）治疗

根据疼痛的特征采用多种方法联合治疗，以镇痛及促进神经修复为主，一般不主张神经破坏。

1. 镇痛药物治疗　包括非甾体抗炎药、麻醉

性镇痛药、抗惊厥药、抗抑郁药等。

2. 物理治疗　包括电疗法、光疗法、声疗法以及运动疗法、水疗法等。

3. 神经阻滞　包括痛点阻滞、外周神经阻滞、星状神经节阻滞、残端神经瘤注射、硬膜外注射和椎旁神经阻滞等。

4. 微创治疗　包括射频疗法、针刀疗法、臭氧疗法、银质针疗法、神经电刺激、脊髓电刺激等。

5. 其他　如手法治疗、中医药治疗、心理治疗、推拿疗法、针灸疗法等。

（二）预防

慢性术后疼痛正成为一个日益严重的临床问题，但人们对术后慢性疼痛的认识和有效的预防措施还不尽如人意。慢性术后疼痛通常为神经病理性疼痛，治疗比较困难，因此预防是关键。

1. 改进手术技术，减少术中神经损伤　更精细的操作手法和分离技巧，以及尽可能减少术中神经损伤是减轻或预防术后疼痛的重要手段。神经完全切断比结扎或挤压所引起的疼痛程度要轻，在截肢时，对神经的处理采用单纯切断神经比结扎更为合适，切断前先进行神经封闭可减轻术后疼痛并减少残肢痛或幻肢痛的发生。对于那些使用体内植入物的手术来说，选用更好的、机体排斥更少的低分子材料无疑是有益的。此外，也有研究表明在专业化的外科手术中心，术后持续性疼痛的发生率较低，提示外科手术团队的技术在降低术后持续性疼痛的发生率方面可能具有重要作用。

2. 术后急性疼痛的多模式治疗　由于术后持续性疼痛的发生发展与疼痛的中枢敏化密切相关，因此防止中枢敏化的形成将有助于术后持续性疼痛的预防。许多研究证实，超前镇痛能减轻术后疼痛，减少术后镇痛药的需求量，降低持续性术后疼痛的发病率。此外，有效的治疗术后急性疼痛，特别是伴有神经病理性特征的疼痛，如烧灼样和针刺样疼痛，可预防发生慢性疼痛。

3. 权衡手术的必要性或采用微创术式　在考虑手术之前要将术后慢性疼痛作为手术后的一种重要的并发症来权衡，避免不必要的创伤较大的手术。另一方面尽可能选用微创术式，如腹腔镜下手术可明显减少开腹术后慢性疼痛的发生率。

第五节　神经病理性疼痛

神经病理性疼痛（neuropathic pain，NP）原指由周围和/或中枢神经系统原发和/或继发性损害或功能障碍引起的疼痛。2011 年 1 月，国际疼痛学会（IASP）将神经病理性疼痛的定义更新为“躯体感觉神经系统的损害或疾病引起的疼痛”。

一、神经病理性疼痛的分类

神经病理性疼痛的病因非常复杂，往往是多种因素作用的结果。常见的病因分类见表 121-1。

神经病理性疼痛的分类主要根据最初受累部位的不同分为周围性神经病理性疼痛和中枢性神经病理性疼痛。

1. 周围性神经病理性疼痛　周围性神经病理性疼痛包括三叉神经痛、舌咽神经痛、带状疱疹后遗神经痛（PHN）、急性或慢性炎性脱髓鞘性多发性神经根神经病（AIDP 或 CIDP）、酒精性多发神经病、化疗药物引起的多发神经病、嵌压性神经病（如腕管综合征）、HIV 性神经病变、慢性术后神经痛、

表 121-1　神经病理性疼痛病因分类表

病因	可引起神经病理性疼痛的疾病类型
外伤性机械损伤	受压性神经病变、神经横断性损伤、灼痛、脊髓损伤、术后疼痛、幻肢痛
代谢性或营养性	乙醇性神经病、糙皮病、脚气病、糖尿病周围神经病变
病毒性损伤	带状疱疹后遗神经痛、HIV 性神经病变
神经毒性	长春新碱、顺铂、铊、砷、放疗
缺血性疾病	丘脑综合征、脑卒中后疼痛
综合病因	恶性肿瘤、多发性硬化、三叉神经痛、脉管炎、淀粉样变、先天性疾病

肿瘤压迫或浸润神经所致神经痛、营养缺陷相关性神经病、放射治疗后神经痛、残肢痛等。

2. 中枢性神经病理性疼痛　中枢性神经病理性疼痛包括脑卒中后疼痛、多发性硬化相关性疼痛、帕金森病相关性疼痛、脊髓损伤后性疼痛、脊髓空洞症、缺血后脊髓病以及丘脑痛等。

二、神经病理性疼痛的发生机制

神经病理性疼痛的发生机制目前仍不清楚，比较公认的有外周机制和中枢机制。

1. 外周机制

(1) 异位放电：外周神经受到损伤后，损伤区域及背根神经节神经元自发性持续性异常放电，引起脊髓敏感化，进而导致神经痛。目前，对于产生异位放电的机制尚不清楚，许多实验证明，损伤部位神经传入纤维异位电流释放增加，这种现象可能与神经元细胞膜上钠离子通道重分布、数量和功能的改变有关；损伤区域及未损伤的神经纤维钠离子通道的高表达可能是导致动作电位阈值降低而引起异位放电的原因之一。除此之外，外周神经损伤后钙通道表达的改变在 NP 形成中也起到重要作用。神经损伤同时还可引起多种受体蛋白的表达水平上调，如 C 纤维的伤害性热刺激敏感性瞬时感受器电位 V1（TRPV1）通道上调，可以导致正常体温下产生自发性神经活动。

(2) 交感 - 感觉神经系统的耦合：在正常的情况下，交感神经节后神经元和外周传入感觉神经元之间无联系。然而，当外周神经受到损伤时，交感神经节后纤维在背根神经和损伤神经近侧芽生，芽生的神经元末梢可与脊神经节神经元的胞体形成与突触相似的功能结构，交感神经纤维的增生引起脊神经感觉神经元对机械，冷热刺激的敏感性增强。

(3) 炎性介质作用：许多研究显示，免疫细胞和分子在 NP 过程中发挥着越来越重要的作用。神经损伤后，外周血液中的肥大细胞、中性粒细胞、巨噬细胞和 T 细胞等免疫细胞所产生的炎性级联反应，以及中枢神经系统的小胶质细胞和星形胶质细胞的激活，是 NP 形成和持续的关键因素，这些免疫细胞通过释放大量炎性介质最终导致疼痛的产生。

同时神经损伤时，脊髓神经胶质细胞能够释放大量神经调质如炎性趋化因子。最近研究表明，炎性趋化因子 CX3CL1 和 CCL2 通过神经元 - 神经胶质细胞相互作用调节疼痛过程，CCL2 还可通过增加脊髓背角神经元 NMDA 受体的活性而诱发中枢致敏。

2. 中枢机制

(1) 脊髓的解剖重构：存在于脊髓灰质区第Ⅲ和第Ⅳ板层的低阈值的 β- 淀粉样蛋白（Aβ）末梢异常进入背角第Ⅱ板层，并与该板层的神经元建立突触联系，激活原本仅对高阈值 C 纤维传入有反应的神经元，从而改变背角神经元对感觉信息的传递和整合。当然，神经损伤诱发的 Aβ 轴突向脊髓第Ⅱ板层芽生是很少量的，而且 Aβ 类纤维中存在 P 物质（SP）、降钙素基因相关肽（CGRP）和神经肽 Y（NPY）等神经递质的异常表达。因而提示，可能有多种机制参与了 Aβ 传入纤维致痛的解剖学和化学基础。

(2) 中枢致敏：中枢致敏可能来源于初级伤害性传入神经纤维释放的兴奋性氨基酸（EAA）和神经肽，它们激活脊髓 N- 甲基 -D- 天冬氨酸（NMDA）受体和 α- 氨基 -3- 羟基 -5- 甲基 -4- 异唑丙酸（AMPA）受体，改变电压依赖性离子通道的表达，使原先一些阈下的传入信息变为阈上刺激，从而引起突触活动频率持续增高使自发性和诱发性神经元放电增多和感受野扩大。外周神经损伤不仅引起脊髓部位突触连接发生变化，也引起脊髓以上的高位中枢的功能发生改变。延髓头端腹内侧区是下行易化系统的上位中枢，该部位的神经紧张素可能在激活下行易化系统过程中发挥重要作用；外周神经损伤后，从延髓头端腹内侧区的下行易化系统对脊髓背角神经元的作用增强。

(3) 中枢去抑制：中枢抑制性中间神经元功能下降是引起神经病理性疼痛的重要因素。神经损伤后，抑制作用主要通过脊髓中间神经元和脑干下行通路，以及经典的抑制性神经递质来完成，例如 γ- 氨基丁酸（GABA）、甘氨酸、肾上腺素能、5- 羟色胺（5-HT）和内源性阿片肽等。脊髓背角第Ⅰ和第Ⅱ板层的抑制性中间神经元呈现跨突触兴奋性毒性改变，引起中枢抑制性中间神经元缺失；而且，蛋白激酶系统被激活，诱发 γ- 氨基丁酸受体发生磷酸化，中枢抑制性中间神经元对伤害性信息传递的抑制作用减弱，从而产生痛觉过敏。

三、神经病理性疼痛的临床表现与诊断

神经病理性疼痛包括一大类疾病，临床上既有共同的表现，又因病因不同而呈现不同的特点，

其共性表现如下：

1. 自发性疼痛

(1)疼痛部位：疼痛多发生在感觉障碍或缺失的区域，也可发生在远离损伤的部位，甚至患者难以描述疼痛的具体位置。

(2)疼痛时间：可在损伤后即刻出现，亦可延迟至损伤后数日、数周、数月甚至数年后发生。

(3)疼痛程度：疼痛程度轻重不一，重者不能忍受，影响睡眠，严重降低患者的生活质量。

(4)疼痛性质：呈多样化，表现为烧灼样痛、针刺样痛、撕裂样痛、电击样痛、刀割样痛等。

(5)呈进行性加重：疼痛症状一旦出现，其程度多呈进行性加重，逐渐发展，性质及部位亦可发生变化。

2. 痛觉过敏　痛觉过敏(hyperalgesia)是指组织损伤所引起的痛阈降低，对伤害性刺激反应异常增强和延长的疼痛，多见于丘脑或周围神经病变。

3. 痛觉超敏　痛觉超敏(allodynia)是指由非伤害性刺激引起的疼痛，即生理状态下原本不能引起痛觉的刺激如触摸、振动、风吹等所诱发的疼痛或疼痛加剧。

4. 感觉异常　常表现为感觉过敏、感觉减退、感觉迟钝和异常感觉。

神经病理性疼痛的诊断应包括详细完整的病史采集和分析，尤其要重点询问疼痛的特征，如疼痛的部位、性质、程度及伴随症状，诊疗经过，既往史、个人史、家族史等。在详细询问病史的基础上，全面认真的对患者进行体格检查，在一般检查的基础上，突出运动和神经功能的检查，包括肌力、肌张力、感觉平面、关节功能、反射等。根据初步获得的临床资料，有针对性地选用影像学技术和实验室检查，必要时进行诊断性阻滞以确定疼痛来源。

IASP 2008 推荐的神经病理性疼痛的临床诊断标准：

1. 疼痛位于明确的神经解剖范围。

2. 病史提示周围或中枢感觉系统存在相关损害或疾病。

3. 至少一项辅助检查证实疼痛符合神经解剖范围。

4. 至少一项辅助检查证实存在相关的损害或疾病。

肯定的神经病理性疼痛：符合上述 1~4 项标准；很可能的神经病理性疼痛：符合上述第 1、2、3 或 4 项标准；可能的神经病理性疼痛：符合上述第 1 和 2 项标准，但缺乏辅助检查的证据。

四、神经病理性疼痛的治疗

积极治疗原发疾病，早期诊断，早期治疗，阻止其向慢性化方向转变，对防止神经病理性疼痛的发生、发展具有重要意义。

(一) 药物治疗

1. 一线治疗药物

(1)钙通道调节剂：钙通道调节剂包括加巴喷丁和普瑞巴林，是神经病理性疼痛的一线用药。两者作用机制为调节电压门控钙通道 α_2-δ 亚基，减少谷氨酸、去甲肾上腺素和 P 物质释放。除可减轻疼痛外也可改善患者睡眠和情绪。药物的吸收受食物影响较小，不与血浆蛋白结合，基本不经肝脏代谢，没有重要的临床药物相互作用。副作用主要为剂量依赖的嗜睡和头晕，肾功能不全的患者应减量。加巴喷丁通常起始剂量为每日 300mg，一天三次，可缓慢逐渐滴定至有效剂量，常用剂量每日 900~1 800mg。普瑞巴林是在加巴喷丁基础上研制的新一代药物，药代动力学呈线性。该药起始剂量为每日 150mg，分两次使用，常用剂量 150~600mg。为避免头晕及嗜睡，应遵循：晚上开始、小量使用、逐渐加量、缓慢减量的原则。

(2)抗抑郁药

A. 三环抗抑郁药(TCAS)：最常用的为阿米替林。可作用于疼痛传导通路的多个环节：阻断多种离子通道，抑制 5- 羟色胺和去甲肾上腺素的再摄取，主要在疼痛传导途径中的下行通路发挥作用。目前是治疗神经病理性疼痛的一线用药。阿米替林首剂应睡前服用，每次 12.5~25mg，根据患者反应可逐渐增加剂量，最大剂量每日 150mg。使用阿米替林时应注意其心脏毒性，窦性心动过速、体位性低血压、心室异位搏动增加、心肌缺血甚至心源性猝死。有缺血性心脏病或心源性猝死风险的患者应避免使用 TCAs。此外，该药可能导致或加重认知障碍和步态异常。

B. 5- 羟色胺、去甲肾上腺素再摄取抑制药类(SNRIs)：常用药物有文拉法辛和度洛西汀等。该类药物选择性抑制 5- 羟色胺、去甲肾上腺素再摄取，提高二者在突触间隙的浓度，在疼痛传导途径中的下行通路发挥作用。文法拉辛的有效剂量为每日 150~225mg，每日 1 次。度洛西汀的起始剂量为每日 30mg，一周后调整到每日 60mg，可一次服用或分两次服用。常见不良反应有恶心、口干、出汗、乏力、焦虑、震颤等。

(3) 局部利多卡因：5% 利多卡因贴片或凝胶常作为带状疱疹相关神经痛的一线用药。常用剂型有利多卡因凝胶剂及贴剂。副作用包括皮肤红斑或皮疹。

(4) 卡马西平、奥卡西平：卡马西平和奥卡西平是钠通道阻断剂，可作为三叉神经痛的一线用药。初始剂量每日 200~400mg，有效剂量为每日 200~1 200mg。副作用较多见，包括镇静、头晕、步态异常、肝酶增高、低钠血症以及骨髓抑制等。有发生剥脱性皮炎的风险，严重时可发生 Stenens-Johnson 综合征及感染性休克而危及生命。

奥卡西平有效剂量为每日 600~1 800mg。需根据患者的临床反应增加药物剂量。奥卡西平可产生肝酶诱导，皮肤过敏反应比卡马西平少见，和卡马西平有 25%~30% 左右的交叉过敏，也可导致低钠血症。

2. 二线治疗药物

(1) 曲马多：曲马多具有双重作用机制，可同时作用于"μ 阿片受体和去甲肾上腺素 /5- 羟色胺受体以达到镇痛效果。副作用与剂量相关，常见的副作用有恶心、呕吐、头晕等，应遵循从低剂量开始，缓慢逐渐加量的原则。起始剂量每次 25~50mg、每日 1~2 次，最大量每日 400mg。应注意不与 5-羟色胺能药物（包括 SNRIs）同时使用，以避免 5-羟色胺综合征风险。该药滥用率低，但也会发生身体依赖，需逐步停药。

(2) 阿片类镇痛药：常作为二线药可单独使用，或与一线药联合使用，常用药物有吗啡、羟考酮和芬太尼等。速释剂型用于爆发痛，缓释剂型用于慢性疼痛的长期治疗。未用过阿片药的患者起始量应从小剂量开始，个体量化。阿片类药物的副作用有恶心、呕吐、过度镇静、呼吸抑制等，在用药后 1~2 周内可能发生耐受，但便秘终身不耐受，需要加以防治，长期使用有可能导致依赖。一旦神经病理性疼痛病因去除或调控治疗有效缓解疼痛后，应缓慢减少药量至撤除用药。

3. 其他药物　除上述药物外，一些药物在临床已有广泛应用，包括牛痘疫苗接种家兔皮肤炎症提取物、草乌甲素、局部辣椒碱、静脉用利多卡因、美金刚、美西律以及某些抗癫痫药（拉莫三嗪、丙戊酸钠、托吡酯等）。

（二）微创介入治疗

1. 神经阻滞　常用的方法有神经末梢阻滞、神经干阻滞、神经丛阻滞、神经节阻滞、交感神经阻滞、硬膜外腔阻滞等。

2. 神经电刺激　临床上使用的神经电刺激方法主要包括脊髓电刺激（SCS）、外周神经刺激（PNS）、经皮电神经刺激（TENS）、深部脑刺激（DBS）等。

3. 鞘内药物输注治疗　通过埋藏在体内的药物输注泵，将药物输注到蛛网膜下腔，作用于中枢阻断疼痛信号的传导，从而控制疼痛。

4. 神经毁损　主要方法有化学性神经毁损、物理性神经毁损、神经切断和立体定向手术等。

（三）其他治疗

主要包括中医药治疗及理疗和康复治疗等。

五、带状疱疹后遗神经痛

带状疱疹后遗神经痛（postherpetic neuralgia，PHN）定义为带状疱疹（Herpes Zoster，HZ）皮疹愈合后持续 1 个月及以上的疼痛，是带状疱疹最常见的并发症。流行病学资料显示，带状疱疹的年发病率约为 3‰~5‰，约 9%~34% 的带状疱疹患者会发生 PHN。带状疱疹和 PHN 的发病率及患病率均有随年龄增加而逐渐升高的趋势，60 岁及以上的带状疱疹患者约 65% 会发生 PHN，70 岁及以上者中则可达 70%。PHN 是最常见的一种神经病理性疼痛，可表现为持续性疼痛，也可缓解一段时间后再次出现。

1. 发病机制　带状疱疹的病原体是水痘 - 带状疱疹病毒（Varicella-Zoster Virus，VZV），该病毒经上呼吸道或睑结膜侵入人体引起感染，初次感染在幼儿表现为水痘，在成人可为隐性感染。病毒沿感觉神经侵入脊神经节或脑神经节内并潜伏，当机体免疫功能低下时，潜伏的病毒再活化，大量复制并沿感觉神经纤维向所支配的皮节扩散，发生带状疱疹。受累神经元发生炎症、出血，甚至坏死，神经元功能紊乱，外周及中枢敏化，导致疼痛。PHN 的发生机制目前不完全明了，神经可塑性是 PHN 产生的基础。除了外周敏化，中枢敏化是其主要机制和病理特征，神经系统的炎症反应、去传入现象以及交感神经功能异常均在 PHN 的发生中发挥了一定的作用。

2. 临床表现　该症好发于老年人，体质衰弱和患有其他慢性、全身性疾病患者。好发部位为胸、腰、背部，还可见于头颈部、上下肢、会阴部甚至中枢神经系统等。带状疱疹多沿肋间神经、三叉神经的分布区域而分布。

其疼痛特点为非常剧烈的灼痛、痛觉超敏和痛觉过敏，可持续数月，数年或数十年不等。疼痛可因局部摩擦或躯体活动而诱发或加剧。部分患者情绪低落，影响日常生活。

3. 诊断及鉴别诊断　PHN 的诊断主要根据带状疱疹病史和体格检查，其诊断步骤见下表。

需要鉴别诊断的疾病包括经典型三叉神经痛、舌咽神经痛、椎体压缩性骨折后神经痛、椎体转移瘤性疼痛等(表 121-2)。

表 121-2　PHN 的诊断步骤

步骤	诊断要点
1. 病史问询	起病和病程 分散和局部皮肤的疼痛，常表现为某神经分布相关区域内瘙痒、烧灼样、针刺样、刀割样、电击样或搏动样疼痛 间歇性和慢性疼痛 有明确记录的疱疹史 情感和睡眠情况 日常生活能力改变 重要的个人史
2. 体格检查	可见局部有遗留的瘢痕或色素沉着 局部可有痛觉过敏或痛觉减退 局部可有痛觉超敏 局部可有汗多等自主神经功能紊乱的表现
3. 实验室检查	PHN 的诊断不依赖于特殊的实验室检查 病毒培养和免疫荧光染色法可用于鉴别单纯疱疹和带状疱疹 病毒抗体的存在有助于确诊带状疱疹亚临床感染，特别是在无疱型带状疱疹的情况免疫过氧化物酶染色、组织病理学和 Tzanck 细胞学检查有助于确定带状疱疹感染

4. 治疗

(1) 药物治疗：加巴喷丁和普瑞巴林以及抗抑郁药是带状疱疹后遗神经痛的一线药物。抗抑郁药主要有三环类抗抑郁药和度洛西汀、文拉法辛等。可辅助应用非甾体抗炎药、曲马多、维生素 B 族药物，对疼痛顽固、剧烈者可考虑应用强效阿片受体激动剂。

(2) TENS 疗法(经皮神经电刺激术)：经皮神经电刺激可根据皮损部位、疱疹区域寻找支配该区域的神经支、干或根处，进行治疗。

(3) 神经阻滞疗法：可根据疼痛的部位分别采用交感神经阻滞、肋间神经阻滞、脑神经及脊神经阻滞等。

(4) 射频治疗：针对皮损部位的支配神经进行背根神经节脉冲射频调节，必要时选择感觉神经或末梢神经行射频热凝治疗。

(5) 脊髓电刺激疗法：对经上述治疗效果不满意，仍疼痛剧烈者，可考虑进行脊髓电刺激治疗。

第六节　常见慢性疼痛病症的诊治

一、头面部

广义的头面部痛指整个头面部的疼痛，包括额、颞、顶、枕和颜面部，甚至牵涉颈部，它是临床上最常见的疼痛之一，女性发病率明显高于男性。狭义的头痛指头颅上半部及眉弓以上至枕部以上的疼痛。头面部痛可能是一过性症状，或是其他疾病的伴随症状，但也可能是一种独立的疾病。

头面部痛按其程度分为轻、中、重度，按其病程又分为急性、亚急性、慢性，这种分类对疼痛的诊断和治疗有一定的指导意义。

（一）偏头痛

偏头痛是临床上最常见的原发性头痛。该病是一种发作性疾病，间歇期无任何症状。该病反复发作，多数患者有家族史。疼痛程度、发作频率及持续时间因人而异，疼痛一般为单侧，少数患者为两侧。一般持续 4~72 小时。典型发作伴有视觉异常及自主神经功能改变，如恶心、呕吐等先兆症状，称为先兆性偏头痛，有人称其为“呕吐性头痛”，有些患者则无先兆症状。

1. 病因及发病机制　确切的病因及发病机制尚不清楚，但近年来的观点认为主要是血管和神经两方面的因素。

(1) 血管及神经功能异常：Wolf 提出偏头痛的分期与血管功能异常有关。头痛前期为脑血管收缩，头痛期为血管扩张，延迟性头痛如头皮压痛、动脉周围水肿、疼痛性质为持久性钝痛。继此之后的后期头痛为持续性，可能是头颈部肌肉持续性收缩的结果。近来用多普勒观察偏头痛发作期间脑血流的变化和上述结果是一致的，但有人观察到无先兆症状的偏头痛脑血流是正常的。

(2) 生化改变：偏头痛发作可引起许多生化方面的改变。发作早期即有去甲肾上腺素（NE）升高和血小板聚集现象。偏头痛发作时 5-HT 释放增加，当耗竭时血管扩张。5-HT 可使动脉收缩，刺激大脑中枢产生某些自主神经功能紊乱，如呕吐、视觉异常等，此外它还可加重血小板聚集。

有人认为内源性阿片样物质的镇痛作用是通过 5-HT 能神经调节的，偏头痛亦与内源性阿片样物质有关。如：偏头痛发作时脑脊液内脑啡肽减少，而缓解期正常。

(3)内分泌因素：偏头痛发病的男女之比为1∶2。女性患者中约 60% 与月经有关。青春期女性发病率较高，许多于月经初潮时发病可能与体内激素变化有关。

(4) 遗传因素：本病与遗传因素有关，偏头痛有家族史者占患者的 91%。

(5) 其他：某些过敏因素可诱发偏头痛，某些食物如巧克力、乳酪、鸡蛋、脂肪、茶叶、咖啡、酒等也可诱发。情绪的变化如焦虑、紧张、抑郁、疲劳、失眠及强光、噪声等均可诱发。

2. 临床表现

(1) 先兆症状

1) 视觉异常：典型偏头痛患者几乎均有视觉异常。发作时视野中心有发亮光点，其边缘为彩色或锯齿样闪光，甚至出现城堡样光谱，亮点边缘以内视觉消失，严重时出现象限性偏盲、同侧偏盲或管状视野。一般持续 15~30 分钟，然后消退。少数患者有暂时性全盲或永久性视野缺损。

2) 躯体感觉异常：属于皮质感觉障碍，一般影响肢体或其他较局限部位，为针刺或麻木感，也可见于口唇、舌及面部，持续约 15~30 分钟。感觉异常发生稍迟于视觉异常，也可单独发生，少数患者有味、听幻觉。

3) 运动障碍：肢体发生感觉异常后，可继发有乏力或轻瘫，主要见于上肢，也可发生偏瘫，即家庭偏瘫型偏头痛。反复发作以眼外肌麻痹和偏头痛为主要特征的综合征称为眼肌麻痹性偏头痛。少数患者可表现有暂时性失语或癫痫样抽搐。

4) 自主神经系统功能紊乱：患者疼痛发作前、发作中和发作后均可能有该系统的异常，如情绪高涨或低迷、眩晕、出汗、皮肤苍白、恶心呕吐等。心血管系统可表现为心率快、血压高等。

(2) 头痛：典型偏头痛的特征是发作性、偏侧性、中重度搏动性疼痛。常于一侧太阳穴开始，然后扩展到整个一侧头部，低头及体力活动使疼痛加重。一般疼痛经历数小时，严重者可持续数天。虽经治疗，偏头痛仍持续超过 72 小时者为偏头痛持续状态。

3. 诊断　偏头痛的诊断主要根据临床表现，在询问病史时应注意头痛的部位、性质、程度、持续时间、伴随症状、先兆表现以及活动对头痛的影响。诊断时首先要排除继发性头痛，如出现以下情况建议进一步检查：①神经系统阳性体征；②头痛频率或程度的急性加重；③疼痛性质明显变化；④妊娠期、产后、癌症或 AIDS 患者出现新发头痛；⑤伴有其他系统性病变表现如发热、皮疹、头晕等。

4. 治疗

(1) 药物治疗：主要用于发作性偏头痛的止痛。

1) 非甾体抗炎药：阿司匹林、布洛芬、萘普生、对乙酰氨基酚等非特异性药物应首选应用。

2) 特异性药物：包括麦角类制剂（酒石酸麦角胺、双氢麦角胺、麦角胺咖啡因）和曲坦类药物（舒马曲坦、佐米曲坦）。该类药物均有收缩血管的作用，因此严重高血压、冠心病、缺血性脑血管病、周围血管疾病及严重肝、肾功能不全患者及孕妇禁用。

3)如果头痛剧烈,用上述药物不能缓解,可选用镇静药物和阿片受体激动剂。甲氧氯普胺和多潘立酮等也可选用。

(2)星状神经节阻滞具有中枢神经作用也有周围神经作用。一般每天1次,10~15天为一疗程。既可在发作期缓解疼痛,也有一定的预防作用。

(二)紧张型头痛

紧张型头痛系由多种精神因素所致的持久性头部肌肉收缩型头痛,又称肌收缩型头痛、压力型头痛。许多流行病学调查结果显示紧张型头痛的发病率高于或近似于偏头痛。紧张型头痛发病无显著性别差异,一般以30岁左右发病较多,起病缓慢,患者记不清具体发病时间。

1. 病因与发病机制　慢性紧张型头痛的发生可能与头颈部肌肉收缩引起肌肉疼痛有关,其机制包括:①局部刺激产生的的冲动传入大脑,通过运动神经到达肌肉引起肌肉收缩;②肌肉收缩的冲动上行到达丘脑而感知到疼痛;③丘脑脑干网状结构的下行冲动激活γ传出系统使肌肉持续性收缩;④肌肉收缩的冲动通过单突触直接传至下行运行神经元,使其发放冲动增加,造成肌肉持续性收缩。

精神因素如焦虑、抑郁、紧张及社会心理压力可引起紧张型头痛,是中枢对疼痛感觉的抑制功能减弱的结果。但是精神因素对机体的影响是多方面的,其与头痛的具体关系如何,尚无定论。

2. 临床表现　慢性发病,多在早晨发作,下午最重,无明显缓解期。双侧界限不明显的头痛多在额颞部、枕部,严重者整个头部甚至牵涉颈部及肩背部。疼痛性质为钝痛、胀痛,头部有压迫感或紧缩感,不伴恶心呕吐、畏光畏声、视觉障碍等前驱症状。一般对日常生活无明显影响。有的患者伴有精神紧张、头昏失眠、抑郁或焦虑不安。

体格检查一般无阳性体征,患者有时有斜方肌或后颈肌肉压痛。

3. 诊断　根据发作频率不同,紧张型头痛分为偶发性、频发性和慢性紧张型头痛三型。

(1)偶发性紧张型头痛

1)平均每月发作<1天(每年<12天),至少有10次头痛发作符合以下2、3、4项标准。

2)头痛持续30分钟至7天。

3)至少具有下列2项疼痛特点:性质为压迫或束缚感(非搏动性);程度为轻、中度(可能影响活动,但不限制活动);双侧头痛;上下楼梯或走路不加剧疼痛。

4)符合下列2项:无恶心、呕吐(可能存在厌食);畏声、畏光中不超过一项。

5)通过病史、体检及神经系统检查排除其他疾病。

(2)频发性紧张型头痛:除平均每月发作1~14天超过3个月(每年≥12天且<180天)外,其他同偶发性紧张型头痛的标准。

(3)慢性紧张型头痛:除头痛平均每月发作≥15天,持续超过3个月(每年≥180天)外,其他同偶发性紧张型头痛的标准。另外,慢性紧张型头痛可能有轻度恶心。

紧张性头痛与偏头痛每次均可持续数小时至72小时,两者均可为双侧,但偏头痛疼痛剧烈,体力活动可加剧疼痛,发作时伴有恶心、呕吐,对声、光敏感,以此可以鉴别诊断。

4. 治疗

(1)药物治疗:包括非甾体抗炎药、肌肉松弛药、抗癫痫药、抗抑郁药、抗焦虑药等。应避免长期服用。

(2)局部注射或神经阻滞:对局部压痛点可用局部麻醉药和糖皮质激素混合液注射,也可行枕大神经、枕小神经及星状神经节阻滞。紧张型头痛多累及双侧,采用星状神经节阻滞时不宜同时阻滞双侧,可交替进行也可间隔进行,以避免严重并发症发生。

(3)其他:还可以应用针灸、理疗及生物反馈治疗,心理治疗也非常重要。

(三)丛集性头痛

丛集性头痛在1962年以前称为"周期性偏头痛性神经痛"、"组胺性头痛"、"偏头痛性睫状神经痛",认为它是一种偏头痛的变异,是一种血管性偏头痛。其特点是头痛发作有一个短暂的丛集发作期,伴有自主神经症状如结膜充血和流泪。

该病总的发病率为0.04%~0.08%。男性发病多于女性,男女之比为5:1。丛集性头痛可于任何年龄发病但首次发病常在20~40岁。

1. 病因及发病机制　丛集性头痛在发作期及发作间期有眼内及角膜温度升高,出汗、流泪、唾液分泌和瞳孔改变,无症状侧的程度较有症状侧轻。通过多普勒、血管造影和MRI检查发现,在疼痛最严重时患者颈内动脉出现收缩,这可能是交感神经传出反射活动的结果。头痛发作时有心率变化甚至心律失常，受累侧眼动脉扩张，可能是自主神经中枢功能紊乱所致。此外还发现有褪黑激素（melatonin）、β-内啡肽（β-endorphine）和β-促脂素（β-lipotropin）24小时分泌周期的节律性发生紊乱等。

2. 临床表现　丛集性头痛典型的特点是暂时性、呈丛集状发作，一般持续2周至3个月，间歇期一般为几个月至少14天。头痛大多数为单侧，少数可转移到另一侧。疼痛的部位在眼眶周围和颞部，也可扩展到颈部、上颌的牙齿，甚至到肩部。疼痛为剧烈的难以忍受的烧灼样、刀割样或针刺样锐性疼痛。患者常于夜间发作，在第一个快速动眼期突然痛醒。发作最短持续时间15分钟，一般为30~180分钟。其发作次数大多数为每天1~2次，其范围为每周1次至每天8次。

头痛伴有明显的自主神经症状，如流泪、结膜充血、鼻塞、鼻溢、前额和面部出汗、瞳孔缩小、上睑下垂和眼睑水肿等，还有神经质的表现，脾气暴躁和有强迫他人的行为。酒、硝酸甘油和组胺可促使头痛发作。

3. 诊断　诊断主要根据典型的临床表现及详细的病史，典型发作5次以上，并排除其他器质性疾病即可诊断。鉴别诊断主要与三叉神经痛、颞动脉炎和慢性半边头痛相鉴别。

4. 治疗　丛集性头痛发作时疼痛剧烈，难以迅速止痛，对丛集性头痛的治疗，主要是预防其发作。

（1）药物治疗：一般来讲，凡是治疗偏头痛的药物均可应用。在发作前或发作时可口服麦角胺类药物，能预防发作或减轻发作时的症状。曲坦类药物是5-HT受体激动剂，可通过抑制扩血管作用达到治疗目的，可以口服、滴鼻、皮下或静脉注射。钙离子拮抗剂、锂盐、抗癫痫药物、非甾体抗炎药和糖皮质激素也有一定的预防和治疗作用。此外发作时高流量（7~10L/min）面罩吸入纯氧或高压氧治疗对部分患者也有效。

（2）射频治疗：除了药物治疗外，蝶腭神经节射频脉冲调节可有效缓解疼痛，该微创治疗手段已被美国头痛协会作为B级证据推荐用于治疗丛集性头痛。眶上神经、眶下神经、枕神经等也可选择应用，顽固疼痛者，也可采用射频热凝术。

9

（四）三叉神经痛

三叉神经痛（trigeminal neuralgia）又称痛性痉挛或痛性抽搐（tic douloureux），是三叉神经一支或多支分布区的典型神经痛。其特点是：发作性疼痛，每次发作持续时间为若干秒或数分钟，间歇期无痛或仅有轻微钝痛，面部可有触发点（trigger point）或触发带（trigger zone），疼痛局限于一侧三叉神经区，不超过中线；一般无感觉减退或过敏。

三叉神经痛原来分为原发性和继发性两类。原发性三叉神经痛常常是三叉神经受血管压迫所致，现已改称为经典型三叉神经痛。而继发性或非经典型三叉神经痛主要由多发性硬化、带状疱疹病毒感染和脑肿瘤等所致。

三叉神经痛老年人多见，本病与遗传、种族关系不大。

1. 临床表现

（1）疼痛特点：突发突止，发作前无任何先兆，发作间期无疼痛。疼痛极为尖锐，如电击、刀绞、火烧、撕裂样、针刺样等。患者表情极为痛苦，常以手捂面，每次发作数秒至1~2分钟。间歇时间不等，因病情发展，发作次数增加，严重时每分钟发作数次，夜间安静时发作次数减少。

（2）疼痛部位：疼痛部位仅限于三叉神经分布区内，且不超过正中线，即为单侧三叉神经痛，双侧发病者占患者的3%，一般一侧发作间隔数年后出现对侧发作。除三叉神经分布区外，少数患者疼痛可扩展到面神经、舌咽神经和迷走神经分布区。

第Ⅱ、Ⅲ支同时受累最多见，最少见的是Ⅰ、Ⅲ支同时受累，病变可位于三叉神经的某一支或二、三支同时受累。第Ⅱ支发病超过患者的44%，第Ⅲ支占35%，第Ⅰ支占19%。总之，三叉神经以第Ⅱ支为中心，单独第Ⅱ支或第Ⅱ支合并其他支占所有病例的75%以上。

（3）触发点或触发带：它并非指整个分支分布区，而是指非伤害性刺激即可诱发三叉神经痛发作的某一点或某一区域。如触摸面部、咀嚼、谈话、刷牙、漱口、面部皮肤受风、受凉等。

触发点位于疼痛的同侧，但可在三叉神经痛的不同支区。极少数触发点在三叉神经分布区外或对侧，也可能在上颈区、头皮等。刺激触发带可诱发疼痛发作，使患者日常生活受到很大影响，如影响患者刷牙、洗脸、梳头、洗发等，若进食咀嚼诱发疼痛，长时间可影响患者热量的摄入。此外，情绪的变化和应激状态，也可诱发疼痛发作，且加重疼痛。

（4）间歇发病：多数三叉神经痛为间歇发病，其间隔数月或数年不等，每次复发总是在同一区域，但疼痛范围可能扩大。

(5)伴随症状：可伴随自主神经功能紊乱，如流泪、流涎、颜面潮红等。

2. 诊断及鉴别诊断　患者发病年龄多在40~50岁以上，根据上述三叉神经痛的特点，诊断不难。脑神经功能检查通常无异常发现，要注意与其他疾病相鉴别：

(1)继发性三叉神经痛的疼痛多为持续性疼痛或阵发性加重，患者可有相应分布区感觉减退、角膜反射及听力减弱等，CT、MRI有助于检查原发病灶。

(2)非典型面痛：面部疼痛与神经分布无关，呈持续性，位置深且不易定位。多见于年轻女性。

(3)颞下颌关节痛：在颞下颌关节咬合运动时发生疼痛，但疼痛可能为持续性，程度较轻，局限在耳前，关节处可有压痛。

(4)丛集性头痛：为短暂发作性头痛，同时伴有自主神经功能紊乱。但疼痛位于眼眶附近，且疼痛为持续性，每次发作至少半小时以上。

(5)舌咽神经痛：舌咽神经痛与三叉神经的疼痛特点相似，触发点及诱发因素可混淆不清，并且二者可合并存在。舌咽神经痛合并三叉神经痛者约11%~32%，二者疼痛可同时发作或先后发作。但两者疼痛部位不同，舌咽神经痛往往疼痛更剧，持续时间更长，必要时做丁卡因试验可鉴别。

3. 治疗

(1)治疗原则：治疗有多种方法，但每种方法都有一定局限性且复发率高，应进行选择，做好长期治疗的准备。初发患者及病史短、症状轻者或其他方法治疗后还遗留轻度疼痛者，首先考虑药物治疗。神经阻滞方法应从末梢支开始，局部麻醉药效果不佳或病史长、需反复阻滞或分支阻滞无效、症状重的患者需用神经破坏药或射频热凝。外科手术损伤大、副作用严重，也有一定复发率，应慎用。

(2)药物治疗：药物治疗是三叉神经痛的基本治疗手段。

1)卡马西平：卡马西平是治疗三叉神经痛的一线药物，此药可使2/3患者疼痛缓解。开始每天100mg，每隔一天增加100mg，直到600mg/d，以此剂量维持1周，若疼痛不缓解，可增加到800mg/d，最大剂量1.2~1.6g/d，再增加剂量效果不再增加。疼痛停止后，调小剂量维持。卡马西平应至少每8小时用药一次，以维持稳定的用药浓度。

卡马西平的副作用包括胃肠道刺激、共济失调、头晕、嗜睡、骨髓抑制和肝功能异常。约25%患者出现不能耐受的副作用。其最严重的副作用是过敏致全身剥脱性皮炎，故患者首次用药前应进行基因检测。

2)苯妥英钠：是治疗三叉神经痛的二线药物，约25%的患者获得满意效果。最初应用每次200mg，每日2次，3周内逐渐增加到300~400mg，即可达到有效血药浓度。如果疼痛无缓解应停药。副作用包括：眼球震颤、共济失调、白细胞减少、肝功异常、骨质疏松等。

3)加巴喷丁：加巴喷丁是一种较新的钙离子通道调节剂，在给药第一天可采用每日一次，每次0.3g；第二天为每日二次，每次0.3g，第三天为每日三次，每次0.3g，之后维持此剂量服用。据国外研究文献报道，加巴喷丁的用药剂量可增至每日1.8g。疼痛缓解后应逐渐减量，不能突然停药。其不良反应包括眩晕、嗜睡、口干、周围性水肿、视力模糊、体重增加和注意力难以集中等，一般为轻、中度。

4)普瑞巴林：普瑞巴林是一种较新的钙离子通道调节剂，推荐剂量为每次75mg或150mg，每日2次。其不良反应与加巴喷丁类似，程度较轻。

(3)神经阻滞：根据疼痛所分布的区域，采用相应的神经阻滞：

1)第Ⅰ支：眶上神经阻滞、滑车上神经阻滞。

2)第Ⅱ支：眶下神经阻滞、上颌神经阻滞。

3)第Ⅲ支：颏神经阻滞、下牙槽神经阻滞、下颌神经阻滞。

半月神经节阻滞：如果两支以上同时发病者，首先阻滞症状严重的一支或首先发作的一支，或交替进行，Ⅱ、Ⅲ支并发或3支同时发作者可行半月神经节阻滞。

病史短、症状较轻的患者，可用局部麻醉药反复阻滞。而病史长或症状严重者单用局部麻醉药效果差，应改用神经破坏药。

总之，神经阻滞对缓解三叉神经痛效果确切，有些操作技术难度大，要求注药一定要准确无误，但疼痛复发率也比较高，存在一定的并发症。

(4)射频热凝术：射频热凝术是有效治疗三叉神经痛的微创技术之一。该技术通过调节温度以控制破坏的范围和程度，一般50℃可产生较重的感觉减退，70℃痛觉消失，加热至70~75℃后传导痛觉的Aγ及C纤维变性，而粗纤维可以保留。本法短期疗效达90%以上，复发率6%~53%，也可产生角膜炎、角膜反射消失、感觉异常等并发症。除半月神经节外，射频也可用于上颌神经、下颌神经及末梢神经的损毁治疗。

(5)外科治疗：顽固性三叉神经痛，药物治疗及上述治疗方法无效，或出现了不能耐受的副作用时，可考虑外科治疗。

(五)舌咽神经痛

典型的舌咽神经痛分布在舌咽区，该病常有迷走神经参与，故有人也称其为迷走舌咽神经痛。疼痛特点与三叉神经痛相似，两者偶可并发，其发病率只有三叉神经痛的2%左右。

中老年发病率高，男女发病无差别。左侧发病高于右侧，偶有两侧同时发病者。

1. 病因 绝大多数患者被认为有血管对神经的压迫。颅内外肿瘤、蛛网膜炎及附近组织的炎症，茎突过长均可刺激和压迫该神经。神经中枢运动性冲动下行时，在损伤部位形成运动—感觉假突触，所以咽部运动如吞咽、咳嗽、说话可触发疼痛。

舌咽神经经颈静脉孔入颅，其部分传入冲动可通过弧束到达迷走神经背核，有纤维终止于三叉神经脊束核，所以舌咽神经痛可能累及迷走神经和三叉神经。

2. 临床表现 绝大多数患者突然发病，为剧烈疼痛，电击样、针刺样、刀割样、烧灼样，为典型的神经痛。每次发作时间持续数秒至几分钟，轻者每年发作数次，重者每天可发作数十次。

疼痛部位主要位于舌底部、咽部、扁桃体窝，可放射到耳、下颌角和上颈部。

某些非伤害性刺激如吞咽、打哈欠、说话、咳嗽可触发疼痛。舌根、软颚、咽部及外耳道可能是触发带。触发带均位于病变的同侧。而触摸面部皮肤不会触发疼痛。

疼痛发作可伴随其他系统的症状。舌咽神经痛对心律和血压有一定的影响，所以某些患者出现晕厥、心律不齐、心动过缓、心脏停搏及癫痫发作。此外还可能出现自主神经功能改变，如低血压，唾液及泪液分泌增多、局部充血、出汗、咳嗽。

3. 诊断 根据典型的疼痛性质、疼痛部位，不难诊断。非典型病例可用丁卡因试验：用1%丁卡因溶液喷涂在扁桃体及咽部，疼痛停止并维持1~2小时，做正常饮食、吞咽不再触发疼痛为丁卡因试验阳性。舌咽神经痛的患者此试验阳性率高达90%。

舌咽神经痛的疼痛性质和三叉神经痛一样，可根据其疼痛部位及触发因素不同进行鉴别。但有报道有11%~32%的舌咽神经痛患者合并三叉神经痛，两种神经痛可同时发病或先后发病，其间隔可达几年至十余年。两者发病均在同侧，主要合并Ⅱ支或Ⅲ支三叉神经痛。

4. 治疗

(1)药物治疗：舌咽神经痛的治疗药物和三叉神经痛相同，主要是卡马西平和苯妥英钠而一般镇痛药物无效。药物治疗有效率约为50%。少数患者疼痛完全缓解，但复发率较高。

(2)神经阻滞：局部神经阻滞主要使用丁卡因或利多卡因咽喉部表面喷洒，可使疼痛停止。舌咽神经阻滞是一种常用的治疗舌咽神经痛的有效方法，适用于舌咽神经痛经口服药物治疗效果不好的患者。伴有严重心肺疾患、高血压、糖尿病患者慎用此方法，局部或全身有感染征象者当属禁忌。神经破坏药在临床上未广泛应用，有损伤周围神经和血管的可能，并可引起心血管及咽部并发症。

(3)射频治疗：经皮射频治疗是在影像引导下经茎突穿刺至舌咽神经旁，刺激使疼痛复现，然后进行低温脉冲射频神经调节，达到镇痛目的。因该部位神经血管丰富，故该方法比射频热凝的安全性要高。

(4)外科方法：经药物治疗及上述治疗方法效果不佳，或出现严重副作用时，可考虑经颅舌咽神经切断等外科治疗。

二、颈肩部及上肢

(一)颈椎病

颈椎病是指颈椎骨关节、韧带或颈椎间盘的退行性变，压迫或刺激了邻近的神经根、脊髓、血管及软组织，并因此导致颈、肩及上肢的一系列临床综合征。所以颈椎病是颈椎退行性脊柱病的简称。若颈椎仅有骨质增生和椎间隙变窄，而无神经、椎动脉等软组织受压的症状则不应称为颈椎病。颈椎病常见于年龄较大者，40岁以上者占80%，男女之比为3∶1。

由于颈椎解剖结构的特殊性，病理改变也有特点：单纯椎间盘突出者较少见，仅占5%左右；最常见的改变是骨质增生，尤其是钩椎关节骨赘形成。后者往往是造成颈神经根与椎动脉受压的主要原因。有时椎体后缘骨赘形成并突入椎管可压迫脊髓。此外，某种程度的发育性椎管狭窄(前后径 <12~14mm)，对颈椎病的发生也有较大影响。近年来发现，此种异常并不少见。在此基础上，一

旦发生颈椎退行性变，即使程度较轻，也可引起严重的临床症状。

1. 临床表现　根据受压部位、组织及临床症状的不同，可将颈椎病分为以下六种类型：

(1) 颈型颈椎病(肌肉韧带关节囊型)：本型最常见。

1) 症状：颈项部疼痛常常是此型颈椎病的首发症状，病程较长者可有颈项僵硬及异常响声。由于颈椎退变，使椎间盘纤维环、韧带、关节囊及骨膜等部位的神经末梢受刺激而产生颈部疼痛及反射性颈部肌肉痉挛。疼痛多由于睡眠时头颈部的位置不当、受寒或体力活动时颈部突然扭转而诱发。故疼痛常在清晨睡眠后出现，一般呈持续性酸痛或钻痛，头颈部活动时加重。

2) 体征：体检可见头向患侧偏斜，颈生理前凸变直，颈肌紧张及活动受限。患部常有明显的压痛点，如肌腱附着点、筋膜、韧带及颈椎棘突、棘间、横突等。一般无神经功能障碍的表现。

3) 辅助检查：X 线检查显示轻度或中度颈椎退变。

(2) 神经根型颈椎病

1) 症状：多在中年以后发病，呈间歇性病程。突出的症状为颈神经根性钻痛或刀割样疼痛，可由颈神经根部呈电击样向肩、上臂及前臂乃至手部放射，其部位多局限于一侧的单根或少数几根的神经根分布区内。

2) 体征：发作期常见患者颈部强直、活动受限、颈椎生理前凸变小，重者头部处于强迫位，最具诊断意义的是椎间孔挤压试验阳性、引颈试验阳性以及相应颈横突尖部有放射性压痛。

3) 辅助检查：X 线检查显示颈椎生理前凸变小消失甚至反屈，病变椎间隙变窄，钩椎关节骨刺形成，椎间孔变小，偶有椎体滑脱等改变。CT 检查可显示椎间盘侧方突出，或关节突增生致侧隐窝狭窄。

(3) 脊髓型颈椎病

1) 症状：本型较少见，发病常呈慢性病程，但有时也可急性发作。主要症状为缓慢进行性的双下肢或四肢麻木、发冷、疼痛、走路不稳、踩棉感、发抖及肌无力等。病变的好发部位为下颈段脊髓，相当于颈 5~6 和颈 6~7 椎间隙水平，约占 90%。

2) 体征：走路不稳，颈椎活动受限，生理反射活跃或亢进，出现病理反射。

3) 辅助检查：颈椎平片大多有颈椎病的特征性改变，CT 或 MRI 可清楚显示颈髓受压的程度和部位。

(4) 椎动脉型颈椎病：椎动脉型颈椎病又称椎动脉压迫综合征，是椎动脉及椎动脉交感神经丛(椎神经)受损而产生的临床综合征。

1) 症状

①头痛：与偏头痛的表现颇为相似，故有颈性偏头痛之称。②眩晕或一过性晕厥：为本综合征的最典型症状。③耳鸣和听力减退。④视觉症状：常为发作性视力减弱，眼睛暗点、闪光，视野缺损，偶有复视、幻视等。

2) 体征：无特殊体征。

3) 辅助检查：X 线检查常见颈椎明显增生，尤其是横突孔处；MRI 可见一侧或双侧椎动脉狭窄或变形；CT 常无阳性发现。

(5) 交感神经型颈椎病：本型颈椎病是颈椎发生退变而使颈部交感神经受到直接或反射性刺激所致。其症状表现极为复杂，且累及的范围也特别广泛，可包括患侧的上半部躯干、头部及上肢，即交感神经分布的所谓“上象限”区。

1) 症状：常见的症状有疼痛和感觉异常、腺体分泌改变和营养障碍，以及内脏功能紊乱等，并且这些症状往往彼此掺杂发作。

2) 体征：同颈型颈椎病，但常有心率增加、期前收缩等循环系统的体征。

3) 辅助检查：ECG 检查一般正常。脊柱 X 线检查常示颈椎或上胸椎退行性改变。

(6) 混合型颈椎病：上述两型或两型以上症状体征并存者可诊断为混合型颈椎病。

2. 诊断与鉴别诊断　根据症状、体征及辅助检查一般不难诊断，但需要与枕神经痛、梅尼埃病、颈肩背部肌筋膜疼痛综合征及肩周炎等进行鉴别。

3. 治疗

(1) 一般治疗：去除诱因是防止和治疗颈椎病的重要措施，如改变生活工作中的不良姿势和习惯。引颈试验阳性的患者使用颈托可以缓解症状、限制颈部活动以免颈部损伤加重。急性发作期可以选择非甾体抗炎药治疗，也可选择各种理疗或器具治疗以及手法矫治。

(2) 注射治疗：根据颈椎病的不同类型，将消炎镇痛液分别注入病变部位的硬膜外腔、颈神经根、钩椎关节、横突、关节囊、黄韧带、棘间韧带、项韧带以及病变肌肉处；对合并自主神经功能紊乱者可加用星状神经节阻滞；对椎间盘突出明显者可行椎间盘微创治疗。

(3)针刀治疗:在注射疗法后局部无痛条件下,用针刀切碎痛性硬结,切割肥厚的黄韧带扩大椎管,切开关节囊行关节腔减压,扩大椎间孔,松解粘连的神经根。应当强调实施操作的医师必须熟悉解剖,对针刀的前端及其周围组织的解剖结构必须了如指掌,确保定位及操作准确,否则将引起严重后果。

(4)微创介入治疗:所有操作均在C形臂机X线机或CT等其他影像设备引导下施行。由颈椎间盘突出引起的症状体征者应行椎间盘微创治疗。一般来说,椎间盘膨出或突出不大,纤维环未完全破裂,盘内压力较高者,适合行椎间盘减压治疗,如激光气化减压、等离子消融减压、经皮旋切减压等,这些治疗均经颈前路健侧穿刺达病变间盘,治疗后可复合医用臭氧注射以加强疗效;如椎间盘突出较大已突向椎管,可试行靶点治疗,穿刺到位后先行造影和神经刺激,避免神经甚至脊髓损伤;如椎间盘多节段突出,可经硬膜外侧间隙置管,行胶原酶盘外溶盘治疗。如有突出间盘钙化、黄韧带骨化等骨性椎管狭窄,或进展迅速的脊髓型颈椎病,或经微创治疗缓解不理想且影响日常生活与工作者,应选择手术治疗。

(5)手术治疗:对脊髓受压明显、伴骨性椎管狭窄、后纵韧带钙化或黄韧带骨化等病变者,需行开放手术治疗。

(二)肩关节周围炎

肩关节周围炎简称肩周炎,因多发于50岁左右的中年人,又称“50肩”。肩周炎不是独立的疾病,而是由肩关节周围肌肉、肌腱、滑囊和关节囊等软组织的慢性炎症、粘连引起的以肩关节周围疼痛、活动障碍为主要症状的综合征。

1. 病因与病理　本病的发生主要与肩关节退行性病变、肩部的慢性劳损、急性外伤、受凉及活动减少有关。颈椎病所造成的肩部神经营养障碍也可能是一种致病因素。

肩关节系人体活动范围最大的关节,且肱骨头较关节盂大3倍,又因关节的韧带相对薄弱,稳定性很小。所以稳定肩关节的周围软组织易受损害。肩关节的关节囊薄而松弛,虽然能够增加关节的灵活性,但易受损伤而发生炎性反应。肩关节囊的外侧为肩峰,前方是喙突,喙肩韧带和喙肱韧带形如顶盖罩在关节之上,也易受损伤而发炎,加之退行性病变,导致顶盖变薄、钙化、断裂。在肩峰和三角肌下面的滑液囊有助于肱骨头在肩峰下滑动,使肩关节可以外展至水平面以上。当手臂经常作外展或上举活动时,肱骨大结节则与喙肩韧带不断互相摩擦,因而此处很容易发生劳损。肱二头肌腱从肱骨结节间沟的骨-纤维隧道穿过,劳损后容易发生腱鞘炎,并继发粘连性关节囊炎。

2. 临床表现与诊断　肩周炎多发于50岁左右人群,40岁以下少见,女性多于男性(为3:1),左侧多于右侧,也有少数病例双侧同时发病,但在同一关节很少重复发病。其特点起病缓慢,多无明显的外伤、受凉史。病情进展到一定程度后即不再发展,继而疼痛逐渐减轻或消失,关节活动也可逐渐恢复。整个病程较长,常需数月至数年。但也有少数病例不经治疗则能自愈。

(1)症状

1)疼痛:初为轻度肩痛,逐渐加重。疼痛的性质为钝痛,部位深邃,按压时反而减轻。严重者稍一触碰,即疼痛难忍。平时患者多呈自卫姿态,将患肢紧靠于体侧,并用健肢托扶以保护患肢。夜间疼痛尤甚,或夜不能眠,或半夜疼醒,多不能卧向患侧,疼痛可牵涉颈部、肩胛部、三角肌、上臂或前臂背侧。

2)活动受限:肩关节活动逐渐受限,外展、上举、外旋和内旋受限,严重者影响日常生活和劳动。

(2)体征

1)压痛:多在喙突、肩峰下、结节间沟、三角肌止点、冈下肌群及其联合腱等处有明显压痛。在冈下窝、肩胛骨外缘、冈上窝处可触及硬性条索,并有明显压痛,冈下窝压痛可放射到上臂内侧及前臂背侧。

2)肌肉萎缩:病程长者可出现神经营养障碍及失用性肌肉萎缩,尤以三角肌最明显。

3)关节功能受限:主要发生病变的肌肉不仅在其起止点、肌腹及肌腱衔接处有明显压痛且抗阻试验阳性。搭肩试验阳性,肩关节各方向活动范围减小。

(3)影像检查:X线肩部正位片多数可无明显阳性发现,部分患者可显示肌腱钙化影像、骨质疏松或肱骨头上移及增生(双侧对比)等。为排除颈椎病变,需摄颈椎正、侧、斜位X线片,或行颈椎CT或MRI检查。

3. 治疗方法

(1)一般治疗:口服消炎镇痛药及活血化瘀中草药,外用涂擦剂、贴敷剂;各种理疗如冲击波、光

9

疗、磁疗等。这些方法适用于轻型及病程早期病例，或作为其他治疗的辅助方法。

(2)阻滞疗法　可在B超引导下操作，穿刺到位后注射消炎镇痛液。

1)肩胛上神经阻滞：注射时要求针尖刺入肩胛切迹。此切迹位于肩胛冈中点外上方1.5~2cm，此即皮肤刺入点。

2)腋神经阻滞：腋神经阻滞一般在四边孔处进行。患者正坐位，患肩外展45°，肩峰的背侧下方约4cm处为穿刺点，此处常有压痛，并可摸到一凹陷。在此处进针点垂直快速刺入皮肤，并对着喙突方向进针4~4.5cm即达四边孔，患者常有异感。

3)压痛点注射：一次可阻滞3~5个点，每周1次，4次为一疗程。

(3)针刀疗法：于压痛明显之滑囊、腱鞘、肌肉紧张及肌筋膜粘连等处，施以针刀治疗，可在痛点阻滞后进行，针刀达病变组织，剥离松解粘连，切割瘢痕，切碎钙化块等。

(4)手法矫治：对于已发展为冻结肩，功能显著受限者，可采用肌间沟臂丛阻滞或肩胛上神经阻滞或静脉全身麻醉下，应用手法将肩关节周围软组织粘连松解。手法矫治时，一定要操作轻柔，逐渐用力，切忌粗暴和用力过猛。手法矫治前，一定要拍肩关节正位X线片，了解清楚肩部结构和病变以及骨质密度，以免操作中发生骨折、脱位等意外。

(5)功能锻炼：坚持正确而合理的锻炼，可以防止粘连和肌肉萎缩。已有肩关节功能受限者，应在神经阻滞后、疼痛减轻后开始进行抗阻力锻炼，以恢复肩关节的活动。

(三)肱骨外上髁炎

肱骨外上髁炎俗称“网球肘”，是肱骨外上髁部伸肌总腱处的慢性损伤性肌筋膜炎。

1. 临床表现和诊断

(1)症状：多数发病缓慢，早期肘关节外侧酸困不适，以后发展为持续性钝痛，有时伴有烧灼感，举臂、持物、伸肘腕关节或旋转前臂，可诱发或加重疼痛，病情严重者疼痛可波及前臂，上臂甚至肩背部。

(2)体征：肱骨外上髁及其前下方有一局限而敏感的压痛点，前臂伸肌群紧张试验(Mill征)阳性，伸肌群抗阻试验(Cozen征)阳性。

(3)辅助检查：X线片多无异常发现，有时可见肱骨外上髁处骨质密度增高。

2. 治疗方法

(1)一般治疗：早期发现，及时休息，避免患臂的伸腕动作。

(2)注射疗法：屈肘90°使桡侧腕伸肌前移，肱骨外上髁显露清楚，左手拇指找准压痛点后固定不动，沿拇指指甲快速进针，直达肱骨外上髁或其前下方，患者感酸胀疼痛明显，并可放射到前臂外侧，注射消炎镇痛液3~5ml。

(3)针刀疗法：保持阻滞时医师拇指的位置，与进针一样进针刀，平行肌纤维，纵行疏通剥离数刀，再横行推移数次，出针刀。阻滞与针刀同时应用，5~7天1次，一般1~2次即愈。

(4)其他：如局部外敷膏药、冲击波理疗等，必要时短期口服镇痛药。

(四)腕管综合征

腕管综合征是由于腕管内压力增高，正中神经在腕部受到压迫而造成鱼际肌无力和手部正中神经支配区的疼痛、麻木及进行性的鱼际肌萎缩的临床综合征。

1. 临床表现和诊断

(1)症状：以中年女性多见，主要表现为一个或一个以上的三大症状：桡侧三个半手指疼痛或麻木，感觉减退和鱼际肌萎缩，且夜间痛明显。上述症状只限于腕部以下的正中神经分布区，虽有放射痛，但腕以上感觉的客观检查无阳性发现。

(2)体征：感觉异常的诱发试验包括屈腕试验、叩击试验(Tinel试验)、正中神经加压试验和止血带试验常为阳性，其中以止血带试验最为敏感。

(3)辅助检查：肌电图检查异常。运动神经纤维传导时间延长。腕关节B超和MRI检查可了解腕部组织结构情况，尤其是神经的走行情况并可进行鉴别诊断。

2. 治疗方法　腕管部位的治疗可在B超引导下实施。

(1)注射治疗

穿刺点定位：第一进针点选在桡侧腕屈肌腱尺侧缘与远侧腕横纹的相交处，第二进针点选在第一进针点近侧2.5cm处。第三、四进针点分别选在指浅屈肌腱尺侧缘与远侧腕横纹的交点及其该点近侧2.5cm处。经上述4点，直达骨面稍退针，在该部位注射消炎镇痛液。

(2)针刀疗法：经注射4点进针刀，行腕横韧带的切割松解治疗。

3. 注意事项

(1)由于腕管综合征的原因较多，故注射药物前应明确诊断和选准适应证。

(2)由于腕管容量甚小,因此注药量应根据病情适量注射,以不加重长期性压迫为主。

(3)避免损伤神经、血管及其他组织。

(五)屈指肌腱狭窄性腱鞘炎

屈指肌腱狭窄性腱鞘炎,又称“扳机指”或“弹响指”。多见于手工劳动者的右手拇指、中指和环指。

1. 临床表现和诊断

(1)症状

1)多见于从事包装、缝纫、绘画、家务等职业的手工劳动者。

2)起病缓慢,初期掌指关节掌面酸痛,活动不灵,以后疼痛逐渐加重,产生摩擦音,再发展则出现弹响,严重者指间关节不能伸直,即所谓“交锁征”。

(2)体征

1)掌指关节掌面掌骨端局部可触及皮下硬结节,压痛明显,当手指屈伸时可感到该结节随之活动,并有弹响。

2)屈指抗阻试验阳性。

2. 治疗方法

(1)注射治疗:在掌侧找出确切压痛点,快速进针,左手抵住手背的患指掌骨干,以做穿刺进针的引导,这样可以直接刺入正中位的腱鞘内,并可直接触及骨面,开始进行少量注射,然后拔出针少许,继续注入药液,使药液完全注入腱鞘内。

(2)针刀疗法:针刀在硬结及压痛明显处,平行肌腱进针,达腱鞘后,纵向剥离,横向推移,再将针刀绕到肌腱后,挑动肌腱数次即可。

三、胸背部

(一)肋间神经痛

肋间神经痛是指各种原因引起的沿肋间神经分布区的神经病理性疼痛。可有一个或多个肋间神经受累,临床上分为原发性和继发性两类。

1. 病因　大多数肋间神经痛为继发性,与下列因素有关:

(1)外伤:胸部软组织损伤、肋骨骨折、胸肋关节错位、胸部手术后以及放射性损伤。

(2)炎症:带状疱疹及其他病毒感染、结核、风湿病及强直性脊柱炎、肋间软组织纤维织炎、脓肿。

(3)代谢性疾病:糖尿病周围神经炎、骨质疏松症、乙醇性神经病变、肾炎等。

(4)肿瘤或转移癌等。

(5)退行性变:胸椎关节骨质增生、椎管狭窄症等。

2. 临床表现　沿肋间神经走行的表浅部位疼痛,自背部胸椎至前胸部呈半环形,可位于一个或多个肋间神经,疼痛沿肋间神经分布,界限较明显。疼痛多为持续性,或阵发性加重,疼痛性质为刀割样、针刺样或烧灼样剧痛。咳嗽、喷嚏、深吸气时疼痛加重,患者有束带感,有时疼痛向肩背部放射。

体检时可见受累部位即沿肋间神经走行出现皮肤过敏、感觉减退并有浅表压痛。

影像学检查可有相应疾病的表现,也是排除其他疾病的依据。

3. 诊断　根据病史及临床表现即可作出诊断。X线检查及CT等其他影像检查可发现继发性肋间神经痛的病因。

4. 治疗　继发性肋间神经痛应针对病因进行治疗。一般治疗包括卧床休息,抗神经病理性疼痛药物、针灸及经皮电刺激镇痛等,原发性肋间神经痛未见阐述。

肋间神经阻滞:是治疗肋间神经痛最有效的治疗方法,同时有诊断意义。对病程较长的慢性疼痛患者可行脉冲射频治疗。但操作不当可引起气胸,临床上应特别注意。

(二)肋软骨炎

肋软骨炎又称胸壁综合征,是前胸部疼痛较常见的原因。由于疼痛部位在前胸部,并可能放射到肩及上肢,故容易和心绞痛相混淆。由于紧张情绪,患者误以为自己患有冠心病。

1. 病因　确切病因尚不清楚,一般认为与外伤、病毒感染、肋软骨局部营养不良、胸肋关节内炎症以及肌筋膜炎症有关。

2. 临床表现　患者表现为前胸部疼痛,多为酸胀痛,位置比较表浅。起病急剧或缓慢,疼痛时轻时重,为持续性疼痛,病程一般较长,有反复发作的趋势。

疼痛可因翻身、咳嗽、喷嚏、深呼吸及上肢活动加重。睡眠时可因体位改变而疼醒。有时疼痛可向肩及上肢放射。

体格检查可见2~5根肋软骨处压痛,可能有梭形肿胀,但局部皮肤无明显红肿。

3. 诊断　根据临床表现,诊断并无困难,但应和其他疾病相鉴别,主要与冠心病、心绞痛、胸部结核、胸膜炎、肋软骨肿瘤等鉴别。心电图及X线检查有助于鉴别其他疾病。

4. 治疗 部分患者因恐惧自己有冠心病、心绞痛，精神高度紧张，所以首先应排除心绞痛，解除患者精神紧张，必要时应用镇静药。

注意休息，特别是避免上肢过度用力。局部热敷、理疗可减轻疼痛。剧烈疼痛，特别是影响睡眠时可外用药或口服非甾体抗炎药，并行局部麻醉药联合糖皮质激素行局部注射，一般1~3次即可治愈。

（三）胸背肌筋膜疼痛综合征

胸背肌筋膜疼痛综合征是由于受凉、劳累等原因引起的胸背部疼痛，一般有明显的压痛点，常受天气变化、情绪等的影响。

1. 病因 胸部筋肌膜疼痛综合征是胸部疼痛的常见原因。胸部肌肉的持续性或反复性牵拉、劳损，如某些特定的工作及体育运动、胸肌外伤、长期不良姿势、胸椎的退行性变均可引起肌筋膜疼痛。患者情绪的变化可通过心理性原因导致受累肌肉紧张。此外，精神紧张又引起交感神经兴奋，使肌肉敏感性增加，反射性肌痉挛，后者又成为新的伤害性刺激而形成恶性循环。常见的胸背肌筋膜综合征有胸大肌综合征、胸骨肌综合征、背阔肌综合征、前锯肌综合征、菱形肌综合征、胸椎椎旁肌综合征、肋间肌筋膜综合征等。

这些疼痛综合征的特点是，疼痛较局限、有扳机点、牵涉性疼痛、肌肉痉挛、压痛、僵硬、运动受限，偶尔有自主神经功能障碍。这些综合征的疼痛特别是前胸部疼痛常使患者误认为是心脏疾患，有些症状也常使医师误诊为心脏病。

2. 临床表现 患者主诉胸部相应肌肉疼痛，有时伴有运动障碍。疼痛程度变异很大，从轻度酸痛到重度疼痛，钝痛或锐痛可牵涉邻近部位。查体可发现相应肌肉触痛痉挛，仔细触诊可发现扳机点，按压扳机点可引起剧烈的疼痛并伴有肌肉抽搐反应。

3. 诊断 胸部疼痛应考虑到肌筋膜综合征。应详细了解病史并进行全面的体格检查，对怀疑肌肉仔细触诊可发现相应的扳机点，还应检查肩部及胸后部肌肉，在肌肉松弛和紧张时分别检查，并和对侧进行对比，扳机点小剂量局部麻醉药注射可显著缓解疼痛有利于该病的确诊。红外热成像检查也可有阳性发现。

4. 治疗

(1)一般治疗：疼痛明显时可以应用非甾体类消炎镇痛药，局部有压痛者可用外用的软膏或膏药等。

(2)注射治疗：以压痛点最明显处为穿刺进针点。向各痛点分别注射消炎镇痛液4~5ml，一次注射治疗总药量不超过20ml。

(3)针刀疗法：疼痛时间较长或局部有硬结、条索者可在注射治疗后沿肌纤维或韧带走行方向用4号针刀剥离松解。

(4)其他：受累肌肉适当休息，避免肌肉负荷过重的运动，纠正不良姿势，肌肉的适当训练对该病的预防和治疗有重要意义。同时可用针灸、超激光照射、冲击波、中药汽疗等物理疗法。

四、腰臀部

（一）第三腰椎横突综合征

第三腰椎横突综合征（transverse process syndrome of third lumbar vertebra）是附着在第三腰椎横突的肌肉、筋膜、韧带以及跨越其前后的神经出现炎症、粘连等而产生的一系列临床征候群。

1. 临床表现

(1)患者多有急性损伤或长期习惯性姿势不良及长时间的超负荷劳动史。

(2)症状轻者表现为一侧或两侧腰部酸胀、疼痛、乏力，休息后缓解，劳累及受凉、潮湿时症状加重；症状重者呈持续性疼痛，可向臀部、大腿后侧和内侧放射，甚至放射至下腹部。腰部前屈和向健侧屈时症状加重。

(3)患侧腰三横突尖部有明显的压痛，疼痛向臀部、大腿后侧及大腿内侧放射，一般不过膝关节。有时患侧臀上皮神经投影处也有压痛。

(4)有时可在患侧腰三横突尖部触及痛性硬结。

(5)如内收肌痉挛可引起髋关节外展受限。

(6)X线片有时可见第三腰椎横突过长，尖部有钙化影。

2. 诊断 根据病史、症状及体征不难做出诊断。

3. 治疗方法

(1)药物治疗：根据病情急缓，选用非甾体类消炎镇痛药和含有肌松作用的镇痛药。外用中西药物也可缓解症状。

(2)物理疗法：局部热疗、光疗及冲击波治疗等。

(3)注射治疗：俯卧位。穿刺点在腰3棘突上缘水平，骶棘肌外侧缘压痛明显处。操作步骤：常规消毒皮肤。左手拇指指腹由骶棘肌外侧压向第三腰椎横突尖部，右手持7号8cm长针距左手拇指尖0.5cm处，针尖与皮肤垂直进针，至有韧感及骨质感时，即为横突尖部，退针0.5mm后注射消炎镇痛液4~5ml，注药准确，患者可感到疼痛向大腿内侧放射，并分别在横突头、足及顶端注入消炎镇痛液4~5ml。也可在B超引导下实施操作。

(4)针刀松解疗法：体位、穿刺点同前。操作步骤：常规消毒皮肤，左手拇指指腹由骶棘肌外侧压向第三腰椎横突尖部，右手持3号针刀，针刀刀口线平行骶棘肌刺入。针刀抵达横突骨面后，左手拇、示指捏住针体以免进针过深误入腹腔，右手持针柄在横突尖部及头、足、外侧缘分别切割2~3刀，横行剥离、松解至手下有松动感后出针刀。

4. 注意事项

(1)第三腰椎横突综合征急性发病或症状较轻者，可行注射治疗，一般可收到良好的效果。病程长、反复发作者，应在注射的基础上加用针刀治疗。

(2)针刀治疗、切割过程中不能离开骨面，以免误伤其他组织。

(二) 腰椎间盘突出症

腰椎间盘突出症是因椎间盘变性损伤、纤维环部分或全层破裂，导致其内的髓核突出刺激或压迫神经根和/或马尾神经引起的综合征。发病率约占门诊就诊腰腿痛患者的10%，男性多于女性，约80%发生在青壮年期。常见于$L_{4/5}$突出，L_5/S_1、$L_{3/4}$次之。需要强调的是，影像学表现的椎间盘突出，如果缺乏相应的临床表现不能诊断为椎间盘突出症。

1. 病理　椎间盘突出症的病理基础包括髓核的退行性变、纤维断裂、应力改变以及致炎因子的释放等因素的叠加。近年研究显示，神经激惹及神经的炎症性反应是造成椎间盘突出症患者腰腿痛的主要原因之一。

2. 分型　腰椎间盘突出症的分型对于选择治疗方案有重要意义。

(1)按突出的程度分类：①纤维环完全断裂，一部分髓核从后纵韧带向后突出，有嵌顿型、游离型等；②纤维环部分破裂，一部分髓核组织突出，为临床常见的类型；③髓核、纤维环同时退变、萎缩、纤维环弹力减弱，但没有断裂，只有髓核的轻度膨出。

(2)按突出的方向分类：①后侧旁型；②中央型；③椎间孔型；④椎间孔外型；⑤前方型；⑥休谟结节(Schmorl)。上述各型中以后侧旁型最为多见，中央型及椎间孔型次之，椎间孔外型较少见。而其他2种类型常因无临床症状而很少在临床论及。

3. 临床表现

(1)症状

1)腰痛：主要在下腰部或腰骶部。当纤维环完整时疼痛的性质多为慢性钝痛，当纤维环破裂髓核突出时疼痛的性质多为急性剧痛。发生腰背痛的主要原因为突出的椎间盘压迫或周围炎性介质刺激了外层纤维环及后纵韧带中的窦椎神经或硬膜囊所致。

2)下肢疼痛：多见于$L_{4/5}$及L_5/S_1椎间盘后侧旁型突出者。疼痛多呈放射性，由臀部、大腿后外侧、小腿外侧至足背或由臀部、大腿后侧、小腿后侧至足底，极少数病例由下往上放射。这是由于突出的椎间盘压迫或椎间盘碎裂溢出物质刺激神经根，造成神经根的充血、水肿、渗出等炎症反应和缺血所致。下腹部或大腿前侧痛，多因高位腰椎间盘突出时，突出的间盘压迫$L_{1/2/3}$神经根所引起。部分低位腰椎间盘突出也可牵涉至大腿前侧引起疼痛。

3)间歇性跛行：多出现于较大的突出物导致椎管狭窄的患者。患者行走距离增多时引起腰背痛或不适，同时患肢出现疼痛麻木或原有疼痛麻木症状加重，蹲位或卧位片刻症状逐渐缓解。这是由于行走时椎管内受阻的静脉丛逐渐充血，加重了神经根的充血程度，引起疼痛加重。

4)患肢发凉：也称为冷性坐骨神经痛(cold sciatica)，是因突出的椎间盘激惹了椎旁的腰交感神经，反射性引起下肢血管收缩所致。S_1神经根受累较L_5神经根受累更易引起患肢皮温降低，以足趾远端为著。

(2)体征：可有脊柱倾斜或强迫体位；脊柱活动受限；腰部相应节段的压痛和坐骨神经走行区压痛；以及直腿抬高试验(Lasegue征)、直腿抬高加强试验(Bragard征)、健腿抬高试验(Fajersztajn征)、屈颈试验、仰卧挺腹试验以及股神经牵拉等试验阳性。

(3)神经功能损害：①运动：受累神经根所支配的肌肉发生萎缩，肌力减退，极少数发生完全瘫痪；②感觉：受累神经根分布区可出现感觉过敏、减退或消失；③括约肌及性功能障碍：中央型腰椎间盘突出或大块髓核碎片脱入椎管压迫马尾神经可引起大便秘结、尿频、尿急、排尿困难等症状，男性患者可发生阳痿等性功能障碍；④反射：患者常有膝腱反射(L_4神经根受累)和/或跟腱反射(S_1神经根受累)减弱或消失。

(4) 辅助检查

1) 腰椎 X 线片：不能直接观察椎间盘突出，但可提供间接征象：脊柱侧弯、病变椎间隙变窄、椎体边缘骨质增生，有时椎间隙前窄后宽对临床诊断和定位有一定帮助。

2) CT 检查：表现为椎间盘向后突出压迫硬膜囊或后外侧突出压迫神经根以及椎管外的极外侧突出，亦可观察到骨性结构及韧带的变化。能清晰地了解腰椎管的容积，关节突退变、侧隐窝狭窄以及黄韧带肥厚与后纵韧带骨化等。

3) MRI 检查：可全面地观察各腰椎间盘是否有退行性病变及程度（信号改变），也可在矢状位上了解髓核突出的程度和位置，并鉴别是否存在椎管内其他占位性病变及血管异常等。

4. 诊断　根据轴向腰腿痛规律，以及间歇发作、咳嗽、打喷嚏加剧，同时结合下肢放射痛、脊柱侧弯、直腿抬高试验阳性、伸拇肌力减弱、下肢外侧痛觉减低、跟腱反射减弱或消失等体征，通过 X 线正、侧位片、CT 和 MRI 检查，一般可确诊。

5. 鉴别诊断

(1) 腰椎管狭窄症：本病具有腰腿痛病史，通常以间歇性跛行为主要症状，但查体时阳性体征较少，主要有腰椎后伸受限。部分患者在 X 线片上可显示出椎管前后径变窄。必要时应行脊髓造影或 CT 检查确诊。

(2) 腰椎滑脱：本病患者也表现为腰腿痛。晚期常有马鞍区麻木，下肢无力，腰椎前突增加。腰椎影像学检查可确诊，腰椎斜位可见椎弓崩裂或椎体滑脱现象。

(3) 腰椎结核：腰痛呈持续性。午后有低热，夜间有盗汗。脊柱旁常有冷脓肿。X 线片检查显示关节间隙狭窄，且有破坏。腰椎旁有冷脓肿阴影。根据症状、体征及影像学检查不难鉴别。

(4) 骶髂关节炎：活动及翻身困难明显，骶髂关节处多有明显压痛，“4”字试验阳性，骨盆挤压试验也为阳性。X 线片检查显示骶髂关节间隙模糊和狭窄或边缘硬化。

(5) 梨状肌综合征：梨状肌损伤多因下肢外展、外旋或内旋等动作粗暴所致，其症状与椎间盘突出症很类似，但患者多无腰痛及脊椎倾斜体征，在梨状肌局部，可有明显压痛及放射痛，直腿抬高试验 60° 以前疼痛明显，但至 60° 以后疼痛反而减轻。梨状肌阻滞治疗可使疼痛消失。

6. 治疗　通常有保守治疗、微创治疗和手术治疗三大类。

(1) 保守治疗（非手术治疗）：绝大多数腰椎间盘突出症患者经非手术治疗都可使病情好转或治愈。尤其对年轻、初次发病或病程较短者以及影像学检查髓核无破碎游离脱垂、无椎管狭窄者应作为首选。包括①限期绝对卧床；②骨盆牵引；③药物治疗：外用及口服非甾体抗炎药、神经营养药物等；④传统中医药治疗；⑤理疗及康复治疗。

(2) 微创治疗：在影像介入引导下，以最小的创伤将器具或药物置入到病变的椎间盘内或周围组织，用物理方法、机械方法或化学方法进行精准的微创治疗，常用的技术包括椎间孔针刀神经松解术、经皮旋切椎间盘减压术、经皮椎间盘等离子消融术、经皮椎间盘激光气化减压术、臭氧注射技术、射频消融或射频调节术、胶原酶溶盘术以及椎间孔镜技术等。应用这些微创技术时，应严格掌握适应证、准确穿刺到位、正确使用各种仪器的治疗参数和药物的浓度容量，是取得预期临床效果的关键。为了准确穿刺到位，国内外学者进行了广泛的探索和深入的研究。目前在临床微创治疗广泛应用的穿刺进路，除了传统的安全三角进路外，侧隐窝穿刺进路发挥了独特的作用。侧隐窝穿刺通常有小关节内缘、小关节间隙、椎板外切迹进路 3 种入路，可根据腰椎结构和病变情况选择其中的 1 种或 2 种进路。

1) 小关节内缘进路：是指经上、下关节突的内侧缘进入侧隐窝的途径。下位腰椎如 $L_{4/5}$、L_5/S_1 的小关节内缘间距较大，多可选用该进路。

体位：患者取俯卧位，下腹部垫枕，双踝下垫薄枕使患者感到舒适。

穿刺点定位：可在影像介导下定位，也可通过腰椎 CT 片和 X 线正侧位片的测量进行定位。

操作步骤：常规消毒病区皮肤后，用 7 号 8cm 细针经穿刺点快速进针，穿透皮肤后，稍向外倾斜 5°~10° 进针，约进针 3.5~5cm 遇到骨质，即为关节突，注射 0.5% 利多卡因 3ml。稍退针后再垂直进针，可触到小关节内缘，针尖斜面紧贴关节内缘继续进针，遇到阻力即为黄韧带。边加压边进针，一旦阻力消失，针尖便进入侧隐窝。可在影像引导下确定针尖的位置。针尖进入侧隐窝后，轻轻回抽，无血、无液，注入 0.5% 利多卡因或生理盐水 5ml，患者可出现神经根刺激现象，进一步验证针尖位置的正确性。若为神经根炎患者，则注射消炎镇痛液 10~15ml。若行胶原酶溶盘或臭氧注射治疗，则先注入2%利多卡因4ml加地塞米松5mg的混合液3ml，作为试验剂量，观察15~20分钟，患者出现被阻滞神经根分布区的疼痛消失，感觉减退，但踝关节及足趾尚可运动，进一步证明针尖位置正确，而没有损伤神经根袖或误入蛛网膜下腔，再缓慢注入胶原酶溶液1 200U（用生理盐水稀释成2~4ml）或30μg/ml医用臭氧5~10ml。

2）椎板外切迹进路：常用于高位（$L_{3/4}$及以上）腰椎间盘突出症患者，也是侧隐窝穿刺的常用进路之一。但因位置稍高于间盘水平，不是溶盘术特别是椎间隙内溶盘术的最佳穿刺进路。

体位：同小关节内缘进路。

穿刺点定位：可在影像介导下定位，也可通过腰椎CT片和X线正侧位片的测量进行定位。

操作步骤：常规消毒病区皮肤后，自穿刺点快速进针，达皮下后，向内倾斜5°进针。遇骨质为椎板，注入0.5%利多卡因3ml，稍退针后再垂直进针，找到椎板外切迹，再沿其外缘进针，遇到阻力和韧感为黄韧带，边加压边进针，一旦阻力消失，针尖即达侧隐窝。后续操作同小关节内缘进路。

3）小关节间隙进路：有的患者小关节内聚，而椎板外切迹又比较高，如果这种患者的小关节间隙呈矢状位或接近矢状位，从正位X线片上可清晰辨认，穿刺针可以比较容易地从小关节间隙穿过。患者体位及穿刺点定位同小关节内缘进路。

操作步骤：经穿刺点垂直皮面进针，穿透皮肤后向外倾斜5°进针，遇到骨质为上关节突，稍退针后向内倾斜5°进针，遇到骨质为下关节突，证明二者之间即为关节间隙。稍退针后垂直进针达原进针深度有韧感，即小关节囊，继续进针进入小关节间隙，稍向内继续进针，遇到韧感为小关节囊前壁和黄韧带，边加压边进针，一旦阻力消失即进入侧隐窝。后续操作同小关节内缘进路。

微创治疗的注意事项包括：

1）准确辨认和确定病变椎间隙；

2）在急性神经根炎症期，根袖各层膜渗透性增加，药液可在注药后较长时间（如0.5小时）渗入到蛛网膜下腔，注意观察时间需要延长，准备好抢救药物及用品；

3）椎间孔松解术的风险较大，必须注意：①必须诊断明确，症状确实是由神经根在椎间孔处受压引起；②对椎间孔的解剖要非常熟悉；③进针刀时和切割松解时，必须依托骨性结构，刀刃不能离开骨面。

（3）手术治疗：巨大椎间盘突出症、疝出或钙化死骨型椎间盘突出症而引起临床严重症状，如大小便功能障碍、广泛肌力减弱或瘫痪需要尽快手术治疗。对于保守治疗或微创治疗效果不佳或合并下肢运动神经、马尾神经损伤者应行手术治疗。

（三）梨状肌综合征

由于梨状肌本身及其与坐骨神经之间位置关系存在解剖变异，所以当受到某些因素的影响时可引起梨状肌水肿、肥厚、变性或挛缩等压迫坐骨神经而产生的一系列症状称为梨状肌综合征（musculi piriformis syndrome）。

1. 病因及病理　由于解剖上的变异，坐骨神经主干可穿过梨状肌或经其上缘出骨盆，有时坐骨神经在骨盆内提前分为腓总神经和胫神经，它们可穿过梨状肌上缘或下缘出骨盆。因而梨状肌的变异和病变对坐骨神经的影响很大。当梨状肌受到外伤或慢性劳损及炎症等不良刺激后发生痉挛、水肿、增生，甚至挛缩、粘连、瘢痕形成时，可导致坐骨神经卡压或牵拉而出现症状。当神经根周围各种原因引起的粘连、瘢痕使神经的移动范围变小，导致神经张力增大时，患者行走使髋关节从伸展到屈曲，造成坐骨神经反复牵拉、刺激，产生一系列临床症状。

2. 临床表现　主要症状为伴有下肢放射痛的臀部疼痛，疼痛向下肢后外侧放射。小腿的后外侧和足底部感觉异常或麻木（腓总神经支配区）。多存在腓总神经支配区的感觉障碍。既往常有臀部外伤史，跑步等特定运动时疼痛增强。不易较长时间保持坐位，且臀大肌出现萎缩。查体可见梨状肌下孔投影处压痛显著，Freiberg试验呈阳性，Pace试验可加重疼痛，直腿抬高试验60°以下为阳性，60°以上多为阴性。

3. 诊断与鉴别诊断　根据典型坐骨神经干性疼痛的症状和体征，腰臀部影像学检查排除其他疾病，可做出梨状肌综合征的诊断。主要应与腰椎间盘突出症进行鉴别。两者的临床症状相似，均表现坐骨神经痛，但体征不同，前者为干性痛，后者为根性痛，直腿抬高试验和梨状肌紧张试验可以鉴别，腰椎影像学检查的阳性发现可以进一步明确诊断。

4. 治疗方法

（1）药物治疗：可局部应用中西药物，必要时短时口服非甾体抗炎药。

（2）物理疗法：可行梨状肌下孔投影处热疗、光疗以及冲击波等治疗，如有神经受损，可用经皮电刺激治疗。

(3) 注射治疗：在梨状肌区注射消炎镇痛液，具体方法参照坐骨神经阻滞。

(4) 针刀松解治疗：沿神经干走行方向松解周围的软组织粘连。

(四) 臀上皮神经痛

臀上皮神经痛(superior cutaneus glutalus neuralgia)多是因用力或姿势不当弯腰等动作时损伤臀上皮神经导致其充血、水肿所致，慢性损伤导致神经轴突和髓鞘的变态反应也可引起臀上皮神经痛。

1. 临床表现　患者多为体力劳动者，男性多于女性。主要症状为臀部突然出现针刺或撕裂样弥漫性疼痛，或为酸痛，疼痛有时向大腿后外侧放射，一般不过腘窝。腰部前屈、旋转时，以及起立、下蹲时均可加重疼痛。在髂嵴中部入臀点有明显的压痛，可向大腿后外侧放射。病程长者可触及梭形硬条索，亦可有压痛放射痛。甚至有时牵涉至背部和下肢，引起背痛和坐骨神经痛。

2. 诊断及鉴别诊断　根据患者工作的性质和可能出现的腰肌扭伤史，以及比较典型的症状和体征，即可确定诊断。但仍应与腰椎间盘突出症等相鉴别。后者有腰椎扭伤史，相应节段椎旁有压痛并向下肢放射，直腿抬高试验呈阳性。前者疼痛放射至下肢，最远不过腘窝，而后者可放射至足部，且前者无腱反射异常和运动功能障碍等。

3. 治疗

(1) 局部理疗或外敷药物，必要时短期口服非甾体抗炎药。

(2) 注射治疗：在髂嵴中点下 2~3cm 处有明显压痛点为穿刺进针点，垂直骨面进针，针尖抵达病变部位时，患者可有放射性酸胀感，回抽无血后注入消炎镇痛液 5~10ml。也可加用 30μg/ml 医用臭氧 5~10ml。

(3) 针刀松解疗法：慢性病程者往往有神经周围的组织粘连。该类患者可在注射基础上加用针刀松解治疗。针刀近皮后，刀口沿臀上皮神经走行方向松解周围的软组织粘连，感刀下松动即可。

(五) 脊神经后支炎

脊神经后支炎又称为脊神经后支卡压综合征，是临床常见的腰痛原因，约占非特异性下腰痛的 80%。脊神经后支由脊神经发出，在前支的下方，下位椎体横突的上缘，上关节突的外侧向后下约 60° 走行，分为内、外侧支。内侧支分布于向下 2~3 个椎体的关节突关节囊，以及关节突连线以内的脊柱、背深肌、韧带及皮肤组织。外侧支分布于关节突连线以外的肌肉、韧带及皮肤组织。由此可见，脊神经后支及其分出的内、外侧支走行于骨纤维孔、骨纤维管或穿胸腰筋膜裂隙等细小、周围结构坚韧缺乏弹性的孔道时，因腰部活动易被拉伤；或因骨质增生、韧带骨化，使孔道变形变窄而压迫神经血管，从而引起腰背痛或腰腿痛。

1. 临床表现　急慢性腰背部或腰骶部疼痛及不适，相应椎旁及小关节处深压痛，可向臀及股后侧放射，一般不过膝关节，有部分患者的症状可达小腿，但直腿抬高试验阴性，下肢感觉，反射和肌力无异常。

脊柱 X 线、CT、MRI 检查大多正常。

2. 诊断及鉴别诊断　根据临床症状、体征及影像学特点不难诊断，但要注意与腰椎间盘突出症相鉴别。

3. 治疗方法

(1) 理疗：因病变往往较广泛，冲击波、磁疗更为适宜。

(2) 注射疗法因脊神经后支呈交叉支配，所以单支注射效果不满意。

1) 体位：患者俯卧位，腹下垫枕。

2) 穿刺点定位：依据患者的腰椎 X 线片或 C 形臂 X 线机定位。

3) 操作步骤：常规消毒皮肤后，用 7 号 8cm 长针快速垂直刺入皮肤穿刺点，遇到骨质即为横突基底部，稍退针，再稍头端倾斜进针到达原来深度遇不到骨质或有自骨面滑下的感觉，则证明针尖恰好在横突上缘，再稍退针，压低针尾斜向内侧进针，遇到骨质即为上关节突外缘，稍提穿刺针，并将针尖刺向上关节突与横突交点处，患者有刺痛或电击感时，说明针已经到达腰神经后支出骨纤维孔处，回抽无血、无液后注入消炎镇痛液或 1% 的利多卡因 5ml。

(3) 针刀松解疗法

1) 体位与穿刺点定位：同前。

2) 操作步骤：先按前方法进行注射，再按原进路刺入 3 号针刀，自横突上缘沿上关节突外缘上、下方向切割剥离 2~3 刀，手下有松动感时出针刀。

(4) 射频疗法

1) 体位与穿刺点定位：同前。

2) 操作步骤：局部麻醉下用射频针进行穿刺，到位后抽出针芯，连接电极，进行高、低频刺激，证实到位准确且安全后，可行热凝毁损或脉冲调节治疗。

4. 注意事项

(1) 腰神经后支及内、外侧支均有血管伴行，行针刀松解时一定要使刀刃与上关节突外缘和横突平行、紧贴，避免损伤血管。

(2) 因为腰神经后支有广泛的吻合，治疗时应同时涉及邻近的 2~3 个神经根才能保证效果。

病史长的患者或经 2 次阻滞效果不能巩固的患者，需采用针刀松解或射频治疗。

五、下肢

(一) 股神经痛

股神经痛(femoral neuralgia)主要以该神经支配区的放射性疼痛为特点，病因尚不明确，可能因寒、湿、劳累、感染等诱发，也可因外伤而引起，部分患者可继发于腰椎病变或髋部病变及手术后。

1. 诊断依据

(1) 临床可见腹股沟区或股前区疼痛，疼痛多向会阴部、股前内侧、小腿内侧甚至足内侧放射。

(2) 查体可见股动脉外侧压痛。

(3) 直腿伸髋试验阳性，屈髋、屈膝无力。

2. 治疗方法

(1) 股神经阻滞　B 超引导下行股神经穿刺，到位回抽无血，注射消炎镇痛液 5~10ml。

(2) 针刀治疗　慢性疼痛有股神经周围组织粘连患者，可行针刀松解治疗。

(3) 射频脉冲调节　神经病理性疼痛特征明显患者，可行脉冲射频神经调节治疗。

(二) 股外侧皮神经痛

股外侧皮神经痛(lateral femoral cutaneous neuralgia)多发于中年以上男性，男性与女性之比为 3∶1，原因不清楚，可因受寒、湿、外伤而诱发，也可继发于腰部骨性疾病。

1. 诊断依据　临床以股外侧疼痛和感觉异常为主要特点。

(1) 多为单侧发病，起病可急可缓，病程多缓慢而长久，主要症状有大腿前外侧持续性蚁走及麻木、僵硬、刺痒、烧灼或压迫感等。

(2) 疼痛时有时无，可轻可重，轻者阵发出现，重者因持续性疼痛而影响日常生活，在长期行走或劳累时该区呈现明显的刺痒或烧灼样疼痛。部分患者躺下休息后多能很快减轻或消失。

(3) 在髂前上棘内侧或其下方触及条索状物，压痛明显且向大腿外侧放射。

(4) 该区皮肤常有感觉障碍，如触觉及温觉迟钝或感觉过敏等。

(5) X 线检查：为进一步查明原因，应根据具体情况拍腰椎及骨盆 X 线片。

2. 治疗方法

(1) 局部理疗及冲击波治疗。

(2) 股外侧皮神经阻滞：在髂前上棘内、下方约 2.5cm 处注射消炎镇痛液 5ml。

(3) 针刀松解治疗：在上述部位阻滞后，用针刀松解周围组织。因股外侧皮神经位置表浅，操作比较安全。但位置准确才能保证疗效。

(三) 股骨头缺血性坏死

股骨头缺血性坏死(avascular necrosis of femoral head，ANFH)是股骨头局部血液供应及微循环障碍引起的骨质病理性变化，是临床上较常见的疼痛性疾病之一，其确切病因尚不明确，可能与创伤、感染、嗜酒、长期大量应用糖皮质激素、自身免疫系统缺陷以及遗传因素等有关。

1. 病因和诱发因素

(1) 创伤：有统计报道创伤后骨坏死的发病率为 15%~45%，因髋关节脱位引起的发病率为 10%~26%。

(2) 感染：感染使关节腔内渗出液增多，关节腔和骨髓腔内压力增高，股骨头血运障碍，使骨髓中心部软骨细胞坏死。

(3) 嗜酒：据报道长期大量饮酒者占骨坏死患者的 10%~39%。

(4) 长期应用糖皮质激素：长期服用糖皮质激素可引起骨质疏松、血液黏稠度增大、血管炎症及高血脂，从而造成微循环障碍，导致骨组织缺血坏死。

(5) 先天缺陷和遗传：股骨头和骨骺的先天缺陷可致缺血坏死，有报道 10%~70% 的股骨头无菌坏死患者有家族史。

(6) 自身免疫学说：本症患者中有 IgG 明显增高、血小板聚集异常。

(7) 其他：全身系统性疾病如血液系统疾病、高原病、减压病、放射线损伤等。

2. 临床表现　本病好发于 30~60 岁的男性。

(1) 最先出现髋关节或膝关节疼痛，疼痛可为持续性或间歇性，如果是双侧病变可呈交替性疼痛，疼痛重时可有间歇性跛行，盘腿、穿鞋等日常生活受到影响。

(2) 股骨头投影处压痛，大腿滚动试验、叩跟试验、股骨头研磨试验、4字试验及大转子叩击试验均阳性。晚期还伴有下肢短缩、肌肉萎缩，髋关节内旋及外展明显受限。

3. 影像学检查

(1)X线检查可有以下分期：

Ⅰ期：股骨头外形及关节间隙正常，但其持重区软骨下骨质密度增高，周围可见点状、斑片状密度减低区阴影及囊性改变。

Ⅱ期：股骨头外形正常，但其持重区软骨下骨的骨质中，可见1~2cm宽的弧形透明带，即"新月征"。

Ⅲ期：股骨头变平、塌陷，软骨下骨质密度增高，但关节间隙仍保持正常，兴登线(Shenton线)连续。

Ⅳ期：股骨头持重区严重塌陷，出现扁平髋，Shenton线不连续，关节间隙变窄，髋臼外上缘常有骨刺形成。

(2)CT表现：早期可见股骨头内初级压力骨小梁和初级张力骨小梁的内侧部分相结合形成一个明显的骨密度增强区，在轴位像上呈现为放射状的影像称之为"星状征"，晚期可见中间或边缘的局限的环形的密度减低区。

(3)MRI检查：可见股骨头内出现带状、环状或不规则形的信号减低区，最先出现在股骨头的负重部位，是一种敏感的影像诊断方法。

(4)ECT表现：对股骨头无菌坏死的早期诊断有很大价值，阳性率可达91%~95%。早期股骨头区无放射性浓聚或仅在周围有一条放射性浓聚带，后期可见股骨头区放射性浓聚。

4. 诊断及鉴别诊断　根据病史和临床表现及影像学改变不难诊断，但要与髋关节滑膜炎、类风湿关节炎、强直性脊柱炎和髋关节结核等疾病相鉴别。

5. 治疗方法　早期治疗包括下肢牵引制动、关节腔内注射治疗和关节腔及骨髓腔减压治疗等，目的是减轻疼痛，降低关节腔和骨髓腔内压力，改善坏死股骨头的血供，减缓关节变性过程，防止股骨头进一步塌陷，晚期宜考虑手术治疗。

(1)药物治疗：对疼痛严重者，可给予非甾体抗炎药、血管活性药及中药治疗，并进行抗骨质疏松治疗等。

(2)下肢牵引制动，减少负重活动。

(3)关节腔注射治疗

1)体位：患者仰卧位。

2)穿刺点定位：取腹股沟韧带中点向外下2~3.5cm为进针点。

3)操作步骤：用一手示指触及股动脉搏动并加以保护，另一手持7号8cm长针，快速垂直刺入皮肤后改为缓慢进针，达到关节腔。如果有关节积液，可先将积液抽出，再注入消炎镇痛液10~15ml(如因应用糖皮质激素引起的股骨头无菌性坏死，消炎镇痛液中不用或少用糖皮质激素，或以医用臭氧取代)。注射后被动活动髋关节，以利于药物扩散。

(4)髋关节腔减压术：在关节腔注射治疗后，按原进路用针刀进行髋关节腔减压，一般3~4刀即可，注意勿伤及周围重要组织机构。建议超声引导下实施。

(5)骨髓腔减压术：局部麻醉下取大转子进路，沿股骨颈方向用克氏针行骨髓腔减压，可根据情况多通道减压。建议在B超或X线引导下实施。

(6)手术治疗：对股骨头坏死已进入Ⅳ期，表现为关节间隙明显变窄甚至融合时行全髋置换术或股骨头置换术较为适宜。

(四)骨性膝关节炎

骨性关节炎(ostooarthritis)又称退行性关节病、增生性关节炎，是一种以关节软骨退变和慢性炎症为主，并伴有关节边缘骨赘形成的骨关节病。骨性膝关节炎是所有关节病中最常见的部位。流行病学调查显示，50~60岁的人群中患病率达40%。60岁以上患病率高达75%。随着社会老龄化的进程，其发病率逐年上升。

1. 病因病理　骨性膝关节炎主要是软骨随着年龄增长磨损而发生退化或由于损伤、炎症、遗传、内分泌等疾病所引起的一种病理改变。其病理变化为：①软骨逐渐失去润滑性、发亮如玻璃样的本质，变得干燥、粗糙、不光滑、缺少弹性；②骨质改变：软骨边缘出现骨赘新生物，软骨下骨髓内骨质增生，而关节软骨下骨质内囊泡形成是本病的一大特点；③滑膜的改变：滑膜炎症造成多种细胞因子及基质金属蛋白酶的分泌，滑膜增生形成皱褶、重叠等。

2. 临床表现

(1)中老年肥胖女性多发。

(2)关节疼痛为：①始动痛，由静止变化体位时痛，也称胶滞现象；②负重痛；③静息痛包括夜间痛、休息痛。活动过多、天气变化、情绪影响可使疼痛加重。

(3)关节肿胀：可为关节积液，也可为软组织肿胀、骨质肥大或三者并存。肿胀分三度，略比健侧肿胀为轻度，肿胀组织与髌骨相平为中度，多于髌骨为重度。

(4)压痛点：多见于胫骨内髁、髌下脂肪垫及内侧关节缝等处，有关节积液者，血海穴压痛较著。

(5)关节屈伸障碍，影响日常活动。

(6)晚期可见膝内翻畸形。

3. 辅助检查

(1)实验室检查：三大常规、血沉、C 反应蛋白、类风湿因子等常无异常发现。

(2)X 线检查：X 线片显示该病早期仅有软骨退行性变时，无异常发现。随着关节软骨变薄，关节间隙逐渐变窄，间隙狭窄可呈不均匀改变。在标准 X 线片上，成人膝关节间隙为 4mm，小于 3mm 为狭窄。60 岁以上的正常人，关节间隙为 3mm，小于 2mm 为狭窄。个别人可见关节间隙消失。进而软骨下骨密度增加，负重软骨下骨髓腔内可见囊性改变，关节边缘有骨赘形成。

(3)MRI 检查：可清晰显示关节软骨的正常结构和发生 OA 时的早期改变，是较灵敏的检查手段。根据病程长短和病情轻重不同，可表现为不同程度的软骨损伤、软骨下骨质改变（水肿、囊变、增生硬化）、间隙不均匀变窄，同时可显示半月板和韧带的情况。

4. 诊断及鉴别诊断　根据临床表现和影像学检查即可诊断。但要注意和类风湿关节炎相鉴别。

5. 治疗　该病患者的疼痛可以是阶段性的，但其病理生理学过程呈进展性，所以对患者的教育和对疾病的科学认知非常重要。减少关节的负重活动，增强关节周围软组织的锻炼，保持休息和锻炼的平衡。有关节积液者应尽量卧床休息、减少负重。

(1)理疗：可解除疼痛和肌肉痉挛，有助于改善血液循环，减轻肿胀，可用热敷，有关节积液者可用湿敷。热透和超激光等理疗可缓解疼痛，热气浴、温泉浴也有一定疗效。

(2)药物治疗：首选外用药物，对乙酰氨基酚和非甾体抗炎止痛药虽能缓解症状，但不能终止其进展，建议必要时短期应用。

(3)注射疗法：①局部痛点注射：消炎镇痛液局部注射可以消除炎症渗出，缓解肌肉紧张和痉挛，改善局部血液循环，阻断疼痛的恶性循环。②关节腔内注射：可经髌骨周围的任何一点刺入关节腔，但以外上、内上、髌骨外缘较常用。如有关节腔大量积液，可先抽关节液，再注射糖皮质激素或玻璃酸钠。

(4)针刀治疗：在关节周围痛点，可在注射后进行针刀治疗。

(5)手术疗法：对症状严重者可行关节镜手术或关节置换术。

（五）跟痛症

跟痛症是指跟骨结节周围慢性劳损所引起的疼痛，常伴有跟骨结节部骨刺。本病发病年龄多在 40 岁以上。

1. 病因病理　本症与劳损和退化有密切关系，常见的有跟骨骨刺、跟骨脂肪垫炎或萎缩、跖筋膜炎、跟腱滑囊炎，长期站立工作或行走，足跟下受压或摩擦，出现疼痛、肿胀等症状。对跟骨骨刺的形成原因，大多认为是跖长韧带和跖腱膜挛缩引起跟骨附着点处持续牵拉损伤，韧带和腱膜的纤维在跟骨附着点不断钙化和骨化而形成。

2. 临床表现

(1)跟骨骨刺：起病缓慢，40 岁以上的中老年人多发，常伴有严重平足畸形，足跟底部疼痛，晨起较重，行走片刻后减轻，但行走过久疼痛又加重。跟骨前方压痛，有时可触及骨性隆起。跟骨侧位片常显示跟骨结节前角骨刺形成。骨刺与疼痛之间非必然关系。

(2)跟部滑囊炎：多见于女性，常发生于一侧跟腱止点部疼痛，在行走、站立或剧烈运动后疼痛加重，局部轻度肿胀，深在性压痛。

(3)跟下脂肪纤维垫炎：常因跟部被硬物碰伤或长期受压引起。跟下疼痛、肿胀、压痛浅。

(4)跖筋膜炎：常有跟下及足心部疼痛，足底有胀裂感。

3. 诊断依据　根据临床表现，排除痛风性、类风湿关节炎，跟骨骨髓炎等疾病所致的足跟痛即可诊断。

4. 治疗方法

(1)局部注射：根据疼痛部位、深浅、范围注射消炎镇痛液，每周 1 次，3 次为 1 疗程。

(2)针刀治疗：主要松解疏通病变局部的软组织粘连和硬化，改善局部循环，减轻组织张力，缓解疼痛。

(3)物理疗法：可选用超激光治疗，每日 1 次，每次 5~10 分钟，7 天为 1 疗程。冲击波疗法效果良好。

（傅志俭）

9

参考文献

[1] HOKFEL T T, BROBERGER C, XU Z Q, et al. Neuropeptides an overview [J]. Neuropharmacology, 2000, 39 (8): 1337-1356.

[2] HUGHES D I, SCOTT D T, T ODD A J, et al. Lack of evidence for sprouting of Abet a afferents into the superficial laminas of the spinal cord dorsal horn after nerve section [J]. J Neurosci, 2003, 23 (29): 9491-9499.

[3] Vanegas H, Schaibl H G. Descending control of persist ent pain: inhibitory or facilitatory. Brain Res Brain Res Rev, 2004, 46 (3): 295-309.

[4] WILLIAMSON J. GOLDMAN J, MARDER K S. Genetic aspects of Alzheimer disease [J].Neurologist, 2009, 15 (2): 80-86.

[5] REIMAN E M. GAB2 alleles modify Alzheimer's risk in APOE epsilon4 carriers [J]. Neuron, 2007, 54 (5): 713-720.

[6] SCHJEIDE B M. Assessment of Alzheimer s disease case control associations using family-based methods [J]. Neurogenetics, 2009, 10 (1): 19-25.

[7] 黄宇光，徐建国. 神经病理性疼痛临床诊疗学 [M]. 北京：人民卫生出版社，2010: 274-399.

[8] 张倩，尤浩军. "超前镇痛"研究进展及麻醉中应用 [J]. 中国疼痛医学杂志，2016, 22 (4) 241-244.

[9] 带状疱疹后神经痛诊疗共识编写专家组. 带状疱疹后神经痛诊疗中国专家共识 [J]. 中国疼痛医学杂志，2016, 22 (3): 161-167.

第一百二十二章

癌症疼痛诊疗

目　录

第一节 概 述

疼痛是癌症患者最常见的症状之一。癌症患者疼痛发生率约为25%，晚期癌症患者的疼痛发生率约60%~80%，其中1/3的患者为重度疼痛。癌症疼痛（简称癌症疼痛）是影响患者生活质量的重要因素，会引起或加重患者不适、焦虑、抑郁、乏力、失眠和食欲减退等症状，并严重影响患者日常活动、自理能力、家庭及社会交往能力和整体生活质量。有效控制癌症疼痛，给予恶性肿瘤晚期患者安宁疗护（临终关怀）可以显著提高肿瘤患者生活质量，这是社会文明进步的体现，也是医学伦理的要求。

1982年，WHO癌症疼痛治疗专家委员会已达成共识，认为合理使用药物和方法，可以有效地控制大多数癌症患者的疼痛，并在1986年发布《癌症三阶梯镇痛治疗原则》，建议在全球范围内推行。三十余年来，“癌症疼痛需要治疗、癌症疼痛可以治疗”的观念已得到普及，癌症疼痛治疗的药物和方法也得到了长足的发展。时至今日，世界多国均发布了基于循证医学证据的癌症疼痛诊断和治疗实践指南或专家共识，比较著名的国际指南包括：美国国立综合癌症网络（national comprehensive cancer network，NCCN）《成人癌症疼痛临床指南》，欧洲临床肿瘤学会（European society for medical oncology，ESMO）《癌症疼痛指南》等。2011年，国家卫生部制定并发布了《癌症疼痛诊疗规范（2011年版）》，成为我国首部专门针对癌症疼痛的临床诊疗规范文件。2018年10月，国家卫生健康委员会对上述规范进行了修订，形成《癌症疼痛诊疗规范（2018年版）》。在癌症疼痛诊疗内容不断更新、规范和普及之下，越来越多的癌症疼痛患者得到了合理的镇痛治疗。

针对癌症疼痛治疗的重要性及有效镇痛治疗的迫切性，医护人员必须熟悉癌症疼痛的发病机制，以及与镇痛治疗相关的药理学、麻醉学、神经外科学和行为医学等相关知识；熟练掌握疼痛评估、药物镇痛治疗及心理支持治疗等基本技能。

第二节 癌症疼痛的原因与类型

一、癌症疼痛病因

癌症疼痛发病原因多样，大致可分为肿瘤相关性疼痛、抗肿瘤治疗相关性疼痛和非肿瘤因素的疼痛。

（一）肿瘤相关性疼痛

常因肿瘤直接侵犯或压迫、牵拉局部神经组织，肿瘤转移累及骨骼等组织所致，约占癌症患者疼痛的70%~80%。

1. 肿瘤压迫和浸润神经　这是癌症疼痛的主要原因。癌细胞通过神经鞘周围淋巴管或沿神经周围抵抗力较弱的部位浸润，而后再侵犯轴索。产生疼痛的原因可能有：①神经鞘内的神经纤维被绞窄；②某种致痛物质的生成；③神经营养血管被癌细胞所闭塞，使得神经纤维处于缺血状态。

癌瘤转移到椎骨或肋骨，压迫神经根或肋间神经；癌瘤侵犯到腹膜、胸膜、胸壁时可产生顽固的疼痛。临床上常表现为神经痛，疼痛性质为锐痛，呈现为刀割样、针刺样剧痛，通常向体表神经分布范围扩散。当浸润进一步加剧，则产生感觉障碍。如果癌细胞浸润至腹腔神经丛、肠系膜神经丛和/或骶神经丛，则发生C纤维性疼痛。其疼痛性质为钝痛，疼痛部位不明确，有周期性反复的持续性疼痛。相反，也有癌细胞转移到感觉神经末梢处，皮肤却不发生疼痛的病例。是否伴发剧痛，因差异显著，有待于进一步研究。

2. 管腔脏器受癌瘤的浸润　恶性肿瘤患者如果伴有管腔脏器通过障碍时，即可产生疼痛。其特点是定位不明确，周期性且反复发作，常伴有恶心、呕吐和冷汗等症状。管腔平滑肌痛觉神经纤维末梢与平滑肌保持并列的位置，当管腔壁伸展或平滑肌痉挛性收缩时，神经末梢处于伸展状态而导致疼痛。当癌瘤累及腹腔内管腔脏器平滑肌时，无论致痛的脏器部位，其疼痛均表现在腹部正中线处。胆道、胰腺管狭窄或阻塞可引起剧烈的疼痛，子宫癌压迫输尿管时亦会引起疼痛。

3. 脉管系统受癌瘤浸润　癌瘤的直接压迫或闭塞脉管，以及癌细胞浸润于脉管时均可以引起疼痛。肌肉本身对疼痛并不敏感，但患有间歇性跛行症时所发生的缺血性疼痛，属于此类。静脉或淋巴回流障碍致肿胀时，可因致痛物质聚积而发生疼痛。当动脉闭塞致局部缺血或坏死时，亦可引起剧痛；如合并感染，疼痛加剧。

4. 骨骼受癌细胞浸润　原发性骨肿瘤或转移性骨肿瘤均产生难忍的疼痛。骨膜内存在与痛觉有关的感觉神经末梢，骨髓和哈佛斯管中也有感觉神经，但骨实质内却不存在。骨髓腔内压力的变化或骨膜受刺激均可导致骨骼痛，疼痛性质为钝痛，定位不明确，伴有深部压痛。

（二）抗肿瘤治疗或诊断操作引起的相关性疼痛

由外科手术、创伤性检查、放射治疗，以及化疗药物治疗所致相关性疼痛，约占癌症疼痛的10%~20%。

癌症患者行外科手术后，由于体表神经和自主神经受损，以及脏器粘连、瘢痕形成等可导致新的疼痛。放射疗法后常有周围血管、淋巴管受侵害而致肿胀、炎症，可引发疼痛。化疗药物神经毒性包括周围神经病变和急性脑部病变或脊髓损伤，例如长春碱类易致周围神经炎，表现为指趾麻木、感觉异样、便秘，以及麻痹性肠梗阻；而大剂量阿糖胞苷可引起脑部病变，如头痛、嗜睡、淡漠和惊厥。

此外，手术治疗、放射治疗、抗癌药物治疗后所致食欲缺乏和全身倦怠，也是疼痛加剧的因素。

（三）非肿瘤因素的疼痛

包括与免疫功能低下相关的带状疱疹后遗神经痛、合并糖尿病的外周神经痛、痛风、骨关节炎等。这些疾病所致的急、慢性疼痛，以及导致心理性因素、社会精神性因素等与肿瘤不发生直接或完全不相关的关系。癌症患者由于丧失本来的生理功能而产生自卑感，又因丧失工作能力，家庭、社会关系不和谐，再产生心理上的孤独感，加之对死亡的恐惧感，都成为增强疼痛的因素。

晚期癌症患者的疼痛常表现为多个部位、多种因素的混合性疼痛。

二、癌症疼痛机制与分类

（一）疼痛按病理生理学发病机制可分为伤害感受性疼痛及神经病理性疼痛

癌症疼痛是一种机制独特而复杂的慢性疼痛，其兼具伤害感受性疼痛和神经病理性疼痛的双重特征。

1. 伤害感受性疼痛　是有害刺激作用于躯体或脏器组织的伤害感受器而导致的疼痛。伤害感受性疼痛与实际的组织损伤或潜在损伤相关，是机体对损伤所表现出的生理性痛觉神经传导和应答过程。伤害性疼痛包括躯体痛和内脏痛。躯体性疼痛常被描述为定位明确的钝痛、锐痛或者压迫性疼痛。内脏痛多被描述为定位不够准确的弥漫性疼痛和绞痛。阿片类药物、促神经损伤恢复等疗法对伤害感受性疼痛治疗效果较好，尤以躯体性疼痛更加明显。

2. 神经病理性疼痛　神经病理性疼痛的最早定义是神经系统的损伤、疾病和功能障碍所导致的疼痛。国际疼痛学研究会（International association for the study of pain，IASP）于2011年在*PAIN*杂志上发布了神经病理性疼痛的新定义："由躯体感觉系统的损伤或疾病导致的疼痛"。新定义发生了以下重要变化：①用"疾病"一词取代了"功能异常"，强调了神经病理性疼痛不是单一的疾病，而是由一系列不同疾病和损伤引起的综合征，可出现许多症状和体征；②用"躯体感觉系统"一词取代了"神经系统"，使其定位更加明确。神经病理性疼痛的病因不同，但其发病机制却有共同之处，即是由外周和中枢神经系统敏化引起的。外周神经损伤后，在中枢神经系统内发生解剖及功能的改变，损伤愈合后这些改变还可长时间存在。中枢敏化是神经病理性疼痛的发生和发展的重要机制。

神经病理性疼痛可分为自发性疼痛和诱发性疼痛。自发性疼痛常被描述为持续的烧灼样疼痛，但也可为间断的刺痛、撕裂样痛、触电样疼痛或表现为感觉迟钝（bradyesthesia）、感觉异常（paresthesia）。诱发性疼痛由机械、温度或化学刺激引发。痛觉过敏（hyperalgesia）是指对正常致痛刺激的痛觉反应增强。痛觉超敏（allodynia）是指由正常情况下不能引起疼痛的刺激所引起的疼痛感觉。

神经病理性疼痛的诊断主要依靠详细的病史询问、全面细致的体格检查，特别是感觉系统的检查以及必要的辅助检查。其异常感觉区域

9

应符合神经解剖的分布，与损伤部位一致。此类疼痛对阿片类药物的治疗效果比伤害感受性疼痛差。

(二) 疼痛按发病及病程持续时间可分为急性疼痛和慢性疼痛

急性疼痛的特点是近期发作、病史短、有明确的发生时间。发生原因也常易于确定，如化疗后胃炎、腰穿后头痛。此类疼痛起病急，严重时伴有循环、呼吸、胃肠道、泌尿系统以及内分泌代谢和免疫系统的改变。如果急性疼痛不能被有效控制，可通过形成外周敏化、中枢神经敏化，以及中枢可塑性变化等机制而演变为慢性疼痛。慢性疼痛一般指疼痛持续 3 个月以上，可间断反复发作，持续数月，甚至数年，时轻时重，随肿瘤生长而加重，经抗癌治疗可减轻。也可在无明显原因或组织损伤已愈合的情况下持续存在。常伴有睡眠和食欲障碍，可导致抑郁、焦虑等精神改变。

癌症疼痛大多表现为慢性疼痛。与急性疼痛相比较，慢性疼痛表现为持续时间长、病因不明确、疼痛程度与组织损伤程度呈分离现象、痛觉过敏、痛觉超敏以及常规镇痛治疗疗效不佳等特点。慢性疼痛与急性疼痛的发生机制既有共性也有差异。疼痛神经传导过程可分为四个基本环节：①伤害感受器的痛觉传入；②一级传入纤维、脊髓背角、脊髓 - 丘脑束等上行束的痛觉传递；③皮质和边缘系统的痛觉整合；④下行控制和神经介质的痛觉调控。一旦组织损伤愈合或疼痛消除，神经传导通路恢复正常。而慢性疼痛尤其是神经病理性疼痛患者在组织损伤愈合、神经传导通路恢复正常以后，仍存在外周或中枢敏化的过程，表现为伤害感受器过度兴奋、脊髓背角小胶质细胞增生、受损神经异位电活动、痛觉传导离子通道和受体异常表达、中枢神经系统重构等。

三、癌症疼痛的特点

(一) 疼痛程度

评估癌症患者疼痛程度对于制订治疗方案和计划，有重要意义。患者向医生描述的疼痛程度，会影响镇痛药种类的选择、给药途径、用药次数，医生也可据此解释疼痛机制和存在的并发症。

(二) 疼痛性质

疼痛性质可提示其病理生理改变情况。躯体伤害感受性疼痛，定位准确，表现为锐痛、跳痛、压迫样疼痛等。内脏伤害感受性疼痛，则范围弥散，空腔脏器疼痛表现为绞痛或痉挛痛，脏器包膜、肠系膜疼痛表现为钝痛、锐痛、跳痛等。神经病理性疼痛表现为灼痛、刺痛、电击样疼痛等。

(三) 疼痛分布

癌症疼痛一般不仅限于某一局部，在有多处转移患者，疼痛部位数量是决定疼痛对情绪、功能状态造成影响的重要因素，因此需要详细评估疼痛分布和范围。根据不同的疼痛部位分布可制定不同的治疗方案，例如，针对局灶性、多发性、广泛性疼痛可对应选择局部性、区域性或全身性的治疗方法。

疼痛分布对判断疼痛症状与器质性损伤之间的关系也具有重要意义。“局灶性疼痛”指单一区域的疼痛，疼痛之处即多为组织损伤的部位。“放射痛”或“牵涉痛”的疼痛部位多距离实际损伤部位较远，疼痛是由神经受损所致。对此必须要仔细区别，以分析、鉴别造成疼痛的实际病因。

(四) 爆发痛

爆发痛（breakthrough pain，BTP）是指在阿片类药物对持续性疼痛已形成相对稳定控制的情况下，突然出现的短暂疼痛程度增强的感受。据统计，近 1/3 癌症疼痛患者伴有此种疼痛，属于慢性疼痛患者病程中的急性发作。爆发痛可分为诱发痛和自发痛，前者因运动等诱发，约 63% 的骨转移患者伴有与活动相关的爆发痛；而后者无明显诱因，不可预测，发生机制不明。此外，镇痛药的疗效维持不到按时给药计划的时间，也是导致爆发痛的原因。这是口服缓释或经皮给药阿片类药物剂型本身的弱点，称为终末剂量释放不足（end-of-dose failure，EDF）。例如，有时芬太尼透皮贴剂作用不足以维持标注的 72 小时，而吗啡缓释片作用不足以维持 12 小时。

控制爆发痛的要点：①记录分析爆发痛发作原因。②增加长效镇痛药的按时用药剂量。③适当缩短按时给药间隔时间。④备用短效阿片类镇痛药。对于可以预计的爆发痛，选择阿片类即释剂如吗啡、羟考酮、氢吗啡酮等即释片提前预防性用药，如活动前 20~30 分钟用药。对于不可预计的爆发痛，可选择脂溶性阿片类即释剂如芬太尼透口腔黏膜剂。该药透黏膜吸收较快、耐受性好，镇痛作用约 5~10 分钟起效，持续作用 1~2 小时，可有效用于不可预期爆发痛的解救。必要时还可选择皮下注射、静脉注射，或患者采用自控镇痛泵等方法给药。解救用药的单次剂量为日用剂量的 5%~15%。

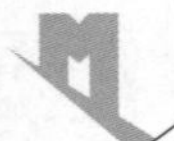

第三节 癌症疼痛评估与测定

一、一般原则

评估疼痛是合理有效地治疗疼痛的前提。疼痛评估不及时、不充分，常导致疼痛治疗效果不佳。癌症疼痛评估应该强调四项原则：常规、量化、全面和动态。

二、方法

（一）常规评估

癌症疼痛常规评估是指医护人员主动询问癌症患者及患者的自我评估，内容包括有无疼痛、疼痛部位、疼痛程度，并鉴别原因和完成相应的病历记录，应当在患者入院后8小时内完成并列入护理常规监测及记录的内容。在药物剂量滴定过程中，应根据具体滴定方案的要求，在规定时间每隔数小时进行疼痛评估，直至疼痛控制达到稳定状态；如出现爆发痛，则应及时再次进行评估；即便患者病情稳定，疼痛控制良好，也应该定期进行常规评估。常规评估疼痛时，应注意鉴别肿瘤急症相关的疼痛，例如需要立即处理及特殊处理的病理性骨折、脑转移、感染、肠梗阻等急症所致的疼痛。

（二）量化评估

癌症疼痛强度量化评估是指使用疼痛程度评估量表等量化标准来评估患者疼痛感受程度。疼痛是患者的主观感受，欲准确评估患者的疼痛程度，需要患者配合。在量化评估疼痛前，应该仔细全面地对患者和主要照顾者宣教疼痛评估的具体实施方法和意义。当患者有严重认知功能障碍时，可通过观察疼痛相关的行为和表现来评估有无疼痛。量化评估疼痛时，应当重点评估最近24小时之内，患者最严重和最轻的疼痛程度，以及通常情况下的疼痛程度。量化评估应当在患者入院后8小时内完成。癌症疼痛程度量化评估常用以下四种方法：视觉模拟评分法、数字等级评分法、Wong-Baker面部表情评分量表和语言等级评定量表。

1. 视觉模拟评分法　视觉模拟评分法（visual analogue scale，VAS）在临床使用较为广泛。使用一条长10cm的线段，两端分别为“0”分端和“10”分端，0分表示无痛，10分代表难以忍受的、最剧烈的疼痛（图122-1）。此方法简单易行，相对客观和敏感。

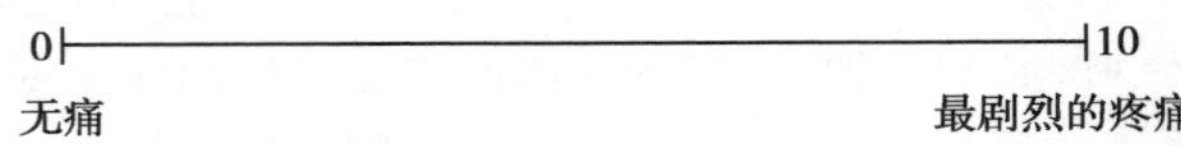

图122-1　视觉模拟评分法

2. 数字等级评分法　数字等级评分法（numerical rating scale，NRS）应用较为便捷，直接用0~10这11个数字表示疼痛程度：0表示无痛，10表示最剧烈的疼痛（图122-2）。其中0为无痛；1~3为轻度疼痛，不影响睡眠；4~6为中度疼痛，可有夜间痛醒；7~10为重度疼痛，疼痛导致难以入睡或一夜痛醒数次。

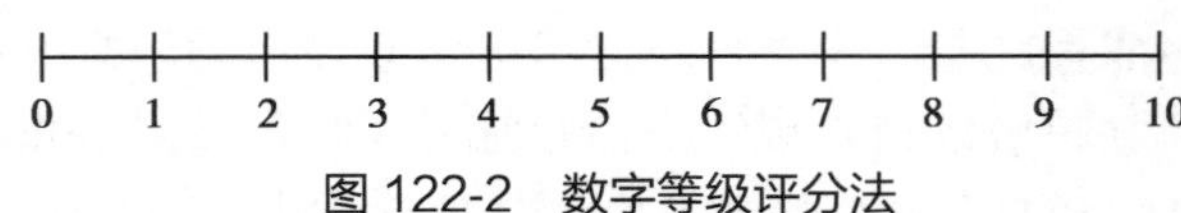

图122-2　数字等级评分法

3. Wong-Baker面部表情评估法　面部表情评估法评估疼痛时，使用从快乐到悲伤及哭泣的六个不同表现的面容图，分别表示无痛、有点痛、轻微疼痛、疼痛明显、疼痛严重和剧烈痛，其与数字等级评分法的对应关系见图122-3。此法简单、直观、形象，易于掌握，不需要任何附加设备，特别适用于急性疼痛者、老人、小儿、文化程度较低者、表达困难或表达能力丧失者及认知功能障碍者。临床观察如叹气、呻吟、出汗、活动能力以及心率、血压等生命体征也能提供疼痛程度评估的有用信息。

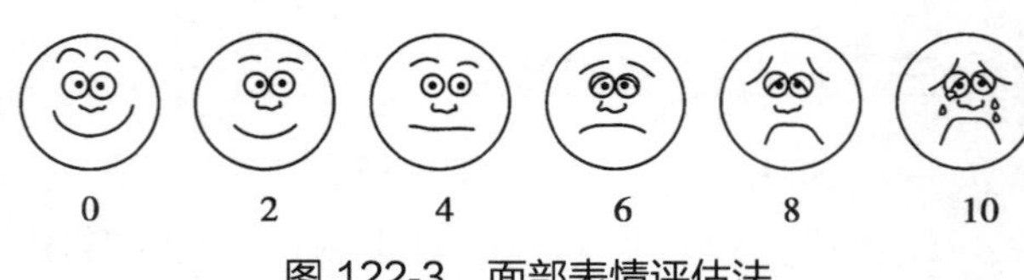

图122-3　面部表情评估法

4. 语言等级评估法　患者用口述描绘对疼痛程度进行评分，称为语言等级评估法（verbal rating scale，VRS）。用“无痛”、“轻度痛”、“中度痛”、“重度痛”和“剧痛”等来表达疼痛程度，其程度与数字等级评分法相对应见图122-4。此法最为简便，但受患者文化水平影响较大。

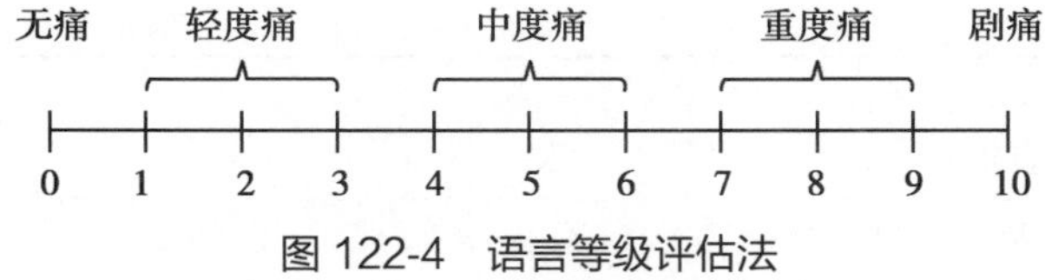

图 122-4　语言等级评估法

(三) 全面评估

全面评估癌症疼痛患者的疼痛情况和相关病情有助于实施个体化治疗。应当在患者入院后 24 小时内进行首次全面评估。在治疗过程中，应当在给予镇痛治疗 3 天内或达到稳定缓解状态时进行再次全面评估，原则上不少于 2 次 / 月。评估的主要内容包括：

1. 疼痛病史　疼痛部位、牵涉痛的位置、有无放射痛；疼痛程度，包括过去 24 小时基础疼痛、当前的疼痛程度、静息时和活动时疼痛程度；疼痛对活动的影响，包括对日常活动、情绪、与他人的关系、睡眠、爱好等的影响；疼痛时间，包括疼痛发作时间、持续时间、持续性还是间歇性；疼痛性质；加重和缓解的因素；其他相关症状；目前的疼痛治疗计划，包括用药名称、剂量、用药时间间隔等；患者用药的依从性；目前疼痛缓解程度；药物不良反应；既往疼痛治疗情况；与疼痛相关的特殊问题，包括疼痛对患者和家属的影响、患者和家属对疼痛和疼痛用药的态度、对疼痛和疼痛表达的文化和信仰、有无精神困扰、患者对疼痛治疗的期望等。

2. 社会心理因素　有无抑郁表现，家属和他人的支持情况，药物滥用史，镇痛药物使用不当或滥用的危险因素，镇痛不足的危险因素(儿童、老年、少数民族、交流障碍、药物滥用史、神经病理性疼痛、文化因素等)。

3. 治疗史及其他　肿瘤治疗史、其他疾病史、既往有无慢性疼痛。体格检查，实验室和影像学检查。

多维评估量表有助于全面评估疼痛及其对患者生活质量的影响。推荐应用简明疼痛评估量表(brief pain inventory，BPI)(表 122-1)，通过评估疼痛及其对情绪、睡眠、活动能力、食欲、日常生活、行走能力、与他人交往等生活质量的影响，可以较为全面地了解疼痛各要素及疼痛相关体验。应当重视和鼓励患者描述疼痛性质、疼痛病情变化以及对镇痛治疗的需求及顾虑，并根据患者病情和意愿，制定患者功能和生活质量最优化目标，进行个体化的疼痛治疗。

表 122-1　简明疼痛评估量表(BPI)

研究编号：　　　　　　　　　　医院编号：
姓名：　　　　　　　　　　　　日期：

1. 大多数人一生中都有过疼痛经历(如轻微头痛、扭伤后痛、牙痛)。除这些常见的疼痛外，现在您是否还感到有别的类型的疼痛？　(1)是　(2)否
2. 请您在下图中标出您的疼痛部位，并在疼痛最剧烈的部位以“X”标出。

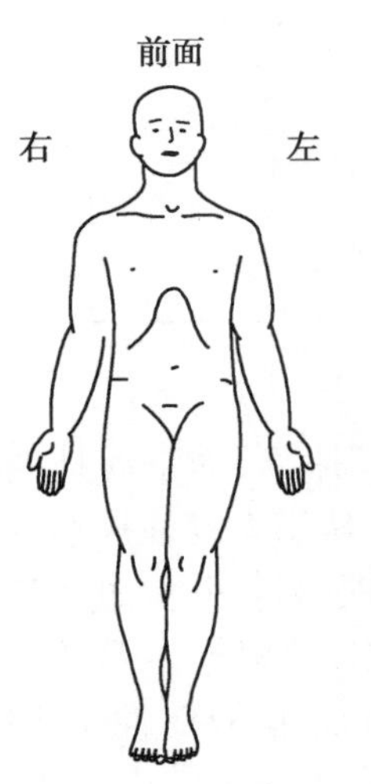

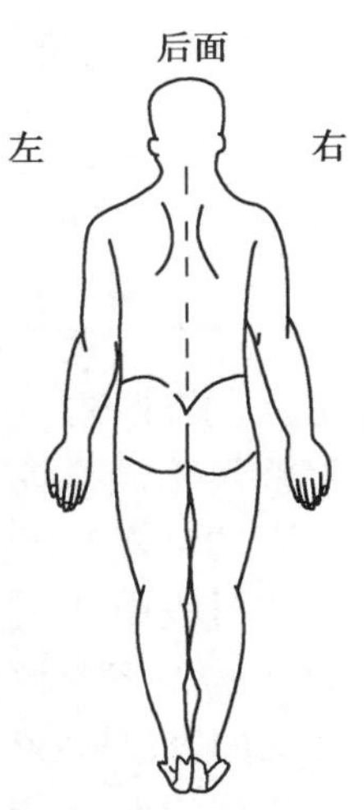

3. 请将下面的数字圈出一个，以表示过去 24 小时内您疼痛最剧烈的程度。

0　1　2　3　4　5　6　7　8　9　10
不痛　　　　　　　　　　最剧烈

续表

研究编号:	医院编号:
姓名:	日期:

4. 请将下面的数字圈出一个,以表示过去 24 小时内您疼痛最轻微的程度。
   0 1 2 3 4 5 6 7 8 9 10
   不痛 最剧烈
5. 请将下面的数字圈出一个,以表示过去 24 小时内您疼痛的平均程度。
   0 1 2 3 4 5 6 7 8 9 10
   不痛 最剧烈
6. 请将下面的数字圈出一个,以表示您目前的疼痛程度。
   0 1 2 3 4 5 6 7 8 9 10
   不痛 最剧烈
7. 您希望接受何种药物或治疗控制您的疼痛?
   ____
8. 在过去的 24 小时内,由于药物或治疗的作用,您的疼痛缓解了多少?请圈出下列百分数,以表示疼痛缓解的程度。
   0% 10% 20% 30% 40% 50% 60% 70% 80% 90% 100%
   无缓解 完全缓解
9. 请将下面的数字圈出一个,以表示过去 24 小时内疼痛对您的影响
   A. 日常生活
      0 1 2 3 4 5 6 7 8 9 10
      无影响 完全影响
   B. 情绪
      0 1 2 3 4 5 6 7 8 9 10
      无影响 完全影响
   C. 行走能力
      0 1 2 3 4 5 6 7 8 9 10
      无影响 完全影响
   D. 日常工作(包括外出工作和家务劳动)
      0 1 2 3 4 5 6 7 8 9 10
      无影响 完全影响
   E. 与他人的关系
      0 1 2 3 4 5 6 7 8 9 10
      无影响 完全影响
   F. 睡眠
      0 1 2 3 4 5 6 7 8 9 10
      无影响 完全影响
   G. 对生活的兴趣
      0 1 2 3 4 5 6 7 8 9 10
      无影响 完全影响

此外,癌症患者常伴有抑郁状态,可加重对疼痛的感受。临床上评定抑郁状态时应用最为普遍的量表是汉密尔顿抑郁量表(Hamilton depression scale,HAMD)。本量表有 17 项、21 项和 24 项等三个版本。这项量表由经过培训的两名评定者对患者进行 HAMD 联合检查,一般采用交谈与观察的方式,检查结束后,两名评定者分别独立评分;在治疗前后进行评分,可以评价病情的严重程度及治疗效果(表 122-2)。

(四) 动态评估

癌症疼痛动态评估是指持续、动态评估癌症疼痛患者的疼痛变化情况。从患者癌症疼痛发生直至死亡过程中,应全程管理,为每一位患者制订个体化用药方案及评估计划,并根据需要及时调整。评估内容包括:疼痛程度变化,疼痛性质变化,爆发痛发作情况,疼痛减轻及加重相关因素,镇痛治疗的效果及不良反应等。动态评估对于药物治疗剂量滴定尤为重要,镇痛治疗期间,应当记录用药种类及剂量滴定、疼痛程度及病情变化。

表 122-2 汉密尔顿抑郁量表

项目		评分标准	无	轻度	中度	重度	极重度
1	抑郁情绪	0. 未出现 1. 只在问到时才诉述 2. 在访谈中自发地描述 3. 不用言语也可以从表情,姿势,声音或欲哭中流露出这种情绪 4. 患者的自发言语和非语言表达(表情,动作)几乎完全表现为这种情绪	0	1	2	3	4
2	有罪感	0. 未出现 1. 责备自己,感到自己已连累他人 2. 认为自己犯了罪,或反复思考以往的过失和错误 3. 认为目前的疾病是对自己错误的惩罚,或有罪恶妄想 4. 罪恶妄想伴有指责或威胁性幻想	0	1	2	3	4
3	自杀	0. 未出现 1. 觉得活着没有意义 2. 希望自己已经死去,或常想与死亡有关的事 3. 消极观念(自杀念头) 4. 有严重自杀行为	0	1	2	3	4
4	入睡困难	0. 入睡无困难 1. 主诉入睡困难,上床半小时后仍不能入睡(要注意平时患者入睡的时间) 2. 主诉每晚均有入睡困难	0	1	2		
5	睡眠不深	0. 未出现 1. 睡眠浅噩梦多 2. 半夜(晚 12 点钟以前)曾醒来(不包括上厕所)	0	1	2		
6	早醒	0. 未出现 1. 有早醒,比平时早醒 1 小时,但能重新入睡 2. 早醒后无法重新入睡	0	1	2		
7	工作和兴趣	0. 未出现 1. 提问时才诉说 2. 自发地直接或间接表达对活动、工作或学习失去兴趣,如感到无精打采,犹豫不决,不能坚持或需强迫自己去工作或劳动 3. 活动时间减少或成效降低,住院患者每天参加病室劳动或娱乐不满 3 小时 4. 因目前的疾病而停止工作,住院病者不参加任何活动或者没有他人帮助便不能完成病室日常事务	0	1	2	3	4
8	迟缓	0. 思维和语言正常 1. 精神检查中发现轻度迟缓 2. 精神检查中发现明显迟缓 3. 精神检查进行困难 4. 完全不能回答问题(木僵)	0	1	2	3	4
9	激越	0. 未出现异常 1. 检查时有些心神不定 2. 明显心神不定或小动作多 3. 不能静坐,检查中曾起立 4. 搓手、咬手指、头发、咬嘴唇	0	1	2	3	4

续表

项目		评分标准	无	轻度	中度	重度	极重度
10	精神焦虑	0. 无异常 1. 问及时诉说 2. 自发地表达 3. 表情和言谈流露出明显忧虑 4. 明显惊恐	0	1	2	3	4
11	躯体性焦虑	指焦虑的生理症状，包括口干、腹胀、腹泻、打呃、腹绞痛、心悸、头痛、过度换气和叹息以及尿频和出汗等。 0. 未出现 1. 轻度 2. 中度，有肯定的上述症状 3. 重度，上述症状严重，影响生活或需要处理 4. 严重影响生活和活动	0	1	2	3	4
12	胃肠道症状	0. 未出现 1. 食欲减退，但不需他人鼓励便自行进食 2. 进食需他人催促或请求和需要应用泻药或助消化药	0	1	2		
13	全身症状	0. 未出现 1. 四肢，背部或颈部沉重感，背痛、头痛、肌肉疼痛、全身乏力或疲倦 2. 症状明显	0	1	2		
14	性症状	指性欲减退、月经紊乱等 0. 无异常 1. 轻度 2. 重度 不能肯定，或该项对被评者不适合（不计入总分）	0	1	2		
15	疑病	0. 未出现 1. 对身体过分关注 2. 反复考虑健康问题 3. 有疑病妄想，并常因疑病而去就诊 4. 伴幻觉的疑病妄想	0	1	2	3	4
16	体重减轻	按 A 或 B 评定 A. 按病史评定 0. 不减轻 1. 患者述可能有体重减轻 2. 肯定体重减轻 B. 按体重记录评定 0. 一周内体重减轻 0.5kg 以内 1. 一周内体重减轻超过 0.5kg 2. 一周内体重减轻超过 1kg	0	1	2		
17	自知力	0. 知道自己有病，表现为忧郁 1. 知道自己有病，但归咎伙食太差、环境问题、工作过忙、病毒感染或需要休息 2. 完全否认有病	0	1	2		
	总分						

评分标准：总分 <7 分，正常；7~17 分，可能有抑郁症；17~24 分，肯定有抑郁症；>24 分，严重抑郁症。

第四节 癌症疼痛治疗

癌症疼痛治疗应当采用综合治疗的原则，根据患者的病情和身体情况，有效应用镇痛治疗手段，持续有效地消除疼痛。美国国立综合癌症网络（national comprehensive cancer network，NCCN）发布的《成人癌症疼痛临床指南（2018 年第 1 版）》中强调，疼痛管理应达到“5A”目标，即优化镇痛（optimize analgesia）、优化日常生活（optimize activities of daily living）、使药物不良反应最小化（minimize adverse effects）、避免不恰当给药（avoid aberrant drug taking）和关注疼痛与情绪的关系（relationship between pain and mood），以期最大限度地提高患者舒适度和生活质量。控制癌症疼痛的方法包括：病因治疗、药物治疗、非药物治疗。应在全面评估的基础上，根据患者的综合情况选择合适的治疗方案。如患者预计生存期较长、生活质量较高，则抗肿瘤治疗本身便是镇痛治疗的首选；如患者无法耐受积极抗肿瘤治疗或治疗失败，则应采用积极的支持治疗手段，如姑息性手术、放射治疗、化学治疗等；如患者已进入生命末期，则重点应在于安宁疗护（临终关怀），针对疼痛等不适症状实施对症治疗。

癌症疼痛的干预要趁早。早期积极的镇痛治疗可阻止癌症疼痛演变为难治性神经病理性疼痛，有助于提高患者的生活质量。因此癌症疼痛患者在排除禁忌证后，应及早开始接受镇痛治疗。

一、病因治疗

针对引起癌症疼痛的病因进行治疗。癌症疼痛的主要病因是癌症本身和并发症等。针对癌症患者给予抗癌治疗，如放射治疗、化学治疗或姑息手术等，可能解除患者疼痛。

（一）放射治疗

放射治疗简称为放疗，它在癌症治疗中发挥很重要的作用。在开始放疗之前，应确定放疗有较高的效能和较低副作用的风险，选择合适的适应证。治疗时间要短，危险性应适中，与其他的疗法相比，放疗更为有利。已有大量的资料和成功的临床经验证实，对骨转移、硬脑膜肿瘤、脑转移的治疗有良好效果和较高的价值。对于其他方面的治疗，目前多属于经验性使用。例如，骶丛病变导致会阴痛，放疗效果很好。肝脏放疗约有 50%~90% 患者可很好耐受，对肝包膜牵张引起的疼痛有效。

（二）化学治疗

化学治疗简称为化疗，是一种具有特异性镇痛效果的良法，化疗后的肿瘤缩小与疼痛缓解有相关性。虽然有报道认为，没有明显的肿瘤缩小也可有镇痛效果，但能否有效镇痛，仍与肿瘤对化疗的反应性有关。因此，对预判有反应的肿瘤实施化疗，常可获得较好镇痛效果，例如，淋巴瘤、小细胞肺癌、胚胎细胞瘤及没有治疗过的乳腺癌等。仅仅为治疗疼痛而选择化疗并不合适，化疗可减轻患者疼痛，亦会产生副作用，应充分权衡如何选择对患者更有利。

（三）姑息手术

外科手术能缓解某种疾病引起的疼痛，尤其是肠梗阻、不稳定的骨骼结构和神经受压等疾病。术前必须正确评估手术的利弊、危险性、住院时长与康复时间以及估计患者的受益期限。对病理性骨折、肠梗阻、严重腹水等进行手术时，临床经验是很重要的，如果处理得当，可取得较好效果。根治性切除手术，如果没有转移扩散的病灶，则可获得良好效果，可提高某些患者的生存期。

手术控制癌症疼痛是一种破坏性手段。神经松解术、经皮或开放脊髓前侧柱切断术、立体定向中枢神经烧灼术等，也提供了一种镇痛方法，但必须由有经验的疼痛学专家实施。

二、癌症疼痛的药物治疗

（一）原则

根据世界卫生组织（world health organization，WHO）癌症疼痛三阶梯镇痛治疗原则，癌症疼痛药物治疗有五项基本原则：无创给药、按阶梯用药、按时用药、个体化给药和注意具体细节。数十年来广泛宣传和应用该原则，使阿片类药物治疗癌症疼痛得到普及。同时，新药物、新方法的进展，使得癌症疼痛药物治疗的内容不断丰富。

1. 无创或微创给药　首选口服给药。口服给药具有以下特点：①简单经济，易于接受；②血药浓度稳定；③与静脉注射同样有效；④剂量调整方便，更有自主性；⑤ 不易成瘾或产生耐药性。口服障碍时，可选择纳肛或贴剂等无创给药途径，也可考虑皮下注射、患者自控镇痛等微创给药方法，以最大限度地控制疼痛并提高患者舒适度。

2. 按阶梯用药　按阶梯用药是指根据疼痛程度选择不同强度的镇痛药物。轻度疼痛：选用非阿片类药物（第一阶梯用药），如非甾体抗炎药（NSAIDs）；中度疼痛：可选弱阿片类药物（第二阶梯用药），并可合用非甾体抗炎药；重度疼痛：首选强阿片类药物（第三阶梯用药），并可同时合用非甾体抗炎药。近年来，有学者指出严格按照“1-2-3”的阶梯顺序升级用药，可能导致镇痛效果不能及时达标，患者需忍受更长时间的疼痛，而模糊阶梯间界限，如对于轻、中度疼痛患者或者经非阿片类药物治疗无效者，早期使用小剂量的强阿片类药物来替代第二阶梯用药，可使患者更加受益。癌症疼痛第二阶梯药物治疗参考方案见表 122-3。

表 122-3　癌症疼痛第二阶梯药物治疗方案

药物	特点和评论
可待因	仅属于第二阶梯药物，单药或联合对乙酰氨基酚使用，每日剂量不超过 360mg
曲马多	仅属于第二阶梯药物，单药或联合对乙酰氨基酚使用，每日剂量不超过 400mg
氢可酮	仅属于第二阶梯药物，在某些国家可作为可待因的替代品
羟考酮	小剂量（≤ 20mg/d）时属于第二阶梯药物
吗啡	小剂量（≤ 30mg/d）时属于第二阶梯药物
氢吗啡酮	小剂量（≤ 4mg/d）时属于第二阶梯药物

由于对非甾体抗炎药副作用的顾虑，在长期使用的患者必须加强观察与监测，或采用与阿片类药物合用的方法，降低使用剂量。弱阿片类药物可待因需在体内代谢成吗啡起作用，该代谢酶 CYP450-2D6 在不同的种族人群中含量和活性差别较大，故可待因的镇痛效应具有不稳定性，在癌症疼痛患者中应用日益减少。阿片类药物的治疗作用和副作用都是剂量依赖和受体依赖的，降低剂量可减少副作用，除便秘以外，几乎所有阿片类药物的副作用均可在较短时间内耐受。

3. 按时用药　按规定时间间隔规律性地给予镇痛药物，有助于维持稳定、有效的血药浓度，降低药物的峰谷比。随着缓释药物的临床使用日益广泛，强调以缓释阿片类药物作为基础用药，峰谷比更低，治疗效果更好，但在滴定剂量和处理爆发痛时，仍应按需给予速释阿片类药物对症处理，而不必受限于时间间隔，以期获得及时、有效的镇痛效果。

4. 个体化给药　应根据患者疼痛程度、性质，对生活质量的影响，对药物的耐受性，使用习惯及经济承受能力，个体化地选择药物并确定使用剂量。使用阿片类药物时，由于个体差异，并无“标准”用药剂量。根据患者的病情，使疼痛得到有效缓解且无严重不良反应的剂量就是“正确”剂量；同时，还应考虑癌症疼痛是否有神经病理性疼痛的性质，是否需联合给药。

5. 注意具体细节　对使用镇痛药的患者要加强监护，注意药物间不良反应。密切观察其疼痛缓解程度和机体反应情况，及时采取必要措施尽可能减少药物的不良反应，以提高患者的生活质量。

药物镇痛治疗期间，应该在病历中记录疼痛评分变化及药物的不良反应，以确保患者持续安全有效地缓解疼痛。神经病理性疼痛是迄今为止仍难以用药物完全控制的疼痛类型，一般认为疼痛程度评分降低 50% 即为治疗有效。在评价或比较镇痛药物的有效性和安全性时，可使用需要治疗病例数（number needed to treat，NNT）来反映药物镇痛的有效性：如 NNT2.5 表示每治疗 2.5 例患者，即可使 1 例疼痛患者疼痛程度减低 50%；而使用出现不良反应病例数（number needed to harm，NNH）来反映药物镇痛的安全性：如 NNH20 表示每治疗 20 例患者，就有 1 例患者出现需要治疗的严重副作用。比较不同药物时，采用 NNT/NNH 比值可能更为合适，低 NNT/NNH 值的药物比高 NNT/NNH 值的药物更有优越性。

（二）药物选择与用药方法

如何选择最佳镇痛药，取决于患者疼痛的程度、疼痛性质、正在接受的治疗、伴随疾病等情况。合理选择镇痛药物及联合辅助药物，个体化调整用药剂量、给药频率，防治不良反应，以尽可能在镇痛疗效和不良反应之间获得平衡。

1. 非甾体抗炎药　非甾体抗炎药是癌症疼痛治疗的基本药物。不同非甾体抗炎药有相似的作用机制，具有镇痛和抗炎作用。该类药常用于缓解轻度疼痛，或与阿片类药物联合用于缓解中、重度疼痛。常用于癌症疼痛治疗的非甾体抗炎药包括：布洛芬、双氯芬酸、吲哚美辛、氯诺昔康、塞来昔布、依托考昔，以及对乙酰氨基酚等。

非甾体抗炎药会增加化疗（特别是抗血管生

成治疗）的潜在不良反应，如血液毒性（血小板减少、凝血异常）以及肾功能、肝功能和心血管毒性，其常见的不良反应包括消化道溃疡、消化道出血、血小板功能障碍、肾功能障碍、肝功能障碍。其不良反应的发生，与用药剂量及持续时间相关。所有非甾体抗炎药镇痛作用均具有封顶效应，用量达一定剂量水平以上时，增加用药剂量并不能增加镇痛效果，但药物毒性反应明显增加。非甾体抗炎药的日限制剂量：布洛芬 3 200mg/d、双氯芬酸 150mg/d、塞来昔布 400mg/d。对乙酰氨基酚具有肝脏毒性，应限制剂量在 2 000mg/d 以下。因此，如果需要长期应用非甾体抗炎药，或每日所用剂量已达最大使用量时，应考虑换用阿片类镇痛药，在联合用药的情况下，则考虑单纯增加阿片类药物的用药剂量。同时，非甾体抗炎药均为高血浆蛋白结合率，故同时使用两种非甾体类药物可能导致与血浆蛋白结合较少的药物在血浆内游离浓度过高，不良反应发生率更高，应避免同时使用两种及以上的非甾体抗炎药。当一种药物治疗无效时，换用另一种药物仍然可能有效。

2. 阿片类镇痛药 阿片类镇痛药是中、重度疼痛治疗的首选药物。目前临床上常用于癌症疼痛治疗的短效阿片类药物是吗啡、羟考酮和复方羟考酮即释片，常用的长效药物为吗啡缓释片、芬太尼透皮贴剂、羟考酮缓释片、氢吗啡酮片等。对于未使用过阿片类药物的中重度癌症疼痛患者，推荐初始用药选择短效制剂，个体化滴定用药剂量。当用药剂量调整到理想镇痛及安全的剂量水平时，换用等效剂量的长效阿片类镇痛药作为背景给药，出现爆发痛时使用纯阿片受体激动剂。阿片类镇痛药长期用药时需持续监测用药情况以免药物滥用，首选口服给药方式，有指征时也可选用透皮贴剂给药，必要时可临时用皮下注射和患者自控镇痛给药。

以往阿片类药物治疗癌症疼痛，从小剂量开始，疼痛控制不足时，根据药代动力学原理，药物在 4~5 个半衰期达稳态浓度后再增量 25%~50%，完成口服药滴定需数天至一周以上，患者处于镇痛不足状态的时间较长。充分迅速的控制疼痛，是癌症疼痛治疗的目的，重度疼痛应在 24 小时内得到缓解。滴定的目的是确定药物达到治疗窗的负荷和维持剂量，避免药物浓度过高产生的副作用以及浓度过低而无镇痛作用。

（1）初始剂量滴定：阿片类镇痛药的疗效及安全性均存在较大个体差异，因此需要逐渐调整剂量，以获最佳的用药剂量，称为剂量滴定。临床中，可以根据疼痛程度、阿片类药物既往使用情况和疼痛评估的频率等选择适宜的滴定方案，在剂量滴定前必须对癌症疼痛做出全面评估。评估内容包括疼痛程度、是否有爆发痛及发作频数等。评估疼痛程度的参数包括前一日疼痛评分的最大值、最小值和平均值。对于未使用过阿片类药物的中重度癌症疼痛患者，推荐短效阿片类药物作为中重度癌症疼痛快速滴定和首选的治疗方案，在此基础上转换为缓释阿片类药物。对于疼痛病情相对稳定的患者，可考虑使用阿片类药物控释剂作为背景给药，在此基础上备用短效阿片类药物，用于滴定剂量。

1）口服即释吗啡滴定。首剂 5~10mg，最大作用在 1 小时内达到。如 1 小时仍不能镇痛，则根据疼痛程度使用第二次剂量。VAS>7 分，且较原有疼痛增强，应加量 50%~100%；VAS>7 分，疼痛与服药前相仿，应加量 25%；VAS<7 分但 >4 分，1 小时后重复首次剂量。如此反复至 VAS<4 分后，改为每隔 2~3 小时评估一次，并酌情重复前次口服阿片剂量，维持 VAS<4 分，计算 12~24 小时阿片类药物总量，换算成相应的缓释药物，盐酸羟考酮与吗啡的剂量换算为：1∶1.5。依此法逐日调整剂量，直到疼痛评分稳定在 0~3 分。

2）静脉注射吗啡滴定。初始剂量为 2~3mg 缓慢静脉推注，10~15 分钟达最大作用后评估治疗效果，若 VAS>7 分，且疼痛较服药前加重，则第二次注药量增加 50%~100%；若 VAS>7 分，疼痛与注药前相仿，应加量 25%；VAS<7 分，15 分钟后重复首次剂量，直至 VAS<4 分后改为 2~3 小时评估一次，并使用该剂量使 VAS 维持 <4 分。

3）口服盐酸羟考酮滴定。盐酸羟考酮兼有速释和控释的特点，起效时间和达到最大作用时间与即释吗啡相似，故应在 1 小时左右评价治疗效果，而药物的缓释部分又可维持 8~12 小时的稳态血药浓度，相当于提供了稳定的维持或背景剂量。在此基础上用即释吗啡滴定更简单、实用、迅速。在未用过阿片类药物的中重度癌症疼痛患者，首次剂量 10mg，1 小时后行 VAS 评分，并根据前述原则补充不同剂量即释吗啡作为制止爆发痛或补充基础剂量的不足。计算 24 小时盐酸羟考酮（10mg，2/ 天）和即释吗啡剂量，将总剂量换算成所需的缓释阿片类药物。

在密切观察疼痛程度及不良反应的情况下，剂量滴定增加幅度参见表 122-4。

表 122-4　剂量滴定增加幅度参考

疼痛程度(NRS)	剂量滴定增加幅度参考
7~10	50%~100%
4~6	25%~50%
2~3	25%

如果出现不可控制的不良反应，疼痛程度 <4 分，应该考虑将滴定剂量下调 25%，并重新评价病情。已使用过阿片类药物（阿片耐受）的患者，首次剂量为以往 24 小时使用量的 1/10~1/20。

（2）维持用药：当阿片类药物可有效地缓解癌症疼痛，而且 24 小时用药剂量达稳态时，应该考虑将短效阿片类药物更换为长效阿片类药物，用以控制慢性持续性疼痛。我国常用的长效阿片类药物包括：吗啡缓释片，口服，8~12 小时一次；芬太尼透皮贴剂，贴皮用药，48~72 小时 1 次；羟考酮缓释片，口服，8~12 小时 1 次。

在应用长效阿片类药物期间，应该备用短效阿片类药物。当患者因病情变化，长效镇痛药物剂量不足时，或发生爆发痛时，即给予备用短效阿片类药物，用于解救治疗及剂量滴定。解救剂量为前 24 小时用药总量的 10%~20%。每日短效阿片解救用药 >3 次，应考虑将前 24 小时解救用药换算成长效阿片类药物按时给药。

阿片类药物之间的剂量换算，参照换算系数表（表 122-5）。换算系数仅供参考，换用另一种阿片类药物时，仍然需要仔细观察病情，并个体化滴定用药剂量。

表 122-5　常用阿片类药物剂量换算表

药物	非胃肠给药	口服等效剂量	备注
吗啡	10mg	30mg	非胃肠道：口服 =1∶3
可待因	130mg	200mg	非胃肠道：口服 =1∶1.2 吗啡（口服）：可待因（口服）=1∶6.5
曲马多		150mg	吗啡（口服）：曲马多（口服）=1∶5
羟考酮		15~20mg	吗啡（口服）：羟考酮（口服）=（1.5~2.0）∶1 对乙酰氨基酚（口服）：羟考酮（口服）=200∶1
芬太尼	25μg/h（透皮吸收）		每 72 小时剂量 =0.5× 口服吗啡剂量（mg/d）

复方制剂理论上不能直接转换，需重新滴定。1 片泰勒宁含对乙酰氨基酚 325mg 复合盐酸羟考酮 5mg，镇痛效果与吗啡 10mg 相似。

如需减少或停用阿片类药物，则采用逐渐减量法，即每天减少 10%~25%，并重新评估，严密观察有无阿片类药物减少所致的疼痛和戒断症状，如无特殊症状可继续按日剂量的 10%~25% 减少，直到每天剂量相当于口服 30mg 吗啡的药量，继续服用两天后即可停药。

（3）不良反应防治：阿片类药物的不良反应包括：镇静、谵妄、头晕、嗜睡、瘙痒、恶心呕吐、便秘、胆道和输尿管平滑肌痉挛、尿潴留、呼吸抑制、精神依赖和躯体依赖。除便秘外，阿片类药物的不良反应大多是暂时性或可耐受的（耐受是指在持续用药过程中，药物的效应或不良反应减弱），大多仅出现在无阿片类药物用药史的患者用药初期。

1）恶心、呕吐：阿片类药物引起恶心、呕吐的发生率约 30%，一般发生于用药初期 1 周内，随着用药时间的延长，症状大多在 4~7 天内自行缓解。既往治疗如化疗时曾发生严重恶心、呕吐的患者，在使用阿片类药物的初期也易发生恶心、呕吐。出现恶心、呕吐时，应排除其他原因，如便秘、脑转移、化疗、放疗或高钙血症等。对于既往使用阿片类药物出现恶心、呕吐的患者，推荐预防性使用止吐药物。可给予甲氧氯普胺（10~15mg，4 次 /d），氟哌利多（1~1.5mg/d），昂丹司琼（4~8mg/ 次，3 次 /d 或格拉司琼 2mg/d 等），甲泼尼龙（20~40mg/ 次，2~3 次 /d 或地塞米松 2.5~5mg/d）等。多种药物联合应用的效果远胜于单一药物增加剂量的给药方式。故对高危患者或预防性治疗失败的患者，应采用两种以上药物联合用药。

2）便秘：是阿片类药物最常见的不良反应，一般会持续药物镇痛治疗全过程。预防方法包括多饮水，食用香蕉、麻油、蜂蜜以及含高纤维素的食物，适当活动。对于使用阿片类药物剂量较大者，多数需要使用缓泻剂或粪便软化剂防治便秘，常用药物有硫酸镁、聚乙二醇、乳果糖、山梨醇和番泻叶。严重者可使用灌肠等物理方法。同时应注意便秘与情绪的关系，对于处于抑郁、焦虑状态的患者给予抗抑郁、抗焦虑药物也有助于缓解症状。

胃肠道有丰富的阿片受体分布。全身用阿片类药物激动胃肠道内的阿片受体是导致便秘的主要机制，而鞘内直接给予阿片类药物者便秘发生较少。在全身应用（例如口服）强阿片类药物的同时，联合使用仅在胃肠道发挥作用的小剂量纳洛酮或去甲纳曲酮，即可明显降低强阿片类药物的胃肠道副作用。例如，使用羟考酮与纳洛酮以 5∶1 比例制成的合剂，可减少便秘发生率。少量阿片受体拮抗剂仅作用于胃肠道阿片受体，或吸收后经肝脏首过消除被完全代谢，而不发挥全身作用，因此不影响阿片类药物的镇痛作用。

3）呼吸抑制：阿片类药物可抑制呼吸中枢对二氧化碳的反应性，因此可能导致缺氧和高碳酸血症。初次大剂量使用阿片类药物的患者容易出现呼吸抑制，而由于呼吸抑制耐受发生最快，对于长期反复使用阿片类药物的患者，呼吸抑制的发生率反而降低。发生呼吸抑制的风险因素包括打鼾史、下颌后缩、先天性心肺疾病或功能障碍、同时服用镇静药物等。呼吸抑制主要表现为呼吸频率减慢、通气量减少、口唇发绀等。心电监护可出现氧饱和度下降，血气分析可出现动脉血氧分压和血氧饱和度下降，二氧化碳分压升高。若发生严重呼吸抑制，首先要保持呼吸道通畅，可给予纳洛酮 0.1~0.2mg 静脉注射，如无效则剂量加倍直至 2.0mg，6 小时需重复一次。必要时给予吸氧或行人工呼吸。在使用纳洛酮等药物解救的过程中应注意：①如果 10 分钟内无效且纳洛酮总量达到 1mg，需考虑导致神志改变的其他原因；②如解救长效或缓释阿片类药物导致的呼吸抑制，可考虑连续输注纳洛酮；③密切监测疼痛再次出现的情况，可能需要谨慎使用阿片类药物。

4）嗜睡及过度镇静：少数患者在用药初期可能出现思睡、嗜睡等过度镇静现象，数日后症状多自行消失。镇痛治疗初始数日内的过度镇静状态，可能与控制疼痛后的睡眠补偿有关。如果患者出现明显的过度镇静，首先应排除引起过度镇静的其他原因，如中枢神经系统病变、其他引起过度镇静的药物、高钙血症、脱水、缺氧、感染等。排除上述原因后，应考虑减少阿片类药物剂量，或减低分次用药量而增加用药次数，或换用其他镇痛药物，或改变用药途径。必要时可给予兴奋剂如咖啡因等治疗。

5）尿潴留：与镇痛治疗有关的尿潴留通常发生率低于 5%。某些因素可能增加尿潴留发生的危险性，如老年患者且同时使用镇静剂、腰麻后、合并前列腺增生症等。在腰麻或腰骶段硬膜外麻醉后，使用阿片类药物发生尿潴留的危险率可能增加 30%。诱导自行排尿的方法包括：听流水声法，热水冲会阴法或膀胱区按摩法等。如诱导排尿无效，应及时导尿。对于持续尿潴留难以缓解者，可考虑换用镇痛药。

6）躯体依赖：表现为用药一段时间后，突然停用阿片类药物后出现的一系列戒断症状。最常见的表现是血压增高、心率增快、呼吸窘迫甚至出现肺水肿，也可表现为呼吸道的卡他症状，全身发冷或骨组织内蚁走感等多种主观感受，通过逐渐减少剂量可避免戒断症状。

7）精神依赖：精神依赖又称成瘾，是指持续地、不择手段地渴求使用阿片类药物，将觅药作为生命的第一需要，目的不是为了镇痛，而是为了获得“欣快感”。这种对药物的渴求行为导致药物滥用。对精神依赖（成瘾）的过于担心，是导致人们不敢或畏惧使用阿片类药物的重要原因。研究表明，规范使用阿片类药物，尤其是使用长效剂型以及药物峰浓度和峰作用较不明显的缓释药物，几乎不会导致精神依赖。

3. 辅助用药　辅助镇痛药物包括：抗惊厥药，抗抑郁药，糖皮质激素，NMDA 受体拮抗剂和局部麻醉药等。辅助镇痛药常用于治疗神经病理性疼痛、骨痛、内脏痛。

（1）抗惊厥类药物：抗惊厥类药物可用于治疗神经病理性疼痛，对广泛性焦虑症也有良好作用。对表现为撕裂痛、放电样痛及烧灼痛的患者，疗效更佳。常用药物：普瑞巴林 75mg 口服，每日 2 次，一周内可按需逐渐增量至 300~450mg/d，最大剂量为 600mg/d；也可使用加巴喷丁，首剂 300mg，睡前服用，1~2 天后加量至 300mg，2 次 /d，如无严重不良反应，再 1~2 天后加量至 300mg，3 次 /d，最大剂量 3 600mg/d。

（2）抗抑郁药：三环类抗抑郁药可选择性用于中枢或外周神经损伤所致的麻木样痛、灼痛，该类药物也可以改善心情、改善睡眠。常用药物：阿米替林 12.5~25mg 口服，每晚 1 次。

度洛西汀和文拉法辛是去甲肾上腺素和 5 羟色胺双重摄取抑制剂（serotonin-norepinephrine

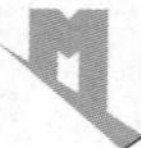

reuptake inhibitor，SNRIs)，疗效肯定，口服易吸收。与传统抗抑郁药比较，起效较快，对难治性病例亦有效，耐受性较好。度洛西汀剂量一般为 60mg/d，文拉法辛则需逐步增加剂量，最大剂量为 225mg/d。因有撤药综合征，停药必须逐步减量。值得注意的是，因曲马多可增加神经元外 5 羟色胺浓度，应避免 5 羟色胺再摄取抑制剂和曲马多联合使用，以防发生 5 羟色胺综合征。

(3) 其他辅助药物　糖皮质激素具有抗炎作用，因此广泛应用于癌症疼痛的治疗中。地塞米松因较少的盐皮质激素作用得到广泛应用，推荐剂量 4~8mg/d，清晨给药防止夜间失眠。骨痛的治疗包括放射治疗、双磷酸盐类(如唑来磷酸或帕来磷酸)抑制骨破坏以及 NSAIDs 的应用。在癌症疼痛患者，上述药物与阿片类药物或曲马多合用，可能有增效作用。

三、癌症疼痛的非药物治疗

在药物镇痛治疗的基础上，恰当应用非药物疗法，可进一步改善疼痛和不适症状，提高患者舒适度和生活质量。用于癌症疼痛治疗的非药物治疗方法包括：物理治疗、认知 - 行为训练、社会心理支持治疗、介入镇痛治疗和针灸等。

(一) 介入镇痛治疗

介入镇痛治疗包括神经阻滞术、神经松解术、神经损毁术和神经刺激术等针对神经的干预措施，以及鞘内药物输注系统植入术、经皮椎体成形术和放射性粒子植入术等微创介入手术。以往的癌症疼痛治疗观点认为，介入治疗是有创操作，只有在其他疗法不能有效镇痛时才考虑实施。但此时疼痛的恶性循环已形成，介入治疗也难以完全奏效。实际上，随着介入技术的快速发展，介入镇痛治疗具有操作安全、对患者干扰小、术后恢复快、镇痛效果确切、可维持较长镇痛时间等优点，故应在癌症疼痛治疗早期就适时选用，而绝不应将其视为各种疗法无效时的最后手段。

介入治疗前应谨慎评估患者的预期生存时限及体能状况、是否存在抗肿瘤治疗指征、介入治疗的潜在获益和风险等。专科会诊有助于难治性癌症疼痛患者的综合评估和专科治疗。介入治疗需要由专业人员实施。

1. 神经毁损术　神经毁损术是较常用的微创介入技术，根据毁损方法不同可分为物理性毁损和化学性毁损，按照毁损部位不同可分为躯体神经毁损和内脏神经毁损。

(1) 物理性毁损：射频热凝治疗技术是常用的物理毁损技术，其通过射频电流阻断或改变神经传导，达到缓解疼痛的目的。射频热凝术的适应证为肿瘤浸润或治疗导致的神经病理性疼痛。禁忌证为：①穿刺部位皮肤、软组织感染；②全身严重感染；③凝血功能异常，有严重出血倾向；④合并精神疾病或严重心理异常；⑤ 严重心肺功能异常；⑥ 穿刺路径存在肿瘤侵袭；⑦ 体位欠配合。常见不良反应为气胸、出血和感染等。射频热凝术推荐用于胸部节段神经，而颈部及腰骶部神经因涉及肢体运动功能，故应慎用，除非已经存在肢体运动功能障碍。

(2) 化学性毁损：化学性毁损常用的药物包括乙醇、苯酚，在酒精或苯酚毁损风险较大时也可考虑使用亚甲蓝。

1) 苯酚：苯酚具有神经选择性，首先阻断痛觉，随后为触觉和本体感觉，最后为运动障碍。在临床运用中，通常与甘油混合，使得其在机体中扩散有限，在局部组织作用效果大。苯酚的镇痛特点：①浓度 5%~6% 时，产生破坏伤害神经纤维的作用，不良反应最小；②可作用在鞘内、硬膜外、外周神经末梢及交感神经。苯酚的不良反应：①意外的血管内注射或吸收可导致暂时性的耳鸣和面部发红；②给药剂量如高于推荐的 600~2 000mg 可导致癫痫、中枢神经抑制和心血管意外。因此，建议苯酚避免用于血管丰富区域的腹腔神经丛阻滞。

2) 乙醇：主要作用在神经纤维节和髓磷脂鞘上，产生脱髓鞘作用，进而导致神经破坏。镇痛特点：①能产生满意镇痛效果且没有局部麻痹或瘫痪的最低浓度为 33%，而 48%~100% 的乙醇可逐步产生不完全、暂时性，进行性到持久性的运动麻痹；②可以用于鞘内和内脏神经丛。常见的不良反应有注射部位疼痛、出血、水肿和酒精性神经炎等。乙醇会导致神经及周围组织炎的风险，用于外周躯体神经毁损时应慎重，避免注入参与脊髓血供的肋间及腰动脉，以防截瘫。

(3) 躯体神经毁损技术：肋间神经毁损术常用于恶性肿瘤浸润或治疗引起的难治性神经病理性疼痛，用于肿瘤治疗导致疼痛的疗效优于肿瘤浸润导致的疼痛，对于胸壁疼痛的晚期肿瘤患者采用该技术可能获益。适应证：①肋骨转移破坏；②恶性肿瘤椎体转移、椎旁转移、胸膜转移等侵犯肋间神经；③开胸术后疼痛综合征。禁忌证与射频热凝术的禁忌证相同。常见不良反应为气胸、出血和感染等。

(4) 内脏神经毁损技术

1) 腹腔神经丛毁损术：适应证：①胰腺癌或胃癌、肝癌、食管癌等上腹部肿瘤所导致的疼痛；②其他恶性肿瘤腹膜后转移导致的疼痛。禁忌证同射频热凝术的禁忌证。常见不良反应包括低血压和腹泻，血尿和气胸等较少见，截瘫罕见。

2) 上腹下神经丛毁损术：适应证：盆腔原发肿瘤或转移瘤所致的下腹部及会阴内脏痛患者。禁忌证同射频热凝术的禁忌证。不良反应：①穿刺损伤、出血和感染等；②如阻滞范围广，可导致大、小便障碍；③如经椎间盘路径可能导致椎间盘炎。

2. 鞘内药物输注系统植入术(implantable drug delivery system，IDDS) 与全身用药相比，鞘内注射镇痛药物不仅可以降低阿片类药物的使用剂量，还可减轻其外周不良反应如便秘，可明显改善患者的生存质量。向鞘内注入 1mg 吗啡，效价等同于硬膜外注射 10mg 吗啡，或静脉注射 100mg 吗啡，或口服 300mg 吗啡。

IDDS 适应证：①采用多模式治疗方法后癌症疼痛未得到充分控制者；②接受阿片类药物等治疗虽有效，但无法耐受其不良反应者；③自愿首选 IDDS 植入术治疗的癌症疼痛患者。IDDS 禁忌证：①患者不愿意接受；②感染(穿刺部位或败血症等)；③凝血功能异常；④脑脊液循环不通畅者、椎管内转移等为相对禁忌证。

IDDS 常见不良反应：与手术操作有关的可能并发症包括皮下淤血和血肿、低颅压头痛、脑脊液漏、脊神经损伤、脊髓损伤、硬膜外出血和血肿、蛛网膜下腔出血、术后感染或者长期使用后椎管内感染。与药物相关并发症包括呼吸抑制 / 停止、过敏反应。输注装置相关并发症包括导管打折、断裂、脱开，完全性植入泵装置故障、泵移位、低电池电量输出、泵再注药失败和泵自身故障等。医源性并发症包括完全性植入泵加药时出现药物误注射、剂量过大继发的不良反应。

(二) 心理支持治疗

中晚期癌症患者普遍存在焦虑、无助、愤怒、恐惧等不良情绪。在癌症疼痛治疗过程中，医护人员要重视患者的心理问题，将医学知识和心理学知识有机地结合在一起，用语言和行动来对患者进行松弛训练或注意力分散训练，以减轻心理问题对疼痛的影响，提高患者镇痛效果和生活质量。

良好的心理支持治疗也需要患者家属和亲友们的积极参与。医护人员可以适时对患者家属进行相关宣教，允许并鼓励患者亲友们探视、陪伴，这有助于缓解家庭的紧张气氛。

四、患者及家属宣教

癌症疼痛治疗过程中，患者及家属的理解和配合至关重要。需要有针对性地开展镇痛知识宣传教育。癌症疼痛治疗知识宣教传递的重要信息包括：鼓励患者说出疼痛；镇痛治疗是肿瘤综合治疗的重要部分，忍痛有害无益；多数癌症疼痛可通过药物治疗有效控制。镇痛治疗时常需按时服药，一种药物无效时，其他药物也可有效；要在医务人员指导下进行镇痛治疗，患者不宜自行调整镇痛药剂量和镇痛方案；吗啡及其同类药物是癌症疼痛治疗的常用药物，在癌症疼痛治疗时罕见成瘾现象，此类药物属管制药物，应确保安全放置。

癌症疼痛治疗前应充分告知患者及看护者阿片类药物治疗的获益及潜在风险，特别是了解阿片类药物的不良反应及潜在的误用、滥用和成瘾风险。治疗开始后的定期随访能够指导患者正确服用镇痛药物，预防和减少不良反应；帮助患者减少许多痛苦，做到早预防、早发现、早治疗；提高患者依从性，达到最佳的治疗效果，对癌症疼痛患者有极大帮助。首次随访应注重疼痛程度、性质、部位的评估和爆发痛的处理方法。再次随访时应注重疼痛的评估、镇痛药物不良反应预防及处理方法，爆发痛的正确处理方法，鼓励患者记录疼痛日记或随笔，如何正确告知疼痛。在患者疼痛加重、每天出现 3 次及以上的爆发痛或影响睡眠时，应嘱咐患者咨询医师调整镇痛药物剂量或更换镇痛方案。

(陈 辉 熊源长)

参考文献

[1] 邓小明，姚尚龙，于布为，等. 现代麻醉学 [M]. 4 版. 北京：人民卫生出版社，2014.

[2] 癌症疼痛规范化诊疗专家组. 癌症疼痛诊疗规范 (2018 年版)[J]. 临床肿瘤学杂志，2018, 23 (10): 937-944.

[3] 中国抗癌协会癌症康复与姑息治疗专业委员会(CRPC)难治性癌症疼痛学组. 难治性癌症疼痛专家共识 (2017

年版)[J]. 中国肿瘤临床 , 2017, 44 (16): 787-792.
[4] 上海市抗癌协会癌症康复与姑息专业委员会 . 癌症疼痛诊疗上海专家共识 (2017 年版)[J]. 中国癌症杂志 , 2017, 27 (4): 312-320.
[5] FALLON M, GIUSTI R, AIELLI F, et al. Management of cancer pain in adult patients: ESMO Clinical Practice Guidelines [J]. Ann Oncol, 2018, 29 (Suppl. 4): 166-191.

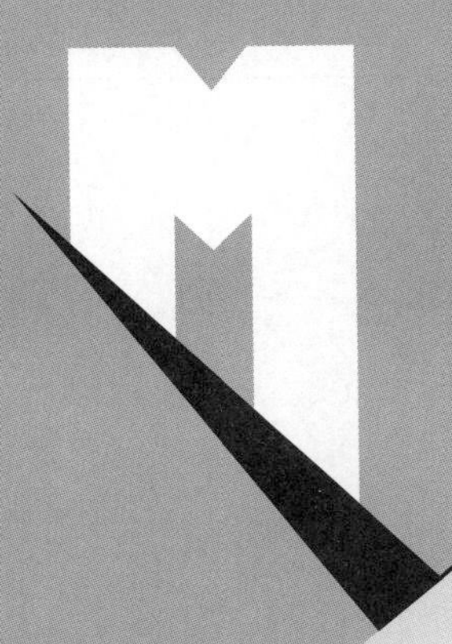

第十篇　麻醉治疗学

ODERN ANESTHESIOLOGY

第一百二十三章

睡眠医学与麻醉

目　录

2000 多年前古希腊哲学家亚里士多德和柏拉图等人就对睡眠和觉醒的起因进行了探索。我国春秋战国时期所著的《晏子春秋》《齐物论》及《黄帝内经》等也有过关于睡眠、失眠与梦的论述。但人类对睡眠的深入认识仅始于近一个世纪，具有里程碑意义的发现包括：1929 年脑电记录用于睡眠研究，发现清醒与睡眠阶段的脑电活动差异，促使脑电分析成为睡眠研究的新手段；1953 年提出睡眠存在两种状态，即快速眼动（rapid eye movement，REM）和非快速眼动（non-rapid eye movement，NREM）睡眠，发现做梦行为与 REM 睡眠密切相关；进一步研究发现生物节律是调控睡眠 - 觉醒周期最重要的因素之一，光线可调节褪黑素的分泌从而影响位于下丘脑视交叉上核（suprachiasmatic nucleus，SCN）的"生物钟"运行，调节睡眠 - 觉醒的转化与平衡。近年来脑科学的深入研究揭示了调控睡眠 - 觉醒周期的神经解剖和神经生物学基础。与此同时，基础研究成果向转化临床应用，逐渐催生了一门新兴的交叉学科——睡眠医学。

第一节　睡眠的定义和监测

一、睡眠的定义和意义

睡眠是动物进化过程中一种高度保守的行为。像进食、饮水一样，睡眠是人不可或缺的基本生命活动。人的一生中，有将近 1/3 的时间处于睡眠状态。作为一种自然休息状态，睡眠是机体适应白天和黑夜变化节律的重要生理活动。睡眠的特征是意识改变，感觉系统相对受到抑制，几乎所有的自主肌肉活动也受到抑制，个体与周围环境的互动和响应减少。睡眠是机体对周围环境的知觉和反应的一种可逆性消失或降低的行为，常伴躺卧、静止、闭眼及其他相关活动，如梦游、呓语、磨牙等。根据生理参数特别是脑电图（EEG）的不同，睡眠可分为 NREM 和 REM 两种状态，睡眠过程中，身体一直在 NREM 和 REM 两种状态之间交替。

NREM 和 REM 两种状态的差异不亚于睡眠和觉醒的差别。NREM 睡眠时少有意识活动，肌张力节律性变化，体温下降，心率减慢。与清醒期相比，NREM 状态下的脑电图（EEG）频率降低、振幅增大。从清醒期到 NREM，快速的脑电活动逐渐消失（从 α 波到 θ 波过渡），此后慢波（δ 波）出现。因此，深度的 NREM 睡眠也被称为慢波睡眠，是质量最高的睡眠。REM 睡眠的主要特点是大脑活动非常活跃而身体完全放松，还出现不规则的呼吸和心率，以及阴茎或阴蒂的勃起。REM 睡眠脑电图波幅低、频率快，脊髓运动神经元受到抑制而肌电活动减弱，常伴快速眼球运动。在 REM 睡眠中被唤醒后约 80% 的人陈述自己正在做梦。REM 睡眠的一个显著特点是具有一套抑制运动活动的控制系统，可使基础肌张力缺失并抑制梦境产生的运动指令，否则机体将对梦境进行演绎（这种现象被称为 REM 睡眠行为障碍）。这种 REM 睡眠的肌张力缺失并不是绝对的，它会周期性地允许肌肉有突发性活动，包括快速动眼及四肢的抽动。因此，REM 睡眠可以进一步被分为静态 REM 睡眠（即一段肌张力缺失并且无眼动的时期）和相位性 REM 睡眠，即发生短暂的眼动及其他运动。成人睡眠常由 NREM 睡眠起始，由浅入深逐渐进入深睡眠。REM 睡眠则以大致 90 分钟的间隔周期性出现，整夜睡眠中 NREM-REM 睡眠周期性转变可以出现 3~6 次，睡眠早期以 NREM 睡眠为主；睡眠后期以 REM 睡眠占优势。由 NREM、REM 及觉醒的类型和数量构成的完整睡眠过程被称为睡眠结构。有许多生理和病理生理过程可以影响睡眠结构。例如许多抗抑郁药物选择性抑制 REM，目前认为手术麻醉后患者的睡眠结构也发生了一定改变。发作性睡病的睡眠结构是从清醒期直接进入 REM；而正常的睡眠周期中，REM 通常是要经过 NREM 期进行过渡的。

睡眠与清醒状态的区别在于对刺激的反应能力降低，但比昏迷或意识障碍状态的反应性高，睡眠状态下大脑的活跃程度和活化模式有显著差异。在睡眠中，身体的大多数系统处于合成代谢状态，帮助恢复免疫、神经、骨骼和肌肉系统功能；这些是维持情绪、记忆和认知功能的重要过程，在内分泌和免疫系统的功能发挥中扮演着重要的角色。

睡眠是生存所必需的。被剥夺睡眠的大鼠会在 2 到 3 周内死亡，与饥饿致死的时间相当。围手术期睡眠剥夺很常见，尤其是危重患者，并且可以造成有害的病理生理变化和并发症。因此，在发展

和践行围手术期医学过程中，保证患者高质量的生理性睡眠是一个需要考虑的重要方面。

二、睡眠的演化历史

地球上万事万物都需要适应环境变化，人类在漫长的进化中也逐渐适应了包括光照强度、环境温度和湿度等外在条件的周期性和季节性改变。昼夜节律大约以 24 小时为一周期对物种行为和生理参数进行调节。这种生物节律的主要特点是促使大多数生物的活动与环境的亮暗周期同步。细菌、植物、动物和人类都具有这种行为模式，以帮助其与环境的亮暗周期相协调。睡眠也有昼夜节律，其时间分配和夜间睡眠都以获得充分休息为目的。在清醒的状态下，“睡眠驱力”持续增大，从清醒向睡眠转换的阈值持续下降。在觉醒阶段，睡眠驱力可部分被充足的觉醒刺激所抵消，但一旦睡眠驱力增加到一定程度，这种昼夜唤醒刺激就消退了。在这种情况下，人体就需要充足并且有质量的睡眠来使机体恢复到可以正常运转的状态。

自古以来睡眠和梦一直被认为是生命的一大奥秘，几千年来人们从没有中断过对睡眠的关注和探索。世界上一些著名的思想家和科学家，如亚里士多德、希波克拉底、弗洛伊德和巴甫洛夫等都曾经试图阐明睡眠与做梦的生理与病理学基础，但睡眠医学真正取得显著进展还是得益于现代科学技术的进步与科学研究手段的提高。特别是 20 世纪后半期，睡眠研究取得长足发展：被誉为现代睡眠研究之父的 N.Kleitman 和他的学生通过把睡眠划分为 NREM 和 REM 两种睡眠状态，而成为现代睡眠研究史上的一大里程碑。此后睡眠健康越来越受到重视，20 世纪 60 至 70 年代，斯坦福大学睡眠研究中心牵头研究睡眠呼吸暂停综合征（sleep apnea syndrome，SAS），促使 SAS 的诊断和治疗在世界范围内被迅速推广和普及，从而带动了睡眠医学在全世界的兴起。

三、睡眠监测

随着近年来睡眠相关领域研究的开展，目前已明确了七大类 80 余种睡眠疾病。睡眠疾病的筛查和诊断依靠睡眠监测和评估手段。目前睡眠评估主要有问卷调查和客观评估两种类型。

（一）问卷调查

问卷调查被用于评估睡眠持续时间、睡眠质量，以及相关的生理和病理生理影响。睡眠质量常作为一般健康调查的内容来评定患者自报的结局。部分调查问卷集中在对睡眠障碍的症状和体征的检测方面的评估，也有一些针对特定人群（例如胃食管反流患者、帕金森病患者）的调查问卷，这主要因为睡眠疾病在不同人群中的发病率变化很大。在临床评估睡眠疾病时，首先应用筛查工具（例如 Epworth 嗜睡量表），随后采用更具特异性的调查问卷针对个体确定睡眠障碍的机制及后果。

匹兹堡睡眠质量指数（Pittsburgh sleep quality index，PSQI）是目前应用比较广泛的睡眠质量量表。该量表共有 24 个问题，其中包括 19 个自评题目和 5 个他评题目。他评题目仅供临床参考，不计入总分。其中前 4 题是开放式问题，其余自评题目中针对 7 类指标进行评分，包括主观睡眠质量、睡眠潜伏时间、总睡眠时间、睡眠效率、睡眠紊乱、用药和日间功能情况。每题的评分范围为 0~3 分，总分在 0~21 分之间。得分越高，表明睡眠质量越差。PSQI 适用于评价近 1 个月的睡眠质量。

阿森斯失眠量表（Athens insomnia scale，AIS）是基于 ICD-10 失眠诊断标准设计的自评量表。共有 8 个问题，前 5 个问题针对夜间睡眠情况，后 3 个问题针对日间功能进行评估。根据不同需求，可选择使用 AIS-8 版(共包括 8 个问题)或 AIS-5 版(仅前 5 个针对夜间睡眠的问题)。每题的评分范围为 0~3 分，总分数越高，代表失眠越严重。AIS 也适用于评价近 1 个月的睡眠情况。

失眠严重程度指数（insomnia severity index，ISI）是由 7 个问题组成的自评量表，多用于失眠筛查、评估失眠的治疗反应。每个问题有 5 个选项，总分 0~28 分。0~7 分无失眠，8~14 分轻度失眠，15~21 分中度失眠，22~28 分重度失眠。ISI 适用于评价 2 周内的睡眠情况。

睡眠信念与态度障碍（dysfunctional beliefs and attitudes about sleep，DBAS）主要用于评价睡眠相关的认知情况，是针对错误睡眠观念的自我评价。包括 4 方面的内容，即对失眠造成影响的认识、对失眠的担忧、对睡眠的期待、用药情况。针对量表中的观点，受试者以视觉量表的形式做出评价，即在一条 100mm 长的线上标有 0~10 的 11 个数字，0 表示强烈不同意，10 表示强烈同意。

Epworth 嗜睡评分（Epwoth sleepiness scale，ESS）是用于评价白天嗜睡情况的自评量表。要求受试者对自己在 8 种情况下出现瞌睡或入睡的可能性做出评价。总分为 0~24 分。10 分以下为正常，

16分以上提示严重嗜睡。

斯坦福嗜睡量表（Stanford sleepiness scale，SSS）反应的是受试者的困倦程度。针对目前的困倦程度选择1至7中不同的数字。其中1代表充满活力，清醒和警觉程度最高；7代表已经不能抵抗困意，马上就能睡着。

柏林问卷（Berlin questionnaire）用于睡眠呼吸暂停的筛查。共有10个问题，涵盖3方面内容，即打鼾、白天过度嗜睡和高血压/肥胖情况，根据3方面的得分情况得出高风险和低风险两类结果。

STOP和STOP-BANG量表用于评价睡眠呼吸暂停及其术后并发症的风险。STOP量表有4个问题，STOP-BANG量表有8个问题，都以“是”或“否”作为回答。STOP量表评估的内容包括打鼾、日间疲劳、呼吸暂停和高血压的情况。STOP-BANG量表增加了BMI、年龄、颈围和性别，可以显著提高筛查阻塞性睡眠呼吸暂停（Obstructive Sleep Apnea，OSA）的敏感度。

清晨型与夜晚型量表（morningness-evenningness questionnaire，MEQ）用于评估“清晨型”和“夜晚型”的昼夜节律类型。共有19个问题，要求受试者根据个人倾向或喜好选择相应回答。总分为16~86分。41分以下代表夜晚型，59分以上代表清晨型，42~58分代表中间型。

慕尼黑时间型问卷（Munich chronotype questionnaire，MCTQ）包括13个问题，要求受试者根据自身情况填写工作日和休息日的作息时间，如上床时间、起床时间、入睡时间等。此外还需录入接受光照的时间，上下班方式和路途上花费的时间，以及药物和咖啡因摄入情况，综合以上信息将得出受试者的昼夜节律时间型。

REM睡眠行为异常筛查问卷（REM Sleep behavior disorder screening questionnaire，RBDSQ）是用于筛查REM睡眠行为异常的自评量表。评估包括梦境内容、梦境与行为的关系、致伤和神经系统疾病等方面的内容。要求受试者在“是”和“否”中做出选择。总分为0~13分，5分以上认为异常。该问卷对于存在神经系统疾病或其他睡眠障碍的患者敏感度稍低。

梅奥睡眠问卷（Mayo sleep questionnaire，MSQ）是用于筛查睡眠行为异常、周期性肢体运动障碍、下肢不宁综合征等睡眠障碍的他评量表。共有16个项目，选项包括“是/否”以及0~10的数字评分，特别适用于有认知功能障碍的老年人睡眠行为异常筛查。

虽然调查问卷能快速简单地筛查睡眠障碍症状，但无法量化睡眠结构。在睡眠时间的测量方面，客观的测量（如腕动计）结果与主观测评常常不能保持一致。虽然调查问卷不能代替病史采集及对睡眠障碍的客观评估，但它仍然是评估人群健康状况的改善或恶化、预测医疗费用、评估治疗效果的一个重要工具。

（二）睡眠监测技术

多导睡眠图（polysomnography，PSG）监测技术是睡眠相关疾病诊断的金标准，1974年由Holland医师及其研究小组正式命名(1-2)。通过记录分析整夜睡眠中脑电、眼电、肌电、心电、呼吸、血氧等生理信号反映人体睡眠结构、呼吸状况、血氧饱和度、鼾声、体位和部分心功能指数；随着生物化学技术的发展，PSG还能监测血压、脉搏、阴茎勃起，甚至神经内分泌功能。监测时PSG先连续记录整夜信号，由专业人员将数据上传计算机并逐帧（30秒）进行图谱分析，最后汇总形成睡眠图谱和睡眠报告。多导睡眠图谱是评估人体睡眠结构的重要工具，脑电图、眼动图和下颌肌肌电图是睡眠分期的判读依据。睡眠报告包括多个睡眠参数，关灯时间、卧床时间、总睡眠时间、入睡潜伏时间、REM期潜伏时间、入睡后清醒时间、睡眠效率、REM和NREM期睡眠时间及其所占百分比，可直观反映受试者睡眠质量。

心肺耦合睡眠分析技术（cardiopulmonary coupling，CPC）通过记录分析睡眠期间收集的心电信号推算呼吸信号，之后将心电、呼吸两种信号进行耦合分析，利用傅里叶转换技术计算耦合频率，根据耦合频率的不同判断睡眠状况：高频耦合（0.1~0.4Hz）代表稳态NREM睡眠，低频耦合（0.01~0.1Hz）代表非稳态NREM睡眠，极低频耦合（0.001~0.01Hz）代表觉醒以及REM睡眠。CPC的诞生基于以下理论：①大脑皮质的慢波动力学可影响自主神经系统与呼吸功能；②呼吸可对心电图中的QRS波形产生影响，研究发现心电图中吸气期间R波幅值减小，呼气期间R波幅值增大。不同于传统多导睡眠监测，CPC可将睡眠分为浅睡（不稳定睡眠、低频耦合），熟睡（稳定睡眠、高频耦合）以及觉醒或REM期睡眠（极低频耦合），同时分析出睡眠呼吸暂停事件，并计算出基于CPC的睡眠呼吸暂停低通气指数及呼吸紊乱指数。CPC佩戴简便，可用作家庭式睡眠监测工具；数据分析快捷且实现了自动化，数据更为客观，科研应用潜力很大。由于心肺耦合技术以心率变异性为基础进行睡眠分析，因此当受试者患有心律失常等能够改变心率的疾病时，或服用β受体阻滞剂，CPC的分析结果容易出现误差。

体动仪是一种家庭式医疗监测设备，通过传感器采集人体各部位的运动静止状态来预判和区分睡眠深度，根据个人需求，体动仪可佩戴于腰部或者腕、踝部。体动仪工作原理是记录睡眠体动，因此感受器是核心技术。重力感受器、光学感受器、运动感受器、声音传感器均可应用于体动仪，例如Jawbone睡眠监测手环内置的运动传感器可收集夜间睡眠微运动信息，将大幅动作判定为清醒状态，小幅动作判定为浅睡眠状态，而肢体完全放松无运动则判定为深睡眠状态。目前有关运动传感器识别技术的研究已经非常成熟，手机通过内置运动传感器便可进行走路步数的统计。作为非医疗睡眠监测设备，体动仪在睡眠监测时优缺点都非常明显。体动仪设备简便，更容易在普通人群中推广普及，为长期追踪睡眠障碍人群提供了可能性；监测数据更加全面，除了睡眠相关参数外，体动仪还可推算出其他多个参数，如能量代谢、运动步数、睡眠时身体姿态等信息。但体动仪只能分辨浅睡眠、深睡眠、清醒时间等，不能详细分辨睡眠分期，在安静情况下还可能出现误判睡眠的情况。

第二节 睡眠生理学

从亚里士多德开始直到20世纪早期，很多哲学家都认为睡眠是一种大脑活动减弱而出现的结果。事实上，一些有先见的解剖学家和神经学者怀疑大脑中存在特殊的神经环路来调节觉醒和睡眠。睡眠是内稳态物质和生物节律共同决定的主动的过程，容易受外界环境影响。睡眠有明确的行为学特征——可逆性的意识消失，中枢对外界刺激的整合能力下降和肌肉松弛等。睡眠具有周期性，但即使在深度睡眠状态下大脑皮质仍然对少数的外界刺激产生相应的电活动。

一、节律与睡眠

睡眠和唤醒状态之间的转换是在数秒到数小时进行调节的，但目前还不十分清楚什么机制控制着在夜间进入睡眠并从白天消除睡眠——昼夜节律。与睡眠的稳态控制不同，昼夜节律控制的过程由自主节律系统驱动。每24小时地球的旋转使大多数生物暴露在不断变化的光和环境温度的振荡中，在生物体内的昼夜节律主时钟（大致一天）使生物内部组织及功能与这些可预测的环境伴随变化。

昼夜节律几乎从各个方面对人体产生影响，包括活动和休息模式、认知功能、生理功能和基因表达，15%的人体基因都具有昼夜节律。生物钟基因在机体的大多数细胞（并不是全部）中产生内源性的节律冲动，这些冲动通过一些调节通路使机体与主导的节律发生器（即“主时钟”）同步。有证据表明，这些节律的失调与代谢紊乱、精神疾病以及其他疾病的发生有关。人类和小鼠的昼夜节律系统不仅存在于分子水平，也存在于神经环路水平。

人类和小鼠的生物钟控制区域主要位于下丘脑的视交叉上核（SCN，Suprachiasmatic nucleus），接收来自视网膜的光暗信息，然后主时钟把信息以同步振荡的方式传递给下丘脑及其他区域的神经元，损毁SCN导致神经元活动中同步传递的丧失，以及大多数组织中时钟基因振荡中的连贯昼夜节律丧失，最终表现为行为异常和生理节律紊乱。人的行为和生理节律受主时钟的调控以帮助人适应环境的变化。睡眠同样可以产生昼夜节律，而这种昼夜节律的时间分配和夜间睡眠都使得人体得到充沛的休息而获得良好的精力。

二、睡眠周期

生理性觉醒和睡眠最显著的差别体现在EEG和肌电图（electromyogram，EMG）上。觉醒状态被定义为高频、低振幅的EEG节律，EMG可出现或不出现肌肉运动。NREM睡眠与REM睡眠在功能和表现上都存在极大的不同。NREM睡眠时，EEG主要以高振幅、低频率(0.5~4Hz)的δ波为主。根据睡眠和觉醒期间EEG和EMG的不同特征，可以对睡眠进行分期。目前对于睡眠和睡眠相关事件的分期主要有两种标准，即Rechtschaffen和Kales（R & K）标准，以及AASM标准。

美国睡眠协会AASM在2007年制订新的标

准时，将 NREM 睡眠分为 N1、N2、N3 期，各睡眠期脑电波特征存在较大差异，在 NREM 所占的比例也不同。N1 期占整晚睡眠的 5%，这个阶段又叫做浅睡期，N1 期比较短，往往持续 1~7 分钟，常在由觉醒向其他睡眠阶段移行或睡眠中体动多时出现。N1 期 α 波减少 50% 以上，脑电主要表现为低波幅、混合频率波。N1 期肌电水平较觉醒时低，可有缓慢眼球运动。N2 期占整晚睡眠的 50%，是成人夜间主要的睡眠阶段。N2 期背景脑电图也是低波幅、混合频率波，但频率慢于 N1 期。N2 期还有两个特征性的波：K 复合波和睡眠纺锤波。K 复合波的定义是一个持续时间超过 0.5 秒的特征性电活动，由一个负尖波紧接着一个正波组成。N3 期占整晚睡眠的 20%，是睡眠最深沉的阶段，修复功能最强，主要是针对躯体和内脏功能。N3 期脑电波特征为 0.5~2Hz，波幅 >75μV 的慢波占比 20% 以上（R & K 标准 20%~50% 为 3 期，50% 以上为 4 期），也叫慢波睡眠。REM 睡眠占整晚睡眠的 25%，脑电图与清醒时类似，表现为不同步，且 θ 波（4~8Hz）比例增加，这一时间内，EMG 的活动度是最小的甚至完全消失。正常成人夜间睡眠时不同睡眠分期的转换规律为：首先依次进入 N1、N2、N3 期，然后经 N2 过渡到 REM 期，这是第一个循环；第二个循环依次经过 N2、N3、N2、REM；如此往复，一夜共约 5 个循环，每个循环约 90 分钟左右。前半夜 N3 占比高，后半夜 N3 越来越少，REM 越来越多。

需要注意的是，EEG 在睡眠相关的研究中有很高的价值及依赖性，但是 EEG 只是大脑的一个信号标记，EEG 的变化并不能完全反映大脑状态的变化。例如一些代谢性疾病（如肝性脑病）患者在清醒期的时候 δ 波的活动增强，而在苯二氮䓬类药物诱导的睡眠之后脑电图表现为 δ 波受抑制。

三、睡眠机制

睡眠 - 觉醒是由多个脑功能区和递质系统相互作用的主动调节过程。前脑基底部（basal forebrain，BF）和视前区（preoptic area，PA）组成了睡眠诱导系统，腹外侧视前区（ventrolateral preoptic area，VLPO）的 γ- 氨基丁酸（GABA）能神经核团可以释放促睡递质 GABA，参与调控总体睡眠时间（NREM、REM）并在睡眠调节中起决定性作用，GABA 能核团的活化频率和 NREM 期脑波呈高度同步。正中视前核（median preoptic nucleus，MnPO）的 GABA 能核团虽也可诱导睡眠的产生，但其主要作用不在睡眠的维持而在缓解睡眠压力和维持睡眠节律。

负责控制觉醒状态的神经系统对个体非常重要（图 123-2，图 123-3），大脑内的促觉醒通路包括脑干前部以及下丘脑尾部的单胺能神经元直接向皮质以及下丘脑、丘脑的投射调控觉醒，这些单胺能神经元包括蓝斑核的去甲肾上腺素能神经元、中缝背侧和中侧的 5- 羟色胺能神经元（5-HT）、腹侧

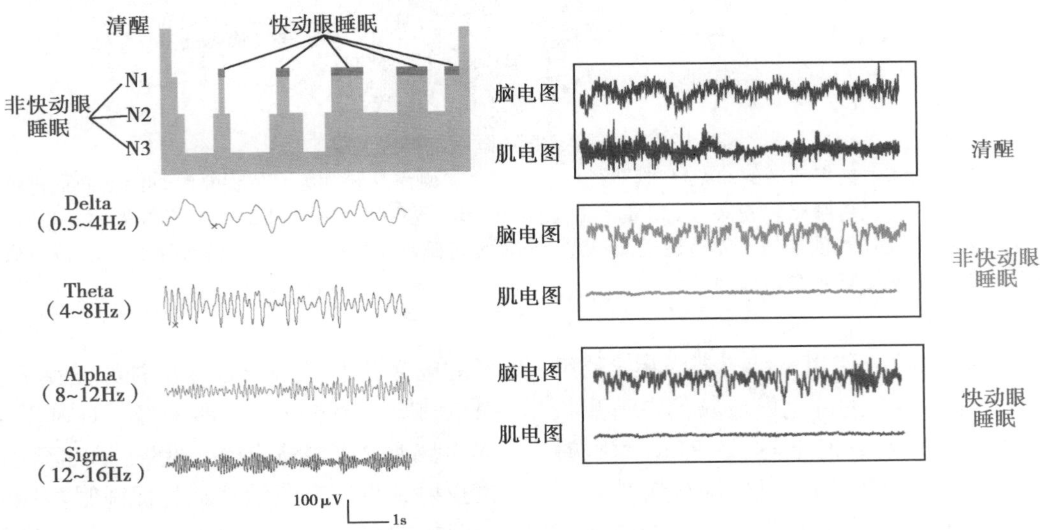

图 123-1 睡眠生理学特点

Wake 被定义为 EEG 高频低振幅的节律，同时伴有 EMG 上出现或不出现运动活动度。睡眠分为 NREM 睡眠与 REM 睡眠，二者在功能和表现上都存在极大的不同，NREM 睡眠时，EEG 显示为高振幅、低频（0.5~4Hz）的 δ 波占主要成分。NREM 睡眠分为 N1、N2、N3 期，REM 睡眠脑电图与清醒时类似，θ 节律波（4~8Hz）比例增加，EMG 的活动度是最小的甚至完全消失。

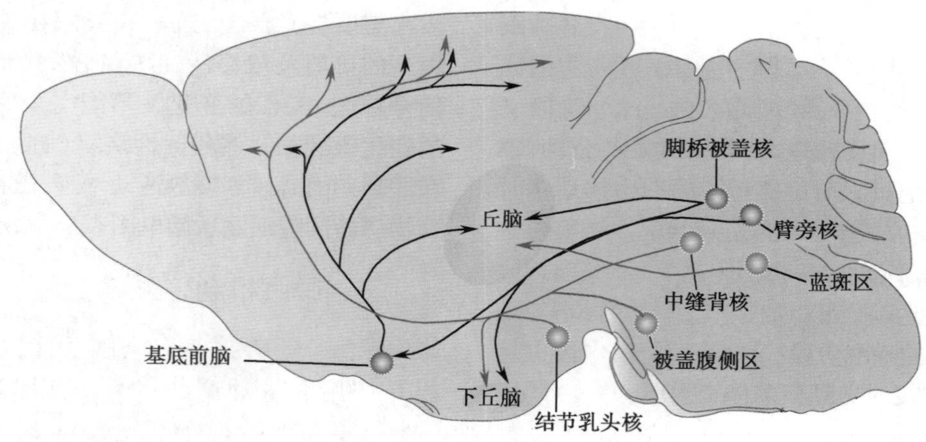

图 123-2 促进觉醒的神经通路

数个促觉醒的神经化学系统以及觉醒状态典型的快速皮质活动。喙侧脑干以及尾侧下丘脑的单胺能神经元（淡绿色）直接调控了皮质以及许多包括下丘脑和丘脑在内的许多亚皮质区域。这些单胺能区域包括蓝斑区的去甲肾上腺素神经元，被盖区和中缝核团的 5-HT 能神经元，腹侧被盖区的多巴胺能神经元以及结节状乳头体区的单胺能神经元。促觉醒信号也起源于臂旁核和包括脑桥脚被盖核核外侧被盖核核基底前脑的胆碱能区（深绿色虚线）。

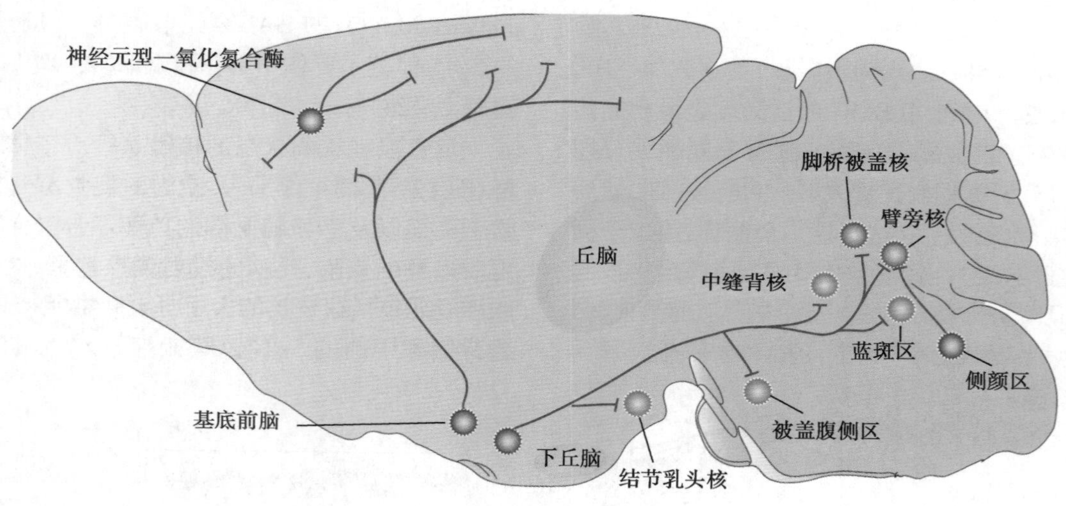

图 123-3 促 NREM 睡眠的神经通路

腹外侧视前区和中央视前区的 GABA 能神经元通过抑制尾侧下丘脑和脑干的促觉醒神经元而促进睡眠。基底前脑也包含睡眠兴奋神经元，可能通过 BF 内部的投射以及到皮质的直接投射来促进睡眠。面神经旁核的 GABA 能神经元能够通过抑制臂旁核而促进睡眠。皮质含有散在的包括 GABA 以及氮氧合酶在内的 NREM 睡眠活性神经元。

被盖区的多巴胺能神经元，以及结节乳头状核的组胺能神经元。这些中枢的冲动发放频率在清醒状态时最高，在 NREM 睡眠时下降，在 REM 睡眠时基本静止。臂旁核、侧背面被盖区、脑桥脚被盖区（PPT）以及基底前脑区的胆碱能神经元也同样有促觉醒的作用，这些神经元在觉醒状态和 REM 状态时兴奋性最高，在 NREM 睡眠时活性降低，这与单胺能神经元的作用方式不太相同。

在 NREM 睡眠时，除 VLPO 外，绝大多数脑区的电活动下降，VLPO 区的神经元在睡眠时是兴奋的，该区域的 GABA 能神经元抑制了下丘脑尾部和脑干中促觉醒的相关通路。BF 区同样存在直接投射到皮质来激活睡眠的促睡眠神经元。面神经旁核的 GABA 能神经元通过抑制臂旁核的促觉醒神经元发挥促睡眠的作用。大脑的皮质本身也存在促睡眠神经元，主要是 GABA 能神经元和神经元型一氧化氮合酶（nNOS），敲除 nNOS 的小鼠 NREM 睡眠时间减少，睡眠的次数也减少。

REM 睡眠也同样受大脑调控，产生 REM 睡眠的主要效应部位存在于脑桥网状结构。在猫的脑干横切面研究中，将脑桥内的脑干 REM 控制中枢局限于脑桥核腹侧区域，直接将胆碱能激动剂注入这一区域可产生类似于自然 REM 睡眠的状态。背部侧支核的谷氨酸能神经元通过激活腹侧延髓和脊髓的 GABA 能神经元导致 REM 睡眠时的肌肉麻痹。脑桥脚和侧盖被区的胆碱能神经元通过调整神经元的放电方式使 EEG 表现为 REM 睡眠时的 EEG。在 NREM 睡眠和觉醒状态时，背部侧支核神经元被中脑导水管周围灰质腹外侧(vIPAG)的 GABA 神经元抑制从而终止 REM 睡眠，vIPAG 神经元和背部侧支核神经元构成了一个相互拮抗的环路来产生和抑制 REM 睡眠。

四、睡眠功能与睡眠剥夺

睡眠的缺乏以及睡眠结构的紊乱可能引起一系列代谢性疾病。睡眠剥夺(sleep deprivation)是导致高血压、糖尿病、肥胖症、心脏病和脑卒中等疾病的高危因素。而且，睡眠缺乏还会导致反应速度变慢，造成车祸或者医疗事故。睡眠剥夺可以引起注意力的减退。特拉维夫大学的 Yuval Nir 等研究证实，处于睡眠剥夺状态时，类似睡眠时出现的脑电波会出现在特定脑区，扰乱大脑的正常活动。睡眠剥夺还使得颞叶的神经元活动变慢，从而对注意力产生影响。

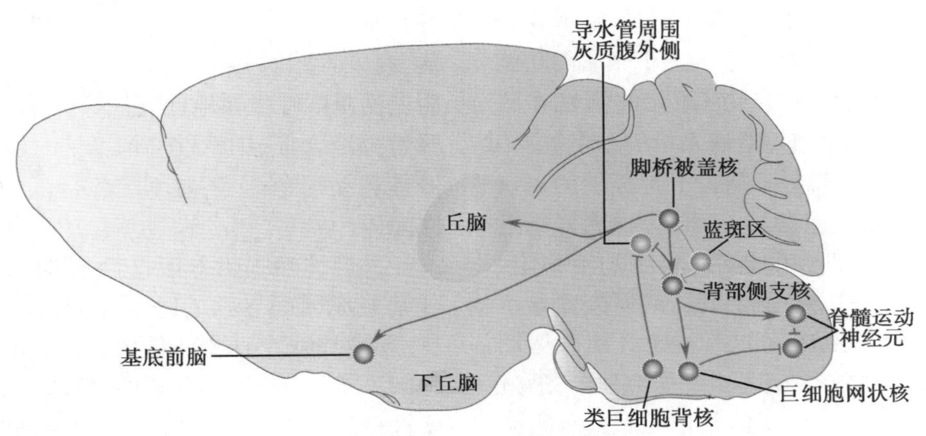

图 123-4　促 REM 睡眠的神经通路

背部侧支核在 REM 睡眠调控中扮演了极为重要的角色。背部侧支核的谷氨酸能神经元通过兴奋腹正中延髓和脊髓的运动神经元而产生肌肉瘫痪。脑桥脚和外侧被盖区的核团的胆碱能神经元也能促进 REM 睡眠，并且可能诱发典型的 REM 睡眠的快速脑电活动。在觉醒和 NREM 睡眠中，背部侧支核受到来自腹外侧导水管周围灰质以及毗邻的外侧脑桥被盖 GABA 神经元的抑制，还受到蓝斑区和中缝核单胺能神经元的抑制。在 REM 睡眠中，腹外侧导水管周围灰质很可能受到来自背部侧支核和髓质 GABA 能神经元的抑制。促 REM 睡眠的核团以蓝色虚线呈现，REM 抑制核团以绿色虚线呈现。

第三节　睡眠与呼吸

一、睡眠中的呼吸调控

咽部的肌肉包括咽扩张肌群及咽收缩肌群。咽扩张肌的活动是维持上气道开放、对抗咽腔负压的主要的力量。一般认为，由舌下神经控制的颏舌肌是最重要的咽部扩张肌。颏舌肌同时还受多种神经冲动的调节，包括大脑皮质、脑干呼吸中枢、外周和中枢化学感受器以及上气道的局部机械受体的反射性调节。此外，几个神经化学系统(5-羟色胺能、肾上腺素能等)通过单突触连接向舌下神经核提供兴奋性输入，也在其活性调节中发挥重要作用。

正常情况下，上气道扩张肌在精密的调控下可保证其正常的生理功能。但睡眠相关的呼吸驱动下降、肌张力下降、反射消失以及相关递质的改变也会极大的影响神经和肌肉活性。当肌肉的活性下降到一定程度，不能抵抗吸气时咽气道的负压时，气道就会塌陷，出现呼吸暂停。正常人在睡眠期间潮气量较清醒时有所减少，睡眠过程中的通气改变与睡眠分期明显相关。在 NREM 期睡眠，低氧对呼吸的驱动能力降低，对 CO_2 升高的通气反应衰减；而在 REM 期睡眠，低氧和高碳酸血症所致的通气反应最小。

在清醒状态下，大脑皮质能够对呼吸幅度和频率进行自主调节。当进入睡眠状态后，皮质的自主调节缺失，呼吸中枢对各种刺激，如对高二氧化碳分压、低氧分压、肺、胸壁和上气道的机械受体和呼吸阻力负荷等的反应性减低，眼部的神经肌肉反射活动下降，呼吸前运动神经元也对舌下神经运动核团的兴奋性输出减少，这些使得颏舌肌的活动受抑制，肌张力明显下降。与此同时，睡眠相关的神经递质的改变，也会造成上气道扩张肌的功能下降。例如 5- 羟色胺(5-HT)神经元的活性在睡眠时下降。睡眠相关的 5-HT 输入量的改变、受体的数量和功能的异常都会影响舌下神经核的兴奋性和颏舌肌的活动，进而参与了睡眠呼吸暂停的发生。而在 REM 睡眠期，呼吸调控将更加不稳定，上气道扩张肌将进一步松弛。既往的研究曾显示神经递质甘氨酸和 GABA 是导致 REM 睡眠运动神经元抑制的机制之一。近年来的研究显示，通过微透析的方法向舌下神经核给予抗胆碱药可阻断 REM 期颏舌肌张力的下降，并且 REM 期颏舌肌胆碱能的抑制与 G 蛋白偶联的内向整流的钾离子通道(GIRK)密切相关。因此，推测胆碱能 -GIRK 通道机制在 REM 期颏舌肌肌张力抑制中起着重要作用。

二、睡眠呼吸障碍

睡眠呼吸障碍(sleep disordered breathing，SDB)是一组与睡眠相关的呼吸疾病，指在睡眠过程中发生异常呼吸事件，表现为呼吸的节律及幅度发生异常。近 40 年来随着对睡眠呼吸病理生理的深入研究以及睡眠监测技术的不断创新，睡眠呼吸障碍疾病已经成为临床医学中一个相对独立的领域，受到医学界和社会的普遍重视。睡眠呼吸障碍疾病是由一组疾病组成，包括阻塞性睡眠呼吸暂停低通气综合征(obstructive sleep apnea-hypopnea syndrome，OSAHS)、中枢性睡眠呼吸暂停低通气综合征(central sleep apnea-hypopnea syndrome，CSAHS)、上气道阻力综合征(upper airway resistance syndrome，UARS)、陈 - 施氏呼吸综合征(Cheyne-Stokes respiration syndrome，CSRS)、睡眠低通气综合征(sleep hypoventilation syndrome，SHS)和高通气综合征(hyperventilation syndrome)等。

三、睡眠障碍的分类

睡眠障碍分为以下三大类：①睡眠失调(dyssomnias)；②异态睡眠(parasomnias)；③与其他疾病相关的睡眠障碍。

睡眠失调，即白天嗜睡，入睡或维持睡眠困难的睡眠障碍，包括内源性睡眠障碍、外源性睡眠障碍、与生物节律相关的睡眠障碍。

内源性睡眠障碍指起源于机体内部或因机体内某些原因而导致的睡眠障碍，又可分为心理生理性失眠、睡眠状态感觉异常、特发性失眠、发作性睡病、复发性嗜睡症、特发性嗜睡症、创伤后嗜睡症、阻塞性睡眠呼吸暂停低通气综合征、中枢性睡眠呼吸暂停综合征、中枢性肺泡低通气综合征、周期性肢体运动综合征、下肢不宁综合征、其他内源性睡眠障碍。

外源性睡眠障碍指起源于机体外部或因机体外某些原因而导致的睡眠障碍，包括睡眠卫生不良、环境睡眠障碍、高原性失眠、调节性睡眠障碍、睡眠不足综合征、限定条件性睡眠障碍、入睡相关联性睡眠障碍、食物过敏性失眠、夜间饮食综合征、安眠药依赖性睡眠障碍、兴奋剂依赖性睡眠障碍、酒精依赖性睡眠障碍、毒素诱发睡眠障碍、其他外源性睡眠障碍。

与生物节律相关的睡眠障碍可分为时区转换综合征、昼夜轮班睡眠障碍、不规则睡眠醒觉模式、睡眠时相延迟综合征、睡眠时相提前综合征、非 24 小时睡眠醒觉转换综合征。

异态睡眠，即与觉醒、睡眠期转换相关的睡眠障碍，包括：①睡眠觉醒障碍，表现为觉醒意识模糊、睡行(梦游)、睡惊等表现；②睡眠觉醒转换障碍，患者出现节律性动作紊乱、入睡时肢体突然抽动、睡语(梦话)、夜间腿部痉挛等症状；③ REM 期相关的睡眠障碍，包括做噩梦、出现与睡眠相关的勃起障碍、窦性停搏或其他行为异常；④其他异态睡眠，如磨牙症、夜间遗尿、与睡眠相关的异常吞咽综合征症等。

与精神、神经或其他疾病相关的睡眠障碍包括与神经系统相关的睡眠障碍，如，脑退行性变疾病、痴呆、帕金森综合征、致死性家族性失眠、睡眠相关的癫痫发作、睡眠过程中电位癫痫、与睡眠相关的头痛；与精神系统相关的睡眠障碍，如，精神分裂症、情绪障碍、焦虑症、恐惧症、酗酒；与其他疾病相关的睡眠障碍，如冈比亚锥虫病、夜间心肌缺血、慢性阻塞性肺病（COPD）、睡眠相关的哮喘、睡眠相关的胃食管反流、消化道溃疡、纤维性肌痛等。

此外，还有些睡眠障碍类型有待明确，如睡眠过短或过长、肌阵挛、睡眠多汗症、月经相关的睡眠障碍、孕期相关睡眠障碍等。随着对睡眠的研究逐渐深入，未来或许还会有更多的睡眠障碍疾病出现。

四、阻塞性睡眠呼吸暂停低通气综合征

阻塞性睡眠呼吸暂停低通气综合征（OSAHS）是一种严重危害人类健康的疾病。患者在睡眠中出现打鼾、呼吸暂停或呼吸变浅，引起低氧血症和（或）高碳酸血症，日间出现嗜睡、记忆减退等，是引起心脑血管疾病尤其是高血压的重要原因之一，并可导致工作效率下降、发生交通事故危险性增高等社会问题。据美国的流行病调查显示 40 岁以上成人的患病率高达 2%~4%。患有 OSAHS 的司机交通事故发生率比正常人高 2~13 倍，因此 OSAHS 不仅直接危害患者自身健康，而且还会危害他人和社会的安全。

OSAHS 常见病因包括：①遗传因素：先天发育异常，家族性遗传，种族差异，性别差异；②上气道解剖异常：鼻息肉、中隔偏曲、过敏性鼻炎或上呼吸道感染引起的黏膜充血；软腭低垂；腭垂增粗、增长；扁桃体及腺样体增生肥大；咽喉部软组织肥厚，脂肪沉积；舌体肥厚，舌根后坠；下颌退缩，小颌畸形；咽喉部肿瘤，如淋巴瘤、喉癌；颈短粗；③呼吸系统疾病：慢性支气管炎、肺气肿；④内分泌系统疾病：肥胖症、甲状腺功能减退肢端肥大症、肾上腺皮质增生、脑垂体功能减退；⑤肌肉骨骼疾病：小儿麻痹后遗症、肌肉萎缩、脊髓侧索硬化症、脊柱变形；⑥自主神经功能不全（自主神经系统病变）；⑦中枢神经系统疾病：脑卒中、颅外伤、脑干脑炎后遗症、脑干肿瘤；⑧心血管系统疾病：冠心病、心肌病、高血压病、急性或慢性心功能不全。

易患因素包括体重增加、老年、上呼吸道感染、慢性或急性心功能不全、仰卧位睡眠、饮酒、服用安眠药等。睡前饮酒或服用安眠药可以诱发睡眠呼吸暂停，延长呼吸暂停时间，对肥胖者及老年人的呼吸抑制作用尤其明显。

OSAHS 的发病机制目前尚不清楚。OSAHS 是由于睡眠时松弛和塌陷的软腭、腭垂、扁桃体和舌根等软组织堵塞上气道所致，此时呼吸中枢仍不断地发放呼吸冲动兴奋呼吸肌，胸腹部的呼吸运动增强努力克服上气道阻力。随着呼吸暂停时间的延长，血中氧含量下降，CO_2 含量升高，胸腹部的呼吸运动张力逐渐加强，当 PaO_2 下降及 $PaCO_2$ 上升到一定程度时，对呼吸中枢的刺激作用也达到足够强，引发患者发生短暂觉醒，继而上气道开放，气流随之恢复。

OSAHS 主要临床症状包括：睡眠时打鼾、白天不可抑制地嗜睡、在睡眠中频繁的呼吸停止、夜间张口呼吸、晨起头痛头晕、眼球胀痛、睡眠时异常动作及其他异常现象：恐惧感，频繁肢体抽动，大汗，口唇、四肢末端发绀，夜尿增多及夜间遗尿，癫痫发作、记忆力减退，性格改变，性功能下降、阳痿，胃、食管反流，以及由警觉性的降低而增加了引发交通事故的危险性。白天主要表现为：嗜睡、疲劳、睡后不解乏，记忆力减退，工作能力下降，学习成绩差，激动易怒；晨起头痛、头晕、口干；阳痿、性欲减退；夜间的表现为：打鼾、频繁发作的呼吸暂停、睡眠时动作异常、失眠、多梦、噩梦、多尿、遗尿、憋气、夜间心绞痛、心肌梗死、脑卒中等。

具备以下两项或两项以上的临床症状可诊断为 OSAHS：①睡眠时伴有间断鼾声的窒息和憋气；②夜间频繁觉醒；③白天疲劳、嗜睡或难以集中注意力；④夜间睡眠呼吸监测 AHI>5 次 / 小时［AHI=（呼吸暂停次数 + 低通气次数）/ 睡眠时间（小时）］。病情严重程度可划分为三个级别（表 123-1）。

表 123-1　病情严重程度划分

分度	睡眠呼吸紊乱指数（AHI）（次 / 小时）	最低血氧饱和度（%）
轻度	5~20	≥ 85
中度	21~40	65~84
重度	>41	<65

目前仍以多导睡眠图（PSG）作为诊断 OSAHS 的“金标准”。记录脑电图、眼电图、肌电图可以准确反映患者的睡眠状况和分期；口鼻气流、胸腹活动和血氧饱和度可以分析呼吸事件类型和程度。此外还有心电图、鼾声、体位、体动和腿动，必要时添加食管压、pH 值和脉搏传导时间等指标。同时针对上气道形态进行相关的影像学和功能的检查

对患者进行综合判断也是极为重要的。

OSAHS 的一般治疗包括减体重、戒烟酒、慎用安眠药、侧卧位睡眠、预防上呼吸道感染和过敏反应。通过抑制睡眠中异常呼吸事件的发生，可以改善症状和提高生活质量。对于不同基础疾病采取有针对性措施，如甲状腺功能低下者需服用甲状腺素片，肢端肥大症可通过手术治疗，均可改善患者症状。此外，腭垂腭咽成形术（uvalopalatopharyngoplasty，UPPP）或改良术 H-UPPP；下颌骨前徙术、舌骨悬吊术、舌成形术和传统的气管切开术对于不同类型和严重程度的 OSAHS 也有缓解或治疗作用。尽管治疗 OSAHS 手术方式多种多样，但必须针对上气道不同的阻塞部位正确选择相应的术式。术前必须对患者进行严格的检查，确定上气道可能的阻塞部位，制定因人而异的合理手术方案。严格筛选手术适应证和手术技巧，是提高手术的总有效率的关键。持续气道正压通气（continuous positive airway pressure，CPAP）是治疗大多数 OSAHS 的有效方法，在临床上已经取得了良好的效果。

第四节　睡眠与麻醉

自 1846 年乙醚的公开演示开启了现代外科的序幕以来，全身麻醉和睡眠就一直紧密联系，唇齿相依。睡眠不仅仅是临床医师向患者解释全身麻醉状态的一种比喻说法，其机制与全身麻醉也存在惊人的相似之处。

如前文所述，睡眠是一种自然发生的周期性的意识减退甚至消失状态，表现为对外界环境和刺激的反应减弱。而一般所说的麻醉作用，主要是指全身麻醉后意识的消失与恢复，这是全身麻醉的基础，也是与非快动眼睡眠存在大量相似之处的关键。从宏观上讲，无论是睡眠还是麻醉，都会导致意识的消失、肌力的下降以及呼吸的抑制等，提示它们可能共享着同样的神经生理机制。然而，麻醉显然也不具备记忆巩固、情绪调节、休息等睡眠所具有的重要生理功能，表明他们也存在各自的特殊作用机制。

研究全身麻醉和睡眠机制不仅有助于探索“意识”这一重大科学问题，更是寻找能够模拟自然睡眠的理想麻醉药物的基础所在。而本章拟在前文的基础之上，阐明麻醉和睡眠之间的相互作用，并从睡眠觉醒角度解读全身麻醉机制。

一、睡眠和全身麻醉的相互关系

作为导致意识消失的两种方式，睡眠和全身麻醉之间很可能存在某种相互作用关系。既往也有大量研究发现麻醉会导致睡眠改变，甚至睡眠疾病；而睡眠状态同样可以影响麻醉的实施。

当临床应用体动仪分析术后睡眠时，发现心脏手术和大手术后的睡眠时长和睡眠效率都大打折扣，而这种睡眠改变在一个月后才恢复正常：心脏手术后虽然夜醒数量没有增加，但每次夜醒的持续时间显著延长。腹部大手术后的夜醒数量和时间都显著增加，同时白天的睡眠时间也出现了延长；日间手术的患者，无论是成人还是小儿也都表现出了睡眠受损的现象。同时，腹腔镜手术较开腹手术而言，对睡眠的影响更小。应用脑电分析的研究显示，腹部大手术后会出现 NREM 睡眠的缩短和频繁夜醒，同时 REM 睡眠在术后首日减少，并在第二天出现反跳现象；术后还存在睡眠效率降低：其中 REM 睡眠和慢波睡眠 / 深睡眠在术后第一晚都很少出现，术后第 3 天才开始恢复，并于 5~7 天后恢复正常；同时伴有浅睡眠即 NREM 1 期和 2 期睡眠的延长，以及日间嗜睡。而排除了临床研究中手术、疼痛、环境等因素的综合影响，单纯的异氟烷麻醉虽然不会影响夜间 REM 和 NREM 睡眠的时长，但是会导致 NREM 睡眠结构的改变，即深睡眠减少浅睡眠增多，同时伴有白天小睡时间的增加。

动物研究中，单纯吸入异氟烷或七氟烷麻醉后，同样会导致睡眠相（开灯期）的觉醒增加，NREM 睡眠减少。氟烷、异氟烷和七氟烷作用后的小鼠，在麻醉苏醒后 6 小时的 REM 睡眠增加了 2 倍，而氟烷麻醉后小鼠的 NREM 睡眠增加了 152%，但异氟烷和七氟烷麻醉对苏醒后的 NREM 睡眠则无显著影响。右美托咪定同样不能模拟睡眠，研究显示右美托咪定单次注射就可以抑制 REM 睡眠长达 16 小时，由此导致镇静后出现 NREM 睡眠尤其是 REM 睡眠的反跳。与大多数的麻醉药物相反，氯胺酮麻醉后出现了清醒时间的延长，伴有 NREM 睡眠时间显著缩短。还有研究认为，氯胺酮或地西泮麻醉后同样会导致REM睡眠的增加，尤其是无肌肉弛缓的REM睡眠(REM1)，伴有脑电图纺锤波数量和频率的增加；而戊巴比妥则对REM睡眠具有保护作用，可同时出现高电压纺锤波的密度增加。

而睡眠改变，尤其是睡眠剥夺后，同样会对全身麻醉药物的作用产生影响，全身麻醉可在睡眠剥夺后恢复部分睡眠效果。有临床研究显示，失眠患者术中异氟烷的用量更高，同时会加重术后疼痛。而在动物研究中，睡眠剥夺后大鼠对全身麻醉药物的敏感性增加，丙泊酚麻醉后翻正反射消失的时间(loss of resumption response，LORR)缩短了40%，异氟烷麻醉后LORR缩短了55%；同时翻正反射(recovery of resumption response，RORR)的恢复时间也显著延长。大鼠在24小时的睡眠剥夺后，无论是丙泊酚麻醉6小时还是自然睡眠6小时，随访72小时均未出现任何延迟的睡眠增加，总体睡眠恢复无统计学差异，提示睡眠剥夺后的丙泊酚麻醉可以模拟正常的睡眠。但睡眠剥夺后的异氟烷和地氟烷麻醉虽然可以完全恢复NREM睡眠，但并不能恢复REM睡眠；异氟烷对单纯的REM睡眠剥夺的恢复也并无作用，提示不同的麻醉药物，可能因为作用靶点的不同，会对睡眠产生不同的影响。

其实不需要睡眠剥夺模型，单在不同的时间点给药也可能影响全身麻醉药物的作用。目前认为全身麻醉药物的最优效果一般出现在睡眠相(人类的夜晚、啮齿类动物的白天)：在睡眠相应用丙泊酚时，其作用时长可达活动相的三倍。氟烷的最小肺泡有效浓度(MAC)在大鼠的睡眠相(中午12：00)是1.26%，而在活动相(20：00)增至了1.45%；而氯胺酮、戊巴比妥也都同样在睡眠相表现出了更加强烈持久的作用。上述表现可能是因为全身麻醉药物直接影响了睡眠的节律中枢，而在活动相应用全身麻醉药物将会对睡眠节律产生最大影响，其机制可能为全身麻醉药物通过影响GABA和NMDA等神经递质系统影响了节律中枢，尤其是光诱导生物钟的作用；并通过NMDA/GSK3β通路等抑制了生物钟核心基因Per2的表达等。

二、睡眠与全身麻醉的脑电变化

进一步探索睡眠与全身麻醉的共同机制时，脑电图是最好的宏观入手点。脑电信号是脑内上百亿神经细胞的电活动在大脑皮质的综合反映，被认为是大脑活动状态的直接外在表现形式。一般认为，各神经网络的同步振荡是大脑信息整合和处理的重要潜在机制，而脑电尤其是高频段的同步振荡，可能是不同脑区之间建立信息交流的关键之一。因此，含有丰富信息的复杂脑电信号不仅仅是进行睡眠研究的基础，也是麻醉深度检测的重要手段，更为全身麻醉时脑内神经活动的变化提供了重要的参考信息。

睡眠存在特征性的脑电变化：NREM睡眠具有“慢波”、“同步波”、“K-复合波”、“纺锤波”(主要是7~14Hz的爆发波)等脑电特征，以θ和δ波为主；REM睡眠则表现为去同步化的低幅脑电以及阵发性的快速眼动。

全身麻醉后的脑电变化相对更为复杂，与麻醉药物种类和麻醉深度密切相关。但除了氧化亚氮和氯胺酮，大多数全身麻醉和睡眠状态的脑电图都会出现δ波(1Hz-4Hz)，尤其是低频δ(<1Hz)。作用于$GABA_A$受体的常用麻醉药物，如丙泊酚和醚类吸入麻醉药，在麻醉的诱导和苏醒期都表现为低频δ波和α振荡的同时出现；而随着麻醉的加深，α振荡逐渐消失，表现以低频δ波为主。

虽然睡眠和大多数全身麻醉药物都会诱导低频δ波的产生，但睡眠诱导的δ波同步于皮质神经元相对短暂的失活，而丙泊酚等诱导的δ波则是与皮质神经元的长时程失活并不同步。随着麻醉药物剂量的增加，δ波振幅也随之加大，直至出现“暴发性抑制”，甚至等电位脑电图。后两种脑电特征都是全身麻醉所特有的，并可能与缺氧性脑损伤、低体温等并发症相关。

全身麻醉时，与δ波同时出现的α波也不同于睡眠。睡眠中的α波主要表现为短暂的纺锤波(12~16Hz)，每次出现都伴有数秒的不应期，而在全身麻醉中，α波的出现一般具有持续性，完全没有不应期，直至麻醉过深消失，其可能与全身麻醉药物延长了$GABA_A$受体的衰减时间和传导时间相关。最新研究认为，麻醉过程中出现的α振荡，尤其是α波自枕部向额部的前移与麻醉后意识消失具有重要关联，而α波在意识恢复过程中也逐渐增强，提示其可能成为全身麻醉后脑功能网络连接恢复的潜在生物标志。应用经颅磁刺激脑电图(transcranial magnetic stimulation-electroencephalography，TMS-EEG)技术刺激后皮质，发现诱发的α波强度在氯胺酮麻醉和REM睡眠后受到显著抑制；而丙泊酚麻醉和NREM睡眠

则仅抑制刺激诱发的低频 Gamma 波强度。

氯胺酮作为 NMDA 受体拮抗剂，可能导致特殊的分离麻醉，在脑电上也有独特的表现，即可以诱发类似于 REM 睡眠特有的 γ 波（>30Hz）。而 γ 波可与低频振荡一起构成氯胺酮特有的“γ 爆发”脑电图。这一现象可能与氯胺酮导致的皮质去抑制状态有关。此外，醚类吸入麻醉药在 MAC 值及以上浓度时，会同时出现 θ 波。而丙泊酚麻醉觉醒时可以诱发出类似于 NREM 睡眠的 K- 复合波。

最后，在应用全身麻醉药物仅达到镇静状态时，虽然可以产生类似睡眠的可唤醒状态，但脑电变化依然不同于睡眠。一般认为，麻醉药物或催眠药物导致的镇静状态会诱发 β 波，但 NREM 睡眠的 β 波显著减少。β 波产生的机制与 α 波相同，并会随着麻醉的加深，向 α 波迁移。同时，这也是催眠药物会导致副作用的原因之一。另外一种常用的镇静药物右美托咪定可以诱发 δ 波以及类似于 NREM 睡眠的纺锤波，虽然没有 K- 复合波，但已非常接近生理睡眠。因此，右美托咪定也是临床发现的唯一可以减少术后谵妄的镇静药物。

三、睡眠与全身麻醉的影像学改变

虽然无法直接反映神经活动，但神经功能影像学研究可以探索不同脑区的功能，成为观察意识感觉神经基础和麻醉药物作用等的有力工具。目前常用的研究手段包括正电子发射扫描和功能磁共振等。

一般认为除了氯胺酮，大多数全身麻醉药物都会导致全脑血流量的下降，不同脑区的脑血流下降程度还存在差异。而睡眠的影像学特征则比较复杂，其中 NREM 睡眠主要表现为脑血流量下降、脑代谢降低的状态，但在基底前脑、杏仁核、海马等结构的糖利用相对增高；REM 睡眠中边缘系统和旁边缘皮质的代谢活跃，丘脑、脑干、基底前脑等区域的脑血流也显著增加，提示 REM 睡眠的大脑具有重要功能，如情绪调节和记忆等。

通过上述结果，我们也可以发现，虽然麻醉和睡眠状态的功能影像存在显著差异，但麻醉状态的大脑和 NREM 睡眠状态的大脑，也具有大量相似之处：在全脑神经功能下降的基础上，海马、脑干、基底前脑、基底核以及部分额叶和顶叶皮质，尤其是前扣带回、眶额叶皮质、楔前叶和后扣带回皮质受到显著抑制。这些表现与脑电图改变一起，提示睡眠和麻醉存在共用神经环路。其中皮质受抑制的状态尤为有趣，表现为多向控制皮质（如楔前叶）较单向控制皮质对刺激的反应更为敏感。也就是说，包括意识等在内的高阶命令处理过程在睡眠和麻醉时受到显著抑制，但是初级感觉输入并不完全受影响，这也解释了为什么人在睡眠中可以听到大的噪声，在麻醉状态下的感官刺激也可以激活皮质。举例而言，顶叶中线位置的楔前叶作为处理高级复杂任务的脑区，在深睡眠和全身麻醉药物诱导意识消失后的功能都受到显著抑制。

此外，虽然目前并不能明确全身麻醉药物是通过皮质还是丘脑，或是两者协同导致了意识的丧失，但已知全身麻醉药物导致的丘脑皮质神经元超极化是导致 Delta 振荡和纺锤波的直接原因。而全身麻醉和睡眠时大脑皮质类似的去兴奋状态强烈提示他们可能共用丘脑、网状上行激活系统等觉醒环路。

在睡眠和麻醉觉醒的过程中，脑功能成像也存在相似之处：如新近研究显示右美托咪定和丙泊酚麻醉苏醒的过程中与睡眠觉醒相同，也依然是高度保守的脑区，如前扣带皮质、丘脑、下丘脑以及脑干的蓝斑和臂旁核首先活化；而意识产生的主要部位新皮质则没有被广泛激活。

四、睡眠与全身麻醉神经机制

通过上述的大量研究已经可以推断，睡眠与全身麻醉有大量的共同机制，同时也存在很多的不同之处。前文已经详细总结了睡眠的神经机制，其主要包括促觉醒的两条环路和促睡眠的两条环路。促觉醒环路主要包括来自于背外侧被盖区和脚桥被盖核以及基底前脑的胆碱能信号经丘脑中继神经元激活皮质，维持觉醒状态或 REM 睡眠；来自脑干上部和下丘脑尾部的单胺能神经元经过丘脑，作用于外侧下丘脑和基底前脑的神经元后激活皮质神经元维持清醒，其中蓝斑的去甲肾上腺素能神经元还可直接抑制腹外侧视前核促进觉醒。而睡眠环路主要受到生物钟节律和睡眠的恒定机制（sleep homeostasis）调控，因此睡眠时除了需要抑制上述促觉醒环路外，还需要兴奋主要的促睡眠核团 VLPO，以及同时包括促觉醒和睡眠神经元的视前内侧区。

临床浓度的氧化亚氮、氙气和氯胺酮都主要对关键脑区尤其是脑桥脚被盖区的 NMDA 受体产生强效抑制作用，而对 $GABA_A$ 受体几乎不产生效果。他们通过抑制促觉醒的重要神经元的兴奋性，产生麻醉作用。氯胺酮还在某些脑区（伏核、前额叶皮质、前扣带回）促进了谷氨酸的释放，因此导致了特殊的麻醉分离状态。而吸入性麻醉剂异氟烷和七氟烷都可以减少谷氨酸释放并抑制其再摄取，但其调控谷氨酸的具体细胞内机制尚不明确。

除了上述少量作用于兴奋性突触的药物，大多数全身麻醉药物都是通过抑制性突触发挥麻醉作用。丙泊酚、依托咪酯和巴比妥钠可以通过激活 $GABA_A$ 受体，抑制相关脑区（中缝背核、结节乳头体核、导水管周围灰质）的突触后神经元兴奋性，从而抑制觉醒和睡眠。但是这些药物主要作用于下丘脑的睡眠环路，而并不作用于蓝斑的去甲肾上腺素能神经元。

此外，促麻醉觉醒的神经环路更接近于睡眠觉醒的神经环路而非导致麻醉的核心环路）。如异氟烷和七氟烷可以抑制促觉醒的食欲素能（orexinergic）神经元，或通过内源性大麻素系统作用于下丘脑调节食欲素能神经元活性。

α_2 受体激动剂可以产生与 NREM 深睡眠极为相似的神经活化状态，以右美托咪定为例，其主要作用于中枢的 α_2 肾上腺素受体，其中蓝斑的 α_{2A} 受体在其产生的镇静效果中发挥核心作用，但并不抑制穹隆周围核（perifornical nucleus，Pef）的食欲素能神经元。具体说来，右美托咪定可通过百日咳毒素敏感的 G 蛋白，抑制腺苷酸环化酶、配体门控钙离子通道，以及激活内向整流钾通道和去甲肾上腺素能神经元导致超极化，但一般并不产生动作电位。功能磁共振研究同样显示，在应用 α_2 受体激动剂镇静时，接受食欲素能神经元支配的丘脑核团仍可在觉醒刺激后活化。

虽然乙酰胆碱（acetylcholine，ACh）在调控觉醒和 REM 睡眠中发挥着重要作用，但胆碱能受体并不是常用麻醉药物的主要作用靶点。而通过与其他参与睡眠药理学的递质系统（如 GABA 能药物）相互作用，乙酰胆碱同样可以调节麻醉作用。乙酰胆碱酯酶抑制剂毒扁豆碱可以逆转丙泊酚的镇静作用，并导致觉醒，提示丙泊酚的麻醉作用部分是通过胆碱能神经传递实现的。体外研究显示丙泊酚、异氟烷、七氟烷和氯胺酮可以抑制毒蕈碱和烟碱型乙酰胆碱受体，通过抑制调控觉醒脑区的胆碱能神经传递产生镇静作用。上述结果提示在睡眠中发挥重要作用的乙酰胆碱能神经环路虽然不是全身麻醉药物的主要直接靶点，但同样可以通过睡眠觉醒环路调控全身麻醉的进程。

此外，还有研究认为，深麻醉时单纯的睡眠环路并不能完全介导全身麻醉药物的作用，突触释放机制在其中可能占据着关键地位。全身麻醉药物很可能通过调控高度保守的 N- 乙基马来酰亚胺敏感因子附着蛋白受体复合物，尤其是突触前蛋白 syntaxin 1A，调节了神经递质的释放，进而作用于产生了麻醉效应。这也可以部分解释为什么不需要睡眠的动物依然可以被全身麻醉药物麻醉这一现象。

五、用麻醉技术治疗睡眠功能障碍的问题

如上文所述，睡眠发挥着极为重要的生理功能。而睡眠疾病引发的代谢异常可能导致体重增加和肥胖、糖尿病、心脑血管疾病等；认知功能损害则会引发车祸和外伤、神经认知功能障碍、退行性神经系统疾病；并可能诱导精神症状、应激、疼痛等疾病的发生；极度的睡眠剥夺甚至会导致死亡。此外，还有大量的研究显示，睡眠疾病和影响国计民生的重大疾病间存在双向调节作用，即脑卒中、冠心病、阿尔茨海默病、帕金森病以及感染性疾病等可导致睡眠问题，睡眠问题则显著增加原发疾病的并发症发生率和死亡率，而早期干预睡眠健康将有效改善原发疾病的预后。

但随着社会压力增加，睡眠问题日趋严峻——仅美国就有 5 000 万 ~7 000 万人口存在慢性睡眠疾病，而失眠症困扰着约 1/5 的人群，带来了近 16 亿美元的经济损失。我国的形势同样不容乐观，26.98% 的人口睡眠质量不佳，21.3% 的人群可诊断失眠症。

面对这样严峻的问题，寻找更为安全有效的睡眠治疗方式迫在眉睫。鉴于全身麻醉的机制与睡眠机制有很多相通之处，很多全身麻醉药物都可作用于睡眠相关的神经环路，产生类似睡眠的效果，因此麻醉科开展睡眠功能障碍的治疗是有科学基础的，也是合理合法的。虽然麻醉科进行睡眠障碍治疗具有重大的作用和意义，但也存在一些问题：

（1）虽然目前已经开展了部分应用麻醉技术治疗睡眠功能障碍的的工作，并取得了不错的效果，包括使用全身麻醉药诱导入眠，再给予 α_2 受体激动剂等安全的麻醉药物维持睡眠，进而逐步恢复正常的生理睡眠周期和睡眠时长。但如何在方便用药的基础上能够确保患者安全仍是需要解决的重要问题。

（2）麻醉科医师应该注意在此领域的学习和交流。作为睡眠治疗学的新生力军，麻醉科医师对于

已有较多经验的其他学科，及其使用的自体血疗法，神经阻滞疗法等生物反馈疗法等应进行认真学习。

(3) 麻醉学科今后将面临人工智能设备的挑战，较大的可能是会有部分麻醉科工作人员面临转岗问题，需要未雨绸缪，及时应对。

总之，麻醉科开展睡眠障碍治疗，应认真学习其他科现有的成绩，在这个基础，在保证患者安全的前提下，稳步开展。有关麻醉治疗学的详情，请参考本书第一百二十七章麻醉技术在疑难杂症中的治疗作用。

（董海龙　杨谦梓　钟海星）

参考文献

[1] CHUNG F, LIAO P, YEGNESWARAN B, et al. Postoperative changes in sleep-disordered breathing and sleep architecture in patients with obstructive sleep apnea [J]. Anesthesiology, 2014, 120 (2): 287-298.

[2] GARRITY A G, BOTTA S, LAZAR S B, et al. Dexmedetomidine-induced sedation does not mimic the neurobehavioral phenotypes of sleep in Sprague Dawley rat [J]. Sleep, 2015, 38 (1): 73-84.

[3] TUNG A, SZAFRAN M J, BLUHM B, et al. Sleep deprivation potentiates the onset and duration of loss of righting reflex induced by propofol and isoflurane [J]. Anesthesiology, 2002, 97 (4): 906-911.

[4] DARRACQ M, FUNK C M, POLYAKOV D, et al. Evoked alpha power is reduced in disconnected consciousness during sleep and anesthesia [J]. ScienTific Reports, 2018, 8 (1): 16664.

[5] PURDON P L, SAMPSON A, PAVONE K J, et al. Clinical Electroencephalography for Anesthesiologists: Part Ⅰ: Background and Basic Signatures [J]. Anesthesiology, 2015, 123 (4): 937-960.

[6] ZHONG H, TONG L, GU N, et al. Endocannabinoid signaling in hypothalamic circuits regulates arousal from general anesthesia in mice. The Journal of clinical investigation [J]. 2017, 127 (6): 2295-2309.

第一百二十四章

药物依赖患者的麻醉相关管理与治疗

目　录

第一节 药物依赖患者的相关医学特征

一、药物依赖的定义

药物耐受性(drug tolerance)是指机体对药物反应的一种状态。同一剂量,机体反应减弱,药效降低,为了达到与原来相等的反应或药效,必须加大药物剂量。当连续服用某种药物后,身体对该药物的敏感性降低,需要增加用量,甚至接近中毒量才能产生原有的治疗作用。

药物依赖(drug dependence)是由滥用具有致依赖作用的精神活性药物(或物质)导致的一种特殊精神状态和躯体状态。药物滥用(drug abuse)是指出于非医疗目的反复使用一种或多种具有依赖性(dependence producing properties)的精神活性药物(或物质)的行为。1969年,世界卫生组织(WHO)专家委员会将药物滥用定义为:"与医疗目的无关的反复、大量使用具有依赖性的药物,用药者往往采用自身给药方式,可能导致机体依赖性和/或精神依赖性的形成,造成精神障碍和行为异常"。当前,药物依赖被认为是一种慢性复发性脑疾病。药物依赖的后果除损害滥用者身心健康外,还会带来严重的社会问题。药物依赖,作为药物滥用的后果,对人体健康的危害极大,从医学和社会学角度认识药物滥用和药物依赖的实质,对人类健康具有重大意义。

二、药物依赖的基本属性

WHO将药物依赖描述为一组由行为、认知和生理异常构成的综合征。上述一系列症状随着药物(或物质)滥用可发展为典型的药物依赖综合征,表现为:强烈的嗜毒欲望,难以控制、不计后果、不间断、不顾一切地滥用"毒品"行为,不断增长的滥用剂量和间断出现的戒断状态。有学者将药物依赖特征分为躯体依赖和精神依赖两个方面来描述。但是,无论躯体依赖还是精神依赖,都不是单一的身心疾病或精神障碍。药物依赖是由滥用药物(或物质)作用于机体,尤其是神经系统,当其程度和质级超越"生理"范围,大脑功能和结构发生病理改变或病理性适应性变化。如果这种病态平衡突然失衡,不论其诱因是突然终止用药、减少药物用量,还是使用滥用药物的受体拮抗剂,都可能诱发机体发生严重的"急性撤药/戒断症状"或者"临床戒断综合征",使得药物滥用者为逃避难以忍受的戒断反应,表现出难以控制的心理渴求和强迫性觅药行为。药物依赖具有鲜明的生物学和社会学属性,即药物强效性、药物依赖性、药物耐受性、药物危害性和药物管制性。

1. 药物强效性 导致依赖、成瘾的药物大多具有高效价药学作用,能够影响人的心境、情绪、认知、感觉、知觉、行为和意识状态,如阿片类麻醉镇痛药吗啡、哌替啶、芬太尼、舒芬太尼、瑞芬太尼、美沙酮、二氢埃托啡等药物。该类药物不但可产生与用药靶标一致的高效价作用,还可以通过大脑奖赏机制触发用药者产生和体验特殊的心理放松和精神愉悦。当治疗质量得以优化时,药物依赖和成瘾倾向往往随之产生。因此,在麻醉和镇痛治疗中,精确治疗、合理用药对杜绝和减少医源性药物依赖具有重要意义。

2. 药物依赖性 WHO专家委员会将药物依赖性分为躯体依赖性和心理依赖性。躯体依赖性(physical dependence)是指由于药物滥用导致中枢神经系统和躯体组织器官处于一种异常的"适应"状态。一旦这种状态失衡可引发一系列严重的病理生理性躯体反应和病理性精神效应。终止或减量用药引起的以中枢性疼痛和精神障碍为主的反应,被称为"戒断综合征"(withdrawal syndrome)。临床上将因突然终止用药而引发的戒断反应称为"急性戒断综合征",其具有时间和程度上的自限性,是一种自限性临床综合征。临床戒瘾是指对急性戒断综合征的治疗。精神依赖性(psychic dependence)也称为心理依赖性,滥用药物使人体神经、内分泌等系统产生严重病理损害,使患者处于对药物病理性的渴求状态,表现为丧失人格尊严及强迫性觅药行为。患者的思维方式、意志特质、价值取向和行为标准等均明显偏离正常人。

第二节 依赖药物的分类

我国政府于1985年加入联合国《1961年麻醉品单一公约》和《1971年精神药物公约》。这两个公约将依赖和滥用的药物分为麻醉类和精神类两类。

一、麻醉类药物

麻醉类药物(narcotic drug)是指具有镇静、镇痛、安眠、止咳、降温等中枢抑制作用,连续使用易产生依赖性的药物。主要包括阿片类、可卡因类和大麻类药物。其中阿片类是危害性最大、滥用最广的药物(表124-1)。

表124-1 麻醉药品目录(2013年版)

序号	中文名	英文名
1	醋托啡	acetorphine
2	乙酰阿法甲基芬太尼	acetyl-alpha-methylfentanyl
3	醋美沙多	acetylmethadol
4	阿芬太尼	alfentanil
5	烯丙罗定	allylprodine
6	阿醋美沙多	alphacetylmethadol
7	阿法美罗定	alphameprodine
8	阿法美沙多	alphamethadol
9	阿法甲基芬太尼	alpha-methylfentanyl
10	阿法甲基硫代芬太尼	alpha-methylthiofentanyl
11	阿法罗定	alphaprodine
12	阿尼利定	anileridine
13	苄替啶	benzethidine
14	苄吗啡	benzylmorphine
15	倍醋美沙多	betacetylmethadol
16	倍他羟基芬太尼	beta-hydroxyfentanyl
17	倍他羟基-3-甲基芬太尼	beta-hydroxy-3-methylfentanyl
18	倍他美罗定	betameprodine
19	倍他美沙多	betamethadol
20	倍他罗定	betaprodine
21	贝齐米特	bezitramide
22	大麻和大麻树脂与大麻浸膏和酊	cannabis and cannabis resin and extracts and tinctures of cannabis
23	氯尼他秦	clonitazene
24	古柯叶	coca Leaf
25	可卡因	cocaine
26	可多克辛	codoxime

续表

序号	中文名	英文名
27	罂粟浓缩物	concentrate of poppy straw
28	地索吗啡	desomorphine
29	右吗拉胺	dextromoramide
30	地恩丙胺	diampromide
31	二乙噻丁	diethylthiambutene
32	地芬诺辛	difenoxin
33	二氢埃托啡	dihydroetorphine
34	双氢吗啡	dihydromorphine
35	地美沙多	dimenoxadol
36	地美庚醇	dimepheptanol
37	二甲噻丁	dimethylthiambutene
38	吗苯丁酯	dioxaphetyl Butyrate
39	地芬诺酯	diphenoxylate
40	地匹哌酮	dipipanone
41	羟蒂巴酚	drotebanol
42	芽子碱	ecgonine
43	乙甲噻丁	ethylmethylthiambutene
44	依托尼秦	etonitazene
45	埃托啡	etorphine
46	依托利定	etoxeridine
47	芬太尼	fentanyl
48	呋替啶	furethidine
49	海洛因	heroin
50	氢可酮	hydrocodone
51	氢吗啡醇	hydromorphinol
52	氢吗啡酮	hydromorphone
53	羟哌替啶	hydroxypethidine
54	异美沙酮	isomethadone
55	凯托米酮	ketobemidone
56	左美沙芬	levomethorphan
57	左吗拉胺	levomoramide
58	左芬啡烷	levophenacylmorphan
59	左啡诺	levorphanol
60	美他佐辛	metazocine
61	美沙酮	methadone
62	美沙酮中间体	methadone Intermediate

续表

序号	中文名	英文名
63	甲地索啡	methyldesorphine
64	甲二氢吗啡	methyldihydromorphine
65	3- 甲基芬太尼	3-methylfentanyl
66	3- 甲基硫代芬太尼	3-methylthiofentanyl
67	美托酮	metopon
68	吗拉胺中间体	moramide Intermediate
69	吗哌利定	morpheridine
70	吗啡	morphine
71	吗啡甲溴化物	morphine Methobromide
72	吗啡 -N- 氧化物	morphine-N-oxide
73	1- 甲基 -4- 苯基 -4- 哌啶丙酸脂	1-methyl-4-phenyl-4-piperidinol propionate（ester）
74	麦罗啡	myrophine
75	尼克吗啡	nicomorphine
76	诺美沙多	noracymethadol
77	去甲左啡诺	norlevorphanol
78	去甲美沙酮	normethadone
79	去甲吗啡	normorphine
80	诺匹哌酮	norpipanone
81	阿片	opium
82	奥列巴文	oripavine
83	羟考酮	oxycodone
84	羟吗啡酮	oxymorphone
85	对氟芬太尼	para-fluorofentanyl
86	哌替啶	pethidine
87	哌替啶中间体 A	pethidine Intermediate A
88	哌替啶中间体 B	pethidine Intermediate B
89	哌替啶中间体 C	pethidine Intermediate C
90	苯吗庚酮	phenadoxone
91	非那丙胺	phenampromide
92	非那佐辛	phenazocine
93	1- 苯乙基 -4- 苯基 -4- 哌啶乙酸酯	1-phenethyl-4-phenyl-4-piperidinol acetate（ester）
94	非诺啡烷	phenomorphan
95	苯哌利定	phenoperidine
96	匹米诺定	piminodine
97	哌腈米特	piritramide
98	普罗庚嗪	proheptazine

续表

序号	中文名	英文名
99	丙哌利定	properidine
100	消旋甲啡烷	racemethorphan
101	消旋吗拉胺	racemoramide
102	消旋啡烷	racemorphan
103	瑞芬太尼	remifentanil
104	舒芬太尼	sufentanil
105	醋氢可酮	thebacon
106	蒂巴因	thebaine
107	硫代芬太尼	thiofentanyl
108	替利定	tilidine
109	三甲利定	trimeperidine
110	醋氢可待因	acetyldihydrocodeine
111	可待因	codeine
112	右丙氧芬	dextropropoxyphene
113	双氢可待因	dihydrocodeine
114	乙基吗啡	ethylmorphine
115	尼可待因	nicocodine
116	烟氢可待因	nicodicodine
117	去甲可待因	norcodeine
118	福尔可定	pholcodine
119	丙吡兰	propiram
120	布桂嗪	bucinnazine
121	罂粟壳	poppy shell

1. 哌啶类(piperidines)　哌替啶(pethidine)是第一个完全人工合成的阿片类镇痛药。其镇痛活性为吗啡的1/6~1/8。对哌替啶进行结构修饰，得到一系列哌替啶类镇痛药，如芬太尼、阿芬太尼、瑞芬太尼、舒芬太尼等。芬太尼的镇痛作用是吗啡的80倍，舒芬太尼镇痛作用是吗啡的600~800倍。

2. 氨基酮类(aminoketones)　代表药为美沙酮(methadone)，属于阿片μ受体激动剂，镇痛作用强于吗啡，但毒性较大，有效剂量和中毒剂量比较接近。仅用于海洛因等成瘾的替代治疗。

3. 吗啡喃类(morpinans)　左啡诺(levorphanol)为阿片μ受体激动剂，镇痛作用为吗啡的6倍。布托啡诺(butorphanol)是阿片κ受体激动剂，临床用于中重度疼痛治疗。

4. 苯丙吗啡喃类(benzomorphans)　包括非那佐辛(phenazocine)、喷他佐辛(pentazocine)、氟痛新(fluopentazocine)等镇痛药。喷他佐辛为阿片κ受体激动剂，镇痛作用为吗啡的1~3倍。

5. 其他阿片类　其他阿片类衍生化合物还包括曲马多(tramadol)、地佐辛(dezocine)、依他佐辛(eptazocine)等。曲马多为阿片μ受体弱激动剂，通过抑制神经元突触对去甲肾上腺素的再摄取，并增加神经元外5-羟色胺浓度，影响痛觉信号转导而产生镇痛作用。地佐辛是κ受体激动剂，也是μ受体拮抗剂，其镇痛作用强于喷他佐辛，耐药性和依赖性小于吗啡。

（一）可卡因类

可卡因(cocaine)是从古柯植物叶中提取的生

物碱，即苯甲酰甲基芽子碱(benzoylmethylecgonine)，是人类最早使用的大脑兴奋剂，也是人类发现、使用较早的局部麻醉药和局部血管收缩剂。可卡因迄今仍是五官科、眼科手术常用的麻醉制剂。非医用目的使用可卡因已成为影响经济和社会的公共健康问题。人们曾误认为可卡因可以刺激性欲、不会成瘾、对生理没有不良影响，造成了可卡因滥用。事实上，可卡因有高度的成瘾性，偶尔使用也可成瘾、并且可卡因有致命的不良反应。同时，可卡因具有较强的精神依赖性，连续、长期使用可诱发明显的依赖性和精神障碍、精神病症。

(二) 大麻类

大麻(cannabis)含60余种具有药理和毒理学作用的化合物，被统称为大麻类物质(cannabinoids)。大麻主要通过吸食，其主要的精神作用成分是四氢大麻醇(tetrahydrocannabinol，THC)，相比口服，吸食可增加THC的生物利用度。吸入THC的药理效果会在几分钟内发生，但很少持续超过2~3小时。虽然大麻不会发生生理成瘾性，但长期使用后突然停药可产生轻微的戒断症状，如烦躁、失眠、出汗、恶心、呕吐和腹泻。临床使用大麻来帮助癌症化疗患者止吐。大麻对中枢神经系统具有抑制和兴奋双重作用，并且具有镇痛和抗惊厥作用。THC的大部分精神作用都可产生耐受，滥用大麻制剂可以产生精神依赖。

二、精神类药物

精神类药物(psychotropic drug)是指能够作用于大脑中枢神经系统产生兴奋或者抑制效应，连续反复使用可产生依赖性或者成瘾倾向的药物(表124-2)，也被称为精神活性物质(psychoactive substance)。根据精神类药物的药理学特性可分为中枢神经兴奋类、中枢神经抑制类、中枢致幻剂类三种类型。

表124-2 精神药品目录(2013版)

第一类

序号	中文名	英文名
1	布苯丙胺	brolamfetamine
2	卡西酮	cathinone
3	二乙基色胺	3-[2-(diethylamino)ethy]indole
4	二甲基安非他明	(±)-2,5-dimethoxy-alpha-methylphenethylamine
5	(1,2-二甲基庚基)羟基四氢甲基二苯吡喃	3-(1,2-dimethylheptyl)-7,8,9,10-tetrahydro-6,6,9-trimethyl-6*H*dibenzo[b,d]pyran-1-ol
6	二甲基色胺	3-[2-(dimethylamino)ethyl]indole
7	二甲氧基乙基安非他明	(±)-4-ethyl-2,5-dimethoxy-α-methylphenethylamine
8	乙环利定	eticyclidine
9	乙色胺	etryptamine
10	羟芬胺	(±)-N-[alpha-methyl-3,4-(methylenedioxy)phenethyl]hydroxylamine
11	麦角二乙胺	(+)-lysergide
12	乙芬胺	(±)-N-ethyl-alpha-methyl-3,4-(methylenedioxy)phenethylamine
13	二亚甲基双氧安非他明	(±)-N,alpha-dimethyl-3,4-(methylene-dioxy)phenethylamine
14	麦司卡林	mescaline
15	甲卡西酮	methcathinone
16	甲米雷司	4-methylaminorex
17	甲羟芬胺	5-methoxy-α-methyl-3,4-(methylenedioxy)phenethylamine
18	4-甲基硫及安非他明	4-Methylthioamfetamine

续表

序号	中文名	英文名
19	六氢大麻酚	parahexyl
20	副甲基安非他明	p-methoxy-alpha-methylphenethylamine
21	赛洛新	psilocine
22	赛洛西宾	psilocybine
23	咯环利定	rolicyclidine
24	二甲氧基甲苯异丙胺	2,5-dimethoxy-alpha,4-dimethylphenethylamine
25	替苯丙胺	tenamfetamine
26	替诺环定	tenocyclidine
27	四氢大麻酚	tetrahydrocannabinol
28	三甲氧基安非他明	(±)-3,4,5-Trimethoxy-alpha-methylphenethylamine
29	苯丙胺	amfetamine
30	氨奈普汀	amineptine
31	2,5-二甲氧基-4-溴苯乙胺	4-Bromo-2,5-dimethoxyphenethylamine
32	右苯丙胺	dexamfetamine
33	屈大麻酚	dronabinol
34	芬乙茶碱	fenetylline
35	左苯丙胺	levamfetamine
36	左甲苯丙胺	levomethamfetamine
37	甲氯喹酮	mecloqualone
38	去氧麻黄碱	metamfetamine
39	去氧麻黄碱外消旋体	metamfetamine Racemate
40	甲喹酮	methaqualone
41	哌醋甲酯	methylphenidate
42	苯环利定	phencyclidine
43	芬美曲秦	phenmetrazine
44	司可巴比妥	secobarbital
45	齐培丙醇	zipeprol
46	安非拉酮	amfepramone
47	苄基哌嗪	benzylpiperazine
48	丁丙诺啡	buprenorphine
49	1-丁基-3-(1-萘基酰基)吲哚	1-Butyl-3-(1-naphthoyl)indole
50	恰特草	catha edulis Forssk
51	2,5-二甲基-4-碘苯乙胺	2,5-Dimethoxy-4-iodophenethylamine
52	2,5-二甲氧基苯乙胺	2,5-Dimethoxyphenethylamine
53	二甲基安非他明	dimethylamfetamine
54	依他喹酮	etaqualone

续表

序号	中文名	英文名
55	［1-(5-氟戊基)-1H-吲哚-3-基］(2-碘苯基)甲酮	(1-(5-fluoropentyl)-3-(2-iodobenzoyl) indole)
56	1-(5-氟戊基)-3-(1-萘甲酰基)-1H-吲哚	1-(5-fluoropentyl)-3-(1-naphthoyl) indole
57	γ-羟丁酸	gamma-hydroxybutyrate
58	氯胺酮	ketamine
59	马吲哚	mazindol
60	2-(2-甲氧基苯基)-1-(1-戊基-1H-吲哚-3-基)乙酮	2-(2-methoxyphenyl)-1-(1-pentyl-1H-indol-3-yl) ethanone
61	亚甲基二氧吡咯戊酮	methylenedioxypyrovalerone
62	4-甲基乙卡西酮	4-methylethcathinone
63	4-甲基甲卡西酮	4-methylmethcathinone
64	3,4-亚甲二氧基甲卡西酮	3,4-methylenedioxy-N-methylcathinone
65	莫达非尼	modafinil
66	1-戊基-3-(1-萘甲酰基)吲哚	1-pentyl-3-(1-naphthoyl) indole
67	他喷他多	tapentadol
68	三唑仑	triazolam

第二类

序号	中文名	英文名
1	异戊巴比妥	amobarbital
2	布他比妥	butalbital
3	去甲伪麻黄碱	cathine
4	环己巴比妥	cyclobarbital
5	氟硝西泮	flunitrazepam
6	格鲁米特	glutethimide
7	喷他佐辛	pentazocine
8	戊巴比妥	pentobarbital
9	阿普唑仑	alprazolam
10	阿米雷司	aminorex
11	巴比妥	barbital
12	苄非他明	benzfetamine
13	溴西泮	bromazepam
14	溴替唑仑	brotizolam
15	丁巴比妥	butobarbital
16	卡马西泮	camazepam
17	氯氮䓬	chlordiazepoxide
18	氯巴占	clobazam
19	氯硝西泮	clonazepam
20	氯拉䓬酸	clorazepate

续表

序号	中文名	英文名
21	氯噻西泮	clotiazepam
22	氯噁唑仑	cloxazolam
23	地洛西泮	delorazepam
24	地西泮	diazepam
25	艾司唑仑	dstazolam
26	乙氯维诺	dthchlorvynol
27	炔己蚁胺	dthinamate
28	氯氟䓬乙酯	dthyl Loflazepate
29	乙非他明	dtilamfetamine
30	芬坎法明	fencamfamin
31	芬普雷司	fenproporex
32	氟地西泮	fludiazepam
33	氟西泮	flurazepam
34	哈拉西泮	halazepam
35	卤沙唑仑	haloxazolam
36	凯他唑仑	ketazolam
37	利非他明	lefetamine
38	氯普唑仑	loprazolam
39	劳拉西泮	lorazepam
40	氯甲西泮	lormetazepam
41	美达西泮	medazepam
42	美芬雷司	mefenorex
43	甲丙氨酯	meprobamate
44	美索卡	mesocard
45	甲苯巴比妥	methylphenobarbital
46	甲乙哌酮	methyprylon
47	咪达唑仑	midazolam
48	尼美西泮	nimetazepam
49	硝西泮	nitrazepam
50	去甲西泮	nordazepam
51	奥沙西泮	oxazepam
52	奥沙唑仑	oxazolam
53	匹莫林	pemoline
54	苯甲曲秦	phendimetrazine
55	苯巴比妥	phenobarbital
56	芬特明	phentermine

续表

序号	中文名	英文名
57	匹那西泮	pinazepam
58	哌苯甲醇	pipradrol
59	普拉西泮	prazepam
60	吡咯戊酮	pyrovalerone
61	仲丁比妥	secbutabarbital
62	替马西泮	temazepam
63	四氢西泮	tetrazepam
64	乙烯比妥	vinylbital
65	唑吡坦	zolpidem
66	阿洛巴比妥	allobarbital
67	丁丙诺啡透皮贴剂	buprenorphine Transdermal patch
68	布托啡诺及其注射剂	butorphanol and its injection
69	咖啡因	caffeine
70	安钠咖	caffeine Sodium Benzoate
71	右旋芬氟拉	dexfenfluramine
72	地佐辛及其注射剂	dezocine and Its Injection
73	麦角胺咖啡因片	ergotamine and Caffeine Tablet
74	芬氟拉明	fenfluramine
75	呋芬雷司	furfennorex
76	纳布啡及其注射剂	nalbuphine and its injection
77	氨酚氢可酮片	paracetamol and Hydrocodone Bitartrate Tablet
78	丙己君	propylhexedrine
79	曲马多	tramadol
80	扎来普隆	zaleplon
81	佐匹克隆	zopiclone

(一) 中枢神经兴奋类

中枢神经兴奋类精神药物是指具有中枢神经兴奋作用的精神活性药物。主要有苯丙胺类、咖啡因等。另外，根据药理学作用特征，将古柯类(可卡因等)、尼古丁类(烟草)和大麻的许多制剂也列为中枢神经兴奋类精神药物。

1. 苯丙胺类　苯丙胺(amphetamine)系人工合成的麻黄碱类似药物，具有多种中枢兴奋作用。根据其化学结构和药理毒理学特征分为四类。

(1) 兴奋型苯丙胺类：主要有苯丙胺、甲基苯丙胺(冰毒)、哌甲酯、卡西酮、匹莫林等。

(2) 致幻型苯丙胺类：这类化合物具有使用药者产生幻觉的作用。包括二甲氧甲苯丙胺(DOM)、溴基二甲氧苯丙胺(DOB)、三甲氧苯丙胺(麦司卡林)等。

(3) 兴奋和致幻混合型苯丙胺类：该类化合物可产生中枢神经兴奋和幻觉作用。包括3,4亚甲基二氧基甲基苯丙胺("摇头丸",MDMA)、亚甲基二氧基乙基苯丙胺(MDEA)。

(4) 抑制型苯丙胺类：该类化合物具有抑制食欲作用。包括芬氟拉明、二乙胺苯丙酮、芬美曲秦、苯二甲吗啉等。

2. 咖啡因　咖啡因是从咖啡果和茶叶等60余种植物中提取的黄嘌呤类生物碱。人工合成的咖啡因制剂包括苯甲酸咖啡因(安钠咖)、麦角胺咖啡因。

（二）中枢神经抑制类(镇静催眠药)

该类药物主要用于治疗睡眠障碍，主要包括苯二氮䓬类(benzodiazepines，BZ)、巴比妥类(barbiturates)和非苯二氮䓬类镇静催眠药(水合氯醛、甲丙氨酯等药物)。苯二氮䓬类药物成瘾需要摄取大剂量的药物。正如巴比妥类药物一样，苯二氮䓬类药物的耐受和生理依赖会在长期滥用时出现。苯二氮䓬类药物戒断症状通常要比巴比妥类药物出现的晚且症状较轻。这是因为大部分苯二氮䓬类药物清除半衰期长，而且药物经代谢生成具有药理活性的代谢产物，使清除半衰期进一步延长。

巴比妥类药物滥用通常为口服，以获得欣快感；或为了治疗失眠、拮抗其他药物的兴奋作用等。尽管用药剂量在长期使用时会很快增加，但致死剂量不会随之迅速增加。因此，巴比妥类药物滥用者也有死亡风险。

（三）中枢致幻剂类

该类药物是指可以改变用药者听觉、视觉、嗅觉、认知功能，并且引起情绪、思维、行为变化而又保持人的意识活动的精神活性物质。致幻剂以乙麦角酰胺(lysergic aciddiethylamine，LSD)为代表，通常为口服。虽然有高度的心理依赖性，但当突然停止服用LSD时不会出现明显的身体依赖或戒断症状。致幻剂一般不会长期使用。这些药物的影响出现在服药后1~2小时，并持续8~12小时。致幻剂主要包括：苯基烷基胺类(麦司卡林、2-甲基仙人球毒碱、苯丙胺、甲基苯丙胺、甲氧苄丙胺等)、吲哚烷基胺类、色胺类以及其他致幻剂(如苯环己哌定、肉豆蔻等)。

三、挥发性物质

挥发性吸入麻醉剂以及多种挥发性溶剂(solvents)，包括可吸入性工业用料和商业产品，如挥发性油漆、空气清洁剂、气溶胶水、擦窗剂、家具抛光剂、杀虫剂、消毒剂、除臭剂、四氯化碳、氯仿、丙酮、汽油、空调制冷剂等一千余种市面使用的挥发性溶剂。持续反复滥用可引起人格变态、重度焦虑、抑郁沉沦，甚至引起精神病。

第三节　药物滥用的危害及其病理学机制

药物滥用对人体的损害涉及机体所有的组织器官。药物滥用人群死亡率和自杀率均远远高于普通人群。另外，药物滥用人群由于机体免疫受损和药物滥用途径相关污染等因素，使得该人群感染性疾病的发病率明显升高，如病毒性肝炎、艾滋病、感染性肺炎、消化道疾病等。艾滋病和严重感染性疾病是药物滥用人群重要的致死原因之一。因此，系统探讨和理解药物滥用对人体心理和生理的危害是从医学角度医治药物依赖的基础。

一、药物滥用对精神心理的损害

毒品对药物滥用者最大的精神和心理伤害是由滥用药物产生的精神依赖性。对成瘾药物极度的心理渴求状态和不顾一切觅药的行为是药物滥用者药物成瘾的特征。这种病理性伤害改变了药物滥用者的思维定势、意志特质、价值取向和行为标准。药物滥用者心理障碍表现为心境障碍、人格障碍、认知障碍、双相障碍、神经病症、精神病样改变等。此外，药物滥用者还存在不适主诉，如厌食、上腹部不适、恶心、呕吐、头晕、失眠、倦怠、乏力、多汗、疼痛、焦虑等。药物滥用者往往表现出缺乏自我防御能力和接受矫正能力。研究提示，药物依赖人群心理障碍可表现为焦虑和抑郁。更多的表现为人格障碍、自我发展不充分、反社会和情绪控制障碍等病理心理特征。

二、药物滥用对神经系统的损害

（一）对中枢神经系统的伤害

长期滥用毒品可诱发中枢神经元发生变性、凋亡及功能丧失。长期滥用海洛因可造成中枢神经元大量凋亡，其范围和程度与滥用毒品的时间和剂量呈正相关。当中枢神经元伤害达到一定程度并超出机体代偿能力范围后，可能出现脑功能障碍及其相关并发症。

药物滥用对生命中枢具有不同的药理作用和毒性损害。经静脉注射滥用药物者可因注射液中的混杂物直接造成脑栓塞，导致缺血性脑损伤。吸毒过量诱发的呼吸抑制、肺水肿可诱发颅内压增高、脑水肿，进而引起脑损伤、脑功能障碍。长期滥用毒品对中枢神经的损害包括慢性间质性脑损伤、局灶性脑梗死、脑内坏死性脉管炎、脑桥脱髓鞘改变、类纤维蛋白性脉管化脓性脑膜炎、脓毒症性脑脓肿、脑栓塞和萎缩性脑退化症等。

长期烫吸海洛因可引起特异性中毒性白质脑病，即海洛因海绵状白质脑病（heroin spongiform leukoencephalopathy，HSLE）。该种脑损害起病急，多以小脑受损为首发症状，逐渐加重，可表现出锥体和锥体外系受损症状，甚至出现昏迷和去皮质症状。影像检查呈现位于脑白质区广泛性、对称性脑白质损害；小脑损害严重，出现特异性对称性类圆形或蝶状病灶。

药物滥用者脑电异常率高达 80%；脑诱发电位出现异常改变。海洛因成瘾者听觉诱发电位（AEP）、视觉诱发电位（VEP）的改变提示大脑皮质功能改变，大脑信息评估速度和信息整合能力明显降低。除此之外，药物滥用对脑功能损害还表现在睡眠障碍以及智力和记忆能力障碍。

药物滥用对中枢神经系统的损害除了对大脑的损害以外，还表现在脊髓的病理性改变。长期滥用海洛因等阿片类药物可引起机体免疫系统异常超敏反应，累及胸髓和其他部位，严重者可出现脊髓炎，表现为胸以下躯体感觉丧失和胃肠、膀胱等内脏功能障碍。

（二）对周围神经系统的损害

毒品滥用可诱发急性多发性脊神经根炎、脊神经节神经炎、神经节段性脱髓鞘、神经根水肿、外周多发性神经炎、亚急性非对称性多发性神经炎、周围神经慢性炎性改变和慢性神经退行性变等。相关主要临床表现为四肢对称性无力，由肢体远端向近端发展，可波及躯干、肋间肌等，严重者导致呼吸肌麻痹。

三、药物滥用对免疫系统的损害

人体免疫系统是由细胞免疫、体液免疫和非特异免疫构成的一个复杂体系，在神经、激素等调节机制的调控下发挥其生理作用——免疫功能。药物滥用对机体免疫系统的损害以及由此诱发的机体免疫功能异常是多方面的，对机体的病理损害也是多方面的。

以 T 淋巴细胞为代表的细胞免疫系统对免疫应答的启动和免疫细胞的活化发挥重要作用。T 淋巴细胞还通过神经 - 激素及淋巴因子调节其他 T 淋巴细胞、B 细胞、单核细胞、NK 细胞的活性。海洛因可降低人体外周血和实验动物脾淋巴细胞总数，并可诱发淋巴细胞亚群的比例失衡。研究发现，吗啡可显著降低 IL-2、IL-4 的分泌；海洛因依赖者血清可溶性白介素 -2 受体（sIL-2R）显著升高，该受体与 IL-2 结合后抑制 IL-2 功能而削弱免疫功能。另有研究提示，吗啡作用于中枢阿片受体影响 ACTH 释放，激活交感神经，进而活化淋巴细胞膜上 β 肾上腺素能受体，调节淋巴细胞再分布，使外周血中 $CD4^+$ 细胞减少。由此可见，海洛因、吗啡等可通过多种机制诱发 T 淋巴细胞介导的细胞免疫功能受损。

药物滥用对人体体液免疫系统功能的影响也非常明显。早期研究发现，海洛因成瘾者外周血液 IgG、IgM 浓度升高。20 世纪 90 年代我国学者观察发现，海洛因滥用者外周血免疫球蛋白 IgA、IgC、IgD、IgM 及补体 C3、C4 均显著低于一般人群，可能与观察对象的毒品滥用方式、时间、剂量、毒品纯度和毒品依赖病程相关。另有研究发现，长期滥用海洛因人群肾小球肾炎发病率较高，可能与毒品滥用诱发体液免疫功能障碍有关。毒品滥用诱发免疫功能障碍还可以导致机体变态反应，以 Ⅱ、Ⅲ 型变态反应为多见。Ⅱ 型变态反应主要导致免疫性血小板减少症、肾 - 肺出血性综合征，出现肾功能不全和呼吸功能障碍。Ⅱ 型变态反应也可诱发抗受体病（如重症肌无力）等。Ⅲ 型变态反应即免疫复合物型变态反应，其临床特征为有免疫复合物、激活的补体以及血小板、白细胞和其他免疫活性细胞参与下引发的组织损伤。

药物滥用对机体非特异性免疫功能的影响正受到医学界的关注。研究发现，海洛因依赖人群血液白细胞总数、中性粒细胞比例显著高于普通人群（增加 36.6%）；鼻咽部炎症、支气管炎、肺结核、皮肤疙瘩、疥、疮、癣等皮肤疾病、性病等患病率增高。另外，实验研究发现，吗啡依赖的实验动物（小鼠）非特异免疫功能显著降低。上述临床和实验室研究结果提示，阿片类药物依赖可造成机体非特异免疫功能损害，可能是药物滥用人群感染性疾病高发的主要原因之一。

药物滥用对红细胞免疫功能具有明显影响。β- 内啡肽对红细胞免疫功能具有双向调节作用。轻度升高的 β- 内啡肽可增强红细胞免疫功能；过度升高的β-内啡肽对红细胞免疫功能则呈明显的抑制作用。研究发现，海洛因依赖者红细胞 C_3b 受体花环率（RBC-C_3bRR）和红细胞免疫复合物花环率（RBC-IcR）明显下降。海洛因滥用剂量和滥用时间与红细胞免疫功能紊乱程度呈正相关；对红细胞黏附功能的影响与滥用者全身疼痛、不适、传染性疾病率高、自身免疫性疾病易感性增加等呈正相关。

四、药物滥用对循环系统的损害

（一）药物滥用对心脏的损害

药物滥用对心脏的损害主要表现为心肌损害、心内膜病变和心包膜病变。

药物滥用对心肌的损害可诱发缺血性心肌病、感染性心肌病和中毒性心肌病。缺血性心肌病主要因为滥用药物，特别是海洛因作用于心肌阿片类受体导致心肌细胞钙代谢异常，继而诱发心肌细胞动作电位异常；另外，通过对神经系统包括心血管调节神经的异常作用，使心脏调控神经递质释放异常，神经调控异常导致心肌供血异常，诱发心肌缺血、心肌代谢异常、心肌萎缩、心肌异常增生、变性、坏死和心肌纤维化。可导致心脏代偿性增大、心律失常和心脏功能障碍。药物滥用者发生心脏功能障碍以心肌顿抑，即心脏收缩、舒张功能均发生明显障碍为临床特征；严重者可发生“心肌冬眠”（myocardial hibernation)，这是药物滥用者主要致死原因之一。药物滥用可导致感染性心肌病变。药物滥用引起机体免疫功能异常，使机体发生嗜心脏病毒感染率明显增加。常见的病毒主要有柯萨奇病毒、流感病毒、风疹病毒等。一旦发生感染性心肌病变则死亡率极高。药物滥用者经常发生中毒性心肌病变，主要是由吸食毒品或静脉注射毒品对心肌急性毒性作用而诱发的心肌病变。

药物滥用导致心内膜损害的主要病因是感染性心内膜炎（infective endocarditis)，即包括瓣膜在内的心内膜、大血管内膜的炎症病变，多数呈急性或亚急性。急性、亚急性感染性心内膜炎在药物滥用人群的发病率、致死率均较高，约占药物滥用人群循环系统并发症相关死亡率的64%，其致死病因多为充血性心力衰竭和肺栓塞相关的呼吸窘迫综合征。

药物滥用人群心包膜病变以急性心包炎(acute pericarditis)，包括急性化脓性心包炎、急性非特异性心包炎、缩窄性心包炎和心包炎相关心肌损伤综合征常见。患者可表现为感染、心前区不适感、心脏功能不全等症状，伴随心电图低电压、广泛导联ST段、T波改变。心脏超声检查可见心包积液等改变。急性心包积液是药物滥用者致残、致死的重要诱因。

（二）药物滥用对血管的损害

静脉注射滥用药物容易引起注射血管及周围组织以及远隔血管，包括静脉和动脉血管，发生炎症病变和静脉血栓。与此相关的肢体和脏器常常受累及，出现诸如肾衰竭、复发性肺水肿和周围神经炎等。

药物滥用导致的心血管系统病变对心血管系统功能的影响是多方面的。如药物滥用对血压的影响是复杂多变的。长期滥用药物者以低血压多见；而在药物戒断期可表现为血压增高。心律失常是药物滥用人群常见的临床表现，可为心动过缓型或过速型。药物滥用对心脏传导系统的损害是该人群心律失常的重要病理学基础。由于药物滥用诱发的心脏功能损害对该类患者围手术期的治疗和手术时机的选择、麻醉方案的制订和实施以及麻醉手术后患者康复期的安全性和康复质量的影响重大而复杂。外科、麻醉科等专科医师要给予足够的重视，作好避免病情恶化、避免诱发“复吸”等相关医疗准备和治疗，以保证该类患者围手术期治疗和康复顺利。

（三）药物滥用对血液流变学的影响

海洛因滥用者全血黏滞度、血浆黏滞度、血细胞比容均明显高于正常人群；出血和凝血时间缩短。该变化可能引起血流减慢，血液高凝状态，进而引起循环障碍。另有研究显示，海洛因依赖者血清高密度脂蛋白胆固醇（HDL-c）显著降低，甘油三酯（TG)、低密度脂蛋白胆固醇（LDL-c)、脂蛋白a（LPa）显著增高。另外，药物滥用对微循环具有明显损害。研究显示，海洛因依赖者微循环血流变慢、淤滞。血液黏滞度异常、血脂异常、微循环异常可能与药物滥用者心脑血管疾病高发有关。

五、药物滥用对呼吸系统的损害

海洛因不论是经过呼吸道吸食还是静脉注射，均可导致呼吸道上皮细胞的损伤，呼吸系统疾病患病率较高，以急、慢性呼吸道炎症、慢性阻塞性肺疾病、肺炎、海洛因性肺水肿、肺结核等常见。海洛因依赖人群细菌性肺炎的发病率显著高于正常人群(约20倍),常见的病原菌为肺炎球菌、金黄色葡萄球菌、肺炎杆菌等。药物依赖人群阻塞性肺病发生率高于普通人群。海洛因性阻塞性肺气肿患者,胸部X线检查可见肺气肿改变。海洛因肺水肿,是一种由海洛因滥用诱发的急性肺水肿,患者常伴发昏迷、瞳孔缩小和肺水肿的相关症状和体征。其发病机制可能与呼吸中枢抑制、急性气道反应、低蛋白血症和心脏功能异常有关。

海洛因等阿片类滥用者结核病发病率高于普通人群约30~50倍。由于药物滥用者机体免疫功能异常、就医不及时等因素导致结核病预后差,致死率增高。另外,海洛因滥用人群肺脓肿患病率、死亡率较高。外源性过敏性肺炎、肺出血综合征、真菌性肺炎、肺泡蛋白沉着症也为多见。

六、药物滥用对消化系统的损害

药物滥用对消化系统的损害较常见,尤其以病毒性肝炎高发。报道提示,美国海洛因依赖者丙型肝炎病毒(HCV)感染率高达93.6%;我国药物滥用者HBsAg携带率显著高于普通人群(18%~85% *vs.* 7%~9%);HCV感染率也明显高于普通人群。药物滥用者肝组织和肝脏功能损害随滥用药物时间延长而加剧恶化。

七、药物滥用对泌尿系统的损害

药物滥用相关的泌尿系统损害主要表现为肾小球肾炎、肾病综合征、急性肾衰竭和泌尿系统感染。药物滥用者慢性肾小球肾炎发病率高于10%,远远高于普通人群。药物滥用相关的肾病综合征主要与滥用药物的质量、纯度、用药方式和个体差异等因素相关。杨良等发现不恰当的戒毒治疗与肾病综合征发病有关,如接受美沙酮维持治疗海洛因成瘾者中,有蛋白尿者占2.1%~8.1%,高血压占2.7%,应该引起医学界的关注。药物滥用者急性肾衰竭主要见于海洛因过量中毒诱发昏迷期和严重的急性肌病诱发的肌球蛋白尿。

药物依赖者肾小球的滤过功能和排泄功能异常较多见,反映肾小球过滤功能的β_2-MG血浆蛋白和反映肾脏排泄功能的肌酐都显著高于正常人群。药物滥用者常伴有水肿、不规则高血压、少尿、无尿、蛋白尿和血尿,以血尿和蛋白尿最为常见。药物滥用者低蛋白血症值得注意,可能与毒品、药物的毒性作用加重有关。这为临床治疗,包括麻醉治疗,增加了不确定性和不利因素。

八、药物滥用对女性生理及胎儿的影响

药物滥用对女性生理和心理具有严重的伤害,育龄女性常常伴发月经周期和经期紊乱、闭经等。雌激素水平降低,对青春期女性的健康危害严重而深远。

孕妇滥用阿片类药物对胎儿的发育、成长和存活均有明显影响。研究显示,药物滥用可导致死胎、早产,新生儿死亡率可高达2%~5%;新生儿低体重、超低体重、窒息、颅内出血、低血糖、低钙血症、低锌血症、贫血等并发症发生率显著增高。新生儿戒断反应多见(高达60%~90%),表现为啼哭不止、烦躁不眠、易激惹、震颤、反射亢进、心率加快、呕吐、腹泻、拒食、发热,甚至出现惊厥、抽搐、昏迷、死亡。戒断症状可持续8周之久。

九、药物滥用对机体代谢的影响

药物依赖人群蛋白质能量营养不良(protein energy malnutrition)发生率高达82%~95%。相关的病理生理改变主要包括:食欲减退、消化道黏膜萎缩、消化功能障碍,机体蛋白质摄入不足诱发负氮平衡等,机体脂肪组织减少,血糖降低,内分泌系统功能异常。药物滥用者体内微量元素异常也比较常见,如低锌血症、低铜血症、高铁血症、高镁血症。机体必须微量元素对机体代谢和功能具有重要意义,必须微量元素的缺乏可导致机体代谢和脏器功能异常,如锌缺乏可诱发机体免疫功能低下、性腺发育异常、性功能异常、血管张力调节和内皮功能异常等。高镁血症可影响神经突触功能和神经-肌肉接头神经递质的释放,对神经系统、运动系统和心脏传导系统功能以及血管调节功能均具有明显的病理性影响。

十、各种药物滥用对机体的影响

(一)阿片类药物

阿片类药物作用最明显的症状是呼吸频率减少,潮气量正常或增加。瞳孔通常是缩小的,但当通气不足导致严重缺氧时瞳孔可增大。中枢神经系统的症状可表现为烦躁不安和意识不清,通常不会发生癫痫样发作。很多海洛因过量的患者发生肺水肿,考虑与低氧血症、低血压、神经源性机制和药物相关的肺内皮损伤有关。胃弛缓预示着出现了急性阿片过量。致命的阿片类药物过量多是由于产品纯度不稳或阿片药物与其他中枢系统抑制

药联合使用造成的。纳洛酮是阿片类药物的特异性拮抗药。

阿片类药物的戒断症状主要表现为交感神经系统过度亢奋(出汗、瞳孔放大、高血压、心动过速等),可伴有哈欠、流泪、流涕、竖毛肌战栗、肌肉和骨骼不适,厌食、失眠、腹部绞痛、腹泻和发热等,患者迫切要得到药物。随后出现骨骼肌痉挛和腿部抽搐。阿片戒断症状很少出现癫痫发作。如果发生癫痫,则需要考虑癫痫的其他病因。患者有时会出现心血管反应。

(二) 可卡因

可卡因通过抑制去甲肾上腺素和多巴胺的再摄取,增加这些神经递质在突触后的浓度,产生刺激交感神经系统的作用。急性摄入可卡因可导致冠状动脉血管痉挛、心肌缺血、心肌梗死及室性心律失常,包括心室颤动。可卡因使冠状动脉氧输送量减少,此时患者若并存系统性高血压和心动过速,会进一步加重心肌缺血。可卡因引起的心肌缺血和低血压会一直持续到停用可卡因6周后。吸食可卡因的患者可出现肺损伤和肺水肿。

可卡因滥用的孕妇发生流产、胎盘早剥和胎儿畸形的风险更高。可卡因呈剂量依赖性地减少子宫血流量,还可引起高热,高热又可诱发癫痫。可卡因长期滥用与鼻中隔萎缩、行为暴躁、思想偏执和反射亢进明显相关。可卡因戒断症状主要包括疲劳、抑郁、食欲增加。血浆胆碱酯酶活性减少的患者(老年患者、产妇以及患有严重肝病的患者)使用可卡因后猝死的风险更高,因为该酶对于可卡因的代谢至关重要。

(三) 苯丙胺

苯丙胺会刺激儿茶酚胺的释放,导致大脑皮质紧张、食欲缺乏和睡眠减少。临床上苯丙胺常用以治疗嗜睡症、注意力缺陷障碍以及儿童小脑功能障碍引发的多动症。长期滥用苯丙胺会导致人体储存的儿茶酚胺耗尽,表现为困倦和焦虑,或者出现精神病状态。其他由长期滥用苯丙胺引起的生理异常包括高血压、心律失常和营养不良。苯丙胺药物过量的神经精神症状包括焦虑、精神错乱和渐进性中枢神经系统兴奋表现的多动、反射亢进、间歇性癫痫发作。其他的生理反应包括血压升高、心跳加速、心律失常、胃肠蠕动降低、瞳孔散大、出汗、高体温。还可能发生代谢失衡,如脱水、乳酸酸中毒、酮症。苯丙胺戒断综合征表现为极度嗜睡、有自杀倾向的抑郁症、食欲增加和体重增加等。

(四) 致幻剂

致幻剂的影响包括视觉、听觉、触觉等幻觉和周围环境、身体形象的扭曲,这是由于大脑抑制不重要刺激的能力被损害。交感神经系统刺激的症状包括瞳孔散大、体温升高、高血压和心动过速。致幻剂对行为作用的耐受性发生迅速,而对心血管作用的耐受性不太明显。药物过量不会致命,但患者会遭受意识不到的创伤,这是由药物内在的镇痛作用导致。在极少数情况下,致幻剂能产生癫痫发作和呼吸暂停。它可以产生一种急性恐慌反应,表现为亢奋、情绪不稳,并在极端情况下表现为精神疾病。

(五) 大麻

吸入大麻可产生欣快感,伴随交感神经系统兴奋、副交感神经系统抑制的症状增加。静息心率增加,可能会发生体位性低血压。长期滥用大麻导致的肺部焦油量增加,使肺防御机制受损,肺功能降低。可能使鼻窦炎和支气管炎的发病率上升。在易感人群中,吸食大麻会引起癫痫发作。结膜充血是血管扩张的表现。嗜睡也是一种常见的不良反应。

(六) 巴比妥类药物

巴比妥类药物过量的主要表现为中枢神经系统抑制。血浆巴比妥水平与中枢神经系统抑制(言语模糊、共济失调、易怒)程度相关,过高的血药浓度可导致咽反射和肌腱反射消失并伴有昏迷症状。巴比妥类药物过量还可引起通气抑制。低血压与中枢血管收缩被抑制、心肌功能被直接抑制及容量血管舒张有关。低血压和横纹肌溶解可引起急性肾衰竭。低体温较为常见。

巴比妥类药物戒断症状最初表现为焦虑、骨骼肌震颤、反射亢进、出汗、心动过速、体位性低血压。循环虚脱和高热也可能发生。最严重的巴比妥类戒断症状是癫痫大发作,可能与血药浓度骤然降低有关。巴比妥类药物的戒断症状一旦发作很难终止,尤其是癫痫大发作。

(七) 苯二氮䓬类药物

急性苯二氮䓬类药物过量产生呼吸衰竭的危险,比巴比妥类药物小得多。但苯二氮䓬类药物和其他中枢神经抑制药(或物质)联合使用会产生致命危险,比如乙醇。

第四节 海洛因等阿片类药物依赖的临床诊断

药物依赖的医学诊断意义重大。药物依赖诊断的确立是制定和实施相关治疗及干预的重要基础,更是实现药物依赖者康复的重要前提。但是,由于特殊的病理学、心理学特征以及法律和社会(包括家庭)对吸毒的界定和态度,药物依赖的医学诊断不同于其他疾病的诊断。

一般当患者表现出至少9种典型症状中的3种,并且某些症状已经持续至少1个月或重复发生时,即可诊断为药物依赖。精神药物依赖的典型症状包括以下几个方面:①大剂量长期服药;②尝试减少药物失败;③增加获得药物的时间;④频繁中毒或戒断症状;⑤由于药物使用导致的社会和工作活动得到限制;⑥尽管有与药物使用有关的社会和身体问题,却仍然继续使用药物;⑦对药物产生的作用出现耐受;⑧典型的戒断症状;⑨为消除戒断症状而使用药物。

约50%伴有假性精神病的住院患者都是药物滥用者,其中相当大一部分是慢性疼痛患者。对各种原因导致的药物滥用都建议行精神病学咨询。据观察,药物过量是药物滥用急症患者意识丧失的首要原因。可根据实验室检查(电解质、血糖、动脉血气、肝肾功能检测)来确诊。也可根据对疼痛刺激的反应、呕吐反射、是否存在低血压、呼吸频率、瞳孔大小和瞳孔反射等来推断中枢神经系统受抑制的程度。

一、海洛因依赖的临床诊断原则和程序

海洛因依赖的临床诊断要遵循精神疾病临床诊断的基本原则和程序,结合药物依赖者“染病”的经历及患病特征,并参照实验室检测结果做出诊断。

二、海洛因依赖的医学诊断原则、要素和标准

1. 诊断原则和要素

(1)有非医疗目的地使用阿片类药物史,并且用药个体不能够减少或停止用药,在就诊前1个月内有不间断用药史;有阿片类药物过量史。

(2)在就诊前12个月内有药物滥用史,并且出现相关精神和病理学方面的症状。

(3)上述问题持续1个月以上者。

2. 诊断标准

(1)对阿片类药物有强烈的渴求和强迫寻觅行为。

(2)滥用阿片类药物的行为和剂量难以自制。

(3)减少或者停止使用阿片类药物出现戒断症状。

(4)使用阿片类药物剂量逐渐增大以获得“用药”感受。

(5)因滥用药物而出现兴趣爱好改变和家庭关系恶化。

(6)呈现无所顾忌的强迫用药行为。

在就诊前一年内发生或者存在上述3项及以上问题者,即可诊断为阿片类药物依赖。实验室检测指标中,末次使用阿片类药物72小时内尿液相关药物及其代谢产物的检测结果具有参考价值。

三、海洛因过量中毒的诊断标准

海洛因滥用过量中毒者常常具有以下症状和体征:①意识丧失;②瞳孔缩小,对光反射减弱或消失;③呼吸抑制,呼吸频率减慢(2~5次/min),呼吸动度减弱、下颚松弛、舌后坠、发绀、缺氧等症状;④脉搏微弱、心率减慢、血压下降、少尿、无尿、体温降低、皮肤湿冷、循环衰竭,甚至出现休克;⑤肌肉抽搐或无力。

第五节 药物依赖患者的临床麻醉原则和注意要点

一、针对药物滥用者药物滥用相关的症状和疾病的治疗

首先要严格做好医疗环境中麻醉精神类药物的管理,杜绝医疗机构内发生药物滥用事件。对拟接受手术治疗的患者,针对药物滥用者特殊的病理生理学学和病理心理学状态,需要由外科、麻醉科、精神科等多学科医师参与制定有针对性的围手术期综合治疗方案;术前力求改善患者的病理状态,包括改善营养状态;防范医源性药物滥用;积极治

疗药物滥用相关并发症。

二、药物滥用者药物依赖治疗期间临床麻醉的选择原则

药物滥用常产生对阿片类药物的耐药性，其机制为神经适应性的改变，包括阿片受体密度的变化、受体与G-蛋白信号通路耦合的变化、cAMP的上调、中枢谷氨酸能神经系统的改变和脊髓强啡肽系统的改变、下丘脑-垂体-肾上腺轴功能抑制等相关改变。上述病理性改变可能影响常规剂量麻醉用药的镇痛、镇静及临床麻醉效果。考虑到药物滥用对机体神经系统的影响和继发的病理改变，对药物滥用者实施临床麻醉应该注意以下几点：①尽量选择或者主要依靠区域阻滞、椎管内麻醉等非全身麻醉方式完成手术；②根据患者药物滥用、成瘾及戒断反应情况，必要时复合使用有效镇痛剂量的阿片类药物和/或镇静类药物。从药物依赖产生和复发风险角度考虑，麻醉和术后镇痛应该尽量避免使用潜伏期短、起效快的阿片类药物，因为此类药物对药物依赖易感人群具有导致药物依赖发生或复发更大的风险；③根据患者药物滥用、成瘾及戒断反应情况加强术中血压、血容量及心血管功能、及脑、肺、肾脏等重要脏器功能的评估和调控。临床研究提示，药物滥用者术后镇痛的效果亟待改善。用于普通人群术后镇痛的用药剂量可能在药物依赖人群难以产生有效的镇痛治疗效果。

三、药物滥用者药物依赖治疗期的麻醉管理

(一) 阿片类药物

围手术期阿片类药物成瘾的患者需要继续使用阿片类药物维持或美沙酮替代治疗。手术前用药包括阿片类药物的使用。不建议使用阿片受体拮抗剂，因为这类药可以加重急性戒断反应。

阿片类药物不适合用于维持麻醉，因为很有可能需要使用大量的药物。此外，长期使用阿片类药物会引起对其他中枢神经系统抑制药的交叉耐药，引起吸入性麻醉药对阿片成瘾患者的镇痛作用减小。相反，急性阿片摄入会减少对麻醉药的需求。通常用挥发性麻醉药进行麻醉维持时，若术中发生低血压，可能与患者血容量不足有关，而血容量不足可能继发于慢性感染、发热、营养不良、肾上腺皮质功能低下或慢性肝病。

处于恢复期的阿片类药物成瘾者以及接受拮抗剂治疗的患者常使用吸入麻醉，有的患者也可以选择椎管内麻醉，但要警惕低血压的发生。

阿片类药物成瘾患者术后疼痛程度增加，具体原因尚不清楚。在使用美沙酮基础上加用哌替啶或其他阿片类药可以达到令人满意的术后镇痛。美沙酮和丁丙诺啡的术后镇痛作用较小，因此，常常需要合用其他阿片类药物。其他缓解术后疼痛的方法还有用局部麻醉药行持续区域阻滞麻醉、椎管内注射阿片类药物和经皮神经电刺激等。

(二) 可卡因

治疗可卡因滥用的药物包括服用硝酸甘油控制心肌缺血。虽然推荐使用艾司洛尔治疗由可卡因过量引起的心动过速，但有证据表明β肾上腺素能受体阻滞剂可加重可卡因诱发的冠状动脉血管痉挛。α肾上腺素能受体阻滞剂可治疗由可卡因引起的冠状血管收缩。静脉注射苯二氮䓬类药物可有效控制可卡因引起的癫痫发作。可卡因过量引发高热时，需有效降温。

对可卡因成瘾患者实施麻醉时必须考虑患者存在心肌缺血及心律失常等方面的问题，在选择任何可能增加交感神经系统活性的措施或药物之前必须要慎重考虑。准备硝酸甘油以防心肌缺血发生，心肌缺血发生时多表现为心动过速或高血压。可卡因急性中毒的患者对麻醉药的需求增加，其与中枢神经系统中儿茶酚胺浓度的增加有关。可卡因滥用常导致血小板减少，可能会影响麻醉方式的选择。可卡因代谢迅速，所以急性中毒患者需要在中毒期间即刻手术的可能性较小。

(三) 苯丙胺

长期使用苯丙胺作为临床治疗用途者，在择期手术前不需要停药。对苯丙胺急性中毒的患者行急症手术时，可能会出现高血压、心动过速、高热，并且会增加挥发性麻醉药的需求，甚至可能引起颅内高压和心搏骤停。在动物实验中，急性静脉注射苯丙胺容易产生剂量相关性的体温增高及麻醉药物需求量增加。故围手术期体温监测很重要。慢性苯丙胺滥用可明显降低对麻醉药的需求，推测可能与中枢神经系统中儿茶酚胺的消耗有关。顽固性低血压可能与儿茶酚胺耗竭有关，此时可使用直接作用于血管的升压药，如去氧肾上腺素和肾上腺素，而间接作用的血管升压药，如麻黄碱效果较不明显。术中建议监测动脉血压。术后警惕体位性低血压的发生。

（四）致幻剂

致幻剂没有特异性的解毒药，但苯二氮䓬类药物可以被用来控制躁动和焦虑。以气道管理、机械通气、癫痫治疗和控制交感神经系统亢奋症状等支持治疗为主。利尿和酸化尿液可以促进药物的排出，但有导致体液负荷过大和电解质紊乱的风险，尤其是要警惕低钾血症的发生。患者对拟交感神经药物反应敏感。致幻剂可延长阿片类药物的镇痛作用和呼吸抑制作用。

（五）大麻

麻醉管理要考虑大麻对心、肺和中枢神经系统的影响。动物研究表明，静脉注射大麻后，可诱导嗜睡并减少对吸入麻醉药的要求。在注射大麻的动物中，巴比妥类药物和氯胺酮的催眠时间延长，而阿片类药物引起的呼吸抑制作用会被增强。

（六）巴比妥类药物

如果患者出现巴比妥类药物戒断症状，可以应用戊巴比妥。一般来说，戊巴比妥初始口服剂量为200~400mg，因为这些患者可迅速出现耐受，所以要逐步加药以达到满意的治疗效果。苯巴比妥和地西泮可以有效抑制巴比妥类药物的戒断症状。有研究表明，对慢性巴比妥类药物滥用的患者，麻醉诱导时需要增加巴比妥类药物的用量。巴比妥类药物滥用可诱导肝微粒体酶活性增强，使其他药物（如华法林、洋地黄、苯妥英钠、吸入麻醉药等）的代谢增强。由于长期自我静脉注射碱性溶液，滥用巴比妥类药物的患者建立静脉通路可能比较困难，患者可能存在静脉硬化。

（七）苯二氮䓬类药物

苯二氮䓬类药物滥用者的麻醉管理参考巴比妥类药物滥用者的麻醉管理。对苯二氮䓬类药物成瘾而言，常规的支持治疗足矣。氟马西尼是苯二氮䓬类药物特异性拮抗药，对严重的或危及生命安全的药物过量有特效。使用氟马西尼后，原先由苯二氮䓬类药物抑制的癫痫可能会发作。

四、对未经规律治疗的药物滥用者临床麻醉的注意要点

对未经规律治疗的药物滥用者的围手术期管理，应该由相关学科包括外科、神经科、精神科和麻醉科等多学科医师共同处置。首先要对此类患者的药物滥用情况、患者药物依赖程度和主要并发症进行全面评估；特别是对患者由药物滥用引发机体系统功能紊乱包括神经系统、精神活动状态以及代谢、心血管、呼吸、泌尿、免疫、出凝血等系统功能损害程度进行评估，并且作好处置、治疗和麻醉预案，积极治疗严重影响患者安全和正常治疗工作的并发症，如戒断反应和严重的精神障碍。杜绝就医期间和医疗环境中发生药物滥用，积极控制、治疗和处置戒断反应。

药物滥用者剖宫产手术麻醉以及药物滥用相关的围生期医疗问题，应该由相关学科包括产科、麻醉科、疼痛科、新生儿神经科医师共同处置。麻醉科相关的处置应该包括，产前评估、静脉用药治疗、硬膜外分娩镇痛、麻醉下实施器械辅助经阴道分娩或剖宫产术。

（郭 政 邵建林）

参考文献

[1] CHRISTIANSEN S G, BRETTEVILLE-JENSEN A L. Who seeks treatment for cannabis use? Registered characteristics and physical, psychological and psychosocial problem indicators among cannabis patients and matched controls [J]. BMC Public Health, 2018, 18 (1): 780.

[2] ESMAEILI NADIMI A, POUR AMIRI F, SHEIKH FATHOLLAHI M, et al. Opium addiction as an independent risk factor for coronary microvascular dysfunction: A case-control study of 250 consecutive patients with slow-flow angina [J]. Int J Cardiol, 2016, 219: 301-307.

[3] FARRELL M, HOWES S, BEBBINGTON P, et al. Nicotine, alcohol and drug dependence, and psychiatric comorbidity-results of a national household survey [J]. Int Rev Psychiatry, 2003, 15 (1-2): 50-56.

[4] FLEURY G, MILIN R, CROCKFORD D, et al. Training in Substance-Related and Addictive Disorders, Part Ⅰ: Overview of Clinical Practice and General Recommendations [J]. The Canadian Journal of Psychiatry, 2015, 60 (12): 1-9.

[5] GHASEMI M, BEHNAZ F, HAJIAN H. The Effect of Dexmedetomidine Prescription on Shivering during Operation in the Spinal Anesthesia Procedures of Selective Orthopedic Surgery of the Lower Limb in Addicted Patients [J]. Anesth Pain Med, 2018, 8 (2): e63230.

[6] LEVY S, WEISS R, SHERRITT L, et al. An electronic screen for triaging adolescent substance use by risk levels. JAMA Pediatr [J]. 2014, 168 (9): 822-828.

[7] 李建华，郝伟，吴尊友，等．科学认识吸毒成瘾，适时

调整治疗策略——调整中国药物依赖治疗策略专家建议 [J]. 中国药物滥用防治杂志 , 2017; 23: 63-65.
[8] 王同瑜 , 鲍彦平 . 全球药物滥用的疾病负担 : 来自 2010 年全球疾病负担研究 . 中国药物依赖性杂志 [J]. 2015, 24 (6): 493-499.
[9] 曾亮 , 宗蕾 , 侯文 , 等 . 近 5 年针刺治疗药物依赖的神经机制研究进展 [J]. 中国药物依赖性杂志 , 2015, 24 (5): 332-336.

第一百二十五章

姑息医学

目　录

第一节　姑息医学的定义与分类

一、姑息医学的定义

2002 年，世界卫生组织（world health organization，WHO）将姑息治疗定义为“通过早期识别、积极评估、控制疼痛和治疗其他痛苦症状，包括躯体、社会心理和宗教的困扰，来预防和缓解身心痛苦，从而改善面临危及生命疾病的患者及其亲属的生活质量”。疾病有多面性，因而症状控制、家庭支持以及决策辅助是姑息治疗团队共同关注的领域。姑息治疗（palliative treatment）是指多学科团队的工作；而姑息医学（palliative medicine）则是指为严重疾病患者提供症状控制和决策支持的医学专业。

二、姑息医学的实质

姑息医学的实质是，关爱生命，维护尊严，将患者躯体的、精神心理的、社会的和心灵的照护整合为一体，以改善患者和他 / 她们的亲人（家属）的生命质量。而对姑息关怀而言，其核心就是给患者提供人文和医疗的整体关怀，把痛苦减少到最低，最大化地维护其尊严，让患者舒服无痛苦、有尊严和安静地离开，让家属的心灵获得最大的慰藉，做到“生死两相安”。具体来说，姑息治疗包含以下 8 个要素：

（1）提供疼痛控制及其他痛苦症状的临床医疗服务。

（2）维护和尊重生命，把濒死认作一个正常的过程。

（3）既不刻意加速死亡，也不拖延死亡。

（4）整合患者的精神心理和宗教的姑息关怀为一体。

（5）提供支持系统，帮助患者尽可能以积极态度活着，直到死亡。

（6）提供支持系统，帮助家属正确对待患者的疾病过程和他们的居丧。

（7）应用团队的工作方法满足患者和他们的亲人的整体需求，包括必要时的居丧服务咨询。

（8）将增加生命质量，也能够有效地干预疾病的过程；也适用于疾病过程的早期，联合应用其他积极的延长生命的治疗，如放疗和化疗，包括所需要的进一步检查，来评估和治疗痛苦的各种临床并发症。

三、姑息医学的分类

依据姑息治疗水平可将姑息医学分为初级姑息医学和专业姑息医学，以便将普通医师的工作和姑息治疗医师的专业化服务区分开来。初级姑息医学包括对患者疼痛或症状的常规处理，患者预后、治疗目标以及抢救力度的探讨；而专业姑息医学则包括处理难治性或复杂性症状，化解家庭、工作人员以及治疗团队之间与治疗目标相关的冲突。

第二节　姑息医学的起源与发展

“Palliative”这个词来源于拉丁语“to clothe”，意思是“掩盖”疼痛等症状。姑息治疗最早出现于 12 世纪的安宁院（hospice），它原指朝圣途中的驿站，后来才逐渐演变为专门收容终末期患者的场所。1879 年，柏林一位修女玛丽·艾肯亥将其修道院主办的安宁院作为收容晚期癌症患者的场所。1905 年，伦敦一家修女办的圣约瑟安宁院也专门收容癌症晚期患者。此后，安宁院逐渐地从驿站变成了一个专门收治晚期患者的照顾机构。1950 年，Cicely Saunders 博士发起临终关怀运动，倡导成立更为人性化的安宁院，并于 1967 年在伦敦建立了世界上第一座现代化、集医疗与心理照顾为一体的圣科利斯朵夫安宁院。此外，Cicely Saunders 博士还亲自带领医疗团队着手进行一系列有关癌症的镇痛研究及心灵关怀。从那时起，人们逐渐意识到临终关怀的许多原则，如减轻痛苦同样适用于其他预后不良的重症患者，因而该领域从聚焦于生命终末期患者拓广至所有严重疾病患者（图 125-1）。

从 1967 年圣科利斯朵夫安宁院成立开始，现代姑息医学的模式就此确立。此后，这种模式逐渐被世界各发达国家和地区所接受并推广。1976 年，在美国康涅狄格州成立了美洲的第一家安宁院，从此圣科利斯朵夫模式的安宁院在欧美各地纷纷建立。20 世纪 90 年代初期，亚洲的日本、新加坡及中国香港、中国台湾也开始发展姑息治疗服务。中国的姑息治疗开始于 20 世纪 90 年代初期，但各地的发展很不均匀，目前尚没有有关的翔实数据。

2010 美国麻省总医院发表的研究表明，非小细胞肺癌患者在接受抗肿瘤治疗的同时进行早期姑息治疗，有助于提高患者的生活质量及总生存时间。此后，类似的研究相继发表，使得早期姑息治疗和全程管理理念在全球范围内得到推广。

在过去的十年里，美国住院患者姑息治疗团队蓬勃发展，85% 的床位数 ≥ 300 张的医院以及 63% 的床位数 ≥ 50 张的医院都设有姑息治疗团队。2006 年，临终关怀和姑息医学专科正式成立，并于 2008 年进行了该专业的首轮执业医师考试。来自 10 个医学专科（包括麻醉学）的医师成功完成专科医师培训，并通过了执业医师考试。目前，有 129 位麻醉科医师获得了姑息治疗专业的职业认证，可从事临终关怀和姑息治疗工作，占美国该专业大约 4 400 名医师中的 3%。

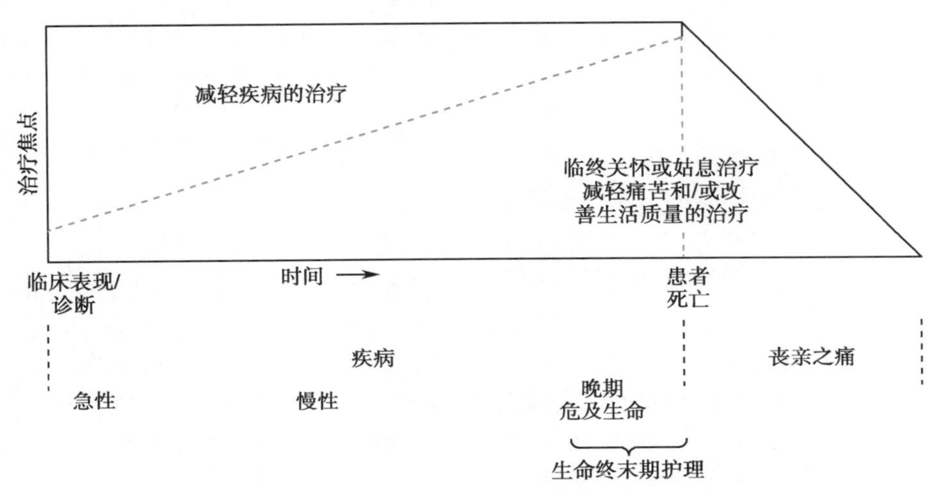

图 125-1 疾病和死亡过程中临终关怀和姑息治疗作用示意图

第三节 姑息医学发展原因与挑战

一、姑息医学发展原因

随着人口的老龄化和医学的进步，慢性疾病患者越来越多。2011 年美国医疗保险累计支出 5 490 亿美元，但 2008 年 10% 花费最高的患者就占用了 55% 的医保份额。这些患者大多合并多种内科合并症，反复或长期住院治疗，预期寿命不足 1 年，有许多患者适于接受临终关怀和姑息治疗。

严重疾病患者症状重，常伴有疼痛、呼吸困难、焦虑和抑郁。在生存期受限的疾病进程中，镇痛质量往往是患方关注的焦点。但多项调查显示其镇痛质量往往较差。此外，患者及其家庭常表示医患沟通不足，尤其是在预后方面。姑息治疗重视患者症状的管理，并倡导合理的治疗目标，将尝试解决上述种种问题。

二、姑息医学与麻醉学

高龄、重症患者也会接受手术治疗，因而麻醉科医师应对姑息医学概念有一定的理解。麻醉科医师精于症状管理，可令患者获益，而且他们对手术进程有独特的见解，可为姑息医学和手术团队提供帮助。随着患方与姑息治疗团队接触的增多，麻醉科医师应提出自身的关注点，制定符合姑息理念（如商讨治疗目标、控制症状）的麻醉方案。此外，许多疼痛和危重病专科的麻醉科医师常定期护理危重病患者，可提供专业化治疗与建议。

三、姑息医学面临的挑战

（一）姑息治疗全球化

全球大约有一半的国家至少拥有一家临终关

怀或姑息治疗机构，但这些机构大都位于经济较发达的大国。不同国家间姑息治疗医师人均占有量差异极大，从新西兰附近小国纽埃岛每 1 000 名居民拥有 1 名姑息专科医师，到中国每 850 万居民拥有 1 名姑息专科医师，再到巴基斯坦每 9 000 万居民拥有 1 名姑息专科医师。除人均拥有量差异悬殊外，获得恰当治疗的机会也常受到限制，而这些都将是未来工作的重点和难点。由于担心阿片类药物的成瘾性以及国家层面的限用政策，全世界估计有 80% 的疼痛患者无法获得阿片类药物。因而，WHO 实施了“姑息治疗公共卫生策略”，囊括了国家政策、阿片类药物的供给和宣教等多个方面，旨在全球范围内对姑息治疗进行规范和整合。

（二）姑息治疗团队

指南建议，能满足患者及其亲属躯体、心理、社会和宗教需求的专业人士均应参与制定姑息治疗计划。理想的状态是，根据患者的需要构建一个包括医师、护士、社会工作者、牧师以及其他专业人士在内的跨学科团队。尽管许多专业团队相继开展了姑息治疗的专业认证或培训（表 125-1），但大部分姑息治疗团队距离理想状态还有很大的差距，尤其是在发展中国家更是如此。作为姑息治疗团队的重要一员，麻醉科医师在难治性癌痛、镇静、恶心呕吐、谵妄等方面有着先天优势，因此随着麻醉科医师参与的深入，姑息医学以及姑息治疗无论是深度还是广度都将会有明显的提升。

表 125-1　姑息治疗团队的成员及其分工

成员	分工
医师	• 诊断、治疗和管理患者的各种医疗问题 • 提供专业的症状管理和咨询 • 在与重症患者、家属以及其他医护人员交流中提供专业技能和咨询
护士	• 在执业范围内参与诊断、治疗和处理急、慢性严重疾病 • 评估严重疾病患者的心理和宗教需求 • 在执业范围内参与症状的管理 • 善于与患者、亲属、健康治疗小组以及社会团体沟通
社会工作者	• 满足被严重疾患困扰的患者及其亲属的心理需求 • 参与医疗团队与患者及其家属之间的会谈 • 协助复杂的出院需求，负责协调社区资源
牧师	• 帮助患者及其家属识别和处理严重疾病相关的精神困扰 • 提供或促进适当的心灵或宗教仪式 • 联系社区宗教资源
其他专业人士	• 麻醉疼痛专家 • 药剂师 • 康复治疗师 • 精神病医师

注：角色及其能力受地区和培训方式的影响

第四节　姑息治疗分类

在美国，姑息治疗通常是医院或住院机构设置的一项咨询服务。美国约 2/3 的医院和 85% 的中大型医院均设有姑息治疗团队，但设置与否受医院所处地域及类型等的影响。地域是影响终末期患者能否获得姑息治疗服务的一个重要因素。在东北部，73% 的床位数≥ 50 张的医院设有姑息治疗团队，而在南部该数据仅为 51%。尽管美国各癌症中心的住院患者面临着死亡威胁或常伴有难以控制的症状，但仅 20%~26% 的中心可提供姑息治疗专用住院病床。在美国，很少患者因不符合临终关怀标准而在家里接受姑息治疗，但姑息治疗诊所仍越来越多，这可能与医保报销模式有关。在全球范围内，姑息治疗实施的方法和场所差异悬殊，与所在国基础设施状况密切相关。在中国，仅有少数医疗中心会设有姑息治疗科，而在大多数的医院并未设置专门的姑息治疗科，此时终末期患者可能分流至多个与原发病有关的科室，或仅在门诊或家里接受最基本的治疗。

一、住院患者的姑息治疗

（一）姑息治疗对预后的影响

院内姑息治疗团队可降低患者的医疗费用。一项回顾性研究调查了 6 家配有固定姑息治疗团队医院患者的治疗费用，结果显示：姑息治疗服务使得幸存出院患者和院内死亡患者单次住院费用分别下降 1 700 美元和 5 000 美元。还有研究表明，姑息治疗团队的参与可使医疗补助受益人的住院费用平均下降 6 900 美元，且 ICU 住院时间更短、死亡率更低，但对总住院时间影响不大。院内姑息治疗可提高患者生活质量，并提升患者和护理人员的满意度。更为重要的是，姑息治疗并不增加住院患者的死亡率，这对于那些以为姑息治疗会加速死亡的患者及其亲属意义重大。

（二）姑息治疗评估

目前，有许多指标有助于经治医师判断姑息治疗的必要性，并据此决定是否需要咨询姑息治疗专科医师。首要的筛选标准通常是患者是否患有生存期受限或危及生命的疾病。尽管不同的医师对该术语可能有不同的理解，但可以肯定的是它一定不包括那些可恢复至原有状态的患者，如平素体健的社区获得性肺炎患者。当然，该术语是用来描述那些可危及生命（如转移癌、肝硬化、慢性肾功能衰竭）或高致死性疾病的（如多器官衰竭、严重创伤、脓毒症），且患者应至少具备以下一个附加条件，如经常因同一疾病住院、体能低下以及ICU住院时间≥7天。总之，当患者出现难治性症状或医务人员存在决策困难时，进行姑息治疗评估是有益的。

（三）外科ICU（SICU）的姑息治疗

目前，ICU姑息治疗一体化主要有两种模式：咨询模式和一体化模式。咨询模式中，专业姑息治疗团队为该患者的经治医师提供建议；在一体化模式中，不提供专业姑息治疗意见，当手术医师或ICU医师提出姑息治疗相关问题时给予建议。目前，仍不清楚哪种模式效能更高，选择何种模式通常由医院文化和资源配置情况所决定。最初，姑息治疗工作和研究主要集中在内科加强医疗病房（MICUs），但人们逐渐意识到还应为SICU患者提供姑息治疗服务，以改善症状管理，制定更恰当的治疗目标，并提供家庭支持。一项有关创伤ICU患者的研究显示，早期评估患方治疗意愿并进行多学科讨论不影响患者的死亡率，也不影响患方签署拒绝心肺复苏术（do not resuscitate，DNR）或终止生命支持的协议。不过，住院早期就签署DNR或终止生命支持协议的死亡患者，其ICU住院时间明显缩短。

（四）外科ICU姑息治疗的启动标准

人们逐渐意识到应在住院期间尽早识别那些需行姑息治疗评估的患者。为此，人们预先确定了危重症疾病列表，并将其作为姑息治疗启动的标准，一旦有患者符合该标准就会自动通知危重病或姑息治疗团队。有时，该标准可用于判定是否应早期行ICU姑息治疗，且效果令人鼓舞。然而，SICU至今仍缺乏有效的姑息治疗启动标准。许多方案包括了以下指标，如ICU住院时间、ICU治疗无效、患者年龄及病种。在一项SICU研究中，研究人员基于专家共识采用了10个姑息治疗的启动标准，其中包括多器官功能衰竭、SICU住院时间≥1个月、单次住院期间入住ICU≥3次以及可能死于SICU的患者。然而，该研究未能证实姑息治疗的优势，这可能与其纳入范围不大、样本量较小有关。在该研究中，仅6%的患者达到了启动标准，且当患者达到启动标准并通报主治医师后，仍然由该主治医师而非姑息治疗专科医师完成姑息治疗评估。正如一些成功的ICU研究观察到的那样，包容性更强的筛选过程或经授权的姑息治疗转诊可能会改变上述结果。

二、门诊患者的姑息治疗

目前开设了越来越多的姑息治疗诊所，这有助于随访出院患者或为门诊患者提供症状控制和心理支持。在全球范围内，姑息治疗诊所内医务人员的组成、门诊时间以及诊疗内容差异巨大。2010年，Temel在一项具有里程碑意义的研究中将151例伴有远处转移的非小细胞肺癌患者随机分为联合治疗组（早期门诊姑息治疗+常规肿瘤治疗）或单纯治疗组（常规肿瘤治疗）。结果发现：联合治疗组患者生活质量评分更高，抑郁症状更少。最令人意外的是，尽管联合治疗组患者较少接受治疗，但其平均生存期仍较单纯治疗组长2.7个月。上述结果以及其他研究成果最终促使美国胸科医师学会做出如下推荐：Ⅳ阶段肺癌或伴有严重症状的患者应在治疗早期启动姑息治疗。一些小样本研究也提示，姑息治疗对症状的控制有积极但多变的作用。

第五节　临终关怀和姑息治疗的区别

与姑息治疗相比，不同国家间临终关怀的定义差异很大，这主要与临终关怀患者的类别、医疗团队是否参与以及设置情况有关。在一些国家，如美国，临终关怀是政府卫生保健系统提供的一项福利，而在其他国家，临终关怀和姑息治疗可互换使用。一般来说，临终关怀更倾向于疾病晚期。尽管逻辑方面有所差别，但临终关怀的理念常侧重于减少痛苦，提高生活质量，以及为患者及其家人提供支持。除了患者、护理人员以及医师的关注点不同外，不同国家所能获得的姑息治疗服务也不尽相同，这主要取决于该国的医疗保健体系和文化理念。在美国，姑息治疗服务是以一个连续体的形式提供的，而临终关怀服务只提供给预期寿命不超过6个月的患者（表125-2）。

表125-2　美国姑息治疗和临终关怀的特点

姑息治疗	临终关怀
• 严重疾病任何阶段均适用	• 预后＜6个月（每60天再评估）
• 医院或门诊均可提供	• 关注家庭为中心的治疗
• 可与积极治疗联合进行	• 患者常更关注舒适度，而非延长生命
• 免费服务模式	• 医保支付，按每日利率

一、美国的临终关怀

在美国，临终关怀仅提供某些特定医疗服务且按日收费，主要针对经两位医师共同确认且预期寿命≤6个月的患者。国家医疗保险大约支付80%的临终关怀费用，而许多私人保险公司也建立了类似的支付方案。其中，有一项服务是护士（临床护理的主要执行者、医师助理、社会工作者和牧师上门为患者提供服务）。此外，家人也有资格获得一年的丧亲咨询。症状控制不理想的患者可获得连续护理和短期住院待遇。临终关怀服务体现了患者的多种核心需求（图125-2）。当然，除以上需求外，每个临终关怀团队都可决定实施何种治疗，这在不同团队间可能差异很大。例如，一些临终关怀机构可实施姑息性放疗，而其他机构可能无力进行。如患者存活超过6个月，在与医师面谈后如仍符合临终关怀标准，则可额外再享受60天的临终关怀服务。

医保支付的临终关怀范围

人员组成：
· 患者选择的医师
· 护士
· 医师助理
· 社会工作者
· 精神顾问
· 志愿者

商品和服务：
· 全天候随叫随到的护理支持
· 获得短期住院和连续的家庭护理
· 为期1年的丧亲支持
· 医疗设备（如病床、轮椅）
· 医疗用品（如绷带、导管）

不覆盖：
· 监护
· 临终关怀机构自行采取的某些治疗
· 与临终关怀诊断无关的用药、住院和治疗

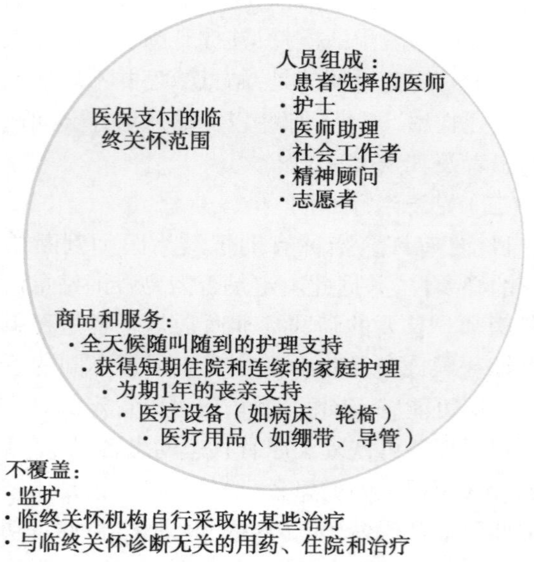

图125-2　医疗支付的临终关怀优势

（一）谁有资格获得临终关怀?

要想获得临终关怀服务，需由一名主治医师和一名临终关怀医疗顾问共同确认：若疾病按照正常进程发展，患者生存期须少于6个月。医保局已公布临终关怀服务的准入标准，并拥有解释权。例如，慢性肺疾病患者的准入条件包括：对支气管扩张剂治疗无效的静息性呼吸困难或低氧血症，且反复急诊入院。当然，由于对指南的解读存在一定的主观性，某些临终关怀机构可能会接受一些被别的机构拒收的患者。此外，临终关怀机构并不强制入住患者签署DNR协议。

（二）临终关怀人群

过去，肿瘤患者是接受临终关怀服务的主体。但近年来非肿瘤患者，如痴呆、慢性阻塞性肺气肿（COPD）以及充血性心力衰竭（CHF）患者所占比例已从1990年的16%增加至2010年的69%。与此同时，医保患者临终前接受临终关怀服务的比例也从5.5%增加至44%。目前，尚无可靠指标能甄别生存期少于6个月的非肿瘤患者，这使得临终关怀转诊时机的确定变得更为复杂，因而上述增长可能存在许多问题。2010年，临终关怀患者平均住院时间为18天，其中约1/3患者存活时间少于1周。最近的临终关怀入住情况显示，许多符合准入标准的患者均顺利转诊至临终关怀机构。

（三）临终关怀对预后的影响

临终关怀可减轻患者的症状负担，提升护理人员的满意度，因而有98%的患者亲属会向他人推荐临终关怀服务。一项研究调查了1 500多位死者亲属，结果发现：在同等医疗服务的前提下，接受过临终关怀服务的患者其亲属中有70%的人给予临终关怀"非常棒"的评价，远高于那些死于医院或疗养院，或有能力提供家庭健康服务的患者亲属（50%）。目前，有关临终关怀的费-效研究结果大相径庭，但仍有部分研究认为临终关怀时限与成本节约与否有关。2007年，Taylor的研究认为只有临终关怀时限在53~107天的患者才能节省成本，而2013年Kelley的研究则认为临终关怀时间

越短,节省费用越多。

二、麻醉科医师与临终关怀

从事临床麻醉、疼痛治疗以及危重病医学专业的麻醉科医师均有可能接触到临终关怀患者。理解临终关怀服务的目标和内容有助于临床麻醉科医师提出一个与患者治疗目标相匹配的个体化麻醉方案。临终关怀的部分优势还在于疼痛科医师的参与。ICU 医师经常被要求协助判断患者是否符合临终关怀的准入标准,并帮助患者亲属制定包括临终关怀在内的治疗计划。

三、儿科临终关怀和姑息治疗

儿科姑息治疗适用于许多患有严重慢性疾病的儿童。WHO 指出,即使在医疗资源相对有限的地区也可成功实施小儿姑息治疗。儿科临终关怀和姑息治疗基本与成人相似,但小儿姑息治疗计划应考虑患者所处的发育阶段。儿童对疾病和死亡的认知取决于年龄的大小:2 岁以内患儿对死亡没有概念,而 10 岁患儿可能会关注死亡过程的细节。

(一) 姑息治疗患儿的特点

与成人相比,儿科姑息治疗所涉病种更广,尤以先天性疾病和神经肌肉系统疾病最为常见。迄今,一项样本量很大的观察性研究调查了接受儿科姑息治疗评估患者的年龄,结果显示:1~9 岁患者占比超过 1/3,10~18 岁患者占 1/3,而 1 岁以下患者占比少于 20%。与成人不同的是,小儿在进行姑息治疗评估后生存期通常有所延长。成人姑息治疗医师很少碰到染色体病、严重发育异常等疾病的患者,因而在治疗此类患儿时可能会遇到更多的困难。对治疗意愿强烈的家庭而言,要做出放弃治疗的决定往往非常困难;同样,对医护人员而言,要做出准确的预后预测也是相当不易的。此外,削减小儿治疗措施会面临众多的法律问题,这与成人相比差异较大。

(二) 姑息治疗患儿的症状处理

过去,严重疾病患儿的症状控制一直不理想。2000 年,一项有关丧子家庭的回顾性调查发现,患儿在离世前经历了“许多”或“大量”痛苦,尤其是疼痛、疲劳和呼吸困难。2011 年,有研究指出儿童神经症状远较疼痛剧烈,这与大部分成人患者的研究结果相反,这表明应对患儿的神经症状予以更多的关注和治疗。有文献报道,区域麻醉有利于减轻那些全身治疗效果不佳的患儿的痛苦。目前,儿科治疗数据有限,因而许多临床医师依据成人数据来进行药物治疗。

四、姑息手术

姑息手术是指“针对绝症患者进行审慎的外科手术,以缓解症状、减轻痛苦,并提高患者生活质量”。尽管未特指是哪一类肿瘤,但现有的研究仅关注肿瘤手术患者。解除肠梗阻是肿瘤患者最常见的姑息手术,伤口处理次之。2004 年,Miner TJ 调查了 1 000 例晚期肿瘤患者,结果发现:姑息治疗后,患者 30 日内并发症发生率为 29%,死亡率为 11%,其中 80% 患者症状改善。2011 年,Miner TJ 采用同一方法再次调查了 227 例晚期癌症患者,结果发现:姑息治疗后患者并发症发生率和死亡率分别降至 20% 和 4%,其中 90% 患者症状缓解,与 2004 年相比显著改善。综上所述,作者认为疗效的改善至少部分与患方参与决策有关。此外,上述两项研究发现患者体能低下与生存率降低有关。

第六节 医患交流

一、预设治疗计划

1991 年,美国《患者自决法案》生效,它要求卫生治疗机构或部门提醒患者有预设医疗指示的权利,并建立相应的制度规范和宣教工作。随着预设治疗计划的开展,实际工作中出现了不少问题,如病情的变化改变了患者的治疗倾向,难以预知受环境变化影响的未来需求。目前,有关预设治疗计划影响患者预后的研究结果并不理想,因而许多专家认为患者指定受托人并与其讨论治疗倾向可能是整个过程中最关键的部分。当然,受托人作出的决策并不总是与患者的预期相符。要想了解患者的治疗目标,需要患者和医师进行开放式交流,且随着患者病情的变化,有时需要进行反复沟通以明确甚或修订治疗目标。

二、预设治疗方案对预后的影响

1995 年发表的 SUPPORT 研究(study to understand prognoses and preferences for outcomes and risks of treatments）是一项为期 2 年、包括 5 家美国教学医院 9 105 例患者的具有里程碑意义的前瞻性、随机对照观察性研究，旨在改善终末期患者的预后决策。该研究仅招募 9 种处于疾病终末期的非创伤患者，其 6 个月死亡率在 45%~48% 之间。观察 2 年后发现，49% 的不愿接受心肺复苏的患者未事先签订 DNR 协议，而医师则很少意识到患者这方面的诉求。治疗期间，医师可获得患者的预后信息，有专职护士负责共享预后信息、预设治疗计划以及评估疼痛程度；两组患者在医师交流、疼痛管理、临终关怀资源的应用以及别的预后指标方面没有差别。基于 SUPPORT 研究的结果，虽然病历记录了较多的预设治疗计划，但仅 14% 的患者在完成预设计划后会告知医师，而大约只有 25% 的医师会在患者入院 1 周后才注意到他们预设的治疗计划。相似的研究显示预设治疗计划并不会影响治疗的类型及其所占用的资源。

三、医师交流技巧及培训

医师常对自己的医患沟通能力感到自信，但对患者或其他医师的调查显示，医师自我的评价可能并不准确。一项 ICU 调查显示，90% 的外科医师对自己在预后方面的沟通技巧感到满意，但仅 23% 的重症治疗医师和 3% 的护士予以认可。同样，尽管肿瘤医师认为他们已向肿瘤患者清楚地解释病情，但患者往往仍不了解自身肿瘤的分期和预后。医患会谈记录显示，医师常专注于技术细节，避谈情感话题，往往主导谈话内容，但当患方谈的更多且获得医师理解时，患方满意度会明显增加。即便是医患间的单独谈话，他们也往往无法就预后达成共识。一项调查显示，医师错误理解转移性肿瘤患者 CPR 意愿的概率高达 30%。目前，仍无有关麻醉科医师的对比研究。上述研究结果表明，术前或 ICU 住院期间麻醉科医师在评估患者对自身疾病进程的了解程度方面扮演着重要的角色。

面对困难问题时，医师的沟通能力可能会影响患者及其亲属对疾病、死亡的态度进而影响其治疗选择。医学院并未教授医患沟通技巧，因此大部分医师在讨论代码状态（代码状态有特殊含义，红色代表过敏，而紫色代表放弃心肺复苏）时会觉得不像讨论别的话题（如手术知情同意）那样轻松。40%~75% 的医师认为他们不善于传递坏消息，具体比例取决于他们受训的水平。有调查发现，仅 9% 的外科住院医师认为他们在住院医师期间接受了良好的姑息治疗培训，而多达 90% 的内科住院医师则希望能额外接受如何与患者探讨诸如 DNR 协议等方面话题的培训。尽管缺乏这方面的培训，但住院医师常需就这些问题与患者进行沟通，从而凸显了在该领域进行相关培训的重要性。

四、临终谈话中家属关注的焦点

在临终治疗过程中，医患信任、坦诚交流是大多数家属最为看重的。如能参与更高层次的治疗决策，家属满意度会更高。会谈中，医师的安慰性语言有助于提升患方满意度。了解患者及其亲属的喜好有助于医师知道应该告诉他们哪些信息以及如何告诉他们。个人、文化和家庭因素的有机结合会影响患者的喜好，医师不应仅依据患者人种或民族来猜测其喜好。许多姑息治疗医师常问这样一个问题："你想了解多少？"，但仍无研究调查患者对这种谈话方式的看法。某些肿瘤患者参与决策的意愿会随疾病的进程而改变，而护理人员可能比患者更想了解治疗相关的信息。某些患者可能不愿了解疾病现状，因而会指定某一代理人帮助其决策。有时，上述情况会互有冲突。

五、临终时的精神需求

严重疾病及其死亡预期可给患者及其家庭带来一系列精神困扰，从质疑生命的意义，到宗教层面，以及对具体医疗措施的解读均可涉及。患者往往会希望医师询问自己的宗教信仰，但他们常觉得自己的精神需求很少得到满足。有人建议询问患者一个简单的问题，如"在你的生命中，宗教或信仰重要吗？"，有助于甄别那些精神需求未得到满足的患者。许多患者及其亲属常依据宗教信仰做出决策，因而询问患者的宗教信仰可为医疗团队提供参考。理解患者决策的依据有可能提高临终治疗的效果。精神顾问或牧师可帮助患者及其亲属度过精神痛苦期，并确认和促进与疾病或葬礼有关的具体礼仪。

六、交流模式

上述研究表明，医患间误解频繁且沟通不足，因而医患双方进行有效的沟通非常重要。目前，人们已提出许多有助于医患沟通的模式，但迄今尚无研究比较上述模式对患者及家人预后的影响。

此外,极少研究评估了某一特定交流模式对患者及其亲属预后的影响。上述模式的共同点包括积极倾听、确认患者的关注点以及评估患者的理解程度。

(一) 召开家庭会议

在 ICU,家庭会议越来越多地被用来促进家庭和医疗机构之间的信息共享。入住 ICU 后 72 小时内召开家庭会议可减少患者 ICU 住院时间,且不增加死亡率。在为数不多的评估标准化交流方式的研究中,有一项单中心研究将重症患者家庭随机分为标准化交流组(依照丧亲手册进行)或常规交流组。交流干预强调使用安慰性语言,理解患者正常的情绪反应,并允许患者亲属提问。可归纳为重视、认可、倾听、理解和鼓励家人提问(value, acknowledge, listen, understand, elicit questions),为便于记忆用单词 VALUE 来表示(表 125-3)。调查显示,3 个月后,常规交流组家庭存在明显的心理困扰。

表 125-3 VALUE:生命终末期交流框架

价值(value):重视和赞赏患者家人的谈话:"谢谢你让我了解了你丈夫过去一年疾病的变化过程。"
认可(acknowledge):认可家人的情绪反应:"这往往是家人悲伤的时候。"
倾听(listen):积极倾听。记得保持沉默,给家人发言时间。
理解(understand):了解患者是怎样的一个人。"你能和我谈谈你的父亲吗,他是什么样的人,什么东西对他最重要?"
鼓励提问(elicit questions):询问家人是否有问题要问。"我们已经交流了许多,你有什么问题要问吗?"

许多医师不知如何召开家庭会议。尽管这方面没有专门的研究,但大致流程如下:介绍患者家庭成员和治疗团队成员→简要解释召开家庭会议的原因→请患者或家人介绍他(或她)对病情的知晓程度,例如:"医师向你透露了哪些有关你父亲目前病情的信息?"

(二) 分解坏消息

SPIKES(setting, perception, invitation, knowledge, empathy, sequelae,即环境、感受、引导、了解、安慰、转归)六步法可用来分解坏消息。它包含多个要素,如找一间安静的会议室,询问患者或家人对病情的知晓程度,以及制定下一步治疗方案。可用于多种场合(表 125-4)。

表 125-4 SPIKES:坏消息分解模式

环境:安排一个安静、宽敞、可容纳所有与会者的私密空间。
了解:了解参与者对病情的知晓程度。"医师向你透露了哪些有关你妻子病情的信息?"
引导:询问患方希望了解哪些信息。"有些人希望了解所有细节,其他人只想知道大概,你想知道些什么?"
告知:将已知状况通俗易懂地告知与会者,避免使用难懂的医学术语。
安抚:认可患者的情绪。"我真希望事情不是这样的。"
后续交流:确定下一次的会面。"我们明天下午见,届时我会将她最新的状况告诉你。"

(三) 应对不良情绪

NURSE(name, understand, respect, support, explore,即指出、理解、尊重、支持、探索)草案是处理患者愤怒等不良情绪的模式。严重疾病患者及其家人常会向医疗保健人员表达愤怒的情绪。此时,医务人员需牢记以下要点:轻松面对,就事论事,认真倾听,并保持适当的安全距离。当然,在那种场合下往往难以全部做到,但将患者及其亲属的愤怒看作是内心悲痛的一种本能反应,往往有助于问题的解决(表 125-5)。

表 125-5 NURSE:情绪处理模式

指出:指出你认为患者及其亲属表现出的情绪。"看来你很生气。"
理解:同情并认可患方情绪。"我无法想象这对你来说是多么困难。"
尊重:赞赏患者及其看护人员的坚强。"在这艰难时期你为你母亲做出了巨大的付出。"
支持:提供支持。"我愿意帮助你。"
探讨:请患者及其看护人员解释情绪变化的原因。"你能告诉我今天为何如此沮丧吗?"

(四) 保密

患者家人可能会要求医师不要将病情告知患者。在不同的文化体系或国家,病情告知文化差异极大。在美国,疾病告知文化发生了很大的变化。目前,多数医师希望患者能了解疾病预后。至今尚无处理家属保密要求的规范,但专家共识建议医师应安抚家属,设法理解他们对病情披露后果的担心,并询问患者是否希望以及如何参与治疗决策。例如,"有些人想了解所有的健康问题并自己做决

定，而别的人则希望让家人来了解并做决定，你选哪一种？”

（五）限时试验

当无法判断某临床干预是否有益于某些特定患者时（如机械通气对缺血性脑病），进行限时试验可能是有益的。医患双方商定在该时限后，将再次评估临床干预的效果。限时试验可让患者家人知道医疗团队将在何时判定治疗措施的有效性，从而拥有一个重新评估的期待。

七、抢救力度

（一）心肺复苏术后患者的预后

抢救力度是另一个挑战性话题，麻醉科医师在ICU或围手术期常需就此与患方沟通。20世纪60年代，心肺复苏术（CPR）率先用于术中意外事件的处置，随后被逐步推广至外科病房及以外的区域。目前，CPR患者的预后大为改观，经初级心肺复苏后1/2以上患者可存活，近1/4患者可康复出院。外科患者中，约85%的心搏骤停发生在术后，其存活概率高于其他类型的心搏骤停患者。一项大样本研究调查了院内CPR后存活出院的老年患者，结果发现：约1/2患者遗留有中重度神经损伤，1年后60%的患者存活。

（二）抢救力度讨论

前面探讨的是普通住院患者CPR预后，但对处于生命终末期的患者，抢救力度如何显然是临床医师绕不过的话题。那么，应该如何就此与患者进行沟通以了解患者最希望的抢救力度呢？目前尚没有这方面的研究。理想的情况是，在全面讨论病情和治疗目标时，商讨患者的代码状态。譬如，某些患者可能将延长生命作为治疗目标，在这种状况下，即使明知抢救不会成功，医师也可能会试图抢救。而其他类似患者可能将解脱视作治疗目标，这时医师往往会建议患者签署DNR协议，以减少ICU长期滞留或长期机械通气的可能性。在一项小型情景研究中，研究人员让肿瘤患者观看了一段商谈患者代码状态的标准化视频，结果显示：不管是直接询问患者希望的抢救力度，还是建议签署DNR协议，都不影响患者的最终选择。

（三）围手术期限制医疗措施

美国麻醉科医师学会（ASA）发布了有关围手术期签署DNR协议的指南。围手术期签署DNR协议相关的伦理可参见ASA相关指南。

八、终止生命支持

部分患者及其家属可能希望终止机械通气或者别的生命支持，这在伦理学上是可行的，是对患者自主权的尊重。麻醉科医师在药物滴定以及处理疼痛和焦虑方面可为撤机提供技术支持。ICU备有多种撤机方案，常采用阿片类药物来缓解疼痛和呼吸困难，使用苯二氮䓬类药物来处理烦躁和焦虑，从而迅速提升患者的舒适度。有关终止生命支持的调查显示，医务人员在提升死亡质量的理念方面并未有所提高。特别需要改善的理念包括：根据患者的宗教信仰和家族传统做出相应安排，与家人进行充分的心理沟通，拔除不必要的导管，停止非必需的治疗及监护。某些家庭可能需要牧师的参与。

（一）终止生命支持的预后

一项研究调查了74例预计在拔管后将迅速死亡的ICU患者，结果显示，这些患者在机械通气最后1小时吗啡的平均剂量是5.3mg/h，临终前1小时吗啡用量是10.6mg/h，拔管至死亡的平均时间是153分钟（4~934分钟）。令人有些意外的是，吗啡剂量每增加1mg/h，患者死亡时间将相应延迟8分钟。该效应与早期的研究结果相似（苯二氮䓬类每增加1mg/h，死亡延迟13分钟）。

（二）终止生命支持时肌松药的使用

拔除气管导管前不应使用肌松剂。肌松剂不利于症状的评估，可增加患者的痛苦。已使用肌松剂的患者应在神经肌肉功能充分恢复后方可拔管，除非这样做会增加患者的痛苦。

第七节　预　　后

许多研究考察了医师预测患者生存率的能力。荟萃分析显示，医师高估了约30%终末期患者的预后，且患者体能越差预测准确性越高。另一项研究调查了365名医师和504例临终关怀患者，结果证实：医师预计的生存率比真实值高5倍，63%的预测高估了真实情况。此外，医师了解患者病情的时间越长，预测准确性越低。而ICU医师往往容易悲观。一项包括851例机械通气患者的研究发现,ICU 医师预计生存率低于 10% 的患者中,仅 71% 患者在 ICU 住院期间死亡。荟萃分析提示,在 ICU 入住 24 小时内,医师预测患者预后的准确性高于算法评分模型。然而,无论是医师还是评分系统都无法准确预测特定患者的预后。总体而言,医师预测与患者生存率间相关性不高。此外,护士往往比医师更悲观,建议对最终存活的患者停止治疗的概率更高(图 125-3,图 125-4)。

预后判断的困难使得某些医师不愿预估患者的生存时间,以免犯错。然而,179 名受托人中有 87% 的人希望医师能提供预后预测,即使这种预测并不确切。大部分受托人都清楚预后预测存在较大的不确定性,但在沟通过程中仍希望医师能将这种不确定性描述的更明确些。尽管预后预测存在不确定性,但它仍有助于家人准备丧事,并在协调工作安排、亲友探视和财务方面做出重要决策。目前,仍无告知患者预后的最佳恰当方式。可行的一种办法是用宽泛的时间段,如数小时至数天、数天至数周、数周至数月、数月至数年,来形容患者的病情。这些范围以及有关预测难度的解释可为

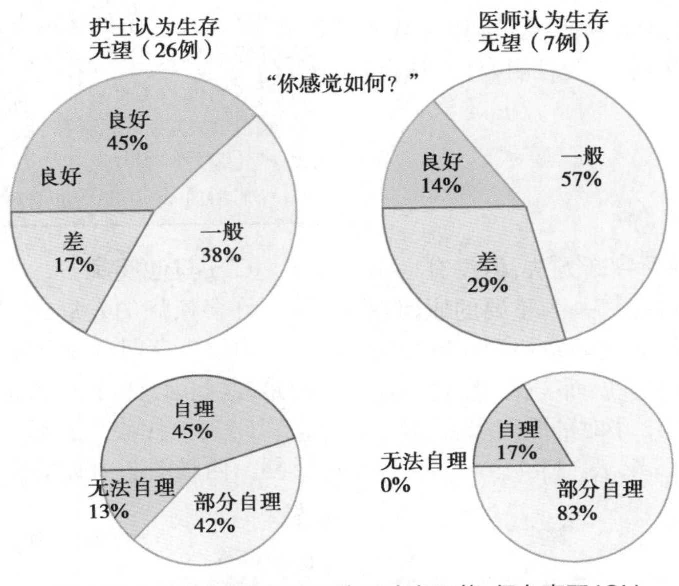

图 125-3 被医师或护士认为无生存可能,但在离开 ICU 6 个月后仍存活患者的回复

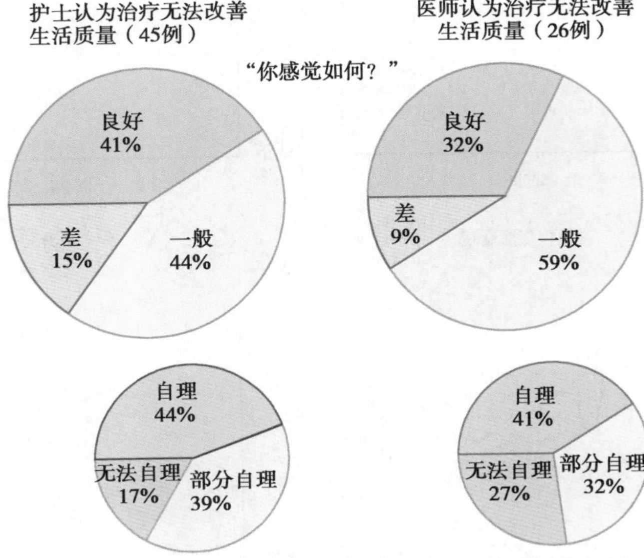

图 125-4 被医师或护士认为目前治疗无法或难以改善其生活质量,但在离开 ICU 6 个月后仍存活患者的回复

家人做重要决策提供依据。然而，不同的患者及其家属可能在解读同一预后判断方面存在巨大差异。有研究人员请 ICU 患者的受托人解读一份模拟医师出具的预后声明，结果发现：这些受托人趋于乐观，尤其是预后更差的患者亲属。

一、疾病发展轨迹

临床上存在多种疾病发展轨迹，但大多可归入以下类别：突发重度残疾或濒临死亡；早期功能良好，随后迅速、持续下降；病情恶化与改善，此消彼长，交替出现；功能较差且渐进下降（图 125-5）。上述分类可能有助于医患间的预后交流，特别是对于那些预后难以预测的疾病，如慢性阻塞性肺病和慢性心力衰竭。

二、预后工具

（一）恶性肿瘤

目前，有多个肿瘤预后判断方法，但没有一个方法适用于所有类型的肿瘤。一个重要的原因在于，许多患者因素，如体能和实验室检测比肿瘤类型更重要，它们可随疾病的进展而变化（图 125-6）。总之，每日卧床时间超过 12 小时的肿瘤患者，其中位生存期为 6 个月（表 125-6，表 125-7）。

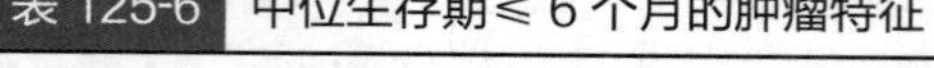
表 125-6　中位生存期≤ 6 个月的肿瘤特征

一般的实体肿瘤

所有局部晚期或转移性实体肿瘤，且至少伴有一个下列因素：

- 每日卧床≥ 12 小时的患者
- 血清钙 >11.2mg/dl
- 下肢静脉血栓或肺栓塞
- 脑转移灶或颅内转移瘤≥ 2 个
- 脊髓受压且运动能力下降
- 恶性心脏压塞

原发灶不明的肿瘤

所有原发灶不明的转移性腺癌或未分化癌，且至少伴有一个下列因素：

- 患者能行走且生活自理，但无法工作
- 肝、骨或肾上腺转移
- 化疗后肿瘤复发
- 血清白蛋白 <3.5mg/dl 或 6 个月内体重下降≥ 10%

（二）其他疾病

许多疾病的发展过程难以预料。表 125-7 列出了中位生存期≤ 6 个月患者的特征，但需要指出的是，这些因素的预测价值仍不确定。

1. 充血性心力衰竭　充血性心力衰竭病情常反复。西雅图心力衰竭模型常用来评估心力衰竭

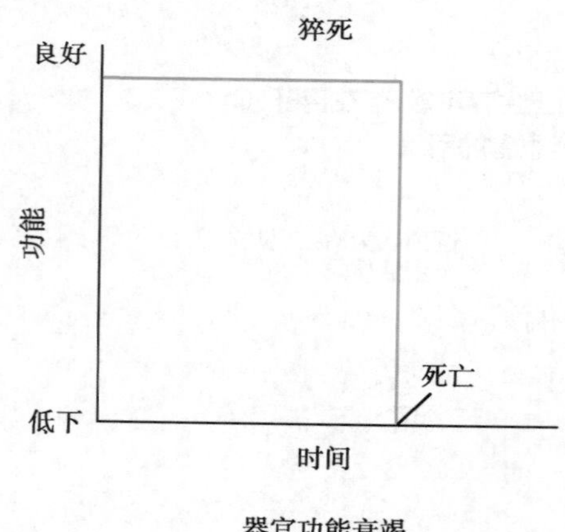

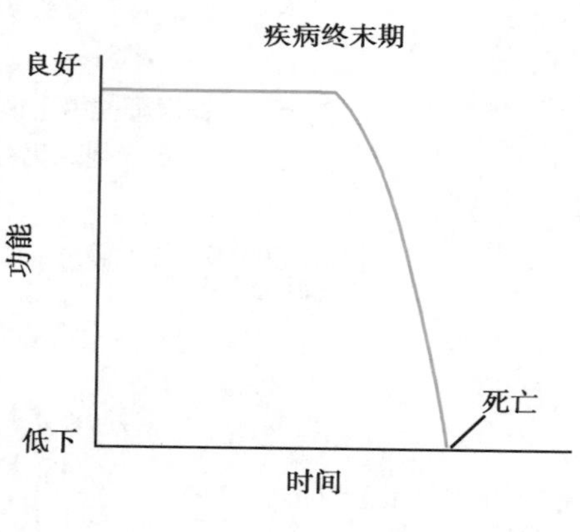

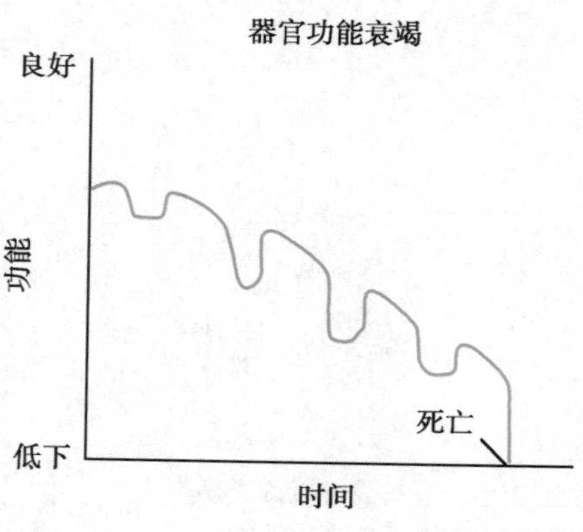

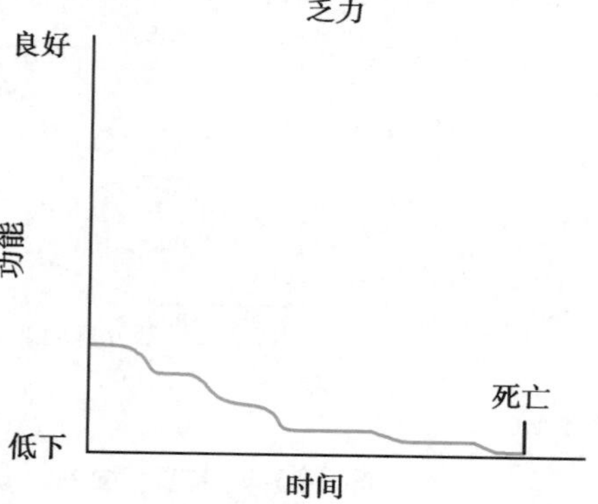

图 125-5　死亡过程

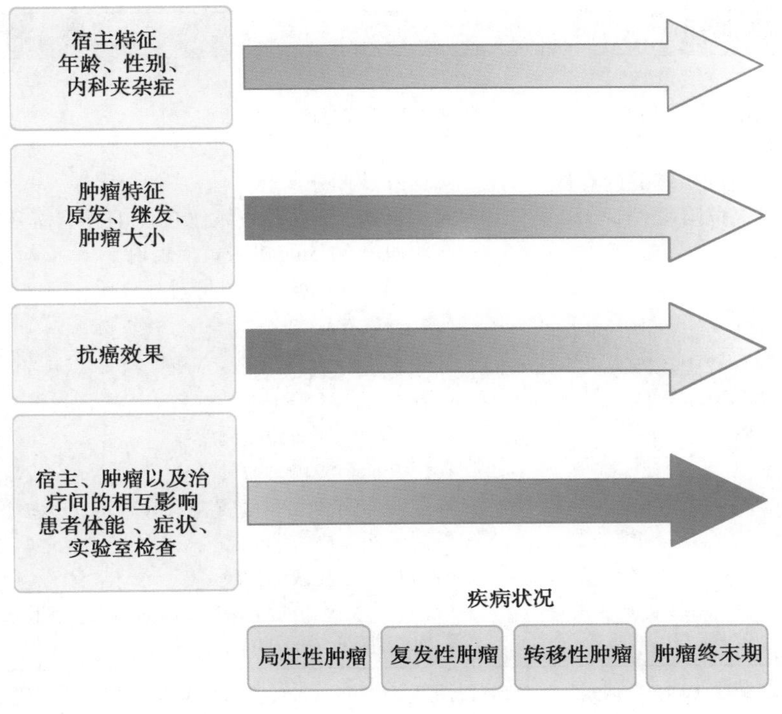

图 125-6 影响肿瘤患者生存期的因素
阴影的深度表示该因素在生存期预测中的权重。

表 125-7 中位生存期≤ 6 个月的非肿瘤患者的特征

诊断	高危因素
心力衰竭	
因中、重度心力衰竭住院,NYHA Ⅲ或Ⅳ级,伴有≥ 3 个危险因素	• 年龄 >70 岁 • LVEF ≤ 20% • 血浆 BNP > 950pg/ml • 肌钙蛋白 I >0.4ng/ml • CRP >3.5mg/l • 第 4 次因心力衰竭住院或 2 月内再次住院 • 出院后至少有 2 项日常活动需他人协助或需要家庭护理 • 2 个月内体重下降≥ 2.3kg 或血清白蛋白 <2.5g/dl • 曾有心源性休克、室性或室上性心律失常、心搏骤停、心肺脑复苏或机械通气病史 • 收缩压 <110mmHg • 血清肌酐 >2mg/dl 或 BUN>40mg/dl • 血清钠 <135mEq/L • 外周血管疾病或脑血管疾病 • 其他内科合并症,如糖尿病、痴呆、COPD、肝硬化、肿瘤
痴呆	
日常生活完全无法自理的严重痴呆,卧床不起,大小便失禁,语言交流障碍,入住医院或专业护理机构,且至少伴有一个高危因素	• BMI <18.5kg/m^2,进食减少,体重明显下降 • 至少存在一处压疮 • 至少伴有一个合并症 • 男性且年龄 >90 岁 • 因吞咽困难或误吸而留置胃管

续表

诊断	高危因素
肝硬化	
失代偿性肝硬化且至少合并一项高危因素	• MELD 评分≥ 21
失代偿性肝硬化且因肝病有关的急性疾病住院，并至少伴有一项高危因素	• MELD 评分≥ 18 • 因肝病严重失代偿入住 ICU，且伴有需升压药治疗的低血压、血清肌酐 >1.5mg/dl 或黄疸表现 • 肝肺综合征或急进性肝肾综合征
慢性阻塞性肺疾病	
因严重 COPD 病情恶化住院，PaO_2 ≤ 55mmHg，$PaCO_2$ ≥ 50mmHg，需吸氧治疗，且至少伴有≥ 3 项高危因素	• 年龄 >70 岁 • 存在右心功能不全的证据 • 2 个月内因 COPD 再次住院 • 气管插管或机械通气病史 • 住院前需要大量的支持和频繁的医学护理和 / 或至少有 3 项日常生活需要协助 • 出院后需要家庭护理 • 营养不良（体重下降≥ 2.3kg，血清白蛋白 <2.5g/dl 或 BMI <18kg/m^2 • 血清肌酐 >2mg/dl

BMI：体重指数；BNP：脑钠肽；BUN：血尿素氮；COPD：慢性阻塞性肺病；CPR：心肺脑复苏；CRP：C 反应蛋白；LVEF：左室射血分数；MELD：终末期肝病模型；NYHA：纽约心脏病协会；$PaCO_2$：CO_2 分压；PaO_2：氧分压。

患者 1~3 年的平均生存率，但无法判断患者是否处于生命的终末期。判断患者预后不良的因素有：住院、心动过速、低血压、射血分数降低以及肌酐水平升高。因急性失代偿性心力衰竭住院、高龄以及合并慢性阻塞性肺病是 1 年生存率降低的高危因素。美国心脏学会《心力衰竭管理指南》指出，“姑息性和支持性治疗对有临床症状的心力衰竭患者是有效的。美国心力衰竭协会也对姑息治疗提出了多项建议，包括对患者和家属进行必要的关于患者生活质量、预后、死亡风险（包括心脏猝死）的教育。积极与家属进行有关治疗计划和诊疗目标、甚至进行临终关怀的讨论，明确各种意外事件发生的可能性。有研究表明，纳入姑息治疗后可明显改善心力衰竭患者的生活质量和满意度，与未接受姑息治疗的患者相比可大大减少抑郁的发生率，且可有效控制心力衰竭症状，减少其对阿片类药物的需求，甚至可提高生存率，延长患者生存时间。

2. 痴呆　痴呆病程难以预测，一旦出现感染、无法进食等常见问题后，患者 6 个月内死亡率显著增加。在众多临床指标中，高龄、气短、无法活动以及进食不足预示患者 6 个月内死亡率增加。

3. 慢性阻塞性肺病　发病率随年龄的增长而增加。BODE 指数囊括了体重指数、气道阻塞、呼吸困难和运动能力，可用于预测 COPD 患者的死亡风险，但麻醉科医师无法在床旁实施 6 分钟步行试验。机械通气≥ 3 天或无法成功拔除气管导管提示预后不良。

4. 肝病　终末期肝病模型（MELD）评分常用来预测失代偿性肝病患者的预后。肝性脑病和肝肾综合征也预示预后不良。

5. 肾病　在匹配年龄、性别因素后，仅 16%~33% 的慢性肾病 5 期患者（需透析治疗）的生存期与不需透析治疗的患者相当。年龄≥ 65 岁的肾病透析患者，其 10 年生存概率为 3.1%。体能差、营养状况低下以及合并内科疾病提示预后不良。每年，终止透析所致的死亡占透析患者死亡总数的 20%，末次透析后患者平均生存 8~12 天。

三、死亡进程

多数医师曾见过死亡患者，但很少有人见证过整个死亡过程。在美国，每年仅在 ICU 死亡的患者就超过 50 万例，且更多患者是在离开 ICU 后死亡的。患者亲属可能会询问医师死亡过程中患者的感受，因而对医师而言，了解死亡过程非常重要。患者出现濒死征兆的时间点方面个体差异性显著，84% 的患者在死前 24 小时表现为嗜睡或昏迷，而在死前 1 小时出现发绀和桡动脉搏动消失（表 125-8）。

表 125-8 死亡过程中的变化

变化	特征表现
乏力，虚弱	体能下降 对卫生状况的关注下降 无法绕床走动 无力将头抬离枕头
皮肤缺血	骨性突起处出现红斑 皮肤皲裂 伤口
疼痛	面部表情痛苦 皱眉
进食减少，食物浪费	厌食 摄入减少 误吸，窒息 体重减轻，肌肉、脂肪组织明显减少，尤以两鬓为著
眼睛无法闭合	眼睑无法闭合 可见眼白（瞳孔可见或不可见）
液体摄入减少，脱水	摄入减少 误吸 低蛋白血症引起的外周水肿 脱水，黏膜或结膜干燥
心功能障碍，肾衰	心动过速 高血压后出现低血压 四肢冰冷 外周和中心型发绀（四肢泛蓝） 皮肤斑点（网状青斑） 皮肤表面静脉淤血 尿色深
神经功能障碍，包括意识水平下降	嗜睡 唤醒困难 对言语或触觉刺激无反应
交流能力下降	难以恰当地使用词语 单音节词，短句 回应延迟或不贴切 无法口头回答
呼吸功能不全	呼吸频率的改变，先增快后减慢 潮气量下降 异常的呼吸模式—呼吸暂停、潮式呼吸、濒死呼吸 丧失吞咽能力 吞咽困难 咳嗽、窒息 吞咽反射消失 口腔及气管分泌物增加 腹鸣
括约肌功能丧失	大小便失禁 皮肤浸渍 会阴部念珠菌感染 谵妄 认知功能障碍的早期表现（如昼夜颠倒） 烦躁、坐立不安 漫无目的或重复动作 抱怨、呻吟
罕见或突发事件	临死前回光返照，兴高采烈 误吸、窒息

四、终末期患者症状管理

（一）疼痛管理

严重疾病患者的疼痛管理与普通患者差异较大。某些疼痛患者最好由疼痛科专家来处理，且部分患者可能需用辅助用药（表 125-9）。实体瘤患者疼痛发生率为 15%~90%，具体取决于肿瘤类型、分期以及患者的年龄、种族和性别。癌痛大多源于肿瘤本身，但约 1/5 患者可因肿瘤治疗而出现疼痛。癌痛管理可大致参照 WHO 发布的“癌痛治疗三阶梯方案”和“NCCN 成人癌痛指南”。在 1995 年发表的一项前瞻性研究中，Zech 采用上述方案治疗了 2 118 例癌痛患者，其中 76% 的患者疼痛减轻，且不良反应轻微。另外，心理因素也可加重癌痛患者的疼痛程度。随着临床医师对癌痛治疗理解的加深，80%~90% 肿瘤患者的疼痛症状能够通过规范、有效的治疗得以缓解，但仍有 10%~20% 患者的疼痛属于难治性癌痛，仅通过常规的药物治疗效果不满意和 / 或出现不能耐受的不良反应。尽管这部分患者仅占癌痛患者的 1/10~1/5，但难治性癌痛却是我国癌痛治疗的一个“软肋”，其对医患的困扰超过其他疼痛的总和，已成为医师、患者共同面临的棘手问题。为此，本文将在后面予以重点讨论。

除了镇痛药物的使用外，姑息性放化疗也有助于疼痛的缓解。姑息性化疗不以肿瘤根治为目的，旨在减轻患者的症状，尤其是癌痛。有时，姑息化疗可延长患者的生存时间，因而可能是某些特定患者疼痛控制的一个有益选择。

许多终末期患者可能因口腔病变、恶心、濒临死亡以及其他原因无法口服药物。许多姑息治疗

表 125-9 癌痛治疗的辅助用药

类别	药物	评价
多效镇痛药		
糖皮质激素	地塞米松、泼尼松龙、强的松	用于骨癌痛、神经病理性疼痛、淋巴水肿疼痛、头痛以及肠梗阻
抗抑郁药		
三环类抗抑郁药(TCAs)	地昔帕明、阿米替林	用于阿片类药物耐受的神经病理性疼痛；合并抑郁症的疼痛患者；仲胺化合物(如地昔帕明)不良反应少，首选
选择性 5- 羟色胺、去甲肾上腺素再摄取抑制剂(SNRIs)	度洛西汀、米那普伦	有证据表明该药对某些疾病疗效显著，但总体效能不如 TCAs；不良反应较 TCAs 小，常一线使用
选择性血清素再摄取抑制剂(SSRIs)	帕罗西汀、西酞普兰	疼痛治疗证据很少；如需控制疼痛，应首选其他亚类药物
其他	安非他酮	无疼痛治疗证据，但镇静作用较其他抗抑郁药轻，常用于主诉乏力或嗜睡的患者
α2 受体激动剂	替扎尼定、可乐定	除替扎尼定外，不良反应大，极少全身用药；可乐定可用于神经阻滞
大麻	四氢大麻酚 / 大麻二醇、大麻隆、大麻	有证据表明四氢大麻酚 / 大麻二醇可用于治疗癌痛；其他商品化化合物无临床使用依据
外用药		
局部麻醉药	利多卡因贴剂、局部麻醉药软膏	偶尔用于局部疼痛
辣椒素	8% 贴剂、0.25%~0.75% 软膏	高浓度贴剂适用于带状疱疹后遗神经痛
非甾体类抗炎药(NSAIDs)	双氯芬酸钠及其他	研究证实可用于局灶性的肌肉疼痛
TCA	多虑平软膏	可治疗瘙痒和疼痛
其他		已开始经验性使用多种药物的复方软膏，但效能有待验证
神经病理性疼痛		
广谱药物	同上	同上
抗惊厥药		
加巴喷丁类药物	加巴喷丁、普瑞巴林	对阿片类药物耐受且不伴抑郁症的神经病理性疼痛首选；鉴于术后痛的使用情况，具有多种治疗潜能；可阻断中枢神经系统 N 型钙离子通道，但个体差异大
其他	奥卡西平、拉莫三嗪、托吡酯、拉科酰胺、丙戊酸钠、卡马西平、苯妥英钠	缺乏文献支持；新药不良反应小，应首选，但个体差异大；可用于对阿片类药物耐受且抗抑郁药或加巴喷丁治疗无效的神经病理性疼痛
钠通道药物		
钠通道阻断剂	美西律、利多卡因	有证据支持静脉使用利多卡因
钠通道调节剂	拉科酰胺	新型抗惊厥药用于疼痛治疗的证据极少
GABA 受体激动剂		
$GABA_A$ 受体激动剂	氯硝西泮	无文献支持，但可用于伴焦虑的神经病理性疼痛
$GABA_B$ 受体激动剂	巴氯芬	治疗三叉神经痛的证据是用于其他神经痛的基础
N- 甲基 -D- 天门冬氨酸抑制剂	氯胺酮、美金刚胺、其他	氯胺酮治疗癌痛的证据很少，但晚期患者或疼痛大爆发患者静脉注射氯胺酮疗效显著；口服氯胺酮无文献支持

续表

类别	药物	评价
骨癌痛用药		
双膦酸盐类药物	帕米膦酸二钠、伊班膦酸钠、氯膦酸二钠	有证据支持；与NSAIDs或糖皮质激素相似，均为一线用药；可减少骨骼相关的不良事件，但下颌骨坏死和肾功能不全风险限制其临床使用
降钙素		文献依据少，但耐受性好
放射性药物	锶-89、钐-153	有证据支持，但骨髓抑制效应限制其使用，需专家同意方可使用
肠梗阻用药		
抗胆碱能药物	东莨菪碱、格隆溴胺	与糖皮质激素相似，可作为无手术指征的肠梗阻患者的一线辅助用药
生长抑素类似物	奥曲肽	与糖皮质激素相似，可作为无手术指征的肠梗阻患者的一线辅助用药

或临终关怀患者因频繁的临床治疗、脱水或其他原因而无法开放静脉通路。为避免多次尝试静脉置管，许多姑息治疗医师和多数临终关怀机构采用皮下注射的给药方式，尤其是阿片类药物。皮下注射药物往往是适应证外使用，但该方式安全性高，部分原因在于经肌肉注射的大部分药物会渗透至皮下组织。目前，人们在给药途径变更后药物剂量换算方面存在争议，但皮下注射阿片类药物是安全的，它可经皮下单次注射或连续给药。不过，皮下使用美沙酮可引起皮肤过敏。还有研究支持经黏膜、舌下、直肠以及经鼻给予阿片类药物。目前，已有部分药物如酮咯酸、氯胺酮和利多卡因，采用经鼻给药。值得注意的是，在姑息治疗背景下，其他类型的药物，如苯二氮䓬类药物、某些止吐药、抗生素、神经安定药以及液态药物也可经皮下给药。

生命终末期患者常需使用阿片类药物。2012年，一项研究调查了美国6个医疗中心的1 068例患者，结果显示，70%患者在临终前1周、47%患者在临终前24小时使用过阿片类药物。某些医师因担心阿片类药物会加快终末期患者的死亡进程而不愿使用。2001年，Morita回顾性分析了209例患者临终前48小时内阿片类药物和镇静药物的使用情况，结果发现，临终前使用阿片类药物或镇静剂并不影响患者的生存时间。一项小样本研究也提示，增加阿片类药物用量并不影响患者的死亡时间，但该研究中吗啡总量相对较小。2006年，Portenoy主持的更大样本研究表明，麻醉药的绝对用量与死亡时间之间有微小相关性，但即便将其与别的变量合并，合并方差似乎仍不足总方差的10%。这表明，对终末期患者适当使用阿片类药物是安全的，并不加快死亡进程。因此，临床上应根据患者的疼痛程度进行阿片类药物的滴定治疗。

（二）镇静管理

2010年，欧洲肿瘤内科学会（ESMO）癌痛治疗指南中提出，当常规处理无法控制的终末期难治性疼痛且还会导致难以承受的不良反应时，可给予镇静治疗。此外，终末期患者还可出现难治性呕吐、呼吸困难、谵妄、抑郁等一系列症状，而且这些症状往往不是独立存在，它们常互相叠加。这时姑息性镇静可能是临床医师可以选择的最后手段。目前，国内针对终末期患者的姑息性镇静治疗研究尚处于起步阶段，相关治疗经验较少，这里主要引用国外相关方面的经验。

姑息性镇静（palliative sedation，PS）是指在终末期患者出现难治性痛苦症状时，适当应用镇静药物降低患者的意识水平以缓解痛苦，且不会缩短患者生存期的治疗。镇静程度可从浅到深，并根据患者情况进行间断或持续性镇静。对于终末期突发的严重症状，如大出血、剧痛，可紧急进行持续性深度镇静，以迅速缓解垂死患者的痛苦。间隙性镇静可迅速缓解晚期患者尚未控制的症状，而这些症状可能在以后通过其他治疗控制。患者在进行间隙性镇静的同时，需要被严密监护，使他们能够恢复先前的意识水平，以便尝试寻找其他治疗方案。

难治性症状是指，进一步的侵入性/非侵入性干预不能充分缓解或无法短时间内缓解终末期患者无法忍受的痛苦，它通常具有累积效应，如谵妄、呼吸困难、疼痛、呕吐以及非躯体症状（心理痛苦等)。其发生率为10%~50%。当患者出现严重的痛苦症状时,应由2名姑息治疗领域的医师来综合评估镇静的必要性以及患者的预后,以确定恰当的治疗方案,从而排除可逆或可治因素(如急性肠梗阻,颅内压增高等)引起的症状。实施镇静前,须与患方进行充分交流,以取得理解和支持。药物方面,咪达唑仑具有起效快、半衰期短的特点,可快速滴定,因而最为常用,也可与阿片类药物或氟哌啶醇合用。

（三）恶心呕吐管理

恶心、呕吐是姑息治疗和临终关怀患者的常见症状,常给患者及其亲属带来严重的困扰。严重疾病患者恶心呕吐的治疗方法基本与术后恶心呕吐的治疗相似。无论是哪种患者,治疗前均应首先全面评估患者恶心呕吐的原因(图125-7)。本节将重点介绍生存时间受限患者的特殊问题。

化疗患者大多会经历意料中的恶心呕吐。2011年,美国临床肿瘤学会的放化疗实用指南建议联用5-羟色胺受体拮抗剂(如昂丹司琼)和地塞米松来治疗放化疗后的恶心呕吐,而对高致吐性化疗方案可增用神经激肽-1受体拮抗剂,如阿瑞吡坦。对接受姑息治疗的放疗引起的或非化疗相关的恶心呕吐患者,目前尚无1a或1b类证据来指导止吐药的使用。

美国国家综合癌症网络(National Comprehensive Cancer Network,NCCN)给出了肿瘤患者恶心呕吐以及爆发性呕吐的治疗原则,具体见表125-10及表125-11。

表125-10　肿瘤患者恶心呕吐治疗原则

1. 预防是目标
2. 5-羟色胺3(5-HT3)受体拮抗剂在剂量和给药间隔恰当时,口服和静脉等效
3. 考虑特定止吐药物的毒性
4. 止吐方案的选择应基于致吐风险、此前止吐经验和患者因素
5. 肿瘤患者还可能存在其他潜在致吐原因:部分或完全性肠梗阻、前庭功能障碍、脑转移、电解质紊乱、尿毒症、合并用药、胃瘫、过多的分泌物、恶性腹水、心理因素
6. 对多药化疗方案,止吐药的选择应基于最高致吐风险的药物
7. 消化不良者,考虑H_2阻滞剂或质子泵抑制剂(PPI)
8. 生活方式可能减轻恶心呕吐,如少食多餐、健康食物、控制食量、室温下进食等

表125-11　肿瘤患者爆发性呕吐的治疗原则

1. 预防比治疗容易
2. 常规、按时、联合用药,而非PRN
3. 进行性呕吐,考虑直肠或静脉注射给药
4. 多种同时使用的药物,可能有必要改变方案和给药途径
5. 保证充足的水和液体,同时检查纠正电解质紊乱
6. 下周期治疗前重新评估,找出可能引起爆发性呕吐的
7. 下周起前重新评估D1和化疗后止吐方案
8. 调整5-HT3RA的剂量和频次以及种类。如非治愈为目的,考虑换用其他致吐性低的方案
9. 加用抗焦虑药可能获益
10. 患者如有消化不良,可考虑抑酸治疗(H_2拮抗剂或PPI)

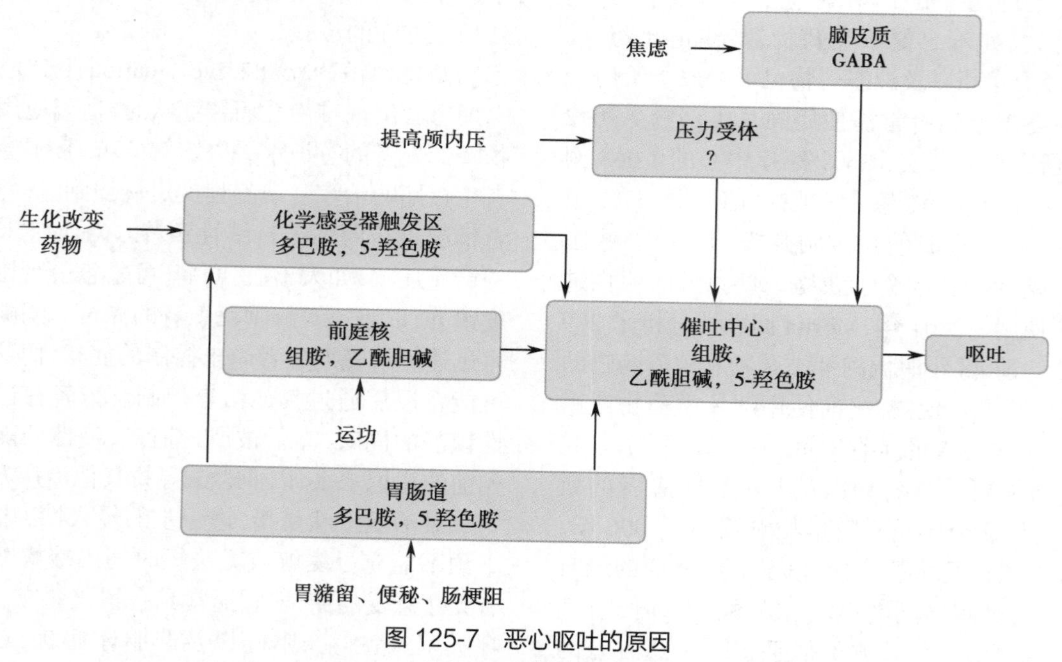

图125-7　恶心呕吐的原因

GABA:γ氨基丁酸。

（四）抑郁与焦虑

生命终末期常伴有抑郁和焦虑，其发生率分别为 5%~30% 和 7%~13%。许多因素可引起心理困扰，如严重疾病相关的社会、经济、精神和躯体应激。有两个问题可用于抑郁症的筛查："你心情压抑吗？"、"你是否有对以前喜欢的事情或活动失去兴趣的经历？"。此项筛查诊断抑郁症的敏感性和特异性分别达到 91% 和 68%，且研究证实此项筛查也适用于姑息治疗患者。对筛查结果阳性或有自杀或杀人企图的患者，应转诊至心理医师或其他有经验的专业人员。尽管区分困难，但须将抑郁症与谵妄、正常的悲伤情绪区分开来（表 125-12）。对麻醉科医师而言，理解抑郁症并进行适当的转诊非常重要。抑郁症可影响疼痛治疗、生活质量和治疗决策。患者预期寿命的长短也会影响抑郁症的治疗。选择性 5- 羟色氨再摄取抑制剂（SSRIs）和单胺氧化酶抑制剂（MAOIs）起效时间长达 1~2 月，因而适用于生存期较长的患者。对生存期在数周至数月的癌症患者，哌甲酯治疗抑郁症的疗效已被多项研究证实。该药起效时间为 1~3 日，效果往往较好。

表 125-12 绝症患者悲伤情绪与抑郁症的区别

特征	正常的悲伤情绪	抑郁症
自然反应	适应	不适应
困扰焦点	对特定损伤的反应；不影响生活的各个方面	普遍存在，影响生活的方方面面
症状波动	症状波动，常随时间推移而改善	不变
情绪	心情悲伤、烦躁不安	长期持续的抑郁和情感贫乏
兴趣和愉悦能力	兴趣和愉悦的能力完好，但因体能下降参与活动减少	对所有活动不感兴趣或乐趣，缺乏快感
信心	对未来短暂或局部性的失去信心，可随时间推移而改变	对未来持续、普遍的绝望
自尊	感觉无望，但仍保持自尊	自觉人生毫无意义
内疚	对特定事情的遗憾和内疚	过度的负罪感
自杀意念	消极且短暂地希望快速死亡	常渴望死亡

（五）呼吸困难

呼吸困难是"患者主观感受到的不同程度的呼吸不适"，与旁人观察到的呼吸费力或过快有显著区别。姑息治疗患者出现呼吸困难原因众多，涉及躯体性和心理性因素。高死亡风险患者常伴有呼吸困难，是 ICU 能交流患者认为最无法忍受的症状。呼吸困难可加速患者死亡的进程，即便是无心肺疾病史的患者。治疗目标可以是祛除病因（如胸腔积液），也可以是对症处理。非药物治疗，如机械通气或肺康复治疗可能是有益的。研究证实，小剂量阿片类药物治疗顽固性呼吸困难是安全和有效的。在一项 RCT 研究中，48 例老年 COPD 患者每日服用吗啡缓释片 20mg 后，呼吸困难症状明显缓解，且不良反应轻微。目前，临床常采用苯二氮䓬类药物（伴或不伴阿片类药物）治疗呼吸困难，但由于相关研究样本量较小且存在混杂因素，总体上仍认为如将它作为二、三线药物使用，有可能使患者获益。通过鼻导管给予加压空气的益处与给氧相似，除非是缺氧患者。

（六）出血与肠梗阻

许多病理状况，如凝血功能障碍、肿瘤等均可引起出血。除压迫止血和放疗止血外，还可使用纤溶抑制剂（如氨甲环酸），或通过介入（如栓塞术）、手术等手段来止血。至于采取何种措施，应综合考虑患者的治疗目标和预期生存时间。目前，尚无随机对照研究探讨最佳止血疗法。使用深色毛巾压迫止血并和患者共处能减轻患者的恐慌。患者出血期间应使用药物治疗以达到镇静和遗忘的目的，常用药物有苯二氮䓬类药物和阿片类药物，有时亦可选用氯胺酮，但最常用的药物是咪达唑仑 5~10mg 口服。

某些腹部肿瘤患者可出现部分或完全性肠梗阻。类固醇激素和奥曲肽是一线治疗方案的重要组成部分。伴有肠梗阻或预期生存时间不足 2 个月的患者手术治疗效果较差，此时应考虑放置胃肠道支架。除了一般性的治疗措施外，还应考虑放置胃管以尽快缓解梗阻。对治疗无效的肠梗阻患者可选择放置胃造瘘管，在允许患者享用美味的同时可排空胃内容物。

（七）补液与营养

许多姑息治疗患者因恶心、吞咽困难或消化道梗阻无法进食或饮水，但医患双方常纠结是否补液和营养支持。医患双方都怀着强烈的文化或宗教理念，担心患者经受"饥饿"的痛苦。其实，在疾病晚期饥饿症状不如口渴常见，人们常采用冰块或口腔拭子缓解患者的口渴症状。液体治疗和营养有引起液体超负荷进而导致窒息、水肿、腹泻以及恶心的风险。放置胃造瘘管还存在其他风险，如造瘘管移位、预防造瘘管刺激带来的不适。进行肠内、外营养以及液体治疗前，医师应与患方就治疗风险 / 效益进行沟通。液体治疗和营养的价值已在持续植物人状态、急性卒中或脑外伤、短期重症疾病、口咽癌以及延髓肌萎缩侧索硬化患者的救治中得到体现。此外，尽管液体治疗并不延长癌症晚期患者的生存时间，但有助于减轻患者的谵妄症状。老年痴呆症患者放置经皮营养导管无法预防肺炎的发生或提高患者存活时间，因此不予推荐。

（八）临终前痰鸣音

大约有一半的患者在临终前 1~2 日会出现痰鸣音，其原因可能是临终患者无力咳嗽或无法吞咽源自气道或口咽部的分泌物，使得分泌物积存在上呼吸道，因而出现痰鸣音。临床上常使用抗胆碱药物来减少分泌物，但值得注意的是鲜有研究支持这种做法。一项大样本研究显示，阿托品、丁溴东莨菪碱和东莨菪碱注射可减轻痰鸣音且效能相当，但遗憾的是该研究未设置安慰剂组。有研究表明，舌下含服单次剂量的阿托品其效能与安慰剂相似。此外，早期、小样本研究中有许多存在多种方法学缺陷。部分家属担心出现痰鸣音时患者可能会觉得不适，但许多临床医师认为，患者临终前大多意识不清，痰鸣音本身并不会给患者带来不适。

（九）临终前谵妄

谵妄将在第一百〇四章详细阐述。28%~88% 的疾病终末期患者会发生谵妄，且越临近死亡谵妄发生率越高。研究证实，意识模糊评估量表同样适用于姑息治疗患者。某些患者谵妄的诱因不止一个（表 125-13）。谵妄会明显削弱患者选择合理治疗措施（包括手术）的能力，从而引发道德甚至法律方面的问题。谵妄恢复后，大部分患者会遗留有谵妄有关的痛苦记忆。

50% 的临终前谵妄是可逆的，但医师往往很难判断哪些谵妄是可逆的。一般情况下，年轻、全身损伤较小且不伴器官功能衰竭的患者更易从谵妄中恢复。而真正出现终末期谵妄的患者，其预期寿命是很短的。医务人员应依据患者的治疗目标选择治疗措施（表 125-14）。例如，对谵妄前生活质量较高的肿瘤患者，其家属更容易接受尿液检查和胸部 X 线检查，但对谵妄前已接近昏迷且预计生存时间在数小时 - 数日的患者，其家属一般不愿因尿检而接受导尿。

谵妄常表现为躁动，但活动减少型谵妄患者与周围环境互动减少，对周围环境关注下降，其发生率可能远高于多数临床医师的预估。活动减少型谵妄患者内心烦扰不安，但目前人们尚未就是否以及如何治疗此类谵妄达成共识。

表 125-13　谵妄诱因

谵妄诱因
代谢紊乱
高钙血症
低钠血症
高钠血症
脱水
糖代谢紊乱
器官功能衰竭
肾功能衰竭
肝功能衰竭
呼吸功能衰竭
药物治疗
阿片类药物
苯二氮䓬类药物
抗胆碱能药物
类固醇激素
脓毒血症
肺炎
尿路感染
脑部病理性改变
原发性脑肿瘤
转移性脑肿瘤
软脑膜疾病
无抽搐型癫痫
缺氧
戒断症状
酒精
苯二氮䓬类药物
血液系统疾病
弥散性血管内凝血
贫血

表 125-14 评估谵妄的要素
确定治疗目标
回顾使用过的药物
考虑是否存在戒断症状
确定有无血液系统疾病、代谢紊乱以及器官功能衰竭 代谢相关检查 全血细胞计数
评估氧供需水平 氧饱和度
确认有无感染 尿培养 血培养 胸部 X 线检查
特殊检查 脑电图 动脉血气 弥散性血管内凝血的筛查实验 甲状腺刺激激素的检测 脑部 CT 和 MRI 检查 脑脊液检查

第八节　姑息手术患者的麻醉选择

一、术前评估

患者的决策能力可能在住院期间或随时间推移而改变，因此应在签署麻醉知情同意书前对其进行评估。对已签署 DNR 协议的择期手术患者，术前应就患者的治疗目标进行充分的沟通，进而制定与其相匹配的术中、术后管理方案。如果患者取消了 DNR 声明，则应立即着手修改治疗计划。麻醉科医师还应在适当的时候与手术医师和护士就患者的喜好进行沟通。

术前应对患者所患疾病进行充分的评估，其中应包括患者的认知功能、近期用药史（包括化疗药物）、肿瘤转移情况以及伤口情况。术前评估患者的体能和预后有助于了解患者手术的风险 / 效益，进而制定合理的麻醉方案。对伴有特殊疾病如肿瘤、COPD 等的患者，其术前评估内容可参考相关章节。围手术期许多姑息治疗患者可能接受疼痛的药物治疗，麻醉科医师应依据围手术期疼痛管理指南进行处理。

二、术中注意事项

所有参与术中、术后护理的人员应就患者的抢救力度进行沟通。术后应预防恶心呕吐（PONV）和褥疮的发生。

三、肿瘤与麻醉选择

最近，人们设法理清麻醉对肿瘤进展及复发的影响。目前的研究认为，区域麻醉对肿瘤患者的影响复杂，但可能使患者获益。尽管有关肿瘤手术选择何种全身麻醉药物的研究大多为在体或离体实验，但这些研究也表明不同的药物对肿瘤细胞的影响各不相同（表 125-15）。

表 125-15　麻醉药物和宿主防御

药物	对宿主抗肿瘤免疫的潜在效应
氯胺酮	动物实验证实可降低 NK 细胞活性和数量
硫喷妥钠	动物实验证实可降低 NK 细胞活性和数量
异丙酚	动物实验证实可降低 NK 细胞数量
挥发性麻醉药	动物实验证实可抑制干扰素诱导的 NK 细胞毒性作用；降低人类 NK 细胞数量；与局部麻醉药相比，使用挥发性麻醉药的黑色素瘤切除患者预后更差
笑气	动物实验证实笑气可加剧肺、肝转移；不影响人结直肠肿瘤术后的转归；抑制与肿瘤细胞相关的造血细胞的形成
局部麻醉药	利多卡因可拮抗表皮生长因子（EGF）受体，并抑制离体肿瘤细胞的增殖；罗哌卡因可抑制肿瘤细胞的生长
吗啡	动物模型证实可抑制细胞免疫功能，如 NK 细胞的活性；可抑制人体 NK 细胞活性
芬太尼	可抑制人体 NK 细胞活性
曲马多	动物研究证实可增强 NK 细胞活性；可增强人 NK 细胞活性
COX-2 抑制剂	动物研究证实有抗血管生成和抗肿瘤效应

四、术后管理

常规的术后管理流程足以应对大多数的姑息治疗患者。此类患者术后疼痛、谵妄和恶心呕吐风险增加，且存在个体差异。对某些患者可在镇痛药的基础剂量上适当加大药物剂量。围手术期医务人员应就患者限制抢救措施的意愿进行沟通，当治疗意愿恢复至术前状况时也应如此（表 125-16）。

表 125-16 姑息治疗患者围手术期注意事项

术前注意事项

回顾预设医疗指示或代码状态记录

如果有 DNR 或其他医疗限制记录，应依据 ASA 指南明确患者的治疗意愿

- 限制所有的抢救措施
- 限制某些特定的抢救措施
  - 应告知患者或受托人实施麻醉时哪些措施是必不可少的（如气管内插管），哪些不是（如胸外按压）
  - 示例：广泛肋骨转移患者拒绝胸外按压，但必要时可接受其他治疗药物或措施
- 依据患者的治疗目标和价值观来限定抢救措施
  - 患者或受托人授权医疗团队选择恰当的抢救措施
  - 示例：患者希望接受那些可能逆转病情的治疗（如麻醉苏醒室发生的因麻醉性镇痛药过量所致的呼吸抑制），但不愿接受那些可能会引起神经系统后遗症的治疗（如长时间的心肺复苏术）
- 明确记录所有限制抢救治疗措施方面的变化
  - 包括所有参与讨论的人
  - 恢复原有预设医疗指示时应做记录
  - 依据 ASA 指南，“……当患者离开麻醉苏醒室或从麻醉、手术的短期影响中恢复过来时”亦应做恢复情况的记录
- 与手术医师、护士以及其他健康护理人员就患者限制抢救措施方面的任何变化进行交流
- 保证患者术前服用所有预定的镇痛药物
- 如果患者死亡风险大，可安排适当的仪式给予精神慰藉
- 回顾患者的用药史，如阿霉素和博来霉素
- 回顾那些可能影响生理机制的转移瘤（包括肺部或脑部）记录
- 评估脑转移患者或认知功能障碍可疑患者的决策能力
- 必要时考虑术前硬膜外置管
- 评估患者术前的体能状态和总体预后

术中注意事项

- 要特别关注那些恶液质或皮肤完整性能较差患者的体位
- 术后恶心呕吐高危患者应考虑预防用药
- 向新来的医务人员交代患者不愿接受的各种抢救措施

术后注意事项

- 除基础剂量外，考虑增加阿片类药物剂量的必要性
- 备好 PONV 高危患者的止吐补救措施
- 向 PACU 医护人员传达患者不愿接受的各种抢救措施

第九节 难治性癌痛的管理及麻醉科医师的作用

目前，国内外对难治性癌痛的定义和诊断标准尚没有达成统一。为了便于阐述，本章将主要依据 2017 年中国抗癌协会癌症康复与姑息治疗专业委员会（CRPC）所提出的“难治性癌痛专家共识”进行展开。

难治性癌痛指由肿瘤本身或肿瘤治疗相关因素导致的中、重度疼痛，经过规范化药物治疗 1~2 周患者疼痛缓解仍不满意和 / 或不良反应不可耐受。其诊断需同时满足以下两条标准：①持续性疼痛数字化评分≥ 4 分和 / 或爆发痛次数≥ 3 次 / 天；②遵循相关癌痛治疗指南，单独使用阿片类药物和 / 或联合辅助镇痛药物治疗 1~2 周患者疼痛缓解仍

不满意和/或出现不可耐受不良反应。它主要包括癌性神经病理性疼痛、骨癌痛、癌性爆发痛以及癌性内脏痛四大类,彼此互有重叠,其治疗可参考图 125-8。

一、癌性神经病理性疼痛

17%~28% 的晚期癌症患者会伴有神经病理性疼痛。与其他类型的疼痛相似,治疗神经病理性疼痛时应考虑患者的预期寿命,且某些药物的靶浓度可能难以在短时间内滴定。癌性神经病理性疼痛是指肿瘤或治疗过程中侵犯感觉神经系统造成的疼痛。由肿瘤或治疗对神经的直接损伤引起,可促进递质释放,造成伤害性感受器局部酸中毒,释放炎性因子如肿瘤坏死因子等,继而导致伤害性感受器的敏化。持续性疼痛可维持交感神经兴奋、造成脊髓背角突触可塑性改变,引起中枢敏化。神经病理性疼痛的主要特征之一是对阿片类药物敏感性较差。国际疼痛研究协会(international association for the study of pain,IASP)于 2008 年提出的神经病理性疼痛的分级诊断标准被广泛沿用。临床

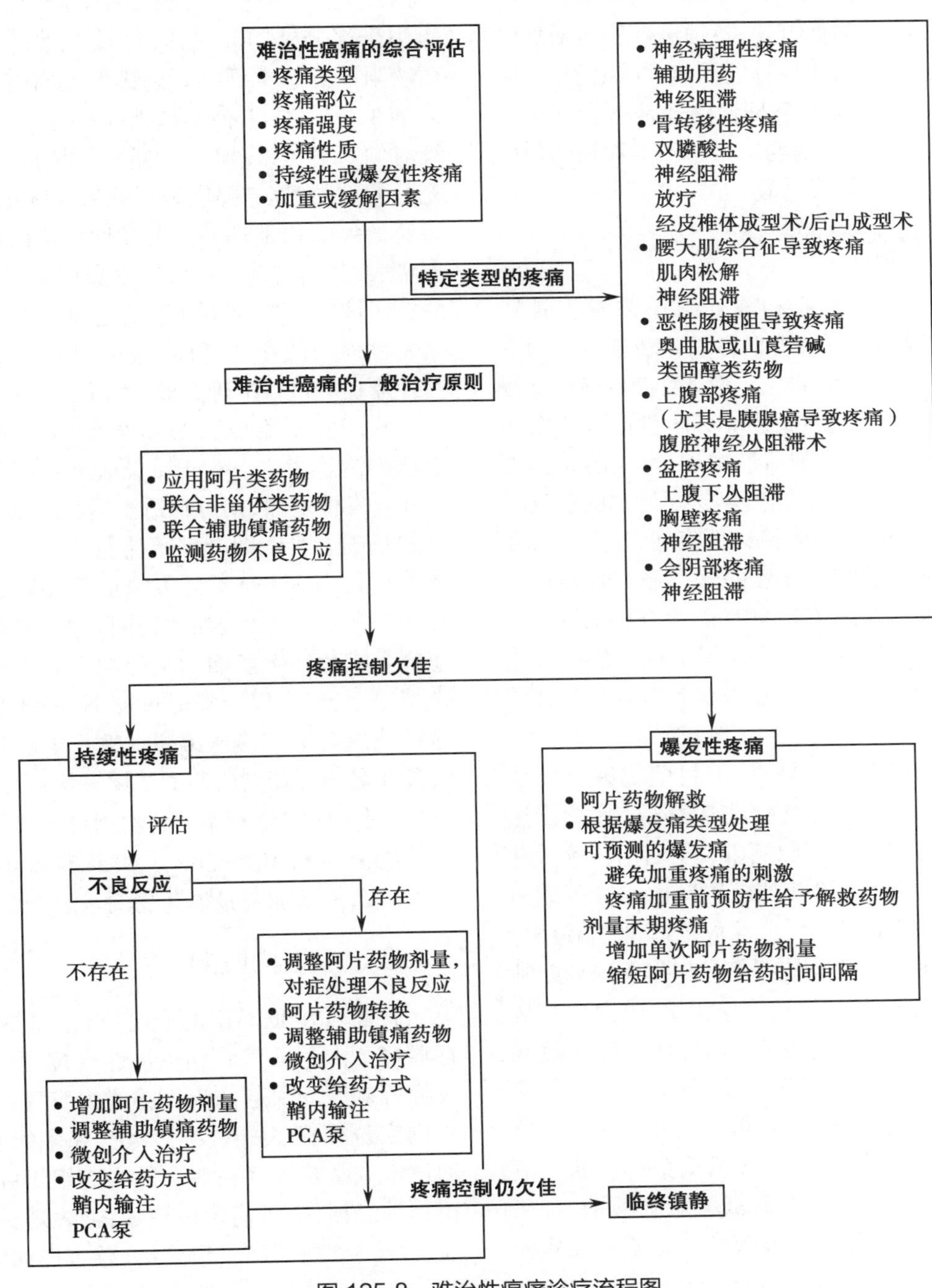

图 125-8 难治性癌痛诊疗流程图

上进行神经病理性疼痛筛查推荐使用ID疼痛量表，DN4问卷诊断特异性较高，可用于进一步明确诊断。

癌性神经病理性疼痛应考虑以阿片类药物为基础，联合使用辅助镇痛药物，辅助镇痛药物以抗惊厥药物和/或抗抑郁药物为首选，必要时可增加非甾体类药物或类固醇激素。有微创介入治疗适应证者推荐早期应用，以提高镇痛效果，改善躯体功能，降低药物剂量。对于癌性神经病理性疼痛，单用阿片类药物疗效欠佳，往往需要辅以辅助镇痛药物治疗，以改善患者症状。抗抑郁药物包括阿米替林、文拉法辛、度洛西汀等；抗惊厥药物包括加巴喷丁和普瑞巴林。对于伴神经压迫症状的患者，应使用类固醇激素。神经病理性疼痛常常合并炎性疼痛，可加用非甾体类药物。目前不推荐长期使用类固醇激素和非甾体类药物。

二、骨癌痛

乳腺癌、肺癌、肾癌和前列腺癌常发生骨转移。根据骨转移病灶的病理特点，骨转移可分为溶骨型、成骨型和混合型3类。溶骨型骨转移使受侵蚀的骨强度下降，破骨细胞和成骨细胞活性之间的平衡被打破，破骨细胞活性增加，发生溶骨性破坏和肿瘤组织浸润，侵蚀和破坏支配骨髓的感觉神经。癌性骨痛包括静息时持续性疼痛、静息时自发性的爆发痛和运动时诱发性的爆发痛。骨转移的诊断需要借助ECT及CT、MRI的检查和碱性磷酸酶等化验指标。静息性骨痛采用常规癌痛的评估方法；自发性和诱发性的骨痛可借鉴爆发痛的评估方法进行评估。

骨癌痛治疗有多个靶点，但目前仍缺乏公认的最佳治疗方式。有时，疼痛非常剧烈。激素疗法可有效缓解乳腺癌、前列腺癌以及子宫内膜癌骨转移引起的疼痛。介入治疗如放置鞘内导管可能适用于部分骨癌痛患者。姑息性放疗有助于减轻骨癌痛，但需几个星期后才能缓解。根据美国放射肿瘤学学会指南，与多次分割放疗相比，单次分割放疗缓解转移性骨癌痛的效果相似，且治疗次数减少，但再次治疗的概率显著升高（20% *vs* 8%）。尽管只有少量小样本研究支持，但专家共识常推荐口服、皮下或静脉注射地塞米松治疗骨癌痛。研究证实，骨代谢调节药如唑来膦酸或帕米膦酸钠，有利于部分减轻骨癌痛，因此应在疼痛初始阶段或从肿瘤学角度认为时机适当时开始应用。NSAIDs也有助于缓解癌痛，但与阿片类药物联合应用时其获益仍不太确定。更积极的治疗措施，如椎体成形术可能适用于某些骨转移患者。

三、癌性爆发痛

癌性爆发痛是指阿片类药物对持续性疼痛已形成相对稳定的控制，突然出现的短暂疼痛强度增强的感受。爆发痛分为诱发痛和自发痛，前者可因运动等而诱发，后者无明显诱因，随机发生，不可预测。爆发性癌痛的机制还不十分清楚，动物研究提示阿片类药物在有效控制持续性疼痛的剂量下仅作用于部分外周μ受体，运动可激活未被阿片类药物阻滞的感觉纤维。确诊爆发痛需要全部满足以下3个条件：①存在基础疼痛（前一周中疼痛持续时间每日 >12 小时）；②前一周的基础疼痛得到充分的控制（疼痛强度为无或者轻度）；③患者存在短暂的疼痛加重现象。爆发性疼痛的评估主要依据量表，艾伯塔癌症爆发性疼痛评估工具具有一定的针对性。另外，英国和爱尔兰姑息医学协会癌症爆发性疼痛的评估流程对癌症患者是否存在爆发性疼痛也能进行准确有效的评估。

对于有明确诱因的爆发痛，若能去除病因则以病因治疗为主。对于难以去除病因的诱发性疼痛和自发性疼痛，则可在适当提高基础镇痛药物用量的基础上给予即释型镇痛药物或静脉给予阿片类药物处理爆发痛。爆发痛的药物治疗在缓释阿片类药物基础上，追加速释阿片类药物。在国内，速释吗啡片在爆发痛的治疗中占有主导地位。特殊情况下，还可以选择通过皮下、静脉等非胃肠道途径使患者达到快速镇痛。近几年也有通过口腔或鼻腔黏膜等新型给药方式用于快速缓解爆发痛。目前，对于缓解爆发痛的药物用量建议为每日阿片类药物总量的10%~20%。如果24小时爆发痛次数 >3 次，需增加背景痛药物剂量。

四、癌性内脏痛

肿瘤可侵犯周围的交感神经，造成交感神经性癌痛。内脏器官受到机械性牵拉、痉挛、缺血和炎症等刺激而引起的疼痛称为内脏痛。交感神经外周定位模糊、中枢投射广泛，并多伴有牵涉痛。通过影像学检查存在明确的内脏组织肿瘤浸润及植物神经损伤；疼痛定位模糊；常表现为痉挛样疼痛、钝痛、绞痛、胀痛、牵拉痛、游走样痛等；有时合并一定的功能障碍。符合以上特征可诊断为内脏痛。目前,内脏痛的评估尚无特异性量表。阿片类药物是目前治疗癌性内脏痛的重要药物,一般推荐联合使用抗抑郁药物,并依据原因不同给予对应治疗。同时,可针对内脏神经支配区域或肿瘤侵犯的部位采用微创介入治疗。对于肠痉挛性疼痛,可考虑联合使用抗胆碱能药物;伴肠梗阻或不全肠梗阻,可以考虑采用非胃肠道给药途径的药物,如丁丙诺啡舌下含片、芬太尼透皮贴剂,也可采用患者自控镇痛术以及其他辅助药物,如类固醇激素、H_2受体阻滞剂、抗胆碱能药和/或奥曲肽。

五、难治性癌痛的微创介入治疗以及麻醉科医师的角色

对于多数难治性癌痛患者,往往药物治疗效果欠佳或者出现不能耐受的不良反应。近年来,各种微创介入治疗技术的开展为难治性癌痛的治疗提供了一种有效的解决方案,常用的技术包括患者自控镇痛泵技术、神经毁损术、经皮椎体成形术、放射性粒子植入术和鞘内药物输注系统植入术等等。由于麻醉科医师对神经解剖、药理及有创穿刺非常熟悉,因此有望成为上述大部分技术开展的推动者。本部分将讨论上述技术的适应证、禁忌证、不良反应,临床应用不限于此。

(一)患者自控镇痛泵技术(patient-controlled analgesia,PCA)

PCA主要采用强阿片类药物包括吗啡注射剂、氢吗啡酮注射剂、芬太尼注射剂、舒芬太尼注射剂、羟考酮注射剂等,可分为静脉PCA、皮下PCA、鞘内PCA、硬膜外PCA以及区域神经阻滞PCA,主要适用于以下四种情形:1)癌痛患者阿片类药物的剂量滴定;2)爆发痛频繁的癌痛患者;3)存在吞咽困难或胃肠道功能障碍的癌痛患者;4)临终患者的镇痛治疗。

一般地,PCA技术仅作为传统药物镇痛的补充措施,用于癌痛患者阿片类药物的剂量滴定,频繁爆发痛的控制、吞咽困难、胃肠道功能障碍以及临终患者的持续镇痛治疗。在药物方面,氢吗啡酮适合持续模式给药(静脉或皮下),镇痛效价优于吗啡,但不宜使用μ受体部分激动剂或激动-拮抗剂。此外,临终患者的镇痛治疗方案中通常需要联合镇静药物,并参考近期治疗方案,首选推荐咪达唑仑联合吗啡持续输注。

(二)神经毁损术

神经毁损术是较常用的微创介入技术,根据毁损的方法不同分为物理性毁损和化学性毁损,按照毁损的部位不同分为躯体神经毁损和内脏神经毁损。需要指出的是,癌痛通常采用毁损技术,神经阻滞只适用于诊断性治疗,不建议长期、反复使用。

1. 物理性毁损　射频热凝治疗技术是常用的物理毁损技术,其通过射频电流阻断或改变神经传导,达到缓解疼痛的目的。它适用于肿瘤浸润或治疗导致的神经病理性疼痛,尤其是胸部节段的神经,颈部及腰骶部,涉及肢体运动功能应慎用,除非已经存在肢体运动功能障碍。但当存在穿刺部位皮肤、软组织感染、全身严重感染、凝血功能异常、穿刺路径存在肿瘤侵袭时不宜使用。其不良反应常见为气胸、出血、感染等。

2. 化学性毁损　化学性毁损常用的药物包括乙醇、苯酚。在酒精或苯酚毁损风险较大时,也可考虑使用亚甲蓝。①苯酚:苯酚具有神经选择性,首先阻断痛觉,随后为触觉和本体感觉,最后为运动障碍。在临床运用中,通常与甘油混合,使得其在机体中扩散有限,在局部组织作用效果大,但不能用于在较多血管附近的腹腔神经丛的阻滞;②乙醇:主要作用在神经纤维节和髓磷脂鞘上,产生脱髓鞘,进而导致神经破坏。能产生满意的镇痛效果,而没有局部麻痹或瘫痪的乙醇最低浓度为33%。但用于外周躯体神经毁损时应慎重,避免注入参与脊髓血供的肋间及腰动脉,以防截瘫。

3. 躯体神经毁损技术　肋间神经毁损术常用于恶性肿瘤浸润或治疗引起的难治性神经病理性疼痛。其用于肿瘤治疗导致疼痛的疗效优于肿瘤浸润导致的疼痛,对于胸壁疼痛的晚期肿瘤患者采用该技术可能获益。

4. 腹腔神经毁损技术　腹腔神经丛毁损术适应于胰腺癌或胃癌、肝癌、食管癌等上腹部肿瘤以及其他恶性肿瘤腹膜后转移导致的疼痛。其禁忌证与射频热凝术相同,详见上文。多项高质量临床研究已证实腹腔神经丛毁损术能缓解上腹部癌性内脏痛,因此建议早期使用该技术来治疗以腰背痛为主、被动体位、存在消化道功能障碍以及严重不适感觉的患者,且可重复使用。

5. 上腹下神经丛毁损术与奇神经节毁损术　上腹下神经丛毁损术适用于盆腔原发肿瘤或转移瘤所致的下腹部及会阴内脏痛患者,而奇神经节毁损术则适用于直肠癌或其他恶性肿瘤导致的肛门会阴区局限性疼痛。

（二）鞘内药物输注系统植入术（implantable drug delivery system，IDDS）

与全身用药相比，鞘内注射镇痛药物用量小，且不良反应更小，可明显改善患者的生存质量。IDDS 适用于以下 3 种类型：①采用多模式治疗方法后癌痛未得到充分控制者；②接受阿片类药物等治疗虽有效，但无法耐受其不良反应者；③自愿首选 IDDS 植入术治疗的癌痛患者。当存在穿刺部位感染、败血症、凝血功能异常、椎管内转移时禁忌使用。IDDS 应以单一阿片类药物为主导（见表 125-17），根据药物推荐表所示阶梯用药，如需混合用药，应该有临床评估结果为依据，并符合伦理学要求。

表 125-17　难治性癌痛 IDDS 药物推荐

	药物选择	适用状况
一线	吗啡或氢吗啡酮	全身痛患者
二线	吗啡或氢吗啡酮 +（布比卡因 / 罗哌卡因）▲	全身痛伴剧烈节段性疼痛患者
三线	芬太尼 / 舒芬太尼 +/（布比卡因 / 罗哌卡因）▲	吗啡耐受患者
四线	阿片类药物 + 右美托咪定△	阿片类药物耐受患者
五线	阿片类药物 +（氯胺酮、新斯的明、咪达唑仑）	癌性神经病理性、疼痛阿片类药物耐受患者

▲：未被批准用于植入式鞘内药物输注系统；△：超说明书用药，需经伦理委员会批准方可使用。

六、癌痛的常用药物

（一）阿片类药物

阿片类药物是最常应用于中重度疼痛的药物。如何正确使用阿片类药物以确保疗效，并防止药物滥用和依赖始终是焦点问题。为防止阿片类药物的滥用而出台的一系列法律法规可能会影响到阿片类药物的正常使用。WHO 和国际麻醉药物控制局（International Narcotics Control Board，INCB）均注意到，目前对于阿片类药物滥用的关注远远大于对其适当合理地用于科研和临床的关注。美国健康和护理卓越研究所（The National Institute for Health and Care Excellence，NICE）指南针对的是一些患有晚期或进展性疾病的成年人的姑息治疗中阿片类药物的使用问题，主要受众为一些非专业的保健人员，并未涉及阿片类药物的长期使用问题。其他的指南仅关注一些特定情况，如使用美沙酮治疗急性疼痛时需密切关注镇静和呼吸情况。尚未有指南涵盖所有阿片类药物的使用问题。

（二）皮质类固醇类药物

有指南表明，脑瘤或转移性脊髓压迫患者使用地塞米松可降低颅内压，减轻炎症反应和水肿。对于一些肝脏和软组织占位性病变，术中或术后的急性疼痛也可使用皮质类固醇类药物。但有研究提示，在使用其他类镇痛药物治疗癌性疼痛时，不建议加入皮质类固醇类药物。皮质类固醇类药物常被用于治疗癌症患者疼痛以及其他症状，但其可控制疼痛的证据不足，且仅能短期使用，不良反应严重。尽管效果有限且不良反应明显，皮质类固醇类药物（地塞米松最常见）经常被用于姑息治疗，以缓解患者的恶心、疼痛、疲劳等，常发生骨质疏松、高血糖、口腔念珠菌感染等副反应。

（三）大麻素类

美国国家科学院研究表明，大麻可有效减轻慢性疼痛。虽然并无专门针对大麻素类药物治疗癌性疼痛的指南，但一些广泛介绍癌性疼痛药物治疗的指南中均有提到大麻素类药物，如加拿大家庭医师学会曾发布了一篇关于使用干大麻治疗慢性疼痛的初步指南。

第十节　以患者为中心的姑息疗法

临床医师总是想为患者提供最优质的护理，然而卫生服务系统并不总能实现这一点。为此，欧洲肿瘤内科学会（European Society for Medical Oncology，ESMO）提出，任何相关的姑息治疗都应有意识地将患者需求放在首位，即以患者为中心的护理是姑息疗法的基础。它主要包括以下四个方面（表 125-18）。

表 125-18 以患者为中心的姑息疗法

1. 以患者为中心的护理需要评估事项
   - 肿瘤和抗肿瘤治疗相关的症状，毒性反应和并发症
   - 精神创伤和抑郁
   - 睡眠障碍
   - 合并症
   - 营养问题
   - 性问题
   - 疾病的预后和应对措施
   - 家庭和护理人的问题
   - 经济条件
   - 其他未满足的需求
2. 以患者为中心的护理需要监测和干预的问题
   - 抗肿瘤治疗的不良反应尤其是免疫治疗的患者
   - 患者抗肿瘤治疗的依从性（如口服药）
   - 计划外的就医和住院频率
   - 特殊幸存者的需求
   - 对疾病本身，治疗和护理的了解程度
   - 患者和医护人员信息（必要时的文化交流）
   - 治疗决策
   - 临终准备
   - 宗教信仰
   - 家庭成员的精神状况
   - 其他需要监测和干预的问题
3. 癌症相关症状的管理
   - 疼痛
   - 疲劳
   - 恶心和呕吐

续表

   - 便秘、腹泻
   - 厌食、恶病质
   - 呼吸困难
   - 水、电解质紊乱
   - 预防骨骼相关疾病
   - 转移瘤
   - 焦虑症 / 抑郁症
   - 睡眠障碍
   - 对治疗选择和预后的了解
   - 对生命的预期
   - 其他管理问题
4. 抗肿瘤治疗的毒性、并发症的管理和治疗
   - 恶心呕吐
   - 贫血
   - 发热性中性粒细胞减少症
   - 疲劳
   - 疼痛
   - 感染
   - 皮肤毒性
   - 神经毒性
   - 免疫相关不良事件
   - 腹泻 / 便秘
   - 肾损害
   - 心脏毒性
   - 内分泌紊乱
   - 关节痛
   - 水、电解质紊乱
   - 其他症状管理问题

第十一节 姑息医学的展望

最初，姑息医学是对生命末期患者提供关怀。在经历了方方面面的尝试许多年后，目前患者的需要是舒服、尊严、有用的感觉，对他们人格的尊重和对生命的再次确认，而不是为濒死作准备。未来，姑息医学的原则应该在全球范围内规范化，充实和完善姑息医学的发展，尽快尽早地实现在全世界范围内“使癌症患者不痛”的目标。作为姑息治疗团队中的重要一员，麻醉科医师也将越来越深入甚至部分主导姑息患者的诊疗，尤其是在难治性癌痛患者的药物及介入治疗、严重恶心呕吐的防治、濒死患者的镇静以及姑息手术围手术期综合处理方面扮演越来越重要的角色。

（许平波）

参考文献

[1] FERRIS F D, BALFOUR H M, BOWEN K, et al. A model to guide patient and family care: based on nationally accepted principles and norms of practice [J]. J Pain Symptom Manage, 2002, 24 (2): 106-123.

[2] LAUTRETTE A, DARMON M, MEGARBANE B, et al. A communication strategy and brochure for relatives of patients dying in the ICU [J]. N Engl J Med, 2007, 356 (5): 469-478.

[3] BAILE W F, BUCKMAN R, LENZI R, et al. SPIKES-A six-step protocol for delivering bad news: application to

the patient with cancer [J]. Oncologist, 2000, 5: 302-311.

[4] BACK A L, ARNOLD R M, BAILE W F, et al. Approaching difficult communication tasks in oncology [J]. CA Cancer J Clin, 2005, 55 (3): 164-177.

[5] FRICK S, UEHLINGER D E, ZUERCHER ZENKLUSEN R M. Medical futility: predicting outcome of intensive care unit patients by nurses and doctors-a prospective comparative study [J]. Crit Care Med, 2003, 31 (2): 456-461.

[6] LUNNEY J R, LYNN J, HOGAN C. Profiles of older Medicare decedents [J]. J Am Geriatr Soc, 2002, 50 (6): 1108-1112.

[7] HAUSER C A, STOCKLER M R, TATTERSALL M H. Prognostic factors in patients with recently diagnosed incurable cancer: a systematic review [J]. Support Care Cancer, 2006, 14 (10): 999-1011.

[8] SALPETER S R, MALTER D S, LUO E J, et al. Systematic review of cancer presentations with a median survival of six months or less [J]. J Palliat Med, 2012, 15 (2): 175-185.

[9] SALPETER S R, LUO E J, MALTER D S, et al. Systematic review of noncancer presentations with a median survival of 6 months or less [M]. Am J Med, 2012, 125 (5): 512.

[10] FERRIS F D. Last hours of living [J]. Clin Geriatr Med, 2004, 20 (4): 641-667.

[11] PORTENOY R K. Treatment of cancer pain [J]. Lancet, 2011, 377 (9784): 2236-2247.

[12] GUPTA M, DAVIS M, LEGRAND S, et al. Nausea and vomiting in advanced cancer: the Cleveland Clinic protocol [J]. J Support Oncol, 2013, 11 (1): 8-13.

[13] 中国抗癌协会癌症康复与姑息治疗专业委员会难治性癌痛学组. 难治性癌痛专家共识 (2017年版)[J]. 中国肿瘤临床, 2017, 44 (16): 787-796.

[14] WIDERA E W, BLOCK S D. Managing grief and depression at the end of life [J]. Am Fam Physician, 2012, 86 (3): 259-264.

[15] LEGRAND S B. Delirium in palliative medicine: a review [J]. J Pain Symptom Manage, 2012, 44 (4): 583-594.

[16] SNYDER G L, GREENBERG S. Effect of anaesthetic technique and other perioperative factors on cancer recurrence [J]. Br J Anaesth, 2010, 105 (2): 106-115.

[17] TUNGPALAN L, TAN S Y. DNR orders in the OR [J]. Hawaii Med J, 2001, 60 (3): 64-67.

[18] BRAUN L T, GRADY K L, KUTNER J S, et al. Palliative care and cardiovascular disease and stroke: a policy statement from the american heart association/American stroke association [J]. Circulation, 2016, 134 (11): 198-225.

[19] JORDAN K, AAPRO M, KAASA S, et al. European society for medical oncology (ESMO) position paper on supportive and palliative care [J]. Ann Oncol, 2018, 29 (1): 36-43.

第一百二十六章

中医药在围手术期的应用

目　录

第一节 概 述

一、中国古代麻醉术的发源

古代麻醉术系我国古代外科领域的重要发明之一。在很长的一段历史时期内，我国古代医家都曾应用麻醉术并予以补充。

（一）古代麻醉术发明于汉代

古代麻醉术最早源于我国，目前发现有关药物麻醉术的最早文献记载是1973年湖南长沙马王堆3号汉墓出土的医学帛书《五十二病方》，其中的“令金伤毋痛”方中“已饮，有顷不痛。复痛，饮药如数。不痛，毋饮药”的记述，说明当时已经在一定程度上知道药物可以产生止痛的效果。《神农本草经》载有的药物如羊踯躅、大麻、乌头、附子、莨菪子等，都提到其麻醉镇痛作用。《列子·汤问》和《史记·扁鹊列传》中均载有春秋战国时期进行外科手术的记录。《列子·汤问》中记述战国时期名医扁鹊以“毒酒”作麻药为患者“剖腹探心”，如“鲁公扈、赵齐婴二人有疾，同请扁鹊求治。扁鹊遂饮二人毒酒，迷死三日，剖腹探心……二人辞归”。这里的“毒酒”当为麻醉酒，是史料中关于麻醉药酒的最早记载，据此可以推断具有麻醉作用的药酒在战国时期就已出现。

（二）华佗最早发明组方有麻醉作用的药物

华佗从饮酒能使人醉而不醒中得到启示，又从《神农本草经》中关于乌头、莨菪子、羊踯躅等药共有的“麻醉作用”组成一方，首创了用于外科手术的“酒服麻沸散”。《神医华佗秘方》中记载华佗用于麻醉的有“麻沸散”、“琼酥散”和“整骨麻药”三方，据考证均有麻醉作用。华佗在公元二三世纪就可以做类似脾切除、肠胃吻合等高难度的手术，他的外科成就代表了汉代最高水平，被誉为“外科鼻祖”。在《三国志》、《列子·汤问》等中可找到华佗施用麻醉后手术成功的病例记载。这一发明比西方国家使用乙醚或氧化亚氮进行麻醉早1 600多年。美国医学史家查尔斯·拉瓦尔在《药学四千年》中提到华佗发明的麻醉术时写到，“一些阿拉伯权威提及吸入性麻醉术，这可能是从中国人那里演变来的，因为中国名医华佗擅长此术。”

二、古代麻醉术的发展

古代麻醉术在晋代有了发展，葛洪习用羊踯躅（即闹洋花）、乌头等作为麻醉药物。葛洪是两晋之交著名的道教学者、医学家和药学家。他所撰《肘后方》在总结前人的基础上，将麻醉药物用于临床，并有所发挥与提高。

道教认为天雄、附子有轻身的作用，实则为使用这些药物之后产生的轻度麻醉作用。后世道家常以天雄、乌头、附子等作为修炼服用的主药，原因在于适量服用这些药物后可以令人产生轻快的感觉。

隋唐时期，药物麻醉发展迅速，全身麻醉法已经应用于患者。巢元方等编撰的《诸病源候论》中还具体论述了腹部外科手术方法和步骤，如“夫金疮肠断者……肠两头见者，可速续之，先以针缕如法，连续断肠，便取鸡血涂其际勿令气泄，即推内之”。这种断肠吻合术与华佗采用的吻合术大有相似之处，说明巢元方重视该项治疗技术，也印证了在他之前有外科学家确曾成功地进行过肠吻合术，可能为华佗进行过腹部诸种手术提供了佐证。

公元863年，唐代段成式的《酉阳杂俎》内容广泛，其中记载当时荆州的一位外科医师对一小腿骨折患者全身麻醉后施行切开复位手术治疗。唐代孙思邈在使用麻醉药上也有较丰富的经验总结，发现大麻具有麻醉作用，把它作为麻醉药物治疗腕骨拆换。唐代蔺道人在《仙授理伤续断秘方》中有以麻醉药为主组成的整骨药，“用大乌头……温酒调下，如未觉再添二分药”，书中把川草乌、马钱子，木别子等作为麻醉药使用，或与乳没合用，增强药力，并对麻醉深度、麻醉药用量、麻醉药中毒的解救方法进行过研究。

唐代有了针灸用于麻醉的确切记载。自公元前386年扁鹊用砭石镇痛做切开痈肿术与抢救垂危患者起，即揭开了将针灸术用于麻醉的序幕，奠定了其雏形。古代文献中有关针灸用于麻醉的记载甚少，仅唐文学家薛用弱在其《集异记》中有名臣梁国公狄仁杰妙用针术麻醉取鼻中疣赘的记载：“狄梁公性闲医药，尤妙针术……有富室儿年可十四五，鼻端生赘，大如拳石，根蒂缀鼻，触之酸痛刻骨……痛楚危极，顷刻将绝……即于脑后下针寸许乃询病者日：针气已至病处乎？患者颌之。公遽出针，而疣赘应手而落……”。这是一次成功运用针灸镇痛麻醉去除赘瘤的记载。

两宋时期，对麻醉技术的研究更加深入，如南宋初针灸医家窦材在《扁鹊心书》中记载了以药方“睡圣散”内服作为全身麻醉的方剂，临床使用方法是“人难忍艾火灸痛，服此则昏不如痛，亦不伤人，山茄花（即曼陀罗花）、火麻花，共为末，每服三钱，小儿只一钱，一服后即昏睡”。这是中药全身麻醉药方在医学文献中的最早记载，至今仍有重要的参考价值。

辽、夏、金、元时期，对麻醉剂有了比较深入的认识。麻醉术的发展主要表现在用药量与麻醉深度间关系的认识和运用，同时还强调了不同个体耐药量差异、病情轻重、出血多少的差异，这是现代平衡麻醉的雏形。金元时期因时代与环境的特殊性，由于骑兵的大量发展，蒙古民族善骑的习惯等，骨伤科疾病出现较多，急需理想的麻醉剂。1337年，危亦林在《世医得效方》中主张骨折在手法复位困难时，行切开复位法，并吸收了唐宋两代的麻醉经验，制“草乌散”，用之做整骨麻醉，“服后若麻不得，可加曼陀罗花及草乌五钱，用好酒少些与服。”“……用此麻之，任从用钳拽或凿开取出……”，麻醉方法及剂量按照年龄、体力及出血情况而定，再按照患者的麻醉程度逐渐增加或减少。书中描述非常详细，“先用麻药服，待其不识痛处，方可下手。或服后麻不倒，可加曼陀罗花及草乌五钱，用好酒调些少与服，若人如酒醉，即不可加药。被伤者有老、有幼、有无力、有血出甚者，此药逐时相度入用，不可过多。亦有重者，若见麻不倒者，又旋添些更未倒。又添酒调服少许已倒，便住药，切不可过多。”并总结出“用盐汤或盐水与服立醒”，较之前代这是非常重要的创见，对药量有比较严格的控制，防止深度麻醉产生意外，对麻醉管理技术的认识有了明显提高。

明代梅元实的《药性会元》中记载了一味大家都很熟悉的药方，就是由曼陀罗、川乌、草乌组成的“蒙汗药”，能令人丧失知觉，从而产生镇痛作用；李时珍高度重视麻醉术，对古代麻醉术进行了深入研究，在《本草纲目》中详细介绍了曼陀罗花的麻醉作用。书中记载了乌头、莨菪、坐拏草、曼陀罗花、无名异、茉莉根等麻醉效果，还提及了北方少数民族地区的押不芦草也具有很好的麻醉效果，认为在华佗的麻沸散中，包括有押不芦的成分。明代在局部麻醉术方面有显著进步，明代医学家王肯堂在《证治准绳·外科》中首次论及局部麻醉药，其成分是川乌、草乌、南星、半夏、川椒，为末调搽。将局部麻醉方法广泛应用于临床，减轻患者的痛苦。王肯堂的唇裂修补术及耳落再植术等就是在局部麻醉下进行的。如“缺耳，先用麻药涂之，却用剪刀剪去外些皮，即以绢线缝合，缺耳作二截缝合”，反映了在麻醉术的帮助下用外科手术治疗损伤的先进水平。明代外科大家陈实功著有《外科正宗》，该书有“列症最详论治最精”之誉，书中记载的鼻息肉摘除术等都运用了局部麻醉法。

清代赵学敏于1743年在其著作《串雅内编》中介绍过一种手术药方，便是由草乌、川乌、天南星等组成的麻醉药，并且提出了复方催醒剂的应用。用人参、生甘草、陈皮、半夏、白薇、菖蒲、茯苓组成的复方作为内服麻药的催醒剂，这是催醒方法的一次发展和提高。清《医宗金鉴》中有以蟾酥、荜拨、半夏、闹羊花、胡椒、川椒、川乌组成的琼酥散（早期亦有记载，传华佗创），用黄酒调服可起麻醉作用。

由此可见，麻醉技术是中国古代医药在外科领域的重要发明，从华佗发明麻沸散开始，历经一千逾年的历史发展，越来越适合医学需求。

三、古代麻醉术对现代麻醉的影响

华佗的“麻沸散”在特定的社会环境中虽已消失，使古代麻醉术在很长一段时间内迷失在医学的发展中，但是，古代医术中对人的关怀并未从此消失，人们渴望发展技术和增长知识的愿望并未泯灭；相反，古代医术中对人的关怀随着西方人文理念（与中国人文主义的异同）的浸染开始萌发出新的活力，经过上千年众多古代医者大家孜孜不倦的求索，使中医药理论和诊疗方法更加完善和有效。同时，旨在减轻患者伤痛的“以人为本”的镇痛方法得到了发展。

中国的传统文化之所以历经几千年而不衰，其开放性和包容性是最根本的原因之一。而近两千多年来，儒家思想的一统天下起了至关重要的作用。儒家思想经过几千年的历练，作为中国传统文化的主题也具有开放性和包容性，开放和包容的思想就意味着具有发展的潜力。儒家思想中的仁爱、道德、和谐、中庸之道用在行医上最贴切不过，尤其是用在麻醉医学本身。麻醉医学是目前医学领域

等，导致肺失宣降、心阳受损、肝气上扰、心肾不交等，临床就会表现为寒战、高低血压、烦躁不安、心律失常、低体温、恶心呕吐及苏醒延迟等。

值得一提的是，恶性高热及过敏反应，两种情况均与体质有关，前者属热证，后者属寒证。多为外邪(一般认为是风邪)导致机体营卫不和，生热或生寒所致。

七、气虚血瘀与术后并发症

应激反应紊乱几乎是所有术后并发症发生的病理学机制。从中医讲，气虚血瘀则是并发症发生的中医病机。围手术期应激反应发生发展最终导致术后并发症，是极其复杂的病理生理过程，最后都伴随着脏器器官的缺血、缺氧和功能低下。中医的气血理论可以把围手术期应激反应相关并发症的理论简而概括为："伤气耗血"→"气虚"+"湿热、寒凝"→"血瘀"的过程。"伤气耗血"是手术的基本过程，有肾气本虚、禁水谷之气、手术创伤破气、出血气随血脱等主要原因，发展为"气虚"；应激反应紊乱使体内积聚大量应激激素、血管活性物质及炎性因子等，导致高血容量、高肺水及高血凝状态；中医病机认为此类物质的积聚即是"湿热"；大量寒性的输血、输液以及麻醉手术导致的低体温，均可使寒邪积聚，导致寒凝脉络；由于气虚、湿热积聚以及寒凝等导致血瘀。气虚血瘀表现为胃肠道黏膜水肿、血栓形成、感染、发热及淋巴水肿等。

第四节　围手术期中医药应用的常用技术

一、四诊八纲辨证

四诊是指望、闻、问、切四种诊察疾病的基本方法，古称"诊法"。《六十一难》将四诊概括为："望而知之谓之神，闻而知之谓之圣，问而知之谓之工，切脉而知之谓之巧"。四诊所涉及的范围相当广泛，内容十分丰富，举凡人体所表现的一切现象，与生命活动有关的社会和自然环境等，统统在诊察之列。

八纲，即阴、阳、表、里、寒、热、虚、实，是辨证论治的理论基础之一。八纲辨证，是将四诊得来的资料，根据人体正气的盛衰、病邪的性质、疾病所在的部位深浅等情况，进行综合、分析，归纳为阴、阳、表、里、寒、热、虚、实八类证候。

二、耳穴压豆

中医认为，人的五脏六腑均可以在耳朵上找到相应的位置。当人体患病时，往往会在耳廓上的相关穴区出现反应，刺激这些相应的反应点及穴位，可起到防病治病的作用，这些反应点及穴位就是耳穴。

耳穴压豆法是在耳针疗法的基础上发展起来的一种保健方法。具体操作是将表面光滑近以圆球状或椭圆状的中药王不留行籽或小绿豆等，贴于0.6cm×0.6cm的小块胶布中央，然后对准耳穴贴紧并稍加压力，使患者耳朵感到酸麻胀或发热。贴后嘱患者每天自行按压数次，每次1~2分钟。每次贴压后保持3~7天。

三、穴位埋线

穴位埋线疗法是几千年中医针灸经验和30多年埋线疗法经验的精华融汇而成的一种疗法，主要技术是使用羊肠线或其他可吸收线体，在针灸经络理论的指导下，将其埋入相应穴位区域，经过持久、柔和地刺激穴位，达到疏通经络，调整气血的目的。

穴位埋线后，肠线在体内软化、分解、液化和吸收时，对穴位产生的生理、物理及化学刺激长达20天或更长，从而对穴位产生一种缓慢、柔和、持久、良性的"长效针感效应"，长期发挥疏通经络作用，达到"深纳而久留之，以治顽疾"的效果。

四、穴位注射

穴位注射又称"水针"，是选用中西药物注入有关穴位以治疗疾病的一种方法。"水针"的叫法是相对于原来针灸所采用的"银针"而言。这种疗法始创于20世纪50年代，由于使用了现代提纯的药物，这种疗法又不同于传统的针灸。因为，药物进入经络，其治疗规律与传统的针灸治疗规律不尽相同。但两种疗法都是以传统经络理论为基础进行的，在临床上可以发挥调理、止痛及防病治病的作用。

五、针刺(手针、电针)

针刺疗法是以中医的经络理论为指导，通过

辨证选穴，运用一定手法针刺相应穴位，进行防治疾病的一种方法。针刺疗法主要有以下几种：

1. 毫针疗法　用毫针（包括芒针）刺入皮内穴位。

2. 皮肤针疗法　用多支短针浅刺入体穴位。

3. 皮内针疗法　以特制的小型针刺入并固定于腧穴部的皮内或皮下，进行较长时间埋藏。

4. 火针疗法　用特制的针，针尖用火烧红，迅速刺入人体的一定穴位或部位。

5. 水针疗法　用注射针刺入皮肤后，推注相应药物。

6. 鍉针疗法　用鍉针按压经络腧穴。

7. 电针疗法　以毫针刺入腧穴后，针柄通过电流，以加强刺激量。

8. 刺络疗法　用三棱针刺血络以放血。

9. 圆利针疗法　用圆利针点刺体表或挑刺皮下组织。

六、经皮穴位电刺激

经皮穴位电刺激（transcutaneous electrical acupoint stimulation，TEAS）是以经络理论为指导，在穴位表面通以接近人体生物电的微量电流来防治疾病的技术，是经皮神经电刺激（transcutaneous electrical nerve stimulation，TENS）结合针灸穴位的一种新疗法。经皮穴位电刺激技术既保持了“电针样”的刺激特点，又得到较为温和、舒适的感觉，克服了针刺和电针的某些缺点，如针刺入时感到疼痛、有些患者惧针、儿童不易接受等。临床上，此项技术主要用于各种急慢性疼痛病证的治疗，具有较强的止痛作用，且镇痛效应不易耐受，后效应较好，可反复使用，无明显不良反应。

七、灸治

灸法，又称艾灸，指以艾绒为主要材料，点燃后直接或间接熏灼体表穴位的一种治疗方法。也可在艾绒中掺入少量辛温香燥的药末，以加强治疗作用。因其制成的形式及运用方法的不同，又可分为艾条灸、艾炷灸、温针灸和温灸器灸等数种。从总体上看，灸疗法和针刺法一样都通过刺激腧穴或特定部位激发经络、神经、体液的功能，调整机体各组织、系统的失衡状态，从而达到防病治病的目的。该法有温经通络、升阳举陷、行气活血、祛寒逐湿、消肿散结以及回阳救逆等作用，并可用于保健。对慢性虚弱性疾病和风、寒、湿邪为患的疾病尤为适宜。

八、推拿、按摩

推拿按摩是指用手或肢体其他部位按照各种特定技巧的动作，作用于患者体表的特定部位或穴位操作的方法。推拿为一种非药物的自然疗法、物理疗法。通常是指医者运用自己的双手作用于病患的体表、受伤部位、不适所在、特定腧穴、疼痛部位，具体运用推、拿、按、摩、揉、捏、点、拍等形式多样的手法，通过刺激的强弱，作用时间的长短，频率的快慢以及手法方向的变化等各种不同性质和量的刺激，以期达到疏通经络、推行气血、扶伤止痛、祛邪扶正、调和阴阳的作用，最终对具体脏腑起到治疗作用。

九、中药治疗

中药治疗是以中医理论为基础，通过辨证进行施治。具体方法是通过“望闻问切”四诊合参的方法，探求病因、病性、病位、分析病机及人体内五脏六腑、经络关节、气血津液的变化、判断邪正消长，归纳出证型，再以辨证论治原则，制定“汗、吐、下、和、温、清、补、消”等治法，以“君、臣、佐、使”的原则组方，通过特定的煎制方法，根据需要内服或外用，最终使人体达到阴阳调和而康复。中药治疗疾病的原理即是以药物的偏性来纠正人体疾病的偏性，或以平和的药性来提高虚弱的体质。

十、食疗

食疗即饮食疗法的简称，中医也叫药膳。是在中医理论指导下利用食物的特性来调节机体功能，使其获得健康或愈疾防病的一种方法。食疗就是用食物代替药物而使疾病得到治疗，使细胞恢复功能，使人体恢复健康。一般进行的饮食疗法是具有养生的概念，用于围手术期康复可以根据人的体质、子午流注、二十四节气和季节指导饮食进行。

十一、传统运动疗法

运用我国传统运动方式如导引气功、太极、八段锦、五禽戏和六字诀等进行锻炼，以活动筋骨，疏通气血，调节气息，来畅通经络，调和脏腑，增强体质，达到养生健体的方法，称为传统运动疗法。传统运动疗法通过以意领气，调意识以养神；神能御气，以气导形，调呼吸以练气，以“气行则血行”来推动气血运通，畅流全身；则形神兼备，百脉流畅，内外相和，脏腑谐调，机体达到“阴平阳秘”的健康状态，从而增进机体健康，以保持旺盛的生命力。

现代科学研究证明，传统运动疗法可促进血液循环，改善大脑的营养状况，促进脑细胞的代谢，使大脑的功能得以充分发挥，从而有益于神经系统的健康，有助于保持旺盛的精力和稳定的情绪；使心肌发达，收缩有力，促进血液循环，增强心脏的活力及肺脏呼吸功能，改善末梢循环；增加膈肌和腹肌的力量，促进胃肠蠕动，防止食物在消化道中滞留，有利于消化吸收；可促进和改善体内脏器自身的血液循环，有利于脏器的生理功能；可提高机体的免疫功能及内分泌功能，从而使人体的生命力更加旺盛；增强肌肉关节的活力，使人动作灵活轻巧，反应敏捷、迅速。

十二、音乐疗法

音乐与人的心理、生理有着密切的联系。早在两千多年前的中国医学巨著《黄帝内经》中就记载：“肝属木，在音为角，在志为怒；心属火，在音为徵，在志为喜；脾属土，在音为宫，在志为思；肺属金，在音为商，在志为忧；肾属水，在音为羽，在志为恐”。角、徵、宫、商、羽五音称之为“天五行”。在聆听中让曲调、情志、脏气共鸣互动，达到动荡血脉、通畅精神和心脉的作用。生理学上，当音乐振动与人体内的生理振动（心率、心律、呼吸、血压、脉搏等）相吻合时，就会产生生理共振、共鸣。这便是《黄帝内经》所提出的“五音疗疾”的身心基础。

第五节　术前中医药的应用

一、术前康复与养生宣教

术前宣教是加强术后康复（enhanced recovery after surgery，ERAS）的重要内容之一。目的是通过术前宣教，减轻患者的焦虑、紧张或恐惧心理，达到减少心理应激的目的。术前的康复与养生宣教除了上述宣教内容以外，还通过术前与患者的沟通，介绍一些传统康复技术以及正确的养生理念，并尽可能地倡导或指导患者在术前就开始一些传统的康复训练和干预。由于中医的整体观、辨证思维和正气理论，这些康复训练相比较普通的宣教更有针对性。

术前康复与养生宣教是在术前 1 至 3 天就开始（越早越好），以宣传册（卡片）、MP3 和固定的指导程序方式进行。

二、术前体质评估

“体质”是在中医理论发展过程中形成的病理生理学概念。所谓体质，就是机体因为脏腑、经络、气血、阴阳等的盛衰偏颇而形成的素质特征。中医的体质评估对术前评估机体功能状态、制定麻醉手术辅助方案以及选定中医药干预措施提供重要依据。

身体的素质特征根据脏腑气血阴阳的功能状态以及邪气的有无，可以分为正常体质与异常体质两大类。异常体质又可按邪正盛衰分为虚性体质与实性体质，或复合性体质三类。

（一）正常体质

即身体强壮且无寒热之偏的体质。形体肥瘦匀称，头发盛长而黑，面色红润，目光有神，鼻色明润，嗅觉通利，口唇红润，胃纳佳，四肢轻劲有力，能耐受寒热，二便正常，脉象和缓，节律均匀，舌质淡红，苔薄白。此类型体质阴阳无明显偏颇。

（二）虚性体质

虚性体质系指脏腑亏虚，气血不足，阴阳偏衰为主要特征的体质状态。常见有以下四类：

（1）气虚体质：此型胖和瘦人均有，但瘦人为多。毛发不华，面色偏黄或光白，肤色黄，目光少神，鼻色淡黄，口淡，唇色少华，肢体疲乏无力，不耐寒热，食欲缺乏，大便正常或便秘，小便正常或偏多，脉象虚缓，舌淡红，边有齿印。

（2）血虚体质：主要可见面色萎黄或苍白，唇舌色淡，毛发枯燥，肌肤不泽，精神不振，疲乏少力，动则短气，大便常秘，脉象细弱等象。

（3）阴虚体质：体形瘦长，面色多偏红或颧红，肤色苍赤，巩膜红丝较多或见暗浊，两眼干涩，视物昏花，眼眵多，鼻中微干，或有鼻血，口燥咽干，多喜饮冷，唇红微干，手足心热，大便偏干或秘结，小便短赤，脉细弦或数，舌红少苔或无苔。

（4）阳虚体质：多见形体肥胖，面色少华、光白，毛发易脱落，肤色柔白，两目晦暗，鼻头冷或色微青，口唇色淡红，形寒肢冷，倦怠，背部或脘部怕冷，多喜偏热食物，大便溏薄，小便清长，舌质淡胖，边有齿印，苔白。

（三）实性体质

常见以下五种体质类型。

(1)阴寒体质：见形体壮实，肌肉紧缩，皮肤紫黑，四体常冷，多静少动，喜热恶寒，舌质淡，脉紧实。

(2)阳热体质：见体格较强健，面色潮红或红黑，有油光，目睛充血多目眵，口唇暗红或紫红，舌质红或暗红、质坚，舌苔薄黄或黄腻，脉紧实有力。

(3)痰湿体质：体形多肥胖丰腴，面色淡黄而暗，肤色白滑，鼻部色微黑，口中黏腻不爽，四肢沉重，嗜酒茶，恣食肥甘，大便正常或不实，小便不多或微浑，脉濡或滑，苔腻。

(4)淤血体质：多见于瘦人。毛发易脱落，面色黧黑或面颊红丝，肤色偏暗，或见红斑、瘢痕，或有肌肤甲错，眼眶暗黑，或白珠青紫，红筋浮起，鼻部暗滞，口干，但欲漱口不欲咽，口唇淡暗或紫，脉弦或沉、细涩或结代，舌质青紫或暗，或舌边青，有点状或片状瘀点，舌下静脉曲张。

(5)气郁体质：性格内向，少言寡语，素多抑郁，遇事善于思虑，难以忘却，多愁善感，叹息嗳气，胸胁胀满，脘腹胀闷，或多怒易急躁，口干苦等。

（四）复杂体质

复杂体质是指兼具上述两种以上不正常身体素质的体质类型。如气虚与痰湿体质混见，见于肥胖之人；气虚与淤血体质混见；阳虚与阴寒体质；气郁与痰湿体质；气郁与阴虚体质等。

三、术前针刺干预

大量临床研究证实，足三里配三阴交、内关、曲池等穴有补益气血、调畅气机、通经活络、活血化瘀之功效，具有脏腑器官功能保护和免疫调理作用。

足三里穴是人体第一大穴，可增加免疫力，具有扶正培元、调理阴阳、健脾和胃、通经活络的作用。三阴交穴可健脾益血、调肝补肾；亦有安神之效。内关穴可宁心理血，理气镇痛，主治本经经病和胃、心、心包络疾患以及与情志失和、气机阻滞有关的脏腑器官、肢体病变。曲池穴有清热解表、疏经通络的作用。

适应证：原则上可用于所有手术患者，建议用于12~65岁的全身麻醉以及中、大手术患者。

四、术前耳穴压豆、埋线及穴位注射

（一）耳穴压豆

耳部取穴：心穴具养心安神等功能；肝穴具有疏肝理气作用；神门有镇静安神功能；肾穴为强壮保健穴，具有调节自主神经功能紊乱；皮质下穴可调节大脑皮质的兴奋与抑制；内分泌穴，可调节阴阳平衡。通过按压以上诸穴可改善人体的精神状态，缓解患者紧张焦虑情绪，有利于手术的顺利进行和术后的康复。

方法：手术前1~3天，在患者耳廓上用探棒取心、肝、肾、神门、内分泌、皮质下6个穴位，用75%乙醇棉球常规消毒后晾干，取0.5cm×0.5cm大小的医用胶布，在其中央粘贴上一粒王不留行籽。用镊子夹住准备好的胶布，对准上述耳穴粘贴，穴位定位参照《国家标准耳穴名称与定位》，并进行耳穴按压。用示指、拇指垂直均匀用力按压，以耳穴有压痛感为宜，每天按压3~5次，每次1~2分钟，左右耳交替进行。

（二）埋线

选穴：选穴原则与针刺疗法相同。一般选取肌肉丰厚处如背腰部、腹部的穴位为主，一次选用3~5穴，多组穴位可交替应用。建议选用足三里穴、三阴交穴、曲池穴、内关穴，再根据手术部位选加一腧穴（肝、心、脾、肺、肾）。

操作：用碘伏消毒液消毒所取穴位。持针埋线术者戴无菌手套，用镊子把羊肠线穿入埋线针针尖内，左手绷紧皮肤，右手持针快速刺入皮内，得气后左手将针芯往里推，右手将针头往外抽，将羊肠线留在穴位皮下组织或肌层内，然后将针退出。胶布敷贴用创可贴敷贴在针孔处，1天后取下。

注意事项：局部皮肤感染溃疡、感冒发热、月经期、有出血倾向者均不宜埋线；神经干及大血管分布的表浅部位避免埋线，以防损伤；胸背部埋线不宜过深，防止伤及内脏；羊肠线不宜外露，忌吃鱼腥及发物；埋线后局部轻度红肿热痛、轻度发热乏力属正常现象。

（三）穴位注射

常用药物：中草药制剂（复方当归注射液、黄芪扶正液、丹参注射液、银黄注射液、参麦注射液、参附注射液等）、维生素制剂（维生素B_1、B_6、B_{12}，维生素C、K_3等）、其他常用药物（葡萄糖注射液、生理盐水、盐酸普鲁卡因注射液，注射用水、阿托品、长托宁等）。

用药原则：当归补血、黄芪补气、丹参活血、银黄祛热、参麦生津、参附回阳救逆；抗胆碱作用可选用阿托品和长托宁；

穴位选择：一般可根据辨证选穴，同时考虑药理作用。一般选用2~4个穴位，建议选用足三里穴、三阴交穴、曲池穴、内关穴，再根据手术部位选加一腧穴(肝、心、脾、肺、肾)。

操作方法：根据所选穴位及用药量的不同选择合适的注射器和针头。局部皮肤常规消毒后，用无痛快速进针法将针刺入皮下组织，然后缓慢推进或上下提插，探得酸胀等“得气”感应后，回抽一下，如无回血，即可将药物推入。

注意事项：应对患者说明治疗特点和注射后的正常反应；严格遵守无菌操作；药液不宜注入关节腔、脊髓腔和血管内；避开神经干，以免损伤神经；躯干部穴位注射不宜过深，防止刺伤内脏，或引起气胸；年老体弱者，注射部位不宜过多，用药剂量可酌情减少；孕妇一般不宜作穴位注射，以免引起流产。

五、术前中药应用

建立在辨证施治基础上的中药方剂及成药等治疗方法。由于太过中医专业，该章节不详细列入其辨证施治方法，仅简介两种常用药物的药理和应用方法，在进行术前伴随疾病治疗或欲行器官功能保护的患者作为参考。

1. 参麦注射液　益气固脱，养阴生津，生脉。

药理作用：①适用于各种休克，可兴奋肾上腺皮质系统及增加单核-吞噬细胞系统对休克时各种病理性物质的清除作用，可改善心、肝、脑等重要脏器的供血、改善微循环及抗凝作用。②用于冠心病、心绞痛、心肌梗死、病毒性心肌炎、肺源性心脏病以及心力衰竭等，能强心升压，改善冠脉流量，增加机体耐缺氧能力，减少心肌耗氧量，并有保护、修复心肌细胞及一定的抗心律失常作用。③对于各种癌症患者，配合化疗、放疗有明显的增效减毒作用，能改善癌症患者全身健康状况保护骨髓造血功能，改善肿瘤患者的细胞免疫功能，提高肿瘤消失率、缩小率。

用法用量：肌内注射，一次2~4ml，一日1次。静脉滴注，一次10~60ml(用5%葡萄糖注射液250~500ml稀释后应用)或遵医嘱。

2. 参附注射液　益气温阳，回阳救逆，固脱。

药理作用：①抗休克：心源性休克、感染性休克、失血性休克、创伤性休克、过敏性休克、神经性休克。②心脏疾病：充血性心力衰竭、心律失常、病态窦房结综合征、房室传导阻滞、心肌炎、心肌梗死、冠心病、肺心病。③血液疾病：再生障碍性贫血、高凝倾向、放疗、化疗所致白细胞减少、血小板减少，手术前后稳定血压、血液透析后低血压。④其他：支气管哮喘、多器官功能障碍综合征(MODS)、糖尿病及其继发症、各类免疫功能受损或低下、各种虚寒慢性疾病辅助治疗、肾上腺皮质功能减退、关节炎、风湿性关节炎、类风湿关节炎、肩周炎、冻疮。

用法用量：肌内注射一次2~4ml，一日1~2次。静脉滴注一次20~100ml，(用5%~10%葡萄糖注射液250~500ml稀释后使用)。静脉推注一次5~20ml(用5%~10%葡萄糖注射液20ml稀释后使用)。或遵医嘱。

六、传统三联预康复技术

中医传统疗法也有与运动、营养支持和心理支持相对应的康复手段，通过调整人体状态来达到治疗疾病的目的。中医传统疗法具有独特的理论体系，体现了传统医学治未病、防重于治、养生保健和健康调养的学术思想。经过丰富的临床验证，设计了传统三联预康复技术，包括健身六字诀、中医食疗和音乐疗法的三联方法。

(一) 健身六字诀

根据国家体育总局健身管理中心的标准，经过适当训练后对患者指导锻炼。

“嘘”字吐气法：“嘘”字音xū，属牙音，发声吐气时，气从牙槽间、舌两边的空隙中呼出体外，如此反复6次。

“呵”字吐气法：“呵”字音hē，为舌音，发生吐气时，气从舌与上颚之间缓缓呼出体外，如此反复6次。

“呼”字吐气法：“呼”音hū，为喉音，发声吐气时，气从喉出，在口腔中形成一股中间气流，经撮圆的口唇呼出体外，如此反复6次。

“呬”字吐气法：“呬”字音sī，为齿音。发声吐气时，上下门牙对齐，舌尖轻低下齿，气从齿间呼出体外，如此反复6次。

“吹”字吐气法：“吹”字音chuī，为唇音，发声吐气时，槽牙相对，气从喉出后，经唇间缓缓呼出体外，如此反复6次。

“嘻”字吐气法：“嘻”字音xī，为牙音，发声吐气时，舌尖轻抵下齿，槽牙上下轻轻咬合，呼气时使气从槽牙边的空隙中经过呼出体外，如此反复6次。

对于行动不便的患者，可以在床上平躺锻炼。

（二）中医食疗

注册营养师根据营养风险筛查表（NRS-2002）对每例患者进行营养风险筛查，判断患者是否存在营养风险。再根据患者近3日的饮食记录，估计产能营养素（碳水化合物、蛋白质、脂肪）的摄入量，基于评估依据《中国居民膳示指南》（2016版）对患者提供个性化的饮食指导。考虑到老年患者脾胃功能虚弱，气血不足，配膳进食应注意保护脾胃。中医食疗根据食物的气对人体进行调养，讲究顺天应时，天时、地利、人和，顺应四时，吃应季食物。

举例：

1. 春季施膳“清炖莴笋”：莴笋500g、香菇50g、酱油、盐、白糖、素汤、香油适量。

2. 夏季施膳“冬瓜薏米海带汤”：冬瓜500g、薏苡仁50g、海带50g，食盐适量。

3. 秋季施膳“莼菜粥”：莼菜100g、粳米100g。

4. 冬季施膳“羊肉山药粥”：山药枸杞粥：羊肉50g、山药末50g、粳米100g、食盐适量。

（三）音乐疗法

选取两组古琴曲：

早晨听：《弹琴》《归去来辞》《流水》《梅花三弄》《渔樵问答》《二泉映月》，时间约30分钟，这组音乐属阳，阳主动、主升，旋律流畅动感，色彩光明，情绪开朗，有养行气，强壮功效。

晚上听：《碧涧流泉》《鸥鹭忘机》《文王操》《雨后彩虹》，时间约30分钟，这组音乐属阴，阴主静、主降，旋律柔和委婉，色彩宁静，抒情舒缓，有养阴益气，宁静功效。为患者提供标准的音频资料及挂耳式耳机供患者使用，使用结束后物品回收。

第六节 术中中医药应用

一、脉象仪应用

20世纪60年代初，学者们在古人对脉象图认识的基础上，利用现代科技对大量常见脉的图示进行了临床测绘和分析，初步确定了约13种脉图的特征值，对平、弦、滑、虚、实等脉还建立了判别式，使脉图辨识进入定量分析。脉象仪是近几年发展迅速的脉诊客观诊断脉象的仪器，主要包括传感器及脉象识别两项技术。

脉象仪在麻醉手术中的应用，其诊断价值不如观察动态变化的价值高。研究显示，从麻醉诱导开始、到切皮及手术操作，直至手术结束都伴随着脉象图的改变，其诊断也随之发生改变。无论这种变化是否和传统中医认为的脉象变化相一致，都具有临床实际意义。继续探讨这种改变的规律，以及与其他监测手段变化进行对比研究，如果其一致性能得以确定，其临床意义就变得非常之大，也为客观地认定脉象与麻醉手术的病理生理活动相关提供重要参考依据，有极其重要的研究前景。

二、针刺干预

术前30分钟、术后30分钟两个时点进行足三里穴、三阴交穴、内关穴、曲池穴经皮穴位电刺激可减少老年患者术后30天并发症发生率，对术后全身炎性反应、应激反应水平以及住院天数和费用等指标都具影响。

干预方法：选择穴位为足三里穴、三阴交穴、内关穴、曲池穴。将双侧穴位处皮肤以酒精擦拭，待干后贴覆电极，连接电针刺激仪。分别给予2/10Hz疏密波刺激，刺激强度以患者能耐受的最大酸胀感为度。刺激时间为麻醉诱导前30分钟至手术结束后30分钟。

注意事项：局部皮肤有损伤或感染者、体内有植入性电生理装置者不宜进行刺激干预。

三、中成药应用

中药应用的目的在于提高患者系统器官的功能储备，调理心肺脑以及免疫功能，减轻应激，防治术后应激紊乱，防治术后并发症。相对应的中医理论是培元固本、通经活络、回阳救逆和活血化瘀等。目前研究较多用于麻醉手术的中成药物主要是参麦、参附注射液，临床效果较为明确。

1. 参麦注射液适应证　大创伤、严重出血以及休克患者；年老体弱，伴有多系统疾病患者；心、脑、大血管、大关节及脊柱手术创伤及出血较多的患者。

2. 参附注射液适应证　大创伤、严重出血以及休克患者；年老体弱，伴有多系统疾病患者；心、脑、大血管、大关节及脊柱手术创伤及出血较多的患者；术中进行过心肺复苏的患者。

应用注意事项：滴注不宜过快，严密观察；如有过敏应立即停药，给予抗过敏治疗。

四、术中穴位刺激

（一）高、低血压处理

1. 高血压　术中穴位刺激主要针对麻醉手术引起的一过性高血压的辅助治疗，对由于麻醉手术操作出现的高血压尤其有效。

术中高血压发生的中医机制主要与气机的升降出入障碍有关，而主气机升降出入的主要是宗气，即胸腔内的气。宗气的运动主要靠心、肺气启动，与肝、脾之气协调密切相关。因此治疗应着重调理气机、通关理气、镇静安神。

刺激方法：可采取的方法包括穴位按压、经皮穴位电刺激、针刺、穴位注射等。

穴位选择：根据患者发生高血压的性质和程度主要选择内关穴、曲池穴、足三里穴、三阴交穴、神门穴，奇穴有血压点（第6、7颈椎棘突旁开2寸）与新奇穴（素髎与水沟间）等。

基本原则：①急降血压选内关、血压点与新奇穴强刺激；②麻醉过浅、镇痛不全选内关穴、足三里穴、三阴交穴；③气管内插管与手术操作选神门、血压点穴与曲池穴；④缺氧与二氧化碳蓄积、容量负荷过大选三阴交穴、内关穴与足三里穴。

注意事项：穴位刺激治疗术中高血压均采用较强刺激的方法（“泻”法）；新奇穴只适用按压或针刺；穴位注射只适用组织较为厚实的穴位，如足三里穴、曲池穴、三阴交穴等，药物选用利血平0.5mg足三里穴或曲池穴注射（只推荐高血压危象使用）；针刺注意无菌操作；出现高血压危象时穴位刺激降压只作为辅助治疗应用。

2. 低血压　低血压发生的最基本中医病机为气虚，但手术创伤和大出血导致的低血压则是气血双虚；麻醉过深、低交感张力及迷走神经反射则与气机受阻或气机内陷有关。所以治疗应着重补气救逆、益气生津和调畅气机。

刺激方法：可采取的方法包括穴位按压、经皮穴位电刺激、针刺等。

穴位选择：根据患者发生低血压的性质和程度主要选择足三里穴、三阴交穴、内关穴、曲池穴、神门穴、水沟穴、大椎穴及百会穴等。基本原则如下：①严重低血压救逆选择百会穴、大椎穴、足三里穴及水沟穴按揉；②容量不足、麻醉过深、椎管内麻醉、低交感张力等则选足三里穴、三阴交穴、内关穴及百会穴；③迷走神经反射选择内关穴、神门穴、大椎穴及水沟穴；④心肺功能障碍则选内关穴、三阴交穴、足三里穴及百会穴。

注意事项：穴位刺激治疗术中低血压均采用较弱刺激的方法（“补”法）；水沟、百会穴及大椎穴只适用按揉；针刺注意无菌操作；严重低血压发生时穴位刺激的升压只作为辅助治疗应用。

（二）低体温防治

术中常见低体温的中医病机主要是阳气受抑，导致阳气不舒，营卫失调所致。治疗除对症治疗外，主要采取舒展阳气，调和营卫。

刺激方法：可采取的方法包括穴位按压、经皮穴位电刺激、电热灸及针刺等。

穴位选择：关元穴、大椎穴、百会穴、足三里穴、三阴交穴、内关穴、曲池穴等。

基本原则：①舒展阳气主要选百会穴、大椎穴、关元穴、足三里穴及三阴交穴按揉或电热灸；②调和营卫选择关元穴、足三里穴、内关穴、曲池穴及三阴交穴等。

注意事项：穴位刺激治疗低体温均采用较弱刺激的方法（“补”法）；关元穴、三阴交穴和足三里穴可采用电热灸，但因防止烫伤；按揉需慢，顺逆旋转配合；针刺注意无菌操作；应注意患者保暖，输血输液前注意加温。

（三）心律失常

心律失常的中医病机较为复杂，各种原因导致的心神不宁、气血不足、阴虚火旺、气阴两虚、痰火扰心、心脉瘀阻、心阳不振及心肾不交等都可导致不同类型的心律失常。针对不同病因治则应包括镇静安神、补益气血、通经活络及提振心阳等。

刺激方法：可采取的方法包括穴位按压、经皮穴位电刺激及针刺等。

穴位选择：主穴有内关穴、神门穴、心俞穴、三阴交穴等；辅穴有胆俞穴、足三里穴、太溪穴、气海穴、膈俞穴、大陵穴、血海穴、阳陵泉穴和劳宫穴等。

基本原则：①快速性心律失常首选内关，配伍神门、心俞；②房室期前收缩选内关穴、大陵穴和太溪穴；③房颤选内关穴、神门穴、大陵穴、三阴交穴，可加血海穴、阳陵泉穴等；④心动过速、过缓选内关穴、神门穴、膈俞穴和太溪穴等；⑤室颤在立即复苏和除颤前可配合强刺激内关，附加气海穴、足三里穴以及劳宫穴等。

注意事项：术中心律失常的发生病因较多，穴位刺激治疗时最好在辨证的基础上实施，如果没有辨证经验，则首先采用四大主穴（内关穴、神门穴、心俞穴、三阴交穴）进行刺激，有焦虑紧张的患者，加胆俞穴、大陵穴；心功能较差，则加足三里穴；发热及酸中毒患者，可加太溪；有心肌梗死病史者可加气海；有高血压冠心病史者，可加膈俞穴；又烦躁不安者，加劳宫穴。严重的心律失常，尤其是室速、室颤等，需配合抗心律失常药物治疗或立即心脏按压或除颤。

（四）寒战治疗

寒战有表里寒热虚实之分。寒战之后，继见发热者，多为阳气来复，正气尚盛的表现；若寒战之后，不发热，或寒战汗后四肢厥冷，脉微欲绝，则为阳虚内寒或阳散欲脱之证，必须引起足够的重视。

穴位选择与刺激方法：按揉大椎穴、百会穴，严重者可加内关穴和足三里穴。

注意事项：如伴随低体温，配合物理升温治疗。

（五）苏醒期烦躁处理

中医描述"烦"与"躁"是辨证的，较为复杂。一般认为胸中热而不安叫"烦"，手足扰动不宁叫"躁"。烦与躁常并称，但有虚实寒热的不同。苏醒期烦躁多属烦而身冷，手足作无意识动作，形倦神疲，脉细弱，称为"躁烦"，是虚阳扰动，属虚寒证。

刺激方法与穴位选择：一般采取揉推经络、按揉穴位，也可用针刺或经皮穴位电刺激，应采用较强的刺激手法。主穴有合谷穴、内关穴与太冲穴等，揉推肝经（下肢内侧）、大肠经（手臂前外侧）和肺经（手臂前内侧）；血容量不足可加三阴交穴、足三里穴；麻醉药物所致可加百会穴、水沟穴和印堂穴等。

注意事项：疼痛导致的烦躁应及时追加镇痛药物；血容量不足应补充血容量；清醒后即刻停止穴位刺激。

（六）苏醒延迟的处理

中医认为苏醒延迟属闭证，有热闭、痰闭等，亦有阴闭、阳闭之分。治则应该是辨证后开窍通闭。同时还应与脱证相鉴别，脱证是真气衰微、元阳暴脱所致。证见昏沉不醒，面色苍白，目合，口张，手撒，遗尿，鼻鼾息微，四肢逆冷，脉细弱或沉伏。如见冷汗如油，面赤如妆，脉微欲绝或浮大无根，是真阳外越之象，是为危候。

穴位选择：水沟穴、合谷穴、太冲穴；热闭加大椎穴，痰闭加丰隆穴。

刺激方法：以泻法为主。先取水沟，针芒向上，反复运针，强度宜适当加大。余穴均宜留针，留针期间，可间断作反复持续运针，直至清醒。留针时间，一般应留至神志完全恢复。如遇脱证，则需急施救阴敛阳固脱。刺激百会穴、关元穴、复溜穴、太渊穴；亡阴加太溪穴，亡阳加足三里穴。

注意事项：苏醒延迟原因众多，穴位刺激法不能唤醒者应积极寻找原因，尤其是低氧血症、血容量不足、电解质紊乱、脑卒中，以及糖尿病低血糖或酮症昏迷等，应积极对症治疗，以免贻误病情发生意外。

五、针刺麻醉

针刺麻醉是根据经络理论，按手术要求循经取穴，辨证运用针刺手法的一种麻醉方法，具有手术时患者完全清醒，术中生理扰乱少，术后机体康复快等特点。该方法是继承和发展中医学所取得的一项新成就，也为应用现代科学方法研究经络理论提供了一条新的途径。

针刺麻醉是依赖于经络理论而存在的，脱离了经络理论研究的针刺麻醉注定是没有前途的。研究人体经络系统的概念、构成、循行分布、生理功能、病理变化及其与脏腑形体官窍、精气血神之间相互联系，是针灸、推拿最重要的理论基础。

针刺麻醉与镇痛，是通过针灸调节机体内经络气血运行，疏导经络循行，建立相通旁路，解决经络中可能存在的寒凝、热结、痰阻、血瘀、湿阻和脉络蜷缩或引急等，以达到麻醉与镇痛的目的。

（一）术前准备

1. 术前首先要了解患者的病情、病史、神经类型和思想情况，以确定针麻手术方案，然后充分估计术中可能出现的情况，以备采取相应的措施。

2. 针麻手术时，患者完全处于清醒状态，术前需将针麻的特点、方法、过程和效果向患者作介绍，以消除顾虑，取得患者的密切配合。

3. 术前，可在患者身上选穴试针，了解"得气"情况及对针刺的耐受力，以确定手术的刺激方法和刺激量。

（二）选穴

选穴以易得气、无疼痛、不出血、患者体位舒适、术者操作方便为原则。取穴方法有体针、耳针、鼻针、面针等。现重点介绍体针和耳针的选穴方法。

1. 体针选穴原则

选用十四经穴为主，采取以下三种选穴法，可单独使用，也可配合使用。

(1) 循经选穴：根据经络所过、主治所及理论，选取与切口部位、手术脏器联系密切的经络腧穴。

(2)邻近选穴：选用手术附近部位的腧穴。

(3)按神经学说选穴：一是用节段选穴，二是神经干分布选穴。

2. 耳针选穴原则

选用耳穴，采取以下三种选穴方法，可单独使用，也可配合使用。

(1)按脏象学说选穴：如“肺主皮毛”，切口和缝皮时取肺穴；“肾主骨”，骨科或胸腔手术取肋骨可选肾穴；“肝开窍于目”，眼科手术可取肝穴等。

(2)按手术部位选穴：如胃切除术取胃穴；阑尾切除术取阑尾穴；心脏手术取心穴等。

(3)按照耳穴的神经支配和解剖生理学选穴：如腹腔内脏手术选口穴、耳迷根穴，因受迷走神经支配；选皮质下为常用穴，能提高镇痛效果和减轻内脏反射，是以生理作用为指导的。

(三) 操作方法

1. 术前　在手术开始前，先对穴位进行一定时间的刺激，称为诱导，一般诱导的时间为20~30分钟左右。诱导又可分为普遍诱导和重点诱导两种。普通诱导是对所有穴位按顺序进行刺激，时间稍长；重点诱导是对重点穴位进行刺激，在术前5分钟进行。

2. 术中　手术过程中一般为轻刺激，对手术部位刺激小的穴位可暂停刺激，予以留针；对手术部位敏感的穴位可加强针刺感应。

术中针刺方法可采用手法运针，也可采用电针刺激。手法运针时，体针宜提插与捻转相结合；耳针只捻转，不提插。运针频率每分钟120~200次为宜，捻转幅度为90°~360°之间，提插幅度在5~10mm。要求始终处于“得气”状态。手法运针要求熟练、均匀、稳定，这是针麻的基本功。使用电针时，切口部位穴位以高频密波为主，远距离穴位以低频连续波为主，刺激量以患者能耐受的中等强度为宜。

(四) 辅助用药

针麻实施过程中需要应用辅助药物以提高和完善效果，称之为针药复合麻醉，这是当前最提倡的一种具有中国特色的麻醉方式。使患者在最安全和最有利的条件下进行手术。常用的有镇静、镇痛和抗胆碱等药物。

(1)术前用药：通常在术前1小时肌内注射咪达唑仑0.05mg/kg，术前15~30分钟肌肉或静脉注射舒芬太尼1~2μg/kg。为减少呼吸道和消化道分泌物，可在术前30分钟肌内注射长托宁0.5mg。

(2)术中用药：术中可根据患者反应和手术情况，分别加用镇静镇痛药、局部麻醉药或肌肉松弛剂等。例如在切腹膜、结扎大血管或牵拉内脏之前，估计患者可能出现较强烈反应，可先用0.5%利多卡因局部浸润麻醉。术中用药要时机适当、剂量适当，以免失去患者的主动配合或发生意外。术中必须严密观察，一有意外情况发生，立即采取有效措施。

(五) 禁忌证

对某些病灶复杂，粘连较多，或需广泛探查的病例，尤对某些难度较高的腹腔手术，针麻效果尚不稳定，应注意慎用。

(六) 注意事项

1. 针刺操作时，不论手法运针或电针，均以患者能耐受的中强感应为宜，切勿过强，以免影响效果。

2. 针麻手术时，患者处于清醒状态，要求手术者一刀一剪、一针一结，做到稳、准、轻、快，避免重复操作。

3. 现代麻醉况且需要多种药物复合才能完善麻醉，所以不能苛求单纯依靠几根银针来完善整个麻醉。针刺麻醉对某些病例或某些手术环节，尚存在镇痛不全、肌肉紧张、内脏牵拉反应等，故需准备术中辅助用药。用药既要掌握时机，又要控制剂量，防止产生副作用。

六、中药麻醉

中药麻醉是在传统中药方的基础上发展来的。从1970年7月，徐州医学院附属医院首次把以洋金花为主的复合全身麻醉应用于临床以来，在中国曾有4.6万例中药麻醉手术获得了成功，涉及病种达一百多种。年龄最小为5天的婴儿，最大为91岁，手术时间最长达12小时以上，用药也从复方改为单方，并摸清了药物起作用的主要成分是洋金花所含的东莨菪碱。由于中药麻醉有其麻醉特点，同时也存在问题，故需加以开发总结和提高。此章节仅作介绍，提倡先研究再使用。

(一) 麻醉剂

曾经所用的麻醉剂可分为复方和单方二类。

复方：以洋金花为主，配以川乌、草乌、天南星、当归、川穹等具有一定麻醉、镇静、止痛作用的中草药制成的汤剂、散剂、酊剂和注射剂。给药途径有口服、外用、灌肠、肌肉或静脉及穴位注射。以静脉注射给药最为常用。

单方：有下列几种：①洋金花生物总碱(针剂，简称中麻Ⅰ号)；②由洋金花提纯的东莨菪碱(简称中麻Ⅱ号)；③樟柳碱(化学结构与东莨菪碱相似，但副作用较少)。

（二）用量

既往使用的配方不同，所用剂量也有所不同，一般用量洋金花生药量为10~120mg/kg，生物碱量为0.02~0.3mg/kg，可达三期一级的麻醉深度。加大剂量并不能加深麻醉，故多主张尽量减少用量，从而减少所引起的副作用和缩短麻醉的苏醒时间。1974年，山东医学院附属医院麻醉科的中药麻醉1 167例临床总结认为，洋金花生物碱以每公斤体重0.02~0.3mg(相当于生药10mg)为宜，该剂量的有效作用时间一般可维持3h，患者肌张力也无明显亢进。其他报道的相关用量如下：

洋金花总碱：最小量0.02 ~0.03mg/kg；中量0.08 ~ 0.12mg/kg；最大量0.15 ~0.3mg/kg。

东莨菪碱：最小量0.06 ~0.08mg/kg；中量0.08 ~ 0.1mg/kg；最大量0.1 ~0.15mg/kg。

樟柳碱：0.5 ~0.8mg/kg。

（三）辅助用药

主要为氯丙嗪、哌替啶、地西泮、普萘洛尔、汉肌松(碘化二甲基汉防己碱)、毒扁豆碱、催醒宁等。

（四）催醒剂

初期的中药麻醉存在麻醉时间过长，苏醒后多有一些精神症状。上海市中麻协作组在1972年1月首次应用毒扁豆碱催醒。据统计，促醒率达89%，清醒者71%；1974年12月，我国自己合成了抗胆碱酯酶药—催醒宁，静脉用药后一般在10分钟内清醒，催醒率达95.5%，清醒者85.2%，均高于毒扁豆碱，且催醒宁对患者的脉搏、血压、呼吸、心电、脑电以及消化和运动系统均无明显影响。中药麻醉能用药物催醒，是麻醉史上的一个创举。

（五）适应证与禁忌证

根据徐州中麻研究协作组报告，1971年6月~1973年5月共进行1 884例中药麻醉手术(包括百种以上大小手术)，其效果评为一级(中药麻醉完全成功)的占67%，二级(中药麻醉中需追加辅助药物)的占31.8%，三级(失败)的仅占1.2%。山东医学院附属医院的1 167例中药麻醉中，失败率为0.34%。总的来看，中药麻醉的适用范围较为广泛，并不受患者年龄的限制，但青光眼、严重甲状腺功能亢进患者应列为禁忌。严重的高血压、高热及心、肺、肝、肾功能不良的患者应慎用。根据几个单位对20多例患者的术前术后对比观察，中药麻醉对肝、肾功能影响不大。江苏省太兴县医院和新沂县医院还应用中药麻醉于剖宫产手术153例，均对胎儿无明显影响。

（六）副作用与防治

20世纪70年代初应用中药麻醉由于经验不足，副作用较多，甚至有死亡的事故发生。1973年后就很少见有死亡病例的报道。

对中药麻醉所引起的副作用及其防治方法包括：①心率增快：适当减少中药麻醉用量，术前或术中应用普萘洛尔、地西泮即可控制。②术后长时间不醒和躁动等精神症状：应用催醒剂可解决。③术后或术中体温升高：多见于小儿，可用物理降温的方法来解决。④视力障碍：主要是瞳孔散大，可用0.25%毒扁豆碱溶液滴眼。其他极少的副作用可对症处理，未发现有永久性的后遗症。

（七）中药麻醉的优点和特点

中药麻醉与其他麻醉相比，具有下述优点和特点：①有抗休克与麻醉双重功能，可为休克状态下手术提供一种中西医结合的新型抗休克麻醉；②药源丰富，经济实用；③操作简便，效果确实，迅速安全；④术后镇痛时间长，并发症少；⑤可用药物催醒，因此麻醉时间可根据需要任意缩短或延长，催醒后可防止舌根后坠引起的窒息和肺部分泌物滞留引起的感染；⑥适用范围广；⑦用于表面麻醉而不用注射，不会发生过敏，无毒副作用。

（八）存在问题与解决方法

1. 麻醉深度不够，可辅以镇静、镇痛药物。

2. 肌肉紧张，则应用肌松剂，但需进行呼吸管理。

3. 渗血较多，术前应用止血剂，术中用含有肾上腺素的盐水纱布填塞和湿敷。

（九）开发与应用

中药麻醉的开发与应用应该从下面几点认识开始：①发展外用擦剂：从皮肤黏膜给药，用于瘤痛、头痛、关节痛、创伤缝合、正骨止痛、烧烫伤痛、口腔溃疡痛之镇痛，以及可用于扁桃体摘除、拔牙、口腔内脓肿切开等五官科手术之麻醉，既安全有效，又经济实用；②用于休克状态下的紧急手术；③用于口腔颌面外科手术，不需气管内插管，以免麻醉和手术在同一区域互相干扰，影响手术；④用于抢险救灾的战地救护，快速、安全、简便；⑤用于基层农村与偏远山区的巡回医疗，具有设备简便，操作简单，管理方便，取材容易等优点。

（十）研究与探索

中药麻醉在过去曾经取得了很大的成就，但

还有不少问题迫切需要解决。应集中精力在下面几个方面加以研究和探索。

1. 探索性能强、作用快、时程短的麻醉镇痛中草药。

2. 改革东莨菪碱的化学结构，寻找中枢作用更强、外周作用更小的药物。

3. 从复方的角度出发，寻找更有效，副作用更少的新复方中药麻醉剂(新麻沸散)。

4. 探索最佳麻醉用药剂量与手术时间、手术强度、手术种类之间的关系。

5. 寻找对抗中药麻醉剂的草药，研制出更好的催醒剂(解药)。

6. 研究出更好的草药肌松剂及拮抗剂。

7. 研究从皮肤黏膜给药麻醉的特效药物，用于各种体表、五官科手术。

8. 研制出各种止痛剂，用于急腹痛、偏头痛、分娩痛等。

9. 坚持中西医并重，探索中药与西药复合麻醉的可能性、安全性及有效性，走中西医结合的道路，取长补短，使中药麻醉效果大为提高和完善。

第七节 术后中医药应用

一、术后疼痛的治疗

术后疼痛属于急性疼痛的范畴，在中医认识疼痛的病因中，急性疼痛当属“不通则痛”。造成“不通”的原因有手术切口创伤导致的“营卫不调”；寒凉液体或血液输入造成的“寒凝”；容量输入过多导致的“湿阻”；气机被抑导致的“痰饮”；气血虚衰导致的“气虚血瘀”；以及伤皮骨筋肉导致的“脉络蜷缩或引急”等。因此，治则应包括调和气血、通经活络、调畅气机、活血化瘀等。一般来讲，治则与疼痛的关系是：通经活络 -(不通则痛) - 急性疼痛；补虚扶正 -(不荣则痛) - 慢性疼痛；祛邪养心 -(诸痛属心) - 病理性疼痛。

中医药在术后疼痛治疗中作为一种辅助镇痛手段，能起到很好的调节作用，减少阿片类药物用量，同时可以从情志方面进行调理，以促进患者早日康复。

(一) 中药口服或外用止痛

常见的单味止痛中药有川芎、延胡索、姜黄、防风、桂枝、草豆蔻、三七、乳香、没药、莪术、虎杖、刘寄奴、麝香、续断、当归、木香、乌药、木芙蓉叶、冰片、天南星、独活、威灵仙、白芍、罂粟壳等。这些单味中药中具有镇痛作用的主要化学成分有：延胡索乙素、拉巴乌头碱、青藤碱、贝母碱、益母草总生物碱、三棱总黄酮、皂苷类、黄芪总苷等。但利用中药镇痛还需正确的辨证为基础，佐以方剂进行治疗。如目前所用的荆芥方、活血止痛散、活血化瘀汤等均有良好的辅助镇痛作用。

(二) 针灸镇痛

针灸能调和气血、疏通经络、活血化瘀；抑或养血益气可双向调节，通则不痛，起到术后镇痛的目的。耳穴可选神门、内分泌、肾上腺、心、肺、肝、肾、胃、大肠等；针刺可取关元穴、气海穴、中脘穴、水分穴、内关穴、三里穴或对应的脏腑腧穴等，亦可采用电针、灸法、水针及埋线等方式进行镇痛。

(三) 推拿按摩

推拿按摩具有疏筋活血、通络止痛、解除痉挛，改善局部血液循环，加速炎症的吸收，促进病变肌腱及韧带的修复等作用。一般来讲，手术切口造成的疼痛都可在身体找到相对应的反射点，如各脏腑器官手术所对应的腧穴，下肢手术在上肢的对应点，上肢手术在下肢的对应点等。对反射点穴位和循行经络的按摩推拿对疼痛的缓解是非常明显的。

二、术后瘙痒的治疗

引起术后瘙痒的刺激可能是物理或化学的刺激。物理因素如压力，可诱发瘙痒；化学因素引起术后瘙痒的最重要的原因与使用阿片药物镇痛有关。中医认为皮肤的瘙痒与肌肤气血运行不均衡有关，多由风、热、湿、燥等因素引起。治则当以解表、祛风、清热、凉血等。

以下中药方剂选用一种即可，其作用差异不大。

消风散(《外科正宗》)加减可清热疏风，凉血止痒；龙胆泻肝汤(《医方集解》)加减可清热利湿止痒；当归饮子(《重订严氏济生方》)加减可养血平肝，祛风止痒。防风通圣颗粒可解表通里，清热解毒；肤痒颗粒可祛风活血，除湿止痒；润燥止痒胶囊可养血滋阴，祛风止痒，润肠通便。对瘙痒部位明确者也可选用一、二种外用中药制剂，如复方黄柏液涂剂、皮肤康洗液、甘霖洗剂、川百止痒洗剂、羌月乳膏、肤舒止痒膏等。

针刺可以有很好的止痒效果，可选穴位有风府穴、大椎穴、陶道穴、玉枕穴、大杼穴、风门穴、风池穴、当阳穴、颞颥穴、太阳穴、百虫窝穴、京骨穴等，亦可加合谷穴、内关穴等以提高疗效。

三、术后恶心呕吐防治

由中国中西医结合学会麻醉专业委员会主导制定的《穴位刺激防治术后恶心呕吐专家指导意见》已于2018年9月正式成文。现将防治方法摘要如下：

（一）穴位刺激防治PONV的可能机制

穴位刺激是传统中医理论的重要组成部分，最早有明确记载的是1973年自湖南长沙马王堆汉墓出土之帛书《足臂十一脉灸经》《阴阳十一脉灸经》，撰成于公元前168年以前，是现存最早的两部经络专著。《黄帝内经》中也有关于穴位与经络明确的记载和论述。研究表明，穴位刺激可引起机体的一系列功能改变，但其机制尚未阐明。研究认为，穴位刺激可能通过抑制呕吐中枢和/或调节胃肠功能而发挥防治PONV的作用，其可能机制如下：

1. 增加脑脊液中内源性β-内啡肽的释放，从而使μ受体产生内源性止吐作用。

2. 通过激活肾上腺素能和去甲肾上腺素能神经纤维，改变5-HT_3的传递来防治PONV。

3. 对胃肠道发挥双向调节功能，改善胃肠功能状态，调节迷走神经功能和激素分泌，调节胃肠道血液循环，达到防治PONV的作用。

4. 明显减少阿片类镇痛药物的应用，因阿片类药物是引起PONV最主要的药物，从而间接起到防治PONV的作用。

5. 中医认为，穴位的刺激有利于全身气血的运行，并能通过不同经络间的交通络属，使气血重新分布，以达到通经活络的作用，从而协调五脏六腑的整体功能。

（二）穴位刺激防治PONV的方法

穴位刺激可简单分为有创刺激和无创刺激。有创刺激包括针刺、电针、穴位注射与埋线等，无创刺激包括穴位按压、经皮电刺激、艾灸、超激光照射等。无创穴位刺激易于操作、耐受性好，但有研究表明其刺激强度不够，临床效果不确切。有创刺激及有创与无创刺激联合应用的方法多用于PONV的防治研究，但PONV防治最佳的穴位刺激方法目前尚有争论。

目前临床常用针刺、电针刺及经皮穴位电刺激方法用于疾病防治，具体参照“针灸技术操作规范”。

穴位刺激应用于术前、术中与术后不同时机均可产生防治PONV的作用，针刺、电针、埋线、注射及穴位按揉等包括耳穴刺激均可用于整个围手术期用于防治PONV。

（三）穴位刺激防治PONV的应用

1. 穴位的选择　国内外现有文献表明，目前已有30余穴位对防治PONV有效，但具体作用尚未完全阐明。常用穴位选择参考如下：

内关：该穴是目前普遍公认的用于治疗PONV的标准穴位，效果确切。其他穴位有合谷穴、手三里穴、曲池穴、天枢穴、梁丘穴、足三里穴、上巨虚穴、公孙穴、三阴交穴、天柱穴、大杼穴、肝俞穴、胆俞穴、脾俞穴、胃俞穴、三焦俞穴、肾俞穴、气海俞穴、大肠俞穴、关元俞穴、承山穴、阳陵泉穴、太冲穴、气海穴、中脘穴、上脘穴等。

2. 穴位配伍　有研究表明，穴位配伍能增强临床效果，正确的穴位选择和合理的穴位配伍是发挥穴位刺激疗效的关键。因此，寻求理想的穴位配伍有利于PONV的防治。为了达到防治PONV的目的，穴位配伍方法很多，临床常依据不同穴位的功能特点和可操作性，根据不同手术部位进行选择，参考如下：

（1）心脏手术多选取内关穴、合谷穴、足三里穴等。

（2）肺部手术多选取合谷穴、足三里穴、曲池穴和肺腧穴等。

（3）脑部手术多选取内关穴、足三里穴等。

（4）肾脏手术多选取合谷穴、足三里穴、三阴交穴及曲池穴等。

（5）眼部手术多选取天柱穴、大杼穴及阳陵泉穴等。

（6）肝胆手术多选取内关穴、合谷穴、曲池穴、太冲穴及阳陵泉等。

（7）妇科手术多选取内关穴、合谷穴、足三里穴和三阴交穴等。

（8）胃肠手术多选取内关穴、合谷穴、足三里穴、三阴交穴、曲池穴、上巨虚穴、中脘穴、上脘穴、太冲穴、气海穴、天枢穴等。

建议的基本穴位：足三里+内关，然后根据手术部位的不同、获得效果的强弱另加相应穴位。

3. 耳穴　由于耳穴与全身的脏器和经络密切相关，是人体内脏器官、四肢及躯干在体表的反应点。文献综述表明，刺激耳穴也可达到较好的防治PONV的效果。

可参照耳穴模型选穴，选用耳穴毫针法及耳穴压豆法等刺激方式。耳穴压豆法因操作简单、可行且患者易于接受，术前可常规使用。可选择神门、交感、皮质下，脾、胃等穴位。

（四）注意事项

1. 针刺疗法注意事项

(1) 选择适合的针具：体壮、形肥、针刺部位肌肉丰满者可选用稍粗稍长的毫针，体弱、形瘦、针刺部位肌肉较浅者应选用较短较细的毫针。

(2) 选择适当的体位：适当的针刺体位，有利于正确取穴和施术，还可防止晕针、滞针和弯针。精神紧张、年老体弱的患者宜采取卧位，不宜采用坐位。

(3) 严格消毒：穴位局部可用 75% 乙醇棉球从里向外绕圈擦拭。施术者的手要用肥皂水洗刷干净，然后用 75% 乙醇棉球擦拭。针具可用纱布包扎，放在高压蒸汽锅内灭菌，应做到一穴一针，若能使用一次性针具更佳。

(4) 掌握正确的针刺角度、方向和深度，可增强针感，提高疗效，防止发生意外情况，头面部、胸背部及皮薄肉少的穴位，一定要浅刺，四肢、臀、腹及肌肉丰满处的穴位，可适当深刺。

(5) 如果穴位附近皮肤有缺损、感染、病损等，要尽量避开该穴位，选用其他穴位替代；如若保留针，需要做好固定，避免脱出。

2. 经皮电刺激注意事项

(1) 准备贴电极片的穴位部位应用盐水棉球反复擦拭，以减少局部角质和污物，尽量避免应用酒精擦拭。

(2) 电极应贴敷牢固，避免脱落，影响刺激的效果。

(3) 如果穴位附近皮肤有缺损、感染、病损等要尽量避开该穴位，选用其他穴位替代。

3. 耳穴疗法的注意事项

(1) 贴压耳穴应注意防水，以免脱落。

(2) 夏天易出汗，贴压耳穴不宜过多，时间不宜过长，以防胶布潮湿或皮肤感染。

(3) 如对胶布过敏者，可用黏合纸代之。

(4) 耳廓皮肤有炎症或冻伤者不宜采用。

(5) 对过度饥饿、疲劳、精神高度紧张、年老体弱、孕妇按压宜轻，急性疼痛性病症宜重手法强刺激，习惯性流产者慎用。

(6) 根据患者不同情况采用相应的体位，以侧卧位为佳，能走动的患者坐位亦可进行操作。

（五）PONV 的中药治疗

术后恶心呕吐的中医病机是麻醉、手术及药物引起的胃气上逆而致。病理变化为外邪侵袭胃腑，以致胃失和降，胃气不能下行，上逆而为呕吐；对麻醉手术焦虑、愁烦、恐惧等导致情志失调，肝失调达，横逆犯胃，胃气上逆，忧思伤脾，脾失健运，胃失和降，也可发生呕吐；手术时间过长、创伤过大以及大量寒凉液体输注均可导致脾胃虚弱，以致寒浊中阻或聚饮成痰，饮邪上逆而引起术后恶心呕吐。治则应以益气、健脾、和胃等。

对原本脾胃虚弱的患者术后可用附子理中丸或补中益气汤防治术后恶心呕吐；对呕吐反复发作，但呕吐量不多、频繁干呕，可用麦门冬汤；对伴有发热、腹胀、烦躁，可用藿香正气散；对持续的恶心呕吐并伴有腹胀、便秘者，可用保和丸。

四、术后尿潴留治疗

尿潴留属于中医“癃闭”的范畴，是麻醉手术导致气机逆乱，络脉受损，气滞血瘀而致膀胱气机不化所致。针刺治疗对于术后尿潴留有明确优势，而且若常规术后给予针刺治疗可以预防尿潴留的发生。但术前需做泌尿生殖系统的相关检查，排查泌尿生殖系统病变，以及所有能累及与排尿生理活动有关的神经调节过程的病变，包括中枢性、外周性以及外伤和炎症等有可能影响正常的膀胱尿道功能导致神经源性膀胱的疾病所导致的非手术源性尿潴留。

治疗原则：调理膀胱、行气通闭。

选穴：以足太阴脾经、任脉腧穴为主，可选关元穴、漏谷穴、地机穴、三阴交穴等。

针刺方法：指导患者采取仰卧位并全身放松，根据中医经络腧穴理论选择穴位，定位消毒后，利用四寸的芒针从患者的阴交穴开始进针并向下横刺，然后沿皮下经关元穴透向患者的中极穴，进行适度的捻转，然后使针感一直向下行转为向患者尿道放射。之后再利用胶布有效固定露在外面的针柄以及针体。采用相同的方法在患者的交信穴前沿着患者的胫骨后缘实施进针，首先直刺 0.5~1 寸左右，然后经过提插捻转以及得气之后，把针尖提到患者皮下，沿着患者的皮下向上进行平刺，之后经三阴交直接透向患者的漏谷穴，在进行埋针之后再用艾条灸患者任脉卧针处的穴位，当患者有微烫感或皮肤潮红时结束针灸。急性尿潴留痛苦症状

明显而不宜留针的患者，给予同穴位注射治疗，用10ml注射器刺入穴位得气后每穴位注入维生素C注射液1ml。不愿针刺及穴位注射者，给予穴位点压按摩。

五、术后并发症防治

围手术期应激反应发生发展最后导致术后并发症的过程，是极其复杂的病理生理过程，都伴随着脏器器官最终的缺血、缺氧和功能衰竭。中医气血理论把围手术期应激反应相关并发症简而概括为："伤气耗血"→"气虚"→"湿热"→"血瘀"的过程。"伤气耗血"，有素有体虚、禁水谷、伤气破气、气随血脱等几个主要原因，还有血瘀、湿重导致气相对虚弱，发展为"气虚"；应激反应的最高峰阶段常伴有患者的术后发热、高血容量、高肺水及高血凝状态，因此这里采用病机"湿热"来解释理由就是：麻醉阻抑心肺脾胃的气机使水湿中停、运化受阻；大量输血、输液、肾气不足使运化失调；大量炎性因子纠结体内；气虚血瘀导致胃肠道黏膜水肿，黏膜屏障功能减弱，细菌与毒素的吸收等。"湿热"纠结于体内也是术后血栓形成的重要因素，也是心脑血管疾病和深静脉血栓形成等术后并发症的重要病因之一。麻醉与手术的伤气过程最终使气虚大于血虚，导致气虚血瘀。这几乎是一切手术相关并发症发生的病理生理学基础。

术后并发症的中医药防治必须有整体观、治未病和辨证的思维，不能局限于一脏一腑。从并发症的发生发展来看，术前患者的肾气本虚是发生气虚大于血虚的重要前提，而术中强烈的应激反应和术后应激紊乱是气虚血瘀的重要起因，脏腑器官的气虚血瘀是导致相应并发症的病理生理基础。因此，防治术后并发症应从下述三方面着手：术前培元固本、益气生津来提高患者脏腑功能储备；术中通经活络、调畅气机来维护气血平衡；术后回阳救逆、补气益气来防治气虚血瘀导致的器官功能障碍。前两方面已在前两节叙述，术后部分包括以下方面：

（一）针灸

原则：补益气血、温里回阳、活血化瘀。

穴位选择：内关穴、足三里穴、三阴交穴、涌泉穴、关元穴、气海穴、大椎穴、百会穴等。

（二）中药

(1)四逆汤：四逆汤为温里剂，具有回阳救逆之功效。主治心肌梗死、心力衰竭、急性胃肠炎吐泻失水以及急性病大汗出而见虚脱者。临床常用于治疗心力衰竭、心肌梗死、急性胃肠炎吐泻过多，或因误汗、过汗所致的休克等属阴虚阳衰者。可用于开胸、开腹、颅脑、脊柱及大关节手术出血较多、手术时间较长的患者。

(2)小柴胡汤：小柴胡汤源自《伤寒杂病论》。其功效主要是和解少阳，和胃降逆，扶正祛邪。可用于术后发热、恶心呕吐、消化功能紊乱等。

(3)桃核承气汤：桃核承气汤是一剂活血祛瘀的方药，泻热逐瘀，主治下焦蓄血证。主要用于下腹部手术后发热、谵妄、胃肠功能紊乱等。

(4)大承气汤：大承气汤为泻下剂，其功效为峻下热结。主治：①阳明腑实证，大便不通等。②热结旁流，下利清水等。③里热实证之热厥、痉病或发狂等。现代用于急性单纯性肠梗阻、急性胆囊炎、急性阑尾炎，以及术后便秘等。

(5)血府逐瘀汤：血府逐瘀汤为理血剂，具有活血化瘀，行气止痛之功效。主治胸中血瘀证，可用于开胸术后的康复。临床常用于治疗冠心病、心绞痛、风湿性心脏病、胸部挫伤及肋软骨炎之胸痛，以及脑血栓形成、高血压、高脂血症、血栓闭塞性脉管炎、神经症、脑震荡后遗症之头痛、头晕等属瘀阻气滞者。

(6)五苓散：五苓散可温阳化气，利湿行水。用于膀胱化气不利，水湿内聚引起的小便不利，水肿腹胀，呕逆泄泻，渴不思饮。临床可用于术后水肿、腹胀及尿潴留等。

针对上述证候应请中医科医师进行会诊，辨证施治，不可根据相似证候盲目用药。此外，术后中药疗法一般遵循的原则是"症去药停"，不可多服。

（三）食疗

根据地域、气候特点选择时令食物，尽量少食反时令食物。术后1~3天禁食生冷、油腻、腥膻食物；如果能配合营养科进行营养和体质辨证，并遵循五运六气、季节、二十四节气和子午流注的适宜食谱进行饮食调配，将对术后快速康复，防治并发症起到很大作用。

（四）运动疗法

如果能延续术前"六字诀"的气息导引法，将对术后各脏腑功能的改善、协调及补益气血起到非常重要的作用，尤其对防治术后肺部感染、消化功能紊乱等发挥良好的预防和治疗作用。

（五）音乐疗法

由于麻醉手术对各脏腑的气血储备、相互关系及功能状态产生了巨大影响，调和它们之间的平衡关系，建立新的均衡关系非常重要。另外，悠扬的音律、曲调和节奏感对患者的情志也有很好的调节作用，增强患者战胜疾病的信心，以促进术后尽快康复。

第八节 围手术期康复与养生

1989 年第一届国际传统康复医学学术会议上明确提出可采用传统的康复方法应用于疾病的康复上。1990 年 12 月 28 日我国通过了《中华人民共和国残疾人保障法》，该法第二章“康复”中提出了“现代康复技术与我国传统康复技术”相结合的概念。针对围手术期而言，现代康复技术集中在当前的 ERAS 理念中。其核心思想就是减少创伤、减轻应激。我国传统康复技术是指：在中医理论指导下，于伤病后对患者存在的功能障碍，采取一系列传统治疗和康复措施，以最大限度地保存、改善和恢复患者的身心功能，提高其生存质量，使之重返社会。其重点理论是通经活络，活血化瘀，调理脏腑功能。对照现代康复技术，传统的康复技术更加注重机体整体功能的调节和平衡，充分发挥患者自身的康复与自愈能力。

我国传统的康复技术包括：针灸康复疗法、推拿按摩康复疗法、中药康复疗法、传统运动康复疗法、饮食康复疗法和音乐康复疗法（部分内容前节已述，下略）。

一、针灸康复疗法

(1) 一般性康复：选穴足三里穴、内关穴、三阴交穴、合谷穴。

(2) 针对性康复：疏肝、养心、健脾、润肺、补肾、温三焦循经或辨证选穴。

(3) 不良反应：尿潴留、瘙痒、烦躁、嗜睡、谵妄、恶心呕吐等辨证选穴。

(4) 并发症：脑卒中、心肌梗死、认知功能障碍、消化功能紊乱、肺部感染、器官功能衰竭、深静脉血栓形成、免疫功能低下等则辨证选用系统治疗穴位。

(5) 术后养生：关元穴、足三里穴、涌泉穴等。

二、推拿按摩康复疗法

根据脊髓节段反射，推拿颈部可调节上肢及脑内血液循环，降低颅内压，并有降低血压的作用；在胸椎 1~2 部，用振动和叩击的手法能引起心动反射，表现为心肌收缩；振动叩击腰椎 1~2 部，可使小骨盆充血；捏脊可引起胃肠蠕动增快；按压缺盆穴处的交感神经星状结节，可发生瞳孔扩大，血管舒张，同侧肢体皮肤温度增高；推拿下腹部及大腿内侧，可引起膀胱收缩而排尿，治疗尿潴留；推拿腹部可促进胃肠蠕动和消化腺分泌。

推拿尚可引起血液成分和代谢变化。推拿后外周血白细胞总数和吞噬能力增加，白细胞分类变化中淋巴细胞比例升高，红细胞轻度增加，血清中补体效价、氧的需要量、排氮量、排尿量和二氧化碳的排泄量也都有增加。

要掌握推拿保健的时间，每次以 20 分钟为宜。最好早晚各一次，如清晨起床前和临睡前。

三、中药康复疗法

建立在辨证施治基础上的中药方剂及成药等治疗方法，所用经方前节已述。

四、传统运动康复疗法

传统康复疗法的三大原则包括：一是掌握要领，传统运动疗法的练功要领就是意守、调息、动形的统一；二是强调适度，运动疗法的运动量要掌握一个“中”字，就是适量运动，适可而止，不可急于求成，切记“欲速则不达”；三是贵在坚持，“流水不腐，户枢不蠹”，这句话一方面说明了“动则不衰”的道理，只有持之以恒、坚持不懈，才能收到良好的治疗效果。

(1) 太极拳：动作舒展轻柔，动中有静，圆活连贯，形气相随，外可活动筋骨，内可流通气血，谐调脏腑。太极拳是一种意识、呼吸、动作密切结合的运动，“以意领气，以气运身”，用意念指挥身体的活动，用呼吸协调动作，排除杂念，将神收敛于内，而不被他事分神。调气机，以养周身；动形体，以行气血。

(2) 八段锦：八段锦由动作古朴高雅的八节体势组成，故名“八段”，“锦”喻意美丽或美好的事或物，故名八段锦。这种健身法可以强身健体，祛病除疾，益寿延年，其效果甚佳，动作优雅，有如展示给人们一幅绚丽多彩的锦缎，故称为“锦”。八段锦传有“文八段”（坐式）和“武八段”（立式）等不同形式。

八段锦歌诀：

双手托天理三焦，左右开弓似射雕；

调理脾胃需单举，五劳七伤往后瞧；

摇头摆尾去心火，背后七颠百病消；

攒拳怒目增气力，两手攀足固肾腰。

(3) 五禽戏：五禽戏是指模仿虎、鹿、熊、猿、鸟五种禽、兽的动作，组编而成的一套锻炼身体的功法。据传，华佗的徒弟吴普因长年习练此法而达百岁高龄，且有"年且百岁，犹有壮容"。五禽戏属古代导引术之一，它要求意守、调息和动形协调配合。意守可以使精神宁静，神静则可以培育真气；调息可以行气，通调经脉；动形可以强筋骨，利关节。

虎戏，即模仿虎的形象，取其神气、善用爪力和摇首摆尾、鼓荡周身的动作；鹿戏，即模仿鹿的形象，取其长寿而性灵，善运尾闾；熊戏，即模仿熊的形象，熊体笨力大，外静而内动；猿戏，即模仿猿的形象，猿机警灵活，好动无定；鸟戏，又称鹤戏，即模仿鹤的形象，动作轻翔舒展。

(4) 六字诀：六字诀是一种以呼吸吐纳为主的养生长寿方法，它通过用口呼气吐字去除五脏六腑的病气邪气，用鼻吸纳清气补养五脏六腑的虚损不足，即能防病治病，又能健身延年(前节已述)。

五、饮食疗法

一般进行的饮食疗法是具有养生的概念，用于围手术期康复可以根据人的体质、子午流注、二十四节气和季节指导进行(前节已述)。

六、音乐疗法

建立在"五音疗疾"的中医理论基础上，采用五音角、徵、宫、商、羽对应五脏肝、心、脾、肺、肾，针对性的进行调理。

(1) 养心音乐：心脏出问题，常出现失眠、心慌、心胸闷等情况，从而导致胸痛、烦躁等表征。

最养心曲目：养心气最需要的是平和，所以推荐的最佳曲目为《紫竹调》。这首曲子中运用属于火的徵音和属于水的羽音配合很独特，补水可以使心火不至于过旺，补火又可使水气不至于过凉，利于心脏的功能运转。

最佳聆听时间：21 时 ~23 时。中医最讲究睡子午觉，所以一定要在子时之前就要让心气平和下来。

(2) 养肝音乐：肝不好常常出现抑郁、易怒等情绪，而乳房胀痛、口苦、痛经、舌边部溃疡、眼部干涩、胆小、容易受惊吓则是外在表征。

最养肝曲目：肝顺需要木气练达，适合欣赏的曲目为《胡笳十八拍》。这首曲子中属于金的商音元素稍重，刚好可以克制体内过多的木气，同时曲中婉转地配上了较为合适的属于水的羽音，水又可以很好地滋养木气，使之柔软、顺畅。

最佳聆听时间：19 时 ~23 时。这是一天中阴气最重的时间，一来可以克制旺盛的肝气，以免过多的肝气演变成火，另外可以利用这个时间旺盛的阴气来滋养肝，使之平衡正常。

(3) 养脾音乐：长期的暴饮暴食、五味过重、思虑过度等都会让脾胃产生不适，腹胀、便稀、肥胖、口唇溃疡、面黄、月经量少色淡、疲乏、胃或子宫下垂都是常见的症状。

最养脾曲目：《十面埋伏》。脾气需要温和，这首曲子中运用了比较频促的徵音和宫音，能够很好地刺激我们的脾胃，使之在乐曲的刺激下，有节奏的进行对食物的消化、吸收。

最佳聆听时间：在进餐时，以及餐后一小时内欣赏，效果比较好。

(4) 养肺音乐：吸烟、过度疲劳、呼吸道疾病、厨房油烟、汽车尾气、滥服药物、饮食不当都是引发肺部疾病，甚至致癌的诱因。咽部溃疡疼痛、咳嗽、鼻塞、气喘、容易感冒、易出汗，都是肺不好的表现。

最养肺曲目：《阳春白雪》。肺气需要滋润，这首曲子曲调高昂，包括属于土的宫音和属于火的徵音，一个助长肺气，一个平衡肺气，再加上属于肺的商音，可以通过音乐把你的肺从里到外彻底梳理一遍。

最佳聆听时间：15 时 ~19 时。太阳在这个时间段里开始西下，归于西方金气最重的地方，体内的肺气在这个时段是比较旺盛的，随着曲子的旋律，一呼一吸之间，里应外合，事半功倍。

(5) 养肾音乐：肾乃先天之本，经常熬夜、过度劳累、喝酒喝浓茶都会伤肾。面色暗、尿频、腰酸、性欲低、黎明时分腹泻，都是肾不好的表现。

最养肾曲目：《梅花三弄》。肾气需要蕴藏，这首曲子中舒缓合宜的五音搭配，不经意间运用了五行互生的原理，反复的、逐一的将产生的能量源源不断输送到肾中。一曲听罢，神清气爽，倍感轻松。

最佳聆听时间：7 时 ~11 时。这段时间在一天里是气温持续走高的一个过程，人和大自然是相互影响的，在这个时间段，太阳在逐渐高升，体内的肾气也蠢蠢欲动地受着外界的感召，如果此时能够用属于金性质的商音和属于水性质的羽音搭配比较最具潜在风险的学科之一，作为麻醉科医师最重要的就是仁爱之心、职业操守、社会责任和高超技术。他们的职业关乎生命存亡，他们的职业操守意味着生命价值，他们顾及的是医患共同的命运，他们的技术是绝无任何偏激的中庸之道。

如今我们缅怀“麻沸散”，但若“麻沸散”真能现世，放置今日也已不可能再有用武之地。“麻沸散”作为一种中华民族智慧的象征，对麻醉学的发展永远是一股巨大的推动力，启发我们去开发更加实用的中医药资源用于麻醉医学。古代麻醉术的存在让我们引以自豪的同时激励着我国麻醉科医师们奋起直追，力争站在世界麻醉学领域的最高峰。

第二节 中医药围手术期应用的中医基础理论

一、肾元理论

肾元主要是指肾中的本源能量，有时也指肾中的元气。元，有“初始”、“基本”的意思。“肾元充足”，一般就是指肾精、肾气、肾阴、肾阳都充足。也就是说，肾元是包括先天的肾精、肾气、肾阴、肾阳在内的。肾元，是阴阳未分时的说法。万物皆有阴阳，如果以阴阳分之，则肾元的能量可分为肾阴(元阴)、肾阳(元阳)。

肾虽然是先天之本，但其本身的能量也有先天和后天之分。换言之，肾精、肾阴、肾阳、肾气等都有先天和后天之分，只有其中先天的部分才属于肾元，而其中后天药物或饮食补养的肾精、肾阴、肾阳、肾气都是属于后天之气，这不属于肾元之内。

肾的元气——先天之气，是无法靠后天水谷精微物质来培养生成，只有最初的、最元始的那点精华之气才能叫“元气”。肾虽然是先天之本，但也有后天之气；肾虽然有肾元气，也有一般的后天肾气。这后天的肾气，才是靠水谷所养所生的，而我们通常用中草药所补充的也只能是这部分。

肾元理论与人的体质有密切的关系，对术前评估有较好的指导作用。

二、五行理论

五行是中国自古以来道学的一种系统观，中国古代哲学家用五行理论来说明世界万物的形成及其相互关系。它强调整体概念，旨在描述事物的运动形式以及转化关系。五行的意义包含阴阳演变过程的五种基本动态：木(代表伸展)、火(代表炎上)、土(代表中和)、金(代表收敛)、水(代表润下)。它是用来阐释事物之间相互关系的抽象概念，具有广泛的涵义，并非仅指五种具体物质本身。五行学说是以五种机制来归纳事物或现象的属性，并以五者之间的相互滋生、相互制约来论述和推演事物或现象之间的相互关系及运动变化规律。

五脏中肝属木，心属火，脾属土，肺属金，肾属水。这一学说在中医学的应用，主要是以五行的特性来分析研究机体的脏腑、经络、生理功能的五行属性和相互关系，以及阐释它们在病理情况下的相互影响。

五行理论完整地整合了各脏腑器官之间的协同和制约关系，对围手术期全脏器器官功能保护有重要的指导作用。

三、气血理论

“人之所有者，血与气耳”(《素问·调经论》)。气血理论是中医理论体系中的重要组成部分。中医学认为气血是体内中最重要的两种物质，“气主煦之，血主濡之”(《难经·二十二难》)，只有全身气血的温煦濡养，才能使五脏六腑、四肢百骸维持并发挥正常生理功能。气血任何一方有问题，或相互间协调出现异常，均会导致各脏腑功能的失调，引发疾病。

就手术本身而言，最基本的两个变化就是手术切口和出血，手术切口必然破气，切口也使出血成为必然。因此，从最基本层面看，手术就意味着气与血的丧失或平衡紊乱。气血问题也就是手术过程中的基本问题，因此气血理论也就成为中医中围手术期最基本的理论，对提高术前患者功能储备，维护术中血流动力学稳定，以及加速术后康复等有重要指导作用。

四、经络理论

经络理论是指人体经络与穴位的理论。经络的客观存在性已不容怀疑。采用物理或化学手段，如声、光、电、热及同位素示踪等，都证明了经络的存在。令人遗憾的是在解剖学上仍不能找到其结构实体。

经络的气血液循环不同于单纯的血液循环，它除了和血液循环具有同等重要的意义外，还具有独到作用。经络气血液循环除了血脉循环外，还循着细胞间隙，由液晶态组织液，直接地、轻而易举地完成各细胞间的信息传递和物质交换。它的意义在于更大可能地沟通了人体内部机体的相互联系。

经络学说在临床上可以应用于解释病理变化、协助疾病诊断以及指导临床治疗三个方面。

1. 解释病理变化　经络与疾病的发生、转变有密切的关系。某一经络功能异常，就易遭受外邪的侵袭。既病之后，外邪又可沿着经络进一步内传脏腑。经络不仅是外邪由表入里的转变途径，而且也是内脏之间、内脏与体表组织间病变相互影响的途径。

2. 协助疾病诊断　由于经络有一定的循行部位和脏腑络属，可以反映所属脏腑的病证。因而在临床上，就可以根据疾病所出现的症状，结合经络循行的部位及所联系的脏腑，作为临床诊断的依据。

3. 指导临床治疗　经络学说早已被广泛用于指导临床各科的治疗，特别是针灸、按摩和中药处方。如针灸中的“循经取穴法”，就是经络学说的具体应用。中药治疗亦是通过经络这一渠道，使药达病所，以发挥其治疗作用。如麻黄入肺、膀胱经，故能发汗、平喘和利尿。

第三节　麻醉手术相关的中医病机

一、体质中医说及对麻醉手术的影响

临床常见的一个现象就是相似的病人群体，接受同样的麻醉、相同的手术和医疗技术，但患者麻醉与手术后的结局却迥然不同，其中原因之一就是患者体质不同所致。体质与先天禀赋有关，中医讲与自身元气有关。体质强一定和脏腑气血充盛有关，而脏腑气血是否充盛，取决于自身元气是否充盛。自身的元气不足，导致脏腑气血充盛不足，使外邪易于侵犯，同时也是内伤杂病发病的原因之一。

手术患者的体质问题是麻醉手术的风险之一，是麻醉手术前访视的重要内容。临床发现，体质较弱、年龄较大、久病卧床的患者其术后并发症的发生率较高，且较为严重，结局往往较差。《内经》认为疾病的发生与否取决于正气，而体质就其生理学基础和表现特征，一定程度上反映了正气的盛衰。一般而言，体质强壮者则正气旺盛，抗病力强，难以致病；体质羸弱则正气虚弱，抗病力差，易于致病。

二、伴随疾病的中医病机以及对麻醉手术的影响

手术患者的伴随疾病大多涉及一个或多个脏腑器官的功能低下，且病史较久，有些甚至病情较重或迁延而导致患者长期卧床。单个系统疾病的病理生理学，以及对麻醉手术的特定影响不在本节讨论之中。本节着重讨论整体情况下伴随疾病导致的全身气血虚衰对麻醉手术的影响。

（一）伴随疾病导致的气血双虚

临床最常见的伴随疾病大致包括冠心病、高血压、糖尿病、脑卒中及肝肾功能不全等，所有此类伴随疾病将严重影响整个机体的气机升降出入、气血运行，加之长期卧床、营养不良和药物治疗等都可导致机体的气血损耗，最终发生气血双虚。

（二）长期气血双虚导致的肾气本虚

长期的气血双虚将会严重影响机体的气血运行，几乎所有的伴随疾病以及大量相应的药物治疗均会损伤脾胃，从而使后天之气的生化和补偿发生障碍，长期以往将会耗损自身元气，导致肾气不足，患者在术前就发生肾气本虚，而术前的肾气本虚是发生术后气虚血瘀的重要机制之一。

（三）伴随疾病与术中气血均衡紊乱

按照五行生克理论，五脏六腑之间的功能是相互影响的。机体某个脏腑器官的气血改变，一定也会影响其生克器官的气血状态改变。肝、心、脾、肺、肾随着各自功能状态的变化，动态发生着相互协调、相互制约的改变，处在短期或长期的均衡之中。因此，伴随疾病状态下机体建立的气血平衡是脆弱的，而手术对任何一脏腑器官的操作都会破坏这种均衡，从而引起全身气血均衡的改变，手术越大、时间越长则对气血均衡的影响越剧烈。这很好地说明了术后并发症往往发生在术前就已经有气血受损的脏腑器官中。

三、麻醉手术与气机的关系

麻醉与气血的关系主要体现在麻醉本身对气

机的影响。人体的气在不停运动着，称之为“气机”，其基本形式有升、降、出、入四种。人体的脏腑、经络等组织，都有相应气的升降出入。“出入废，则神机化灭；升降息，则气力孤危”（《素问·六微旨大论》），说明气的升降出入运动对人体和一切生命活动的重要意义所在。

麻醉与手术对气机的影响包括以下几个方面：①麻醉药物的抑制作用。全身麻醉药和局部麻醉药，包括镇痛、镇静和催眠药，基本都抑制身体的生理功能，阻抑机体正常的生理反射，从动力学方面影响气机的整体运动；②局部麻醉、椎管内麻醉等区域麻醉都是通过局部麻醉药物直接抑制了神经的传导，使整个器官脏腑气机被阻抑，无法发挥升降出入作用，也影响相互之间的气机协调；③麻醉的人工机械通气干扰了整个呼吸过程，是机体气机的动力来源“宗气”受到极大影响，从而使肺的主气过程受到严重影响；④手术刀针对脏腑器官组织本身的损伤，阻扰受伤该脏腑器官气机的正常运行，整体协调性也受损；⑤手术对某些组织器官的切除，切断了各脏腑器官之间的协调与制约的联系，使原来循行的气机运行发生混乱。

麻醉与手术对气机的影响，根本上是干扰了五脏六腑以及全身的气机升降出入，从而影响了生命活动的正常运行。例如，临床肝脏手术后患者常见术后谵妄和精神行为学的改变，心脏手术后常见术后认知功能的障碍，都说明手术本身干扰了某脏腑器官的气机运动，从而发生功能改变或障碍。

四、麻醉手术与气血的关系

中医所讲的血包括脉中流动的血、组织器官中流动的津液，也就是组织液等。中医讲的气有很多种，除了先天的元气和后天的水谷之气以外，还有清气、宗气、营气、卫气和脏腑之气等。

(一) 麻醉手术与气

1. 清气与麻醉手术　由肺吸入的自然之气称之为清气。中医的清气理论远非吸入氧气和呼出二氧化碳这么简单，而是有着更深层的含义。呼吸的过程是一个顺应天理、四时及机体需要的自然过程，有自身的节奏、容量、压力和调节机制，任何因素干扰了这个过程都将破坏自然进程，导致机体应激发生。因此认为，人工的机械通气就是“伤清气”的过程，它从根本上干扰了肺的宣升、肃降作用，也就是说干扰了肺主气的气机。

2. 宗气与麻醉手术　胸腔内的气中医称之为宗气。宗气是机体的“发动机”，主宰着全身气的升降出入。开腹、开胸手术使整个呼吸机制的完整性受到破坏，“发动机”的作用被破坏，将影响整个机体气的分布和运动，从主动的过程变为被动的过程。

3. 水谷之气与麻醉手术　由脾胃吸收运化而来的精微物质称之为水谷之气。机体所有的气，除元气外都是水谷之气与清气化生而来。

中医的水谷之气蕴含的不仅是三大营养物质，最重要的体现在“精微”二字上。水谷之气是来自大自然能量的综合，入脉里，归经络，补脏腑，充元气，身体部位各取所需。它是精气的来源，元气的后天补给，是所有生命活动的保障。因此，这远非现行临床上静脉输注脂肪乳、氨基酸和葡萄糖等所能比拟。麻醉手术前的禁食禁饮就是断机体的水谷之气，断精气之源。临床研究发现，麻醉手术前禁食禁饮时间越长，术后消化功能紊乱及其他并发症的发生率越高，其危害也越大。

4. 营气与麻醉手术　《灵枢·邪客篇》有载，“营气者，泌其津液，注之于脉，化以为血，以荣四末，内注五脏六腑。”营气，也称荣气，分布于脉中，主要由脾胃运化的水谷精微化生，通过肺中清纯之气渗注，心中阳火之气温煦，化生为血液。血是氧的载体，虽然不能将这里的氧气笼统的称之为“营气”，但营气除营养物质外肯定也包含有氧气的含义。中医用“营”或“荣”，有营四末、荣脏腑之意，确有异曲同工之妙。

麻醉与手术对营气的伤害包括：①术前禁食禁饮，少了水谷精微化生；②手术创伤出血，必然导致气随血脱而损耗营气；③手术创口与麻醉干扰经络循行，阻碍营气环行。临床上常见手术创伤越大，手术时间越长，患者术后发生低血容量、低灌注甚或休克的可能性就越大。

5. 卫气与麻醉手术　“卫气者，所以温分肉、充皮肤、肥腠理、司开阖者也。”（《灵枢·本脏篇》）。卫气也由水谷之气化生，活动力强，行于脉外。主要是护卫肌表，防御外邪，故有“卫阳”之称。从本质上讲，卫气即人体重要的“免疫之气”，是防病抗病、抵御外邪的最重要成分。

麻醉手术伤卫气包括：①卫气也由水谷之气化生，故手术禁食禁饮亦会减少卫气化生；②手术创口包括开腹、开胸，必然先破卫气，手术创口越大，伤筋动骨，剖胸破腹，卫气耗损就愈加严重；③手术多在昼日进行，而卫气昼行于阳，因此手术创伤导致卫阳之气外泄更多。这也是大多数术后患者气血失衡以“阳虚”为主的最重要原因之一。

（二）麻醉手术与血

“中焦受气取汁，变化而赤，是谓血。”（《灵枢·决气篇》）。中医血的概念是循脉而行的红色液体，是由脾胃吸收之水谷精微通过营气与肺的作用气化而成。西医的血来自骨髓，但主要是指血的有形成分，而中医的血更注重的是血的无形成分。因此，中医更看重用血的功能来认识“血”。

1. 血的运行靠气推动　中医理论认为，血液正常循行是依靠心肺之气推动。血液运行前必须先经过肺气气化，即承载“气”的过程；血要循脉而行必须靠心气的推动，心气一旦赋予血以动力，血将循行不止。血液若流出脉外，不单是血的损失，更重要的是伴随“气”的丢失，即中医讲的“气随血脱”。手术中输异体血只能是输注量的概念，不能补充这个“气”，甚至，机体会把外来的“血”当做外邪，要调动正气来抵御这个“邪气”，是消耗正气的过程，围手术期患者输异体血所引起的术后免疫功能低下就是最经典的范例。

2. 血与气的关系　“血”也称之为“营血”或“荣血”。中医理论认识血具有宏观性，蕴含在血中的一种气叫“营气”，是“血”品质的一种体现，通俗的讲它可能包括氧气、激素、活性因子、营养物质等。所以“营”即营养；“荣”即荣华、茂盛。这两字的内涵表达了传统中医对人体“血”的品质和功能的高度概括。

3. 麻醉手术对血的影响

(1) 术前禁食禁饮：禁食禁饮使水谷之精微的气化来源减少而导致血的减少；术前贫血的患者多伴随营养方面的问题，而伴随创伤的手术患者术前就有潜在的低血容量。因此，术前的禁食禁饮则对该类患者的血影响更甚。

(2) 心肺功能：麻醉药物本身即可抑制循环和呼吸，如丙泊酚、七氟烷等药物均是剂量依赖性地抑制循环和呼吸。呼吸（肺气）与循环（心气）的抑制导致血液的气化和运行受阻。

(3) 创伤和出血：只要出血就伴随“气随血脱”，即出血会造成营气的丢失，手术出血的多少直接决定了术后血虚，也影响气虚的程度，而术中输血补液只能从液的概念和容积上进行了部分补偿，并不能替代中医意义上的血，更不能取代原有血的“活力”。

(4) 继发凝血功能障碍：中医认为，肝藏血，脾统血。机体在发生凝血功能障碍时，导致继发性出血，也就是肝脾的藏血和统血能力受到影响，从根本上就是麻醉手术导致的肝气、脾气受损，使血的品质受到影响所致。

(5) 血管通透性改变：血管内皮损伤、炎性因子和血管活性物质的释放等都可造成血管通透性增加，使血液外渗。中医认为是气不能统血，使血溢出脉外。这是因为上述的物质积聚，改变了“营气”的品质，使气的统血能力下降所致。

五、麻醉手术与气虚、血虚

气与血之间的密切关系概括起来就是“气为血之帅，血为气之母。”气为血之帅“是指血液的循脉而行，要依靠心气推动、肺气敷布和肝气疏泄，称为气行则血行。”血为气之母”是指气依附于血，并得其所养。

气损耗过多或化生不足会发生气虚，血损耗过多或化生不足会发生血虚。气血双虚是麻醉手术最常见的气血失衡。手术创伤较大，出血量较多，气随血脱使患者很快进入一种气血双虚的状态。临床上控制性降压是一个主动调控气血的过程，从证的表面上看气、血都虚，其实两者都不虚；失血性休克是典型的气血双虚的表现，但本质上是血虚大于气虚；心力衰竭也表现为气血双虚，但实质上是气虚大于血虚；因此，气虚或血虚是一种状态，随着时间和病理生理变化在调节中处于动态平衡。

从中医辨证的观点出发，维护气血平衡的问题一直都是麻醉科医师需要关注的最重要问题。麻醉科医师必须熟练掌握循环监测、容量调控以及心肺功能保护和维护气血平衡。心血管活性药物是当前调控气血平衡不得已而为之的重要手段，但带来的负效应也明显。而从中医药的穴位刺激、针灸、中成药应用着手，可能给围手术期气血平衡的调控带来新的方法和应用前景。

六、术中意外发生的中医病机

手术中常会发生诸如寒战、高低血压、烦躁不安、心律失常、低体温、恶心呕吐及苏醒延迟等。此类情况的中医病机均与气血平衡调节不畅导致脏腑气机运转异常有关。手术创伤可导致局部脉络受阻，气血运行不畅；术中的输血输液，使大量的寒凉液体输布体内，发生寒凝作用，也使某些部位发生气血凝滞；肝心脾肺肾等脏腑手术导致脏腑间五行生克平衡发生改变，使气血、气机的调节发生紊乱；中医证的表现有阳气不舒、脉络受阻、营卫不和融洽的曲子来促使肾中精气的隆盛。

针对不同的疾病可以选择不同的曲目，针对围手术期患者伴随疾病及系统功能低下等可针对性选择不同音乐做康复与养生治疗。

(1)高血压：如《银色沙滩》《冬表树》《碧涧流泉》《梦之地》和《我划的小船》。

(2)糖尿病：如《心灵之音》《森林幻想曲》《溪边的铃儿声》《河上的月亮》《变幻彩风》《天真浪漫》《天地美乐诗》和《大海奔腾》。

(3)抑郁：如《梦江南》。

(4)嗜睡：如《金蛇狂舞》和《步步高》。

(5)烦躁不安：如《塞上曲》《至高心曲》《云水禅心》和《禅院钟声》

(6)改善睡眠：如《感觉完美》《流星雨》《秋天的落叶》《高山流水》和《月儿高》。

(7)食欲不良：如《花好月圆》。

术后长期康复与养生的音乐，如《风清云淡》《行云流水》《出水莲》《茶悟聚友》《平湖秋月》《水碧霞光》《疏梅弄影》《灵魂》《光明》《高山》《夏》《火》和《蒸汽》，这些音乐均蕴含了五行五音的声律奥妙，针对心肝脾肺肾的濡养都有好处。

第九节　围手术期中医药应用注意事项

一、中药不良反应的正确认识

长期以来，人们普遍认为纯中药制剂不会中毒，无副作用，无不良反应，其实这是对中医药认识上的一个误区。随着中药在世界范围内应用的日益广泛，中药不良反应也越来越引起国际的关注。截至2004年5月，世界卫生组织(WHO)共收到有关草药的可疑不良反应报告11 716份，其中较有代表性的，如比利时发现的马兜铃酸肾病，日本发现的小柴胡汤致间质性肺炎，美国发现的麻黄及麻黄碱制剂引起卒中、失眠、肝炎等多系统不良反应。特别值得一提的是，含马兜铃酸草药引起的肾脏衰竭事件在国际上引起轩然大波，不少国家采取了十分严厉的措施，如美国食品和药品监督管理局(FDA)取消了13种含马兜铃酸的中成药进口、销售及使用的批文。随后，英国、西班牙、加拿大、澳大利亚等国家也采取了同样的封杀措施，致使一些无辜的中药也受严重影响。这些现象严重影响了中药的声誉，阻碍了中医药的国际化进程。

中药不良反应按其发生特点可分为与药物剂量有关型、与药物剂量无关型、与中药配伍有关型、药物依赖型等。临床表现涉及循环、呼吸、消化、泌尿、血液等多个系统。中药不良反应中以过敏反应数量最多，约占不良反应总数的44%，其临床表现多样，以皮肤及其附件损害最为多见，严重者可导致心、肝、肾等脏器的损伤，甚至发生过敏性休克，危及生命。中药不良反应中注射剂所占比例最大。1994—2002年间，国内主要医药期刊的193篇文献报道中药注射剂不良反应355例，甚至有报道142例中药不良反应中注射剂占76.76%。国家药品不良反应监测中心先后将清开灵、双黄连、葛根素、穿琥宁、莪术油、莲必治等中药注射剂品种列入《药品不良反应信息通报》，引起业内外的广泛关注。如何正确评价中药注射剂不良反应，提高其安全性，已成为一个亟待解决的重要问题。

从总体来看，我国中药不良反应的评价与研究尚处于初级阶段，病例报告和文献综述较多，科学评述和深入的流行病学研究很少，缺少针对中医药特点的中药不良反应研究，没有真正符合中国国情的不良反应评价方法，未能就中药不良反应的发生原因、发病机制、临床表现、防治措施等作出系统的整理和研究，这与中药学源远流长的发展史，中药临床应用的广泛性及其在防治疾病中的重要地位极不相称。

对中药不良反应研究的思考应包括：开展中药饮片专项研究，加强有毒中药的安全性研究，开展中药注射剂专项研究，加强中西药合用研究，建立和完善中药不良反应数据库，以及探索中药不良反应评价新方法。

值得提出的是，目前药理学及毒理学的评价体系均是针对西药而设置，可能不能死搬硬套地用于中医药，特别是经典的中药方剂。大多数经典方剂是在严格的辨证施治下应用的，有非常严格的"证"，是利用中药的偏性纠正疾病的偏性。但就目前减肥药、美容药、壮阳药及其他补益类药物泛滥下，加上推销广告夸大其词，使个体自主使用该类药物非常普遍，严重违背中药的辨证施治原则，这是出现中药严重不良反应的根源，应得到国家药管部门及医师群体的高度关注。

二、针刺意外损伤与并发症防治

针刺不当可发生意外，《素问·刺秦论》提出，“刺缺盆中内陷、气泄、令人喘咳逆”，“刺中心，一日死”，“刺头、中脑户、入脑立死”等。古人还有“禁针二十二次”的告诫，都说明古人在针刺中曾发生过意外，吸取过教训。

近代针灸虽有很大发展，针具亦有所改进，但针刺意外的发生仍然有之。最常见的针刺意外损伤是气胸及血气胸，占统计总数的51.3%；其次是蛛网膜下腔出血，占27.6%；其他损伤及并发症，占21.1%。这些意外损伤，轻则增加患者痛苦，重则造成残疾，尤其损伤中枢神经或心、肺等重要脏器，会致使生命中枢或循环、呼吸功能急剧障碍，甚至导致死亡。

针刺所致意外的原因有针刺过深或方向不正确，针选用不当，针刺重要脏器的相邻部位时，没有注意到像心脏扩大、肺气肿和肝脾肿大等病理脏器的异常，不重视消毒，隔衣扎针等。

针刺治疗所致意外是完全可以避免的。首先，针灸前必须熟悉人体解剖、经脉循行、腧穴定位等基础理论知识，操作才能做到心中有数，方能对进针方向和针刺深度操作准确无误。有人在针刺治疗上过分强深刺和强刺激，甚至不顾方向是否正确，认为越深、越强效果越好，这种不严谨的态度是错误的，是发生医疗事故的根源。其次，运用叩诊法预防针刺意外事故。在针灸临床中，对首次在胸背部施针的患者，应先以叩诊定出肺下界，再观察有无肺气肿体征，对经检查一侧肺部有病变者，则测定其双肺下界移动度，并作记号，再决定取穴和针刺深度。第三，选择有利于施术的体位，使患者感到舒适，在留针与行针中，不致产生疲乏感，也可以减少晕针，提高疗效.另外，还要注意选择适当的针具，同时对针具和穴区进行严格的消毒。

第十节　围手术期中医药应用展望

一、整体提高患者功能储备

麻醉科医师进行术前访视时碰到最多的情况是患者一般情况差。一般情况是一个比较笼统的概念，与患者的体质、可能的伴随疾病和手术疾病直接相关，也是麻醉科医师术前访视中不得不面对的棘手问题。无论是从预防还是治疗角度看这个问题，能改善一般情况差的措施很少，邀请其他科室会诊是常见的做法，但内科给予的系统治疗有时仅能改善系统的部分功能，并不能从本质上解决体质差问题。

中医认为，人的体质状况除与人体先天禀赋有很大关系外，更重要的是后天之气的滋养和补充，而后天之气能否滋养又与五脏六腑的气血功能状态以及相互间的生克关系密切相关。因此，术前若对全身气血状态及脏腑间平衡关系进行调理，就能从根本上改善体质上存在的问题，也就是整体的调理机体脏腑功能状态，提高患者各系统的功能储备，这也只能由中医药才能做到。

中医辨证下的培元固本、益气生津能够做到全面改善体质状况，提高全身脏腑功能储备，使患者更好的耐受手术与麻醉。目前能提高机体功能储备的方法有很多，包括中药、中成药、针灸、推拿以及现在提倡的传统三联预康复技术（食疗、运动疗法和音乐疗法），必将在这一领域得到充分的发展和应用。

二、全脏器功能保护的概念

围手术期器官功能保护一直是麻醉以及整个外科领域的研究热点和重点，尤其是重要脏器的功能保护，如心脏、肺、脑、肠道、肝肾以及血液和免疫保护等。按照中医五行相生相克理论，这些重要脏器的功能是相互联系的，单一脏器功能保护并不能起到真正的保护作用。因此，要做到脏器功能的保护，首先要明确脏腑之间的生克关系，要着重维护其间的动态平衡，达到全身气血的均衡状态，这就引入了“全脏器功能保护”的概念。

全脏器功能保护是指以整体观为前提，在中医的肾元、气血和五行生克理论指导下，进行适当辨证，通过相对应的理、法、方、药或针灸、推拿等方法对机体的气机、气血运行及脏腑功能进行调理，维护正气，以全面提高抵御邪气（伤害性刺激）的能力。由于全脏器功能保护并不针对单一脏器，适用于术前伴随系统疾病或心肺功能低下的所有患者，研究与转化都极具临床意义和应用前景。

三、新"麻沸散"

华佗的"麻沸散"是世界上最早的麻醉剂,但失传已久。虽然后人的研究提出过许多配方,但可信度并不高。但麻沸散能够告诉我们,草药和酒是可以配制成麻醉剂的基本事实。华佗创制麻沸散时就是醉酒人不能感觉到疼痛给予他的启示。但醉酒对人的伤害很大,酒精中毒的症状包括呕吐、过度兴奋、躁动、心率快、血压高等。试想一下,麻沸散是不是以一个中草药的组方配合酒进行的麻醉,目的是解决酒精中毒可能带来的副作用。现行的麻醉剂"醚"基本也是乙醇与酸的衍生物,只不过对人的麻醉作用要强过乙醇好多倍。通过一个中草药组方重点解决"醚"麻醉下可能给人体带来的伤害,比如苏醒期烦躁或恶心呕吐等,或通过组方使"醚"的麻醉变得可控,称之为"解药"也未尝不可;新"麻沸散"或许就此诞生了。

新"麻沸散"的实际意义并不是将其用做麻醉剂,而是用它作为全身麻醉或区域麻醉的辅助用药,这种辅助一方面能加强现行全身麻醉药物的作用,同时又减少阿片类药物的用量,还能调理麻醉手术期间的气血平衡状态,稳定血流动力学和内环境,最后起到全脏器功能保护的作用。新"麻沸散"如能研制成功,必将为围手术期医学增加新的元素,在ERAS进程中发挥重要作用。

四、针药复合麻醉

针药复合麻醉顾名思义是针刺和其他麻醉药复合在一起共同实施或完成麻醉,它的内涵包括三种意义,针刺联合麻醉、针刺辅助麻醉和针刺平衡麻醉。就本质而言,三者有所不同。针刺联合麻醉是针刺麻醉和现行麻醉方式同时实施,发挥综合的麻醉效果;针刺辅助麻醉是现行的麻醉方式下用针刺增加其麻醉效果,作为一种补偿镇痛和镇静的方法;针刺平衡麻醉是在现行麻醉方式下用针刺来保护脏器功能,维持内环境稳定,调控创伤应激反应,最终减少麻醉手术的不良反应和并发症。

针药复合麻醉的实施,由于其对机体生理干扰小,能发挥全身调理作用,减少麻醉药及其他辅助用药用量,技术简单易行,用材经济,值得投入人力物力深入研究。

五、中药复合麻醉

中药复合麻醉实际上指的就是新"麻沸散"的存在和应用。这种新"麻沸散"可能是一个组方,如中麻Ⅰ号或Ⅱ号;或是一个单味中药制剂,如川芎或葛根注射液;或是一剂复合中成药,如参麦、参附注射液;或是一个经方,如大、小承气汤、桃核承气汤、四逆汤或五苓散等。总而言之,新"麻沸散"是一类用于围手术期的中药或中成药,其目的是和其他麻醉方式共同发挥麻醉、镇痛和镇静作用,减少阿片类药物应用,减少不良反应,调控气血平衡,维持内环境稳定,保护脏器功能,防治术后并发症,加速患者术后康复,以及发挥远期康复与养生作用。

六、术后远期康复与养生

围手术期医学是维护生命与健康的学科。麻醉科医师在保障患者舒适、无痛和安全前提下,发挥使患者长期健康生存的重要作用。从术前宣教开始,到麻醉手术维护,再到术后快速康复,每一步都蕴含着使患者长期健康生存的重要技术和责任。要达到患者术后远期康复与养生的目的,中医的整体观、辨证施治和治未病不可或缺。培养患者正确的养生观,乐观的生活态度,和对生命的敬畏感是极其重要的。倡导传统的康复养生技术如药膳、五音疗疾、六字诀、八段锦、五禽戏以及太极拳等,使人们真正从根本上认识生命,顺应自然。正如《黄帝内经》所言,"其知道者,法于阴阳,和于术数,食饮有节,起居有常,不妄作劳,故能形与神俱,而尽终其天年,度百岁乃去"。

七、中国特色的围手术期医学

中国中西医结合学会麻醉专业委员会各学术委员会共同研讨,制定了中国特色的围手术期医学的内涵,全文如下:

采用传统中医药的针灸、推拿和中药等为主要干预措施,配合食疗、运动和音乐疗法三大传统康复技术,对手术患者的气机、气血和脏腑等进行调节,并通过术前宣教,培养患者正确的康复与健康养生理念。具体方法是:在术前培元固本,益气生津,固护正气,以提高患者系统功能储备;在术中通经活络,维护气血均衡,以调控应激与免疫,保护脏腑功能,防止术中意外发生;在术后补气益气,回阳救逆,活血化瘀,防治气虚血瘀,以减少术后不良反应和并发症发生,加速术后康复,以达到全面延长患者生存时间及提高生存质量的目的。

(苏 帆)

参考文献

[1] SHAIKH S I, NAGAREKHA D, HEGADE G, et al. Postoperative nausea and vomiting: A simple yet complex problem [J]. Anesth Essays Res, 2016, 10 (3): 388-396.

[2] CHEN T Y, ZHOU J, WANG K, et al. Electroacupuncture intervention combined with anesthetics for analgesia and post-surgical gastrointestinal recovery in pneumectomy patients [J]. Zhen Ci Yan Jiu, 2015, 40 (6): 461-464.

[3] LIU X, LI S, WANG B, et al. Intraoperative and postoperative anaesthetic and analgesic effect of multipoint transcutaneous electrical acupuncture stimulation combined with sufentanil anaesthesia in patients undergoing supratentorial craniotomy [J]. Acupunct Med, 2015, 33 (4): 270-276.

[4] 任秋生，王均炉，陈雪琴，等．经皮穴位电刺激合谷足三里对单肺通气所致炎性反应的抑制作用 [J]. 中华中医药学刊，2011, 29 (10): 2326-2328.

[5] HUANG S, PENG W, TIAN X, et al. Effects of transcutaneous electrical acupoint stimulation at different frequencies on perioperative anesthetic dosage, recovery, complications, and prognosis in video-assisted thoracic surgicallobectomy: a randomized, double-blinded, placebo-controlled trial [J]. J Anesth, 2017, 31 (1): 58-65.

[6] LI G, LI S, SUN L, et al. A comparison study of immune-inflammatory response in electroacupuncture and transcutaneous electrical nerve stimulation for patients undergoing supratentorial craniotomy [J]. Int J Clin Exp Med, 2015, 8 (1): 1156-1161.

[7] 王以东，周嘉，韩刚，等．针药复合麻醉应用于腹腔镜胆囊切除术的临床疗效观察 [J]. 中国中医基础医学杂志，2015, 21 (6): 728-730.

[8] JUNG S Y, CHAE H D, KANG U R, et al. Effect of acupuncture on postoperative ileus after distal gastrectomy for gastric cancer [J]. J Gastric Cancer, 2017, 17 (1): 11-20.

[9] 郑春丽，王健，王世军，等．针灸治疗胃肠功能紊乱用穴规律浅析 [J]. 针灸临床杂志，2015, 31 (9): 52-55.

[10] FENG C, POPOVIC J, KLINE R, et al. Auricular Acupressure in the Prevention of Postoperative Nausea and Emesis A Randomized Controlled Trial [J]. Bull Hosp Jt Dis, 2017, 75 (2): 114-118.

[11] 张丽红，曹春玲，李井柱，等．耳穴贴压对妇科腹腔镜术后恶心呕吐发生率及镇痛效果的影响 [J]. 中国针灸，2013, 33 (4): 339-341.

第一百二十七章

麻醉技术在疑难杂症中的治疗作用

目　　录

麻醉治疗学是指利用麻醉设备、麻醉药物以及麻醉知识与技术对疾病进行治疗的一门学问。伴随医学的飞速发展,现代麻醉学的内涵也获得极大丰富,但作为临床麻醉三大要素的"镇静、镇痛和肌松"并未发生根本改变。这三大要素也是麻醉治疗学的主要支撑手段。

由于保护性反射消失,被麻醉的患者实际上处于一种人造的危重状态,也有人把麻醉形象地描述为"让人处于生死之间"的状态。麻醉管理需要熟练的生命监测和调控技能与知识,这让麻醉科医师成为重症监护治疗合适人选。在某种意义上,重症监护治疗也属于麻醉治疗学的内容。实际上,多数发达国家重症医学属于麻醉学亚学科的基本状态迄今没有发生根本改变。

麻醉的初衷是为手术提供镇痛,阿片类药物和区域阻滞是麻醉中的主要镇痛手段。其中周围神经阻滞和椎管内镇痛早已被广泛用于手术室外急慢性疼痛的治疗,成为临床疼痛治疗的重要手段。实际上,除外疼痛控制外,神经阻滞还有解除肌肉痉挛,调节交感副交感神经系统平衡,影响血管内皮细胞、血管平滑肌收缩和舒张功能,以及调节内分泌功能的作用。神经阻滞虽然已经用于某些非疼痛性疾病的治疗(如星状神经节阻滞),但无论从理论上,还是在临床实践中,其应用都远嫌不足。

与传统医学相比,现代医学给药途径一个重要进步是静脉注射替代口服用药,由于静脉注射避开了消化道和肝脏对药物的破坏,不仅大幅提高药物疗效,药物对消化道和肝脏的副作用也显著降低,然而由于血 - 脑屏障的作用,有些药物即使经静脉注射也难以到达中枢神经靶点。此时,鞘内注射可以使用很小剂量的药物而达到治疗目的(如硬膜外和椎管内阿片类药物注射剂量分别为全身用药的 1/10 和 1/100),优势凸显。由于麻醉科医师熟悉椎管内治疗的操作和管理,使其成为用鞘内给药治疗某些疾病的行家里手。在临床实际工作中,虽然母学科为麻醉学的疼痛医师已经用鞘内注射治疗一些疼痛疾病,但在诸多中枢神经系统疾病的治疗中所扮演角色远远不够。例如感染或其他原因可以引起中枢神经严重水肿,即使静脉注射大量抗生素或激素也难以达到预期疗效,此时如果直接鞘内注射加上脑脊液置换,可有"四两拨千斤"的戏剧性效果。

肌肉松弛剂的应用不仅使全身麻醉变得更容易,而且避免了因过深麻醉对患者造成的伤害。肌松药还可用于帮助破伤风等致命性肌肉痉挛性疾病度过危险期。我们曾尝试用肌松药治疗膈肌痉挛,至少可以获得近期疗效。虽然这一手段已被广泛用于手术室外的改良电休克治疗和重症医学的机械通气,但其治疗价值并未得到广泛认识。镇静配合肌肉松弛技术应成为未来麻醉治疗学重要手段之一。

麻醉的初衷是为手术提供镇痛,不过最早的麻醉是试图通过镇静(昏睡)来达到镇痛目的。除全身麻醉外,现实中区域麻醉和镇静镇痛术中,镇静已被普遍采用,遗憾的是在疾病治疗方面的应用却鲜有报道。研究表明,脑脊液循环是促进脑代谢和改善脑功能的重要前提,已知镇静下脑脊液循环比清醒时增加 70%,仅从这一点推断,镇静术可能在治疗失眠和脑认知疾病方面具有很大潜力。不过,在实践中我们遭遇了治疗失眠起初阶段简单照搬麻醉中的镇静方法而失败,治疗通过创新手段又取得初步进展的曲折过程。提示从事麻醉治疗学,绝对不是将麻醉使用的技术简单地照搬到疾病治疗中。

本章主要讨论利用临床麻醉中镇静、镇痛和肌松等手段治疗某些非疼痛性疾病。

第一节　吉兰 - 巴雷综合征

吉兰 - 巴雷综合征(Guillain-Barrè syndrome)常累及神经根周围神经和脑神经的一种急性炎性神经系统疾病。因 Guillain-Barre-Strohl 等在 1916 年首先发现而命名。该综合征主要损害多数脊神经根和周围神经,也常常累及脑神经,病理变化是周围神经组织中小血管周围淋巴浸润与巨噬细胞浸润及神经纤维的脱髓鞘,严重病例可出现继发轴突变性。

一、病因

病因不清楚。目前认为本病是一种自身免疫性疾病,由于细菌病毒等的成分与周围神经髓鞘的某些成分相似,机体发生了错误识别,产生自身免疫性 T 淋巴细胞和自身免疫抗体,并针对周围神经产生免疫应答，导致神经纤维出现脱髓鞘变化。

二、临床表现

患者发病年龄、性别等没有差异，全年都可发病。多数患者起病前 1~3 周有上感病史或者胃肠道感染症状。首发症状为四肢远端对称性无力，很快加重并向近端发展，或者自近端开始向远端发展。发病初期可有小腿和双足感觉异常和疼痛。感觉障碍呈根型、手套袜套型麻木，并有肌肉疼痛。常伴有吞咽困难，声音嘶哑。因呼吸肌麻痹而发生呼吸困难者约占 17.4%。

常见症状还有头痛，恶心，呕吐，颈项强直与克氏征阳性等脑膜刺激征。

约有 50%~76% 的吉兰 - 巴雷综合征患者伴发疼痛，程度多为中度到重度，性质为刀割样、针扎样、烧灼样疼痛，并且疼痛可以持续很长时间。

三、诊断与鉴别诊断

起病前 1~3 周有感染史，急性起病或者亚急性起病，并在 4 周以内进展的对称性四肢迟缓性瘫痪和脑神经损害，轻微感觉异常，脑脊液蛋白细胞分离等症状与体征可作为诊断线索。蛋白细胞分离现象，对本病诊断帮助极大。电生理检查特征为运动传导速度显著迟缓。

需要与以下疾病进行鉴别诊断：

1. 脊髓灰质炎　起病时有发热，肌肉瘫痪多为节段性，可不对称，无感觉障碍，脑脊液蛋白与细胞均增多。

2. 急性脊髓炎　表现为截瘫，锥体束征阳性，传导型感觉障碍和括约肌功能障碍，脑脊液蛋白与细胞均有轻度增高或者正常。

3. 周期性瘫痪　发作时无脑神经损害、无感觉障碍，脑脊液检查正常，多有血钾降低与低钾导致的心电图改变，补钾后症状迅速缓解。

4. 重症肌无力　有四肢迟缓性瘫痪，并可有对称性脑神经支配肌肉无力，特别是面部和咽喉部肌肉瘫痪，但本病有易疲劳性、波动性和新斯的明实验阳性。

5. 白喉与肉毒素中毒　应该做喉部检查和相应的血清学检查，可除外此两种疾病。

四、治疗

（一）常规治疗

1. 常规治疗　包括血浆置换、静脉注射免疫球蛋白等方法。当血浆置换与免疫球蛋白联合使用时并未显示出更好疗效，因此一般不提倡联合使用。另外急性期可给予足量的 B 族维生素、维生素 C、辅酶 Q10 和高热量饮食等。

2. 呼吸支持　一旦出现肋间肌、膈肌麻痹等引起呼吸困难与障碍，应该立即行气管插管或者气管切开术，并进行机械通气，监测脉搏氧饱和度与血气，避免出现过度换气。由于患者呼吸肌无力或者长期使用人工机械通气，肺部感染危险增加，故应加强呼吸道管理。

3. 恢复期治疗　神经恢复和促进瘫痪肢体的功能恢复，可采用经皮电刺激、针灸、按摩、理疗和体育疗法。

（二）麻醉治疗

麻醉治疗不仅可减轻患者的疼痛，也是对因治疗的部分内容。

1. 神经阻滞疗法　可作为综合疗法之一。急性期具有镇痛、消炎等作用；后期则具有促进恢复和预防减少后遗症的功效。常用的神经阻滞包括星状神经节阻滞、臂丛神经阻滞、腰交感神经阻滞、椎间孔阻滞和硬膜外腔阻滞等。

硬膜外神经阻滞根据病变的部位选择相应的椎间隙进行穿刺，按照病情需要可以选用单次或连续阻滞，硬膜外腔给予局部麻醉药与糖皮质激素，对疼痛较重者可在硬膜外镇痛药物中添加阿片类药物，例如芬太尼、吗啡等。硬膜外神经阻滞可以改善受累神经组织的水肿、变性和坏死，促进疾病的痊愈。

硬膜外使用的阿片类药物中，脂溶性的芬太尼与舒芬太尼具有节段性镇痛的特点，因此安全性比水溶性的吗啡更高。瘙痒是椎管内阿片类药物常见的不良反应，舒芬太尼导致瘙痒的发生率低于芬太尼与吗啡。

推荐硬膜外自控镇痛的配方：0.125% 的布比卡因或罗哌卡因复合 0.25~0.5μg/ml 的舒芬太尼，单次量 6ml，锁定时间 10 分钟，极限量 20ml/h。自控镇痛可以避免恒速给药导致的药物过量。

急慢性疼痛的治疗中宜按激素的药理特点与剂型特点进行选择。水溶性激素有地塞米松、甲泼尼龙醋酸盐；混悬液剂型常用药物有曲安奈德和复方倍他米松等；粉针剂型目前主要有甲泼尼龙琥珀酸钠，溶解后用法及其疗效特点同相应的水溶剂型。

混悬液剂型对局部刺激性较大，长期大剂量使用会出现结晶体、沉淀物，引起组织粘连，不宜多次注射,因此选用水溶性的激素硬膜外注射更好。常用地塞米松 5~10mg 或者甲泼尼龙 40~80mg,1 次 /(2~4) 周,不超过 3 次。

2. 脑脊液过滤置换疗法

吉兰 - 巴雷综合征的发病机制没有完全阐明,但是免疫攻击外周神经髓鞘导致的免疫反应是发病中重要的关键环节,其中腹侧神经根是首先受到攻击的部位。TNF-α、IL-6、抗神经节脂抗体等免疫炎症介质是重要的抗体,清除中枢神经系统的炎症介质被列为治疗本病的重要内容。

脑脊液过滤置换疗法是指采用专用过滤装置,经腰部蛛网膜下腔采集脑脊液,然后经过滤器除去脑脊液中的炎症细胞因子、炎症介质以及细胞后,再回输到蛛网膜下腔的一种治疗方法。可以加速患者运动动能的恢复和减轻疼痛,本法与血浆置换的疗效相同,但并发症少于血浆置换。

具体方法是通过腰部蛛网膜下腔置管,用能够控制脑脊液压力与流量的泵抽取脑脊液,脑脊液经过专用过滤器过滤后再用泵注射到蛛网膜下腔,每次置换 150~200ml 脑脊液(分 5~6 个循环完成,每个循环置换 30~50ml 脑脊液,引流与回注速度为 2~3ml/min),每日一次,连续进行 5~15 天。

3. 蛛网膜下腔注射糖皮质激素　激素具有免疫抑制作用,但是常规静脉注射激素难以透过血 - 脑屏障,已有研究证明,即使静脉给予较大剂量糖皮质激素对吉兰 - 巴雷综合征也难以奏效,较大剂量糖皮质激素还会给患者的糖代谢、脂肪代谢等方面带来不利影响,引起血糖升高、感染扩散、免疫抑制和骨质疏松等副作用,甚至导致股骨头坏死等严重并发症。选择蛛网膜下腔注射激素,可避免血 - 脑屏障的阻碍作用,小剂量糖皮质激素便可达到满意的疗效。蛛网膜下腔注射常用部位有腰椎、颈部小脑延髓池等。甲泼尼龙是常用药物。腰部蛛网膜下腔甲泼尼龙常用量 20~40mg,颈部小脑延髓池甲泼尼龙常用量每次 10mg,每周 1 次。

小脑延髓池给药由于局部解剖复杂,周围毗邻有许多重要的结构,因此在穿刺前最好参考头颈部磁共振检查结果进行穿刺。中国人从皮肤到小脑延髓池的距离男性为 (6.10 ± 0.84) cm ($x \pm s$),女性为 (4.96 ± 0.91) cm ($x \pm s$);穿刺点第一颈椎后块与枕骨之间,穿刺平面在正中矢状面上,绝大多数 (88.4%) 患者的穿刺方向通过眉心以及眉心以上。

五、吉兰 - 巴雷综合征与椎管内麻醉镇痛

吉兰 - 巴雷综合征的发病机制目前尚不完全清楚,如椎管内麻醉后出现该病,病因变得更加难以判断。椎管内麻醉后发生吉兰 - 巴雷综合征的概率极低,在已报道的病例中,有些病例属于椎管内麻醉后新发吉兰 - 巴雷综合征,有些病例则是原有吉兰 - 巴雷综合征,在接受麻醉和手术后病情复发或加重。

手术后新发吉兰 - 巴雷综合征的病例都接受了椎管内麻醉与镇痛治疗,手术类型包括剖宫产手术、胰腺癌手术等。经历麻醉和手术后患者新发吉兰 - 巴雷综合征的原因很难判断,可能与椎管内麻醉的操作或药物损伤神经根有关,也可能是吉兰 - 巴雷综合征的发病与麻醉手术纯属巧合。同时值得注意的是既往史有吉兰 - 巴雷综合征的产妇接受分娩镇痛后病情立即复发并恶化,表明孕妇区域麻醉和吉兰 - 巴雷综合征之间可能存在相互作用。

相反,也有报道称既往罹患吉兰 - 巴雷综合征的孕妇,先后经历两次椎管内麻醉下剖宫产手术,产妇术后都没有神经系统的异常现象。

因此,我们认为硬膜外麻醉镇痛与吉兰 - 巴雷综合征之间没有必然的联系,但是对既往有吉兰 - 巴雷综合征的患者在进行椎管内麻醉前应当与患者进行充分的交流,谨慎实施。

第二节　膈肌痉挛

膈肌痉挛(diaphragmatic spasm,phrenospasm),俗称呃逆(hiccup),是一种难治性疾病,严重影响患者的呼吸,降低其生活质量。膈肌痉挛的原因复杂,目前缺乏有效的治疗手段。严重的膈肌痉挛会导致水盐电解质紊乱和营养不良等并发症。

一、病因

膈肌受膈神经支配,膈神经源于颈 3~5 脊神经,其运动神经纤维则分布于膈肌,但是感觉神经纤维分布于心包、纵隔胸膜、肋胸膜等处,有的纤维达到膈腹面和胆囊。当这些部位受到刺激时可引

起膈肌痉挛。

许多神经系统疾病可引起膈肌痉挛。Keane在2010年通过回顾性资料发现，脑卒中（延髓与脑桥卒中最常见）、脑肿瘤、多发性硬化、视神经脊髓炎以及脑炎等属于引起膈肌痉挛的常见神经系统疾病，而帕金森病、膈神经瘤等则较少并发膈肌痉挛。

由于有膈神经支配胃肠道、胆囊、膈腹面等部位，当这些部位受到刺激等也会引起膈肌痉挛，包括膈下脓肿和胃肠道疾病。冷空气吸入、干性食物吞咽过猛、术中麻醉较浅或者手术强烈刺激膈神经及精神受到刺激等都可诱发本病。

心脏疾病也可能会引起膈肌痉挛，有时膈肌痉挛可能是非ST段抬高心肌梗死的唯一症状。另外起搏器安置位置不当，也有可能会出现顽固性膈肌痉挛。

罕见而有趣的报道称，外耳道里面的毛发刺激也可引起顽固性呃逆。

二、临床表现与诊断

通常患者被动地发出吸气性“咯咯”样声音，同时腹肌也出现收缩抽动，每分钟可达20~30次，间隔3~4分钟再重复出现，持续时间不定，顽固性膈肌痉挛可持续数日甚至数十日而不愈，病伴有腹部饱胀感等不适感。

本病症有典型的临床特征，诊断容易，但病因诊断则常常很困难。严格地讲，膈肌痉挛是一个症状。询问病史（了解发作的主要原因、时间、频度、既往发作史、手术史、治疗史、伴随症状等）、全面检查（包括X线、B超、CT、MRI和化验检查等）有助于尽早做出病因诊断。诊断思路可依中枢、膈神经、膈肌本身的疾病、外部因素刺激膈神经与膈肌等原因逐步排查。

三、治疗

（一）常规治疗

首先应设法寻找并去除病因。暗示治疗等心理治疗可能有益。常用的药物治疗包括氯丙嗪、氟哌利多、加巴喷丁、硝苯地平、巴氯芬和丁苯那嗪等。

（二）麻醉治疗

1. 膈神经阻滞　膈神经起自$C_{3\sim5}$脊神经，其中枢位于3~5脊髓节，并受呼吸中枢支配，属于颈丛肌支。膈神经先于前斜角肌上端的外侧，继沿该肌前面降至其内侧，然后于锁骨下动、静脉之间进入胸腔。

膈神经阻滞使用1%利多卡因或者0.25%罗哌卡因进行单侧膈神经阻滞，由于膈神经常存在附支，用药量宜偏大，常用10ml局部麻醉药。如果操作准确，部分患者可以立即解除痉挛。一般1~3天阻滞一次，双侧交替进行，避免同时双侧阻滞，以免影响呼吸。

2. 第4颈椎椎间孔阻滞　选用1%的利多卡因或者0.25%的罗哌卡因，3~5ml行单侧阻滞。1~3天阻滞一次，可双侧交替进行，直至痊愈为止。治疗效果与膈神经阻滞相近。

3. 硬膜外阻滞　膈肌痉挛患者在进行药物治疗、膈神经阻滞后无效时，可以选择颈部硬膜外阻滞治疗。

连续颈部硬膜外阻滞，在$C_7\sim T_1$或$T_{1\sim2}$椎间隙进行穿刺，硬膜外导管尖端位于$C_{3\sim5}$水平。试验量后给予首剂0.25%的罗哌卡因6ml注射，然后向硬膜外腔持续泵注0.15%罗哌卡因4ml/h。当症状停止后并且48小时后没有复发，拔出应硬膜外导管。颈部硬膜外穿刺需要有经验的医师谨慎进行，给药后需要严密监测患者。由于风险较大，临床上已经很少使用硬膜外阻滞治疗本病。

4. 全身麻醉下膈肌松弛术　常规手段疗效不好的顽固性膈肌痉挛患者，可选用全身麻醉下充分松弛膈肌进行治疗。全身麻醉后使用较大剂量非去极化肌松药松弛膈肌，阻断膈肌痉挛的恶性循环以期达到治疗的目的。推荐选择全凭静脉麻醉，静脉麻醉药丙泊酚联合非去极化肌松药诱导麻醉后，置入喉罩并进行机械通气，丙泊酚用于维持麻醉不仅苏醒迅速，而且苏醒后恶心呕吐发生率低，患者舒适度较好。可以选择副作用小，作用时间适中的肌肉松弛药。由于膈肌是对肌肉松弛剂耐受最强的肌肉，为保证疗效需要注射较大剂量肌肉松弛药，建议大于4ED95，以便使膈肌充分松弛。因为使用较大剂量肌肉松弛剂，为防止治疗期间患者知晓，建议在BIS监测下调控麻醉深度，并按照常规手术麻醉要求，通过调节丙泊酚的输注速度使BIS值维持在40~60之间，使用肌松监测仪监测肌松药代谢，等待肌松药作用消除后，减浅麻醉等待患者苏醒、自主呼吸恢复后拔出喉罩，在麻醉恢复室留观。患者神志、呼吸以及循环功能无异常后送回病房或经评估安全后离开医院。此过程一般需要全身麻醉大约1.5~2小时。我们最近的研究发现，对于特别顽固的膈肌痉挛患者，重复进行此种治疗有累加效应。

5. 右美托咪定　右美托咪定属于中枢 α2 受体激动剂，具有镇静和抗焦虑作用，与阿片类药物有协同作用。El-Tahan 在 2016 年曾报道在麻醉中使用右美托咪定治疗顽固性膈肌痉挛。该患者接受电子耳蜗植入手术，由于需要电生理监测不能使用肌松药，术中患者出现持续性膈肌痉挛，作者采用加深麻醉等方法无效，随后静脉注射右美托咪定(1μg/kg)，成功解除膈肌痉挛。新近也有作者使用右美托咪定成功治疗术后膈肌痉挛。

越来越多的临床实践表明，用包括膈神经阻滞等周围神经干预方法治疗膈肌痉挛的传统疗法的疗效有限，特别是对顽固性膈肌痉挛很难奏效。近年我们临床观察发现，焦虑可能是顽固性膈肌痉挛最主要的病因之一，对焦虑状态伴有膈肌痉挛的患者，反复使用右美托咪定有一定疗效，但仍需大样本的深入研究。

6. 电休克与安慰剂疗法　中枢神经系统异常可能在顽固性膈肌痉挛发病过程中起到重要的作用。部分有抑郁和/或焦虑的患者采用改良电休克疗法，或者麻醉下假手术(膈神经切断术)安慰疗法，虽有一定疗效，但受精神刺激后容易复发。电休克疗法和安慰剂疗法的适应证和远期疗效，有待于大样本和长期随访研究。

第三节　特发性面神经麻痹

特发性面神经麻痹(idiopathic facial palsy)也称为面神经炎(facial neuritis)，是茎乳孔内面神经非化脓性炎症导致的面部肌肉活动降低或者瘫痪的疾病。1814 年 Bell 就对本病进行深入的描述，因此本病又称为 Bell 麻痹(Bell palsy)。

一、病因

本病病因尚不清楚，可能与局部血液循环障碍及病毒感染有关。局部受凉或上呼吸道感染后发病，可能是茎乳孔内骨膜发炎导致面神经受到压迫引起的面神经功能障碍。

二、临床表现

任何年龄都可发病，以 20~40 岁多见，男性略多。绝大多数为单侧，双侧发病者罕见。

起病急，多数患者往往于清晨洗脸、漱口时突然发现一侧面颊动作不灵、嘴巴歪斜。患侧面部表情肌瘫痪，前额皱纹消失、眼裂扩大、鼻唇沟平坦、口角下垂。在微笑或露齿动作时，口角下坠及面部歪斜更为明显。患侧不能作皱额、蹙眉、闭目、鼓气和噘嘴等动作。闭目时瘫痪侧眼球转向内上方，露出白色巩膜，称为 Bell 现象。鼓腮和吹口哨时，因患侧口唇不能闭合而漏气。进食时，食物残渣常滞留于患侧的齿颊间隙内，并常有口水自该侧淌下。由于泪点随下睑外翻，使泪液不能按正常引流而外溢。

不同部位的面神经损害临床表现各异：

1. 膝状神经节前受损害，因鼓索神经受到损害，出现舌前 2/3 味觉障碍；镫骨肌分支受累，出现听觉过敏，过度回响。

2. 膝状神经节病变不仅表现为面神经麻痹，听觉过敏，舌前 2/3 味觉障碍，还有耳廓和外耳道感觉迟钝、外耳道和骨膜上出现疱疹，称亨特综合征(Hunt's syndrome)，系带状疱疹病毒感染所致。

3. 茎乳孔附近病变，则出现上述典型的周围性面瘫和耳后疼痛。

三、诊断与鉴别诊断

依据患者的临床症状不难做出诊断，但是需要与其他引起周围性、中枢性面瘫进行鉴别。必要时使用电生理监测进行鉴别。

1. 吉兰-巴雷综合征　有肢体的对称性下运动神经元瘫痪，常伴有周围性面瘫以及脑脊液蛋白-细胞分离现象。

2. 莱姆病(Lyme disease)　系伯氏螺旋体感染导致的面神经麻痹，多经蜱叮咬传播，伴有慢性游走性红斑或者关节炎病史。应用微生物分离或者血清学实验证实。

3. 糖尿病周围性神经病变　常伴有脑神经麻痹，多以动眼神经、展神经、面神经麻痹居多，可单独发生。

4. 继发性面神经麻痹　腮腺炎或者腮腺肿瘤，颌后化脓性淋巴结炎、中耳炎、麻风等可以累及面神经，但是这些疾病都有原发疾病表现。

5. 颅后窝病变　桥小脑肿瘤，多发性硬化、颅底脑膜炎、鼻咽癌颅内转移所致的面神经麻痹，大多起病比较缓慢，有其他脑神经受损或者原发疾病的特殊表现。

四、神经电生理检查

检查面神经的兴奋阈值和和肌肉动作电位有助于预测面神经瘫痪的预后。

肌电图的面神经传导速度测定，对鉴别面神经是暂时性传导障碍还是永久性的失神经支配有帮助。

五、治疗

设法促进局部炎症水肿及早消退。保护暴露的角膜及预防结膜炎。并促进面神经功能的恢复。

（一）常规治疗

急性期常规内科治疗主要包括使用激素和B族维生素等。静脉注射地塞米松5~10mg，每日一次；或者泼尼松20~30mg每日晨起顿服。连用7日后停用。由带状疱疹引起者，可以联合使用阿昔洛韦0.2mg，每日5次，连用7~10天。

早期可在茎乳孔乳突附近给予热敷，红外照射或超短波透热疗法。后遗症期可以考虑面神经减压手术，面-舌下神经或面-副神经吻合术。另外为改善面容，也可进行整容或者美容手术。

（二）麻醉治疗

急性期与恢复期均可采用星状神经节阻滞术进行治疗，其中以急性期疗效显著，发病1~2周内开始使用星状神经节阻滞术很少遗留后遗症。星状神经节阻滞用于面神经麻痹后遗症期的疗效不理想，但也有作者报告称星状神经节阻滞治疗本病后遗症也获得较好效果。

星状神经阻滞具有解除椎动脉与颈动脉及其分支痉挛，消除神经鞘水肿，改善微循环，从而促进面神经功能的恢复作用。常用0.5%~1%的利多卡因5~10ml，1次/d或1次/2~3d，直至痊愈。超声引导下星状神经节阻滞可以显著降低局部麻醉药用量，3~5ml即可获得明显霍纳综合征，并可有效地避免穿刺损伤、误入血管和蛛网膜下腔等并发症，患者的舒适度也显著增加。

对于面神经麻痹合并糖尿病的患者，如果使用激素会使血糖升高，可能导致严重的并发症。星状神经节阻滞治疗面神经麻痹合并糖尿病的患者，可以避免激素引起的血糖升高，优势显著。

第四节　血栓性闭塞性脉管炎

血栓性闭塞性脉管炎（thromboangitis obliterans，TBO）是一种主要累及小动静脉的慢性闭塞性血管疾病。1908年Buerger首先报道该病的病理学特征，故该病也被称为Buerger病。

一、病因

血栓性闭塞性脉管炎的原因目前尚不清楚，可能是以下因素共同作用的结果。

1. 吸烟　烟草中的尼古丁可引起血管收缩，该病患者中有80%~90%嗜烟。戒烟后病程发展停滞。戒烟被列为该病治疗中重要措施。

2. 性激素　男性占本病患者95%以上，且绝大多数为青壮年，推测可能与前列腺功能紊乱引起的血管舒缩功能障碍有关。

3. 寒冷　寒冷刺激引起血管痉挛。通常寒冷地带的脉管炎发病率偏高。在我国，黄河以北地区脉管炎的发病率明显高于南方。1971年全国脉管炎统计表明本病患者有寒冷病史的占57.9%。

4. 免疫因素　免疫功能障碍可能是本病的发病原因。大多数研究者认为Buerger病是一种免疫介导的动脉内膜炎，免疫细胞化学研究已经发现沿动脉内膜与中膜之间出现免疫球蛋白和补体的沉积。

5. 其他　例如外伤、感染、血管神经调节障碍以及血液凝固型增加等也可导致脉管炎。

二、临床表现

患肢发凉、怕冷是早期常见的症状。患处体表温度降低，尤以趾（指）端明显。因神经末梢受缺血性影响，患肢（趾、指）可表现为麻木或烧灼样等感觉异常。

由于早期中小血管炎症和晚期动脉闭塞所致的供血不足，产生疼痛、感觉异常、发凉、肤色的改变、游走的静脉炎，肢体营养障碍直至溃疡和坏疽。其中疼痛是最主要、最突出的症状。早期是动脉痉挛、血管壁和周围组织内神经末梢感受器收到刺激引起，程度较轻。后期是由于动脉内膜炎症，血栓形成闭塞后产生较重的疼痛。

根据病情一般分为三期：

1. 第一期　局部缺血期，属病情早期阶段，患肢麻木、发凉、怕冷、酸胀，随之出现间歇性跛行。检查时可见患肢皮温稍低，色泽较苍白，足背和/或胫后动脉搏动减弱，可反复出现游走性血栓性浅表静脉炎。此期引起缺血性的原因，功能性因素(痉挛)大于器质性因素(闭塞)。

2. 第二期　营养障碍期，为病情进展期，疼痛转为持续性静息痛，夜间疼痛剧烈，患者抚足而坐不能入睡。皮温显著下降，明显苍白或出现潮红、紫斑。皮肤干燥、无汗、趾甲增厚变形，小腿肌肉萎缩，足背和/或胫后动脉搏动消失。各种动脉功能试验阳性，作腰交感神经阻滞试验后，仍可出现皮肤温度升高，但达不到正常水平。此期病变为动脉器质性闭塞，靠侧支循环尚可保持患肢存活。

3. 第三期　坏疽期，属病情晚期。患肢趾(指)端发黑，干瘪、干性坏疽，溃疡形成。疼痛剧烈，日夜屈膝抚足而坐不能入睡。如并发感染则变为湿性坏疽，加上上述体位，可使患肢出现肿胀，严重者出现全身中毒症状而危及生命。此期动脉完全闭塞，侧支不足以代偿所必需的血供，坏死肢端不能存活。

三、诊断与鉴别诊断

根据病史，全面地体格检查，必要时辅以特殊检查，再结合血栓闭塞性脉管炎的发病特点，综合分析，不难确诊并作出临床分期。脉管炎发病特点为：

1. 好发在20~40岁的男性，女性罕见。

2. 患者多为吸烟者，且多半吸烟与症状加重有关。

3. 初发时多为单侧下肢，以后常累及对侧下肢，严重时上肢也可受累。初发在上肢者少见。

4. 具有下肢慢性动脉缺血的临床表现，如：发凉、疼痛、麻木、皮肤染色改变、间歇性跛行、静息痛、动脉搏动减弱和消失，肢端坏死、溃疡。

5. 病情可呈周期性稳定与反复发作交替，肢端循环逐趋恶化、坏疽。

6. 有游走性血栓性浅静脉炎病史。

7. 一般无高血压、高血脂、动脉硬化或糖尿病等病史。

8. 病理改变为血管壁全层炎症，原则上看不到动脉粥样硬化的改变。

9. 动脉造影可显示血管走行突然中断，或呈竹尖样变细，看不到虫蚀状缺损影。

需要与动脉硬化性闭塞症、多发性大动脉炎、糖尿病性坏疽、雷诺病、动脉血栓栓塞等进行鉴别。

四、治疗

(一) 常规治疗

1. 戒烟　严禁吸烟，防止受冷、潮湿或外伤，患肢适当保暖，但不宜热敷或热疗，以免加重组织缺氧、坏死。

2. Burger 运动练习　可促进患肢侧支循环，主要适用于第一期的患者。方法：让患者平卧，先抬高患肢45°以上，维持1~2分钟，再在床边下垂2~3分钟，然后放置水平位2分钟，并作足部旋转及伸屈活动各10次。如此反复运动练习5回，每日数次。

3. 血管扩张剂

一般仅适用于Ⅰ、Ⅱ期患者。

(1) 钙拮抗剂：硝苯地平、尼莫地平与尼群地平等药物。

(2) 烟酸50~100mg，口服，每天3~4次。

(3) 罂粟碱30~60mg，每天3~4次，口服或皮下注射。此药有成瘾性，不宜长期应用。

(4) 2.5%硫酸镁溶液100ml静脉滴注，每日一次，15次为一疗程，间隔2周后可再行第二疗程。本品有良好的扩血管作用，对Ⅰ、Ⅱ期人疗效较好。

(5) 前列腺素 E_1，有抑制血小板凝集和扩张血管作用，对缓解缺血性疼痛，促进溃疡愈合等有良好疗效。因肺循环能降低 PGE_1 的活性，为使药物作用到病变部位能达到有效剂量，以经动脉给药效果显著。下肢动脉病变时，可经股动脉插管持续给药，即以 PGE_1 0.05~0.15ng/min 注入。为防止长期留置在动脉内的导管有血栓形成，可每日注入3 000~5 000u的肝素。动脉给药并发症较多，临床应用较少。

4. 手术治疗　手术可以选用腰交感神经切除，动脉血栓内膜剥除术，动静脉转流术或大网膜血管移植术等。手术疗法至今缺乏远期疗效的循证医学证据。

(二) 麻醉治疗

1. 静脉区域阻滞　静脉区域阻滞(Bier Block)由外科医师Bier于1908年率先使用，一百余年临床实践已经充分证明其安全性与有效性。尽管Bier Block的作用机制尚不清楚，但临床应用一直延续至今。

Paraskevas 曾报道用 Bier's Block 治疗 Buerger 病。该患者男性 65 岁，极度嗜烟，右手手指持续加重的缺血性静息痛，血管扩张剂和镇痛药治疗无效。中指，环指和小指指尖出现缺血性溃疡，6 个月前小指的远端指骨由于坏死而被切除。为了避免病情进一步加重，作者进行 Bier's Block 治疗。治疗方法是第一个疗程，胍乙啶 20mg，利多卡因 100mg 进行局部静脉麻醉，每 3 日一次，共 5 次治疗；第二个疗程，胍乙啶 10mg，利多卡因 100mg 进行局部静脉麻醉，每 10 日一次，共 10 次治疗；第三个疗程，胍乙啶 10mg，利多卡因 100mg 进行局部静脉麻醉，每 15 日一次，共 8 次治疗。经过 23 次（8 个月）的治疗后指尖溃疡与缺血性静息痛消失，手指血流量增加，避免了截指手术。

2. 腰交感神经阻滞　腰交感神经阻滞后，下肢血管扩张，循环改善，不仅可以缓解疼痛，还有助于本病的治疗。腰交感神经阻滞有效的病例，提倡反复长时间进行交感神经阻滞。腰交感神经化学性切除的范围过大可产生一些严重的不良反应，例如 L2 交感神经受到损害后对男性的性功能有不良的影响，应慎重选择。

腰交感神经阻滞可在 X 线或者超声引导下进行，药物常用 0.2% 布比卡因或者罗哌卡因进行阻滞。由于该病治疗时间长，需要反复给药，可以选用连续腰交感神经阻滞，通过导管反复给药，每日 1~2 次，每次 5~10ml。

3. 局部麻醉药持续神经阻滞　对于严重疼痛的患者，也可选择支配该区域的神经进行神经阻滞，减轻疼痛。Saddle 曾报道一例患有 Buerger 病的女性患者左手示指出现了严重的缺血性疼痛，常规治疗方法难以控制。于是将导管置入肘部正中神经附近，使用 0.25% 布比卡因 15ml 可以维持大约 20 小时的镇痛作用，出现疼痛时候再追加局部麻醉药，治疗 6 周后疼痛消失。

4. 连续硬膜外阻滞　硬膜外间隙置管间断注入局部麻醉药，不但可以止痛，还可使下肢血管扩张，促进侧支循环。药物可以选用低浓度局部麻醉药，0.2% 布比卡因或者罗哌卡因，导管从 $L_{2\sim3}$ 或者 $L_{3\sim4}$ 间隙插入，每次 3~5ml，注药时患者取平卧位，注药后严密观察血压等情况。置管部位每日更换敷料一次，如果管理得当，可以留置数周甚至数月。也可以采用全埋藏或半埋藏方式长期使用。

第五节　低颅压头痛

头痛是临床常见的症状，一般是指额、颞、顶、枕等部位的疼痛，国际头痛分类委员会对头痛的分类进行多次修订，大致分为三类：①原发性头痛；②继发性头痛；③脑神经痛、中枢性和原发性面痛以及其他头痛。低颅压头痛是继发于颅内压下降引起的一种头痛。低颅压的发生原因主要是脑脊液丢失过多所致，如腰椎穿刺刺破硬脊膜和自发性硬脊膜破裂等。自发性硬脊膜破裂导致的自发性低颅压（spontaneous intracranial hypotension，SIH）可引起直立性头痛。好发于中青年，临床上误诊率极高。

一、病因

绝大多数低颅压头痛由脑脊液漏引起，漏口的出现可能与硬脊膜薄弱有关，通常发生于胸髓或颈胸交界处。1/3 的低颅压头痛患者有创伤史，如脑外伤或脊柱外伤、开颅或脊柱手术、腰椎穿刺等；2/3 的低颅压头痛患者患有结缔组织疾病，如马方综合征、多囊肾病、埃勒斯 - 当洛斯综合征、神经纤维瘤病和雷曼综合征等。低颅压头痛可发生于任何年龄，常见于 40~50 岁，男女比例 1∶2。

脑脊液丢失增加而产生不足，导致颅内压出现下降。颅内压下降后颅内血管代偿性扩张，颅内痛觉敏感组织如脑膜、血管、三叉神经、舌咽神经及迷走神经等牵拉变形，从而引起头痛；部分患者由于长期头痛折磨，神经精神因素也对头痛的发生发展有促进作用。

二、临床表现

典型的症状为直立位头痛，平卧后好转。疼痛多位于枕部、顶部，也可伴有耳鸣、畏光、恶心呕吐等症状。

1. 直立性头痛　低颅压性头痛的特征性临床表现是直立性头痛，即站立或者坐立时出现头痛或者头痛加剧，平卧位时头痛缓解或消失。头痛部位不固定，多位于额、颞、顶、枕部或全脑。

疼痛的性质不定，撕裂样头痛、波动性头痛，轻重不一。轻者安静休息后可缓解或停止，重者出现难以忍受的剧痛。

腰椎穿刺后出现的头痛一般出现在穿刺后6~72小时。腰椎穿刺后6小时内或者72小时以后出现头痛，应该考虑其他原因导致的头痛，例如脑出血、矢状窦血栓等。

2. 其他症状　低颅压时颅内组织受到牵拉刺激而出现相应的症状，例如恶心呕吐（脑膜受刺激），颈部疼痛僵硬（颈神经根受压），视力模糊（第Ⅱ脑神经受压），视野缺损和复视（第Ⅲ/Ⅳ/Ⅵ脑神经受压），面部疼痛或麻木（第Ⅴ脑神经受压），面肌痉挛（第Ⅶ脑神经受压），耳鸣、听力改变、眩晕（第Ⅷ脑神经受压，迷路内压力变化）以及味觉障碍（第Ⅸ脑神经受压）。

三、影像学检查

MRI是目前对该病最敏感的检查手段，可用于头颅和全脊柱检查。但应注意即使使用MRI检查，也有20%的患者无法发现脑脊液瘘部位。

头颅MRI检查的典型表现硬膜下积液（subdural fluid collection）、硬脑膜强化（enhancement of the pachymeninges）、静脉结构充盈（engorgement of venous structures）、垂体充血（pituitary hyperemia）以及脑组织下沉（也称脑下垂，sagging of the brain），这些典型表现可缩写为SEEPS。

脊柱MRI检查特征性影像包括硬膜外静脉丛扩张、硬膜外积液、硬脊膜增强、脊膜憩室和神经根袖的形态异常，其中硬膜外积液最常见。脊柱MRI的主要用途是确定硬膜外腔中脑脊液积聚处，反映脑脊液漏的部位。操作中需警惕$C_{1\sim2}$征：$C_{1\sim2}$水平可见局灶性积液信号影，但可能并非实际的脑脊液泄漏点。

四、诊断

依据患者直立性头痛的特征性临床表现，即站立或者坐立时出现头痛或者头痛加剧、平卧位时头痛缓解或消失的表现。结合脑脊液压力与生化检查、影像学等检查结果，排除其他引起头痛的疾病可以做出诊断。MRI可以对多数病例脑脊液漏位置精确定位。

五、治疗

（一）常规治疗

1. 卧床休息（去枕平卧、足高位）　充分补液（每日静脉补液＞3 000ml，以生理盐水为主）、止痛剂、镇静剂、咖啡因、茶碱及皮质类固醇药物等。

2. 手术治疗　对于顽固性，且有明确病变部位者可以考虑手术修补破裂的硬脊膜。

（二）麻醉治疗

1. 硬膜外血补丁　硬膜外血补丁（epidural blood patch，EBP）疗法是在硬脊膜破裂口附近的硬膜外腔充填自体血以封堵硬脊膜裂口，减少脑脊液外漏而达到治疗目的。硬膜外填充自体血的剂量描述多来自西方文献，上限为腰部区域20ml、颈部区域10ml。我们的临床经验显示，中国人腰部10ml左右，而颈胸段7ml即可。

椎管内麻醉过程中刺破硬脊膜导致的低颅压性头痛，EBP有效率达90%~95%。如疼痛在24小时后未减轻，可重复使用。如经2次处理仍无效，应重新考虑诊断。

自发性低颅压导致头痛的EBP治疗效果可能与头痛程度有关，与脑脊液的泄漏部位、泄漏数量、是否双侧泄漏无关。脑脊液泄漏的确切部位未知时，可在$L_{3\text{-}4}$间隙进行EBP治疗。如果脑脊液泄漏部位明确时，可以采用靶向EBP治疗，靶向EBP比盲点EBP更有效。

2. 星状神经节阻滞　星状神经节阻滞对低颅压性头痛有一定疗效。星状神经节阻滞后增加脑血流量，同时还可以调节脑血管功能，达到治疗低颅压头痛的目的。有报道认为星状神经节阻滞用于腰麻下剖宫产术后低颅压性头痛效果确切。

第六节　阿片类药物依赖的戒断治疗

阿片类药物具有强效的镇痛作用，广泛用于手术中麻醉、术后镇痛、顽固性慢性疼痛以及癌性疼痛的治疗，但是阿片类药物存在药物依赖与滥用的可能。阿片类药物成瘾后难以戒断，严重危害个人、家庭以及社会。

目前阿片类药物滥用已成为重要的社会公害。美国国家安全委员会2019年1月14日公布的数据显示：2017年，因使用阿片类药物死亡的概率上升至1/96，超过了机动车事故死亡的1/106。美国“国家药物滥用研究所”（The National Institute on

Drug Abuse)报告显示:美国每天有超过 115 人死于阿片类药物过量;2016 年约有 9 180 万 12 岁以上的美国人使用阿片类处方药,约占人口总数的 1/3,其中,超过 1 150 万人承认滥用阿片类药物,占人口总数的 4.3%。滥用阿片类药物不仅损害公众健康,还给美国政府造成了沉重的经济负担。美国每年因阿片类处方药物滥用造成经济损失约 785 亿美元,涉及医疗保险开销、成瘾后戒毒治疗、刑事司法调查等诸多方面。

阿片类药物成瘾的戒毒通常包括脱毒和康复治疗两个过程,即克服毒品的生理依赖和心理依赖两个阶段。突然停用阿片类药物后会出现严重的戒断反应,脱毒时间通常需 3~21 天,此间令人不堪忍受的戒断症状使戒毒失败率高达 30%~91%。

为控制戒断反应,缩短脱毒时间,有学者应用“全身麻醉辅助快速阿片类药物脱毒法(anesthesia-assisted opioids detoxification,AAOD)”,即在全身麻醉下给予大剂量阿片受体拮抗剂,使之在无意识状态下快速(4~6 小时)而平稳度过脱毒期,从而避免或减轻清醒时难以忍受的戒断症状。脱毒成功率达 100%。此方法 20 世纪 80 年代中期由维也纳大学 Loimer 等首先使用,现已日趋成熟。

一、全身麻醉辅助快速阿片类药物脱毒法的机制

Michael 等的研究证实阿片类药物耐受性和依赖性的基础是 cAMP 信号系统发生改变,长期使用阿片类药物不会减少受体的数量和对药物的亲和力,但可减弱药物与受体结合后的信号发放。这些改变是由于大量阿片类药物持续进入机体后内环境的一种适应性调节,此时如停止使用外源性阿片类药物,临床上即出现戒断症状。只有经过一定时间后,内环境重新恢复稳定,戒断症状才能消失。

对快速脱毒期的患者实施全身麻醉或深度镇静,并辅用可乐定或右美托咪定等维持自主神经功能稳定,消除或减弱戒断反应,缩短脱毒时间,使患者在无意识状态下度过戒断反应的急性期,同时处理可能出现的并发症。这项技术可极大地减轻患者的痛苦,提高脱毒的成功率。

二、全身麻醉辅助快速阿片类药物脱毒法的临床应用

1. 麻醉实施　不同作者麻醉方法不尽相同,主要有静脉全身麻醉、静吸复合等方法。麻醉前用药一般包括镇静剂与 α_2 受体激动剂右美托咪定,麻醉诱导与维持同一般手术麻醉相似。诱导后进行气管内插管控制呼吸,丙泊酚泵注维持麻醉,间断追加肌松药,麻醉深度维持在脑电双频指数(BIS)40~60 之间。

2. 阿片受体拮抗剂的应用　麻醉过程中给予阿片受体拮抗剂是 AAOD 的关键环节。纳洛酮、纳屈酮、纳美芬均可用于脱毒。纳洛酮口服吸收差,作用时间短,必须连续静脉注射。纳屈酮口服吸收快而完全,一般口服给药。全身麻醉辅助快速阿片类药物脱毒法脱毒过程中可经胃管给予,其半衰期 4 小时,主要代谢产物 6-β- 纳屈酮有生物活性,作用可维持数日。纳美芬为长效阿片受体拮抗剂,其静脉注射半衰期与作用时间约为 4~8 小时。为提高脱毒过程的安全性,阿片受体拮抗剂最好采用滴定法给予,先给予小剂量,根据患者的反应再逐渐增加剂量。Hensel 等于诱导后 20 分钟及 1、2、3 小时分别经胃管给予纳屈酮,四次总量共 1.5mg/kg。Gold 等于患者血流动力学稳定后,静脉注射试验量纳洛酮 0.4mg 观察是否出现戒断体征,如出现则静脉注射可乐定,之后于 3 小时内静脉注射纳美芬 4mg,静脉注射完毕停用肌松药,恢复自主呼吸。

3. α_2 受体激动剂的应用　全身麻醉辅助快速阿片类药物脱毒法过程中常伴随交感神经兴奋症状,这是由于内源性阿片肽与肾上腺髓质、交感神经节及大脑中的儿茶酚胺神经元有关,纳洛酮可增加血液循环中的儿茶酚胺含量。全身麻醉药虽可抑制自主神经功能,但如果不使用 α_2 受体激动剂,脱毒过程中仍会发生严重的自主神经功能紊乱。Klenbaum 等报道给予纳洛酮后,血浆最高肾上腺素浓度比基础水平上升 30 倍,去甲肾上腺素浓度增加 3 倍。由此心率增加 24%,动脉收缩压升高 22%,心输出量提高 74%。因此需要使用 α_2 受体激动剂可乐定,此药在 20 世纪 80 年代曾广泛用于临床脱毒,可有效抑制阿片戒断症状,其可能机制为降低中枢去甲肾上腺素能神经元活性,抑制蓝斑神经元发放冲动。可乐定可在脱毒前口服,也可于脱毒过程中静脉注射,采用滴定法给药,维持患者的心率和血压不低于其基础水平的 80%。大部分临床试验结果表明,使用可乐定的患者,脱毒过程中和结束后自主神经功能稳定。

右美托咪定作为一种新型的 α_2 受体激动剂,其选择性更加高,安全性更加好。脱毒中使用右美

托咪定具有稳定血压与心率，保持稳定的心血管作用。脱毒后的焦虑失眠增加患者的心理负担，不利于脱毒后的巩固治疗，由于右美托咪定具有镇静、抗焦虑等作用，在脱毒后的巩固治疗过程中也具有显著的优势。

焦虑、失眠和恶心等症状是全身麻醉辅助快速阿片类药物脱毒法后患者复吸的重要原因。患者自控右美托咪定抗焦虑是帮助患者急性脱毒后的有效手段。首先进行药物剂量的滴定，明确使用多大剂量的右美托咪定后患者进入嗜睡状态与深睡眠状态。然后设置参数，首剂量为患者的嗜睡剂量，单次剂量为嗜睡剂量的一半，锁定时间 5~10 分钟，极限量为深睡眠的量。例如患者 20μg 后出现嗜睡，60μg 后深睡眠。患者自控参数可以参考如下：首剂 20μg，单次量 10μg，锁定时间 10 分钟，极限量 60μg/h。参数设定好后开始进行右美托咪定的自控睡眠抗焦虑，但是仍然需要随时观察患者的反应调整参数，达到满意的治疗效果。患者自控抗焦虑治疗一般需要两周时间。

4. 脱毒过程中的监测　脱毒过程中可能出现器官功能的各种改变。为增加脱毒过程的安全性，一般在监护病房中必须由有经验的医师实施，从始至终监测重要器官的功能，包括心率、血压、血氧、体温、中心静脉压、血电解质、pH 值等。另外必须监测尿量、胃管及肠管引流量。因治疗前禁食禁水，而且治疗中大量消化液引流出体外，有可能发生水电解质紊乱，因此应根据监测的结果合理补液。

5. 脱毒过程何时结束　全身麻醉辅助快速阿片类药物脱毒法一般需要 4~6 小时。在脱毒过程的末期阶段静脉注射纳洛酮 0.4mg 判断脱毒是否可以结束。静脉注射纳洛酮 0.4mg 后未出现戒断体征，则结束麻醉；反之，则立即加深麻醉，继续脱毒。

6. 适应证、禁忌证及注意事项　全身麻醉辅助快速阿片类药物脱毒尤适用于脱毒过程中伴有严重戒断症状和 / 或常规脱毒法屡次失败的患者。但下列患者应排除在外：妊娠；对所用药物过敏；心、肺、肝、肾功能不全；严重脑血管病变；严重精神障碍及合并有其他药物滥用者如合并酒精、巴比妥类滥用。后一种情况下全身麻醉药、阿片类药物、阿片受体拮抗剂及其他滥用药之间的复杂作用很难预料。如存在两种或以上阿片类药物成瘾时，也应仔细考虑药物之间的相互作用。

三、全身麻醉辅助快速阿片类药物脱毒法的疗效

全身麻醉辅助快速阿片类药物脱毒法仅需 4~6 小时，极大缩短了脱毒时间，脱毒率高达 100%，而常规脱毒会出现严重戒断症状，一般需 3~21 天方能消失，因此常规脱毒失败率高。大量临床研究认为全身麻醉辅助快速阿片类药物脱毒法法脱毒后未见明显戒断症状或仅有轻微反应。全身麻醉辅助快速阿片类药物脱毒法法近期疗效远高于常规疗法，虽然两种疗法远期疗效相近，但由于全身麻醉辅助快速阿片类药物脱毒法使 100% 患者脱毒成功，并进入康复阶段，因此实际戒毒成功率大大提高。

四、全身麻醉辅助快速阿片类药物脱毒法的安全性和不良反应

大多数研究认为，全身麻醉辅助快速阿片类药物脱毒法可保持血流动力学稳定，体温、血气分析、血浆电解质、渗透压、血糖可维持在正常范围。可能不良反应包括呕吐误吸、呼吸暂停，甚至患者不明原因死亡，多数与未实施气管插管有关。即使小剂量静脉注射纳洛酮也可能发生一些不良反应，如高血压，肺水肿、心律失常，甚至心搏骤停，但无心脏疾患的患者发生严重并发症则鲜有报道。只要合理用药，慎重选择患者，进行气管插管、控制呼吸、严密监测，全身麻醉辅助快速阿片类药物脱毒法是安全的。另外全身麻醉辅助快速阿片类药物脱毒法目前缺乏长期戒毒必需的心理 - 社会支持体系，因此需要进行长期前瞻性研究及与其他方法进行严格对照比较研究。

全身麻醉辅助快速阿片类药物脱毒法作为一种较新的脱毒疗法，以其快速、高效、不良反应低等深受患者欢迎。

第七节　顽固性失眠

失眠症(insomnia)是频繁而持续的入睡困难和/或睡眠维持困难并导致睡眠感不满意为特征的睡眠障碍。失眠症可孤立存在或者与精神障碍、躯体疾病或物质滥用共病,可伴随多种觉醒功能损害。

2012年调查显示14个国家15个地区有睡眠障碍的人群占27%。中国睡眠研究会2016年公布的睡眠调查结果显示,中国成年人失眠发生率高达38.2%,高于发达国家,超过3亿中国人有睡眠障碍。

随着社会经济的发展,失眠的发生率越来越高。长期失眠会导致工作、生活方面的负面影响,并且还会损害认知功能。睡眠不足不但影响健康状况与工作安全,增加患者和社会的经济负担,睡眠不足还与心血管疾病、慢性疼痛和精神疾病的发生发展等相关。循证医学研究表明,慢性失眠损伤患者并发轻度-中度的认知损伤,认知损伤主要集中在工作记忆、事件记忆以及部分执行功能等。睡眠不足会导致警觉性下降以及反应迟钝,也是导致交通事故的危险因素。

如何有效地治疗失眠或者恢复患者的正常睡眠节律已经成为神经科学研究的重点问题之一。现代麻醉学经过近两百年发展,镇静技术始终与镇痛和肌松一道被公认为是临床麻醉的基本要素,因此麻醉科医师完全有条件在睡眠领域有所作为。

一、临床表现与诊断

失眠表现为入睡困难(入睡时间超过30分钟)、睡眠维持障碍(整夜觉醒次数≥2次)、早醒、睡眠质量下降和总睡眠时间减少(通常少于6小时),同时伴有日间功能障碍。

根据病程可分为急性失眠(病程<1个月);亚急性失眠(病程≥1个月,<6个月)和慢性失眠(病程≥6个月)。

按病因划分为原发性和继发性失眠两类。原发性失眠通常缺少明确病因,或在排除可能引起失眠的病因后仍遗留失眠症状,主要包括心理生理性失眠、特发性失眠和主观性失眠3种类型。继发性失眠包括由于躯体疾病、精神障碍、药物滥用等引起的失眠,以及与睡眠呼吸紊乱、睡眠运动障碍等。

失眠的诊断依据患者的陈述为主,但是也存在患者的主诉与临床表现不一致的情况。通过多导睡眠图(polysomnography,PSG)监测可以发现睡眠障碍的客观指标。PSG不但能够对失眠的诊断提供客观依据,避免患者主观陈述可能导致的误判,同时还能够对睡眠深度进行分期,并对失眠进行分类诊断。

二、治疗

(一)常规治疗

失眠的治疗包括非药物治疗与药物治疗。

教育患者掌握睡眠知识,消除对失眠的恐惧感,养成良好的睡眠习惯。根据实际情况合理安排睡眠,睡前不饮酒、咖啡与浓茶等刺激性食物与饮料。

失眠的认知行为疗法(cognitive behavioral therapy for insomnia,CBT-I),即针对失眠的认知行为疗法,具有安全性、有效性等突出特点,临床证实安全有效。

1. 认知行为疗法　失眠的认知行为治疗是通过心理调整,使用非药物手段达到治疗失眠的一种方法。主要包括五方面的内容:睡眠卫生教育、刺激控制、睡眠限制、松弛疗法和认知治疗等。

首先是刺激控制。强调只有睡意的时候才上床睡觉,不在床上玩手机、看电视、聊天和吃饭办公。如果患者上床后15分钟还是没有睡意,要求其重新起床,在有睡意的时候才回到床上。刺激限制是为了建立起上床就睡的条件反射。

其次是睡眠限制。睡眠限制的一个重要的原则,就是患者在床上所呆的时间尽量接近于他的睡眠时间,避免形成床与失眠之间形成恶性循环。

第三,改变患者的预期。睡眠不好的患者对睡眠本身有很多不合理的期待,不合理的信念和态度常常也会加重失眠。

第四,放松训练。无论是想象放松、音乐放松,还是渐进性的肌肉放松都可以帮助失眠的患者更好更快入眠。

第五,健康教育。养成定时睡觉与起床,适当锻炼,舒适的睡眠环境,饮食适量,睡前不宜饥饿与过食,不喝咖啡与浓茶,尽量避免饮酒等。

2. 药物治疗　长期使用睡眠药物会有药物依赖及停药反弹，原则使用最低有效剂量、间断给药(每周 2~4 次)，短期使用(常规使用不超过 3~4 周)，缓慢减药和逐渐停药(每日减原来剂量的 1/4)。

目前常用药物有苯二氮䓬类药物(BZDs)以及新型非苯二氮䓬类催眠药。

短效 BZDs 半衰期 <10 小时(如三唑仑、咪达唑仑)，起效快、作用时间短；中效 BZDs 半衰期一般在 10~24 小时之间(如阿普唑仑、奥沙西泮、艾司唑仑)，起效速度和作用持续时间介于短效与长效药物之间；长效药物的半衰期一般在 24 小时以上，在体内的代谢较慢、作用时间较长(如氯硝西泮、地西泮)等。

新型非苯二氮䓬类药物主要有：唑吡坦、扎来普隆、佐匹克隆与右佐匹克隆等。这类药物具有起效迅速、半衰期短、药物依赖与停药反跳少等优点。

其他药物有抗焦虑药物、抗抑郁药、褪黑素等。

(二) 麻醉治疗

1. 丙泊酚　动物实验表明丙泊酚有助于睡眠剥夺大鼠的睡眠恢复。由于睡眠与麻醉之间有类似之处，有人认为对顽固性失眠的患者给予丙泊酚诱导睡眠治疗能够达到治疗的目的。国内蒋晓江等采用丙泊酚静脉连续输注，每晚使用 2 小时，连续使用 3 个晚上治疗顽固性失眠，初步显露出良好的疗效，并且对患者的睡眠结构优化，深睡眠的时间增加。丙泊酚输注期间按照全身麻醉的要求进行生命体征的监测。

报道称丙泊酚治疗顽固性失眠具有良好的近期疗效，但多数远期疗效不理想。此外，长期反复使用有药物成瘾的危险。

2. 右美托咪定　右美托咪定是一种新型的中枢 α_2 受体激动剂，阻断中枢 α 受体后出现镇静、抗交感神经作用。与苯二氮䓬类药物引起的睡眠不同，右美托咪定诱导的睡眠是一种接近生理样睡眠的状态；更加重要的是，失眠患者由于长期服用苯二氮䓬类药物，对此有药物依赖，突然停用后还会引起戒断症状，右美托咪定不仅能够治疗失眠，还能够治疗停用苯二氮䓬类药物导致的戒断反应，在苯二氮䓬类依赖的患者治疗中，具有更好的作用。

右美托咪定治疗失眠，可以采用静脉单次输注法，也可使用患者自控睡眠的方案。由于长时间恒速输注会导致药物的蓄积，因此患者自控睡眠方案更加安全方便。患者自控睡眠法可参考本章快速阿片类药物脱毒一节。

右美托咪定应用于顽固性失眠的患者中初步显露出优势，能够增加睡眠时间，改善睡眠结构，增加慢波睡眠，并且没有发现成瘾与依赖。

3. 星状神经节阻滞　星状神经节发出的交感神经纤维支配上肢和头面部。阻滞星状神经节可以调节自主神经功能，降低交感神经兴奋性，增加脑血流，调节神经内分泌功能，调节下丘脑 - 垂体 - 肾上腺轴功能，改善失眠患者睡眠。创伤后应激障碍的患者会出现难以控制的焦虑和失眠，药物治疗效果较差；有报道称状神经节阻滞可改善此类患者的焦虑失眠症状和睡眠质量。

4. 枕神经阻滞　常用枕大神经、枕小神经等神经阻滞，神经阻滞后患者肌肉放松，舒适感增强，有助于患者入睡，特别适合紧张性头痛的患者。

(三) 其他治疗方法

1. 改良电休克疗法　失眠也是抑郁症的主要症状，电休克作为治疗顽固性抑郁的有效方法，对于抑郁症患者合并的失眠可以选用电休克治疗。

传统电休克治疗由于不使用麻醉(包括麻醉药物、肌松药物等)，创伤较大，患者与家属难以接受。改良电休克由于使用麻醉药物，减轻了患者的恐惧；使用肌松药，避免了电休克操作时全身肌肉痉挛导致的关节脱位、骨折等并发症；进行气道管理与呼吸支持，避免了电休克时的呼吸抑制，因此改良电休克更安全，患者更舒适。近年来，作者对改良电休克疗法进行在升级，利用最新药物，通过 BIS 监测麻醉深度，肌松监测仪监测肌肉松弛状态。再升级后的改良电休克疗法使电休克成功率(脑癫痫波发作)提高到 100%，安全性和舒适性大幅提高。缺点是费用偏高和耗时较长。

2. 头部低温　2011 年 6 月在美国明尼苏达举行的睡眠学术会议上，来自美国匹兹堡大学的 Nofzinger 和 Buysee 博士报告了他们最新研究成果“头部降温治疗失眠”。该研究的起因于有科学家报道失眠者额部脑的化学改变明显，因此他们设计了降低头部温度治疗失眠的研究。课题组分别选择 12 例失眠症患者和健康志愿者，采用含有不同温度水的塑料软帽阶梯式降低头部温度，结果显示当头部温度降到摄氏 14 度时，不仅可以帮助失眠患者较快入睡，睡眠质量也得以提高。Nofzinger 和 Buysee 博士认为，这个研究仅仅是脑功能与温度变化相关性研究的开始，他们相信将会有更多和更重要的发现。

第八节 银屑病

银屑病(psoriasis)是一种常见的慢性皮肤病,病变部位有特征性红斑、丘疹以及红色丘疹或斑片上覆有银白色鳞屑,以四肢伸面、头皮和背部较多,而非寻常型银屑病则表现为脓疱、红皮病或关节病。我国1984年抽样调查显示该病发病率约为0.123%,近年来有所增高,多见于青壮年,无明显性别差异性,慢性病程,易复发,冬季复发或者加重,夏季缓解。

一、病因

1. 遗传因素 流行病学与人类白细胞抗原(human leukocyte antigen,HLA)分析以及全基因扫描研究均支持本病与遗传关系密切。临床上约20%的银屑病患者有家族史,父母一方有银屑病,子女患病概率为16%,父母双方都有银屑病时,子女患病概率高达50%。

2. 感染 以往发现链球菌感染可诱发和加重银屑病,在儿童患者表现突出,发病率为10%~54%。除链球菌外,临床上部分银屑病系因真菌(如糠秕孢子菌、念珠菌)、葡萄球菌、肠道细菌及病毒(如HIV)等感染触发。微生物感染致病的机制尚不清楚,可能与微生物及其代谢产物作用于免疫系统有关。

3. 内外环境的改变 体内外环境的改变可能诱发或促进银屑病的发生发展。诱发或者加重银屑病的因素有:紧张及应激事件、外伤、妊娠、分娩、哺乳及月经等。此外,气候、光线、潮湿和环境污染等也会诱发或加重银屑病。

4. 免疫 寻常型银屑病皮损处淋巴细胞和单核细胞浸润明显,T淋巴细胞真皮浸润为本病的重要病理特征。可能是皮损中活化的T淋巴细胞释放细胞因子(IL-1,IL-6,IL-8,INF-γ等)刺激角质细胞增生,促发并参与银屑病的发生发展。银屑病病理生理的一个重要特点是表皮基底层角质形成细胞增殖加速,有丝分裂周期缩短,组织病理出现角化不全,颗粒层消失。

总之,越来越多的研究结果倾向于银屑病是一种T细胞异常的免疫性疾病,其发生、发展和消退的病程与遗传、精神、神经内分泌及气候等因素密切相关。

二、临床表现

临床上将银屑病分为寻常型、脓疱型、关节病型和红皮病型等四种类型。

1. 寻常型银屑病 最为常见,占95%以上。发病初期有红色丘疹或斑丘疹,自粟粒至绿豆大小,上覆成层银白色鳞屑。鳞屑在急性损害期较少,慢性期较多。皮损中央部分鳞屑附着较牢固。将鳞屑刮除后,其下为一红色发亮的薄膜,称薄膜现象,轻刮薄膜即可出现散在的小出血点,呈露珠状,称为点状出血现象(Auspitz征)。损害边界清楚,皮损周围有0.2~0.5cm宽的淡色晕(Woronoff环),该处皮肤外观正常,但皮肤毛细血管已弯曲而不正常,对紫外线红斑反应和对药物刺激反应均减弱,无合成前列腺素E2的能力。皮损处出汗减少,皮损消退后仍持续一个时期而不是立即恢复正常。

损害呈点滴状散布身体各处时称为点滴状银屑病,此现象常见于儿童,特别是因扁桃体炎而发病者。如皮损扩大,成圆形扁平斑片状,形如钱币,称为钱币状银屑病。若皮损继续扩大,邻近的损害相互融合,形成大片不规则地图状损害,称为地图状银屑病。点滴状银屑病经过适当治疗后可在数周内消退,小部分患者发展成慢性病程。

按病情的发展,本病又可分为进行期、稳定期和退行期。进行期为急性发作阶段,此时可有同形反应。当炎症停止发展,皮损无新发,处于静止状态,称稳定期。当损害变薄,红色变淡,直至皮损消失,留有色素减退或色素沉着斑,称为退行期。有时一面有新疹发出,一面在消退,此时分期应根据整个皮损的发展趋势而定。

2. 脓疱型银屑病 较少见,约占0.77%。临床上分为局限性与泛发性脓疱型银屑病。

局限性脓疱型银屑病:皮损局限于手掌与足跖,对称分布,掌部好发于大小鱼际,可扩展至掌心、手背和手指。跖部好发于跖中部及内侧,足弓和在足弓水平上足的内侧或外侧,足跟的侧面或后面。原发损害是局限在边界不清的红色鳞屑性斑块基底上的角层下或表皮内脓疱或水疱,后者常于数小时内迅速变为脓疱,脓疱直径为2~8mm,新鲜时呈黄色,以后变黄棕色,经2~3天至2周,脓疱即干燥结痂，变成褐色鳞屑而脱落。继之新的成簇脓疱又相继出现，往往最常发生在斑块边缘，亦可发生在正常皮肤上，但常很快被红斑和鳞屑围绕。脓疱反复发生，以致同一斑块上可见脓疱和结痂等不同期的损害。

泛发性脓疱型银屑病：常急性起病，寻常性银屑病皮损或者无皮损的正常皮肤上迅速出现针尖至粟粒大小、淡黄色或黄白色的潜在性无菌性小脓疱，密集分布，可融合成片状脓湖，皮损可迅速发展到全身，伴有肿胀感与疼痛感。常伴有全身症状，出现高热与寒战，呈弛张热。一般1~2周后脓疱干燥结痂，病情自然缓解，但可反复周期性发作；患者也可因继发感染，全身衰竭而死亡。

3. 关节病型银屑病　患者除外皮损外，还有关节病变。皮损与关节病变可同时或者先后出现，任何关节均可受累。包括肘、膝的大关节，指趾小关节，脊柱与骶髂关节等。表现为关节肿胀疼痛，活动受限，严重时候出现关节畸形、呈进行性发展，但类风湿因子多为阴性。X线显示软骨消失、骨质疏松，关节腔狭窄和关节侵蚀等。

4. 红皮病型银屑病　全身皮肤弥漫性潮红、浸润肿大并伴有大量糠状鳞屑，但常有边界很清楚的小片正常皮肤存在(皮岛)。常伴发热、浅表淋巴结肿大等全身症状。病程长且易复发。

三、诊断与鉴别诊断

1. 寻常型银屑病　根据好发部位、层层的银白色鳞屑、薄膜现象、点状出血等容易作出诊断。

2. 脓疱型银屑病　其主要特点是在寻常型银屑病基础上出现多数小脓疱，且反复发生。

3. 关节病型银屑病　常与寻常型或脓疱型银屑病同时发生，大小关节可以同时发病，特别是指关节易发病。关节症状的轻重随皮损的轻重而变化。银屑病缓解时，关节症状亦随之减轻，甚至消失。

4. 红皮病型银屑病　皮肤弥漫性发红、干燥，覆以薄鳞屑，有正常皮岛，有银屑病史，易诊断。

5. 鉴别诊断　头皮银屑病与脂溢性皮炎、头癣等鉴别。脂溢性皮炎皮损为边缘不清的红斑，头发稀疏、变细、脱落，没有束状发。头癣皮损上覆盖灰白色糠状鳞屑，有断发以及脱发，可以查到真菌。

四、治疗

(一) 常规治疗

1. 外用药物　在搽外用药前宜先用热水、肥皂洗去鳞屑。急性期不宜用刺激性强的药物以免激发红皮病，若有渗出可按一般急性或亚急性炎症处理。稳定期可涂抹作用较强的药物，初时浓度宜低，以后酌情增加，如皮损广泛，外用药吸收较多时易引起中毒，宜将病损划分为几个区域，各区擦以不同药物。

常用药物有糖皮质激素、维A酸霜、维生素D_3衍生物等，还可选用各种角质促成剂(如煤焦油、蒽林软膏、10%~15%喜树碱软膏、水杨酸软膏等)，上述药物也可联合使用。

2. 全身用药　皮损严重且广泛，传统疗效较差的患者可以全身用药治疗。常用药物有甲氨蝶呤、环孢素、维生素A酸等药物。这些药物大多具有器官毒性，临床应用过程中需密切注意其不良反应。例如甲氨蝶呤有上皮组织与骨髓抑制，环孢素有肾毒性等。

(二) 麻醉治疗

1. 普鲁卡因　普鲁卡因静脉滴注不仅可以缓解瘙痒症状，对银屑病也有治疗作用。1953年Tello首先将普鲁卡因用于治疗银屑病。临床研究发现，银屑病患者伴有血液黏度增加和甲皱微循环障碍，普鲁卡因静脉滴注后毛细血管血流增加、红细胞聚集现象得以改善。

普鲁卡因属于酯类局部麻醉药，过敏反应的可能性大于酰胺类局部麻醉药。普鲁卡因皮试一直被列为临床常规。但也有作者研究显示，普鲁卡因皮试的假阴性和假阳性率都较高，因此有专家建议取消普鲁卡因皮试。值得注意的是，时至今日普鲁卡因药品说明书中还是要求进行皮试。作者建议使用前应仔细询问过敏史，给药时先给予小剂量，仔细观察没有异常后再给予适当剂量。一旦发生过敏反应按照常规处理。

常用0.5%的普鲁卡因200~300ml进行静脉滴注，每日一次，10次为一个疗程，停药5天后进入下一疗程，连续进行4个疗程，静脉滴注速度宜慢，2~3小时完成滴注为宜，借助微量泵等设备精确控制注射速度更好。老年患者、肝肾功能不全等患者适当减少剂量。

普鲁卡因静脉滴注的副作用有过敏反应、中毒反应、高敏反应等，严重者可有心律失常和心功能抑制等。尽管副作用较多，在麻醉科医师的监护下上述不良反应是可控的。

2. 东莨菪碱　20世纪中叶，由于麻醉药物短缺，我国进行了大量有关“中药麻醉”的临床实践。

“中药麻醉”是以中药洋金花(主要成分是东莨菪碱)复合氯丙嗪与阿片类等药物的麻醉方法。由于“中药麻醉”时视物模糊、眼压升高、心率加快、手术时渗血较多、体温升高等固有缺点,加之改革开放后我国麻醉药物与麻醉技术的快速进步,“中药麻醉”逐渐退出历史舞台,但实践中发现其对某些疾病的治疗作用引起人们的关注。

东莨菪碱具有改善微循环、增加红细胞的变形性、止痒、抑制上皮细胞的异常分裂等功效,对银屑病的免疫异常也有治疗作用。有研究发现,氯丙嗪对皮肤病也有治疗作用,其机制可能是氯丙嗪作为一种钙调蛋白抑制剂,减轻皮肤角质细胞的更新速度。动物实验也证实氯丙嗪可以缓解银屑病症状。

有研究显示,使用东莨菪碱为主的“中药麻醉”方案可以用于银屑病的治疗。以下方案可供参考:东莨菪碱 3~4mg 缓慢静脉给予,同时给予氯丙嗪 25~50mg 静脉进行滴注,中途间断追加东莨菪碱与氯丙嗪,麻醉持续时间维持在 6 小时左右。每个月一次,一般治疗三次即可。东莨菪碱静脉滴注治疗后,皮肤脱屑,逐步好转。有作者通过随访得出复发率低于常规方法的结论。大剂量东莨菪碱的不良反应主要有口干、视物模糊、排尿困难、心率增加、谵妄、青光眼患者出现眼压增加等不良反应。

银屑病作为一种顽固性皮肤病,目前治疗缺乏安全有效的治疗手段。常规全身用药治疗严重银屑病的药物对肝肾、骨髓、免疫等功能具有抑制作用,而以东莨菪碱为主的麻醉治疗方案没有上述不良反应,并且复发率低。动物实验研究表明东莨菪碱对皮肤炎症、上皮细胞的有丝分裂等有抑制作用。因此大剂量东莨菪碱全身给药为顽固性银屑病的治疗提供了一种全新的可选择方案。未来对东莨菪碱治疗银屑病机制的研究,将有助于寻找治疗本病的创新疗法。

第九节 原发性手汗症

原发性手汗症(primary palmar hyperhidrosis, PPH)是指手部自主性出汗增多的一种疾病,可伴有头面部、腋窝和足底部等部位多汗,夏季症状较重,冬季较轻。涂远荣等在福州市调查了 12 803 名大中学生,手汗症的患病率约 4.59%。

一、病因

原发性手汗症为非生理状态下出汁异常增多,属于原发性多汗症中的一种,超过 50% 的患者具有家族遗传现象,遗传连锁定位于 14 号染色体(14q11.2-q13)。发病机制尚不明确,交感神经过度兴奋导致手部位汗腺过度分泌学说为多数人接受。超微结构观察发现,手汗症患者胸交感神经节有髓鞘神经纤维数目增加,表明交感神经过度兴奋与手汗症之间关系密切。

二、诊断及评定标准

原发性手汗症诊断标准:无明显诱因局限性可感多汗症状持续至少 6 个月,并伴有 2 个以上下列特征:①出现双侧或相对对称的多汗症状;②每周至少发作 1 次以上;③多汗症状影响日常活动;④起病年龄 <25 岁;⑤有家族史;⑥睡眠时无多汗症状。

临床常将该病按 Lai 分级法分为三级:轻度:手掌潮湿;中度:手掌出汗时湿透一只手帕;重度:手掌出汗时成汗滴状。

三、鉴别诊断

应注意与甲亢和糖尿病等疾病鉴别。这些疾病有原发病的表现,可通过测定血清甲状腺素和血糖等指标进行鉴别。

四、治疗

(一) 常规治疗

1. 外用药物 常用药包括氯化铝、戊二醛和单宁酸等,这些药物具有减少汗腺分泌的作用。

2. 口服药物 疗效差且不良反应多,需要长期服药,停药后病情可能更加严重等,临床上很少采用。常用药物主要包括抗胆碱药、抗焦虑药及抗抑郁药等。

3. A 型肉毒素 A 型肉毒素是肉毒杆菌产生的神经毒素,主要作用于胆碱能神经末梢,抑制突触前神经末梢乙酰胆碱的释放,从而抑制排汗。注射后 2~4 天左右出汗减少,有效时间平均约 6 个月,需重复注射。主要副作用为注射部位疼痛、肌无力以及反复注射产生免疫耐受等。

A型肉毒素配置好后应立即使用，在2~8℃冰箱内可以保存不超过4小时。配制肉毒素时，建议配置浓度为25~40U/ml，避免振荡产生大量气泡。由于注射疼痛较重，建议注射前给予适当镇痛。使用1ml注射器配合30G或者更细针头进行注射，每隔1~2cm标定1个注射点。建议采用皮内注射，单点形成可见的暂时性苍白皮丘（小风团样改变）为最佳。常用的单点注射剂量为2~5U（约0.1~0.2ml，根据稀释程度不同），平均每侧10~25个注射点。一般单侧手掌用量50U，每次注射总用量小于200U。

4. 胸交感神经干切断　支配手部汗腺的胸交感神经中枢位于$T_{2\sim6}$脊髓节段，其节前纤维在T_2交感神经节或星状神经节换元后发出节后纤维支配手部的汗腺。因此可以采用交感神经干切断术治疗手部多汗症。切断T_2交感神经干并发症较多，例如Horner综合征、严重的代偿性多汗症等。更大样本和长期观察发现，保留神经节而仅仅切断T_3或T_4交感干同样能控制手汗症，并且显著降低代偿性多汗的发生率。

此外，Yang等的研究表明，交感神经切除与注射肉毒素比较，交感神经切除的疗效更为有效与持久。

（二）麻醉治疗

1. 胸交感神经化学毁损　用CT对$T_{3/4}$椎间隙进行层厚3mm扫描，找到并选定第4肋肋骨小头上方的裸露的层面作为穿刺进针的层面，在该穿刺层面设计穿刺路径，穿刺靶点为第4肋椎关节上缘（对应于第4肋骨小头上方的T_3椎体下部外缘），选定并标记两侧最佳皮肤进针点与靶点的距离（进针深度）和进针角度。穿刺过程中可以再次或多次CT扫描调整，直到针尖紧贴第4肋椎关节上缘抵达靶点，回抽无气、液、血，每一点注射含有造影剂（30%碘海醇0.3ml）的1%利多卡因3ml，CT平扫观察所注药液分布情况，同时观测注药前后双侧出汗情况及皮肤温度、血氧饱和度、脉搏容积波波幅、皮肤电反射的变化等。

如果所注药液在在壁胸膜外包裹第3，4肋骨小头及T_3，T_4椎体外侧，且患者双手由“湿冷”变“干暖”，脉搏容积波波幅增高30%以上，双侧均无Horner综合征，则左右分别注入无水乙醇各2.5ml（每1ml含无水乙醇0.9ml，30%碘海醇注射液0.1ml），退针后再次观察有无血胸、气胸等。

胸交感神经化学性毁损的并发症与手术切除并发症类似，主要包括代偿性多汗、霍纳综合征、气胸、血气胸以及病情复发等。

2. 脉冲射频　作为一种新颖的神经调控方式，脉冲射频不损伤神经，仅仅抑制神经功能，又被业内叫做非毁损射频。目前在动物实验中表明能够达到控制手汗症的作用，但迄今尚无用于人类的研究报道。与其他营养修复措施一样，相比损毁性治疗，神经调控可能是更好的选择。

第十节　哮喘持续状态

一、定义

支气管哮喘（bronchial asthma）简称哮喘，是气道慢性变态反应性炎症性疾病。这种慢性炎症导致气道高反应性（airway hyperresponsiveness，AHR）、可逆性气流受限，并引起反复发作性喘息、气急、胸闷或咳嗽等症状，常在夜间和/或清晨发作、加剧，多数可自行缓解或经治疗缓解。

大多数哮喘患者症状较轻，常规治疗即可缓解；但部分患者发作一开始就非常严重，或经常规治疗病情仍恶化，称危重型哮喘。有人把哮喘持续发作，连用3次支气管扩张药无效，并出现呼吸困难和低氧血症，称为哮喘持续状态，需予紧急治疗，可能导致肺通气衰竭而致死亡，故哮喘持续状态属呼吸道急症。WHO将哮喘持续状态定义为“哮喘发作时出现严重呼吸困难，合理应用拟交感神经药物和茶碱类药物后仍不见缓解，病情呈进行性加重”。

二、发病机制

哮喘的发病机制主要有变态反应学说、神经受体失衡学说和气道炎症学说等。变态反应学说认为外源性变应原（尘螨、花粉、真菌等）可引起患者体内变态反应，通过释放一些化学介质，诱发支气管痉挛、黏膜水肿和分泌物增加，进而导致哮喘。神经-受体失衡学说则认为支配气道的神经释放舒张气道的神经递质不足或降解加速，引起支气管痉挛。气道炎症学说是近年有关哮喘研究最重要的进展，该学说认为支气管哮喘是一种慢性变态反应性气道炎症。气道变态反应性炎症是导致哮喘患者气道高反应性和气道弥漫性、可逆性阻塞的病理基础。

三、临床表现

主要临床表现包括咳嗽、喘息、呼吸困难、大汗淋漓和烦躁不安等，严重者甚至有端坐呼吸、语言不连贯、严重发绀、意识障碍及心肺功能不全等征象。双肺听诊有弥漫性哮鸣音，呼气时明显。如肺部听诊呼吸音遥远或听不到哮鸣音，提示气道严重阻塞，可迅即危及生命，应立即进行抢救。

四、诊断与鉴别诊断

1. 诊断　依据患者发作性呼吸困难表现，肺部体征，以及血气分析结果等可明确诊断。应警惕严重哮喘的病情与肺部听诊不一致，“寂静肺”可能预示哮喘很严重。

2. 鉴别诊断　应与以下疾病进行鉴别：急性心肌缺血、充血性心力衰竭，心肌梗死；慢阻肺的急性加重期；上气道阻塞、气道异物；急性肺栓塞；哮喘合并气压伤和肺炎等。

五、治疗

（一）常规治疗

1. 立即给氧　提高氧分压，使 PaO_2>60mmHg。

2. 维持内环境稳定　由于经呼吸道丢失大量水分和不能进食，一般可给正常维持液量的 2 倍，直至尿量达 2ml/（kg·h）。随时进行血气分析，按照血气分析的结果补充电解质、纠正酸碱失衡。

3. 药物治疗　解除支气管痉挛作为抢救重症哮喘的首要步骤。

（1）短效 β_2 受体激动剂：可以迅速缓解症状，最好采用压缩雾化器，如硫酸特布他林雾化溶液在数分钟内起效并可维持 6 小时。紧急情况下可皮下注射肾上腺素 0.3~0.5mg，20 分钟后可重复 1 次。对有严重高血压、心律失常和近期有心绞痛者禁用；静脉注射可能引起严重低钾血症，应及时补充钾盐；最好在心电监护下应用。

（2）糖皮质激素：作用机制包括多环节抗炎作用、减少微血管渗漏和减轻黏膜水肿、增强 β_2 受体激动剂松弛气道平滑肌、稳定溶酶体膜及抗变态反应等。应早期、足量、静脉给药。琥珀酸氢化可的松作用迅速，常用 400~1 000mg/d 或甲泼尼龙 80~160mg/d 静脉注射。尽量短程全身使用激素，同时可将激素雾化和吸入 β_2 受体激动剂联合用于重症哮喘患者。

（3）氨茶碱：如果患者在 8~12 小时内未用过茶碱类药，可将氨茶碱 0.25g 用葡萄糖注射液稀释后微量泵注射，20~30 分钟内注射完毕。如 1~2 小时后仍不缓解，可按 0.75mg/（kg·h）静脉注射；如果近 6 小时内已用过茶碱类，则按维持量静脉注射；成人总量 <1~1.5g/d。现在认为氨茶碱不仅缓解支气管痉挛，还有抗炎、免疫调节、拮抗腺苷受体、诱导 B 细胞凋亡、增加膈肌张力及减轻膈肌疲劳等作用。氨茶碱的安全使用关键在于监测血药浓度，血药浓度应调整到 10~20mg/L 范围。使用氨茶碱应注意以下事项：老人、幼儿、心肝肾功能障碍及甲亢患者慎用，警惕西咪替丁、大环内酯类和喹诺酮类对其清除率的影响，与 β_2 受体激动剂联用可能增加心律失常和缺血心肌等危险；老人及心动过速者可选择对心血管副作用小的丙羟茶碱。新药恩苯茶碱，其支气管舒张作用较茶碱强 5 倍，且不良反应较少。

（4）抗胆碱类药物：短效抗胆碱药异丙托溴铵气雾剂可减轻重症哮喘患者的气喘症状，并能减少因 β 受体激动剂过量使用所致的震颤和心悸等不良反应。

（二）麻醉治疗

严重支气管痉挛是一种内科急症，会危及患者的生命安全，有时常规治疗难以控制，相反麻醉科由于有一些特殊的药物与治疗手段，能够迅速缓解严重的支气管痉挛，挽救患者的生命。

1. 药物治疗

（1）氯胺酮：氯胺酮是一种静脉麻醉药，由于其精神方面的不良反应，在临床麻醉实践中受到一定限制，但发现其对哮喘持续状态以及支气管痉挛有一定治疗价值。对常规药物治疗无效的哮喘和重度哮喘患者，氯胺酮可能是一种救命药。Hirota 等的研究表明，亚麻醉剂量的氯胺酮可对抗组胺释放引起的支气管痉挛，并可增强肾上腺皮质激素的平喘作用。

临床中应用亚麻醉剂量的氯胺酮缓解支气管痉挛：首剂 0.5mg/kg 静脉注射，然后连续输注 20~60μg/（kg.min），依据患者的生命体征、哮喘缓解的程度等对剂量进行调节。支气管痉挛缓解后，可以准备停药。停药后按常规平喘方案维持治疗。

亚麻醉剂量氯胺酮对呼吸循环没有显著的抑

制作用，安全性较高。主要的不良反应有幻觉、呼吸道分泌物增加等。抗胆碱药物可以减少气道分泌物增加的不良作用。氯胺酮的致幻作用与剂量有关，苯二氮䓬类药物可有效地降低幻觉发生率。

(2) 吸入麻醉药：含氟的强效吸入麻醉剂具有扩张支气管作用，对传统方法治疗无效的患者，采用吸入麻醉药（氟烷、异氟烷、七氟烷等）有时会收到良好的疗效。该类药物可能通过多种作用机制控制哮喘，不仅扩张支气管、还有镇静与肌肉松弛等作用，镇静可减少患者的恐惧感，镇静和肌肉松弛都可减少耗氧量。

传统治疗方案失败的严重哮喘患者，在气管插管的前提下吸入七氟烷，可降低气道阻力和二氧化碳分压，改善酸中毒。吸入七氟烷可以采用逐步增加吸入浓度的方法进行，新鲜气体流量 4~6L/min，从 1% 开始吸入，逐步增加，参考患者的血流动力学参数以及支气管痉挛的情况，灵活调整吸入药物浓度。支气管痉挛解除后可考虑暂停吸入七氟烷，然后按常规平喘方案维持治疗。

在病房或者重症监护室吸入七氟烷有一定困难，目前已有一种特殊装置储存有麻醉气体七氟烷，当患者发生顽固性、常规方法难以控制的哮喘时，可以尝试选用该装置吸入七氟烷。

主要不良反应是与剂量相关的血压降低与心肌收缩力下降。血压下降可以通过补充血容量与静脉注射去甲肾上腺素纠正，单次静脉注射 4~8μg 或者微量泵恒速给予，一般恒速给药速度为 0.03~0.1μg/（kg·min）。

长时间吸入七氟烷的患者未发生严重的毒性反应。Watanabe 等曾报道一例年龄为 3 个月大的婴儿，由于严重哮喘濒临死亡，使用常规支气管扩张药无效而吸入七氟烷。尽管吸入七氟烷持续时间长达 96 小时，但除了肝转氨酶短暂轻度增加外，未发现其他不良反应，血清氟离子浓度远远低于中毒水平。

2. 机械通气　经氧疗及激素雾化吸入，β_2 受体激动剂等药物治疗后哮喘持续恶化，出现神志改变，呼吸肌疲劳，血气分析 $P_{ET}CO_2$ 由低于正常转为正常或大于 45mmHg，需要考虑机械辅助通气。

无创正压通气由于目前研究较少，经验缺乏。可在严密监测条件下使用无创机械通气 1~2 小时，若病情恶化尽早改为有创正压通气。一般选用经口气管插管，选用较大内径的气管导管，有利于减少大气道阻力，方便痰液引流和支气管镜的操作。

有创通气的适应证为 $P_{ET}CO_2$ 进行性升高，伴有酸中毒者。凡 $P_{ET}CO_2$>45mmHg，同时具有以下情况之一者，可考虑行有创正压通气：以往因哮喘严重发作，而致呼吸停止或气管插管；以往有严重哮喘，在使用糖皮质激素的情况下又发生重症哮喘。

通气参数设置的原则为低潮气量、慢频率和长呼气，可选用定容模式，潮气量 5~8ml/kg 理想体重，频率 8~15 次 /min，PEEP<5cmH$_2$O，I∶E<1∶2，尽可能保持呼气末平台压小于 30~35cmH$_2$O。一旦气道阻力开始下降以及 $PaCO_2$ 恢复正常，镇静药与肌松药已撤除，症状明显好转后可以考虑撤机。撤机方法可以采用 SIMV 和压力支持通气（PSV）。

对重症哮喘患者实施机械通气时要重视应用镇静药与肌松药。镇静药能够减轻患者的恐惧，减少呼吸不同步，降低内源性 PEEP 等。丙泊酚是常用的镇静药，具有起效迅速，过程平稳，不良反应少，镇静水平易于调节等特点。另外，丙泊酚还具有支气管扩张作用。采用连续输注给药，常用量 3mg/（kg·h），根据患者镇静状态进行调节，镇静过程中建议使用脑电监测镇静深度（例如脑电双频指数，熵指数、Narcotrend 指数等）。值得注意的是大剂量[4mg/（kg·h）以上]长时间（48 小时以上）使用可能引起丙泊酚输注综合征，需要提前预防。肌松药可以避免人机对抗、减少气压伤、降低呼吸做功等，应注意多数肌松药有组胺释放等不良反应，此外肌松药的个体差异较大，建议用肌松监测仪监测指导肌松药的使用。非去极化肌松药中顺阿曲库铵个体差异较小，体内主要通过霍夫曼消除快速代谢，代谢产物经肾脏排出，作用时间不受肝肾功能的影响，重复给药无明显蓄积作用，组胺释放少等优点。

严重哮喘可能危及生命，麻醉学手段治疗具有快速缓解病情的优点，加之麻醉科医师娴熟的气道管理技能，麻醉介入治疗无疑有益于哮喘紧急状态的救治。但麻醉学方法对是否有助于哮喘的预防或者远期疗效，有待于进一步研究。

第十一节　难治性抑郁症

抑郁症(melancholia)是一种具有高患病率、高疾病负担、高复发率、高致残率和高自杀率的慢性精神疾病。根据 WHO 最新报告,预计到 2020 年时抑郁症将成为仅次于心血管疾病的第二大疾病负担源。

得益于抗抑郁症药物进展,大部分抑郁症患者症状可通过服用药物得以控制,不幸的是,仍有 1/3 的患者最终发展为难治性抑郁症(treatment resistant depression,TRD)。"难治性抑郁"迄今缺乏统一明确的定义,目前较为公认的定义是:在经过 2 种或多种抗抑郁药足量足疗程(一般为 6 周及 6 周以上)的治疗后,汉密尔顿抑郁量表减分率 <20% 的抑郁者。

一、病因

抑郁症是一种与自杀倾向相关的常见精神障碍,其病因尚未明确。目前倾向性认为生物、心理与社会环境等诸多因素参与了抑郁症的发病过程。TRD 的形成可能与神经递质变化和基因突变等有关。与非 TRD 患者相比,TRD 患者体内 5-HT 浓度更低,额叶的 α_2 肾上腺素受体密度和多巴胺的代谢物水平下降更加明显。遗传学研究发现儿茶酚氧位甲基转移酶基因多态性与抗抑郁药的治疗反应和自杀行为有关,但是对中国汉族人群研究发现,抗抑郁药治疗反应也可能与非单胺类物质基因的多态性有关。

二、临床表现

抑郁发作临床以心境低落、思维迟缓、认知功能损害、意志活动减退和躯体征状为主。

1. 心境低落　主要表现为显著而持久的情感低落,抑郁悲观。患者终日忧心忡忡、郁郁寡欢、愁眉苦脸、长吁短叹。程度轻的患者感到闷闷不乐,无愉快感,凡事缺乏兴趣,任何事都提不起劲儿,感到"心里有压抑感"、"高兴不起来";严重的患者表现为痛不欲生,悲观绝望,有度日如年、生不如死之感。部分患者可伴有焦虑、激越症状,特别是更年期和老年抑郁症患者更为突出。典型病例的情绪低落在早晨较为严重,而傍晚时有所减轻,该特点有助于诊断确立。

2. 思维迟缓　患者思维联想速度缓慢,反应迟钝。思路闭塞,自觉"脑子好像是生了锈的机器","脑子像除了一层浆糊一样"。临床上可见主动言语减少,语速明显减慢,声音低沉,对答困难,严重者交流无法顺利进行。

3. 认知功能损害　主要表现为近事记忆力下降,注意力障碍,警觉性增高,抽象思维能力差,学习困难,语言流畅性差,空间知觉、眼手协调及思维灵活性等能力减退。

4. 意志活动减退　患者意志活动呈显著持久地抑制。临床表现行为缓慢,生活被动、疏懒,不想做事,不愿和周围人接触交往。严重时,连吃、喝、个人卫生都不顾,蓬头垢面、不修边幅,甚至发展为不语、不动、不食,可达木僵状态,称为"抑郁性木僵",但仔细的精神检查可发现患者仍流露出痛苦抑郁情绪。

严重的患者常伴有消极自杀的观念或行为,这是抑郁症最危险的症状,应提高警惕。长期追踪发现抑郁症患者中约 15% 最终死于自杀。

5. 躯体症状　主要有睡眠障碍、乏力、食欲减退、体重下降、便秘、身体任何部位的疼痛、性欲减退、阳痿、闭经等。躯体不适的主诉可涉及各脏器,如恶心、呕吐、心慌、胸闷、出汗等自主神经功能失调的症状也较常见。睡眠障碍主要表现为早醒,一般比平时早醒 2~3 小时,醒后不能再人睡,这对抑郁发作具有特征性意义。有的表现为入睡困难,睡眠不深;少数患者表现为睡眠过多。体重减轻与食欲减退不一定成比例,少数患者可出现食欲增强、体重增加。

三、诊断

患者通常具有心境低落、兴趣和愉快感丧失、精力不济或疲劳感等典型症状。其他常见症状是:①集中注意和注意的能力降低;②自我评价降低;③自罪观念和无价值感(即使在轻度发作中也有);④认为前途暗淡悲观;⑤自伤或自杀的观念或行为;⑥睡眠障碍;⑦食欲下降。

病程持续至少两周。根据抑郁发作的严重程度,将其分为轻度、中度,和重度三种类型。

1. 轻度抑郁　指具有至少 2 条典型症状,再加上至少2条其他症状，且对患者的日常工作和社交活动有一定困难，患者的社会功能受到影响。

2. 中度抑郁　指具有至少2条典型症状，再加上至少3条其他症状，且对患者工作、社交或家务活动有相当困难。

3. 重度抑郁　指具有3条典型症状，并加上至少4条其他症状，其中某些症状应达到严重的程度；症状极为严重或起病非常急骤时，依据不足两周的病程作出诊断也是合理的。除了在极有限的范围内，几乎不可能继续进行社交、工作或家务活动。

应排除器质性精神障碍，或精神活性物质和非成瘾物质所致。

精神疾病的诊断应该持有慎重与谨慎的态度，抑郁症的诊断最终应由精神专科医师决定。

四、治疗

(一) 常规治疗

抗抑郁药物的治疗过程中，注意药物的个体化治疗方案，从小剂量开始，小剂量疗效不佳时增至足量(有效药物上限)与足疗程(一般6~10周)后可考虑换药，一般不主张联用2种以上抗抑郁药。治疗过程中注意病情变化与药物的不良反应。

抑郁症停药标准：如果第一次发作，一般吃药6~9个月，症状改善后巩固治疗4~9个月可以停药；第二次发作，就要维持治疗2~3年；第三次复发，应当终身服药。

一些新型抗抑郁药的治疗缓解率更高、耐受性更好，对中、重度抑郁症的疗效更佳。代表药物有米氮平与文法拉新等。米氮平口服使用，起始剂量为每日一次，每次15mg，而后逐步加大剂量，有效口服剂量通常为每日15~45mg。文拉法辛开始剂量为一次25mg，每日2~3次，逐渐增至每日75~225mg，分2~3次口服。文拉法辛适用于长期维持性治疗，少数患者使用文拉法辛后可出现失眠，联合使用小剂量镇静催眠药有益于改善失眠。

(二) 麻醉治疗

1. 氯胺酮　目前常规抗抑郁药物起效大约需要4周时间，并且接近三分之一的患者出现效果不佳或无效。氯胺酮属于静脉麻醉药，研究表明其有确切的抗抑郁作用，与其他抗抑郁药相比，具有难得的起效迅速的优点，可在2~4小时内产生显著的抗抑郁作用。氯胺酮对常规抗抑郁药物反应不佳的TRD患者也有良好的疗效。氯胺酮抗抑郁作用机制不明确，目前认为不是通过拮抗NMDA受体途径产生抗抑郁作用。

Zarate等对17例重症抑郁患者采取静脉注射0.5mg/kg亚麻醉剂量氯胺酮进行随机双盲研究，给药后110分钟，患者抑郁症状明显改善，且疗效持续一周。Berman等观察到超过一半的抑郁症受试者在静脉注射氯胺酮(0.5mg/kg)可以快速产生抗抑郁作用持续时间长达72小时，用药3天后汉密尔顿抑郁量表评分降低50%以上。对于有自杀倾向的抑郁症患者使用氯胺酮后依然可以快速缓解患者的自杀倾向。

对于TRD患者，使用间断、重复给药方式的抗抑郁作用较单次给药更强。可参考以下重复给药模式：第1日患者住院接受0.5mg/kg氯胺酮静脉输注，输注时间为40分钟，需要连续进行生命体征监测；如果第2日显示蒙哥马利抑郁量表评分降低≥50%，改为门诊(第3,5,8,10和12日)接受另外5次输注；第六次输注结束后蒙哥马利抑郁量表评分下降85%±12% ($x \pm s$)，平均可以维持19天(范围6~45天的抗抑郁作用(蒙哥马利抑郁量表评分与用药前下降≥50%)，最长者可达3个月。本方案治疗后复发的难治性抑郁症患者也可以按照常规治疗方案进行。由于研究的病例数较少，还需要更多的研究。

上述亚麻醉剂量氯胺酮治疗抑郁症的主要不良反应包括幻觉、妄想、认知损害等，应警惕氯胺酮的滥用与成瘾。青少年和成年女性使用氯胺酮更易成瘾。亚麻醉剂量氯胺酮治疗抑郁症的安全性需要更多的研究。

2. 改良电休克　电休克疗法(electroconvu-lsive therapy，ECT)亦称电抽搐治疗，系指以一定量电流通过患者头部，诱发大脑皮质癫痫样放电的一种治疗方法。电休克疗法于1938年诞生于意大利，最初用于治疗精神分裂症，目前更多地用于抑郁症的治疗，包括抗抑郁药效果不佳或不能耐受，或有禁忌证(如妊娠)等，特别适合于有自杀倾向或木僵状态的抑郁症患者，被称为抑郁自杀倾向的“杀手锏”。

传统电休克是在清醒状态下进行头部通电诱发惊厥，可能引起骨折、关节脱位，甚至死亡等严重并发症，场面恐惧，被普遍认为“不人道”和“残忍”，后被逐渐弃用。20世纪50年代，麻醉科医师参与电休克疗法，并对传统电休克进行了改进：患者在接受全身麻醉和肌肉松弛剂下进行电休克治疗，结果大幅提高患者舒适性及安全性，称为“改良电休克治疗(modified electroconvulsive therapy，MECT)”。

由于全身麻醉药物能抑制大脑皮质，增加电休克时惊厥性脑电波的发作阈值，甚至出现通电时没有惊厥性脑电波发作。安建雄团队使用脑电双频指数（BIS）和肌松监测仪分别监测和调节麻醉深度与肌肉松弛度，发现BIS值在70左右，肌松为零时，通电后出现痉挛性脑电波的成功率为100%；由于采用静脉麻醉药丙泊酚和以霍夫曼方式代谢的肌肉松弛药顺阿曲库铵替代琥珀胆碱，并用喉罩控制气道，患者安全性显著提高，适合于身体条件较差的患者电休克治疗。缺点是耗时较长和成本增加。

关于电休克的刺激参数，由于各设备生产厂家设定的输出的电压、电流以及波形等无统一的标准，通常按照仪器说明书推荐的参数即可。一般而言，电休克治疗每周2~3次，6~12次为一个疗程。

电休克疗法属于物理疗法，越来越多的研究证据显示，由于物理疗法的作用机制属于神经调控，与药物和手术疗法，特别是破坏性介入或手术疗法相比，具有显著优越性。

第十二节　麻醉治疗疑难杂症的未来展望

麻醉学不仅为外科的发展创造了优越条件，也促进了疼痛医学和重症医学等亚学科的形成。虽然值得一提的是，在美国历史上只有两位麻醉科医师当选为全美最佳医师：华盛顿大学（西雅图）的John Bonic和匹兹堡大学的Peter Safer，他们分别被称为国际疼痛医学之父和心肺复苏之父。实际上，对医学有杰出贡献的麻醉学家远不止他们两位，如血库的建立与发展就是其中的例子。他们成功的关键在于把手术室内麻醉学知识和技能成功地应用到手术室外，从而获得社会的广泛认可。我们积极提倡发展麻醉治疗学，这不仅为有理想和情怀的麻醉科医师提供了施展才华的广阔舞台，更为重要的是为解除无数疑难患者的病痛提供了新的希望。

（方七五　安建雄）

参考文献

[1] WU J P, AN J X, QIAN X Y, et al. Successful Treatment of Idiopathic Intractable Hiccup With Cisatracurium Under Intravenous General Anesthesia: A Case Report [J]. A A Pract, 2018, 10 (7): 171-172.

[2] EL-TAHAN M R, DOYLE D J, TELMESANI L, et al. Dexmedetomidine suppresses intractable hiccup during anesthesia for cochlear implantation [J]. J Clin Anesth, 2016, 31: 208-211.

[3] MARSHALL J M, LADD M D, WELDON B C. Prevention of persistent postoperative hiccups with dexmedetomidine [J]. J Clin Anesth, 2019, 52: 50.

[4] 李村，崔桂云．自发性低颅压综合征的诊疗进展 [J]. 临床神经病学杂志，2018, 31: 73-75.

[5] COLLANGE O, WOLFF V, CEBULA H, et al. Spontaneous Intracranial Hypotension: An Etiology for Consciousness Disorder and Coma [J]. A A Case Rep, 2016, 7 (10): 207-211.

[6] URBACH H. Intracranial hypotension: clinical presentation, imaging findings, and imaging-guided therapy [J]. Curr Opin Neurol, 2014, 27 (4): 414-424.

[7] HAN B, COMPTON W M, JONES C M, et al. Nonmedical Prescription Opioid Use and Use Disorders Among Adults Aged 18 Through 64 Years in the United States, 2003—2013 [J]. JAMA, 2015, 314 (14): 1468-1478.

[8] LIPOV E, RITCHIE E C. A review of the use of stellate ganglion block in the treatment of PTSD [J]. Curr Psychiatry Rep, 2015, 17 (8): 599.

[9] LIU C C, QIAN X Y, AN J X, et al. Electroconvulsive Therapy under General Anesthesia with Cisatracurium, Laryngeal Mask Airways and Bispectral Index [J]. J ECT, 2016, 32 (1): 17-19.

[10] TIWARI A, GUGLANI V, JAT K R. Ketamine versus aminophylline for acute asthma in children: A randomized, controlled trial [J]. Ann Thorac Med, 2016, 11 (4): 283-288.

[11] SCHUTTE D, ZWITSERLOOT A M, HOUMES R, et al. Sevoflurane therapy for life-threatening asthma in children [J]. Br J Anaesth, 2013, 111 (6): 967-970.

[12] STRONG C E, KABBAJ M. On the safety of repeated ketamine infusions for the treatment of depression: Effects of sex and developmental periods [J]. Neurobiol Stress, 2018, 9: 166-175.

[13] WRIGHT K N, KABBAJ M. Sex differences in subanesthetic ketamine's antidepressant effects and abuse liability [J]. Curr Opin Behav Sci, 2018, 23: 36-41.

第一百二十八章

麻醉治疗学的未来发展

目　录

第一节 概 述

随着麻醉科医师的工作内容向手术室外发展，麻醉药物和麻醉技术在围手术期以外领域的广泛使用，麻醉治疗学也初步形成，并且逐渐发展成为一个崭新的领域。为一些疾病的治疗提供新型有效手段的同时，麻醉治疗学的发展也必将丰富麻醉科医师自身的临床角色，使其更多从“幕后”走向“前台”，主动参与一些特定疾病的治疗过程，为疾病提供有效的治疗方案。

目前，麻醉治疗最显著的例子是疼痛治疗。我国从20世纪80年代开始有组织地开展疼痛治疗工作，并逐步扩展形成规模。当前要求全国二级以上医院开展“疼痛科”诊疗服务，在疼痛科建制和疼痛医师大量涌现的基础上，许多其他科室无法治疗的顽固性疼痛，可以经过麻醉疼痛治疗得以治愈。麻醉治疗学的内容除了疼痛治疗之外，众所周知的重症监测治疗、心肺脑复苏等也都隶属于麻醉治疗学的范畴。麻醉治疗学在其他科室的复杂疾病（或综合征）中也有广泛应用，如睡眠障碍、药物依赖、癫痫发作、顽固性呃逆、破伤风抽搐、人工冬眠治疗、甲状腺危象、妊娠子痫、ARDS、带状疱疹、心绞痛、血栓闭塞性脉管炎（Buerger病）、糖尿病足、休克等，这也充分肯定了麻醉治疗学的作用以及未来发展的前景。当代，麻醉科门诊、麻醉ICU、疼痛门诊及疼痛病房的成立和发展使得有组织、规范化的麻醉治疗队伍正在逐渐形成，正在发展壮大，这些必将促进我国麻醉治疗学的未来高速发展。但同时，我们也要看到麻醉治疗学自身发展的局限性，如社会伦理、不同疾病或症状的功能定位或靶点选择、远期疗效、严重不良反应等。麻醉治疗学的开展需要多学科联合通力合作，在这个过程中，需要严格掌握适应证，对患者进行充分筛查，并且更多地考虑社会伦理、治疗管理、治疗安全系数等各方面因素。

唯有进一步发展麻醉治疗学，更清楚地理解特定疾病的发病机制，获取更多的循证医学依据，将来才能在临床中更好地发展和应用麻醉治疗学科。随着麻醉学科的发展，更多客观有效的量化指标，理想的麻醉药物，以及精准微创技术的出现，麻醉治疗学作为一门新生的学科，在不久的未来，其在治疗效应机制、药物、技术、治疗疾病领域等多方面将不断丰富完善，逐步发展为一门成熟的学科。

第二节 麻醉治疗学效应机制的未来发展

一、静脉复合麻醉治疗效应的机制

利多卡因用于静脉滴注后可直接抑制心脏旁道传导，延长旁道有效不应期，继而终止折返运动，可用于治疗心律失常；也可稳定细胞膜，使颅内压下降，同时减少脑的氧需，降低脑代谢和提高心血管稳定性；同时，也可用于阻滞内耳交感神经，可缓解耳蜗毛细血管痉挛，改善微循环，调节局部代谢供氧。另外，实验证明，2%利多卡因放入细菌培养基上，可以抑制除铜绿假单胞菌以外的多数细菌的生长。

氯胺酮为一种新的非巴比妥类药，目前其新的作用机制也正在被关注。静脉注射氯胺酮后首先可阻断大脑联络径路和丘脑向新皮质的投射，导致意识尚部分存在，而痛觉却完全消失，因此氯胺酮可用于癔症性失语，并适时进行人工暗示和发声说话治疗。氯胺酮还可随血药浓度升高而抑制整个中枢神经系统，快速且短暂地选择性抑制大脑及丘脑，达到镇静、安定的效果。其次，氯胺酮联合应用适量苯二氮䓬类药物与东莨菪碱可产生麻醉效应，其阿片受体激动效应可完全替代阿片类药物，用于消除药物成瘾综合征以及治疗精神分裂症。另外，氯胺酮也可作用于视丘皮质感觉区，使其不能接受或不能传导皮肤感受器和传入神经的神经兴奋点和神经冲动，使皮肤瘙痒消失。氯胺酮还可直接或通过释放儿茶酚胺，松弛平滑肌及加深麻醉，用以解除支气管痉挛、顽固性呃逆等。

二、吸入麻醉治疗效应的机制

异氟烷、七氟烷、地氟烷等属强效吸入性全身麻醉药，吸入后可作用于中枢神经系统，使机体功能受到广泛的抑制，引起意识感觉与反射的消失以及骨骼肌松弛，适用于几乎所有的手术麻醉。吸入性麻醉药物用于治疗时，则称为吸入麻醉治疗方法，近年来用于治疗疾病方面有新的进展。吸入一定浓度的异氟烷后可抑制心肌及血管运动中枢，并阻滞神经节，使心率血压下降，一定程度上可用于控制血压、减少出血、降低动脉张力，便于大血管手术及微细手术的操作。研究也表明七氟烷可通过激活细胞内信号转导通路蛋白激酶以及相关异构体，实现保护心肌的作用，从而降低多种心肌损伤标志物水平。另外，吸入麻醉药对老年患者术后认知功能障碍的改善，及对肿瘤细胞凋亡等影响，提示了吸入麻醉药物治疗效应机制的多元化，有待进一步研究开发。

三、神经阻滞治疗效应的机制

将局部麻醉药与激素类药物混合行硬膜外腔或头、面、颈、肩、上肢、腹腔、下肢及压痛点神经阻滞，治疗效应良好，可使其病症好转、消失甚至治愈。但对中枢性疼痛或癌痛等顽固性疼痛疾病的治疗，仅仅可部分或暂时症状缓解，并不能获得持续性止痛，而需长期连续性治疗或相关神经毁损治疗。神经阻滞在治疗疾病上的作用及其机制如下：①调整神经传导系统，稳定细胞膜，修整组织，阻滞恶性循环，恢复生理功能。局部麻醉药与神经组织有较强的亲和力，一旦与神经组织接触并被吸收后，可立即阻滞或减弱其传导功能。它首先抑制触觉、压觉和痛觉，在浓度增加时，可进一步阻滞运动神经的功能。神经组织被阻滞的程度取决于局部麻醉药效及神经类别，如运动神经直径粗大，需较高浓度用药，感觉神经次之，交感神经最纤细。局部麻醉药具有稳定生物细胞膜的作用，当局部麻醉药剂量达到一定水平后，可影响脑细胞功能，多数局部麻醉药对中枢神经具有镇静、镇痛作用，表现为思睡及痛阈提高。②调整血液循环，改善供氧状态，消除酸性代谢产物致病因子，消除水肿、炎症，解除神经压迫。局部麻醉药可阻滞交感神经，解除血管痉挛，改善微循环，消除致病因子，消除水肿、炎症，解除神经压迫。局部麻醉药与激素类药应用可加强改善微循环，消除致病因子、水肿、炎症，消除粘连，松解神经压迫。如近年来受人关注的星状神经节阻滞，可调节自主神经系统效应，改善微循环，调整内分泌系统，提高免疫功能，调整机体内稳态功能，提高生理机制，不仅对其支配的头、面、颈、肩、上肢、气管、心、肺、上胸部的组织器官部疾病起到治疗作用，而且对全身的自主神经系统、免疫系统、内分泌系统同样发挥作用。③液压冲击松解粘连，修复组织，改善内环境。行硬膜外腔或周围神经阻滞时，在一般情况下所用局部麻醉药液的容积以及注射的压力均超过神经阻滞部位容积，可形成液压冲击扩张应力，分离粘连的组织，修复组织，消除对神经的影响。如对腰椎间盘突出症，可采用硬膜外阻滞，经过局部麻醉药与激素类药混合液的液压进行冲击扩张，达到镇痛、解痉以及激素药的消炎、消肿、松解、髓核还纳、恢复组织功能的效果。④营养神经，提高抗病能力。局部麻醉药与维生素B族类药物合用，可直接营养神经，改善生理功能，提高抗病能力。其机制多是根据临床治疗效应推测，尚需进一步实验研究证实。

综上所述，在麻醉治疗的效应与机制的研究上，近几年来进展突飞猛进，这对于发展提高麻醉治疗水平十分重要。然而，个别效应机制，尤其是局部麻醉药与激素类药物以及中药制剂的配伍应用尚需进一步研究。

第三节　麻醉治疗学药物的未来发展

麻醉药物能够改善一些难治疾病的治疗结局，例如全身麻醉的快速脱毒作用，麻醉药物对重要脏器损伤的保护效应，全身麻醉药物用于失眠患者的治疗，以及越来越多的证据显示全身麻醉药物在传统药物无效的抑郁症治疗领域内的应用价值。与传统的电休克方法相比，全身麻醉药物在抑郁症治疗时不仅具有相同的治疗效果，更为重要的是不会造成记忆功能的损伤。此外，局部麻醉药物本身就具有多种治疗机制，除了传统的扩张血管、降低细胞代谢、抑制心肌异常电位活动外，新近研究也发现局部麻醉药物能够抑制肿瘤的复发，临床相关浓度的利多卡因及布比卡因还能够直接介导人类乳腺肿瘤细胞的凋亡。因此,作为麻醉工作中应用最为广泛的局部麻醉药物一直是麻醉治疗学研究的热点。

局部麻醉药在临床麻醉和各种急、慢性疼痛治疗中扮演着不可缺少的角色。但是相对于临床需求,现有局部麻醉药的作用时间均较短。临床常用的通过置入导管重复给药来延长作用时间的方法也存在一定的风险,如导管阻塞、导管破损、感染、神经损伤、脊膜炎等。因此,人们正在研发新型超长效局部麻醉药制剂。

随着药剂学的发展,局部麻醉药的缓释剂型及其他剂型的研究也取得了显著的进步。局部麻醉药微球技术是近年来发展起来的新型给药技术。微球是指药物溶解或分散在高分子材料基质中形成的微小球状实体,常见微球直径为 1~40μm。在临床治疗,尤其是肿瘤的化学治疗(化疗)中,微球具有显著的优点。包含局部麻醉药的微球被注入到神经周围时,其对局部麻醉药的缓慢释放可延长该神经被阻滞的时间,降低单位时间内进入体循环的局部麻醉药总量。

两种不相溶或极微溶解的液体,其中一种液体以微小液滴形式分散在另外一种液体连续相中所形成的相对稳定的两相体系称为乳浊液,加有药物的乳浊液称为乳剂。乳剂可为不透明的乳白色,也可为透明或半透明的液体。常见乳剂液滴大小在 0.1~100μm;液滴大小在 0.01~0.10μm,称为微乳剂。乳剂可以提高难溶性药物的溶解度,减少静脉刺激性,提高药物的靶向性。局部麻醉药乳剂,其有效成分能够被皮肤表面迅速吸收,软膏涂于无损的皮肤后,通过释放碱基形式的利多卡因和丙胺卡因到皮下层和皮质深达 5mm,在皮肤层痛觉感受器和神经末梢处积聚而达到皮肤层的麻醉作用。因此局部麻醉药乳剂也可以用于多种临床操作和手术,如在局部麻醉药注射以及静脉穿刺之前使用减轻疼痛,以及传染性软疣刮除术和脓肿的切开引流等。

局部麻醉药微型胶囊又称微囊,目前也正在研发中。微囊有改善药物的物理性质、缓释药物、提高药物稳定性等作用。微囊的包裹可使局部麻醉药的作用时间显著延长。局部麻醉药剂型的研究在近些年进展巨大,目前的多种剂型均可以明显延长局部麻醉药的作用时间、降低毒性,而表面麻醉剂型的发展也使局部麻醉药在临床上的应用更加广泛。随着医学和制剂工艺的发展,将有越来越多的局部麻醉药制剂出现,以满足临床麻醉治疗学的各种需求。

第四节 麻醉治疗学技术的未来发展

一、超声引导微创介入技术

微创介入技术是临床麻醉治疗学最常见的技术。传统的盲法微创介入借助的是人体解剖的体表标志,具有定位不准确、并发症多等缺点。为解决盲法穿刺技术的弊端,临床上尝试了借助多种影像学手段辅助穿刺,如 X 线、CT 和超声等影像学技术引导,其中,超声引导技术由于其体积小、操作灵活、无放射污染、能实时成像等独特优势而最具发展前景。随着超声技术的发展,图像质量不断提高,新型多功能超声在临床普及和推广,超声引导下麻醉治疗微创技术也蓬勃发展起来。大量传统的微创介入治疗技术都可借助超声实现可视化,如超声引导下肌间沟臂丛阻滞、腰丛神经阻滞、股神经阻滞和坐骨神经阻滞等;借助超声发展出来的全新治疗技术也不断涌现,如腰方肌平面阻滞、胸神经阻滞和竖脊肌平面阻滞等。目前超声引导技术已经广泛用于头颈部、颌面部、上下肢、胸腹壁和颈胸腰骶椎等相关部位的周围神经疼痛诊疗,在临床麻醉和麻醉治疗上取得了良好的临床效果。

近来超声引导下椎管内微创介入技术也有了很大进展,超声定位或超声引导实时穿刺用于椎管内微创介入治疗的临床报道也有陆续发表。临床循证医学数据提示,超声引导下微创介入治疗的优势包括:与传统触诊体表解剖标志技术相比,超声的辅助使神经阻滞与局部注射技术更准确,临床效果更显著,不良反应更少;与放射线和 CT 引导相比,超声具有无辐射、操作过程实时可见等优势。但也因为超声成像的特点,对骨组织下结构显示不清,受到部分限制。超声设备的进一步发展和改进,同时通过麻醉科医师对相关解剖知识的熟练掌握,有可能克服这些局限性。

因此,国内外高水平医疗机构已经将超声引导下区域麻醉纳入住院医师培训计划,并认为是必须掌握的麻醉核心技能之一。超声引导下麻醉微创介入技术相关专著和指南也陆续出版或颁布,为普及和推广该技术起到重要的的指导作用。随着超声引导技术的不断发展，其在麻醉治疗学的应用领域也不断丰富，将有利于促进麻醉治疗学诊疗范围的发展。

二、患者自控输注技术的发展

随着物联网（Internet of Things）技术的快速发展，利用物联网技术改进医疗质量的应用越来越多。物联网定义为基于互联网、传统电信网等信息承载体，能让所有能够被独立寻址的普通物理对象实现互联互通的网络。它具有普通对象设备化、自治终端互联化和普适服务智能化3个重要特征。将该技术应用于医院临床电子输注泵管理并连接成智能系统，而中央监测工作站则由医师监控，病患所持电子输注泵作为用户终端，利用远程监控电子输注泵运行情况，可实现实时观察和调整输注泵的输注信息、突发事件、输注状态，从而实现患者自控和医护人员远程控制相结合，使电子输注泵达到最佳的镇痛效果。

患者自控镇痛（patient controlled analgesia，PCA）的给药模式的发展为：①单纯PCA：患者完全自控，感觉疼痛时可自行按压；②持续给药+PCA：用持续方法给一定剂量的基础药物，患者感觉疼痛时自行加药；③负荷剂量+持续剂量+PCA：先给一个负荷量，再给持续剂量的药物，患者感觉疼痛时再自行加药。PCA给药模式的发展，随着自动化以及智慧医疗的发展，必将向着更人性化、更精准化发展，这也大力促进麻醉治疗学向精准麻醉治疗学发展。同时，随着麻醉治疗学所从事领域的扩展，未来PCA输注不应仅仅在局部麻醉药以及镇痛药方面应用，如患者自控镇静泵-其输注的就可能是镇静药物，脊髓损伤鞘内输注就可能是激素类药物。

术后镇痛泵是目前临床应用最为广泛的电子输注泵，在临床上已经被外科手术患者所接受，特别是胸腹腔及四肢的大手术后应用PCA泵，不但能自行缓解术后剧烈的疼痛，而且能缓解术后患者咳嗽和运动导致切口剧烈的疼痛，减少肺部感染和静脉血栓等并发症，促进术后康复。PCA技术运用物联网可根据患者的情况设定镇痛泵上的各项参数，在安全、有效的范围内由患者自控给药。当患者感觉疼痛时，只需按一下，镇痛药便可通过导管慢慢输入体内，量小且输入均匀，使药物在体内保持稳定的有效血药浓度，以最小的剂量达到最佳的效果，且副作用最小，避免了传统方法血药浓度波动大、副作用大等情况。根据PCA给药途径目前已经发展有静脉PCA（PCIA）、硬膜外腔PCA（PCEA）、外周神经阻滞PCA（PCNA）、皮下PCA（PCSA）等。PCIA应用最广，起效快，效果可靠，适应证广，可方便地用于外周静脉和锁骨下静脉置管，但其针对性差，对全身情况影响较大。硬膜外PCA（PCEA）用药量小，止痛效果可靠，持续时间长，作用范围局限，全身影响较小。皮下PCA（PCSA）是在皮下进行置管，患者自控皮下注入镇痛药，管理较PCIA简单，但药物的生物利用度仅为PCIA的80%。外周神经阻滞PCA（PCNA）则是在外周神经阻滞后置管进行给药。

"呵护母爱，幸福分娩"是"全球妈妈幸福分娩公益传递"活动的发起主题，也是对全世界女性分娩人性化关怀的追求，它希望减少产妇在分娩过程中的体能消耗，在整个分娩过程中减少痛苦，充分享受当妈妈的欢乐。分娩镇痛的意义，不仅仅在于降低产妇分娩时的痛苦，更重要的是，它能够减少产妇不必要的耗氧量和能量消耗，防止母婴代谢性酸中毒的发生，加快产程，降低产后出血发生率。同时，它还可以避免子宫胎盘血流量的减少，改善胎儿氧合状态，降低缺氧及新生儿窒息状况的出现。在发达国家，产妇享受分娩镇痛已经有很长的历史了，但是在我国分娩镇痛率不足10%，因此，在我国广泛开展分娩镇痛工作，更好地服务于孕产妇，还有很多的工作要做。目前认为硬膜外PCA分娩镇痛是最为有效且不良反应较少的方法，其优点是患者自控灵活、镇痛及时有效、可减少药物用量，产妇活动自如。PCA方法迎合了患者的心理，在解决疼痛的同时也进行了心理抚慰，基本符合理想分娩镇痛的标准。

随着相关技术的发展，基于物联网的实际应用系统受到社会与企业的重视，无线电子输注泵系统目前是全球首创的患者自控镇痛（PCA）信息化管理系统，该产品是医疗物联网系统的典范，同时涉足微电子微电机类医疗器械和医疗技术设备信息管理系统领域，是安全、便捷、专业的疼痛治疗自动化设备。该系统可实时显示患者基本情况、手术名称、镇痛药物配方、输注方法、输注量等信息，同时具备自控镇痛药量不足、输注管路堵塞等中央控制台报警功能（床边输注装置报警无声化）和疼痛评价功能，解决了传统镇痛泵产品"看不见、管不着、床边报警引起病患恐慌"等问题，满足患者镇

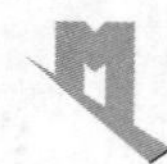

痛的个性化要求，提高患者及家属满意度。麻醉治疗学在该领域的发展，其应用范围将朝着多元化发展，推动麻醉治疗学由被动医疗变为主动服务。无线电子输注系统还具有分析、统计等功能，方便麻醉治疗学质量控制和科学研究以提升学科水平，巩固麻醉治疗学科作为二级临床学科的工作平台，促进麻醉治疗学科的发展，提升麻醉治疗学科的地位。

三、神经靶向调理术

神经靶向调理技术（neuromodulation）是指利用侵入性或非侵入性技术，依靠药物或电手段，通过改变神经系统功能或状态从而获得治疗效果的治疗模式。它具有可调节性、可逆性及侵袭性小等特点。该技术早期主要应用于治疗疼痛及运动障碍性疾病，近年来国内外学者尝试应用于治疗其他学科相关疾病，并得到了迅速发展。目前在麻醉治疗学中关注较多的就是交感神经的调理以及脊髓电刺激临床应用。

（一）交感神经调控

交感神经传出系统的基本走行和分布，来自于 T_1~L_2 脊髓节段的中间外侧柱细胞，由这些细胞发出薄髓鞘的节前纤维，经脊神经前根、白交通支，到达椎旁交感神经链。在交感神经链内，节前纤维可上升、下降，或直接在相应的交感干神经节内交换神经元；亦可穿过交感干神经节（在此不交换神经元）而形成内脏神经，进入椎前神经节（腹腔神经节、肠系膜神经节和其他神经丛）交换神经元。无髓鞘的节后纤维经灰交通支离开椎旁交感神经链，返回脊神经。交感神经传出系统的这种基本走行和分布亦存在有一些重要变异。来自第 2 或第 3 肋间神经的交感神经纤维，经 Kuntz 神经直接进入臂丛。许多节前传出纤维并无髓鞘。白交通支和灰交通支，在肉眼观察时难以区分，而且白交通支并不完全是节前传出纤维，灰交通支亦非完全是节后传出纤维。灰交通支经常既含内脏传入纤维，又有节后传出纤维。另外，交感神经节前和节后纤维可在椎旁交感神经节之外的许多部位交换神经元，例如交通支和周围神经部位。

这些特点可造成星状神经节手术切除或局部阻滞后的去交感神经功能不全。星状神经节是由颈下神经节和第 1 胸交感神经节在胚胎期融合而成，故又名为颈胸神经节。作为一外周神经结构，星状神经节的体积较大，一般是长 2cm，宽 1cm，前后向的厚度为 0.5cm。星状神经节是位于两侧胸交感神经链的头端，该特殊位置使其成为了一个重要的生理结构：支配头部和上肢的所有交感神经均必须经过星状神经节才能至臂丛或颈交感干。另外，星状神经节还将胸交感神经链延续至颈部。通常，星状神经节紧靠在颈长肌的外侧和椎动脉的后方。椎旁交感神经链在胸部自星状神经节靠后的位置上升至颈椎横突的前方，并位于颈长肌颈段的前面。星状神经节阻滞常用于诊断和治疗自主神经功能不良性疾病，例如血管功能不良症、多汗症和各种疼痛综合征。有时星状神经节阻滞亦可用于治疗由交感神经功能失衡所致的室性心律失常，尤其是左侧星状神经节阻滞。

胸交感神经链紧靠肋骨的肋颈，并紧靠脊神经。在颈部，交感神经链与躯体神经之间是由颈长肌和前斜角肌相隔开；在腰部，两者之间是由腰大肌相隔开；但在胸部，两者之间则无这种分隔性肌肉组织，而且交感神经链紧靠胸膜，从而增加了穿刺操作中发生气胸的危险。胸交感神经节阻滞的主要适应证如下：带状疱疹、带状疱疹后遗神经痛、上肢多汗症、上肢难治性疼痛、末梢缺血性疾病、复杂性区域疼痛综合征（反射性交感神经营养不良、灼热性神经痛）、外伤性急性骨萎缩、胸廓出口综合征、外伤性颈部综合征、类风湿关节炎、心绞痛及主动脉瘤引起的胸痛、伴有内脏症状的肋间神经痛和肿瘤性胸痛等。

腰交感神经链是由胸交感神经链下延而来。在穿过腹腔后，腰交感神经纤维于髂总血管后而行走，然后于骶骨翼的前方进入盆腔。腰交感神经链自胸廓内经膈裂孔下行进入腹腔，进入一个内侧为腰椎、后方为腰大肌及其筋膜和腹膜后筋膜、前外侧为大血管和腹腔内容物所围成的间隙内。左交感神经链的前内侧为主动脉，右交感神经链则几乎被下腔静脉所掩盖。与胸交感神经链相比较，腰交感神经链更偏向内前方。腰交感神经和腰部脊神经通常是被腰大肌及其筋膜相分隔。腰大肌筋膜附着于腰椎椎体上、下缘和椎间盘，所以在腰椎椎体和筋膜之间形成一拱形结构，节段性腰部血管可从该处通过，并且交感神经分支可在此与腰躯体神经相遇。在实施腰交感神经阻滞时，一般不会经该通路阻断腰躯体神经，尽管通常认为会发生这种情况。但是，如果过量的神经毁损性药物经该通路扩散至腰躯体神经部位，则可造成极其严重的后果。腰交感神经链的解剖结构存有生理变异。即使在同一患者，其左、右侧交感神经链的结构亦可有差别。因此，为了确保试验性阻滞结果可靠，临床上实施诊断性交感神经阻滞时必须在几个平面进行。这些神经节可呈节段性分布或聚集在一起，最常是位于 L_2、L_3 或 L_4 平面。其宽度自 3~5mm 至 10~15mm 不等。单纯腰交感神经节阻滞在手术麻醉方面并无特殊应用。有时，该方法可用于第一产程分娩疼痛的治疗。在因治疗需要实施神经毁损性腰交感神经节阻滞之前，必须首先应用局部麻醉药进行试验性阻滞，以诊断并预测神经毁损性阻滞的效果。腰交感神经节阻滞最常用于下肢或盆腔脏器的疼痛性疾病。这些疾病与下列因素有关：①血流状态的改变，如反射性交感神经营养不良 / 灼痛、周围血管性疾病或血栓性静脉炎等。②内脏痛，如肾绞痛、下肢、结肠或盆腔脏器的肿瘤。③神经痛，如周围神经损伤、下肢创伤、感染、放射性神经炎、幻肢痛等。④交感神经系统疾病，如多汗症。

近年来有人提倡，在超声引导定位下进行交感神经节阻滞，其优点有：①效果满意；②可观察药液的预期扩散情况；③费用较 CT 和 X 线造影检查明显降低；④操作者不需暴露于放射线下；⑤更易确定操作前、后的局部解剖关系。

(二) 脊髓电刺激(spinal cord stimulation，SCS)

SCS 为药物治疗效果不佳的慢性顽固性疼痛(如脊髓损伤后神经痛、截肢后幻肢痛、腰椎手术后疼痛综合征等)患者带来了希望。SCS 不像一些镇痛药物如吗啡可引发成瘾和耐受，也没有大多数镇痛药物常有的明显副作用。虽然 SCS 技术在治疗慢性疼痛方面有效并具有很大的潜力，但其镇痛机制仍不十分清楚，临床上仍然有相当一部分患者在接受 SCS 治疗后疼痛症状没有得到明显改善。因此，有必要深入研究 SCS 镇痛机制，从而指导临床医师合理选择 SCS 术适应证、优化刺激参数和增强 SCS 镇痛功效并最终长期解除疼痛折磨。除传统 SCS 外，当前新式 SCS、背根神经节(dorsal root ganglion，DRG)电刺激、硬膜下电刺激以及无创经颅磁刺激等有很好的临床效果，其镇痛机制各有不同。近年来，有研究者在原有基础上对硬膜下电刺激进行了改进，发明了一种能够靶向激活神经通路的技术，即人类脊髓调理系统(human spinal cord modulation system，HSCMS)。HSCMS 可选择性地激活脊髓神经纤维，同时避免邻近非靶向神经纤维的兴奋，如背根神经的细小分支。虽然对于这些神经纤维的特定功能现在还不得而知，但这种高选择性使得 SCS 发挥靶向镇痛作用变成了可能，尤其针对硬膜外 SCS 无法解决的顽固性疼痛。当然，HSCMS 技术仍需解决诸多问题，如如何避免外科操作本身带来的并发症以及如何减轻对脊髓的压迫作用等。作为治疗慢性疼痛的一种神经调理手段，脊髓和背根神经节等电刺激镇痛具有临床效果肯定、镇痛机制复杂的特点。因而未来对于电刺激的研究需要多学科、多中心、大规模的临床试验，来探究其机制、参数、程控等诸多方面的内容，以期更好的服务临床。

第五节 麻醉治疗学领域的未来发展

麻醉学发展经历了“镇痛、安全、舒适医疗和关注预后”四个阶段。麻醉学家或麻醉科医师在工作中不仅创造了血库、血气分析和心肺复苏等重要实用技术，而且创建了危重医学、疼痛诊疗等亚学科。这些亚学科本身就是麻醉治疗学的一部分，从发展的角度上思索，麻醉科医师可利用自身专业特长继续开创新的工作领域。

一、围手术期医学保驾护航

近年提倡从麻醉学到围手术期医学的发展方向，从围手术期角度思考问题，在满足手术麻醉安全与质量的同时，更加关注患者术后顺利舒适的加速康复及良好的长期转归，为满足人民美好生活的需求做出更大贡献。随着麻醉学科的进步，要求麻醉科医师除了熟练掌握麻醉技能之外，还应该学会掌握各种诊断技术，包括具备 X 线、CT 和磁共振的诊断分析能力、心电图分析以及心脏除颤技术、掌握血气分析以及其他监测指标的分析能力(例如 SpO_2、$ETCO_2$ 曲线图及其临床应用、血流动力学监测、肌肉松弛监测、麻醉深度监测、脑氧监测等)。因外科患者往往并存许多疾病，特别是内科疾病，例如在呼吸系统并存阻塞性或限制性疾病；在心血管系统并存动脉硬化性疾病(高血压、冠心病和心律失常等)；在内分泌系统并存糖尿病、甲状腺功能异常等；此外还可合并肝肾疾病、免疫系统疾病（如类风湿、红斑狼疮等）、神经系统疾病等，麻醉治疗学的发展势必要求麻醉科医师对于其他临床疾病的病因、病理、发生机制、临床症状与诊断等也必须有更高的认识。整个围手术期患者器官功能的优化以及患者心理等多方面的改善，这势必需麻醉治疗学的介入。如围手术期患者合并冠心病，支配心脏的神经来自脊髓胸段 T_{1-5} 的交感神经，负责心脏的传入（疼痛）和传出（冠脉舒缩和心率）功能。交感神经是人体最为纤细的神经，用低浓度的局部麻醉药行高位硬膜外阻滞可选择性的阻滞心脏交感神经而扩张冠状动脉，并产生负性肌力作用，并不影响感觉和运动神经。动物实验及临床实践都证明，高位硬膜外麻醉无论作为控制不稳定型心绞痛的权宜之计，还是作为顽固性心绞痛的长期治疗手段，都可发挥有效作用。虽然仍存在一定的争论，但作为一种安全、经济、有效的麻醉介入疗法，极有可能成为继药物疗法及血管重建术等经典疗法后又一种治疗冠心病心绞痛的重要手段，同时为围手术期改善患者心脏储备功能提供保障。目前研究表明，围手术期星状神经节阻滞可明显调整患者免疫功能，同时可能改善患者住院期间睡眠障碍，改善患者预后。因此，麻醉治疗学可在围手术期多方面为改善患者器官功能发挥作用，改善患者预后。

二、舒适化医疗

随着社会经济的发展以及医疗技术的进步，患者就医的需求呈现多元化的特点，患者从原本解除病痛的基本需求，转变为追求舒适化医疗的更高层次需求，其更加注重精神满足、诊疗环境和人文关怀等需求。由此，凯瑟琳·库克巴于 1992 年提出舒适化医疗的理论，其指患者在就诊过程中享受的生理和心理的双重舒适，帮助患者消除不适和疼痛，减少并发症，给予患者安慰、缓解焦虑，为患者提供相关知识、传播希望。当今的舒适化医疗为了满足患者在生理、精神心理、社会文化和环境四个方面更舒适的需求，总共包含了三个层次的内容。第一个层次即消除疾病本身带来的疼痛、不适；第二个层次为减少或消除诊疗过程中的生理不适；第三个层次是人文或心理安慰和舒适，缓解患者的恐惧、忧虑或绝望。舒适化医疗同时也强调医护人员的舒适，提高医护人员的工作热情和积极性，从而利于患者的康复。当今，舒适化医疗的应用领域非常广泛，如患者的护理、临终关怀、无痛诊疗、围手术期舒适管理和疼痛管理等。

中国的舒适化医疗是要让患者享受有尊严的舒适化医疗服务。麻醉学科将成为推动舒适化医疗的主导学科，集中进行疼痛管理、无痛诊疗、围手术期舒适化管理、临终关怀等。舒适化诊疗技术不可避免地使用镇痛、镇静等麻醉药物，这些药物会对呼吸和循环系统有一定抑制作用，严重者会导致呼吸、心跳的停止，因此具有一定的风险性，必须由具备麻醉资质的医师实施。麻醉科医师熟悉各种镇痛、镇静药物的药理作用，擅长各种镇痛技术，还熟练掌握各项监测、气管插管等急救复苏技术，能够从容应对实施舒适化诊疗过程中的各种险情，为危重及发生意外的患者提供有效的生命支持，因此是开展舒适化诊疗的主力军。

麻醉学科未来要发展成舒适化医疗的主导学科，势必须要麻醉科医师应用麻醉相关药物及技术等大力发展麻醉治疗学，麻醉治疗学也将从多方位介入到舒适化医疗当中。

三、睡眠医学

对各类常见的睡眠障碍如鼾症、睡眠呼吸暂停、睡眠低通气、失眠、贪睡、昼夜节律异常、睡眠有关的运动障碍、快速眼球运动睡眠期行为异常和发作性睡病等疾患进行综合检查和治疗，麻醉治疗学科有能力发挥其作用。麻醉治疗学在睡眠医学中应用：首先是药物，麻醉科医师具有精神类药物的处方权；其次是机械通气，麻醉科医师已经成功地将机械通气治疗用于睡眠呼吸暂停。同时颈交感神经阻滞等技术对部分失眠患者有效；还有麻醉科医师常用的患者自控给药技术可能在失眠医学方面有重大潜力，此技术开展使在宅失眠治疗成为可能；疼痛科使用的经颅磁刺激和经颅直流电刺激技术在治疗睡眠障碍也展示出一定疗效。上述方法组合使用可能更具有协同效应。如阻塞性睡眠呼吸暂停综合征是常见的睡眠障碍，在成年人中的发病率约 4%。该病是由于在睡眠中咽喉部肌肉过度松弛，气道变窄或塌陷而出现的呼吸困难。其基本病理过程是在夜间睡眠中反复出现的以入睡 - 气道变窄 - 呼吸压力增强 - 觉醒 - 气道打开的周期性变化导致的睡眠障碍。诊断主要通过在睡眠中心进行整夜睡眠呼吸监测。如果不予治疗将会增加高血压、心肌梗死、脑卒中和糖尿病等重大疾病的风险。睡眠医学实践表明，长期的睡眠中持续正压通气治疗（CPAP）是目前最有效的治疗方法，被列为首选治疗方案。失眠症，此症在成年人中接近30%。失眠是一种睡眠不充足或睡眠质量低的主观体验，这种体验可以是下列睡眠困扰之一或多种：难以入睡；睡眠维持困难；早醒；虽然睡着了，但醒后缺乏精力充沛感。常见的类型包括：适应性失眠，指持续多晚出现入睡困难或早醒，最长不超过4周。这一类型的失眠通常是由于兴奋或应激引起。例如，学生在开学、考试或运动会前。当应激源消除或适应后，能够恢复到正常的睡眠。慢性失眠，超过6个月以上的失眠为慢性失眠症。常见的原因如：①心理因素：有失眠倾向、持续的应激和心身获得性失眠；②生活方式，刺激物、酒精、工作时间的改变、运动过少或过度；③环境因素，如噪声和光亮；④躯体/精神疾病：抑郁症、焦虑症、呼吸障碍、周期性四肢抽动和胃食管反流综合征(胸口灼烧感)。少部分失眠症患者可能系主观性失眠，指对于睡眠状态感知不良，虽然患者主诉失眠或白天过度嗜睡，但并未发现睡眠紊乱的客观证据。常用的治疗方法包括：①药物治疗；②认知行为治疗：欧美国家的医疗实践证实认知行为治疗的长期效果明显。其主要内容包括：矫正错误睡眠观点；分析处理影响失眠的因素；使用睡眠日志评估失眠。

四、麻醉治疗学在其他学科复杂疾病的治疗作用

呃逆是临床上比较常见的一种病症，是由于各种原因引起的膈肌痉挛。这种不自主的间歇性膈肌痉挛，一般可自行消失，但有些顽固性的呃逆，可持续一段较长时间，影响到说话、饮食和睡眠。如在手术时发生呃逆，则可影响到手术操作。治疗措施包括：①病因治疗，针对膈神经受到刺激的不同原因，进行病因治疗。在手术操作时发生的呃逆，应手术操作轻柔，适当调整麻醉深度和用药，进行辅助或控制呼吸。②二氧化碳吸入治疗，可吸入5%二氧化碳与95%氧气混合气体进行治疗。也可以采用纸袋法，罩在患者口罩部，使患者重复吸入部分呼出的气体。③给予神经安定镇静药如氟哌啶、氯胺酮等小剂量注射给药。④膈神经阻滞。

近年来，腰交感神经毁损术被越来越多地应用于多种下肢疼痛性疾病的治疗，其适应证包括神经病理性疼痛、血管痉挛性疼痛、慢性运动疾病引起的腰腿痛以及不明原因的关节和肌肉痛等。腰交感神经毁损后，血管扩张、微循环改善，阻断痛觉信号的传导，加快致痛物质的清除，进而起到治疗下肢疼痛性疾病的作用。由于腰交感神经的解剖位置，临床常选择 L_2 交感神经进行毁损。腰交感神经毁损的方法包括：手术切除、化学性腰交感神经毁损和物理毁损法。目前最常用的方法是化学性腰交感神经毁损。交感神经是否被成功阻滞可以通过测量皮肤温度进行监测，以及红外热敏成像技术等方法进行评估。虽然腰交感神经毁损术存在一定的缺陷，但仍然是一种创伤小、安全有效、操作简单以及易被患者接受的治疗方法，尤其在治疗缺血性疾病方面显示了较满意的治疗效果。研究表明腰交感神经毁损术是治疗下肢缺血性或交感性反射性疼痛安全有效的治疗方法，并不影响合并糖尿病患者的治疗效果。

自发性颅内低压是无特殊诱因导致脑脊液压力减低或容量减少(亦称脑脊液减少症)，体位性头痛是其特征性临床表现，也常为其首发症状，其他症状还包括头晕、耳鸣、复视、颈项强直，甚至脑疝等。发病机制主要是脊柱节段薄弱的硬脊膜发生自发性破裂导致的脑脊液漏，尤其好发于颈胸节段，也有不少患者可呈现多区域大范围的脑脊液漏。其传统治疗方法为首先采取保守治疗包括卧床休息、大量补液、镇痛药物，静脉用咖啡因或茶碱以及腹带等，当保守治疗无效，目前有学者主张采用靶向硬膜外自体血介入治疗，取得一定的临床疗效。

(杨立强)

参考文献

[1] 李更生．临床麻醉治疗学．石家庄：河北科学技术出版社，2013.

[2] 梅伟，田玉科，黄宇光．区域麻醉发展历程及展望－顺应时代发展，推进区域麻醉技术可视化 [J]. 临床麻醉学杂志，2017, 33 (10): 941-943.

[3] DUMAN R S, AGHAJANIAN G K. Synaptic dysfunction in depression: potential therapeutic targets [J]. Science, 2012, 338 (6103): 68-72.

[4] SYEYD J R. Thiopental to desflurane-an anaesthetic journey. Where are we going next ? [J]. Br J Anaesth, 2017, 119 (Suppl.1): i44-i52.

[5] FANG X D, XIE L, CHEN X X. Clinical efficacy of programmed intermittent epidural bolus and continuous epidural infusion for labor analgesia [J]. J Clin

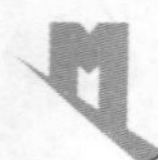

Anesthesiol, 2016, 32 (8): 757-760.
[6] COMPTON A K, SHAH B, HAYEK S M. Spinal cord stimulation: a review [J]. Curr Pain Headache Rep, 2012, 16 (1): 35-42.
[7] 熊利泽, 陈宇. 从麻醉学到围手术期医学 [J]. 医学与哲学, 2016, 37 (10): 8-12.
[8] 陈宇, 熊利泽. 努力成为舒适化医疗的主导学科 [J]. 中华麻醉学杂志, 2018, 38 (4): 385-386.
[9] DE FELICIO C M, DA SILVA DIAS F V, TRAWITZKI L V V. Obstructive sleep apnea: focus on myofunctional therapy [J]. Nat Sci Sleep, 2018, 10: 271-286.
[10] LIN J P, ZHANG S D, HE F F, et al. The status of diagnosis and treatment to intracranial hypotension, including SIH. J Headache Pain, 2017, 18 (1): 4.

索引

A

B

C

D

E

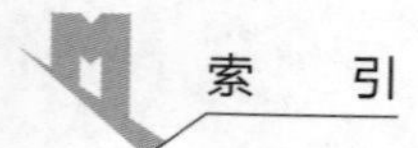

F

G

H

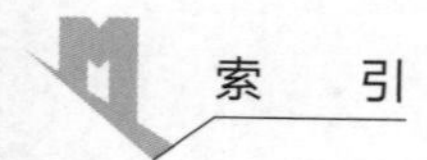

J

K

L

M

N

P

Q

R

S

T

W

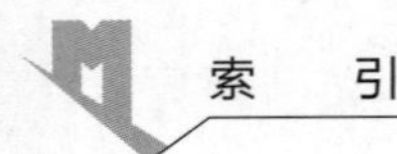

X

Y

Z